ロス

医療栄養科学大事典

健康と病気のしくみがわかる

編

ロス／カバレロ／カズンズ
タッカー／ジーグラー

総監訳

稲垣暢也／中屋　豊

監訳

佐々木　敏／田中　清

西村書店

カラー口絵

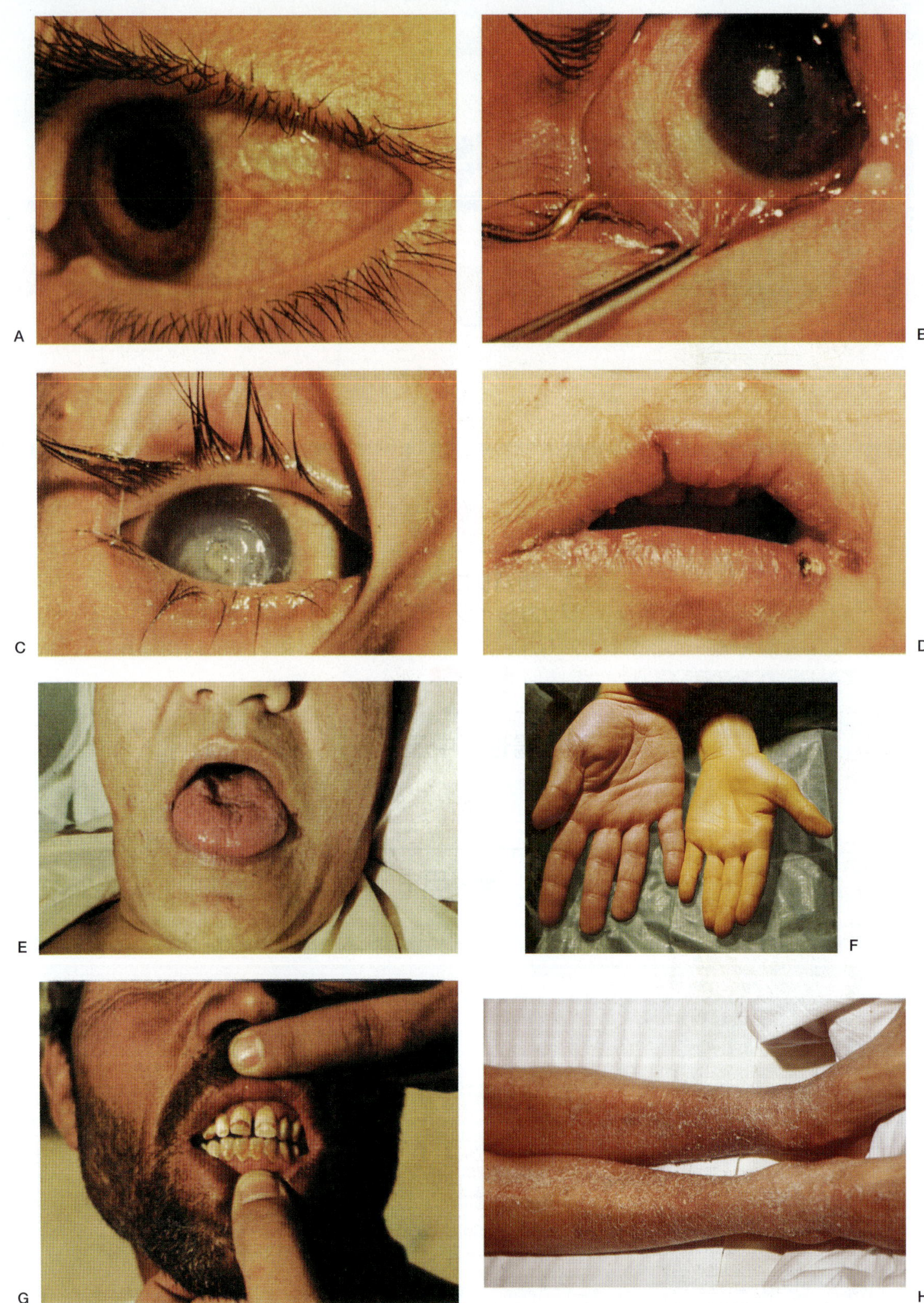

図 57.1　A：ビタミン A 欠乏症。一時的に眼瞼間の裂部にできたビトー斑。B：ビタミン A 欠乏症。結膜および角膜の乾燥症。C：ビタミン A 欠乏症。角膜軟化症。D：リボフラビン欠乏症。口角症および口角びらん症。E：リボフラビン欠乏症。マゼンタ色舌。F：高カロテン血症ではない人の手掌（左）と比較した，高カロテン血症の女性の手掌（右）。(Reproduced with permission from Mazzone A, Dal Canton A. Images in clinical medicine：hypercarotenemia. N Engl J Med 2002；346：821.)。G：斑状歯。上顎中切歯に最も付着する茶色の斑点形成の早期段階。H：亜鉛欠乏症。吸収不良の患者に起こる皮膚炎。(Courtesy of D. C. Heimburger.) (p.577 参照)

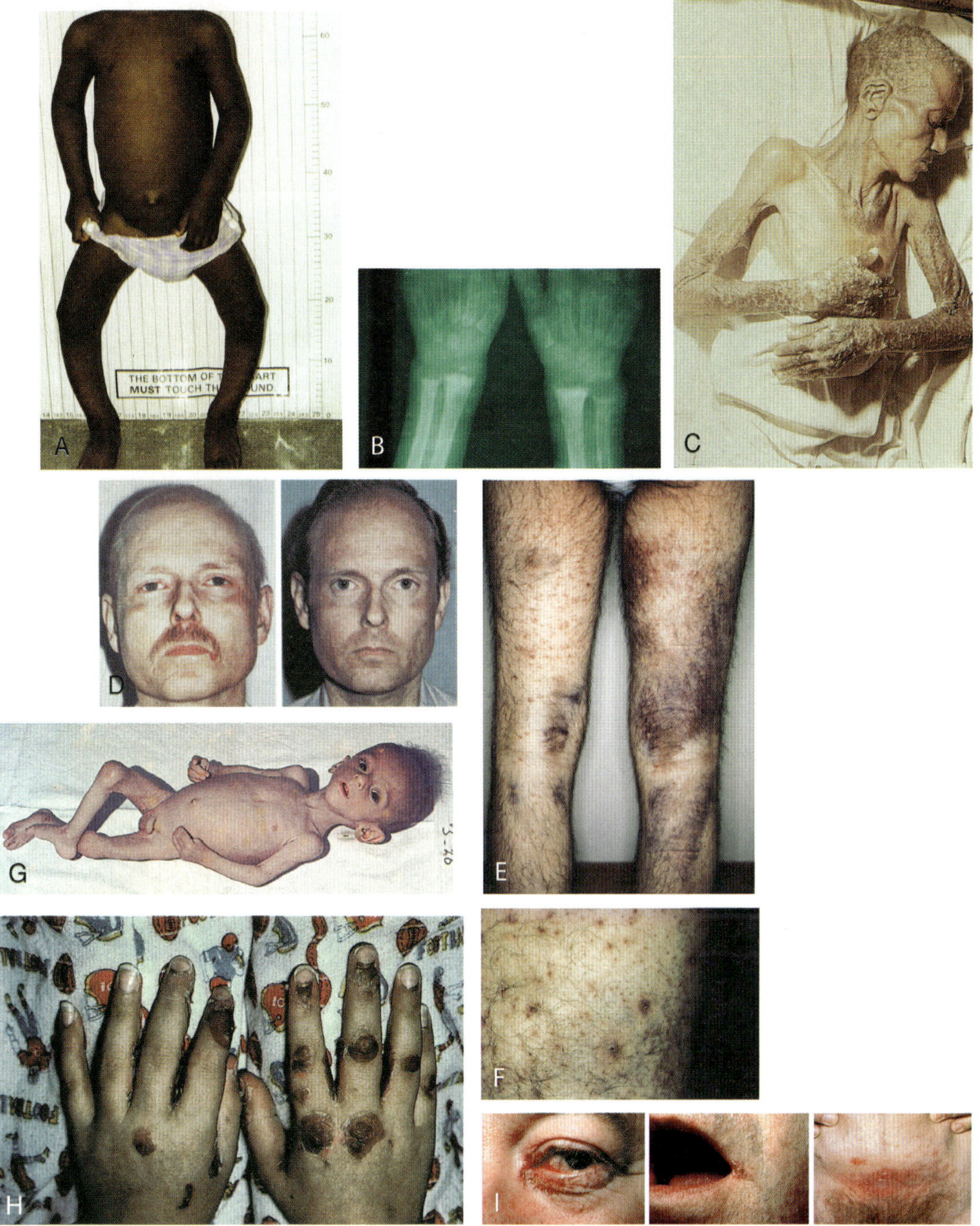

図 57.2　A：くる病（栄養性くる病）。11ヵ月で歩き出した時以来，脚部の進行性の弓状変形を発症している，生後 30ヵ月の女児の内反膝。(Reproduced with permission from Thacher TD. Images in clinical medicine：nutritional rickets. N Engl J Med 1999；341：576.）B：くる病（A と同一症例）。橈骨および尺骨遠位端の骨幹端のカッピングと摩損。C：ペラグラ。日光への曝露によって誘発される，幅広い帯状のまたは襟元の皮膚炎であるカサルネックレス（Casal necklace）はペラグラの典型的な徴候である。患者はタンザニアの年配の女性。D：ビオチン欠乏症。長期のビオチン不足の非経口栄養法を受けていた，脱毛症，皮膚炎，結膜炎を呈した成人（左）。細隙灯検査によって角膜病変であるのは明らかである。1 日 60 μg のビオチン摂取で是正された（右）。(Reproduced with permission from McClain CJ, Baker H, Onstad GR. Biotin deficiency in an adult during home parenteral nutrition. JAMA 1982；247：3116.）E：壊血病。46 歳男性の足に広域の斑状出血。(Reproduced with permission from Kronauer CM, Bühler H. Images in clinical medicine：skin findings in a patient with scurvy. N Engl J Med 1995；332：1611.）F：壊血病。毛包周囲の出血，過角化症，毛の断裂が見られる E と同じ患者のクローズアップ写真。G：低カルシウム血症。消耗症の幼児における手（テタニー）の特徴的な拘縮は，マグネシウムの減少にしばしば続発する明らかな低カルシウム血症によるものである。H：亜鉛欠乏症。腸瘻により腸の内容物が大量に喪失し，亜鉛の貯蔵が急速に激減する。長期にわたって非経口的栄養法を受けた子どもの手の甲で，圧力がかかる部分にできた病斑。似たような斑が肘や膝に発症する。無菌性嚢胞が手掌にでき，斑が口の周囲にできる。すべてが亜鉛投与の増加による。(Courtesy of M. E. Shils.）I：アルコール依存症の男性で，ピリドキシンやリボフラビンの欠乏により引き起こされた眼口性器症候群。眼瞼結膜炎（左）。口角びらん症（中）の鮮赤色で萎縮した舌，陰部の皮膚炎（右）が見られる。(Reproduced with permission from Friedli A, Saurat JH. Images in clinical medicine：oculo-orogenital syndrome–a deficiency of vitamins B_2 and B_6. N Engl J Med 2004；350：1130.）(p.578 参照)

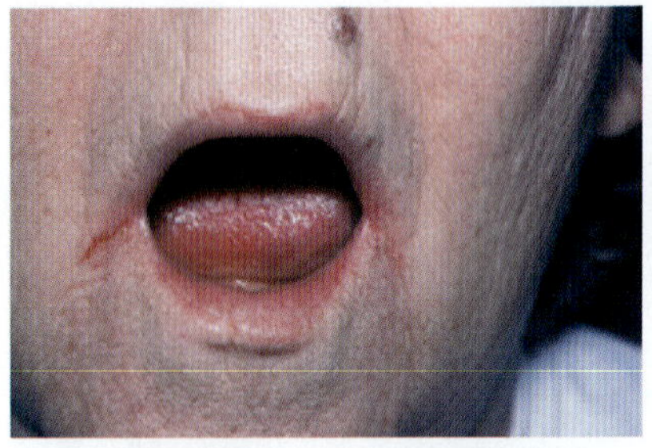

図 98.1　鉄欠乏による口角炎（口角の亀裂）。(p.1039 参照)

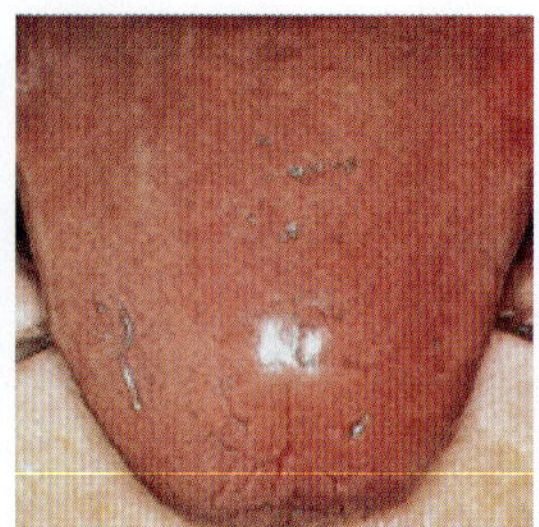

図 98.2　舌炎。(p.1039 参照)

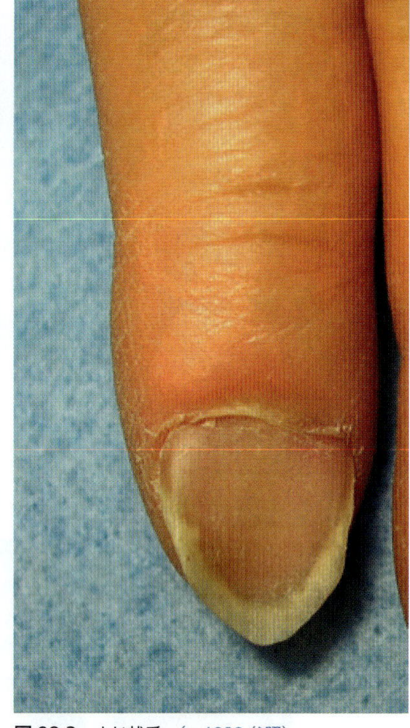

図 98.3　さじ状爪。(p.1039 参照)

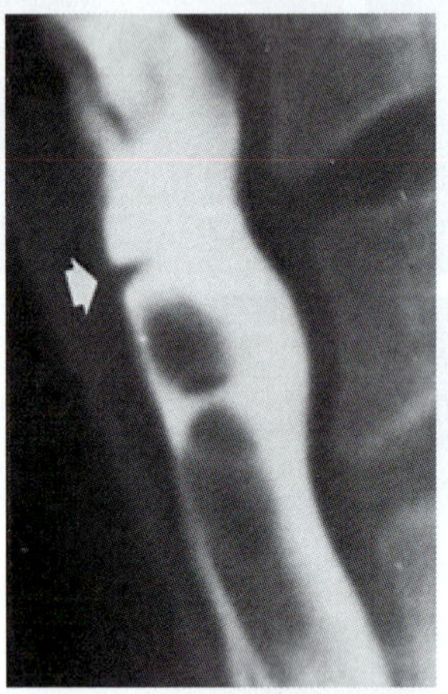

図 98.4　鉄欠乏による食道ウェブ。(p.1039 参照)

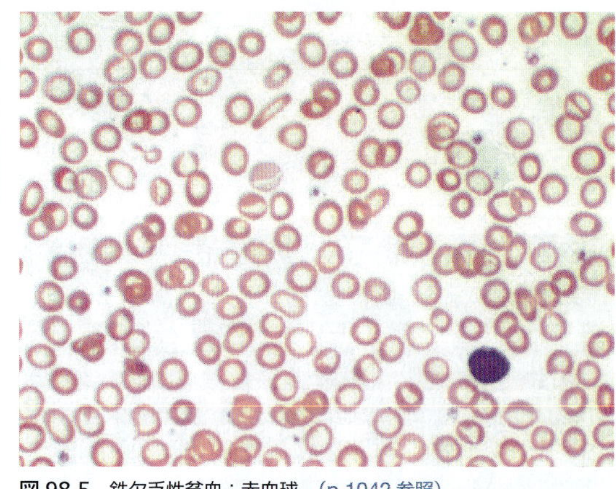

図 98.5　鉄欠乏性貧血：赤血球。(p.1042 参照)

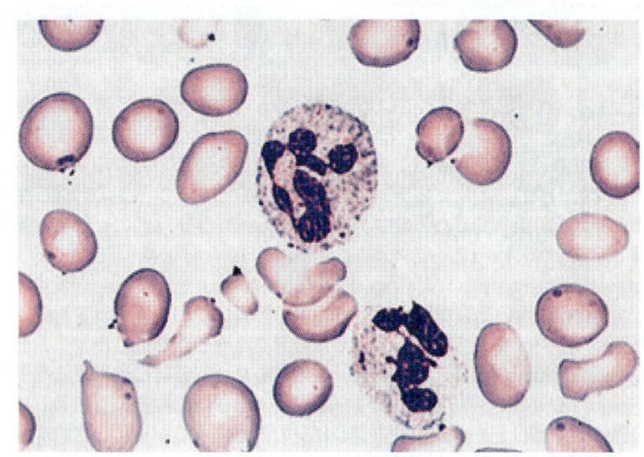

図 98.6　白血球の過分葉（5 葉以上の核）を示すビタミン B_{12}欠乏の血液塗抹所見。(p.1042 参照)

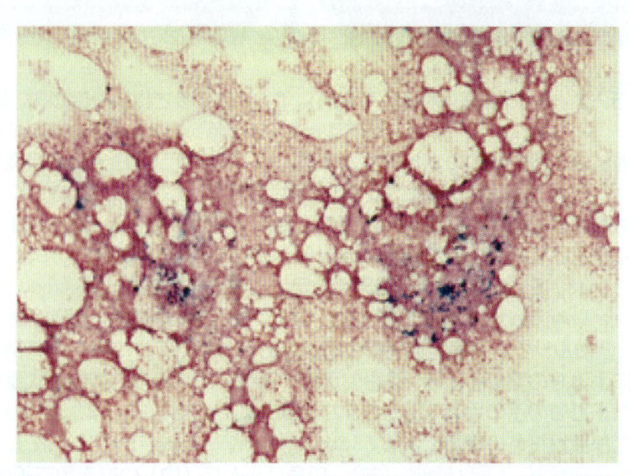

図 98.7　プルシアンブルー染色による骨髄鉄。(p.1042 参照)

総監訳者序文

今回，栄養学の分野で最も権威のある『ロス 医療栄養科学大事典　健康と病気のしくみがわかる』（原題：Modern Nutrition in Health and Disease）を出版することになりました。一般に権威ある英語の教科書はその編集者の名前をとって呼ばれています。例えば，内科学の Harrison，外科学の Christopher などです。この本も Shils と呼ばれるくらい，栄養学では有名な本です。

2 版前の第 9 版の『Modern Nutrition in Health and Disease』を最初に読んだ時，栄養学の幅広い分野で基礎から臨床まで網羅されており，しかも，内容が深く掘り下げられていることに感銘を受けました。また，参考文献も豊富にそろえられており，さらに詳しく学ぶこともできました。わが国の教科書にはない本で，その時はこんないい本があるのかと感激しました。

その後も第 10 版，11 版と改訂されるごとに，さらに内容が充実してきており，引き続き愛読しています。改訂ごとに新しい項目が加わり，また以前からの分野においても新鮮なことがいっぱいで，非常に楽しく読みました。読んでいるうちに栄養学を学ぶ全員に是非読んでほしいという気持ちになるような内容でした。そのため，翻訳の依頼が来た時には，喜んでお引き受けしました。

前述したように，この本は改訂ごとに最新の情報を多く取り入れ，各トピックスを非常に深く掘り下げています。今回翻訳した第 11 版は，さらに新しい項目が増えており，特に分子生物学と栄養の関連の章が多く追加されました。その他の章にも分子生物学のデータが取り入れられています。臨床の栄養学，基礎の栄養学研究者にとって，基礎的な知識から臨床応用まですべてを網羅するという行き届いた配慮がなされている点では，おそらく本書の右に出るものはないと信じています。臨床の栄養管理を目指す人たちだけでなく，栄養の基礎研究を行っている人たちにも参考になる本となっています。この本が栄養学を学ぶ人たちの役に立つことを期待して巻頭の言葉にしたいと思います。

総監訳者を代表して
中屋　豊

訳者一覧

総監訳者　・五十音順

稲垣暢也　京都大学大学院医学研究科糖尿病・内分泌・栄養内科学
中屋　豊　徳島大学名誉教授，東都春日部病院

監訳者　・五十音順

佐々木　敏　東京大学大学院医学系研究科社会予防疫学分野
田中　清　神戸学院大学栄養学部

訳者　・五十音順　・＊は担当章

青　未空　京都女子大学大学院家政学研究科生活環境学専攻　＊33 章
朝倉敬子　東邦大学医学部社会医学講座衛生学分野　＊106 章
綾野志保　京都大学大学院医学研究科糖尿病・内分泌・栄養内科学　＊90 章
池田香織　京都大学大学院医学研究科糖尿病・内分泌・栄養内科学　＊90 章
岩﨑可南子　田附興風会医学研究所北野病院 糖尿病内分泌センター　＊60 章
植木絢子　京都大学大学院医学研究科糖尿病・内分泌・栄養内科学　＊66 章
上地　賢　東邦大学健康科学部コミュニティヘルス看護領域　＊107 章
臼井亮太　京都大学医学部附属病院糖尿病・内分泌・栄養内科　＊78 章
大杉友顕　京都大学大学院医学研究科糖尿病・内分泌・栄養内科学　＊80 章
奥村仙示　徳島大学大学院医歯薬学研究部臨床食管理学分野　＊48 章
小倉雅仁　京都大学大学院医学研究科糖尿病・内分泌・栄養内科学　＊87 章
小野克重　大分大学医学部病態生理学講座　＊6 章
小野美咲　中村学園大学栄養科学部栄養科学科　＊98 章
小原章央　渡辺西賀茂診療所　＊88 章
片桐諒子　東京大学大学院医学系研究科社会予防疫学分野　＊105 章
金本真美　愛媛県立中央病院消化器外科　＊74 章
金子一郎　徳島大学大学院医歯薬学研究部分子栄養学分野　＊7, 8 章
岸　恭一　徳島大学名誉教授，名古屋学芸大学名誉教授　＊1, 50, 68 章
黒田雅士　徳島大学大学院医歯薬学研究部代謝栄養学分野　＊41 章
桑波田雅士　京都府立大学大学院生命環境科学研究科栄養科学　＊34, 39, 82 章
児林聡美　東京大学大学院医学系研究科社会予防疫学分野　＊56, 114 章
近藤恭士　京都大学大学院医学研究科糖尿病・内分泌・栄養内科学　＊92 章
近藤八重子　京都大学大学院医学研究科糖尿病・内分泌・栄養内科学　＊62 章
阪上　浩　徳島大学大学院医歯薬学研究部代謝栄養学分野　＊41 章
佐々木由樹　株式会社リンクアンドコミュニケーション　＊108 章
佐藤雄一　京都大学大学院医学研究科糖尿病・内分泌・栄養内科学　＊46 章
渋江公尊　京都大学大学院医学研究科糖尿病・内分泌・栄養内科学　＊75 章
杉﨑　和　京都大学大学院医学研究科糖尿病・内分泌・栄養内科学　＊46 章
杉本　南　東京大学大学院医学系研究科社会予防疫学分野　＊111 章
鈴木和代　京都大学大学院医学研究科糖尿病・内分泌・栄養内科学　＊83 章
武田英二　徳島大学名誉教授，専門学校健祥会学園　＊18 章

竹谷　豊　徳島大学大学院医歯薬学研究部臨床食管理学分野　＊86, 89, 103, 110 章
龍岡久登　京都大学大学院医学研究科糖尿病・内分泌・栄養内科学　＊46 章
田中　清　神戸学院大学栄養学部　＊3, 4, 33, 35, 71 章
田中大祐　京都大学大学院医学研究科糖尿病・内分泌・栄養内科学　＊64 章
田原裕美子　京都大学医学部附属病院 糖尿病・内分泌・栄養内科　＊78 章
堤　理恵　徳島大学大学院医歯薬学研究部代謝栄養学分野　＊38 章
寺尾純二　甲南女子大学医療栄養学部医療栄養学科　＊31, 37 章
豊田健太郎　とよだ医院　＊85 章
長井一高　京都大学大学院医学研究科糖尿病・内分泌・栄養内科学　＊59 章
長嶋一昭　京都桂病院糖尿病・内分泌内科　＊61 章
中野修治　中村学園大学栄養科学部栄養科学科　＊98 章
中村聡宏　京都大学大学院医学研究科糖尿病・内分泌・栄養内科学　＊43 章
中谷一泰　昭和大学名誉教授，新潟薬科大学名誉教授　＊2, 6, 10, 12, 13, 19, 22, 23, 26, 30, 76 章
中屋　豊　徳島大学名誉教授，東都春日部病院　＊5, 9, 15, 16, 17, 20, 21, 24, 25, 29, 40, 42, 49, 51, 52, 53, 54, 57, 58, 67, 69, 70, 77, 84, 91, 93, 95, 96, 100, 109, 112, 113 章
橋本一郎　徳島大学大学院医歯薬学研究部形成外科学　＊94 章
濱崎暁洋　田附興風会医学研究所北野病院糖尿病内分泌センター　＊81 章
原島伸一　御所南はらしまクリニック　＊72 章
原田貴成　京都大学大学院医学研究科糖尿病・内分泌・栄養内科学　＊44 章
原田永勝　島根県立大学看護栄養学部健康栄養学科　＊11, 32, 104 章
原田範雄　京都大学大学院医学研究科糖尿病・内分泌・栄養内科学　＊79 章
日野出大輔　徳島大学大学院医歯薬学研究部口腔保健衛生学　＊73 章
福島　徹　福島医院 内科・糖尿病内科　＊63 章
藤田直尚　京都大学大学院医学研究科糖尿病・内分泌・栄養内科学　＊61 章
藤田義人　京都大学大学院医学研究科糖尿病・内分泌・栄養内科学　＊47 章
藤原雄太　京都大学大学院医学研究科糖尿病・内分泌・栄養内科学　＊88 章
細川雅也　帝塚山学院大学人間科学部食物栄養学科　＊65 章
真能芙美香　京都大学大学院医学研究科糖尿病・内分泌・栄養内科学　＊43 章
宮本賢一　徳島大学大学院医歯薬学研究部分子栄養学分野　＊7, 8 章
村岡　敦　京都大学大学院医学研究科糖尿病・内分泌・栄養内科学　＊59 章
室田佳恵子　島根大学学術研究院農生命科学系　＊36, 101 章
森　渚　国立がん研究センター社会と健康研究センター予防研究部　＊55 章
矢部大介　京都大学大学院医学研究科糖尿病・内分泌・栄養内科学　＊59 章
山西倫太郎　神奈川県立保健福祉大学保健福祉学部栄養学科　＊102 章
山根俊介　京都大学大学院医学研究科糖尿病・内分泌・栄養内科学　＊43 章
山野　言　京都桂病院糖尿病・内分泌内科　＊78 章
山本浩範　仁愛大学人間生活学部健康栄養学科　＊45, 97, 99 章
吉岡昌美　徳島文理大学保健福祉学部口腔保健学科　＊73 章
吉本勝彦　徳島大学大学院医歯薬学研究部分子薬理学分野　＊14, 27, 28 章

翻訳協力者

桑島正道（総合病院 回生病院）／**高橋　章**（徳島大学医歯薬学研究部・予防栄養学）／**寺嶋吉保**（徳島県立中央病院）／**野間喜彦**（川島病院）／**二川　健**（徳島大学医歯薬学研究部・生体栄養学）／**保坂利夫**（杏林大学医学部第 3 内科学）

序文

本書は，栄養素の代謝と機能の基礎科学から，臨床のアウトカムおよび公衆衛生を改善するための栄養学的な応用までを網羅した，人の栄養に関する権威ある教科書を出版してきた長い歴史を引き継いでいる。この改訂の目標は，その前身と同様，各分野の専門家によって執筆された，最新かつ包括的で信頼できる本文と参考文献を提供することである。新版では，190 人以上の著者がこの取り組みに参加している。ほぼ 60%が新しい著者である。すべての著者は，それぞれの分野の最新の見解を提供してくれている。

本書の歴史は，50 年以上にわたっている。下の表は，この教科書の版，出版年，編集者，および出版社をあげている。

初版の刊行当初から，本書は臨床的な見解に力を入れて栄養学に関する広範なアプローチをとってきた。この本のタイトルと目的は，元々は「Dietotherapy（食事療法）」と呼ばれていた本から進化したもので，Michael G. Wohl, MD，Robert S. Goodhart, MD を共同編集者として 1950 年に始まった。第 2 版は現在と同じタイトル（Modern Nutrition in Health and Disease）に，副題として Dietotherapy が付いていた。Dr. Wohl および Dr. Goodhart は最初の 4 版を続けて編集した。1973 年の第 5 版から Maurice E. Shils, M. D. , Sc.D.が Dr. Goodhart とともに編集を行った。Dr. Shils は 1988 年に第 7 版から筆頭編集者に着任し，第 10 版までこの役割を担い続けた。第 10 版では本書の 50 周年を祝った。

第 11 版の計画が始まると，Dr. Shils はこのプロジェクトから引退する時であると判断した。彼と，いくつかの版で彼を助けた有能な妻の Betty は，ノースカロライナ州ウィンストン・セーラムに住み，幸せな生活を送り，2 匹の非常に元気なシェトランドシープドッグの世話をし，そしてよく旅行に出かけている。この第 11 版の編集者一同と，継続して執筆した著者および新たにこの仕事に加わった著者たちは，Shils の指導，そして彼が本書に対する彼の愛を共有し，そして厳しい目で監修してくれたことを，心から感謝している。多くの読者にとって，本書は，単に Goodhart & Shils と呼ばれ，後に Shils として知られるようになった。本書が最新の情報を紹介することで，引き続き権威ある教科書であり続けることを願っている。

第 11 版は伝統を継承し，さらに新しいものを付け加えた。基本的な構成は第 10 版と同じだが，すべてのトピックスは最新のものであり，一部は統合されており，本のタイトルが示すとおり，常に現代的なものに重点を置いている。この第 11 版から，付録はこれらの資料の時代にあった提供を行うためオ

版	出版年[a]	編集者	出版社
第 1 版	1950	Drs. Michael Wohl, Robert Goodhart	Lea & Febiger
第 2 版	1955	Drs. Michael Wohl, Robert Goodhart	Lea & Febiger
第 3 版	1964	Drs. Michael Wohl, Robert Goodhart	Lea & Febiger
第 4 版	1968	Drs. Michael Wohl, Robert Goodhart	Lea & Febiger
第 5 版	1973	Drs. Robert Goodhart, Maurice E. Shils	Lea & Febiger
第 6 版	1980	Drs. Robert Goodhart, Maurice E. Shils	Lea & Febiger
第 7 版	1988	Drs. Maurice E. Shils, Vernon Young	Lea & Febiger
第 8 版	1994	Drs. Maurice E. Shils, James A. Olson, Moshe Shike	Lea & Febiger[b]
第 9 版	1998	Drs. Maurice E. Shils, James A. Olson, Moshe Shike, A. Catharine Ross	Lippincott Williams & Wilkins
第 10 版	2005	Drs. Maurice E. Shils, Moshe Shike, A. Catharine Ross, Benjamin Caballero, Robert J. Cousins	Lippincott Williams & Wilkins
第 11 版	2012	Drs. A. Catharine Ross, Benjamin Caballero, Robert J. Cousins, Katherine L. Tucker, Thomas R. Ziegler	Lippincott Williams & Wilkins

[a] 第 1 刷の刊行年。
[b] フィラデルフィアの Lea & Febiger は，第 8 版の刊行の少し前に Williams & Wilkins Publishers の持ち主である Waverly Company に買収された。
Waverly Company は第 9 版の刊行の少し前に，Wolters Kluwer Publishers に買収され，フィラデルフィアの医書出版社である Lippincott と合併した。

ンラインに移動され，簡素化された。これは必要に応じて更新でき，このことによってこの本はより簡潔になった。

第 11 版では，疾病の栄養と栄養管理に関する最新の概念と実際的な問題についての多くの新しいトピックスが紹介されている。新しい章として，機能性食品と栄養補助食品，腸内細菌叢のモジュレーターとしてのプロバイオティクスとプレバイオティクス，エピジェネティクス，栄養センシングの機序，カロリー制限の代謝的結果，減量手術，メタボリックシンドローム，栄養摂取と炎症過程，過敏性腸症候群および憩室性疾患，小児の食糧不足，癌性悪液質，熱傷における栄養管理，食事パターン，微量栄養素の欠乏予防へのアプローチなどがある。

編集者は，この広範な作業の準備，編集，制作における優れたサポートを感謝している。専門家として貢献した著者は，「執筆者一覧」のページにアルファベット順に掲載されている。編集者は，ボルティモアの Lippincott Williams & Wilkins のスタッフの一部と個人的に協力してきたが，他のメンバーは裏方として編集，出版，流通，マーケティングの段階で関わっている。これらの方々のご支援に感謝する。編集主任の David Troy は，Dr. Shils が退いた後の第 11 版への移行を手伝ってくれた。Matt Hauber と John Larkin はプロダクトマネージャーを務めた。プロジェクトはチーフ・コピーエディターの Holly Lukens に非常に感謝している。彼女は本書の 3 つの版のために働いており，一貫して仕事の質を改善してくれた。Lippincott Williams & Wilkins のグラフィックス部門のスタッフが，この新版のイラストレーションに特別な注意を払ってくれた。第 11 版のグラフィックススタッフの皆様にも感謝する。私たちはまた，原稿の準備と配布，コミュニケーションを密接かつ効率的に協力してくれた人たちにも助けてもらった。Madeleine Stull と Carrie Guzman のすばらしい援助に感謝する。

編集者

A. Catharine Ross, Ph.D.

Benjamin Caballero, M. D. , Ph.D.

Robert J. Cousins, Ph.D.

Katherine L. Tucker, Ph.D.

Thomas R. Ziegler, M. D.

編集者について

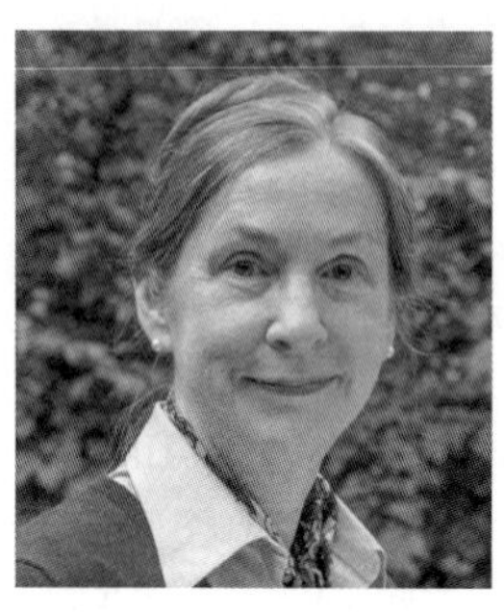

A・キャサリン・ロス
(A. Catharine Ross)
ペンシルベニア州立大学のDorothy Foehr Huck Chair［訳注：ペンシルベニア大学の特別コレクションを所蔵する図書館の館長］と栄養学の教授を務める。カリフォルニア大学デービス校で学士号を取得し，コーネル大学で栄養科学の修士号，生化学と分子・細胞生物学の分野で博士号を取得。コロンビア大学でポスドクとして働いた後，ペンシルバニア大学医学部で研鑽を積み，1994年にペンシルベニア州立大学に異動した。アメリカ栄養学会（ASN）の評議員および会計係を務め，現在は*Journal of Nutrition*の編集長を務めている。ASNからMead Johnson AwardとOsborne and Mendel Awardを受賞。アメリカ科学振興協会のフェローであり，2003年に全米科学アカデミーの会員に選出された。食品栄養委員会の委員会を含むアメリカ国立衛生研究所（NIH）と医学研究所の様々な委員を務めている。免疫系におけるビタミンAの輸送と機能の調節に焦点を当てて研究を行い，現在，大学院のコースで分子栄養学を，学部で栄養学の論文作成の集中セミナーを教えている。本書の第9版および第10版の編集者。

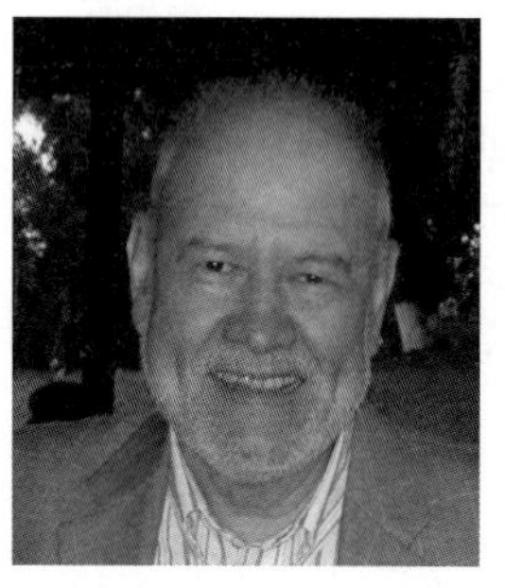

ベンジャミン・カバレロ
(Benjamin Caballero)
ジョンズ・ホプキンズ・ブルームバーグ公衆衛生大学院国際保健学の教授であり，ジョンズ・ホプキンズ大学医学部の小児科教授。ブエノスアイレス大学で医学士を，マサチューセッツ工科大学で神経内分泌調節の博士号を取得。医学研究所の食品栄養委員会，アメリカ人のための食生活指針委員会，米国食品医薬品局諮問委員会など数多くの国内外の諮問委員を務め，またアメリカ国立衛生研究所やアメリカ合衆国農務省の委員でもある。主な出版物には，*Encyclopedia of Human Nutrition*（人間栄養学百科事典），*The Nutrition Transition*（栄養転換），*Obesity in China*（中国の肥満），*Guide to Dietary Supplements*（栄養補助食品ガイド）などがある。ジョンズ・ホプキンズ大学院栄養学科のプログラムでPrinciples of Human Nutritionコースを教えている。本書第10版の編集者。

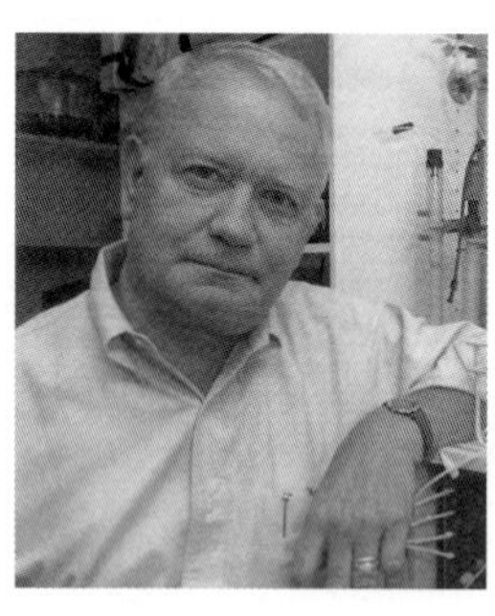

ロバート・J・カズンズ
(Robert J. Cousins)
Boston Family Professor of Neutritionであり，フロリダ大学のEminent Scholar［訳注：著名な学者という称号］。バーモント大学の学士号とコネチカット大学の博士号を持つ。ウィスコンシン大学の生化学分野でアメリカ国立衛生研究所（NIH）のポスドク研究員として働く。アメリカ実験生物学会連合の会長および委員長であり，アメリカ栄養学会（ASN）の会長でもある。Mead Johnson Award，Osborne and Mendel Award of the ASN，NIH MERIT Award，United States Department of Agriculture Secretary's Honor Award，American College of Nutrition Research Award，Bristol-Myers Squibb/Mead Johnson Award for Distinguished Achievement in Biomedical（Nutrition）Research，Dannon Institute Mentorship Award, Distinguished Scientist Award from the International Society for Trace Element Research in Humansなどを受賞，2000年にアメリカ科学アカデミーの会員に選出された。*The Annual Review of Nutrition*の編集者。亜鉛の代謝，栄養，輸送および機能の分子生物学および細胞生物学に関する研究を行い，栄養学におけるミネラルの栄養と分析技術の大学院のコースを教えている。本書第10版の編集者。

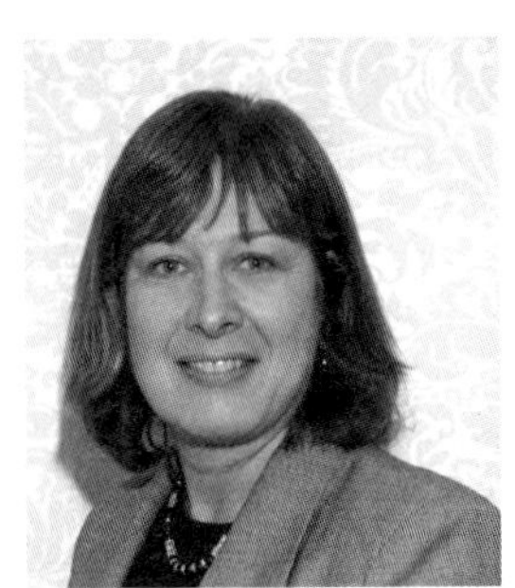

キャサリン・L・タッカー（Katherine L. Tucker）ノースイースタン大学の栄養疫学教授。コーネル大学で博士号，コネチカット大学で理学士を取得。過去にNutritional Sciences Councilの議長と，アメリカ栄養学会（ASN）の委員を務め，*The Journal of Nutrition*の編集者を8年間務めた。多様な集団における食事摂取，代謝，および慢性疾患（骨粗しょう症，糖尿病，心臓病，および認知低下）に焦点をあてた研究を行う。現在，国立心肺血液研究所によって資金提供されているCenter on Population Health and Health Disparitiesのディレクターであり，国立衛生研究所のKidney，Nutrition，Obesity and Diabetes（KNOD）研究のメンバーでもある。

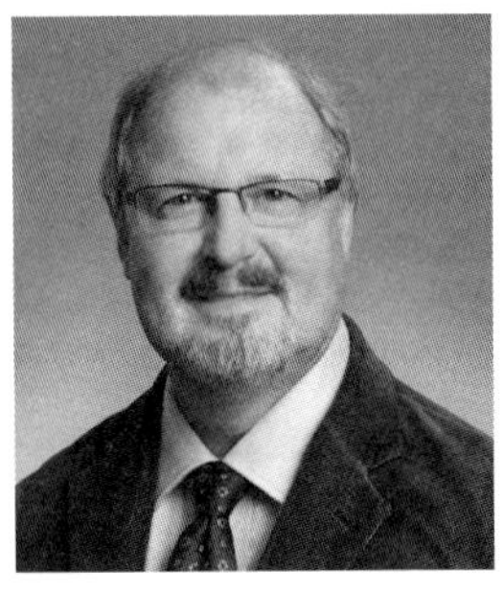

トーマス・R・ジーグラー（Thomas R. Ziegler）エモリー大学医学部の臨床分子生物学エモリーセンターの教授およびセンター長。ミシガン州立大学で栄養学の学士号，修士号および医学博士を取得し，ハーバード大学医学部の栄養学のポスドク研究員であった。Atlanta Clinical and Translational Science Institute（ACTSI）のResearch Education, Training and Career Development Coreの共同プログラムディレクター，ACTSI Clinical Research Networkのプログラムディレクターを務めた。いくつかの栄養学研究ジャーナルの編集委員を務め，また栄養学的代謝，栄養素/成長因子/腸細胞増殖，修復，および機能の酸化還元調節や，異化状態での特殊な栄養補助法の代謝および臨床効果に焦点をあて，臨床および橋渡し研究を行っている。ACTSI理学修士号（臨床研究プログラム），栄養コース（初年度の医学生）での卒業生レベルの研究資金を取得するための申請書の書き方のコースを教えている。

執筆者一覧

*は故人を表す.

Phyllis B. Acosta, M.S., Dr.P.H., R.D.
Nutrition Consultant
Medical Genetics
Emory University School of Medicine
Atlanta, Georgia

Lindsay H. Allen, Ph.D.
Center Director and Research Professor
USDA/ARS Western Human Nutrition Research Center
University of California
Davis, California

David Alpers, M.D.
William B. Kountz Professor of Medicine
Internal Medicine/Gastroenterology
Washington University School of Medicine
Physician
Internal Medicine/Gastroenterology
Barnes Jewish Hospital
St. Louis, Missouri

Asók C. Antony, M.D., F.A.C.P.
Professor of Medicine
Department of Medicine
Indiana University School of Medicine
Attending Physician
Hematology Service
Indiana University Hospital
Staff Physician and Consultant in Hematology
Medicine Service
Roudebush Veterans Affairs Medical Center
Indianapolis, Indiana

Lawrence J. Appel, M.D., M.P.H.
Professor
Department of Medicine
Johns Hopkins University of N
Professor of Medicine
Johns Hopkins University School of Medicine
Baltimore, Maryland

Michelle Asp, Ph.D., R.D.
Postdoctoral Research Associate
College of Food, Agricultural and Natural Resource Sciences
University of Minnesota Twin Cities Campus
St. Paul, Minnesota

David A. August, M.D.
Professor of Surgery
Chief, Division of Surgical Oncology
UMDNJ/Robert Wood Johnson Medical School and
The Cancer Institute of New Jersey
New Brunswick, New Jersey

Joseph E. Baggott, Ph.D.
Assistant Professor
Retired from Department of Nutrition Sciences
University of Alabama at Birmingham
Birmingham, Alabama

James L. Bailey, M.D.
Professor
Renal Division
Department of Medicine
Emory University School of Medicine
Atlanta, Georgia

Connie Watkins Bales, Ph.D., R.D.
Professor
Department of Medicine
Duke University Medical Center
Associate Director for Education and Evaluation
Geriatric Research, Education, and Clinical Center
Durham VA Medical Center
Durham, North Carolina

Vickie E. Baracos, Ph.D.
Professor
Palliative Care Medicine
Department of Oncology
University of Alberta
Cross Cancer Institute
Edmonton, Alberta, Canada

Joseph L. Baumert, Ph.D.
Assistant Professor
Department of Food Science and Technology
University of Nebraska–Lincoln
Lincoln, Nebraska

Juliane I. Beier, Ph.D.
Assistant Professor
Pharmacology and Toxicology
University of Louisville
Louisville, Kentucky

Chantal Bémeur, Dt.P., Ph.D.
Assistant Professor
Department of Nutrition
Université de Montréal
Researcher
Neuroscience Research Unit
Hôpital St–Luc（CHUM）
Montreal, Quebec

Stephen Robert Bloom, M.A., M.D., D.Sc., F.R.C.Path., F.R.C.P, F.Med.Sci.
Chairman of Section of Investigative Medicine
Department of Investigative Medicine
Imperial College London
Chief of Pathology Service
Department of Diabetes and Endocrinology
Hammersmith Hospital
London, United Kingdom

Rex O. Brown, Pharm.D.
Professor and Vice Chair
Director, Experiential Education
Department of Clinical Pharmacy
College of Pharmacy
University of Tennessee Health Science Center
Memphis, Tennessee

Alan L. Buchman, M.D., M.S.P.H.
Professor of Medicine and Surgery
Division of Gastroenterology and Hepatology
Feinberg School of Medicine, Northwestern University
Chicago, Illinois

Douglas G. Burrin, Ph.D.
Professor
USDA–Children's Nutrition Research Center
Section of Gastroenterology, Hepatology and Nutrition
Department of Pediatrics
Baylor College of Medicine
Houston, Texas

Nancy F. Butte, Ph.D.
Professor
Department of Pediatrics
Baylor College of Medicine
USDA/ARS Children's Nutrition Research Center
Houston, Texas

Roger F. Butterworth, Ph.D., D.Sc.
Professor
Department of Medicine
Université De Montréal
Director
Neuroscience Research Unit
Hôpital St–LUC（CHUM）
Montreal, Quebec

Benjamin Caballero, M.D., Ph.D.
Professor
Center for Human Nutrition
Department of International Health
Johns Hopkins Bloomberg School of Public Health

Baltimore, Maryland

Philip C. Calder, Ph.D., D.Phil., R.Nutr.
Professor of Nutritional Immunology
Faculty of Medicine
University of Southampton
Southampton, United Kingdom

Ralph Carmel, M.D.
Director of Research
New York Methodist Hospital
Brooklyn, New York
Professor of Medicine
Weill Cornell Medical College
New York, New York

Leticia Castillo, M.D.
Thomas Fariss Marsh Jr. Chair in
Pediatrics Professor of Pediatrics
Department of Pediatrics
University of Texas Southwestern
Division of Critical Care
Children's Medical Center
Dallas, Texas

Victoria A. Catenacci, M.D.
Assistant Professor of Medicine
Anschutz Health and Wellness Center
Endocrinology, Metabolism and Diabetes
University of Colorado Anschutz Medical
Campus
Aurora, Colorado

Lingtak-Neander Chan, Pharm.D., B.C.N.S.P.
Associate Professor of Pharmacy and
Interdisciplinary Faculty in Nutritional
Sciences
School of Pharmacy and Graduate
Program in Nutritional Sciences
University of Washington
Seattle, Washington

Lawrence J. Cheskin, M.D.
Associate Professor
Department of Health, Behavior and Society
Johns Hopkins Bloomberg School of
Public Health Attending Staff
Department of Medicine (Gastroenterology)
Johns Hopkins Hospital
Baltimore, Maryland

Christopher R. Chitambar, M.D., F.A.C.P.
Professor of Medicine and Fellowship
Program Director
Department of Medicine, Division of
Hematology and Oncology
Froedtert and Medical College of
Wisconsin Clinical
Cancer Center
Medical College of Wisconsin
Milwaukee, Wisconsin

Paul M. Coates, Ph.D.
Director
Office of Dietary Supplements
National Institutes of Health
Bethesda, Maryland

James F. Collins, Ph.D.
Associate Professor
Food Science and Human Nutrition
Department
University of Florida
Gainesville, Florida

Arthur Cooper, M.D., M.S.
Professor of Surgery
Columbia University College of
Physicians and Surgeons Director of
Trauma and Pediatric Surgical Services
Harlem Hospital Center
New York, New York

Janelle W. Coughlin, Ph.D.
Assistant Professor
Department of Psychiatry and Behavioral
Sciences
Johns Hopkins University School of
Medicine
Baltimore, Maryland

Robert J. Cousins, Ph.D.
Boston Family Professor of Nutrition
Director, Center for Nutritional Sciences
Food Science and Human Nutrition
Department
University of Florida
Gainesville, Florida

Susette M. Coyle, M.S.
Instructor
Department of Surgery
Robert Wood Johnson Medical School
New Brunswick, New Jersey

Vanessa R. da Silva, Ph.D.
Postdoctoral Associate and Instructor
Department of Foods and Nutrition
University of Georgia
Athens, Georgia

Akila De Silva B.Sc., M.B.B.S., M.R.C.P.
Wellcome Trust/GSK Clinical Research
Fellow
Department of Investigative Medicine
Imperial College London
Honorary Specialist Registrar
Department of Diabetes and Endocrinology
Hammersmith Hospital
London, United Kingdom

Alan D. Dangour, M.Sc., Ph.D.
Senior Lecturer
Department of Population Health
London School of Hygiene and Tropical
Medicine
London, United Kingdom

Cindy D. Davis, Ph.D.
Director of Grants and Extramural
Activities
Office of Dietary Supplements
National Institutes of Health
Rockville, Maryland

Steven R. Davis, Ph.D.
Platform Leader
Global Discovery RBD
Abbott Nutrition
Columbus, Ohio

Teresa A. Davis, Ph.D.
Professor
USDA Children's Nutrition Research Center
Department of Pediatrics
Baylor College of Medicine
Houston, Texas

Mark H. DeLegge, M.D.
Professor of Medicine
Digestive Disease Center
Medical University of South Carolina
Charleston, South Carolina

Dominick P. DePaola, D.D.S., Ph.D.
Associate Dean, Academic Affairs
College of Dental Medicine
Nova Southeastern University
Fort Lauderdale, Florida

Nicolaas E.P. Deutz, M.D., Ph.D.
Professor, Ponder Endowed Chair
Department of Health and Kinesiology
Texas A & M University
Director Translational Research in Aging
and Longevity
Department of Health and Kinesiology
College Station, Texas

John K. DiBaise, M.D.
Professor of Medicine
Division of Gastroenterology
Mayo Clinic
Scottsdale, Arizona

Adrian Dobs, M.D., M.H.S.
Professor of Medicine
Division of Endocrinology and Metabolism
Johns Hopkins University
Baltimore, Maryland

Gerald W. Dryden, M.D., M.S.P.H., M.Sc.
Associate Professor of Medicine and
Bioengineering
Department of Medicine
Division of Gastroenterology, Hepatology,
and Nutrition
University of Louisville School of Medicine
Louisville, Kentucky

Valerie B. Duffy, Ph.D., R.D.
Professor
Department of Allied Health Sciences
College of Agriculture and Natural
Resources
University of Connecticut
Storrs, Connecticut

Curtis D. Eckhert, Ph.D.
Professor
Department of Environmental Health Sciences and Molecular Toxicology
University of California Los Angeles
Los Angeles, California

Louis J. Elsas II, M.D., F.F.A.C.M.G.*
Professor of Pediatrics and Emeritus
Director Center for Medical Genetics
Department of Pediatrics and Biochemistry
Miller School of Medicine University of Miami
Chief, Medical Genetics–Emeritus
Department of Pediatrics
Jackson Memorial Hospital
Miami, Florida

Joshua Farr, Ph.D.
Postdoctoral Research Fellow
Endocrine Research Unit
Mayo Clinic
Rochester, Minnesota

Celeste C. Finnerty, Ph.D.
Associate Professor
Department of Surgery
University of Texas Medical Branch
Associate Director of Research
Shriners Hospitals for Children
Galveston, Texas

Edward A. Fisher, M.D., Ph.D.
Leon H. Charney Professor of Cardiovascular Medicine
Department of Medicine (Cardiology)
NYU School of Medicine
Director
Center for the Prevention of Cardiovascular Disease
NYU Langone Medical Center
New York, New York

Luigi Fontana, M.D., Ph.D.
Full Professor of Nutrition
Department of Medicine
Salerno University Medical School
Baronissi (Salerno), Italy
Research Professor of Medicine
Department of Medicine, Center for Human Nutrition
Washington University Medical School
St. Louis, Missouri

Harold A. Franch, M.D.
Associate Professor
Renal Division
Department of Medicine
Emory University School of Medicine
Atlanta, Georgia
Research Service
Atlanta Veterans Affairs Medical Center
Decatur, Georgia

Glenn R. Gibson, B.Sc., Ph.D.
Professor
Department of Food and Nutritional Sciences
The University of Reading
Reading, Berkshire, United Kingdom

Edward Giovannucci, M.D., Sc.D.
Professor
Department of Nutrition and Epidemiology
Harvard School of Public Health
Associate Professor of Medicine
Channing Division of Network Medicine
Brigham and Women's Hospital, Harvard Medical School
Boston, Massachusetts

Scott Going, Ph.D.
Department Head and Professor
Department of Nutritional Sciences
University of Arizona
Tucson, Arizona

Michele M. Gottschlich, Ph.D., R.D., L.D., C.N.S. D., P.S.G.T.
Adjunct Associate Professor
Department of Surgery
University of Cincinnati College of Medicine
Director of Nutrition Services
Shriners Hospitals for Children
Cincinnati, Ohio

Jesse F. Gregory III, Ph.D.
Professor
Food Science and Human Nutrition Department
University of Florida
Gainesville, Florida

Zhenglong Gu, Ph.D.
Assistant Professor
Division of Nutritional Sciences
Cornell University
Ithaca, New York

Angela S. Guarda, M.D.
Associate Professor
Department of Psychiatry and Behavioral Sciences
Johns Hopkins University School of Medicine Director, Johns Hopkins Eating Disorders Program
Johns Hopkins Hospital
Baltimore, Maryland

Craig Gundersen, Ph.D.
Professor
Department of Agricultural and Consumer Economics
University of Illinois
Urbana, Illinois

Paul Haggarty, B.Sc., Ph.D.
Head of Lifelong Health
Rowett Institute of Nutrition and Health
University of Aberdeen
Aberdeen, United Kingdom

Rachael A. Harrison, Ph.D.
Research Associate/cGMP Manager
Department of Biological Sciences
Sunnybrook Health Sciences Centre
Toronto, Ontario, Canada

Peter J. Havel, D.V.M., Ph.D.
Professor
Molecular Biosciences, School of Veterinary Medicine and Nutrition
University of California, Davis
Davis, California

Sophie Hawkesworth, Ph.D.
Research Fellow
Department of Population Health
London School of Hygiene and Tropical Medicine
London, United Kingdom

Robert P. Heaney, M.D.
John A. Creighton University Professor
Creighton University
Omaha, Nebraska

Robert A. Hegele, M.D., F.R.C.P.C.
Professor
Department of Medicine
University of Western Ontario
Staff Endocrinologist
London Health Sciences Center
London, Ontario, Canada

Douglas C. Heimburger, M.D., M.S.
Professor of Medicine
Vanderbilt University School of Medicine
Associate Director for Education and Training
Vanderbilt Institute for Global Health
Nashville, Tennessee

William C. Heird, M.D.
Professor Emeritus
Children's Nutritional Research Center
Baylor College of Medicine
Houston, Texas

David N. Herndon, M.D.
Chief of Staff
Shriners Hospitals for Children, Galveston
Professor of Pediatrics and Surgery
University of Texas Medical Branch
Galveston, Texas

Steve Hertzler, Ph.D., R.D.
Senior Research Scientist
Performance Nutrition
Abbott Nutrition
Columbus, Ohio

James O. Hill, Ph.D.
Professor of Pediatrics and Medicine
Anschutz Health and Wellness Center
University of Colorado Anschutz Medical Campus
Aurora, Colorado

Melanie Hingle, Ph.D., M.P.H., R.D.
Assistant Research Professor
Department of Nutritional Sciences
University of Arizona
Tucson, Arizona

L. John Hoffer, M.D., Ph.D.
Professor
Faculty of Medicine
McGill University
Senior Physician and Principal Investigator
Divisions of Internal Medicine and
Endocrinology Lady Davis Institute for
Medical Research
Sir Mortimer B. Davis Jewish General
Hospital
Montreal, Quebec, Canada

Maureen Huhmann, D.C.N., R.D., C.S.O.
Adjunct, Assistant Professor
Nutritional Sciences
University of Medicine and Dentistry of
New Jersey
Newark, New Jersey

Gary R. Hunter, Ph.D.
Professor
Departments of Human Studies and
Nutrition Sciences
University of Alabama at Birmingham
Birmingham, Alabama

Syed Sufyan Hussain, M.A., M.B.B. Chir., M.R.C.P.
Wellcome Trust Clinical Research Fellow
Department of Investigative Medicine
Imperial College London
Honorary Specialist Registrar
Department of Diabetes and Endocrinology
Hammersmith Hospital
London, United Kingdom

James K. Hyche, Ph.D.
Director, Feeding Psychology Services
Psychology
Mt. Washington Pediatric Hospital
Baltimore, Maryland

Karl L. Insogna, M.D.
Professor of Medicine（Endocrinology）
Director, Yale Bone Center
Yale University
New Haven, Connecticut

Khursheed N. Jeejeebhoy, M.B.B.S., Ph.D., F.R.C. P.C.
Professor Emeritus
Department of Medicine
Department of Nutritional Sciences
University of Toronto
Toronto, Canada

Marc G. Jeschke, M.D., Ph.D.
Director, Ross Tilley Burn Centre
Sunnybrook Health Sciences Centre
Senior Scientist
Sunnybrook Research Institute
Associate Professor
Department of Surgery, Division of
Plastic Surgery
Department of Immunology
University of Toronto
Toronto, Ontario, Canada

Margaret M. Johnson, M.D.
Assistant Professor of Medicine
Division of Pulmonary Medicine
Department of Medicine
Mayo Clinic Florida
Jacksonville, Florida

Mary Ann Johnson, Ph.D.
Flatt Professor and Faculty of Gerontology
Department of Foods and Nutrition
University of Georgia
Athens, Georgia

Dean P. Jones, Ph.D.
Professor
Department of Medicine
Emory University
Atlanta, Georgia

Glenville Jones, Ph.D.
Craine Professor of Biochemistry
Biomedical and Molecular Sciences
Queen's University
Kingston, Ontario Canada

Peter J.H. Jones, Ph.D.
Professor
Department of Food Science and Human
Nutritional Sciences
Richardson Centre for Functional Foods
and Nutraceuticals
University of Manitoba
Winnipeg, Manitoba

Rita Rastogi Kalyani, M.D., M.H.S.
Assistant Professor of Medicine
Division of Endocrinology and Metabolism
Johns Hopkins University School of
Medicine
Baltimore, Maryland

Richard M. Katz, M.D., M.B.A.
Associate Professor
Pediatric
Johns Hopkins University School of
Medicine
Vice President Medical Affairs,
Chief Medical Office
Pediatric Medicine
Mt. Washington Pediatric Hospital
Baltimore, Maryland

Nancy L. Keim, Ph.D.
Research Chemist
USDA/ARS Western Human Nutrition
Research Center
University of California, Davis
Davis, California

Kathleen L. Keller, Ph.D.
Assistant Professor
Department of Nutritional Science and
Food Science
Pennsylvania State University
University Park, Pennsylvania
Research Associate
New York Obesity Research Center
New York, New York

Jane E. Kerstetter, Ph.D., R.D.
Professor
Department of Allied Health Sciences
University of Connecticut
Storrs, Connecticut

Rubina Khan, M.S.
Consultant
Charlotte, North Carolina

Yeonsoo Kim, Ph.D., R.D., L.D.N.
Assistant Professor of Nutrition and
Dietetics
School of Human Ecology
Louisiana Tech University
Ruston, Louisiana

Janet C. King, Ph.D.
Senior Scientist and Professor
Children's Hospital Oakland Research
Institute and the University of California
at Berkeley and
Davis
Oakland, California

James B. Kirkland, Ph.D.
Associate Professor
Department of Human Health and
Nutritional Sciences
University of Guelph
Guelph, Ontario, Canada

Samuel Klein, M.D., M.S.
William H. Danforth Professor of
Medicine and Nutritional Science
Director, Center for Human Nutrition
Chief, Division of Geriatrics and
Nutritional Science
Department of Internal Medicine
Washington University School of
Medicine
St. Louis, Missouri

Joel D. Kopple, M.D.
Professor of Medicine and Public Health
David Geffen School of Medicine at UCLA
and UCLA School of Public Health
Division of Nephrology and Hypertension
Los Angeles Biomedical Research
Institute at
Harbor–UCLA Medical Center
Los Angeles and Torrance, California

Kenneth A. Kudsk, M.D.
Professor of Surgery
Department of Surgery
School of Medicine
University of Wisconsin–Madison
Madison, Wisconsin

Sarah Landes, M.D.
Department of Medicine
University of Louisville
Louisville, Kentucky

Peter Laurberg, M.D., Dr. Med. Sci.
Clinical Professor
Department of Endocrinology
Aalborg University
Chief Endocrinologists
Aalborg Hospital
Aalborg, Denmark

Roy J. Levin, M.Sc., Ph.D.
Honorary Research Associate
Porterbrook Clinic
Sheffield Care Trust
Yorkshire, England

Mark Levine, M.D.
Chief, Molecular and Clinical Nutrition Section
Digestive Diseases Branch
National Institute of Diabetes and Digestive and
Kidney Diseases
Bethesda, Maryland

Louis A. Lichten, Ph.D
Application Specialist
Center of Excellence in Biological Content
Qiagen （SABiosciences）
Frederick, Maryland

Hyunjung Lim, Ph.D.
Postdoctoral Fellow
Center for Human Nutrition
Department of International Health
Johns Hopkins Bloomberg School of Public Health
Baltimore, Maryland

Stephen F. Lowry, M.D.*
Professor and Chair of Surgery
Robert Wood Johnson Medical School
New Brunswick, New Jersey

Yvette C. Luiking, Ph.D.
Assistant Professor
Department of Health and Kinesiology
Texas A & M University
College Station, Texas

Amy D. Mackey, Ph.D.
Associate Director
Regulatory Science and Innovation
Abbott Nutrition
Columbus, Ohio

Thomas Magnuson, M.D., FACS
Director, Johns Hopkins Center for Bariatric Surgery
Associate Professor of Surgery
Johns Hopkins University School of Medicine
Baltimore, Maryland

Laura E. Matarese, Ph.D., R.D., L.D.N., F.A.D.A., C.N.S.C.
Associate Professor
Division of Gastroenterology, Hepatology and Nutrition
Brody School of Medicine
Department of Nutrition Science
East Carolina University
Greenville, North Carolina

Dwight E. Matthews, Ph.D.
Professor and Chair
Departments of Chemistry and Medicine
University of Vermont
Burlington, Vermont

Craig J. McClain, M.D.
Professor and Associate Vice President for Research
Division of Gastroenterology, Hepatology and Nutrition Department of Medicine
University of Louisville School of Medicine
Chief
Division of Gastroenterology
Department of Medicine
Robley Rex VA Medical Center
Louisville, Kentucky

Linda D. Meyers, Ph.D.
Director
Food and Nutrition Board
Institute of Medicine
The National Academies
Washington, DC

John Milner, Ph.D.
Director
Beltsville Human Nutrition Research Center
USDA/ARS
Beltsville, Maryland

Gayle Minard, M.D.
Professor of Surgery
Department of Surgery
College of Medicine
University of Tennessee Health Science Center
Memphis, Tennessee

Donald M. Mock, M.D., Ph.D.
Professor
Department of Biochemistry and Molecular Biology
University of Arkansas for Medical Sciences Professor
Department of Pediatrics
Arkansas Children's Hospital
Little Rock, Arkansas

Kris M. Mogensen, M.S., R.D., L.D.N., C.N.S.C.
Team Leader Dietitian
Department of Nutrition
Brigham and Women's Hospital and Harvard Medical School
Instructor
Sargent College of Health and Rehabilitation Sciences
Boston University
Boston, Massachusetts

Mohammad Mohammad, M.D.
Department of Medicine
University of Louisville
Louisville, Kentucky

Richard L. Mones, M.D.
Assistant Clinical Professor of Pediatrics
Columbia University College of Physicians and Surgeons
Chief of Pediatric Gastroenterology and Nutrition
Harlem Hospital Center
New York, New York

Sarah L. Morgan, M.D., M.S., R.D./L.D., F.A.D.A., F.A.C.P., C.C.D.
Professor of Nutrition Sciences and Medicine
Division of Clinical Immunology and Rheumatology
Department of Medicine
The University of Alabama at Birmingham
Birmingham, Alabama

Kimberly O. O'Brien, Ph.D.
Professor
Division of Nutritional Sciences
Cornell University
Ithaca, New York

Deborah L. O'Connor, Ph.D., R.D.
Professor of Nutritional Sciences
University of Toronto
Associate Chief, Academic and Professional Practice
The Hospital for Sick Children
Toronto, Ontario, Canada

Susan Oh, M.S., M.P.H., R.D.
Research Nutrition Manager
Institute of Clinical and Translational Research （ICTR）
Johns Hopkins University School of Medicine
Baltimore, Maryland

Stephen J.D. O'Keefe, M.D., M.Sc.
Professor of Medicine
Division of Gastroenterology
University of Pittsburgh
Pittsburgh, Pennsylvania

Sebastian J. Padayatty, M.D., Ph.D.
Staff Clinician
Molecular and Clinical Nutrition Section
Digestive Diseases Branch
National Institute of Diabetes and Digestive and
Kidney Diseases
Bethesda, Maryland

Neal M. Patel, M.D., M.P.H.
Instructor of Medicine
Department of Pulmonary Medicine
Mayo Clinic Florida
Jacksonville, Florida

Rafael Pérez-Escamilla, Ph.D.
Professor
Chronic Disease Epidemiology
Yale School of Public Health
New Haven, Connecticut

Mary Frances Picciano, Ph.D*
Senior Nutrition Research Scientist
Office of Dietary Supplements
National Institutes of Health
Bethesda, Maryland

Kavita H. Poddar, Ph.D.
Postdoctoral Fellow
Health Behavior and Society
Johns Hopkins Bloomberg School of Public Health
Baltimore, Maryland

Sarit Polsky, M.D., M.P.H.
Instructor
Anschutz Health and Wellness Center
Endocrinology, Metabolism and Diabetes
University of Colorado Anschutz Medical Campus
Aurora, Colorado

Ronald L. Prior, Ph.D.
Adjunct Professor
Department of Food Science
University of Arkansas
Fayetteville, Arkansas

Diane Rigassio Radler, Ph.D., R.D.
Associate Professor
Nutritional Sciences
University of Medicine and Dentistry of New Jersey
Newark, New Jersey

Amit Raina, M.B.B.S., M.D., C.N.S.C.
Fellow in Gastroenterology
Division of Gastroenterology, Hepatology, and Nutrition
University of Pittsburgh Medical School
Pittsburgh, Pennsylvania

Manuel Ramirez-Zea, M.D., Ph.D.
Head, INCAP Comprehensive Center for the Prevention
of Chronic Diseases（CIIPEC）
Unit of Nutrition and Chronic Diseases
Institute of Nutrition of Central America and Panama（INCAP）
Guatemala, Guatemala

Robert Rastall, B.Sc., Ph.D.
Professor
Food and Nutritional Sciences
The University of Reading
Reading, Berkshire, United Kingdom

Charles J. Rebouche, Ph.D.
Associate Professor
Department of Pediatrics
University of Iowa
Iowa City, Iowa

Dominic N. Reeds, M.D.
Assistant Professor
Department of Internal Medicine
Washington University School of Medicine
Barnes Jewish Hospital
St. Louis, Missouri

Deborah L. Renaud, M.D.
Department of Neurology
Mayo Clinic College of Medicine
Rochester, Minnesota

Todd Rideout, Ph.D.
Assistant Professor
Department of Exercise and Nutrition Sciences
University of Buffalo
Buffalo, New York

Malcolm K. Robinson, M.D.
Assistant Professor of Surgery
Harvard Medical School
Surgeon and Metabolic Support Physician
Brigham and Women's Hospital
Boston, Massachusetts

Gustavo C. Román, M.D.
Professor of Neurology
Department of Neurology
Weill Cornell Medical College at Methodist Hospital
Jack S. Blanton Distinguished Endowed Chair Director, Nantz National Alzheimer Center
Methodist Neurological Institute
Houston, Texas

Clifford J. Rosen, M.D.
Director, Center for Clinical and Translational Research
Maine Medical Center Research Institute
Scarborough, Maine

A. Catharine Ross, Ph.D.
Professor, Occupant of Dorothy Foehr Huck Chair
Department of Nutritional Sciences
Pennsylvania State University
University Park, Pennsylvania

Ian R. Rowland, B.Sc., Ph.D., R. Nutr.
Professor
Food and Nutritional Sciences
The University of Reading
Reading, Berkshire, United Kingdom

Robert K. Rude, M.D.*
Professor Medicine
Keck School of Medicine
University of Southern California
Los Angeles, California

Hamid M. Said, Ph.D.
Professor and Vice-Chairman
Departments of Medicine and Physiology and Biophysics
University of California/VA Medical Program
Long Beach, California

Marie-Pierre St-Onge, Ph.D.
Research Associate
Department of Medicine
St. Luke's/Roosevelt Hospital
Assistant Professor
Columbia University
New York, New York

Jeff M. Sands, M.D.
Juha P. Kokko Professor of Medicine and Physiology
Director, Renal Division
Executive Vice Chair, Department of Medicine
Associate Dean for Clinical and Translational Research
Emory University
Atlanta, Georgia

Dennis Savaiano, Ph.D.
Interim Dean of the Honors College
Professor of Nutrition Science
Purdue University
West Lafayette, Indiana

F. Edward Scarbrough, Ph.D.
Former Director, Office of Food Labeling（retired）
Center for Food Safety and Applied Nutrition
Food and Drug Administration
Germantown, Maryland

Ernst J. Schaefer, M.D.
Distinguished University Professor
Senior Scientist and Director
Lipid Metabolism Laboratory
Jean Mayer USDA Human Nutrition Research Center on Aging at Tufts University
Tufts University School of Medicine
Friedman School of Nutrition Science and Policy
Consulting Physician
Division of Endocrinology and Metabolism
Tufts Medical Center
Boston, Massachusetts

Lauren Schwartz, M.D.
Assistant Professor of Medicine
Division of Gastroenterology
Department of Medicine
Mount Sinai School of Medicine
New York, New York

Michael Schweitzer, M.D.
Associate Professor of Surgery
Johns Hopkins University School of Medicine
Director of Johns Hopkins Obesity Surgery Center
Johns Hopkins Bayview Medical Center
Baltimore, Maryland

Margaret Seide, M.D.
Clinical Associate
Department of Psychiatry and Behavioral Sciences
Johns Hopkins University School of Medicine
Attending Physician
Johns Hopkins Hospital
Baltimore, Maryland

Douglas L. Seidner, M.D., F.A.C.G.
Associate Professor of Medicine
Division of Gastroenterology, Hepatology, and Nutrition
Department of Medicine
Director, Vanderbilt Center for Human Nutrition
Vanderbilt University School of Medicine
Nashville, Tennessee

Richard D. Semba, M.D., M.P.H.
Professor
Ophthalmology
Johns Hopkins University
Baltimore, Maryland

Carol E. Semrad, M.D.
Professor of Medicine
Section of Gastroenterology, Hepatology and Nutrition
Department of Medicine
University of Chicago Medicine
Chicago, Illinois

Rannan Shamir, M.D.
Chairman
Institute for Gastroenterology, Nutrition and Liver Diseases
Schneider Children's Medical Center of Israel Petah Tikva, Israel
Professor of Pediatrics
Sackler Faculty of Medicine
Tel Aviv University
Ramat Aviv, Tel Aviv, Israel

Joanne L. Slavin, Ph.D., R.D.
Professor of Food Science and Nutrition
College of Food, Agricultural, and Natural Resource Sciences
University of Minnesota Twin Cities Campus
St. Paul, Minnesota

Ellen Smit, Ph.D., R.D.
Associate Professor
School of Biological and Population Health Sciences
College of Public Health and Human Sciences
Oregon State University
Corvallis, Oregon

Meir J. Stampfer, M.D., Dr.P.H., M.P.H.
Professor
Departments of Epidemiology and Nutrition
Harvard School of Public Health
Chief, Chronic Disease Epidemiology Unit
Channing Division of Network Medicine
Department of Medicine
Brigham and Women's Hospital
Boston, Massachusetts

Charles B. Stephensen, Ph.D.
Research Leader
U. S. Department of Agriculture
Agricultural Research Service
Western Human Nutrition Research Center
Davis, California

Martha H. Stipanuk, Ph.D.
Professor
Division of Nutritional Sciences
Cornell University
Ithaca, New York

Patrick J. Stover, Ph.D.
Professor and Director
Division of Nutritional Sciences
Cornell University
Ithaca, New York

Shelby Sullivan, M.D.
Assistant Professor
Department of Internal Medicine
Washington University School of Medicine
Assistant Professor
Division of Gastroenterology
Barnes Jewish Hospital
St. Louis, Missouri

Roger A. Sunde, Ph.D.
Professor
Department of Nutritional Sciences
University of Wisconsin–Madison
Madison, Wisconsin

John W. Suttie, Ph.D.
Professor Emeritus of Biochemistry
University of Wisconsin–Madison
Madison, Wisconsin

Christine A. Swanson, Ph.D.
Senior Nutrition Scientist
Office of Dietary Supplements
National Institutes of Health
Bethesda, Maryland

Alice M. Tang, M.S., Ph.D.
Associate Professor
Department of Public Health and Community Medicine
Tufts University School of Medicine
Boston, Massachusetts

Christine Lewis Taylor, Ph.D.
Senior Nutrition Scientist
Office of Dietary Supplements
National Institutes of Health
Bethesda, Maryland

Steve L. Taylor, Ph.D.
Professor
Department of Food Science and Technology
University of Nebraska–Lincoln
Lincoln, Nebraska

Sandra Tejero, B.Sc.
Professor
Department of Food and Nutritional Sciences
The University of Reading
Reading, Berkshire, United Kingdom

Paul R. Thomas, Ed.D.
Scientific Consultant
Office of Dietary Supplements
National Institutes of Health
Bethesda, Maryland

Cheryl Toner, M.S., R.D.
Fellow
Nutritional Science Research Group
National Cancer Institute
National Institutes of Health
Rockville, Maryland

Riva Touger-Decker, Ph.D., R.D, F.A.D.A.
Professor
Nutritional Sciences
School of Health Related Professions
Diagnostic Sciences
New Jersey Dental School
University of Medicine and Dentistry of New Jersey
Newark, New Jersey

Maret G. Traber, Ph.D.
Professor
College Of Public Health and Human Sciences
Linus Pauling Institute
Oregon State University
Corvallis, Oregon

Paula R. Trumbo, Ph.D.
Acting Director
Nutrition Programs
Office of Nutrition, Labeling, and Dietary Supplements
Center for Food Safety and Applied Nutrition
U. S. Food and Drug Administration
College Park, Maryland

Katherine L. Tucker, Ph.D.
Professor
Department of Health Sciences
Northeastern University
Boston, Massachusetts

R. Elaine Turner, Ph.D., R.D.
Professor and Associate Dean
Food Science and Human Nutrition
College of Agricultural and Life Sciences
University of Florida
Gainesville, Florida

Kevin Tymitz, M.D.
Fellow, Minimally Invasive Surgery
Johns Hopkins University School of Medicine
Baltimore, Maryland

Ricardo Uauy, M.D., Ph.D.
Professor
Human Nutrition
Institute of Nutrition INTA
University of Chile
Santiago, Chile
Nutrition for Global Health
London, United Kingdom
Attending Physician
Neonatal Medicine
Neonatology Section, Department of Pediatrics
Pontificia Universidad Católica de Chile
Santiago, Chile

Jerry Vockley, M.D., Ph.D.
Professor of Pediatrics, School of Medicine
Professor of Human Genetics
Graduate School of Public Health
University of Pittsburgh
Chief of Medical Genetics
Children's Hospital of Pittsburgh of UPMC
Pittsburgh, Pennsylvania

Xiang-Dong Wang, M.D., Ph.D.
Director
Nutrition and Cancer Biology Laboratory
Jean Mayer USDA Human Nutrition Research Center on Aging at Tufts University
Professor
Department of Biochemical and Molecular Nutrition
Friedman School of Nutrition Science and Policy Tufts University
Boston, Massachusetts

Youfa Wang, M.D., M.S., Ph.D.
Associate Professor
Department of International Health
Johns Hopkins Bloomberg School of Public Health
Director
Johns Hopkins Global Center on Childhood Obesity
Baltimore, Maryland

Connie M. Weaver, Ph.D.
Distinguished Professor and Department Head
Nutrition Science
Purdue University
West Lafayette, Indiana

Edward P. Weiss, Ph.D.
Associate Professor
Department of Nutrition and Dietetics
Saint Louis University
Research Assistant Professor
Division of Geriatrics and Nutritional Science
Washington University School of Medicine
Saint Louis, Missouri

Marianne Wessling-Resnick, Ph.D.
Director of the Division of Biological Sciences and Professor of Nutritional Biochemistry
Departments of Genetics and Complex Diseases
and Nutrition
Harvard School of Public Health
Boston, Massachusetts

Walter C. Willett, M.D., Dr.P.H.
Chair, Department of Nutrition
Fredrick John Stare Professor of Epidemiology and Nutrition
Harvard School of Public Health
Channing Laboratory, Department of Medicine
Brigham and Women's Hospital and Harvard
Medical School
Boston, Massachusetts

Melvin H. Williams, Ph.D.
Eminent Scholar Emeritus
Department of Human Movement Sciences
Old Dominion University
Norfolk, Virginia

Holly J. Willis, Ph.D., R.D.
Research Associate
Department of Food Science and Nutrition
University of Minnesota
St. Paul, Minnesota

Ellen K. Wingert, O.T.R.
Senior Occupational Therapist
Manager, Feeding Day Program
Mt. Washington Pediatric Hospital
Baltimore, Maryland

Lynne A. Wolfe, M.S. C.R.N.P., B.C.
Nurse Practitioner
Undiagnosed Diseases Program
National Institutes of Health
Bethesda, Maryland

Holly R. Wyatt, M.D.
Associate Professor of Medicine
Anschutz Health and Wellness Center
Endocrinology, Metabolism and Diabetes
University of Colorado Anschutz Medical Campus
Aurora, Colorado

Steven H. Zeisel, M.D., Ph.D.
Director
Nutrition Research Institute
School of Public Health and School of Medicine
University of North Carolina at Chapel Hill
Kannapolis, North Carolina

Thomas R. Ziegler, M.D.
Professor of Medicine
Division of Endocrinology, Metabolism, and Lipids
Emory University Hospital Nutrition and Metabolic
Support Service
Emory University School of Medicine
Atlanta, Georgia

Susan J. Zunino, Ph.D.
Research Molecular Biologist
Immunity and Disease Prevention Research Unit
USDA/ARS Western Human Nutrition Research Center
Davis, California

目次

I その他の全身疾患

J 食品添加物，危害物質，栄養素-薬物相互作用

V 部 人口と栄養

A 変化する世界の中の栄養

I部

特異的食事栄養素

A　食事からの主要な栄養素

B　ミネラル

C　ビタミン

D　健康に関連するその他の化合物

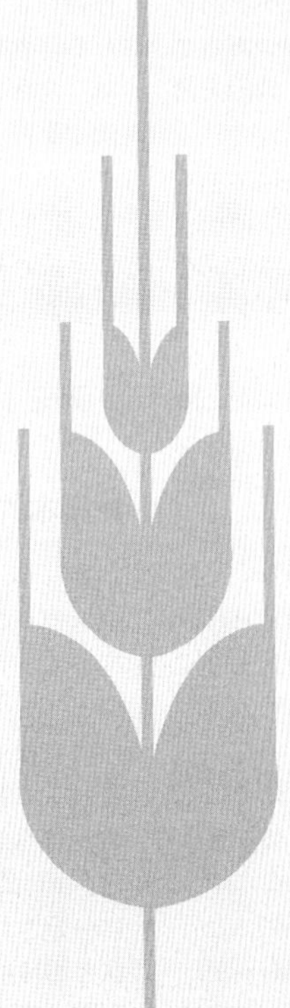

1 タンパク質とアミノ酸

タンパク質はすべての生命の状態と関連しており，どのようにして生命が誕生したかを明らかにする努力の多くは，どのようにしてタンパク質が最初につくられたかに焦点があてられてきた。ペプチド結合により長い紐にまとめられたアミノ酸はタンパク質を形成し，タンパク質は三次元によじれ，折り畳まれて，生命の生化学反応を促進する中心となる。タンパク質なしでは生化学反応はコントロールできなくなるか，まったく反応できなくなる。体内に存在するこれらの何千もの酵素なしには，生命は始まらなかったであろう。タンパク質は調製されて分泌され，ホルモンやサイトカインの形で細胞間シグナルとして作用する。肝臓により合成され分泌された血漿タンパク質は，適度な粘度と浸透圧をもった溶液とすることにより血液を安定化させる。これらの分泌タンパク質はまた血液を介して様々な物質を輸送する。

高等動物の最大のタンパク質源は筋に存在する。複雑な相互作用を通して，シート状のタンパク質が前後に滑走することが筋収縮の基礎をなし，運動のすべての側面を形成する。筋収縮により，身体中に酸素と栄養素が送り出され，肺の吸気と呼気が可能になり，動作が生じる。非感染性疾患の潜在的原因の多くはタンパク質のアミノ酸配列が狂った結果である。分子生物学の驚くべき進歩により，DNAとRNAのとてつもない量の情報がもたらされ，ゲノミクスの分野が導入された。その研究はDNAそのものを理解するためではなく，むしろ遺伝情報から翻訳されたタンパク質の目的と機能を理解することにある。出現しつつあるプロテオミクスは，タンパク質の発現，修飾および調節を研究する分野である。

炭水化物，脂質およびタンパク質の三大栄養素はエネルギー源として利用される。タンパク質は，他の2つの一義的な食事エネルギー源とは窒素（N）が含まれる点で異なる。タンパク質は重量の平均16%がNである。タンパク質の構成アミノ酸は，アミノ基として1つのNと，アミノ酸によってはさらに別のNを含んでいる。アミノ酸が二酸化炭素（CO_2）と水にまで酸化されてエネルギーを生成する時，老廃物としてNも生じ，Nは尿素に取り込まれて除去されなければならない。言い換えると，体がアミノ酸を *de novo* に合成する時，Nが利用できなければならない。体内で他の窒素化合物（例：DNAとRNA合成のための核酸）の合成経路は，合成の際にアミノ酸からNの供与を受けている。したがって，体内のアミノ酸代謝を考える時，実際はN代謝を意味している。

タンパク質とアミノ酸は体内のエネルギー代謝においても重要である。Cahillが指摘したように[1]，タンパク質は脂肪組織による貯蔵に次いで体内で2番目に大きなエネルギー貯蔵庫である（**表1.1**）。炭水化物はグリコーゲンとして貯蔵され，短時間のエネルギー要求には重要であるが，2〜3時間以上のエネルギー要求量を供給するには非常に限られた容量しかもたない。タンパク質からのアミノ酸は糖新生とよばれる過程によりグルコースに転換され，絶食中にグリコーゲンが消費された後は，持続的にグルコースを供給しつづける。しかし逆に，タンパク質貯蔵は体内でタンパク質が果たす無数の重要な役割のために保存されなければならない。体タンパク質の約30%以上の喪失は，呼吸のための筋力，免役能および臓器機能を低下させ，ついには死に至る。それゆえ，体はタンパク質を保存することにより絶食に適応しなければならず，飢餓開始の第1週中にN排泄の劇的な減少が見られる。

表1.1　エネルギー成分から見た正常な人の体組成

成分	量 (kg)	エネルギー (kcal)	利用可能量[a] (日)
体水分とミネラル	49.0	0	0
タンパク質	6.0	24,000	13.0
グリコーゲン	0.2	800	0.4
脂肪	15.0	140,000	78.0
合計	70.2	164,800	91.4

[a]利用可能量は，安静時エネルギー消費量が1,800 kcal/日の時に，エネルギー供給が持続する期間。
(Data from Cahill GF. Starvation in man. N Engl J Med 1970 : 282 : 668–75, with permission.)

体タンパク質は体内で代謝過程が異なり，種々の器官において異なる代謝経路で多様な活性を示し，タンパク質の種類によってその組成が異なる20種のアミノ酸で構成される。食事タンパク質が吸収されて遊離アミノ酸となった時，身体はそれらのアミノ酸の運命について複雑な一連の決定を行う。すなわち，エネルギー源として酸化する，体タンパク質に取り込む，あるいは他の多くの窒素化合物の生成に利用する。本章の目的は，栄養に焦点をあてて，アミノ酸の複雑な代謝経路と体内において果たす役割について明らかにすることである。

アミノ酸

▶基本的定義

われわれがよく知っていて，またそのすべてが哺乳類のタンパク質に取り込まれているアミノ酸は“α”-アミノ酸である。定義上，中心のα-炭素にカルボキシル-炭素基1つとアミノ-N基1つが結合している（**図1.1**）。アミノ酸の構造は，α-炭素の2つの水素の1つが他の官能基に置き換わることによって変化する。アミノ酸は官能基により特徴づけられ，中性のpHで（a）非極性，（b）非荷電で極性，（c）酸性（負に荷電），および（d）塩基性（正に荷電）に分類される。それぞれの分類の中でもアミノ酸により形状と物理的性質はかなり異なっている。したがって，アミノ酸は他の機能的亜種に分類されることが多い。例えば，

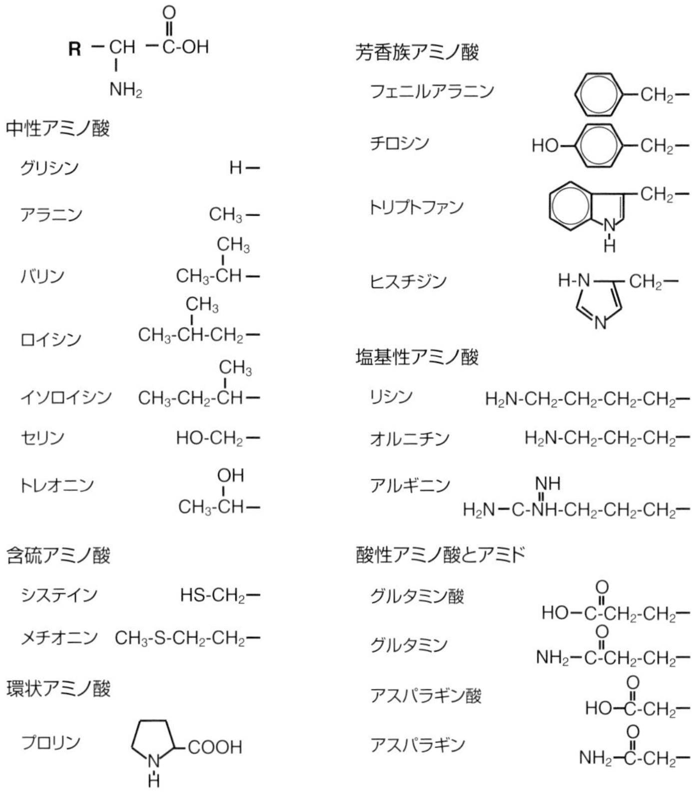

$R-CH(NH_2)-C(=O)-OH$

中性アミノ酸

- グリシン　$H-$
- アラニン　CH_3-
- バリン　$CH_3-CH(CH_3)-$
- ロイシン　$CH_3-CH(CH_3)-CH_2-$
- イソロイシン　$CH_3-CH_2-CH(CH_3)-$
- セリン　$HO-CH_2-$
- トレオニン　$CH_3-CH(OH)-$

含硫アミノ酸

- システイン　$HS-CH_2-$
- メチオニン　$CH_3-S-CH_2-CH_2-$

環状アミノ酸

- プロリン　（ピロリジン環）-COOH

芳香族アミノ酸

- フェニルアラニン　$C_6H_5-CH_2-$
- チロシン　$HO-C_6H_4-CH_2-$
- トリプトファン　（インドール環，N-H）$-CH_2-$
- ヒスチジン　（イミダゾール環，H-N，N）$-CH_2-$

塩基性アミノ酸

- リシン　$H_2N-CH_2-CH_2-CH_2-CH_2-$
- オルニチン　$H_2N-CH_2-CH_2-CH_2-$
- アルギニン　$H_2N-C(=NH)-NH-CH_2-CH_2-CH_2-$

酸性アミノ酸とアミド

- グルタミン酸　$HO-C(=O)-CH_2-CH_2-$
- グルタミン　$NH_2-C(=O)-CH_2-CH_2-$
- アスパラギン酸　$HO-C(=O)-CH_2-$
- アスパラギン　$NH_2-C(=O)-CH_2-$

図 1.1　21個の通常のα-アミノ酸の構造式。α-アミノ酸はすべて，カルボキシル基，アミノ基，およびα-炭素についた異なる官能基をもっている。アミノ酸の遺伝子構造は図の上部左隅に示し，アミノ酸によって異なる官能基はRと示されている。個々のアミノ酸の官能基は各アミノ酸名の右に示した。アミノ酸は官能基により分類されている。プロリンは，窒素（N）を含む環状構造をもつので，実際はイミノ酸である。

チロシンは明らかに極性を示し，ヒスチジンは塩基性であるが，フェニルアラニン，チロシン，トリプトファンおよびヒスチジンは芳香族アミノ酸として分類されることが多い。他の通常の分類は，脂肪族アミノ酸あるいは中性アミノ酸（グリシン，アラニン，イソロイシン，ロイシン，バリン，セリン，トレオニンおよびプロリン）である。プロリンは，アミノ基にさらに官能基が結合して五員環を形成する点で異なっている。環状構造をしていることから，プロリンはアミノ酸ではなく，実際はイミノ酸である。セリンとトレオニンは水酸基をもっている。その他の重要な亜種として分枝鎖アミノ酸（branched-chain amino acid：BCAA，イソロイシン，ロイシン，バリン）があり，それらは分解の最初の2段階の酵素が共通である。酸性アミノ酸のアスパラギン酸とグルタミン酸は，イオン化された塩の形のアスパラギン酸塩とグルタミン酸塩としてよばれることも多い。これらのアミノ酸は，カルボキシル基末端にアミノ基がアミド基として加わるとアスパラギンとグルタミンになる。

含硫アミノ酸はメチオニンとシステインである。システインはしばしば，体内でシスチンとよばれるアミノ酸二量体として存在する。シスチンにおいてチオール基（2つの硫黄原子）が結合してジスルフィドを形成する。文献を読む時にはシステインとシスチンの名称に特別の注意を払う必要がある。なぜなら前者は単一のアミノ酸であり，後者は性質が異なる二量体だからである。ホモシステインのような硫黄を含む他のアミノ酸はタンパク質には取り込まれない。

すべてのアミノ酸は，溶液中で荷電粒子として存在する。水溶液中ではカルボキシル基は急速に水素を失ってカルボキシル陰イオン（負に荷電）となるのに対して，アミノ基は水素を獲得して正に荷電する。それゆえ，アミノ酸は溶液中で「二極性」（しばしば双極イオンとよばれる）となるが，正味の荷電はない（正と負の荷電は消し合う）。しかし，結合した官能基がそのバランスを崩すかもしれない。酸性のアミノ酸は，2番目のカルボキシル基の水素を失って，水溶液中で負に荷電する。それとは対照的に塩基性アミノ酸は部分的に第二のNが水素を受け取り，正味の正の荷電をもった分子を形成する。他のアミノ酸は中性溶液中ではさらなる水素を特異的に受け取ったり供与したりしないが，官能基がアミノ酸の二極性の部分の相対的極性と酸-塩基特性には影響し，各アミノ酸溶液中で異なる特徴を示す。

アミノ酸の官能基は大きさもまた異なる。アミノ酸の分子量を**表 1.2** に示した。最小のアミノ酸であるグリシンから大きな嵩高い分子（すなわちトリプトファン）までの幅がある。多くのアミノ酸は，精製して乾燥させると非荷電の分子として結晶化する。**表 1.2** に示した分子量は，結晶アミノ酸としての分子量を表している。しかし，塩基性アミノ酸と酸性アミノ酸は遊離アミノ酸としてよりも塩としてのほうがずっと安定した結晶を形成する。グルタミン酸は，分子量147の遊離アミノ酸と，そのナトリウム塩である分子量169のグルタミン酸ソーダとして得られる。リシンは典型的に塩酸塩としてみとめられる。したがって，アミノ酸を重量で表す時は，その重量が遊離アミノ酸としてのものか，塩としてのものかを知ることは重要である。

アミノ酸のその他の重要な性質は光学活性である。水素原子1つを官能基とするグリシンを除き，すべてのアミノ酸は少なくとも1つのキラル中心，すなわちα-炭素を1つ

表 1.2 体内によく見られるアミノ酸

	標準省略形		
	3 文字	1 文字	分子量[a]
不可欠（必須）アミノ酸			
イソロイシン	Ile	I	131.2
ロイシン	Leu	L	131.2
リシン	Lys	K	146.2
メチオニン	Met	M	149.2
フェニルアラニン	Phe	F	165.2
トレオニン	Thr	T	119.1
トリプトファン	Trp	W	204.2
バリン	Val	V	117.2
ヒスチジン[b]	His	H	155.2
可欠（非必須）アミノ酸			
アラニン	Ala	A	89.1
アルギニン	Arg	R	174.2
アスパラギン酸	Asp	D	133.2
アスパラギン	Asn	N	132.2
グルタミン酸	Glu	E	147.2
グルタミン	Gln	Q	146.2
グリシン	Gly	G	75.1
プロリン	Pro	P	115.1
セリン	Ser	S	105.1
条件的可欠アミノ酸			
システイン	Cys	C	121.2
チロシン	Tyr	Y	181.2
いつくかの特別なアミノ酸			
シトルリン			175.2
ホモシステイン	Hcy		135.2
ヒドロキシリシン	Hyl		162.2
ヒドロキシプロリン	Hyp		131.2
3-メチルヒスチジン			169.2
オルニチン	Orn		132.2

[a]分子量（ダルトン）は整数近似値に丸め，アミノ酸 1 モルのグラム数を表す。タンパク質が加水分解される時にグルタミンはグルタミン酸に分解されるので，グルタミンとグルタミン酸を一緒にした合計はしばしば Glx と省略される。同様に，アスパラギンとアスパラギン酸の合計は Asx と略される。1 文字省略形はタンパク質シークエンスを表すためによく用いられる。
[b]ヒスチジンの必須性は，これまで幼児のみに示されてきたが，おそらく成人にも少量必要であろう。今日までヒスチジンの不可欠性については健康な成人で証拠立てられていない[6)]。

有している。“キラル（chiral）”という用語はギリシャ語の手に由来し，これらの分子は α-炭素原子のまわりに左手（“*levo*” あるいは “L”）と右手（“*dextro*” あるいは “D”）をもっている。炭素結合の四面体構造のために，同じ 4 つの異なる基をもつ炭素中心に重ね合わせることができない 2 つの配置が可能である。2 つの形態は光学異性体とよばれ，互いに鏡像関係にある。ヒトの体は体内の反応のほとんどにおいて “L” 型のアミノ酸しか認識しないが，ある種の酵素反応は “D” 型に対して低い効率で働く。われわれは食品の中に含まれているある種の “D” 型アミノ酸に遭遇することはあるので，腎のろ過を通してこれらのアミノ酸を排泄する何らかの機構を備えている。

アミノ酸の基本的な定義，すなわち中心の炭素にアミノ基，カルボキシル基および官能基がついているという定義を満たす分子はいくつでも設計することができる。しかし，自然界には限られた種類のアミノ酸しか存在しない。哺乳類のタンパク質に直接取り込まれるアミノ酸はわずか 20 種類にすぎない。アミノ酸は転移 RNA（tRNA）と結合してタンパク質合成に選択される。タンパク質を合成するために，DNA 鎖がメッセンジャー RNA（mRNA）に転写される。tRNA は mRNA の 3 つの塩基群に結合する。mRNA 中の 3 つの連続する RNA 分子の様々な組合せが異なった tRNA をコードする。しかし，mRNA の 3 つの塩基の組合せは 20 の異なる tRNA 分子によってのみ認識される。そして，タンパク質合成の間に 20 種類の異なるアミノ酸がタンパク質へと組み込まれる。

タンパク質中のこれら 20 種類のアミノ酸のうち，いくつかのアミノ酸は他のアミノ酸から，あるいは単純な前駆体から体内で *de novo* 合成される。これらのアミノ酸は食事から除かれても健康を障害せず，成長を阻止することもない。これらのアミノ酸は必須ではなく，食事中に含まれていなくてもよい（可欠）。しかし，いくつかのアミノ酸はヒトにおいて合成経路が存在せず，したがってそれらのアミノ酸は食事中に必須あるいは不可欠である。ヒトにおけるアミノ酸の不可欠/可欠と必須/非必須の分類を**表 1.2** に示した。また，それぞれのアミノ酸に対する標準的な 3 文字の省略形とタンパク質中のアミノ酸シーケンスを表すのに用いられる 1 文字省略形を**表 1.2** に示した。ある種の可欠アミノ酸は，体の必要量に対して合成量が満たない時や前駆体が十分に得られなかった時には条件的必須アミノ酸となる[2~4]。**表 1.2** のアミノ酸分類の歴史や理論的根拠については後でより詳しく述べる。

タンパク質に取り込まれる時に tRNA によって認識される 20 種類のアミノ酸以外にも，体内で普通に見られるアミノ酸もある。それらのアミノ酸は重要な代謝機能を有している。例えばオルニチンとシトルリンは，尿素回路においてアルギニンとつながっている。その他，タンパク質に取り込まれてから修飾を受けて生じるアミノ酸もある。その例として，ヒドロキシプロリンとヒドロキシリジンはコラーゲンタンパク質中のプロリン残基とリシン残基が水酸化された時に生成し，3-メチルヒスチジンはアクチンとミオシンタンパク質中の特定のヒスチジン残基が翻訳後メチル化を受けて生じる。これらのアミノ酸をコードする tRNA は存在しないので，それらを含むタンパク質が個々のアミノ酸にまで分解（加水分解）されても，再利用することはできない。

▶アミノ酸プールとその分布

アミノ酸の分布は複雑である。異なるアミノ酸が体内の多くの異なる器官の多様な異なるタンパク質に取り込まれるだけではなく，無数のタンパク質源から食事として摂取される。さらに，個々のアミノ酸は一部遊離アミノ酸として血中および細胞内に溶けて維持されている。全体として，種々のタンパク質と遊離アミノ酸プール中に幅広い濃度で存在している。われわれは食品中のタンパク質を摂取し，それが消化管内で酵素的に加水分解されて個々の遊離アミノ酸を生じ，次いで腸管腔から吸収され，門脈血中に輸送される。そしてアミノ酸は全身循環に渡され，種々の組織で利用される。血漿，筋細胞内などの異なる遊離アミノ酸プールにおける個々のアミノ酸の濃度は様々であるが，個々のアミノ酸の量は全身の種々のタンパク質中で，また自然界において比較的一定である。**表 1.3** に，鶏卵タンパク質，哺乳類の筋タンパク質，肝臓タンパク質[5]および母乳[6]のアミノ酸組成を示す。アミノ酸量はモル（mol）で表してある。歴史的なアミノ酸量の表し方は重量あたりである（例：g アミノ酸）。重量あたりでアミノ酸を比較すると，最大重量のアミノ酸のほうに比較が歪められ，実際の存在量よりも多量にあるように見える。例えば，重量あたりで表すと，トリプトファン（分子量 204）はグリシン（分子量 75）の 3 倍も多いように見える。

20 種類すべてのアミノ酸が等しく分布しているとすればそれぞれのアミノ酸は 5%ずつとなるが，**表 1.3** に示したタンパク質のアミノ酸含有量の中央値はその辺りにある。トリプトファンは多くのタンパク質において最も含有量の少ないアミノ酸である。大きなサイズのトリプトファンがタンパク質の構造に与える影響を考えれば，タンパク質中にトリプトファンが少ないのは驚くにあたらない。中等度の大きさで限られた極性のその他のアミノ酸，例えばアラニンやロイシン，セリン，バリンはタンパク質中に比較的多く存在する（それぞれのアミノ酸が 8～10%）。**表 1.3** に示したタンパク質源中の不可欠アミノ酸（indispensable amino acid：IDAA）量は類似しているが，種々の植物性タンパク質はある種の IDAA が欠乏しているかあるいは量が少ない。体内では，ある種のタンパク質は特別の機能を果たすために特定のアミノ酸を特に多く含んでいる。

表 1.3 数種類の異なるタンパク質のアミノ酸組成

アミノ酸	組成（μmol/g タンパク質）			
		哺乳類		
	鶏卵	筋	肝臓	母乳
アラニン	810	730	750	426
アルギニン	360	380	328	132
アスパラギン酸＋アスパラギン	530	600	600	679
システイン	190	120	140	182
グルタミン酸＋グルタミン	810	990	800	1,206
グリシン	450	670	610	306
ヒスチジン	150	180	170	148
イソロイシン	490	360	380	434
ロイシン	650	610	690	770
リシン	425	580	510	472
メチオニン	200	170	170	107
フェニルアラニン	340	270	310	242
プロリン	350	430	430	695
セリン	770	480	510	476
トレオニン	410	390	390	395
トリプトファン	80	55	80	88
チロシン	220	170	200	259
バリン	600	470	520	538

(Data from Block RJ, Weiss KW. Amino Acid Handbook：Methods and Results of Analysis. Springfield, IL：Charles C Thomas, 1956：343–4；and Food and Agriculture Organization/World Health Organization/United Nations University. Protein and Amino Acid Requirements in Human Nutrition. Geneva：World Health Organization, 2007：1–256, with permission.)

例えば，コラーゲンは腱，骨および筋の結合組織に多く含まれている線維性のタンパク質である。コラーゲン線維の配列はコラーゲンの機能型によって異なっている。グリシンはコラーゲンの 1/3 を占め，またかなりの量のプロリンとヒドロキシプロリン（プロリンがコラーゲンに取り込まれてから転換）も含まれている。グリシンとプロリン残基がコラーゲンタンパク質の鎖を強固にし，編み合わせ，そしてヒドロキシプロリン残基が水素結合による架橋を形成する。一般には，タンパク質間でアミノ酸組成はコラーゲンのようには大きく変化しない。しかし，そのような例はタンパク質中の種々のアミノ酸の多様性と機能性を現している。

細胞外および細胞内遊離アミノ酸プールにおいて，アミノ酸の量はアミノ酸それぞれによってさらに幅広く変化する。血漿と筋細胞内遊離アミノ酸濃度の典型的な数値を，**表 1.4** に示す。**表 1.4** の重要な点は以下の通りである。すなわち，(a) アミノ酸濃度はアミノ酸によって大きく異なり，(b) 遊離アミノ酸は一般に細胞内濃度が高い。血漿と筋細胞内遊離アミノ酸濃度の間には有意の相関関係がみとめられるが，その関係は直線的ではない[7]。血漿アミノ酸濃度はアスパラギン酸やメチオニンのように約 20 μM と低いものから，グルタミンのように約 500 μM と高濃度のものまで幅がある。血漿アミノ酸の中央値は 100 μM である。アミノ酸の性質（不可欠アミノ酸対可欠アミノ酸）やアミノ酸の型（例えば，3 つの BCAA の血漿濃度は 50～250 μM の幅がある）とアミノ酸濃度との間には一定の関係は存在しない。1 つの注目すべき点は，酸性アミノ酸のアスパラギン酸とグルタミン酸の濃度が細胞外の血漿中では非常に低いことである。対照的に，グルタミン酸は筋などの細胞内では最高濃度である（**表 1.4**）。

表 1.4 典型的な体内の遊離アミノ酸濃度

アミノ酸		濃度（mM）血漿	濃度（mM）筋細胞内	勾配 細胞内/血漿
アスパラギン酸	D	0.02		
フェニルアラニン	I	0.05	0.07	1.4
チロシン	CI	0.05	0.10	2.0
メチオニン	I	0.02	0.11	5.5
イソロイシン	I	0.06	0.11	1.8
ロイシン	I	0.12	0.15	1.3
システイン	CI	0.11	0.18	1.6
バリン	I	0.22	0.26	1.2
オルニチン		0.06	0.30	5.0
ヒスチジン	I	0.08	0.37	4.6
アスパラギン	D	0.05	0.47	9.4
アルギニン	D	0.08	0.51	6.4
プロリン	D	0.17	0.83	4.9
セリン	D	0.12	0.98	8.2
トレオニン	I	0.15	1.03	6.9
リシン	I	0.18	1.15	6.4
グリシン	D	0.21	1.33	6.3
アラニン	D	0.33	2.34	7.1
グルタミン酸	D	0.06	4.38	73.0
グルタミン	D	0.57	19.45	34.1
タウリン[a]		0.07	15.44	221.0

CI：条件的不可欠，D：可欠，I：不可欠。
[a]タウリンはそれ自体アミノ酸ではないが，筋には遊離の形で高濃度に存在する。
(Data from Bergstrom J, Furst P, Noree LO et al. Intracellular free amino acid concentration in human muscle tissue. J Appl Physiol 1974 : 36 : 693–7, with permission.)

留意すべき重要なことは，細胞外液と細胞内液のアミノ酸プールおよびタンパク質自身に含まれる相対的なN量の差である。生理的に正常の人では，細胞外スペースにアミノ酸Nが約55 mg/L，細胞内に約800 mg/Lのアミノ酸Nが存在する。ということは，遊離アミノ酸は細胞外よりも細胞内に約15倍多く含まれていることを意味する[7]。第二の点は，総遊離アミノ酸Nのプールがタンパク質中のアミノ酸に比して小さいということである。遊離アミノ酸プールに，細胞外液量（0.2 L/kg）と細胞内液量（0.4 L/kg）を乗じると，遊離アミノ酸中の総N量0.33 g N/kg体重が求まる。対照的に，体組成の研究から，全身のN含有量は24 g N/kg体重であることが示されている[8,9]。したがって，遊離アミノ酸は総アミノ酸Nプールの約1%のみであり，これに対してアミノ酸の99%はタンパク質中に存在している。

▶アミノ酸輸送

細胞内外のアミノ酸勾配は能動輸送により維持されている。**表1.4**をざっと見ても，観察された濃度勾配の幅をもたらすためには，それぞれのアミノ酸に別のアミノ酸輸送機構が存在しなければならないことは明らかである。異なるタイプとグループのアミノ酸に対して，多くの異なるトランスポーターが存在している[10~12]。アミノ酸輸送を定量化し，特徴づけることは，おそらくアミノ酸代謝のより難しい分野の1つである。トランスポーターに対する親和性と輸送機構がアミノ酸の細胞内濃度を決めている。一般に，IDAAは可欠アミノ酸よりも細胞内/細胞外勾配が低く（**表1.4**），異なる担体により輸送される。アミノ酸トランスポーターは，アミノ酸の形と化学的性質（例：中性，塩基性あるいは酸性）を認識する膜結合型のタンパク質である。細胞内外への両方の輸送が起こる。輸送は細胞内/細胞外勾配を決める過程と考えられるし，あるいはトランスポーターはアミノ酸の細胞内流入と流出の速度を決める過程とも考えられ，それが細胞内/細胞外勾配を決定する[10]。おそらく，アミノ酸の流れを決定している輸送のより動的な概念のほうが適切であるが，実生活で測定できるのは勾配（例：筋細胞内アミノ酸レベル）であり，速度ではない。

トランスポーターは，ナトリウム非依存性担体とナトリウム依存性担体の2つに分類される。ナトリウム依存性担体はアミノ酸とともにナトリウムイオンを細胞内へ共輸送する。細胞外/細胞内ナトリウム濃度勾配（細胞外140 mEq，細胞内10 mEq）は，ナトリウム依存性担体によるアミノ酸の細胞内への輸送を促進する。これらのトランスポーターは一般にアミノ酸を細胞内に多く貯留させ，細胞内外に大きな勾配を生じる。細胞内に入ったナトリウムは，カリウムを細胞内に輸送するナトリウム–カリウムポンプにより細胞外にくみ出される。

トランスポータータンパク質はほとんど同定されていない。輸送に関する多くの情報は，個々の輸送系を定義し，性質を明らかにするために，アミノ酸および拮抗阻害剤あるいはアミノ酸同族体を用いた膜の動力学的研究により蓄積されてきた。**表1.5**に，今日までに明らかにされた種々のアミノ酸トランスポーターと輸送されるアミノ酸を示す。中性の，分子量の大きなアミノ酸（BCAA，フェニルアラニン，メチオニン，ヒスチジン）はシステム*L*により輸送される。システム*L*はナトリウム非依存性で，高速に輸送され，小さな濃度勾配をもたらす。その他の重要なトランスポーターはシステム*ASC*とシステム*A*である。これらのトランスポーターは駆動力としてナトリウムイオン勾配から得られるエネルギーを利用し，輸送される種々のアミノ酸（例：グリシン，アラニン，トレオニン，セリンおよびプロリン）の急峻な勾配を維持する[10,11]。陰イオン性のトランスポーター（X_{AG-}）もまたジカルボキシルアミノ酸のグルタミン酸とアスパラギン酸に急峻な勾配を生じる。その他の重要な担体は，グルタミン，アスパラギンおよびヒスチジンに対するシステム*N*とシステムN^mである。システムy^+は塩基性アミノ酸の多くを輸送する。担体により輸送されるアミノ酸の型により全体をある程度一般化することはできるが，個々の担体系は数種類の異なるアミノ酸を輸送し，一方，個々のアミノ酸は度々数種の異なる担体により異なる効率で輸送されるので，輸送系をたやすく単純化することはできない。このように，アミノ酸は重複する担体を通して細胞内外に輸送され，アミノ酸勾配がつくられる。

アミノ酸の合成と分解の経路

いくつかのアミノ酸は他のアミノ酸の代謝とリンクする代謝系をもっている。これらのアミノ酸代謝経路をリンクする共依存性は，栄養素摂取が制限された時，あるいは代謝要求量が増加した時には重要となる。ここでは代謝の2つの側面，すなわち（a）アミノ酸合成と（b）アミノ酸分解について概観する。分解は2つの有用な目的をもってい

表 1.5 アミノ酸輸送体

システム	輸送されるアミノ酸	組織局在	pH 依存性
Na 依存性			
A	ほとんどの中性アミノ酸（Ala，Ser）	遍在	あり
ASC	ほとんどの中性アミノ酸	遍在	なし
B	ほとんどの中性アミノ酸	小腸刷子縁	あり
N	Gln，Asn，His	肝細胞	あり
N^m	Gln，Asn	筋	なし
Gly	Gly，ザルコシン	遍在	
X_{AG-}	Glu，Asp	遍在	
Na 非依存性			
L	Leu，Ile，Val，Met，Phe，Tyr，Trp，His	遍在	あり
T	Trp，Phe，Tyr	赤血球，肝細胞	なし
y^+	Arg，Lys，Orn	遍在	なし
asc	Ala，Ser，Cys，Thr	遍在	あり

(Data from references 10 to 12, with permission.)

る。(a) 個々のアミノ酸酸化によるエネルギーの産生（炭水化物とほぼ等しい 4 kcal/g タンパク質），および (b) アミノ酸の他の産物への転換である。後者はアミノ酸合成にも関係しており，1 つのアミノ酸の分解経路が他のアミノ酸の合成経路となることもある。アミノ酸分解の他の重要な側面は，体内のアミノ酸以外の N 含有化合物の産生である。これらの化合物合成の必要性もまた，それらの前駆アミノ酸をプールから流出させ，したがってそれらのアミノ酸の食事中の必要性を増加させる。アミノ酸が他の化合物へ転換されずにエネルギー源として分解されると，終末産物は二酸化炭素，水および尿素となる。二酸化炭素と水は，クエン酸回路（TCA 回路）を含む古典的な中間代謝経路を通して産生される。アンモニア（NH_3）のような老廃物 N は血中および細胞内濃度が上昇すると毒性があるので，尿素に転換される。哺乳類は，アミノ酸酸化から生じる老廃物 N を除去する手段として毒性のない水溶性化合物としての尿素を産生する。

アミノ酸代謝経路の詳細は標準的な生化学の教科書に記載されている。そのような教科書を参照する時に留意しなければならないのは，哺乳類以外の系（例：大腸菌や酵母）について記載されていることがよくあり，それらの経路はヒトの生化学にはほとんど重要でないことである。参考資料を調べる時には，議論されている代謝経路や酵素が得られた生命の系を認識しておく必要がある。ここで議論する内容はヒトの生化学に関するものである。最初に述べるのは，アミノ酸がエネルギー源として酸化される経路に向かう時のそれぞれのアミノ酸の分解経路についての議論である。次いで，アミノ酸合成経路について，最後に体内の他の重要な化合物生成へのアミノ酸の利用について述べる。

▶アミノ酸分解経路

完全なアミノ酸の分解は N の産生に終わり，N は尿素に取り込まれて除去される。炭素骨格は，TCA 回路（クレブス回路あるいはクエン酸回路としても知られている）を経由して究極的に二酸化炭素にまで酸化される。アセチル補酵素 A（CoA）がオキサロ酢酸とクエン酸を生成することにより TCA 回路へ入り，クエン酸は α-ケトグルタル酸に分解され，次いでオキサロ酢酸を生成する。アミノ酸炭素骨格は，アセチル CoA あるいはオキサロ酢酸/α-ケトグルタル酸として酢酸塩を経由して TCA 回路に入ることもある。これら後者の 2 つの前駆体は，アミノ酸のアスパラギン酸とグルタミン酸の直接の代謝産物である。炭素骨格を完全に二酸化炭素に酸化する代わりに，炭素骨格を脂質と炭水化物の生成に利用する経路もある。脂質はアセチル単位の延長により生成するので，アミノ酸の炭素骨格をアセチル CoA とケトンに分解し，アミノ酸は代替的に脂肪酸の合成に用いられる。グルコースは解糖系でピルビン酸に分解され，またピルビン酸はアラニンの直接の産物である。ピルビン酸はオキサロ酢酸への延長によりグルコースに逆転換されることもある。アミノ酸分解によりピルビン酸，オキサロ酢酸あるいは α-ケトグルタル酸を生成する経路はグルコース合成に利用される。したがって，多くのアミノ酸の分解経路はその炭素の処理に関連して 2 つの群に分けることができる。炭素骨格がグルコース合成に用いられるアミノ酸（糖新生アミノ酸），あるいは炭素骨格が脂肪酸合成に利用される可能性があるアミノ酸である。

主要な糖新生および TCA 回路の前駆体，すなわちピルビン酸，オキサロ酢酸および α-ケトグルタル酸に直接分解されるアミノ酸は，急速な可逆性のアミノ基転移反応を行う。

L-グルタミン酸＋オキサロ酢酸 ⟷ α-ケトグルタル酸＋L-アスパラギン酸

この反応はアスパラギン酸アミノトランスフェラーゼの酵素により触媒され，もちろん，

L-アスパラギン酸＋α-ケトグルタル酸 ⟷ オキサロ酢酸＋L-グルタミン酸

の反応も可能で，またアラニンアミノの酵素により，

L-アラニン＋α-ケトグルタル酸 ⟷ ピルビン酸＋L-グルタミン酸

と反応する。すぐにわかることは，これら 3 つのアミノ酸のアミノ-N は急速に交換され，それぞれのアミノ酸は急速に糖新生と TCA 回路の主要な化合物へ転換され，逆にそれら化合物からそれぞれのアミノ酸に転換される。後で議論するように，異なる器官プール間の区画は，これらアミノ酸の N の完全かつ急速な交換に対する唯一の制限因

子である。

IDAAのロイシン，イソロイシン，バリンは，分解経路の最初の2段階がこれら3つのアミノ酸に共通であることから，BCAAという項目に分類される。

ロイシン
イソロイシン } + α-ケトグルタル酸
バリン

↔ グルタミン酸 + { α-ケトイソカプロン酸 / α-ケト-β-メチルバレリン酸 / α-ケトバレリン酸 }

ケト酸への可逆的アミノ基転移に次いで，カルボキシル基の不可逆的脱炭酸によりCO_2が遊離する。BCAAはアミノ基転移を受ける唯一の不可欠アミノ酸であり，したがってIDAAの中で特異的である。

BCAA，アラニン，アスパラギン酸およびグルタミン酸はあわせて，可逆的アミノ基転移を通してアミノ酸間を移動することができるアミノ-Nプールを構成する。**図1.2**に示すように，グルタミン酸はアミノ基転移過程の中心にある。その上，グルタミン酸デヒドロゲナーゼによるグルタミン酸Nの除去を通してNはアミノ基転移プールから去るか，あるいは逆過程によりアミノ基転移プールに入ることができる。アミノ酸のグルタミンはグルタミン酸とも緊密に結びついている。すべてのグルタミンはグルタミン酸のアミド化により産生され，グルタミンはアミド-Nの除去により分解されてアンモニアとグルタミン酸を生成する。

アスパラギン酸からアスパラギンが生成し，分解するのも同様な過程である。N代謝の点から，体内のNはグルタミン酸を中心にして流れていることを**図1.2**に示す。この役割は，尿素が肝臓で合成される様子を見ればさらに明らかになる。尿素回路への入力はCO_2，アデノシン三リン酸（ATP）およびアンモニアで，カルバモイルリン酸を生成し，それがオルニチンと縮合してシトルリンができる（**図1.3**）。第二のNはアスパラギン酸に由来し，アルギノコハク酸を生成し，それはアルギニンとフマル酸に解離する。アルギニンはアルギナーゼにより加水分解され，オルニチンになり，尿素を遊離する。生じたオルニチンは再度尿素回路に入ることができる。後で簡単に述べるように，いくつかのアミノ酸は直接アンモニアを遊離する（例：グルタミン，アスパラギンとグリシン）。しかし，たいていのアミノ酸は最初にグルタミン酸を介してアミノ基を転移し，次いでα-ケトグルタル酸とアンモニアに分解される。アスパラギン酸の体内プールは小さく，第二のNの尿素合成への主なトランスポーターとなることができない。それよりも，アスパラギン酸はアルギニンやオルニチンのように，第二のNを導入するための媒体としてふるまわなければならない。もしそうならば，第二のNはグルタミン酸を介してアミノ基転移により引き渡されるが，その場合もグルタミン酸はアミノ酸Nの分解的処理におけるもう1つの不可欠な点に位置する。

種々のアミノ酸の分解経路の概略を，**表1.6**に示す。個々の反応段階を示す代わりに，分解の主要経路と主な終

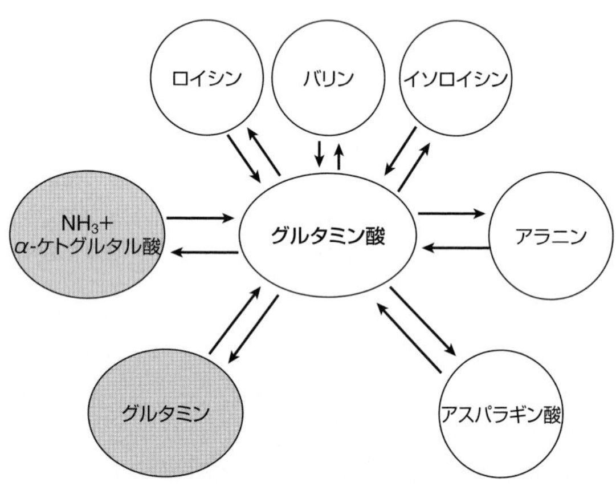

図1.2 グルタミン酸を囲むアミノ-窒素（N）の動き。グルタミン酸はいくつかのアミノ酸と可逆的アミノ基転移を行う。窒素はまたグルタミン酸デヒドロゲナーゼによりグルタミン酸から取り除かれ，α-ケトグルタル酸とアンモニアを生じる。対照的に，グルタミン合成酵素はグルタミン酸にアンミニアを付加し，グルタミンを生成する。グルタミンは，異なる酵素経路（グルタミナーゼ）により分解されて，アミド-Nを放してアンモニアを遊離し，グルタミン酸に戻る。NH_3：アンモニア。

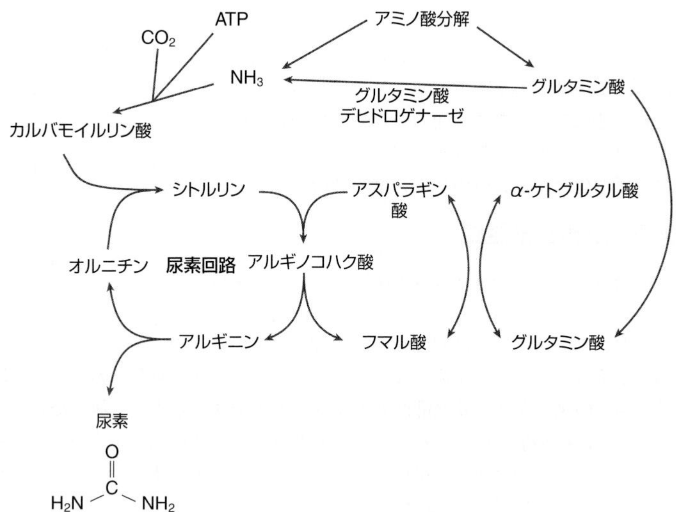

図1.3 尿素回路によるアミノ酸窒素（N）の除去。尿素合成は，1つのNをアンモニアから，もう1つのNをアスパラギン酸から取り込む。オルニチン，シトルリンとアルギニンが回路の中間に存在する。グルタミン酸はアスパラギン酸Nの第一の供給源である。グルタミン酸はまた回路への重要なアンモニア供給源でもある。ATP：アデノシン三リン酸，CO_2：二酸化炭素，NH_2：アミン。

表 1.6　アミノ酸の分解経路

代謝経路	重要な酵素	窒素最終産物	炭素最終産物
他のアミノ酸に転換されるアミノ酸			
アスパラギン	アスパラギナーゼ	アスパラギン酸＋アンモニア	
グルタミン	グルタミナーゼ	グルタミン酸＋アンモニア	
アルギニン	アルギナーゼ	オルニチン＋尿素	
フェニルアラニン	フェニルアラニンヒドロキシラーゼ	チロシン	
プロリン		グルタミン酸	
セリン	セリンヒドロキシメチルトランスフェラーゼ	グリシン	
システイン		タウリン	
アミノ基転移でグルタミン酸を生成するアミノ酸			
アラニン		グルタミン酸	ピルビン酸
アスパラギン酸		グルタミン酸	オキサロ酢酸
システイン		グルタミン酸	ピルビン酸＋硫酸塩
イソロイシン		グルタミン酸	コハク酸
ロイシン		グルタミン酸	ケトン体
オルニチン		グルタミン酸	α-ケトグルタル酸
セリン		グルタミン酸	3-ホスホグリセリン酸
バリン		グルタミン酸	コハク酸
チロシン		グルタミン酸	ケトン体＋フマル酸
他の経路			
グリシン		アンモニア	二酸化炭素
ヒスチジン		アンモニア	ウロカニン酸
メチオニン		アンモニア	ケト酪酸
セリン	セリンデヒドラターゼ	アンモニア	ピルビン酸
トレオニン	セリンデヒドラターゼ	アンモニア	ケト酪酸
トリプトファン		アンモニア	キヌレニン
リシン		2 グルタミン酸	ケトン体

末産物を示した。個々の反応は，最近の生化学の教科書やこのテーマに関する古い総説で見つけることができるだろう[13]。アミノ基転移の重要性のために，アミノ酸分解によるNの大部分はα-ケトグルタル酸へのN転移を介してグルタミン酸を生じる。ある場合には，**図 1.2** に示すように，アミノトランスフェラーゼはグルタミン酸とのアミノ基転移反応を両方向に触媒し，また，これらの酵素は多くの組織に分布している。他の場合では，アミノ基転移反応は肝臓特異的で，分画され，可逆的にNを交換するのではなく，分解に特異的に作用する。例えば，安定同位元素トレーサー^{15}Nで標識したロイシンを犬に9時間注入した時，かなりの量の^{15}Nトレーサーが循環血中のグルタミン＋グルタミン酸，アラニン，他の2つのBCAA（イソロイシンとバリン）に見出されたが，チロシンには見つからなかった[14]。この所見は，チロシンのアミノ基転移が逆方向には進まないことを示唆する。

表 1.6 にアミノ酸の個々の代謝段階を示さなかったもう1つの理由は，すべてのアミノ酸の特定の代謝経路が明らかにされていないからである。例えば，システインには2つの代謝経路が示されている。両方とも活性があるが，どれだけのシステインがどちらの経路で代謝されているかはそれほど明らかではない。メチオニンはホモシステインに転換されて代謝される。ホモシステインは直接システインに転換されない。それよりもホモシステインはセリンと縮合してシスタチオニンを生成し，次いでばらばらに分解してシステイン，アンモニアとケト酪酸を遊離する。しかし，元のメチオニン分子はアンモニアとケト酪酸として現れる。システインの炭素骨格はセリンからくる。したがって，**表 1.6** の記載は，メチオニンがアンモニアに分解することを示しているが，しかしこの分解経路はシステインの主要な合成経路でもある。含硫アミノ酸は重要なので，これらのアミノ酸の代謝経路については，後の章でより広範囲に考察することにする。

グリシンは，参照する教科書によっては，1つ以上の経路で分解される。しかし，主要な経路はグリシン開裂酵素系で，グリシンを二酸化炭素とアンモニアに分解して，メチレン部分をテトラヒドロ葉酸に転移する[15]。この経路は，ラットの肝臓と他の脊椎動物において顕著な経路である[16]。この反応はグリシンを分解するが，その重要性は他の代謝反応に用いられるメチレン基を産生することである。

▶可欠アミノ酸の合成

IDAAは体内で十分な量を合成できないアミノ酸であり，それゆえ体の必要量に見合うだけの量が食事中になければならない。したがって，アミノ酸の合成は可欠アミノ酸についてのみ述べる。可欠アミノ酸の合成は2つの群に分けられる。(a) TCA回路あるいはグルコースの解糖系に由来する炭素骨格前駆体にNを転移することにより合成されるアミノ酸，(b) 他のアミノ酸から特別に合成されるアミノ酸，である。この後者のアミノ酸群は他の特定のアミノ酸の存在に依存しているので，これらのアミノ酸は特に不足しやすく，前駆体アミノ酸が制限されると不可欠アミノ酸となる。これとは対照的に，前者のアミノ酸群は，TCA回路および転移するアミノ酸の変化しやすいアミノ-Nプールから豊富に前駆体炭素骨格が得られるので，タンパク質合成に不足することはまれである。

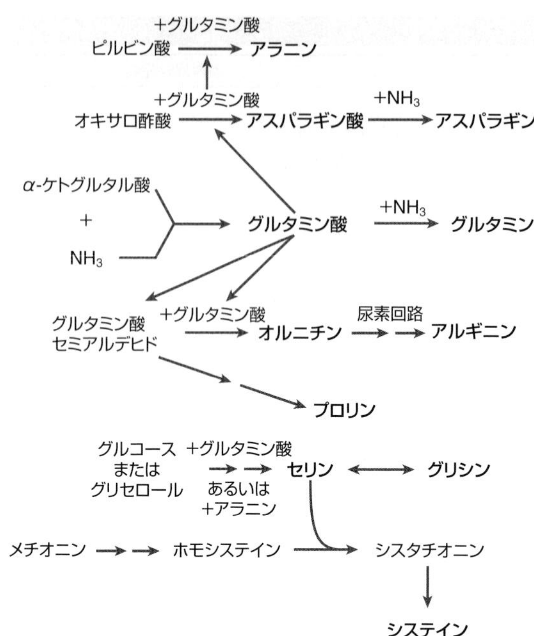

図 1.4 可欠アミノ酸の合成経路。グルタミン酸はアンモニア（NH_3）とα-ケトグタル酸から産生される。そのグルタミン酸が窒素（N）の供給源なり，炭素前駆体（ピルビン酸，オキサロ酢酸，グルコースの解糖産物およびグリセロール）に付加され，ほとんどの他の可欠アミノ酸がつくられる。システインとチロシンは，それらの産生に不可欠アミノ酸が必要であるという点で異なる。

可欠アミノ酸の合成経路を**図 1.4** に示した。アミノ酸分解と同様，グルタミン酸は合成のための N を供給することにより，数種のアミノ酸の合成に中心となる。グルタミン酸，アラニンおよびアスパラギン酸は互いの間でアミノ-N を共有してやりとりする（**図 1.2**）。**図 1.4** に示すように，グルタミン酸はα-ケトグルタル酸とともにアンモニアの N に由来し，他のアミノ酸の合成を促進するように進む。Katagiri と Nakamura[17] は，ヒトはアンモニアからグルタミン酸を生成する能力はほとんどなく，グルタミン酸の N の第一の源はアミノ基転移経由で他のアミノ酸にあると示した。これらのアミノ酸はもともと食事性タンパク質から生成する。食事摂取が十分な条件では，**図 1.2** に示したアミノ基転移を起こしているアミノ酸は十分以上のアミノ-N をグルタミン酸に供給する。アミノ基転移を起こしているアミノ酸は，分解の亢進により増加した N を吸収したり，あるいは N が失われる時にはそれを供給する N の緩衝プールを提供するように作用する。このプールから，グルタミン酸は，オルニチンとプロリンの合成を維持するための材料を提供する。このプロリンはコラーゲンや関連したタンパク質の合成に特に重要である。

セリンは，グルコースの解糖からくる 3-ホスホグリセリン酸から生成される。次いでセリンは，メチレン基をテトラヒドロ葉酸へ転移する過程でグリシンの生成に利用される。この経路は**表 1.6** でセリン分解経路としてあげられているが，それはまたグリシンと一炭素単位の生成の材料でもある[15,16]。これとは対照的に，ヒトではこの経路は活発に逆方向に働いてグリシンからセリンを生成する。[^{15}N] グリシンを経口的に投与した時，^{15}N は第一にセリンに移される[18]。したがって，グリシンからセリンへの有意の逆合成が起こる。^{15}N が現れる他の主要な部位はグルタミン酸とグルタミンの中であり，この所見は，グリシン酸化により遊離するアンモニアはただちに捕捉され，グルタミン酸デヒドロゲナーゼの作用で，グルタミン酸とアミノ基転移 N プールに取り込まれることを示している。

表 1.7 アミノ酸から合成される重要な産物

アミノ酸	生成物
アルギニン	クレアチン，一酸化窒素
アスパラギン酸	プリン体とピリミジン
システイン	グルタチオン，タウリン
グルタミン酸	グルタチオン，神経伝達物質
グルタミン	プリン体とピリミジン
グリシン	クレアチン，グルタチオン，ポルフィリン（ヘモグロビンとチトクローム），プリン
ヒスチジン	ヒスタミン
リシン	カルニチン
メチオニン	C1 メチル化/転移反応，クレアチン，コリン
セリン	C1 メチル化/転移反応，エタノールアミン，コリン
チロシン	カテコールアミン，甲状腺ホルモン
トリプトファン	セロトニン，ニコチン酸

ヒトで合成系が存在しない IDAA とは対照的に，**図 1.4** に示したすべてのアミノ酸は体内に活発な合成経路をもっている[13]。この記述が「不可欠」対「可欠」アミノ酸の簡単な定義であろう。しかし，われわれは栄養学において「可欠」アミノ酸を食事中に欠けてもよいアミノ酸と定義する[3]。この定義は，アミノ酸合成の酵素系が存在するか否かで定義するのとは異なる。例えば，システインとチロシンの 2 つのアミノ酸の生成は，IDAA の分解に依存している。セリンは，システインの炭素骨格とアミノ基を提供するが，メチオニンはホモシステインとセリンの縮合によるシスタチオニンの生成を通して硫黄を提供する[19]。これまでの考察から，セリンの炭素骨格もアミノ基も不足することはなさそうであるが，メチオニンからの硫黄の供給は限られているかもしれない。したがってシステイン合成は，IDAA のメチオニン量に大きく依存している。チロシンについても同様のことがあてはまる。チロシンは，フェニルアラニンの水酸化により生成されるが，それはまたフェニルアラニンの分解経路でもある。利用できるチロシン量は，利用できるフェニルアラニン量と水酸化を行う肝臓の能力に厳密に依存している。

▶他の化合物へのアミノ酸の取込み

表 1.7 に，アミノ酸が体内において直接転換されるか，あるいは他の化合物合成の重要な部分として利用される化合物のいくつかを示す。表は包括的ではなく，その合成をアミノ酸に依存している体内の重要な化合物にハイライトをあてることを意図したものである。アミノ酸の他の重要な利用はタウリン合成であり[20,21]，タウリンは「アミノ酸様」の 2-アミノエタンスルホン酸で，骨格筋に他のアミノ酸よりも高濃度に存在している[7]。他の重要な含硫化合物は，グリシン，システインおよびグルタミン酸から成るト

リペプチドのグルタチオン[22~24]である。

カルニチン[25]は，脂肪酸が酸化される前にミトコンドリア膜を介する長鎖脂肪酸の輸送に重要であり，ε-N，N，N-トリメチルリシン（trimethyllysine：TML）から合成される[26]。TML合成は，特定のタンパク質の特定のリシン残基の翻訳後メチル化により起こる。TMLを含むタンパク質が分解した時にTMLが遊離する[26]。TMLはまた摂取した肉を加水分解することによっても生成する。3-メチルヒスチジンとは対照的に，TMLは筋および肝臓などのその他の器官のタンパク質の両方に存在している[27]。ラットの筋において，TMLは3-メチルヒスチジンの約1/8量存在している。

アミノ酸はNを含む種々の神経伝達物質の前駆体である。グルタミン酸は，神経伝達物質の前駆体として，また，それ自身が一次的な神経伝達物質としての2つの作用をもっている点で例外的である[28]。グルタミン酸は，筋萎縮性側索硬化症からアルツハイマー病に至るまでの様々な神経変性疾患において，重要であると思われる[29]。チロシンはカテコールアミン合成の前駆体である。トリプトファンはセロトニン合成の前駆体である。多くの研究は，これらのアミノ酸や他のアミノ酸の血漿濃度が神経伝達産物の合成に重要であると報告している。言及された中で最もよく推定される関係は，脳のセロトニンレベルを上昇させるトリプトファン投与である。

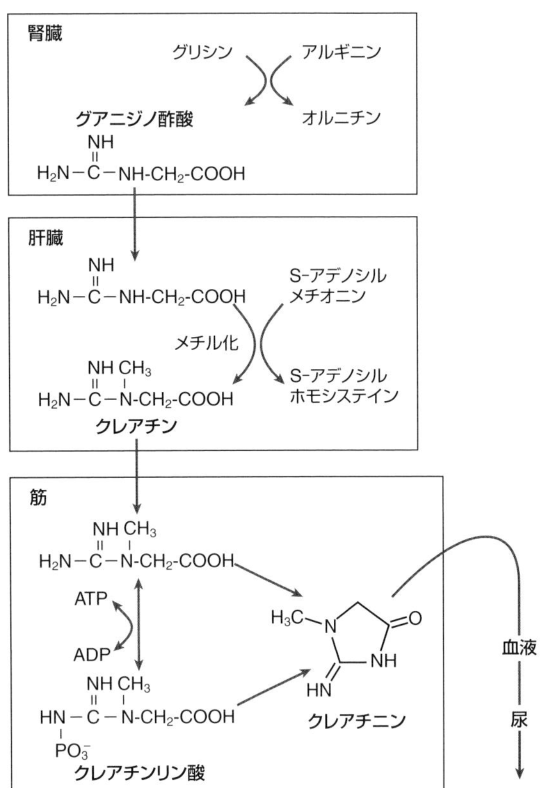

図 1.5　クレアチンとクレアチニンの合成。クレアチンは，腎臓で合成されたグアジニド酢酸から肝臓で合成される。筋に取り込まれたクレアチンは第一にクレアチンリン酸に転換される。クレアチンは，少量だけ直接クレアチニンに脱水されるが，大部分のクレアチニンはクレアチンリン酸の脱水から生成される。クレアチニンは急速に腎臓から尿中にろ過される。ADP：アデノシン二リン酸，ATP：アデノシン三リン酸。

クレアチンとクレアチニン

体内のほとんどのクレアチンは筋に存在し，主としてクレアチンリン酸として存在する[30]。筋活動が行われる時，クレアチンリン酸は「高エネルギー」リン酸結合の加水分解によりエネルギーを供給し，ATPを生成するリン酸塩を転移してクレアチンを生成する。この反応は可逆的で，酵素のATP-クレアチントランスホスホリラーゼ（クレアチンホスホキナーゼともいう）によって触媒される。

アミノ酸前駆体からのクレアチン合成の経路は，最初BlochとSchoenheimerが^{15}N-標識化合物を用いた手際のよい一連の実験から明らかにした[31]。クレアチンは2段階の過程で筋外で合成される（**図 1.5**）。最初の段階は腎臓で行われ，アルギニンのグアニジノ基をグリシンのアミノ基に転移し，オルニチンとグアニジノ酢酸を生成する。グアニジノ酢酸のメチル化は，肝臓においてS-アデノシルメチオニンを経由してクレアチンがつくられる過程で起こる。グリシンがクレアチンにNと炭素骨格を提供するが，メチル基を提供するメチオニンと同様グアニジノ基を提供するアルギニンがなくてはならない。次いでクレアチンは筋に移され，そこでリン酸化される。筋でクレアチンリン酸が加水分解されてクレアチンを生成した場合，そのクレアチンのほとんどは再利用されてリン酸型に戻る。しかし，クレアチニンを生成する非酵素的過程が筋クレアチンプールのいくらかを持続的に脱水する。クレアチニンは筋に保持されず，体水分中に放出され，そして腎臓により血中から除去されて尿中に排泄される[32]。

毎日のクレアチニン生成量は非常に一定で（総クレアチンプールのほぼ1.7%），クレアチン/クレアチンリン酸プールの大きさに依存し，それは筋量に比例する[33]。したがって，毎日の尿中クレアチニン排泄量は体内の総筋量の尺度として用いられてきた。尿中クレアチニン排泄は，食事中にクレアチンが負荷された後2日以内に増加する。食事中からクレアチンを除いた後，尿中クレアチニン排泄が基礎レベルまで戻るにはさらに数日を要する。この所見は食事中のクレアチン自体がクレアチニン産生に影響することを示している[34]。したがって，肉を含む食事からのクレアチンとクレアチニンの摂取は，尿中クレアチニン測定値を増加させる。食事組成と摂食量を適切に調節した条件で，尿中クレアチニン測定は主に24時間尿採集の適切さを評価するために用いられるが，クレアチニン排泄量の測定は，体内の筋量の有用で正確な指標となる[35,36]。

プリンとピリミジン生合成

プリン（アデニンとグアニン）およびピリミジン（ウラシル，シトシンとチミン）はDNAとRNAの構成要素となる。プリンは複素環化合物であり，イノシン一リン酸として合成される場合は，2つのグルタミン分子（アミドNの供与），グリシン分子，テトラヒドロ葉酸からのメチレン基，およびアスパラギン酸のアミノNの取込みが必要である。アデニンとグアニンは，グルタミンアミドNあるいはアスパラギン酸アミノNを付加することにより，イノシン一リン酸から生成される。

ピリミジンは，グルタミンのアミドNがCO_2と縮合して

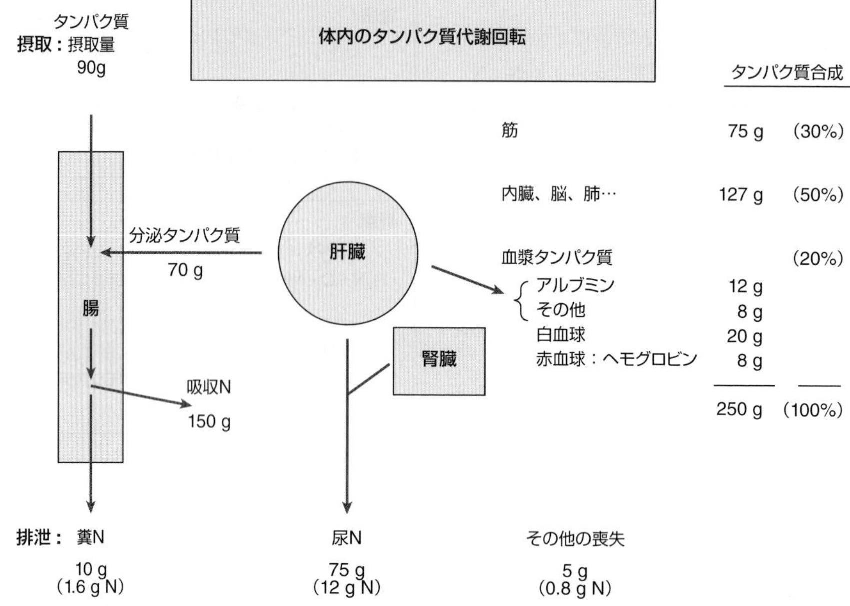

図 1.6 70 kg の健康な人のタンパク質代謝回転の相対速度とタンパク質摂取量。正常状況下では，食事摂取量（摂取＝90 g）は窒素（N）喪失（排泄＝90 g）と等しい。その時，タンパク質分解量は合成量と等しい。タンパク質摂取量は，わずか 90/(90＋250）≈体内の 1 日の総 N 代謝回転の 25%である。

(Redrawn with permission from Hellerstein MK, Munro HN. Interaction of liver and muscle in the regulation of metabolism in response to nutritional and other factors. In : Arias IM, Jakoby WB, Popper H et al, eds. The Liver : Biology and Pathobiology. 2nd ed. New York : Raven Press, 1988 : 965–83.)

カルバモイルリン酸を形成し，さらにアスパラギン酸と縮合してオロチン酸，すなわちピリミジンの複素環六員環をつくる。カルバモイルリン酸を生成する酵素はピリミジン合成のために多くの組織に存在するが，それは肝臓に存在する尿素を合成する酵素ではない（**図 1.3**）。しかし，肝臓における尿素合成回路を開始するために十分な量のアルギニン不足を起こす尿素回路を遮断すると，使われなかったカルバモイルリン酸はオロチン酸とピリミジン合成へ転用される[37]。ウラシルはオロチン酸から合成され，シトシンは，グルタミンのアミド基をウリジン 3-リン酸に付加し，シチジン 3-リン酸を生成することにより，ウラシルから合成される。

体内のタンパク質代謝回転

前述のように，体内のタンパク質は静的状態にはない。すべてのタンパク質が合成されるように，分解もされる。体内でタンパク質が異なる速度で始終つくられ分解されているという概念は，最初 Shoenheimer と Rittenberg により記載された。彼らは，1930 年代にアミノ酸代謝とタンパク質代謝回転の研究にはじめて同位元素標識アミノ酸を適用した。われわれは今や，体内のタンパク質の代謝回転速度は広範囲にわたり，個々のタンパク質の代謝回転速度はそのタンパク質の体内における機能に従っていることを知っている。すなわち，濃度が調節されるべきタンパク質（例：酵素），あるいは信号として働くタンパク質（例：ペプチドホルモン）は，その濃度を調節するために合成と分解の速度が比較的速い。逆に，コラーゲンや筋原線維タンパク質のような構造タンパク質あるいは分泌された血漿タンパク質は比較的寿命が長い。しかし，全体としてタンパク質の合成と分解のバランスがとれていなければならない。体重が増加あるいは減少していない健康な成人におけるバランスは，食事中にタンパク質として摂取された N 量と尿，糞便，および他の経路から失われる N 量と等しいということである。しかし，体内では摂取されたよりも多量のタンパク質が毎日動員されている（**図 1.6**）。

「全身タンパク質」というような定義できる実体は存在しないが，体内でのタンパク質の産生と分解において体が消費するエネルギーと資源の量を理解するためには非常に有用な語である。同位元素により標識されたトレーサーを用いた数種類の方法が全身のタンパク質代謝回転を定量化するために定義されてきた。**図 1.6** で重要な点は，体内のタンパク質の全体的な代謝回転が新たな食事からのアミノ酸の供給よりも数倍大きいということである[38]。生理学的に正常な成人は，加水分解され遊離アミノ酸として吸収されるタンパク質を 1 日に 90 g 摂取しているであろう。それらのアミノ酸は，種々の体タンパク質の分解に由来するアミノ酸と混ざり合う。約 1/3 のアミノ酸は，大きいがゆっくりと代謝回転する筋タンパク質プールに由来する。これとは対照的に，内臓のタンパク質からより多くのアミノ酸が現れ，消えていく。これらのタンパク質が体内の全タンパク質量に占める割合はかなり少ないが，それらは急速な合成と分解の速度をもつ。全体的な結果として，約 340 g のアミノ酸が毎日遊離アミノ酸プールに入り，そのうちのわずか 90 g が食事性アミノ酸に由来する。しかし，人体のタンパク質代謝回転をどのように評価するのか。それらの方法は，単純で非侵襲的なものから高価で複雑ものにわたる。

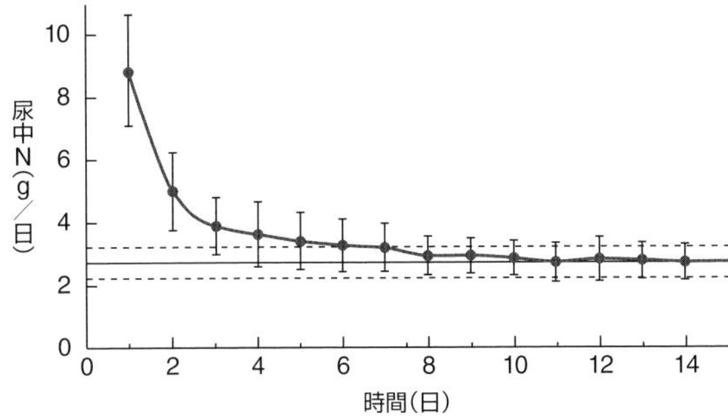

図 1.7 若い男性で，タンパク質摂取量を十分量から不足量に変化させた後，尿中窒素（N）排泄量が安定化するために要する時間。実線と破線の水平線は測定期間末期のN排泄量の平均±1標準偏差。
(Data from Scrimshaw NS, Hussein MA, Murray E et al. Protein requirements of man : variations in obligatory urinary and fecal nitrogen losses in young men. J Nutr 1972 : 102 : 1595–604, with permission.)

表 1.8 尿中の主な窒素含有物の組成

窒素化合物	高タンパク質食（g N/日）	低タンパク質食（g N/日）	絶食（2日目）
尿素	14.7（87%）	2.2（61%）	6.6（75%）
アンモニア	0.5（3%）	0.4（11%）	1.0（12%）
尿酸	0.2（1%）	0.1（3%）	0.2（2%）
クレアチニン	0.6（4%）	0.6（17%）	0.4（5%）
未測定	0.8（5%）	0.3（8%）	0.5（6%）
合計	16.8（100%）	3.6（100%）	8.7（100%）

N：窒素。
(Data from Folin (1905) and Cathcart (1907), cited in Allison JB, Bird JWC. Elimination of nitrogen from the body. In : Munro HN, Allison JB, eds. Mammalian Protein Metabolism. New York : Academic Press, 1964 : 483–512, with permission.)

表 1.9 無タンパク質食を摂取した成人による不可避窒素喪失

	1日の窒素喪失	
	窒素として（mg N/kg/日）	タンパク質相当量として（g タンパク質/kg/日）
尿	38	0.23
糞便	12	0.08
皮膚	3	0.02
その他	2	0.01
合計	54	0.34
上限（+2標準偏差）	70	0.44

N：窒素。
(Data from Munro HN. Amino acid requirements and metabolism and their relevance to parenteral nutrition. In : Wilkinson AW, ed. Parenteral Nutrition. London : Churchill Livingstone, 1972 : 34–67, with permission.)

タンパク質代謝回転およびアミノ酸動力学を測定する方法

▶窒素（N）バランス

体N量の変化を追跡する最も古く，最も広く用いられた方法はNバランス法である。その単純さから，Nバランス法はすべての年齢の人の食事性タンパク質およびIDAAの最低摂取量を決める参照基準として用いられてきた[39]。被検者を特定のアミノ酸あるいはタンパク質摂取レベルの食事に数日間おき，N排泄量を測定するために24時間分の尿と糞便を採集する。食事変化に適応するのに1週間あるいはそれ以上必要である。適応の劇的な例は，健常人を最低のタンパク質含有量の食事においた時に見られる。**図1.7**に示すように，尿中N排泄はタンパク質欠乏食に反応して最初の3日間で劇的に低下し，8日目までに新しい低いN排泄レベルで安定する[40]。

尿中に排泄されるN最終産物は，アミノ酸酸化の最終産物（尿素とアンモニア）ばかりでなく，ヌクレオチド分解に由来する尿酸やクレアチニンなどとしても排泄される（**表1.8**）。幸いにも，非尿素，非アンモニアNは，様々な状況下で比較的一定であり，尿中総Nに占める割合は比較的少ない。大部分のNは尿素として排泄されるが，アンモニアNは**表1.8**から明らかなように被検者が2日間絶食し，酸血症となった時に著しく増加する[41]。**表1.8**はまた，尿素産生がN摂取にどのように関係しているか，体がアミノ酸供給に従いどのようにアミノ酸酸化を適応させるかを明らかにしている。すなわち，豊富なアミノ酸供給では過剰なアミノ酸は酸化され，尿素産生は増すが，食事性アミノ酸供給が不足している時はアミノ酸は保存され，尿素産生は大きく低下する。

腸は，食事性タンパク質のすべてと消化管内に分泌されたNのすべてを完全には吸収しないので，Nが糞便中に現れる（**図1.6**）。加えて，死滅した皮膚の細胞の脱落や汗を介して皮膚からNが失われる。さらに，髪の毛，月経液，鼻汁を通してNが失われる。最低タンパク質食の被検者の場合，尿中のNは減少するので（**図1.7**），尿および糞以外の経路からのN喪失を計算に入れることはますます重要となる[42]。これらの様々な経路からのN喪失を**表1.9**に示す。容易に測定することのできない喪失の大部分は極少であり（適応により尿中N喪失が非常に減少する無タンパク質食条件では総N喪失の10%以下），尿と糞便以外のN喪失に対する単純な差引き係数を使うことにより相殺することができる。アミノ酸とタンパク質の必要量を測定する目的で，食事性タンパク質摂取量の関数としてゼロバランスを微細に定義する際には，N喪失の算定は有用である。後で考察するように，Nバランス補正の少しの変化は，Nバランス法によるタンパク質必要量の算定に重要な変化をもたらす。

Nバランス法は非常に有用で，適用が簡単であるが，システムの内部作用に関する情報は得られない。**図1.8**に，Nバランス法の興味深い類似を示す。この図では，単純なNバランスのモデルを球状のチューインガム販売機で表している。バランスは「硬貨が入る」と「球状のチューインガムが出る」との間でとられている。しかし，機械が硬貨をチューインガムに変えたという結論づけてはならない。もっとも，そのような結論はNバランス法では容易に引き出せるものではあるが。Nバランス法から得られないのはシステム内で何が起こっているかの情報である（すなわち，チューインガム販売機の内部である）。システムの内部は，全身タンパク質合成と分解が実際に起こっているところである（**図1.8**では，体Nプールに入り，出て行く小さな矢印で示した）。この点のさらなる図解は**図1.8**の下部に示した。そこではNバランスの正の増加がゼロ（例0）から，

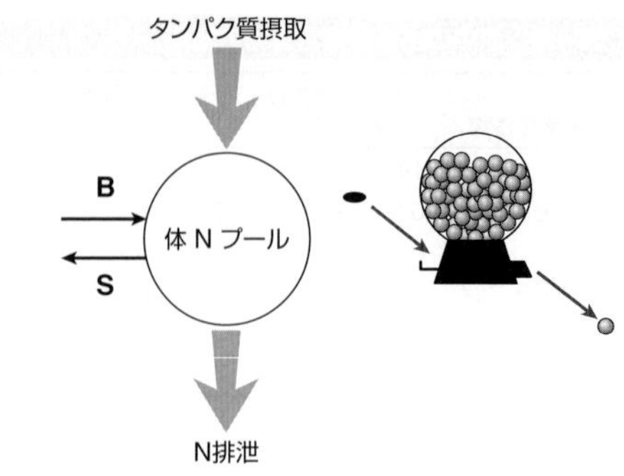

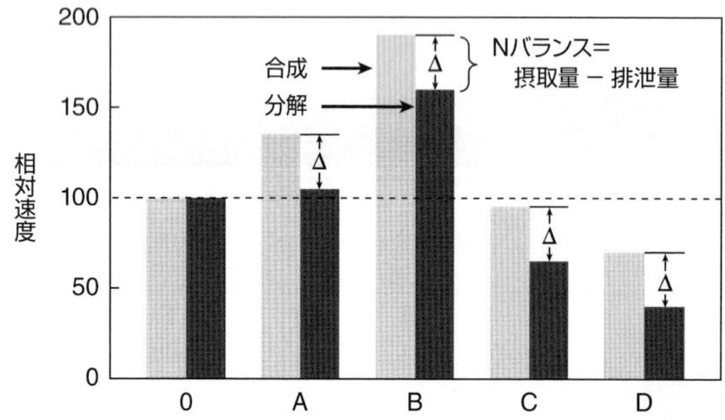

図 1.8 窒素（N）バランス法の図示。Nバランスは，摂取と排泄の単純な差で，球状チューインガム販売機にコインを投入するとチューインガムが出てくるのと同様である。「入」と「出」のみを観察し，販売機がコインを直接チューインガムに変換する，あるいは，タンパク質分解（B）からのアミノ酸流入やタンパク質合成（S）への取込みを考慮することなく，食事摂取が直接N排泄に変わるという認識である。この点はさらに，ゼロNバランス（0の場合）から4つの異なる仮の正のN出納（A～Dの例）への反応で示すことができる。正のNバランスは，タンパク質合成の増加（A），分解以上の合成の増加（B），分解の減少（C）合成以上の分解の減少（D）によりもたらされる。Nバランス法は，これら4つの可能性を区別することができない。

正のバランス（例A～D）まで観察されている。正のNバランスは，タンパク質合成の単純な増加（例A），タンパク質分解の減少（例C），タンパク質合成と分解の両方の増加（例B）あるいは両方の減少（例D），の4つの異なるタンパク質合成と分解の変化のいずれによっても同一のNバランスの増加により得られる。その効果は4つの例ともすべて同じ正のNバランス値であるが，エネルギーへの影響はかなり異なる。タンパク質合成はエネルギーを消費するので，最初の例0よりも例Aと例Bは費用がかかり，一方，例Cと例Dはエネルギー消費が少ない。これら4つの例を解決するためには，標識トレーサーを用いて，タンパク質代謝（分解と合成）速度を直接見なければならない。

▶器官のバランスを明確にするための動静脈差の利用

Nバランス法は，全身にわたって適用できるのと同様，器官全体あるいは組織層にわたり適用することができる。これらの測定は，動脈血中濃度を明確にするために動脈内に置かれたカテーテルと，静脈血中濃度の測定のためにその組織から流出する静脈に置かれたカテーテルを介して，組織に供給される血液と組織から出てくる血液について行われる。この後者のカテーテルは，腸，肝臓，腎臓，あるいは脳のような器官に適用される時には，特に侵襲的となる[43~46]。筋代謝の測定を，脚あるいは腕を介する動静脈（arteriovenous：AV）差の測定から推測する場合，侵襲はより少ない[45]。しかし，AV差からは，観察された取込みと放出の原因となっている組織内部の機序に関する情報は得られない。

より多くの情報が，筋で代謝されないIDAAのチロシンあるいはリシンの放出のように，組織内で代謝されないアミノ酸の測定から収集される。筋を介するAV差は，筋タンパク質合成のための正味の取込みと筋タンパク質分解からの放出との差を反映しているはずである。筋原線維タンパク質中の特定のヒスチジン残基の翻訳後メチル化により産生され，筋原線維タンパク質分解により放出された時タンパク質合成に再利用できないアミノ酸である3-メチルヒスチジンは，筋原線維タンパク質が分解された時，筋組織から定量的に遊離する[47,48]。そのAV差は筋原線維タンパク質分解の特異的指標として利用できる[49,50]。

器官床を介する単純なバランス値の限られた一連のデータは，トレーサーが投与され，器官床を介するトレーサーのバランスも測定される時，非常に高められる。この方法は，用いたそれぞれのアミノ酸トレーサーが組織で作用する種々の経路を完全に解明することができる。場合によっては，器官床を介する真の代謝産物出納を見るために多数の代謝産物の測定が必要であり，トレーサーの測定は非常に複雑となりうる[51]。非代謝性不可欠アミノ酸のトレーサーを用いた他の方法がBarrettらによって述べられている[52]。この方法は，筋組織のタンパク質合成と分解の速度を特異的に決定するために，限られた一連の測定と単純化された式しか必要としない。

▶アミノ酸動力学を明確にするトレーサー法

身体の内因性代謝産物の流れを追跡するために，同位元素で標識されたトレーサーが用いられる。標識されたトレーサーは，通常存在しているものとは異なる1つあるいはそれ以上の原子が同位元素と置換されているだけで，化学構造の点から内因性代謝産物と同一である。同位元素による代用は，正常の代謝産物からトレーサーを区別できる（測定できる）ようにするために行われる。われわれは通常最初に，崩壊する時に放射する粒子を測定可能な放射性同位元素（例：水素に対して^{3}H，炭素に対して^{14}C）をトレーサーとして考えるが，非放射性の安定同位元素もまた使うことができる。同じ原子の同位体は含まれる中性子の数が異なるだけなので，化合物の量を質量により測定する質量分析計によって化合物を区別することができるのである。軽い元素のほとんどは，多量の安定同位元素を1つと，少量の1つあるいは2つの高質量の同位元素をもっている。多量と少量の同位元素はそれぞれ，水素では^{1}Hと^{2}H，Nでは^{14}Nと^{15}N，炭素では^{12}Cと^{13}C，酸素では^{16}O，^{17}Oと^{18}Oである。放射性（^{3}H）と非放射性（^{2}H）水素同位元素の両方に有意となりうるある種の同位元素効果を除き，同位元素で標識された化合物は，対応する体内の非標識内因性化合物と本質的に区別できない。

それらは自然界には存在せず，微量の放射性物質しか投与されないので，放射性同位元素はシステム内に物質を付加しない「無重量」トレーサーと考えられる。放射性トレーサーデータは化合物単位あたりのカウントあるいはdpm（disintegration per minute，崩壊/分）として表される。安

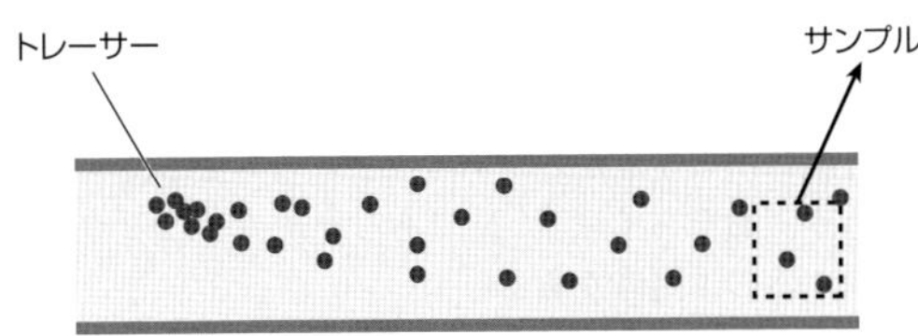

$$\text{産生速度（流束）} = \text{トレーサー注入速度}\left(\frac{\text{トレーサー初期濃度}}{\text{「下流」のトレーサー濃度}}\right)$$

図 1.9　トレーサー動力学を測定する「色素希釈法」の基本原理。

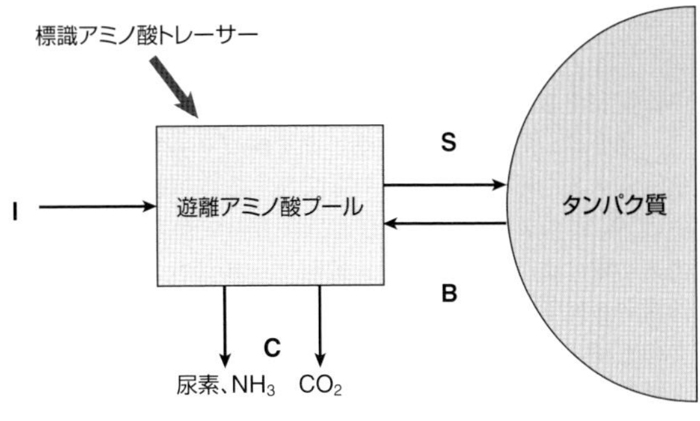

図 1.10　標識アミノ酸トレーサーを用いた全身タンパク質代謝測定法の単一プールモデル。食事摂取（I）とタンパク質分解（B）から遊離したアミノ酸が遊離アミノ酸プールに流入する。そして，尿素，アンモニア（NH_3）および二酸化炭素（CO_2）への酸化と，タンパク質合成（S）への取込みを介して遊離アミノ酸プールから出て行く。

定同位元素は自然界に存在するので（例えば，体内の全炭素のほぼ1%は^{13}C），安定同位元素トレーサーとして，体内に自然に存在する同位元素量より過剰な量をトレーサー同位元素量を非標識物質量で除したモル比（トレーサー対被トレーサー比，TTRとよばれる），あるいはモル画分（通常%で表され，モル%過剰あるいは原子%過剰という。後者は文献でより古く，より不適切な術語である）として投与され，測定される[53]。

アミノ酸動力学を調べるためのほとんどのトレーサー測定は，トレーサー希釈法の単純な概念に基づいている。この概念を，水流の測定法として**図 1.9** に示す。既知の濃度（濃縮度）の色素を流れに注入し，下流に行き色素が流水とよく混合された後，その色素サンプルを採取すれば，その色素の希釈率を測定することにより，その希釈率をもたらした流れの速さを計算することができる。必要な情報は，色素の注入速度（トレーサー注入速度）と測定された色素の濃度（トレーサーの濃縮度あるいは比活性）である。計算値は，希釈をもたらした流れの水量（非標識代謝産物の流束）を示す。この単純な色素希釈の相似は，幅広い応用分野の幅広い方式のほとんどすべての動力学計算の根拠となっている。

全身のアミノ酸およびタンパク質の代謝モデル

アミノ酸およびタンパク質の代謝を調べるためのトレーサー使用の限界の大半は，どのようにトレーサーが投与され，どの場所でサンプルを採取したかに関係している。最も単純なトレーサー投与法は経口投与であるが，トレーサーを組織的に（全身に）遊離アミノ酸プール内に分布させるためには静脈投与が好ましい。トレーサー希釈を採取する最も簡単な部位もまた血液を介する遊離アミノ酸プールである。したがって，アミノ酸トレーサーを用いた全身のアミノ酸およびタンパク質の動力学を測定する多くの方法は，**図 1.10** に示すように単一の遊離アミノ N プールを想定してきた。アミノ酸は，遊離アミノ酸プールに食事性のアミノ酸摂取（経口的あるいは非経口的）と，タンパク質分解により放出されるアミノ酸とから入っていく。またアミノ酸は，遊離プールから，終末産物（二酸化炭素，尿素，アンモニア）へのアミノ酸酸化とタンパク質合成のためのアミノ酸の取込みの2つの経路で出ていく。

遊離アミノ酸プールは，すべてのアミノ酸を一緒に考える視点（終末産物法），あるいは単一アミノ酸とその代謝自体の視点の2つから考えることができる。**図 1.10** のモデルが「単一プールモデル」とよばれる理由は，タンパク質が1つのプール自体とは見られていなくて，むしろ非標識アミノ酸の遊離アミノ酸プールへの流入源であり，またタンパク質合成のためのアミノ酸流出経路と見なされているからである。実験時間経過中に，体内のタンパク質のごく一部しか代謝回転していないと想定されている。この想定は明らかに正しくなく，体内の多くのタンパク質は急速に代謝回転している（例えば，ほとんどの酵素）。実験時間経過中に代謝回転するそれらのタンパク質は標識され，遊離アミノ酸プールの一部として現れる。しかし，これらのタンパク質は総タンパク質のごく一部で，残りはゆっくりと代謝回転している（例えば，筋タンパク質）。タンパク質分解を通じて入り，新しいタンパク質合成のために出て行くほとんどのアミノ酸は，ゆっくりと代謝回転しているタンパク質に由来する。これらの流入・流失は，**図 1.10** に示した全身タンパク質代謝の伝統的な単一プールモデルの "B" と "S" の矢印である。

終末産物法

ヒトにおける全身タンパク質代謝の最初のモデルは，1953年に[^{15}N]グリシンを用いたSan PietroとRittenbergによるものである[54]。グリシンは光学的に活性なα-炭素中心をもたない唯一のアミノ酸であり，したがって^{15}N標識アミノ酸を合成するのが容易であったので，グリシンが最初のアミノ酸トレーサーとして用いられた。その当時，血漿グリシンのトレーサー測定は非常に困難であった。そこで，San PietroとRittenbergは，容易に測定可能な尿中の尿素とアンモニアに基づくモデルを提案した[54]。その仮定は，尿中N終末産物は酸化されたすべてのアミノ酸の平均的な^{15}N濃度を反映するというものである。グリシン^{15}Nがトレーサーであるが，トレーサーはすべての遊離アミノ酸を想定している（単一アミノ酸プールと仮定）。しかし，代謝系はより複雑であり，より精巧なモデルと解決法が必要なことがすぐに明らかとなった。本質的に方法論は，1969年にPicouとTaylor-Roberts[55]が同じく尿中Nのグリシン^{15}Nトレーサーを用いたより単純な方法を提案するまで難渋した。彼らの方法は，特別なモデルのトレーサー特異的数式の解析に頼るのではなく，全体として遊離アミノ酸プール中の^{15}Nトレーサーの希釈効果のみを扱った。彼らの仮定は先行するRittenberg法と次の点で類似している。すなわち，^{15}N トレーサーが既知である必要はないが，アミノ酸代謝自体を代表するある分布で遊離アミノ酸中に混和する（分散する）。[^{15}N] グリシントレーサーを投与（通常経口的に）し，遊離アミノ酸プール中の^{15}N 希釈を測定するために尿サンプルを採取する[56]。遊離アミノ酸中の^{15}N はタンパク質分解および食事摂取から入る非標識アミノ酸により希釈される。遊離プールの代謝回転（Q，通常 mg N/kg/日として表される）は，**図 1.9** に示されたものと同じ方法を介して終末代謝産物の^{15}N 希釈測定値から計算される。

$$Q = i/E_{UN}$$

ここで，i は [^{15}N] グリシン注入速度（mg ^{15}N/kg/日），E_{UN}は尿中 N（尿素とアンモニアのいずれか）の原子％過剰で表した^{15}N 濃度である。遊離プールは定常状態（ある時間内増加も減少ない）にあると仮定しており，したがってアミノ酸の代謝回転は全身タンパク質分解（B）と食事摂取（I）を介するアミノ酸流入速度と等しく，またタンパク質合成（S）と終末産物の尿素とアンモニアへのアミノ酸酸化（C）を介するアミノ酸流出速度とも等しい。

$$Q = I + B = C + S$$

食事摂取量は既知で，尿中 N 排泄は測定されるので，全身体タンパク質分解速度：$B = Q - I$，ならび全身合成速度：$S = Q - C$ を計算することができる。この計算において，6.25 g タンパク質＝1 g N の標準値がタンパク質と尿中 N の相互変換に用いられる。この単位（g タンパク質対 g N）は，同一の報告でよく同時に使われるので重要である。

時折「正味タンパク質バランス」あるいは「正味タンパク質獲得」という術語が文献中に見られる。正味タンパク質バランスは，前述のように，測定された全身タンパク質分解と合成から計算できる測定されたタンパク質の合成と分解の速度の差（$S - B$）と定義される。しかし，出納式を Q：$S - B = I - C$ のように再配列すれば，それは単に摂取と排泄の差，すなわち窒素バランスである。$S - B$ という表現は，窒素バランスの測定のみに基づいており，^{15}N トレーサーの投与に基づいていないので，誤称である。

最終産物法は問題がないわけではない。[^{15}N] グリシントレーサーを短時間の間隔で（例：3 時間ごとに）経口投与した時，尿中尿素^{15}N が一定値に達するまでに要する時間は，成人[57]，小児あるいは乳児[58]にかかわらず約 60 時間である。一定値に達するまでの遅れは，^{15}N トレーサーが遊離グリシン，セリンおよび尿素プール内で平衡に達するのに必要な時間である[18,56]。もう 1 つの問題は，一定値の定義である。多くの場合，尿中尿素^{15}N 時間経過は，肉眼検査あるいは曲線回帰式のいずれでも，一定値に達するまで予期した単一指数曲線的上昇を示さない。この問題を避けるために，Waterlow ら[59]は，[^{15}N] グリシンの単回投与後にアンモニアの^{15}N を測定することを提案した。その利点は，^{15}N トレーサーが体内アンモニアプールを 24 時間以内に通り過ぎることである。トレーサーの投与と尿の採集が非常に単純化され，またその変更により尿中尿素^{15}N の定常状態を求める必要がなくなる。この場合の注意点は，単回投与終末産物法がアンモニア代謝に依存していることである。また尿中アンモニア^{15}N 量は通常尿中尿素^{15}N 量と異なる[60]。なぜならば，アンモニア合成のアミノ^{15}N 前駆体は腎臓に由来し，一方，尿素合成のアミノ^{15}N 前駆体は肝臓に由来するからである。どちらの量を使うべきであろうか。おそらく尿素^{15}N であろうが，どちらであるかを証明するのは困難である。

個々のアミノ酸の動力学の測定

全身アミノ-N プール自体の代謝回転を測定する代わりに，投与した当該アミノ酸トレーサーの希釈から個々のアミノ酸の動力学を追跡することができる。最も単純なモデルは，*de novo* 合成成分のない IDAA のみ考慮している。IDAA の動力学は，**図 1.10** に示すように，タンパク質代謝回転の動力学に似ている。同じ型のモデルを組み立てることができるが，ただ単一必須アミノ酸に即して構成し，同様の定常状態平衡式を求めることができる。

$$Q_{aa} = I_{aa} + B_{aa} = C_{aa} + S_{aa}$$

ここで，Q_{aa}は当該 IDAA の代謝回転速度（あるいは流束），I_{aa}は食事摂取から遊離アミノ酸プールに流入するアミノ酸の速度，B_{aa}はタンパク質分解から流入するアミノ酸の速度，C_{aa}はアミノ酸酸化速度，S_{aa}はタンパク質合成への取込み速度を表す。アミノ酸動力学を決定する最も一般的な方法は，血中のアイソトープ定常状態（一定の希釈）になるまでアミノ酸トレーサーを前もって注入することである。アミノ酸の流束は遊離プールのトレーサーの希釈から測定される。トレーサー量と注入速度がわかり，定常状態で採取された血液サンプルのトレーサー希釈を測定すれば，非標識代謝産物の出現速度を求めることができる[61～63]。

$$Q_{aa} = i_{aa} \cdot [E_i/E_p - 1]$$

ここで，i_{aa}はトレーサーの注入速度，E_iはトレーサー量（モル％過剰），E_pは血中アミノ酸濃度である。

炭素標識トレーサーでは，アミノ酸酸化速度は$^{13}CO_2$あるいは$^{14}CO_2$排泄速度から測定することができる[61,63]。定量的に酸化される炭素標識の選択が重要である。例えば，L-[1-^{13}C] ロイシントレーサーの^{13}C は，ロイシン異化の最初の不可逆反応で定量的に遊離する。それとは対照的に，ロイシン末端の^{13}C 標識はアセト酢酸あるいはアセチル CoA に代謝され，それらは定量的に酸化されるかもしれないし，されないかもしれない[64]。他のアミノ酸，例えばリシンは酸化経路がさらに不明瞭である。

酸化された炭素標識が呼気中に回収される前に，体内の重炭酸塩プールを通り過ぎなければならない。したがって，投与した炭素標識が二酸化炭素として回収される量に基づいた酸化速度の計算を完成させるためには，重炭酸塩プール代謝回転のどの画分が呼気中へ二酸化炭素として放出され，どの画分が体内の他の経路ために貯留されるかについて知らなければならない。標識重炭酸塩を投与し，投与量に対する呼気中二酸化炭素に回収される割合から測定された結果によると，一般に直接呼気二酸化炭素として放出されるのは産生された重炭酸塩の約 80％にすぎない[65]。残りの約 20％は，骨と炭素を「固定」する代謝経路に貯留する。貯留する重炭酸塩は少し変動（産生された量の 0～40％）し，異なる代謝状況で研究する時には測定する必要がある。代謝変動により体内の重炭酸塩の貯留が変化する時には，酸化成績の解釈に^{13}C あるいは^{14}C 標識重炭酸塩投与量に対する回収率を測定する研究を並行して行うことが必須である[66]。

タンパク質分解からのアミノ酸の遊離速度とタンパク質合成への取込み速度は，終末産物法で用いられたのとちょうど同じように，IDAA の流束から，食事からの摂取量と酸化量を差し引くことにより計算される。第一の特徴は，測定が直接 N 自体あたりではなく，単一アミノ酸動力学（単位時間あたりのアミノ酸 μmol）に特異的なことである。流束の成分は，アミノ酸（酸化）速度を体タンパク質中のアミノ酸の濃度で割ることにより全身体タンパク質動力学に外挿することができる（**表 1.3**）。

個々の代謝産物の動力学を測定する第一の利点は，以下のようなものである。(a) 得られる結果はその代謝産物に特異的であり，測定の信頼性が高いこと，そして (b) 遊離アミノ酸プールの代謝回転は通常急速なので（導入用量を使うと一般に 4 時間未満），測定はすばやく行うことができることである。個々のアミノ酸の動力学測定には以下のような欠点がある。(a) 調べようとするアミノ酸の経路，特にアミノ酸酸化に関連した経路を追求するための，適切に標識されたトレーサーが得られないかもしれないこと，そして (b) アミノ酸代謝は細胞内で起こるが，トレーサーは通常細胞外の血中に投与され，血中からサンプリングされることである。

ロイシンの細胞内輸送の尺度としてのα-ケトイソカプロン酸　アミノ酸は細胞を自由に通り過ぎることはなく，輸送される。中性アミノ酸（ロイシン，イソロイシンとバリン，フェニルアラニンとチロシン）の細胞内外への輸送は急速で，血漿と細胞内環境との濃度勾配はごくわずかである（**表 1.4**）。しかし，そのようなわずかな勾配でも細胞内と細胞外のアミノ酸の交換を制限する。ロイシンではこの現象は，アミノ基転移によりロイシンから生成するα-ケトイソカプロン酸（ketoisocaproate：KIC）を用いることにより明確にできる。生成した KIC は脱炭酸されるが，大部分はアミノ基転移を受けて再びロイシンを生成するか[67]，血漿中に放出される。したがって，血漿 KIC アイソトープ量はそれが由来するところの細胞内ロイシンアイソトープ量のマーカーとして用いることができる[68]。

一般に，血漿 KIC アイソトープ量は血漿ロイシンアイソトープ量より約 25%低い[62,68]。ロイシン動力学の計算において，血漿 KIC アイソトープ量を血漿ロイシントレーサーアイソトープ量の代わりに用いるならば，測定されたロイシン流束と酸化は，またそれらと同様にタンパク質合成と分解の見積りは，約 25%増しとなる。しかし，2 つの異なる条件でタンパク質代謝を研究し，その結果としてのロイシン動力学を比較する時には，動力学の計算にロイシンあるいは KIC のアイソトープ量のどちらを使おうが，同じ相対的反応が得られる[68]。

ほとんどのアミノ酸は，その細胞内代謝の様相を明確にする時に，容易に測定できる便利な血漿中の代謝産物が存在しない。しかし，ロイシンの細胞内マーカーは，ロイシンを全身のタンパク質代謝を明らかにするトレーサーとしては必ずしもみとめられていない。何人もの研究者が，これらのアミノ酸代謝の様相を明らかにする目的で，ヒトにおいて不可欠および可欠アミノ酸の代謝回転速度を測定した。Bier[62]は，それらの研究のアミノ酸動力学のデータが何を表しているかについての一般的な傾向を概観した。食事からの摂取のない吸収後のヒトにおいて，不可欠アミノ酸の流束は全身のタンパク質分解からの遊離速度を表しているはずである。したがって，**図 1.10** の Waterlow のモデルが全身体タンパク質代謝回転を合理的に表しているとすれば，IDAA の個々の代謝回転速度は，体タンパク質中の各アミノ酸含有量に比例するはずであり，アミノ酸流束と体タンパク質中のアミノ酸含有量との間に直線関係が存在するはずである。十分な N とエネルギーを摂取していたヒトの空腹の状態（注入実験中食事摂取なし）を測定した種々の研究から少しずつ集めたデータをもとにして両者の関係を示したのが**図 1.11** である。多くのアミノ酸トレーサーやアミノ酸研究で，アミノ酸の流束とタンパク質のアミノ酸組成との間に相関関係が見られている。この相関関係は，真の細胞内事象を評価するために細胞内/細胞外濃度勾配の決定に問題があったとしても，多くの IDAAs で測定された流束の変化は，やはり分解全般の変化を反映している。

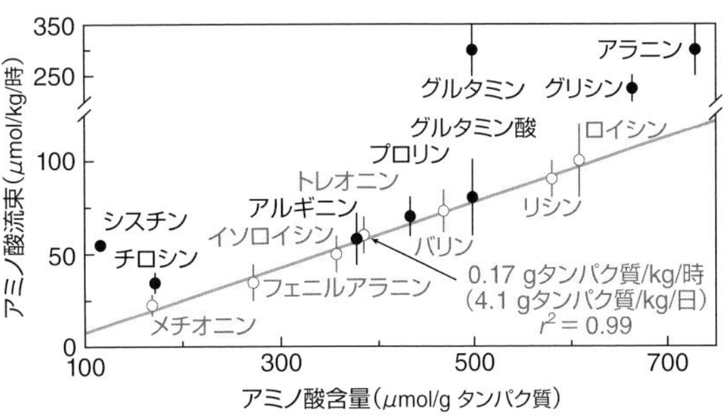

図 1.11　空腹時の人で測定された各アミノ酸の流束をタンパク質中のアミノ酸濃度に対して図示した。黒丸は可欠アミノ酸，白丸は不可欠アミノ酸を表す。回帰直線は，タンパク質中の各不可欠アミノ酸含量に対する各不可欠アミノ酸の流束を示す。エラーバーは，十分な窒素とエネルギーの食事を摂取している健康な人において空腹時に測定されたアミノ酸動力学の様々な研究の報告値の範囲である。タンパク質データのアミノ酸含量は表 1.3 の筋の値からとった。回帰直線式の傾きの 4.1 g タンパク質/kg/日は，全身タンパク質代謝回転を測定した他の報告値と似ている。

(Redrawn with permission from Bier DM. Intrinsically difficult problems : the kinetics of body proteins and amino acids in man. Diabetes Metab Rev 1989 : 5 : 111–32, with additional data.)

可欠アミノ酸は体内で合成されるので，その流束は**図 1.11** の回帰直線から予想される流束よりも *de novo* 合成された量だけ高値となる。可欠アミノ酸の新規合成と処理は，個々のアミノ酸の代謝経路に基づくと予想されるので，個々のアミノ酸がその線のどれだけ上に位置するかもまた変動するはずである。例えば，チロシンはフェニルアラニンの水酸化により生成するので可欠アミノ酸であり，それはまたフェニルアラニン処理の経路でもある。チロシンの *de novo* 合成速度はフェニルアラニン処理の速度である。空腹の状態では，IDAA 代謝回転の 10～20%は酸化処理に回る。フェニルアラニンの流束は約 40 μmol/kg/時であり，フェニルアラニン処理は約 6 μmol/kg/時のチロシンを生成する。体タンパク質中のチロシン含有量よりタンパク質分解からのチロシン放出は 21 μmol/kg/時と算定され，チロシン流束（タンパク質分解からのチロシン放出とフェニルアラニンからのチロシン産生の合計）は 21 + 6 = 27 μmol/kg/時と予測される。実測されたチロシン流束はこの予測値にほぼ等しい（**図 1.11**）[69]。

de novo 合成成分がフェニルアラニンの酸化に限定されているチロシンに比較して，ほとんどの可欠アミノ酸は対応する代謝経路のため非常に大きな *de novo* 合成成分をもっている。例えば，アルギニンは尿素回路の中心に位置する（**図 1.3**）。尿素合成の正常量は 8～12 g N/日である。その量の尿素産生は，アルギニン *de novo* 合成量としては約 250 μmol/kg/時に相当し，それは予想されるタンパク質分解から遊離する 60 μmol/kg/時の 4 倍である。しかし**図 1.11** からわかるように，実測されたアルギニン流束はタンパク質分解から遊離するアルギニン量にほぼ等しい[70]。多量の *de novo* 合成成分は実測された流束には存在しない。このように流束が低い理由は，尿素合成に関与するアルギニンは非常に高度に肝臓に分画されており，そのアルギニンは静脈内に投与されたトレーサーアルギニンとは交換しないからであると説明される。

同様な不一致は，静脈内に投与されたトレーサーを用いて測定されたグルタミンとグルタミン酸の実測された流束および期待される *de novo* 合成成分から予測される流束との間にも見られる。グルタミン酸の予測流束量には，分枝鎖アミノ酸，アラニンおよびアスパラギン酸のアミノ基転移，ならびにグルタミン産生と分解へのグルタミン酸の寄与が含まれる。しかし，［^{15}N］グルタミン酸を投与された空腹時の成人で測定されたグルタミン酸の流束は 80 μmol/kg/時であり，タンパク質分解から遊離されるグルタミン酸量よりもわずかに多いだけである（**図 1.11**）。トレーサー希釈研究において，遊離グルタミン酸プールのサイズも測定されている。トレーサーで測定されたグルタミンプールは非常に小さく，細胞外液で予測されるプールサイズ程度でしかない。筋に存在するより大きな細胞内プール（**表 1.4**）は，静脈内に投与されたトレーサーでは見られない。実測されたグルタミンの流束はかなり大きく（350 μmol/kg/時），多量の *de novo* 合成成分を反映している（**図 1.11**）。しかし［^{15}N］グルタミントレーサーで測定されたプールサイズもまた小さく，細胞外液中のグルタミンよりもたいして大きくない。大きな筋細胞内遊離グルタミンプールも見つけることはできなかった[71]。大きな細胞内プールは（特に筋中のそれは）しっかりと区画されており，細胞外グルタミンとグルタミン酸と容易には混和しない。静脈内に投与されたグルタミンとグルタミン酸のトレーサーは，一義的に細胞外の遊離グルタミンとグルタミン酸を反映するグルタミンとグルタミン酸を明確にする。グルタミン酸トレーサーは，グルタミン酸アミノ基転移のような細胞内事象を検知しない。しかし，体内のグルタミンの顕著な役割は組織間輸送，すなわち筋で産生され，他の組織の利用のために放出され[72]，その現象はグルタミントレーサーによって測定される（**図 1.11** から明らかなように，トレーサーで測定されたグルタミン流束は，他のどのアミノ酸で測定された流束よりも高値である）。

食事性アミノ酸の内臓領域における代謝 **図 1.10** のモデルは，経口摂取からの栄養素供給を調節しているかもしれない内臓領域（腸と肝臓）の初回通過効果を考慮していない。正常の状況では，全身の系統的な動力学を測定するためにアミノ酸トレーサーは静脈投与される。しかし，腸管から供給されるアミノ酸は全身の循環に入る前に腸と肝臓を経由する。吸収の段階で，腸と肝臓を初回に通過する際のそれらのアミノ酸の代謝は，全身的動力学の観点から静脈投与されたトレーサーによっては「見る」ことができない。したがって，内臓領域の役割を示すために，腸と肝臓による初回通過におけるアミノ酸除去を表す第二の矢印をもつ他のプールが入力矢印“I”（**図 1.12**）に先行すべきである。食事による摂取の一画分“f”は初回通過で除去され（I・f），I・（1 − f）のみが全身循環に入る。

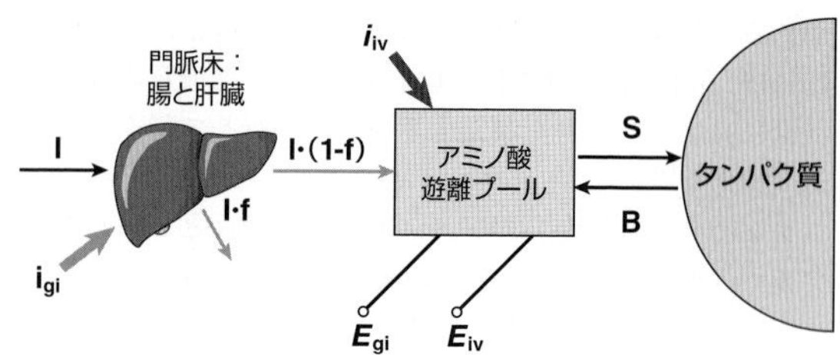

図 1.12 食事摂取の初回取込みを考慮した摂食状態の全身タンパク質代謝モデル。食事アミノ酸摂取（I）を追跡するために，標識アミノ酸トレーサーは消化管経路から投与される（i_{gi}）。初回通過時に門脈床（f）により除去される食事性アミノ酸画分は，消化管経路と静脈内経路（i_{iv}）の両方から投与される。血中の 2 つのトレーサー（それぞれ E_{gi} と E_{iv}）のアイソトープ濃度を比較することにより測定することができる。B：タンパク質分解，S：タンパク質合成。

この問題を処理するために，2 つの方法が用いられる。第一の方法は除去される部分についてはっきりとは評価せずに，初回喪失を組み入れてトレーサー投与計画を立てる。単純にアミノ酸トレーサーを食事摂取に加えることにより，トレーサー投与は経口的経路とし（I_{gi}），血中アイソトープ量（E_{gi}）は内臓領域による初回通過時の代謝の後にくる[73,74]。この方法はアミノ酸摂取レベルを変化させた時の効果を研究するためには特に有用であるが，内臓領域により除去される物質の量そのものは評価しない。

第二の方法は静脈内トレーサーと経口トレーサーの両方を用いる。静脈内トレーサー投与（I_{iv}）と血漿アイソトープ量（E_{iv}）を全身の動力学の測定に使用し，腸内トレーサー注入とその血漿アイソトープ量は全身の動力学＋初回通過の効果を測定する。その差から，分画 f は容易に計算できる[75]。この方法は，吸収後の状態においても，内臓領域によるアミノ酸トレーサーの基礎取込みを測定するために適用できる。数多くの不可欠および可欠アミノ酸が研究され，それら種々のアミノ酸の初回通過部分取込み値が測定された。一般に内臓領域は，不可欠アミノ酸のロイシン[75]，フェニルアラニン[75,76]，リシン[77,78]の 20～50％を取り込む。初回通過で内臓領域は可欠アミノ酸のアラニン[79]，アルギニン[80]，グルタミン[76,81]の半分以上を取り込み，腸から吸収されたグルタミン酸のほとんどすべてを取り込む[81,82]。

特定のタンパク質の合成

以上の方法は全身レベルの測定であり，特定のタンパク質を取り上げず，それらの合成と分解速度は取り扱わない。特定のタンパク質を取り扱うためには，純化できるタンパク質のサンプルを得る必要がある。リポタンパク質，アルブミン，フィブリノーゲンやその他の血中への分泌タンパク質のようなある種のタンパク質のサンプルは容易に得られる。他のタンパク質は，筋生検などのように組織サンプルの採取が必要である。単一タンパク質あるいは一群のタンパク質が採取でき，純化できるならば，その合成速度はそれらのタンパク質へのトレーサーの取込み速度から直接測定できる。代謝回転の遅いタンパク質（例：筋タンパク質やアルブミン）は，トレーサー注入中のごく少量のトレーサーしか取り込まない。その間，トレーサーの取込み速度はほぼ直線的であるので，タンパク質合成は 2 つのサンプルのみ得ることにより測定できる。この技術は，筋生検の回数が限られている筋原線維タンパク質の合成を評価するためには特に有用である[53]。いったん組織生検が得られれば，そのサンプルは細胞内成分に分画され，細胞小器官（例：ミトコンドリア）のタンパク質や筋の特定のタンパク質（例：アクチンとミオシン）の合成速度を測定できる[83,84]。より最近の，しかし面倒な方法は，二次元ゲル電気泳動法によりタンパク質を分離し，各タンパク質スポットを切り取り，各タンパク質スポットを加水分解し，そして各タンパク質の合成速度[85] およびそれらのタンパク質修飾[86]をも決定するために，そのアミノ酸濃縮を測定する。

タンパク質合成比速度の測定は「前駆体–生成物」法であり，合成されるタンパク質へのトレーサー取込み速度と合成に用いられる前駆体アミノ酸のラベル量の両方の情報が必要である。筋では L-[1-^{13}C] ロイシンがトレーサーとしてよく用いられ，血漿 KIC ^{13}C ラベル量が細胞内ロイシンラベル量を近似するために用いられる[87]。あるいは，遊離アミノ酸の細胞内アミノ酸濃縮値が測定された。またある研究者たちはタンパク質合成の前駆体濃縮の直接の部位である tRNA のトレーサー濃縮を測定した[88]。より速い代謝回転速度のタンパク質では，トレーサー注入中にトレーサー濃度は，合成に用いられる前駆体アミノ酸の濃縮値（すなわち，細胞内アミノ酸濃縮値）に匹敵する平坦濃縮値にまで指数関数的に上昇する。これらの条件下で測定されたタンパク質の型は，リポタンパク質，特に超低比重リポタンパク質のアポリポタンパク質-B である[89,90]。

特定のタンパク質の分解

タンパク質分解の測定は，利用可能な方法の点からより限られている。タンパク質分解を測定するためには，そのタンパク質が前もって標識されなければならない。それには，(a) 体から血漿タンパク質を取り出して放射性ヨウ素でヨウ素化し，再度注入して体内に戻し標識したタンパク質の消失を追跡する[91,92]，(b) 標識したアミノ酸を投与し，タンパク質合成を介してトレーサーを取り込ませてタンパク質を標識し，そのタンパク質の分解により遊離する標識されたアミノ酸を測定する，(c) 3-メチルヒスチジンのような翻訳後に生成するアミノ酸を使用する，という 3 つの方法が用いられてきた。低代謝回転型のタンパク質はアミノ酸トレーサーの長期間注入あるいは重水の長期間注入により標識できるだろう。重水素はいくつかの IDAA（例：アラニン）に取り込まれ，またこれらのアミノ酸はタンパク質に取り込まれる。この方法は主にタンパク質合成速度を測定するのに用いられてきたが[93,94]，それはまたタンパク質分解の測定のためにタンパク質を標識するのにも使うことができる[95]。

トレーサー投与を止めた後，トレーサーラベル量は血漿から急速に消失する。その時点で，タンパク質の連続的なサンプリングと経時的なトレーサーラベル量の減少から分解速度が得られる。しかし，他の問題が生じる。タンパク質分解から遊離するアミノ酸の 80% あるいはそれ以上が新しいタンパク質の合成に再利用されることである。したがって，タンパク質分解に由来するアミノ酸トレーサーの新しいタンパク質への再循環が起こる。測定されたタンパク質の最初のトレーサーラベル量は一般に多量ではないので，トレーサーの低いラベル量の再循環は，この方法により標識されたタンパク質の解釈において重要な，非常に面倒な問題となる。

3-メチルヒスチジンとその他の翻訳後修飾アミノ酸　体内では，ある種の酵素はタンパク質の構造を合成後に修飾することができる。翻訳後の変化は一般に大きくなく，特定のアミノ酸に起こり，水酸基の添加（例：コラーゲンにおけるプロリンのヒドロキシプロリンへの転換[96]）や，あるいはヒスチジンやリシンのようにアミノ酸残基の N-moiety のメチル化であることが多い。水酸化あるいはメチル化されたこれらのアミノ酸に対する tRNA は存在しないので，それらを含むタンパク質がいったん分解されるとタンパク質合成に再利用されることはなく，遊離したそれらのアミノ酸を尿中から回収すれば，それらを含むタンパク質の分解速度の尺度として用いることができる。

全身のタンパク質代謝において筋は量的に重要であるので，3-メチルヒスチジンの遊離を測定することは，ともに骨格筋の主要なタンパク質であり，3-メチルヒスチジンを含む主要なタンパク質であるミオシンとアクチンの分解を理解するための重要な手段となる[48,97]。しかし，筋原線維タンパク質分解の測定に 3-メチルヒスチジンの排泄を使うには注意がいる。食事中の肉は尿中 3-メチルヒスチジンの採集をゆがめる[98]。尿中に排泄される 3-メチルヒスチジンの 5% 程度がまず肝臓でアセチル化され（ラットではこの経路がずっと顕著である），尿試料は 3-メチルヒスチジン測定の前に加水分解しなければならない。

筋原線維タンパク質と 3-メチルヒスチジンは骨格筋に特異的ではない[99]。皮膚と腸の筋原線維タンパク質プールは小さいが（骨格筋中の大量の筋原線維タンパク質と比べて），皮膚と腸のタンパク質の代謝回転は速く，したがって尿中の 3-メチルヒスチジン量にかなり寄与している。ある研究では，皮膚と腸の寄与はみとめられるが，尿中への 3-メチルヒスチジン排泄からヒトの骨格筋代謝回転を計算する際に，調整できることを示唆している[100]。

3-メチルヒスチジンによる骨格筋筋原線維タンパク質分解のより特異的な測定法は，脚や腕のような筋領域の動静脈差から，骨格筋由来の 3-メチルヒスチジン遊離を特異的に測定することである[101]。3-メチルヒスチジンの動静脈差からタンパク質分解を測定するこの方法は，チロシンのような筋で代謝されない不可欠アミノ酸の動静脈差の測定と組み合わせることができる。腕や脚のチロシンの動静脈差は，正味のタンパク質バランス，すなわちタンパク質の分解と合成の差を明確にする。3-メチルヒスチジンの動

表 1.10 エネルギー消費量に対する種々の器官と組織の寄与

器官あるいは組織	重量		代謝速度	
	kg	(合計に対する%)	kcal/kg 組織/日	(合計に対する%)
腎臓	0.3	(0.5)	440	(8)
脳	1.4	(2.0)	240	(20)
肝臓	1.8	(2.6)	200	(21)
心臓	0.3	(0.5)	440	(9)
筋	28.0	(40.0)	14	(22)
脂肪組織	15.0	(40.0)	4	(4)
その他（皮膚，腸，骨など）	23.2	(33.0)	12	(16)
合計	70.0	(100)		(100)

70 kg の人のデータ。
(Data for a 70-kg man from Elia M. Organ and tissue contribution to metabolic rate. In : Kinney JM, Tucker HN, eds. Energy Metabolism : Determinants and Cellular Corollaries. New York : Raven Press, 1992 : 61–79, with permission.)

静脈差から求めた筋原線維タンパク質分解の測定値からこのタンパク質バランス値を差し引くと，筋タンパク質合成の算定値が得られる[102,103]。最後のひねりは，3-メチルヒスチジンの濃度とともに，アイソトープ標識 3-メチルヒスチジントレーサーを同時投与してトレーサーの動静脈差を測定することである。この方法は，3-メチルヒスチジンの動きと筋原線維タンパク質分解の算定に関して，最も完全で詳細な動力学像を提供する[104,105]。

タンパク質代謝への特定の器官の寄与

▶全身のタンパク質代謝

アミノ酸トレーサーとタンパク質代謝に関する以上の考察から，体は静的ではなく，すべての化合物は合成され，次第に分解されることは明らかである。平均的な成人で起こる過程の全般的なバランスを，**図 1.6** に示す。1 日に約 250 g のタンパク質が代謝回転する。そのうち，筋タンパク質の代謝回転は 75 g/日である。体内の骨格筋量の割合は，全身のタンパク質の代謝回転への骨格筋の寄与と一致する。すなわち，骨格筋は体のタンパク質の 1/3 を占め[8]，代謝回転の 1/4 を占める。内臓およびその他の器官のタンパク質代謝回転は，さらに 127 g/日を占める。白血球と赤血球の合成はタンパク質として約 28 g/日であり，また肝臓はタンパク質を合成し血漿へと分泌する（20 g/日まで）。

またタンパク質は分泌タンパク質の形で直接腸管腔内に入る。腸陰窩で形成された細胞は，腸絨毛の先端に移動し，その先で脱落するにつれて，小腸は持続的に改造される。合理的な算定によれば，20 g/日の分泌されたタンパク質と脱落した細胞からの 50 g/日のタンパク質の合計 70 g/日が腸に入り，それらのタンパク質は効率よく再吸収される。

アミノ酸が完全に保存され，すなわちエネルギー源として酸化されたり，他の化合物に合成されないならば，タンパク質分解により遊離したすべてのアミノ酸は新しいタンパク質に完全に再び取り込まれるであろう。明らかにそうではなく，食事から摂取されない時，全身のタンパク質分解量は合成量よりも，酸化や他の経路による正味の処理量と等しい量だけ大きい。したがって，摂食時と空腹時の両方で失われるアミノ酸を補うに足る十分な量のアミノ酸を 1 日に摂取しなければならない。この概念が，後で述べるアミノ酸とタンパク質必要量決定法の基礎となっている。

図 1.6 に示したように，1 日に 90 g のタンパク質をとるとすると，そのうちの 10 g は糞便中に喪失され，正味の吸収は 80 g となる。それと同時に，体内でそれよりもかなり多量のタンパク質が合成され，分解される。食事からの摂取と内因性代謝の両方を含めた体内タンパク質代謝回転は 90 + 250 = 340 g/日で，そのうち食事性タンパク質の酸化は，1 日のタンパク質代謝回転の（75 + 5）/340 = 24％を占める。食事からのタンパク質摂取が制限されると，適応が起こり，体は N 喪失を減少させ（例：**図 1.7**），タンパク質摂取量/酸化量の総タンパク質代謝に占める比率は小さくなる。

これまでの議論は，体内のいろいろな部分のタンパク質の代謝回転を明らかにしたが，物質そのものの流れを統合していないし，アミノ酸とグルコースや脂肪酸のようなエネルギー源として利用される代謝産物との関係を強調していない。筋などの組織は多量のアミノ酸を貯蔵しているが，すべての組織がアミノ酸を必要としているという単純な理由から，タンパク質のホメオスタシス（恒常性）を維持するためには，明らかに臓器間の協力がなければならない。規則正しい摂食スケジュールは，1 日のある部分が内因性のタンパク質をエネルギー源や糖新生として利用する絶食期であることを意味する。そして摂食期には，食事タンパク質からのアミノ酸がこれらの損失を補充し，摂食期においてもエネルギー源として利用できる余分のアミノ酸を供給する。このような摂食と絶食の正常の日内パターンは，臓器間のアミノ酸の移動を起こす。そのような移動は，生理的損傷や病態生理的状態に対するアミノ酸代謝の適応あるいはむしろ適応の欠如が起こるような外傷やストレスの状況で特に重要である。

Cahill が強調したように[1,106]，体が第一に考えることはエネルギー供給（酸素と酸化基質）を維持し，配分することである。体の各組織のカロリー必要量を**表 1.10** に示した。表からわかるように，脳は体重の 2％しかないのにエネルギー必要量の 20％を占める[107]。また，脳にはエネルギー貯蔵能力がなく（例：グリコーゲン貯蔵），他の器官からの血液を介したエネルギー基質の持続的な供給に依存している（**図 1.13A**）。吸収後の状態では，脳の第一のエネルギー基質はグルコースである。脳が体のかなり大きな割合を占める乳児や小児期早期では，グルコースの産生と利用の速度はそれに比例して高い[108]。Cahill，Felig および Wahren らの先駆的研究は，ある範囲の栄養状態にわたる

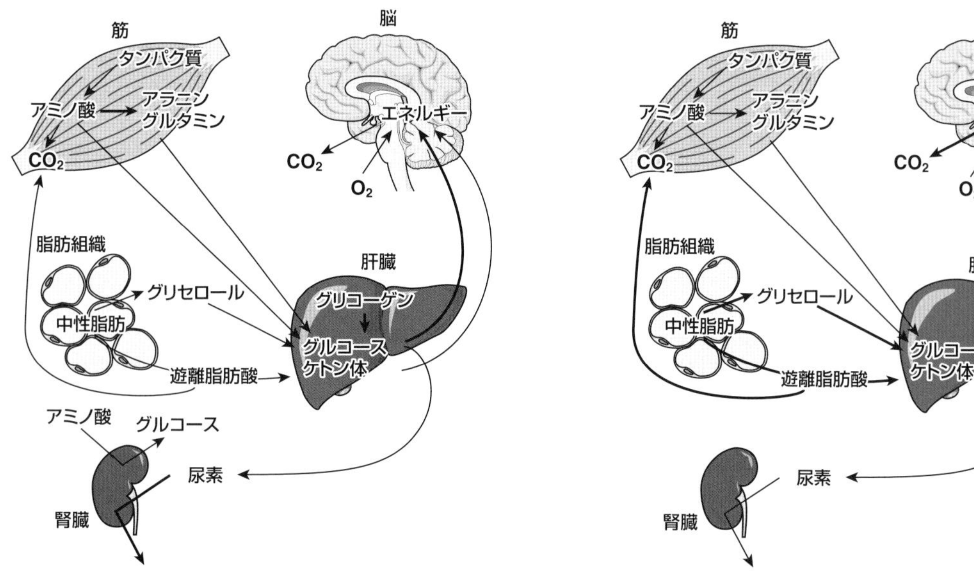

図 1.13 空腹状態（A）と飢餓に適応した後（B）において，エネルギーバランスを維持するための，体内の臓器間エネルギー基質の流れ。概要の図解は Cahill の著作にならった。あらゆる状態で，脳のエネルギー要求は満たされなければならない。空腹状態では，脳が必要とするグルコースの大半を肝臓のグリコーゲン分解が供給する。肝臓グリコーゲン貯蔵が枯渇した後（絶食状態），筋によるアミノ酸からの糖新生がグルコース供給源として優勢となる。最後に体は，グルコースの代わりにケトン体を産生して利用し，そうすることにより糖新生のためのアミノ酸の喪失を節約し，飢餓に適応する。CO_2：二酸化炭素，O_2：酸素。

(Redrawn with permission from Cahill GF Jr, Aoki TT. Partial and total starvation. In : Kinney JM, ed. Assessment of Energy Metabolism in Health and Disease. Report of the First Ross Conference on Medical Research. Columbus, OH : Ross Laboratories, 1980 : 129–34.)

ヒトの臓器バランス研究から，アミノ酸とグルコースの流れに関して豊富なデータを供給してくれた[44,45,109〜111]。これらの研究から，いくつかの基礎的な概念が明らかにされた。

図 1.13A に示すように，吸収後の状態の体は，第一に肝臓のグリコーゲン分解から，第二にアミノ酸からのグルコース合成（糖新生）から，グルコースの形で脳にエネルギーを供給する。トリグリセリド分解から遊離したグリセロールのような他の基質も糖新生に使われるが，糖新生基質の大半はアミノ酸である。炭素骨格が糖新生前駆体に容易に再編成されるアミノ酸の転換経路については前述した。タンパク質分解から遊離し糖新生に用いられない残りのアミノ酸は，酸化される。この過程で遊離したアミノ酸 N は，肝臓における合成で尿素に取り込まれ，腎臓を通して尿中に排泄される。糖新生は腎臓でも起こるが，腎臓はグルコース消費者でもあるので，その影響と大きさは動静脈測定から覆い隠される[112,113]。

▶全身のアミノ酸代謝における骨格筋の役割

ヒトの脚や腕の動静脈差研究で初期になされた非常に興味深い観察は，アラニンとグルタミンが骨格筋タンパク質の 20%未満しか構成していないのに（**表 1.3**），骨格筋から遊離するアミノ酸の 50%以上はアラニンとグルタミンの形をとることである[114]。アラニンとグルタミンがそれほど多量に筋から遊離するのにはそれらしい理由がいくつかある。第一に，骨格筋は可欠アミノ酸と分枝鎖アミノ酸を筋のエネルギー源として酸化することである。アミノ酸酸化は不用な N を遊離し，アンモニアは神経毒であるので，不用な N をアンモニアとして遊離することは避ける必要がある。アラニンとグルタミンは両方ともグルコースに由来する中間産物から容易に合成されるので（アラニンは解糖により生成するピルビン酸から，またグルタミンは α-ケトグルタル酸から，アミノ基転移により生成される），アンモニア遊離を避けながら筋から N を取り除くための優れた媒介物である。1つのアミノ酸で N をアラニンは 1つ，グルタミンは 2 つ取り除く。これらの観察は，肝臓でつくられたグルコースが筋により取り上げられて解糖によりピルビン酸を遊離するというグルコース–アラニンサイクルの提唱へと導いた。ピルビン酸はそれからアミノ基転移を受けてアラニンとなり，筋から放出される。放出されたアラニンは肝臓により取り出され，アミノ基転移反応でピルビン酸となり，グルコース合成に用いられる[114]。この図式は，エネルギー源としての分枝鎖アミノ酸の筋による利用とアラニンを介するアミノ基の処理を説明するために拡張された。そのような図式は，分枝鎖アミノ酸に関連する問題を解決する。肝臓でのみ代謝されるその他の IDAA とは対照的に，分枝鎖アミノ酸は他の組織，特に筋で容易に酸化される。

▶絶食と飢餓に対する代謝的な適応

図 1.13A に示すように，脂肪分解（脂肪組織中のトリグリセリドの遊離脂肪酸とグリセロールへの分解）は，吸収後の，特に脳へのエネルギー供給における役割は少ない。しかし，グリコーゲン貯蔵は限られており，24 時間以内に

なくなってしまう。肝臓グリコーゲン貯蔵が枯渇する時点が定義上絶食状態の始まりである。その時の脳のグルコース要求は糖新生により完全に満たされなくてはならず，それはタンパク質からのアミノ酸を犠牲にすることを意味する。タンパク質は，酵素活性から呼吸や循環に関係する筋機能まで，身体機能に非常に重要であるので，グルコース産生のための無制限のアミノ酸利用はタンパク質を急速に枯渇させ，何日間かで死亡するであろう。もちろん，そのような結果とはならない。なぜなら，人は食物なしでも何週間も生き延びるからである。飢餓では，脳によるグルコースからケトン体へのエネルギー供給の切り替えが起こる。脂肪分解により放出された遊離脂肪酸は肝臓でケトン体に転換され，脳やその他の組織のエネルギー源として利用される。その転換は絶食状態で始まり，長期間の絶食で完全となる（**図 1.13B**）。飢餓では，筋のような組織はエネルギー源として遊離脂肪酸を直接利用し，脳はケトン体を利用する。体のエネルギー源としてのグルコースへの依存は大いに減少し，それによりタンパク質が節約される。この適応過程は，飢餓の始まりから 1 週間以内に完全になる[106]。

▶摂食状態

体は飢餓に順応するが，われわれの一生においてそれは正常の出来事ではない。毎日の生活で見られる適応は，吸収後と摂食期にわたって進展する。基本的に，**図 1.13A** に示すように，最後の食事の吸収が完全に終わった後，グリコーゲンとタンパク質の栄養素貯蔵を使って夜を過ごす。1 日のうちの摂食期は，食事から摂取されたアミノ酸とグルコースに以下の 3 つのことが起こる。(a) それらは，吸収後の期間中に失われたタンパク質とグリコーゲンを補充するために使われる。夜の間の喪失を補充した後に余った分は (b) 酸化されるか，(c) 成長のため，あるいは過剰のカロリーを貯蔵するために，タンパク質やグリコーゲン，脂質が増加するように蓄えられる。筋は体タンパク質の大半を含んでいるが，すべての器官は吸収後にタンパク質を失い，したがって摂食期に補充されることが予想される。よくわかっていないことは，食事から入った個々のアミノ酸がどのようにして各組織が必要とする量だけ種々の組織に配分されるかということである。個々のアミノ酸がそれぞれ固有の別々の代謝経路をもっているように，異なるアミノ酸で吸収と利用の速度と運命は異なっていることが予想される。したがって，食事性タンパク質の必要量は，個々のアミノ酸の必要量を考慮せずに議論することはできない。

タンパク質の消化と吸収

食事から摂取されるものはすべてまず腸を通り，次いで門脈血流を介して肝臓を通る。タンパク質の消化は，胃液中のペプシン分泌と膵臓と小腸粘膜から分泌されるタンパク質分解酵素によりに始まる[115]。これらの酵素は「前駆体」（酵素源）の形で分泌され，小さなペプチド部分が切り離されることにより活性化される。膵臓の前駆体酵素は腸液中に分泌された腸エンテロキナーゼにより活性化され，トリプシノーゲンをトリプシンに切り離す。腸内に食事性タンパク質が存在することが，それらの酵素の分泌の信号となるようである。トリプシンが活性化されると，トリプシンはリシンあるいはアルギニン残基のところでタンパク質に結合し，これらのアミノ酸の C 末端のペプチド結合を切断して 2 ないし 20 あるいはそれ以上のアミノ酸から成るペプチドを形成する。大豆のようなある種の植物はトリプシンなどのタンパク質分解酵素のタンパク質阻害物質を含んでいる。これらのタンパク質は加熱（調理）により変性する。ラットに非加熱大豆を食べさせると膵臓の肥大を起こすが，それは多分，過分泌されたトリプシンはタンパク質阻害物質に結合はするがそれらを切り離しはしないからであろう[116]。

タンパク質の消化と吸収の過程は十分に明らかにされている[115,117~119]。タンパク質消化酵素の標的となるアミノ酸残基を基準にして，タンパク質は連続的に小さなペプチドにまで分解される。例えば，ペプシンはロイシンやフェニルアラニンのような中性アミノ酸に対しては比較的特異性は低い，一方，トリプシンはリシンやアルギニンを特異的に標的とする。それに加えて，エクソペプチダーゼはペプチド鎖の遊離端に作用し，膵臓からのカルボキシペプチダーゼはカルボキシル末端を，腸液中に分泌されるアミノペプチダーゼはアミノ末端をそれぞれ切断する。

遊離アミノ酸は，種々のアミノ酸に特異的なトランスポーターによって，能動輸送により腸管内腔の粘膜内に吸収される[117,118]。同時に，ジペプチドとトリペプチドもまた腸管腔側からそのままの形で吸収される。門脈血液系に入る前に，粘膜細胞の刷子縁と細胞質に存在するペプチド加水分解酵素がこれらのペプチドの加水分解を完了する。アミノ酸トランスポーターとは別に，粘膜細胞内へのペプチド取込みの特異的な輸送系がある。食事性タンパク質の 1/4 はジペプチドおよびトリペプチドとして吸収されると考えられている[120]。例えば，腎臓と腸の特定のアミノ酸輸送に欠陥のあるまれな疾患であるハートナップ（Hartnup）病の患者では，遊離トリプトファンを粘膜細胞に輸送できないが，ジペプチドとして投与すると彼らは実際トリプトファンを吸収するのである[121]。

いくらかのタンパク質と大きなペプチドは，量は限られてはいるが有意な量が，そのままの形で直接側底部の血液に入る。タンパク質そのものあるいはその大きな部分が吸収されるということが，食物アレルギーや特異体質を含む数多くの病気の筋道の通った説明になる。腸は一般的に不透過性のバリアーと見なされており，そこを栄養素は能動輸送で通過するが，そのバリアーは細胞傷害により壊される。少量のある種のタンパク質はいくつかの可能性のある機序，例えば，上皮細胞間結合の「漏れ」を通して，あるいは小胞に取り込まれて管腔から上皮細胞の粘膜下への輸送によって，このバリアーを通過する[122]。この場合も，タンパク質がそのまま入るのは少量であるが，タンパク質に対する免疫反応やある種のペプチド薬の吸収のような状況では重要である。

タンパク質とアミノ酸の必要量

タンパク質とアミノ酸に関して栄養上最も基本的な疑問は，健康を維持するためにヒトの食事でタンパク質がどれだけの量必要か，ということである。この問題は数個の部分に分けられる。第一に，タンパク質とそのタンパク質中の個々のアミノ酸量を評価しなければならない。第二に，この問題は，(a) 生涯のすべての時期や発達の段階で，(b) 病気の時および健康な時に，そして (c) 活動と環境の様々な条件下で，評価される必要がある。これらの理由のために，タンパク質必要量は以下のように定義されてきた。すなわち，中等度の身体活動を行い，エネルギー平衡状態にある人において，体からのN損失と釣り合う体タンパク質量を維持できる最低レベルの食事タンパク質摂取量であり，小児および妊婦あるいは授乳婦では，良好な健康状態を維持する組織蓄積あるいは乳汁分泌のための必要量がさらに加わる[6]。

特定のタンパク質源のアミノ酸組成を議論する時，食事中に不可欠なアミノ酸であるという理由で，一般にタンパク質に含まれるIDAAの量に焦点があてられる。どのアミノ酸が可欠で，どのアミノ酸が不可欠かは，もともと特定のアミノ酸が欠乏した食事でラットの成長が維持できるかどうかを試験することにより明らかにされた。しかし，ラットとヒトという種の重要な違いはこの比較を限られたものにする。さらに，成長遅延モデルはラットでは有効であるが，ヒトには適用できない。

ヒトのアミノ酸必要量を研究する方法はNバランス法である。総N量は十分であるが，IDAAが欠乏した食事は，各アミノ酸が十分な量存在している時，そしてタンパク質合成に必要なIDAAが十分に摂取される時にのみタンパク質が合成されるので，正のNバランスをもたらすことはできない。その時，タンパク質に合成されない他の非制限IDAAおよび可欠アミノ酸の過剰に身体は直面する。したがって，これらのアミノ酸は尿素にまで酸化されなければならず，Nバランスは負となる。

Roseらの古典的な研究は，個々のアミノ酸が欠乏した食事をヒトに与え，Nバランスを測定した。彼らは，成人の食事に欠乏していると8種のアミノ酸がNバランスが負になることを明らかにした[123,124]。これらのIDAAを合成するための経路は見つかっていないが，これらのアミノ酸のいくつかはその最初の段階が可逆的にアミノ基転移がなされる分解経路を有している。例えば，BCAA（分枝鎖アミノ酸）はアミノ基転移を受けて分枝鎖ケト酸となるが，この過程も同様に可逆的である[125]。例えば，IDAAをそのケト酸類似体と置換することによりラットの成長を維持できる。腎疾患のような病的状態においては有害となる窒素を付加することなく，いくつかのIDAA（例：分枝鎖アミノ酸）の炭素骨格を投与する様々な処方が提案された[126]。

可欠アミノ酸は不可欠になることがありうるか。可欠アミノ酸が体内でつくられれるよりも速く使われるならば，その条件では不可欠となる[2]。例えば，チロシンとシステインはフェニルアラニンとメチオニンからつくられるが，フェニルアラニンとメチオニンの摂取量が不十分であると，チロシンとシステインもまた欠乏し，不可欠となる。この問題は，乳児から高齢者にわたる一生涯，また病気と健康にわたって評価されなければならない。例えば，成長中の胎児や乳児では，アミノ酸代謝の酵素は違った速度で成熟する。ヒスチジンは乳児では不可欠であるが，健康な小児や成人では必ずしも必要ではない[6,127]。したがって，「不可欠」あるいは「可欠」の分類は，(a) 動物種，(b) 成熟度（すなわち，乳児，成長期の小児あるいは成人），(c) 食事，(d) 栄養状態，および (e) 病態生理学的状態に依存している。必要量以上に投与された特定のアミノ酸が臨床状態を軽快あるいは改善させる性質をもつかどうかも考慮すべきである。それらが重要となる各集団で，これらの考慮をなんとか評価しなければならない。

▶タンパク質必要量

タンパク質必要量の算定においては，アミノ酸Nの量とその質，すなわち消化吸収率とIDAA含有量の両方を考慮しなければならない[6]。タンパク質の栄養価を測定する最も単純な方法は，そのタンパク質がラットなど若い成長期の動物の成長を促進する能力を測定することである。動物の成長は，IDAAに依存する新しいタンパク質の合成に依存する。ラットの成長変化は数日間で測定することができるので，タンパク質/アミノ酸食の質（組成）の相違を比較するために，成長期のラットがよく用いられてきた。この方法は倫理的にヒトに適用できないので，ヒトの必要量を算定するためには他の方法が適用されてきたのである。

要因加算法

無タンパク質食をヒトに食べさせると，アミノ酸酸化と尿素産生の速度は，身体がその資源を保存しようとして数日間にわたって減少するが，アミノ酸酸化と尿素産生はゼロにまでは低下しない（**図1.7**）。いくらかの不可避的アミノ酸酸化と尿素産生，種々のN喪失は必ずある（**表1.9**）。要因加算法は，無窒素食を摂取している成人について，すべての経路からの考えられうる損失を算定する。1日の最低タンパク質必要量は，種々の不可避的N喪失の合計に匹敵する量であると見なされる。

これらの喪失を算定するために種々の研究が行われてきており，その結果は一覧表にされ，後の1985年国連食糧農業機関（FAO）/WHOの報告書の基礎として用いられている[128]。その時点では，温暖な気候における男子で総不可避的内因性喪失は54 mg/kg/日と見積もられ，それは0.34 g/kg/日のタンパク質摂取量に相当する（そこでは1 g N = 6.25 gタンパク質）。しかし熱帯地方に住む人々に対しては，その上にさらなる不可避的内因性損失を付加しなければならない。それからこれらの値は，食事タンパク質利用の非能率および摂取したタンパク質源の質（アミノ酸組成と消化率）を補正するために高い方に調整される。小児と妊婦あるいは授乳婦では，その推奨量に，成長と乳汁産生のためのタンパク質量（理論的に決定された）が付加される。明らかにこの方法は，タンパク質飢餓条件におけるN喪失の外挿に基づいており，N欠乏に対する適応を反映している。しかしそれは，実際の摂取レベル付近の健常人の正常の代謝とN必要量を反映していないかもしれない。RandとYoung[129]はまた，タンパク質摂取とN貯留の関係は曲線的であり，したがって不可避的N喪失をタンパク質必要量に外挿する時に面倒なことになる。それゆえ，2002年以降の最も最近の報告は，タンパク質必要量算定において要因加算法にごくわずかしか重きを置かず，出納法により重点を置いている[63,130]。

バランス法

バランス法では，被検者に種々の量のタンパク質あるいはアミノ酸を与え，特定のパラメータのバランス（通常はNバランス）を測定する。十分な食事タンパク質量とは，中性のあるいはわずかに正のNバランスを維持するような摂取レベルのことである。バランス法は，乳児，小児，妊婦のN摂取を滴定するために用いることができ，その時の終了点は新しい組織の適当な蓄積を可能にするに足る正のNバランス値である。バランス法はまた，要因加算法による算定値の正当性をテストするために有用である。一般に，食事性タンパク質摂取量を滴定するNバランス研究では，要因加算法により予想されるよりもタンパク質必要量は高値となる。

Nバランス法には小さくはない重要な誤差がある[6,42,129,131]。尿採集はN喪失を過小評価する傾向があり，摂取は過大評価される傾向がある。最善の推測値である雑多な喪失は，小さいが，相当な誤差を含んでいる。これらの要因は両方の方法に影響するが，出納法における問題は，ゼロバランスを測定するために食事摂取量を「滴定する」こと，そしてタンパク質摂取量が明らかな不足から十分な状態まで増加した時，反応が非直線的であることである[129,131]。メタアナリシスにより，Randら[6,131]はタンパク質必要量算定に関するすべての窒素出納研究を系統的に展望した。すべての因子の非常に注意深い分析を通して，2002年のFood and Nutrition Board報告はその研究結果を採用し，19歳以上の男女のタンパク質推定平均必要量（EAR）の中央値を0.66 g/kg/日に設定した[130]。この推奨量は，たいていのNバランス試験は多分十分と思われるエネルギー摂取量のレベルで行われ，そしてNバランスはエネルギー摂取量に影響されると見なしている。エネルギー摂取量を必要量以下に減少させると，タンパク質摂取量が必要量付近の時，Nバランスはゼロから負になる。さらに，推奨量は摂取されたタンパク質の質と消化率を考慮する。一般に，卵白に劣る質と消化率のタンパク質が摂取されていると仮定され，補正係数を適用する。

タンパク質推奨量

1989年に，全米研究評議会，米国医学研究所の食糧栄養委員会小委員会は，ほぼ1985年FAO/WHO/国連大学委員会報告に基づいたタンパク質とアミノ酸の推奨量（recommended dietary allowance：RDA）を改定した[132]。2002年に食糧栄養委員会は，タンパク質とアミノ酸を含む一連の多量栄養素の食事摂取基準の新しい報告を作成し，2005年に発表した[130]。**表1.11**に示したタンパク質のRDAは2002年報告に基づいており，良質の，消化の良いタンパク質を用いたNバランス研究のデータ（要因加算法のデータではなく）を反映している。データはタンパク質のEARとして示されている。EARは，集団の半分の人でNバランスがゼロとなるタンパク質摂取量を反映している。そして，基準タンパク質のRDAを求めるために，その値を標準偏差の2倍増しにして集団の97.5%をカバーする。例えば，若年成人男性の研究から，RDAのEARを0.66 g/kg/日から0.80 g/kg/日に増加させた[130]。

RDAに成長と組織の増大を考慮しなければならない特別な場合がある。妊娠時，授乳時および乳児と小児である。

表1.11 正常な人に対する良質標準タンパク質の推奨量

年齢（年）	体重（kg）		EAR[a]（g/kg/日）	RDA[b]（g/kg/日）
0～0.5	6			1.52[c]
0.5～1	9		1.10	1.50
1～3	13		0.88	1.10
4～8	20		0.76	0.95
9～13	36		0.76	0.95
	男	女		
14～18	61	54	0.72	0.85
>18	70	58	0.66	0.80

[a] EAR：推定平均必要量。グループ内の半数の人の栄養素推定必要量に見合う摂取量。
[b] RDA：推奨量。グループ内のほとんどすべての人（97.5%）の栄養素必要量に見合う摂取量。
[c] 6カ月齢までの乳幼児の値は，成長速度，栄養素の正常の血中濃度，その他の健康の機能的指標を含む規定の栄養状態を維持すると思われるに十分な推定摂取量である。この値はRDAと同じではない。
(Data from Food and Nutrition Board, Institute of Medicine. Proteins and amino acids. In：Dietary Reference Intakes for Energy, Carbohydrate, Fiber, Fat, Fatty Acids, Cholesterol, Protein, and Amino Acids. Washington, DC：National Academy Press, 2002, with permission.)

妊娠時には，母体の体重増加と満期平均出生時体重に基づき925 gと算定されている。それから，出生時体重の変動（+15%），および食事性タンパク質の胎児，胎盤と母体組織への想定の転換効率（+70%）を補正して，タンパク質増大量を妊娠3期に分け，第一，第二，第三妊娠期にそれぞれ基準タンパク質摂取量を+1.0，+6.3，+10.6 gタンパク質/日増加させる[130]。組織貯留量とその増加を維持するための量の不確かさを代償するために，第二，第三妊娠期に必要な食事へのタンパク質付加量は，EARで+21 g/日あるいはRDAで+25 g/日を妊娠時の必要量に付加すると算定されている[130]。

授乳婦もまた付加的なタンパク質摂取が必要である。要因加算法および，母乳のタンパク質含有量のデータ，乳汁分泌量，それに食事性タンパク質の新しく合成された乳タンパク質への推定転換効率50%を用いて，授乳の最初の月には+23.4 g/日のタンパク質をEARに加える必要があるとされた。2カ月目にはEARは+22 g/日に，そして4～6ヵ月目には+18.3 g/日に低下する[130]。女性間の変動を代償するために，授乳1ヵ月目の女性では，EAR値はRDAより+25 g/日増加させる。

▶アミノ酸必要量

個々のアミノ酸の推奨摂取量は大部分1950年代のW. C. Roseらの先駆的仕事に基づいている[123]。IrwinとHegstedはそれらの研究と1971年以前に発表されたアミノ酸必要量の他の研究を展望した[133]。Roseの研究はすべて，摂取Nを結晶アミノ酸混合にした食事を与えられた若年成人男性についてのNバランス試験である。単一アミノ酸の摂取量を変化させ，Nバランスが測定された。アミノ酸食は経費がかかり，種々の摂取レベルで一連のNバランス試験を行うのは非常に困難であったので，Roseらは各アミノ酸ごとに限られた数の被検者についてしか研究することができなかった。限られた数の被検者のNバランスデータを解釈する際の問題は，これらのデータの集団への適用をぼやけさせる[134～136]。しかしRoseらのデータは，何年間も成人のアミノ酸推奨量のための主要な基礎であった。

直接アミノ酸酸化法

Youngらにより代わりの方法がとられた[135,137,138]。彼らの直接アミノ酸酸化（direct amino acid oxidation：DAAO）法は，食事の充足の指標としてアミノ酸酸化を用い成長期の動物のアミノ酸必要量を算定したHarperらの方法に基づいている。特定の各アミノ酸の摂取を不十分にした動物では，欠乏アミノ酸の酸化が不可避レベルにまで減少する。食事中に欠乏したアミノ酸の酸化は，必要量レベルになるまで不可避酸化レベルのままである。食事性アミノ酸摂取レベルが必要量以上増加すると，過剰のアミノ酸は酸化される。したがって，アミノ酸酸化をアミノ酸摂取量に対してプロットすると，必要量以下の平坦な線（不可避酸化を示す）と必要量以上の上昇する曲線（過剰に摂取されたアミノ酸の酸化を示す）の2本の線となる。そのアミノ酸の必要量は2本の線の交点，すなわち過剰アミノ酸の酸化が始まる点である。

DAAO法は，必要量を測定するために，テストアミノ酸摂取量に対する関数としてのアミノ酸酸化の変曲点を用いる。アミノ酸酸化は，食事中の量を変化させるテストアミノ酸の^{13}C-あるいは^{14}C-標識アミノ酸を投与して測定される。トレーサーアミノ酸は各食事期の終わりに投与される。DAAO法は，健康な成人のイソロイシン，ロイシン，リシン，フェニルアラニンとチロシン，およびバリンの必要量を算定するためにYoungらによって用いられた[137,138]。

指標アミノ酸酸化法

Zelloら[139]は，アミノ酸必要量の測定に異なる方法，指標アミノ酸酸化（indicator amino acid oxidation：IAAO）を用いた。食事中のレベルを変化させるのと同じアミノ酸のトレーサーを投与してその酸化を測定する代わりに，彼らはNバランスの指標として他のIDAAトレーサーの酸化を用いた。単一アミノ酸が食事中に欠乏する時，1つのテストアミノ酸が欠乏している時にタンパク質に取り込まれず過剰となったIDAA酸化により尿素産生が増加するので，Nバランスは負となる。前述のように，尿素産生の増加の測定は問題をはらむので，炭素標識アミノ酸トレーサーを用いる代わりにアミノ酸トレーサーを用いた指標アミノ酸の酸化が測定される。食事からのテストアミノ酸の摂取が必要量以下に低下すると，過剰のアミノ酸は消費されるので指標アミノ酸の酸化は増加する[140]。この方法の一例を**図1.14**に示す。この例では，種々のレベルの食事性トレオニンを摂取させた若年成人男性に，指標アミノ酸として［1-^{13}C］フェニルアラニンを投与する[141]。その他のすべてのアミノ酸の摂取量は一定（指標アミノ酸のフェニルアラニンも含め）とする。必要量以上のトレオニン摂取ではフェニルアラニン酸化は一定であるが，トレオニン摂取がトレオニン必要量以下に減少するとフェニルアラニン酸化は次第に増加する。**図1.14**の2本の線が交わる変曲点はトレオニン摂取量の平均EARを示す。トレオニン摂取のRDAは，EARに信頼区間の2倍を加えて定められる。

この方法の鍵は，酸化を正確に精密に測定でき，食事中の量を変化させるテストアミノ酸とは別の指標アミノ酸トレーサーが利用できることである。［1-^{13}C］フェニルアラニンを指標アミノ酸としてこの方法を用いて，Elangoらはいくつかの異なったアミノ酸の必要量を決定した[142,143]。これは，DAAO法により求めた推定値を支持するものである。しかし，指標アミノ酸法の懸念は，食事摂取量を変えた時の適応期間が比較的短い（すなわち，3日）ことである。古典的なNバランス研究では，尿中N排泄が平衡に達するまでに7～10日かかったが，直接酸化を測定するために指標トレーサーを用いることの制約は必要ない。したがって，IAAO法では短い適応期間を利用でき，概してそのようにされている。この短い適応期間の効果は十分に明らかにされていない。

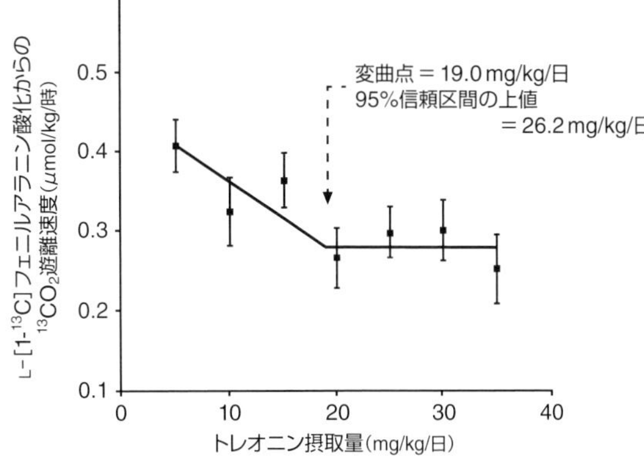

図1.14　トレオニン摂取量を変化させた若年の成人男性における指標アミノ酸トレーサー［1-^{13}C］フェニルアラニンの二酸化炭素（$^{13}CO_2$）への酸化。フェニルアラニン酸化は，トレオニンの食事性必要量以上では一定であるが，トレオニン摂取量が必要量以下に低下するにつれて徐々に増加する。なぜなら，トレオニン摂取量の制限が身体のタンパク質合成量を制限し，指標アミノ酸のフェニルアラニンを含む過剰のアミノ酸の酸化を起こすからである。したがって，2本の線の間の変曲点は，これらの被検者のトレオニン必要量を示す。*CI*：信頼区間。

(Reprinted with permission from Wilson DC, Rafii M, Ball RO et al. Threonine requirement of young men determined by indicator amino acid oxidation with use of L-[1-(13) C] phenylalanine. Am J Clin Nutr 2000 : 71 : 757–64. Copyright American Society for Clinical Nutrition.)

24時間トレーサーバランス法

われわれは摂食時のみではなく，1日24時間アミノ酸を酸化している事実を説明するために，DAAOとIAAOに最後のひねりが加えられた。El-Khouryらは，DAAO法でロイシン必要量を測定するために，種々のレベルのロイシンを摂取させた被検者に［1-^{13}C］ロイシントレーサーを24時間投与した[144,145]。Borgonhaらは，トレオニン必要量を測定するために，種々のレベルのトレオニンを摂取させた被検者に，IAAOトレーサーとして［1-^{13}C］ロイシンを24時間投与した[146]。ヒトのアミノ酸必要量を再定義するために，YoungとBorgonhaのグループの2つの研究などこれらと同様の研究がなされ，それらを合わせてアミノ酸摂取推奨量に用いられた[147]。それらの推奨量は，数個のIDAAに関して，以前に主にNバランス法により求められた値よりもかなり大きかった。

食糧栄養委員会およびFAO/WHO/UNU双方の2002年の会議におけるIDAAのRDAに関する2002年報告は，現行の推奨量を作成するにあたり，最近の安定同位元素トレーサー研究から多様な新しいデータを考慮した[6,130]。乳児，小児と成人の現行の推奨量を**表1.12**に示す。2002年報告では，乳児の大部分のアミノ酸のRDAは低下した。

表 1.12 各年齢層の食事性アミノ酸推奨量の算定（mg/kg/日）

アミノ酸	乳児 7〜12ヵ月	小児		成人（>18歳）	
		1〜3歳	4〜13歳	FNB[a]	FAO/WHO[b]
ヒスチジン[c]	32	21	16	14	10
イソロイシン	43	28	22	19	20
ロイシン	96	62	48	42	39
リシン	89	58	45	38	30
メチオニン+システイン	43	28	22	19	15
フェニルアラニン+チロシン	84	54	41	33	25
トレオニン	49	32	24	20	15
トリプトファン	13	8	6	5	4
バリン	58	37	28	24	26

FNB：Food and Nutrition Board, FAO/WHO：Food and Agriculture Organization/World Health Organization.

[a] Data from Food and Nutrition Board, Institute of Medicine. Proteins and amino acids. In：Dietary Reference Intakes for Energy, Carbohydrate, Fiber, Fat, Fatty Acids, Cholesterol, Protein, and Amino Acids. Washington, DC：National Academy Press, 2002.

[b] Data from Food and Agriculture Organization/World Health Organization/United Nations University. Protein and Amino Acid Requirements in Human Nutrition. Geneva：World Health Organization, 2007.

[c] 幼児より上の年齢の必要量は測定されていないが，小児と成人のヒスチジン推奨量は，それぞれの年齢層のタンパク質推奨量のヒスチジン含量に基づいて決められた。

小児のRDAは主にBCAAで減少したが，DAAOとIAAO法のデータの得られるアミノ酸のRDAはかなり増加した（**表 1.12**）。

ヒスチジン

ヒスチジンはラットの食事では不可欠であることが示されてきたが，ヒトの成人で不可欠であることを明らかにするのは困難であった[134]。限られた成人における研究では，ヒスチジン必要量は2 mg/kg/日以下と考えられる[148]ことが示されている。しかしこの必要量は，生理学的に正常の被検者で明らかにされてはいない[124]。ヒスチジンが成人で不可欠であると証明されたのは大部分腎不全の研究に限られている[4]。現行のヒスチジンのEARは10〜14 mg/kg/日（**表 1.12**）で，大部分タンパク質のヒスチジン含有量とタンパク質のRDAに基づいている。

ヒトでヒスチジン合成経路が存在するというエビデンスはほとんどないのに，どうして成人でヒスチジンが不可欠がどうかを明らかにするのが困難なのだろうか[13]。それは，ヒスチジン必要量が小さく，体内のヒスチジン貯蔵が大きいからである[4,124]。ヒスチジンは特にヘモグロビンとカルノシン（ジペプチドのβ-アラニルヒスチジン，筋に大量に存在する）に多く含まれる。さらに，量はわからないが腸内細菌がヒスチジンを合成し，それをヒトが吸収し，利用しているかもしれない。欠乏の影響を観察するためにはヒスチジンを1ヵ月以上食事から除かなければならず，その影響も従来からの指標（Nバランス）の変化ではなく，ヒスチジン欠乏の間接的なものである（ヘモグロビンの低下と血清鉄の上昇）。PencharzのグループのKriengsinyosらは，成人に無ヒスチジン食を48日間与え，定期的に［1-^{13}C］フェニルアラニンを用いてタンパク質代謝回転を測定した[127]。次第にタンパク質代謝回転は小さな有意の低下を示したが，尿中Nあるいは3-メチルヒスチジン排泄は変化しなかった。その研究では，成人のヒスチジン必要量を直接測定することはできなかった。したがって，ヒトでヒスチジン合成の直接の証拠はほとんどないが，成人で食事性ヒスチジン摂取の必要性はいまだ大部分推論上のものである。

▶タンパク質の質の評価

タンパク質の「質」は，動物の成長を支える能力によって定義される。より良質のタンパク質はより速い成長をもたらす。そのような成長速度の測定は，タンパク質にとって重要な実際の要因を評価する。すなわち，(a) IDAAのパターンと含有量，(b) 混合物中の可欠アミノ酸対IDAAの相対量，(c) 食べた時の消化率，(d) トリプシンインヒビターやアレルゲン刺激のような毒性物質の存在，である。アミノ酸処方やタンパク質源の質を明らかにする方法は，一般的に経験的な生物学的分析と評点法の2つに分類される。

生物学的分析法

「最も良質のタンパク質」とは，若い動物の最大成長をもたらすタンパク質と見なされている。ラットは成長が速く，タンパク質貯蔵が限られており，代謝速度が速いので，若い成長期のラットでは短期間に欠乏やインバランスを見つけることが容易である。タンパク質効率（protein efficiency ratio：PER）は，若い成長期のラットの数日間の体重増加（g）を摂取した試験タンパク質量（g）で割って求められてきた。明らかに，食事期間，年齢，開始時の体重および用いたラットの種が重要な変数となる。典型的には，10日〜4週間，9〜10%タンパク質（重量%）を与えられた21日齢のオスラットが用いられてきた。例えば，一連の試験でタンパク質効率は，カゼイン2.8，大豆タンパク質2.4および小麦グルテン0.4で，それはわれわれがすでに知っていること，すなわちグルテンは質の良くないタンパク質であるということを示している。そのような方法は，経腸栄養や静脈栄養に使われる臨床処方の相対的な有効性を決めるには有用であった[149]。IDAAと可欠アミノ酸混合物の最適処方は，最も速い成長をもたらすはずである。しかし，この方法の結果はヒトにあてはめる時，ヒトの個々のアミノ酸必要量がラットのそれらと似ていない程度に応じて食い違う。しかしこの方法は，新規タンパク質を卵タンパク質のような標準タンパク質と比較する場合は非常に有用で，相対的消化率などの他の要因を評価することはできる。

評点法

タンパク質の質の指標として動物の成長を用いずに，栄養処方のアミノ酸パターンや特定の食事性タンパク質源の定量的栄養価を求めるための様々な方法が開発されてきた。そのため，値は，処方中の個々のアミノ酸の量と重要性に基づいている。これらの評点法は，どの動物に対してもアミノ酸含有量の観点からタンパク質の質を定義するのに応用することができる。1946年にBlockとMitchellは，体内のタンパク質合成部位で，合成されるタンパク質中と同じ比率で同時にすべてのアミノ酸が供給されなければならないことを指摘した[150]。どの可欠アミノ酸も不足していないと仮定して，彼らは，必要な最適量と比較して最も不足しているIDAAからタンパク質の栄養価を決定できると提案した。この「第一制限アミノ酸」という着想から，化学評点法の概念が生まれ，それはヒトの食事性必要量を評価する重要な報告に取り込まれてきた[6,130]。この方法の鍵は，アミノ酸組成の上から「最も良質」と考えられる標準タンパク質に「対して」，試験タンパク質が定義されるということである。歴史的には，動物で最大成長を示すタンパク質が最良のタンパク質と考えられた。その結果，ヒトの食事で最も広く消費されるタンパク質源の卵と牛乳が標準タンパク質として用いられた。

異なる栄養処方を比較するのに動物実験や臨床研究を必要としないので，評点法は適用するのが容易である。タンパク質の化学価は2段階で計算される。最初に，標準タンパク質あるいはIDAAの標準パターンを用いて，試験タンパク質の各IDAAのスコアが計算される：

$$\text{IDAA スコア} = \frac{(\text{試験タンパク質あるいはアミノ酸混合中の IDAA 含量})}{(\text{標準タンパク質あるいはアミノ酸混合中の IDAA 含量})} \times 100$$

次いで，最低のIDAAスコアを選ぶ。最低のスコアのアミノ酸は制限アミノ酸と定義される。そしてそのスコアが試験タンパク質の化学価として割り当てられる。

一般に，最もよく見られる制限アミノ酸は穀類のタンパク質で含有量の少ないリシン，および含硫アミノ酸，トレオニンとトリプトファンである。分枝鎖アミノ酸とフェニルアラニン/チロシンは通常制限アミノ酸ではない。評点法は，IDAAのバランスがとれていないタンパク質がバランスのとれたタンパク質ほどにはよくないということを明らかに指摘した。この方法は，個々のタンパク質や特定の食物源からのタンパク質の質を評価するのに有用なツールである。

タンパク質の不可欠/可欠アミノ酸比

新しいタンパク質の蓄積速度は成熟するにつれて減少するので，タンパク質必要量は乳児以降減少する（**表1.11**）。しかし，**表1.12**のIDAA必要量の変化を**表1.11**の年齢別総タンパク質必要量と比べると，年齢にともなう低下はタンパク質必要量よりもIDAA必要量のほうが大きい。IDAAは，乳児と低年齢の小児ではタンパク質必要量の30%以上を占めるが，高年齢の小児では20%に低下し，成人ではさらに11%にまで減少する。年齢とともに，IDAAのアミノ酸必要量に占める重要性は減少するので，可欠アミノ酸摂取量は増加し，摂取量に占める割合は増加するはずである。しかし，そのような代用は必ずしも起こらない。摂取するタンパク質の型（例：乳タンパク質摂取量の減少）の変化を除いて，われわれはおそらくRDAレベルかそれ以上食べ続ける。タンパク質が良質であれば，そのアミノ酸のほぼ半分をIDAAとして供給する。したがって，成人が適切にタンパク質のRDAに見合うだけの良質タンパク質を摂取すると，個々のIDAAの供給量は必要量よりも過剰となるであろう。一般に，タンパク質を必要量以上摂取する時，推奨量[6,130]が提案しているIDAA摂取量の最低量を成人が満たすことは難しくない。

▶疾患時のタンパク質とアミノ酸の必要量

ここまでの議論のほとんどは，生理学的に正常な個人のアミノ酸・タンパク質代謝を中心に行った。アミノ酸・タンパク質必要量に対する疾患の影響についてすべては言及できないが，2〜3の重要な点について述べる。第一に，エネルギーとタンパク質の必要量は，**図1.13**に示すように，互いに結びついている。代謝速度が上昇すると，体タンパク質は燃料として使うために（アミノ酸酸化），また糖新生のための炭素供給として動員される。いくつかの病的状態は代謝速度を亢進させる。第一は感染症であり，発熱の始まりは代謝速度亢進の証明である。第二は，外傷，火傷，あるいは外科手術などの傷害である。代謝亢進状態の開始にともなって，尿素産生の増加で測定される特徴的なタンパク質喪失の増加が起こる。David Cuthbertsonは1930年に，単純な骨折が尿中に著明なN喪失をもたらすことを報告した[151]。それ以来，傷害と感染の代謝亢進状態の研究が無数に行われた。

ほとんどの人にとっては，被る傷害は最小で，限られている。すなわち，発熱は2日で治まり，傷害は治癒する。生理学的に正常で健康な人では，全身タンパク質代謝に対する傷害の影響は1回の絶食と同じくらい非常に小さい。しかし，慢性の長期にわたる疾患や年齢や他の要因により弱っている患者では，代謝亢進状態の開始は著明な，危険なNの喪失をもたらすかもしれない。

第二の点は，改善が必要な代謝状態の診断は簡単であっても（例えば，N喪失の増加と体タンパク質の消耗），栄養サポートにより問題を改善するのは，そう単純ではない。通常，根底にある疾患が単純なアミノ酸の栄養的な置換に抵抗したり，複雑にしたりする。外傷と感染症は，N喪失の予防が非常に困難な古典的な問題である。経腸的に（口から，あるいはチューブで）あるいは非経口的に（経静脈投与により）付加的に栄養素を供給することにより傷害時のN喪失を軽減できるかもしれないが，逆転することはない。

代謝亢進状態を明らかにするために，単純な手段が用いられる。エネルギー消費量測定のための間接カロリメトリーおよびタンパク質喪失を追うNバランスである。これらの測定法は，そのような患者でN喪失を軽減することは，より多くのカロリー，より多くのアミノ酸，あるいは異なるアミノ酸組成のものを供給すればよいというほど単純ではない。明らかになったことは，栄養問題は存在するが，栄養的置換はその問題を改善しないということである。その代わりに，その状態を起こしている代謝要因を明らかにし，改善しなければならない。Wilmoreは代謝亢進状態をもたらす要因をストレスホルモン（コルチゾール，カテコールアミン，グルカゴン），サイトカイン（例：腫瘍壊死因子，インターロイキン），および脂質メディエーター（例：プロスタグランジン，トロンボキサン）の3群に分類した[152]。これらの種々の成分を取り扱う方策が開発されてきた。例えば，インスリンと成長ホルモンがNバランスを改善するための同化ホルモン刺激をもたらすために投与されてきた。あるいは，アミノ酸とタンパク質の代謝に対するメディエーターの効果を明らかにするために，可能性のある1つあるいはそれ以上のメディエーターを健康な人に投与する研究が行われてきた[153]。

ある状態では，特定のアミノ酸投与は病的状態を軽減する薬理学的効果をもたらすかもしれない。例えば，グルタミンとアルギニンあるいは制限アミノ酸の含硫アミノ酸が投与される。グルタミンは筋細胞内と血漿中で最も高濃度に存在するアミノ酸である[154]。グルタミンは多くの細胞で重要な栄養素であり，特に腸と白血球ではグルタミンはエネルギー源として用いられ，またヌクレオチド合成のような重要な過程にも用いられる。グルタミンは細胞培養培地の必須栄養素である。おそらく他の組織による利用の増加の結果，筋細胞内グルタミンレベルが低下するのが傷害の特徴であるので，グルタミンは外傷と感染症では条件的必須となる栄養素として提案されてきた[152,155]。

アルギニンは，免疫系機能を促進する性質をもつ重要なもう1つの可欠アミノ酸である。アルギニンは一酸化窒素合成の前駆体であり[156]，免疫能を変化させ，創傷治癒を改善する栄養素として提案されている[157,158]。正常状態ではアルギニン供給を維持するために十分なオルニチンが合成されると信じられているが，付加的なアルギニン要求量を内因性に満たすかどうか，アルギニンが条件的に不可欠栄養素となるかどうかについてはわからない。例えば，Yuら[159]は，火傷の小児患者で安定同位元素を用いてアルギニン動力学を測定し，アルギニンの *de novo* 合成がほとんどないことを示した。これは，火傷の条件で，免疫系が病原体に曝されている時，身体のアルギニン要求量の増加に対して合成が不十分であることを示唆する所見である。

特定のアミノ酸や補因子を補充することにより改善されるかもしれないが，時には補充は病気の状態に悪影響を及ぼすかもしれない。グルタミン（これは，増殖の速い培養中の樹立細胞に必須である）は腫瘍の成長を加速するかもしれないので，癌患者の食事にグルタミンを補充することは逆効果をまねくかもしれない[160]。同様にアルギニン補充は，一酸化窒素生成の前駆体を供給することになるので，一酸化窒素合成を刺激するかもしれない。しかし，一酸化窒素産生は有益と有害の両方の効果をもつ[156]。特定の栄養素のこのようなあるいは他の応用において，同位元素標識トレーサーの使用は，特定の組織におけるタンパク質合成と分解の促進あるいは抑制の測定のみならず，投与した栄養素の代謝的運命を追跡できるので（^{15}N標識アルギニンを用いた一酸化窒素合成における標識硝酸塩産生），特に有用である。種々の疾患時のアミノ酸とタンパク質必要量を算定することは非常に難しく，多要因法が必要である。

(Dwight E. Matthews／岸　恭一 訳)

2 炭水化物

歴史的概要

人は，農耕社会が現れはじめた約1万年前から，自ら栽培した穀物を消費するようになった。それ以前は，人類は狩猟採集民で，主に肉や野生の植物を食物としていた。ホモサピエンスの歴史を考えると，穀物の多い食物の消費は人類の進化の中で最近の出来事である。近東で育てられた稲は栽培された最古の穀物で，ヨーロッパでのオート麦の栽培は約3,000年前に始められた。サトウキビの起源はパプアニューギニアであると考えられており，世界的な新石器時代の農業革命の時期に，野生の植物から栽培されたようである。パプアニューギニアからの移住者によりサトウキビは，インド，東南アジア，および中国に伝わった。アラブ人はローマ人を征服後，サトウキビをペルシアからヨーロッパと地中海沿岸諸国に持ち込んだが，モロッコの沿岸地域以外では丈夫に育たなかった。十字軍の戦士たちがヨーロッパの宮廷に持ち帰った砂糖は，貴重で贅沢な食事の原材料となった。サトウキビはコロンブスにより，1493年の2度目の航海の際にカリブ人に紹介された。これらの植物は丈夫に育ち，カリブ人によって中央アメリカ，南アメリカおよびカリブ海地域に広がった。粗糖は17世紀の初期までにイギリスやフランスの精製所で取り扱われるようになった。

炭水化物の化学は，1812年にロシアの化学者Kirchoffがデンプンを希酸中で煮沸するとブドウ中に含まれている糖（グルコース）が生成すると報告してから発展した。1844年，Schmidtは炭水化物を炭素，水素および酸素を含む化合物であると定義し，糖が血液中に存在することを示した。動物の肝臓や筋中の炭水化物の貯蔵型であるグリコーゲンは，フランスの著名な生理学者Claude Bernardにより1856年に発見された。

現在では，8つの主な穀物（小麦，ライ麦，大麦，オート麦，トウモロコシ，米，ソルガム，およびキビ）とともに，砂糖は世界中で生産され，消費されている。欧米で消費されている2つの主な穀物は小麦とトウモロコシである。1960年代の初期からの収穫技術および病気に抵抗力のある植物を育てる品種改良の技術的な進歩は，古代のものとは遺伝学的に異なる植物をつくりだした。さらに，1970年代から21世紀にかけて，味が良く，安価な食品を生産するために穀物の精製が行われ，同時に穀物（小麦とトウモロコシ）の消費も48％増加した。全粒穀物の消費と慢性疾患との間の逆相関関係に気づくと，再び全粒穀物の消費を増加させようとする努力がなされた。技術革新により製品と情報にアクセスしやすくなり，食物繊維を多く含む小麦製品，グルテンフリー食品（キヌア，米およびアマランス），他の多くの種類の穀物（ブルガー小麦，カムート〈カムット小麦〉，ライ麦）など，全粒粉の需要が増大した。

定義

炭水化物とは何か。正式には$C_n(H_2O)_n$という化学式で表される化合物で，炭素と水素と酸素とのモル比は1：2：1である。単純な炭水化物には，単糖のヘキソース（例えば，グルコース，ガラクトースおよびフルクトース）および二糖のマルトース［訳注：麦芽糖ともいう］（グルコース-グルコース），スクロース［訳注：ショ糖ともいう］（グルコース-フルクトース），およびラクトース［訳注：乳糖ともいう］（ガラクトース-グルコース）などがある。複雑な炭水化物には，三単糖（グリセロース，$C_3H_6O_3$），四単糖（エリトロース，$C_4H_8O_4$），五炭糖（リボース，$C_5H_{10}O_5$）のような，加水分解により3〜10個の単糖を生じるオリゴ糖がある。五炭糖は核酸の重要な構成要素である。多糖は10個以上の単糖から構成されている，大きくて複雑な化合物である。一般的な多糖には，デンプン，グリコーゲン，ペクチン，セルロースおよびガムなどがある。多糖はエネルギーの貯蔵および構造的な機能を担っている。キチンは窒素を含む*N*-アセチルグルコサミンが重合した多糖で，昆虫や甲殻類などの節足動物の外骨格を形成している。炭水化物は，植物ではデンプンとして，動物ではグリコーゲンとして貯蔵されている（肝臓は重量比で6％以下，筋は約1％のグリコーゲンを含んでいる）。植物の種類により，含まれているデンプンの種類も異なる。例えば，ダリア，アーティチョークおよびセイヨウタンポポの塊茎や根に存在するイヌリンは，加水分解するとフルクトースのみを生じる。すなわち，イヌリンはフルクトースのみから構成されている多糖であるフルクトサンの一種である。セルロースは，グルコースがβ（1-4）結合で結合した長い直鎖上の構造体で，水素結合で強化されている。セルロースは植物の骨組みを形づくる主な成分であり，ヒトはβ（1-4）結合を加水分解する腸のカルボヒドラーゼをもっていないので，それを分解できない。それゆえに，セルロースは植物性食品の容積を増加させる食物繊維と考えられている。しかし，細菌の酵素はセルロースを分解することができる。ヒトの結腸では，少量の繊維あるいはセルロースは細菌の酵素で分解される。しかし，結腸内での細菌によるセルロースの消化は，ヒトにはエネルギーをほとんど供給しない。

食物中の炭水化物

前述したように，炭水化物は天然に存在する化合物とそれらの誘導体の大きな集団である（**図2.1**）。しかし，比較的少数の炭水化物が商品として生産されて食品業界で使用されており，代謝的にも重要である。食物中の炭水化物は，ヒトや雑食動物の主要な栄養素である。欧米諸国の成人は1日のカロリー必要量の約半分を食物中の炭水化物から

α-D-グルコース α-D-ガラクトース α-D-フルクトース

マルトース

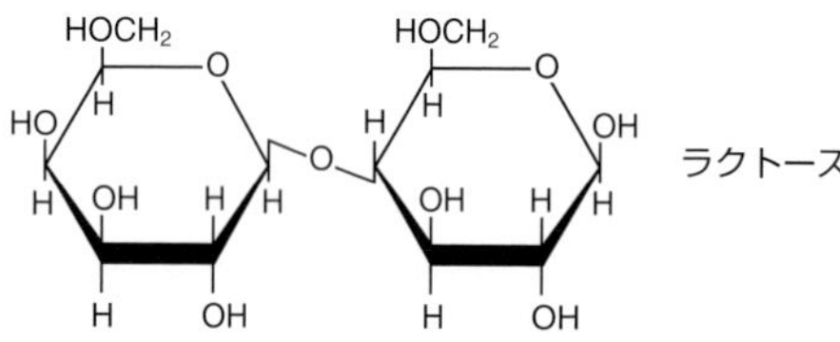

ラクトース

図 2.1 一般的な食物中の単糖および二糖の構造。Haworth 投影式
[訳注：太く書いた結合を手前にした透視図]。

とっている。しかしその他の国々では，少なくとも多くの発展途上国に脂肪とタンパク質の割合が多い欧米風の食品が最近になって導入されるまでは，炭水化物がエネルギーの主な供給源であった。摂取された炭水化物の約60%は多糖，主にデンプンで，二糖のスクロースは30%，ラクトースは10%である（**表 2.1**）。単糖（グルコースとフルクトース）は天然には果物中に存在するが，製品化された食品や飲料中にも主に高フルクトース・コーンシロップ（high-fructose corn syrup：HFCS）として含まれている。ラフィノースやスタキオースのようなオリゴ糖は，マメ科植物中に少量存在する。それらは膵臓や小腸内の酵素では分解されないが（**表 2.2**），結腸内の細菌の酵素により分解される。

消化可能な多糖は，吸収されたり，代謝される前に構成成分の単糖に分解される必要がある。この分解は，唾液腺から分泌されるカルボヒドラーゼであるαアミラーゼにより咀嚼や胃への移動の間に始まり，十二指腸内で膵臓のアミラーゼにより続けられ，小腸内の刷子縁に存在する二糖類分解酵素により完成する（**表 2.2** 参照）[1]。

▶デンプン

食物中の主な多糖であるデンプンは，グルコース単位のみから構成されており，グルコサンまたはグルカンと総称されているホモ多糖である。デンプンは2種類のホモポリマーから構成されている（**図 2.2**）。1つは，（1-4）結合したα-D-グルコースからなるアミロースで，直鎖状である。もう1つは，（1-4）結合および分岐点で（1-6）結合をもつアミロペクチンで，高度に枝分かれしている。植物はアミロースとアミロペクチンを不溶性な半結晶性顆粒として含んでおり，アミロペクチンとアミロースの比率は植物の種類によって異なる（**表 2.3**）。唾液および膵臓のアミラーゼは分子内部のα（1-4）結合に作用するが，外部のグルコース-グルコース結合は切断しない。したがって，唾液と膵臓のアミラーゼにより最終的に生成する切断産物はα（1-4）結合した二糖（マルトース），三糖（マルトトリオース），およびα（1-6）結合をもつデキストリンというオリゴ糖である。

▶デンプンの分解

デンプンの分解は唾液アミラーゼにより口中で始まる。唾液アミラーゼ活性はpH 4以下では抑制されるので，この酵素が酸性の胃の中に飲み込まれた時には，（加水分解は進行しているかもしれないが）酵素的な炭水化物の分解は止まると考えられている。しかし，デンプン，それからの生成物，タンパク質および食物中に存在しているアミノ酸は，すべて胃の酸をやわらげ，加水分解が一部は続くように働いている。したがって，唾液アミラーゼによるデンプンの切断への定量的な関与は過小評価されているようである。十二指腸中の胃内容排出物（乳び）に加えられた膵臓のαアミラーゼは，（1-6）枝分かれ結合を分解できないし，分岐点に隣接している（1-4）結合に対してはほとんど特異性がない。したがって，アミラーゼの作用により1個以上の（1-6）結合をもち，平均して約8個のグルコース単位を含む大きなオリゴ糖（α-限界デキストリン）が生成する。このα-限界デキストリンはα（1-4）グルコシルオリゴ糖の非還元末端から1個のグルコース単位を継続的に除去するグルコアミラーゼ（α-限界デキストリナーゼ）の酵素作用により分解される。マルトースおよびマルトトリオースは，刷子縁に存在する二糖類分解酵素，特にスクラーゼ-イソマルターゼにより遊離のグルコースに分解され，ヘキソース輸送体により腸細胞に運ばれる（**表 2.4**）。

デンプンからα-限界デキストリンへの最初の分解，すなわち管腔内消化は，主に腸内容物の液相で起こる。ヒトでは，アミラーゼが腸細胞の刷子縁表面へ吸着して酵素活性を促進する接触または膜消化の可能性は低そうである[2]。

ヒトでは，通常はαアミラーゼはデンプンの消化の律速因子ではない。しかし，新生児や，特に未熟児では膵臓が消化に十分なαアミラーゼを分泌できないので，デンプンを消化できない。しかし，1ヵ月以内にはαアミラーゼの分泌は増加し，デンプンを完全に消化できるようになる[3]。

▶抵抗性デンプン

デンプンは，通常，調理してから食べる。調理の熱はデンプン顆粒をゼラチン化し，酵素（αアミラーゼ）による消化への感受性を増加させる。しかし，抵抗性デンプン（resistant starch：RS）として知られている一部のデンプンは，アミラーゼと長時間インキュベートしても消化されない。シリアル食品では，RSは乾物中に0.4～2%存在する。ジャガイモでは1～3.5%，豆類では3.5～5.7%存在する。RSは，健常人の小腸内で消化吸収されないデンプンと

表 2.1 食物の主な炭水化物

食物源	穀物	デンプン質の野菜	豆類	果物	砂糖と甘味料	乳
	米 小麦 オート麦 大麦 ライ麦 トウモロコシ	ヤムイモ ジャガイモ スウィートコーン キャッサバ	大豆 エンドウマメ ライマメ	リンゴ オレンジ ブドウ モモ パイナップル バナナ	甘蔗糖 テンサイ糖 モロコシシロップ ハチミツ コーンシロップ	
多糖	デンプン	デンプン	デンプン			
オリゴ糖			ラフィノース，スタキオース			
二糖	マルトース			スクロース	スクロース	ラクトース
単糖				フルクトース グルコース	フルクトース グルコース	

表 2.2 哺乳類の腸細胞刷子縁の主なグリコシダーゼ

グリコシダーゼ	酵素複合体	酵素活性
マルターゼ-スクラーゼ マルターゼ-イソマルターゼ	スクラーゼ-イソマルターゼ	マルターゼ活性の 80%，α-限界デキストラーゼ活性の一部，すべてのスクラーゼ活性，大部分のイソマルターゼ活性
マルターゼ-グルコアミラーゼ	グルコアミラーゼ	すべてのグルコアミラーゼ活性，大部分のα-限界デキストラーゼ活性，マルターゼ活性の 20%，イソマルターゼ活性の数%
トレハラーゼ		すべてのトレハラーゼ活性
ラクターゼ（β-グリコシダーゼ）	ラクターゼ-フロリジン加水分解酵素	すべての中性ラクターゼおよびセロビオース活性
グリコシル-セラミダーゼ（フロリジン加水分解酵素）		大部分のアリル-β-グリコシダーゼ活性

［訳注：スクラーゼ-イソマルターゼはスクラーゼ-サブユニットとイソマルターゼ-サブユニットをもつ酵素で，一般的にはこの名称でよばれている。ラクターゼ-フロリジン加水分解酵素は，ラクターゼ-サブユニットとフロリジン加水分解酵素-サブユニットをもつ酵素。グルコアミラーゼの 2 つのサブユニットは，ほとんど同一の触媒活性をもっている。］

（Adapted with permission from Dahlquist A, Semenza G. Disaccharidases of small-intestinal mucosa. J Pediatr Gastroenterol 1988;4:857–65.）

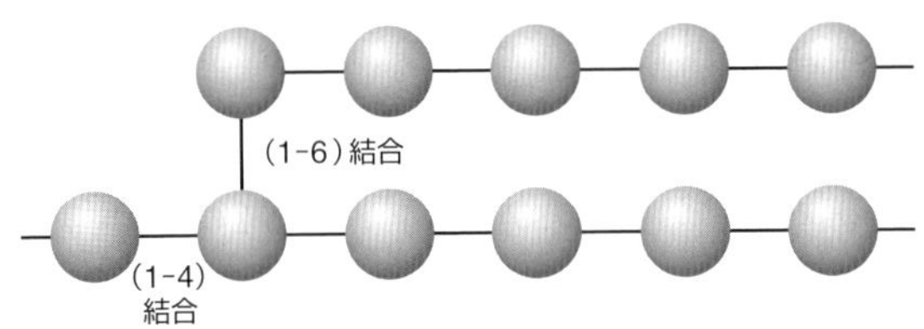

図 2.2 デンプンはアミロース（15～20%）とアミロペクチン（80～85%）から構成されている。アミロースは，枝分かれしていないグルコース残基のらせん状の構造体で，アミロペクチンは（1-4）結合した 24～30 個のグルコース残基（●）が，分岐点で（1-6）結合で枝分かれした鎖である。

表 2.3 種々の植物中のデンプンのアミロースおよびアミロペクチン含量

植物	アミロース (%)	アミロペクチン (%)
トウモロコシ（標準）	24	76
ジャガイモ	20	80
米	18.5	81.5
キャッサバ	16.7	83.3
小麦	25	75

分解物の総称として分類されている[4)]。さらに RS には，次の 3 つの区分がある。物理的に包まれているデンプン（部分的に粉砕された顆粒や種）である RS1，B 型 X 線画像のゼラチン化されていない結晶性顆粒（バナナやジャガイモに見られる）の RS2，退化したアミロース（湿熱でゼラチン化したデンプンを冷却中に生成）の RS3 である。これらの RS は，小腸内で消化されないが，結腸に入ると，そこに生息している細菌（>400 種類）により発酵される。この点では，RS は食物繊維と似ている。RS と吸収されないデンプンの総和は，一般的な欧米型の食事で摂取した全デンプンの約 2～5% で，約 10 g/日である[5)]。結腸での RS の発酵の最終産物は，短鎖脂肪酸（例えば，酢酸，酪酸，プロピオン酸），二酸化炭素，水素およびメタン（腸内ガスと

表 2.4 ヒトの促進拡散グルコース輸送体ファミリー（GLUT1～GLUT5）

型	アミノ酸（N）	染色体部位	ヘキソースの取込みに対する K_m（mmol/L）[a]	主な発現部位
GLUT1（赤血球）	492	1	1～2（赤血球）	胎盤，脳，腎臓，結腸
GLUT2（肝臓）	524	3	15～20（肝細胞）	肝臓，β 細胞，腎臓，小腸
GLUT3（脳）	496	12	10（アフリカツメガエル卵母細胞）	脳，精巣
GLUT4（筋/脂肪）	509	17	5（脂肪細胞）	骨格筋および心筋，褐色脂肪，白色脂肪
GLUT5（小腸）	501	1	6～11（フルクトース）（アフリカツメガエル卵母細胞）	小腸，精子

K_m：ミカエリス・メンテン（Michaelis-Menten）定数。
[a] K_m 値は，記載された組織や細胞へのグルコース（GLUT5 の場合はフルクトース）の取り込みやすさと関連しており，輸送体のグルコースに対する親和性の指標を与えている。

して放出される）である。

RSは結腸内の細菌の成長を促進する。短鎖脂肪酸は動物やヒトの陰窩細胞の有糸分裂を促進する[6)]。しかし，ヒトが結腸の外科的なバイパス手術を受けると，結腸細胞は吸収能力を失い，イオン性の吸収は減少する。細菌の発酵で生成した管腔の短鎖脂肪酸は，結腸細胞により代謝基質として使われ，正常な結腸の機能に必要なようである[7)]。RS，オリゴ糖（イヌリン，オリゴフルクトースなど）および食物繊維（後述）の細菌による消化で生成した酪酸やプロピオン酸のような揮発性の短鎖脂肪酸は，グルカゴン様ペプチド1（glucagon-like peptide-1：GLP-1）やペプチドYY（peptide-YY：PYY）のようなホルモンの遠位胃腸管での発現および産生を促進する。GLP-1やPYYは，胃内容排出を阻害して満腹感に少し寄与し，特にGLP-1はインスリンの分泌と炭水化物と脂質の代謝に有益な影響を与える[8,9)]。

▶食物繊維

食物繊維は最初は，「ヒトの食物酵素により加水分解されない植物の細胞壁の残渣」と定義された。その後，その定義は「ヒトの消化酵素により加水分解されない植物のすべての多糖およびリグニン」と変更された[10)]。可溶性の食物繊維はペクチンおよびハイドロコロイドを含み，不溶性食物繊維はセルロースおよびヘミセルロースを含んでいる[11)]。可溶性および不溶性食物繊維は，結腸の管腔の細菌により発酵される。高繊維食の長期間の摂取は結腸癌の発症を低下させるが，その機構は不明である。研究者は，繊維の容積が結腸の通過を速め，化学物質の吸収を減少させるからであるとか，繊維が発癌物質を吸収するからであると示唆している[6)]（3章参照）。

▶砂糖の機能と性質

デンプンと異なり砂糖は甘いので，ヒトの味覚に明らかな影響を与える。甘みは特異的な受容体に連結している5つの異なる味覚の1つで，他の味覚はこれらが混じったものであると考えられている。甘みは単一の性質のものではなく，各個人は異なる甘味料に対しては異なる甘みを「感じる」能力をもっているようであると一般的に考えられている。ヒトの新生児は甘みを認識して好む。新生児は彼らの主食である乳中のラクトースを甘く感じるので，この発見は驚くべきことではない。ヒトの種々の炭水化物に対する甘みの相対的な評価は，通常はスクロースを100%として決められる。このスケールでは，グルコースはあまり甘くないが（甘味度＝61～70），フルーツの味がするフルクトースはより甘い（甘味度＝130～180）。マルトースの甘さは43～50で，ラクトースは15～40である。HFCSの甘味度は，HFCS-55（55%フルクトース）が128で，HFCS-42（42%フルクトース）が116である。ヒトの進化の途上における最大のエネルギーを含む食物の探索は，甘みは安全とエネルギーを表していることを認識する能力を初期の人類に獲得させたと研究者は考えている。

現在では，砂糖（主にスクロース，グルコースおよびフルクトース）は，食物に甘み，エネルギー，口あたりのよさを与え，かさを増やすために，そして外観および保存性の改善（浸透圧を上げることにより），および発酵（パン，アルコール性飲料で）の目的のために広く使用されている。いろいろな食品および飲み物の味のよさ，外観および貯蔵期間は，スクロースを加えることにより改善される。その例は，パンやケーキおよびビスケット，ジャムおよびゼリー，菓子類，乳製品，塩漬けして乾燥した保存用肉製品，朝食用の穀類加工食品（シリアル），冷凍野菜および缶入り野菜などへの添加である。非常に多くの食物製品への砂糖の添加の結果，砂糖の消費は1970年代から全体として20%増加し，トウモロコシ原料の甘味料は277%増加した[12)]。西洋諸国では，食用砂糖は主に，ソフトドリンク，「ジュース」類，およびスクロースまたはHFCSで甘くしたその他の飲み物に使用されている。飲み物および他の多くの一般的な食品への砂糖の添加は，食用砂糖の摂取量の正確な評価を困難にしている。

細胞へのグルコースの取込み：輸送体

大部分の哺乳動物細胞の代謝エネルギー源はD-グルコースの酸化である。しかし，脂質に富む細胞膜は，グルコースのような親水性の極性分子を通しにくい。ところが，進化の結果，グルコースの細胞への出入りを可能にする輸送方法が出現した。細胞の形質膜［訳注：細胞膜ともいう］に存在する輸送タンパク質はグルコースと結合し，そのグルコースが脂質膜の障壁を横断し，細胞の細胞質または体液へ放出される。

輸送タンパク質には，次の2種類がある。(a) 促進拡散グルコース輸送体のファミリー（**表2.4**），および（b）ナトリウム（Na^+）-グルコース共輸送体（cotransporter〈symporter〉）である。前者はすべての細胞の表面に存在する内在性膜タンパク質［訳注：膜内在性タンパク質ともいう］である。促進拡散グルコース輸送体は，促進拡散という形式で，濃度勾配に従って（高いほうから低いほうへ）D-グルコースを輸送する。輸送するためのエネルギーは，形質膜を横断するグルコースの濃度勾配から得られる。グルコース輸送体はグルコースを細胞内に容易に通過させ，濃度勾配に従って細胞外へも出すことができる。それとは対照的に，Na^+-グルコース共輸送体は，濃度勾配に逆らってのD-グルコースの輸送，すなわち能動輸送に関与している。Na^+-グルコース共輸送体は，小腸の腸細胞および腎臓の（近位）細管の刷子縁に特異的に発現している。肺や肝臓の内皮細胞には低濃度のNa^+-グルコース共輸送体が存在している[13)]。炭水化物代謝に関わるホルモンとともに，促進的グルコース輸送体のファミリーとナトリウム（Na^+）-グルコース共輸送体は共同で，血漿中のグルコース濃度の調節をしており，体細胞のエネルギー源の連続的な供給に関与している。

▶ヒトの促進拡散グルコース輸送体のファミリー

分子クローニングにより最初にグルコース輸送体1（glucose transporter 1：GLUT1）の特徴が明らかにされてから，数種類のヘキソース輸送体が同定され，クローニングされた[14)]。初期に発見されたGLUT1からGLUT4までのグルコース輸送体は，492～524個のアミノ酸からなる類似の分子構造をもつタンパク質である。Muecklerら[14)]は，疎水性・親水性構造予測法を使って形質膜中のGLUT1の二次元方向定位モデルを提案した（**図2.3**）。この分子は，次のa〜cの3つの主な領域をもっている。それらは，(a) 細胞膜の細胞質側に，このタンパク質のN末端およびC末端を含む12のα-ヘリックス鎖，(b) 65個の疎水性アミノ酸からなる細胞内領域（**図2.3**の膜〈M〉領域〈M6〉およびM7），および（c）アスパラギン45に結合したアスパラギン結合オリゴ糖を含む細胞外の33個のアミノ酸切片（M1とM2の間）である。

上記のモデルでは，GLUT1のポリペプチド鎖は形質膜を12回横断しており，N末端およびC末端ともに膜の細胞質側に存在し，*N*-グリコシル部位はN末端側から1番目の細胞質外ループ（M1とM2）に存在していると提案されていた。これらの基礎的なトポロジーの特徴は，タンパク質分解酵素による消化，およびアミノ酸配列に特異的な抗体を使用した研究により確認された。ヒトの赤血球から精製され，リポソーム中で再構築されたGLUT1はα-ヘリックス構造に富み，膜を横断している部分は脂質膜面に直角にα-ヘリックスを形成している[15]。もちろん，**図2.3**はGLUT1の分子構造の二次元モデルである。赤血球内の輸送体を電子線で照射して不活性化する研究では，GLUT1は四量体として存在していることが示されている[16]。5種の促進的グルコース輸送体のアイソフォームの構造，性質，発現部位，および役割に関しては，本文でも簡潔に記述したが，**表2.4**にもまとめた。これらの輸送体は健康や疾病において重要な役割を果たしているので，多くのレビューが発表されており[17〜21]，参照できる。

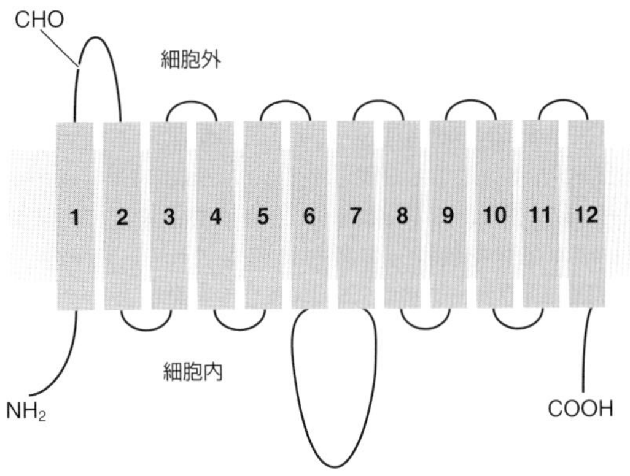

図2.3　細胞膜中（薄い灰色）のグルコース輸送体分子（GLUT1）の二次構造のモデル。膜を横断しているα-ヘリックスは，1〜12の番号をつけた長方形で表し，それらを接続しているアミノ酸の鎖を太線で表した。
(Adapted with permission from Mueckler M, Caruso C, Baldwin SA et al. Sequence and structure of a human glucose transporter. Science 1985;229:941–5.)

GLUT1（赤血球および脳の輸送体）

GLUT1は，最初に分子クローニングで解析されたヒトの赤血球の輸送体である[14]。それは492個のアミノ酸残基から構成されている（**表2.4**）。この遺伝子は染色体1に存在している。GLUT1は，心臓，腎臓，脂肪細胞，線維芽細胞，胎盤，網膜，および脳などの多くの組織に分布しているが，筋や肝臓には少量しか発現していない。脳の毛細血管の内皮細胞には特に多く発現しており，そこではGLUT1は血液脳関門を形成している[22]。赤血球内のD-グルコースの輸送過程は非対称である。その理由は，D-グルコースの取込みの親和性を表す尺度となるミカエリス・メンテン定数（K_m）［訳注：K_mの値が小さいほど親和性は大きい］は約1〜2 mmol/Lであるが，グルコースの流出のK_mは20〜30 mmol/Lであるからである。この非対称は，細胞内の代謝物の結合によりアロステリックに制御されており，アデノシン三リン酸（ATP）により阻害される[23]。この非対称は，細胞外のグルコース濃度が低く，細胞内の必要量が高い時に輸送体を効果的にする。

GLUT2（肝臓のグルコース輸送体）

肝細胞に存在するグルコース輸送体は，赤血球に存在するものとは異なることを多くの生化学的研究が示している。さらに，成人の肝細胞にはGLUT1のmRNAは微量しか存在していない。2番目のグルコース輸送体であるGLUT2のクローニングは，GLUT1のcDNAプローブを用いてラットおよびヒトのcDNAライブラリーをスクリーニングして行われた。GLUT2のアミノ酸配列は，GLUT1と55%同一で，細胞膜中の空間配置もGLUT1と同様である。ヒトのGLUT2は524個（**表2.4**），ラットは522個のアミノ酸を含み，両者のアミノ酸配列も82%同一である。これは，異なる種の間で構造が維持されている良い例である。GLUT2は，肝臓（洞様毛細血管の膜），腎臓（尿細管細胞），小腸（腸細胞），および膵臓のインスリン分泌β細胞で特異的に発現している。

肝細胞では，GLUT2はグルコースに対する親和性が低く（K_m = 17 mmol/L），対称的な輸送をする。すなわち，流入と流出のK_m値がほぼ等しい。この高能力で低親和性の輸送体は，糖新生に続く急速なグルコースの流出には有用である。GLUT2は，ガラクトース，マンノースおよびフルクトースも輸送することができる[24]。

GLUT3（脳のグルコース輸送体）

GLUT3は，最初はヒト胎児の筋のcDNAライブラリーからクローニングされた[25]。GLUT3は496個のアミノ酸を含み（**表2.4**），GLUT1とは64%，GLUT2とは52%同一である。そのアミノ酸配列は，細胞膜中の空間配置がGLUT1と類似していることを示唆している（**図2.3**）。GLUT3のmRNAはすべての組織に存在しているようであるが，成人の脳，腎臓，および胎盤で発現が最も高い。しかし，成人の筋では発現が非常に低い。脳では神経細胞で主に発現している。GLUT3のmRNAは線維芽細胞および平滑筋細胞中にも検出される。これらの細胞はすべての組織に存在しているので，GLUT3の広範囲の発現は当然である。グルコースの輸送に対するGLUT3の親和性は比較的低い（K_m≈10 mmol/L）が，GLUT1（17 mmol/L）よりはかなり高い。GLUT3は精子中にも検出される。精子は男性の生殖管中で解糖を行い，グルコースを精巣上体液より取り込む。

GLUT4（インスリン応答グルコース輸送体）

グルコースは脂肪細胞の細胞膜を横断して輸送され，その速度はインスリンの添加により2〜3分以内に20〜30倍増加する。グルコース輸送のこの増加の一部は，GLUT1の細胞内プールから膜への移動による結果であることが証明されている。しかし，これではグルコース輸送の12～15倍の増加しか説明できないことが定量的な測定から証明された。そこで，他の輸送体がインスリン刺激による輸送の増大に関与していることが明らかとなった。この新しいグルコース輸送体であるGLUT4がラットの脂肪細胞でモノクローナル抗体を使用して最初に同定された。その後，GLUT4は，ラット，マウスおよびヒトのDNAからクローニングされた[24]。GLUT4は509個のアミノ酸残基を含むタンパク質(**表2.4**)で，GLUT1と65%，GLUT2と54%，GLUT3と58%同一である。ラットおよびマウスのGLUT4は，ヒトのそれとは，それぞれ，95%，96%同一である。他のGLUT輸送体のように，細胞膜中の二次元の空間配置もGLUT1で提示されたものと同様である（**図2.3**）。

GLUT4は，インスリン感受性組織，褐色および白色脂肪，骨格筋および心筋の主なグルコース輸送体である。GLUT4は，これらの組織の細胞の，主に細胞内小胞に存在している。インスリン刺激により，小胞は細胞膜に移動して融合しGLUT4分子を放出するので，これらの細胞の膜のグルコース輸送体の分子数は増加する。この過程はグルコース輸送体の密度を増加させ，グルコースを細胞周囲の溶液から細胞内に移動させる能力を高める。すなわち，グルコースの取込みの最大速度を増加させる。この機構により，GLUT4の存在部位とその制御はグルコースのホメオスタシス（恒常性）の重要な要素であり，糖尿病におけるGLUT4の役割は今後も重要な研究課題である。

GLUT5（フルクトース輸送体）

GLUT5は，ヒト[26]，ラットおよびウサギの腸細胞のcDNAライブラリーから単離された。GLUT5は501個のアミノ酸残基を含み（**表2.4**），GLUT1，GLUT2，GLUT3およびGLUT4とは，それぞれ42%，40%，39%，42%しか同一でない。それは主に空腸（刷子縁および基底外側の膜）で発現している。しかし，そのmRNAは低濃度ではあるがヒトの腎臓，骨格筋，脂肪細胞，ミクログリア細胞，および血液脳関門で検出されている。GLUT5はグルコースをあまり輸送せず，まさにフルクトースの輸送体である。それはフルクトースをエネルギー源として使う成人の精子中に高濃度に存在している（精嚢でつくられる精液は高濃度のフルクトースを含んでいる）[27]。GLUT5によるフルクトースの取込みのK_m値は6～11 mmol/Lである。エネルギーのホメオスタシスの制御に重要な膵臓のβ細胞ではGLUT5の発現は非常に低いので[28]，フルクトースはインスリン分泌の刺激にほとんど影響しない[29]。

その他の輸送体

現在，糖輸送体のファミリーには，GLUT6～GLUT14までを含めて14種類あることが知られている[30～32]。このように，Na^+依存性および促進的糖輸送タンパク質の両輸送体とも，同定された種類は増え続けている。異なる組織や細胞中に分布しているこれらの輸送体の組合せや性質は多様なので[33,34]，最初の輸送体が同定された時に考えられたものよりも，糖の輸送，貯蔵および代謝がはるかに複雑である可能性がある。

▶トランスジェニックおよびノックアウトマウスを用いたグルコース輸送体の研究

代謝経路を調べるためには多くの代謝阻害剤を使用できるが，これらの阻害剤の特異性については疑問もある。しかし，分子技術によって動物内の代謝経路でさえも特異的に変えることができる。例えば，1個のタンパク質（例えば，酵素や輸送体）を，正常ではそれが存在しない組織に過剰に発現させたり，特異的な細胞から除去したりすることが可能である。また，部位特異的突然変異は，分子を切断して特異的な構成部位を除去したり変えたりして，分子の機能におけるそれらの役割を研究できる。代謝経路へのこの技術の適用は，グルコース輸送タンパク質の生物学的役割の興味ある洞察を可能にした。

ヒトのGLUT1を筋細胞膜に高発現したトランスジェニックマウスがつくりだされた。そのマウスでのGLUT1の発現の増加は，特定の筋へのグルコースの輸送を3～4倍増加させた。この発見は，GLUT1が休止中の筋へのグルコースの輸送を制御していることを確信させた。不思議なことに，このトランスジェニックマウスのGLUT4のレベルはコントロール群のマウスと同一であったにもかかわらず，インスリンはこのトランスジェニックマウスの筋中へのグルコースの流入を増加させなかった。おそらく，このトランスジェニックマウス中のGLUT1の発現が増加して，グルコースの輸送が輸送体の活性に影響されなくなったのであろう。このトランスジェニックマウスの血漿中のグルコース濃度は食後が18%，絶食後が30%低かったが，筋中のグルコースの濃度は4～5倍，グリコーゲンは10倍高かった。グルコースの経口投与は，正常なマウスのようには血漿中のグルコース濃度を増加させなかったが，グルコースの処理量は増加した。このように，GLUT1輸送体の増加は筋の代謝を変化させるだけではなく，全身のグルコースのホメオスタシスに影響を与える。

げっ歯類の筋や脂肪組織中のGLUT4の過剰発現は，糖尿病の進行を抑制する[35]。一方，すべての組織中のGLUT4を遺伝的に除去されたマウスは，食後の高インスリン症およびインスリン投与後のグルコース低下作用の減衰にもかかわらず，グルコースに対する耐性が悪化した。この発見は，これらのマウスはインスリン耐性であることを示している。しかし，これらのマウスは明白な糖尿病を発症しなかった[36]。げっ歯類，特にマウスでのグルコースの処理能力の研究は，GLUT4の除去により誘起される糖尿病を防御するインスリン非依存性の成分が存在することを示した。さらに，遺伝子操作に使用される動物の遺伝的背景は，表現型に大きな影響を与える。例えば，筋のGLUT4を不活性化したマウスでは，明白な糖尿病とグルコースの毒性が現れた[37]。最後に，脂肪細胞特異的GLUT4の除去は，単離した脂肪細胞中へのグルコースの取込みを妨害するだけでなく，骨格筋や肝細胞ではGLUT4が発現しているにもかかわらず，これらの組織へのインスリン抵抗性を誘導した[38]。これらの結果は，脂肪細胞へのグルコースの輸送により制御される因子が，脂肪細胞以外の組織でのインスリン作用の制御に関与しており，したがって全身でのインスリン感受性にも影響を与えることを示唆している。

インスリン応答グルコース輸送体GLUT4の発現の増加

がヒトやげっ歯類の脂肪細胞に見出され，しかも肥満と関連しているので，脂肪細胞でのGLUT4レベルの増加は肥満に重要なのかという疑問が浮かぶ。そこで，脂肪細胞にヒトのGLUT4を発現するトランスジェニックマウスがつくられた。その結果，脂肪細胞への基礎レベルでのグルコースの輸送は野生型と比べて約20倍増加したが，インスリンによるグルコースの取込みは，コントロール群の15倍の増加に比べてわずか2.5倍であった。おそらく，トランスジェニックマウスの脂肪細胞中ではグルコースの輸送量はもともと多く，インスリンにより活性化される輸送体の数は全輸送量にあまり貢献しないと考えられる。トランスジェニックマウスでも脂肪細胞の大きさは変わらないが，脂肪細胞数は2倍以上で，細胞数の増加を反映して全身の脂肪は3倍近くになった。これらの結果は，脂肪細胞中のGLUT4の特異的な増加は肥満になる可能性を示唆する。

トランスジェニックマウスやノックアウトマウスを使用する1つの限界は，誘導された遺伝子の変化が発生段階の初期に起こることである。その結果，観察される表現型は導入遺伝子が存在するかしないか研究室での測定時期により変わる。あるいは，遺伝子の改変は観察される表現型に寄与する他の過剰な反応を起こす可能性がある。特定の遺伝子の一時的な発現や不活性化を可能にする遺伝子の導入技術が，この欠点を克服するであろう[39]。

▶ナトリウム-グルコース共輸送体および経上皮ヘキソース輸送：小腸および腎臓

小腸と腎臓は，ヘキソースを細胞から血流中へ輸送する特殊な機能をもつ上皮を有する2つの主な器官である。小腸では，成熟した腸細胞の輸送体は，食物中の多糖が分解して生成したヘキソース（D-グルコース，D-ガラクトースおよびD-フルクトース）を取り込む。腎臓では，近位尿細管が糸球体ろ液からグルコースを取り込んで血液に返す。上皮細胞の刷子縁膜に局在するこれらのグルコース輸送体は，GLUT1～GLUT5とは異なる型で，アミノ酸配列のホモロジーもなく，まったく異なるタンパク質ファミリーである。

さらに，これらのグルコース輸送体は，ヘキソースおよびNa^+結合部位をもっており，細胞膜を横断してヘキソースを輸送する。このような特性から，これらの輸送体はナトリウム-グルコース共輸送体と命名されたのである。これらの共輸送体は，細胞のグルコース輸送を内向きなNa^+の電気化学的勾配と結びつけている。細胞の基底外側縁でのNa^+，K^+-ATPaseまたはNa^+ポンプにより維持されている細胞内の低いNa^+濃度は，共輸送体によるグルコースの濃度勾配に逆らっての輸送に力を与える。共輸送体の結合部位に対する糖分子の親和力は，Na^+が輸送体に結合している時のほうが離れている時よりも高い。このように，Na^+の細胞の外側への結合と，その後の細胞内への解離（内部のNa^+イオン濃度が低いために）は，グルコースの結合とそれに続く遊離という濃度勾配に逆行してのグルコースの輸送を可能にする。それから，グルコースは小腸や腎臓の細胞の基底外側膜を横断してGLUT2により輸送されるが，腎臓の直尿細管のS3分節ではGLUT1が発見されている。腎臓のこの部分では，GLUT1はグルコースの経上皮輸送，および細胞の解糖にエネルギーを供給するために血液からグルコースを取り込む過程の両方に関与しているのであろう。

細胞膜中の共輸送体は，存在量が少なく（0.05～0.7％），疎水的性質をもち，しかもタンパク質分解と変性に対する感受性が高いので，通常の生化学的抽出法や精製法ではそれらを単離することはほとんど不可能である。最初にクローニングされ，そのアミノ酸配列が決まったのはウサギの小腸で発見されたナトリウム依存性グルコース輸送体1（Na^+-linked glucose transporter-1：SGLT-1）である[40]。ウサギの小腸の粘膜から単離され，アフリカツメガエル卵母細胞に注入されたSGLT-1のpoly（A）$^+$ mRNAは，ヘキソース類似体であるα-メチルグルコシドのNa^+依存性の取込みを促進し，その反応は輸送体の糖側の高親和性競合剤である植物性グルコシドのフロリジンで阻害された[19]。しかし，フロリジンはGLUT1～GLUT5までの輸送体にはまったく影響を与えない。また，カビの代謝物で，フロリジンのアグリコンであるフロレチンでGLUT1～GLUT5輸送体は阻害されるが，SGLT-1は影響を受けない。細胞膜中のSGLT-1の空間配置は，そのアミノ酸配列から推測された。それはグルコース輸送体ファミリーのように，12個の膜を横断するα-ヘリックスをもつ巨大なポリペプチドである（**図2.4**）。そのポリペプチドは1ヵ所でグリコシル化されているが，それは機能にはほとんど影響を与えない[41]。SGLT-1の放射線照射による不活性化の分析では，膜中ではSGLT-1は四量体を形成し，664個のアミノ酸から成る。

最近，SGLTの3つの異なるアイソフォームが存在することが示され，SGLT-1，SGLT-2（672個のアミノ酸）およびSGLT-3と命名された[18]。SGLT-1とSGLT-2はグルコースとNa^+の結合比が異なる。SGLT-1は高親和性の共輸送体で（K_m≈0.8 mmol グルコース/L），主に小腸に発現されており，2個のNa^+で1分子のグルコースを輸送する。これに対してSGLT-2は低親和性の共輸送体で（K_m≈1.6 mmol グルコース/L），腎臓の尿細管で発現され，1個のNa^+で1分子のグルコースを輸送する。SGLT-3はブタの小腸から単離された低親和性の共輸送体で，SGLT-2とアミノ酸配列で60％のホモロジーをもっている[42]。腎臓の尿細管へのグルコースの再吸収を阻害するSGLT-2阻害剤は，糖尿病の高血糖症を減らす目的で，尿へのグルコースの流出を著しく増加する方法として開発中である[43]。

▶グルコース-ガラクトース吸収不良

小腸でのグルコースの吸収におけるヒトSGLT-1の重要性は，先天的なグルコース輸送のまれな疾患であるグルコース-ガラクトース吸収不良で例証されている。この病状は新生児に水溶性下痢を起こさせ，飲食物からグルコースやガラクトースを多く含んだ食品を除かなければ致命的になる。この下痢は，吸収されないヘキソースが結腸に入り，発酵して下痢を促進する化合物が生じるために起こる。この病態の2人の姉妹のヘキソースの吸収不能は，SGLT-1遺伝子の92番目の単一塩基がグアニンからアデニンに置換されたことに起因する。この変異はSGLT-1の28番目のアミノ酸であるアスパラギン酸をアスパラギンに変え，SGLT-1共輸送体を不活性化する。このように，

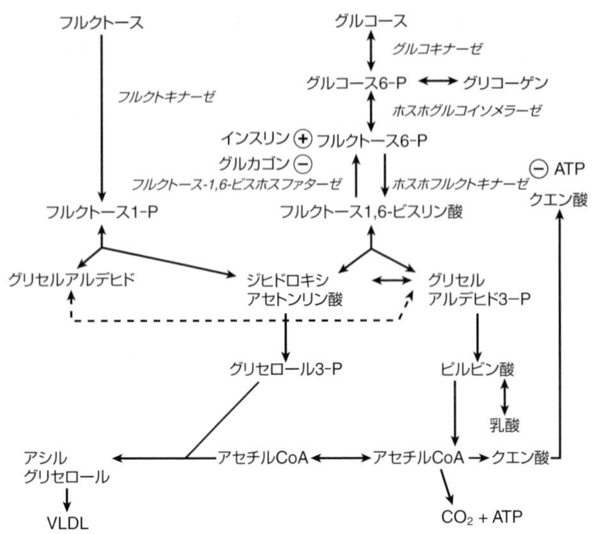

図 2.4　肝臓におけるフルクトースとグルコースの利用。肝臓のフルクトースの代謝は，フルクトキナーゼによるリン酸化で始まる。フルクトースの炭素はトリオースリン酸の段階（ジヒドロキシアセトンリン酸およびグリセルアルデヒド 3-リン酸）で解糖系に入る。その結果フルクトースは，グルコース代謝がクエン酸と ATP によりフィードバック阻害を受けるホスホフルクトキナーゼ活性の制御を回避することができる。これが肝臓の脂質生合成に対して，フルクトースが制御を受けずにグリセロール 3-リン酸とアセチル CoA を供給することを可能にしている。VLDL：超低密度リポタンパク質［訳注：図中右の⊖ATP，⊖クエン酸は，ホスホフルクトキナーゼが ATP とクエン酸により阻害されることを示す。図中央のインスリン⊕は，解糖系による代謝をインスリンが促進し，グルカゴン⊖はグルカゴンが阻害することを示す］。
(Adapted with permission from Havel PJ. Dietary fructose: implication for dysregulation of energy homeostasis and lipid/carbohydrate metabolism. Nutr Rev 2005;63:133–7.)

664 個のアミノ酸のうちの 1 個のアミノ酸の変異が共輸送体の機能を喪失させ[44]，機能的な SGLT-1 共輸送体をもっていないヒトはグルコースとガラクトースを吸収できない。ヒトの空腸でのグルコース吸収を *in vivo* で測定した実験では，グルコースの 95％以上の吸収は担体媒介過程で起こることを示している。この結果は，グルコース-ガラクトースの吸収不良の病態生理学と一致している[45,46]。

▶グルコースに連動した起電性のナトリウムの輸送

SGLT 共輸送体は，負に荷電したイオンの輸送なしに膜を横断してグルコースと Na^+ を輸送するので，荷電した Na^+ の移動は細胞膜および，それに続いて上皮を横断しての電位差を生じさせる。小腸または腎臓尿細管を横断してのグルコース（またはガラクトース）の移動は，起電性（電位差を生じさせる）または血流学的（電流を生じさせる）とよばれている。この電気的活動は，特有の組織やアフリカツメガエルの卵母細胞におけるヘキソースの能動的輸送の動力学的評価に非常に価値がある。起電性 Na^+ イオンの輸送とヘキソースの連動は，小腸を横断しての液体の吸収も高めるし，コレラ毒素による小腸での液体の過剰な分泌を克服するのにも有効である。この原理の応用（経口補水液療法）は，患者に水溶液を注入して生命を維持するために有用である。塩化ナトリウム（NaCl）とグルコースまたは重湯［訳注：米を炊いた時の米粒以外ののり状の汁］の単純な溶液のほうが多くの薬よりも多くの生命を救ったのである。

血糖：代謝，ホルモン，および転写の制御

▶炭水化物の代謝の制御

グルコースは最も制御されて循環している物質の 1 つである。1 夜絶食後の血液中のグルコース濃度の正常値は，3.9～5.8 mmol/L（70～105 mg/dL）である。炭水化物を含む食物が摂取された時は，この数値は 6.5～7.4 mmol/L に一時的に上昇し，長時間の絶食中には 3.3～3.9 mmol/L に下がる。血液中のグルコース濃度が厳密に制御されている理由の 1 つは，通常は脳がエネルギー源としてグルコースの連続的な供給を必要としているからである。しかし，長時間の絶食や飢餓に徐々に適応すれば，脳は低いグルコース濃度に適応することもできるし，脂肪の分解から生成するケトン体を使用することも可能ではある[47]。成人の脳は約 140 g/日のグルコースを使い[48]，炭水化物以外からは約 130 g/日のグルコースしか得られないので，飢餓の際にはケトンを使って適応することが必要になるのである。血糖濃度を生理学的な範囲に維持することの重要さは，インスリンの過剰投与が痙攣や昏睡を引き起こし，適切に処置されなければ死に至ることから明確になった。

グルコースは外因性（食物）および内因性（肝臓でのグリコーゲン分解および糖新生）の産生源から循環プールに入る。生理学的に正常なヒトでは，食後のグルコースの血漿中への出現速度は 8～10 g/時間で，循環プールは 2 時間ごとに入れ替わる。正常な血糖レベルでは，肝臓がグルコースの主な産生組織である。食物中の炭水化物は消化され，その後，吸収された単糖類は門脈を通って肝臓へ輸送される。インスリンが脂肪組織からの脂肪分解を間接的に阻害して，遊離脂肪酸の門脈から肝臓への系統的な侵入を阻害するのと同様に，グルコースとインスリンの濃度の増加は，肝臓でのグルコースの産生を減少させる。グルコースが肝臓および末梢組織へ到達した時の最初の代謝過程は，ヘキソキナーゼによるリン酸化である。ヘキソキナーゼは，同じ反応を異なる反応速度と制御機構で触媒する組織特異的アイソフォームをもっている。筋中に発見されたヘキソキナーゼ I は低い K_m 値をもち，やはり低い K_m 値をもつ GLUT4 と協調的に働く。これらの 2 つの酵素は協調してグルコースの取込みとリン酸化のバランスをとっている。ヘキソキナーゼ I はその産生物であるグルコース 6-リン酸のフィードバック阻害を受けやすい。ところが，肝臓のグルコキナーゼ（ヘキソキナーゼⅣ）はグルコース 6-リン酸では阻害されずに，グルコースに対する親和力はより弱い。このグルコキナーゼは高い K_m 値をもつ GLUT2 と調和して働き，門脈からのグルコースが多くなる時に両タンパク質ともに活性化する。このように，グルコキナーゼは門脈血中の広範囲なグルコース濃度にわたって，その活性

を増加することができる。ヘキソキナーゼ群は循環するインスリンの増加の影響およびGLUT4の転移の影響を受けるとともに，炭水化物を含んでいる食物が消化された後に，肝臓および末梢組織へ到達する大量のグルコースの効果的な取込みを必要とする特徴がある。

糖新生とコリ回路

前述したように，食後の血漿中へのグルコースの正常な出現速度は8～10 g/時間で，正常な血糖値では肝臓はグルコースの主な産生組織で，循環しているグルコースは約2時間で入れ替わる。糖新生は肝臓の他に腎臓でも起こり，小腸でも少量は産生される。グルコースの代謝的な前駆体は，糖原性アミノ酸（飢餓の間は特にアラニン），グリセロールおよびプロピオン酸である。筋と赤血球はグルコースを代謝して乳酸をつくり，乳酸は肝臓に入ると再びグルコースになる。新生されたグルコースは再循環して組織に返る。この過程はコリ回路または乳酸回路とよばれている。運動中は，血漿中のグルコースの正常な代謝回転の約40%をコリ回路が担っている。

▶炭水化物代謝のホルモンによる制御

血液中のグルコースの濃度はホルモンおよび代謝機構により制御されている。循環しているグルコース濃度の急速な制御に関与しているホルモンは，インスリン，グルカゴンおよびアドレナリン（エピネフリン）である。これらの他にも，甲状腺ホルモン，グルココルチコイド，成長ホルモン，レプチンおよびアディポネクチンもグルコース濃度の制御に関与している。

インスリンと糖尿病（1型および2型）

インスリンはグルコース代謝の制御に中心的な役割を果たしており，膵臓のランゲルハンス島のβ細胞から分泌される。ヒトの膵臓からのインスリンの1日あたりの産生量は約40～50 Uで，膵臓のインスリンの貯蔵量の15～20%である。循環しているグルコースの濃度がインスリンの分泌を制御する主なシグナルである。血液中のグルコース濃度の増加（高血糖）はインスリンの分泌を促進し，低いグルコース濃度(低血糖)ではインスリンの分泌は低下する。膵臓がインスリンを分泌できないか，あるいはインスリン抵抗性を補える十分なインスリンを分泌できない病状が糖尿病である。欧米で3番目に多いこの病気は，インスリン依存性の1型糖尿病，インスリン非依存性の2型糖尿病に分類されている。2型糖尿病は肥満と強く関連しており，糖尿病の90%以上を占める。1型糖尿病は膵臓β細胞の自己免疫介在性破壊によって生じ，インスリンを産生できなくなる。その結果，糖尿病性ケトアシドーシスや死亡にまで進行する重症の高血糖が発症し，それらを防ぐためのホルモンの注射が日常的に必要になる。インスリン依存性の糖尿病は，主に小児や若い成人に発症し，β細胞の80～90%以上が破壊された時に明白になる。

2型糖尿病の大部分は成人に発症する。しかし，1990年代の半ばからは多くの国で肥満の増加とともに青年や小児での発症が急激に増加している。妊娠時に発症する2型糖尿病は妊娠糖尿病とよばれる。2型糖尿病の患者では，肝臓や筋などのインスリンに感受性の組織でのインスリンに対する代謝応答の減少に付随して，インスリンの分泌が減る(末梢インスリン抵抗性)。インスリン抵抗性の分子機構はまだ完全には解明されていないが，肝臓や筋中の異所性の脂肪（トリグリセリド）の沈着がインスリン抵抗性に強く関連している。

インスリン抵抗性に関するGLUT4の役割は論争中である。GLUT4のmRNAの発現やタンパク質には変化がないという研究者[49]と，わずか（18%）に減少しているという研究者もいる[50]。したがって，筋膜へのGLUT4の転移の欠陥がインスリン抵抗性に関与している可能性もある[24]。さらに，インスリン受容体やインスリン受容体基質1（insulin receptor substrate-1：IRS-1）のチロシンリン酸化の損傷およびセリン残基のリン酸化の亢進などに起因するインスリン受容体の機能障害，および受容体後のシグナル伝達カスケード制御機構の欠陥などもインスリン抵抗性の病因に関与しているのであろう。炎症および酸化ストレスもインスリン抵抗性の出現に関与していると考えられている[40]。

インスリン分泌機構

細胞外のグルコース濃度によるインスリン分泌の制御機構は，β細胞膜中のイオンチャネルを制御するパッチクランプ技術を使用して研究された。β細胞の静止膜電位は，Na^+，K^+-ATPアーゼおよびATP感受性K^+（ATP-sensitive K^+：K_{ATP}）チャネルにより維持されている。通常，K_{ATP}チャネルは開いており，グルコースの代謝で誘発される現象に反応して，ATPとアデノシン二リン酸の比が増加すると閉じる[51]。これは膜電位を脱分極させ，電位依存性カルシウム（Ca^{2+}）チャネルを開く。その結果生じる細胞内の遊離Ca^{2+}濃度の増加は，インスリンを含んでいる顆粒と形質膜の融合および顆粒内容物の放出というエキソサイトーシスによるインスリンの分泌を促進する[52]。β細胞のK_{ATP}チャネルを阻害してインスリンの分泌を誘導する，トルブタミドおよびグリベンクラミドのようなスルホニル尿素剤は，2型糖尿病の患者の治療に使用されている。K_{ATP}チャネルは，内向き整流性カリウムチャネル（inward rectifier K^+ channel：$K_{IR}6.2$）とATP結合カセットのメンバーで形質膜タンパク質の輸送ファミリーであるスルホニル尿素受容体1（sulfonylurea receptor 1：SUR1）とのヘテロ多量複合体である[53]。

グルコース以外に，特定のアミノ酸および脂肪酸を含む他の栄養素もインスリン分泌の増加に寄与しうる。グルカゴン，セクレチン，インクレチンホルモンとして知られているGLP-1およびグルコース依存性インスリン分泌刺激ポリペプチド（glucose-dependent insulinotropic polypeptide：GIP）のような胃腸ホルモンは，食事誘導性インスリン分泌を促進する[54]。また，膵臓のランゲルハンス島は，自立神経系により刺激される。すなわち，ガラニン，血管作用性の小腸ポリペプチドおよび下垂体アデニル酸シクラーゼ活性化ポリペプチドと同様に，アセチルコリンおよびノルエピネフリンなどの典型的な神経伝達物質もインスリンの分泌を調節する[55]。副交感神経系による神経の制御は，食事摂取に対するインスリンの反応を強め，食後のグルコースへの耐性を改善するが[56,57]，交感神経系はストレスを受けている期間はインスリン分泌を阻害し，中枢神経系に対してのグルコースの有効性を増強する[58]。妊娠時には，胎盤性ラクトゲン，エストロゲンおよびプロゲスチンもインスリン分泌を促進する。インスリン分泌の生物学の詳細はTaborskyとAhren[59]を参照されたい。

インスリンは，グルコースのインスリン感受性組織への流入と肝臓による取込みを容易にして血糖値を低下させる。これは，インスリンが筋や脂肪組織中でのGLUT4の転移を増加させるために起こる。しかし，肝臓ではインスリンはグルコースをグリコーゲンとして貯蔵するのを促進するか，解糖系による代謝を促進する。グルコースの肝臓への流入は，肝細胞の膜に存在するグルコース輸送体の機能の変化により媒介されるのではない[60]。肝臓でのGLUT1およびGLUT2の存在部位は特異的である。GLUT2は静脈周囲の肝細胞よりも門脈周囲の肝細胞中で発現が高い。しかしGLUT1もまた，静脈周囲の終末肝細静脈の周囲に並んでいる肝細胞の洞様毛細血管膜にも存在している。門脈周囲の肝細胞は，解糖作用が強い静脈周囲の細胞よりも糖新生作用が強い[61]。門脈周囲の肝細胞の膜中にグルコースの流入や放出には必要のないGLUT2が存在している理由は不明であるが，フルクトース輸送体であるGLUT5は肝臓ではあまり発現していないので，GLUT2がフルクトースを輸送している可能性も考えられる。一方，GLUT1の発現は細胞の解糖活性とよく相関しており，一般的に解糖活性が高ければGLUT1の濃度も高い。したがって，静脈周囲の肝細胞中のGLUT1の存在は，解糖系へのグルコースの効果的な流入を援助するのであろう。

インスリンはグルコースのホメオスタシスに重要な影響をもっているが，他の細胞機能にも影響を与える(**表2.5**)。グルコースはインスリンの分泌に強い影響をもち，インスリンは細胞の成長や分化の他に，脂肪酸，アミノ酸およびタンパク質代謝などの摂取した燃料の正常な貯蔵に強く影響する（**表2.5**に例示したように)。このように，グルコースは細胞のこれらの機能に間接的に影響を与える。この発見は，グルコースが直接的および間接的に代謝および異化作用に影響を与える重要な役割を強調するものである。

グルカゴン

グルカゴンは膵臓のランゲルハンス島のα細胞から分泌される。グルカゴン分泌の最大の刺激は低血糖（血液中の低いグルコース濃度）である。グルカゴンは肝臓に働いてホスホリラーゼを活性化し，グリコーゲン分解を促進する。またそれはアミノ酸と乳酸からの糖新生（グルコースの生成）も促進する。このように，グルカゴンの主な働きはインスリンと逆である。膵臓ランゲルハンス島のαおよびβ細胞は，インスリンによるグルカゴン，およびグルカゴンによるインスリンの島内制御と密接な構造的，機能的な関係がある[62]。高血糖時のグルコースによるグルカゴン分泌の抑制は，島内インスリンの流出の増加作用および島内ホルモンであるソマトスタチンにより部分的に媒介される[63]。

グルカゴンは細胞の反応を活性化するために形質膜中の特異的な受容体と結合する。このグルカゴン受容体はGタンパク質共役型受容体のスーパーファミリーの1つである。そしてまた，グルカゴン受容体は遠位小腸の内分泌L細胞から産生されるプログルカゴン遺伝子産物であるGLP-1ペプチドの受容体のサブファミリーでもある。このサブファミリーには，GIP，血管作用性小腸ペプチド，セクレチン，成長ホルモン放出因子および下垂体アデニル酸シクラーゼ活性化ポリペプチドの受容体も属している。ラット組織を使用しての研究から，グルカゴン受容体mRNAは予想通りに肝臓，脂肪組織および膵島に比較的豊富に観察されたが，心臓，腎臓，脾臓，胸腺および胃にもその存在がみとめられた。さらに微量の発現は，副腎，小腸，甲状腺および骨格筋にもみとめられた。しかし，精巣，肺，大腸および脳にはみとめられなかった[64]。グルカゴンの分泌増加は血液中の低いグルコース濃度（低血糖）に対する防衛の最前線である。自立神経系（副交感神経系および交感神経副腎系）の活性化は，低血糖時のグルカゴン分泌増加の重要なメディエーターである。この機構は糖尿病患者では損なわれており，インスリン治療の間の低血糖のリスクを増大させる[65]。

表2.5 インスリンを媒介してのグルコースの影響

ポジティブな影響	ネガティブな影響
グルコースの取込み アミノ酸の取込み アセチルCoA → 脂肪酸 グルコース → グリコーゲン タンパク質合成 DNA合成 ナトリウム-カリウムポンプ 遺伝子発現	ピルビン酸 → グルコース アポトーシス 遺伝子発現

その他の対抗制御的ホルモン

エピネフリン エピネフリンは副腎髄質のクロマフィン細胞から分泌される。副腎からのエピネフリンの放出は恐怖，興奮，低血糖，低酸素，流血（低血圧）のような種々のストレスへの応答として誘発されるので，エピネフリンは「闘争か逃走か（fight-or-flight)」ホルモンとよばれている。このホルモンは肝臓で，肝臓の交感神経から放出されるノルエピネフリンとともに，直接的にはグリコーゲンリン酸化酵素を活性化して，また間接的にはグルカゴンの分泌を刺激してインスリンの分泌を阻害し，糖原分解を増加させるために働く。その結果，グルコースが放出されて筋や中枢神経系に使用される。

甲状腺ホルモン ヒトでは空腹時血糖値は甲状腺機能亢進患者では高く，甲状腺機能低下患者では正常より低い。甲状腺ホルモンは，解糖と糖新生を増強するエピネフリンの作用を強め，グリコーゲンの合成と利用へのインスリンの作用を促進する。動物では，甲状腺ホルモンは，少量のインスリン投与ではグリコーゲンの合成を促進するが，大量投与では糖新生を促進するという二相性の作用をする。

グルココルチコイド グルココルチコイド（コルチゾールおよびコルチコステロン）は，下垂体前葉から放出される副腎皮質刺激ホルモン（adrenocorticotrophic hormone：ACTH）に応答して副腎皮質から分泌される。グルココルチコイドは糖新生を促進し，肝臓外の組織でのグルコースの利用を阻害するので，インスリンの作用に拮抗的である。グルココルチコイドにより促進される糖新生の増加は，タンパク質代謝の亢進によりさらに促進され，肝臓が糖原生アミノ酸を利用しやすくし，肝臓の糖新生に関与するトランスアミナーゼや他の酵素の活性を増大する。

成長ホルモン　成長ホルモンは下垂体前葉から分泌される。その分泌は低血糖で増強される。また，成長ホルモンは筋のような特殊な組織へのグルコースの取込みを直接的または間接的に減少させる。この影響の一部は，グルコースの代謝を阻害する脂肪酸の脂肪組織からの遊離により引き起こされる。成長ホルモンが長期間投与されたり，下垂体の腫瘍から放出されると，持続的に適度に循環するグルコース濃度が上昇する。しかし，膵臓 β 細胞のインスリン分泌能が疲弊してしまうと，糖尿病の発症につながる。

▶炭水化物代謝の転写制御

血液中のグルコースの過剰は病理学的結果をもたらす。血糖値の制御のためには，肝臓や筋中へのグリコーゲンの貯蔵が飽和した後に，過剰なグルコースは脂肪に転換されて貯蔵されることが必要である。炭水化物（主にグルコースやフルクトース）からの炭素の脂肪酸への変換は *de novo* 脂質生合成として知られている。恒常的な血糖値の制御は，糖尿病の予防に必須である。この制御は，ホルモンおよび前述したような関連のある酵素の制御により，またはグルコース自身の直接作用またはホルモン機構（例えば，インスリン）による間接的な作用により酵素の転写を誘導して達成される。

炭水化物および脂質代謝の統合

過剰な食物中の炭水化物は脂質を生成する。肝臓では，炭水化物から誘導される過剰なピルビン酸はトリグリセリドに変換される。コレステロールのような他の脂肪の高度に制御されている合成とは異なり，肝臓のトリグリセリド合成は食物中の炭水化物であるグルコースやフルクトースの解糖代謝から産生される過剰な炭素の存在により主として駆動される[66]。フルクトースからの脂質生合成の特徴については後に詳述する。これまでに，タンパク質の転写制御に関与する多くの核内受容体および膜結合（型転写）因子が同定されている[67]。脂質および炭水化物の代謝に関与する因子はいくつかある。過剰な炭水化物を摂取した後に起こる脂質生合成に重要な役割を果たす特殊な転写因子は，ステロール制御エレメント結合タンパク質 1-c（sterol regulatory element binding protein-1c：SREBP-1c）および炭水化物応答エレメント結合タンパク質（carbohydrate-responsive element binding protein：ChREBP）である。

ステロール制御エレメント（sterol regulatory element：SRE）は，脂質代謝を制御する主要な遺伝子の転写領域に存在し，目標のタンパク質の転写を誘導する[68]。SREBP は SRE に結合する膜結合（型転写）因子のファミリーである。SREBP には 3 つのアイソフォーム（1a，1c および 2）が同定されている。SREBP-1a および SREBP-1c はグルコースおよび脂質代謝のホメオスタシスに関わるタンパク質の転写に主に関与しており，SREBP-2 はコレステロールの生合成に関与している[66]。肝臓および脂肪組織は，SREBP-2 ではなく，3～9 倍もの SREBP-1c を発現している[68]。

核膜に結合している SREBP-1c は二量化して活性化し，膜から切り離され，SRE-1（5′-ATC-ACCCCAC-3）に結合し[69]，標的タンパク質の転写を活性化する。これらの標的タンパク質には，アセチル CoA カルボキシラーゼ（acetyl-coenzyme A carboxylase：ACC），脂肪酸合成酵素およびグリセロール-3-リン酸アシルトランスフェラーゼなどの脂肪酸の合成に関与している酵素がある[66]。インスリンに媒介された SREBP-1 の活性化は IRS-1 を介して起こる。IRS-1 の活性化は，数段階で SREBP-1c の活性化を誘導することが示されている。これらの中でも主なものは，小胞体から最終的な活性化を受けるゴルジ体への SREBP の移動に直接関与している Akt［訳注：タンパク質リン酸化酵素の一種で，PKB ともよばれる］の IRS-1 による活性化である[70～72]。

エネルギーの要求量より多くの高糖質食が摂取された時には，IRS-1 を介する SREBP-1c の活性化に付随して，GLUT2 による肝臓へのグルコースの取込みが起こって脂質生合成が促進される。過剰なグルコースはトリアシルグリセロールに変換されて貯蔵されるか，または酸化される。その結果，正常な血中グルコース濃度が維持される。このインスリンを介した脂質生合成反応はグルコースにより誘導される脂質生合成と連携している[73,74]。グルコースは，ChREBP により媒介される経路により転写を制御している。ChREBP は細胞内グルコースにより活性化される核転写因子である。活性化された ChREBP は核へ転移し，標的遺伝子の炭水化物応答エレメント（carbohydrate responsive element：ChoRE）を活性化する[75,76]。ChoRE は，肝臓のピルビン酸キナーゼ，グルコース 6-リン酸デヒドロゲナーゼ，脂肪酸シンターゼおよび ACC の遺伝子中に存在している[74]。ChREBP が活性化されると，解糖と脂質生合成の両方が誘導される。ChREBP ノックアウトマウスは，これらの両経路の活性が低下する[77]。このように，グルコースとインスリンにより媒介される ChREBP および SREBP1-c の連動した活性化は，*de novo* の脂質生合成につながり，特に過剰な炭水化物の摂取後は顕著になる。

ガラクトースおよびフルクトースの代謝

▶ガラクトースの代謝と輸送

ガラクトースは単糖のヘキソースで，食物からは二糖のラクトース（乳糖）として摂取される。ラクトースは，消化酵素ラクターゼによりヘキソース部分であるグルコースとガラクトースに加水分解される。腸細胞では，ガラクトースはグルコースと同じ輸送機構を共有しており，特に腸細胞の頂端膜中の SGLT および基底外側膜中の GLUT2 がガラクトースの輸送にも関与している。ガラクトースは門脈に入り，肝臓を通過する際にほとんど除去される。例えば，100 g のラクトースを摂取しても，全身の血中には 1 mmol/L 以上のガラクトースはほとんど検出されない。しかし，グルコース抜きでガラクトースを摂取すると，血漿中のガラクトース濃度はより高くなる。アルコールは，肝臓でのガラクトースの取込みと代謝を低下させて，循環するガラクトースの濃度を高める（ガラクトース血症）。肝細胞では，ガラクトースは酵素ガラクトキナーゼによりガラクトース 1-リン酸に変換される。その後，ガラクトース 1-リン酸は二段階の酵素変換反応によりグルコース 1-リン酸になり，グリコーゲンの合成に使われる。グルコース 1-

リン酸は解糖経路に入ることが可能であるが，通常，大部分はこの経路に入らない。大部分の組織にはガラクトースを代謝できる酵素がある。飲食物中にガラクトースがまったくなくても，グルコースはガラクトースに変換され，必要な時には細胞にガラクトースを供給する。細胞や組織の構造的な要素(糖タンパク質およびムコ多糖)はガラクトースを含んでおり，哺乳動物では内因性に合成されたガラクトースは母乳中に分泌される。

▶白内障およびガラクトース代謝の先天性異常

末梢血中のガラクトースの濃度は，正常では 1 mmol/L 以上にはならない。これ以上の濃度になると（ガラクトース血症と見なされ)，いくつかの組織では血液からガラクトースを除去し，ガラクチトール（ズルシトール）に変換できる。ガラクチトールは代謝されないので，それは組織に蓄積し，浸透圧の増加による病理学的変化を起こす。眼の水晶体では白内障が発症する[78]。白内障はガラクトース 1-リン酸ウリジルトランスフェラーゼおよびガラクトキナーゼという酵素の欠乏の結果起こるガラクトース代謝の先天性異常でも発症する。ガラクトース 1-リン酸ウリジルトランスフェラーゼの欠乏は典型的なガラクトース血症を発症させる。この場合，新生児の食物中（乳のラクトース成分）からガラクトースを敏速に除去しないと，死亡または深刻な精神遅滞をまねく。また，白内障は，高い血糖値のために水晶体へグルコースが過剰に輸送されることによる糖尿病の合併症としても起こる。この場合，グルコースは代謝されてソルビトールになって水晶体を膨張させ，その結果，水晶体が不透明になるのである。

▶フルクトースの吸収および代謝

フルクトース（果糖）は単糖のケトヘキソースで，ハチミツや果物中に存在している。また，トウモロコシ中のグルコースの異性化によって生成され，清涼飲料水や他の甘みづけをした飲料や食物に HFCS として添加される。さらに，フルクトースは食物中の二糖であるスクロースの加水分解でも生成する(グルコースとフルクトースを生じる)。果物は，遊離のフルクトース，遊離のグルコースおよび通常は 45〜70%のフルクトースを生じるスクロースをいろいろな割合で含んでいる。フルクトースは小腸の腸細胞中に吸収されるが，SGLT 共輸送体の基質ではない。そのエビデンスとしては次の 3 つがある。(a) フルクトースの吸収は，SGLT-1 共輸送体に欠陥のあるグルコース-ガラクトース吸収不良者でも正常に行われている。(b) フルクトースの吸収は，SGLT-1 共輸送体の典型的な阻害剤であるフロリジンにより減少しない。(c) フルクトースの吸収は Na^+ 感受性ではなく，グルコースまたはガラクトースのように起電性でもない。一方，アフリカツメガエルの卵母細胞でのヒト GLUT5 輸送体の発現実験から，輸送体は高親和性のフルクトース輸送に選択性を示し，グルコース輸送体による促進性グルコース輸送の阻害剤であるサイトカラシン B により阻害されないことが示された[27]。GLUT5 は小腸の腸細胞の刷子縁に大量に発現しており[79]，このアイソフォームが小腸の主なフルクトース輸送体であると考えられる。フルクトースがそれを代謝する生殖体細胞である精子細胞および精子に大量に発現しているという発見は，GLUT5 がフルクトース輸送に関与していることの間接的なエビデンスになる[79]。腸細胞の基底外側膜に局在して存在している GLUT2 は，GLUT5 よりもフルクトースの輸送に低親和性であるが，吸収されたフルクトースの腸細胞から門脈循環への流出を媒介している可能性がある。GLUT5 はヒト空腸の基底外側膜にも局在していると報告されており[80]，フルクトースは腸細胞からこの輸送体により流出されているようである。ヒトでは，摂取したスクロースからのフルクトースの吸収は，同量のフルクトースの摂取からの吸収よりも速い。この現象を説明するために，胃内容排出機構の違い，小腸刷子縁膜でのグルコースを伴って移動するフルクトースにより促進される液体の吸収とスクラーゼ活性との関連，および二糖類分解酵素が関連する輸送系によるフルクトースとグルコースの共輸送などが考えられている[81,82]。

摂取されたフルクトースのかなりの量は解糖により乳酸に代謝されて放出されるが，吸収されて門脈循環に入るフルクトースの大部分は，肝臓を 1 回通過すると取り除かれる。したがって，食物で相当量のフルクトースを摂取しても，体循環で測定されるのは低濃度のフルクトース（>0.25 mmol/L）である[83]。体重 1 kg あたり 1 g の遊離フルクトースを経口投与すると，30 分間で血漿中のフルクトース濃度は 0.5 mmol/L に増加し，それから 90 分間で徐々に減少する。肝臓では，フルクトースは酵素フルクトキナーゼによりフルクトース 1-リン酸にリン酸化され，次いでフルクトース 1-リン酸は肝臓のアルドラーゼにより切断されてグリセルアルデヒドとジヒドロキシアセトンリン酸になる。ジヒドロキシアセトンリン酸は解糖経路および糖新生経路の中間代謝物である。グリセルアルデヒドは両経路の中間代謝物ではないが，肝臓の種々の酵素で解糖系の中間代謝物に変換されて，最終的にはグリコーゲンを生成する。このグリコーゲンはグリコーゲン分解でグルコースに分解される。したがって，少量ではあるが測定可能な量の摂取したフルクトースは肝臓でグルコースに変換される。それに加えて，少量の「触媒的」な量のフルクトースが，おそらくはグルコキナーゼによって活性化されて，肝臓でのグルコースの取込みを促進するようである[84〜86]。このことから，食物中に含まれている少量のフルクトースは糖尿病患者の食後血糖値の可動域の管理に有益であるともいわれている[87,88]。しかし，多量のフルクトースは体重増と内臓脂肪の蓄積に寄与したり，脂質異常症またはインスリン抵抗性を悪化させる可能性（後述）や，糖尿病合併症の病因となるタンパク質のフルクトシル化または酸化損傷を悪化させる可能性もあるので[89〜91]，糖尿病の食事管理にフルクトースを推奨するには注意が必要である。

スクロース（50%フルクトース）または HFCS（55%フルクトース）で甘みをつけた多量の飲料を飲んだ時のように，多量のフルクトースを摂取した場合には，トリグリセリド合成のグリセロール部分に使用される中間体や，トリグリセリドにエステル化され，アポリポタンパク B と一緒に組み込まれ，超低比重リポタンパク質（very-low-density lipoprotein：VLDL）として輸送されて *de novo* 脂質生合成経路に入る脂肪酸の中間体により解糖経路が飽和する可能性がある。ホスホフルクトキナーゼを介するグルコース代謝とは異なり，フルクトキナーゼは ATP やクエン酸によるアロステリックな負のフィードバック阻害を受けないので，フルクトース摂取後には脂質生合成の前駆体が主に増加する[92]（**図 2.4**）。したがって，正常な体重のインスリン感受性の人では，摂取したグルコースを含む炭水化物の一部（1～3%）しか *de novo* の脂質生合成経路に入ってトリグリセリドに取り込まれないが，多量のフルクトースを摂取した場合には，摂取したフルクトースの比較的より多量の炭素が代謝されてトリグリセリドが合成される。これが，フルクトースの摂取が，循環しているトリグリセリドを特に食後に増加させる主な理由であると考えられている（後述参照）。

▶フルクトース代謝の先天性異常

ヒトでは6種のフルクトース代謝の遺伝的な異常が知られている[93]。これらのフルクトース代謝異常は，フルクトキナーゼ，アルドラーゼAおよびB，フルクトース-1,6-ジホスファターゼおよびグリセリン酸キナーゼの欠損，およびフルクトースの吸収不良で起こる。アルドラーゼA欠損症以外では，食物中のフルクトースの制限はこれらの異常状態では良好な結果を生む。フルクトキナーゼ欠損症は肝臓に症状が発現し，フルクトース血症（血液中のフルクトース濃度の上昇）およびフルクトース尿症（尿中へのフルクトースの排泄）を発症させる。生理学的に正常な人が体重1kgあたり1gの遊離のフルクトースを摂取した後の血液中には低濃度のフルクトースしか観察されないが，フルクトキナーゼが欠損している人では血中フルクトース濃度は3 mmol/Lに近づき，それが長時間維持される。しかし，ガラクトキナーゼ欠損症や糖尿病とは対照的に，血液中に高濃度のフルクトースが維持されても白内障は発症しない。

3種類のアルドラーゼA，BおよびCは，フルクトース1,6-ビスリン酸をグリセルアルデヒド3-リン酸とジヒドロキシアセトンリン酸に変換する。各アルドラーゼは異なる遺伝子にコードされている。アルドラーゼA遺伝子は染色体16，Bは染色体9，およびCは染色体17上にある。発生の期間中，各酵素の発現は制御されており，Aは胚組織および成人の筋，Bは成人の肝臓，腎臓および小腸，Cは成人の神経組織中に産生される。アルドラーゼAの欠損は，精神遅滞障害症候群，低身長，溶血性貧血，および病的な顔つきを発症させる。アルドラーゼAは胎児の解糖に関与しているので，その欠損はこれらの欠陥を生じさせるのであろう。これらに対する治療法はない。アルドラーゼBの欠損（遺伝性フルクトース不耐症）が3種の酵素の欠損の中では最も頻度が高く，1950年代の初期に最初の報告がされている[94]。遺伝性フルクトース不耐症の患者がフルクトースを摂取すると，嘔吐，発育障害および肝機能不全が起こる。

フルクトース-1,6-ジホスファターゼの欠損は1970年代にはじめて報告された。患者は低血糖，アシドーシス，ケトン尿症および過換気を起こす。尿検査では，有機酸に多くの変化がみとめられるが，グリセロールの排泄が診断に役立つ。治療は食物中のフルクトースを避けることである。D-グリセリン酸酸性尿症はまれで，D-グリセリン酸キナーゼの欠損で起こる。この病気の症状は多様で，臨床的には無症状から重症の代謝性アシドーシスおよび精神運動発達遅滞の発症がある。10症例の調査報告の中には，他の酵素が欠損している場合も見られる。

フルクトースの吸収が不良の場合は，フルクトースの適量～大量の摂取が腹部の膨満，鼓腸および下痢を起こす。このような症状を示す人はフルクトースの吸収に欠陥がある。このような患者で，小腸のGLUT5またはそれを制御する遺伝子の関与に関する報告はまだない。グルコースまたはガラクトースがフルクトースと一緒に摂取された場合には，フルクトースの吸収は促進され，吸収不良の症状を起こさない場合が多い[82,93]。

炭水化物と運動能力

筋（300 gのグリコーゲン），肝臓（90 gのグリコーゲン）および体液（30 gのグルコース）中に存在している一定限度の量の炭水化物が体力の主な燃料である。筋中に貯蔵されているATPは，わずか数秒の強い出力のエネルギーになるだけである。クレアチンリン酸中のリン酸を使って数秒（5～8秒）間は，嫌気的にATPを再合成することができる。このような短時間での爆発的な筋活動は，短距離走（100 m），陸上競技，テニス，ホッケー，フットボール，体操およびウエイトリフティングで起こる。最大の活動が30秒以上続く場合には，筋中のグリコーゲン分解が身体活動のエネルギーを供給するが，筋中には乳酸が蓄積する。しかし，大部分の身体活動はより長時間筋に力を与えるエネルギー源を必要としている。

運動の継続時間と強度は使用する燃料の混合割合を決定する。軽度～中程度の活動では，運動時間が長くなるにつれて，身体活動に使用されるエネルギーに対する脂肪の寄与度が増加する。それとは対照的に，活動の強度が休止～軽度，中程度，強度へ増加すると，エネルギー産生に対する炭水化物の寄与度が増加する。炭水化物を使用することへの変更は比例的な応答ではなく，労働の強度で増強する。強度な運動の場合には，炭水化物はかぎられた酸素の供給状態でもエネルギーを産生できるので，融通のきく燃料であることが証明されている。持久力を求められる運動選手はより多くの脂肪を使用し，筋や肝臓に貯蔵されている炭水化物を保存し，血中のグルコース濃度をより長い期間維持する。最終的には，貯蔵されている炭水化物の量が継続能力の限度を設定し，貯蔵してあるグリコーゲンが使い果たされた時に疲労が現れる。貯蔵されている炭水化物は，活動強度にもよるが，通常は1～3時間の身体活動には十分である。

▶グリコーゲン貯蔵のための食事操作：グリコーゲンローディング

筋や肝臓中のグリコーゲンの貯蔵量を増加するためには食事操作が行われる。炭水化物を多く食べればグリコーゲンが増加する。この操作はグリコーゲンローディング［訳注：炭水化物負荷ともいう］とよばれる。従来のプロトコルでは，低炭水化物食で疲労困憊する身体活動を3日間行い，高炭水化物食で休憩を3日間とることが必要であるとしている。一般的に，これらの両方の過程は競技者に好まれない。まず，競技者はこれらの両過程は精神的，身体的に疲弊させられ，負傷するリスクが増すと感じる。次に，グリコーゲンが水と一緒に貯蔵されるので，太りすぎると感じる。このような理由で従来のプロトコルは変更された。1つのプロトコルは，炭水化物を枯渇させる最初の過程を取り除いて，高炭水化物食を摂取しながら運動量を数日間かけて次第に少なくするものである。もう1つのプロトコルは，グリコーゲンを枯渇および摂取させる過程を1日に短縮し，競技者が短時間（～3分間）の運動，および激しい（超最大）運動を行い，その後，24時間の間に高炭水化物食を摂取するというものである。1日に数時間の運動はグリコーゲンを枯渇させてしまうので，一般的に競技者がグリコーゲンの貯蔵を最大にするために多量の炭水化物を摂取するのは理にかなっている。高炭水化物食がグリコーゲンの貯蔵を増やし，運動能力を改善することは疑いようがないのである。

運動する前に競技者が何を摂取するかについては，いろいろな意見がある。運動する3～4時間前に摂取する食事または間食は，200～300 g の炭水化物を含んでいるべきである。運動の約1時間前では，血糖値を維持するために約13～60 g の炭水化物を摂取すべきであるが，激しい運動の直前に固形食をとるのはすすめられない。持久力が必要な運動の間は，血糖値を維持するために，単純な炭水化物を含む飲料（グルコースまたはフルクトースの溶液，または甘みづけをしたジュース）を摂取する必要がある。フルクトースの摂取は血糖値とインスリン濃度を少し上昇させ，筋中のグリコーゲンの喪失を遅くすると提唱されている[95]。グリコーゲンを枯渇させる運動後には，運動後4～6時間の間隔をおいて，約200～400 g の炭水化物を摂取することが筋中のグリコーゲンの再生に役立つであろう。

炭水化物の消化，吸収，または代謝のその他の障害

▶炭水化物（糖）不耐症

糖の消化と吸収が妨害されると糖不耐症が発症する。それは，未消化または未吸収の糖，および腸に入り蠕動を活発にして頻繁な液状の便通を誘導する水により症状が出る。未消化の炭水化物は結腸に入り，結腸の微生物叢により発酵して，下痢を促進する生成物を生じる。これらは先天性障害，または他の疾病や二糖類の消化不良または単糖類の吸収不良の二次的障害として分類される。先天的欠損症は，まれではあるが生命を脅かすこともある。例えば，スクラーゼ-マルターゼ欠損症（スクロースを含んでいる食物の摂取後の水様性下痢），乳糖分解酵素欠損症（ラクターゼの欠損，乳の摂取による下痢），グルコース-ガラクトース吸収不良（グルコース，ガラクトースまたはラクトースの摂取による下痢）およびまれなトレハラーゼ欠損症（キノコ類に含まれているトレハロースに対する不耐症）がある。潜在的な胃腸病に伴う糖不耐症は，特に小児科の患者ではかなり一般的である。例えば，胃腸管の感染によりラクトースに対する一時的な不耐症になることが多い。

▶ラクトース（乳糖）不耐症

成熟した哺乳類および離乳後のヒトのラクターゼ活性は，新生児の小腸の活性と比べると著しく低い（母乳からのラクトースの消化にはラクターゼが必要である）。ヨーロッパ人のラクターゼ活性の持続性は，この法則の例外だと考えられており，大部分の人種はラクターゼが欠乏していて，ラクトースの吸収は不良である[96]。しかし，250 mL 以下の乳中に存在するような食物中の少量のラクトースならば，十分にラクトースを消化できない成人でも大部分が耐性を示す。成人でのラクターゼの減少は発生的にプログラム化されている現象で，高ラクトース食を与えてもラクターゼの減少を防ぐことはできない。ラクターゼ活性低下の機構はラットで調べられている。動物が成長するにつれて，腸細胞中のラクターゼ活性を維持するには，通常よりも非常に多くのラクターゼ mRNA のメッセージが必要である。この発見は，ラクターゼ遺伝子発現の減少よりも翻訳または翻訳後の過程が重要であることを示唆している[97]。

▶炭水化物の消化，吸収または代謝を評価する診断検査

呼気中水素分析法

消化されなかったり，吸収されなかった炭水化物は結腸に到達し，そこに生息している細菌による発酵を受ける。すると，水素ガスが発生し，その一部は結腸に吸収されて血流に入り，肺に到着して呼気中に排泄される。したがって，呼気中の水素ガスの測定によって砂糖または炭水化物の吸収不良の推定値を出すことができる。この分析法は最初はラクトース不耐症を検査するのが目的であったが，これまで炭水化物不耐症の多くの検査に使われている[98]。この分析法には弱点がある。例えば，糖が結腸に到達する前に吸収された炭水化物の量は不明であり，呼気中の水素ガスは生成された水素の一部でしかない。

耐糖能試験

ヒトでの炭水化物の消化と吸収の効率の臨床的定量的検査では，炭水化物（≧50 g）の摂取後，種々の時間間隔で採血し，糖の濃度を測定し，生理学的に正常なヒトから得られた値と比較する。最も普遍的な試験は経口グルコース負荷試験である。典型的な試験法では，妊娠していない成人に75 g のグルコースが入っている溶液を5分以上かけて飲んでもらい，血清または血液中のグルコースを0，30，60，90，120分後に測定する。妊娠時のグルコース不耐症および妊娠糖尿病の検査には，女性に75～100 g のグルコースを投与し，血液を採取する。小児では，体重1 kg あたり1.75～70 g のグルコースを使用する[99]。正常値以上ならば，グルコース不耐症か，糖尿病であることを示している。グルコース摂取2時間後に，2,000 mg/dL 以上のグルコース濃度が一般的な基準である。しかし，グルコース不耐症試験が同一人物に行われても再現性があまりよくないといわれている[100]。経口グルコース負荷試験はガラクトースを使用して行われることもある。肝臓はガラクトース代謝の主な組織なので，この試験は肝臓の機能を調べるために使用される。同様な経口負荷試験は，フルクトース，二糖類であるラクトース（ラクターゼ欠損症），およびスクロース（スクラーゼ欠損症）に対しても行われている。

▶グリセミックインデックス

異なる炭水化物を含んでいる食物の血糖上昇能を評価す

るために経口負荷試験が行われている。この試験では，50 g の炭水化物を含む検査される各食品を摂取後，血中グルコース濃度を2時間以上にわたって測定する。典型的には2時間以上の血糖測定値の曲線から得られる血糖上昇下面積［訳注：血糖上昇曲線の下の面積］である血糖上昇応答を，通常は 50 g のグルコースの投与または 50 g の炭水化物を含んでいる白パンなどの基準食品の投与により得られた値と比較する。基準食品で得られた値のパーセントで表した正規化値が食品のグリセミックインデックス［訳注：血糖上昇指数（glycemic index：GI）ともいう］とよばれている[101]。調理方法や調理時間以外にも，デンプンの構造，粒子径，pH，食物繊維含有量，脂肪および食品母体中のタンパク質などの因子が，分析する食品のグリセミックインデックスに影響することが知られている。1食分のグリセミックインデックスの平均値は，各食品のグリセミックインデックスに食品中の炭水化物の量を掛けた値を合計し，1食分の炭水化物の全量で割って算出される。

もう1つの概念であるグリセミック負荷は，グリセミックインデックスと消費した炭水化物の全量を統合したもので，混合された食品または食事プランの全グリセミックインデックスを表している。グリセミック負荷は，各構成食品のグリセミックインデックスに各構成食品中の炭水化物の重量を掛けた値の合計で決定される。この分類は低血糖および糖尿病の栄養管理に有効である。

最近の疫学的エビデンスは，グリセミックインデックスおよびグリセミック負荷と2型糖尿病[102,103]，循環器疾患[104]，結腸および乳房の食物関連の癌[105~107]のリスクを関連づけている。このことから，高いグリセミックインデックスとグリセミック負荷をもつ食品の規制がこれらの疾病の予防に有効であると提唱されている。グリセミックインデックスを体重の管理に適用することも検討されている。食物の摂取が管理されていない場合は，低いグリセミック負荷をもつ食物は体重減少，高いグリセミック負荷は体重増加に関連しているという最近の報告もある。しかし，この関係がグリセミックインデックス自体によるのか，食品のグリセミックインデックスを下げる食物繊維のような高-低グリセミックインデックス食品間の他の相違によるのかは明らかではない[108]。

食物中のフルクトースは，食品のグリセミックインデックスやグリセミック負荷の効果に矛盾した影響を与えるものの1つである。フルクトースで甘みづけした飲料（グリセミックインデックス＝38）を含む低グリセミックインデックス食品を肥満男性および肥満女性に投与したケースでは，適度なグリセミックインデックスの基準食品（グリセミックインデックス＝64）と比べて，低密度リポタンパク質（low-density lipoprotein：LDL）コレステロールおよびアポリポタンパク質Bの増加という脂質プロフィールの変化と10週間以上にわたるインスリン感受性の減少がみとめられた[109,110]。これとは対照的に，グルコースで甘みづけされた飲料（グリセミックインデックス＝83）の高グリセミックインデックス食品を投与しても，血症中の脂質プロフィールおよびインスリン感受性の変化は観察されなかった。他の研究では，過体重の男性および女性が11週間，高または低グリセミックインデックス食品を摂取しても，空腹時のグルコースまたはインスリン，脂質，または炎症マーカーに違いは見られなかった[111]。このような結果などから，食品のフルクトースインデックスのほうがグリセミックインデックスよりも適切であることが示唆される[112]。

公衆衛生勧告が決定される前に，食事のグリセミックインデックスやグリセミック負荷が体重の調節にどのような役割を果たすのか，または2型糖尿病および循環器疾患のような慢性疾患のリスクファクターに直接影響を与えるのかを長期間の臨床試験により決定する必要がある。グリセミックインデックスの価値は論争中である。グリセミックインデックスを健康および疾患に使用するのには，賛成[113]と反対[114]の意見がある。さらに，食物は（グリセミックインデックスを調べる時のように）別々ではなくて，たいていは主要栄養素と食物繊維を含む炭水化物の混合物を含む食事として摂取される。したがって，混合食中の特定の食物の血糖上昇効果は，唯一の摂取された食物が検査されて得られたものとはまったく異なるであろう。後述するように，種々の炭水化物食品が食後の血糖値やホルモン応答に与える影響は非常に異なることが，グリセミックインデックスにより示されている。

炭水化物の食事摂取基準

炭水化物の推奨量（recommended dietary allowance：RDA）は，成人および1～18歳の小児では 130 g/日と定められている[115]。この値は，摂取したタンパク質またはトリアシルグリセロールからのグルコースの産生を必要としないで，脳および中枢神経系に適量のグルコースを供給することができる炭水化物量に基づいている。また，エネルギー摂取が十分で，中枢神経系がグルコースをケトンに部分的に交換する必要はないことも想定している。乳児にはRDA値は制定されていないが，目安量（adequate intake：AI）が，0～6ヵ月の乳児には 60 g/日と定められている。この量は，ヒトの母乳で消費される炭水化物の量に等しく，生後6ヵ月の乳児の発育に最適であると考えられている。7～12ヵ月の幼児には，AIは 95 g/日と定められている。この値は，この年齢の幼児群の食事の母乳および補完食で消費される炭水化物の量に基づいている。炭水化物の推奨量や目安量に対する性差はない。

最上の健康を維持できる食事性炭水化物の量は不明であるが，主要栄養素の範囲は定められており，炭水化物は摂取エネルギー量の45～65％を占める。また，炭水化物の過剰摂取の悪影響の可能性も考えられている。特に，冠動脈性心疾患，癌，糖尿病および肥満に対するリスクの増大に関しての，グリセミックインデックス，摂取した砂糖の全量および添加した砂糖の潜在的な影響が調べられている。現在は，食物のグリセミックインデックスに基づく炭水化物摂取の上限を示したエビデンスは不十分である。WHOは，添加した砂糖の摂取は全エネルギー摂取量の10％を超えてはならないと勧告している[116]。米国心臓協会は，添加した砂糖からのエネルギーの摂取の1日の上限を，女性が 100 kcal，男性が 150 kcal としている[117]。

炭水化物と慢性疾患

▶砂糖とう蝕

う蝕は，歯のエナメル質上の細菌性プラークによりつくられる疾患である。う蝕では，エナメル質，象牙質およびセメント質の漸進的および急速な無機質脱落が起こる。炭水化物，とりわけ砂糖および特にスクロースはう蝕を促進する重要な食物の成分であることが，多くの研究から示唆されている。しかし，現在でも砂糖とう蝕の関係は十分には解明されていない。う蝕の形成は，食物の栄養素と食物成分の相互作用，プラーク細菌，唾液の流れと組成，無機質とフッ化物の状態，遺伝，年齢および人種にまで依存しているからである。う蝕に関連したプラーク中の最も共通の生物は，***Streptococcus mutans*** であるが，他の細菌も関与しているようである。細菌により砂糖（スクロース）からつくられる酸（乳酸および酢酸）に多くの研究の焦点があてられているが，スクロースからつくられる不溶性デキストランによるプラークの形成と蓄積も重要である[118,119]。う蝕の無機質脱落には，多くの清涼飲料水に加えられているリン酸のような酸も関係があると考えられる。

▶フルクトース摂取の健康への影響

純粋な砂糖の摂取は食物からのエネルギーの取込みのかなりの部分を占めており，1980年代から著しく増加している。先進国におけるスクロースとフルクトースの合計平均年間消費量は，摂取したカロリーの約25%である。食用砂糖の健康に与える影響に関するワークショップの報告集が，このトピックを要約している[120]。フルクトースの全摂取量に関する正確な情報は入手できないが，スクロースとHFCSの合同の摂取から推計すると，アメリカでの1人あたりの平均摂取量は25〜35 kg/年の範囲である。フルクトースは，脂質異常症，インスリン抵抗性および肥満を含む代謝性疾患に寄与すると提唱されている[92]。高スクロースおよび高フルクトース食を実験動物に与えると体重増加，脂質異常症，インスリン抵抗性，高血圧および糖尿病の早期発症を誘導するという研究結果に基づいて，フルクトースは代謝に悪影響を与えると考えられている[121]。ヒトに対する研究もこの結論を支持している[92]。

前述したフルクトースとグルコースの肝臓での代謝の違いのために，フルクトースはグルコースよりも脂質生成に寄与し，肝臓でトリアシルグリセロールに変換されやすい。そのトリアシルグリセロールはアポリポタンパク質Bを含んでいるVLDLとして運び出され，脂肪組織に貯蔵される。さらに，フルクトースは食後に循環トリアシルグリセロール濃度を上昇させ[122〜124]，このような影響は脂質異常症やインスリン抵抗性をもっている人により顕著に現れる[83,125,126]。したがって，フルクトースに富む食物の長期間の摂取はアテローム性動脈硬化および他の循環器疾患のリスクを増大させるであろう。さらにグルコースと比較して，インスリンの分泌を促進しないフルクトースを食事で摂取すると，循環レプチン濃度が減少し，さらに，胃で産生され，飢餓感をもたらして食物の摂取を増進させるホルモンであるグレリンの食後の抑制効果が減弱した[124]。したがって，食物摂取，エネルギーバランスおよび体脂肪蓄積の長期間の内分泌制御に関与しているホルモンであるインスリン，レプチンおよびグレリン[127,128]に関しては，食物中のフルクトースはグルコースから構成されている他の炭水化物よりも食物性脂肪のように作用する（**図 2.5**）。これらのホルモンに対するフルクトースの影響力の欠如から，フルクトース含有量の多い食物を長期間摂取すれば，食物中の脂肪とともにエネルギー摂取の増加，体重増加および肥満を促進するであろうと示唆されている。

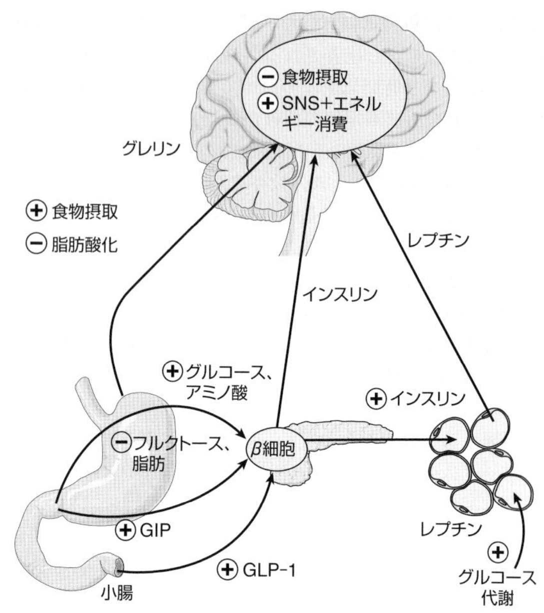

図 2.5 食物摂取およびエネルギーのホメオスタシスを制御している長期シグナル。インスリンとレプチンは食物摂取とエネルギーバランスの重要な長期制御因子である。インスリンとレプチンは中枢神経系で，おそらくは交感神経系（sympathetic nervous system: SNS）を活性化して食物の摂取を抑制し，エネルギー消費を増加するように働く［訳注：図の脳中の⊖食物摂取，⊕SNS＋エネルギー消費の表示］。インスリンは，循環栄養素（グルコースおよびアミノ酸）および食物の摂取および吸収の間に放出される内分泌ホルモンであるグルコース依存性インスリン分泌刺激ポリペプチド（glucose-dependent insulinotropic polypeptide: GIP）およびグルカゴン様ペプチド1（glucagonlike peptide-1: GLP-1）に応答して膵臓内分泌腺のβ細胞から分泌される［訳注：図中のβ細胞左側上下の⊕グルコース，アミノ酸，⊕GIP，⊕GLP-1の表示］。またインスリンは，グルコース代謝を促進することにより，脂肪組織からのレプチンの産生を間接的に促進する［訳注：図中右下の⊕インスリン，⊕グルコース代謝の表示］。それとは対照的に，食物中の脂肪およびフルクトースは，インスリンの分泌を促進しないので［訳注：図中β細胞左側の⊖フルクトース，脂肪の表示］，レプチンの産生を増加させない。胃の内分泌細胞から産生されるホルモンであるグレリンは，食物の摂取を増加させ，脂肪の酸化を減少させ［訳注：図中左上の⊕食物摂取，⊖脂肪酸化の表示］，エネルギーバランスの長期間の制御に同化作用的な役割をしているようである。グレリンの分泌は通常は食後に抑制されるが，脂肪やフルクトースの摂取では抑制されない。長期シグナルは，エネルギーのホメオスタシスの制御に短期シグナルと相互作用をし，コレシストキニンのような短期シグナルの満腹感を与える効果に感受性を供与するようである。

(Adapted with permission from Havel PJ. Peripheral signals conveying metabolic information to the brain: short-term and long-term regulation of food intake and energy homeostasis. Exp Biol Med [Maywood] 2001;226:963–77.)

体の構成物，および脂質と炭水化物代謝に対するフルクトースとグルコース摂取の影響を比較するために，グル

I

コースまたはフルクトースで甘みづけした飲料が40〜72歳の過体重または肥満の男性および女性に，エネルギー必要量の25%が10週間投与された[110)]。通常の食事と甘みづけした飲料を摂取した最初の8週間は，両方のグループともに体重が1.5 kg増加した。しかし，フルクトースで甘みづけしたグループでは腹部内(内臓)の脂肪が増加したが，グルコースで甘みづけした飲料を摂取したグループでは脂肪の増加は主に皮下で，腹部内脂肪は増加しなかった。さらに，フルクトースで甘みづけしたグループでは *de novo* の脂質生成，食後24時間のトリグリセリドのプロフィール，LDLコレステロール，アポリポタンパク質B，小型高密度LDLコレステロール，酸化LDLおよびレムナント・リポタンパク質が増加し，インスリン感受性が20%減少した。このような変化は，グルコースで甘みづけした飲料を摂取したグループでは観察されなかった。さらに，フルクトースおよびフルクトースを含む甘味料の脂質および炭水化物代謝に対する影響の重要な違いが男性と女性の間でみとめられた[110,120〜131)]。食物中のフルクトースの代謝への影響およびフルクトース摂取が内臓の脂肪を増加させ，脂質プロフィールとインスリン感受性を悪化させる機構については，いくつかの総説に記載されている[109,123,132〜134)]。

(Nancy L. Keim, Roy J. Levin, Peter J. Havel／中谷一泰 訳)

3 食物繊維

食物繊維の定義

1950年代には，繊維とは消化されない植物の細胞壁の成分などとされ[1]，50年後においてもあまり変化はなかった。2002年に，米国医学研究所（Institute of Medicine：IOM）は，総繊維は食物繊維と機能性繊維を合わせたものであると定めた[2]。食物繊維は非消化性炭水化物とリグニンから成り，いずれも植物に本来あるそのままの形のものである。一方，機能性繊維は，ヒトに対して望ましい生理的作用を発揮する，植物から抽出された非消化性炭水化物である。世界各国の政府や機関によって，繊維に関する同様の定義が示されている［訳注：日本の「食物繊維」はヒトの消化酵素で消化されない難消化性成分の総体であり，非常に範囲が広い］。

広くみとめられている繊維の定義は，2009年に国連食糧農業機関（FAO）やWHOの関連機関であるコーデックス委員会が提唱したものであるが，まだ米国食品医薬品局（FDA）の承認は得られていない。微妙なニュアンスの違いはあるものの，いずれの定義も，繊維は主に，小腸では完全には消化・吸収されないが，大腸では発酵を受ける炭水化物であるという点では一致している。

繊維の性質

どの定義を採用するにせよ，多くの異なった種類の繊維が存在し，それぞれが独自の性質をもつことは間違いない。アメリカでは，食品パッケージの食品成分表示（Nutrition Facts panel）において繊維の表示が義務づけられており，可溶性・不溶性繊維を個別に示すこともある[3]。これら繊維の含有量は，アメリカ分析化学学会（Association of Official Analytical Chemists）によりみとめられた方法により測定されている。いうまでもなく繊維は複雑な物質であり，可溶性のみに基づいて論じることは妥当ではない。実際，2001年にIOMの食物繊維委員会は，可溶性は繊維の生理的作用を予測するものではなく，このようなやり方は廃止されるべきであると提言している。粘性や発酵性のような性質に基づくほうが，ヒトにおける繊維の健康効果を予測するのに有用であるかもしれない。

粘性は可溶性と類似しており，例外なしとはいえないが，繊維の水保持能と関連している[4]。液体の粘性を決定するのは比較的容易であるが，食品や食事内容の一部としての繊維の粘性を求める方法は困難であり，方法により結果の不一致が見られる。例えば，水の中では非常に粘性が高いが，他の成分を加えてパンを焼いた場合，同じ繊維なのにまったく違う結果が得られるということがありうる。実験動物に種々の繊維を食べさせて，腸内容物の粘性を求める研究が行われている[5]。しかし消化管の部位や消化のどの過程にあるのかによって粘性は変化するので，消化過程のある点において得られた結果を他の条件下に外挿するのは妥当ではない。

繊維の発酵性も重要だが，評価が難しい。繊維は小腸では消化されないので，大腸にそのままの形で到達し，常在菌による発酵を受ける[6]。発酵の結果，短鎖脂肪酸（short-chain fatty acid：SCFA）が産生され，大腸の細胞に取り込まれる。繊維の発酵は，大腸の健康維持に重要な役割を果たすものと考えられている。しかし *in vitro* であろうと *in vivo* であろうと，ある人において，ある繊維がどのように発酵を受けるのかはわからない。種々の繊維をヒトの便サンプルと混合して発酵性を検証するという *in vitro* の実験を行っても，それは動的で絶えず変化するヒトの大腸を表すとはいえない[7]。大腸に存在する腸内細菌は種類も量も各個人によって大きく異なっており，*in vitro* の繊維発酵実験結果を，*in vivo* の状況に外挿することはできない。

粘性・発酵性は繊維の2つの重要な特性であるにもかかわらず，いずれの特性を測定するにも「ゴールドスタンダード」が存在しないというジレンマがある。結局のところ，このような限界があるため繊維に関する議論は仮説的なものとなり，繊維と健康に関するデータ解釈にあたっては，これら注意点を念頭におかなければならない。

繊維を含む食品とその量

よく摂取される食品のほとんどは繊維含有量が低い（**表3.1**）。一般的に，通常の摂食量では1食あたりわずか約1～3gの繊維しか含んでいない。全粒穀物のシリアル，豆類，乾燥果実など，乾燥食品のほうが繊維の含有量は高い。その他の繊維供給源としては，繊維を含む緩下剤の薬局での購入，繊維のサプリ，繊維強化食品などがあげられる。

FDAによると，繊維のもつカロリーの公式表示は，可溶性繊維は4 kcal/gである。完全に消化される炭水化物が4 kcal/gなので，この数字を見て驚く人もいるだろう。また不溶性繊維は，0 kcal/gとされている点も要注意である。不溶性繊維であっても，大腸で発酵を受けてSCFAを産生し，それが大腸で吸収されるので，必ずしも0 kcal/gとはいえない。しかし各繊維がどの程度発酵を受けるのかは個人差が大きいため，繊維のカロリーを定めるのは難しい。繊維の発酵によって供給されるカロリーとしては，消化性の炭水化物が4 kcal/gなので，おそらく1.5～2.5 kcal/gが妥当なところであろう[8]。

繊維摂取の推奨量

食品成分表示は，2,000 kcalの食事に対して25 gの食物繊維を推奨している。IOMは，1歳以上の全年齢に対して，1,000 kcalあたり14 gの食物繊維摂取を目安量（ade-

I

表 3.1　主な食品中の食物繊維含有量

食品	量	食物繊維量（g）
精白パン	1枚	0.6
全粒粉パン	1枚	1.9
玄米	1/2カップ	1.7
白米	1/2カップ	0.3
ケロッグの All Bran Original	1/2カップ	8.8
ケロッグの Product 19	1カップ	1.0
ケロッグの Raisin Bran	1カップ	7.3
Wheat Chex	1カップ	3.3
Rice Chex	1カップ	0.2
オートミール	1カップ	4.0
皮付きリンゴ	中サイズ1個	3.3
オレンジ	中サイズ1個	3.1
乾燥プルーン	5個	3.0
ラズベリー	1/2カップ	4.0
生ブロッコリー	1/2カップ	1.1
生カリフラワー	1/2カップ	1.2
スイートコーン	1/2カップ	2.1
生アイスバーグレタス	1/2カップ	0.35
キドニービーンズ	1/2カップ	6.6
エンドウマメ	1/2カップ	4.4
うずら豆	1/2カップ	7.7
ベイクドポテト	小サイズ1個	2.3
調理されたカボチャ	1/2カップ	1.25

(Data from US Department of Agriculture, Agricultural Research Service, Nutrient Database for Standard Reference, Release 22. Washington, DC : US Department of Agriculture, 2009. Available at : http://www.ars.usda.gov/ba/bhnrc/ndl. Accessed August 1, 2010, with permission.)

quate intake：AI）としている。アメリカにおける平均のエネルギー摂取量から計算すると，19～50歳の女性で約25 g/日，男性で約38 g/日となる。51歳以上に対しては，女性21 g/日，男性30 g/日で，推奨される繊維摂取量が年齢とともに低くなるのは，年齢とともにエネルギー摂取が減少傾向にあるためである。［訳注：日本人の食事摂取基準2015年版では目標量が定められている（成人男性19～20 g/日，成人女性17～18 g/日）。］

妊婦，授乳婦の繊維摂取を増やすことが有益であることを示すデータはないが，エネルギー摂取が増加するので，目安量は妊婦に対して28 g/日，授乳婦に対して29 g/日とされている。

推奨される繊維摂取量は推奨されるカロリーと関連することを考慮すると，1～3歳児の目安量は14 g/日となるが，これは非現実的な高値であり，繊維に関しては「年齢＋5」という指針のほうが有用である。例えば2歳児であれば，約7 g/日の繊維摂取がすすめられることになる[9]。

アメリカにおける繊維摂取の現状

アメリカ人は一般に，前述した推奨量の半分程度しか繊維を摂取していない（約15 g/日）[8]。小麦粉，穀物，ジャガイモなどがアメリカ人の食事において，最もよく見られる繊維源であり，果物，豆類，ナッツ類の摂取量は少ない[10]。食品企業の多くは，通常では繊維をあまり含まない食品に繊維を添加しており，これは機能性繊維とよばれる。しかしこのような機能性繊維が，実際に繊維の摂取量を増やすのか，単にこのような製品は他の繊維を含む食品の代用になっているだけなのかは，明らかではない[10]。アメリカ栄養士協会（American Dietetic Association：ADA）は，食品に機能性繊維を添加しても，おそらく天然に繊維を多く含有する食物を食べるほどには健康面に有用ではないだろうとしている[9]。

推奨される量の繊維を摂取することは，食品の選択を劇的に変更しなくても可能である。実際，2005年の食事摂取基準（dietary reference intake：DRI）において，種々の食品を摂取することにより，通常のカロリー摂取の範囲で十分量の繊維・その他栄養素が摂取できる食事を示している[8]。米国農務省の栄養素データベース（Nutrient Data Laboratory）のウェブサイトにおいて，通常摂取される食品の繊維含有量に関する詳細が示されている[11]。

消化管における繊維の役割

一般論として，通常の食事の後，胃が空になるのにおおよそ2～5時間，小腸を通過するのに約3～6時間を要し，大腸には12～42時間とどまる[12]。繊維は，消化管全体を通じて食物の通過を促進したり遅延させたりする。各繊維は独自の物理的，化学的性質をもっており，それぞれ消化管において独自の役割を示す。例えばある種の粘性の繊維（β-グルカン）は大量の水を吸収してゲルを形成し，それにより胃の拡張や胃からの排出時間の遅延をもたらす[13]。しかし小麦の種皮・レジスタントスターチのように，胃の拡張や排出遅延を起こさないものもある[14]。胃からの排出時間の長短とは関わりなく，ほとんどの繊維は胃の中で分解を受けず，そのままの形でとどまる。

小腸においては，消化性の炭水化物，タンパク質，脂質などすべての栄養素の消化吸収を遅延させる繊維がある[15,16]。血糖値上昇遅延効果をもつ繊維があるが，それは炭水化物の吸収遅延・低下の結果によるものである。繊維含有食品摂取時には，非含有食品と比べて血糖値や血中インスリン濃度が低いことが多くの研究において報告されているが[17]，そのような関係は従来想定されていたよりはるかに複雑であるとの報告も見られる。無作為化臨床試験において，繊維含有食品に対する血糖値の変動は，繊維の粘性や量，食品マトリックスなどに影響されることが示されている[18]。

大腸における繊維の機能を決定する2つの最も重要な要因は，その繊維の発酵性とその人の大腸に存在する腸内細菌である。ペクチンやフラクトオリゴ糖（fructooligosaccharide）のような繊維は強く発酵を受けるのに対し，セルロースや小麦の種皮は緩徐な発酵しか受けないか，まったく発酵を受けない[19]。あまり発酵を受けない繊維は便の量を増やし，緩下作用を発揮する。すなわち，発酵の程度は便の量に影響する。発酵を受ける繊維も便の量を増やしうるが，この効果は繊維そのものに由来するのではなく，発酵性繊維により腸内細菌量が増加し，それが水を吸収して便の量を増やす。

繊維の健康効果

みとめられた健康効果が繊維摂取そのものの結果である

表 3.2 血清 LDL 濃度に及ぼす可溶性食物繊維の影響

食物繊維の種類	介入試験の数	対象例数	食物繊維の添加量 (g)	LDL の変化 (介入群-プラセボ群)
ペクチン	5	71	15	−13.0
大麦βグルカン	9	129	5	−11.1
グアーガム	4	79	15	−10.6
ヒドロキシプロピル メチルセルロース	2	59	5	−8.5
オオバコ	9	494	6	−5.5

(Adapted from Anderson JW, Baird P, Davis RH Jr et al. Health benefits of dietary fiber. Nutr Rev 2009 : 67 : 188–205.)

のか，あるいは食品中に繊維が存在することによる栄養素量やその摂取量が変化したことによるのか，その区別がほとんど不可能なので，繊維と健康に関する研究成果を集約するのは難しい。特に高繊維食の場合，低繊維食には乏しいフィトケミカルや抗酸化物質の摂取が増えることが多い。とはいうものの，多くの疫学研究や介入試験の結果は，定期的に繊維を摂取することは種々の健康効果と関連することを示している。しかしこのような効果は，摂取した繊維の種類だけでなく，その個人にも依存している。

▶循環器疾患

エネルギー摂取 1,000 kcal あたり 14 g の繊維摂取という IOM によって定められた目安量は，心血管疾患（cardiovascular disease：CVD）の予防に基づいたものであり，この両者の関連に関するデータは強固である。疫学研究から，十分な繊維を摂取することは，主に低比重リポタンパク質（low-density lipoprotein：LDL）濃度の低下により，CVD，冠動脈疾患（coronary heart disease：CHD）のリスクを低下させることが示されている。例えば，対象者を 5 群（quintile）に分けると，最も繊維摂取の多い上位 1/5 における CHD の有病率は，繊維摂取量の低い下位 1/5 より 29％低かったという総説がある[20]。

疫学調査の結果は関連を強く示唆しているが，それだけでは因果関係の証明にはなっていない。無作為化臨床試験の結果は不一致ではあるが，それでも心疾患の指標である C 反応性蛋白やアポリポタンパク質濃度，血圧の低下を示しているようである。良好にコントロールされた介入試験の結果をまとめた総説によると，水溶性繊維，特にβグルカン，オオバコ，ペクチン，グアーガムは，高比重リポタンパク質（high-density lipoprotein：HDL）濃度には影響せず，最も強力に血清 LDL 濃度を低下させることが示された[21]。アメリカでは，エンバク，大麦，オオバコの血清脂質低下効果について保健機能がみとめられている。

CVD 予防に必要な繊維の種類・量を明らかにすることが望ましいが，そのようなデータはない。しかし，種々の種類・量の繊維による LDL コレステロール低下作用は報告されている（**表 3.2**）。

▶2 型糖尿病と血糖コントロール

繊維摂取と 2 型糖尿病の関係については，種々の説が提唱されている。例えば，推奨される量の繊維を定期的に摂取することにより，グルコースの吸収阻害，体重増加の抑制，健康増進に望ましい栄養素や抗酸化物質摂取の増加などを介して，糖尿病予防に役立つ[9]。

多くの大規模コホート研究において，繊維摂取と 2 型糖尿病の間には強い逆相関が示されている。多人種の 75,000 人を 14 年間フォローしたコホート研究において，15 g/日以上の繊維摂取者は有意に糖尿病のリスクが低かった[22]。穀物繊維の摂取が多いことは男女とも糖尿病のリスクを 10％低下させたが，野菜からの繊維摂取が多いことは，男性ではリスクを 22％低下させたものの，女性ではリスク低下は見られなかった。また別の研究において，不溶性繊維（17 g/日以上）摂取者，穀物繊維（8 g/日以上）摂取者は，繊維摂取の少ない群より 2 型糖尿病発症リスクが低かった[23]。なおこの研究において，水溶性繊維の摂取は糖尿病リスクとは関連しなかった。

よくコントロールした長期介入研究によって，糖尿病発症のリスクを評価することは，極めて長い年数がかかり，費用面からも困難である。そこで，糖尿病との関連を評価するために最も一般的に行われるのは，繊維摂取が血糖変動に及ぼす影響を検討することであるが，介入試験の結果は必ずしも一致しない。例えば 5 週間の試験において，対照食と比較して，エンバクのβグルカン 5 g/日摂取は食後血糖値およびインスリン抵抗性を改善したが，大麦のβグルカン（5 または 10 g/日）では効果が見られなかった[24]。繊維摂取と食後の血糖値変動に関して，有意の関係が見られなかった研究も少なくない[25~27]。

しかし ADA は，食事全体として 30～50 g/日の繊維を摂取した場合，食事からの繊維摂取が低い場合に比べて一般的に血糖値は低く[9]，さらにサプリメントで 10～29 g/日の繊維を補充すると，血糖コントロールに対して効果があると述べている。

▶食欲コントロール

繊維摂取と食欲は関連するが，繊維によって満腹感は異なる[28~31]。この関連は，摂取した繊維の種類（水溶性/不溶性，粘性，発酵性），繊維の量（1 g なのか 25 g か），個人の背景因子（男性/女性，肥満/やせ，若年/高齢），繊維の摂取期間（昼食の時に 1 回だけなのか年余にわたり毎日なのか）など，多くの因子に左右される。

繊維がどのようにして満腹感に影響するのか，多くの機序が提唱されている。繊維の豊富な食品を噛むのには時間がかかり，それが満腹感を増加させるであろう[29,30]。噛む時間が長いと，唾液や胃酸分泌が促進され，それが胃の拡張を起こす。水溶性あるいは粘性の繊維は水を結合し，これもまた胃の拡張につながる。胃の拡張により，満腹感をもたらす迷走神経の求心性シグナルが刺激され，そのことが食事中や食後の満腹感に影響する[32]。さらにある種の繊維は，胃からの排出を遅らせ，小腸におけるグルコース吸収速度を低下させる。それによりインスリン分泌も鈍化する。例外なしとはいえないが，食後グルコースおよびインスリンの上昇が緩徐で，定常レベルであることは，満腹感としばしば関連する[33]。

食物が上部・下部消化管を通過すると，種々の満腹関連ホルモンが分泌され，シグナルが脳に送られる（44章参照）。グレリン，ポリペプチドYY，グルカゴン様ペプチドなどの多くの消化管ホルモンは，満腹感，食物摂取，全体的なエネルギーバランスを調節すると考えられている[34]。

回腸ブレーキもまた満腹感に影響しうる。この抑制性フィードバック機構により，食物の消化管通過がコントロールされる[35]。収縮によって食物が胃から小腸に押し出されると，情報伝達物質が，どの程度の速度で食物が消化管を進んでいくかを決定する。摂取した食品の速度・動きをコントロールすることにより，栄養素の消化・吸収を最適化することができる。摂取した栄養素の種類・量は，回腸ブレーキの活動に影響するが，その活性化における繊維の役割は明らかではない[36]。最後に，大腸で非常に強く発酵を受ける繊維もあり，発酵の過程が満腹感の修飾因子であることも報告されている[37~39]。

満腹感に対する繊維による介入試験の結果は，必ずしも一致していない。どの繊維も満腹感に同じようには関係しているわけではないことはいうまでもない。エンバクの種皮やオオバコのような粘性の繊維はより効果をもたらす可能性があるが，小麦の種皮やセルロースのような不溶性繊維も食欲に作用する可能性もある。さらに自然食品から摂取した繊維のほうが，加工品や同じ食品から抽出された繊維より，より強く食欲を増進する可能性がある[40,41]。

▶体重

1973年に，Heatonは繊維がエネルギー摂取を減少させ，それにより理論的に体重減少につながることを報告した[42]。今日では，前向きコホート研究において一致して，繊維摂取の多い人は少ない人に比べて体重が少ないことが報告されている[43]。実際，ある研究においては，20ヵ月の期間中，総繊維摂取1 g/日増加ごとに体重が0.25 kg減少したと報告されている[44]。

大規模研究の多くにおいて，繊維摂取は通常，果物や野菜の摂取および運動習慣など，望ましい生活習慣と関連していることを示す。さらに繊維の豊富な食品は，脂質やエネルギー密度が低く，これはいずれも健康的な体重の維持に役立つものである。単に通常の食事に繊維サプリメントを加えても同じ結果になるとは限らず，上記の点は十分考慮しておくべきである。

臨床データの解釈については，Howarthらはエネルギー摂取，体重，食物繊維摂取に関する50以上の介入試験の結果をまとめた[29]。彼らの算定によると，1日14 gの食物繊維摂取の増加により，エネルギー摂取は10%減少し，約4ヵ月後に体重は2 kg減少した。このエネルギー摂取や体重変化は，高繊維食品の摂取であるか機能性繊維のサプリメントであるか，食物繊維の供給源には関係しなかった。

▶癌

大腸癌

1970年代，大腸癌の有病率が増加しているのは，食事からの食物繊維摂取減少の結果であるという論文が多く発表された[45]。これは主に，食物繊維摂取の多い国や地域と，少ない国・地域における大腸癌の有病率比較から得られた結果であるが，この種のデータからは因果関係を述べることはできない。

しかし2005年以降，介入試験を含む多くの大規模研究において，食物繊維摂取は大腸癌のリスクとは関連しないという結果が示された[46~48]。例えば8年間にわたる，Polyp Prevention Trial（PPT）において，高食物繊維（18 g/1,000 kcal），野菜や果実が多い低脂肪食の大腸ポリープ再発に及ぼす影響が調べられた[49]。この研究では，8年間の追跡によりポリープの再発に対する食事性の効果はみとめられなかった。大腸癌発生の指標として，ポリープの再発が適切な指標でなかった可能性はあるが，現時点ではこの研究が最も大規模で包括的な介入試験である。高繊維食介入と大腸癌発生のリスクに関係が見られなかったのは正しい結果かもしれないが，大腸癌発生には非常に長い潜伏期間があることの表れかもしれない。食事介入に対する研究参加者のアドヒアランスが低いことが，両者の関連の強さを曖昧にした可能性もある。PPT研究において，4年間にわたり食事目標をすべて達成した特にコンプライアンスの優れていた例について，サブグループ解析を行うと，対照群に比較して腺腫の再発が35%低下していた[50]。しかし，このような特にコンプライアンスに優れた集団は，ライフスタイルが有意に異なっていた。

すなわち，食物繊維が大腸癌に対する予防効果があるのかどうか，まだ結論は得られていない。しかし，大腸癌発生における大腸の変化をより詳細に検討するために，よりよい指標も用いた新しい研究デザインが発表され，食物繊維摂取との関連が注目される[51]。

乳癌

生殖系機能や体脂肪は，エストロゲン，プロゲステロン，インスリン濃度に影響し，これらはいずれも乳癌発生のリスクであることが示されている。食物繊維摂取は，特にホルモン代謝への影響を介して，乳癌の発生リスクを低下させると考えられている。この仮説は主に，動物性タンパク質を摂取する女性に比べて，ベジタリアンの女性は便中へのエストロゲン排泄量が多く，血漿エストロゲン濃度が低いという結果に基づいている[52]。しかし前向きコホート研究の多くにおいて，女性における食物繊維摂取と乳癌発生の関連は見られなかった[53,54]。

しかし最近の報告によると，閉経後の女性において，繊維摂取26 g/日の場合，11 g/日に比べて乳癌のリスクが13%低かった[55]。このリスクの低下は乳管癌より小葉癌において，またエストロゲン・プロゲステロン受容体陽性腫瘍より陰性腫瘍においてより顕著であった。穀物，果実，野菜，豆類からの繊維摂取は乳癌のリスク低下とは関連せず，水溶性食物繊維摂取は乳癌リスクと逆相関したが，不溶性繊維の摂取とは関係しなかった。これらの結果から，乳癌は単一の疾患ではなく，食物繊維など食事性因子は，乳癌のサブタイプや閉経前後などにより異なった作用を及ぼすものと考えられる。

▶免疫

食物繊維摂取により免疫能が改善するという報告があ

る。その作用機序としては，ある種の腸内細菌の存在有無に影響される。繊維摂取と免疫の関連を論じる際には，プロバイオティクスやプレバイオティクスに言及されることが多い。プロバイオティクスは，生きた微生物であり，摂取後消化管内を生きたままで通過して生体に効果をもたらすものである[56]。プレバイオティクスは，非消化性の食物成分であり，大腸において望ましい作用を発揮する菌の成長や活性を増強する[56]（38章参照）。プロバイオティクスは繊維を含む食物や食品に添加されることが多く，プレバイオティクスは繊維の一種である（例：フラクトオリゴ糖）。プロバイオティクスやプレバイオティクスの健康増進効果は長年研究されてきたが，これらの免疫系や炎症に及ぼす作用に関する研究は乏しい。プロバイオティクスが免疫系，感染，炎症に及ぼす影響については，2009 年に総説が発表されているが[57]，全体として述べると，この関連は腸内細菌の種類や株に大きく依存する。乳酸菌とビフィズス菌が最もよく研究され，種々の条件下で望ましい効果を示すと報告されている菌である。プレバイオティクスに関しても，同様に総説が発表されている[58]。ヒトを対象とした試験の結果は一致していない。乳児や小児をも含む 10 のプレバイオティクス試験は有効性を示したが，成人対象の 15 の試験ではあまり効果が見られなかった。

緩下作用と便秘

食物繊維摂取が便通に及ぼす影響に関する報告を 100 近くまとめた総説が発表されている[59]。それによると，どのような繊維であろうと便の量が増加していたが，すべての繊維の効果が同一というわけではない。例えば，リンゴなどの果物に含まれる繊維であるペクチンは 1 g の繊維摂取につき 1.3 g しか便の量が増えなかったのに対し，小麦ふすまは 1 g 摂取あたり便の量を 5.7 g 増加させた。このような相違は主に，各繊維のもつ性質が異なるためと考えられている。便の量に影響する因子としては，ある種の繊維は他の繊維より多くの水を保持し，ある種の繊維は消化管において分解を受けにくい，発酵性繊維は菌数を増加させるなどがあげられる。一般的にいって，便の量が多いことは大腸の通過がより速く，便秘の可能性が低い[60]。

食物繊維は健康に良いか，とりすぎは有害か

食物繊維に対する耐容上限量（tolerable upper intake level：UL）は定められていないが，繊維の中には腸内ガスの増加，腹部膨満感，腹部不快感，便通の異常をきたすものがある。しかしこれらはいずれも繊維摂取に伴う自覚的な「症状」であり，繊維の毒性を示すものではない。また耐容性は，個人差が大きい。例えば，被検者がイヌリン 10 g を摂取した研究において，何の症状も訴えなかった例と同時に，複数の症状が 48 時間続いた例もあるなど，改めて個人差の大きいことが示された[61]。

さらに，繊維の豊富な食事とホルモン濃度低下・排卵障害のリスク増加との関連を示した報告もある[62]。また高繊維食は，カルシウム，鉄，亜鉛などミネラルの吸収障害を起こす懸念もある[9]。しかし，欧米における通常の食事は低繊維食であり，ミネラルの吸収障害が臨床的問題とはならない。また繊維の中には（例：イヌリン），ある集団ではカルシウム吸収を促進するという報告もある[63]。

（Holly J. Willis, Joanne L. Slavin／田中　清 訳）

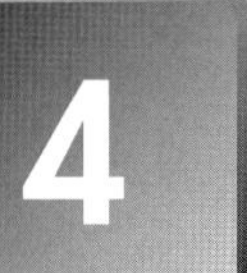

4 脂質，ステロール，およびその代謝産物

歴史的概要

1927年，EvansとBurrは，実験動物を脂質欠乏にすると，飼料にビタミンA，D，Eなどの脂溶性ビタミンを添加しても成長や生殖が著しく障害されることをはじめて見出した。彼らは，脂質には新規の必須な物質が含まれているものと考え，ビタミンFと命名した。彼らはさらに1929年に，脂質中のある種の成分が栄養学的に重要であることをはじめて示した。脂質を含まない飼料で飼育した離乳中ラットは，成長障害，鱗状皮膚，尻尾の壊死，死亡率の増加を呈し，これらはリノール酸（C18：2n-6）投与にて改善した。彼らはさらに，C18：2n-6またはα-リノレイン酸（C18：3n-3）欠乏により，不妊や水摂取の増加という症状も起こることを報告した。のちにBurrとBurrによって，哺乳類では合成されず，飼料中に特定の脂肪酸を添加することによりその欠乏症が改善される脂肪酸に対して，必須脂肪酸（essential fatty acid：EFA）という言葉が与えられた。

1938年に，アラキドン酸（C20：4n-6）もまた必須脂肪酸であり，必須脂肪酸欠乏症（EFAD）の症状を改善するのに，C18：2n-6の3倍もの効力をもつことが示された。C18：2n-6は生体内でC20：4n-6に変換されることから，C18：2n-6は動物において飼料中の主要な不飽和必須脂肪酸と考えられるに至った。必須脂肪酸欠乏飼料を与えることにより，種々の動物で必須脂肪酸欠乏症が作成されたが，ヒトで必須脂肪酸欠乏症がはじめて記載されたのは1958年のことである。必須脂肪酸欠乏の人工乳を与えられた乳児において，重症の皮膚症状が発症し，C18：2n-6添加にて改善した。

その後成人においても，脂質を含まないグルコース溶液が継続的に投与された例における必須脂肪酸欠乏症が報告された。皮疹，血漿多価不飽和脂肪酸（polyunsaturated fatty acid：PUFA）濃度低値がみとめられ，C18：2n-6を含む乳剤の静脈内投与にて改善した。Holmanらは1982年に，C18：2n-6を豊富に含むベニバナ油由来の乳剤で5ヵ月間維持されていた6歳女児において，C18：3n-3欠乏症をはじめて見出した[1]。Neuringerらは1984年に，視力低下をきたしたアカゲザルの子におけるC18：3n-3欠乏症を報告した[2]。C18：3n-3欠乏症は，経管栄養により2.5～12年間n-3系脂肪酸を0.02～0.09％しか与えられなかった患者においても報告された[3]。患者における鱗状皮膚，血漿および赤血球中n-3脂肪酸低値は，C18：3n-3投与にて改善した。

脂質の化学的性質および構造

脂質は一般的に，アセトン，エーテル，クロロフォルムのような有機溶媒に溶ける一連の化合物と定義される。脂質には，大きさや極性のばらつきが大きく，疎水性の強いトリグリセリドやステロールエステルから，より極性の高いリン脂質やカルジオリピンなどがある。食事由来脂質としてはさらに，コレステロールや植物ステロールも含まれる。炭水化物，タンパク質と異なり，脂質は水と混じらないため，脂質は消化，吸収，輸送，貯蔵，利用のいずれについても特別な過程を必要とし，これは炭水化物，タンパク質と脂質が大きく異なる点である。

▶トリグリセリドおよび脂肪酸

トリグリセリドあるいはトリアシルグリセロールは，ヒトの摂取する食事性脂質としては圧倒的に多いものである。1分子のトリグリセリドは，3分子の脂肪酸がグリセロール分子にエステル結合したもので，3つの結合部位は構造的に別のものであり，sn-1，sn-2，sn-3とよばれる。脂肪酸の種類およびその結合様式には多くのパターンが存在し，このためトリグリセリドの組成は極めて多様である。ほとんどの食用油において，トリグリセリドの約90％は脂肪酸で占められ，その脂肪酸は通常分枝構造をもたず，炭素数が偶数（4～26）の炭化水素鎖から成る[4]。超長鎖脂肪酸（very-long-chain fatty acid：VLCFA）は，脳および網膜や精子のような特定の組織に存在する[5,6]。脂肪細胞は，種々の長さの脂肪酸を含んでいる。

炭素鎖の長さだけではなく，脂肪酸は炭化水素鎖における二重結合の数や位置も様々である。主な脂肪酸を，**表4.1**に示す。炭化水素鎖上での二重結合の位置を示すには，脂肪酸分子のどちらかの端から炭素数を数える必要がある。Δシステムは，脂肪酸鎖のカルボキシル端から二重結合の位置を数えるものであるが，一般的ではない。それより一般的なのが，脂肪酸のメチル末端に対して二重結合をもつ最初の炭素原子の位置を示すものであり，炭素鎖に沿って，最初の二重結合までの距離を示す。一価不飽和脂肪酸（monounsaturated fatty acid：MUFA）は炭素数12以上をもち，通常n-9またはn-7の位置に二重結合をもつ。2つ以上の二重結合が入ると，多価不飽和脂肪酸となる。二重結合はほぼ例外なく，その前の二重結合から3炭素離れて存在する。したがって，脂肪酸分子内における二重結合の数は炭素鎖の長さに規定され，6を超えることはない。炭素数18以上で，2つ以上の二重結合をもつ脂肪酸における最初の二重結合の位置はn-9，n-6，n-3に限られるが，炭素数16の脂肪酸の場合，最初の二重結合の位置がn-7のことがある。

脂肪酸が必須脂肪酸であるかどうかは，メチル末端からの最初の二重結合の位置による。ヒトにおける脂肪酸の*de novo*合成において，n-9よりメチル側に二重結合を加えることはできない。したがって，n-6あるいはn-3に二重結合をもつ脂肪酸は必須脂肪酸と考えられ，これら必須脂肪

表 4.1 脂肪酸の名称と表記法

慣用名	ジュネーブ命名法	記号表示
ブチル酸	ブタン酸	C4：0
カプロン酸	ヘキサン酸	C6：0
カプリル酸	オクタン酸	C8：0
カプリン酸	デカン酸	C10：0
ラウリン酸	ドデカン酸	C12：0
ミリスチン酸	テトタデカン酸	C14：0
パルミチン酸	ヘキサデカン酸	C16：0
ステアリン酸	オクタデカン酸	C18：0
パルミトレイン酸	9-ヘキサデセン酸	C16：1, n-7 *cis*
オレイン酸	9-オクタデセン酸	C18：1, n-9 *cis*
エライジン酸	9-オクタデセン酸	C18：1, n-9 *trans*
リノール酸	9,12-オクタデカジエン酸	C18：2, n-6,9 all *cis*
α-リノレン酸	9,12,15-オクタデカントリエン酸	C18：3, n-3,6,9 all *cis*
γ-リノレン酸	6,9,12-オクタデカトリエン酸	C18：3, n-6,9,12 all *cis*
コロンビン酸	5,9,12-オクタトリエン酸	C18：n-6 *cis*, 9 *cis*, 13 *trans*
アラキジン酸	エイコサン酸	C20：0
ベヘン酸	ドコサン酸	C22：0
エイコセン酸	11-エイコセン酸	C20：1, n-9 *cis*
エルカ酸	13-ドコセン酸	C22：1, n-9 *cis*
ブラシジン酸	13-ドコセン酸	C22：1, n-9 *trans*
ネルボン酸	15-テトラコセン酸	C24：1, n-9 *cis*
ミード酸	5,8,11-エイコサトリエン酸	C20：3, n-9,12,15 all *cis*
ジホモ-γ-リノレン酸	8,11,14-エイコサテトラエン酸	C20：3, n-6,9,12 all *cis*
アラキドン酸	5,8,11,14-エイコサテトラエン酸	C20：4, n-6,9,12,15 all *cis*
チムノドン酸	5,8,11,14,17-エイコサペンタエン酸	C20：5, n-3,6,9,12,15 all *cis*
クルパノドン酸	7,10,13,16,19-ドコサペンタエン酸	C22：n-3,6,9,12,15 all *cis*
ドコサヘキサエン酸	4,7,10,13,16,19-ドコサヘキサエン酸	C22：6, n-3,6,9,12,15,18 all *cis*

酸はその合成能をもつ植物やその他の生物から摂取する必要がある。哺乳類は，n-3系，n-6系，n-7系，n-9系という4つの多価不飽和脂肪酸を含むが，食事からの摂取が必須なのはn-6系およびn-3系のみであり，ヒトにおいてその他の脂肪酸はそれ以外の摂取源から合成することができる。

食事性脂質のほとんどはシス結合の構造をとり，トランス結合の配置は，油脂の安定性を高めるために行われる水素添加や反芻動物における共生微生物での代謝の結果起こる。トランス結合により，脂肪酸内部のアシル基の可動性が低下し，ハロゲン化，水化，水素化などの求電子反応が起こりにくくなる[7,8]。食事由来トランス脂肪酸のほとんどは二重結合を1つもち，炭素数18である。主要なトランス脂肪酸であるエライジン酸（C18：1 n-9 *trans*）の融点は，オレイン酸（C18：1n-9）の13℃に対して，44℃である。二重結合を2つ以上もつ脂肪酸においても，トランス結合が存在することがある。例としては共役リノール酸があげられ，これはシス結合・トランス結合の両方をもち，またその間が通常の3ではなく，2炭素原子離れているという特徴がある。

▶リン脂質

食事性脂質のうち，リン脂質の量はわずかである。リン脂質がトリグリセリドと大きく異なるのは，極性の高い頭部基をもち，分子が親水性の要素をもつことである。このためリン脂質は両親媒性であり，プラスとマイナスの電荷をもつzwitterionの形をとる親水性の部分と，2つの長鎖脂肪酸から成る疎水性の尾部から成る。これらの頭部基は，リン酸結合を介してグリセロール残基に結合する。極性の頭部基のサイズや電荷は様々であり，イノシトール，コリン，セリン，エタノールアミン，グリセロールなどがある。

▶ステロール

コレステロールは，ステロイド骨格と分岐炭化水素側鎖からなり，食品中では遊離型あるいは脂肪酸エステルとして存在する。コレステロールは動物性食品にのみ含まれ，植物油はコレステロールを含まないが，植物性食品はコレステロール関連分子である植物ステロールを含む。食事性フィトステロールの主なものを，**図 4.1** に示す。フィトステロールの側鎖の構造や，環同士の結合パターンは様々である。一般的な食事性フィトステロールとしては，β-シトステロール，カンペステロール，スティグマステロールがある。これらフィトステロールのΔ-5水素添加反応により，カンペスタール，シトスタノール（スタノール）などの飽和ステロールを生成する。これらは通常の食事にはわずかしか含まれないが，人工的に産生されている。植物ステロールやスタノールは，溶解度やバイオアベイラビリティ（生物学的利用能）を向上させるため，C-18：2 n-6，n-3系脂肪酸を人工的にエステル化している。

食事に関する考察

平均的北アメリカ人の脂質摂取は，総摂取エネルギーの

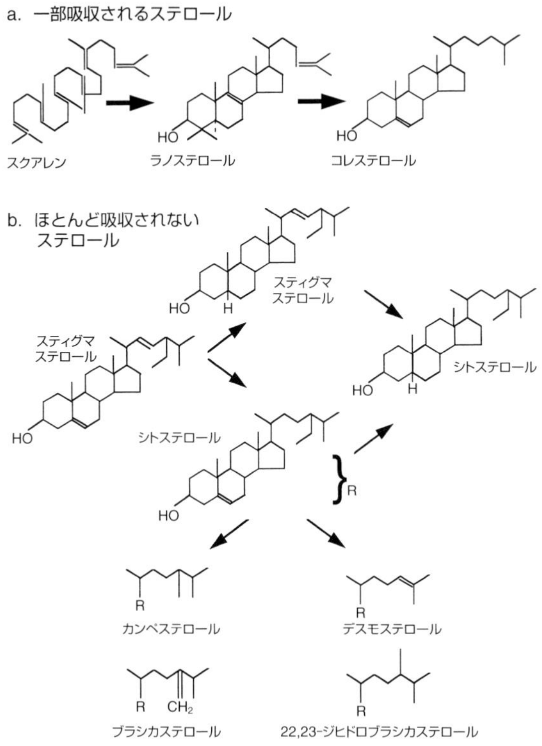

図 4.1 食品中に含まれる重要なステロールの分子構造（最下段の 4 つの化合物は，側鎖のみ示している）。

35～40％である[9,10]。摂取脂質の 95％以上はトリグリセリドであり，残りはリン脂質，遊離脂肪酸，コレステロール，植物ステロールである。すなわち，北アメリカ人のトリグリセリド摂取は，約 80～130 g/日となる。消化管に入る脂質は，食事からの摂取以外に，粘膜細胞からの分泌，胆汁由来，腸内細菌由来がある。

脂質ほど食品の選択が栄養素の構成に影響するものはない。食事性トリグリセリドは脂肪酸組成が大きく異なるので，脂肪酸摂取も変動が大きい（**表 4.2**）。植物油であろうと動物油であろうと，遺伝的，環境的要因のため脂肪酸組成は変動が大きい。動物油の場合，飼料の組成もまた脂肪酸組成に影響する。後に述べるが，これら要因が組織中脂肪酸組成に影響する。

北アメリカ人におけるトランス脂肪酸摂取量はまだ確定したわけではないが，総摂取エネルギーの 2～7％程度と思われる[8,11]。それに対して米国心臓学会（American Heart Association：AHA）は，トランス脂肪酸摂取を 1％未満に制限することを推奨している[12,13]。食事からのトランス脂肪酸摂取量は最近減少傾向にあり，これは，植物油摂取は増加しているものの，植物油からつくられる種々の食品中のトランス脂肪酸含量が減少しつつあることによると考えられる[7]。

コレステロールの食事からの摂取の割合は，食品によって変動が大きい。通常北アメリカ人は 1 日 250～700 mg のコレステロールを摂取しており，その大部分が脂肪酸とエステル結合している。食事からのコレステロール摂取削減は，動物性脂肪や卵の摂取を減らすことにより容易に達成される。通常の北アメリカ人の食事では，250 mg/日の植物ステロールを摂取し，ベジタリアンではその量はさらに多い[14]。

消化と吸収

▶口腔および食道における消化

食事性脂質の消化には，消化管の水溶性環境で吸収できるように，いくつもの過程が関与している。消化はまず口腔内で，唾液作用や咀嚼により始まる。唾液とともに舌の漿液腺から分泌される唾液リパーゼは，sn-3 位においてトリグリセリドから遊離脂肪酸の加水分解を開始する。加水分解は胃まで続き，胃のリパーゼが脂質を消化するが，短鎖の脂肪酸を含むトリグリセリド（short-chain FA：SCFA）に親和性が高い。上部空腸に達した脂質は約 70％がトリグリセリドであり，残りは部分的に加水分解・消化された混合物である。

▶腸管における消化

腸管における消化には，胆汁酸と膵臓のリパーゼが必要である。胆汁を構成する主要 3 成分は，胆汁酸，リン脂質，ステロールであり，肝臓によって産生された乳化剤である。肝臓でコレステロールから直接合成されたものを一次胆汁酸といい，ヒドロキシ基を 2 つまたは 3 つもつ胆汁酸，すなわちコール酸，ケノデオキシコール酸である。二次胆汁酸には，デオキシコール酸やリトコール酸が含まれ，大腸において，細菌によってコール酸，ケノデオキシコール酸から変換される。

膵リパーゼは，脂質の消化に関わる主要な酵素であり，sn-1，sn-3 の位置において，エステル結合を加水分解する（**図 4.2**）。胆汁酸は，脂質滴表面において酵素を基質から解離させることによりリパーゼ活性を阻害する。膵臓から分泌されるタンパク質であるコリパーゼは，リパーゼに結合して酵素の脂質滴への結合を確保することにより，胆汁酸による酵素阻害を解除する。胆汁酸への親和性により，リン脂質，コレステロール，コリパーゼは，加水分解産物であるモノグリセリドおよび遊離脂肪酸を，脂質滴から胆汁酸を含むミセルに移動させる。モノグリセリドの sn-2 位で結合した脂肪酸，リン脂質，コレステロールエステルは，リパーゼによる加水分解を受けにくい。膵リパーゼの作用は極めて迅速であり，モノグリセリドや遊離脂肪酸生成は，その後のミセルへの取込みより速い[15]。

脂質加水分解産物のミセル可溶化は，胆汁酸とリン脂質の両親媒作用によるもので，これらは胆汁酸中におおよそ 1：3 の比率で分泌される。コレステロールは胆汁酸では，エステル化されていない形でのみ存在し，この形が主要なステロールである[16]。胆汁酸の極性端は乳びの親水性部分を向き，炭化水素鎖を含む非親水性末端はミセルの中心に向く。胆汁酸とリン脂質は，非極性端が疎水性のコアとなるように集合する。ミセル内にモノグリセリドを取り込むことにより，ミセルが遊離脂肪酸やコレステロールを可溶化する力が強まる。一般に胆汁酸ミセルは，モノグリセリドと不飽和長鎖脂肪酸（long-chain FA：LCFA）に対する親和性が最も高い[17]。ジグリセリドやトリグリセリドのミセルへの取込みは限られている。脂肪酸，モノグリセリド，

表 4.2 主な食用油脂の平均トリグリセリド脂肪酸組成[a]

食品（100 g あたり）	平均脂質割合（%）	平均脂肪酸組成						
		飽和脂肪酸			一価・多価不飽和脂肪酸			
		計[b]	16：0	18：0	18：1	18：2	18：3	20：4
牛乳（3.25%）	4	3	0.8	0.4	0.8	0.12	0.08	
バター	81	51	22	10	20	3	0.3	
ラード（豚）	100	39	24	14	41	10	1	
豚肉[c]	7	2.3	1.5	0.7	3	0.6	0.03	0.08
獣脂	100	50	25	19	36	3	0.6	
牛肉[d]	9	3	2	1	4	0.3	0.05	0.04
鶏肉[e]	16	3.3	3	0.6	6	3	0.1	
卵	10	3	2	0.8	4	1	0.03	0.1
七面鳥[f]	2	0.3	0.3	0.08	0.4	0.3	0.01	0.02
ゴマ油	100	14	9	5	39	39	0.3	
大豆油	100	15	11	4	23	51	7	
コーン油	100	8	5	2	57	23	6	
ヒマワリ油	100	9	4	4	57	29		0
オリーブ油	100	14	11	2	7	10	0.8	0
綿実油	100	26	23	2.3	17	52	0.2	0.1
ベニバナ油	100	6.2	4.28	2	14	75		
パーム油	100	49	44	4	37	9	0.2	
ココナツ油	100	87[b]	8	3	6	2		
パーム種油	100	82[b]	8	3	1	2		
キャノーラ油	100	7	4	2	62	19	9	
高オレイン酸キャノーラ油	100	7	3	2	70	15	23	
カシューナッツ	44	8	4	3	24	8	0.06	
クルミ	65	6	4	2	9	38	9	
ニシン（大西洋産）	9	2	1	0.1	2	0.1	0.1	0.06
サケ（大西洋産）	13	3	2	0.5	3	1	0.2	0.09

[a] 気候，種，飼料組成などが大きく影響するため，ここに示したのはおよその値である。
[b] 飽和脂肪酸の残りは，炭素鎖 12 未満（バターでは 14%），12〜14（バターでは 16%，ココナッツおよびパームの種子では 65〜70%）から成る。
[c] 新鮮な腰肉（ロイン），センターリブ，骨つき，脂肪を除いていない生の豚肉。
[d] 下部の腰肉（サーロイン），tri-tip（三角形の筋部）ロースト，周囲の脂肪だけ除いた生の牛肉。
[e] 生の鶏胸肉テンダー。
[f] 七面鳥胸肉。
(Data from US Department of Agriculture. National Nutrient Database. Available at : http://www.ars.usda.gov/ba/bhnrc/ndl. Accessed May 31, 2011, with permission.)

コレステロール，リン脂質，胆汁酸を含む混合ミセルは，腸管の刷子縁膜表面近接の水の層に移動する。

▶吸収

脂質の吸収は大部分が受動拡散によって起こる。脂質消化物を含むミセルは，互いに動的平衡の状態にある。すなわち，腸管の攪拌作用によりミセル相互の接触頻度が高まる。この接触により，密度の高いミセルから低いミセルに成分が移動し，全体として消化産物の濃度がミセル間で均一となる。すなわち，脂質の消化過程を通じて，それぞれのミセルが均一に消化産物を含むようになる。2-モノグリセリドと遊離脂肪酸は，膵リパーゼの作用により，ミセルが飽和するまで放出される。

吸収の第一段階は，ミセルが腸管粘膜細胞表面の水の層を通過することである。この水の層に接近しうるのは，脂肪滴ではなくミセルである。これには 2 つの理由があり，まずミセル（30〜100 Å）は乳化脂肪滴（25,000 + 20,000 Å）よりはるかに小さく，また大きな脂肪滴は疎水性のため水の層での可溶化が起こりにくいことである。

ミセル粒子が攪拌されていない水の層を通って腸管細胞内に取り込まれる機構を**図 4.2** に示す。消化産物は水の静止層を越えて移動し，連鎖反応を形成する。この反応は，腸管細胞における消化産物濃度が低いことに依存している。腸管の脂肪酸結合タンパク質（FA-binding protein：FABP）が，消化産物の脂肪酸（おそらくモノグリセリド，および胆汁酸）の粘膜輸送を補助する。遠位腸管で FABP 活性が高いことは，脂肪酸吸収能が高いことと関連することが示されている[18]。

成人における，脂質の全体としての吸収効率は約 95% であるが，食事性脂質の質が全体としての吸収率に影響する[19]。脂肪酸鎖が長くなるほど，吸収効率が低下することが示されている。同様に，食事性トリグリセリドにおける脂肪酸の位置分布もまた，吸収効率の決定要因である。オクタン酸，パルミチン酸，リノール酸のトリグリセリドにおける sn 位置を変更すると，脂肪酸の消化，吸収，リンパ管輸送が影響された[20,21]。母乳では sn-2 位に C16：0 が存在する傾向であり，このことは母乳中脂質が消化されやすいことと関係しているかもしれない。炭素鎖 12 未満の脂肪酸は，胃粘膜から受動的に吸収され，門脈に入る[22]。

ミセル化胆汁酸は，脂質消化産物とともに吸収されるの

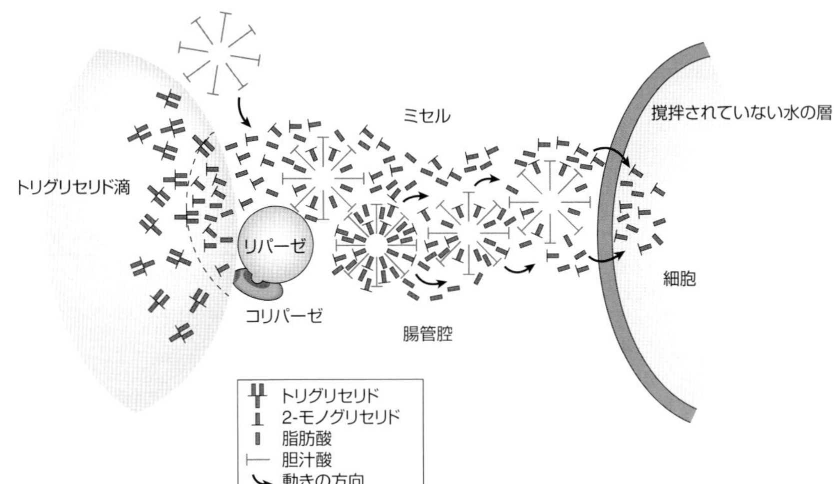

図 4.2　リパーゼを介する加水分解，ミセル輸送，細胞への取込み貯蔵を介した脂肪酸，2-モノグリセリド輸送の仮説。

ではなく，消化管で広く吸収される。非抱合型胆汁酸の受動的な腸管吸収は，小腸と大腸を通じて起こる。一方，回腸では能動的吸収が主体であり，刷子縁膜受容体，細胞質の胆汁酸結合タンパク質，基底膜の陰イオン交換タンパク質が関わる。胆汁酸の腸肝再循環効率は約98%である[23]。

▶リン脂質の消化・吸収

食事性リン脂質は，摂取脂質のごく一部であるが，リン脂質は胆汁中に大量に分泌される。リン脂質は，トリグリセリド滴の乳化，コレステロールのミセル可溶化を補助する。リン脂質はまた水の層におけるミセルの安定化に不可欠である。食事性，胆汁由来のリン脂質は，膵臓から胆汁中に分泌されるホスホリパーゼA_2によって分解される。膵リパーゼと異なり，ホスホリパーゼA_2はリン脂質のsn-2位で脂肪酸を分解し，リソホスホグリセリドと遊離脂肪酸を生成し，これら生成物は上記と同様の機構により吸収される。

▶ステロールの消化・吸収

消化管内のコレステロールは，食事または胆汁に由来する。食事性コレステロールは，非植物性食品をどの程度摂取するかに大きく左右されるが，胆汁への分泌は比較的一定である。食事性と胆汁性コレステロールには，異なった点がいくつかある。小腸の中でも，胆汁性コレステロールは，食事性コレステロールと比較するとより近位部でも吸収される。

親水性環境において，疎水性のコレステロールが消化吸収されるためには，特別な機構が必要である。重要なことは，コレステロールの吸収効率はトリグリセリドよりはるかに低く，コレステロールがミセルに溶解しにくいことがその主な要因である。ヒトにおいて，通常のコレステロール摂取範囲では，コレステロールの吸収率は40～65%にとどまることが種々の研究から示されている[24]。食事由来のコレステロールエステルは，膵臓から分泌される胆汁酸依存性コレステロールエステル加水分解の作用により，脂肪酸エステルが加水分解される。しかし，ラットの遊離型，エステル型コレステロールの混合実験において，吸収効率に差がなく，エステル化脂肪酸の除去は律速過程とは考えられていない[25]。次に遊離ステロールは，小腸上部において，混合ミセルの中で可溶化される。食事性，内因性コレステロールの腸管上皮細胞への取込みは，頂端膜結合タンパク質により厳密に調節され，腸管からのコレステロール吸収における関門の役割を果たしている。細胞内のコレステロール輸送に関わる分子の同定を目指す研究から，Niemann-Pick-C1-like 1（NPC1L1）が見出された[26]。それに続きNPC1L1は，膜通過シークエンスをもち，ステロール認識ドメインをもつことから，予想される特徴に基づいて輸送体の候補を見出すgenomics-bioinformaticsの手法により腸管におけるコレステロール輸送体候補と考えられた[27]。

また腸管細胞の頂端膜表面には，コレステロール流出タンパク質として，ATP-binding cassette transporterであるABCG5，ABCG8が存在する。ABCG5，ABCG8の変異により，まれな遺伝疾患であるシトステロール血症が起こり，これは植物ステロールの吸収亢進，若年性動脈硬化を起こす[28]。これら遺伝子の構造・機能については知見が進み，ABCG5，ABCG8は，次のような特徴をもつことが明らかとなった。(a) いずれも13エクソンから成り，近接して配列されており，160 bp未満の短いイントロンによって分けられている，(b) 半輸送体型が存在し，小胞体においてヘテロ二量体を形成して，機能を有する排出ポンプとなる，(c) これらは腸管上皮細胞の頂端膜表面および肝細胞の細管膜に発現している，(d) これらは腸管細胞から消化管管腔への中性ステロールの排出作用を有し，肝臓から胆汁への中性ステロールの分泌を促進する[27]。

通常の生理的摂取の範囲では，血液中リポタンパク質中のコレステロールの量に対して，食事からのコレステロール摂取の影響は限られたものである。また，コレステロール吸収・合成には代償・調節機構が働き，食事性コレステロール摂取が変化しても血中コレステロール濃度は大きく変化しない[29]。一方，植物ステロールの吸収は極めて限られたものであり，食事からの植物ステロール摂取により変動する。主要な植物ステロールであるβ-シトステロールの吸収率は通常4～5%，すなわちコレステロールの約1/10である。吸収率はカンペステロールで高く約10%だが，シトスタノールはほとんど吸収されない[30,31]。このような構

表 4.3 主なリポタンパク質の物理化学的性質

リポタンパク質	密度（g/dL）	分子量（Da）	直径（nm）	脂質（%）[a]		
				トリグリセリド	コレステロール	リン脂質
キロミクロン	0.95	1400 × 10^6	75〜1200	80〜95	2〜7	3〜9
VLDL	0.95〜1.006	10〜80 × 10^6	30〜80	55〜80	5〜15	10〜20
IDL	1.006〜1.019	5〜10 × 10^6	25〜35	20〜50	20〜40	15〜25
LDL	1.019〜1.063	2.3 × 10^6	18〜25	5〜15	40〜50	20〜25
HDL	1.063〜1.21	1.7〜3.6 × 10^5	5〜12	5〜10	15〜25	20〜30

HDL：高密度リポタンパク質，IDL：中間密度リポタンパク質，LDL：低密度リポタンパク質，VLDL：超低密度リポタンパク質。
[a]脂質含量（割合%）を示し，アポリポタンパク質が残りを占める。
(Reprinted with permission from WB Saunders from Ginsberg HN. Lipoprotein metabolism and its relationship to atherosclerosis. Med Clin North Am 1994 ; 78 : 1–20.)

造特異的な差異は，側鎖C24位の炭素数，ステロール骨格の水素化の程度に由来する。吸収効率の相違が血中濃度の違いに関連しており，血漿カンプエステロール濃度は通常シトステロール濃度より高く，飽和度が高いシトスタノールはほとんど検出されない[14]。

植物ステロールの吸収率が低いのには，2つの理由がある。まず，ABCG5およびABCG8輸送体は植物ステロールに対する親和性が高く，選択的にこれらを消化管管腔に排出することがある。また，腸管上皮細胞膜において，植物ステロールは十分エステル化されない。アシルCoA：コレステロールアシルトランスフェラーゼ（ACAT）依存性のエステル化は，β-シトスタノールよりコレステロールが上回る[32]。

植物ステロールの吸収に関して，それら相互間，またコレステロールとの間で競合が起こる。シトステロール摂取によりコレステロール吸収が低下し，血中コレステロール濃度が低下する。食事にシトスタノールを加えると，血液中コレステロール，不飽和植物ステロールの吸収が低下するため，これらの血中濃度が低下する[11]。飽和・不飽和を問わず，植物ステロールおよびそのエステル型は，血清総コレステロール，LDLコレステロール濃度低下に有用である[32]。

輸送と代謝

▶脂質の溶解度

極めて疎水性である脂質の血液中輸送は，脂質をタンパク質と結合させてリポタンパク質とすることにより可能となっている。リポタンパク質を構成する主な脂質は，トリグリセリド，コレステロール，コレステロールエステル，リン脂質である。構成タンパク質は，アポリポタンパク質あるいはアポタンパク質とよばれ，リポタンパク質の溶解度や，リポタンパク質の外表面に存在する酵素や受容体の認識を高めるのに役立っている。主なリポタンパク質を，**表4.3**に示す。リポタンパク質の組成は様々だが，共通する特徴として，親水性のアポタンパク質，リン脂質の親水性部分，コレステロールの水酸基が水に接する外側を向き，リン脂質のアシル基，コレステロールのステロイド骨格がリポタンパク質粒子の内側を向く。疎水性のコレステロールおよびトリグリセリドが，リポタンパク質粒子の核を成す。このようにして，疎水性の脂質をうまく内部に格納し，リンパ，血漿，細胞外液の中を輸送される。後でも示すが，リポタンパク質はサイズ，密度，組成，機能の異なる種々の粒子の連続的スペクトラムから成る。脂質輸送系は，外因性および内因性に分けられ，それぞれ食事性，内因性脂質に対応する。

▶外因性輸送系

外因性輸送系は，消化管由来の脂質を末梢組織や肝臓に輸送する（**図4.3**）。外因系ではまず腸管細胞内において，吸収された脂肪酸，2-モノグリセリド，リゾリン脂質，リン脂質に加え，少量のグリセロール，コレステロールをキロミクロンに再構成する。キロミクロンのトリグリセリドは，主にモノアシルグリセロール経路を使って再構成される。吸収された脂肪酸は，ミクロソームの脂肪酸-CoAシンターゼにより活性化され，アシルCoAとなり，次いでモノグリセリドおよびジグリセリドアシルトランスフェラーゼの作用により，2-モノグリセリドと結合する。

腸管細胞内におけるキロミクロンの合成は，アポB産生，および脂質を未熟なアポB粒子に輸送するミクロソームのトリグリセリド輸送タンパク質（microsomal TG transfer protein：MTP）活性により，厳密に調節されている[33]。さらに，新規脂質合成が，リポタンパク質の合成および分泌に対する促進力となっている。食事からの長鎖脂肪酸の取込み，グリセロール-3-リン酸経路によるトリグリセリドへの取込み，リポタンパク質の生成にはFABPが必要である[34]。

輸送のためには，脂肪酸すべてがキロミクロンに取り込まれなければならないわけではない。炭素数14未満の脂肪酸，複数の二重結合を有する脂肪酸は，程度は異なるがリポタンパク質あるいはアルブミン結合の遊離（非エステル）型として，門脈を経由して直接輸送される。キロミクロン経由に比べると，門脈経由の輸送によりより迅速に脂肪酸を肝臓に輸送できる。腸管粘膜細胞から分泌されたキロミクロンは，まず腸管のリンパ管系，次いで胸管を経て上大静脈に入る。血中に入ると，毛細血管表面のリポタンパク質リパーゼ（lipoprotein lipase：LPL）によるトリグリセリドの加水分解が起こる。キロミクロンの中心部に存在するトリグリセリド分解により，脂肪酸が組織に供給されるとともに，トリグリセリド分解後のキロミクロンレムナント粒子が生成する。キロミクロンレムナントは，HDLからコレステロールエステルを受け取り，迅速に肝臓に取り込まれる。

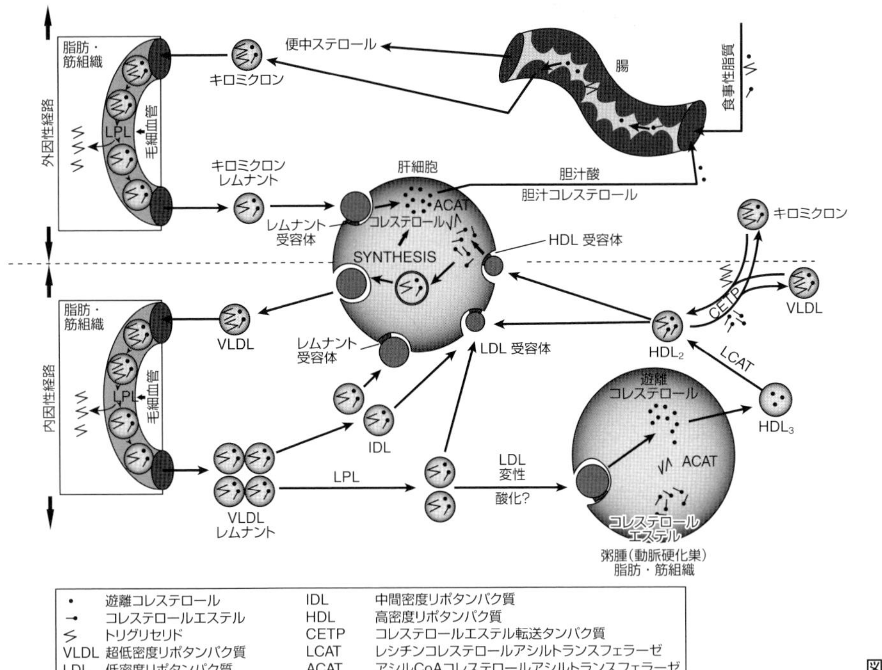

図 4.3 脂質輸送に関する内因性，外因性経路。

▶内因性輸送系

脂質およびその代謝産物に対する内因性のシャトルは，互いに関連した3つの要素から成る。まず超低比重リポタンパク質（very-low density lipoprotein：VLDL），中間比重リポタンパク質（intermediate-density lipoprotein：IDL），LDLは協調して，肝臓から末梢組織に脂質を輸送する。次にHDLは，何段階かの反応を経て，コレステロールを末梢組織から肝臓に戻す。これは，コレステロール逆転送系とよばれる。3つ目の要素は，リポタンパク質の関係するものではないが，脂肪酸を介して脂質を貯蔵部位から代謝臓器へ輸送する。

内因性のリポタンパク質輸送機構の構成要素を，**図 4.3**に示す。この系はまず，VLDL粒子の形成（ほとんど肝臓，一部小腸）から始まる。肝臓におけるVLDLの最初の形成は小胞体で始まり，核となる脂質，コレステロールエステル，トリグリセリドを必要とする。安定同位体を用いた研究から，VLDL中のトリグリセリド脂肪酸の大部分はあらかじめ形成されたものと算定されている[35,36]。表面の脂質（主にリン脂質と遊離コレステロール）の追加は，粒子の分泌前にゴルジ装置で起こる。

VLDL粒子の血中への放出後，組織やリポタンパク質との交換が起こる。重要なのは，脂質の末梢組織への供給である。血管内皮表面に存在し，キロミクロンの加水分解を触媒するLPLの作用により，VLDL中トリグリセリドの加水分解が起こる。リパーゼにより生成した遊離脂肪酸はエネルギー源として，リン脂質，ロイコトリエン，トロンボキサンなどの構成成分として利用されたり，あるいは再度トリグリセリドとなって貯蔵されたりする。キロミクロンレムナント由来のTG・PLやLDLは肝臓のリパーゼによって加水分解を受ける。肝臓のリパーゼが欠損すると，大粒子のLDLやTG-rich lipoprotein（TRL）が生じる。トリグリセリド分解の結果，VLDL粒子は，より密度が高くサイズが小さいコレステロールと，構造的にキロミクロンレムナントに類似したTRLレムナントとなる。血中TRLレムナント濃度高値は，冠動脈疾患の進展と関連する。TRLレムナント自体は，肝臓のリポタンパク質受容体を介して血液から除去されるか，より小さい粒子のLDLに変換される。全般的にいえば，LDL濃度は心疾患リスクであるが，血液中のsmall dense LDL粒子が冠動脈疾患のより強いリスクファクターであることが示されている[37]。本来のLDL受容体により，LDLの肝臓への取込みや異化が効率よく進行する[38]。変性あるいは酸化LDLは，動脈壁など種々の組織に存在するマクロファージ上のスカベンジャー受容体によって取り込まれる。

内因性輸送機能の2番目の構成要素は，コレステロールの逆転送系ともよばれ，末梢組織から肝臓へのコレステロールの輸送を行う。1975年，MillerとMiller[39]がHDLが動脈効果からの防御効果を示すことを報告して以来，HDLの構造・機能を解明するための研究が多数行われてきた。HDL粒子の構造は非常に不均一であり，小腸由来成分と肝臓由来成分がある。HDL粒子はコレステロールの逆転送系に関与しており，末梢組織や他のリポタンパク質からコレステロールを受け取り，それを肝臓に運んで排泄すると考えられている。末梢組織からHDLへのコレステロールの移動には，多くの受容体が関与している。ABCA1およびABCG1ファミリーの膜受容体は，細胞内のコレステロール，リン脂質をそれぞれlipid-poor HDL，lipid-rich HDLに，一方向性に輸送する。肝臓のスカベンジャー受容体であるSR-B1は，HDL由来コレステロールの肝臓への取込みを行う[40]。ヒトにおいてHDL濃度高値は冠動脈疾患リスクを低下させるので，食事や薬物により血中HDL

濃度を増加させる方法に対する関心が高い[41]。内因性輸送系の3つ目の構成要素は，リポタンパク質を介さない，血液中遊離脂肪酸の輸送系である。主に細胞内トリグリセリドの加水分解によって生じたこれらの脂肪酸は，脂肪組織から血液中に放出され，アルブミンと結合する。アルブミン結合の脂肪酸は，代謝活性の強い組織に濃度勾配依存性に取り込まれ，主にエネルギー源として利用される。

▶アポリポタンパク質，脂質輸送タンパク質，リポタンパク質の代謝

外因性・内因性を問わず，リポタンパク質中脂質の臓器間移動は，偶発的ではなく，アポリポタンパク質が協調して起こる。アポリポタンパク質は，高い水溶性の保持，酵素活性調節によるリポタンパク質の移動・活性調整，特異的受容体を介する血液からの除去などに関与する。実際，主なリポタンパク質の合成・分解速度は，細胞の特異的受容体に認識される表面のアポリポタンパク質によりかなりの部分が制御されている。

リポタンパク質により，アポタンパク質の組成は様々である。アポBは，キロミクロンやVLDL，IDL，LDL粒子に含まれる主要成分である。肝臓由来のVLDLやLDLには大粒子のアポB-100が含まれ，一方キロミクロンや小腸由来VLDLには，より小粒子のアポB-48が含まれる。アポB-48は，アポB-100と同じmRNAから生成すると考えられている。しかし文献によると，途中にストップシークエンスがあるため，アポB-100タンパク質の約半分の長さのみが翻訳される。アポEは肝臓で産生され，すべてのリポタンパク質に含まれる。アポEは，すべての細胞に存在するヘパリン様分子，LDL受容体のいずれとも結合する。アポE遺伝子には多型が存在し，$\varepsilon 2$，$\varepsilon 3$，$\varepsilon 4$という3つのアリルがそれぞれE2，E3，E4というアイソフォームをコードする。アポE遺伝子の3つのアリルにより，少なくとも6つの遺伝子型が存在し，LDL受容体への結合能が異なる。アポEの遺伝子多型は血漿中総コレステロール，LDLコレステロール濃度と関係し，循環器疾患と関連すると考えられている[42]。ほとんどのHDL粒子はアポA-Ⅰを含み，これはアポA-Ⅱ，アポA-Ⅳ，アポCとともに，HDLの必須構成タンパク質である。アポA-ⅠとアポA-Ⅳは，血漿中コレステロールをエステル化する酵素である，レシチンコレステロールアシルトランスフェラーゼ（LCAT）の活性化因子である。3つのCアポリポタンパク質，すなわちアポC-Ⅰ，アポC-Ⅱ，アポC-Ⅲは異なった機能をもち，いずれも肝臓で合成される。アポC-Ⅱはキロミクロン，VLDL，IDL，HDL中に存在し，アポEとともにLDLの活性化に重要である。アポC-Ⅲはキロミクロン，IDL，HDLに存在し，リン脂質の作用を阻害する。

アポリポタンパク質は，種々のレベルにおいて，臓器間の脂質の移動や分布に重要な役割を果たす。例えばVLDLは末梢組織においてLPL活性を調節し，結果的にLDLを産生する。アポC-ⅡはLPLを活性化して，VLDLやキロミクロン中のTGを加水分解する。研究者は，HDLはアポE，アポCを血中キロミクロンのアポA-Ⅰ，アポA-Ⅳと交換すると考えている。アポEはトリグリセリドが除かれた後のキロミクロンレムナントの肝臓によるクリアランスに重要である。

アポリポタンパク質は，リポタンパク質粒子を血液中から除去するのに必須である。LDLはLDL受容体を介して，血液中から肝臓だけではなく，脂肪細胞，平滑筋，線維芽細胞などに取り込まれる。その最初の過程は受容体依存性であり，アポB-100およびLDLと，細胞表面の特異的LDL受容体の相互作用を介する。定量的にいうと，LDL受容体のほとんどは肝臓に存在する（**図4.3**）。結合後，これら受容体は被覆小窩に集積し，LDLが細胞内に取り込まれる。

LDL受容体の活性は，細胞内のコレステロール総量および非エステル化画分に影響される。LDL受容体に遺伝的異常を有する患者では，受容体とアポタンパク質の相互作用障害のため，著しい高LDL血症を呈する[43]。アポタンパク質の構造異常によっても，同様の高LDL血症が起こる。LDL粒子中のコレステロールは，動脈壁において酸化されるとマクロファージのLDLスカベンジャー受容体に取り込まれるが，これは制御された過程ではなく，泡沫細胞の形成，動脈硬化に至る。HDL形成にも，アポリポタンパク質が非常に重要な役割を果たしている。リン脂質・アポタンパク質複合体の融合により，アポA-Ⅰ・アポA-Ⅱ・アポA-Ⅳ（おそらくアポEも）の凝集が起こり，HDL粒子の原型ができる。このようなコレステロール含有量が少なく，小粒子のアポA-Ⅰを含むHDLは，サイズが不均一で，全体としてpre-βあるいはディスク状HDLと分類される。その後ディスク状HDLは，細胞膜や末梢組織から遊離コレステロールを受け取り，サイズや組成が変化する。HDLに取り込まれた遊離コレステロールは，LCATの作用によりエステル化を受け，HDL粒子のコア部分に移動する。HDLのコレステロールエステル含有量増加とともに，他のタンパク質からアポC-Ⅱ，アポC-Ⅲを受け取り，3種類の球状HDLとなる。それらは小さく，脂質含有量の少ないほうから順に，HDL_3，HDL_{2a}，HDL_{2b}である。球状HDLは，サイズ増加をくりかえし，血中半減期2～3日で減少する。

血液中からの球状HDL除去・代謝は，2つの経路で起こる。まずHDL_2は，コレステロール分子をアポB含有リポタンパク質へ，あるいは直接細胞へ転送する。HDL_2からのコレステロールの転送は，コレステロールエステル転送タンパク質（cholesterol ester transfer protein：CETP）を介して，コレステロールエステルをHDL_2からVLDLまたはキロミクロンへ，トリグリセリドと置き換える形で起こり，その後アポBを含む粒子が，コレステロールエステルを肝臓へ輸送する。CETPは肝臓で産生され，HDLと密接に関連する。CETP作用の結果，HDL_2は再度HDL_3型に変換される。HDLに存在して，コレステロール逆転送系に関与し，LCAT活性化作用を持つアポリポタンパク質としては，アポA-Ⅳ・アポC-Ⅰ・アポEがあげられる。もう1つの経路として，HDL_2粒子全体がLDL受容体により（おそらく肝細胞のアポE受容体によっても）取り込まれる。HDL粒子に含まれるコレステロールがスカベンジャー受容体B1（SR-B1）により肝臓に転送される経路もあり，これはHDLからコレステロールが除かれる脂溶性チャンネルを構成している。

▶血漿リポタンパク質濃度に対する食事の影響

食事摂取はリポタンパク質の濃度・代謝に大きく影響

し，それはさらに動脈硬化のリスクに影響する。主要な食事性の要因として，脂質，コレステロール，食物繊維，植物ステロール，タンパク質，アルコールの摂取，エネルギーバランスがあげられる。ヒトにおいて，飽和脂肪酸摂取により血中総リポタンパク質およびLDLコレステロール濃度が上昇することは，以前から知られている[44]。飽和脂肪酸（saturated fatty acid：SAFA），特にミリスチン酸（C14：0）およびパルミチン酸（C16：0）が血漿コレステロール濃度を上昇させることは確立されており，このような効果は，肝臓のC14：0やC16：0脂肪酸含量が増加すると，肝臓のコレステロールプールが，コレステロールエステルから遊離コレステロールにシフトすることによると考えられている。肝臓の遊離コレステロール濃度の上昇によりLDL受容体活性が抑制され，血漿濃度を上昇させる。MUFAを含む食事に比べると，SAFAの多い食事摂取者では，食後のVLDLの蓄積が持続する[45]。

一方，代謝研究の結果，n-6系PUFA摂取は血液中コレステロール濃度を低下させることが示されているが，PUFA摂取による心血管リスクの低下については，まだ疫学研究で証明されていない[46]。これに対し，魚油からのn-3系PUFA摂取は，心疾患発症と強く逆相関し，トリグリセリド低下および抗炎症作用が示されている。n-3系PUFAの抗炎症作用は，GP120への結合を介することが示されている。

n-3系PUFAは，トリグリセリドは低下させるものの，ヒトでは血中リポタンパク質濃度への影響は大きくない。n-3系PUFAが心疾患を低下させることについては，抗不整脈作用の関与がみとめられつつある[47]。魚油由来のn-3系脂肪酸の代替として，18：3（n-3）～20：5（n-3）への中間代謝産物であるステアリドン酸18：4（n-3）を強化した植物油は，循環器リスクとなる複数のバイオマーカーを低下させることが示されている。

MUFAの豊富な脂質摂取により血清コレステロール濃度は低下するが，n-6系PUFAの効果を超えるものではない。トランス脂肪酸摂取は，用量依存的にLDLを上昇させ，HDLを低下させることが示されている。トランス脂肪酸摂取によりCETPが増加し，それがトランス脂肪酸摂取に伴うLDL上昇に関係するという研究結果が報告されている[48]。高脂血症における食事性コレステロールの意義は，議論の対象となっている。通常摂取する範囲では，コレステロール摂取が変わっても血中コレステロール濃度や代謝にはほとんど影響しない[49]。しかし，一部の人は食事性コレステロール変動に対して非常に敏感に反応し，集団における食事性コレステロールの影響について誤解を生むもととなる。

食物繊維もコレステロール濃度に影響する[50]。穀物・野菜由来のセルロース，ヘミセルロース，リグニンのような不溶性繊維のコレステロール濃度に対する影響は小さく，野菜や果物中のガム，ペクチンのような水溶性繊維は，より効果が大きい。食物繊維がコレステロールを低下させるのは，単純にコレステロールを上昇させる食事成分を置き換える以外に，少なくとも3つの作用を介する。まず繊維は，腸管内においてコレステロールや胆汁酸を隔離する。次に繊維は，炭水化物の吸収を遅延させることにより，インスリン分泌を低下させ，コレステロール合成を低下させると考えられる。さらに，大腸における繊維の発酵によりSCFAが産生され，それが吸収されて門脈に入り，コレステロール合成を抑制する。

前述のように，フィトステロールは哺乳類のコレステロールと構造の類似した，植物由来のステロールである。アメリカ人のフィトステロール摂取は，コレステロール摂取とほぼ同レベルの300～400 mg/日であり，主に植物油，ナッツ，種実に由来する。植物ステロールがコレステロールを低下させるのに有効であることは以前から知られており，動物実験，介入試験とも最初の報告は1950年代初頭である。サイテリンは，6～18 g/日という高用量ではあるが，フィトステロール関連としては最初にコレステロール低下作用が報告されている。1990年代初頭以降，フィトステロールを強化した食品（スプレッド，ジュース，ドレッシング，豆乳など）が，世界35ヵ国以上で用いられている。メタ解析の結果，推奨されている2 g/日という摂取量により，腸管におけるコレステロールの吸収阻害を介して血漿コレステロール濃度を10%低下させる[32]。

植物タンパク質より動物タンパク質を摂取するほうが血中コレステロールを上昇させるので，どのようなタンパク質を摂取するのかもまた，コレステロール濃度に影響する要因である。アルコール摂取もまた心疾患リスクと関連する要因だが，議論のあるところである。アルコール摂取とコレステロール濃度の関係はJの字形である。少量のワインやスピリットは，LDL低下，HDL上昇という望ましい脂質プロフィルをもたらすが，ビールについてはこのような効果はみとめられない。さらに，エネルギー摂取過剰，それによる肥満は，血清コレステロール濃度上昇をきたす。減量による血中濃度低下は，コレステロール，トリグリセリドともに見られる[51]。体重そのものより，過剰な体重の分布のほうが血清脂質濃度への影響が大きい[52]。以上これら食事因子の結果をまとめると，エネルギー密度が高く，飽和脂肪酸割合の高い動物性食品を植物性食品に置き換えることにより，望ましい血清脂質プロフィルを維持できると考えられる。

脂質から他の代謝産物への酸化・変換

▶脂肪酸の酸化

炭水化物，タンパク質，アルコールなどに見られる炭素と他の原子の結合に比べると，脂肪酸は強固な結合であり，酸化によりより多くのエネルギーが得られる炭素-水素の結合を豊富に含み，このためエネルギー密度が高い。エネルギー代謝に脂肪酸を活用するためには，酸化される組織への輸送，細胞内への取込み，ミトコンドリアへの輸送とそれに続くβ酸化など，多くの段階を経なければならない。

酸化を受ける脂肪酸は，まず脂肪酸アシルCoAに活性化され，酸化されるためにミトコンドリア内に入らなければならない。しかし，長鎖脂肪酸およびそのCoA誘導体は，ヒトではメチオニンやリシンから合成されるカルニチンとトランスフェラーゼにより結合しないと，ミトコンドリア膜を通ることができない。脂肪酸アシルCoAのミトコンドリア膜通過後は，脂肪酸は再度CoAと活性化され，カルニチンは細胞膜へ再利用される。

ミトコンドリアのβ酸化により，アシル鎖のカルボキシル端から2炭素のアシルCoA単位が遊離される。2炭素単位が遊離される前に，アシル鎖のβ位炭素は脱水素，加水，脱水素，開裂という4段階からなるくりかえし反応を受ける。この4つの反応により，β酸化の1回のサイクルが完結する。脂肪酸の不飽和結合に対しては，最初の脱水素反応は省略される。このサイクルは，脂肪酸のアシル鎖が完全に分解されるまでくりかえされる。

ペルオキシソームでもβ酸化は起こるが，ミトコンドリアとペルオキシソームでは差異が存在する。まずペルオキシソームやERには，VLCFAの活性化に関与する超長鎖脂肪酸合成酵素（very long acyl-CoA synthase）が存在するが，ミトコンドリアには存在しない。このことが，VLCFAは主にペルオキシソームで酸化されることの根拠である。また，ペルオキシソームでのβ酸化の第一段階（アシルCoAの不飽和化）はFAD含有の脂肪酸アシルCoAオキシダーゼにより触媒され，これが律速酵素であるが，ミトコンドリアの経路ではアシルCoAデヒドロゲナーゼが最初の酵素である。さらに，ペルオキシソームにおけるβ酸化は，酸化的リン酸化によりエネルギーを蓄える電子伝達系とは直接連動していない。ペルオキシソームでは，最初の酸化反応において産生された電子は，直接酸素分子に伝えられ，過酸化水素を産生し，これはカタラーゼによって処理されるが，2番目の酸化反応（ニコチンアミドアデニンジヌクレオチド〈nicotinamide adenine dinucleotide：NAD〉の還元）により産生されたエネルギーはNADの高エネルギー・還元型であるNADHとして蓄えられる。

脂肪酸酸化に対する食事性制御

食事性脂質の化学構造によって，酸化あるいは貯蔵および構造的利用のいずれに使い分けられるのかに関して，大きな関心が寄せられてきた。これは，少なくとも2つの理由からヒトの健康に関連するものである。まず貯蔵組織に蓄えられやすい脂質の摂取により肥満傾向が高まること，次に細胞内に酸化を受けにくい脂肪酸が蓄積すると，膜のリン脂質の構成やプロスタグランジン（PG）/トロンボキサン（TX）比が変化することである。組織の脂肪酸構成がインスリン感受性などの機能に及ぼす影響については，文献を参照されたい[53]。

酸化の区別のされ方が確立されている脂肪酸もある。例えば，短～中鎖トリグリセリドは，ヒトではエネルギー産生と強く関連するが，腸管から肝臓へ，門脈を介して直接短～中鎖脂肪酸が運ばれることが関与しているであろう。短鎖脂肪酸については，ミトコンドリア膜の輸送にカルニチンが不要であることもまた，迅速に酸化されることと関わっているであろう。LCFAに関しては，飽和脂肪酸と比較して，n-6系およびn-3系PUFAはより迅速に酸化されてエネルギーを産生すると報告されている。標識されたPUFAは，飽和脂肪酸よりも迅速に二酸化炭素に代謝され[54,55]，PUFA摂取により，熱産生効果[56]，酸素消費量[57]，交感神経刺激効果[58]が大きかった。全身の脂肪酸バランスに関するデータも，C18：2 n-6脂肪酸は，飽和脂肪酸よりエネルギー産生に用いられるという結論に合致するものであった[59]。その他の研究でも，n-9系一価不飽和脂肪酸の全身の脂肪酸代謝に対する寄与が大きいことが示された[60]。これら知見はヒトでさらに確認の必要があるが，PUFAやMUFAを含む脂質の摂取は，健常人において，食事性脂質の全身エネルギー産生に対する寄与を高め[61]，他の脂肪酸の利用効率にも影響する[62]ことが示唆された。一般的に，アシル鎖の不飽和度が増すとともに，門脈の輸送，脂肪組織からの脂肪酸の放出，肝臓での脂肪酸の酸化，脂肪酸のミトコンドリアへの流入が増す。

酸化の過程　細胞膜のリン脂質は，PUFA側鎖が過酸化を受けやすいため，酸化によるダメージを非常に受けやすい。膜の脂質過酸化により，PUFAが失われ，膜の流動性が低下し，例えばカルシウムイオンのような物質の透過性が亢進する。脂質過酸化により酵素や受容体機能が低下し，膜の分泌機能をも障害する。脂質過酸化が持続すると，赤血球膜の脂質過酸化による溶血に見られるように，膜の統合性が失われてしまう。

膜の酸化ダメージの受けやすさについては，多くの食品成分が影響することが報告されている。細胞における脂質の過酸化は，PUFA，ビタミンE，その他の脂質抗酸化物質摂取に大きく影響される。ヒトから採取した赤血球において，過酸化水素で誘導した酸化ストレスによる脂質過酸化産物は，チオバルビツール酸反応性物質（thiobarbituric acid reactive substance：TBARS）として測定される。多変量解析の結果，赤血球TBARSは不飽和指数を最もよく予測した[63]。植物油ではC18：2 n-6対ビタミンE比が比較的安定しており，脂質過酸化のリスクやPUFA摂取が多い時のビタミンE欠乏の防御に役立っている。天然でみとめられるPUFAとビタミンE間の関連，PUFAと生体内脂質過酸化の関連について，魚油は例外である。魚油などに高濃度でみとめられる高度に不飽和のn-3系pentaenoic，hexaenoic脂肪酸は，ビタミンE含有量が少なく，生体内において脂質過酸化を受けやすい[64]。単離赤血球において，n-3系PUFA総濃度上昇とともにTBARSは増加し，MUFA総量上昇とともにTBARSは低下する[63]。

多くの研究から，酸化脂質は動脈硬化を促進することが示されている[65,66]。酸化された遊離脂肪酸は細胞増殖・生存，細胞の情報伝達，走化に影響し，これらはいずれも重要な動脈硬化のメディエーターである。酸化脂肪酸を含む酸化リン脂質は，血管の細胞に悪影響を及ぼすことも報告されている[67]。リポキシゲナーゼやシクロオキシゲナーゼの作用による内因性の代謝産物，あるいは食事性の酸化脂質摂取に由来する最終代謝産物の吸収により，細胞は絶えず酸化脂肪酸に曝されている。食事性の酸化脂質は，酸化ストレスの増加，血漿中や血管壁の酸化LDL増加により，リポタンパク質の動脈効果促進作用を高める[65]。典型的な欧米食は大量のPUFAを含むが，加熱や調理により酸化脂肪酸を発生する[67]。13-ヒドロキシリノール酸のような酸化脂肪酸は，コレステロールの腸管吸収に関わるモノヒドロキシ胆汁酸であるリトコール酸と構造が似ている。このため，このような食事性酸化脂肪酸は胆汁による食事性コレステロールの可溶化，吸収を促進し，血漿コレステロール濃度を上昇させる可能性がある[65]。

酸化コレステロール誘導体であるオキシステロールやコレステロール酸化物は，動脈硬化の進展において重要な役割を果たすことが報告されており，酸素フリーラジカルが

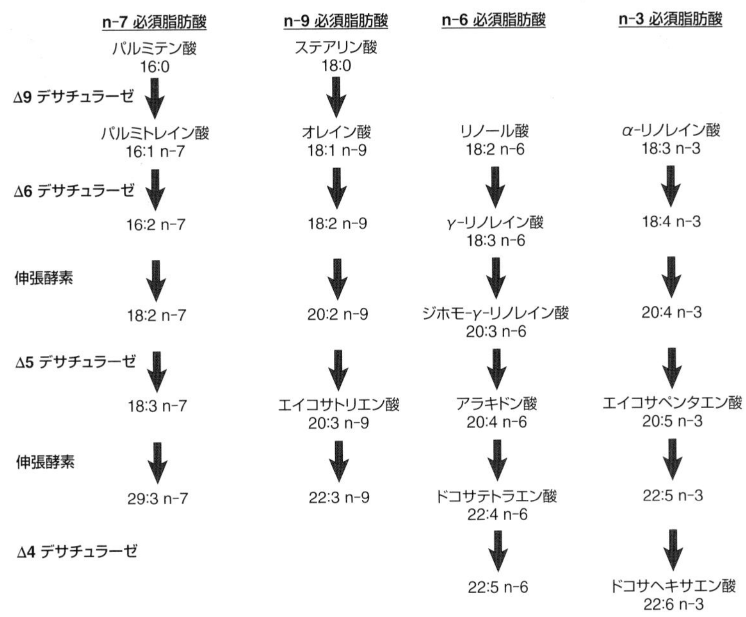

図 4.4　必須脂肪酸に対するデサチュラーゼ，伸長酵素の作用。

膜のコレステロールに及ぼす影響は，膜のリン脂質脂肪酸に対する影響より重要である可能性がある[68]。酸化リポタンパク質が動脈硬化に果たす役割に関する報告は増加しつつあり，この概念はさらに確実なものとなっている。コレステロールは酸化しやすく[69]このような代謝産物は，血管毒性，変異原性，発癌性など，細胞の代謝に多様な作用を示す[68]。一般的なコレステロールの酸化産物としては，CH-5α,6α-epoxide，CH-5β,6β-epoxide，chokestane-3β,5α,6β triol があげられる。コレステロール酸化物は血管透過性に影響して内皮機能を障害するが，精製コレステロールそのものにはこのような作用は見られない。コレステロールの酸化産物は，ヒト血清リポタンパク質やヒトの動脈硬化プラークで検出されている[70]。酸化環境に曝された動物由来の食品の多くにおいて，かなりの量の酸化コレステロールが検出されている[69]。このような極めて動脈硬化性の高いオキシステロールは，加工食品から摂取・吸収されたり，フリーラジカルによるリポタンパク質の酸化によって生成する。しかし現時点では，コレステロールの酸化産物が，単に酸化修飾を受けたリポタンパク質のマーカーにとどまるのか，酸化リポタンパク質の毒性に関わるのかは，明確ではない。

LDL の酸化は，ヒトの動脈硬化進展における原因因子と考えられている[71]。不飽和 LDL 脂質は過酸化による変性を受け，LDL の被酸化性は冠動脈の動脈硬化と相関していた[72]。酸化 LDL は，動脈硬化プラークに存在する[73]。LDL 脂質酸化の由来としては，血管内皮細胞，平滑筋細胞，単球，マクロファージ，その他炎症細胞があげられる。過酸化を促進する銅の存在下において，LDL 過酸化によりアポ B のアミノリシン基と反応する 4-ヒドロキシノネナールおよびマロンジアルデヒド（MDA）などのヒドロキシアルケナールを生成する。このような修飾を受けたアポ B は，LDL 受容体による取込みが障害される。酸化修飾を受けた LDL は，細胞障害作用，化学走性作用を介し，あるいはマクロファージ上のスカベンジャー受容体による LDL 取込み促進を介し，脂質に富む泡沫細胞が生成する。

栄養学的あるいは生化学的研究の結果より，リポタンパク質粒子の PUFA や抗酸化物質の濃度を変えることにより，食事は血漿 LDL の酸化変性の受けやすさを修飾しうることが示されている。LDL 過酸化における最初のターゲットは，LDL 表面に存在するリン脂質の PUFA である。健康な人や動物から得られた LDL を用いた研究において，C18：1 n-9 の豊富な食事に比べると，C18：2 n-6 の豊富な食事により血漿 LDL の銅誘導性の酸化，*in vitro* のマクロファージ取込みが亢進する[74]。C18：1 n-9 やその他の一価不飽和脂肪酸は，PUFA に見られるような酸化されやすい共役二重結合をもたない。さらに，C18：1 n-9 は遷移元素に高い親和性を有し，それにより LDL 過酸化を受けにくくする。多くの研究によって，MUFA に富む食事により LDL が酸化修飾に対して抵抗性を獲得することが示されている[75]。n-3 系 PUFA については，用量により LDL の酸化は増加あるいは不変と，結果が分かれている[76]。

脂質の生合成

▶脂肪酸

脂肪酸の生合成は，ミトコンドリア以外のコンパートメントにおいて，脂肪酸シンテターゼ群によって行われる。他の動物と比べると，ヒトの脂肪酸合成は主に肝臓で行われ，脂肪組織で乏しいようである。脂肪酸の合成経路は，これまで調べられたすべての生物においてほとんど共通しており，アセチル CoA からマロニル CoA に引き継がれる。

哺乳類では，完全な新規の合成では C16：0 が生成し，その他の脂肪酸はミクロソームのマロニル CoA 依存性の酵素伸長酵素により，C16：0 から炭素鎖の延長により生成する。哺乳類はさらに，種々のデサチュラーゼや伸長酵素を有しており，それによりC16：0から，C18：0，C18：2n–6，C18：3n–3などの長鎖PUFAを生成する（**図4–4**）。これらの反応は主に粗面小胞体膜で起こる。不飽和化反応は膜結合性のデサチュラーゼに触媒され，炭素鎖の長さについては特異性が低く，Δ^9，Δ^6，Δ^5，Δ^4の脂肪酸アシルCoAデサチュラーゼが含まれる。これら酵素は，C16：1n–7，C18：1n–9，C18：2n–6，C18：3n–3の脂肪酸ファミリーの不飽和化に関わっている。C22：5n–3からC22：6n–3の生成，C22：4n–6からC22：5n–6の生成には，Δ^4の不飽和化が必要である。

PUFAのうちn–7およびn–9ファミリーの前駆体は，ミクロソームにおけるΔ^9酸化による不飽和化により生成したMUFAであり，C16：0からC16：1n–7，C18：0からC18：1n–9が生成する（**図4–4**）。既存のMUFA（C16：1n–7，C18：1n–9）やC18：2n–6に対して，Δ^6不飽和化によりさらなる二重結合の追加導入も起こる（**図4.4**）。比較的最近まで，ヒトや他の哺乳類は，長鎖のn–3（C18：3n–3），n–6（C18：2n–6）必須脂肪酸を合成できないと考えられてきたが，ヒトや他の哺乳類において，食事由来のC16：2n–6，C16：3n–3を前駆体とした伸長によりC18：2n–6，からC18：3n–3が合成されることが示された[77]。緑色野菜は，C16：2n–6やC16：3n–3を最大14％含むと報告されている[77]。しかしヒトでは16炭素の前駆体を十分量摂取しているとは考えられず，実際面でいうと，18C必須脂肪酸はやはり重要である。

脂肪酸のn–3，n–6，n–9ファミリーは，特に律速段階のΔ^6デサチュラーゼの段階において互いに競合する。一般的に，デサチュラーゼ酵素は，最も不飽和な基質に対して最も高い親和性を示し，α-リノール酸ファミリー（n–3）＞リノール酸ファミリー（n–6）＞オレイン酸ファミリー（n–9）＞パルミチン酸ファミリー（n–7）＞エライジン酸ファミリー（n–9，トランス）である。PUFAファミリー内においても，伸長酵素に対し，またリン脂質生成に関わるアシルトランスフェラーゼに関して，競合が起こる。

脂肪酸の不飽和化，伸長に関するこのような競合の結果，あるクラスの必須脂肪酸は他のクラスの必須脂肪酸と代謝が競合し，このことは栄養学的な意義を有する。n–6必須脂肪酸の過剰はC18：3n–3の代謝を低下させ，おそらくエイコサペンタエン酸（EPA，C20：5n–3）などその代謝産物の不足をまねく可能性がある。このことは人工乳に関連して関心の高い点であり，C18：2n–6を過剰に含み，n–3必須脂肪酸とのバランスがとれていない。このため，市販されているほとんどの人工乳において，母乳の脂肪酸プロフィルにより近づけるためn–3系脂肪酸が強化されている。逆に，長鎖のn–3必須脂肪酸は，C18：2n–6脂肪酸のΔ^6–不飽和化を著明に低下させるので，魚油の過剰摂取はC18：2n–6脂肪酸の代謝を阻害し，n–6必須脂肪酸誘導体の欠乏をまねく可能性がある。C18：1n–9摂取もΔ^6–デサチュラーゼ活性を阻害する可能性があるが，非常に大量の摂取でのみ起こる。C18：2n–6やC18：3n–3存在下では，C18：1n–9の不飽和化はほとんど起こらない。必須脂肪酸欠乏症においては，n–3，n–6必須脂肪酸の競合がほとんど起こらないので，C18：1n–9からC20：3n–9（ミード酸）生成が起こる。C20：4n–6，C20：5n–3，C22：6n–3ではなく，組織にC20：3n–9が存在することは必須脂肪酸欠乏症の指標であり，必須脂肪酸投与にて回復する[78]。マーガリンやショートニング生産を目的とした植物油や魚油の水素添加において，不飽和脂肪酸の種々の幾何および位置異性体が，様々な量生成される。これらトランス脂肪酸は吸収後，不飽和化や伸長に関して必須脂肪酸や内因性に合成された脂肪酸と競合する。

逆転換（retroversion）という現象があり，魚油に存在する超長鎖のC22多価不飽和脂肪酸に対し，2炭素短縮，二重結合の飽和化が同時に起こる。例えば，C22：6n–3はC22：5n–3を経て，C20：5n–3に代謝される[79]。ペルオキシソームで起こるこの反応は，C22：5n–6からC20：4n–6への代謝にも関わる[80]。種々の多価不飽和脂肪酸ファミリー間におけるデサチュラーゼ，伸長酵素，アシルトランスフェラーゼの競合，retroversionの結果，各ファミリーごとに組織中脂質最終産物には特徴的パターンがみとめられる。すなわち，主要な多価不飽和脂肪酸生成物は，パルミトレイン酸n–7ファミリーに対してC20：3n–7，オレイン酸n–9に対してC20：3n–9，リノール酸に対してC20：4n–6および一部のC20：3n–6である。n–3脂肪酸ファミリーに関しては，最も主要な産物はC20：5n–3，C22：6n–3である。

ヒトにおける多段階の多価不飽和脂肪酸合成の効率は不明である。健常人に対する安定同位体を用いた研究によると，食事性C18：3n–3からC20：5n–3への代謝は限られたものであり，C22：6n–3への代謝活性はさらに低かった[81,82]。C18：3n–3からC22：6n–3への体全体での代謝は5％未満であり，ばらつきが大きく，食事中のn–6系脂肪酸や長鎖多価不飽和脂肪酸濃度に依存するようである[82]。

▶コレステロール

最近の研究によると，細胞内コレステロール輸送には3つの異なった経路が関わっている。内因性に合成されたコレステロールとLDL由来の外因性コレステロールでは輸送システムが異なる。ステロイド合成に用いられるコレステロールには，さらに別の輸送系が存在する。

全身に存在するコレステロールに対して，コレステロール合成はかなりの寄与を示し，通常のアメリカ人の食事では60～80％に達する。動物実験の結果によれば，すべての臓器が酢酸からステロールを合成するが，肝臓が主要な合成部位である[83]。逆にヒトでは，肝臓でのコレステロール合成が全コレステロール合成量に占めるのは，わずか10％である。

コレステロール合成の最初の段階は，酢酸からメバロン酸生成である。ステロール合成に用いられるアセチルCoAのほとんどは，ミトコンドリア内において，脂肪酸のβ酸化やピルビン酸の酸化的脱炭酸によって産生される。ピルビン酸はクエン酸に代謝され，クエン酸は細胞質に拡散し，ATPクエン酸リアーゼの作用により，アセチルCoAとオキサロ酢酸に加水分解される。さらに細胞質において，アセチルCoAはメバロン酸に代謝され，これはさらにリン酸化，異性体化され，ゲラニルピロリン酸およびファネシルピロリン酸に代謝され，さらにスクアレンとなる。スクアレンは次いで酸化を受け，環形成によりステロイド環を形成し，ラノステロールとなる。最終段階として，ラノステロールは3つのメチル基の喪失，側鎖の飽和化，二重結合位置のΔ^8からΔ^5への移動により，コレステロールに代謝される。

ヒトにおけるコレステロール生合成は，種々の食事性要因に影響される。通常レベルの食事でコレステロール摂取を増やすと，血中コレステロール濃度が中程度上昇し，逆に合成が軽度低下する[84,85]。他の植物性，動物性脂質摂取に比べると，PUFAの豊富な食事の摂取により合成が増加するため，食事における脂質の選択はコレステロール合成に大きく影響する。脂質の組成，植物ステロールレベルの相違が関与するようである[35]。食事回数が多いほどコレステロール合成量が低下することが示されており，分食により血中コレステロール濃度が低下するのはそのためと考えられる[86]。インスリンは動物では肝臓でのコレステロール合成に関わっており，回数が少なく1回あたりの食事量が多いほうが，多く分泌される。コレステロール合成を修飾する食事性要因としては，エネルギー摂取制限の効果が最も大きい。ヒトでの24時間絶食において，コレステロール合成は完全に停止した[19]。コレステロール合成は，食事の変化により，血中コレステロール濃度の変動に対して受動的・能動的に反応するようである。受動的には，肝臓はコレステロール濃度上昇に対しLDL受容体を介した合成抑制という反応を示す。コレステロールの摂取量，血中濃度に対する合成抑制は中等度にとどまり，これは肝臓での産生が全身の産生量の一部にとどまることの反映である[84]。他の脂質をPUFAに置き換えると，肝細胞内の遊離型/エステル型コレステロール比が減少し，それによりLDL受容体数の増加，コレステロール合成の亢進が起こる。外的刺激に対して，コレステロール合成は受動的に反応する。これに対し，肝臓外の合成は食事性コレステロール量や脂質の種類の影響が小さいが，肝臓での合成は，合成経路の基質アベイラビリティに感受性である[87]。このようにして，種々の食事性因子がコレステロール合成や血中濃度に影響する。このように感受性が異なるため，ヒトではエネルギー不足によって，より顕著にコレステロール合成や血中濃度が低下する。

コレステロールは，性ホルモン，副腎皮質ホルモン，ビタミンDなど，重要なステロイド化合物の前駆体として必須である。エストロゲン，アンドロゲン，プロゲステロンなどの性ホルモンや，副腎皮質ホルモン合成には，C-17位におけるコレステロール側鎖の除去，ステロイド骨格における二重結合の再構成が起こる。7-デヒドロコレステロールは，紫外線の作用により皮膚で生成するコレカルシフェロール（ビタミンD）の前駆体である。ステロイドホルモンの代謝産物は主に尿に排泄される。研究の結果，ヒトではおおよそ50 mg/日のコレステロールがステロイドホルモンに変換されると推測されている。

脊椎動物は，植物ステロールをコレステロールに変換することはできない。昆虫やエビなどは，フィトステロールをステロイドホルモンや，コレステロールの中間代謝産物を経て胆汁酸に変換できることが示されている。

必須脂肪酸の機能

必須脂肪酸摂取後，C18：2n-6やC18：3n-3は，脂肪組織のトリグリセリド，他の組織での貯蔵，組織の構造脂質に分布する。一部のC18：2n-6，C18：3n-3はエネルギー供給に用いられ，これら多価不飽和脂肪酸はSAFAやMUFAより迅速に酸化される。これに対して必須脂肪酸由来の長鎖PUFA（例：C20：3n-6，C20：4n-6，C20：5n-3，C22：6n-3）はより酸化されにくい。これら脂肪酸は，食事から既存の形で摂取した場合，食事性C18：2n-6やC18：3n-3から合成した場合より20倍能率よく構造脂質に取り込まれる。肝臓はPUFA代謝のほとんどが起こる場所であり，食事性C18必須脂肪酸がC20〜22のPUFAに変換される。長鎖PUFAは，肝臓以外の組織に運ばれて細胞脂質に取り込まれるが，組織ごとにPUFAの取込みやアシル化の効率は異なる。最終的な組織の長鎖PUFAの組成は，上に述べたような複雑な過程と，食事性因子によって決定される。細胞におけるリン脂質の長鎖PUFAの最終的な分布を決める食事性要因としては，n-3，n-6，n-9脂肪酸ファミリーの比率，既存の長鎖PUFAとより短い前駆体の比率があげられる[88]。

膜の構成リン脂質は，高濃度のPUFA，必須脂肪酸のうち2つのファミリーに由来する20，22炭素のPUFAを含む。C20：4n-6は膜のリン脂質において最も重要で，豊富にみとめられる長鎖PUFAであり，エイコサノイドの主要な前駆体である。遊離C20：4n-6濃度は，ホスホリパーゼ，アシルトランスフェラーゼにより厳密に調節されている。n-3系PUFAシリーズからの必須脂肪酸に関しては，C20：5n-3，C22：6n-3が膜のリン脂質において最も高濃度である。必須脂肪酸由来の長鎖PUFAは，哺乳類の細胞膜，ミトコンドリア膜，核膜のリン脂質2層構造の2アシル位に取り込まれる。C20の脂肪酸は，リン脂質から遊離後，細胞内でイノシトール三リン酸（inositol triphosphate：IP_3），ジアシルグリセロール（diacylglycerol：DAG）や，細胞外で血小板活性化因子（platelet-activating factor：PAF），エイコサノイドにも代謝され，これらは多くの重要な細胞の情報伝達に関わる。組織のリン脂質におけるC-20：4n-6や他の長鎖PUFA（例：C18：3n-6，C20：4n-6，C20：5n-3）の比率は，これら脂肪酸が細胞内外の生物学的に重要な物質産生に関わる酵素に競合したり，阻害したりするので，非常に重要である。さらに，食事性のC18：1n-9，C18：2n-6，C18：2n-6トランス，C18：3n-6，C18：3n-3，長鎖n-3系PUFA（C20：5n-3，C22：6n-3）は，リン脂質プールへのアシルトランスフェラーゼやエステル化に関して，C20：4n-6と競合し，それによりC20：4n-6を介した膜の機能を障害する（**図4.4**）。

脂肪酸やエイコサノイドは，ペルオキシソーム増殖剤活性化受容体（peroxisome proliferator-activated receptor：PPAR）遺伝子の発現調節能をもつ。PPARは核内受容体であり，脂肪酸の酸化や脂質生成の遺伝的調節に重要な役割を果たす。Chawlaらは，脂質生理学に重要な役割を果たす種々の核受容体ファミリーをレビューし，その中には脂肪酸センサー作用を果たすPPARが含まれる[89]。PPARには4つの型が見出されており，α，β（δとも），γである。PPARはリガンド依存性の転写因子であり，リガンドが受容体に結合することによりターゲットとなる遺伝子の活性化が起こる。PUFAや酸化された脂肪酸などは，上記3つ共通に作用する。長鎖のC18：2n-6，共役リノール酸，LTB_4のようなエイコサノイドなどは，エイコサノイドや脂肪酸には，PPAR-αに対して高親和性をもって結合するものもある[90]。PPAR-αは，絶食時など脂質異化亢進時において脂肪酸酸化を促進し，肝臓における脂肪酸異化に作用している[91]。絶食によりPPAR-αの発現は亢進し，肝臓での脂肪酸からアセチルCoAへの代謝およびその後のケトン体への代謝を亢進する。PPAR-βは，脳組織において，アシルCoAシンテターゼ2の発現を調節する。酸化LDLを介して細胞内に入った酸化脂肪酸はPPAR-γを活性化して，さらに酸化LDLの細胞内取込みを促進する可能性がある[91]。PPAR-γの標的遺伝子は脂肪酸輸送タンパク質（fatty acid transport protein：FATP），アシルCoAシンターゼ，LPL，脂肪細胞のFABP（A-FABP）であり，同化的状況下で脂質合成を促進する[91,92]。PPAR-γは，酸化LDLを細胞内に取り込むことにより，動脈硬化の発症に関わる可能性がある[91]。PPAR-δは，マクロファージにおけるリポタンパク質シグナルの伝達物質である[93]。

▶膜の機能と統合性

赤血球やミトコンドリアの脆弱な膜は通常必須脂肪酸不足の状態なので，初期の研究で，必須脂肪酸の役割とされたのは，細胞膜や細胞内の膜の統合性を保つのに必要な，リン脂質の必須構成要素としてのものであった。必須脂肪酸欠乏により，膜リン脂質のC20：42-6が徐々に減少し，同時にC18：1n-9およびその代謝産物C20：3n-9が増加する。膜リン脂質の流動性のその他の特性は，脂肪酸鎖の長さ，不飽和結合の程度に大きく左右され，このような特性が今度は，膜結合型酵素の正常な活性維持など，リン脂質が構造的機能を果たすことに関わっている。食事性のSAFA，MUFA，PUFAは，主要な貯蔵あるいは構造的脂質であり，受容体の親和性，膜の透過性，輸送効率に影響を与える[94]。

各臓器の種々の膜において，PUFAの不均一性・選択性があることは，構造・機能的意義があると考えられている[94]。例えば，n-3系PUFAの長鎖誘導体は，脳や網膜における輸送機構における速い動きやシナプスに関わる構造で，高濃度に存在する[95]。ロドプシンが存在する網膜杆体外層におけるリン脂質の約50%は，C22：6n-3を含む[96]。C22：6n-3は，主要なリン脂質のクラス（例えば，ディスク膜におけるホスファチジルコリン，ホスファチジルエタノールアミン，ホスファチジルセリン）に高濃度に存在し，一方C20：4n-6は，例えばホスファチジルイノシトールとして，マイナーなリン脂質の成分として見出される。このような結果から，C22：6n-3はこれらの膜において構造的成分であり，C20：4n-6はより機能的成分ではないかと考えられている[97]。

エイコサノイドの生合成と機能

PUFAの強力な生物学的作用の一部は，エイコサノイドという一連の酸化代謝物に酵素的に変換されることによる。エイコサノイドは，その前駆体が20炭素のPUFAであることから，このようによばれる。エイコサノイドには，PG，TXA，LT，ヒドロキシFA，リポキシンが含まれる。PG，TXAはCO酵素，LT，ヒドロキシFA，リポキシンはLO代謝によって生成される。刺激下において，迅速かつ一過性に活性なエイコサノイドが産生され，それが産生された臓器の特異的受容体を活性化する。エイコサノイドは，多くの細胞において心血管，呼吸，免疫，生殖，分泌機能などを調節する。これらは特異的分解酵素により迅速に，不活性型に代謝される。ヒトの場合，必要量のエイコサノイドを産生するためには，食事からのPUFAのn-3，n-6構造ファミリー摂取が必要である。C20：3n-6，C20：4n-6，C20：5n-3などこれら直接の前駆体である脂肪酸は，膜結合型のCOや，特異的LO酵素系によって，エイコサノイド合成に再利用される。様々な生物学的特性をもったプロスタノイドやLTが，これら脂肪酸のそれぞれから産生される（**図4.5**）。PG，LT合成における最初の不可逆的な反応は，PG Hシンターゼ（PGHS）あるいはLO酵素が触媒する，エステル化されていない前駆体PUFAに対する過酸化水素により活性化された脂肪酸オキシゲナーゼ反応である（**図4.6**）。

正常の細胞にトロンビン，ADP，コラーゲンのような特異的な生理的刺激や病的刺激が加わると，カルシウム依存性に一連の反応が起こる。この反応にはホスホリパーゼA_2が関与し，細胞膜の2位からPUFAが遊離される。ホスホリパーゼA_2の作用を受けるPUFAの中で最も主要なものは，C20：4n-6である。リン脂質エステルからの加水分解は，n-3，n-6型PUFAを区別せず，PC，PE，PIなど主なPLのいずれにも起こるようである。これら脂肪酸は，COやLO酵素作用を介したエイコサノイド産生に対する直接の前駆体となる（**図4.6**）。前駆体のPUFAからPGへの酵素的変換は，PGHS-1，PGHS-2という2つのPGシンターゼにより触媒される[98]。PGHS-1はER，PGHS-2は核膜に存在する。いずれもCO反応によるC20：4n-6からPGG_2への酸素添加とPGG_2の還元を行う両機能性の酵素であり，ペルオキシダーゼ反応により中間体のhydroxy-endoperxide（PGH_2）を生成する（**図4.6**）。組織により異なるが，PGH_2中間体はただちに，血管内皮細胞ではPGI_2，

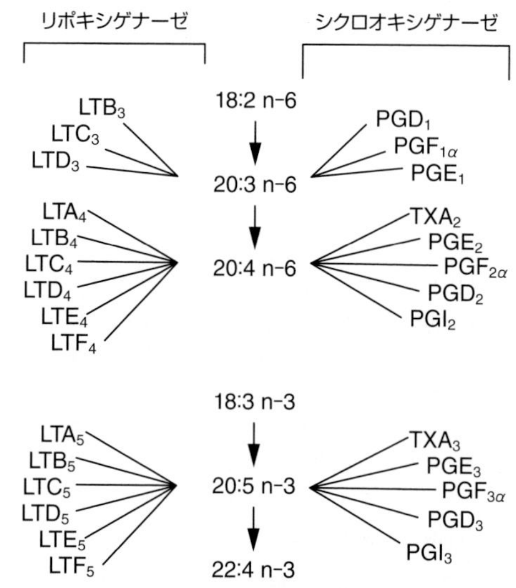

図4.5 シクロオキシゲナーゼおよびリポキシゲナーゼを介した，ジホモ-γ-リノレン酸（DHGA）（C20：3n-6），アラキドン酸（C20：4n-6）からプロスタグランジン（PG），トロンボキサン（TXA），ロイコトリエン（LT）の生成。

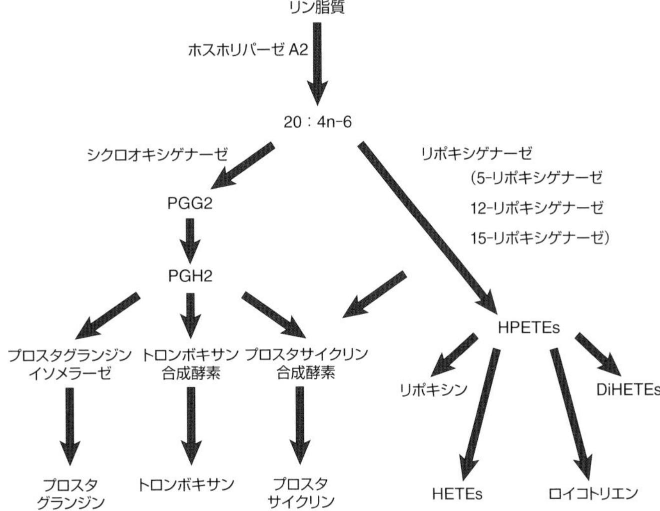

図 4.6　アラキドン酸からエイコサノイド合成の主要経路。DiHETE：ジヒドロキシエイコサテトラエン酸，HETE：ヒドロキシエイコサテトラエン酸，HPETE：ヒドロペルオキシエイコサテトラエン酸，PG：プロスタグランジン。
(Adapted with permission from Innis SM. Essential dietary lipids. In : Ziegler EE, Filer LJ, eds. Present Knowledge in Nutrition. 7th ed. Washington, DC : ILSI Press, 1996 : 58–66.)

血小板ではイソメラーゼにより TXA_2，またその他のプロスタノイドに変換される。PGHS-2 は，細胞分裂や炎症に関与するプロスタノイドを産生し，グルココルチコイドにより抑制される。

C20：4n-6 は，5-，12-，15-LO 経路により酸素添加を受けることもできる（**図 4.5** 参照）。5-LO 経路により，C20：4n-6 から主に増殖や免疫反応に関与する LT である，LTB_4，LTC_4，LTD_4が産生される。特に LTB_4は，炎症あるいは増殖性疾患において鍵となる炎症のメディエーターと考えられてきた[98]。C20：4n-6 からは，12-LO 経路により 12-L-ヒドロキシエイコサテトラエン酸（hydroxyeicosatetraenoic acid：12-HETE），12-ヒドロペルオキシエイコサテトラエン酸（12-hydroperoxyeicosatetraenoic：12-HPETE）が産生される。種々の細胞において，12-HETE により炎症反応が惹起される。15-LO による C20：4n-6 の代謝段物としては 15-HETE があり，これは抗炎症作用をもち，5-LO，12-LO 活性を抑制する[99]。

主なエイコサノイドは C20：4n-6 から産生されるので，組織のリン脂質における C20：4n-6 のアベイラビリティが，*in vivo* において組織で産生されるエイコサノイド量の主要な決定要因である。さらに，PUFA における C20：4n-6 の割合が高くなるほど，PUFA から放出されるエイコサノイドのシグナルは強くなる。組織のリン脂質プールにおける C20：4n-6 含有量は，食事由来 C18：2n-6 の伸長や不飽和化と，食事からの C20：4n-6 摂取（通常の西洋型の食事では 170～220 mg/日）に影響される[100]。総エネルギー中の 2～3％程度まででは，食事からの C18：2n-6 摂取増加により組織中 C20：4n-6 濃度は増加するが，3％以上では組織の C20：4n-6 濃度とはあまり相関しない[101]。アメリカ人の食事では，C18：2n-6 摂取量は総エネルギーの 6～8％なので，C18：2n-6 摂取量が少々変わっても，組織中 C20：4n-6 濃度が大きく変わるとは考えがたい。しかし 12％以上の C18：2n-6 摂取では，Δ^6デサチュラーゼ抑制のため，組織の C20：4n-6 濃度が減少する。これに対し，食事中 C20：4n-6 の増加は，組織のリン脂質中 C20：4n-6 含有量増加効果がはるかに大きく[101]，C18：2n-6 に比べると，C20：4n-6 摂取量は相対的には少なくてもエイコサノイド代謝への影響は生理的に意味のあるものである[100]。

n-3 系脂肪酸の多い食事により，膜のリン脂質における C20：4n-6 が n-3 PUFA に置き換わり，C20：4n-6 供給減少およびエイコサノイド合成に対する関して C20：5n-3 の競合を阻害することにより，C20：4n-6 由来のエイコサノイドの反応を抑制する[102]。C20：5n-3 や C22：6n-3 ほどには顕著ではないが，サルにおいて，C18：3n-3 の豊富な飼料により，末梢血単核球での PGE_2産生が抑制されることが報告されている[102]。C18：3n-3 は，C20：4n-6 への変換に関して，C18：2n-6 の不飽和化，伸長を競合的に阻害する。n-3 由来のエイコサノイドは，競合相手である C20：4n-6 由来エイコサノイドのホモログであり（**図 4.7**），受容体結合時，n-6 エイコサノイドほどの活性は示さない。

競合・調節作用をもつ脂肪酸（n-3 系 PUFA，C18：3n-6）が豊富な食品摂取は，炎症反応に関して望ましいエイコサノイドを産生する。例えば，C20：5n-3 由来の PGE_3は，C20：4n-6 由来の PGE_2ほどには炎症を起こさない。C20：5n-3 由来の LTB_5は，C20：4n-6 由来の LTB_4ほどには好中球の凝集や走化など炎症を惹起しない。15-LO の産生物である 15-HEPE および 17-ヒドロキシドコサヘキサエン酸（17-hydroxydocosahexaenoic acid：17-HoDHE）は，それぞれ C20：5n-3，C22：6n-3 由来であり[100]，いずれも LTB_4生成の阻害作用を有する。

C20：4n-6 由来のエイコサノイドの過剰産生は，血栓症，関節炎・ループス腎炎などの炎症性疾患・自己免疫疾患，癌，乾癬など多くの疾患に関与している。通常のアメリカ人の食事では，リン脂質中にほぼ最大限の n-6 系 PUFA を含み，n-6 系の豊富な食事は，血栓症や関節炎などエイコサノイドの関連する疾患の発症や重症化に関わると考えられている[103]。血小板の凝集や活性化は，血管の閉塞や心筋梗塞の発症において重要な役割が示唆されており，心血管機能維持において，TXA_2と PGI_2のバランスが重要な意味をもつ。C20：4n-6 は，凝固促進性の TXA_2前駆体として，血小板機能に重要な意義をもつ。血栓形成の重要な過程である血小板凝集において，TXA_2生成が律速段階である。TXA_2作用に対して，血小板の血管壁への付着

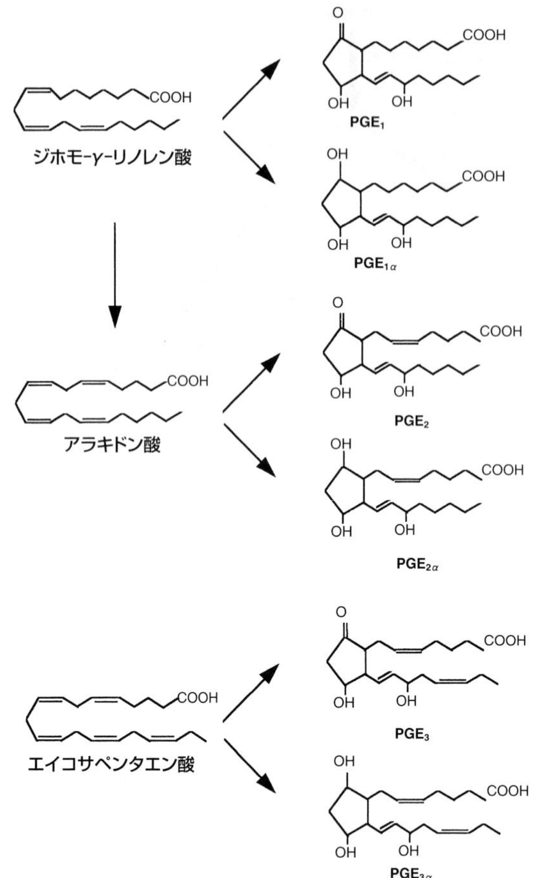

図 4.7 プロスタグランジンの生成。PG：プロスタグランジン。

を抑制し，強力な抗凝固作用を示すPGI_2が拮抗する。食事性 C18：2n-6摂取を3%から40%まで徐々に増加させることにより，膜のリン脂質が C20：4n-6 から C18：2n-6，C18：3n-6，C20：3n-6 に置き換わり，血小板凝集が低下し，これら n-6 系 PUFA によるエイコサノイド産生低下を示す。しかし C18：2n-6による抗血栓作用は，n-3系PUFAの豊富な魚油摂取ほどには顕著ではない[104]。この結果は，c20：5n-3 由来のPGI_3が抗凝固作用をもつことに関連している。逆に C20：5n-3 由来のTXA_3の炎症惹起作用は弱く，TXA_2産生は抑制されている[105]。長期間のアスピリン[106]服用，n-3 系 PUFA 摂取は，TXA_2産生を低下させ，心血管死を減少させる。しかし食事性 n-3 系脂肪酸に関する疫学研究の結果は一致していない。ある前向き研究では，心血管疾患の罹患率・死亡率に対して，魚油の予防効果は見られなかったが[107]，元々魚摂取の多くない日本人男女においては，予防効果が見られた[108]。しかし魚油投与に関する大規模臨床介入試験では，迅速に致死性不整脈や心臓突然死が減少したが，非致死性心筋梗塞の再発予防効果は見られなかった[109]。このように早期から，n-3 系 PUFA による総死亡率や突然死の予防効果が見られたことは，それが抗血栓作用ではなく，抗体不整脈作用によることを示唆している[110]。

種々の研究結果から，C18：3n-6 や n-3 必須脂肪酸は細胞性免疫の調節に関わっており，これら脂肪酸投与は，病的な免疫反応の抑制に有用であることが示唆されている。例えば二重盲検無作為化比較試験で，n-3 系 PUFA が豊富な魚油を投与された関節リウマチ患者において，症状の改善が一貫してみとめられている[110]。n-3 系 PUFA の効果は，炎症性エイコサノイドである LTB_4や PGE_2の産生抑制が主なものと思われるが，IL-1β や腫瘍壊死因子（tumor necrosis factor：TNF）のようなサイトカイン産生抑制も関与している。

必須脂肪酸の必要量

▶n-6 系脂肪酸の必要量

哺乳類は脂肪酸の n-6 ファミリーを絶対的に必要とするので，必須脂肪酸に関する研究において，C18：2n-6 や C20：4n-6 が重視されてきた。これら必須脂肪酸は，成長，皮膚や毛髪の成長の維持，コレステロール代謝の調節，脂肪燃焼活性，生殖機能の維持など多くの機能に必要である。必須脂肪酸はすべての細胞に必須なので，その欠乏症状は，成長の遅延，皮膚の透過性異常による水の保持能低下を伴う鱗様皮膚，不妊，炎症反応の減弱，腎機能異常，肝臓におけるミトコンドリア異常，毛細血管の抵抗性異常，赤血球の脆弱性亢進，心筋組織の収縮能低下など，極めて多岐にわたる[112]。

リノレイン酸（C18：2n-6）は特に皮膚において，水バリアの保持に必須である。この点に関して，C18：2n-6 はアシルグルコセラミドの必須の構成成分と考えられる。必須脂肪酸欠乏食を与えられた動物は，皮膚からかなりの量の水を喪失し，それが成長障害にもつながる。C18：2n-6 を総エネルギーの 1% 補うと，皮膚からの過剰な水の喪失が防止され，成長も元に戻る[113]。C18：2n-6 が必須である他の理由として，C20：4n-6 に代謝され，さらにエイコサノイドに変換されることがあげられる。必須脂肪酸欠乏症においては，C20：4n-6 供給不足による TXA 産生低下の結果，血小板の付着凝集が低下する。n-3 や n-6 必須脂肪酸による成長や発達促進作用に関して，エイコサノイドが視床下部や下垂体ホルモン分泌に影響することも関連する[113]。皮膚は感染を受けやすく，必須脂肪酸欠乏症では外科的創傷の治癒が遅延する。この結果はおそらく，エイコサノイドを介した炎症・免疫細胞機能による防御機構や組織の増殖において必要な C20：4n-6 不足によると考えられる[103]。必須脂肪酸欠乏症では，エイコサノイド産生障害のため，単球やマクロファージの機能が低下している。必須脂肪酸欠乏症患者における皮膚異常は，PG 合成低下によると考えられ，鱗様皮膚に対する種々の n-6 必須脂肪酸の効果は低用量でみとめられる。

ヒトにおける必須脂肪酸の必要量は正確には不明であるが，非常に低いと思われる。ヒト成人を対象に最初に行われた必須脂肪酸欠乏症の研究において，極めて脂質量の少ない食事を 6 ヵ月継続したが，顕著な症状は見られなかった[114]。その理由として，成人では kg レベルの C18：2n-6 の体内貯蔵があるので，欠乏症の症状が起こるのには，6 ヵ月よりさらに長い期間の必須脂肪酸欠乏が必要ではないかと考察された。ほとんどの食事において，必須脂肪酸の必要量を満たすのに十分な必須脂肪酸あるいはその代謝産物を含むので，ヒトでは必須脂肪酸の欠乏症は比較的まれである。通常のn-6脂肪酸摂取量は，トリエン：テトラエン比（すなわち，C20：3n-9：C20：4n-6比）を0.2未満に保つのに必要な量を大きく上回っており，健常人におけるn-6系PUFA必要量に関するデータはない。そのため，必要量を定めるための代謝実験は行われておらず，欠乏症の是正に基づいた推定平均必要量の策定も行われていない[115]。

C20：4n-6は成長促進作用を有し，胎児発育にC20：4n-6が重要な役割を果たすことが示されている[116]。Crawfordら[117]は，正常体重児出産の母親に比べて，低体重児出産の母親においてC20：4n-6摂取が少ないと報告した。しかし，食事性C18：2n-6摂取が正常であっても，血漿中あるいは血漿ホスファチジルコリン中C20：4n-6濃度低値は，子宮内，子宮外発育低下と関連していた[118]。二重盲検無作為化比較試験において，C20：5n-3の豊富な魚油によって誘導された，血漿ホスファチジルコリン中C20：4n-6濃度低値は未熟児において，成長遅延と関連していた[119]。

20～22炭素鎖からなる長鎖必須脂肪酸は，元の必須脂肪酸より約10倍効率よく発育中の脳に取り込まれるが，満期・早産を問わず乳幼児が必須脂肪酸から脳の成長・発育に必要なだけの長鎖PUFAを合成できるのかどうかは，議論の残るところである。安定同位体を用いた実験から，C18：2n-6からC20：4n-6への変換はすでに胎生26週でみとめられるが，C18：2n-6からC20：4n-6，C18：3n-3からC22：6n-3の代謝は，週齢が進むとともに低下する[120]。母乳栄養児に比べると人工乳児において赤血球中リン脂質のC20：4n-6濃度が低く，乳児にとって中枢神経系の適切な発育のためにC20：4n-6は必須の栄養素であるのかどうかに関して議論を引き起こした。母乳栄養児に比べて人工乳児の赤血球中C20：4n-6濃度が低いことは，人工乳中へのC20：4n-6添加により是正される[121]。種々のエイコサノイド間のバランスを維持するためには，適切なn-3系，n-6系脂肪酸比率が必要であり，n-3およびn-6ファミリーはエイコサノイド産生に関して競合関係にあると考えられるようになった。しかし安定同位体を用いた実験から，*in vivo*において満期出生乳幼児におけるC20：4n-6産生活性は低く，血漿中C20：4n-6のわずか約6%のみがこの経路によると考えられた[122]。また死後脳の脂肪酸組成の分析から，脳のC20：4n-6濃度は人工乳児でも保たれていることが示された[123]。

n-3系PUFAに対して相対的にC18：2n-6摂取の多いことが，種々の病的状態につながるエイコサノイドのバランスを失した過剰産生を起こすのか，関心が高い。食事性n-6/n-3比の適正値については議論があり，発達段階，長鎖必須脂肪酸の存在，その他種々の条件によって変わる可能性がある。植物油摂取増加，魚の摂取減少という長期的傾向とともに，現在の西洋型の食事におけるn-6/n-3比は15：1～20：1である[124]。

▶n-3系脂肪酸の必要量

成長率，毛細血管の抵抗性，赤血球の脆弱性，ミコトンドリア機能などに関しては，C18：3n-3はC18：2n-6と同等であるが，皮膚病変の改善や皮膚からの水の喪失防止については，食事性のC18：3n-3およびC20：5n-3は，C18：2n-6や他のn-6 PUFAより効力が劣る。C18：3n-3は，必須脂肪酸欠乏症における機能異常をすべて正常化できるわけではなく，また必須脂肪酸としてのC18：3n-3の機能は，C18：2n-6により同等あるいはそれ以上に代替できることから，n-3系脂肪酸はごく最近まで非必須あるいは条件つき必須と考えられてきた。

研究成果によると，神経組織および視機能の発育において，n-3系脂肪酸は必須であり，n-6系脂肪酸は部分的にしか代用とはならない。哺乳類一般に，食事組成が変わっても脳および網膜のリン脂質におけるC22：6n-3濃度は極めて安定である[125]。脳の脂質がC22：6n-3に対して強い親和性をもつことはn-3必須脂肪酸の必要性を示唆するが，n-3必須脂肪酸欠乏症は極めて極端な食事条件下でしか発生しないため，研究が困難である[125]。脳および網膜においてC22：6n-3が必須であることはNeuringerとConnorによって報告され，彼らは唯一の脂質供給源として，ベニバナ油（n-6/n-3比が255：1）を与えられたアカゲザルにおけるC18：3n-3欠乏症を示した[126]。同じ飼料を与えられた子は，大豆油（n-6/n-3比が7）を与えられた対照群に比して，異常な網膜電図を示した。視覚異常を呈した子においては，血漿リン脂質のC18：3n-3および長鎖PUFA濃度低下が見られた。spatial reversal learning taskによって評価した学習能には障害がなく，おそらくリン脂質におけるn-6系PUFA特にC22：5n-6の代償性増加によるものであろう。網膜のn-3 PUFA欠乏症は，C20：5n-3やC22：6n-3が豊富な魚油食の供与により，10～24月齢にて回復した[126]。健常人におけるn-3系脂肪酸の必要量に関するデータがないので，欠乏症是正に基づいたEAR策定は行われていない[115]。

ヒトの脳の灰白質や網膜は多量のC22：6n-3を含み，n-3必須脂肪酸が中枢神経系に蓄積する胎生のlast trimesterや生後数ヵ月の間，n-3系脂肪酸の必要性は一層高まっている[127]。脳のリン脂質は，C-18前駆体ではなく，必須脂肪酸の長鎖誘導体のみを蓄積し，C22：6n-3がシナプトソーム膜や光受容体における主要なPUFAである[128]。脳へのC22：6n-3の蓄積の多くは，脳が急速な発達を示す哺乳期に起こる。動物実験において，C18：3n-3およびその代謝産物であるC20：5n-3やC22：6n-3欠乏の結果として，視機能の障害，学習機能の障害，脳のC22：6n-3濃度の低下が報告されている[125]。妊娠中の必須脂肪酸欠乏による永続的な学習障害や神経伝達機能異常は，n-3必須脂肪酸供与により予防できる[126]。さらに，網膜中C22：6n-3の食事による変動と，光刺激により誘発される桿体外側部の電位変化の間の相関が報告されている。

中枢神経系の発達にn-3必須脂肪酸の食事性摂取が重要であるが，乳児におけるn-3必須脂肪酸の必要量は不明である。母乳中にはC18：3n-3やC22：6n-3が含まれ，北アメリカで販売されている人工乳には，これらが強化されている。強化されていない人工乳で育てられた乳児では，内因性の長鎖PUFA合成に依存する。安定同位体を用いた研究により満期産および未熟児の乳幼児において，C18：3n-3からC22：6n-3への代謝能が示され，未熟児の組織のほうが高い転換効率を示した[120]。しかし生後数週間，特に未熟児において，長鎖n-3系PUFAは元の必須脂肪酸から脳の発育に十分な量は合成されないのではないかとの疑念も出されている。Clandininらの研究によると，乳児における神経系への長鎖PUFAの蓄積は，長鎖PUFA摂取だけで満たされ，内因性産生の必要はないと報告されている[128]。脳の膜の代替指標として赤血球リン脂質の脂肪酸組成を用いると，母乳栄養児は，強化されていな人工乳で育てられた乳幼児よりC22：6n-3状態がよかった[129]。満期産児に対するn-3系PUFAの無作為化介入試験において，C22：6n-3投与児は，対照人工乳児より，視機能が優れていた[130]。

妊娠

肝臓や脳のような急速に発達する臓器は，多量の長鎖n-3およびn-6必須脂肪酸を膜のリン脂質に取り込む[121]。ヒトでの妊娠中の必須脂肪酸蓄積量は約620gと算定され，これには胎児，胎盤，乳腺，子宮発育に必要な量と，母体の血液量増加が含まれる。妊娠および授乳中女性に対するEPA，DHAに対しては300mg/日が推奨され，そのうち200mgがDHAである[131]。C18：2n-6の目安量は13g/日，C18：3n-3は1.4g/日と定められている。

授乳

栄養状態に問題のない母体において，母乳中総エネルギーの4〜5%がC18：2n-6およびC18：3n-3であり，さらに1%がこれら脂肪酸に由来する長鎖PUFAなので，総エネルギーの約6%が必須脂肪酸およびその誘導体である。しかし，食事性必須脂肪酸から母乳の脂肪酸への転換効率は明らかではなく，授乳中最初の3ヵ月については，必須脂肪酸として1〜2%を追加で摂取することがすすめられている。基本的な必要量に追加して，さらに2〜4%のエネルギーの摂取が推奨される[132]。授乳中のC18：2n-6およびC18：3n-3に関するエビデンスが不十分であり，これら脂肪酸に対する目安量は，健常人ではこれら脂肪酸が欠乏することはないとして，アメリカ人の摂取の中央値に基づいて定められている[115]。授乳中のDHAの平均必要量は200mg/日と定められている[131]。

乳児・小児

乳児の正常な発育には必須脂肪酸の適切な供給が欠かせないことはよく確立されているが，n-6やn-3必須脂肪酸の必要量は不明である。成長期においては，組織の増殖，膜の完全性，エイコサノイド産生を保つのに，C18：2n-6の最低必要量は総エネルギーの1〜4.5%である[115]。0〜6月齢では，母乳の平均n-6系脂肪酸量に基づいて，C18：2n-6の目安量は4.4g/日，すなわちエネルギーの約8%と定められている。7〜12月齢では，C18：2n-6の目安量は4.6g/日，すなわちエネルギーの6%である[115]。小児や思春期におけるC18：2n-6の目安量は，欠乏症を是正するのに必要な量に関するデータがなく，また通常のアメリカ人では欠乏症の起こらないことから，アメリカでのC18：2n-6摂取量の中央値として策定された。C18：2n-6の目安量は，1〜8歳では7〜10g/日，男児では9〜13歳で12g/日，14〜18歳で16g/日，女児では9〜13歳で10g/日，14〜18歳で11g/日である。C18：3n-3の目安量は，母乳からのn-3系脂肪酸の平均供給量に基づいて，0.5g/日すなわちエネルギーの1%と定められた。7〜12月齢に対するC18：3n-3の目安量は0.5g/日である[115]。同様に，小児や思春期に対するC18：3n-3の目安量は，アメリカ人の摂取の中央値に基づいて策定された。C18：3n-3に対する目安量は，1〜8歳で0.7〜0.9g/日，男児では9〜13歳で1.2g/日，14〜18歳で1.6g/日，女児では9〜13歳で1.0g/日，14〜18歳で1.1g/日である。

成人

成人に対するC18：3n-3の必要量は，エネルギーの0.5〜2%とされているが，ヒトにおける最低必要量に関してはさらに研究が必要である[115]。NIHのワーキンググループは目安量として総エネルギーに対して，リノレイン酸2〜3%，α-リノレイン酸1%，EPAおよびDHA 0.3%としている[115]。男性におけるC18：2n-6の目安量は，19〜50歳で17g/日，51歳以上で14g/日，女性では19〜50歳で12g/日，51歳以上で11g/日である。C18：3n-3の目安量は，男性で1.6g/日，女性で1.1g/日である。EPA，DHAは，n-3系必須脂肪酸欠乏の是正に有用である[3]。これら長鎖n-3系脂肪酸は，n-3系脂肪酸摂取の最大10%程度を占めるので，この割合は，C18：3n-3の目安量に反映される[115]。

(Peter J. H. Jones, Todd Rideout／田中　清 訳)

5 エネルギーの必要量：評価と必要量

中間代謝のエネルギー論

生命を支えるために，ヒトは食べなければならない。食物からの化学自由エネルギーは，ヒトが体の構造および生化学的に完全な状態を維持するために使うことができる唯一のエネルギーの形である。ヒトはそれにより循環，呼吸や筋収縮などの体内活動や生活活動を行う[1~3]。食物の化学自由エネルギーを使うわれわれの能力は，生化学的，構造的および生理学的な機構の発達の結果である。これにより化学自由エネルギーを生活に必要な他のエネルギー形態に変換できる。代謝最終産物のエントロピーは最初の物質より大きく，食物からのエネルギーの一部（5%程度）が熱力学的に熱に転換される（**図 5.1**）。食物エネルギーを高エネルギーの生化学合成物へ転換する過程は効率が悪く，約50%を熱として失う。生化学的変換を通して，食物のエネルギーの約 45%は，主にアデノシン三リン酸（ATP）として生体で利用可能である。最終的には，食物のすべてのエネルギーは，熱または外部仕事という形で体から失われる。

エネルギーは，タンパク質，炭水化物，脂肪，アルコールなどの食物より供給される。食品のエネルギーは，熱の単位（すなわちカロリー）として表される。1 カロリーは，1 g の水の温度を 15℃から 16℃へ 1℃上げるのに必要な熱量である。エネルギーの科学的国際単位はジュール（J）で，1 kg の物が 1 ニュートンの力で 1 m 動かされる時のエネルギーと定義されている。1956 年に，国際委員会で 1 cal = 4.1868 J であるとされたが，栄養学的研究では一般的に 4.184 J が使われている。実際には，1 キロカロリー（kcal）（1 カロリー〈cal〉の 1,000 倍）が一般的に用いられている。よって 1 kcal = 4.184 kJ，1 kJ = 0.0239 kcal である。もう 1 つのあまり頻繁には使われていない熱力学的なカロリー単位として，純粋な安息香酸 1 g の燃焼によって放出される熱が 4.184 J に等しいというものがある[1]。

食物エネルギーは，食品が完全に燃焼して二酸化炭素（CO_2）と水になる時に放出される熱をボンベ熱量計（bomb calorimeter）で測ることによって実験的に決定できる[4]。食品のグラムあたりから発生する熱量は，その化学組成によって異なる。平均値は，炭水化物が 4.1 kcal/g，脂肪が 9.3 kcal/g，タンパク質が 5.4 kcal/g である。体は窒素を酸化することができないことから，タンパク質の窒素構成要素の酸化から生じるエネルギーは体では利用できない。したがって，体はタンパク質 1 g あたり 4.2 kcal しか利用できない。生理学的な燃料価は，食物ごとに消化しやすさが異なり，さらに変化する。これらのことより，炭水化物 1 g あたり 4 kcal，脂肪 1 g あたり 9 kcal，タンパク質 1 g あたり 4 kcal と示すことができる。これはアトウォーター（Atwater）係数として知られている。アルコールの生理学的燃料価は，7 kcal/g である（**表 5.1**）。

基質の酸化率は，食事摂取量とエネルギー変換率の関数である[5]。タンパク質酸化は主にタンパク質の摂取量により決定されるが，グルコース（ブドウ糖）と遊離脂肪酸（free fatty acid：FFA）の混合割合により相対的寄与はかなり変化する。グルコースの酸化は，炭水化物の摂取量により調整され，安定したグリコーゲンを維持する。対照的に，脂肪摂取は，それ自身の酸化を促進せず，エネルギー摂取量が多い場合は，一部の脂肪は蓄えられる。2，3 の例外を除いて，大部分の細胞では ATP 再生のために炭水化物，脂肪，タンパク質のどれからも変換可能な中間代謝産物を利用することができる。脳は優先的にグルコースを使い，飢餓状態の時にはケトン体を使うことができるが，FFA は使えない[6]。赤血球もグルコースに依存する。安静時では，脳（20%），内臓（25～30%）と骨格筋（20%）で大部分のエネルギーを使用する。強い活動時には，骨格筋が他の組織より非常に多いエネルギーを使用する。FFA は，食後には主に筋で酸化され，活動時にはまず筋に貯蔵されているグリコーゲンが使用され，その後，筋脂肪や脂肪組織から動員される FFA が使用される。

アルコールが消費される時，それはすぐ循環系に現れ，主にその濃度や肝臓のアルコールデヒドロゲナーゼの活性化によって規定される速度で酸化される。アルコールの酸化は，ATP 再生のために使われる他の基質の酸化を急速に減らす。エタノールの酸化は，主に酢酸塩への転換と酸化的リン酸化を介して進行する。エタノールの酸化によって放出されるエネルギーのおよそ 80%は ATP を再産生するのに用いられ，およそ 20%は熱として放出される[7]。過剰なエタノール摂取では正常な食事摂取が妨げられ，アルコール中毒の人では極端なやせを生じる。過剰のエタノール摂取の薬理学的な効果とは対照的に，アルコール飲料の摂取は，その他は適切な食事をとっている健常人では，体重増加の一因となる[8]。

Flatt と Tremblay[5]は，酸化に対するリン酸化（P：O）の比率と代謝燃料の分解，輸送，活性化に必要な ATP 量から，三大栄養素の酸化による ATP 産生量を計算した（**図 5.2**）。ミトコンドリアで還元されたニコチンアミドアデニンジヌクレオチドの再酸化の時の P：O 比率を 1：3 と考えると，1 モルのグルコースから 38 モルの ATP を生じる。わずかに 2 モルが，活性化のために使われる。したがって，正味の ATP 産生率は 95%である。コリ回路（グルコース-アラニン回路）と糖新生を通しての再利用の損失を考慮に入れた食物吸収後の正味の ATP 産生率は，およそ 82%である。食後の消化，吸収と輸送の各段階を計算に入れると，1 モルの ATP に変換されるのに 24 kcal の炭水化物の酸化が必要なために，炭水化物からの正味の ATP 産生率は 75%である。食事性脂肪からの ATP 産生を計算するために，脂肪酸の 1 つオレイン酸を例として計算してみよう。1 モルのオレイン酸は 146 モルの ATP を産生できるが，5.5

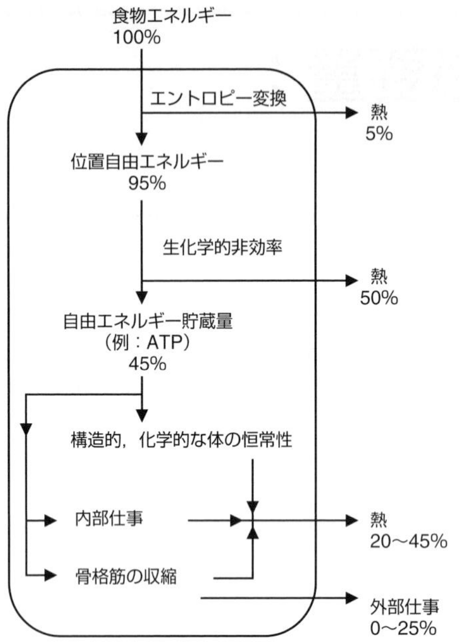

図 5.1 体のエネルギー利用。食物エネルギーの体内の分布と，熱および外部仕事としての環境への移行の様子を図解した(詳細は本文参照)。ATP：アデノシン三リン酸。(Reprinted with permission from Brown AC. Energy metabolism. In: Ruch TC, Patton HD, eds. Physiology and Biophysics III: Digestion, Metabolism, Endocrine Function and Reproduction. Philadelphia: WB Saunders, 1973:85–104.)

モルのATPが脂肪分解/再エステル化とオレイルCoAの活性化に必要である。したがって，脂肪酸化によるATP産生率はおよそ96%である。食後の各段階を考慮に入れると，食事性脂肪からの正味のATP産生率は，およそ90%である。

タンパク質の場合，1モルのアミノ酸は，およそ28.8モルのATPまたは18 kcal/モルのATPを産生する。糖新生，尿素形成とタンパク質再合成に費やすため，タンパク質吸収後の正味のATP産生率を65%に下げる。食後の各相を計算に入れると，全体的なATP産生率は55%になる。これらの計算に基づいて，輸送，貯蔵，リサイクリングは，食事性脂肪，炭水化物とタンパク質の酸化で産生されるATPの，それぞれ10%，25%，45%を消費する。したがって，対応する正味のATP産生率は，食事性脂肪90%，炭水化物75%，タンパク質55%であると見積もられる。

炭水化物から脂質への変換による脂質生成は効率が悪く，25%と推定される。大部分の炭水化物が脂肪ではなくグリコーゲンとして蓄えられるので，この経路はヒトにとってあまり重要でないと考えられる[9]。したがって，炭水化物による脂質生成は脂肪ほど食事からのエネルギー消費に寄与しない。同様に，非生産的な代謝経路や基質変換サイクルは，正味のATP消費にあまり影響を与えず，体全体のエネルギー消費量に大きな影響は与えない。これらの非生産的なサイクルの総エネルギー消費量(total energy expenditure：TEE)に占める割合は少ないと考えられる[10]。

エネルギーバランス

エネルギーバランスは，食事によるエネルギー摂取，熱産生，排泄による損失，および有機物質の体内貯留や分泌などにより計算できる[4]。エネルギーバランスにおける暗黙の了解は，エネルギーは保存されるということである。エネルギーバランスは以下のように示される。

$$E_{摂取} - E_{便} - E_{尿} - E_{可燃ガス} - E_{消費} = E_{貯留} \text{あるいは} E_{分泌}$$

消化によるエネルギーは，消化管によって吸収された食事のエネルギーから糞便による喪失を引いたものである[11]。代謝可能なエネルギーは，糞便，尿と可燃ガスによる喪失を引いた後の，有機体が利用できるエネルギーである。代謝可能なエネルギーは精密なエネルギーバランス技術で測定され，ヒトの食事については1900年代初期にAtwaterによって決められた。Atwater係数では4，9，4 kcalをそれぞれ1 gあたりのタンパク質，脂肪，炭水化物の代謝可能なエネルギーと定め，食品成分表で食品のエネルギーを表すために広く使用されている[12]。Atwater係数は，食物の水分と灰分を考慮に入れ，その窒素含有量から推定されるタンパク質量，抽出で測定される脂肪量と，それらとの違いから測定される炭水化物量の推定に利用される。イギリスでは，タンパク質4 kcal/g，脂肪9 kcal/gと炭水化物3.75 kcal/gが食品成分表で使われている[13]。このイギリスのシステムでは，利用できる炭水化物は，単糖類＝糖類，デキストリン，デンプンとグリコーゲンの合計と定義され，Atwaterシステムより食品のカロリー含有量が低く推定される。

ヒトは，炭水化物，脂とタンパク質を様々な割合で食物として摂取することにより生存することができる[14〜18]。ヒトは主なエネルギー源として炭水化物を脂肪に変換する能力があり，かなりの量を体脂肪として貯蔵でき，エネルギー摂取量とエネルギー消費量(energy expenditure：EE)の大きな変動に対応することが可能である。エネルギーバ

表 5.1 炭水化物，タンパク質，脂質，エタノールの燃焼による熱量，生理的なエネルギー量の値，熱等量，および対応する酸素，二酸化炭素の容量

	熱量 (kcal/g)			熱等量			容積	
食物	燃焼による熱量	ヒトにおける酸化	生理的な値	$\dot{V}O_2$ (kcal/l)	VCO_2 (kcal/l)	RQ	酸素 (l/g)	二酸化炭素 (l/g)
炭水化物	4.1	4.1	4	5.05	5.05	1.00	0.81	0.81
タンパク質	5.4	4.2	4	4.46	5.57	0.80	0.94	0.75
脂質	9.3	9.3	9	4.74	6.67	0.71	1.96	1.39
エタノール	7.1	7.1	7	4.86	7.25	0.67	1.46	0.98

RQ：呼吸商，VCO_2：二酸化炭素排泄量，$\dot{V}O_2$：酸素消費量。
(Data from Brown AC. Energy metabolism. In: Ruch TC, Patton HD, eds. Physiology and Biophysics III: Digestion, Metabolism, Endocrine Function and Reproduction. Philadelphia: WB Saunders, 1973:85–104, with permission.)

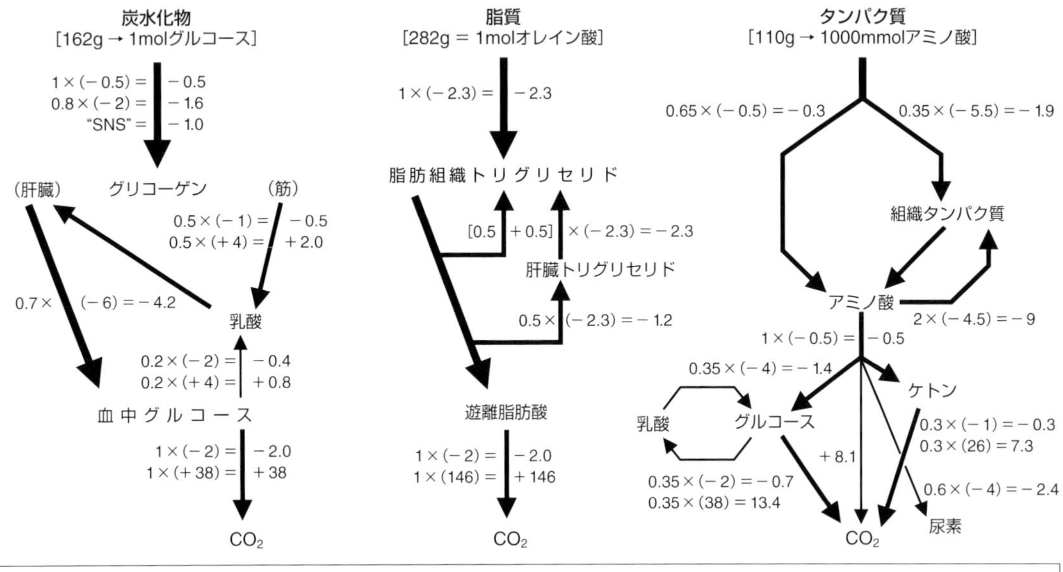

	炭水化物	脂質	タンパク質
kcal/ATP 産生	18	18.3	18
吸収後のATP	**82%**	**96%**	**65%**
kcal/ATP 変換	22	19	28
全体のATP	**75%**	**90%**	**55%**
kcal/ATP 変換	24	20.3	33

図 5.2 炭水化物，脂質，タンパク質の酸化によって得られるアデノシン三リン酸（ATP）。[ ] 内は代謝経路を流れる基質のモル数，( ) 内は代謝された基質 1 モルあたりで産生，消費された ATP のモル数。ミトコンドリア内の還元型ニコチンアミドアデニンジヌクレオチドの再酸化のリン酸化（P：O）比は 3 とした。例えば，1 モルのグルコースの酸化では 38 個の ATP が産生されるが，基質の処理，貯蔵，リサイクルにコストがかかるために，吸収後の ATP の収率はおよそ 82%であり，全体の収率は 75%である。SNS＝交感神経系。

(Reprinted with permission from Flatt JP, Tremblay A. Energy expenditure and substrate oxidation. In: Bray GA, Bouchard C, James WPT, eds. Handbook of Obesity. New York: Marcel Dekker, 1998.)

ランスは，神経内分泌フィードバックメカニズムの複雑な組合せによって制御されている。エネルギー摂取量や EE の変化は，エネルギーバランスを保つための代謝的および行動による反応を起こす。

エネルギー摂取量とエネルギー消費量の測定

食事摂取量を評価するのに，計量あるいは観察による食事記録，食事の思い出し，あるいは日記および食事頻度調査などの方法が用いられている。一般的に，報告されるエネルギー摂取量は，通常のエネルギー摂取より少なく評価される傾向にあると考えられている[19]。この過小評価される傾向にあるエビデンスは，二重標識水法による TEE の測定により証明されている[20,21]。体重が安定している人において，TEE が実際に報告された日常のエネルギー摂取量よりかなり大きい時，信じがたいほど低いエネルギー摂取量を示す。食物摂取の過小評価はよく見られ，評価対象の年齢，性別と身体組成により 10〜45%の幅がある[22]。

EE を測る方法には，直接熱量測定法，間接熱量測定法と熱量測定を行わない方法がある[23]。EE の直接熱量測定は一定時間に体から放出される熱を測定することによる[1,24]。直接熱量測定室は，放射，対流，伝導および水の蒸発に伴う潜熱を測定する。ヒートシンク熱量計は，液冷熱交換器でもたらされる熱をとらえる。勾配層熱量計は，断熱された部屋を囲んでいるシステムの熱損失を総合的に測定する。間接熱量測定は，酸素の消費量（$\dot{V}O_2$），CO_2産生量（VCO_2）と呼吸商（respiratory quotient：RQ，$\dot{V}O_2$とVCO_2の比率）を測ることによって間接的に熱発生量を推定する[25]。間接熱量測定は，動物における熱産生は有機物質を燃やした時に放出される熱量と酸素必要量が同じであったという Lavoisier と Laplace の観察に基づいている。RQ は，基質の利用を反映する。グルコースが完全に酸化された時，RQ は 1.0 である。脂肪とタンパク質が完全に酸化された時，RQ はそれぞれ，およそ 0.71 と 0.84 であり，食品の化学構造に依存し変化する。各脂質の個別の RQ は 0.69〜0.81 である。アミノ酸の RQ は，0.56〜1.00 であり，一般的な食物中のタンパク質は 0.81〜0.87 である。それぞれがミックスされた食事では，RQ はおよそ 0.85 である。脂質生成（炭水化物から脂肪への転換）は，かなり RQ を高くする。対照的に，脂肪の炭水化物への転換は RQ を 0.70 未満まで低下させる。

基質の利用は，$\dot{V}O_2$とVCO_2の割合，および尿中窒素から決定できる[23,25]。最初に，ガス交換におけるタンパク質の不完全な酸化による影響を修正する必要がある。1 g の尿中窒素は，タンパク質の燃焼による 5.92 L の酸素の利用と4.75 LのCO_2産生を反映する。タンパク質の酸化に関係している$\dot{V}O_2$とVCO_2を合計から引くことにより，非タンパク質RQ（NPRQ）が計算できる。タンパク質の酸化量は尿中窒素量から直接計算でき，尿中窒素1 gは6.25 gのタンパク質に相当する。NPRQは，1.00未満の時は炭水化物と脂質酸化の状況を計算するのに使用する（**表5.2**）。**図5.3**に示すように，NPRQが1.00を超える時は正味の脂質合成が起こっている。またNPRQが1.00を超える時，炭水化物はエネルギーの貯蔵と酸化の両方に使われている[25]。

Weirは，タンパク質の酸化による熱産生を無視した時の誤差が，タンパク質の酸化による熱産生が全体の12.3%の時1%であることを証明した[26]。総熱量計算のために最も広く使われている方程式は，Weirによる以下の式である。

$$EE\ (kcal) = 3.941 \times \dot{V}O_2(L) + 1.106\ VCO_2(L) - (2.17 \times UrN\langle g\rangle)$$

または

$$EE\ (kcal) = 3.941 \times \dot{V}O_2\ (L) + 1\ VCO_2\ (L)/(1 + 0.082\ p)$$

UrNは尿中窒素で，pはタンパク質から生じているカロリーである。普通の状況のもとでは，総カロリーのおよそ12.5%がタンパク質に起因している。したがって，前述の方程式は，以下のように簡略化できる。

$$EE\ (kcal) = 3.9 \times \dot{V}O_2\ (L) + 1.1\ VCO_2\ (L)$$

全身で測定する呼吸熱量計は，呼吸ガス収集装置で行動が妨げられずより長い期間快適に過ごすことが可能な小さな部屋からなる。この部屋では，O_2濃度とCO_2濃度と気流が連続的にモニターできるようになっている。そして，この熱量計は，TEEとその構成要素を測るための，制御された実験的な環境をつくりだす。携帯用の間接熱量測定システムも，屋外，臨床や研究環境でEEを測るために考案された[27~29]。ダグラスバッグ法が，安静時の基礎的代謝の測定のために広く使われてきた。この方法では，呼気全量を容量150 Lの非透過性のバッグに集める。一定の時間の後，乾燥した状態の標準の温度と気圧における集めた呼気ガス量，およびO_2とCO_2の濃度を測定し，$\dot{V}O_2$，VCO_2とRQを計算する。研究や臨床的に使用される市販の代謝測定システムが，ダグラスバッグ法の代わりにかなり使用されるようになった。屋外での測定のために，いくつかの酸素分析装置とガス流量計，データ解析保存装置を備えた携帯用の呼吸計が考案された。これらのシステムは，定量的に呼吸ガス交換を測るために，高気密性のマスク，呼吸弁と鼻クリップが必要である。快適さを追求してフード装置やキャノピーが考案されたが，それらは動きに制限がある。

屋外での測定でもEEを評価できる別の方法は，心拍数（HR）のモニターと二重標識水法である。HRモニタリングシステムは，HRとEEの間には線形的な相関関係があるということに基づいている[30]。年齢，性別，体型，フィットネスと栄養状態から生じる差のために，HRとEEの関係は個々に補正しなければならない。種々の労作（運動）におけるEEとHRの同時測定は，個人差を調整するために行う。他の要因，例えば周囲の状況，1日のうちのいつであるか，感情の状態，水和状態，食物やカフェインの摂取，喫煙などは，EE：HR関係に影響を与える。その結果，

表5.2 非タンパク質性呼吸商と，酸素1 Lあたりの酸化に必要な炭水化物と脂質の相対量およびエネルギー発生

非タンパク質性呼吸商	炭水化物 (g/L O_2)	脂質 (g/L O_2)	エネルギー (kcal/L O_2)
0.707	0.000	0.502	4.686
0.71	0.016	0.497	4.690
0.72	0.055	0.482	4.702
0.73	0.094	0.465	4.714
0.74	0.134	0.450	4.727
0.75	0.173	0.433	4.739
0.76	0.213	0.417	4.751
0.77	0.254	0.400	4.764
0.78	0.294	0.384	4.776
0.79	0.334	0.368	4.788
0.80	0.375	0.350	4.801
0.81	0.415	0.334	4.813
0.82	0.456	0.317	4.825
0.83	0.498	0.301	4.838
0.84	0.539	0.284	4.850
0.85	0.580	0.267	4.862
0.86	0.622	0.249	4.875
0.87	0.666	0.232	4.887
0.88	0.708	0.215	4.899
0.89	0.741	0.197	4.911
0.90	0.793	0.180	4.924
0.91	0.836	0.162	4.936
0.92	0.878	0.145	4.948
0.93	0.922	0.127	4.961
0.94	0.966	0.109	4.973
0.95	1.010	0.091	4.985
0.96	1.053	0.073	4.998
0.97	1.098	0.055	5.010
0.98	1.142	0.036	5.022
0.99	1.185	0.018	5.035
1.00	1.232	0.000	5.047

個人のHRデータには誤差が生じ，EEの推定が難しくなる。HRモニタリング法の集団への適用では，許容範囲内でTEEを推定できる。

二重標識水法は，安定した（非放射性の）アイソトープを使用する方法であり，自由活動を行っている個人のTEEを求めることができる。二重標識水法はLifsonらにより小動物に対する測定法として開発され[31,32]，その後ヒトに応用された[33,34]。2つの安定したアイソトープ水（$H_2{}^{18}O$と^2H_2O）をヒトに投与し，^{18}Oと^2Hの体からの消失率を7日（半減期）後から21日（半減期の3倍）後まで測定する。^2H_2Oの消失率は水の動きを反映し，$H_2{}^{18}O$は体内水分と重炭酸塩プールが急速に炭酸脱水酵素により平衡に達するため，水の動きとVCO_2を反映する。2つの消失率の違いは，VCO_2を計算するのに用いられる。さらにあるRQであると仮定すれば，$\dot{V}O_2$，およびそれによりEEが計算できる。エネルギーバランスが正常な時，平均RQは食物指数を使った食物構成から推定できる[35]。持続的な身体組成の増加や減少がみとめられるならば，RQを求める時に適切な補正が必要である。屋外での測定では，この方法は悪くても5%以内の誤差で正確である。この技術の長所は，TEEを測るのに非侵襲的で利用者に負担をかけないこと

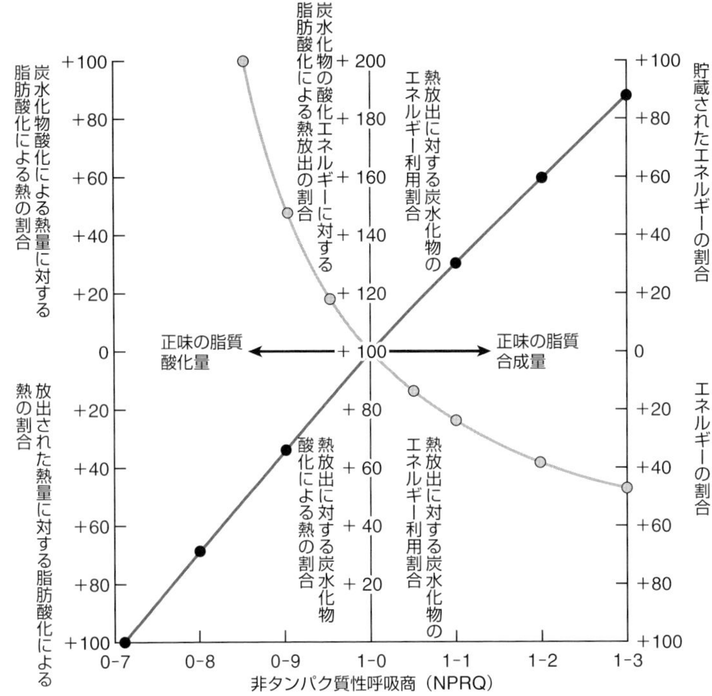

図 5.3　非タンパク質性呼吸商（NPRQ）の関数として見た炭水化物と脂肪の利用。2 つの曲線は，炭水化物（デンプン，グリコーゲン）の利用度と脂肪（トリグリセリド）の酸化・合成を表し，縦軸は，放出された熱量に対する脂肪酸化による熱の割合（●），炭水化物酸化で放出された熱量に対する脂肪酸化による熱の割合（◉），脂肪として貯蔵された炭水化物エネルギーの割合（◉），放出された熱に対する脂肪として貯蔵されたエネルギーの割合（●）を表す。

(Reprinted with permission from Elia M, Livesey G. Theory and validity of indirect calorimetry during net lipid synthesis. Am J Clin Nutr 1988;47:591–607. Copyright American Journal of Clinica Nutrition, American Society for Clinical Nutrition.)

である。体重が安定している個人において，二重標識水法法はエネルギー必要量を評価するのに用いることができる。この方法の欠点は ^{18}O が高額であること，また高額で精巧な質量分析機器が必要であり，さらに，^{18}O と ^{2}H を測定するために専門技術が必要なことである。

ヒトのエネルギー必要量

ヒトのエネルギー必要量は，基礎代謝，熱産生，身体活動，外部仕事，および成長や妊娠の際の組織の増加や授乳の際の乳汁の分泌などに費やされるエネルギーからなる。エネルギーバランスおよび熱バランスの点から代謝エネルギーの利用について**図 5.4** に示す。1960 年代から，TEE に関与する主な要因として全身エネルギー代謝が再検討されている[2]。

▶基礎代謝

基礎代謝率（basal metabolic rate：BMR）は，12 時間の一晩絶食後の空腹時の EE と定義される。BMR は暑くも寒くもない環境で，仰臥位で，覚醒していて，動かない状態で測定する。BMR は，細胞と組織の代謝活動を継続するために必要なエネルギーで，さらに覚醒している状態で血液循環と呼吸を維持するために必要なエネルギーである。睡眠時代謝率（sleeping metabolic rate：SMR）は，BMR より 5～10％低い[36]。BMR は，年齢，性別，体組成と栄養および健康状態に影響を受ける。実際的な問題から，安静時代謝率（resting metabolic rate：RMR）が BMR の代わりにしばしば測定される。定義上，RMR は食後 3～4 時間後に測定すること以外は BMR と同じ条件下で測られ，測定時刻や測定前の身体活動は考慮しない。RMR は，BMR よりおよそ 10～20％高い。BMR は従来より体表面積により補正されてきたが，現在は体重か除脂肪体重（fat free mass：FFM）によってより適切に補正されている。

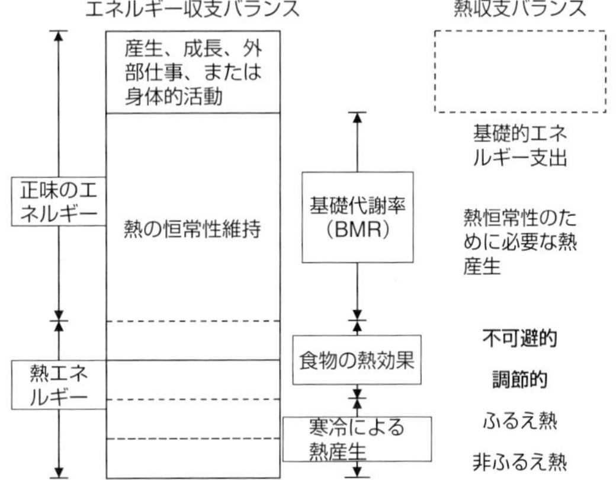

図 5.4　エネルギー収支バランスと熱収支バランスで表した代謝可能なエネルギーの利用。

(Reprinted with permission from Kinney JM. Energy metabolism: heat, fuel and life. In: Kinney JM, Jeejeebhoy KN, Hill GL et al. Nutrition and Metabolism in Patient Care. Philadelphia: WB Saunders, 1988:3–34.)

1932 年に，Brody と Kleiber は，経験的に BMR と体重の関係を表した[1]。これは代謝率の対数が，体重の対数の一次関数で表せるというものであり，このことより代謝率は体重の累乗で表すことができる。BMR が体格の異なる広範囲の人種で測定された結果，以下の式が導かれた。

$$BMR = 70\ WT^{3/4}$$

WT は kg で示す体重で，BMR は $kcal/kg^{3/4}$/日である。

しかし，Brody-Kleiber の関係がすべての人種，あるいは同一人種内のすべての人であてはまるというわけではない。同一人種の中で，若い人が単位代謝サイズにつきより高い代謝率をもつので，最小の代謝と体重の関係は様々

表 5.3 体重（kg）から基礎代謝率（kcal/日）を求める Schofield の式

		n	多重相関	標準誤差
	小児：<3 歳			
男性	BMR = 59.5 WT − 30.4	162	0.95	69.9
女性	BMR = 58.3 WT − 31.1	137	0.96	58.7
	3〜10 歳			
男性	BMR = 22.7 WT + 504.3	338	0.83	67.0
女性	BMR = 20.3 WT + 485.9	413	0.81	69.9
	10〜18 歳			
男性	BMR = 17.7 WT + 658.2	734	0.93	105.2
女性	BMR = 13.4 WT + 692.6	575	0.80	111.4
	成人：18〜30 歳			
男性	BMR = 15.0 WT + 692.1	2879	0.65	153.8
女性	BMR = 14.8 WT + 486.6	829	0.73	119.2
	30〜60 歳			
男性	BMR = 11.5 WT + 873.0	646	0.60	167.9
女性	BMR = 8.1 WT + 845.6	372	0.68	111.7
	>60 歳			
男性	BMR = 11.7 WT + 587.7	50	0.71	164.8
女性	BMR = 9.1 WT + 658.4	38	0.68	108.3

BMR：基礎代謝率，WT：体重。

(Reprinted with permission from Schofield WN, Schofield C, James WPT. Basal metabolic rate. Hum Nutr Clin Nutr 1985;39C:1–96.)

表 5.4 体重（kg）および身長（m）から基礎代謝率（kcal/日）を求める Schofield の式

		n	多重相関	標準誤差
	小児：<3 歳			
男性	BMR = 1.67 WT + 1517 HT − 618	162	0.97	58.0
女性	BMR = 16.2 WT + 1023 HT − 413	137	0.97	51.6
	3〜10 歳			
男性	BMR = 19.6 WT + 130 HT + 415	338	0.83	66.8
女性	BMR = 17.0 WT + 162 HT + 371	413	0.81	69.4
	10〜18 歳			
男性	BMR = 16.2 WT + 137 HT + 516	734	0.93	105.0
女性	BMR = 8.4 WT + 466 HT + 200	575	0.82	108.1
	成人：18〜30 歳			
男性	BMR = 15.0 WT − 10.0 HT + 706	2879	0.65	153.2
女性	BMR = 13.6 WT + 283 HT + 98	829	0.73	117.7
	30〜60 歳			
男性	BMR = 11.5 WT − 2.6 HT + 877	646	0.60	167.3
女性	BMR = 8.1 WT + 1.4 HT + 844	372	0.68	111.4
	>60 歳			
男性	BMR = 9.1 WT + 972 HT − 834	50	0.74	157.7
女性	BMR = 7.9 WT + 458 HT + 17.7	38	0.73	102.5

BMR：基礎代謝率，WT：体重，HT：身長。

(Reprinted with permission from Schofield WN, Schofield C, James WPT. Basal metabolic rate. Hum Nutr Clin Nutr 1985;39C:1–96.)

で，成人では体重の 0.75 乗（成人の値）より少ない値で変化する。

1919 年，Harris と Benedict は，性別，身長，年齢と体重に基づく BMR の予測方程式を発表した[37]。

$$BMR_{女性}\ (kcal/日) = 665 + (9.6 \times 体重[kg]) + (1.8 \times 身長\ [cm]) - (4.7 \times 年齢\ [歳])$$

$$BMR_{男性}\ (kcal/日) = 66 + (13.7 \times 体重[kg]) + (5 \times 身長\ [cm]) - (6.8 \times 年齢\ [歳])$$

Schofield ら[38]は，7,549 人のデータを使って BMR を予測するための最も新しい方程式を作成した。BMR を体重と身長から，または体重のみから推測する方程式であり，それぞれ年齢と性別ごとに**表 5.3** と**表 5.4** に示した。身長と体重を含むことは，若年者と高齢者の推測には有利であることが示され，一方で年長の子どもや成人では，体重のみからの推測方程式でも，より複雑な方程式と同様に機能した。Schofield の方程式はあるグループでは合理的な BMR を予測するが，特定の熱帯地方の人では BMR を 8〜10％過大評価するようである[39,40]。しかし，他の研究ではこの結果は支持されていない[41,42]。さらに，熱帯地方から温暖な気候環境へ移住した，栄養が良好な人に関する研究では，同程度の BMR/kg 体重がみとめられている[43〜45]。

FFM は体の代謝的に活発なコンパートメントを含んでおり，したがって，基礎代謝の主要な予測因子である。FFM と脂肪体重（fat mass：FM）の RMR への影響は，7 つの研究報告のメタ解析により検討されている[46]。FFM は単独で最もよい RMR の予測因子であり，誤差のうちの 73％に影響を与え，FM は追加の 2％だけの影響しかなかった。FFM を調節した後では，RMR には性差はみとめられないが，やせている人や太りすぎの人の間では差が見られた。他のメタ解析においては，RMR と FFM の関係は，乳児から成人の広範囲にわたる人の間で非線形の関係がみとめられた[47]。RMR/kg 体重または RMR/kg FFM は体格が大きいと低下する。というのは，体格が大きいと代謝が活発な組織（脳，肝臓，心臓）の占める割合が相対的に低下するからである。

基礎代謝は，体重が安定したヒトでは10年あたりおよそ1〜2%の率で，年齢とともに低下する[48]。この低下は，老化によるFFMの喪失とより代謝的に活性でない脂肪の増加に起因している。持久性トレーニングは，老化によるBMRの低下を軽減する[49]。基礎代謝の性差も，明白である。女性はBMRが低く，これは体組成による影響が大きい(ホルモンの違いも影響を与えるのであるが)。BMRは，月経の周期により異なり[50,51]，排卵前（卵胞）期では，月経前（黄体）期よりおよそ6〜15%低い。しかし，BMRをFFMとFMの性差により補正したとしても，依然としてBMRには差がある。これは，それぞれの器官や組織の相対的なFFMへの影響によるものと思われる。

FFMのコンパートメントは，広い範囲の特定の代謝率をもつ臓器や組織から構成されている[52]。骨格筋（14.5 kcal/kg/日）と脂肪組織（4.5 kcal/kg/日）のRMRは，脳（240 kcal/kg/日），肝臓（200 kcal/kg/日），心臓および腎臓（440 kcal/kg/日）の代謝率と比べると低い。それとともに，脳，肝臓，心臓および腎臓は，成人におけるRMRの約60〜70%を占めるが，それらは体重の6%未満しかない。骨格筋は，RMRの20〜30%であるが，体重の40〜50%を占める。

器官および組織の量の寄与によるRMRの差は，MRIと超音波心臓検査法を用いて肝臓，腎臓，脾臓，心臓，および脳を測定した研究が行われている[53〜57]。89人の成人の包括的な研究では，体幹の臓器質量と脳による付加量の変動は，FFMとFMにより説明できるものよりも5%多かった[55]。また他の高齢者での研究と一致して，RMRの差を説明する際に，臓器質量は年齢，人種，性別の影響が少なくなる[56]。成長している子どものRMRの減少は，いくつかの代謝的に活性な臓器や組織の割合の減少と特定の臓器や組織の代謝率の変化の両方に起因する[54]。

人種も基礎代謝に影響を及ぼすであろう。多くの研究で，アフリカ系アメリカ人は，白人の成人[58〜61]や子ども[62〜65]より低いBMRであることを報告している。アフリカ系アメリカ人のBMR（kg体重あたり，または，kg FFMあたりで表される）は，白人より5〜10%低い。それぞれの器官や組織の相対的なFFMへの影響の違いで，人種間のBMRの違いが説明できる。白人女性と比較してアフリカ系アメリカ人の女性の低いRMRは，アフリカ系アメリカ人では低代謝率の骨格筋や骨の割合が大きいことに起因している[57]。

▶熱産生

熱産生は，刺激に反応して筋活動をともなわずに基礎代謝を増強する。刺激としては，食物の摂取，寒冷または温熱への曝露などがある。熱産生には，不可避的熱産生と調節的熱産生の2つがある[23,66]。不可避的熱産生は，栄養素の消化，吸収，変換，貯蔵にかかるエネルギーコストによる。この部分の大きさは，摂取された食物の代謝された結末により決定される。不可避的熱産生は，運動や，食事回数パターンまたは食事の増量によっても増大する。調節的熱産生とは，不可避的熱産生のための既知のエネルギーコストによらない付加的なエネルギー消費量（EE）のことである。調節的熱産生の調節は，交感神経が担っている。

食物摂取によって誘発されるEEの増加を，食事誘発性熱産生（thermic effect of food：TEF）という[1]。BMRを超えるEEの増加分を摂取した食物のエネルギー量で割った値は，炭水化物で5〜10%，脂肪では0〜5%，タンパク質では20〜30%の範囲になる。混合食で引き起こされるEEの増加は，摂取したカロリーのおよそ10%に該当する。

環境温度が温熱中間帯を下回ったり上回ったりした場合に誘発されるEEの増加を，寒冷誘発性または温暖誘発性熱産生とよぶ。24〜27℃の温度帯に比べて，それを下回る20〜22℃と，上回る28〜30℃では安静時EEが2〜5%増加することが，研究により一貫して示されている。ヒトは通常，衣服と環境温度を調節することで快適さを維持するので，体温調節における付加的なエネルギー消費が総エネルギー消費量（TEE）に及ぼす影響は軽微である。

褐色脂肪組織（brown adipose tissue：BAT）は，長い間，げっ歯類の調節的熱発生でユニークな役割を果たしていると認識されてきた。BATのミトコンドリア内膜の脱共役タンパク質1（uncoupling protein-1：UCP1）は，この熱発生の適応プロセスを担当している。ミトコンドリアのプロトン電気化学的勾配は正常ならATP合成を駆動するが，褐色脂肪細胞のUCP1はこれを浪費して使ってしまう[67]。ヒトにおいてもBATが存在するというエビデンスから，ヒトの生理学におけるその役割の再評価が急がれている。腫瘍の転移を追跡するために使用されるフルオロデオキシグルコース陽電子放出断層撮影（FDG PET）では，BATに対応する体の上部に対称にトレーサー取込みの上昇領域を示している[68]。ヒトのBATの貯蔵は，鎖骨上や頸部領域で発見され，その他に傍脊椎，縦隔，大動脈周囲，および腎上部にみとめられた。35人の患者における頸部脂肪組織の試料により実証されたBAT特有のUCP1の存在により，ヒトにおけるBATの存在が確認された[69]。BAT活性は寒冷曝露により急性誘導され，交感神経系によって刺激される[70]。BATは，正常なヒトの生理機能において代謝に重要である可能性がある。

カフェインなどのその他の物質によっても，1〜3時間にわたってBMRが10〜30%増加することがある[71]。1日あたりに換算すると，一般的なカフェイン消費によるTEE増加は3%と軽度である[72]。アンフェタミン，エフェドリン，一部の抗うつ薬といった薬物は交感神経系を刺激して代謝を増大させるが，反対にプロプラノロール，レセルピン，ベタニジンは活動を抑制する。喫煙がBMRに及ぼす影響についてはよくわかっていない[73,74]が，室内熱量測定を用いたある研究によると，タバコ24本を喫煙した場合には24時間EEが10%増加した[75]。

▶身体活動

身体活動のEEは，TEEの最も大きく変動する部分である。1日の基礎エネルギー消費量（basal energy expenditure：BEE）に対するTEEの割合（TEE/BEE）を身体活動レベル（physical activity level：PAL）といい，一般的な活動レベルを表現するのに広く用いられている。座っていることの多い生活の人のPALは1.3〜1.5の範囲であり，9つの研究の値を平均すると1.35である[21]。全室内熱量測定研究によるTEE/BEE比は，運動をしない群が1.32，1日に 30〜75 分の運動をする群が 1.42，1 日に 100〜180 分の運動をする群が 1.60 であった[76]。BMR を 1.4 倍すると維持エネルギー必要量になり，これは BMR，TEF および最小限の身体活動に該当する。活動がより激しい群では，PAL は 1.4〜1.7 の範囲になり，活動が非常に激しい群は 2.0〜2.8 の範囲になる。

個々の身体活動のエネルギーコストが間接熱量測定を用いて調べられた[77,78]。また，Ainsworth ら[79]は，成人の個々の身体活動におけるエネルギー消費量を算出するための包括的な表を作成した。

食事エネルギーを身体活動に変換する際のエネルギー効率は，非荷重運動については個人間で極めて一定していた[1,3,80〜82]。個々の身体活動を遂行する際の代謝量は，標準化した試験条件のもとで再現性が高かった。理想的な条件のもとでの体の正味効率（仕事を遂行するのに必要になる外部仕事/内部エネルギー変換率の増加）はおよそ 25〜27％であるが，一般的な環境のもとでの体の機械的効率はそれよりさらに少なくなる。ただしこのことは，活動のエネルギーコストが個人間で一定であることを意味しない。活動のエネルギーコストは，体重と技術の熟達度に差があるために，個人間でばらつきがある。荷重運動の場合の消費量は，体重にほぼ比例する。

運動後の過剰 $\dot{V}O_2$は，運動が完了した後のある時間にわたって見られる EE の小規模な増加をさす。運動後の過剰 $\dot{V}O_2$は，その運動の間に見られた消費量の増加分のおよそ 14％だと見積もられている[83]。運動後の基礎代謝の増加が持続するのは，長時間に及ぶ強い運動（$\dot{V}O_2max$ の 70〜75％を 80〜90 分間以上）の後に限られており，その場合でもその増加分は運動時のエネルギー消費量に比べて小さい。中等度の運動では，その後に顕著な EE の増加はほとんど見られない。

運動時の基質利用は，主に相対強度に依存する。安静時と軽度の運動時においては，脂肪が筋内と全身での主なエネルギー源になる[84]。運動の強度が上がるにつれ，主に利用される物質が脂肪から炭水化物に移行していく。この他に副次的な役割を果たすものとして，運動時間の長さ，性別，トレーニング状態，食事の履歴などがある[85]。最大の脂肪酸化率は，$\dot{V}O_2max$ のおよそ 45％に達した時である。また，$\dot{V}O_2max$ の 50％を超えた運動時には，筋内での遊離脂肪酸の酸化が全エネルギーに対する割合としても，絶対値としても減少する。エネルギー源となる主な炭水化物は筋内のグリコーゲンであり，血中のグルコースと乳酸で補充される。運動が 60〜90 分以上持続すると，燃料源としての炭水化物が枯渇していくにしたがって，脂肪酸化が上昇していく。こうなってくると，筋内のグリコーゲンの枯渇，血中グルコースの減少，疲労のために運動強度が落ちざるをえない[80]。

▶成長

乳児と小児の成長でのエネルギー必要量には，組織増大に必要なエネルギーも含まれる。維持に必要なエネルギー量に対する成長に必要なエネルギー量の割合は，出生後 1 ヵ月までを除き小さい。成長のためのエネルギー消費量は，総エネルギー必要量に占める割合で表すと，1 ヵ月齢での 35％が 12 ヵ月齢には 3％に減少し，その低い値のまま思春期まで至る。思春期には割合が 4％に増加する[82]。小児期では，女児は男児に比べて若干成長が遅く，体脂肪が若干多い。青年期には，体組成に性差が目立ってくる[86〜89]。男児の思春期は，除脂肪体重（FFM）が急速に増大するのと，脂肪量（FM）が思春期前半には軽微に増大し，その後は減少するのが特徴である。女児の思春期は，FFM の増大は軽微で，FM の蓄積が継続するのが特徴である。

▶妊娠と授乳

妊娠期に増大するエネルギー必要量の内訳は，基礎代謝の増大，身体活動のためのエネルギーコスト，そして母体と胎児の組織へのエネルギー蓄積である。子宮と胎児での代謝が加わり，また心臓と肺の仕事量が増えるため，BMR が増大する[90]。妊娠後期では，BMR 増大のおよそ 50％が胎児によるものである。3 kg の胎児が体重 1 kg あたり 1 分間に消費する酸素はおよそ 8 mL，すなわち 1 日あたり 56 kcal/kg を消費する[91]。妊娠 25 週以降は，荷重運動のためのエネルギーコストが 19％増大する[92]。妊娠後期には，非荷重運動の総エネルギーコストがおよそ 10％増大し，正味のコストがおよそ 6％増大する[92]。組織蓄積のためのエネルギーコストは，胎児，胎盤，羊水，子宮，乳腺，血液，細胞外液，脂肪組織に蓄積されるタンパク質と脂肪の量から計算することができる。Hytten と Chamberlain[90]の見積もりによれば，体重増加分の 12.5 kg と出生時体重分の 3.4 kg では，タンパク質が 925 g，脂肪が 3.8 kg になり，これは 41,500 kcal に該当する。

授乳時の母体の基礎代謝は，母乳分泌のためのエネルギーコストの増加に一致して，およそ 4〜5％増大する[93〜96]。TEE は，分娩後最初の 1 ヵ月間は若干下がることもあるが，その後は非妊娠期および非授乳期の値に変わらないようである[93,94,97,98]。授乳のためのエネルギーコストは，乳汁分泌量と母乳のエネルギー密度から算出される。平均の乳汁分泌量は，分娩後 0〜6 ヵ月では 0.78 L/日であり[99〜101]，分娩後 6〜12 ヵ月では 0.6 L/日である[102]。エネルギー密度はボンベ熱量測定法または近似多量栄養素分析で測定されており，平均して 0.67（範囲は 0.64〜0.74）kcal/g である[103]。授乳のためのエネルギーコストは，母体組織に備蓄したエネルギーの移動で賄うことが可能である。十分に栄養をとっている授乳期母体は，分娩後の最初の 6 ヵ月間の体重が平均して 0.8 kg/月ずつ減少するのが一般的である[93]。

エネルギー必要量の評価

エネルギー必要量は，食物から摂取した代謝可能なエネルギーの量として定められるもので，EE と成長，妊娠，授乳に必要なエネルギー量である。個人の栄養摂取の推奨値は，ある年齢と性別の集団における健常人のほぼすべての必要量に合致するかそれ以上の値で，発生した損失を適切にすばやく回復できるように設定されている。ほとんどの栄養素の個人の必要量は，集団の中の健常人のほぼ全員（〜95％）の必要量が満たせるようにするために，その集団の平均必要量に 2 倍の標準偏差を加えた値になっている。栄養素を少々過剰摂取しても健康被害は何も起こらないので，この設定は妥当である。しかし，過剰エネルギー摂取は，最終的には体脂肪として蓄積する。体脂肪は食物摂取が制限されている時に代謝を維持するためにあるものだが，肥満の原因でもある。

望ましいエネルギー摂取量は，エネルギーの収支バランスを保つために，EE に見合うものでなければならない。しかし，国連食糧農業機関（FAO）/WHO/国連大学 Expert Consultation on Energy and Protein Requirement による1985 年の Technical Report[104] のエネルギー必要量を定めるための基準だけでは，エネルギーの収支バランスは不適切だと思われる。その報告書では，次のように述べられている。

> 個人のエネルギー必要量とは，ある体の大きさと組成および身体活動レベルをもつ者が，長期に健康状態を維持し，経済的な要件に合った社会的に望ましい身体活動を維持できるだけのエネルギー消費と収支バランスをとるために，食物から摂取するエネルギー量のことである。小児と妊娠期および授乳期の女性では，健康的な組織蓄積や乳汁分泌量に必要なエネルギー量もこれに含まれる。

この定義では，望ましいエネルギー摂取量とは健康的な体重と体組成および適切な PAL を支えるのに必要な量ととらえられる。しかし理論的には，エネルギーバランスを保ちながら体重の超過を防ぐことは，食物からのエネルギー摂取量のみを減らすことでも可能である。したがって，エネルギーの摂取と消費の両方を最適化することが重要な利点である。第一に，PAL が極めて低い場合には食物摂取を抑制する能力が低減するといういくつかのエビデンスがある[105]。第二に，食物摂取量を極端に減少させると，ビタミン類やミネラル類といった必須栄養素の要求量を満たすことが困難になる場合がある。上記の声明では，肥満者は減量して体重を減らすことが本人にとって望ましいので，肥満者に望ましいエネルギー摂取量は EE より少ないことが暗黙のうちに了解されている。その反対に，低体重の人にとって望ましいエネルギー摂取量は，体重を増やしてその体重を維持できるようにするために，EE より大きい。その他の栄養素とは異なり，生活習慣的なエネルギー摂取量の適不適を監視するのに体重を用いることができる。体重は，習慣的なエネルギー摂取量の適不適の監視指標として利用しやすい。慢性的なエネルギー不足やエネルギー過剰は，最終的にはやせや肥満という形で表に現れる。身長体重比指標と BMI は個人および集団における体重状態の評価に用いられている[106,107]。

歴史的に，エネルギー必要量の算出には要因加算法が用いられてきた[102,108]。この手法では，BEE（すなわち，BMR を 24 時間に外挿する）と活動による EE（おのおのの活動に費やした時間とそれぞれの活動のためのエネルギーコスト）から TEE を推定する。この手法の限界として，BMR の予測の精度，あらゆる活動のエネルギーコストに関するデータの有無，ランダムで任意な動きの予測の困難さがある。要因加算法は二重標識水法に比べて TEE 推定値が有意に高くなることが知られている[109,110]。その他には，大きくなりつつある TEE 測定値の二重標識水法データベースを用いてエネルギー必要量を算出することもできる。

食事摂取基準：推定エネルギー必要量

食事摂取基準（dietary reference intake：DRI）は，アメリカとカナダの健常人に向けて米国医学研究所食品栄養局が発表したものである[111]。推定エネルギー必要量（estimated energy requirement：EER）は，特定の年齢，性別，体重，身長の，健康的な PAL を有する健康成人のエネルギーバランスを維持するために予測される 1 日の平均摂取量として定義される。小児と妊娠期および授乳期にある女性では，健康的な組織蓄積や乳汁分泌のために必要とされる量も含まれる。

EER は二重標識水法によって測定された TEE に基づいている[111]。標準の二重標識水法データベースは，成人 407 人と正常体重の小児 525 人の TEE 値を集めている。PAL としては，不活動，活動レベル低，中，高の 4 つの EE レベルに該当する値が定められている。不活動 PAL 分類（PAL ＝ 1.0～1.39）は，BEE，TEF および活動エネルギー消費量を表す。低活動 PAL 分類（PAL ＝ 1.4～1.59）は，独立した生活に必要な活動に加えて，1 日あたり 4 km の歩行かそれに等しい活動に該当する。中活動 PAL 分類（PAL ＝ 1.6～1.89）は，1 日 9.7 km の歩行かそれに等しい活動に，高活動 PAL 分類（PAL ＝ 1.9～2.5）は，1 日 19.3 km の歩行かそれに等しい活動にあたる。年齢，性別，体重，身長，PAL 分類から TEE を予測する方程式が，段階的多直線形回帰を用いて作成された。

$$\text{TEE（kcal/日）} = A + B \times \text{年齢} + PC \times (D \times \text{体重 [kg]} + E \times \text{身長 [m]})$$

ここで，A は定数項，B は年齢に対する係数，PC は不活動・低活動・中活動・高活動 PAL 分類の身体活動係数，D は体重に対する係数，E は身長に対する係数である。EER は，TEE から算出され，小児の場合は成長を可能にする分も加算される。性別・年齢別の集団の EER を予測する方程式を**表 5.5** に示した。

▶乳児と小児

乳児と小児のエネルギー必要量は，正常な発達の助けとなる PAL における EE に釣り合うものでなければならず，健康的な組織蓄積を可能にするものでなければならない。基礎代謝は，脳によるところが大きいため（60～70％），出生後 1 年間が最も高い[112]。満期産の乳児期の BMR は 43～60 kcal/kg/日であり，成人に比べて 2～3 倍高い[113]。BMR と TEE に影響するものとしては，年齢（幼若者よりも年長者が大きい），性別（女児よりも男児が大きい），授乳のタイプ（人工乳哺乳児よりも母乳哺乳児が少ない）がある[82]。乳児と小児の DRI は，TEE を予測するのに体重だけを用いた 1 つの方程式に，成長を可能にする分を加えたものである。

年長小児と思春期の若者のエネルギー必要量は，正常な発達と成熟を促進し，健康的で望ましい PAL を支えられる値と定義されている。小児と思春期の若者のエネルギー必要量は，成長速度と身体活動の違いから大きなばらつきがある。二重標識水法，心拍数（HR）モニタリング，時間-運動/日記，時間割り当て記録から算出された平均 PAL は，

表 5.5 性・年齢別のエネルギー必要量を求める式およびデスクワーク，軽い労作，普通の労作，重い労作の身体活動係数

性，年齢区分	エネルギー必要量を求める式	PA PAL＝不活動	PA PAL＝低活動	PA PAL＝中活動	PA PAL＝高活動
男性，女性 0〜3 ヵ月	(89 × 体重［kg］− 100) + 175				
男性，女性 4〜6 ヵ月	(89 × 体重［kg］− 100) + 56				
男性，女性 7〜12 ヵ月	(89 × 体重［kg］− 100) + 22				
男性，女性 13〜35 ヵ月	(89 × 体重［kg］− 100) + 20				
男性 3〜8 歳	88.5 − 61.9 × 年齢 + PA × (26.7 × 体重［kg］+ 903 × 身長［m］) + 20	1.00	1.13	1.26	1.42
女性 3〜8 歳	135.3 − 30.8 × 年齢 + PA × (10.0 × 体重［kg］+ 934 × 身長［m］) + 20	1.00	1.16	1.31	1.56
男性 9〜18 歳	88.5 − 61.9 × 年齢 + PA × (26.7 × 体重［kg］+ 903 × 身長［m］) + 25	1.00	1.13	1.26	1.42
女性 9〜18 歳	135.3 − 30.8 × 年齢 + PA × (10.0 × 体重［kg］+ 934 × 身長［m］) + 25	1.00	1.16	1.31	1.56
男性 ＞19 歳	662 − 9.53 × 年齢 + PA × (15.91 × 体重［kg］+ 539.6 × 身長［m］)	1.00	1.11	1.25	1.48
女性 ＞19 歳	354 − 6.91 × 年齢 + PA × (9.36 × 体重［kg］+ 726 × 身長［m］)	1.00	1.12	1.27	1.45

PA：身体活動係数，PAL：身体活動レベル。

(Reprinted with permission from Food and Nutrition Board, Institute of Medicine. Dietary Reference Intakes for Energy, Carbohydrate, Fiber, Fat, Fatty Acids, Cholesterol, Protein, and Amino Acids. 5th ed. Washington, DC: National Academy Press, 2002.)

先進国の都会に住む 5 歳以下の小児が 1.3〜1.5，6〜18 歳の小児が 1.5〜1.9 の範囲であった[114]。EE の絶対値は年齢とともに増加していくが，思春期には BMR が減少するのが主な理由で，体重あたりの EE は減少する。

Haschke[115]が，文献にある全身の水，カリウム，カルシウムの値をもとにして，思春期における体組成の変化を算出している。男児では FFM が増大し，身長の伸びの速さが最大になる時に組織蓄積も最大になる。この期間の FM は，女児では増大し，男児ではむしろ減少する。

成長に必要なエネルギーコストは，タンパク質と脂肪のそれぞれの蓄積にかかる消費量に基づけばより正確に算出することができる。なぜならば，体重増加の内訳は年齢によって大きく違うためである。成長のエネルギーコストは，蓄積する組織の組成に応じて，2.4〜6.0 kcal/g（10〜25 kJ/g）の範囲になる[116,117]。DRI については，成長のエネルギーコストは 0〜3 ヵ月齢では 175 kcal/日，4〜6 ヵ月齢では 60 kcal/日，7〜35 ヵ月齢では 20 kcal/日と見積もられている。小児期と思春期において新たに合成される組織の組成にはばらつきがあるが，成長に必要なエネルギーはおよそ 20〜25 kcal/日であるために，そうしたばらつきが総エネルギー必要量に及ぼす影響はわずかである。

▶成人

体重が安定した成人のエネルギー必要量は TEE に等しい。年齢，身長，体重，PAL 分類に基づいた TEE 予測方程式が，二重標識水法データベースに基づいて，男女それぞれで導かれている。TEE には加齢による減少が見られ，その程度は男性がおよそ 10 kcal/年，女性がおよそ 7 kcal/年である。PAL は成人の職業や余暇活動に依存して，顕著なばらつきがある。成人のための DRI の式は Observing Protein and Energy Nutrition Study（OPEN）からつくられた。ここでは TEE は，450 人の男性と女性，年齢 40〜69 歳の人たちにおいて，DLW を用いて測定された[118]。

▶妊娠と授乳

現行の DRI は，妊娠女性の TEE と体組成の変化に関する経験的な縦断データに基づいたものである。脂肪が 3.7 kg，タンパク質が 925 g とした妊娠期の総エネルギー付与は，計算によると，39,862 kcal または 180 kcal/日である。妊娠が進むにつれ，基礎代謝の増大の一部は身体活動の低下で相殺されるようになる。妊娠期を通じた TEE の継時測定によると，TEE の変化は中央値がおよそ 8 kcal/妊娠週，範囲は −57〜107 kcal/週であった。妊娠期間中に余分に必要になるエネルギー（妊娠中期が 340 kcal/日，妊娠後期が 452 kcal/日）の DRI は，TEE 変化の中央値と妊娠期でのエネルギー蓄積の和から求められる。妊娠初期においては，TEE がほとんど変化せず，体重増加もわずかであるので，エネルギー摂取量を増やすことは推奨されない。個々の食事のエネルギー摂取量の目標を決定するために考慮に入れるべき追加因子としては，妊娠前の体重，肥満，および糖尿病のリスクなどがある。

授乳期の EER は，TEE，乳汁へのエネルギー移行，組織貯蔵からのエネルギー移行をもとに計算される。出産後の 0〜6 ヵ月後までと 6〜12 ヵ月までの乳汁分泌速度（それぞれ 0.78 L/日と，0.6 L/日）と，母乳のエネルギー密度を 0.67 kcal/日にすると，授乳のために増えるエネルギーコストは，授乳の最初の半年間が 523 kcal/日であり，次の半年間が 402 kcal/日である。出産後 0〜6 ヵ月で栄養状態のよい女性の平均的な体重減少（0.8 kg/月，170 kcal/日に相当）に基づくと，出産後 0〜6 ヵ月の授乳の正味のエネルギーコストは，330 kcal/日になる。それ以上の体重減少は想定されていない。したがって，出産後 6〜12 ヵ月までの授乳による総コストは，400 kcal/日になる。

(Nancy F. Butte, Benjamin Caballero／中屋　豊 訳)

6 水，電解質と酸–塩基代謝

水

ヒトは水がないと数日間しか生きることができない。水という体にとって必須の栄養素は，正常な細胞の代謝過程の維持と制御において重要な役割を果たす。飲料水からの水の摂取が体への水の取込みの大部分を占めるが，ヒトはこの他に果物や野菜を食べることでかなりの量の水分を摂取する。日々に失う水の量に比べると少ない量ではあるが，水は多くの食物の代謝によって体の中で産生される。水の排出経路は尿によるものが大部分であるが，その他に汗，呼吸，便中からも相当量失われている。

▶水分量と体内水分布

水・電解質異常を示さない成人入院患者では体重の約54%が水分に相当する[1]。体重にしめる水分の割合は乳児期や小児期で最も高く，その割合は歳をとるにしたがって減少する。また，体重あたりの水分の割合は体脂肪の量に影響を受ける。女性や肥満者は体脂肪の量が多く，体重あたりの水分の量が少ない傾向にある。したがって，体内の水分量を推測する場合は年齢や体脂肪量，およびその他に要因も考慮しなければならない。

水分は，体の細胞外分画と細胞内分画において電解質を含む水溶液として存在する。体のどの細胞もそれぞれ独自の環境を保っているが，細胞外環境を通して細胞どうしは連絡を取り合う。細胞の形質膜は水を通過させることができるため，溶液の1Lあたりのイオン濃度，すなわち浸透圧を細胞内分画と細胞外分画において同一になるように働く[2]。正常な代謝機能を保つためには適正なイオン濃度環境が存在することが重要であり，大部分の代謝機能は細胞内で生じているため，細胞内液のイオン濃度環境は特に重要である。

体内ナトリウムイオン（Na^+）量が細胞外液量を決定する。体内の総水分量は体重に対して30～53%に相当することが知られているが，これは換算式によって異なる。この違いは換算の指標にクロール(Cl^-：塩化物イオンともいう)を用いるかイヌリンを用いるか硫酸塩を用いるかによる[3]。高齢者や女性で，Cl^-を指標として計算すると体重あたりの水分量が大きくなる[1,4]。一般的には体内総水分量の40%が細胞外に分布する。細胞外水分区域はさらに細胞間質分画（細胞と細胞の間）(28%)，血漿分画（8%），および組織外間分画［訳注：眼房水や関節液など］(4%）の3つに区別される[5]。したがって，大部分の細胞外液は血管内とその周辺組織に分布しており，両者は血管壁をはさんで平衡状態を保っている（**表6.1**）。細胞膜を横切る水分は細胞内外の浸透圧平衡のバランスにしたがって移動する水分成分をさしており，これらには消化管内腔の水分，脳室などの中枢神経系の水分，眼球内の水分，そして漿膜表面の滑液成分が含まれる[3,6]。

▶体液の組成

臨床では細胞外液分画の電解質濃度を測定するが，それは以下のとおりである。Na^+：140 mEq/L，K^+：4 mEq/L，Cl^-：104 mEq/L，重炭酸イオン（HCO_3^-；炭酸水素イオンともいう）：24 mEq/L。細胞外液ではNa^+，Cl^-，HCO_3^-が主要電解質であり，細胞内液ではK^+，Mg^{2+}，リン酸（PO_4^{3-}），および負電荷を帯びたタンパク質が主要な電荷成分となる（**表6.2**）。細胞内の個々の電解質濃度は測定することはできない。しかし，通常は細胞内外の浸透圧値は同一である[7~9]。

▶血清Na^+濃度と体全体のNa^+量

細胞外液の組成を測定するとNa^+が主要な電解質であることにより，血清Na^+濃度が体液浸透圧を決定する主要因子であるとされている[10]。食事を通して摂取するNa^+量が多少増減しても，血清Na^+濃度は通常は変化しない。食事からのNa^+が増加すると口渇が生じ，それによって体は相当量の水分を取り入れて血清浸透圧の維持を図るため，血清Na^+濃度が変化することはない。食事によるNa^+の摂取が減少する場合は，腎臓はNa^+の分量に見合うだけの水分を排泄するため，再び血清浸透圧は一定に保たれる。体全体のNa^+量が増加する時は，血管内水分量の増加が予想される。一方，体全体のNa^+量が減少する時は血管内水分の減少が予想される。したがって，血清Na^+濃度は体全体のNa^+量を適切に反映する指標とはなりえない。血圧や浮腫の有無といった体の水分を反映する身体所見がよりよく体のNa^+量を反映する指標といえる。

食事による塩分摂取，浮腫と血圧

腎臓がNa^+を貯留させようとすればするほど体の中のNa^+量は増加する。その結果，血管内水分量は増加し，心拍出量は増し，血圧も上昇する。ある時点で，圧ナトリウム利尿作用が起こり，腎臓で過剰のNa^+の排泄が起こる[11]。高血圧が長く続けば，体は高い血管内圧力が毛細血管床に及ぶことを避けようとする自己制御機構により，心臓の高拍出は動脈収縮をもたらす。動脈の持続的な収縮によって心拍出量は次第に元に戻るが，末梢血管抵抗は上昇したままである[12]。このようにして高血圧症が生じる。腎臓がNa^+を貯留させる作用をもつことが高血圧症の原因となるが，それは多くの腎疾患，原発性アルドステロン症，および腎臓の過度のNa^+再吸収が特徴である多くの先天性疾患で示されている。うっ血性心不全では血管内の水分量の増加がみとめられるが，それは通常は心拍出量の増加や血圧の上昇を伴わない。血液の流れが停滞することによって浮腫が形成される。浮腫は血管内水分量の増加をともなわない疾患，例えば肝臓疾患やネフローゼ症候群でも

表 6.1 体液分布（量）[a]

細胞内液	24.0 L（60%）
細胞外液量	16.0 L（40%）
間質液	11.2 L（28%）
血漿量	3.2 L（8%）
細胞間液	1.6 L（4%）

[a]体内水分量が 40 L である健康成人男子（73 kg）をモデルとする。
(Reprinted with permission from Oh MS, Uribarri J. Electrolytes, water, and acid-base balance. In : Shils ME, Shike M, Ross AC et al, eds. Modern Nutrition in Health and Disease. 10th ed. Baltimore : Lippincott Williams & Wilkins, 2006 : 149–93.)

生じることがある。いずれにせよ，このような病態では体全体の Na^+ 量は増加する。

腎臓による Na^+ の貯留作用が二次性高血圧症の主要原因であることはよく知られているが，Na^+ 摂取が本態性高血圧症をどのように惹起させているか正確には知られていない。また，食事による Na^+ 摂取量をどの程度制限すべきかに関しても意見が一致していない。米国国立心臓・肺・血液研究所（National Heart, Lung, and Blood Institute：NHLBI，米国国立衛生研究所〈NIH〉の一組織）は，米国高血圧教育計画（National High Blood Pressure Education Program：NHBPEP）の考えに基づきアメリカ国民は 1 日に 6 g 以下の食塩（2.4 g 以下の Na^+）の摂取に努めるべきであるとの立場を支持している[13]。高血圧や腎疾患の人は塩分摂取量を 3.75 g（Na^+ として 1.5 g）/日以下にすべきであるが，発汗等で Na^+ を大量に排泄する人は多めに塩分を摂取すべきであるとしている。

塩分の摂取が減った場合，最初のうちは腎からの塩分の排泄の減少を伴わず，塩分の排泄が一時的に塩分の摂取を上回る。このアンバランスによって細胞外液は減少し，血管内水分も減少する。最終的には，細胞外液の減少に反応して腎臓からの塩分の排泄量が減少し，Na^+ の摂取と排泄の新たなバランスがとれる。それまでは，塩分の排泄量が摂取量よりも多い状態が続く。体全体の Na^+ 量の減少は，細胞外液量の減少と血圧の低下を伴う。新しい塩分バランスが得られるまでに塩分を大量に喪失した人は，少量の塩分を喪失した人に比べ，大きな血圧低下がみとめられる[14,15]。

塩化物イオン（クロール；Cl^-）

われわれは Na^+ 量が細胞外液量を決定すると考えがちであるが，体の中の Cl^- は通常は Na^+ と同じ割合で制御を受けている。したがって，Cl^- 単独の作用による細胞外液量への影響を評価するのは難しい。よって酸–塩基異常の状態を除外すると，Na^+ または Cl^- の濃度を用いて浸透圧を類推することができるし，体全体の Na^+ 量が増えている時は体全体の Cl^- 量も増えている。したがって，特定の酸–塩基異常の状態以外では血清または血漿 Na^+ 濃度を用いて血清浸透圧を推定して差し支えない。一方で，Cl^- は Na^+ の作用と独立して特別の作用をもつことが示されている。例えば，同量の NaCl と炭酸水素ナトリウム（重炭酸ナトリウムともいう。$NaHCO_3$）を人体に投与する場合を比較すると，NaCl を投与する場合のほうが血圧の上昇がはるかに大きい[16]。また，Na^+ の投与をともなわない Cl^- の投与は代謝性アルカローシスを改善する（後述）。

食べ物の中の Na^+ と Cl^-

Na^+ と Cl^- は別の物質ではあるが，実際には大部分の食べ物を通して一緒に摂取される。Na^+ と Cl^- は細胞外液の中で主要な構成物であるが，食べ物の中の水分量全体と比較すると間質液（細胞外液）の量は極めて少ないため，食べ物の中に含まれる Na^+ 量は微量であるといえる。さらに，細胞内液組成として Cl^- は Na^+ よりわずかに多いが，両方とも細胞内液にはわずかにしか存在しない[17]。このような理由により，調理する前の食べ物には塩分含有量が低いことになる。よって食事による塩分（NaCl）の過剰摂取は，調理や食物の準備段階に加えられた塩分によって引き

表 6.2 細胞内外液の電解質濃度

	血漿		間質液		血漿中水分		細胞内水分（筋）	
	(mEq/L)	(mmol/L)	(mEq/L)	(mmol/L)	(mEq/L)	(mmol/L)	(mEq/L)	(mmol/L)
Na^+	140	140	145.3	145.3	149.8	149.8	13	13
K^+	4.5	4.5	4.7	4.7	4.8	4.8	140	140
Ca^{2+}	5.0	2.5	2.8	2.8	5.3	5.3	1×10^{-7}	1×10^{-7}
Mg^{2+}	1.7	0.85	1.0	0.5	1.8	0.9	7.0	3.5
Cl^-	104	104	114.7	114.7	111.4	111.4	3	3
HCO_3^-	24	24	26.5	26.5	25.7	25.7	10	10
SO_4^{2-}	1	0.5	1.2	0.6	1.1	0.44	—	—
PO_4^{3-}	2.1	1.2[a]	2.3	1.3	2.2	1.2[a]	107	57[b]
タンパク質	15	1	8	0.5	16	1	40	2.5[c]
有機酸	5	5[d]	5.6	5.6	5.3	5.3[d]	—	—

Ca^{2+}：カルシウムイオン，Cl^-：塩化物イオン（クロール），HCO_3^-：炭酸水素イオン（重炭酸イオン），K^+：カリウムイオン，Mg^{2+}：マグネシウムイオン，Na^+：ナトリウムイオン，PO_4^{3-}：リン酸イオン，SO_4^{2-}：硫酸イオン。
[a]細胞外液の pH が 7.4 であり，リン酸二水素イオン（$H_2PO_4^-$）の解離定数の－log 値（pK_a）が 6.8 であるとの仮定に基づく。
[b]細胞内液の pH が 7.0 であり，有機リン酸の解離定数の－log 値（pK_a）が 6.1 であるとの仮定に基づく。
[c]細胞内に存在するタンパク質のミリ当量（mEq）の平均が，1 mmol のタンパク質あたり 15 mEq であるとの仮定に基づくが，実際の細胞内タンパク質のミリ当量値は不明である。
[d]すべての有機酸は 1 価の陽イオンであるとの仮定に基づく。
(Reprinted with permission from Oh MS, Uribarri J. Electrolytes, water, and acid-base balance. In : Shils ME, Shike M, Ross AC et al, eds. Modern Nutrition in Health and Disease. 10th ed. Baltimore : Lippincott Williams & Wilkins, 2006 : 149–93.)

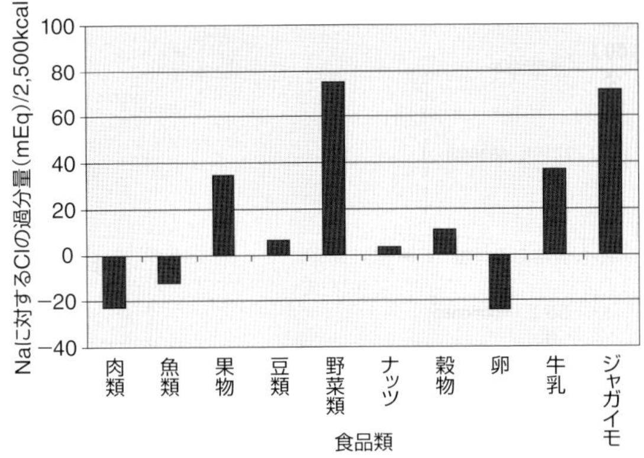

図 6.1　主な食品類に含まれるCl量がNa量と比較するとどれほど多いかを示すもの。現在では，食品に含まれる大部分のNaとClはNa 1：Cl 1の食塩の形で含まれている。食塩を添加していない天然の食品では，NaをClよりも多く含む肉，魚，卵を除くと，Cl含量はNa含有量より大きい。

(Reprinted with permission from Oh MS, Uribarri J. Electrolytes, water, and acid-base balance. In：Shils ME, Shike M, Ross AC et al, eds. Modern Nutrition in Health and Disease. 10th ed. Baltimore：Lippincott Williams & Wilkins, 2006：149–93.)

起こされる。調理前の食物に含まれるNa^+とCl^-量には，平均すると食物間に大きな差はみとめられない。多くの植物由来食物（ナッツ，野菜，果物，穀物）ではNa^+よりCl^-のほうが多く含まれており，肉，魚，卵ではCl^-よりNa^+のほうが多く含まれている（図 6.1）。

水と浸透圧の病態生理学

▶浸透圧調節と制御

血漿浸透圧の測定

血漿浸透圧は浸透圧計によって直接測定することができる。また，血漿のすべての構成物濃度の総和からも推測することができる。塩分（NaCl），ブドウ糖（グルコース），BUN（blood urea nitrogen）は血漿浸透圧を決定する主要な血漿構成物である。血漿浸透圧は以下の式を用いて推定することができる。

血漿浸透圧＝血漿Na^+濃度（mEq/L）× 2 ＋ 血糖値（mg/dL）/18 ＋ BUN（mg/dL）/2.8

Na^+は電気的中和を保つために常に陰イオンであるCl^-と同時に存在するが，ブドウ糖とBUNの浸透圧への影響はそれぞれの分画中での分子量に依存する。ブドウ糖の分子量は180ダルトンであり，BUNの分子量は28ダルトンである。血漿の中に大部分がとどまる塩分（NaCl）やブドウ糖と異なり，BUNは細胞膜を自由に横切るため細胞外液にとどまることはない。そのような理由でBUNは浸透圧構成物としては無効であると考えられる。血漿中でBUNはかなりの濃度に達するが，正常ではBUNによって形成される血漿浸透圧は5 mOsm/Lしかない。BUNは血漿浸透圧に対して大きな作用をもたないため，血漿浸透圧は正常な血漿における有効血漿浸透圧と同値であると見なされる。

血漿浸透圧が変化することの危険性

細胞外液に溶け込んでいる構成物（溶質）で血漿浸透圧の決定に関わる物質を有効浸透圧物質（osmol）とよぶ。一方，細胞外液に溶け込んでいる構成物（溶質）で細胞膜を自由に出入りする溶質を無効浸透圧物質とよぶ。有効浸透圧物質の代表例はブドウ糖とNa^+であり，無効浸透圧物質の代表例はBUNとアルコールである。有効浸透圧物質の濃度が増加すると，水が細胞内から細胞外方向に移動して新たな浸透圧平衡が形成される。その結果，細胞内の浸透圧は細胞外浸透圧と同等にまで上昇する[18〜20]。無効浸透圧物質が細胞外液へ投与されるとそれらの溶質は細胞内へ移動し，新たな浸透圧平衡が生じる。正常な細胞外液に存在する粒子の大部分は有効浸透圧物質であるため，細胞外の水分が失われるとそれは有効浸透圧物質濃度の上昇となり，細胞内から細胞外への水の移動の引き金となる。細胞外の溶質の喪失や細胞外の水の増加によって細胞外浸透圧が低下すると，細胞外から細胞内へ水の移動が引き起こされる。有効浸透圧が変化すると細胞の代謝が影響を受け，細胞内の容積の変化によって細胞膨化や細胞萎縮が生じる。脳は頭蓋という閉鎖された場所に存在するため，浸透圧変化による最も深刻な影響としては脳細胞容積の変化などがある。脳細胞は経時的に細胞内容積を変化させることができるため，浸透圧変化が急激に生じると重篤な徴候に結びつくのである[21]。

血漿Na^+濃度が低下すると（低ナトリウム血症にともなう血漿浸透圧の低下），脳が膨化し頭蓋内圧が上昇して，嘔気，嘔吐，頭痛，乳頭浮腫，錯乱などがみとめられる[22]。症状が悪化すると，嗜眠状態となり，虚脱，過反応，反応低下，譫妄，昏睡，精神病症状，巣状虚脱，運動失調，失語，全身硬直，痙攣などが生じる。これらの症状は，脳細胞の体積増加と細胞内電解質濃度の低下によって引き起こされる。消化管症状としては，腹部の痙攣，味嗅覚の消失，食思不振，嘔気，嘔吐，流涎，麻痺性イレウスなどがみとめられる。低血漿浸透圧による循環器症状は，通常は低血圧と血管内容量不足に起因する徴候として生じる。また，低ナトリウム血症は，骨格筋の痙攣，攣縮，硬直を随伴する場合もある[23,24]。

血漿浸透圧の上昇には必ずしも血清Na^+濃度の上昇（高ナトリウム血症）を伴わないが，高ナトリウム血症時には高浸透圧症状が必発する。低浸透圧状態と同様に，高浸透圧状態でみとめられる兆候と症状はいかに急速に浸透圧変化が生じたかに依存し，さらにその重症度に依存する。臨床の場や実験動物においても，高ナトリウム血症による高血漿浸透圧状態では硬膜下出血，脳皮質出血，クモ膜下出血を生じ，脳神経細胞の急速な萎縮を引き起こして脳が陰圧状態に至り[25]，嗜眠から昏睡に至るまでの様々な精神状態に陥る。症状が重篤な場合は全身性の痙攣をみとめる場合もあるが，低血漿浸透圧症状に比べてその頻度は低い。高浸透圧状態での筋所見としては，筋硬直，振戦，筋間代痙攣（筋クローヌス症），過反応，筋痙攣，横紋筋融解などがある。小児における慢性の高浸透圧状態では，筋痙攣，慢性筋攣縮異常，精神遅滞などが惹起されうる[25]。

▶口渇の制御と抗利尿ホルモン分泌

血漿浸透圧が上昇すると視床下部の浸透圧受容器細胞が

縮んでくる。この過程は大脳皮質の口渇中枢を刺激し，さらに視索上核と室傍核での抗利尿ホルモン（antidiuretic hormone：ADH）の産生を刺激する[26,27]。血漿浸透圧が低下すると浸透圧受容器細胞が膨化する。その結果，ADHの産生は抑制される。視床下部で産生されたADHは長い軸索を介して下垂体後葉に運ばれ，そこで分泌される[28~30]。浸透圧受容器細胞の刺激と抑制は，視床下部でのADHの産生と下垂体後葉でのADHの分泌に影響を与える。

ADHの分泌は特に血漿浸透圧の変化に敏感に反応する。血漿浸透圧がわずか2～3%上昇するだけで尿中のBUN濃度を最大限に濃縮する程度までADHの分泌が亢進される[25]。また，血漿浸透圧がわずか2～3%低下するだけで尿浸透圧が100 mOsm/L未満になるほど尿が希釈される。ADHの分泌は，例えば嘔気，疼痛，循環血液量などの血漿浸透圧の変化以外の要因によっても制御を受ける[22]。血管内容量が10%減少すると，口渇とADHの分泌が生じる[31~33]。このような作用は血管の圧受容器を介するものであり，また循環血液量の減少によって亢進する液性因子の作用にも依存する。心不全や肝不全による低ナトリウム血症時での強い口渇は上記の機序によって説明される。β受容体作動性カテコールアミン，アンギオテンシンⅡ，精神的肉体的ストレスなどの他の要因もADHの分泌を亢進させる。エタノールやα受容体作動性カテコールアミンはADHの分泌を抑制する。リチウム，テトラサイクリン系抗生物質の一部（デメクロサイクリン），抗ウイルス薬ホスカルネット，メトキシフルラン，抗真菌薬アムホテリシンB，V-2受容体アンタゴニスト（バプタン）などは腎臓でADHの作用を抑制する[22]。

1日に180 Lの水が腎糸球体でろ過されることを例にあげ，ADHの作用を考えてみよう。120 Lの水は近位尿細管で再吸収され，35 Lの水はヘンレ係蹄の下行脚で再吸収される。ここでの水の再吸収は，すべて塩分の再吸収を伴っている（ヘンレの係蹄での再吸収は上行脚での塩分の再吸収を伴う）ので，ろ過液（原尿）中の浸透圧変化は生じない[34]。遠位尿細管と集合管では塩分の再吸収が水の再吸収を伴わずに行われるので，残りの25 Lのろ過液が集合管に運ばれる。ADHがまったく作用しない場合は，約5 Lの水が髄質内層集合管で再吸収され，残りの20 Lが最終的に尿として排泄される。一方，ADHの作用が最大限に作用する場合は，ろ過液は皮質および髄質外層集合管で再吸収され，尿は浸透圧が1,200 mOsm/Lになるまで濃縮されて，尿は1日あたり0.5 Lまで減少する（**図6.2**）。集合管での水の再吸収はADHによって制御される。尿は濃縮され，水は体内に蓄積される。ADHの正味の作用は尿の濃縮である[35~44]。

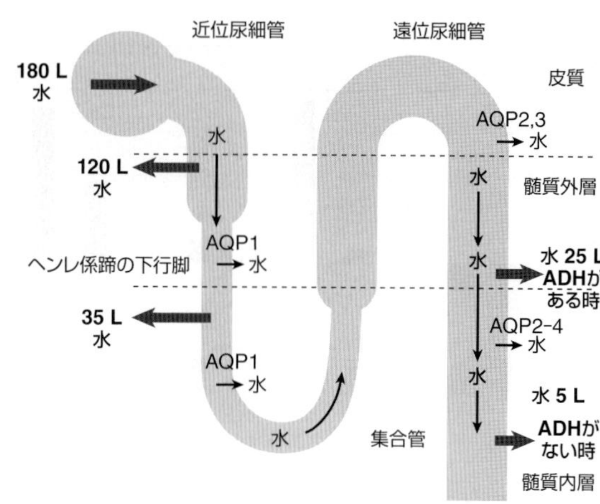

図6.2 1日に腎臓でろ過される水180 Lのうち，120 Lは近位尿細管で，35 Lはヘンレ係蹄の下行脚で再吸収される。残りの25 Lの大部分は抗利尿ホルモン（ADH）の存在下で集合管で再吸収される。ADHがまったく存在しない場合は，約5 Lが集合管で吸収され，残りの20 Lが最終的に尿として排泄される。AQP：アクアポリン。

▶腎臓を介さない水と電解質の調節機構

体内の水は尿として体外に捨てられるだけでなく，皮膚からや呼気を介して体外に捨てられる。水の皮膚からの喪失は原則として熱の排出と連動しており，皮膚からの水の喪失量は体内で産生される熱量に比例する。発汗によるものや熱性疾患の場合を除き，皮膚および呼気から失う水分のことを不感蒸泄という。皮膚から30 mLの水が喪失する時，これは体内でつくられる熱量100 kcalに依存することがわかっており，この場合，1日に300～1,000 mLの水分の喪失となる。汗には水以外に約50 mEq/LのNa⁺と5 mEq/LのK⁺が含まれるが，この濃度は0.45%の食塩水に相当する濃度である。汗に含まれるNa⁺の量はその個人の体の状況に依存する。空調設備のない暑い閉鎖空間に閉じ込められた場合（例：軍における新兵の訓練），最初は，Na⁺含有量が100 mEq/Lの濃度の汗を排出するが，トレーニング終了後では汗のNa⁺含有量は30 mEq/Lまで低下する。この違いが，高温環境などに馴化していない人ではより多量のNa⁺の摂取を必要とする理由である[45]。

脂質と炭水化物は体の中で重要な熱源として作用する。体の中で両者は分解され，二酸化炭素（CO_2）と水に変化する。二酸化炭素と水は呼吸によって体外へ排出される。吸気中の空気より呼気中の空気のほうが多くの水分を含むため，通常の呼吸でも水分は体外へ排出されることになる。呼吸は二酸化炭素の産生量によって影響を受けるため，呼吸はカロリー消費量に依存することになる。したがって，正常の二酸化炭素分圧下での呼吸による水分の喪失量は以下の式にあてはまる。

呼吸による水分喪失量＝13 mL/カロリー消費量（100 kcal）

カロリーを消費する時に代謝水として水が産生されるがその大部分は呼気中に失われる。水バランス，（すなわち水出納）を計算する際に，代謝水による水分量（In）を加味しないならば呼気によって失われる水分量（Out）を無視しても差し支えないであろう。しかし過換気や発熱時は，代謝水による水分量と不つり合いなほど大量の水が体から失われる[1]。

消化管のうち空腸までは，水と電解質の出入りは排出に傾く。一方，空腸から結腸までの正味の水と電解質の出入りは吸収が主となる。小腸に入る水の大部分は小腸で吸収されるが，残りは結腸で吸収される。わずかに糞便の中に残された1日あたり100 mLの水が体外に排泄される。消化管の中の内容物は血清と等張であり，さらに，消化管に入るすべての液体も最終的に腸内で等張となる。したがって，飲水後にそれを嘔吐した場合は消化液に含まれる様々な溶質も同時に失うことになる。

▶脱水と体液量減少

体の中の塩分や水分が失われると脱水や体液量減少が生じる。水分のみが失われる場合や，塩分の喪失に比べて水分の喪失が過剰である場合を脱水とよぶ。塩分と水分を同じ割合で喪失する時，これを体液量減少とよぶ。この場合の塩分とは，血管内の主たる溶質である塩化ナトリウム（NaCl）をさす。水の喪失に比べてNaClの喪失がどの程度であるかによって，脱水および体液量減少の混合状態が起こる。水の喪失に比べNaClの喪失が大きいと低張性脱水に陥る。

体液量減少

血漿と同濃度のNaClが消化管から失われるか，あるいは胸水や腹水から穿刺によって排液されると，NaClが等張性に失われることになる。消化液が失われる場合，NaClはNaClと等量かあるいは等量以上の水分の喪失をともなう。その後，飲水による調節や尿の排泄による調節を経て体液浸透圧は等張に維持される。等張性の体液の喪失は単に細胞外液だけの喪失であり，0.9%生理食塩水などの等張液の補充によって治療される。

脱水

脱水の主要病態は水の喪失であり，その結果細胞外液でNa^+濃度が上昇することによって高ナトリウム血症が生じる。細胞外液において水に対してNaClが不相応に大きい場合に生じる脱水は，水分の供給が不十分である場合や水分だけの喪失が著しい場合に生じる。水分の摂取が不十分であることによって生じる脱水に比べ，水分の喪失によって生じる脱水は急速に進行する。水分摂取の欠乏は以下の2つの原因によってもたらされる。(a) 口渇中枢の機能障害または意識障害[46,47]，(b) 飲水が不可能である環境。

低張性脱水　水の喪失よりNa^+喪失が著しい体液喪失状態である低張性脱水は，NaClを失い，失われた体液より低濃度のNaClを含む電解質液を補充する場合に生じる（「低ナトリウム血症」の項参照）。腎機能が正常な場合は水の喪失量を超えるNaClの喪失状態は生じにくい。なぜなら，ADHの分泌低下に応答して腎臓がただちに過剰な水分を排出するからである。しかしこの反応は，低張性脱水状態では機能しないか働きが低下する[48]。

輸液療法の原則

▶塩分と水分補充の目標

治療の目標は患者の状態を元に戻すことにある。体液量と水分の不足を適切に察知し，それを補充しなければならない。必要な電解質と水分を毎日補充し，さらに塩分と水分の喪失分を計算して治療計画に盛り込まなければならない[49,50]。

▶1日の輸液の必要量

1日に必要な水分量は，尿量（把握できる水分排泄量）と不感蒸泄による水分喪失量に依存する[51]。発熱状態では基礎代謝率が上昇する結果，呼吸による不感蒸泄と皮膚からの不感蒸泄の両方が増加する。尿量は多少減少し，不感蒸泄量の増加による水分の過剰喪失を免れるように作用する。しかし腎からの水分の排泄量は，尿として排出する排泄物量や腎の濃縮能に依存している。尿排泄物は主に摂取塩分と摂取タンパク質に依存しているが，高度な尿糖があると浸透圧利尿によって尿量が増え体内の水分が失われる。

▶1日の水分必要量

発熱がなく運動もしていない時は皮膚からの水分の喪失量は一定であるが，尿として排泄する水分量は大きく変動し，排出する排泄物（溶質）量や腎の濃縮能に依存している。例えば，1日の尿としての排泄物が600 mOsm/Lである場合，腎による濃縮が1,200 mOsm/Lである人の尿量は500 mLであるが，腎による濃縮が100 mOsm/Lの人はその尿量が6 Lになる。前者の場合は腎臓が最大濃縮力を有している場合であるが，その時は必要最小限水分量は1,100 mLとなる（尿量500 mL＋皮膚からの水分喪失量600 mL〈1日摂取カロリー2,000 kcal〉）。腎濃縮能が低下している後者の場合は，許容上限水分摂取量は6.6 Lにもなる。腎の濃縮能や希釈能が正常に働いている場合は，水分摂取量の大小は腎がそれを調整して体液のホメオスタシス（恒常性）を維持するように作用する[2,52]。しかし，患者が入院している場合では必要水分量を過大評価しないことが重要であり，水中毒となるような状態を避けるべきである。抗利尿ホルモン不適合分泌症候群（syndrome of inappropriate ADH secretion：SIADH）では，尿の濃縮異常より尿の希釈異常のほうが一般的にみとめられる。意識状態に問題のない患者では口渇が有効な防御機構として作用するが，重症の低ナトリウム血症の患者は何の徴候もなくしばしば昏睡に陥る[1]。

多尿

多尿とは多くの場合，意図しない1日尿量が2.5 Lを超える状態であると定義されており，浸透圧利尿，あるいは水利尿によって発症することがある[1]。浸透圧利尿とは尿排泄物が過剰となり尿量が増える場合をさす。この場合の尿排泄物とは，ブドウ糖，BUN，マンニトール，X線造影剤，NaClなどであり，成人の場合では同排泄速度が60 mOsm/時，または1,440 mOsm/日を超える場合に生じる[1]。水利尿時は尿浸透圧が血漿浸透圧を下回るが，これは腎臓が希釈尿をつくり腎集合管で水が十分に再吸収されないことによる。腎集合管での水の再吸収の低下は，大量の飲水時，ADHの不足[53～62]，ADH感受性障害（腎性尿崩症）などで生じる。

腎性尿崩症は，先天性，または後天性に発症する。ADHの不足は，下垂体でのADH欠乏（中枢性腎尿崩症），または血清浸透圧の低下による生理的なADH分泌低下によってもたらされる。後者は，入院中の精神病患者，特に統合失調症患者が過度の飲水をすることでしばしばみとめられる所見である[53～55,63,64]。ADHの不足は様々な程度でみとめられるが，ADHがわずかに低下している場合では尿浸透圧は正常に近いものとなる。ADHの欠乏は先天性なこ

表 6.3 多尿の原因

水利尿
A. ADH の欠乏
1. 中枢性尿崩症
先天性
後天性（下垂体後葉破壊）
・腫瘍
・肉芽腫
・下垂体手術
・外傷
・下垂体梗塞
・視床/下垂体感染症
2. 本態性（心因性）口渇症
B. 腎の ADH 感受性障害
1. 先天性腎性尿崩症
ADH 受容体障害
アクアポリン発現障害
2. 慢性腎不全
3. 後天性腎性尿崩症
薬剤によるもの
・リチウム
・デメクロサイクリン
・メトキシフルレン
重金属
間質性腎炎
・アミロイドーシス
・鎌状赤血球貧血
・サルコイドーシス
電解質異常
・高カルシウム血症
・低カリウム血症
・閉塞性尿路疾患
溶質利尿
A．塩分過負荷
B．尿路閉塞の解除後の利尿
C．高血糖
D. 高タンパク質経管栄養
E．塩分喪失性腎症

ADH：抗利尿ホルモン。

ともあるが，後天的な原因でも生じうる[56〜61]。妊娠中はバソプレシナーゼの産生過剰によりADHが不足となるが，これが妊娠期尿崩症の原因となる[65,66]。多尿の原因を，**表6.3**に示す。1日尿量が2.5 Lを超える尿の産生は，腎結石形成患者には望ましいと考えられていることに注目してほしい。

原発性多飲症の患者は，血漿浸透圧の上昇や体液量減少などの生理的刺激がなくても大量に水分を摂取する[53〜55,63,64]。その原因は通常は心因性なので心因性多飲症とよばれる。ADHの分泌の抑制によって尿量は増加し，血清Na^+濃度は通常は正常下限となる。場合によっては血清Na^+濃度は正常域を下回ることがあるが，これは腎臓が水を排泄する正常能力以上に消化管からの水の吸収量が増えるからである。一方，二次性多飲症は血漿浸透圧の上昇による口渇によって生じる。このような状態は尿崩症患者，あるいは血糖値の上昇が著しい糖尿病患者でみとめられる。このような患者では，血清Na^+濃度は通常は正常上限を示す。

▶鑑別診断

多尿患者の最初の精査項目としては，尿浸透圧の測定が必須となる[67]。尿浸透圧の測定によって浸透圧利尿の可能性が除外できる場合もあるし，あるいはこの検査だけで多尿の原因が浸透圧利尿であると断言することもできる。尿浸透圧を上げる浸透圧物質の排泄が60 mOsm/時以上に上昇するか，あるいは1,440 mOsm/日以上に上昇する場合は，浸透圧利尿が多尿の原因である可能性が高い。一方，尿浸透圧が100 mOsm/Lに低下するような最大希釈尿が大量に排泄される場合は，水利尿によるものであると言える。

水利尿の原因を調べる上で最初にすべきことは血清Na^+濃度の測定である。尿崩症患者では血清Na^+濃度は正常上限に近いことが多く，原発性多飲症患者では血清Na^+濃度は正常下限を示すことが多い。しかし，病態が混在していることもあるので診断を確定するためには水制限試験[68]が必要となる。水制限試験とは，飲水を一晩制限する，あるいは体重が5％減少するまで飲水を制限することで病態を診断することができる。患者の尿浸透圧が最大濃縮に達することができず，ADHを投与することで尿浸透圧が最大濃度まで濃縮される場合，中枢性尿崩症と診断される。患者の尿浸透圧が最大濃縮に達することができず，かつADHの投与でも尿浸透圧が上昇しない場合は，腎性尿崩症の可能性がある。原発性（心因性）多飲症患者と部分型腎性尿崩症の患者は，この水制限試験では区別がつかない。しかし通常は部分型腎性尿崩症患者の多くは高ナトリウム血症を示し，心因性多飲症患者の多くは低ナトリウム血症を示す。

▶治療

浸透圧利尿を治療するためには血糖コントロールの障害やタンパク質の過剰摂取など尿浸透圧を上げる物質や原因を特定し，それを除去する。食事内容に関して注意深く聞き取りをすることがしばしば診断の手助けとなる。ADHの投与は中枢性尿崩症患者だけに効果を示す。ADHの合成類似体であるデスモプレシン（DDAVP）は，点鼻，皮下注射，血管内注射によって投与が可能である[69,70]。腎性尿崩症にはADHの投与は無効であるが，低塩食とサイアザイド系利尿薬を用いて遠位尿細管以降に到達する塩分や水の量を減らすことにより，多少治療効果が得られる[71,72]。腎性尿崩症患者にスタチンを用いると水チャネルが細胞表面から細胞内へ引き込まれることが阻害されるために水チャネルの数が増え，その結果として尿崩症が改善されるという報告がある[73]。統合失調症患者の原発性（心因性）多飲症の治療に，クロザピン（抗精神病薬）やプロプラノロール（β遮断薬）を用いることもある[74]。しかし尿の希釈に関わる薬剤，例えばサイアザイド系利尿薬などは症状を悪化させるため避けるべきである。

ナトリウム代謝異常

▶低ナトリウム血症

低ナトリウム血症は，血漿Na^+濃度が135 mEq/Lを下回る時に発症する。低ナトリウム血症は最も頻繁にみとめられる電解質異常症であり，血漿 Na^+ 濃度が 130 mEq/L を下回る時に臨床的に問題となる。偽性低ナトリウム血症は，血清ナトリウム濃度の測定方法における誤差によって起こる見せかけの低ナトリウム血症のことである。多くの臨床検査センターでは，測定方法の改善によりこの種の問題が解決されているが[75]，それでも，採血管内での溶血，高脂血症，高タンパク質血症，マンニトールの存在などの非浸透圧成分の存在によって，偽性低ナトリウム血症は生じうる[76~79]。

原因と病態

細胞外 Na^+ 濃度の低下（低ナトリウム血症）の発症機序は以下の通りである。

1. Na^+ 以外の細胞外溶質の増加に起因して細胞内から細胞外に水が移動する場合[78~82]。血糖値の上昇による低ナトリウム血症はこの機序による。血清ブドウ糖濃度が 100 mg/dL 上昇するごとに血清 Na^+ 濃度は 1.6 mEq/L 低下する。血清浸透圧は変化しない。
2. 体が過剰の水を蓄える場合。
3. 体の中での Na^+ の保持が不十分な場合[83]。
4. 細胞外から細胞内へ Na^+ が移動する場合。

前述の機序の 2，3 および 4 の場合では体液は低張となり ADH の分泌は抑制され，体の中の過剰な水は腎によって体外に排泄される。その結果，低ナトリウム血症は速やかに補正される。したがって，低ナトリウム血症が持続する場合は，この修復機構の働きが不十分であることを示している。低ナトリウム血症が持続する大部分は腎臓が水利尿を越せなくて生じるが，腎機能が正常であっても，腎による水の排泄限度を超える大量の水の摂取によっても本症は起こりうる。腎が水を排泄できない原因として，腎不全，糸球体でろ過されたろ液が遠位尿細管に届かない状態，ADH の存在などがあげられる。偽性低ナトリウム血症の可能性を除外した後に細胞外分画の水容量を適正に評価することで，低ナトリウム血症を分類することができる[84~86]。

低ナトリウム血症における血清 Na^+ 濃度の低下の主な原因は，水を大量に摂取するかあるいは低張性液を大量に輸液するかのどちらかによる[83]。等張液の輸液でも水の体内での貯留は起こりうるが，特に ADH が高濃度に存在する場合は高張尿の排泄によって水の体内への貯留が生じる。体液が高張になるか，あるいは血管内容積が減少すると ADH は正しい生体反応として適切に分泌される。うっ血性心不全や肝硬変症における臨床上の低ナトリウム血症は，有効血管内容量の減少に基づく ADH の分泌の増大によってもたらされる。同様に，甲状腺機能低下症[87]やグルココルチコイド欠乏状態では，低ナトリウム血症であるにもかかわらず，血液灌流の低下によって ADH の分泌の亢進が生じうる。急性クモ膜下出血などの脳の器質的疾患では，ある種の液性因子の分泌を介して細胞外液量の減少を起こし，腎からの塩分喪失による低ナトリウム血症を生じることがある。これを中枢性塩喪失症候群とよぶ[88~90]。

SIADH とは，低ナトリウム血症で循環血液量が正常ま

表 6.4 低ナトリウム血症の原因

腎からの水排泄が障害されている場合
A．有効循環血液量の減少
1．消化管からの喪失
・嘔吐
・下痢
・経管ドレナージ
・腸管閉塞
2．腎からの喪失
・利尿薬
・低アルドステロン症
・塩類喪失性腎症
3．皮膚からの喪失
・超長距離（マラソン）ランナー
・熱傷
・嚢胞性線維症
4．浮腫形成疾患
・心不全
・肝硬変症
・ネフローゼ症候群
5．カリウム欠乏
B．サイアザイド系利尿薬
C．腎不全
D．循環血液量減少を伴わない ADH 過剰
1．ADH 不適合分泌症候群（SIADH）
2．糖質コルチコイド欠乏
3．甲状腺機能低下症
E．塩分摂取不足
腎からの水排泄が正常な場合
A．原発性多飲症
B．浸透圧受容器の感受性の低下（Reset osmostat）
1．妊娠
2．精神疾患
3．四肢麻痺
4．重症低栄養

ADH：抗利尿ホルモン。

たは増加しているにもかかわらず ADH の分泌が不適切に亢進している状態をさす。SIADH の原因として，腫瘍，結核や肺炎などの肺疾患，中枢神経系疾患，ある種の薬物などがあげられる（**表 6.4**）[21,22,91~101]。最後に，浸透圧受容器の感受性が低下する場合（Reset osmostat）も軽微な低ナトリウム血症が生じることがある。このような場合では，血漿浸透圧が浸透圧受容器の感知レベルより低い状態で尿の希釈が生じる。肺結核などでの体の慢性衰弱状態を示す患者では，しばしばこのような低ナトリウム血症がみとめられる[102]。

診断

血漿 Na^+ 濃度の低下があり血漿浸透圧が正常である状態は偽性低ナトリウム血症が示唆される。近年の臨床検査機器の精度の改善によりその他の原因が除外されたため，最も頻繁にみとめられる偽性低ナトリウム血症の原因は高血糖である。血糖値が 100 mg/dL 上昇するごとに血清 Na^+ 濃度は 1.6 mEq/L 低下する。高血糖による偽性低ナトリウム血症は，患者の病歴の聴取や検査項目に血漿 Na^+ 濃度，血漿浸透圧，血糖値を加えることで判断することができる。ある種の検査機器では高脂血症の時に偽性低ナトリウ

ム血症を表す数値が示され，これはカイロミクロン（トリグリセリドが主成分）が血中で高濃度になるのが原因で起きる。このような状態では採血管内の血清は白濁している。高脂血症が原因で発症する低ナトリウム血症は脂質濃度が 5～6 g/dL を超える場合であり，通常ではこのような高脂血症は高コレステロール血症だけでは起こらない。

低浸透圧血症を伴う低ナトリウム血症の病態を評価する際に最も重要なことは，SIADH に起因する低ナトリウム血症と，例えば体液喪失と浮腫を示すようなその他の原因による低ナトリウム血症を鑑別することである。SIADH による低ナトリウム血症とその他の病態による低ナトリウム血症の決定的な違いは有効循環血液量にある。SIADH では有効循環血液量は正常～増加であるのに対して，その他の原因による低ナトリウム血症では有効循環血液量は低下する。有効循環血液量を正しく評価するのは容易ではない。身体所見だけで有効循環血液量を評価することは極めて難しい。有効循環血液量の変化を反映する複数の腎機能検査項目の値を参考にするとよい。例えば，尿 Na^+ 濃度，血清 BUN，血清クレアチン，血清尿酸値などである。以下の検査値所見はすべて，有効循環血液量が正常～増加を示唆している。

・尿中 Na^+ 濃度＞20 mEq/L
・血清 BUN 濃度＜10 mg/dL
・血清クレアチニン濃度＜1 mg/dL
・血清尿酸値＜4.0 mg/dL

BUN 濃度は腎機能ばかりでなく摂取タンパク質量の影響を受けるため，腎機能の評価法としては BUN より尿中への尿素排泄量のほうが信頼できる。尿素排泄分画［訳注：糸球体でろ過された尿素量の何％が尿中に排泄されたかを表す値：FEurea］が 35％未満の時[103]，あるいはナトリウム排泄分画［訳注：糸球体でろ過された Na 量の何％が尿中に排泄されたかを表す値：FENa］が 0.5％未満の時[104]は有効循環血液量の低下所見と見なされる。

SIADH 患者の尿浸透圧は必ずしも血漿浸透圧を上回るわけではない。また，尿浸透圧が高いからといって低ナトリウム血症の原因が SIADH であるとは断言できない。なぜなら，低ナトリウム血症を呈する多くの病態で尿浸透圧値のほうが血漿浸透圧値より高値であるからである。低ナトリウム血症の中で唯一，尿浸透圧の低下を示す病態は原発性（心因性）多飲症の場合に限る。原発性多飲症では病歴によって多飲と多尿が明らかであるため病態は明らかである。それ以外の低ナトリウム血症では尿浸透圧値は上昇しており，100 mOsm/L 以上を示す。

治療

低ナトリウム血症の治療は背景にある原因によって異なる。病態にしたがって，Na^+の投与，水の除去，臓器（心臓，腎，肝臓）機能の改善などを行う。塩分の摂取不足によって生じた低ナトリウム血症患者の治療には塩分の投与を行う[106,107]。低ナトリウム血症を補正するスピードに関しては意見が分かれるが，低ナトリウム血症に至った時間経過と患者の症状を見て補正することになる。重症の症候性低ナトリウム血症では死に至ることもあり，高張食塩水の輸液で治療を行う必要があるが[108,109]，大量の高張液の輸液によって，体液量過多と橋中心髄鞘崩壊症［訳注：橋中央ミエリン溶解ともよばれる］（浸透圧性脱髄症候群）が生じることがある[110,111]。橋中心髄鞘崩壊症とは橋やその他の脳領域でミエリンの崩壊が生じることであり，運動神経の機能異常が生じる。重症例では四肢麻痺が生じる。急性低ナトリウム血症より慢性低ナトリウム血症の治療の際に生じやすく，しばしば低栄養状態や衰弱状態を伴った患者に発症しやすい。慢性低ナトリウム血症患者の低ナトリウムの補正では Na^+の投与スピードを 1 時間で 0.5～1.0 mEq/L，あるいはこれ以下のスピードでの投与が推奨されているが，Na^+の投与スピードが 0.5 mEq/L/時未満であっても橋中心髄鞘崩壊症が生じたという報告がある。急性低ナトリウム血症の患者では，血清 Na^+濃度を 4～6 mEq/L 程度上昇させるだけで合併症の治療として十分であるという報告もある[109]。橋中心髄鞘崩壊症は慢性無症候性低ナトリウム血症患者の治療時に生じることが大部分であるため，急速な血清 Na^+の補正（Na^+投与速度 1～2 mEq/L/時）は，急性症候性低ナトリウム血症患者の治療だけにかぎるべきである[21,112]。血清 Na^+濃度を急速に 120 mEq/L 以上に補正しても予後の改善は得られない[75]。Na^+の過剰補正によって高ナトリウム血症に陥った場合は，脳障害を防ぐために血清 Na^+濃度を低下させる治療が必要となる[113]。

体液量減少による慢性無症候性低ナトリウム血症患者の治療には等張性食塩水（生理食塩水）の投与が推奨されている。循環血液量の増加によって ADH の分泌が抑制され，水の排泄によって血清 Na^+濃度の上昇が続いて起こる。等張性食塩水の投与によって尿として水が急速に失われると，橋中心髄鞘崩壊症の進行する可能性があるため，0.9％生理食塩水に代え，0.45％食塩水の補充をすすめる臨床家もいる。また，急性低ナトリウム血症では 4～6 mEq/L だけ血清 Na^+濃度を上昇させるだけで重篤な症状の大部分を改善することができるため，血清 Na^+濃度が極端に低い場合でも慢性低ナトリウム血症での治療目標を 1 日 6 mEq/L の Na^+濃度の上昇にするだけで十分であると考えられる[114]。血清 K^+も同時に減少している場合は 0.45％食塩水に K^+を加え，K^+濃度が 40 mEq/L としたものを輸液する。いずれにしても 2 時間ごとに血清電解質濃度を測定し，適切な輸液速度を設定することで急速な補正だけは避けなければならない。

急速治療 Na^+の不足を原因とする低ナトリウム血症の患者が錯乱などの低浸透圧関連症候を示す場合は，低浸透圧を補正するために高張性食塩水の静脈内投与による補正が有効となる。目標値まで血清 Na^+濃度を上昇させるために必要な Na^+量は以下の計算式に従う[69,115]。

$$\text{必要 }Na^+\text{量 (mEq)} = \text{体重 (kg)} \times \Delta Na$$

ΔNa は，目標血清 Na^+濃度（120 mEq/L）から現在の血清 Na^+濃度を引いた値。この場合の補正には 3％食塩水を用いる。痙攣などの緊急時には 3％食塩水を 100 mL または 2 mL/kg 体重の量を数分かけて静脈注射し，必要に応じて 2 回実施する[109,116]。血清 Na^+濃度が安定するまで頻回に血清 Na^+濃度のモニタリングを行う。

例えば，SIADH のように体の水の過剰な蓄積が低ナトリウム血症に起因する場合は，マンニトールや尿素のような浸透圧利尿薬を投与することで体から水を排泄させる。フロセミドのようなループ利尿薬は，尿の濃縮能を変えることで腎が水やNa^+を保持することを妨害して利尿作用を発揮する。ループ利尿薬が高張性食塩水とともに投与される場合は，血清Na^+濃度は上昇する。これは，Na^+の補充量が水の補充量より多いことによる。フロセミドの投与による効果は正確に予見できないため，頻回に血清Na^+濃度をモニタリングする必要がある。高張性食塩水を投与すると通常は塩類利尿作用と水利尿作用を生じさせるが，ループ利尿薬を同時に投与すると尿が希釈され，低ナトリウム血症の補正がより効果的になる。さらに，利尿薬の投与で水分過剰を防ぐこともできる。利尿薬であるバソプレッシン拮抗薬（バプタン）も水の排泄を促すので低ナトリウム血症の補正に用いられている[117]。バソプレッシンは，$V1_a$，$V1_b$，および V2 の 3 種類の受容体に結合することで生物学的効果を伝達する。$V1_a$受容体は，血管平滑筋，血小板，肝臓に局在する。それぞれの$V1_a$受容体にバソプレッシンが結合することで，血管の収縮，血小板凝集，糖新生が惹起される。$V1_B$受容体は下垂体前葉に局在しており，その活性化によって副腎皮質刺激ホルモン（adrenocorticotropic hormone：ACTH）の放出が起こる。V2 受容体は腎集合管の主細胞に分布する。V2受容体の刺激によって水の体での貯留が生じる。逆にいえば，V2 受容体を遮断すると尿は希釈され，尿として水が体外に排泄される[118]。

コニバプタン注射剤［訳注：本邦で未発売］は FDA で承認された最初のバソプレッシン受容体拮抗薬であり，SIADH，甲状腺機能低下症，副腎不全症，肺疾患などに起因する低ナトリウム血症の治療に用いられている[119]。同薬は$V1_a$受容体にも親和性が高いため，低血圧がみとめられることもある。コニバプタンがV2受容体に結合すると水利尿作用は 12 時間持続する[120]。同薬剤は心不全患者で循環血液量過多症の低ナトリウム血症の治療適応も FDA によって認可された。トルバプタンは選択的 V2 受容体拮抗薬であり，FDAにはじめて認可された経口バソプレッシン拮抗薬である。同薬剤は，SIADH 患者の低ナトリウム血症や肝硬変症およびうっ血性心不全患者で循環血液量過多症の低ナトリウム血症に対し，プラセボより有意に血漿Na^+濃度を上昇させる作用を示したが，疾患の進行と死亡率は改善しないとされている[118~120]。

長期的治療　慢性低ナトリウム血症は，飲水量の抑制（水制限）と尿量の増加を図って治療される。飲水量の制限による治療が望ましいが，強い口渇が生じるため治療の継続は容易ではない。硬いキャンディーやチューインガムが口内乾燥をやわらげる上で役に立つ場合がある。氷をなめると同量の水を飲むより喉の渇きが癒やされる。水制限による治療が難しいようであれば，尿の濃縮能に作用する薬剤の服用で治療することになる。リチウムやデメクロサイクリン（抗菌薬）は腎で ADH の作用を妨げて尿量を増やす。デメクロサイクリン［訳注：本邦では適応外］のほうがより有効であり副作用も少ないが，肝機能が低下している患者では腎毒性を示す場合がある。

塩分とK^+の経口摂取量を増やし，かつフロセミドのようなループ利尿薬を併用するほうが前述の治療法よりも安全である。ループ利尿薬はヘンレ係蹄での塩分の再吸収を抑制することで腎髄質間質での高浸透圧状態を抑制するので，その結果として尿の濃縮が抑制される。塩分とK^+の経口摂取量が増えれば塩分利尿効果で尿量が増える。バソプレッシン拮抗薬も市販されていて，実際に急性低ナトリウム血症の治療に用いられているが，極めて高価であるため低ナトリウム血症の長期治療での使用は困難である[121]。しかし，バソプレッシン拮抗薬は，精神疾患の患者の治療に有効であると同様に心不全，肝硬変症，SIADH および精神疾患での有効性も証明されている[122,123]。

表 6.5　高ナトリウム血症の原因

水の喪失
- A．不感蒸泄による喪失
  - 1．発汗過剰（発熱，運動）
  - 2．熱傷
  - 3．呼吸器感染症
- B．腎からの喪失
  - 1．中枢性尿崩症
  - 2．腎性尿崩症
  - 3．浸透圧利尿
    - ブドウ糖過負荷
    - マンニトール負荷
- C．消化管からの喪失
  - 1．浸透圧利尿
    - 浸透圧性瀉下薬の服用
    - 消化管からの水の吸収障害
    - 感染性腸炎
- D．視床下部異常
  - 1．原発性潜在性口渇
  - 2．鉱質コルチコイド過多が原因の水分過剰によるバソプレッシン（ADH）分泌閾値異常（Reset osmostat）
- E．細胞内液喪失
  - 1．痙攣
  - 2．過度の運動
  - 3．横紋筋融解症

水の摂取不足
- A．口渇障害
  - 1．精神障害
  - 2．口渇中枢異常
- B．水の摂取不能
- C．水が摂取できない環境

ナトリウム貯留
- A．高張性食塩水または重炭酸ナトリウムの負荷
- B．ナトリウム摂取過多

▶高ナトリウム血症

高ナトリウム血症とは血漿でのNa^+濃度が増加している状態をさす。低ナトリウム血症は必ずしも低浸透圧症をともなわないが，高ナトリウム血症は常に血漿浸透圧の上昇と細胞体積の減少を伴っている。血漿浸透圧の上昇は口渇中枢を刺激する。したがって，高ナトリウム血症は口渇に伴う機序が働かない時のみに生じる。例えば，精神状態が変化した患者や水の摂取ができないような状態におかれた患者などである。高ナトリウム血症患者の細胞外液量が増えている場合，減っている場合，正常な場合といろいろな状態がありうるが，循環血液量が減っている場合はほとんどすべての状況で高ナトリウム血症を発症する。

原因と病態

高ナトリウム血症は，理論的には水分の喪失，飲水量の低下，Na^+摂取量の増加，あるいはこれらの組合せで発症する（**表 6.5**）。口渇中枢が正常に機能する人が塩分過剰状態で水を飲む場合を想定すると，体内では塩分に見合うだ

けの水分が体の中で保持され，正常体液浸透圧が維持されるために，高ナトリウム血症になることはない。低ナトリウム血症に対して体は生理的防御に働き，腎は尿量の増加によってこれに対応するが，高ナトリウム血症に対する体の生理的防御は口渇による飲水量の増加によって成し遂げられる。口渇は高ナトリウム血症に対して有効かつ感度の高い身体防御メカニズムであるので，水分の摂取機構が障害を受けていなければ血漿 Na^+濃度を数 mEq/L 以上も上昇させることは不可能に近い。したがって，高ナトリウム血症の患者は飲水が十分行われない何らかの理由を必ず有している。水分摂取の減少は，昏睡患者，口渇中枢の機能が低下している患者，嘔吐の連続する患者，水を飲むにも飲めない環境にいる人，食道腫瘍などによって食道の閉塞がある患者などに頻繁に起きる。

Na^+の摂取が過剰であることによって生じる高ナトリウム血症は通常は医原性疾患とされ，高張性食塩水の輸液，人工中絶の際に高張食塩水が誤って母体に移行した場合，心肺蘇生時や乳酸アシドーシスの治療時の高張の $NaHCO_3$の投与，などで生じる。水の摂取が不足し脱水が生じた際などに腎からの Na^+排泄が減少することで体内の Na^+濃度が増し，高ナトリウム血症に陥る。尿崩症患者や浸透圧利尿を起こしている患者，十分に水の摂取ができない人が Na^+の摂取を続けたり Na^+の投与を受けると二次性 Na^+過剰状態となる[124]。

高ナトリウム血症の原因が Na^+の過剰状態であっても水の不足であったとしても，患者の体液検査によって診断がつけられる。例えば，患者の血清 Na^+濃度が 170 mEq/L であり，明白な脱水状態を呈していないとすると，この高ナトリウム血症は水の喪失によって生じたものではない。水の喪失だけで血清 Na^+濃度が 170 mEq/L もの高ナトリウム血症になるには，体の全水分量の 20%以上を失わなければならない。

治療

急性治療 高ナトリウム血症の治療は，一般的に水の補給によって行われる。原因が医原性である場合は Na^+の除去が必要となる。高ナトリウム血症が体液喪失と合併している場合は等張性である 0.9%生理食塩水，または 0.45%食塩水をまず最初に投与して全身の血行動態を改善し，次に等張性輸液を用いて血漿浸透圧を整える。急性症候性高ナトリウム血症患者の治療では血清浸透圧を急激に低下させると脳浮腫を誘発するおそれがあるため，治療の最初の 3～4 時間で血清 Na^+濃度が 6～8 mEq/L 低下する程度の補正が望まれる[118]。低ナトリウム血症の場合と同様に慢性高ナトリウム血症では中枢神経症状を示さないため，電解質補正を急速に実施する必要はない。高ナトリウム血症の治療では，電解質補正するスピードは 10 mmol/L/日，または 0.5 mmol/L/時のゆっくりとした Na^+濃度の低下が望ましいと信じられているが，水分の補充速度に関して明白なエビデンスとなる文献は見あたらない。

中国の小児病院における検討によると，脳浮腫のリスクファクターとして，初期投与の補液量，高ナトリウム血症の重症度，全般的な水分補給の速度，の 3 つが関わっていた[124]。治療初期 24 時間で補給水分量による血清 Na^+濃度の減少を 0.5 mEq/L/時以内に収めれば脳浮腫の発症を軽減できた。よって治療初期 24 時間での Na^+の安全な補正スピードは 0.5 mEq/L/時であり，血清 Na^+濃度の 10%を超える補正をしてはいけない。補正に必要な水分量は以下の計算式によって算定される[69]。

不足水分量（L）＝ 体重（kg）×（現血清 Na^+濃度 − 目標血清 Na^+濃度）/ 目標血清 Na^+濃度
　＝ 体重（kg）×（ΔNa^+/望ましい Na^+）

ただし，ΔNa^+は望ましい血清 Na^+濃度と実際の血清 Na^+濃度の差である。

Na^+が過剰であることによって生じた高ナトリウム血症では，水分の補給によるナトリウム利尿効果によって血清 Na^+濃度の低下が期待できる。ナトリウム利尿効果がただちに期待できない状況では，Na^+排泄効果のある利尿薬を用いて Na^+の排泄を試みる。Na^+過剰が原因である高ナトリウム血症の治療には 5%ブドウ糖液の補液と利尿薬フロセミドの組合せが適している[69]。高ナトリウム血症における Na^+の過剰の原因が腎不全である場合は血液透析によって塩分の除去を図る。必要な水分量の計算には不感蒸泄で失われる水分量（300～500 mL/日）と自由水として失われる尿の水分量を加味しなければならない。自由水として失われる尿の水分量は，血清正常 Na^+濃度と K^+濃度を維持できる水分量を除く体内の過剰水分量をさす。電解質を含まない自由水の排泄量が多い場合は血清 Na^+濃度はさらに上昇する。電解質を含まない自由水の排泄量が少ない場合は，その作用は血清 Na^+を減らす方向に働く。電解質を含まない自由水の排泄量は以下の式に従う。

水分のみの排泄量（L）＝ 尿量 −（尿中 Na^+濃度 ＋ 尿中 K^+濃度）・尿量/血清 Na^+濃度

長期治療 長期にわたる治療を要する高ナトリウム血症の原因として，尿崩症と原発性口渇障害があげられる。尿崩症は高ナトリウム血症の原因として取り上げられることが多いが，口渇障害がある場合だけが高ナトリウム血症を生じる。高ナトリウム血症が存在するだけではそれは都合の悪いホルモン異常としか見なされない。口渇感と多尿が患者の最も強い主訴であるため，治療としては口渇感を減弱させることと多尿を減らすことを目標にして行われる。原発性口渇障害の患者は口渇感に乏しいため，計画的に飲水する必要性を説明しなければならない。場合によっては，クロルプロパミド［訳注：糖尿病治療薬］による口渇中枢の刺激が有効なことがある[69]。

カリウム代謝とその異常

▶食物中の K^+供給源と K^+摂取

K^+は細胞内の主要な陽イオンであるため食物中に広く含まれるが，その含量は食物の種類によって異なる（**図 6.3**）。最も多く K^+を含む食物は果物と野菜である。カロリーあたりで比較すると，K^+は野菜に特に多く含まれる[17,125]。デンプンを多く含む食物で比較すると，K^+は精米や小麦粉には少なく，ジャガイモ，大豆，ソバに多い（**図 6.4**）。かんきつ類やバナナの中に大量の K^+が含まれることは医療関係者に広く知られているが，その他の多くの食

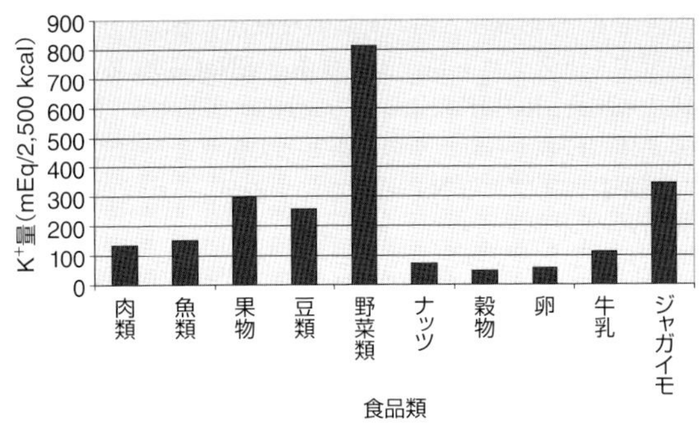

図 6.3　主な食品に含まれる K^+ 量。食品のカロリーあたりに換算すると，野菜に最も大量の K^+ が含まれる。穀物に含まれる K^+ 量は極めて少ない。

(Reprinted with permission from Oh MS, Uribarri J. Electrolytes, water, and acid-base balance. In : Shils ME, Shike M, Ross AC et al, eds. Modern Nutrition in Health and Disease. 10th ed. Baltimore : Lippincott Williams & Wilkins, 2006 : 149–93.)

物の中にも実は大量の K^+ が含まれる。カロリーあたりで比較すると，トマトやアンズ，メロンの中にはバナナやオレンジよりも大量に K^+ が含まれる（**図 6.5**）[17]。タンパク質を多く含む食物は野菜や果物と比較するとカロリーあたりの K^+ は少ないが，肉や魚には 283～353 mEq/100 g の K^+ が含まれる。食物を食塩で調理して液体を捨てると，食物の中の K^+ はナトリウムに置き換わり，食物中の K^+ の含有量を減らすことができる。

正常な小腸では，食物に含まれる K^+ はほぼ全量が吸収され，食事中の K^+ の約 10%だけが便中に排泄される[126]。K^+ は小腸において受動的に吸収されるが，その機序は Na^+ とブドウ糖の吸収に依存する。したがって，Na^+ や水分の吸収を妨げる因子は同時に K^+ の吸収を妨げることになる。ナトリウムと比較すると少ないが，K^+ も汗として体外に捨てられる（約 0.2 g/L≒約 5 mEq/L）。この値は環境馴化にしたがって一定に保たれる。[訳注：暑い環境に慣れることなど]

▶細胞内 K^+ と細胞外 K^+ の調節

ヒト体内には約 43 mEq/kg の K^+ が蓄えられている。細胞外液中にはその 2%が存在するだけであり，血清中の K^+ 濃度は細胞外に蓄えられている K^+ だけを反映している[127]。細胞外 K^+ 濃度を測定することで，臨床上の異常や全身の K^+ の異常を敏感に評価することができる。K^+ 欠乏患者では細胞内 K^+ も細胞外 K^+ もともに減少するが，その割合は細胞外 K^+ の減少のほうが著しい[128]。同様に，患者が体内に過剰な K^+ を保持していると，細胞外 K^+ の増加は細胞内 K^+ の増加よりも大きい。

細胞内に K^+ を取り込ませる因子や細胞内の K^+ を細胞外に移動させる因子は同時に血清 K^+ 濃度も変化させるが，そのことで身体全体の K^+ 含有量が変化することはない。食後に血糖値が上昇するとインスリンが分泌され，インスリンは細胞内に K^+ を運搬し血清 K^+ 濃度を低下させるため，食物中の K^+ の摂取による血清 K^+ 濃度の上昇は相殺される[129～132]。カテコールアミンは β_2 受容体を介して同様の作用を示す[133～135]。アシドーシスでは血清カリウム濃度が上昇し，アルカローシスでは血清 K^+ 濃度が低下する。これはアシドーシスでは血清中の H^+ が K^+ に代わって細胞内に取り込まれるために血清 K^+ 濃度が上昇し，アルカローシスでは H^+ に代わって K^+ が細胞内に取り込まれるために血清 K^+ 濃度が低下することによる[136]。一般に呼吸性アシドーシスに比べると代謝性アシドーシスの方が K^+ の細胞外流出が著しい[137]。また，硫酸や塩酸といった無機酸による代謝性アシドーシスのほうが乳酸やケト酸などの有機酸による代謝性アシドーシスよりも K^+ の細胞外流出が著しい[136,138]。一般に酸性食品は K^+ の含有量が少ないので，患者が酸性食品を食べた際には高カリウム血症を回避できるしくみになっている。呼吸性アルカローシスの場合は代謝性アルカローシスの場合よりも K^+ の細胞内流入は少ないが，これは細胞内 HCO_3^- 濃度の低下に影響を受けることによる[139]。

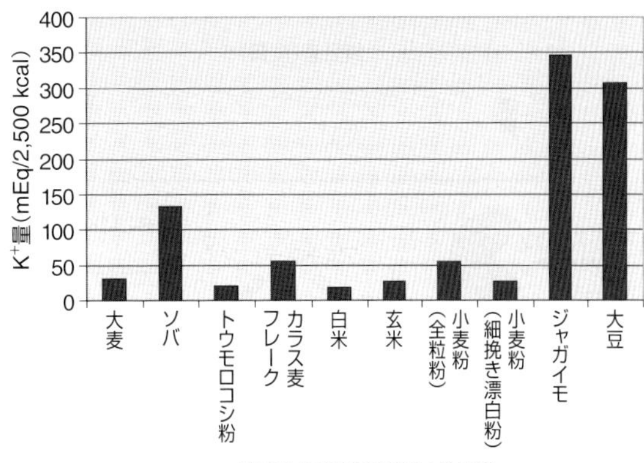

図 6.4　主な炭水化物含有量の多い食品に含まれる K^+ 量。穀物，特に白米と小麦粉（細挽き漂白粉）には K^+ が少ないが，ジャガイモと大豆には大量の K^+ が含まれる。

(Reprinted with permission from Oh MS, Uribarri J. Electrolytes, water, and acid-base balance. In : Shils ME, Shike M, Ross AC et al, eds. Modern Nutrition in Health and Disease. 10th ed. Baltimore : Lippincott Williams & Wilkins, 2006 : 149–93.)

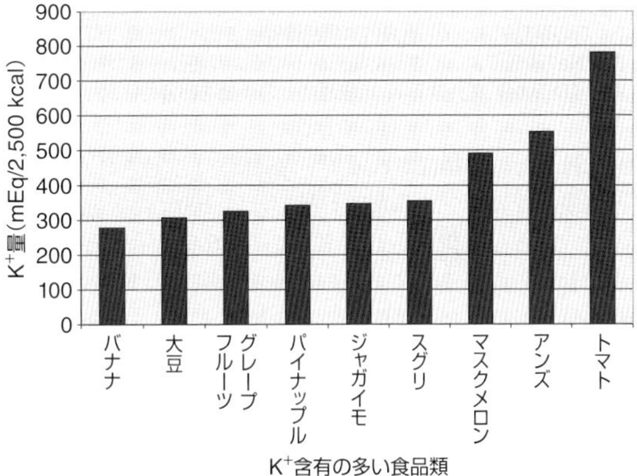

図 6.5　主な果物に含まれる K^+ 量。オレンジとバナナは K^+ が豊富な食品の代表と考えられているが，K^+ の含有量の多い果物は他にもたくさんある。例えば，アンズの K^+ 含有量はオレンジの 2 倍以上である。

(Reprinted with permission from Oh MS, Uribarri J. Electrolytes, water, and acid-base balance. In : Shils ME, Shike M, Ross AC et al, eds. Modern Nutrition in Health and Disease. 10th ed. Baltimore : Lippincott Williams & Wilkins, 2006 : 149–93.)

▶腎から K^+ を排泄するしくみ

1 日にヒトは 40～100 mEq の K^+ を摂取するが，その

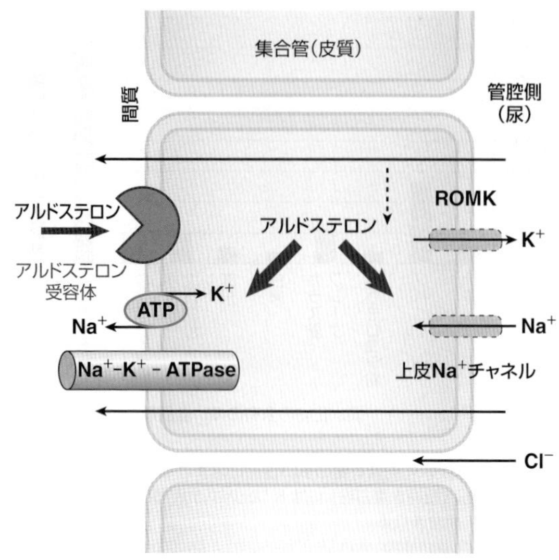

図 6.6 皮質集合管における K^+ 分泌の制御。Na^+ は管腔側のろ液から上皮 Na^+ チャネル(ENaC)を介して細胞内に取り込まれる。その後，Na^+-K^+ ポンプ(Na^+-K^+-ATPase)を介して血管側の細胞外に運ばれる。この移動によって，管腔内は尿細管周囲に比べより負に荷電する。この Na^+ 輸送によって生じた電気的不均衡は腎髄質外層カリウムチャネル(ROMK)を介する K^+ の管腔内への移動を部分的に助ける。

90%は尿として排泄される[126]。糸球体でろ過された K^+ は近位尿細管とヘンレ係蹄上行脚でほぼ100%再吸収されるので，尿として排泄される K^+ は，**図 6.6** で示すとおり，集合管からの分泌によるものである。尿への K^+ の分泌は腎髄質外層の集合管細胞にて上皮 Na^+ チャネル(epithelial Na channel：ENaC)による Na^+ の取込みに連動し，腎髄質外層カリウムチャネル(renal outer medulla K^+ channel：ROMK)を介して行われる[140,141]。したがって，K^+ の分泌は Na^+ の再吸収と交換して行われる。尿細管腔で Na^+ 濃度が高いか血清で K^+ 濃度が高いと尿での K^+ 排泄が増加する。尿細管内腔の Na^+ 量が増えることが尿細管腔への K^+ の分泌を増やすということは，サイアザイド系利尿薬の服用が K^+ の喪失につながるという現象の説明となる。炭酸脱水酵素阻害薬やループ系利尿薬などは近位尿細管や太いヘンレ係蹄でのイオン輸送を阻害することである程度の K^+ の喪失につながるが，両薬剤はともに腎皮質の集合管に大量の Na^+ を送り込むことで同時に K^+ の集合管腔内への分泌を促進する作用を有する[142~144]。

Cl^- 以外の陰イオン，例えば HCO_3^- が分泌されるとより多量の Na^+ が遠位尿細管に運ばれ，その結果として K^+ の分泌が亢進される。遠位尿細管内の HCO_3^- はROMKを直接刺激することで同チャネルを開口させ，K^+ の分泌を促進させる作用がある[141]。K^+ 含有量の多い食品の多くはアルカリ食品であり(後述)，その食品中のアルカリが腎での K^+ の分泌を促進させるという意味でこの機序は重要である。また，嘔吐をくりかえす患者がなぜ K^+ の分泌を増すかを説明する上でこの機序は重要となる。胃液の喪失は結果として血清 HCO_3^- の増加をまねく。増加した HCO_3^- が腎に運ばれ糸球体でろ過され，そして近位尿細管で再吸収されず，Na^+ とともに遠位尿細管へ運ばれると K^+ の分泌亢進が生じる。

遠位尿細管への Na^+ の移動に加え，血漿アルドステロン濃度も K^+ 分泌調節に関して重要な役割を果たす[145~148]。血漿アルドステロン値が上昇するとENaCによる Na^+ の流入が増え，ROMKによる K^+ の分泌が亢進する。NaClと水が体内に蓄えられ，その結果として体液量が増えると遠位尿細管へ運ばれる Na^+ 量が増加するが，それはますます K^+ の分泌を促進させることになる。

塩分を多く含む代表的な料理である西洋料理を食べると遠位尿細管に輸送される Na^+ 量が増え，その結果として K^+ の分泌が亢進する。尿として排泄される K^+ の大部分は皮質集合管で分泌されたものであり，その分泌量は集合管に輸送された Na^+ 量に依存する。K^+ を大量に分泌するには Na^+ を大量に皮質集合管に運ばなければならない[149,150]。実際に高 Na^+ 超低 K^+ 食を摂取すると低カリウム血症に陥ることがあるが，これは尿中には最低でも15 mEq/L(0.6 g)の K^+ が含まれるからである。正常腎機能があれば血清 K^+ 値を変化させずに1日に400 mEq(16 g)の K^+ を尿として体外に排出させることができる。K^+ の摂取がこれを上回ることがあっても K^+ を便中に排泄させるという適応の方法もある。

農耕生活を営む以前のヒトは，果物，野菜および肉を多く摂取し，穀物の摂取が少なかったため，現在よりはるかに多くの K^+ を摂取していた。また，Na^+ の入手が難しく摂取量も少なかった。1日の K^+ の摂取量はおそらく300 mEq/日［訳注：KClとして22 g］を超えていたであろうし，1日の Na^+ の摂取量は90 mEq/日［訳注：NaClとして5.2 g］を下回る程度であったと思われる。したがって，これまで述べてきた機序をもとに考えてみると，先史時代の人類では，腎の皮質集合管に運ばれる Na^+ 量は現代人に比べるとはるかに少ない量であったと思われる。それでは，腎臓は低 Na^+ 食をとっていたのに，いかにして K^+ を排出させるしくみを備えてきたのであろうか。アルカローシスでは，低 Na^+ 食の環境でも K^+ の排出が増える。それはアルカローシスによってより大量の Na^+ を遠位ネフロンへ移動させるという，K^+ 排出機構の1つである。高カリウム食によって遠位尿細管のサイアザイド系利尿薬感受性のNaCl共輸送体は減少する[151]。サイアザイド系利尿薬感受性NaCl共輸送体はENaCの発現があるセグメントの直前に多く発現するため，NaCl共輸送体の減少によってろ過液中の Na^+ はわずかに吸収された後に大量に下流に運ばれ，ENaCによって再吸収された後にNa-Kポンプを介して K^+ の分泌と引き替えに体内に取り込まれる。ENaC活性が変化しないなら Na^+ の排泄は増加するであろう。しかし実際のところ高 K^+ 食によってENaCは増加する。高 Na^+ 高 K^+ 食を摂取すると[152]，ENaCの働きで尿中の Na^+ を減らそうとするよりもサイアザイド系利尿薬感受性のNaCl共輸送体の減少による尿中の Na^+ 増加作用が優位となって，最終的には Na^+ の正味の排泄は増える。前述の通り，高 Na^+ 食を摂取すると高血圧を生じ，糸球体ろ過率(glomerular filtration rate：GFR)は増大し，尿中への Na^+ 排泄は増えるが，この時高 K^+ 食を同時に摂取すると尿中への Na^+ 排泄量をさらに増加させ血圧を有効に低下させることになる。

逆もまた真である。低 K^+ 食の摂取では尿中への Na^+ の排泄が難しく，Na^+ の体内蓄積によって高血圧をまねく。Na^+ 接取量が少ない時にはアルドステロンはさらにENaC

への作用を強め，その結果，K^+によるNa^+の排泄促進作用は弱められる。高K^+低Na^+食の摂取では，Na^+の再吸収とK^+の排泄が促進される。Na^+の摂取量が極端に少なく，血圧が著しく低下し，腎機能が低下している時は，上記のメカニズムは作用しない。

▶Na^+の排泄と血圧に対するK^+摂取の働き

DASH（Dietary Approaches to Stop Hypertension）研究によると，果物や野菜を多くとる食事は血圧を低下させる上で有効である[153,154]。この血圧低下作用は主に高K^+含有食物によってもたらされていると考えられる。低Na^+食と高K^+食を中心とするDASH食の組合せにより血圧は最も低くなるが，Na^+摂取量が多い人がDASH食を摂取すると血圧の低下の割合が最も著しい[153,154]。DASH研究によると，どのような血圧であっても食事中のK^+はNa^+の排泄を増加させるという。別の研究によると，1日のK^+の摂取量を40 mEq/日ほど増加させると1日のNa^+の摂取量を60～80 mEq/日減少させるよりも血圧を低下させる上で有効であるという[153～156]。高K^+食を摂取すると遠位ネフロンへ輸送するNa^+が増えることで血圧が低下するようである。Na^+利尿が生じるのである。前述の通り，Na^+の摂取量が多いほど，食事の中のK^+によるNa^+排泄は増加する。Na^+摂取量が最大の時，高K^+食による降圧作用も最大となる。しかし，1日のNa^+摂取量が1.6 g（通常の洋風の食事では実現不可能であるが）の時でも高K^+食による血圧低下作用は出現する。以上の結果より，高血圧の治療としては高K^+食の摂取は低Na^+食の摂取と同等に重要であることを示唆している。

▶低カリウム血症

原因と病態

細胞内K^+濃度は細胞外K^+濃度よりもはるかに高いため，ほんのわずかのK^+が細胞外から細胞内へ移動するだけで重症な低カリウム血症が生じる。この時，細胞内K^+濃度の上昇はほとんど起こらない[157～163]（**表6.6**）。アルカローシス，あるいはインスリンやβ_2作動薬作用下では，細胞外K^+が細胞内へ移動することで低カリウム血症が生じうる[158,159]し，実際に臨床においてもこのような状態で低カリウム血症が生じることが知られている。単にK^+の摂取量が少ないだけでは低カリウム血症は生じない。K^+の摂取が減っている状況は多くの場合でNa^+の摂取も減っていることが多く，その結果としてK^+の排泄も減少するからである。また，低カロリー状態では異化作用のため組織からK^+の放出があり，これも低カリウム血症を妨げる要因となる[165]。しかし，飢餓からの回復過程ではインスリンの放出があり，その結果細胞外のK^+は細胞内へ運ばれる。栄養状態が回復すると細胞容積も大きくなり，細胞内の主要陽イオンであるK^+は細胞内にとどまるため，細胞外K^+濃度は減少することになる[165～167]。したがって，ある一定期間の飢餓の後に食事を再開した患者や長期間低栄養状態（アルコール中毒症患者，入院前後の低栄養患者など）が続いた後に十分な食事が始まった患者は，血清K^+濃度の変化に十分注意を払う必要がある。このような病態では一般に，リン（P）やマグネシウム（Mg^{2+}）もK^+の変動に従うため，低栄養状態の患者の食事が再開される（リフィーディング）と血清PやMg^{2+}は急激に減少することがある[165,166]。

表6.6　低カリウム血症の原因

カリウム摂取量の低下
A．低カリウム食
B．土食症（異食症）
カリウムの細胞内移動による一過性低カリウム血症
A．細胞内pHの上昇
B．インスリン過多
C．βアドレナリン受容体活性の亢進
1．ストレス
2．虚血性心疾患
3．振戦せん妄
4．βアドレナリン受容体作動薬の投与
D．周期性四肢麻痺（低カリウム性）
E．巨赤芽球性貧血の治療中
F．低体温
G．低栄養からの回復期
消化管からのカリウム喪失亢進
A．下痢
B．嘔吐
C．腸管ドレナージ
D．緩下剤過剰
尿カリウム排泄の亢進
A．利尿薬服用
B．鉱質コルチコイド過剰
1．原発性高アルドステロン症（副腎腺腫，過形成）
2．続発性高アルドステロン症（悪性高血圧，腎血管狭窄）
C．遠位尿細管へのろ過液の過剰
1．塩類喪失性腎症
2．利尿薬服用
D．非再吸収性陰イオンとナトリウムの再吸収
1．嘔吐または胃ドレナージ
2．代謝性アシドーシス
3．ペニシリン類
E．アンフォテリシンB
F．低マグネシウム血症
G．多尿
発汗によるカリウム喪失
血液透析

低カリウム血症の原因として最も多いのは，嘔吐や下痢によるものである[165]。このような状態の患者のK^+摂取量が減ると低カリウム血症に陥るが，K^+摂取の低下が低カリウム血症の主たる原因ではない。下痢では，糞便中にK^+が大量に失われることで低カリウム血症に陥る。嘔吐では，食物の中のK^+が吐き出されるということと尿中へのK^+喪失により低カリウム血症に陥る。先に述べた通り，アルドステロン濃度が上昇し遠位ネフロンへ運ばれるNa^+量が増加する時に，尿中にK^+が必要以上に捨てられる[168～183]。嘔吐では代謝性アルカローシスが生じ，それに引き続き腎から分泌されるHCO_3^-の量が増える。その結果，遠位ネフロンへ運ばれるNa^+量が増える。Na^+摂取量が減少すること，尿中に捨てられるNa^+量が増えることなどが引き金となってアルドステロンの分泌は増える。したがって嘔吐によって遠位ネフロンへ運ばれるNa^+量は増加し，同時にアルドステロン分泌も増加して，K^+の喪失が起こる。

その他の原因による低カリウム血症でもK^+が尿中に喪失することが共通している。原発性アルドステロン症では，特に二次的誘因もなく副腎が過活動になる。遠位ネフロンに運ばれるNa^+量は増加し，Na^+はそこで再吸収される。血液容量の増加に従って血圧も上昇する[184]。続発性アルドステロン症の患者では遠位ネフロンに運ばれるNa^+量が増えている場合に限って低カリウム血症が生じる。例をあげると，腎動脈に狭窄のある腎血管性高血圧症や悪性高血圧症がこれにあたる。心不全も続発性アルドステロン症の原因になるが，腎でのNa^+輸送が阻害されない限り低カリウム血症には進行しない。ここでいう「腎でのNa^+輸送の阻害」は，ループ利尿薬やサイアザイド系利尿薬の治療中に起きる。近位尿細管からアルドステロンの作用部位である集合管（一部は遠位尿細管）までの間でNa^+の再吸収障害があると，それは一定量のNa^+が腎皮質の集合管に到達することになる。それはその後に低カリウム血症が生じることを示している。Bartter症候群やGitelman症候群は先天性尿細管異常症である。Bartter症候群はループ利尿薬が作用する輸送体の障害であり，Gitelman症候群はサイアザイド系利尿薬が作用する輸送体の障害である[140,185]。したがって，低カリウム血症は両薬剤の作用によるものと同機序で発症する[175〜180]。慢性の代謝性アシドーシスでも低カリウム血症が生じる。これは代謝性アシドーシスによってアルドステロンの分泌が刺激され，その結果として近位尿細管での$NaCl$の再吸収が低下し，より多くの$NaCl$が遠位ネフロンへ運ばれるからである[186]。漢方薬の成分である甘草を摂取すると低カリウム血症を生じることがある。これは甘草の成分がコルチゾールの代謝酵素である11β-ヒドロキシステロイドデヒドロゲナーゼ(11β-HSD)を腎臓で抑制するためコルチゾールの鉱質コルチコイド活性の作用が遷延することによる[181〜183]。甘草風味の人工香料甘草では低カリウム血症は生じない。Liddle症候群も低カリウム血症を生じる先天性症候群であるが，この病態ではENaCの機能が亢進することでK^+の分泌も亢進し，その結果低カリウム血症が生じる[187]。

臨床症状

低カリウム血症は生命を脅かす重篤な症状をまねくことがある。心拍数の減少や心臓での刺激伝導の低下をまねき，特に骨格筋をはじめとする様々な臓器で機能的・構造的変化を生じうるからである[188]。低カリウム血症では，心臓の生理的環境が変化し，その結果，心拍や調律，さらに伝導の障害が生じる。心室の再分極の障害によるST低下，T波の平低下，陰性T波，U波の出現などは，低カリウム血症における代表的な心電図（ECG）異常である。脱分極異常や再分極異常，さらに伝導障害が加わることで不整脈が生じることがある。典型例では，上室期外収縮，心室期外収縮，頻脈，房室ブロック，心室細動などが生じることがある。低カリウム状態が徐々に進行する場合に比べ，低カリウム状態が急速に進行する場合に不整脈は出現しやすい[188]。心筋や骨格筋の壊死，さらに骨格筋の急性横紋筋融解症などが生じることもある。インスリン分泌の低下や消化管運動の低下は重要な低カリウム血症の栄養面での異常である。低カリウム血症が慢性化するとNa^+の排泄障害による高血圧症を併発することがある。また，クエン酸の排出障害による腎結石も併発することがある[189,190]。

治療

低カリウム血症は，K^+の補充や腎からのK^+喪失を抑制することで治療するのが一般的である。非緊急時では，K^+の補充は経口的に行われるべきである。この時K^+は，KCl，リン酸K^+，有機酸K^+塩として食事に含めたり，または処方薬として投与する。K^+を投与する際は，K^+の細胞内外の分布を考慮しなければならない。K^+の不足が長期間続いた患者では，細胞内のK^+貯蔵量も正常貯蔵量に比べて減少しているため，補正のためにより大量のK^+が必要となる。高カリウム血症をまねかないようにするためにはK^+が細胞外から細胞内へ徐々に移行するようにしなければならないので，K^+の補充は緩徐に進めていく必要がある。K^+錠剤として投与する場合は1回の投与量を40 mEqとし，K^+が穏やかに細胞内へ移行するように努めるのが安全である。食事中のK^+をどの程度増やすべきかに関しては意見の一致が得られていないが[191,192]，食事とともにインスリンが分泌される結果としてK^+も細胞内へ移行するため，処方量よりもかなり多くのK^+を摂取しても安全とされる。腎機能が正常であれば1日に125 mEqのK^+［訳注：K^+として約5 g］を治療として摂取することを米国医学研究所は推奨している[193]。嘔吐，下痢，利尿薬の服用などがなくてK^+の喪失が進行していない状況なら1日のK^+の摂取を40 mEq増やすだけで体内のK^+濃度は上昇するであろう。低カリウム血症が慢性的なものであり細胞内K^+の貯蔵が減っている状況なら，血清K^+濃度が正常より1 mEq/L減少している時は身体全体で150〜200 mEqのK^+が不足していることを示し，血清K^+濃度が正常より2 mEq/L減少している時は，身体全体で500 mEqのK^+が不足していることを示す。

緊急的な状況ではK^+はKClとして血管内に投与されるが，この時の投与スピードは10 mEq/時を超えてはいけない。危機的な低カリウム血症の場合は，体重（kg）× 0.2の計算式で細胞外液量を類推することが有益となる[194]。計算式〈{(目標血清K^+濃度（mEq/L）－現在の血清K^+濃度（mEq/L)} × 推定細胞外液量（L)〉で計算されるK^+量を20〜30分かけて血管内に投与すれば，高カリウム血症に陥ることなく安全に補正を実施することができる。急速に血清K^+濃度を上昇させたい時は，ブドウ糖液を含む補液にKClを追加してK^+を補充する方法は避けなければならない。なぜなら，ブドウ糖がインスリンの分泌を刺激し，インスリンは細胞外K^+を細胞内に移行させて逆に低カリウム血症を悪化させてしまうからである。40 mEq/L以上の高濃度のK^+液を用いた補液の血管内投与は血管痛を生じることがあり，小血管では血管の硬化をまねくことがある。高濃度のK^+液を中心静脈に投与すると，心筋の脱分極による心停止をきたすことがあるため避けなければならない。

例えばアルドステロン産生腫瘍の除去や利尿薬の中止などで低カリウム血症の原因となる状況に対応するだけで，腎からのK^+の喪失を防ぐことができる。また，遠位ネフロンへ運ばれるNa^+量を減らすことやK^+保持性利尿薬の使用もK^+の喪失に対して有効である[195]。遠位ネフロンに運ばれるNa^+量が減るとK^+の分泌も減るので，減塩食も低カリウム血症に対して有効である。ただし，代謝性アルカローシスやループ利尿薬の服用などの状況で遠位ネフロンにNa^+が大量に運ばれている場合は，減塩食は低カリウム血症に対して無効である。現在用いられているカリウム保持性利尿薬は，アルドステロン拮抗薬（スピロノラクトン，エプレレノン）とENaC阻害薬（トリアムテレン，アミロライド）である。鉱質コルチコイドの作用が増強し，その結果として低カリウム血症に陥っている場合は，アルドステロン拮抗薬による治療が有効である。それ以外に原因がある場合はENaC阻害薬がすすめられる。

▶高カリウム血症

原因と病態

高カリウム血症の原因として，細胞内K^+が細胞外へ移行する場合と[1,19,196,197]，体全体のK^+量が増加する場合に大別できる（**表6.7**）。細胞内K^+が細胞外に移行することによる高カリウム血症の原因としては以下のものが考えられる。1型糖尿病で飢餓状態の時のようにインスリン量が不十分な時，より一般的なインスリン抵抗性を示す2型糖尿病，家族性高カリウム性周期性四肢麻痺，筋弛緩薬の投与[1,19,196,197]，アルギニンやリシンなどアミノ酸製剤による陽イオン液の過剰投与，急性アシドーシスである。これらの原因による高カリウム血症はすべて細胞内K^+が細胞外に移行することによって生じる。横紋筋融解症や溶血などのように細胞死に基づく病態では，細胞内のK^+が大量に細胞外に流出する。高カリウム血症は，実験的に無機酸を用いた状況に比べると有機酸が増えることで生じるアシドーシスの場合には簡単には予知できないが，糖尿病状態でのケトアシドーシスではK^+を細胞内へ移行させるインスリンの不足によって高カリウム血症がしばしば発症する[198]。ジギタリスはNa-Kポンプ（Na-K ATPase）の働きを阻害するため，重篤なジギタリス中毒時には細胞内K^+の細胞外流失によって高カリウム血症がみとめられることがある[199]。

食物の中に含まれるK^+は腎臓を介して体外に捨てられるが，腎臓のK^+排泄能力は極めて高いため，食物の中に含まれるK^+量が増えただけで高カリウム血症が生じることは通常はありえない。したがって，腎のK^+を分泌する能力が低下した時に大部分の高カリウム血症は発症する。腎臓のK^+分泌能が低下する3大原因は，アルドステロン分泌・感受性低下，Na^+の遠位ネフロンへの輸送低下，急性/慢性腎不全である。アルドステロンの不足状態はアジソン（Addison）病のように副腎皮質ホルモンの全般的低下症の中の1病型として出現することもあるし，低レニン・低アルドステロン症のようにアルドステロンが選択的に低下している病態の場合もある。低レニン・低アルドステロン症はアルドステロン機能低下症の中で最もしばしばみとめられる疾患であり，血液透析を受けている患者を除けば慢性高カリウム血症の原因として明らかに最多である[19,200]。ヘパリンを治療に用いると，選択的にアルドステロンが減少している病態となることがある。これは，ヘパリン治療によって副腎皮質球状層におけるステロイドホルモンの産生が抑制を受けることによる[201]。

アルドステロンの産生が減少している状態では，レニン活性やアンギオテンシンⅡの作用を抑制する薬剤（ACE阻害薬，NSAIDs，β遮断薬など）を用いると高カリウム血症をまねくことが多い。β遮断薬は，細胞内へのK^+輸送体を阻害することで高カリウム血症をもたらすことがある。慢性腎臓病（chronic kidney disease：CKD）のステージ3以上の腎機能低下例では，体内へのナトリウム貯留や高血圧症によってアルドステロンの血中濃度がしばしば低下するが，腎でのアルドステロン感受性も同時に低下するため高カリウム血症を生じることが多い。このようなアルドステロン不応症は，尿路閉塞や尿細管間質性腎炎によって遠位ネフロンが破壊されることによって生じる。ステージ4以上のCKDでは，アルドステロンの働きとは無関係に腎でのK^+の分泌不全がほとんど併発している。先天性偽性低アルドステロン症でも高カリウム血症を生じるが，この疾患はK^+チャネルの異常によるK^+分泌低下症が病型であるもの（先天性偽性低アルドステロン症Ⅱ型）と，K^+の分泌低下に加えてNa^+の再吸収も阻害されている病型（先天性偽性低アルドステロン症Ⅰ型）の2種類が存在する[202,203]。高度の脱水では続発性アルドステロン症を生じるにもかかわらず高カリウム血症を生じるが，これは本病態では集合管へ到達するNa^+が減少することによる。

体内のK^+の濃度が正常であるにもかかわらず，血清K^+濃度が異常高値を示す場合を偽性高カリウム血症とよぶ。これらは採血の際の溶血に起因することが多い。採血管の中で赤血球からK^+が溶出することによる[204,205]。採血をくりかえす場合は，高カリウム血症が本当に存在するかどうかを常に念頭におかなければならない。血小板数や白血球数が著しく増加している場合は，血液凝固に伴うK^+の溶出に起因する偽性高カリウム血症がみとめられることがある（**表6.7**）。

表6.7　高カリウム血症の原因

カリウム摂取の過剰
A．経口摂取（通常はカリウム排泄低下にともなう）
B．血管内投与
細胞内から細胞外へのカリウム移動
A．偽性高カリウム血症
1．静脈穿刺の際の注射針の穿刺
2．白血球過多（>100,000/mm^3）
3．血小板過多（>400,000/mm^3）
B．代謝性アシドーシス
C．糖尿病におけるインスリン不足と高血糖
D．組織の異化
E．βアドレナリン受容体遮断薬
F．過度の運動
G．ジギタリス中毒
H．周期性四肢麻痺（高カリウム性）
I．サクシニルコリン
J．アルギニン
尿カリウム排泄の低下
A．腎不全
B．有効循環血液量の低下
C．低アルドステロン血症
D．1型尿細管性アシドーシス（高カリウム性）

臨床症状

細胞外にK^+があることで骨格筋や心筋の脱分極や再分

表 6.8 高カリウム血症の治療

体のカリウム貯蔵量を減らす
A．カリウム摂取量の抑制
B．糞便からのカリウム排泄の促進（K^+交換樹脂と吸着レジン，ソルビトール）
C．尿からのカリウム排泄の促進（鉱質コルチコイド，食塩摂取量の増加，利尿薬）
D．腹膜灌流，血液透析
カリウムの細胞内への移動の促進
A．ブドウ糖-インスリン療法
B．アルカリ物質の投与
C．β受容体作動薬（サルブタモール〈米国の商品名はアルブテロール〉）
高カリウム血症の細胞膜に対する作用の遮断
A．カルシウム塩
B．高張性ナトリウム塩

極が制御されている。重度の高カリウム血症では，神経筋の筋力低下/麻痺をともなって骨格筋の麻痺が生じる。心臓では，心臓麻痺に先立って調律異常や刺激伝導の異常が生じる。高カリウム血症による心臓障害の評価には心電図所見が用いられる。心電図の非特異的所見の1つであるが，高カリウム血症の最初期の所見はQT間隔の短縮を伴ったT波の増高である。高カリウム血症が進行してくるとP波は平低下し，QRS波の幅が次第に延長する。さらに高カリウム血症が進むとP波は消失し，QRS波はT波と融合してサイン波（正弦波）状となる。ここまで心電図所見が進行すると緊急の対策をとらない限り心拍出量はは著しく低下して死に至る。高カリウム血症におけるその他の心電図所見としては，脚ブロック，完全房室ブロック（特にジギタリス使用時），心室頻拍，心室粗動，心室細動，サイン波を示さない心停止がある[206,207]。血清K^+値が5.5 mEq/Lまでの軽度の高カリウム血症では，心電図変化は明らかでない場合がある。低カリウム血症の場合と同様に，高カリウム血症の場合も高カリウムに至る進行のスピードが心臓の異常の発現に重要となる。慢性の高カリウム血症患者で血清K^+値が7.0 mEq/L以上であっても，心電図所見は正常のこともある。高カリウム血症では精神錯乱や感覚異常が出現することがある[208]。

治療

急性高カリウム血症の治療は，体からK^+を除去すること，細胞外K^+を細胞内へ移動させること，心臓の刺激伝導系細胞の細胞膜に対するK^+の作用と拮抗する薬剤の使用に区分される（**表 6.8**）[209~211]。生命の危険が迫っている高カリウム血症の治療では，心臓においてK^+と拮抗するカルシウム塩の血管内投与によって最速の効果が期待できる。塩化カルシウム（$CaCl_2$）とグルコン酸カルシウムは同等の効果があるとされるが[212]，血管内投与の際に誤って血管外に漏出した際に組織傷害が軽いという点でグルコン酸カルシウムの使用が望ましい。細胞外K^+を細胞内に移行させるには以下の3つの方法がある。インスリンの投与（低血糖を防ぐためにブドウ糖と同時投与がしばしば行われる），βアドレナリン受容体作動薬の投与（血管ルートが確保されていない時には経気道的に投与ができるという長所がある），炭酸水素ナトリウム（$NaHCO_3$），HCO_3^-の投与によって血液のpHを上昇させることである。この中でHCO_3^-の投与が他の方法に比べると短期的には最も効果が弱く，単に血清K^+濃度を希釈し腎からの分泌を刺激させる程度の作用しかない[211]。

体からK^+を除去するには様々な方法がある。K^+交換樹脂や下剤を投与して消化管を経由して除去する方法，利尿薬・鉱質コルチコイドの投与や食塩の摂取，生理的食塩水の血管内投与などで腎臓経由で除去する方法，$NaHCO_3$を投与する方法，さらに血液透析や腹膜灌流を利用する方法などがある（**表 6.8** 参照）。K^+交換樹脂であるポリスチレンスルホン酸ナトリウム（SPS〈ケイキサレート〉）は，ソルビトールやマンニトールなどの糖類下剤とともに服用することで浸透圧作用により下痢が誘導され，高カリウム血症に対してより有効に働くとされるが，他の薬剤と比べて優位に有効であるとする臨床試験はまだ得られていない。ポリスチレンスルホン酸ナトリウムをソルビトール溶液に懸濁して注腸すると腸壁壊死を発症するという報告があり[213]，その他の緩下剤との併用が望ましい[214,215]。このような合併症の報告を踏まえ，米国食品医薬品局（FDA）はポリスチレンスルホン酸ナトリウムをソルビトール溶液に懸濁して注腸することに対して2009年に警告を発している。しかしソルビトール溶液での毒性は70%ソルビトール液を用いたものであり30%ソルビトール液ではなかったため，ポリスチレンスルホン酸ナトリウムを30%ソルビトールに懸濁した製品は市場に残り臨床でも使用された。しかし，その後に30%ソルビトールに懸濁したポリスチレンスルホン酸ナトリウムの注腸でも腸壁壊死の報告があり[216,217]，ソルビトールに懸濁したポリスチレンスルホン酸ナトリウムの使用は利益と不利益のバランスを考慮した臨床試験の結果に基づいて使用されるべきであろう[218]。ソルビトール溶液の代用として食塩水に懸濁したポリスチレンスルホン酸ナトリウムを用いると正常腎機能患者では遠位ネフロンに到達するNa^+量が増えて効果が得られる。$NaHCO_3$溶液も有効である。腎臓が利尿薬に反応し，患者が体液過剰状態であるなら，利尿薬の使用は高カリウム血症の補正に極めて有効である[219,220]。高カリウム血症患者に鉱質コルチコイドを用いても効果が現れるまでに時間がかかりすぎる。グリチルリチン酸は甘草の活性有効成分であり，11β-ヒドロキシステロイド脱水素酵素阻害作用をもつ薬剤であるが，血液透析を受ける患者の血清K^+濃度を低下させる。高カリウム血症患者の治療としてグリチルリチン酸を長期投与するには，薬物動態や毒性に関する臨床データの取得が待たれる[221]。

慢性高カリウム血症の治療には高K^+含有の食物を制限することも有効である。この食物制限療法の欠点として，K^+含有量の少ない食物だけでは食べ物に風味が欠けること，食物線維や抗酸化作用のある野菜や果物の摂取が不十分となること，さらに長く続けることが難しいなどの問題点がある。CKDは心臓病に対する重大なリスクであるが，低K^+食の摂取は心血管疾患のリスク軽減に正反対のことをするという点は悩ましく，かつ未解決な問題点として残される。患者がNa^+のコントロールを必要としているなら，長期的に利尿薬を摂取することは高カリウム血症のコントロールにも有益であるし，より健康的は食事をとることが可能となる。利尿薬の服用と低K^+食の摂取が組み合

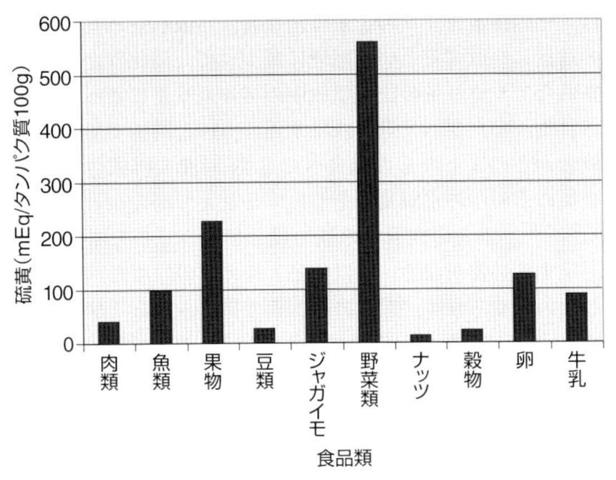

図 6.7　食品に含まれる硫黄の比較。
(Reprinted with permission from Oh MS, Uribarri J. Electrolytes, water, and acid-base balance. In : Shils ME, Shike M, Ross AC et al, eds. Modern Nutrition in Health and Disease. 10th ed. Baltimore : Lippincott Williams & Wilkins, 2006 : 149–93.)

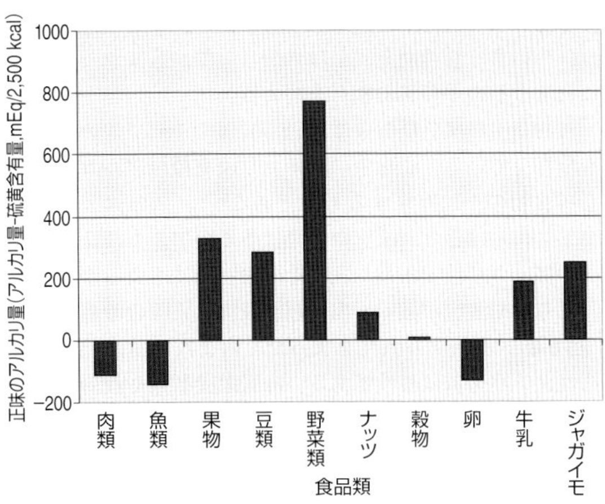

図 6.8　アルカリ量から硫黄含有量を差し引いて，食品に含まれる正味のアルカリ量を示したもの。肉類，野菜類，および卵はアルカリ量がマイナスの値として表される。カロリーあたりで換算すると，野菜類には最も多いアルカリ量が含まれる。
(Reprinted with permission from Oh MS, Uribarri J. Electrolytes, water, and acid-base balance. In : Shils ME, Shike M, Ross AC et al, eds. Modern Nutrition in Health and Disease. 10th ed. Baltimore : Lippincott Williams & Wilkins, 2006 : 149–93.)

わされると，マグネシウムの喪失が問題となることがある。体液過多でない高カリウム血症の患者は高ナトリウム食と利尿薬の組合せが望ましいと主張する専門家もいる。しかし，高血圧症や高血圧による心筋障害には腎での Na^+ の保持が重要な病態メカニズムであるため，ナトリウムバランスに注意を払うことが重要となる。このような患者の治療には，K^+ の排泄を目指して鉱質コルチコイド（臨床的にはフルドロコルチゾン〈Florinef〉が一般的）がこれまでは用いられてきたが[200]，鉱質コルチコイドは心臓病や腎臓病の発症機序として関わることが近年に示されている。$NaHCO_3$ は CKD 患者の K^+ 排泄を穏やかに増やす。$NaHCO_3$ は酸-塩基平衡においても有効な薬剤であるため，このような病態の患者にとって $NaHCO_3$ を服用することは治療の補助として有効となる。

酸-塩基平衡とその異常

▶用語

血液中の水素イオン（H^+）濃度の変化は pH で評価されるが，摂食，嘔吐，下痢，代謝という基本的な体の栄養環境の影響を受けて体の様々な状態に多大な作用をもたらす。しかし，酸-塩基平衡の異常はその因果関係や診断において複雑に絡み合う。例えば，HCO_3^--アニオンギャップ（anion gap：AG），塩基過剰（base excess：BE），強イオン濃度差（strong ion difference）などの様々な指標を用いて，臨床家は酸-塩基平衡異常を分類しようとする。HCO_3^--AG を用いた指標は体の中で最も大量に分布する酸類と塩基類の蓄積を用いて酸-塩基平衡異常を分類するため，栄養科学においては最も適切な指標となる[68,222]。AG を用いた指標では酸と塩基は 2 つの形態を受けもつ。1 つ目は，体液に溶け込んだ二酸化炭素（CO_2）に由来する「呼吸成分」である。2 つ目は食物の中の酸と塩基に由来する「代謝成分」である[19]。ここで述べる生理学的物質は体の代謝による H^+ を放出する物質（酸）と H^+ を吸着する物質（塩基）に分けられる。CO_2 は水と反応して炭酸を形成するため酸に分類される。フルーツ炭酸飲料の中のクエン酸とコーラに含まれるリン酸は化学的にはどちらも酸に分類されるが，体の中で不変であるリン酸に比べ，クエン酸は肝臓で代謝されて塩基に変化する。したがってフルーツ炭酸飲料は体にとって塩基として働き，コーラは酸として働く。厳密には，アシドーシスとアルカローシスは，血液が酸性あるいはアルカリ性になるような病的変化をさす。一方，酸血症とアルカリ血症はともに血液の pH が酸性か，あるいはアルカリ性かをさす言葉である[68]。たとえをあげるなら，患者が CO_2 の蓄積による呼吸性アシドーシスに陥り，かつ，例えば炭酸カルシウム錠剤の過剰摂取などで代謝性アルカローシスに陥る場合は，アルカリを示す血液 pH であるにもかかわらず患者はアシドーシス状態であることを示す。

▶全身での酸-塩基平衡

正味の酸の産生

健康なヒトでは呼吸による酸の産生は細胞内呼吸による二酸化炭素に由来し，代謝性による酸の産生は通常は食事に含まれるものに由来する[19,68]。典型的な西洋風の食事の摂取で 1 日に約 90 mEq の不揮発性酸が体で産生される[223]。不揮発性酸の代表は硫酸であり（1 日の産生量は約 40 mEq），含硫アミノ酸であるメチオニンやシステインの代謝によって産生される。その他の不揮発性酸としては食事の中の有機酸が完全に代謝されないものが含まれる。体の中での酸の産生量はメチオニンとシステインを含むタンパク質をどの程度摂取するかで大きく変化するが，それはアミノ酸の組成を記した食物のデータベースを用いると計算することができる[223,224]。タンパク質 100 g あたりに硫黄（S）がどの程度（mEq）含まれているかを大まかに比較すると，植物性タンパク質（穀物，豆類，ナッツ）より動物性タンパク質（肉，魚，牛乳，卵）の中に多く含まれる（**図 6.7**）。硫黄含有量を食物のカロリーあたりで比較すると，果実，野菜，ジャガイモにおいて多いことがわかる。しかしこの食物の中のタンパク質の割合は低く，通常の摂取量を考慮すると重要なタンパク質源とはならない。例えばコーラのような補助食品には無機リン酸が含まれており，これも食品の中の酸の割合を高める。

食物の中の酸負荷総量は，同じ食物の中のアルカリ量にも依存している。食物中のアルカリは有機酸アルカリ塩として食物の中に存在するものである[225]。この両因子をバランスにかけると，果実や野菜は多くのアルカリを含む正味のアルカリ性であり，乳はその動物種にもよるがアルカリよりやや酸性が強く，肉・魚・穀物は正味の酸性である（**図 6.8**）。有機アルカリをまったく含まない結晶化した植物性タンパク質は酸性である。静脈栄養製剤や救命救急診療で試験的に用いられるグルタミンなどのアミノ酸からも同様に最終的に酸が負荷される。アミノ酸輸液製剤は，投与後のアシドーシスを予防するためにアルカリ成分を添加していることが多い。アメリカでの典型的な食事内容では，消化管から吸収されるアルカリの総量は約 30 mEq/日である[225〜227]。有機酸がクエン酸塩のようなアルカリに正常に代謝され，さらに代謝されることなくクエン酸塩のままで排泄される時には水素イオンを放出するため，酸を負荷することになる。HCO_3^-やその他の有機アルカリが便中に失われる時も体の中では酸の負荷となる。

食事の中に含まれる酸含有量とアルカリ含有量の評価

食事によって体に取り込まれる酸とアルカリの量を測定することは簡単ではない。先に述べた通り，食事中の酸の量は硫黄を含むアミノ酸（含硫アミノ酸）の量と無機リン（P）の量によって決まる。しかし，食事中の総アルカリ量の評価には常に誤差がつきまとう。それは食物の代謝の具合によってアルカリ量が決定されるからである。食事中のアルカリ量の決定方法にはイオン量がよく用いられる。なぜなら，H^+を吸着する代謝産物（アルカリに相当）は陽イオンの放出量とH^+を代謝によって遊離させる陰イオンの放出量の両方に依存するからである[223]。したがって食事中のアルカリ総量は，「強イオン差」とよばれる代謝後の食事中のイオン総量で推測が可能となる[222]。不燃性陰イオン（Cl^-，P）量に対する不燃性陽イオン（Na^+，K^+，Ca^{2+}，Mg^{2+}）量が食事中のアルカリ量を反映し，以下の式でその量を類推できる。

$$\text{アルカリ総量} = (Na^+ + K^+ + Ca^{2+} + Mg^{2+}) - (Cl^- + 1.8\,P)$$

この式での単位はすべて mEq/日である。リンだけは mmol/日で示している。リン量が 1.8 倍されている理由はリンの原子価がそのときの pH に依存しているからである。この 6 種以外のイオンは通常の食物中に極めて少ないため，アルカリ総量の決定にはこの 6 種のイオン総量だけが用いられる。硫黄量は酸負荷量の決定に関わるため，アルカリ総量の決定には用いられない。

当然ながら食事によってもアルカリの吸収量は異なる。また，糞便として失われるアルカリ量も異なる[228]。消化管からのアルカリの総吸収量を測定するには，食事中や糞便中のアルカリを分析するのではなく，尿中のアルカリ量を分析することで簡単に解析することができる。消化管から吸収された不燃性のイオンは最終的には尿として排泄され，その排泄イオンの総量は消化管から吸収されたイオンの総量に一致するという原理に基づいて，消化管から吸収されたアルカリ量の決定は尿中のアルカリ量によって測定される。したがって計算式は前述のものと同様であり，被検者がどのようなものを食べても 24 時間で排尿される尿を集めその中の電解質量を解析することで測定が可能である[228,229]。患者の食事中の酸の量とアルカリの量を別個に測定する必要がなく，単に酸とアルカリの作用だけを分析したいのであれば，患者の尿として排泄される「酸総排泄量」（詳細は「腎からの酸と塩基の排泄」の項参照）を測定するだけでもよい。または，食事の中の酸–アルカリ量を測定するだけでよい[230,231]。酸総排泄量は患者の食事内容を詳細かつ念入りに聞き取りすることでも推定することができる。特に電解質とタンパク質の量の聞き取りが決め手となる[230,231]。食物の中の総タンパク質量をリンの量で補正することで食事中の硫黄の量を推定することができる。体での潜在的塩基負荷量は電解質量を用いて塩基の作用を差し引くことで計算することができる。その結果，潜在的腎臓酸負荷量（potential renal acid load：PRAL）は以下の式で表される[230]。

$$\text{PRAL (mEq/日)} = 0.49 \times \text{タンパク質量 (g/日)} + 0.037 \times \text{P(mg/日)} - 0.21 \times K^+\text{(mg/日)} - 0.026 \times Mg^{2+}\text{ (mg/日)} - 0.13 \times Ca^{2+}\text{ (mg/日)}$$

PRAL は腎での酸総排泄量と相関する。したがってこの関係は疫学調査において有益であるが，PRAL と腎での酸総排泄量は直線関係で相関するわけではない。食事中の有機酸がどれだけ代謝されるか，あるいはどれだけ尿中に排泄されるかという点を考慮した補正が必要であるとされる。酸–塩基平衡における有機酸の補正係数は，補正係数＝体表面積 × 41/1.73[232]で表される［訳注：体表面積と 1.73 の単位は m^2，41 の単位は mEq］。この式によって得られた酸の排泄量は患者の食事内容の聞き取りから得られた酸の排泄量の推定値，および 24 時間蓄尿によって得られた酸の総推定量とよく相関する[232]。したがって食物の中に含まれる酸の総負荷量は以下の式で表される。

$$\text{酸総排泄量} = \text{PRAL} + \text{補正係数}$$[232]

これまで述べてきた方法で酸の負荷量を類推することの問題点としては，食事中のすべてのイオン量を知っておかなければならないことがある。多くの加工包装食品ではこのような情報は得られやすいが，特に添加物として存在するリンの量ははっきりと示されていないことが多い。コホート研究では，食事中の成分として簡単に測定できる因子で酸の分量を示すものを研究者は必要としている[231]。研究者は食事中のK^+が有機酸の指標となることに注目した（K^+量は加工包装食品ではその分量が明示されている）。そして研究者は，食事中のタンパク質の量と酸の原料となる物質の比率を求め，その値を実際の酸総排泄量と比較した。その結果，食物の組成に関する情報が限られている時は以下の式によって PRAL を推定することが可能であることがわかった[231]。

$$\text{酸総排泄量 (mEq/日)} = -10.2 + 54.5\ \{\text{食事中総タンパク質量 (g/日)}/K^+\text{量 (mEq/日)}\}$$

この式を用いる時に留意すべきことは，この推定式のもとになる調査ではタンパク質のほとんどが肉によって得られたという点である。肉には多量のタンパク質が含まれるとともに多量のK^+も含まれている。この推定式は疾病の予防や治療の結果として生じる健康状態と無関係に得られたという点も，疫学研究に応用する上で注意を払わなければならない。

緩衝作用

H^+が体内で増えても体内から除去されても緩衝系が働くことによって体液のpHが急速に変化することはない[68,233]。$HCO_3^- - CO_2$系などの体の緩衝系はH^+の化学平衡の上に成り立っており，以下の化学平衡式に従う[234]。

$$pH = 解離定数（pK_a）+ \log（A^-/HA）$$

Aは緩衝系物質，A^-は酸（HA）の共役塩基を示す。HCO_3^-とCO_2は体で主要な緩衝物質であり，Henderson-Hasselbalchの式ではpHはHCO_3^-とCO_2の関数として以下のように表される。

$$pH = 6.1 + \log HCO_3^-/(Pco_2 \times 0.03)$$

この平衡式の中の6.1はHCO_3^-とCO_2の平衡式の解離定数，0.03はCO_2の溶解度係数［訳注：血漿中に溶けるCO_2の割合］を表す。

解離定数とCO_2の溶解度定数の2つの定数をまとめると，式は以下のようにさらに簡単に記される。

$$pH = 6.1 + \log HCO_3^-/(Pco_2 \times 0.03)$$
$$= 6.1 + \log 1/0.03 + \log（HCO_3^-/Pco_2）$$

ゆえに，

$$pH = 7.62 + \log（HCO_3^-/Pco_2）\quad (5)$$
$$= 7.62 - \log（Pco_2/HCO_3^-）$$
$$= 7.62 + \log HCO_3^- - \log CO_2$$

H^+濃度をpH（$-\log$〔H^+〕）ではなくモル濃度で表すと，体液のPco_2はHCO_3^-と以下のような関係で示される。

$$H^+（nM）= 24 \times Pco_2（mmHg）/HCO_3^-（mM）$$

Henderson-Hasselbalchの式は体液のpHがHCO_3^-/Pco_2比に従うことを示しているため，臨床において重用される[74]。HCO_3^-/Pco_2比が大きくなるとpH値は大きくなり（アルカローシス），小さくなるとpH値は小さくなる（アシドーシス）。HCO_3^-が増える状況（代謝性アルカローシス）やPco_2が減る状況（呼吸性アルカローシス）でHCO_3^-/Pco_2比は大きくなり，HCO_3^-が減る状況（代謝性アシドーシス）やPco_2が増える状況（呼吸性アシドーシス）では小さくなる。

CO_2緩衝系は酸–塩基平衡の破綻を理解する上で有益であるが，酸血症とアルカリ血症の合併症では骨・タンパク質緩衝系のほうが理解に役立つ[235]。体で酸が増えすぎた状況では，骨組織の炭酸基含有アパタイトが塩基の代用として作用する。このような状況は特に高タンパク質食を摂取した際に顕著である。H^+が炭酸基含有アパタイトと互いに作用して水とCO_2を形成する際にCa^{2+}とリンが骨から遊離する。したがって，酸過多状態では骨溶解が進む[235]。タンパク質は，H^+を放出/吸着できるカルボン酸側鎖をもっている。タンパク質がH^+を放出/吸着すると電荷の減少/増加によってタンパク質の構造が変化し，さらにタンパク質どうしの相互作用を変えて細胞の機能障害を起こし，イオン化カルシウム（Ca^{2+}）濃度が変化する[236,237]。アシドーシスではタンパク質の陽性荷電が増えることでCa^{2+}の結合を減らして遊離のCa^{2+}濃度を増加させる。逆にアルカローシスではタンパク質の陰性荷電が増えることでCa^{2+}をタンパク質に結合させることでCa^{2+}濃度を減少させる。

体の中でのH^+の移動

H^+は細胞機能の制御を受けてK^+と交換される機序で細胞内に取り込まれるが，この機序はH^+の制御という点よりもK^+の移動という点でより重要な意味をもつ[137]。血液中の酸や塩基を隔絶された場所に移動させるということは血清のpHを制御するという点でさらに重要な意味をもつ[68,237]。例えば，胃酸の中のH^+を胃の中に分泌することや，胆汁や膵液としてHCO_3^-を腸管に分泌することは血清pHに重大な影響を与える[68]。胃酸の分泌は食後の血清の「アルカリ化（アルカリ性時機）」を起こす。食前や食直後から胃酸は胃内に分泌され，食後しばらくして胃内容が腸管に移動する際に塩基が消化管に分泌される。この時間のずれが食後の血液のアルカリ化に関与する。食後に腎はHCO_3^-を分泌して尿のpHは一時的に上昇するが，これも食事にともなう体の酸負荷と関わる。その後，アルカリ液である胆汁や膵液が腸管に分泌されると尿のpHは低下する。胃酸の分泌を抑える薬剤を服用すると，食後の一時的な尿のアルカリ化は現れない。

腎からの酸と塩基の排泄

血液のpHが上昇すると，腎臓はHCO_3^-の再吸収を単に低下させることで体のアルカリ化に対して防御的に働く。しかし腎臓における酸の排泄は複雑な機序をもつ[68,233]。腎で排泄される酸は滴定酸（遊離H^+，およびPO_4^{3-}やSO_4^{2-}と結合したH^+）とアンモニウムイオン（NH_4^+）の状態で排泄される。リン，クレアチニン，尿素などは酸に対して緩衝系として作用するがそれ自体の量が限られているため，滴定酸が排泄される量は限られている。しかし，糖尿病でのケトアシドーシスではβ-ヒドロキシ酪酸が増加するように，病的状況では滴定されうる状態の酸の排泄が増えることがある。正常では排泄される酸の2/3がNH_4^+であるが，アシドーシスではNH_4^+の排泄量は10倍に増えることがある。

酸が増えた状態では，NH_4^+を排泄することで体が酸の負荷に対応しているということと，NH_4^+はアミノ酸であるグルタミンの分解産物であることの2点は栄養学において重要な意味をもつ[238]。体が酸血症に陥ると，筋から分岐鎖アミノ酸が放出され，それは肝臓でグルタミンに変換される。腎の近位尿細管でグルタミンは脱アミノ化されH^+，NH_4^+，およびHCO_3^-がつくられる。したがって，腎での酸の分泌は筋や肝臓でのグルタミンの産生に依存するとともに，後述する慢性代謝性アシドーシス状態での異化作用に関わる[239]。高カリウム血症ではアンモニアの分泌が抑制される。この作用は，タンパク質栄養不良やメタボリックシンドロームでは現れにくい[233,240]。

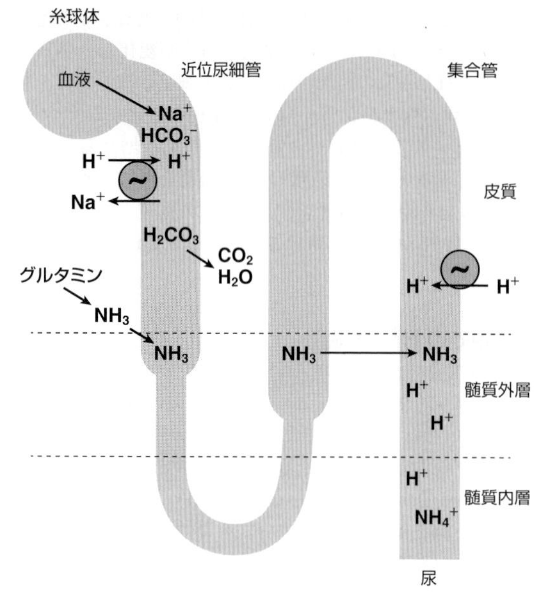

図 6.9 腎における酸の分泌。血液中の HCO_3^- と Na^+ は糸球体でろ過される。近位尿細管では H^+ は Na^+ と交換される形でろ過液に分泌され，HCO_3^- と反応して炭酸（H_2CO_3）を生成する。炭酸は溶解し水と CO_2 になり，これらは再吸収される。したがって，糸球体でろ過された HCO_3^- は最終的には尿に排泄されることはない。近位尿細管ではグルタミンから NH_3 が産生され，集合管に運ばれる。H^+ はポンプによって管腔内に分泌され，その一部は NH_3 と反応して NH_4^+ を産生するため，尿の pH は極端には低下しない。その一方，NH_3 と反応しなかった H^+ は尿中にとどまり，尿の pH を低下させる。したがって，酸は H^+ と NH_4^+ の形で排泄される。この両者の分量の比によって尿の pH は決定される。

グルタミンの分解によって産生された HCO_3^- は体の中に取り込まれるが，H^+ と NH_4^+ は近位尿細管の管腔内に排泄される（**図 6.9**）[68,233]。H^+ は Na^+-H^+ アンチポーター 3 を介して Na^+ の再吸収と引き替えに分泌される。HCO_3^- は尿細管で H^+ と反応して二酸化炭素と水を形成するので（これは HCO_3^- の再利用とよばれる），近位尿細管で Na^+ の再吸収が変化すれば Na^+-H^+ アンチポーター 3 を介する H^+ の分泌も変化し，その結果，近位尿細管でアルカリの吸収も影響を受けることになる。血清の HCO_3^- 濃度の上昇，または糸球体ろ過値が急に上昇するなどの理由によって近位尿細管が再吸収できる量以上の HCO_3^- が糸球体でろ過される場合は，HCO_3^- は近位尿細管を通り越して遠位ネフロンまで到達する。その結果，HCO_3^- は体から失われ，尿として失うアルカリ総量も増える。HCO_3^- は Na^+ と結合することで電気的中性は保たれる。先に述べた通り，HCO_3^- は Na^+ と K^+ のバランスに関わる[138]。遠位ネフロンには最終的に尿に酸を加えるための H^+ ポンプ（V 型 H^+-ATPase）と最終的に尿にアルカリを加えるための Cl^--HCO_3^- 交換輸送体（主にペンドリン）が存在している[233]。酸血症時やレニン-アンギオテンシン-アルドステロン系（RAS）が活性化されている場合は，酸の分泌亢進とアルカリの分泌抑制が生じる。一方，アルカリ血症時や RAS の活性が低下している場合は酸の分泌抑制とアルカリの分泌亢進が生じる。

西洋風の食事を摂取すると遠位ネフロンでは常に酸の分泌が生じている状況となり，尿は酸性尿となる[223]。尿の主要構成物質であるリンや尿酸は尿の pH を穏やかに調節する[68,233]。近位尿細管で産生されたアンモニア（NH_3）はそこで尿細管腔に分泌され，遠位尿細管に運ばれてそこで分泌された H^+ を受け取り NH_4^+ を形成する。したがって，NH_4^+ の排泄は尿の pH を低下させることなく酸を尿中に排泄することになる。

最終的な尿の pH は食物によって腎結石が形成されるか，されないかに密接に関わる[240,241]。西洋風の食事の摂取は，尿の酸性化によってシュウ酸カルシウム結石や尿酸結石などの腎結石の形成に関与する。尿酸は pH が 6 以上の溶液に溶解する。したがって，尿酸結石が形成されるには常に酸性尿が持続している環境が必要となる。前述の通り，タンパク質摂取・吸収不良やメタボリックシンドロームではアシドーシスの際にはアンモニアの産生が減少するので尿の pH が低下する。タンパク質摂取・吸収不良やメタボリックシンドロームでは尿酸腎結石が多いと報告されている[240]。したがって，裕福な社会で暮らす人にみとめられる腎結石の性状と発展途上の社会で暮らす人にみとめられる腎結石の性状が同じ場合がありうる。例えば，クエン酸カルシウムや炭酸カルシウムの栄養補助食品などのアルカリ成分を過剰に摂取すると，尿の pH もアルカリに傾く。pH が 6.8 以上の溶液では PO_4^{3-} はさらに H^+ を吸着する。その結果，$CaPO_4^-$ は水に不溶となり腎では $CaPO_4^-$ 結石ができやすくなる。したがって，クエン酸カルシウムや炭酸カルシウムの栄養補助食品を用いる人は腎結石のリスクが高まることになる[241]。

要約すると，酸総排泄量は腎での正味のアルカリ産生量に相当するが，これは酸の産生量から HCO_3^- 分泌量を差し引いた量に一致する。

酸総排泄量 ＝ 酸分泌量 － HCO_3^- 分泌量 ＝ 尿中 NH_4^+ 量 ＋ 尿中滴定酸量
（滴定酸とは尿中の pH＋リン酸および他の滴定酸－尿中 HCO_3^-）

酸-塩基平衡の維持のためには正味の酸産生が酸総排泄量に一致する必要がある。正味の酸産生が酸総排泄量より多い場合は代謝性アシドーシスが生じ，酸総排泄量が正味の酸産生より多い場合は代謝性アルカローシスが生じる。

▶代謝性アシドーシス

代謝性アシドーシスとは，体で H^+ が過剰となり，その結果 HCO_3^- が減少した状態と定義される[19,68]。HCO_3^- の減少は酸の産生過多（腎外性アシドーシス），または酸総排泄量の低下（腎性アシドーシス）が主要な原因である（**表 6.9**）。この分類によると，腎以外での HCO_3^- やアルカリ類の喪失も酸の産生増加の一因と見なされる。腎臓が原因ではないアシドーシスでは，アシドーシス状態を改善するために腎臓は代償的に最大限に酸総排泄量を増加させる。逆に慢性腎性アシドーシスでは，アシドーシス状態で腎からの H^+ の排泄が刺激されているので，酸総排泄量は正常状態まで回復しているといえる。血清 pH が低下しているにもかかわらず酸総排泄量が正常の場合は，腎からの酸排泄能の低下と，腎性アシドーシスの発症が示唆される。腎での酸排泄能が正常なら，pH が低下している状態で酸総排泄量が正常以上に増えていることになる。

表6.9　代謝性アシドーシスの原因

アニオンギャップ上昇型
A．乳酸アシドーシス（増加陰イオン：乳酸）
B．ケトアシドーシス（増加陰イオン：β-ヒドロキシ酪酸，アセト酢酸）
C．腎不全（増加陰イオン：硫酸，リン酸，尿酸）
D．消化管からの摂取過剰
1．サリチル酸（増加陰イオン：サリチル酸，乳酸）
2．メタノール（増加陰イオン：ギ酸）
3．エチレングリコール（増加陰イオン：グリコール酸塩，シュウ酸）
4．パラアルデヒド（増加陰イオン：酢酸，クロロ酢酸）
5．トルエン（増加陰イオン：ヒプル酸）
E．大量の横紋筋融解
アニオンギャップ正常型（高クロール血症性アシドーシス）
A．消化管からの重炭酸イオンの喪失
1．下痢
2．膵液，胆汁液，腸液瘻孔
3．尿管S状結腸切除術
B．腎からの重炭酸塩の喪失
1．2型（近位型）尿細管性アシドーシス
C．腎機能障害
1．腎不全の一部
2．低アルドステロン症
3．1型（遠位型）尿細管性アシドーシス
D．消化管からの摂取過剰
1．塩化アンモニウム

アシドーシスの合併症

軽度の代謝性アシドーシスが急に発症しても体はそれに耐えられるようにできている[236]。例えば，短い距離を全力疾走すると一時的に血液pHは7.2未満になるが，ただちにこれが体に不利益になることはない。激しい運動や疾患の時，急性アシドーシス自体が何とか体を助けようとする。ボーア（Bohr）効果によって酸素はヘモグロビンから組織に移行し，多くの場合，組織に行き渡る酸素量が増加する。血管は拡張し呼吸が促進することで組織の内呼吸が助けられ，乳酸アシドーシスが軽減される[242]。しかし，pHが7.1未満の重症の代謝性アシドーシスでは，心臓（心室筋）の興奮性が不安定になり，不整脈を生じるとともにカテコールアミンの作用に抵抗するようになり，血圧の低下をまねく[236,243]。pHが6.8未満になる重症酸血症に陥るともはや体はそれに耐えられなくなり，ショック，昏睡，呼吸不全が生じやがて死に至る。

長期的視点に立つと体はわずかな酸血症でも順応できないといえる[236]。たとえ血清pHが正常であっても，慢性の酸の負加によって骨と筋は異化作用を呈する。酸血症では体における過度のH^+を緩衝し排泄する機序が慢性的に活性化され，その結果として異化反応が持続することによって骨と筋の異化が生じる[236,239]。骨における酸の慢性的な緩衝作用は直接作用として骨塩を喪失させ，さらに体液性調節という間接的作用を介しても骨塩を失わせる[235]。コルチゾールと副甲状腺ホルモンの上昇は骨代謝回転を促進する。アシドーシス状態では血清Ca^{2+}濃度と無関係に尿細管でのCa^{2+}の再吸収が抑制される[235]。さらに，アシドーシスでは尿中のクエン酸濃度が低下する。クエン酸は尿中にあってCa^{2+}の結晶化を予防する主要な物質であるため，その低下は尿のCa^{2+}濃度を上昇させ，それは腎臓でのシュウ酸カルシウム結石のリスクの上昇と密接に関わる[244]。アシドーシスは成人では骨粗しょう症につながり，小児では骨成長の抑制に関わるが，ともにアシドーシスを補正することで回復することができる。単に高度酸性食品を食べるだけでアシドーシス患者の骨異化作用は進む。食物にアルカリ成分を含むものを追加するだけで，中年女性の骨密度を増やすのに有効である[245]。

酸血症では体の窒素バランスが負になり，腎でのアンモニアの排出が促進される。前述の通り，筋タンパク質が分解されるとグルタミンに変換されるアミノ酸が生じ，それはNH_4^+の排泄の基質となる[238,239]。酸は筋におけるタンパク質の分解を促進することで直接グルタミン酸の産生を促進し，その一方，分枝鎖アミノ酸の酸化を促進することで肝臓でのグルタミン合成の基質を増加させる作用をもつ[240]。さらに，酸血症では筋の疲労を促進させるコルチゾールや副甲状腺ホルモンといった異化ホルモンの産生を高める。酸血症ではまた，インスリンやインスリン様成長因子1（insulinlike growth factor-1：IGF-1）というタンパク質同化ホルモンの作用に対して筋に特異的な抵抗性を誘導する。酸性食品を高度に摂取する中年女性が食品としてアルカリ性物質を摂取することによって窒素バランスの改善が劇的に図られることがある[125]。アルカリ補助食品はスポーツの成果をあげる上で役立つ人間工学的な助けになることがあり[246]，高齢者の筋リハビリテーションにも役立つかもしれない[247,248]。また慢性腎臓病患者の筋保持に役立つかもしれない[249]。したがって，酸血症の補正療法はカルシウムと筋代謝において大いに栄養学的恩恵をもたらす。

高タンパク食の摂取は慢性腎臓病患者において腎機能を低下させる可能性があるが，酸血症がその病因の1つとなる[239]。副腎皮質ホルモンであるアルドステロンは酸によって刺激を受け腎での酸総排泄量を増加させる[19,68]。アルドステロンはうっ血性心不全と慢性腎臓病の進行に関わると考えられている[239,249,250]。循環器領域では心臓に対する作用は検討されていないが，$NaHCO_3$を用いた酸血症の治療は進行した慢性腎臓病患者の腎機能の低下を遅延させることが示されている[249]。

高クロール血症性アシドーシス

代謝性アシドーシスでは，（a）HClの増加または等量のHCO_3^-の減少に起因するもの，（b）非代謝性有機酸の蓄積に起因するもの，の2つの状態がありうる[19,68,233]。HClが増加するか，またはHCO_3^-が失われると血清のCl^-濃度が上昇し血清のHCO_3^-濃度が低下する，いわゆる高クロール血症性代謝性アシドーシスという状態になる。この状態は，下痢によって便中にHCO_3^-が失われる時や，慢性腎臓病によって体にH^+が蓄積される時に起きる。非代謝性酸が体に付加されると有機陰イオンが尿中に失われ，引き続きH^+が放出されて高クロール血症性アシドーシスとなる。血清HCO_3^-が低下すると電気的中性を保とうとして細胞内のCl^-が細胞外に移動し，高タンパク食を摂取する人では硫酸イオンが尿中に失われる。残されたH^+はCl^-と結合し高クロール血症性アシドーシスが発症する。アミノ酸の経静脈投与の際にアルカリ物質で適切に中和されないと同様の結果が生じる。

高クロール血症性アシドーシスの原因と治療 代謝性アシドーシスの原因を適切に明らかにすることが様々な食事療法や治療の選択肢を考慮する上で重要となる[19,68,233]。下痢によるHCO_3^-の喪失は高クロール血症性アシドーシスの原因として最も多いが，これは患者の病歴から通常は診断される。下痢が明白でない場合は，下剤の服用，ラクトース（乳糖）不耐症，グルテン感受性腸炎，高浸透圧の経腸栄養剤，便量を増加させる薬剤や栄養補助食品の服用，HCO_3^-の濃度の高い胆汁液/膵液の外科的ドレナージなどがしばしばその原因となる。高クロール血症性アシドーシスでは，部分的代償機構として腎におけるNH_4^+の排出が増加するため，尿中のNH_4^+濃度を測定することでこの病態の診断を確定させることができる[239]。アシドーシスによってタンパク質量の回復が遅れ，骨の同化作用が促進する時，慢性アシドーシスによる異化作用は慢性下痢症によって生じる栄養障害の主要な原因となる。K^+塩，Ca^{2+}塩，またはNa^+塩としてのアルカリ薬剤の服用は非常に有用である[251]。食品の選択においては過不足のないタンパク質の補給，浸透圧を考慮すること，そして消化の良い食材を選ぶことが回復を早める上で重要となる。

急性腎障害や慢性腎臓病における尿毒症性アシドーシスの存在は血清クレアチニンやBUNの測定で容易に診断される[19,68,250]。腎性アシドーシスの進行は酸の産生量に依存するため，その進行は食品中のタンパク質量や野菜量によって大きく変化する[239]。残念ながら，進行した慢性腎臓病では時として低K^+食の摂取が必要となるが，これはしばしば有機アルカリの欠乏をもたらし，HCO_3^-の（錠剤による）補充が必要となる。過度のタンパク質食の摂取やアルカリ食の不足，あるいは尿細管性アシドーシス（後述）が存在すると，糸球体ろ過率（GFR）が40 mL/分（慢性腎臓病ステージ3）であってもしばしばアシドーシスを呈することが多くの報告で述べられている。GFRが20 mL/分未満（慢性腎臓病ステージ4）では，中等度のタンパク質制限食でも尿毒症性アシドーシスが生じるかもしれない[239]。慢性腎臓病におけるアシドーシスに対してはタンパク質の制限と$NaHCO_3$の補充が有効な治療法となる[239,249,252]。タンパク質の制限と$NaHCO_3$の補充の両方が筋と骨の同化作用（筋と骨の維持）に有効であり，腎機能の低下を有意に遅らせることが示されている。しかしタンパク質の制限は注意深く工夫され，十分な管理が必要とされる（97章参照）。

尿細管性アシドーシスは，腎臓が酸を十分に分泌できない場合や，末期慢性腎臓病でない時に発症する[19,68,252]。尿細管性アシドーシスは3種類に分類される。Ⅰ型尿細管性アシドーシス（遠位型尿細管性アシドーシス，古典的尿細管アシドーシスともよばれる）は，尿のpHを最大で5.5未満まで低下させる能力に欠けることを特徴とする。Ⅰ型尿細管性アシドーシスは一次性と，薬物毒性，間質性腎炎，自己免疫疾患，およびその他の原因によって生じる二次性に分類される[252]。Ⅰ型尿細管性アシドーシスは，血清低カリウム血症と腎結石と関連している[68,252,253]。食事による疾患のコントロールは，果物や野菜が多く動物性タンパク質が少ない，高K^+-高アルカリ食材をいかに摂取するかどうかにかかっている（66章参照）。K^+とアルカリを含むサプリメントの摂取は疾患のコントロールに有効である。

Ⅱ型尿細管性アシドーシス（近位型尿細管性アシドーシス）は，近位尿細管でのHCO_3^-の再吸収障害を生じさせる[19,68,252]。Ⅱ型尿細管性アシドーシス患者の大部分は，重炭酸尿，アミノ酸尿，糖尿，リン酸尿，尿酸尿など，近位尿細管再吸収全般の障害をともなったファンコーニ（Fanconi）症候群の形をとることが多い。このような状態の中で，血糖値が正常であるにもかかわらず尿糖がみとめられる腎性糖尿の存在はFanconi症候群の診断で最も有益である。Ⅱ型尿細管性アシドーシスは，一次性と，遺伝性，その他の腎疾患に起因するもの，さらに炭酸脱水酵素を阻害する薬剤によって惹起される二次性に分類される。低カリウム血症はⅠ型尿細管性アシドーシスとⅡ型尿細管性アシドーシスの両方でみとめられるが，Ⅰ型においてより重症化する傾向がある。尿中に捨てられてしまうHCO_3^-は通常の食物だけでは補いきれないため，必要以上にK^+とリン酸イオン（PO_4^{3-}）を摂取することを考慮する必要がある。高濃度のK^+，Na^+，カルシウムを含むアルカリ塩の摂取が酸-塩基平衡を正常化するために必要とされる。

Ⅳ型尿細管性アシドーシスはアルドステロンの欠乏，または尿細管でのアルドステロン抵抗性によって引き起こされ，腎尿細管でのK^+の分泌低下を生じる，高カリウム血症がその病態となる[200]。集合管でのH^+の分泌の低下も原因の1つではあるが，高カリウム血症によって生じるアンモニア産生の低下がⅣ型尿細管性アシドーシスにおけるアシドーシスの主要な原因である。したがって，K^+の摂取制限が本病態における栄養学上の要となる。前述の通り，低K^+食はしばしばアルカリ成分も少ないため，$NaHCO_3$は有効なサプリメントの1つとなる。

アニオンギャップが増加するアシドーシス

生命に危険が及ぶ2つの病態（乳酸アシドーシスとケトアシドーシス）では有機酸の大量の過剰産生が生じるが，これはエネルギー代謝の破綻によって生じるものである[19,68,251]。あまりにも大量の有機酸が体で産生されるため，腎臓は有機酸をただちに排泄することができなくなり，陰イオンも体の中に蓄積される。陰イオンは陰性荷電として血液の中で蓄積されるので，有機酸から放出されるH^+は血清Cl^-濃度を変化させることなく，HCO_3^-濃度だけを低下させる。通常の臨床生化学検査では陰イオン濃度は測定されることがないため，このような病態の患者の血清では陰イオンが行方不明状態となる[19,68,252]。「アニオンギャップ（AG）」という言葉は，尿中に捨てられずに代謝も受けていない有機酸の蓄積によって引き起こされるアシドーシスの存在を検出するための臨床用語である。

アニオンギャップという言葉は，陽イオンと陰イオンの濃度差を意味する言葉であるが，この定義は明らかに間違っている。それは体における全陽イオンと全陰イオンの総量は完全に一致するからである[19,68]。通常は血清Na^+と血清Cl^-は同様に変化をするため，血清Na^+の上昇は通常はアニオンギャップを変化させない。血清K^+濃度が正常の時は電解質濃度の中では量的にわずかであるため，アニオンギャップはNa^+濃度，Cl^-濃度，HCO_3^-濃度を用いた以下の式で表される。

$$AG = Na^+ - (Cl^- + HCO_3^-)$$

測定されていない陰イオンは測定されていない陽イオンより量的に多いため，アニオンギャップの正常値はおおよそ 10 mEq/L（8～14 mEq/L）程度である。Cl^- と HCO_3^- イオン以外のすべての陰イオンが測定されていない陰イオンだとすると，その濃度は約 23 mEq/L であり，Na^+ 以外の全陽イオン濃度が未測定陽イオンでその濃度が 11 mEq/L とすると，アニオンギャップはわずか 12 mEq/L となる[254]。アニオンギャップの増加はしばしば，硫酸，乳酸，ケト酸などの酸に存在する陰イオンの蓄積によって生じる。アニオンギャップの減少がみとめられるのは多くの場合，血清アルブミン濃度の低下の結果である[252,255]。血清アルブミンは負に荷電したタンパク質であるので，アルブミンはアニオンギャップを正常に保つ上で重要な要素となるからである。その他の因子でアニオンギャップ値に影響を与えるものは，血清 pH の急激な変化や高 γ グロブリン血症などである。代謝性アシドーシスに対しては重大な影響を与えないが，アニオンギャップに影響が出る病態を十分理解することが，アニオンギャップを適切に判定する上で必要となる。たとえば，低アルブミン血症の患者が腎不全によって乳酸アシドーシスを生じれば，アルブミン濃度の低下はアニオンギャップを低下させ，乳酸の蓄積はアニオンギャップを上昇させるという反対の作用をもつため，血清アニオンギャップ値は正常を示すかもしれない。血清アルブミンのアニオンギャップに対する効果を知らなければ，正常アニオンギャップ値のみを見て乳酸アシドーシスの存在を見落としてしまうかもしれない。

アニオンギャップが増加する時は，乳酸アシドーシス，ケトアシドーシス，尿酸アシドーシス，ある種の毒素によって生じるアシドーシスなどの，有機酸アシドーシスが原因である可能性がある[19,68,252]（**表 6.9**）。慢性腎臓病（CKD）においても腎臓はタンパク質から適切に硫黄を取り除くので，CKD におけるアシドーシスの大部分では正常なアニオンギャップ値を示す。慢性腎不全の終末期や急性腎不全の時だけ，血清アニオンギャップは増加する。GFR が低下して 15 mL/分以下になると食事中のアミノ酸に含まれる硫酸塩は血中に増加し，アニオンギャップが上昇するアシドーシスを誘導する。

乳酸アシドーシス　細胞内代謝によって炭水化物は解糖され，まずはピルビン酸に分解される。ピルビン酸はミトコンドリアに取り込まれて TCA 回路（クレブス〈Krebs〉回路）に入り，酸素の存在下で水と二酸化炭素に代謝されるか，あるいは乳酸に再生されてグルコースに戻る。したがって，酸素の存在は，乳酸塩の産生量を左右する重要な因子であり，このことにより，臨床では乳酸アシドーシスが組織低酸素症の重要な指標として用いられている[253]。低酸素症は，運動や痙攣，癌などで酸素の需要が高まる時や，またショック，重症貧血，呼吸不全，一酸化炭素中毒などで酸素の組織移送が減少した時に発症する[252]。乳酸デヒドロゲナーゼと補酵素である還元型ニコチンアミドアデニンジヌクレオチド（nicotinamid adenine dinucleotide：NADH）は，末梢組織（通常は筋内）における乳酸の産生と，肝臓（腎臓でも少量）における乳酸のピルビン酸への再構成の両過程に必要である。この理由により，低酸素症は乳酸の産生と代謝の両過程に影響を与える。ピルビン酸濃度の上昇と NADH/NAD^+ 比の上昇によって乳酸の産生は増加し，代謝は減少する。乳酸の代謝の低下は，急性アルコール中毒における乳酸アシドーシス（エタノールは NADH/NAD^+ 比を上昇させるため），サリチル酸やメトフォルミン中毒，あるいは重症肝疾患の際にみとめられる[251,252]。

ケトアシドーシス　ケト酸類，アセト酢酸および β-ヒドロキシ酪酸は肝臓で遊離脂肪酸から産生され，肝臓外の組織で代謝される[19,68,256]。ケト酸の産生亢進はケト酸の蓄積の主原因であるが，遊離脂肪酸が高濃度で存在し，肝臓でケト酸に変換されることによって生じる。インスリンの欠乏によって脂肪組織から遊離される遊離脂肪酸量が増加するが，グルカゴンが過剰に存在しインスリンが欠乏状態であると肝臓において遊離脂肪酸からケト酸に変換する量が増大する。遊離脂肪酸がアシルカルニチントランスフェラーゼの作用でミトコンドリア内に取り込まれることが，遊離脂肪酸を原料としたケト酸産生の第 1 段階である。この過程はグルカゴンが過剰にあると亢進する。次の段階で遊離脂肪酸は代謝を受けてアセチル CoA に変化し，最終的にケト酸が産生される。アセチル CoA から遊離脂肪酸の再合成に向かう過程では，アセチル CoA カルボキシラーゼが必要となる。インスリン欠乏，グルカゴン過剰，またはストレスによって産生されるホルモンの過剰はアセチル CoA カルボキシラーゼを抑制し，その結果としてケト酸の産生はさらに増加することになる。

要するにインスリン作用不足，遊離脂肪酸が存在すること，グルカゴンの増加などが，当然ながら肝臓でのケト酸の産生に必要となる。飢餓状態が長引けばこのような病的因子が存在することになるが（飢餓ケトーシス），生命危機につながるケトアシドーシスは糖尿病性ケトアシドーシスとアルコール性ケトアシドーシスだけに起きる。インスリン分泌能が極めて低い糖尿病患者（1 型糖尿病）やインスリン抵抗性が高い糖尿病患者だけが重症ケトアシドーシスに陥ると考えてよい[256,261]。1 型糖尿病患者でインスリンが不足すると飢餓単独の時よりグルカゴンの産生を大きく亢進させ，遊離脂肪酸を大量に動員させる。高血糖が続くと浸透圧利尿によって Na^+ を尿中に失い，嘔気や嘔吐は Na^+ の摂取不足につながる。Na^+ 不足は腎機能を低下させ，体にケトンをため込み，酸の体外排泄を低下させる。糖尿病性ケトアシドーシスを治療するには，通常，インスリン，NaCl の血管内投与や，さらなるブドウ糖の投与が必要とされる。エタノールはアルコールデヒドロゲナーゼによって代謝されケトンであるアセト酢酸を形成するが，飲酒ではケトアシドーシスに至ることはない[68]。炭水化物をとらず長期的にアルコール摂取を続けると，顕著なグルカゴンの増加とインスリンの低下が生じる。遊離脂肪酸の遊離は亢進する一方，浸透圧利尿によって Na^+ が尿中に排泄される結果，体内の Na^+ が激減する。アルコール性ケトアシドーシスの状態を改善させるには炭水化物と NaCl の摂取で十分である。飢餓状態では比較的インスリン値が高くグルカゴンや遊離脂肪酸値が低いためケトン産生量は低く，生命を脅かす酸血症に至ることはない。

ケト酸類は，それぞれの対応する H^+ が尿に排泄されるにともない尿中に捨てられる[19,68,256]。アセト酢酸と β-ヒ

表 6.10 急性，および慢性呼吸性アシドーシスの原因

延髄呼吸中枢の抑制
A．急性呼吸性アシドーシス
1．薬剤：オピオイド，麻酔薬，鎮静薬
2．中枢性睡眠時無呼吸症候群
3．心停止
B．慢性呼吸性アシドーシス
1．極度の肥満
呼吸筋と胸郭異常
A．急性呼吸性アシドーシス
1．呼吸筋力低下
・重症筋無力症
・周期性四肢麻痺
・ギラン-バレー（Guillain-Barré）症候群
・重症低カリウム血症
・重症低リン血症
B．慢性呼吸性アシドーシス
1．呼吸筋力低下
・急性灰白髄炎
・筋萎縮性側索硬化症
・多発性硬化症
・粘液水腫
2．脊柱後側弯症
3．極度の肥満
上気道閉塞
A．急性呼吸性アシドーシス
1．異物，または吐物の誤嚥
2．閉塞性睡眠時無呼吸症候群
3．喉頭痙攣
肺毛細血管におけるガス交換異常
A．急性呼吸性アシドーシス
1．背景となる呼吸器疾患の増悪（高炭水化物食による二酸化炭素産生亢進）
2．成人型急性呼吸促迫症候群
3．急性心原性肺水腫
4．重症気管支喘息または重症肺炎
B．慢性呼吸性アシドーシス
1．慢性閉塞性肺疾患
・気管支炎
・肺気腫
・人口呼吸器

ドロキシ酪酸は主要な2つのケト酸であるが，β-ヒドロキシ酪酸デヒドロゲナーゼと補酵素NADHの作用で互いに転換し合う。したがって，NADH/NAD$^+$比はアセト酢酸/β-ヒドロキシ酪酸の産生比の重要な決定因子となる。尿でのケト酸濃度測定ではアセト酢酸のみが測定されるため，この関係は重要となる。β-ヒドロキシ酪酸が主要なケトン体である時は，ケトアシドーシスの診断も見逃されることになる。このような病態はショック時やアルコール性ケトアシドーシスの際に見受けられる。

その他の型 アニオンギャップ・アシドーシスを誘導する毒物も多種存在する。サリチル酸（アスピリン）中毒でも，前述の通り乳酸アシドーシスに陥ることがある[19,68]。エタノールの場合と同様にメタノール（木精）やプロピレングリコール（不凍液）も，アルコールデヒドロゲナーゼとアルデヒドデヒドロゲナーゼによって代謝される[257]。エタノールの場合はアセトアルデヒドと引き続き酢酸に分解されるが，メタノールからはホルムアルデヒドとギ酸が生成され，エチレングリコールからはグリコール酸が生成する。グリコール酸は代謝されて最終的にシュウ酸になる。ホルムアルデヒドはメタノール中毒の特徴である失明の原因となり，シュウ酸は尿中の高Ca^{2+}とともに結晶化して急性腎障害の原因となる。また，消化管内で細菌が異常繁殖すると測定が困難な多種類の有機酸が形成される。

治療 アニオンギャップ・アシドーシスの治療は背景となる病態の補正が最重要治療法である[258,259]。可能であるなら，有機酸を代謝させることが特に重要である。例えば，ケトアシドーシスをインスリンで治療するとアセト酢酸とβ-ヒドロキシ酪酸はクエン酸回路（クレブス回路）で代謝され塩基を産生する。したがって，ケトアシドーシスの治療で体外からアルカリ物質を投与することはまれである。運動や痙攣発作によって乳酸が生理的に過剰に産生された場合は，乳酸は速やかに代謝される。低酸素に起因する乳酸アシドーシスでは組織の再酸素化が有効ではあるが，通常は病態がそれを可能にしないことが多い。

塩基性薬剤を用いて正常なpHを回復させる治療は通常は必要でなく，様々な理由により望ましくないと考えられている[259]。細胞外pHを急激に上昇させると，予想に反して脳脊髄液が酸性化することがある。代謝性アシドーシスでは過呼吸状態が継続しており，それは血液のpHを高くしているため，このような病態では血清のHCO_3^-濃度を急速に回復させる治療は望ましくない。代謝性アシドーシスの重症例の初期治療目的は，心血管機能がアシドーシスによって障害を受けることを回避する程度に血液のpHを上昇させるくらいでよい。アシドーシスのリスクは患者の年齢や心血管状態に依存するが，救命救急ガイドラインでは早期の血液pHの補正目標はpH 7.15である[243]。

▶呼吸性アシドーシス

原因と病態

肺の換気の低下は体内のCO_2の蓄積の原因となる[19,68,260]。呼吸性アシドーシスの原因は通常は誰の目にも明らかであり（**表 6.10**），肺疾患（最も一般的），呼吸筋疾患，呼吸神経疾患，胸郭疾患，脳卒中や薬剤（フェノバルビタールなど）による気道や呼吸中枢の抑制，重症甲状腺機能低下症などがある。呼吸性アシドーシスの合併症と代謝性アシドーシスの合併症は微妙な違いが報告されているが，臨床上は両者の判別は，筋に対する栄養学上の作用を除くと大部分において困難である。呼吸性アシドーシスの腎における代償によって体ではHCO_3^-が蓄積され，その結果アンモニアの産生（グルタミンの使用）は重大な影響を受けない[261]。

治療

呼吸性アシドーシスは全例で肺胞低換気が原因となっている。特に呼吸性アシドーシスの重症例では呼吸換気の正常化が必須である[260]。有効な換気の回復が遅れ，患者が昏睡状態，あるいは不整脈がみとめられるなら，アシドーシスは一時的にアルカリ製剤の投与による治療が必要となることがある。HCO_3^-は中枢神経系への浸透が遅いため，HCO_3^-の投与は脳pHの補正に必ずしも有効とならない。呼吸性アシドーシスが24～96時間遷延すると腎臓は代償機転によってpHを調節する[261]。この代償の結果，低酸素症は慢性の呼吸性アシドーシスよりさらに重大な問題を引き起こす。急性呼吸性アシドーシスや慢性呼吸性アシドーシスの治療として，様々な薬剤が呼吸を刺激する目的で試験されている[19]。早期出生児の無呼吸に対し，ドキサプラムやメチルキサンチン類（カフェインクエン酸塩やテオフィリン）が呼吸刺激薬として治療に用いられてきた。カフェインはコーヒーの天然含有物であり，食品添加物としても用いられる。テオフィリンは紅茶や関連植物の天然含有物である。カフェインクエン酸塩は早期出生児の呼吸不全に対して用いられ，一定の評価を受けた薬剤である。慢性閉塞性肺疾患の患者では，テオフィリン，ドキサプラム，プロゲステロン誘導体（プロゲステロン，メドロキシプロゲステロン，クロルマジノン）が用いられてきた[262]。

▶代謝性アルカローシス

原因と病態

西洋式の食事をとり正常なHCO_3^-血中濃度を示すヒトの場合は，糸球体でろ過されたHCO_3^-はほぼ100％再吸収される[68,233,237]。血清のHCO_3^-濃度が上昇し，尿細管での再吸収も不十分になると，重炭酸イオン尿症が起きる。血清のHCO_3^-濃度が24 mEq/Lをわずかでも超えると，明らかな重炭酸イオン尿症が発症する。したがって，腎尿細管でのHCO_3^-調節機序が正常に働きGFRが正常なら，極端に大量のHCO_3^-を投与しない限り血清のHCO_3^-濃度を高く保つことは難しい。したがって，代謝性アルカローシスが継続するには，HCO_3^-濃度を上昇させる機構と上昇したHCO_3^-濃度を維持し続けるという，2つの条件が必要となる。アルカリ薬剤の投与，嘔吐や経鼻胃管などによる胃酸（HCl）の喪失，あるいは腎でのHCO_3^-の産生によって，血清のHCO_3^-濃度は上昇する。腎不全の進行などでHCO_3^-が糸球体でろ過されない時，あるいはHCO_3^-の排泄閾値の上昇によってHCO_3^-が尿細管から大量に再吸収される時には，血清のHCO_3^-濃度は高く維持される[19]。腎臓におけるHCO_3^-の排泄閾値の上昇の原因としては脱水，およびカリウムの喪失が重要であるが，アルドステロンの過剰もその原因となりうる（**表6.11**）。

脱水の結果として代謝性アルカローシスが生じている場合は，腎からのCl^-の分泌も低下している[19,68,237]。代謝性アルカローシスの時はHCO_3^-の排泄による脱水であるにもかかわらずNa^+は強制的に排泄されるため，尿中Na^+の測定値は脱水の程度を示す指標とならない。尿Cl^-が低値を示す代謝性アルカローシスは，Cl^-を多く含む食品の摂取や溶液（NaCl, KCl）の注射投与によって補正されるが，このような病態はCl^-感受性代謝性アルカローシスとよばれる。Cl^-感受性代謝性アルカローシス患者は脱水に陥っており，Cl^-の投与だけで状態が改善されることは，この病態ではCl^-が細胞外液量を制御していることを示唆している[16]。例えば，利尿薬の投与などによって腎からのNa^+の喪失が脱水の主原因となっている場合は，脱水であるにもかかわらず，腎臓から失われるCl^-量は減少しない。肝硬変や心不全などのように浮腫を示している場合は，Cl^-の投与は代謝性アルカローシスを改善しない。尿中に排泄されるCl^-量の測定によってCl^-感受性代謝性アルカローシスの存在の有無を判定できるが，通常は水の補充だけでは血管内容量を正常まで回復させることはできない[237]。

表6.11　代謝性アルカローシスの原因

塩化物イオン感受性アルカローシス（尿中塩化物イオン濃度が低い型）
A．消化管からの酸と塩化物イオンの喪失
1．嘔吐，経鼻胃管からの吸引
2．絨毛腺腫
B．腎性
1．利尿薬
2．高二酸化炭素血症の既往歴
3．塩化物イオン摂取不足
4．高カルシウム血症
5．塩基性薬剤（通常はペニシリン）
C．塩基の投与
1．カルシウムを含む塩基（炭酸カルシウム，クエン酸カルシウム），ミルクアルカリ症候群
2．ナトリウムやカリウムを含む塩基（炭酸水素ナトリウム，クエン酸カリウム）
3．血液製剤（含クエン酸）
4．高濃度の経口酢酸栄養物
尿中塩化物イオン濃度は低いが塩化物イオン非感受性アルカローシス
A．有効循環血液量の低下
1．腎不全
2．心不全
3．肝硬変
塩化物イオン抵抗性アルカローシス（尿中の塩化物イオン濃度は正常の型）
A．アルドステロンの作用の亢進
1．アルドステロン症
2．クッシング症候群
3．甘草
4．偽性アルドステロン症
5．重症低カリウム血症

Cl^-の尿中排泄量が正常である代謝性アルカローシスはCl^-抵抗性代謝性アルカローシスとよばれる。例えば，低カリウム血症によって生じる代謝性アルカローシスがこれに含まれる。このような病態では，Cl^-の投与では代謝性アルカローシスは改善しない[237]。アルドステロンの過剰はCl^-抵抗性代謝性アルカローシスの原因として最も多いが，重症低カリウム血症も原因となりうる。低カリウム血症では尿細管におけるHCO_3^-の再吸収が増加し，GFRも減少するため，HCO_3^-の排泄閾値は上昇する。このため，HCO_3^-の排泄量は低下する。このような状態ではK^+の補充が有効に働く。

合併症

前述の通り，慢性的で穏やかなアルカリ血症に対して体はよく対応できており，むしろ栄養学的には酸性に傾きがちな西洋式の食事による弊害を相殺して体に有利に働くかもしれない[125,245]。しかし中等度のアルカリ血症は，過度の利尿，慢性嘔吐，心不全などが原因となる脱水（Cl^-欠乏）である可能性がある[237]。仮にアルカリ血症がアルカリ物質，特にカルシウム塩の摂取などによるものであるとすると，腎実質へのカルシウム沈着，尿路結石症，あるいは血管の石灰化などが深刻な状況になるおそれがある[237,241]。

代謝性アルカローシスの重大存問題としては，組織への酸素運搬の低下と血漿カルシウム濃度の低下があげられる[237]。酸血症では血管拡張がみとめられるように，アルカリ血症では血管収縮がみとめられる。さらに，ボーア効果により，pH が高い時にはヘモグロビンからの酸素解離が低下する。したがって，アルカリ血症時には組織への酸素運搬の低下がみとめられる。代謝性アルカローシスに対する呼吸性代償は呼吸の抑制であるため，代謝性アルカローシスの合併症として呼吸管理不全をあげることができる。Ca^{2+}（二価の陽イオン）はタンパク質のカルボキシル基に結合するので，イオン化カルシウム濃度は低下する。pHの上昇を緩衝するためにタンパク質のH^+は塩基に供与されるため，アルカローシスによってイオン化（遊離）カルシウム濃度は低下する。タンパク質の遊離の負の電荷はCa^{2+}と結合し，カルシウムイオンのもつバイオアベイラビリティ（生物学的利用能）は低下する。したがって，急性重症アルカローシスの症状は大部分が低カルシウム血症の症状と一致する。血漿 pH が 7.75 以上になると，正常心機能を担うためのイオン化カルシウムがほとんど存在しなくなり，急速に死の危険度が高まる。

治療

代謝性アルカローシスにおいて，血管内容量の低下と低カリウム血症によって腎でのHCO_3^-排泄閾値が上昇すると，大部分の患者では血清HCO_3^-濃度の上昇が生じる。血管内の血液容量の低下に対する補正として，生理食塩水，あるいは 1/2 生理食塩水［訳注：0.45%の食塩水］の補給をする。時には，利尿薬などの原因薬剤を中止したり，あるいは正常量塩分（または過剰量塩分）の摂取を再開するだけで十分な効果が表れることもある。体液量の減少に対して補正が必要であるなら，NaClまたはKClとしてCl^-を補充するとHCO_3^-と置き換わることで効果が期待できる[242]。例えば浮腫を呈しているような特殊な臨床例では，血管内容量の低下に対して食塩水の投与は治療にならない。このような状況では，炭酸脱水酵素阻害剤であるアセタゾラミド（ダイアモックス）の投与で代謝性アルカローシスと浮腫の両方の治療が可能である[237]。アセタゾラミドの投与によって腎からのHCO_3^-の排泄閾値は正常以下になるが，高度の脱水患者ではアセタゾラミドの投与にもかかわらずHCO_3^-の排泄閾値は正常を超えたままとなる。腎不全患者では，代謝性アルカローシスの治療は希釈塩酸の投与，またはその他の酸性化物質の投与，あるいは血液透析が選ばれる。酸性化物質とは塩化アンモニウム，アルギニン塩酸塩，リシン塩酸塩などをさす。このような物質は代謝され，HClが放出されてHCO_3^-が中和される。塩酸を直接大きな静脈内に投与することも施行されている。胃からの胃酸の喪失が代謝性アルカローシスの原因であるなら，胃酸の分泌を抑制するヒスタミンH_2受容体拮抗薬やプロトンポンプ阻害薬も有効となる。

▶呼吸性アルカローシス

原因と病態

人工呼吸器によるアルカローシスと過換気によるアルカローシスを除外すると，呼吸性アルカローシスは常に呼吸中枢の刺激の結果，起きるものである[19,64,260]（**表 6.12**）。低酸素による呼吸中枢の刺激と様々な呼吸器疾患（肺炎，肺うっ血，肺塞栓）による肺受容体を介した呼吸中枢の刺激が呼吸性アルカローシスの 2 大原因である。ある種の薬剤（サリチル酸やプロゲステロン）も呼吸中枢を直接刺激する作用がある[263]。原因は明らかではないが，グラム陰性細菌による敗血症や肝疾患が呼吸性アルカローシスを呈することはめずらしくない。心因性疾患による呼吸性アルカローシスでは，呼吸中枢の刺激は通常は症状を急変させるので，代償の時間的余裕がないため血液の pH は極度に上昇する。重症呼吸性アルカローシスの合併症はイオン化カルシウム濃度の低下に関連する。

表 6.12 呼吸性アルカローシスの原因

低酸素血症
A．肺疾患
肺水腫
肺炎
肺線維症
肺塞栓症
B．うっ血性心不全
C．重症貧血
D．高所環境
延髄呼吸中枢の直接刺激
A．心因性過換気
B．肝不全
C．グラム陰性菌敗血症
D．サリチル酸中毒症
E．妊娠
F．代謝性アシドーシスの補正後
G．神経異常（脳血管疾患，橋腫瘍）

治療

慢性呼吸性アルカローシスでは腎臓による代償によって血液の pH がほぼ正常域に維持されるため，通常は治療を必要としない[260]。穏やかなアルカローシスは栄養学上では有益かもしれない。心因性原因により過換気症候群が原因となる急性呼吸性アルカローシスでは，再呼吸バッグを用いることで血液Pco_2レベルを上昇させることができる。再呼吸バッグが有効でない場合は，呼吸中枢の抑制のため鎮静剤の使用が必要となる。

謝辞

本書の第 10 版，第 6 章の著者である Man S. Oh と Jaime Uribarri に感謝する。

（James, L. Bailey, Jeff M. Sands, Harold A. Franch／小野克重，中谷一泰 訳）

7 カルシウム

カルシウムの生物学的な役割

高等動物において，カルシウムの最も知られている役割は構造的あるいは機械的なものであり，骨と歯の容量，硬度，および強度として表される。しかし，カルシウムにはもう1つの基本的な機能がある。それは鍵となるタンパク質の触媒作用および機能的性質を活性化することである。体の制御機構における大部分は，この第二の機能（例：副甲状腺ホルモン〈parathyroid hormon：PTH〉，カルシトニン〈calcitonin：CT〉とビタミンDの役割やそのすべての活性化）の保護に関係する。カルシウムは，細胞外液中で最も厳密に調節されているイオンである。構造的役割は骨粗しょう症の章でより詳細に述べるが，細胞代謝性，調節，および栄養的な側面という重要な要素については本章で論ずる。

▶カルシウムと細胞

カルシウムイオン（Ca^{2+}）は，0.99 Åのイオン半径をもち，最高12の酸素原子と配位結合することができる[1]。この2つの特徴は，ペプチド鎖の折り畳みに巧妙に適合するその能力において，カルシウムをすべてのカチオン（陽イオン）と比べても類を見ないものにしている。細胞質内タンパク質は，複雑で迅速な反応が起こるにもかかわらず，非常に柔軟に対応している。それらは，一般に，毎秒数百もの異なる三次元構造をとることができる。これらのいくつかの構造は重要なリガンドへの結合や触媒反応を担う能力を有している。カルシウムなしでは，これらの構造は非常に短時間しか維持できず，機能的意義をもちえない。カルシウムは細胞内に十分な濃度で存在する時，例えば，ペプチド骨格においてアスパラギン酸やグルタミン酸側鎖に結合する。このように，ペプチド鎖の異なる折り畳みに結合し，タンパク質を機能的に活性化するために特定の形に「固定する」ような細胞内結合を構築する。試験管内では化学的に類似した特徴をもつマグネシウムとストロンチウムは，異なるイオン半径を有し，タンパク質との結合は弱い。対象的に，鉛とカドミウムイオンはカルシウムの代用が可能であり，実際に，鉛はカルシウムと同様に強い結合活性で様々なカルシウム結合タンパク質と結合してしまう。幸いにも，どちらのイオンも，生きている生物体が育つ環境では，十分量は存在しない。にもかかわらず，カルシウム結合タンパク質と結合する鉛の能力は，部分的に鉛毒性を説明するものである。

多数の細胞内タンパク質に対するカルシウムの結合は，それらの特徴的な機能を活性化することになる[2]。これらのタンパク質は，細胞運動や筋収縮から，さらには神経伝達，腺分泌，細胞分裂にまで広く関与している。これらの多くの状況下で，カルシウムは細胞外から細胞内へ情報伝達を行い，機能タンパク質の活性化や安定化をもたらす。実際に，イオン化カルシウムはすべての生物において最もよく見られる情報伝達装置である。それは，細菌細胞から，より高度な哺乳類の非常に分化した組織細胞まで作動している。

細胞が活性化（例：筋線維は神経刺激により収縮する）したとき第一に起こるのは，形質膜のカルシウムチャネルがわずかなカルシウムイオンを細胞質に入れるために開くことである。これらは，多数の細胞内の活性化タンパク質とすぐ結合し，さらにカルシウムの細胞内貯蔵器官（筋の場合，筋小胞体）からカルシウムを遊離する。この第二のステップは，非常に急速に細胞質内カルシウム濃度を上げて，収縮複合体の活性化につながる。カルシウム結合タンパク質を含んでいる多くの反応のうち，次の2つは特に注目すべき反応である。すなわち，(a) カルシウムを結合した後，トロポニンCが実際の筋収縮につながる一連のステップを開始すること，(b) カルモジュリン（広く分布している第二のカルシウム結合タンパク質）がグリコーゲン分解酵素を活性化し，収縮のためのエネルギーを放出することである。このように，カルシウムイオンは収縮を誘発して，これらの過程を促進させる。細胞がその割り当てられた作業を完了した時，様々なポンプは急速に細胞内カルシウム濃度を低下させ，細胞は静止状態に戻る。これらのプロセスは，のちほど本章でさらに詳細に述べる。

細胞の機能的タンパク質が同時にカルシウムにより活性化されたならば，細胞は急速に自己崩壊するだろう。よって，細胞は極度に低いレベルで，典型的にはおよそ100 nmol/Lの範囲に細胞質Ca^{2+}濃度を保たなければならない。これは，細胞外液のCa^{2+}の濃度より1万倍低い。細胞は，いろいろな機能を組み合わせて，カルシウム濃度勾配を維持している。すなわち，(a) カルシウム透過性の低い細胞膜，(b) 細胞質から急速にカルシウムを排泄する，または細胞内のイオン貯蔵器官（細胞内小胞）にカルシウムを保持するイオンポンプ，(c) 自身は触媒作用を有しないが，大量のカルシウムと結合できる細胞内小胞の特異的な一連のタンパク質，である。細胞内機能が活性化していない間は細胞質［Ca^{2+}］は低濃度に保持されているが，細胞の活性化が生じると，ただちに細胞内［Ca^{2+}］濃度は上昇する。細胞内［Ca^{2+}］の上昇により活性化するタンパク質とは対照的に，ある種のタンパク質分解酵素や加水分解酵素は，細胞内［Ca^{2+}］$_i$の変化非依存的なカルシウムとの結合により，活性化あるいは安定化される。

カルシウムの起源と分布

カルシウムは，生物圏で5番目（鉄，アルミニウム，シリコン，酸素に次ぐ）に多い元素であり，石灰岩や大理石，珊瑚や真珠，貝や卵殻，枝角と骨の構成成分である。カル

表 7.1 人種や年齢に影響されるカルシウム代謝

ライフステージ（年齢〈歳〉）	mg/日[a]							
	摂取量	吸収量	内因性分泌量	糞便	尿	骨形成	骨吸収	骨平衡
白人思春期女児（12〜14）	1,330	494 ± 232	112 ± 35	918 ± 253	100 ± 54	1,459 ± 542	1,177 ± 436	282 ± 269
黒人思春期女児（11〜14）	1,128	636 ± 188	109 ± 50	680 ± 178	46 ± 38	1,976 ± 540	1,496 ± 528	484 ± 180
アジア系思春期女児（11〜15）	1,068	567 ± 27	104 ± 17	604 ± 19	87 ± 6	1,369 ± 86	992 ± 89	378 ± 22
アジア系思春期男児（11〜15）	1,211	662 ± 30	154 ± 19	702 ± 20	78 ± 6	2,416 ± 95	1,986 ± 97	430 ± 24
白人若年女性（19〜31）	1,330	283 ± 122	121 ± 39	1,138 ± 143	203 ± 79	501 ± 129	542 ± 212	−41 ± 165
閉経後女性（57±6）	1,083	221 ± 58	151 ± 49	1,092 ± 256	121 ± 63	307 ± 138	415 ± 192	−108 ± 110

[a] 1 mg Ca = 25 μmol。
(Data from Wastney ME, Ng J, Smith D et al. Am J Physiol 1996;271:R208–16; Bryant RJ, Wastney ME, Martin BR et al. Racial differences in bone turnove and calcium metabolism in adolescent females. J Endocrinol Metab 2003;88:1043–7; Spence LA, Lipscomb ER, Cadogan J et al. Differences in calcium kinetics between adolescent girls and young women. Am J Clin Nutr 2005;81:916–22; and Wu L, Martin BR, Braun MM et al. Calcium requirements and metabolism in Chinese-American boys and girls. J Bone Miner Res 2010;25:1842–9.)

シウム塩は中等度の溶解性を示すので，カルシウムは固体あるいは溶液の状態で存在する。おそらく生命が最初に現れた水生環境下には，カルシウムが豊富に存在していたと考えられる。今日，海水は約 10 mmol/L のカルシウム（より高等な脊椎動物の細胞外液カルシウム濃度より約 8 倍高い）を含む。そして淡水でも，それが大量の生物相を養っている場合，概して 1〜2 mmol 濃度のカルシウムを含む。カルシウムは，大部分の土壌で，交換可能なカチオン（陽イオン）として存在する。カルシウムは植物により取り込まれ，それは，0.1%から多いときは 8%もの濃度になる。通常，カルシウム濃度は葉で最も高く，茎や根ではそれより低く，種で最も低くなる。

陸上に生活する哺乳類において，カルシウムは 2〜4%の総体重比を占める。60 kg の成人女性の体内カルシウム量は約 1,000〜1,200 g（25〜30 mol）である。その合計の 99%以上は，骨と歯にある。約 1 g は血漿を含む細胞外液に存在し，6〜8 g は組織自体にある（先に述べたように，大部分は細胞内部のカルシウム貯蔵小胞に隔離されている）。

血液中のカルシウム濃度は一般に 2.25〜2.5 mmol/L である。約 40〜45%は血漿タンパク質に結合している。約 8〜10%はクエン酸塩のようなイオン複合体として，そして 45〜50%は遊離イオンとして存在している。細胞外液の全カルシウム濃度は 1.25 mmol/L であり，細胞外液では大部分の血漿タンパク質が欠如しているため血漿濃度と異なる。そして，細胞外液のカルシウム濃度は，副甲状腺，カルシトニンおよびビタミン D ホルモンの制御システムで厳密に調節されている。

加齢に伴い，動脈における動脈硬化性プラーク，肉芽腫，疾患あるいは外傷の結果生じた瘢痕組織など障害を受けた組織，さらに肋軟骨などにカルシウムが沈着する。これらは異栄養性石灰化と呼ばれ，2〜3 g にも達することすらある。これらの沈着物は，食事性カルシウムによるものではなく，局所の損傷と，タンパク質の一般的にカルシウムを結合しやすい性質とが相まって生じる。骨と歯以外の組織の石灰化像は，一般に組織損傷と細胞死の徴候である。この過程は末期腎不全のような状況で非常に問題視される。そのとき，細胞外液のカルシウム×リン積は 2.5〜3.0 $mmol^2/L^2$を上回る。

代謝

性・年齢・人種ごとのカルシウムの代謝・輸送，およびそれに基づく，おおよそのカルシウム必要量（1000〜1300 mg/日）を**表 7.1** に示す。食事由来のカルシウムの一部は，血流中へ吸収され，細胞外液との交換が起こる。吸収されたカルシウムの一部は腸管へ分泌され，吸収されなかったカルシウムとともに排泄される。生体内カルシウムの一部は腎臓から尿中へ排泄され，また一部は軟部組織や骨のゆっくりとした交換が行われる貯蔵庫へ流入する。食事由来のカルシウムはカルシウム吸収に影響を及ぼし，その結果，糞便中カルシウム排泄には影響するが，尿中カルシウム排泄への影響は小さい。不可避的なカルシウムの喪失は，腸管分泌や尿，皮膚を介して起こる。カルシウム代謝は性別，年齢および人種によって違いがある。思春期の子どもは若年成人よりも効率的にカルシウムを利用し，高齢者は最も代謝効率が低い。男子は女子よりも効率的なカルシウム代謝を示し，黒人は白人よりもその効率が高い。

▶ホメオスタシスの調節

血漿カルシウムは，約 2.5 mM（9〜10 mg/dL）に厳密に調節される。血清カルシウムが集団の平均値から 10%以上変動した場合は，疾患を疑うべきである。血清カルシウム濃度の調節機構には，調節因子群とフィードバック機構が含まれる（**図 7.1**）。

血漿カルシウム濃度は，副甲状腺（上皮小体）に存在する細胞膜カルシウム受容体（calcium-sensing receptor：CaSR）により感知され，それらは，甲状腺の傍濾胞細胞，腎臓，小腸，骨髄やその他の組織にも発現している。血漿カルシウム濃度が上昇した場合，PTH 分泌は阻害され，CT 分泌は刺激される。

血漿カルシウム濃度が低下した場合，副甲状腺からの PTH の放出が刺激される。PTH は腎臓におけるリン排出を増大させ，またカルシウム再吸収を促進させる。それは，骨吸収部位を増加させるとともに，既存の骨吸収部位にお

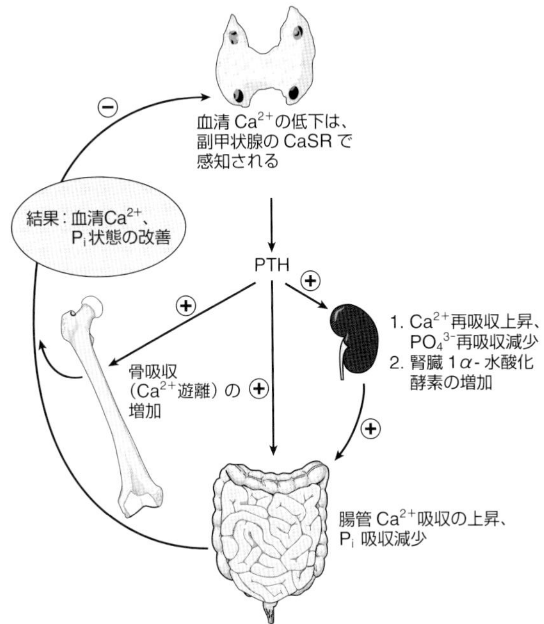

図 7.1 血漿カルシウム濃度が 2.5 mM 未満に低下した際，ビタミン D や副甲状腺ホルモン（PTH）の変動によって表されるカルシウムホメオスタシス制御。CaSR：カルシウム感知受容体，Pi：無機リン酸，PO_4^{3-}：リン酸。

ける破骨細胞活性を上昇させ，腸管カルシウム吸収を促進させるためにビタミン D を活性化する。ビタミン D の活性化は，2 つの段階で起こる。最初の水酸化は，ビタミン D-25 水酸化酵素（CYP27）により触媒される（これは肝臓におけるミクロソームのシトクロム P450 酵素システムである）。次に，腎臓の近位尿細管細胞において，第二の水酸化が 25-OH ビタミン D-1-α 水酸化酵素（CYP27B1）により生じ，活性型である 1,25 水酸化ビタミン D〈1,25 $(OH)_2D$〉（カルシトリオール）へと変換する（詳細は 18 章参照）。この後者の反応は，PTH により刺激され，血清リン酸濃度の低下により促進される。PTH と 1,25$(OH)_2D$ はともに，カルシウムの尿細管再吸収を促進して骨からカルシウム動員をもたらすために，相乗的に作用する。PTH は古典的なネガティブフィードバックループ機構で作用して細胞外液［Ca^{2+}］を上げ，それにより PTH 分泌が低下して，フィードバックが完結する。腸管でも CYP27B1 が機能しており，局所で利用するために 1,25$(OH)_2D$ を合成できるという科学的根拠が示されている。血清 25（OH）D 濃度が上昇していても，血清 1,25（OH）2D 濃度に変化がないにもかかわらず，カルシウム吸収が亢進するとの報告は，これによって説明できる[3]。

先に述べた精密な調節機構により，一過性に低カルシウム血症が起こっても迅速に是正されるが，慢性的なカルシウム欠乏食の場合，骨を犠牲にして，細胞外液のカルシウム濃度を維持することになる。血清カルシウム濃度を維持する 3 つの組織（すなわち，腸，腎臓，骨）は，互いに独立して働いている。そして，いずれかの組織の異常も骨脆弱性をきたすことがある。例えば，カルシウム吸収能低下は，閉経後の高齢者女性における大腿骨近位部骨折の増加と関係している[4]。

血漿カルシウム濃度が，カルシウム吸収あるいは骨吸収の増加に応答して上昇した場合に，細胞外 Ca^{2+} は副甲状腺細胞の CaSR に結合する。これにより，カルシウム受容体タンパク質の構造変化が促され，副甲状腺細胞から PTH 分泌刺激が抑制される[5]。PTH は尿細管でのカルシウム再吸収を増大させる。その再吸収機構には限界があり（T_mCa），腎臓の排泄閾値を超えた時に余分なカルシウムが，尿中に排泄される。

乳児と小児においては，高カルシウム血症を防御するために甲状腺の傍濾胞細胞から CT が分泌される。CT はペプチドホルモンであり，腎臓・骨・中枢神経系に受容体をもつ。6 ヵ月の乳児における約 224 g の食事からのカルシウムの吸収は，150～220 mg のカルシウムを細胞外液に送ることになる。この蓄積量は，さらに何らかの調節機構が働かなければ，蓄積量のプールが小さい（1.5～2.0 L）乳児に致死的な高カルシウム血症を生じさせるのに十分である。実際には CT が分泌されるが，血清カルシウム濃度上昇に対する反応としての分泌と，高カルシウム血症の起こる以前に，消化管ホルモンによる分泌刺激がある。この CT の分泌亢進は，骨吸収を低下あるいは遅延させ，骨からのカルシウムの遊離を防ぐ。さらに，カルシウム吸収が阻止され，その結果，血中 CT レベルが下がり，破骨細胞による骨吸収が再開する。一方で，CT は成人にはあまり重要ではない。なぜなら，成人ではカルシウム吸収能は低下し，細胞外液量は増大するからである。結果として，高カルシウム食からのカルシウム吸収は，ほんの数％細胞外液［Ca^{2+}］を増大するにすぎないし，さらに甲状腺摘出によって CT がなくなっても，カルシウムのホメオスタシスにはあまり重要ではない。

▶吸収

通常，カルシウムは消化の過程で食品から遊離し，吸収されやすいように水溶性であり，典型的にはイオン化されて放出される。しかし，シュウ酸カルシウムや炭酸カルシウムのような分子量が小さい複合物は，そのまま吸収される[6]。

一般に，カルシウム吸収の絶対量は食事摂取量に応じて増加するが，カルシウムの吸収率（吸収効率）は，おおむね食事摂取量に反比例して変化する[7,8]。しかし，通常のカルシウム摂取量で説明できるカルシウム吸収の変動はわずか 20％である[9]。さらに正確に述べると，個々人に設定された吸収効率があるようである。個人間のカルシウム吸収の変動の 60％は，各個人のカルシウム吸収率の差異によって説明できる[10]。

吸収の機序

カルシウムの吸収は，2 つの経路（**図 7.2**）によって起こる。

1. 経細胞輸送：この飽和性（能動的な）輸送系は，カルシウム結合タンパク質（カルビンディン）が関与する。
2. 細胞間輸送：この非飽和性（拡散）輸送系は，消化粥カルシウムの直線的な関係を示す。

カルシウムの摂取量と吸収量との関係を，**図 7.3** に示す。低カルシウム摂取においては，能動輸送系が最も大きくカルシウム吸収に寄与する。成人における能動輸送系に対す

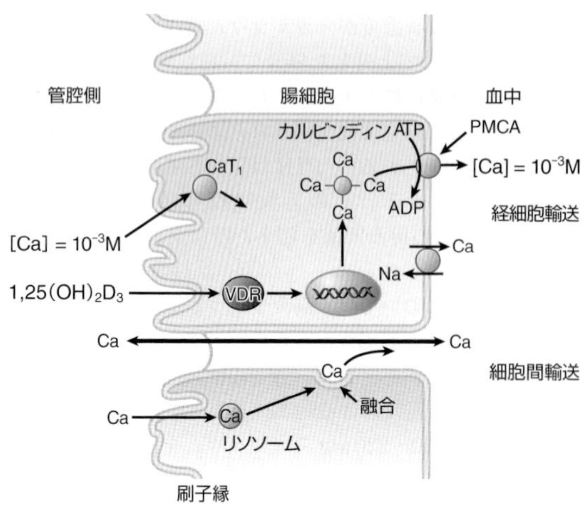

図 7.2 カルシウム（Ca）吸収は，能動的な経細胞輸送と，受動的な細胞間輸送がある。細胞間輸送は双方向性であり，経細胞輸送は一方向性である。カルシウムは濃度勾配に従って細胞質に入る。カルシウムは CaT_1（カルシウムチャネル TRPV6）を介して細胞内に入り，ビタミン D 誘導性カルビンディンの助けを得て上り勾配に逆らい，腸細胞を透過して輸送され，おそらく，少なくともその一部分はエンドソームとリソソームを介している。最終的に，主として細胞膜カルシウム ATPase ポンプ（PMCA），補助的に Na^+/Ca^{2+}交換体またはエクソサイトーシスを介して，基底膜から外へ押し出される。ADP：アデノシン二リン酸，ATP：アデノシン三リン酸，VDR：ビタミン D 受容体。

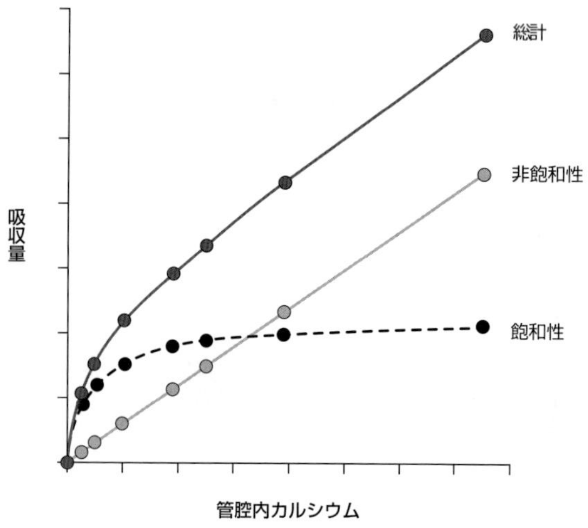

図 7.3 カルシウムは飽和性と非飽和性経路の両方で吸収される。総カルシウム輸送（ミカエリス-メンテンの式で明示される飽和性要素〈A〉と濃度依存的な直線の方程式で明示される非飽和性要素〈B〉の合計）は，曲線関数によって表される。

るミカエリス-メンテン（Michaelis-Menten）定数（K_m）は 3.2〜5.5 mM（230〜400 mg のカルシウム負荷と同等）と算出される[3]。カルシウム摂取量が増大し，能動輸送系が飽和されると，単純拡散によりカルシウム吸収の割合が増加する。

能動輸送は十二指腸で最も効率的であり，次に空腸が続く。しかし，全体のカルシウム吸収は，回腸で最も大きい。滞在時間が最も長いからである。ラットを用いた研究において，全体的なカルシウム吸収量は回腸 62%，空腸 23%，十二指腸 15%である[11]。結腸からの吸収は，生理学的な条件下でヒト全体の 5〜23%（摂取量の 1%以下）であるが，小腸切除を施行した患者や，結腸で細菌の繁殖した患者には重要となりうる。

経細胞カルシウム輸送 上皮細胞へのカルシウムの流入は，カルシウムチャネル TRPV6（CaT_1）（これは律速段階ではないが[13]）を通って起こる[12]。カルシウム輸送は大きな電気化学的勾配を利用し，エネルギーを必要とはしない。エネルギー勾配に逆らった上皮細胞輸送の主要な調節因子は，1,25(OH)$_2$D である。**図 7.2** に示すように，1,25(OH)$_2$D レベルは，血清カルシウム濃度によって調節を受けており，細胞質のビタミン D 受容体（VDR）に結合後，核に移行し，応答領域に結合して，カルビンディン mRNA の転写を開始する。カルシウムの吸収を調節する 1,25(OH)$_2$D とビタミン D 受容体が不可欠であることは，トランスジェニックマウスを用いた実験によって証明されている[14]。哺乳類の 9 kDa タンパク質，鳥類における 28 kDa タンパク質のような小腸のカルビンディンは，1 分子で 2 分子の Ca^{2+}と結合することができる。カルビンディンは，細胞表面において Ca^{2+}と結合すると，エンドサイトーシス小胞に内在化され，リソソームに融合される。リソソーム内の酸性環境下において，結合したカルシウムは解離した後，基底膜から排泄され，カルビンディンは細胞表面に戻る[15]。ビタミン D 欠乏のヒヨコであっても，投与された $^{44}Ca^{2+}$が絨毛に取り込まれることが，顕微鏡画像解析により示された。しかし，カルビンディンを合成能がない場合，細胞質から基底膜への Ca^{2+}の迅速な転送は起こらなかった[16]。すなわちヒヨコの小腸においては，カルビンディンは，カルシウムイオン輸送および毒性回避のための，細胞質におけるカルシウムイオン緩衝作用を発揮しているが，哺乳類の腸管における役割については，疑問の余地がある[17]。カルビンディン 9k/TRPV6 のダブルノックアウトマウスの解析では，野生型マウスに比べ，1,25(OH)$_2$D によるカルシウム吸収の応答性が 60% 減少していたが，1,25(OH)$_2$D に応答するカルシウム吸収が依然として観察されるため，小腸から取り込まれるカルシウム輸送についてはいまだ疑問が残されている[18]。

ビタミン D により誘導されるカルシウム輸送においては，細胞外液での電気化学的勾配に対してカルシウム排泄を行うために，カルシウム依存性のアデノシン三リン酸（ATP）ポンプ（PMCAlb）の活性化を伴う[19]。腸細胞の中の相対的な Ca^{2+}結合能は，刷子縁 1，カルビンディン 4，そして ATP 感受性のカルシウムポンプ 10 により行われ，この勾配により，Ca^{2+}の一方向転送が確実に起こる[20]。1,25(OH)$_2$D による迅速なカルシウム吸収の増加には，転写制御を介さない機序も存在する[3]。

細胞間カルシウム輸送 細胞間経路では，カルシウム輸送は細胞内ではなく，細胞間で起こる。理論的には両方向に起こりうるが，これは溶質の移動に伴って起こる現象であり，溶質の移動は管腔から血液への方向なので，通常このカルシウム輸送は，管腔から血液への方向である。輸送速度は，摂取したカルシウム量と細胞間結合の密着の度合いに比例する。1,25(OH)$_2$D も，Ca^{2+}を含むイオンの移動を促進する[21]。おそらく溶質の移動が引っ張る形で，水によるカルシウム移動が起こり，1,25(OH)$_2$D は細胞間の密着結合タンパク質の誘導を介して，この過程を促進する[22]。

吸収に影響を及ぼす生理的因子

様々な因子が，カルシウムの吸収に影響を及ぼす。ビタミンDの状態，腸内通過時間，粘膜容量は，最も知られている因子である[23]。リン欠乏（例えば，アルミニウム含有制酸剤の使用を長期に行った場合）は低リン酸血症を引き起こし，血中1,25$(OH)_2$D濃度を上昇させ，カルシウムの吸収を増加させる。

ライフステージもまた，カルシウムの吸収に影響する。乳児期には，吸収は単純拡散によって主に起こる。したがって，母親のビタミンDの状態は，母乳で育てられている乳児のカルシウム吸収率に影響を及ぼさない。能動的なカルシウム輸送と受動的なカルシウム輸送とも，妊娠期と授乳期の女性で増加する。カルビンディンと血中1,25$(OH)_2$D，PTH濃度は，妊娠期に増加する。中年期以降から，カルシウム吸収効率は1年につき約0.2%の割合で低下する。そして，閉経期でさらなる2%の減少がある[24]。年齢とともに減少したカルシウム吸収率は，腸の1,25$(OH)_2$Dに対する抵抗性に関連している。そのことは閉経前の若齢の女性よりも閉経後の高齢女性においてカルシウム吸収と血清1,25$(OH)_2D_3$の関係がより急激な傾きを有した線で表されていることからもわかる[25]。1,25$(OH)_2D_3$に対する腸における抵抗性と加齢によるカルシウム吸収の減少は，血中エストロゲン濃度の低下だけでなく[23]，VDRレベルの低下と相関している[26]。

胃酸低下（塩酸欠乏により起こる）は不溶性カルシウム塩（例：炭酸塩，リン酸塩）の溶解性を低下させ，理論的には，食事と一緒に摂取しない限りカルシウム吸収を低下させる[27]。カルシウムサプリメントの吸収は，胃酸の状態にかかわらず，食事とともに摂取された場合に改善する。おそらく，胃内容排出を遅らせることによってカルシウムを含む食塊が吸収性の表面と接触する時間が延びるからであろう。

ビタミンD受容体遺伝子多型は，カルシウム吸収効率との関連が研究されてきた。ある研究では，小児におけるビタミンD受容体*Fok1*遺伝子多型とカルシウム吸収の間に有意な関連性が示された[28]。

▶カルシウムの排出

体からのカルシウムの喪失は，尿，便および汗によって生じる。十分量が同等のカルシウムを摂取している成人女性と思春期の女児における喪失の違いを，**表7.1**に示した。この表は，思春期の骨格の急激な成長と骨形成に利用されるカルシウムの，腎臓における維持機構の存在を示している。アフリカ系アメリカ人女児は，白人女児に比べて高いカルシウム吸収能と低いカルシウム排泄能を有しており，このことは全体的に骨における高いカルシウム蓄積をもたらす[29]。アフリカ系アメリカ人女性は，白人女性に比べて10%高い骨密度を有している[30]。

健常成人のカルシウムプールの回転率は，1日あたりおよそ16%であるが，迅速に交換可能な貯蔵（細胞外液はその一部）の割合は約40%/日である。腎臓における糸球体ろ過は，糸球体ろ過量とろ過可能なカルシウム（イオン化カルシウムおよび低分子陰イオン結合カルシウム）の血漿濃度により決められる。成人において，これは約175〜250 mmol（7〜10 g）/日である。このカルシウムの98%以上がネフロンを通る間に，尿細管により再吸収される。しかし，2.5〜5 mmol（100〜200 mg）/日は尿中から排泄される。内因性の便中への喪失は，尿中に排泄されたカルシウム量と同等である。汗への喪失は，0.4〜0.6 mmol（16〜24 mg）/日である[31]。その他，皮膚，毛および爪による付加的な昼間の喪失を考慮すると，1.5 mmol（60 mg）/日となる。小児の皮膚からの喪失は，1.3 mmol（52 mg）/日である[32]。中等度の強度の運動はカルシウム喪失を増加させうる[33]。

糞便中の内因性カルシウム

糞便中のカルシウムは，小腸粘膜の脱落細胞や消化分泌物などの内因性成分に由来したカルシウムに加えて，食事中の吸収されていないカルシウムを含む。糞便への内因性カルシウムの喪失は，約2.5〜3.0 mmol（100〜120 mg）/日である。この喪失は吸収効率に反比例して，消化管容量に（したがって食物摂取に）直接関連がある。尿カルシウムは，幼児期から青年期までの間，増加する。思春期の女児の糞便中カルシウム量は，若い女性のそれらと有意差がない（**表7.1**）。

尿中排泄

細胞外液Ca^{2+}濃度の増加は，腎臓における糸球体ろ過率を低下させ，近位尿細管における利尿効果を有し，抗利尿ホルモンの作用を阻害する[34]。前述した腸上皮細胞におけるカルシウム輸送の調節因子は，ネフロンにも存在する。近位尿細管における再吸収は，濃度勾配に則って起こるので，細胞間輸送が主である。この輸送系は，ヘンレ（Henle）係蹄，遠位ネフロンおよび集合尿細管の太い上行脚でも生じる。

能動輸送と受動輸送はカルシウム負荷に依存して起こり，CaSRを介して感知され，PTHと1,25$(OH)_2$Dにより促進される。カルシウム輸送体としては，微絨毛のミオシンⅠ-カルモジュリン複合体をもっている[35]。PTHは近位尿細管細胞に作用して，CYP1αの発現を増加させる。カルシウムは，カルシウムチャネル，ECaCまたはCaT_2を介して腎臓上皮細胞に取り込まれる[36]。能動輸送は，濃度勾配に逆らって遠位曲尿細管で起こる。哺乳類の腎臓におけるビタミンDによる調節は，カルビンディンD_{28}kを介して作用を発揮する。カルビンディンD_{28}kは1分子あたり4つのCa^{2+}を結合するが，腸のカルビンディンD_9kと配列の相同性は有していない。このカルシウム結合タンパク質は遺伝子同定が行われ，転写および転写後の機序によって調節される。1,25$(OH)_2$Dの投与は，ビタミンD欠乏ラットにおいて，カルビンディンD_{28}kおよびビタミンD受容体mRNAを誘導する[37]。しかし，ビタミンDがない場合には，腸におけるカルシウム吸収機構の調節から予想されるように，カルシウム過剰尿は観察されない。ろ過量の減少は，尿中カルシウム排泄のわずかな減少に関連している。つまり，腎臓におけるカルシウムクリアランスは，ビタミンD欠乏により低下し，PTH欠乏により増加する。この事実は，カルシウム保持における中心は，PTHにより行われていることを示唆している。

思春期に見られる急成長の間，尿カルシウムはカルシウム負荷による影響をほとんど受けない。それは，適度なカルシウム摂取後，吸収されたカルシウムは，尿，皮膚と内因性の分泌物の不可避的喪失を除いて骨成長に利用されるからである。尿細管再吸収は，閉経後の女性で減少する。

食事の考慮すべき問題

食事源とカルシウムの摂取は，ヒトの進化に伴って変化した。原始人は，根，塊茎，ナッツ，豆類から37.5 mmol (1,500 mg)/日を上回るカルシウムを摂取していたと考えられている[38]。おそらく，その時代の体格から推定すると，狩猟採取生活に必要なカロリーを満たすためには約2倍のカルシウムを摂取していたのではないだろうか。穀物をつくるようになった後は，主食が穀物（果物）となったが，これらは最少のカルシウムしか蓄積しないので，カルシウム摂取は激減した。鉄器時代以前は，石灰岩を用いて製粉が行われたので，カルシウム含量の低い小麦粉に炭酸カルシウムが混ざって，かなりのカルシウムが摂取された。したがって，平均すると，現代人のカルシウム摂取は，骨密度を適切に維持するのには不十分と考えられる。現在，欧米の食事で十分量のカルシウムを供給する食品としては，乳製品群がある。

▶食物源とバイオアベイラビリティ

アメリカの食事では，牛乳および乳製品から70%のカルシウムを摂取している[39]。石灰と乾燥豆類で加工されるトウモロコシのトルティーヤが食事性カルシウムの十分量を供給するが，それらの摂取は特定の人種集団に限られている。大部分の人は，乳製品の消費なしで，穀物から十分量のカルシウムを摂取することは難しい。そこで，食品製造業者は，カルシウム強化食品を開発した。多くの消費者は，カルシウムの必要量を満たすために，栄養補助食品を使用するようになった。しかし，カルシウムは乳製品によって供給される唯一の栄養分ではない。子どもたちにとって，牛乳の摂取量は，カルシウムの摂取量だけでなく，カリウムやマグネシウム，亜鉛，リボフラビン，ビタミンA，葉酸，ビタミンDの摂取量にも関係している[40]。アメリカの牛乳摂取量の中央値は，1～8歳の子どもにおいて推奨摂取量を満たしているが，25%の子どもは1日2カップの推奨量を消費していない[41]。一方で，高齢者の摂取中央値は推奨されている3カップに満たない（9～13歳女児1.9カップ，9～13歳男児2.4カップ，14～18歳女児1.5カップ，14～18歳男児2.3カップ，成人女性1.2カップ，成人男性1.6カップ）。

カルシウム含有量だけではなく，何をカルシウム摂取源とするのかによって，バイオアベイラビリティ（生物学的利用能）は大きく変わる。様々な乳製品からのカルシウム吸収率は，約30%と類似している[42]。大部分のサプリメントからのカルシウムは，牛乳と同じように吸収される。なぜなら，中性pHでの塩の溶解性は，カルシウム吸収にほとんど影響を及ぼさないからである[43]。いくつかのカルシウム塩（クエン酸カルシウムやアスコルビン酸カルシウムなど）は，非常に高い吸収性を示す。しかし，サプリメントや食品に加えられる添加剤は，バイオアベイラビリティをかなり変化させる。

いくつかの植物性食品は，カルシウム非吸収性の塩を形成するので，カルシウム吸収を低下させる。カルシウム吸収に対する最も強力な阻害物質はシュウ酸である。それは，ホウレンソウ，ルバーブには高濃度で存在し，より低濃度で，サツマイモや乾燥豆類にも含有されている[44]。ホウレンソウからのカルシウム吸収は，同程度の負荷で摂取される牛乳からの27%と比較してわずか5%である[45]。バイオアベイラビリティの異なるこれら2つの食品が同時に摂取される時，牛乳からのカルシウム吸収率はホウレンソウの存在によって，単独で供給される場合と比べて30%弱められ，ホウレンソウからのカルシウム吸収率は37%強化される[46]。単独で摂取された場合と比べて，カルシウム吸収率が2つの食品間で著しく異なり，さらに食品間でカルシウムの交換利用が見られない事実は，鉄や亜鉛で報告されているように，共通の食事性プールを完全には形成していないことを示唆している。

フィチン酸（種子に含まれるリンの貯蔵形状）は，カルシウム吸収を中等度に阻害する物質である。種子（その植物が大きくなる土地のリン含有量に依存する）のフィチン酸含有量は，カルシウム吸収に影響する[47]。パン製造過程などで生じる発酵は，イーストに含まれるフィターゼによって，フィチン酸含有量を減少させる。これは，カルシウム吸収をさらに増加させる結果となる[48]。全粒麦の製品の摂取による負のカルシウムバランスを報告したMcCanceとWiddowsonの初期の出納試験[49]以来，食物繊維は物理的に捕捉することで，またはウロン酸残基による陽イオン性の結合により，カルシウムバランスに負の影響を及ぼすと推測されてきた[50]。しかし，精製した繊維自体にはカルシウム吸収阻害作用はないため，カルシウムバランスに負の影響を及ぼした要素は，繊維質の豊富な食材により増加したフィチン酸だと考えられる[51]。成形シリアルとして食される小麦ふすま[48]や乾燥豆類[52]は，実質的にカルシウム吸収を低下させる。他のカルシウム豊富な植物（主にブロッコリー，ケール，チンゲン菜，キャベツとマスタードとカブラ菜を含むアブラナ属）においては，カルシウムのバイオアベイラビリティは牛乳からのそれと同程度に良好である[53]。アブラナ属は，細胞死から保護するために過剰なカルシウム毒性を除く機序としてシュウ酸エステルを蓄積しないという点で，植物界の例外である。

いくつかの食品のカルシウム含有量，バイオアベイラビリティ，および牛乳1サービングからのカルシウムの吸収量と等しくなるサービング数を**表7.2**に示す。

真にカルシウム吸収を増大させる因子については，明らかにされていない。ラクトースは，乳児でカルシウム吸収を増強するように思われる。しかし成人においては，ラクトース含有量，カルシウムの化学形状，または風味にかかわらず，様々な乳製品からのカルシウム吸収は等価である[54]。いくつかの非消化性の炭水化物は，自身が発酵される大腸でカルシウムの吸収を促進する。そこでは，短鎖脂肪酸がpHを下げ，カルシウムの溶解性を上昇させる[55]。いくつかのタンパク質は，急激にカルシウム吸収を増加させるが，カルシウム吸収が輸送タンパク質の増加によって順化している時は，その影響は長期間の供給とともに消失する[56]。

表 7.2 生体内で吸収・利用可能なカルシウムの食物源

食物	1人分量（g）	カルシウム含量（mg）	吸収率[a]（%）	推定[b]吸収量/（mg）	食事供給量/1人分量	牛乳1カップと等しい量
牛乳（またはヨーグルト1カップ，またはチェダーチーズ 42 g）	260	300	32.1	96.3	1.0	
豆類（乾燥）		177	50.0	15.6	7.8	12.3
ブロッコリー	71	35	61.3	21.5	4.5	
チンゲン菜	85	79	52.7	41.6	2.3	
ケール		65	47.0	58.8	27.6	3.5
ホウレンソウ	90	122	5.1	6.2	15.5	
豆腐（カルシウム配合）		126	258.0	31.0	80.0	1.2

[a]負荷に合わせて調節。牛乳に合わせて調節した場合，吸収率 = 0.889 − 0.0964（In load），シュウ酸塩含量の低い野菜に合わせて調節した場合，同じ負荷量の牛乳と比較したケールの吸収率を用いて調節した後，吸収率 = 0.959 − 0.0964（in load）という方程式を得た。
[b]カルシウム含量（mg）×吸収率。
(From Weaver CM, Proulx WR, Heaney RP. Choices for achieving adequate dietary calcium with a vegetarian diet. Am J Clin Nutr 1999;70（Suppl):543S–8S, with permission.)

▶栄養成分の相互作用

前述したように，いくつかの栄養および食物成分は，単に消化性に影響するだけでなく，カルシウムホメオスタシスの種々の側面で効果を有している。いくつかの食事成分は，カルシウムの尿中排出に影響する。食事性カルシウムは，特に成長期の間は尿中カルシウム喪失への影響が比較的少ない[57)]。一方で，尿中カルシウム量を決定する重要な因子は尿中ナトリウムであり，食事中ナトリウムを反映している[58,59)]。ナトリウムとカルシウムは，近位尿細管において共通の輸送系で運ばれる。そして，成人では腎臓において排泄されるナトリウム量が 100 mmol（2.3 g）増加すれば，カルシウムではほぼ 0.6～1.0 mmol（24～40 mg）が排泄される[60)]。尿中へのカルシウム喪失がカルシウム貯留の変動の 50%を占めるので，食事性ナトリウムはカルシウム摂取不足の女性の骨喪失に影響する重大な要因である。すなわち，1日につき 1 g ナトリウムを余分に摂取すると，1年につき 1%の骨喪失を生じると見積もられている[61)]。閉経後の女性の縦断的研究において，尿中ナトリウム排泄と大腿骨の骨密度の間に逆相関が観察された[58)]。著者らは，その骨喪失は，891 mg の日々の食事性カルシウム摂取量の増加，あるいは1日のナトリウム摂取量を半分にすることによって予防することができた可能性があると述べている。尿中ナトリウムやカルシウム排泄における食事性ナトリウムの影響の人種間の違いは，早くも思春期に観察される[62)]。白人女児は黒人女児に比べ，高塩分食摂取によりナトリウムおよびカルシウムがより排泄される。このような結果は，成人後白人女性は，水貯留による高血圧には罹患しにくいが，骨量減少・骨粗鬆症にはかかりやすいことの一因かもしれない[62,63)]。

尿中カルシウム排泄に影響するもう1つの食事成分は，タンパク質である。タンパク質 1 g 代謝ごとに尿カルシウムは約 1 mg 増加する。このように，精製した食事性タンパク質またはアミノ酸を2倍にすることは，尿中カルシウムを約 50%増加させる[64)]。含硫アミノ酸の代謝で生産される硫酸塩の酸性の負荷は，主にこの増加の原因となる。しかし，メタ解析の結果，酸性がカルシウム代謝に影響するといった根拠はほとんどない[65)]。カルシウム吸収の増加[66)]，内因性分泌による減少[67)]，または高タンパク質食における無機リンによる尿中カルシウム低下作用は，タンパク質による高カルシウム尿症の促進効果を相殺することができる。逆に，不十分なタンパク質の摂取は，高齢者の骨の健康を危うくし，骨粗しょう症を導く[68)]。高カルシウム摂取が高い時より低い時に，カルシウムの吸収を増加させて高タンパク質食によるカルシウム尿の影響を相殺するような，食事性タンパク質・カルシウムの相互作用があるようである[69)]。しかし，高齢者の骨の喪失を緩和することにおけるカルシウム補給の利点は，タンパク質摂取の多い群において，より顕著であった[70)]。

社会的に清涼飲料水や炭酸飲料でリンを高摂取する傾向にあり，高リン食摂取の骨に対する懸念が高まってきた。リン摂取量に対するカルシウムバランス試験のメタ解析によれば，リン摂取増加とともに，小腸における内因性分泌は増加するにもかかわらず，尿中カルシウムは減少し，生体内にカルシウムが蓄積する[71)]。コーラ飲料は，子どもの骨の発達を妨げることが示唆されてきた[72)]。しかし実際には，リン摂取量というよりもコーラ飲料を飲むことにより牛乳を飲まなくなることに問題があるようである。さらにコーラ飲料は，一般にオレンジジュースよりも1サービングあたりのリン含量は少ない。また，現在市販されているカルシウム強化オレンジジュースよりもかなり少ない。

高濃度のカフェインは，尿中へのカルシウム排泄を増加させるが[73)]，24時間の尿中カルシウム排泄はプラセボを対照とした二重盲検試験で変化がなかった[74)]。1日カップ2～3杯のコーヒーと同等のカフェインの摂取により，744 mg/日未満しかカルシウムを摂取しなかった閉経後の女性で，脊椎と全身で骨量減少が増大した[75)]。この観察研究のカフェイン摂取と骨喪失の関係は，カルシウム吸収のわずかな低下[76)]，またはカフェイン摂取増加により牛乳摂取が減るというような，交絡因子によるものである可能性がある。

脂肪摂取は，脂肪便の間だけ，カルシウムバランスに負に作用する。この状態では，カルシウムは腸で脂肪酸により不溶性の塩を形成する。

カルシウムサプリメントとカルシウム強化食品の利用増加に伴い，高カルシウム摂取により，相対的にいくつかのミネラル欠乏症が起こるのではないかという懸念が生じた。高カルシウム摂取は，ラットでは相対的なマグネシウム欠乏をもたらした[77)]。しかしカルシウムの摂取量は，ヒトではマグネシウムの保持に影響を及ぼさない[78)]。同様

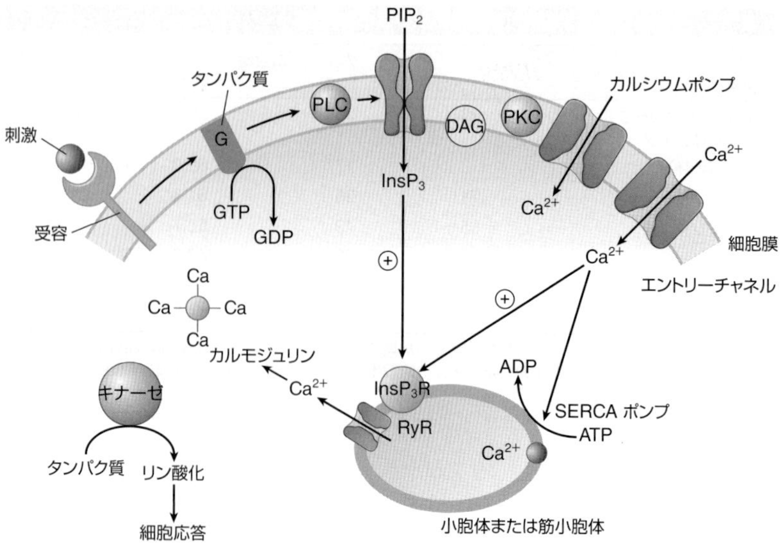

図 7.4 細胞内カルシウムシグナル。ADP：アデノシン二リン酸，ATP：アデノシン三リン酸，カルシウムポンプ：細胞膜カルシウムアデノシン三リン酸（Ca^{2+}-ATPase）ポンプ，DAG：ジアシルグリセロール，GDP：グアノシン二リン酸，GTP：グアノシン三リン酸，$InsP_3$：イノシトール-(1,4,5)-三リン酸，$InsP_3R$：$InsP_3$受容体，PIP_2：ホスファチジルイノシトール-4,5-ビスリン酸，PKC：プロテインキナーゼ C，PLC：ホスホリパーゼ C，RyR：リアノジン受容体，SERCA ポンプ：滑面小胞体の Ca^{2+}-ATPase ポンプ。
(Adapted with permission from Clapham DE. Calcium signaling. Cell 2007;131:1047–58.)。

に，閉経後の女性における 1 つの報告[79]を除いて，亜鉛の保持量の低下は，高いカルシウム摂取と関係していなかった。この相互作用の性質は明らかではなく，さらなる研究を要する。非ヘム源からの鉄の吸収は，カルシウム摂取が 300 mg/日まででは，放射性同位元素で標識された試験食からの吸収が半減するが，その後のさらなる減少はなかった。したがって現実的には，食事のたびに少なくともコップ 1 杯の牛乳を飲むことでカルシウム量を摂取すると仮定して鉄の必要量を設定するのが妥当である[80]。カルシウムによる鉄吸収抑制作用は，腸での効果ではなく，腸粘膜で，おそらく mobilferrin（10 章参照）のレベルで鉄輸送との競合が生じている可能性がある[81]。思春期女子において，12 週間までのカルシウムサプリメントは，おそらく鉄吸収能の代償性亢進により鉄栄養状態に影響せず[82]，長期のサプリも，全身の鉄蓄積量に影響しなかった[83]。1 回の食事鉄の吸収に関する研究は，おそらく食事全体の影響を考慮すると影響を過大評価している可能性がある。成長期のラットにおける鉄欠乏は，骨の形態に悪影響を及ぼし，それはカルシウムの欠乏によりさらに悪化する[84]。またミネラル比の変化が慢性疾患へ及ぼす影響の程度は，よく理解されていない。

機能

▶細胞内情報伝達

イオン化カルシウムは，可逆的にタンパク質と結合する能力ゆえに，細胞で最も一般的なシグナル伝達因子である。制御的な変化を発揮するには，内部または外部からの刺激（物理的，電気的，化学的）が，[Ca^{2+}] を細胞外から細胞内に流入させること，または Ca^{2+}を貯蔵場所から放出することによって，細胞の特定部位で [Ca^{2+}] に変化を引き起こしている（**図 7.4**）。多くの結合タンパク質や特殊な排出タンパク質の存在により，細胞質内 [Ca^{2+}] は 100 nM に維持される。細胞内 Ca^{2+}は他のセカンドメッセンジャー分子のように代謝されないので，このようなことが必要と考えられる。放出された Ca^{2+}はおそらく 0.1～0.5 μm 未満しか移動せず，結合タンパク質に結合するまでの 50 ミリ秒だけ遊離イオンとして存在する。Ca^{2+}-ATP ポンプを伴った粗面小胞体（筋の筋小胞体）には，カルシウム結合タンパク質が存在し，主な細胞内カルシウムの貯蔵場所である。細胞質における Ca^{2+}の過剰な蓄積は，エネルギー産生に必要なリンを結合してしまうので，細胞死をまねく。

イオンカルシウム濃度は，カルシウム受容体（CaSR）を介して認識される。つまりカルシウムイオンはそれ自身が**図 7.4** で見られる G タンパク質結合型受容体であるカルシウム受容体によって認識される，情報伝達物質である。このようにカルシウムは，細胞内のセカンドメッセンジャーと同様に重要な細胞外におけるファーストメッセンジャーでもある。静止時の細胞膜は，細胞内に向かうカルシウムをほとんど透過させず，Ca^{2+}-Mg^{2+}ATPase が，カルシウムイオンを細胞質から細胞外に汲み出しており，細胞膜は，カルシウムホメオスタシス維持に重要な役割を果たしている。このポンプはカルモデュリンによって活性化される。カルモデュリンは，細胞内のカルシウムイオン受容体タンパク質であり，カルシウムイオンに対する K_m 値を，400～800 nm から約 200 nm に低下させ，ポンプの容量を高める。このようにして，Ca^{2+}の流入による瞬間的な細胞内 [Ca^{2+}] の増加は，急速に興奮前のレベルに戻される。細胞膜（形質膜）における Ca^{2+}流入のより重要性の低い経路として，興奮性細胞における電位依存性チャネル，シナプス後膜における受容体作動性チャネル，またナトリウム（Na^+）チャネルなどが存在する。そして，Na^+/Ca^{2+}交換流出経路が Na^+ポンプによって維持される。カルシウム・メッセンジャー系には，引き金となるタンパク質と持続性に必要なタンパク質が含まれる[1]。

持続性の反応

ホルモンや神経伝達物質のような情報伝達物質が形質膜で受容体と結合すると，一連の反応が起こる。**図 7.4** に示すように，受容体は G タンパク質結合型受容体，または受容体チロシンキナーゼである。ホスホリパーゼCは活性化され，細胞膜の内側に結合しているホスファチジルイノシトール-4,5-二リン酸エステル（PIP_2）をイノシトール-1,4,5-三リン酸エステル（$InsP_3$）とジアシルグリセロール（diacylglycerol：DAG）に分解する。細胞質に放出された$InsP_3$は粗面小胞体（または筋の筋小胞体）膜でGタンパク質共役受容体と結合する。この細胞は，細胞内の貯蔵庫からCa^{2+}の遊離を誘発する。Ca^{2+}は，膜Ca^{2+}感受性電圧チャネルを経て，細胞質に入ることもできる。細胞質のカルシウムイオン濃度は，100 nMから2 mM，すなわち最大20,000倍も上昇する。この増加した細胞質のCa^{2+}がカルモジュリンに結合し，さらにキナーゼを活性化して特異的にタンパク質をリン酸化する。このシステムは，副腎細胞からのアンギオテンシンⅡに反応するアルドステロンの分泌，β細胞からのインスリン分泌，平滑筋の収縮，エキソサイトーシス，T細胞やB細胞の活性化，細胞外マトリックスへの細胞接着，アポトーシスなど多くの細胞機能を担っている。

一方，PIP_2の脂質部分であるDAGは膜の中に残ってもう1つの膜結合性の酵素（プロテインキナーゼC）を活性化し，それがカルシウムポンプを刺激する。すなわち，細胞内外において，カルシウムイオンが繰り返し利用され，その結果，カルシウムイオン濃度の大きな変動が起こる。Ca^{2+}ポンプの作用の後でCa^{2+}濃度が静止レベルに戻ると，約1秒で回復は起こり，次のCa^{2+}スパイクが可能となる。CaSRのクローニングにより，CaSRによって影響されるシグナル伝達経路が，急速に解明されている。CaSRはホスホリパーゼとマイトジェン活性化プロテインキナーゼ（mitogen activated protein kinase：MAPK）を活性化して，アデニル酸シクラーゼを阻害する[86]。

引き金タンパク質

カルシウム受容体タンパク質経路はほとんど，どこにでも存在し，興奮性および非興奮性の細胞内に存在する。この経路は，カルシウムイオンがオン・オフのスイッチとして，迅速にスイッチ機能を発揮するのに重要である。興奮性の細胞の例は，骨格筋と神経細胞，平滑筋，塩に反応する味覚細胞である。興奮性細胞は，非興奮性の細胞が細胞内のCa^{2+}の劇的な増加を許す上記のシステムに加えて，形質膜においては電位依存性のCa^{2+}チャネルを含む。Ca^{2+}の流入は，Ca^{2+}を体内の貯蔵庫から放出するためにリアノジン受容体（RyRs）を起動させる。

カルシウムというたった1つのイオンが，増殖・分化・ニューロンの適応・運動のような，細胞における多様な過程を調節できるのは，細胞内のある部位に限局することもできるし，放出量や放出頻度を調節することにより，細胞全体広がることもできるからである。

▶細胞外酵素とタンパク質のためのコファクター

カルシウムは，ある種のプロテアーゼや，血液凝固因子を安定させたり，最大の活性を発揮させたりするのに欠かせない。これらの機能は，細胞外のCa^{2+}濃度の変化にはあまり影響を受けない。上に述べたような経路によりカルモジュリンによって活性化されないと考えられる物質の例としては，グリセルアルデヒド・リン酸塩デヒドロゲナーゼ，ピルビン酸デヒドロゲナーゼとα-ケトグルタル酸デヒドロゲナーゼがあげられる。

▶骨と歯

骨と歯におけるカルシウムの役割については，骨粗しょう症の章でより詳細に述べる。カルシウムは主に，一般式$Ca_{10}(PO_4)_6(OH)_2$で示される不溶性ヒドロキシアパタイトとして存在する。カルシウムはミネラルの39.9％を占める。

骨が支持組織の役割を果たすのは当然としてその他，血漿カルシウム濃度を維持するカルシウムの重要な貯蔵庫である。骨からのカルシウム動員に関わるカルシウム結合部位は，まだ同定されていない[87]。

成人における骨のカルシウムプールは平均して8～12年ごとに入れ替わる。しかし，歯ではこのような入れ替わりは起こらない。骨のリモデリングは生涯続く。骨吸収に関与する破骨細胞は，この過程において骨表面に付随し，その部位からクエン酸および乳酸（骨塩基質を分解するために）とタンパク質分解酵素（有機基材を消化するために）を放出する。その後，骨形成を司る骨芽細胞は，再吸収された骨を置き換えるために，新しい骨を形成する。通常，これらの過程は連結している。成長過程では，骨形成は骨吸収を上回る。骨粗しょう症では，骨吸収が骨形成を上回る。骨芽細胞はPTH，$1,25(OH)_2$ビタミンD，エストロゲンとプロスタグランジンE_2の受容体を有している。破骨細胞は，CTと種々のサイトカインに対する受容体をもっている。骨吸収はPTHによって促進され，CTにより阻害される。

カルシウム栄養状態の評価

カルシウム栄養状態の評価については，栄養素の中でも特徴ある研究の挑戦が続いている。骨は，骨粗しょう症の章で示すように，カルシウムの重要な細胞内機能と細胞外液のカルシウム濃度の維持に対して，非常に大きなカルシウム貯蔵庫として機能している。この貯蔵システムは，少なくとも栄養学的な理由において，基本的に細胞や組織におけるカルシウム欠乏が生じないくらい大きな容量を有している。しかし，骨格の力学的な働きは骨格の容量（つまり，カルシウムの貯蔵量）に直接比例するので，貯蔵庫の量が低下すると骨強度の減少が起こる。この意味で，カルシウムは貯蔵庫がそのために機能する唯一の栄養素であるといえる。貯蔵庫のサイズの評価は，二重エネルギーX線吸収測定法（DXA）を用いた全身骨塩定量によって行うことができる（90章参照）。ただし，結果の解釈には問題があり，カルシウム貯蔵は，栄養のためだけでなく，他の理由，例えば十分な身体活動，体重減少，生殖腺のホルモン欠乏症など様々な疾患とそれらの治療のために低いことがありうる。

研究目的であれば，カルシウムバランス（摂取量－排出量）は体からのカルシウムの喪失が栄養摂取量に見合うか否かを決定することができる。負のバランスの場合，カルシウムは骨から失われる。しかし，普通に暮らしていて自由にカルシウムを摂取している人のカルシウム状態を評価することはできない。

カルシウム代謝のもう1つの側面を表す，血中［Ca^{2+}］

と細胞外液［Ca^{2+}］は簡単に測定できる。しかし，大量のカルシウム摂取後に，血清カルシウム濃度が一時的に上昇することはあるが，カルシウム摂取不足による低カルシウム血症や，摂取量増加による高カルシウム血症は，基本的に起こらない。これは，基本的に，骨格が非常に大きいカルシウム貯蔵庫として働き，本質的に限りなく細胞外液［Ca^{2+}］を維持する（前述したように）からである。本章の他の項で述べられるように，副甲状腺は，細胞外液［Ca^{2+}］の維持のために貯蔵庫からカルシウムを動員する役割を果たしている。

欠乏症

前述のように，明らかなカルシウム代謝性欠乏症は，骨格に大量の蓄えがあるのでほぼ存在しない。しかし，バングラデシュ（21.5％の高罹患率）や風土病性くる病のように，カルシウム欠乏性くる病が起こっている地域もある[88]。1日わずか50 mgのカルシウムサプリメントであっても，1〜5歳児のくる病を防ぐのに十分であることが報告された。

骨粗しょう症を予防するために十分なカルシウムの摂取量が決められている。骨粗しょう症のリスクを低下させるための主な戦略は，成長のピーク骨量を最大にすることであり，これは後半生の骨喪失を減らすことである。最適カルシウム摂取量を得ることは，これら2つの目的のために達成すべきことである。この骨粗しょう症という重要な疾患を予防するカルシウムの役割に関するさらなる詳細は，骨粗しょう症の章で述べる。

前述したカルシウムの細胞内の情報伝達機能は，通常，先進国の人のカルシウム摂取量の範囲では影響を受けない。それにもかかわらず，カルシウム欠乏症で間接的に役割を果たす場合がある。低いカルシウム摂取では，直接的にカルシウム代謝に関連していないシステムが作動しているようである。前述のように，低カルシウム摂取量に反応して起こる血中$1,25(OH)_2D$の上昇は，ある種の細胞膜におけるカルシウムチャネルを開口させ（平滑筋や脂肪組織）。その結果，細胞内［Ca^{2+}］が増大する（このことは，血管平滑筋の収縮，脂肪酸合成，脂肪組織における脂肪合成の抑制など，いろいろな組織において特異的な反応を引き起こす）。このように，カルシウム摂取量の低下は，例えば肥満と高血圧などの疾患の発症や進展に寄与すると考えられる[89]。

骨喪失を防ぐために必要なカルシウム摂取は，血清脂質濃度を改善したり，高血圧のリスクを下げるかもしれない[90,91]。また，カルシウム摂取と大腸癌[92]や乳癌[93]のリスクとの間には逆の相関関係が存在する。大腸腺腫の再発は，カルシウム補充で約20％減少する。

適切なカルシウム摂取は，腎結石のリスク（本章後出の毒性に関する記述参照）を減少させる[95]。腸で吸収されなかったカルシウムは，不溶性シュウ酸塩を形成し，それによって食事からのシュウ酸塩の吸収を減少させる[96]。多量のカルシウムサプリメントは，小腸性高シュウ酸症による腎結石に認められた治療である。

過体重者増加という最近の疫学上の問題には，栄養性の要因が関わっている。乳製品（カルシウムの消費に，部分的に，または完全に関連している可能性がある）の消費は，インスリン抵抗性症候群およびその構成要素（例：肥満，高インスリン血症とインスリン抵抗性）のリスク低下と関連する[97]。低脂肪乳製品は，米国高血圧合同委員会によって高血圧を管理するために推奨されたDietary Approaches to Stop Hypertension（DASH）の食事の一部でもある[98]。

表 7.3 各年代のカルシウム推奨量

群	目安量（mg/日）（1997年）	推奨摂取許容量（mg/日）（2010年）
乳児期		
生後0〜6ヵ月	210	200（目安量）
生後6〜12ヵ月	270	260（目安量）
小児期		
1〜5歳	500	700
4〜8歳	800	1,000
思春期 8〜18歳	1,300	1,300
成人期		
19〜50歳	1,000	1,000
50歳〜	1,200	1,200
妊娠・授乳期		
14〜18歳	1,300	1,300
19歳〜	1,000	1,000

(Data from Food and Nutrition Board, Institute of Medicine. Dietary Reference Intakes for Calcium, Phosphorus, Magnesium, Vitamin D, and Fluoride. Washington, DC: National Academy Press, 1997; and Food and Nutrition Board, Institute of Medicine. Dietary Reference Intakes for Vitamin D and Calcium. Washington, DC: National Academies Press, 2010, with permission.)

必要量と推奨量

カルシウム必要量は，尿，便，汗から喪失されるカルシウムを補充できる食事性カルシウムの量に骨格の形成過程において骨成長のために必要とされるカルシウムを加えたものである。米国医学研究所（Institute of Medicine）のFood and Nutrition Boardによる至適カルシウム摂取量に適した各年代の推奨量を，**表 7.3** に示す。骨外におけるカルシウムの必要性は，カルシウム摂取が不足しても簡単に骨から供給することができるため，骨の健康は，適正カルシウム摂取量を決める上で，主要な検討課題である。生涯の骨維持のためのカルシウム必要量は，成長や年齢による吸収・排泄の変化のため，一律ではない。すべての年齢において，カルシウムあるいは乳製品摂取と骨の健康との関係について多くの研究が報告評価されている[99,100]。研究の約75〜80％は，カルシウム摂取量の増加がカルシウムバランスを正に導き，成長期の骨量を増加させ，その後の骨喪失を抑制し，骨折発生率を低下させた。50歳以上の無作為対照試験のメタ解析によると，カルシウムとビタミンDの補給は，骨折の相対的リスクを12％減少させた[101]。

▶乳児期

正常出産の乳児には約0.65〜0.75 mol（26〜30 g）のカルシウムを含有する。生後1年になるまでには，全身のカルシウムは，約2 mol（80 g）まで増加する。体の大きさあたりのカルシウム沈着の割合は，生涯の他のいかなる期間よりも高い。カルシウムの必要摂取量は，最初の6ヵ月は母乳の平均の授乳量から決定される目安量（AI），次の6ヵ月は母乳に加えて固形食からの目安量に基づく。

▶小児期と思春期

カルシウム蓄積は，小児期の全体を通じて続く。成長率は一律でなく，2〜8歳で鈍り，また9〜17歳で，成人の骨格の約45%が獲得される。約470 mg/日のカルシウム摂取で，1〜4歳における平均的な成長が起こる。最大蓄積は，女児では12〜14歳，男児では14〜16歳の思春期で起こる[103]。カルシウム摂取，人種，血清インスリン様成長因子（insulin like growth factor-1：IGF-1）など思春期特有のマーカー，初経前期年齢は，骨カルシウム保持の最も大きな予想因子である[104]。思春期の女性における平均の最大カルシウム貯留のために必要な最低摂取量は，1,300 mg/日である[57]。このレベル以上にカルシウムを摂取すると，摂取レベルが低い場合と比較して，カルシウム吸収促進，骨吸収抑制を介して，骨へのカルシウム蓄積を促進した[105]。しかし，カルシウム摂取が**表 7.3** に推奨されているレベル以下の場合，推奨されている量以下のカルシウム摂取の結果，成人での骨量減少が起こるかどうかは，明らかでない[106]。縦断研究の結果より，骨へのカルシウム蓄積のために必要な量は（これが本当に至適かどうかは別として）推定カルシウム摂取量は，14〜18歳の白人女児で1,000 mg/日，白人男児で1,200 mg/日であった。動物実験では，思春期の成長段階におけるカルシウム欠乏は，成長に完全に追いつけないことが示されている[108,109]。ヒトにおける無作為対照臨床試験では，骨量維持におけるカルシウムサプリメントの効果は，補充停止後は弱まることが知られている[106,110]。

▶最大骨量

成人身長に達した後でも骨へのカルシウム沈着は最大骨量に達するまでの間，起こり続ける。骨成長終了時点で，骨の最大量が蓄積された時を最大骨量に達したという。女性の骨塩含量の90%は16.9歳までに成し遂げられ，19.8歳では95%，22.1歳では99%である[111]。しかし，最大骨量の時期は骨格の部位によって変化する。臀部の最大骨量が初めにピークに達し，大転子は約14.2歳，大腿骨頸部は18.5歳，ウォード（Ward）三角で15.8歳である[112]。脊椎は30歳代でも骨量が増加しうる。大腿骨骨幹軸同様，頭蓋骨は，生涯を通じて蓄積する[113]。

最大骨量の約60〜80%は，遺伝的に規定されている。様々な遺伝子が，人種による皮膚色素沈着（それがビタミンD合成に影響を与えるため，能動的なカルシウム吸収にも影響が及ぶ）から腎尿細管における再吸収能や体格の制御まで，カルシウム利用のあらゆる側面をコントロールしている。その上，多くの環境要因が骨量に影響を及ぼす[114]。思春期の女児における骨密度の主な決定要素は，カルシウムの摂取量である[115]。この期間中，尿カルシウムはカルシウムの摂取量に比較的影響を受けない[38,57]。これは，多くの摂取実験の結果から，吸収されたすべてのカルシウムは，骨蓄積に利用されることを示している。適切な食事中カルシウムの摂取は，骨の強さに寄与する骨の大きさや骨形態および形状に影響する[116]。

カルシウムの摂取量を除いて，最大骨量に影響を及ぼす他の生活様式は，身体活動やカルシウムバランス（本章前半に記述），神経性無食欲症，薬物濫用などがある。ここから予想できるとおり，食事カルシウムの摂取と運動は，強い骨格の形成を促進する[117〜119]。骨を形成する時期は過ぎているが最大骨量の時期以降に生活様式を変えると骨喪失の率に影響を及ぼすことがある。

▶成人

成人女性は23〜25 mol（920〜1,000 g），成人男性は約30 mol（1,200 g）の体内カルシウムを保持している。集団におけるこの平均値の変動係数は約15%である。全身骨量は生殖可能年齢を通して比較的一定である。18歳以降，大腿骨近位部やその他の部位における減少が見られるが，これは前腕，全脊椎と頭部の継続する成長で相殺される。次に，加齢による骨喪失が起こる。それは個人によって変動するが，女性では閉経後の最初の3年の間に最も急速に起こる。平均的な成人は，年約1%の率で骨量が減少する。加齢によるカルシウム吸収の減少と尿中カルシウム排泄の増加は，この喪失に寄与する。この生理的変化は，女性では特に閉経期に顕著である。エストロゲンの減少や加齢が小腸ビタミンD受容体の減少に関係している[3]。さらに，加齢による骨量減少には，カルシウム摂取量の低下（後述），身体活動の低下，生殖ホルモン濃度の減少など様々な原因が関与している。高齢者で，最大の供給または最小の喪失のためのカルシウムの摂取量は，Panel on Calcium and Related Nutrients により，平均1,200 mg/日であると決められている（**表 7.3**）[117]。

▶妊娠

胎児の骨格のカルシウム沈着は，妊娠第3三半期まではそれほど多くない。妊娠第3三半期には，1日あたり約5 mmol（200 mg）のカルシウムが胎児の成長のために必要である。母体のカルシウム吸収や腎での保持は，胎児の要求に応じてカルシウムをPTHやIGF-1によって規定される授乳用分泌管に蓄えるため妊娠第2三半期までに開始される[120,121]。前妊娠状態から妊娠第3三半期まで，カルシウム吸収率は60〜70%増加する[122]。カルシウム摂取量が少ない場合，胎児のカルシウムの需要に応えるため，母体の骨が犠牲となるが，よほど極端なカルシウム摂取不足状態でない限り，胎児の骨は守られている[123]。この変化には，妊娠初期の生物学的に活性な副甲状腺ホルモンの減少，妊娠初期のCT増加，そしてプロラクチンの10〜20倍の増加などが伴う。ある研究では，カルシウムサプリメントは，インドにおける栄養不良の新生女児の骨密度を増加させ[124]，習慣的摂取が500 mg/日未満の女性において妊娠授乳期を通してカルシウムバランスや骨形成を改善した[125]。しかし，習慣的カルシウム摂取が9 mmol（360 mg）/日であったガンビアの妊婦へのカルシウム補充は，乳児の骨ミネラルの状態に効果を示さなかった。

▶授乳

カルシウムの母乳への「移動」あるいは「供給」は，主に容量の変化によって変動する。カルシウム濃度は7±0.65 mmol/L（280±26 mg/L）で比較的一定に保たれていて，母親の食事中カルシウム状態とは独立している。母乳に移行する1日あたりのカルシウム量の日差変動は大きいが，乳児期における骨ミネラルの成長には影響しない[127]。しかし，妊娠した若いアフリカ系アメリカ人による低い乳製品の消費は，胎児における大腿骨長の低下と関係していた[128]。母親の血清から母乳への1日あたりカルシウムの移動は，出産後3ヵ月の4.2 mmol/日（168 mg/日）から妊娠後6ヵ月の7 mmol/日（280 mg/日）まで増加する。妊娠終了期における腸のカルシウム吸収の増加は，出産後および授乳期の間に徐々に消失する。母乳産生の必要性に応ずるために，腎臓での保持はある程度起こるが，より重要なことは，母体の骨格が1ヵ月あたり約1%の率で減少することである。この喪失は，カルシウムやビタミンDサプリメントでは予防できない[129]。授乳中の骨代謝回転の増加は，授乳中乳腺組織において産生されるPTH関連ペプチド（PTHrP）によって調節されている可能性がある[130]。授乳後のタンパク質同化状態において骨量は，授乳前のレベルに回復する。このような回復が，すべての個人（例えば高齢の授乳婦）で達成されているかどうかはわかっていない。疫学研究は，妊娠/乳汁分泌と骨粗しょう症性骨折の間に相関を見出せていない。

カルシウム摂取量の適切性

1999～2004年にNational Health and Nutrition Examination Survey（NHANES）において調査されたアメリカの男女の年齢別のカルシウム摂取量を1997年のDietary Reference Intake Committee for the Institute of Medicineによる食事摂取基準の目安量および上限値（upper intake level：UL）と比較した[131]。平均カルシウム摂取は，9歳以上では推奨量よりも低かった。アメリカ人でカルシウム摂取量が目安量を上回っていたのは，女性で21.3%，男性で43.7%にすぎなかった[131]。牛乳の摂取量が，幼少期から思春期後期にかけて25%以上も減っており，これがカルシウム摂取の低下につながっている[111]。2003～2006年のNHANESの予測によると，アメリカ在住者の43%がカルシウムサプリメントを使用している[132]。カルシウムサプリメントは，主に成人や目安量を満たしている人が利用していた（すなわち，71歳以上の男性高齢者では，食事からのみが15%，食事とサプリメントからが31%，また71歳以上の女性高齢者では，8%が食事からのみであるのに対し，39%が食事とサプリメントでカルシウム摂取の目安量を満たしていた）。

集団のカルシウム摂取量の評価は，栄養状態を決定するために，そして食事と健康および疾患の関係について結論を出すために重要である[133]。しかし，通常，ヒトのカルシウム摂取量を評価する場合，誤差範囲が大きい。カルシウムの摂取量は食物摂取頻度調査，思い出し法，食事記録法あるいは陰膳法によって評価される。陰膳法は，実際に食べるのと同じ食事を余分につくり，それを分析する方法であり，他の調査方法におけるような誤差は起こらないが，煩雑であり，多数例の調査には向かない。乳製品はカルシウムの主要供給源であり，対象者はそこそこに乳製品の消費を思い出すので，食物摂取頻度調査は他の栄養素より正確にカルシウムを評価できる。しかし，食品添加物（例：固化防止剤），水，強化食品と医薬成分として摂取されたカルシウムは，容易に見逃される。アジア系，ヒスパニック系，および白人の10～18歳児の食事を評価する際に，強化食品からのカルシウム摂取を考慮した場合，以前より高いカルシウム摂取がアメリカの調査で報告された。大部分のサブグループにおいて，各年齢ごとに推奨される摂取量を下回っていた[134]。思い出し法や食事記録法は，ポーションサイズ評価の誤差，食品の栄養組成分のばらつき，食品成分表が不完全など，種々の要因により，誤差を生じるが，食事記録を複数回繰り返して行うことにより，各個人の平均カルシウム摂取量の評価精度を向上させることができる。しかし，日々カルシウム摂取量は大きな範囲で変動するので，個人のカルシウム摂取量の推定は困難である[136,137]。

食事カルシウムの過剰摂取のリスク

栄養学的なカルシウム毒性は，カルシウムの過剰摂取による血液中カルシウム濃度の上昇（高カルシウム血症），尿中カルシウム濃度が上昇し，腎石灰化や腎結石をきたすほどの尿中カルシウム濃度上昇である。高カルシウム血症が特に重篤な場合，筋緊張低下，便秘，多尿，嘔気が生じ，最終的に昏睡で死亡する。それは，自然食材からの摂取では，基本的に起こらない。食事カルシウム源の安全性における良い実例は，遊牧民や田園生活の民族（例：マサイ族）によって示される[138]。それらの食事の大部分は牧畜動物からのミルクである。彼らは，5,000 mg/日（しばしば，それよりかなり高い）以上のカルシウム摂取をしている。先進国の人が摂取するカルシウムのおよそ5～10倍はとっている。しかし，彼らには，高カルシウム血症または腎結石の発症は見られない。

高カルシウム血症，代謝性アシドーシス，さらに腎不全にまでいたる可能性のある病態が増加しており，特に過剰のカルシウムサプリメント（通常4 g/日以上）および吸収性のアルカリ（尿のpHを上昇させて，腎臓にカルシウムが沈着しやすくなる）接種歴のある閉経後・妊娠中女性に多い[139]。高齢者は，このような「カルシウムアルカリ症候群」に対する抵抗性が弱い。なぜなら，高齢者は過剰なカルシウムを緩衝するための骨の貯蔵機能が低下しており，骨吸収が相対的に進んでいる状態にあるためである。カルシウム量が枯渇し，カルシウム吸収が亢進している妊娠女性もまた同様に抵抗性が弱い。

通常，腎結石は，食事性カルシウムの摂取では起こらない。腎結石患者はしばしば，カルシウムの腎排泄が非常に多い高カルシウム尿症をわずらっている。したがって，彼らには，時々骨格における貯蔵カルシウムの低下が観察される。そのような人でカルシウム摂取量が低下した場合には，まれに腎結石の問題に影響を及ぼし，骨量のさらなる低下につながる。高いカルシウム摂取は，影響を受けやすい特定の人で腎結石形成の一因となる可能性がある。女性を対象としたアメリカのコホート研究であるWomen's Health Initiativeの7年間の前向き調査では，カルシウムとビタミンDサプリメントが腎結石のリスクを17%増加させる結果を示した[140]。ただし，ここでの腎結石は，臨床診断的に確定されたものではない。したがって，この研究の重要性は不確かであり，また多くの研究は食事カルシウムおよびサプリメントの摂取は腎結石のリスクを増加させないことを示している[141]。シュウ酸カルシウム結石を繰り返している患者において，1日10 mmol（400 mg）の低カルシウム食と比較して，カルシウム摂取を30 mmol（1200 mg）に増加し，動物性タンパク質・食塩摂取を控えた場合，結石がむしろ軽快したことが報告されている[95]。これは，尿中シュウ酸塩が結石形成により重要なリスク因子であるためである。また，食事カルシウムは腸管内で食事由来のシュウ酸塩と結合し，シュウ酸塩の吸収を阻害する。それゆえに，尿中シュウ酸塩負荷が減少する。

カルシウムサプリメントの長期利用に関する心配は，前立腺癌[142]，心筋梗塞や血管石灰化[143]のリスクが高まることである。あるメタ解析研究では，カルシウムサプリメントの利用が心血管疾患リスクを30%上昇させたことを報告した[144]。この有力な機序は明らかではない。（心筋梗塞発症のような）心血管系のエンドポイントに関する懸念が示されていることに関連して，カルシウムが血清脂質や血圧に対して望ましい影響を及ぼすという結果は，疾患リスクの増加とは合致しないように思われる。このような関係についてさらに研究が進むまでは，サプリメントからの摂取は，推奨されている範囲を超えないのが安全である。前述のマサイ族や乳製品を大量摂取しているスウェーデン人のような集団の観察研究結果は，食事からのカルシウム多量摂取は，むしろ心血管系に望ましいことを示しており，もし今後疾患リスク増加が本当に起こることが明らかになったとしても，そのようなエビデンスは，サプリメント由来のカルシウムに関してのみ当てはまるべきものであろう[145]。

カルシウムと臨床症状

古くから知られているように，低カルシウム摂取は，低いカルシウム吸収率と体内カルシウムの不可避喪失と相まって，骨カルシウムの欠乏を導く。言い換えると，低いカルシウム摂取は，骨量（強度）の低下をもたらす。これは，骨粗しょう症を引き起こす原因の1つである（90章で詳述）。遺伝子変異は細胞内カルシウムシグナルの変化を引き起こすことがある。例えば，リアノジン（RyR）受容体の異常は，心肥大と脳梗塞を引き起こす。家族性良性高カルシウム血症は，CaSRが部分的もしくは完全に不活性化された際に起こる。細胞損傷や傷害，重篤な機能不全は，常に細胞内カルシウム濃度の上昇と関係している。このことは，細胞内外で1万倍のカルシウム濃度勾配を維持する細胞の機能異常と関係しているようである。さらに，細胞内カルシウムの上昇は，細胞障害や細胞死を促進するように思われる[146]。

カルシウム代謝における最も共通の異常は（根本的に多因子性な骨粗しょう症以外で），細胞外液［Ca^{2+}］の調節異常である。通常，これらの状態は副甲状腺機能異常の結果であり，栄養学的な問題ではない。本章の前半で示したように，骨カルシウムの蓄積は細胞外液［Ca^{2+}］量に比べて非常に大きいので，食事性カルシウム摂取不足だけでは基本的に，細胞外液［Ca^{2+}］濃度異常は決して起こらない。しかし，これには若干の例外があり，それらは調節系がどのように働いているのかを理解するのに役立つので，以下に示しておく。

成長過程において，骨石灰化に対するカルシウム要求性は最も高く，特に極端な低カルシウム食では，副甲状腺ホルモンの最大分泌にもかかわらず，低カルシウム血症が発症する。その結果，PTHの過剰分泌が血清リン濃度を低下させる。この，細胞外液における低カルシウム血症と低リン血症の組合せは，骨基質の石灰化異常と骨芽細胞機能異常をもたらす。その結果がくる病である。通常，くる病は，ビタミンD欠乏，低リン血症，あるいは骨芽細胞毒性により引き起こされる。しかし，この例で示すように，カルシウム欠乏のみでもしばしば引き起こされる[137]。

栄養的な低カルシウム血症のもう1つの例は，マグネシウム欠乏症の結果として起こる。この場合，ほとんどが重篤なアルコール中毒，または体内から過剰なマグネシウムを喪失する吸収不良と小腸瘻である。マグネシウムは，もちろん，多くの細胞代謝過程（マグネシウムの章参照）に必須の基本的カチオンである。そして，重症マグネシウム欠乏症により多くの臓器で機能異常が見られる。細胞外液［Ca^{2+}］を調整しているシステムも，その例である。上皮小体（副甲状腺）からのPTH分泌とPTHに対する骨の反応はマグネシウムに依存している。そして，両方ともマグネシウム欠乏症では反応が低下する。マグネシウム欠乏症患者ではこの両過程が損なわれているということの証拠は，低カルシウム血症に反応したPTH濃度の十分な上昇が確認されず，さらに外因性PTHに対して骨リモデリングの上昇が確認されないという事実である。マグネシウムの補充は，これらの両問題を修正する。

(Connie M. Weaver, Robert P. Heaney／
宮本賢一・金子一郎 訳)

8 リン

歴史的概要

リン（phosphorus）は，1669年，Hennig Brandが尿中からこのミネラル成分を分離したことによって発見された。Brandは，リンが空気に触れると燃えるような光を放つことを発見した。そのため，ギリシャ語で光を意味する“*phos*”と使者を意味する“*phoros*”が名前の由来となっている。自然界では，リンは単体で存在し，原子量は30.97である。半減期14.28日の^{32}P，半減期24.3日の^{33}Pの2つの放射性同位体が存在する。1920年代前半，George Heveseyらは，この生物学的役割を解明するために，^{32}Pを植物に注入した[1)]。その後の10年，Heveseyは，吸収されたリンが生体内にどのように分布しているのかを特徴づけ，石灰化組織におけるリン総量を特定するために，同位体を用いた動物実験を行った[2)]。ヒトでの初期の代謝平衡実験は，McCanceとWiddowsonによって1940年代に行われた[3)]。彼らのすばらしい研究は，腎尿細管におけるリン調節が全身のリンホメオスタシス（恒常性）に必須の役割を担っていることを明らかにした。同年代には，HarrisonとHarrisonがリン代謝と尿中リン排泄における副甲状腺ホルモン（parathyroid hormone：PTH）やビタミンDの重要性を明らかにした[4)]。これらの初期の研究は，ヒトの生体内におけるリン流動の理解に大きく寄与したものの，リン代謝の多くの部分はいまだ明らかではない。最近では，線維芽細胞増殖因子23（fibroblast growth factor 23：FGF23）やFGF共受容体Klotho遺伝子など「フォスファトニン」の発見によって，長期にわたるリン代謝のホルモン調節が明らかになった。こうした進展により，リンホメオスタシスにおける骨–腎臓連関の理解が向上し，いくつかの遺伝性リン代謝異常の遺伝的根拠が確立された[5〜7)]。この生物学的なリン代謝の理解の増進は，ミネラル代謝異常をもつ患者に新しい治療法をもたらすかもしれない。ヒトの健康時や疾患時におけるリンホメオスタシスのよりよい生体マーカーが必要である。

生化学的・生理学的機能

▶重要性

リンは生体内に広範に分布しており，遺伝情報の転写からエネルギー利用まで幅広い種々の機能に不可欠のミネラルである。リンはDNAやRNAの骨格を形づくり，すべての細胞膜二重層を形づくる必須の構成成分である。生体内における多くのタンパク質や酵素，糖質は，リン酸化されており，その過程は，リン酸化タンパク質と糖質の活性や機能を決定する。リンは，生体内エネルギー源であるアデノシン三リン酸（ATP）の必須の構成成分である。他のリン酸化タンパク質（例えば，筋中のクレアチンリン酸）は，ATP合成のための迅速なリン供給源として役割を果たしている。2,3–ジホスホグリセリン酸塩（あるいは，2,3–ビスホスホグリセリン酸塩）としてリンは，ヘモグロビンからの酸素の解離において不可欠な役割を担っている。細胞内リン酸は主要な細胞内緩衝剤であるため，生体内全体でpHを調節するために必須である。最後に，多くの細胞内シグナルの作用は，サイクリックアデノシン一リン酸（cAMP）やサイクリックグアニン一リン酸（cGMP），イノシトールポリリン酸（イノシトール三リン酸〔IP_3〕）のようなリン酸を含む化合物に依存している。

▶分布と身体組成

生まれた時，新生児は約20gのリン（0.5g/100g除脂肪組織）を保持している。そのほとんどは，妊娠最後の8週間で蓄積される[8)]。成長後は，総生体内リン量は，約1.35g/100g除脂肪組織で[9)]，女性で平均400g，男性で平均500gに増える[10)]。

生体内におけるリンの最大の貯蔵は，ヒドロキシアパタイト$Ca_{10}(PO_4)_6(OH)_6$として最大85%が骨に蓄えられる[7)]。この化合物は，骨の石灰化基質を形成し，骨独自の生体力学的な特性を獲得する。残り14%未満の生体内リンは，軟組織や筋，内臓などに存在し，1%未満だけが主としてリン酸（PO_4）の形や無機リンイオン（Pi），またカルシウム（Ca^{2+}）やマグネシウム（Mg^{2+}）のような他の陽イオンと結合した形で細胞外に存在する。

▶血漿中濃度

85%の血漿リンは遊離型だが，残りの15%がタンパク質に結合している。血漿リン濃度は大まかに調節されており，一般に成人では0.8〜1.5mmol/Lである[11,12)]。血清リン濃度は，幼児，小児，思春期の間に，成人よりも約2倍高い（1.88〜2.42mmol/L）値から，成人の値まで次第に下がっていく。成長期に血清リン濃度が高い理由は確かではないが，腎臓での再吸収が増えることが最も有力な説である。低リン血症は，血清リン濃度が0.5mmol/L未満，高リン血症は2.2mmol/Lよりも高い場合として定義されている。重篤な低リン血症は，心筋症や骨格筋疾患発症と関係している。慢性的な低リン血症は，小児ではくる病，成人では骨軟化症を引き起こす可能性がある。高リン血症は，軟部組織の石灰化をもたらし，重度ではテタニーや死をもたらす低カルシウム血症の原因になりうる。

正常の上限値より少し高い血清リン濃度でさえ，心血管疾患の指標として有効かもしれない[13〜15)]。これらの関係を示す信用できる機序は解明されていないが，研究者は，血清リン濃度の高値が血管石灰化や骨粗しょう症をもたらす骨吸収を反映していると仮定している[16)]。あるいは，血漿リンの高値は，アテローム生成食（肉類，バター，飽和脂肪酸，コレステロールの摂取過多）を示しているのかもしれない。

▶リンホメオスタシスを調節するホルモン

3つの重要なホルモンが生体内リン出納に影響している。それは1,25水酸化ビタミンD（1,25［OH］$_2$D，またはカルシトリオールとして知られている），PTH，そしてFGF23である。カルシトリオールは，腎1-α水酸化酵素により，25水酸化ビタミンDの1位が水酸化され，腎臓で産生される。1-α水酸化酵素は，非常に厳密に調節され，またカルシトリオールの循環濃度は前駆体である25水酸化ビタミンDよりも1,000倍低い。

PTHは，甲状腺に近接する4つの副甲状腺によって産生される。PTHの分泌は，血清イオン化カルシウムのわずかな変化に反応する。血清イオン化カルシウムのわずかな低下で，大きなPTH上昇が生じるが，たとえ軽度でも高カルシウム血症はPTH分泌の著しい抑制を生じさせる。血清PTHは腎1-α水酸化酵素を刺激し，カルシトリオール産生を増加させる。そして，カルシトリオールは，小腸上部でのカルシウムとリンの吸収を促進する。慢性的なPTH上昇は，骨吸収の増加をまねき，ヒドロキシアパタイトからリンを遊離させる。1-α水酸化酵素や骨においてPTHが作用するにもかかわらず，PTHの主要な影響は，循環中リン濃度を低下させることである。なぜなら，PTHは急速に腎臓閾値を低下させるからである。腎臓リン閾値とは，尿中にリンが現れはじめる血漿リン濃度の上昇のことである。腎臓リン閾値は，血漿血清リン濃度を決定する主要な因子である。PTHは，腎臓近位尿細管におけるリン再吸収を抑制し，腎臓リン閾値を下げる（後述）。リン濃度調節において，PTHは，近位尿細管や骨に発現するPTHR1受容体を介して作用する。血清リン濃度を低下させるためのPTHの影響は，ヒトにおいてPTH投与後数分以内に起こる。

血清リン濃度は，カルシウム調節ホルモンの調節にも関与している。つまり，低リン血症や食事性リン欠乏は，1-α水酸化酵素を強く活性化し（PTH非依存的作用），血清1,25（OH）$_2$D濃度の上昇を導く。その結果，小腸でのリン吸収が促進される（前述）。反対に，血清リン濃度の上昇は，1-α水酸化酵素活性を抑制する。血清リン濃度は，少なくとも動物実験においては，細胞外イオン化カルシウム濃度を変化させることなく，直接PTH分泌を促進することが示されている。

1990年代中頃からの研究において，ホスファトニンとよばれる，リン代謝を制御するPTH非依存的な因子の存在が確認された[17]。ホスファトニンは，はじめは腫瘍性骨軟化症（間葉腫瘍から分泌された因子が腎臓リン再吸収閾値を低下させ，低リン血症を引き起こすまれな疾患）の患者から同定された。また，この因子は1-α水酸化酵素活性を抑制する[18]。これまでに，FGF23，frizzled-related protein-4（sFRP-4），matrix extracellular phosphoglycoprotein（MEPE），FGF7，の少なくとも4つのホスファトニンが知られている[17]。その中でも，近年FGF23がリンホメオスタシスに大きく寄与する主要なホスファトニンであると考えられている。

FGF23は，骨組織の石灰化基質の中に埋もれた特殊な骨の細胞である骨細胞から産生される。研究者は，FGF23は新たに形成される骨基質石灰化のリン量を調節するために機能していると仮説している。生理学的条件のもとで，血清リンと1,25（OH）$_2$Dは，FGF23産生の主要な調節因子である。高リン血症，食事性リン負荷，そして1,25(OH)$_2$DはすべてFGF23産生を促進し，逆に低リン血症，食事性リン欠乏は，その発現を抑制する。主なFGF23の作用は，腎近位尿細管においてリン再吸収を抑制し，腎臓リン再吸収閾値を低下させることである。また，FGF23は，1-α水酸化酵素活性を抑制する。腎近位尿細管におけるFGF23の作用は，PTHよりも緩慢である。血中FGF23は健康なヒトにおいて日々の変動はなく，長期的なリンホメオスタシスの調節に重要である。

FGF23は，FGFR1c受容体を介して主として作用するようである。FGF23は，FGFR1c受容体を活性化させるため，膜貫通型共受容体α-Klothoを必要とする。同時に，FGFR1c受容体とKlothoは，FGF23をリガンドとして受容体複合体を形成し，前述のようなリンホメオスタシスに影響する細胞内シグナルカスケードを誘導する。Klothoが機能していない時，もしくは欠損時は，FGF23は作用できない。遺伝子改変動物のKlotho変異マウスでは，血中FGF23濃度が高いにもかかわらず，顕著な高リン血症を示す。PTHや1,25（OH）$_2$Dと協調して，FGF23は血清リン濃度や生体内リン貯蔵を正常な範囲に保つ役割を担っている。

生体内ホメオスタシス

▶食事源

リンは，牛乳や鳥獣肉類，魚類，卵，乳製品，ナッツ類，豆類，穀類など様々な食品に含まれている。多くの種類の食物がリンを含むため，一般的な食事をしている人にとってリン不足が起こることは比較的まれである。一般に，約20 mg/kg/日，あるいは1,500 mgのリンを毎日摂取している。

食事性リンの評価は，実際，多くの食品添加物や日常的な保存料がリンを含んでいるため，複雑になってしまう。これら無機リン酸塩（例：リン酸ナトリウム，リン酸アルミニウムナトリウム，酸性ピロリン酸ナトリウム，第一リン酸カルシウム，トリポリリン酸ナトリウム）は，保湿，口あたり，結合性のような非栄養的機能のため，食品加工中に添加される。これらの添加物は，食品成分表におけるリンとしての要素に入っていないかもしれない[19,20]。また，食品産業は，これらの添加物の量を表示記載する必要がない[21]。研究者は，それらの添加物が，加工食品の相対的増加として1,000 mg/日と同等のリン摂取量を増加させると推測している[22]。食品添加物や保存料の使用は血清PTH濃度の上昇と関係しているため，リンホメオスタシスにおける食品添加物や保存料の影響についてのさらなる研究が必要である[23]。

▶腸管でのリン吸収

リンは，リン酸や有機リン複合体の形で腸細胞の吸収表面に到達する。腸管管腔内では，ホスファターゼは，有機リンをリン酸に加水分解して消化するのを助ける。食事由来のリンの吸収は，乳児や小児において最も高い（65～90%）。腸管でのリン吸収は，年齢とともに減少するが，成人ではまだ平均約 50～70%を維持している。

リン吸収のほとんどは，小腸で負荷依存的な受動輸送により起こる。ナトリウム依存性リン共輸送担体 NaP_i-2b（NPT2B）や P_iT1 を介したナトリウム依存性の輸送による能動輸送も行われる。カルシトリオールは，腸内の NaP_i-2b の数を増加させ，リン吸収能を増加させる[24]。しかし，カルシトリオールが低下している場合でも小腸でのリン吸収は健常者で 80%，腎不全の患者で 60%と，その差は比較的小さい[25]。さらに，NaP_i-2b の不活化変異をもつヒトでは，血清リン濃度は正常である。しかしこれは，単に代償的に腎臓でのリン閾値が増加した結果なのかもしれない。興味深いある報告は，十二指腸粘膜が腎臓尿細管におけるリン再吸収を制御する新たなホルモンを分泌している可能性があることを示唆している[26]。これは，そのようなホルモンが，リン豊富な食事によって誘導される高リン血症を緩和することになり，目的論的にも矛盾しない。

▶内因性リン分泌

消化の過程で，約 3 mg/kg/日のリンが膵臓や小腸消化酵素の構成物として小腸に分泌される。広範な食事性カルシウム摂取を通じて最小限にしか影響を及ぼさないカルシウムの内因性の便中喪失とは異なり，リンの内因性の便中排泄は，食事性リンの摂取に影響されやすく，0.9～4 mg/kg（0.03～1.24 mmol/kg）の間で変化する[27,28]。

▶腎臓リン排泄

腎臓は生体内リン出納調節に主要な役割を果たす。腎臓でろ過されたリンの約 95%は，近位尿細管においてホルモン的に仲介された能動輸送により再吸収される。リン平衡状態（すなわち 1 つの生体においてリンの出納がほぼない状態）では，尿中リン喪失量は，腸管からのリン吸収量とほぼ等しい。リン状態が破綻した時，リン保持を最大化するために腎臓でのリン再生利用が劇的に増加する。例えば，ヒトがリンをまったく含まない食事を摂取すると，24～48 時間以内に尿中リンは検出できないぐらい低落する。

腎臓では，リンは近位尿細管管腔側から 2 つの腎ナトリウム・リン酸共輸送体 NaP_i-2a（NPT2A），NaP_i-2c（NPT2C）によって取り込まれる[7]。ナトリウム・リン酸共輸送体の活性は，ナトリウム-カリウム-ATP アーゼポンプによって発生維持されている内側へのナトリウム勾配に依存している。NaP_i-2a は，3 つのナトリウム原子と二価のリン酸（$3Na^+$：1Pi）を取り込む荷電的輸送を担い，NaP_i-2c は 2 つのナトリウム原子とリン酸を運ぶため，電気的中性の輸送を担う。

生体内リン状態に反応して腎臓リン再吸収を制御する能力は，PTH，FGF23，また循環リン濃度によって媒介されている。血清リン濃度が上昇すると（血清イオン化カルシウム濃度が正常範囲を下回った時），PTH が副甲状腺から分泌される。主な PTH の生理学的役割は，腎臓遠位尿細管でカルシウム再吸収を促進し，近位尿細管ではリン再吸収を抑え（腎臓リン再吸収閾値を低下させる），分単位で迅速に低カルシウム血症を是正することである。この分子機序は，PTH が近位尿細管管腔側に発現するナトリウム依存性リン酸輸送担体 NaP_i-2a の内在化を誘導することで起こる。NaP_i-2c も腎臓リン再吸収に重要な役割を担うが（後述），NaP_i-2a ほど速い反応は見られない。

PTH による NaP_i-2a 内在化が起こる細胞内シグナル機能は，PTH によって誘導されたプロテインキナーゼ A とホスホリパーゼ C の活性化が関与している。NaP_i-2a は，刷子縁膜で NHERF1（ナトリウム/水素交換調節因子 1）とよばれる足場タンパク質によって安定化されている。PTH 投与は，NHERF1 から NaP_i-2a を解離し，クラスリン被覆小胞，次にエンドソームへの NaP_i-2a 内在化が起こると考えられている。NaP_i-2a 共輸送体の内在化は，リン再吸収を抑制し，尿中リン排泄を増加させる[29]。その結果として，血清リン源の低下と血清カルシウムの上昇が生じる。PTH 分泌が上昇して数時間以内に骨吸収が進み，循環液中にカルシウムとリンが放出される。前述したように腎臓リン閾値の影響のため，余分なリンは，血漿リンを上昇させる原因とはならない。

高血清リン濃度は，その大部分が FGF23 産生を促すことで腎臓 1-α 水酸化酵素を抑制し，血中カルシトリオールを低下させ，腸管でのリン，カルシウム吸収を低減させる。低血清リン濃度は，逆の影響を及ぼす。この場合，FGF23 は低下し，1-α 水酸化酵素を活性化させることで腎臓での 1,25（OH）$_2$D 産生を促し，最終的に腸管でのリン吸収が増加する。ヒトにおいて食事性リン制限は，カルシトリオールを 180%まで増加させる要因となり，リン補充は 29%まで下がる[30]。

FGF23 は，近位尿細管で NaP_i共輸送体の転写活性を抑制することで尿中リン排泄を増やし，腎臓リン再吸収閾値を低下させる。これらの輸送体の活性が下がった時，腎臓リン再吸収能は悪化し，尿中へさらにリンが損失する。また，いまだ分子機序は明らかではないが，FGF23 は，腎近位尿細管において 1-α 水酸化酵素活性を抑制する。さらに，1,25（OH）$_2$D の不活性化酵素である腎臓の 24-水酸化酵素を活性化する。これら 2 つの作用で血清 1,25（OH）$_2$D は低下する。まとめると，FGF23 は，尿中へのリン排泄を増加させること，および腸管での吸収を抑制することの両方の作用で，血清リン濃度を減少させる。これらの影響のほとんどは，PTH や血清カルシウムの変化に依存していない。前述したように，FGF23 シグナルには膜貫通型 α-Klotho が必要である[6]。*Klotho* 遺伝子欠損マウスは，高リン血症を引き起こし，FGF23 欠損させたマウスと似た表現型を示す[31]。腎近位尿細管でのリン再吸収における FGF23 作用に関するある魅惑的で不可解な謎は，α-Klotho が近位尿細管細胞に発現していないことである。Klotho は遠位尿細管周辺に発現している。Klotho は FGF23 が FGFR1c 受容体を活性化するのに必要なためであるが，どのようにこれが行われているのか明らかではない。可溶型の Klotho は存在するが，これが膜型の代わりとして影響しうるかどうか，まだ不確かで議論が残るところである。

正常のリン代謝を転じるいくつかのヒト疾患が *FGF23* 遺伝子の先天的変異によって引き起こされることが，現在知られている（詳細は後述）。FGF23 が原因で疾患を引き起こしていると考えられている後天性疾患の中では，腎臓

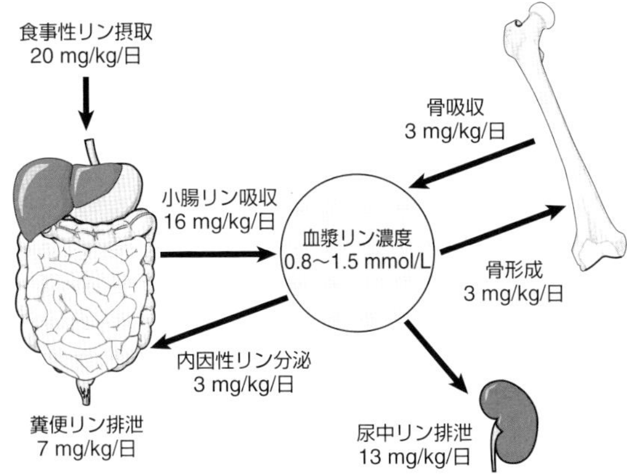

図 8.1　ヒトにおける生体内リン出納。リン平衡が維持されている成人におけるリン出納の概要。このような状況下では，尿中リン喪失は，リン吸収正味量に見合う。また，骨形成リン量と骨吸収リン量は等しい。

病が最も重要である。腎機能が衰退していくにつれて，食事性リン負荷を平衡処理する腎臓の能力が折り合い，腎機能が 80%低下した時，食事や医療の介入がなければ，高リン血症が現れる[11]。慢性腎不全の患者は，高リン血症のリスクを回避するため食事性リン摂取を制限しなければならない。そのような予防策なしでは，高リン血症は軟部組織の石灰化や低カルシウム血症を引き起こす可能性がある。この状態は，二次性副甲状腺機能亢進症として現れ，PTH の補償的上昇を引き起こす。

血清リン濃度の上昇はまた，高リン血症を補正しようとし，血清 FGF23 濃度の上昇が起こるがうまくいかない。血清 FGF23 値の上昇の結果，腎臓での 1,25 $(OH)_2D$ 産生が抑えられ，腸管でのカルシウム吸収の低下および低カルシウム血症を悪化させる。進行した慢性腎臓病で見られる，乱れたホルモンやミネラル環境は，骨疾患の原因となり，高頻度で起こる血管石灰化を促進すると考えられている[32]。生体内リン平衡の概要を，**図 8.1** に示す。

食事性リン必要量

元来，食事性リン必要量は，食事カルシウム必要量に合わせて定められていた。1997 年に刊行された最新の食事摂取基準（DRI）推奨量は，このような方法ではなく，むしろ血清リンや平衡データに裏付けられた，正常範囲中でも血清リン濃度を低く維持するために必要なリン摂取必要量を基本としている。乳児の必要量は，1 歳までに初乳として母乳を与えられた乳児から得られたデータをもとにしている。

それぞれの年齢で利用されるデータの強みに依拠して，食事性リン必要量は，目安量（AI），推定平均必要量（EAR），そして推奨量（RDA）として表された。耐容上限量（UL）は，1 歳児および年長児からも推算された。12 ヵ月未満の乳児では，リン摂取に関して有害な症状を示すデータは十分得られなかった。そのため，この年齢における UL は算定されなかった。1997 年版食事性リン摂取量の指針を，**表 8.1** に示す。

表 8.1　推奨リン摂取量[a]

ライフステージ	リン（mg/日）
乳児	
0〜6 ヵ月	100*
7〜12 ヵ月	275*
小児	
1〜3 歳	**460**
4〜8 歳	**500**
男性	
9〜13 歳	**1,250**
14〜18 歳	**1,250**
19〜30 歳	**700**
31〜50 歳	**700**
51〜70 歳	**700**
71 歳以上	**700**
女性	
9〜13 歳	**1,250**
14〜18 歳	**1,250**
19〜30 歳	**700**
31〜50 歳	**700**
51〜70 歳	**700**
71 歳以上	**700**
妊婦	
14〜18 歳	**1,250**
19〜30 歳	**700**
31〜50 歳	**700**
授乳婦	
14〜18 歳	**1,250**
19〜30 歳	**700**
31〜50 歳	**700**

[a] 太字は推奨量（RDA）を示し，アステリスク（*）付きの標準字は適正量を表している。
(Data from Food and Nutrition Board, Institute of Medicine. Dietary Reference Intakes for Calcium, Phosphorus, Magnesium, Vitamin D, and Fluoride. Washington, DC: National Academy Press, 1998, with permission.)

リン必要量の評価

▶食事評価

アメリカ国民のリン摂取量は，ここ数十年をかけて増加傾向を示してきた。1977〜1985 年の米国農務省による国家的調査により，食事中のリン含有量が少し増加している（最大 8%）ことが示唆された。食糧供給と消費のデータでは，1980〜1994 年に約 13%というより大きな増加を示唆している。摂食量を食糧供給と消費のデータから推測することの難しさやリン含有添加物評価の限界（前述）にもかかわらず，ここ数十年でリン摂取量が 10〜15%増加したことは明らかである[11]。

骨の健康を脅かすことから，リン酸を含む炭酸飲料からのリン摂取に関心が高まっている。炭酸飲料に含まれるリンは比較的少ない（50 mg/360 mL）。同じ量の牛乳には約 7 倍ものリンが含まれている。それよりも，炭酸飲料における問題は，リン酸に付加されている不揮発酸によるものと仮定されてきた。これは骨石灰化によって緩衝される可能性がある。しかし，このような疑問に対する疫学的データは様々である。短期の介入試験では，そのような結果は見られなかった。もしかすると，炭酸飲料消費におけるほとんどの有害作用は，食事から栄養ドリンクへの置換の結果として起こっているのかもしれない。リンサプリメントは，アメリカではあまり使用されていない[11]。

一般に，高タンパク質含有食品は，高リン含有食品である。特に高齢者を除いて，多くのアメリカ国民は適正量以上のタンパク質を摂取しており，同時にそれは適正量以上のリンを摂取していることになる。健常な成人ではリン欠乏は極めてまれであるため，リン状態を評価することは，他の栄養素もしくはミネラルと比較して重要ではないかもしれない。

▶リン状態の評価

リン状態を評価したり，目安量を規定するための指標や方法は，血清リン，リン平衡と体の増大（組織の新たな成長など）である。

生体内におけるリン分布に関する研究は限られている。かつ，リンの分布や代謝を *in vivo* で観察するための安定同位体が十分に存在しない。リン状態や必要量を観察するために，尿中リン濃度，血漿リン濃度，また赤血球や白血球，血小板のリン含有量など複数の生化学的指標が使われてきた。尿中リン濃度は，正常な生理学的状態での食事性リン摂取を評価するために使用されてきた。赤血球や白血球，血小板のリン含有量は，血清リン値を反映しており，リン状態の好ましい指標として使われてきた。核磁気反応や生体内中性子活性分析など，全身のリン含有量を測定する他の方法は，高価で用途がかぎられている。

時々，血清リンが全身のリン状態の指標として用いられることがあるが，それは信頼性に欠ける指標である。前述したように，血清リン濃度は，もっぱら腎臓リン閾値によって決められている。それは，生理学的状態のもとPTH，FGF23，成長ホルモンやカテコールアミンなどの他のホルモン因子によって制御されている。食事性リンと結合する薬剤は，低リン血症を引き起こすことがある。同様に，血清リン上昇は，腎不全や副甲状腺機能低下もしくはリン酸ソーダのようにリン酸が含まれる便秘薬の服用の結果起こる。これらの限られた情報にもかかわらず，血清リンは，1997年には健常成人のためのEARとして確立されていた。成長期の間は，血清リンは，リン状態を示す適切な指標ではない。よって，乳児や小児および思春期においては要因加算法によって必要量が定められてきた[11]。リン平衡試験は，生活習慣による変化や，正味の排泄量を評価するのに使われることもあった。

▶リンのバイオアベイラビリティ

リンの吸収や消費能力は，食事中のリン総量，さらにタイプ（有機もしくは無機），食品源（動物もしくは植物由来）や他の食事成分とリンの比率などによって影響される。ほとんどの食品はリンを含んでいるが，すべての食品源が生物学的に利用可能であるわけではない。特に，フィチン酸（植物のリン貯蔵型）は，ヒトではフィターゼ酵素を欠失しているため消化できない。酵母や細菌はフィターゼをもっており，腸管においてそれらのフィターゼによる消化が多少はあるのかもしれない。

リンの吸収は，マグネシウム，アルミニウム，カルシウムなどの他のミネラルによって影響されているかもしれない。例えば，水酸化アルミニウムを含む制酸剤の過剰使用は，特に習慣的にリン制限を行っている場合，リン欠乏を引き起こす可能性がある。同じことが，カルシウム塩の使用においてもいうことができる。セベラマーのような合成高分子化合物が薬理学的な食事性リン吸着剤として使用される。リンのバイオアベイラビリティ（生物学的利用能）におけるこれらの化合物の効果は，ヒトにおいて食事性リン吸収を低下させることが望ましい状況において使用されてきた。例えば，酢酸カルシウムやセベラマーの薬理学的投与は，腎臓病患者の高リン血症予防のために使われている。

後天性リン代謝異常

リン代謝疾患は，先天性あるいは後天性かのどちらかで特徴づけられる。後天性の疾患は，医学的合併症の結果起こる。後天性疾患の有病率は，既知のリン代謝を担う調節因子の変異による先天性疾患の有病率よりもはるかに高い。

▶慢性腎臓病

糸球体ろ過率が60 mL/分未満に低下した未治療の慢性腎臓病（chronic kidney disease：CKD）患者では，高リン血症，低カルシウム血症および二次性副甲状腺機能亢進症の頻度が急激に増加する。高分子量のリン酸陰イオンのため，十分効率的に透析することができない。その結果，血液透析を行っている患者では，約半分のリンを保持することとなる。食事性リンがもはや処理されないため，高リン血症が進展する。PTHとFGF23の共同作用は，糸球体ろ過率の低下を補うための腎臓リン排泄を促すことができないかもしれない。治療せずに放置した場合，高リン血症と腎臓の1,25（OH）$_2$D産生低下により生じた，血清リン濃度の高値と血清カルシウム濃度の低値により副甲状腺が慢性的に刺激され，副甲状腺過形成に至る。長期間の二次性副甲状腺機能亢進により明らかな高カルシウム血症が出現し，最終的に重度の副甲状腺過形成を引き起こす。これを三次性副甲状腺機能亢進症とよぶ。腎性骨異栄養症として知られている代謝性骨疾患は，慢性副甲状腺機能亢進，ビタミンD欠乏，わずかなカルシウム吸収および終末糖化産物（advanced glycation end product：AGE）のような毒性物の蓄積の結果として，進行した腎臓病患者ではよく見られる。

このような患者では，食事性リンの高摂取は副甲状腺機能亢進症や腎性骨異栄養症を悪化させ，心血管疾患を引き起こす可能性のある血管石灰化を促進するかもしれない。このような合併症を避けるために重要なことは，CKD患者では，カルシウムが豊富な食品の摂取を促すと同時に，食事からのリン摂取量や吸収量を制御することである。実際面では，カルシウムを多く含む食品（乳製品など）はリンも非常に多く含まれているため，実現はたいていの場合難しい。同様に，食事からリンを制限すると，良質なタンパク質食を制限することになり，タンパク質由来のエネルギー消費を悪化させることにつながるかもしれない[33]。食事性リン制限が非実用的であることから，小腸でのリン吸収を減少させるため習慣的にリン吸着剤のような薬が使用される。前述したように，その中でも最もよく使用される薬剤は，カルシウム塩，とりわけ酢酸カルシウムとセベラマーのような高分子化合物である。

▶飢餓とリフィーディング症候群

飢餓状態では，筋細胞からのリン流出が増加する結果，血清リン値は変化のないままリン欠乏が起こっている。飢餓の後は，積極的な栄養面での回復（経腸，非経口，経口かどうかにかかわりなく，特に炭水化物）が，生命を脅かす可能性のあるリフィーディング症候群を引き起こす。リフィーディング症候群は，第二次世界大戦中，栄養不良の患者へ急速な栄養補助を行った際にはじめて確認された。高血糖，チアミン欠乏，低カリウム血症，または低マグネシウム血症がリフィーディング症候群の一部としてすべて観察されたが，なかでも主な問題は，致命的な心停止をもたらす低リン血症であった。栄養不良だった患者へグルコースが第一のエネルギー源として再度取り込まれた時，グルコース代謝の上昇がATPを産生するため，細胞内リンの利用が増加する。この機序には，グルコースの細胞内への取込みにリンが必要であることとあいまって，急激な細胞外リン濃度の低落をまねく。

この合併症のリスクを減らすためには，血清リン濃度（または，カリウム，マグネシウム，および流量）を，注意深くモニターすべきである。そして，リンを必要に応じて補給するべきである。長期の嘔吐・下痢，手術後患者の長期絶食，癌，腸管吸収不良，アルコール依存症のようなリフィーディング症候群を引き起こすかもしれない他の因子もまた認識しておくことが重要である[34]。

▶早期代謝性骨疾患

乳児におけるミネラル欠乏は，成長のための栄養学的必要性，経腸栄養の遅延や不足，非経口栄養，強化されていない母乳，吸収不良，薬剤の服用（コルチコステロイド，フロセミド，メチルキサンチン）など複数の理由でよく起こる。骨の石灰化異常がこれらの欠乏で頻繁に起こり，この年齢では早期の骨減少症とよばれている。この疾患は，1,500 g 未満の超低体重乳児の約 1/4 に，そして 1,000 g 未満ではその倍の有病率で発症すると考えられている[35]。リン欠乏は，未熟児における骨減少症の主な原因の 1 つである。ヒトの母乳には，約 150 mg/L のリンが含まれている。この量は，乳児期間における骨石灰化に適正な量ではあるが，無添加の母乳では未熟児（特に 1,500 g 未満）における非常に高いカルシウム，リンの必要量に対応するには不十分である。このような合併症を避け，未熟児における高いカルシウム，リンの必要量に応じるため，ミネラル強化添加物が母乳に加えられる[36]。

▶医学的要因による低リン血症

低リン血症は，比較的多くの一般的な内科的疾患で引き起こされている。その 1 つは糖尿病性ケトアシドーシス（diabetic ketoacidosis : DKA）である。DKA の治療の際，インスリン投与がグルコースとリンの細胞内取込みを促進し，細胞外リンの急速な低下を起こすため，低リン血症がよく見られる。このリン低下は一般に自己制御機構があり，臨床所見とは関係がないが，血清リン濃度が 2 mg/dL 未満に低下した時は，時に慎重なリン補充がすすめられる。

軽度の低リン血症もまた無症状ではあるが，副甲状腺機能亢進の結果よく見られる。この低リン血症は，前述したとおり，血中 PTH の上昇と腎臓リン再吸収閾値の低下により引き起こされる。ファンコーニ（Fanconi）症候群も低リン血症を引き起こす。この疾患は，リンを含めろ過された様々な物質の再吸収障害が原因で起こる，後天的もしくは先天的な疾患である。また，時に臨床的に重大なリン排泄を起こす可能性がある。

腫瘍によっては FGF23 を産生することができ，低リン血症や 1,25（OH）$_2$D 値の低下を導き，腫瘍性骨軟化症とよばれる骨軟化症（成人）やくる病（小児）を引き起こす。これらの腫瘍を見つけることが非常に難しいが，それらの位置を探し切除すれば，この疾患は完治する。

腸管リン吸収を悪化させる様々な薬剤が低リン血症の原因となりうる。これらの薬剤として，アルミニウム含有制酸剤があげられる。制酸剤による低リン血症は制酸剤投与と食時性リン摂取不足が重なった時に起こる[37]。

先天性リン代謝異常

先天性のリン代謝異常は，正常なリン代謝の見解に大きな影響をもたらした。そして，多くのリン生理学におけるわれわれの最新の理解は，高リン血症や低リン血症を引き起こす先天性疾患の研究から得られてきた[7,38,39]。代表的な先天性疾患の概要を以下に記述する。

▶X 連鎖性低リン血症性くる病

X 連鎖性低リン血症性くる病（X-linked hypophosphatemic ricket : XLH）は，*PHEX*（X 染色体リン調節エンドペプチダーゼ）遺伝子機能欠損によって引き起こされる。PHEX の欠損により，FGF23 が慢性的に上昇し，長期間のリン排泄と低リン血症を引き起こす。これは，生後 6～12ヵ月で生化学的に明らかになる。小児期では，慢性的なリン排泄促進はくる病を引き起こす。慢性的低リン血症は，同時に 1α-水酸化酵素を抑制し，血中 1,25(OH)$_2$D 値を低下させることによってさらに悪化させる。成人では，XLH は，骨軟化症，偽性骨折，靭帯や腱の石灰化傾向（腱付着部症）によって特徴付けられる。また，歯疾患や進行性の難聴もこの疾患の成人で起こる典型的な障害である。

▶常染色体顕性低リン血症性くる病

常染色体顕性低リン血症性くる病（autosomal dominant hypophosphatemic ricket : ADHR）は，FGF23 分子自体の変異により FGF23 の正常なタンパク質分解に抵抗性がある，もう 1 つの先天性疾患である。この変異は，血中 FGF23 蓄積により，慢性低リン血症と 1α-水酸化酵素活性の抑制を引き起こす。ADHR は，XLH よりも若干軽度であり，生涯のより遅い段階で明らかになってくる傾向がある。

▶常染色体潜性低リン血症性くる病

3 番目の低リン血症を引き起こす先天性疾患は，常染色体潜性低リン血症性くる病（autosomal recessive hypophosphatemic ricket : ARHR）である。このまれな疾患は，骨細胞に発現する dentin matrix protein 1（DMP1）タンパク質機能損失変異により引き起こされる。ARHR でも，血清 FGF23 値は上昇している。

▶高カルシウム尿を伴う家族性低リン血症性くる病

腎臓リン再吸収の主な異常は，低リン血症をもたらす可能性がある。その 1 つが高カルシウム尿を伴う家族性低リン血症性くる病（hereditary hypophosphatemic ricket with hypercalciuria：HHRH）である。これは，常染色体潜性疾患であり，小児期に低リン血症性くる病，高カルシウム尿，しばしば筋萎縮などの症状が明らかになる疾患である。XLH と比較して，FGF23 の過剰産生は 1α-水酸化酵素を抑制するが，HHRH では 1,25(OH)$_2$D 値は顕著に増加している。この所見は，HHRH 患者における高カルシウム尿と頻繁に見られる腎結石発症の理由を説明している。この疾患では，FGF23 値は正常範囲であり，HHRH の遺伝学的原因は，腎ナトリウム・リン酸共輸送体 NaP$_i$-2c の機能損失変異によるものである。これらの疾患は，リン単独のサプリメントの投与でうまく治療することができる。

腫瘍性石灰沈着症

腫瘍性石灰沈着症は，血清リンの高値，血清 1,25(OH)$_2$D 値の上昇，正常な血清カルシウム濃度などに特徴づけられる常染色体潜性の先天性疾患である。血清リン濃度の高値と正常な血清カルシウム濃度の組合せにより，石灰化イオン産生が向上し，異所性石灰化が引き起こされる。それは，通常，関節の伸側面，特に傷害が起こりやすい関節で起こっている。この疾患の一部の患者では，*N*-アセチルガラクトサミン転移酵素（*N*-acetylgalactosaminyl-transferase：GALNT3）をコードする遺伝子の不活性化変異が見られる。GALNT3 は，FGF23 にとって重要な翻訳後修飾である糖鎖付加に役割を担っている。GALNT3 機能が損失すると，血中 FGF23 値が低下し，腎臓尿細管リン再吸収の増加，また血清 1,25(OH)$_2$D の高値をまねく結果となる。

まとめ

リンは，生体内の至るところに存在するミネラルである。ヒトにおける生理学的重要性にもかかわらず，リン代謝に関する多くの見解が明らかになってきたのは比較的最近である。特に，今日，FGF23 はリンホメオスタシスの調節に関係する重要なホルモンであることが知られている。これらの進展は，全体的なリン調節の複雑性を浮き彫りにし，これからの研究における新しい領域を開拓してきた。リン代謝調節に関する研究の進展にもかかわらず，生体内リン状態を示す生体指標は，いまだ限られている。そして，長期間の健康な予後や慢性疾患リスクにおいて生体内リン状態の影響を十分に理解するため，さらなる研究が必要である。

(Kimberly O. O'Brien, Jane E. Kerstetter, Karl L. Insogna／宮本賢一・金子一郎 訳)

9 マグネシウム

マグネシウム（Mg）は，広範で基本的な生物学的反応において重要な役割を果たす。したがって，Mg の欠乏により深刻な臨床症状が出ることは驚くべきことではない。Kruse ら[1]は，1930 年代初期にはじめて，ラットとイヌにおける Mg 欠乏症について系統的に観察した。1934 年に発表されたヒトの臨床における欠乏症の最初の記述は，様々な基礎疾患をもつ少数の患者で行われた[2]。1950 年代初期に，Flink[3]は，アルコール依存症の患者および Mg を含まない点滴を受けている患者において，Mg の欠乏を証明する研究を開始した。健康なアメリカ人が通常摂取する食事中の Mg 量は推奨量（recommended dietary allowance：RDA）[4]より少ないが，Mg 欠乏症の症状を起こしているようには見えない。しかし，本章で論じるように，いくつかの臨床的な障害は，食事中の Mg 量が少ないことに関連している。

生化学と生理学

Mg は自然界に広く分布しており，地球上で 8 番目に豊富な元素であり，海水中で 2 番目に豊富な陽イオンである[5,6]。Mg は，体内で 4 番目に豊富な陽イオンであり，2 番目に多く存在する細胞内陽イオンである[5,6]。その正電荷のために，Mg は陰性に荷電した分子に結合する。大部分の細胞内 Mg は，リボソーム，膜およびサイトゾルや核内の他の巨大分子と結合する。

▶酵素による相互作用

Mg は 300 以上の重要な代謝反応に関与している[7]。Mg イオン（Mg^{2+}）は，様々な有機分子と錯体を形成する。Mg^{2+}は多くの酵素反応に必須であり，以下の 2 つの一般的な相互作用を有する。すなわち，(a) キナーゼの Mg アデノシン三リン酸（MgATP）との反応のように，Mg^{2+}は基質に結合し，それにより酵素が相互作用する複合体を形成し，そして (b) Mg^{2+}は酵素に直接結合し，その構造を変化させ，または触媒的役割を果たす（例えば，エキソヌクレアーゼ，トポイソメラーゼ，および RNA および DNA ポリメラーゼ）[6,8,9]。全体として，Mg の主な作用は ATP 利用に関連している。ATP は，高エネルギーのリン酸塩を提供することによって，事実上すべての細胞プロセスのための「自由エネルギー」通貨として戦略的ポジションを有している。主に $MgATP^{2-}$ として，すべての細胞に存在している。したがって，Mg は環状アデノシン一リン酸（cAMP）およびホスホリパーゼ C のセカンドメッセンジャーシステムにおいて重要な役割を果たすだけでなく，解糖系，TCA（クエン酸）回路，プロテインキナーゼ，RNA および DNA ポリメラーゼ，脂質代謝およびアミノ酸活性化の機能においても必須である[5,6,10～12]。

▶核酸および膜構造の改築

Mg のもう 1 つの重要な役割は，核酸と複合体を形成する能力である。核酸の負に荷電したリボースリン酸構造は，Mg^{2+}に対して高い親和性を有する。その結果得られる多数のリボヌクレオチドおよびデオキシリボヌクレオチドの安定化は，DNA の維持，複製および転写に影響を与える重要な物理化学的変化を誘導する[6～9,13]。さらに，水和 Mg^{2+}とトランスファー RNA（tRNA）および修飾を受けた tRNA とその DNA アナログの結合は，他の金属の結合によって複製できない構造をもたらす[6～9,13]。

Mg，カルシウム（Ca^{2+}）およびいくつかの他の陽イオンは，様々な膜成分である，親水性の多価陰イオンのカルボン酸塩およびリン酸塩と反応して膜を安定化し，それによって流動性および透過性に影響を及ぼす。この過程は，イオンチャネル，輸送体，シグナル伝達系に影響を及ぼす[6]。

▶イオンチャネル

イオンチャネルは細胞膜を横切る一群のタンパク質を構成する。そして，チャネルが開いている時に細胞の内外へのイオンの通過を可能にする。イオンチャネルは，ナトリウム（Na^+），カリウム（K^+），Ca^{2+}[14]など，通過させることができるイオンのタイプによって分類される。Mg^{2+}は，特定のイオンチャネルの機能において重要な役割を果たす。Mg の欠乏は，細胞内カリウム（K）の欠乏をもたらす[14]。Mg^{2+}は，Na^+/K^+-ATPase による細胞外からの K^+ の能動輸送に必要である[15]。その他の K^+ 喪失のメカニズムは，骨格筋および心筋で見られるように，他の Mg^{2+} 感受性 K^+ チャネルを介した，細胞からの K^+ の流出の増加である[16,17]。したがって，Mg^{2+} の欠乏は，細胞内 K^+ を減少させる。後述するように，Mg 欠乏症の不整脈誘発作用は，細胞内 K^+ に対する Mg の効果に関連している可能性がある。

Mg は，天然の生理学的な Ca チャネル遮断薬とよばれている[14]。Mg 欠乏中に，細胞内 Ca^{2+}が上昇する。これは，細胞外 Ca^{2+} からの流入の増加と細胞内 Ca^{2+} 貯蔵からの放出の両方の結果である。Mg^{2+}は，遅い Ca チャネルを介する内向き Ca^{2+}流入を減少させることが示されている[15]。さらに，Mg^{2+}は，筋小胞体からサイトゾルへの Ca^{2+}の輸送を減少させる。イノシトール三リン酸（IP_3）は，Mg^{2+} 濃度の変化に応答して細胞内貯蔵から Ca^{2+}を放出する逆の作用を有し，これは Mg^{2+} 低下中の細胞内 Ca^{2+}の上昇にも寄与する[12]。

表9.1 健康な成人におけるマグネシウム（Mg）の分布および濃度（体全体で833〜1,170 mmol[a]，あるいは20〜28 g）

部位	体全体のMgに対する割合（%）	濃度/重量
骨	53	骨灰の0.5%
筋	27	9 mmol/kg 湿重量
軟部組織	19	9 mmol/kg 湿重量
脂肪組織	0.012	0.8 mmol/kg 湿重量[b]
赤血球	0.5	1.65〜2.73 mmol/L[c]
血清	0.3	0.88 ± 0.06 mmol/L[d]
合計の割合		
遊離	65	0.56 ± 0.05 mmol/L[e]
化合物	8	
結合	27	
血球細胞の単核球[f]		2.91 ± 0.6 fmol/cell[g] 2.79 ± 0.6 fmol/cell[h] 3.00 ± 0.4 fmol/cell[i]
血小板		2.26 ± 0.29 mmol/L[j]
$[Mg^{2+}]_i$[k]		0.5〜1.0 mmol/L
脳脊髄液		1.25 mmol/L
遊離 55%		
複合体 45%		
分泌物		
唾液，胃，胆汁		0.3〜0.7 mmol/L
汗		0.3 mmol/L（38℃）[l] 0.09 mmol/h[m]

[a] 1 mmol = 2 mEq = 24.3 mg。
[b] From Snyder WS. Report of the Task Group on Reference Man. Elmsford, NY: Pergamon Press, 1975:306.
[c] マグネシウムは加齢とともにゆっくりと低下する。
[d] 各年齢で同じような値。
[e] From Huijgen HJ, Van Ingen HE, Kok WT et al. Clin Biochem 1996;29:261–6.
[f] 静脈血の単核球およびリンパ球
[g] From Elin RJ, Hosseini JM. Clin Chem 1985;31:377–80. 1 fmol = 524.3 fg.
[h] From Reinhart RA, Marx JJ Jr, Haas RG et al. Clin Chim Acta 1987;167:187–95.
[i] From Yang XY, Hosseini JM, Ruddel ME, Elin RJ. J Am Coll Nutr 1990;9:328.
[j] From Niemala JE, Snader BM, Elin RJ. Clin Chem 1996;42:744–8.
[k] 細胞内の遊離マグネシウム濃度。
[l] From Consolazio CF, Matoush LO, Nelson RA et al. J Nutr 1963;79:407.
[m] From Wenk C, Kuhnt M, Kunz P et al. Methodological studies of the estimation of loss of sodium, potassium, calcium and magnesium through the skin during a 10 km run [in German]. Z Ernahrungswiss 1993;32:301–7.

体組成とホメオスタシス

▶体組成

健康な成人の体の各部位の分画におけるMgの分布を，**表9.1**にまとめる。Mgの約60%が骨格に含まれている。2/3は水和殻内にあり，1/3は結晶の表面にある[18]。これは，細胞外および細胞内Mgを維持するための貯蔵庫として役立っている。細胞外液中にはわずか1%のMgしか存在しない。残りは細胞内である[19]。

▶細胞内のホメオスタシス

Mgは細胞内で区画化され，その大部分はタンパク質および負に荷電した分子に結合している。かなりの量のMgが，核，ミトコンドリア，小胞体および筋小胞体，および細胞質に存在する[5,6,20]。細胞の総Mg濃度は5〜20 mMの範囲にあると報告されている[15]。サイトゾルのMgの90〜95%は，ATP，アデノシン二リン酸（ADP），クエン酸塩，タンパク質，および核酸などのリガンドに結合する。残りは遊離Mg^{2+}であり，細胞の総Mgの1〜5%を占める[15,21]。

哺乳類細胞の細胞質における遊離Mg^{2+}のイオン濃度は0.5〜1.0 mMの範囲で，これは血液中のイオン化Mg^{2+}と同様である[6,15]。細胞質中のMg^{2+}濃度は，細胞外液中のMg^{2+}濃度を，実験的に非生理的に高いまたは低い濃度のいずれかに変化させた場合でも，比較的一定に保たれる[22]。細胞内環境においてMg^{2+}が比較的一定に保たれることは，Mgに対する細胞膜の透過性が制限されていることと，特定のMg輸送タンパク質の作用に起因する。この輸送タンパク質はMgの細胞への取込みや放出速度を調節している[5,6,15]。Mg^{2+}の正常な細胞内濃度の維持には，Mgが細胞から積極的に輸送されることが必要である[15]。細胞内または細胞外へのMgの輸送は，輸送担体系の存在を必要とする。細胞からのMgの流出は，Na輸送と共役しており，Na^+/K^+-ATPaseによるNaの排出が必要である[15]。また，Naに非依存性のMg流出も報告されている[7,15]。Mgの流入は，Na輸送に関連しているように見えるが，流出とは異なる機構によって行われるようである[15,23]。少なくとも7つの膜貫通Mg^{2+}チャネルがクローニングされている[24]。これらには，NIPA2[25]およびMagT1とTUSC3[26]がある。ヒトの遺伝病の研究（後述）では，paracellin-1（claudin 16），claudin 19，および一過性受容体電位チャネル（transient receptor potential channel）ファミリーのTRPM6とTRPM7の2つが同定されている[27〜29]。TRPM6は腎臓に発現し，TRPM7は構成的に発現している[28]。組織は，Mgの入れ替えが起こる速度および全Mgに対する割合によって変化する。これらは容易に交換が可能である[7]。心臓，肝臓，および腎臓におけるMg交換の速度は，骨格筋，リンパ球，赤血球，脳および精巣での交換速度よりも大きい。

細胞内と細胞外の全Mgおよびイオン化Mgの間の関係を維持または変更するプロセスは，完全にはわかっていない。サイトゾルのMg^{2+}の変化は，いくつかのチャネル（TRPM6およびTRPM7）を調節する[24]。哺乳動物細胞におけるMg輸送は，ホルモンおよび薬理学的な要因によって影響される[15]。分離した灌流ラット心臓および肝臓または胸腺細胞を，α-およびβ-アゴニストおよび透過性cAMPに短時間曝露した後，Mg^{2+}流出が刺激された[30,31]。ジアシルグリセロールまたはホルボールエステルによるプロテインキナーゼCの活性化は，Mg^{2+}流入を刺激し，流出を変化させない[32]。表皮成長因子（epidermal growth factor：EGF）は，血管平滑筋細胞株でのMg^{2+}輸送を増加させることが示されている[33]。インスリンおよびデキストロースは，骨格筋および心筋を含むいくつかの組織によって^{28}Mgの取込みを増加させることが報告されている[5,6]。インスリンによるMg輸送機構は，プロテインキナーゼCに対する作用の結果と考えられる[5,6]。糖尿病性ケトアシドーシスのインスリン療法中に観察される血清Mg濃度の低下の一要因は，インスリンによってMgの細胞内への輸送が誘発されることによる[34]。研究者らは，このホルモン

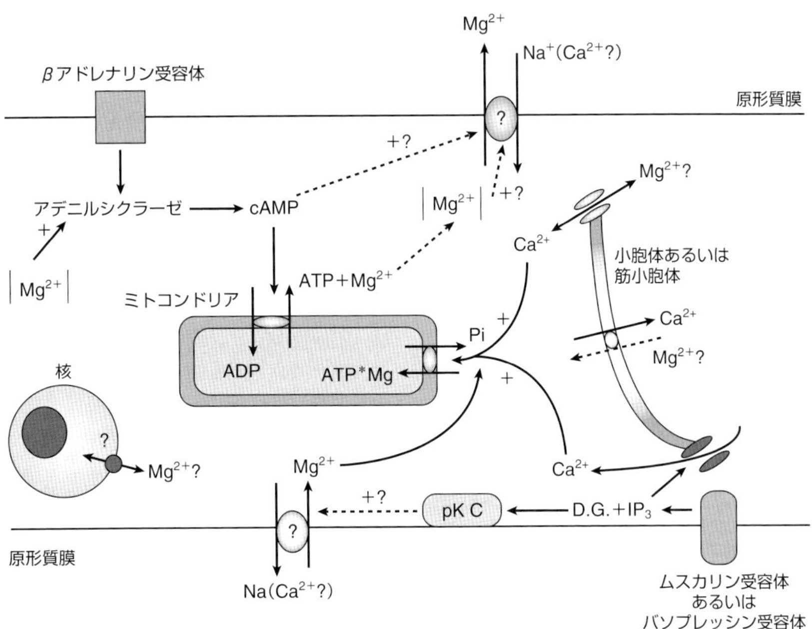

図 9.1 哺乳類の細胞内のマグネシウム（Mg^{2+}）の制御。細胞からの Mg の放出（図の上部）と取込み（図の下部）の経路が示されている。βアドレナリン作動薬の刺激により，サイクリックアデノシン一リン酸（cAMP）が細胞内で増加する。これによりミトコンドリアのアデノシンヌクレオチドが移動し，1 個の Mg アデノシン三リン酸（MgATP）をアデノシン二リン酸（ADP）に変換することにより，ミトコンドリアから Mg を流出する。ムスカリン受容体（心臓細胞），あるいはバソプレッシン受容体（肝臓）の活性化は，cAMP を低下させるか，あるいはジアシルグリセロール（D. G.）によりプロテインカイネース C（pK C）を増加させることにより，Mg の流入を刺激する。バソプレッシン受容体の刺激はホスファチジルイノシトールからイノシトール三リン酸（IP_3）を産生することと関係している。これにより，カルシウム（Ca^{2+}）を小胞体あるいは筋小胞体から放出する。Ca 放出は Mg の流入あるいは核内や小胞体の Mg の再分布を伴う。Na^+：ナトリウム。
(Adapted with permission from Romani A, Marfella C, Scarpa A. Cell magnesium transport and homeostasis: role of intracellular compartments. Miner Electrolyte Metab 1993;19:282–9.)。

により調節された Mg 取込み系が細胞の細胞膜下の分画の細胞内 Mg^{2+} 濃度を制御するという仮説を立てた。これらの分画内の Mg^{2+} 濃度は，Mg 感受性酵素の活性の調節に役立つ。細胞の Mg ホメオスタシス（恒常性）の全体的な模式図を**図 9.1** に示す。

▶生体内のホメオスタシス

ミネラルのホメオスタシスは，摂取される量，腸および腎臓の吸収および排泄の効率，およびそれらに影響を及ぼす他のすべての要因に依存する。ヒトの Mg バランスの模式図を**図 9.2** に示す。

食事からの摂取

Mg は植物および動物由来の食物源に広く分布するが，濃度は異なる。野菜，果物，穀物，動物製品からはそれぞれ約 16%を占めている。乳製品は，青少年で 20%，20 歳以上で 10%を占めている[35)]。1994 年の米国農務省の Continuing Survey of Food Intakes by Individuals（CSFII）によると，毎日の平均 Mg 摂取量は男児と男性でそれぞれ 323 mg，女児と女性で 228 mg であり，第 3 回 National Health and Nutrition Examination Survey（NHANES Ⅲ）とほぼ同じである。これらの値は，現行の RDA 勧告における男児の約 420 mg，女児の約 320 mg よりも少なくなっている[4)]。実際に，研究者らは，アメリカ人の 75%が食事からの Mg 摂取量が RDA よりも少ないことを報告している（後述の Mg の必要量についての項目および http://ods.

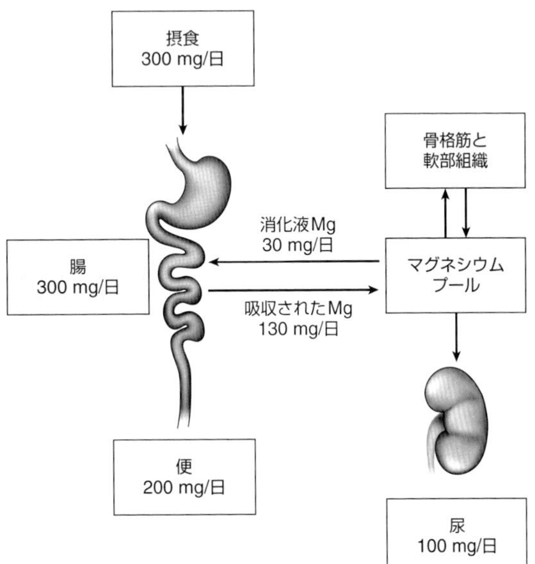

図 9.2 ヒトにおけるマグネシウム（Mg）ホメオスタシス。(a) 消化管からの吸収，(b) 骨への分配，(c) 腎における排泄についての代謝経路を示す。ホメオスタシスは統合的な消化管と腎の吸収過程による。
(Adapted with permission from Rude RK. Magnesium homeostasis. In: Bilezikian JB, Raisz L, Rodan G, eds. Principles of Bone Biology. 3rd ed. San Diego: Academic Press, 2008:487–513.)。

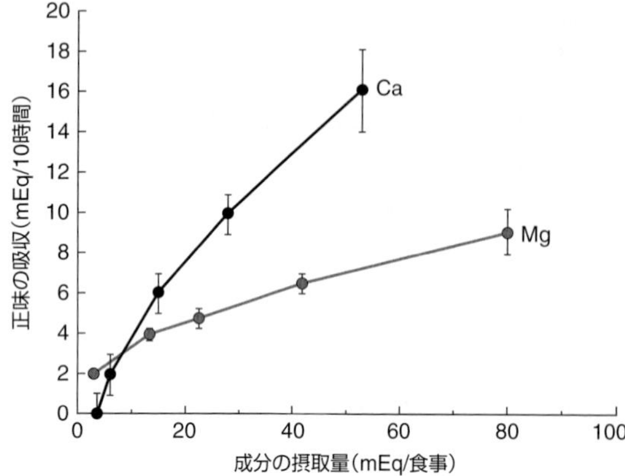

図 9.3　健常者におけるマグネシウム（Mg）とカルシウム（Ca）の正味の吸収。データは文献 39 と本文に記載された条件下で得られたものである。平均値の標準誤差は縦の線で示す。Mg の吸収の値は飽和過程に一致する曲線関数を示し（この研究では 10 mEq/食事の時点），さらに高い摂取では受動拡散を反映する直線の関数になっている。
（Adapted with permission from Fine KD, Santa Ana CA, Porter JL et al. Intestinal absorption of magnesium from foods and supplements. J Clin Invest 1991;88: 396–402.）。

od.nih.gov/factsheets/magnesium.asp を参照）。

消化管からの吸収

文献 36 に Mg ホメオスタシスの分子機構が概説されている。ヒトにおいて，腸管内 Mg 吸収の主要部位は空腸および回腸であるが，吸収は結腸を含む他の部位でも起こりうる[37]。通常の食事からの Mg 摂取では，30〜40％が吸収される。経口から摂取した後，^{28}Mg は 1 時間以内に血液中に現れ，2 時間から 8 時間後までの間 4〜6％/時の速度で安定に達し，次いで急速に速度が低下し，そして 10 時間後に停止する[38]。Mg 吸収は，受動的傍細胞メカニズムと能動輸送プロセスの両方により起こる（**図 9.3**）。傍細胞性メカニズムは，Na 輸送によって生じる細胞間電位差に依存し，腸管 Mg 吸収の約 90％を占める[37]。Mg 特異的輸送タンパク質チャネル TRPM6[28] は，Mg 吸収の残りを占め，特定のホルモンの影響を受ける[39]。摂取量の関数としての Mg の吸収は曲線関係であり（**図 9.3**），このパターンは能動的可飽和プロセスおよび受動拡散を反映する。正味の Mg 吸収は，Mg 摂取量の増加とともに増加する。しかし，Mg 吸収の比率は低下する。少量の Mg を様々な量の Mg を補充した標準的な食事の形で供給すると[40]，吸収量は 7〜36 mg（0.3〜1.5 mmol）の摂取量で約 65〜70％，摂取量が 960〜1,000 mg（40 mmol）では 11〜14％まで低下する。

異なる食事を使用するバランス研究からの吸収分画に関するデータは，35〜70％の範囲で大きな差が見られた[41]。自由に自分で選んで食事をとっている成人が 1 年間にわたって定期的に評価された時，平均吸収率は男性は平均 323 mg（13.4 mmol）の摂取で 21％，女性は平均 234 mg（9.75 mmol）の摂取で 27％であった[42]。

バイオアベイラビリティ（生物学的利用能）

健康な人によって摂取された Mg の吸収分画は，その食事中の濃度だけでなく，吸収を阻害または促進する食事成分の存在によっても影響を受ける。健康な個人における長期バランス研究は，一般に，経口 Ca 摂取量の増加が Mg の吸収または保持に大きく影響しないことを示している[43]。食事中の Mg 量の増加は，Ca 吸収の低下を伴うこともあり[44]，また伴わないこともある[45]。多量の Mg 摂取は腸管の Ca 吸収に影響はないが，腎尿細管での Ca 排泄を増加させる可能性がある[40]。

いくつかの報告は，食事からのリン酸塩の多量摂取時に Mg 吸収の低下を示したが，他の報告では一定した効果を示さなかった[46]。吸収可能な経口からの Mg 摂取の増加は，不溶性 Mg リン酸塩を形成することにより，リン酸塩の吸収を減少させることが示されている[40]。しかし，多量のリン酸塩摂取量に伴う Mg の吸収の低下は，Mg の尿からの排泄の減少を伴うため，Mg バランスを変化させなかった[40]。

亜鉛摂取量の大幅な増加（12〜142 mg/日）は，Mg 吸収とバランスを著しく低下させた[47]。若年女性に起こったビタミン B_6 欠乏は，尿排泄の増加により負の Mg バランスを生じさせた[48]。過剰量の遊離脂肪酸およびシュウ酸塩の存在も，Mg 吸収を障害する可能性がある[49]。

食物繊維の摂取量の増加は，おそらくは Mg 吸収を減少させることによって，ヒトにおけるその利用を減少させることが報告されている。しかし，繊維含有量に加えて食物成分が多数で異なるなど制御されていない変数の導入は，データの解釈を複雑にしている[46]。単離された繊維を基本となる食事に添加すると，繊維自体の効果は，脱フィチン化大麦繊維については陰性であり[50]，セルロースについては陽性であった[51]。

マグネシウム塩の吸収率

多くの Mg 塩が栄養補助食品として入手可能である。これらには，酸化物，水酸化物，クエン酸塩，塩化物，グルコン酸塩，乳酸塩およびアスパラギン酸塩がある。塩の吸収率は，腸液への溶解度および摂取した量に依存する。ゼラチンカプセル中の 5 mmol（120 mg）の酢酸塩の量が，正味の吸収の観点から最適用量であることがわかった[40]。腸溶性の塩化 Mg の吸収は，ゼラチンカプセル中の酢酸塩の吸収よりも 67％少ない[41]。1 つの研究では，クエン酸 Mg は水中でさえ高い溶解度を有することが示されたが，酸化 Mg は酸性溶液中でさえ難溶性であった。クエン酸塩のより良好な吸収がヒトにおいて証明されている[52]。しかし，他の塩の間では吸収の差はほとんど見られない[53]。酸化 Mg および種々の大量の塩は浸透圧下剤として作用し，結果として下痢を生じる。原因不明の下痢の患者を診た医師は，糞便中の Mg の測定も考慮すべきである[45]。

腸でのマグネシウム吸収の調節

前述したように，いくつかのホルモンが TRPM6 チャネルに影響を及ぼすことがあるが，腸内 Mg 吸収を調節するホルモンまたは因子は報告されていない。ビタミン D およびその活性代謝物は，いくつかの研究において腸管の Mg 吸収を増加させることが報告されている[37]。1,25$(OH)_2$-ビタミン D は，正常なヒト被検者および慢性腎不全患者で腸管からの Mg 吸収を増加させる[54]。バランス研究では，ビタミン D は腸管の Mg 吸収を増加させたが，Ca に比べ

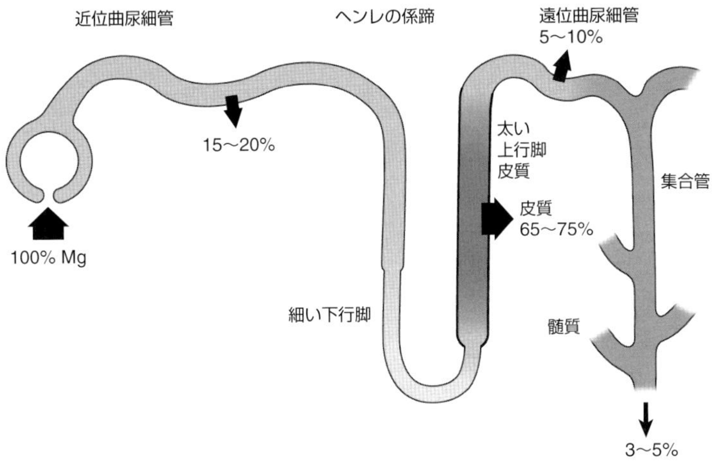

図 9.4　ろ過されたマグネシウム（Mg^{2+}）のネフロンの各分画における再吸収。ろ過された Mg^{2+}のネフロンを通る際の吸収の割合は，種々の実験動物において微小穿刺法により測定された。約 15〜20%の Mg^{2+}が近位曲尿細管で再吸収される。Mg^{2+}の主要な再吸収部位はネフロンの太い上行脚である。ここでは 65〜75%の Mg^{2+}が管腔から吸収される。遠位曲尿細管では 5〜10%の Mg^{2+}が再吸収される。
(Adapted with permission from Cole DE, Quamme GA. Inherited disorders of renal magnesium handling. J Am Soc Nephrol 2000;11:1937–47)。

るとかなり少なく，平均 Mg バランスは影響を受けなかった[54]。ビタミン D を投与された腸疾患から Ca 吸収障害が生じている患者では，Ca と比較して Mg 吸収のわずかな増加しか観察されなかった[54]。Mg は，血漿 $1{,}25(OH)_2$-ビタミン D が検出できない患者においても吸収され，Ca 吸収とは対照的に，血漿 $1{,}25(OH)_2$-ビタミン D および Mg 吸収との相関関係は存在しない[54]。

腎臓による調節

腎臓でのろ過および尿細管での吸収　腎臓は，Mg ホメオスタシスを調節する重要な器官である。Mg の処理は，ろ過および再吸収のプロセスにより行われる。腎臓は，組織の成長または代謝回転のために保持されない Mg を排泄するのに重要な役割を果たす[55]。健康な成人の糸球体を通して，通常毎日，全身の約 10%（およそ 100 mmol または 2,400 mg）の Mg がろ過される。このうち約 5%のみが尿中に排泄される。血清 Mg の約 75%が糸球体で限外ろ過される。ネフロンの様々なセグメントにおけるろ過された Mg の吸収を**図 9.4** にまとめる。paracellin-1（claudin-16）および claudin-19 はこの輸送を媒介するようである[27,28]。遠位曲尿細管は，細胞膜を横切る能動経路を介して，ろ過された Mg の 5〜10%を再吸収する。これには塩化ナトリウム共輸送体を含むいくつかのタンパク質が関与する[28]。TRPM6 は，遠位尿細管においても発現している。TRPM6 の変異は，腸管の Mg 吸収および腎からの Mg 喪失を低下させる[27〜29]。

ホルモンおよびその他の制御因子の吸収への影響　げっ歯類における実験研究は，マウスのヘンレ係蹄の太い上行脚あるいは曲尿細管のセグメントを入れた実験用チェンバーに，アルギニンバソプレッシン，グルカゴン，カルシトニン，副甲状腺ホルモン（parathyroid hormone：PTH），（程度は低いが）アドレナリン作動性アゴニストおよびインスリンをそれぞれ個別に添加すると，Mg 吸収が有意に増加することを明らかにしている[55,56]。しかし，これらの観察の生理学的意義は不明である。Mg バランスが通常ホルモン的に調節されることの証拠は，血清 Mg 濃度の特定の変化が，これらのホルモンの 1 つ以上を血液中に遊離させ，尿細管に作用させることを必要とする[56]。

調節機構は不明であるが，特定の条件が，主に太い上行脚において吸収に影響を及ぼす。高マグネシウム血症および高カルシウム血症では抑制が起こる[55]。これは，これらの陽イオンが尿細管細胞の側底面の Ca 感受性受容体に結合するために起こると考えられている。このプロセスは上皮の膜電位を低下させ，それによって Mg と Ca の傍細胞吸収を減少させる。実験動物およびヒトにおいて，Mg 摂取量の低下は，血清および血漿 Mg 濃度が正常範囲を下回る前であっても，Mg 排泄を急速に低下させる。このことは，腎臓が Mg 不足に適合することを示唆している[55]。

組織のソース

細胞外および細胞内 Mg および骨中の Mg は，Mg 欠乏時に低下する。骨は Mg の重要な貯蔵庫として働いている。ヒト腸骨稜の変化は，欠乏時の喪失の広い範囲（加重平均で 18%または 1.2 mmol/kg 体重）を示す[57]。若年の，Mg 欠乏ラットおよびマウスでは，体からの喪失は主に骨（骨の Mg の約 30%）から生じており，筋からの喪失量ははるかに少ない。しかし，研究した対照の年齢および期間により喪失量は影響を受ける[58]。ヒトの肥満研究では，アシドーシスを伴うような飢餓時に，除脂肪組織および骨からかなりの量の Mg が失われた[59]。約 3 週間継続した実験的なヒトの研究では，無症候性の低マグネシウム血症が生じたが，筋 Mg の有意な減少はみとめなかった。おそらく，骨や他の軟部組織が喪失源であったのであろう[60]。

汗からの喪失

汗中に失われる Mg の量は，他の陽イオンの喪失と比較して非常に少ない。例えば，40.5 分で 10 km 走行し，平均体重（体液）の減少が 1.45 kg であった場合，体重減少の kg あたりの実際のイオン喪失は，Na 800 mg，K 200 mg，Ca 20 mg，および Mg 5 mg であった[61]。

マグネシウム必要量の評価

▶マグネシウム摂取量の評価

表 9.2 は，1989 年の推奨量（RDA）と 1997 年の食事摂取基準（dietary reference intake: DRI）を，年齢および性別で比較したものである。4 歳以上の小児と成人で，DRI

表 9.2 1989 年と 1997 年のマグネシウムの食事摂取量（mg で）の推奨の比較

1989 年[a]			1997 年[b]			
年齢（歳）	男性	女性	年齢（歳）	男性	女性	
0〜0.5	40	40	0〜0.5	30[c]	30[c]	AI
0.5〜1.0	60	60	0.5〜1.0	74[d]	75[d]	AI
1〜3	80	80	1〜3	80	80	
4〜6	120	120	4〜8	130	130	
7〜10	170	170	9〜13	240	240	
11〜14	270	280	14〜18	410	360	
15〜18	400	300	19〜30	400	310	
19〜24	350	280	31〜50	420	320	
25〜50	350	280	51〜0	420	320	
51 以上	350	280	>70	420	320	
妊娠		320	≦18 19〜30 31〜50		400 350 360	
授乳 最初の 6 ヵ月 次の 6 ヵ月			≦18 19〜30 31〜50		400 350 320	

AI：目安量。

[a] Food and Nutrition Board, National Research Council. Recommended Dietary Allowances. 10th ed. Washington, DC: National Academy Press, 1989.

[b] Food and Nutrition Board, Institute of Medicine. Dietary Reference Intakes for Calcium, Phosphorus, Magnesium, Vitamin D, and Fluoride.Washington, DC: National Academy Press, 1997.

[c] 健康な母乳で栄養されている乳児の摂取量。

[d] 母乳と固形食。

のほうが一様に高い値を示している。非食物源からの過剰な Mg 摂取は副作用を引き起こすので，DRI はそのような供給源について許容可能な上限値（tolerable upper intake level：UL）を設置した[4]。青少年および成人の補充 Mg の UL は 350 mg（14.6 mmol）/日である。これは観察された有害作用（下痢）の最も低いレベル（lowest observed adverse effect level：LOAEL）である 360 mg（15 mmol）/日に基づく。

DRI（文献 4 の表 S-3）によれば，幼児レベルはヒトにおける適切な摂取量の推定値に基づくが，他のほとんどの年齢はバランス試験に基づいている。ゼロバランスを達成するための具体的な基準と，被検者のエネルギー支出および体組成が異なることよりもたらされる不確実性により，バランス試験を実施することの困難性については以前に議論されている[62]。比較のため，1989 年と 1997 年のアメリカおよびカナダの RDA を，**表 9.2** に示している。

▶食事からのマグネシウム摂取の評価

NHANES Ⅲ（1988〜1991 年）の Mg 摂取量の推計によると，2〜11 歳の小児は RDA よりも摂取量の中央値が高い。1〜5 歳の小児の下のほうの第 5 パーセンタイルでは，安全係数を含む RDA の約 90％を示していた[63]。逆に，非ヒスパニック系白人男児および男性を除いて，人種および民族によってグループ化された 12 歳から 60 歳以上までの男性および女性被検者は，RDA と比較して摂取量の中央値が低かった[63]。

アメリカの多くの青少年や成人が Mg 欠乏のリスクにさらされているという主張の根拠は，NHANES と RDA でまとめられた食事摂取量データの 2 つの指標の正確さにある。これらのいずれかまたは両方がかなり不正確である場合，欠乏症の程度はより高くまたはより低くなる。*Third Report on Nutrition Monitoring in the United States*（1995）は，RDA に関連した摂取量を年齢と性別で分析し，Mg がさらなる研究が必要な公衆衛生上の問題であることを提起すると結論づけた[63]。1 つの理由として示されたのは，食物からの Mg の摂取量の中央値が，多様な集団群における RDA よりも低かったことである。種々の食事からの Mg の摂取量での Mg の栄養状態の評価は行われていない。したがって，Mg 欠乏に関連する問題に対して，どのレベルの摂取量がリスクとなるのかを推定することは不可能である。NHANES Ⅰ（1971〜1974 年）は，15,820 人の血清 Mg を原子吸光分光法（atomic absorption spectrophotometry：AAS）により測定した。18〜74 歳の成人の 95％が，0.75〜0.96 mmol/L（1.50〜1.92 mEq/L）の範囲の血清濃度を示し，平均 0.85 mmol/L であった。5 パーセンタイルの成人は正常の下限値（すなわち，0.70〜0.73 mmol/L）より多かった。血清 Mg 濃度は血圧と相関しているが，このパラメータは真の身体 Mg 状態を反映していない可能性がある。

マグネシウム栄養状態の評価

▶分析方法

食品，排泄物，血液，細胞および細胞の分画中の Mg を測定するための様々な方法が開発されている。Mg は主に細胞内または骨内に存在するため，Mg 状態の評価は非常に困難である。いくつかの実験技法が臨床および研究に用いられている[14]。AAS は，最高の正確さと精度を提供することから，多くの資料の全 Mg を測定するために広く使用され，参照されている[64]。しかし，一般的にはいくつかのメタロクロミックインジケーターと色素が自動化された方法が使用されている[19]。イオン選択電極（ion-selective electrode：ISE）は，血清，血漿，全血中のイオン化Mg（全Mgの70%）を測定することができる[22,65]。しかし，Ca^{2+}および脂溶性の陽イオンは，イオン化されたMgを測定する障害となる。文献によれば，AASから見ると，様々な製造元のISEは精度が異なり，Mg濃度が低い血清では誤った結果をもたらす可能性がある[66]。さらに，重症患者では，総血清Mg濃度とイオン化血清Mg濃度との相関はあまりない[67]。

核磁気共鳴分光法や蛍光インジケーターなど，細胞内Mg濃度を評価するための他の技術が開発されている[19,21]。Mg同位元素は，Mgイオンの吸収，分布，および排泄を追うための生物学的トレーサとして使用されている。ヒトの研究では，放射性同位元素^{28}Mgが使用されている[5,68]。その有用性は，その放射能の強さ，21.3時間という短い半減期，および供給が不十分であることによって制限される。

▶臨床評価

全血清Mgは，臨床医がMg状態を評価するために利用できる唯一の検査である[19,69]。いくつかの報告では，種々の疾患例において血清および血漿濃度が正常であるが，種々の血液細胞および他の器官では低値を示している。結果として，このような状況では，全血清および血漿Mg値は，欠乏の指標として信頼性は低いと考えられる。イオン化されたMgのレベルは，全Mgのレベルよりも重要である。しかし，前述したように，イオン化されたMgの測定値には方法間での差異が存在する。したがって，分析装置ごとの正常範囲が必要で，異なるメーカー間では比較できない[70]。

赤血球および血液中の単核細胞のMg濃度は，ヒトにおける実験的なMg欠乏および患者集団で測定されており，これらの測定結果は，Mg状態を評価する際に血清Mgよりも正確である[19,71,72]。しかし，これらの検査法は市販されておらず，技術的な問題により制限があり，どのような人においてもMg状態を評価できるというわけではない。

尿中Mg排泄の評価は有用である。Mgの摂取量が減少すると，尿中Mgの排泄は急速に低下する。尿中濃度が低い場合でも，血清Mgは依然として正常範囲内にあることがある[73]。しかしこの所見は，Mg欠乏が急性に起こったものか，または慢性のものかを示さない。腎臓からのMg喪失が起こる状況では，結果として生じる低マグネシウム血症で過剰な尿中Mg排泄（$>$1 mmol/日）が見られる[74]。このような関係が見られる時には，低マグネシウム血症の原因として腎尿細管機能不全が示唆される。

静脈内のMg保持試験では，注入されたMgが一定の期間にわたって保持された割合を評価する。Mgが十分に補充された人によって保持されたパーセンテージ（例えば，20～25%）より多く保持する人は，身体でいくらか欠乏していると考えられる。比較的多くの高マグネシウム血症患者，慢性アルコール使用障害患者，および動物コントロールで試験された推奨臨床プロトコルが発表されている[75]。このテストは侵襲的で時間がかかり，標準化されておらず，高価である。この方法は，注入後24時間にわたり入院，またはその他の厳密な観察を要し，実験後の分析のために注意して尿を採取する必要がある。

マグネシウム欠乏症の危険因子と原因

▶頻度

Mg欠乏には，多くのリスク因子（**表9.3**）が存在する。このことは，急性または慢性的に罹患した患者においてこの状態がまれではないことを示唆している。Veterans Administration hospitalで調査された2,300人の患者のうち，6.9%が低マグネシウム血症であった。日常的にMg測定を行った患者の11%が低マグネシウム血症であった[76]。患者が低カリウム血症の場合，低マグネシウム血症が42%にみとめられた。低リン血症患者の29%が低マグネシウム血症で，27%は低ナトリウム血症，22%は低カルシウム血症であった[76]。このイオンは多くの診療所や病院では日常的な電解質検査に含まれていないため，正確なMg欠乏の有病率は不明である[77]。集中治療室の患者の研究では，同様の高い欠乏率が報告されている[78]。

▶胃腸障害

前述したように，食事中のMgの摂取量は，大部分の人において推奨摂取量よりも少ない[4]。したがって，Mgバランスを損なう他の条件下で，栄養学的なMg欠乏が観察されうる。胃腸障害（**表9.3**）は，様々な状況でMg欠乏につながる可能性がある[79]。上部腸管液のMg含量は約1 mEq/Lである。したがって，嘔吐および経鼻胃管による吸引は，Mgの欠乏の原因となる。下痢や排液のMg含量ははるかに高く（$\leq$15 mEq/L），その結果，急性および慢性下痢，腸炎，潰瘍性大腸炎，腸および胆道の瘻孔では，Mg欠乏は一般的によく見られる。吸収不良症候群もMg欠乏症をきたす。脂肪便および小腸，特に回腸の切除あるいはバイパスでは，しばしば腸管からのMg喪失または吸収不良の原因となる。重症急性膵炎では低マグネシウム血症が起こる。これは，アルコール依存症などの臨床的に膵炎を引き起こす病態から，あるいはMgによる壊死した膵臓周囲の脂肪の鹼化から生じる[80]。

プロトンポンプ阻害剤は，一部の患者において低マグネシウム血症を引き起こすことが報告されている[81]。エビデンスは，腸のMg吸収不良を示唆している。低マグネシウム血症，低カルシウム血症，および発作をともなう生後早期に現れる腸管Mg吸収の原発性の欠陥は，染色体9q22による常染色体劣性疾患として記載されている。この障害は，腸内Mg能動輸送に関与するタンパク質を発現するTRPM6の突然変異によって引き起こされる[38]。

▶腎障害

Mgの尿中への過剰排泄は，Mg欠乏の原因となる可能性がある（**表9.3**）[79,82]。腎臓のMgの再吸収は，尿細管への流量だけでなく，NaとCaの排泄に比例する。したがって，特に生理食塩水を用いた長期間の静脈栄養，および原発性アルドステロン症および高カルシウム尿症などの体液が過剰な状態では，Mg欠乏をもたらす可能性がある。高カルシウム血症は，ヘンレループの太い上行脚のCa感知受容体にCaが結合し，上皮電位を低下させることによって腎のMg再吸収を低下させることが示されている[83]。尿

表 9.3 マグネシウム欠乏の原因

胃腸障害
栄養欠乏
長期の経鼻胃管による吸引/嘔吐
急性および慢性の下痢
腸管と胆道の瘻孔
吸収不良症候群
広範な腸切除術またはバイパス
急性出血性膵炎
原発性腸低マグネシウム血症（TRPM6 チャネルの突然変異）
プロトンポンプ阻害剤
腎臓からの喪失
長期の静脈栄養療法
浸透圧性利尿（グルコース，尿素，マンニトール）
高カルシウム血症
急性腎不全の多尿期，腎移植，腎障害の病歴
非薬物性尿細管間質性腎症
アルコール
利尿薬（フロセミド，ヒドロクロロチアジド）
上皮成長因子受容体遮断薬（セツキシマブ，パニツムマブ）
腎尿細管腎毒素（アミノグリコシド，シスプラチン，アンホテリシン B，ペンタミジン）
カルシニューリン阻害剤（シクロスポリン，タクロリムス）
マグネシウム輸送チャネルの遺伝的変異
カルシウム感知受容体の活性化突然変異
内分泌および代謝障害
糖尿病（尿糖，浸透圧性利尿）
リン酸欠乏
原発性副甲状腺機能亢進症
副甲状腺機能低下症
原発性アルドステロン症
過度の授乳
皮膚からの喪失
汗（競技者）
熱傷
骨および軟部組織へのマグネシウムの再分配
飢餓骨症候群
静脈栄養/リフィーディング症候群

糖によって引き起こされる浸透性利尿は，尿中 Mg の喪失をもたらす[79]。

また，高マグネシウム尿は，もともとは正常であった腎臓における急性腎不全からの回復期，移植腎臓における虚血性傷害からの回復期，および閉塞後利尿が見られる多尿期に生じる。そのような場合，腎臓の Mg 喪失を誘発する原因として，多尿症そのものが重要な役割を果たすのと，原疾患の腎障害から持続する残留尿細管の再吸収障害が重要である[74]。腎臓からの Mg 喪失は，腎毒性薬に起因しない急性または慢性尿細管間質性腎炎（例：慢性腎盂腎炎や急性腎臓同種移植拒絶反応など）患者で報告されている[74]。また，アルコール摂取は腎臓の Mg 喪失を引き起こす可能性があり，慢性アルコール中毒患者は Mg 欠乏症の高頻度の原因の 1 つである[84]。

多くの薬品は腎臓からの Mg の喪失を起こし，Mg 欠乏をきたす。これらには，フロセミド[85]などの利尿剤，上皮成長因子（EGF）受容体遮断薬のセツキシマブおよびパニツムマブ[86]など（転移性結腸直腸癌の治療に用いられる EGF 受容体を遮断するモノクローナル抗体）がある。腎尿細管の腎毒性薬（アミノグリコシド，アンホテリシン B，シスプラチン，ペンタミジン）は，高マグネシウム尿症そして低マグネシウム血症をもたらす腎障害を引き起こすことが示されている[74,87~89]。同様に，カルシニューリン阻害剤（シクロスポリンおよびタクロリムス）は，臓器移植後の患者において，遠位尿細管 Mg チャネルの TRPM6 のダウンレギュレーションによって引き起こされる腎臓からの Mg 喪失をもたらすことが報告されている[90]。

遺伝性または散発的な腎臓からの Mg 喪失障害がいくつか報告されている[91]。常染色体潜性である障害の 1 つは，第 3 染色体上の paracellin-1 遺伝子（claudin 16）の突然変異に起因する。この疾患は，血清 Mg の低値，高カルシウム尿症および腎石灰化症を特徴とする。孤立性の腎臓の Mg 喪失と低マグネシウム血症のもう 1 つの常染色体顕性異常は染色体 11q23 にあり，遺伝子 *FXYD2* の Na^+/K^+-ATPase の γ サブユニットの突然変異が同定されている。Mg チャネル TRPM6 の突然変異はまた，Mg 喪失を起こす。ギテルマン（Gitelman）症候群（家族性低カリウム血症-低マグネシウム血症症候群）は，第 16 染色体上のサイアザイド感受性 Na, Cl 共輸送体遺伝子の遺伝子異常によって引き起こされる常染色体劣性疾患である。その他の決定されていない遺伝子異常も存在する[91]。

▶糖尿病

糖尿病は，最も頻度の高い Mg 欠乏を伴う疾患である[92]。研究者は，一般に，糖尿病における Mg 欠乏のメカニズムは，尿糖が多いことによって生じる浸透性利尿による二次的な腎 Mg 喪失と考えている。ほとんどの患者で食事からの Mg 摂取量は RDA より少ない。したがって，栄養学的な摂取量の低下も要因となる。Mg 欠乏症は，インスリン分泌の障害およびインスリン抵抗性を引き起こすことが報告されており[93,94]，高血圧の原因となる[95,96]。このメカニズムは不明であるが，Mg がいくつかの酵素の補因子であることから，このサイクルでの異常なグルコース代謝の結果である可能性がある。さらに，Mg 欠乏はインスリン受容体でのチロシンキナーゼ活性を低下させ，Mg は β 細胞によるインスリン分泌に影響を与える。Mg 療法は糖尿病のコントロールを改善することが示されている。2 つの研究では，Mg 摂取量が低い人において 2 型糖尿病の発生率が有意に大きかったと報告されている[93,94]。TRPM6 および TRPM7 の遺伝的変異は，250 mg/日未満しか摂取しない女性において 2 型糖尿病のリスクを増加させることが報告されている[97]。したがって，糖尿病患者においては悪循環に陥るため，Mg の栄養状態を評価すべきである。糖尿病は Mg 喪失を引き起こす可能性があり，それに続く Mg 欠乏は糖尿病のコントロールを悪化させ，インスリンの分泌と作用を損なう可能性がある。

▶その他の障害

低マグネシウム血症は，いくつかの他の障害で見られる[79]。リン酸欠乏は，尿中への Mg 喪失および低マグネシウム血症を生じることが実験的に示されている。低マグネシウム血症は「飢餓骨」（hungry bone）症候群（外科的治療後の副甲状腺機能亢進症または甲状腺機能亢進症の患者における急速な骨塩量の増加が起こる時期）を伴うこともある。同様に，リフィーディング症候群の際にも軟部組織へのミネラル蓄積が起こることによって低マグネシウム血症が生じる[98,99]。Mg の喪失は皮膚から汗中によって，また火傷による患者でも起こることがある[100,101]。

マグネシウム欠乏症の臨床症状

Mg は広範囲の基本的な生物学的反応において必須の役割を果たすので，Mg 欠乏が重大な臨床症状を起こすことは驚くべきことではない。初期の研究は動物で行われ，実験動物の栄養必要量は確立されている[102]。

ヒト被検者は，Mg の少ない食事によって起こされた Mg 欠乏の過程を通して研究されており[79,103]，これらの観察は，他の原因によって Mg 欠乏症を有する人における観察とともに，この欠乏症の徴候を明らかにした。欠乏の症状と徴候を**表 9.4** に示し，Mg 欠乏を疑う診断法のアルゴリズムを**図 9.5** に示す。Mg 欠乏症は，多くの素因があり，複雑な疾患状態において発症する。疾患がある場合の Mg 欠乏症の臨床症状は，もとになる疾患の徴候および症状とともにあるか，またはそれによって隠蔽される。

▶中程度～重度のマグネシウム欠乏

Mg 欠乏症が臨床現場でみとめられた場合には，それは通常，中等度～重度のものである。生化学的，神経筋および心臓の合併症は，Mg 欠乏患者における最も一般的な所見である。

低カルシウム血症

Ca は PTH 分泌の主要な調節因子である。しかし，Mg は，Ca と同様の様式で Ca^{2+} 感知受容体を介して PTH 分泌を調節する[104]。細胞外 Mg 濃度の急激な変化は質的に Ca と類似した形で PTH 分泌に影響するが，Mg 欠乏症はミネ

表 9.4　マグネシウム欠乏の症状

症状
骨およびミネラルの代謝
低カルシウム血症
・PTH 分泌障害
・PTH に対する腎臓および骨の抵抗性
・1,25(OH)$_2$-ビタミン D の産生障害および耐性
骨粗しょう症
神経筋症状
クヴォステク（Chvostek）とトルソー（Trousseau）徴候の陽性
自発性の手足痙攣
痙攣発作
めまい，運動失調，眼振，アテトーゼ様および舞踏病様運動
筋衰弱，振戦，線維束性収縮，および消耗
精神医学：うつ病，精神病
カリウムホメオスタシス
低カリウム血症
・腎臓からのカリウム喪失
・細胞内カリウムの減少
循環器症状
不整脈
・心電図：PR および QT 間隔の延長，U 波
・心房頻拍，期外収縮，および心房細動
・房室接合部調律
・心室性期外収縮，頻脈，心室細動
・ジギタリスの副作用に対する感受性の亢進
・Torsades de pointes
心筋虚血/梗塞（推定）
高血圧
アテローム硬化性血管疾患（推定）
その他の症状
片頭痛
喘息
結腸癌

PTH：副甲状腺ホルモン。

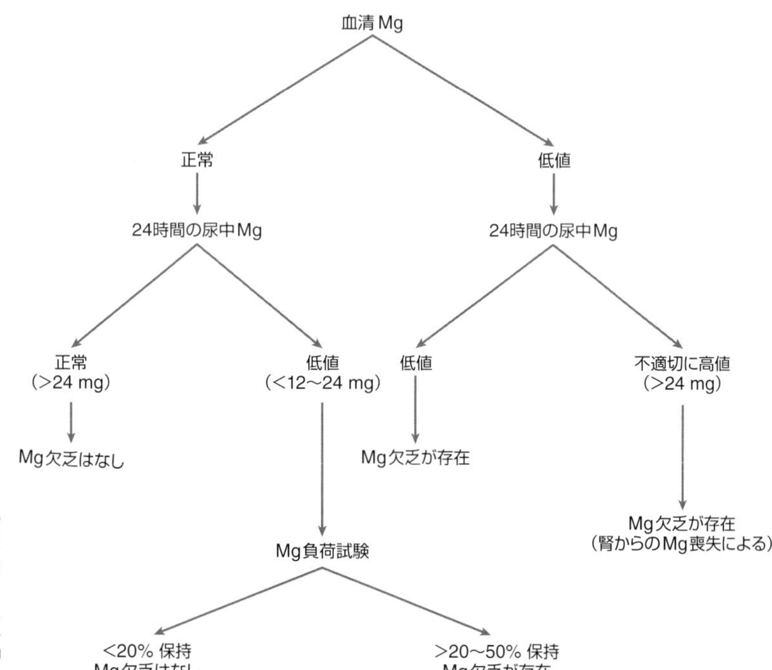

図 9.5　マグネシウム（Mg）欠乏が疑われる際の診断方法のアルゴリズム。ここでは Mg 欠乏となる主要因子を鑑別するために，尿中の Mg 値が強調されている。
(Adapted with permission from al Ghamdi SM, Cameron EC, Sutton RA. Magnesium deficiency:pathophysiologic and clinical overview. Am J Kidney Dis 1994;24:737–52.)。

ラルのホメオスタシスも乱す[104,105]。低カルシウム血症は，中等度～重度のMg欠乏症の顕著な症状である。この場合，Mg療法のみで血清Ca濃度が正常に回復するが，CaまたはビタミンD療法は低カルシウム血症を是正することはできない。低カルシウム血症の主な原因の1つは，副甲状腺機能の障害である。Mg欠乏による低カルシウム血症を有するほとんどの患者は，血清PTH濃度が低いか，あるいは不適切に正常（血清Ca濃度が高いわりに）である。Mgの投与は，血清PTHを急速に上昇させる。低カルシウム血症の存在下でPTHの血清中濃度が正常または高値の場合は，末梢器官のPTH作用に対する抵抗性を示唆する。Mg欠乏患者における低カルシウム血症の外因性PTHに対する骨への抵抗性が報告されている。同様に，これらの患者において，PTHに応答するcAMPまたはリン酸塩の尿排泄が観察された[104,105]。

Mg欠乏症におけるPTHの分泌および作用の障害についての機序は不明である。研究者らは，Mg欠乏におけるセカンドメッセンジャー系の異常を示唆している。アデニル酸シクラーゼは，基質（MgATP）の成分としても，酵素活性の賦活化活性化因子としても，cAMP生成のためにMgを必要とすることが普遍的にみとめられている。またPTHは，ホスホリパーゼCセカンドメッセンジャーシステムを活性化することも示されている。Mg^{2+}依存性グアニンヌクレオチド調節タンパク質がホスホリパーゼCの活性化に関与し，Mg^{2+}がIP_3誘導性Ca^{2+}放出の非競合的阻害剤であることが示されているため，Mg欠乏はいくつかのメカニズムを介してこのシステムを乱す可能性がある[105]。

MgはビタミンD代謝においても重要である[104,105]。低カルシウム血症があるMg欠乏患者は，ビタミンD，1α-ヒドロキシビタミンDおよび1,25-ジヒドロキシビタミンDの薬理学的用量に耐性を示すことも報告されている。Mg欠乏におけるビタミンD代謝変化の正確なメカニズムは不明である。大部分の低カルシウム血症を有するMg欠乏患者では，1,25-ジヒドロキシビタミンDの血清濃度は低値または正常でも低めであることが判明している。PTHは1,25-ジヒドロキシビタミンD形成の主要な栄養因子であるため，低い血清PTH濃度であることは，1,25-ジヒドロキシビタミンD濃度が低いことを説明できる。このことは，Mg欠乏は腎臓が1,25-ジヒドロキシビタミンDの合成を阻害することを示唆する。*in vitro*で，Mgは25-ヒドロキシ-1a-ヒドロキシラーゼの働きを助けることが知られている[104,105]。

低カリウム血症

Mg欠乏症の共通の特徴として低カリウム血症がある[106,107]。実験的なヒトのMg欠乏症では，尿からの喪失の増加による負のKバランスを示した。Mg欠乏の間，患者は細胞内Kも喪失した。K治療のみでK欠乏を補充しようとしても，同時にMgを投与しなければうまくいかない。このK代謝異常の原因は，Na^+/K^+-ATPaseのMg依存性に関連している。Mg欠乏時には，細胞内のNaとCaが上昇し，MgとKが低下する。Mgは，内向き整流を特徴とする心臓細胞のKチャネルの調節においても重要である[106,107]。この生化学的特徴は，後述する心電図所見および心臓不整脈の原因となる。

神経筋症状

神経筋の興奮性の亢進は，Mg欠乏症患者の共通の症状である[79]。潜伏テタニー（誘発されて陽性になるクヴォステク〈Chvostek〉とトルソー〈Trousseau〉徴候），または顕在性の手足痙縮が存在する。痙攣発作も起こる可能性がある。低カルシウム血症が神経学的徴候の原因となるが，低カルシウム血症のないMg欠乏症でも神経筋過敏症をもたらすと報告されている。他の徴候は，めまい，運動失調，眼振，アテトーゼ様および舞踏病様運動などがある。筋の振戦，線維束性収縮［訳注：小さな振戦］，著明なやせ，および衰弱が存在する。可逆的な精神異常も報告されている。

これらの神経筋の問題には，いくつかのメカニズムがある。Mgは神経軸索を安定化させることが示されている。血清Mg濃度を下げると，軸索刺激の閾値が低下し，神経伝導速度が上昇する。Mgはまた，シナプス前神経末端へのCaの侵入を競合的に阻害することによって，神経筋接合部でのグルタミン酸などの神経伝達物質の放出に影響を及ぼすことも示されている。細胞外のMgの減少はシナプス前神経へより大きなCaの流入を可能にし，その後より多くの神経伝達物質が放出されることにより，神経筋活動が過敏になる。

循環器系の症状

心臓性不整脈　心臓性不整脈は，Mg欠乏症の重要な結果として起こる。ヒトにおけるMg欠乏症の心電図異常には，PRおよびQT間隔の延長などがある。細胞内K欠乏および低カリウム血症は，Mg欠乏症の特徴を複雑にしており，これらの心電図異常に寄与している。心臓性不整脈を有するMg欠乏症患者は，Mg投与によって良好に治療される[108,109]。心房性期外収縮，心房頻拍，心房細動および房室接合部不整脈などの上室性不整脈が報告されている。心室性の期外収縮，頻脈，および細動は，より重篤な合併症である[110]。このような不整脈は，通常の治療に抵抗することがある。正常な血清Mg濃度にもかかわらず，細胞内Mg欠乏が存在するため，Mg欠乏症は常に心臓不整脈の要因と考えるべきである。

急性心筋梗塞　急性心筋梗塞(acute myocardial infarction：AMI）は，アメリカにおける第1の死因である。Mg欠乏症は，前述したような全身および冠動脈の血管トーヌス（後述参照），心臓性不整脈，および血小板凝集の阻害において役割を果たすことが示されているため，リスクファクターとなる。1980年代以来，AMIに対する補助的なMg療法の臨床的有用性について議論がなされてきた。いくつかの小規模の比較対照試験では，補助的なMg療法がAMIによる死亡を50%減少させることが報告されているが，われわれの理解はAMIにおけるMg療法に関する3つの主要な臨床試験により決定づけられた[111]。second Leicester Intravenous Magnesium Intervention Trial(LIMIT-2)は，症例数の多い最初の試験であった。6年間で，AMIの疑いのある2,316人の参加者が無作為化され，補助的なMg療法またはプラセボが投与された。Mg投与群では死亡率が約25%低かった（7.8%対10.3%，$p<0.04$）。

fourth International Study of Infarct Survival（ISIS-4）

は，AMIに対するカプトプリル，硝酸塩，およびMgの効果を調べるために，3年間にわたって58,000人以上の参加者を無作為化した。LIMIT-2とは異なり，ISIS-4では，死亡率はMg処理群と対照群で有意差をみとめなかった(7.64%対7.24%)。結論は，Mg療法はAMIの疑いがある患者に適応はないということであった。この結果が陰性であったにもかかわらず，一部の研究者は，ISIS-4のデザインがMg療法の利点を隠していると示唆している。2つの主な批判には，Mg療法のタイミングと病気の重症度に関係している。ISIS-4は発症後24時間以内に無作為化されている。ところが，理論的には，AMIにおけるMg療法の役割は，主に虚血再灌流傷害の予防にある。

Magnesium in Coronaries（MAGIC）試験は，ISIS-4試験のデザインに関するこれらの問題，すなわち高リスク患者への早期介入に対処するように設計された[111]。これは3年間にわたって，6,213人において検討された。30日間でのMg処置群の死亡率は，プラセボ群の死亡率と有意な差をみとめなかった（15.3% vs 15.2%）。臨床試験からの全体的なエビデンスとしては，Mg欠乏の疑いが高い場合を除き，AMI患者における補助的なMg療法のルーチンな投与は支持されなかった[112]。

▶慢性の潜在的なマグネシウム欠乏症

健康なアメリカ人が通常摂取する食事は，Mgの量がRDAより少ないが[4]，症候性のMg欠乏につながっているようには見えない。しかし，いくつかの臨床的障害は低Mg食が関係している。研究者らは，軽度のMg欠乏症が時とともに，高血圧，冠動脈疾患，妊娠高血圧および骨粗しょう症などの原因となることを示唆している。

高血圧

いくつかの研究は，食事からのMgの摂取量が低い集団と血圧の間に逆相関があることを示している[24,113]。低マグネシウム血症および細胞内Mgの減少も，血圧と逆相関している。本態性高血圧の患者は，赤血球中の遊離Mg^{2+}濃度が低いことが報告されている。Mg^{2+}濃度は，収縮期血圧および拡張期血圧とともに逆相関を示した。高血圧におけるMg療法の介入研究は，一致した結果が得られなかった。いくつかの研究は，Mgサプリメントにより血圧低下効果を示したが，他のものはそうではなかった。他の食事因子もまた重要な役割を果たす。果物と野菜が豊富な食事は，Mgの摂取量を176 mg/日から423 mg/日（Kの増加とともに）に増加させ，血圧を有意に低下させた[114]。無脂肪乳製品（これはCa摂取も増加させるが）を加えることにより，血圧はさらに低下した[114]。Mg欠乏症が血圧に作用するメカニズムは明らかではないが，プロスタサイクリン（PGI_2）の産生低下，トロンボキサンA_2の産生増加，アンギオテンシンⅡおよびノルエピネフリンの血管収縮作用の増強が関与している可能性がある。研究者らは，血管TRPM7 Mgチャネルが高血圧において変化することを示唆している[24]。

アテローム硬化性血管疾患

Mg欠乏症のもう1つの循環器合併症は，アテローム性疾患の発症である[115]。低Mg血症患者において，脂質の異常が報告されている。しかしこれらは，もとにある糖尿病，冠動脈疾患，心筋梗塞，およびその他の疾患において起こるリポタンパク質異常に関連する因子からも起こり，非常に複雑である[116]。疫学研究は，水の硬度（CaおよびMg含量）と循環器疾患による死亡率とが逆相関することを明らかにしている。血小板の活性化の亢進は，心血管疾患の発症のリスクファクターである。Mgは，特定の凝集薬に対する血小板凝集を阻害することが示されている。糖尿病でMg欠乏症を有する患者は，血小板凝集が亢進していることが示されている。これらの患者へのMg療法はこの反応を正常化させた。Mgの抗血小板作用は，Mgが血小板凝集に関与するエイコサノイドであるトロンボキサンA_2および12-ヒドロキシエイコサテトラエン酸（12-hydroxyeicosatetraenoic acid：12-HETE）の合成を阻害するという所見と関係している[117,118]。Mgは血小板中のトロンビン誘発Caの流入を阻害し，強力な抗凝集エイコサノイドのPGI_2の合成を刺激する。

妊娠高血圧症候

妊娠高血圧腎症は，先進国での妊娠2,000例に1例の割合で発症し，年間50,000人以上の妊産婦死亡の原因となっている。Mg療法が，妊娠高血圧腎症と子癇の両方で数十年間使用されており，先進国では死亡率が非常に低い[119]。何十年もの使用にもかかわらず，2002年のMagnesium Sulfate for Prevention of Eclampsia(MAGPIE)試験まで，Mg療法の有効性を調べる大規模な無作為試験は行われていなかった。この試験は硫酸マグネシウム（$MgSO_4$）と脳動脈の血管拡張薬であるニモジピンを比較したもので，Mg療法を受けた群のほうが子癇のリスクが低かった(0.8%対2.6%)[119]。妊娠高血圧腎症の女性のMg状態を明らかにすることは困難であった。妊娠高血圧腎症の女性と健康な妊婦の血漿Mg濃度に差は見られなかった。しかし，妊娠高血圧腎症の女性は赤血球のMg濃度が低かった。妊娠高血圧腎症で早期産の女性では，Mgイオンまたは全血清Mg値に差はなかった。体全体のMgのわずかな欠乏は，妊娠中の高血圧症に寄与する可能性があるが，Mgの役割は電解質欠乏の補正よりも神経細胞および血管の安定化作用に関連している。Mg治療は妊娠高血圧腎症の女性では，子癇の発生率を低下させ，全体的な死亡率を低下させる可能性があることを示している[119]。

骨粗しょう症

動物における食事のMg制限は，骨格の成長を遅滞させる[105,120]。骨形成は低下することが示された。Mg欠乏ラットおよびマウスにおける破骨細胞の数および活性の増加がみとめられ[105,120]，ヒトに見られる摂取量を超えていることさえ報告されている[121~124]。Mg欠乏ラットの骨は脆いと報告されている。生体力学的試験は，ラットおよびブタの両方において骨格の脆弱性を直接実証した。

ヒトでは，疫学的研究により，骨量と食事中のMg摂取量との間の相関が示された[105]。骨粗しょう症の患者におけるMgの状態を評価した研究はほとんどない。血清および赤血球のMg濃度が低く，また静脈から投与されたMgの高い保持率はMg欠乏を示唆したが，これらの結果は各研究の間で一致しなかった。同様に，いくつかの研究では低い骨格 Mg 含有量が観察されたが，他の試験では Mg 含有量が正常または高かった。Mg 補充が骨量に及ぼす影響は，一般に骨塩量の増加が見られたが，研究デザインから有用な情報は限られていた。大規模で長期的なプラセボ対照の二重盲検試験が必要である。

いくつかの機序が，Mg 欠乏におけるより低骨量を説明しうる。Mg は骨細胞増殖にとって分裂促進性であり，この特性により骨形成を直接減少させる[105]。ある研究では，TRPM7 Mg チャネルが骨芽細胞機能にとって重要であり，それによって Mg 欠乏が骨形成を減少させることを報告している[121]。Mg は結晶形成にも影響を及ぼす。Mg が不足すると，より大きく，より完全な結晶が得られ，骨の強度に影響を及ぼす可能性がある。前述したように，Mg 欠乏は血清 PTH および $1,25(OH)_2D$ の両方を低下させる。両ホルモンが骨にとって栄養となることを考えると，分泌障害または骨の抵抗性は骨粗しょう症をもたらす。炎症性サイトカインの放出の増加は，破骨細胞の活性化およびげっ歯類における骨吸収の増加をもたらすことが示された[105,120,122,124]。

その他の障害

Mg 欠乏は片頭痛に関連しており，Mg 療法は片頭痛の治療に有効であると報告されている[125]。Mg 欠乏は平滑筋の痙攣を引き起こすので，喘息にも関与している。Mg 療法はいくつかの研究において喘息において有効であった[126]。最後に，食事からの Mg 摂取量が多いことは結腸癌リスクの低下と関連している[127]。

マグネシウム欠乏症の管理

医師は，低マグネシウム血症を予期し，リスクのある患者の素因をすべて考慮する必要があり，そしてその発生を予防し，またはその重症化を最小限に抑えるための早期治療を開始する。これらの措置には，基礎にある疾患をコントロールし，治療の侵襲を最小化し，そして腸および腎臓による Mg 保持を最大限にするように工夫された医学的および食事の修正が含まれる。Mg 欠乏が明らかな場合，その原因を特定しなければならない。治療が開始される前に，血液と尿中の Mg，Ca，K，Na レベルと血液の酸–塩基バランスを測定しなければならない。Mg 投与の量，経路および継続時間は，Mg 欠乏の重篤度およびその原因に依存する。

▶青年期と成人

痙攣発作，急性の不整脈，および重度の全身性痙攣は，即時に静脈内注入を必要とする。1～2 g の $MgSO_4 \cdot 7H_2O$ (8.2～16.4 mEq Mg^{2+}）を通常 5～10 分間注入し，続いて 6 g を 24 時間または条件が制御されるまで注入する[128]。電解質（特に K）と酸–塩基バランス異常の補正は，Mg 療法とともに行うべきである。さらに，血清 Mg および他の電解質は，そのような患者において少なくとも 1 日 2 回測定するべきである[129,130]。

より軽度の症状（例えば，潜伏性または活動性のテタニーを伴う感覚異常）もまた，静脈ルートにより良好に治療できる。この場合でも同様に，基礎疾患の適切な治療および他の電解質および酸–塩基異常の補正とともに行う。腎機能が良好な場合，静脈から 24 時間かけて生理食塩水あるいはデキストロース液で，必要に応じて他の栄養素とともに，6 g（48 mEq）の $MgSO_4$ を投与する[128]。この処方は，徴候および症状，電解質異常が治まるまで，3～5 日間継続する。静脈内経路を使用することができない場合，筋肉注射で与えることができるが，これらは痛みをともなう。この処方を 2 日以上継続し，状態を再評価する。血清濃度と尿中排泄によって示されるように，投与量は常に毎日の喪失を超えなければならない。これらのいずれかを行うことにより，血清 Mg の正常化またはわずかに高い範囲への復帰は比較的速く起こる。骨や他の組織から失われた Mg の欠乏は，より長期の Mg 療法を必要とする。

腸の吸収が正常で，腎からの Mg の喪失がある場合，正常な血清濃度を維持するために通常の食事に耐えられるまで（下痢の発症），サプリメントとして加えるべきである。ある症例では，経口での Mg 摂取では十分ではなく，筋内または静脈からの Mg が必要とされる。尿中の重度の Mg および K の喪失（例えば，シスプラチン腎毒性または遺伝性腎不全）が継続する患者は，在宅の中心静脈の留置カテーテルを介して，静脈内注入による長期間の補充を必要とすることがある。

欠乏が中等度で持続的である場合，初期の取組みは Mg が豊富な食品の摂取を増加すべきである。必要かつ実行可能な場合，経口から Mg のサプリメントを服用してもよい。300～600 mg を 1 日 3～6 回に分けて投与し，Mg による下痢を予防または最小限に抑え，可溶化を確実にするために 1 杯の水を与えてもよい[41]。経腸栄養を受けている患者のために，これらの塩の 1 つを経腸栄養剤に溶解してもよい。食物または他の医療処置による既存の脂肪便の改善は，便からの Mg 喪失を減少させる。ここでもまた，基礎にある病気の治療と K 欠乏の補充が不可欠である。

▶乳幼児

症状のある乳児の Mg 欠乏症は，比較的少量の静脈内または筋内の Mg 投与に対して良好に応答する。腎機能が正常である場合，非経口投与が推奨される。最初の数時間にわたって 50% $MgSO_4$ を 3.6～6.0 mg（0.15～0.25 mmol または 0.3～0.5 mEq)/kg 体重で，その後，同日のうちに等量を筋内または，静脈内に投与する[131]。Ca も，適応があれば，K および他の電解質とともに初期に注入してもよい。乳児期以降の痙攣や不整脈がある場合は，経口からボーラスで 50% $MgSO_4$ を 1 分かけて 20～100 mg（1.65～8.25 mEq/kg）の用量で治療を開始する。その後，1.0 mEq/kg で継続投与する[132]。

慢性吸収不良（例えば，原発性低マグネシウム血症）の患者では，12～18 mg/kg（0.5～0.75 mmol）を複数回に分けて経口投与することが推奨される。この投与スケジュールは下痢を誘発することなく血清濃度をほぼ正常にまで上昇させる[131]。

マグネシウムの過剰または毒性

Mg 過剰または中毒は，頻度の高い臨床的な問題ではない。急性期治療を行う病院では，入院患者の 12%以内に血清 Mg の軽度～中程度の上昇が観察されている[133]。Mg 中毒は，通常，Mg 塩の過剰投与の結果であり，一般に腎機能障害を有する患者において生じる。

▶高マグネシウム血症の原因

妊娠高血圧腎症および子癇

過剰の Mg 投与は，妊娠高血圧腎症および子癇の際に見られる。前述したように，妊娠高血圧腎症および子癇は，アメリカおよび他の多くの国で母親の死因として最も重要である[119,134]。高用量の $MgSO_4$ の経静脈投与は，妊娠後期または出産中の重度の高血圧および他の病態における子癇による痙攣を予防するために，北アメリカで選択されている薬物である[119,135]。初期負荷の用量および維持用量は，約 2～3 mmol/L（4～6 mEq/L）[135] またはそれよりも若干高めの血清濃度を維持するために与える[136]。継続的に注入投与される場合，正常な腎臓を有する患者は 1 日に 40～60 g の $MgSO_4 \cdot 7H_2O$ を排出することができる。患者は厳密に管理されて投与量を指示されるため，高用量で重大な副作用が生じることはめったにない。

ある報告書では，高用量の Mg 投与を受けた母親から出産された胎児は，臍静脈および動脈血において，母親のレベルと同程度の高マグネシウム血症を呈していた。しかし新生児では，血清濃度は 48 時間以内に正常値まで低下した[137]。

マグネシウム過剰

Mg 含有の下剤は，経口により単回または複数回（それぞれ 30 g の $MgSO_4 \cdot 7H_2O$〈245 mEq Mg^{2+}〉），薬物過量が疑われる患者に薬物の血中濃度を低下させるために治療の一部として活性炭とともに与えられる。最初は正常な血清クレアチニン濃度であったにもかかわらず[138]，14 人の患者のうち 9 人で 8 時間後の 3 回目の投与時に高マグネシウム血症が見られ，そのうち 4 人の患者では Mg 濃度が 3.0～5.0 mEq/L となった。この高濃度に関連して，腸運動を減少させる薬物（例えば，抗コリン作用薬またはオピオイド）の存在があった[139]。

腎不全

前述の計画された治療上の高マグネシウム血症に加えて，Mg 含有薬物，通常は制酸薬または下剤を，進行した腎不全患者で長期間および比較的大量摂取しつづけると，血清濃度が上昇する。様々な塩から 20%以上の Mg が吸収されるので，腎クリアランスの障害があると，著しい高マグネシウム血症を誘発する。加齢または疾患による糸球体ろ過の障害，および Mg 含有制酸薬または下剤の長期使用は，高マグネシウム血症の重大なリスクとなる。また，腎毒性の薬物（例えば，関節痛に対する非ステロイド性抗炎症薬）の摂取によってさらに悪化する。

症状が出るレベルの高マグネシウム血症は，腸閉塞，重度の便秘，潰瘍，閉塞または穿孔などの胃腸障害を有する患者において，腎不全が軽度または中等度である時，中等量の投与でさえ，Mg 含有下剤または制酸剤を摂取した場合に起こりうる[140]。

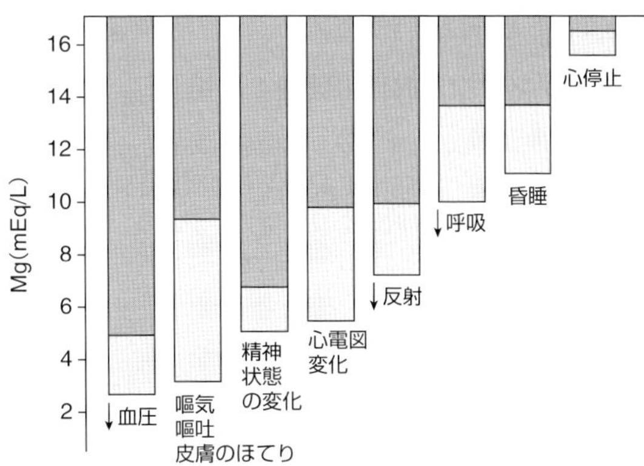

図 9.6 高マグネシウム血症が重症になるとともに見られる有害作用。初期の症状は血圧の低下である。嘔気，嘔吐，低血圧は 3～9 mEq/L で起こる。徐脈や残尿もこの範囲で起こる。心電図（ECG）変化，反応の低下，二次性の中枢神経系の抑制が 5～10 mEq/L の範囲で生じる。それに引き続きさらに高い濃度では，生命に危険を及ぼす呼吸抑制，昏睡，心停止などが起こる。
(Adapted with permission from Mordes JP, Wacker EC. Excess magnesium. Pharmacol Rev 1978;29:274–300.)。

▶マグネシウム過剰症の臨床症状

図 9.6 に，Mg 過剰による種々の毒性とさらに致死的な影響をまとめる[141]。最も初期の影響の 1 つは血圧の低下であり，高マグネシウム血症が進行するにつれて程度が強くなる。これは，Ca^{2+} フラックスの阻害およびノルエピネフリンおよびアンギオテンシンⅡの血管収縮作用の阻害から生じる[142]。正常より高い濃度の Mg は，*in vitro* で血管平滑筋を弛緩し，圧応答反応を減少させる[143]。ヒトにおいて，血清 Mg 濃度が正常のおよそ 2 倍の場合，以下の影響がみとめられた。収縮期血圧および拡張期血圧が平均でそれぞれ 10 mmHg および 8 mmHg 低下，腎血流量が有意に増加，そしてアンギオテンシンⅡの昇圧効果が鈍化した[143]。6-ケト-プロスタグランジン $F_1\alpha$（prostaglandin $F_1\alpha$：$PGF_1\alpha$）の尿中排泄は顕著に増加した。インドメタシンまたはイブプロフェンによるシクロオキシゲナーゼの阻害は，Mg による血圧降下，尿中の 6-ケト-$PGF_1\alpha$ の上昇および腎血流量の上昇を完全に抑制した。Ca チャネル遮断薬であるニフェジピンもまた，Mg による 6-ケト-$PGF_1\alpha$ の上昇および血圧の低下を抑制した。これらの所見は，Mg の影響が PGI_2 放出および Ca^{2+} フラックスの増加によって媒介されることを示している。血清 Mg 濃度が上昇すると血液中の PTH が低下し，低カルシウム血症をともなう[136,144]。子癇の治療における母体の低カルシウム血症では，出産時の胎児の血清 Ca 濃度は正常[137] または低値を示す[145]。

傾眠，錯乱，腎機能の低下などの血清 Mg 値が非常に高いことによる影響のいくつかは，低血圧に関連している[146]。PR および QT 間隔の延長などの心電図の変化は，5 mEq/L（2.5 mmol）で起こる。頻脈（おそらく，低血圧に続発する）または徐脈が起こることがある。6 mEq/L 以上では，筋の衰弱および反射の低下が起こる。これは，アセチルコリンの放出の低下および神経筋接合部での伝達の障害から生じる。低カルシウム血症は，進行性の筋力低下および呼吸困難の原因となる。完全房室ブロックおよび心停止は，約 15 mEq/L で起こる[141]。

▶高マグネシウム血症の管理

軽度～中等度の高マグネシウム血症（≥1.5 mmol）の予防または治療は，すべての供給源からの吸収が腎排泄能力を超える場合，Mg 摂取量を減らす必要がある。より高いレベルで，血行力学的に不安定な状態および筋の衰弱が明らかな場合，すべての Mg 摂取を停止し，5～10 分間かけて 5～10 mEq の Ca を急速注入すべきである。Ca は毒性作用に拮抗する[146]。生理食塩水および Ca の持続注入は，Mg 排泄を増加させる。腎機能の不良な患者においては，腹膜透析または血液透析により容易に Mg を除去することができる[146]。

（Robert K. Rude／中屋　豊 訳）

10 鉄

歴史的概要

すでに16～17世紀に，萎黄病（鉄欠乏性貧血）は鉄の補充で治療できる医学的状態だと報告されていた。20世紀に入ると，ようやくヘム合成における鉄の役割がわかってきた[1]。それ以来，鉄代謝の分野での発見が速まり，21世紀の分子レベルでの解明につながった[2]。本章では，鉄のホメオスタシス（恒常性）の最新の概念を解説する。

鉄の化学と重要性

鉄（Fe）は第一鉄（Fe^{2+}）か第二鉄（Fe^{3+}）のどちらかの酸化状態で存在する。この鉄の化学的性質が，生命の基本的な代謝に必要な種々の酸化還元反応における触媒作用を可能にしている。実際に，酸素代謝やエネルギー代謝における鉄の中心的役割はこの元素の生物学的重要性を明確にし，鉄を栄養や健康の分野で最も研究された金属の1つにしているのである。鉄のこの触媒作用は，スーパーオキシドのような遊離基を生成するフェントン反応の結果生じる有名な毒性の原因にもなっている。このように鉄は必須の栄養素であるが，強力な毒物でもあり，これらの両方の特性がどのようにバランスを保っているかを理解することが重要である。

体内の鉄の含有量は，男性では3.8 g，女性では2.3 gである。体内の大部分の鉄はヘム鉄として存在している（**図10.1**）。ヘム鉄は，ヘモグロビンの酸素輸送，ミオグロビンによる酸素の貯蔵，好気呼吸でのシトクロムによる電子伝達に必須の構成要素である。さらにヘム鉄は，一酸化窒素合成酵素やグアニル酸シクラーゼの補因子としてシグナル伝達にも必要である。鉄の2番目に大きな貯蔵プールは，フェリチン(ヘモジデリンも含む)である。フェリチンは，数千個の第二鉄のコアのまわりに24個のタンパク質のサブユニットが集まってできている[3]。必要に応じて，鉄はフェリチンから遊離して酸素輸送やエネルギー代謝に必要な機能を果たしている。活性酸素種により酸化還元反応に関与する遊離鉄から生じる悪影響も，フェリチンに貯蔵されている鉄により防がれている。

同様に，新たに吸収された鉄はトランスフェリンと結合し，血清中に輸送された時に毒性を抑制する。トランスフェリンと結合した鉄は，末梢組織中のトランスフェリン受容体に取り込まれて貯蔵または利用される。トランスフェリンは，1個の鉄原子あたり2つの結合部位をもっている。正常な環境では，鉄結合部位の30～40%に体中の鉄の約4 mgが結合している。トランスフェリンと結合して体内を循環している鉄は，緊急な需要に対応できるダイナミックな貯蔵プールである。それゆえ，血清トランスフェリンが飽和状態にあることは鉄代謝の制御に重要な役割を果たし，臨床的に鉄の状態を評価する指標の1つとなる。

金属のホメオスタシスを維持するために，鉄の吸収，利用，貯蔵は，綿密に制御されている。他の必須元素と異なり，鉄代謝は厳密な制御を要する。緊急に必要のない過剰な鉄は除去されることなく，必要時に備え，前述したようにフェリチン中に保存される。鉄のホメオスタシスは，酸素輸送やエネルギー代謝におけるその重要な化学的役割を反映している。すなわち，生命に必須なその代謝過程は，ヒトの生理機能の究極的な要求に十分に応えられる貯蔵プールに依存している。約20～25 mg/日の鉄が，老化した赤血球に対する赤血球貪食作用で入れ替わり，ヘムから遊離した鉄は新しい赤血球をつくるために再利用される。少量の鉄が便（～0.6 mg/日），尿（<0.1 mg/日），汗（<0.3 mg/日）中に排泄される。月経がある女性は，血液が1周期あたり平均40 mL，鉄にして1日0.4～0.5 mgが失われる。失われた鉄の大部分は食物で補充されるが，鉤虫感染や出血性の潰瘍などにより多量の血液が流出すれば，鉄の需要は増大する。鉄のホメオスタシスは，失われた鉄が元に戻るまでの間，毒性が蓄積するのを防ぐために，食物による鉄の吸収のレベルで保たれている。鉄が体から失われると食物からの鉄の吸収は需要に応えて増大するが，過剰な鉄を排泄する制御された経路は知られていない。

食事源

鉄は食物からヘムまたは非ヘム鉄として吸収される(http://ods.od.nih.gov/factsheets/Iron-HealthProfessional参照)。ヘム鉄は一般的にヘモグロビンやミオグロビンに由来し，赤身の肉，魚，鶏肉のような食物に含まれている。非ヘム鉄は植物性の食物に含まれており，穀類を用いた加工食品の栄養価を高めるために添加される。食事中では非ヘム鉄が主要な成分であるが，ヘム鉄のほうがバイオアベイラビリティ（生物学的利用能）が高い[4]。ヘム鉄の約15～30%が消化吸収されるが，非ヘム鉄は2～20%しか吸収されない。前述したように，体内に貯蔵されている鉄の量が吸収に影響する。鉄の貯蔵量が少ないと，食物からの吸収が促進され，貯蔵量が多ければ鉄の吸収量は減少する。食事中の鉄以外の多くの成分や内因性の要素が鉄の吸収に影響する(**表10.1**)。例えば，アスコルビン酸は，第二鉄をバイオアベイラビリティが高い第一鉄に変える[5,6]。ポリフェノールやフィチン酸塩は，非ヘム鉄の吸収を妨げる[6]。カルシウムはヘム鉄と非ヘム鉄の両者の吸収を妨げ[7]，他の金属は同じ吸収経路を共有することにより非ヘム鉄の吸収を阻害する[4]。特に，鉛は鉄吸収の拮抗阻害剤であるだけでなく，ヘム合成に必要な鉄の代謝過程をも阻害する[8]。鉄の欠乏状態は金属の吸収を促進するので，鉛中毒は小児の鉄欠乏と関連していることが多い[9]。

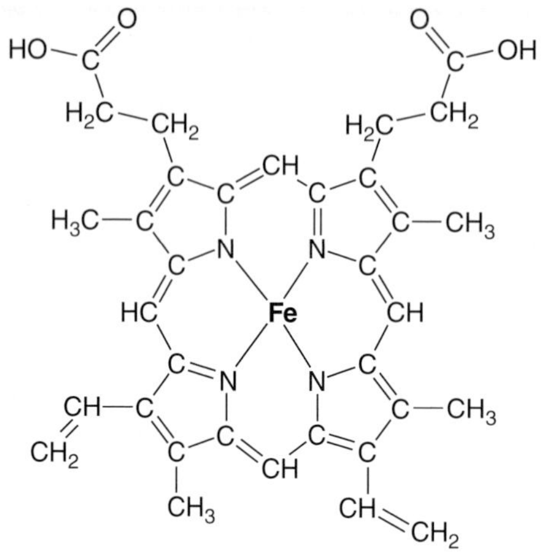

図 10.1 ヘムの構造。

表 10.1 鉄の吸収に影響を与える因子

	栄養素	内因性要素
促進剤	アスコルビン酸（ビタミンC） フルクトース クエン酸 食事中のタンパク質 リシン ヒスチジン システイン メチオニン	低酸素症，出血，溶血，男性ホルモン，コバルト，鉄低貯蔵による赤血球生成の増加
阻害剤	シュウ酸 タンニン フィチン酸塩 ポリフェノール 炭酸塩 リン酸塩 食物繊維 鉄イオン以外の金属イオン	感染・炎症 胃酸の欠如 多量の貯蔵鉄

(Adapted from Linder M. Nutritional Biochemistry and Metabolism with Clinical Applications. New York: Elsevier, 1985, with permission.)

推奨量

全米科学アカデミー医学研究所（Institute of Medicine of the National Academy of Sciences）による鉄の推奨量（recommended dietary allowance：RDA）を**表 10.2** に示す。鉄は微量栄養素と考えられ，成人男性は 8 mg/日，月経がある女性は 18 mg/日を必要とする。典型的な北アメリカの食事では鉄を 12～18 mg/日とっており，鉄のこの必要量に合致している。しかし，鉄の必要量は妊娠時には 27 mg/日と著しく増加し，食事とは別途に鉄のサプリメントが必要になることも多い。生後4～6ヵ月の乳児は，母親から供給された鉄があり，この時期の推奨量は決められていない。しかし，目安量（adequate intake：AI）として 0.27 mg/日とることが推奨されている。この時期を過ぎると，母乳中の鉄含量は発育中の乳幼児には不十分で，食物から推奨量を摂取する必要がある（1～3 歳は 7 mg/日，4～8 歳は 10 mg/日）。鉄毒性は子どもをリスクに曝し，通常は鉄サプリメントの摂取しすぎが原因である。200～300 mg/kg の摂取で死亡するリスクがある。鉄の耐容上限量（tolerable upper intake level：UL）を**表 10.2** に示す。

鉄の代謝と制御

鉄に関する生物学は 2000 年以降，急速に進歩した。鉄の輸送やホメオスタシスの制御に関与している多くのタンパク質が同定され，それらの生理学的役割が明らかにされている。この分野での大躍進の突破口になったのは，鉄の制御ホルモンであるヘプシジン（hepcidin）の発見であろう。ヘプシジンによる鉄代謝制御の特徴は，グルコース代謝におけるインスリンの作用にたとえられ，鉄の内分泌学の新たな分野を切り開いた[10]。ヘプシジンがどのような機構で全身における鉄のホメオスタシスの制御を行っているかは，現在の中心的な研究課題である。細胞レベルでの鉄結合タンパク質の制御の分子的な洞察は，鉄の輸送，利用，貯蔵の制御に関する理解を深め，臨床的にも重要である。ヘプシジンによる情報伝達により活性化された転写や転写後のネットワークは，最終的に鉄と炎症との関係を明らかにしはじめている。

▶腸による鉄の吸収

体内の鉄量は食事からの鉄の吸収によって精密に制御されており，この各過程の機構やこのシステムへの鉄の流れを制御している多くのステップを理解することが重要である（**図 10.2**）。体は過剰の鉄を除去しないので，腸の鉄吸収の制御不能は過剰の鉄の吸収を生じ，鉄が貯まりすぎる結果になる。逆に，日常の少量の鉄喪失を補う十分量の鉄が吸収されないと，鉄欠乏のリスクが増大する。鉄は非ヘム鉄かヘム鉄として吸収される。ヘム鉄はより効果的に吸収され[11]，その過程は非ヘム鉄の取込みと同じ制御機構ではないと考えられる[12]。

これらの発見は，ヘム鉄と非ヘム鉄は別の機構で取り込まれることを示している。ヘム担体タンパク質 1（heme carrier protein-1：HCP1）とよばれる推定上のヘムの輸送担体が同定されたが[13]，葉酸の輸送も HCP1 により行われることが判明して，その機能に疑問が投げかけられている[14]。HCP1 は，おそらくヘムの低親和性の輸送担体なのであろうが，その生理学的役割をさらに調べる必要がある。土壌線虫（*Caenorhabditis elegans*）では，ヘム応答遺伝子 1（heme-responsive gene-1：*HRG1*）がヘムの輸送担体として同定されている[15]。同様の遺伝子がヒトにも存在するが，その機能はまだわかっていない。ヘムオキシゲナーゼは鉄をヘムから離し，その結果，腸細胞に入ったヘムは新たに吸収した非ヘム鉄の貯蔵プールに入る[16]。一方で，完全なヘムは基底外側面から排出される可能性がある。ネコ白血病ウイルスサブグループ C 受容体（feline leukemia virus C receptor：FLVCR）は，赤血球細胞ではヘムの排出に関与している[17]。ヘムの排出に関わるもう 1 つの経路は，ABC 輸送体 ABCG2（乳癌制御タンパク質 BCRP としても知られる）を介すると示唆されている[18]。しかし，腸でのヘムの吸収過程における FLVCR や ABCG2 の機能はまだ明確ではない。

腸細胞による非ヘム鉄の取込みは，よりくわしく明らか

表 10.2 鉄の推奨量と耐容上限量

	推奨量（RDA）			耐容上限量（UL）		
	年齢（歳）	男性（mg/日）	女性（mg/日）	年齢（歳）	男性（mg/日）	女性（mg/日）
乳児	0.58～1.0	11	11	0.58～1.0	40	40
小児	1～3	7	7	1～13	40	40
	4～8	10	10			
青年期	9～13	8	8	14～18	45	45
	14～18	11	15			
成人	19～50	8	18	19 以上	45	45
	51 以上	8	8			
妊婦	14～18	—	27	14～18	—	45
	19～50		27	19 以上		45
授乳期	14～18	—	10	14～18	—	45
	19～50		9	19 以上		45

（From Food and Nutrition Board, Institute of Medicine. Dietary Reference Intakes for Vitamin A, Vitamin K, Arsenic, Boron, Chromium, Copper, Iodine, Iron, Manganese, Molybdenum, Nickel, Silicon, Vanadium, and Zinc. Washington, DC: National Academy Press, 2001.）

にされている。非ヘム鉄の取込みは効果的ではないが，多くの食物中に大部分は第二鉄（Fe^{3+}）として存在している。腸での非ヘム鉄の吸収の第一段階は第一鉄（Fe^{2+}）への還元で，刷子縁（brush-border）に存在する第二鉄還元活性により行われる。十二指腸シトクロム B（duodenal cytochrome B：DcytB）とよばれる酵素がこの過程に関わっている[19]。DcytB は生命の維持に必須の遺伝子ではなさそうであるが[20]，動物やヒトの鉄の状況に対応してよく制御されている[21～23]。ヒトに観察される *DcytB* 遺伝子のプロモーターの多形性は，HFE 関連の遺伝性のヘモクロマトーシスにおける血清のフェリチン濃度に影響を与えるようである[24]。DcytB や刷子縁の第二鉄還元酵素で還元された後，第一鉄（Fe^{2+}）の取込みは二価金属輸送体 1（divalent metal transporter-1：DMT1）により行われる[25～27]。DMT1 はプロトンに共役している輸送体で，至適活性には溶液の酸性化が必要なので，腸の内腔の低い pH がこれらの最初の過程には重要である[26]。DcytB と同様に DMT1 も鉄の状況により強く制御されている。小腸では DMT1 の 4 種の転写物が発現しており，mRNA レベルも転写調節と転写後調節により制御されている[28,29]。

タンパク質の構造の一部が異なるアイソフォームは，組織に特異的な機能をもち，特異的な細胞内分布をしているようである[30]。鉄の状況は，DMT1 のタンパク質や mRNA のレベルだけでなく，腸のいろいろな部位での DMT1 タンパク質の分布も制御しているようである[31]。出生後のマウスでは，腸の DMT1 が鉄の吸収に必要であるが，他の組織ではその必要性はなさそうである[27]。ヒトでの DMT1 の変異が小球性貧血と関連があるということは，食物からの鉄の吸収に DMT1 が主要な役割を果たしていることと矛盾しない[32]。小球性貧血の患者には鉄の投与が必要であるという発見は，DMT1 が赤血球への鉄の取込みに重要であるという事実とつじつまが合う（「トランスフェリンサイクル」の項参照）。

取り込まれた非ヘム鉄が腸の粘膜細胞を通って輸送される分子レベルでの機構が明らかになりつつある。これまで研究者は，細胞質ゾル（サイトゾル）の鉄シャペロンが腸内の吸収された鉄の輸送を決めると考えてきた。そのような因子の 1 つが同定されているが，腸内での機能は十分にはわかっていない。広範囲に分布しているポリ（rC）結合

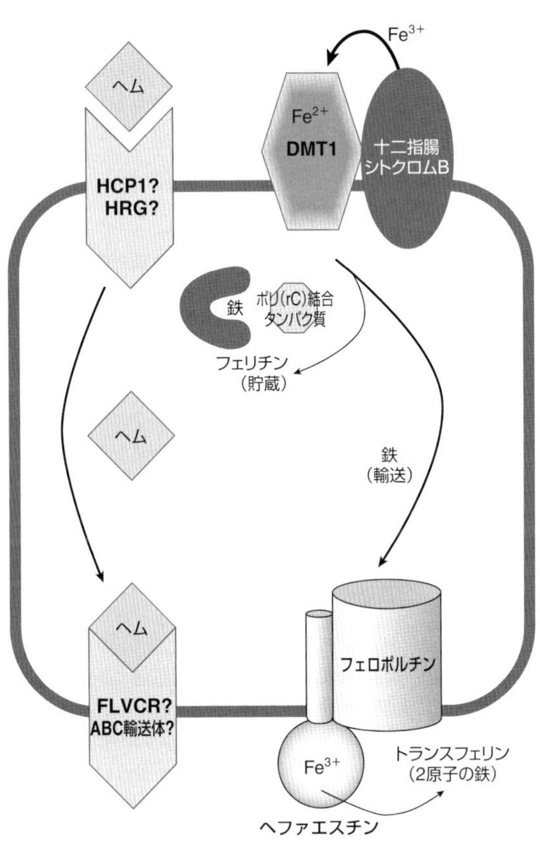

図 10.2 腸による鉄の吸収。DMT1：二価金属輸送体 1，FLVCR：ネコ白血病ウイルスサブグループ C 受容体，HCP1：ヘム担体タンパク質 1，HRG：ヘム応答遺伝子。

タンパク質 1（poly〈rC〉-binding protein-1：PCBP1）は，鉄をフェリチンに渡すことが明らかにされた[33]。腸細胞の鉄の排出が障害された時，腸の鉄はフェリチンを貯蔵する区画に蓄えられる[34,35]。マウスでは腸のフェリチンが欠乏すると，食物からの鉄の吸収が増加し，全身の鉄の代謝が制御されない[36]。腸細胞が絨毛の先端から取り除かれると，食事から過剰に吸収，貯蔵されたフェリチンの鉄は体から失われるであろう。PCBP1 は，腸内で鉄をフェリチンに取り入れるのに役立つのであろう。しかし，細胞質ゾル

の鉄が粘膜を通過して門脈へ入るのに，鉄シャペロンの機能が必要なのか否かは不明である。

もう1つのモデルでは，鉄は小胞の輸送経路を通って腸細胞に入る[37,38]。そのモデルでは，鉄は膜の鉄輸送体であるフェロポルチンとフェロキシダーゼであるヘファエスチンの働きにより，鉄と結合していないアポトランスフェリンを通って細胞内のある区画に入る。これらの因子はそれぞれ鉄の腸細胞からの輸送に重要な役割を果たしている。しかしこれらの因子は同相であるため細胞内小胞の内腔で働いているのか，基底外側面で働いているのかは不明である。フェロポルチンは腸からの鉄の排出には必須である[39]。フェロポルチンは膜に結合しているセルロプラスミンの相同タンパク質であり，第一鉄を第二鉄に酸化するヘファエスチンと共同で鉄を排出すると考えられている[35]。セルロプラスミンにもこの機能があり[40]，両方のフェロキシダーゼはトランスフェリンに酸化した状態で鉄を供給する。トランスフェリンは2原子の第二鉄を結合し，血清中で循環して，鉄を末梢組織に供給する。食後の鉄の増加は鉄が補充されているとの誤った情報を伝えるので，実際には空腹時のトランスフェリン飽和度が血清中の鉄の栄養状態を表すのによいと勧告されている[41]。

▶トランスフェリンサイクル

循環しているトランスフェリンは，細胞表面の受容体に結合して鉄を供給する。リガンドとして特異的にトランスフェリンを認識する2種類の受容体が知られている。トランスフェリン受容体1は鉄の取込みのパートナーとして長く研究されており，体中に広範囲に存在している[42,42]。その相同タンパク質であるトランスフェリン受容体2の分布はかなり特異的で，代謝で鉄を検知する役割をもつ肝臓に多く存在している[44~46]。

トランスフェリン受容体に結合した鉄の細胞内への取込みは，クラスリン（clathrin）によるエンドサイトーシスで始まる（**図10.3**）。クラスリン被覆小胞はその内容物を初期エンドソームとよばれる酸性の細胞内の区画に渡す。この環境の低いpHは鉄の放出を促進し，アポトランスフェリンの受容体への結合を安定化させる。初期エンドソームは細胞表面にも戻り，中性のpHで受容体からアポトランスフェリンを遊離させる[47]。エンドソームの内腔に遊離した第二鉄は，フェリレダクターゼであるsteap3により還元される[48]。その後，赤血球内の第二鉄はDMT1により輸送される[49]。1つのモデルとして，鉄に結合したトランスフェリンを含む網状赤血球のエンドソームは，ヘム合成のためにその内容物を直接にミトコンドリアに渡すという仮説が立てられており，これはキス・アンド・ラン仮説（kiss-and-run hypothesis）とよばれている[50]。

さらに，末梢組織のエンドソーム・リソソーム系では，ZIP14[51]や一過性受容体潜在陽イオンチャネル（transient receptor potential cation channel 1：TRPML1）[52]のような他の鉄輸送体が関与している可能性がある[51,52]。細胞質に入ると，鉄は速やかに代謝されるか，フェリチンに蓄えられる。小さな鉄のプールはあるが，大部分の細胞ではマイクロモルのレベルの鉄しか貯蔵できない。貯蔵できなかった過剰な遊離鉄は，細胞に損傷を与える活性酸素種を生じる。例えば，フェリチンのH鎖が組織特異的に欠損しているマウスでは，鉄が貯蔵できず，肝臓が傷害を受ける[53]。エクソシスト（exocyst）複合体遺伝子sec15l1に変異をもつ*hbd*ヘモグロビン欠損マウスでは，トランスフェリンの細胞内への輸送に欠陥があると貧血になることも知られている[54]。鉄により制御されている筋緊張性ジストロフィーキナーゼ関連CDC42結合キナーゼα（myotonic dystrophy kinase-related CDC42-binding kinaseα：MRCKα）は，トランスフェリンが媒介する鉄の取込みを制御している可能性が示されている。この現象には，アクチンの細胞骨格のネットワークとトランスフェリン-トランスフェリン受容体複合体が関与しているのであろう[55]。明らかにトランスフェリン回路は，代謝の必要性は満たすが毒性は避けるように鉄の分布を厳密に制御している。

▶細胞レベルでの鉄の状態の制御

細胞レベルでの鉄の状態を制御する機構には，トランスフェリン受容体，フェリチンと他の重要な代謝因子の転写後の制御が含まれている。鉄の細胞内への取込みは，トランスフェリン受容体のレベルに比例し，細胞の必要度を反映している。そうでなければ，前述したように過剰の鉄は酸化による損傷を防ぐためにフェリチンに蓄えられなければならない。トランスフェリン受容体とフェリチンに対応する転写物は，mRNAの安定性と翻訳を制御するRNAのステムループ構造をもつ鉄応答配列（iron-responsive element：IRE）を含んでいる[56,57]。IREには鉄制御タンパク質（iron regulatory proteins：IRP1とIRP2）が結合して，鉄の輸送，利用と貯蔵に重要な因子の発現を制御している（**表10.3**）。鉄欠乏状態では，IRPは鉄の貯蔵や排出を担うタンパク質（フェリチンとフェロポルチン）のmRNAの5′末端に存在するIREに結合して翻訳を調節し，タンパク質合成を減少させる。それと同時に，鉄取込み因子（トランスフェリン受容体1とDMT1）のmRNAの3′末端へのIRPの結合は，mRNAの安定性を増加し，細胞内への輸送を増加させる。逆に鉄過剰状態では，IRPはIREに結合せず，鉄の貯蔵，もしくは放出に関与するタンパク質の合成が増加し，鉄の取込みは減少する。

細胞内の鉄はまた，フェリチンの重鎖と軽鎖の遺伝子中の抗酸化配列（antioxidant responsive element：ARE）を通じて転写に影響を与える[58,59]。さらに，フェリチン遺伝子の転写は，DNA結合転写抑制因子BACH1[60]との相互作用を通してヘムの影響を受ける（プロトポルフィリンX中の鉄，**図10.1**）。間接的には，フェリチンのレベルは，FBXL5（F-box and leucine-rich repeat protein 5）の鉄感受性ヘムエリトリンドメインによるIRP1とIRP2のタンパク質量の制御にも影響される[61,62]。このE3リガーゼは，鉄（または酸素）が低濃度の時は不安定である。逆に，FBXL5は高濃度の鉄や酸素で安定化し，IRPの分解に向かわせることが可能である。さらに複雑なことにIRP1は二重の機能をもつタンパク質で，RNA結合活性をアコニターゼの酵素活性に変える鉄・硫黄クラスターに結合すると鉄依存性の分解を受けない（**図10.4**）。鉄が欠乏している細胞内では，IRP1はIREへの結合を促進している鉄・硫黄クラスターに結合できない。鉄・硫黄クラスターの会合と脱会合は，ミトコンドリアが誘導するクラスターの生物発生と関連があることが知られているが，その過程はほ

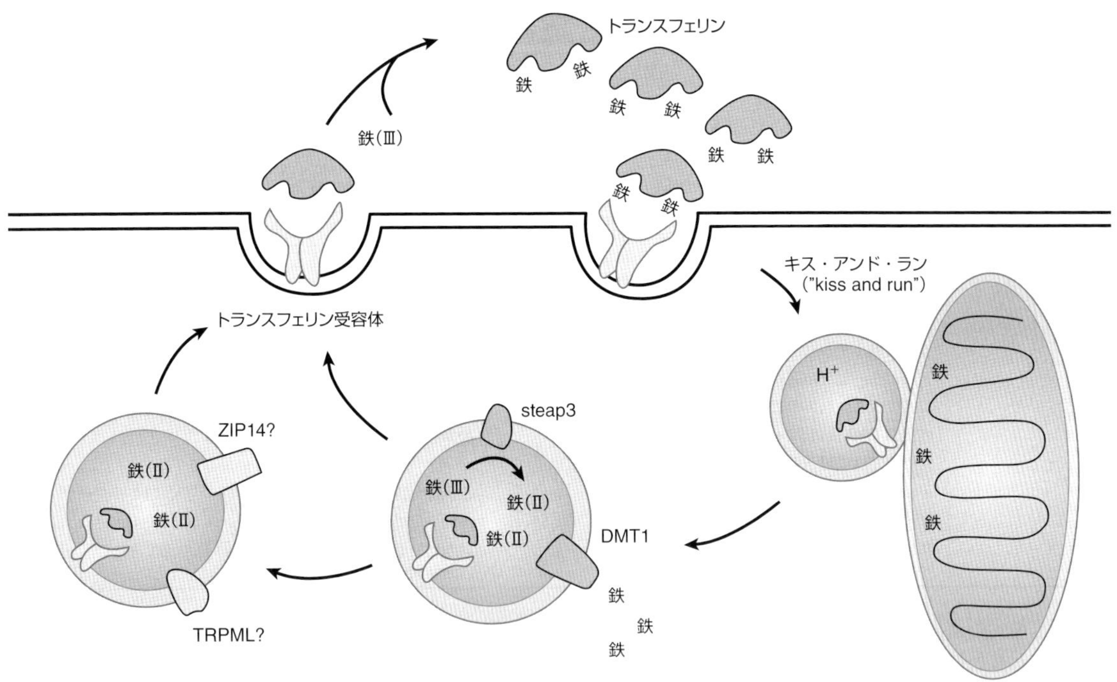

図 10.3 トランスフェリン回路。DMT1：二価金属輸送体 1，steap3：フェリレダクターゼ，TRPML：一過性受容体潜在陽イオンチャネル，ムコピリンのサブファミリー，ZIP 14：亜鉛輸送体。

とんどわかっていない[63,64]。IRP1はミトコンドリアでの鉄の代謝と対応しているといわれているが，IRP2は細胞質ゾルの鉄の代謝により直接的に制御されている[65]。要するに，鉄の状態に対する細胞の反応は複雑で，鉄の欠乏や過剰によって制御される転写，転写後，翻訳，翻訳後の機構により左右される。

▶ミトコンドリアによる鉄の輸送と代謝

ミトコンドリアは，ヘムの生合成，鉄・硫黄クラスターの生物発生とエネルギー生産の中心的な器官であるので，細胞の鉄のホメオスタシスを複雑にしている。ミトコンドリアによる鉄の輸送と代謝については完全にはわかっていないが，ミトコンドリアがそれ以外の細胞内器官の鉄の貯蔵や代謝にどのように影響を与えているか解明されつつある。

マウスではIRP1とIRP2の機能が消失するとミトコンドリアの鉄が欠乏するという重要な発見[66]は，細胞質ゾルの鉄による細胞の制御がミトコンドリアによる鉄の供給と密接に関係していることを示唆している。IRP1とIRP2の組織特異的ノックアウトマウスの肝臓では，赤芽球ミトコンドリアの鉄の輸入体ミトフェリン1[67,68]の相同体であるミトフェリン2の発現が増加している。ミトフェリン1はミトコンドリア膜を通して鉄を輸送するが，その輸送は赤芽球のもう1つのミトコンドリア膜タンパク質であるABCB10[69]で安定化される。ABCB10はヘムのレベルで制御されている。すなわち，ヘム合成が十分な時には，ABCB10のタンパク質レベルは減少してミトフェリン1活性を抑え，ミトコンドリアによる鉄の供給を調節する。赤芽球以外の細胞でミトフェリン2が同様の制御を受けているかは不明であるが，上述した間接的な証拠はヘムの生合成がミトコンドリアの鉄のレベルと連関しており，細胞質ゾル中の因子が代謝活性のある鉄の過不足を検知していることを示している。

ミトコンドリア内外の鉄の供給による細胞制御のその他の機構は，鉄・硫黄クラスターの会合によるものである。この経路は先天性のフリードライヒ運動失調症（Friedreich ataxia）や鉄赤芽球性貧血のような先天性疾患で明らかにされた2つのタンパク質と関連している。フリードライヒ運動失調症はミトコンドリアマトリックスのタンパク質フラタキシンの欠損と関連しており，鉄赤芽球性貧血はミトコンドリア内膜のタンパク質ABCB7の遺伝的欠陥と関連がある[70]。フラタキシンは，鉄・硫黄クラスターのバイオジェネシスの制御に関わる鉄シャペロンの活性に関与しているため，その欠損は鉄・硫黄クラスターとミトコンドリアによる鉄の制御機構を破壊する。これとは逆に，ABCB7は，鉄・硫黄クラスターをミトコンドリア外の酵素に取り込ませるために細胞質ゾルへの輸送に関わっていると考えられている[71]。鉄・硫黄クラスターの会合が破壊された時，またはヘムの生合成が阻害された時，鉄はミトコンドリアに蓄積する。対照的に，ミトコンドリアの鉄欠乏はあまり調べられていない。2,5 ジヒドロキシ安息香酸（2,5-dihydroxybenzoic acid：2,5-DHBA）は鉄を結合しており，その欠乏は細胞質ゾル中の鉄の増加，活性酸素種の増加，および鉄欠乏ミトコンドリアの産生をまねく[72]。2,5-DHBAは，細胞に鉄を渡すことができるリポカリン2と会合している。逆に，鉄の欠乏したリポカリン2は，細胞内の不安定な鉄の貯蔵を減らし，細胞内の遊離の鉄を増やす。リポカリン2と2,5-DHBAはミトフェリン1やミト

表 10.3 mRNA 転写物中に鉄応答配列または鉄応答配列様配列をもつ因子

	因子	代謝における役割
3′ 鉄応答配列	トランスフェリン受容体	鉄の取込み
	二価金属輸送体 1（SLC11A2）	鉄の取込み
	細胞周期脱リン酸化酵素（CDC14A）	細胞周期
	筋緊張性ジストロフィーキナーゼ関連 CDC42 結合キナーゼα（MRCKα）	アクチン組織の鉄の取込み（?）
	ヒドロキシ酸オキシダーゼ（Hao1）	酸化的傷害への応答（?）
5′ 鉄応答配列	L-フェリチン	鉄の貯蔵
	H-フェリチン	鉄の貯蔵
	アミノレブリン酸合成酵素（ALAS2）	ヘム合成（赤芽球特異的）
	フェロポルチン（SLC40A1）	鉄輸送体
	アコニターゼ（ACO2）	TCA 回路
	ショウジョウバエのコハク酸デヒドロゲナーゼ（dSDH）	TCA 回路
	内皮の PAS 領域タンパク質 1（EPAS1）	酸素センサー，鉄代謝の転写制御
	低酸素症誘導因子 2α	
	アルツハイマー前駆タンパク質	鉄誘導傷害への応答，鉄キレーター，フェロキシダーゼ
	α-ヘモグロビン安定化タンパク質	ヘモグロビン合成
	グリコール酸酸化酵素	フラビンモノヌクレオチド（FMN）結合部位をもつ酸化還元酵素

フェリン 2 と一緒に，あるいは並行して作用して，ミトコンドリアの鉄の取込みに重要な役割を果たしている。

▶フェリチンの循環形

臨床的に重要な鉄状態の測定の 1 つは，貧血の鑑別診断に有用な循環しているフェリチン量に関するものである。前述のミトコンドリア[73]や核[74]の役割でも触れたが，フェリチンは過剰な鉄の細胞質ゾル内の貯蔵所である。一般的にはフェリチン重鎖とフェリチン軽鎖から成るが，ミトコンドリアには別種のアイソフォームが存在する。発育中に，フェリチンとその受容体 Scara5 は，腎臓の器官発生[75]に重要で，新脈管形成に寄与している[76]。しかし，血清中

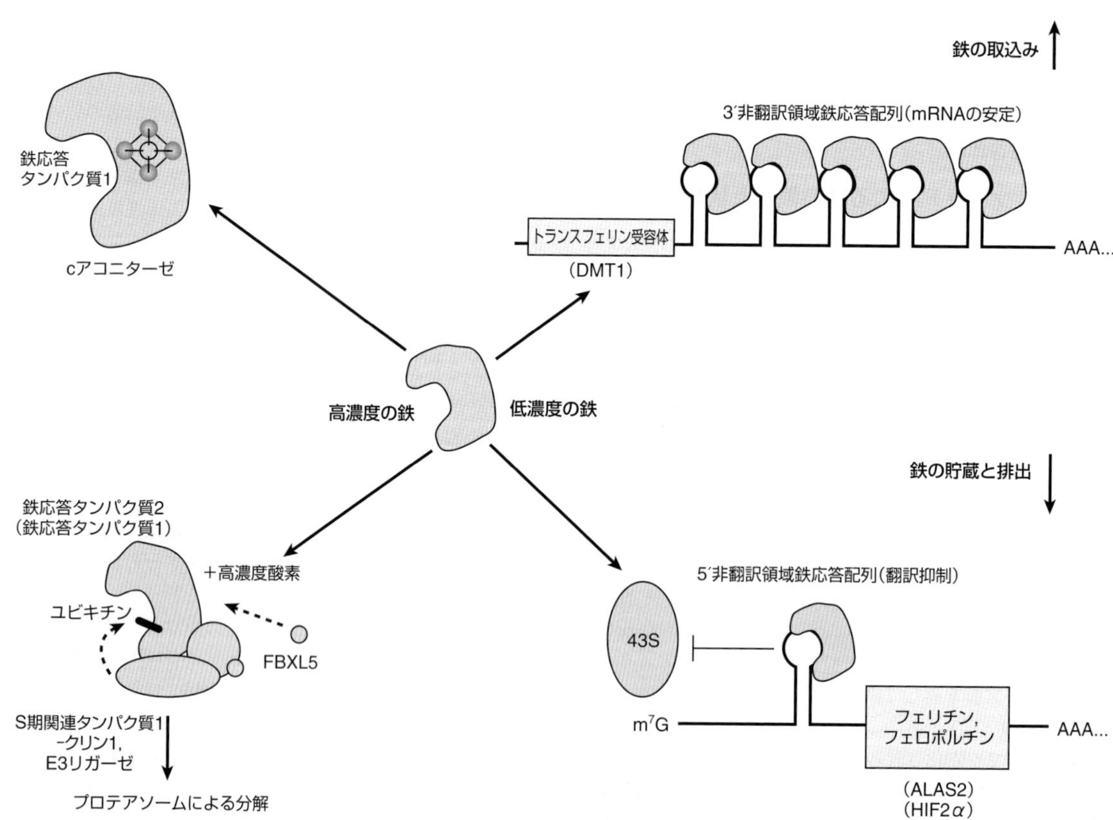

図 10.4 細胞内の鉄状態の制御。ALAS2：amino levulinate synthase アミノレブリン酸合成酵素，DMT1：二価金属輸送体 1，FBXL5＝F-box and leucin-rich repeat protein 5，HIF2α：hypoxia-inducible factor-2α 低酸素症誘導因子-2α。

のフェリチンの起源については確定されていない。血清中のフェリチンは，重症の肝疾患以外では，単に組織が損傷を受けて流出するものではない[77]。以前は，フェリチンに糖鎖が結合しているので分泌機構により血清中に流出したともいわれていたが，血清中のフェリチンの真の役割は不明である。

マウスモデルを使用した最近の研究では，フェリチンには糖鎖は付加されていないことが示されている[78]。そこで，フェリチンの分泌には2つの経路が提唱されている。1つは，生成されたフェリチンペプチドの小胞体への膜移行とゴルジ体を通って細胞表面へ移動するという古典的な分泌機構であり[78]，もう1つはリソソームを経由しての分泌である[78]。2番目の仮説は，循環形の切断されたフェリチン軽鎖（Sサブユニット）が多いことから提唱された。マウスの血清フェリチンは鉄含量が低く，主にこの切断されたフェリチン軽鎖と少量のフェリチン重鎖から構成されている[78]。フェリチン重鎖はマウス受容体TIM-2による結合と取込みで優先的に除去されると考えられる[80]。

ヒトでは，フェリチン重鎖の結合と取込みはトランスフェリン受容体1により行われていると考えられており[81]，このクリアランス機構が，血清中にフェリチン軽鎖が多いことを説明してくれる。研究者は，血清フェリチンの独特の形はリソソームへ移動する過程を経て生成されると主張する[78]。鉄中毒の治療に用いるキレート剤デフェロキサミンは，おそらくオートファジー応答により[83]リソソームから放出された鉄と反応すると予測される[82]。リソソームでフェリチンが分解されることで，鉄はリソソームの酸性の環境に放出されるため，鉄の欠乏状態では必須金属の回収と利用がしやすくなる。

では，鉄が過剰な状態では，リソソームによるフェリチンの取込みと放出はどのように行われるのであろうか[78,79]。低い鉄濃度では，新しく合成されたフェリチンペプチドは古典的な分泌経路を経て小胞体へ移動することが，哺乳動物の細胞での *in vitro* の薬理的およびパルスチェイス実験で証明されている[79]。これらの2つの過程は矛盾せず，両者とも *in vivo* で，特に炎症時に血清フェリチンを生成できる。感染や炎症時に鉄を除去すると，急速にフェリチン合成が始まり，それと同時に鉄欠乏状態となり，ホメオスタシスを制御するホルモンであるヘプシジンの急速な合成が起こる。この状態での鉄含有量の低いフェリチンの放出は，鉄利用の可能性を低め，酸化ストレスをなくし，炎症反応へのシグナルを送ることにつながると考えられる[84]。

▶鉄のホメオスタシスの系統的な制御

ヘプシジンの発見により，鉄代謝の系統的な制御機構が明らかになってきた。体内の鉄が増加すると，肝臓でペプチドが合成され[85,86]，鉄輸送体フェロポルチンに結合して内在化と分解を誘導する[87]。フェロポルチンが減少すると，食事からの鉄の吸収が減少し，網内細胞系のマクロファージへの鉄の貯蔵を促進する。炎症反応でもヘプシジン合成は誘導され[88~90]，最終的には系統的に鉄が除去される[91]。

ヘプシジンによる系統的な鉄代謝の制御は，ヒトの病気の研究で明らかにされてきた（**図 10.5**）。ヒトのヘプシジ

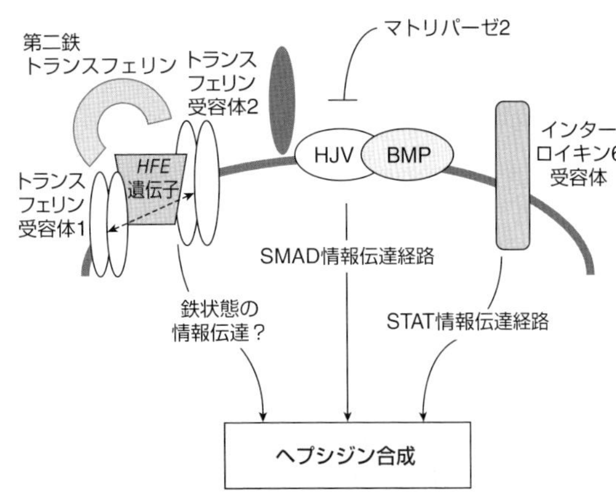

図 10.5 ヘプシジンによる制御。BMP：骨形態形成タンパク質，HJV：ヘモジュベリン。

ン遺伝子（hepcidin antimicrobial peptide：*HAMP*）自体の変異は鉄の取込みを増し，ヘモジュベリン（hemojuvelin：*HJV*）遺伝子の欠陥はこの経路の上流の制御に関与している[92]。HJVは骨形態形成タンパク質（bone morphogenic protein：BMP）と会合して，Smad転写因子を経由する情報を伝達してヘプシジン遺伝子の発現を促進する[93]。鉄剤不応性鉄欠乏性貧血（iron-refractory iron deficiency anemia：IRIDA）は，BMP/Smadシグナル伝達経路[94,95]の負の制御因子である *TMPRSS6*（マトリパーゼ2）の変異で発症する[96]。遺伝性のヘモクロマトーシスに関連がある *HFE* 遺伝子と *TFR2* 遺伝子は，鉄を感知する機構によりヘプシジンの濃度を制御する[22,97,98]。*HFE* 遺伝子はトランスフェリン受容体1と会合しているが，鉄で飽和しているトランスフェリンが存在すると，移動してトランスフェリン受容体2と会合し，ヘプシジンの発現を未知の機構で制御する[99,100]。

これらの制御経路は，健康状態での鉄の過剰や不足に対するバランスを制御するように機能するが，炎症が起こっている時のヘプシジンの誘導は慢性疾患性貧血（anemia of chronic disease：ACD）を助長する[91,101,102]。インターロイキン6と他のサイトカインによりSTAT経路が活性化すると，炎症はヘプシジン遺伝子の発現を制御する[88~90]。この転写制御経路は，急性期の主要な制御因子である。それゆえ，ヘプシジンはII型の急性期の作用物質と考えることができる。感染や慢性炎症に関連した低鉄血症においてヘプシジンが顕著な役割を果たしているので，ヘプシジンとその制御因子は病態での鉄の状態を治療する重要なターゲットになっている[103]。

循環しているヘプシジンの増加は，腸の鉄吸収を低下させるきっかけになるが，低酸素症は鉄の取込みを増加させることも知られている。低酸素症による鉄吸収の調節は，転写因子である低酸素症誘導因子2αによって鉄を取り込む輸送体（DMT1とDcytB）により腸で行われている[104,105]。この機構により，鉄の摂取が，その後の粘膜での吸収を妨害することも説明できる[106]。このように腸細胞は，フェロポルチンによる基底外側での鉄吸収を制御するシグナルをヘプシジンから受け取っているが，各部位での鉄の状態の変化は系への栄養物の流入を改善することにも

なる。

鉄の欠乏と過剰の徴候

最も重要な世界的な栄養問題は，20億人以上に鉄欠乏が見られることであろう。鉄は食物中に普遍的に存在しているので，食事中の鉄の量は，一般的にはエネルギーの摂取量と関連する[107]。鉄の要求量がエネルギー需要より多いと，鉄欠乏が起こり貧血が進展する。鉄欠乏性貧血は特に女性と子どもで問題となっている。WHOは，発展途上国の5歳未満の子どもの39%，5〜14歳の子どもの48%，女性の42%が貧血を発症しており，これらの人々の半分は鉄が欠乏していると推定される[108]。

鉄欠乏の程度が低ければ，ヘモグロビンから組織への酸素供給の効率化，脳や心臓を守る血流の再分布，および心拍数の増加で補えるであろう。鉄欠乏性貧血により酸化的エネルギー産生が低下すると運動にも影響する[109]。鉄が極端に不足するとアシドーシスも起こる[110]。貧血のもう1つの特徴は，ヘム依存性酵素である甲状腺ペルオキシダーゼ活性が減少し，それに起因する甲状腺ホルモン合成が減少して低温下で体温の調節が不能となることである[111]。ドーパミン作用が障害されて起こる不穏下肢症候群も，やはり鉄欠乏と関連している[112]。鉄欠乏は，感染時にフリーラジカルを産生する免疫機能（例：ミエロペルオキシダーゼ活性）にも障害を与え，リンパ球や好中球の機能の変化とも関連している[113]。呼吸感染は鉄欠乏の子どもに頻繁にみとめられ，感染も長期化する[114]。幼児期に脳の鉄レベルが低いと，後述するように回復不能な発達障害を起こす可能性もある[115]。鉄の欠乏は早産や低出生体重の原因になり，母子の死のリスクをも高める[116]。

逆に，鉄の過剰は遺伝性や後天性の病気に起因する可能性がある。遺伝性のヘモクロマトーシスは，*HFE*，*TfR2*，*HJV*，*HAMP*や*PFPN*遺伝子の欠損で起こる。その他の遺伝性疾患には，無セルロプラスミン血症，低トランスフェリン血症，中等症型サラセミアなど，フリートライヒ運動失調症，晩発性皮膚ポルフィリン症などがある。*DMT1*やフェリチン重鎖遺伝子の変異は，鉄の供給を促進する。北ヨーロッパの遺伝性ヘモクロマトーシス患者の80%以上は*C282Y HFE*遺伝子がホモ接合であるが，多くの場合，鉄の供給異常にはならない。リスクがあるのは200人に1人である[117]。後天性の鉄供給過剰の原因には，溶血性貧血，鉄芽球性貧血，サラセミア貧血，血液透析，食事性または非経口摂取，慢性肝疾患(アルコール性，ウイルス性，代謝性)がある。酸化ストレスに関連している鉄の毒性は，鉄の供給の初期に心臓系と内分泌系で特異的に強くなる。それは，これらの組織にミトコンドリアが多く，抗酸化能力が小さいためである。その結果，心疾患と内分泌障害(例えば糖尿病)が頻発する[10]。肝臓は鉄の主要な貯蔵部位で，非常に大きい機能をもっている。しかし，鉄の供給が過剰になると，線維症，肝硬変や肝細胞癌による肝毒性を生じる。通常は，静脈切開やキレート化などの鉄を除去する治療が行われる。

▶脳内の鉄と発育

乳幼児と小児の鉄不足状態は成長や知能の発達に障害を引き起こし，低身長や低知能指数をもたらす。脳の機能や発達における鉄の役割はあまり明らかではなく，鉄欠乏性貧血の乳児に観察される聴覚の問題点は，ミエリン形成不全症に関連する条件を示している[118]。鉄は，オリゴデンドログリアの機能や髄鞘形成において重要であることが知られている[119]。鉄不足状態は，運動や行動の発達にも障害を与える[119,120]。

動物での研究から，神経伝達物質の機能も鉄欠乏で損なわれ，特にドーパミンの代謝は強く影響を受けることがわかっている[121]。鉄欠乏は脳のエネルギー代謝にも影響を与えることが示唆されている[115]。脳の発達や機能に対する鉄欠乏の影響は，後から鉄を補充しても回復できないので，若齢期が特に傷害を受けやすいのである[115,121,122]。逆に，げっ歯類動物の新生児に鉄を過剰に投与すると，学習や運動に障害が起こる[123,124]。フリートライヒ運動失調症の幼児期や，脳への鉄の蓄積による神経変性（ハレルフォルデン-シュパッツ〈Hallervorden-Spatz〉症候群）に神経の損傷が見られる。このように，鉄の欠乏や過剰は脳の発達に障害を与える[125]。

▶鉄栄養状態と老化

高齢者は鉄の欠乏と過剰による障害を受けやすい。鉄欠乏性貧血は老化と関連しており[126]，慢性炎症に起因する貧血は一般的である[127,128]。高齢者では原因不明の貧血が多いが[126]，老化によるヘモグロビンの減少が老化の過程や鉄代謝と関連していると考えられる。

老化による脳内の鉄増加は，いくつかの神経変性疾患の原因となることが知られている[129,130]。*HFE*や鉄供給に関与する他の遺伝子の変異は，アルツハイマー（Alzheimer）病の発症に関与している[131〜134]。幸いなことに，鉄キレーション療法はアルツハイマー病の治療に有効な可能性がある[135]。鉄キレーションはパーキンソン（Parkinson）病の動物モデルにも効果的であると報告されている[136]。パーキンソン病の患者は黒質内の鉄濃度が高く，そこでは鉄がドーパミン性の機能を破壊している[137〜139]。DMT1は，げっ歯類モデルのパーキンソン病に関連しており[140]，鉄がヒトのニューロンのE3ユビキチンリガーゼアダプターNdfip1の発現を増加させ，DMT1の発現を減少させて金属毒性を防ぐ[141]。近年，病気に関連したE3リガーゼであるパーキンが神経細胞のDMT1を制御していることが報告され，鉄と老化や神経変性との関連性が明らかにされようとしている[142,143]。

▶鉄サプリメントの使用

栄養学的な鉄不足の有害作用が世界的な問題になっている。先進国における，自由市場や行政主導のプログラムによる鉄不足を解消する鉄の強化は成功しているが，鉄不足がより深刻な発展途上国では効果的であるとは証明されていない[144,145]。個人レベルにおいては，鉄のバイオアベイラビリティの良い食物（例：肉類）や，鉄の吸収をよくする食物（例：ビタミンCに富む食物）を多くとり，吸収を下げる食物（例：茶）を避けることがすすめられており，鉄サプリメントはこれらの要求に適っている。妊婦，早産の乳児や低出生体重児，小児，妊娠可能な女性は鉄サプリメントの摂取が有効かもしれない。また，透析を受けてい

I

る腎不全患者や，鉄の吸収が困難な炎症性腸疾患患者も鉄サプリメントが必要かもしれない。鉤虫が感染した結果，貧血になった人も鉄サプリメントの摂取は有効である。しかし，慢性疾患に伴う貧血（anemia of chronic disease：ACD）の人には鉄サプリメントの使用は禁忌である[103]。

鉄が過剰の人やその添加に感受性の高い人には，鉄の強化は問題がある。同様に，高い鉄濃度は酸化ストレスや妊娠糖尿病を促進する可能性もあり，妊婦に対する鉄の強化の有効性も不明である[145,146]。そのため，1週間単位（毎日ではない）での強化や，（貧血の治療というよりは）鉄欠乏の予防策が提案されている[145,147]。

妊婦や子どもには，一般的に鉄サプリメントと一緒に葉酸が与えられる。これは，葉酸の欠乏から貧血が起こる可能性があるからだけではなく，葉酸が神経管閉鎖障害のリスクを減少させるからである。それでもなお，鉄欠乏性貧血の治療で鉄の強化を行う時には，他の微量栄養素の欠乏は問題である。ビタミンAの欠乏は鉄動員に影響を与えることなどを踏まえると，鉄不足には鉄だけでなく，ビタミンAや葉酸を添加したほうが効果的な場合がある[146]。リボフラビンにも同様の効果がある。同様に，鉄不足はビタミンAの代謝に障害を与えたり[148]，ヨウ素サプリメントの効果を低下させることがある[111]。このように，微量栄養素のサプリメントは，代謝の問題を解決するためには適切に使用しなければならない。

鉄栄養状態の評価

血液の流出，生理的な要求と食料不足が鉄欠乏と鉄欠乏性貧血を促進する。ACDや炎症は，内科疾患患者にもまた多く見られる。酸化的代謝における鉄の必要性から疲労などの症状が出る。臨床的な血液分析には，鉄欠乏を反映している値や鉄で制限されている赤血球産生に関する分析が含まれている[149,150]（**表10.4**）。過度の鉄吸収や鉄摂取過剰の問題は一般的で，やはり血液分析で評価される。

▶鉄欠乏と鉄欠乏性貧血

鉄欠乏性貧血の特徴は，低いヘモグロビン量である（男性：<13 g/dL，女性：<12 g/dL）。トランスフェリン飽和度（<20%）と血清フェリチン（<30 ng/mL）は典型的に低く，炎症はない（後述）。平均赤血球ヘモグロビン量（mean corpuscular hemoglobin：MCH）と平均赤血球容積（mean corpuscular volume：MCV）は，赤血球の鉄欠乏の指標である。ビタミンB_{12}または葉酸の欠乏も，鉄が欠乏していない貧血および鉄欠乏性貧血を促進し，細胞の体積（小赤血球症）は鉄欠乏性貧血を識別するのに重要である。貧血のない鉄欠乏症は，体内に大量の鉄が貯蔵されているので，ヘモグロビン量は正常である。血清中のフェリチンが低いと，この鉄貯蔵タンパク質は鉄に依存して循環するので，鉄欠乏の指標になる。鉄欠乏では，フェリチン濃度が30 ng/mLより低い。フェリチンは炎症の急性期に増加する急性相反応タンパク質なので，炎症時にはフェリチン量は正常以上となる。低いトランスフェリンの飽和度（正常の範囲の20～50%）も鉄欠乏の指標となる。

MCHの低さ（28～35 pg）や赤血球分布幅（red blood cell width：RDW）の大きさ（11～15%）も鉄の欠乏の指標になる。網赤血球ヘモグロビン含量（reticulocyte hemoglobin content：CHr）は，特に子どもが低い鉄栄養状態による神経障害を受けやすいので，子どもの初期の鉄欠乏の指標として有用である[151]。成人のCHrの正常値は，28～35 pgであるが，貧血のある小児の値は28 pg以下である[152]。

▶慢性病の鉄欠乏性および非鉄欠乏性貧血

慢性または炎症性疾患をもつ患者は，血清中のC反応性タンパク質が0.5 mg/dL以上の値を示す。ACDは，低ヘモグロビン濃度（男性：<13 g/dL，女性：<12 g/dL）と低トランスフェリン飽和度（<20%）で診断できる。血清フェリチン濃度は，正常または増加する（>100 ng/mL）。ただし，ACDで鉄欠乏を伴う場合は，血清フェリチン濃度は30～100 ng/mLの正常値の範囲に下がる。鉄欠乏性ACDの診断には，血清中の可溶性トランスフェリン受容体（a soluble form of transferrin receptor：sTfR）の測定が有用である。sTfRは，赤血球前駆細胞の表面に存在する受容体量に比例するので，赤血球前駆細胞数の測定に有用である[153]。sTfR濃度とlogフェリチン濃度の比が2以上ならば鉄欠乏性ACDで，1以下ならば非鉄欠乏性ACDである[150]。他の2つの有用なマーカーはCHrと淡色性赤血球（hypochromic red cell：HYPO）で，鉄欠乏ではCHrが28 pg未満，HYPOが5%未満である。研究者は，これらが機能性鉄欠乏症のよい指標となるのは，ACDにおいては骨髄での鉄の貯蔵に欠陥があるためであると主張している[154]。

▶ヘモクロマトーシス

遺伝性でも，後天性でも，ヘモクロマトーシスは肝臓，心臓，および内分泌組織の鉄が中毒を引き起こす量に達すると発症する。鉄は最初に肝臓に貯蔵されるので，原子吸光分析による肝臓中の鉄含量の定量でヘモクロマトーシスは診断できる。しかし，トランスフェリン飽和度と血清

表10.4 鉄欠乏と鉄欠乏性貧血の試験

	パラメータ	値
体内の鉄欠乏	血清中の鉄	50～180 mg/dL
	トランスフェリン	200～360 mg/dL
	トランスフェリン飽和度	20～50%
	フェリチン	30～300 ng/mL
	可溶性トランスフェリン受容体	0.76～1.76 mg/L
	可溶性トランスフェリン受容体とlog血清フェリチンの比	<1
鉄欠乏赤血球の産生	ヘモグロビン	12～16 g/dL（女性）
		13～17 g/dL（男性）
	平均赤血球容積（MCV）	80～100 fL
	赤血球分布幅（RDW）	11～15%
	平均赤血球ヘモグロビン（MCH）	28～35 pg
	淡色性赤血球（HYPO）	<5%
	網赤血球ヘモグロビン含量（CHr）	28～35 pg

フェリチンの値のほうが簡便でより有用な指標といえよう。これらの値は，炎症がない時の鉄の貯蔵状態を示している。トランスフェリン飽和度が45％以上ならば，*HFE* 関連のヘモクロマトーシスである可能性が高い[155]。血清中のフェリチン濃度の増加は，鉄を摂取してからのトランスフェリン飽和度の増加後に起こる。フェリチンのレベルが1,000 ng/mL 以上になると肝臓の生検が必要になる[41]。

▶将来の展望

鉄の過剰を測定するさらによい方法が求められている。CHr や HYPO を測定する分析装置（ADVIA 120 および 2120〈シーメンスヘルスケア・ダイアグノスティクス株式会社，XE-2100 シスメックス株式会社〉）はさらに普及するであろう。非侵襲性で連続性のあるヘモグロビン測定装置も小児の鉄栄養状態の測定に必要とされている[151]。また，ヘプシジンの血清学的免疫測定は，鉄欠乏性 ACD 患者と非鉄欠乏性 ACD 患者の識別に用いられるようになるであろう[156,157]。磁気共鳴画像（MRI）も，鉄取込み異常患者の肝臓中の鉄含量の測定に使用されるようになるであろう[158]。ヘプシジン置換療法は開発中である[10]。鉄の栄養状態を定量するために，sTfR 濃度とフェリチン濃度の log 比から体内の鉄を測定する方法が WHO により推奨されており，アメリカでは鉄欠乏の測定に有用であると期待されている[159]。これらの測定装置の開発や臨床アプローチの進展は，鉄代謝における急速な発見をもたらすだろう。

（Marianne Wessling-Resnick／中谷一泰 訳）

11 亜鉛

歴史的概要

亜鉛（Zn）が必須であることは，1869年に植物で，1934年に実験動物で，1961年にヒトで立証された。亜鉛が必須である生化学的基盤は完全に解明されていないが，亜鉛のもつ触媒的，構造的あるいは調節的な役割が考えられている。これらについて詳細は文献1～4）を参照されたい。1961年に，フラットブレッド［訳注：酵母菌を入れない扁平なパン］とジャガイモと牛乳を中心とした食生活をする21歳のイラン人男性で，貧血，性腺機能低下症，小人症を呈する症候群が報告された。その後まもなく，同じようにフラットブレッドとわずかな野菜を食べて生活するエジプトの青年たちに同様の症状が観察された。彼らに病院食を摂取させると成長が回復し，性腺機能不全もなくなった。その後の研究で，症状の主な原因は食事中の亜鉛不足であることが明らかとなった。ヒトでの亜鉛欠乏症の発見から，亜鉛栄養の生化学的あるいは臨床的な関心が著しく高まった。

化学的性質

亜鉛イオン（Zn^{2+}）は鉄イオン（Fe^{3+}）よりも強いルイス酸（電子受容体）であるが，銅イオン（Cu^{2+}）よりも弱い。この特性はチオールやアミンといった電子供与体に強く結合するのに有利である[5)]。亜鉛のリガンド交換は速く，これはいくつかの生化学的機能に重要であると考えられている。亜鉛は直接酸化還元性を示さないが，酸化剤によるZn–チオール結合からのZn^{2+}放出がジスルフィド結合をつくる。したがって，Zn–硫黄（S）チオール結合は細胞の酸化還元状態に対する感受性が高い[6)]。

分析方法は，原子吸収分光測光法と誘導結合プラズマ発光が中心である。どちらも生体サンプルに適した動作範囲をもち，本章で引用されている文献の多くを生み出している。亜鉛標準品は米国国立標準技術研究所から入手できる。亜鉛の放射性同位元素では，^{65}Zn（半減期は245日）のみが研究に広く利用されている。亜鉛の安定同位体と天然存在度は，^{64}Zn：49％，^{66}Zn：29％，^{67}Zn：4％，^{68}Zn：19％，^{70}Zn：1％，である。これらはヒトでの実験において有効に用いられている。FluoZin-3のような亜鉛に特異性が高い蛍光プローブが利用可能になりつつある[7)]。これは，細胞や細胞小器官（オルガネラ）におけるZn^{2+}の輸送や，細胞における変化しやすいZn^{2+}濃度（おそらくは細胞内Zn^{2+}プール）を測定するためなどに使用できる[8)]。

生化学的・生理学的機能

亜鉛が関係する生化学的メカニズムとそれに基づく亜鉛の生理学的機能について多くの研究がなされてきたが，表現型との明確な関連についてはまだ十分に明らかとなっていない。亜鉛が細胞内の至るところに存在することが研究の障害となっている。したがって，細胞内における局在とその生理学機能が明らかとなっている鉄とは対照的である。生物学における亜鉛の機能は，触媒，構造および調節機能の3つに分類される[9)]。

▶触媒機能

亜鉛は6種類の酵素クラスすべてにおいて触媒的な役割を果たす[10)]。300以上の亜鉛含有金属酵素が確認されている。しかし，異なる種で発見された同一の酵素を1つと数えると，その数はかなり少ない。亜鉛がアポ金属酵素にどのように入り込むかはわかっていない。亜鉛の結合は翻訳後タンパク質修飾で，金属供与分子あるいは亜鉛溶解に適したpHを必要とするようである。そして，おそらく小胞体や小胞分画内において調節されている。この過程は亜鉛輸送体の活性を必要とするかもしれない。1つの例として，ZnT5/ZnT7複合体が組織非特異的アルカリホスファターゼにZn^{2+}を供給し酵素活性化に寄与する[10)]。

亜鉛除去によってタンパク質が不可逆的に変化せずにその活性が低下し，亜鉛との再構成によって活性が回復する場合，その酵素は亜鉛金属酵素と考えることができる。例として，核酸ポリメラーゼ（RNAポリメラーゼⅠ，ⅡおよびⅢ），アルカリホスファターゼおよび炭酸デヒドラターゼ酵素などがある。複合生物において，亜鉛の欠乏症や毒性の症状と特定の金属酵素との直接的な関係については明確な根拠は示されていない。亜鉛要求酵素が重要な生化学的経路の律速酵素であった場合にのみ，明らかに生理的な障害が起こると一般的に考えられている。古い文献において，亜鉛，酵素と疾病について例示されている（例：アルコールデヒドロゲナーゼと肝疾患，あるいは，RNAポリメラーゼと成長遅延）。しかし，このような酵素の変化は，今では亜鉛の重要な機能を表しているとは考えられていない。中間代謝過程における亜鉛反応性の酵素調節（おそらく細胞内亜鉛濃度への影響によるもの）を記載した報告がなされている[11,12)]。いくつかの亜鉛トランスポーターによる細胞内外へのZn^{2+}の流動の調節が酵素活性に影響すると考えられている[13)]。

▶構造的機能

亜鉛の構造的機能に関する研究は，亜鉛結合モチーフを有する転写因子が同定された1985年から開始された[14)]。このようなモチーフ（「Znフィンガー」）はZn^{2+}配位を形成するためにシステインとヒスチジンを利用している。通常，$-C-X_2-C-X_n-C-X_2-C-$の構造をもつ（Cはシステインかヒスチジンを示し，Xはその他のアミノ酸を示す）。Znフィンガーは2～4つのシステイン残基と2つ以下のヒスチジン残基をもつ。Zn フィンガータンパク質から亜鉛を除去すると，タンパク質の折り畳み（フォールディング）が変化し，機能の喪失とおそらく分解が起こる。Zn フィンガー型転写因子の古典的な例としてレチノイン酸核内受容体やビタミンD核内受容体がある。ヒトのトランスクリプトーム解析によりZn フィンガー型タンパク質をコードする遺伝子がおよそ2,500種存在することがわかった[15]。これはゲノムの約8%に相当し，このことは，亜鉛必要性の大部分がZn フィンガータンパク質を維持するために割りあてられることを示唆している。マウスにおいてもおよそ同数のZn フィンガー型遺伝子がある[16]。フィンガー部分の結合親和力（見かけの安定度定数）は大きく変化する（解離定数 $[K_d] = 10^8 - 10^{11}\ M^{-1}$）。ちなみに，メタロチオネイン（metallothionein：MT）は亜鉛に強く結合する（$K_d = 10^{12}\ M^{-1}$）[17]。ニトロソ化ストレスや酸化ストレスはZn フィンガーモチーフに障害を与え，少なくとも酸化ストレスでは機能喪失に陥る[18]。Zn フィンガーの亜鉛結合親和性は広範囲であるため[19]，いくつかのZn フィンガーは亜鉛輸送体の活性によって食事性亜鉛の影響を受けるだろう。

Zn フィンガータンパク質は細胞内に広く分布しており，RNAに結合したり，タンパク質どうしの相互作用を促進したりする。これらの機能によって，Zn フィンガータンパク質は細胞内で起こる転写や翻訳，さらにはシグナル伝達に関わっている。遺伝子治療を含めた疾患治療のターゲットとしてのZn フィンガーモチーフに対する関心が高まっている。

MTにあるようなZn/S クラスターは低酸化還元ユニットとして作用するかもしれない[17]。これらの亜鉛チオールクラスターは，酸化ストレスやニトロソ化ストレスなどによって酸化されると，亜鉛を放出する。グルタチオン/酸化型グルタチオン（glutathione：GSH/glutathione-s-s-glutathione：GSSG）の酸化還元対や一部のセレン化合物は，亜鉛放出に影響を与え，これによりMTは酸化還元機構に取り込まれるかもしれない。一酸化窒素（NO）もこのタンパク質のチオレートクラスターから亜鉛を動員するかもしれない[20,21]。この動員はタンパク質上のベータドメイン（3 Zn クラスター）に限定されており，一方アルファドメイン（4 Zn クラスター）は亜鉛の解毒的役割をもつように見える。亜鉛欠乏にともなう酸化ストレスやニトロソ化ストレスの増加[22,23]は，NO合成酵素の誘導によって一部は説明できるかもしれない[24,25]。

生体内における亜鉛の大きな動態は，膵β細胞におけるインスリン分泌，膵腺房細胞における亜鉛含有消化酵素の分泌，さらには胃壁細胞からの酸分泌に関わっている。前者2例においては，亜鉛は分泌過程に安定化作用をもたらし，胃酸の分泌においては水素イオン（H^+）と交換されているかもしれない[26,27]。亜鉛輸送体の中でもZnT8，ZnT2やZIP11がこれら亜鉛の機能に大きく関わっているようである。

▶調節機能

遺伝子発現の調節は亜鉛の生化学的な役割の1つである。*MT*遺伝子の金属による発現調節機構の一因子として同定されたmetal-response element（MRE）-binding transcription factor 1（MTF1）は，現在，多くの遺伝子発現における亜鉛反応性に関与していると考えられている[28,29]。これらの遺伝子の中には，遺伝子発現の抑制に関わるマイクロRNA（miRNA）の転写を制御するマスター転写因子の遺伝子も含まれている[30]。*MTF1*遺伝子を欠損させたマウスは胎生致死であることからも，*MTF1*遺伝子の重要性がわかる。亜鉛の存在によりMTF1は核に移行し，遺伝子プロモーター上のMRE配列に結合する。ヒト*MTF1*遺伝子のZn フィンガー領域の遺伝子多型[31]によって，MTF1依存性遺伝子発現の食事性亜鉛に対する応答性に遺伝的な違いが生じる可能性がある。幹細胞の発達に関わるとされるMTF2[32]は，通常の亜鉛環境では標的遺伝子の発現を抑制し，一方，亜鉛欠乏時には活性化する。亜鉛ホメオスタシス（恒常性）を維持する亜鉛輸送体などの亜鉛応答遺伝子の発現は，亜鉛状態に反応するこれら転写因子により制御されているのかもしれない。

亜鉛の2つ目の調節機能として，細胞内シグナル伝達機構の調節がある。この機能は細胞内におけるカルシウム（Ca^{2+}）と類似するが，より精細に制御されている。その主要な作用はキナーゼやホスホリラーゼの活性調節である[33~35]。亜鉛はμM レベルでホスファターゼを強力に阻害する。このような亜鉛によるリン酸化および脱リン酸化の制御によって，細胞内におけるリン酸化転写因子の活性，成長因子やサイトカインの細胞膜上受容体への結合あるいはリン酸化された様々な基質の活性化などが影響を受けている。免疫系に対する亜鉛の影響は，STATs，NFATやCREBPといった転写因子，カルシニューリンや白血球特異的タンパク質チロシンキナーゼといった酵素の調節に亜鉛が間接的に利用されていることからも想像できる。このような亜鉛の機能は，細胞によって発現が異なる24の亜鉛輸送体の1つ，あるいはいくつかと関わっているかもしれない。例として，T細胞のインターフェロンγ（IFN-γ）産生におけるZIP8の関与や樹状細胞におけるZIP6によるリポ多糖誘導性の組織適合遺伝子複合体の調節などがある[36,37]。

亜鉛は中枢神経系に豊富に存在する。そのほとんどはZn^{2+}の状態で存在し，$[Zn^{2+}]$ i で表される濃度はシナプス小胞内でpMからmMの範囲である[38]。亜鉛は*N*-メチル-D-アスパラギン酸とγ-アミノ酪酸の受容体活性に作用し，シナプス伝達に影響を与える。神経系における亜鉛濃度は，脳特異的MTやある種のZnT輸送体，ZIP輸送体によって厳格に制御されている。血液脳関門における亜鉛の輸送メカニズムはまだ解明されていない。食事性の亜鉛欠乏は脳における亜鉛ホメオスタシスを変化させることが示されている[39~41]。脳虚血は亜鉛を放出し，これは下流のシグナルカスケード（特にPI3K/Akt経路）の活性化や，酸化ストレス，ニトロソ化ストレスの活性化を引き起こし，神経細胞やグリア細胞のネクローシス，アポトーシス，あるいはオートファジーによる死へとつながる[38,42]。

バイオアベイラビリティ

生体内に吸収された亜鉛の一部が生理機能に利用される。健常人における亜鉛のバイオアベイラビリティ（生物学的利用能）は食事中の亜鉛およびフィチン酸塩の量から求めることができる[43]。一般的に，摂取する亜鉛量が多くなると吸収される亜鉛量も多くなるが，亜鉛の吸収率は減少する。しかし，食事中のフィチン酸量が多い場合は，亜鉛摂取量が多くても亜鉛吸収量は減弱する。生体内で利用できる亜鉛量の変化は亜鉛吸収量に直接影響するが，生体内の亜鉛動態の長期的な変化が亜鉛の吸収量にどの程度影響を与えるかについては不明な点が多く，たいていは亜鉛のホメオスタシスの維持に大きく関与していないであろう[44,45]。

▶バイオアベイラビリティに影響を与える因子

亜鉛は水溶液から吸収される場合に効率が高い。絶食時に亜鉛水溶液を摂取すると，亜鉛量が5 mgより少ない場合は，ほぼ100%の亜鉛が吸収される[46]。亜鉛が食物とともに摂取されると，摂取する亜鉛量や食物中のフィチン酸塩量に依存して，亜鉛の吸収量は5～50%と変動する[44]。食事に含まれるフィチン酸量が低く，1日の中でまんべんなく亜鉛が摂取されたとした場合，1日あたりの亜鉛の最大吸収量はおよそ7 mgである。

植物性食品からの亜鉛の吸収効率は，動物性食品からのものに比べて低い[43]。フィチン酸（ミオイノシトール六リン酸）は植物性食品，特にシリアルや豆類に存在し，腸管で亜鉛と不可逆的に結合して植物性食品からの亜鉛の吸収効率を低下させる。吸収に対する抑制作用は，イノシトール六リン酸やイノシトール五リン酸が亜鉛に結合することでもたらされる。植物性食品が発酵すると（発酵したパンや発酵したシリアルからつくられた粥などで），発酵微生物がフィチン酸を分解するフィターゼを産生し，亜鉛を吸収しやすくする[47]。フィチン酸は亜鉛吸収の主な阻害物質であるため，フィチン酸-亜鉛のモル比が食事からの亜鉛吸収の推定に用いられ，次のように計算される。(食品のフィチン酸含有量/660)/(食品の亜鉛含有量/65.4)。660と65.4はそれぞれフィチン酸および亜鉛の分子量および原子量を表している[48]。一般的に，フィチン酸-亜鉛比が15以上では亜鉛のバイオアベイラビリティが比較的低く，5～15の間では中等度のバイオアベイラビリティであり，5未満ではバイオアベイラビリティ効率が高いと考えられている。ほとんどの植物性食品ではフィチン酸-亜鉛比が15以上である（種実類，ナッツ類，全粒シリアル，豆類や塊茎など）。一般的に，これらの植物性食品からの亜鉛の吸収は，食品100 gあたり1 mg以下であり，一方，食肉100 gからはおよそ2～2.5 mgの亜鉛が吸収される。

亜鉛の吸収量を推測する数理モデルがつくられている[49]。このモデルは，様々な穀類からの細粉に亜鉛強化を推奨するために用いられており，亜鉛を強化した穀類からの亜鉛の利用度を推測するためにも利用される。植物性食品からの亜鉛の吸収量を高めるために，亜鉛吸収を妨げる物質（例：フィチン酸）を減らしたり，亜鉛吸収を高める物質（例：アミノ酸）を増やしたりするような品種改良や遺伝子操作法が考えられている[50]。

カルシウムはフィチン酸や亜鉛と不溶性の複合体を形成する性質があるため，亜鉛のバイオアベイラビリティをよりよく推測するためには，フィチン酸-亜鉛モル比に食品中カルシウム濃度を掛けるべきであるとも提唱されている[51]。しかし，カルシウムとの相互作用は複雑であり，フィチン酸-亜鉛相互作用に対するカルシウムの影響についての見解は得られていない。そのためフィチン酸の亜鉛吸収に対する影響を考える場合，カルシウムの影響は通常，無視されている。適正な摂取量の範囲内であれば，食事やサプリメントから摂取するカルシウムは，それらにフィチン酸が含まれていない限り，亜鉛吸収にほとんど影響しないと考えられる。

▶栄養素との相互作用

腸管における他の二価陽イオンとの相互作用も亜鉛のバイオアベイラビリティに影響を与える可能性がある。放射性同位元素を用いたトレーサー試験によって，鉄サプリメントは亜鉛吸収を阻害し，逆もまた同様であることが示されたが，鉄と亜鉛を不釣合いなモル比で水溶液として同時に摂取した場合においてのみである[52]。ほぼ等量の摂取あるいは食品としての摂取では，亜鉛吸収に影響を示すエビデンスはない。いくつかの長期実験によって，鉄と亜鉛を同時に摂取すると，それぞれを単独に摂取した時の生体反応性を低下させることがわかっている[53]。

亜鉛と銅の相互作用についてはよくわかっていない。食事中の亜鉛-銅比が2：1から15：1になっても銅の吸収は影響を受けない[54]。しかし，いくつかの研究によって，大量の亜鉛摂取（～50 mg/日）が銅の動態にネガティブな影響を与えることが示されている[55]。大量のスズやカドミウム摂取は亜鉛の吸収を抑制するが，その程度は低く，ヒトにおいて亜鉛吸収に影響する量も不明である。酸化亜鉛やリン酸化亜鉛などの亜鉛ナノ粒子のバイオアベイラビリティはわかっていない[56]。

▶食品源

食品の亜鉛源としての質は，食品中の亜鉛の量および食品からの亜鉛のバイオアベイラビリティによって決まる。哺乳類，家禽類，魚，甲殻類の臓器や肉には亜鉛が豊富に含まれているが，これらの食品はフィチン酸を含まないため，亜鉛のよい供給源となる。卵や乳製品もフィチン酸を含んでいないが，臓器や肉よりも含まれる亜鉛濃度は低い。穀類や豆類は適度に亜鉛を含んでいるが，フィチン酸含有量が高いため亜鉛の吸収量は減少する。朝食シリアルの多くは亜鉛を強化しており，米国では主な亜鉛摂取源の1つである。果物や野菜には亜鉛は少ない。

代謝

▶生体亜鉛

ヒトの成人の生体における総亜鉛量は1.5（女性）～2.5（男性）gであり，これは鉄よりもわずかに少ない。亜鉛は生体内に遍在するが，前立腺のようないくつかの組織では含有濃度が高い。成人男性の組織における亜鉛濃度を**表11.1**に示した。体内亜鉛総量の86%は骨格筋と骨にある。組織の中でも，大脳半球の海馬や膵β細胞，腎皮質などでは部位によって亜鉛量に差が見られる。このような亜鉛濃度の集中は，機能的に重要であると考えられている。体内亜鉛の約95%は細胞内にあり，大部分は細胞質に見られる。細胞質内の小胞における亜鉛濃度は変化しやすい。細

表 11.1 健康な成人男性の主な臓器・組織中の概算亜鉛量

組織	概算亜鉛濃度		体内亜鉛総量に対する割合	
	湿重量 (μM/g)	(μg/g)	g	(%)
骨格筋	0.78	51	1.53	～57
骨	1.54	100	0.77	29
皮膚	0.49	32	0.16	6
肝臓	0.89	58	0.13	5
脳	0.17	11	0.04	1.5
腎臓	0.85	55	0.02	0.7
心臓	0.35	23	0.01	0.4
毛髪	2.30	150	<0.01	～0.1
血漿	0.02	1	<0.01	～0.1

(Adapted from Mills CF, ed. Zinc in Human Biology. London : Springer, 1989.)

胞内の「遊離」Zn^{2+}については若干の議論があるものの，量的には極めて少ないと考えられている[8,17]。核酸やタンパク質チオール，窒素リガンドの高い亜鉛結合親和性によって，低い遊離 Zn^{2+}濃度が実現している。

▶亜鉛輸送体

亜鉛輸送体の発見により，細胞の亜鉛代謝のすべての面で亜鉛輸送体の関与が調べられている。例えば，食事やホルモン，サイトカインによる亜鉛輸送体の発現調節，あるいは表現型に影響するようなこれら遺伝子の突然変異や遺伝子多型といったものである。亜鉛輸送体タンパク質には2つのファミリーがある。それらはZnTファミリー(solute carrier；SLC30A) およびZIPファミリー (SLC39A) で，それぞれ多数のタンパク質メンバーからなる[13]。哺乳類の10のZnT (ZnT1～ZnT10) は，細胞膜から外への亜鉛放出，あるいは細胞内小胞への亜鉛流入を促進すると考えられている。対照的に，哺乳類の14のZIP (ZIP1～ZIP14) は，細胞内への亜鉛流入，あるいは細胞内小胞からの亜鉛放出を促進する。両ファミリーの遺伝子は組織特異的な発現を示す。細胞内の局在は一定しているようには見えず，むしろ，生理的状態や生体内の亜鉛状態によって変化するのかもしれない。

複数のイオンに特異性をもつような輸送体(例えばZIP8は亜鉛とマンガンを輸送し，ZIP14は亜鉛とトランスフェリン非結合型の鉄を輸送する) によって，いくつかの金属間相互作用が起こる。ゲノムデータベースによると，輸送体遺伝子によっては一塩基多型が存在し，これらは生理的重要性を有する可能性がある。いくつかのZnTおよびZIP遺伝子は亜鉛に反応してその発現が上昇あるいは減少することがわかっているが[13]，このことが亜鉛ホメオスタシスの厳格な制御に貢献しているかもしれない。亜鉛輸送体の調節メカニズムには，食事や生理的状態に反応する転写因子，輸送体mRNAの安定性あるいは細胞内のタンパク質分解機構などが含まれる。

いくつかの亜鉛輸送体は遺伝性疾患の病態に関連があるとされ，例えば，ZnT2は乳汁中の亜鉛量の減少に，ZIP4は亜鉛吸収不良を伴う腸性肢端皮膚炎に，ZIP13はエーラース-ダンロス(Ehlers-Danlos)症候群に関連している。他の輸送体もヒト疾患，例えば，ZnT8は1型および2型糖尿病に，ZIP1，ZIP4，ZIP6，ZIP7，ZIP10やZIP14は前立腺癌，膵臓癌，大腸癌や乳癌に，また，ZIP14は鉄過剰症に関連するとされているが，その詳細はわかっていない。

▶腸管における吸収

消化の過程で，食物中に含まれている亜鉛結合性の高分子が外れたり小さな分子へと分解されると，亜鉛のバイオアベイラビリティは高まる。腸管における亜鉛分泌に作用する全身性因子や消化管管腔内の加水分解を妨げるような全身性因子 (膵外分泌不全や炎症性腸疾患など) によって腸管における亜鉛の吸収や保持が影響される。

腸管において亜鉛は遊離 Zn^{2+}として，あるいは，複合体として吸収され，後者の場合 Zn^{2+}は膜輸送の前後どちらかで複合体から遊離すると考えられている。腸管管腔内の中性pH環境下で，Zn^{2+}がどのように複合体から遊離するかはまだわかっていない。

亜鉛の吸収は腸管全体にわたって行われる[57]。灌流実験によると，ヒトでは空腸において吸収率が最も高い[58]。ヒトや動物における他の研究では，食後に十二指腸管腔内の亜鉛濃度が最も高いことから，十二指腸が亜鉛吸収において量的には最も重要であると指摘している[59]。膵臓などからの内因性分泌は，管腔内の亜鉛量に影響する。全体として，亜鉛の吸収の程度は，摂取した亜鉛の溶解性によって決まる。見かけの吸収率は平均33％であり，この数字は推奨量 (recommended dietary allowance：RDA) を計算する際に用いられる[60]。

亜鉛吸収は，食後の比較的高い腸管管腔内濃度 (μM程度) からの濃度勾配に従って起こる。カイネティクス解析によって，亜鉛吸収のミカエリス-メンテン (Michaelis-Menten) 定数 (K_m；親和性) はμMの範囲であるとされた。亜鉛の最大吸収速度は亜鉛欠乏状態において上昇し，このことは，食事で摂取する亜鉛量が少ない時には亜鉛輸送能が増加することを示している[61,62]。小腸における亜鉛の取込み機構には，能動輸送 (飽和現象が見られる) と非能動輸送 (受動輸送) がある[61,63]。前者は，腸細胞における亜鉛輸送体活性の和で表される。マウスの亜鉛欠乏では，腸細胞の管腔側に局在するZIP4 (SLC39A4) 輸送体が増加する[64,65]。ヒト*ZIP4*遺伝子の変異は，亜鉛吸収不良を示す腸性肢端皮膚炎の原因となる[66]。この疾患におけるZIP4の欠損は，亜鉛応答性の免疫不全や認知機能障害をもたらす[67]。

腸上皮細胞内において，メタロチオネインおよびZnT7は，それぞれ細胞内における亜鉛の保持，あるいはゴルジ体への亜鉛輸送を担うことで，亜鉛分泌経路に影響する[68,69]。これら遺伝子の欠損によって亜鉛吸収は阻害されないことから，両者ともに必須のものではない。ZnT1は，腸上皮細胞からの亜鉛放出を担う主な輸送体かもしれない[70]。食事中の亜鉛状態に依存して，腸上皮細胞に発現する亜鉛輸送体の合成，細胞内トラフィック，エンドサイトーシスや分解の程度が変化する。亜鉛サプリメントの摂取などによって腸管内の亜鉛濃度が高くなった状態では，非能動輸送 (飽和現象が見られない) による亜鉛吸収が亜鉛吸収全体において大きな割合を占める。腸上皮細胞の基底面を通過した亜鉛は主にアルブミンに結合して運ばれると考えられている[71]。

ホメオスタシスの調節

消化管は，生体内の亜鉛量あるいはそのホメオスタシスの維持に主要な役割を担っている。摂取した亜鉛量がかなり低い場合（1 mg/日未満）でも，食事中に含まれるフィチン酸の量が少ない場合，ほぼすべての亜鉛が吸収される[72]。同時に，膵臓から腸管腔内への亜鉛分泌は減少し，また腸上皮から管腔側への亜鉛分泌も減少する。腸管における亜鉛分泌を調節するメカニズムはよくわかっていない。摂取する亜鉛量が多くなると，亜鉛吸収の効率は下がるが，より多くの亜鉛が吸収されることになる。この場合，亜鉛のホメオスタシスを保つために，内因性の亜鉛喪失は増大する。ヒトでは，亜鉛摂取の増大に伴う亜鉛吸収の変化は，飽和反応モデルによく合致する[73]。1日の亜鉛摂取量が1 mgからおよそ9 mgに増加すると，亜鉛吸収効率は1.0から0.4まで低下する。亜鉛摂取量が9 mg/日を超える場合，あるいは推定平均必要量（estimated average requirement：EAR）を超える場合には，亜鉛吸収はすぐに低下し，過剰な亜鉛の吸収を最小限に抑えることでホメオスタシスが保たれる。亜鉛輸送体や，おそらく亜鉛吸収に関わる他のタンパク質の増加や減少が，亜鉛摂取量に応じた亜鉛吸収効率の調節に寄与する。亜鉛摂取量がほぼ3倍になると24時間以内に亜鉛吸収効率が低下することから，亜鉛吸収の調節は速いと考えられる[46]。亜鉛の吸収は摂取量にはすばやく反応するが，生体内の亜鉛状態の変化による亜鉛吸収の変化は小さいと考えられる。動物実験によると，亜鉛の吸収は妊娠後期や授乳期に増加し[74]，年齢とともに低下する[75]。

▶亜鉛の代謝回転と運搬（輸送）

血漿中の亜鉛は体内亜鉛総量の0.1％程度であり，種によっては，全血中亜鉛の20～30％を示す。血漿中の亜鉛濃度は一定範囲内に厳密に維持されており（～100 μg/dL，15 μM），溶血していない血清における濃度はそれよりわずかに高い。ヒトでは，厳しい亜鉛欠乏はおよそ2週間以内に血漿亜鉛濃度を低下させる[72]。亜鉛摂取が3～10 mg/日では血漿亜鉛濃度は増加していき，亜鉛摂取が25～30 mg/日で血漿濃度がプラトーになるまでは摂取量に依存してゆっくりとした増加をたどる[75]。1日の中で，血漿亜鉛濃度は主に食事の影響を受けて20％ほどの変動を示し，その値は一晩絶食した後の朝に最も高い。

血漿中の亜鉛は主にアルブミン（70％）に結合している[71,76]。アルブミンは正常血漿濃度の600 μMにおいて，亜鉛とのモル比は40：1である。亜鉛はアルブミンから容易に交換される（$K_d = 7.5\ M^{-1}$）。プロテアーゼインヒビターであり成長因子のキャリアーとして働くα_2-マクログロブリンは亜鉛と強く結合し，血漿中のタンパク質結合型亜鉛の残りのほとんどを占める[3]。血漿中の亜鉛のうちほんの少量（0.01％未満）は，ヒスチジンやシスチンといったアミノ酸と複合体をつくる。このような非タンパク質結合型の亜鉛は尿中への亜鉛喪失に影響している可能性がある。亜鉛は自由イオン状態ではほとんど循環していない。血漿を介する亜鉛の流れは約130回/日である[72]。

血液亜鉛の70～80％は血球細胞内にあり，白血球における亜鉛濃度（6 mg亜鉛/10^6細胞）は，赤血球における濃度（1 mg亜鉛/10^6細胞）よりも高い[77]。赤血球の亜鉛は，そのほとんどが，炭酸デヒドラターゼ（>85％），Cu-Znスーパーオキシドジスムターゼや，その他の様々なタンパク質（メタロチオネインなど）に含まれる[78]。マウスの末梢血の赤血球膜上には亜鉛輸送体が発現しており，そのうちいくつかの輸送体の量は亜鉛摂取量を反映する[79]。cDNAアレイ分析では，いくつかの白血球遺伝子が亜鉛に対して感受性が高いことが示されており[80]，血漿亜鉛濃度に反応していたり，骨髄における前駆細胞の亜鉛状態を反映している可能性がある。

放射性同位体や安定同位体を用いたカイネティクス解析によってヒト亜鉛プールの代謝回転に関して重要な情報が提供されてきた。2つの代謝プール（短期［～12.5日］および長期［～300日］）が確認されている[81,82]。動的に活発な組織は肝臓であり，膵臓，腎臓，脾臓よりも活発である。長期の代謝回転は筋や赤血球で主に見られ，骨や神経系がそれに続く。カイネティクス解析によると，ラットへのcAMPの投与は胸腺，皮膚，脾臓，腸管，また特に骨髄において亜鉛含有量や亜鉛代謝を変化させるようである[83]。亜鉛の安定同位体は，ヒトの交換可能な亜鉛プールの同定に利用されてきた[84]。その亜鉛プールは体内全体の亜鉛のおよそ10％である。体内亜鉛のほとんどはタンパク質に結合しているため，亜鉛プールのサイズは除脂肪体重量に影響される[85]。厳しい亜鉛摂取制限は亜鉛プールサイズを約1/3量減少させる。このことは，亜鉛が他の組織へすばやく移動し利用されていることを反映しているのだろう[72]。亜鉛代謝の一般的な特徴を**図11.1**および**図11.2**に示した。

▶食事性および生理的な適応機構

血漿亜鉛の一過性の変動を見ることで，亜鉛代謝のホルモン調節が明らかとなった。ヒトでは，食後に血漿亜鉛レベルは低下するが，これはおそらく，インスリンや他のホルモンにおける金属誘導性の変化に関連する[86]。急性の飢餓時に見られる血漿亜鉛の増加[87]は，おそらくホルモンに影響される筋の異化と，その際に生じる亜鉛放出によって起こる。血漿亜鉛は，急性のストレス（感染，外傷，外科手術）を受けると，一時的に減少する[88]。このように，低亜鉛血症はストレスと急性期に関連して起こる。そのメカニズムには，おそらくサイトカイン反応性の亜鉛輸送体を介した肝臓や他の組織への亜鉛輸送が関わっている[89]。低亜鉛血症は，病原微生物の亜鉛利用を減らし，タンパク質合成には亜鉛を供給し，また，免疫反応やその他代謝反応に必要な亜鉛シグナル経路を維持する上で都合がよいのかもしれない。同様のプロセスが鉄代謝においてヘプシジンによって起こり，炎症に伴う貧血を引き起こす。ヒトでは，ストレスや心筋梗塞は血漿亜鉛を低下させる[90]。妊娠時の血液希釈，経口避妊薬の服用や他のホルモン治療によっても血漿亜鉛は低下する。細胞内の亜鉛濃度は血漿亜鉛濃度よりも高いことから，溶血を引き起こす病態では血漿亜鉛は増加するであろう。

▶貯蔵，再利用と保存

亜鉛には特別な「貯蔵場所」はない。しかし，細胞は亜鉛を小胞内に有しており，これは亜鉛の一時保管場所として役立つとともに，細胞質内に遊離亜鉛が過剰に蓄積し，強い毒性が生じることを防いでいる[91]。例えばヒヨコに，

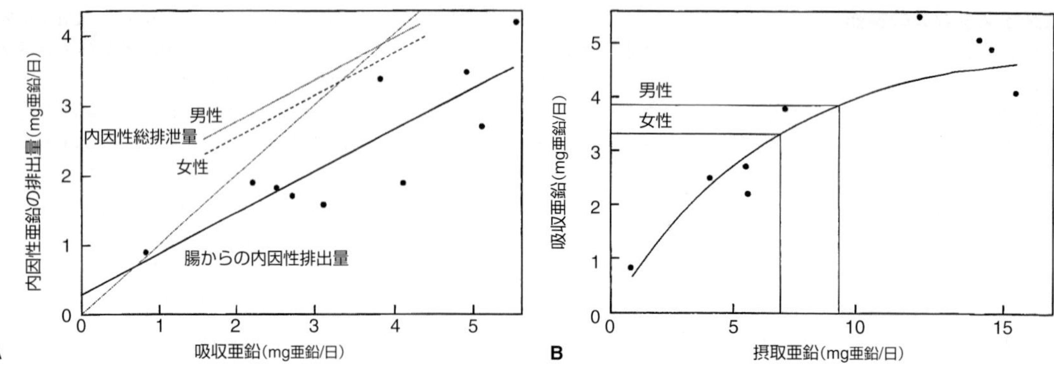

図 11.1 A：ヒト成人における亜鉛の吸収と喪失の関係。—·—は亜鉛の内因性喪失と吸収の関係が完全一致する場合の仮定線を示す。——は，同位体を用いた 10 の代謝研究のデータに基づいた，腸管における実際の亜鉛の排泄と吸収の回帰線を示す。他の亜鉛喪失を含めた総亜鉛喪失についての回帰線を点線（男性……，女性- - -）で示した。仮定線と総亜鉛喪失の回帰線との交点は，これらの喪失を補填するために吸収されるべき亜鉛の量を表す。B：ヒトにおける摂取亜鉛量と吸収亜鉛量との関係.

(From Food and Nutrition Board, Institute of Medicine. Zinc. In : Dietary Reference Intakes for Vitamin A, Vitamin K, Arsenic, Boron, Chromium, Copper, Iodine, Iron, Manganese, Molybdenum, Nickel, Silicon, Vanadium, and Zinc. Washington, DC : National Academy Press, 2001, with permission.)。

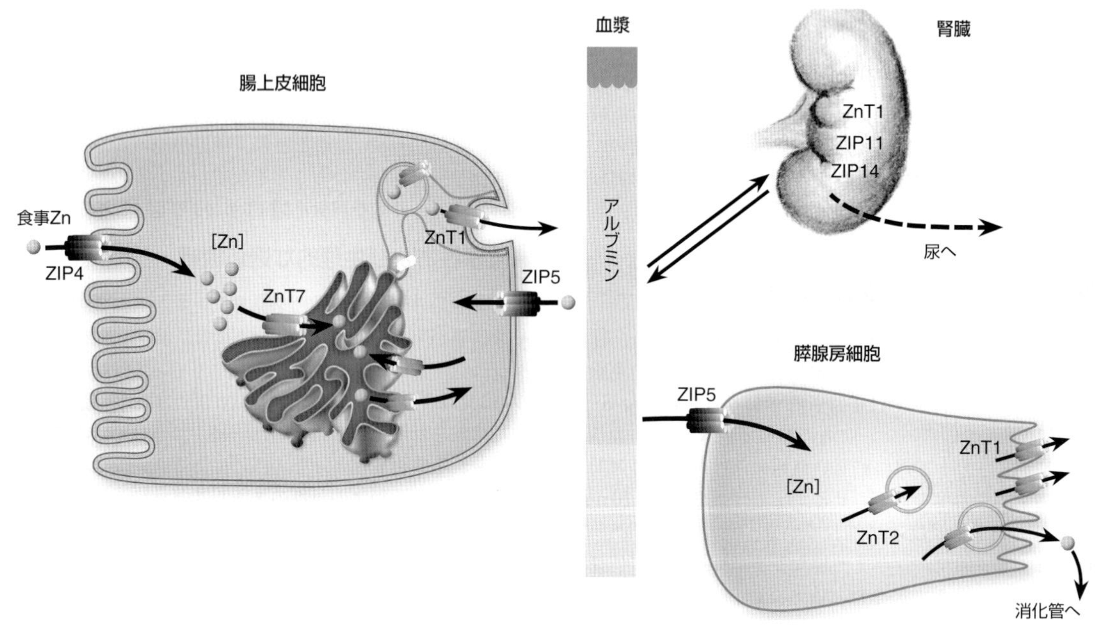

図 11.2 主要な輸送体が介在する腸における亜鉛（Zn）吸収および膵臓，腎臓における Zn 排泄の経路。ZnT：亜鉛輸送体。

必要量より過剰の亜鉛サプリメントを与えると，亜鉛供給を停止しても 8 日間は正常な成長を続ける[92]。また，ベトナム人の幼児に，亜鉛を含む微量栄養素のサプリメントを毎日あるいは週に 1 回与えたところ，両グループとも成長の改善は同程度であった[93]。

赤血球を介した亜鉛の再利用は，鉄の再利用と似ている。赤血球は 20～40 μg 亜鉛/g ヘモグロビンを含み[77]，成人の平均循環ヘモグロビン量は 750 g である。これは赤血球の亜鉛保有量が 15～30 mg であることを示す。赤血球の平均寿命は 120 日である。そのため，この亜鉛プールの代謝回転は 0.12～0.25 mg/日となる（15～30 mg/120 日）。これは，それなりの量の亜鉛が赤血球産生を維持するために常に供給される必要があることを示している。

▶妊娠期，授乳期と成長期

妊娠中に必要な亜鉛付加量は，組織重量の増加量および組織中の亜鉛濃度から見積もると，合計でおよそ 100 mg となる[94]。1 日あたりの付加的必要量は胎児の成長とともに増加し，妊娠期の前半では 0.25 mg/日未満，後半では 0.5～0.75 mg/日となる。妊婦ではこの付加的必要量を満たすために亜鉛摂取量が増加するというエビデンスはほとんどなく，このことは，妊娠期で亜鉛の吸収や糞便中への内因性排泄において適度な調整がなされている可能性を示唆する。1 日あたりの亜鉛の付加的必要量は少量であるため，亜鉛のホメオスタシスにおける変化は現れにくいのかもしれない。妊娠期の実験動物における重篤な亜鉛欠乏では，胎仔の催奇形性が引き起こされるとともに成長が制限される[95]。亜鉛欠乏の同様の影響が，腸性肢端皮膚炎の女性でも観察されている。無作為化対照試験によると，最低限の量ないしは適量の亜鉛を摂取する典型的な食事をしている女性には，世界的に見ても，亜鉛の補給はほとんど有益でないことがわかった[96]。

授乳期における亜鉛の必要量は，授乳期間における授乳量とその中の亜鉛濃度の変化に応じて変わる。必要量は授乳開始1ヵ月で最も高く，この時の亜鉛濃度は最大（2.8 μg/mL 未満）となる。母乳中の総亜鉛量は1～2 mg/日の間で変動し，授乳9ヵ月までにはおよそ75%減少する[97]。この急激な亜鉛濃度の低下のため，ヒトの母乳だけでは授乳6ヵ月後からの亜鉛源としては不適切である[60]。母乳中の亜鉛濃度が母親の亜鉛摂取量に応じて変化することはないようである。

成長期の幼児や児童における亜鉛の付加的必要量は，組織の湿重量あたりの平均亜鉛濃度（20 μg/g）から見積もられる[60]。成長期において増加する体組織量（脂肪組織を含む）1 g あたり上述の量を必要とすると考えると，吸収される亜鉛の付加的必要量は，生後7～12ヵ月の乳児でおよそ840 μg/日であり，1～3歳の幼児ではおよそ750 μg/日となる。

▶排泄および喪失

亜鉛排泄の主な経路は消化管への分泌である。これは，膵臓からの分泌（腸肝循環），腸管への粘膜細胞の脱落，上皮における漿膜から粘膜方向への亜鉛の排泄があわさったものである[3]。膵分泌を介する亜鉛喪失はよくわからない混合物によるものであるが，亜鉛金属酵素を確かに含んでいる。食後は，膵臓から腸管内へかなりの量の亜鉛（3～5 mg 以下）が分泌される[59]。1日を通して消化管内に分泌される亜鉛総量は，通常，食事から供給される量を上回るが，分泌された亜鉛の多くは再吸収され亜鉛バランスが維持される[98]。消化管における亜鉛の排泄は，食事からの亜鉛摂取と直接関連する（**図 11.1B**）。厳しい亜鉛制限（0.3 mg/日）における排泄の推定量は0.5 mg/日未満と少ない[72]。現実的な摂取量である7～15 mg/日では，消化管への内因性亜鉛喪失量は3.0～4.6 mg/日の範囲となる[99]。この量は，摂取量が高くなるのに比例して増加する。膵臓は亜鉛感受性が高く，ニワトリでは過剰な亜鉛はネクローシスをまねく[100]。膵β細胞は ZnT8 を大量に産生し，これは亜鉛輸送を介してインスリンの安定性や分泌に関わっている[13]。腺房細胞は大量のメタロチオネインを産生し，これは食事亜鉛摂取量を反映するとともに保護的役割を担う[26]。腺房細胞の細胞膜に局在する ZIP5 は亜鉛摂取には反応しないが[101]，酵素前駆体小胞の膜上に存在する ZnT2 は亜鉛およびグルココルチコイドホルモンの両方に反応する[26]。ZnT1 は腺房細胞の管腔側の細胞膜を介して，膵管（さらには腸管）への亜鉛分泌を促進しているようである。

尿中への亜鉛排出は低く（<1 mg/日），摂取量が幅広くても（4～25 mg/日）変化しにくい[99]。筋タンパク質の異化が亢進する飢餓や外傷やその他の状態では，腎臓でろ過されるアミノ酸が増加するように尿中亜鉛排泄も増加する。亜鉛と強く結合している一部の物質（例：亜鉛ピコリネート）は，尿中への亜鉛喪失を促進するかもしれない[102]。グルカゴンは腎尿細管システムにおける亜鉛再吸収を調節することが報告されている[103]。また，腎臓にはいくつかの亜鉛輸送体が発現している。亜鉛排泄型の輸送体である ZnT1 は，基底膜側に配置されることで亜鉛の再吸収に貢献していると考えられている[104]。同様に，ZIP8，ZIP11 や ZIP14 は腎臓における発現が強く[13,105]，腎上皮細胞による糸球体ろ過液からの亜鉛吸収に役立っているであろう。十分には研究されていないけれども，腎臓における亜鉛輸送体の発現は，亜鉛の再吸収と保持に貢献していると考えられる。

その他の亜鉛の喪失には，皮膚（1 mg/日），精液（1 mg/射精液），月経（合計0.1～0.5 mg）や分娩（100 mg/胎児，100 mg/胎盤）における喪失がある。授乳期には，4週目で2.2 mg/日，35週目で0.9 mg/日の喪失が起こる[60]（**図 11.3**）。一部の女性は，正常量の亜鉛を含む母乳を産生しない。いくつかのケースで，この現象は，*ZnT2* 遺伝子の変異によるものであり，乳腺の分泌小胞への亜鉛の取込みが減少することで母乳中の亜鉛濃度が低下する[106]。

動物およびヒトにおける亜鉛欠乏症

動物およびヒトの亜鉛欠乏症では，組織損傷（過酸化，細胞毒性や細胞保護作用の低下，ネクローシスや細胞増殖の低下を含む），ストレス不耐性，サイトカインインバランスなどの免疫障害や発育の変化が報告されている[1～3,93]。前述のように，亜鉛の生化学的機能は細胞の成長，発達や活動において基本となるものである。しかし，亜鉛欠乏症の影響を引き起こす原因となる要因がはっきりとわかっていないことがほとんど疑問視されていない。亜鉛の機能は，（a）酸化還元，過酸化と組織損傷，（b）アポトーシスの調節，（c）細胞増殖と成長，（d）免疫調節，の4つのカテゴリーに分けることができる。これによって，亜鉛欠乏症における複雑性を理解するための枠組みができる。

亜鉛は直接酸化還元作用をもたないが，亜鉛欠乏動物において組織の過酸化と酸化的障害が時折観察される。少なくとも1つの亜鉛輸送体（ZIP14）は鉄も輸送することから，鉄の蓄積による活性酸素あるいは窒素のラジカル産生が原因となる可能性がある[107,108]。NO はスルフヒドリル結合サイトからの酸化亜鉛の放出を引き起こし，これが機能障害へとつながる[18,20]。亜鉛欠乏における誘導型 NO 合成酵素の発現上昇は，NO による亜鉛放出や細胞障害を悪化させるかもしれない[24,65,107]。動物実験によると，亜鉛は外因性ラジカル障害に対して保護作用をもつ。同様に，亜鉛は細胞におけるシグナルカスケードの様々な段階に影響することで，アポトーシスを調節する因子となりうる。免疫細胞や上皮細胞のような代謝回転率が高い細胞は，最も影響を受けやすい。したがって，亜鉛欠乏症と関連がある免疫機能不全や皮膚あるいは腸の障害は，アポトーシスの変化の結果であろう。

亜鉛欠乏で観察される成長や細胞増殖の減少も，異常なアポトーシスと関連する可能性がある。さらに，細胞分裂や摂食に影響するホルモン（例：インスリン様成長因子やレプチン），あるいはこれらのホルモンおよび受容体の産生やシグナル伝達経路を変化させる遺伝子などへの影響も，亜鉛欠乏の結果として生じる成長障害の説明因子とな

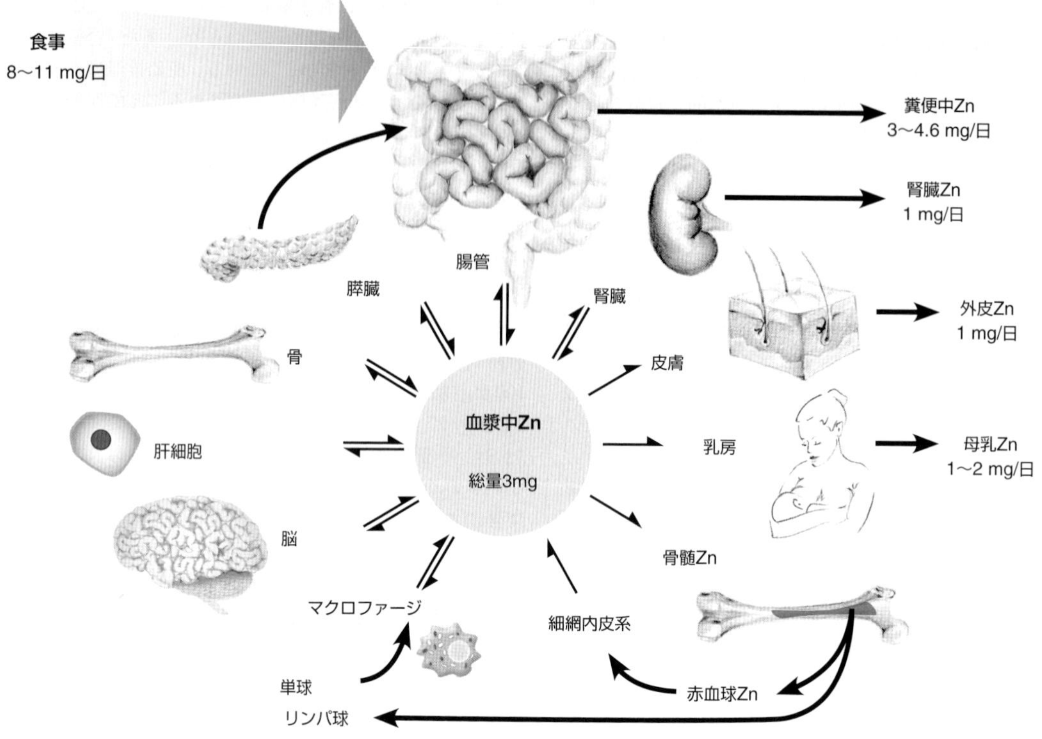

図 11.3 哺乳類における亜鉛代謝。亜鉛代謝活性が高い組織および亜鉛代謝において特に重要な組織と血漿亜鉛との関係を双方向の矢印で表した。亜鉛の吸収，再利用および喪失に関わる経路を一方向矢印で示した。

表 11.2 軽度から重度のヒト亜鉛欠乏症の臨床症状[a]

成長遅延
性成熟の遅延と性的不能
性腺機能低下症や精液減少症
下痢や腸炎
脱毛症
口部皮膚病変
その他の上皮性病変：舌炎，脱毛症，爪形成異常
免疫不全：リンパ球減少，胸腺異常，食細胞の食作用の低下，T 細胞機能の抑制，サイトカイン産生の障害
気分障害を含む行動障害
味覚障害（味覚減退）
創傷，熱傷，褥瘡の治癒遅延
食欲や摂食量の減退
羞明や暗順応の欠如，光障害などの眼病

[a]いくつかの徴候は重度の欠乏症で見られ，また，いくつかは亜鉛補充により回復する。

る[109]。同様に，亜鉛欠乏症における免疫機能不全や易感染性には，サイトカインとそのシグナル経路の異常な調節が関与し，これにより細胞性免疫と体液性免疫のバランスの破綻が惹起される[35,110,111]。あるいは，抗原提示や微生物殺傷に必要な亜鉛依存性因子の障害が，亜鉛欠乏症に伴う寄生虫感染や微生物感染をもたらすだろう。

動物における亜鉛の必須性は，はじめにラットで（1934年），続いてブタで（1955 年）確認された。欠乏症の最も顕著な症状は，皮膚傷害，成長障害と摂食量の減少である[1〜3]。ヒトでの必須性は1961年まで示されなかった[2,22]。

ヒトの亜鉛欠乏症には，皮膚傷害，成長遅延，第二次性徴（性成熟）の遅延，性腺機能低下症，上皮感染などの生体防御の障害，食欲低下などの特徴がある（**表 11.2**）。亜鉛欠乏症はタイプⅡ栄養欠乏症として知られている[3]。タイプⅡ栄養素欠乏症では成長がストップする。対象となる栄養素はできるだけ節約され，必要であれば体重を減らすことで栄養素を獲得し，組織中の栄養素の濃度を維持する。このため，成長遅延は組織（特に代謝の活発な組織）の亜鉛レベルの減少をともなわない。

ヒト成人では，ホメオスタシスを保つために亜鉛の吸収や内因性喪失の適応調節が行われるため，亜鉛不足の進行は遅い。一方，亜鉛欠乏に対する充足は急速に行われると考えられる。動物実験では，亜鉛欠乏症の生化学マーカーが 24 時間以内に正常化されることを示している。重度の亜鉛欠乏症の臨床経過は，きわめて一般的によく見られる中等度の亜鉛欠乏症のものとは大きく異なる[4]。軽度の亜鉛欠乏症におけるその他の徴候として，味覚障害や嗅覚障害もあげられる。これらの所見は，厳密には解析されていないが，最近のエビデンスとしていくつかの嗅覚器受容体が亜鉛金属タンパク質であることがわかっている。

ヒトにおける亜鉛欠乏症（ほとんどは軽度の亜鉛欠乏）の理解は，亜鉛補充に対する反応に基づくものである。世界各地で行われた研究において，ある種の人口集団の子どもの身体発育には亜鉛補充が有効であるという見解が一致している。多くの研究において，認識能力やその他の神経心理学的能力が亜鉛補充によりともに改善している。他の研究では，亜鉛補充により子どもの罹患率や死亡率の減少を実現している。これら亜鉛効果のほとんどは分泌性下痢や肺炎を含めた上気道感染の減少と関連している[112]。

欠乏の原因と影響

亜鉛欠乏症は5つの原因が単独，あるいは組み合わさることで起こる[113]。5つの原因とは，(a) 摂取量の不足，(b) 必要量の増加，(c) 吸収不良，(d) 喪失量の増加，(e) 利用障害である。食事が関係する亜鉛欠乏症は，吸収可能な亜鉛の摂取量が不十分な時に起こる。亜鉛摂取の不足は世界的に広がっている。Brown と Wuehler は，国連食糧農業機関（FAO）の食品バランスシートを使って，178ヵ国における1人あたりの1日平均亜鉛摂取量を計算し，低亜鉛摂取リスク（すなわち，WHO が示す平均必要量よりも少ない摂取量）のある集団を明らかにした[114]。全体的に見ると，世界人口の半分近くがリスクありとされた。ヨーロッパや北アメリカにおけるリスク（1～13%）は，アジア，アフリカや東地中海地域の人々におけるリスク（68～95%）に比べるとかなり低かった。アメリカの全国調査によると，亜鉛摂取量の中央値は男性が13 mg/日で女性が9 mg/日である[60]。

吸収性亜鉛の摂取不足は，亜鉛の必要量が増大する生理学的あるいは病理学的な状態により悪化する。乳児や小児，思春期・青年期の若者，妊娠中や授乳中の女性は亜鉛の必要量が増加するため亜鉛欠乏のリスクが高まる。早産，低出生体重児，下痢性疾患などの病態では，消化管が未発達なため亜鉛の吸収が低下したり，腸での亜鉛喪失が増加することから，乳幼児で亜鉛欠乏のリスクがさらに増加する[112]。

重度の亜鉛欠乏症は，主に体の開口部に近い部位や四肢での紅斑や水疱，膿疱性の発疹が特徴である（**表 11.2** 参照）。皮膚炎の発症後には，髪の毛が低色素となり赤みがかった色調を示す。まばらな脱毛は共通して見られる特徴である。

▶吸収障害

粘膜細胞の状態が変化する吸収不良症候群や炎症性腸疾患では，特に亜鉛摂取量が不十分な場合に，亜鉛吸収の低下や二次的な亜鉛欠乏状態を引き起こす。クローン（Crohn）病，特発性吸収不良，短腸症候群や空腸回腸バイパスでは亜鉛欠乏症が起こりやすい。クローン病，あるいは限局性腸炎は炎症性腸疾患の一種である。クローン病患者では，血清亜鉛濃度の低下や尿中への亜鉛排出の低下が報告されている[115]。クローン病における亜鉛欠乏は亜鉛の吸収障害によって起こり，亜鉛排出の抑制，低アルブミン血症あるいは亜鉛の体内再分布はともなわないかもしれない[116,117]。亜鉛元素 25 mg/日の8週間の摂取は，クローン病患者の小腸の透過性を低下させた[118]。消化管に発現する少なくとも1つの亜鉛トランスポーター（ZIP14）は免疫刺激によって調節されており[89]，炎症性腸疾患における亜鉛の吸収に影響を与えているかもしれない。

血漿亜鉛濃度の低下は，セリアック病患者においても報告されている[119]。セリアック病患者に無グルテン食を与えると血漿亜鉛濃度は正常となる[120]。未治療の患者では亜鉛吸収が阻害され，ジサッカリダーゼの活性が低下するかもしれない[121]。短腸症候群の患者でも，腸の吸収面が減少することや，膵液からの亜鉛の再吸収が障害されることなどから亜鉛欠乏のリスクがある。

腸バイパス術を受けた患者では血漿亜鉛濃度の低下が報告されている。これらの患者では，食事からの亜鉛摂取は十分と思われたが，経口亜鉛負荷試験を行うと，亜鉛の吸収が障害されていた[122]。腹腔鏡下胃バイパス術を受けた患者を追跡調査した結果，1/3以上は手術1年後の血漿亜鉛濃度が低かった[123]。体内亜鉛濃度が低い状態が，胃バイパス術後の高い感染率に寄与しているのかもしれない。

▶アルコール依存症

アルコール性肝硬変の患者では，しばしば高亜鉛尿症や低亜鉛血症，肝臓亜鉛濃度の低下が見られる[124]。尿中への亜鉛排泄の増加は，血漿中亜鉛の結合がアルブミンから尿中に容易に排泄されるリガンド（尿細管における亜鉛再吸収も抑制する）へシフトすることによる。サル，ラットやブタに長期間アルコールを摂取させると，肝臓の亜鉛濃度は低下する。このような所見は，遠位小腸におけるタイトジャンクション構成タンパク質の機能低下に関連していると考えられ，アルコール性のエンドトキシン血症や肝細胞のアポトーシスへとつながる[125,126]。アルコール依存症患者では，ビタミンAと亜鉛の欠乏が同時に見られ[127]，網膜の亜鉛依存性レチノールアルコールデヒドロゲナーゼ活性の低下から暗順応の低下が引き起こされるかもしれない[128]。

▶糖尿病

遺伝的にあるいは化学物質を用いて糖尿病が誘発されたラットでは，肝臓や腎臓に亜鉛が蓄積し，高亜鉛尿症になる[129]。1型あるいは2型糖尿病患者の両方で高亜鉛尿症が見られ，尿中の亜鉛量は糖尿病の重症度とともに増加する傾向がある[130]。糖尿病患者において亜鉛代謝が変化するメカニズムは完全には明らかになっていない。亜鉛イオンはインスリン様の効果をもち[131]，膵β細胞からインスリンとの複合体として放出された亜鉛は，インスリン受容体のリン酸化部位の調節に関与している[132]。亜鉛はまたインスリン分泌においても機能している。ZnT8 は膵β細胞に特異的に発現する亜鉛トランスポーターであり，細胞質から分泌小胞への亜鉛の輸送を促進している[133]。多くの研究によって ZnT8 が2型糖尿病のリスクに関与する遺伝子であることがつきとめられ，一塩基多型も発見された[134]。加えて，ZnT8 は1型糖尿病における自己抗原にもなり[135]，このことから，ZnT8 に対する自己抗体が1型糖尿病の独立した予測マーカーとして使用できる可能性が示唆される（13章参照）。

▶感染症

亜鉛は免疫調節タンパク質の合成や正常な免疫機能を維持する上で必要とされるため，亜鉛欠乏症は感染症に対する抵抗性を障害する。発展途上国の子どもにおける研究では，亜鉛の補充によって12ヵ月齢以上の子どもの下痢の発生率がおよそ27%低下し，急性下気道感染の発症率はおよそ15%低下した[136]。亜鉛の補充はマラリア感染も低下させるかもしれない。全体として，亜鉛の補充は感染による子どもの死亡率をおよそ6%低下させる（12ヵ月齢以上の子どもに限定すると，死亡率の低下は18%と大きい）[136]。下痢に対して亜鉛補充による治療を行うと，下痢の重症度や持続時間が減少する。急性下痢の期間はおよそ0.5日減少し，持続性下痢では0.7日減少する[112]。これらの所見と他の研究結果[112]に基づき，WHOやUNICEFは下痢の治療プログラムに亜鉛補充を組み込むことを推奨している。一般的な感冒症状の期間や重症度に対する亜鉛トローチ剤の影響について，1984年以来およそ14の研究報告がある。これらの研究結果が統合され，亜鉛治療の効果は用いる亜鉛塩のタイプで異なること（酢酸亜鉛やグルコン酸亜鉛が効果的である），感冒症状が始まって24時間以内に亜鉛トローチ剤を服用すること，また，1日に少なくとも75 mg服用することなどが示された[22]。この量は，亜鉛の耐容上限量とされる40 mg/日を超えるものであり，亜鉛トローチ剤を服用している患者の中には，消化管症状や口腔刺激を訴える者もいる[138]。

ヒト免疫不全ウイルス（human immunodeficiency virus：HIV）の感染により，食事量や亜鉛の吸収と代謝が変化する[139]。HIV感染にしばしばともなう下痢によって体内亜鉛の喪失が大きくなると，食事からの亜鉛摂取の必要性が高まる。HIV感染者では，血清もしくは血漿中の亜鉛レベルが共通して低下している。しかし，HIV感染症やその他の感染症では亜鉛摂取が正常でも循環中の亜鉛レベルが低下することから，血清もしくは血漿中の亜鉛レベルの低下は亜鉛欠乏を反映していない可能性もある[139]。亜鉛が免疫機構の維持に重要であるという観点から，亜鉛の補充はHIV感染者の管理に有効であるかもしれない。しかし，HIV感染者への亜鉛補充に関して上述の結果とは矛盾する結果もあることから，亜鉛の補充を正式に推奨することはできないのが現状である。

亜鉛のメカニズムを検討した研究から，亜鉛は感染物質に反応してトランスポーターを調節することで，サイトカインの発現や活性を調節していることがわかった。ヒトにおいて亜鉛の補充はZIP8を介してIFN産生を調節する[36,140]。同様に，免疫に関わる転写因子であるNFκBは亜鉛補充に反応しやすく[141]，多微生物性の敗血症に反応する因子であると考えられる。

▶その他の疾患

ペニシラミン（ウィルソン〈Wilson〉病における銅過剰の治療に用いられる）やジエチレントリアミン五酢酸（サラセミアや鎌状赤血球症における鉄過剰の治療に用いられる）のようなキレート剤は，亜鉛イオンもキレートするため，二次的に亜鉛欠乏を引き起こす[142]。思春期前の鎌状赤血球症の小児において見られる発育を妨げる低亜鉛血症は，キレート剤治療による亜鉛状態の低下によるものである。鎌状赤血球症の子どもにおける無作為化臨床試験において，10 mg/日の亜鉛を補充された子どもの群は，12ヵ月後にはプラセボ群に比べて身長が高かった[143]。ウィルソン病の治療で亜鉛はしばしばペニシラミンとともに投与されるが，こうした治療でも，治療開始から1年後の骨密度の低下を防ぐことはできなかった[144]。

加齢黄斑変性（age-related macular degeneration：AMD）は，アメリカにおける視力障害や失明の大きな原因とされているが，亜鉛は網膜に高濃度に存在してAMDのリスクを減らしていると考えられている。55～80歳の3,640人を6年以上追跡した研究では，抗酸化物質（ビタミンC，Eやβ-カロテン）と亜鉛（80 mg/日）の摂取がAMDの進行のリスクをおよそ25%低下させた[145]。また，このような亜鉛補充により死亡率はおよそ27%低下した[146]。亜鉛がAMDのリスクを低下させるメカニズムは明らかではないが，亜鉛が豊富な網膜上皮においては酸化的傷害が少なくなることが関係しているのかもしれない[145,146]。

表 11.3 亜鉛摂取の推奨量（mg/日）[a]

	年齢（歳）	男性（RDA[a]）	女性（RDA[a]）	男性（UL）	女性（UL）
乳幼児	0～0.5	b	b	4	4
	0.5～1	3	3	5	5
	1～3	3	3	7	7
小児，青年	4～8	4	4	12	12
	9～13	8	8	23	23
	14～18	11	9	34	34
成人	19～71＋	11	8	40	40
妊産婦	>19	—	11	—	40
授乳婦	>19	—	12	—	40

RDA：推奨量，UL：耐容上限量。
[a] Data from Food and Nutrition Board, Institute of Medicine. Zinc. In：Dietary Reference Intakes for Vitamin A, Vitamin K, Arsenic, Boron, Chromium, Copper, Iodine, Iron, Manganese, Molybdenum, Nickel, Silicon, Vanadium, and Zinc. Washington, DC：National Academy Press, 2001, with permission.
[b] 母乳を主に摂取している乳幼児の平均亜鉛摂取量を適正摂取量（AI）として表す。男女ともにAIは2 mg/日。

食事面の考慮と必要量

WHO/FAO/国際原子力機関（IAEA）は定期的に，専門家によるヒト亜鉛必要量の推定を行っている[48]。いずれも推定に至るアプローチは似ているが，内因性亜鉛の総喪失量や食事中亜鉛のバイオアベイラビリティの見積もり量が異なることから，推奨量は異なる（**表 11.3**）。

▶吸収と内因性喪失

食事からの亜鉛必要量は，各年代（1歳未満の乳児を除く）において，要因加算法（腸やその他の組織からの内因性亜鉛喪失量を補うために吸収されるべき亜鉛の量で決定される）によって推定される[48,60]。腸以外からの喪失には，尿や体表面（落屑（らくせつ）した皮膚，毛髪，爪や汗）からの喪失があり，その他として，精液や月経における喪失，子どもや妊婦の成長や母乳中への亜鉛分泌のための喪失がある。亜鉛の必要量を推定する際，通常の亜鉛摂取の範囲では，腸以外からの亜鉛喪失量は一定として考えるが，腸からの喪失量は亜鉛の吸収量によって変化する。つまり，腸から喪失する亜鉛の量は，吸収された亜鉛の総量が生理的必要量に見合ったときに喪失する亜鉛の量となる。この必要量に見合った量は，腸からの亜鉛喪失量と腸以外からの亜鉛喪失量を合計し，吸収される亜鉛量との間で求めた回帰線を用いて推定することができる。この回帰線と，亜鉛の内因性喪失と吸収の関係が完全一致する場合の仮定線との交点が，亜鉛の内因性総喪失量を補填するために吸収されるべき亜鉛の量を表す（**図 11.1A**）。

▶推定平均必要量

推定平均必要量（estimated average requirement：EAR）は，各ライフステージにおいて，健康な集団に属する半数の人が必要量を満たすと推定される平均摂取量として定義される[60]。摂取亜鉛量と吸収亜鉛量との関係は漸近的である（すなわち，亜鉛の吸収効率は摂取亜鉛量が多くなるほど低下する）。亜鉛の内因性総喪失量を補填するために必要な食事中亜鉛の平均的な量は，摂取亜鉛量と吸収亜鉛量との相関から求められる（**図 11.1B**）。例えば，成人男性で内因性総喪失量を補うために亜鉛を 3.84 mg/日吸収する必要があるとすれば，食事中亜鉛の平均 40%が体内に吸収されると考えて，食事中亜鉛として 9.4 mg/日必要であることになる。この概算の方法は，他のライフステージであっても，性別が異なっても同様である。RDA は EAR に標準偏差の 2 倍量を足したものであり，集団における 97.5%の人の 1 日の必要量を満たすことができる。亜鉛必要量の個人変動や標準偏差は明らかでないため，変動係数を 10%と見込み，EAR の 20%を EAR に加えることで亜鉛の RDA とした。

▶耐容上限量

耐容上限量（tolerable upper intake level：UL）は，ほとんどすべてのヒトで健康障害をもたらすリスクがないと見なされる習慣的な摂取量の上限と定義され（後述），亜鉛の食事摂取基準（dietary reference intakes：DRI）の 3 番目の要素である（**表 11.3**）。多量の亜鉛摂取は銅代謝に悪影響をもたらす。50 mg/日以上の亜鉛サプリメントを摂取した場合に銅依存性酵素である赤血球スーパーオキシドジスムターゼ活性が低下するという報告に基づき，亜鉛の最小毒性量（lowest observed adverse effect level：LOAEL）が求められた[60]。食事中の亜鉛量が平均 10 mg/日とすると，亜鉛の LOAEL は 60 mg（50 mg + 10 mg）/日となる。LOAEL の不確実性因子を 1.5 とし，19 歳以上の成人の UL を 40 mg/日（60/1.5）とした。

乳児の亜鉛の UL は 4 mg/日である（**表 11.3**）。この値は，68 人の乳児を対象にした研究に基づいており，この研究では，亜鉛 4 mg が粉ミルク（亜鉛摂取量 1.8 mg/日）に加えられ乳児に与えられた[60]。この研究で，亜鉛の悪影響は見られなかったため，0～6 ヵ月の乳児で UL は 4 mg/日と設定された。この UL の値は，7～12 ヵ月では 5 mg/日と増加し，1～3 歳では 7 mg/日に設定された。アメリカにおける乳幼児の全国調査では，0～6 ヵ月の乳児の 92%，7～12 ヵ月の乳児の 86%および 1～3 歳の幼児の 51%が亜鉛摂取の UL を超えていることがわかった[147]。このような乳幼児の亜鉛摂取量で健康障害がなかったことから，乳幼児の亜鉛の UL について再評価が求められている。

体内亜鉛の評価

▶血漿中亜鉛

体全体あるいは細胞レベルにおいて亜鉛ホメオスタシスが調節され，保たれるため，亜鉛状態の評価は難しい。この強力なホメオスタシスのために，亜鉛の欠乏状態，適切な状態，さらには過剰状態や毒性を反映するような高感度かつ高特異性のバイオマーカーを同定することが困難となっている。一般には，血漿の亜鉛濃度（12～18 μM = 0.8～1.2 μg/mL）が測定されている。亜鉛の欠乏と補充を行ったヒト試験では，亜鉛バランスから推定される体内亜鉛総量の変化は，アルカリホスファターゼやレチナール結合タンパク質といった指標よりも，血漿亜鉛量の変化と高い相関が見られた（$r^2 = 0.826$，$p < 0.001$）[148]。加えて，46 の報告から 32 の亜鉛バイオマーカーについてまとめた総説では，血漿亜鉛濃度が，食事の亜鉛量依存性に反応する唯一のバイオマーカーであるとしている[149]。

亜鉛状態を知るバイオマーカーとしての血漿亜鉛の感度と特異度は，亜鉛状態に無関係な刺激に対する血漿亜鉛の反応性によって影響を受ける。例えば，血漿亜鉛の濃度は摂食，感染のような急性ストレス，妊娠や経口避妊薬服用時に起こるステロイドホルモンレベルの上昇などで低下し，一方，病気や体重減少による筋異化時には増加する[150]。それにもかかわらず，血漿亜鉛濃度には，ヒトの亜鉛状態を反映する良い指標となるための重要な要素がある。血漿亜鉛濃度は，長期にわたる食事性亜鉛摂取量を反映し，また，亜鉛補充にも反応する。そして，多くの年齢層あるいは性別に対して基準値を得ることができる[150]。時刻，空腹状態，性別あるいは生理的状態を考慮した全国健康栄養調査Ⅱ（NHANESⅡ）のデータに基づいて，集団検診に利用するための血漿亜鉛のカットオフ値が設定された[151]。2.5 パーセンタイル区画に対するカットオフ値は空腹時の男性で 74 μg/dL（11.3 μmol/L），空腹時の女性で 70 μg/dL（10.7 μmol/L）である。白血球，赤血球，毛髪や唾液中の亜鉛は，血漿亜鉛と異なり，亜鉛状態を示すよい指標にはならないと考えられる[76,149]。

▶亜鉛状態の機能的指標

重度の亜鉛欠乏は，**表 11.2** に示すように，ある種の臨床症状を引き起こす。こうした徴候は亜鉛欠乏の診断に有用である。しかし，重度の亜鉛欠乏は比較的数は少なく，そのため，中等度あるいは軽度の亜鉛欠乏症を知るための機能的指標が必要となる。亜鉛の機能的指標は 2 つのグループに分けられる。すなわち，細胞性・代謝性指標および全身性指標である。

亜鉛欠乏時に起こる数多くの代謝的変化はよく知られている。このような変化と亜鉛状態の直接の関連性を明らかにすることは簡単にはいかなかった。例えば，亜鉛含有酵素（血漿アルカリホスファターゼ，赤血球スーパーオキシドジスムターゼ，リンパ球エクト-5′-ヌクレオチダーゼ，アミノレブリン酸デヒドラターゼなど）の活性の変化である。全体的に見ると，亜鉛金属酵素の活性は，亜鉛状態の一貫したバイオマーカーとしてはまだ認識されていない。酸化ストレスの増加を示す代謝的指標も，亜鉛欠乏に関連する。男性における軽度の亜鉛欠乏の研究（亜鉛 0.6 mg/日で 1 週間，引き続いて 4 mg/日で 5 週間）では，末梢血球細胞における DNA 損傷の発生率が増加した。この増加は亜鉛の補充によって改善したが[152]，これらの現象は細胞の酸化ストレスの増加に関連したものかもしれない。臨床において，亜鉛の補充で酸化ストレスの生化学マーカーの値を低下させたが[22]，メタロチオネイン（MT）[78,153]以外の亜鉛に反応して酸化ストレスに結びつくバイオマーカーはまだ同定されていない。

数多くの分子生物学的な亜鉛反応性マーカーがげっ歯類において確立されてきた。MTは多くの組織で発現しており，いくつかの組織（例：膵臓）では，mRNAレベルで亜鉛状態に強く反応する[26,110]。ラットにおいて，血漿中MTは亜鉛摂取量を反映するが，感染やストレスの影響も受ける[153]。げっ歯類において，末梢血の単核球や赤血球に発現する亜鉛輸送体も，亜鉛状態の変化に対して感受性が高い[79,154]。ヒトでは，赤血球[78,155,156]や白血球[140]においてMTの発現が亜鉛欠乏や亜鉛補充に反応することが知られている。また，いくつかの亜鉛輸送体遺伝子（特に*ZnT1*）も亜鉛の補充[140]や欠乏に反応する。蛍光分析による不安定亜鉛の測定が亜鉛状態を評価するツールとして開発中である[8]。これらの方法や概念は医療の診断の場で広く用いられつつあるが，実地調査や介入研究に適用するにはさらなる試験が必要である。

亜鉛欠乏が蔓延しているおそれのある発展途上国において行われた無作為化対照試験では，亜鉛の補充が下痢や肺炎の発症を低下させ，身長年齢比のZスコアを増加させた[112,157]。しかし，子どもの発達に対する亜鉛補充の影響について見解は一致していない。一部の研究者は，ある集団における亜鉛欠乏のリスクを，血漿/血清中の亜鉛濃度，食事性亜鉛の摂取量および成長障害の頻度から評価できると提案している[158]。このリスクは，(a) 血清亜鉛濃度が低い人の割合が20%以上の場合，(b) 食事からの亜鉛摂取が低い人（その集団における亜鉛のEARを下回る人）の割合が25%以上の場合，(c) 成長障害者（身長年齢比がその集団における参照中央値から標準偏差の2倍以上低い者）の割合が20%以上の場合に増加すると考えられている[151]。

亜鉛の毒性

亜鉛の毒性の影響についてこれまでまとめられてきた[60,159,160]。急性の亜鉛毒性として，胃痛，めまい，吐気が起こる。また，亜鉛は50 mgの服用で嘔吐を催させる。亜鉛の補充試験においては，こうした問題を回避するために，亜鉛の酢酸塩やグルコン酸塩が推奨されている。60時間以内に7 g以上の亜鉛が事故的に注入され死亡した例もある[160]。重度の亜鉛毒性として，1981年以降のアメリカの1セント硬貨（主に亜鉛でできている）を食する異食症患者の例が報告されている[161]。

亜鉛メッキ作業者では長期の亜鉛曝露により血清亜鉛濃度の上昇，血清銅およびカルシウム濃度の低下がみとめられたが，胸部X線像は正常であった[162]。亜鉛の慢性毒性の他の症状として，胃の病変，免疫機能の低下，高密度リポタンパク質（HDL）コレステロールの低下があり，これはかなり高い亜鉛摂取（300 mg以上/日）で報告されている。50 mg/日の亜鉛摂取を数週間続けることで，血清銅濃度の低下がみとめられている[163]。動物（イヌやヒヨコ）においては，膵臓が亜鉛毒性の標的となる[2]。この毒性の影響はヒトでは観察されていない。

亜鉛補充治療（150 mg/日）を受けているウィルソン病患者において，低銅血症が観察されている。この現象は，亜鉛が腸におけるMTの発現を誘導することで起こると考えられており，MTが亜鉛よりも銅に結合しやすいことから，腸上皮細胞から血中への銅の放出が妨げられるようである[164]。臨床的には，亜鉛補充によって起こるこのような亜鉛-銅の相互作用は，ウィルソン病（銅蓄積障害）の治療として米国食品医薬品局（FDA）が推奨しているものである。鉄芽球性貧血は，過剰な亜鉛摂取によって起こる銅欠乏症に引き続き二次的に観察される[165]。

過剰な亜鉛はアルツハイマー（Alzheimer）病の発症にも関連づけられている。亜鉛は糖タンパク質であるβ-アミロイドタンパク質（Aβ）に結合し，二次構造を変化させ凝集を引き起こすことで，アルツハイマー病の特徴であるアミロイド斑を形成させるかもしれない[38]。アルツハイマー病と亜鉛摂取は直接的に関係すると考えられているが，明確には立証されていない。一方で，亜鉛摂取と直接関連していないが，臨床的に関連が示唆されるものとして，皮質ニューロンに対する亜鉛イオンの毒性作用（神経細胞死に至る）がある[166]。一過性の前脳の虚血後には亜鉛が蓄積し，神経変性と神経細胞死の要因になるかもしれない。ZnT1の過剰発現は，このような神経損傷を減弱すると報告されている[167]。

過剰量の義歯接着材（1 gあたり17〜34 mgの亜鉛を含む）によって起こったと考えられるいくつかの神経疾患例が報告されている[168]。また，銅欠乏に関連した血液学的および神経学的な異常も報告されている。ある1例では，銅の補充が血液学的な異常を改善したが，神経性の障害は改善しなかった[169]。これらの臨床的知見はおそらく，亜鉛によるMTの誘導とMTの銅への結合，あるいは，銅吸収関連遺伝子に対する亜鉛の影響によるものと考えられる。

一般的に，亜鉛は適量の補充（＜50 mg/日）では毒性のない栄養素といえる。しかし，選択的な栄養素補充による栄養バランスの破綻が，毒性の原因になりうることを常に念頭におかなければならない。

（Janet C. King，Robert J. Cousins／原田永勝 訳）

12 銅

歴史的概要

銅は植物や海の無脊椎動物の正常な成分であることが約200年前にわかっていたが，Bodanskyによりヒトの脳に銅が存在することが証明されたのは1921年である[1]。同時期に，ラットやその他の哺乳類の実験的な貧血を治療するには肝臓抽出液中の銅が鉄とともに必要であることが発見され，銅の生理学的役割が同定された[2]。ヒトの疾患に銅が関わっていることは1900年代のはじめに証明された。最初に記述された銅が関与する疾患はウィルソン病（Wilson disease：WD）であるが[3]，この疾患が先天的な代謝異常によるものであることが判明したのはそれから数十年後である[4]。体内の銅の低レベルと貧血の関連が疑われたのは1930年代であるが，それが証明されたのはさらに後である。ヒトでの銅の欠乏はメンケス病（Menkes disease：MD）の患者で1962年に最初に観察されたが[5]，その原因となる生理的欠陥の発見はその10年後である[6]。現在では，銅はヒトの必須栄養素であることが確立されている。銅はヒトの体液や組織に1/100万（μg/g）～1/10億（ng/g）の範囲で存在する。正常なホメオスタシス（恒常性）が高濃度または低濃度の銅で乱されるので，哺乳類は銅の吸収，輸送，貯蔵，利用，排出を制御する巧妙な系を発達させた。

化学的性質

銅の原子量は約63.5 Daで，^{63}Cuと^{65}Cuの2つの安定な同位体がある。銅の7つの放射性同位元素の中で，^{67}Cu（約70時間）と^{64}Cu（約13時間）は最も長い半減期をもち，前述の安定同位体とともに銅の代謝の分析に繁用されている。銅の主な酸化型は，Cu^{2+}（第二銅）とCu^{+}（第一銅）で，酵素反応で通常どちらかの型に変化する。水溶液中では，Cu^{+}は高い不溶性を示す[7]。生体系の大部分の銅はアミノ酸残基を介してタンパク質に結合している。

生化学的・生理学的機能

哺乳類の生物学では，銅は銅酵素の酵素補因子として重要な役割を果たしている。銅酵素の大部分は酸化酵素で，酸化型（Cu^{2+}）または還元型（Cu^{+}）を使い，基質と酸素分子の間の1個の電子の移動に関与している。銅酵素を構成するタンパク質や，その物理化学的性質や機能に関する詳細は，他の専門書を参照してほしい[8,9]。また銅は，新脈管形成，気体輸送，神経ホルモンのホメオスタシス，遺伝子発現の制御など，種々の生理的過程における非酵素的機能にも関与している。哺乳類で同定された種々の銅依存酵素や銅結合タンパク質を**表12.1**に示した。

▶触媒作用

アミン酸化酵素

アミン酸化酵素は生体中の第一級アミンの酸化的脱アミン反応を触媒し，2個の同一のサブユニットによる二量体として構成されている。血漿中では，これらの少量のタンパク質は生理活性アミンであるヒシチジン，チラミンおよびポリアミンを異化する。また，これらの酵素は過酸化水素を産生して細胞内の情報伝達に関与していると考えられている[10]。これらの1つに，結晶性血管接着タンパク質1（vascular adhesion protein-1：VAP-1）があり，白血球の輸送に関与しているといわれている[11]。

モノアミンオキシダーゼ　モノアミンオキシダーゼ（monoamine oxidase：MAO）には，組織分布が異なるMAOAとMAOBの2種類のアイソフォームがある。これらの銅を含有する酵素はカテコールアミンの異化に関与しており，セロトニン，ノルアドレナリン，チラミン，ドーパミンの酸化を触媒する。体内のMAOの異常な制御は，うつ病，薬物乱用，注意欠陥障害，異常性成熟に関与している[12]。

ジアミンオキシダーゼ　このグループの酵素は体中の細胞に存在する。ヒスタミンの異化に関与しているものもある。ジアミンオキシダーゼによるヒスタミンの不活性化により，胃では酸の産生が阻害され，体中のアレルギー反応が弱められる。また，ジアミンオキシダーゼはポリアミンを不活性化し，過剰な細胞増殖を抑える。この働きはアポトーシスや癌には有効である[13]。

リシルオキシダーゼ　もう1種の銅含有アミンオキシダーゼであるリシルオキシダーゼ（lysyl oxidase：LOX）は，エラスチンやコラーゲン繊維を架橋し，その安定化に寄与する。LOXは骨，血管，皮膚，肺および歯などの結合組織の形成の他，線維症，腫瘍の進展と転移，神経変性疾患や循環器疾患などの病的な進行過程に関わっている。それゆえ，LOXはこれらの病的な過程の治療の標的にもなっている[14]。さらに，少なくとも4種類の*LOX*遺伝子のファミリーが同定されており，それらのタンパク質（LOX様タンパク質〈LOXL〉とよばれている）は類似の触媒部位および銅や補因子結合部位をもっている[15]。

ペプチジルグリシンα-アミド化モノオキシゲナーゼ　ペプチジルグリシンα-アミド化モノオキシゲナーゼ（peptidylglycineα-amidating monooxygenase：PAM）は，銅とアスコルビン酸に依存性の高い酵素で，バソプレッシン，血管作用性腸ペプチド，α-メラニン細胞刺激ホルモン，コレシストキニン，ガストリン，神経ペプチドY，サブスタンスPなどの活性化に必須である[16]。PAMが欠損したマウスは胚性致死に至ることから，哺乳類ではこの酵素が必須であることが証明された[17]。

フェロオキシダーゼ

セルロプラスミン セルロプラスミン（ceruloplasmin：CP）は，肝臓でつくられて分泌される糖タンパク質で，体内に豊富に存在し，全身を循環している。CPは第一鉄を酸化してトランスフェリンに結合させ，血液中のトランスフェリンは末梢組織に鉄を供給する。肝細胞，脳，マクロファージに存在しており，細胞膜に結合（グリコフォスファチジルイノシトール〈glycophosphatidylinositol：GPI〉に結合）しているCPのアイソフォームが発見された。GPIに結合しているCPは，鉄輸送タンパク質フェロポルチン1との相互作用により，マクロファージや他の細胞からの鉄の流出に重要であると考えられている[18]。

ヘファエスチン ヘファエスチン（hephaestin：HEPH）はCPと50％相同性のあるタンパク質で，最初は膜アンカー型の腸フェロキシダーゼと記述されていた。HEPHは伴性マウス貧血（sex-linked anemia：*sla*）で，鉄のホメオスタシスを妨害する変異遺伝子として発見された[19]。しかし近年では，胃の幽門洞，腸の神経系および膵臓のβ細胞でも発現していることが示されている[20]。HEPHの発現は，その活性および食物からの鉄吸収を調節する体内の銅濃度に対応していると考えられている[21]。

シトクロムcオキシダーゼ シトクロムcオキシダーゼ（cytochrome c oxidase：CCO）は，13個のタンパク質サブユニット，2種類のヘム，亜鉛，マグネシウム，および3原子の銅イオンから構成されている巨大複合体である。ミトコンドリア中に存在するCCOは，電子伝達鎖の末端の構成要素である。CCOは酸素を還元して水を生成し，最終的にはプロトン勾配をつくることによりアデノシン三リン酸（ATP）を産生する。CCOの活性は適量の銅の取込みに依存し，複合体形成や活性に影響を与える変異は致死的である。

ドーパミンβ-モノオキシゲナーゼ ドーパミンβ-モノオキシゲナーゼ（dopamine β-monooxygenase：DBM）は，ドーパミンからノルアドレナリンへの変換を触媒する。その4個の各サブユニットに，銅とアスコルビン酸が補基質として必要である。副腎髄質，末梢神経系の交感神経ニューロン，脳のノルアドレナリン作動性およびアドレナリン作動性ニューロンでその発現が最も高い[16]。マウスで

表12.1 哺乳類の銅含有タンパク質および銅結合タンパク質

銅含有酵素	機能	銅欠乏の影響
アミンオキシダーゼ	モノアミンやジアミンの脱アミノ化	一様でない
リシルオキシダーゼ（LOX）	エラスチンやコラーゲンのプロセッシング	心臓血管系の異常，骨と軟骨の不安定性
セルロプラスミン（CP）	フェロキシダーゼ，貯蔵部位からの鉄の放出	活性減少，肝臓・脳・膵臓への鉄蓄積
ヘファエスチン（HEPH）	フェロキシダーゼ，腸の鉄輸送	活性減少，腸の鉄吸収の減少
ドーパミンβ-モノオキシゲナーゼ（DBM）	カテコールアミンの代謝	神経病理学，神経線維のミエリン形成減少
チロシナーゼ（TYR）	色素沈着，メラニン生合成	色素脱失，毛の異常角化
ペプチジルグリシンα-アミド化モノオキシダーゼ（PAM）	生理活性ペプチドの活性化	中枢神経ホルモン産生の異常，心臓血管系の機能障害
シトクロムcオキシダーゼ（CCO）	電子伝達系，ATP産生	酸化的リン酸化の減少，ミエリン形成減少
スーパーオキシドジスムターゼ1（SOD1）	抗酸化物質への防御	活性酸素・フリーラジカルへの感受性増大
スーパーオキシドジスムターゼ（細胞外）（SOD3）	抗酸化物質への防御	活性酸素・フリーラジカルへの感受性増大
ジクロペン	胎盤への鉄の流出	不明
モノアミンオキシダーゼAおよびB（MAOA，MAOB）	アミン神経伝達物質の分解	不明
銅結合タンパク質	**銅に関連した機能**	
α_2マクログロブリン	銅の腸における吸収部位から肝臓への輸送	
アルブミン	銅の腸における吸収部位から肝臓への輸送	
アミロイド前駆タンパク質（APP）	脳への銅の輸送，フェロキシダーゼ	
ATOX1	銅輸送ATPaseに対する銅シャペロン，銅依存性転写因子	
ATP7A	TGNへの銅輸送と細胞外からの銅輸送，メンケス病遺伝子	
ATP7B	TGNへの銅輸送，胆汁への銅の排出，ウィルソン病遺伝子	
血液凝固因子Ⅴ，Ⅷ	血液凝固，銅への依存性は不明	
COMMD1	ATP7Bとの相互作用による胆汁への銅の排出，ベドリントンテリアにおける銅中毒の遺伝子	
CCS	細胞質ゾル中のSOD1に対する銅シャペロン	
CTR1	細胞膜銅輸送体；腸・肝臓・心臓や他の組織への銅の取込みに必要	
CTR2	細胞膜からの取込みおよび小胞の銅輸送	
COX11	シトクロムcオキシダーゼに対するミトコンドリアのシャペロン	
COX17	細胞質からミトコンドリア膜間腔への銅輸送	
メタロチオネイン	細胞内銅貯蔵タンパク質（亜鉛やカドミウムも結合）	
プリオンタンパク質（PRNP）	不明；数種の可能性のある機能が提案されている	
SCO1	ミトコンドリアの銅シャペロン	
SCO2	ミトコンドリアの銅シャペロン	
XIAP	COMMD1とCCSのユビキチン化	

ATP：アデノシン三リン酸，COMMD1：銅代謝Murr1ドメイン含有タンパク質1，COX11：シトクロムcオキシダーゼ・アセンブリ同族体（酵母），COX17：シトクロムcオキシダーゼ・アセンブリ同族体（*S.cerevisiae*），CTR：銅輸送体，XIAP：X染色体連鎖アポトーシス阻害因子。

はDBM遺伝子の不活性化は胚性致死をもたらし，DBMの神経系生理学での重要性を示している[22]。

スーパーオキシドジスムターゼ スーパーオキシドジスムターゼ（superoxide dismutase：SOD）のうちSOD1および細胞外のSOD3は，スーパーオキシド・フリーラジカルを消去し，酸化による損傷から防御する役割をもつ。SOD1およびSOD3の活性には銅（および亜鉛）が必要である。SOD1は約16 kDaのホモダイマーで，細胞質中に存在する。SOD3は約135 kDaの四量体である。リンパ液，滑液および血漿中のSOD3は，主要な細胞外のジスムターゼである[23]。ヒトの慢性閉塞性肺疾患の発症にSOD3が関与していることが実証されている[24]。

チロシナーゼ チロシナーゼ（tyrosinase：TYR）はメラニン合成に関与しており，正常な色素沈着に必要である。この酵素の活性の喪失は白皮症を発症させる。TYRはメラニン合成への過程としてチロシンからドーパミンへの変換と，さらにその後のドーパミンからドーパキノンへの酸化を触媒する。この過程に銅が必要なことは，銅を欠如させた実験動物で観察された毛髪色素欠乏症により実証されている[16]。

▶生理作用

前述した酵素類の銅の必要性から，銅欠乏時の表現型のヒントが得られる。多くの場合，銅欠乏の徴候は，これらの銅依存性酵素の活性の低下と結びつけることができる。

結合組織の形成

銅依存酵素LOXは，正常な心臓や脈管構造の結合組織のためだけでなく，結合組織や骨組織の形成に必要である。それゆえ，銅の欠乏は結合組織の異常，骨粗しょう症，他の骨疾患の原因になる。壊血病の骨の異常（ビタミンCの欠乏）を反映している骨格の異常が銅欠乏新生児で報告されている[25]。さらに，長期間の銅の強化は成人の骨の喪失を減少させたことが報告されているが[26]，それと矛盾する結果も報告されている[27]。

鉄代謝

銅と鉄のホメオスタシスには密接な関連がある[28]。そのよい例がフェロキシダーゼであるCPとHEPHに見られる。これらのタンパク質の発現と活性は，食物中の銅の状態（鉄も同様であろう）により影響される。銅の欠乏時には，CPの活性は非常に低く，適切な機能を回復するには銅が必要である[29]。銅が欠乏すると，肝臓などの組織からの鉄の流出が阻害され，ヒトでは健康が維持できない[30]。さらに銅欠乏は，鉄欠乏と同様に小球性貧血および低色素性貧血を発症させる。その原因は循環鉄の減少や，赤血球前駆細胞がヘモグロビン合成に鉄を利用できなくなるためと考えられる。

中枢神経系

銅は中枢神経系（central nervous system：CNS）で，生理学的に脳の発達などに重要な役割を果たしている。銅は妊娠後期から周産期に脳に沈着し，妊娠中や授乳期の女性で銅が欠乏すると子どもに病的な変化が現れる。銅欠乏の影響の多くは，CNSの組織の銅酵素の発現・活性の異常や体内の銅濃度に対する感受性に現れる[16]。脳の発達における銅の必要性は，遺伝性銅欠乏疾患であるMDの乳児の神経病理学的表現型により実証された[31]。銅欠乏で観察されるふるえ，運動失調，神経線維の髄鞘形成異常（ミエリン形成不全症または脱髄）および神経伝達物質の減少は，スフィンゴリピド産生の減少（CCOにより仲介される）や，ドーパミン β-ヒドロキシラーゼおよびMAOの活性低下の結果生じると考えられる。

メラニン色素の形成

メラニン合成に重要な酵素TYRが銅依存性であるため，銅は正常な色素形成に必要である。ヒトや動物に銅が欠乏すると皮膚や毛の脱色が一般的に観察される。

心機能とコレステロール代謝

心臓血管系の病理学的な異常が，銅の欠乏した若い動物に観察される。ヒトでの銅欠乏も循環器疾患になる可能性を高めると考えられる。しかし，銅の少ない食事の循環器系への影響は観察されないという報告もあり，一方では不整脈を生じさせたという報告もある[16]。血清中の銅レベルの高さと心臓病の減少とに相関関係があるという研究もある[32]。

銅欠乏は血液中の脂質の組成や血圧を変えたり，貧血を生じさせることも知られている。異常な脂質代謝が高コレステロール血漿や高トリグリセリド血症で観察されている。銅欠乏は脂質代謝を変え，アテローム性動脈硬化の循環器疾患のリスクファクターとなり，アテローム発生に重要な役割を果たしているようである[33]。

免疫機能

銅は正常な免疫機能に重要な役割を果たしている。多くの研究が，全身の銅の欠乏は感染のリスクを増大させることを報告している[34]。その理由は，銅の欠乏で免疫系の細胞や体液の因子が変化するか，活性が抑制されるからであると考えられる。ヒトでの銅欠乏の一般的な疾患は好中球減少症で，マクロファージやリンパ球の活性はわずかな銅の欠乏でも低下する。男性での研究では，毎日0.36 mgの銅を含む食事を42日間とると，Tリンパ球の*in vitro*での活性化が抑制された。これらの男性の血漿中の銅濃度や数種の銅依存性酵素の活性は低下したが，血液学的パラメータは正常であった[35]。これらの研究は銅が免疫細胞の感染を防ぐ能力に寄与している可能性を示しているが[36]，わずかな銅の欠乏の影響が証明できないので確定的ではない。

バイオアベイラビリティ

食事中の相対的な銅の量で吸収量が推定できる。しかしながら，アミノ酸，タンパク質，鉄，亜鉛，モリブデン，ビタミンCおよび炭水化物などは，食事中の銅のバイオアベイラアビリティ（生物学的利用能）に逆影響を与える[37]。亜鉛を含む入れ歯安定剤を使用して多量の亜鉛を摂取した患者の中には，全身的な銅欠乏の症状を呈する者もいる[38]。新生児は消化能力が低く銅排出の制御を十分にできないため，食事からの銅吸収の影響はさらに大きい。

▶栄養素の相互作用

銅代謝は鉄，亜鉛およびビタミンCにより影響を受けることが知られている。ここでは触れないが，食事中の銅の量が変わると他の栄養素の代謝に影響を与える。

鉄

銅と鉄は複数の方法で相互作用する[28]。腸における銅と鉄の重要な相互作用は，食事中の銅濃度によるHEPHの制御と，銅濃度によるMDの銅ATPase（銅流出に必要なタンパク質ATP7A〈Menkes copper transporting ATPase〉）の発現制御である[39,40]。さらに理由は不明であるが，肝臓の銅濃度は鉄状態に反比例して変化する[41]。銅が欠乏していると，血清中の鉄濃度が正常でもヘモグロビン合成は不十分になるので，骨髄の鉄利用は機構は不明であるが銅に依存していると考えられる[28]。

亜鉛

食事からの多量の亜鉛摂取は銅の吸収に障害を与える。これには腸細胞におけるメタロチオネイン（metallothionein：MT）の誘導が部分的には関与していると予測される。さらに，ヒトでは50 mgの亜鉛を含有しているサプリメントを長期間服用している場合，銅が欠乏することが観察されている。この発見は，成人の亜鉛の1日あたりの耐容上限量（tolerable upper intake level：UL）が40 mgであることの根拠になっている[42]。

アスコルビン酸

実験動物でのアスコルビン酸の強化は銅欠乏を誘導し，ヒトでも同様であると考えられている。早産児では，血漿中のビタミンCの濃度は血清CPおよび抗酸化活性と反比例する[43]。アスコルビン酸サプリメントの摂取は血清のフェロキシダーゼ活性を阻害するという報告もある。

食物中の銅

アメリカでの成人の典型的な食事には，推奨量（recommended dietary allowance：RDA，1日あたり0.9 mg）よりわずかに多くの銅が含まれている。銅を最も多量に含む食物は，貝類，種子，ナッツ，臓器の肉，小麦ふすまシリアル（コーンフレークなど），全粒穀物製品，チョコレートを含む食品である。完全菜食主義者の食事には十分な銅が含まれているが，植物性食物からの銅の吸収は他の食物からよりも少ないとされている[44]。銅を含むその他の食物はビタミンやミネラルのサプリメントで，それらにはバイオアベイラビリティの低い酸化第二銅が含まれていることが多いようである[45]。

代謝

▶遺伝子の制御

哺乳類の銅のホメオスタシスに関与している多くのタンパク質（例：CTR1，ATP7A，ATP7B）のmRNA量が食物からの銅の摂取量には影響されないという発見は，遺伝子の転写は銅の濃度に無関係であることを示している[46]。銅の取込みと流出の制御は，主に転写後のタンパク質の細胞内輸送で調節されていると考えられる[47]。それとは対象的に鉄欠乏時には，腸の上皮細胞のATP7Aの転写が増加することが示されている[48]。

▶全身の銅ホメオスタシス

体内に入る食事は平均で1日あたり約1.3 mgの銅を含んでいる（**図12.1**）。その食事から実際に体内に取り入れられる銅は1日あたり約0.8 mgで，肝臓に運ばれる。主に銅輸送体ATP7Bが1日あたり約0.4 mgまでの銅を胆汁に排出し，便への全排泄量は1日あたり約1 mgである。銅は肝臓中のCPや他の銅酵素に取り込まれる。CPは，全身の細胞に銅を運ぶ血清タンパク質に結合した銅原子と一緒に血液中に分泌される。体内の銅濃度のホメオスタシスは，腸における銅の吸収と肝臓における銅の分泌で調節されている。

▶腸粘膜を通る輸送

食事や体内の分泌物からの銅は腸の銅プールに入るが，胆汁中の銅は複合体をつくっており，吸収しがたいと考えられている。食事中の銅が吸収されるためには，Cu^{2+}からCu^{+}に還元されなくてはならない（**図12.2**）。少なくとも3種類のCu^{2+}レダクターゼ（シトクロムb〈558〉，第二鉄・Cu^{2+}レダクターゼ，STEAP 2およびCYBRD1）が同定されているが，各々の詳細な役割は明らかではない[28]。銅は還元されると銅輸送体1（copper transporter 1：CTR1）により腸細胞内へ輸送される[49]。二価金属輸送体1（divalent metal transporter 1：DMT1）が食事中の銅の吸収に関与することも可能である[50]。DMT1のmRNAとタンパク質のレベルが鉄原子と拮抗しないで強く誘導される時，特に食事中の鉄が欠乏している時には，DMT1は食物中の銅の吸収に関与していると予測される[40]。

細胞内に入った銅は，銅をミトコンドリア（COX17〈chaperone for cytochrome c oxidase〉，CCOに対するシャペロン），トランスゴルジ網（ATOX1〈chaperone for Menkes copper ATPase〉，ATP7A），または細胞質（銅・亜鉛SOD〈SOD1〉に対するシャペロン〈copper chaperone for copper/zinc-superoxide dismutase：CCS〉）へ運ぶシャペロンタンパク質の1つと結合する。過剰な鉄は，MTによって細胞と結合すると予測される。そして最終的にATP7Aによって腸細胞外へ輸送されると考えられる。銅が腸細胞外へ出ると，酸化環境下の間質液内では，Cu^{+}がCu^{2+}に変換され，Cu^{2+}は血液中のアルブミンやα_2マクログロブリンに結合して肝臓へ運ばれる。

▶輸送と移動

吸収された銅は肝臓へ輸送され，そこでまず還元され，それからCTR1により輸送される（**図12.3**）[51]。肝細胞の中で，銅はシャペロンに結合し，銅依存性タンパク質に分配される。ATP7Bポンプは銅をトランスゴルジ網（trans-Golgi network：TGN）へ送り込み，そこで銅はCPや他の銅タンパク質に取り入れられる。過剰な銅は肝細胞のTGNから胆管側膜へのATP7Bのトランスロケーションを促進し，銅の胆汁への排泄を容易にする。

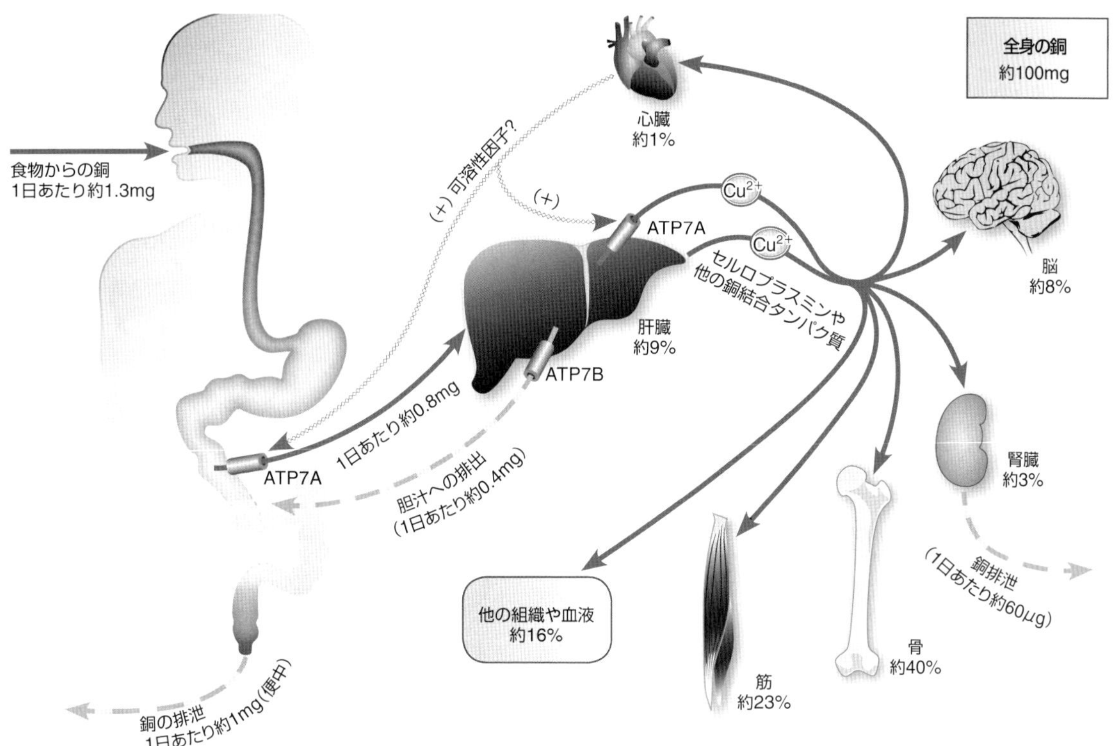

図 12.1 ヒトにおける全身の銅のホメオスタシス。銅の食事からの吸収から，排出を司る種々の体組織への分布までの体内銅濃度の主な制御機構を示す。2 種の銅を輸送するアデノシントリホスファターゼ（ATPases）が，腸での吸収（ATP7A）と胆汁への排出（ATP7B）で重要な役割を果たしている。心臓での銅欠乏により腸や肝臓に存在する ATP7A 銅輸送体へ未知の因子によりシグナルが送られ，血清中の銅濃度が増大すると示唆されている。種々の器官や組織中に存在する銅をパーセントで示す。食物や血清中の銅は主に第二銅（Cu^{2+}）であるが，小腸の内壁の細胞や体内の細胞に吸収されるためには還元されなければならない。銅が細胞外に出ると，酸化的環境にある間質液で Cu^{2+} に再酸化される。血清中の大部分の銅はセルロプラスミンに結合しているが，他の銅結合タンパク質としても存在しうる。そのため，例えば無セルロプラスミン血症のようにセルロプラスミンが欠乏していても末梢組織では銅欠乏にならない。

▶排泄

内因性の銅の主な排泄経路は，ATP7B に媒介される肝細胞から胆汁への排泄である。胆汁の銅および食事中の銅は便中に排泄される。銅の排泄は胎児期や新生児期では未完成で，そのためにこれらの発育段階では肝臓の銅濃度は高いのである。それ以後の時期での胆汁うっ滞も肝臓の銅濃度を増加させるであろう。

▶貯蔵

成人の全銅量は 50～120 mg に及ぶ。一般的に，銅は人体には貯蔵されない。したがって，組織の銅濃度は銅酵素の量を反映するようである。

▶ホメオスタシスの機構

ヒトは銅の欠乏や毒性を防御する有効な適応機構を発展させた。食事中の銅の吸収は摂取量が少ない時は吸収の割合を増加させて制御されている[52]。銅の摂取量が多い時には，銅は腸細胞のメタロチオネインの中に隔離され，胆汁への排泄も増加するようである。正常な状態での銅の吸収は約 10%で，これは新しく吸収した銅の複合型の吸収とその後の排泄を反映している[53]。これらの適応機構は慢性的な銅の摂取が 0.7 mg/日より少なくなると無効になる。幸いにも，この摂取量は米国での約 1.2 mg/日の推定平均摂取量より低い。

▶銅代謝の遺伝的欠陥

銅に関連のあるヒトの疾患（MD および WD）は，2 つの銅排出系の欠陥で起こる。

メンケス病（MD）

MD は X 染色体連鎖潜性遺伝性の銅代謝障害疾患で，多くの器官に影響を与える。患者の多くは男性である。典型的な症状は，進行性の神経変性，結合組織の障害，および異常な「縮れ毛」である。通常は，3 歳までに死亡する。治療法はないが，初期に銅ヒスチジンの皮下注射が有効で，神経症状の部分的な改善が見られる[31]。MD の発症率は地域差があり，日本やヨーロッパでは低く（30 万～36 万人に 1 人），オーストラリアではそれより高い（5 万～10 万人に 1 人）[54]。分泌経路の銅酵素へ銅を供給したり，細胞から銅を排出する銅輸送 ATPase の遺伝子 *ATP7A* に異常がある。

細胞からの銅排出の障害が MD の基本的な生理学的欠陥で，大部分の細胞（肝臓と脳を除く）が過剰な銅を蓄積する。しかし，食事中の銅の吸収が腸である程度は阻害されるので，毒性を生じるまでには銅の蓄積は起こらない。腸粘膜，筋，脾臓および腎臓などの組織では銅が蓄積するが，末梢組織では銅が欠乏するので全身的な銅欠乏の症状

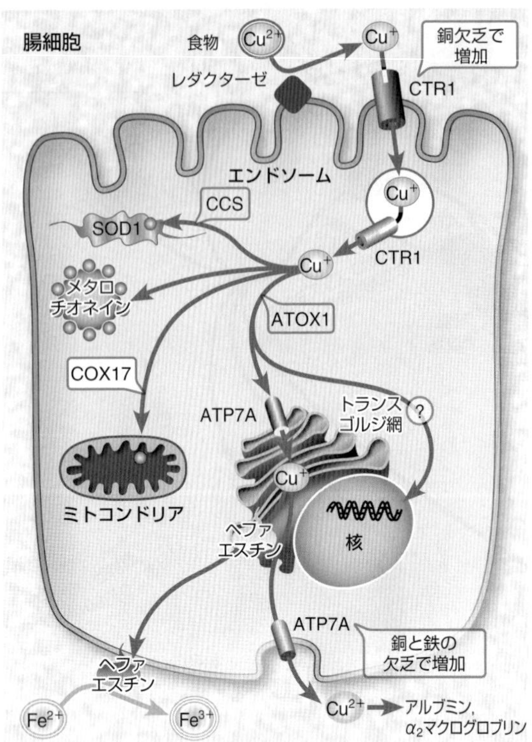

図 12.2 腸細胞における銅のホメオスタシス。1個の腸細胞への食事からの銅吸収の過程を示す。食事中の銅はまず還元され，次いで銅輸送体1（CTR1）により先端の細胞膜を通って輸送される。銅が細胞質のプールに入るとただちにシャペロンに結合し，種々の細胞内画分に分配される。スーパーオキシドジスムターゼ（SOD）に対するシャペロン（CCS）は，銅を細胞質の銅・亜鉛スーパーオキシドジスムターゼ（SOD1）に渡す。ATOX1は銅をトランスゴルジ網内のメンケス銅輸送アデノシントリホスファターゼ（ATP7A）に渡す。また，ATOX1は銅を核にも渡している可能性があるが，そこではATOX1は細胞周期に関与している遺伝子の転写因子として働いている。シトクロムcオキシダーゼ・アセンブリ同族体（サッカロミセス・セレビシエ）（COX17）は，銅をミトコンドリアに渡す。過剰な銅はメタロチオネインと結合し，銅の吸収を防ぐ役割を果たしている。トランスゴルジ網内では，銅はヘファエスチンのような銅結合タンパク質と結合し，分泌経路へ運ばれる。ヘファエスチンは銅結合フェロキシダーゼで，基底外側表面上で輸送された鉄を酸化してトランスフェリンと結合させるのに重要である。銅が過剰な条件下では，ATP7Aは基底外側膜に移動し，銅の排出を行う。第一銅が細胞外に出ると，自動的に酸化され，アルブミンやα_2マクログロブリンと結合し，門脈血を経て肝臓に入る。銅の取込みや排出に関わるタンパク質（CTR1やATP7）の発現は銅欠乏により増加すると考えられる。また，鉄が欠乏するとATP7が強く誘導されるため，銅の排出も増加することが予測される。

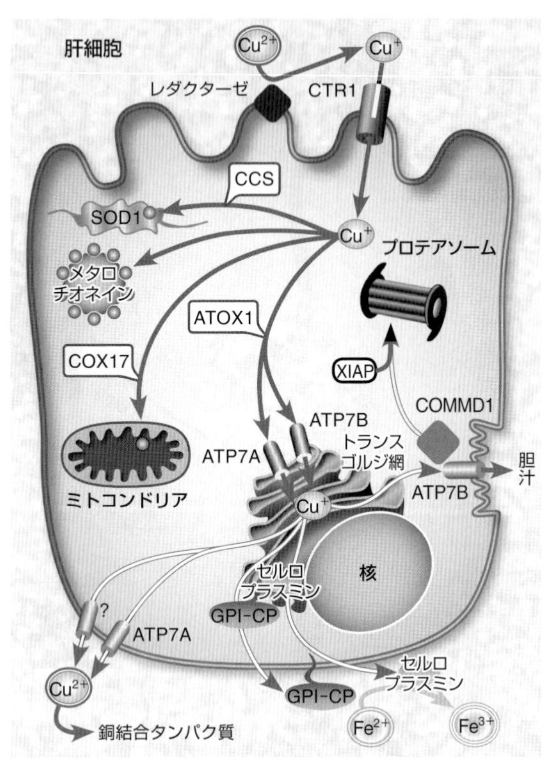

図 12.3 肝細胞における銅のホメオスタシス。1個の肝細胞中の銅のホメオスタシスに関与する主なタンパク質を示す。銅は，血液から細胞に銅輸送体1（CTR1）により輸送される前に還元されなければならない。銅シャペロンは銅を結合し（図12.2の説明と同様に），細胞内を移動しやすくする。過剰な銅はメタロチオネインに結合して貯蔵される。幼少時には，銅輸送アデノシントリホスファターゼ（ATP7A，ATP7B）は肝細胞で発現し，トランスゴルジ網内の銅タンパク質の産生に必要と考えられている。新生児期以後は，ATP7Aの発現は顕著に減少する。しかし，ATP7Aは老齢の動物の心臓の銅欠乏時に，肝臓での銅輸送に重要な役割を果たしている可能性があるという報告があるので，図ではATP7Aを細胞の下側の膜上に描いた。肝細胞では銅の大部分はセルロプラスミンに取り込まれ，血流に分泌される。セルロプラスミンのグリコホスファチジルイノシトールアンカー型セルロプラスミンも肝細胞に存在する。両方のタイプのセルロプラスミンとも，組織や細胞から鉄の放出に重要な役割を果たすフェロキシダーゼである。全身の銅が過剰の時，ATP7Bは胆管側膜に移動し，胆汁への銅の排泄を容易にする。ATP7Bタンパク質量は，COMMD1（copper metabolism 〈Murr1〉 domain containing 1）およびX染色体連鎖アポトーシス阻害因子（XIAP）によりプロテアソーム経路を介して調節されている。血清中の銅の一部はセルロプラスミンとは結合しておらず，分泌経路を通ることも考えにくいため，その他にも銅輸送経路が存在することが予測される。それゆえ，図では細胞の下側の膜上に銅輸送の未知の経路を描いた。ATOX1：ATX1抗酸化タンパク質1同属体（酵母），CCS：スーパーオキシドジスムターゼに対する銅シャペロン，COX17：シトクロムcオキシダーゼ・アセンブリ同族体（サッカロミセス・セレビシエ），SOD：スーパーオキシドジスムターゼ。

が現れる。それらの症状は，血清中の低い銅濃度，CP活性の低下，およびSODやCCOの合成障害などである。LOX活性も障害を受け，CNSや骨粗しょう症における動脈形成障害を引き起こす。脳では，進行性の神経変性がみとめられ，古くから知られているMDの神経症状が現れる[55]。

ウィルソン病（WD）

WDは常染色体潜性疾患で，異常な銅の貯蔵が起こる[56]。銅輸送ATPaseの遺伝子*ATP7B*の異常が原因である。世界的なWDの発症率は3万人に1人である[57]。WDの患者は，肝臓，脳および角膜（Kayser-Fleisher環）に銅が蓄積し，多臓器損傷，特に脳や肝臓の損傷が起こる。治療を放置すると，神経損傷と肝硬変が起こる。急性肝炎，溶血クリーゼ，および肝不全も起こるであろう。尿への異常に多量の銅の排出と低いCP値も観察される。特に早期から医学的に適切な治療をすれば，器官の慢性的な損傷は防ぐことができる。典型的な治療法は，銅を除去するキレート剤であるペニシラミンやトリエンチンの投与[58]，または亜鉛の投与（食物からの銅の吸収を阻害する）である。

I

動物やヒトにおける銅欠乏

動物における銅の重大な欠乏は，免疫系，骨格系および心血管系に異常を生じる。さらに銅が欠乏すると，低色素性貧血（鉄の補充では改善しない），血小板減少症および好中球減少症を発症する[25]。貧血以外の銅欠乏の特徴は，好中球減少症や骨粗しょう症である。これらの他の特徴には，骨格異常，骨折，脊髄変形，新生児運動失調，毛髪・羊毛の脱色素，毛髪・羊毛・柔毛の異常な角化，生殖不全，心血管異常，および免疫不全があげられる。これらの特徴は，1～2種類の動物にだけみとめられるものもあり，実験動物に現れる銅欠乏の特徴はヒトで観察されるものよりも一般的により顕著である。

ヒトではまれな全身的な銅欠乏は，食事からの不十分な銅の吸収や，肝臓から胆汁への過剰な銅排出に起因する。銅欠乏になりやすいグループは，長期間の静脈栄養法を適切な銅サプリメントの強化なしで行っている人，適当量の銅が含まれていない牛乳を飲んでいる早産の乳児，慢性の下痢や栄養失調を呈している新生児，腹膜透析を長期間受けている入院患者，重度の熱傷患者，腎透析患者，多量の亜鉛サプリメント，制酸剤または銅キレート剤を服用している人である[16]。銅の吸収不良も銅欠乏を起こすであろう。病的な肥満の治療のための外科的な腸の切除と後天性の銅欠乏との関連も指摘されている[59]。

ヒトでの全身的な銅欠乏は，血清中の銅濃度の低下と，血清フェロキシダーゼ活性の減少を起こす。病態生理学的には，貧血，白血球減少症および好中球減少症を発症する。成長が早い時期には，骨粗しょう症が起こる。さらに銅の低摂取が長期間続くと銅が中程度に欠乏し，関節炎，動脈疾患，脱色素，心筋疾患および神経の異常が起きる[52]。不整脈，血清コレステロール値の上昇および耐糖能異常も起こる[60]。これらの観察は再現性がないので，明確な結論を得るためには臨床的研究がさらに必要である。

食事の考慮事項と必要量

銅の食事摂取基準値（**表12.2**）は2001年に制定された[61]。実験結果に基づき，0～6ヵ月および7～12ヵ月の乳児の銅の目安量（adequate intake：AI）が定められた。推奨量は小児期および青年期を通じて増加し，妊娠および授乳期には成人よりさらに増加する。銅の耐容上限量も定められている。

銅状態の評価

▶分析法

銅の定量に最も使用されている方法は，誘導結合プラズマ（inductively coupled plasma：ICP）発光分光分析法と原子吸光分析法（atomic absorption spectroscopy：AAS）である[12]。AASでは，試料はグラファイトの炉または電熱イオン化のために空気・アセチレン炎で原子化される。ICPは複数の無機質を定量する時に用いられる。動物体内の銅の分布を測定するには，銅の安定同位体[62]を用いて生

表12.2 銅の栄養摂取基準値[a]

年齢	推奨量（RDA，μg/日）[b]	目安量（AI，μg/日）[c]	耐容上限量（UL，μg/日）[d]
0～6ヵ月	—	200	ND[e]
7～12ヵ月	—	220	ND
1～3歳	340	—	1,000
4～8歳	440	—	3,000
9～13歳	700	—	5,000
14～18歳	890	—	8,000
19～50歳	900	—	10,000
51歳以上	900	—	10,000
妊婦			
14～18歳	1,000	—	8,000
19～50歳	1,000	—	10,000
授乳婦			
14～18歳	1,300	—	8,000
19～50歳	1,300	—	10,000

[a] 1 μg 銅 = 0.0157 μmol。
[b] 推奨量（RDA）：特定の集団における97～98％の人の栄養の必要性を満たす摂取量。
[c] 目安量（AI）：母乳で保育されている健康な乳児の平均摂取量。
[d] 耐容上限量（UL）：ほとんどすべての人に健康上悪影響を及ぼす危険のない1日の最大限摂取量。
[e] Not determinable（ND）：摂取源は食物からのみとするべきである。

体系での銅の吸収，利用，分泌および代謝が調べられる。銅の同位体の比率を測定する最も一般的な方法は質量分析法（mass spectrometry：MS）である。ICP-MSおよび熱イオン化MS（thermal ionization mass spectrometry：TIMS）は最も汎用されている技術である。

▶銅状態の評価

わずかな銅不足も測定可能で，非侵襲的で信頼性の高い，銅状態を示すバイオマーカーが研究されている[63]。ヒトの銅状態の測定に最も使用されている方法は，銅濃度の定量と血液中の銅酵素の測定である[16]。血漿中の銅とCP活性の減少は，銅が極端に欠乏したヒトで観察される。このような場合には，1日あたり0.6 mgまたは，それより少ない量を1ヵ月半以上摂取することが必要である。しかし，感染や炎症への急性期反応，妊娠期間などでのホルモン異常，および癌の発症過程などでも，血漿中の銅とCP活性の減少に影響を及ぼすことがある[16]。また，赤血球のSOD1活性，血小板や単核細胞のCCO活性，および種々の血球細胞の銅含有量のようなマーカーも，ヒトの銅状態の定量においては限界がある。近年では，さらに有用な銅状態のマーカーが探索されている。ラットでの研究では，銅欠乏により血清や組織のPAM活性が変化し[64]，同様の現象がヒトでも観察されている[65]。

銅の毒性と許容量

遊離金属は活性酸素種を生じる性質があるので，哺乳類はそれに対応して銅のホメオスタシスを制御するように進化してきた。そのために，ヒトとそれ以外の動物では銅の毒性は同じではない。細胞内および体内では，銅はほとんどがタンパク質などに結合しており，遊離の銅は非常に少ない。しかし，多量の銅を摂取すると，全身の銅量を制御する先天性の機構も働かなくなり，銅の生理的な要求がな

くても腸の吸収を増加させる可能性がある。銅摂取の毒性を生じさせないために，成人では耐容上限量が1日あたり10 mgと定められている。

銅は完全栄養食品や微量栄養素サプリメントに含まれている。成人に1日あたり12 mgの銅グルコン酸を12週間強化したが，肝障害や胃腸障害もなかったという報告もある[66]。多量の銅の摂取が成人に影響しなくても，新生児や乳児は胆汁の分泌や腸吸収調節が不十分な可能性があるので銅の毒性は大きい。WDや，胆汁閉鎖症や胆汁性肝硬変などで胆汁の排出が損傷を受けた場合には，臨床的に銅の負荷が観察される。

(James F. Collins／中谷一泰 訳)

13 ヨウ素

概要

ヒトでのヨウ素（ヨード）の立証されている唯一の役割は，甲状腺ホルモンの構成成分であることである。このホルモンは発育と成長に必須であり，ヨウ素の極度の欠乏は発育中の脳に損傷を与える[1]。さらに甲状腺ホルモンは，おそらくすべての細胞の活性を制御している。

すべての細胞の甲状腺ホルモン濃度は，複雑な系により適切に調節されている。ヨウ素の供給量が変化しても，日々の甲状腺ホルモン産生に必要なヨウ素量を確保するように甲状腺ヨウ素による自己調節が起こっている。この制御機構が破綻すると，甲状腺の機能異常が生じる可能性がある。そのため，甲状腺疾患の頻度は，たとえヨウ素の欠乏や過剰がなくてもヨウ素の摂取量と関連している。

歴史的背景

ヨウ素に関連した歴史は，ヨウ素欠乏症である地方病性甲状腺腫やクレチン病に関したものである。ヨウ素は1811年にBernard Courtoisにより発見され，1820年にジュネーブのCoindetが甲状腺腫に対するヨウ素治療を初めて発表した[2,3]。大量のヨウ素を甲状腺中毒症の治療に使用した最初の論文は，19世紀の初期に発表された[4]。

1917～1922年にアメリカのオハイオ州の4,495校の児童を対象にして行われたヨウ素の生理的な作用に関する調査は，画期的な進歩をもたらした。ヨウ素のサプリメントが甲状腺腫の発生頻度に大きな影響を与えていたのである[5]。1924年には，ヨウ素添加塩による予防法がミシガン州で導入された。

それと同時期に，Hunzikerはヨウ素が不足しているスイスでは1日あたりわずか100 μgのヨウ素が甲状腺腫の予防に効果的であることを見出した。1922年には，ヨウ素予防法がスイスのある地域で導入された[6]。

ヨウ素欠乏に対する多くの知見にもかかわらず，最近までヨウ素欠乏による発育中の脳の損傷が世界の多くの地域で起こっていた。1985年のヨード欠乏症国際対策機構（ICCIDD，http://www.ICCIDD.org）[7]の設立と，その後のWHOおよびUNICEFとの共同での活動はこの状況を改善したが，さらなる努力が必要である。

ヨウ素を含む食物

ヨウ素を含む食物は，国や地域によって様々である。アメリカの調査結果がPearceにより論じられている[8]。アメリカのような乳製品の摂取が多い国では，乳製品が最も重要なヨウ素の供給源であることが多い。乳牛に与えられるサプリメントにヨウ素が含まれているので，ヨウ素は牛乳中に濃縮されており（後述），乳製品中のヨウ素含有量は比較的高い。デンマークでヨウ素添加塩がつくられるまでは，乳製品中のヨウ素がヨウ素摂取の44％を占めており，魚類からの摂取は15％であった[9]。

ヨウ素に富む海藻製品が食物のかなりの部分を占めている国々（日本，韓国）では一般的にヨウ素の摂取が多く[10,11]，それは国際的に推奨されているレベルよりかなり高い（後述）。地下水のヨウ素含有量は大部分の地域では低い。それが高レベルなのはおそらく海底の古い堆積物であるヨウ素を含んでいる腐食物質から帯水層に浸出したためであろう[12,13]。

管理が困難な食物のヨウ素源は，食品業界が他の用途に使用する化学製品中のヨウ素である。最も顕著な例は，アメリカの製パン業界での，あまり一般的ではなくなってはいるヨウ素の使用法である。ある種のパン1枚には，消費者に告知せずに，推奨されているヨウ素の1日の摂取量よりも多くのヨウ素が含まれていることがある[14]。製パン業界でのヨウ素酸塩の使用の減少は，アメリカ国民の尿中ヨウ素濃度の中央値が1971～1974年の320 μg/L（過剰；**表13.1**）から，1988～1994年には145 μg/L（推奨濃度以内）に減少した主な原因の1つのようである。2001～2002年には168 μg/L[15]，2003年～2004年には160 μg/L[16]になった。

ヨウ素を含んでいる薬物，X線造影剤，または殺菌剤の使用は，ある個人には非常に多量のヨウ素摂取につながる可能性がある。

総合ビタミン剤は一錠あたり150 μg/Lものヨウ素を含んでいることがある。これはある集団にはヨウ素摂取の重要源である。

多くの国々でのヨウ素摂取の主要な源は，ヨウ素欠乏性障害を予防するためのヨウ素添加塩である[17]。その方策は各国で異なっている。アメリカでは塩の試料により異なるが，ヨウ素添加塩のヨウ素含有量は比較的高い（1kgの食塩あたりヨウ素45mg〈45ppm〉）[18]。しかし，ヨウ素の使用は任意で，家庭で使用される塩の70％に限定されている[18]。スイスでは塩中のヨウ素の使用量は低いが（20ppm）[19]，使用頻度は高く，家庭用の塩の95％，および食品加工業界で使用される塩の70％がヨウ素添加されている。デンマークなど，いくつかの国においては，集団におけるヨウ素摂取の分布が均一になるようにという目的をもって，食卓塩・パン製造に関してヨウ素添加は義務だが，他の食品に関してはそうではない[20]。

推奨摂取量

国際的組織およびアメリカ国内の組織がともにヨウ素の摂取量に関して同様な勧告をしている。食物中のヨウ素の約90％が腎臓から排泄され，またヨウ素栄養状態は尿測定により評価されるので，尿中のヨウ素値で摂取量の勧告が

表 13.1 WHO, UNICEF およびヨード欠乏症国際対策機構（ICCIDD）による尿中のヨウ素濃度に基づくヨウ素栄養の疫学的標準

学齢児童（6 歳以上）[a]	
尿中ヨウ素濃度中央値（μg/L）	ヨウ素栄養状態
20 以下	不十分，極度のヨウ素欠乏
20〜49	不十分，中程度のヨウ素欠乏
50〜99	不十分，軽度のヨウ素欠乏
100〜199	適切なヨウ素栄養状態
200〜299	必要量以上
300 以上	過剰，健康に悪影響のリスク（ヨウ素誘導甲状腺機能亢進症，甲状腺自己免疫疾患）
妊婦[b]	
尿中ヨウ素濃度中央値（μg/L）	ヨウ素栄養状態
150 以下	不十分
150〜249	適切
250〜499	必要量以上
500 以上	過剰[c]

[a] 成人にも適用されるが，妊婦や授乳婦には適用されない。
注：成人には，非速効の尿中ヨウ素濃度 100 μg/L は，1 日あたり 150 μg のヨウ素の尿中への排泄に相当する[71)]。少量のヨウ素は便中や汗中に排泄されるので，ヨウ素の摂取量は尿中への排泄より 10%以上多いほうがよいだろう。WHO，UNICEF および ICCIDD により推奨されている量は次の通りである。5 歳以下：90 μg/L，6〜12 歳：120 μg/L，13 歳以上：150 μg/L，妊婦および授乳婦 250 μg/日。ヨウ素 1 μg/L は 7.88 nmol/L に相当する。
[b] 授乳婦や 2 歳未満の幼児には尿中ヨウ素濃度中央値 100 μg/L が適切なヨウ素摂取量とされている。授乳婦は妊婦と同様にヨウ素を必要とするが，ヨウ素の一部が母乳から排泄されるので，尿中ヨウ素濃度値はより低く設定されている。
[c]「過剰」という用語は，ヨウ素の欠乏を予防したり，調節するために必要な量より多いことを表す。注：ある集団での尿中ヨウ素濃度中央値が 100〜200 μg/L でヨウ素栄養状態が適切ならば，日常的なヨウ素の摂取や甲状腺への貯蔵は妊娠期や授乳期時の要求量を補充するのに十分である[23)]。
(From World Health Organization, United Nations Children's Fund, International Council for the Control of Iodine Deficiency Disorders. Assessment of Iodine Deficiency Disorders and Monitoring Their Elimination: A Guide for Programme Managers. 3rd ed. Geneva: World Health Organization, 2007:1–99, with permission.)

行われている。WHO，UNICEF および ICCIDD[1)] による勧告を**表 13.1** に示す。

表 13.2 はヨウ素摂取量に関する米国医学研究所食品栄養局の勧告である[21)]。この勧告は，ヨウ素欠乏症のリスクを最小にするための集団のヨウ素の摂取，および一定期間における各個人の平均ヨウ素摂取量に関するものである。この勧告は，個人の毎日のヨウ素摂取を評価するためのものではない。なぜなら甲状腺は適応能力が高いので，日々のヨウ素の摂取量が非常に低くても，また高くても危険ではないからである。

アメリカ甲状腺学会公衆衛生委員会は，アメリカやカナダに住む女性について妊娠期や授乳期に必要なヨウ素の増加を補充するためには 150 μg のヨウ素を含むサプリメントを摂取するよう，勧告している[22)]。妊娠期や授乳期に必要なヨウ素の詳細な推奨量は，WHO/UNICEF/ICCIDD により発表されている[23)]（**表 13.1**）。

表 13.2 食物からのヨウ素摂取量に関する米国医学研究所食品栄養局の勧告

	推奨量（RDA，μg/日）[a]	目安量（AI，μg/日）[b]	耐容上限量（UL，μg/日）[c]
乳児			
0〜6 ヵ月		110	
7〜12 ヵ月		130	
小児			
1〜3 歳	90		200
4〜8 歳	90		300
9〜13 歳	120		600
14〜18 歳	150		900
成人女性	150		1,100
成人男性	150		1,100
妊娠期間	220		1,100
授乳期	290		1,100

[a] 推奨量（RDA）：集団中のほぼすべての個人（97.5%）のヨウ素の必要性を満たす 1 日あたりの平均摂取量。
[b] 目安量（AI）：集団における正常な甲状腺の構造と機能を維持するのに必要なヨウ素の摂取量。数値は推奨量を制定するには不十分である。
[c] 耐容上限量（UL）：集団中のすべての人に健康上悪影響を及ぼすリスクのない 1 日あたりのヨウ素の最大限摂取量。
(From Food and Nutrition Board, Institute of Medicine. Dietary Reference Intakes: Iodine. Washington, DC: National Academy Press, 2001:258–89, with permission.)

人体中のヨウ素の影響

人体中のヨウ素の影響は，次の 3 つのうちのいずれかであると考えられる。

1. ヨウ素の欠乏により生じる甲状腺ホルモンの産生不足への影響。
2. 甲状腺に対するヨウ素の自己調節への影響。
3. 最終的な説明が待たれるが，理論的には重要なヨウ素の甲状腺外への影響。

ヨウ素は，甲状腺ホルモンの産生に大きな影響を与える。胎児の発育中の脳への損傷を避けるためにも，妊婦のヨウ素不足は避けなければならない。

甲状腺に対するヨウ素の供給不足を補うために，ヨウ素は自己調節をしてヨウ素の利用効率を上げて甲状腺ホルモンの産生を増加させている。他の自己調節過程が，過剰なヨウ素が摂取されるとただちに甲状腺のヨウ素の利用を止める。このように，甲状腺はヨウ素の供給量に大きな変化があっても甲状腺ホルモンの産生を一定に保っているのである。複雑な機構によって，このような変動要因をうまくコントロールしているが，複雑・精妙であるがゆえにその機構が乱れて，甲状腺疾患が起こりやすい。ヨウ素の摂取が少ないかあるいは多いかによって甲状腺が活性化される過程が異なるため，集団における甲状腺疾患の種類はヨウ素の摂取量に依存する[24)]。

甲状腺以外の組織に対するヨウ素の影響はあまり注目されていない。例外は，母乳により母から乳児へ，および胎盤を通しての胎児へのヨウ素の輸送系への影響である。これらの場合，ヨウ素は胎児および乳児の甲状腺ホルモンの産生に必要なのである。

ヨウ素は体内（例：乳房，胃腸管）を活性酸素種から防御していると報告されている[25]。同様のことが大型藻類でも観察されている[26]。しかし，結論を出すにはさらなるエビデンスが必要である。

大量のヨウ素は，上気道からの過剰な分泌（以前は大量のヨウ素が上気道疾患の薬剤として使用されていた），皮膚発疹および他の種々の毒性の原因になる[27]。

代謝

食物中のヨウ素はいろいろな形態で存在している。ヨウ素を含む大部分の化合物は腸で分解され，ヨウ素が速やかに吸収される。

吸収されたヨウ素は，甲状腺ホルモンの代謝から放出されたヨウ素と一緒に循環している無機ヨウ素プールに入る。血液中ヨウ素の大部分は，腎臓から排出されるか（ヨウ素の栄養状態に関係なく毎分 30～50 mL の排出），甲状腺に濃縮される（甲状腺への取込みは非常に低レベルから毎分 100 mL 以上）。甲状腺へのヨウ素の取込みは，多量のヨウ素の摂取後は低く，ヨウ素欠乏時では高い。また，ヨウ素の取込みは甲状腺の機能の状態に依存し，機能していない甲状腺では低く，活性化されている甲状腺では高い。推奨量の1日あたり約 150 μg のヨウ素を摂取している人では，甲状腺へのヨウ素の取込みは腎臓の約半分で，血液中のヨウ素の半減期は約6時間である。授乳中の女性では，血液中ヨウ素のかなりの量が乳腺に取り込まれ，後述するように母乳中に分泌される。

甲状腺に取り込まれたヨウ素は，甲状腺濾胞に存在する分子量 660 kDa の糖タンパク質であるサイログロブリンのチロシン残基に結合して，モノヨードチロシンやジヨードチロシンになる。この反応は，過酸化水素（H_2O_2）の存在下で膜結合酵素である甲状腺ペルオキシダーゼ（thyroid peroxidase：TPO）により触媒される。TPO は鉄とポルフィリンの錯体であるヘムを含んでいるタンパク質で，ヨウ素の欠乏と鉄の欠乏の影響の間には相互作用が存在する[28]。TPO は，サイログロブリン中のヨウ素化チロシン残基のカップリングをも触媒し，ベンゼン環を2個もつ構造のヨードサイロニンである L-サイロキシン（テトラヨードサイロニン，T_4）と L-トリヨードサイロニン（T_3）をつくる。

甲状腺ホルモンの分泌は，サイログロブリンが飲作用により甲状腺濾胞細胞に取り込まれることにより始まる。サイログロブリンがリソソームの酵素により加水分解されて甲状腺ホルモンの T_4，T_3 およびヨードチロシンが生じる。ヨードチロシンはほぼ完全に濾胞細胞内で脱ヨウ素化され，ヨウ素はホルモンを再生産するために保存される。T_4 および T_3 の放出は，ヨウ素を含む化合物により迅速かつ可逆的に遮断される。これは濾胞細胞からの能動輸送であることを示している[29]。甲状腺ホルモンの輸送体は同定されてはいるが[30]，甲状腺ホルモンの分泌における役割は明らかではない。

甲状腺機能の最も重要な2つの調節因子は，甲状腺刺激ホルモン（thyroid-stimulating hormone：TSH）とヨウ素の自己調節である。TSH は下垂体前葉から分泌され，T_4 および T_3 からの古典的なフィードバック制御阻害や，視床下部からのシグナルにより制御されている。視床下部からの因子で最も重要なのは甲状腺刺激ホルモン放出ホルモン（thyrotropin-releasing hormone：TRH）で，甲状腺系のセットポイントを定めている。ビタミン A は，下垂体-甲状腺系の活性に関与している[31]。TSH は，TSH 受容体に結合して甲状腺のすべての機能を活性化する。

ナトリウム-ヨウ素共輸送体

ナトリウム-ヨウ素共輸送体（sodium-iodide symporter：NIS）は，体内のヨウ素の輸送の中心である[32]。NIS の分子量は 85 kDa で，細胞内へのナトリウム（Na^+，高濃度から低濃度へ）とヨウ素（I^-，低濃度から高濃度へ）の移動を共役させる。NIS の最も重要な存在部位は，甲状腺小胞細胞の基底外膜と授乳中乳腺の浮汁分泌細胞である。その他，唾液腺，腸粘膜，汗腺および側脳室にも存在する。

甲状腺のヨウ素による自己調節

ヨウ素は甲状腺の TSH による調節とは無関係に，甲状腺に対して強力な自己調節作用をもっている。その機構は一部にしか解明されていないが，おそらくは有機ヨウ素化合物であるヨードラクトンを介して起こっているであろう[34]。

ヨウ素が不十分であると，ヨウ素のトラップとホルモン合成に関与しているほとんどの過程が促進される。逆にヨウ素が過剰になると，ヨウ素の有機化の阻害（ウルフ-チャイコフ［Wolff-Chaikoff］効果），およびホルモン分泌阻害（甲状腺機能亢進症の急性増悪患者の治療に使用される効果）と血流のブロック（出血を防ぐための甲状腺手術前に治療的に使用される）が続いて起きる。さらに，高いヨウ素濃度は甲状腺の増殖を阻害し，甲状腺細胞にアポトーシスを誘導する[35]。ヨウ素の負荷後すぐに，甲状腺のヨウ素摂取および甲状腺内のヨウ素含量の減少による NIS のダウンレギュレーションが起こる[36]。この過程はヨウ素の有機化の再生（ウルフ-チャイコフ効果からの逸脱）に向かわせる。

乳汁へのヨウ素の輸送

乳腺は，NIS によりヨウ素を血液から乳汁へ濃縮する。乳腺と甲状腺におけるヨウ素輸送の違いは，乳腺にはヨウ素の自己制御と TSH による促進がほとんどあるいはまったく影響しないことである。母乳中のヨウ素の濃度は，母体のヨウ素の摂取状態で変化する。

チオシアン酸塩や過塩素酸塩は，甲状腺や乳腺における NIS によるヨウ素輸送の拮抗阻害剤である[32]。乳腺ではヨウ素による自己調節がないので，これらの化合物の摂取は乳汁中へのヨウ素の排出に直接的に強い影響を与える。乳牛の飼料中の菜種油に含まれるチオシアン酸塩は牛乳中のヨウ素含有量を低くする可能性がある[37]。チオシアン酸塩や過塩素酸塩は工業廃棄物であり，環境中にこれらの化合物があるとヨウ素の欠乏をより悪化させ，ヨウ素の摂取が少ない時に甲状腺腫や甲状腺小結節のリスクを高める可能性がある[38]。

タバコの煙中のシアン化物は肝臓中で解毒されてチオシ

アン酸塩になるので，喫煙は血液中のチオシアン酸塩を高くする主な原因である。そのため，授乳中の喫煙は母乳中のヨウ素濃度を低くする。その結果，喫煙している母親の新生児は母乳からのヨウ素の取込みが少ないので，尿中へのヨウ素の排泄も少ない[39]。また，喫煙者はヨウ素の摂取が少ないと甲状腺腫になるリスクが高い[40]。

甲状腺ホルモンの作用

甲状腺ホルモンは核受容体型に結合して多くのタンパク質の転写を調節する。活性ホルモンはT_3で，それは甲状腺中で合成されるか，T_4の外側のベンゼン環の5′⁻脱ヨウ素化で誘導される。生理学的に正常な人では，血中T_3の約80%は末梢組織中においてT_4からの代謝に由来する。1型および2型ヨードサイロニン脱ヨウ素酵素はT_4の外側のベンゼン環の脱ヨウ素化を触媒してT_3をつくり，3型のヨードサイロニン脱ヨウ素酵素は内側のベンゼン環の脱ヨウ素化を触媒して甲状腺ホルモンを不活性化する[41]。これらのヨードサイロニン脱ヨウ素酵素はセレンを含んでおり，セレンの欠乏は正常な甲状腺の機能を妨げる。セレンはいろいろな機構で甲状腺の成長にも影響を与える[42]。

甲状腺ホルモンの共輸送体や受容体と同様に，ヨードサイロニン脱ヨウ素酵素は組織中の様々な部位に分布している。ヨードサイロニン脱ヨウ素酵素が健康の維持や疾患で果たす複雑な役割はいまだ研究中である[43]。

モノカルボン酸輸送体8（MCT8）輸送タンパク質の遺伝子の変異によりアラン・ハーンドン・ダッドリー（Allan-Herndon-Dudley）症候群を発症する[30]。MCT8は甲状腺ホルモンの輸送体であるが，臨床像には変異により他の化合物の輸送障害も含まれる。

後述するように，ヨウ素は脳の発達に重要である。成人では，甲状腺ホルモンは多くの器官や組織での代謝活性制御に影響を与える。それゆえ，甲状腺ホルモンの産生が過剰になると，精神運動機能亢進，頻脈，発汗，体重減少およびふるえが特徴の甲状腺中毒が起こる。一方，甲状腺ホルモンの欠乏（甲状腺機能低下または粘液水腫）は，上記とは逆の症状を呈する。

ヨウ素欠乏による甲状腺ホルモン産生減少の影響

ヨウ素欠乏の結果として最も重大なものは，不可逆な障害を残すおそれのある発育に関するものである。両生類の変態における甲状腺ホルモンの重要性はよく知られている[44]。甲状腺ホルモンは哺乳類の脳の発達において重要な役割をしている。例えば，甲状腺ホルモンはニューロンの成長や神経網の発達に必要である[45,46]。

妊娠時や胎児期，出生後早期のヨウ素欠乏の結果，クレチン病が起こる。発育中の甲状腺ホルモン欠乏の時期や欠乏状態に応じて，様々な臨床症状が現れる。ヨウ素の欠乏によりクレチン病が発見された地域では，一般的にその住民の知能指数は低い[47]。

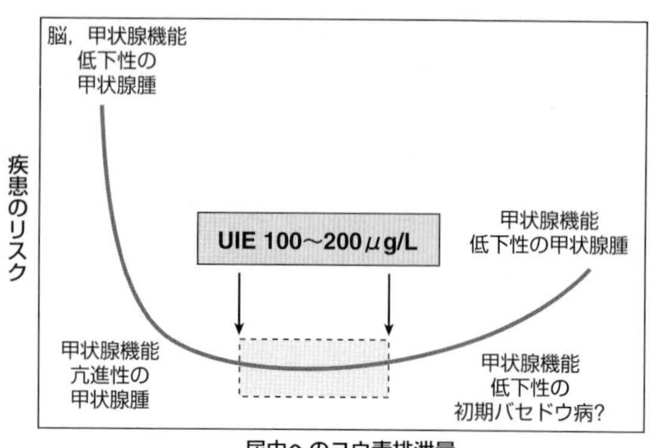

図 13.1 長期のヨウ素摂取量と甲状腺疾患を発症するリスクの関係。ボックス内は 100～200 μg/L の推奨尿ヨウ素排泄（UIE）中央値。
(Modified from Laurberg P. Prevention in endocrinology. In: Wass J, Shalet S, eds. Oxford Textbook of Endocrinology and Diabetes. Oxford: Oxford University Press, 2002:3–8, with permission.)

ヨウ素の摂取と甲状腺疾患

甲状腺疾患は，ヨウ素の摂取量に強く依存し，ヨウ素の欠乏が顕著ではない地域においても同様であることが明らかになった[24]。

図 13.1 はヨウ素の摂取量と疾病のリスクとの関係を表している。曲線は，非対称なU字形で，ヨウ素が欠乏した時のリスクの増加が過剰の時のそれよりも著しい。ヨウ素の摂取レベルに従って発症する一般的な疾病を**表 13.3** に示した。それぞれのリスクは遺伝や他の環境的な要因にも依存する。

過度または中程度のヨウ素欠乏症は理解しやすい（**表 13.3**）。クレチン病や甲状腺機能低下症は，甲状腺ホルモ

表 13.3 最適でないヨウ素摂取と関連する疾病リスクの増加[a]

ヨウ素栄養	尿中ヨウ素濃度中央値（μg/L）	疾病
極度のヨウ素欠乏	<20	クレチン症 甲状腺腫 甲状腺機能低下症 低知能指数
中程度のヨウ素欠乏	20～49	（甲状腺機能低下症，低知能指数） 甲状腺腫 甲状腺機能亢進症
軽度のヨウ素欠乏	50～99	甲状腺腫 甲状腺機能亢進症
最適	100～199	
適度以上	200～299	甲状腺機能低下症 初期バセドウ病？
過剰	≧300	甲状腺機能低下症 甲状腺腫 初期バセドウ病？

[a]種々の疾病と関連するヨウ素摂取の正確な境界は，甲状腺腫誘発物質や栄養素の欠乏に依存する。ヨウ素接取量が異なるグループがあるかもしれない。中程度のヨウ素欠乏の中でも欠乏の程度が大きければ脳の発達に影響が出る可能性がある。ヨウ素摂取量が急に増加すると甲状腺機能亢進症が急増する[4]。

ン産生の基質の欠乏により生じ，甲状腺腫は血清中のTSHの増加や甲状腺のヨウ素の自己調節に付随して発症する。

矛盾していると思われるかも知れないが，軽度から中等度のヨウ素欠乏が，甲状腺機能亢進症を起こすことがあり，多結節性中毒性甲状腺腫がその主なものである[48]。甲状腺のヨウ素の自己調節は甲状腺ホルモンの産生を正常に保つが，その一方で自己調節は多結節成長の多病巣性変異のリスクを高め，甲状腺の自律性の機能とも関連しているためにこの疾病が発症するのであろう。この発症にはヨウ素の欠乏で産生が亢進される過酸化水素が原因になっている可能性が高い。自律性の甲状腺小結節はヨウ素の多量の摂取に適応しないので，そのような小結節をもっている人はヨウ素の取込みが増加すると甲状腺機能亢進症を発症する（ヨードバセドウ病現象）[4]。

ヨウ素摂取が推奨量より多いと上記とは異なる疾病が誘起される（**表 13.3**）。下垂体のTSH分泌が増加し，甲状腺機能低下症が多発する。デンマークのユトランド半島の住人で，長期間軽度～中等度にヨウ素の欠乏している高齢者は，血清中のTSH濃度が低く，高い人はまれである。対照的に，アイスランドに住むヨウ素摂取が多い高齢者は血清中のTSH濃度が高い[49]。この傾向は多くの研究でも確認されている[24]。例えば，WHOによりヨウ素摂取が過剰であると報告されているブラジル[50]では，66～75歳の白人女性23%が血清中のTSH濃度が高い[51]。

ヨウ素摂取が多いとバセドウ病（グレーブス〈Graves〉病）がより若年で発症し，びまん性甲状腺腫の頻度も高いと報告されている[24]。

ヨウ素摂取の多い人の甲状腺機能低下の原因は，甲状腺自己免疫疾患を患っている人の過剰なヨウ素摂取に対する過剰適応である。甲状腺に対する自己免疫反応は非常に一般的で，特に高齢者，女性，白人ではよく起こる。中年の白人女性の約50%が甲状腺にリンパ球の浸潤が見られる[52,53]。甲状腺自己免疫反応の頻度は日本人には少なく[53]，過剰にヨウ素を摂取している高齢者でもTSH濃度はそれほどは増加していない。しかし，日本でも血清中のTSHの高濃度はヨウ素の高い摂取と相関関係がある[54]。甲状腺に対する自己免疫と高TSH濃度は，アフリカ系アメリカ人[52,55]やアフリカ系黒人のブラジル人[51]でもあまり見られない。

ヨウ素摂取の至適レベルは，100～200 μg/Lの尿中ヨウ素濃度中央値に相当することを**図 13.1**は示唆しており，WHO，UNICEFおよびICCIDDによる推奨量と一致する（**表 13.1**）。残念ながらヨウ素摂取が軽度の欠乏から推奨値に増加すると甲状腺機能低下症が増加する[56]が，甲状腺機能亢進症は減少する。このように，甲状腺疾患のリスクを最小にするためにヨウ素摂取はバランスよく調節されている。

ヨウ素栄養状態の評価

ヨウ素の栄養バランスの研究からヨウ素の毎日の必要量を決めるのは困難である。それゆえ，ヨウ素推奨量はヨウ素摂取量と疾病の関係に基づいて決められている[57]。

ヨウ素栄養の歴史で画期的な研究は，KellyとSneddenによる世界の地方病性甲状腺腫に関するもので，WHOにより1960年に報告された[58]。すべての大陸とほとんどの国で，広大な地域が地方病性甲状腺腫発症地域として明示された。ヨウ素の利用と甲状腺機能との相互作用による地方病性甲状腺腫をある環境的な要因が誘発した可能性はあるが[59]，その疾患の主な原因はヨウ素の欠乏であった。

ヨウ素の摂取は，食事の記録と食物中のヨウ素含有量の測定の組合せから調べられる[60]。しかし，推奨されているヨウ素栄養の検査・評価は，ある代表的なグループの尿中へのヨウ素の排出量測定から行われる[1]。任意の尿中のヨウ素濃度は数時間以内のヨウ素の摂取を反映しており，各個人の尿中ヨウ素濃度は測定日や時間により変動するので，ヨウ素栄養の評価には試料群の中央値が必要である。

ある集団での尿中ヨウ素濃度を精度±10%以内の95%の信頼度で定量するには約125の試料が必要で，精度±5%以内なら500の試料が必要になる。各個人で精度±20%以内の定量には，12の尿試料が必要になる[61]。このように，1回の尿中ヨウ素の測定だけでは，各個人のヨウ素欠乏は診断できない。集団の尿中ヨウ素排泄量の調査には，これ以外の技術的な点での配慮も必要である[1,62]。

ヨウ素欠乏の甲状腺腫に対する臨床的影響が学童期の子どもで調査された。甲状腺腫の簡単な分類がなされたが，小さな甲状腺腫に対する感度と特異度は低かった。甲状腺腫の頻度は5%以下であるべきである。超音波検査法は甲状腺の大きさをより正確に測定できる。年齢や性別ごとの標準値が発表されている[1]。

甲状腺の大きさや活性により甲状腺から放出されるサイログロブリンの量が決まっている。集団の検査では血清中のサイログロブリン量はヨウ素欠乏の感度の高い指標になるが[63]，この値には個人差がある。

新生児の先天性甲状腺機能低下症の検査の一部として測定された血清中のTSH値は，妊娠時のヨウ素欠乏の診断に使用されている。その理論的根拠は，胎児や新生児のヨウ素欠乏に起因する低い甲状腺ホルモン産生は，胎児や新生児の下垂体からのTSH分泌を増加させる可能性が高いからである。TSH測定法には慎重な注意を払う必要がある。さらに新生児の甲状腺は，母親の高いヨウ素摂取による阻害効果に非常に敏感である。それゆえ，低いヨウ素摂取の地域で観察された新生児のTSH値増加の相当部分が，陣痛の準備のために母親の膣に使用されたヨウ素を含む殺菌剤に起因している[64]。

国別のヨウ素摂取計画

住民のヨウ素摂取は疾病の予防に重要であるが，食事から適切なヨウ素を摂取している地域は少ないため，すべての国は公認のヨウ素栄養計画を推進するべきである[1]。前述したように，適切な規制により疾病の予防が可能である。WHOは定期的に世界的なヨウ素栄養状態を更新しており，ICCIDDウェブサイト（http://www.ICCIDD.org）は貴重な情報源である。

世界的なヨウ素栄養状態

世界的なヨウ素栄養状態は1980年代から改善されてはいるが，現在でもヨウ素が欠乏していたり，過剰である地域は多い[47,50]。それゆえ，ヨウ素栄養計画の持続的なモニタリングと調整が必要である。大部分の国の適切なヨウ素栄養を達成するには塩へのヨウ素添加が推奨されている[1]。家庭や食品加工業界で使用されるすべての塩がヨウ素添加されれば（広汎な塩のヨウ素添加），ヨウ素を全住民に均等に分配できるであろう。

考慮すべき技術的な問題点は，ヨウ素添加塩の使用が任意になった時に，十分な供給を保証することである。地域住民の一部だけがヨウ素添加塩を使用すると，その住民だけがヨウ素摂取が過剰になり，ヨウ素添加塩を使用していない住民はヨウ素不足になる[65]。これが国によっては，塩のヨウ素化を強制している理由である。

他の技術的な問題点は，循環器疾患の予防のために塩の摂取を減少させた時には塩のヨウ素含有量を調整することである[66]。これは原理的には容易であるが，適切な調整には住民の塩とヨウ素摂取の慎重な調査が必要である。

放射線被曝時の甲状腺防御剤としてのヨウ素

1986年のウクライナのチェルノブイリ原発事故では，ヨウ素131（^{131}I）を含む多量の放射性ヨウ素が飛散した。4年間の潜伏期間後，ベラルーシやウクライナの小児や青年に甲状腺癌が急増した[67]。この地域住民のヨウ素不足と甲状腺への^{131}Iの高い取込みが甲状腺癌の一因になったのであろう。

チェルノブイリからの放射性降下物が幸いにも多くはなかったポーランドでは，1,000万人以上の小児が甲状腺癌の予防のためにヨウ化カリウム（KI）を摂取した。しかし，ヨウ素の副作用はほとんどみとめられなかった[68]。

2011年3月の地震とその後の津波で起こった日本の福島原子力発電所の事故では，甲状腺癌の予防のためのヨウ素剤の配布に再び焦点があてられた。幸いにも，日本では食物（海藻）からのヨウ素摂取が多いことが，甲状腺への放射性ヨウ素の取込みを減少させた。日本における現在の予防措置としては，リスクのある地域から住民を避難させ，放射能汚染された水や食料が流通して消費されないように適切にコントロールすることである。原発事故の直後，日本政府は予防剤として23万服のKIを原発付近の避難所に配布した。しかし，住民にその組織的な配布はされなかった。

WHO[69]と米国食品医薬品局（FDA）[70]は，放射線事故緊急時には甲状腺防御剤としてKIの使用を勧告している。更新したWHOの勧告もまもなく発表されるであろう。

［訳注：ヨウ素欠乏症は世界的には栄養学上の大問題であること，ヨウ素欠乏者数は莫大であり，特に新生時期，脳の正常な発育のために甲状腺ホルモンが不可欠の時期に，重症のヨウ素欠乏により甲状腺機能低下症をきたしていた場合，不可逆的な脳の障害を起こすことは，本章に述べられている通りである。しかし本章でも言及されているが，日本は極めてヨウ素摂取量の多い国であり，日本にはヨウ素欠乏症患者は，事実上皆無である。むしろ日本においては，サプリ・健康食品としてヨウ素を超大量摂取した結果，甲状腺機能異常を起こす例が稀ではない。すなわち本章を読むにあたり，日本と海外では，ヨウ素栄養状態がまったく異なることを，念頭においていただきたい。］

（Peter Laurberg／中谷一泰 訳）

14 セレン

セレン濃度の高い土壌地域で放牧されていた家畜が中毒を引き起こしたことから，1930年代に初めてセレンに生物学的関心が寄せられた[1]。1957年，Schwarz と Foltz[2] は，少量のセレンがビタミンE欠乏ラットの肝壊死を防ぐと報告した。この発見はセレンが毒素としてだけではなく重要な栄養素であることを示した。その後すぐに，セレンとビタミンEの欠乏は，ウシ，ヒツジ，ブタ，家禽の経済的に重要な影響を及ぼす栄養学的疾患に関与していることが示された[1]。動物中のセレンの生化学的機能が最初に明らかになったのは，セレンが酵素グルタチオンペルオキシダーゼ（glutathion peroxidase：GPX）の構成成分であると示された1973年である[3]。

ヒトにおけるセレンの栄養学的重要性が立証されたのは1979年である。この時，中国の科学者が，セレンの補充が低セレン濃度の土壌地域に住む子どもたちに見られる克山（Keshan）病という心筋症の発生防止に効果があると報告した[4]，さらにニュージーランドの研究者が，セレン欠乏患者にセレンを投与すると臨床症状が改善することを示した[5]。ヒトの栄養におけるセレンの役割に関する情報は1980年代に急速に増加し，1989年にはセレンの推奨量（recommended dietary allowance：RDA）が設定され[6]，2000年に修正された[7]。WHOの食事勧告は1996年に発表された[8]。ヒト，動物，および他の生物における分子生物学的・遺伝学的研究により，セレン含有タンパク質とセレンの分子生物学における新情報が得られた。

化学構造

生体系において，ほとんどのセレンはアミノ酸の成分として，タンパク質に存在している。セレンは硫黄と化学的に類似しており，セレノシステインとセレノメチオニンのアミノ酸がある。セレノシステイン（**図14.1**）はセレン含有タンパク質のペプチド骨格に組み込まれ，セレノールの形でセレンを含み，21番目のアミノ酸ともよばれる。セレノシステインの標準的なアミノ酸シンボルはSec，一文字表記はUである。セレノールはシステインにおけるチオールとは異なる化学的性質を有する。セレノシステインはほとんどの場合，タンパク質において触媒作用に関与する。逆に，セレノメチオニンはセレンが2つの炭素原子と共有結合しているため，セレノシステインよりもかなり反応性に乏しい。セレノメチオニンの生化学的機能がメチオニンと異なっていることは知られていない。

セレン含有タンパク質は化学量論量のセレンを含んでいる。セレノシステインは，今まで同定されたすべての動物，およびほとんどすべての細菌のセレン含有タンパク質における基本的構成分子の形である。*Clostridium barkeri*[9] 由来のニコチン酸ヒドロキシラーゼにおいてモリブデンと協調している未同定の状態（セレノシステインではない）での

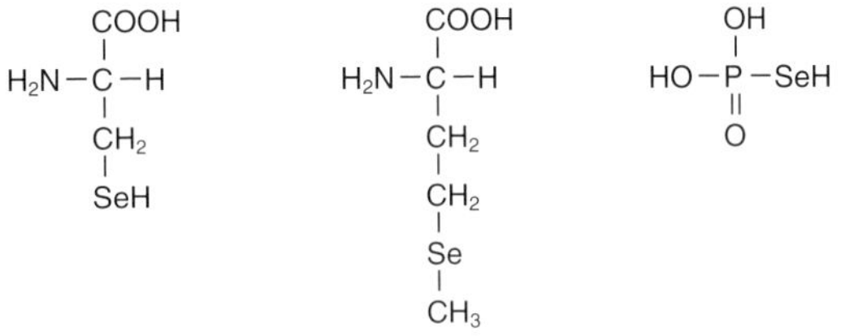

図14.1　動物において見られるセレンを含むアミノ酸。セレノシステインはセレン含有タンパク質で見られる生物学的に活性型の分子である。そのセレノールは主に生理的なpHにおいてイオン化され，システインのチオールより強い求核性原子である。これらの化学的性質は，セレン含有酵素においてその触媒機能に関与する。セレノメチオニンは，2つの炭素原子に共有結合しているセレンを含んでいる。したがって，セレノメチオニンのセレンは遮断されており，セレノシステインのセレンほど化学的に活性型ではない。セレノメチオニンはメチオニンプールで非特異的に分布している。セレノリン酸キナーゼの産物であるセレノリン酸は，セレノシステイン合成に用いられるセレンの活性型である。

セレンの存在は，セレノシステイン以外の構成分子の形をもつセレン含有タンパク質が自然界に存在していることを示している。加えて，ある原核生物は2，3のtRNA種のアンチコドンに見られる修飾セレノウリジン塩基を合成する[10]。

多くのタンパク質は非化学量論的にセレノメチオニンとしてのセレンを含んでいて，セレン含有タンパク質とよばれている。この表記は実用性が低い。なぜなら，実質的にはメチオニンを含むすべてのタンパク質は，生物中の2つのアミノ酸の相対存在量に比例してセレノメチオニンを含むためであり，タンパク質合成時のメチオニンをメチオニンtRNAに付ける酵素や，メチオニンを代謝する酵素は，セレノメチオニンとメチオニンを区別することができないためである。

植物では通常，硫黄を含む化合物にセレンを取り込む過程で，セレンは食物連鎖に入る。その結果として植物中のセレンはセレノメチオニンと，少ない量だがセレノシステイン，および他の含硫アミノ酸類似物の形で存在する。ただし，菌類や高等植物はセレン含有タンパク質や，その合成に必要なセレノシステインの取込み機構をもたない[11]，また，菌類や高等植物は生存のためにセレンを必要としないとされる。

ある植物は遊離型のセレノシステインをメチル化する酵素を発現し，セレン-メチルセレノシステインを生じる[12]。これは解毒成分であり，タンパク質には取り込まれない。なお，セレン-メチルセレノシステインは高濃度に蓄積して，植物を食べる動物のセレン中毒の原因となる。

セレノリン酸（**図14.1**）はセレン代謝における重要な中間化合物である。これはセレノリン酸合成酵素によって生成され，セレン含有タンパク質に取り込まれるセレノシス

テイン産生のためのセレン供与体として用いられる[13]。

メチル化されたセレンは排泄物質となり，すぐに尿と呼気に現れる[14,15]。これにはメチル化されたセレン糖である1β-メチルセレノ-N-アセチル-D-ガラクトサミンがある。これは肝臓で合成されるもので，通常のセレン食事摂取量で尿中に見られる主なセレン種である。血漿中では小分子の形で見つけられるが，その同定はできていない[16]。

食事に関する考察

▶食事源

セレンを最もよく含む食物は内臓肉と海産物である（0.4～1.5 μg/g〈生〉）（1 μgのセレンは0.0127 μmolのセレンに相当）。次いで内臓肉以外の食用肉（0.1～0.4 μg/g），穀物（0.1～0.8 μg/g），乳製品（0.1～0.3 μg/g未満），そして果物と野菜（0.1 μg/g未満）と続く[14]。穀物におけるセレン含有量の大きな変動の理由は，植物が土壌のセレンをどれくらい取り込めるかに関わるからである。例えば，中国で収集されたトウモロコシ中のセレン含有量は0.005～8.1 μg/gの間で変動する。また，小麦の輸入先を北アメリカからヨーロッパに変えたところ，イギリスでのセレンの摂取量は65 μg/日から31 μg/日に減少した[14]。動物由来の食品もセレンの含有量がある程度異なる。しかし，動物のセレンのホメオスタシス（恒常性）のため，その変動幅は植物のそれよりは小さい。米国農務省国民栄養データベースには，数百の食材におけるセレン含有量の分析あるいは推定値が示されている[17]。いくつかの局地的にセレンを多く含む地域を除き，飲料水はセレン摂取量に影響することはほとんどない。

第3回米国全国健康・栄養調査（NHANES Ⅲ）では，1988～1994年の成人（19～50歳）男性と女性のセレンの1日摂取量中央値がそれぞれ149 μgと98 μgであることが示された[7]。セレンの低摂取（30 μg/日以下）は，ニュージーランドのような低セレンの土壌を有する国で見られている[14]。極端なセレン低摂取（3～22 μg/日）は，克山病が見られる中国の複数の地域で観察されている。逆にセレン高摂取（6,690 μg/日以上）は，風土病であるセレン中毒がみとめられる中国のある地域で観察されている。この地域の食物は，セレン含有量が多い石炭の集塵灰から浸出したセレンによって汚染された土壌で育てられている[14]。

▶バイオアベイラビリティ

少数の研究においてのみ，ヒトが消費する食品中のセレンの栄養学的バイオアベイラビリティ（生物学的利用能）が決定されている。セレンの利用率を推定するために一般的に用いられる実験的手法では，前もってセレン欠乏状態にしておいたげっ歯類にセレンを含む種々の食事を与えた後に肝臓のGPX活性の増加を測定することである。これによると，キノコ，マグロ，小麦で摂取したセレンのうち，ラットでそれぞれ5%，57%，87%が亜セレン酸ナトリウムとして利用された[14]。フィンランドで，適度な低セレン状態の男性を対象にヒトのバイオアベイラビリティ試験を行ったところ，使われた利用能の基準（血小板GPX活性の増加，血漿・赤血球のセレン含有量の上昇，セレンの保持）によるが，検査した様々なセレンの形（例：セレン酸塩，小麦，酵母菌）において有意差がみとめられた[14]。亜セレン酸塩，セレノメチオニン，またはセレン化酵母菌として1日あたり200～600 μgのセレンを16週間補ったアメリカでの研究では，すでにセレンを適当量摂取している対象においては，血漿GPXあるいはセレノ含有タンパク質P（selenoprotein P：SEPP1）に影響を与えなかった。また血漿セレンにおける亜セレン酸塩の増加もみとめなかった。しかし，高レベルのセレノメチオニン，セレン化酵母菌では，血漿セレンの急速な増加をみとめた[18]。これらの研究結果を解釈する上で，補充するセレンの形，生物学的に活性があるバイオマーカー，機能と組織セレン濃度の関係，バイオマーカーの短期あるいは長期の変化，欠乏者への補充とセレンを適当量有する者との対比などを考慮する必要性がある。

▶栄養素間の相互関係

GPXと他のほとんどのセレン含有タンパク質は酸化還元酵素作用を有する可能性があるため（後述），セレンは細胞の酸化防止と酸化促進のバランスに影響を及ぼす他の栄養分と相互作用するとされる。また，セレンは水銀，カドミウム，および銀の毒性に対する保護，重金属汚染の解毒という生理的な役割も提唱されている[14]。新規化合物であるセレノネインは修飾されたヒスチジンのイミダゾール環に結合したセレンであり，マグロの肝臓や血液内のセレンはこの形で存在する[19]。マグロにおけるセレンの低バイオアベイラビリティは，この形あるいは水銀との錯化に起因すると考えられる[14]。しかし，この点に関してはさらなる検討が必要である。

代謝

セレンは種々の形で体内に取り込まれる（**図14.2**）。主となる2つの形は，最終的に植物に由来するセレノメチオニンと，主に動物性セレン含有タンパク質に由来するセレノシステインである。セレノメチオニンはメチオニン含有タンパク質として血液中と組織中に存在する。アミノ酸が肝臓または腎臓で含硫置換基移動経路（1章参照）によって異化される時，セレノメチオニン中のセレンは特定の目的に対して利用可能となる。セレンは制御されたセレン代謝プールに入り，セレン含有タンパク質に取り込まれ，他の組織に輸送されるか，排泄される。

図14.3は，典型的な細胞におけるセレン代謝の概略である。細胞内あるいは細胞外セレン含有タンパク質の異化に由来するかどうかに関係なく，遊離セレノシステインはセレノシステインβ-リアーゼによって分解される。その結果として生じるセレン化物はセレノリン酸塩への転換により同化の経路に入るか，排泄形に変換されるか，細胞から輸送されるために修飾される。セレン化物の代謝は細胞中のセレンのホメオスタシスを調節するポイントとなるようであるが，その調節機構は不明である。

▶吸収

吸収は，セレンのホメオスタシスの調節に関与していないようである。セレンがセレノメチオニンや，おそらくセ

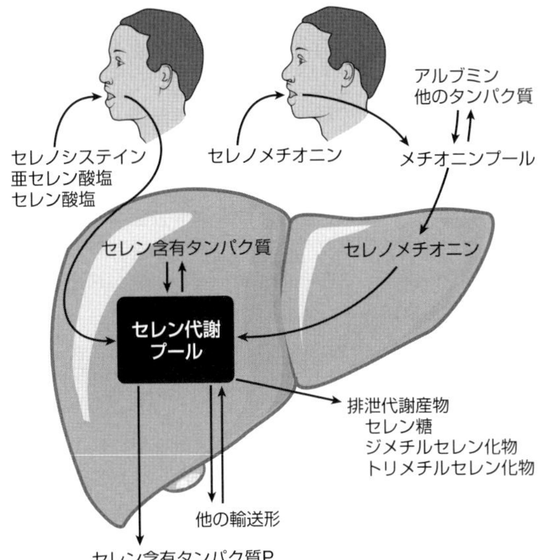

図 14.2 食事中と組織中におけるセレン分子の形態の関係。摂取されたセレノシステインと亜セレン酸塩型やセレン酸塩型の無機セレンは，直接セレン代謝プール（図 14.3 で詳述）に取り込まれる。セレノメチオニンはメチオニンプールに入って体中のメチオニン含有タンパク質に取り込まれる。含硫基移動経路によってセレノメチオニンがセレノシステインに代謝されると，セレン代謝プールに取り込まれる。肝臓ではセレン代謝プールが，肝臓中セレン含有タンパク質と輸送のためのセレン含有タンパク質Pを生産する。セレンのホメオスタシスは，排泄代謝物質の生産と輸送形態のセレンによって維持されている。

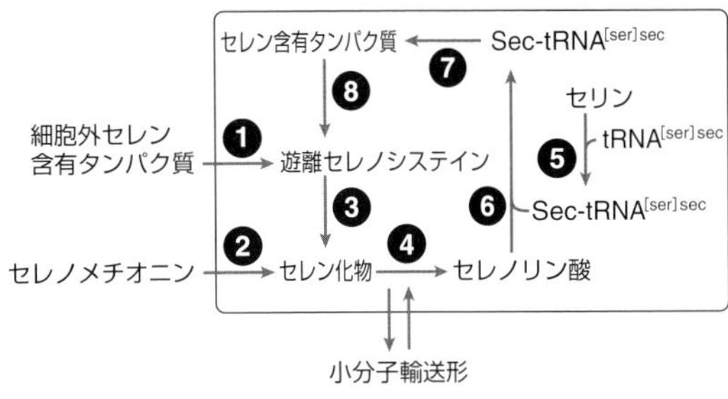

図 14.3 典型的な非肝臓あるいは腎臓細胞におけるセレン代謝プール。セレンは細胞外セレン含有タンパク質（おそらく主にセレン含有タンパク質 P）からセレノシステインとして（❶），あるいはセレノメチオニンの分解（❷），もしくは未同定の低分子形として細胞に入る。遊離セレノシステインは，細胞内（❽），あるいは細胞外（❶）のセレン含有タンパク質の分解に由来する。遊離システインは，セレノシステインβリアーゼにより代謝されるため（❸），蓄積することはない。得られたセレン化物はセレノリン酸合成酵素により補基質であるATPを用いてセレノリン酸に変化する。アミノ酸であるセリンは tRNA [ser] secにアシル化され（❺），Ser-tRNA [ser] secとなる。細菌においては，セレノリン酸はセレノシステイン合成酵素の基質で（❻），直接Sec-tRNA[ser] secをつくる。一方，真核生物では付加的な段階で Ser-tRNA [ser] secのセリンをリン酸化する。それはセレノリン酸とともにセレノシステイン合成酵素の基質となる（❻）。Sec-tRNA [ser] secはセレン含有タンパク質合成においてペプチド鎖の伸長にセレノシステインを提供する（図 14.4B）。

レノシステインとして供給される時，吸収が完全に行われる。亜セレン酸塩とセレン酸塩の吸収率は 50%を超えるが，有意に変化しうる。このように，セレン吸収率は通常 50〜100%の範囲にあり，セレンの栄養的な摂取状況に影響を受けない[14]。

▶輸送

2つのセレン含有タンパク質，SEPP1および細胞外GPX（GPX3）は血漿中で同定され，2つともセレノシステインを含む。*SEPP1* 遺伝子欠損マウスを使った研究により，このタンパク質が脳および精巣へのセレン供給に関与していることがわかり，セレンを正常量補充したマウスでさえ精巣におけるセレン量の著減をみとめた[20,21]。これは食事性セレン欠乏によって起こる精子障害と同様の結果を起こす[22,23]。*SEPP1* 欠損は協調運動異常を示す神経障害を起こす。この障害はセレン過剰摂取により未然に防ぐことはできるが，症状を改善することはできない[21,24]。セレン過剰摂取は脳におけるセレン量を回復させることはできるが，精巣においてはできない[20]。SEPP1の特異的受容体であるアポリポタンパク E 受容体（apolipoprotein E receptor：ApoER2）は脳と精巣で発現し，マウスにおける ApoER2 の欠損は，脳と精巣におけるセレン濃度の著減，神経障害，精子異常を起こす。この変化は *SEPP1* 遺伝子欠損マウスあるいはセレン欠乏のマウスおよびラットにおける異常と同じである[25,26]。肝臓でのみ SEPP1 発現を回復させたマウスでは脳や精巣におけるセレンの取込みが回復し，神経症状や精子脆弱性を防ぐことができる[23]。これらの研究結果は，分子生物学的・遺伝学的研究がいかにセレンの脳や精巣への運搬に関する理解を深めているかを示している。

ApoER2 に加えて，メガリン受容体は腎臓での SEPP1 の取込みを介し，セレンに対する第二の標的機構となる[27]。*SEPP1* 遺伝子欠損マウスで，過剰量の食事性セレンは脳のセレン量を回復したり[20]，胎仔や授乳期の仔の発育用にセレンを供給したりできるが[28]，このことは，おそらく他の低分子形が輸送に関与している可能性を示唆している。

▶タンパク質への取込み

哺乳類のセレン含有タンパク質は，その一次構造にセレノシステインを含む。21 番目のアミノ酸であるセレノシステインが合成され，その後セレン含有タンパク質に取り込まれるメカニズムは複雑である（図 14.3 ❹〜❼）。セリンはセレノシステインのための炭素骨格を供給し[29]，セレン化物での無機セレンがセレンを供給する[30]。UGA のアンチコドンをもった特有な tRNA である tRNA [ser] secは，通常のセリル tRNA リガーゼによってセリンにアシル結合している。図 14.3 に示すように Ser-tRNA [ser] secに結合したセリンはセレノシステインに転換される[31]。

図 14.4A は，典型的なセレン含有タンパク質 mRNA を示している。セレン含有タンパク質 mRNA には，セレノシステイン挿入の遺伝暗号を指定する翻訳領域中の UGA および 3' 非翻訳領域（3'UTR）内のステムループ構造が必要である。また，ステムループ構造は 3'UTR に存在している。このステムループ構造はセレノシステイン挿入配列（selenocysteine insertion sequence：SECIS）として知られている。SECIS の欠如，またはその重要な特徴の変化により，UGA は代わりにオープンリーディングフレームにおいて終了コドンとして機能するようになる[32]。真核生物においては，3'UTR は SECIS が折り返して UGA コドンと相互作用し，セレノシステインの取込みを容易にする。原核生物での SECIS は，UGA コドンに隣接している[33]。

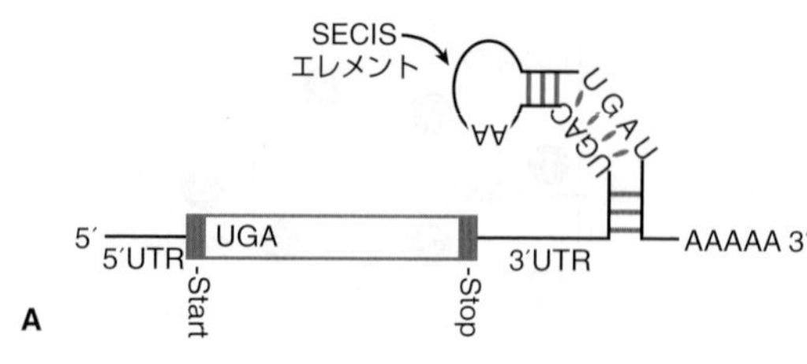

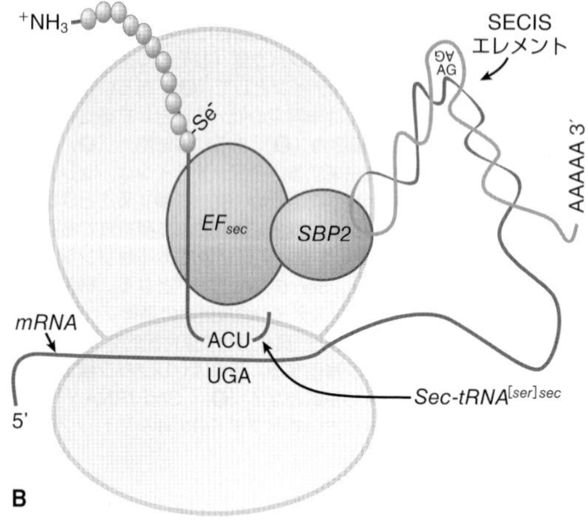

図 14.4 セレン含有タンパク質の合成。A：セレン含有タンパク質の mRNA はオープンリーディングフレームにおいてセレノシステイン取込みを規定する UGA を有するとともに，3' 非翻訳領域（3'UTR）においてセレノシステイン挿入配列（SECIS）として知られる特殊なステムループ構造を有する。B：2 つのトランス作用性タンパク質である SECIS 結合タンパク質（SBP2）および EF_{sec}（セレノシステインのための延長因子）が，UGA による Sec-tRNA $^{[ser]\ sec}$の認識を促進する。SBP2 は SECIS 配列に結合し，Sec-tRNA $^{[ser]\ sec}$に結合した EF_{sec} と相互作用する。この複合体は Sec-tRNA$^{[ser]sec}$をリボソームに運び，伸長しているペプチド鎖にセレノシステインを取り込ませる。

真核生物においては，2 つのセレン特異的タンパク質因子がUGAにおけるセレノシステインの挿入を促進する(**図 14.4B**)。第一の因子であるセレノシステイン結合タンパク質 2（selenocysteine binding protein 2: SBP2）は SECIS に結合する[34]。第二の因子であるセレノシステイン結合因子（elongation factor for selenocysteine: EF_{sec}）は Sec-tRNA$^{[ser]sec}$に結合する[35,36]。この 2 つのタンパク質は相互に結合し複合体を形成して Sec-tRNA $^{[ser]\ sec}$をリボソームに運搬し，ポリペプチド鎖を延長させる。ペプチド合成のために通常のリボソーム複合体において必要ないくつかの他の因子が，セレン含有タンパク質のペプチド骨格へのセレノシステインの取込みに重要であることも明らかになってきている[37,38]。

▶排泄

体内でのセレンのホメオスタシスはその排泄の調節によって行われる。食事摂取量が不十分から十分な範囲へと増加するにつれて，セレンの尿排泄は増加し，ホメオスタシスが維持される。セレンを多量に摂取すると，セレンの揮発性成分が呼気中に排泄されるが，これは排泄の重要なルートとなっている。便へのセレン排泄が調節されているというエビデンスは示されていない。このように生理的な状況下で，尿排泄は体内のセレンが調節される主要な手段である[14]。

ほとんどのセレンの排泄代謝物質は，肝臓もしくは腎臓でメチル化された形で産生される。セレンが欠乏～十分量の条件下では，大部分の尿中セレンはメチル化されたセレン糖であり[15]，少量だがトリメチルセレノニウムイオンもある。セレン過剰摂取時の呼気中のセレンは主にジメチルセレナイドである。これらの代謝物質の生成が調節されている生化学的なメカニズムはわかっていない[14]。

生化学的機能

バイオインフォマティクス（生命情報科学）によってヒトゲノムにおいて 25 個のセレン含有タンパク質遺伝子が同定された（**表 14.1**）[39]。これらの遺伝子発現から生じるセレン含有タンパク質は，セレンの生化学的機能に関与する。セレンはセレノシステイン-システイン対(あるいはセレノシステイン-セリン対，セレノシステイン-スレオニン対)として，これらのタンパク質に存在する。このことは，セレン含有タンパク質が酸化還元酵素として作用することを強く示唆する[40]。加えて，これらのタンパク質のいくつかは小胞体に局在する[41]。このことは，セレン含有タンパク質がタンパク質フォールディング（折り畳み）やタンパク質分解に関与することを示す。約半分のセレン含有タンパク質はその活性が十分に明らかにされていない。よく知られたセレン含有タンパク質のいくつかは，セレンの生化学的機能の広がりを示すために議論されている。

▶グルタチオンペルオキシダーゼ

グルタチオンペルオキシダーゼ（GPX）はヒドロペルオキシドを異化するためにグルタチオン(glutathione：GSH)から還元当量を利用する。5 つのセレン含有 GPX（すべて別々の遺伝子産物）がヒトゲノムで同定された[39]。細胞性 GPX（GPX1）は，最も豊富で，すべての細胞に存在する。GPX2（当初は GSH-Px-GI とよばれた）は細胞性酵素で，主に消化管の組織中でみとめられる。GPX3 は血漿と乳汁に存在する。リン脂質ヒドロペルオキシド GPX（GPX4）は細胞内に存在し，他の GPX とはいくつか異なる点がある。それは，リン脂質でエステル化される脂肪酸ヒドロペルオキシドの還元を触媒することができ，別のプロセシングでは，タンパク質をミトコンドリアに局在させる信号を有する形にすることができる。また，このタンパク質は精子において特別な機能を有しており，精子では酸化され，ミトコンドリアカプセルの構成要素として働いている[42]。GPX6 は嗅覚器官に存在している[39]。それはヒト体内においてはセレン含有タンパク質であるが，マウスではセレノシステインがシステインに置き換わっている。その機能は不明である。マウスにおいて GPX1[43] あるいは GPX3[44] の欠損はストレス無負荷のマウスでは表現型を示さないが，GPX4[44] の欠損は胎生致死を示す[45]。GPX1 と同様に GPX2 の欠損は表現型を示さないが，GPX1 と GPX2 のダブル欠損マウスは回結腸炎を示す[46]。

GPX は過酸化水素，脂肪酸由来ヒドロペルオキシドや他のヒドロペルオキシドを異化し，これらの酸化体分子から

表 14.1　ヒトにおけるセレン含有タンパク質

グループ/名称	遺伝子名
チオール還元反応に関与するセレン含有タンパク質	
グルタチオンペルオキシダーゼ	
・細胞グルタチオンペルオキシダーゼ	GPX1
・胃腸グルタチオンペルオキシダーゼ	GPX2
・細胞外グルタチオンペルオキシダーゼ	GPX3
・リン脂質ヒドロペルオキシドグルタチオンペルオキシダーゼ	GPX4
・臭気物質代謝グルタチオンペルオキシダーゼ	GPX6
チオレドキシンレダクターゼ	
・細胞質チオレドキシンレダクターゼ	TXNRD1
・チオレドキシン/グルタチオンレダクターゼ	TXNRD2
・ミトコンドリアチオレドキシンレダクターゼ	TXNRD3
他のU-Cモチーフ酸化還元セレン含有タンパク質	
・メチオニンRスルホキシドレダクターゼ	SELR
・セレン含有タンパク質15（小胞体に局在[a]）	SEP15
・セレン含有タンパク質H（グルタチオン代謝を調節）	SELH
・セレン含有タンパク質M（小胞体に局在）	SELM
・セレン含有タンパク質O（哺乳類最大のセレン含有タンパク質）	SELO
・セレン含有タンパク質T（小胞体に局在）	SELT
・セレン含有タンパク質V（Sepw1と関連，精巣で発現）	SELV
細胞膜セレン含有タンパク質	
セレン含有タンパク質I（リン酸転移酵素かもしれない）	SELI
セレン含有タンパク質K（小胞体に局在）	SELK
セレン含有タンパク質S（小胞体に局在）	SELS
甲状腺ホルモン代謝に関与するセレン含有タンパク質	
1型ヨードチロニン脱ヨウ素酵素	DIO1
2型ヨードチロニン脱ヨウ素酵素（小胞体に局在）	DIO2
3型ヨードチロニン脱ヨウ素酵素	DIO3
筋セレン含有タンパク質	
セレン含有タンパク質W（グルタチオンを結合）	SEPW1
セレン含有タンパク質N（小胞体に局在）	SEPN1
セレノシステイン合成セレン含有タンパク質	
セレノリン酸合成酵素2	SEPHS2
輸送セレン含有タンパク質	
セレン含有タンパク質P	SPEP1

[a] 小胞体（ER）に局在するセレン含有タンパク質[41]。
(Selected data from Kryukov GV, Castellano S, Novoselov SV et al. Characterization of mammalian selenoproteomes. Science 2003;300:1439–43, with permission.)

細胞を保護すると一般的に考えられている。また，GPXは酸化体分子濃度に影響を与えたり，他のシグナル分子を減少させる可能性があるため，細胞における調節的役割を有するとも考えられる[14]。

セレンの欠乏はGPX活性を低下させる。しかし，その影響は組織と酵素によって異なる。すべての組織におけるGPX4のように，脳のGPXはセレン欠乏状態でも比較的維持されている。血漿と肝臓でのGPX活性（**図14.5**）はセレンの供給に非常に敏感で，セレン摂取状態のバイオマーカーやセレン必要量を設定するのに用いられる（「栄養状態の評価」の項参照）。少なくともげっ歯類においては，GPX4 mRNAやGPX3 mRNAと比較すると，GPX1 mRNAレベルはセレン欠乏では劇的に減少する。このことからセレン欠乏におけるGPX1活性の減少は，その一部を説明しうる[47]。GPX活性およびmRNAの用量-反応曲線はプラトーに達する（**図14.5**）。この結果は，必要量以上に食事性セレンを摂取しても，セレン含有タンパク質の活性やmRNAの増加が生じないことを示している。

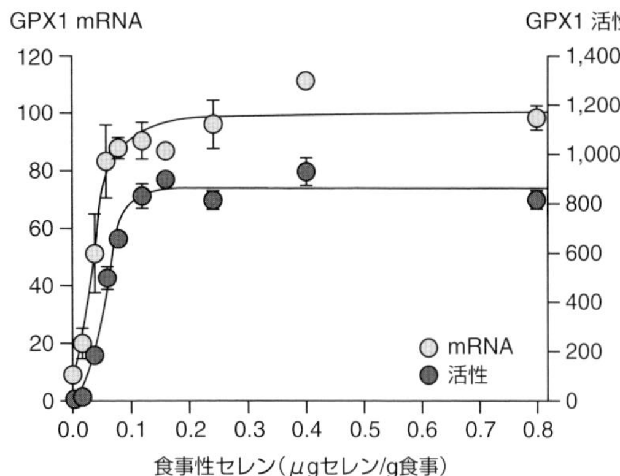

図14.5　グルタチオンペルオキシダーゼ（GPX1）とセレンの反応曲線。オスの離乳したラットに，食事中のセレンを段階的に変化させて28日間投与した。肝臓のGPX1 mRNAレベル（プラトーレベルを100とする）と肝臓のGPX1活性（EU/gタンパク質として表す）が測定された[47]。値は平均±SEMで表している。セレン欠乏ラットの肝臓においては，GPX1 mRNAおよび活性はセレンが適当量でプラトーを示す値の，それぞれ10%，2%に低下する。GPX1 mRNAは食事1gあたり0.07 μgでプラトーに達する。GPX1活性は食事1gあたり0.1 μgでプラトーに達する。これは肝臓のGPX1活性に基づく最小限の食事におけるセレン必要量である[47]。さらにセレンを8倍まで補充してもGPX1 mRNAや活性の増加にはつながらない。

▶ヨードチロニン脱ヨウ素酵素

ヨードチロニン脱ヨウ素酵素（1〜3型）は，すべてセレン含有タンパク質である[48]。これらの酵素はチロキシン，トリヨードサイロニン，リバーストリヨードサイロニンの脱ヨウ素化を触媒し，それによって活性型ホルモンであるトリヨードサイロニン濃度を調節する。いくつかのチオールはこれらの酵素の還元基質として作用しうるが，GSHが生理的基質である。甲状腺ホルモン関連フィードバック機構のため，甲状腺のセレンの状態は生体におけるセレンの状態を反映していないと予測される[48]。

▶チオレドキシンレダクターゼ

チオレドキシンレダクターゼはフラビンを含有するセレン含有タンパク質であり，還元型ニコチンアミドアデニンジヌクレオチドリン酸に依存して，チオレドキシンの内部のジスルフィドを還元する[49]。これまで3つのアイソフォームが同定されている。1つは細胞質ゾル，もう1つはミトコンドリアに存在し，3つ目は精巣でみとめられる。これらのレダクターゼは，種々の酵素に還元当量を提供する。その多くは酸化防御酵素であるが，その他にDNA合成と細胞のシグナルの機能を有する。本酵素の肝臓での活性はセレン欠乏で減弱する[50]。

▶セレン含有タンパク質P

このセレン含有タンパク質は1977年に血漿で同定されたが，長年，精製と特徴づけはできなかった[26]。SEPP1は血漿でみとめられる細胞外糖タンパク質で，内皮細胞と関連する。そのcDNA情報によると，細胞からの分泌のための典型的なシグナルペプチドを有し，そのオープンリーディングフレームはセレノシステインの取込みを示す10〜17のUGAを含んでいる。ラットの血漿中では4つのタンパク質アイソフォームが同定されている。SEPP1の主な機能は，セレンを脳や精巣へ運搬することである（「輸送」の項参照）。SEPP1は血漿セレンの大部分を占め，典型的な北アメリカ人においては約45%を示す。SEPP1濃度は，セレン欠乏では減少しており，セレン摂取状態の指標として用いられる[26]。

▶セレン含有タンパク質W

このセレン含有タンパク質は当初筋で同定され，白筋症（ヒツジのセレン欠乏状態）の発症に関与すると考えられた[51]。その後，他の多くの組織で確認され，種々の形で存在することが示された。ある形ではGSHとの結合が見られるが，この所見はセレン含有タンパク質Wが酸化還元反応を受けることを示唆しており，それが酸化的傷害に対して防御的に作用することを示している。セレン含有タンパク質Wの濃度はセレン欠乏状態で低下する[51]。少なくともげっ歯類では，セレン欠乏状況下ではセレン含有タンパク質W mRNAレベルはGPX1と同様に低下する[47]。

▶セレン含有タンパク質N

小胞体に局在するタンパク質の1つであるセレン含有タンパク質N（selenoprotein N：SEPN1）は筋での発現が高い。ヒトでもSEPN1の変異は，最初は脊椎強直で特徴づけられる先天性筋ジストロフィーを引き起こす[52]。少なくとも30種のヒトにおける変異がみとめられており，そのすべてで若年での筋力低下が生じる。これらはまとめてSENP1-関連ミオパチーとよばれる[53]。*SENP1*遺伝子を欠損するマウスの胎仔や子は正常に発育することから，SEPN1が器官の成熟やストレスからの防御に働いていると予測される[54]。

▶セレノリン酸合成酵素

2つのセレノリン酸合成酵素は動物で同定されている。1つはその一次構造でセレノシステインの残基を含み，もう1つは同じ位置にシステイン残基を含む[39]。しかし現在，セレノシステインを含む合成酵素のみがセレノシステイン合成で用いられているようである[13]。

生物学的活性

セレンの欠乏は多くの生化学的システムの著しい変化を引き起こす。しかし，セレン欠乏のみでは動物やヒトでは病気を引き起こさない。第一世代のセレン欠乏動物ではある種のストレスに感受性の亢進をみとめるが，このことは自然界に存在するセレン欠乏状態の基盤となっている。例えばストレスの1つとしてビタミンE欠乏があげられる。動物はセレンとビタミンEを同時に欠乏すると，多くの病的状況が生じる[1]。セレン欠乏動物は酸化還元サイクラーであるパラコート，ジクワット，ニトロフラントインなど特定の化学物質によってより傷害を受けやすくなる。これらの傷害は通常酸化的であり，酸化的傷害に対して防御するセレン含有酵素の減少と関係していると考えられる[14]。

セレン欠乏や他の因子により防御的なセレン含有タンパク質が喪失すると，活性酸素種が増加し，カスケード反応が生じる。ラットの肝臓，腎臓，肺におけるGSH S-転移酵素活性はセレン欠乏状態で増大を示し[55]，GSH代謝はセレン欠乏によって影響を受ける[56]。また，シトクロムP450システムを含む薬物代謝酵素も，一部は活性を増大させ，一部は活性を低下させるといったように影響を受ける[57]。これらの変化の根本的な原因はセレン欠乏における活性酸素種の増加やGSH S-転移酵素のようなNrf2反応性遺伝子の活性化による[58,59]。

セレンは感染の結果に影響しうる。セレン欠乏マウスでのコクサッキーB3の病原性の増加は後述する。

ヒトと動物における欠乏

セレンとビタミンEの欠乏症が組み合わさると，ラットとブタでは肝壊死，ニワトリでは滲出性素因症，ヒツジとウシでは白筋症が起こる[1]。ビタミンE摂取が十分で，セレン摂取が不足している食事をしている動物では，セレン欠乏に起因した徴候として，二世代にわたり不十分なセレンの食事下に置かれたラットの生殖障害や，極端にセレンが欠乏したアミノ酸ベースの食事下に置かれたヒナの膵臓変性と同様に，体毛喪失と成長遅延が見られた。セレンおよびビタミンEが欠乏した食事下のげっ歯類は成長が不良で，壊死を起こし1ヵ月以内に死亡した[2]。二世代にわたるセレン欠乏のラットでは，セレンが十分に与えられている同腹仔と比べて成長は不良であるが[60]，母親のセレン摂取の改善，食事の改良および病気のない状態では（「克山病」の項内コクサッキーウイルスに関する記述参照），セレン欠乏の食事下においても，成長の遅滞や顕性の病気を示さない[47]。

▶克山病

克山病とセレンの関係については，1979年に中国の科学者が初めて英語で記述した。克山病は中国の北東部から南西部にかけての子どもと若い女性に起こる風土性の心筋症である[4]。急性型では心機能不全が突然発症するのに対し，慢性型の患者は心機能不全の程度により，中等～重度の心拡大を示す。組織病理学的特徴は心筋の多病巣壊死と線維症である。100万人以上を対象とした一連の介入実験は，セレンの補充による予防作用を示している[61]。しかし，いったん起こってしまうとセレン補充では心不全を改善することができない。この風土病の地域に住む人たちは，ビタミンEの不十分な摂取状態も見られ，その他の栄養不足（例：タンパク質）も加わって，病状を悪化させているとも考えられる。それにもかかわらず，セレン欠乏は克山病を発症させる基本的根底にあると考えられる。なお，中国の経済と生活状況の改善により，克山病は見られなくなった[14]。

例えば季節変動など，克山病のある特徴はセレン摂取状況だけでは説明されなかったため，ウイルスなどの心臓毒物質の関与が考えられた。Beckは[62]，コクサッキーウイルスB3の心筋炎誘発株（CVB3/20）が通常のマウスよりもセレン欠乏マウスで，より心障害を生じさせやすいことを報告した。なお，コクサッキーウイルスB3（CVB3/0）の良性（非心筋炎誘発）株を正常マウスに感染させても心障害は生じない。一方，セレン不足マウスに感染させた場合には中程度の心障害がみとめられる。もともと良性の

CVB3/0に感染したセレン欠乏マウスから分離されたウイルスを生理的に通常のマウスに接種した時，心臓毒性を保持していた。この結果は，無毒性ウイルスが遺伝子変異によって感染性の強い株に変わったことを示す。類似した現象はインフルエンザウイルスでも起こりうる。つまり，実験動物におけるビタミンE欠乏や鉄の過剰供給，ヒトでの栄養不足など，栄養状態の不均衡にともない起こる[63]。これらの結果は，食事誘発性の突然変異がRNAウイルスやその疾患において一般的である可能性を示唆している[62,63]。

▶カシン-ベック病

カシン-ベック（Kashin-Beck）病は，低セレン摂取状況と関係している中国のもう1つの風土病である[64]。これは思春期直前または青年期における骨関節炎で，軟骨細胞の壊死変性を伴い，これらの軟骨異常により小人症と関節の変形を生じる。セレン欠乏の他に，多くの要因（例：穀物中のマイコトキシン，ミネラルのアンバランス，飲料水中の有機汚染物質）が関与する。セレン投与によるカシン-ベック病患者の臨床条件を改善する試みは成功していない。しかし，セレン欠乏が本疾患の進展に関与する可能性は残されている[64]。

▶癌

セレンの生物学上重大な未解決問題は，セレンがヒトの癌防止に有益かどうかということである。低セレン摂取状態と癌の発病率増加の関連を示す疫学的エビデンスには矛盾が見られ[65,66]，多くの場合，後に癌を発症した患者と対照者との間で見られるわずかな血漿セレン濃度の差によっているにすぎない[67]。いくつかの動物実験により，高セレン摂取は特定の化学物質もしくはウイルスにより誘発された癌の発症を防ぐことが示されたが[66]，げっ歯類のモデルではセレン自体が腫瘍形成を刺激するという例もある[68]。

ヒトの栄養的介入研究は，セレン補充が癌に対して有益な影響がある可能性を示唆している。例えば，中国の地方都市に住む不十分な栄養状態にある約3万人を対象とした研究は，セレン，ビタミンE，βカロテンを含むサプリメントを与えることによって全体的な癌死亡率が13％減少することを示した[69]。しかしこれらの結果は，より栄養状態の良い西洋人にそのまま適用することはできない。

アメリカでは，栄養による癌予防試験（Nutritional Prevention of Cancer Trial：NPCT）において，ヒトの非メラノーマ性皮膚癌の再発に関してセレンを酵母として1日200 μg補充した際の影響が検討された[70]。合計1,312人の男女を対象に，多施設，二重盲検，無作為，プラセボを用いた制御下でこの研究は行われた。セレン補充の影響は皮膚癌の発症抑制には効果がみとめられなかった。しかし，いくつかの第二のエンドポイントにおいて，総癌発症率では37％の減少，結腸癌発症率では58％の減少，肺癌発症率では46％の減少，総癌死亡率では50％の減少，プラセボを摂取している男性に比して6.5年セレンを摂取している男性の前立腺癌の新規発症率では63％の減少がみとめられた[70]。この研究により，疾病防御における高用量のセレン補充に興味が抱かれるようになった。

この結果報告は[70]，血漿セレン濃度基礎値が前立腺癌に関してのセレン補充の効果を予測できる追跡調査研究などの再分析につながった[71]。血漿セレン濃度が下位2つの三分位値（1.56 μmol/L未満）の人の前立腺癌の発症率は統計学的に有意に低値を示した。一方，上位三分位値の人がすべての癌発症率において統計的には有意ではないが20％の上昇をみとめた[72]。同様の結果は肺癌においてもみとめられる[73]。高セレン酵母補充を行った12年間にわたる完全盲検の報告では，セレン酵母を補充されたグループはプラセボを投与されたグループよりも皮膚の扁平上皮癌発症率が高いことが示されている[74]。全期間の解析では，セレン補充グループはプラセボ投与グループと比べて有意に高い糖尿病発症率（ハザード比1.55）がみとめられ，基礎血漿セレン値の上位三分位値の人においては，セレン補充グループはプラセボ投与グループの2.7倍の有意なハザード比を有することが示された[75]。

さらに近年では，セレンおよびビタミンEの癌予防試験（Selenium and Vitamin E Cancer Prevention Trial：SELECT）において，L-セレノメチオニンとして200 μgのセレンと，400 mgのDL-酢酸トコフェノールの両者あるいは片方を含む錠剤，あるいはプラセボの錠剤を服用する35,534人が登録された。しかし，独立モニタリング委員会が，セレンとビタミンEの一方あるいは両者を平均5年摂取しても前立腺癌を防げなかったことをみとめたこと，および1種類のサプリメントのみを摂取し続けることによって生じる副作用のため，2008年に中止された[76]。これらの2つの試験の差異の理由は不明であるが，2つの集団の最初のセレンの状況，あるいはセレンの補充形態（セレンを多く含む酵母とセレノメチオニンの関係）が関与していると考えられる。

初期の研究では同様にセレン摂取と乳癌の間に逆の関連が示唆されたが，後に行われた組織セレンと乳癌発症率についての症例対照前向き試験では，セレンの防御作用のエビデンスはみとめられなかった[77]。最終的に，67の介入研究で，すべての癌の死亡率において，セレンの補充は陽性あるいは陰性いずれにも有意な影響がないことがわかった[78]。この結果はセレン補充が万能薬でないことを示している。前述の結果を考えると，アメリカ人に必要以上のセレンの補充を推奨することに慎重である前に，セレンが癌の化学予防薬として作用するか，もしくはアメリカ人の健康に良好な影響を与えるかを明確にする研究が必要である。

栄養状態の評価

セレン摂取状況は食事と生化学的手法により評価することができる。セレン欠乏と関係している既知の身体的徴候はない。

▶分析的評価

希釈や直前の食事のセレン含有量によって影響を受けるので，随時尿の試料はセレン摂取を評価する際にほとんど役立たない[79]。血中セレン濃度は国によって大きく異なるが，定常状態で評価すると，血中セレン濃度は食事による摂取量とセレンの栄養状態を反映すると考えられる[80]。NHANES Ⅲによると，アメリカでは1988～1994年において，成人（19～50歳）の血清セレン値の1パーセンタイルと99パーセンタイルは，それぞれ1.23 μmol/Lおよび2.05

μmol/L である。一方，0.10 μmol/L と 95.0 μmol/L という極端な数値が，それぞれ克山病と風土性セレン中毒に侵された中国の地域で報告された[81]。

全血中濃度よりも急速にセレン補充に反応する血漿（または血清）セレン濃度は，セレン摂取状況を知る上で最も一般的に用いられる指標である。NHANES Ⅲによると，1988～1994 年において成人（19～50 歳）男女の血清セレンの中央値は，それぞれ 1.59 μmol/L および 1.54 μmol/L である[7]。男性における 25%値と 75%値は 1.49 μmol/L，1.70 μmol/L で，女性では 1.44 μmol/L と 1.65 μmol/L である。ニュージーランドの南島に住む健康な人では 0.63 μmol/L より少ない状態が見られることもめずらしくない[82]。血清セレン濃度は出生後すぐに減少し，それから徐々に成人値にまで増加する[79]。

血液または血液分画の総セレン量の決定は，血液でのセレンの種分化に関する情報を示すものではない[18]。セレンの区分化は血中セレン濃度の解釈に影響する（**図 14.6**）。セレノメチオニンはホメオスタシスの影響を受けにくいので，セレノメチオニンに富んだ食事の摂取は血中セレン濃度を著しく上げる。多量のセレノメチオニンが供給された場合は，血清セレン値は動物の骨格筋でのセレンの蓄積を反映しない[83]。なお，セレンの摂取状況を調べるにあたっては，髪に含まれるセレンの量をもって評価する方法が中国でとられたこともあったが[61]，この方法はセレンを含んでいるシャンプーを使っている西ヨーロッパ諸国では有効でない。また，足の爪に含まれるセレンがセレン摂取の有効な非侵襲的指標として提案されているが，少なくともラットでは，体毛と爪のセレン濃度は摂取されるセレンの形と食事中のメチオニン含有量により影響を受けることがわかっている[83]。

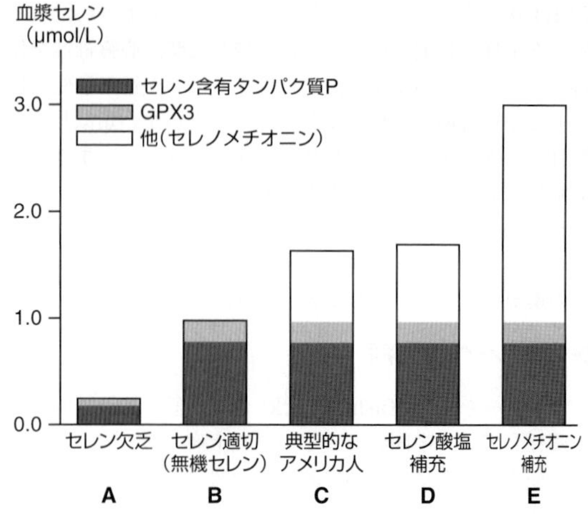

図 14.6 血漿タンパク質中のセレンプール。血漿中の 2 つのセレン含有タンパク質は，グルタチオンペルオキシダーゼ（GPX3）とセレン含有タンパク質 P である。セレノメチオニンはメチオニンプールに分布しており，大部分のタンパク質においてこのような形で存在する。これらの 3 つのプールは，95%以上の血漿セレンを形成する。図中のバー A は，中国における克山病罹患地での血漿濃度を表している。バー B は，無機セレンのみの摂取によりセレン摂取が十分な人，つまりセレノメチオニンの形でセレン摂取がない人の血漿濃度を示している。バー C は，セレノメチオニンの形でセレンの推奨量よりも多く摂取した人の血漿濃度を示している。バー D は，1 ヵ月間セレン酸塩として 400 μg/日のセレンサプリメントを摂取した後の C の人の血漿濃度を示している。バー E は，1 ヵ月間セレノメチオニンとして 400 μg/日のセレンサプリメントを摂取した後の C の人の血漿濃度を示している。セレン欠乏の人は，セレン含有タンパク質とセレンが正常値以下である。セレンが十分な人はすべて，セレン含有タンパク質濃度が同じ程度である。セレンが十分な人の血漿セレン濃度は，セレノメチオニンの摂取量に依存する。

食品成分表から食事でのセレン摂取量を計算して，セレン摂取状況を評価することもできるが，食品中のセレン含有量が広い範囲にあるため正確な方法ではない[14]。問題となっている食事に対してのデータベースが適用できない限り，最も安全な方法は食品を直接化学分析することである。それにもかかわらず，適当なデータベースが利用できるのならば，計算値と分析されたセレン摂取間の相応な一致を得ることができる[84]。

▶生化学評価

血漿 SEPP1 や GPX（**図 14.5**）のようなセレン含有タンパク質の測定は，セレンの栄養状態を評価することに役立つ。しかし，セレンの必要量が満たされた後は，そのどちらの数値も上昇しない。その値を超えると数値は横ばいになり，セレン摂取状態が十分なことを示す以外に意味はない。十分量のセレンをセレノメチオニンとして与えると（**図 14.6**），血漿セレン値は上がり続ける。このように，血漿 GPX 活性や SEPP1 濃度が正常，あるいは血漿セレン濃度が 1 μmol/L 以上ならば，十分なセレンの栄養状態と受け取ることができる。なお，高血漿セレン濃度は通常，セレノメチオニン摂取量に対応する。

必要量と推奨量

1980 年，米国学術研究会議（National Research Council：NRC）は，成人における安全かつ十分な 1 日の食事からのセレン摂取量を 50～200 μg と推定した[85]。この推奨量は，当時ヒトのデータがほとんど利用できなかったため，主に動物実験の結果に基づいて決められた。

ホメオスタシス機構により広範囲のセレン摂取に対してバランスがとられているため，バランス研究はヒトのセレンの必要量を確立するのには有効でない。国際的なバランスデータ[67]と代謝病棟における注意深いバランス研究[86]によると，ヒトは広い範囲の摂食量に対してセレンのバランスを維持している。もう 1 つの方法は，ヒトのセレン欠乏が見られる地域と見られない地域，すなわち克山病が見られる地域と見られない地域において食事調査を行うことである。この調査により，男性では少なくとも 19 μg/日，女性では少なくとも 13 μg/日のセレンを摂取している地域では，克山病が存在しないことがわかった[87]。これらの数値はセレンの最小限の食事必要量と考えることができる。

ヒトのセレン必要量は，セレン含有酵素である GPX の活性を最大にする上で必要な食事中のセレン摂取量を決定することでも推定された。これらの研究では，中国のセレン低摂取状態の男性（克山病が見られる地域の居住者）の食事が，セレノメチオニンの段階的な服用によって補われた。血漿 GPX 活性は，数ヵ月以上にわたってセレンを 30 μg/日以上補充した人で最大値を示す傾向がある。この補充量に習慣的な食事摂取量（11 μg/日）を加えた 41 μg/日が，酵素活性のプラトーを生じる最低量となる。体重と安全係数を掛け合わせて得られた数値は，1989年の米国学術研究会議の男性と女性それぞれの70，55 μg/日という推奨量をもとにしている[6]。

▶推奨量

北アメリカの住民は，アメリカの典型的な混食である食事によってセレン推奨量（RDA）を簡単に達成できると考えられたが，低セレン土壌の地域に住んでいる人はその摂取量を達成することが困難であった（「食事に関する考察」の項参照）。そのため，WHOの専門家の諮問グループは，アメリカで設けられたRDAよりかなり低いセレンの食事摂取基準を設定した[8]。さらに，WHOは克山病を基本とした最小の食事必要量から，2段階の平均摂取推奨量（基本と規範的な）システムを用いて，男性と女性それぞれに21 μg/日，16 μg/日と基礎必要量を明記した。さらに，血漿GPXの最大活性の2/3を達成する上で必要なセレンの摂取量を示した中国の血漿セレンデータをもとにして，WHOの諮問グループは男性と女性の基準必要量をそれぞれ40 μg/日，30 μg/日と定めた。最大限のGPX活性の2/3を用いるという判断は，「血球細胞においてGPX活性が正常の1/4以下に低下した時だけ，過酸化水素を分解する血球細胞の能力の異常がみとめられる」という結果に基づいている[8]。

2000年には米国医学研究所が[7]，中国で実施された1つの介入試験，およびニュージーランドで実施された2つの介入試験をもとにして食事摂取基準（dietary reference intake：DRI）を発表した。このDRIでは，血漿GPX活性を最大にする上で必要な食事中のセレン量に基づき，それぞれ52 μg/日，38 μg/日という推定平均必要量（estimated average requirement：EAR）が示された。2つのEARの平均である45 μg/日をもとに，個人差を考えて1.2倍した55 μg/日をRDAとした（**表14.2**）。妊娠可能年齢の女性は克山病になりやすい傾向があるため，RDAは体格は小さくても55 μg/日に保たれた。子どもや若者についてはEARを求めるデータがなかったため，RDAは代謝を考慮した体の大きさと成長を考慮して青年期の数値を下方修正した。

高齢者および青年ではセレンの必要量が類似しており，年齢を重ねてもセレンの吸収や利用にほとんど影響しない。したがって，高齢者のRDAは青年期のものと同じとされた。乳児においては，RDAの確立は「食事摂取量に反応を示すセレン摂取における機能上の基準が証明されていない」ので[7]，生後6ヵ月と次の6ヵ月間でのセレンの目安量（adequate intake：AI）は，それぞれ15 μg/日，20 μg/日であった。これは主に母乳からの平均セレン摂取量に基づいている。そして，妊娠期と授乳期の間のセレンのRDAは，それぞれ胎児に必要なセレンの量（4 μg/日）または母乳に失われるセレンの量（14 μg/日）を非妊娠，非授乳の女性のEARに加えることで計算された。

近年の2つの研究が，セレンのRDAの精度を高くするのに役立つと考えられている。1つ目の研究は中国で120人のセレン欠乏者（セレンの平均食事摂取量が10 μg/日）を対象に行われた。対象者には亜セレン酸塩あるいはセレノメチオニンとして，錠剤で1日あたり13～66 μgのセレンが段階的に20週にわたり補充された。血漿GPX3活性はセレノメチオニン補充では1日あたり37 μgのセレンで，

表14.2 セレンの推奨量と耐容上限量（μg/日）[a]

	年齢（歳）	所要量（推奨摂取量）（RDA）[b]	耐容上限量（UL）[b]
乳児	0.0～0.5	15	45
	0.5～1.0	20	60
小児	1～3	20	90
	4～8	30	150
	9～13	40	280
青年	14～18	55	400
成人	19～30	55	400
	31～50	55	400
	51＋	55	400
妊婦		60	400
授乳婦		70	400

[a] 1 μg セレン＝0.0127 μmol。
[b] 推奨量と耐容上限量は，妊娠，授乳時を除くと，男性および女性に適用される。摂取値は，乳児の摂取値を除き推奨量である。
(From Food and Nutrition Board. Dietary Reference Intakes for Vitamin C, Vitamin E, Selenium and Carotenoids. Washington, DC: National Academy Press, 2000, with permission.)

亜セレン酸塩補充では66 μgのセレンでプラトーに達した。しかしセレンのどちらの形でもSEPP1値はプラトーに達しなかった[88]。2つ目の研究は高用量のセレンを用いて長期間実施された。研究では，98人のセレン欠乏者（セレンの平均食事摂取量が14 μg/日）にセレノメチオニンとして錠剤で，1日あたり21～125 μgのセレンが段階的に40週にわたり補充された。長期の観察にて，GPX3活性は1日あたり21 μgのセレンで，SEPP1は1日あたり49 μgのセレンで最適化された。1日あたり14 μgのセレンの食事摂取量を含めると，1日あたりの総セレン摂取量は，それぞれ35 μg，63 μgとなる[89]。これらの結果は，ヒトにおけるセレンの状況や必要量の評価において，血漿SEPP1値は血漿GPX3値よりも堅実なバイオマーカーであることを示している。アメリカ人と中国人の体格の差を考慮し，不確実さのために現在のRDAと同様に調整すると[7]，成人のセレンRDAは1日あたり75 μgほどである。一方，それほどセレン欠乏が見られない集団[90]を対象とした研究では，推定必要量は少なかった。このことから，極端なセレン欠乏者に過剰にセレンを投与して得られた値は，アメリカ人がセレン状態を維持するのに必要な量をこえているとも予測される。

GPX1や他の数種のセレン含有タンパク質のmRNAレベルは，少なくともげっ歯類においてはセレンの状態で高度に調節されるため（**図14.5**），これらのmRNA転写物はセレン状態の評価に対する分子マーカーとして有用である可能性がある[47,91]。しかし，ヨーロッパ人にあてはめてもおそらくうまくいかないだろう。なぜならヨーロッパ人のセレン状態は，すでに反応曲線のプラトー領域に達しているからである[91,93]。

ヒトと動物における毒性

動物において慢性のセレンの毒性を引き起こす食事中のセレンの量は，4～5 μg/gである[1]。家畜において，慢性セレン中毒（アルカリ病）は，肝硬変，歩行困難，蹄の奇形，脱毛，衰弱という症状を示す[1]。長期にわたりセレンに曝

露された実験用ラットは，成長の低下と肝硬変を示す。セレン毒性のメカニズムはわかっておらず，セレンの毒性効果は適応と特定の食事因子によって修飾されることも予測される。セレンへの曝露過度を示す高感度で特徴的な生化学的検査は現在はない[14]。しかし，摂取形態がセレノメチオニンである場合は，血漿セレン濃度をセレン摂取量の指標として用いることができる（**図 14.6**）。

アメリカのセレン含有土壌地域で行われた公衆衛生調査では，セレン中毒に特有の徴候を確立することはできなかった[14]。中国から，ヒトで風土性のセレン中毒の発生が報告された。セレン中毒での最も一般的な症状としては，髪と爪の喪失があげられる。発症率が高い地域では皮膚，神経系，および歯の障害が観察された。また，生化学的分析により，セレン摂取が 750 μg/日を超えると赤血球セレンと血漿セレンに比率の変化が見られることが示された。さらに，910 μg/日以上の摂取でセレン中毒の症状（爪変化）が患者にみとめられ，血中セレン濃度は 13.3 μmol/L 以上を示した[14]。食事摂取量が 724 μg/日と高いサウスダコタ州やワイオミング州のセレンを含む牧場の住人では，セレンへの過度な曝露による症状または徴候は観察されなかった[94]。

アメリカでは，ヒトにおけるセレン中毒は，製造上の過失から発症したと報告されている。1984 年，セレンの量がラベル表示を 182 倍も上回った「健康食品」サプリメントを摂取した 13 人が確認された[95]。これらの人が 1 人あたり摂取したセレンの総量は，27〜2,387 mg であると推定されている。中毒の症状と徴候には，吐き気，下痢，いらつき，疲労，末梢性神経障害，脱毛，爪の変形があった。2008 年に，FDA は，健康食品サプリメントに副作用（脱毛，筋痙攣，下痢，関節痛，爪の変形，疲れやすさなどの症状）を示した 40 人以上の診断を行った。このサプリメントは 1 人前につきアメリカが提示している RDA の 700 倍以上のセレンを含むことがわかった[96]。

同様に，2009 年には，21 頭のポロ競技用のウマが，サプリメントを注射して数時間後に急性の大量の肺出血を起こし急死した。セレン，ビタミン B_{12}，カリウム，マグネシウムを含むこのサプリメントは筋肉の激しい運動から回復させるために，工業的につくられたものであった。しかし，このサプリメントはおそらく μg と mg の混同によって誤った量で生産されたため，接種すると通常に比べ血液中のセレン値は 10〜15 倍，肝臓のセレン含有量は 15〜20 倍という高値を示した[97]。

▶耐容上限量

その DRI の一部として，米国医学研究所は耐容上限量（tolerable upper intake level：UL）を「ほとんどすべての人で健康被害のリスクをもたらさないと思われる 1 日の栄養摂取量で最も高い量」と定義した[7]。セレンにおける成人の UL は，毒性の重要な終点として髪と爪のもろさと喪失に基づいている。UL を算出するにあたって，米国医学研究所の委員会は 1986 年に発症したセレン中毒から 1992 年に回復した 5 人の中国人より提供されたデータセットを用いた。セレン中毒の間，5 人は 913〜1,907 μg/日もセレンを消費していた（対応する血中セレン濃度から計算した）。6 年間の回復段階の間，同一人での平均セレン摂取量は 800 μg/日であった。中国の研究者は後の摂取量が最大無毒性量（no-observed-adverse-effect level：NOAEL）を表すと考え，そして実際に，800 μg/日が以下の公式に従って UL の計算に用いられた。

$$\mathrm{UL} = \mathrm{NOAEL/UF}$$

不確定因子（uncertain factor：UF）は，一般集団で観測されたデータから推定されたすべての不確定要素に関連する因子である。感受性を有する人を保護するために，2 という UF の値が，UL を計算する上で使われた。

$$\mathrm{UL} = 800/2 = 400\ \mu\mathrm{g}/\text{日}$$

米国医学研究所委員会は，乳児，子ども，青年の UL も算出した。7 μg/kg の NOAEL は，60 μg/L のセレンを含む母乳を飲んでいる乳児で有害作用がないことに基づいて確認された。そのような母乳を 0.78 L/日消費することにより，7 kg の乳児では平均 47 μg/日または 7 μg/kg/日のセレンの摂取となる。そしてこの 7 μg/kg/日のセレンの摂取は，体重で調節することにより青年期からのすべての年齢層の UL を算出するのに用いられた。高セレン状態ではあるが中毒ではない母から生まれた乳児においては，催奇形性またはセレン中毒の報告がないため，妊婦や授乳婦の UL は非妊娠や非授乳の女性と同一に決められた。

高セレン状態に対して適当なバイオマーカーがないことや，過剰なセレンの補充が有効か否か未解決であるため，今後高セレン状態のバイオマーカーを同定する研究がさらに必要である。まだ未同定の分子バイオマーカーや生化学的バイオマーカーは，個別化されたセレン状態の評価や，過剰なセレン補充によって利益を受ける人と逆に副作用を受ける人との鑑別に有用である可能性がある[91]。

セレン関連遺伝学と病気

セレン含有タンパク質の研究で，*SEPP1* 遺伝子の変異のようなセレン欠乏を起こす遺伝的要因がヒトにおいて見つかる可能性[26]や，げっ歯類での研究と同様に過剰量のセレンを補充することにより治療される可能性がある。また，SEPN1 関連ミオパチー[53]のような他のセレン含有タンパク質遺伝子やセレン代謝に重要な遺伝子の先天性異常が同定される可能性もある。加えて，セレン含有タンパク質遺伝子の単一塩基多型の研究では，セレン含有タンパク質の単一塩基多型がセレン含有タンパク質のバイオマーカーの差を顕在化したり，癌のリスクの差と関連するという報告もある[98〜100]。将来同様な研究が遺伝学とセレンの状態の関連に関する知識を増大したり，関連したヒトの疾患の治療に関して，食事あるいは別の方法で選択肢を同定できる可能性もある。

（Roger A. Sunde／吉本勝彦 訳）

15 マンガン

歴史，化学的性質，生化学

マンガン（Mn）は，1774年に二酸化マンガンを炭素で還元することで初めて単離された。Mnが動物の組織の構成要素として初めて発見されたのは1913年だが，（動物の）Mn欠乏状態について記載されたのはようやく1931年のことだった[1~3]。Mnは硬くて脆い金属である。酸化状態は−3から+7までの範囲があり，最も安定する原子価は+2であるが，最も多量に存在するのは+4である。Mn^{2+}は人体に吸収される唯一の形態であり，血漿中では時間経過とともに酸化して，酸化状態であるMn^{3+}になる。人体にはMnがおよそ10～20 mg含まれており，そのうち25～40%が骨に存在し，1日に5～8 mgが代謝回転する。Mnの生物学的半減期はおよそ12～40日間である[4]。

▶関連する酵素群

Mnは，金属酵素であるスーパーオキシドジスムターゼ（superoxide dismutase：SOD），キサンチンオキシダーゼ，アルギナーゼ，ガラクトシルトランスフェラーゼ，ピルビン酸カルボキシラーゼの補因子として必須である[5]。Mnはこれら金属酵素構成要素として，また酵素活性化因子として機能する。Mn欠乏動物ではSOD活性が抑制される[6]。SODは，放射線，化学物質，紫外線による損傷といった抗酸化過程に対して細胞を守る働きをする。オルニチン回路を通じた窒素代謝においては，アルギナーゼに結合したMnが特に重要である[7]。これはL-アルギニンを尿素とL-オルニチンに加水分解する。ラットでは，アルギナーゼが減少すると血漿中のアンモニアの量が増える[8]。ピルビン酸カルボキシラーゼは糖新生に関与しているが，新生児を除き，Mnが欠乏してもその活性に大きな影響はないとされている[6,9]。さらにMnは，種々のデカルボキシラーゼ，グルタミンシンテターゼ，ヒドロラーゼ，キナーゼ，グリコシルトランスフェラーゼのようなトランスフェラーゼなど数多くの酵素を活性化する。グリコシルトランスフェラーゼは，多糖類生合成に関与する[10]。ガラクトシルトランスフェラーゼの活性の抑制は，Mn欠乏動物に見られるような結合組織欠損を引き起こすと考えられている[11]。Mnによるこうした酵素の活性化は，Mnがタンパク質に結合することでタンパク質の高次構造を変化させ，アデノシン三リン酸（ATP）などの基質と結合させることで成り立っていると思われる。これらの酵素のうちグリコシルトランスフェラーゼを除く大部分においてMnは必須ではなく，その他の金属でも活性化が可能である。したがって，少なくとも非霊長類動物においては，Mn欠乏により軟骨形成が不完全になりうる。

食事からのマンガンについての考察

食事中のMnは主に，全粒穀物，豆類，ナッツ類，コーヒー，茶に含まれる。1982年のフランスの1万世帯を対象にした調査によれば，総カロリーが2,000 kcal/日（8,360 kJ/日）になるように食品を購入した場合の平均Mn摂取量は2 mg/日だった[12]。アメリカ，カナダ，ニュージーランドにおける別の食物調査では，摂取量は2.0～4.7 mg/日であり，ベジタリアンのほうが有意に摂取量が多かった[13]。ベジタリアン食での平均摂取量は2～6 mg/日の範囲で，最大で11 mg/日であった[13]。

経口摂取する成人向けの栄養配合調整乳に含まれるMnの量は，237 mLあたり0.7～1.2 mgの範囲である[14,15]。実際の濃度が，ラベル表示されている値とは異なっている場合がある[16]。イリノイ州シャンペーン-アーバナ地区の授乳中の女性24人から採取した116の母乳サンプルの研究によれば，Mn濃度の範囲は1.9～27.5 μg/L（0.03～0.50 μmol/L），平均は4.9±3.9 μg/L（0.09±0.07 μmol/L）であり，乳児の消費量はおよそ0.4 μg/kg/日だった[17]。主に牛乳からつくられた乳児用人工乳には30～75 μg/L（0.54～1.35 μmol/L），豆乳を主体にした人工乳ではおよそ100～300 μg/L（1.8～5.4 μmol/L）のMnが含まれている[18]。牛乳には母乳よりもMnがずっと多く含まれている[19]。成人を対象にした調査のほとんどにおいて，Mnバランスを正に維持するためには2～5 mg/日の摂取量で十分であるが，個人差が激しいことが示されている。例えば，男性は女性に比べてMn吸収が少ないが，体内での保持期間が長い[20]。

米国医学研究所食品栄養局のMnの食事摂取基準を，**表15.1**に示す。基準リストからは，定量生化学のデータをもとにしたデータがないことは明らかである。推奨量（recommended dietary allowance：RDA）を出すには利用できるデータが不十分であったので，Mnでは目安量（adequate intake：AI）が示された。乳児のAI値は，母乳からのMnの平均摂取量に該当する。成人のAI値は，米国食品医薬品局（FDA）のトータルダイエットスタディで報告された平均摂取量をもとに設定された。栄養補助食品によるMn補充の必要性に関する報告はないが，Mnサプリメントの吸収は，空腹時のほうがはるかに大きい[15]。耐容上限量（tolerable upper intake level：UL）については本章で後述する。食事中のMnが約5%しか吸収されないとしたら，通常の食事摂取からの毒性はまれである[16,17]。

▶静脈栄養

静脈栄養（parenteral nutrition：PN）が必要な患者の場合には，米国静脈・経腸栄養学会が成人には0.06～0.1 mg/日を，小児には年齢に応じて0.001～0.150 mg/kgを推奨

表 15.1 ライフステージ別のマンガンの基準と食事摂取基準

ライフステージ	基準	目安量（mg/日）[a] 男性	女性
0〜6ヵ月	母乳からの平均の Mn 摂取	0.003	0.003
7〜12ヵ月	成人の AI からの外挿	0.6	0.6
1〜3歳	FDA トータルダイエットスタディからの Mn 摂取の中央値	1.2	1.2
4〜8歳	FDA トータルダイエットスタディからの Mn 摂取の中央値	1.5	1.5
9〜13歳	FDA トータルダイエットスタディからの Mn 摂取の中央値	1.9	1.6
14〜18歳	FDA トータルダイエットスタディからの Mn 摂取の中央値	2.2	1.6
19歳	FDA トータルダイエットスタディからの Mn 摂取の中央値	2.3	1.8
妊娠			
14〜18歳	体重に基づく思春期女性の AI の外挿値		2.0
19〜50歳	体重に基づく成人女性の AI の外挿値		2.0
授乳			
14〜18歳	FDA トータルダイエットスタディからの Mn 摂取の中央値		2.6
19〜50歳	FDA トータルダイエットスタディからの Mn 摂取の中央値		2.6

FDA：米国食品医薬品局。
[a] 目安量（AI）：成長速度や循環している栄養素の通常量，あるいは他の健康指標のような栄養状態を維持するのに必要な摂取量を実験的に計算した値である。目安量は推定平均必要量を算出するために必要な科学的根拠が乏しい時に使用される。母乳を摂取している健常な乳幼児の目安量は，平均摂取量を示している。また，目安量は推奨摂取量と同義ではない。
(Reproduced with permission from Food and Nutrition Board, Institute of Medicine. Dietary Reference Intakes for Vitamin A, Vitamin K, Arsenic, Boron,Chromium, Copper, Iodine, Iron, Manganese, Molybdenum, Nickel, Silicon, Vanadium, and Zinc. Washington, DC: National Academy Press, 2001.)

している[18]。PN 成分に混入は少なく（<3〜20 μg/日），それゆえ PN のほぼすべての Mn は多種類の微量金属製剤の添加に由来する[19〜24]。しかし想定される必要量の下限では，1日の必要量の1/3程度が混入物から供給されることもありうる。長期 PN を受けている患者における様々な Mn 濃度のデータによれば，60〜120 μg/日（1.5〜3.0 μg/kg）で血中濃度が適切に維持できることが示された[25]。しかし，Mn の補充がない場合でも，PN を受けている患者における欠乏症の明確な記載がこれまでにないことから，Mn の補充は必要ないかもしれない。Mn の補充は，胆道閉塞や胆汁うっ滞性黄疸がある場合は，Mn の排泄量が減って組織内に蓄積するので中止しなければならない（後述の「毒性」の考察参照）。

▶栄養素間の相互作用

大用量の Mn（AI の4〜8倍）が加わると，鉄の吸収はおよそ1/3に減少する[26]。Mn の補充は鉄欠乏動物において鉄吸収を減少させるが，ヒトではこの効果は証明されていない[27]。研究者は，Mn の吸収は鉄が十分にある場合は増強され，鉄が欠乏している場合は減少することを示唆している[28]。したがって，Mn は腸管の鉄輸送系に認識されている可能性があり，鉄吸収を調節する因子が Mn 吸収も調節しているのかもしれない。Mn の摂取が他の栄養素，金属，薬物の吸収に影響する状況は，他には知られていない。母乳にカルシウム（Ca）を添加したり，食事のフィチン酸を強化したりすると，Mn の吸収が減少することが示されている[29,30]。

Mn は胆汁中に排泄されるため[31]，1日必要量を定めるのに収支バランス研究はさほど有用ではない。それゆえに，ほとんどの吸収推定値は，^{54}Mn を投与して10〜30日後に測定した全身の貯留量に基づいたものである。

吸収，輸送，排泄

食事中の Mn は，拡散とおそらくはすぐに飽和する能動輸送で吸収される[32,33]。食事中の Mn のおよそ6〜16%（平均9%）が吸収され，貯留半減期は8〜33日間である[19,34,35]。Mena[36]によれば，10日齢の未熟児における貯留率は15.4%だが，満期産の新生児では8.0%しかなく，成人では1.0〜3.0%である。母乳からの吸収率は牛乳主体または豆乳主体の人工乳よりも優れており，これは，母乳では Mn 濃度が低いか Mn とラクトフェリンの結合が増大すること，牛乳にはカルシウム量が多いこと，豆乳由来の人工乳ではフィチン酸がかなり多量に含まれていることが関係していると考えられている[37,38]。Mn の吸収に影響することが知られている食物は，アスコルビン酸も含め，他には知られていない。

ホメオスタシス（恒常性）維持のしくみが腸管吸収を制御しており，曝露量が大きい時は吸収量が少なくなる[39]。しかし，吸収を行う細胞内メカニズムと吸収を制御するメカニズムの実態は解明されていない。Mn の吸収はヘモクロマトーシス患者[34]と，鉄欠乏症の患者[36]で亢進する。カルシウムが大量に負荷されている状況では Mn 吸収が減少する[40]。硫酸マンガンが最も溶解度の高い塩なので，ほとんどの栄養サプリメントにはこの形で含まれている[41]。Mn は門脈循環に吸収されると，遊離体または主にトランスフェリンに結合した結合体のいずれかの形で存在する[42]。さらにその他にも，量は少ないが α_2-マクログロブリン[43,44]とアルブミン[45]と結合する。以上の3種類の結合物は肝臓で迅速に取り込まれる。

血清では，Mn は主にトランスフェリン[44]と，α_2-マクログロブリン[46]に結合した形で存在するが，少なくともトランスフェリンへの結合は肝外組織への取込みにおいて必須ではないと考えられている[47]。二価の Mn は赤血球の内部でしっかりと結合している。Mn が肝外組織に輸送されてそこで取り込まれるメカニズムはいまだ明らかにされていないが，おそらく，エンドソーム顆粒へのインターナリゼーションと，電位依存性カルシウムチャネルが関与していると考えられている[48]。Mn は血液脳関門を担体輸送で通過するが，その担体はまだ明らかになっていない[49,50]。いくつかのエビデンスから，主要な輸送担体タンパク質は二価金属輸送体 1（divalent metal transporter-1：DMT1）であることが示唆されている[51]。しかし，他のものを示唆している報告もある[52]。Crossgrove と Yokel[53]は，ストア作動性 Ca チャネルが主に Mn の血液脳関門の輸送に関与していることを示唆した。時間の経過とともに，血漿中の Mn^{2+} は，おそらくはセルロプラスミンによって[46]酸化して Mn^{3+} になり[54,55]，これもトランスフェリンに結合する[46]。トランスフェリンは組織内蓄積の一部分と考えられる[55]。Mn が酸化すると，トランスフェリンに対していっそう強力に結合するようになる[46]。新しいデータは，マンガン取込みにおいて亜鉛輸送体 ZIP8（SLC39a8）と ZIP14（SLC39a14）[56,57]の役割の可能性を示唆している（11 章参照）。これらの輸送過程と他の二価および三価の金属イオンとマンガンイオンの競合について，**図 15.1** に模式的に示す。

三価の Mn は輸送され，トランスフェリン，アルブミン，β(1)-グロブリンのトランスマンガニンに結合する[58]。そして肝臓，膵臓，腎臓で取り込まれるが，Mn^{3+} が骨以外の組織に貯蔵されるかどうかは明らかになっていない。全身には推定で 10～20 mg の Mn があり，そのうち 25％が骨に存在する[59]。ミトコンドリアの数と色素構造が豊富で，代謝が活発な組織は Mn の濃度が高いようである[6]。動物実験によれば，その後の Mn は濃度勾配に逆らって胆汁中に排出されることが示されている[60]。

排泄は主に胆汁を通じて行われ，そのほとんど全部が糞便として排泄される[31]。Mn を静脈内に注射したラットの実験によれば，胆道系に排出される Mn のうちおよそ 11％が腸管で再吸収されるが，ある程度の種間差があるようである。しかし，静脈内に注射した ^{54}Mn のうち，注射から 10 分後に血中に存在していたのはわずか 1％にすぎなかった[61]。この知見は，Mn が腸肝循環しており，必ずしも全部が胆道系を通じて排泄されているのではないことを示している[62]。尿中に排泄される Mn はごく微量であり，尿への排泄量は食事からの摂取量とは相関しない[58]。

分析方法

フレーム原子吸光分析は生物試料の Mn の定量方法として認知されているが，Mn 濃度が低い場合にはグラファイトファーネス原子吸光分析のほうが適している[31]。誘導結合プラズマ質量分析も利用できるが，この手法はずっと高価である[19]。全血中の濃度は現在の曝露量を反映しており，慢性毒性や欠乏を反映しない[63]。原子吸光分析で測定した全血中の濃度は 4～15 μg/L（73～274 nmol/L）であり，肝硬変があると増加する[64]。血清中の Mn 濃度は一般的にあまり有用ではなく，血清中の濃度が正常でも脳内濃度の亢進が起こりうる。また，血清中の濃度は，濃度が検出限界に達しているので，エラーの対象となる。さらにサンプルに溶血が少しでもあると，血漿と血清の Mn 濃度は

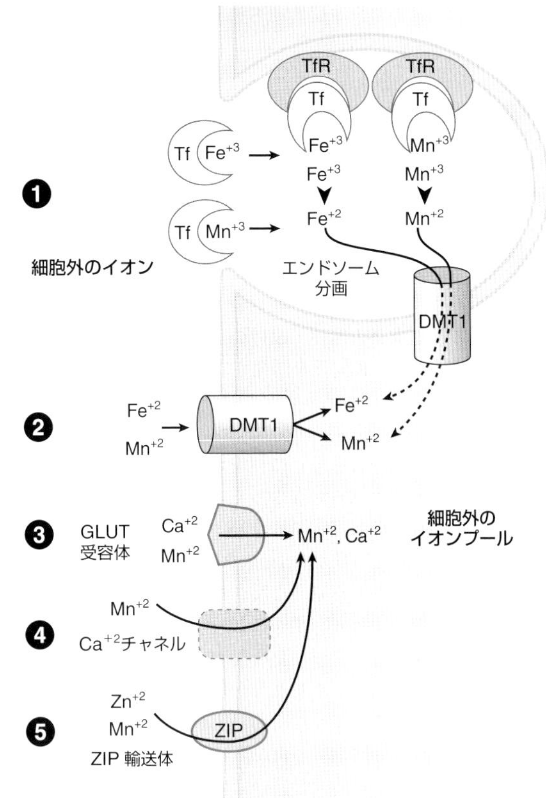

図 15.1　マンガン摂取の責任の様々な輸送機構。❶：トランスフェリン（Tf）-トランスフェリン受容体（TfR）を介する系。❷：二価金属輸送体 1（DMT1）を介する系。❸：グルタミン酸イオノトロピック受容体（GLUT 受容体）を介する系。❹：一般的にカルシウムイオンチャネルと見なされるチャネルを介する系。❺：亜鉛輸送体（ZIP/SLC39）ファミリーの二価金属輸送体を介する系。文献 44，46，48，51～53，56，57，115 を参照。

顕著に増大することがある。

赤血球内の Mn は全血中の Mn のうち 60～80％を占め，組織への貯蔵の良い指標になるので，赤血球 Mn を測定してもよい[65]。分析用に血液を採取する際には，使い捨てのスチール注射針に含まれる Mn で汚染される可能性があることを考慮しなければならない。エラー値は 80％にもなりうるとされている[66]。したがって，シリンジで最初に採血した分は捨ててから，分析用の血液を採取するとよい。ヘパリンも Mn に汚染している可能性があるので，抗凝固薬としては EDTA が望ましい。赤血球内の Mn 濃度は血清の 25 倍程度あるので，赤血球内 Mn の測定は，血清 Mn の場合ほど汚染の影響を強く受けない。分析の際に希釈する場合には，Mn に汚染した水を用いないように注意しなければならない[67]。真のブランクに達するためには，脱イオン，二重蒸留，再度の脱イオンの 3 段階からなる精製過程がすすめられる。また，塵埃から汚染する可能性があるので，分析装置は覆いをつけておく必要がある。

Mn は，金属原子レベルの 3D 軌道内の不対電子を有するので，MRI によって検出することができる[68]。脳の Mn 含有量は淡蒼球インデックス（前頭葉白質信号に対する淡蒼球における T1 信号の強度比）を用いて推定することができる[69]。この技術は，パーキンソン（Parkinson）病と

他の神経学的運動障害を区別するのを助けるために使用することができる。

欠乏症

▶ヒトの欠乏症

ヒトのMn欠乏症はあまり記載がない。ある代謝病の患者が0.34 mg/日のMnを17週間にわたって投与された医療事故があり，凝血の遅延，低コレステロール血症，体重減少，爪と髪の成長の鈍化，ひげの赤色化が現れた[70]。この患者は，ビタミンK欠乏を誘発する目的でビタミンKが含まれない実験食が与えられていた。食品中のMn濃度は，分析手法が今ほど高精度でなかった1970年代以前につくられた食品成分表をもとに判定され，汚染からくる追加のMnは考えに入れられなかった。残念ながら，血液中のMn量もMn喪失も測定されなかった。プロトロンビン時間は，ビタミンK用量が0.5 mgでは反応せず，10 mgの用量を筋内注射すると不完全な反応を示した。さらに，コレステロールの減少幅もわずかに20 mg/dLだった。プロトロンビン時間以外のこうした所見が，正常食を再び摂取するようになって改善したかどうかは報告されていない。最後に，この試験ではまったく同じ実験食を使ったにもかかわらず，上記の特性を現した患者は1人のみであり，凝血能はMnをいっさい補充していない標準食を提供すると改善した。

Mn欠乏症がいわれる症例としてもう1つ，抽象的な形式のみではあるが，TPN（完全静脈栄養）に依存した新生児の報告がある。この新生児は，血清Mn濃度が極めて低く，骨石灰化と骨脱灰化に異常が現れていた[71]。これらの異常は，Mn補充を特に量は決めずに4ヵ月にわたって行うと修正された。

さらにFriedmanら[72]が，研究として大学生男子7人にMn欠乏とされる食事を39日間与えた臨床所見と臨床検査所見を記載している。血清コレステロール濃度は低下したが，これら被検者が低コレステロール食を与えられるようになってから3週間後に最初の評価が行われたので，原因は不明確である。コレステロール濃度は低下したままだったが，試験の供食期間でのMn補充に続くMn枯渇期に水晶様汗疹皮膚炎が7人のうち5人に現れ，Mnを補充すると解消した。血漿，血清，全血のMn濃度は試験期間を通じて変化しなかった。Mn喪失の測定値と保持量の計算値（Mnは腸肝循環するために正確に測定することが難しい）をもとにMn最小必要量を計算すると，98.5～1,037.0 μg/日（平均743 μg/日）であった。

▶実験動物

非霊長類の様々な動物種において，Mn欠乏には骨異常[10,73]，運動失調[74]，繁殖力低下[75]，角膜変性[76]，インスリン再生障害などの炭水化物・脂質代謝などの異常が見られ[77]，血清の高比重リポタンパク質濃度が減少した[78~81]。

毒性

毒性の影響を受けるのは主に中枢神経系であり，チリの鉱山でMnを含む塵埃に曝露した坑夫がマンガン錯乱（locura manganica）を発症した1837年の記載が初めてである[82]。Mnに多量に職業的曝露する労働者は，最初は不眠，抑うつ，妄想を伴う躁状態を表し，続いて食欲不振，感情鈍麻，関節痛，無気力，頭痛，易刺激性，不活発になり，下肢の脱力が生じる。それから進行する歩行と平衡感覚の変化および振戦が現れ，そして基底核へのMn蓄積と一致したパーキンソン病様の症状が起こる（振戦と固縮も含む）。症状は改善することもあるが，完全には回復せず，Mn曝露から逃れても，そしてMRI上での所見が改善した後でも，進行が続く場合がある[83~85]。最近になって，ガソリンのオクタン価を上げるための鉛添加物の代替として用いられるメチルシクロペンタジエニルマンガントリカルボニルから排気ガスに放出されるMnによる空気伝播性Mn毒性の可能性が示唆されている。この物質はヨーロッパの一部とカナダで使用されている[86]。

Mnの蓄積場所は主に淡蒼球と視床下核領域だが，内包や白質にも蓄積する。Mn沈着は，脳のT1強調MRI像では信号亢進として観察される。しかし，こうした病変は硬化症や1型の神経線維腫症や，基底核石灰化の患者でも見られる。Mnは未知のメカニズムにより，ドーパミン性の神経伝達に影響するといわれている。研究者は，Mnがドーパミン受容体と結合し，そのためドーパミンの自動酸化が起こり，やがてドーパミンの枯渇とフリーラジカルの形成に至ると想定している[87]。しかし，Mnが強力な抗酸化物質として作用するという異なる意見もある[88]。これは，淡蒼球内γアミノ酪酸（GABA）-ドーパミン作動性ニューロンの変性に関連している[89,90]。Mnによって誘導されるアポトーシスは，毒性にも寄与しうるが[91,92]，アポトーシスマーカーの阻害によっても細胞毒性が妨げられないので，毒性が主な理由である可能性は低い[93]。

在宅でPNを受けている患者にMn中毒の可能性がある症例がいくつか報告されているが，すべての患者が症候性であったわけではない[94~97]。全血中の濃度はMRIでの淡蒼球の強度とT1値の両方に相関している[98]。1日あたりのMn用量が0.1 mgであっても，脳へのMn蓄積が発生することがある[24]。患者によっては，PN溶液からのMn補充を中止すると（ただし，汚染によるMnは存在していた），増強した淡蒼球の信号強度が消散したが，パーキンソン病様症状は薬物療法なしでは改善しないことも多かった[94,95]。その他の患者では，Mn中止後には振戦が改善し，全血中のMn濃度が低下した[99,100]。Mn吸収を制御しているホメオスタシス維持のしくみは，Mnが静脈に投与された場合にはあてはまらない。長期PNを必要とする患者にMn欠乏が起こるという確固としたエビデンスはないが，PNへの補充がすすめられている[101]。この補充は，PNの各種成分に不純物として含まれている分につけ加えるものである[102]。しかし，Mn蓄積と脳へのMn沈着がMn中毒の直接的な結果なのか，それとも，PNおよびPN関連肝疾患によって胆汁への排泄が減少したことによるものなのかは現在のところ，不明である[103]。

胆汁うっ滞性黄疸の患者では，全血中のMn濃度が有意に上昇することが報告されている[95~97]。PN関連肝疾患は，少なくとも一部はMn中毒に起因するということが想定されてきた。しかし肝疾患，特に肝硬変でMn排泄量が減り，PN時には胆汁流量が減る[104]ことを考えれば，これらの患者におけるMnの濃度と脳への沈着は肝疾患の結果であって，肝疾患の原因ではない。Mn中毒については84章でくわしく論じている。

食事からのMn摂取量が増えたことによる中毒は，健康な人において記載されていない。推定13～20 mg/日のMnを摂取した人において有害作用はまったく見られなかったが[105～107]，リンパ球のMn依存性SOD活性に伴って，血中濃度が有意に増加する可能性がある[105]。1つの症例報告は，かなりの量の茶とともに長期間周期的に経腸栄養を受けてきた患者で全血のMn濃度の増加を報告している[108]。

長期間の少し高めのMn摂取による曝露は，慢性毒性を起こす可能性がある[109]。この研究では，硫酸Mn（15～20 mg/kg/週）をカニクイザルに約28週間，毎週静脈内ボーラス投与を行っていた。投与量は，ヒトがPNで受ける量を大幅に超えていたが，全血のMn濃度は大幅に増加し，ヒトにおける毒性を有するものと同様の値を示した。このMn濃度は，空間ワーキングメモリの軽度の障害と非空間的ワーキングメモリにおける高度な障害を伴っており，そしてパフォーマンスは脳のMn濃度と反比例していた。作業能力は，溶媒のみの対照液で処置した動物では改善した。しかし，ヒトでは慢性毒性を発症するのに必要な曝露のレベルおよび期間は不明である。無症候性曝露を含む有毒な曝露が何年も前から止まっていても，神経症状によって現れる毒性が悪化する可能性がある[110]。

Yinら[111]は，マウスにおいて，毒性の存在する状態で，細胞質の鉄輸出のフェロポルチン（ferroportin：Fpn）は細胞から積極的にMnを輸送するように機能することができると報告している。Mn毒性の機構は未知のままであるが，データは，Mnによって誘発される酸化ストレスの役割を示唆している[112]。Mnはカルシウム（Ca^{2+}）ユニポーターによってミトコンドリア内へ輸送され，Mnはクリアランスが遅く酸化的リン酸化を阻害する可能性があるため，そこに蓄積する[113]。

Mn毒性の治療は曝露の除去が必要で，また慎重な臨床的および生化学的なモニタリングを行いながらエチレンジアミン四酢酸（$CaNa_2EDTA$）Ca塩などのキレート剤による治療を必要とする[114]。しかし，ヒトにおけるこの治療の比較対照試験は行われていない。

▶耐容上限量（UL）

米国医学研究所食品栄養局は，食品，水，サプリメントからのMn総量の妥当な最大無有害性影響量をULとして選択しており，1～3歳，4～8歳，9～13歳の小児はそれぞれ2 mg/日，3 mg/日，6 mg/日である。14～18歳と青年期で妊娠・授乳中の人は9 mg/日であり，19歳以上の成人と妊娠・授乳中の成人は11 mg/日である。FDAトータルダイエットスタディに基づけば，1日の食事からの摂取量最高値の95パーセンタイルは6.3 mgであった（31～50歳の男性）[12]。

（Alan L. Buchman／中屋　豊 訳）

16 微量元素

食物や水から，1日に mg 単位あるいはそれ以下で摂取される元素を微量元素という[1]。化学者はもともと，この用語「微量（trace）」は，試料のうちのいくつかにおいて，分析法による測定下限値より濃度が低いことを示すために用いていた。統計学的な解析法でこの用語を用いることはできない。そのため実際には，この「微量」は推測量に置き換えられており，多くは測定下限からゼロの間となっている。

微量元素は，土壌，水，大気中の粒子，風化した地層，火山の噴火などから食物連鎖の中に入り込んでいる。微量金属の必須性を考える時には2つの概念が重要である。1つ目は，生態系の進化は，地球化学と水の化学に基づいて，触媒作用上，構造上，信号伝達上の機能を果たすために金属と半金属を用いているということである。海のような金属の少ない環境でも生物は生存できる。それは，イオン半径や電子構造の類似した別の金属を用いて，多くの機能を調節できるからである。2つ目の概念は化学的反応性である。生態系では反応性の大きい金属原子は「遊離状態」ではないが，タンパク質の触媒作用が強い部位におけるアミノ酸の機能基に配位結合したり，ヌクレオチドやテトラピロールといったリガンドに対して結合することによって安定を保っている[2]。金属酵素では，配位幾何学様式の緊張状態が，酵素基質複合体が高エネルギー変遷状態に到達するために必要なエネルギーの大半を蓄える。したがって，酵素触媒作用を引き起こす活性化エネルギーをつくるためには，ほんのわずかな変化しか必要としない。金属原子上にある1つの配位結合部位は，基質結合が自由にでき，緊張が解けた状態では，水（H_2O）のようにリガンドが簡単に置き換わる。この状態に限った金属の反応は，生物学的に重要な機能を示す。しかし，配位・結合金属原子の力が及ばない高濃度な条件下では，同じ反応が隣接する分子を傷害する。このように，摂取量が低い時は微量原子の有用性は，他の要素の生物学的な利用率に関連しているが，摂取量が多い時には確実に毒性をもつ。

本章では微量元素のいくつか，ヒ素（As），ホウ素（B），クロム（Cr），モリブデン（Mo），ニッケル（Ni），ケイ素（Si），バナジウム（V）について述べる。これらの微量元素は，組織 kg あたり μg の範囲の濃度で存在し，ある生物種において生物学的な過程を変化させると報告されている。クロム，モリブデン，ニッケル，バナジウムなどの元素は金属であるが，ヒ素，ホウ素やケイ素は半金属で，金属と非金属の両方の特性をもつ。必須という用語は2つの因子から成る。すなわち，生物学的な機能に必須，および機能を発揮する特定の要素に必要であることである。本章で扱う中では，ホウ素とモリブデンのみが植物に必須で，その地域の土壌や水により植物内の濃度が決定されており，恒常性の機構が明らかにされている。モリブデンはヒトの健康維持に必須である。ホウ素は下等の脊椎動物に必須でヒトでも有益である。ヒ素とホウ素は，生命の起源で重要な役割を果たしていることが提唱されている点で特異である。他の元素は，特定の条件で人体の健康に有用であるというエビデンスがある。これらの他の微量元素のヒトに対する有益性は単一ではないが，他の元素や分子を利用して達成されている。

ヒ素

▶歴史的概要

ヒ素は何千年もの間，毒として用いられてきた。古代のシリア人はヒ素の無機塩を農業用殺虫剤として使用していた[3]。そして今日ではロキサルソン（4-ヒドロキシ-3-ニトロフェニルヒ酸）のような有機ヒ素剤が，養豚においてはコクシジウム症（coccidiosis）を避けるため，家禽には成長を促すために用いられている。三酸化ヒ素は人体にとって強力な毒であったので，中世には「遺産相続の粉」とよばれていた[4]。ヨーロッパ史の奇妙な出来事の1つはヒ素の代謝が関係している。ウィリアム・モリス（William Morris，1834～1896）はヨーロッパで最も大きなヒ素鉱山をもつ家に生まれた。鉱山からの汚染物質はイギリスのデボンの生態系を汚染し，地域の人々に皮膚の疱疹や肺疾患を引き起こした[5]。鉱山から離れるため，モリスは財産を売り払い，シェーレグリーンで染めた高価な壁紙の生産にその収益をあてた。この染料は亜ヒ酸銅を含んでおり，壁紙に用いられている接着剤中のカビがヒ素塩をメチル化して，有毒なトリメチルアルシンに変えてしまう。この揮発性の物質は，長い間換気の悪い部屋で高濃度になった。これは，追放された Napoleon Bonaparte の毛髪の高いヒ素レベルの原因とも考えられている[6]。

▶用語，化学，代謝における役割，他の物質との相互作用，正常な機能における基本的な重要性

ヒ素は自然界に広く分布している半金属であり，銅，鉛や金といった金属の原石と一緒に存在する[3,7]。ヒ素は，As（－Ⅲ），As（0），As（Ⅲ），As（Ⅴ）という4つの酸化状態の半金属として存在している。水溶液中，および好気性環境下の無機ヒ素の主な形態は，ヒ酸塩（$H_2AsO_4^-$や$HAsO_4^{2-}$などの As〈Ⅴ〉）である。嫌気性環境では，ヒ酸塩（$H_3AsO_3^0$や$H_2AsO_3^-$などの As〈Ⅲ〉）が主である。ヒ酸塩が鉄三価水和物やアルミナなどの無機物の表面へ吸着される際には，水分子の流動性が阻まれる。最も多い形のヒ酸塩（AsO_2^-）は金属に吸着されにくいため，その酸化物は水中では流動性が高い[8]。ヒ素は動物やヒトにおいて，生理的な機能に必要であることが示されていないが，欠乏すると心筋障害が起こることが報告されている。食事にお

I

表 16.1　推奨量（RDA）と耐容上限量（UL）

微量元素	目安量	推奨量	耐容上限量
ヒ素	—		
ホウ素	—		
1～3 歳			3 mg/日
4～8 歳			6 mg/日
9～13 歳			11 mg/日
14～18 歳			17 mg/日
成人			20 mg/日
クロム			
0～6 ヵ月	0.2 μg/日		
7～12 ヵ月	5.5 μg/日		
1～3 歳	11 μg/日		
4～8 歳	15 μg/日		
9～13 歳	25 μg/日		
成人男性	35 μg/日		
成人女性	25 μg/日		
モリブデン			
0～6 ヵ月		2 μg/日	
7～12 ヵ月		3 μg/日	
1～3 歳		17 μg/日	300 μg/日
4～8 歳		22 μg/日	600 μg/日
9～13 歳		34 μg/日	1,100 μg/日
14～18 歳		43 μg/日	1,700 μg/日
成人		45 μg/日	2,000 μg/日
妊婦，授乳婦		50 μg/日	
ニッケル	—		
1～3 歳			0.2 mg/日
4～8 歳			0.3 mg/日
9～13 歳			0.6 mg/日
成人			1.0 mg/日
ケイ素	—		—
バナジウム	—		—

けるヒ素の重要性は，神経や循環器系を傷害する毒として皮膚，肺，膀胱の癌のリスクを増大させることである。

▶食事からの供給源

食物からのヒ素の総摂取量は 50 μg/日で，そのうち 10 μg は無機である。4 μg/日未満が飲み水由来である[9]。海水魚は無毒の有機型のアルセノベタインとして，最も高濃度のヒ素を含んでいる（1,662 ng/g）。穀物やパン製品には 23.5 ng/g，油脂には 19 ng/g 含まれている[10]。無機ヒ素を主に多く含んでいるのは，米，小麦粉，ホウレンソウやブドウジュースである[11]。北アメリカにおけるヒ素の摂取量は 0.5～0.81 μg/kg/日とされ，平均摂取量は男性で 2.0～2.9 μg/kg/日，女性で 1.7～2.1 μg/kg/日である[12]。母乳に含まれる濃度は湿潤重量で 0.2～6 μg/kg になる。飲み水からは，無機ヒ素（Ⅲ）と（Ⅴ）が大半を占めている。

▶推奨量（RDA）

米国医学研究所食品栄養局は，ヒ素の食事摂取基準（dietary reference intake : DRI）および耐容上限量（tolerable upper intake level : UL）を定めなかった（**表 16.1**）。

▶消化管の吸収部位，血液中の輸送と細胞内での形態

ヒトの消化管においては，摂取された可溶性のヒ素は，容易に水（90％）や食物（60～70％）から吸収される[13,14]。不溶性のヒ素配糖体は，海藻などの植物でつくられ，ほとんど吸収されない[15]。摂取されたヒ素のうち吸収されるのは 30～34％ほどである[16]。ヒ素が皮膚に付着すると，ゆっくりと血液循環に取り込まれていく[17]。ヒトにおいてヒ素は血液中から除去されるが，一部はヘモグロビンのシステイン残基に結合して残留する[18]。ヒ素は，肝臓で *S*-アデノシルメチオニンをメチル供与体としてメチル化を受け，メチルアルソン酸やジメチルアルシン酸になる[19]。As（Ⅲ）を含むヒ素は，酵素的触媒のメチル化に適した基質である。無機および有機ヒ素（Ⅴ）は，はじめにグルタチオンやその他のチオール類により還元されて As（Ⅲ）になり，その後メチル化され，ジメチル生成物をつくるために As（Ⅴ）と As（Ⅲ）酸化経路を行き来する。

$$As^{V}O_4^{3-} + 2e \rightarrow As^{III}O_3^{3-} + CH_3^{+} \rightarrow$$
$$CH_3As^{V}O_3^{2-} + 2e \rightarrow$$
$$CH_3As^{III}O_2^{2-} + CH_3^{+} (CH_3)_2As^{V}O_2^{-} + 2e \rightarrow$$
$$(CH_3)_2As^{III}O^{-} + CH_3^{+}$$

哺乳類において，メチル基を *S*-アデノシル-L-メチオニンから三価のジメチル化ヒ素への転移を触媒する酵素は，*S*-アデノシル-L-メチオニン : As（Ⅲ）メチルトランスフェラーゼである[19]。濃度が高い時には，ヒトではメチル化の効率が低下する[20]。そして，肝臓でのメチル化の処理能力を上回ると，無機ヒ素が軟部組織に蓄積する。細胞を少量のヒ素により長期間処理すると，メチル化の効率が高まるため毒性のリスクが軽減される。

組織への蓄積はメチルトランスフェラーゼに影響される。各個人のヒ素の毒性の多様性は，これらの酵素の多型により説明できる[19]。ヒ素は，肝臓，腎臓，筋，心臓，脾臓，膵臓，肺，脳に蓄積される[21]。無機ヒ素に低レベルで曝露した後，メチル化された代謝産物は急速に腎臓から排出されるが，少量の無機ヒ素は便，汗，皮膚からの落屑，毛髪，爪から排出される[22]。尿中ヒ素の代謝産物の相対的な割合は，40～60％がジメチルアルシン酸，20～25％が無機ヒ素，15～25％がメチルアルシン酸である[23]。ヒトの被験者に放射性同位元素の無機ヒ素 As（Ⅲ）を 1 回静脈注射した研究では，ヒ素のほとんどが 2 日以内に尿から排泄され，その後 2 週間，少量の排泄が続いた。魚の生物学的なヒ素の半減期は 20 時間未満と見積もられており，完全な除去は 48 時間以降である。尿における含有量が高い間も，血中のヒ素濃度は正常に見えるかもしれない。

▶代謝と生物学における機能

カリフォルニアの Mono 湖の泥から単離された細菌は，亜リン酸塩（PO_3^-）の代わりに AsO_3^- を利用し成長することができる。この発見は，PO_3^- の代わりに AsO_3^- を利用することは地球上の生命の起源において重要で，他の惑星でも存在する可能性を示唆している[24]。

異化型ヒ素還元を行う菌（dissimilatory arsenate-reducing prokaryote : DARP）とよばれる細菌類は，ヒ素（Ⅴ）を栄養として利用する[7]。これらの細菌は動物の胃腸管内や，バングラデシュの帯水層の表面下の沈殿物といった無酸素性環境下で見つかった[7,25]。DARP は乳酸の酸化に，As（Ⅴ）から As（Ⅲ）への還元をリンクさせて，ヒ素を

利用して呼吸している。脊椎動物では，ヒ素に特有の生物学的な機能は見つかっていない。

▶栄養状態の評価

ヒ素の栄養状態を評価する方法は見つかっていないが，ヒ素の血中濃度は葉酸塩の状態に影響される。摂取された無機ヒ素のメチル化には葉酸塩依存性の一炭素代謝が必要で，ヒ素の尿中への排泄，除去を促進する。Gambleら[26]が，ヒ素の総濃度を減らすために葉酸の補充（400 μg/日）を行ったところ，投与前の平均濃度±標準誤差が 9.86 ± 0.62 μg/L から葉酸投与後に 8.20 ± 0.50 μg/L に減少した（$p < 0.0001$）。プラセボを摂取した人では，9.59 ± 0.63 μg/L から 9.14 ± 0.61 μg/L と，低下には有意差が見られなかった（$p = 0.10$）[26]。

▶欠乏と過剰の特定の原因と症状

Dabeka[10]は，ヤギ，子ブタ，ラットにおける，食事からのヒ素摂取量が少ないことによる症状を報告している。授乳期のヤギに心筋の損傷が見られ，ミトコンドリアの細胞膜に損傷があることが明らかにされた。他にも，成長の停止，受精能の障害，周産期の死亡の増加も見られた。欠乏症はメチル化の能力に依存する[25]。

ヒ素の毒性は，As（Ⅲ）のタンパク質中のスルフィドリル基に対する反応に基づく。その結果，酵素の不活性化が起こる[27]。ミトコンドリアは，As（Ⅲ）の主要な細胞内の標的である。この部位がヒ素が蓄積する所で，酸化的リン酸化の脱共役が起こり，ATPの合成を低下させる。また，ヒ素は紫外線放射とともに発癌性をもっている[20]。この機序は，紫外線による傷害の後，AsO_2^-によるDNA修復の抑制が起こることによる[28]。ヒ素のメチル化は*S*-アデノシルメチオニンと競合し，DNAのメチル化の低下と傷害を起こす[29]。急性のヒ素中毒は急性の麻痺性の症候群を起こす。その特徴は，血管拡張に起因する心血管虚脱や灰白質の壊死から起こる脳機能の喪失である[30,31]。ヒ素中毒の症状は服用量に比例し，脳症，胃腸の症状，皮膚の色素沈着や皮膚炎，末梢血管の疾患，神経障害，遺伝子毒性や癌などがある。無機ヒ素の1 mg/kg/日の急性の摂取は，貧血や肝臓毒性作用を引き起こす。10 mg/kg/日以上摂取した場合は，脳症や胃腸に異常をきたす。飲み水による10 μg/kg/日の長期間の摂取では，ヒ素中毒が起こる。これは閉塞性の末梢血管疾患で，一般的に黒色足症とよばれる。極端な場合には足が黒くなり壊疽になる。米国環境保護庁（Environmental Protection Agency）のヒ素の飲料水の最大汚染量（maximum contaminant level：MCL）は10 μg/Lである[16]。

少量の無機ヒ素の長期的摂取は南アジアの広い地域で見られ，皮膚癌，膀胱癌，肺癌のリスクを高めている[32]。ヒ素中毒はこれまでの天然・合成の毒性物質とは比較できない規模で，バングラデシュやインド西ベンガル州で問題となっている[33,34]。その問題は，大人数が利用する水の需要を満たすために発生したものである。1970年代，国連児童基金（UNICEF）や他の国際救済機関が600～1,000万の飲み水用の井戸を掘り，コレラ菌が含まれている地表の汚染された下水を使用しないようにした。その地域の沈殿物は酸化鉄の表面に吸着されたヒ素を含んでいた。1998年までは，浅井戸の61%がヒ素で汚染されており，何百万という人が高濃度のヒ素に侵され，20万件以上の慢性ヒ素中毒が報告されていた。無機質からのヒ素の遊離は，DARP，泥炭からの無機炭素，メタンなどにより，沈殿物の砂の粒を覆っている酸化鉄の還元から始まる[34]。

ホウ素

▶歴史的概要

1923年に，ホウ素は植物栄養には欠かせないものであることが判明していたが[35]，細胞が伸長するために大きな圧が加わる時，細胞骨格系をつなぎ合わせ安定化させるのにホウ素エステルが必要であるということを証明するのに73年もかかった[36]。ホウ素は開花や種子の形成に必要で，肥料に加えられている。ホウ素の欠乏は世界中で不作の大きな原因となる。真菌は1個のホウ素元素を含む抗生物質を合成する。細菌は1個のホウ素元素を含むクオラムセンシング分子（quorum-sensing molecule）であるオートインデューサー（AI-2）を合成し，放出する[37]。

HuntとNielsen[38]は，ホウ素の機能の検索に栄養ストレスモデルを採用した。彼らは，ホウ素とともにカルシウム（Ca^{2+}），ビタミンD，マグネシウムなどが欠乏した状態では，ホウ素が鳥類および哺乳類における骨の発達に有益であることを示した。Penland[39]は，ホウ素を62日間欠乏させたヒトでの大きな変化として，脳の高次機能が低下することを明らかにした。Eckhert[40]は，ニジマス（*Oncorhynchus mykiss*）の胚の成長がホウ酸の増加に伴って，用量依存的に増加することを示すことにより，ホウ素はストレスがない状態においても必要であることを明らかにした。研究で，ホウ素欠乏はゼブラフィッシュ受精卵の分裂を障害することを示し，脊椎動物におけるその必須性を示すさらなるエビデンスが得られた。ホウ素が欠損している接合体は，適切に2つの細胞に切断することができず，2細胞期から4細胞期への移行ができない。これは，ホウ酸の補充により正常化した[41]。またこれらの観察は，ホウ素がアフリカツメガエルの胚の形態形成に必要であるという研究によって再確認された[42]。成体のゼブラフィッシュにおけるホウ素欠乏症の主な症状は，網膜変性症である。この所見は，ホウ素が神経系のために重要であるというPenlandの観測を強化した[43]。

▶用語，化学，代謝における役割，他の物質との相互作用，正常な機能における基本的な重要性

ホウ素は，ビッグバン後の軽量成分による核合成の際に，水素，炭素，窒素，酸素とともにつくられた[44]。隕石からのホウ酸は，グリセルアルデヒドを安定させることができる。したがって，それは宇宙空間の環境においてエネジオラートと結合しリボースを安定させることができる[45]。宇宙空間とRNAの世界の間の移行において，この仮定はホウ素を生命の起源の中心に置いている。

ホウ素は原子番号5，原子量は10.81で，安定同位体の^{10}Bと^{11}Bが存在し，自然界における比率はそれぞれ19.8%と80.2%である。地質中でのホウ酸の主要な形態に

は，ホウ砂（$Na_2B_4O_7 \cdot 10H_2O$），ホウ砂 5 水和物（$Na_2[B_4O_5(OH)_4] \cdot 2H_2O$），コールマン石（$Ca[B_3O_4(OH)_3] \cdot H_2O$），ウレキサイト（$NaCa[B_5O_6(OH)_6] \cdot 5H_2O$）がある[44]。ホウ素は半金属で，電子構造が $1s^22s^2p$，酸化状態が＋3 の状態である。自然界におけるホウ素の化学的性質は，酸素との親和性に依存する[46]。酸素と結合している 3 つの（三角形の）共有結合は，ホウ酸塩と 4 つの（四面体）のホウ酸を形成する。またホウ素は，ハロゲン化物のように分子内の 8 つの電子配列をそろえるため，4 位結合を構成する傾向が強い。ホウ素の可溶性形態には，ホウ酸 $B(OH)_3$ や一価の陰イオン $B(OH)_4^-$ があり，どちらの形が優勢かは溶媒の pH に依存している。ホウ酸は，イオン化平衡定数（pK_a）が 9.2 の負の対数をもった弱いルイス酸である。鉱物のホウ酸塩の構造は，平面三角形の BO_3 または四面体の BO_4 の単位で，大きなホウ素-酸素アニオンを形成する。生理的な溶液ではホウ酸はホウ素の主要な形態であり，報告された濃度の範囲は 2～100 μM であるが，通常は 2～10 μM である。ホウ酸やホウ酸塩は，5 単糖の植物のアピオースや動物のリボースの *cis*-diol グループと結合し，ヌクレオチドとの複合体を構成する。ホウ酸は生理的濃度で，小胞体 Ca^{2+} 貯蔵からの放出を調節することが示されている。これにより，細胞が環境の変化に応答して細胞内イベントを制御する主要なプロセスの 1 つである。ミリモル（mmol）濃度で，ホウ酸は，前立腺血清抗原を含む，セリンプロテアーゼを阻害する[8]。

▶食事からの供給源

植物からの食品やそれらの製品は，植物の細胞壁に必要な構造成分として，すべてホウ素を含んでいる。種子，ナッツ，野菜には，果物や穀物よりも高濃度に含まれている。食品のホウ素の含有量は，それらが成長した地域の土壌および水の条件を反映する[46]。食事で最もホウ素が多く含まれているものは，地中海食に見られるものであり，リンゴ，アボカド，豆類，デーツ，プルーン，ナッツ，ワイン，全粒粉パン，トマトソース，ジャガイモなどがある[47,48]。

先進国の食事は様々な植物からの製品が含まれているので，ホウ素の食事からの主要な供給源は，多くの場合，全摂取量の 10％未満である。しかし，発展途上国では 1 つの食品に偏っている。例えば，ドイツでは一番の供給源はワインである（15％）。ケニアではトウモロコシ（35％），韓国では米（6％），メキシコではトルティーヤ（56％），アメリカではコーヒー（6％）である[48,49]。

▶推奨量（RDA）

食品栄養局はホウ素の DRI を設定していない。各年齢における UL は，1～3 歳で 3 mg/日，4～8 歳で 6 mg/日，9～13 歳で 11 mg/日，14～18 歳で 17 mg/日，19 歳以上の妊婦や授乳中の女性およびすべての成人で 20 mg/日である[11]（**表 16.1**）。

▶消化管の吸収部位，血液中の輸送と細胞内での形態

ホウ酸やホウ酸塩は，90％以上が胃腸管から即座に効率よく吸収される[11]。皮膚からは吸収されないが，職業性産物の粉塵あるいは消費産物への曝露など，吸入による肺からの吸収がある。血液中や他の体液における主要な形態はホウ酸である。ホウ酸は，すべての組織に分布している。生理学的に正常な男性の精液の濃度は，ホウ素が少ない地域の人の血液中の 4 倍である。この比はホウ素が高い地域に住んでいる男性では低くなる[50]。この知見は，ホウ酸/ホウ酸輸出輸送体が，前立腺または精嚢腺に存在することを示唆している。ヒトやラットでは初回通過の後に 90％以上がホウ酸として尿中に排泄される。ヒトでは，腎クリアランスの半減期は約 21 時間で，クレアチニンに対するホウ素の割合が 1 より小さければ腎での再吸収が起こる[51]。Locksley と Sweet[52] は，マウスにおいて腹膜内にホウ砂を注入し，用量依存性の毒性作用の研究を行った。組織内のホウ素濃度が投与濃度に比例して 1.8～71 mg/kg の範囲で増えた。また Ku ら[53] は，1,575 mg/kg/日のホウ素を含む食事を 7 日間投与されたオスのラットの組織濃度の数値を評価した。精嚢は骨に次いで高い濃度で検出され，ラットの毒への曝露による既知の標的場所となっている。

▶代謝と生物学における機能

ホウ素の特徴ある役割は，3 つの生物学的過程において確認されている。維管束植物では，ほとんどの炭水化物複合体の多糖鎖であるラムノガラクツロナン（rhamnogalacturonan）Ⅱが，細胞がさらに成長し何百倍にも伸びる際に細胞構造を支える基盤をつくる。高い圧下で細胞が伸びた時に裂けるのを防ぐため，ホウ酸エステルはラムノガラクツロナンⅡの二量体をつなぐ[22]。輸送体もまた確認されており，ホウ酸イオンを根から新芽にまで輸送し，過剰になった時にはホウ素を排泄する[54]。1 つの輸送体が動物の細胞で見つかっている。しかし，他の研究室でこのことは確認されていない[55]。粘液細菌は，1 個のホウ素元素を含む抗生物質を合成する[56～58]。グラム陽性あるいはグラム陰性の細菌も，オートインデューサーを合成する。これは構造に 1 つのホウ素原子を含んでいる。これは異なる細菌種間で遺伝子発現を調節している[59]。

Hunt[60～63] は，ホウ素は動物においてエネルギー基質の利用，ミネラルの代謝，ビタミンの代謝，酵素の活性を変えるのに加えて，免疫系をかき乱す作用があると提唱した。Cui，Barranco，および Eckhert ら[64～66] は，ホウ素への応答が健康に与える影響をスクリーニングするためのツールとして疫学を使用し，食品や地域の地下水からの摂取量は前立腺癌と逆相関することを見出した。この仮説の妥当性は，細胞培養および動物モデルの両方で確認された[67]。彼らは，これらの効果は，ニコチンアミドアデニンジヌクレオチド（NAD^+）/CD38/サイクリックアデノシン二リン酸リボース（cADPR）-細胞間シグナル伝達経路を調節するホウ素の作用によって起こると提唱した[68]。細胞によって能動分泌される，あるいは壊死から由来する細胞外 NAD^+ は，隣接した細胞の原形質膜上の CD38 に結合する[69]。CD38 は，NAD^+ から cADPR（細胞内メッセンジャー）へ変換する多機能酵素である。cADPR は，細胞質中に放出される。そこでリアノジン受容体に結合する。リアノジン受容体は，細胞質への小胞体における Ca^{2+} 貯蔵の放出を制御する Ca^{2+} チャネルである。質量分析ではホウ酸が NAD^+ と cADPR とに結合することを示した[70,71]。

共焦点Ca^{2+}イメージングは，ホウ酸がcADPRによるCa^{2+}放出の可逆的な競合阻害剤として作用していることをみとめた[72]。cADPRによるCa^{2+}放出を調節する能力は，健康なヒトの食事によりコントロールされている血液濃度の範囲内であり，用量依存性であった。効果は数秒以内に発生し，小胞体Ca^{2+}レベルを30%低下させた。Ca^{2+}シグナリングおよびリン酸化は，細胞が環境の変化に適応する主な方法である。そしてCa^{2+}と細胞増殖との関係は非常によく解明されている[73]。

ホウ素摂取の健康への良い影響として，ヒトでの研究が報告されている。これらには，脳幹部の高次機能の増大や癌の予防がある。65日間ホウ素を欠乏させたヒトでは，高次脳機能の障害をきたした。それに伴い，ステロイド代謝や血液学的指標の変化も少し見られ，ホウ素の補充による可逆性を示した[39]。前立腺癌のリスクは，食品[64]または水[65,66]からのホウ素の摂取量の増加に伴って軽減した。この疫学的関連の生物学的な妥当性は，ヒト細胞株[74,75]，マウス[67]，および人の被検者[76]を用いた研究においても見られた。癌のマウスモデルにおいて，食事からのホウ酸が移植ヒト前立腺細胞癌の増殖および癌の血清抗原（前立腺特異抗原）の値を低下させた[67]。前立腺の肥大は前立腺癌の主要なリスクファクターである。トルコ人の泌尿器科医は，水のホウ素レベルの異なる2つの村で，平均年齢が59歳の男性の前立腺容積を超音波を使用して測定した。ホウ素の摂取が6.2 mg/日のホウ素が高い村に住む男性は，ホウ素摂取量が0.6～0.8 mg/日の低い村に住む男性よりも有意に小さい前立腺（$p<0.0001$）を示した[76]。ある疫学研究では，ホウ素の前立腺癌のリスクに対する保護効果をみとめなかったが，この研究は食品中の成分の絶対量ではなく，相対量を比較するために設計されたデータベースを使用して食品のホウ素濃度を推定して低ホウ素および高ホウ素地域を分けており，そこからの人をプールしているという欠陥がある[77]。

ホウ素の予防効果は，前立腺癌に限定されるものではない。女性における肺癌のリスクも用量依存的に減少し[78]，子宮頸部異形成は，低ホウ素領域と比較して高ホウ素領域で低かった[79]。*in vitro*の研究では，ホウ酸は乳癌細胞[80]とメラノーマ細胞[81]の増殖を減少させることを示している。

ホウ素は，ヒヨコ，ブタおよびラットの骨を変化させることが多くの研究において示された[82]。ブタでは，食事中のホウ素5 mg/kgの補充は，オスでは骨曲げモーメントが増大したが，メスでは見られなかった[83]。オスラットでは，ホウ素の補充は脛骨または大腿骨の曲げ抵抗を変えなかったが，食事中のレベルを200 mg/kgにすると粉砕力に対する椎骨の抵抗性を増大させた[84]。これに対して，卵巣摘出メスラットに対するホウ素の補充は，骨減少症に対する保護作用や椎骨の強度改善は見られなかった。平均年齢が41歳の韓国人女性の疫学研究では，ホウ素の摂取量（0.9 mg/日）と骨密度との間に有意な関係は見られなかった[49]。

▶栄養状態の評価

食事によるホウ素摂取量は地理的な差が大きい[47,85]。アメリカ，ドイツ，ケニア，メキシコでの摂取量を比較すると，アメリカは最もホウ素摂取量が少なく，メキシコが最大である[48]。アメリカ人の食事からのホウ素摂取の全体を100%として，内訳は，コーヒー6.7%，牛乳5.1%，リンゴ5.1%，豆類4.8%，ジャガイモ4.8%であった[86]。24時間尿中のホウ素排泄を測定することは，ホウ素の摂取量を測定する最も客観的なアプローチである[87]。

▶欠乏と過剰の特定の原因と症状

ホウ素摂取の適切なレベルは決定されていない。女性の骨の健康のために必要な量の場合，Kimら[49]による報告は，韓国人女性では0.9 mg/日が適切であるとしている。男性用のエンドポイントとして前立腺の健康の場合には，Muezzinogluら[76]による報告では6 mg/日が適切な摂取量であるとしている。ヒトでは，食事によって起こるホウ素の毒性の報告はない。動物での毒性は，1,000 μMよりも高い血中濃度を必要とする。このレベルは中国におけるホウ素鉱山労働者で報告された非常に高い摂取量である41 mg/日よりも20倍高い[50]。ラットでは，生殖系への主な作用は，精子形成障害，低受精率，および不妊につながる精巣の精子形成上皮の変性である[88]。

クロム

▶歴史的概要

壊死を起こすような飼料を与えられたラットは，肝臓の変性と耐糖能異常を起こす。SchwarzとMertz[89]は，食事からのセレンが肝臓を変性から保護すること，またホモジナイズされたブタの腎臓またはビール酵母の粗画分をチューブから与えることにより耐糖能異常が改善することを発見した。彼らは，この分画の未知の因子を耐糖因子（glucose tolerance factor：GTF）と命名した。この分画の活性は貯蔵中に失われたが，それはブタ腎臓の灰にした成分により回復させることができた。研究者は，微量元素が補因子として必要であると結論づけた。経口摂取した場合，グルコースのクリアランスを向上させるものを見つけるために，43の異なる塩をスクリーニングし[89]，3つの最も活性な塩製剤を報告した。それは，Cr（Ⅱ）とCr（Ⅵ），硫酸バナジルとCr（Ⅵ）の組合せと，Cr（Ⅲ）単独である。この情報から，研究者は，Cr（Ⅲ）がGTF活性のために必要であると結論づけた[89]。1998年には，Mertz[90]は，他の人が彼らの結論と耐糖能障害を治療するためのCr（Ⅲ）の使用に対して行われていた4つの主な批判について議論した。それは以下のような批判であった。すなわち，(a) Cr（Ⅵ）は発癌性物質である。(b) Cr（Ⅲ）のバイオアベイラビリティ（生物学的利用能）は非常に低い。(c) Cr（Ⅲ）は，すべての生物において耐糖能を改善しない。(d) 多大な努力にもかかわらず，GTFの特徴は明らかにされず，そして他の研究室はその組成や構造に同意しなかった[90]。

▶用語，化学，代謝における役割，他の物質との相互作用，正常な機能における基本的な重要性

クロム（原子番号24，分子量59）は，それぞれ−2～+6の酸化状態にある。そして，Cr（Ⅲ）およびCr（Ⅵ）は，ヒトの健康に最も重要である。Cr（Ⅲ）はほとんど吸収されず（0.4～2.5%），残りは便中に排泄される。Cr（Ⅲ）は，

Mertzが単離した因子での生物学的活性に必要な補因子として機能すると仮定されている。Mertzはこの因子をGTFと名づけたが，それを精製することができなかった。Vincent[91]は，クロモデュリン（chromodulin）とよばれる脂肪細胞から低分子量のクロム結合物質を単離した。彼はインスリン受容体の活性化により，クロムが細胞に入ることができると提唱した。いったん吸収された後は，クロムがアポクロモデュリンに結合し，活性型のホロクロモデュリンに変換する。ホロクロモデュリンはインスリン受容体に結合し，そしてその受容体キナーゼ活性および生理学的機能を活性化する。Wangら[92]は，いくつかの異なるCr(Ⅲ)の化合物が，傷害されていない細胞におけるインスリン受容体のリン酸化を増強すると報告したが，それは組換えインスリン受容体キナーゼを活性化しなかった。Anderson[93]は，Cr（Ⅲ）がインスリン受容体を活性化し，また受容体のコピー数を増加させることによって，インスリン作用を増大させることを示した。

▶食事からの供給源

食物用植物中のクロムのレベルは，地域の土壌や水の条件によって決まる。植物はクロムを必要とせず，0.2 mg/kg未満しか含まれていないが，植物は重金属を生体内に蓄積する。クロム放出工場からの汚染された土壌で栽培した場合，または下水汚泥を肥料として使用した場合，植物はクロムを高濃度に蓄積することができる[94]。全粒粉，穀物，未精製糖は，高い濃度を含んでいる。果物や野菜では，より少ない量が含まれている。ほとんどのサービングでは，1〜2 μg未満しか含まれていない[95]。クロムはまた，ステンレス製の調理鍋やフライパンから食べ物に入り，また加工した肉に含まれている[96]。

▶推奨量（RDA）

食品栄養局は，クロムの目安量（AI）を設定している（**表16.1**）。乳児のAIは牛乳中のクロム濃度から算出した。ほとんどの成人の食事はクロムを13.4 μg/1,000 kcal含むと推定されている。男性および女性のためのAIは，それぞれ，35 μg/日および25 μg/日に設定されている。クロムのための耐容上限量（UL）は設定されていない。

▶消化管の吸収部位，血液中の輸送と細胞内での形態

摂取したCr（Ⅲ）はほとんど吸収されず（0.4〜2.5％），残りは便中に排泄される。ラットでは，吸収された食物中の$^{51}CrCl_3$の80％はトランスフェリンに結合することが報告されている[97]。種々の合成Cr（Ⅲ）キレートの多くは，アミノ酸，ビタミン，およびピコリン酸などのバイオアベイラビリティを増加させるために合成されている。長年の研究にもかかわらず，Cr（Ⅲ）の生物学的に活性な形態が同定されていない。クロムの尿中排泄は，運動により増加する[98]。

▶代謝と生物学における機能

クロムは，インスリンの効果を高め，血糖値をコントロールする。しかし，その効果は小さく，一致した結果が得られていない。分子レベルでのクロムの機能を解明するには問題がある。作用機序は，インスリン受容体の活性化を伴うことが提案されているが，Cr（Ⅲ）の特異性および標的はいまだ不明である。VincentとAndersonは，この問題に関する総説を書いている[91,93]。

▶栄養状態の評価

クロムの栄養状態の指標は，現在のところ知られていない。尿中クロムは，最近のクロムの摂取に関連しているが，クロムの栄養状態の良い指標ではない[99]。

▶欠乏と過剰の特定の原因と症状

健常人では，クロム欠乏の症例は報告されていない。完全静脈栄養（total parenteral nutrition：TPN）を受けている3人の患者のうちの1人は3年以上投与を受けており，グルコース・クリアランスの障害，遊離脂肪酸の上昇，末梢神経障害，および原因不明の体重減少などの症状を示した。TPN溶液への250 μgのクロムの添加は，2週間以内にグルコース耐性を改善した[11]。Anderson[93]は，血中グルコースおよび脂質に対するCr（Ⅲ）補充の効果を明らかにするために，ヒトについての23の研究を調査した。5つの試験では効果はみとめられなかったが，残りはグルコース耐性の改善および高比重リポタンパク質の増加が報告された[93]。米国国立衛生研究所（NIH）は，現在，非肥満，非糖尿病，インスリン抵抗性患者において，無作為化二重盲検試験を実施している。被検者は，1日2回500 μgのクロムピコリンまたはプラセボを16週間摂取し，このサプリメントがインスリン抵抗性を改善し，血中脂質を低下させるのに有効であるか否かを判断する予定である[100]。

Cr（Ⅵ）は，催奇形物質，遺伝毒性物質，および発癌物質として確立されている。しかし，そのバイオアベイラビリティおよび反応性が低いために，長い間Cr（Ⅲ）の毒性は低いと考えられた。Vincent[91]は，Cr（Ⅲ）を含む栄養補助食品の毒性を詳細に検討した。Cr（Ⅲ）の毒性は，DNAの核酸，およびタンパク質中のスルフヒドリル基へ結合する能力に由来する。Cr（Ⅲ）はハプテンであり，免疫応答を誘発するタンパク質に結合し，その結果アレルギー反応を起こすのである[101]。クロムピコリンの摂取が原因の慢性間質性腎炎の2つの臨床症例報告が発表されている[11]。塩化クロムとして与えられたCr（Ⅲ）は，マウスの中枢神経系に対する軽度の催奇形性作用をもっている[102]。Cr（Ⅲ）は，突然変異，DNA断片化，不定期DNA合成，および姉妹染色分体交換アッセイなどの試験に基づいて，遺伝毒性があるとは考えられていなかった。遺伝子の喪失（遺伝子の欠損）試験では，Cr（Ⅲ）の薬理学的濃度は，Cr（Ⅵ）よりも，マウスおよび酵母の遺伝子の欠損をより強力に引き起こすことを示した[103]。

モリブデン

▶歴史的概要

モリブデンは，モリブデン酵素のモリブドプテリンの補因子における役割を介して，窒素回路に必須である。モリブデン酵素は，窒素固定や，硝酸塩還元酵素による硝酸塩からアンモニアへの変換に関与する。1953年には，ヒトの

キサンチンオキシダーゼの活性にモリブデンが必須であることがわかり，1971年には亜硫酸オキシダーゼに対しても必須であることが確認された[104,105]。ヒトにおける必須性は，モリブデン補因子の欠乏症を起こす遺伝的欠損症の観察によってみとめられた。この疾患は生後数日で痙攣発作を起こしたり，新生児の死亡に至る[106]。

▶用語，化学，代謝における役割，他の物質との相互作用，正常な機能における基本的な重要性

地球の外殻はモリブデンを1 mg/kg含んでいる[107]。モリブデンの生理学的な酸化状態は＋Ⅳ～＋Ⅵで，酸化還元電位は−0.3 Vである[108]。この酸化状態でモリブデンは，酸化物，硫化物，チオレート，水酸化物や窒素のリガンドといった，負に帯電した*O*や*S*のリガンドに親和性をもつ。モリブデンは植物に必須の要素であり，乾燥重量中0.5以下から100 mg/kg以上の濃度で存在する[109]。安定した六価の形態であるモリブデン酸塩（Ⅵ）MoO_4^{2-}はpH7で非常に溶けやすく，硫酸イオンSO_4^{2-}に似ている。モリブデン酸塩は酸化状態が＋Ⅵ以下で凝集するが，生物系においてはモリブデン原子やモリブドプテリン補因子を構成するモリブドプテリン上のジチオール硫黄の調整によって抑制を受ける。モリブドプテリン補因子はすべての種で同一で，モリブデン酵素の補酵素として働く。

モリブデンはモリブドプテリン補因子として，肝臓，腎臓，副腎，骨に0.1～1 mg/g湿重量の割合で蓄積される[110]。遊離金属-プテリン複合体酵素，すなわちモリブデン補因子の貯留はミトコンドリア外膜で起こる。モリブデン酵素，すなわち亜硫酸オキシダーゼは膜間腔で生じ，キサンチンデヒドロゲナーゼとアルデヒドオキシダーゼは細胞質ゾルの酵素である[111]。

▶食事からの供給源

食品中のモリブデン濃度は，成長した土壌の灌漑水のレベルを反映する。多く含まれるものには豆類，穀物，ナッツがある。少量含まれるのは，動物，果物，野菜である[112,113]。

▶推奨量（RDA）

トータルダイエットスタディのデータは，アメリカにおけるモリブデンの平均的な摂取量は，女性では76 μg/日，男性では109 μg/日であることを示した[112]。正期産児の推奨AIは0.3 μg/kg/日であるが[11]，未熟児では懸念され，4～6 μg/kg/日でなければならないとされている[114]。食品栄養局はULを決める上で，最低毒性量である0.9 mg/kg/日と不確実性要因の30を使用していた。各年齢層のULは，1～3歳は300 μg/日，4～8歳は600 μg/日，9～13歳は1,100 μg/日，14～18歳は1,700 μg/日，19歳以上の妊娠中や授乳中の女性では2,000 μg/日である[11]。

▶消化管の吸収部位，血液中の輸送と細胞内での形態

最も安定した六価のモリブデン（Ⅵ）（MoO_4^{2-}）の形で，モリブデンは可溶性であり，かなりの広い範囲の量で摂取したものが吸収される。食事にモリブデンの安定した同位体を付加し，吸収，貯留，排出を測定するために利用してきた[115]。モリブデンは即座に吸収され腎臓から排出されるが，この排出は基本的に尿からの排泄により調節されている。日常のモリブデン摂取量が25～122 μg/日の時は平均吸収率が89％で，466～1,488 μg/日の時は93％となる。モリブデンの吸収は，硫酸の多量摂取により抑制される。これはおそらく，硫酸アニオンが同じ輸送タンパク質に対して競合するためである[116,117]。産業や鉱業廃棄物により高濃度のモリブデンに汚染された牧草地で放牧された反芻動物と非反芻動物におけるモリブデンの過剰摂取は，銅欠乏をきたす[118]。

内因的に標識した食物は，養液栽培システムにおいて^{97}Moを大豆やケールへ組み込ませることによってつくられる[119,120]。内因・外因的に標識した大豆やケールのピューレを12人の女性に与えた。8日間の平均吸収率は，外因性モリブデンの87％で，ケールからは85％，大豆からは56.7％であった。尿排泄率は，吸収された外因性モリブデンの60.8％で，ケールからは56.6％，大豆からは63.9％であった。

▶代謝と生物学における機能

哺乳類における最も重要な生物学的機能は酸素の移動であり，2電子基質と，フラビンアデニンジヌクレオチド（flavin adenine dinucleotide：FAD）のような1電子輸送化合物間で移動を行う。電子伝達体と酸化物を連結させると，金属の中心から基質へ酸素原子が移動される。

$$LMo^{VI}O_2 + X \leftrightarrow LMo^{IV}O + XO$$

ここでLはリガンドを示す。

哺乳類の水酸化酵素の3つはモリブデン酵素である。このうち1つはミトコンドリアの亜硫酸オキシダーゼで，メチオニンからシステインまでの硫黄代謝の中で亜硫酸塩の酸化を触媒し硫酸塩にする。残りの2つの酵素はプリンやピリジン，キサンチンオキシダーゼ，アルデヒドオキシダーゼを含むヘテロサイクリック基質を水酸化するものである。キサンチンオキシダーゼは，キサンチンの変換またはカフェインから尿酸や尿酸誘導体といった誘導体の変換を触媒する。アルデヒドオキシダーゼは金属フラビンタンパク質であり，フラビンアデニンジヌクレオチド，モリブデン，鉄がそれぞれ1：1：4の割合で構成されている。そして，喫煙者の尿中に含まれるニコチンの主要な代謝産物であるコチニンの構成に関与している。

▶栄養状態の評価

論文においては，モリブデンの血中濃度は広く分布している[121]。同位体の希釈研究では，22 μg/日を摂取している被検者で血漿濃度が5 nmol/L，467 μg/日の摂取では20 μmol/L，1,490 μg/日の摂取では44 μmol/Lの値を報告している[122]。

▶欠乏と過剰の特定の原因と症状

タングステンは周期表6Bのグループで，モリブデンのすぐ下にある元素で，イオン半径と電子構造がモリブデンのそれと類似し，モリブデン酵素を活性化するモリブドプテリンと複合体を構成する。タングステンは，モリブデン酵素活性の低下で測定されることにより示されるモリブデ

ン欠乏を起こす。しかし，これは通常の生活環境ではほとんど見られないため，家畜やヒトに重要であるとは見なされない。

モリブデンの必須性は，基本的には臨床的観察に頼っている[123]。1つは，先天性代謝異常による子どもの亜硫酸オキシダーゼの不足の症例である。症状として，発作，精神遅滞，水晶体レンズ偏位が起こる。そして，血漿や尿中に異常なアミノ酸の*S*-スルホシアン酸塩が現れ，尿中の亜硫酸塩，チオ硫酸塩，タウリンのレベルが高くなる。死体解剖では亜硫酸オキシダーゼの欠乏がみとめられた。それ以後も，50ほどの亜硫酸オキシダーゼの欠乏の症例が報告されている[123]。2つ目の観察は，18ヵ月間TPNを受けていた，クローン病の成人における亜硫酸オキシダーゼの活性喪失である[124]。症状は1年後に発症し，頻脈，頻呼吸，夜盲症，昏睡に陥った。生化学的評価では血漿中メチオニンの上昇，血清尿酸値の低下，また尿中の亜硫酸塩，チオ硫酸，尿酸のレベルの低下が見られた。すべての症状は，TPN栄養液に300 μg/日のモリブデン酸アンモニウムを加えることにより消失した。

ヒトにはモリブデン欠乏症は見られず，サプリメントをとることによる有益な効果もないとされる。モリブデン欠乏症の観察は，モリブデン補因子がモリブデン酵素の活性化に影響を及ぼす遺伝的欠陥に限られている。ラットにはモリブデンの毒性が現れ，40 μg/kg/日の投与では見られないが，80 μg/kg/日で腎不全を引き起こす[96]。ウサギでは5 mg/kg/日の投与で体重が減少し，腎臓と肝臓に組織病理学的変化が見られる[125]。

ニッケル

▶歴史的概要

1965年，ニッケルが細菌の成長を促すことがはじめて発見された[126]。のちに，ニッケルは生物学的に細菌と植物の両方に重要であることがわかった。これは4つの酵素，ウレアーゼ，ヒドロゲナーゼ，一酸化炭素デヒドロゲナーゼ，メチル補酵素Mレダクターゼの触媒としての作用によるものである。1975〜1978年に，ラット，ヒヨコ，ブタ，ヤギにおいて欠乏症の症状を起こす食事が開発された[127〜130]。ヒトのニッケルの栄養学的重要性は未知で，ほとんど研究がなされていない。

▶用語，化学，代謝における役割，他の物質との相互作用，正常な機能における基本的な重要性

ニッケルは周期表の第1の遷移元素群にあり，酸化状態は−Ⅰ，0，Ⅱ，Ⅲ，Ⅳがある。このうちⅡ価が最も生物系にとって重要となる。ニッケルはタンパク質の金属元素核で，アミノ酸であるヒスチジン，グルタミン酸，アスパラギン酸塩を調節する。またアルブミン上，あるいはニッケルプラスミンとよばれるマクログロブリン上で，ヒスチジンとシステインを結合させる[131]。組織中の濃度は加齢にともなって減少するので，1歳の子どもより90歳の大人のほうが低いことになる[132]。

▶食事からの供給源

1984年の米国食品医薬品局（FAD）のトータルダイエットスタディによると，乳児や子どものニッケルの消費量の平均値は69〜90 μg/日，思春期，成人，高齢者の中央値はそれぞれ71〜97 μg/日，74〜100 μg/日，80〜97 μg/日である[112]。主な供給源は国によって異なる。アメリカの食事におけるニッケル含有量の多いものに，取合せの料理やスープ（19〜30%），穀物や穀物の産物（12〜30%），野菜（10〜24%），豆類（3〜16%），デザート（4〜18%）がある。カナダの主要な供給源は肉や家禽である[11]。ニッケルの濃度が最も高い食品は，ナッツ，豆科植物，およびチョコレートである[112]。

▶推奨量（RDA）

ニッケルの目安量（AI）または推奨量（RDA）は決定されていない。食品栄養局は，ラットにおける体重増加が少なかったという観察に基づいて，5 mg/kg/日の量で有毒性がないとしている。300の不確実係数は，ラットのヒトへの外挿，個人間の変動の不確実性の10に，生殖への悪影響の可能性の3をかけ合わせて得られた。可溶性ニッケル塩の耐容上限量（UL）は，1〜3，4〜8および9〜13歳の子どもでは，それぞれ0.2，0.3および0.6 mg/日であった。思春期およびすべての成人のためのULは，1.0 mg/日である[11]。

▶消化管の吸収部位，血液中の輸送と細胞内での形態

食事からのニッケルはほとんど吸収されず，数値にして1〜5%と報告されている[132〜135]。吸収は，ニッケルと鉄の利用能が低い状況で高まる。安定した同位体^{62}Niを用いた研究では，金属の29〜40%が吸収されたとある[109]。血中濃度が最高になるのは，硫酸ニッケルを経口摂取した2〜3時間後である[134,136]。維持される量には0〜11%と差がある。刷子縁上皮細胞への取込みには上限がある。ニッケルは上皮細胞と血液間の移動は調節されないが，ニッケルイオンは双方に移動可能である[134,137,138]。

▶代謝と生物学における機能

ニッケルは，ヒトのどの生化学的過程においても必須性はみとめられていない。一方で，ニッケルはジャック豆，胃内細菌，他の植物，藻類，真菌などに含まれるウレアーゼの必須元素である。ウレアーゼは，尿素から二酸化炭素とアンモニアへの分解を触媒する。また，水素や二酸化炭素からメタンへの変換を触媒するメタン産生菌中に含まれるヒドロゲナーゼにも必須である。同様にメタン産生菌やアセトン産生菌も，一酸化炭素を二酸化炭素に変換する酵素である一酸化炭素デヒドロゲナーゼのもとでニッケルを必要とする。遊離メタンを構成する最終段階で，メタン産生菌は，メチル補酵素Mレダクターゼのもとでニッケルを利用する[108,134]。

▶栄養状態の評価

ニッケルの栄養状態を評価するよい方法はない。尿中の濃度は，喫煙者で高いことが報告されている[139]。非喫煙者

のニッケルの血中濃度は0.01～0.26 μg/Lの範囲であり，中央値は0.06 μg/Lである。それに対して喫煙者では0.01～0.42 μg/Lの範囲で，中央値は0.07 μg/Lであった。非喫煙者における尿での値は，0.01未満～4.6 μg/Lの範囲で，中央値は0.5 μg/Lであった。そして喫煙者の値は0.01未満～8.2 μg/Lの範囲で，中央値は1.2 μg/Lであった（$p<0.05$）。

▶欠乏と過剰の特定の原因と症状

食事性ニッケルの消費については，ヒトの健康に対する有益な効果は知られていない。Nielsen[132]は，動物における食事性ニッケル制限の健康効果を調査した。ニッケル欠乏のブタやラットでは，性的成熟の遅れ，周産期の死亡，ざらざらした皮膚，肝臓の粗面小胞体の崩壊が見られた。

ケイ素（シリコン）

▶歴史的概要

Carlisle[140]，およびSchwarzとMilne[141]により，ケイ素欠乏のヒヨコとラットで骨，関節，皮膚，羽，毛の異常が1972年に最初に報告された。いくつかの他の研究室では同様の変化が観察できなかったため[142]，この結果はすぐに物議をかもすことになった。ケイ素の補充が，ケイ素の欠乏動物に効果がなかった研究では，その効果は細胞外マトリックス上の成長中の骨形成の活発な部位で見られた。この論争に対する議論は，Sripanyakornら[142]によるレビューに記載されている。2004年の疫学調査で，男性および閉経前の女性ではケイ素の摂取量と腰の骨密度との間に正の相関関係が見られたが，閉経後の女性では見られなかった[143]。生物学的必須性の最も良いエビデンスは，植物やケイ藻である。1997年に，ケイ素輸送タンパク質の遺伝子群がケイ藻類において確認された[144]。

▶用語，化学，代謝における役割，他の物質との相互作用，正常な機能における基本的な重要性

ケイ素は地球外殻の中で2番目に豊富な元素である。自然界におけるケイ素の化学的性質は，無機質中で四面体を構成する酸素との親和性に起因する[145]。中性のpH溶液中で，ケイ素はケイ酸$Si(OH)_4$の形をとる[146]。マンニトールや他のポリヒドロキシ六単糖など，2つのヒドロキシ基が*theo*の位置にある糖類と，安定した複合体を形成する。これにより，5つあるいは6つのケイ素原子を含んだ安定したポリケイ酸複合体が形成される。このポリケイ酸イオンの形成の容易さと安定性は，細胞内への吸収と蓄積に最適である[146]。

▶食事からの供給源

FDAのトータルダイエットスタディでは，アメリカの食事中のケイ素の主要な供給源は，飲料（55%），特にビール，コーヒー，水である。それに続き穀物と穀物製品（14%），野菜（8%）である[147]。ニンジン，ビート，ダイコンは，ケイ素を高濃度に含有するが，それらのバイオアベイラビリティは，他の野菜よりも低い[148]。

▶推奨量（RDA）

食品栄養局は，ケイ素のDRIを設定していない。トータルダイエットスタディから成人男性と女性のケイ素の平均摂取量は，それぞれ40 mg/日および19 mg/日であった[147]。低繊維，高繊維食の摂取による差は，約21 mg/日に対して46 mg/日である[149]。食事性ケイ素が悪影響を及ぼすことを示すエビデンスはない。三ケイ酸マグネシウムを含む制酸剤の使用は，ケイ素含有の石の形成による尿路結石症を発症する[150]。

▶消化管の吸収部位，血液中の輸送と細胞内での形態

トータルダイエットスタディから成人男性と女性のケイ素の平均摂取量は，それぞれ40 mg/日および19 mg/日であった[94]。食品中のケイ素は，消化管で単量体の形に分解され，その後吸収される。血清ケイ素のレベルは，摂取後100～120分で最大に達する[148]。ケイ素はおそらくポリマー形態で，血液中に自由に輸送される[151]。ケイ素は，血漿から組織内に移動し，容易に排泄される。ヒトでのケイ素の排泄は，食事のケイ素摂取が増加に伴い増加する[152]。

尿中のケイ素は総摂取量の41±36%で，このパーセンテージは多くの食品でケイ素含有量を食品吸収のおおよその指標として用いることができることを示している[148]。しかしこの方法は，根野菜，バナナからのケイ素では，吸収されにくいため使用できない[148]。

▶代謝と生物学における機能

ケイ素は骨の石灰化を高めることが報告されているが，その作用のメカニズムは不明のままである[140,141,153]。Carlisle[154]は，ケイ素はリンが石灰化をもたらす事象に関与しており，またその主な効果は結合組織成分であることを示したが，彼女はこの生物学的プロセスを解明することができなかった。しかし彼女は，ケイ素の部位を決定するために電子マイクロプローブを使用し，ケイ素が成長しつつあるマウスおよびラットにおいて骨の活発な成長領域に局在することを示した[155]。その局所の濃度は，石灰化の最終段階で最大に達し，その後低下する。Eckhert[156]は，このことから，また，ケイ藻についてわかっていることから[157,158]，ケイ素の骨に対する基本的役割はプロトンの緩衝作用にあることを示唆した。

▶栄養状態の評価

18～91歳の1,325人の健康な被検者の血清中のケイ素の値が，原子吸光分析を用いて測定された[159]。18～59歳の男性では中央値は9.5 μmol/Lで，60～74歳では8.5 μmol/Lに低下した。女性の中央値濃度は，18～29歳の10.00 μmol/Lから増加し，30～44歳では11.10 μmol/Lで，45～59歳では9.23 μmol/Lと低下した。74歳以上の被検者では，中央値は男性で7.70 μmol/L，女性では8.00 μmol/Lであった。

▶欠乏と過剰の特定の原因と症状

ヒトにおけるケイ素の欠乏症は報告されていない。ニワトリ，ラット，およびマウスにおける研究は，ケイ素が骨

の成長のために重要でありうることを示した[148]。1つの疫学研究では，男性と閉経前の女性のケイ素摂取量と骨密度との間に正の相関を見出したが，閉経後の女性では見られていない[143]。骨粗しょう症患者へのモノメチルシラノール（monomethyltrisilanol）の筋内注射は，骨梁量および大腿骨量密度を改善することが示された[143]。シリコンの過剰摂取は，草食動物の尿路結石，腎臓，膀胱および尿道の一ケイ酸を含む結石または尿石の沈着を引き起こすことが報告された[155]。ヒトでの副作用は，主にシリカ粒子の吸入に起因する肺疾患であるケイ肺に限定されている。ケイ素のULを設定するために利用可能な用量反応のデータはない。

バナジウム

▶歴史的概要

1970年代に，いくつかの研究室でバナジウムはヒヨコ，ラット，ヤギの成長を促すと報告された[160]。しかし，各研究所の実験結果には一貫性がなかった。これについてNielsen[161]は，普通の飼料に含まれる量より10～100倍程度のバナジウムを含んでいた実験食の管理が悪かったことが原因であろうと述べた。1986年と1989年には，Anke[160]が，より改善された飼料を用いて，バナジウムを補充したヤギ（2 μg/g 飼料）とバナジウムが不足したヤギ（10 ng/g 飼料）とを比較した。バナジウムが不足したヤギの多くが自然流産を起こし，そして子ヤギは痙攣を起こして41%が生後3ヵ月以内に死んだ[160]。バナジウム不足のヤギでは血清クレアチニンとβリポタンパク質濃度が上昇し，血清のグルコース濃度が低下した。ラットの研究で，バナジウム不足の動物では甲状腺の重量が増加することがわかった[162]。バナジウムは発癌性があり，ヒトにおいて必須性を示すエビデンスはない。しかし，薬理学的な用量ではインスリンの作用を促進し，血中グルコース値を下げる[162,163]。

▶用語，化学，代謝における役割，他の物質との相互作用，正常な機能における基本的な重要性

バナジウムは6つの酸化作用をもつ遷移金属で，+Ⅲ，+Ⅳ，+Ⅴ価は生物学的に重要である[108]。食品には，四価のバナジウム［VO_2^+］と五価のバナジウム［VO_3^-］が含まれている。主な化合物には，酸化バナジウム（V_5O_5），メタバナジン酸ナトリウム（$NaVO_3$），オルトバナジウム酸ナトリウム（Na_3VO_4），硫酸バナジル（$VOSO_4$），バナジン酸アンモニウム（NH_4VO_3）がある。バナジウムイオンは酵素の補因子で，ある被嚢類で見られる[164]。バナジン酸（Ⅴ）イオンは，リン酸イオンと競ってナトリウムATPアーゼを抑制する。オルトバナジウム酸イオン（VO_4^{3-}）はオルトリン酸イオン（PO_4^{3-}）と類似している。リン酸とは異なり，バナジウムはグルタチオンなどの生物学的還元剤の作用で簡単にⅣ，Ⅲ価に還元される[165,166]。バナジウム依存性の酵素には，細菌中のニトロゲナーゼ，藻類や地衣類のヨードペルオキシダーゼやブロモペルオキシダーゼがある[108]。

▶食事からの供給源

穀物および穀物製品からの摂取は，食事性バナジウムの13～30%を占める。被嚢類や褐色藻類などの海洋生物，地衣類，キノコ類はバナジウムを豊富に含む[112]。FDAのトータルダイエットスタディにおいて評価された食品の88%は，バナジウムの含有量が2 μg/100 g未満であった。

▶推奨量（RDA）

食事からのバナジウムの摂取量は6～18 μg/日である[112]。食品栄養局はバナジウムのDRIを設定していないし，ULも決めていない。

▶消化管の吸収部位，血液中の輸送と細胞内での形態

取り込まれたバナジウムの5%未満が吸収される[167,168]。硫酸バナジウムとメタバナデートナトリウムがサプリメントとして利用されている。職業的な被曝による五酸化バナジウム（V_2O_3）は，ヒトや動物においてVa（Ⅴ）からVa（Ⅳ）へと還元される。大半のバナジウムは胃内でバナジルイオンVO^{2+}（Ⅳ）の形をとる。吸収は十二指腸と上部腸管で起こる[169]。バナデートアニオン（Ⅴ）はバナジルイオン（Ⅳ）よりも3～5倍速く吸収される。バナデートアニオン（Ⅴ）は非特異的アニオンチャネルから細胞に入り，グルタチオンによって還元される[170,171]。

バナジウムは血漿から即座に除去され，腎臓，肝臓，精巣，骨，脾臓に蓄積される。バナデートアニオン（Ⅴ）は，ラクトフェリン，トランスフェリン，フェリチンなどの鉄結合タンパク質と結合する。バナジウムを補充した食事を与えたラットにおいては，組織の濃度は顕著に増加する[169]。バナジウムは胎盤を通過し胎児への毒性があると考えられている。バナジウムは主に腎臓から排出されるが，少量は胆汁からも排泄される。含有量が高濃度の組織は肺，歯，甲状腺，骨である[169]。

▶代謝と生物学における機能

ヒトや他の脊椎動物において，バナジウムの本質的な役割はわかっていない。バナジル（Ⅳ）複合体はインスリンの効果を増幅させるが，その機序はわかっていない[164]。インスリン非依存性糖尿病（non-insulin-dependent diabetes mellitus：NIDDM）の患者において，経口からの硫酸バナジル（100 mg/日）は，一部にはインスリンにより脂肪分解の抑制効果を増強することによって，肝臓および骨格筋双方のインスリン感受性を改善する。しかし，非糖尿病被検者においてはインスリン感受性を変化させなかった[172]。結晶学的分析は，VO_4^{3-}としてのバナジウムは骨基質に組み込まれ，そのようにしてPO_4^{3-}を置換することを示した[173]。バナデートアニオン（Ⅴ）はリン酸依存性酵素とNa^+/K^+-ATPアーゼの加水分解を抑制する。しかし，五酸化バナジウムの少ない食事（1.8～18 mg/kg 体重）を与えられたラットは，大腿骨幹で高いアルカリホスファターゼ活性およびDNA含有量を示した。この所見は，バナジウムが有益であったことを示唆する。しかし27 mg/kg 体重を含む飼料は，抑制作用を示した[174]。このように，有益性と毒性の出現範囲は非常に狭い。

脊椎動物の骨格発生のモデルのゴウシュウマダイ（*Sparus aurata L.*）の *in vitro* の細胞培養では，7.5 μM のバナジウム塩は細胞を増殖させるが，コントロールの 20％において細胞外マトリックスの石灰化を減少させた[175]。バナジウムは，マクロファージに特に毒性がある[176]。Va（V）は，グルタチオンおよびシステインを含むチオールの酸化を引き起こし，チイルラジカルをつくる[177]。バナジウムの毒性の一部は，酸素由来のフリーラジカルによって媒介される[178]。バナジウムは NAD リン酸（NADPH）オキシダーゼの還元型で生成された一重項酸素の初期生成を増幅する。五酸化バナジウムの遺伝毒性は DNA への酸化的損傷によって起こり，そして DNA 鎖切断を引き起こす。

▶栄養状態の評価

バナジウムの栄養状態を評価する方法はない。

▶欠乏と過剰の特定の原因と症状

ヒトにおいて，バナジウムの欠乏症例はいまだ報告されていない。ヤギの欠乏症では，流産の増加，痙攣，骨の奇形，早死が報告されている。五酸化バナジウムとしてのバナジウムは毒性が非常に強い工業汚染物質であるが，食品中に存在しない。胃の中でどのように種々のバナジウムに相互変換するか，いつ腸内細菌叢により活性化されるかは明確ではない。バナジウムの毒性症状は，腹痛，下痢，溶血，血圧上昇，および倦怠感などである。バナジウムは生殖毒素で，女性よりも男性に影響を与える。バナジウムは，血液胎盤関門を通過し，げっ歯類で催奇形性を示し，思春期前の動物に影響を与える。国際癌研究機関（International Agency for Research on Cancer：IRAC）は，動物における五酸化バナジウムの吸入実験に基づいて，バナジウムを発癌物質としてあげている[176]。米国環境保護庁による経口からの参照値は 0.009 mg/kg/日である[11]。

（Curtis D. Eckhert／中屋　豊 訳）

17 ビタミン A

歴史的概要

2000 年以上前，古代エジプト人やギリシャ人の医師は，夜盲症として知られている状態の治療には肝臓（現在では高濃度のビタミン A の供給源として知られている）が効果的であることを認識していた[1]。現代のビタミン A の研究は，1913 年に Osborne と Mendel，および McCollum と Davis がそれぞれ独立に，「脂に溶ける物質 A」を発見したことから始まった。これは，のちにビタミン A と名づけられた。これらの研究者は，唯一の脂質源としてラードやオリーブ油を含む食餌を摂取させた若いラットは，体重が減って死ぬことを観察した。しかし，バターや卵，あるいはタラ肝油から抽出したある種の「脂質」を与えたところ，ラットは生存し，再び成長し始めた。次の 10 年間には多くの発見があり，ビタミン A 欠乏と，眼の異常（眼球乾燥症），組織の分化，生殖，免疫機能との関係を明らかにした。1930 年代には，Karrer によりビタミン A（レチノール）が *de novo* 合成された。さらに 10 年後に，Arens と van Dorp は，ビタミン A のカルボキシル酸の形であるレチノイン酸（retinoic acid：RA）を合成した。研究者は，レチノイン酸が多くの点でレチノールを代用できることを示した。しかし，視力については改善しなかった。1950 年代と 1960 年代に，Wald や Hubbard らは，視力おけるビタミン A の役割と「retinene（レチナール）」が視覚色素であるロドプシンの必須の光吸収成分であることを明らかにした[2]。これらの基礎的な発見は，ビタミン A が 2 つの主要な代謝産物（11-*cis*-レチナールと all-*trans*-RA）の前駆体であるという理解への道をつくった。

1980 年以降の研究は，レチノイン酸の核内のレチノイン酸受容体への結合を介した作用機序を明らかにした。核内のレチノイン酸受容体はレチノイド X 受容体（retinoid X receptor：RXR）とともに，特定の標的遺伝子の発現を制御する[3,4]。結果として，遺伝子発現におけるレチノイン酸の役割の理解は，レチノイン酸や合成アナログ（まとめてレチノイドとよぶ）を，皮膚病，あるタイプの白血病およびその他の疾患の予防や治療のために化合物として使用することに大きな関心が集まった。公衆衛生の領域で，ビタミン A の補充プログラムは子どもの死亡率を減らすことが示された。ビタミン A は，UNICEF Millennium Development Goals[5,6] に述べられている小児の死亡を減らす世界戦略において今や主要な位置を占めている。

用語，化学的性質，分析

ビタミン A は，レチノールおよびそれに関連した生物活性を伴う化合物をさす栄養学的な用語である。食事からのビタミン A は，既成ビタミン A（レチノール）とプロビタミン A，すなわち β-カロテンとその他のカロテノイドも含まれる。ビタミン A の分子は，共役ポリエン側鎖の β-イオノン環と終末基から成る。元になる分子，all-*trans*-レチノール（**図 17.1A**）は，長鎖脂肪酸によりエステル化されレチニルエステルとなる。世界のビタミン A の多くは，商業的に生産されており，動物の飼育，栄養補助食品，食品強化に使われている。主要なビタミン A の合成型はレチニルパルミチル酸で，これは大部分の動物細胞で主要なレチニルエステルと同じものである。そしてレチニル酢酸がサプリメントとして使われている。

「部分的に」ビタミン A 活性を有するレチノールの亜型も存在している。α-レチノールは，5 番目と 6 番目の炭素の間ではなく，4 番目と 5 番目の間に二重結合をもち，パーム油などの熱帯の油やニンジンに存在する。そしてこれはレチノールの約半分の生物活性をもつ[7]。ビタミン A_2（化学的には，3,4-ジデヒドロレチノール）は淡水魚に存在し，ヒトの皮膚にビタミン A の代謝産物としても存在する。これは，レチノールの約 40%の生物活性をもつ。

代謝の種々のステップによって，後に述べるように，レチノールは最初レチナール，次いでレチノイン酸へと次々に酸化される。11-*cis*-レチナールは，網膜において主要な代謝産物である[2]。all-*trans*-RA は，遺伝子発現を制御する主要な代謝産物である[3,4]。9-*cis*-レチノイン酸と 13-*cis*-レチノイン酸は，後に述べるように，その機能はまだ完全にはわかっていない。その他の自然に存在するレチノイド類は，ケト，ヒドロキシル，エポキシド基などの置換基がついている。レチノイン酸とレチノールはグルクロン酸と抱合することができ，これらの分子は水に溶けやすくなっている。

それ以外に，Am80/580[8]，ヒドロキシフェニルレチナミド（フェンレチニド）[9]，アシトレチン[10]などの合成アナログが薬理活性を持つ（**図 17.1B**）。徐々にレチノイドという言葉はあらゆる天然のビタミン A および構造的に関連するアナログを含むようになっていった（**図 17.1**）。

▶分析方法

レチノイド分析の多くの方法は，試料中のレチノイドをタンパク質やその他の脂質から遊離させる溶媒抽出によって行われる。その後，各種クロマトグラフィー法を用いて分析される。一般的に，特に汎用されている分析手法は，合成物ごとに最適化される波長で同時分析できる紫外線検出器を接続した高速液体クロマトグラフィー（high-performance liquid chromatography：HPLC）による測定[11~13]か，あるいは，シングルあるいはタンデム質量分析法（LC-MS-MS）により行われる機会が増えてきている[14]。保存および分析時には，試料は異性化反応を起こさないように，光と酸素から守らなければならない。血漿と組織の総レチノールの定量化には，最初にレチニルエステルをレチ

A 自然界に存在しているレチノイド類とその代謝

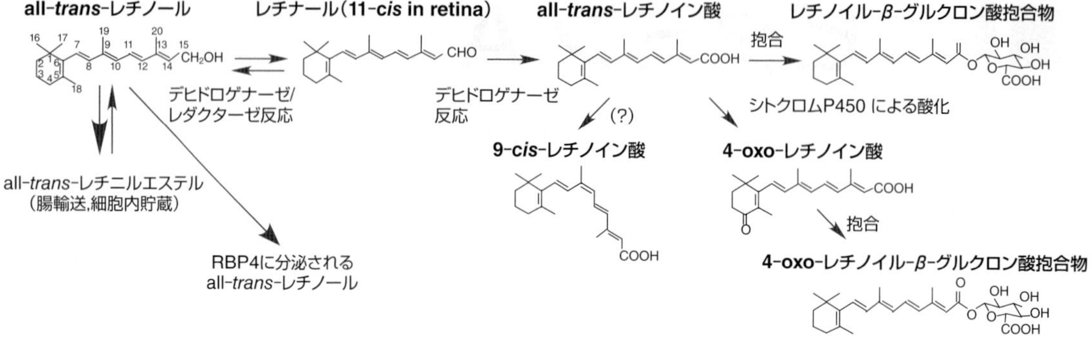

図 17.1 A：自然界に存在している主なレチノイド類の構造とその代謝。B：構造的に all-*trans*-レチノイン酸に関連する薬理学的なレチノイド。RBP：レチノール結合タンパク質。

ノールに変換するためにサポニン化が通常用いられている。しかし，サポニン化しなくても，遊離レチノールとレチニルエステルは別々に測定できる。

食事からの供給源と単位

すべての脊椎動物はビタミンAを必要とする。しかし，どの動物も *de novo* 合成できない。ビタミンAの栄養学的な必要量は，既成のビタミンA（植物からの前駆物質を動物が代謝し，動物の組織に存在するレチノールやレチニルエステル），あるいは植物，真菌，細菌により産生されるプロビタミンAのカロテノイド類からの総合的な摂取により満たされる。ビタミンAを最も高濃度に含んでいるのは，肝臓や魚の肝油，あるいは他の臓器の肉で，牛乳や卵にも少量が含まれている。牛乳，マーガリン，朝食用のシリアルなどのレチニルエステルやβ-カロテンが強化された食品も重要な供給源である[16]。アメリカでは，ビタミンA摂取の約2/3は既成ビタミンAで，一部は栄養補助食品からである。発展途上国では，ビタミンAはプロビタミンAのカロテノイド類（供給源や代謝，β-カロテンからビタミンAの生成については31章参照）としてとられている。

▶栄養学的な単位

食品は既成およびプロビタミンAの濃度がそれぞれ異なっているため，またバイオアベイラビリティ（生物学的利用能）はカロテノイドが純粋な単離されたものと食品と結合したものでは異なるため，食品中のビタミンA量を比較するためには，当量を使用する必要がある。国際単位（international unit：IU）は長年使用されているが，慣例として，1 IUは0.30 μgのall-*trans*-レチノールあるいは0.6 μgのall-*trans*-βカロテンに変換される。IUはまだサプリメントのラベルで見られるが，これはバイオアベイラビリティを考慮に入れていないため，食品中のビタミンAの計算には時代遅れである。1967年に，IUに代わって，レチノール当量（retinol equivalent：RE）に置き換えられた[17]。レチノール当量は，β-カロテンとその他のプロビタミンであるカロテノイド類のビタミンA活性の差を考慮に入れている。1レチノール当量は1 μgのレチノール，6 μgのβ-カロテン，あるいは12 μgのその他のプロビタミンAカロテノイド類に相当するとしている。さらに，食品中のカロテノイド類のバイオアベイラビリティが，当初，考えられたよりも低いことが報告されたため，2001年からはレチノール活性当量（retinol activity equivalent：RAE）が使用されるようになった[18]。レチノール活性当量は，1 μgレチノール活性等量が，1 μgの純粋なall-*trans*-レチノール，油に溶けている2 μgの純粋なall-*trans*-β-カロテン（吸収率が高い状態），12 μgのそれ以外の状態のall-*trans*-β-カロテン（これからはほとんど吸収されない），あるいは24 μgのその他の食品由来のall-*trans*プロビタミンAカロテノイド類に相当すると定義している[18]。栄養学的には，1分子のレチノールと他の形のレチニルエステルの1分子が等価である。

▶食事摂取基準

食事摂取基準（dietary reference intake：DRI）の値はRAE/日で表される（**表 17.1**）。2001年，米国医学研究所（Institute of Medicine：IOM）により，アメリカとカナダにおけるビタミンAの推定平均必要量（estimated average requirement：EAR）と推奨量（recommended dietary allowance：RDA）が設定された。EARは集団の必要量の分布における中央値と定義され，RDAの基礎となっているが，このEARは，体内に蓄積されているビタミンAが1日あたりに消失する割合（0.5%），肝臓で最低限必要とされる予備のビタミンA量（20 μg/g）[19]，および摂取した

I

表 17.1 性別および年齢別のビタミン A の食事摂取基準

年齢	推奨量（RDA；μg RAE/日）[a] 男	女	目安量[b]（AI；μg/日）	耐容上限量[c]（UL；μg 既成レチノール/日）
0〜6ヵ月齢			400	600
7〜12ヵ月齢			500	600
1〜3歳	300	300		600
4〜8歳	400	400		900
9〜13歳	600	600		1,700
14〜18歳	900	700		2,800
18歳以上	900	700		2,800/3,000[d]
妊娠期間中				
14〜18歳		750		2,800
19〜50歳		770		3,000
授乳期間中				
14〜18歳		1,200		2,800
19〜50歳		1,300		3,000

[a] 推奨量（RDA）：当該の性別・年齢別の人のほとんど（97〜98%）が1日の必要量を満たすと推定される1日の摂取量をレチノール活性当量で表示している

[b] 目安量（AI）：成長速度や循環している栄養素の通常量，あるいは他の健康指標のような栄養状態を維持するのに必要な摂取量を実験的に計算した値である。目安量は，推定平均必要量を算出するために必要な科学的根拠が乏しい時に使用される。母乳を摂取している健常な乳幼児の目安量は，平均摂取量を示している。また，目安量は推奨摂取量と同義ではない。

[c] 耐容上限量（UL）：指定されたライフステージ群のほぼすべての個人のために健康への悪影響の危険をもたらさない1日の栄養摂取量の最高レベルである。

[d] 耐容上限量は，女性では 2,800 μg/日以上，18歳以上の男性では 3,000 μg/日に相当する。

(Reprinted with permission from Food and Nutrition Board, Institute of Medicine. Dietary Reference Intakes for Vitamin A, Vitamin K, Arsenic, Boron, Chromium, Copper, Iodine, Iron, Manganese, Molybdenum, Nickel, Silicon, Vanadium, and Zinc. Washington, DC: National Academy Press, 2001.)

ビタミンAの体内での蓄積効率[18]を考慮に入れて要因加算法で決められた。妊婦のEARは，成長している胎児へ移行する追加の量も含めて計算している。また授乳期間中も，母乳中へ分泌されるビタミンAの追加量を含めている[18]。すべての年齢-性別のグループで，RDA値は推定される変動係数の20%をEARに追加して計算している。生後0〜6ヵ月と7〜12ヵ月の乳児では，推奨摂取量は目安量（adequate intake：AI）で表されている。ヒト母乳中に含まれている平均ビタミンAの濃度に，この2つの年代のグループが摂取する平均の母乳量をかけて算出している。

その他の国およびFAO（国連食料農業機関）/WHOでも，基準摂取量を設定している。これらの値はRDAより低い傾向にある[20]。実際に，人では，既成ビタミンAやプロビタミンAのカロテノイドのどのような混合物からでも，RAE/日という点から推奨する量を提供する十分なビタミンAをとることができる。

▶耐容上限量

耐容上限量（tolerable upper intake level：UL）は，長期間使用してもリスクがない最も高い値である。この計算において，β-カロテンはリスクを増大することがないため，IOM委員会は既成ビタミンAのみについて考慮している[16,18]。ULを特定する重大な指標は，出産年齢の女性における出生時の異常と，すべての年齢，性別における肝障害である。ULは（成人）男女ともにレチノールが3,000 μg/日と決められており，また0〜3歳，4〜8歳，9〜13歳，14〜18歳では，それぞれ，600，900，1,700，2,800 レチノール μg/日と決められている[18]。

代謝

図17.2に，体内のビタミンAの代謝を模式化した図を示す。レチノイドの代謝は，一部は，次に述べるように特異的なタンパク質への結合と，そしてその次に述べる種々の酵素によりレチノールを貯蔵型へ変換し，レチニルエステルを代謝し，レチノールとレチナールをレチノイン酸に酸化することである。ビタミンAの代謝のいくつかの過程はビタミンAの代謝産物により制御されている。その結果，ある程度の自己制御が働く。

▶ビタミンA代謝を促進するシャペロンタンパク質

レチノール結合タンパク質とレチノイド受容体のファミリーに属するシャペロンは，ビタミンAの正常な代謝に非常に重要である。レチノール結合タンパク質は脂溶性分子を水に溶けやすくし，特定のレチノイドの輸送と代謝の手助けをする。一方，核内受容体はレチノイン酸の機能を仲介する。

血漿輸送タンパク質：レチノール結合タンパク質とトランスチレチン

約95%の血漿中ビタミンAは，all-*trans* レチノールの形で存在し，そのうちのほとんどがレチノール結合タンパク質（retinol-binding protein：RBP）と結合している。RBPは，その遺伝子の名称によって，時に *RBP4* とよばれる。RBPは，レチノールが結合している時にはホロRBPとよばれ，そしてレチノールがついていない時はアポRBPとよばれる。RBPは，21 kDaのタンパク質で，「βバレル」の構造をもつリポカリンファミリーに属している。疎水性の間隙の中で，各タンパク質分子はレチノール水酸基がRBPの表面に向かうように，1分子のレチノールと結合する[21]。さらに血漿中では，RBPはトランスチレチン（TTR，以前はプレアルブミンとして知られていた）と結合して循環している。TTRは，チロキシンの血漿輸送タンパク質の1つである。RBP分子とTTRの四量体との結合は非共有結合である。この結合は，*in vitro* と *in vivo* で見られるようにホロRBPを安定な状態にする[22〜24]。その他一部のレチノイドはRBPと結合しているが，より不安定な形である。例えば，レチノールアナログの4-HPRはRBPと結合しているが，この複合体のTTRとの相互作用は比較的弱い。その結果，RBPは容易に尿中に失われ，血漿レチノール濃度は低下する[23,25]。α-レチノールは，明らかに全般的な構造がレチノール（以前はβ-レチノール）より平面的なので，RBPとは結合の効率が良くない[26]。

RBPの合成速度は通常速いが，血漿中の濃度は他の血漿タンパク質に比べると比較的低く，約1〜3 μMである[27]。これはRBPの速いターンオーバーのためで，半減期はホロタンパク質が約0.5日，アポタンパク質が4時間である[24]。ホロRBP-TTR複合体の形成[23]により分子量が約75 kDaと大きくなるために，RBPの腎臓での喪失が遅くな

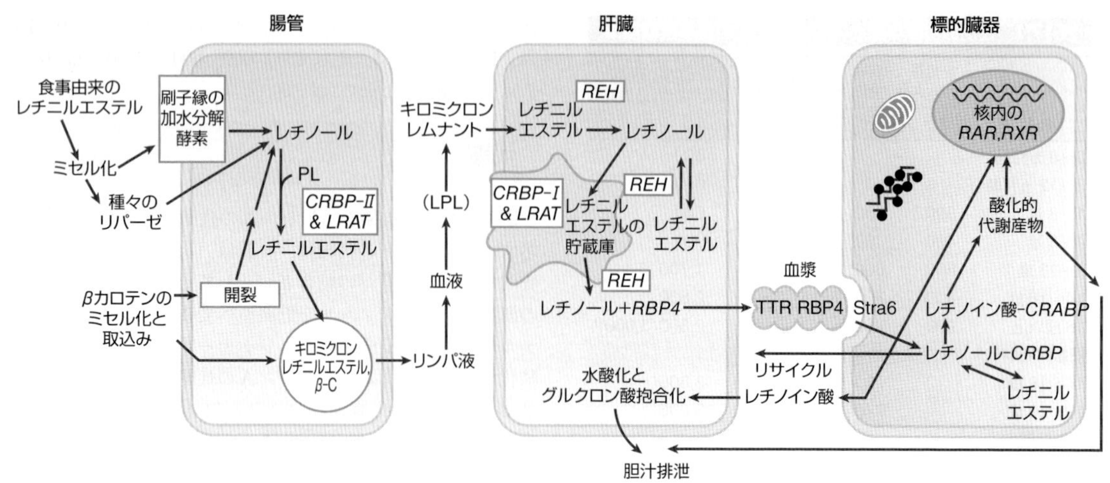

図 17.2　レチノイド代謝の主要な反応。CRABP：細胞内レチノイン酸結合タンパク質，CRBP：細胞内レチノール結合タンパク質，LPL：リポタンパク質リパーゼ，LRAT：レシチン：レチノールアシルトランスフェラーゼ，PL：リン脂質，RA：レチノイン酸，RAR：レチノイン酸受容体，RBP：レチノール結合タンパク質，REH：レチニルエステル加水分解酵素，RXR：レチノイドX受容体，Stra6：RA gene 6 により刺激される，TTR：トランスチレチン。

る。

RBP をコードしている *RBP4* 遺伝子は，約 1,000 塩基対の cDNA で，その mRNA 発現は肝細胞に局在しており[28]，肝臓で最も多く発現しているうちの 1 つである[27]。*RBP4* の mRNA は，肝臓の約 3～10%のレベルで脂肪組織や腎臓にも発現している[27]。この所見は，これらの臓器で RBP タンパク質を合成していることを示している。脂肪由来の RBP はアディポカインとして機能しており，グルコースホメオスタシス（恒常性）に関与している[29]。多くの研究がその濃度と種々の代謝のパラメーターとの相関について検討している。しかし，これが原因となる因子か否か，また比例するバイオマーカーかは不明である。

肝臓は主な TTR の合成部位であるが，唯一の合成部位ではない[22]。TTR のモル濃度は RBP よりも高く，血漿中のほとんどの TTR は遊離四量体として循環している。多くの TTR の遺伝子多型が知られており，そしてその一部はチロキシンあるいは RBP 結合に影響を及ぼすが，大部分は家族性アミロイドポリニューロパチー（familial amyloidotic polyneuropathy）の発症と関連している[22]。

細胞内のレチノイド結合タンパク質

レチノイド結合タンパク質は，レチノール，レチナール，レチノイン酸に対する細胞内シャペロンとして働く[30,31]。細胞内 RBP（CRBP），CRBP-Ⅰ，Ⅱ，Ⅲは脂肪酸結合タンパク質/CRBP ファミリーに属し，同じサイズで約 14.6 kDa である。そして，内側に水酸基を有し，1 つの分子のレチノールと結合する疎水結合部位を有する β クラム構造をもっている[30]。CRBP-Ⅰは，最も多い形で，肝臓，腎臓，精巣およびその他の組織で発現し，all-*trans*-レチノールと結合するが，一方，CRBP-Ⅱは all-*trans*-レチノールとレチナールの両方に結合し，腸細胞に豊富に存在する。どちらも，9-*cis*-レチノールと結合しない。CRBP-Ⅲと CRBP-Ⅳは，心臓，骨格筋，腎臓やその他の組織に発現しているが，これらはあまり研究されていない[31]。

細胞内レチノイン酸結合タンパク質（CRABP），CRABP-Ⅰと CRABP-Ⅱは，構造的に CRBP と似ており，all-*trans*-レチノイン酸と結合する[33]。それらはまた，一般に CRBP よりも低い濃度で，組織特異的に認められる[31]。両者とも発生中の胚で発現しているが，同一の細胞ではない。このことは，それらが異なる機能を発揮していることを示唆する。

他の 2 つの細胞内レチノイド結合タンパク質である細胞のレチナール結合タンパク質（CRALBP）と間質性レチノイド結合タンパク質は，通常では眼のみに発現している（「眼におけるレチノイドの代謝」の項参照）。

核レチノイド受容体

RAR および RXR 遺伝子ファミリーの核レチノイド受容体は，ステロイド/甲状腺ホルモン受容体のスーパーファミリーのメンバーである[3,4]。それぞれが 3 つの遺伝子（*RAR*-α，β，γ，および *RXR*-α，β，γ）から構成されている。これらは，特に各サブグループのリガンド結合ドメインでは，かなりの構造的類似性を示している[34,35]。しかし，組織発現はそれぞれの受容体によって異なっている。RAR は，all-*trans*-レチノイン酸とのみ結合する。RAR は，9-*cis*-レチノイン酸に結合することができるが，あるいは，不飽和脂肪酸およびフィタン酸などの他の生理学的リガンドが提案されている[36]。合成「レキシノイド」は，選択的に RXR を活性化する[37]。さらに，それらはまた，リガンド非依存的に機能しうる[38]。後述するように，機能的には RXR と RAR は互いにヘテロ二量体として結合し，そしてこれらはレチノイド応答性遺伝子の特定の DNA 配列に結合する。例えば，all-*trans*-レチノイン酸の RAR への結合リガンドは受容体の立体構造を変化させ，コアクチベーターまたはコリプレッサータンパク質，クロマチンに結合したヒストンを修飾する酵素，基本転写因子，RNA ポリメラーゼなどの他のタンパク質との相互作用を容易にする[3,35]。リガンド結合に利用可能なレチノイド受容体タンパク質の量は，転写，転写後修飾，タンパク質分解，およびタンパク質輸送によって調節される[35]。RXR はまた，他の核受容体とヘテロ二量体を形成する。これらには，ビタミンD受容体，ペルオキシソーム増殖因子活性化受容体（peroxisome proliferator-activated receptor：PPAR），ファルネソイドX受容体（farnesoid x receptor：FXR），肝臓X受容体（liver x receptor：LXR），および特定の薬物および生体異物のための受容体などがあり[34]，このように様々なネットワークにより制御に関わっている。

RAR-RXRヘテロ二量体が結合するレチノイド応答エレメントは，典型的には，ヘキサヌクレオチド配列（A/G）（G/T）GTCAの直列配列（direct repeat：DR）で，5あるいは2の介在塩基がある。これらはDR-5またはDR-2と称され，多くはレチノイド応答性遺伝子の5′-末端側の調節領域に位置している。しかし，一部はイントロンまたは遺伝子の外側に存在している[39]。CRABP-Ⅱ，RAR-β，CYP26A1（代謝の項で説明）は，1つまたは複数のレチノイン酸応答エレメント（retinoic acid response element：RARE）を含有する。これは，レチノイン酸のために自身の代謝および機能を自己調節する手段を提供する。多くの遺伝子については，レチノイン酸によって生理的に制御されているエビデンスがあるにもかかわらず，RAREは同定されていない。それらは間接的に制御されているのかもしれない[39]。

▶小腸および肝臓でのレチノイド代謝

代謝は，広範な臓器の間でのレチノールの輸送，レチノールをエステル化しレチニルエステルを形成し，またレチニルエステルを加水分解しレチノールを再生成するサイクル，段階的酸化的代謝によって特徴づけられる。食事性ビタミンAの約70%は，摂取量が多くても吸収される。このことは，ビタミンAの過負荷および毒性の説明となる。対照的に，血漿レチノールは，ビタミンA欠乏および過剰の状態を除いて，ほぼ一定のレベルに維持される[19]。このように，組織では通常，血漿レチノールが非常に安定して供給されている。

小腸でのレチノールの吸収

ビタミンAの吸収は，消化，乳化，取込み，細胞内代謝，および腸からのリンパ系や門脈血への輸出の過程から構成される[40]。食品中のレチニルエステルは，消化酵素によってび汁から遊離されなければならない。レチニルエステルは，供給源に関係なく，脂肪酸と胆汁酸塩で乳化され，レチニルエステル加水分解酵素（RH hydrolase：REH）により加水分解され，十二指腸や空腸細胞にレチノールが取り込まれる前に，脂質ミセルに組み込まれる必要がある。レチニルエステル加水分解酵素には，コリパーゼ依存性膵リパーゼだけでなく，微絨毛膜結合酵素もある[41]。脂質の消化および乳化を妨害する状態では（約5%未満しか脂肪を含まない食事など），ビタミンAの吸収効率が低下する[18]。

腸細胞による遊離レチノールの取込み後[42]，約95%がレチニルエステルとしてエステル化される[43]。エステル化のためのレチノールは，CRBP-Ⅱによって膜結合酵素レシチンへ運ばれる。レシチンレチノールアシルトランスフェラーゼ（lecithin retinol acyltranferase：LRAT）は，膜関連ホスファチジルコリン（レシチン）の立体特異的な命名が行われたstereospecific nomenclature（sn）-1位置の脂肪酸をレチノールに転送する。このようにしてレチニルエステルを形成する。レシチン中のsn-1脂肪酸組成は，LRATがほとんどの組織において，ステアリン酸，オレイン酸，リノール酸を，より多い量のパルミチン酸レチニルの混合物に形成することを決定する。マウスの研究によって示されているように，LRATが欠損すると，組織にレチニルエステルがほとんど蓄積しないことより[44]，LRATは，必須の酵素である。新たに形成されたレチニルエステルは，トリグリセリドおよびコレステリルエステルと一緒に，原始キロミクロンの脂質コアに包み込まれる[41]。腸細胞で形成されたレチニルエステルの量およびキロミクロン粒子あたりのレチニルエステルの量は，その時のビタミンAが吸収され，エステル化される量に直接比例して変化する[45]。これは，ビタミンAが含まれない食事の後のゼロから，高ビタミンAの食事やビタミンサプリメントの摂取後のgあたり数mgまで変化する[45]。

キロミクロンレチニルエステルの輸送は，キロミクロン自体の代謝によって決定される。キロミクロンは，リンパ系に入り，それから静脈循環に入る。その血漿濃度のピークは食後約2～6時間である。キロミクロントリグリセリドは急速にリポタンパク質リパーゼ（lipoprotein lipase：LPL）が含まれている組織で代謝されるのに対して，キロミクロンレムナントは，LPL反応中に組織内移行したり，あるいは血漿リポタンパク質と交換するごく一部を除いて，元のままのレチニルエステルのほぼすべてが含まれている。キロミクロンレムナントの非常に急速な肝臓への取込みのため，正常な被検者の血漿においては食物からのレチニルエステルの半減期が短く，20分未満である[46]。キロミクロンのクリアランスが障害されているか，またはレチニルエステルの吸収が非常に高い場合は，レチニルエステルが総レチノール濃度の数%以上で血漿中に見られる。いくつかの組織でのレチニルエステルの取込みは，リポタンパク質受容体[47]あるいはLPLによる脂肪分解[48,49]によって行われる。しかし，食物からのレチニルエステルの約60～80%が，キロミクロンレムナントクリアランスの過程の間に肝臓に取り込まれる。

キロミクロンはまた，エステル化されていない一部のレチノールを含有する（総ビタミンAの5～10%）。これは，より容易に組織およびリポタンパク質と交換することができる。さらに，新たに吸収されたビタミンAのいくつかの小さな画分は，腸粘膜細胞において極性レチノイドに酸化される。レチノイン酸は，アルブミンに結合して吸収される[27]。門脈血のレチノイン酸はβ-カロテンの投与後に増加し[50]，そしてビタミンAサプリメントの後に最も高くなる。

同位体による動態の研究において，生理的用量のビタミンAの約70～90%が吸収された[51]。レチノール吸収のプロセスは，比較的制御されておらず，非常に大きい用量であっても，吸収がよい[18]。この状態はビタミンA過剰症を発症する（後述）。ヒトのキロミクロンでは，そのままのβ-カロテンが少量含まれているが[52]，ほとんどレチニルエステルである。げっ歯類では，ほぼすべてのカロテンが切断され，レチニルエステルとして吸収される。

肝臓での代謝

肝臓は，全身レチノイドのホメオスタシスにおいて中心的な役割を果たしている。キロミクロンレムナントのレチニルエステル分子は，肝臓による取込みの後すぐに加水分解される[53,54]。この過程は，ビタミンA栄養状態に鋭敏に反応しないが，この最初の加水分解の後に起こることは，ビタミンAの栄養状態に大きく依存する。^{3}H-レチニルエステルで標識されたキロミクロンの代謝の研究では，ビタミンAが十分なラットにおいては，^{3}Hのほとんどは最初に肝細胞によって取り込まれたが，次いで2時間以内に肝星細胞（hepatic stellate cell：HSC）に移行した[54]。HSCはCRBP-Iおよびレシチンレチノールアシルトランスフェラーゼ（LRAT）を含む。これらはレチニルエステルを合成し，細胞質の脂肪滴内にレチニルエステルを貯蔵するために必要である[55]。良好な栄養状態では，これらのレチニルエステルが全身のビタミンAの約50～85%をしめ，そのうち90%以上はレチニルエステルとして存在する[56]。対照的に，ビタミンA欠損ラットにおいては，非常に少ない量のレチノールがHSCに移行する[54]。その代わりに，レチノールは急速に血漿コンパートメントに出現する。ビタミンAの欠乏が進行していくにつれて，肝臓のLRATの発現および活性がどんどん低下していくことが知られている[45]。そのため，肝LRATの減少は，ホロRBPなどの分泌またはレチノイン酸への変換などの他の用途のために，少し残っているレチノールを倹約する調節機構の一部である可能性がある。

ビタミンAの栄養状態が低下すると，アポCRBPとしてCRBPの割合は増加し，アポCRBPはレチニルエステルのREHによる再加水分解を刺激する[57]。その結果，本質的に，肝臓内のすべてのビタミンAが動員され，使用することができるようになる。逆に，ビタミンAが欠乏した動物に投与した場合，ホロRBPは急速に分泌され，次いで肝臓のLRAT発現が増加する[58]。その結果正常な血漿レチノールの回復をもたらし，数時間以内に貯蔵されたレチニルエステルが出てくる。ほとんどの研究は，マウスおよびラットにおいて行われているが，ヒト肝臓標本においてビタミンAのレベルが同じであること[59]，ならびにビタミンA欠乏患者においてビタミン補充後に同様の急激な血漿レベルの上昇が観察されることなどにより，ヒトのレチノール代謝も同様である可能性が高い。

肝臓におけるレチノール結合タンパク質の合成と分泌

肝細胞は，24 kDaの前駆タンパク質としてRBPを合成する。これは翻訳の間に切断され，成熟した21 kDaタンパク質を形成する[27]。分泌経路を通るRBPの動きは，ホロRBPを形成するレチノールとの結合に依存する[60]。ビタミンAの欠乏症では，RBP mRNAは比較的一定のままであるが，RBPタンパク質はアポRBPとして肝細胞内に蓄積し，ビタミン補充によりホロRBPとして放出される。ビタミンA欠乏ラットにおいて，ビタミンA補充後約5時間以内に血漿レチノールおよびRBPの濃度はほぼ検出不能なレベルから正常よりも高いレベルまでに上昇し，次いで正常レベルで安定した[61]。これらの所見は，後述する相対用量応答試験（relative dose response：RDR）の理論的根拠を与える。

▶血漿中のレチノール

レチノール

健常人では，絶食時の血漿中ビタミンAのほとんど（>95%）がレチノールの形である。ビタミンA含有食の後に，キロミクロンとそのレムナントに含まれるレチニルエステルによって，血漿レチニルエステルは一過性に上昇する。しかし，レチニルエステルが空腹時の血漿中の総レチノールの5～10%を構成する場合には，異常事態，例えばキロミクロンのクリアランスが障害されている，あるいは食事からのビタミンAの過剰摂取などを示唆する（ビタミンA過剰症，後述参照）。血漿中のレチノール輸送は，動物種間でかなり異なっている。実験室の研究で最も使用されるげっ歯類はヒトと似ており，血漿ビタミンAは主にレチノールとして輸送される。しかし，大型類人猿と肉食動物のいくつかの種においては，血漿ビタミンAの大部分はリポタンパク質に結合したレチニルエステルとして存在する[62]。イヌでは，絶食状態で血漿レチニルエステルが存在する。そして，驚くべきことに，ビタミンA欠乏食の数週間後にも存在する[63]。

成人における血漿レチノール濃度は，通常，約1～3 μmol/Lの範囲である（28～86 μg/dLに相当）。日々の変動は少ない。RBPの血漿レチノールとのモル比は約0.82である。このことは，アポRBPが血漿中に通常存在することを意味する[64]。米国国民健康栄養調査（National Health and Nutrition Examination Survey：NHANES）で測定された血漿レチノール濃度の中央値は，年齢と関係があり，青年よりも幼児で低く，閉経前女性よりも成人男性のほうが高い[65]。50歳以降は，男性と女性で似た値を示す。経口避妊薬を使用する女性では，レチノール濃度が15～35%高い。新生児では，未熟児の値は満期産児よりも低い[66]。

血漿レチノールの値が0.35 μmol/L未満，0.70 μmol/L未満，および1.05 μmol/L未満は，それぞれ高度の欠乏，境界域欠乏，および潜在性の低ビタミンA状態として解釈される。1988～1994年NHANESにおける血清レチノールの分析に基づいて，アメリカの人口のすべての階層において0.70 μmol/Lよりも低い低血清レチノールの人の頻度は非常に低かった[67]。1.05 μmol/Lより低い血清レチノールの頻度は，性別や人種や民族によって異なるが，4～8歳の小児では16.7～33.9%，9～13歳の小児では3.6～14.2%であった。共変量を補正した後でも，非ヒスパニック系白人の子どもよりも非ヒスパニック系の黒人とメキシコ系アメリカ人の子どものほうが高かった。論文で検討されているように[68]，WHOや他の機関は，ビタミンAの低い状態が地域や国における公衆衛生上の問題であるかどうかを決定するため，1つの基準として血漿レチノールを使用している。

血漿RBPおよびTTRの半減期がそれぞれ約0.5日および2～3日間と，比較的短いため[24]，その置き換わりには，高いタンパク質合成速度が必要である。血漿RBPレベルは，栄養の変化および生理的条件に敏感であり，タンパク質・エネルギー栄養失調[69]，感染および炎症[70,71]，および外傷[72,73]で有意に低下する。逆に，RBPの合成および血漿ホロRBPの濃度は，一般に，回復期に迅速に反応する。したがって，RBPは，内臓タンパク質の状態の有用な臨床指標と栄養サポートに対する反応と考えられている[74,75]。

血漿レチノールおよびRBPレベルは通常，肝臓，腎臓，および甲状腺[76]だけでなく，炎症の際に低下する。低レベルは，原発性胆汁性肝硬変および原発性硬化性胆管炎を有する患者において報告された[77]。レチノール貯蔵および輸送のいくつかの状況は，HSCからレチニルエステルの喪失（筋線維芽細胞表現型を発現する）[78]，および肝臓のRBPおよびTTRの両方の合成の低下[70]などによる炎症の間に障害される。炎症を有する患者は，血漿RBP，レチノール，all-*trans*-レチノイン酸および13-*cis*-レチノイン酸濃度が低値であった。これらはすべて炎症のバイオマーカーのC反応性タンパク質（C-reactive protein：CRP）レベルと負に相関した[79]。Fexら[79]は，炎症により生じた血清レチノールとレチノイン酸濃度の減少は，ビタミンA欠乏症の境界にいる子どもやAIDSの患者で「急性ビタミンA欠乏症」をつくり，はしかに関連した死亡を増やす原因因子となる可能性があると考えた。

RBPの遺伝的な欠損はまれであるが，RBPレベルの低値についてはドイツにおいて視力障害（夜盲）で受診した10代の姉妹2人の詳細な研究が報告されている[80]。これらの兄弟で，*RBP*遺伝子の2つの変異した対立遺伝子をもち，その結果2つの異なるRBPタンパク質の1アミノ酸が置換されていることが示された。彼女らの血漿レチノールとRBP濃度がそれぞれ0.19 μmol/Lと0.60 μmol/L未満であったが，その成長と発達は普通に見えた。おもしろいことに，彼女らの血漿レチノイン酸レベルも正常であった。彼女らの食事のビタミンAが十分であったので，眼以外の組織の大部分が，キロミクロンから十分なビタミンAを受けていた。そして，十分なレチノイン酸がこの前駆物質からつくりだされたと考えられた。同じような状況は，低血漿レチノールと異常網膜電図をもつ*RBP4*欠損マウスで観察された。このマウスはビタミンAが適切な食事により，数ヵ月後に改善した[81]。これらの研究は，他の組織よりも，眼が循環ホロRBPの欠乏に比較的敏感であることを示唆している。眼以外の組織では十分なビタミンAは，食物のビタミンAの代謝から，または血漿からレチノイン酸の取込みから得ることができる。ホロRBPとTTRとの結合に影響を与える*TTR*遺伝子の変異は，血漿RBPレベルの低値を示す[82]。RBPに対する受容体のStra6（stimulated by retinoic acid gene 6）が，網膜色素上皮（RPE）細胞（ビタミンAの血漿から細胞への取込みの項参照）の表面上に比較的豊富に存在することは，網膜がレチノールの供給源としてホロRBPに依存することを示している。

血漿中のビタミンAと肝臓中の貯蔵ビタミンAとの関係

Olson[19]により集められたデータは最初，肝臓中のビタミンA濃度の広い範囲内で（含有量が20 μg/g肝臓から300～500 μg/g肝臓まで），血漿中のレチノール濃度は比較的一定であることを示した。血漿中のレチノールは，肝臓のビタミンAがほとんど枯渇した時のみ低下する。20 μgレチノール/g肝臓より低い値は，肝臓のビタミンAの予備が不十分であるとするカットオフ値と考えられている。反対に，肝臓中のビタミンA濃度がおよそ300～500 μgレチノール/g肝臓程度まで上昇した時には，血漿中のビタミンA濃度は上昇する。しかし，その時でも，ホロRBPの上昇はほとんどなく，血漿中の総レチノールの上昇は，リポタンパク質中のレチニルエステル量の上昇に起因すると考えられている[19,64]。

ビタミンAの血漿から細胞への取込み

RBPの受容体としての膜貫通タンパク質Stra6[83]およびStra6によるRBPに結合したレチノールの取込みなどの機能は，細胞内レチノールをエステル化するLRAT反応と共役することによって補助される[83,84]。細胞内レチノイド濃度は，多くの場合，血漿中濃度を超えている[14,85]。Stra6は，LRATも高いRPEに比較的豊富に存在する。ラットの新生児の肺で，単独のビタミンA，およびレチノイン酸との組合せにより，Stra6およびLRATの発現を増加させた。その結果，多くのレチニルエステルを形成した[86]。遺伝性疾患のMatthew-Wood症候群の原因は*Stra6*遺伝子の欠失であり[84]，発育中のゼブラフィッシュにおいて*Stra6*内の変異によりビタミンAのホメオスタシスを破壊した[84]。

多くの種類の細胞は，レチニルエステルを貯蔵する。しかしこのレベルは，通常，肝臓におけるよりもはるかに低い。肝外星状細胞は，肺，腸，腎臓，膵臓，およびおそらく多くの他の組織中に存在する。そこでは，これらの細胞がビタミンAをレチニルエステルとして貯蔵していると考えられている。レチニルエステルは後に放出され，レチノイン酸を形成するために局所的に使用され，またはレチノールとして血漿中へ戻される[87]。ヒトと実験用のげっ歯類は，肝臓にほとんどのビタミンAを貯蔵する点で似ている。しかし，他の種との間ではかなりの違いが存在し，ある肉食動物では肝臓よりも腎臓ではるかに高いレチニルエステルレベルを有している[88]。

腎臓では，アポRBPは容易にろ過される。TTRから解離しているホロRBPも同様にろ過される。多リガンド受容体メガリン（gp330）はTTRとRBPの両方に結合し，またいくつかの他の栄養素に関連する輸送タンパク質とも結合する。このメガリンはRBPおよびレチノールの取込みを助けることが示されている。メガリンは，腎臓の近位尿細管細胞の頂端表面に存在している[89]。取り込まれたRBPの一部が細胞内で分解されるのに対し，いくつかの分画は血漿へのレチノールのリサイクルとして腎臓の尿細管細胞間でトランスサイトーシスを受ける[89]。メガリン遺伝子の欠損マウスでは，腎臓の近位尿細管へのRBPの取込みが欠損しており，尿中のレチノールおよびRBPの喪失が大幅に増えている[90]。

細胞培養研究で示されるように，組織の低密度リポタンパク質受容体またはスカベンジャー受容体は，おそらく，血漿リポタンパク質に含まれるレチニルエステルの取込みに関与している[47]。

レチノールリサイクル

レチノール生理学の重要な特徴は，血漿から組織へ，また再び血漿分画へのレチノールのリサイクルである。リサイクルは，血漿レチノール濃度を比較的安定したレベルに調節する助けになると考えられており，この栄養素に典型的な機構である。ラットでのコンピュータによるコンパートメントモデルを用いた研究に基づくと，不可逆的に分解される前に，レチノールの各分子は肝臓，血漿，腎臓，および他の組織の間で平均9〜11回リサイクルしている[51,91]。ある研究では，ラットの全身のビタミンAプールの大きさが40倍変化しても，リサイクル回数がほぼ一定のままであることがわかった[51]。105 μmolの^{13}Cで標識したレチニルパルミチン酸を摂取した若い健常男性被検者の血漿中レチノールのモデルに基づくコンパートメント解析を行ったところ，1日あたりに分解されるレチノール量がわずか4 μmolであるのに対して，50 μmolが吸収されていた[91]。一方，RBP分子はレチノールとは異なり，リサイクルされない[24]。それゆえに，レチノールを臓器間でリサイクルさせるために，RBPは*de novo*合成される必要がある。この考えと一致して，RBP mRNAは多くの組織で発見されている。しかし，その中のRBP合成の速度についてはほとんど知られていない。コンパートメント解析も，食事摂取が低く，肝臓のレチノールがほぼ枯渇している時に，明らかにビタミンAを節約するための手段として，レチノールの代謝回転が変化することを明らかにしている。全身のレチノール代謝回転に影響を及ぼすことが示されている他の状態は，レチノイド治療，炎症，および肝毒性物質の曝露などがある[51]。

血漿および組織における他のレチノイド

血漿レチノイン酸の濃度および関連代謝産物は，低ナノモル範囲であり，レチノイン酸は血清アルブミンと結合している[14,31]。他方，より極性の高い代謝産物がゆるやかにタンパク質結合し，十分な水溶性を有するものは一部遊離状態で存在する。13-*cis*-レチノイン酸や13-*cis*-4-oxo-レチノイン酸などの代謝産物がヒトの血漿中に存在している。健常人が通常の食事に含まれる量よりも多量のレチニルパルミチン酸を摂取したり[92]，ビタミンAが多いレバーを摂取した後では[93]，これらの血漿中の濃度は2〜4倍上昇する。レチノイドが酸化され，極性の高い生成物は，より水溶性である。また，グルクロン酸抱合体は水溶性と考えられる。

レチノイン酸は脂溶性で，単純な拡散によって細胞内に取り込まれるが，膜のチャネルや輸送体が関与している可能性は排除されていない。通常，組織におけるレチノイン酸の濃度は血漿中より高くなっている。おそらく，細胞質内のCRABPによりレチノイン酸が分泌されたためと思われる。細胞内の産生に対する血漿取込みが，様々な組織の細胞内のレチノイン酸の貯蔵量の差に関与している。ラットでは，肝臓におけるRAの約80%は，血漿からの取込みによる。他方，精巣中のレチノイン酸のほとんどは，おそらくレチノールの酸化によって，局所で生成されている[85]。

細胞内レチノイン酸代謝

レチノイン酸濃度は，生合成および酸化の両方によって調節されている。いくつかの異なる酵素がレチノイン酸を生成し，分解することが可能であることが示されている。しかし，*in vivo*で様々な組織での具体的な機能について多くの疑問が残っている。レチノールのレチナールへの酸化は，短鎖デヒドロゲナーゼ/レダクターゼスーパーファミリーのメンバーである複数のレチノールデヒドロゲナーゼ(retinol dehydrogenase：RDH）によって起こる。これらの酵素は，比較的広い基質特異性をもっており，特定のステロイドも含まれている[94,95]。いくつかのRDHは，*in vitro*では，all-*trans*-レチノールと他のレチノールの*cis*異性体を酸化する。さらに，いくつかのアルコールデヒドロゲナーゼは，レチノールをレチナールに酸化する[96]。レチノールのレチナールへの酸化は，一般に，レチノイン酸産生の律速と考えられ，ほとんどの組織中のレチナールの濃度は非常に低い。例えば，マウス肝臓の研究では，エステル化されていないレチノールと比較して2%未満である[13]。

レチナールのレチノイン酸への酸化は，不可逆的な過程である。複数の酵素がレチノイン酸の形成に関与している。これらには，レチナールデヒドロゲナーゼ（RALDH）ファミリーやシトクロムP450遺伝子ファミリーがある。*RALDH2*は，レチノイン酸の産生のために，特に胚発生の間の遺伝子の欠失が致死的である時，重要であることが強固に確立された遺伝子である。*RALDH2*遺伝子を欠損させたマウスでは，母親へのレチノイン酸の投与によりその表現型を改善した。この所見は，*RALDH2*の重要性と*RALDH2*のレチノイン酸産生における役割示す強力なエビデンスを提供している[97]。

13-*cis*-レチノイン酸と9-*cis*-レチノイン酸の生物学的意義は明らかではない[98]。13-*cis*-レチノイン酸はヒト血漿中のビタミンAの天然の代謝産物である。ある測定系において，13-*cis*-レチノイン酸はall-*trans*-レチノイン酸と同じように生理活性をもつ。それは臨床的に有用であるが（レチノイドの他の用途については，後の項を参照），RARまたはRXRに結合することが示されていない。したがって，その作用機序は不明である。おそらく，13-*cis*-レチノイン酸はall-*trans*-レチノイン酸への異性体化をゆっくりと行うことにより「プロドラック」として機能している。9-*cis*-RAの機能については，広く研究，特にRXRのリガンドとしての研究が行われているが，その生理学的役割ついては議論がある。all-*trans*-レチノイン酸からいずれかの*cis*異性体への変換については，酵素的機構は報告されていない[98]。しかし*in vitro*では，いずれかの変換が非酵素的に行われている[14]。CRABP-ⅠとCRABP-Ⅱは優先的にレチノイン酸のall-*trans*-レチノイン酸異性体と結合しているため，この形は優先的に細胞内で安定化し，標的とされている[30]。CRABP-Ⅰはまた，all-*trans*-レチノイン酸のより高い極性の代謝産物への酸化を促進する[30,99]。しかしCRABP-Ⅱに対しては，レチノイン酸の核への輸送を促進し，RAR-αと相互作用し，標的遺伝子の転写の調節に加わっていることが考えられている[100,101]。

多数のミクロソームのシトクロムP450酵素，特にCYP26ファミリーは，少なくとも生化学的研究では，レチノイン酸の酸化的ヒドロキシル化を行うことが記載されている。*in vivo*研究によると，シトクロムP450酵素のCYP26ファミリーは，いくつかの組織および細胞でレチノイン酸により誘導されることから特に関心がもたれている[102]。CYP26A1のmRNAは，肝臓，腸，および生殖器に最も豊富に存在する[102]。*CYP26A1*遺伝子のプロモーター領域は，多数のRAREをもち，特にレチノイン酸を処理した肝臓および培養肝細胞において協調して機能し，高レベルの発現を誘導する[103,104]。CYP26B1のmRNAは，脳組

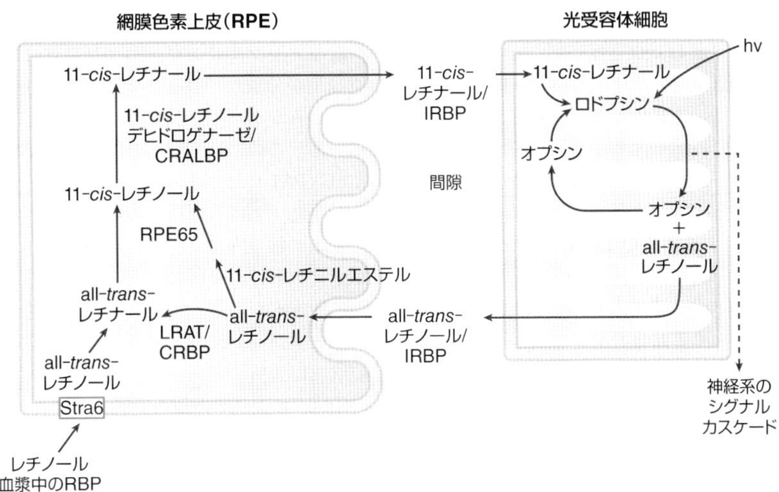

図 17.3 視覚におけるレチノイドの主要反応。CRALBP：細胞内レチナール結合タンパク質，CRBP：細胞内レチノール結合タンパク質，IRBP：腸管レチノイド結合タンパク質，LRAT：レシチン：レチノールアシルトランスフェラーゼ，RBP：レチノール結合タンパク質，RPE：網膜色素上皮，Stra6：レチノイン酸により刺激される。

織で最も高度に発現しており[105,106]，それは容易に動物のレチノイン酸で治療することによって肺に誘導される[86]。CYP26C1の遺伝子は胎生期の脳で発現し，CYP26のこの形態だけが，*cis* および *trans*-レチノイン酸の両方の異性体を酸化することができる[107]。酸化の後，レチノイド構造はしばしばグルクロン酸抱合を受け，生体内で短い半減期を示す水溶性代謝物になる（**図 17.1** および**図 17.2** 参照）[9]。

レチノイドの排泄

腎臓における RBP のクリアランスは，70 kg の人で，1 日あたり血漿 7/8 L に相当している[24]。前述したように，タンパク質メガリンは，レチノールおよび RBP の回収と再取込みを促進する近位尿細管における RBP に対する受容体の一種として考えられている[90]。前述のグルクロン酸抱合などの極性レチノイドは，直接肝臓から分泌され，胆汁中に排泄される。

ろ過率が障害されている腎疾患は，典型的には，高い血漿レチノールおよび RBP[76]，ならびに TTR のレベルを示す[108]。アポ RBP は TTR との結合が弱いため，通常急速に血漿から糸球体にろ過されるが，血漿レチノールのホメオスタシスを維持するために，肝臓にホロ RBP の放出を刺激するためのシグナルを出す[109]。レチノールは，下痢の状態や[110]，タンパク尿をともなった重症感染症の際に，腎臓から失われる[111]。

機能

▶眼におけるレチノイドの代謝

1913 年，石原は，血漿中の「脂肪様物質」が網膜内のロドプシンの合成と角膜の維持の両方のために必要であることを示唆しており，彼は夜盲症と角膜軟化症がこの物質が不足している時に起こることを提案した[112]。現在では，ビタミンAが2つの別個の役割を果たしていることがよく理解されている。11-*cis*-レチナールとして網膜において光異性化およびシグナル伝達の過程[113]，レチノイン酸として結膜の膜および角膜における細胞の分化，正常な形態，およびこれらの膜のバリア機能の促進である。

薄暗い光と動きを感じる視覚に特化した桿体視細胞は，ロドプシンに富む。ロドプシンの各分子は，シッフ塩基結合に存在する特定のリシン残基に結合した 11-*cis*-レチナール分子をもっている。**図 17.3** に示すように，ロドプシンの 11-*cis*-レチナールによる光の光子の吸収は，光異性化が惹起される。このプロセスは，複雑なシグナル伝達カスケードおよび all-*trans*-レチナールの産生をもたらす。そして，オプシン分子から all-*trans*-レチナールを放出する。光異性化プロセス（光退色）は，第二の画分に発生する。複数の桿体細胞によって同時に生成されるシグナルは，近くの神経節細胞によって統合され，視神経によって脳の視覚野に伝達される[114]。

視覚が光退色後も継続するためには，11-*cis*-レチナールは再生成する必要がある。11-*cis*-レチナールをつくる酵素反応のほとんどは RPE 内で起こっている。RPE は，上皮細胞の層で，光受容体間スペースにより視細胞から分離されている。要するに，all-*trans*-レチナールは最初に視細胞外節において all-*trans*-レチノールに酵素的に還元され，それは IRBP によって光受容体間スペースを通って RPE へ輸送される[115]。RPE において，レチノールのほとんどは LRAT およびパルミトイル化された膜結合型のタンパク質の RPE65 によりエステル化され，局所のレチニルエステルのプールを形成する[114,116]。Stra6 による取込み後に，血漿レチノールもこのプールに入る。RPE 特異タンパク質 RPE65 により RE が加水分解され，異性化され 11-*cis*-レチノールを再生する場合，サイクルは続く[117]。そしてその後，11-*cis*-レチナールの再生を生じる酸化が起こる。後者の反応は，RPE 細胞の CRALBP によって促進される[118]。11-*cis*-レチナールが光受容体細胞に搬送され戻ってきた後，オプシンにより再び反応することができ，ロドプシンを再生する[113]。ビタミンA欠乏症の場合のように，レチニルエステルプールの中身が枯渇した場合，その時は 11-*cis*-

レチナールの再生およびロドプシンの再形成はかなり遅くなる。臨床的には，結果として夜盲症が起こる（明るい光に曝された後暗順応が低下）[1]。これは，さらに後で述べる。

同じようなサイクルは，主に中心視野領域に位置する色に敏感な錐体細胞で起こる。各錐体細胞は，可視光スペクトルの一部に応答して，赤色，緑色，または青色に特異なオプシンを発現している[113]。錐体の視覚サイクルは，急速に錐体オプシンに結合するための11-*cis*-レチナールを再生成する。錐体サイクル反応の一部は錐体細胞内で行われ，一部は近くのミュラー（Müller）細胞において起こる[119]。IRBPは，おそらくこれらの間で機能している。

ほとんどの夜盲は，食事からのビタミンAの不足の結果であり，十分なビタミンAが投与された後に回復する。夜盲症の少なくとも他の1つの形としてのSorsby眼底変性症は遺伝子異常が原因で，常染色体優性の網膜変性を起こす。早期の疾患を有する患者では，ビタミンAを50,000 IU（～15,000 μg）を摂取した後1週間以内に，状態が改善することが報告された[120,121]。

研究者は，視覚機能に影響を与えるビタミンAを代謝するタンパク質におけるいくつかの変異および欠損を報告している[122,123]。LRAT，RDH，RPE65の変異は網膜ジストロフィーが，またRDH5の変異は眼底白点状が見られた。RDH12は，錐体，桿体変性に関連づけられており[124]，これはスペインの遺伝子型決定試験で，網膜色素変性症を有する若年者において最も頻繁に変異している遺伝子であることが報告された[125]。

角膜および結膜では，ビタミンAは細胞分化，構造の統合に必須である。角膜は無血管であるが，涙腺がRBPを合成し分泌するので，涙液中のビタミンAを受け取っている[126]。ビタミンA欠乏症が進行するにつれ，結膜の膜の杯細胞による粘液産生が減り，角膜が乾燥する（乾燥症）[1]。ビトー（Bitot）斑（細胞片や細菌の落屑）が発症することがある。ちょうどいい時点で投与される場合は，ビタミンAによりこれらの変化は可逆的である。しかし，ビタミンA欠乏症が続く場合は，回復不能な損傷が起こる。これには，角膜軟化症，角膜潰瘍，および不可逆的な失明がある（57章の図参照）。

▶出生前および出生後の発育

発育におけるビタミンA化合物の役割は，1930年代から研究されている。ラット，マウス，ニワトリの胚の初期の研究は，発育の重要な期間でのビタミンAの不足か過剰のいずれかの存在は，特に頭蓋顔面構造，四肢，および内臓の重度の奇形を引き起こすことを示した[127]。現在では，レチノイドシグナル伝達は，原腸形成後すぐに始まることが知られている。また，レチノイン酸の適切なレベルは，神経堤細胞と体節から派生した構造の正常な形成のために重要であり，そして後には，器官形成期における心臓，肺，眼，生殖腺，尿生殖路，およびその他の臓器の正確な発育のために重要である[127~129]。胎生9.5日で妊娠マウスにレチノイン酸を強制栄養投与すると，四肢の発育が異常となり，四肢の短縮と手や足の指の数の異常が起こった。さらに，レチノイン酸を浸したビーズをニワトリおよびマウス胚組織の特定の領域に移植した研究では，レチノイン酸の過剰構造発達に異常を生じた。

胚芽期の組織パターンが形成された時に，レチノイン酸の産生，シグナリング，および異化に関与するいくつかの遺伝子が発現しているので，胎児は母体由来のレチノールから自らレチノイン酸を生成することができると考えられている。これには，RALDH2（マウスではAldh1a2），RARβ，CYPA1などがある。これは時間的，空間的に制御されて発現し，しばしば近くの細胞あるいは層であるが，めったに同じ細胞内には起こらない。このような観察に基づいて，研究者は，局所のレチノイン酸の産生がレチノイン酸の拡散をもたらし，レチノイン酸の濃度勾配を形成し，近くの細胞が高い濃度に曝されると確信している。これらの細胞内の遺伝子の発現は，細胞が曝露されるレチノイン酸の濃度，およびその他の制御シグナルに敏感である[127]。遺伝子発現の局所パターンに基づいて，RALDH2のエビデンスで示されるように，レチノイン酸の産生が開始されるようである。そしてそれから，*CYP26*遺伝子の発現によって示されているように，胚の異なる領域における特異なパターンで消滅するように見える。研究者は，レチノイン酸自体が脊椎動物の発生を制御し，内因性モルフォゲンであるか，あるいは他の一次モルフォゲンシグナルの誘導物質として作用するかどうか議論している[130]。レチノイドシグナリングは***Hox***遺伝子，***Hedgehog***，線維芽細胞増殖因子（***Fgf***），および***Wnt***シグナル伝達経路のタンパク質が関与する複雑なネットワークの一部である。それはまた，様々な体の構造のタイミングと発育を調節する[131]。

CYP26B1は，胎生期中期の段階でまだ未分化である生殖腺の性を特定する役割を果たしている。他方，レチノイン酸は減数分裂を刺激することが知られており[132]，両方の性で発達している生殖腺に隣接する中腎で産生されている。そして，マウスの胎生13.5日までに雄の生殖腺からのみセルトリ細胞において明らかにCYP26B1を発現している。さらに，雄の生殖腺におけるレチノイン酸の相対的な量は，雌の生殖腺の25％に減っている。他の研究では，未知の分泌された減数分裂抑制因子と一緒になって，CYP26B1は雄に特異的に生殖細胞内の減数分裂を阻害した[133]。Bowlesら[134,135]は，セルトリ細胞におけるCYP26B1は，雄では減数分裂を阻害する要因として作用し，男性の胎児の精巣で減数分裂を遅延させることによって，雄の生殖細胞の成熟の適切なタイミングの鍵を握っていると結論づけた。

妊娠後期では，胎生約16日目で，RBPはラットの肝臓で検出できる[136]。周産期における他のレチノイド結合タンパク質，さらに核レチノイド受容体の臓器特異的な遺伝子発現パターン，および肝臓，肺，小腸，および他の組織におけるレチニルエステル沈着について報告されている[86,137]。出生後早期において，肺は大規模な肺胞形成を行うため特に興味深い。そしてビタミンAは，この成熟過程の加速に関与している[138]。マウスおよびラットモデルでは，レチノイン酸は，高酸素またはデキサメタゾンの存在下であっても，肺胞形成を促進する。デキサメタゾンはこの過程を遅らせることが知られている[138]。レチノイン酸単独またはビタミンAを組み合わせで提供することは，出生後期間に肺レチニルエステルの含有量を大幅に増加させ，同時に***LRAT***，***CYP26B1***，および***Stra6***などのレチノイドホメオスタシス遺伝子の発現を調節する[86]。超低出生

表 17.2　ビタミン A の体内濃度と典型的な症状

カテゴリー	血漿中のレチノール量	症状	陥りやすい群，最もよく見られる状況
欠乏	<0.35 μmol/L[a]	夜盲症や他の一般的な眼病	ビタミン A の摂取量が少ない入学前の幼児や妊婦，あるいは授乳期間中の女性，炎症や低栄養状態の人
境界域	0.35〜0.70[b] μmol/L	なし，あるいは最小（ビタミン A に対する血漿中での陽性反応有)[c]	感染症が高頻度で見られる群内の幼児や妊婦
至適	>1.05〜3.00 μmol/L	なし	栄養が十分に行き届いた人[d]
過剰	>3 μmol/L[e]で異常を示さない範囲	なし，あるいは見られてもごく軽症。血漿中で肝臓にある酵素が上昇（肝損傷を示す）	長期間のサプリメントの使用者，レバーなどのビタミン A を高濃度に含む食品の度重なる摂取者
有毒	空腹時の血漿よりレチノールエステルの濃度は上と同じ	頭痛，骨/関節痛，肝臓での酵素活性上昇，肝障害の徴候，肝臓および肝臓以外の組織でビタミン A の異常高値	偏食主義者や高濃度のビタミン A サプリメントの使用者，レチノイド類を処方している患者[f]

[a] 極めてまれなケース。血漿中のレチノール含量の低下はおそらく遺伝的にレチノール結合タンパク質が少ないために生じると思われる（本文参照）。0.35 μmol/L＝10 mg レチノール/dL。

[b] 1.05〜0.70 μmol/L の濃度範囲は，通常，欠乏傾向状態を示す濃度範囲として利用される。また，<0.70 μmol/L はビタミン A の欠乏状態を示している。このような濃度範囲は，特に成人に対して有効であり，血漿中に中程度のレチノールを有している女性は，幼児よりも高値を示す（本文参照）。

[c] RDR（relative dose response）試験や改良版 RDR 試験において陽性を示す。

[d] 炎症時に見られる血漿中のレチノール含量の低下は，ビタミン A が欠乏しているというよりもむしろ，レチノール結合タンパク質（RBP）の減少をともなった急性期の反応に起因すると考えられる（本文参照）。

[e] レチノールとレチノール結合タンパク質量は正常であるが，総レチノール量はレチニルエステルが上昇するために上昇する。そして，肝臓の総レチノール量は 300 μg/g を超えることになる。

[f] レチノイド類の摂取により，血漿中のレチノール量は減少するが，上昇することはない。

体重児の複数の臨床試験を詳細に検討したコクランのデーターベースでは，体重が 1,500 g 未満の乳児のビタミン A（5,000 IU，または 2.5 mg を週 3 回）は，死亡率と生後 1 ヵ月での酸素の必要性の減少に関連していた[139]。

▶組織修復

大規模な研究は，レチノイン酸が細胞分化および組織修復の主要な調節因子の 1 つであることを示している。1925 年に，Wolbach と Howe[140] は，ビタミン A 欠乏により多くの組織の上皮層が平らになり（扁平），乾燥し，角化することを発見した。レチノイン酸が多くの異なる遺伝子の調節に重要なプレーヤーであり，転写因子，受容体，酵素，可溶性シグナル伝達分子，または構造タンパク質として細胞周期の進行またはその機能を調節することを，現在まで継続して研究は示している[4,39]。これらの所見は，多くの状態において治療薬としてのレチノイドを研究するための理論的根拠を提供する。

多くの例のうち 2 つで，レチノイン酸は肺気腫のモデル[142] などで，肺胞の修復を改善した[141]。部分的な小腸切除を受けたビタミン A 欠損ラットで，適応反応は抑制された。一方，レチノイン酸の投与は，陰窩細胞増殖，アポトーシスの減少，細胞外マトリックス合成，および増加した腸細胞移動速度で示されるように，腸の適応反応を改善した[143]。

▶免疫

感染に対する抵抗力の低下は，ビタミン A 欠乏において最も早く認められる病理学的特徴の 1 つである。ビタミン A 欠乏の動物とヒトは感染症にかかりやすく，免疫学的な侵襲に対する反応が低下していることは，現在確立された事実である[144]（100 章参照）。ビタミン A とその代謝産物（レチノイン酸）は，T 細胞分化における役割として数種類の免疫細胞に対して重要な調節を行うことが認められている。ビタミン A とレチノイン酸は，特に Th1 に対する Th2 のバランスの制御に影響を与える。ここでは，ビタミン A は Th2 増加を促進する[144]。ビタミン A とレチノイン酸はまた，FoxP3 陽性の調整性 T 細胞（T-regulatory cell）と Th17 細胞のバランスを制御する。そこでは，レチノイン酸と形質転換増殖因子（transforming growth factor：TGF）-β は，調整性 T 細胞による腸のホメオスタシスと自己免疫疾患[146] の予防と関連した表現型を促進する[145]。他方，Th17 細胞（一般的に炎症促進性と考えられている）の増加を抑制する。ビタミン A 欠乏は，腸における T 細胞および B 細胞の輸送障害をもたらし，接着分子および他のリンパ球ホーミング因子の発現を障害する[147,148]。現在，腸管粘膜リンパ節中の樹状細胞は，Th17 細胞よりも調整性 T 細胞を誘導するように，レチノイン酸を産生するかまたはレチノイン酸に反応していると理解されている[146]。レチノイン酸はまた，B 細胞の成熟[149]，抗体応答の大きさ[150]，および様々な粘膜の自然免疫[151,152] を調節する。

ビタミン A 栄養状態の評価

ビタミン A の栄養状態は連続的な状態として存在しており，欠乏，境界域，至適，過剰，有毒が便利な記述法である[45,153]。これらの状態を示す血漿および肝臓の異常を**表 17.2** に示す。研究者は，特に非侵襲または最小の侵襲でビタミン A の欠乏と境界域の状態を評価する方法に興味をもってきた[68,154]。

▶指標と検査法

生化学的な指標

血漿や母乳，涙液中のビタミン A やレチノール結合タンパク質（RBP）の濃度が低値であると，ビタミン A 欠乏状態を示唆する。各個人のビタミン A の状態を評価するための血漿レチノールには限界があるものの，大規模な集団の状態の特徴を明らかにするのには有用である[68]。ビタミン A 欠乏において，血漿 RBP は，血清レチノールのためのよい代替マーカーである[155]。しかし，両方の値は，タンパク質またはエネルギーが不十分である時や炎症の時には，

RBP合成を維持するために低下する。NHANESのデータ解析により，低血漿レチノールは炎症のマーカーとされる陽性の急性相タンパク質のCRPレベルに逆相関していることが示された。このことは，十分なビタミンAの状態であっても軽度の炎症のある人は，低い血清レチノール値に基づくと，この低下が炎症の結果である時には，誤って低い（不十分な）ビタミンAをもつものとして分類される可能性がある[156]。これは，NHANESによって集められた，一般の健康なアメリカの集団においても存在する可能性がある。

肝臓の総レチノールは，「ゴールドスタンダード」と考えられている。しかし，これは，ヒトの研究で得ることは非常に難しい。肝臓ビタミンAの貯蔵量の間接的な測定法が開発されている。RDR試験（相対用量応答試験）で，少ない量のレチノール（1.6～3.5 μmol〈450～1,000 μg〉）が，油の中に容れられ経口投与された。投与前と約5時間後（血漿レチノールのピーク応答の時間）に血漿が採取された。投与前と比較して20％以上の血漿レチノール濃度の増加は，一般的に，肝臓ビタミンAの貯蔵量はホロRBP分泌の通常量を維持するには不十分であることを示すものとして解釈される。その後，原理的には似ているが，ビタミンA_2（3,4-ジデヒドロレチノール）を使用する修正RDR（MRDR）試験が開発された。これらの試験は，臨床研究で，ビタミンA貯蔵量が低いことの指標として有用であることが証明されている。しかし，これらは集団での研究での使用は限定的なのものである[68]。

Furrら[157]によって解説されているように，レチノールの安定同位体を用いたトレーサー法が，全身のレチノールを定量化するための研究ツールとして使用されている。

眼の症状

幼児のビトー（Bitot）斑を伴った結膜乾燥症（WHO基準ではX1B）と，ビタミンAの欠乏状態とは強く関連している[1,68]。幼児のXIB発症率が0.5％を超えると，WHO基準により，公衆衛生的な問題としてビタミンA欠乏が発生していると結論づけられる。幼児の状態を判断するフィールド試験法として，夜盲症の試験が開発されている。夜盲症は，ビタミンA摂取量が低い地域の妊娠にもよく見られる症状である[158]。結膜インプレッションサイトロジー（conjunctival impression cytology：CIC）による結膜の組織学的な評価法が，ビタミンA状態を評価するフィールド試験法として提唱されている[154]。さらなる特徴は，後の「誰にリスクがあるか？」の項で説明する。

食事評価

食事のデータは，集団の食習慣を評価する際に大きな価値がある。ビタミンAは，比較的少数の食品にしか，多く含まれていない。そして，それらはまれにしか摂取されていない。栄養の歴史と食物摂取頻度調査法の比較が報告されている[159]。ビタミンA含有サプリメントをとることを考慮に入れることが必要である。

欠乏と過剰の原因および症状

▶ビタミンA欠乏症

WHOの基準では，ビタミンA欠乏症は公衆衛生上の問題と考えられている。これらは，地域の伝統的な眼の重症欠乏症の徴候（例：角膜乾燥症，ビトー斑）の発症頻度や集団において病気の症状が発見できない段階での指標のカットオフ値に基づいている（例えば，対象となる集団の15％以上で＜0.7 μmol/Lの低血清レチノール値，または低い母乳のレチノール）[68]。小さい子どものビタミンA欠乏症の有病率は，離乳後に増加する。母体のビタミンA欠乏症と組み合わさって起こることが多く，その結果，母体から胎児へのビタミンAの移動が限られており，また母乳のビタミンAが少なくなり，さらに離乳後の食事中の不十分なビタミンAとなる[160]。ビタミンA欠乏症はまた，低鉄状態の悪化として記載されており，その結果，ビタミンA欠乏性貧血として知られる状態が起こる[161]。

WHOの見積もりによると，ビタミンA欠乏症がまだ蔓延している世界の一部地域で，子どもに十分なビタミンAを提供することにより，23～34％の幼い子どもの死亡率を減らすことができるとしている[1,160,162]。乳児死亡率への影響は現在不明である。ある研究は，ビタミンA補充により生後2日間の死亡率が減少することを報告しているが[163]，他の報告では，新生児において男子では死亡率の減少が，ビタミンAを投与された女子においては増加が見られ，死亡率に性別による違いがあることを報告している[164]。ビタミン欠乏症が依然として公衆衛生上の問題である地域での子どもの死亡率を減らすために，現在，WHO/UNICEFによりビタミンA補充が推進されている[5]。カプセルの形態での典型的な用量は，年齢に応じて，レチノールが15～60 mg（50,000～200,000 IU）が含まれており，3～6ヵ月の間隔で投与されている[165]。ビタミンをRDAレベルの用量で毎週供給した研究では死亡率が50％減少したと報告しているため[166,167]，高用量形態のビタミンAを提供することは必須でないようである。妊娠中のネパールの女性では，毎週の低用量のビタミンAやβ-カロテンの摂取は，妊娠関連死亡率を減少させた[158]。妊娠初期におけるビタミンAの大量摂取は催奇形性の可能性があるために，生殖年齢の女性ではビタミンAの補充は，産後の最初の6週間は，制限されている（後述）。

▶誰にリスクがあるか？

脂質の吸収不良を伴う疾患は，ビタミンAの欠乏のリスクだけでなく，他の栄養素欠乏のリスクも増加させる。これらには，膵液や胆汁分泌の障害，クローン病，セリアック病，放射線腸炎，回腸切除または損傷，および様々な感染症などがある。

ビタミンA欠乏症の症状および徴候は，他の栄養素の欠乏症よりもより詳細に研究されている。眼が主に侵され，眼球乾燥症は主に幼児に影響が及ぶ。暗順応障害や夜盲症は初期症状であり，慎重な病歴と薄暗い室内でのいくつかの簡単なテストを行うことによって得られる。網膜錐体により媒介される明順応と色覚は，通常，影響を受けない。

眼球結膜の乾燥（乾燥症）と湿潤しない状態が続いて起こる。ビタミンAの状態の評価の「眼の症状」の項で説明したCICは，この段階で異常である。他の徴候として，最も一般的に側頭側の眼瞼裂の間の結膜に見られる落屑細胞の蓄積であるビトー斑がある（57章参照）。ビトー斑は，少し上の年齢の子どもと大人では，過去の欠乏の徴候であるか，あるいは局所の外傷に関係がある時にはビタミンA欠乏症とはまったく関係のない場合がある。角膜の障害は，点状表層角膜症として始まり，乾燥症と種々の程度の「潰瘍」と液化（角膜軟化症）に進み，しばしば失明する。網膜の点状の変性変化（角膜乾燥症眼底）は，通常は少し年長の子どもで見られるまれな慢性欠乏の徴候である。角膜の瘢痕は多くの原因があるが，過去の栄養失調や麻疹の既往歴のある人の両側の角膜の外側下部にあるものは，多くの場合，それ以前のビタミンA欠乏症を知らせるシグナルである。

眼症状以外の徴候には，毛包周囲性角質増殖症がある。これは，毛包の周囲に角化した皮膚上皮の蓄積が，一般的に上腕と大腿の外側面に見られる。この所見はまた，飢餓時に見られ，ビタミンB群または必須脂肪酸の欠乏が原因である。ビタミンA欠乏症に関連する他の変化には，味覚の異常，食欲不振，前庭障害，脳神経の圧迫を起こす骨の変化，頭蓋内圧の亢進，不妊，および先天性奇形などがある[168]。

▶ビタミンA過剰症と副作用

ビタミンA過剰症は，ビタミンAの非常に高い摂取によって急性に起こることがあるが，ほとんどの場合は，それよりも少ない量ではあるものの，過剰なビタミンAの長期摂取の結果起こる。特に，ビタミンA含有サプリメントの過度の使用，過度のレバーの摂取などの食品ファディズム（faddism），または自己治療としてビタミンA製剤の摂取などにより起こる[16]。副作用の重症度は投与量に依存し，そして症状は激しい頭痛，吐き気，皮膚のただれ，骨や関節の痛み，昏睡，死亡などがある。レチノイドの処方による副作用（レチノイド毒性）も同様である。副作用は，投与量およびレチノイドアナログの構造によって異なる[169]。

毒性の臨床徴候（ビタミンA過剰症）

ビタミンA過剰の特徴の多くは，頭蓋内圧の上昇に関連している。これらには，吐き気，嘔吐，頭痛，めまい，神経過敏，昏迷，泉門の膨張（乳児），乳頭浮腫，および偽脳腫瘍（脳腫瘍に似ている）がある[170]。発熱，皮膚の剝離も見られる。

慢性中毒は奇妙な臨床像を呈し，過剰なビタミンAの摂取を考慮しないと，誤診されることが多い[170]。食欲不振，体重減少，頭痛，視力障害，複視，乾燥および落屑，掻痒性皮膚，脱毛，髪の粗大化，肝腫，脾腫，貧血，骨膜下の新しい骨の成長，皮質肥厚（特に手の骨と足の長骨），および歯肉の変色などの特徴がある。X線所見は，正しい診断を下す助けとなる。小さい子どもでは，頭蓋縫合は広がっている。

先天奇形（催奇形）

ビタミンAや他のレチノイドは，妊娠中の実験動物と女性の両方において強力な催奇形物質である[170,171]。これらの薬剤は胎児の奇形（外脳症，頭蓋顔面の奇形，眼の欠陥，および心臓の異常）を引き起こす。これらは，動物種間とヒトで非常に類似している[127,172]。先天異常学会（Teratology Society）は，1987年に文献を検討し，25,000 IU以上のビタミンAの1日摂取量に関連した有害な妊娠転帰が少なくとも7症例報告されていると結論した[173]。22,000人を超える妊娠中のアメリカ人女性における食事性ビタミンAの摂取量と出生異常との関係の研究では[174]，研究者は妊娠前後の期間中にレチノールを10,000 IU/日（3,000 μg/日）以上摂取した女性で先天性異常のリスクは有意に高かったと結論した。この研究は，ULの3,000 μgレチノール/日を設定するための基礎の一部となった[18]。妊娠中または妊娠の可能性がある女性で，レバー（100 gあたり>10,000 IU〈~33,000 μgレチノール〉）のようなビタミンAの非常に高い食品を頻繁に消費することについての懸念がある[93]。

米国食品医薬品局（FDA）によって承認された酸性レチノイド（後述）は，主に皮膚疾患の治療のためにアメリカで販売されており，現在，非常に厳格なFDAの規制のもとで使用されていて，妊娠中のレチノイドへの曝露を防ぎ，先天性奇形を防ぐことが整備されている[175]。しかし，奇形発生のリスクは，薬物中止後何ヵ月も持続する可能性がある[172]。うつ病や他の精神的な悪影響も報告されてきた[176]。

肝臓の異常

米国医学研究所（IOM）の委員会は，長期的なビタミンAの高い摂取に関連する肝障害の症例報告を検討した[18]。ヒトのデータは，アルコール摂取，A，B，C型肝炎，肝毒性薬物，既存の肝疾患などのような肝臓障害に関連する他の要因によって乱される。ビタミンAの長期の多量摂取に関連した類洞周囲星状細胞の過剰なビタミンAのエビデンス，類洞周囲線維症，過形成，およびHSCの肥大などの肝臓障害で一貫性と特異性がみとめられた。これらのケースは，1～30年の期間で，1日1,500～14,000 μg以上のレベルの摂取量が報告された。

骨ミネラル喪失

動物，ヒト，および試験管での研究は，一般的に，ビタミンAの大量摂取と骨粗しょう症のリスクファクターである骨密度の喪失との間の関連を支持している。しかし，ラットに生涯ビタミンAを補充した研究では，骨への悪影響のエビデンスは見つけられなかった[177]。重要なエビデンスは，レチノールの大きな用量（レチノール300 μg/日以上の摂取量）のサプリメントの長期摂取は，高齢のスウェーデンの男性と女性だけでなく，アメリカの女性の骨折のリスクの増加と関連していた[178]。

治療薬としてのレチノイド

▶皮膚科

all-*trans*-レチノイン酸の 13-*cis*-レチノイン酸（イソトレチノイン〈アキュテイン〉）とエトレチナート（テジソン，チガソン）は，重度の嚢胞性痤瘡［訳注：にきび］および乾癬などに対して治療的（両者とも全身薬あるいは局所治療薬として）に使用されている[179)]。局所的に適用されるレチノイドは，光線性皮膚障害の回復のために使用される[180)]。皮膚へのレチノイドの効果はいくつかのメカニズムが関与している可能性がある。これらには，細胞増殖の抑制，表皮分化の改善，皮膚成長因子およびそれらの受容体の調節，皮脂腺の活性化の阻害[180)]，およびアンドロゲン産生の抑制[181)]などがある。これらの作用は，全身および局所的に適用したレチノイドの面皰分解剤作用と面皰形成抑制作用を説明できる[182)]。局所レチノイドは大幅に，全身の曝露を減少させる。薬物動態学的モデルの評価では，all-*trans*-レチノイン酸の内部曝露は，最小限の催奇形経口投与量からのものに比べ，皮膚に局所的に投与したものは 4〜6 桁低い[183)]。

▶癌予防と治療

多くの疫学研究では，ビタミン A の少ない摂取量は，特定の癌，特に上皮由来のリスクが高いことと関連している[184,185)]。実験動物では，ビタミン A 欠乏症は，発癌性化学物質に対する腫瘍発生率と感受性を増加させた。研究者は，組織におけるレチノイド代謝および核内受容体を介したレチノイドシグナル伝達における異常は，腫瘍増殖および癌の進行に寄与しているとの仮説を立てている[186)]。しかし，エビデンスは，RDA を超えるビタミン A の摂取が有益であることを支持していない[185)]。

all-*trans*-レチノイン酸は，急性前骨髄球性白血病（acute promyelocytic leukemia：APL）の治療に非常に有効な薬物であることが示されている。白血病のこの形は，特定の染色体転座 t[15,17)] を特徴としている。これは，17q21 に位置し，*RARα* 遺伝子のコピーを中断して，レチノイドシグナルの異常を生じる。上海の研究者は，1986 年にはじめて，all-*trans*-レチノイン酸の高用量は APL の患者のかなりの割合で完全寛解をもたらしたことを報告した。この研究とアメリカやヨーロッパでの大きなフォローアップ試験は，APL の治療における all-*trans*-レチノイン酸の普及につながった[187,188)]。

思いがけないことに，APL 患者におけるレチノイン酸の使用により，新たなハイリスク症候群が一部の患者で発生した。レチノイン酸症候群[188)]とよばれるこの疾患は，発熱，呼吸困難，低血圧症，および腎不全を生じ，そしてかなりの割合の患者が致死的である。この合併症を最小限に抑えるために，現在では all-*trans*-レチノイン酸は短い期間与えられており，白血病細胞を除去するために従来の化学療法が続いて行われる。all-*trans*-レチノイン酸で治療された患者は徐々に，その分化活性に反応しなくなる。そして，化学療法後に APL が再発した患者は，多くの場合，all-*trans*-レチノイン酸のさらなる治療に対してしばしば抵抗性である。その理由は，少なくとも一部は，レチノイド異化の増大と思われる。

（A. Catharine Ross/中屋　豊 訳）

18 ビタミンD

くる病と抗くる病因子としてのビタミンDの歴史

ビタミンDは今から100年近く前に発見されたが，それより以前にくる病や成人の骨軟化症などの欠乏症はオランダの医師Daniel Whistler（1645年）やイギリスの医師Francis Glisson（1650年）によって発見されていた[1,2]。くる病はビタミンD欠乏による骨基質の不十分なミネラル沈着や石灰化を特徴とする障害である。くる病では骨格の変形や形態変化が見られ，長管骨の彎曲，肋骨・上肢・下肢・頸部関節の骨幹端の拡大を示す。そのために呼吸時の痛みや頭部の固定困難が生じ，さらにくる病性の骨盤変形が続けば女性では分娩障害も見られる。20世紀の末までに，くる病は地域の問題，特に北ヨーロッパの工業都市に見られ，そこでは大気汚染のために紫外線が遮断され，汗の出る仕事を昼間も室内で行うため皮膚でビタミンDが合成されない状況であった。

19世紀と20世紀初期に，以下に示す医者と研究者はくる病の原因を調査し，ビタミンDの発見に至った。1822年，Sniadeckiは，くる病は都市の子どもには起こるが郊外では起こらないことに気づいた[3]。1890年，Palmは中国ではくる病の発症には緯度が影響していることに気づき，日光照射がくる病の主な因子であると結論した[4]。1789年，Percivalはくる病の治療にタラ肝油の医学的使用を提案した[5]。Raczynski（1913年），Huldschinsky（1919年），HessとUnger（1922年）はくる病を示した動物とヒトの子どもが日光照射や水銀ランプで治療されることを示した[6~8]。Mellanby（1919年）は人工的に合成したオートミールを与えてくる病を発症させたイヌを，タラ肝油で治療した[9]，McCollumら（1922年）はタラ肝油に含まれる抗くる病因子が，ビタミンAとは異なることを示し，ビタミンDと命名した[10]。HessとWeinstock（1924年），SteenbockとBlack（1924年）は，植物油や酵母などの食品を日光照射するとビタミンD活性が増加することから，日光照射と食物に含まれる因子の本質的に異なる概念を明らかにした[11,12]（この植物由来の抗くる病因子がビタミンD_2である）。1928年にノーベル賞を受賞した[13]Windausらは1936年にビタミンDを含むステロールの構造を解明した。

▶用語

ビタミンD関連の用語は複雑なので，全体の用語についてここにまとめた。

ビタミンD　ビタミンD_3を母体とする抗くる病作用を有する物質で，1920年代につくられた栄養学的用語である。生物活性を有するカルシトリオールである1α,25水酸化ビタミンD〈1α,25(OH)$_2$D〉，ビタミンD_2およびビタミンD_3のすべてで[14]，臨床現場で測定される血清25水酸化ビタミンD〈25(OH)D〉は，25水酸化ビタミンD_2〈25(OH)D_2〉と25水酸化ビタミンD_3〈25(OH)D_3〉の総和である。

ビタミンD_3　7デヒドロコレステロールからの自然の誘導体であり皮膚で生成される（**図18.1**）。

ビタミンD_2　食品に添加されたり，食品サプリメント，強力な薬剤として用いられる合成および植物由来のビタミンDである。ビタミンD_3と同様に活性型の1α,25(OH)$_2D_2$に代謝される。くる病に対するビタミンD_2とD_3の治癒効果は同等である。

腎臓1αヒドロキシラーゼ　ビタミンD活性化経路の最終の1α水酸化ステップを触媒する酵素で，近位尿細管に存在し，3つのタンパク質から構成されるシトクロムP450（CYP）タンパク質CYP27B1である。腎臓の1αヒドロキシラーゼは副甲状腺ホルモン（parathyroid hormone：PTH）や線維芽細胞増殖因子23（fibroblast growth factor 23：FGF23）を介してカルシウム（Ca^{2+}）とリン（PO_4^{3-}）によって調節される。

腎臓外での1αヒドロキシラーゼ　腎臓以外の組織で発現しているCYP27B1タンパク質である1αヒドロキシラーゼで，生成された1α,25(OH)$_2D_3$はオートクリンおよびパラクリンで作用すると考えられている。サイトカインで調節されPTHやFGF23では調節されていない。

ビタミンD受容体（VDR）　1α,25(OH)$_2D_3$が結合する標的細胞のタンパク質で，転写レベルでビタミンD依存性に遺伝子発現を調節するためのビタミンD反応エレメント（VDRE）を有する特異的な遺伝子構造を有している。VDRは他の代謝物と強く結合することはなく，ビタミンDや25-OH-Dは通常の状態では遺伝子発現に影響しない。

ビタミンDを含む食事，食品

すでに述べたように，ビタミンDは皮膚で合成されるか食事に由来する。厳密に用語を使用すると，少なくとも夏季は，ビタミンDは皮膚で生成されるのでビタミンではなくプロホルモンとするべきだろう。冬季の食事は特に重要で，北緯43度以上の地域の10月から4月は，紫外線の皮膚照射が少なく，ビタミンD_3合成が少ない。さらにビタミンDを含む食品も少ない。ビタミンD（D_2，D_3）を含んでいるのは動物の肝臓，油成分を有する魚（サケ，オヒョウ，タラ），卵の黄身，魚油である。残念ながら牛乳には豊富に含まれていない。母乳もビタミンDをほとんど含まず，母乳栄養児はビタミンD補給が必要である。さらに，穀物，肉類，野菜，果物もほとんど含んでいない。ビタミンD_2は植物ステロールのエルゴステロールに由来するが，このプロビタミンD_2は自然の紫外線に照射されても量は少なく，日光下で乾燥した野菜でも少ない。ただシイタケは人工的に照射すると，豊富に含んでいるエルゴステロールがビタミンD_2になり増加する。

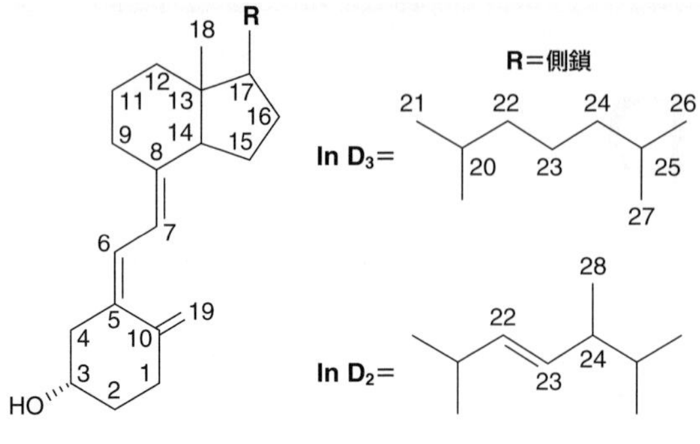

図 18.1 ビタミン D_2と D_3の構造。
(Reprinted with permission from Makin HLJ, Jones G, Kaufmann M et al. Analysis of vitamins D, their metabolites and analogues. In: Makin HLJ, Gower DB, eds.Steroid Analysis. New York: Springer, 2010:967–1096.)

ビタミン D_2やのちにビタミン D_3の食品への添加技術は，1930 年に Steenbock によりアメリカで開発され特許化された。彼の考えは朝食のシリアル，牛乳，マーガリンにビタミン D を添加することであり，当初は日光照射したエルゴステロールを加えることで，十分な栄養を補給し，天然の食品（魚油など）からの摂取における季節的変動に影響されないようにすることであった。ビタミン D を食品に添加して強化するという公衆衛生主導の実践により，アメリカやそれが導入された世界中の至るところでくる病が根絶された。カナダのケベックは北アメリカではビタミン D 添加を実施した最後の州であったが，モントリオール病院を受診するくる病患者は著明に減少し，1968～1976 年の 8 年間で 1,000 人あたり 130 人からほぼ 0 人になった。この時期は，乳製品にもビタミン D を添加した時期に一致している[15]。ビタミン D 添加を実施しなかった国は，くる病の撲滅にビタミン D 添加が無効と考えたのではなく，新生児ビタミン D 中毒を恐れ，政府や企業が本プログラムに対して出資することを躊躇したためである。

ビタミン D の推奨量

食事摂取基準（dietary reference intake：DRI）はワシントン DC の米国医学研究所（IOM）からの報告に基づいている[16]。ビタミン D 至適摂取量は新生児から 1 歳までの目安量（adequate intake：AI）と全ライフステージでの推奨量（recommended dietary allowance：RDA）を示している。過剰摂取してもすべての年齢で耐えることができるのが耐容上限量（tolerable upper intake level：UL）で［訳注：日本の UL の定義は，これを超えると過剰摂取のリスクが高まる量］，各年齢での DRI の値を**表 18.1** に示した。

ビタミン D 活性化と不活性化に関する最新情報

ビタミン D_3は波長が 290～315 nm の紫外線によりステ

表 18.1 ライフステージ別のビタミン D 食事摂取量

ライフステージ	AI	EAR	RDA	UL
乳児				
0～6 ヵ月	400 IU（10 μg）	—	—	1,000 IU（25 μg）
7～12 ヵ月	400 IU（10 μg）	—	—	1,500 IU（38 μg）
小児				
1～3 歳	—	400 IU（10 μg）	600 IU（15 μg）	2,500 IU（63 μg）
4～8 歳	—	400 IU（10 μg）	600 IU（15 μg）	3,000 IU（75 μg）
男性				
9～13 歳	—	400 IU（10 μg）	600 IU（15 μg）	4,000 IU（100 μg）
14～18 歳	—	400 IU（10 μg）	600 IU（15 μg）	4,000 IU（100 μg）
19～30 歳	—	400 IU（10 μg）	600 IU（15 μg）	4,000 IU（100 μg）
31～50 歳	—	400 IU（10 μg）	600 IU（15 μg）	4,000 IU（100 μg）
51～70 歳	—	400 IU（10 μg）	600 IU（15 μg）	4,000 IU（100 μg）
>71 歳	—	400 IU（10 μg）	800 IU（20 μg）	4,000 IU（100 μg）
女性				
9～13 歳	—	400 IU（10 μg）	600 IU（15 μg）	4,000 IU（100 μg）
14～18 歳	—	400 IU（10 μg）	600 IU（15 μg）	4,000 IU（100 μg）
19～30 歳	—	400 IU（10 μg）	600 IU（15 μg）	4,000 IU（100 μg）
31～50 歳	—	400 IU（10 μg）	600 IU（15 μg）	4,000 IU（100 μg）
51～70 歳	—	400 IU（10 μg）	600 IU（15 μg）	4,000 IU（100 μg）
>71 歳	—	400 IU（10 μg）	800 IU（20 μg）	4,000 IU（100 μg）
妊婦				
14～18 歳	—	400 IU（10 μg）	600 IU（15 μg）	4,000 IU（100 μg）
19～30 歳	—	400 IU（10 μg）	600 IU（15 μg）	4,000 IU（100 μg）
31～50 歳	—	400 IU（10 μg）	600 IU（15 μg）	4,000 IU（100 μg）
授乳婦				
14～18 歳	—	400 IU（10 μg）	600 IU（15 μg）	4,000 IU（100 μg）
19～30 歳	—	400 IU（10 μg）	600 IU（15 μg）	4,000 IU（100 μg）
31～50 歳	—	400 IU（10 μg）	600 IU（15 μg）	4,000 IU（100 μg）

AI：目安量，EAR：推定平均必要量，IU：国際単位，RDA：推奨量，UL：耐容上限量。
(Reproduced with permission from Food and Nutrition Board, Institute of Medicine. Dietary Reference Intakes for Calcium and Vitamin D. Washington, DC: National Academy Press, 2011.)

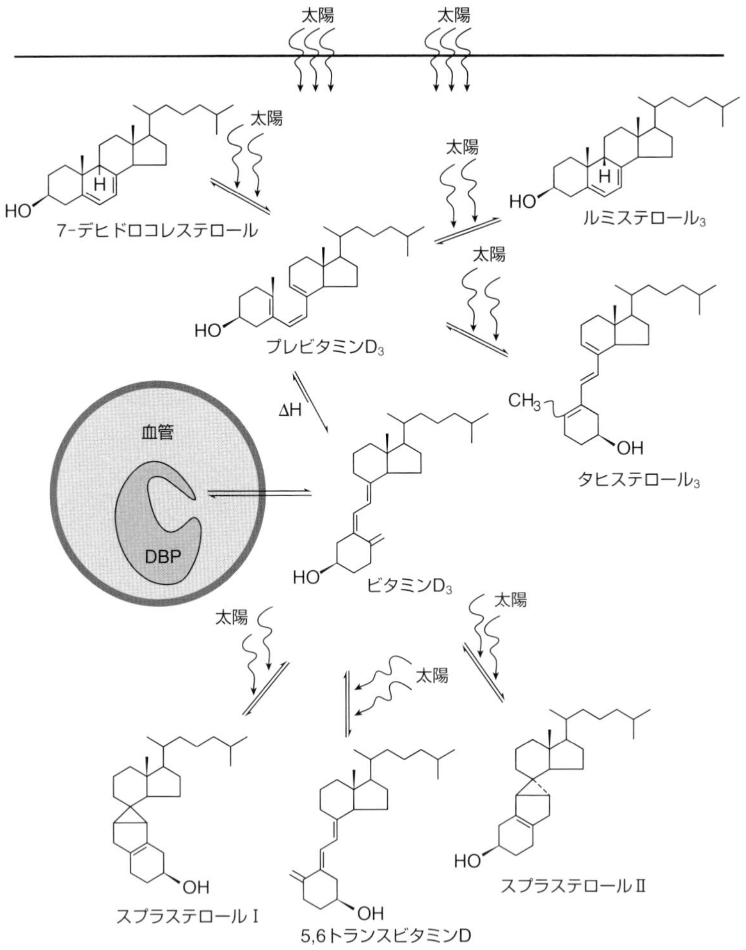

図 18.2 皮膚でのビタミンD_3合成と調節の光化学的反応。DBP：ビタミンD結合タンパク質，太陽：日光の成分としての紫外線B。（Reprinted with permission from Holick MF. Photobiology of vitamin D. In: Feldman D, Pike JW, Glorieux FH, eds. Vitamin D, 2nd ed. New York: Elsevier, 2005:37–46.）

ロール7デヒドロコレステロールから合成される[17]（**図 18.2**）。紫外線はプロビタミンの9, 10結合を解離して皮膚の上皮層でプロビタミンD_3中間体を合成し，下層で熱によって非酵素的に異性化されビタミンD_3ができる。ビタミンD_3は血漿中特異的ビタミンD結合タンパク質（DBP）により皮膚から貯蔵される組織へ，あるいは最初に活性化される肝臓へ運ばれる。ビタミンDはビタミンD_2およびD_3として食事から摂取される。食事による摂取の場合，貯蔵庫や肝臓へはキロミクロンの一部として運ばれるが，キロミクロンからDBPへの転送も輸送中に起こる。皮膚や食事からのビタミンDは血中に長期にわたって循環せず，貯蔵や活性化のために脂肪組織や肝臓にただちに取り込まれる[18]。

ビタミンD_3活性化の最初のステップ（**図 18.3**）は肝臓での25水酸化である。長年にわたってビタミンD_3の25水酸化が1種類の酵素で起こるのか2種類の酵素で起こるか，またこのシトクロムP450酵素が存在するのは肝臓のミトコンドリアなのかミクロソームなのかについて対立する意見があった[18]。生化学的研究により，1種類のヒトミトコンドリア酵素（CYP27A1）と複数のミクロソームP450酵素（CYP2R1, CYP3A4, CYP2J3を含む）がビタミンD_2あるいはビタミンD_3および両者を25水酸化することが確認された（**図 18.3**）[19]。これら酵素のうち，ヒトCYP2R1が特に生理学的に重要である。その理由として，ヒト*CYP2R1*遺伝子のLeu99Pro変異がくる病を示したことがある[20]。その酵素は，ビタミンD_2に対して強い親和性を有している1α水酸化ビタミンD_2-25ヒドロキシラーゼである[21]。CYP2R1の活性部位にビタミンDが基質として結合している結晶構造も示された[22]。さらにゲノム研究により血清25水酸化ビタミンD濃度[23]を決定する遺伝子として，*CYP2R1*遺伝子をコードする染色体座位（11p15）が2番目に強い相関を示し，他の遺伝子としてはDBP, CYP24A1, 7デヒドロコレステロールレダクターゼ（DHR7）がある。CYP27A1やCYP3A4などの25ヒロドキシラーゼのバリアントは血清中25水酸化ビタミンD濃度との関係を示さなかった。このことからCYP2R1は最も生理的な25ヒドロキシラーゼと考えられる。

25水酸化による生成物である25(OH)D_3はビタミンD_3の主な血中循環型で，ヒトの血中25(OH)D_3濃度は10～80 ng/mL（25～200 nmol/L）である[24]。25(OH)Dの半減期が長い理由はDBPに対する親和性が強いからで，DBP欠損マウスは25(OH)Dのクリアランスが亢進し，25(OH)D濃度が低下する[25]。血中25(OH)D_3濃度は動物のビタミンD栄養状態を表している。

循環血中代謝物である25(OH)D_3はカルシトリオールすなわち1α,25(OH)$_2D_3$である活性型に変換される。2番目の活性化ステップである1α水酸化は主に腎臓で行われる[18]。健常人および非妊娠女性で循環する1α,25(OH)$_2D_3$

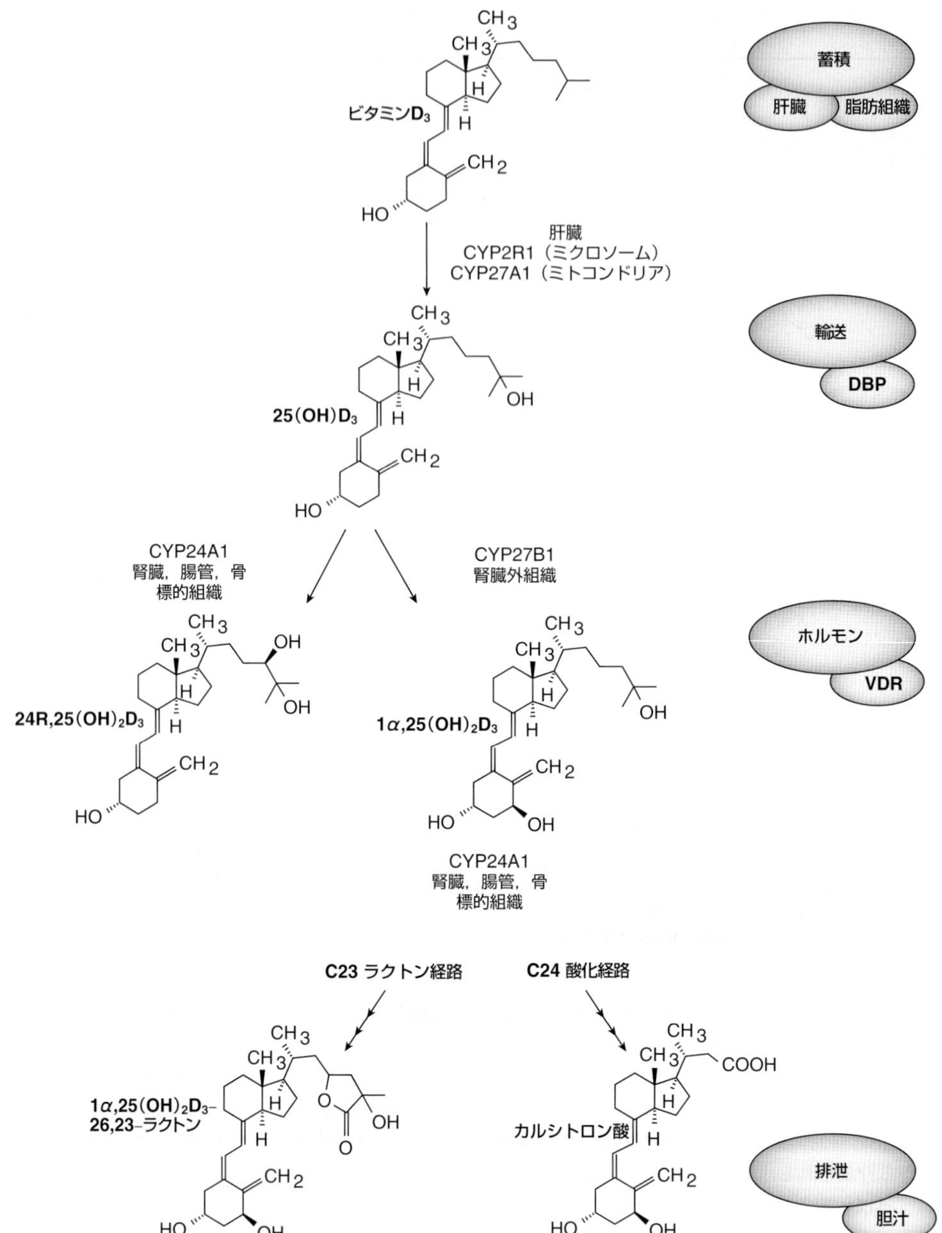

図 18.3 ビタミン D_3代謝，ビタミン D 合成に関与する酵素（総シトクロム P450）と関連したビタミン D 代謝。ホルモン形態である 1α, 25 $(OH)_2D_3$が標的細胞のビタミン D 受容体（VDR）を介した転写調節を行う活性型である。1α,25$(OH)_2D_3$欠乏の時は副甲状腺ホルモンや線維芽細胞成長因子 23 により CYP27B1 が誘導され，過剰な時には CYP24A1 が誘導される。カルシトロン酸は 1α, 25$(OH)_2D_3$から CYP24A1 により生成される胆汁分泌生成物である。同様の経路はビタミン D_2にも存在する。DBP：ビタミン D 結合タンパク質。

合成部位は腎臓である。特異的なメカニズムとして細胞表面受容体であるメガリンとクビリンを介して 25(OH)D_3/DBP 複合体は近位尿細管細胞で取り込まれる（**図 18.3**）[26]。メガリン欠損マウスはビタミン D 濃度が低く，ビタミン D 欠乏を示す。循環カルシトリオールが腎臓で合成される事実は臨床医学からも得られた。慢性腎臓病の患者は 1α,25(OH)$_2D_3$濃度が低く，腎臓 1α ヒドロキシラーゼ欠損で起こるくる病や骨軟化症は 1α,25(OH)$_2D_3$補充療法により回復した[27]。シトクロム P450 酵素，CYP27B1 が 1α ヒドロキシラーゼで種々の動物，ラット，ヒト，マウスでクローニングされた[28~31]。腎ミトコンドリアの 1α ヒドロキシラーゼは 3 つのタンパク質――活性に必要なシトクロム P450，フェレドキシン，フェレドキシンレダクターゼ――で構成され，1α,25(OH)$_2D_3$により抑制され，PTH により活性化され，カルシウムホメオスタシス（恒常性）ループを構築している[32]。類似のリン酸ホメオスタシスループが，長く考えられてきたホスファトニンである FGF23 により転写レベルで CYP27B1 を抑制する[33]。*CYP27B1* 遺伝子プロモーターはエレメントであるサイクリック AMP 応答エレメント（CRE）とネガティブ VDRE の構造を有し，

PTHや$1\alpha,25(OH)_2D_3$による転写レベルでの生理的調節を受ける。しかし，Klotho受容体を介したFGF23作用を説明する他のエレメントの存在は明らかにされていない[33]。

ヒト*CYP27B1*遺伝子変異はビタミンD依存性くる病1型（VDDR1）[34]で，1973年に最初に提示された1αヒドロキシラーゼ欠損症である[35]。*cyp27B1*遺伝子欠損によるCYP27B1欠損マウスが別々のグループから報告され，$1\alpha,25(OH)_2D_3$欠乏動物から種々の刺激による調節機構と$1\alpha,25(OH)_2D_3$の意義がさらに明らかにされた[36,37]。

ビタミンD代謝の最終段階として生体の$25(OH)D_3$や$1\alpha,25(OH)_2D_3$の分解がある。他のシトクロムP450酵素であるCYP24A1，すなわち25(OH)D24ヒドロキシラーゼである。CYP24A1は$25(OH)D_3$と$1\alpha,25(OH)_2D_3$を24水酸化して$24R,25(OH)_2D_3$や$1\alpha,24,25(OH)_2D_3$にして不活性化する[38,39]（**図18.3**）。

最近，24水酸化代謝物は骨折修復に特有の生物的意義を有することが考えられているが，大半のエビデンスは24水酸化は主に不活化のステップであることを示している。$25(OH)D_3$や$1\alpha,25(OH)_2D_3$の24水酸化は，後者が10倍強い[40,41]。DBPはないので，この区別は明確ではない。25(OH)Dの血中濃度は$1\alpha,25(OH)_2D_3$に比して約1,000倍高いので，CYP24A1による25(OH)D生成物〈$24R,25(OH)_2D_3$〉のクリアランスは血中に反映される。24ヒドロキシラーゼは腎臓で高い発現を示し，過剰の25(OH)Dを不活性化し血中から除く役割を有する。

反対に，腎臓外の24ヒドロキシラーゼは標的細胞での$1\alpha,25(OH)_2D_3$の分解に作用している[42]。事実，特にVDRが発現している臓器でCYP24A1も発現している。CYP24A1酵素活性はVDRが発現している種々の培養細胞（腸管のC_AC_O2細胞，骨肉腫のUMR-106細胞，腎臓のLLC-PK1細胞，角化細胞のHPK1AおよびHPK1A-ras）でも発現している。24水酸化反応はC24酸化経路の最初のステップで，ビタミンD誘導性，水酸化ビタミンDを胆汁形やカルシトロン酸のような短い水溶性分子に変換するケトコナゾール反応性経路の5番目のステップであることが示されている[43,44]。

ヒト，ラット，マウスのCYP24A1は，カルシトロン酸生成が主な経路で，モルモットやカエルなどのCYP24A1異性体で23水酸化経路により26,23ラクトンを生成する[45]。26,23ラクトン生成の生物的意義は不明であるが，23水酸化経路へのスイッチはヒトCYP24A1のAla326Gly変異で見られる[45]。ほとんどの生物学的測定法では，23および24水酸化経路の中間代謝産物および分解物は低い，あるいはごくわずかな生物活性しか有していない。さらに，これらの複合体の多くはDBPにほぼあるいはまったく親和性を有していないので，血中にはほとんど存在しない。PCRによりCYP24A1 mRNAがほとんどの組織に検出される。このことは，すべてではないにしてもほとんどのカルシトリオール標的細胞において，24ヒドロキシラーゼの広範な活性を報告した初期の研究を確証することとなった。

$1\alpha,25(OH)_2D_3$に曝されていない通常状態の標的細胞ではCYP24A1 mRNAはほとんど検出されず，$1\alpha,25(OH)_2D_3$が生成されて存在すると数時間以内にVDRを介して誘導される[46]。事実，ヒトとラットの*CYP24A1*遺伝子のプロモーターは二重のVDREを有し，CYP24A1酵素はカルシトリオール依存性に誘導される。24水酸化は血中の過剰$25(OH)D_3$を不活化する重要なステップであるだけでなく，標的細胞内での$1\alpha,25(OH)_2D_3$の不活化にも関与している。C-24酸化は標的細胞内の作用の軽減化あるいは脱感作プロセス，すなわち標的細胞内でのカルシトリオール反応を中止する分子スイッチと考えられる[47]。

ヒトCYP24A1変異による機能障害では，高カルシウム血症，高カルシウム尿症，腎結石，腎石灰化を示す本態性乳児高カルシウム血症（idiopathic infantile hypercalcemia：IIH）[48]を呈するが，この症状はビタミンD代謝でのCYP24A1の反対の機能を示している。CYP24A1欠損マウスでも同様の高カルシウム血症を呈し，50%が離乳前後で死亡する。反対に生存した動物では著明な骨形態学的変化，すなわち石灰化不足のオステオイド（類骨）を示す。このことは，骨石灰化に対する24ヒドロキシラーゼの意義を示しているが，CYP24A1とVDRダブル欠損動物はこの骨症状を示さない[49]。生存したCYP24A1欠損マウスでは正常マウスに比べて1回投与した［1β-^{3}H］$1\alpha,25(OH)_2D_3$を除く機能が低下する[50]。すなわち，カルシトリオール分解のための非CYP24A1を介した効果的な分泌系が存在するわけではない。

C-24酸化は肝癌細胞では起こらず，おそらく血液運搬体によって標的細胞から肝臓へ輸送される必要があるので，$1\alpha,25(OH)_2D_3$の分解によって生じる水溶性の胆汁生成物であるカルシトロン酸は肝臓では合成されない。カルシトロン酸は種々の臓器で検出される[51]が，胆汁へ移動する詳細は不明である。高濃度のビタミンD代謝物は肝シトクロムP450酵素のCYP3A4によって代謝されるが，カルシトリオールによって腸管で誘導される[52~54]。

ビタミンD依存性遺伝子発現の調節とカルシトリオールの意義

ビタミンDはその活性型$1\alpha,25(OH)_2D_3$（カルシトリオール）を介してカルシウム，リン代謝の調節，細胞分化の促進，細胞分裂の抑制に関与する[18]。カルシトリオールはこれらの作用をVDRを介して行うが，ビタミンD標的細胞で[55]転写因子として腸管でのカルシウム輸送や細胞分裂に関与するビタミンD依存性遺伝子発現を調節する[18]（**図18.4**）。古典的ステロイドホルモンとして，$1\alpha,25(OH)_2D_3$は細胞膜を自由な形で通過し，核内でVDRと強く結合する（$K_d = 2 \times 10^{-10}$M）。*VDR*遺伝子上流の特異的遺伝子配列にリガンドと結合したVDRが標的遺伝子と結合する。VDRE遺伝子配列はビタミンD反応遺伝子の5′上流に位置し，3塩基の間隔を有した6塩基のダイレクトリピート構造である。VDREの基本構造（AGGTCAnnnAGGTCA）はラットとヒトのオステオカルシン遺伝子，ラットのカルビンジン9K遺伝子，マウスのオステオポンチン遺伝子で見られ，I型コラーゲン遺伝子やプレプロPTH遺伝子では複雑な構造を示しており，遺伝子発現を抑制する。さらに，VDRではもう1つのパートナーとしてレチノイドX受容体（RXR）と他の活性化タンパク質としてDRIP複合体遺伝子が必要である[56]。

現在のモデルはVDRのC末端のAF2領域にリガンドが

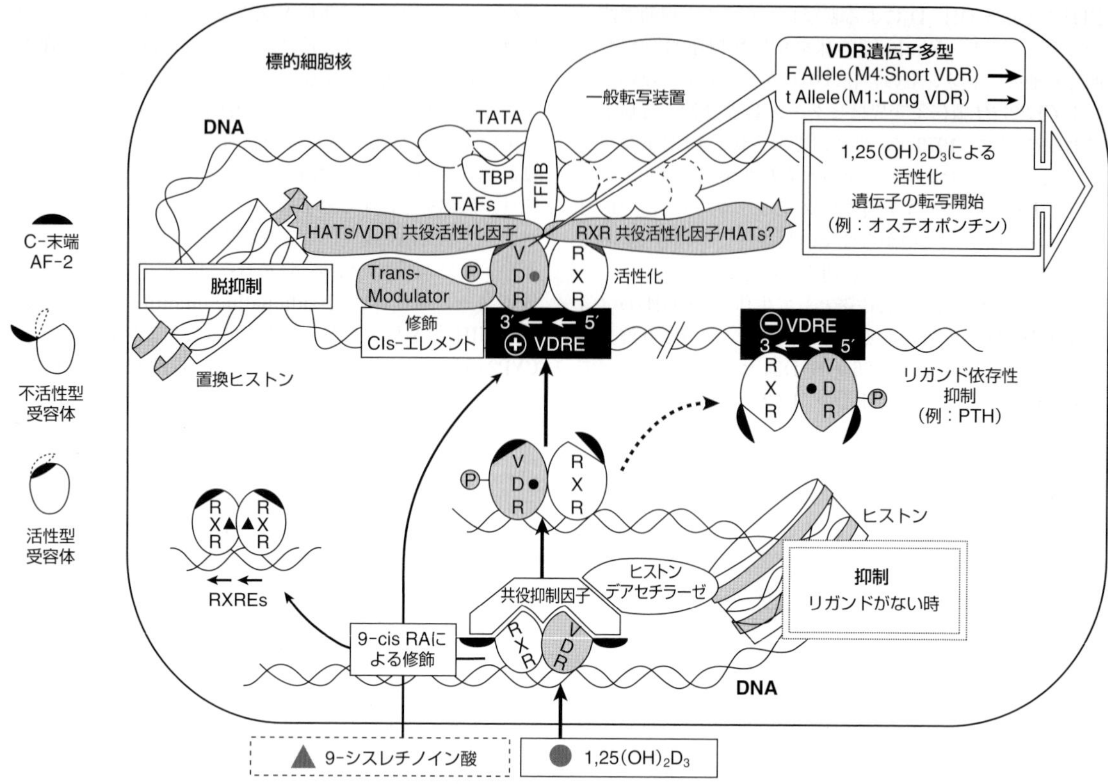

図 18.4 1α,25(OH)$_2$D$_3$による遺伝子発現の転写調節機能。標的細胞にビタミン D 結合タンパク質に結合した 1α,25(OH)$_2$D$_3$が取り込まれる。図は転写機構に関与するビタミン D 受容体（VDR），レチノイド X 受容体（RXR），この機構を調節する種々の共役活性化因子。HAT：ヒストンアセチルトランスフェラーゼ，PTH：副甲状腺ホルモン，RA：レチノイン酸，RXRE：レチノイド X 受容体反応エレメント，TAF，TBP，TFIIB：転写因子，VDRE：ビタミン D 反応エレメント。
(Reprinted with permission from Haussler MR, Whitfield GK, Haussler CA et al. The nuclear vitamin D receptor: biological and molecular regulatory properties revealed. J Bone Miner Res 1998;13:325–49.)

結合することによって構造が変化することを示唆する[56]。これによって遺伝子を活性化する転写因子と結合し，抑制する転写因子を排除する。そして，転写開始複合体を形成し遺伝子転写を活性化する。この機能は複雑かつ特異的であり一般的な転写因子が関与している。

ビタミン D のカルシウム調節および非カルシウム調節作用

放射性カルシトリオールを用いたオートラジオグラフィー[57]，VDR タンパク質分布[58]，遺伝子チップ解析[59]，種々の遺伝子欠損マウスのデータ[36,37,50,60]から，ビタミン D はカルシトリオールとして体中の多くの細胞に作用していることがみとめられた。ビタミン D 依存性遺伝子はカルシウムやリン輸送に関与する多くの遺伝子だけでなく，何百もの遺伝子発現に関与している[61]。ビタミン D 依存性遺伝子は 1α,25(OH)$_2$D$_3$の生理的機能を表しているにすぎず[18]，多くの作用はカルシウム調節および非カルシウム調節機能に分けることができる。カルシウムの役割は，腸管での作用，骨，副甲状腺，腎臓で血中カルシウムやリン濃度の調節である。非カルシウム作用としては，骨髄の破骨細胞前駆細胞やリンパ球，免疫システム，皮膚，前立腺上皮細胞，筋，腸管などの種々の細胞分化や増殖抑制作用である。

カルシトリオールのカルシウム調節作用は，食事性ビタミン D 欠乏が最初に示された 20 世紀初期から知られているが，非カルシウム作用はカルシトリオールの分子レベルでの研究や VDR 欠損マウスの研究から明らかにされているにすぎない[62]。

カルシトリオールのカルシウム調節作用は，カルシウムチャネルタンパク質（TRPV5, 6），細胞のカルシウム結合タンパク質（カルビンジン 9K，28K），カルシウムポンプ（カルシウム依存性アデノシン三リン酸，PMCA$_{1b}$，ナトリウム・カルシウム交換体，NCX1）などの一連のカルシウム関連遺伝子の調節を介するもので，いずれも腸管および腎臓でのカルシウムイオンの膜輸送に関与している[62]。種々の VDR 欠損マウスでは腸管でのカルシウム吸収が 60％低下しており，これらのタンパク質発現が低下している[62]。しかし，ビタミン D 依存性経路，反対の TRPV6 欠損マウス[63,64]，カルビンジン 9K 欠損マウス[65,66]からは，カルシウム吸収に関与するこれらのタンパク質機能とは反対のデータが示された。TRPV6 やカルビンジン 9k 欠損マウスではよく知られていないが，代償性のビタミン D 依存性カルシウム輸送機構やビタミン D 依存性構成分子であるカルシウムポンプが存在すると考えられる[62]。カルシトリオールが作用する腸管でのリン輸送に関与する遺伝子として 2b 型ナトリウム依存性リン酸トランスポーターが発現している[33,67]。

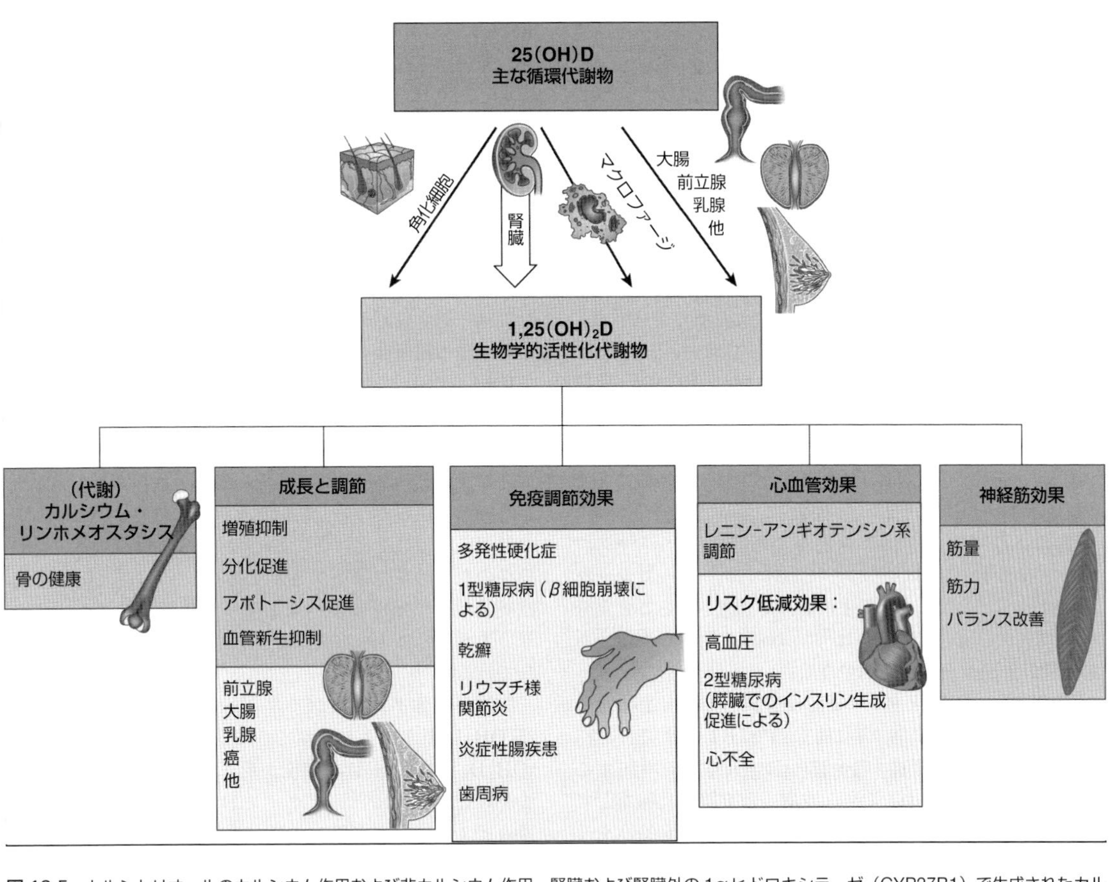

図 18.5　カルシトリオールのカルシウム作用および非カルシウム作用。腎臓および腎臓外の1αヒドロキシラーゼ（CYP27B1）で生成されたカルシトリオールの生物反応を示す。さらに，ビタミンD欠乏による疾患状態を示す。
(Reprinted with permission from Holick MF. High prevalence of vitamin D inadequacy and implications for health. Mayo Clin Proc 2006;81:353–73.)

カルシトリオールの非カルシウム作用，特に細胞分裂や分化はG_0からG_1への細胞サイクルに対する効果である。1α,25(OH)$_2$D$_3$は，p21，p27サイクリン依存性キナーゼ阻害の増強，細胞サイクルに必要な哺乳類転写因子E2Fを阻害する網膜細胞腫タンパク質の転写阻害[68,69]，転写因子保存遺伝子*HOXA10*発現の増加[70]，p70S6キナーゼの脱リン酸化の調節などにより乳癌や結腸癌細胞のG_1からS期への移行を抑制する[71]。1α,25(OH)$_2$D$_3$や誘導物が細胞増殖を阻害することにより，他の成長シグナル経路が変化する[72]。1α,25(OH)$_2$D$_3$が癌細胞のアポトーシスを誘導するメカニズムが明らかにされている。すなわち，(a) 抗アポトーシス作用があるBcl-2やプロアポトーシスBax量の調節[73,74]，(b) 細胞内カルシウム濃度増加によるプロアポトーシスのμ-カルパインの活性化[75]，(c) インスリン様成長因子や腫瘍壊死因子などのアポトーシスを誘導する他の経路との相互作用[76,77]である。VDR欠損マウスの結果からわかることは，1α,25(OH)$_2$D$_3$は特別な細胞の分化にも作用していることである。例えば，VDR欠損マウスの角化細胞は調節できないので肥厚すること，インボルクリンやロリクリンなどの角化細胞の分化マーカー発現は低下すること，これらの動物では正常の動物に比して発癌物質依存性の発癌が促進されることである[78~80]。角化細胞の最終分化マーカーはCYP27B1欠損動物で低下しており，1α,25(OH)$_2$D$_3$は角化細胞の分化を調節している。

基礎的なビタミンDの研究により新規機能や応用が期待され，信頼できる疫学研究データによってもビタミンDの重要性が支持されている[81]。免疫，皮膚，筋，膵臓，腎臓，脳に対するカルシトリオールの作用から，ビタミンD欠乏が乾癬，ある種の癌，また多発性硬化症や糖水病などの自己免疫疾患や糖尿病に関与することも考えられている。さらにカルシトリオールの抗微生物ペプチド合成，血圧調節や筋細胞分化に関与することも指摘されている。結果として，ビタミンDの非カルシウム作用は，くる病，骨軟化症，副甲状腺機能亢進症，骨粗しょう症などのカルシウムおよびリン関連疾患などのカルシウム作用を増強するかもしれない[18,81]（**図 18.5**）。

腎臓外CYP27B1発現と血清25水酸化ビタミンDの意義

疫学研究から血清25(OH)Dは骨密度などの臨床指標と相関することから，1α,25(OH)$_2$Dの前駆体である血清中25(OH)Dの重要性が指摘されている。血清25(OH)D濃度が1α,25(OH)$_2$D濃度よりよい健康の指標であるのはなぜか。腎臓で合成された1α,25(OH)$_2$Dのカルシウム，リンホメオスタシスの古典的な機能以外に，腎臓外の1αヒドロキシラーゼはビタミンD作用をオートクリンおよびパラクリンにより作用していると考えられる。この仮説は前立腺疾患発症の根本である[84]が，皮膚，免疫，腸管の1αヒドロキシラーゼとVDRの広い分布を説明するために示された[85〜87]。事実，腎臓外の1αヒドロキシラーゼ活性の意義については20年間考えられてきた。腎臓外の1αヒドロキシラーゼは種々の生理的および薬理的機能を示すことが考えられた。胎盤の1αヒドロキシラーゼは1970年代に報告されたが，精製することが困難であった。しかし，腎臓酵素のクローニングにより，CYP27B1 mRNAのRTPCRによって，また特異的抗体によってCYP27B1胎盤に発現していることが確認された[88,89]。

カルシトリオールとその類似体を臨床医学に利用する前に多量のビタミンDや25(OH)D_3の投与結果が報告され，代謝物の血中レベルが報告された。受容体結合法[90,91]により1α,25(OH)$_2D_3$が測定され，1αヒドロキシラーゼが腎臓外にあることが考えられた。この概念は，サルコイドーシス患者では血中1α,25(OH)$_2D_3$が増加するが，高カルシウム尿症，高カルシウム血症を起こすサルコイド組織にある1αヒドロキシラーゼの活性化によることを示した研究により付加的なはずみがもたらされた[92]。マクロファージの1αヒドロキシラーゼはインターフェロンγなどのサイトカインや成長因子によって誘導されることが分子プローブを用いて確認され[93,94]，抗微生物ペプチドであるカセリシジン合成が説明できた。

CYP27B1 mRNAとタンパク質は腎臓外で検出された[95]。このことから腎臓外の末梢CYP27B1による1α,25(OH)$_2D_3$合成により血中1α,25(OH)$_2D_3$濃度は増加するという考え方が生まれた[96,97]。皮膚，前立腺，乳腺などで1α,25(OH)$_2D_3$が高い時は遺伝子発現は組織特異的パターンを示し，細胞増殖を抑制し，特異的細胞の特異的分化を誘導すると考えられる。サルコイドーシスなどでは，腎臓外で合成された高濃度のカルシトリオールは組織から血中に放出される[92]。

腎臓外1αヒドロキシラーゼの重要な生理的役割は，腎臓および腎臓外酵素の基質である血中25(OH)D濃度の重要性と関連している。さらに血中25(OH)D濃度はビタミンDの非カルシウム作用，すなわち免疫，皮膚，骨，上皮細胞，筋の健康を示すバイオマーカーであり[81]，血清1α,25(OH)$_2$D濃度より優れた指標である。

栄養状態のアセスメント：健康指標としての血清25水酸化ビタミンD濃度

血清25(OH)Dは腎臓だけでなくどこにでもある1αヒドロキシラーゼの基質になるので，血清25(OH)D濃度はビタミンD栄養状態を示す。この考えは至適血清25(OH)D濃度の評価に用いられた。IOMレポートは次のように異なった栄養カテゴリーを示した[16]。(a) ビタミンD欠乏では血清25(OH)D濃度は20 ng/mL以下である，(b) ビタミンDが十分な状態では20〜50 ng/mLで，(c) ビタミンD中毒では50 ng/mL以上である。

欠乏と充足を示す血清濃度については他の考えも示されている[24]。適切量として30 ng/mL以上の高い値を用いる研究者もいる。臨床化学者は中毒閾値として80 ng/mL以上を示している。2003〜2006年の全国健康栄養調査(NHANES)では血清25(OH)D濃度は5〜50 ng/mLとしているが，血清25(OH)Dの至適濃度は様々で健常人から見て欠乏と充足とする濃度は必ずしも一致していない[98]。

IOMなどのあるビタミンD専門家は，人口の97.5%が骨の健康を正常に保つことができる最低値を約20 ng/mL以下とし，それ以上を正常値とした[99]。他の専門家は不十分の範囲を示し，正常範囲として20〜60 ng/mLを示した。このグループの中で，ある専門家は血中PTH濃度と25(OH)D濃度をプロットし，PTH濃度が正常以上を示す25(OH)D濃度は32 ng/mL以上としている。しかし，他の骨の専門家のグループではNHANESからアメリカの健康な女性の骨密度と筋力パラメータを基盤とし[100,101]，乳癌，結腸癌，前立腺癌の発症率と血清25(OH)Dの疫学的相関から充足の閾値は40 ng/mLあるいはそれ以上としている。

IOMレポートでは[16]健康ケア研究と質（AHRQ）レポートと1,000以上の研究を評価し，ビタミンD状態の評価は骨の健康のみを基準にできる，その理由として骨格に基づいていないデータは結論できないし，矛盾があり，また否定的であるからだという結論を導き出している。今後，この考えに基づいた再評価，より高い正常範囲，ビタミンD投与のための新規基準が必要である。さらに，2011 IOM推奨値は近年示されたベストデータの解析に基づいており，すべてのアメリカ人にとっての適切なガイドラインとしている。

抗体や液体クロマトグラフィー質量分析機による血清25(OH)D測定により信頼できるトータル25(OH)D〈25(OH)D_2と25(OH)D_3〉濃度が示された。ビタミンD測定法がレビューされ[102]，ビタミンD分析を毎年4回行う世界的ビタミンD質評価システム（vitamin D external quality assessment scheme：DEQAS）の値を導入した。血清25(OH)Dが20 ng/mL以下であれば，ビタミンDを適切量投与することによって約6週間で正常化する。ビタミンD投与と血清25(OH)D濃度で時間的誤差が生じるのは，25(OH)Dの血中半減期が15〜20日のためで，治療開始後4ヵ月間は血清25(OH)Dを測定する必要はない。しかし，ほとんどの臨床医は血清25(OH)Dを2ヵ月ごとに測定することを推奨している。

血清25(OH)D濃度の評価で，北緯42度以北に住む多くの生活者は，皮膚での合成は6ヵ月間は低下し25(OH)D濃度は10〜40 ng/mLを示し，年間のある時期は不足していると考えられる[24]

ビタミンD_2とビタミンD_3の生物的バランス

質的にビタミンD_2とビタミンD_3は体の生物学的反応の理想的状態があり，それぞれがカルシトリオールになりVDRを介して遺伝子発現を調節する[18,56]。ビタミンD_2とD_3ホルモンへの生理的反応としては，カルシウム・リンホメオスタシス調節，細胞増殖，細胞特異的細胞分化の調節がある[18]。量的に，ビタミンD_2とD_3の代謝と作用に関わる大部分のステップが同じであることを，生化学的エビデンスは少なからず示している[18]。ビタミンD代謝が重要であることが発見されたことから，1960年代後期から1970年代早期に，一連のビタミンD_3代謝物として25(OH)D_3，1α,25(OH)$_2D_3$，24R,25(OH)$_2D_3$が同定された[18]。ビタミンD_2が発見されてからは，25(OH)D_2，1α,25(OH)$_2D_2$，24R,25(OH)$_2D_2$も同定された[18]。ビタミンD_2側鎖の構造からも25水酸化あるいは1α水酸化で活性は強くなり，反対に24水酸化により活化は弱くなる。

1970年代のビタミンDの生化学についての研究で，特異的なビタミンDシグナル伝達カスケードのいずれのステップも2つのビタミンDを分子レベルで分離することができないことが示された。これらのステップには，DBPによるビタミンD輸送，CYP2R1による25水酸化，CYP27B1による1α水酸化，25(OH)Dの輸送タンパク質DBPへの結合，1,25(OH)$_2$DのVDRへの結合，CYP24A1による25(OH)Dあるいは1α,25(OH)$_2$Dの24水酸化，1α,25(OH)$_2$D$_3$の代謝クリアランスなどがあり，これらすべてがビタミンD$_2$とビタミンD$_3$で同じであった[18]。このことからビタミンD$_3$のシグナル伝達反応はビタミンD$_2$と生理的に同等であるとされた。

鳥類や南北米大陸の霊長類などある動物種ではヒトと同じビタミンD$_2$を同定できるが[103,104]，2種類のビタミンDの作用は同じ強さと考えられた。1940年，Park[105]は，40以上のくる病治療の研究結果からビオステロール（ビタミンD$_2$）とタラ肝油（ビタミンD$_3$）の作用の強さについてレビューし，多くの研究は質が悪いが，両方のビタミンDは同等の作用を有するとした。たとえビオステロールが肝油より作用が弱いとしても，その差は大きくないとした[105]。このように医学文献の歴史から，ビタミンD$_2$とビタミンD$_3$はくる病の治療効果はげっ歯類でも[106,107]，ヒトでも同等とされている[108]。

2000年代に，ビタミンD$_2$とビタミンD$_3$は同等であるかについてヒトで検討された[109]。ほとんどの研究で用いた指標は機能的でない間接的マーカーで，ビタミンD$_2$とビタミンD$_3$を同量投与後の血中25(OH)D濃度について検討した。

多くの研究で，ビタミンD$_2$はビタミンD$_3$に比較して，25(OH)D濃度を上げたり維持する作用は2～3倍弱いとされた[110～113]が，他の研究では同等であるとされた[114～116]。これらの研究の問題点として，研究方法，対象人数，検討頻度，投与量の幅（1日1,000 IUを数ヵ月間～数年，50,000 IUを単回投与），剤形，投与方法，対象者の血中25(OH)D濃度（ビタミンD欠乏の程度）がまちまちであった。Armasらの研究では[111]，50,000 IUを単回投与すると25(OH)D$_3$より25(OH)D$_2$が速く消失したが，Holickらの研究[15]では，1日1,000 IUを11週間投与しても，血中25(OH)D濃度の増加と研究終了時の濃度は同じであった。しかし，Heaneyらの薬理動態研究でも示されているように[117]，血中ビタミンD$_3$と25(OH)D$_3$濃度の増加には多くの因子が関与し，経口ビタミンD$_3$投与量も影響するかについては結論が出ていない。

ビタミンD$_2$とビタミンD$_3$を比較する討議も続き，ビタミンD$_2$はビタミンD$_3$より作用が弱いかについて多くの哺乳類から下等生物の研究を比べても一致した見解は得られていない[101,102,113]。いろいろな結果が出ている背景には，ビタミンD$_2$化合物が異なった薬理動態を示し，特に薬理量（例：50,000 IU）を使用した時でも，ビタミンD$_2$は中毒も弱く，生理量（1日1,000 IU）ではくる病治癒機能も必然的に弱いとされたからである[115]。

食事の効果については，ビタミンD$_2$は多量が必要で[110～113]，作用が弱いためであるが[106,107,118]，少量ではビタミンD$_3$と同等の機能を有する。このように濃度による違いが見られることは，ビタミンD$_2$とビタミンD$_3$に対する種々薬剤による肝臓での非特異的な不活化修飾の違いのためと考えられる。これらの酵素は，CYP27A1のようなビタミンD化合物を代謝できる肝臓CYPを含み，例えばCYP27A1はビタミンD$_3$を25水酸化し，ビタミンD$_2$を24水酸化する[18]，すなわちCYP3A4はビタミンD$_3$よりビタミンD$_2$を効率的に24および25水酸化し[119,120]，1α,25(OH)$_2$D$_3$を23Rおよび24S水酸化する[52]。CYP3A4は腸管で1α,25(OH)$_2$Dによって特異的に誘導されることも明らかになっている[52,53]。

CYP27A1とCYP3A4はμMの範囲でビタミンD化合物に対して著明に小さいK_m（ミカエリス-メンテン〈Michaelis-Menten〉係数）を示すことから[18]，薬理的ではなく生理的意義については疑問視されている。ヒト腸管ミクロソームとリコンビナントCYP3A4は1α,25(OH)$_2$D$_2$より1α,25(OH)$_2$D$_2$を速く分解する[121]。このことから非特異的シトクロムP450酵素は，それが発現している標的細胞でのビタミンD$_2$，特に薬理量で作用できないように制限しているのかもしれない[53,121]。このようにビタミンD$_2$は非特異的p450酵素（CYP3A4など）によって分解されることから，時々説明できないことが生じる。同様のCYPは抗痙攣剤を併用した時に活性化して作用するため，ビタミンD$_2$の分解が亢進する[122,123]。

社会におけるビタミンD欠乏の可能性について

ヒトの母乳はビタミンDをほとんど含んでいないので，母乳栄養児にはビタミンDを補給する必要がある。母乳で育てられている，アフリカおよびアジア人種で肌の黒い子どもで，特にカナダなどの日光照射が少ない北部の気候地域に住んでいる場合は危険である。過去数十年にわたって，母乳栄養，肌の黒いアフリカ人，アジアから移住したカナダ人でビタミンD欠乏性くる病が報告されているが，トロントなどの都市部に住んでいる場合には患者数は少ない（1988～1993年の5年間で17人）[124]。しかし，カナダと米国小児科学会は小児期に毎日400 IUあるいは10 μgのビタミンD補充を推奨している。

ビタミンD欠乏のリスクがあるグループとしてビタミンDを豊富に含む海産物を食べない他の年代，あるいはイヌイットなど北部に居住する人，アフリカ，インド，パキスタン，スリランカ人で北部に住む肌の黒い人である[125]。これらの人は紫外線照射が少なくビタミンD生成のために紫外線照射が必要である。これらのグループでは，血中25(OH)Dは肌の白い人より低く，ビタミンD欠乏のリスクが高い。

ビタミンD欠乏のリスクのある他のグループは，BMIが高い肥満の人である。アメリカや西ヨーロッパで肥満が進むにつれて，ビタミンD欠乏が増加している[126,127]。食事からのビタミンDが脂肪組織へ取り込まれるため，ビタミンD欠乏症になると広く考えられている。ビタミンDは脂溶性で腸管から吸収された後は循環血中に入り，まずキロミクロン，ついでDBPに一部がゆっくり結合する[5]。ビタミンDはDBPに対して親和性が低く，10^{-5}M～10^{-7}Mである[128]。食事からのビタミンDの輸送は，皮膚で生成されDBPと結合するビタミンD_3と著明に異なっている[129]。食事中ビタミンDはキロミクロンとして輸送され，リポタンパク質リパーゼ作用によって脂肪細胞や筋などの末梢組織に取り込まれるので[128]，半減期は4〜6時間である[128]。一方，ビタミンD蓄積量の半減期は2ヵ月である。脂肪組織に食事性ビタミンDが取り込まれるため，BMIが増加するとビタミンDを補充しても血中25(OH)D濃度増加の程度は様々である。一方，体重が中等度に減少しても，血中25(OH)D濃度は増加するが，これは脂肪組織の減少に伴う脂肪蓄積量が変化するためと考えられる。

ビタミンD欠乏症が見られるハイリスクグループは慢性腎疾患患者であり80〜100%で血中25(OH)D濃度が非常に低い[130]。これにより血中FGF23濃度が増加し，体内でリンの蓄積が増える二次的問題が生じる。また，CYP27B1活性は低下し，CYP24A1活性の増加によって25(OH)D分解は亢進する[131]。血中25(OH)D濃度を正常値に保つとビタミンDに関するほとんどの問題が解決し，透析患者ではビタミンD補充により生存率が改善する[131,132]。健常人に対してビタミンDを投与するとビタミンD関連の健康指標が改善するかについては，今後の研究が必要である。

急性ビタミンD中毒

ビタミンD中毒に関する多くの動物研究は，1970年代後半にラット，ウシ，ブタ，ウサギ，イヌ，ウマで検討された[128]。ビタミンD_3中毒では25(OH)D_3，24,25(OH)$_2D_3$，25,26(OH)$_2D_3$，25(OH)D_3-26,23-ラクトンなどの代謝物が血中で増加するが，1α,25(OH)$_2D_3$はほとんど増加しない。Horstら[128]によるブタと乳牛で検証された結果から，これはCYP27B1が不活化しているためである。

中毒と関連したビタミンD代謝物濃度の変化，特に血中25(OH)Dは高カルシウム血症を起こす指標である。ShephardとDeLuka[133]はビタミンD_3（0.65〜6,500 ng/日を14日間）あるいは25(OH)D（0.46〜4,600 ng/日）を14日間経口投与して作成した急性中毒ラットで，高速液体クロマトグラフィーや競合結合法を用いてビタミンD代謝物を死後測定した。その結果，ビタミンD_3を大量に与えられたラットでは血中ビタミンD_3と25(OH)D_3濃度はμMレベルに増加し，著明な高カルシウム血症を示した。24,25(OH)$_2D_3$，25,26(OH)$_2D_3$，25(OH)D_3 26,23ラクトンを含むジヒロロキシ代謝物も40 ng/mL以上に増加するが，血漿中1α,25(OH)$_2D_3$濃度は正常範囲であった。460 ng/日の25(OH)D_3を投与すると血中25(OH)D_3濃度は436±53 ng/mLとなり，カルシウム濃度は正常で，ビタミンD中毒は見られなかった。この所見や動物研究から，急性中毒時の血中25(OH)D濃度は常に200 ng/mL以上である。

倫理的理由でビタミン中毒の研究はヒトでは行われていない。数年にわたって収集された多くの報告で述べられたのは，ビタミンD_3あるいはD_2による偶然のビタミンD中毒についてである[128,134]。多くの研究で血中25(OH)D濃度および1α,25(OH)$_2$D濃度を測定し，中毒症状を反映するビタミンD代謝物濃度を評価している。すべてのレポートで25(OH)D濃度は284〜635 ng/mLの正常値以上であるが，1α,25(OH)$_2D_3$濃度については中等度の増加が時に報告されている程度である[128]。ビタミンD添加牛乳を長期にわたって摂取し高カルシウム血症を示した35人の高ビタミンD患者では[135]，25(OH)D濃度は224 ng/mL（56〜506 ng/mL）を示した。2×10^6IUのコレカルシフェロールを含むピーナッツ油によるビタミンD中毒の家族では，Pettiforらは[136]，25(OH)D濃度は家族内の中毒者では339〜661 ng/mLの範囲で，血中1α,25(OH)$_2$D濃度は，8〜11人の患者では正常範囲内であった。

これらの結果やこれまでの報告では同じ結論に至っており[128,134]，高カルシウム血症では25(OH)D_3濃度は200 ng/mL以上である。ビタミンD中毒のメカニズムは不明であるが，血中のDBPによるビタミンD輸送の亢進が考えられている。大量の1α,25(OH)$_2$Dあるいは25(OH)Dが標的細胞に取り込まれ調節が効かない生物的効果を示すためである。CYP27B1欠損マウスを用いた最近の研究では，25(OH)D_3から1α,25(OH)$_2D_3$を生成できないので，25(OH)D_3が中毒形で，1α,25(OH)$_2D_3$は中毒形ではないことが示唆されている[137]。CYP27B1欠損マウスや正常のラットとも，同量の食事性ビタミンD摂取の範囲で中毒を示す。

高ビタミンD投与によりビタミンD中毒が生じるかが，中程度の長期ビタミンD摂取のリスクに対する科学的エビデンスに基づく報告が社会から求められている[96,99]。この重要な疑問に対する正直な解答は，血中25(OH)D濃度を50〜100 ng/mLにするビタミンD投与が安全か長期間で副作用が出るかは明らかにされていない，というものである。血中25(OH)D濃度が上記範囲にある戸外での労働者などでは高カルシウム血症などの急性中毒を示さず，さらに腎結石，肺癌，高死亡率などの副作用も不明である。癌疫学研究から癌とビタミンDはU字型の関係にある。血中25(OH)D濃度が低い時は癌のリスクが増加し，50 ng/mL以上の中等度から高濃度では，欠乏の時よりリスクは低い[138]。一方，長期の中等度ビタミンD投与は血管の石灰化を起こすかもしれない。

高コレステロール血症を示すLDL受容体欠損マウスでは，部分腎切除にて1,25(OH)$_2$D生成は少なく，血管石灰化は促進し，種々のビタミンD投与により回復した。このモデルは，一般的な考えとは逆であるが，ビタミンDは血管の石灰化を防ぎ，大量では血中Ca^{2+}とPO_4^{3-}濃度は増加し石灰化を促進すると考えられる。疫学研究のデータも動物研究データと同様である[140]。結果として，カルシウムやリンホメオスタシスに影響を与えないビタミンD補充は安全で，急性ビタミンD中毒を起こす血中25(OH)D濃度は200 ng/mL以上で，長期投与するとリスク予測因子となる。最近，臨床検査では血中25(OH)D濃度が20〜80 ng/mL，あるいは20〜100 ng/mLが正常値といわれているが[24]，NHANESデータでは5〜50 ng/mLである[16]。この範囲は両者で著明に異なっているので，IOM委員会は20〜50 ng/mLの狭い範囲を長期のビタミンD濃度の基準値としている[16]。北アメリカでは，9〜71歳以上の年齢グループでは，急性中毒の高カルシウム血症を指標とする限り4,000 IUが耐容上限量（UL）としている。

（Glenville Jones／武田英二 訳）

19 ビタミンE

歴史的概要

1922年，EvansとBishop[1]は，不妊症の研究で，胎児吸収［訳注：胎児を吸収し養分とする現象］を「嫌な臭いのするラード」で育てられたラットにおけるビタミンE欠乏の症状として初めて記載した。1936年にEvansら[2]は，小麦胚芽から1つの因子を単離し，「α-トコフェロール（α-tokopherol）」と命名した。この名前はギリシャ語の“*tokos*（子孫）”と“*pherein*（生む）”とアルコールを示す“*ol*”に由来する。その後，生物活性がより低い他のトコフェロールであるβおよびγ-トコフェロールが植物油から単離された[3]。これらの初期の発見は，ビタミンEの欠乏症を予防したり回復させたりする能力に基づくビタミンEの「生物活性」を明確にするための基礎となった[4]。現在では，ビタミンEの同族体の活性は同じではなく，α-トコフェロールのみがヒトの必要性を満たしているとされている[5]。

様々な動物でのビタミンE欠乏の症状はMachlin[4]によってまとめられている。壊死性ミオパチー，胎児死亡および胎児吸収，貧血および組織のリポフスチン（「加齢性」蛍光色素）蓄積がビタミンE欠乏動物で観察されている。ヒトにおけるビタミンE欠乏の最初の徴候は，末梢の感覚神経の進行性の機能障害である[6]。

1950年代に，Horwittら[7,8]は，イリノイ州の病院で男性被験者に6年間ビタミンE含有量の少ない食事を摂取させることによりビタミンE欠乏症を発症させる試験を行った。この結果は2000年にビタミンEの推奨量（recommended dietary allowance：RDA）を決定するのに使用された[5]（後述）。

1960年代の半ばになって初めて，ビタミンE欠乏症が脂肪吸収不良症候群の小児で記載された[9]。その後，脂肪吸収不良のない末梢神経機能障害をもつビタミンE欠乏患者が記載されている[10]。これらの患者の研究はビタミンE研究に新しい扉を開いた。なぜなら，これらの患者は肝臓のα-トコフェロール輸送タンパク質（α-tocopherol transfer protein：α-TPP）の遺伝子に欠陥をもつことが発見されたからである[11,12]。

専門用語

米国医学研究所（Institute of Medicine：IOM）の食物および栄養委員会は，α-トコフェロールのみがヒトのビタミンEの必要性を満たすと明示した[5]。α-トコフェロールの抗酸化活性をもつ分子には，4種類のトコフェロールと4種類のトコトリエノールがある（**図19.1**）。これらの分子は類似したクロマノール構造をもつ。α-トコフェロールはメチル基を3個，β-およびγ-トコフェロールはメチル基を2個，δ-トコフェロールは1個もっている。トコフェロールはフィチル側鎖をもつが，トコトリエノールは不飽和側鎖をもつ。トリメチルヒドロキノンとラセミ体のイソフィトール[13]との縮合反応で合成されるα-トコフェロールには，3ヵ所のキラル中心（クロマン環状の2位，および側鎖の4位と8位）から派生する8種の立体異性体（*RRR*, *RSR*, *RSS*, *RRS*, *SRR*, *SSR*, *SRS*, *SSS*）が含まれており，*all-rac*-α-トコフェロール（通称*dl*-α-トコフェロール）とよばれている（**図19.1**）［訳注：*R*は右旋性の不斉炭素型，*S*は左旋性の不斉炭素型をさす］。天然に存在する*RRR*-α-トコフェロール（正式には*d*-α-トコフェロール）は*all-rac*-α-トコフェロールの中の8種類の立体異性体の1つでしかない。IOMは，ヒトが必要とするビタミンEは*2R*-α-トコフェロールのみであること，すなわち*all-rac*-α-トコフェロールの立体異性体の半分であることを明示した[5]［訳注：*2R*とはクロマン環状の2位の不斉炭素が*R*構造であることをさす］。以前は，γ-トコフェロールおよび他のビタミンE同族体もビタミンEの供給源に含まれていたが，これらの同族体は今ではヒトの健康に寄与するというエビデンスがないためにビタミンEの供給源からは外されている[5]。

IOMによるビタミンEの定義は，ビタミンE単位の混乱をまねいた。現在では，米国薬局方で決められた単位がビタミンEサプリメントの表示に使用されている[14]。これらのサプリメントは，α-トコフェロール酢酸，α-トコフェロールコハク酸またはα-トコフェロールニコチン酸のようなα-トコフェロールのエステルを含んでいることが多い。以前は，ビタミンEの国際単位（IU）は，1 IU＝1 mg *all-rac*-α-トコフェロール酢酸，または0.67 mg *RRR*-α-トコフェロールまたは0.74 mg *RRR*-α-トコフェリル酢酸と定められていた。しかし，IOMはビタミンEの必要量をmg単位の*2R*-α-トコフェロールで表すものと定めて，1 mgの*all-rac*-α-トコフェロールは0.5 mgの*RRR*-α-トコフェロールに相当するという換算率を決定した（文献5の表6.1）。

IOMにより定められたビタミンE[5]は次の通りである。

1 IU *all-rac*-α-トコフェロール［訳注：合成型］またはそのエステル
　＝0.45 mg *2R*-α-トコフェロール
1 IU *RRR*-α-トコフェロール［訳注：天然型］またはそのエステル
　＝0.67 mg *2R*-α-トコフェロール

したがって，400 IUの*d*-α-トコフェロールの錠剤は268 mgの*2R*-α-トコフェロール（400 IU × 0.67 mg/IU）を含み，400 IUの*dl*-α-トコフェロールの錠剤は180 mgの*2R*-α-トコフェロール（400 IU × 0.91 mg/IU ÷ 2）を含む。

I

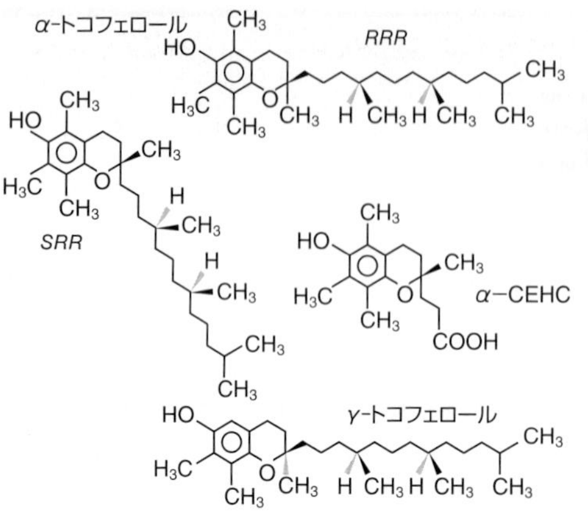

図 19.1 α-トコフェロール，γ-トコフェロールおよびα-2,5,7,8-テトラメチル-2-(2′-カルボキシエチル)-6-ヒドロキシクロマン（α-CEHC）の構造。天然に存在するビタミンEには8つの型が確認されている。図には天然に存在する立体異性体である*RRR*-α-トコフェロールの構造が示されている。化学合成で得られるビタミンE（*all-rac*-α-tocopherol）には，3つの立体異性体中心から派生する8つの異なる立体異性体（*RRR*-, *RRS*-, *RSR*-, *RSS*-, *SRR*-, *SSR*-, *SRS*-, *SSS*-）がある。このうち*SRR*-α-トコフェロールだけが図示されている。このように驚くような構造上の違いがあるので，2*R*-α-トコフェロールだけがヒトのビタミンEの必要性を満たすのである［訳注：2*R*とはクロマン環状の2位の不斉炭素が*R*構造であることをさす］。*RRR*-γ-トコフェロールおよびα-トコフェロールの代謝生成物α-CEHCの構造式も示されている。α-CEHCは母体の化合物とは逆の立体異性体構造をもっていることに留意されたい。

化学

▶抗酸化活性

ビタミンEは，*in vivo*で連鎖破壊型酸化防止剤として機能する[15]。ビタミンEは強力なペルオキシルラジカルスカベンジャーであり，特に多価不飽和脂肪酸（polyunsaturated fatty acid：PUFA）を保護する。ペルオキシルラジカル（peroxyl radical：ROO·）が生成されると，このラジカルはPUFA（RH）よりも1,000倍速くビタミンE（Vit E-OH）と反応し，トコフェロキシルラジカル（tocopheroxyl radical, Vit E-O·）を生じる。

ビタミンEの存在下では次のようになる。

$$\mathrm{ROO\cdot + Vit\ E\text{-}OH \rightarrow ROOH + Vit\ E\text{-}O\cdot}$$

ビタミンEが存在しない場合は次の通りである。

$$\mathrm{ROO\cdot + RH \rightarrow ROOH + R\cdot}$$
$$\mathrm{R\cdot + O_2 \rightarrow ROO\cdot}$$

このようにして，ビタミンEは脂質の自己酸化を抑える。

α-トコフェロールの2電子酸化生成物はα-トコフェリルキノンである。他のα-トコフェロール酸化生成物は4a,5-エポキシ-および7,8-エポキシ-8a-(ヒドロペルオキシ) トコフェロンとそれらの加水分解物である2,3-エポキシ-α-トコフェロールキノンと5,6-エポキシ-α-トコフェロールキノンである[16,17]。これらの生成物は*in vitro*での酸化反応で生成されるが，*in vivo*での重要性は不明である。二量体，三量体および他の付加体を含むさらに酸化された生成物も生じる[18]。

▶ビタミンEの抗酸化ネットワーク

膜で生成されたトコフェロキシルラジカル（Vit E-O·）は脂質二重層から親水性領域に出てくる[19]。トコフェロキシルラジカルとビタミンC（または水素供与体〈AH〉として作用する他の還元剤）はここで反応し，水素供与体を酸化することによりビタミンEは還元状態に戻る。

$$\mathrm{Vit\ E\text{-}O\cdot + AH \rightarrow Vit\ E\text{-}OH + A\cdot}$$

生物学的に重要な水素供与体はアスコルビン酸（ビタミンC)とチオール，特にグルタチオンである。この現象は，ビタミンEラジカルの抗酸化機能が他の抗酸化剤や細胞の代謝活性により持続的に保持されるというビタミンE再生の概念を導き出した[20]。ヒトやモルモット[21～23]および他のげっ歯類[24]での研究結果からも，ビタミンCによるラジカルからのトコフェロールの再生は生理学的に有意義なメカニズムであるようである。

▶ヒトによる酸化ストレス状態でのビタミンEの利用の増加

ウルトラマラソン競走による酸化ストレスは，ヒト血漿中のビタミンEの消失速度を上昇させることが示された[25]。さらに，事前にビタミンEとビタミンCを摂取した走者では脂質過酸化マーカーが減少した[26]。喫煙による慢性的な酸化ストレスと炎症も，非喫煙者に比べて喫煙者のビタミンEの消失速度をわずかに上昇させた[27]。さらに，血漿中のアスコルビン酸濃度が最低だった喫煙者は，α-トコフェロールの消失速度が最速であったが，これはおそらくビタミンCによりビタミンEが再生されたためであろう[28]。その後，Brunoら[29]は，血漿中のビタミンCの濃度が最低レベルだった喫煙者は，ビタミンEの消失速度が増大しただけではなく，この消失速度は事前にビタミンCを補充すれば正常化されることを示した。重要なことは，α-およびγ-トコフェロールともにビタミンCの体内動態により同様に影響されることであり，この発見はトコフェロールの酸化が，体内のビタミンC濃度が低いとビタミンEの急速な消失をもたらすメカニズムであることを示唆している。

▶ビタミンE同族体の構造と機能の関係

アテローム性動脈硬化症と癌の予防における，抗炎症剤，抗酸化剤および血管新生抑制物質としての非α-トコフェロール［訳注：α-トコフェロール自体ではないその同族体や類縁化合物］の健康増進作用に関しては多くの報告がある[30,31]。α-トコフェロールが上記の疾病の予防に関与できない機構の1つに，活性窒素種の捕捉能の低さがある。*In vitro*では，γ-，β-およびδ-トコフェロールは，α-トコフェロールに比較して活性窒素種によりニトロ化されやすい[32～34]。Hoglenら[35]は，ペルオキシナイトライトとγ-トコフェロールの主要な反応生成物が5-ニトロ-γ-トコフェロール（2,7,8-trimethyl-2-[4,8,12-trimethyldecyl]-5-nitro-6-chromanol〈NGT〉）であることを示した。NGTは，ザイモサン処理したラット血漿中[36]，冠動脈疾患患者[37]や喫煙者[38]の血漿中およびアルツハイマー患者の死後の脳内[39]に検出された。

食事源

ビタミンEが最も多く含まれている食物はアーモンド，ヒマワリの種および植物油[40]で，それらにはα，β，γおよびδ型のトコフェロールおよびトコトリエノールの8種の同族体が含まれている。*RRR*-α-トコフェロールは小麦胚芽油，ベニバナ油およびヒマワリ油に特に多く，大豆およびトウモロコシ油は少量のトコトリエノールと多量のγ-トコフェロールを含んでいる。*all-rac*-α-トコフェリル酢酸で強化した食品には朝食用シリアル，トマトジュース，オレンジジュースおよび牛乳がある。

食事摂取基準

ビタミンC，ビタミンE，セレンおよびカロテノイドの食事摂取基準（dietary reference intake：DRI）が2000年に公表された[5]。DRIでは，*RRR*-α-トコフェロールと*all-rac*-α-トコフェロールは物理的な構造が異なっているし，輸送や代謝過程も異なるので，これらを区別している[5]。

推定平均必要量（estimated average requirement：EAR）は，ビタミンE欠乏食を5年間摂取してビタミンE欠乏症になった男性の，過酸化物で誘導された赤血球溶血を*in vitro*で改善させる2*R*-α-トコフェロール量に基づいている[5]。ヒトの各ライフステージでのビタミンEのRDAを**表19.1**に示す。2*R*-α-トコフェロールのEARは12 mgと算定されている。その理由は，このレベル以上を摂取すると血漿中のα-トコフェロールが*in vitro*での過酸化水素で誘導される赤血球溶血を防ぐ濃度になったからである。ここでは男女のEARは同量であると仮定されているが，それは女性は体重が男性より軽いにもかかわらず，抗酸化保護が必要な体脂肪の割合が大きいからである。成人（19歳以上の男女）のRDAは2*R*-α-トコフェロールとして15 mg/日である。

ビタミンE（すべてのα-トコフェロールのサプリメント）の耐容上限量（tolerable upper intake level：UL）は1,000 mg/日に設定された[5]。この数値は，ヒトでのビタミンEサプリメントの長期の副作用を評価する十分で適切なデータがないので，ラットで試験されたデータを使用して設定された数少ないULの1つである。

アメリカの成人の多くが消費するα-トコフェロールの量は，ビタミンEの明らかな欠乏症状を防ぐには十分である[41]。しかし，種々の調査によると，アメリカの成人の実際の消費量はほぼ8 mgである[42〜44]。このように，アメリカの男性の93%，女性の96%は12 mg/日のビタミンEを摂取していない[45]。2010年の食事ガイドライン委員会報告では，摂取量と推奨量との相違をみとめてはいるが，α-トコフェロールを多く含む食品の摂取を奨励してはいない。なぜなら，そのような食品は一般的に高脂肪食品であるからである。

多くの人はα-トコフェロールを1日15 mgは摂取できておらず，そのためいろいろな慢性疾患のリスクが増すであろう。以前に行われたα-トコフェロール，β-カロテン（Alpha-Tocopherol Beta-Carotene：ATBC）の癌予防効果試験では，ビタミンE（50 mgの*dl*-α-トコフェロール酢酸）またはβ-カロテン（20 mg）を5年間，毎日サプリメントとして摂取しても癌の発症を抑えられなかった[46]。その後，基準値のビタミンEの摂取とその体内動態を調査した報告では，試験が開始されてから19年間に追跡した29,092人の男性中13,380人が死亡した。この調査では，血清中のビタミンE濃度が最も低い群に比べて最も高い群での，全死亡率および循環器疾患や癌などの死因別死亡率の有意な低下がみとめられた[47]。死亡率の最も大きな相対的減少は血清中のα-トコフェロール濃度が13〜14 mg/L（30〜32 μmol/L）かそれ以上で見られ，12 mgのα-トコフェロールを食事から摂取する必要性があると関連づけられた[47]。すなわち，この摂取量はIOMが提案した値であるEAR（12 mg）とは相違しなかった[5]。この発見は，食事からビタミンEのRDAを摂取することが健康上の利益をもたらすことを示唆する。

表19.1 各ライフステージでのビタミンEの食事摂取基準値[a]

ライフステージ	RDA[b]（mg/日）	AI[c]（mg/日）
0〜6ヵ月		4
7〜12ヵ月		5
1〜3歳	6	
4〜8歳	7	
9〜13歳	11	
14〜18歳	15	
18歳以上	15	
妊婦		
18歳以下	15	
15〜50歳	15	
授乳期		
18歳以下	19	
19〜50歳	19	

[a] 2*R*-α-トコフェロールのmg単位。
[b] RDA：r推奨量。各集団のほとんどすべて（97〜98%）の人が充足する栄養量。
[c] AI：a目安量。成長速度，正常な循環栄養量または他の健康の機能指標のような各集団の栄養状態を維持するのに十分な栄養素の平均摂取量。推定平均必要量を算出するのに十分な科学的エビデンスがない場合にAIが使用される。母乳を飲む健康な乳児では，AIは平均摂取量である。AIとRDAは同じではない。
(Reproduced with permission from Food and Nutrition Board, Institute of Medicine. Dietary Reference Intakes for Vitamin C, Vitamin E, Selenium, and Carotenoids. Washington, DC: National Academy Press, 2000.)

生体利用性に影響する生理的因子

▶消化と腸管吸収

ビタミンEの吸収効率は低く（<50%），脂肪の消化と腸細胞への取込みに必要な過程に依存している[41]。ビタミンEのバイオアベイラビリティ（生物学的利用能）は，ビタミンEサプリメントおよび強化食品と一緒に摂取された食品中の脂質含有量の増加とともに増える[48〜50]。

細胞内へビタミンEを吸収する輸送機構は十分には理解されていないし，腸のトコフェロール輸送タンパク質に関する報告もない[41]。ビタミンE同族体間の識別は，カイロミクロンへの吸収や分泌過程では行われていない。腸の細胞は，トリグリセリド，遊離およびエステル化コレステ

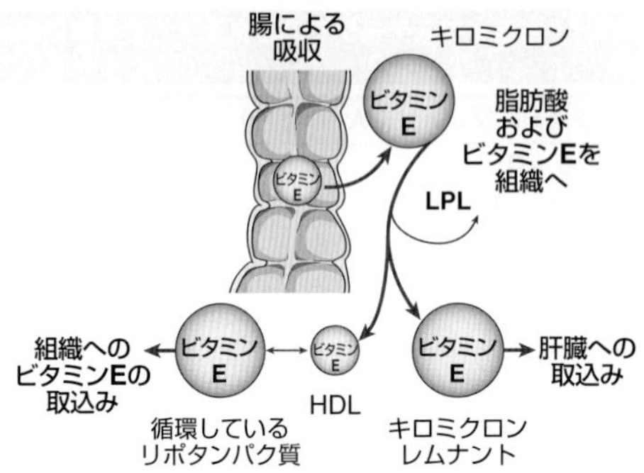

図 19.2 キロミクロンの異化作用の間のビタミンEの吸収および組織への輸送経路。ビタミンEの吸収には，ミセルを形成するための胆汁酸（肝臓から分泌される），脂肪酸およびモノグリセリド（食物の脂肪から膵臓の酵素により遊離される）を必要とする。腸の腸細胞に取り込まれた後は，食物中のビタミンEのすべての同族体はキロミクロンに取り込まれる[41]。このトリグリセリドに富むリポタンパク質は循環体液中に分泌され，そこでは毛細血管壁の内膜に結合しているリポタンパク質リパーゼ（lipoprotein lipase：LPL）により脂肪分解が起こる。その結果生じるキロミクロンレムナントは主に肝臓に取り込まれる。脂肪分解の間，ビタミンEのいろいろな同族体は組織またはHDL（高密度リポタンパク質）に運ばれる。HDLや他の循環しているリポタンパク質の間でビタミンEは交換されるが，これらのHDLやリポタンパク質も末梢組織にビタミンEを運ぶことができる。

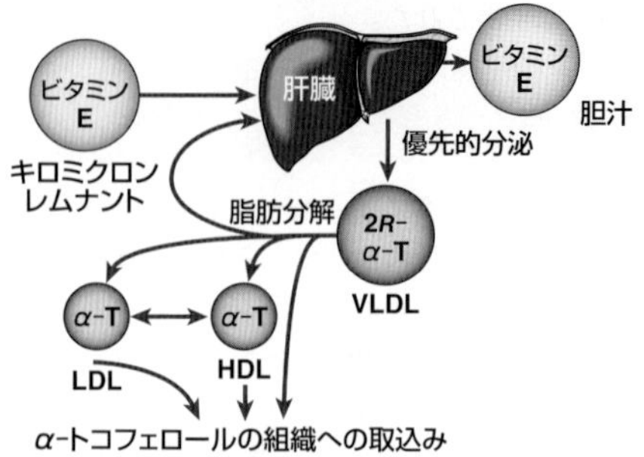

図 19.3 α-トコフェロールを末梢組織に優先的に輸送する経路。ビタミンEの様々な同族体を含むキロミクロンレムナントは肝臓に取り込まれる。肝臓内では，α-トコフェロール輸送タンパク質が原始型超低密度リポタンパク質（very-low-density lipoprotein：VLDL）にα-トコフェロールを優先的に取り込ませるようである[41]。血漿中へのVLDLの分泌後，リポタンパク質リパーゼおよび肝臓のトリグリセリドリパーゼによる脂肪分解の結果，循環しているリポタンパク質が*RRR*-α-トコフェロールを多く含むようになる。これらのリポタンパク質を介して*RRR*-α-トコフェロールが末梢組織に運ばれる。HDL：高密度リポタンパク質，LDL：低密度リポタンパク質［訳注：α-Tはα-トコフェロール，2*R*-α-Tは2*R*-α-トコフェロールの略］。

ロール，リン脂質およびアポタンパク質（特にアポリポタンパク質〈apo〉B48）を含むキロミクロンを包み込む。さらに，脂溶性ビタミン，カロテノイドおよびその他の脂溶性食事成分がキロミクロンに取り込まれる[41]。Anwarら[51]は，ビタミンEの主要な吸収経路はキロミクロンを通したものであるが，キロミクロンの生成に必要な機能性ミクロソームトリグリセリド輸送タンパク質が存在しない場合には，高密度リポタンパク質（high-density lipoprotein：HDL）がビタミンEの吸収に関与していることを示した。ビタミンE吸収に胆汁酸が重要な役割を果たしているということは，ビタミンE吸収の重要な過程は，腸細胞への流入とそれに続くキロミクロンへのパッケージであることを示唆する[41]。

ビタミンEの吸収はコレステロールの吸収を導くようである。ステロール輸送タンパク質であるニーマン-ピック様1（Nieman-Pick C1-Like 1：NPC1L1）はコレステロールの腸細胞への取込みに重要である[52,53]。同様に，ビタミンEの吸収はNPC1L1により促進される[54]。この発見は，NPC1L1遺伝子が欠損している人ではビタミンEの吸収に欠陥があることを示唆する[55]。ヒトでのビタミンE吸収の障害に比較して，NPC1L1欠損がどのくらいの頻度であるかは十分には明らかにされていない。

▶血漿輸送

それぞれ特有の血漿輸送タンパク質をもつ他の脂溶性ビタミンとは異なり，ビタミンEは血漿中のリポタンパク質中に非特異的に運ばれる。体内循環中のキロミクロンの異化作用およびリポタンパク質リパーゼによる脱脂の間に，新たに吸収されたビタミンEの一部は循環リポタンパク質に移され，肝臓へ運ばれる（**図 19.2**）[41]。この過程で，ビタミンEはHDLにも転送され，HDLはビタミンEを他の循環しているリポタンパク質に移行させる。Kostnerら[56]は，リン脂質輸送タンパク質（phospholipid transfer protein：PLTP）が1時間あたり血漿中のビタミンE約10%の交換に相当する速度でリポタンパク質間のビタミンE交換を触媒することを明らかにした。

小腸ではなく肝臓が様々なビタミンEの同族体を識別する。キロミクロンの部分的な脱脂と肝臓への取込みに続いて，脂肪は超低密度リポタンパク質（very-low-density lipoprotein：VLDL）に再び取り込まれ[41]，2*R*-α-トコフェロールは選択的に血漿中に分泌される。VLDLの脱脂質過程の間に，低密度リポタンパク質（low-density lipoprotein：LDL）が形成される。α-トコフェロールの一部はLDLに残るが，他の一部はHDLに移行する。したがって，主要な血漿リポタンパク質であるLDLとHDLはα-トコフェロールに富むことになる（**図 19.3**）。

血漿中のビタミンEの輸送の薬物動態モデルが，重水素で標識したα-トコフェロールの立体異性体（*RRR*-と*SRR*-）の研究データを使用して発展した[57]。対照群では，重水素標識*RRR*-α-トコフェロールの見かけの消失速度（0.4±0.1貯蔵量/日）は*SRR*-α-トコフェロール（1.2±0.6）より有意に遅い（$p<0.01$）。健常人での*RRR*-α-トコフェロールの半減期は約48時間であり，血漿中の*RRR*-α-トコフェロールの「遅い」消失と一致する[57]。*RRR*-α-トコフェロールは血漿中に戻るので，その見かけの代謝回転は遅い。このように*RRR*-α-トコフェロールは肝臓で再循環しているので，循環しているほぼすべての*RRR*-α-トコフェロールが毎日置換されるのである。

▶肝臓のα-トコフェロール輸送タンパク質

α-トコフェロール輸送タンパク質（α-tocopherol transfer protein：α-TTP〈30～35 kDa〉）は，ヒトや様々な動物から単離された。ヒトのタンパク質はラットのタンパク質とは94%の相同性があり，網膜の細胞レチナールデヒド結合タンパク質（cellular retinaldehyde-binding protein：CRALBP）やPLTPの1つであるSec14pともある程度の相同性がある[58]。α-TTP 遺伝子はヒト染色体8番の 8q13.1-13.3 領域に存在している[58,59]。α-TTP の結晶構造[60,61]およびヒトにおける遺伝子の様々な変異も調べられている[62]。

α-TTP は *cis*-レチナール結合モチーフ配列（CRAL_TRIO）をもつ疎水リガンド結合タンパク質のファミリーに属する。このモチーフは CRALBP および酵母ホスファチジルイノシトール輸送タンパク質（Sec14p）にも共有されている。Panagabko ら[63]は，すべての CRAL_TRIO のファミリータンパク質が α-トコフェロールをある程度結合することを示した。しかし，α-TTP のみが生理的な α-トコフェロール輸送媒体として作用するのに十分な親和性をもっているようである。

α-TTP は肝細胞に発現し[64]，そして α-TTP mRNA はラットの脳，脾臓，肺および腎臓にも少量が検出されている[65]。α-TTP は妊娠中の重要な因子で，着床部位で増加し[66,67]，ヒト胎盤の合胞体層および栄養膜に発現し[67~69]，ヒト卵黄嚢にも発現する[70]。初期の妊娠の失敗は合胞体層を傷害する脂質の過酸化と関連している[71]。Jauniaux ら[70]は，ヒト胎児のごく初期の発育の期間に，ヒトの胚は卵黄嚢から α-トコフェロールを獲得することを示唆した。したがって，α-トコフェロールは，胎児および急速に成長する胎児の酸化ストレスから母体を守る母親にも必要だと思われる。

in vitro では，α-TTP は食物中の他のビタミン E 同族体よりも優先的に α-トコフェロールをリポソームからミクロソームへ輸送する[72]。仮説では，この選択的な α-トコフェロールの輸送は，α-TTP が *in vivo* で *RRR*-α-トコフェロールとともに分泌される原始型 VLDL を増加させる要因になっている[73]。しかし，この仮説を α-TTP を発現している肝細胞株（McARH7777 細胞）で試験しても，α-TTP により媒介される α-トコフェロールの分泌は VLDL の分泌とは直接には関連していなかった[74]。したがって，α-TTP が α-トコフェロールの血漿中への分泌を促進する機構は不明である。しかし，精製した α-TTP が *in vitro* でビタミン E を適切に巻き込んで結合し，輸送する能力が証明されたり[75]，輸送や酸化を追跡する研究に蛍光性 α-トコフェロール同族体が使用されるようになったりと[76,77]，この分野は進歩中である。

▶組織への分布

ビタミン E は非特異的に血漿中のリポタンパク質に輸送され[41]，リポタンパク質の代謝の機構はビタミン E の組織への供給を促進する。組織は少なくとも次の4つの主な経路でビタミン E を取り込むようである。

1. ビタミン E は，トリグリセリドに富むリポタンパク質のリポタンパク質リパーゼによる代謝の間に組織に輸送される。Sattler ら[78]は，マウスの筋にリポタンパク質リパーゼを過剰発現させると α-トコフェロールの筋への取込みが増加することを見出した。
2. ビタミン E は，LDL 受容体およびその他のリポタンパク質受容体によるリポタンパク質の取込みにより輸送される[41]。
3. ビタミン E は，リポタンパク質の内容物を細胞に輸送するスカベンジャー受容体 B Ⅰ（scavenger receptor-B Ⅰ：SR-B Ⅰ）を介して HDL により輸送される[79]。
4. ビタミン E は，リポタンパク質と膜の間で，またリポタンパク質間でもすみやかに交換する。したがって，その交換機構はビタミン E に富む膜をつくるであろう[41]。

ABCA1 は，細胞のコレステロールとリン脂質を細胞から脂質の少ない HDL へ輸送する ATP 結合カセット（ATP-binding cassette：ABC）輸送体である。Oram ら[80]は，ABCA1 が HDL と会合して α-トコフェロールの取込みを促進することを確認した。ABCA1 は apoA1 が受容体として使用される場合には，*in vitro* での肝細胞からの α-TTP による α-トコフェロールの分泌を促進する[81]。ABCA1 欠損マウスは α-トコフェロールなどの脂溶性ビタミンの欠乏症を発症する[82]。明らかに ABCA1 は α-トコフェロールの輸送に重要であり，その生理学的役割は細胞内の α-トコフェロールの流出に関与していると思われる。

重水素標識 α-トコフェロールは，ラット[83]，モルモット[84]およびヒト[85]の種々な組織での α-トコフェロールの分布と速度論を解析するために使用された。これらの研究から，赤血球，肝臓および脾臓のような組織では血漿中の α-トコフェロールのプールと急速に平衡状態になり，「古い」α-トコフェロールを「新しい」ものと置換することが明らかになった[86]。心臓，筋および脊髄のような他の組織では，α-トコフェロールの代謝回転速度が遅い。脳は α-トコフェロールの代謝回転速度が最も遅く，それは脳が α-TTP を発現しているからであろう[65,87]。ヒトで α-トコフェロールが最も欠乏しやすい組織は，末梢神経[6]である[88]。

組織からのトコフェロールの遊離機構は十分には解明されていない。人体の α-トコフェロールのプールの 90% 以上は脂肪組織に局在しており，脂肪組織中の α-トコフェロールの 90% 以上は脂肪小滴に存在する。α-トコフェロールが欠乏している人では，脂肪組織中の α-トコフェロール含有量は生理学的に正常な人に比べて低く，その原因が供給の減少によるものなのか，あるいは流出や利用の増加によるものかは明らかでない[89]。しかし，脂肪組織中の α-トコフェロール含有量の分析は，長期間のビタミン E の摂取の予見を可能にした。El-Sohemy ら[90]は，500 人近いコスタリカ人の研究から，脂肪組織中の α-トコフェロール濃度は γ-トコフェロール濃度より高いことを報告した。脂肪組織中の γ-トコフェロールの濃度と食事で摂取した量との相関性は見られたが，そのような相関性は α-トコフェロールでは見られなかった。

▶代謝と分泌

他の脂溶性ビタミンとは異なり，ビタミン E は肝臓に有害なレベルまでは蓄積しない。この発見は，排泄と代謝がビタミン E の有害作用を回避するのに重要であることを示唆している。ビタミン E の代謝は，α-TTP の機能に加えて，生体が α-トコフェロールを優先して選択するのに重要な機構である。代謝は種々の食事中のビタミン E 同族体の循環レベルを決定するとともに，α-トコフェロールの蓄積を制限する。すべてのビタミン E の同族体はシトクロム P450（cytochrome P-450：CYP）による ω 水酸化により代謝され，続いてβ酸化，抱合および尿[91]または胆汁中[92]への排泄が起こる。摂取した大部分のビタミンEは，腸での吸収が比較的少ないために大便中に排泄される。

肝臓での代謝

肝臓はビタミンEが代謝される主な組織である[93~95]。肺の癌細胞株A549は代謝の研究に使用されているが[96,97]，他の組織がビタミンEを代謝できるかは不明である。

ビタミンEの代謝物，例えば2,5,7,8-テトラメチル-2-(2′-カルボキシエチル)-6-ヒドロキシクロマン(α-2,5,7,8-tetramethyl-2-[2′-carboxyethyl]-6-hydroxychroman：α-CEHC，**図 19.1**）はα-トコフェロールおよびα-トコトリエノールに由来し，2,7,8-トリメチル-2-(2′-カルボキシエチル)-6-ヒドロキシクロマン（2,7,8-trimethyl-2-[2′-carboxyethyl]-6-hydroxychroman：γ-CEHC）はγ-トコフェロールおよびγ-トコトリエノールに由来する[93,98]。α-CEHCの他にも，13′-OH-α-トコフェロールおよびカルボキシメチルブチルヒドロキシクロマン（carboxymethyl butyl hydroxychroman：α-CMBHC）が報告されている[95]。γ-トコフェロールあるいはγ-トコトリエノールの代謝は9′-，11′-および13′-γ-カルボキシクロマノールを生成する[97,99]。肝臓のβ酸化過程は主にミトコンドリアで起こるようであるが，ペルオキシソームにも少し活性がある[100]。

多量のα-トコフェロールを摂取すると（例：ビタミンEサプリメントから），血漿中のα-トコフェロールが増加し，γ-トコフェロールは減少し[101]，α-CEHC[102]とγ-CEHC[98,103]の排泄が増える。γ-CEHCの排泄が増える理由は，γ-トコフェロールはα-トコフェロールよりも活発に代謝されてCEHCを生成するためである[98,104,105]。

肝臓のCYP4F2はα-トコフェロールおよびγ-トコフェロールのω水酸化に関与している[106]。しかし，SontagとParker[107]は，CYP4F2のα-トコフェロールに対する活性は限られており，α-トコフェロールが，それ以外のビタミンE同族体のω水酸化を促進することを示した。CYP4F2はビタミンEの代謝を開始させるようであるが，CYP4F2はビタミンEに特異的なものではない。なぜなら，CYP4F2は炎症を制御するエイコサノイドの代謝に必要だからである[108]。

CYP3A阻害剤や活性化剤がCEHCの産生を変えるという観察に基づいて，CYP3AはビタミンEの代謝に関与することが提唱されている[93,109~111]。さらに，マウスでの研究から，α-トコフェロールの投与がCYP3A mRNAを増加させることが判明した[112]。ラットに連日，α-トコフェロールを皮下注射するとCYP3AとCYP2Bタンパク質が増加したが，CYP4Fおよびα-TTPの濃度は変わらなかった[95]。しかし，1,[(R)-2-(9-(1H-imidazol-1-yl)nonyl)-2,5,7,8-tetramethylchroman-6-ol]のようなω-イミダゾール含有化合物であるCYP4F阻害剤は，*in vitro*でHepG2肝細胞によるγ-CEHCの産生を低下させた[113]。したがって，***in vivo***では重複した機構がビタミンEの代謝を開始させると思われる。

生体異物と同様に，CEHCが硫酸化されたり，グルクロン酸抱合されると，水溶性が増し排泄されやすくなる[105,114,115]。代謝物としてはγ-CEHC β-D-グルコシドも報告されている[116]。硫酸化されたγ-CEHCはラットおよびヒトの培養細胞中の主要なCEHC抱合体である[97,99,117]。硫酸化中間体も発見されており，このことは硫酸化がビタミンE代謝を誘導する細胞内輸送の重要な初期過程であるかもしれないことを示唆している。硫酸化とグルクロン酸抱合の違いがα-トコフェロールとγ-トコフェロールの違いに関係しているのか，ラットとヒトの違いによるのか，あるいは肝臓と尿試料の違いによるのかは不明である。

CEHCは血漿，尿および胆汁中に含まれるので，生体異物輸送体が肝臓のCEHC分泌を媒介している可能性が高い。「過剰な」α-トコフェロールに対する肝臓の反応の1つは，α-トコフェロールの胆汁への分泌の促進である[95]。多剤耐性遺伝子（multidrug-resistance gene：MDR）産物であるMDR1（p-糖タンパク質またはABCB1ともいう）は，CYP3Aを変えるのと同じ生体異物によって調節されている[118]。過剰のα-トコフェロールはマウス肝臓のmdr1遺伝子[119]およびラットのMDRタンパク質[95]の発現を増加させる。以前に，別のABC輸送タンパク質であるマウスのmdr2はα-トコフェロールの胆汁への流出に関与することが示されている[120]。

ビタミンEとビタミンKの相互作用

ビタミンEとビタミンKは代謝と排泄に関して同じ経路を共有する。ビタミンEとビタミンKはどちらも側鎖のω水酸化とβ酸化により，カルボキシル化代謝物を産生する[95,121~123]。CYP4F2は，ビタミンEばかりでなくビタミンK_1（フィロキノン）もω水酸化する[124]。

米国の女性健康調査は，生理学的に正常で健康な女性の心臓病や癌を予防する目的で，45歳以上のおよそ4万人の女性に10年間，1日おきにビタミンEサプリメント（600 IU）またはプラセボを摂取させて効果を試験した[125]。全体的には，ビタミンEサプリメントは癌や循環器疾患の発症および全死亡率に対して何の効果も示さなかった。しかし，ビタミンEサプリメントは静脈血栓閉栓症を21％減少させた[126]。この効果の原因は，α-トコフェロールが弱い抗血栓剤として働き，ビタミンKの組織内濃度を低下させ，そのために血栓の形成を減少させたためであろう[127]。

ヒトでのビタミンEサプリメントによるビタミンKの体内動態に対する有害作用は，プロトロンビンの低カルボキシル化をもたらすことである[128]。ビタミンEサプリメント（1,000 IU）の投与は，ビタミンKの不適切な体内動態のバイオマーカーである低γ-カルボキシル化プロトロンビンを増加させた[129]（20章参照）。さらに，ラットへのビタミンEの投与は凝固因子IXの発現を低下させた[130]。因子IXは肝臓で合成され，そこでは，因子IXやその他の特異的なタンパク質の4-カルボキシグルタミン酸残基（Gla［訳注：γ-カルボキシグルタミン酸ともいう］）のビタミンK依存性のカルボキシル化が起こる。ラットに多量のビタミンEを投与すると出血が増加するが，この症状はビタミンKの投与を増加すると回復する[5]。Helson[131]は，小児科の2人の患者にビタミンE（*all-rac*-α-トコフェリル酢酸）を毎日，2,300 mg/m^2（約2,000 mg *all-rac*-α-トコフェロール/日）静脈注射したところ，血液凝固が悪化したことに気が付いた。10 mgのビタミンKをビタミンE投与10分前に静脈注射した結果，この凝固不全を防げた。ビタミンKに

表 19.2　α-トコフェロールの体内動態を評価する方法

血漿中のビタミンE濃度の測定 ・正常値は＞12 μmol/L（μM）または 5 μg/mL ・正常値は＞0.8 mg α-トコフェロール/g全脂質（コレステロール＋トリグリセリド）または 2.8 mg/g コレステロール
脂肪組織のビタミンEの測定 ・＞100 μg α-トコフェロール/mg トリグリセリド
ビタミンE欠乏の機能的な徴候 ・赤血球溶血の増加 ・脂質過酸化の増加（例：F_2-イソプロスタン） ・呼気中のエタンまたはペンタンの増加
ビタミンE欠乏の臨床的症状 ・神経学的検査：異常な感覚神経機能 ・末梢神経の組織病理学 ・電気生理学的測定
遺伝子検査 ・α-トコフェロール輸送タンパク質（TTP）遺伝子の多型

対するビタミンEの効果の機構はまだ明らかにされていない。

α-トコフェロールの体内動態の評価

IOMは，血漿中のα-トコフェロール濃度が12 μmol/L以下であれば，α-トコフェロールの体内動態が不適切であると定めた。生理学的に正常な人の血漿中の濃度は約20 μmol/Lである[5]。α-トコフェロールが欠乏している可能性のある患者で測定された様々なパラメータを**表 19.2** に示す。血清中または血漿中のα-トコフェロール濃度が低ければビタミンE欠乏症の徴候となるが，種々のタイプの脂質吸収不良の患者では血漿レベルの測定のみでは不十分である。コレステロールまたはトリグリセリドの濃度が高い患者では，α-トコフェロール濃度が「正常」範囲であっても，組織を守るには十分ではないかもしれない[132]。有効な血漿中のα-トコフェロール濃度の計算は，血漿中の脂質濃度を考慮して，血漿中のα-トコフェロール濃度を血漿中の全コレステロールとトリグリセリドの合計で割る必要がある[133]。

原因不明の末梢神経症や色素性網膜炎患者は，α-トコフェロールが欠乏しているかどうかを検証すべきである。フリードライヒ（Friedreich）運動失調症の症状はビタミンE欠乏による運動失調症（ataxia with vitamin E deficiency：AVED）の症状に著しく似ているので，すべての運動失調の患者はα-トコフェロール欠乏症の可能性を除外するために血漿中のα-トコフェロールを測定すべきである（フリードライヒ運動失調症については10章も参照）。

ビタミンE欠乏症の原因

α-トコフェロール欠乏症はヒトではまれにしか発症しないし，食事からの欠乏が原因ではほとんど起こらない[41]。α-トコフェロール欠乏症はα-TTPの遺伝子異常で起こるか，胆汁閉塞症，胆汁うっ滞性肝疾患，膵炎，または嚢胞性線維症のような種々の脂肪吸収不良症候群の結果として発症する[41]（**表 19.3**）。

表 19.3　ビタミンE欠乏症を防ぐためにα-トコフェロールサプリメントの投与が必要な障害

遺伝子異常 ● α-トコフェロール輸送タンパク質（AVED，ビタミンE欠乏による運動失調症） ● アポリポタンパクB（ホモ接合低βリポタンパク血症） ● ミクロソームトリグリセリド輸送タンパク質（無βリポタンパク血症）
脂肪吸収不良症候群 ● 小児および成人の慢性胆汁うっ滞 ・突発性新生児肝炎 ・家族性胆汁うっ滞症候群 ・アラジル（Alagille）症候群 ・小葉間胆管形成不全 ・肝外胆道閉鎖症 ・原発性胆汁性肝硬変 ● 嚢胞性線維症および膵不全 ● 短腸症候群 ・クローン（Crohn）病 ・腸間膜脈管血栓症 ・偽性腸閉塞 ● 慢性脂肪便 ・盲係蹄症候群 ・腸リンパ管拡張 ・セリアック病 ・慢性膵炎
完全静脈栄養

▶ α-トコフェロール輸送タンパク質の遺伝子異常

α-トコフェロール輸送タンパク質（α-TTP）の遺伝子異常はAVEDと関連している[62]。AVEDの患者では，感覚ニューロンの大口径の軸索に特有な逆行性死滅を伴う進行性末梢神経障害によって特徴づけられる神経障害をもっており，その結果として運動失調が発症する[41]。

AVEDの患者はα-トコフェロールサプリメントの経口投与に感受性が高い。通常は，神経機能のさらなる低下の防止には800～1,200 mg/日の投与で十分であり，改善する場合もあることがSokolによって報告されている[6]。これに対し，未治療の患者では血漿中のα-トコフェロール濃度が異常に低いが（正常の1/100も低い），α-トコフェロールサプリメントの投与で数時間以内に血漿濃度は正常レベルに戻る。α-トコフェロールサプリメントが投与されなくなると，血漿中のα-トコフェロール濃度は数日以内に欠乏状態に落ち込むであろう。

AVEDの患者は，ビタミンEの同族体を識別できないグループと，識別できるグループの2つに分類される。しかし，すべての患者が血漿中のα-トコフェロールの濃度を維持することは困難であった[12]。種々のα-TTPの遺伝子変異がビタミンEの構造と機能の関係に及ぼす影響や，α-トコフェロールのバイオアベイラビリティに及ぼす役割を解明する研究が活発に行われている[134〜137]。

ヒトのビタミンE欠乏症は一般に網膜色素変性症を伴う[41]。重要なのは，α-トコフェロールサプリメントの投与で，ビタミンE欠乏症によって生じた網膜色素変性症の進行を停止させるか遅らせることができたことである[138]。網膜色素変性症は，α-TTP[138]やCRALBP[139]のようなCRAL_TRIOモチーフをもつタンパク質の変異（17章参照）と関連がある。しかし，ビタミンEが欠乏していない最も多い病態の網膜色素変性症の患者にビタミンEおよびビタミンAをサプリメントとして投与したところ，15,000 IU/日のビタミンAでは有効であったが，400 IU/日のビタミンEでは逆効果となった[140]。したがって，網膜色素変性症の患者のビタミンEの体内動態を評価するために，投与の前に血漿中のビタミンEの濃度を測定すべきである。ビタミンE欠乏症の網膜色素変性症の患者にのみ，α-トコフェロールサプリメントを投与すべきである。

▶リポタンパク質合成における遺伝子異常

低βリポタンパク血症または無βリポタンパク血症（循環中のキロミクロン，VLDLまたはLDLが検出されないか低濃度）の患者の研究から，ビタミンEの有効な吸収と血漿中の輸送にはアポリポタンパクB（apo B）を含むリポタンパク質が必要であることが判明した[41]。臨床上の特徴には，成長遅延，有棘赤血球増加，網膜色素変性症および運動失調を伴う慢性進行性神経障害がある。

成人には，毎日100～200 mg/kgまたは5～7 gの*RRR*-α-トコフェロールの摂取が推奨されている[6]。この補充で血漿中のα-トコフェロールの濃度は正常レベルに達しないが，脂肪組織中のα-トコフェロール濃度は正常値に達する。

▶脂肪吸収不良症候群

食物中の脂質のミセル可溶化不全や吸収不良は，慢性胆汁うっ滞性肝胆道障害を伴うビタミンE欠乏症（肝疾患および肝内および肝外の胆管の異常も含まれる）を小児に発症させる。小腸への胆汁の分泌に障害がある胆汁うっ滞性肝障害をもつ小児は，重度の脂肪吸収不良を発症する。早くも2歳で神経の異常が現れ，ビタミンE欠乏症を治療しなければ回復不能になる[41]。

脂肪吸収不良を起こすあらゆる障害はビタミンE欠乏症を発症させる。Sokol[6]によってまとめられたビタミンE欠乏症に関連する疾病には，嚢胞性線維症，小腸の慢性機能不全または切除，クローン病，腸間膜動脈血栓症または偽性腸閉塞，盲係蹄（blind loop）症候群，腸リンパ管拡張，セリアック病および慢性膵炎がある。青年や成人では，後天性脂肪吸収不良の1～2年以内に血清中のビタミンE濃度が下がる。しかし，生化学的なビタミンE欠乏症の確認と神経症状の発現には，成人では一般的には10～20年の間隔が見られる[6]。症状の発現に長期間かかるのは，大部分の組織ではビタミンEを優先的に蓄積しており，神経組織から欠乏するのは比較的遅いからである。

脂肪吸収不良症候群の患者はビタミンEの吸収も悪いので，これらの患者にビタミンEを補充するのは困難である。Sokol[6]は，*RRR*-α-トコフェロール（エステルではない）を25～50 mg/kg/日で治療し，血清中のα-トコフェロールと全脂質の比が正常（＞0.8 mg/g）にならなければ50 mg/kg/日から150～200 mg/kg/日まで増加することを提案した。この用量はビタミンEの吸収を妨害する薬剤（例：コレスチラミン，多量のビタミンAまたは硫酸第一鉄）の投与前に食事と一緒に摂取すべきである。重症の胆汁うっ滞の場合には，管腔内の担汁酸濃度はミセル濃度より低く，ビタミンEの吸収は不可能である。この場合には，Viprimol（ホフマン・ラ・ロシュ社）のようなビタミンEを1～2 mg/kg/日，筋内に注射して補充する[6]。*d*-α-トコフェリルポリエチレングリコール-1000コハク酸（*d*-α-tocopheryl polyethylene glycol-1000 succinate：TPGS）のような水溶性のビタミンEエステルは経口投与されると吸収され，毒性がなく，神経機能障害を回復させたり，防ぐことができる[6]。しかし，患者が腎不全や脱水症を罹患している場合には，吸収したポリエチレングリコールの排泄能が損なわれているのでTPGSは使用すべきではない[6]。

▶完全静脈栄養

完全静脈栄養（total parenteral nutrition：TPN）を理想的に摂取している患者は，すべての必要な栄養素が供給されている。ビタミンE（10 mg/日）は，ビタミン混合物の一部および必須脂肪酸とカロリーを供給する脂質エマルジョンの一成分として投与される[41]（84章参照）。脂質エマルジョンを含むTPNを摂取している患者のビタミンEの生体動態を調べた結果からは，これらの患者は適切な量のα-トコフェロールを摂取していない可能性が示唆されている。これらの患者は，*in vivo*での脂質過酸化のマーカーである呼気中のペンタンおよびエタンのレベルが上昇しており[141]，脂肪組織のα-トコフェロール濃度が正常の半分であった。この発見は，組織中のα-トコフェロールの蓄えが欠乏していることを示唆している[89]。

ヒトのα-トコフェロール欠乏症の病理学

ヒトのα-トコフェロール欠乏症の主な症状は，脊髄小脳性運動失調，骨格筋障害および色素性網膜症である[41,142]。ヒトのα-トコフェロール欠乏症が原因で発現する神経症状は様々である。反射低下および反射消失は最も初期に観察される。慢性胆汁うっ滞性肝疾患の未治療の患者は，10歳頃には脊髄小脳性運動失調，神経障害および眼筋麻痺が交じって現れる。神経症状の進行は，α-トコフェロールの欠乏に付随して起こる酸化ストレスの程度によるようである。

小児および成人でのα-トコフェロールの欠乏は，感覚ニューロンの大口径の軸索に特有な逆行性死滅を伴う進行性末梢神経障害を発症させる[9]。軸索ジストロフィーは脊髄の後柱に観察され，末梢感覚ニューロンの大口径のミエリン化された軸索はヒトのα-トコフェロール欠乏症の主な標的である[9]。したがって，脱髄よりも軸索変性が感覚神経の主な異常である。

ビタミンEサプリメント

疫学的研究およびいくつかの介入試験は，慢性病のリスクを減少させるためのα-トコフェロール補充の有益な役割を示している。しかし，心臓発作のリスクに対するビタミンEの効果の研究では，有効[143～145]，限定的な効果[146]，無効[147]または有害の可能性[148～150]を示す相反する結果が得られている。ヒトの抗酸化介入試験のメタ解析では，臨床試験でのビタミンEサプリメントの投与（400 IUまたは800 IU）は有害作用とは関連がない[151,152]，または死のリスクの増大と関連している[153,154]と示唆されている。出血を増加させる傾向があるという以外のビタミンEの有害作用の機構を記録した研究はない。

Boaz ら[144]は，ビタミンEの有効性を示す臨床試験で，プラセボを摂取した被検者は循環器疾患の発症の割合が高く，酸化的ストレスも高いことを示唆した。その例には，末期の腎臓病や心臓移植した患者が含まれている。心疾患予後予防評価（Heart Outcomes Prevention Evaluation：HOPE）試験は多くの無作為化対照介入試験の中で，心疾患のリスクの高い患者へのビタミンEサプリメントの投与がその発症率を低下させなかったことを示した最初の試験であったが[147]，酸化的ストレスが増加している被検者にビタミンEサプリメントが有効であることを示した最初の試験でもあった。特に，ビタミンE補充は，ハプトグロビンの機能が損傷されていることに起因する抗酸化防止能が不十分な被検者の心臓発作のリスクを減少させた。HOPE試験での解析では，ビタミンEサプリメントの投与により，ハプトグロビン2-2（Hp 2-2）遺伝子型をもつ糖尿病患者のグループの心血管死のリスクが減少し（0.45〈0.23～0.90〉），非致死性の心筋梗塞のリスクも減少した（0.57〈0.33～0.97〉）[155]。重要なのは，Milman ら[156]が Hp 2-2 糖尿病患者のみで行った別のプラセボ対照試験で，毎日のビタミンEの投与（400 IU）が循環器疾患を減少させることを発見したことである。

これとは対照的に，健康な医師を被検者とした研究では，心疾患[157]または癌，特に前立腺癌[158,159]にはビタミンEサプリメントは効果がなかった。明らかに，抗酸化化合物で万全に予防されずに発症した慢性疾患の場合にだけ，α-トコフェロールサプリメントは有効なのである。重要なのは，いろいろな介入試験で有効であったビタミンEの量を食事だけから摂取することは不可能であるが，被検者が一生追跡されれば食事だけからのビタミンEの量でも有効なことである[47]。この発見は，食事レベルの 15 mg の α-トコフェロールを摂取しているプラセボグループの被検者にはサプリメントは効果がないことを示唆する。さらに，被検者が α-トコフェロールを食事から十分に摂取していれば，“healthy volunteer effect（健康ボランテイア効果）”[160]により慢性疾患に対するビタミンEの効果はなさそうである。

心疾患に対するビタミンE補充の有効性は，抗酸化作用によるのではなく，前述したようにビタミンKの体内動態を妨害して血栓形成を阻害するビタミンEの機能によるようである。この作用は心臓発作または脳卒中を発症させる血栓症の予防に重要である。しかし，ビタミンEのこの効果には潜在的なリスクもある。α-トコフェロールの補充は，出血傾向を増進させるかもしれないのである。さらに，ビタミンEはアスピリンによる血液凝固の作用を増強させる可能性がある[161]。サプリメントの使用者は，1,000 mg α-トコフェロール（1,100 IU *dl*-α-トコフェロールまたは 1,500 IU *d*-α-トコフェロール）という IOM により制定された耐容上限量（UL）を守る必要があるのである。

（Maret G. Traber／中谷一泰 訳）

20 ビタミンK

ビタミンKは，1929年にHenrik Dam[1]により発見された。彼は，コレステロールを取り除くための非極性溶媒で抽出された餌を摂取したヒヨコが，硬膜下や筋の出血を起こすことに気がついた。また，その動物から抽出した血液の凝固は遅延した。動物で食事によって起こる出血について研究を行っていた他の研究者[2]も，そして1935年までにDam[3]も，新しい脂溶性の物質，ビタミンKの存在を提唱した。1930年代の終わりには，メナジオン，2–メチル–1,4–ナフトキノンがビタミンK活性をもつことがわかった。そして，アルファルファ（ムラサキウマゴヤシ）から黄色い油脂としてビタミンを分離した。このビタミンK_1の形態は，2–メチル–3–フィチル–1,4–ナフトキノンとして特定され[4]，セントルイス大学のDoisyのグループによって合成された。Doisyのグループはまた発酵させた魚肉からそのビタミンを分離した。ビタミンK_2とよばれるこの化合物は，後の研究で，ナフトキノン環の第3位に不飽和化合物ポリプレニル側鎖をもつことが証明された。発酵した魚肉のような一部のビタミン源におけるビタミンK活性が，バクテリア合成により生じることを早期の研究者は認識していた。そして多くの異なったK_2系のビタミン類は，第3位に位置する異なった鎖長のポリプレニルグループをもっていた。

ビタミンKが分離・特定された時，血液凝固物を有することで知られていた血漿タンパク質はプロトロンビンとフィブリノーゲンだけであった。Damらは，ヒヨコの血漿から粗精製のプロトロンビン分画を分離した[5]。そして，それがビタミンK欠乏のヒヨコから獲得された際には，その活性が下がることを証明した。閉塞性黄疸や胆管障害から起こる出血状態もまた，ビタミンKがうまく利用できないことから起こることも示されている。そしてこれらの出血の症状の発現は，当初，特にプロトロンビンの欠如によるものであると考えられていた。プロトロンビンからのトロンビンの生成を調節している液性，細胞因子と血栓形成の真の理解は，1950年代半ばまで始まらなかった。Ⅶ，Ⅸ，Ⅹ因子は，血栓異常の患者の研究を通して発見された。それらは，その合成がビタミンKに依存していることが示された。長い間，これらの3つの因子とプロトロンビンだけが，その合成にビタミンKを必要とすることが知られているタンパク質であった。

化学構造と学名

ビタミンKは，2–メチル–1,4–ナフトキノン（メナジオンまたはビタミンK_3）とこの化合物のすべての誘導体の包括名称として用いられている。これら誘導体は，ビタミンK欠乏の食事投与動物において抗出血活性を示す（**図20.1**）。食事中の主なビタミンK源は緑色野菜であり。一般的にビタミンK_1とよばれているが，フィロキノン（米局薬局方ではフィトナジオン）とよぶのが望ましい。最初に発酵した魚から分離された化合物2–メチル–3–ファルネシルゲラニル–1,4–ナフトキノンは，マルチプレニルメナキノンとよばれている不飽和化合物の側鎖をもつビタミンK化合物系の1つである。それは，限られた数の嫌気性のバクテリアによって生成され，大腸に大量に存在する。この特有のメナキノン（MK）は側鎖に7つのイソプレノイド部位または35の炭素をもち，かつてはビタミンK_2とよばれていた。しかしビタミンK_2という用語は，現在は不飽和側鎖をもつあらゆるビタマーを表現するのに用いられる。この化合物はMK–7として特定されている。MK系のビタミンは，最高で13のプレニルグループをもつものまで同定されているが，腸で見つかった主な形はMK–7からMK–9であった。MK–4（2–メチル–3–ゲラニルゲラニル–1,4–ナフトキノン）は，動物組織でメナジノンのアリキル化によって形成されることができる[6]。メナジノンがビタミンKの食事由来の形として使われる時，MK–4はビタミンの組織における生物学的活性型である。

ビタミンK源と利用

▶分析，食事成分，バイオアベイラビリティ

食物中のビタミンK含有量を標準化した適切な手順で行う分析が利用でき[7]，妥当なビタミンの食事摂取推定量を与えるのに十分な評価が得られた（**表20.1**）。フィロキノン含有量の多い食物は緑葉野菜である。その大部分の多大なビタミンの実供給量は，ホウレンソウ（380 μg/100 g），ブロッコリー（180 μg/100 g），アイスバーグレタス（35 μg/100 g）である。多くの人の毎日のビタミンK摂取に脂肪や油脂が大きく寄与している。

油脂のフィロキノン含有はかなり変化に富んでいて，大豆油（190 μg/100 g），キャノーラ油（130 μg/100 g）は含有量が非常に高く，コーン油（3 μg/100 g）は低い。もちろん，どの脂肪や油脂を使うかは，マーガリンや高脂質含有の調理ずみ食品のビタミンK含有量に大いに影響を及ぼす。植物油を固形化したマーガリンやショートニングにするために水素添加する工程は，フィロキノンの一部を飽和側鎖をもつ2′,3′–ジヒドロフィロキノンに変換させる。この形のビタミンの生物活性はフィロキノンより低いが，正確に確立されてはいない。アメリカ人では，ビタミンのこの形での摂取はフィロキノンの20～25%であるということがわかった[8]。

人における様々な食品からのフィロキノンのバイオアベイラビリティ（生物学的利用能）は評価が困難であった。初期の研究では，緑色野菜からとフィロキノンそのものを摂った時の血中フィロキノンの増加を比較している。これらの限られた研究から，多種の野菜からのフィロキノンの

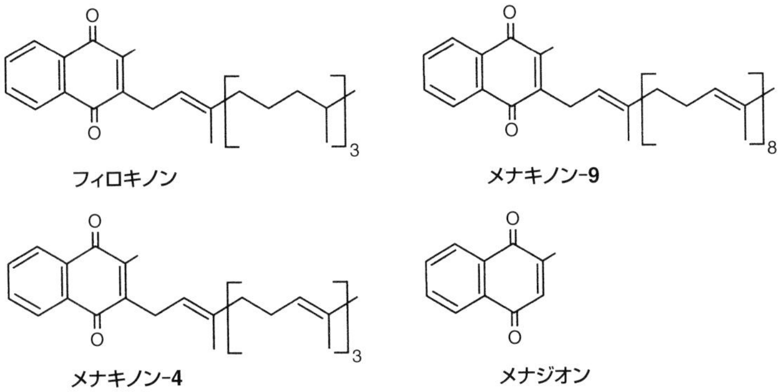

フィロキノン　メナキノン-9

メナキノン-4　メナジオン

図 20.1　活性化ビタミンKの構造。植物で合成されるフィロキノン（ビタミンK_1）は，主な食事のビタミンKの形である。メナキノン-9は腸内細菌によって産生されるメナキノン（ビタミンK_2）類のうち代表的なものである。そしてメナジオン（ビタミンK_3）は，動物組織でメナキノン-4に変換されうる合成化合物である。

表 20.1　一般的な食品のフィロキノン濃度[a]

食品	μg/100 g	食品	μg/100 g
野菜		脂肪と油脂	
コラード	440	大豆油	193
ホウレンソウ	380	キャノーラ油	127
サラダ用葉菜類	315	綿種油	60
ブロッコリー	180	オリーブ油	55
芽キャベツ	177	マーガリン	42
キャベツ	145	バター	7
ビブレタス（レタスの一品種）	122	コーン油	3
アスパラガス	60	加工食品	
オクラ	40	サラダドレッシング	100
アイスバーグレタス	35	コールスロー	80
サヤインゲン	33	マヨネーズ	41
グリンピース	24	牛肉ヤキソバ	31
キュウリ	20	マフィン	25
カリフラワー	20	ドーナツ	10
ニンジン	10	ポテトチップ	15
トマト	6	アップルパイ	11
ジャガイモ	1	フレンチフライ	5
タンパク質源		マカロニチーズ	5
乾燥大豆	47	ラザニア	5
乾燥レンズ豆	22	ピザ	4
レバー	5	ハンバーガーパン	4
卵	2	ホットドックパン	3
生肉	<1	焼き豆	3
鮮魚	<1	パン	3
全乳	<1		

[a] 平均値。
(Modified from Food and Nutrition Board, Institute of Medicine. Dietary Reference Intakes for Vitamin A, Vitamin K, Arsenic, Boron, Chromium, Copper, Iodine, Iron, Manganese, Molybdenum, Nickel, Silicon, Vanadium, and Zinc. Washington DC: National Academy Press, 2001.)

バイオアベイラビリティはサプリメントとして摂取したフィロキノンの利用能の15～20%以上と考えるべきではない，ということが明らかになった。コーン油に加えたフィロキノンは，ブロッコリーと比較して利用効率が約2倍であった。安定同位体でラベルしたフィロキノンを用いることにより，さらに正確なバイオアベイラビリティの計測が可能となる[9-11]。これらの結果から食事の成分が重要な因子であることが証明された[12]。

主にチーズなどの数種の食品は，長鎖のMKを大量に含んでいる（50～70 μg/100 g）。そして，主に日本の市場で消費される発酵大豆製品の納豆は，MK-7を1,000 μg/100 g近く含有する。いくつかのデータは，これらの製品からの長鎖MKの吸収のほうが吸収緑色野菜からフィロキノンの吸収よりも本質的に高いことを示唆している[13]。

▶ビタミンKの吸収，輸送

食事中のビタミンの主な形であるフィロキノンは，リンパ系を経由して腸から吸収される[14]。そして，胆汁の不足や様々な吸収不良症候群において吸収が減少する。血漿中のフィロキノンは主に超低比重リポタンパク質（VLDL）やキロミクロンレムナントを含むトリグリセリドが豊富なリポタンパク質によって運ばれるが，一部は低比重タンパク質（LDL）および高比重タンパク質（HDL）分画に存在している[15]。生理的に正常な人の血漿フィロキノン濃度は平均約1.0 nmol/L（＝0.45 ng/mL）であると示されているが，0.3～2.6 nmol/Lと，その値の範囲は広い[16]。輸送のこの経路から期待されるように，血漿フィロキノン濃度は血漿脂質値と強い相互関係をもつ[17]。

フィロキノンの組織への主な参入経路は，アポリポタンパクE（アポE）受容体によってキロミクロンレムナントの除去経路を経由しているようである。アポEの多形性は，空腹時血漿フィロキノン濃度に影響する。この反応は，循環からのキロミクロンレムナントの肝臓でのクリアランスと相関があり，アポE2をもっているとクリアランスが最も遅くなった[18]。肝臓からのフィロキノン分泌と臓器間のビタミンK類の移動についてのくわしいことは不明である。

フィロキノンの総体内貯蔵量は非常に少なく，回転が早い。吸収されて血液中のフィロキノンの濃度が最高値に到達した後は，急激に低下し（半減期～15分），その後ゆっくりと低下する（半減期～2.5時間）[10]。ビタミンKの総量は比較的高いが，肝臓においてはフィロキノンではなく，長鎖MKが主要なビタミンである[2]。手術前にビタミンKの非常に低い食事を摂取した患者の肝臓生検をもとにしたデータでは，約2/3の肝臓フィロキノンが3日で失われたことが示されている[19]。これらの所見は，回転のとても速いフィロキノンの貯蔵量が少ないことと矛盾しない。しかしながら，肝臓の大量のMKの代謝回転はもっとゆっくりと起こる。

フィロキノン代謝物排泄の主なルートは便を経由する。そして，ごく少量の代謝されなかったビタミンが排泄される。ビタミンの代謝変換の詳細の多くは，現在不明である。

研究者は，フィロキノンとMK-4の側鎖は，末端でカルボン酸基がつくられることで7つまたは5つの炭素原子が短くなったことを示している[14,20]。これらのフィロキノンの主要代謝産物である^{5}Cと^{7}C-アグリコンはこのビタミンを食事から摂った量と同じ量が尿中に排泄される[21]。研究はさらにメナジオンのグルクロン酸抱合体の尿中への排泄量もフィロキノンと正の相関を示していた[22]。種々のビタミンKや総代謝産物からメナジオンが切り出されるメカニズムは不明である。多数の特定化されていない代謝物が存在することを示すエビデンスがある。また，ワーファリンを用いて患者を治療することにより，体内貯蔵の相当な量のフィロキノンがフィロキノン-2,3-エポキシドに変換され，新しい代謝産物の産生に至る。

▶大腸からのメナキノンの利用

ヒトの腸は，長鎖MKの型の相当な量のビタミンKを含有することが知られている。正常の腸内細菌叢により構成された比較的少数のバクテリアは，メナキノンの主な生産者である。しかし，必須嫌気性菌である*Bacteroides*（*B. fragilis*），*Eubacterium*，*Propionibacterium*，および*Arachnia*のグループは主な生産者で，大腸菌（*Escherichia coli*）のような嫌気性細菌と同様に異なった環境でも生息しうる。腸内のビタミンK総量は非常に多くなりうる。結腸内視鏡検査を経験した5人の患者の腸管全体での量は，0.3〜5.1 mgの範囲で[23]，主にMK-9とMK-10が含まれていた。この総量は，ビタミンの1日の食事必要量（100 μg/日以下）よりも大幅に多い。長鎖MK（主にMK-6，MK-7，MK-10，MK-11）は血漿中に非常に低い濃度で存在するが，ヒトの肝臓においてフィロキノン含有量を大幅に上回ったレベルで見つかっている[24]。

しかし残る大きな問題は，バクテリア細胞膜の構成物質として存在するこれらの脂溶性の高い含有物がどのように大腸から吸収されるか，ということである。吸収の経路とこれらのビタミンの肝臓への輸送経路のエビデンスはほとんどない。

ビタミンK反応性低プロトロンビン血症によって特徴づけられる，成人におけるビタミンKの欠乏は，非常にまれな状況である。多数の抗生物質誘因性の低プロトロンビン血症の報告例は，たいてい細菌性のMKの重要性のエビデンスとして引用されている。ビタミンKの正常人の必要量の少なくとも一部分を充足させることにおいてMKが重要であるという仮定のもと，これらの抗生物質誘発性低プロトロンビン血症は，従来の腸内細菌によるMKの合成の減少による結果であると見なされている[25]。しかし，これらの症例報告のほとんどすべては，抗生物質の存在下におけるMK合成の減少のエビデンスに欠けている。また，薬自体が血栓コントロールの作用をもつ可能性もある。人を対象にして食事制限によって臨床的に重要な欠乏に至るという問題（プロトロンビン時間〈prothrombin time：PT〉の延長）と，既知の体内フィロキノンの貯蔵の急速な回転率からMKがビタミンKの適正な状態維持のために大いに寄与する[24]と示唆される。しかし，寄与の規模は，利用できるデータによって決定することができない。

ビタミンK依存性タンパク質

▶止血に関与する血漿タンパク質

プロトロンビン（血液凝固因子Ⅱ）は凝固促進トロンビンの循環しているチモーゲンで，その合成がビタミンKに依存することが示された最初のタンパク質である。また，γ-カルボキシグルタミン酸（Gla）残基の含有を明らかにした最初のタンパク質でもあった。血漿凝固因子Ⅶ，Ⅸ，Ⅹはすべて，それらの活性が，遺伝性の出血性疾患の患者の血漿において減少したことから最初に同定された[26]。のちに，それらの合成がビタミンK_1に依存することが示された。1970年代半ばまで，これら4つのビタミンK依存性凝固因子は，その合成にこのビタミンを必要とすることが知られた唯一のタンパク質であった。

血液凝固の過程は止血に必須であり，タンパク質分解酵素チモーゲンのタンパク質分解の活性化によってトロンビンの生成が導かれるという複雑な一連のイベントを含む（図20.2）[27,28]。ビタミンK依存性血栓因子は，これらの活性化のそれぞれと，付属タンパク質との細胞膜結合性複合体を通した凝固促進イベントに関わっている。4つのビタミンK依存性凝固促進剤のGlaドメインのアミノ末端は，高い相同性があり，プロトロンビンと同じ位置に本質的にそれぞれ10〜13のGla残基が存在する。

ビタミンK依存タンパク質におけるGla残基の発見にともない，さらに3つの類似したGla含有血漿タンパク質が発見された。プロテインCとプロテインSは，Ⅴ因子のトロンビン起因性不活性化に関係している。そのため，それらは正常止血における凝固促進の役割よりもむしろ凝固剤として働く[29]。Glaドメインのおよそ40の残基に加え，ビタミンK依存性タンパク質は他に共通した特徴をもつ。プロトロンビンのGlaドメインは，2つのクリングルドメインに続いている。そしてそのドメインは，プラスミノーゲンやセリンプロテアーゼドメインでも見つけられている。因子Ⅶ，Ⅸ，ⅩとプロテインCは2つの表皮性の成長因子（epidermal growth factor：EGF）ドメインとセリンプロテアーゼドメインを含む。一方，プロテインSは4つのEGFドメインを含むが，セリンプロテアーゼは存在しない。プロテアーゼチモーゲンではない7つのGla含有血漿タンパク質（プロテインZ）の機能は，一部の状況下で抗凝固剤の機能をもつことが明らかにされた[30]。これらのタンパク質が止血において重要な役割を果たしているために，それらは幅広く研究されている。そのそれぞれのcDNAとゲノム機構は，詳しく調べられている。そして，これらのタンパク質の多くの遺伝子変異型が凝固系疾患においてのリスクファクターとして確認されている[31]。

▶骨組織で発見されたタンパク質

血漿に位置していない最初のビタミンK依存性タンパク質は骨から分離され発見された[32,33]。この3つのGla残基を含む49の残基タンパク質は，オステオカルシン（OC）または骨Glaタンパク質とよばれていた。それはほとんどビタミンK依存性血漿タンパク質と構造的相同性がなかった。それは骨において2番目に豊富なタンパク質である

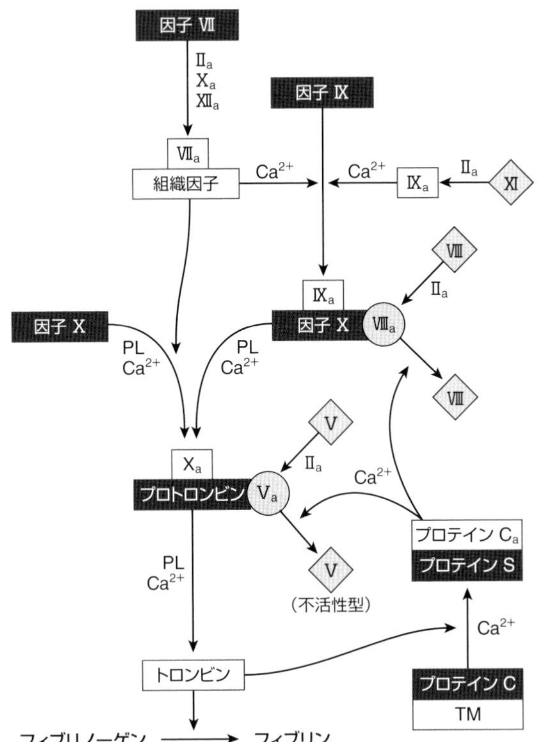

図 20.2　ビタミン K 依存性血栓因子は血液凝固に関与する。ビタミン K 依存性凝固促進因子（プロトロンビン，VII，IX，X 因子）は，それらの活性型（下つき a）に変換されるまでセリンプロテアーゼのチモーゲンとして循環している。血管が損傷し，血液に組織因子が曝されると，この経路が開始される（外因系経路）。1 つの因子の活性化による産物は 2 つ目のチモーゲンを活性化させうる。そしてこのカスケードの効果として，結果的にトロンビンへのプロトロンビンの急速な活性と続いて起こる可溶性フィブリノーゲンの不溶性フィブリン血栓への変換が引き起こされる。この活性における段階の一部には，活性型プロテアーゼ，第二ビタミン K 依存性タンパク質基質，カルシウム（Ca^{2+}）依存性にリン脂質（PL）の表面に結合させる血漿タンパク質共因子（○）が関係する。活性化した X 因子形成は，XI 因子とそれに続く IX 因子によるトロンビン活性を通しても起こりうる（内因系経路）。他の 2 つのビタミン K 依存性タンパク質は，凝固促進因子としてではなく抗凝固因子としての止血制御に関連している。プロテイン C は，トロンボモジュリン（TM）とよばれる内皮細胞タンパク質の存在下でトロンビン（II_a）によって活性化される。活性化したプロテイン C は，不活性型 V_a や VIII_a と血栓形成の抑制にプロテイン S との複合体において作用する。

が，その機能ははっきりとはわかっていない。出血症状を防ぐために抗凝固剤治療とビタミン K 投与のプロトコルを持続されたラットは，脛骨の近位成長盤の融解が観察された[34]。OC はある意味，組織石化や骨格の代謝回転の調整に関与しているように見えるが，OC の遺伝子ノックアウトマウスでは骨形成の欠損よりもむしろ緻密骨産生が見られた[35]。

骨で産生された OC の血漿中の濃度は，幼児で高く，思春期で大人の値に達する。OC 濃度はパジェット（Paget）病や急速な骨回転の他の状況において増加する。5 つの Gla 残基とともに低分子量（79 残基）のタンパク質として 2 番目に見つかったものは，最初に骨から分離され，マトリックス Gla タンパク質（matrix Gla protein：MGP）とよばれている。このタンパク質は OC と関連した構造をもつが，他の組織においても存在しており，軟骨や多くの他の軟部組織において合成される[37]。そのタンパク質は，疎水性の性質，比較的不溶性で凝集傾向があり，研究が難しい。OC と同様に，その生理的な役割の細部は不明確である。しかし MGP ノックアウトマウスの研究において，動脈や軟骨の自然発生による石灰化による死が続いた[38]。動脈の石灰化が，ワーファリン治療を行ったラットモデルでも実証された[39]。

最近になって，骨形成組織に関係のあるビタミン K 依存性タンパク質が同定された。石灰化組織において明確に支持するエビデンスは欠けているが，肝臓で合成される血漿タンパク質のプロテイン S は，骨細胞によっても合成される。最も多くカルボキシル基をもつタンパク質である Gla-rich タンパク質（GRP）は最初チョウザメの軟骨で見つけられ，そしてその後ラットやヒトの軟部組織で発現し集積していることが証明された。このタンパク質の代謝における役割は確立されていないが，結合組織の石灰化に作用しているようである[41]。この間葉系の間質細胞に発現しているタンパク質のペリオスチンは，4 個の Gla-rich ファシクリン様ドメインをもつことが証明された[42]。この役割は不明であるが，ペリオスチン欠損マウスは出生時は正常であるが，成長が高度に障害されている[43]。

▶その他のタンパク質

Gla 残基を含有する限られた数のその他の哺乳類のタンパク質が発見されている。そのため，その合成はビタミン K に依存する。1 つはチロシンキナーゼ Axl のリガンドである Gas6 である[44]。それは，メサンギウム細胞や上皮細胞の成長因子のように見える。細胞外のアミノ末端ドメインに Gla 残基が豊富に存在する完全な細胞膜タンパク質として，2 つのプロリンリッチ Gla タンパク質（PRGP-1, PRGP-2）が発見された[45]。続いて，この膜貫通型の Gla タンパク質ファミリー（TMG-3 と TMG-4）の他の 2 つがクローニングされた[46]。これらの細胞表面の受容体の特別な役割は，まだ知られていない。ビタミン K 依存性タンパク質の存在は脊椎動物に限ったものではない。海のイモガイによって分泌される多くの猛毒ペプチドには Gla 残基が豊富である[47]。ビタミン K 依存性タンパク質はヘビ毒にも見られ[48]，カルボキシラーゼは，多数の脊椎動物，イモガイ，非嚢類，ショウジョウバエからクローニングされた[49]。これらの系統発生系からの酵素の強い遺伝子配列の相同性は，この翻訳後のグルタミン酸の修飾は古くからの進化の発生によるものであることを示唆している。そして，多くのビタミン K 依存性タンパク質が，いまだに発見されている。

ビタミン K の生化学的役割

ビタミン K の発見から 1960 年代初頭のその代謝的役割の決定までおよそ 40 年を要した。ビタミン K が特別なタンパク質の生成の転写のレベルを制御するという早期の説は証明できなかった。抗凝固症状をもった患者における血液凝固時間の異常は，循環するプロトロンビンの不活性型だが免疫学的には似ている「異常プロトロンビン」とよばれるプロトロンビンが，これらの患者の血漿中で濃度が増加していることを示唆した。

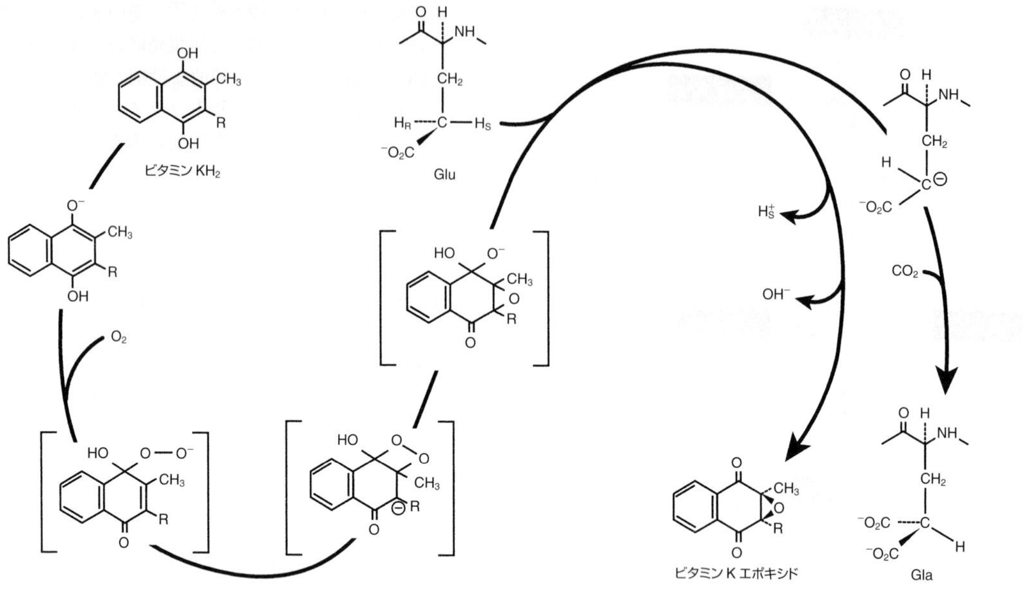

図 20.3 ビタミン K 依存性 γ-グルタミルカルボキシラーゼ。データによって支持されることとして，酸素とビタミン KH_2，還元型ビタミン K（ヒドロナフトキノン）の相互作用によって，グルタミル残基の γ-水素を引き離すのに十分な塩基である酸化された中間体が形成される。この反応の産生物はビタミン K-2,3 エポキシドとグルタミルカルバニオンである。カルバニオンに二酸化炭素が結合すると γ-カルボキシグルタミル残基（Gla）が形成される。[ ] で囲まれたペルオキシ基，ジオキセタンとアルコキシド中間体は，酵素触媒反応において同定されていないが，それはモデル有機反応をもとに仮定されている。そして，利用可能なデータはそれらの存在に一致している。

抗凝固剤ジクマロールを与えたウシの血漿からの異常プロトロンビン分離の特定は，ビタミン K の代謝的な役割の直接的な理解に導いた。このタンパク質は，正常プロトロンビンに存在する特別なカルシウム結合部位を欠いていた。プロトロンビン活性化に必須であることが知られている負に電化したリン脂質膜とカルシウム依存性の関連は証明されなかった。酸性のペプチドは，プロトロンビンのタンパク質分解消化酵素によって得られた。その後，それらはもともと認識されていない酸性アミノ酸には Gla が含まれていることがわかった[50,51]。Gla 残基は，異常プロトロンビンのタンパク質分解によって取得できない。ウシトロンビンの最初の 42 残基におけるグルタミン酸残基の 10 個すべては，カルシウム結合基のこれらの効果的な型である γ-カルボン酸塩に翻訳後になることが，のちにしめされた。

▶ビタミン K 依存性カルボキシラーゼ

プロトロンビンにおける Gla 残基の発見によって，ラットの肝臓ミクロソームの粗精製分画には，ビタミン K 依存性タンパク質の内因性の前駆物質中にビタミン K 依存性に ^{14}C 炭酸塩（$H^{14}CO_3^-$）を組み込むことを促進する酵素活性（ビタミン K 依存性カルボキシラーゼ）が含まれているという証明が導かれた[52]。Phe-Leu-Glu-Glu-Val のような近接したグルタミン酸の連続（Glu-Glu）を含む小さなペプチドは，その酵素の基質となり，この特異的なカルボキシラーゼの性質の研究に用いられた。肝臓のミクロソーム分画の粗精製は，カルボキシラーゼ活性に富んでおり，粗面小胞体の内腔側でカルボキシル化反応が起こる。ビタミン K 依存性カルボキシル化反応はアデノシン三リン酸を必要としない。そしてこのカルボキシル化反応を促進するエネルギーは，ビタミン K-2,3-エポキシドを形成するために酸素によるビタミン K（ビタミン KH_2）の還元型ヒドロナフトキノン型の酸化に由来する（**図 20.3**）。

ビオチン必要性の欠乏と CO_2/重炭酸塩（HCO_3^-）の必要性の研究から，HCO_3^- よりむしろ CO_2 がカルボキシル化反応における活性核となる。その酵素のビタミン K 結合部位での基質特異性の研究は，生物学的活性においていくつかの違いが測定されているが，フィロキノン，MK-4，腸の主なビタミンの型である MK-6 と MK-8 は，すべて効果のある基質であることを示している。酵素のかなり高いミカエリス-メンテン定数（Michaelis-Menten constant：K_m）の低分子量ペプチド基質の多くの数の合成や検査は，カルボキシル化のシグナルとして必要とされる Glu 残基の周囲の特異的な塩基配列を明らかにできなかった。

肝臓から血漿に分泌されるほんの一部のタンパク質のみがビタミン K 依存性である。そのため，ビタミン K 依存性タンパク質の前駆物質を見分けるための効率的なメカニズムは，効率的なカルボキシル化の必須条件である。ビタミン K 依存性タンパク質のクローニングは，それらの主要な遺伝子産生物が成熟したタンパク質のアミノ末端と分泌機構に重要なポリペプチドのターゲットであるシグナル塩基配列の間で相同性の非常に高いドメインを含んでいることを明らかにした。このプロペプチド領域は，その酵素の結合または認識の部位と[53]，基質 Glu 部位の K_m の明らかな減少による酵素活性のモジュレーターとの両方のようである[54]。すべてのビタミン K 依存性タンパク質はこのおよそ 18 残基配列を含んでいる。それはタンパク質が分泌される前に外れる。

異なったタンパク質へのプロペプチドのカルボキシラーゼ結合親和性は大いに異なっているが[55]，プロペプチドは効率的なカルボキシル化のために必要とされる。酵素によって触媒される全体的な反応におけるビタミン K の役割は，グルタミル残基の γ-炭素の水素を取り除くことであり，それによってこの部位へのCO_2のアタックを可能にする。エポキシド形成とGla形成とγ-C-H結合の分離との間の関連が研究された。そしてgg-C-H結合分離に対するGla残基形成の割合として定義される反応効率はGlu基質濃度に非依存的であり，高CO_2濃度で均一に近づく[56]。

グルタミル残基のγ-水素を取り除くための基本的に十分であろうビタミンKの中間体である化学的な型の識別は，Dowdらによって最初に提案された[57]。彼らは，メチル基に近接したナフトキノンカルボニル炭素への最初の酸素の作用でアルコキシド中間体を発生させるジオキセタン環の形成が起こると提案した。この中間体はγ-メチレン水素を取り出して，CO_2と相互に作用しうるカルバニオンを残す強塩基であると仮定された。この経路によって酸素分子の原子の1つがビタミンKエポキシドに，そして2番目の原子が水に組み込まれることが可能となる[58,59]。**図20.3**の一般的図式では，すべての可能なデータと矛盾しないが，そのメカニズムの詳細はいまだ明らかではない。

酵素の精製法の進歩はゆっくりしたものであったが，最終的にほぼ均一になるまで精製され[60]，クローン化された[61]。そのカルボキシラーゼはN末端に多くの膜貫通ドメインをもった完全な膜タンパク質と推測される塩基配列がみとめられる特異的な758のアミノ酸残基タンパク質である。そして，C末端ドメインは小胞体の内腔に位置している。研究者は，この酵素の基質の多Glu部位がそれらのプロペプチド経由でその酵素に結合する過程において，カルボキシル化されることを証明した[62]。一方では，触媒作用のためにそれぞれのGluを再配置するためにGlaドメインの分子内移動が起こる。そしてカルボキシル化された基質の放出は，その反応においての律速段階となる[63]。その酵素の膜内での形態と，鍵となる活性部位残基の場所と同定，および動物界における分布のさらなる詳細は，公開された文献が利用できる[2,49,64,65]。

▶ビタミンKエポキシド還元酵素

ビタミンK依存性タンパク質の代謝動態において，Gla残基は新しいタンパク質の形式に使われることなく，また代謝されることなく尿中に排泄される[66]。成人のGlaの排泄量は1日50 μmol以下である。そしてそれに近い量が毎日つくられる。ビタミンKの食事必要量はわずか0.2 μmolほどである。そして組織中の蓄えは極めて低い。1 molのビタミンがGla 1 molを形成するために酸化され，カルボキシラーゼによって生成されるビタミンK-2,3-エポキシドは，ビタミンKエポキシドレダクターゼとよばれる酵素によって活発に再循環されなければならない。

ビタミンのエポキシドと比較して肝臓のエポキシドの割合は，4-ヒドロキシクマリン抗凝固剤のワーファリンを投与した動物において増加した[67]。この知見は，ビタミンK反応のワーファリン阻害が，2,3エポキシドレダクターゼ阻害による間接的なものであるという理論を発達させた。この酵素の遮断は，ビタミンのキノン型へとカルボキシラーゼ基質，ビタミンKH_2へのエポキシドの還元を妨げる。ワーファリン抵抗性ラットの肝臓におけるエポキシドレダクターゼの活性の研究[68]は，ビタミンKサイクル（**図20.4**）の詳細な理解[69,70]の鍵であった。

ビタミンKの3つの型，キノン（K），ヒドロナフトキノン（KH_2）そして2,3-エポキシド（KO）は，この肝臓ビタミンKサイクルに与えられえる。正常の肝臓におけるビタミンK-2,3-エポキシドと，ほとんど酸化されていないビタミンの割合は約1：10であるが，抗凝固処理を行った動物においては割合が，大多数のエポキシドに対して増加する。現在はこのエポキシドレダクターゼは，小さな163アミノ酸の単一鎖の膜貫通タンパク質のビタミンKエポキシドレダクターゼ複合体サブユニット1（vitamin K epoxide reductase complex subunit 1：VKORC1）として知られている。他の細胞のレダクターゼはキノン型のビタミンKを還元することができるが，VKORC1のノックアウトマウスは生後すぐに血液凝固因子の欠損により死亡する[74]。この酵素はシスチンレダクターゼ中心をもつが，ビタミンKエポキシドによる還元の後に起こるVKORC1の再生にはまだ特定されていない還元タンパク質が必要である。

▶メナキノン-4の合成と機能

MK-4は，大腸におけるビタミンKのバクテリアによる合成の主な産物ではない。研究によって動物がメナジオンをMK-4に変換する能力をもっていることがわかってきた。1990年代初頭，ニワトリにおけるビタミンK代謝の研究により，ビタミンK源としてフィロキノンを摂取したヒヨコの肝臓は，大量のMK-4も含んでいることが見出された。また，肝臓における高濃度のMK-4はヒヨコに限ったものらしいが，フィロキノンを摂取するラットやヒトの脳・唾液腺・膵臓のような肝外のある種の組織で，フィロキノンよりもMK-4のほうがより高濃度に含まれていることが見出された[75,76]。

無菌で飼育されたラットの組織におけるフィロキノンからのMK-4の産生[77,78]と，培養細胞がフィロキノンをMK-4に変換させえるという研究[78,79]により，バクテリアの働きは変換には関与していないことが明らかとなった。変換の際に，フィロキノンのフィトール側鎖は取り除かれ，ゲラニルゲラニル側鎖に置き換えられる。この変換のメカニズムの詳細は欠けているが，ビタマーが特別な役割をもたなければMK-4を生じる代謝経路が進化したことはありえなかったに違いない。この役割はビタミンK依存性カルボキシラーゼを含むことがなさそうである。なぜなら，フィロキノンとMK-4はこの酵素的活性の基質として似た活性をもっているからである。これらの知見は，ある種の細胞機能に対してMK-4がコントロールする要素であるかもしれないことを示している[80,81]。そして，Glaタンパク質合成にビタミンKが必須であることとは完全に異なるMK-4の役割を示している。

ビタミンK欠乏症の結果

▶抗凝固療法

最も一般的なビタミンK依存性凝固因子欠乏症は経口抗凝固剤の治療によって引き起こされる。自然にみとめられるビタミンKの拮抗物質は，1920年代のアメリカの中西部北部やカナダの西部で流行した，保存してあるスイートクローバ干草を摂取したしたウシの出血性疾患の原因であった。凝固時間の延長の原因は血中のプロトロンビン活

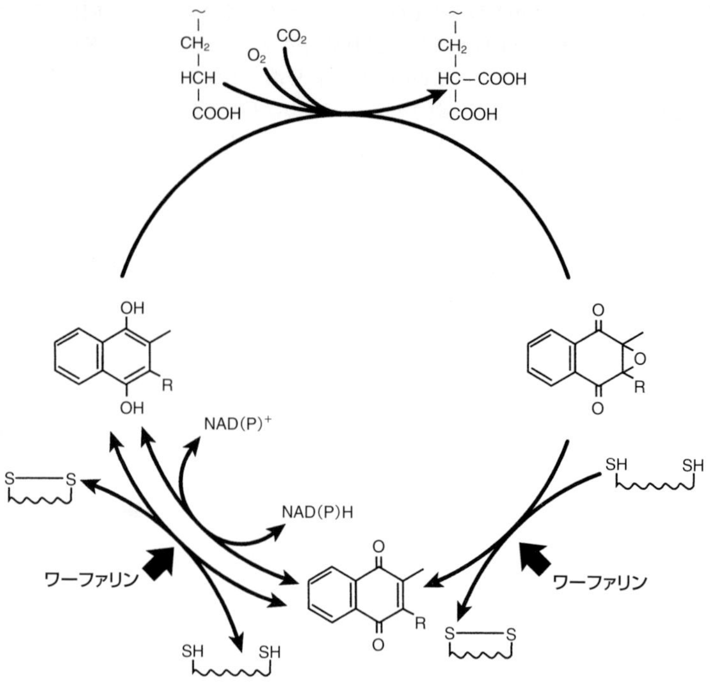

CH_2
HCH
COOH
O_2
CO_2
CH_2
HC−COOH
COOH
OH
OH
R
O
O
R
NAD(P)$^+$
NAD(P)H
S—S
SH SH
ワーファリン
ワーファリン
O
O
R
SH SH
S—S

図 20.4 ビタミンKの組織代謝。ビタミンKエポキシドはカルボキシル化反応において形成される。それはワーファリン感受性経路，ビタミンKエポキシドリダクターゼ（VKORC1）によってビタミンのキノン型に還元される。それは，還元型ジチオールによって誘発される。ワーファリン感受性ジチオール誘発性レダクターゼによって，または1つかそれ以上の肝臓での還元型ニコチンアミドアデニンジヌクレオチド（NADH）またはキノンレダクターゼに結合したNADHリン酸（NADPH）のどちらかによって，ビタミンのナフトキノン型はハイドロナフトキノン型に還元される。それらは，ワーファリン感受性が低い。

性の減少であり，研究者たちは，腐敗したスイートクローバから化合物の分離を試みた。最初に分離されたものは，ウィスコンシン大学のLinkのグループによって3-3′-メチルビス-4-ヒドロキシクマリンとして同定され[82]，ジクマロールとよばれた（図 20.5）。ジクマロールの多くの類似体が合成され，殺鼠剤と血栓症の治療薬の両方に最初に使われた化合物はワーファリンであった。

ワーファリンは極めて有益な薬理学的特性をもち，本質的に北アメリカで処方されている唯一のクマリン誘導体であるが，アセノクマロール，フェンプロクーモン，チクロマロールなど，構造的に同族の化合物はヨーロッパで広く使われている。これらの薬剤の薬理学的，臨床的使用は，ワーファリンと同じである。

ビタミンKエポキシドレダクターゼの阻害剤としてのワーファリンの作用は，組織レベルでビタミンKの欠乏をもたらし，正常数のGla残基のすべてまたは一部分の欠如したビタミンK依存性タンパク質の血漿分泌を引き起こす。すべてのビタミンK依存性凝固因子の活性はワーファリン治療によって変化するが，今までわかっているエビデンスによると，治療の有効性に最も関連するのはプロトロンビン活性であると示唆される。

与えられた量のワーファリンの服用による抗凝固作用の強さは個人間で大きく違っており，個人においても時間とともに異なる。いくつかの薬剤は，血漿アルブミン担体からのワーファリンの移動を変え，ワーファリンを代謝する肝臓シトクロムP450アイソエンザイムCYP2C9を発現導入し，ワーファリンクリアランスを妨げ，また腸においてワーファリンに結合するということがわかっている。ビタミンKの摂取や吸収の変化によりワーファリン効果も変わる。そして遺伝子の変異は疑いもなく重要である。安定した抗凝固効果を得るために必要なワーファリンの量はVKOR1遺伝子，およびビタミンKオキシダーゼであるCYP2C9遺伝子，CYP4F2遺伝子などの遺伝子多型に大きく影響される[83,84]。これらの対立遺伝子の薬理遺伝学な検査が患者のワーファリンの適切な必要量を決めるのを助けるために用いられている[85]。

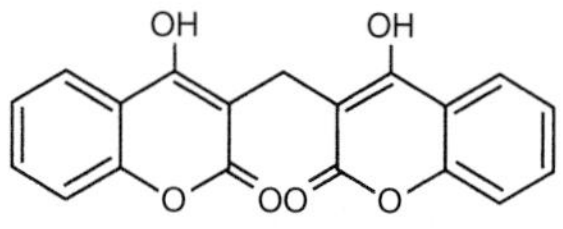

OH OH
O O O O
ジクマロール
O
OH
O O
ワーファリン

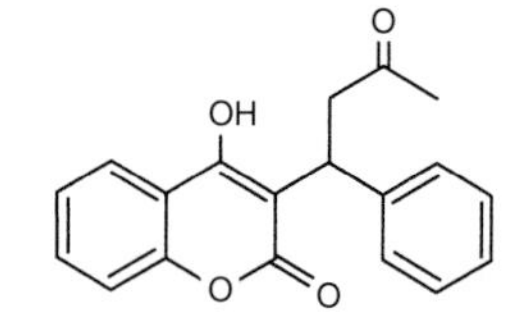

図 20.5 ジクマロールとワーファリンの構造。ジクマロールは毒性出血因子としてスイートクローバから分離された化合物である。ワーファリンは最も一般的に使用されるいくつかの4-ハイドロキシクマリン抗凝固剤である。

ワーファリン治療の抗凝固効果は，PTの測定によってモニターされる。そしてPTの測定は，プロトロンビン活性の真の測定ではなく，実際は凝固体前駆物質が混ざった状態の測定である。PTは，クエン酸抗凝固血漿，カルシウム，トロンボプラスチンの混合とリン脂質と組織因子や組織抽出物が含まれた組織因子の混合物の凝固時間である。トロンボプラスチン試薬がそれらの組成や機能特性を広く変化させ，一部の試薬は他の試薬よりも感度が非常に高いので，あるワーファリン治療患者の血漿は異なったトロンボプラスチンを検査した際，極めて異なったPTがもたらされるであろう。この問題を解決するために，国際正常化率（international normalized ratio：INR）はPT結果の報告のための標準化された方法として用いられる。INRは，トロンボプラスチン感受性における相違点を校正した国際感受性指数の使用によって，PT率（患者PT/平均正常者PT）の相互交換が可能になる。

抗凝固治療の目標は，正常の10～30％（2～3のINR）の範囲においてビタミンK依存性凝固前駆体値の安定した状態である。最も多い抗凝固剤治療の副作用としての出血は，INRに直接的に関連している。それはINRが4.0未満の安定した状態では出血の発現はほとんどなく，INRが7.0より大きいと比較的高い割合で発生が見られる。過剰の抗凝固は，ワーファリン投与量を減らすことによって，または理想範囲を大きく超えているならば，フィロキノンの皮下または緩徐な静脈内注射によっても理想的な値に戻すことができる。

▶新生児の出血性疾患

ヒトのビタミンK欠乏の典型的な例は，新生児の出血性疾患，または健康的に見える新生児において生まれて最初の週中に起こる早期ビタミンK欠乏性出血（vitamin K deficiency bleeding：VKDB）である[86]。フィロキノンの低い胎盤移行，低凝固因子レベル，無菌的腸と母乳の低ビタミンK含有のすべてがこの疾患に寄与する。その発生率は低いが，頭蓋内出血の死亡率は高く，生後ただちにビタミンKの経口または経管の投与による防止は標準的な管理手段である。後期のVKDBは，まったく母乳のみで育った乳児[87]または重度の腸の吸収不良疾患をもった乳児に，2～12週齢の間に起こる症候群である。ビタミンの経口投与は早期VKDB防止に対して経管投与と同様の効果があるように見えるが，後期VKDB予防のためにそれは効果的ではないと思われる。

1990年代初頭の報告[88]によると，乳児へのビタミンKの筋内注射は一部の小児癌の発症増加に関連していることを示唆している。これは，いくつかの国におけるビタミンKの経口投与への切り替えや後期VKDBの発症の増加を導いた。その後の研究では，筋内のビタミンKの使用と小児白血病や他の癌の発症間の相互関係を示すことができなかった[89,90]。アメリカの小児科学会の現在の推奨は，0.5～1.0 mgのビタミンK（フィロキノン）の筋内1回投与をすべての新生児に行うべきであるとしている［訳注：日本では生後1ヵ月以内にビタミンKシロップ投与が行われる］。

▶成人の欠乏症

単なる成人のビタミンK欠乏についての報告は非常にまれである。そしてほとんどの食事にビタミンKの適正量が含まれている。ビタミンK欠乏を歴史的に見ると，ビタミンK投与に反応する低プロトロンビン血症は，ビタミンK依存性凝固因子が妥当であるかを評価するのに比較的感度の悪いPTに依存していた。

ビタミンK欠乏は，長期，すべての栄養補給を経管で行っている患者において報告されている。そしてビタミンの補充はこれらの状況下で推奨される。脂質の取込み低下や胆汁塩の欠如により起こる脂質吸収の低下もまた，ビタミンK吸収に影響する。ビタミンK依存性凝固因子の低下は，吸収不良症候群とその他の胃腸性疾患（例えば，線性囊胞症，スプルー，セリアック病，潰瘍性大腸炎，限局性回腸炎，回虫感染症，短腸症候群）において高頻度で報告されている。

これらの報告と最も一般的に報告されたビタミンK欠乏の原因の多くの症例報告である，抗生物質の投与を受けている患者におけるビタミンK反応性出血の発症は，広く概説されている[25]。これらの症状の発現はたいていこれらの患者の腸内MK利用の減少により起こると仮定されている。しかし多くの症例は少ない食事摂取量のみをみとめる。第二，第三世代のセファロスポリンは，多くの低プロトロンビン血症性症状に関わっていて[92]，それらは，腸内細菌群の影響よりも重要である弱いカルボキシラーゼ阻害かクマリン様作用をもつようである。

PT測定値を重度に低下させるほどの，実験的に引き起こされたビタミンKの欠乏はまれである。よく引用される1つの研究では，絶食し，経静脈栄養で腸のビタミンK合成を減少させる抗生物質を与えられた衰弱した患者のビタミンKの必要量が調査された[93]。著しい程度のビタミンK反応性低プロトロンビン血症の優位な割合が，これらの患者において明確にみとめられた。より最近行われた，フィロキノンを約10 μg/日含む食事とほとんど含まない食事を用いた対照研究は，ビタミンK状態のより高い感受性のマーカーを用いて変化を示したが[94,95]，臨床上有意なPTの低下はみとめられなかった。

健全な骨格への役割

MGP，プロテインS，GRPは骨や軟骨組織中で合成され，局在するが，骨中のオステオカルシン（OC）が骨の健康に直接可能性のある因子として注目された。このタンパク質が少量，血漿にみとめられ，濃度は成人よりも幼児において4～5倍高くなり，そして思春期に成人のレベルに達する。身体的に正常な人における血液中のOCは，γ-カルボキシル化が不完全で，ビタミンKの状態によって影響を受けることがある[96～98]。多くの報告は，標準条件以下でヒドロキシアパタイトを吸収しない分画として低カルボキシル化OC（under carboxylated OC：ucOC）属を定義している。アッセイ条件と使用されたアッセイキットによって検出される特異的なエピトープによって，生理的に正常な人で報告されたucOC分画は30～40％から10％以下の範囲にある。

標準的な食事でのビタミンK摂取は，最大限にγ-カルボキシル化されたOCに対しては十分でないことは明らかである。ある研究によって1日1 mgのフィロキノンの補充（～10×現在の食事摂取基準〈DRI〉）は，最大限にγ-カルボキシル化されるために必要であることがわかった[99]。低いビタミンK摂取が臀部骨折のリスクの増加に関連しているという疫学調査結果[100]と，ucOCが低骨密度と相関しているという報告[101]などから，健全な骨とビタミンKが不十分であることを明らかにするマーカーとを関連づける試みがなされている。これらの関連は必ずしも因果関係をはっきりさせる必要はなく，単に一般的な栄養不足の代理マーカーであってよい。経口抗凝固剤治療を受けている患者はucOC値が非常に高い。そしてこの治療と骨ミネラル濃度変化とを相関させるための数多くの試みは，一貫した結果にはならなかった[102]。OC遺伝子を欠損させた遺伝子組換えマウスを用いて，減少よりもむしろ，骨ミネラルの増加を証明することで，OC状態の骨ミネラル化への影響はいまだ理解できていないことを示している[35]。

MK-4型のビタミンK補充は，日本やその他アジアの国々における骨粗しょう症の一般的な治療である。その標準補給量は，食事的なアプローチよりむしろ薬理的なアプローチで1日MK-4を45 mgの補充である。閉経後の骨粗しょう症の女性で骨密度や骨折の頻度を調査する多くのやや小規模の臨床試験が行われたが[103,104]，一致した結果は得られなかった。2,000例の市販後調査で，小人数の亜集団においてのみ新たな骨折を減らした[105]。この大量のMK-4の補充はアジア以外では広く行われていなかった。しかし最近，200 μgから5mgのフィロキノンの骨格への影響を評価するためのプラセボ-対照無作為化臨床試験が行われた[106-110]。これらの研究は骨密度や骨の代謝回転マーカーの変化を目標としており，ビタミンKの補充が骨折の頻度を減らす効果があるという見解を支持しようとする研究ではなかった[111,112]。

マトリックスGlaタンパク質と血管の石灰化

MGPノックアウトマウスの初期の研究で，このマウスは大血管の高度な石灰化により生後8週間以内に死亡した[38,39]。ラットにおいてMGPのカルボキシル化を阻害する他の方法によっても，血管や心臓の弁の弾性板の急激な石灰化の進行が見られた。これらの所見は，ヒトにおいてもMGP活性の低下が軟部組織や血管の石灰化に関連しているのではないかという研究に結びついた。ビタミンKの摂取が少ないことと大動脈の石灰が関係しているという報告がなされた[113]。ある臨床試験では，3年間の500 μgのフィロキノンの補充が高齢男性および女性において冠動脈の石灰化の進行を少し遅らせることが示された[114]。

もし，ビタミンKの状態が血管の石灰化に影響を及ぼすとすると，特にワーファリンで何年も治療されている患者は冠動脈の石灰化を起こしやすいことになる。研究結果は一致しておらず[115-117]，ワーファリン治療に関係した血管の石灰化のリスクを明らかにするためには，さらなるデータが必要である。遺伝子異常である弾力繊維性仮性黄色腫で，もしこの患者でカルボキシル化されていないMGPの数が増えているとしたら，MGPによる異所性石灰化の制御に関連がある[118,119]。血管の石灰化にMGPの関与が確立されていると思われるが，ビタミンKの補充の臨床的意義についてはまだ確立していない[120,121]。

食事必要量

ビタミンK摂取の参照値は，米国医学研究所（Institute of Medicine），食品栄養委員会（Food and Nutrition Board）の食事摂取基準プロジェクト（Dietary Reference Intakes Project）の一部として確立されており，公表されている[7]。基本的にすべての人は血中のOCを最大限にγ-カルボキシル化するためにビタミンKを十分に消費しておらず，1日約1 mgのフィロキノンの補充がこの反応を達成するために必要であるということの十分なデータが確立されている。この明白な欠乏の臨床的な重要性ははっきりとわかっていないので，これらの適正な指数は参照値の設定に用いられなかった。臨床的有意性をもつビタミンKの状態の唯一の指標はPTである。そして食事摂取の変更のみによるPTの変化はまれか，あるいは存在しない。血中フィロキノン濃度は前日の摂取に強く影響されるため，PTは目安量（AI）の指標としてもまた十分ではない。

表 20.2 ビタミンKの適切な摂取量[a]

集団	ビタミンK（μg/日）
0~6 ヵ月の乳児	2.0
7~12 ヵ月の乳児	2.5
1~3 歳の子供	30.0
4~8 歳の子供	55.0
9~13 歳の男女	60.0
14~18 歳の男女[b]	75.0
19~70 歳未満の男性	120.0
19~70 歳未満の女性[b]	90.0

[a] 食事摂取基準。
[b] 妊娠や授乳による摂取量に変更はない。
(Reproduced with permission from Food and Nutrition Board, Institute of Medicine. Dietary Reference Intakes for Vitamin A, Vitamin K, Arsenic, Boron, Chromium, Copper, Iodine, Iron, Manganese, Molybdenum, Nickel, Silicon, Vanadium, and Zinc. Washington DC: National Academy Press, 2001.)

管理された状況下では，正常の10%の範囲でのビタミンKの摂取で尿中のGla排泄が減少し，γ-カルボキシル化されたプロトロンビン類が増加するという結果が実証された。そしてそれらは市販の免疫学的アッセイによって測定することが可能である。しかし，推定平均必要量（estimated average requirement：EAR）が測定できるような摂取範囲を用いている研究はない。

利用可能なデータでEARを決めることができれば，推奨量（recommended dietary allowance：RDA）は計算可能である。RDAは昔からある用語であり，必要量を指示するために使われ，ほとんどすべて（97~98%）の人の十分な摂取として定義されている。EARを決定するために利用可能なデータが不十分なために，値としてAIが使われた。その値は「調査や実験的に決められた近似値または適正であると推測される明らかに健康な人のグループ（およびグループ群）からの栄養摂取の推定値を基にした平均一日摂取推奨値」として定義されている。

乳児のAIは母乳中のフィロキノン含有量をもとにしており，乳児は誕生時に予防としてビタミンKを受けることも推定している（**表20.2**）。子ども，思春期，成人のAIは，第3回国民健康栄養調査（Third National Health and Nutrition Examination Survey：NHANES Ⅲ）によって報告された各年代の上位摂取群の平均値がもとになっている。これらのデータをもとにすると，妊婦または授乳婦の摂取量は一般の人の摂取量と変わりはない。

大量のビタミンK摂取にともなう毒性の指標が利用できないために，DRIの過程においてビタミンKの耐用上限量（tolerable upper intake level：UL）を決めることができなかった。

(John W. Suttie／中屋　豊 訳)

21 チアミン

歴史的概要

脚気と考えられる状態は，すでに紀元前2700年頃に，中国の医学書に記載されている。しかし，日本海軍医務局長であった高木兼寛により脚気は不適切な食事によって発症すると発表されたのは，ようやく1884年になってのことであった。それから何年もたってから，オランダ領東インドの陸軍軍医 Eijkman は，調理した脱穀精米を餌として与えられたニワトリが神経麻痺症状を示すことを発見し，米の内胚乳に含まれる神経毒が原因であると考察した。のちに同僚の Grijns が，精米の過剰消費と脚気の因果関係について正しい解釈を発表した。実際には，彼は，精米によって取り除かれる米の外層に重要な栄養素が含まれていると結論づけた[1]。1911年，Funk は米ぬかから抗神経炎物質を単離し，アミノ基が含まれていることから，これを "vitamine" と命名した。オランダの化学者たちは，活性物質の単離と結晶化を続けた。1934年にアメリカの化学者 Williams によってその化学構造が決定された（**図 21.1**）。そして，1936年にチアミンが合成された。

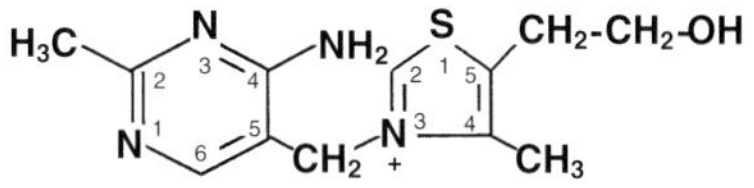

化学的性質と代謝

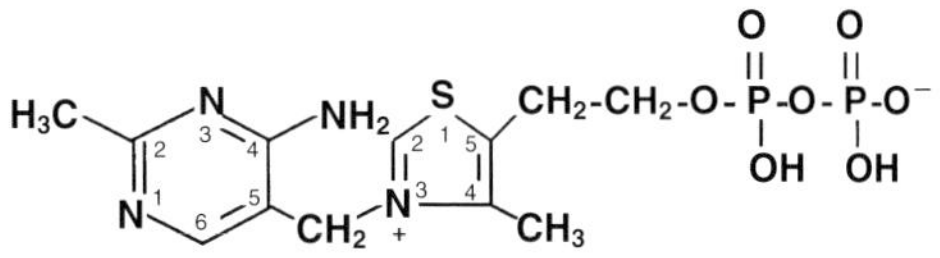

チアミンは，水溶性ビタミンでビタミン B_1 として知られているが，化学的には 3-(4-アミノ-2-メチルピリミジン-5-メチル)-5 (2-ヒドロキシエチル)-4-メチルチアゾリウムであり（**図 21.1**），その分子量は337.3（塩酸塩として）である[2]。水溶液状態のチアミンは酸性側の pH では安定であるが，アルカリ溶液中や，紫外線照射下では不安定である。生物学的活性には，ピリミジンとチアゾール残基の両者が必要である[3]（**図 21.1**）。チアミンは pH 6.0 の亜硫酸処理によって，両者をつなぐメチレン架橋の位置で，容易に分解される。

食事源と推奨量

チアミンは酵母や穀物の果皮，胚に最も高濃度に含まれている[3,4]。チアミンを含む主な食品を**表 21.1** に示した。今日，ほとんどのシリアルとパンは，チアミンの含有量を増やし栄養を強化している。一方牛乳や乳製品，海産物，そして大部分の果物はチアミン含有量が少ない。精製された砂糖にもチアミンは含まれていない。チアミンは高温による影響を受けやすく，また長時間の調理は，チアミン含有量の喪失をまねく。例えば，パンを小麦から焼きあげることにより，20〜30%のチアミンが減少し，低温殺菌牛乳では最大20%のチアミンの減少が起こる。その反対に，食品を凍らせてもチアミンの量が大きく減少することはない。チアミンは水溶性のビタミンなので，かなりの量が調理した水の中に失われる。チアミンは食品への X 線や紫外線の照射によっても失われる[3,4]。各年齢層におけるチアミンの食事摂取基準量[4]を，**表 21.2** に示す。

図 21.1　チアミン分子は，メチレン（CH_2）架橋によって結合されたピリミジン環とチアゾール基によって構成されている。チアミンは水溶性の白色結晶である。

表 21.1　一般的な食品中のチアミン含有量

食品	チアミン含有量（mg/100 g）
小麦粉（全粒）	0.4〜0.5
米	
胚芽米	0.50
精米	0.03
米ぬか	2.30
野菜類	
エンドウマメ	0.36
他の豆類	0.4〜0.6
イモ類	0.10
牛乳	0.04
肉類	
牛肉	0.3
羊肉	0.2
豚肉	≦1.0
鶏肉	0.1
精白糖	0

食品中のチアミナーゼと抗チアミン成分

食品の中にはチアミナーゼを含むものもある。チアミナーゼは熱に不安定な酵素で，ただちにチアミンを分解する[3]。チアミナーゼ I は，ある種の生魚や甲殻類，シダ類だけでなく，*Clostridium thiaminolyticus* のような微生物にも含まれている。チアミナーゼ II はチアミナーゼ I とはまったく異なった活性を示し，他の生物，例えば *Candida aneurinolytica* に見られる。チアミナーゼは食品の保存中や，消化管を通過する際に作用する。したがって，生のま

表 21.2 年齢別チアミンの食事摂取基準

年齢	基準	EAR[a]（mg/日）		RDA[b]（mg/日）		AI[c]（mg/日）
		男性	女性	男性	女性	
0～6ヵ月	母乳による平均的チアミン摂取量					0.2
7～12ヵ月	成人必要量からの推定					0.3
1～3歳	成人 EAR からの推定	0.4	0.4	0.5	0.5	
4～8歳	成人 EAR からの推定	0.5	0.5	0.6	0.6	
9～13歳	成人 EAR からの推定	0.7	0.7	0.9	0.9	
14～18歳	成人 EAR からの推定	1.0	0.9	1.2	1.0	
18～70歳未満	欠乏もしくは補充実験による研究。赤血球トランスケトラーゼ活性による	1.0	0.8	1.2	1.1	
妊娠期 14～50歳	成人女性の EAR に日々胎児に蓄積されるチアミンを加算した量		1.2		1.4	
授乳期 14～50歳	青春期の女性の EAR に平均的に母乳に分泌されるチアミンを加算した量		1.2		1.4	

[a] EAR：Estimated Average Requirement 推定平均必要量。集団の半分の人々が栄養必要量を満たすと推定される摂取量。
[b] RDA：Recommended Dietary Allowance 推奨量。集団のほとんどすべての人々（97～98%）が栄養必要量を満たすと考えられる摂取量。
[c] AI：Adequate Intake 目安量。成長率や通常の循環栄養素状態や健康における他の機能的指標などのはっきりとした栄養状態が維持できていると思われる特定の個人やサブグループにおいて測定された平均に基づいて実験的に決定された摂取量。EAR を決定するための十分な科学的なエビデンスが利用できない場合，AI が使われる。母乳で育っている健康な幼児では，AI は平均摂取量である。AI は RDA と等しくはない。

(Reproduced with permission from Food and Nutrition Board, Institute of Medicine. Dietary Reference Intakes for Thiamin, Riboflavin, Niacin, Vitamin B_6, Folate, Vitamin B_{12}, Biotin, and Choline. Washington, DC: National Academy Press, 1998:58–86.)

表 21.3 末梢神経，脊髄，脳部位におけるチアミンの代謝率

チアミン代謝率（μg/組織 g/時間）	
末梢神経	0.58
脊髄	0.39
脳	
小脳	0.55
延髄	0.54
脳橋	0.45
視床下部	0.36
中脳	0.29
線条体	0.27
大脳皮質	0.16

(Adapted from Rindi G, Patrini C, Comincioli V et al. Thiamine content and turnover rates of some rat nervous regions, using labeled thiamine as a tracer. Brain Res 1980;181:369–80, with permission.)

まで魚（発酵の有無に関わらない）や生の貝類，シダ類を定期的に摂取すると，チアミンの欠乏症のリスクファクターとなる。抗チアミン物質は熱に対して安定であり，今までにいくつかのシダ類，茶，そしてビンロウジ（ビンロウの果実）中に確認されており，この有害成分はタンニン酸（タンニン）のようなポリフェノール化合物の類似体として同定されている。

吸収，輸送，排泄

チアミンは小腸において2つのまったく異なったメカニズムによって吸収される。すなわち，能動輸送（濃度が2 μmol/L 以下の時）と受動拡散（高濃度の時）である[3]。チアミンの能動輸送は空腸と回腸において最も活発である。腸におけるチアミンの輸送が，ヒトにおいては吸収の律速となっている。消化管で吸収された後にチアミンは門脈血によって肝臓に運ばれる。

正常成人の体内における総チアミン濃度は25～30 mg程度であると推測されている。骨格筋，心臓，肝臓，腎臓そして脳においては比較的高い濃度で存在している。脳におけるチアミンの代謝回転率は部位によって異なっており（**表 21.3**），脳の尾側部位［訳注：caudal brain。caudal は口から見て尾の方向を示す。大脳皮質より下部の脳をさす］，すなわち線条体や小脳において明らかに高くなっている[5]。チアミンはこのように比較的速い代謝回転率を示し，またどの組織においても蓄えが多くないため，毎日の食事による継続的な補充が必要である。チアミンとその酸代謝産物（2-メチル-4-アミノ-5-ピリミジン-カルボン酸，4-メチルチアゾール-5-酢酸，チアミン酢酸）は主に尿中に排泄される[3]。

チアミンの栄養状態の評価

血中のチアミン濃度や尿へ排泄されたチアミンの測定は，信頼できるチアミン栄養状態の指標ではない。そのため，これらの測定法の代わりに，赤血球溶解液中のチアミン二リン酸（thiamin diphosphate：TDP）依存酵素のトランスケトラーゼの測定と活性値に基づいたチアミン欠乏状態の間接測定法[6]，あるいは，高速液体クロマトグラフィー（high-performance liquid chromatography：HPLC）を用いたこれら溶血液中の TDP の直接測定[7]が行われている。

▶赤血球トランスケトラーゼ活性化の測定

広く用いられているトランスケトラーゼの活性値測定法は，補因子（TDP）を過剰に添加した場合と，添加していない場合の，赤血球溶解液中のトランスケトラーゼの活性値の測定によって求める。トランスケトラーゼによって触媒される酵素反応は次のようになっている。

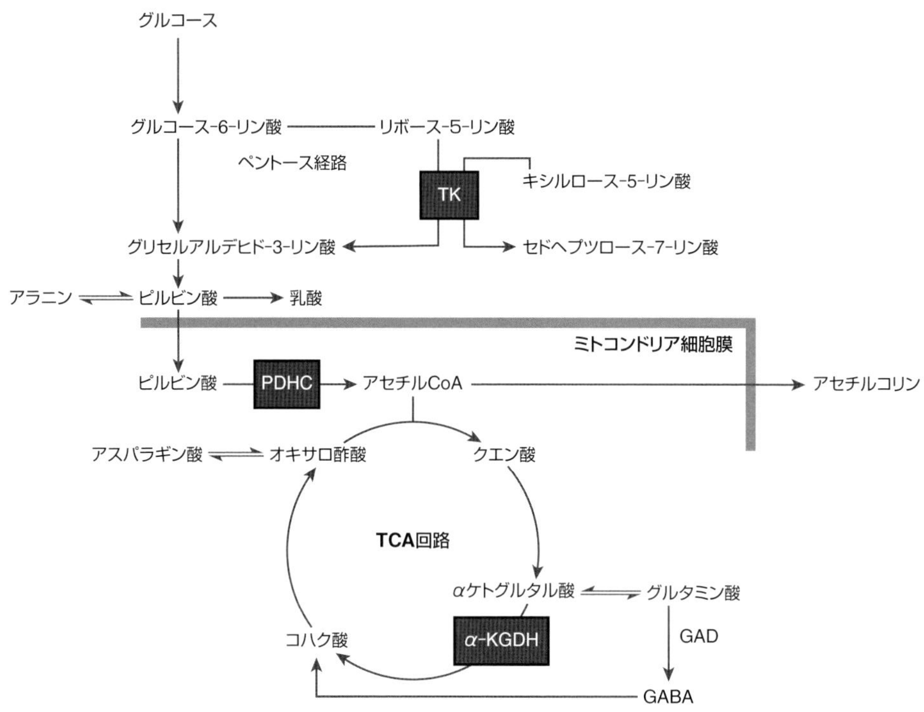

図 21.2 チアミン二リン酸依存酵素。α-KGDH：α-ケトグルタル酸デヒドロゲナーゼ，PDHC：ピルビン酸デヒドロゲナーゼ複合体，TK：トランスケトラーゼ。

キシルロース-5-リン酸＋リボース-5-リン酸 D セドヘプツロース-7-リン酸＋グリセルアルデヒド-3-リン酸

10 mM の TDP を添加した溶血した全血の試料と，添加していない試料を，酵素の基質（リボース-5-リン酸）とともに，37℃，pH 7.4 のバッファー中で反応させる。血液試料 1 mL から毎時産生されるセドヘプツロース-7-リン酸量は，トランスケトラーゼの活性の指標となる。過剰の TDP が加えられた試料と，加えられていない試料とを比較し，その酵素活性の差が TDP の効力と定義される。

身体的に健常なボランティアにおいては，溶血血液中のトランスケトラーゼ活性は1時間あたり 90～160 μg/mL のセドヘプツロースを生成する。そして TDP 効力値は，正常な被検者において，循環している TDP の濃度によって 0～15％の範囲を示す。軽いチアミン欠乏を起こしている患者は TDP 効力値が 15～25％の範囲を示し，この値が 25％以上の場合は一般的にチアミン欠乏と見なされる。チアミンが欠乏している人にチアミンを非経口的に投与すると，TDP 効力値は通常24時間以内に正常範囲に復帰する[6]。

▶高速液体クロマトグラフィー

高速液体クロマトグラフィー（HPLC）の登場によって，血中のチアミンとそのリン酸エステルを直接測定する方法がいくつか発表された。最も信頼のおける方法の 1 つは，HPLC とプレカラム誘導体化（precolumn derivatization）を用いる。まず，血液試料を溶血後，過塩素酸によりタンパク質の除去を行う。その上清には，フェリシアン化カリウムと水酸化ナトリウムの添加により，チオクロム誘導体へと酸化され，その後中和される。この技術を用いることにより分析時間は短く，回収率が非常によくなる。健常人のボランティアにおける TDP の標準値は 120 ± 17.5 nmol/L である[8]。HPLC 法は正確で，赤血球の活性測定と同じような結果が出る[9]。

代謝におけるチアミンの働き

▶補酵素

細胞に取り込まれた後に，チアミンはすぐにリン酸化され，チアミンの二リン酸エステル（TDP）となる。これは以前はチアミンピロリン酸とよばれていた。TDP は細胞におけるグルコースおよびアミノ酸の代謝に関与する酵素に必須の補因子である[10～12]。こうした酵素には，次のようなものがある。ペントース経路を構成する主要酵素であるトランスケトラーゼ，ピルビン酸炭素骨格がトリカルボン酸回路（TCA 回路）に流れ込むその入り口に存在している酵素複合体であるピルビン酸デヒドロゲナーゼ複合体，TCA 回路を構成する律速酵素である α-ケトグルタル酸デヒドロゲナーゼ（α-ketoglutarate dehydrogenase：αKGDH），分枝鎖ケト酸デヒドロゲナーゼなどである。これらの TDP 依存酵素のうちの最初の 3 つは，**図 21.2** の概略図に示すように，細胞によるグルコースとエネルギーの代謝に関与している。

驚くべきことではないが，デヒドロゲナーゼがミトコンドリアに局在し，かつ細胞のグルコース代謝におけるペントース経路の重要性を考えると，チアミンの欠乏は代謝に多大な影響を与える。これらの影響には，TCA 回路中間体の減少，高エネルギーリン酸の合成の低下[13]，アラニン[12]

や乳酸[14]の蓄積などがある。チアミン欠乏症では，局所の乳酸アシドーシスによるpHの変化が視床の神経細胞に傷害を与え，その結果，脳の機能障害を起こす[15]。脳内では，TCA回路はアセチルコリンやγ-アミノ酪酸などの神経伝達物質合成に必須であり，チアミンの欠乏はこれらの合成も低下させる[12,16]（図21.2）。チアミンを欠乏状態にした細胞標品[17]，あるいはチアミンの欠乏した動物[12]にチアミンを投与すると，TDP依存性酵素の活性，そしてそれに関連した代謝産物や神経伝達物質がすぐに正常化する[12]。この可逆的な代謝上の現象はチアミンの欠乏による「生化学的障害」とよばれている。

▶神経の細胞膜の構成成分

神経組織の電気的刺激によりチアミンが放出される。この所見から，チアミンにはTDPという形での補酵素としての役割以外にも，細胞機能があるという説が提案されている。脳，肝臓，腎臓，心臓で発現する酵素のTDPホスホリルトランスフェラーゼによって，TDPはさらにチアミン三リン酸（thiamin triphosphate：TTP）にリン酸化される。TTPの正確な働きはまだ解明されていないが，研究者らは，高いコンダクタンスのクロライドチャネルを活性化しているのではないかと示唆している[18]。またTTPは，アセチルコリン受容体の集塊形成に関与するタンパク質を調節する機能をもつことから，直接コリン作動性の神経伝達を調整する役割をもつと考えられる[19]。

TTPはTTPアーゼの働きによってTDPへと迅速に加水分解され，そしてTDPアーゼの働きによってチアミン一リン酸となり，最終的にはチアミンモノホスファターゼの働きで遊離チアミンとなる。研究では，チアミンのリン酸化-脱リン酸化反応は，脳における神経とそのまわりのグリア細胞の両者における，段階別に行われる一連の化学反応であると示唆されている[20]。チアミンのリン酸化，脱リン酸化酵素をコードする遺伝子は，現在クローン化され，特徴が明らかになりつつある。この遺伝情報は，細胞機能におけるこれら一連の反応の役割を解明するのに重要な手がかりになると考えられている。

チアミン欠乏症の原因

チアミン欠乏症は不十分なビタミンの摂取，吸収の低下，トランスポーターの欠損，必要量の増大，喪失の増大などにより起こる[4]。特にチアミン欠乏症の発症リスクが高い人たちは，アルコール依存症，ヒト免疫不全ウイルスや後天性免疫不全症候群（HIV/AIDS）[21]，消化器疾患や肝疾患，持続する嘔吐（妊娠悪阻）[22]を有する人である。また，静脈栄養を受けている人[16]で，誤ってチアミンの入っていない溶液が用いられた場合や，長時間アミノ酸の入っている溶液中でチアミンが分解された場合でも起こる。ある特定の薬物，例えば抗高血糖薬のトラザミドもチアミン欠乏症を起こす[23]。チアミン欠乏症はハンガーストライキを行っている人や神経性無食欲症の患者にも見られる。

ヒトにおけるチアミン欠乏症

チアミン欠乏によるヒトの疾患にはいくつかの型の脚気とウェルニッケ脳症（Wernicke encephalopathy：WE）がある。さらに，TDP依存性酵素の異常では，多岐にわたる神経変性および遺伝性代謝性疾患が報告されている。

▶脚気

脚気の臨床症状は年齢によって異なる（57章も参照）。この疾患の主な型としては，乾性脚気，湿性脚気，乳児脚気の3つがあげられる[3]。乾性脚気は主に末梢神経障害が特徴であり，感覚，運動神経，神経反射の機能の両側対称性障害で，四肢の近位よりも末梢の部位が侵され，腓腹筋の圧痛を起こす。湿性脚気は末梢神経障害に加えて，浮腫，頻脈，心肥大，そしてうっ血性心不全を伴う。湿性脚気における血行力学的変化は高心拍出量と末梢血管抵抗の低下である。まれではあるが，劇症，もしくは「衝心（しょうしん）」脚気の患者では，頻脈と循環虚脱が主徴となる。

発達中の脳は成人の脳に比べて，チアミン欠乏の悪影響を受けやすい[24,25]。例えば，乳児脚気は，授乳している母親が無症状であっても起こることがよく知られている。世界各国の報告書では，今でも，チアミン必要量が増大する妊娠・授乳中の女性において，チアミン欠乏症とその合併症が高い頻度で見られることが報告されている。母親のチアミン欠乏発症のリスクが特に高い集団としては，禁輸措置の犠牲となった市民や難民キャンプの人たちである[26]。妊娠後期にチアミン必要量が増加するのは，胎児と胎盤による取込みが増加するためであると考えられている。チアミン濃度は，母体の血液より臍帯血のほうが高い。このことは，発達中の乳児へチアミンを優先的に配分していることと一致する所見である。

世界の多くの地域における母体のチアミン欠乏の主な原因は，現在もなお主食である精米と一緒にチアミナーゼもしくは抗チアミン成分が含まれている食品を摂取しているためである。例えば，白米はチアミンを含む栄養素に富んだ部分を欠いている[27]。その他の母体のチアミン欠乏の原因としては，アルコール乱用，胃腸疾患，妊娠悪阻，HIV/AIDSがある。母体のチアミン欠乏が，子宮内の成長遅延[24]や，TDP依存性酵素の活性低下による脳の髄鞘形成の遅延の原因となると，研究者らは報告している。母体のチアミン欠乏は胎児アルコール症候群の一病因ともなる。

幼児性脚気は一般的に生後2〜6ヵ月の間に発症する。乳児は心臓の異常，発声障害，偽髄膜炎様の異常を呈する。心臓脚気の乳児はしばしばつんざくような大声で泣き，嘔吐，頻脈の症状を呈する[3]。痙攣は珍しくなく，すぐさまチアミンを投与しなければ，死亡することもある。

▶ウェルニッケ脳症（ウェルニッケ-コルサコフ症候群）

ウェルニッケ脳症は，慢性アルコール中毒症においてよく見られる神経精神合併症である[10]。またHIV/AIDSによる重度の胃腸障害[21]や，不適切な量のグルコースの静脈投与，もしくは十分なビタミンB群を加えられていない中心静脈栄養[21]にも見られる。ウェルニッケ脳症患者の剖検で得られた脳組織において，3種類すべてのTDP依存酵素の活性が低下していることがみとめられている[28]。

アルコール中毒の患者では，チアミン欠乏は，食事からのビタミン摂取が不十分なこと，胃腸疾患による吸収の低下，脂肪肝または肝線維化による肝臓におけるチアミン貯蔵の低下により起こる[10]。さらに，エタノールそのものも消化管におけるチアミンの輸送を阻害し，補酵素型（TDP）へのチアミンの脳リン酸化を抑制する作用がある[29]。

ウェルニッケ脳症の診断は，一般的に精神障害に加えて，急性に出現する眼球麻痺，眼振，失調性歩行の徴候に基づく[1]。さらに80%以上のウェルニッケ脳症患者は末梢神経障害の徴候を示す。しかし，これらの診断基準は特異的でないため，アルコール依存症[30]とHIV感染によるエイズ患者[21]では，ウェルニッケ脳症の診断が高い確率で見落とされている。診断の見落としが多数みとめられる理由としては，古典的な三徴（眼筋麻痺・運動失調・錯乱）が過度に用いられ，多くの教科書で採用され続けてきたことがあげられる。実際は，多くの場合ウェルニッケ脳症を剖検時確定しても，この3つの特徴はみとめられず，患者は精神運動の低下もしくは感情鈍麻のみを示す[21]。こうした教科書のウェルニッケ脳症に関する記述の修正は，長年必要とされていた。さしあたってのところ，すべての慢性疾患に伴う重篤な栄養障害の患者，特にアルコール依存症，胃腸疾患，HIV/AIDS，持続性嘔吐を有する患者については，チアミン欠乏症を疑うべきである。チアミンは，ただちに非経口的に投与しなくてはならない。このような患者すべてに，グルコースの静脈栄養が行われる前にチアミンを投与することが必須である。

一般的に，コルサコフ精神病（Korsakoff psychosis：KP）は，最初にウェルニッケ脳症と診断された患者の脳機能の悪化によって起こると考えられていた[1]。しかし，コルサコフ精神病はウェルニッケ脳症と診断された時とほぼ同時期には発症しており，またまれではあるが，ウェルニッケ脳症の徴候なしに発症する症例もある。コルサコフ精神病は健忘と作話を特徴とする症候群であり，逆向性および前向性の健忘症，思考機能の障害が特徴で，自発性と自主性が減少する。

神経病理学

ウェルニッケ脳症の急性期には，乳頭体と視床の脳室周辺領域で出血性の病変がみとめられる[31]。多数の急性の損傷はやがて，神経線維網（大脳の灰白質と脊髄の神経細胞体の間の領域）の空疎化や細胞脱落として現れる乳頭体萎縮症や脳室拡張などの慢性的な疾患を示す。小脳虫部における神経の顕著な喪失も見られ，この現象は，アルコール性小脳変性ともよばれている。

MRIは確定診断と脳損傷の程度の評価のために用いられる。この画像診断法により，神経変性や神経の回復の評価が可能となった[32]。乳頭体萎縮症と視床組織の喪失は脳室拡張をもたらし，小脳萎縮症と同様に，はっきりと観察できる[33]。

遺伝学

チアミン欠乏はアルコール依存症の患者において多く見られるが，比較的少数の人（10～12%）しかウェルニッケ脳症に進展しない。このことから，この疾患の遺伝的素因説が提唱されている。この点について最大の関心を集めているのは，TDP依存酵素のトランスケトラーゼである。まず，研究者らは，トランスケトラーゼのその補因子（TDP）に対する親和性の低下により，このような遺伝子の異常を説明できると提唱した。ウェルニッケ脳症の患者の細胞内におけるトランスケトラーゼについては，生化学的な変異とクロマトグラフィー的な変異の両方の報告が文献に見られた[34,35]。しかしその後，身体的に正常な人と，ウェルニッケ脳症患者の細胞のトランスケトラーゼ遺伝子の翻訳領域の塩基配列が比較されたが，特に変異はみとめられなかった[36]。この研究結果は，その変異は翻訳後のものであるということを示している。

▶神経変性疾患における脳内のチアミン二リン酸依存酵素

アルツハイマー病患者の剖検で得られた脳組織では，TDP依存酵素の活性が低下していた[37,38]。特にα-KGDHの活性はアルツハイマー病の遺伝性および特発性の両方の型において著しく低下していた。α-KGDH活性の低下はまた，パーキンソン（Parkinson）病や進行性核内痙攣[11]などの他の神経変性疾患患者の脳内においてもみとめられている。これらの疾患におけるα-KGDH活性の選択的欠損は，細胞死のカスケード機構に由来する酸化的ストレスの悪影響によるものだと説明するのが最も妥当であろう[11]。

▶チアミンが関与するその他の疾患

チアミンが関与していると推測されている疾患には，亜急性壊死性脳脊髄障害，オプソニン小脳疾患（腫瘍随伴症候群），ナイジェリア季節性運動失調症などがある。さらにいくつかのTDP依存酵素の遺伝病が報告されている[39]。遺伝疾患のうちいくつかはチアミン投与に反応する。末期の慢性肝不全では，主にチアミンの蓄積がなくなるために，チアミン欠乏症が起こる。その結果，慢性肝不全ではチアミン欠乏症により，二次的に脳の障害が起こる[40]。

▶チアミン投与による臨床反応

脚気またはウェルニッケ脳症が疑われる患者には，すぐにチアミンの非経口的投与を開始すべきである。細胞（特に肝臓）のチアミン貯蔵を充填するためにまず50～100 mgの範囲内で，静脈内もしくは筋肉内に投与する[3]。チアミンの非経口投与は，経口投与に比べ，胃腸障害やアルコール依存症などによってチアミン吸収に障害が疑われる患者にとって，特に重要である。

湿性脚気では，チアミンの投与によって，一般的に24時間以内に，心拍数，呼吸数の減少，肺うっ血の正常化などの急速な改善が見られる[3]。このような急速な症状の改善は，乾性脚気の幼児においても見られる。それとは対照的に，低下した感覚器や運動神経からの回復には数週間から数ヵ月かかることがある。

チアミンを投与した時のウェルニッケ脳症患者への効果は一定ではなく，症状や神経細胞の喪失具合によって異なる。眼筋麻痺（眼振，下垂症）は一般的に急速に（24時間以内）改善し，この所見はこれらの症状が動眼神経核と前庭核の生化学的（代謝的）病変であることを示している。逆に，失調性歩行の患者に対してチアミンの投与をしても，その効果は鈍い。なぜなら多くの場合，かなりの小脳神経細胞の脱落が起こっているからである[41]。同様に，視床の背内側核の障害と一般に考えられている記憶機能障害に対しては，チアミン投与の効果は一様ではなく，ほとんどの患者に記憶障害が残る。脚気とウェルニッケ脳症による末梢神経障害の改善には，数ヵ月のチアミン療法が必要とされている[41]。さらに，ウェルニッケ脳症からの完全な回復も，強力なチアミンの治療により報告されている[42]。

▶チアミン欠乏による選択的神経細胞死

研究者らは，チアミンの欠乏は2つのタイプの神経病理学的な病変をもたらすと提唱してきた。第一のタイプは，視床やオリーブ体に限局した神経の崩壊，軽度の内皮の腫脹，神経網の減少などである。これに対して，第二のタイプは乳頭体や脳室周囲の脳幹の神経核で見られる神経網の破壊，内皮の膨脹，ニューロンの減少である[43]。チアミン欠乏による選択的な神経損傷や神経細胞死を説明するためにいくつかのメカニズムが提唱されている。これらのメカニズムには，細胞のエネルギー欠乏，酸化およびニトロソ化ストレス，*N*-メチル-D-アスパラギン酸（*N*-methyl-D-asparate：NMDA）受容体による興奮毒性，血液脳関門の破壊などがある。

細胞のエネルギー欠乏

前述したように，チアミンの欠乏は脳内のTDP濃度の減少と，TDP依存酵素の働きの低下という特徴がある[12]。特にチアミンの欠乏に起因する神経細胞死におけるα-KGDHの減少の役割に注目が集まっている。というのは，α-KGDHは細胞のエネルギー産生を担うTCA回路の律速酵素であることが確立されているからである。

チアミンの欠乏により長期間にわたるα-KGDHの活性の低下は，グルコース（ピルビン酸）の酸化の減少と，脳内のアラニンと乳酸の濃度増加をもたらす。チアミンの欠乏した動物の脳から単離したミトコンドリアでの酸化的代謝の研究では，α-ケトグルタル酸を基質とする呼吸が減少するが，コハク酸塩を基質とする呼吸ではそのような変化は起こらなかった[8]。この結果は，α-KGDHの機能低下と一致する（**図21.2**）。脳幹において，チアミン欠乏による高エネルギーリン酸が低下している[13]。チアミン欠乏によるα-KGDHの活性低下は，グルタミン酸やγ-アミノ酪酸などのアミノ酸や神経伝達物質生合成の減少ももたらす[12]。病巣における乳酸の蓄積はpHの低下をもたらし[14]，またチアミンの欠乏した動物における間脳の神経変性ではミトコンドリアの崩壊が起こると報告されている[11]。さらに，チアミン欠乏症では，分枝鎖ケト酸の代謝が障害されることにより，神経機能の低下，そして最終的には視床の神経細胞死が起こる[44]。

酸化およびニトロソ化ストレス

チアミンが欠乏した脳内では，活性酸素種の産生が増加することが報告されている[45]。チアミン欠乏実験における酸化ストレスの他の指標には，ミクログリア細胞の活性化[11,46]と，脳の脆弱部でのニトロチロシン免疫反応性の増加をもたらす誘導型一酸化窒素合成酵素（NOS）の発現の増加がある[47]。ヘムオキシゲナーゼ1，細胞内接着分子1，Sニトロソシステイン，シクロオキシゲナーゼ2などの発現が上昇しているという報告もある[11,48,49]。チアミン欠乏状態では，血管因子も神経への酸化的傷害の一因となっている。このような因子には，内皮の一酸化窒素合成酵素の増加がある[50]。内皮型一酸化窒素合成酵素（*eNOS*）遺伝子のノックアウト動物では，チアミン欠乏による神経細胞死の著しい減少が示されている[11,48]。誘導型NOSあるいは神経性NOSのノックダウンを行わずeNOSノックダウンだけを行った場合に，チロシンのニトロソ化が抑制されている。この所見は，チアミン欠乏症において，eNOSの主要な役割が，一酸化窒素によるニトロソ化ストレスの材料となっていることを示している。さらに，実験的チアミン欠乏ラットに対する抗酸化剤である*N*-アセチルシステインの投与は，星状細胞のグルタミン酸輸送体あるいは興奮性アミノ酸輸送体（EAAT-2）の発現低下を抑制し，神経細胞の生存率を向上する[51]。活性酸素種の産生は星状細胞のグルタミン酸輸送体の発現低下をきたし，α-KGDHの活性を低下させる。その結果，チアミン欠乏における細胞死を増幅させるメカニズムとなっている[52]（46章参照）。

NMDA受容体を介する興奮毒性

チアミン欠乏症による神経病理学的傷害の所見は，興奮毒性による脳傷害とある程度似ている（すなわち，脳の損傷はグルタミン酸によるNMDA受容体の過剰な刺激によるものである。このプロセスは興奮毒性として知られ，細胞内カルシウムの過剰蓄積をもたらすことにより，細胞死メカニズムの活性化を引き起こす）。チアミン欠乏に起因する神経細胞喪失に興奮毒性が関与していることを裏づけるエビデンスとして，脳の脆弱部における細胞外のグルタミン酸濃度が上昇している[53]とする研究結果と，NMDA受容体の拮抗薬MK801のチアミン欠乏動物への前投与が神経細胞の保護に有効である[54]との結果がある。チアミン欠乏による脳細胞外グルタミン酸濃度の増加に対する1つの説明としては，チアミンの欠乏による影響を受けやすい脳部位における高親和性グルタミン酸輸送体の発現の喪失がある[55,51]。

血液脳関門の崩壊

実験によるチアミン欠乏およびヒトのウェルニッケ脳症における出血病変の特徴から，血液脳関門の崩壊が示唆される。チアミン欠乏の動物における，血液脳関門が完全な状態であることを示すために免疫グロブリンG（IgG）を指標として用いた研究では，下丘と下オリーブにIgGの免疫反応性の増加がみとめられた。これはこの領域や視床内側の細胞死が起こる前に見られている[56〜58]。ミクログリアの活性化による活性酸素種やサイトカインの産生は，チアミン欠乏によって生じる血液脳関門崩壊における最初の細胞傷害のきっかけとなる[46]。研究者らは，チアミン欠乏症では，タイトジャンクションタンパク質（occuldin，zona occuldens-1，zona occuldens-2）やマトリックスメタロプロテアーゼ9（matrix metalloproteinase-9）の変化が見られると報告している[58]。これらの変化がチアミン欠乏症における，血液脳関門の形態，機能の異常の原因となる[58]。

（Chantal Bemeur, Roger F. Butterworth／中屋　豊 訳）

22 リボフラビン

リボフラビン（ビタミン B_2）は，1879 年に最初に乳清から分離され[1]，次いでその構造が決定され，補酵素のフラビンモノヌクレオチド（flavin mononucleotide：FMN）とフラビンアデニンジヌクレオチド（flavin adenine dinucleotide：FAD）が同定された[2~5]。遊離リボフラビンはほとんど生物活性がないが，FMN と FAD は正常な細胞の機能や増殖に重要な役割を果たしている。特に，FMN と FAD は電子伝達反応（例えば，エネルギー産生反応および葉酸，ビタミン B_6，ナイアシンのような必須微量栄養素の代謝変換）や，薬剤代謝，毒物の解毒および電子スカベンジャー経路に関与するフラビンタンパク質のようなある種の酵素の補因子として働く。リボフラビンの欠乏（リボフラビン欠乏症）は，神経系の変性，内分泌機能不全，貧血，口，舌，咽喉の粘膜の炎症，口角部の亀裂（口角炎），目の充血と掻痒（角膜の血管新生による）および皮膚障害を起こす。リボフラビン欠乏症および類似の症状は，アルコール依存症，炎症性腸疾患，糖尿病の患者および高齢者に起こりやすい。

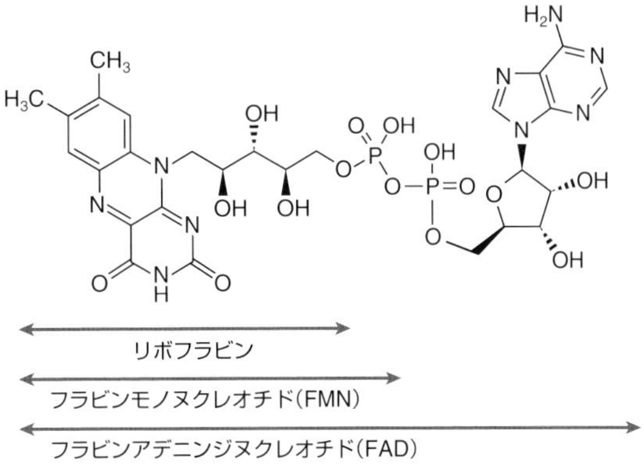

リボフラビン
フラビンモノヌクレオチド(FMN)
フラビンアデニンジヌクレオチド(FAD)

図 22.1　リボフラビンとその補酵素型フラビンモノヌクレオチド（FMN）およびフラビンアデニンジヌクレオチド（FAD）。

ルミフラビン
ルミクロム
クロルプロマジン

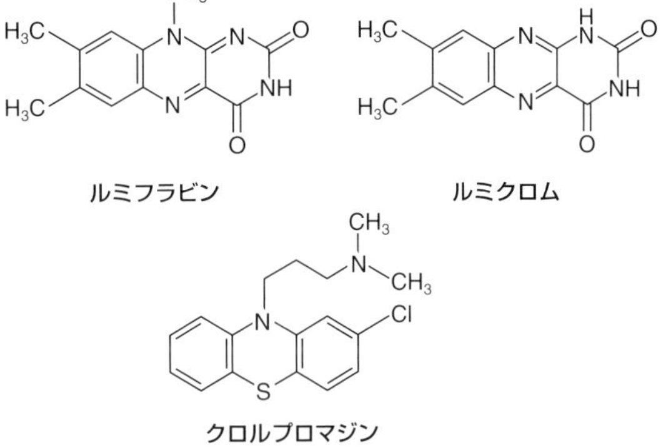

図 22.2　リボフラビンとその関連化合物の構造。

リボフラビンとその誘導体の化学，生化学的性質および機能

リボフラビン分子〈7,8-ジメチル-10-(1′-D-リビチル)-イソアロキサジン〉は，イソアロキサジンの平面環にリビトールの側鎖が結合した構造である（**図 22.1**）。遊離リボフラビンは分子量が 376.4 で，水溶液中では弱塩基で蛍光を発している。水に微溶性で，それが非経口および経口の水性液剤としての使用を難しくしている。リボフラビン分子は光に感受性が高く，アルカリ性では分解してルミフラビン（7,8,10-トリメチル-イソアロキサジン）に，中性から酸性の溶液中ではルミクロム（7,8-ジメチル-アロキサジン）になる（**図 22.2**）。ルミフラビンとルミクロムは生物学的には不活性な化合物であるが，別々の細胞内へ取り込まれる時にはリボフラビンと競合する。そのために，黄疸の新生児や皮膚疾患の患者の長期光線療法では，正常な体やリボフラビンのホメオスタシス（恒常性）に好ましくない副作用を与えることがある。

食物中では，リボフラビンの遊離形は少なく，大部分が FMN や FAD として存在している。リボフラビン分子のリビチル側鎖の 5′-ヒドロキシメチル末端が酵素によりリン酸化されると FMN が生成する。この反応はフラボキナーゼにより触媒される（**図 22.3**）。FMN がさらに FAD 合成酵素（FAD ピロホスホリラーゼともよばれる）によりピロリン酸が架橋したアデニル基が付加されると，このビタミンのより多く存在している形である FAD が生成する（**図 22.3**）。遊離リボフラビンから補酵素型への変換は，一部はミトコンドリアでも行われているが，主に細胞質で行われている[6~9]。リボフラビンから FMN や FAD への変換は甲状腺ホルモンにより影響を受けており，それはフラボキナーゼの活性化を介しているようである[10~12]。FMN や FAD からリボフラビンへの再生産は数種のホスファターゼが関与している（**図 22.3**）。

いろいろな代謝経路のフラビンタンパク質の補酵素としては FMN より FAD のほうが使われている。リボフラビンから FMN や FAD への変換は単に活性型をつくるだけではなく，細胞内のこの必須微量栄養素の取込みと保持に役立っている。細胞内のフラビンタンパク質の大部分はミトコンドリアに存在しており，FAD（またはリボフラビン）はフラビンタンパク質のミトコンドリアへの取込みとは異なる機構でこの細胞内顆粒に取り込まれる[9,12~15]。FAD とリボフラビンのミトコンドリアへの輸送は，ミトコンドリア膜の特異的キャリアー伝達系により行われているようである[14]。この系が細胞および分子レベルでどのように制御されているか，およびこの系の機能に影響を与える因子についてはほとんど知られていない。

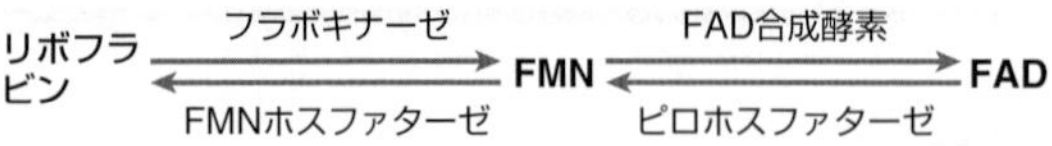

リボフラビン ⇄（フラボキナーゼ / FMNホスファターゼ）FMN ⇄（FAD合成酵素 / ピロホスファターゼ）FAD

図 22.3 リボフラビンからその補酵素型フラビンモノヌクレオチド(FMN)およびフラビンアデニンジヌクレオチド(FAD)への相互変換。

リボフラビン栄養状態の評価

血漿中のフラビンの一部はFMNやFADになっているが，大部分は遊離リボフラビンとして存在している。血漿中のすべてのフラビンは血漿タンパク質と結合しており，大部分はアルブミンと結合している。リボフラビンの栄養状態を評価するのに，通常2つの方法が使用される。1つの方法は，赤血球グルタチオンレダクターゼ活性係数(erythrocyte glutathione reductase activity coefficient：EGRAC）として知られる活性を測定すること[16,17]で，もう1つの方法は，リボフラビンの尿中への24時間あたりの排泄の蛍光測定（排泄されたリボフラビンの全量またはクレアチニン排泄との関連で表される）である。赤血球のピリドキシンリン酸オキシダーゼの活性を測定する新しい方法も報告されている[18]。この方法はグルコース6−リン酸デヒドロゲナーゼ（G6PD）欠乏症が多い集団での測定に適している[18]。G6PD欠乏症患者のリボフラビンの赤血球グルタチオンレダクターゼ法による測定は，G6PD欠乏がFADの赤血球グルタチオンレダクターゼへの結合の増大と関連しているので，リボフラビンの欠乏が見えにくくなってしまうおそれがあるからである[19]。これら以外のリボフラビンやその誘導体測定の方法には，高速液体クロマトグラフィーやリボフラビンやその誘導体の特殊なフラビンタンパク質への結合を測定する方法がある[20]。

リボフラビンの生理学

▶腸からの吸収

ヒトを含むすべての動物はリボフラビンを合成できないので，食物から腸吸収により摂取しなければならない。したがって，正常なリボフラビンの体内のホメオスタシスを制御し維持するには，腸からの吸収が中心的な役割を果たしている。腸にはリボフラビンの2つの供給源がある。1つは食物源で小腸から吸収される。もう1つは細菌源で，リボフラビンは大腸中の正常な微生物叢により産生され，腸のその部位で吸収される[21]。食物中のリボフラビンは主にFMNやFADの形で存在し，それらは非共有結合的にタンパク質と結合している。食物中に遊離リボフラビンは少量しかない。食物中のFMNやFADの分解吸収過程の第一歩は，胃酸と腸に存在する加水分解酵素によるタンパク質からの遊離である。遊離したFMNとFAD分子は腸の管腔や表面でアルカリホスファターゼにより加水分解されてリボフラビンになり，吸収される[22]。

遊離リボフラビンの小腸での吸収機構は，ヒトや動物の腸の様々な標本を使って研究されてきた。これらの標本は，加工されていない腸組織から分極した腸吸収細胞から単離した小胞（すなわち，頂上部刷子縁膜および基底外膜）に及ぶ[22〜30]。これらの研究は，遊離リボフラビンの吸収は小腸の近位で起こり，特異的なナトリウム（Na^+）非依存的キャリアー仲介性の系が関与していることを示している。この系はルミフラビンやルミクロムのようなリボフラビン構造類似体やアミロライド（Na^+/H^+交換阻害剤）により拮抗的に阻害される[24]。腸のリボフラビン取込み過程はリボフラビンと構造が類似のクロルプロマジン（三環系フェノチアジン薬剤）によっても阻害される[25]。腸吸収細胞内に取り込まれたリボフラビンの一部はリン酸化されたものもあるが[31]，基底外膜を通って吸収されたものは遊離リボフラビンだけである。基底外膜を通る過程もやはり，荷電していないキャリアー仲介性の機構に関わるものである[25]。

大腸内の正常な微生物叢により産生されるリボフラビンの量は摂取した食物の種類に依存する。肉中心の食事よりも，野菜中心の食事後のほうがより多くのリボフラビンが産生される[32]。それに加え，大腸管腔には細菌により産生された多量の遊離リボフラビンが存在しているので吸収されやすい[32,33]。実際に，大腸は管腔で産生された遊離リボフラビンを吸収できることが報告されている[34,35]。大腸細胞によるリボフラビン取込み機構は，小腸と同様に効率的で特異的なキャリアー仲介系を介している[36,37]。管腔内に存在するものが大腸内にとどまる時間を考えると，管腔内のリボフラビンを含んでいる消化物がすべてのリボフラビン栄養，特に大腸細胞の栄養に貢献していると考えられる。これらの大腸細胞は他の栄養素も管腔内容物に依存している（例えば，細菌により産生された短鎖脂肪酸は大腸細胞によりエネルギー産生のために使われる)。しかし，全身のリボフラビン栄養に対してこの管腔内容物の正確な依存度を決定したり，その依存度が環境因子にどのように影響されるかをさらに研究する必要がある。

腸によるリボフラビンの取込み過程に関与している分子に関する新しい知見が得られている[38,39]。リボフラビン輸送体1（RFT−1）とリボフラビン輸送体2（RFT−2）という2つの輸送体が同定されている[38,39]。*in vivo*で腸でのリボフラビンの吸収に，どちらの輸送系の関与が大きいかをさらに調べる必要がある。

食事中のリボフラビン量の変動は，腸のリボフラビン取込み過程の制御に影響を与える。リボフラビンの欠乏は腸のリボフラビン取込みを特異的に増加させるが，サプリメントなどでリボフラビンを取りすぎると腸からの取込みが特異的に減少することが報告されている[24,36,40]。腸内のリボフラビンの取込みは，細胞内のプロテインキナーゼAやカルシウム/カルモジュリンが関与する経路により制御されていることも知られている[28,36]。さらに，腸内のリボフラビンの吸収過程は個体発生過程の制御を受けており，成人よりも乳児期のほうがリボフラビンの取込みが高いことが報告されている[41]。

▶腎臓における排泄と再吸収

尿中へ失われるビタミン量を制御することにより，腎臓もまた正常な体のリボフラビンホメオスタシスの制御と維持に重要な役割を果たしている。十分なリボフラビンの取込みがある正常な状態では，1日あたり尿中に排泄されるリボフラビン量は約120 μgで，尿中の全フラビンの60〜

70%が遊離リボフラビンである。尿中に検出されるリボフラビンの代謝物には，7-，8-ヒドロキシメチルフラビン，ルミクロム，10-ホルミルメチルフラビン，10-(2′-ヒドロキシエチル）フラビン，8α-フラビンペプチドおよび5′リボフラビニルペプチドエステルがある[17,41～47]。

腎臓中では，リボフラビンは糸球体でろ過され，その後，効率的で特異的なキャリアー仲介過程により近位尿細管で再吸収される[48～53]。この系はリボフラビン欠乏に対応して活性化され，特異的な細胞内プロテインキナーゼが関与する経路により制御されている[48～53]。血漿中のリボフラビン濃度が高い時（多量のリボフラビン摂取後）には，尿細管からの分泌も起こり，体からのビタミンの排泄を促進する[48～53]。

▶他の上皮からの輸送

細胞培養モデルや妊娠満期のヒト胎盤からの合胞体層の先端（母親側）および基底（胎児側）膜から分離した膜小胞を使った研究により，胎盤からのリボフラビンの輸送は特異的なキャリアー仲介過程によりコントロールされていることが示されている[7,54～56]。

ビタミンの利用が最大で，リボフラビンの正常な代謝に重要な役割を果たしている肝臓での輸送機構も明らかにされている。肝臓でのリボフラビンの輸送にも，細胞外のリボフラビン濃度と細胞内の特異的な経路により制御されているキャリアー仲介過程の関与が知られている[57～59]。

リボフラビンを代謝の活性な網膜に供給するヒト網膜の色素上皮によるリボフラビンの取込みについてもよく調べられている。この取込みにも，リボフラビン欠乏により活性化されるキャリアー仲介機構が関与しており，細胞内の特異的な制御経路によりコントロールされている[60]。

▶乳中への分泌

リボフラビンとFADの両方ともに，ヒトやウシの乳中に検出され，それらの濃度はヒト乳のほうが牛乳より高い[61,62]。乳中のフラビン濃度は，母親の食事中のビタミン摂取量に依存する[63,64]。遊離リボフラビンとFADの分泌は，乳腺中でリボフラビンを輸送するABC輸送体である多剤輸送（BCRP〈breast cancer resistance protein〉/ABCG2）が介在する2つの機構が関与しているようである[65]。乳中での他のフラビン代謝物には，10-(2′-ヒドロキシエチル）フラビン，7-，8-ヒドロキシメチルリボフラビン，10-ホルミルメチルフラビンおよびルミクロムがある[59,61,62]。

リボフラビン欠乏症

リボフラビン欠乏症は通常，他の栄養素の欠乏症を伴っていることも多い。臨床症状と徴候は，唇外側の損傷（口角症），口角部の亀裂（口角炎），舌の炎症（舌炎），口や口腔の朱色化（充血）や腫れ（浮腫），皮膚の炎症（脂漏性皮膚炎），貧血，末梢神経疾患（神経障害）がある。先天的心疾患，ある種の癌および過度のアルコール摂取の患者もリボフラビンが欠乏するリスクがある。甲状腺機能低下症や副腎機能不全症では，リボフラビンからFADやFMNへの変換が障害を受けている[11,43,66]。

リボフラビンの排泄は，糖尿病，外傷，ストレス，経口避妊薬の使用で促進される。リボフラビンの摂取が非常に多い時には，過剰なリボフラビンは尿中へ排泄される。脂肪酸酸化の中間代謝にFADが関与するので，脂肪酸酸化は障害を受ける。ピルビン酸デヒドロゲナーゼ，α-ケトグルタル酸デヒドロゲナーゼおよびビタミンB_6の代謝の関与する反応では，リボフラビンはチアミン，ナイアシン，パントテン酸と共同して作用する（ピリドキシンやピリドキサミンリン酸のピリドキサールリン酸への転換はフラビンタンパク質により触媒される）。葉酸代謝の主要な酵素である5,10-メチレンテトラヒドロ葉酸レダクターゼにリボフラビンが必要なので，リボフラビンの欠乏は血漿中のホモシステイン濃度の増加と関連すると考えられる。リボフラビン欠乏症の初期の細胞内の代謝の変化の体系が提示されている。アデノシン三リン酸合成に必要な電子伝達鎖は保存されているが，脂肪酸のβ酸化の1番目の過程に必要な酵素類が減少している[67]。

リボフラビン欠乏症は軽度から重度まである。軽度のリボフラビン欠乏症は，生化学分析でしか検出できない（EGRACの増加または赤血球グルタチオンレダクターゼ活性の減少）。サプリメントによるリボフラビンの強化も生化学的に検出できる。EGRACまたは基礎的なグルタチオンレダクターゼ活性とリボフラビンの栄養状態についての研究によれば，EGRAC（研究数14）およびグルタチオンレダクターゼ活性（研究数5）とリボフラビンの摂取は強く関連している[68]。EGRACまたはグルタチオンレダクターゼ活性の変化は，リボフラビン摂取が欠乏～正常の集団では適切なバイオマーカーであると思われる[68]。

リボフラビン欠乏症は，ビタミン類を多く含む牛乳，卵，肉などの動物性の食物の摂取が少ない発展途上国に多いと以前より考えられてきた。特に小児や妊婦が影響を受けやすいようである。マリ共和国の都市部に住む妊娠可能な年齢の女性への調査では，リボフラビンは最も不足する4つの栄養素のうちの1つであった[69]。他の調査では，食物の質と健康に関係するバイオマーカーを改善するために多くの微量栄養素が評価されたものの，リボフラビンは調べられなかった。ポーランドにおいて行われた20～25歳のEGRACによるリボフラビン栄養状態の調査では，女性の33.7%，男性の25%がリボフラビン欠乏症であった[70]。研究者は，この調査を食物の摂取が記録された7日間における低いリボフラビン摂取量と関連すると考えた[70]。

軽度から適度のリボフラビン欠乏症は裕福な国では多く見られるのか，それは準健康状態なのか，および他の微量栄養素の利用状態に影響を与えるのかという問題にも関心がもたれた。Powersらは，イギリスにおいて牛乳摂取量の少ない19～25歳の女性を対象にリボフラビン強化の無作為臨床試験を行った[71]。被検者はEGRAC値が基準値より1.4高く，8週間，2 mgまたは4 mgのリボフラビン，またはプラセボを投与されるグループに無作為に分けられた。EGRAC値の低下で評価されたリボフラビン栄養状態は，リボフラビン投与量に比例して改良された。ヘモグロビン値は有意に改善され，EGRAC値が1.65以上のリボフラビンを強化された女性で最も効果が大きかった。Powersらは，リボフラビン欠乏症の現在みとめられているEGRACの閾値を上げることを考慮する必要性を示唆して

表 22.1 リボフラビンの食物からの推奨量

分類	推奨量（mg/日）[a]		目安量 (mg/日)[b]
	男性	女性	
0～6 ヵ月			0.3
7～12 ヵ月			0.4
1～3 歳	0.5	0.5	
4～8 歳	0.6	0.6	
9～13 歳	0.9	0.9	
14～18 歳	1.3	1.0	
19～70 歳以上	1.3	1.1	
妊婦		1.4	
授乳婦		1.6	

[a] 推奨量（RDA）：集団中のほとんどすべての個人（97～98%）の栄養素の必要性を満たす推奨摂取量。
[b] 目安量（AI）：母乳を飲んでいる健康な乳児の平均摂取量。
(Reprinted with permission from Food and Nutrition Board, Institute of Medicine. Riboflavin. In: Dietary Reference Intakes: Thiamin, Riboflavin, Niacin, Vitamin B_6, Vitamin B_{12}, Pantothenic Acid, Biotin, and Choline. Washington, DC: National Academy Press, 1998:87–122.)

いる。

リボフラビン含有食物と推奨量

消化できる補酵素の構成成分として大部分が見出されるリボフラビンは，ほとんどの植物や動物組織に存在する。特に卵，肝臓と腎臓の肉，赤身の肉および乳に多い。米国農務省による個人別食品摂取量継続調査によると，全リボフラビン摂取量の5%以上を供給する食品類は，牛乳，乳飲料，パンおよびパン製品，混合食品（肉，鳥，魚が主原料のサンドイッチなど），インスタントシリアルおよび穀物が主原料の混合食品である[72]。野菜や果物の中でも，芽キャベツやブロッコリーが重量あたりのリボフラビンとカロリーをより多く含んでいる。加工していない穀物は，製粉したり，精製した穀物よりリボフラビンを多く含む。アメリカやその他の栄養素添加政策をとっている国では，ビタミンB強化食パンやシリアル食品がリボフラビンの重要な供給源である。調理中に，熱に安定で，光に感受性の高いフラビンは水に浸出して一部が失われる。バイオアベイラビリティ（生物学的利用能）は，食物のフラビンの約95%，一度の食事で27 mg以下と推定される[72]。

チアミンとは対照的に，リボフラビンの必要量はエネルギーの使用量が増えても増加しない[72]。リボフラビンの推奨量（recommended dietary allowance：RDA）は1日あたりのmg量で表される（**表 22.1**）。1 μmolのリボフラビンは0.376 mgに，逆に1 mgのリボフラビンは2.66 μmolに相当する。成人でのリボフラビン欠乏の臨床的な徴候は，0.4 mg/1,000 kcal以上のリボフラビンを摂取すると防げる。しかし，尿への排泄，赤血球リボフラビンおよび赤血球グルタチオンレダクターゼに反映される成人や小児の組織中の蓄えを維持するためには0.5 mg/1,000 kcal以上必要であろう。

ヒトの乳中のリボフラビン含有量（0.35 mg/L）と消費容積に基づく乳児の目安量は，0～6ヵ月では0.3 mg/日，7～12ヵ月では0.4 mg/日である（**表 22.1**）。小児のリボフラビン推奨量は，1～3歳から18歳までは体重を基準にして0.5 mg/日から1.3 mg/日に増加し，男子のほうが女子より少し多いことが推奨されている[72]。成人女性の推奨量よりも，妊婦は0.3 mg/日，授乳婦は0.5 mg/日多く摂取するのが適切であると考えられている。

▶安全性と副作用

リボフラビンの添加や治療がみとめられた時には，推奨量の5～10倍の経口投与で通常は十分である。

過剰なリボフラビンの摂取が毒性を及ぼすかどうかは疑わしい。ヒトでのリボフラビン多量摂取による毒性や副作用は知られていない。サプリメントとして60 mgを投与しても，11.6 mgを静脈内ボーラス投与しても副作用はなかったと報告されている[73]。1998年に推奨量が改正された時にも，米国医学研究所食品栄養局は耐容上限量（tolerable upper intake level：UL）は設定されなかった[72]。

(Hamid M. Said, A. Catharine Ross／中谷一泰 訳)

I

23 ナイアシン

歴史的概要

ペラグラ（pellagra）はヒトのナイアシン欠乏症で，主にトウモロコシを主食にしている人に発症する。歴史的にペラグラの発症頻度は低いが，アメリカ南部やヨーロッパでは，トウモロコシ中心の農業の広がりとともに蔓延した[1]。ペラグラという用語は，「荒れた皮膚」という状態をさすイタリア語に由来する。実際にはトウモロコシはナイアシンを含んでいるが，それは他の分子に強く結合している。その結合はアルカリ処理には感受性が高いが，熱には安定である[2]。ネイティブアメリカンはナイアシンを遊離させるアルカリ性の種々の処理方法を開発していたが，コロンブスがトウモロコシをヨーロッパに持ち帰った時にはその重要性は認識されていなかった[1]。

ペラグラは光線過敏性（sun sensitive）皮膚炎（dermatitis），認知症（dementia）および下痢（diarrhea）の3つのDで特徴づけられる。下痢はこれらの症状の中ではめずらしくはないが，ナイアシンをはじめ他の栄養状態に影響を与える悪循環を及ぼす。欠乏症が進行すると食欲不振も現れ，通常は死にまで至る。皮膚炎や認知症が発症するか否かはまちまちで予想しにくく，ペラグラの診断を困難にしている。アメリカ南部での流行は，屋外で働いていた人に主に起こり，日焼けが臨床的な症状であった[3]。18～19世紀には，スペイン，イタリアやエジプトで同じような流行が起こった。北ヨーロッパでは発生頻度は低かったが[3]，低温な気候と室内労働環境が診断の困難な認知症を伴うペラグラを引き起こし，そうした場合不幸にも患者は，療養院に閉じ込められ，病因のトウモロコシを中心とする食事が与え続けられていた。20世紀にはアメリカ南部でも，療養院の患者にペラグラが大発生したことが記録されている[3]。女性のほうが男性よりペラグラの発症率が高かったようであるが，これは食料が平等に分配されていなかったためであろう[1]。

驚くべきことに，最初からトウモロコシが病気や毒性の原因であるといわれていたにもかかわらず，トウモロコシ食への偏りがペラグラの原因であるとみとめられるようになるのに数百年がかかった。1915年に医師のJoseph Goldbergerは，囚人に発症したペラグラが栄養を調整した食事または酵母のサプリメントで治癒したり，予防できることを示すための臨床試験を始めた[4]。ニコチン酸が最初に精製されたのは1867年のことだが，それが有効なビタミンであることは黒い舌のイヌがペラグラの動物モデルとして使用された1937年までわからなかった[5]。1937～1938年には多くの論文がニコチン酸がヒトのペラグラを治したことを報告し[3]，Douglas Spies，Marion Arthur Blankenhorn および Clark Niel Cooper らは，彼らの功績により雑誌 *Time* に Men of the Year として選出された。

ニコチンアミドアデニンジヌクレオチド（nicotinamide adenine dinucleotide：NAD^+）は，1906年に酵母抽出液から精製され，同定されたが[6]，その酸化還元活性は1936年になるまで記載されなかった[7]。1949年には，NAD^+が還元されてNADHになり，アデノシン三リン酸（ATP）が生成されることが報告された[8]。数十年もの間，動物，植物および微生物の代謝におけるNADやNADリン酸（NADP）の強い酸化還元作用に研究の焦点があてられていた。研究が大きく進展したのは1966年で，アデノシン二リン酸（ADP）リボースの生成が初めて報告された[9]。この進歩が，サーチュイン（Sirtuin）タンパク質によるタンパク質のポリおよびモノADPリボシル化[10]や環状ADPリボース[11]および*O*-アセチル-ADP-リボースの生成[12]への現在の理解へとつながった。これらの発見がペラグラの独特な代謝の原因を理解することを可能にした。

専門用語と化学的性質

ナイアシンには広義および狭義の意味がある。広義には，「食物のナイアシン含有量」で表されるように，ナイアシン栄養状態に貢献するニコチン酸，遊離ニコチンアミドおよびヌクレオチドが結合したニコチンアミドの組合せを意味する。狭義には，ナイアシンはニコチン酸を意味し，ナイアシンという用語は脂質異常症の治療に使用されるニコチン酸の多くの薬理学的研究論文に記述されている。

生態学的には，ナイアシンは主に植物によってニコチン酸，ニコチンアミドおよびトリプトファンとして食物連鎖に導入される（**図 23.1**）。植物はヒトの細胞とはまったく異なる目的でプロビタミン代謝物を合成することがしばしばある。植物はニコチン酸からピリジンヌクレオチドをつくるが一方で，植物は害虫を防いだり，成長を制御したりするためにニコチン[13]やトリゴネリン[14]のようなアルカロイドを大量につくったりする。植物中ではピリジンヌクレオチド合成過程でニコチン酸からニコチンアミドが形成され，植物細胞の代謝やヒトの胃腸（GI）管内での植物の消化の過程で放出される。

ニコチン酸とニコチンアミド（ナイアシンアミド）はピリジン環構造の3位の誘導体（ニコチン酸ではカルボン酸，ニコチンアミドではカルボキシイミド）である（**図 23.1**）。トリプトファンは動物の必須アミノ酸で，植物中ではインドール構造の誘導体として合成される。トリプトファンは環の構造が異なるにもかかわらず，多くの植物でナイアシンの合成に使われる[15]。動物の肝臓では，トリプトファンはNAD^+の合成に使われるが，その合成効率は様々で，ナイアシン状態を制御することもあまりない[16,17]。

ナイアシン化合物の生化学的な活性型は，NADおよびNADP補酵素である（**図 23.1**）。ニコチンアミド部分のピリジン環のC-4位が酸化や還元反応に関与する。アミド基

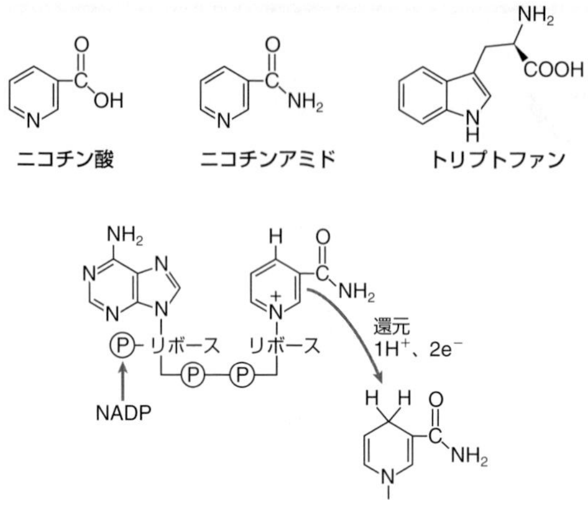

ニコチン酸 ニコチンアミド トリプトファン

図 23.1 上列はニコチンアミドアデニンジヌクレオチド（NAD）合成の植物中の３つの前駆体。下図は NAD の構造，リン酸化されてニコチンアミドアデニンジヌクレオチドリン酸（NADP）になる部位および還元されて生じる環構造の変化を示す。

およびピリジン環の1位の窒素の電気陰性度が高いので，水素化物イオンは酸化された C-4 位を容易に還元できる。これが生物の間で普遍的な酵素による水素転移反応の原理である。NAD の酸化還元ではない作用には ADP リボース転移反応があり，ニコチンアミドとリボース間のグリコシル結合は高エネルギー結合なので，この結合の開裂がこの反応を促進する。

補酵素の酸化型は NAD^+ または $NADP^+$ で，還元型が NADH または NADPH である。NAD および NADP は，酸化還元両型が含まれていることを表している。この記載は定量化の方法が酸化型と還元型を区別しない時，およびヌクレオチドのプールについて概論する時には必要である。NAD（P）は上述の4つの型すべてが含まれていることを表すのに使われる。NAD および NADP の還元型は，340 nm と強い紫外線吸収をもっており，酵素反応の測定でこれらの補酵素の酸化，還元状態を追跡するのに繁用される。

食事源

ある種の食物はナイアシンを豊富に含んでいる。植物由来の食物では，ナッツ，豆科植物および穀類には1食平均 2～5 mg 含まれており，これらが主食ならばナイアシンの重要な供給源である。これらの食物中のナイアシンはニコチン酸で，トウモロコシのような場合には，ほとんど利用できない結合型として存在している。鶏肉，牛肉および魚などを主原料にした食物には，1食平均 5～10 mg 含まれており，消化中にニコチンアミドを放出する主にヌクレオチドの形で存在する。ナイアシンに富む3番目の食物として，小麦粉や穀類加工食品の強化によりつくられた食品がある。カナダやアメリカでは，小麦粉 100 g あたり 5 mg が強化されている。米国農務省国民栄養データベースによると，朝食用シリアル食品には 100 g あたり 60 mg までナイアシンを含ませてよいとのことである[18]。

ナイアシンに富む食物の最後に，低い効率ではあるが肝臓で NAD に変化するトリプトファンが含まれている高タンパク質食がある。トリプトファン由来のナイアシンは食品のナイアシン含有量表示には一般的に示されていないが，ナイアシン摂取量はナイアシン当量（NE）= ナイアシン（mg）+1/60 トリプトファン（mg）にて示され，それには含まれている。トリプトファンの変換効率は，トリプトファンの摂取量が低いと悪くなるので簡単には予測しがたい[16,17]。

植物製品中のナイアシンは主にニコチン酸の形で存在しているが，構造が詳しくは不明な結合型で存在しているものも多い。これらの結合型は小麦ふすま，トウモロコシおよび他の穀物で研究されてきたが，ニコチン酸がエステル化している多糖類と糖タンパク質の不均一な混合物である[2]。トウモロコシでは大部分のニコチン酸は結合型で，トリプトファン含有量も低いため，トウモロコシをアルカリ処理しないで主食として摂取するとペラグラを発症させることになる。発展途上国では，このような状況がいまだ起こっており，周期的なペラグラの発生が報告されている[19]。ところが，アメリカではナイアシンの強化とシリアル食品の摂取が増えたために，ナイアシンの摂取量が 1930 年代の 16 mg/日から 2004 年には 32 mg/日に増加した[20]。この結果，先進国では明白なペラグラの発症率は極めて低い。しかし，血中の低い NAD/NADP 比に基づいて，先進国での潜在性の欠乏が指摘されている[21]。ナイアシン欠乏とペラグラの臨床的な徴候は，神経性食思不振症[22]，アルコール中毒症[23]，AIDS[24]，癌[25]および化学療法[26]などの他の病気や条件と組み合わさって現れる。

推奨量と耐容上限量

アメリカやカナダで採用された食事摂取基準（dietary reference intakes：DRI）値は，乳児や子どもの 2～8 mg/日から，女性の 14 mg/日，男性の 16 mg/日までの範囲の推奨量（recommended dietary allowance：RDA）を含んでいる（**表 23.1**）。耐容上限量（tolerable upper intake level：UL）は，子どもの 10～20 mg/日から成人の 35 mg/日までの範囲である。UL 値はナイアシンサプリメントとナイアシン強化食品にのみ適用され，ニコチン酸で誘導した皮膚潮紅反応に基づく。皮膚の潮紅は不快なものではあるが，実際の健康には影響がない。この量のナイアシンで持続性の皮膚の潮紅が持続するのは少数の人で，大部分のナイアシンのサプリメントや B-50，B-75，B-100 などの栄養補助食品はこの UL 値を大きく超えている。500 mg までのナイアシンのサプリメントはアメリカでは自由に購入できる。

脂質異常症の治療のためには，医師は 3,000 mg/日までのニコチン酸を処方する。この処置は，低比重リポタンパク質コレステロールを減らし，高比重リポタンパク質コレステロールを増やすのに効果的である[27]。シクロオキシゲナーゼ阻害剤で皮膚の潮紅は時間の経過とともに減るが，患者は処方量を守らなくてはならない。ナイアシンの過剰摂取による副作用は，皮膚の潮紅以外にも吐き気を起こさせたり，まれではあるが肝臓に傷害を与えることがある。1930 年から 2005 年までのあいだに，アメリカではナイアシンの摂取量が2倍になったが，これにともなって子どもの肥満や糖尿病が増加した。ニコチンアミドの大量投与は

表 23.1 ナイアシンの推奨量[a]

年齢（歳）	0〜0.5	0.5〜1	1〜3	4〜8	9〜13	≧14	妊娠時	授乳時
RDA（mg）	2	4	6	8	12	女性 14 男性 16	18	17

[a] 数値はナイアシン当量（NE）。6ヵ月以下の乳児は母乳からのナイアシン量。
(Data from Food and Nutrition Board, Institute of Medicine. http://www.iom.edu/~/media/Files/Activity%20Files/Nutrition/DRIs/DRI_Vitamins.pdf. Accessed July 27, 2012.)

耐糖能に障害を与えるという研究もある[20]。ナイアシンの栄養状態の変化とこれらの結果との関連性は不明である。

ニコチン酸とニコチンアミドの多量投与の薬理学的影響は，一部分は共通であったり，また，ある部分では少し異なる機構で起こる[28]。それらの悪影響は個々に研究し，分析しなければならない。ポリ ADP リボースポリメラーゼの阻害のような単一の影響でも，健康に良い面と悪い面がある[29]。ナイアシンの多量摂取はメチル基供与体にストレスを与え[30]，血液中のホモシステイン濃度を増加させる[31]。現在の UL 値は強制的なものではないし，ニコチン酸やニコチンアミドのサプリメントの多量の投与は有毒になる可能性もある。より有効な上限を規定するため，さらなる研究が必要であり，市場に反映されるべきである。

腸内の吸収部位，血液中の輸送および細胞内の存在形

ニコチンアミドやニコチン酸は胃壁から徐々に吸収されるが，小腸での吸収はそれよりも速い。ヌクレオチドは小腸上部で分解されて，遊離ニコチンアミドが形成される。腸での吸収機構は十分には明らかにはされていない。低濃度のニコチン酸やニコチンアミドは，ナトリウム依存性促進拡散[32]，プロトン共輸送体[33]または陰イオン交互輸送機構[34]により輸送されるであろう。より高濃度のニコチン酸やニコチンアミドは，受動拡散により吸収されるようである。

管腔から腸粘膜に吸収されると，ニコチンアミドは NAD に変換されるか（**図 23.2**，反応 4，5），門脈循環に入る。逆に，生理的濃度のニコチン酸は大部分が Preiss-Handler 経路により NAD になる[32]（**図 23.2**，反応 1，2，3）。NAD グリコヒドロラーゼにより NAD から生成したニコチンアミドは門脈循環に入る（**図 23.2**，反応 7）。その後，肝臓は門脈循環に残っているニコチン酸の大部分を取り込んで NAD に変え，NAD は分解されて全身循環に必要なニコチンアミドになる。赤血球もニコチン酸やニコチンアミドを取り込み，ピリジンヌクレオチドの循環プールをつくる[35,36]。

肝臓はナイアシン代謝の中心である。肝臓は肝臓以外の組織から放出されたニコチンアミドや門脈循環しているニコチン酸からニコチンアミドを受け取る。肝臓では，ニコチン酸やニコチンアミドは代謝されて NAD になるか，またはナイアシン栄養状態に依存して尿中に排泄される化合物が生成される。肝臓はトリプトファンを NAD に変換する部位でもある。肝臓の NAD の基底レベルは高く，さらにそれは食物からのナイアシンで増加し，血液中のニコチンアミド濃度の維持に使用できる中期的貯蔵プールをつくっている[32]。また，肝臓は尿から排泄しやすいように，

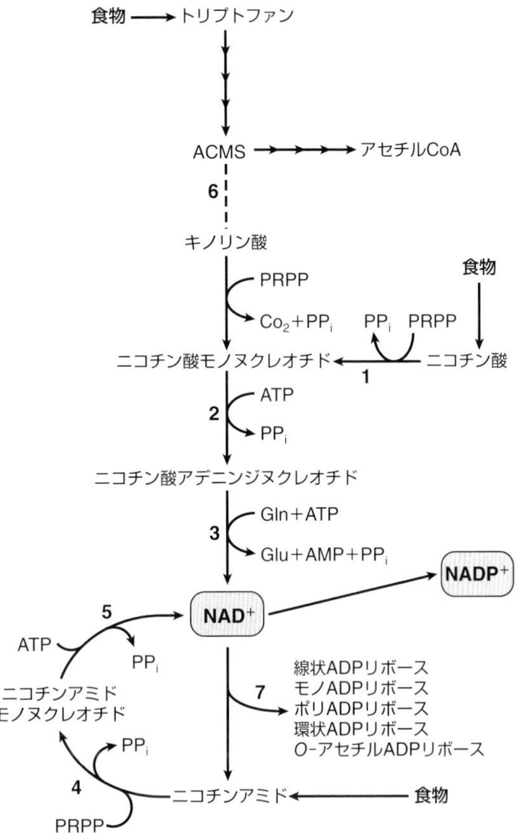

図 23.2 ピリジンヌクレオチドの合成と非酸化還元反応。反応 1〜3 は，ニコチンアミドアデニンジヌクレオチド（NAD^+）の *de novo* 合成の Preiss-Handler 経路である。反応 4，5 は，食物中または内因性のニコチンアミドを NAD^+に変換するのに使われる。反応 6 は，トリプトファンから NAD^+の生成に必要とされる自発的な化学反応である。7 では，種々のアデノシン二リン酸（ADP）-リボシル化および NAD グリコヒドロラーゼ反応が起こる。ACMS：2-アミノ-3-カルボキシムコン酸 6-セミアルデヒド，AMP：アデノシン一リン酸，ATP：アデノシン三リン酸，CoA：補酵素 A，Gln：グルタミン，PPi：ピロリン酸，PRPP：ホスホリボシルピロリン酸。

ニコチン酸やニコチンアミドのメチル化および水酸化された生成物をつくっている。ヒトでは，ニコチンアミドは主にメチル化されて N^1-メチルニコチンアミドを生じ，ニコチン酸はグリシンと抱合してニコチヌル酸が生成されている。食物からの摂取量が多いと，修飾されていないニコチン酸やニコチンアミドが尿中に検出されるが[32]，それはメチル基を供与する活性に限界があるためであろう[30]。

植物や微生物は，動物の食物中でピリジン環構造の供与源となるニコチン酸，ニコチンアミドおよびトリプトファンを生成する。Preiss と Handler[37]は，動物細胞中でニコチン酸を NAD に変換する経路を初めて報告した（**図 23.2**，

反応 1，2，3)。Dietrich ら[38]は，ニコチンアミドはホスホリボシルピロリン酸と，次に ATP と結合して NAD をつくるのに利用されることを示した（**図 23.2**，反応 4，5)。ニコチンアミドの摂取量が多い時に胃腸管の細菌が行う以外は，ヒトではニコチンアミドは脱メチル化されてニコチン酸を生成することはない[28]。

肝臓で代謝されるトリプトファンの一部から NAD が生成され，ナイアシン状態に寄与する。大部分のトリプトファンは 2-アミノ-3-カルボキシムコン酸 6-セミアルデヒド（2-amino-3-carboxymuconic-6-semialdehyde：ACMS）を経由してアセチル補酵素になる。ACMS は ACMS 脱炭酸酵素（ACMS decarboxylase：ACMSD）により代謝される。ACMS が蓄積すると，その一部は自発的に分解してキノリン酸になり（**図 23.2**，反応 6)，このようにトリプトファン 2,3-ジオキシゲナーゼまたはインドールアミン 2,3-ジオキシゲナーゼの活性が高いか，ACMSD の活性が低いか，あるいはキノリン酸ホスホリボシルトランスフェラーゼの活性が高ければ，トリプトファンから NAD の生成量は増加する。その結果，生物種や個体によりトリプトファンからナイアシンへの変換効率は大きく異なる[39~41]。この経路はタンパク質の多量摂取[42]，飢餓およびケトーシス[43]の間は，キノリン酸による神経毒性を最小にするために，ある程度は制御されているようである。

トリプトファンから NAD への変換効率は 1/60 であると見積もられている。これからナイアシン当量（1 NE＝1 mg ナイアシン＝60 mg トリプトファン）という概念が導入された。しかし，個人差は大きい[44]。さらに重要なのは，トリプトファンの摂取が少量の時にはトリプトファンの変換が起こらないことである[16]。この研究では，6 NE/日（RDA＝16 NE）を含む食物を 5 週間消費している若い男性が，さらに 240 mg/日のトリプトファンを投与されて調査が始められた。この追加の 4 NE/日は，血液中の NAD 値に影響を与えなかったし，トリプトファンが少量の時にはタンパク質の回転のほうがナイアシンの合成より先行しているようであった。この発見は動物モデルでも報告された[17]。同時に，高タンパク質食とトリプトファンの強化はペラグラを治療し，ハートナップ病（Hartnup disease）として知られる遺伝性のトリプトファンの吸収に障害のある患者は食物が少ないとペラグラを発症する。

栄養状態の評価

ナイアシンの摂取量が正常か，それより低い時には，ニコチン酸は効率よく代謝的に活性なヌクレオチドに変換されるので，尿中への排泄物の大部分はニコチンアミドの代謝物である。その場合にはナイアシン不足になるので，尿中への *N*-メチル-2-ピリドン-5-カルボキサミドの排泄は *N*-メチルニコチンアミドより大きく減少し，その比が 1 以下になりナイアシンが欠乏していることを示す[45]。その後の Fu ら[16]によるヒトでの研究は，ナイアシンの欠乏時には NADPH プールには変動はないが，赤血球内の NAD は減少することを明らかにしている。この発見により，ヒトでのナイアシン欠乏の指標であるナイアシン計数（niacin number）［(NAD/NAD＋NADP)×100］が使用されるようになった[21,25,46]。この結果は他の培養細胞[47]や動物モデル[48]でも再現できたので，ナイアシン欠乏時には NAD$^+$ プールが特異的に消失することを実証した。この問題に関しては，ナイアシン欠乏時の細胞破壊の機構に関連して後に考察する。

代謝における機能

▶酸化還元反応

ピリジンヌクレオチドの最も重要な機能は，すべての生物の代謝で起こっている酸化還元反応を支えていることである。NAD$^+$または NADP$^+$中の酸化されたニコチンアミド環は，正に荷電した窒素で 1 個の電子を，C-4 炭素で 2 番目の電子（プロトンとともに）を受け取る（**図 23.1** 参照)。別々の NADP プールの形成は，酸化および還元の両方の過程を維持するのに重要で，この反応に関与する NAD キナーゼはすべての生物で保持されている[49]。リン酸化自体は補因子の酸化還元能には影響を与えないが，NAD および NADP プールの間での酵素の特異性を発揮させる。その結果，NAD プールは主に電子伝達鎖の構成物によって主として酸化状態（NAD$^+$として）に維持されている。

逆に，NADP プールは，主にヘキソース一リン酸経路（ペントースリン酸経路）により主として還元状態（NADPH として）に維持されている。酸化能力のある NAD$^+$/NADH の組合せは，基質を酸化する酵素に結合し（例えば，解糖系，ピルビン酸の酸化的脱炭酸，TCA 回路，アルコールの酸化および脂肪酸の β 酸化)，質量作用の法則に従って酵素反応を促す。還元能力のある NADPH/NADP$^+$の組合せは，基質を還元する酵素に結合する（例えば，脂肪酸とコレステロールの合成，デオキシリボヌクレオチドの合成および過酸化水素の解毒)。解糖，TCA 回路，電子伝達鎖，脂肪酸合成および β 酸化などの経路がこれらの酵素により行われている。

▶ポリ ADP リボースの生成

ポリ ADP リボースは 1966 年に Paul Mandel のグループにより発見された[9]。これを合成する酵素で最初に同定されたのがポリ ADP リボースポリメラーゼ-1（PARP-1）で，細胞内のポリ ADP リボースを合成する大部分の活性はこの酵素による。そのために，この酵素のノックアウトマウスは，通常のマウスのポリ ADP リボース量の 5～10％しか合成しない。その後，ポリ ADP リボース合成活性をもつ酵素として，PARP-2，PARP-3，vault-PARP，タンキラーゼ，タンキラーゼ-2，PARP-7（ダイオキシン誘導性)，PARP-10 が発見された[50,51]。

PARP-1 は 2 つのジンクフィンガー構造をもち，DNA 鎖の切れ目に結合し，タンパク質の触媒部分にポリ ADP リボース合成を開始させるシグナルを送る[52]。核のタンパク質の 30 種以上が受容体になるが，ポリ ADP リボースの大部分は PARP-1 により合成される。PARP-1 のこの「自己修飾」は，この酵素の DNA 修復の機能に重要である。PARP-1 の自己修飾は，PARP-1 のホモ二量体化または PARP-1 と PARP-2 のヘテロ二量体化により起こる[53]。PARP のポリ ADP リボシル化が進むにつれて，その酵素は負に荷電し，最終的にはDNAからはじき返されて触媒活性を失う[54]。

PARP-2はPARP-1と似ているが，DNA結合部位は少し短い。PARP-1およびPARP-2は，塩基除去修復（base excision repair：BER）を制御するためにXRCC1と相互作用する[55]。PARP-1またはPARP-2の遺伝子を欠損させたヌルマウスは，遺伝的不安定性は示すが生存して繁殖できる。しかし両方の遺伝子を欠損させたダブルノックアウトマウスは子宮内で死ぬので，これらの2つの酵素はその機能を代理できることを示している[56]。

PARP-3はDNA鎖のニックを見分ける能力はないが，PARP-1とはヘテロ二量体をつくり，中心体に存在する[51]。PARP-4またはVPARPは，それぞれが哺乳類細胞の細胞質に存在する巨大なリボ核酸タンパク質粒子と結合している[51]。PARP-4やリボ核酸タンパク質粒子の役割はよくわかっていない。タンキラーゼおよびタンキラーゼ2は，哺乳類の染色体の末端に存在している反復配列をもつテロメアの付近に見出される[51]。タンキラーゼおよびタンキラーゼ2のPARP活性は折り重なったテロメアの先端を弛緩させて，テロメラーゼがDNA末端に接近してテロメア反復配列を付加・延長させる。テロメラーゼは，細胞の分裂に必要で，染色体の末端の短縮と不安定化を防いでいる。PARP-7およびPARP-10は，ヒストンのポリADPリボシル化を行い，遺伝子発現を制御している[51]。

本章では，PARP酵素のスーパーファミリーの機能については詳述しない。機構的には，ポリADPリボースはDNAと同様に強い負の電荷をもっている。そのために，ポリADPリボースが結合したタンパク質はDNAとは反発しあう。さらに，タンパク質のポリADPリボシル化は，直接その活性も変化させてしまう[57]。損傷したDNA付近の負に荷電したポリマーの存在は他のDNAを寄せつけず，有害な転移を防いでいる。また，多くのタンパク質はポリADPリボースに対する特異的で，非共有結合的な高親和性の結合部位をもっているので，ポリマーの形成部位に引きつけられる。これらの種々の機構が，DNA修復におけるPARP-1およびPARP-2（PARP-1/2）の機能に関連して最もよく調べられている。すなわち，DNA損傷時のPARP-1/2の活性化は多段階の反応を誘起する。DNAの切断部位に結合した活性化PARP-1/2は，その付近のヒストンを化学修飾し，DNAから解離させ，クロマチンの弛緩を引き起こす。

さらにヒストンにはポリマーに対して強い親和性をもつ部位があり，PARP-1/2に結合しているポリADPリボースに結合してクロマチンから引き離される。このクロマチンの弛緩は修復酵素の複合体の形成に寄与し，さらにXRCC1，p53，XPA，ATM，DEC，トポイソメラーゼ，DNAリガーゼおよびDNAポリメラーゼのようなポリマーに高親和性の結合部位をもつタンパク質の複合体形成に寄与する[58]。修復複合体が完成後，自己修飾されたPARP-1/2はDNAから引き離され，修復過程が終了する。PARP-1活性が阻害されたり，あるいは細胞内のNAD量が少ない場合には，DNA修復部位にPARP-1が結合したままになり修復の進行を妨げられることもある[28]。

遺伝子発現の制御におけるPARP酵素の役割も興味深い。PARP-1はDNA鎖の切断がなくても結合し，DNAのある二次構造により活性化される[59]。このようにPARP-1はクロマチンの構造を制御し，DNA損傷がなくても転写因子を集めることができる。例えば，神経の可塑性や記憶の過程にはDNA鎖の切断よりも遺伝子発現の制御が関与していると考えられてきたが，PARP-1がこれらに必要であることが示された[60]。同様に，核内因子κB（NFκB）による情報伝達および炎症の制御へのPARP-1の関与にも興味がもたれる[61]。この経路は感染にプラス効果をもつが，心臓発作や脳卒中，臓器移植および敗血症性ショックのような急性疾患や，糖尿病および心臓血管病のような慢性疾患ではNFκBを介した情報が組織の損傷を悪化させる[29]。これらの病状がPARP-1を阻害することによりずいぶん改善されることが報告されている。この発見はPARP-1と健康との関係に論争を起こしている。遺伝子の安定性の維持および長期間の健康の維持にPARP-1が必要であると多くの論文に記載されているが，それとは逆にPARP-1活性が健康に悪影響を与えるという報告も多い[29]。PARP-1の阻害剤やナイアシンのサプリメントのようなPARP-1活性に影響を与える薬物を臨床に使用するには，各疾患の1つ1つの過程におけるPARP-1酵素の役割を明確にする必要がある。

▶モノADPリボシル化反応

モノADPリボシル化反応では，1個のADPリボース単位がNAD^+から受容体タンパク質のアミノ酸残基へ移動する[10,62]。コレラ菌，百日咳菌，ジフテリア菌，シュードモナス属細菌の毒素は，宿主の細胞のGタンパク質をADPリボシル化して細胞機能を破壊する。哺乳動物の細胞には，多くの内因性モノADPリボシル化酵素（ART）が存在し[10]，多種類のアミノ酸側鎖をADPリボシル化する。エクトARTは細胞の外側に分泌されたり，発現されるが，エンドARTは細胞内で作用する。エクトARTには，ART1（インテグリンをADPリボシル化し，筋形成を調節する）およびART2（ATP開口型イオンチャネルをADPリボシル化しアポトーシスを誘導する）がある[63]。正常な状態では細胞外のNAD^+濃度は非常に低く，エクトARTの基質になるのは形質膜のNADチャネル，または傷ついた細胞から放出されたNADなどである。これらの結果は，NAD自身が細胞の代謝状態のシグナルや，まわりの細胞の死のシグナルに使われ，パラクリンまたはオートクリンのシグナルに関与している可能性があることを示唆している。

エンドARTは細胞内で作用する。Gタンパク質は細胞の情報伝達の重要な構成要素で，アルギニンに特異的なADPリボシル化の基質である[10]。この過程はGタンパク質が関与している種々の経路を調節する。伸長因子2はエンドARTの基質になるもう1つのGタンパク質である[64]。エンドARTの他の基質にはグルコース調節タンパク質78（GRP78）がある。このGRP78は，小胞体の内腔に分泌されたタンパク質の正しいフォールディング（折り畳み）を助ける分子シャペロンである。代謝または環境の変化に伴うストレスのもとでは，GRP78はモノADPリボシル化される。この過程は栄養状態により引き起こされるストレスの時にはタンパク質の分泌速度を遅らせるが，細胞を殺すような完全な分泌停止は防いでいる[10]。

▶サイクリック ADP リボース，直鎖状 ADP リボース，O-アセチル ADP リボース，ニコチン酸アデニンジヌクレオチドリン酸およびカルシウムシグナル

1993年に，細胞内のカルシウム移動を引き起こすNAD^+の代謝産物がサイクリック ADP リボースであると同定された[65]。カルシウム濃度は，サイトゾルに比べて細胞外は約1万倍高い。形質膜を通過したり，細胞内貯蔵部位（例：小胞体，ミトコンドリア，リソソーム）から放出されたりすることによる細胞内のカルシウムの一時的な増加は，神経伝達，β細胞によるインスリンの放出，筋収縮およびTリンパ球の活性化などの過程を制御している[66]。サイクリック ADP リボースはカルシウムにより誘導されるカルシウム誘発性カルシウム放出（calcium-induced calcium release：CICR）の過程に関与している。例えば，神経軸索に沿って伝導されるインパルスは，電位開口型チャネルが開いて一定量のカルシウムが形質膜を通過することによりシナプスに到達する。このカルシウムはイノシトール三リン酸（IP3）およびサイクリック ADP リボースの形成を促進し，IP3 は IP3 受容体に，サイクリック ADP リボースはリアノジン受容体に結合して細胞内貯蔵部位からさらにカルシウムを放出させる。細胞内カルシウムが一定の閾値に達すると神経伝達物質が放出され，インパルスがシナプスを通って伝えられる。同様なカルシウムの放出はシナプス前細胞およびシナプス後細胞でも起こり，シナプスの働きを変化させ，神経系のすべての機能に関与している。

最近，市販の$NADP^+$中の不純物がカルシウムを動員させることがわかり，その不純物がニコチン酸アデニンジヌクレオチドリン酸（$NAADP^+$）であると同定された。$NAADP^+$は培養細胞や全組織に見出され，生理的な刺激に反応することが示された[67]。$NADP^+$から$NAADP^+$が生成されるメカニズムは不明であるが，驚くべきことに$NAADP^+$はサイクリック ADP リボースを *in vitro* でつくるのと同じ酵素で生成されるのである[11]。$NAADP^+$を *in vivo* で生成する酵素は同定されていない。$NAADP^+$はカルシウムを2つのポアを持つ2ポアチャネルを通して放出し，それは CICR を開始させたり，増幅させたりする[68]。最後に，これらの同じ型の酵素は，NAD^+から直接的に，またはサイクリック ADP リボースを加水分解することにより直鎖状の ADP リボースを生成する[11]。直鎖状の ADP リボースは，ポリ ADP リボースの生成と変換からも合成される。直鎖状の ADP リボースは，TRPM2 チャネル［訳注：transient receptor potential channel の melastatin ファミリーに属するCa^+透過性のカチオンチャネル］を通してカルシウムの放出も行う[69]。TRPM2 チャネルは，NAD^+の代謝物の1つで，サーチュイン活性の産物である O-アセチル ADP リボースの刺激によってもカルシウムを放出することができる。すなわち，細胞内のカルシウムの放出は，IP3，環状 ADP リボース，O-アセチル ADP リボースおよび$NAADP^+$の重複したシグナルにより調節されているのである。このようにカルシウムによるシグナル伝達は，ピリジンヌクレオチド代謝と細胞のエネルギー状態が組み合わされ，統合されているのである。

▶サーチュインの機能

NAD^+のもう1つの役割は，NAD 依存性タンパク質脱アセチル化酵素のファミリーであるサーチュインの基質となることである。種々のタンパク質からアセチル基が ADP リボースに転移し，ニコチンアミドが遊離する。哺乳類のサーチュインのファミリーは7種類あり，そのうち最も研究されているのが SIRT1（哺乳類）/Sir2（酵母，線虫，ハエ）である[12]。Sir2 に関しては，酵母，線虫，ハエにおいてカロリー制限による寿命の延長に関与することが発見された。ブドウ製品中に存在するポリフェノールであるレスベラトロールは Sir2 を活性化し，カロリー制限なしで寿命を延長することが発見された[70]。このため赤ワインの健康への影響に関する興味が高まった。寿命の延長の機構や哺乳類の SIRT1 が Sir2 と同様の機能をもつかどうかはまだ未解明の部分が多く残されている。

SIRT1 はタンパク質脱アセチル化酵素として作用するが，SIRT2 から SIRT7 は脱アセチル化酵素と ADP リボシルトランスフェラーゼの二重の活性をもっている[12]。SIRT1 はヒストンおよび p53 を脱アセチル化することが初期より確立されている。ヒストンの脱アセチル化はクロマチン構造をより凝集させ，遺伝子発現を抑制するので，理論的にはナイアシンの欠乏は，遺伝子発現を活性化し，損傷や転移に感受性を高めるように DNA 構造を弛緩させることになりかねない。SIRT1 はクロマチン構造の調節を細胞のエネルギー状態に結びつけているようである。SIRT1 は DNA の損傷部位付近のクロマチンの微小環境を調節しているのかもしれない。DNA 鎖の切断点での PARP-1/2 の活性化は，その付近のNAD^+を減少させ，ニコチンアミドを増加させる。これが SIRT1 活性を阻害し，ヒストンのアセチル化を導いてクロマチンの弛緩をもたらし[71]，修復酵素の接近を助ける（**図 23.3**）。

SIRT1 により脱アセチル化される他の基質には，p53，FOXO，Ku70，p300，Rb，NFκB および PGC-1α がある[72]。この事実はサーチュインの活性化が代謝に複雑な影響を与えることを示唆している。p53 は細胞周期のチェックポイント，DNA 修復およびアポトーシスを制御しており，そのアセチル化はユビキチン化を阻害して p53 の安定性と蓄積を増すようである。このように SIRT1 の作用は，p53 の機能を阻害し，腫瘍のプロモーターとして働いている可能性がある[72]。SIRT1 の他の基質に対する作用に関しても，アポトーシス，遺伝子の安定性および癌に与える影響を研究しなければならない。

SIRT1 にはクロマチンの構造や遺伝子の安定性を変化さ

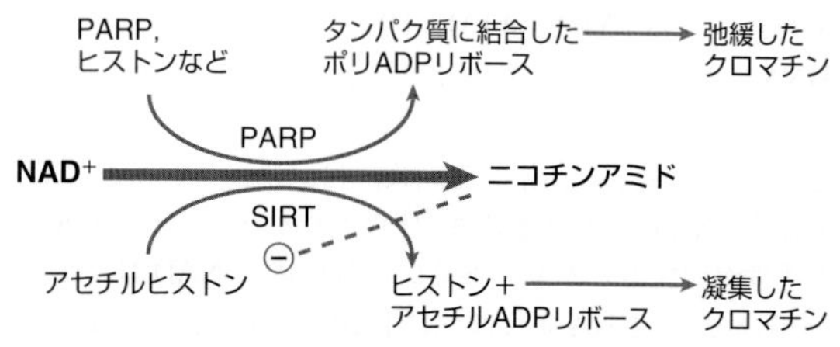

図 23.3 ポリ ADP リボースポリメラーゼ（PARP）とサーチュイン（SIRT）によるクロマチン構造の制御。ADP：アデノシン二リン酸，NAD：ニコチンアミドアデニンジヌクレオチド。

せて，寿命を延ばす能力があるが，その他にも肝臓，筋，脂肪組織および膵臓のような重要な組織におけるエネルギー代謝を調節する遺伝子発現の制御にも関与している可能性がある[12]。すべてをまとめてみるとSIRT1の活性化は，インスリンの感受性を維持し，2型糖尿病のリスクを減らしているようである[12,70]。サーチュインがヒトの健康や長寿に与える影響については，さらに研究が必要である。

ナイアシンの欠乏および過剰状態の原因と症状

以前の研究者は，ナイアシン欠乏の病理的症状は酸化還元サイクリングの損傷に起因すると考えていたようだ。その当時はナイアシンの代謝での役割はそれしか知られていなかったからである。しかし，ペラグラの臨床症状（認知症，光線過敏性皮膚炎）は，NADのADPリボシル化作用に結びつけるとよりよく説明できる。ピリジンヌクレオチドの酸化還元機能の消失は損傷が大きすぎるので，ナイアシン欠乏時にはその機能は酵素の高親和性と細胞内局在により可能な限り長く保存されるであろう[1]。ナイアシン欠乏時には，減少するのは主にNAD^+プールであり，NADH，$NADP^+$およびNADPHは維持され，GSH/GSSG（還元型および酸化型グルタチオン）は損傷されない[48]。NADはミトコンドリアに濃縮されており，そこでは種々の酸化還元反応に関与するが，細胞内の大部分のADPリボシルトランスフェラーゼには使用されずに守られている（後述）[1]。メタボロミクスの技術をナイアシンの種々の栄養状態での中間代謝産物の分析に使用し，動物のいろいろな組織で酸化還元反応がナイアシンの栄養状態にどのように影響されるかを明らかにする必要がある。

ペラグラの光線過敏性は劇的で，同じく酸化還元反応に関与する栄養素であるリボフラビンや鉄が欠乏してもこのような症状は出ない。色素性乾皮症のような家族性の光線過敏性疾患の発症機構と同様に，光線過敏性はヌクレオチド除去修復（nucleotide excision repair：NER）のようなDNA修復経路に問題があると考えられている。生存に必須な塩基除去修復（base excision repair：BER）遺伝子には大きな欠陥はなさそうである。NER，BERやDNA修復の他の経路にPARP酵素の関与が大きければ，ナイアシン栄養状態の低さとPARP活性の減少はこれらの経路を損傷するであろう[73]。マウスではナイアシンの欠乏により紫外線による皮膚癌が増加し[74]，適量より多いナイアシンの投与で皮膚癌のリスクが低下した[75]。

細胞培養を使っての研究では，ポリADPリボースの生成はナイアシン状態に影響されやすく，高分子化合物の形成能力の低下とDNA損傷に対する感受性の増加とが相関していた[76,77]。同様にラットの骨髄細胞を使った研究でも，ナイアシンの欠乏はPARP-1によるポリADPリボースの生成を低下させ[78]，ヌクレオチド除去修復を防害し，ゲノム不安定性を激増させた[79]。こうしたことにより，ニトロソ尿素で誘導される白血病の発症を増加させた[80]。これらの発見は，ヒトにおけるナイアシン状態と発癌リスク関連性への疑いを生じさせた。ヒトでのナイアシン欠乏の皮膚癌のリスクに関する長期的な実験結果はないようである。南アフリカのTranskei地域の原住民は食道癌のリスクが高い[81]。トウモロコシが中心で，低タンパク質の食事がこの地域住民の主食で，ペラグラもよく見られる。ペラグラの患者に多い食道の潰瘍や食道炎は，食道癌の発症に関連している。他の地域での研究もトウモロコシの消費と食道癌のリスクとの関連に言及している[82~85]。これらの結果をまとめると，ペラグラの光線過敏性および他のゲノム不安定性は，PARP-1をはじめとする他のPARPファミリーによるポリADPリボース合成の低下と関連していると考えられる。

ナイアシン欠乏のもう1つの現象は，ペラグラによる認知症である。それは一般的なうつ病から統合失調症に似た神経機能の重度の損傷に進行する。患者は幻聴や幻視を経験し，妄想をもったり，自殺や攻撃的な行動をとる[86]。ペラグラの長い歴史で，精神異常者のための病院に収容された多くの患者は，皮膚病変が出なかった時でさえ，単にナイアシンの欠乏だけであった可能性がある。1900年代初頭にジョージア州の療養所に入院した患者の中で，このような11の症例が報告されている[87]。これらの認知症患者の大部分は初期には皮膚病変がなく，ペラグラとは診断されなかった。11人の患者のうち10人に，甘いミルクの中に生卵を入れた食事から始めて，栄養豊富な食事を与えて病状を改善させるのに成功した。

1937年以降，ペラグラ患者に対するニコチン酸療法の多くの症例報告が発表された。医師たちは神経系の機能が急速に，劇的に回復したと報告した。ペラグラ性の認知症の症状が一夜で消失するのがしばしば観察された。患者は知能の低下を回復することができて驚いた。このような症例は，ナイアシンの欠乏が脳の構造を破壊するのではなくて，細胞内の情報伝達や神経伝達のような短期間の過程に障害を与えていることを示している。光線過敏症と同様に，認知症は酸化還元活性をもつリボフラビンや鉄のような他の栄養素の欠乏では発症しなかった。一般的にペラグラでは，タンパク質，エネルギーおよびナイアシンに加えてリボフラビンやチアミンのような微量栄養素が欠乏している。ナイアシン療法に続いて，口腔病変を治すにはリボフラビンの強化が必要だろうし，末梢神経障害の治療にはチアミンが必要であろう。ある研究者は，ペラグラによる認知症を説明するためにキノリン酸やセロトニンのようなトリプトファンの代謝物が減少していることに注目しているが[88]，ナイアシンの強化で中枢神経系の機能の改善が見られることからNAD代謝物のほうがより重要なのだと考えられる。

神経機能が種々のADPリボシル化反応の変更で改めることができるのは明白である。学習や記憶のいくつかのモデルでは，シナプスの長期増強にはPARP-1活性が必要とされている[60]。Gタンパク質のモノADPリボシル化は，シナプスの感受性を制御できる。しかし，ナイアシン状態と神経機能の結びつきにはカルシウムによる情報伝達が最も有力である。前述したように，環状ADPリボース，線状ADPリボース，NAADPおよび*O*-アセチルADPリボースは，細胞質のカルシウム濃度を増加させ，カルシウムスパイクの開始またはCICR過程によるカルシウムの増加を起こす。これらの過程は，すべての型の神経伝達物質をもっている神経細胞の前シナプスおよび後シナプス末端で働いているので，神経機能の破壊は広範で複雑である。ナイアシンの補充は統合失調症の治療には非常に効果があるというわけではなさそうであるが[89]，この不明な点の多い精神疾患とペラグラによる認知症の類似点から，将来的には解明されるかもしれない。

ナイアシン状態が神経機能に与える影響についてはあまり研究されていない。ナイアシン欠乏，コントロールおよびナイアシンを強化したラットの脳では，NAD^+および環状ADPリボースの濃度は異なり，その変化は学習や行動の違いに現れる[90]。CD38ヌルマウスでは，脳の環状ADPリボース濃度は低く，異なる挙動をする[90]。ペラグラによる認知症で，環状および線状ADPリボース，NAADPおよび*O*-アセチルADPリボースの果たす役割は詳しくはわかっていない。神経の複雑で速い変化に，これらの情報伝達分子の変化が関与しているのであろう。

ペラグラの3つのDのつく症状のうちの1つである下痢（diarrhea）は，それほど独特ではなくて，他の微量栄養素や三大栄養素の欠乏でも起こる。胃腸管の維持に多量のエネルギーを必要とし，いろいろな栄養失調で衰弱してしまう。小腸の柔毛網が短くなると，表面積が小さくなり，未消化の栄養物が結腸に移動し，そこで発酵して下痢を起こす。下痢が始まる時の胃腸管におけるナイアシンの特殊な代謝機能は明らかではないが，下痢こそが栄養不足の悪循環の始まりであり，ペラグラの最後のDである死（death）を促進する栄養失調を悪化させる。

ペラグラは，必須の酸化還元反応からゲノム安定性，細胞間情報伝達，遺伝子発現の制御を含む全身の代謝におけるナイアシンの複雑な役割を反映する興味深い異常である。ペラグラの徴候が現れ，症状が進行する時に，どのように進行していくのかをさらに究明する必要がある。

（James B. Kirkland／中谷一泰 訳）

I

24 ビタミン B_6

1930年代にビタミンB_6についてのエビデンスが初めて報告されて以来，ビタミンB_6の性質，代謝機能，健康維持における役割に関するわれわれの理解は飛躍的に高まった。にもかかわらず，このビタミンの適切な摂取量，摂取不足による影響，栄養状態を評価する最も良い方法，補充による健康への効果などについて，いまだに不確かな部分は残っている。本書の前版[1]の刊行以来，ビタミンB_6の栄養状態の影響，慢性疾患の発症率について重要な進歩が見られた。ここでは，これらのトピックスについて特別に考察する。

歴史

1934年に初めて，のちにビタミンB_6として同定された可溶性栄養因子についてのエビデンスが報告された[2]。1938年，5つの研究所がそれぞれ独自にピリドキシン（PN）を単離，結晶化し[3~7]，発表された構造は翌年の合成の成功により確認された。乳酸菌の栄養要求に関する研究は，ピリドキサール（PL）やピリドキサミン（PM）の発見につながった[8]。ビタミンB_6の補酵素型はリン酸化された誘導体であり[9]，最終的には5′-リン酸塩として同定された。

化学的性質と命名法

ビタミンB_6は，PNの栄養活性を示す2-メチル-3-ヒドロキシ-5-ヒドロキシメチル-ピリジン誘導体ファミリーに対してよく使用される一般用語である[10]。「ピリドキシン」は特に臨床領域で一般用語として使われていたが，混乱を減らすために，一般的なビタミンB_6の採用が強く推奨されている。

ビタミンB_6には，2-メチル-3-ヒドロキシ-5-ヒドロキシメチル-ピリジン核のピリジン環の4位における置換基が異なっている3つの主要な誘導体が存在する（**図24.1**）。それらの誘導体は，C-4置換基にPNはヒドロキシル基，PLはアルデヒド基，PMはアミノメチル基を有する。PNはアルコールなので，古くは「ピリドキソール」と一時的に名づけられていたが，このよび方は現在では廃止されており，使うべきではない。PN，PLやPMにはC-5′位がエステル置換されたリン酸塩，すなわちピリドキシン5′リン酸（PNP），ピリドキサール5′リン酸（PLP），ピリドキサミン5′リン酸（PMP）が存在する。PLPやPMPはビタミンB_6の補酵素型であり，アミノトランスフェラーゼ酵素ファミリーの作用時に相互置換する。PNPは補酵素ではないが，PLPが食事中PNからつくられる際の代謝経路における重要な中間代謝産物である（**図24.2**）。4-ピリドキシン酸（4-PA）はビタミンB_6代謝における主な不活性型代謝産物であり，C-4にカルボキシル基を有し，栄養的あるいは代謝的に不活性である。**図24.1**に示すように，ピリドキシン5′-β-D-グルコシド（PNG）は，植物由来の食品から発見されたビタミンB_6の糖鎖型である。

吸収とバイオアベイラビリティ

ビタミンB_6の腸管からの吸収は，不飽和，受動拡散を受け，非リン酸化型で空腸において行われると考えられている[11]。しかし，真核細胞を使った*in vitro*の研究により，ビタミンB_6吸収はpH依存性で，飽和あるいは不飽和型で起こるということが示唆されている[12]。また，吸収の*in vitro*のモデルでは，吸収はプロトン依存性膜輸送システムを経由して起こっていると考えられる[12]。食事性PLP，PMP，PNPは，吸収前に刷子縁膜においてアルカリホスファターゼにより脱リン酸化される[1]。いったん吸収されると，食事性PN，PL，PMは輸送経路に入るためにPLリン酸化酵素により再びリン酸化される。このピリジン環の5′位におけるリン酸基付加反応は，腸管粘膜細胞や他の組織においてビタミン群が形質膜を通って流出することを防ぐため，ビタミンB_6分子を負に帯電させる役割がある。そして，側底膜を通って門脈に入るため，PN，PL，PMは再び非リン酸化型へ戻される。

食品やサプリメント中の栄養素のバイオアベイラビリティ（生物学的利用能）は，栄養要求量を満たす際や不適切な状態を改善する際の食事の妥当性やサプリメントの有効性を評価する上で重要な問題となる。混合食のヒトにおいては，ビタミンB_6のバイオアベイラビリティはおよそ75%であり[13]，ブタのデータでは動物性ビタミンB_6の消化率が植物性のものよりもおよそ10%大きいことを示している[14]。他で概説されているように[15]，ビタミンB_6のバイオアベイラビリティはフードマトリックス（すなわち非消化性残基）の配合割合，あるいは糖鎖型ビタミンB_6の利用率の関数となる。ヒトの食事中の主要な糖鎖型ビタミンB_6であるPNGは，平均して1日のビタミンB_6摂取量のおよそ15%を占める[16]が，この割合は食品選択に大きく左右される。遊離型PNと比べて精製されたPNGのバイオアベイラビリティは，ラットにおいてはわずか30%ほど[17,18]，ヒトにおいては約50%であった[19,20]。同位元素で標識したPNGを用いたラット[17]やヒト[19]での研究では，PNGは効果的に吸収されるが，小腸内においてグルコースとPNに完全に加水分解されるわけではない。PNGの腸での加水分解反応は2つのβ-グルコシダーゼ，すなわちPNG加水分解酵素として命名された新規の細胞質内酵素[21]と刷子縁膜酵素であるラクターゼ-フロリジン加水分解酵素によって触媒される[22]。また，PNGはそのまま吸収され，腎臓に存在するグルコシダーゼ活性により加水分解されたり，変換されずに尿中に排泄される[19,20]。

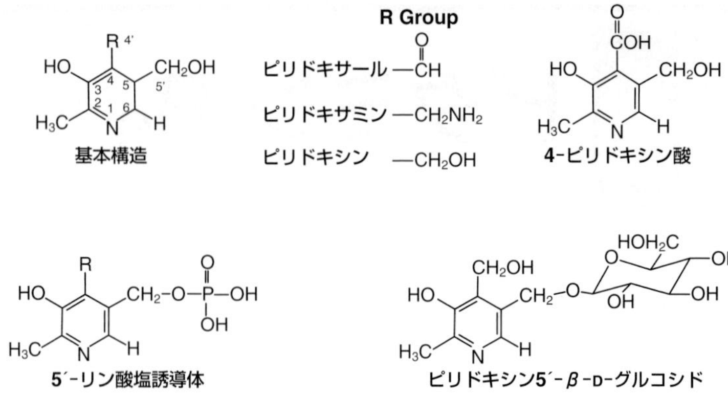

R Group
ピリドキサール —CHO
ピリドキサミン —CH_2NH_2
ピリドキシン —CH_2OH
基本構造
4-ピリドキシン酸
5′-リン酸塩誘導体
ピリドキシン5′-β-D-グルコシド

図 24.1 ビタミンB_6の化学構造。

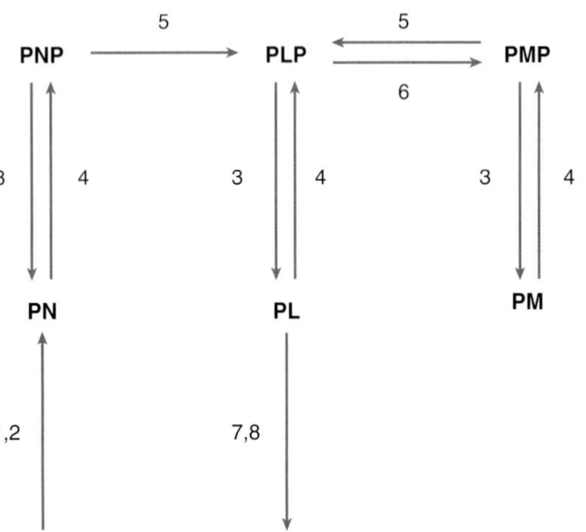

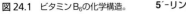

1：ラクターゼ-フロリジン加水分解酵素
2：ピリドキシン5′-β-D-グルコシド加水分解酵素
3：ホスファターゼ
4：ピリドキサールリン酸化酵素
5：ピリドキサミン(ピリドキシン)リン酸塩酸化酵素
6：アミノ基転移酵素
7：アルデヒドオキシダーゼ
8：アルデヒドデヒドロゲナーゼ

図 24.2 ビタミンB_6代謝の概要。

輸送と代謝

ほとんどがPLとして存在するビタミンB_6は，門脈に入り輸送のため血漿中のアルブミンと結合する[23]。PLやPLPは血液中のビタミンB_6の75～80％を構成する[24]。赤血球はPNとPLの両方とも取り込む[25]。しかし，おそらく赤血球のビタミンB_6の血液中から組織への直接の取込みは行われていない。

肝臓はビタミンB_6代謝の主な臓器である。肝臓では肝臓自身での利用やそれ以外の組織へ輸送するためにPLPが産生される。PNP，PLP，PMPを産生するためのPN，PL，PMのリン酸化は，それぞれピリドキサールキナーゼにより触媒される[26]。PNPとPMPのPLPへの変換は，肝臓においてフラビンモノヌクレオチド（FMP）依存性ピリドキサミン（ピリドキシン）5′-リン酸酸化酵素により触媒される[26]。肝臓以外の多くの組織はこの酸化酵素活性をほとんどもっていないので，肝臓におけるこの反応は食事性ビタミンB_6の代謝に重要である。ピリドキサミン（ピリドキシン）5′-リン酸塩酸化酵素は，過剰なPLP産生を避けるために，強力なフィードバック阻害を受けやすい[27]。肝臓や他の組織におけるPLPやPMPの脱リン酸化は，ビタミンB_6特異的赤血球アルカリホスファターゼ[29]だけでなく組織非特異的ホスファターゼ（TNAP）でも触媒される[28]。リボフラビン（フラビンアデニンジヌクレオチド〈FAD〉）依存性アルデヒド酸化酵素とニコチンアミドアデニンジヌクレオチド（NAD）依存性アルデヒドデヒドロゲナーゼの2つの酵素は，過剰な非リン酸化型PLPをビタミンB_6の主要な代謝産物である4-PAへ酸化させる[28]。

前述したように，血液中の主要なビタミンB_6はPLPやPLである。PLPなどビタミンB_6の代謝回転は，筋，肝臓，血漿，赤血球や他の貯蔵臓器から成る連結した5つの体内貯蔵臓器によるコンパートメント・モデルを用いて示されてきた[30]。全身のビタミンB_6生体濃度は15 nmol/gと見積もられており，これは成人では約1,000 μmolとなる[31]。筋内PLPは全ビタミンB_6の75～80％が主にグリコーゲンホスホリラーゼの補酵素として存在する[31]。

血液中のビタミンB_6の組織への取込みには，脱リン酸化反応が必要である。5位のリン酸基が形質膜上の組織非特異的ホスファターゼにより除かれた後，ビタミンB_6はプロトン依存性膜輸送システムにより細胞膜を通過できる[12,32]。組織中のビタミンB_6はリン酸化状態を保ち，ミトコンドリアや細胞質に集積される。

機能

ビタミンB_6はアミノ酸，一炭素単位，脂質の代謝や糖新生，ヘム生合成や神経伝達物質生合成経路における様々な酵素反応の補酵素として機能する。PLPはビタミンB_6の最も一般的な補酵素である。PLPとPMPの構造は，他のアミン（PL/PLP）やアルデヒド（PM/PMP）とシッフ塩基との連結に適合したものである。さらに，これらは100以上の異なる酵素の補酵素として機能するのに適している。

▶アミノ酸

ほとんどすべてのアミノ酸は代謝される時，少なくとも1つのPLP依存性酵素を必要とする。PLPはアミノ酸のアミノ基を転移しPMPを産生するのと同時に，ケト酸へのアミノ基転移を触媒するアミノ基転移酵素の補酵素である。アミノ酸はまた，PLP 依存的な脱炭酸反応，脱硫化反応による修飾を受ける。一炭素単位代謝を含むいくつかのアミノ酸代謝は，以下に述べるような PLP 依存的反応により触媒される。PLP 依存的脱炭酸反応とはドーパ脱炭酸酵素による L-芳香族アミノ酸の活性型神経伝達物質への変換（例：トリプトファンのセロトニンへの変換）のように，神経伝達物質（γ-アミノ酪酸〈GABA〉，ドーパミン，ノルエピネフリン）の生合成に重要である[33]。

▶一炭素単位

PLP は一炭素単位代謝や硫化基転移における 4 つの酵素の補酵素である。セリンやグリシンのセリンヒドロキシメチルトランスフェラーゼ（SHMT）やグリシン脱炭酸酵素はそれぞれ葉酸の一炭素単位をテトラヒドロ葉酸に変換させる（**図 24.3**，反応 1 と 2）。合わせて，これらの酵素反応は，ホモシステインがメチル基で再メチル化されてメチオニンになるように，プリンやチミジン合成に用いられる一炭素基の大部分を供給する[34,35]。取り込まれたメチオニンは，クレアチン，DNA，RNA，脂質，タンパク質や他の分子の代謝に関与する *S*-アデノシルメチオニン依存性メチル基転移反応に利用される。硫黄転移経路は，PLP 依存性酵素であるシスタチオニン β-シンターゼやシスタチオニン γ-リアーゼから成る（**図 24.3**，反応 3 と 4）。この経路では，ホモシステインをセリンと縮合してシスタチオニンにし，続いてシスタチオニンは開裂されシステインと α-アミノ酪酸になる。一炭素単位生成や硫黄転移は，深刻なビタミン B_6欠乏ラットにおいて障害されている[36,37]。ビタミン B_6栄養状態の低い人のグリシンとシスタチオニンの血漿濃度の上昇と同じような効果が，中等度にビタミン B_6を制限している期間の人において見られる。しかし，血漿と赤血球のシステイン濃度と一炭素単位の産生速度は，健康な若年成人の境界域のビタミン B_6欠乏状態（20〜30 nmol PLP/L）では大きく影響されることはない[38〜41]。ヒトにおいて，これらの経路の機能に影響を及ぼすビタミン B_6の欠乏レベルはまだ不明である。

▶脂質

脂質代謝におけるビタミン B_6の役割は，まだ明らかにされていない。ビタミン B_6欠乏ラットにおいて組織の脂質プロファイルは変化し，アラキドン酸は減少し，リノール酸は増加する[42]。他方，血漿コレステロールとトリグリセリド濃度は増加する[42]。この現象の生化学的機序は不明であるが，メチル基転移に関わる PLP 依存性酵素反応経路の異常により説明されるかもしれない。これにより，メチル化されたリン脂質濃度を下げることができる。ミトコンドリアへの長鎖脂肪酸の輸送に必須であるカルニチンの生合成の経路には，PLP 依存的 3-ヒドロキシトリメチル-リジンアルドラーゼ活性が必要である。ビタミン B_6欠乏における血漿カルニチン濃度の減少はラット[43]において観察されたが，ヒトでは見られなかった[1]。

▶グリコーゲン分解と糖新生

ビタミン B_6である PLP は，グルコース合成において 2 つの役割を担う。グリコーゲンホスホリラーゼは，グリ

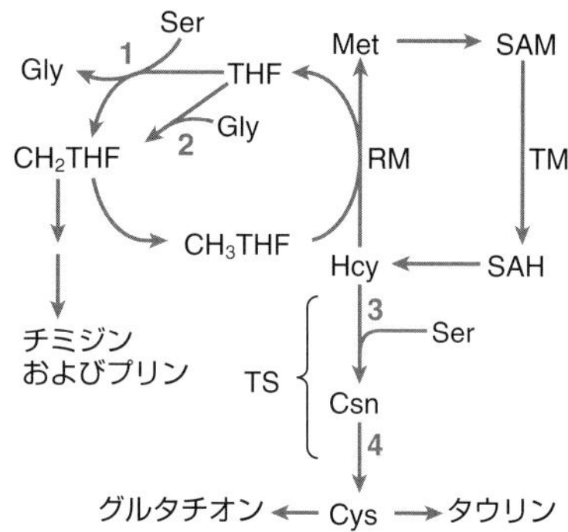

図 24.3　ホモシステイン（HCy）や他の一炭素単位循環反応のピリドキサール 5′-リン酸塩（PLP）依存性。（反応 1）セリン（Ser）ヒドロメチルトランスフェラーゼ，（反応 2）グリシン切断システムのグリシン（Gly）脱炭酸酵素，（反応 3）シスタチオニン（Csn）β-シンターゼ，（反応 4）シスタチオニン γ-リアーゼ。CH_2THF：5,10-メチレンテトラヒドロ葉酸，CH_3THF：5-メチレンテトラヒドロ葉酸，Cys：システイン，Met：メチオニン，RM：再メチル化，SAH：S-アデノシルホモシステイン，TM：メチル基転移，TS：硫黄転移。

コーゲンを分解しグルコース-1-リン酸を生ずる反応において，補酵素として PLP を必要とする。アミノ基転移酵素反応において，PLP の 4′-ホルミル基よりむしろ 5′-リン酸基が，グリコーゲン分解における一般的な酸触媒反応に必要である。食事中のビタミン B_6の制限に対しても，グリコーゲンホスホリラーゼの活性と筋のビタミン B_6の濃度はともにすぐ回復する[44,45]。PLP 依存性アミノ基転移酵素はグルコース生成の基質をつくりだすために糖新生でできたアミノ酸を α-ケト酸に変換する。ビタミン B_6の栄養状態の内因性の糖新生に対する効果は不明である。

▶ヘム生合成

ヘム生合成は，PLP 依存的 δ-アミノレブリン酸シンターゼ（ALAS）活性に依存している。この酵素はスクシニル補酵素とグリシンを縮合させ，ポルフィリンの前駆体である δ-アミノレブリン酸の生合成を触媒する。慢性的ビタミン B_6欠乏は，赤血球中のヘモグロビン濃度の減少により生じる小球性低色素性貧血を誘発しうる。鉄芽球性貧血は ALAS 欠損患者の遺伝性の表現型である。この貧血はしばしば PN 補充によりうまく治療できるが，いくつかの変異体は ALAS 酵素の PLP との結合領域の変異であり[46]，PN の補充による治療に抵抗性を示す。

▶他の栄養素との相互作用

ビタミン B_6の相互変換や代謝は，リボフラビン，ナイアシンや亜鉛に依存する（**図 24.2**）。PN（PM）リン酸酸化酵素とアルデヒド酸化酵素はともに，フラビンモノヌクレオチド（FMN）やフラビンアデニンジヌクレオチド（FAD）の形のリボフラビンを必要とする。ナイアシンはニコチンアミドアデニンジヌクレオチド（NAD）として，アルデヒドデヒドロゲナーゼの補酵素として働く。ビタミン B_6のリン酸化は補助因子として亜鉛が必要である PL キナーゼにより触媒される。これらの栄養素の不十分な摂取はビタミン B_6の代謝的な利用に悪影響を与える可能性がある。

ナイアシン，葉酸，カルニチンは，それらの生合成や代謝にビタミン B_6が必要である。トリプトファンからのナイ

アシン生合成はPLP依存性キヌレニナーゼが必要である。前に述べたように，PLP依存性SHMTやグリシンデカルボキシラーゼは正常な葉酸代謝に必須である（**図 24.3**，反応1と2）。カルニチンはPLPを必要とする多段階の過程においてリシンとメチオニンから合成される。

食品やサプリメント中のビタミン B_6

食品や生物サンプル中のビタミン B_6は伝統的に，サッカロミセス・ウバラム酵母を使った微生物学的手法により測定されてきた[47]。これに加え，高速液体クロマトグラフィー（HPLC）法が現在では広く用いられている[47]。微生物学的手法は，総ビタミン B_6量測定の最適な方法であり，一方HPLC法では糖鎖型などのようなビタミン B_6の様々な型の検出が可能である[48]。

ビタミン B_6はあらゆる食品に広範囲に分布する。肉類，魚類，卵のような動物性食品や乳製品には，ビタミン B_6が豊富に含まれる。それらのほとんどがPL，PM，あるいはそれらがリン酸化した状態である。多くの野菜や全粒穀物はビタミン B_6の良い供給源である。植物性食品中のビタミン B_6の主な型はPNや糖鎖型PNである[11]。植物中にはPNGとしてビタミン B_6が75%以上含まれ[49]，PNGはビタミン B_6の貯蔵型であると考えられている。1995年の食事摂取の追跡調査（未発表データ）によると，アメリカの成人は栄養強化されたシリアル，肉類，魚類，家禽，デンプンを多く含む野菜やかんきつ類以外の果物などから食事性ビタミン B_6のほとんどを得ている。

穀類の製粉中は別として，貯蔵中や輸送中のビタミンB6の喪失はほとんど生じないが，調理や加熱ではPL，PLP，PMやPMPはかなり喪失する[50]。ビタミン B_6 喪失の栄養的影響は，熱処理によってビタミン B_6 が過剰に壊されてしまう，栄養強化のされていない人工乳が乳児に与えられていた1950年代に目立って見られた[51]。この加熱処理した人工乳を与えられた乳児の中には，痙攣性発作を発症する者がいた。発作はPN補給により軽減した。この事件が，人工乳へPNの日常的な添加を促進させることになった。PN塩酸塩は他のビタミン B_6 群よりも安定性に優れているので，栄養強化食品やほとんどの栄養サプリメントに用いられている。PN α-ケトグルタル酸もまた運動能力を強化するため，ビタミン B_6 サプリメントとして使われるが，この効能促進作用を支持するエビデンスは疑わしい[52]。

栄養状態の評価法

ビタミン B_6 の栄養状態は血液や尿中のビタミン B_6群を直接測定するか，あるいはビタミン B_6群の生物学的機能に基づいた指標を測定することにより評価される[53,54]。ビタミン B_6状態の様々な指標やそれらを適正に保つために一般的に受け入れられている最小量を**表 24.1** にまとめた。

最も一般的に使われているビタミン B_6状態の直接的測定は血漿中PLP濃度の測定であり，これはHPLCあるいは酵素反応法により容易に測定できる。血漿PLP濃度は，ラットにおける組織PLP濃度や[55]ヒトにおける対照食事試験でのビタミン B_6摂取量と相関している[11,54]。成人において，30 nmol/L以上の血漿PLP濃度が適正な状態であると見なされているが[11,54]，一方では，20 nmol/L以上の濃度がより体内維持に適したビタミン B_6の必要最小限量であるとも考えられている[53]。もし20 nmol/L値を使うのであれば，われわれは20～30 nmol/Lのビタミン B_6量が境界域の指標と解釈したい。

ある遺伝学的あるいは生理学的条件も血漿PLP値に影響する[1]。すなわち，血漿PLP値に基づいたビタミン B_6状態に関する結果は，別のビタミン B_6状態評価法によって確認されるまでは暫定的なものであると見なされるべきである。たとえ血漿総ビタミン B_6量がビタミン B_6状態を示すものとして用いられたとしても，解釈の判定基準があいまいであるため，総ビタミン B_6濃度や他のビタミン群（例：PL，4-PA）各濃度のどれも，必ずしもPLPと同様に有効ではない。同様に，赤血球PLPも診断基準に関するコンセンサスが得られていないため，ビタミン B_6状態の推測的な指標にしかならない。赤血球PLPの臨床上の使用もまた，方法論的な問題が未解決のために限界がある。

尿中4-PA排泄量（$>3\ \mu$mol/日）はビタミン B_6の適切量の指標となる[54]。ただし，尿中4-PAはHPLC法により容易に検出されるが，通常完全な24時間採尿が要求され，4-PA排出量は最近のビタミン B_6摂取量によって大きく影響されるので，二次的な指標と見なさなければならない。

ビタミン B_6状態の機能的な指標は，*in vivo* か血液中のどちらかでのPLP依存性過程の測定に基づいている。基準値あるいはトリプトファン負荷試験後のキサンツレン酸の尿中排泄量は最初の機能的指標であった。1980年代にあるトリプトファン製剤への有毒な不純物混入による事件が起こって以来，トリプトファン負荷試験はあまり用いられなくなった。メチオニン負荷試験は現在最も広く用いられており，経口メチオニン摂取による血漿ホモシステイン量の増加を測定する[56]。ビタミン B_6欠乏は，空腹時血漿ホモシステイン濃度にほとんど影響しないが（葉酸欠乏とは異なる），硫黄転移経路障害の結果としてメチオニン負荷後のホモシステイン濃度の上昇を引き起こす。メチオニン負荷試験の手順（例えば投与量や血液採取の時間）における多くの違いが，論文に掲載されている所見の解釈や比較を複雑にする。前述したように，血漿シスタチオニン濃度がビタミン B_6 の栄養状態不良の感度が高い，反応性のある指標であるが[57,58]，基準値はまだ確立されていない。最後に，PLP負荷の有無における *in vitro* での赤血球アスパラギン酸アミノ基転移酵素やアラニンアミノ基転移酵素の活性測定から，活性化係数が計算できる。これはアポ酵素の比率を評価することによりビタミン B_6欠乏の程度を間接的に測定するものである。

必要量

食品栄養局[53]は1998年，ビタミン B_6の必要量を訂正した（**表 24.2**）。男女（19～50歳）の推定平均必要量（estimated average requirement：EAR）1.1 mg/日と推奨量（recommended dietary allowance：RDA）1.3 mg/日は，この再評価の結果設定されたものである。RDAについては，1989年以前に設定された推奨量よりも少ない値である[1]。血漿PLP濃度は最も良いビタミン B_6の組織貯蔵量を

表 24.1 ビタミン B_6状態の評価のための指標や適正な状態を保つために推定される最小量

指標	適正状態
直接的	
血漿ピリドキサールリン酸塩	>30 nmol/L[a]
血漿総ビタミン B_6	>40 nmol/L
尿中 4-ピリドキシン酸	>3 μmol/d
尿中総ビタミン B_6	>0.5 μmol/d
間接的	
赤血球アラニンアミノ基転移酵素補酵素刺激指標[b]	<1.25
赤血球アラニンアスパラギン酸転移酵素補酵素刺激指標[b]	<1.80
2-g L-トリプトファン負荷試験，尿中キサンツレン酸	<65 μmol/d
3-g L-メチオニン負荷試験，尿中シスタチオニン	<350 μmol/d
食事摂取量	
ビタミン B_6摂取量，1 週間平均値	>1.25〜1.5 mg/d
ビタミン B_6摂取量/タンパク質摂取量	≧0.016 mg/g

[a] 血漿 PLP 20 nmol/L 以下が欠乏の指標とされる。1 mg PN = 5.92 μmol。
[b] 補酵素刺激指標はピリドキサールリン酸を添加した赤血球溶血血液の前処理の有無における酵素活性値の割合。この指標はアポ酵素に対する酵素の比率である。
(Adapted with permission from Leklem JE. Vitamin B–6 : a status report. J Nutr 1990 : 120 (Suppl) : S1503–7.)

表 24.2 年齢・性別別のビタミン B_6推奨摂取量（mg/日）[a]

	年齢（歳）	男性	女性	上限値[b]
乳児	0〜0.5	0.1[c]	0.1[c]	ND
	0.5〜1	0.3[c]	0.3[c]	ND
幼児	1〜3	0.5	0.5	30
	4〜8	0.6	0.6	40
青年	9〜13	1.0	1.0	60
	14〜18	1.3	1.2	80
成人	19〜30	1.3	1.3	100
	31〜50	1.3	1.3	100
	51〜70	1.7	1.5	100
	>70	1.7	1.5	100
妊婦			1.9	100
授乳婦			2.0	100

ND：この年齢の集団では副作用のデータがなく，また過剰量に対する処理法がない点を考慮して決められていない。大量摂取を予防するために，摂取の源は食事からのみである。
[a] PN 1 mg = 5.92 μmol。
[b] 上限値（UL）は一般のほぼすべての人において健康被害のリスクが起こらない1日の最も多い栄養素の摂取量である。ビタミン B_6の上限値は男女で同じである。
[c] 目安量：その他の数値は推奨量（RDA）として使用されている値。
(Reprinted with permission from Food and Nutrition Board, Institute of Medicine. Dietary Reference Intakes for Thiamin, Riboflavin, Niacin, Vitamin B_6, Folate, Vitamin B_{12}, Pantothenic Acid, Biotin, and Choline. Washington, DC : National Academy Press, 1998 : 150.)

意味するので，ビタミン B_6必要量を求めるため，血漿 PLP 濃度（20 nmol/L 以上）を主なビタミン B_6状態の指標として用いた[53]。その報告で概説されたように[53]，ビタミン B_6必要量は，合成 PN と一緒に食事性ビタミン B_6摂取量を検討した対照試験のデータに基づいて求められた。ビタミン B_6摂取量は，アメリカにおける全国的規模の抽出栄養摂取調査によっても評価されたように，女性はおよそ 1.5 mg/日，男性はおよそ 2 mg/日である。多くの研究において，ビタミン B_6 の栄養状態の指標はタンパク質消費量の増加とともに減少する傾向にあるが，この所見はすべての研究で見られるわけではない[51]。このように，現在の RDA はタンパク質摂取量との関係を考慮して表されたものではない[53]。ビタミン B_6の RDA に関してはいくつかの議論，特にビタミン B_6の最適な摂取量は現在 1.3 mg/日としている RDA よりも多い量であることを示唆する所見が存在する[59,60]。すなわち，ある集団においては血液中の適切な範囲の PLP 濃度を維持するのには不十分である[61]。この問題を解決するにはさらなる研究が必要である。

乳児や小児のビタミン B_6必要量に関しては限られたデータしかない。生後 11 ヵ月までの乳児において設定された目安量（adequate intake：AI）は，母乳のビタミン B_6含有量と健康的で特に母乳栄養のみの乳児のビタミン B_6量（0.13〜0.24 mg/L）に基づいて求められた[62]。結果的に，ビタミン B_6の摂取不足や低下状態は一般の人にはほとんど見られないが，かなりの割合の人が摂取量や栄養状態が低くなるリスクがある。そうしたグループとして，妊婦や授乳婦[16,63]，避妊薬を使用している女性[61]，喫煙者[64]，高齢者[61]などがある。

健康や疾患に影響するビタミン B_6

ビタミン B_6の栄養状態と血管の健康と病気の関係については，現在も活発に研究が行われている分野である。ビタミン B_6の欠乏が血管の傷害を進展させる心血管疾患の増加は最初，動物実験で報告された[65,66]。血漿中のホモシステインの上昇が，脳卒中，冠動脈疾患，静脈血栓症のリスクを増大する[67]。血漿のホモシステインは，ビタミン B_6の摂取や血漿 PLP 濃度が非常に低い空腹時に特に高い[68]。

いくつかの疫学研究で血漿 PLP の低値と心血管疾患の関係を報告しており[69〜71]，これらは血漿ホモシステイン[72〜74]や C 反応性蛋白（CRP）[69,73]と独立した因子であった。この所見は予想できるものであった。というのは，健康で自由に生活している人およびビタミン B_6の欠乏および再補充の実験でも，空腹時の全血漿ホモシステイン濃度とビタミン B_6の栄養状態の関係については一致した結果は得られておらず，またその関係も弱いことが多い[75]。

すでに血管病と診断されている人とビタミン B_6の低値との関係では，血管病と最も強い関係が見られる傾向があった。この所見はビタミン B_6の栄養状態が血管病のリスクになるというよりも，その進行に影響を与えることを示唆している。介入試験では，主にビタミン B_6のホモシステインの低下作用と血管イベントの二次予防に焦点をあてている。これらの研究の結果はビタミン B_6の使用は心血管病の再発を予防することを支持しなかった[76〜80]。しかし，2 つの研究の二次解析では，ビタミン B の補充が脳卒中の発作を少なくすることを示している[81,82]。葉酸とビタミン B_{12}のサプリメントを同時に投与することで，ビタミン B_6単独の効果の評価が複雑化している。それにもかかわらず，ビタミン B_6の補充の二次予防の効果を検証した大規模無作為化臨床試験ではほとんどの結果がネガティブであった[83]。

いくつかの仮説により，ビタミンB_6欠乏が血管疾患にどのように影響を与えるかを説明できる。さらに，ホモシステイン代謝の多くの経路の他に[75]，ビタミンB_6の栄養状態が脂質代謝[84]，血管内皮機能[85]，血栓形成[84]，炎症[74]を介して血管病に影響を与える。血漿PLPの低値あるいはビタミンB_6の少ない摂取では，炎症の指標である血漿CRPの上昇が見られる[74,86,87]。血漿PLP値と血液中のCRPの関係を健康な人と冠動脈疾患の患者で比較すると，関連は健康な人においてのみみとめられた[69]。さらに，健康な若い人において，食事のビタミンB_6の制限では血漿CRPに影響を及ぼさなかった[57]。研究者は，炎症の際にはビタミンB_6の必要量が増すことを示唆している[86]。血漿PLPとCRPあるいは他の炎症マーカーに関係するメカニズムの根拠を示すには，さらなる研究が必要である。提唱されている *in vivo* でビタミンB_6が血小板凝集を抑制するという役割は，おそらくないであろう[88]。また他のすべての仮説はまだ証明されていない。

ビタミンB_6の適切な栄養状態が免疫能，特に細胞性免疫，またより少ない関与であるが体液性免疫において，重要であることは長年知られている。リンパ組織の萎縮，同種移植の生存率，抗体産生の抑制，それと同時に *in vitro* におけるリンパ球の増殖，マクロファージの貪食能，T細胞由来のサイトカインの抑制などがすべてビタミンB_6欠乏動物の特徴である[89]。ヒトにおける研究では，ビタミンB_6が欠乏している人からのリンパ球では，免疫反応に対する抗体の産生が低下するのに加えて[89]，増殖が低下し，ミトーゲン（分裂促進因子）によるインターロイキン2の産生が低下していた[60,90]。ビタミンB_6の補充は炎症における免疫反応を改善すると報告されてきた。それとは対照的に，ビタミンB_6を100 mg/日与えられた関節リウマチ患者では炎症性サイトカインが抑制された[91]。高用量のビタミンB_6を与えられた重症患者において，14日後の細胞性免疫反応が改善した[92]。ビタミンB_6欠乏によるリンパ球増殖の低下は，プリンとチミジンの *de novo* 合成の中心となる酵素であるSHMTの活性が低下することによるDNA合成の低下に基づく（**図24.3**，反応2）。高齢者の免疫系は特にビタミンB_6の不十分な状態に敏感であり[90]，この集団はビタミンB_6の補充が有益である[93]。若年および高齢の対象者におけるビタミンB_6の欠乏-再補充研究では，現在のRDAに等しいビタミンB_6の摂取では免疫能を最大にするには不十分であるとしている[60,90]。

癌におけるビタミンB_6の役割は，乳癌患者や腫瘍内で観察されるビタミンB_6代謝の乱れにより示唆されている[94]。Komatsuらが概説したように[94]，実験的な癌モデルにおいて，ビタミンB_6曝露と細胞増殖には逆相関が見られた。いくつかの疫学的研究データは，ビタミンB_6の摂取あるいはビタミンB_6状態とは大腸癌のリスクと逆相関があることを示唆している[95]。これらの抑制作用は，一炭素単位代謝や炎症性バイオマーカーに対するビタミンB_6の栄養状態の効果とは無関係と考えられている[96]。血漿PLPの高値もまた肺癌のリスクの低下と関連している。この関連は他の癌においても示唆されているが，一致した結果は得られていない[98~100]。ビタミンB_6が低いことが癌の発症原因になるという臨床データはほとんどない。ビタミンB_6の可能性のある抑制作用には，ステロイドホルモンの調節[101]，一炭素単位代謝の維持，免疫機能の維持[102]などがある。

前述したように，神経系は神経伝達物質合成には特定のPLP依存性酵素に依存する。セロトニンやγ-アミノ酪酸はラットにおけるビタミンB_6状態に特に感受性が高く，ビタミンB_6欠乏動物において観察される甲状腺ホルモン量の変化やてんかん発作を説明できるかもしれない[33]。さらに，これらの研究は認知能力の発達に対するビタミンB_6の大きな役割を示唆している。PN依存性てんかんはヒトにおけるまれな先天性疾患で，生後数日以内に発症し，PNの静脈注射によりすぐに消失する。そして毎日のPNの補充によって制御可能である（0.2～3 mg/kg 体重）[103]。この疾患はα-アミノアジピンセミアルデヒドデヒドロゲナーゼをコードする遺伝子の変異によって起こることが知られている[104]。このデヒドロゲナーゼの活性がないことにより，PLPを凝集し不活性化するピペリジン-6-カルボキシレートの蓄積が起こる[104]。その結果起こるPLP依存性のグルタミン酸デカルボキシラーゼ活性の低下がてんかんを起こすと考えられている[105]。前述したように，てんかんはビタミンB_6が強化されていない人工乳を摂取している乳児においても見られた[51]。異常な脳波形の出現は，これらの乳児において観察され，同様にビタミンB_6欠乏研究における成人においても観察されている[106]。頭痛，慢性痛，行動障害，うつ病，自閉症，ダウン症候群，統合失調症や様々な神経障害のような状態において疑われる神経伝達物質異常をPN投与治療により修正する試みは，一部ではあるが，成功している[107]。血漿総ホモシステイン濃度と認知能の低下，認知症，アルツハイマー（Alzheimer）病との正の関連性がビタミンB_6の栄養状態とこれらの疾患の関連を示唆するが，ビタミンB_6の栄養状態と認知能の関連性をみとめた研究はほとんどない[108~110]。血漿PLPの低値と食事からのB_6の摂取が少ないことは抑うつ症状と関連がある可能性が高い[111,112]。

ビタミンB_6状態と糖尿病の間には多くの関連性がある[113]。糖新生やグリコーゲン分解におけるビタミンB_6の役割は「機能」の項で述べた通りである。1型および2型糖尿病患者で見られる血漿中ビタミンB_6群の低値は，血漿アルカリホスファターゼ活性の上昇あるいは経口グルコース負荷による血漿PLP濃度の急性の抑制効果に関与しているのかもしれない。さらに，*in vitro* での実験系では，生理的濃度より高い濃度のPLPは終末糖化反応を阻害する[114]。同様に高用量のビタミンB_6の投与は，ストレプトゾトシン誘導糖尿病ラットにおいて終末糖化産物の蓄積を阻害し[115]，糖尿病性神経症を改善する[116]。PM治療に関する主張は臨床では十分には検討されていない。生物学的あるいは機能的指標は，動物やヒトを用いた実験において，老化にともないビタミンB_6状態の低値が生じることを示した[117,118]。何がこの現象の引き金となるかは不明であるが，食事摂取量の減少，腎機能障害そして炎症や急性期応答へのビタミンB_6代謝の影響に起因する可能性がある[118]。免疫調整機能と同様にこれらの指標はPN補給によって改善する[93,119]。対照食事試験においては，高齢者におけるビタミンB_6状態の生物学的，機能的，免疫学的指標を，若年層で正常と見なされているレベルにまで回復させるのに必要なビタミンB_6摂取量は，この年齢層に現在使用されているRDAよりも多い[90,120]。

ビタミンB_6の栄養状態は腎機能が障害されている人において乱れがある[121,122]。血漿や赤血球におけるPLやPLPの低濃度は，腎移植を受けた人におけるメチオニン負荷後の血漿ホモシステイン濃度の上昇と関連しており，これはビタミンB_6の補充により改善される[123]。透析による末梢の神経症と知覚異常もPNの補充に反応する[124]。ビタミンB_6欠乏症と高ホモシステイン血漿は血管病の独立したリスクファクターであるが[72]，腎疾患でよく見られ，この集団での血管病のリスクの上昇と一致する[122]。ビタミンB_6を補充されている腎臓病の患者は，プラセボを投与されている患者より，血漿ホモシステイン濃度が低い。しかし，この治療が生存率を改善したり，あるいは心血管疾患のイベントを減らすことはなかった[125]。

ビタミンB_6の代謝は関節リウマチ患者において障害されている[126]。リウマチ患者は，有意に血漿PLP値が低く[127]，これは同じビタミンB_6の摂取量でも見られた[128]。げっ歯類の関節リウマチのモデルでは，ビタミンB_6の枯渇には臓器特異性がある。このことは補酵素を要求する組織へのPLPの再分布を示している[129]。50 mg PN/日でなく，100 mg PN/日の補充は，関節リウマチ患者において炎症性サイトカインの産生を抑制した[91,130]。

ピリドキシンによる薬理学的な治療とその毒性

前述のPNのサプリメントとしての利用に加えて，先天性ホモシスチン尿症でも250～500 mg PN/日による治療が成功している[131]。PN治療も鉄芽球性貧血の特別な系の患者における造血能を改善させる[132]。有効性を示すエビデンスは少ないが，月経困難症，つわり，喘息，手根管症候群，高シュウ酸尿症などの症状を軽減するため，ビタミンB_6の薬理学的投与も行われてきた[133]。これらのPN補充の有効性を示した研究はしばしば小規模で十分な比較対照がなされていない。月経前症候群のためのPN治療試験は，大用量のPNを繁用した治療であるが，その結果は不確かである[134]。

このように多くの場合においてその有効性は疑わしいが，薬理学的量のPN投与は上述のように多くの疾患に対して，処方されるか自身で摂取するか，また単独かあるいは補助的な治療として，使用されつづけている。PNの継続的な使用により，従来の治療法に比べ，一部ではあるがPNの毒性が低いことが示された。しかし，PNの薬理学的濃度（500 mg/日以下）を長期投与すると，PN補充を中断した際に急な神経障害を生じるリスクを高める[53]。この神経症を予防するため，米国医学研究所食品栄養局は，100 mg/日というビタミンB_6の摂取の耐容上限量を設定した[53]。この量はサプリメント以外の一般的な食事によって摂取できる値ではない。

ビタミンB_6と薬物の相互作用

サイクロセリン，ヒドララジン，フェネルジン，ゲンタマイシン，ペニシラミン，イソニアジドやL-ドーパを含む多くの薬剤は，PLPあるいはPLのカルボニル基への共有結合によってビタミンB_6と拮抗し，PLP依存性補酵素のバイオアベイラビリティを減弱させる[135]。喘息の薬物テオフィリンは，PLキナーゼを阻害することによりPLPの産生を阻害する[136]。このような低ビタミンB_6状態は，薬物の有効性を通常減弱させずに，PN補充により回復する[135]。かつてPN補充は，L-ドーパの末梢における代謝を促進させるので，パーキンソン（Parkinson）病患者へのL-ドーパ治療の際には禁忌であるとされてきた[133]。しかし，PN補充の期間中に末梢の脱炭酸酵素阻害剤と併用をすることは，L-ドーパの機能保持に有効である。飲酒は，PLP依存的酵素群のPLPとの結合領域と競合するアセトアルデヒドの産生によりビタミンB_6と拮抗する[137]。慢性アルコール依存症ではこのメカニズムによってビタミンB_6の異化が亢進しているようなので，PN補給はこの疾患の治療に有効であるかもしれない。

トリプトファン代謝が経口避妊薬により異常となることが報告されている[138]。ビタミンB_6欠乏症におけるものと似たような代謝が分泌されるトリプトファンで見られる。このことは，経口避妊薬はビタミンB_6の栄養状態に影響することを示唆する。経口避妊薬の使用者の血漿PLP値が低いことが確かめられている[61,139]。しかし，この関係を説明する機序は明らかにされていない。

（Vanessa. R. Da Silva, Amy. D. Mackey, Steven. R. Davis, Jesse. F. Gregory Ⅲ／中屋　豊 訳）

25 パントテン酸

歴史的概要

パントテン酸はビタミンB群に属する。この名前は「どこからでも」という意味のギリシャ語に由来している。パントテン酸の初期の名称には，ビタミン B_5，ニワトリの抗皮膚炎因子，抗皮膚病ビタミン，ニワトリの抗ペラグラ因子というものもある。パントテン酸は1931年，R. J. Williamsらによって分離され[1]，1933年に酵母の生育に対してこの単一酸性物質が不可欠であることがわかった[2]。その後，1939年にパントテン酸の構造が決定された[3]。1940年，Williamsらはパントテン酸の合成に成功し[4]，酵母の生育におけるパントテン酸とイノシトールおよびチアミン，ビオチン，ビタミン B_6 との関係を明らかにした[5]。彼らは，さらにパントテン酸の分離および定量方法を開発した[6]。1947年，Lipmannらが，パントテン酸は補酵素A（CoA）の構成要素の一部であることを明らかにした。CoAの生化学的構造は1953年に発表された[7]。また，1954年にはBeanとHodgesが，パントテン酸がヒトに必須の栄養素であることを報告した[8]。以来，CoAに含まれるパントテン酸は，TCA回路や脂肪酸の合成および分解，その他多くの代謝や調節の過程に不可欠であることが示された。

用語，化学的性質，生化学

パントテン酸は水溶性で，粘性のある黄色い油として存在し，酸，塩基および熱に対して不安定である。パントテン酸（d(+)-*α*-ジヒロドキシ-*β*, *β*-ジメチルブチリル-*β*-アラニン）は，*β*-アラニンとパント酸のアミド結合として微生物によって合成される（**図25.1**）。パントテン酸塩は，*β*-メルカプトエチルアミン群にパントテン酸が付加されてヒトの体内で生成される。CoAはアデノシン5′-一リン酸と4′-ホスホパンテテインが共有結合し3′-ヒドロキシリン酸による修飾を受けて生成される。4′-ホスホパンテテインはCoAの構成要素となる以外に，ある種のタンパク質に結合する。4′-ホスホパンテテインは脂肪酸の生合成（例：脂肪酸シンテターゼ），ペプチドの生合成（例：抗生物質）およびポリケトン体の生合成において必須の補因子であることが示されている[9]。

CoA型のパントテン酸は，細胞内の代謝過程で多くの役割を果たしている。CoAはアセチル基やアシル基転移を促進する。脂肪酸の*β*酸化やアミノ酸の酸化的な分解はCoAに依存しており，TCA回路で利用できる異化産物をつくる。さらに，アセチルCoAはオキサロ酢酸にアセチル基を供給してTCA回路でクエン酸を生成する。3分子のアセチルCoAが結合すると，コレステロール生合成の中間体である3-ヒドロキシ-3-メチルグルタリルCoA（HMG CoA）を生成する。

食事源

遊離および結合したパントテン酸は，種々の植物性食品および動物性食品中に存在する。食物中のパントテン酸の約85%はCoAもしくはリン酸パンテテインの形で存在している[10]。主なパントテン酸の供給源は，牛肉，トリ肉，レバー，卵，トマトを用いた食品，ブロッコリー，ジャガイモ，全粒穀物である[11,12]（**表25.1**）。パントテン酸は，朝食用のシリアル，飲料，ベビーフードなどの種々の食品に添加されている。パントテン酸の含量が最も少ない食品としては，果物を加工した製品やトウモロコシからつくられた加糖したシリアルがある。

アメリカとイギリスで行われた研究調査では，成熟した母乳中の平均パントテン酸濃度は2.2～2.5 mg/Lと報告された[13]。母乳中のパントテン酸濃度は6.7 mg/Lであり，分娩後1～6ヵ月間は変化がなかった[14]。母乳中のパントテン酸含量は，ビタミンの摂取量に相関している[15]。ある報告では，分娩後4日以内に母乳中のパントテン酸濃度は0.48 mg/Lから2.45 mg/Lに増加した[16]。

推奨量

1989年，安全かつ十分な日常の推定摂取量（estimated safe and adequate daily dietary intake：ESADDI）は4～7 mg/日と設定された。これは被検者の尿および便中への排泄量が4～7 mg/日であったことによる[17]。食事摂取基準（dietary reference intakes：DRI）を設定するための科学的調査の結果，推定平均必要量（estimated average requirement：EAR）を設定するには情報が不十分であり，推奨量（recommended dietary allowance：RDA）も設定できないとされた。しかし1998年に，すべての性別，年齢層におけるパントテン酸の摂取目安量（adequate intake：AI）が設定された（**表25.2**）[18]。0～6ヵ月の乳児のAIは母乳からの摂取量をパントテン酸の平均食事摂取量とする。男性，非妊娠女性，妊婦のAIはアメリカの成人の日常的なパントテン酸の摂取量を表している。1～18歳の子どものAIは成人のAIを基礎として，体重や成長因子に基づいて推定し設定された。授乳婦では約2 mg/日のパントテン酸が毎日母乳中に分泌されるため，AIは7 mg/日である[18]。

米国栄養調査ではパントテン酸の摂取量を定めていない。1990年のカナダのケベックにおける様々な年代の男女の平均摂取量は年齢が上がるにつれ6～3 mg/日となる[18]。カナダのニューブルンスヴィックでは5.5～4.0 mg/日であった[19]。青年期～成人にわたる年代ではおよそ平均して4～7 mg/日であることがわかった[18]。妊娠期，授乳期女性の平均摂取量は2.8 mg/1000 kcal[20]，もしくは授乳期では

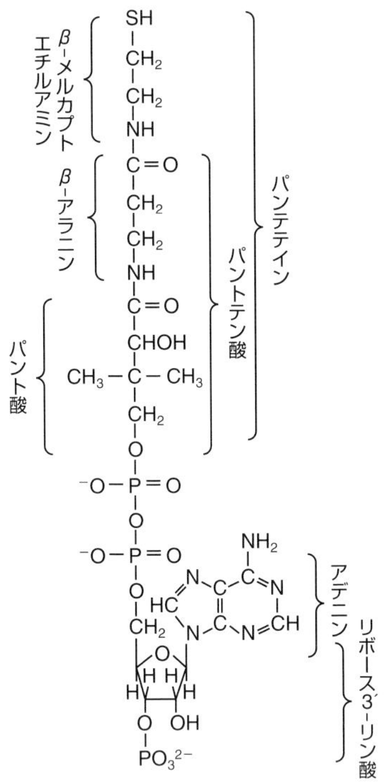

図 25.1　補酵素 A（CoA）と中間体。

表 25.1　食品のパントテン酸含有量

食品	パントテン酸含有量（mg/可食部 100 g）
牛ひき肉（調理後）	0.33
全粒穀物	1.73
ブロッコリー（生）	0.53
カシューナッツ	1.22
トリ肉（揚げ）	1.00
全卵（固ゆで）	1.4
肝臓（揚げ）	5.92
牛乳（缶入り）	0.76
マッシュルーム（調理後）	2.16
ジャガイモ（焼）	0.86
白米	1.13
トマト製品	0.75

表 25.2　パントテン酸の摂取目安量（AI）

年齢（男女）	摂取目安量（AI）（mg/日）[a]
0～6 ヵ月[b]	1.7
7～12 ヵ月	1.8
1～3 歳	2
4～8 歳	3
9～13 歳	4
14～18 歳	5
19 歳以上	5
妊婦	6
授乳婦	7

[a] 1 歳またはそれ以上の年齢層の日常的な摂取量に基づいている（本文参照）。
[b] 乳児が消費する母乳中の平均パントテン酸含有量に基づいている（本文参照）。

7.6 mg/日である[14]。ボストン在住の妊婦では推定摂取量は 6.6 mg/日であり[21]，高齢者では 5.9 mg/日である[22]。マルチビタミン/ミネラルサプリメントからのパントテン酸の平均摂取量は 10 mg/日と推定されている[23]。

生理学的概要

▶消化，吸収，および排泄

食事中の CoA は腸粘膜内で加水分解され，デホスホ CoA，パンテテイン，ホスホパンテテインとなる。さらに，パンテテインはパントテン酸へと加水分解される。パントテン酸は受動拡散により吸収される場合もあるが，多くの場合はナトリウム依存性能動輸送機構によって動物の血中に入ってくる[24]。マウスを用いた研究で，この能動輸送機構は食物中の他のビタミンの摂取による影響を受けないことが示されている[25]。動物実験では腸内の細菌叢がパントテン酸を合成することが証明されたが[25]，ヒトではこのパントテン酸がどの程度吸収されるかは定かでない。

吸収されたパントテン酸は赤血球によって全身に運ばれる[26]。またパントテン酸は血漿中では遊離酸の形で運ばれ，約 1 μg/mL の濃度で存在する[27]。パントテン酸の分子量は 219.24 g/mol，1 mg は 4.56 μmol，1 μg/mL は 4.56 μmol である。赤血球中のパントテン酸濃度は血漿中の濃度よりも高い。パントテン酸の濃度が最大値になるのは静脈へ注入を行った 3 分後であり，その後は低下する。このことは，パントテン酸が赤血球やその他の組織にすばやく吸収されることを示している[28]。D-パンテノールを 45 mg 含んだマルチビタミン混合物を静脈へ注入した男性において，赤血球内のパントテン酸濃度が大幅に上昇することが観測された[29]。

放射性同位元素で標識されたパントテン酸または CoA が腸から吸収された後，40%は筋に，10%は肝臓に，10%は小腸に局在することが示された[30]。パントテン酸は CoA の生合成に必須の成分であるため，ナトリウム共役輸送機構によりほとんどの組織へ輸送される[31,32]。組織内のパントテン酸の大部分は CoA の形で存在しているが，少数はアシル基運搬タンパク質や遊離パントテン酸として存在している。

CoA は尿中に排泄される前に，多くの反応を経てパントテン酸へと加水分解される。パントテン酸は尿中に排泄され，微生物学的測定法によって測定が可能である。被検者が 100 mg/日のパントテン酸を摂取した場合，尿中排泄量はわずか 60 mg/日程度である。このことは，摂取量が多い場合やバイオアベイラビリティ（生物学的利用能）が比較的低い場合には，パントテン酸は貯蔵されうることを示唆している。

▶バイオアベイラビリティ

食事中のパントテン酸のバイオアベイラビリティ（生物学的利用能）についてのデータは多くない。ある研究によると，規格化された献立に純ビタミン（パントテン酸カルシウム）を含む場合と比べると食事中のパントテン酸の利用能は平均 50%（40～61%）であることが報告された[33]。被検者が 3 種類の異なった実験用食事を摂取した場合，代謝されたパントテン酸の約60%が尿中に排泄されていた[34]。

▶遺伝因子

パントテンキナーゼ関連神経変性疾患（pantothenate kinase-associated neurodegeneration：PKAN）は，脳に鉄が蓄積する神経変性疾患（neuondegeneration with brain iron accumulation：NBIA）の主要な原因である。NBIAはまれな疾患で，遺伝性の神経性運動障害である。この疾患では，*PANK2*遺伝子の変異がパントテンキナーゼの欠損を起こし，その結果CoAの合成が十分行えなくなる。NBIAは，ジストニア，パーキンソン（Parkinson）症候群と脳内の鉄蓄積を特徴とする疾患である[35]。疾患をもつ人のうち，およそ25%は生後だいぶたってから（10歳以上）発症し，非典型的な症状を示す（例：高度な言語障害，精神障害）[36]。*PANK2*は4つのパントテンキナーゼのうちの1つで，この遺伝子のみがPKANに関連していることが知られている[36]。有棘赤血球増多症と血漿リポタンパク質の欠損が，*PANK2*の突然変異に関連していることが知られている[37]。パントテン酸の補充がPKANの症状を緩和するかどうかはわかっていない。しかし，ある事例に基づく報告では，補充により改善するとされている[36]。

代謝における機能

▶CoAの合成

CoAの合成の第一段階は，パントテン酸キナーゼの触媒作用によるパントテン酸のリン酸化である。これに続いて，ATPに依存して4′-ホスホパントテン酸とシステインが縮合して4′-ホスホパントテノイルシステインが生成され，さらに脱炭酸されて4′-ホスホパンテテイン酸となる[38]。CoAはアデノシン一リン酸とATPからのリンによる4′-ホスホパンテテインへの一連の変換を経て形成される。約95%のCoAがミトコンドリア内部に存在する。CoAはミトコンドリアの膜を通過できないため，CoA合成の最終部位はミトコンドリア内であると考えられる[39]。

▶細胞内の代謝

パントテン酸は多くの場合CoAの成分として含まれており，細胞内の代謝において様々な役割を果たしている[40]。アセチルCoAはミトコンドリア内のTCA回路における解糖産物であり，またその他代謝産物のエネルギーを産生する酸化の中心にある物質である。TCA回路の第一段階ではアセチルCoAとオキサロ酢酸が縮合してクエン酸が生成され，続いてスクシニルCoAが生成される。スクシニルCoAは，グアノシン二リン酸のリン酸化のエネルギーを供給する。脂肪酸のβ酸化とアミノ酸の酸化的分解もCoAに依存した過程である。これらの過程による異化産物は，さらに分解したりエネルギーを産生したりするために好気性のTCA回路で利用される。

パントテン酸は，スフィンゴ脂質，ロイシン，アルギニン，メチオニンなどの様々な重要な分子の合成にも必要である。CoAはファルネソールやコレステロール，ステロイドホルモン，ビタミンA，ビタミンD，ヘモグロビンAなどのイソプレノイド誘導体の生合成にも必要である。いくつかのイソプレノイドはさらにウイルスのRasタンパク質のような特定のタンパク質と結合する。スクシニルCoAは，ヘモグロビン，シトクロムのポルフィリン骨格やビタミンB_{12}のコリン骨格の先駆体であるδ-アミノレブリン酸の合成に必要である。CoAは神経伝達物質であるアセチルコリンやセロトニンに重要なアセチル基を供給してメラトニンに変え，また糖タンパク質や糖脂質（*N*-アセチルグリコサミン，*N*-アセチルガラクトサミン，*N*-アセチルノイラミン酸）に存在するアセチル化糖をつくる。

▶タンパク質のアセチル化

多くの可溶性タンパク質は，CoAによって*N*末端がアセチル化される。*N*末端のアセチル化によってタンパク質の立体構造が変わり，それによってタンパク質の機能や代謝が変化する。ペプチドホルモンがアセチル化されるとホルモンの活性が変わる。例えば，アセチル化によりα-メラノサイト刺激ホルモンが活性化され，β-エンドルフィンは不活性化される。ヒストンのアセチル化によりクロマチンの立体構造が変化し，ヌクレアーゼに対する感受性が変わる。2種類のタンパク質（ヒストンとα-チューブリン）の内部がアセチル化される。ヒストンはアセチル化によりリシン残基の電荷が中和され，それによってヒストンの*N*末端に依存するヌクレオソーム間の相互作用が弱くなる。高度にアシル化されたヒストンは，新たに合成されたDNAや転写活性の高いDNAと結合しやすい。アセチル化されたクロマチンはフォールディング（折り畳み）されていない形を示すようになる。このことはヌクレアーゼに感受性が高いことからも示されている[41]。ヒストンH3およびヒストンH4が過度にアセチル化されると，ヌクレオソーム内のらせん構造が減少する[42]。

アセチル化や脱アセチル化により微小管の重合および脱重合が調節される。細胞内骨格に不可欠な構成要素である微小管は，重合と脱重合を絶えず行うα-チューブリンおよびβ-チューブリンの二量体からつくられる。α-チューブリンのアセチル化は重合した微小管の内部で行われ，微小管を安定させる[43]。脱アセチル化は微小管の脱重合と関係があると思われる[44]。

▶タンパク質のアシル化

多くの細胞のタンパク質は，脂肪酸アシルCoAから与えられる長鎖脂肪酸で共役結合して修飾を受ける。一般的にミリスチン酸やパルミチン酸などの脂肪酸が，アシル化によってタンパク質に付加される。この修飾はシグナル伝達に関与する様々なタンパク質の配置やタンパク質の活性に影響を与える。ミリスチン酸によって修飾されたタンパク質は，細胞質や細胞膜，小胞体，核膜に存在する。ミリスチン酸のタンパク質への修飾は不可逆反応であり，ミリスチン酸タンパク質は他の修飾としばしば連携し，タンパク質の活性化や配置を調節する。パルミチン酸の修飾は可逆的であるため，この過程は調節機能をもつ。グアノシン三リン酸結合タンパク質であるSrcやSrc関連チロシンキナーゼや，多くのウイルス由来のRasタンパク質や細胞性のRasタンパク質は，ミリスチン酸やパルミチン酸により付加修飾された大きなタンパク質群である。発癌性のウイルス由来のRasタンパク質が細胞膜や形質転換細胞に結合し，ゴルジ体を通過して小胞輸送されるために，パルミチン酸の付加が必要である[45]。パルミチン酸が付加された膜輸送受容体には，インスリン受容体や鉄–トランスフェリン受容体がある。パルミチン酸はアシル化されて，細胞内骨格に関係するフィブロネクチンやギャップ結合のタンパク質などの様々な膜タンパク質になる[46]。また神経のタンパク質にはパルミチン酸の修飾を受けるものもある。アセチルコリンエステラーゼは神経伝達物質であるアセチルコリンを分解する物質であるが，アセチルコリンエステラーゼはパルミチン酸の修飾を受けて細胞膜に結合する[47]。可逆反応であるタンパク質へのパルミチン酸の付加は，成長している脳において神経細胞の可動性や脳の発達に影響を与えて，神経系の発達に関係している[48]。

栄養状態の評価

▶分析方法

全血，尿および組織中のパントテン酸濃度は，しばしば微生物増殖試験，動物試験やラジオイムノアッセイにより定量される。パントテン酸測定のために微生物を用いるアッセイは感度が高く特異的であるが，実施するには測定に時間がかかる。ラジオイムノアッセイ法の結果と微生物を用いたアッセイ法によって得られた結果はよく一致していた。測定する前に，結合型のビタミン（尿を除く生物由来の材料）を含む試料は，CoAの構成成分であるパントテン酸塩を遊離するために，あらかじめ酵素や化学物質を用いて加水分解しなければならない。パントテン酸を遊離させるために用いられる酵素にはパパインやミラーゼP，ジアスターゼ，クララーゼがある。質量分析や蛍光定量法を用いた高速液体クロマトグラフィーによる測定は，尿中のパントテン酸の測定に十分な感度があることが示されている[49,50]。食品中や生物サンプル中のパントテン酸の定量は，安定同位体希釈アッセイ[51]や酵素免疫測定法［訳注：enzyme-linked immuno sorbent assay：ELISA法］[52]を使用することにより発達した。

▶血中濃度

パントテン酸は，血中濃度が100 μg/dL以下では摂取が不十分であると考えられている[53]。全血中のパントテン酸濃度はパントテン酸の摂取量と有意に相関していると報告されている[54]。複数の男性が9週間にわたってパントテン酸を含まない食事を摂取し続けると，全血中のパントテン酸濃度は，8.9 μmol/Lから6.4 μmol/Lに低下した[55]。複数の男性に10 mg/日のパントテン酸を9週間以上補充したところ，全血中濃度は元の値と変わらなかった。高齢者においては食事からのパントテン酸摂取量と血中濃度の間に関係は見られなかった。しかし，パントテン酸を含むサプリメントを摂取すると血中濃度は顕著に上昇した[56]。

成人ではパントテン酸の摂取量と血清中濃度の間にはまったく関係が見られなかったが，青年期においては関係が見られると報告された[57]。血漿中濃度は，パントテン酸の摂取量や状態の変化を示さなかった[29]。食事と赤血球中パントテン酸との関係は，栄養状態の良い青年で相関係数が0.4であり，平均赤血球濃度は1.5 μmol/L（334 ng/L）であった[54]。分娩時には母親の血清中のパントテン酸濃度は乳児の1/5になる[16]。

▶尿中への排泄

女性では食事からの摂取量と尿中への排泄量の間に，用量依存関係が見られる[58,59]。この関係は思春期の男女においても確認された[57]。パントテン酸の少ない食事（2.8 mg/日）をとる女性の尿中パントテン酸濃度は摂取濃度を上回っており，これは体内に貯蔵されたパントテン酸を放出しているか，合成が亢進していることを示している[58]。体がパントテン酸を貯蔵することは明らかにされている[60]。

欠乏および過剰の原因と症状

ヒトにおけるパントテン酸の欠乏，過剰の原因についての情報は少ない。パントテン酸はあらゆる食物中にある程度存在しているため，極度の栄養失調を除いてヒトにおける欠乏はまれであり，ほとんどの場合，他の栄養素欠乏と複合的に起こるようである。第二次世界大戦中，日本，フィリピン，ビルマの捕虜がつま先のしびれ感と足の痛みのある灼熱感を訴えた。これらの症状はパントテン酸の補充によりやわらいだが，他の複合ビタミンBを補充した場合には回復しなかった[61]。パントテン酸が完全に欠乏した食事をとったり[57]，パントテン酸代謝の拮抗剤が投与されたりすると[62,63]，被検者は興奮し，落ち着きがなくなり，不眠，麻痺，胃腸障害が生じた。

パントテン酸は，遺伝子発現を調節[67]することにより皮膚の線維芽細胞の遊走を促進して[66]，創傷治癒を促進すると考えられてきた[64,65]。関節リウマチ患者で血中パントテン酸の濃度が低いことが報告されている[68]。ある無作為化二重盲検試験において，関節リウマチ患者で毎日1 gのカルシウムパントテン酸のサプリメントを投与すると，有意に痛みが軽減したことが報告されている[69]（91章参照）。パントテン酸のアナログが，ヒトマラリア原虫，*Plasmodium falciparum*の増殖を抑制したエビデンスが報告されている[70]。前向き観察試験で，パントテン酸の摂取と出生時体重[71]と身長[21]との間に有意な相関があることが報告されている。

パントテン酸の類似体をヒトに与えると思いがけない有害な副作用が生じた。ホパンテン酸塩はパントテン酸の類似体の1つで，βアラニンがγ-アミノ酪酸（GABA）に置換された化合物である。ホパンテン酸塩は，脳血管性疾患に付随する情動障害，精神安定剤によって起こる遅発性の運動障害症候群の緩和をしたりするために使われていた。その結果，患者には乳酸アシドーシス，低血糖，高アンモニア血症などの重い副作用が生じ，時には急性脳症に至った[72]。これらの影響はイヌにおいても見られ，パントテン酸の欠乏によるものであることが明らかになった。同量のパントテン酸とホパンテン酸カルシウムをイヌに与えると障害は発症しなかった[73]。

ヒトにおけるパントテン酸の消費過剰による有害な影響は報告されていない。この理由から，米国医学研究所はパントテン酸の耐容上限量（tolerable upper intake level：UL）を設定していない[18]。しかし，患者に15 g/日のパントテン酸を補充した場合，紅斑性狼瘡（エリテマトーデス)，悪心，胃腸炎などの症状が起こることが報告されている[74,75]。マウスにおける経口摂取での中毒量（LD_{50}）は10 g/kgと設定されており，この量を摂取すると呼吸不全により死亡する[15]。ある研究で，ラットにおいて，食事中に3%までカルシウムパントテン酸を加えて29日間投与した。その結果，有害作用（睾丸の腫大，下痢，毛髪障害）が3%の食事では見られたが，1%では見られなかった[76]。研究者たちは，有害事象が起こる最低の濃度(最小毒性量，LOAEL）および有害事象が見られない濃度（最大無毒性量，NOAEL）は，それぞれ3%と1%であるとした。この情報は，動物を用いたデータであることを考慮に入れると不確定な因子が伴うが，ULを設定するために用いられている。

(Paula R. Trumbo／中屋　豊 訳)

26 葉酸

歴史的概要

ビタミン B_9，ビタミン B_c，ビタミン M，カセイ菌因子，ホラシンおよびプテロイル-L-グルタミン酸としても知られている葉酸は，1931 年に Wills と Mehta によりインドのヒンズー教徒妊婦の大球性貧血を治す，酵母中の因子（Wills 因子）として発見された[1]。のちにその因子はホウレンソウの葉から単離され，1941 年に Mitchell らにより葉酸（folic acid，葉を意味するラテン語 *folium* から）と命名された。Mitchell らは，葉酸が乳レンサ球菌（*Streptococcus lactis R*，フェカリス菌〈*Streptococcus faecalis*〉）の成長に必要であることを証明した[2]。1945 年には，*Science* に純粋な葉酸の化学合成が報告された[3]。合成された葉酸は，肝臓の抽出液では治らなかった巨赤芽球性貧血の治療に有効であった。しかし，ビタミン B_{12}の欠乏から発症することが現在では知られている貧血による神経障害を予防したり，治癒させることはできなかった。

葉酸が成長促進因子であることが発見された直後，ノーベル賞受賞者の Hitchings と Elion により化学療法剤としての葉酸拮抗薬の発展が促進された。1948 年に，葉酸拮抗薬であるアミノプテリン，そのすぐ後にメトトレキセートが急性リンパ芽球性白血病の幼児患者に投与され，有効な治療であることが発見された[4]。この成功がその後 50 年にわたって，葉酸を必要とする酵素を標的にした多くの抗癌剤や抗菌剤の発展に導いた。1950 年代から始まって現在までに，葉酸に依存する酵素が精製され，生化学的経路が明らかにされた。さらにその後，それらの酵素の遺伝子がクローニングされて構造が決定された。1980 年代からは，慢性疾患，ある種の癌，出生時欠損症の予防における葉酸の重要性が認識された。この知識が，アメリカ，カナダなどの国において，神経管閉鎖障害（neural tube defect：NTD）として知られている一般的な先天異常の予防のために葉酸を含む食品の強化が導入されることにつながった。2001 年，Hoffbrand と Weir により葉酸の歴史についての優れた総説が発表されている[1]。

葉酸の概要

葉酸は天然の食物や生物中に存在している水溶性のビタミン B 群のファミリーをさす一般名である（**図 26.1**）。葉酸は生合成反応の 1 個の炭素単位（一炭素単位とよばれる）を転移して活性化する酵素の補因子として機能する。葉酸はリボヌクレオチドおよび DNA 合成のデオキシリボヌクレオチド前駆体の生合成に必要である。さらに，ホモシステインからメチオニンへの再メチル化などのアミノ酸の代謝に必要とされ，メチル化による遺伝子発現の制御にも関与する。そのため，葉酸補因子はほとんどすべての生物に見出される。葉酸の完全に還元された形であるテトラヒドロ葉酸（tetrahydrofolic acid：THF）は，メタノールからギ酸までの 3 つの異なる酸化状態の 1 つに一炭素単位を運ぶ[5,6]。この一炭素単位は，THF の N5 または N10 位に共有結合で結合する。細胞内では，THF の 5 種類の一炭素単位置換形が存在する。それらは，10-ホルミル THF，5-ホルミル THF，5,10-メテニル THF，5,10-メチレン THF および 5-メチル THF で，これらの各々は細胞内で酵素により触媒されて相互に交換する。葉酸は一般的ではない γ-ペプチド結合によりポリマーになったグルタミン酸ポリペプチドが付加されて修飾されてもいる[7]。ポリグルタミン酸のポリペプチドは，葉酸依存性酵素の葉酸補因子の親和性を増加し，細胞や細胞内器官に葉酸を保持するのに必要である。合成した葉酸（**図 26.1**）は生物学的に活性な型ではないが，ひとたび細胞内に輸送されると還元されて天然の型に変えられるので，プロビタミンとして機能することができる。葉酸の酸化的分解で生じる酸化型は，通常は細胞内に蓄積しない。しかし THF のほとんどの分解は不可逆的で，酸化型のプテリンやパラアミノベンゾイルグルタミン酸を含む分解産物を生成する[8]。化学合成した葉酸は強化食品やサプリメント食品に用いられている。

食事源

葉酸はビタミンなので，食事から摂取する必要がある。葉酸の栄養状態は，栄養補助食品や強化食品と同様に天然の食物に存在するこのビタミンの摂取で維持される[9]。天然の葉酸の最も良い食事源は，新鮮な果物，葉物の緑色野菜，酵母，レバーおよび豆類である[10]。食物中の天然の葉酸は化学的に変化しやすく，調理中に不可逆的な酸化分解を受ける。天然の食品中に存在する主要な葉酸は，5-メチル THF およびホルミル THF で，これらは葉酸の種類の中ではより安定なものである。化学合成され，十分に酸化された形の安定なプロビタミンである葉酸は，栄養補助食品や強化食品中に含まれている（**図 26.1**）。合成された葉酸は化学的に安定であり，腸の上皮からの吸収を妨害するポリグルタミン酸部分がないので，天然の葉酸よりもバイオアベイラビリティ（生物学的利用能）がはるかに高い[11]。細胞内に輸送されると，葉酸はジヒドロ葉酸レダクターゼ（dihydrofolate reductase：DHFR）によりジヒドロ葉酸（dihydrofolate：DHF）に，そしてさらに THF に還元される。完全に還元されると，合成された葉酸は天然の葉酸と区別がつかない。DHFR の発現の低い人では，葉酸を多量に摂取すると血清中に葉酸が表れる[9]。全 DHFR 活性は個人差が大きい。この発見は，葉酸を代謝する能力が個人で違いがあることを示している[12]。

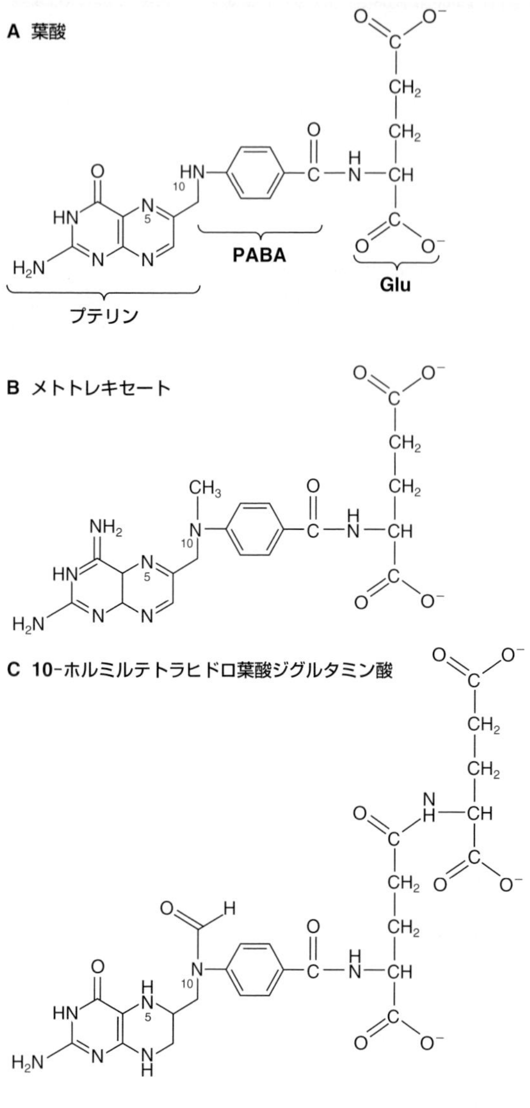

A 葉酸

PABA

Glu

プテリン

B メトトレキセート

C 10-ホルミルテトラヒドロ葉酸ジグルタミン酸

図 26.1 葉酸（A），メトトレキセート（B），および 10-ホルミルテトラヒドロ葉酸ジグルタミン酸（C）の化学構造。葉酸はメチレン基により *p*-アミノ安息香酸（PABA）と架橋してプテロイン酸を形成するプテリン環を含んでいる。グルタミン酸残基（Glu）がペプチド結合により付加されると葉酸が形成される。メトトレキセート（4-アミノ-10-メチルプテロイルグルタミン酸）（B）は，DHFR 活性を阻害する葉酸の類似体，拮抗薬および薬剤である。ひとたび細胞内に入ると，葉酸はテトラヒドロ葉酸に還元され，一般的ではない γ-ペプチド結合により結合した 9 個のグルタミン酸残基を含むグルタミンポリペプチドの付加により修飾される。また，THF は N5 または N10，または N5 と N10 を架橋する部位に 1 個の炭素の付加により修飾される。その炭素部分は，ギ酸，ホルムアルデヒドまたはメタノールの酸化状態に保たれている。10-ホルミルテトラヒドロ葉酸ジグルタミン酸の構造を C に示す。

推奨量と葉酸強化

米国医学研究所食品栄養局による葉酸の推奨量を**表 26.1** に示す[13]。食事からの葉酸の必要量は食事性葉酸当量（dietary folate equivalent：DFE）で表される[11]。これは，合成した葉酸（folic acid）のバイオアベイラビリティの大きさを天然の葉酸（folate）と比較して調整する必要があるからである。合成された葉酸は，天然食品中の葉酸よりバイオアベイラビリティが 1.7 倍高い。葉酸の推奨量（recommended dietary allowance：RDA）は男女ともに 400 μg DFE/日である。妊娠および出産年齢の女性の必要量は，食事からの葉酸以外に強化食品やサプリメントからの合成葉酸 400 μg/日である[13]。成人の合成葉酸の耐容上限量は，食事からの葉酸を除外して 1,000 μg/日である。これは葉酸の摂取量が多すぎると，ビタミン B_{12} の欠乏による神経症状を悪化させる可能性があることに基づいている。

1998 年にアメリカとカナダでは神経管閉鎖障害の発症率を減らす目的で，100 μg/日の葉酸をあらかじめ摂取できるように，100 g の小麦粉に 140 μg の合成葉酸を添加することが法律に定められた[14]。葉酸の強化前は，平均摂取量は 250 μg/日と推定されていた。1994～1998 年（強化前）から 1999～2000 年（強化後）の間に，住民の葉酸の摂取は 529 μg DFE/日増加し，その後は 1999～2000 年から 2003～2004 年の間に 135 μg DFE/日減少した[14]。アメリカでは，葉酸強化は血清と赤血球中の葉酸濃度を増加させ，血漿中の全ホモシステイン濃度を 6～13% 減少させた[15,16]。

小腸における吸収部位

小腸上皮を通過する葉酸の吸収は，もとは間違えてヘム輸送体として発見されたプロトン共役葉酸輸送体（proton-coupled folate transporter：PCFT）を介して，小腸上部の酸性の環境で行われる[17]。PCFT 機能の喪失は，重度の葉酸吸収不良と関連している。この発見は，PCFT が腸における主要な葉酸輸送体として機能していることを示している。葉酸モノグルタミン酸だけが生物学的に利用されて吸収される。消化の間，食事由来の天然葉酸の γ-グルタミン酸ポリペプチドは γ-グルタミルヒドロラーゼにより触媒される反応により加水分解されて葉酸モノグルタミン酸型を生成する。葉酸は主に 5-メチル THF の形でモノグルタミン酸誘導体として血清中で循環する。赤血球中では，5-メチル THF ポリグルタミン酸が葉酸の主要な型である。メチレンテトラヒドロ葉酸レダクターゼ（methylene tetrahydro folate reductase：MTHFR）遺伝子に変異をもつ人は赤血球中に 10-ホルミル THF が蓄積する[18]。細胞内への輸送は，還元型葉酸の輸送体により行われる。細胞内に入ると葉酸モノグルタミン酸誘導体は，細胞質中では通常は 5～9 グルタミン酸残基からなる γ-グルタミン酸ポリペプチドが付加してポリグルタミン酸型になるか，モノグルタミン酸型としてミトコンドリアに輸送されて，その中でポリグルタミン酸型に変えられる。グルタミン酸ポリペプチド残基は葉酸をミトコンドリアや細胞内に保持する役割を果たしている。

葉酸の生物学的役割

THF ポリグルタミン酸は，ヌクレオチドやアミノ酸代謝の合成・分解反応経路における一炭素単位を供給したり受容したりする補酵素として機能する。こうした経路はまとめて一般的に葉酸を介した一炭素単位の代謝とよばれる。葉酸の代謝は細胞質や核（**図 26.2A**）およびミトコンドリ

表 26.1 葉酸の推奨量[a]

群	摂取量（μg DFE/日）
乳児（月）	適量
0～5	65
6～11	80
小児および青少年（歳）	推奨量
1～3	150
4～8	200
9～13	300
14～18	400
成人	推奨量
≧19	400
妊婦	600
授乳婦	500

DFE：dietary folate equivalent 食事性葉酸当量。
[a]天然の食物中の葉酸と比較してバイオアベイラビリテイ（生物学的利用能）の増した葉酸の必要量は DFE（食事性葉酸当量）で表している。
(Data from Food and Nutrition Board, Institute of Medicine. Folate. In: Dietary Reference Intakes for Thiamin, Riboflavin, Niacin, Vitamin B_6, Folate, Vitamin B_{12}, Pantothenic Acid, Biotin, and Choline. Washington, DC: National Academy Press, 1998:196–305; and Bailey LB, Gregory JF III. Folate metabolism and requirements. J Nutr 1999;129:779–82.)

ア（**図 26.2B**）に分画されて行われている[6]。これらの細胞内画分は特異的な代謝経路と関連しており，その画分はギ酸，セリンおよびグリシンを含む共通の中間体を交換して相互依存している（**図 26.2B**）[5,19]。葉酸を介する一炭素単位の代謝には，水溶性のビタミンであるリボフラビン（ビタミン B_2），ナイアシン（ビタミン B_3），コリン，パントテン酸（ビタミン B_5），ピリドキサールリン酸（ビタミン B_6）およびコバラミン（ビタミン B_{12}）も必要である[6]。

▶細胞質

プリンおよびチミジル酸ヌクレオチドの *de novo* の生合成およびホモシステインからメチオニンへの再メチル化は細胞質で行われる。細胞質は，経路内の THF のすべての一炭素置換形を含む唯一の画分である[6]。ギ酸は細胞質の一炭素単位の転移反応における一炭素単位の主な供給源で，ミトコンドリアにおけるアミノ酸の分解で生成する[5,20]。多機能酵素であるメチレンテトラヒドロ葉酸デヒドロゲナーゼ（methylene tetrahydro folate dehydrogenase 1：MTHFD1）の 10-ホルミル合成酵素活性により触媒されて，ギ酸はアデノシン三リン酸に依存して THF と縮合して 10-ホルミル THF を生成する。そのため，MTHFD1 は細胞質における，一炭素単位が一炭素代謝経路に入る主要な入り口である。葉酸依存性のプリンヌクレオチドの *de novo* 合成には，10 種の反応が含まれており，内因性のプリン源が得られない時に集合するプリネオソーム（prineosome）とよばれる多酵素複合体が形成されて反応が起こる[21]。10-ホルミル THF の活性化されたホルミル基は，プリン環の第 2 位および第 8 位に導入される。*de novo* プリン生合成の 3 番目の反応は，グリシンアミドリボチドからホルミルグリシンアミドリボヌクレオチドと THF への 10-ホルミル THF 依存性の変換をホスホリボシルグリシンアミド・ホルミルトランスフェラーゼ（phosphoribosylglycinamide formyltransferase：GARFT）が触媒する（**図 26.2**）。9 番目の反応では，10-ホルミル THF 依存性のアミノイミダゾールカルボキサミド・リボチドからホルミルアミノイミダゾールカルボキサミド・リボヌクレオチドと THF への変換をホスホリボシルアミノイミダゾールカルボキサミド・ホルミルトランスフェラーゼ（phosphoribosylaminoimidazolecarboxamide formyltransferase：AICARFT）が触媒する。トランスフォームした細胞は *de novo* プリン合成に依存しているので，GARFT または AICARFT を標的にする抗葉酸化学療法剤が有効なのである。その化学療法剤の中には，6-*R*-ジデアザテトラヒドロ葉酸を特異的な標的にするロメトレキソールがある[22～24]。メトトレキセート（4-アミノ-10-メチルプテロイルグルタミン酸）は，GARFT および AICARFT などの数種類の葉酸依存性酵素を 10-ホルミル THF を欠乏させて阻害する。

一方で，10-ホルミル THF の一炭素単位は，シクロヒドロラーゼおよび MTHFD1 の還元型ニコチンアミドアデニンジヌクレオチドリン酸（nicotinamide adenine dinucleotide pnosphate：NADPH）依存性デヒドロゲナーゼ活性により 5,10-メチレン THF に還元される。チミジル酸の *de novo* 合成は，一炭素単位供与補因子として 5,10-メチレン THF を必要とする。5,10-メチレン THF およびウリジン酸は，チミジル酸シンターゼ（thymidylate synthase：TYMS）により触媒されてチミジル酸と DHF に変換される。この反応で 5,10-メチレン THF は，一炭素単位供与体として，および THF から DHF への酸化による 2 個の電子供与体として，二重の役割を果たしている。THF は NADPH 依存性の酵素 DHFR により DHF から再生産される。前述した MTHFD1 の 3 種類の触媒作用およびビタミン B_6依存性酵素であるセリンヒドロキシメチルトランスフェラーゼ（serine hydroxymethyltransferase：SHMT，SHMT1 および SHMT2α）により THF が 5,10-メチレン THF に変換され，*de novo* のチミジル酸合成サイクルは完成する。SHMT のアイソザイムは，セリンをグリシンに変換し，THF から 5,10-メチレン THF を生成する（**図 26.2**）[25]。TYMS を標的とするフルオロピリミジン 5-フルオロウラシル，5-フルオロ-2-デオキシウリジン，抗葉酸ラルチトレキセド，ペメトレキセド，メトトレキセートなどの数種類の化学療法剤が開発された。これらの薬剤は，頭，頸部，胸，胃および大腸などの癌の治療に有効であることが証明されている[26]。これらの薬剤は TYMS の触媒作用を減少させたり，その逆に TYMS がその mRNA に結合することを妨げたり，ユビキチン非依存性の酵素の分解速度を減少させて[29,30]，細胞の TYMS の濃度を増加させる[27,28]。

ホモシステインからメチオニンへの再メチル化は，葉酸依存性および葉酸非依存性双方の経路で起こる。葉酸依存性の経路では，NADPH-およびフラビンアデニンジヌクレオチド依存性酵素の MTHFR により触媒される反応により 5,10-メチレン THF が 5-メチル THF に還元される。5-メチル THF とホモシステインのメチオニンと THF への変換を触媒するビタミン B_{12}依存性のメチオニンシンターゼ（methionine synthase：MTR）の補因子が 5-メチル THF である。葉酸非依存性で，ベタインが一炭素単位の供与体になるベタインホモシステインメチルトランスフェラーゼが触媒する反応によっても，ホモシステインはメチオニン

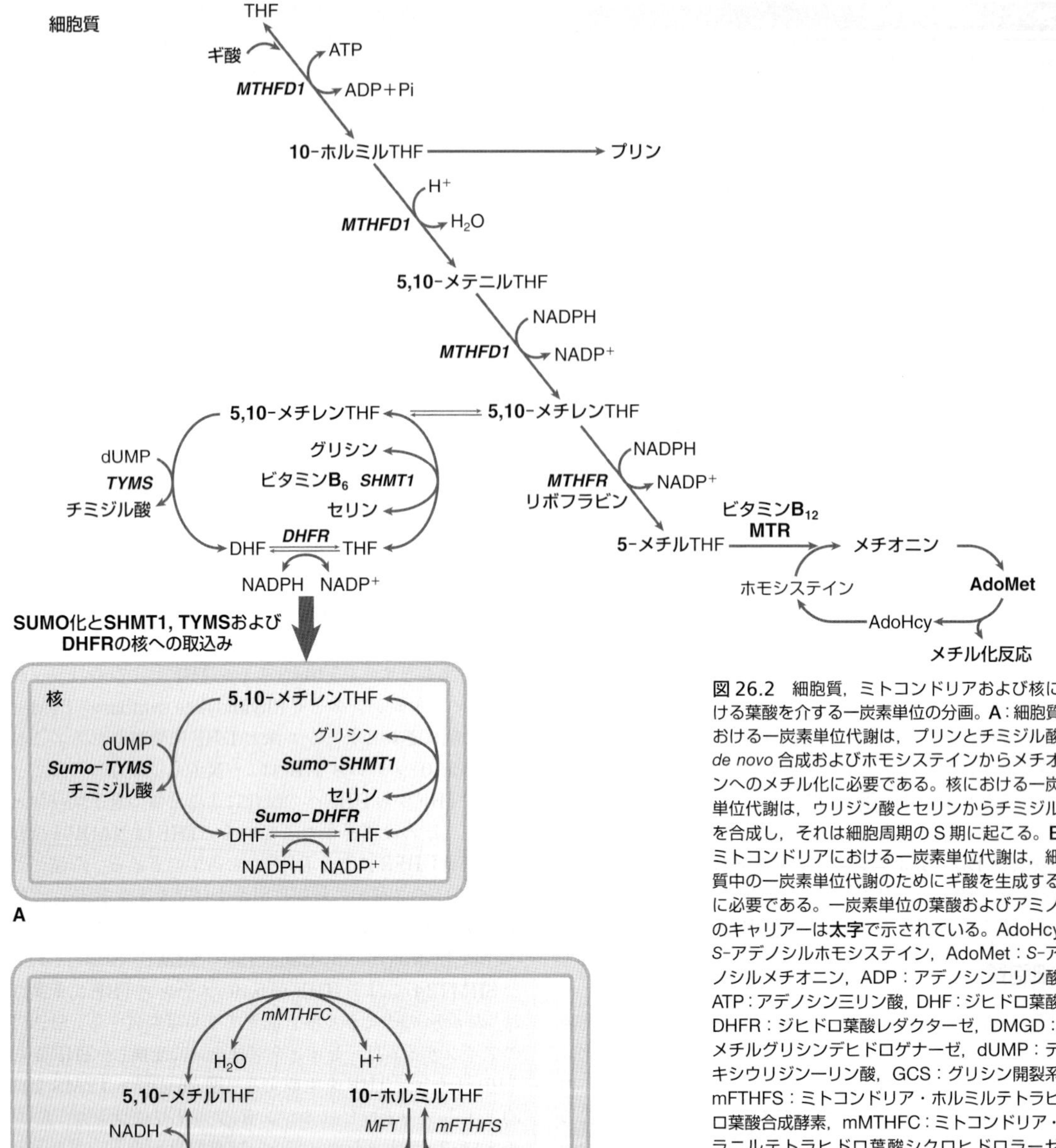

図 26.2 細胞質，ミトコンドリアおよび核における葉酸を介する一炭素単位の分画。**A**：細胞質における一炭素単位代謝は，プリンとチミジル酸の *de novo* 合成およびホモシステインからメチオニンへのメチル化に必要である。核における一炭素単位代謝は，ウリジン酸とセリンからチミジル酸を合成し，それは細胞周期の S 期に起こる。**B**：ミトコンドリアにおける一炭素単位代謝は，細胞質中の一炭素単位代謝のためにギ酸を生成するのに必要である。一炭素単位の葉酸およびアミノ酸のキャリアーは**太字**で示されている。AdoHcy：*S*-アデノシルホモシステイン，AdoMet：*S*-アデノシルメチオニン，ADP：アデノシン二リン酸，ATP：アデノシン三リン酸，DHF：ジヒドロ葉酸，DHFR：ジヒドロ葉酸レダクターゼ，DMGD：ジメチルグリシンデヒドロゲナーゼ，dUMP：デオキシウリジン一リン酸，GCS：グリシン開裂系，mFTHFS：ミトコンドリア・ホルミルテトラヒドロ葉酸合成酵素，mMTHFC：ミトコンドリア・メテニルテトラヒドロ葉酸シクロヒドロラーゼ，mMTHFD：ミトコンドリア・メチレンテトラヒドロ葉酸デヒドロゲナーゼ，MTHFR：メチレンテトラヒドロ葉酸レダクターゼ，MTR：メチオニンシンターゼ，M-tRNA-FT：メチオニル tRNA ホルミルトランスフェラーゼ，NAD：ニコチンアミドアデニンジヌクレオチド，NADP：ニコチンアミドアデニンジヌクレオチドリン酸，NADPH：還元型ニコチンアミドアデニンジヌクレオチドリン酸，Pi：無機リン酸，SD：サルコシンデヒドロゲナーゼ，SHMT1：細胞質セリンヒドロキシメチルトランスフェラーゼ，THF：テトラヒドロ葉酸，TYMS：チミジル酸シンターゼ。

に変換される。ひとたびメチオニンが形成されると，それはアデノシル化されて *S*-アデノシルメチオニン（*S*-adenosylmethionine：AdoMet）がつくられる。*S*-アデノシルメチオニンは，多くのメチル化反応の補因子で一炭素単位供与体である[31]。*S*-アデノシルホモシステイン（*S*-adenosylhomocysteine：AdoHcy）は，AdoMet 依存性トランスメチル化反応の産物で，分解してアデノシンとホモシステインができ，ホモシステインは再メチル化経路を完成させる。

細胞質のこれらの 3 つの代謝経路は，相互に連結し，相互に依存している。葉酸依存性の酵素は，葉酸ポリグルタミン酸補因子に強く結合している（結合定数は μmol～nmol）。葉酸結合タンパク質の細胞内濃度は，葉酸の誘導体の濃度（25～35 μmol/L）より高いので，細胞内の遊離葉酸の濃度はほとんど無視できる[8,32,33]。その結果，一炭素単位代謝の損傷がどの部位であろうと，それは単一の経路にほとんど影響を与えず，むしろ全体の経路に影響を与える。これは，葉酸依存性の経路は細胞質の葉酸補因子の限定的な貯蔵プールとしか競合しないからである[8,34]。

▶ミトコンドリア

ミトコンドリアには細胞の全葉酸の40％が含まれており，ミトコンドリア中の葉酸ポリグルタミン酸は細胞質のものとは交換しないまったく別の貯蔵プールである[35]。このミトコンドリア画分では，一炭素単位代謝はMet-tRNAをホルミル化してミトコンドリアのタンパク質合成の開始に使用されるfMet-tRNAをつくるのに必要である。しかし，ミトコンドリアにおける一炭素単位代謝の主な役割は，細胞質の一炭素単位代謝のためにギ酸を生成することである。両方の経路ともに10-ホルミルTHFが必要である（図26.2B）。ギ酸はアミノ酸であるグリシン，セリン，ジメチルグリシンおよびサルコシンのTHF依存性の分解で生産されるが，これらの中ではグリシンとセリンがギ酸の主な供給源である[36,37]。これらのアミノ酸は一炭素単位をTHFに与えて5,10-メチレンTHFを生成し，その後酸化されてMTHFD2およびMTHFD1Lの活性により10-ホルミルTHFができる[20]。ミトコンドリアでつくられたギ酸は細胞質に移動して細胞質の一炭素単位代謝に使われる[5]。

▶核

肝臓の全葉酸の約10％が核に存在している[38]。細胞周期のS期および紫外線照射によるDNA損傷時に，核の一炭素単位代謝はウリジル酸からチミジル酸を生成するために機能する[25,39]。全チミジル酸合成経路に関与するSHMT1（SHMT：cytoplasmic serine hydroxymeth yltransferase〈細胞質セリンヒドロキシメチルトランスフェラーゼ〉），SHMT2α，TYMSおよびDHFRなどの酵素は，小さなユビキチン様修飾因子（small ubiquitin-like modifier：SUMO）により修飾され，それが全経路の核への転移を容易にする[25]。核のチミジル酸合成に対する一炭素単位の唯一の供給源はSHMTである。SHMT1を欠損しているマウスは，チミジル酸合成が損傷し，核のDNAのウラシル含有量を高めてしまう[40]。細胞質と核における *de novo* チミジル酸合成の分画の必要性は不明である。

細胞のメチル化能の制御とビタミン B_{12} 欠乏の影響

細胞内メチル化能は，AdoMet合成の調節により制御されている。AdoMet合成は，細胞内のAdoMetの濃度が激減した時にのみ起こり，濃度が高くなった時には過剰のAdoMetは消費される。両方の制御過程は，代謝産物のAdoMetと5-メチルTHF，および酵素グリシン*N*-メチルトランスフェラーゼ（glycine *N*-methyltransferase：GNMT）の間の相互作用による単一の機構で起こる。GNMTは，過剰のAdoMetを除去するためにグリシンからサルコシンへのAdoMet依存性のメチル化を触媒する酵素である[41]。AdoMetは，MTHFRのアロステリック阻害剤であるので，AdoMetの濃度が激減した時にのみホモシステインからメチオニンへの葉酸依存性メチル化の補因子である5-メチルTHFが合成される。AdoMetによるMTHFRのこのフィードバック阻害は，メチル化能が細胞内のメチル化反応を維持するのに適当である時に葉酸補因子がヌクレオチド合成に使用できることを保障する。

AdoMet濃度は，5-メチルTHFによるGNMTのアロステリック阻害によっても維持されている[42]。AdoMetによるMTHFRの阻害に起因する5-メチルTHFの欠乏はGNMTを活性化し，それが次にグリシンからサルコシンへ変換することによりAdoMetの濃度を低下させている。GNMTは細胞内のAdoMetの蓄積を妨げている。GNMTの欠損したマウスは，AdoMetの濃度が36倍増加し，AdoMet/AdoHcyの比は100倍増加する。そのようなマウスは脂肪肝にもなる[43]。GNMTに変異のある人では*Gnmt*ヌルマウスに観察されるのと同様の代謝の障害が確認された[43]。GNMTの発現はビタミンA[44]とグルココルチコイド[45]により制御されており，それは一炭素単位代謝に関係のない情報や栄養素が細胞のメチル化反応とエピジェネティック過程に影響を及ぼす機構を提供している[41]。

ビタミン B_{12} の欠乏は，葉酸を介した一炭素単位経路網に大きな影響を与え，ホモシステインの再メチル化およびヌクレオチド生合成に障害を与える。この障害は巨赤芽球性貧血の原因である。ビタミン B_{12} の欠乏は，それが栄養不足または亜酸化窒素への過剰な暴露の結果であろうとも，MTR活性に障害を与える。MTR活性の欠損は，ホモシステインの再メチル化の経路を破壊し，AdoMet濃度を欠乏させ，その結果MTHFRを活性化する。MTHFRの活性化は，細胞内の葉酸を5-メチルTHFとして蓄積させ，葉酸の「メチルトラップ」とよばれる状態にする。MTHFRにより触媒される5-メチルTHFの生成は*in vivo*では不可逆なので，5-メチルTHFの蓄積はビタミン B_{12} の欠乏で起きると同様にプリンおよびチミジル酸の *de novo* 合成に障害を与える[46]。

損傷された一炭素単位代謝の分析法とバイオマーカー

食事からの葉酸の摂取によく反応する臨床的に有用なバイオマーカーが，葉酸の栄養状態および葉酸を介した一炭素代謝の障害の評価に使用できる。しかし，葉酸の栄養状態を評価する代謝のバイオマーカーの大部分は，特異性に欠ける。その理由は，それらは葉酸依存性の酵素遺伝子の変異のみならず他のビタミンB類の栄養状態を測定してしまうからである[47,48]。葉酸代謝経路の損傷は，食物からの葉酸の欠乏のみならずアルコールの過剰摂取，葉酸依存性酵素の活性や発現に影響を与える遺伝子変異に起因するビタミン B_6，ビタミン B_{12}，リボフラビンなどの一炭素単位代謝で機能する他の栄養素の欠乏でも起こる（図26.2）[19]。

疫学・統計などで個人や集団の葉酸状態を評価するために，血清や赤血球内の葉酸濃度が測定される[13]。赤血球内の葉酸濃度は，長期間の葉酸状態の評価に適している[47]。その理由は，葉酸は赤血球が骨髄中で成育する期間にだけ赤血球内に入るからである。それゆえ，この値は120日間の成熟した赤血球の成熟期間の平均の葉酸状態を表している。赤血球中の葉酸の140 ng/mLという値が葉酸欠乏の下限値である。血清中の葉酸濃度は，長期間および最近の葉酸摂取量をともに反映しており，葉酸状態の評価はくりかえし測定する必要がある。血漿中の7 nmol/L以下の葉酸濃度は葉酸の負のバランス状態を表しており，この状態が長く続くと巨赤芽球性貧血に進行する。

葉酸濃度の測定は，その多様な化学構造と化学的不安定性のために簡単ではない[8]。最近まで，葉酸モノグルタミン酸のすべての型の測定が可能で，試料の調製と分析の間の葉酸の酸化を防ぐために使用される多量のアスコルビン酸により妨害されないカセイ菌の増殖を測定する生物学的測定が行われていた。放射性同位体，化学発光および高速液体クロマトグラフィー法は広く使用されている[48]。高速液体クロマトグラフィー法は，葉酸の一炭素単位置換ポリグルタミン酸型を見分けるのに有効である[49]。同様に，より新しい質量分析法は葉酸の一炭素単位型を分離・定量することができる[50]。血清や赤血球中の葉酸の一炭素単位型の分布は，葉酸状態のマーカーまたは損傷した一炭素単位代謝の実用的な指標になる。現在使われているすべての方法はどれも正確さと精度がやや不足している[48]。

損傷した葉酸代謝の2つの感度の高いバイオマーカーは，核DNA中のウラシル含有量[51,52]と血漿および組織中のホモシステインの濃度である[47]。デオキシチミジン三リン酸（dTTP）合成速度が減少すると，DNAポリメラーゼがdUTPとdTTPとを識別しないので，DNA中へデオキシウリジン三リン酸（dUTP）が取り込まれてしまう[51,53]。しかし，白血球中のDNAのウラシル含有量は組織中のウラシル含有量の代用にはならないので，前者で葉酸状態の臨床的および集団の評価ができるかは疑問である[54]。前述したように，葉酸依存性のホモシステインの再メチル化の速度が減少すると細胞や血漿中のホモシステインが増加するので，血漿中の全ホモシステインは葉酸状態を反映しており，臨床および集団研究において葉酸状態の評価に使用されてきた[31]。また血漿中の全ホモシステインは，ビタミンB_6やビタミンB_{12}の状態および*MTHFR*遺伝子の変異も反映している[47,48,55]。ホモシステインの濃度が増加すると，AdoHcyのアデノシンとホモシステインへの加水分解の平衡がAdoHcyの合成に傾くためAdoHcy濃度を増加させる[56]。AdoHcyは，DNAおよびタンパク質メチルトランスフェラーゼなどのAdoMet依存性メチラーゼの強力な阻害剤であるので[57]，AdoHcyの蓄積は白血球内の低メチル化DNAの要因となる[18,58~60]。AdoMet，AdoHcyおよびAdoMet/AdoHcy比は葉酸状態の良い指標になるとして推奨されてきた[61]。全身の葉酸欠乏状態の他のバイオマーカーは，DNAの低メチル化，尿中のホルムイミノグルタミン酸（葉酸依存性ヒスチジン代謝の中間体）および好中球の過分葉などである[62,63]。

米国医学研究所により食品から摂取される葉酸のRDAを決めるために使われたバイオマーカーは，赤血球の葉酸濃度および血漿中のホモシステインと葉酸の濃度である[47]。両方ともに葉酸の食物からの不適切な取込みで変動する。しかし前述したように，ビタミンB_6およびビタミンB_{12}などの副次的な栄養素の欠乏，遺伝子の特質および性差などは，全身の葉酸状態の評価に使用されるホモシステインのような代謝的なバイオマーカーに影響を与える[64]。男性は女性よりもホモシステイン濃度が高い傾向がある[47]。血漿の全ホモシステインの調査期間は研究室間で異なっている。集団の葉酸状態を評価する場合には，血漿の総ホモシステインの10 μmol/Lという値をカットオフ値にすべきだと示唆されている。赤血球の葉酸濃度が140 ng/mL以下なら葉酸の欠乏を示しているが，この濃度は*MTHFR*遺伝子の677 C→T多型を含む遺伝的な変異により影響される[18]。多くのエビデンスが食物からの葉酸の必要量は，*MTHFR*遺伝子型により異なることを示している[65]。

葉酸とエピジェネティクス

エピジェネティクスは一般的にはDNA配列の影響を受けない特性の継承をさし，この用語はDNAメチル化パターンの伝達および遺伝性のクロマチンの他の化学修飾を記述するのに使われる[66]。この用語はX染色体の不活性化，代謝的および栄養的刷込みのような種々の生物の現象とも関連している。妊娠期間および胎児や新生児への授乳期間における母性栄養の影響は代謝刷込みとよばれる[67]。実験動物モデルは，母性栄養がDNAメチル化と遺伝子発現のパターンを変えることにより胎児および新生児の発育に影響を与えるという概念を支持している。このようなゲノムの変化は動物の一生の間存続し，循環器疾患やある種の癌などの成人病のリスクを増加させる肥満やメタボリックシンドロームのような危険な表現型になる[68]。栄養不良や栄養過多，およびタンパク質，脂肪酸，葉酸，コリン，メチオニンおよびビタミンB類とメチル基供与体の組合せなどの特定の食物成分の摂取量は，代謝のプログラミング現象に影響を与える食事内容である[69~74]。

食事からの葉酸および他のビタミンB類と一炭素単位代謝の代謝物の摂取は，遺伝性のDNAメチル化パターンの変化を誘導する[75]。葉酸がエピジェネティックな過程に影響を及ぼす唯一の確立された機構は，ホモシステインの再メチル化経路によってである。細胞内のAdoMetおよびAdoHcy濃度は，それぞれ別の機構ではあるがAdoMet依存性のメチルトランスフェラーゼ活性に影響を与える。AdoMetは，DNAおよびヒストンメチルトランスフェラーゼを含むメチルトランスフェラーゼ類により触媒されるトランスメチル化反応の基質である。AdoMet依存性メチルトランスフェラーゼ反応産物のAdoHcyは，AdoMet依存性酵素に強く結合し，反応生成物阻害により多くのAdoMet依存性酵素を阻害する。それゆえに，AdoHcyはクロマチンメチル化の生理的に適切な阻害剤である。細胞内のAdoMetとAdoHcyの濃度の比は，細胞のメチル化能（cellular methylation potential）とよばれる[56]。ヒトのリンパ球内のAdoMet濃度と比較すると，ホモシステインが蓄積する時に蓄積するAdoHcyは（**図26.1**），細胞内メチル化能およびゲノムDNAの全体的なDNAメチル化のより重要な決定因子である[76]。ホモシステインおよびAdoHcy濃度が高く，AdoMet濃度は正常値を示すシスタチオニンβ-シンターゼ欠損マウスでは，全体的なDNA低メチル化が予測される[77]。同様に，ビタミンB_{12}の欠乏により，げっ歯類ではホモシステイン濃度が増加し，DNAは低メチル化する[78]。

食事由来の葉酸や，他のビタミンB類が欠乏することで全体的なDNA CpGメチル化に及ぶ影響について，多くの例が報告されている。葉酸が欠乏した食事を32週間摂取したマウスは，血清中のホモシステインが60%増加し，B1

エレメントや遺伝的に刷り込まれた*H19*または*Oct4*遺伝子の対立遺伝子特異的メチル化には変化がなく，脾臓（9.1％減少）および結腸上皮細胞（7.2％減少）の全体的なDNAの低メチル化が観察された[52]。これらの影響は，ホモシステインの増加によるのであろう。内皮細胞培養モデルでは，ホモシステインへの曝露（50 μm まで）が，DNAメチルトランスフェラーゼ1（DNA methyltransferase 1：DNMT1）のタンパク質濃度には影響を与えずに，その酵素活性を30％減少させた。ホモシステインへの曝露は，サイクリンAプロモーターの抑制性サイクリン依存性エレメント内のDNA CpGメチル化を減少させた。その結果，サイクリンA遺伝子の転写が減少した。これらの結果は，DNMT1活性の制御におけるホモシステインにより誘導されたAdoHcy比の増加の役割と矛盾しない[79]。ヒトでの研究では，ホモシステインを増加させる遺伝子の損傷は，全体的なDNAの低メチル化と関連している。*MTHFR*遺伝子の多型C677Tは，MTHFR酵素活性の減少，ホモシステイン濃度の増加[80]およびリンパ球でのメチル化能の減少とDNA低メチル化[18]と関連している。しかし，葉酸の栄養状態および全体的なDNA CpGメチル化は直接的な対応関係にない。ヒトでの1 mg/日の葉酸の強化は，正常な結腸粘膜細胞内のDNAの全体的なメチル化の代わりになる長鎖散在反復配列1（long interspaced nuclear element-1：LINE-1）のメチル化密度は変えない[81]。

ホモシスチン尿症患者の血漿中ホモシステインの異常な増加（血漿濃度50 μmol/L以上）は，DNA CpG低メチル化と，伴性および刷込み遺伝子の2対立遺伝子発現を現した。単一対立遺伝子発現から2対立遺伝子発現への移行の大きさは，ホモシステイン濃度に依存していた。強化された葉酸は，DNA低メチル化を修正し，遺伝子発現の刷り込みパターンを回復させた[82]。しかし，ホモシスチン尿症患者や極度の食料不足に見られるような遺伝子発現の重大な損傷がない場合には，一炭素単位代謝が古典的な片親起源特異的な遺伝子刷込みと関連した遺伝子のサイレンシングに影響するというエビデンスはない。

癌化した組織では，一炭素単位代謝における葉酸欠乏または遺伝的損傷は，ゲノム網羅的および対立遺伝子特異的CpGメチル化に対して癌化していない細胞で観察されるのとは異なる影響を与える。正常な結腸粘膜では葉酸栄養状態およびLINE-1のメチル化は関連性をもたないが，いったん腫瘍が発生すると葉酸状態はLINE-1のメチル化に影響を与えることを示すいくつかの実験結果がある[83]。同様に，*MTHFR*における一般的なC677T多型は結腸癌におけるプロモーターのメチル化の増加と関連している[84]。de Vogelらの研究[85]は，MTR（A2756）およびMTRレダクターゼ（A66G）遺伝子の変異は，大腸癌におけるmutL相同体1（*MLH1*）プロモーターの高メチル化を減少させることを示している。非小細胞肺癌では，腫瘍中の葉酸濃度とLINE-1を代用した時のDNA全体のメチル化およびCDH13とRUNX3のプロモーターにおける対立遺伝子特異的メチル化とが相関しているが，MYOD1，RASSF1P16，APCおよびRARBではそのようなことはない。この研究は，癌化した細胞ではグローバルなメチル化およびいくつかの対立遺伝子特異的なメチル化に葉酸濃度が影響を与えるという考えを支持する[86]。

一炭素単位代謝の変化および細胞のメチル化能は，DNAメチル化のパターンを変えて遺伝子の発現に影響を与えることが可能であるが，母親の食物中の葉酸や一炭素単位代謝の他の代謝物がクロマチンのメチル化の特異的な変化を起こして記憶する能力は特定の発達段階だけに可能なのであろう[87]。食物とエピジェネティクスを結びつけるには，メチル化の標的，胎児および成人の幹細胞や，さらに分化した細胞におけるエピジェネティクスの可塑性の限界についての理解をいっそう深める必要がある。

葉酸および神経管閉鎖障害

神経管閉鎖障害（neural tube defect：NTD）は，胚発生初期における神経管の閉鎖障害で起こる[88]。この疾患はヒトの最も一般的な先天性出生異常で，1,000回の出生に0.5～60回の頻度で起こる[89]。最も一般的で重度のNTDには，後部神経管の閉鎖障害から脊髄が露出し生涯麻痺が残る二分脊椎および前部神経管の閉鎖障害から，頭蓋円蓋部と脳がない無脳症という致死的なものがある。母胎への葉酸の供給がNTDを防ぐ最も有効な手段で，70％までNTDを予防できる[90]。アメリカとカナダでは，NTDの発症率を低下させるために小麦粉への葉酸強化が1998年から始められており，この公衆衛生介入は成功している[91]。NTDに影響する妊娠のリスクをもつヒトの遺伝子変異は，葉酸依存性酵素MTHFR[92～94]およびMTHFD1[95]などをコードする遺伝子で起こる。母親と胎児の両方の*MTHFR*に変異があるとリスクになるが，*MTHFD1*によるリスクは母親由来だけである。

NTDの原因となる損傷のある代謝経路はわかっていない。ホモシステインは高濃度では毒性があり，酸化ストレスを誘導するが，MTHFR欠乏などの高ホモシステイン血症を示す先天的代謝異常のマウスモデルではNTDは発症しない。同様に，胎児が高いホモシステイン濃度の環境で成育されても発生胚にNTDは誘導されない[96]。ゲノムのメチル化などのAdoMet依存性メチル化反応の損傷も，NTDの原因の基礎であると提唱されている。クロマチンのメチル化の減少は，神経管の形成に重要である細胞の分化[97]または細胞の移動の過程[98,99]に影響を与えて神経管の閉鎖に影響しているのであろう。*de novo* DNMT酵素Dnmt3bを欠損したマウスでは，ES細胞の分化能が変わり[100]，胎児はNTDを発症するという結果は前述の見解を支持している。これらの発見は，神経管の閉鎖には*de novo*メチル化および細胞分化の必要性を確認するものである。遺伝子発現のDNAメチル化による抑制を伝達する遺伝子の欠損も，やはりNTDを発症する[101]。しかし，これらのマウスモデルをヒトのNTDに適用できるかは不明であるし，これらのNTDが葉酸で防げるかも未知である。

NTDをもつヒトの胎児は，*de novo*のチミジル酸合成が損傷されていることが報告されている[102]。この発見は，損傷したチミジル酸合成とNTDとの間の強力な因果関係を示している。神経管形成の期間の神経上皮細胞の急速な増殖は，細胞分裂の速度を維持し，DNAへのウラシルの蓄積を制限するために活発な*de novo*のヌクレオチド生合成を必要としている。DNAの複製と修復の期間のチミジル酸生合成の損傷は，神経管閉鎖の重要な時期に細胞分裂の速度を減少させる[103]。DNAへのウラシルの蓄積に起因するゲノム不安定性は研究されてはいないが，ゲノム不安定性のマウスモデルはやはりNTDを示す[104~106]。ホメオボックスの転写因子をエンコードするマウス*Pax3*遺伝子の破壊は，100％二分脊椎を生じさせ，*de novo*チミジル酸合成を損傷する[107,108]。子宮への葉酸の強化またはチミジンまたは葉酸の培地への強化は，ホモ接合の*Pax3*ヌル胎児のNTDを防ぐが，メチオニンの強化はNTD表現型を悪化させた。まとめると，チミジル酸の生合成は，葉酸に感受性のNTDの病因に関与している生合成経路の候補である。しかし，ヒトの疫学的研究，およびげっ歯類の胎児培養モデルでは，NTDのリスクの修飾因子はコリンであると同定されている[109]。

コリンは，2つの異なる機構で葉酸を介する一炭素単位代謝と相互作用する。コリンの分解は，細胞質における一炭素単位の供給源である。グリシンからのコリンの生合成は葉酸依存性で，3当量のAdoMetを必要とする。発生中の胚は，ビタミンB_1の欠乏に起因する発生異常のリスクがあるだろう。無作為化比較試験は行われてはいないが，横断的研究法から得られたエビデンスは，母親への葉酸投与や小麦粉の葉酸強化では防げないNTDを示す妊娠が，ビタミンB_{12}の欠乏に起因することを示している[110]。一炭素単位代謝のどの破損が原因なのか，そして葉酸依存性の発生異常の原因とは関係がない場合の要因をさらに実証する必要がある。他の栄養素がNTDの原因になっている可能性についてもさらに考えるべきである。

癌および慢性疾患における葉酸

血漿中の高い葉酸濃度または循環している低い葉酸濃度による一炭素単位の代謝の損傷は，循環器疾患[111,112]，癌[113]および認知機能低下[114]と関連していることが実証されている。遺伝子と食物の相互作用がほとんどすべての葉酸に関連した慢性疾患の根本的な原因であると考えられている。一炭素単位代謝系における遺伝子変異は，癌のリスクと関連している。*MTHFR* 677C→T多型は，NTDのリスクの増加と関連しているが，結腸癌のリスクは低下している[115]。まだ確立されてはいないが，これらの疾患のメカニズムとして提唱されているのは，機能喪失へとつながるホモシステインによる細胞タンパク質の修飾[116,117]，ゲノムのメチル化および遺伝子発現プロフィールの変化，DNAへのウラシルの蓄積，およびそれに続くゲノム不安定性[118]などである。発癌と低葉酸状態の関係に関しては，優れたいくつかの総説がある[113,119]。低葉酸状態はDNAのウラシル含有量を増加し[52]，発癌に寄与する二重鎖切断とDNAメチル化パターンの変化を導入する。また，葉酸は発癌のリスクに関しては諸刃の剣ともいわれている。葉酸の欠乏は発癌のリスクを増加させるが，既存の癌の増殖を促進するともいわれている。

無作為化プラセボ比較臨床試験は，循環器疾患と癌における葉酸の予防的役割を示す観察研究を確認はしていない。二次予防の試験は，ホモシステイン濃度を減少させた時の循環器疾患への影響を実証できなかった[120]。同様に，無作為化臨床試験は，結腸癌予防に対する葉酸強化の影響を支持しなかった[121,122]。この発見は，癌のリスクは明白な葉酸の欠乏にのみ関連があるのではないかということを示している。葉酸がヌクレオチドの生合成に役割を果たしていると仮定して，高い葉酸状態は細胞の癌化または大腸癌における癌の増殖を促進する可能性が考えられるのだが，無作為化比較試験は，今日までこの仮説を十分には支持していない[122,123]。

葉酸を介する一炭素単位代謝は，慢性疾患を予防したり，治療するのに栄養学的見地から貢献できるという意味では魅力的な標的ではあるが，原因経路，それらの制御および病因の機構のさらなる解明が求められている。ゲノムワイド関連解析は，血管疾患におけるミトコンドリア内の一炭素単位代謝の役割を示しているが[124]，葉酸産生が一炭素単位ネットワークを規制しているかどうかなどの，この画分での一炭素単位代謝の制御については何も知られていない。葉酸代謝およびその制御に関するより包括的な理解は，ヒトの疾患における葉酸の役割の認識を深め，さらに効果的な治療と予防の戦略の構想へと導くであろう。

(Patrick J. Stover／中谷一泰 訳)

27 コバラミン(ビタミンB_{12})

歴史的概要

コバラミン欠乏は多くの原因で起こりうるが，コバラミンの歴史は，臨床的な欠乏による疾患と密接に結びついている。非常にドラマティックな科学的，臨床的な物語を有する総説がまとめられている[1,2]。1849年，Addisonは貧血の徴候や症状の他に，倦怠感や落ち着きのなさを伴う「珍しい型の貧血」を有する数名の患者を報告した。Addisonは，誤ってこの貧血は副腎疾患によるものだとしたが，これはのちに，悪性貧血(pernicious anemia：PA)とBiermerが名づけた致命的な経過をたどる貧血について言及した最初の論文であるとされる。現在では簡単に治療される疾患であり，もはや悪性ではなく，また，疾患自体は胃の異常に基づくもので，貧血性の疾患としては軽症あるいは無症候である可能性があることから，この病名は適切ではない。実際，著しい巨赤芽球性貧血はこの疾患に特有というわけではなく，さらにコバラミン欠乏に特有なわけでもない。

悪性貧血の致命的な経過を変える決定的な実験はMinotとMurphyによって行われた[3]。彼らは，患者に大量のレバーを摂食させることにより血液学的所見が改善することを証明した。この業績により，彼らはともにノーベル賞を受賞した。2番目に重大な貢献は，摂取したレバーや肉の「外因子」が胃液中の「内因子」に結合すると，悪性貧血の患者は，外因子に効果的に反応するというCastleの発見である[4]。これにより，長い間推測されていた悪性貧血と胃液分泌欠乏症の関連を証明した。3番目の重大な功績は，外因子としてのコバラミンの同定である。コバラミンの合成[5,6]はHodgkin[7]によるコバラミン構造の解明を基盤としている。Hodgkinは結晶化の研究でノーベル賞を受賞した。

生合成発酵によりシアノコバラミンが手軽に利用可能となり，悪性貧血の治療は容易になった。ビタミンB_{12}はアメリカでは最もよく投与される注射薬の1つにまでなったが，しばしばプラセボや元気を出す薬として誤用されるなど怪しげな状態をもたらした。このような重大な結果が起こらなくなり，コバラミン欠乏は専門家ですら軽視されるようになり，このことは患者の不利益となった。

過去数十年間において，発症の初期であってもコバラミン欠乏の識別を可能にする，正確で感受性のよい代謝分析法の方法論的な進歩がなされた。結果として，今や無徴候の潜在性コバラミン欠乏症（subclinical cobalamin, deficiency：SCCD）は[8,9]，相対的にまれな臨床的欠乏状態よりはるかに多いと考えられている[10]。潜在性の頻度が高いことから，疫学研究の一分野となった。分子生物学の発展により，遺伝的影響，環境との相互作用や後天性異常とともに，コバラミン輸送および代謝の生理機能とそれらに影響を及ぼす様々な異常の理解が進んだ。

生化学的性質

コバラミンは，平面なテトラピロール(コリン)を含み，その中央にはコバルト原子があり，結合する分子を含む(**図27.1**)。コバルトは一価，二価，三価の状態を変動し，還元された一価のコバラミン（I）が活性型である。コリン平面の下方配位子（α部位）がコバルトに結合しているのは，5,6-ジメチルベンゾイミダゾールヌクレオチドである。平面の上方配位子（β部位）としてコバルト原子に交換可能な置換基が結合し，「置換基+コバラミン」として命名される。最も重要なコバラミンはメチル基が補欠分子であるメチルコバラミンと，5'-デオキシアデノシンがβ部位に結合したデオキシアデノシルコバラミンである。メチルコバラミンは細胞質で優位を占め，ホモシステインからメチオニンへのメチル化において5-メチルテトラヒドロ葉酸(メチルTHF)とともに補因子として働く(**図27.2**)。デオキシアデノシルコバラミンはミトコンドリア内で優位を占める。そこで，デオキシアデノシルコバラミンはプロピオン酸代謝におけるL-メチルマロニルCoAのスクシニルCoAへの異性化における補因子として働く(**図27.3**)。この2つの反応はヒトにおいて唯一知られているコバラミンの役割である。

他のコバラミンには，非常に安定して広範に存在するヒドロキソコバラミンやアクアコバラミン，スルフィトコバラミンがある。シアノコバラミンは代謝活性型に変えるため他のコバラミンの変化を必要とする安定した生合成医薬品である。ビタミンB_{12}という用語は特にシアノコバラミン[5]を指すが，コバラミンという広い名前でよく使われる。構造の一部が欠けた別のコリノイドも存在し，組織で見られるが[11]，人体において機能しない。トランスコバラミン(transcobalamin：TC) I以外のコバラミンのキャリアーは，機能的なコバラミンに比べると，これらに弱く結合する[12~14]。

コバラミン結合タンパク質に関して混乱しており多くの用語が用いられている。本章では2つの血漿におけるキャリアーとしてTC IとTC IIを用いる。この用語は長く使用され，遺伝子の名である*TCN1*および*TCN2*とそれぞれ一致する。他にはハプトコリンやトランスコバラミンも用いられる。文献においてはTC Iの古い共通した名称のRバインダーで登場する。

分析方法

コバラミン欠乏の診断のための分析方法は2つのカテゴリーに分類される。コバラミンとホロトランスコバラミン(holo-TC) II分析のようなコバラミン量の測定，およびメチルマロン酸，ホモシステインなどの代謝バイオマーカー

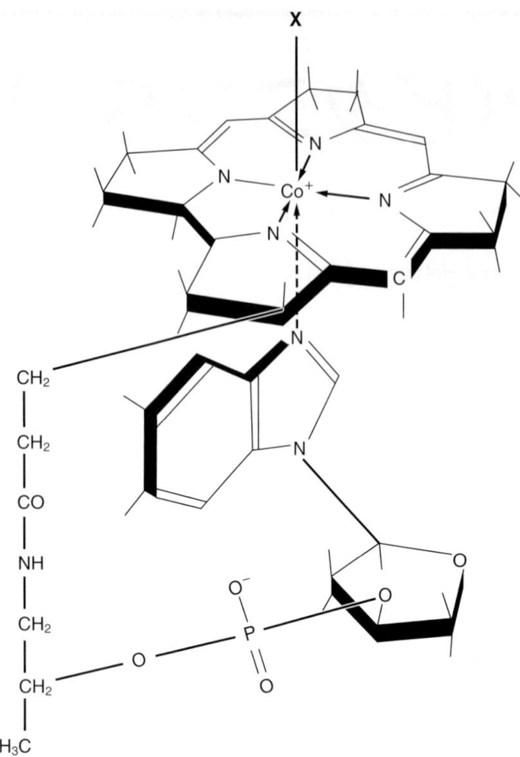

図 27.1 コバラミンの構造。コリンテトラピロールの中央のコバルト原子とピロール環の1つに結合しているのは，αリガンド，5,6-ジメチルベンジミダゾールヌクレオチドで，コリン平面下に伸びている。図中ではXで示してある平面上方のβリガンドはメチル基，5′-デオキシアデノシル基，ヒドロキシル基，シアン基など様々な機能基となりうる。(Reprinted with permission from Carmel R. Megaloblastic anemias: disorders of impaired DNA synthesis. In: Greer JP, Foerster J, Lukens JL et al, eds. Wintrobe's Clinical Hematology. 11th ed. Philadelphia: Lippincott Williams & Wilkins, 2004.)

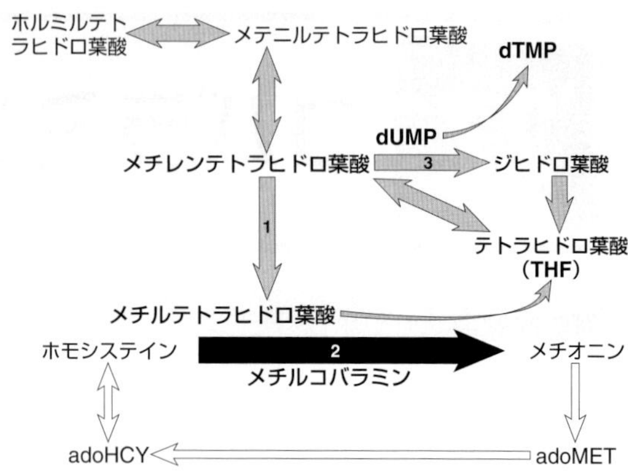

図 27.2 コバラミン（黒矢印）と葉酸代謝（灰色矢印）とメチオニンサイクル（白矢印）の交わりの模式図。チミジン合成における葉酸の直接の役割（反応3）を示す。反応1：メチレンテトラヒドロ葉酸レダクターゼによる5,10-メチレンテトラヒドロ葉酸から5-メチルテトラヒドロ葉酸への還元。この反応にはリボフラビンを必要とする。反応2：メチルテトラヒドロ葉酸とメチルコバラミンを補因子としたメチオニンシンターゼによるホモシステインからメチオニンへの再メチル化。産生されるテトラヒドロ葉酸は葉酸代謝サイクルで再利用される。反応3：チミジンシンターゼによるデオキシウリジル酸（dUMP）からデオキシチミジル酸（dTMP）への変換。この反応において5,10-メチレンテトラヒドロ葉酸からジヒドロ葉酸に変換される（葉酸代謝の詳細については26章参照）。adHCY：*S*-アデノシルホモシステイン，adoMET：*S*-アデノシルメチオニン。

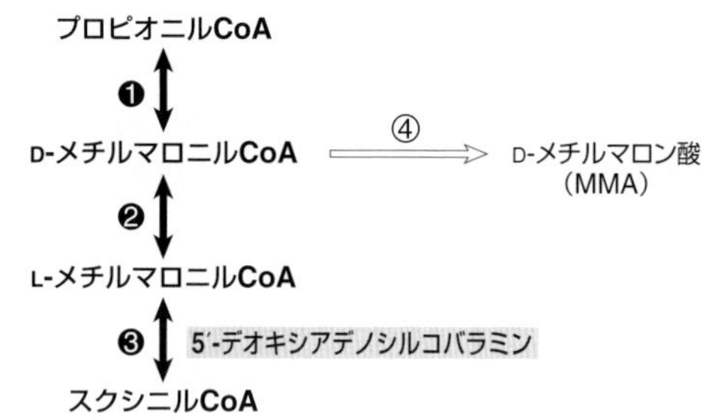

図 27.3 ヒトにおける5′-デオキシアデノシルコバラミンの唯一の機能。多様な源から由来し3つの可逆的反応を介してスクシニルCoAに代謝されるプロピオニルCoAのミトコンドリアにおける変換。スクシニルCoAはTCA回路に入る。反応1：プロピオニルCoAカルボキシラーゼによるプロピオニルCoAのカルボキシル化は，ATP，ビオチン，マグネシウムを必要とする。反応2：D-メチルマロニルCoAのメチルマロニルCoAラセマーゼによるラセミ化。反応3：5′-デオキシアデノシルコバラミンを必要とするL-メチルマロニルCoAムターゼによるL-メチルマロニルCoAからスクシニルCoAへの異性化。加えて，D-メチルマロニルCoA加水分解酵素を介するD-メチルマロニルCoAをメチルマロン酸に変換する不可逆的な副反応（反応4）。メチルマロン酸の代謝の最終結果は不明であるが，一部は腎臓により排泄される。

のような機能的代謝状態の測定，あるいはデオキシウリジン抑制試験のような複雑な細胞代謝指標がある。臨床的に欠乏の徴候が明らかな場合，確認には通常1つの試験で十分である[15]。研究や疫学的検討において，臨床的識別がない場合には，1つの診断のバイオマーカー以上の用途が必要となる[16]。残念ながら，絶対的基準となる検査法はない。

▶血清コバラミン

コバラミンはメチルコバラミンや他の形で血清に存在する[17]。血清中のコバラミンは長期間貯蔵しても安定で（光曝露により特定の形が転換されることはある），多様な技術での分析が可能である。最も初期の方法では，試料のコバラミン含有量に比例して増殖する *Euglena gracilis* や *Lactobacillus leichmannii* などの微生物を使用した[17]。この分析法は，現在は自動化されているが，研究室によっては標準的な方法と考えられている。放射性同位元素を用いた方法は，試料中のコバラミンの，添加されたコバラミン結合タンパク質である精製内因子への競合的結合に基づいている。内因子にTC Iの混入があってはいけない。TC Iは非機能性コリノイドにも結合するため，そのようなコリノイド含有量が多い試料では誤って高い結果を示すことがあるからである。内因子と複合体を形成したコバラミンを結合する抗内因子を用いた酵素抗体-化学発光法が現在では診断用に広く用いられている。これらは非常に特異的で自動化された分析法だが，以前の方法に比べて明確でない点もある。この方法では，コバラミン濃度が低いはずの血清において誤って正常の結果をもたらすことがある[18,19]。これはおそらく悪性貧血患者の内因性の抗内因子抗体を不活化できていないために生じると考えられる[19]。これは一部の検体でのみ見られ，正常血清には影響を与えないため，このようなエラーの検出が難しい。このことが重症のコバラミン欠乏にもかかわらず，正常のコバラミン濃度を示すという説明となる[16,20]。

正常と非正常間の血清コバラミン値のカットオフ値は，

方法や研究室によって異なる[16]。大部分の研究室は，正常値を規定するために 200～250 ng/L（148～185 pmol/L）という従来からのカットオフ値を使用している。コバラミン欠乏での低コバラミン濃度の感度の低さは疑問視されるが，多くはどのような欠乏を考慮しているのかに大きく左右される[15,16]。巨赤芽球性貧血や神経学的異常などの明らかな欠乏症の臨床的所見がある患者における感度は 95% を超えた[16,21～23]。コバラミン濃度が低ければ，臨床的に重症の欠乏の可能性が大きいが[17,24,25]，しかし例外はある[26,27]。すべてのバイオマーカーと同様に，潜在性の状況においては診断の感度は低下し，潜在性コバラミン欠乏症では 38～39% である[16]。関連する代謝異常をともなう正常下限のコバラミン濃度は集団調査においてはまれではない[28～30]か，代謝異常は時に誤りであることがある[16]。

このような検討におけるコバラミンの感度の悪さにより，ある研究者は欠乏のカットオフ値を従来の 200～250 ng/L から 350 ng/L（258 pmol/L）以上とした。これはどの欠乏の症例でも見逃さないようにするためである[28]。多くの研究室で採用されたこの変更により，欠乏と診断された症例数の増加をみとめた。このため過剰診断が相当見られる。例えば，4 つの調査で異常コバラミン値を示す頻度が 5.3～24.8% から，例外なくすべての高齢者において 40.5～71.7% となった[15]。関連して，再解析の結果，再分類された 1/3 の人だけがメチルマロン酸やホモシステイン異常を示した。新しく診断された 2/3 は代謝上疑われる例で，さらに 1/3 の人は臨床的に欠乏症状を示していない[10,16]。さらに，過剰診断の利点はまだ知られていない。なぜなら，潜在性コバラミン欠乏症の健康上のリスクや介入の利益は明らかになっていないからである。

上述したように，低コバラミン濃度の特異度は感度以上に限られているのかもしれない。**表 27.1** に，血清低コバラミン値に関連する状態をまとめる。低コバラミン値と誤る臨床上の原因には妊娠や葉酸欠乏がある[17,31]一方，真の欠乏もまれに起こることがある。コバラミン濃度への重要な遺伝子の影響が明らかになっている。*TCN1* 変異はしばしば TC I 欠損を起こす[32,33]。この欠損で低コバラミン濃度の 15% を説明でき[27]，これは低コバラミンの原因としては悪性貧血より頻度が多いかもしれない。

α-1,2 フコシル基転移酵素遺伝子の共通の多型のホモ接合体において，説明できないほどのかなりの高値が見られるように，遺伝子の影響はコバラミン濃度を増加させうる[34,35]。おそらく遺伝的な理由により，コバラミン濃度はアジア人や白人に比べてアフリカ人で高い[36]。医療現場での見せかけの高値には腎不全や特発性が考えられる[37]。TC に対する自己抗体は治療により誘発されたもの[38]や自然発生的なものがあり[39,40]，これらはコバラミン濃度上昇の 8% を説明できる[41]。頻度は多くはないが，慢性骨髄性白血病やある種の癌で時々見られる劇的な上昇は極端に高い血漿 TC I 濃度を伴う[42]。

限界があるにもかかわらず，コバラミン分析は，コバラミン欠乏症の疑いがある患者における第一選択である[16,43]。状況が何であれ，患者の臨床像と合わない検査結果は，検査でのエラーの可能性も含めて，常に再検討が必要である[15]。診断に疑いのある患者のために有効な追加検査については後述する。治療後のコバラミンの増加は特異性に欠けるため，診断的価値がない。

表 27.1　低血清コバラミン値に関係する状態

コバラミン欠乏症
臨床的に発現した欠乏症[a]
潜在性欠乏症[b]
正常コバラミン状態
妊娠
トランスコバラミン I 欠乏症（重症および軽症）[c]
HIV 感染症，AIDS[d]
葉酸欠乏症
多発性骨髄腫[d]
再生不良性貧血，骨髄異形成症候群
多発性硬化症
薬物（例：メトホルミン，オメプラゾール）[e]

[a] 欠乏症は重症あるいはまったくの軽症。障害は通常，悪性貧血のような重症の内因子に関連した吸収不良が原因で起こる。
[b] 欠乏は生化学的所見のみ。欠乏の原因は通常不明で，一部は食物に結合したコバラミンに限定したコバラミンの吸収不良により起こる。
[c] 重症の欠乏症はまれであるが，軽症の欠乏症はよく見られる。
[d] ほとんどの患者ではコバラミン欠乏や吸収不良のエビデンスはない。しかし一部の患者では，合併して欠乏や吸収不良（AIDS の一部の患者で報告されている）あるいは悪性貧血（多発性骨髄腫の一部の患者で報告されている）を伴う。
[e] 短期間あるいは不規則に服用している薬物はほとんどコバラミン状態に影響しない。メトホルミンはまだ知られていない機構でコバラミン濃度を減少させる。欠乏のエビデンスは弱い。オメプラゾールはコバラミン吸収を減少させるが，低コバラミン濃度はまれである（欠乏をきたすには数年の使用を要する）。

▶メチルマロン酸

デオキシアデノシルコバラミン依存性メチルマロニル CoA ムターゼ活性が減少している時，メチルマロン酸は血清に蓄積し，いくらかは尿中に排泄される（**図 27.3**）。メチルマロン酸はガスクロマトグラフィー質量分析計によって，確実に測定される。多くの研究室で 280 nmol/L 以上を血清異常値としているが，カット値は 210 nmol/L から 480 nmol/L の間で変動している[16,21,44,45]。コバラミン欠乏症の臨床的症状がある悪性貧血患者の 98% では，メチルマロン酸が上昇し，時には 1,000 nmol/L を超えることがある[21～23,46]。メチルマロン酸の上昇は，コバラミン治療により速やかに回復する[22,23]。

潜在性コバラミン欠乏の場合，コバラミンの貯蔵がまだ枯渇していないため，メチルマロン酸上昇は軽度にとどまり，高値の感度は(ゴールドスタンダードとなる臨床検査は確立していないが)，臨床的に明らかな欠乏症より低い[16,29,30,47]。葉酸の状況はメチルマロン酸に影響を与えないため，特異性は明らかにホモシステインより優れている[22,23,46]。メチルマロン酸に影響を与える主なものとして，頻度順に，糸球体ろ過（最小の減少でも血清メチルマロン酸は上昇する），コバラミンの状況，年齢，そしておそらく性別で[45,48]，メチルマロン酸変動の 16% を説明できるにすぎない[45]。メチルマロン酸値の中等度の上昇は無症候性の乳児に見られる。これらの上昇は生後 1 年で自然に軽減する[49]。この原因は不明であるが，軽度のホモシステインとコバラミンの変化（どちらも通常異常値に達しない）とコバラミン処置後の改善の関連は，相対的なコバラミン欠乏の可能性を示す[50]。

多くの専門家はメチルマロン酸がコバラミン欠乏を確認できる最良の代謝試験と考えている。また，正常値のメチルマロン酸は，コバラミン欠乏でないという強いエビデンスとなる。しかし，メチルマロン酸はその特異性が不確定のため，診断のための最良の基準となるものではない[16]。特に異常を伴わないメチルマロン酸の軽度の上昇が何を意味するのかは不明である[16,51,52]。コバラミン投与後の多くのメチルマロン酸単独の上昇の改善は，軽度の潜在性欠乏症であることを意味する[23,30,51]。しかし，正常のメチルマロン酸濃度はコバラミン治療後にしばしば低下する。この結果は代わりの説明として，コバラミンによるメチルマロニル CoA ムターゼの平均的あるいは過飽和への復帰を意味する。1～3.9 年間において未治療の状態でいた 432 人の長期的研究では，メチルマロン酸だけが軽度に上昇した 44％は自然に良くなり，16％が進行した[53]。抗生物質投与はしばしばコバラミンに反応しないメチルマロン酸の上昇を減らす[23,54]。この結果は，腸内細菌によるプロピオン酸代謝促進がコバラミン欠乏なしに直接メチルマロン酸を上昇させていることを示唆する。

▶ホモシステイン

メチオニン合成活性の障害による総ホモシステインの上昇は，コバラミン欠乏に対するメチルマロン酸増加とほぼ同程度の感度である。コバラミン欠乏が臨床的に明らかである場合，感度は 95％である。そしてホモシステインの上昇はしばしば著しい[23,46]。しかし，高ホモシステイン血症には多くの原因があり[55,56]，血液試料の処理の遅れや血漿の代わりに血清を用いた時などの分析前の影響も含まれる。これらは赤血球からのホモシステインの放出による人為的高値を起こす。食事への葉酸強化がなされていない国でよく見られるように[48]，コバラミンよりも腎臓の状況や葉酸の状態がホモシステインへ大きな影響を与える[28,55,56]。コバラミン状況によるホモシステインに関する相対的な影響は，コバラミン欠乏が高頻度に見られる高齢者で増大する。他にホモシステインに重要な影響を与えるものとして，性別，遺伝子の多型（特にメチレン THF レダクターゼ），薬物，アルコール乱用，生活様式の要因，ホモシステイン含硫基移動の異常がある[55,56]。ホモシステイン結果のカット値は広範囲に変化し，これは症例の定義に影響を与える。10 μmol/L より低い血漿値が最適と考えられるが，多くの研究室では成人男性では 12～14 μmol/L，閉経前の女性では 10～12 μmol/L をカット値として用いている。

ホモシステインはコバラミンより信頼性があり，コバラミン欠乏における治療の反応をモニターする際，メチルマロン酸と同様に信頼性がある。ホモシステインおよびメチルマロン酸の両者はコバラミンに反応して上昇するが，葉酸には反応しない[22,23]。

▶ホロトランスコバラミンⅡ

Lindemans らは，コバラミンの細胞への取込みを促進する担体である TCⅡに結合した血清コバラミンのみの測定は，コバラミン試験の診断的特異性と感度を高めることを最初に示した[57]。コバラミンが結合した TCⅡであるホロトランスコバラミンⅡ（holo-TCⅡ）は回腸細胞に由来するが，腎臓由来の可能性もある。holo-TCⅡは細胞に速やかに取り込まれるので，どの時点においても血漿コバラミンの 20～30％未満は holo-TCⅡとして存在する。残りは TCⅠによって運ばれる。TCⅠは特定の細胞への取込みを促進しない[42]。

holo-TCⅡアッセイは現在では正確で，完全に自動化された方法が商業上利用できる[58]。他のコバラミン関連バイオマーカーと同様に，holo-TCⅡカット値は 19～50 pmol/L の間で広く変動している[16]。直接の比較では holo-TCⅡは総コバラミンに対して利点は少ない。ROC 曲線解析での曲線下面積は holo-TCⅡで 0.75～0.90，コバラミンは 0.72～0.85 である[16]。holo-TCⅡは妊娠期においてコバラミンのように偽りの低下を示さないので，妊婦ではコバラミンの状態がより鮮明である[59]という主張はまだ明らかではない。予想外の holo-TCⅡ上昇が出産後に起こったと報告されている（出産前の値は測定されていない）。この所見は holo-TCⅡがおそらく実際は妊娠中に減少していたことを示唆する[16]。ほとんどの holo-TCⅡの研究は，特異性が不確かなメチルマロン酸濃度だけで規定された大規模だがおそらく不均一な集団による。臨床状態あるいは吸収状態はほとんど評価されず，holo-TCⅡとコバラミンの間の結果の不一致は検討されていない[16]。臨床的に軽度の欠乏症状を有する患者を対象にした数少ない臨床研究の 1 つは，治療の反応を予測する点で holo-TCⅡはコバラミンに比べて優れているということを示していない[60]。

holo-TCⅡに影響を及ぼす因子についてはほとんどわかっていないので，holo-TCⅡについての議論は絶えない。腎不全では holo-TCⅡが顕著に上昇する[37]が，アルコール乱用，葉酸欠乏，骨髄異形成，ゴーシェ（Gauche）病などの多くのコバラミンと関連なく holo-TCⅡに影響する因子について予備的な報告もあり，明確にする必要がある[16,61]。さらに，コバラミンが欠乏した悪性貧血患者においてコントロール値より低い holo-TCⅡレベル[62]は，コバラミンの吸収が代謝状態とは独立して holo-TCⅡに影響を及ぼすことを示唆している。そのような二重の影響が診断における非特異性をもたらす。例えば，一過性の食事の変化や，数日あるいは数週間，コバラミン欠乏に発展しそうにない吸収不良（例：薬物誘導性）が続くと，holo-TCⅡ濃度の低値を起こす可能性がある。これらや他の影響が潜在性コバラミン欠乏に対する holo-TCⅡの異常な感度に関係する holo-TCⅡ単体の上昇を説明しうるかもしれない。

栄養とバイオアベイラビリティ

ある細菌や古細菌によってコバラミンが合成され[63]，また一部はヒトでは非機能的なコリノイドを合成する。動物は，微生物を摂取することによりコバラミンを取り込む[17,64,65]。動物やその産物は様々な量のコバラミンを含む。カツオの血合肉では 139 μg/100 g，調理した牛のレバーで 83 μg，貝では 10 μg，サケや他の魚では 3～8.9 μg，卵で 0.9～1.4 μg，牛乳では 0.3 μg である[65]。乾燥した海苔は生物学的に利用可能なコバラミンを含むが[65]，植物はコバラミン源としては除外してよい。食事中の含有量を定量するため，また，ヒトによって利用可能なコバラミンと利用

I

できないコリノイドを区別するための適切な方法が必要である[65]。含有量と同様に，食物間で10倍も異なることがあるバイオアベイラビリティ（生物学的利用能）や調理や加工後の安定性も重要だ。牛乳やコバラミンを強化した穀物はアメリカでは特に効率が良い食事源であり，ノルウェーでは魚がこれにあたる。これらはすべてコバラミンのバイオアベイラビリティにおいて，肉類より優れた食事源である[65~67]。

内因子を介した，吸収能の限定されたコバラミン吸収のユニークなところは，遊離あるいは食物中コバラミンを問わず，バイオアベイラビリティを最大限にしつつ，同時に機能を有さないあるいは有害なコリノイドの吸収を防いでいる点である。能動的あるいは受動的な吸収では，効率に大きな差異がある。両者とも食物からのコバラミン遊離から始まる。内因子とその取込み機構を含めた内因子機構が損なわれなければ，典型的な食事においてコバラミンの50%以上が能動的に吸収される。しかし，内因子は同時に2 μg以上のコバラミンに対応することはできない（**表27.2**）。多くのサプリメントで見られるような多量のコバラミンは，利用できる内因子の結合用量の限度を超えている。過剰なコバラミンは，受動的で非特異的な吸収に依存するようになる。これらは多くが非飽和性で，コバラミン量に直線的に関係するものの，効率はあまり良くない（投与量の1~2%が吸収される）。サプリメント中の遊離コバラミンの吸収の特徴は，食物と一緒に摂取されると変化しないと考えられるが，悪性貧血あるいは食物に結合したコバラミンの吸収不全患者ではこの仮説は根拠がないように見える。

吸収

内因子を介したコバラミンの吸収は，内因子受容体が最も豊富である回腸で起こる[17,31]。コバラミンを最大限に確保し集めるよう計画された，この効率の良い過程を**図27.4**に示す。

食物に結合したコバラミンは胃のペプシンによって遊離される。ペプシンの活性は，正常な胃の酸性pHで最適になり，コバラミンが結合した食物タンパク質を分解する[70]（**図27.4**の1）。酸を供給する壁細胞は，内因子を合成し分泌する。内因子である48 kDa糖タンパク質はコバラミンに特異的に結合する。しかし，遊離されたコバラミンは低い胃のpHにおいて，唾液腺の上皮細胞から分泌された糖タンパク質であるTCⅠ（ハプトコリンまたはRバインダー）によって優先的に結合される。

TCⅠ/ハプトコリンが胃を離れ，トリプシンの活性を強化する膵臓のアルカリに曝されると，膵臓のプロテアーゼはTCⅠ/ハプトコリンを分解する[71]。再遊離されたコバラミンはプロテアーゼに曝された胆汁コバラミンのように，腸で内因子と結合する[13]（**図27.4**の2）。内因子は，TCⅠ/ハプトコリンとは違って，不活性であるコリノイド類似物には結合しない[12]。

内因子–コバラミン複合体は回腸へ移動し（**図27.4**の3），内因子受容体であるキュビリンによって取り込まれる。キュビリンは消化管上皮細胞の細胞膜を貫通せず，複数のリガンドを有する受容体である[72]。460 kDaのキュビリンの膜での局在や機能は，45 kDaタンパク質であるアムニオンレスによって維持されている。アムニオンレスはキュバム（キュビリン・アムニオンレス複合体：cubam）とよばれる複合体を形成して膜貫通と細胞シグナリングに関わる[73,74]。典型的なインターナリゼーションやエンドサイトーシス後，キュビリン–内因子–コバラミン複合体は回腸細胞のエンドソーム内で分離する。コバラミンは最終的に，回腸細胞の反管腔側表面に到達し，そこでTCⅡと結合し[75]，食事摂取後約4時間で血流へ出ていく[17]。

摂取されたコバラミンの内因子を介した吸収と多くの胆汁コバラミンの再吸収の効率はよいが，飽和性である。唯一の代わりとなる経路は非特異的で受動的な拡散による。前項で述べたこの効率の悪い過程は，悪性貧血患者などで内因子機構に損傷がある時，あるいは数μg以上の遊離コバラミンの投与の際に有用である。拡散は回腸に限局せず，舌下や鼻腔上皮などのような非胃腸の表面でも機能する。腸での能動的な吸収と受動的な吸収の効率は**表27.2**

表27.2　(A) 正常な吸収ができる人と (B) 内因子がないため正常な吸収ができない人（悪性貧血）への1回の経口投与時に見られるコバラミンのバイオアベイラビリティ[a]

経口投与量	(A) 内因子による過程と受動的な過程による吸収量（%）[b]		(B) 受動的な過程のみによる吸収量（%）[c]	
0.25 μg	0.19 μg	(75%)	—	—
1 μg	0.56 μg	(56%)	≈0.02 μg	(≈2%)
2 μg	0.92 μg	(46%)	—	—
3 μg	—	—	≈0.08 μg	(≈3%)
5 μg	1.4 μg	(28%)	—	—
10 μg	1.6 μg	(16%)	≈0.2 μg	(≈2%)
50 μg	1.5 μg	(3%)	≈0.5 μg	(≈1%)
100 μg	—	—	≈1.8 μg	(≈1.8%)
500 μg	—	—	≈6 μg	(≈1.2%)

[a] データは食物コバラミン吸収不良患者の部分的に障害のある吸収には利用できない。またこの吸収効率はわかっていないが，(A) 正常と (B) 重症の吸収障害の中間であると推定される。
[b] 正常な被検者において，A列とB列を比較すると明らかであるが，正常被検者における内因子による吸収は，摂取量が10 μgを超えるまで，受動的な拡散を10倍以上超えている。
[c] 内因子活性は，悪性貧血の患者では失われているため，受動的な拡散による吸収のみである。この列の数字は，左側の列の正常被検者の研究と異なる研究により得られた。比較できるものは限られているが顕著な差がみとめられる。
(Data combined from Chanarin I. The Megaloblastic Anaemias. 2nd ed. Oxford: Blackwell Scientific, 1979:94; and Berlin H, Berlin R, Brante G. Oral treatment of pernicious anemia with high doses of vitamin B_{12} without intrinsic factor. Acta Med Scand 1968;184:247–58.)

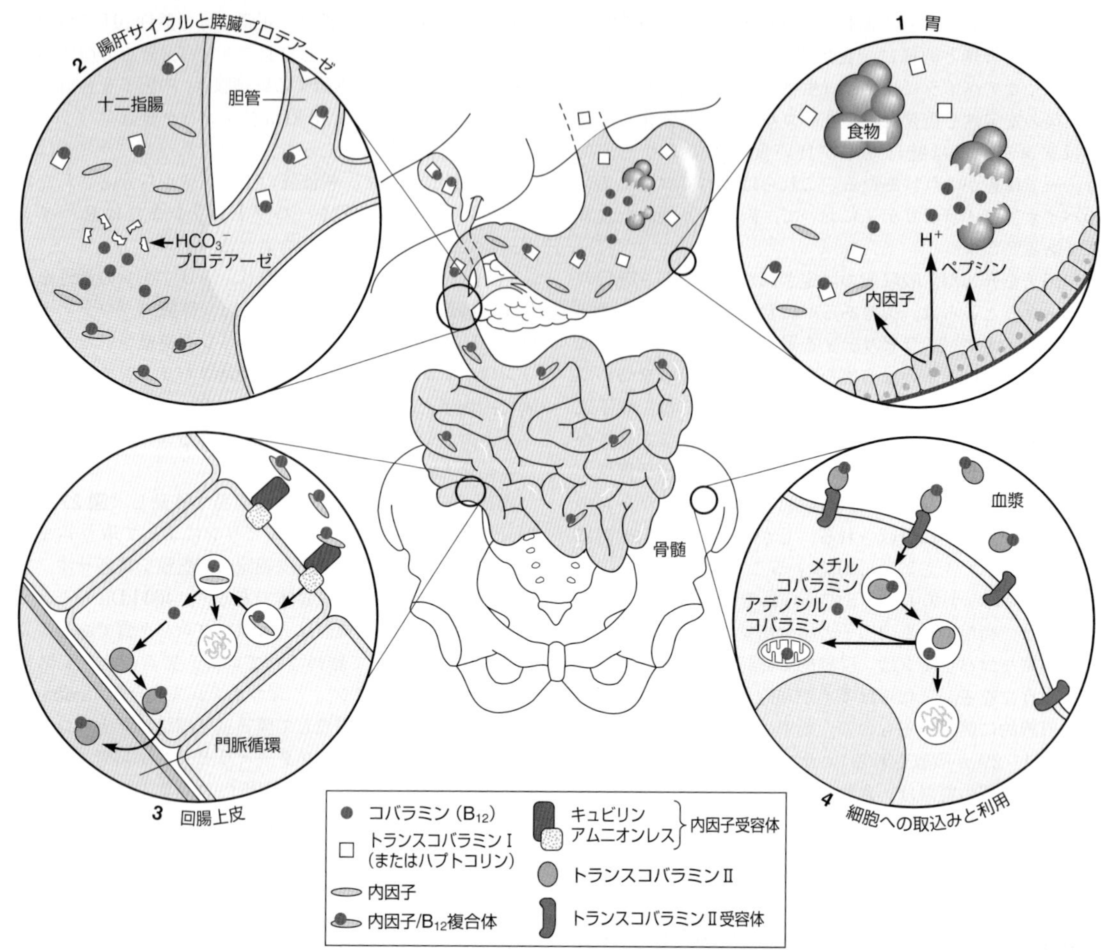

図 27.4 人体におけるコバラミンの吸収と細胞への取込み循環。1．胃の内因子（IF），胃酸，ペプシンの分泌と食物からのコバラミンの解離およびトランスコバラミン（TC）Ⅰ（Rバインダー，ハプトコリン）との結合。2．胆嚢および膵臓の分泌物と膵酵素による TCⅠの分解。
3．cubam（キュビリン・アムニオンレス受容体）による内因子-コバラミン複合体の回腸細胞への取込み，リソソームでの過程，トランスコバラミン（TC）Ⅱ-コバラミン複合体の門脈循環への移行。4．血漿 TCⅡ-コバラミン複合体の細胞への取込み（例えば，骨髄における），リソソームでの分解，ミトコンドリアや細胞質における酵素に結合したコバラミンの放出。
(Modified from Carmel R, Rosenblatt, DS. Disorders of cobalamin and folate metabolism. In: Handin RI, Lux SE, Stossel TP, eds. Blood: Principles and Practice of Hematology. 2nd ed. Philadelphia: Lippincott Williams & Wilkins, 2003. Originally adapted with permission from Carmel R. Cobalamin deficiency. In: Carmel R, Jacobsen DW, eds. Homocysteine in Health and Disease. Cambridge: Cambridge University Press, 2001.)

で比較した。

輸送，代謝，排泄

コバラミンは膜を通過しにくく，体内での輸送をいくつかの結合タンパク質に依存している。キュビリンは腎尿細管細胞刷子縁で豊富であり[72]，詳細不明の内因子の断片は尿中で確認されるが[76]，内因子を介した吸収の過程は消化管に限られている。いったん吸収されたコバラミンが血中へ達すると，その輸送と取込みは TCⅡに依存する。TCⅠもまた血中でコバラミンに結合するが，その役割は細胞からのコバラミンや，おそらくより重要なことに，非機能性コリノイド類似物の抑制に関与している。胆汁を介した肝臓におけるコバラミンのクリアランスは，1日あたり約 1.4 μg である。約 70％が通常はおそらく内因子により再吸収され，その残りはほとんどのコリノイド類似物とともに便中に失われる[13]。

▶トランスコバラミンⅡ（トランスコバラミンともよばれる）

TCN2 遺伝子は内因子をコードする *GIF* 遺伝子と高い相同性を有しているが，異なる染色体にある[77]。*TCN2* 遺伝子のコドン 259 のプロリンからアルギニンへの置換を示す共通した遺伝子多型がある。その効果は不明であるが，TCⅡの機能を少し損なうかもしれない[78]。TCⅡは血液中で重要な役割を有するが，少量は乳，脳脊髄液，精液や他の部位にも存在する[42]。holo-TCⅡは，コバラミンをすべての組織へ速やかに届け（**図 27.4** の 4），血漿中 holo-TCⅡの半減期はわずか 90 分である。特異的でカルシウム依存性の 282 アミノ酸から成る膜受容体（この遺伝子は同定されている[79]）はすべての細胞で見られ，細胞周期と同期して調節されている[80]。holo-TCⅡ受容体複合体はエンドサイトーシスにより細胞内に取り込まれる。しかし，別のカルシウム依存性で，600 kDa で複数のリガンドに対応する holo-TCⅡ受容体であるメガリンは，腸細胞，卵黄嚢，他

の組織に存在する[72]。メガリンは尿細管で最も研究されてきた。そこでは，ろ過されたholo-TCⅡの大用量を再吸収することによってコバラミンの維持に関与している[81]。この2つのTCⅡに対する受容体システムの必要性については今後の検討が必要である。

▶細胞代謝

細胞へ取り込まれた後，コバラミンはエンドソーム内で解離され細胞質に入る。そこで主としてメチルコバラミンとして存在するか，ミトコンドリアに取り込まれる（**図27.4の4**）。細胞質でのメチルコバラミンは，ホモシステインの再メチル化に関与する（**図27.2**）。ミトコンドリアの5′-デオキシアデノシルコバラミンはプロピオニルCoAの代謝に関与する（**図27.3**）。

▶トランスコバラミンⅠ（ハプトコリンあるいはRバインダーともよばれる）

血漿TCⅠは，顆粒球前駆細胞の特殊顆粒に由来する[82]。それは，外分泌腺の上皮細胞に由来する分泌液におけるTCⅠと構造的および免疫学的に一致している。しかしグリコシル化は全体的に変わっている[42]。TCⅠは細胞における特異的な受容体がないので，血漿TCⅠ-コバラミン複合体（holo-TCⅠ）は，9～10日間の半減期で循環する。それゆえ，holo-TCⅠは通常血漿コバラミンの70%かそれ以上を占める[83]。異種間の動物実験によると，holo-TCⅠは最終的には脱シアル化され，肝臓で非特異的アシアロ糖タンパク質受容体によって取り込まれる[84]。この過程は，コバラミンの腸肝リサイクルの多くの始まりである。血漿のTCⅠは100～380 pmol/Lのコリノイド類似体を運び[14]，細胞から使用できないあるいは有害なコリノイドを転送したり，胆汁を通じて便への排泄を促進する。

TCⅠは唾液，母乳，涙やその他の分泌液に，しばしば非常に高い濃度で存在する。TCⅠは分泌液および顆粒球に存在し，組織や微生物からコバラミンやその類似体を取り除く能力は，TCⅠが抗菌作用をもつことを示すかもしれない[42]。

食事で考慮すべき事項と必要量

2つの原則が食事に影響する。1つは総貯蔵量に比べて1日のコバラミンの回転周期が非常に小さく，摂取や同化の短期変化とはほとんど関わらないことである。もう1つの原則は食事摂取量よりも吸収能力のほうがコバラミン状態により明確に影響することである。

高齢者はコバラミン欠乏を起こしやすいため，コバラミン吸収不全は高齢者にとって特に重要である[85,86]。欠乏に対するリスク増大は，胃炎，食物コバラミンの吸収不良や悪性貧血により起こる[17,29,85,87,88]。コバラミン摂取は過度に制限されているようには見えない[29,89～91]。

▶成人

1 μgと見積もられる1日あたりのコバラミンの喪失量は，およそ2,500 μgある体内の全貯蔵量と比較すると極めて少ない[17,64]。この大きな隔たりは，なぜ体内貯蔵量の欠乏に数年を要し，臨床的に明白なコバラミン欠乏症は，潜在性コバラミン欠乏症とは異なり，不十分な食事摂取によってまれに起こるのみであることの説明になっている。バイオアベイラビリティは，通常摂取レベルで50%程度とされ（**表27.2**），これは推奨量が2.4 μgであることの根拠となっている。平均的な1日の食事摂取は，サプリメントを除いて，1999～2004年の全国健康栄養調査によると，コバラミンとメチルマロン酸が正常な成人では5.3 μgで，異常な状況を示す成人では4.2～4.9 μgである[52]。1999～2000年の全国健康栄養調査における年齢および性別による1日の摂取量は，男性より女性において常に低い[91]（**表27.3**）。ノルウェーの食事頻度アンケート調査では，サプリメントを含めて摂取量が多かった。この摂取量は高齢者と非高齢者間よりも性別間で大きく異なる[67]。

推奨量は，伝統的に悪性貧血患者における再発を防ぐのに必要な非経口摂取のコバラミン量に基づいて決められてきた。このようなデータは価値があるが，正常な必要量との関連は限定される。正常な血清コバラミン濃度の維持および血液学的徴候を無視した適性摂取量の判断は理想的でなく，ますます代謝のエンドポイントに取って代わられる。メチルマロン酸のような代謝バイオマーカーのレベルに摂取量を適合させる種々の健康な小集団の調査は，バイオマーカーの分布が，1日摂取量が4.2 μgあるいは研究する集団によっては6～7 μgに至るまでプラトーに達しないことを示唆する[67,92,93]。しかし，このようなデータは実際的なもの（例えば，年余にわたる食事のコバラミン欠乏の進展に対する短期の評価の正当性および関連性，1つの研究に不適切な人数の菜食主義者が含まれること）から概念上のもの（例えば，多くのバイオマーカーの限界，吸収不良のようなバイオアベイラビリティを修飾するものの影響）を含む問題点を提起する。

通常，総合ビタミン剤の一部としてだが，コバラミンサプリメントの摂取は特に高齢者，白人，女性で，またほとんど必要のない人で顕著に増加している[64,94]。しかし，少量のサプリメント量（例えば5～6 μg）は，よく知られている悪性貧血のような重症の吸収不全の人のみならず，驚くことに，正常の内因子を有する頻度の高い軽度の吸収不全においても最適下限の代謝の効果を有することが認識されている。低いコバラミン濃度であるが吸収状態が不明の多くの高齢者は，経口でのコバラミン量が50 μgを超えるまで，時には500 μgを超えるまで，良好に反応しないかもしれない[69,95～97]。

▶小児

妊産婦のコバラミン移行は胎児に好都合で，通常妊娠後期に正常以下のレベルに到達する妊娠期間を通じて，進行性で代謝には重要ではない母親の血清コバラミン濃度の減少は，移行による影響を受けないようである[17]。小児における適切なコバラミン摂取は，コバラミン含有量がわかっている母乳の有効性を基準とした比較によって評価されるが[64]，乳児における欠乏症を定義するのに使われる基準に大きく依存している。生後1年は0.4～0.5 μgの摂取が適量と考えられている。まだ知られていない機構や臨床の関連性における一過性のメチルマロン酸の濃度の上昇は，コバラミン妥当性についての問題を生じさせる（「メチルマロン酸」の項参照）。**表27.3**は推定摂取量と同様に乳児およ

表 27.3 正常な対象群における推奨量（RDA）とコバラミンの推定食事摂取量の比較[a]

RDA			推定食事摂取量		
				平均/中間値の摂取量（μg/日）[b]	
グループ	年齢（歳）	RDA（μg/日）	年齢（歳）	男性	女性
乳児	<1	0.4〜0.5[c]	—	—	—
子ども	1〜3	0.9	<6	3.3/2.9	2.8/2.4
	4〜8	1.2	6〜11	3.9/3.1	3.7/3.0
	9〜13	1.8	—	—	—
	14〜18	2.4	12〜19	5.4/4.3	3.4/2.6
成人	19〜70	2.4	20〜59	6.1/4.4	4.0〜4.1/2.7〜3.1
高齢者	>70	2.4	>60	5.3/3.9	3.9/2.7
妊婦	—	2.6	—	—	—
授乳婦	—	2.8	—	—	—

[a] コバラミン摂取の上限は決定されていないため表に示していない。
[b] 推定摂取量は 24 時間食事想起に基づき，サプリメントを含まない。平均と中間値は斜線（/）によって分けて示している。
[c] 推奨量の代わりに，乳児の適切な摂取は飲んだミルクのコバラミン量から推定した。
(RDA data are from Food and Nutrition Board, Institute of Medicine. Dietary Reference Intakes: Thiamin, Riboflavin, Niacin, Vitamin B6, Folate, Vitamin B12, Pantothenic Acid, Biotin, and Choline. Washington, DC: National Academy Press, 1998:306–56. Daily intakes data are vitamin intake analyses from the 1999 to 2000 National Health and Nutrition Estimate Survey (From Ervin RB, Wright JD, Wang CY et al. Advance Data from Vital and Health Statistics. No. 339. Hyattsville MD: National Center for Health Statistics, 2004.)

び子どもにおける適切な推奨量および目安量を示す。

欠乏状態

コバラミン欠乏はいくつかの点で特徴的である。腸肝再吸収を含めた内因子吸収の完全かつ持続的（意訳）消失により，臨床上の神経学的および血液学的徴候が現れるまでに不均衡なコバラミン貯蔵が喪失するのに 2〜5 年が必要である[17]。臨床徴候出現に先立つ初期の生化学的変化でさえ，欠乏を引き起こす過程が始まってから数ヵ月あるいは数年先まで起こらないこともある。完全な吸収が胆汁のコバラミンの正常な再吸収を可能とするので，原因が食事制限である場合はさらに長引く。同じことが，内因子が胆汁コバラミンの再吸収が正常である食事コバラミン吸収不全患者における欠乏の進行にもあてはまる。これらの 2 つの条件では，欠乏は潜在性コバラミン欠乏症の段階を越えては進行しない。

▶血液学的特徴

コバラミン欠乏による最も頻度が高い臨床徴候は巨赤芽球性貧血である。これは赤血球だけでなくすべての血球細胞に影響する[17,31]。臨床的結果は血液系に優位であるが，巨赤芽球性変化は腸上皮などのすべての分裂している細胞に影響を与える（興味深いことに，巨赤芽球性貧血は動物界のほとんどでコバラミン欠乏をまれにしかともなわない）。細胞の顕著な特徴は大赤血球症（大きな赤血球）で，巨赤芽球性貧血に対して感度が高いが特異的ではない。異常な核の成熟は大赤血球症よりも特異的である。

大赤血球症は容易に検出され，平均赤血球容積（mean corpuscular volume : MCV）により定量される。細胞の大きさは通常の血球の計測に含まれる。成人では，MCV は通常 83〜97 fl である。大赤血球は 120 日の寿命を終えた正常細胞に取って代わるので，MCV は貧血が顕著になる前から上昇する[98〜100]。MCV は増大し続け，貧血の増悪時には 120 fl に達することがある。このような理由から，正球性貧血（すなわち，正常 MCV）は鉄欠乏性貧血あるいはサラセミアによる小赤血球症を合併する人を除いてコバラミン欠乏症とは関係がない。小赤血球症は，悪性貧血患者の 7%において予期される大赤血球症を見逃す要因となる[31,101]。大赤血球症には多くの多様な原因がある。アルコール乱用はコバラミン欠乏よりもはるかにありふれた大赤血球症の原因である。他の原因として，葉酸欠乏，肝疾患，薬物（例：抗癌剤，抗ウイルス薬，免疫抑制薬），甲状腺機能低下症，銅欠乏（時に見られる脊髄症はコバラミン欠乏症に似ている），骨髄異形成症候群のような血球系の成熟障害がある[31,102]。

巨赤芽球性変化は，分散したクロマチンを有する大きな核からなる。このクロマチン形態は骨髄において造血前駆細胞に対して未成熟な様相を呈する（**図 27.5**）。しかし，このような変化は軽症の場合は認識しにくい。成熟顆粒球は末梢血において独特の核の過分葉を示す。好中球の 3〜4%以上が 5 葉の核を有するか，あるいはどの好中球も 6 葉以上を示す時，過分葉と診断する（**図 27.5**）。過分葉は巨赤芽球性貧血の最も初期にみとめられる所見である[98]。これはコバラミンや葉酸欠乏に対する大赤血球症よりも特異性が高いが，他の条件でもそのような所見が見られる可能性が多少ある[31]。

大赤血球症は，前駆細胞が骨髄では豊富につくられるが血流に入ると生存できないという無効造血を示す[31]。大量の未成熟な細胞の死を示すマーカーである血清ビリルビンや乳酸デヒドロゲナーゼ（LDH）の上昇が貧血が進行するほど著明となる。コバラミンと葉酸の欠乏において，貧血やその機序は一致している。しかし，発症はコバラミン欠乏でゆっくりと起こる[17,31,98]。

悪性貧血患者の 73〜87%に血液学的徴候がみとめられるが，貧血を示さない大赤血球症は貧血が続いて起こる数ヵ月前に存続する[26,31,99,100]。血液学的領域では長い進行を示す。欠乏の臨床徴候は貧血のない無症候性の大赤血球症で始まる。症候が最少で，軽度の大球性貧血の状態となる。最後に，顆粒球や血小板数が貧血の進行とともに低下するという重症の汎血球減少症となる。最後の段階は倦怠感や息切れなどの酸素運搬障害による症候となる[31]。しか

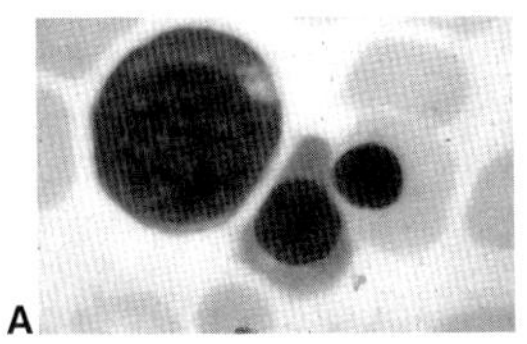
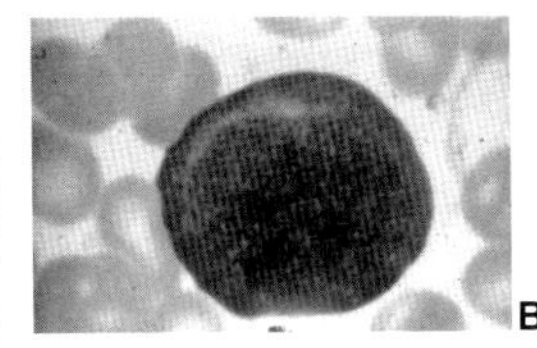
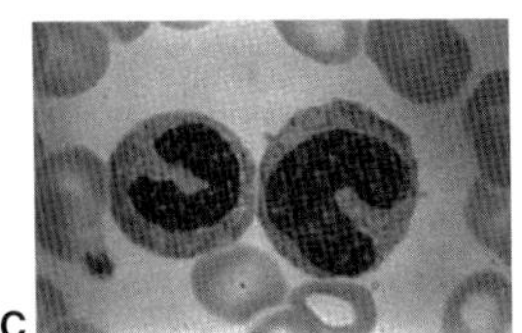
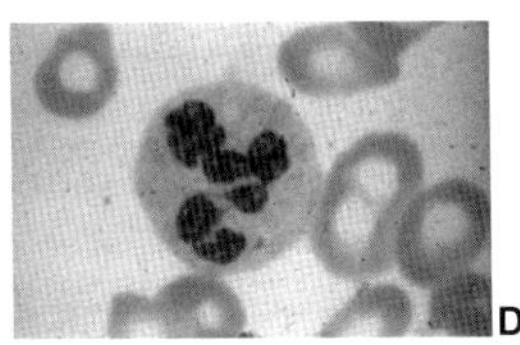

図 27.5　骨髄での造血前駆細胞および末梢血における分化細胞の巨赤芽球性変化および正常細胞との比較。**A**：骨髄における正常赤芽球系前駆細胞。左から右に成熟度が増加した3つの有核細胞が示されている。これらは成熟に伴い，細胞が順次小さく，核が小型になっている。右の細胞は核を押し出し，成熟赤血球になり，血流に出ていく準備ができている。**B**：Aの左に示された正常の大きな前駆細胞に匹敵する成熟段階における巨赤芽球性を示す赤芽球系前駆細胞。正常の細胞に比して，巨赤芽球性細胞における核クロマチンの異常な状態に注目。**C**：末梢血では巨赤芽球性杆状球（ほとんど成熟した顆粒球）で，左側の正常杆状球と比べて対照的である。巨赤芽球性細胞とその核の大きなサイズおよび分散した核のクロマチン構造に注目。**D**：巨赤芽球性の末梢血の塗抹標本では過分葉した顆粒球を示す。核は6葉以上である。正常の好中球は通常4葉以下である。多くの成熟した赤血球（核はない）は，サイズにおいて好中球と似て巨赤芽球性である時，丸いというよりむしろ楕円である。巨楕円赤血球症は典型的であるが，巨赤芽球性貧血に限定的ではない。

(Reprinted with permission from Carmel R. Folate deficiency. In: Carmel R, Jacobsen DW, eds. Homocysteine in Health and Disease. Cambridge: Cambridge University Press, 2001.)

し，慢性貧血においては赤血球における効率がよい酸素運搬により緩和される。臨床徴候は共存する合併症により増悪する。

▶神経学的特徴

重症の神経学的徴候は，臨床的にコバラミン欠乏症と葉酸欠乏症を区別する。しかし，神経学的ニュアンスと識別については論争が続いている[103]。神経学的機能異常の頻度はある程度異なっている。なぜなら，これは血液学的変化に比べて定量化しにくいし，特に変化が微妙である時には診断が観察者の力量によるからである。悪性貧血患者の半分以上に神経学的所見がみとめられる[103,104]。神経学的障害は最も早く現れ，コバラミン欠乏の唯一の臨床所見であることが症例の27%にみとめられる[26,104,105]。理由は不明であるが，血液学的徴候と神経学的徴候の重症度は，個々の患者において互いに相反する傾向がある[104,106]。さらに，再発の際，同じ徴候をくりかえし発現しやすくなる[100,104,107]。多くの悪性貧血患者では貧血だけを示すのと同様，神経学的異常の患者は神経学的変化のみを示す。メチレンTHFをメチルTHF合成からチミジル酸合成に向かわせるメチレンTHFレダクターゼ（**図 27.2**）の遺伝子多型は因子ではなさそうである[108]。

脊髄障害と神経障害の分布と性質は特徴的だ，コバラミン欠乏に特異的でない傾向がある。組織学的には，ミエリンの喪失により軸索の変性や神経膠症が起こり，さらに有髄線維は優先的に影響を受ける[107]。脊髄障害は後柱と側柱に影響を及ぼし，その結果，脊髄亜急性連合変性を生じる。症状は対称性で，足元から始まり，その後上昇して下肢，手，体幹まで至る[17,104]。早期臨床所見では，振動覚，位置覚の減退や知覚異常が生じ，その後，失調や痙性，失禁や他の廃疾徴候などが起こる。歩行障害と痙性により動けなくなるが，運動機能は予備が大きい。大脳の変化は記憶力，気分，人格の変化から精神疾患や時にはせん妄までに至る[103〜105]。時に自律神経機能障害，視神経炎や視力障害が起こる。

上部脊髄における変化に加えて，MRIでは脳に驚くほど大きな脱髄斑が見られる。脳波や他の電気生理学的異常は共通しており[109,110]，それは無症候性の患者でさえ起こる[9,111,112]。

神経学的異常は通常，コバラミン治療により数週〜数ヵ月以内で反応が見られる。47%の症例に完全寛解がみとめられ，残りもほぼ部分的に反応する[104]。貧血の寛解とは異なり（共存する貧血によって複雑になっていなければ），完全な不可逆性は6%にのみみとめられる。不可逆性は予測できないが，初期の神経障害の関与の程度や悪性貧血のような厳しい欠乏の原因を有する患者において，過度の治療の遅れと結びついていることもしばしばである[103,104,113,114]。葉酸の多量摂取と葉酸治療は悪化因子の候補である。神経学的障害を有する患者は，そうでない患者より血清葉酸値が高い傾向がある[106,115]。しかし，コバラミンに関する代謝あるいは葉酸の多量摂取が，この高値を説明しうるかは不明である。葉酸に対するコバラミン欠乏性貧血の部分的反応は，コバラミン欠乏症の認識を遅らせる[17,103]。葉酸治療が単にコバラミン欠乏の認識を遅らせるのか，まれに神経学的徴候の悪化を速めるかどうかは，解決していない。コバラミン欠乏が神経学的変化をもたらす機序についてはよくわかっていない。

▶他の臨床的徴候

非血液学的および非神経学的異常は臨床的欠乏の結果生じ，コバラミン治療によって改善する[17,31]。これらは下記のものを含む。時折発生する舌炎（これは患者の主症状になるほどひどくなることがある）説明しえない体重減少，一過性の腸管吸収不良，特に濃い皮膚の色の患者における皮膚の黒ずみ，赤茶けた毛髪，爪の色素変化，骨形成異常の生化学的特徴である。

▶臨床的徴候における代謝上の説明

コバラミン欠乏による巨赤芽球性貧血は葉酸代謝との生化学的関連により生じる。「メチルTHFトラップ」仮説[116,117]は，メチルTHFとメチルコバラミンを必要とするメチオニンシンターゼによるホモシステインのメチル化に焦点をあてている（**図 27.2**）。この不可逆性の反応はコバラミン欠乏により障害される。最も豊富な葉酸で，他の反応により葉酸循環に流入できないメチルTHFは他の重要な葉酸が減少する時に蓄積する。メチオニンと多くの重要なメチル化を担う*S*-アデノシルメチオニンの産生減少は，*S*-アデノシルメチオニン産生のためにメチレンTHFからメチルTHFへの転換を刺激する。しかしそれは，葉酸のメチルTHFとしての捕捉を促進するだけである。捕捉はデオキシウリジル酸からチミジル酸への変換のためのメチレンTHF利用能を減少させる。過度のウラシルはDNAへのチミジンの取込みに取って代わる。除去修復は鎖の中断をきたし，最終的には間期停止をきたす。この過程は主として巨赤芽球への変換に関与しているが，全体を説明しえない[31)]。

コバラミン欠乏による神経学的異常の機序は不明である。プロピオン酸代謝障害，神経細胞に対するメチルマロン酸の毒性，非機能的なコバラミン類似物の蓄積，サイトカインの効果によって起こる髄鞘形成異常などの仮説がある。高ホモシステイン血症のみで，メチルマロン酸尿症を含まない遺伝的コバラミン異常症に対する典型的な神経障害の制限を含む多様な観察結果からは，メチオニンシンターゼブロックが必要なのではないかと考えられるが，詳細はとらえにくい。間接的モデルにおける脳脊髄液の研究は，*S*-アデノシルメチオニンの沽渇がコバラミン欠乏症における神経学的機能不全の原因として提唱されている[118)]。しかしこれは，コバラミンと葉酸欠乏間の神経学的差異を説明しえない。さらに，低*S*-アデノシルメチオニン血症は悪性貧血患者での神経学的徴候よりも貧血のより良い予測となることが報告されている[106)]。血漿システインや葉酸レベルは神経学的障害の最も優れた生化学的予測であった。

▶潜在性コバラミン欠乏症と公衆衛生

潜在性コバラミン欠乏症（SCCD）は1985年に最初に報告された[8,9,111)]。その特徴を**表27.4**に示す。低コバラミン値自体はSCCDのエビデンスとしては不十分であり，代謝上の根拠を必要とする。悪性貧血の初期の病状発現前の段階は，臨床的段階に進行する前のSCCDの定義を満たすが[119)]，ほとんどのSCCD症例は悪性貧血や内因子関連吸収不全と関連がない[9,10,85)]。SCCDの多くの原因は不明で，30～50%の症例だけが食物コバラミン吸収不全と関連する[10,85,88)]。悪性貧血の避けられない進行とは異なり，

表27.4 潜在性コバラミン欠乏症（SCCD）の基準

診断は以下の基準の4つすべての一致が必要である
1．次の試験の異常が2つ以上[a]
　・メチルマロン酸の上昇[b]
　・血漿ホモシステインの上昇[c]
　・血清コバラミン低値[c]
　・血清ホロトランスコバラミンⅡ低値
　・デオキシウリジン抑制試験の異常
2．メチルマロン酸およびホモシステイン結果の異常はコバラミン治療に反応する[d,e]
3．コバラミン欠乏の臨床的徴候は欠如[f]
4．悪性貧血は除外される[g]

[a]それぞれのバイオマーカーは限られた感受性と特異性を有し，臨床的確認は定義上潜在的欠乏では利用できないので，1つだけの異常は信頼性がない。
[b]血清クレアチニン濃度は正常である。クレアチニンの上昇は見かけ上代謝産物の高値を示す可能性がある。
[c]対象者は妊娠していないこと，あるいはトランスコバラミンⅠ欠乏にないこと，これらの状態は時に潜在性欠乏と共存する。
[d]治療は十分な量のコバラミンを投与する。1回の注射は100～1,000 μg，経口で1日あたり1,000 μgを1週間投与。
[e]コバラミン治療後のコバラミンおよびホロトランスコバラミンⅡ濃度の上昇は単にビタミンの流入を反映し，診断あるいは代謝の関連や特異性を有さない。
[f]潜在性欠乏は，貧血のようなコバラミン欠乏を当初模倣する関連しない臨床所見の評価を受けている人にしばしばみとめられる。潜在性欠乏を，共存するが非大球性貧血のような非特異的所見と関連づけようとする誘惑は避けるべきである（潜在性欠乏は貧血を起こさないし，コバラミン欠乏の貧血は大球性である）。
[g]悪性貧血を除外するためにすべてのコバラミン欠乏患者で抗内因子抗体を測定すべきである。これは臨床的欠乏の最も一般的な原因であるが，臨床期に進行する前に出会うこともある。

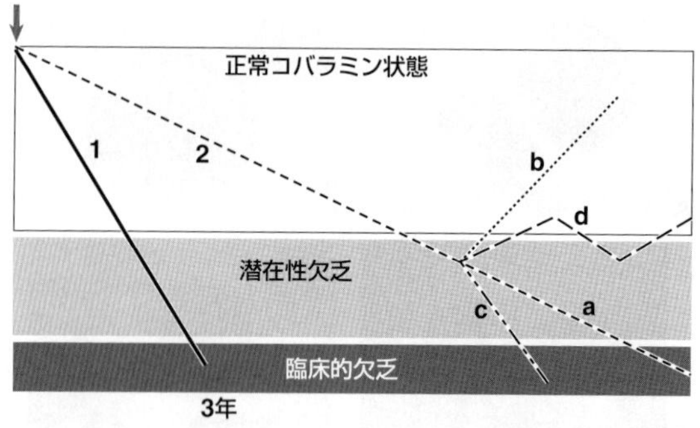

図27.6 コバラミン欠乏を起こす多様な経過の原因別模式図。上から下に，正常コバラミン状態，潜在性欠乏（臨床的症候をともなわない軽度の代謝異常），臨床的欠乏（軽度および進行性で重症の血液学的および神経学的徴候）。ライン1：悪性貧血などの重症で持続的な吸収不良による欠乏。ライン2：コバラミン収支が不完全で厳然たるものでない崩壊状態（食事で不十分な場合，食物結合コバラミンに限定した吸収不良）。発表された直接および間接（しかし非組織的）的な観察では，図は期限が不明で遅い経過をとると仮定する。これは潜在性欠乏を通過する時間を増加させる。潜在性欠乏が臨床的欠乏よりも高頻度に見られる理由の説明となる。ある時点で，この経過は（ライン a），最終的には臨床的，症候的欠乏に進行する。（ライン b）既知あるいは未知の理由で完全に軽減する（例えば，関連しない抗菌薬治療後の食物結合コバラミン吸収不良の寛解）。（ライン c）臨床的欠乏にすみやかに達する（例えば，内因子の分泌消失に伴い慢性胃炎が悪性貧血に移行）。（ライン d）正常と軽度の潜在性欠乏状態の間を無期限に変動する。

(Reprinted with permission from Carmel R. Biomarkers of cobalamin [vitamin B-12] status in the epidemiologic setting: a critical overview of context, applications, and performance characteristics of cobalamin, methylmalonic acid, and holotranscobalamin II. Am J Clin Nutr 2011; 94 [Suppl1]: 348S-58S.)

SCCDの臨床的欠乏への進行は確定的なものではなく，SCCDとその原因は静的で，ほとんど進行せず，変動し，自然に軽減するか，慢性胃炎が悪性貧血に変化する時やコバラミン吸収が落ち込む時に進行する（**図27.6**）。結果として，SCCDと悪性貧血の予後は異なり管理が必要である。

SCCDは集団調査において検出されるコバラミン欠乏症の80%以上を説明する[28,30)]。SCCDのしばしば静的で一時的な経過は[16,53,85)]，疫学的データと臨床的データに互換性がないことを示す[16,69,120)]。臨床的欠乏における内因子関連吸収不全は，治療されないでいると通常避けられない進行をきたす。

臨床的欠乏のように，SCCDは高齢者で共通に見られる[85,86)]。低コバラミン値は高齢者の5～15%で起こるが，彼らのほとんどが，シリング試験（Schilling test）で示されるように，十分量の遊離コバラミンを吸収し，コバラミン摂取量としては適当であるように見える[10,85,90)]。コバラミンに関連する代謝異常は，低コバラミン血症の人の60～70%にしか伴わない[30,121)]。このことは，これらの人の1/3はSCCDやコバラミン欠乏症ではないことを示唆する。さらに，単独の代謝異常はしばしば偽りである。1～4年にわたる長期的な研究で，メチルマロン酸だけの上昇は自然に下がるか，変化が見られないかである[53)]。この結果は，SCCDの多くの人が長年無症候であるというわずかな古い観察を支持するものである[122)]。

臨床的なコバラミン欠乏症でよく知られる神経学的結果は，SCCDにおける同じようなリスクについての以前からの不安への答えとなっている。あるSCCD患者では，明らかな健康への影響はみとめられないほどのわずかなコバラ

ミン反応性の神経学的および電気生理学的変化を示した[111,112]。SCCD に関する認知的リスクに関しては意見の分かれるところである。観察的研究では，因果関係を証明することはできない。コバラミン状態の影響を葉酸，他のビタミン B，特にホモシステインの影響から理解することは困難である[123~125]。最初の臨床試験は決定的でなく，しばしば否定的であった[126~130]。

より最近に行われた 2 つの臨床試験は，毎日多量のビタミン B を投与すると認知機能の低下を遅らせ，脳萎縮進行を減少させることを示した[130a,130b]。しかし，注意を要する点もある[125]。コバラミン，葉酸，ピリドキシンの組合せが正当に使用された際は，効果的なビタミンを同定できない状態となり，葉酸だけでの認知機能改善も以前に報告されている[130c]。3 つのビタミン投薬への有反応者は，高いホモシステイン基礎値を有する傾向がある[130a]。これはホモシステインが正常である時，反応が起こらないことを示唆する。コバラミン状況に特異的であるメチルマロン酸基礎値は，反応者では正常である傾向がある。この事実は，特にコバラミンに関連したデータは対照群の人より少し正常下限であるという本研究および他の研究における反復性の観察のため[125]，および正常な代謝データにもかかわらずコバラミン状態が異常であるという提案にかかわらず[130d]，SCCD の役割に不確かさを投げかける。さらに，対象者は基礎的に認知機能異常を有し，このことは正常な高齢者あるいは進行した機能異常を有する人にとって利益があるかどうか不明である。最終的に，高用量の必要性は食物の防御を除外する[130e]。

コバラミンの低値あるいは正常下限との他の解決されていない関連は多岐にわたる。低コバラミン状況を有する母親の子どもにおけるインスリン抵抗性，うつ，骨減少症，不妊，耳鳴り，癌などである。この部分的リストに展望を与えるために，データはしばしば統計学的な課題となる。例えば，最も高い四分位と最も低い四分位の比較は異常値に過度の影響を与える。これらはほとんど詳細には検討されていない。高いコバラミン濃度は，時々逆の結果と関連し[131]，コバラミン状況以上に TC I 変化を反映するかもしれない[42,131]。

無作為化臨床試験だけでコバラミン治療が多くの SCCD と関連する多くのリスクのいずれを変化させるか決定できる（アメリカでは数百万人に影響する）。ビタミン B の複合治療が認知機能低下に及ぼす影響を確認し明確にする研究が必要である。複合ビタミン B の大量摂取の副作用は今のところ知られていない。

欠乏症の原因

何が原因で患者のコバラミン欠乏症が生じたのかを明らかにすることは，患者のケアにとって重要であり，公衆衛生や研究でも重要な点である。それは，欠乏症の最善の治療法，経過および予後，考慮すべき合併症に影響を与える。コバラミン摂取から**図 27.4** で示した細胞利用までの一連の段階におおよそ一致するメカニズムの部類によって，原因を**図 27.5** にグループ分けした。

▶食事の原因

すでに述べた理由から，成人の菜食主義者と厳格な菜食主義者は，長年かかってコバラミン欠乏症を発現する。その結果も軽度（例えば，貧血がなくてわずかな大赤血球症がある），もしくは多くの場合，生化学的変化のみで[132,133]，顕著な臨床的欠乏はまれである。ヒンドゥー教徒や他の長年の菜食主義者の間で食事性コバラミン不全は特によく見られるが，慢性的な食事上の制限は他の条件下でも起こっている[134]。胃腸の要因の関与は地理的な研究において常に除外されるわけではない。

おそらく体内貯蔵の少なさ，成長での要求，発達中の脳の脆弱性のため，小児期に食事による摂取不足が始まると重篤な結果をまねく。子どもたちは認知上の問題を示し，代謝異常は食事が改善されても続くことがある[135]。

母乳コバラミン含有量が低く，乳児を主に母乳で育て，軽度あるいは未診断の悪性貧血を有する母親，あるいは完全菜食主義者の母親から生まれた幼児は，しばしば重篤な影響を受ける[136~139]。これらの小児は痙攣と発育上の問題とともに，重い神経学的合併症が進行し，一方，母親は一般的に無症候性の SCCD を示す。この頻度は不明であるが，乳児における臨床的コバラミン欠乏の最も共通した原因である。

▶悪性貧血と全コバラミンの吸収不良を起こす他の原因

現在では用いられないシリング試験で診断できる全コバラミンの重症の吸収不良は[17,31]，臨床的に欠乏症の原因の

表 27.5　コバラミン欠乏症の原因[a]

食事摂取量の不足
完全菜食主義者
完全菜食主義者の母親の乳児（特に母乳養育）
長期間厳しく制限された食事（例：フェニルケトン尿症患者の食事）
胃腸での吸収不良
全コバラミンの吸収不良（遊離型および食物結合型）
・悪性貧血：後天性と遺伝性
・胃全切除
・胃部分切除（症例の 30%）
・回腸疾患，回腸損傷（例：熱帯スプルー，回腸手術）
・遺伝性コバラミン吸収不良（イマースルンド-グレスベック症候群）
・小腸での細菌異常繁殖
・寄生虫の侵入（例：広節裂頭条虫）
食物コバラミン限定の吸収不良
・萎縮性胃炎
・胃部分切除（症例の 50%）
・他の胃手術（例：胃バンディング，迷走神経切断術）
・胃酸分泌抑制薬（例：オメプラゾール）
代謝異常
後天性
・亜酸化窒素の毒性
遺伝性
・トランスコバラミンⅡ欠乏
・*cbl* 変異

[a] コバラミン欠乏のいくつかの証明されていない原因については文献に記されている。例としては，欠乏との関係に確信はもてないがコバラミン吸収不良と関連した実体（例：膵臓の機能不全，胃酸抑制薬），吸収不良あるいは欠乏の証拠がなく時に低コバラミンと関連する薬（例：メトホルミン），コバラミン欠乏を伴うヘリコバクター・ピロリ菌の自動的均等化などである。

94%を引き起こすことが示された[46]。このグループの主な疾患は悪性貧血であり，内因子分泌が取り返しのつかないほど失われた悪性貧血は症例の76%に上った。その頻度は変化する。ロサンゼルスに住む高齢者の研究では，1.9%が軽度で初期の潜在性欠乏状態での悪性貧血を有している[119]。

進展の遅い後天性悪性貧血では，典型的に自己免疫性で一般に胃基底部に限定された萎縮性胃炎が中年後期で始まる。壁細胞の損傷が進み，内因子の欠乏が結果として起こると，悪性貧血が併発する[87]。しかし，無遊離塩酸症を伴う慢性胃炎のほとんどは，悪性貧血への進展なしに食物コバラミン吸収不良の原因になる。内因子分泌が低下するとコバラミンの枯渇が始まり（あるいは加速し），数年後，臨床的欠乏となる。典型的には高齢者に起こる。悪性貧血は時に青年期や子どもでも起こる[17]。特に黒人女性や，程度は低いがラテンアメリカ系で発生する[140]。悪性貧血の免疫学的特徴には2つの自己抗体が含まれる。有力な1つは，壁細胞のH,K-ATPaseポンプに対するもので，もう1つは頻度は少ないが診断的に特異性が高いのは，内因子に対するものである[31]。種々の自己免疫疾患が共存する。最も一般的なのは甲状腺疾患で[141]，他には白斑や重症筋無力症，免疫性血球減少症，無ガンマグロブリン血症がある[17,31]。無酸性胃炎の鉄吸収不全に起因する鉄欠乏症がしばしば（しかし常ではない），半数で見られる[142]。悪性貧血で最も厄介な合併症は，胃癌とカルチノイド腫瘍のリスク増大である[31,87,143,144]。

悪性貧血のまれな型は内因子遺伝子の変異によって起こる胃からの内因子分泌欠乏単独で起こる[145,146]。臨床的コバラミン欠乏症は通常，生後数年で現れる[147]。

胃の部分切除は，時に遊離型や食物に結合したコバラミンの吸収不良を起こす。内因子欠乏あるいは上部小腸内に存在する細菌が増加することによるコバラミンの消費が関与し，15～30%の患者で臨床的欠乏が起こる[31,148]。しかしながら，胃切除後の吸収不良は食物コバラミンのみに限られ，軽症で潜在性コバラミン欠乏症を起こすのみである[149]。

盲管症候群や腸の運動障害，大きい憩室によって起こる小腸での細菌異常繁殖は，摂取したコバラミンを微生物に転じ，吸収不良状態や欠乏症を生じさせる。魚の条虫類である広節裂頭条虫（*Diphyllobothrium latum*）も同じことをするが，今日ではまれにしか見られない。

重症の内因子関連吸収不良の腸側の原因は，内因子を介した吸収の主な場である回腸の異常による。後天的原因は熱帯性スプルー，外科的バイパス形成，切除，放射線治療による回腸への障害，回腸膀胱貯蔵嚢を含む[17,31,46]。他の栄養素もたびたび吸収不良になる。遺伝性コバラミン吸収不良（イマースルンド-グレスベック症候群〈Imersulund Gräsbeck sydrome〉）は，生後早期にコバラミンだけの吸収不良を引き起こす[147]。これはキュビリン遺伝子[150,151]あるいはアムニオンレス遺伝子の変異[73]による。遺伝子異常を有する子どもは，腎尿細管におけるキュビリン機能欠陥を反映して軽症のタンパク尿を起こす。

▶食物コバラミンに限定した吸収不良

食物からのコバラミンの不適切な遊離に限られた吸収不良の軽症型で，内因子への移行低下は，1973年にシリング試験で正常だったコバラミン欠乏症患者で発見された[149]。この食物コバラミン吸収不良は，内因子分泌は無傷だが，酸およびペプシン分泌の減少を伴う胃の手術や萎縮性胃炎に関係がある[88]。他の原因として肥満に対する胃の手術[152,153]やプロトンポンプ阻害剤のような薬物などによる胃酸を低下させる手技を含む。食物コバラミン吸収不良は潜在性コバラミン欠乏症患者の30～50%に影響を与える。しかし，これは欠乏のない人の10～15%や重症欠乏患者にもまれに起こる[88]。

ヘリコバクター・ピロリ（*Helicobacter pylori*）感染は食物コバラミン吸収不良患者の78%に，食物コバラミン吸収不良がない患者の44%に見られる[154]。組織学的および機能的な胃の研究では，食物コバラミン吸収不良で，ピロリ菌感染している患者は軽度の胃炎と低胃酸症を有する，一方，非感染患者では重症萎縮性胃炎と無胃酸症を有する[155]。小規模研究では，抗生物質投与が，ピロリ菌感染患者における食物コバラミン吸収不良を改善するが，非感染患者では改善しない。抗生物質投与によるコバラミン状態の改善に関して刺激的であるが問題点を有する報告があるにもかかわらず，小規模ピロリ菌の役割は未解決の状況である[69,156]。

研究が活発であった時期の食物コバラミン吸収不良のデータが詳細に再調査されている[88]。しかし1990年代後半以降の多くの研究は，吸収試験がなくなったので信頼できない[157]。他の箇所で議論したように[157]，研究者によっては証明されていない診断基準を代わりに使用した。その基準での食物コバラミン吸収不良の誤診が，推定された食物コバラミン吸収不良の人が少量の経口コバラミン投与に反応するというデータや結論に疑いを投げかけている。他の仮説や吸収のデータが欠如しているため，ピロリ菌感染患者におけるコバラミン欠乏の臨床的改善が抗生物質のみの治療で起こることを示唆する興味ある報告は裏づけられていない[69]。

▶薬剤

コバラミン代謝に直接影響を与える薬物（例：亜酸化窒素）とは異なり，吸収を阻害するような他の作用を有する薬物は，中断なしに何年間も摂取されている時のみ，コバラミン欠乏を起こしやすくなる。コルヒチンやオメプラゾールなど多くの薬剤とアルコールはコバラミン吸収不良を生じさせるが，コバラミン欠乏に至ることはまれである。長期にわたって用いられるメトホルミンは低コバラミンレベルと関連があるが，その機構やコバラミン欠乏が存在するかどうかは立証されていない。

▶代謝障害

吸収不良状態よりコバラミンの細胞内取込みや利用を阻害する障害において，臨床的コバラミン欠乏はより早く発症する。血清コバラミン値は細胞の障害において通常，正常か上昇する。最も一般的な後天性の代謝障害は，長期間のくりかえす亜酸化窒素への曝露によって起こる。亜酸化窒素はコバラミンと細胞内でコバラミンに結合するメチオニンシンターゼを酸化して破壊する[158]。亜酸化窒素の吸入による過剰摂取は特に若年者の間で広まっており[159]，重症の神経学的，精神学的変化をもたらす。

一般的な麻酔中の亜酸化窒素（笑気ガス）への曝露は一

時的なので臨床的問題を生じないが，認識されていない悪性貧血のようなコバラミン欠乏症の患者が亜酸化窒素を投与されると，手術後に重度の神経学的機能不全が起こりうる[160,161]。

遺伝性代謝異常はまれである。これらにはTCⅡ欠乏を含み，コバラミンの細胞への取込み不全が，巨赤芽球性貧血，および時に神経学的合併症，免疫機能不全を起こす。種々の*cbl*遺伝子の変異はメチオニンシンターゼやメチオニンシンターゼレダクターゼ活性に影響を及ぼす。この症候は，軽症で遅れて発現するものから小児期に致死的になりうる重症の発達的，神経学的，血液学的結果に及ぶ。それは最も共通した変異である*cblC*でしばしば起こる。他の原因はこの複雑で，急速に発展する領域の詳細のために参照されうる[147,162]。

▶コバラミン欠乏症を惹起しないコバラミン関連疾患

慢性の膵臓機能不全は，シリング試験の結果に異常を生じる。なぜなら，これらの患者はTCⅠ/ハプトコリンを分解し，消化管内でコバラミンを内因子に放出するための膵臓の分泌液が不足しているからである（**図27.4**）。臨床的に裏付ける報告はないが，この障害は時にコバラミン欠乏を起こすと主張されている。コバラミン要求量の増加は，甲状腺機能亢進症や悪性疾患の患者において見られるが，その臨床的関連性はごくわずかである。

遺伝性のTCⅠ欠乏症は，偽りの低血清コバラミン濃度を生じる（「血清コバラミン」の項参照）。細胞のコバラミン代謝は影響を受けないので，低コバラミン濃度は通常成人では偶然に発見される[27,163]。コリノイド類似体の細胞への利用を制限し，細菌からのコバラミンを保留するTCⅠの役割は不明である。ホモ接合体あるいは複合ヘテロ接合体の*TCN1*遺伝子変異は，コバラミン濃度が100 μg/Lより少なく，TCⅠもほとんど検出されない。しかし，単純なヘテロ接合体はTCⅠとコバラミンの軽度の減少を起こす[32,33,163]。本来まれなものと考えられていたが，軽度のTCⅠ欠乏はすべての低コバラミン濃度の15%に及ぶとされ[27]，コバラミン欠乏症ともよく間違われて治療されることがある。

▶コバラミン欠乏症の診断試験

血清コバラミンと代謝産物分析はコバラミン欠乏症を明らかにするが，原因はわからない。原因の同定は臨床的および科学的に重要である。これは診断の正確性のみならず，その予後への影響や治療期間および合併症の管理ガイダンスにも重要である[15,157]。コバラミン吸収試験は長らく頼みの綱であった[17,31]。なぜなら，臨床的欠乏は症例の94%が吸収不良だからである[46]。放射性標識されたコバラミンの経口による吸収を測定し，胃と腸の欠陥を区別できる古典的なシリング試験がなくなったことは，診断的空白を生じさせた[157]。食物コバラミン吸収不良を検査するための改良版[88,149]も利用できない。経口コバラミン投与によるholo-TCⅡ反応に基づく新しい吸収試験は[164]，その性能の特徴や臨床的な感度・特異度の評価がされていない。

コバラミン欠乏症に対する代替の試験は限られた有用性しかない。血清内因子抗体の測定は，抗壁細胞抗体とは異なり，悪性貧血の診断に高い特異性を有する[165,166]。しかし，悪性貧血の50～70%だけが抗内因子抗体を有し，この試験は他の疾患に関しては診断的情報を有さない。血清ガストリンは上昇し，ペプシノーゲンⅠは悪性貧血患者の80～90%で減少している。しかし，両試験とも特異性を欠く[167]。このどちらかの試験と内因子抗体の組合せは，悪性貧血の診断において今日では最良の方法であろう。

食物コバラミンの吸収試験に対して，信頼性の高い代わりのマーカーは存在しない。証明されていない間接的な診断基準は[168]，誤診につながる[157]。

子どもにおける診断のアプローチは，成人に影響するものと同様に，遺伝的障害を考慮しなければならない。子どもにおいては，メチルマロン酸とホモシステインの検査は常に含めるべきである。なぜなら，コバラミン濃度は遺伝的な細胞の取込みおよび代謝障害において正常であるかもしれないからである。また2つのテストは遺伝的可能性と診断の焦点を狭めるのに役立つからである。この複合的アプローチは，文献を参照されたい[147]。乳児期の超早期における低コバラミン値は，原因として母親のコバラミン欠乏が考えられるため，母親は検査を受けるべきである。

欠乏症の治療

コバラミン1 μgの注射投与でも，コバラミン欠乏症の巨赤芽球性貧血を一時的に改善させるのに十分であるが，治療の目標は，欠乏症の徴候や症状を改善させるだけでなく，貯蔵を充満させ，再発を防ぐことである。また，欠乏症の原因を突き止めることが必要である。原因の解明により期間（短期間から生涯にわたる治療），用量，コバラミン治療の投与法についての説明を受けた上での決断が可能となる[15]。

▶菜食主義者と正常吸収の患者

菜食主義者における正常のコバラミン吸収には，少量の経口のサプリメント（例えば，5 μg）の使用が許容される。大量の摂取は内因子系の能力を超えるため，過剰分の1～2%だけが吸収される（**表27.2**）。菜食主義者にとって，妊娠中，授乳中には特に予防的にコバラミンサプリメントを摂取し，笑気麻酔を避けることが賢明である［訳註：笑気はビタミンB_{12}を不活性化するため］。

▶コバラミンを吸収できない患者

コバラミンを吸収できない患者群には，非可逆的である悪性貧血や内因子-コバラミン吸収障害を有する腸疾患の患者が含まれる。これらは，コバラミン欠乏症の臨床徴候がある患者の90%以上を占める。最善の目的はコバラミン貯蔵を十分にすることにある。大量の非経口の投与は排泄による損失が大きいが，貯蔵は可能である[17,31,68]。毎日あるいは毎週の短期間の注入の後，毎月100 μgまたは1,000 μgのシアノコバラミンの投与により，それぞれ約55 μg，100 μgが保持される（**表27.6**）。患者には自己注射を教育する。おそらくクリアランスの違いなど理由は不明であるが，時に頻回の注射が必要な患者がいる[15,58]。

もし毎日の投与で，投与量が十分（例：1,000 μg）で，平均1.2%のバイオアベイラビリティで十分なビタミンが

表 27.6 コバラミンの筋注射投与量の保持：シアノコバラミンとヒドロキソコバラミンの比較[a]

筋注射投与量	シアノコバラミン		ヒドロキソコバラミン	
	保持された量	%	保持された量	%
10 μg	9.7 μg	97%	—	—
100 μg	55 μg	55%	92 μg	92%
500 μg	150 μg	30%	375 μg	75%
1,000 μg	150 μg	15%	710 μg	71%

[a]保持された量は尿への排出だけの損失に基づいているので，過大評価されている可能性がある。例えば，他の経路（胆汁など）による損失は2つの型のコバラミンで異なるかもしれない。
(Data from Chanarin I. The Megaloblastic Anaemias. 2nd ed. Oxford: Blackwell Scientific, 1979:311.)

吸収できれば，悪性貧血患者は経口摂取コバラミンに反応する[68,169]。この経口投与法は，月1回の注射の苦痛や不便，費用を避けうるが，問題がないわけでない[15]。臨床的反応は時に最適状態には及ばない[170]。そして重度神経学的症状のある患者における経口と非経口コバラミンの治療効力が同等であるとは完全には立証されておらず，また，通常，生涯続く服薬遵守の精神は徐々に弱まることもあるので，その場合は非経口投与の中断よりも経口治療の中断の後のほうが速やかに再発する[171]。服薬の非遵守や再発はコバラミン治療のすべてを複雑にする[100]。これらは患者の理解の低さや時に医師のコバラミン治療に関する無頓着に起因する。

▶食物に結合したコバラミンに限った吸収不良の患者

食物に結合したコバラミン吸収不良の患者は，遊離非結合コバラミンは正常に吸収するので，理論的にはサプリメントからコバラミンを正常に吸収するはずである。しかし，この仮説にはまだ十分なエビデンスがない[69]。食物コバラミン吸収不良の原因となる胃切除後，50 μg 程度の経口服用量では反応が不十分の患者もおり[152,153]，潜在性コバラミン欠乏症（吸収状況は不明）の高齢者では500 μg に達するまで不完全な代謝反応を示した[95~97]。最適の経口服用量と悪性貧血患者で著明である食事のバイオアベイラビリティへの影響[68]は，高齢患者における食物コバラミン吸収不良の有無による正式な研究が必要である。

▶潜在性コバラミン欠乏症患者

潜在性コバラミン欠乏症は集団において臨床的欠乏よりも数倍多い。しかし，治療の必要性は証明されていない。潜在性コバラミン欠乏症の特異的な臨床上の役割やコバラミン治療の利点は，最近の認知症予防の実証研究において扱われなかった[130a,130b]。というのも，高用量の葉酸，コバラミン，ピリドキシン投与により反応がみとめられたのは潜在性コバラミン欠乏症患者と明らかにされていない患者においてだったからである。

前述したように，潜在性コバラミン欠乏症自体において単に代謝状態を改善するのに必要なコバラミン投与量は，驚くことに，また予測不可能なほどに多量であった[95~97,152,153]。補充に関する多くの調査によると，少量の経口投与は全体の研究集団では効果的である。ただし，この場合正常に反応する大多数によって非反応性が隠れてしまうリスクがあり，少数の潜在性コバラミン欠乏症患者の同定を伴わない。もし，補充が潜在性コバラミン欠乏症に必要と見なされるならば，代謝反応を観察し，量はそれに従って調節すべきである[15]。潜在性コバラミン欠乏症の多くのケースにおいて，欠乏の原因が不明なため，介入の期間は，短期であろうが長期であろうが，明らかにされていない。

▶代謝障害の患者

亜酸化窒素による毒性の治療は，回復は不完全なので，早期に始め，非経口的に行うべきである。最適のコバラミンの形や葉酸追加の価値については不明である。亜酸化窒素の使用が予定されるならば，常時予防が重要で，手術前にコバラミンレベルと血球計算をすべきである。

遺伝性の代謝異常症患者の多くは非経口投与とともに補助的な測定が必要である。他の原因は治療の詳細や理論的根拠のために参考にできるだろう[147]。

▶コバラミン治療の観察と反応

治療への反応の観察には多くの利点がある。正しい診断がなされているかどうか，最終的な確認となり非反応性や合併症の同定に役立つ[15]。臨床的に明らかな欠乏では，2～3日以内に，網状赤血球数が増えはじめ，7～10日でピークに達する[15,17,31]。8週までに完全に血液学的に正常にならない場合は，診断が間違っているか他の形の貧血（通常は鉄欠乏性貧血）が示唆される。臨床的，電気生理学的な神経学的反応は最初の数週間以内に始まるが，その経過と割合は患者間で異なり，反応が数ヵ月にわたり[104]，約6%の患者は非可逆性の障害を有する。

無症候性の潜在性コバラミン欠乏症で唯一測定可能な生化学的改善は1週間内に始まる。メチルマロン酸とホモシステイン値は1～2週後に正常となる[22,23]。しかしかわりに葉酸が与えられても改善しない。代謝産物の観察は，治療が効果的か否かにかかわらず，増加するビタミンレベル（コバラミンあるいはholo-TCⅡ）を観察するより好ましい。原因となる症状（or 障害）がある限り治療は続けるべきである。

▶食物強化

コバラミンの食品への強化については，概念的および実際的必要性が検討されてきた[172]。強化が必要になるケースは，神経管や他の出生時の欠損の予防を増強する可能性[173]，高齢者における潜在性コバラミン欠乏症の高頻度，臨床的コバラミン欠乏を疑われていない人における高用量の葉酸摂取が引き起こす神経学的リスクの緩和の可能性などを総合的に熟慮した結果から生じる。

これらは重要な目標であるが，そのためにはまず多くの情報格差を克服しなければならない[172]。葉酸の強化は成功しているが，コバラミンの強化による成功を予測してはいない[130e]。2つの間には重要な差が2点ある。1つは主となる標的小集団におけるバイオアベイラビリティが葉酸には問題がないが，コバラミンでは不確かである，という点である。コバラミンのバイオアベイラビリティは悪性貧血のみならず潜在性コバラミン欠乏症あるいは食物コバラミン吸収不良を有する多くの高齢者で驚くほどに不良で[69,95~97,152,153]，少量の強化は重要な標的となる小集団では十分でないという欠点がある。さらに，バイオアベイラビリティはコバラミンを食事と一緒にとると低下させられる[68]。この点が強化の背景になっている。コバラミン補充への代謝反応の集団的研究からは，特定のリスクのある小集団の反応に関して得られる情報は限られている。強化食物（毎日9.6 μgを含むパン）の最初の対照研究では，小集団で全般的な改善を示した[174]。しかし，メチルマロン酸の上昇は15人のうち7人のみが正常値を示した。非反応者や吸収状況についての詳細は不明である。

解決を要する他の問題は，潜在性コバラミン欠乏症がそれに関連する神経認知機能の異常を引き起こすのか，少量投与されたコバラミンが潜在性コバラミン欠乏症を改善あるいは予防できるのか，という問題である。強化に対して可能性がある副作用については考慮が必要で，葉酸と高用量のコバラミンをあわせたサプリメントを投与した際，癌のリスクの増加を示した点[175]や糖尿病患者での腎機能の低下[176]を示したことがあった。副作用が一度現れると，コバラミンの回転は非常に遅いので，コバラミンの蓄積はすみやかには消失しない[172]。今後の臨床試験では，投与量の問題を含め，こうした重要な問題に取り組む必要があることについては，様々な意見をもつ識者たちの間でも一致している。

▶コバラミン製剤の特徴

ヒドロキソコバラミンはシアノコバラミンに代わる適切な選択肢であり，この優れた保持は維持のための注射回数を減らすことができる。メチルコバラミンの利点の研究資料はまだ限られている。鼻や舌下投与は体系的に研究されていない。

コバラミンは高用量でさえ，ほとんど毒性がない。しかし，非生理的な注射用の形であるシアノコバラミンは，用量が1,000 μgを超えると，赤血球に蓄積する[177]。通常の治療で，アレルギーの副作用は起こり，重症になりうる[178]。TCⅡへの自己抗体は，高度の貯留性を有するコバラミン製剤で見られ，血清コバラミン値は非常に高値に達する[38]。しかし，有害な結果は示されていない。

相互作用

▶葉酸

コバラミンと葉酸は代謝的，臨床的，治療的に密接に関連している（26章参照）。

コバラミンの限られた食事源，枯渇のスピードの遅さ，高度に特異的で時に脆弱な点，内因子依存的吸収過程は，なぜコバラミン欠乏が葉酸欠乏と異なり，主にコバラミンに限って起こる吸収不良に伴い長期にわたる欠乏状態となる傾向にあるのかを説明する。コバラミン欠乏が進行すると，通常はメチルテトラヒドロ葉酸捕捉仮説により予測されるように，メチルテトラヒドロ葉酸濃度が上昇し（血清葉酸も増える），またその一方で細胞のメチルテトラヒドロ葉酸の保持の不良が赤血球の葉酸濃度を下げる。葉酸欠乏は血漿コバラミン濃度をまだ知られていないしくみで低下させる（その濃度は葉酸治療後，回復する）。両方のビタミン欠乏はホモシステインの上昇を引き起こす。

コバラミン欠乏症による貧血は，しばしば葉酸治療に反応するが，この反応は部分的で，通常は一過性である。しかし神経学的徴候の改善はまれである[17,113,114]。1997年以来のアメリカにおける急激な葉酸摂取の増加がコバラミン欠乏症の早期血液学的診断を危うくし，ともすれば神経学的診断を悪化させているかどうかを判断するデータは不十分である。高葉酸，低コバラミン状態の組合せに関する認知的研究結果は，3つの疫学的研究で論争中である[179~181]。これはおそらく対象集団がすべて小さく，認知神経科学的な試験も限られているからである[120]。予期しない偶然の発見により，低コバラミンと高葉酸の組合せは，葉酸状態が正常の時よりもメチルマロン酸異常と大きく関連していることがわかった[181,182]。これらの代謝の関連の本質は不明である。しかし，間接的なエビデンスは[183]，異常な代謝の組合せを有する人は悪性貧血のような重症のコバラミン欠乏（血清葉酸レベルは上昇している）を有し，異常に多量の葉酸摂取を伴う潜在性コバラミン欠乏症を有さないという可能性を支持してる[120]。代謝パターンと認知状況を関連づけるエビデンスは現れていない。

葉酸摂取とコバラミン状況の相互作用は，特殊な医学的条件において他の問題を提起する。例えば，慢性の溶血性貧血が葉酸の要求量を増やすので，鎌状赤血球貧血患者は日常的に葉酸を投与されている。しかし，鎌状赤血球貧血患者は若年にもかかわらず悪性貧血を発症するという報告もある[163,184]。臨床的コバラミン欠乏患者が葉酸の栄養補助食品の摂取を継続するならば，定期的観察が必要であろう。

▶鉄

悪性貧血患者の半数以上が鉄欠乏になる[142]。悪性貧血に伴う萎縮性胃炎が，鉄の吸収を低下させるためである。しかし，悪性貧血患者における胃癌のリスクの増大は血液損失の調査を必要とする。鉄欠乏症とコバラミン欠乏症が共存する時，どちらかの欠乏症から予想される血液学的特徴は，もう一方によって不明瞭になるかもしれない[31,101]。MCVは高値，正常，低値かもしれない。鉄の状態のマーカーは重症の未治療のコバラミン欠乏により隠されうる[17]。混在した貧血は，要求される2つの造血薬のうち1つのみを単独で与えられた場合には，反応しないことがある。

（Ralph Carmel／吉本勝彦 訳）

28 ビオチン

歴史

成長が生物の構成成分を必要としていることが酵母で証明されたが，Boasは哺乳類がビオチンという因子を必要とすることを，卵白タンパク質を与えたラットにおいて初めて証明した。激しい皮膚炎，脱毛，神経筋の機能障害は「卵白傷害」とよばれ，肝臓に存在する因子によって治る。人間とラットに共通する卵白傷害の重大な点は，卵白中の糖タンパク質であるアビジンによるビオチンとの非常に特異的で強固な結合（解離定数 = 10^{-15}M）である。進化の観点から見ると，アビジンはおそらく卵白中で細菌発育抑制物質として働いていると考えられる。この仮説は，アビジンが細菌性プロテアーゼに広範囲で耐性を示すという観察結果と一致する。アビジンは，膵臓のプロテアーゼにも耐性を示すので，食物中のアビジンは，食物中のビオチンや腸内細菌によって合成されるビオチンと結合し吸収を妨げる。調理することでアビジンを変性させ，このタンパク質を消化しやすくし，ビオチンの吸収を妨げることがないようにすることができる。

構造，化学的性質，生化学

▶構造

ビオチンは二環式化合物である（**図28.1**）。1つの環は，ウレイド基を含む。もう1つの環は硫黄を含み，側鎖に吉草酸を有する。ビオチンの構造は，1940年代前半にKoglとdu Vigneaudによって，それぞれに独立して解明された[1]。8個の立体異性体が存在するが，そのうちの1つ（*d*-[+]-biotinまたは単にビオチンとよばれる）だけが自然界で発見され，酵素的に活性である。

▶制御

哺乳類では，ビオチンはそれぞれが代謝の中間段階で重要な段階を触媒する5つのカルボキシラーゼに必須の補因子として機能している。ビオチンは，ビオチンの状態変化に対応して，細胞内では遊離あるいは結合した形で貯留している[2]。そのプールサイズは，細胞取込み，細胞からの放出，アポカルボキシラーゼやヒストンへの取込み，代謝回転中のビオチン化したタンパク質からの放出や不活性型代謝産物への異化間におけるバランスによって定められるようである。

ビオチンのアポカルボキシラーゼへの結合（**図28.1**）は，ホロカルボキシラーゼシンテターゼによって触媒された縮合反応である。アミド結合は，ビオチンの吉草酸側鎖のカルボキシル基とアポカルボキシラーゼ中の特定のリシル残基のε-アミノグループとの間で形成される。これらアポカルボキシラーゼの部分には，個々のカルボキシラーゼ種内あるいは種間で高度に保存されたアミノ酸配列が含まれる。

ビオチンによる，細胞内の哺乳類カルボキシラーゼ活性の調節は，いまだ解明されていない。しかし，大腸菌におけるビオチン合成とホロアセチル補酵素A（CoA）の産生の関連は十分に研究されている。細菌のシステムにおいて，アポカルボキシラーゼタンパク質とビオチン（中間型のビオチル化されたアデノシン一リン酸〈AMP〉）の利用はビオチンオペロンのプロモーター領域との直接的な相互作用によってビオチン合成をともに制御している。このビオチンオペロンは順にビオチン合成を触媒する酵素をコードする遺伝子群を制御する。

細胞内タンパク質の正常な代謝回転では，ホロカルボキシラーゼは，ビオシチン（ε-*N*-ビオチニル-L-リシン）あるいは多くとも数個のアミノ酸残基（**図28.1**）を含むオリゴペプチドと結合したビオチンに分解される。ビオチニダーゼ（ビオチンアミドヒドロラーゼ，EC 3.5.1.12）は，再利用のためビオチンを放出する。ビオチニダーゼ欠乏の臨床症状は，主として二次性ビオチン欠乏に起因して現れる。ホロカルボキシラーゼシンテターゼやヒトのビオチニダーゼの遺伝子はクローニングされて塩基配列が決定され，特徴が明らかにされている[3]。

▶化学的性質

哺乳類の5つのカルボキシラーゼは，すべてカルボキシル基と同様に，重炭酸塩の基質への取込みを触媒し，同様の触媒反応のメカニズムを利用する。カルボキシラーゼ反応では，まずカルボキシル基部分が，側鎖の反対側にあるウレイド窒素でビオチンと結合する。そして，カルボキシル基は基質に移動する。この反応は，アデノシン三リン酸（ATP）の加水分解によって進行する。この経路の次の反応は二酸化炭素を放出する。これらの反応の結果，基質をより有用な中間体へと転位し直すが，哺乳類の代謝は二酸化炭素の究極の固定にならないという基本的観測に違反していない[4]。

▶ビオチン依存性カルボキシラーゼ

5つのビオチン依存性哺乳類カルボキシラーゼには，アセチルCoAカルボキシラーゼ（acetyl-CoA carboxylase：ACC；EC 6.4.1.2）アイソフォーム1と2，ピルビン酸カルボキシラーゼ（PC，EC 6.4.1.1），メチルクロトニルCoAカルボキシラーゼ（methylcrotonyl-CoA carboxylase：MCC；EC 6.4.1.4），そしてプロピオニルCoAカルボキシラーゼ（PCC；EC 6.4.1.3）がある。

アセチルCoAカルボキシラーゼはどちらも，マロニルCoA形成のための，重炭酸塩のアセチルCoAへの取込みを触媒する（**図28.2**）。ACCのアイソフォーム1（ACC-1）は*ACACA*遺伝子によりコードされ，細胞質ゾルに存在

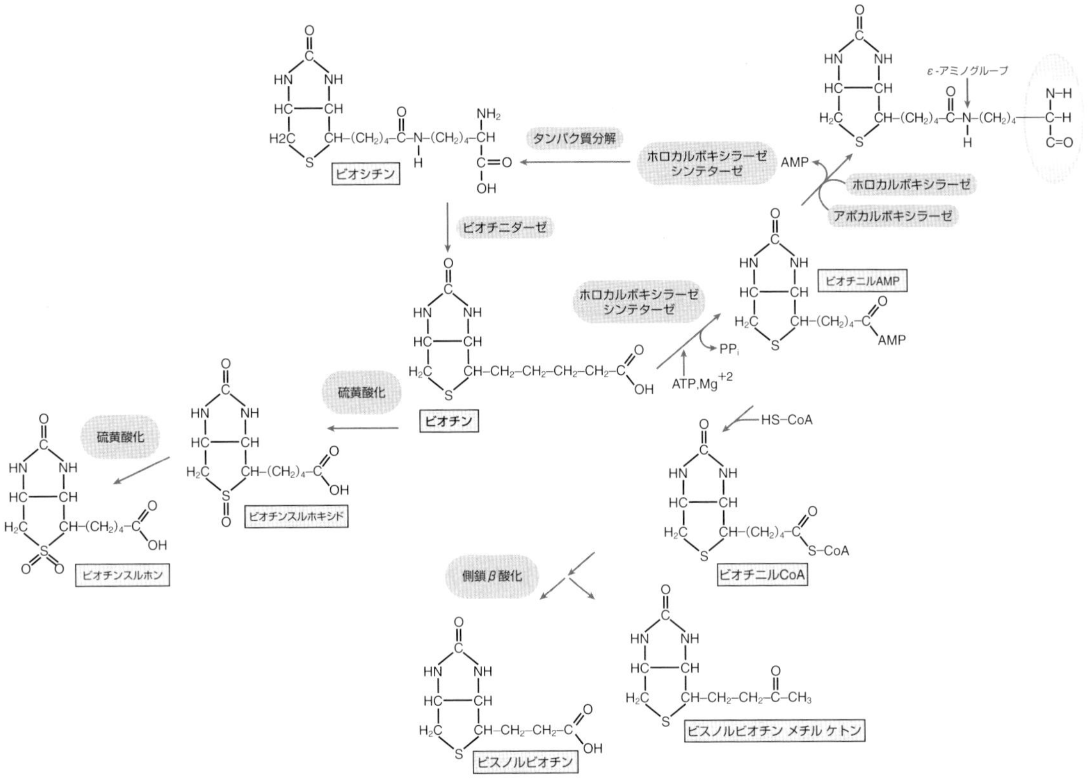

図 28.1 ビオチンの代謝と分解。楕円形は酵素または酵素系を示しており，長方形はビオチンや中間体，代謝産物を示す。AMP：アデノシン一リン酸塩，ATP：アデノシン三リン酸塩，CoA：補酵素 A，PPi：ピロリン酸塩。

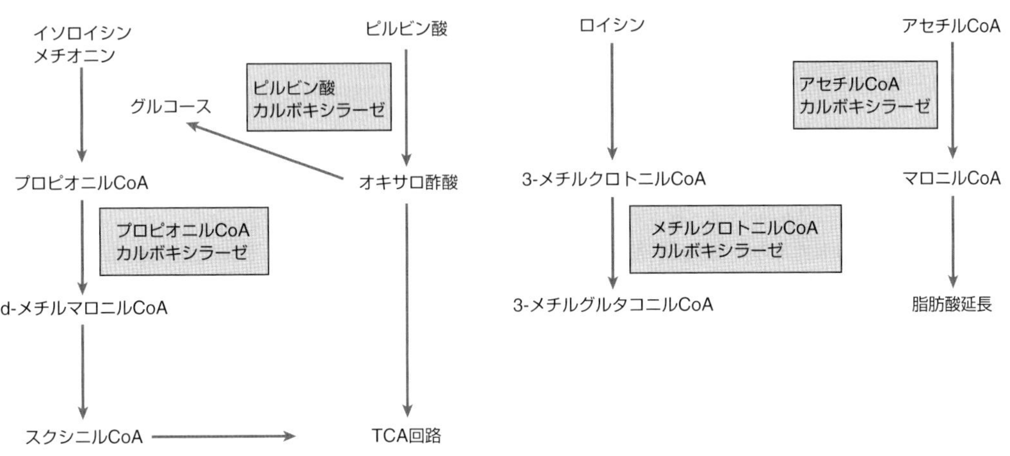

図 28.2 ビオチン依存性酵素（長方形で囲まれているもの）により触媒される経路の相互関係。

する。ACC-1 によるマロニル CoA の合成は脂肪酸合成（伸長）の律速段階である。ACC のアイソフォーム 2（ACC-2）は，*ACACB* 遺伝子によりコードされ，ミトコンドリアの外膜に存在する。ACC-2 は産物であるマロニル CoA によってカルニチンパルミトイルトランスフェラーゼ I の阻害を通して，ミトコンドリアでの脂肪酸の酸化を制御している。カルニチンパルミトイルトランスフェラーゼはミトコンドリアへの脂肪酸の取込みの律速段階を触媒し，酸化のための脂肪酸の利用を制御している。このように ACC-1 と ACC-2 は細胞代謝において 2 つの異なる役割を有していると考えられる。1 つは脂肪酸合成を制御し，もう 1 つは脂肪酸酸化を制御している。ACC の不活性ミトコンドリア型は，ビオチンの貯蔵に役立っている可能性がある[5]。

残り 3 つのカルボキシラーゼはミトコンドリアにある。PC は，Krebs の TCA 回路（**図 28.2**）における中間体であるオキサロ酢酸の生成のため，ピルビン酸への重炭酸塩の取込みを触媒する。糖新生を行う組織（例：肝臓や腎臓）では，オキサロ酢酸塩はグルコースに転換される。PC 欠乏は，おそらく乳酸血症や中枢神経系乳酸アシドーシス，ビオチン欠乏やビオチニダーゼ欠乏でみとめられるグルコース調節異常（後述）の原因となる。

MCCは，分岐鎖アミノ酸のロイシンの分解における重要な段階を触媒する（**図28.2**）。MCCの活性欠乏は，副経路による3-メチルクロトニルCoAから3-ヒドロキシイソ吉草酸CoA，3-ヒドロキシイソ吉草酸-カルニチン，および3-ヒドロキシ吉草酸への代謝を引き起こす[1]。したがって，3-ヒドロキシ吉草酸-カルニチンと3-ヒドロキシイソ吉草酸の尿中への排泄の増加はMCC活性不足を反映し，ビオチン欠乏のバイオマーカーとなる[1,6]。

PCCは，メチルマロニルCoA形成のため，プロピオニルCoAへの重炭酸塩の取込みを触媒する。このメチルマロニルCoAは，スクシニルCoAへの異性体変化を受け，TCA回路に入る（**図28.2**）。MCC欠乏に類似したものの中で，PCC欠乏は3-ヒドロキシプロピオン酸と3-メチルクエン酸の尿中排泄の増加を引き起こす。

▶代謝

ヒトではビオチンのおよそ半分が，尿への排泄前に不活性型に代謝を受ける[4]。2つの主な代謝物はビスノルビオチンおよびビオチンスルホキシドである。ビスノルビオチンは吉草酸側鎖のβ酸化によって合成される。ビオチンスルホキシドはチオフェン環中の硫黄の酸化によって合成される。他の軽微な代謝産物は側鎖の連続したβ酸化，さらに硫黄の酸化あるいはその組合せから生じる。

1 molあたりでは，ビオチンは，ヒトの血清と尿中の全アビジン結合物質の約半分を占める（**表28.1**）。抗痙薬を服用している人や妊婦では，ビオチン代謝の促進はビオチン欠乏に関与すると考えられる。

▶ビオチンと代謝産物の測定

ビオチンの生理的濃度(すなわち100 pmol/L〜100 nmol/L）を測定するために，様々な分析法が提案され，いくつかはビオチン栄養状態の研究のために用いられてきた。さらに詳細な総説としては，Mockによる研究を参照するのがよい[7]。発表されたほとんどのビオチン栄養状態の研究には，ビオチン分析の2つの基本的なものである生物学的定量あるいはアビジン結合分析が用いられた。

生物学的検定法は，一般に血中や尿中のビオチンを測定するのに十分な感度をもち，寒天培地あるいは代謝放射分析を導入した最近の修正方法は特に感受性がある。しかし，細菌を用いた生物学的検定法（あるいは真核生物の生物学的検定法も同様に）は，無関係な物質の干渉やビオチン類似体に対する増殖反応の変化を受ける。生物学的検定法は，ビオチンがタンパク質と結合していれば，矛盾した結果を出す[7]。

一般にアビジン結合分析は，放射性標識されたビオチンと非標識ビオチンのアビジンへの競合的結合（同位体希釈法），レポーターと連結したアビジンへの結合，また固相化したビオチンへのアビジンの結合阻害，アビジンによるビオチン化された酵素の阻害抑制などの能力により測定する。様々なレポーターシステムが示されてきた[1,8]。アビジン結合分析は，一般にすべてのアビジン結合物質を検出するが，ビオチンと類似体の相対的な検出能力は，類似体の種類や分析によって異なる[8]。ビオチン類似物を高速液体クロマトグラフィー（HPLC）で分離し，その後アビジン結合分析するのは，感度がよく，化学的に特異的である。アビジン結合分析により測定されたヒトの血漿中のビオチン濃度の空腹時の値は，おおよそ250 pmol/Lである。

表28.1 ヒトの血清中および尿中のビオチンと代謝産物の正常範囲[a]

成分	血清（pmol/L）	尿（nmol/24時間）
ビオチン	133〜329	18〜127
ビスノルビオチン	21〜563	6〜39
ビオチンスルホキシド	0〜120	5〜19

[a] 正常範囲（最小値〜最大値）が報告されている（血清は$n = 15$，尿は$n = 16$）。

吸収

▶タンパク質結合ビオチンの消化

食物中の遊離ビオチンとタンパク質結合ビオチンの含有量は様々であるが，肉や穀物中のビオチンの多くは，ビオチンとリシン間のアミド結合を介してタンパク質結合している。

▶腸での吸収，腎臓での再吸収と体細胞による取込み

生理学的なpHにおいて，ビオチンは，少なくとも若干水に溶けやすく，腸細胞や体細胞，尿細管細胞などの細胞膜を通り抜ける輸送体を必要とする。

▶腸吸収

ビオチンの腸吸収についての非常に優れた総説が発表された[9]。ヒトの腸上皮細胞は高度に特殊化されている。ビオチン輸送は構造的にも機能的にも異なる2つの膜領域で起こる。それらは腸管腔に面する刷子縁膜と腸を灌流する血液と接触する基底膜にある[9]。

ビオチン輸送体はそれぞれの膜領域に存在する。刷子縁膜では，輸送はμmol濃度で飽和するナトリウム依存性で電気的中性のキャリアーを介した機構で起こり，非拡散の輸送において全体として限度があることを示している[9]。ナトリウム勾配の存在下では，ビオチン輸送は濃度勾配に反して生じる。このビオチン輸送体はパントテン酸やリポ酸を輸送するので，ナトリウム依存性マルチビタミン輸送体（sodium-dependent multivitamin transporter：SMVT）とよばれる。ヒトのSMVTは染色体2p23にある*SLC5A6*遺伝子の産物である。SMVTは頂端膜（刷子縁膜）に存在する。

基底膜でのビオチン輸送はキャリアーを介した機構である。しかし，このキャリアーはナトリウム非依存性で起電性を示し，濃度勾配に逆らってビオチンを蓄積することはできない[9]。

腸でのビオチン吸収はヒトおよび動物モデルのビオチン欠乏に反応して増加する。その機構は主にSMVT mRNA合成の誘導と細胞あたりのSMVT輸送体の数の増加を含む。SMVTの増加はP1活性の誘導による。P1はSMVT遺

伝子上流の2つのプロモーターの1つである[9]。

ラットでは，ビオチン輸送は成熟状態やビオチン欠乏によって増加する[10]。ビオチンのキャリアー輸送は，ラットの近位小腸で最も活性があるにもかかわらず，近位結腸からのビオチン吸収もまた重要である。この発見は，腸細菌叢で合成され放出されたビオチンの栄養上の意義を支持するものである。しかし，腸細菌叢でのビオチン合成のビオチン吸収における関与の定量的重要性は不明である。

ビオチンを経口的に薬理量投与した研究に基づくと，ビオチンのバイオアベイラビリティ（生物学的利用能）はほぼ100％である。このように，ビオチンに依存した先天性代謝異常の治療に投与された薬理量のビオチンは十分に吸収されると考えられる。さらに，薬理量でのビオチンの高いバイオアベイラビリティの発見は，ビオチン輸送体が取込みを介する生理学的量においてもバイオアベイラビリティが高いということを予測する根拠となる。

▶腸から末梢組織への輸送

ビオチンは腸の吸収部位から血液に入り，末梢組織や肝臓に輸送される[1]。血漿ビオチン濃度は他の水溶性ビタミンに比較すると低い。血漿中のほとんどのビオチンは遊離型で，血漿の水層に溶解している。しかし，約7％は血漿タンパク質に可逆的に結合し，約12％は血漿タンパク質と共有結合している。ヒト血清アルブミンへの結合は可逆的結合状態にある。ビオチニダーゼは細胞への輸送のための，ビオチン結合タンパク質あるいはビオチンキャリアータンパク質として捉えられている。赤血球でのビオチン濃度は血漿濃度と等しいが（未発表，D. M. Mock），ビオチンの赤血球への輸送は非常にゆっくりしており，これは受動拡散と一致している[11]。

▶肝臓による取込み

SMVTはヒト組織で広く発現している。SubramanyaやSaidらによるSMVT特異的なRNAiを用いた実験で，肝臓からのビオチンの取込みは（他の多くの組織と同様に）SMVTを介して起こることがわかった[12]。代謝捕捉（例えば細胞内タンパク質に共有結合したビオチン）も重要である。肝細胞へ入った後，ビオチンはpH依存的過程でミトコンドリアに拡散する。このことは，ビオチンが中性のプロトン化された形でミトコンドリアに入り，アルカリ性のミトコンドリアの環境で陰イオン型に解離し，荷電によって捕捉されることを示している。ラットでの研究に基づくと，ビオチンの胆汁排泄はわずかである。

▶腎臓での処理

ビオチンは小分子（244 Da）で，主に血漿タンパク質とは結合していないので，ほとんどの血漿ビオチンは糸球体でろ過される。このように，他の多くの水溶性ビタミンと同様に，糸球体ろ過液からのビオチン再吸収の特異的システムが尿中への喪失を避けるために必要である。ヒト腎臓皮質からの刷子縁膜小胞およびヒト由来近位尿細管上皮細胞HK-2細胞において，Saidらは主な腎臓でのビオチン輸送システムを同定した。SMVT特異的なsiRNAによる遺伝子サイレンシングを含むこれらの優れた研究はSMVTが腎臓のビオチン輸送体であるという確定的な証拠を示した。SMVTによるビオチンの取込みはビオチン欠乏状況により適応して調節される。この結果は以前のヒトでの実験的ビオチン欠乏の初期にビオチン排泄が減っていることを示す。尿細管からのビオチンの放出は，Na^+に依存性を示さない基底膜輸送システムにより生じる。

▶中枢神経系への輸送

様々な動物とヒトの研究によって，ビオチンは血液脳関門を通って輸送されることがわかった[1,13,14]。この輸送は飽和性で，吉草酸側鎖のカルボキシル基に対して，構造的に特異的である。ニューロンへの輸送もまた，脳タンパク質，おそらくアポカルボキシラーゼあるいはヒストンへの共有結合によるビオチンの捕捉と同様に，特異的な輸送機構が関与しているようだ。

Ozandらによってビオチン反応性の大脳基底核疾患を有するサウジアラビアの患者について報告された[15]。症状には錯乱，嗜眠，嘔吐，痙攣，失調，構語障害，嚥下障害，第Ⅶ脳神経麻痺，四肢不全麻痺，運動失調，高血圧症，舞踏病，昏睡があった。ビオチン投与を中断すると，症状が再燃し，血液脳関門におけるビオチン輸送体の欠損が推測された。その後の研究で*SLC19A3*の遺伝子欠損が証明された[16]が，その後*SLC19A3*が腸，腎尿細管，肝細胞の頂端膜に存在するチアミンの輸送体であるTHTR2（thiamin transporter 2）をコードしているものであることがわかった[17]。THTR2はビオチンを輸送しない。それゆえ，この患者のビオチン反応性は説明されていない。

▶胎盤輸送

ヒトの胎児の血漿中ビオチン濃度は，妊娠中期の母親の3～17倍で，これは能動的な胎盤輸送による[18]。SMVTはヒト正常胎盤に発現しており，実際，もともとヒト絨毛癌細胞で見出された。しかし，胎盤から単離された1つの子葉の灌流実験では，胎盤を介したビオチン輸送は比較的弱く，マウスで報告されているように母親の欠乏より胎児の欠乏が大きくなっている[19]。

▶母乳への輸送

母乳の脱脂画分において，ビオチンの95％以上が遊離型で存在している[20]。母乳中のビオチン濃度は，個人によってかなり異なり[21]，血清中の濃度を数十倍から数百倍上回る。これは，母乳への輸送機構を示唆している。そして早期および移行期母乳中の全ビオチンおよび代謝産物のビスノルビオチンがほぼ50％，ビオチンスルホキシドが約10％を占める[22]。産褥期にビオチン濃度は増加するが，ビスノルビオチンとビオチンスルホキシドの濃度は，産後5週間でそれぞれ25％と8％を占める。最近の研究では，主な捕捉メカニズムや水溶性ビオチン結合タンパク質に対するエビデンスは見つかっていない。

▶ビオチン輸送体欠乏症

リンパ球で発現しているビオチン輸送体の欠損が原因のビオチン依存症を有する小児が報告された[11]。この18ヵ月の男児は突然昏睡状態となった。神経学的問題と複数のカルボキシラーゼ欠損と一致する有機酸尿症のパターンはビオチンに反応する。症状の再発を防ぐには継続的な高用量のビオチン補充が必要である。SMVT遺伝子配列は，正常であった。リンパ球ビオチン輸送体の欠損は他の組織でも確認され，ビオチンのホメオスタシス（恒常性）の重大な点を媒介していると研究者は推測した。

さらなるビオチン輸送体が提唱されている。DaberkowとZempleniらは，ヒトリンパ球においてモノカルボン酸輸送体1がビオチン輸送体であるエビデンスを示している[23]。モノカルボン酸輸送体1はケラチノサイトにおけるビオチン輸送を担っているかもしれない[24]。

ビオチン欠乏症

▶欠乏症を誘発する状況

正常なヒトがビオチンを必要とするということは，3つの状態で明らかに証明されている。生卵白の長期消費，短腸症候群や他の吸収不良の原因をもつ患者におけるビオチン補充なしの非経口栄養[1]，およびビオチンを欠いた乳児用ミルクの乳児への投与である。日本では2003年まで，乳児用ミルクにビオチンは合法的にサプリメントとして加えることができなかったので，乳児用ミルクに関する報告のすべては日本からである[25]。これらの乳児は難治性慢性下痢症の治療に乳児用ミルクを必要としていた。

ビオチニダーゼ欠乏によって起こる臨床的徴候と生化学的異常は，ビオチン欠乏によるものとよく似ている。共通の所見として，口周囲の皮膚炎，結膜炎，脱毛，運動失調，発育遅延がある。これらの臨床的類似性は，ビオチニダーゼ欠乏の病因が二次性ビオチン欠乏症を伴うことを示す。しかし，報告されたビオチン欠乏症とビオチニダーゼ欠乏の徴候と症状は，まったく同じではない。痙攣，不可逆性の神経性聴覚喪失，視神経萎縮は，ビオチニダーゼ欠乏ではみとめられたが，ヒトのビオチン欠乏では報告されていない。

Velazquezらは，重度のタンパク質–エネルギー栄養不良を有する小児においてビオチン欠乏が生じることを報告した[26]。これらの研究者は，ビオチン欠乏症の結果が，タンパク質–エネルギー栄養不良の臨床徴候の一部の原因であるかもしれないと推測した。

成人や子どもにおける長期間の抗痙攣薬治療は，ビオチンを枯渇させる[27~29]。このメカニズムには，抗痙攣薬によるビオチン分解の亢進[29~31]とビオチン吸収の障害の両方がある[32]。

妊娠中のビオチン状態の研究により，わずかなビオチン欠乏が正常妊娠中の女性の少なくとも1/3で進行することがわかった[19]。ビオチン欠乏の程度は，ビオチン欠乏症の明白な徴候が生じるほどひどくないとはいえ，代謝混乱を生じるほどには重篤である。同様のわずかな程度のビオチン欠乏症は，ある哺乳類では胎児の奇形の割合を高くする。Takechiらはヒトの胎児口蓋の間葉系細胞において，ビオチン欠乏はビオチン依存性カルボキシラーゼ，ビオチン化ヒストン，細胞増殖を減少させることを示した[33]。さらに，多ビタミン補充研究のデータによると，正常妊娠中に自然に起こる軽度のビオチン欠乏が奇形性を示しうるという重大なエビデンスが，間接的ではあるが明らかにされた[19,34,35]。

ビオチン欠乏症は，以下を含む他のいくつかの環境においても報告あるいは推測されている。

1．慢性アルコール中毒症[1]および胃腸疾患：おそらく腸でのビオチン取込みの影響による[12,36]。
2．ライナー（Leiner）病（幼年期に起こる脂漏性皮膚炎の重症型）[37~39]。
3．透析[40~43]。

▶明らかな欠乏症の臨床的徴候

卵白摂取や完全静脈栄養によるビオチン欠損のいずれにおいても，明らかなビオチン欠乏症の徴候は，成人，年長の子ども，乳児で同じである。典型的には，徴候は卵白摂取や静脈栄養の数週から数年後に，徐々に現れる。その他，毛髪の薄化や，眉毛や睫毛を含むすべての毛の喪失の進行，目や鼻，口，会陰開口部の周囲に分布する落屑性（脂漏性）や赤い（湿疹性）皮疹，成人におけるうつ，嗜眠，幻覚，四肢の感覚異常および幼児での筋緊張低下，嗜眠，発育遅延のような神経学的症状である。顔の脂肪の異常な分布とともに皮膚の徴候は，ビオチン欠乏の顔貌とよばれる。

▶研究室での結果

ヒトにおけるビオチン状況の徴候は主に実験的に誘発した卵白摂取によるビオチン欠乏により確立された[6,44~50]。これらの研究において，ビオチンの尿排出とリンパ球のPCC（プロピオニルCoAカルボキシラーゼ）活性は卵白食の時間とともに劇的に低下し，血漿3-ヒドロキシイソ吉草酸-カルニチン濃度と尿への3-ヒドロキシ吉草酸-カルニチンおよび3-ヒドロキシイソ吉草酸排泄は増加した。この結果はMCC活性低下を示す。計12人を対象とした2つの研究では，ロイシン投与に対しての3-ヒドロキシイソ吉草酸-カルニチンおよび3-ヒドロキシイソ吉草酸の尿中排泄も軽度のビオチン欠乏の感度がいい指標であった。それに反して，血漿遊離型ビオチン濃度はわずか半分の人だけが異常値まで低下した。

奇数鎖脂肪酸の蓄積もまた，ビオチン欠乏症の指標となる。奇数鎖脂肪酸の蓄積は，PCC欠乏の結果生じると考えられている（**図28.2**）。おそらく，プロピオニルCoAの蓄積は，ACC反応におけるプロピオニルCoA基部分をアセチルCoAの代わりとすることと脂肪酸延長時に3つ（2つ以上）の炭素基の取込みを導く。

ビオチン欠乏はビオチン補充に反応する臨床的および検査での異常の改善とこれらの指標をあわせて診断される。ビオチンに対する臨床的反応は数週での筋緊張低下，嗜眠，皮疹の改善を含む。毛髪の成長は月の単位で小児の運動および知的発達の改善に引き続いて起こる。ビオチンの薬理量（例：1～10 mg）が，ほとんどの患者の治療に用いられてきた。

▶生化学的病因

ビオチン欠乏症がもたらす種々の徴候と症状のメカニズムは完全には明らかになっていない。重要な酵素の補因子として作用するほとんどのビタミンのように，ビオチン欠乏の臨床的所見はビオチン依存的カルボキシラーゼの活性低下から直接的あるいは間接的に起因するという暗黙の前提がある。ヒトおよび動物の研究をもとにして，ビオチン欠乏の中枢神経への影響（筋緊張低下，痙攣，失調，発達遅延）は脳での PC の欠乏，脳での脂肪酸組成の障害よりも付随する中枢神経系の乳酸アシドーシスを介するようである[51~53]。脂肪酸代謝の異常は皮疹および毛髪の喪失の病因として重要である[54]。

遺伝子発現におけるビオチンの潜在的な役割が明らかになった。この発見により，ビオチン欠乏症の新たな病因が明らかになるであろう。Hymes と Wolf は，ビオチニダーゼがビオチニルトランスフェラーゼとして働くことを発見した。ビオシチンはビオチンの供給源として働き，ヒストンは特異的にビオチニル化されている[3]。Stanley らはビオチン化ヒストンの量は細胞周期で変化すること，ビオチン化ヒストンは静止期リンパ球と比較しておよそ 2 倍増加することを示した[55]。これらの初期の観察はヒストンのビオチン化がヒストンコードにおける付加的要素として DNA 転写の制御に役割を果たしているかもしれない。最初，研究者はヒストンのビオチン化はビオチニダーゼにより触媒されると考えた[56]。実際，全細胞ビオチニダーゼ活性のおよそ 25%は核の中にある。しかし HCS も核と細胞質の両方に存在する。核においては，HCS はクロマチンと結合している。現在の認識は，HCS はヒストンのビオチン化に主たる役割を果たし，ビオチニダーゼはヒストンの脱ビオチン化の役目があるというものである[57~59]。

ヒストンコードにおける共有結合性修飾としての明確なリシンのビオチン化を示すエビデンスはいくつかある。現在，約 12 のビオチン化部位がヒストン H2A，H3，H4 で同定されている。そのメカニズムは解明されていないが，ビオチンの状態は明らかに遺伝子発現に影響する。細胞培養研究によって，細胞増殖はおそらくビオチン依存性カルボキシラーゼの合成増加によって，ビオチン必要量を増加させることがわかった。この要求はヒストン H4 のリシン 12 のビオチン化（H4K12bio）による遺伝子発現コントロールを介したビオチン輸送体の増加により対応するというエビデンスが現れている[57]。H4K12bio は転写が抑制されている遺伝子やテロメア，末端反復配列，動原体周囲のサテライト α 反復配列のようなヘテロクロマチン反復配列に豊富に存在する。それゆえこの H4 の共有結合性の修飾は末端反復配列の発現を抑制し，その結果，レトロ転位を抑制する[57,58,60,61]。ヒストンの低ビオチン化はビオチン欠乏細胞やモデル生物で報告されている[58]。

しかし，ヒストンのビオチン化の生理学的意義に関しては議論がある。Healy らはヒストンは *in vivo* でビオチン化されることについて論争している[62]。このグループは，遺伝子組換え体ヒストン H2A を bio-5′-AMP と恒温放置すると，H2A は酵素非存在下にもかかわらずすみやかにビオチンと共有結合することが観察されたと報告している。非酵素的にビオチン化された遺伝子組換え体ヒストン H2A の特異的結合部位は HCS の存在下で見られるのと同じビオチン結合パターンに従う。この場合はヒストンの高度な塩基性部分である N 末端におけるリシンが優先される。H2A 内のリシンはカルボキシラーゼで見られるビオチン接着コンセンサス配列と似ていない。この結果はヒストンのビオチン化の非酵素的機構を示唆する[63]。

表 28.2　ビオチンの目安量（μg/日）[a]

ライフステージグループ	年齢	目安量（μg/日）
乳児	0〜6 ヵ月	5
	7〜12 ヵ月	6
小児	1〜3	8
	4〜8	12
男性および女性	9〜13	20
	14〜18	25
	≥19	30
妊娠期	—	30
授乳期	—	35

[a] ビオチン 1 μg = 4 nmol。

糖尿病患者とラットにおいて行われた研究では，cGMP シグナル経路における一酸化窒素と同様に，炭水化物代謝に影響を与えるビオチン状態の効果が裏付けられている[64~66]。

必要量と許容量

乳児，小児，成人の食事性および非経口摂取ビオチンの必要量の正確な目標値を出すためのデータは不足している。しかし，ビオチン補充の推奨量として，乳児から成人までの経口摂取量，および未熟児に対する経口摂取量および非経口摂取量，乳児から成人までの非経口摂取量が提案されている[67]（**表 28.2**）。

食事源

ビオチンが哺乳類によって合成されることを示す論文はない。したがって，高等動物は他の供給源からビオチンを得なければならない。ビオチンの最大の供給源は，細菌や酵母，カビ，藻類などの原始真核生物およびある種の植物による *de novo* 合成である。

食物中に含まれるビオチンの測定では，生物学的検定法が用いられてきた[68,69]。この評価は大きな誤差を含む可能性がある[70]が，いくつかの重要な概念が得られた。ビオチンは自然食材に広く分布しているが，他の水溶性ビタミンの量と比べると，豊富な供給源でさえ絶対量は少ない。ビオチンが比較的豊富な食物に，卵黄，レバー，野菜などがある。Hardinge および Crooks のデータによると[68]，食事性ビオチン平均摂取量はスイス人でおよそ 70 μg/日（300 nmol/日）と見積もられている。この結果は，カナダの 60 μg/日[71]，イギリスの 35 μg/日[72,73]の概算食事性摂取量ともおよそ一致する。

毒性

ビオチン反応性の先天性代謝障害や後天性ビオチン欠乏症の治療には，1 日あたり 200 mg までの経口投与や 20 mg までの静脈注射により投与される。毒性は報告されていない。

(Donald M. Mock／吉本勝彦 訳)

29 ビタミンC

歴史

壊血病は，現在ではビタミンCの欠乏により起こることが知られているが，この病気については紀元前3000年頃にエジプト人により，また紀元前500年頃にヒポクラテスにより記述されている[1]。16～17世紀には，海洋探検家は壊血病が致死的な疾患であり，果物やライム，植物由来の製品で治癒できることを知っていたが，船乗りの間と，果物と野菜が不足している時期や，緯度が北の地域では引き続き発症していた。

1753年，James Lindは，「壊血病論（A Treatise of the Scurvy）」という論文を発表し，ここで画期的な対照試験を行い，壊血病を簡単に治療できることを示した[2]。Lindは，海上での臨床実験において重篤な壊血病患者12人を6つのグループに分けた。各々のグループにはそれぞれサイダー，酢，海水，かんきつ類など異なるものが与えられた。その結果，かんきつ類が壊血病を治すということが明らかになった。残念なことにLindは，寒冷で湿潤な気候や，新鮮な空気が少ないこと，霧が多いことなどを原因に含めていた。そのために，はっきりした臨床試験の結果は曖昧なものとなってしまった。1795年になってやっと，英国海軍は海上で過ごす期間が2週間を超えた場合，全乗組員に毎日かんきつ類のジュース（レモン，のちにライム）を1オンス（約30 ml），飲ませることを定めた。しかしこの規則は，1804年まで徹底されなかった。一方，1854年の商船法に従いかんきつ類の支給が義務化されるまで，商船の乗組員は，壊血病を発症し続けていた。

壊血病はアメリカの南北戦争や第一次世界大戦の間もまだ流行していた。第一次世界大戦後，壊血病に効果のある成分の解析を行うための研究が強化された。1928年に，Albert Szent-Gyorgyiはウシの副腎，オレンジ，キャベツを使うことによって，還元性をもつ6個の炭素からなる物質を単離することに成功した。1932年には，Szent-Gyorgyiの研究室やC. G. Kingらが，この物質が壊血病に効果的な成分であることを確認している[3,4]。Szent-Gyorgyiはこれをアスコルビン酸と名づけ，1937年にノーベル賞を受賞した。

用語，化学的性質，代謝における役割，他の化合物との相互作用と正常機能における重要性

▶用語と化学的性質：形成，酸化-還元，分解

ビタミンC（L-アスコルビン酸，アスコルベート）は，水溶性の，ヒトに必須の栄養素である。ビタミンCは6個の炭素鎖のα-ケトラクトンでpH 4.2の弱酸性，分子量176の物質である（**図29.1**）。植物はビタミンCをグルコース，フルクトースから合成する。ビタミンCは植物の葉や葉緑体に多く存在し，光合成やストレスの抵抗性，植物の成長や発達に関与していると考えられている。多くの哺乳類は肝臓においてグルコースからビタミンCを合成している。他方，ある種の鳥類，は虫類，両生類は腎臓で合成している[5]。ヒトや他の霊長類はビタミンCを合成できない。というのはグルコースからビタミンCを合成する経路の最終酵素のグロノラクトースオキシダーゼが欠損しているからである。グロノラクトースオキシダーゼ遺伝子は類人猿の共通の祖先の段階で，機能を消失している[5]。モルモット，カピバラ，コウモリ，および何種類かの魚もアスコルビン酸を合成しない[6]。アスコルビン酸を合成できない種は，生きるためにアスコルビン酸を外から摂取しなければならない。それゆえ，これらの種にとっては，文字通り「ビタミン」なのである。ビタミンCを体内で合成できない種は，普通，植物から食事として十分な量のビタミンCを摂取するが，摂取するビタミンCの量が十分でない状況になると，壊血病を発症する[7]。

ビタミンCは電子の供給体であり，還元剤である（**図29.1**）。ビタミンCの機能はこの反応に起因している。結果としては，ビタミンCは二位と三位の炭素間の二重結合から二分子の電子を供給する。これらの電子が失われた時，ビタミンCは酸化され，供給された側の化合物は還元される。こうして，酸化を未然に防ぐのである。この作用により，ビタミンCは一般的に抗酸化剤として知られている。

1つ目の電子が失われると，ビタミンCは酸化され，フリーラジカルであるアスコルビン酸（セミデヒドロアスコルビン酸）になる。他のフリーラジカルと比べると，アスコルビン酸ラジカルは比較的安定していて反応性がない。反応しやすいフリーラジカルはビタミンCによって還元され，その代わりに反応性の少ないアスコルビン酸ラジカルに変えられる。これらにより，ビタミンCは無害なフリーラジカルのスカベンジャー，つまり，抗酸化剤として特徴づけられている[8]。ほとんどのフリーラジカルは，その短い半減期（$<10^{-3}$秒）のために直接測定することができず，代わりに，半減期の長いラジカルを形成する他の物質を利用して，間接的に測定される。しかし，アスコルビン酸ラジカルの半減期は十分長く，電子スピン共鳴を使い，直接的に測定できる。この半減期は濃度，微量元素の存在や酸素に依存し，10^{-3}秒から数分まで変化しうる。

アスコルビン酸ラジカルは可逆的にビタミンCに還元されたり，または，2つ目の電子を失い，デヒドロアスコルビン酸に酸化される[8]。この物質はアスコルビン酸ラジカルよりも安定であるが，この安定性は，それ自体の濃度や，温度，pHに依存しており，数分しかもたない[9]。デヒドロアスコルビン酸はいくつかの異なる構造のうちの一形態で

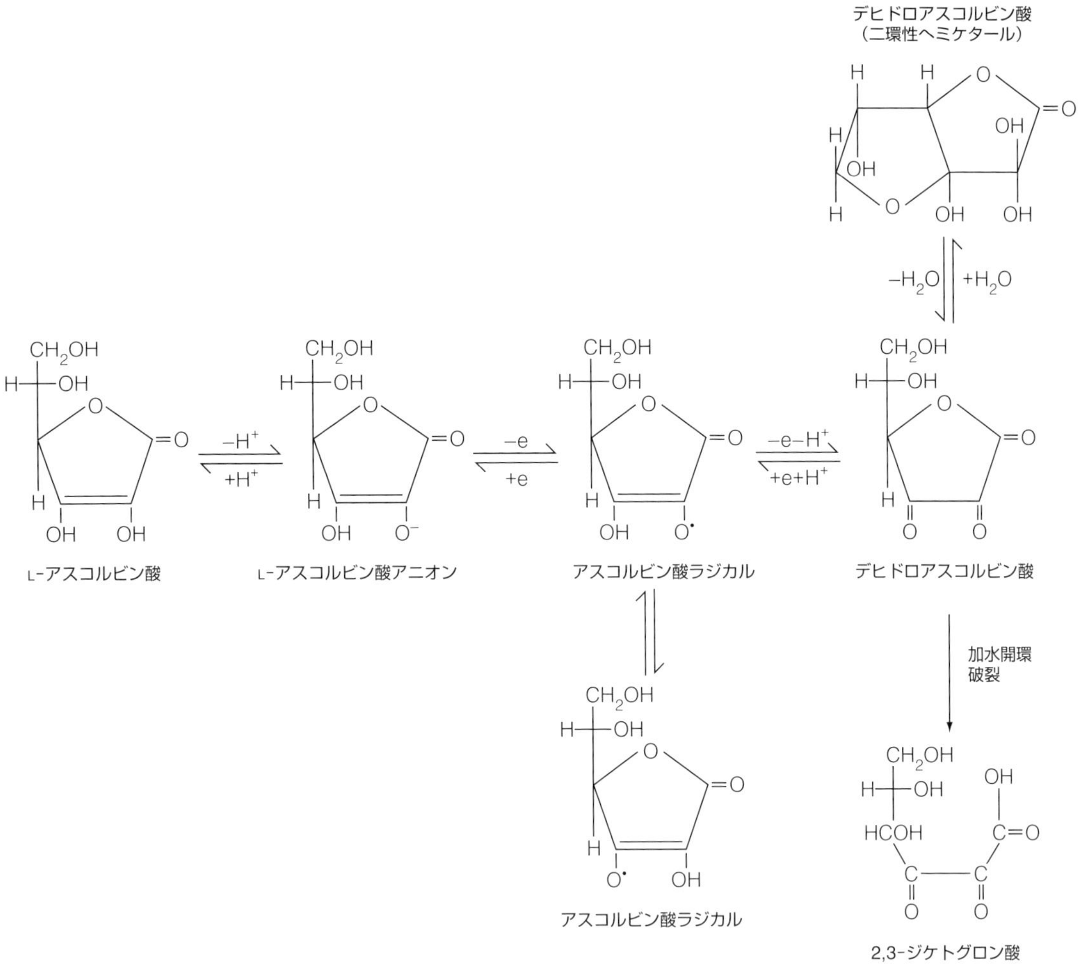

図 29.1　アスコルビン酸の代謝。アスコルビン酸とその多くの代謝産物はいくつかの共鳴構造の形で存在する。これらは単純化のため示されていないが，2 つのアスコルビン酸ラジカルの共鳴構造が示されている。デヒドロアスコルビン酸は多くの構造型で存在する。脱水素化されていない形のデヒドロアスコルビン酸と水酸化された二環性ヘミケタールの形を示す。2,3-ジケトグロン酸はさらに代謝を受け，臨床で意味がある代謝産物のシュウ酸を含むいくつかの代謝産物をつくる。(From Washko PW, Welch RW, Dhariwal KR et al. Ascorbic acid and dehydroascorbic acid analyses in biological samples. Anal Biochem 1992;204:1-14. Modified and reproduced with permission of *Analytical Biochemistry*.)

存在しているのかもしれない（**図 29.1**）。***in vivo*** で最も多く存在する構造が何であるかは明らかではないが，半水和物である可能性はある[10]。おそらくデヒドロアスコルビン酸は ***in vivo*** では酸として存在していないので，「デヒドロアスコルベート」という命名は間違っているといえる。ビタミン C からつくられる 2 つの形態，アスコルビン酸ラジカルとデヒドロアスコルビン酸は，生体内で酸化体（オキシダント）に媒介され合成される。これら酸素分子に，微量元素（鉄，銅），スーパーオキシド，ヒドロキシラジカル，次亜塩素酸，活性窒素種を含む場合と含まない場合がある。

生体内において，デヒドロアスコルビン酸には 2 つの経路がある。1 つ目は，加水分解で，不可逆的に環状構造が裂かれ，2,3-ジケトグロン酸に変化する。さらに，2,3-ジケトグロン酸の代謝ははっきりとは明らかにされていないが，その代謝産物にはシュウ酸，スレオン酸，キシロース，キシロン酸，リキソン酸がある[9]。動物ではビタミン C 由来の炭素は二酸化炭素として呼気中に排泄されるが，これはヒトの体の中では起こらないようである[11]。デヒドロアスコルビン酸の加水分解で得られるビタミン C の代謝産物のうち，シュウ酸が臨床的に重要な最終産物である（「ビタミン C の欠乏症と過剰症の症状」の項参照）。

デヒドロアスコルビン酸の 2 つ目の経路は，還元である。1 つの電子により，アスコルビン酸ラジカルに還元されたり，2 つの電子によってビタミン C に還元される。生体組織におけるデヒドロアスコルビン酸の還元は化学的に起こる場合と，タンパク質依存的な経路で起こる場合がある[5]。デヒドロアスコルビン酸の化学的な還元は，***in vivo*** においてグルタチオンジスルフィドを形成するグルタチオンによって媒介される。デヒドロアスコルビン酸の酵素による還元は，生体内では他の電子供与体とともに，化学的な還元単独よりも速く反応が進む。還元されたニコチンアミドアデニンジヌクレオチドリン酸依存性の再生された酵素には，3-α-ヒドロキシステロイドデヒドロゲナーゼ，チオレドキシンレダクターゼなどがある。グルタチオン依存性の再生酵素には，グルタレドキシン（チオールトランスフェラーゼ），タンパク質ジスルフィドイソメラーゼ，デヒドロアスコルビン酸レダクターゼなどがあり，デヒドロアスコルビン酸に対するミカエリス–メンテン（Michaelis–Menten）定数（K_m）によると，その濃度はおよそ 250 μM から数ミリ M まで及ぶと考えられている。タンパク質（酵素）を介した還元は，グルタレドキシンで述べられているような，中間体としてのアスコルビン酸ラジカルにならずにアスコルビン酸の形になることができる。

アスコルビン酸ラジカルは，還元されてビタミン C となることもできる。どこに還元作用があるかは正確に特定されてはいないが，ミトコンドリア，ミクロソーム，および赤血球の膜において還元活性があると報告されている。細胞質内の酵素，チオレドキシンレダクターゼもまたアスコルビン酸ラジカルを還元する[5]。

アスコルビン酸ラジカルやデヒドロアスコルビン酸の両者とも，ヒトにおいて，還元力は部分的なものでしかない。たとえ，最初の体内貯蔵ビタミン C が十分にあったとしても，健康な人の食事からビタミン C が除外された場合，その人は 30 日以内にビタミン C 欠乏になる[12,13]（「生理学」の項の「体内動態」の参照）。それらのデータは酸化還元の割合の総和を測定したものを表しているからである。ビタミン C 利用の最終的な帰結は，アスコルビン酸が酸化されてデヒドロアスコルビン酸となり，デヒドロアスコルビン酸が不可逆的な加水分解を受ける，というところに向かう。

▶代謝における役割，生化学，正常機能における重要性

電子の供与体としてのビタミン C の一般原理

ビタミン C は，推定される *in vivo* で存在するビタミン C 濃度を考慮すると，著明な抗酸化物質と考えられている。これは，電子供与体として還元電位（酸化還元電位）をもつためである。普通の化学状態のもとで，デヒドロアスコルビン酸/ビタミン C 結合の還元電位はおよそ＋0.06 ボルトである[9]。還元電位は以下の Nernst の式に基づいている。

$$E = E^{o} + \frac{RT}{nF} \quad \ln = \frac{\text{電子受容体}}{\text{電子供与体}}$$

ビタミン C は，中間体としてアスコルビン酸ラジカルとなり連続的に電子を失うため，デヒドロアスコルビン酸/アスコルビン酸対の還元電位は，デヒドロアスコルビン酸/アスコルビン酸ラジカル対とアスコルビン酸ラジカル/アスコルビン酸対の合計となる。正常の状態で，アスコルビン酸ラジカル/アスコルビン酸対の酸化還元電位はおよそ＋0.3 ボルトである[8,9]。これらの酸化還元電位のみに基づくと，アスコルビン酸は優れた還元剤とは到底思えない。しかし，もともとの還元電位は酸化還元対に関わるそれぞれの物質が 1 mol/L，pH 7，25℃の状態にあるものとして測定される。それぞれの段階での物質の濃度変化は還元電位を計算するための Nernst の式によって考慮されているが，これらは電子供与体と受容体の濃度が異なるときに変化しうる。生理的な濃度のもとでは，ビタミン C の濃度はアスコルビン酸 >> デヒドロアスコルビン酸 >> アスコルビン酸ラジカルの順になっていると予想される。このような予測を用いると，合計の酸化還元電位は多くの酸化化合物の還元反応にとって有用なものとなる[8,9]。

酸化還元電位に加え，アスコルビン酸のもつ他の特性は，アスコルビン酸を生化学的な電子供与体とすることである。1 つの電子が失われた後，その産物であるアスコルビン酸ラジカルは，生理的状態のもとでは比較的害のない物質である。なぜなら，それは，相対的に反応性をもっておらず，わずかに酸素と反応するが，その産物がスーパーオキシドとなる可能性はほとんどないからである[8]。前述したように，デヒドロアスコルビン酸の中には細胞によって再利用のためにアスコルビン酸に還元されるものもある[14]。

還元作用

酵素学的な機能 ビタミン C は，17 の酵素に電子を供給する[15~17]。そのうち 3 つは真菌中に存在し，デオキシヌクレオシドやピリミジンを再利用する過程に関与している。哺乳類においては，モノオキシゲナーゼまたは，ジオキシゲナーゼのどちらかであるが，ビタミン C が 14 の酵素の補酵素として作用している（**表 29.1**）。ドーパミン β–モノオキシゲナーゼとペプチジル グリシン α–モノオキシゲナーゼの 2 つのモノオキシゲナーゼは，酸素 1 分子を基質中に取り込む。この基質はノルエピネフリンを合成するためのドーパミン，またはアミド化のための末端にグリシンをもつペプチドのいずれかである。残りの 12 の酵素はデオキシゲナーゼである。これらは酸素分子を取り込むのだが，それぞれの酸素分子は異なる経路で取り込まれる[15,16]。9 つのデオキシゲナーゼは水酸基をプロリンやリシンに加える作用をもつ。これらのうち 3 つのプロリル 4–ヒドロキシラーゼのアイソエンザイムはコラーゲン分子のアミノ酸のプロリンに水酸基をつけ，三重らせん構造を安定化させる[18]。4 つのプロリル 4–ヒドロキシラーゼは低酸素誘導因子（hypoxia–inducible factor：HIF）のプロリンに水酸基をつける[17]。その他の 2 つのデオキシゲナーゼのプロリル 3–ヒドロキシラーゼとリシルヒドロキシラーゼも，コラーゲンを修飾する[18]。残りの 3 つの哺乳類のデオキシゲナーゼの酵素のうちの 2 つはカルニチンの合成過程の異なる段階で関与している。カルニチンは脂肪酸をミトコンドリア内に輸送し，アデノシン三リン酸を合成するために必要である[19]。残りのデオキシゲナーゼはチロシン代謝に関与する。壊血病の中にはこれらの酵素の不活性化の結果生じるものがあるかもしれない。

非酵素的還元作用：*in vitro* での抗酸化剤としてのビタミン C ビタミン C は，還元電位をもつこと，またはフリーラジカルの仲介物質であることから非酵素的な作用をもっていると推測される。*in vitro* では，ビタミン C は細胞内外で，化学的還元物質として働いていることが示されている（**表 29.1**）。細胞内のビタミン C は，酸化体（オキシダント）の合成が盛んな組織や酸素濃度の高い組織，例えば好中球や単球，マクロファージ，肺や光に曝されている眼の組織などや組織中でのアスコルビン酸の濃度が mmol レベルに達している組織で，細胞内タンパク質の酸化を防いでいる[20]。

in vitro では，細胞外ビタミン C は酸化体を防ぐとともに酸化体による損傷を防いでいる。血漿中の水溶性ペルオキシラジカルと過酸化脂質はビタミン C によって消去され

I

表29.1　ヒトにおけるビタミンCの推定される酵素的および非酵素的作用

酵素に対する補助因子	
酵素	酵素の機能
ドーパミンβモノオキシゲナーゼ	ノルエピネフリン生合成[57]
ペプチジル-グリシンα-アミド化モノオキシゲナーゼ	ペプチドホルモンのアミド化[114]
プロリル4-ヒドロキシラーゼ（3つのコラーゲンのアイソエンザイム）	コラーゲンの水酸化[18]
4種類のHIFのアイソエンザイム	HIFの水酸化[17]
プロリル3-ヒドロキシラーゼ	
リシルヒドロキシラーゼ	
トリメチルリシンヒドロキシラーゼ	カルニチン生合成[19]
γ-ブチロベタインヒドロキシラーゼ	
4-ヒドロキシフェニルピルビン酸ジオキシゲナーゼ	チロシン代謝[115]
還元因子	
作用部位	作用
小腸	鉄吸収促進[106]
抗酸化物質	
作用部位	作用
細胞	遺伝子発現とmRNA転写を調節し，細胞内タンパク質への酸化傷害を防ぐ[20,116,117]
血漿	内皮依存性拡張の増強，好中球からの細胞外の酸化の抑制，LDL酸化の抑制，水溶性ペルオキシルラジカル脂質過酸化産物の抑制[22]
胃	N-ニトロソ化合物の形成を抑制[118]
酸化促進物質	
標的	効果
DNA	DNA傷害[37]
脂質ヒドロペルオキシダーゼ	脂質過酸化の変性がDNAの傷害をもたらす[36]
アスコルビン酸ラジカル標的	ある種の癌細胞の傷害[39,45]

HIF：低酸素誘導因子。
(Adapted from Padayatty SJ, Daruwala R, Wang Y et al. Vitamin C: molecular actions to optimum intake. In: Cadenas E, Packer L, eds. Handbook of Antioxidants. 2nd ed. New York: Marcel Dekker, 2002:117-145, with permission of Marcel Dekker Inc, New York.)

る[21,22]。すなわち，尿酸，トコフェロール，ビリルビンのような血漿中に存在する抗酸化物質よりも，ビタミンCにより優先的に酸化される。*in vitro*では，細胞外のビタミンCは，動脈硬化の進行に関するいくつかの経路に作用する。これらの作用には，低密度リポタンパク質（low-density lipoprotein：LDL）の金属による酸化の抑制や，酸化されたα-トコフェロール（ビタミンE）の脂溶性抗酸化での再利用などがある[21~23]（19章参照）。

α-トコフェロールも*in vitro*でLDLの酸化を抑制するので[23]，酸化修飾仮説（oxidation modification hypothesis）[24]の一部として，ビタミンCによる酸化α-トコフェロールの再利用が動脈硬化を軽減するという仮説が立てられている。残念ながら，ビタミンCはヒトにおいて酸化マーカーや血管内皮の活性化のマーカーにはごくわずかな影響しか与えず[25]，酸化修飾仮説は大部分の臨床試験では支持されていない[26]。またα-トコフェロールの再利用が*in vivo*で起こるかについては限られたエビデンスしかない[27,28]。

*in vitro*での細胞外還元反応にビタミンCが関与していることを*in vivo*の条件下にあてはめるのは，注意が必要である[20]。*in vitro*での反応は*in vivo*での抗酸化物質としてのビタミンCを特に必要としないかもしれないし，また*in vitro*で用いられた酸化体の種類や濃度は*in vivo*のものとして妥当なものでないかもしれない。*in vitro*では，鉄や銅は酸化物をつくるために加えられたが，もしかしたら，細胞培地中に微量混入物として存在し，それが酸化をまねいたのかもしれない。*in vivo*で鉄と銅はタンパク質と密に結合しているため，生理的な濃度にビタミンCを酸化することは不可能である，ということも考えられる。

細胞外のビタミンCは抗酸化物質として，他の機能も有しているようである。例えば，細胞外のビタミンCは，コラーゲンや線維芽細胞を損傷する活性化した好中球[14]とマクロファージからの酸化体を失活させると考えられる[29]。腸管腔内に存在するビタミンCは鉄を還元状態に保ち，鉄の吸収を促進させ，また胃や十二指腸の活性酸素を失活させると考えられている（「ヒトにもたらす機能的効果」の項参照）。

その他の細胞での機能　*in vitro*では，ビタミンCは他の非酵素的細胞内機能も示すことがある。遺伝子転写の調節，mRNAの安定化，ある遺伝子のシグナル伝達を調節すると報告されている。その遺伝子の例としては，コラーゲンⅠおよびⅢ，エラスチン，アセチルコリン受容体，fos-related antigen-1（fra-1），activator protein-1（AP-1），nuclear factor-κβ（NF-κβ），あるタイプのシトクロムP450，チロシンヒドロキシラーゼ，コラーゲンインテグリン，いくつかのユビキチン，いくつかの骨芽細胞マーカータンパク質，ホスファチジルイノシトールトランスファータンパク質である[30~32]。また，ビタミンCはmRNA転写を調節し[33]，細胞内のテトラヒドロビオプテリンを安定化し，それによって，内皮の一酸化窒素合成酵素を強化すると推測される[34]。

ビタミンCのこれらの多くの経路への効果の解釈については注意が必要である。しばしば対照となる細胞はまった

表 29.2 主な食品のビタミン C 含有量

食品（量）	ビタミン C（mg）	食品（量）	ビタミン C（mg）
果物		**野菜**	
カンタループ（メロンの一種）（中 1/4 個）	60	アスパラガス，調理後（1/2 カップ）	10
グレープフルーツ（1/2 個）	40	ブロッコリー，調理後（1/2 カップ）	60
ハネデューメロン（中 1/8 個）	40	芽キャベツ，調理後（1/2 カップ）	50
キウイ（中 1 個）	75	キャベツ	
マンゴー（1 カップ，スライス）	45	赤，生，刻み（1/2 カップ）	20
オレンジ（中 1 個）	70	赤，調理後（1/2 カップ）	25
パパイヤ（1 カップ，カット）	85	生，刻み（1/2 カップ）	10
イチゴ（1 カップ，スライス）	95	調理後（1/2 カップ）	15
タンジェリン（オレンジの一種）（中 1 個）	25	カリフラワー，生または調理後（1/2 カップ）	25
スイカ（1 カップ）	15	ケール，調理後（1/2 カップ）	55
		カラシナ，調理後（1 カップ）	35
ジュース		ピーマン（赤，緑）	
グレープフルーツ（1/2 カップ）	35	生（1/2 カップ）	65
オレンジ（1/2 カップ）	50	調理後（1/2 カップ）	50
		プランテイン（調理用バナナ），スライス，調理後（1/2 カップ）	15
強化ジュース			
リンゴ（1/2 カップ）	50	ジャガイモ，焼き（中 1 個）	25
クランベリー（1/2 カップ）	45	白エンドウ豆	
ブドウ（1/2 カップ）	120	生，調理後（1/2 カップ）	40
		冷凍，調理後（1/2 カップ）	20
		サツマイモ	
		焼き（中 1 個）	30
		真空缶詰（1 カップ）	50
		シロップ漬け缶詰（1 カップ）	20
		トマト	
		生（1/2 カップ）	15
		缶詰（1/2 カップ）	35
		ジュース（6oz）	35

(From Levine M, Rumsey SC, Daruwala R et al. Criteria and recommendations for vitamin C intake. JAMA 1999;281:1415-23, with permission of the American Medical Association.)

くビタミン C をもっていない。これに相当する *in vivo* の状態は，重症の壊血病以外には存在しない。時には，投与したアスコルビン酸の濃度が高くて，意図しない酸化体を発生し，その酸化体が観察された作用の原因となっている[30,35]。

酸化促進剤としてもつ機能

何人かの研究者は，ビタミン C は生理的な条件下で電子供与体として働き，DNA 上の 8-オキソ-アデニンの増加や過酸化脂質の分解などの酸化促進反応を開始することを報告している[36,37]。これらの機能が *in vivo* での生理学と関連するかは不明である。なぜなら，これらの研究におけるビタミン C の濃度は生理的なものとは異なっているからである。というのも，生理学的に見て *in vitro* の状態と *in vivo* の状態は異なるし，実験におけるアーチファクトが測定値を複雑に解釈してしまうこともあるためである。*in vivo* で得られたデータでは，生理的なビタミン C 濃度では酸化促進作用を示していない[13]。薬理学的な濃度における酸化促進剤としてのビタミン C[38,39]については，「生理学」（体内動態の部分の考察で）と「ヒトにもたらす機能的効果」の項で述べる。

食事からの吸収源と摂取

▶ビタミン C 供給源

果物と植物の種子は合成されたアスコルビン酸を貯蔵した器官である（**表 29.2**）。ビタミン C は不安定で食物含有量は季節や輸送方法，店に置いてある時間，貯蔵法，そして料理方法によって変化してしまう。一般的に，もし多くの種類の果物と野菜を 1 日あたり 5 サービング摂取すると，200～300 mg/日のビタミン C を摂取できる。限られた種類の果物と野菜の消費では，ビタミン C 不足をまねくことがある[40]。ビタミン C はサプリメントとして錠剤や顆粒状で取り入れてもいいし，単独でも他のビタミンとあわせて摂取することも可能である[20]。

▶アメリカでの摂取状況

1988～1991 年に行われた第 3 回全国健康栄養調査（NHANES Ⅲ）によると，様々な人種や民族による差はあるが，食事からのビタミン C 摂取量の中央値は 20～59 歳の男性で 85 mg/日，女性では 67 mg/日であった[41]。平均値はいくらか高い値を示した。おそらく，サプリメント使用者が大量に摂取しているために生じた歪みによるものであろう[42]。男性の約 37%，女性の約 24%は 1 日あたり 2.5

サービング未満の果物や野菜しか消費していなかった[42]。データの中にはサプリメントによるビタミンC摂取を考慮に入れていないものもある。しかし，サプリメントが総ビタミンC消費量を実質的に変えたかは不明である。NHANES Ⅲによるデータは，以前行われたNHANES Ⅱに比べ，ビタミンCの経口摂取にわずかな増加が見られたにもかかわらず，アメリカの人口の10～25％はビタミンCの摂取が食事摂取基準（dietary reference intakes：DRI）以下である[20,42]。

NHANES Ⅲ以降に，現在継続調査として行われている7,277人の施設に入っていない一般人のビタミンCの新しいデータが2003年と2004年にNHANESから出た[43]。平均血漿ビタミンCの濃度（6歳以上の対象者）は，男性で48 μM，女性では54.8 μMであった。ビタミンCの摂取と果物と野菜の消費は2つの調査の間で大きくは変わっていない（「生理学」の項で後に述べる体内動態のデータは，血漿の濃度を変換することにより，摂取量の推定に用いることができる）。ビタミンCの欠乏は，血漿ビタミンC濃度が11.4 μM未満と定義されるが，男性で8.2％，そして女性で6％に存在する（「ビタミンC栄養状態の測定法」の項参照）。ビタミンC欠乏症は，低所得者や喫煙者などの集団に多く見られる。20歳以上の男性では，非喫煙者では5.3％であるのに対して喫煙者では18％がビタミンC欠乏症である。女性ではこれらの値は非喫煙者で4.2％，喫煙者で15.3％である。

食事摂取基準

▶推奨量を引き出すための一般的な戦略

理想的には，適切なビタミンCの最大摂取量は健康をもたらすための量に基づいていることが望ましく，また食品からの種々のビタミンCの摂取量に関連して，十分な臨床的な効果をもたらすかどうかに基づくべきである。このようなデータがない場合，他の方法で妥当な臨床結果を推定するべきである。このような測定値には，食物の手に入れやすさ，投与量に関連した定常状態の血漿濃度および組織中の濃度，バイオアベイラビリティ（生物学的利用能），尿中への排泄，副作用，濃度に関連した分子生物学的な機能，投与量に関連した有益な効果，欠乏症の予防が含まれる[15,42]。これらの指標のいくつかに関するデータが得られたが[12,13]，健康な状態と疾患の予防における，臨床的な効果を見る研究でのビタミンCの最適摂取量を示すデータが欠けている[38]（「ヒトにもたらす機能的効果」の項参照）。

▶食事摂取基準値

ビタミンCの食事摂取基準（DRI）は米国医学研究所によって設定された[42]。推定平均必要量（estimated average requirement：EAR）の算出は，男性の好中球中のビタミンC濃度，好中球におけるビタミンCの推定上の抗酸化反応と，尿中へのビタミンC排泄量に基づいて求められた。この方法については他で解説する[38]。19歳以上の男性のEARは75 mg/日に設定された。女性の必要量は，男女の体重差に基づいて推定され，19歳以上の女性のEARは60 mg/日に設定された。アメリカとカナダにおけるビタミンCの推奨量（recommended dietary allowance：RDA）はEARの値から算出されており，男性は90 mg/日，女性は75 mg/日と設定されている（**表29.3**）。女性の推定値ではない実際の値が，前に出たDRI値の後になりやっと利用できるようになった[13]。しかし，今のところガイダンスには組み入れられていない。これらの新しい薬物動態のデータに基づき，他の国のビタミンCの推奨摂取量は100～110 mg/日となっている[13]。

▶妊娠期での使用

妊娠期間中，血漿ビタミンC濃度は減少する。おそらくこれは血液の希釈や胎児への能動輸送，または腎での排出増加により二次的に起こる。妊娠期間中のビタミンC欠乏は，感染や早期破水，早産，子癇のリスクを伴う。ビタミンCの欠乏がこのような状況を引き起こすのか，または，単に低栄養の徴候であるのかは明らかでない。ビタミンCの摂取は，非妊娠期間中の75 mg/日から妊娠中85 mg/日まで増加することが推奨されている。これは，乳児の壊血病予防には7 mg/日のビタミンCが必要であるというデータに基づいている[42]。

▶病気中の使用

妊婦や授乳中の女性，喫煙者以外に，ビタミンCの付加が必要と断定するにはデータが不十分である[42]。

▶上限量

投与量を増やした場合に起こる消化管の副作用に基づいて，ビタミンCの耐容上限量（torelable upper intake level：UL）を2 g/日と設定している[42]。

生理学

▶一般的な生理学と組織分布

吸収されたビタミンCは肝門脈系を通って肝臓へ到達する。ビタミンCは肝静脈を通過後，タンパク質と結合することなく体内循環へ移動する。血中では，アスコルビン酸が最も多い種であるか，もしくは唯一の化学物質である[44]。腎臓において，ビタミンCは糸球体から自由にろ過され，近位尿細管で再吸収される。再吸収能が飽和状態の時は，尿中にそのまま排泄される。

血中のビタミンCは細胞外液中に水溶性栄養素として自由に分布し[45]，ヒトの多くの組織中に蓄積している（**表29.4**）。近似変換では，組織1 gの体積は1 mLに相当する。濃度勾配には幅があり，最小値が約2～5倍で，最大値は下垂体や副腎で見られる約100倍である。赤血球は，細胞内濃度が血漿中濃度よりも低い唯一の細胞である[46]。これらの測定値の多くは死後抽出したもので，また高速液体クロマトグラフィー（HPLC）導入以前に行われたものなので，論文での値は低めに見積もられている。

なぜ，多くの細胞でビタミンCをmM単位の濃度で蓄えているかは明らかではない。ある種の細胞では，アスコルビン酸が酵素の補因子として機能するものもある。例えば，副腎髄質では，ビタミンCはドーパミンからのノルエピネフリンの生合成の補因子である。また，下垂体そして

表 29.3　ビタミン C の食事摂取基準[a]

ライフステージ	性別	年齢（歳）	EAR	RDA	AI	UL
乳児（月）		0〜6			40	[b]
		7〜12			50	
子ども	男子と女子	1〜3	13	15		400
		4〜8	22	25		650
	男子	9〜13	39	45		1,200
		14〜18	63	75		1,800
	女子	9〜13	39	45		1,200
		14〜18	56	65		1,800
成人	男性	19〜30	75	90		2,000
		31〜50	75	90		
		51〜70	75	90		
		>70	75	90		
	女性	19〜30	60	75		
		31〜50	60	75		
		51〜70	60	75		
		>70	60	75		
妊娠期		14〜18	66	80		1,800
		19〜30	70	85		2,000
		31〜50	70	85		
授乳期		14〜18	96	115		1,800
		19〜30	100	120		2,000
		31〜50	100	120		
喫煙者	男性	>19	110	130[c]		
	女性	>19	95+	115[c]		

AI：目安量，EAR：推定平均必要量，RDA：推奨量，UL：許容上限量。
[a] ライフステージと性別によるビタミン C の食事摂取基準（mg）。
[b] 供給源として人工粉乳や食事のみからとる乳児と子どもの UL は設定不能である。
[c] 喫煙者の EAR を上記のようにしたが，RDA は明確には表すことができないので，EAR×1.2 として算出した。
(Adapted from the Food and Nutrition Board, Institute of Medicine. Dietary Reference Intakes for Vitamin C, Vitamin E, Selenium, and Carotenoids. Washington, DC: National Academy Press, 2000. From Levine M, Padayatty SJ, Katz A et al. Dietary allowances for vitamin C: recommended dietary allowances and optimal nutrient ingestion. In: Asard H, May JM, Smirnoff N, eds. Vitamin C Function and Biochemistry in Animals and Plants. London: BIOS Scientific Publishers, 2004:291-316, with permission of BIOS Scientific Publishers, London.)

表 29.4　ヒト組織におけるビタミン C 含有量[a]

器官/組織	ビタミン C 濃度	器官/組織	ビタミン C 濃度
下垂体	40〜50	肺	7
副腎	30〜40	骨格筋	3〜4
水晶体	25〜31	精巣	3
肝臓	10〜16	甲状腺	2
脳	13〜15	脳脊髄液	3.8
膵臓	10〜15	血漿	0.4〜1.0
脾臓	10〜15	唾液	0.07〜0.09
腎臓	5〜15		

[a] ヒト組織のアスコルビン酸含有量（mg/100 g 組織，mg/100 mL 体液）[119,120]。この値はおよその値であって，アスコルビン酸の摂取や年齢，そしておそらく病態などで変化する可能性がある。
(Adapted from Hornig D. Distribution of ascorbic acid, metabolites and analogues in man and animals. Ann N Y Acad Sci 1975;258:103-18, with permission of the New York Academy of Sciences, New York.)

おそらく膵臓においてのビタミン C の主たる機能は，ペプチドホルモンをアミド化するための補因子である。線維芽細胞，骨芽細胞，軟骨細胞では，ビタミン C はプロリンとリシンを水酸化するための補因子として作用している。これは，コラーゲンとエラスチンの遺伝子転写の調節に関わる可能性がある。ビタミン C には完全にはその特徴が明らかにされていない役割もあると考えられてきた。これは，好中球や単球，水晶体，網膜，角膜，末梢および中枢神経ニューロン，肝臓，膵臓，骨格筋，内皮細胞などにおける抗酸化反応がある。リンパ球，血小板，副腎皮質，精巣，卵巣などにおいては，ビタミン C を蓄えている理由はわかっていない。

▶輸送と蓄積

アスコルビン酸は 2 つの異なる経路を介して細胞内に蓄積される。アスコルビン酸として能動輸送される経路と，アスコルビン酸の再利用を経てデヒドロアスコルビン酸として促進輸送される経路である。前者は，アスコルビン酸それ自体がすでに知られている 2 つのナトリウム依存性輸送体のうちの 1 つによって運ばれ，細胞内に蓄積する。この輸送体はSLC23A1とSLC23A2で，SVCT1とSVCT2ともよばれる[47,48]。これら2つのSVCTは核酸塩基輸送体のスーパーファミリーに位置づけられており，他のナトリウム依存性輸送体とは異なった性質をもっている。SVCT1（SLC23A1）は腸管や肝臓，腎臓にみとめられており，上皮細胞輸送体である。この輸送体のミカエリス–メンテン定数（K_m）は約100〜200 μM，最大速度（$\dot{V}_{max}$）は約1 mMである。これらの値は，食後の腸管腔内，門脈系および近位尿細管内のビタミンC濃度の推測値と一致している。SVCT2（SLC23A2）は組織中で，さらに広く分布している。この輸送体のK_mは約5〜10 μM，$\dot{V}_{max}$は約60〜100 μMである。後述するが，これらの値はヒトの組織中で観測される範囲内である。両輸送体はナトリウムとエネルギーに依存している。また，デヒドロアスコルビン酸を輸送することはできない[10]。

アスコルビン酸の2つ目の細胞内蓄積メカニズムは，アスコルビン酸の再利用である。この経路では，細胞外のアスコルビン酸がデヒドロアスコルビン酸に酸化された後，促進性グルコース輸送体によって輸送され，細胞内でただちにアスコルビン酸に還元され，その際グルコース輸送体の1〜4がデヒドロアスコルビン酸の輸送に用いられると報告されている[10,14]。デヒドロアスコルビン酸の親和性はグルコースと同等もしくはそれ以上である。前述したが，デヒドロアスコルビン酸の還元反応はグルタチオンか還元性タンパク質のどちらかによって仲介されている。

特定の組織ではデヒドロアスコルビン酸–アスコルビン酸再利用経路を用いているかもしれないが，*in vivo*におけるビタミンC蓄積はナトリウム依存性ビタミンC輸送によって起こる。SVCT2ノックアウトマウスは多くの組織において高度なビタミンC欠乏を示し，生下時に死亡することから，ナトリウム依存性輸送体が主要な経路であることが示唆されており[49]，この発見と，アスコルビン酸の蓄積においてデヒドロアスコルビン酸のほうが優勢経路であるとする意見とは相いれることが難しい[50]。デヒドロアスコルビン酸–アスコルビン酸再利用はデヒドロアスコルビン酸の利用能に依存している。HPLC測定によると，血液や血漿中に存在するデヒドロアスコルビン酸は，ごくわずかである[44]。デヒドロアスコルビン酸はアスコルビン酸塩の再利用が起こるように局所的に形成される。このメカニズムは好中球のような拡散性酸化物を産生している細胞ではあてはまり，細胞外のアスコルビン酸はデヒドロアスコルビン酸に酸化される。あるいはSVCTを発現していない1つの細胞すなわち赤血球においてもあてはまる。1つの輸送体システムによってのみ輸送されるアスコルビン酸のアナログは*in vivo*におけるビタミンC蓄積の主たるメカニズムの理解を進めることになるであろう[10]。

ビタミンCの輸送体はおそらく他にも存在していると思われるが，確認されていない。SVCT1ノックアウトマウスはビタミンCを吸収しており，この所見は他の吸収輸送体が存在しているかあるいは誘導されたことを示唆する[51]。ビタミンCは生理的pHで荷電され，拡散しない分子であるので，輸送体は流出も流入も仲介するはずである。ビタミンCが腸上皮細胞内へ輸送されると，腸管膜静脈へ移行するために腸管細胞から出ていかなければならない。この過程は腎臓の尿細管でも同じで，再吸収され体循環系に入る。アスコルビン酸を合成する動物では，ビタミンCは肝細胞から出ていかなければならない。さらに，ビタミンCは副腎，卵巣，精巣，胃，脳からも放出される[52〜56]。ビタミンCの流出輸送体の同定には将来のさらなる研究を待たなければならない。

▶体内動態

背景

ビタミンの推奨量を決定する重要な方法は，どのビタミンにおいても，濃度–機能関係によってである。グラフでは，これらはx軸/y軸の関係で表され，x軸はビタミンの摂取量（あるいは濃度），そしてy軸は機能を表す。食事摂取基準（DRI）を設定する前に，ビタミンCあるいは他のビタミンのy軸の目盛りは欠乏の予防および付加された時の安全性に基づく。DRIは，ビタミン濃度–機能関係は欠乏の予防のみならず，慢性疾患の予防にも基づいている[42]。このようなデータは得がたいが，理想的な栄養素の推奨摂取量をつくるためには必須である[7,57]。

濃度（x軸）のデータは，ビタミンの量がどのように濃度に影響するかを示す体内動態から得られる。ビタミンCでは，体内動態研究のデザインとしては，ヒトにおける欠乏–充満の研究が選ばれる。試料を容易に得ることができるので，血漿ビタミンC濃度を測定する。測定結果は細胞外液の濃度を反映し[45]，ビタミンCはタンパク質に結合しておらず，デヒドロアスコルビン酸は存在していないか，または検出可能なレベル以下である[44]。

欠乏–充満の研究：ビタミンC濃度は用量の関数として厳密に制御されている

欠乏–充満の研究が，外来患者と入院患者を対象に行われた。しかし，大部分の外来患者の欠乏–充満の研究には限界があった。というのも，ビタミンCの正確な摂取量が不明だからだが，この問題は入院患者では防ぐことができた。監獄内の入院患者を対象として行われた初期の欠乏–充満の研究では，体内に貯蔵された量により，中等度〜重症の壊血病の発症を6週間未満で予防できた。壊血病の身体的症状は10 mg/日のビタミンCで防ぐことができた[58〜60]。DRIが設定されるまでは，これらのデータはビタミンCの推奨量（RDA）の資料となった。これらのデータは不正確なビタミンCの定量によるもので限界があった。食事は，おそらく他の栄養素に欠乏が生じていただろうし，対象者数が少なく，投与量の幅も狭かった。

これらの問題に対し，米国国立衛生研究所（NIH）では健康な男女を対象に，入院患者の欠乏–充満研究を行った[12,13]。これらの研究では，HPLC法を用いた包括的な投与量–濃度データを提供しており，データのいくつかはビタミンCのDRIの算出に利用されている。男性7人と女性15人が5〜7ヵ月間入院患者として調査に参加した。彼らの食事中のビタミンCは5 mg/日未満に設定され，他の栄養素についてはサプリメントを供与された。この食事により，4週間以内にすべての対象者がビタミンC欠乏状態になり，血漿ビタミンC濃度が7〜8 μMに減少した。引き続いて補充が行われ，被験者にはビタミンCを決められた量投与し，それを空腹時の定常状態の血漿濃度になるまで徐々に増やしていった。空腹時の定常状態の血漿濃度は少

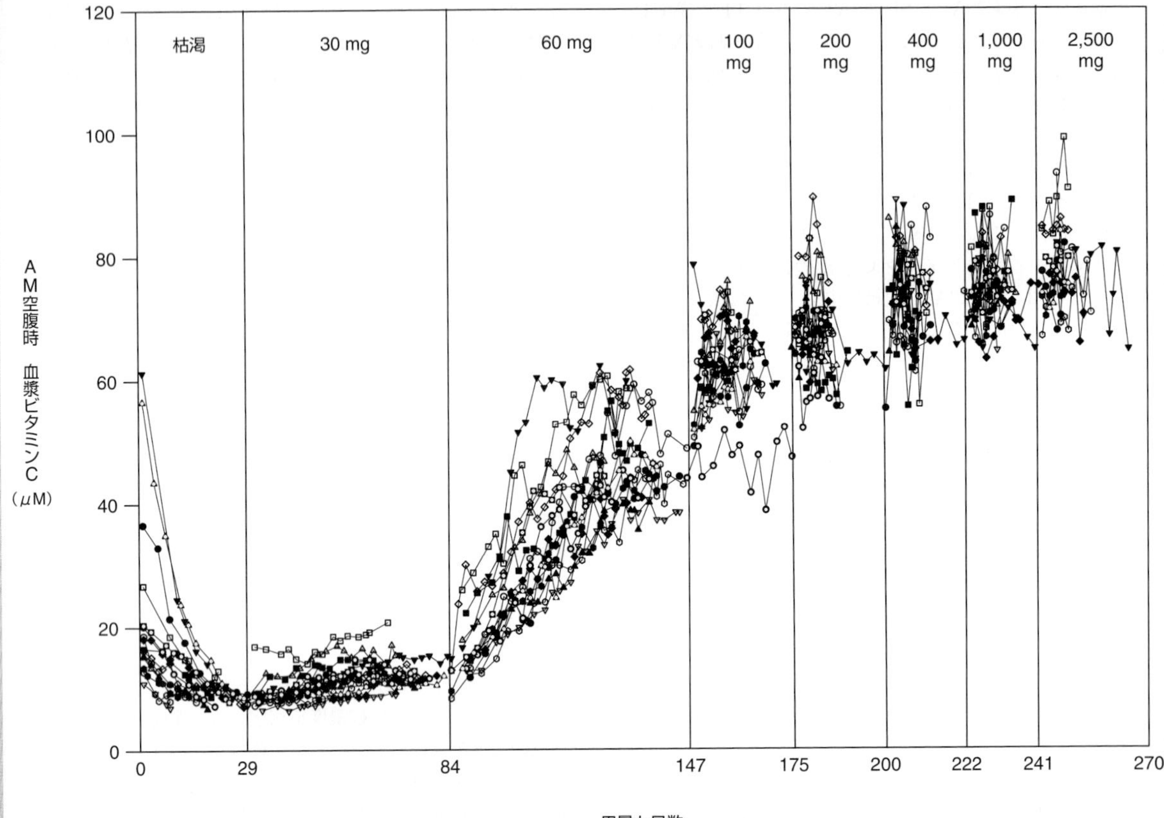

図 29.2 健康な女性 15 人における，空腹時血漿ビタミン C 濃度とビタミン C 投与量の関数。対象者にビタミン C が欠乏した食事を投与し，その結果，血漿中と組織中のビタミン C が枯渇した。その後，ビタミン C の溶液を経口投与し，それぞれの投与量において定常状態に到達するまで各投与量を与える。

(From Levine M, Wang Y, Padayatty SJ et al. A new recommended dietary allowance of vitamin C for healthy young women. Proc Natl Acad Sci U S A 2001;98:9842-6, with permission of the National Academy of Sciences, Washington, DC.)

なくとも 7 日間以上の期間の血液試料で，5 回以上続いた測定値の平均が，平均値（標準偏差）の 10%未満の値を示すことと定義された。それぞれの投与量に対する定常状態でのバイオアベイラビリティの研究が行われ（後述），そして，ビタミン C と代謝産物の測定のために試料が集められた。試料の収集が終わった後に被験者は次のより高いビタミン C の用量に進み，また新しい定常状態になった時点でサンプルを集めるということをくりかえした。ビタミン C の投与量は 30，60，100，200，400，1,000，2,500 mg で 1 日 2 回，空腹時に溶かして投与した。

これらの研究からビタミンCの広範な体内動態のデータが得られた。15 人の女性から得られた血漿の値と欠乏–充満研究デザインからの値のすべては，**図 29.2** に示した。すべての対象者における空腹時定常状態の計算値は男女の投与量の関数として**図 29.3** に示した。投与量が 100 mg/日以下の場合，ビタミン C の投与量と血漿濃度との間に急な S 字状カーブの関係が見られ，わずかな投与量の変化が大きな血漿濃度の変化をもたらした。100 mg/日以下の投与では，女性は男性に比べ，高い空腹時定常状態の血漿濃度に達した。400 mg/日以上の投与では，空腹時定常状態の血漿濃度は 70～80 μM であり，投与量を増やしてもほとんど増加しなかった。これらのデータは男女ともにビタミン C の血漿濃度が，経口投与量の関数として厳密に調節されていることを示している。根底にあるメカニズムは次項で述べるが，摂取，腸吸収，組織分布，利用，尿細管での再吸収と排泄がある。

厳密な制御のメカニズム

腸管吸収 ビタミン C の腸管吸収の効率はバイオアベイラビリティにより評価することができる。そして，絶対的バイオアベイラビリティが最も正確な測定法である。食品からのビタミン C の絶対的バイオアベイラビリティのデータは得られていない。NIH では，定常状態で健康な男性を対象にして，純粋なビタミン C の絶対的バイオアベイラビリティを，標準の体内動態分析カーブ下面積，あるいはより複雑な 3–コンパートメントモデルを用いて決定している[12,61]。バイオアベイラビリティは，従来の方法に基づきパーセンテージで表され，100%であれば完全に吸収されたということになる。ビタミン C のバイオアベイラビリティは，15～100 mg/日の少量投与の場合は 80%以上を示すが，1,250 mg の投与では 50%に満たない（**表 29.5**）。これらのデータは，腸管吸収はビタミン C 濃度による厳密な制御を受けることを示している。

アスコルビン酸は小腸で吸収される[14]。刷子縁上皮を横切って輸送される分子種が，アスコルビン酸か，あるいはデヒドロアスコルビン酸のどちらかか，あるいは両方かは

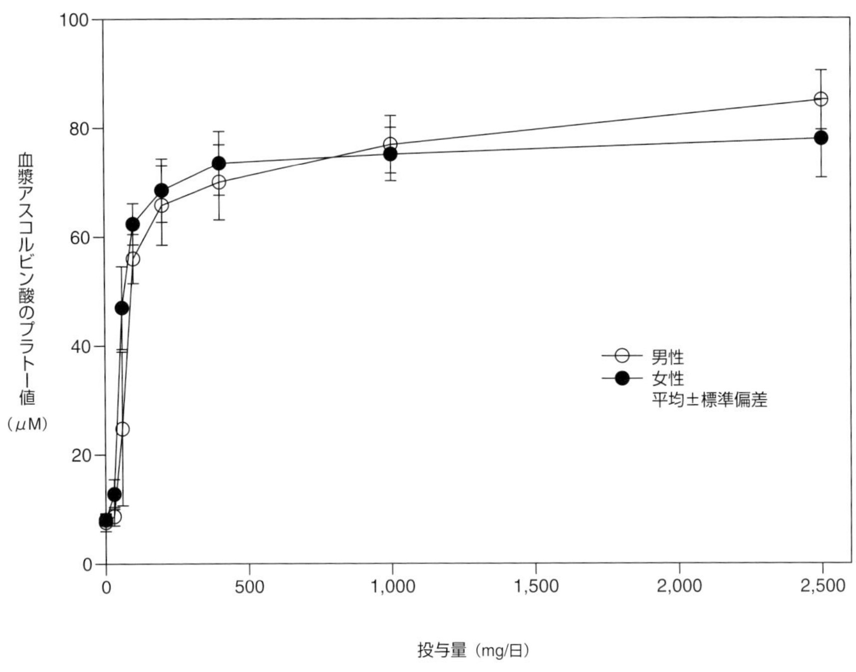

図 29.3　健康な男性 7 人[12]と健康な女性 15 人[13]における，ビタミン C の経口投与量と空腹時定常状態での血漿アスコルビン酸濃度との関係。ビタミン C の 1 日の投与量は 30 mg，60 mg，100 mg，200 mg，400 mg，1,000 mg，2,500 mg とした。投与量-濃度カーブは S 字型を描いており，1 日投与量が 30 mg と 100 mg の間で急勾配を示している。示されている図は男性と女性の投与量-濃度のカーブを合成したものである[12,13]。

(Data from Levine M, Conry-Cantilena C, Wang Y et al. Vitamin C pharmacokinetics in healthy volunteers: evidence for a recommended dietary allowance. Proc Natl Acad Sci U S A 1996;93:3704-9; and Levine M, Wang Y, Padayatty SJ et al. A new recommended dietary allowance of vitamin C for healthy young women. Proc Natl Acad Sci U S A 2001;98:9842-6, with permission.)

表 29.5　ビタミン C のバイオアベイラビリティ[a]

アスコルビン酸のバイオアベイラビリティ		
投与量（mg）	曲線下面積分析を利用した方法	多区画数理的モデルを利用した方法
	平均値（%）(SD)	中間値（%）
15	—	89
30	—	87.3
50	—	58
100	—	80
200	112（25）	72
500	73（27）	63
1,250	49（25）	46

[a] 定常状態下の健康な男性におけるビタミン C のバイオアベイラビリティを各投与量別に示す。3 つの投与量におけるビタミン C 動態を，曲線下面積分析を利用した方法で計算している[12]。この方法は 200 mg 未満の投与では用いることができず，ビタミン C の量や分布にばらつきが見られ，一定のクリアランスをもたない[61]。

(Data from Levine M, Conry-Cantilena C, Wang Y et al. Vitamin C pharmacokinetics in healthy volunteers: evidence for a recommended dietary allowance. Proc Natl Acad Sci U S A 1996;93:3704-9; and Graumlich JF, Ludden TM, Conry-Cantilena C et al. Pharmacokinetic ion and repletion. Pharm Res 1997;14:1133-9, with permission.)

不明である。SVCT1 は小腸に局在しており，SVCT1 ノックアウトマウスはアスコルビン酸アナログを吸収する。このアナログは酸化された時にはグルコース輸送体では輸送されない[10,51]。これらのデータは，小腸にはさらに他のナトリウム依存性のアスコルビン酸輸送体が存在していることを示唆する。

蓄積　血漿ビタミン C 濃度の厳密な制御は，一部，濃度に依存する細胞と組織における蓄積量によって行われている。健康な人からは，好中球や単球，リンパ球，血小板といった血液成分や，男性からの精子や精液，および尿などの限られた試料しか得ることができない[62]。採取しやすいという理由で，血液中の細胞が他の組織の代替として，ビタミン C の濃度と 83 倍の幅広い投与量との関係を決めるために用いられている（**図 29.4**）。細胞内ビタミン C 濃度は常に血漿濃度より高いが，細胞内ビタミン C 濃度は，1 日投与量を 30 mg から 100 mg へ増やすことで増加した。さらに投与量を増やしても，細胞内濃度は一定のままであった。細胞では血漿よりも早くプラトー濃度に達しており（**図 29.3**，**図 29.4**），これは SVCT2 輸送体の動態と一致しており，厳密な組織への蓄積の制御に関与している。

利用　ビタミン C 濃度は，利用による影響を受ける可能性があり，これは定常状態の値を変えるかもしれない。利用は輸送体活性，再利用，酵素の効率などの差や，また，酸化ストレスのようなビタミン C の利用を促進させる条件の有無によって影響を受ける可能性がある。他の説明もあり，喫煙者，重症，急性心筋梗塞，糖尿病，膵炎などの患者で利用が促進していることにより説明できる[15,63~67]。健康な人では，利用がばらついている（**図 29.2**）[7,13,59]。

腎臓での再吸収と排泄　健康な人では，正常な腎臓では小さな分子（例：グルコースやアミノ酸）を糸球体でろ過し，尿細管で再吸収する。尿細管の再吸収に関しては，それぞれのネフロンは個々の物質の再吸収に限界がある。この限界は尿細管最大輸送量とよばれる。最大輸送量が血漿濃度の範囲内であれば，腎臓はホメオスタシス（恒常性）の中心的な役割を果たしている。

腎臓におけるビタミン C 再吸収の固有の特徴とメカニズムについて理解されつつある。初期の研究では，どんなに血漿濃度が低い場合でも，少量ではあるが定常量のビタミン C が尿中へ排泄されるといわれていたが[68]，改良された測定法では，定常状態での投与量が，男性では 100 mg 未満，女性では 60 mg 未満の場合，尿中にアスコルビン酸が排出しないという結果が得られた[12,13]（**図 29.5**）。ビタミン C は糸球体で自由にろ過され，近位尿細管で SVCT1 によ

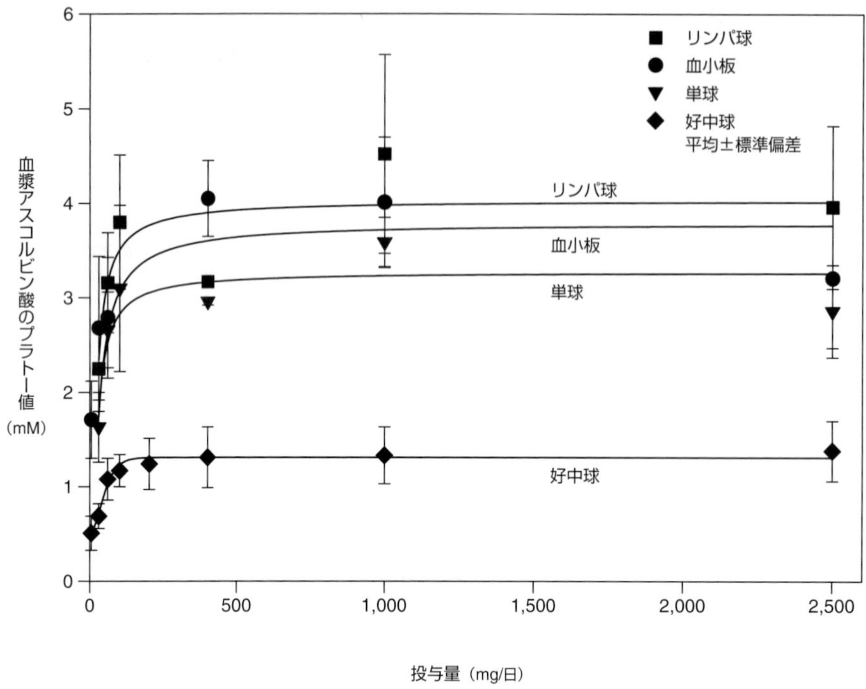

図 29.4 健康な女性における血液細胞内ビタミン C 濃度と投与量の関数。各細胞内のビタミン C はそれぞれの投与量において濃度が定常状態に達した時に採取した。
(From Levine M, Wang Y, Padayatty SJ et al. Proc Natl Acad Sci U S A 2001;98:9842-6, with permission of the National Academy of Sciences, Washington, DC.)

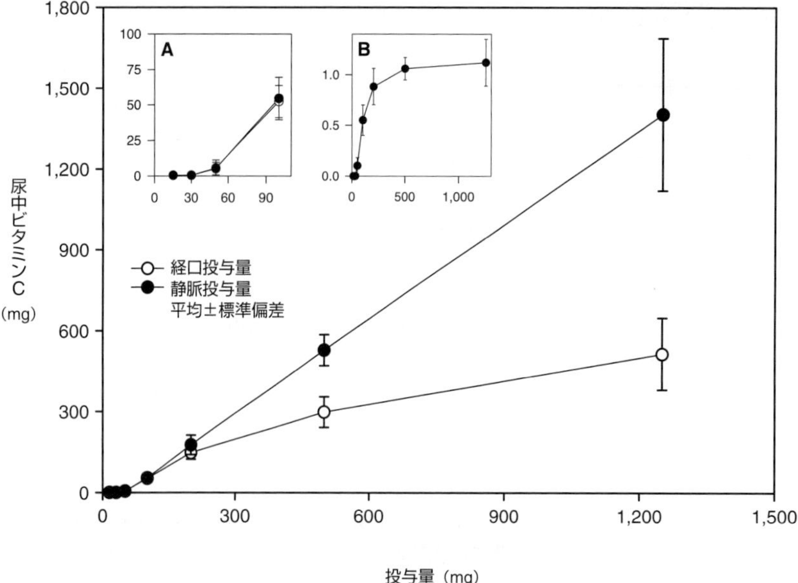

図 29.5 定常状態のビタミン C の尿中排泄量とビタミン C の 1 回投与量の関数。24 時間のビタミン C の排泄は，一度に経口または静脈に投与された後に測定された。挿入図 A は，1 回投与量が 15～100 mg のビタミン C 排泄量。x 軸は投与量，y 軸は尿中排泄量（mg）を示す。挿入図 B は，1 回量のビタミン C を静脈投与した後の分画排泄量（投与されたものが排泄されるのを分画して測定する）を示す。x 軸は投与量，y 軸は分画排泄量（尿中へ排泄されたビタミン C 量〈mg〉をビタミン C の投与量で割ったもの）を示す。
(From Levine M, Wang Y, Padayatty SJ et al. Proc Natl Acad Sci U S A 2001;98:9842-6, with permission of the National Academy of Sciences, Washington, DC.)

り再吸収されるようである[51]。そして，ビタミン C の尿細管最大輸送量は血漿濃度の範囲以内である[12,13]。尿細管最大輸送量はまだ知ることができないが，推奨量を決める際に貴重なデータとなるだろう。

腎臓の再吸収と排泄がビタミン C 濃度の厳密な制御に貢献している。以前に引用されていた研究によると，少ない投与量ではビタミン C は排泄されず，多く投与した場合，静脈内に投与されたビタミン C や経口から吸収されたビタミン C はほとんど排泄されるとされている（**図 29.5**）[12,13]。例えば，1,250 mg のビタミン C を経口投与した場合，およそ 600 mg が吸収され，残りが尿中へ排泄される。静脈投与した場合は，腸管吸収などの紛らわしい影響を受けず，実質的に投与された 500 mg，1,250 mg のすべてが排泄される。

末期の腎疾患患者は，糸球体ろ過が行われないためビタミン C を排泄することができない。200 mg/日以上投与しつづけた場合には蓄積し，高シュウ酸尿症を引き起こしてしまう。これに対し，ビタミン C は透析膜を自由に通過するため，透析中に失われる。ビタミン C の過剰な補充による高シュウ酸血症を懸念するため，透析を受けている末期の腎疾患患者はしばしば慢性的に血漿中のビタミン C 濃度が低くなっている[69]。

遺伝学 アスコルビン酸輸送体は厳密な制御に重要な役割を果たしているので，輸送体発現の活性化の遺伝的な多様性は，健常人におけるビタミンC濃度の厳密な制御機構を変化させる。2つの知られているビタミンCの輸送体の単一遺伝子多型がそれぞれの遺伝子で起こる。これにはSVCT1（SLC23A1）の輸送活性の低下などがある[51]。SVCT1（SLC23A1）の輸送の低下はビタミンCの尿細管での再吸収を減らし，そのために血漿ビタミンC濃度が低下する[51]。集団における研究からのこれを支持するデータ[70]は，ビタミンC輸送体の遺伝子の変異は厳密な制御に影響を及ぼすことを示唆している。

厳密な制御のバイパス：薬理学

グラムレベルの用量のアスコルビン酸は経口サプリメントとして摂取することができる。しかし，3 gより高用量では下痢をきたす（「ビタミンCの欠乏症と過剰症の症状」の項参照）。研究者らは，数時間ごとの経口の最大量の投与でも，血漿濃度は300 μMより低いままであることを示している[71]。血漿濃度は，腸管からの吸収の抑制により，厳密に制御されている。これは，腎臓の排泄とも連結しており，尿細管の再吸収が飽和してしまうことによって起こる。アスコルビン酸を静脈投与（非経口的な投与）した場合は，消化管吸収における吸収低下の影響を受けることがないので，血漿のビタミンC濃度は数分以内にmMレベルに達する。数時間をかけて，糸球体ろ過，尿細管の再吸収の飽和，および腎からの排泄により，平衡状態が取り戻される[71,72]。ヒトにおいては，静脈内へのアスコルビン酸の投与は血漿濃度が25〜30 mMのピーク値をもつプラトーに達する。この濃度は食事からとった場合より数百倍高い。アスコルビン酸の静脈投与は薬理学的な使用であって，栄養のための使用法ではない。薬剤としてのアスコルビン酸の静脈投与は驚くほど安全であり[72,73]，後述するように治療に応用できる。

ヒトにもたらす機能的効果

▶果物と野菜からとるビタミンCの恩恵

米国癌研究所は，健康な人は1日に少なくとも果物と野菜を5サービング以上とるようにと推奨している。この値は200以上の研究結果に基づいている。この研究では，癌の発症と果物と野菜を多くとること，あるいはビタミンCなどの抗酸化栄養素の摂取量とが逆相関することを報告している[74,75]。後から考えてみると，これらの研究には欠陥が多かった。というのは，症例対照研究であったり，健康に関心のある人が多く含まれていたり，あるいは思い出しによる結果に差があった[76]。新しく行われた前向き試験のデータで癌の抑制と果物と野菜の摂取との関係は，よく見積もっても，弱いものであった[76〜78]。

主に疫学的な観察研究によると，果物と野菜を多く消費することと心血管病の予防が関連していた[76,78〜80]。管理された状態での果物と野菜の摂取は，心血管疾患のリスクファクターである血圧を低下させることに関係していた[81]。しかし，果物と野菜自身に予防効果があるという栄養学的な予防の試験，あるいは臨床介入試験はない[80]。

癌と心血管疾患の予防において，摂取した果物と野菜の利点が，ビタミンCそれ自体によるものか，あるいはビタミンCに加えて野菜と果物の他の成分によるものか，またあるいはビタミンCに関係ない他の成分によるのかということはわかっていない[15]。もしかすると，ビタミンCは果物と野菜の消費の代用マーカーとして存在しており，健康的な生活の指標となっているだけなのかもしれない。果物と野菜の摂取は微量栄養素を提供し，カサを増やし，食物繊維を多く含み，満足感を与える。

アウトカムを研究した臨床試験

食物とサプリメント由来のビタミンCが癌や心血管疾患，脳卒中，加齢による眼疾患の予防に影響するかどうか研究されてきたが，矛盾する結果や，そしてしばしば落胆するような結果が得られた[20,82〜86]。観察試験において，食物とサプリメントの両方からのビタミンCの摂取は，死亡率[87]と虚血性心疾患[82]のリスク低減に関連していた。特に，ビタミンCの摂取が少ない場合において関連があった[83]。ある介入試験によると，ビタミンCとビタミンEを補うと頸動脈の動脈硬化の進行を遅らせるという結果が得られたが[88]，他のいくつかの研究では動脈硬化の予防の効果は得られていない[20,89]。大規模な介入試験において，ビタミンCを食物からも一部摂取し，それ以外に，他の抗酸化ビタミンをサプリメントとしてあわせて摂取したが，癌の予防や血管疾患を低減させる効果はなかった[86]。

マウスでの研究と同様に[51]，ビタミンCとEは，研究の初期からビタミン濃度の低い妊婦において子癇や高血圧を減らした[90]。これらの効果はより健康な集団では確認されていないが，これはおそらく，これらの被験者の場合は試験開始時にアスコルビン酸が飽和に近い状態であったからだと思われる[91,92]。

観察試験のデータはビタミンCサプリメントの投与が白内障を予防することを示しているが[84]，大規模前向き試験では，ビタミンCにビタミンEやβカロテンを組み合わせて摂取した場合，このような効果が見られなかった[93]。大規模プラセボ対照試験によると，ビタミンC，ビタミンE，βカロテン，亜鉛を組み合わせて摂取すると，加齢黄斑変性症の進行を遅らせることが判明した[95]。ビタミンCだけの投与では，病気の予防に関する大規模な介入試験は行われていない。

サプリメントのビタミンCが高血圧や内皮障害，呼吸器疾患に対し良い効果をもたらすかどうかの試験もまた試みられた。一部の対象者に中程度の血圧低下作用が見られたが，すべての人にではなく，大規模試験は行われていない[96]。ビタミンCが血管内皮による血管運動機能の傷害を改善する，あるいは血管内へ投与した場合に血管拡張作用をもつといった報告は多く存在する。しかし，血管内への投与（非経口投与）は，厳密な制御機構をバイパスするので，経口投与で得られる濃度より血管内濃度はかなり高値を示す。ビタミンCを3日間摂取すると，ニトログリセリンによる血管拡張を増強する。しかし，この効果が長続きするものかどうかはわからない[97]。おそらく，健康な人にビタミンCを投与しても，急性呼吸器感染症は予防できないだろう[98]。また，ビタミンCは喘息の治療においても有益性を示さないであろう。

ある小規模な試験において，アスコルビン酸の投与は褥瘡の治癒に効果があることが報告されたが，この所見は確認されていない[100]。この発見は，対象者がビタミンC欠乏状態であり，補うことによって欠乏状態が改善したと単純に示しただけのことだったのかもしれない。データが乏しいにもかかわらず，ビタミンCサプリメントは，臨床的に高齢患者の褥瘡治癒に対して使われている。これは治療法としてはリスクが少ないことと，患者がビタミンC欠乏状態である可能性が高いこと，その状態を改善することが困難なためである。

▶ビタミンCの消化管での作用

ビタミンCは胃液中に分泌され，その濃度は血漿中より数倍高い濃度に達する[55]。胃が萎縮した人や，ヘリコバクター・ピロリ（*Helicobacter Pylori*）をもつ人は胃液中のビタミンCは少なく，細菌を根絶すると胃でのビタミンC分泌は増加する[101]。ビタミンCは胃や十二指腸において活性酸素の代謝を消滅させ，変異原性のN-ニトロ化合物の形成を妨げる。これが，どのような重要な効果をもつのかは意見が分かれる。ビタミンCの多い食事を摂取すると胃癌のリスクを軽減させることにつながるが[75,102]，癌リスクを軽減させるのはビタミンCそれ自体なのか，またはビタミンC含有の高い植物由来の食品中に含まれる成分なのかはわかっていない。胃癌リスクの高い人にとって，*Helicobacter Pylori* の治療の有無に関係なく，ビタミンCの補充は前癌状態を退行させる[103]。1つの大規模前向き症例比較対照試験で血漿ビタミンC濃度と胃癌のリスクが反比例したことが報告された。しかし，他の大規模試験では，長期間のビタミンCの補充と胃癌死亡率の軽減との間には関係がないということが示された[102,103]。消化管の癌の予防のための抗酸化サプリメント（アスコルビン酸も含む）のメタ解析では，サプリメントの使用は死亡率の低下とは相関せず，反対に死亡率の増加と相関している，との結果が出た[105]。

小腸において，ビタミンCは鉄を還元し，鉄の吸収を高める（10章参照）。鉄のイオン化の状態，ビタミンCの用量，および試験食のタイプにもよるが，ビタミンC含有量の高い食品からは20～60 mg/日のビタミンCを摂取すると，小腸での鉄の吸収を1.5～10倍に高める[106]。ビタミンCによるヘモグロビン濃度の上昇はわずかである[107]。臨床的には，特に妊娠中において，ビタミンCは鉄の吸収を高めるために鉄とともに投与されている。

▶薬理学的なアスコルビン酸の効果

薬理学的な量のアスコルビン酸の濃度は非経口投与によってのみ達成され，細胞外液で過酸化水素を産生するが，血液中では酸素分子を還元しスーパーオキシドを形成するために，過酸化水素を発生しない[39,45]。過酸化水素と薬理学的な量のアスコルビン酸および微量の金属は，*in vitro* や動物の癌のモデルにおいて癌細胞に特異的に毒性を示す活性酸素を産生する[39,45]。薬理学的なアスコルビン酸は同じような機序から，感染症の治療にも期待がもてる[39]。化学療法の補助療法として，薬理学的なアスコルビン酸がヒトの特定の癌の治療に有効となるかは臨床試験が必要である。

▶*in vivo* の濃度に比例した機能：限界と要約

ヒトにおけるビタミンCのはっきりとした機能は，壊血病の予防を除いては，謎のままである。ほぼすべての組織がビタミンCを濃縮し，濃縮に必要な酵素を欠損している多くの細胞においても必要としている。この所見は，このビタミンが *in vivo* でまだ知られていない機能をもっていることを意味している。*in vivo* の14のビタミンC依存性酵素と，他の非酵素的な機能についての現在の理解は，前述のように，不十分なままである。重要な抗酸化物質で電子供与体としてのビタミンCを考えることは魅力的であるが，決定的なエビデンスは欠けている[20]。

現在のところ，研究者たちはビタミンCの組織中における濃度や摂取量が臨床的に効果がみとめられるかについての決定的なエビデンスをもっていない[20]。毎日，5～9サービングの果物と野菜を摂取すると200～400 mgのビタミンCの摂取が可能で，その結果，空腹時定常状態における血漿濃度は70～80 μMとなる。このような *in vivo* のビタミンC濃度が生化学的作用を強化し，臨床的によい結果をもたらす要因であるかどうかは明らかではない。

ビタミンCの体内動態は，濃度（x軸）についての基本的な知識を提供してくれる一方で，これらの濃度が機能（y軸）に与える影響に関するデータは欠乏している。決定的なy軸のデータがないとしても，x軸のデータは，ヒトにおけるアウトカムの研究に対する重要な考えを提供する。理想的に厳密な制御機構と経口でのビタミンCの用量と濃度の関係の傾きが急峻なことを認識しなければならない。ビタミンCがあるアウトカムに影響を与えるかどうかを決定するために，種々のビタミンCの濃度をもつ被験者を比べる必要がある[15,92]。残念ながら，多くのアウトカムを検討した試験で，ビタミンCの濃度でなく，ビタミンCの摂取量に差がある被験者が比較されている。このよくあるデザインの間違いは，残念ながら，ビタミンCのアウトカム試験の大きな障害となっている。最も低い摂取量の被験者がすでに体内動態の曲線の急峻な部分よりも上にあるとしたら（**図29.3**），摂取量を増加しても濃度は増加しないし，アウトカムも変化しないであろう。将来のアウトカム試験は，摂取量よりも，ビタミンC濃度に幅のある被験者を比較すべきである。生理学の同じようなx-y軸への取組みは，ビタミンCの静脈投与により厳密な調節機構を一過性にバイパスする時に，薬理学的なアスコルビン酸の有用性を示すことができるであろう。

ビタミンC栄養状態の測定法

臨床的に壊血病のない時には，ビタミンCの状態は白血球あるいは血漿のアスコルビン酸の測定に基づく。技術的に容易であることから，血漿アスコルビン酸のほうがよく用いられていた。血漿の濃度が11.4 μM（0.2 mg/dL）未満の時に，ビタミンCの欠乏症が存在すると考えられる[43,108]。境界域のビタミンC状態は，中等度の欠乏症発症リスクがあるが，11.4～28.4 μM（0.2～0.5 mg/dL）である[43,108]。飽和が血漿濃度の70 μM以上で起こる[12,13]。

臨床的な壊血病以外にビタミンC状態の機能的な測定法がないため，欠乏症と境界域の値は根拠があるものではない。欠乏症では，低濃度でビタミンC濃度を過大に評価する計測法で値が求められている[58～60]。壊血病では出血や過角化症の臨床症状は，血漿の濃度が5 μM未満にならないと起こらない[12,13]。壊血病の最初の症状は疲労感であり，これは残念ながら，医学では最もよく見られる症状である。疲労感は，管理された条件下でビタミンC濃度が約20 μM未満になった時に起こる[12,20]。境界域のビタミンC状態は明らかな欠乏症発症のリスクによって決められ，ビタミンCの予備の蓄積を表すものと考えられている。ビタミンCの摂取が止まったら，血漿ビタミンC濃度の28 μMは臨床の壊血病が発症するのを予防するための予備が2～3週間しかないことを示す。RDAレベルのビタミンCを摂取すると，男性も女性も血漿の値はおおよそ45 μMになる[12,13]。

ビタミンCの欠乏症と過剰症の症状

▶欠乏症

壊血病

現在，先進国において，明らかな壊血病は滅多に見られない。壊血病は，主に以下のような人に発症する。低栄養の人，癌悪質液質や吸収障害がある人，アルコール依存症者，薬物依存症者，低所得者や高齢者で食事が不十分な人，施設入居者，またダイエットのための特異な食事をする人である[109]。壊血病は戦争で荒れた地域や難民キャンプに見られる。潜在性のビタミンC欠乏症はよく見られるが，その症状に特徴があるわけではなく，ビタミンC不足によって起こっているとは容易には判断できない。歴史的には，Lindが壊血病の初期の症状は虚弱感と倦怠感であることを記している[2]。壊血病の徴候と症状は57章でさらに詳しく述べる。壊血病の診断は臨床所見に基づき，血漿ビタミンC濃度が低いことにより確認される。治療されなければ，壊血病は致死的であり，治療は検査の結果を待って遅らせてはならない。

治療と予防　治療は，100 mgのビタミンCを1日3回投与する。初回に60～100 mgのビタミンCを静脈投与してもよい。子どもの場合，100～200 mg/日を経口または経静脈的に与えればよい。検査と治療を迅速に行えば，壊血病による一生の障害は回避できる。定常状態の血漿濃度は100 mg/日の投与で維持でき，おそらく約1ヵ月間は不足を回避できるだろう[12,15]。

▶副作用

消化管

ビタミンCは一般的に安全で耐容性がよいが，投与量に関連した副作用がわずかに存在する[15,42]。一度に3 g以上を摂取した場合，浸透圧性の下痢と鼓腸を引き起こすため，耐容上限量（UL）は2 g/日と定められている。ビタミンCは小腸からの鉄吸収を促進する。長期間ビタミンCを使用すると，鉄感受性の高い患者の鉄過剰症のリスクを高める。例えば，ヘモクロマトーシスや地中海貧血（重症型サラセミア），鎌状赤血球症，鉄芽球性貧血の患者や，複数かつ頻回の輸血を受けている患者である[110]。このような人は，ビタミンCの過剰投与を避ける必要がある。しかし，果物や野菜は避ける必要はない[111]。健康な成人は，18ヵ月以上毎日2 g程度の摂取を続けたとしても鉄の過剰吸収を引き起こすことはない[112]。

血液

グルコース-6-リン酸デヒドロゲナーゼ（G6PD）欠乏は伴性遺伝性疾患であり，酸化ストレスに曝されると溶血性急性疾患を引き起こす可能性がある。G6PD欠乏症の患者は，ビタミンCを静脈投与や一度に少なくとも6 g以上の経口投与すると，溶血を引き起こす[73]。

腎臓

3 gのビタミンCを投与すると，一過性の高尿酸尿症を引き起こす可能性があるが，1 g/日未満であれば起こらない。1 g/日以上を投与すると，シュウ酸排泄を増加させる可能性がある。これは，顕性あるいは潜在性の高シュウ酸尿症であり，シュウ酸性腎結石の形成を起こすおそれがある[15]。グラム単位のビタミンCが高シュウ酸血症の原因となるかはわかっていない[42,69]。腎結石の既往歴をもたない健康な人を対象にした大規模試験において，食物やサプリメントからのビタミンC摂取を増加させても腎結石は形成されなかった[113]。これに対し，慢性的に血液透析を行っている腎不全患者を対象に，500 mg以上のビタミンCを静脈から投与し続けた場合，高シュウ酸尿症を発症した[69]。これらの患者の高シュウ酸尿症を回避するためには，200 mg/日を超すビタミンCの投与を避けるべきであろう[15]。

その他

グアヤック試験では，250 mg以上のビタミンCを摂取していると便潜血が偽陰性と判定される可能性がある。このような検査の数日前からは，ビタミンCの摂取を250 mg以下に抑えるべきである。他に，ビタミンC過剰によって判断を誤るケースには高血糖，壊血病のリバウンド，不妊症，変異源性，ビタミンB_{12}の破壊などがある[15]。

（Mark. Levine, Sebastian. J. Padayattiy／中屋　豊 訳）

30 コリン

コリンは1862年に発見され，1866年に合成されたが[1]，1998年まではヒトに必要な栄養素であるとは認識されていなかった[2]。動物の栄養素としてのコリンの重要性は，それより50年以上も前に，インスリンに対する先駆的な研究が行われていた時期に認識されていた[3]。膵臓が除去されて，インスリンの投与により生存しているイヌは，肝臓への脂肪浸潤が現れて死亡した。しかし，生の膵臓を投与すると，脂肪肝と肝障害を防ぐことができた。その活性成分は，膵臓のホスファチジルコリンのコリン部分であった[4]。ビタミンDのように，コリン部分は内因性に（主に肝臓でホスファチジルエタノールアミンからホスファチジルコリンが合成される時に）合成されるので，ヒトにコリンが必要であると認識されるには長い時間がかかった。研究者らは，この生合成でヒトの必要性を満たすことができると考えたが，大部分の男性や閉経後の女性では正しくなかった[5]。この生合成を触媒する酵素の遺伝子はエストロゲンで誘導され[6]，若い女性の中にはコリンを食物から摂取する必要性がない人もいる[5]。後に詳述するように，遺伝子の変異が食事中のコリンの必要性を大きく変えるのである。

1998年，米国医学研究所食品栄養局は，コリンの目安量（adequate intake：AI）と耐容上限量（tolerable upper intake level：UL）を制定した（**表30.1**）[2]。AIは体重70 kgで約550 mgで，妊娠・授乳期ではそれ以上の摂取が推奨されている。乳児のAIは，ヒトの母乳の計算摂取量から推定されている。コリンのUL（**表30.1**）は，ヒトの最小毒性量（低血圧）から導き出され，成人では3 g/日である[2]。ヒトの乳児や小児のコリンの必要量はこれまで研究されていなかった。後述するように，女性は内因性の生合成が多いので食物からのコリンの必要量は少ないが[5,6]，妊婦や授乳婦は多量のコリンを必要とし，この栄養素の必要量を増加させているようである[7]。

コリンはいくつかの重要な機能をもっている。それは，*S*-アデノシルメチオニンの合成に必要なメチル基の供給源であり，神経伝達物質であるアセチルコリンの一部であり，生体膜のリン脂質（ホスファチジルコリンとスフィンゴミエリン）の一部である[8]。コリンから合成されるベタインは，腎臓の糸球体の中の重要な浸透圧調節物質であり，腎尿細管からの水の再吸収を助ける[9]。生体中のコリン全体の中で占める割合は小さいが，コリンの重要な代謝物には血小板活性化因子，コリンプラスマローゲン，リゾホスファチジルコリン，ホスホコリン，およびグリセロホスホコリンがある[8]。

食事源

ヒトが食べる多くの食物は，コリンとコリンのエステルを含んでいる[10,11]。卵やレバーはコリンのよい供給源で，1個の卵には1日の必要量の約33％が含まれている（コリンとベタイン含有食物に関する米国農務省のウェブサイトを参照：http://www.nal.usda.gov/fnic/foodcomp/Data/Choline/Choline.html）。ヒトは日常の飲食物から1日に150～600 mgのコリン（遊離のコリンおよびコリンエステルとして）を摂取する[12～17]。2005年の全国健康栄養調査では，アメリカの全年齢層で，ほんの少数しかコリンの推奨摂取量（体重70 kgで約550 mg/日）の食物を摂取していなかった[18]。また，食物はコリンの代謝物であるベタインを含んでいる[10]。ベタインはコリンには変化しないが，メチル基の供与体になり，コリンの必要量を減少させることができる[19]。植物由来の食物はベタイン（命名はビートに由来）の良い供給源ではあるが，膜に富む植物（例：小麦胚芽）だけがかなりの量のコリンを含んでいる。

ヒトの母乳はコリン化合物を多く含んでいる[20]。ヒトの母乳と乳児用調製乳は種々のコリン化合物を異なる量含んでいるので，両者はコリンのバイオアベイラビリティ（生物学的利用能）が異なる[20,21]。2007年に，大部分の乳児用調製乳はヒトの母乳中に含まれるコリン含有量と同程度になるように調整され，「人間化」された。それでは，ヒトの母乳中のコリンはどこからくるのであろうか。哺乳類の上皮細胞は母親の血液からコリンを取り込んで濃縮できるし[22]，ホスファチジルエタノールアミン-*N*-メチルトランスフェラーゼ（phosphatidylethanolamine *N*-methyltransferase：PEMT）活性によりコリンの *de novo* の生合成ができる[23]。これはコリン部分の唯一の内因性の生合成経路である。ヒトの母乳の遊離コリン含有量は，授乳の初期には非常に高く，産後30日までに減少する[24]。母乳中のホスファチジルコリン濃度や血漿中のコリン濃度は食事からのコリン摂取により影響され，ホスファチジルコリンの栄養補助食品は母乳中のコリン，ベタイン，およびホスファチジルコリン濃度をさらに増加させる[25]。

消化と吸収

食事中のコリンのバイオアベイラビリティの程度は，コリンの腸からの吸収効率に依存する。成人では，接収したコリンの一部は腸から吸収される前に代謝される。腸内細菌はコリンを分解してベタインにしたり，メチルアミンを合成したり[26]，食事由来のコリンを分解してヒトの必要栄養量に影響を与える[27,28]。ヒトの必要量の相違は，腸内細菌の違いによるのであろう。代謝されなかった遊離コリンは，腸の担体輸送により吸収される[29,30]。この時，食事中の他の成分は腸の担体による輸送に影響を与えない。膵臓の分泌液と腸の粘膜の細胞は，食事中のホスファチジルコリンを分解する酵素（ホスホリパーゼ A_1，A_2，B）を含んでいる。生成された遊離コリンは肝臓の門脈循環に入る[31]。

多量のコリンは胎盤を通して胎児に運ばれ，そこではコ

表 30.1　コリンの食物からの推奨所要量

個体群	年齢	目安量（AI）	耐容上限量（UL）
乳児	0～6ヵ月	125 mg/日，18 mg/kg	制定不能[a]
	6～12ヵ月	150 mg/日	
小児	1～3歳	200 mg/日	1,000 mg/日
	4～8歳	250 mg/日	1,000 mg/日
	9～13歳	375 mg/日	2,000 mg/日
男性	14～18歳	550 mg/日	3,000 mg/日
	19歳以上	550 mg/日	3,500 mg/日
女性	14～18歳	400 mg/日	3,000 mg/日
	19歳以上	425 mg/日	3,500 mg/日
妊婦	全年齢	450 mg/日	年齢相応のUL
授乳婦	全年齢	550 mg/日	年齢相応のUL

[a] 摂取源は食物か調合乳に限定。

(From Food and Nutrition Board, Institute of Medicine. Dietary Reference Intakes for Folate, Thiamin, Riboflavin, Niacin, Vitamin B12, Pantothenic Acid, Biotin, and Choline. Washington DC: National Academy Press, 1998:390?422, with permission.)

リン輸送系が濃度勾配に逆らって輸送する[32]。胎盤は，多量のコリンをアセチルコリンとして貯蔵する数少ない非神経組織の1つである[33]。おそらく胎盤は，コリンを胎児に確実に供給するための予備的な特別な貯蔵プールなのだろう。子宮内で胎児は高濃度のコリンに曝されているが，その後は血液中のコリン濃度は減少し，生後の最初の数週間で成人の血液のレベルに達する[34]。実際に，胎児と新生児の血漿あるいは血清中のコリン濃度は，成人よりも6～7倍高い[35,36]。新生児で循環しているコリンの濃度が高いのは，コリンが組織に利用されるのを確実にするためであろう。新生児ラットの脳は血液からコリンを効率よく抽出し[37]，新生児ラットの血清中の高いコリン濃度は，新生児の脳のコリン濃度がその後の時期より2倍高いことと関係づけられている。産前産後にコリンを補充すると，血液や脳中のコリン代謝物の濃度をさらに増加させる[38]。

すべての組織はコリンを拡散と担体輸送により蓄積するが，肝臓，腎臓，乳腺，胎盤，および脳による取込みは特に重要である[30,39]。特殊な担体機構が，遊離コリンを血液脳関門を通して血清中のコリン濃度に比例して輸送する。新生児では，このコリンの輸送は特に効率が高い[37,40]。肝切除はコリンの半減期を延ばし，血液中のコリン濃度を増加させる。肝臓がコリンを取り込む速度は，体内に注入したコリンの急速な消失を十分に説明できる。また，腎臓はコリンを蓄積する[41]。注入されたコリンの一部はそのまま尿中に現れるが，大部分は腎臓内で酸化されてベタイン[42～45]とグリセロホスホコリン[46]を生成する。どちらも腎臓内の重要な細胞内浸透圧保護剤である。窒素過剰血症のヒトの血漿中の平均遊離コリン濃度は，正常群よりも数倍高い[47]。血液透析は血漿からコリンを迅速に除去する[48,49]。ヒトの腎移植は，窒素過剰血症患者の血漿中コリンを1日以内に30 μMから15 μMに下げる[50]。

代謝

食物中のコリンのほんの一部がコリンアセチルトランスフェラーゼ活性に触媒され，アセチル化される（図30.1）[51]。この酵素はコリン作動性ニューロンの末端に濃縮されているが，胎盤のような非神経組織にも存在している。コリンとアセチル補酵素A（acetyl-coenzyme A：CoA）をどのくらい利用できるかがコリンアセチルトランスフェラーゼ活性に影響する。脳では，コリンアセチルトランスフェラーゼがその基質のどちらかで飽和している可能性は小さいので，コリン（そしておそらくはアセチルCoAも）をどのくらい利用できるかがアセチルコリン合成の速度を決定する[51]。脳のアセチルコリン合成の増加は，この神経伝達物質のシナプスへの放出量の増加と関連している[52～54]。脳に取り込まれたコリンは，アセチルコリンになる前にまず貯蔵プール（おそらく，膜のホスファチジルコリン）に入る[55]。コリン作動性ニューロン中のコリンリン脂質は，アセチルコリン合成に利用できるコリンの前駆体プールを構成している[56]。この特性は，コリンが不足してアセチルコリンの放出を中止するニューロン（例：特定のコリン作動性ニューロンが頻繁に作動したり，細胞外液からのコリンの供給が不適切な時など）に特に重要である。

コリンのメチル基は，ベタインに変換して一炭素単位代謝から利用できる[8]（図30.1）。コリンは，ミトコンドリアの内膜でベタインアルデヒドへ酸化され[57,58]，その後，ベタインアルデヒドは酸化されて（ベタインアルデヒドデヒドロゲナーゼまたはミトコンドリアやサイトゾル中の非特異的アルデヒドデヒドロゲナーゼにより触媒され）ベタインが生成する。肝臓や腎臓がコリン酸化の主な器官である。ベタインは還元されてコリンには戻らない。したがって，この酸化経路は組織へのコリンの利用度を減らし，同時にメチル基を回収するのである。コリンデヒドロゲナーゼ（*Chdh*）遺伝子をノックアウトしたマウスはミトコンドリアのアデノシン三リン酸（ATP）産生に欠陥があるので[58]，この酸化経路はミトコンドリアでのATP産生にも重要である。

食品中のコリン不足は急速な病的症状を呈する主な要因になるので，メチル基供与体としてのコリンの必要性は明らかである。コリン，メチオニン，およびメチル葉酸の代謝は，密接に関係している（図30.1）。これらの経路は，ホモシステインからメチオニンを生成するところで交差している。亜鉛を含む金属酵素のベタイン-ホモシステインメチルトランスフェラーゼ[59]は，コリンの代謝物ベタインをメチル基供与体として使用してホモシステインのメチル化を触媒する[59,60]。もう一方の経路では，5-メチルテトラヒドロ葉酸-ホモシステインメチルトランスフェラーゼが

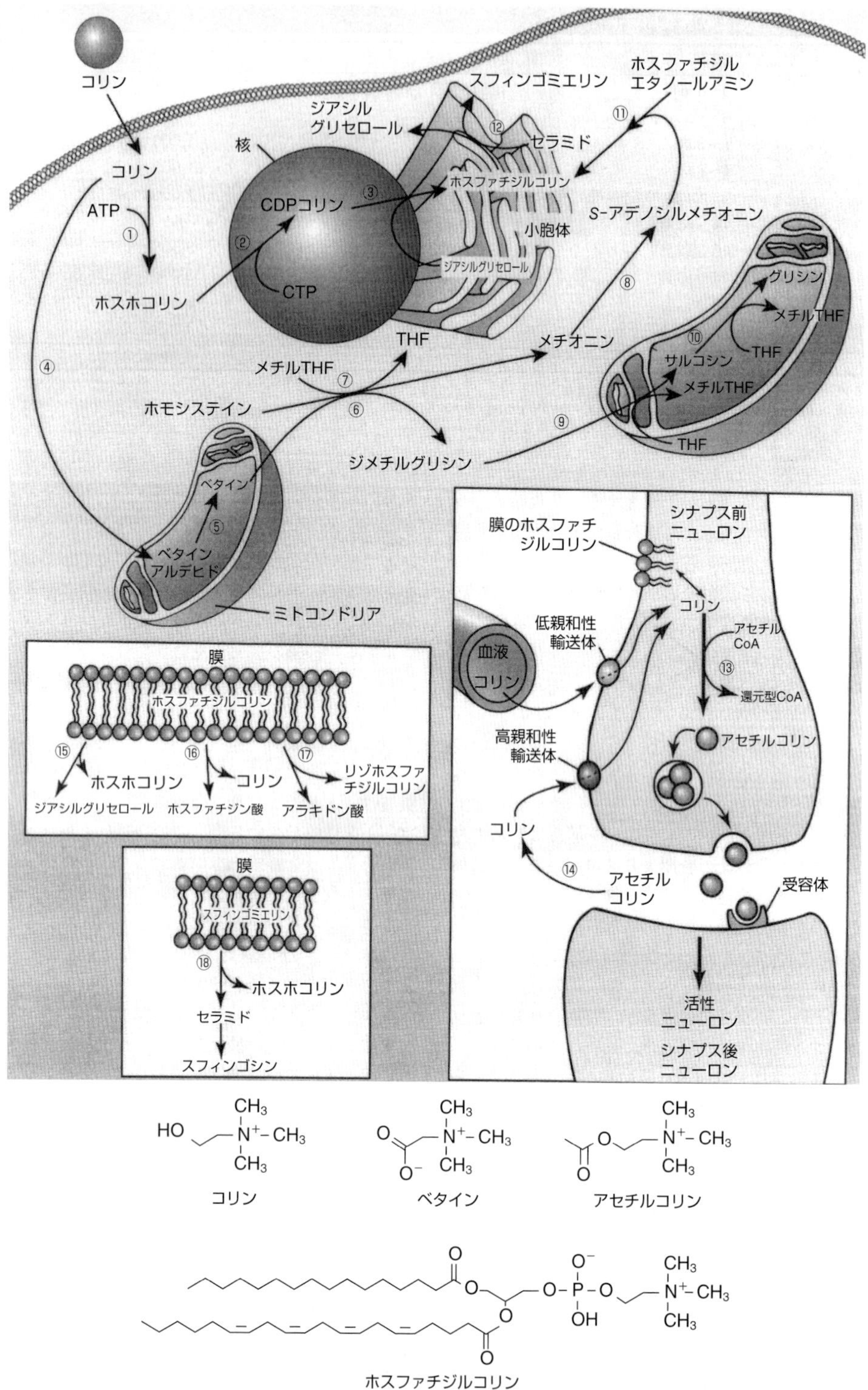

図 30.1 コリンの代謝。コリンの代謝の 3 つの主な用途は，ホスファチジルコリン生合成の前駆体として，メチル供与体として，およびアセチルコリン合成の前駆体としてである。ATP：アデノシン三リン酸，CDP コリン：シチジン二リン酸コリン，CoA：補酵素 A，CTP：シチジン三リン酸，THF：テトラヒドロ葉酸。

一炭素単位プールから *de novo* 合成されたメチル基を使ってメチオニンを再生産する[61]。これらの代謝経路は混在しているので，メチル供与体の1つの代謝を阻害すると他のメチル供与体の代償的な変化をもたらす[62〜68]。

コリンの欠乏食を摂取しているラットでは，組織中のメチオニンと *S*-アデノシルメチオニン[66]および全葉酸[63]の濃度が減少する。癌，乾癬，関節リウマチの治療に広く使用されているメトトレキセートは，細胞内葉酸代謝の律速酵素であるジヒドロ葉酸レダクターゼを拮抗的に阻害してメチル基の供給を制限する。メトトレキセートを投与したラットでは，肝臓中のすべてのコリン代謝物のプールが減少した[69]。コリンの補充は，メトトレキセートの投与により生じた脂肪肝を改善する[70〜73]。

メチレンテトラヒドロ葉酸レダクターゼ（methylene tetrahydrofolate reductase：MTHFR）活性に障害がある遺伝子組換えマウスは，コリンが欠乏する[74]。多くのヒトはこの酵素活性が変化した遺伝的多型性をもっているので，この観察は重要である[75,76]。現在の食事勧告を超えるコリンの摂取は，細胞のメチル化能を維持し，MTHFR C677T遺伝子型をもつ男性のDNA損傷を軽減する[67]。

ヒトでの多くの研究が，葉酸値が低いと神経管欠損のある乳児が生まれやすいことを示しているので，コリンと葉酸の間の相互関係は興味深い[2,77]。ヒトでは，食物からのコリン摂取が少ない女性では，神経管欠損または口蓋裂のある乳児をもつリスクが大きかった[15,78]。マウスでは，コリンの欠乏は神経管欠損の発症と関連がある[79,80]。さらに，血漿中のホモシステインの濃度の増加は心血管疾患の独立したリスクファクターであるので，コリンとホモシステイン代謝が関係しあっていることは重要である[81]。コリン含有量の高い食物を摂取すると，ホモシステイン濃度は低くなる[16,82]。

精巧な制御機構がホスファチジルコリンの生合成と加水分解を調節している[83,84]。この合成は2つの経路によって起こる（**図30.1**）。1番目の経路では，コリンはリン酸化されてシチジン二リン酸コリン（cytidine diphosphocholine：CDPコリン）に変わる。この高エネルギー中間体は，ジアシルグリセロールと結合してホスファチジルコリンとシチジン一リン酸を生成する。もう1つの経路では，*S*-アデノシルメチオニンがメチル基供与体になり，ホスファチジルエタノールアミンが順次にメチル化されてホスファチジルコリンが生成する。

コリン合成経路の1番目の酵素であるコリンキナーゼは精製されており，その性質はくわしく調べられている[85]。細胞質に存在するこの酵素は，エタノールアミンのリン酸化も触媒する。コリン合成経路の次の過程は，CTPホスホコリンシチジルトランスフェラーゼにより触媒されるホスファチジルコリン生合成の律速・制御過程である[86,87]。ヒトの未熟児肺中に存在するこの酵素の活性低下は，呼吸窮迫症候群を発症させる[88]。シチジルトランスフェラーゼは，細胞質と核中では2個の42 kDaのサブユニットから成る不活性な二量体として[89]，小胞体，ゴルジ体，および核膜中では活性のある膜結合型として存在している[83]。CTPホスホコリンシチジルトランスフェラーゼ遺伝子の発現は，コレステロール，25-ヒドロキシコレステロール，$SREBP_{1a}$，および$SREBP_2$により活性化されるプロモーター中のステロール応答エレメント（sterol-responsive element：SRE）により阻害される[90,91]。

シチジルトランスフェラーゼがサイクリックアデノシン一リン酸（cAMP）依存性プロテインキナーゼによりリン酸化されると，その酵素は膜から細胞質に移動し不活性化される[83]。この過程はプロテインホスファターゼによる脱リン酸化により逆に進行する[92]。膜のホスファチジルコリン含有量が減少するとシチジルトランスフェラーゼはさらに強く膜に結合し，その反対に膜のホスファチジルコリン含有量が増加すると逆のことが起こる[93,94]。この発見により，コリンが欠乏した肝細胞ではシチジルトランスフェラーゼ活性が増加する理由の説明が可能になった[95]。ジアシルグリセロールもシチジルトランスフェラーゼの調節因子である。細胞内のジアシルグリセロールを増加させると，シチジルトランスフェラーゼは活性化する[96]。

CDPコリン経路の3番目の酵素（CDPコリン：1,2-ジアシルグリセロールコリンホスホトランスフェラーゼ）は小胞体膜に存在する。その性質に関しては引用文献を参照されたい[97]。この酵素はCDPコリン経路の律速酵素ではないので，CDPコリンは細胞内にはあまり蓄積しない。虚血，凝固異常，および記憶障害に対するCDPコリンの有効性については臨床試験が行われている[98〜100]。

もう1つのホスファチジルコリン生合成経路（PEMTによるホスファチジルエタノールアミンのメチル化を経由する経路）は，肝臓で最も活性があるが，脳や乳腺などの他の多くの組織でも検出されている[23,101,102]。成熟した哺乳類では，この経路がコリン部分の *de novo* 合成の唯一の経路である。しかし，植物[103]や胚のニューロン（ニワトリまたはラットからの）[104,105]は，ホスホエタノールアミンをメチル化してホスホコリンを合成できる。PEMTは膜に結合しており，少なくとも2種類のアイソフォームが存在する[106]。成人の肝臓では，ホスファチジルエタノールアミンの利用のしやすさ，*S*-アデノシルメチオニンと *S*-アデノシルホモシステインの濃度比，およびPEMTを囲んでいる脂質の組成がPEMT活性を調節している。この反応の産物である *S*-アデノシルメチオニンは，メチルトランスフェラーゼを阻害する。したがって，コリン欠乏動物の肝臓における *S*-アデノシルメチオニンの利用のしやすさがこの経路の活性を制限している。*PEMT* 遺伝子は多型で，98種の一塩基多型（single nucleotide polymorphism：SNP）が日本人の集団に確認された[107]。*PEMT* 中のいくつかのSNPが遺伝子の機能を変化させる。そのうちのいくつかはコリンの食物からの要求性を増大させ[108]，少なくともSNPはヒトの脂肪肝と関連している[109〜111]。*Pemt*(−/−)マウスは普通食ではコリンが欠乏して脂肪肝を発症するが，コリンの補充がコリンの欠乏状態を回復させる[112,113]。

コリン欠乏の生化学的，生理学的帰結

葉酸やビタミンB_{12}の値が正常で健康な人がコリン欠乏食を与えられると肝臓障害（血漿中のアラニンまたはアスパラギン酸トランスアミナーゼ活性の上昇）または筋障害（クレアチンホスホキナーゼ活性の上昇）を起こしたが，コリンを食物に補充すると回復した[5,114]。肝臓の脂肪浸潤や肝細胞障害を含む完全静脈栄養法（total parenteral nutrition：TPN）と関連している肝臓合併症が多くの臨床研究者により報告されている。TPNと関連がある肝疾患の重症度により，TPNを中止せざるをえないことがしばしばある。臨床のTPNで使用されるアミノ酸・グルコース溶液にはコリンは含まれていない。非経口栄養法を実施中に，特別なカロリーと必須脂肪酸を与えるために使用される脂質乳濁液は，ホスファチジルコリンの形でコリンを含んでいる（20%乳濁液は13.2 mmol/L含んでいる）。TPN関連の肝疾患のあるものはコリンの欠乏と関係があり，コリンまたはホスファチジルコリンの補充で防ぐことができる[115~119]。このように，コリンは長期間のTPNでは必須栄養素である。

非反芻動物では，コリン欠乏食物は，肝臓，腎臓，膵臓，記憶，および成長の障害などの重大な影響を及ぼす[8]。大部分の動物では，コリン欠乏により肝機能障害が生じ，多量の脂質（主にトリグリセリド）が肝臓に蓄積し，最終的には肝細胞全体に充満する。肝臓の脂肪浸潤は小葉の中央から始まり，周辺部に広がる。クワシオルコルまたは必須アミノ酸欠乏症では脂肪浸潤は通常は小葉の門脈領域で始まるので，コリン欠乏で起こる過程はそれとは異なる。ラットがコリン欠乏食物を摂取すると，肝細胞内の脂質の蓄積は数時間以内に始まり，6ヵ月以内にピークに達し，肝臓が線維性になると減少する[120]。脂肪肝が起こる理由は，トリアシルグリセロールが肝臓から輸送されるためには超低密度リポタンパク質（very-low- density lipoprotein：VLDL）の中に詰め込まれなければならないが，VLDLの形成にはホスファチジルコリンが必要だからである[121~123]。ペルオキシソーム増殖剤活性化受容体α（peroxisome proliferator-activated receptor α：PPARα）の活性化は，コリン欠乏誘導性脂肪症の重症度を軽減させる[124]。コリン欠乏性のヒトでは，血漿中の低密度リポタンパク質コレステロール（VLDLより誘導される）が減少し[125]，メチオニンを添加すると血漿中のホモシステイン濃度が上昇する[82]。この観察は，他の生物種と同様に，ヒトでもコリンはVLDLの分泌に必要であるという仮説と一致する。

動物では，次のような腎機能がコリンの欠乏で低下する[8]。それらには，異常な濃縮機能，水の再吸収，ナトリウムの排出，糸球体のろ過速度，腎臓の血漿流量，および腎出血が報告されている。不妊症，成長障害，骨変形，造血減少，高血圧もコリン含有量が低い食事と関連があると報告されている[8]。さらに，メチル基供与体の欠乏した食物で飼育された動物では膵臓機能の低下がみとめられている[126]。コリンはカルニチンの組織への正常な輸送に必要なようで[127~130]，コリンの欠乏は血清および尿中のカルニチン濃度の減少と関連している[131,132]。

エストロゲンとコリンの必要性

前述したように，閉経前の女性は，コリン含有量の低い食物を摂取しても，少年や成人男性および閉経後の女性に比べて臓器障害を起こしにくい[5]。エストロゲンはエストロゲン受容体（ERαおよびERβ）に結合して作用する。その後，その受容体はホモダイマーまたはヘテロダイマーとして，多くのエストロゲン応答遺伝子のプロモーター中のエストロゲン応答配列（estrogen-response element：ERE）に結合する[133]。*PEMT*遺伝子のプロモーター領域には多重のEREが存在し[6]，エストロゲンはヒトの肝細胞で*PEMT*遺伝子のmRNA発現の著しいアップレギュレーション（上向き調節）を起こす[6]。このように閉経前の女性は，コリン部分の*de novo*生合成を行える強化された能力をもっている。妊娠期間に，エストラジオールの濃度は約1 nMから増加し，末期には60 nMになる[134,135]。この発見は，女性が胎児の発育を支える必要がある期間にコリンの内因性の合成能力が最も高いことを示唆している。妊娠と授乳の時期は，コリンに対する需要が最も大きいのである。

遺伝子多型とコリンの必要性

閉経前の女性はコリンの欠乏に耐性があるはずであるが，コリンが欠乏すると45%もが臓器障害を起こす[5]。これらの栄養必要量の相違は遺伝的変異に起因するようである。前述したように，いくつかの代謝経路がコリンの食物からの必要量に影響を与えており，特定の遺伝子のSNPがこれらの経路の有効性に影響している。特に，葉酸経路のいくつかの多型は，メチルテトラヒドロ葉酸の利用のしやすさを制限し，メチル基供与体としてのコリンの利用を増加させている。*PEMT*遺伝子の多型はコリンの内因性の合成に影響を与え，コリン代謝の他の遺伝子の多型はコリン部分の利用の仕方を変化させて，栄養必要量に影響を与える。

低コリン食を摂取した時の臓器障害の発症のしやすさに関する個々の表現型検査により[5,114,136,137]，研究者は食物中のコリンの必要量に影響を与える一炭素単位代謝に関与する遺伝子中のSNPを同定した[108,138]。非常に一般的な5,10-メチレンテトラヒドロ葉酸デヒドロゲナーゼ遺伝子G1958A（*MTHFD1*；rs2236225）の対立遺伝子をもっている閉経前の女性は，低コリン食により対立遺伝子をもっていない女性の15倍もコリン欠乏症状を呈しやすい（$p <$ 0.0001）。ノースカロライナ州の研究対象集団の63%は，このSNPに関して少なくとも1個の対立遺伝子をもっていた。*MTHFD1* G1958A多型は，5,10-メチレンテトラヒドロ葉酸と10-ホルミルテトラヒドロ葉酸の間の巧妙にバランスのとれている平衡を変え，それによってホモシステインの再メチル化に対する5-メチルテトラヒドロ葉酸の利用のしやすさに影響を与える[139]。この過程は，メチル基供与体としてのコリンの需要を増大させる。*MTHFD1*にG1958A SNPをもつ母親は，神経管欠損の子どもをもつリスクが増加する[140]。

前述したように，*PEMT*はコリンの内因性の合成に関与するタンパク質をコードしている。*PEMT*遺伝子（rs12325817）のプロモーター領域のSNPは，コリンの栄養必要量の増加と関連しているハプロタイプの特性を明らかにした。C対立遺伝子の23人のキャリアーのうちの18人（78%）が低コリン食を摂取した時に臓器障害を発症した（オッズ比25；p = 0.002）[108]。このSNPは，*PEMT*遺伝子のエストロゲン誘導の減少と関連している（未発表データ）。したがって，男性および閉経後の女性はエストロゲン量が非常に少ないので，比較的このSNPの影響を受けない。ノースカロライナ州の研究対象集団の女性の74%は，この変異対立遺伝子を1～2個もっていた。コリンデヒドロゲナーゼ（choline dehydrogenase, CHDH）の遺伝子 *CHDH*（rs9001）のコーディング領域中の2個のSNPのうちの1つは，コリン欠乏の感受性に対する保護作用をもち，2番目の *CHDH* 変異体（rs12676）はコリン欠乏の感受性の増大と関連していた[108]。

コリンと脳の発達

妊娠中のコリンの栄養状態は，胎児の脳の発達に影響を与えるので特に重要である。発育中の動物は，数種類の機構により適量のコリンを摂取できるようにしている。前述したように哺乳類では，胎盤は胎児へのコリンの輸送を調節している。脳が血液からコリンを抽出する能力は新生児の期間が最も大きい。新生児ラットの脳中の新しい種類のPEMTは，ホスファチジルコリンを生成する活性が特に強い[102]。この酵素は成熟したラットの脳には存在しない。さらに，新生児ラットの脳中では，*S*-アデノシルメチオニンは組織1gあたり40～50nmol存在しており[141]，この濃度は新生児型のPEMTが高い活性を維持するのに十分な量である。前述したように，ヒトやラットの母乳は大量のコリンを新生児に供給している。

妊娠後期の母親への食事性コリンの補充およびコリン欠乏は，成熟した動物の海馬の機能の有意な不可逆的変化と関連している。それらの機能には，長期増強（long-term potentiation：LTP）[142～144]の変化および記憶の変化[145～150]などがある。げっ歯類の妊娠11～17日の期間にコリンを補充（食物中の約4倍）すると，海馬の前駆細胞の増殖促進[151,152]およびアポトーシスの減少[151,152]，子が成熟した時のLTPの亢進[142～144]，子の成熟後一生涯にわたる視空間および聴覚記憶の30%もの増強[145～147,149,150,153～155]がみとめられた。実際に，子宮中で多量のコリンに曝されたげっ歯類は，加齢による記憶の低下という「老化現象」を示さない[147,153]。妊娠後期にコリン欠乏食を摂取したげっ歯類母親の胎児は，海馬中の前駆細胞の増殖が減少してアポトーシスが増加し[151,152]，その子が成熟した動物になった時はLTPへの感受性が低下し[144]，視空間および聴覚記憶が低下した[150]。周産期のコリン補充の記憶に与える影響は，はじめは放射状迷路試験とSprague Dawleyラットを使用して発見され，他の研究室ではMorris水迷路試験のような他の空間記憶試験[156,157]とLong-Evansラットのような他の種のラット[158～160]やマウス[161]を使用して同様な結果が発見された。このように，妊娠の重要な時期でのコリンの欠乏は，生涯にわたる記憶の欠陥を生じさせる。

これらのげっ歯類での発見がヒトにも適用されるかは不明である。もちろん，ヒトとラットの脳は異なる速度で成熟する。ラットの脳は，誕生時にヒトの脳よりも成熟している。ヒトでは，海馬の構造は誕生後も成長しつづけ，4歳までには成人の構造と同様になる[162]。脳のこの領域は，神経細胞が生涯にわたりゆっくり増殖する数少ない箇所の1つである[163,164]。

母親へのコリンの補充が子の生涯にわたる記憶の変化をもたらす機構は解明されていない。最初の仮説は，新生児へのコリンの補充の記憶に対する影響は，放出されるアセチルコリンが増加して脳中のコリンが増加するというものであった。しかし，妊娠時のコリンの補充後に，胎児の脳に蓄積するコリン量はアセチルコリンの放出を増加させるのに十分ではない[38]。それどころか，母親へのコリンの補充は胎児の脳にホスホコリンとベタインをコントロールの胎児よりも有意に蓄積させる[38]。これらの効果はエピジェネティクス的機構により起こるのであろうというエビデンスが示されている。

エピジェネティクスとコリンの影響

神経管閉鎖や脳の発育へのコリンの影響は，遺伝子発現の変化により影響されるようである。食物中のコリンの欠乏は，組織中の*S*-アデノシルメチオニンの濃度を減少させ[66,165]，DNAの低メチル化を起こす[166,167]。DNAのメチル化は，グアノシン（5′-CpG-3′部位）のシトシン塩基で起こり[168]，遺伝子の転写，ゲノム刷込み，遺伝子の安定性などの細胞の生化学反応や性質に影響を与える[169～171]。哺乳類では，DNA中のCpG部位の約60～80%がメチル化されているが，CpGアイランド中の大部分のCpGはメチル化されていない[172]。この修飾がプロモーター領域で起きると遺伝子の発現が変化し[173]，メチル化の増加は遺伝子サイレンシング（gene silencing），すなわち遺伝子発現の減少と関連している[172]。コリンが欠乏している培養細胞やコリン欠乏食で飼育されたげっ歯類の母親の胎児の脳では，*CDKN3* 遺伝子のプロモーターのメチル化は減少し，その結果，この遺伝子が過剰発現し，細胞の増殖を阻害する[174,175]。この遺伝子プロモーターのメチル化の変化は，生涯にわたる海馬のニューロン形成を変える。ラット胎児期のコリンの補充で，亢進したニューロン形成が生後7ヵ月までみとめられた[176]。母親にコリンを補充すると，胎児の脳中のヒストンのメチル化も変化する[177]。この発見は遺伝子発現におけるDNAのメチル化の影響を強固なものにした。さらに，母親にコリンを補充すると，胎児の脳の血管新生やニューロン形成が変化する[178]。

メチル基を多く含む食物の母親への投与が，子に永続的な効果を与える他の例が報告されている。妊娠している偽アグーチAvy/aマウスの母親へのコリンのメチル基の補充は，子のアグーチ発現のエピジェネティックな制御を変化させて，黒のまだら模様の体毛のアグーチを増加させた[179,180]。もう1つの例では，妊娠前および妊娠期の母マウスにメチル基供与体を補充した時の胎児のaxin融合遺伝子（*Axin[Fu]*）のDNAのメチル化の増加は，Axin(Fu)/+の子のよじれた尾の発生率を50%減少させた[181]。このように，メチル基供与体の食事操作（欠乏または補充）は遺伝子発現に多大な影響を与え，その結果，生理的過程の正常な機能を確保する恒常的な機構を変えることが可能なのである。

コリンと成人の神経機能

前述したように，コリンは神経細胞中のアセチルコリンの合成と放出を促進する[51～53,182～184]。特異的な担体の機構が，血清中のコリンの濃度に比例する速度で血液脳関門を通してコリンを輸送する[40,185]。ホスファチジルコリンはアポリポタンパク質Eの一部としてニューロン中に運び込まれる[186,187]。アルツハイマー病の異常なリン脂質の代謝[188]は，脳中（剖検時）のホスファチジルコリン，ホスファチジルエタノールアミン，コリンおよびエタノールアミンの濃度の減少と，グリセロホスホエタノールアミンの濃度の増加を起こす。このような理由により，コリンおよびホスファチジルコリンは，神経疾患の治療に使用される。

マウスやラットは，記憶機能の加齢性の喪失を起こす。成熟した動物では，慢性的なコリン摂取不足がこの記憶喪失を悪化させたが，コリンに富んだ食事はそれを減少させた[189]。正常なヒトの記憶に対するコリンまたはレクチンの短期間の投与の効果に関する研究が行われているが，その結果は一貫していない。正常な大学生に対する二重盲検試験では，25 g のホスファチジルコリンの投与により系列学習試験により測定された顕在記憶が有意に改善した。この改善は，学習遅延者の応答の改善によるのであろう[190]。正常な被検者への 10 g の塩化コリンの 1 回の経口投与は，系列的言語記憶評価テストを習得するのに要する回数を有意に減少させた[191]。

ホスファチジルコリン合成の前駆体である CDP コリンの記憶増強効果についても研究されている。無作為化二重盲検プラセボ対照試験で，被検者は 1 日あたり 1,000 mg の CDP コリンまたはプラセボを 3 ヵ月間投与された。その結果，CDP コリンは短期記憶および遅延記憶を改善した。その次の研究では，記憶障害があるが認知症ではない高齢者への CDP コリンの 4 週間の投与（1 日あたり 500～1,000 mg）は，自習再生課題の記憶は改善したが，認識課題では効果がなかった[193]。二重盲検試験で，初期のアルツハイマー病の患者が 1 日あたり 25 g のホスファチジルコリンを 6 ヵ月間投与された。その結果，プラセボ投与群と比較して，いくつかの記憶試験で軽度の記憶回復が観察された[194,195]。しかし，正常者[196～198]や認知症患者[199～201]で，コリンの影響が観察されない例も報告されている。

コリン欠乏はげっ歯類に癌を生じさせる

コリン欠乏（およびメチル欠乏）食で飼育されたラットやマウスは，まず肝臓に大量の脂質が蓄積し，次いで肝臓が線維性になるとそれが減少し，その後，多種類の発癌剤で誘導される癌の初期に類似している酵素異変肝細胞の病巣が出現した[120,202～205]。コリンの欠乏により，γ-グルタミルトランスペプチダーゼ[206]および胎盤型のグルタチオン *S*-トランスフェラーゼ[207]を発現している肝細胞の異変病巣は，腺腫および肝細胞癌の形成に先行して出現する[208]。実験動物では，0.8％のコリンを添加した食事療法により癌の発症が予防された[209]。

コリンの欠乏はアフラトキシン B1 のような肝臓に対する発癌物質にも感受性を高め[210]，乳房の発癌物質であるジメチルベンズアントラセン（dimethylbenzanthracene：DMBA）[210]，メドロキシプロゲステロン酢酸（medroxy-progesterone acetate：MPA）[211]，およびプロカルバジン[212]へも感受性を高める。例えば，コリン欠乏食で飼育された雄のラットのプロカルバジン処理による乳房腫瘍の発生率は，コリンを含む食事で飼育されたラットと比較して 50％以上増加した[212]。これらの結果は，コリンの欠乏は発癌のプロモーターとして作用することを示唆しており，この発癌促進機構は不明であるが，いろいろな説が出されている。それらには，遺伝子の調節を変える DNA の低メチル化[213]，肝臓の代謝回転と酸化ストレスの増加[214]，アポトーシスのシグナルの消失[215]，細胞増殖のシグナルの変化[120]などがある。

多くの研究が食事中のコリン（メチル）欠乏と癌とを関連づけているので，コリンの必要量を増加させる遺伝子変異（*PEMT*，*CHDA*，または *MTHFD1* 中の）は癌のリスクを増加させるのであろう。PEMT 活性をほとんどもたず，急速に分裂する肝臓由来の細胞（McArdle RH777）の増殖は，*Pemt2* 遺伝子を導入されると抑制された[216]。*Pemt2* 遺伝子を導入されたこの細胞は軟寒天中で足場非依存性コロニーを形成できなかったが，ベクターを導入されたコントロールの細胞は効率的に増殖した[217]。さらに，化学発癌剤であるアフラトキシン B1，ジエチルニトロサミン，またはメチルニトロソウレアにより誘導された肝細胞癌は，正常な肝臓組織と比べて *PEMT2* 発現と PEMT 活性（PEMT1 および PEMT2 で測定）が減少した[217,218]。このような *PEMT2* 発現および PEMT 活性の変化は，ヒトの肝細胞癌でも観察された[219]。

まとめ

コリンは生命の維持に必須である。それは細胞内の基本的な情報伝達過程を調節し，膜の構成成分の 1 つであり，脳の発育の重要な時期に必要である。コリンの代謝は，メチオニンおよび葉酸の代謝と密接に結びついている。閉経前の女性と比べて男性と閉経後の女性は，コリン欠乏の弊害を受けやすく，よくある SNP がコリン欠乏を生じさせるリスクを増大させる。

(Steven H. Zeisel／中谷一泰 訳)

31 カロテノイド

歴史的概要

カロテノイドは植物，昆虫，魚類，鳥類，藻類，酵母や細菌類に広く存在する脂溶性色素であり，多様でかつ重要な生物学的機能を発揮する。カロテノイドの研究は1831年に始まり，Wackenroderが，ニンジン（*Daucus carota*）からカロテンという黄色色素の結晶を初めて単離した。その後1837年には，Berzeliusが紅葉中の黄色色素をキサントフィルと命名した[1]。20世紀初頭にはクロマトグラフィーの技術が開発され，カロテノイド分析は大きく発展を遂げた。研究者たちは多くのカロテノイドファミリーを発見し，これらの化合物がイソプレノイド誘導体であることを明らかにした。1913年，McCollumとDavisによるビタミンAの発見（17章参照）とほぼ同時期に，OsborneとMendelは植物の緑色部位が比較的多量の「脂溶性ビタミンA」活性をもつことを発見した。その後の10年間に，SteenbockとMooreやその他の研究者たちは，生体内での成長促進活性の比較研究から，脂溶性ビタミンAと黄色色素の関係に関するさらなる情報を提供した。

1930年および1931年，Karrerらはサメ肝油から精製したβ-カロテンとレチノール両者の構造を明らかにした。彼らは，β-カロテンの半分の化学構造がレチノールの構造に類似することをみとめた。この発見から，Karrerはカロテン1分子の中央の二重結合への水2分子の単純な付加反応が，レチノール2分子を生成すると考えた。しかし，1965年になってようやくGoodmanとHuang[2]，OlsonとHayaishi[3]がそれぞれ，ラットの肝臓および小腸の細胞抽出液を用いて，β-カロテンからレチノールへ酵素合成されることを証明した。他の開裂産物は何も検出されなかったことから，彼らは，本反応は酸素分子を必要とするβ-カロテンの中央二重結合での対称的な開裂反応によって起こると推定し，その酵素をβ-カロテン-15,15′-オキシゲナーゼ（β-carotene-15,15′-oxygenase: BCO1）と命名した。

その35年後に，Wyssら[4]とvon LintigとVogt[5]は，異なった動物種において，*BCO1*遺伝子の分子クローニングに成功した。彼らは続いて本酵素の生化学的および構造的性質を明らかにした[6~11]。これらの研究によって，プロビタミンAカロテノイドの中央開裂がビタミンA産生を導く主要経路であることが確立された（**図31.1**）。

1954年，Gloverら[12]は，β-カロテンでは中央開裂とエキセントリック開裂の両者が起こることを提唱した。エキセントリック開裂とは，中央の二重結合の外側の位置で起こるカロテノイドの非対称的な開裂である（**図31.1**）。β-カロテンにおけるエキセントリック開裂の存在は，1970年代以降研究者たちの間の論争になっていた[13~16]。しかしKieferらがヒトとマウスで，β-カロテン-9′,10′-オキシゲナーゼ（BCO2）を同定したことにより，ようやく確認された[17]。さらに研究者たちは，BCO2が非プロビタミンAカロテノイドを優先的に開裂する（*cis*-リコペン，ルテイン，ゼアキサンチン）ことを明らかにした[18,19]（**図31.2**）。

ビタミンAに加えてカロテノイド代謝物も，いくつかの重要な細胞内シグナル伝達経路や分子標的における特異的な生物活性に関与する可能性がデータから示されている[20,21]。この発見は，ヒトの健康や疾患において，親化合物よりもカロテノイド代謝物のほうがより大きな生物学的役割をもつことを示唆している。ヒトゲノムマッピングと「-オミクス」の発展によりカロテノイド代謝がより明確に理解され，その結果がカロテノイドの生物機能に新しい洞察を与えることが期待される。

化学的性質

750種類以上のカロテノイドが化学構造および基本分析情報とともに*Carotenoids Handbook*[22]に掲載されており，新しいカロテノイドが同定されつつある。天然に存在するカロテノイドのおよそ40～50種はヒトの食物連鎖に関わっており，さらに24種がヒトの血漿や組織で検出されている[23]。最も大量にヒトの血漿に存在するカロテノイドはβ-カロテン，α-カロテン，β-クリプトキサンチン，ルテイン，ゼアキサンチンおよびリコペンである。ヒトの血漿や組織で検出されるカロテノイドの約70%は，これら6種のカロテノイドである。カロテノイドは2つのグループに分類される。すなわち，酸素分子を含むキサントフィル類（ルテイン，ゼアキサンチン，β-クリプトキサンチンなど）と炭化水素カロテノイドであるカロテン類（環状のα-カロテン，β-カロテンおよび鎖状のリコペンなど）である。

カロテノイドの基本構造は40個の炭化水素の共役ポリエン鎖であり，環状の末端構造をもつことがある[22]。ポリエン鎖は分子の中心に一連の共役二重結合（−C=C-C=C-）をもち，カロテノイドに特徴的な色調を示す発色団である。その構造はカロテノイドの不安定要因であり，そのために酸化，熱，光，酸による開裂や*trans*型から*cis*型への異性化が起こりやすい。交互に単結合と二重結合が置き換わる共役系は，隣接原子を越えた電子の非局在化をもたらし共鳴安定構造を形成する。これらの構造は，生物学的な抗酸化活性と，ある波長の光を吸収することにより化合物に色調をもたらす。

β-カロテン，α-カロテンおよびβ-クリプトキサンチンはビタミンAの重要な供給源である（17章参照）。すべてのプロビタミンAカロテノイドは1個ないし2個のβ-イオノン環を有する（**図31.1**）。β-カロテンは交互の二重結合と単結合長鎖炭素によって特徴づけられる対称的な化学構造をもち，両端は環状構造で終結している（**図31.1**）。ルテインとゼアキサンチンはどちらもイオノン環に付加した酸素をもつが，互いの相違は1つのイオノン環の二重結合

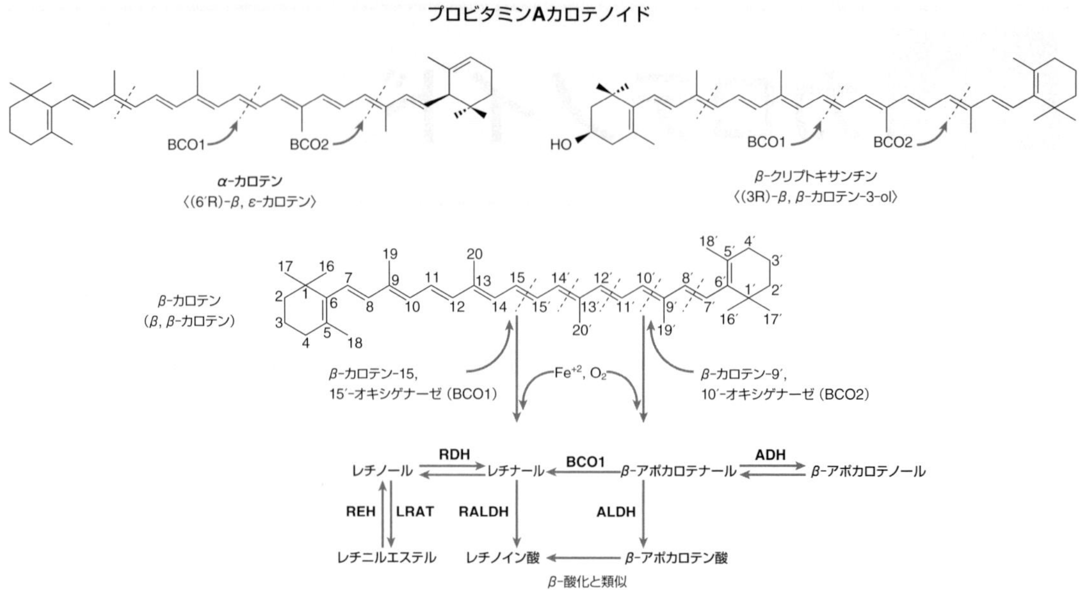

プロビタミンAカロテノイド

BCO1 BCO2

α-カロテン
〈(6′R)-β, ε-カロテン〉

HO BCO1 BCO2

β-クリプトキサンチン
〈(3R)-β, β-カロテン-3-ol〉

β-カロテン
(β, β-カロテン)

β-カロテン-15,
15′-オキシゲナーゼ (BCO1)

Fe^{+2}, O_2

β-カロテン-9′,
10′-オキシゲナーゼ (BCO2)

レチノール ⇄(RDH) レチナール ←(BCO1) β-アポカロテナール ⇄(ADH) β-アポカロテノール

REH LRAT RALDH ALDH

レチニルエステル レチノイン酸 ← β-アポカロテン酸

β-酸化と類似

図 31.1 ヒトの血漿中および組織中の主要プロビタミン A カロテノイド（β-カロテン，α-カロテン，β-クリプトキサンチン）の代謝経路と化学構造。プロビタミン A カロテノイドは，β-カロテン-15,15′-オキシゲナーゼ（BCO1）により 15,15′ 二重結合において対称的に開裂する。その結果，レチノイン酸に酸化されるかあるいはレチノールに還元される all-*trans*-レチナールを 1 または 2 分子生成する。レチノールはレチニルエステルに変換して貯蔵される。プロビタミン A カロテノイドは，β-カロテン-9′,10′-オキシゲナーゼ（BCO2）によっても 9′,10′-結合あるいは 9,10-結合で開裂し，β-アポ-10′-カロテナールとβイオノンを生成する。アポβ-カロテナールはさらに BCO2 開裂により，ビタミン A の前駆体になるか，あるいは相当するアポ-βカロテン酸に酸化され，脂肪酸のβ酸化と同様の経路をたどる。ADH：アルコールデヒドロゲナーゼ，ALDH：アルデヒドデヒドロゲナーゼ，LRAT：レシチン：レチノールアシルトランスフェラーゼ，RALDH：レチナールデヒドロゲナーゼ，RDH：レチノールデヒドロゲナーゼ，REH：レチニルエステルヒドロラーゼ。

の位置である（**図 31.2**）。リコペンは環のない対称的な開環鎖構造である（**図 31.2**）。

これら主なカロテノイドの化学情報は *Carotenoids Handbook*[22] に記載されている。カロテノイドは通常，all-*trans* 異性体として天然に存在する。しかし，藻類 *Dunaliella* における 9-*cis*-β-カロテンやトマトおよび他の生物における 15-*cis*-フィトエンという例外がある。炭素-炭素二重結合の *cis-trans* 異性化はカロテノイドの立体化学の重要な側面である。なぜなら，幾何異性体は異なる生物活性を発揮する可能性があるからである。天然に存在する約 370 種類のカロテノイドは 1〜5 個の非対称炭素原子をもつため立体異性であるが，天然に存在する多くのカロテノイドはただ 1 つの立体配置である。

アポカロテノイドあるいはアポリコペノイドとは，示された開裂位置においてカロテノイドの両端（あるいは一端）から断片が脱離して短くなった炭素骨格をもつカロテノイド誘導体の名称である（β-カロテンから β-アポ-10′-カロテナール〈**図 31.1**〉，リコペンからアポ-10′-リコペナール〈**図 31.2**〉）。同じことが，さらなる代謝物であるアルコールや酸誘導体にもあてはまる。アポカロテノイドは，植物における生理活性伝達物質であり，受粉や種子の分散のために動物を誘引する視覚的あるいは揮発性シグナルとして作用する。これらの物質はアレロパシー相互作用，植物防御，そして植物を構成するための鍵となる物質である[24]。アブシジン酸は 9′-(Z)-ネオキサンチンの 11,12 炭素-炭素二重結合の酸化的開裂で生じ，植物ホルモン作用を発揮する。ヒトにおいて，最も重要なアポカロテノイドはレチナールとその誘導体である。

食事源

ヒトの食事における主要なカロテノイド供給源は，濃い黄色から赤色を有する野菜と果物である（**表 31.1**）。ヒトの食事に含まれるカロテノイド色素のよく見られる例に，トウモロコシのような黄色野菜や卵黄がある。両者ともカロテンおよびルテインが豊富である。β-カロテンはニンジンのオレンジ色色素，リコペンはトマトやスイカの赤色色素，そしてアスタキサンチンはサケのピンク色色素である。野菜の緑葉におけるカロテノイド由来の色調はクロロフィルによって隠されている。幅広い食事からのカロテノイドの供給源のリストを**表 31.1** に示す。1990 年代以来，農産物に対する代謝工学が進展し，ゴールデンライス，高 β-カロテンのトウモロコシ，キャッサバ根茎やジャガイモが生み出された。最近では，これらの新規食材のビタミン A としてのバイオアベイラビリティ（生物学的利用能）や世界中で安全にビタミン A 欠乏を克服する可能性を評価しているところである。

食事からの摂取と血清濃度

食事からのカロテノイド摂取と血清濃度の情報は，第 3 回国民健康栄養調査（Third National Health and Nutrition Examination Survey：NHANESⅢ）から得ることができる[25,26]。カロテノイドは必須栄養素には分類されていない

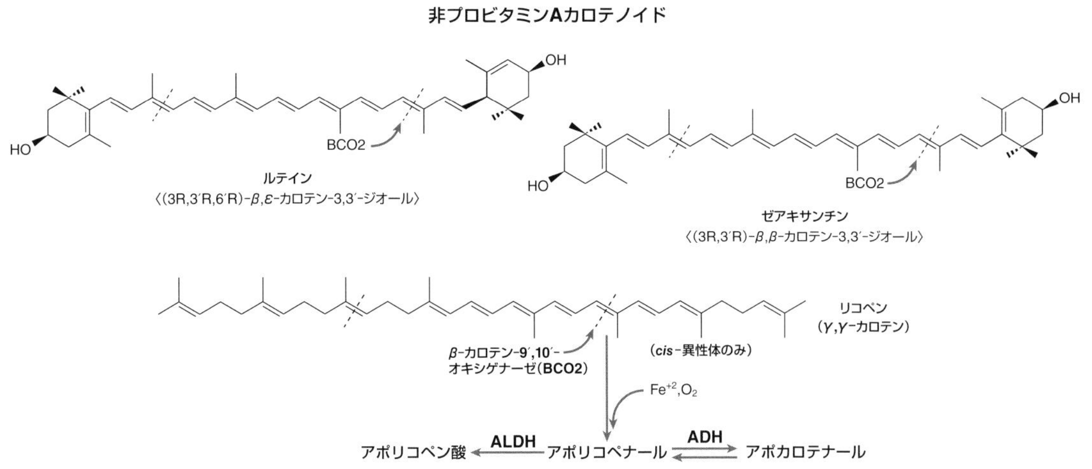

非プロビタミンAカロテノイド

図 31.2 ヒトの血漿および組織の主要な非プロビタミンA（ルテイン，ゼアキサンチン，リコペン）の推定される代謝経路と化学構造。β-カロテン-9′,10′-オキシゲナーゼ（BCO2）によるキサントフィル（ルテイン，ゼアキサンチン）の開裂は9,10-あるいは9′,10′-二重結合に起こり，それぞれ3-OH-β-アポ-10′-カロテナールとβ-イオノン，3-OH-β-イオノンとβ-アポ-10′-カロテナールを生成する。BCO2による*cis*-リコペンの開裂は9,10-あるいは9′,10′-二重結合に起こり，アポ-10′-リコペナールを生成するが，さらに酸化されてアポ-10′-リコペン酸あるいは還元されてアポ-10′-リコペノールを産生する。ADH：アルコールデヒドロゲナーゼ，ALDH；アルデヒドデヒドロゲナーゼ。

表 31.1 主要カロテノイドの食事由来摂取量，血清濃度および食物源

カロテノイド	化学式	摂取量の中央値（10〜90パーセンタイル）	血清濃度の中央値（10〜90パーセンタイル）	食物源
β-カロテン	$C_{40}H_{56}$	1,665（774〜3,580）	14.7（6.4〜35.1）	ニンジン，サツマイモ，ホウレンソウ，ブロッコリー，ケール，カボチャ，マンゴー，アプリコット，かんきつ類（黄色果物？），緑葉野菜
α-カロテン	$C_{40}H_{56}$	36（2〜1.184）	3.4（1.3〜9.2）	ニンジン，カボチャ，かんきつ類，緑葉野菜
β-クリプトキサンチン	$C_{40}H_{56}O$	88（24〜319）	8.0（4.0〜16.4）	タンジェリン，オレンジ，赤色パプリカ，モモ，パパイヤ，少量の黄色果物，トウモロコシ
ルテイン＋ゼアキサンチン	$C_{40}H_{56}O_2$	1,466（714〜3,021）	18.9（11.1〜33.0）	卵黄，ブロッコリー，ホウレンソウ，黄色パプリカ，ケール，スイートコーン，カボチャ，緑色野菜，果物
リコペン	$C_{40}H_{56}$	8,031（3,580〜16,833）	22.4（11.9〜36.1）	トマトおよびトマト製品（ケチャップ，パスタソース，スープ，ジュースなど），スイカ

(Data from the Third National Health and Nutrition Examination Survey (NHANES III), from 1988 to 1994, as discussed in Trumbo P, Yates AA, Schlicker S et al. Dietary reference intakes: vitamin A, vitamin K, arsenic, boron, chromium, copper, iodine, iron, manganese, molybdenum, nickel, silicon, vanadium, and zinc. J Am Diet Assoc 2001;101:294–301; and Monsen ER. Dietary reference intakes for the antioxidant nutrients: vitamin C, vitamin E, selenium, and carotenoids. J Am Diet Assoc 2000;100:637–40, with permission.)

ため，1日推奨摂取量も設定されていない。β-カロテンとその他のプロビタミンAカロテノイドが重要なビタミンA供給源であることは確認されているが，レチニルエステルとカロテノイドに由来するビタミンA全体における比率に関して特定の推奨値は存在しない。現在，β-カロテンからビタミンAへの変換率として報告されている値（すなわち，ビタミンAの1分子と栄養学的に等量となるβ-カロテンの分子数）は広範囲であり，油脂中に存在する高純度合成β-カロテンの2：1から野菜中のβ-カロテンの27：1にまでわたっている[27]。フードマトリックス（野菜，果物）やホストの栄養健康状態（ビタミンAの過不足，栄養不足，感染）などの因子がβ-カロテンのバイオアベイラビリティとビタミンAへの変換に影響する。米国医学研究所は，β-カロテンや総カロテノイドの推奨量（recommended dietary allowance：RDA）や目安量（adequate intake：AI）を設定していない。しかし，2003年にイギリスのビタミンとミネラルの専門家グループは，栄養補助食品からのβ-カロテン1日摂取の安全な上限量は7 mgであると宣言した[28]。

ヒトβ-カロテン開裂酵素遺伝子（*BCO1*）には一塩基多型（single nucleotide polymorphism：SNP）が存在し，しかも高頻度で出現してβ-カロテン代謝を変えるといわれている[29]。これらの研究は，β-カロテンの吸収と代謝には様々な表現型があることを意味する。付け加えると，将来ビタミンA供給を推奨するためには，その集団における遺伝的多様性を考慮すべきである。

分析

高速液体クロマトグラフィー（high-performance liquid chromatography：HPLC）は，血漿，組織や食品試料からのカロテノイド抽出後のカロテノイド組成分析と濃度決定に有効な手段である。カロテノイド自体による紫外線（UV）可視吸収スペクトルは，カロテノイドを同定するための最初の基準であり，定量分析の基盤である。カロテノイドは特徴的な吸収スペクトルを有し，それらの濃度は個々のカロテノイド特有の吸光係数を用いて計算される。

UV 可視光スペクトルや吸光係数を含む主要なカロテノイドの化学データは，Britton ら[22]によって記述されている。フォトダイオードアレイ検出器は選択した波長範囲における同時検知を可能にし，同定のためのクロマトグラム上のそれぞれの成分ピークの可視吸収スペクトルを提供する。HPLC-質量分析や HPLC-NMR（核磁気共鳴）への連結技術も，より容易に利用できるようになりつつある。

既知化合物としてのカロテノイドの同定法は，少なくとも以下のことに基づくべきである。(a) UV 可視吸収スペクトル（λmax）が標準品と同一である，(b) HPLC におけるクロマトグラフィー的性質が標準品と同一であり，同時添加クロマトグラフィーではピークが重なる，(c) 可能であれば，少なくとも分子イオン質量が確定した質量スペクトルが得られている。HPLC による定量分析においては，抽出効率を確認するためにエキネノンなどの内部標準を用いることが必要である。構造を完全に解明するために，すべてのシグナルが割りあてられたNMRスペクトル，および立体異性体については標準品との円偏光二色性スペクトルの比較が必要である。

カロテノイドは不安定であり，酸素，熱，光，酸に曝されると壊れやすい。分解のリスクとアーチファクトの生成を最低限に抑えるために，慎重さと特別な方法が用いられなければならない。すべての分析方法は不活性な大気（窒素やアルゴンガス），室温（～20℃），暗所あるいは拡散光，および酸を含まない状態において，新鮮かつ精製した過酸化物のない溶媒で実施すべきである。血漿や組織の試料は－80℃で保存することにより，分解や異性化を抑えなければならない。

非侵襲的な共鳴ラマンスペクトル技術を用いて，皮膚や網膜などの部位で直接カロテノイドを測定することができる[30,31]。手掌の皮膚のカロテノイドは携帯型ラマン分析器を用いて測定可能である。488 nm の放射光は総カロテノイド量，514 nm の放射光はリコペン量の評価に用いられる。リコペン以外のカロテノイドを分けて測定する能力はないが，ヒト介入試験において果実や野菜摂取由来カロテノイドの状態のモニタリングやヒト介入試験での補充によるカロテノイドの効果に対して有効である。ルテインとゼアキサンチンはヒト網膜黄斑の主要な色素であり，共鳴ラマン分析を用いることにより測定できる[30]。この非侵襲的な検出技術は，一般の集団における黄斑色素レベルをスクリーニングする方法になる。

標識化されたカロテノイドを用いる安定同位体法は，ヒトの異なる食材からのカロテノイドのバイオアベイラビリティ，生体変換や生体効果を決定するのに有用である[27]。この技術は高額であり複雑でもあるが，投与したカロテノイドと内在性のカロテノイドを区別することができるし，プロビタミンAカロテノイドのビタミンA当量を決定することもできる。

吸収，バイオアベイラビリティ，輸送

現在までのカロテノイド研究の多くはβ-カロテンに集中している。油含有β-カロテンの中程量の投与の吸収効率はおよそ9～22%である。ヒト（サル，フェレット，スナネズミも同様，ラット，マウス，ウサギは高用量を摂取しない限りは除く）は未変化のカロテノイドを有意なレベルで直接吸収し，血漿，肝臓や末梢組織に蓄積する。カロテノイド濃度の中央値は NHANESⅢ（**表 31.1**）に報告されている。血漿カロテノイドの半減期はβ-カロテン，α-カロテン，クリプトキサンチンで 12 日，リコペンで 12～33 日，ゼアキサンチンとルテインでは 33～61 日の範囲内である[32]。

野菜からのβ-カロテンのバイオアベイラビリティは一般的に低い[33]。記憶を助ける頭字語 SLAMENGHI はカロテノイドのバイオアベイラビリティに影響する主な因子を示している。SLAMENGHI は，カロテノイド種（species of carotenoids），分子レベルでの連関（linkages molecular level），カロテノイド量（amount of carotenoid），マトリックス影響因子（matrix effector），栄養状態（nutrient status），遺伝的素因（genetics），宿主関連因子（host-related factor）と，これら変動要因間の相互作用（interactions among these variable）を表している[33]。これらの因子は文献中に詳しく述べられている[34,35]。

食品マトリックスに埋め込まれたカロテノイドは効果的には吸収されない。食品マトリックスの機械的分解とカロテノイドの遊離をもたらす食品加工および調理が腸管吸収を上昇させる。食品マトリックスからの遊離の後，摂取されたカロテノイドは乳化され，ミセルへ可溶化された後に腸粘膜へ吸収される（**図 31.3**）。

以前の研究では，カロテノイドの吸収過程は受動拡散で行われると推測された。しかし，最近の研究では，スカベンジャー受容体クラスBタイプ1タンパク質トランスポーター（scavenger receptor class B type 1 protein transporter：SR-B1）を介したカロテノイドの取込みの能動的過程も存在することが示唆されている[36]。SR-B1 は，肝臓，副腎，卵巣，胎盤，腎臓，前立腺や脳やヒトの小腸にも存在している。したがって，リポタンパク質から組織へのカロテノイドの輸送，組織からリポタンパク質へのカロテノイドの輸送を一部担うかもしれない[37]。腸特異的ホメオボックス（intestine-specific homeobox：ISX）転写因子を含む食事対応調節ネットワークは，ネガティブフィードバック調節機構により腸におけるβ-カロテンの取込みとビタミンA産生を調節することが示された[36]。ISX は，脂質やカロテノイドの吸収を促進する腸 BCO1 発現[38]と SR-B1 発現[39]をともに抑制する[34]。ISX はレチノイン酸とレチノイン酸受容体（retinoic acid receptor：RAR）依存性機構の支配下にあるので，ビタミンAが不足している時は BCO1 発現と SRB1 発現ともに誘導されて，β-カロテンの吸収とビタミンAへの変換が増大する（**図 31.3**）。BCO1

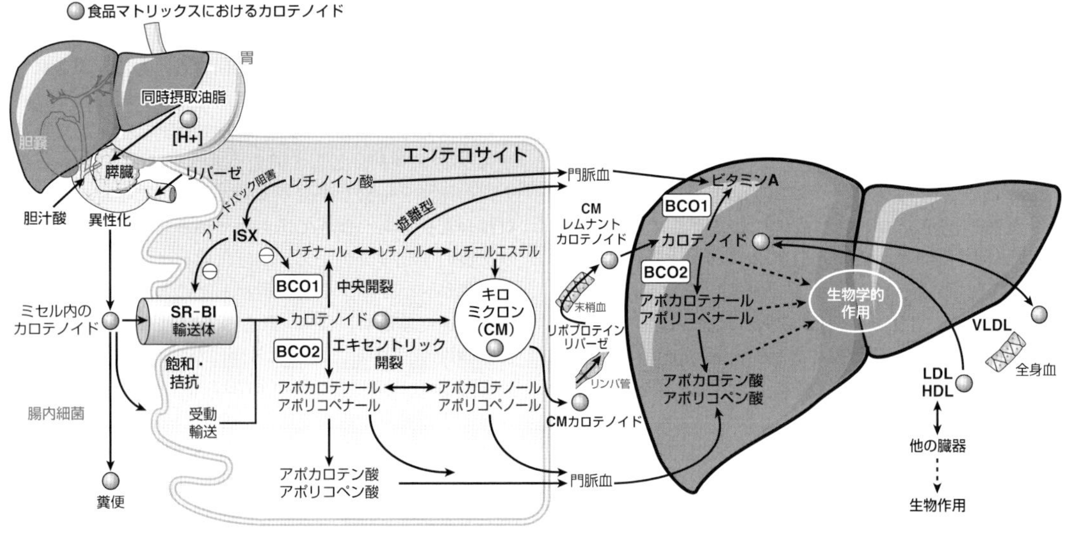

図 31.3 カロテノイドの吸収，代謝，輸送の簡略図。BCO1：β-カロテン-15,15′-オキシゲナーゼ，BCO2：β-カロテン-9′,10′-オキシゲナーゼ。

による β-カロテンの開裂はレチナールを生成し，さらに酸化されてレチノイン酸になる。レチノイン酸は ISX 転写因子の発現を誘導し，BCO1 と SR-B1 両者の発現を抑え，食事性のフィードバック機構を完成させる（**図 31.3**）。

別のタンパク質である CD36 は長鎖脂肪酸や酸化低比重リポタンパク質（low-density lipoprotein：LDL）の取込みに関わる十二指腸や空腸の表面膜糖タンパク質であり，カロテノイドの細胞への移動に関わる。β-カロテンの吸収に影響するのと同じ要因が他のカロテノイドにも同様に影響する可能性はあるが，個々のカロテノイドとそれらの *cis* 異性体の吸収に関してはより多くの研究が必要である。

β-カロテンは小腸粘膜に取り込まれた後，BCO1 ないし BCO2 によって開裂し，ビタミン A あるいは他の代謝物に変換されるか，そのままキロミクロンに組み込まれて肝臓や他の末梢組織への輸送のためのリンパ系に分泌される（**図 31.3**）。いくつかの極性代謝物は門脈系を経由して肝臓へ直接輸送される[40]。β-カロテン，レチニルエステル，レチノールや極性の低い代謝物はリンパへ吸収されるが，より極性の高い代謝物である β-アポカロテナール，レチノイル-β-グルクロニド，レチニル-β-グルクロニド，レチノイン酸は直接門脈血に取り込まれる[40]。β-カロテンとその代謝物のリンパおよび門脈への異なる吸収は代謝物の極性に依存するように思われる。

血流中のキロミクロンの一部はリポタンパク質リパーゼにより分解されるが，この過程で肝臓に速やかに取り込まれるキロミクロンレムナントを遊離する（**図 31.3** と 4 章参照）。いくつかのカロテノイドはこれらのリポタンパク質から遊離して，直接肝臓外組織に取り込まれる。摂食状態では，肝臓はカロテノイドを貯蔵するか超低比重リポタンパク質（very-low-density-lipoproteins：VLDL）や LDL に分泌する。絶食状態では，血漿カロテンは主に LDL に存在する。キサントフィル（ルテイン，ゼアキサンチン，β-クリプトキサンチン）は主に LDL と高比重リポタンパク質（high-density lipoprotein：HDL）両者に，そして少量は VLDL に局在する。血中カロテノイド輸送のうち，LDL 輸送は 55%，HDL 輸送は 31%，VLDL 輸送は 14% を占める。組織への取込みや肝臓へのカロテノイドのリサイクルや排出を調節する特定の因子は不明である[35]。

代謝

▶中央開裂経路

プロビタミン A カロテノイドにおいて，中央開裂はビタミン A を生成する主要な経路である。β-カロテン，α-カロテン，β-クリプトキサンチンは，BCO1[5,6,41] により中央の二重結合部位で対称的に開裂し，マウスやヒトの組織（肝臓，腎臓，腸管，精巣）に存在する[7,42]。精製したリコンビナントヒト BCO1 酵素は，*in vitro* でミカエリス-メンテン（Michaelis-Menten）定数（K_m）7 μM，および最大速度（$\dot{V}_{max}$）10 nmol レチナール/mg/分で，β-カロテンを開裂する[43]。β-カロテンから生じたレチナールは，続いてレチノールに還元されるか，あるいはレチノイン酸に酸化される（**図 31.1**，17 章参照）。リコペンのような非プロビタミン A カロテノイドの精製リコンビナント BCO1 による開裂は少ないか[7]，あるいは活性が見られないか[9,44] である。

4 個の保存されたヒスチジンと 1 個のグルタミン酸残基が，BCO1 の触媒作用に必要不可欠であり，おそらく触媒活性には鉄共役因子の結合が必要とされる[10]。ニワトリの BCO1 は α-カロテン，β-カロテン，γ-カロテン，β-クリプトキサンチン，アポ-4′-カロテナール，アポ-8′-カロテナールの幅広い範囲で基質特異性を示す[44]。このことから，少なくとも 1 個の β-イオノン環が存在すれば 15,15′ 二重結合の中央開裂は十分に触媒されることが明らかである。

▶エキセントリック開裂経路

β-カロテンのエキセントリック開裂は一連のカルボニル化合物同族体を生成するというエビデンスに基づいて[15,45]，この経路の存在がマウス，ヒト，ゼブラフィッシュ，フェレットにおける BCO2 分子同定によって確認された[17,18]。

BCO2は全体としてBCO1とホモログな配列からなり，同時に両タンパク質の鉄共役因子の結合に含まれるヒスチジンとグルタミン酸残基のパターンが保存されている[10,17]。BCO2は肝臓，精巣に高頻度に発現しており，一方で腎臓，肺，心臓，脾臓，前立腺，腸，胃，大腸および脳における発現頻度は低い[17,18]。

リコンビナントのフェレットBCO2の最適pHは8.0〜8.5であり，pHおよび時間に直線的に依存してall-*trans*-β-カロテンを開裂し，β-アポ-10′-カロテナールを形成する。この反応のミカエリス-メンテン速度式は，β-カロテンに対するK_mが3.5 ± 1.1 μMであり，β-アポ-10′-カロテナールに対する$\dot{V}_{max}$は32.2 ± 2.9 pmol/mg/時である。β-アポカロテナールはBCO1によってさらに開裂され，レチノールやレチノイン酸を生成するか[46,47]，あるいは酸化されて対応するアポ-β-カロテン酸を生じる(**図31.1**)。アポ-β-カロテン酸は脂肪酸と同様のβ酸化経路に進み，C13位のメチル基によって酸化反応が止められる[48]。この炭素鎖断片化によりβ-カロテンからレチノイン酸が生じる[48]。β-アポ-12′-カロテナールおよびβ-アポ-10′-カロテナールは*in vivo*においてβ-カロテン灌流後のフェレットの腸粘膜から単離され[49,50]，β-アポ-8′-カロテナールはall-*trans*-[10,10′,11,11′-^{14}C]-β-カロテンを経口投与したヒトにおいて単離された[51]。

ビタミンA生合成におけるBCO2の関わりは不明確であるが[52]，反応速度論解析によればβ-アポカロテナールはβ-カロテンからのレチノイド生合成における中間体であると思われる。実際に，β-アポ-14′-カロテナールをフェレットに灌流すると，生体内でレチノイン酸とレチノールの産生量が増加し[47]，アポ-8′-カロテナールの給餌はビタミンA欠乏ラットにレチノールを貯蔵させる[53]。ウシの*BCO2*遺伝子の変異は，脂肪組織，血清および乳中のβ-カロテン濃度を上昇させるとともに肝臓レチノール濃度を低下させる結果になった[54,55]。

BCO1は，非プロビタミンAカロテノイドよりもプロビタミンAカロテノイドに対してより大きな活性で開裂反応を触媒するが，BCO2の活性はβ-カロテンを基質とするよりも，*cis*-リコペン異性体やルテイン，ゼアキサンチンなどの非プロビタミンAカロテノイドを基質とするほうが高い活性を示す[18,19]。これらの事実は，脊椎動物の代謝と健康におけるβ-カロテンと他のカロテノイド(プロビタミンAカロテノイドおよび非プロビタミンAカロテノイド)の中央開裂およびエキセントリック開裂の役割に焦点をあてるものである。カロテノイドオキシゲナーゼが普遍的に発現することは，多くの組織自体が代謝ホメオスタシス(恒常性)にあることを示唆するものである。しかし*in vivo*および*in vitro*で観察される他のβ-アポカロテナールの産生がβ-アポカロテノイドのさらなる開裂代謝の結果であるのか，これらの基質への付加的なカロテンオキシゲナーゼによる一次開裂産物であるかどうかは不明である。

▶遺伝学的要因

β-カロテンの吸収と代謝の多様性は，ヒトにおいてよく調べられている[56]。BCO1[53]とSR-B1[36]の制御は，この多様性を部分的に説明するが，ヒトにおいて同定されたいくつかの遺伝的な変化もβ-カロテンの吸収と代謝に影響する。アポリポタンパクB，リポタンパク質リパーゼ，SR-B1などのリポタンパク質代謝の構成因子のSNPは，ヒトにおける血漿カロテノイドの変化に関連する[37]。これらの遺伝子は，カロテノイド吸収ばかりでなく組織分布にも大きな効果を与える。*SRB1*遺伝子のSNPは加齢黄斑変性のリスクファクターとして同定されている[57]。血漿β-カロテンの増加と血漿レチノール減少が，*BCO1*遺伝子のヘテロ接合変異をもつ個人で示されている[58]。変異BCO1タンパク質の生化学分析から，高度に保存されるべきトレオニン残基がメチオニン残基に置換したことが同定された。また反応速度論解析により，野生型BCO1に比べて活性がおよそ90%低下することが明らかになった。

ある種のSNPはヒトの*BCO1*遺伝子のタンパク質をコードする部位でも同定され，その結果，いくつかのタンパク質変異体が生成した[29,58,59]。*BCO1*における267S+379Sあるいは379V変異体をもつ女性は，腸におけるβ-カロテン変換能が減少している[59]。別の研究では，*BCO1*遺伝子の上流に位置するSNPは血中β-カロテン・α-カロテンレベルの増加と関連する。リコペン，ルテイン，ゼアキサンチンレベルは，SNPキャリアーでは低い。しかし，*SRB1*と*BCO1*遺伝子におけるSNPの存在は，カロテノイド低吸収あるいは低変換表現型の一部を説明するものである。

ヒトの*BCO2*遺伝子の遺伝学的変異の存在に関する報告はないが，動物の遺伝学的な報告ではBCO2における幅広い基質特異性が知られている。ウシの*BCO2*遺伝子は切り取られ機能のないBCO2タンパク質を生じるSNPを含むことが示された[54,55]。Norwegian white sheep (*Ovis aries*)の*BCO2*遺伝子のナンセンス変異は黄色脂肪表現型に関連している[60]。ニワトリでは，黄色皮膚表現型が*BCO2*遺伝子のSNPと関連する[61]。皮膚のβ-カロテン-9′,10′-モノオキシゲナーゼの減少は家禽の皮膚を黄色化する。この発見は，ニワトリの皮膚に主に蓄積するカロテノイドであるキサントフィル(ルテインとゼアキサンチン)の開裂能が減少することを示唆している。

▶制御

カロテノイド代謝の分子機構および制御機構の知識はいまだ不完全である。マウスとヒトのBCO1プロモーターの分子レベルでの研究はペルオキシソーム増殖剤活性化要素(peroxisome proliferator-response element：PPRE)の存在を明らかにした[63,64]。γ型ペルオキシソーム増殖剤活性化受容体(peroxisome proliferator-activated receptorγ：PPARγ)とレチノイドX受容体α(retinoid X receptorα：RXRα)アゴニストは，対応する核内受容体に共にトランスフェクションされるとBCO1プロモーターレポーターを転写活性化する[63]。ヒトのBCO1プロモーターは，myocyte-enhancer element factor-2(MEF2)結合部位の形で付加的なエンハンサー要素をもつ[64]。リコペンを投与したラットではBCO1発現が副腎と腎臓で著しく減少する[65]。PPARγ標的遺伝子である脂肪酸結合タンパク質-3は，BCO1と並行してダウンレギュレートする。BCO1ノックアウトマウスでは，脂質代謝の重度障害が起こる[52]。β-カロテンの開裂生成物は，脂質代謝を制御する核内受容体相互間のクロストークを効率化することが示唆されてい

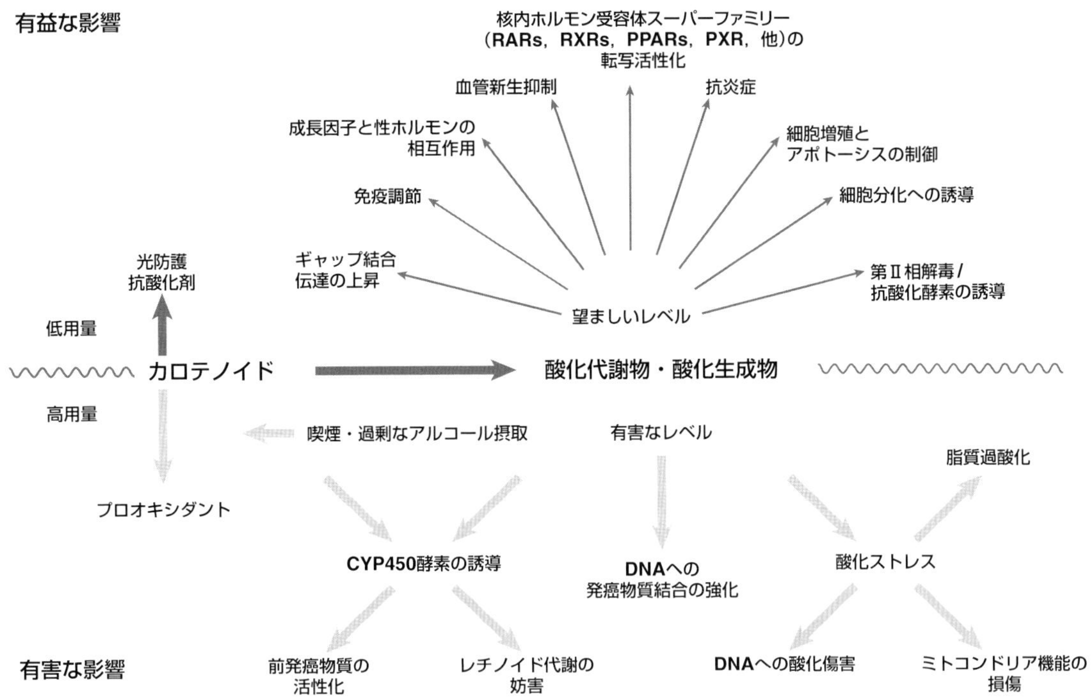

図 31.4　カロテノイドとそれらの代謝物によるヒトの健康への潜在的な生物作用（有益および有害を含む）の模式図。少量のカロテノイド代謝物はある種の慢性疾患や癌に対して防御的に働くが，多量になると，特に高度な酸化ストレス環境（喫煙者の肺，過度のアルコール摂取者の肝臓）では有害になる。CYP450：シトクローム P450，PPAR：ペルオキシソーム増殖活性化受容体，PXR：プレグナン X 受容体，RAR：レチノイン酸受容体，RXR：レチノイド X 受容体。

る[66]。カロテノイドと脂質代謝の関係を今後明らかにすべきである。

BCO1 とは異なり，BCO2 の調節についてはほとんどエビデンスがない。分子解析は，マウス BCO2 プロモーター内の PPRE の同定には成功していない[65]。BCO2 調節に関する考察は BCO1 ノックアウトマウスの研究から得られており，このマウスでは野生型に比べて肝臓の BCO2 発現が上昇した[52,67]。この発見から，BCO1 と BCO2 の発現を支配する協奏的メカニズムがあることが示唆される。

様々なカロテノイド，特に非プロビタミン A カロテノイドの補充は，BCO2 の発現に影響することを多くのエビデンスが示している。雄の成体フェレットでは，9 週間のリコペン摂取により肺の BCO2 発現の 4 倍程度の増加がみとめられる[18]。別のラット研究では，様々な期間のリコペン補充は，様々な組織において弱いが有意な BCO2 の発現の低下をもたらすことを示した[65]。慢性的なアルコール摂取は，PPARγ および PPARα のタンパク質および mRNA 発現と同時に BCO1 mRNA の発現を上昇させる[68]。予想通り，BCO1 の発現は PPARγ の発現と高度に正に関連した[63,69]。BCO2 のタンパク質と mRNA の発現の増加は，PPARγ および PPARα の発現と正に相関した。以上のことから，食事性因子，特にカロテノイド補充は BCO2 の発現に影響することが考えられる。

カロテノイドと代謝物の生物機能

プロビタミン A カロテノイドの初期の研究は，特に β-カロテンに焦点があてられていたが，1980 年からの研究は他のカロテノイドとそれらの機能がいかにしてヒトの健康に利するかを理解するための骨組みとして提供されている。β-カロテン，β-クリプトキサンチン，ルテイン，ゼアキサンチンおよびリコペンは，ビタミン A 欠乏症やその関連健康障害（貧血，成長遅滞，免疫不全，感染，眼乾燥症）[70]，加齢黄斑変性[71]，循環器疾患[72]，特定の癌[73]，赤血球生成性プロトポルフィリン症[75]を含む皮膚病変[74]など，いくつかの慢性退行性疾患の進展を抑えるユニークな生物学的役割をもっている。カロテノイドは，メタボリックシンドローム[76]，骨の健康[77]，認知機能[78]にも役割があると研究者らは考えている。しかし，カロテノイドが健康増進に役立つ重要な食品成分であるかどうかは確認すべき問題として残されている。

培養細胞と動物モデル実験研究ともに，カロテノイドとそれらの代謝物はいくつかの生物活性をもつ（後述。**図 31.4**）という明らかなエビデンスがあるが，多重な遺伝学的およびエピジェネティックな現象を含む過程であるヒトのシステムにおける分子レベルでの効果を証明することは大きな課題である。特に，カロテノイドの血漿値は他の潜在的な生物活性栄養素を含む野菜や果物の豊富な食事のバイオマーカーである。したがって，その関係性はカロテノイドが直接的な活性物質であることを必ずしも証明するものではない。カロテノイド代謝や分子レベルでの生物学的性質および遺伝学的およびエピジェネティックな因子の関係に関するわれわれの理解は進んでいるので，今後，ヒトの健康と疾病におけるカロテノイドと代謝物の役割と応用についてのより鋭い考察が得られるだろう。

▶レチノイド依存性活性

ヒトにおいて最も明確に定義されたカロテノイドの生物機能はビタミンA活性である。プロビタミンAカロテノイドは，中央開裂を介してビタミンA前駆体として働き，世界の多くの人口におけるビタミンAの主要供給源である。ビタミンAの作用を介して，プロビタミンAカロテノイドは視覚，生殖，代謝，分化，造血，骨形成，胚形成における形態過程，腫瘍形成を含む必須の生命現象に影響を与える（17章参照）。

プロビタミンAカロテノイドは，all-*trans*-および9-*cis*-レチノイン酸の直接的前駆体として働くことができる[79,80]。それらはRARやRXRのリガンドである。ある研究で，β-カロテンはレチノイン酸の正常な組織レベルを維持し，マイトジェン活性化プロテインキナーゼ（mitogen-activated protein kinase：MAPK）経路，細胞増殖およびp53のリン酸化を阻害できることが示された[81]。β-アポカロテン酸などある種のエキセントリック開裂代謝物は，強力なRARリガンドであるall-*trans*-レチノイン酸への代謝によりRARβ発現を誘導し，RARb2プロモーターを転写活性化する[82]。したがって，プロビタミンAカロテノイド作用の分子様式は，一連の遺伝子の翻訳活性を介してレチノイン酸によって媒介されていると思われる[20]。

▶レチノイド非依存性活性

カロテノイドのエキセントリック開裂の発見は，ヒトにおけるカロテノイド開裂産物とそれらの生物学的役割に関心を向けさせた。アポカロテノイドとアポリコペナールの生成がいくつかの研究で明らかにされている[19,51,67,83]。非揮発性のアポカロテノイドとアポリコペノイドはレチノイドに変換することなく細胞成長を抑制し[84~87]，分化を刺激し[88]，核内受容体を転写活性化し[84]，あるいは核内受容体活性化に拮抗する[83,89]。揮発性アポカロテノイドであるβ-イオノンは*in vitro*[90~92]および*in vivo*[93]で細胞増殖を阻害し，アポトーシスを誘導することが示された。RAR発現ベクターでトランスフェクションさせた細胞のRARE依存性プロモーター活性のβ-クリプトキサンチンによる用量依存的な上昇[94]は，レチノイドへの変換なしにRAR受容体に結合し活性化することが示されている[95]。既知のレチノイドシグナル経路への関与を超えて，カロテノイドはレチノイドに変換することなく転写因子と直接相互作用することが可能である。

▶抗酸化活性

フリーラジカルは，タンパク質，脂質，炭水化物，DNAと反応することにより細胞傷害をもたらすため，癌，循環器疾患，加齢性疾患のようなヒトの疾病の原因に含まれている。カロテノイドによる生物活性の多くは，その抗酸化活性（フリーラジカル捕捉剤としての機能と網膜の傷害を予防するルテインおよびゼアキサンチンの青色光フィルター効果）に起因する[72]。実際，多くのカロテノイドの抗酸化作用の性質は，慢性疾患予防に重要な役割をもつと考えられている*in vitro*系においてよく明らかにされている[72]。しかし，*in vivo*でのカロテノイド単独の抗酸化効果に関する正確な情報は限られている。

多くの*in vivo*研究では，他のカロテノイド，ポリフェノール，ビタミンC，ビタミンEなど微量栄養素やフィトケミカルを様々に含む野菜や果物を用いるため，野菜や果物の健康への有益な効果をカロテノイドあるいはその抗酸化活性に求めるのは注意を要する。したがって，ある種の動物モデルで確かにカロテノイドは抗酸化活性をもつことが証明されているが，ヒトの研究において食事由来のカロテノイドが*in vivo*で抗酸化物質として機能することの確固たるエビデンスはない。さらに，カロテノイドと他の抗酸化成分，例えば野菜や果物中のビタミンE，Cやその他の植物栄養素間の相乗作用はヒトの抗酸化生体防御系において，より重要な役割をもつかもしれない。

▶第Ⅱ相酵素と抗酸化剤応答配列

カロテノイドの有用性の一部は第Ⅱ相酵素の誘導であるというエビデンスが蓄積している。第Ⅱ相酵素は，活性酸素種や発癌物質を含む外来物質（生体異物）と戦うための重要な解毒および抗酸化特性を有する。第Ⅱ相解毒抗酸化酵素の誘導は，遺伝子のプロモーターあるいはエンハンサー領域に局在する抗酸化剤応答配列（antioxidant-response element：ARE）として知られるDNAの*cis*-規則性配列を介在する。主要なARE転写因子であるnuclear-factor E2-related factor 2（Nrf2）は，ヘムオキシゲナーゼ-1（heme oxygenase-1：HO-1），グルタチオン*S*-トランスフェラーゼ(glutathione *S*-transferase: GST)，NAD（P）Hデヒドロゲナーゼ（キノン）NQO1などの抗酸化および解毒酵素誘導において主要な因子である。

正常な状態では，Nrf2の多くは，細胞質内でKelch-like erythroid Cap'n'Collar homolog-associated protein 1'（Keap 1）によって隔離され，残りの核Nrf2のみがAREと結合することでベーシックな活性を示す。ある種のカロテノイドは細胞質においてNrf2-Keap 1複合体の解離とNrf2の核内移行を導く[21,84,96]。Nrf2の核内集積は第Ⅱ相抗酸化酵素の標的遺伝子を活性化する。β-カロテンばかりでなく，リコペン，ルテイン，カンタキサンチン，アスタキサンチンを含むいくつかの非プロビタミンAカロテノイドが*in vitro*および*in vivo*において数種の第Ⅱ相酵素を誘導することができる[97,98]。

▶ギャップ結合伝達

ギャップ結合伝達（gap junction communication：GJC）は，栄養素，廃棄物，情報を交換するために細胞を連結することを可能にする細胞間チャネルである。GJCは，分化や増殖，アポトーシスの適応応答を介した細胞成長の制御に関係する。個々のギャップ結合はそれぞれ隣接した細胞の6個のコネキシンタンパク質から成る全体で12個のコネキシンタンパク質でできている。コネキシンファミリーは20以上のコネキシンを含む。しかし，コネキシン43（Cx43）が最も広く発現しており，レチノイドやカロテノイドにより最もよく誘導される[99]。プロビタミンAカロテノイドと非プロビタミンAカロテノイドの双方が発癌剤誘導腫瘍形成を抑えるとともに，Cx43 mRNAをアップレギュレートする[100]。

カロテノイド酸化物や代謝物，特にリコペンが，GJCを増加させる原因であるエビデンスが*in vitro*で示されている。Aust ら[101]は，過酸化水素と四酸化オスミウムでリコペンを完全に酸化することにより，GJC を効果的に増加させる酸化代謝物を単離した。その化合物は 2,7,11-trimethyl-tetradecahexaene-1,14-dial であり，レチノイン酸に匹敵する GJC 誘導を示した。トマトに存在する酸化代謝物であるリコペン-5,6-エポキシドはヒトの表皮細胞における Cx43 発現を増加させた。リコペンの中央開裂産物である非環状レチノイン酸は GJC を増加させた[102]。これらの効果は高濃度でのみ起こることから，リコペンの活性に対する非環状レチノイン酸の効果は限定的である。しかし，RAR アンタゴニストはレチノイドによる（カロテノイドではなく）GJC のアップレギュレーションを阻害する[103]。さらなる研究により是認されたこの発見は，GJC の増加に関する 2 つの別々の経路の存在を示唆する。

▶ホルモンと成長因子の調節

ステロイドホルモン（例：アンドロゲン，エストロゲン）とインスリン様成長因子（insulinlike-growth factor：IGF）シグナル系は，カロテノイド，特にリコペンの生物作用の役割を果たす[104]。リコペンはラットの前立腺腫瘍における 5α-レダクターゼ-1 の発現を低下させた[105]。リコペンとフィトエンおよびフィトフルエンは核内エストロゲン受容体 ERα，ERβ との結合により，エストロゲンによるエストロゲン応答配列の転写活性化を阻害した[106]。IGF シグナル系はリコペンの生物作用に関与する[107]。

これらの *in vitro* での発見に一致して，疫学研究はリコペンの高摂取が IGF-1 の低血流量[108]，IGF-結合タンパク質（IGF-binding protein：IGFBP）の高レベルと関連することを示した[109,110]。IGFBP-3 はリコペンの摂取とともに増加し，喫煙に曝露すると減少する。リコペン摂取は血漿 IGFBP-3 レベルを上昇させ，喫煙によって誘導される肺扁平上皮化生の阻害に関係し，細胞核内抗原増殖の減少とアポトーシスの誘導に関与する[111]。これらの結果から，IGF-1 シグナル経路への介入はリコペンが抗癌活性を発揮するための重要な機構であることが示唆される。

高用量摂取による影響

1980 年代初期に発行された 2 つの鍵となる論文[112,113]は，β-カロテンが抗酸化剤および抗癌剤として利用できることを明らかにした。この発見はカロテノイド研究を大いに刺激し，β-カロテンの薬理学的投与量（1 日の平均摂取量の 10～15 倍多い）を化学抗癌物質として用いる介入試験が実施された。残念ながら 1994～1996 年には，ヒトへの介入試験で有益な効果のエビデンスはなく，実際はヘビースモーカーとアスベスト従事者において肺癌のリスクを高めることを示した。これらの予期せぬ結果は，この矛盾に対する解答を見つけるために動物実験や細胞実験研究に戻ることをカロテノイド研究者に促した。用量依存効果，抗酸化剤-酸化促進剤効果，中央開裂とエキセントリック開裂の存在が生体におけるカロテノイド代謝の複雑さを表しており，外来因子（喫煙，慢性的なアルコール摂取など）とカロテノイドおよび代謝物間の相互作用の潜在的な影響に関する疑問も生じた[20]。

摂取量と好ましくない代謝物

2 つのヒト介入試験（Alpha-Tocopherol, Beta-Carotene Cancer Prevention，Beta-Carotene and Retinol Efficacy Trial）における β-カロテンの摂取量は 1 日 20～30 mg を 2～8 年間続けることであり，これは典型的なアメリカの食事の β-カロテン摂取量（～2 mg/日）より 10 倍高い量である。ヒトにおけるこの薬理学的な服用量は，特に長期摂取後，肺組織に相対的に高 β-カロテンと酸化的エキセントリック開裂代謝物の集積をもたらす。

動物実験および細胞培養モデルを用いた研究から，タバコ喫煙曝露による肺のフリーラジカル豊富な環境では β-カロテンは不安定であり，このような環境は β-カロテン代謝を変化させ，好ましくないエキセントリック開裂代謝物を産生することが示された（**図 31.4**）。これらの代謝物は，発癌物質活性化酵素の誘導，DNA への発癌物質の結合，ビタミン A 代謝の妨害，発癌抑制遺伝子のダウンレギュレーション，発癌遺伝子のアップレギュレーション，酸化ストレスの亢進，発癌物質による細胞の形質転換の誘導などを含む発癌過程に関連する変化を促進する[20]。食事中の β-カロテンは β-カロテンサプリメントに比べてバイオアベイラビリティが低いので，皮膚カロチン症（柑皮症）を除いて，天然食材による食事性 β-カロテンの高レベルがどのような有害作用に関係するかを示すエビデンスは現在みとめられていない。

プロオキシダント作用

ある環境では，カロテノイドはプロオキシダント（酸化促進剤）としてふるまうことを示すエビデンスがある。高酸素環境では，カロテノイドペルオキシラジカル（例：Car-OO˙，ROO-Car-OO˙）が産生し，それらはプロオキシダントとして働き，不飽和脂質から水素原子を引き抜いて酸化を誘導し，膜の傷害を引き起こす。肺癌における β-カロテン補充の大規模臨床試験で得られたエビデンスに基づけば，β-カロテンは生理的条件では癌を抑える抗酸化物質として働くが，薬理学的レベル，特に体内が高い酸化的環境であるとその効果を失うか，あるいはプロオキシダント作用を発揮する（**図 31.4**）。

in vitro における β-カロテンと α-トコフェロールおよびアスコルビン酸間の強い相互作用とこれらの化合物が互いを再生する潜在的な能力は，単一物質でのプロオキシダント効果を除くための混合した抗酸化物補充を研究者に考えさせた。動物実験では，*in vitro*，*in vivo* 両者において，タバコ暴露フェレットの肺組織における β-カロテンからの好ましくない酸化的代謝物生成を減少させ，レチノイドの形成を増加させた。

第Ⅰ相酵素の誘導

研究室の実験では，喫煙と慢性的なアルコール摂取が特にカロテノイドの高用量摂取と結びつくと，シトクロム P450 酵素群の発現を誘導することが示された（**図 31.4**）[114,115]。これらの酵素群は，アルコール飲料，喫煙，食事に存在する発癌前駆物質を活性化するかもしれない。そして，発癌物質とDNA付加体の形成を増加させるだろう。もしこの付加体が修復されないか間違って修復され，特にこの付加体が癌抑制遺伝子の周囲に存在すると，変異を導き最終的に癌を発生する。さらに，これらのシトクロムP450酵素群はレチノイン酸を分解し，組織のレチノイン酸レベルを減少させる[116]。これらの研究は，観察される疫学研究結果と効果的な物質としてカロテノイドを用いた介入研究間で生じた矛盾に対するメカニズム上の説明になりうる。

まとめ

多くの疫学研究は，カロテノイドに富む野菜や果物は慢性疾患のリスクに有益であることを示している。しかし，臨床的な補充試験では何ら結果をもたらさないか，ある種の集団では有害であるとのエビデンスがあげられた。これらの結果に基づけば，カロテノイドの補充は一般の集団にはすすめられず，喫煙者やアルコール摂取者への高用量のカロテノイドを補充には留意すべきである。多くのカロテノイドの代謝や分子生物学的性質は不明なまま残されている。カロテノイド代謝物はいくつかの細胞内シグナル経路や標的分子に対して活性であり，ヒトの健康と疾病においてカロテノイドそのものよりも大きな生物学的役割をもつだろう。

われわれはカロテノイドの代謝とメカニズム，特に個々の多相性とともに他の栄養素とカロテノイド間の相互作用のより良い理解を待っている状態なので，慢性疾患の発生と死亡のリスクを下げるための慎重な戦略は，バランスのとれた食事の一部として野菜や果物の摂取を増やすことである。

(Xiang-Dong Wang／寺尾純二 訳)

32 カルニチン

歴史的概要

カルニチンは，1905年にGulewitschとKrimbergによって，またKutscherによって，それぞれ別々に筋抽出物中に初めて発見された。そして，正確な構造は，1927年富田と千住によって確定された[1]。1948〜1952年の間，Fraenkelらは，ミールワームであるチャイロコメノゴミムシダマシ（*Tenebrio molitor*）においてこの化合物の必須性を明らかにし，「ビタミンB_T」というよび名をカルニチンにつけた[1]。脂肪酸酸化におけるカルニチンの役割は，1962〜1963年の間に，BremerあるいはFritzとYueによって別々に発見された[2]。カルニチンのメチル基の由来は，1961年にWolfとBergerおよびBremerによって同定された[2]。カルニチンの炭素鎖の由来が必須アミノ酸のリシンであることは，1971年にTanphaichitrらが初めて報告した[3]。カルニチン欠乏に伴う症候群は，1973年[4]と1975年[5]にEngelらによって初めて報告された。また，カルニチン輸送の欠陥に特異的に関連する全身のカルニチン欠乏症は，1988年にTreemらによって同定された[6]。

化学的特徴と命名

L-カルニチン［R（−）-β-hydroxy-γ-(N,N,N-trimethylammonio) butyrate］は，4つの基をもつ双性イオンのアミノ酸（**図32.1**）で，分子量は161.2 g/molである。L異性体だけが生物学的に活性をもつ。L-カルニチンは，非エステル型やエステル型の形で，生物界に存在する。短鎖有機酸（C_2-C_5），中鎖脂肪酸（C_6-C_{12}）または長鎖脂肪酸（C_{14}-C_{24}）は，アシル補酵素A（CoA）エステルから離れ，カルニチンの水酸基に結合する（**図32.1**）。この反応は可逆性であり，カルニチンアシルトランスフェラーゼにより触媒される。

食事源

カルニチンは，動物性食品に豊富に含まれている。すべての食品の中では，赤身肉がカルニチンを最も高濃度に含む。果物，野菜，穀物や他の植物由来食品では，カルニチン含有量が比較的少ない[7,8]。このため，通常の食事ではおよそ2〜12 μmol/kg体重/日のカルニチンを摂取するが，厳格な菜食ではおよそ0.1 μmol/kg体重/日のカルニチンを摂取することとなる[7]。

摂取必要量と推奨量

カルニチンは，小児や成人にとって必須の栄養素ではない。また，カルニチンの推奨量は確立されていない。最もカルニチン欠乏症になりやすいおそれがあるのは厳格な菜食主義者と新生児である。厳格な菜食主義者（成人と小児の両方）は食事からカルニチンをほとんど摂取していない。菜食主義者ではそうでない者に比べて血漿中カルニチン濃度がやや低いが，臨床的にカルニチン欠乏症とよべるものは報告されていない[9]。

乳幼児の中でも特に早産児は体内カルニチン量が低い状態で生まれ，成長にともないカルニチンの必要量も増す。大豆タンパク質をベースとしたかつての市販の乳児用調製粉乳はカルニチンを含有していなかった。このカルニチン非含有の調製粉乳を摂取した乳児の成長率は正常であり，臨床的にカルニチン欠乏症とよべる徴候は示さなかった。しかし，脂質代謝に関連したいくつかの生化学的指標（例：血漿中遊離脂肪酸濃度や中鎖ジカルボン酸の排泄率）は，カルニチンを添加した同じ調製粉乳を摂取した乳児と比べて異なる結果を示した[10]。米国食品医薬品局の食品安全・応用栄養センターの専門家らは，乳児用調製粉乳中のカルニチン量について，最低でも7.5 μmol/100 kcal，最大で12.4 μmol/100 kcal（ヒト母乳で報告されている上限量に近い値）を推奨している[11]。こうした推奨は，カルニチンを含む食事あるいは含まない食事を与えられた乳児において生化学的検査値に違いが見られることに基づいたものであるが，正期産児においてカルニチンが必須であるとのエビデンスがないことも事実である。

恒常性維持機構

ヒトにおけるカルニチンのホメオスタシス（恒常性）は，内因性の生合成，食事からの摂取，細胞膜を介した濃度勾配の維持，および腎臓におけるカルニチンの再吸収と排出などが動的に相互作用することによって維持されている。

▶吸収と生体利用

カルニチンの吸収は，腸の粘膜バリアを横切る能動輸送と受動拡散の組合せによって起こる。いくつかの実験標本を用いた*in vivo*および*in vitro*の研究によって，カルニチンの能動輸送が腸細胞の基底膜側ではなく，管腔側刷子縁膜上で起こることが明らかとなった[9]。ラット[12,13]やCaco-2細胞[14]における研究では，腸管腔側液から腸細胞へのカルニチンの流入は比較的速いが，漿膜側へのカルニチンの排出は非常に遅いことが示されている。

通常の食事では，およそ63〜75%のカルニチンが吸収される[15]。残りは，大腸で細菌によってほぼ完全に分解される。カルニチンの有機分解産物の主要なものとして，トリメチルアミン（トリメチルアミンオキシドとして尿中に排出される）と，γ-ブチロベタイン（主に糞便中に排出される）がある。カルニチンは，動物由来の酵素によっては分解されない[16]。

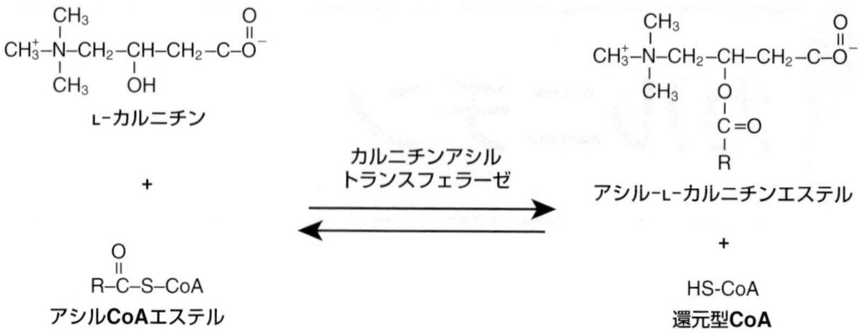

L-カルニチン + アシルCoAエステル ⇄（カルニチンアシルトランスフェラーゼ）アシル-L-カルニチンエステル + 還元型CoA

図 32.1 カルニチンの構造と代謝的変換。CoA：補酵素 A，HS-CoA：補酵素 A。

▶生合成

ヒトは，必須アミノ酸であるリシンとメチオニンからカルニチンを合成することができる（**図 32.2**）。リシンは炭素鎖と窒素原子を，メチオニン 3 分子（*S*-アデノシル-L-メチオニンとして）はメチル基を，カルニチン 1 分子の合成に提供する[17]。リシンのイプシロン（ε）アミノ基のメチル化は，1 つ以上のタンパク質：リシンメチルトランスフェラーゼによって触媒される。カルニチン合成に用いられるリシン残基はペプチド上のものであり，哺乳類では遊離リシンが酵素的にメチル化されるというエビデンスはない。通常のタンパク質加水分解によって遊離する ε-N-トリメチルリシンがカルニチン合成に使用される。

ε-N-トリメチルリシンは，連続した 4 つの酵素反応を受ける[17]。すなわち，① ε-N-トリメチルリシンヒドロキシラーゼ（EC 1.14.11.8）によって触媒される炭素鎖の第 2 位炭素のヒドロキシル化，②セリンヒドロキシメチルトランスフェラーゼ（EC 2.1.2.1）によって触媒される炭素鎖の第 2 位と第 3 位の炭素間のアルドール開裂，③酸化ニコチンアミドアデニンジヌクレオチド（NAD1）要求性のアルデヒドデヒドロゲナーゼ（そのうち 1 つは γ-N-トリメチルアミノブチルアルデヒドへの高い特異性を示す）によって起こるアルデヒドの酸化，そして，④ γ-ブチロベタインヒドロキシラーゼ（EC 1.14.11.1）によって触媒される 2 回目のヒドロキシル化である。これら 4 つの酵素をコードしている cDNA はクローニングされており塩基配列が決定されている[18]。この経路における酵素について，γ-ブチロベタインヒドロキシラーゼ以外の酵素は，哺乳類の組織にユビキタスに存在する。γ-ブチロベタインヒドロキシラーゼは心臓や骨格筋にはみとめられていない[17]。γ-ブチロベタインヒドロキシラーゼの活性は肝臓や精巣で最も高い。ヒトを含むいくつかの種では，この酵素は腎臓にも豊富に存在している。

ヒトの正常なカルニチン合成率は，およそ 1.2 μmol/kg 体重/日である[7]。この推測値は，食事からほとんどカルニチンを摂取しない（～0.1 μmol/kg 体重/日）厳格な菜食主義者の尿中カルニチン排出率から得られたものである。カルニチン合成率の直接測定は技術的に難しい[7]。放射性同位元素で標識したリシンを用いた場合，体内において均一に希釈されてもほんのわずかなリシンだけがカルニチン合成に用いられることから，リシンからのカルニチン合成率を直接測定できない。放射性同位元素で標識した ε-N-トリメチルリシンからのカルニチン合成率を直接測定することも実用的でない。その理由は，ε-N-トリメチルリシンが細胞膜を通過しにくく，細胞内の標識された遊離 ε-N-トリメチルリシンの割合が均等にならないからである。

哺乳類におけるカルニチン合成率は，ε-N-トリメチルリシンの利用効率によって調節され，また，ペプチド内のリシンのメチル化の程度や，タンパク質代謝回転率による影響も受ける[7]。カルニチン合成に利用される ε-N-トリメチルリシンは，いわゆる一般的なタンパク質プールに由来するもので，1 つあるいはある種のグループのタンパク質に由来するものではない。食事からのリシンの過剰摂取は，カルニチン合成をある程度増加させるかもしれない[19]。しかし，そのエビデンスは間接的で，メカニズム（例えば，タンパク質合成，メチル化や代謝回転を介したカルニチン産生の増加，あるいは，遊離リシンをメチル化する能力の活性化など）は特定されていない。カルニチンの合成率は，食事からのカルニチン摂取量や，腎臓におけるカルニチン保持能の変化によって影響を受けないようである。

▶輸送と排泄

カルニチンは，体内の多くの組織に存在している。ヒトにおいて，骨格筋と肝臓の細胞内カルニチン濃度は，細胞外液（～50 μmol/L）に比べておよそ 76 倍（骨格筋）あるいは 50 倍（肝臓）高い。体内の全カルニチンのおよそ 97% は骨格筋に存在する。6 つのカルニチン輸送体が同定されている。すなわち，3 つの有機陽イオン輸送体 OCTN1，OCTN2，OCTN3，カルニチン輸送体 CT2，有機陰イオン輸送体 Oat9S，およびアミノ酸輸送体 $ATB^{0,+}$ である。

OCTN1 は多くの組織（ヒトの成人の肝臓を除く）で発現する[20]が，カルニチンに対しては比較的親和性（輸送の親和性を示す K_t 値＝412 μM）と特異性が低い[21]。この 63 kDa の pH 依存性の輸送体は，腎臓上皮刷子縁膜を介するカルニチンとその短鎖エステル類の分泌に関与しているかもしれない[22,23]。カルニチンは，高親和性（K_t ＝ 3～5 μM）で Na^+ 勾配依存性の有機陽イオン輸送体 OCTN2 によって，多くの組織内に輸送される[24,25]。この輸送体（63 kDa）は，心臓，胎盤，骨格筋，腎臓，膵臓，精巣および精巣上体に高発現しており[20,25]，脳，肺および肝臓では発現量は低い[26]。OCTN2 は，カルニチン，アセチルカルニチンあるいはプロピオニルカルニチンに同等の親和性で結合する[27]。OCTN2 は，精巣以外のすべての組織において，発現量的に考えて最も重要なカルニチン輸送体であるといえ

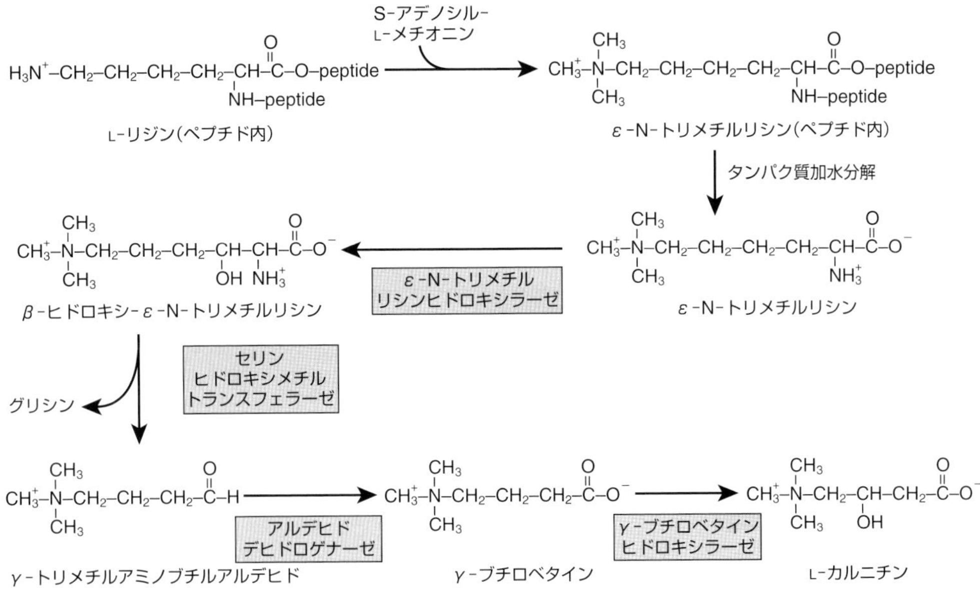

図 32.2　哺乳類におけるカルニチン生合成経路。
(Adapted with permission from Rebouche CJ. Ascorbic acid and carnitine biosynthesis. Am J Clin Nutr 1991 : 54 (Suppl) : 1147S–52S.)

る。

OCTN3は主に精巣で発現が高く，OCTN1またはOCTN2よりもカルニチンに対する特異性が高い[20]。OCTN2とは異なり，OCTN3を介するカルニチンの輸送は，内向きのNa^+勾配に依存しない。マウスのOCTN3-緑色蛍光タンパク質融合体をHepG2細胞に発現させたところ，ペルオキシソームへの局在が確認された[28]。CT2はヒト精巣上体の管腔側細胞膜にのみ確認されており，L-カルニチンに対する特異性が高い[29]。CT2は精巣上体の上皮細胞から管腔側へのL-カルニチン分泌を行い，ヒト精子の成熟に関係していると考えられている。アミノ酸配列の相同性から考えると，CT2はOCT，OCTNやOATファミリーメンバーとは異なるタンパク質である[29]。

Oat9Sはマウスの腎臓と肝臓で発現が確認されている[30]。腎臓では近位尿細管終末部の管腔側細胞膜に，肝臓では肝細胞の類洞側細胞膜に局在する。Oat9Sをアフリカツメガエルの卵母細胞に発現させたところ，L-カルニチンに対する親和性は高かった（K_t = 2.9 μM）。ヒトのカルニチン輸送におけるOat9Sの役割についてはまだ明らかでない。マウス結腸からクローニングされた$ATB^{0,+}$アミノ酸輸送体もカルニチンを輸送する[10]。この輸送体は主に，肺，乳腺および腸に発現している。カルニチン結合の親和性は低く（K_t = 1～2M），特異性も低いが，細胞膜を介するNa^+や塩素イオン（Cl^-）の濃度勾配および膜電位を原動力とするためカルニチン輸送能は高い[10]。この輸送体は，カルニチン吸収において役割を担っていると考えられる[10]。ヒトの$ATB^{0,+}$輸送体の組織分布やカルニチン輸送体としての機能についてはまだ調べられていない。

カルニチンとアシルカルニチンエステルは腎臓から排泄される。血漿カルニチン濃度が正常な場合，カルニチンの排泄率は非常に低い。しかし，カルニチンの経口摂取の増加またはカルニチンの静脈内注入などによって血漿カルニチン濃度が増加すると，カルニチンの排泄率は急速に増加する[9]。正常な血漿カルニチン濃度付近に閾値が存在し，その濃度以上になると糸球体でろ過されるカルニチン量が増加し，腎臓からの排泄も増える。

効率的な再吸収はカルニチンホメオスタシスの維持に大きな役割を果たしている。健常人では，糸球体でろ過されたカルニチンのおよそ95%が再吸収される。カルニチンの再吸収効率は食事からのカルニチン摂取量の増加によって低下するが，糸球体ろ過率やろ過量には影響されない[31]。このような順応性によって，食事からの摂取量の減少があっても循環カルニチン濃度を維持することができる。

腎臓の刷子縁膜を介したカルニチン輸送はOCTN2によって行われる。γ-ブチロベタインや短鎖アシルカルニチンエステル類もおそらく同じ輸送体によって，効率的に再吸収される。腎上皮細胞内のカルニチンが漿膜側から輸送されるメカニズムは完全に解明されていない。マウス腎臓の基底膜は，腎刷子縁膜小胞に類似した高親和性かつNa^+依存性のプロセスによってカルニチンを輸送する。しかし，ウエスタンブロット分析では，OCTN2は刷子縁膜小胞で確認されたが，基底膜小胞では確認されなかった[32]。カルニチン，短鎖アシルカルニチンエステルおよびγ-ブチロベタインは，腎臓上皮細胞から管腔内に分泌される[9]。この過程に関与する刷子縁膜上の輸送体は同定されていない。

代謝における機能

▶ミトコンドリアにおける長鎖脂肪酸の酸化

長鎖脂肪酸は，アシルカルニチンエステルとしてのみミトコンドリア内に入る（**図 32.3**）。ミトコンドリア外膜に局在するカルニチンパルミトイルトランスフェラーゼ1（EC 2.3.1.21）[33]は，細胞質内の長鎖脂肪酸CoAから長鎖脂肪酸を遊離させ，カルニチンへエステル結合させる。ア

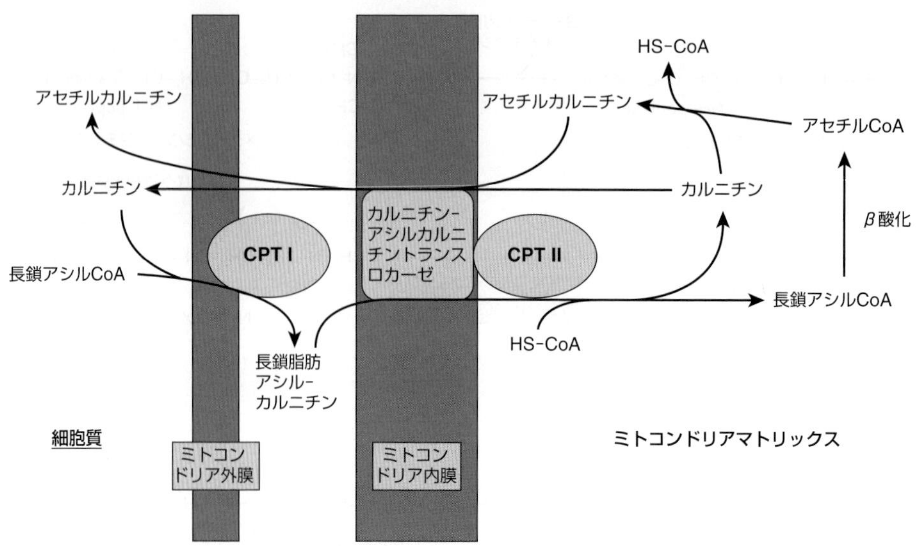

図 32.3 カルニチン機能：ミトコンドリアにおける長鎖脂肪酸酸化の促進とミトコンドリア内アシル CoA/CoA 比の調節。CPT I：カルニチンパルミトイルトランスフェラーゼ I，CPT II：カルニチンパルミトイルトランスフェラーゼ II，HS-CoA：補酵素 A。

シルカルニチンエステルはカルニチン-アシルカルニチントランスロカーゼによってミトコンドリア内膜を通過する[34,35]。アシル基の部分は，ミトコンドリア内膜のマトリックス側表面に存在するカルニチンパルミトイルトランスフェラーゼ2によってミトコンドリア内のCoAにエステル交換される[24,36]。このように，カルニチンは，エネルギー産生のためのミトコンドリアにおける長鎖脂肪酸の利用に不可欠である。

▶アシル CoA/CoA 比の調節

CoA は，多くの細胞反応において必須の補因子である。細胞の各部分（例：細胞質，ミトコンドリア，ペルオキシソーム）でもし CoA がすべてエステル化され，非エステル型の CoA が利用できなければ，この補因子を必要とする経路は減弱する。カルニチンは過剰なアシル基の貯蔵物質として働き，ミトコンドリアではアシル基が CoA からカルニチンへエステル交換されることで，遊離した CoA は他の細胞内反応に利用される（**図 32.3**）。この過程で形成されるアシルカルニチンエステルは，細胞や細胞内の器官に保持され，必要な時には使用されるようである。また，細胞から放出され，他の細胞や組織で使用されたり，体外へ排出されたりする。CoA やそのエステル類とは異なり，カルニチンとそのエステル類は特定の担体や輸送体によって，多くの生物膜を容易に通過できる。

この機能は，細胞のエネルギー代謝に重要である[37]。例えば，カルニチンは脂肪酸によるピルビン酸デヒドロゲナーゼの抑制を緩和することによって，心臓でのグルコース酸化を促進する[38]。そのメカニズムは，脂肪酸の β 酸化で生成するアセチル基が，アセチル CoA からカルニチンへエステル交換されることで（カルニチンアセチルトランスフェラーゼ〈EC 2.3.1.7〉によって触媒される），遊離した CoA がピルビン酸デヒドロゲナーゼ反応に入るというものである。カルニチンは，視床下部で長鎖アシル CoA の利用を促進することによって，二次的にグルコースの産生と酸化も増やすかもしれない。カルニチンパルミトイルトランスフェラーゼ 1 の阻害とそれに続く視床下部における長鎖アシル CoA 濃度の増加は，食欲不振を促進させ，肝臓におけるグルコース産生を低下させることが報告されている[39]。

▶細胞代謝における他の機能

カルニチンとミトコンドリア外膜のカルニチンパルミトイルトランスフェラーゼは，リン脂質のリモデリング（再構築）と生合成のための長鎖脂肪酸利用において重要である。カルニチンは，リン脂質合成に使われる長鎖脂肪酸の貯蔵体として，例えば，酸化傷害を受けた赤血球の修復の間[40]，または，肺胞サーファクタントの主要成分であるジパルミトイルホスファチジルコリンの合成[41]において機能している。

カルニチンは，ペルオキシソームからの炭素鎖が短くなった脂肪酸酸化産生物の除去を促進する[42]。ペルオキシソームは，ミトコンドリアにおいて代謝されない超長鎖脂肪酸を酸化する。炭素鎖が短くなった産生物（主に長鎖および中鎖脂肪酸で，CoA とエステル結合している）は，カルニチンにエステル交換され（カルニチンオクタノイルトランスフェラーゼ〈EC 2.3.1.137〉によって触媒される），その後ミトコンドリアで酸化される。

カルニチンの抗酸化活性やラジカル除去活性は，細胞内の活性酸素種の生成を防いだり，その毒性を弱めたりすることによって，ミトコンドリアの機能維持に働いている。カルニチンが直接的に抗酸化活性をもつことが *in vitro* の実験において実証されている[43,44]。カルニチンは α-トコフェロールや Trolox（α-トコフェロールの水溶性アナログ）と同程度にかつ濃度依存性に，過酸化水素やラジカルの除去活性を示した。カルニチンはまた，次亜塩素酸塩や 2,2′-アゾビス（2-アミジノプロパン）ジヒドロクロリドによる細胞溶解から赤血球を保護した。カルニチンが二価鉄のキレート作用をもつことも報告されている。これらの活性の化学的メカニズムは明らかとなっていない。

状態の評価

生体におけるカルニチンの状態は，血中のカルニチン濃度や，エステル型カルニチンと非エステル化カルニチンの比として報告されることがほとんどである。一般に，血漿中の遊離カルニチン濃度が 20 μmol/L 以下，または総カルニチン濃度が 30 μmol/L 以下は異常に低い値と考えられている。しかしこれらの値は，正常の血漿カルニチン濃度の低い範囲を定めているだけであり，機能的なカルニチン欠乏が観察される値を示しているわけではない。血漿または血清において，エステル型/遊離型カルニチン比が 0.4 以上（尿中はこの限りではない）であれば，カルニチン代謝異常と考えられる。この比は，ミトコンドリアのエネルギー代謝が損傷されると上昇し，CoA にエステル結合した短鎖有機酸の増加とそれに続く有機酸のカルニチンへのエステル交換によって，組織から循環血液中へカルニチンエステルが排出される。脂肪酸や有機酸酸化の遺伝的な障害においては（次項参照），循環血中のエステル型/遊離型カルニチン比はしばしば増加する。このような比率の上昇は，アシルカルニチンエステル類の過剰排泄，またはカルニチンとそのエステル類の腎臓における再吸収能の低下によって起こるカルニチン欠乏と関係している。尿中カルニチン排泄率は，カルニチン状態の測定に有効でない。なぜなら，この値は食事からのカルニチン摂取量や他の生理学的パラメータによってかなり変動するからである。ヒトのカルニチン状態を評価するための，機能的なカルニチン欠乏症を測定する有効な手段はない。

欠乏症の原因と影響

▶遺伝性および後天性疾患

遺伝性の全身性カルニチン欠乏症は，カルニチン輸送体 OCTN2 の遺伝子変異によって起こる[45]。これは常染色体潜性遺伝によるもので，進行性心筋症，骨格筋疾患，低血糖，および高アンモニア血症を特徴とする[46]。この病気は通常，生後5年以内に現れ，治療しなければ致命的となる。カルニチン生合成の欠陥から生じるカルニチン欠乏症は確認されていない。

カルニチン欠乏症は，多くの遺伝性あるいは後天性の疾患や状態に続いて二次的に起こる[47]。少なくとも 2 つの基本的なメカニズムが，こうしたカルニチン状態への影響に関与している。いくつかの疾患では，カルニチンの再吸収効率が低下する（例：中鎖アシル CoA デヒドロゲナーゼ欠損症）。他には，異常な量の短鎖有機酸が生成され，これがアシルカルニチンエステルとして尿中に排泄され，体から失われることもある（例：プロピオニル CoA カルボキシラーゼ欠損症におけるプロピオニルカルニチン）。これらの疾患では，短鎖アシルカルニチンエステルとしてのカルニチンの排泄率が，内因性のカルニチン生合成と食事からのカルニチン摂取の合計を上回り，これによりカルニチン欠乏の状態に陥る。

ミトコンドリアの脂肪酸酸化障害や一次性あるいは二次性のカルニチン欠乏に関連した先天性代謝疾患に対する新生児スクリーニングは，乾燥血液スポットにおける特定のアシルカルニチンエステル種に対するタンデム質量分析によって向上した[48]。タンデム質量分析を用いた血漿中あるいは尿中のアシルカルニチンエステルの定量分析もまた，二次性カルニチン欠乏症あるいは欠乏状態を研究する上で臨床的にも医学実験的にも有用であることがわかった。

▶栄養素と薬物の相互作用

バルプロ酸とピバル酸を含有するプロドラッグは，ヒトのカルニチン状態に負の影響を及ぼす[49,50]。バルプロ酸とその代謝物はミトコンドリアの β 酸化に悪影響をもたらし，肝毒性や高アンモニア脳症を引き起こす。バルプロ酸投与は，一部の患者で血中カルニチン濃度を低下させる。バルプロ酸によるカルニチン欠乏についていくつかのメカニズムが同定されているが，主原因はまだ明らかとなっていない。バルプロ酸治療を受けている小児に対しては，カルニチンの補充が推奨されている[49]。ピバル酸は，いくつかの抗生物質や抗レトロウイルス薬（ヒト免疫不全ウイルス薬）に，その吸収率を改善するために接合されている。腸粘膜において，ピバル酸は非特異的エステラーゼによって切断される。ピバル酸はピバロイル CoA としてカルニチンに抱合され，ピバロイルカルニチンとして尿中に排出される[50]。これらの薬剤による長期治療は，血中のカルニチンプールの欠乏につながり，おそらく組織カルニチンプールの欠乏にも至る。

化学療法剤のシスプラチン[51]やイホスファミド[52]の短期治療では，治療期間中の総カルニチン排泄率がそれぞれ 10 倍および 30 倍に増加した。シスプラチン治療中の血漿カルニチン濃度が中程度に増加したことから，組織からのカルニチンの損失が考えられた。血漿カルニチン濃度の上昇とカルニチンの再吸収能の低下は，カルニチン排泄率の増加に寄与すると考えられた。一方，イホスファミドの代謝によってクロロアセトアルデヒドが生成され，これは酸化された後，カルニチンにエステル結合されて尿中に排泄される。非エステル型カルニチンとアシルカルニチンエステルの排泄は，イホスファミド治療によって増加する。このカルニチンの尿中損失の増大には 2 つのメカニズムが考えられる。すなわち，異常なアシルカルニチンエステルであるクロロアセチルカルニチンの排泄あるいは分泌（またはその両方）と，カルニチン再吸収能の低下である。

治療としての使用とサプリメント

カルニチン輸送体 OCTN2 遺伝子の変異によって起こる一次性カルニチン欠乏症の患者あるいは，有機酸代謝が障害される遺伝性疾患によって起こる二次性カルニチン欠乏症の患者において，L-カルニチンは治療的に（補充治療として）用いられる[47]。L-カルニチンは，長期の血液透析を受けている末期腎臓病患者に対しても広く用いられている。これらの患者はしばしば，エステル型/遊離型カルニチン比の異常高値を示すが，L-カルニチン投与はこれを正常化する。カルニチンの投与は，生体の脂質代謝，抗酸化状態およびエリスロポエチンを必要とする貧血を改善することが報告されており，また，カルニチン投与は透析療法中の筋痙攣，低血圧や心筋症の発症を減少させるかもしれない[53,54]。しかしながら，これらの患者に対するカルニチンの使用についてはまだ議論の途中である。

L-カルニチンは，入院中の早産児のための静脈栄養剤や経腸栄養剤に添加される。L-カルニチンはこの場合，「条件付き必須栄養素」とよばれる[55]。カルニチンの必要性を結論づけるエビデンスはないが，カルニチン投与は脂質代謝や体重増加を改善すると報告されている[56]。

L-カルニチンとアセチル-L-カルニチンは，食事のサプリメントとしてこれまで研究され，様々な健康効果があるとして市場に出回っている。その効果には，体重の維持と減少，身体運動時の能力向上と回復，男性生殖能の向上，精神機能と身体機能の維持および加齢による衰退の抑制などがある。これらについては他書[57]を参照されたい。L-カルニチンとそのエステルであるアセチル-L-カルニチンとプロピオニル-L-カルニチンは，他の医学的状態においても食事サプリメントとして有用である。その医学的状態には，甲状腺機能亢進症，ヒト免疫不全ウイルス（HIV）感染と抗レトロウイルス治療，癌化学療法，慢性疲労症候群，2型糖尿病，慢性糖尿病性神経障害，末梢血管障害，狭心症，およびうっ血性心不全がある。これらについての詳細な情報やその出典は，本章の参考文献[57, 58]の中で記述されている。小児と成人において，一般的に推奨されるサプリメントとしてのL-カルニチンの量は，0.5～4.0 g/日（経口投与）である。この範囲の摂取量では，毒性はないか非常に少ない。体臭（魚臭症候群）や下痢が時折起こることが報告されている。

（Charles J. Rebouche／原田永勝 訳）

33 システイン，タウリン，ホモシステイン

歴史的概要

システイン（Cys）は含硫アミノ酸で，タウリンはシステインの酸化産物，ホモシステイン（Hcy）はメチオニン（Met）の代謝産物であり，またシステインの硫黄の前駆体となる。1915年OsborneとMendelは，低カゼイン食で飼育したラットにシステインを添加することにより成長が急速に回復することを見出し[1]，これにより含硫アミノ酸（sulfur amino acid：SAA）が成長やタンパク質合成に重要であることが明らかとなった。Womackらは，メチオニンの摂取が十分であれば，システイン（シスチン）はラットに必須ではなく，システインの効果の一部は，食事中のメチオニンを代用できることによるが，それがすべてではないことを示した[2]。RoseとWixomは，アミノ酸の必要量の研究から，メチオニンとシステインについて同様の関係がヒトでも成り立つことを示した[3]。つまりメチオニンのみが必須アミノ酸ということになるが，実際は，メチオニンあるいは総含硫アミノ酸の必要量充足は，メチオニンとシステインをあわせた形でなされている。*N*-アセチルシステインは脱アセチル化反応により容易にシステインに代謝され，臨床的にアセトアミノフェン中毒の際や，造影剤による腎症予防のために用いられる。

1990年代に，タウリンの栄養学的意義と，ホモシステインの臨床的重要性が注目されるに至った。タウリンはシステイン異化の最終産物であり，1827年にウシ（*Box taurus*）の胆汁から単離された[4]。1975年にタウリンをほとんど含まない飼料で飼育されたネコにおいて，網膜変性，血液中・網膜中タウリンの濃度低値が報告され，タウリンに対する関心が急速に高まり[5]，続いてタウリンを含まない人工乳で育てられた乳児において，母乳で育てられた乳児より血中・尿中タウリン濃度が低いことが報告された[6,7]。発生段階におけるタウリンの重要性を示す報告が増加したことを受けて，1980年代中頃以降，ほとんどの人工乳にタウリンが添加されている。タウリンの治療的意義として示唆されているものは，高血圧，循環器疾患，糖尿病，肝疾患，慢性腎不全，敗血症，炎症性疾患など多岐にわたる。

ホモシステインは，メチオニンの代謝産物，システイン生合成における硫黄の供給源であり，1932年にdu Vigneaudによって，メチオニンの脱メチル反応産物として発見された[8]。メチオニンからシステインへの転換は，セリンの水酸基が，ホモシステインからの硫黄に置き換えられてシステインを生成する硫黄転移反応であるが，この反応におけるホモシステイン（ホモシスチン）の役割が研究され，システイン，メチオニン，コリン欠乏飼料で飼育された動物では，ホモシステインが成長を促進することが示された。精神発達遅滞患者の尿中アミノ酸パターン異常のスクリーニングから，1962年に先天性代謝異常であるホモシスチン尿症が同定された[9]。さらにその後，葉酸，ビタミンB_{12}，ビタミンB_6欠乏に伴う比較的軽度の血中ホモシステイン濃度上昇であっても，循環器疾患，神経管閉鎖障害や種々の疾患のリスクが上昇することが明らかとなった[10〜13]。

化学，化合物の名称，細胞内外の存在様式

システイン，ホモシステイン，タウリンの構造と，これらの前駆アミノ酸であるメチオニンおよびセリンとの関連を**図33.1**に示す。不斉炭素原子をもつ他のアミノ酸と同様，メチオニン，ホモシステイン，システインのL型異性体は生物学的活性型である。ホモシステインとシステインはともに遊離のSH基をもっている。メチオニンに由来するホモシステインの炭素骨格は，炭素骨格がセリンに由来するシステインより炭素原子が1つ多い。タウリンすなわち2-アミノエタンスルホン酸（2-aminoethane sulfonate）は，システインからカルボキシル基が1つ除かれ，硫黄がスルホン酸基に酸化されて生じる。カルボキシル基（pK_a約1.7），スルホン酸基（pK_a約1.5），SH基（pK_a約8.3），アミノ基（pK_a9〜11）はすべて電離しており，**図33.1**に示すように生理的pHでは双性イオン（zwitterion）型が主な存在様式である。

食事からの摂取・現状・推奨量

生体に必要なシステインは，システイン（シスチン）そのものとして摂取するか，その前駆含硫アミノ酸であるメ

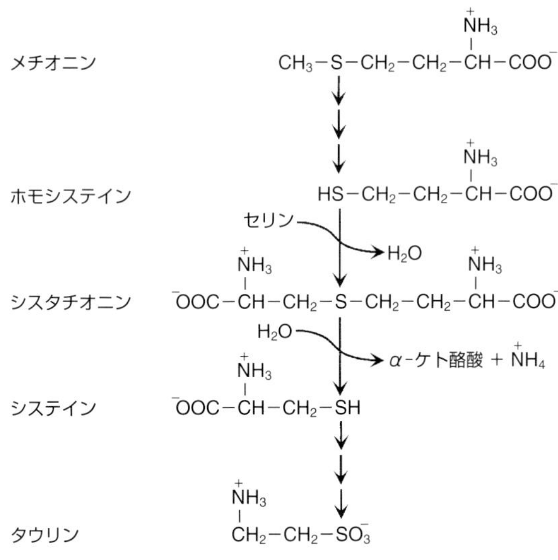

図33.1 含硫アミノ酸の構造および代謝の相互関連。

表 33.1 食品中のメチオニンおよびシステイン含有量

食品	量		パターン	
	メチオニン	システイン	メチオニン	システイン
	(mg/100 g 可食部)		(mg/g タンパク質)	
チェダーチーズ	652	125	26	5
全乳	83	30	25	9
全鶏卵	392	289	32	24
鶏肉，肉部分のみ，ロースト	800	370	28	13
牛肉，もも肉，赤身	557	224	26	11
全粒小麦粉	186	278	14	21
コーングリッツ，乾燥	196	237	22	22
オート麦，乾燥	266	398	17	25
ピーナッツバター	292	365	10	13
枝豆，調理済	150	113	12	9
玄米，乾燥	142	152	19	21

チオニンとして供給が必要である。システインの炭素骨格はセリン由来であるが，セリンは体内で合成できる。ほとんどの場合，タウリンは含硫アミノ酸から合成されるが，ある種の条件下では条件つき必須アミノ酸に分類されることがある。ホモシステインは食品中にはほとんど含まれないが，生体内でのメチオニン代謝において生成するので，食事から摂取の必要はない。

▶メチオニンとシステイン（シスチン）

含硫アミノ酸であるメチオニンとシステインは，通常食品中のタンパク質の構成アミノ酸として摂取される。欧米の通常の食事では，成人において 2～4 g/日程度の含硫アミノ酸を摂取することになる[14]。第 3 回全国健康栄養調査（Third National Health and Nutrition Survey：NHANES Ⅲ，1988～1994 年）によると，31～50 歳におけるメチオニン摂取量は（平均±標準誤差），男性で 2.3±0.04 g/日，女性で 1.6±0.2 g/日，モル表示では，男性 15.4 mmol/日，女性 10.7 mmol/日となる。システインについては，男性 1.3±0.02 g/日，女性 0.89±0.01 g/日，モル表示では男性 10.7 mmol/日，女性 7.4 mmol/日であった。したがって含硫アミノ酸全体の摂取としては，男性 26.1 mmol/日，女性 18.1 mmol/日となる。豆類のタンパク質と比べると，含硫アミノ酸含有量は動物性やシリアルのタンパク質に高く，メチオニン/システイン比は植物性タンパク質より動物性タンパク質において高い傾向がある（**表 33.1**）。

成人に対して，現在の推定平均必要量（estimated average requirement：EAR）は，メチオニンとシステインを合わせて 15 mg/kg/日，推奨量（recommended dietary allowance：RDA）は 19 mg/kg/日である[14]。含硫アミノ酸必要量の約 1/3（重量比）はメチオニンではなくシステイン摂取由来ということを考慮すると，現在の RDA は，メチオニンの安全な摂取量として，Di Buono らの報告した 21 mg/kg/日[15]と合致し，Young ら[16]や Storch ら[17]の報告した 25 mg/kg/日よりは低いものである。タンパク質摂取に関する現在の EAR は 0.66 g/kg/日，RDA は 0.8 g/kg/日である。したがって，成人に対する望ましいアミノ酸摂取パターンとしては，タンパク質 1 g あたり少なくともメチオニン＋システインが 24 mg となる（19 mg/0.8 g ＝ 24 mg/g）。アメリカで実際に摂取されているタンパク質の含硫アミノ酸含有量は，タンパク質 1 g あたりメチオニン＋システインが 35 mg/g とこれより高いので，含硫アミノ酸に対する RDA（体重 70 kg の成人に対して 1.3 g/日）は通常の食事で容易に満たされる。NHANES Ⅲにおけるメチオニン＋システイン摂取の最も低い例（31～50 歳における男性の 1 パーセンタイル値 1.87 g，女性の 1 パーセンタイル値 1.4 g）ですら，現在の RDA を上回っている[14]。

含硫アミノ酸に対する RDA は，妊婦に対して 25 mg/kg/日，授乳婦に対して 26 mg/kg/日である。乳児や小児については，7～12 ヵ月では 43 mg/kg/日，1～3 歳では 28 mg/kg/日，4～8 歳では 22 mg/kg/日，9～13 歳では男児 22 mg/kg/日，女児 21 mg/kg/日，14～18 歳では男児 21 mg/kg/日，女児 19 mg/kg/日である[14]。システインあるいはメチオニン摂取に関する耐容上限量（tolerable upper intake level：UL）に関しては，米国医学研究所は，UL を定めるのに十分な用量・反応評価や健康な成人のデータがないとして定めなかった。

通常は食品から十分量の含硫アミノ酸が供給されるが，タンパク質摂取そのものが少なかったり，あるいは含硫アミノ酸含有量の多いタンパク質の摂取を制限した場合，含硫アミノ酸摂取が不十分となる例がある。カリフォルニアにおける菜食主義者（ヴィーガン）の調査において，タンパク質摂取は 64 g/日，含硫アミノ酸摂取は 1.04 g/日（7.6 mmol/日）であったと報告されている[18]。これは含硫アミノ酸摂取として 15 mg/kg/日，アミノ酸パターンとしてタンパク質 1 g あたりメチオニン＋システイン 16 mg に相当し，EAR 以上だが RDA には達せず，平均より必要量の多い成人であれば摂取不足のリスクとなる。厳格に菜食主義を守っている人は，十分な含硫アミノ酸摂取が確保できるように，どの植物性タンパク質を摂取するのか，慎重な選択が重要である。

モル比でいうと，通常アメリカで消費されているタンパク質では，総含硫アミノ酸の 40％がシステイン，60％がメチオニンの形で供給される。食事中のメチオニンの何％をシステインに置き換えてもよいのかに関して，この分布から考えると約 50％というのが妥当なところであろう。ただし肝機能障害患者，メチオニンからシステインへの先天性代謝障害者，未熟児など，メチオニンからシステインへの代謝が障害されているような例では，食事中の総含硫アミ

表 33.2 食品中のタウリン含有量

食品	タウリン含量
動物性食品	
鶏肉	89〜2,245 μmol/100 g 湿重量
牛肉と豚肉	307〜489 μmol/100 g 湿重量
加工肉	251〜981 μmol/100 g 湿重量
魚介類	84〜6,614 μmol/100 g 湿重量
牛乳	18〜20 μmol/100 mL
ヨーグルト，アイスクリーム	15〜62 μmol/100 mL
チーズ	含まれない
植物性食品	
多くの果物，野菜，種子，シリアル，穀類，豆類，ピーナッツ	含まれない
大豆，ヒヨコマメ，黒インゲンマメ，カボチャの種，一部の木の実[a]	≦1〜4 μmol/100 g 湿重量
海藻類	1.5〜100 μmol/100 g 湿重量

[a]食品の混入や，分析の際タウリンと同じ位置に溶出される他の物質による測定への干渉などの問題があり，低い値が示されているのは，上限値と理解されたい。

(Values from Laidlaw et al.(19), Pasantes-Morales et al.(20), Roe and Weston (21), and Kataoka and Ohnishi (22).)

ノ酸量，システインとメチオニンの比率やタウリンが十分かどうかなどを考慮する必要がある。

▶タウリン

タウリンは含硫アミノ酸の最終代謝産物なので，必須の栄養素とは考えられていないが，食事からかなりの量のタウリンが摂取される。全食品中のタウリン含有量が得られているわけではないが，既報をまとめたものを**表 33.2** に示す[19〜22]。タウリンは多くの動物性食品に含まれ，植物性食品中には存在しないか非常に含有量が低い。ただし植物性食品であっても，海藻のように高い含有量が報告されているものもある[22]。

食品中のタウリン含有量は非常に広い分布を示すので，食事から摂取されるタウリン量もばらつきが大きい。イングランドでの食事の調査において，厳格なビーガンの食事からはタウリンが検出されなかったのに対し，通常食者の食事では 463 ± 156 μmol/日（平均 ± 標準偏差）であった[23]。アメリカの臨床研究センターでの調査において，通常食の成人のタウリン摂取量は 1,000〜1,200 μmol/日であった[19]。16 ヵ国，24 の対象集団に対する横断調査の結果，尿中タウリン量が最も高かったのは，日本の大分県別府市の成人（男性 2,181 μmol/日，女性 1,590 μmol/日），最も低かったのは，カナダの St John の男性（192 μg/日）およびモスクワの女性（128 μg/日）であった。このようにタウリンの尿中排泄量にばらつきが大きいことは，動物性食品，特に魚介類の摂取に大きな差があることによる。

日本では以前よりタウリンを添加した飲料が広く飲用されている（大正製薬のリポビタンなど）。1990 年代以降，このようなタウリン添加飲料は，アメリカを含む他の国々でも広まっており，タウリン添加のエネルギー飲料の例として，Red Bull，Dark Dog，Monster，Rockstar などがあげられ，240〜250 mL あたり 1,000 mg（8,000 μmol）のタウリンを含む。当然のことながら，このような添加飲料を飲むことによりタウリン摂取量は通常の食事をとった場合の 8 倍以上に増加するが，このような飲料に含まれる量のタウリンの治療的有効性，有害事象の有無については，いずれも結論を導くだけの根拠がない。

母乳栄養の乳児では，タウリンは母乳に由来し，母乳中のタウリン濃度は，出産後 1〜7 日の母乳では 413 ± 71 μmol/L，8 日以降では 337 ± 28 μmol/L であった[25,26]。菜食主義でも乳製品や卵は食べる授乳中女性の母乳中タウリン濃度は，通常食者よりわずかに低いだけであった[26]。授乳中のビーガン女性の母乳中タウリン濃度は通常食女性よりは低いが，両者の値にはかなりの重なりがあり，ビーガン女性の母乳中タウリン濃度は，牛乳ベースでつくられた 1980 年代中頃以前の人工乳中濃度の約 30 倍であった[23]。

厳格なビーガンの場合，総含硫アミノ酸量が減少し，特にタウリンは皆無に等しいので，ビーガン食摂取者は，含硫アミノ酸が不足するリスクが高い。実際，厳格な菜食主義者では，通常食者に比して血漿中タウリン濃度低値，尿中タウリン排泄量低下が報告されている。しかしこのようなビーガンにおいて，タウリンを食事以外から摂取していなくても健康に問題はなく，ビーガンの母親から生まれ，育てられた小児においても，成長・発育は正常であったと報告されている[23]。

しかし一般的には，乳児の発育において，おそらくは成人でもある条件下では，タウリンは条件つき必須アミノ酸と考えられている。ヒトの乳児では，脳と網膜はまだ未完成の状態で生まれており，タウリン欠乏による悪影響を受ける可能性も考えられるため，人工乳や補水液などにタウリンを添加するほうが安全であると判断された[7,27]。1980 年代を通じて，人工乳の生産者によりタウリンの添加が行われるようになり，現在では世界中で，ほぼ例外なく人工乳や補水液にはタウリンが添加されている[28]。タウリンは，母乳中含量とほぼ同等になるように添加されているが，未熟児用の人工乳では若干高い濃度となっている[19]。

吸収，輸送，排泄

▶腸管からの吸収

タンパク質の消化産物は，腸管上皮を通して非常に効率よく（95〜99%）吸収される。システインの前駆体である食事由来のメチオニンは，中性アミノ酸輸送システム $B^{0,+}$（SLC6A14）および L（SLC7A8＋SLC3A2）によって吸収され，メチオニンを含むペプチドはペプチド輸送系（PEPT1）を介して，腸管上皮細胞の管腔（刷子縁）側から吸収される。メチオニンは，アラニン，セリン，システインに親和性の高いシステム asc 型アミノ酸輸送体（SLC7A10＋SLC3A2）を通じて，腸管上皮細胞から間質液側に出る。食事由来のシステインは，システインのチオール型（CySH），CySSCy，あるいはシステインを含むペプチドとして，小腸粘膜の種々の L-アミノ酸あるいはペプチド輸送系によって吸収される。CySH の形のシステインの輸送は，腸粘膜細胞の管腔側のナトリウム依存性中性アミノ酸輸送系 B（SLC6A19），および側底側細胞膜のナトリウム非依存性のシステム asc（SLC7A10＋SLC3A2）によって行われる。CySSCy の形のシスチンは，$B^{0,+}$（SLC7A9＋SLC3A1）および xc^-（SLC7A11＋SLC3A2）によって輸送されるが，これらはいずれも腸管粘膜の管腔側に存在する，ナトリウム非依存性の輸送系である[29,30]。

タウリンは管腔側の2つの輸送体によって効率よく吸収される。1つはβ-アミノ酸あるいはタウリン輸送体(TauT; SLC6A6）であり，ナトリウム・塩素依存性のキャリアーで，タウリン，β-アラニン，γ-アミノ酪酸を輸送する。もう1つは水素イオンと共役した輸送体であるPAT1（SLC36A1）であり，タウリン摂取量が非常に多い状況でのみ重要な役割を果たすものと考えられる[31]。腸管上皮細胞の側底側細胞膜への流出もTauTによって行われる[32]。腸管からのタウリンの摂取や，腸管でのTauTの発現量は，食事からの含硫アミノ酸やタウリン摂取には影響されない[33]。

タウリン胆汁抱合体は胆管に分泌され，その再吸収は回腸で起こる。この腸肝循環は，タウリンの保持に重要な役割を果たしている。管腔内での胆汁の取込みは，ナトリウム依存性胆汁輸送体ASBT（SLC10A2）により回腸末端で起こり，一方側底側細胞膜からの流出はheterodimeric organic solute transporter Ostα-Ostβによる[34]。

▶血液中輸送と細胞内の存在形式

小腸の細胞は，食事由来の含硫アミノ酸からのタンパク質やグルタチオン（GSH）合成や，含硫アミノ酸異化能をも有している[35]。アミノ酸は血液中では遊離型で存在して，組織に取り込まれる。細胞外の環境が酸化に傾いている時は，システインは主にジスルフィド型（タンパク質結合システイン，PSSCyおよびシスチン，CySSCy）として存在する。細胞膜は小腸粘膜と同様，種々のアミノ酸輸送体を発現しており，血液中からシステインを取り込む。酸化ストレス亢進やアミノ酸の欠乏状態に反応して，system xc^-の発現が亢進し，システインの取込み亢進，GSHやタンパク質の合成促進が起こる[36~38]。

肝臓は門脈から相当量の含硫アミノ酸を取り込み，タンパク質やGSHの合成への利用や，タウリンや硫酸への異化を行う。システインを含むトリペプチドであるGSHは血液中に放出され，GSHおよびその代謝産物であるCys-Glyやγ-GluCysは，組織へのシステインの供給源となる。細胞内のシステインはほとんどが，GSHというペプチド，またはポリペプチドやタンパク質に組み込まれた形で存在する。遊離のシステインに関しては，CySHが細胞内での主な形態である。

食事由来のホモシステインは量が少なく，また組織から血液中へはごく一部しか放出されないため，通常血液中ホモシステイン濃度は低い。細胞内でのホモシステイン濃度は低く，遊離型（HCySH）またはタンパク質結合型（PSSHCy）として存在する。細胞外ではホモシステインは，タンパク質（PSSHCy）またはシステイン（HCySSCy）とジスルフィド結合した形がほとんどである。

▶システイン，ホモシステイン，タウリンの利用および産生に影響を及ぼす生理的・遺伝的要因

システイン（シスチン）の輸送

シスチンの輸送に欠陥がある場合，シスチンの取込みが減少し，血液中からの喪失が亢進する。シスチン尿症は，腎臓や小腸に発現しているシスチンおよび二塩基性アミノ酸輸送体である$B^{0,+}$の異常による遺伝的疾患である[39~41]。これ以外の腸管のアミノ酸およびペプチド輸送体には異常がないので，通常それ以外のアミノ酸は腸管から十分量吸収される。腎臓の近位尿細管によるリシン，オルニチン，アルギニン，シスチンの再吸収が障害されているため，これらアミノ酸の尿中排泄が増加する[42]。シスチンは非常に溶解度の低いアミノ酸であり，水に対する溶解度が250 mg/L（1 mmol/L）しかないので，シスチン尿症の主な臨床症状はシスチン尿路結石である。

シスチン蓄積症は，これとは別のシスチン輸送障害であり，シスチンの再利用が障害され，その結果リソソームにシスチンが蓄積する。本症においては，シスチノシン遺伝子変異のため，リソソームのシスチン輸送体の機能不全を起こす[43]。その結果，タンパク質分解から生じたシスチンがリソソーム内に蓄積し，組織傷害を起こす。主な臨床症状は，腎機能障害と角膜への結晶沈着である。シスチン蓄積症患者は通常，チオールであるシステアミン投与により，細胞内シスチン濃度を低下させる治療が行われる。システアミンはリソソームに入り，シスチンと反応して，システインおよびシステイン-システアミンジスルフィドを形成するが，これらはいずれも他の輸送機構を介して，リソソーム外に出ることができる。

メチオニンからホモシステインおよびシステインへの代謝

システインは体内でメチオニンとセリンから合成できるので，血液中システイン濃度は，メチオニン摂取に加えて，メチオニンのメチル基転移反応，ホモシステインの再メチル化，ホモシステインの含硫基移動など，メチオニン代謝に影響する種々の要因の影響を受ける（**図33.2**）。メチオニンは，*S*-アデノシルメチオニン（*S*-adenosylmethionine：SAM）を経て，メチル基を種々の基質に転移させて*S*-アデノシルホモシステイン（*S*-adenosylehomocysteine：SAH）となり，SAHの加水分解によりホモシステインに代謝される。したがってホモシステインの生成量は，メチオニン摂取，メチル基転移反応経路の調節や機能の影響を受ける。肝臓は，肝臓特異的なミカエリス-メンテン定数（Michaelis-Menten constant，K_m）値の高いメチオニンアデノシルトランスフェラーゼのアイソザイム（*MAT1A*遺伝子によりコードされる）を発現しており，これによりメチオニンの摂取増加，血中メチオニン濃度上昇に対して，肝臓のみがSAM産生を増加させることができる。*MAT2*遺伝子にコードされる低K_mのアイソザイムは，肝臓やその他の臓器でも発現されている。SAHヒドロラーゼの平衡は酵素学的にはSAH生成に向かっているのだが，通常は反応生成物であるホモシステインやアデノシンがただちに除かれるため，これらの生成に向いた反応が進行する。SAHが蓄積すると，メチルトランスフェラーゼに対するアロステリック阻害のため，メチル基転移反応の阻害が起こる。

SAHの加水分解によって生じたホモシステインは，再メチル化，含硫基移動という2つの代謝経路をもつ。再メチル化においては，ホモシステインはN^5-メチルテトラヒドロ葉酸（N^5-メチル-THF）またはベタインからメチル基を供与され，メチオニンに代謝される。含硫基移動では，硫

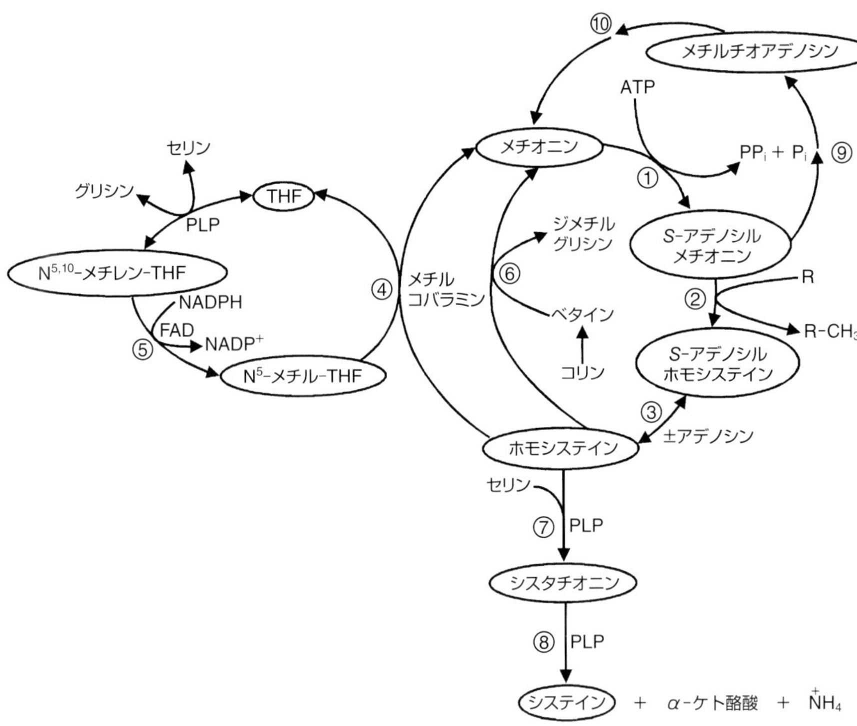

図 33.2 メチオニン代謝。図中の数字を付した反応は，それぞれ以下の酵素により触媒される。①メチオニンアデノシルトランスフェラーゼ，②種々のメチルトランスフェラーゼ，③アデノシルホモシステインヒドロラーゼ，④N^5-メチル-THF-ホモシステインメチルトランスフェラーゼ，⑤$N^{5,10}$-メチレン-THF レダクターゼ，⑥ベタイン-ホモシステインメチルトランスフェラーゼ，⑦シスタチオニン β-シンターゼ，⑧シスタチオニン γ-リアーゼ，⑨ポリアミン合成に関わる酵素，⑩メチルチオアデノシンのサルベージ経路に関わる酵素。FAD：フラビンアデニンジヌクレオチド，Pi：無機リン酸，PPi：遊離ピロリン酸，$NADP^+$：ニコチンアミドアデニンジヌクレオチドリン酸，NADPH：還元型ニコチンアミドアデニンジヌクレオチドリン酸，PLP：ピリドキサール 5′-リン酸，THF：テトラヒドロ葉酸。

黄がセリンに転移されてシステインとなり，ホモシステイン分子の残りの部分はα-ケト酪酸とアンモニアに代謝される。ホモシステインの再メチル化に関する代謝異常の結果，ホモシステインが蓄積し，N^5-メチル-THF またはベタインからのメチル基供与によるメチオニンおよび SAM 再生が障害される。このような再メチル化障害は，遺伝的なメチオニンシンターゼの欠損，補酵素であるメチルコバラミン欠乏，共基質である N^5-メチル-THF の欠乏によって起こる。吸収障害や摂取不足によるビタミン B_{12}・葉酸補酵素の欠乏によっても，ホモシステインの再メチル化障害が起こる。ホモシステインの再メチル化障害の結果 SAM が減少するが，SAM は含硫基移動の重要な酵素であるシスタチオニン β-シンターゼのアロステリックな活性化因子であるため，含硫基移動とホモシステインの蓄積も障害される。

含硫基移動は，ホモシステインの炭素骨格とメチオニン由来の硫黄をセリンに転移し，システインを合成する反応である。この経路は 2 つのピリドキサール 5′-リン酸（PLP）依存性酵素により触媒される。1 つはホモシステインとセリンからシスタチオニンを生成し，もう 1 つはシスタチオニン γ-リアーゼであり，シスタチオニンの加水分解によりシステイン，α-ケト酪酸，アンモニアを生成する。どの細胞もメチル基転移と再メチル化を行うことができるが，含硫基移動によるホモシステインの代謝は，これら 2 つの酵素を発現している組織に限られ，ラットやマウスにおいては，含硫基移動は肝臓，腎臓，膵臓，腸管において起こる[44,45]。含硫基移動を行うことのできない組織は外因性のシステインが必要であり，ホモシステインを放出して他の組織で代謝・除去してもらう必要がある。

シスタチオニン β-シンターゼは 21 染色体上にあるので，21 トリソミーであるダウン症患児ではこの酵素活性が高まっており，血漿ホモシステイン，メチオニン，SAH，SAM 濃度の著明な低下，血漿シスタチオニン，システイン濃度の上昇が起こる[46]。一方，シスタチオニン β-シンターゼの遺伝的障害により，血漿・組織中ホモシステイン濃度の著しい上昇が起こる。含硫基移動の第 2 の酵素であるシスタチオニン γ-リアーゼの欠損により，シスタチオニンが組織に蓄積し，尿中に排泄されるが，明確な疾患は伴わない。しかしいずれの酵素の欠損によっても，メチオニンからシステイン産生が障害され，システインの供給が低下する。

摂取したメチオニンはホモシステイン産生の基質となる。通常量の含硫アミノ酸摂取の男性において，ホモシステイン産生量は約 19 mmol/日，含硫基移動によるシステイン産生は 12 mmol/日であり，含硫アミノ酸を含まない食事摂取下の男性において，ホモシステイン産生は 6 mmol/日，システイン産生は 2 mmol/日まで低下していた[17,47]。ホモシステインの平衡はメチオニンへの再メチル化に向かっていた。メチオニンあるいはメチル基供与体に対して，ホモシステインが再メチル化・含硫基移動のいずれの経路に代謝されるのかを調節する重要な因子は，SAM のアロステリック効果である[48]。SAM は $N^{5,10}$-メチレン-THF レダクターゼ阻害，シスタチオニン β-シンターゼ活性化作用を示す（26 章も参照）。したがって細胞内 SAM 濃度が低い場合，N^5-メチル-THF の合成は阻害を受けずに進行し，シスタチオニン合成は抑制され，ホモシステインの再メチル化あるいはメチオニン合成のほうに進む。逆に SAM 濃度が高い場合，N^5-メチル-THF 合成阻害，含硫基移動刺激により，ホモシステインの異化およびシステイン合成が進む。

一定の食事摂取の状況でベタインの補充を行った健康な成人において，メチオニンの含硫基移動およびメチル基転移が亢進した[49]。この結果は，食事からコリンやベタインとしてメチル基を供与した場合，含硫基移動やメチル基転移によるメチオニンの異化が促進することを示している。おそらく，ベタインによって誘導された再メチル化がSAM濃度を上昇させ，それが次にN^5-メチル-THF依存性再メチル化を阻害し，シスタチオニンβ-シンターゼ依存性のホモシステインの異化を促進すると考えられる。したがってメチオニン摂取が十分ではない状態に多量のベタインを摂取すると，正常なメチオニン代謝調節が破綻し，メチオニン欠乏状態をまねく。ホモシステインの再メチル化促進におけるベタインあるいはその前駆体であるコリンの意義に関して，メタボリックシンドロームあるいは糖尿病患者に対するフィブラート治療の結果，ベタインの異常な排泄，血漿総ホモシステイン濃度上昇がみとめられている[50]。アメリカにおける葉酸添加前後において，Framingham Offspring Study（1995〜1998）のデータを用いて，コリン＋ベタイン摂取と血漿総ホモシステイン濃度の関連が分析された。葉酸添加前においては，コリン＋ベタイン摂取増加により空腹時およびメチオニン負荷後の総ホモシステイン濃度低下が見られたが，葉酸添加後ではこのような関係は見られなかった[51]。

システイン（シスチン）は，含硫基移動経路によるメチオニンの異化を低下させることにより，メチオニン節約効果があるといわれており，メチオニン-システイン比が1：1〜2：1という通常の食事でもこれが起こるようである[52]。多量のシステイン（シスチン）摂取，メチオニン摂取不足者における結果から考えると，メチオニンは最大64％節約されている[53]。含硫アミノ酸を含まないあるいは低メチオニン食にシステイン（シスチン）を加えた際の効果は，少なくとも一部はメチオニンが異化されずにタンパク質への取込みが増加することによって説明されるであろう[54,55]。食事性メチオニンの一部をシステイン（シスチン）で置き換え，含硫アミノ酸の総量を一定に保った場合の効果は，肝臓内のメチオニンとSAM濃度の低下，それによる肝臓のシスタチオニンβ-シンターゼ活性低下にて説明されるであろう。食事のメチオニン-システイン（シスチン）比を1：0から1：1，1：3に変化させた場合，ホモシステイン代謝の再メチル化と含硫基移動の比率は，0.75から1.3，1.9に変化した[53]。ホモシステインの含硫基移動による異化の低下は，葉酸補酵素系に由来するメチル基を利用したメチオニンへの代謝が促進される（26章参照）。

ホモシステインからシステインへの代謝に関しては，その他の含硫基移動調節機構も働いている。GSH産生のために生体内のシステインの需要が高まっている場合，メチル化状態とは独立して，シスタチオニンβ-シンターゼのレドックス制御により，再メチル化低下，含硫基移動増加が起こる。酸化状態では，ホモシステインの含硫基移動への流れが増加し，この含硫基移動の亢進は，シスタチオニンβ-シンターゼのN末端におけるヘム基の酸化，C末端の特定部位の分解を伴っていると考えられる[56,57]。さらに肝臓のシスタチオニンβ-シンターゼ遺伝子発現は，グルカゴンや糖質コルチコイドによって増加し，インスリンによって減少する[58,59]。このようなホルモンによる肝臓のシスタチオニンβ-シンターゼ発現調節は，食後状態ではメチオニンをタンパク質合成のために保持し，空腹時にはメチオニン/ホモシステインの炭素鎖を糖原性のα-ケト酪酸に代謝するのに役立っている。

高ホモシステイン血症

血漿総ホモシステイン濃度上昇の原因としては，①産生亢進（メチル基転移など），②含硫基移動による異化低下，③メチオニンへの再メチル化低下，④腎臓におけるホモシステインの取込み，代謝，排泄の低下などがあげられ，②〜④については確立されたものである。

先天性代謝異常であるホモシスチン尿症により，組織および血漿中ホモシステイン濃度の著しい増加，尿中へのホモシステイン（ホモシスチン）とその混合ジスルフィド排泄が起こる。ホモシスチン尿症（尿中ホモシステイン排泄量＞10 μmol/24時間）の原因としてはシスタチオニンβ-シンターゼ欠損が最も多く，未治療の状態では血漿総ホモシステイン濃度は200 μmol/Lを超え，世界的頻度としては1/335,000出生である[60]。また別のホモシスチン尿症の先天的な原因として，$N^{5,10}$-メチレン-THFレダクターゼ欠損があり（26章も参照），これは先天性葉酸代謝異常症として主要なものであり，シスタチオニンβ-シンターゼ欠損に次いで頻度が高い。さらにメチオニン産生に必須の補因子であるメチルコバラミン合成段階のいずれかの段階の障害によっても，ホモシスチン尿症が起こる（27章参照）。早期発見し，出生直後からビタミンB_6，葉酸，ビタミンB_{12}，ベタイン投与，メチオニン制限，システイン強化食などの適切な治療が行われなければ，ホモシスチン尿症の結果，目の異常，循環器系の血栓症，精神発達遅滞などの重大な結果を引き起こす[61]。

総ホモシステイン濃度の上昇が軽度の型では，血漿中総ホモシステイン値の軽度〜中等度の上昇（例えば，14〜16 μmol/以上）が見られる[62,63]。一般住民における軽度〜中等度の高ホモシステイン血症の正確な有病率は不明だが，多くのコホート研究において測定されており，かなり頻度が高いと考えられる。ホモシスチン尿症を起こす遺伝子変異の出現頻度は低いので（＜0.2％），軽度〜中等度の高ホモシステイン血漿の頻度が高いことは，ヘテロの遺伝子変異では説明がつかない。これに対して，特にビタミンB_{12}や葉酸摂取の低い状況において，酵素の機能は有しているが活性が低下しているような変異によって，かなりの例が説明可能である。遺伝的素因による高ホモシステイン血症の最も多い原因は，$N^{5,10}$-メチレン-THFレダクターゼのC677T（Ala222Val）変異であり，酵素活性が低下する[64,65]。C677T遺伝子多型の出現頻度は，人種・民族によって異なる。この変異に関して，白人およびアジア人の12％がホモ，30〜40％がヘテロである[66]。アフリカ系アメリカ人におけるC677T変異の出現頻度ははるかに低く，ホモの割合は1.5％である。葉酸添加食品を習慣的に摂取している集団においては，$N^{5,10}$-メチレン-THFレダクターゼのC677T変異の総ホモシステイン濃度に及ぼす影響は小さいものの，なお有意の差がみとめられる[67,68]。

特に遺伝的素因をもつ例において，軽度〜中等度の高ホモシステイン血症の栄養学的原因としては，葉酸，ビタミンB_{12}，ビタミンB_6欠乏がある[69,70]。前述したように，メチオニンのメチル基の*de novo*合成にはビタミンB_{12}，葉酸が必要であり，含硫基移動には補酵素型ビタミンB_6である

PLP を要する。

腎疾患患者においても，軽度～中等度（15～100 μmol/L）の高ホモシステイン血症が見られる。血漿ホモシステイン濃度は，中等度の腎機能障害でも有意に上昇し，末期腎不全では著しく高値となる[71,72]。これは，腎実質細胞における取込み，代謝の障害によると考えられている。

薬物の中には，二次的な機能性ビタミン欠乏をきたし，ホモシステインの正常な代謝を阻害するものがある。例えばテオフィリンはビタミン B_6 の拮抗薬であり，バルプロ酸やカルバマゼピンは葉酸拮抗作用を示す。メタボリックシンドロームや糖尿病患者をフィブラートで治療すると，尿中へのベタインの異常な排泄，血漿高ホモシステイン濃度上昇をきたす[50]。すなわちこれらの薬物は，ホモシステインの再メチル化阻害のため，高ホモシステイン血症を起こす。

システインからタウリンおよび無機硫黄への代謝

システインの代謝経路を**図 33.3** に示す。システイン濃度は，タンパク質や GSH への可逆的な取込みの基質としての需要，補酵素 A，タウリン，システインから無機硫黄化合物を生成する必要性などによりある程度は影響されるが，一般的には，システインの組織中・血液中濃度は，組織中システイン濃度の変化に反応してシステインジオキシゲナーゼ濃度および活性が変化することにより，システインからタウリンや無機硫酸への異化レベルで厳密に調節されている[45,73]。システイン濃度は，タンパク質や GSH 合成に必要なレベルを維持できるように保たれている。含硫アミノ酸摂取が不十分の場合，タウリンや硫酸生成を減少させて，システイン濃度が保持される。GSH はシステインの貯蔵所となり，含硫アミノ酸摂取が不十分の場合，GSH の加水分解により血中システイン濃度およびタンパク質合成を維持する。すなわち GSH，タウリン，無機硫黄化合物の生成は，基質としてのシステイン供給に大きく影響される。

タウリン合成には，システインジオキシゲナーゼおよびシステインスルフィン酸デカルボキシラーゼがともに必要で，通常前者がタウリン産生の律速因子となる。ヒトの肝臓，腎臓，肺において，システインジオキシゲナーゼの mRNA が検出され，この酵素の遺伝子発現が示されている[74]。げっ歯類は，システインジオキシゲナーゼとシステインスルフィン酸デカルボキシラーゼいずれの酵素も，肝臓，腎臓，肺，膵臓，脂肪組織に高いレベルで発現されている[45]。システインジオキシゲナーゼの遺伝子多型の意義は詳細には研究されていないが，肝疾患や関節リウマチ患者においてシステインジオキシゲナーゼの低活性と合致する臨床的・生化学的特徴が報告されている[75,76]。

ヒトの肝臓はシステインスルフィン酸デカルボキシラーゼ活性が低いことが報告されているが[77]，成人ではタウリンを合成するに足りるだけの活性を有すると考えられる。成人において $^{18}O_2$ を吸入させ ^{18}O の取込みを測定する方法により，*in vivo* でタウリン産生能を評価したところ，おそらく控えめな推測値ではあるが，200～400 μmol/日という産生量が得られた[78]。このような推定値は総含硫アミノ酸摂取量の 1～3%に相当し，ほぼタウリン摂取のない食事をしている厳格なヴィーガンにおける約 250 μmol/日というタウリンの排泄量とよく合致するものであった[18,23]。すなわち，ヒトにおける含硫アミノ酸摂取量からのタウリン産生率，タウリンフリー食を摂取したヒトにおける尿中タウリン排泄量から考えた尿中硫黄排泄量の結果は，タウリン欠乏食を与えたラットから得られた 2～6%という値と近いものであった[79]。一般にラットはタウリン合成能が高く，ヒトは低いといわれるが，このようなラットとヒトの代謝が類似しているという結果は，これに反するように思われる。ヒトにおいて肝臓のシステインジオキシゲナーゼ活性が高いことにより，システインからシステインスルフィン酸への代謝活性が高く，高濃度のシステインスルフィン酸のため，システインスルフィン酸デカルボキシラーゼ活性が低くても十分量のタウリンが産生されるものと考えられる。

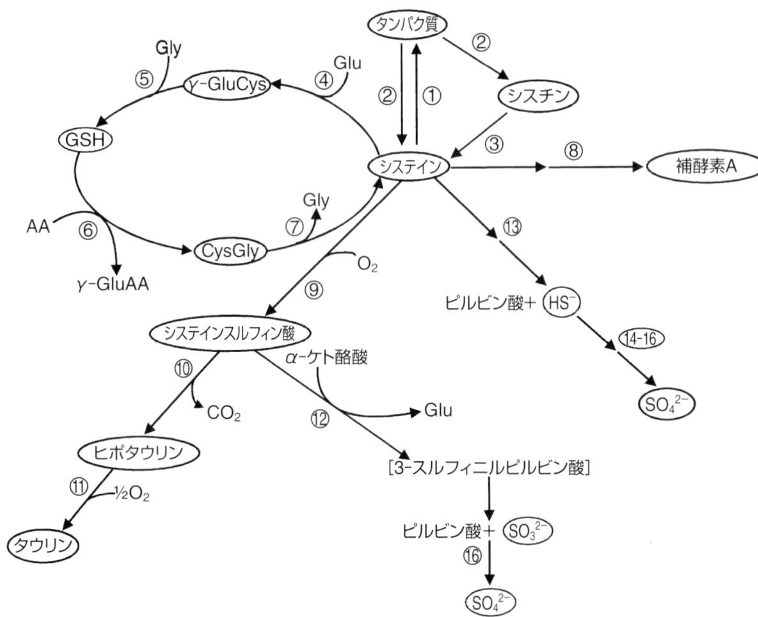

図 33.3　システインの代謝経路。図中の数字を付した反応は，それぞれ以下の酵素により触媒される。①タンパク質合成，②タンパク質異化，③GSH-チオールトランスフェラーゼあるいはシスチンと GSH 間での非酵素的チオール-ジスルフィド交換，④γ-グルタミルシステインシンテターゼ，⑤GSH シンテターゼ，⑥GSH トランスペプチダーゼ，⑦ジペプチダーゼ，⑧補酵素 A 合成経路，⑨システインジオキシゲナーゼ，⑩システインスルフィン酸デカルボキシラーゼ，⑪ヒポタウリンの酵素的・非酵素的酸化，⑫アスパラギン酸（システインスルフィン酸）アミノトランスフェラーゼ，⑬システインスルフィン酸非依存性あるいはシステイン異化の脱スルフヒドリル化経路，⑭硫化物キノンオキシドレダクターゼ，硫黄ジオキシゲナーゼ，チオ硫酸サルファートランスフェラーゼ（ロダネーゼ）による硫化物酸化，⑮GSH-依存性チオ硫酸レダクターゼ，⑯亜硫酸オキシダーゼ。GSH：グルタチオン，Glu：グルタミン酸，HS：硫化水素，Cys：システイン。

システインジオキシゲナーゼにより産生されたシステインスルフィン酸は，アスパラギン酸（システインスルフィン酸）アミノトランスフェラーゼの基質でもあり，システインスルフィン酸のアミノ基転移により不安定なケト酸となり，ピルビン酸と硫酸に分解する。システインはまた，シスタチオニン β-シンターゼとシスタチオニン γ-リアーゼにより脱スルフヒドリル化を受ける。この脱スルフヒドリル化経路は，重要な情報伝達物質と考えられている硫化水素（H_2S）の産生に大切と考えられている。生体におけるシステイン代謝において，システイン濃度とシステインジオキシゲナーゼ活性は同じ方向に動く。すなわち，システイン濃度の低い時システインジオキシゲナーゼ活性は低く，このようなシステイン異化の低下は，脱スルフヒドリル化経路の結果である。一方，システイン濃度の高い状況下ではシステインジオキシゲナーゼ活性は高く，システインはシステインジオキシゲナーゼ経路によって容易にタウリンと硫酸塩/亜硫酸塩に代謝され，H_2S 産生系にはいかない。システインの動態に関する推測値として，システインジオキシゲナーゼ経路を介する割合は，含硫アミノ酸欠乏食ラットで 8.0%，十分量の含硫アミノ酸供与ラットで 70.6%であった[45]。

▶排泄

腎臓近位尿細管上皮は，腸管の吸収上皮と類似の再吸収輸送機構を有しており，腎臓は糸球体ろ過液から効率よくアミノ酸を再吸収する。システインやメチオニンの腎再吸収率は非常に高く（94%以上），尿中へのアミノ酸の喪失はほとんど無視できるものである[80]。メチオニンの尿中排泄量は 22～41 μmol/日，成人のシステイン（シスチン）の尿中排泄量は 63～285 μmol/日と報告されており[23,81]，これらアミノ酸の尿中排泄量は，通常摂取量の 0.2～2%である。

細胞外液中ホモシステインの尿中への排泄は，ホモシステイン代謝に異常のある人においてもわずかであり，これは血漿ホモシステインがタンパク質に結合してろ過されにくいこと，腎臓は遊離ホモシステインを再吸収することによる。腎臓でろ過されたホモシステインのうち，尿中に排泄されるのはわずか 1～2%である[82]。通常の尿中ホモシステイン排泄量は，3.5～9.8 μmol/日である[82]。尿中ホモシステイン濃度の著明な高値は，先天性代謝異常を示唆し，血漿中総ホモシステイン濃度の著しい高値をともなう。例えば，$N^{5,10}$-メチレン-THF レダクターゼ欠損患者の尿中ホモシステイン排泄量は 15～667 μmol/日であった[83]。

システインやホモシステインとは異なり，タウリンは完全には再吸収されず，排泄率は大きく変動する。食事性タウリンの摂取量の変動に対応して，近位尿細管刷子縁膜の TauT 輸送体発現を調節することにより，腎臓は体内のタウリンプールを調節する。タウリンや含硫アミノ酸前駆体の摂取が不十分の時には，TauT 活性が増大する結果，糸球体ろ過液中からのタウリン再吸収亢進，尿中へのタウリン排出の低下，体内のタウリンプール維持が起こる。腎臓のタウリン濃度が腎臓におけるタウリン輸送体活性の調節因子であると考えられ，それは TauT の発現，活性，細胞内局在の変化などによりもたらされる[84～86]。

タウリン摂取は変動が大きく，またタウリン再吸収の調節機構のため，尿中タウリン濃度は大きく変動する。タウリン摂取が皆無と思われる成人のヴィーガンにおいて，尿中タウリン排泄量は 250 μmol/日であり，通常食者では通常 600 μmol/日以上であり，1,000 μmol/日を超えることもまれではない[18,23,81]。フィンランドとカナダにおいて尿中タウリン排泄量 90 μmol/日未満，台湾と日本において 2,000 μmol/日を超える例が報告されている[24]。

システインとタウリンの機能

システインは，含硫基移動によりメチオニンやセリンから産生されようと，食事から摂取されようと，**図 33.3** に示すように，タンパク質合成，トリペプチドである GSH（γ-グルタミルシステイニルグリシン），その他の重要な分子の合成に用いられる。必要量と同等の摂取の場合，システインの大部分はタンパク質や GSH 合成に用いられる。タンパク質の異化や，γ-グルタミルトランスペプチダーゼやジペプチダーゼによる GSH の加水分解により，システインは再度アミノ酸プールに放出される。システインはまた，補酵素 A 合成やタウリン，無機硫黄の前駆体であり，いずれもシステイン部分は失われる。GSH，タウリン，無機硫黄の作用は本章で，補酵素 A の機能については 25 章で述べる。

タンパク質中のシステイン残基が反応性に富む SH 基をもち，これら残基がジスルフィド結合をすることは，タンパク質の構造・機能に重要な意義をもつ。GSH は主要な細胞内チオールであり，細胞内の酸化型（GSSG）と還元型（GSH）の比は 500 以上である[87,88]。GSH は，還元当量や電子を供給しており，グルタチオンペルオキシダーゼやラジカルに対する水素供与による非酵素的不活性化を介し，過酸化水素や有機の過酸化分子の還元により，酸化ストレスによる傷害から細胞を守っている（46 章参照）。GSH は細胞内でシスチンを CySH に還元するのに重要である。この過程は，チオール-ジスルフィド交換やチオールトランスフェラーゼにより酵素的に起こり，GSH が還元作用を担う。これら反応の結果，GSH は GSSG に酸化される。GSSG は GSH レダクターゼにより GSH に還元され，酸化/還元には $NADP^+$/NADPH を使うので，GSH は細胞内の酸化還元状態の維持に重要な役割を果たしている。

GSH は，膜結合型酵素である γ-グルタミルトランスペプチダーゼを介して，アミノ酸輸送に関与している。γ-グルタミルトランスペプチダーゼは，細胞外での GSH の加水分解にも関わる酵素であり，GSH の γ-グルタミル基を，シスチンやグルタミンなど受容側アミノ酸の α アミノ基に転移する。γ-グルタミルアミノ酸は，細胞内に輸送され，アミノ基が放出され，グルタミル残基は環状構造を取って 5-オキソプロリンとなり，さらに加水分解を受けてグルタミン酸（Glu）を再生する。γ-グルタミルトランスペプチド化の副産物である CysGly ジペプチドは，細胞内外でジペプチダーゼの作用によりシステインとグリシンに加水分解される。すなわちこの輸送回路により，アミノ酸の異化は全体として起こっていない。

GSH は，ロイコトリエン合成やメラニンポリマー合成など，種々の反応における補助基質となる。GSH は，外因性の異物など多くの分子から GSH 抱合体を形成する GSH *S*-トランスフェラーゼグループの酵素の基質となる[89]。これら抱合体は通常，γ-グルタミル回路の酵素に分解されてシステイニル誘導体となり，これはアセチルCoAによりアセチル化されてメルカプツール酸となり，尿中に排泄される。この経路は通常，解毒排泄経路である。

タウリンは多くの機能をもっており，種々の生理的役割を果たしているが，その詳細は明らかではない[90]。タウリンの作用として最もよく知られているのは，胆汁酸の抱合である[27]。脊椎動物において，タウリン抱合体はタウリンの主要代謝産物である。タウロコール酸は非常に強力な胆汁酸であり，スルホン酸が存在するためpK_aが低く，それによりタウロコール酸のイオン化促進，その結果，界面活性作用，溶解性，緩徐な再吸収，管腔内高濃度がもたらされる。成人では，タウロコール酸とグリココール酸の比率は約3：1だが，この値は個人差が大きく，肝臓内タウリン濃度によって変動する。高脂肪・高コレステロール食を摂取する男性において，3週間6g/日のタウリン投与により，総コレステロールおよびLDLコレステロール濃度が低下した[91]。

タウリンはまた，all-*trans*-レチノイン酸などある種の化合物の抱合基質にもなり，それにより極性・水溶性が増加し，多くの場合体内からのクリアランスを促進する。さらにタウリンは，いくつかの哺乳類において，ミトコンドリアtRNAウリジンに対する2つの新規修飾に不可欠である（リシン，グルタミン，グルタミン酸に対するミトコンドリアtRNAにおける5-タウリノメチル-2-チオウリジン，トリプトファン，ロイシンに対するミトコンドリアtRNAにおける5-タウリノメチル-ウリジン）[92]。このような修飾されたウリジンは，tRNAのアンチコドンのゆらぎ塩基対の位置に見出され，このようなタウリンによる修飾異常が，ミトコンドリア脳筋症，ミトコンドリア筋症，脳症，乳酸アシドーシス，脳卒中様発作症候群（MELAS症候群），赤色ぼろ線維症候群（MERRF）ミオクローヌスてんかんにおいて見出されている[93]。

タウリンはヒトの多くの組織において高濃度で存在し（網膜や白血球で約25 μmol/g湿重量），生理的作用が研究されているが[27,85]，残念ながらこれらの作用は，何十年も研究が行われているものの，十分には明らかとなっていない[7,21,40]。タウリンは浸透圧調節に関与しており，重要なオスモライト（浸透圧調節物質）である[94]。浸透圧変化が起こった場合，タウリンやその他電解質の細胞内外への動きは，細胞内外液量に対し重要な寄与を示す。このようなタウリンの作用の一部は，遺伝子発現増加，タンパク質リン酸化の変化，細胞骨格の変化など，浸透圧に関連したシグナル伝達経路の変化を介する[95,96]。

タウリンは，酸化ストレスマーカー（カルボニル化タンパク質，マロンジアルデヒドなど脂質過酸化にともなって生成されるチオバルビツール酸反応性物質）を減少させ，加齢や糖尿病モデル動物において減少することから，抗酸化作用を有すると考えられている[97,98]。タウリンのこの抗酸化作用の詳細は明らかではないが，膜安定化作用による脂質過酸化の抑制，細胞内Ca^{2+}濃度のホメオスタシス（恒常性），リン脂質とCa^{2+}の相互作用に関与する可能性が考えられている。活性化好中球において，ミエロペルオキシダーゼにより過酸化物と塩素から強力な酸化作用を示す次亜塩素酸が生成されるが，タウリンはこれを除去することにより，直接的な抗酸化作用を示す。これにより生成したタウリンクロラミンは好中球から放出され，抗炎症物質として作用する。

タウリンは発生にも関与する。中枢神経系や視覚系の出生前・出生後の発育において，タウリンが重要な意義をもつことを示す報告は少なくない。タウリンがこのような現象に関わる詳細な機序は明らかではないが，抑制性のGABA作働性やグリシン作働性ニューロンの神経伝達において，受容体の作動薬として作用する可能性が示されている[99]。霊長類において，タウリン欠乏による網膜の変化，視覚の障害，光受容体外節が報告され，このような変化は若い動物でより重篤であった[27,85,100]。タウリンを含まない経静脈栄養のみや，タウリンを含まない人工乳で維持されていたヒトの乳児や小児において，眼科的・電気生理学的検査による網膜の異常や，脳幹における聴覚誘発性反応の異常がみとめられた[27,85]。

メチオニンやシステイン由来の硫黄は，システインがタウリンに変換されない限り，最終的には無機硫黄として放出される。シスタチオニンβ-シンターゼとシスタチオニンγ-リアーゼという2つの含硫基移動酵素によって触媒される，システインの脱スルフヒドリル化経路において，硫黄の酸化の前に炭素骨格からまずチオール基が外れ，H_2Sを生じる（主にはHS^-というアニオン型）。哺乳類は硫酸塩や亜硫酸塩からチオ硫酸塩や硫化物への還元能をもたないので，これらの反応は還元型の硫黄を供給するという重要な意味をもつ。これら還元型硫黄は，組織中において結合型スルファン硫黄（例：$R-[S]_n-SH$）として蓄えられ，必要に応じて放出される[101]。H_2Sは内皮由来の重要な弛緩因子であり，タンパク質の*S*-スルフヒドリル化（例：Cys-SH過硫化物残基形成）により誘導され，カリウムATPチャンネル（K_{ATP}）を開く[102,103]。H_2Sはまた，中枢神経系や[104]，生体防御系[105]における制御因子である。ステインの硫黄はまた，鉄硫黄タンパク質の鉄硫黄クラスター形成，tRNAのウリジン残基（チオウリジン）の修飾，モリブデン酵素の補酵素合成における，非酸化硫黄の重要な供給源である[106,107]。これらの過程において，ミトコンドリアのシステインデスルフラーゼ（鉄硫黄クラスターシンテターゼ，NFS1）が，システインから硫黄を除き，酵素に結合した過硫化物として硫黄受容タンパク質に渡し，種々の合成経路に利用される。

硫化物はチオ硫酸（inner sulfur），亜硫酸に酸化され，何段階かの反応を経て最終的に硫酸となり，亜硫酸は亜硫酸オキシダーゼにより硫酸に代謝される。無機硫黄の大部分は最終的に硫酸に酸化され，含硫アミノ酸の硫黄のほとんどは最終的に硫酸として尿中に排出される。細胞内では，硫酸の活性型である3′-ホスホ-5′-ホスホ硫酸（PAPS）が，種々のスルホトランスフェラーゼ反応の基質となる。多くの構造分子が硫酸化を受けており，特にプロテオグリカンのオリゴ糖鎖は硫黄化された糖残基をもつ。分泌物質や膜の構成タンパク質の中には，翻訳後修飾としてチロシン残基が硫酸化を受けるものがある。さらに内因性・外因性を問わず，多くの物質がスルホエステルとして排出され，例としてステロイドホルモンのスルホエステルやアセトアミノフェンがあげられる。体内では無機硫黄は主にステイン代謝に由来し，このため食事からの摂取が不可欠の

	還元型		酸化型				総計	還元型の割合
	遊離型				タンパク質結合型			
システイン	CySH	14	RSSCy	88	PSSCy	196	250	0.056
システイニルグリシン	HSCyGly	4	RSSCyGly	5	PSSCyGly	18	29	0.14
ホモシステイン	HcySH	0.05	RSSHcy	1	PSSHcy	10	11	0.0045
グルタチオン	GSH	4	RSSG	1.5	PSSG	1.6	6	0.67
γ-グルタミルシステイン	γ-GluCySH	0.6	RSSCyGlu	2	PSCyGlu	1	3	0.20

図 33.4 ヒト血漿中主なアミノチオール濃度と存在様式。RSH は還元型チオール，RSSR，RSSR′ はそれぞれ，同一分子同士，別の分子とのジスルフィド，PSSR はタンパク質結合型のジスルフィドを示す。また PS はタンパク質システイン残基の SH 基，RS は特に特定しない SH 基だが血漿中では主に CySH である。これら血漿アミノチオール濃度の平均値は，Mansoor et al.[111,113]，Andersson et al.[112]から引用。

無機栄養素とは考えられていない。しかし動物実験において，含硫アミノ酸摂取不十分の条件下では，無機硫黄摂取を増加させると，成長，飼料効率，軟骨のプロテオグリカンの硫酸化改善がみとめられた[108]。

含硫アミノ酸の状態の評価

含硫アミノ酸の充足状態は通常，窒素バランスや成長によって評価される。成長や窒素バランスは，アミノ酸の必要量を決定する方法として広く用いられるが，含硫アミノ酸摂取が GSH，無機硫黄，タウリン産生に対して適切であるかどうかに対するよい指標とはいえない。

成人では，尿中に主に無機硫酸として 14～28 mmol/日の硫黄当量を排泄してバランスがとれている。成人と小児の研究において，尿中総硫黄排泄量のうち，遊離硫酸約 77～92%，エステル型硫酸約 7～9%，タウリン約 2～6%，システイン（シスチン）約 0.6～0.7%であった。食事性タウリン摂取量はばらつきが大きいので，タウリンの尿中排泄も変動が大きい。その他尿中に微量に検出される硫黄を含む物質としては（総硫黄排泄量の 0.2%未満），メチオニン，ホモシステイン，シスタチオニン，*N*-アセチルシステイン，メルカプト乳酸，メルカプト酢酸，チオ硫酸，チオシアン酸があげられる[81,109]。Nakamura らは若年日本人女性の調査において，遊離硫酸は尿素排泄量と相関するが，エステル型硫酸やタウリンは相関しないことを報告しており[110]，遊離硫酸の排泄量が含硫アミノ酸摂取の良い指標となる可能性を示唆する。

▶血漿システイン，ホモシステイン，タウリンの基準値

血漿システイン，ホモシステイン，タウリンおよび関連アミノチオールの基準値を**図 33.4** に示す。血漿中チオールとしてはステインが主要なものであり，総ホモシステイン濃度は総ステインの 10%以下，総 GSH（tGSH）は総ステインの 1%未満である。ステインとホモシステインはいずれも大半がタンパク質結合型として存在し，次いでジスルフィド型で（主に CySSCy，HcySCy），遊離型チオールの割合は低い。GSH の異化に由来するステイン含有ペプチド，システイニルグリシン（CysGly），γ-グルタミルシステイン（γGluCys）も血漿および組織中に存在する。

健康な成人の血漿総ステイン濃度はおおよそ 220～320 μmol/L である[111~114]。平均血漿総ホモシステイン濃度は 11.9 μmol/L（中央値 11.6）であり，67～95 歳の対象者 1,160 人において 3.5～66.8 μmol/L に分布した[69]。この調査は 1988～1989 年すなわちアメリカにおける葉酸添加実施前に，Framingham Heart Study コホート研究の対象者について行われたものである[69]。血漿総ホモシステインの平均値は，高齢者より若年者，男性より女性においてやや低かった[62,115~117]。

高ホモシステイン血症の診断はカットオフ値に基づいてなされるが，血漿ホモシステインの基準値に関しては，確立されたカットオフ値は存在しない。血漿総ホモシステイン濃度分布の 90 パーセンタイル値とした場合，葉酸添加以前のカットオフ値として 14～16 μmol/L 以上という値が得られた[62,63]。しかし血漿総ホモシステイン濃度の分布は正に偏っており，ビタミン栄養状態を改善すると，90%で決めたカットオフ値が 20～25%低下することを考えると，より低いカットオフ値が望ましい可能性がある[117,118]。食品やサプリメントにより葉酸強化を受けた集団において，Refsum らは 15～65 歳の成人に対する上限値として 12 μmol/L，小児に対しては 8 μmol/L というより低い値，高齢者に対しては 16 μmol/L というより高い値を示している[117]。高ホモシステイン血症は，血漿総ホモシステイン濃度により，軽度（15～30 μmol/L），中等度（30～100 μmol/L），重度（100 μmol/L）に分類され[117]，このような分類は，適切な治療の決定に有用である。

ヒトにおける血漿タウリン濃度に関する報告は，非常にばらつきが大きい。Trautwein と Hayes は従来の報告値をレビューし，既報の血漿タウリン濃度が 39～116 μmol/L であることを示した[119]。少数例の成人データではあるが，全血中タウリン濃度は 160～320 μmol/L であり，平均 225 μmol/L であった[119]。血漿タウリン濃度は，タウリン摂取量の変化に対して全血中タウリンより迅速に変動し，欠乏・過剰摂取の場合を除き全血中タウリン濃度は血漿中タウリン濃度とは相関しない。血漿タウリン濃度は，通常食をとる人よりヴィーガンにおいて，成人および小児とも男性より女性においてやや低い[18,23]。血漿タウリン濃度上昇，タウリン摂取やタウリン合成増加に反応して尿中タウリン排泄は増加するので，タウリン充足状態の指標として用いることができる。

▶アミノチオールおよびタウリンの測定

種々の血漿アミノチオールのタンパク質への結合や酸化還元状態は，想定される酸化還元サイクル状態やジスルフィド交換反応の相互作用により影響される。例えばホモシステインは，タンパク質結合型のステインあるいはCys-Glyを置換する[113]。メチオニン負荷やタンパク質を含む食事後，おそらくホモシステインがタンパク質結合ステインを置換することにより，タンパク質結合型システインは減少傾向を示す[111,114]。このような再分布のため，システインやホモシステインの分子型を正確に決定することは困難であり，したがって臨床研究では総システインや総ホモシステイン測定が主に用いられる。食事摂取，特にタンパク質の豊富な食事やタウリンの豊富な食事の摂取は，血漿アミノチオールやタウリン濃度に影響する。

血漿アミノチオールやタウリンの濃度測定においては，試料を注意深く取り扱うことが必須である。赤血球と血漿の間での交換や，血球内での含硫アミノ酸代謝による血漿アミノチオールやタウリン濃度の変動を避けるため，採血後すぐに冷却し，冷却遠心機で血漿分離しなければならない[120]。タウリンやGSH濃度は血漿より血球分画においてより高いので，溶血や血漿への血小板，白血球の混入が起こると正確な測定ができない[119]。いったん血漿分離ができると，総ホモシステイン，総システイン，タウリン濃度は安定であり，血漿は－20℃で年余にわたり保存可能である。

欠乏あるいは過剰の原因と症状

▶システインやタウリン欠乏の原因

未熟児

未熟児においては，システインやタウリンは条件つき必須となる（54章参照）。32週未満の早産児においては，含硫基移動能が低く（低シスタチオニンγ-リアーゼ活性），血漿システイン濃度が低く，シスタチオニン濃度が高く，赤血球におけるメチオニンからのGSHの産生が低い[121,122]。これらの結果は，含硫基移動経路は，重度の未熟児においては，システインの需要を満たすには不十分であることを示唆している。しかし，人工乳を与えられている満期出産児においても尿中シスタチオニン高値とタウリン低値が報告されており，満期出産児でも含硫基移動経路は不十分である可能性を示唆する[123]。

早産児においては，メチオニンからシステインやタウリンへの代謝活性低下だけではなく，タウリンやシステインが条件つき必須となる要因が存在する[7,85]。まず早産児においては，急速な成長のためにシステイン，中枢神経系・視覚系の急速な発育のためにタウリンの需要が高まっている。動物実験において，発育途上の脳や網膜ではタウリンが高濃度で存在し，発育過程でのタウリン欠乏による機能異常が報告されている。また，早産児は満期出産児よりタウリンの貯蔵が不十分である。さらに，腎臓のβアミノ酸輸送系（TauT）が未発達であり，タウリン欠乏状態にあってもタウリン再吸収を適切に増加させることができない。早産児の尿中タウリン量は著明に増加しており，満期出産児での排泄率が10％未満に対して，38～60％と増加している。経静脈栄養を受けた早産児において，血漿タウリン濃度が低いにもかかわらず，尿中タウリン排泄量は増加していた[84,124,125]。一方，タウリン不足の経静脈栄養を受けた満期出産児においては，タウリンの再吸収が増加し，糸球体でろ過されたタウリンの1％しか尿中に排泄されず，血漿タウリン濃度は保たれていた。

肝機能障害

肝臓は含硫基移動やタウリン合成の主要な場であり，肝機能障害は含硫アミノ酸状態に悪影響を及ぼす。肝機能障害の進行例や肝硬変症例において，血漿タウリン，システイン，GSH濃度の低下，シスタチオニン濃度の上昇，尿中タウリン排泄量の減少，システイン，シスタチオニン排泄量の増加が報告されている[126,127]。これらの患者では，メチオニンからシステインへの代謝障害によるシスタチオニン蓄積，システインからタウリンおよび無機硫酸への代謝障害によるチオ硫酸塩，システイン，*N*-アセチルシステイン蓄積が起こっていると考えられる。

完全静脈栄養

長期間完全静脈栄養（total parenteral nutrition：TPN）を受けている患者においては，投与ルートやTPN液によって含硫アミノ酸状態に悪影響が見られる（84章も参照）。システインはジスルフィド型であるシスチンにすぐに変化し，シスチンは水溶性ではないため，TPNに用いられる液にはシステインはほとんど含まれていない。通常タウリンは成人用TPN液には加えられない。したがってTPNを受けている患者は，TPNから供給されたメチオニンからシステインとタウリンの両方を合成しなければならない。しかし経静脈栄養では，肝臓の初回通過効果をバイパスしてしまうので，メチオニンからシステインやタウリンへの代謝は限られたものである。システインを含まない非経口的栄養法を受けた成人患者において，経静脈栄養の場合血漿システイン濃度は急激に低下したが，経口ルートに切り替えると上昇した[128]。経口投与の場合，明らかに肝臓は初回通過において，大量のメチオニンを取り込み，メチオニンからシステインやタウリンへの代謝が促進された。

しかし疾患患者においては，タウリンを含む経腸栄養剤の効果は限定的であった。Choらによると，長期間経腸栄養を受けている男性入院患者において，337 μmol/日のタウリン投与にもかかわらず，経腸栄養6ヵ月群に比べて48ヵ月群では，空腹時血清中・尿中タウリン濃度は低かった[129]。Boelensらは，多発外傷患者において血漿タウリン濃度は低く，グルタミン補充により増加したことを報告しており[130]，経腸栄養法においては，タウリンとグルタミンの両方を補充するのが望ましいことを示唆している。

薬物代謝

種々の薬物や毒素が，硫酸やGSH（メルカプツール酸合成），タウリンによる抱合を受けて排泄される。広く用いられる解熱鎮痛薬であるアセトアミノフェンは主にグルクロン酸や硫酸の抱合を受け，メルカプツール酸として排泄されるのは一部である。100 gあたり最大1 g（6.6 mmol）のアセトアミノフェンを含む飼料にて飼育されたラットでは成長障害が見られ，これは肝障害によるものではなく，飼料にメチオニンまたはシステインを添加することにより解消した[131,132]。Lauterburg と Mitchell は，治療量のアセトアミノフェン（600～1,200 mg，または 4～8 mmol）が投与された健康な成人において，GSH 合成のためにシステインプールの代謝回転亢進が起こったと報告している[131]。患者および健康な被検者に長期間アセトアミノフェンを 2～4 g（13～26 mmol）投与した場合，最大 0.6 mmol/時のアセトアミノフェン硫酸塩産生が見られ，一方総硫黄の排泄は 0.3～1.1 mmol/時であった[133]。含硫アミノ酸摂取不足状態で，硫酸あるいは GSH 抱合により代謝・排泄される薬物や毒素が体内に入った場合，含硫アミノ酸状態にも薬物代謝にも有害な結果が起こる。

▶システインやタウリンによる有害事象

複数の種において，大量のシステインやシスチンは神経毒性を示す。4 日齢のラットに対して，システインの単回投与（0.6～1.5 g/kg 体重）の結果，皮質ニューロンに広汎な傷害，不可逆性の網膜障害，脳の萎縮，過動性が見られた[134～136]。4～5 日齢マウスに対してシステインの皮下投与を行ったところ（1.2 g/kg 体重以上），低血糖や用量依存性の神経障害が起こった[137,138]。生き残った動物の長期的観察の結果，海馬の傷害，海馬に関連した行動異常が見られ，システイン投与前のグルコース投与により脳の形態学的異常は防止された[137]。システインが脳傷害を起こす機序，それが直接神経毒性を発揮することによるのか，低血糖を介するのかについては，議論がある。これらの結果は，過剰量のシステインをヒト，特に乳児に投与することについて懸念を引き起こしたが，動物における毒性実験に用いられた用量は，アメリカでの平均システイン摂取量の 33～83 倍，平均総含硫アミノ酸摂取量の 12～31 倍であった。したがって食事からのみ摂取する限り，毒性の可能性は低いと考えられた。

げっ歯類の実験で，飼料中含硫アミノ酸が脂質代謝に及ぼす影響も調べられており，重量比 2～5%のL-シスチンにより，血漿コレステロール濃度上昇，肝臓でのコレステロール合成亢進，血漿セルロプラスミン活性の低下が見られた[139]。また重量比 0.8～2%の過剰 L-システイン投与では血漿コレステロール濃度上昇は見られなかったが，0.8%の L-メチオニン添加にて見られた[122,133]。通常のげっ歯類の飼料は kg あたり 6 g の総含硫アミノ酸を含む（重量比 0.6%）ので，血漿コレステロール濃度に負に影響したシスチン量は，通常のげっ歯類用飼料の 3～8 倍にあたる。

Sturman と Messing は，長期間の高タウリン飼料（1 g 以下，または 8 mmol タウリン/100 g 飼料）による飼育は，雌の成猫およびその子に対して悪影響を示さないことを報告した[140]。タウリンはむしろ，それ以外の物質による毒性からの防御作用を示すようである。ネコの飼料に対するタウリンの添加は，高用量シスチンの毒性に対して防御的に作用し，哺乳類の脳における興奮性毒性からタウリンが防御することを示唆するものである[141]。サプリメントとして大量のタウリンを摂取したヒトでの結果から，タウリンの毒性は低いと考えられる。

▶高ホモシステイン血症による有害事象

通常の食事では，多量のホモシステイン摂取はほとんど起こらないが，高メチオニンで低葉酸，低ビタミン B_{12} のような食事をとると，特に高ホモシステイン血症の遺伝的素因をもつ人では，血漿ホモシステイン濃度上昇が起こる[51,142]。軽度～中等度の高ホモシステイン血症であっても，動脈硬化性，虚血性心疾患，脳卒中，静脈血栓症などの循環器疾患との関連が多数の文献で示されており，高ホモシステイン血症は，冠・脳・末梢動脈疾患のリスクファクターと考えられている[10,11,72,115,118]。疫学研究によりさらに，高ホモシステイン血症とアルツハイマー病などの精神神経疾患（95 章参照），神経管閉鎖障害のような発生異常，胎盤剝離や梗塞，原因不明の流産など妊娠合併症との関連も示されている[12,13,143,144]。動脈硬化性疾患患者の集団においては，軽度の高ホモシステイン血症は高コレステロール血症や高血圧なみに頻度が高い。2002 年に発表された，12 の前向き研究と 18 の後ろ向き研究のメタ解析によると，総ホモシステインが 25%低下すると（平均総ホモシステイン濃度が 11～12 μmol/L の集団で 3 μmol/L 低下に相当），冠動脈疾患のリスクが 11%，脳卒中のリスクが 19%低下すると報告された[145]。同様に，3 つのエンドポイントのうち少なくとも 1 つを指標とした 92 の研究のメタ解析において，血漿総ホモシステイン濃度 5 μmol/L ごとに，冠動脈疾患のリスクが 33%，脳卒中のリスクが 60%，深部静脈血栓症のリスクが 59%増加していた[146]。

遺伝子異常によるシスタチオニン β-シンターゼ欠損患者による重度高ホモシステイン血症に対する多施設研究において，平均 17.9 年のメチオニン摂取制限，B ビタミンおよびベタインの補充の結果，ほとんどの患者において，血漿総ホモシステイン濃度は 150 μmol/L を超えるレベルから 30～100 μmol/L という中等度まで低下し，無治療で放置された場合の予測数に比べて，血管イベント発生数は 90%減少した[147]。血管イベント発生の予測数は，まだ診断がつけられず，無治療で経過した患者の疾患進行に関する過去の記録から計算された[61]。これは，シスタチオニン β-シンターゼ欠損患者 629 人に対する国際的アンケート調査の結果から得られたものである[61]。このようなシスタチオニン β-シンターゼ欠損など先天代謝異常による高ホモシステイン血症がうまく治療できたことにより，重症の高ホモシステイン血症患者において，栄養介入による血漿総ホモシステイン濃度低下は著明な効果を示すことが明らかとなった。

ホモシステイン自体が循環器疾患を促進する機序については多くの研究があるが，詳細はまだ不明である。その一部は，ホモシステインの酸化によりホモシスチンや混合ジスルフィドを形成し，その際活性酸素種（reactive oxygen species：ROS）を生成する，またチオール基をもつホモシステインの高い反応性によりタンパク質のホモシステイニル化が起こる，ホモシステインチオラクトンを形成しタンパク質のリシン残基のアミノ基と反応して *N*-ホモシステイン化タンパク質を形成するなどの経路が考えられる。それ以外にも例えば，高ホモシステインの結果 SAM に比して相対的に SAH 濃度が高くなり，それにより DNA その他の分子のメチル化異常が起こるといった，間接経路もありうる。

重症高ホモシステイン血症と循環器疾患の関係ははっきりしているが，軽度～中等度の高ホモシステイン血症と循環器疾患リスクの関係は確定しているとはいえない[148,149]。初期に行われた短期研究では，軽度～中等度の高ホモシステイン血症と循環器疾患の関連が示され，初期の短期介入試験では総ホモシステイン低下により一定の結果が得られたが，軽度の高ホモシステイン血症者に対するBビタミンの介入では効果が見られなかった[149,150]。これら大規模な無作為化比較試験のほとんどは，すでに循環器疾患をもつ例（機能障害を伴っていない脳梗塞や最近の心筋梗塞）や，循環器疾患のリスクが高い例（糖尿病や慢性腎臓病〈CKD〉）を対象としており，葉酸，ビタミンB_{12}，ビタミンB_6による介入が，2～7.3年行われている[151～160]。これら研究において，血漿総ホモシステイン濃度は20～30％低下したが，循環器疾患というエンドポイントに対しては，有意な効果はみとめられなかった。Bビタミン投与群において，対照群より結果が悪かったという報告まである[154,156,157]。以上のことをまとめると，これら研究の結果から，すでに血管病変をもっている患者に対しては，ビタミンによる治療は有効とはいえないと考えられる。

長期の無作為化臨床試験がBビタミンの効果を示せなかったことは，未解決の問題を投げかけている。そもそも総ホモシステインの上昇は指標ではあるが，血管病変の真の原因ではないのではないか？　本体不明だが，何らかの共通の原因があり，それが総ホモシステイン上昇，血管疾患のリスク上昇をもたらしているのではないか。総ホモシステイン以外をも指標とした研究があり，Bビタミン介入により総ホモシステインを低下させても，血漿SAH・SAM濃度，血漿炎症マーカー，内皮機能，凝固亢進には変化がなかった[161～164]。また高用量のBビタミンは，重度の高ホモシステイン血症には有効でも，軽度～中等度の高ホモシステイン血症には有効ではないのではないか？　というのも高用量のBビタミンには副作用もあるかもしれないが，重度の高ホモシステイン血症例では，血漿総ホモシステイン濃度を低下させるメリットのほうが上回ると考えられるが，軽度～中等度の例に，それがあてはまるとはいえないからだ。

血漿総ホモシステイン濃度の低下は，すでに進行してしまった病変の進行を抑える以外の機序で，循環器疾患を予防する可能性を示唆する報告もある。アメリカおよびカナダにおける脳卒中後死亡率は，葉酸添加以前（1990～1997年）に比して，葉酸添加以降（1998～2002年）で減少しているが，葉酸添加が必須ではないイングランドやウェールズではこのような結果はみとめられていない[165]。循環器疾患の症状・徴候のない健康な人を対象に，3年間高用量のBビタミン投与を行った二重盲検臨床試験において，介入前血漿総ホモシステイン濃度が9.1 μmol/L以上の例においては，プラセボ群に比べて頸動脈の内膜肥厚進展が軽度であったが，大動脈や冠動脈石灰化には両群間に差をみとめなかった[166]。血漿総ホモシステイン濃度の低下は適切な治療目標なのか，高用量のBビタミン投与が適切なのか，血漿総ホモシステイン濃度を低下させることには，治療より予防において価値があるのか，これらの点に関しては，今後さらに研究が必要である。

(Martha H. Stipanuk／田中　清，青　未空 訳)

34 グルタミン

グルタミンは，基本的に非必須アミノ酸に分類されているアミノ酸ではあるが，栄養管理学の領域で最も精力的に研究された栄養素の1つである[1~9]。異化ストレスや小腸粘膜障害を有する動物モデルを用いた多くの研究は，経静脈的あるいは経腸的なグルタミン補給の有用性を示唆している[10~12]。加えて，すべての研究ではないが，今日までの臨床アウトカム研究の多くは，L-グルタミンあるいはグルタミンジペプチドの経腸および経静脈的投与が，様々な臨床状況下における代謝や臨床経過に効果的であることを示している[3~9]。

グルタミンは，体内総遊離アミノ酸プール内にも，ヒト血中と骨格筋中にも最も多量に含まれるアミノ酸である[1,2,11,13]。またグルタミンは，臓器間の代謝動態を反映しており，さらに小腸粘膜や免疫細胞におけるエネルギー源としての利用も含め，いくつもの中心的な代謝過程において生理的に重要である[10,13~16]。

グルタミン代謝のいくつかの様相は，特定の組織におけるグルタミン必要量が内因性のグルタミン産生あるいはグルタミンの供給を上回るような，一定の異化状態においてグルタミンは条件つきで必須アミノ酸になるという確かなエビデンスも含め，臨床医学における栄養管理と直接的な関連を有する[1,6~9,11,13~21]。疾患時，骨格筋は多量のグルタミンを血中へ放出する（アミノ酸由来総窒素量の35%以上）[17~20]。続いてグルタミンを消費する組織（例：消化管，腎臓そして免疫細胞）では，顕著にグルタミンの取込みや代謝が上昇する[1,9,11,13~16]。組織内でのグルタミン消費が内因性の産生量を上回った時，筋グルタミン濃度は低下し，さらに疾患の重症度と相関するように血漿グルタミン濃度の低下につながる[1,2,20]。

従来の経静脈栄養や経管あるいは経口を介する経腸栄養法による供給では，重症疾患患者のグルタミン必要量を十分に満たさないことがある（後述）。しかしながら，外因性のグルタミン，とりわけ経静脈的に投与されたグルタミンは，外科的処置後や他の異化状態にある患者のタンパク質同化作用に明らかに影響を及ぼす[1~4]。加えて，グルタミンを添加した静脈輸液，経腸栄養製品とグルタミンを含まない輸液，グルタミン低含有量の経腸栄養製品の比較を主とした，臨床的な無作為化対照試験では，グルタミンを添加した静脈輸液の投与が，様々な異化状態にある患者に対して最も有効な効果を示している[5~9]。

生化学

古典的な非必須アミノ酸の1つであるグルタミン（**図34.1**）は，細胞質において他のアミノ酸，特に分枝鎖アミノ酸やグルタミン酸から内因性に合成される[16]。グルタミンはα-アミノ基と側鎖のアミド基の2つのアミン部分を有している[1]。グルタミン酸からのグルタミン合成は，アデノシン三リン酸（ATP）の加水分解エネルギーを利用し，グルタミンシンテターゼの触媒によるアンモニウムイオンの結合反応を伴う。グルタミンシンテターゼは，生体内のグルタミン産生において重要な役割を担っている静脈域周辺の肝細胞で，特に活性が高い。グルタミナーゼは腸管（特に空腸），脳，腎臓とその他の組織に豊富に発現している。門脈域周辺肝細胞の細胞質では，小腸管腔から吸収されたグルタミンの門脈血中濃度の上昇に反応して，グルタミナーゼが活性化される[11]。

グルタミナーゼは側鎖のアミド基を切り離し，グルタミンのグルタミン酸とアンモニウムイオンへの加水分解を触媒する（**図34.1**）。肝臓ではアンモニアを尿素へ変換し，グルタミン酸はアミノ基転移反応によりα-ケトグルタル酸，アラニンそしてアスパラギン酸に変換される[11,16]。α-ケトグルタル酸は，エネルギーを産生するためにTCA回路（トリカルボン酸回路）で代謝することもでき，ヘキソースのグルコース1モルの酸化から36モルのATPが生じるのに対し，5つの炭素をもつグルタミン1モルの完全な酸化では30モルのATPを生じる[1]。腸細胞におけるグルタミン代謝では，二酸化炭素，アラニン，オルニチン，プロリン，そしてシトルリンが生じる。グルタミンは腸細胞におけるシトルリン合成のための窒素供与源としても重要である[22,23]（後述）。さらにシトルリンは腎臓におけるアルギニン合成に利用される[22]。グルタミンは糖新生のための主要な基質の1つであり[1,18]，絶食時，糖新生を支えるためにグルタミナーゼ活性が上昇する[24]。慢性あるいは急性の代謝性アシドーシスでは，腎臓グルタミナーゼによるグルタミン加水分解により腎臓で生じたアンモニウムイオンを排泄することで，アシドーシスが緩和される[11,16,25]。

食事源

グルタミンは動物性そして植物性タンパク質にともに含まれている。食品のアミノ酸組成の分析研究では，主に酸加水分解法が用いられている。しかしグルタミンのグルタミン酸への加水分解は，分析前にも生じるという欠点がある。その結果，ほとんどの食品タンパク質，アミノ酸データベースに掲載されている固有のグルタミン含有量は正確さを欠いており，報告されているグルタミン酸含有量は，グルタミンとグルタミン酸を合わせた総量を示している[26]。

タンパク質中の特異的アミノ酸の割合を算出するための遺伝子配列決定法から推定した特定のタンパク質中のアミノ酸組成によると，グルタミンは牛乳β-カゼインのアミノ酸組成中に8.9%，鶏卵オボアルブミン中に3.8%，そして骨格筋アクチン中（ヒトおよび数種の動物由来筋中の含有量から推定）に2.9%含まれていると考えられる[1]。その後，いくつかの種の骨格筋タンパク質中グルタミン含有量に関する生化学的研究からは，グルタミンがウシおよびブ

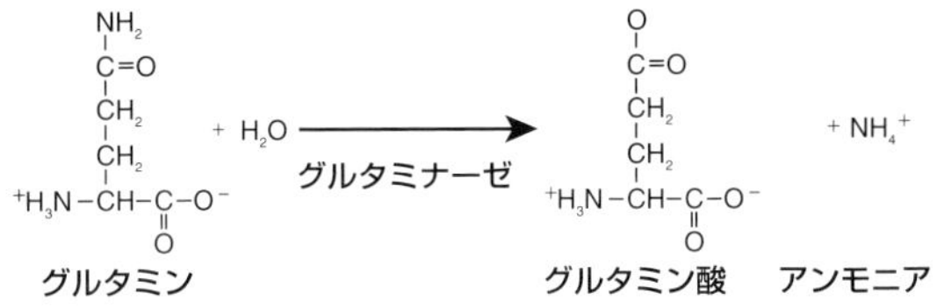

NH_2 / $C=O$ / CH_2 / CH_2 / $^{+}H_3N-CH-C-O^{-}$ (=O)　+ H_2O → グルタミナーゼ → O / $C=O$ / CH_2 / CH_2 / $^{+}H_3N-CH-C-O^{-}$ (=O)　+ NH_4^{+}

グルタミン　　グルタミン酸　　アンモニア

図 34.1　グルタミンの構造とグルタミン酸への代謝。

タの筋タンパク質中のアミノ酸にそれぞれ 4.8% および 4.1% 含まれていると示され[27]，数種の市販されている経管栄養剤に含まれるタンパク質（大豆，ホエイ，カゼイン）のグルタミン含有量は，総タンパク質の 5.18〜7.89% に及ぶと示されている[28]。遺伝子配列からの推定を利用した方法により，Lenders ら[26]は，看護師によるコホート研究である Nurses' Health Study で報告された食品タンパク質中のグルタミン含有量を分析し，牛肉，スキムミルク中のタンパク質のグルタミン含有量をそれぞれ 1.2% および 2.8% と示し，白米，大豆（豆腐）そして鶏卵では 1.2%，6.0%，5.6% と示した。食事あるいは一般的な経管栄養剤（グルタミンが総タンパク質の 8% 未満）から摂取されるグルタミンの総量は，病院におけるグルタミン補給に関する臨床研究で投与された量よりもかなり少ない。それらの臨床研究では，経腸あるいは経静脈的に投与されたタンパク質やアミノ酸の 20〜40% がグルタミンとして供給されている[2〜9]。

消化，吸収，輸送

消化管系からの食事性グルタミンの生体への同化は，健常状態では非常に効率的な酵素によるタンパク質消化と吸収によって生じる[28]。遊離 L-グルタミンは，腸細胞や他の哺乳類細胞をナトリウム依存性あるいは非依存性の輸送タンパク質を介して通過する[28〜31]。タンパク質消化後のジペプチドやトリペプチドに含まれるグルタミンは，腸細胞管腔膜のプロトン依存性輸送担体 PepT1 を介して輸送される[32]。ナトリウム依存性輸送は，膜内外の電気化学勾配を利用してグルタミンを輸送するために Na^{+}/K^{+}-ATP アーゼに蓄えられた電位エネルギーを使用する[28]。これまでに単離されたナトリウム依存性グルタミン輸送担体の遺伝子として，システム N サブタイプ（SN1，SNAT3 および SNAT5），システム A（ATA1，ATA2），システム ASC/B（0）（ASCT2 あるいは ATB［0］），システム B（［0，＋］あるいは ATB［0，＋］）およびシステム $y^{+}L$（y^{+}LAT1，y^{+}LAT2）が報告されている[29〜31]。SN1 輸送担体は，1 分子のプロトンを排出するとともに 2 分子のナトリウムイオンと 1 分子のアミノ酸基質を取り込むことができる[29]。ナトリウム非依存性グルタミン輸送担体の遺伝子として，システム L（LAT1，LAT2）とシステム b（0，＋）［b（0，＋）AT］も単離されている[30]。これら輸送担体の大部分は，グルタミンに加えて，他のアミノ酸の膜内外の輸送にも介在している。

アシドーシスでは腎臓におけるグルタミンの取込みが有意に増大するが[33]，腹部内臓循環は，小腸から取り込まれたグルタミンの主な行き先としている[17]。健常人では，消化管管腔から吸収したグルタミンの約 60〜85% は，おそらく腹部内臓に取り込まれ代謝される[34,35]。経口的にグルタミンを投与すると，濃度依存的に血漿グルタミン濃度は上昇する[34,35]。加えて，経腸的に投与されたグルタミンは，腹部内臓組織でアミノ酸終末産物に代謝される。ある研究では，一度に多量の L-グルタミン（0 g/kg，0.1 g/kg，0.3 g/kg）を経口摂取した健常成人は，アラニン，シトルリンそしてアルギニン（腎臓でシトルリンから変換される）の血漿濃度がグルタミン投与に関連して上昇することを示している[34]。また，健常成人に対するトレーサー研究では，グルタミン供給に依存した割合でのグルタミンの小腸における消費が示された[36]。小腸に取り込まれたグルタミンの約 13% がシトルリンに変換されており，グルタミンは小腸のシトルリン分泌にとって唯一の重要な前駆物質といえる[36]。安定同位体を用いた研究では，広範囲に小腸を切除した患者において，生体内のグルタミン利用が約 20% 低下したことが報告されている[37]。

表 34.1　グルタミンの主な代謝機能
体タンパク質の構成アミノ酸
細胞分裂の速い細胞（小腸や免疫細胞）における重要なエネルギー基質
臓器間のタンパク質代謝における窒素の主要な担体
アミノ基転移反応における中心的な役割。グルタミン酸の前駆物質
プリン，ピリミジン生合成における窒素供与体
肝臓における尿素産生や糖新生のための主要な基質
腎臓におけるアンモニア産生と酸排泄のための重要な基質

個体，器官，そして細胞レベルの代謝における機能

グルタミンの重要な代謝機能の概略を**表 34.1** に示す。前述した ATP 産生のための TCA 回路中間代謝物の前駆物質としての利用に加え，グルタミンは体タンパク質の約 5〜6% を占める重要な構成成分である。グルタミンは α-ケトグルタル酸とグルタミン酸を介したアミノ基転移反応，肝臓での尿素産生，そしてアンモニア解毒において中心的な役割を担っている[21,38]。グルタミンとグルタミン酸は体内における主要な窒素供与体である。グルタミンは正常なタンパク質代謝において窒素の主要な担体であり，血液中を介して臓器間を移動する窒素の約 1/3 を占めている。

プリン，ピリミジン合成のための窒素供与体として，グルタミンはヌクレオチド，DNA そして RNA の生合成に不可欠である[1,9,21,37]。グルタミンは代謝回転の速い細胞種，特に腸細胞，結腸細胞，リンパ球や単球などの免疫細胞では，理想的なエネルギー基質になることがよく知られている[1,11,14,15,21,38,39]。これらの細胞に及ぼすグルタミンの正味の増殖効果は，主要なエネルギー源としての役割，プリン，ピリミジン合成，細胞増殖シグナルとアポトーシス抑制シグナルに対する刺激に起因するように思われる[1,21,40,41]。加えて，*in vitro* の研究では，グルタミンがタンパク質異化を抑えた結果，浸透圧シグナル機構を介して肝細胞やその他の細胞のサイズを大きくすることが示されている[21,42]。

前述のように，主に骨格筋から放出されたグルタミンとアラニンは，生体において主要な糖原性アミノ酸であ

る[1,21]。グルタミンはインスリン分泌能の促進やインスリン感受性の亢進，そしてグルコースの取込みを増大させるなど，グルコースのホメオスタシス（恒常性）維持に関与することが示唆されている[21,43~45]。グルタミン分子の側鎖にある窒素も広範囲の代謝産物の生合成に関与している[1,11,21]。グルタミナーゼの触媒によりグルタミンの加水分解を経て生じるグルタミン酸は，それ自身が神経伝達物質でもあり，アミノ基転移反応におけるグルタミン，プロリンやアルギニンの前駆物質，そして主要なトリペプチドの抗酸化物質グルタチオンの構成成分の1つとなる。

異化状態におけるグルタミン欠乏

グルタミンは，とりわけ骨格筋，内臓床と腎臓のような，疾病時にグルタミンが取り込まれる主要な部位における動的な臓器間代謝を示している。血漿と筋中のグルタミン濃度は異化状態で変化しやすく，顕著なグルタミン濃度の低下は最初に筋中で生じ，その後，血漿で見られる[1,19,20]。合併症を伴わず中等度の侵襲の腹部外科手術後の患者では，骨格筋細胞内の遊離グルタミン濃度は2~3日で術前の25~60%まで低下するが[6]，重症膵炎や敗血症の患者では，筋グルタミン濃度の低下がより顕著で，正常値の20%以下を示すこともある[9,20]。このような状況下，骨格筋は多量のグルタミンを血中に放出しており，総アミノ酸窒素の35%以上にのぼることもある[1,6,7,9,17~20]。同時に，異化ストレス状態の動物モデルの腸管，腎臓および免疫細胞を含むグルタミン消費器官では，グルタミンの取込みと代謝が顕著に上昇することが示されている[1,6,7,9,11,14~16,46]。組織のグルタミンの使用量が内因性の産生量を上回る時，筋グルタミンの減少は血漿グルタミン濃度の低下をまねき，疾病の重症度と相関を示す[1,2,7,20]。筋や血漿グルタミンの低下は予後不良と関連するが，グルタミン枯渇が重度の衰弱による機能的な変化なのか，重度の疾病の単なるバイオマーカーであるのかは明らかではない[5~7,47]。グルタミンは標準的な静脈栄養輸液には含まれず，また大部分の経腸栄養製品には少量しか含まれていないため，通常の静脈栄養輸液や一般的な経管あるいは経口投与に利用される経腸栄養製品は，異化状態にある患者のグルタミン要求量を十分に満たすものではない[1,7,9]。Soubaらの研究[10,11,16]では，手術による侵襲に続き，傷部，腸管，免疫細胞，腎臓（腎アンモニア産生）そして肝臓にグルタミンを供給するために，肺や特に筋からのグルタミンの放出が増大することが示されている。これらの作用は血中へのグルココルチコイドの分泌によって生じる。敗血症では，より劇的に筋から，また少量ではあるが肺からのグルタミン放出がみとめられる。免疫系細胞と肝臓が主にグルタミンを消費し，腸管と腎臓におけるグルタミンの取込みは減少する[10,11,16]。ヒト試験では，高用量のグルココルチコイドが，おそらく二次性の局所的なグルタミン要求量の増加をきたし，内臓床によるグルタミンの取込みを増加させることを確認している[16,17]。

疾患時におけるグルタミン供給の臨床的および代謝的影響

▶細胞保護効果

多くの研究から，外因性のグルタミン供給が細胞保護作用，タンパク質同化作用，そして術後の窒素バランス改善作用を示すことが報告されている[2,5,7,8,13,48~52]。グルタミンは，小腸上皮細胞の増殖を刺激し，アポトーシスを阻害すること[12,40,41]，内因性の免疫機能を亢進すること[6,7,9,15]，GSH産生を増加させ，酸化ストレスを抑制し，酸化還元状態を改善すること[53~59]，細胞保護作用を有する熱ショックタンパク質（heat shock protein：HSP）の合成を促進すること[60~63]，腸管粘膜タイトジャンクションを構成するタンパク質の構造と機能を保持すること[12,64~67]，小腸の分泌型免疫グロブリンA合成を増加させること[67]，炎症誘発性サイトカイン応答を抑制すること[63,68]，その他[69,70]，様々な機能を示す。異化ストレス状態の細胞，動物モデルおよびヒトでみとめられたグルタミン供給による細胞保護作用と作用機構について，**表34.2**にまとめた。グルタミンの細胞保護機構に関する詳細な考察は，文献を参照されたい[2,7~9,12,14,40,41,48~70]。

▶ストレス負荷モデル動物へのグルタミン供給による効果

ショック，感染，炎症，熱傷，外傷，化学療法あるいは放射線療法を施行している癌や他の異化ストレスモデル動物に対するグルタミン添加経腸栄養製品と静脈栄養輸液の効果に関する数百にも及ぶ研究が行われている（**表34.3**）。

表34.2 異化ストレス状態の細胞，動物およびヒトで見られたグルタミン供給による細胞保護効果と想定される作用機構

タンパク質同化作用，窒素バランスの改善，タンパク質分解の抑制およびタンパク質合成速度の増大
細胞増殖の刺激（様々な経路）
細胞アポトーシスの阻害（ピリミジン経路や他の機構を介した作用）
消化管上皮細胞移行の促進と傷害に続く粘膜の増殖と修復
消化管上皮のタイトジャンクションや接着帯に存在するタンパク質の構造や機能調節を保持した消化管バリア機能の改善（ホスファチジルイノシトール3-キナーゼ〈PI3K〉/Akt経路）
小腸粘膜における分泌型免疫グロブリンA産生の制御と消化管管腔への分泌亢進
リンパ球数の増加と機能の活性化，好中球や単球/マクロファージの免疫機能
外傷，敗血症や炎症後の熱ショックタンパク質の制御（HSP-70など）
酸化ストレス指標の減少，組織内の還元型グルタチオンの制御，酸化状態にある細胞外環境に対する生理的酸化還元調節機構による是正の促進
異化状態における炎症性サイトカイン応答の減少（インターロイキン6，腫瘍壊死因子〈TNF〉αなど）
NF-κB活性化の抑制
敗血症，虚血あるいは再灌流障害後の誘導型NOシンテターゼ活性の抑制
傷害後のATP濃度の保持
mOR経路やMAPキナーゼ経路の抑制によるオートファジーの誘導

I

表 34.3 異化ストレス状態の動物モデルでみとめられた経腸あるいは経静脈的なグルタミン供給の効果

窒素保持率の改善とタンパク質合成の促進
小腸および大腸粘膜の成長，適応，修復やバリア機能の促進
消化管由来の敗血症発症率の減少と病原性微生物のクリアランスの改善
熱傷，外傷，化学療法や放射線療法，および炎症（リポ多糖類投与など）による菌血症発症率の減少
全身性および消化管関連免疫機能指標の改善
炎症性小腸傷害モデルにおける水および電解質の輸送促進
様々な重度異化モデルや感染症モデルにおける生存率の上昇
発癌モデルの生存率や臓器保護および抗腫瘍薬の効用改善

L-グルタミン高含有静脈栄養輸液をラットに投与した初期の研究では，2～3%のL-グルタミンの付加で腸管の栄養源となる他，タンパク質同化作用もみとめられることを示した[71]。続いて経腸あるいは経静脈を介し，L-グルタミンやグルタミンジペプチドの負荷を試みた動物実験が行われ，総投与アミノ酸やタンパク質に対し，先と同等の濃度あるいはその20～40%のグルタミンが投与されている[12,72]。**表34.3**に示した情報のエビデンスとなるこれら動物実験のデータは，参考文献2，4，9，11，12，63，64，72～82に掲載されている。

▶ヒトに対するグルタミン投与の安全性とその方法

L-グルタミンの経口摂取（0.3 g/kg/日以下）と静脈栄養輸液による投与（0.285 g/kg/日および0.570 g/kg/日でそれぞれ5日間）の安全性と冒頭の代謝効果について，1990年にまず健常人で報告された[34,83]。続くパイロットスタディでは，骨髄移植を受けた重症患者において，L-グルタミン0.285 g/kg/日および0.570 g/kg/日の静脈投与（毎日静脈栄養輸液にグルタミンを混合し，非加熱滅菌処理を実施。後述）では，血漿グルタミン酸濃度や血中アンモニア濃度の有意な上昇はみとめられなかったことから，その安全性が示され，また高濃度のグルタミン投与では窒素バランスの改善も示した[34]。

これら初期の安全性研究から，高濃度グルタミン投与に関する多くの二重盲検臨床無作為化対照試験が様々な異化状態の患者（罹患や死亡の高いリスクを有している重症患者を含む）に対して行われたが，臨床的あるいは生化学的なグルタミン毒性のエビデンスは得られていない[3～9,48～55,84～87]。いくつかの研究では，肝障害を示す肝逸脱酵素のわずかな上昇が報告されているが，臨床的に有意なものではない[50,83]。臨床研究は成人対象[3～9]であるが，重症新生児，低出生体重児や早産児も含む数百名を対象とした大規模な研究もある[84～87]。これらの研究で，患者には経口あるいは経腸栄養としてL-グルタミンを0.21～0.42 g/kg/日（体重70 kgのヒトで15～30 g/日）あるいは経静脈栄養としてL-グルタミンもしくはグルタミンジペプチドを0.57 g/kg/日（体重70 kgのヒトで40 g/日）まで投与されている[3～9,84～87]。後述のように，多くの成人対象の研究において，総投与タンパク質あるいはアミノ酸の20～40%のグルタミン投与で，様々な臨床効果がみとめられている[3～9]。

頭部外傷患者の代謝研究では，20時間で0.34 g/kgのアラニルグルタミンジペプチドの静脈投与において，脳内のグルタミン酸や脳内のアミノ酸輸送に変化はみとめられていない[88,89]。グルタミナーゼの加水分解作用によるグルタミンからのアンモニア産生を考慮し，重度の肝機能障害を有する患者は原則的にこれらの臨床研究からは除外対象としている。動物実験[92]でもみとめられているが，実際に慢性肝疾患から進行した肝硬変患者では，経口的なグルタミン投与は血中アンモニア濃度を上昇させることから，肝性脳症とその徴候や症状を発現あるいは悪化させるかもしれない[90,91]。そのため，グルタミン添加による栄養補給は，一般的に肝性脳症のリスクを有する慢性肝疾患患者には禁忌とされる。

▶グルタミン含有製品

経口摂取あるいは経管栄養用の経腸栄養製品は，カゼイン，ホエイ，大豆などのタンパク質もしくはその加水分解物を含有しており，結果として少量の遊離グルタミンやグルタミン含有ペプチドを含んでいる[93]。遊離のL-グルタミンは，経口摂取用あるいはグルタミンを含んでいないチューブ栄養用製品への添加用として購入することができる。グルタミンペプチド（例：L-アラニル-L-グルタミン）も経腸用として購入できるが，これらは非常に高価である。チューブ栄養用の市販栄養製品の中には，L-グルタミンあるいはグルタミンジペプチドを15～30 g/L含有しているものもある。

L-グルタミンは，難溶性（20℃で36 g/L）であり，また熱に不安定である。熱を加えるとグルタミンは分解し，アンモニアとグルタミン酸を生じる。そしてグルタミンはアンモニアと反応し，強い神経毒性を有するピログルタミン酸に変換される。ゆえに臨床用として熱による滅菌が原則的な通常の静脈栄養輸液の成分となる結晶アミノ酸混合物に遊離グルタミンは含まれていない[2,5]。しかしながら非加熱性の滅菌法（例えば0.22 μmフィルターろ過）を使用し4℃で保存する無菌産生法を利用することで，遊離L-グルタミンを静脈栄養輸液に添加することが可能であり，品質は微生物の混入をモニタリングして管理している。静脈栄養輸液におけるL-グルタミンの終濃度は，数日間の貯蔵でも1.5%，24時間以内（4℃保存）の使用でも2.5%を超えることはできない[5]。いくつかの無作為化対照試験においてそのような製品が使用されているが[7,8,50,94]，アメリカにおいて特定の認定を受けたごく少数の薬局では，個々の患者の処方に応じた静脈栄養用の輸液を調整することができる。これら安定性や論理の結果を受け，静脈栄養輸液におけるL-グルタミンの臨床使用は今日まで制限されている。

▶グルタミンジペプチド

1980年代，L-アラニル-L-グルタミンとグリシル-L-グルタミンなどの安定なグルタミンジペプチドの開発により，精力的に研究が進められ，静脈栄養輸液におけるグルタミンが臨床的に普通に使えるようになった[5,49,95,96]。これらジペプチドにおける窒素のおよそ2/3はグルタミン由来である。これらのジペプチド製剤ではC末端のグルタミン残基に特徴があり，高い水溶性を示し（L-アラニル-L グルタミン：568 g/L，グリシル-L-グルタミン：154 g/L），加熱滅菌に安定で，室温における貯蔵寿命も長い（例えば2年でも20%のL-アラニル-L-グルタミン）[5,49]。経静脈的にヒトに投与された時，グルタミンジペプチドは上皮細胞ペプチダーゼにより2～3分で速やかに分解され，遊離アミノ酸に変換される[95,96]。現在，グルタミンジペプチドは経静脈投与用として，ヨーロッパ，アジア，ラテンアメリカやカナダでは認可されているが，現時点でアメリカにおける使用について，米国食品医薬品局（FDA）による認可は得られていない[5)]。

グルタミン供給の無作為化対照臨床試験

1980年代より，様々な成人患者や小児患者集団を対象とした数百におよぶ臨床研究が報告され，経腸グルタミン投与ならびに静脈栄養輸液の成分または単一成分としての経静脈からのL-グルタミンあるいはグルタミンジペプチド投与の効力を診査している。本項では，とりわけICUの手術患者や癌，短腸症候群，下痢症の患者に対する厳密な二重盲検無作為対照試験をはじめとする多量な臨床データを評価したメタ解析の結果と臨床ガイドラインに主に焦点をあてる。

▶経腸グルタミン供給

成人の熱傷患者，外傷患者および集中治療を要する他の重症患者を対象とした無作為化対照試験の結果に基づいて，2006年ヨーロッパ静脈経腸栄養学会（ESPEN）のガイドラインでは，グルタミンは熱傷ならびに外傷患者（特定の状態に限らず）に対し経腸栄養で供給されるべきであるが，手術後患者や他の重症患者へのグルタミン供給に関しては，まだデータが不十分だと結論づけた[97)]。2009年アメリカ静脈経腸栄養学会（ASPEN）/集中治療医学会（SCCM）の成人ICU患者に対するガイドラインでは，経腸栄養製品へのグルタミン付加は，0.3～0.5 g/kg/日の範囲で熱傷，外傷そして複雑なICU患者に対し検討されるべきであると結論づけた[98)]。

同じく2009年には，カナダ集中治療臨床ガイドライン委員会が経腸的なグルタミン供給（0.3～0.5 g/kg/日）は，成人の熱傷および外傷患者で検討されるべきであるが，他の集中治療を要する患者への慣習的な投与に関してはデータが不十分であると結論づけた[99)]。カナダのメタ解析データでは広い信頼区間や研究間の不均一性とともに少なめの補給の効果にも注目した[99)]。この報告では，安全性に関する議論がなされていないが，在院日数の短縮に関して，不明瞭な点も見受けられるが，多量補給による効果が見出された。ただし有効な研究は，すべて他の条件では再現性が低そうな単一施設における試験であった[99)]。

41人の成人熱傷患者を対象とした無作為化対照試験では，19人が経管栄養による経腸的なL-グルタミン（26 g/日）の補給を，そして22名が同窒素量に調整したアスパラギン酸，アスパラギン，グリシンの混合アミノ酸の経腸的な補給を受けた[100)]。血液培養の菌陽性結果は，グルタミン補給患者と比較して，対照群で有意に頻繁に検出され（3倍），死亡率は対照群と比較して，グルタミン補給患者で有意に低値であった[100)]。これらの結果を確認するために，大規模な複数施設における試験が進行中である。Zhouら[101)]は，経腸的なアラニルグルタミン（0.35 g グルタミン/kg/日）とプラセボとの比較を投与窒素量，カロリーを等しく調整した40人の成人熱傷患者で研究し，グルタミン投与が糖マーカーの小腸透過性（腸管バリア機能の指標）を減じ，かつ創傷治癒を促し，そして治療費も低く抑えることを見出した。また，47人の重症熱傷患者を対象とし，経腸的にグルタミン（0.5 g/kg/日）あるいはプラセボを14日間投与した別の中国の試験においても同様の有効性が報告された[102)]。

Houdijkら[103)]は，同量の窒素およびカロリーを経管栄養で投与されている72人の成人外傷患者に対し，タンパク質100 gあたり3.5 gグルタミンを含む食事（対照群）と30.5 gグルタミンを含む食事について無作為化対照試験を実施した。対照群では31人中14人（45%）が肺炎を発症し，グルタミン補給患者では29人中5人（17%）で発症した（$p < .02$）。菌血症は，グルタミン補給患者で2人（7%），対照群で13人（42%）に検出された（$p < .005$）。そして敗血症は，グルタミン補給患者で1人，対照群では8人（26%）が発症した（$p < .02$）[103)]。

経管栄養による経腸的なL-グルタミン投与（12～18 g/日）と同窒素量のグリシン投与（対照群：2～3 g グリシン/日）を比較したICU患者の無作為化対照試験において，Jonesら[104)]は，罹患率や死亡率に両群で差はなかったが，治療費はグルタミン投与群で低かったと報告した。人工呼吸器を必要とする重症患者に対する大規模無作為化対照試験（$n = 363$）において，Hallら[105)]は，主に経腸栄養法により中容量のL-グルタミン（19 g/日）を投与した患者と対照として同窒素量のグリシンを投与した患者の間で感染率，院内死亡率，あるいは6ヵ月間の死亡率に差はないことを報告した。これらの研究間における臨床成果の違いは，経腸的に補給されたグルタミン濃度や患者の特徴に関連しているのかもしれない。ショック状態からの蘇生が要求されるような重症外傷の成人ICU患者に対する小規模な非盲検試験では，経管栄養法による栄養製品へのL-グルタミンの添加（0.5 g/kg/日）は，グルタミンを添加していない同窒素量のものと比較して，安全でかつ経腸栄養への許容の改善と関連が見られた[106)]。

低灌流や敗血症により人工呼吸器で管理されている成人患者において，Heylandら[107)]は，経腸的なL-グルタミン投与（30 g/日）と経静脈的なL-アラニル-Lグルタミンジペプチド投与（0.35 g/kg/日）の併用，グルタミン摂取と抗酸化剤（経静脈的なセレン，経腸的なセレン，β-カロテン，ビタミンE，ビタミンC）の併用，抗酸化剤のみ，あるいはプラセボによる2×2無作為化対照試験を行った[107)]。グルタミン補給と他の処置は，担当の内科医によって処方された経腸あるいは静脈栄養とは非依存的に投与され，安全であったことも確認されている。これらのデータはカナダ，アメリカとヨーロッパのほぼ全域で実施された大規模（$n = 1,200$）で正確な多施設試験から得られている[107)]。この研究は，成人重症患者に対する経腸および経静脈併用によるグルタミン投与の有用性を定義づけるだろう。

経腸的なグルタミン供給に関するいくつかの二重盲検無作為化対照試験が重症新生児や乳児で行われており，それらの結果は包括的な総説にまとめられている[108,109)]。Neuらによる単一施設での試験[110)]では，68人の極低出生体重新生児において，生後 3 日目から 30 日目まで L-グルタミンを添加（0.31 g/kg/日以下）した乳児用製剤を投与した児は，グルタミンを添加していないものを投与した対照児と比較して，在院日数，成長あるいは罹患率に差はなかったが，院内感染による敗血症は少なかった。出生体重が 500～1,250 g の乳児 649 人を対象とした大規模な 20 施設による無作為化対照試験では，経腸的に L-グルタミン（0.3 g/kg/日）を投与した群とプラセボを投与した群の間に，感染合併症や早産による網膜症の発症，成長，在院日数あるいは生存率などに差はなかったが，グルタミンを投与した乳児は消化管機能指標の改善が見られ，また重度な神経系の後遺症も対照児より少なかった[111]。

極低出生体重新生児の別の無作為化対照試験において，van den Berg ら[112]は，0.3 g/kg/日を目標とした L-グルタミン投与が，同窒素量のアラニン投与と比較して，食事耐性や短期間の臨床成績に差は見られないが，感染症罹患率（例：1 つあるいは複数の深刻な感染）を有意に減じることを報告した。2012 年のコクランレビューには，Moe-Byrne ら[113]が質の高い無作為化対照試験をまとめたところ，経腸（経静脈）的なグルタミン補給は安全であるが，早産児における臨床経過に利点を与えるものではないと結論している。重症疾患，消化管疾患，鎌状赤血球疾患を含め，様々な急性および慢性疾患を有する小児患者に対する経腸的なグルタミン投与の代謝臨床研究もいくつか実施されており，Mok と Hankard によって包括的にまとめられた[109]。著者らは，グルタミンはいくつかの状態に対して有効で，かつ臨床的にも安全であるが，一般的に小児患者に対しては経腸的なグルタミン補給に関するより厳密な試験が必要であると結論している[109]。

経腸的なグルタミン補給に関し，成人ならびに小児の癌患者に対する多くの無作為化対照試験が行われてきた[82,109,114]。これらの研究成果はまとめられ，いくつかの研究では，L-グルタミンの経口摂取が口腔粘膜炎症，消化管機能，化学療法や放射線療法後の栄養状態ならびに免疫能の評価項目を改善することを示している[82,109,114]。骨髄移植後のグルタミン投与を評価するため，コクラン法に従ったシステマティックレビューとメタ解析において，Crowther ら[115]は，経口グルタミン摂取は粘膜炎症やオピオイドの要求量を抑制するかもしれないと結論した。しかしながら，実施された研究の大部分が小規模であり，方法論的にも乏しく，そしてグルタミン投与ルート，投与スケジュール，化学療法の使用薬剤や疾病状態などに差異があることも考慮しなければならない[115]。癌患者の栄養補給に関する ASPEN のガイドラインでは，経口あるいは経腸的なグルタミン投与は推奨されていない[116]。

動物モデルでは，様々な消化管機能に対するグルタミン投与の利点が示されているが（**表 34.3**），短腸症候群の患者においても経腸的なグルタミン投与の効果についていくつかの研究がなされている。二重盲検無作為化対照試験は 2 つの報告があり，短腸症候群に対する経口あるいは経腸的なグルタミン投与だけの効果を検討している。Scolapio ら[117]は，8 人の短腸症候群成人患者に対し，高複合炭水化物・低脂肪食へのグルタミン添加（0.45 g/kg/日）有無という食事内容で各 8 週間に及ぶ小規模のクロスオーバー試験を実施し，グルタミンは小腸の形態，消化管の通過，D-キシロース吸収あるいは排便状況を有意に改善しなかったと報告した。

Duggan ら[118]によると，静脈栄養管理が求められるような消化管疾患（主に短腸症候群）の患児 20 人を対象とした非盲検試験において，経腸的なグルタミン投与（$n = 9$，0.4 g/kg/日を目標）にはよい耐性を示した。しかしながら，グルタミンを投与した患児は，対照として経腸的に同窒素量の非必須アミノ酸混合物を投与した児（$n = 11$）と比較して，静脈栄養依存期間，経腸栄養への耐性，小腸の吸収能やバリア機能に差はなかった。

いくつかの臨床試験は経腸的な L-グルタミンと各々の短腸症候群用の食事，そして小腸の適応促進，吸収能低下の抑制や静脈栄養の必要性を下げることを目的とする治療の 1 つである組換えヒト成長ホルモン投与との関連で行われている[119～124]。Byrne らの非盲検試験[119,120]では，各々で食事管理をしている短腸症候群の成人患者において，吸収不良を改善するために考えられた食事（例：少量頻回食，経口補水液の使用，単純糖質の制限）と成長ホルモン，経口 L-グルタミン補給（30 g/日）の組合せは，ナトリウム，水およびエネルギーの吸収を増加，便重量を減少させ，静脈栄養からの離脱も早めるという結果を得た。

やや方法論が異なる続く 2 つの小規模な二重盲検無作為化対照試験では，短腸症候群の成人患者におけるこれらの結果を再現することはできなかった。Scolapio ら[121]は，L-グルタミン（0.63 mg/kg/日）の経口投与，組換え成長ホルモン，そして高複合炭水化物・低脂肪食の組合せとこの食事のみの比較を 8 人の患者に対し，それぞれ 21 日間のクロスオーバー試験で検討した。グルタミン投与群において，体重，除脂肪体重，そしてナトリウム吸収に関しては改善したが，マクロ栄養素の吸収，糞便量，あるいは小腸の形態に改善はみとめられなかった。Szkudlarek ら[122]は，通常の食事をとっている患者に，成長ホルモンとグルタミン（経口および経静脈）あるいはプラセボを 28 日間提供した。前述の研究のように，体重，除脂肪体重とナトリウム吸収は改善したが，エネルギー，脂肪，炭水化物，あるいは窒素の吸収，排便状況に改善はなかった。

その後，Byrne らによって 41 人の静脈栄養に依存する短腸症候群の成人患者に対する二重盲検無作為化対照試験が行われた[123]。症状の安定化期間ならびに各々の食事内容の適正化を経たのち，患者は経口グルタミン摂取（30 g/日）と成長ホルモンプラセボ（対照群：$n = 9$），グルタミンプラセボと成長ホルモン（0.1 mg/kg/日：$n = 16$）あるいはグルタミンおよび成長ホルモン投与（$n = 16$）の 3 群に振り分け，4 週間の試験を実施した。成長ホルモン投与を受けた患者は，グルタミン摂取のみの患者と比較して，有意に静脈栄養への依存性が低下した。しかしながら成長ホルモン投与とグルタミン摂取の双方を受けた患者において，最も静脈栄養の必要性が低下した[123]。3 ヵ月の追跡調査の結果，グルタミンのみ摂取していた患者と比較して，成長ホルモンとグルタミンをともに投与していた患者だけが有意な静脈栄養の必要性低下を持続していた[123]。

発展途上国の下痢症や低栄養，もしくは双方をかかえる子どもに対し，経口補水液や母乳と混合した経腸的 L-グルタミンに関するいくつかの二重盲検無作為化対照試験が行われている。安全性は確立されているが，効果については

表 34.4 無作為化対照試験から見出された経腸的グルタミン供給の主な臨床知見[a]

成人および小児患者におけるグルタミン投与の安全性確認
成人熱傷患者における院内感染の減少，在院日数の短縮に関する明白な効果
成人外傷患者における院内感染減少の可能性を示す効果
重症小児患者における院内感染減少の可能性を示す効果
経口グルタミンによる検討も含め，化学療法や放射線療法を施行している癌患者における粘膜炎抑制の効果
短腸症候群の成人患者における単一の機能成分としては確認されていない効果（組換えヒト成長ホルモンと併用した時に可能性が示された効果）
経口補水液に添加，あるいは小腸機能の改善や非コレラ性下痢または栄養不良を示す小児の成長の改善を目的とした食事に添加されたグルタミンの効果

[a] 本文記載の参考文献および考察を参照。

これらの試験で不一致である[109,124〜129]。Ribeiro ら[124]は，非コレラ性の急性下痢症の幼児に対し，WHO が標準とする経口補水液への L-グルタミン（90 mmol/L）の添加について検討し，標準経口補水液を投与した場合と排便状況，下痢期間，成長，その他のパラメータに差がないことを報告した。Yalçin ら[125]は，急性下痢症の 6〜24 ヵ月齢の子どもに対し，経口的な L-グルタミン摂取（0.3 g/kg/日で 7 日間）で下痢期間が短縮されるが，体重増加や感染率に変化は見られないと報告した。Gutiérrez ら[126]は，147 人の非コレラ性の急性下痢症を示す子どもに対し，無作為に L-グルタミンを添加（20 g/L）した経口補水液とグルタミンを含まない標準的な経口補水液を与えたところ，排便状態や体水分状態に差はなかったと報告した。

下痢の有無は問わず，栄養不良の入院患児 80 人に対し，Lima ら[127]は，L-グルタミン（16.2 g/日で 10 日間）を添加した経口補水液の摂取が，同モルのグリシンを添加した経口補水液を摂取した対照と比較して，腸管バリア機能（糖透過性）は改善したが，下痢の期間や成長には差がなかったと報告した。また，107 人の栄養不良患児を対象とした別のブラジル人に対する研究で，Lima ら[128]は，無作為にアラニルグルタミンジペプチド（24 g/日）を添加した全乳を 10 日間経口摂取させた子どもは，同窒素量のグリシンを添加した全乳を摂取した対照児と比較して，120 日間を超えて成長指標が改善したと報告している。

93 人の成長遅延のあるガンビアの乳児を対象とした Williams ら[129]の研究において，経口 L-グルタミン摂取（5〜6 ヵ月間母乳に添加）は他の必須アミノ酸を同窒素量添加した対照群と比較して，小腸の透過性，成長指標，あるいは血漿免疫グロブリン濃度に改善は見られなかった。**表 34.4** には経腸的なグルタミン供給に関する無作為化対照試験の主な臨床成果を示す。

▶経静脈グルタミン供給

グルタミンを含まない静脈栄養輸液と比較して，静脈栄養剤の成分としての L-グルタミンやグルタミンジペプチドを比較した多くの無作為化対照試験が行われている[2,4〜9]。最初の臨床試験結果は 1992 年に報告され，グルタミン含有静脈栄養輸液（0.57 g/kg/日）の投与は，グルタミンを含有しない輸液投与と比較して，窒素バランスを改善し，院内感染を抑え，血液学的悪性疾患の治療にともなう骨髄移植後の重症患者の在院日数を短縮することを示した[50]。続いて実施された骨髄移植後の患者に対する無作為化対照試験でも，同程度のグルタミンを静脈栄養輸液に添加することで，在院日数の短縮，および全体的な感染率に差はないが，菌血症の発症を抑制することが確認された[130]。さらに Griffiths ら[131,132]の無作為化対照試験では，ICU 患者に対する L-グルタミン含有静脈栄養輸液（25 g/日）の投与により 6 ヵ月生存率が向上し，院内感染も減少する効果が示された。Goeters ら[133]は，ICU 患者に対するアラニルグルタミンジペプチド含有静脈栄養輸液（0.3 g/kg/日）でも 6 ヵ月生存率が対照と比較して改善することを報告した。

静脈栄養補給を要する 168 人の患者に対する二重盲検無作為化対照試験において，Powell-Tuck ら[134]は，標準的な静脈栄養輸液と，同窒素量で L-グルタミンを 20 g/日投与できる輸液の効果を比較した。敗血症性合併症，静脈栄養依存期間，在院日数，QOL スコア，死亡率，6 ヵ月死亡率，ICU 死亡率や死因に両群間で差はなかったが，グルタミンは外科処置を施行した患者の在院日数の有意な短縮と関連が見られた[134]。

Wischmeyer ら[135]は，小規模な無作為化対照試験として，成人熱傷患者に L-グルタミン（0.57 g/kg/日）あるいは同窒素量のグルタミンを含まないアミノ酸混合物を静脈投与したところ，グルタミン処理で菌血症が抑えられることを見出した。2002 年には，Novak ら[136]がシステマティックレビューにおいて，重症患者にはグルタミン供給で合併症や死亡率の抑制が期待され，高濃度の経静脈グルタミン供給でより大きな効果が得られるとし，さらに静脈輸液によるグルタミン供給は感染性合併症の発症を抑え，在院日数を短縮するかもしれないと結論した。

続いてフランスとアメリカで実施された外科的処置を受けた ICU 患者に対する二重盲検無作為化対照試験では，L-アラニル-L-グルタミンジペプチド（0.5 g/kg/日）を添加した静脈栄養輸液の投与は院内感染を有意に減少させることを証明した[137,138]。無作為化対照試験の有効なデータに基づいて，2009 年に発表された ICU 患者に対する静脈栄養のための ESPEN ガイドラインでは，ICU 患者に静脈栄養を施行する時，そのアミノ酸溶液は 0.2〜0.4 g/kg/日の L-グルタミン（アラニルグルタミンジペプチドならば 0.3〜0.6 g/kg/日）を含むべきだと結論づけた[139]。

対照的に，同じデータをもとに策定された 2009 年の成人 ICU 患者のための ASPEN/SCCM ガイドラインでは，濃度の提示は明記されず，可能であれば静脈栄養輸液へのグルタミンの添加を考慮すべきであると結論づけた[98]。また，2009 年のカナダの重症患者に対するガイドラインでは，重症患者に静脈栄養を処方する時にはグルタミンの供給を強く推奨しているが，経腸栄養を実施している重症患者への経静脈的なグルタミン供給に関しては，推奨するための十分なデータがないとしている[99]。

表 34.5 経静脈的なグルタミン供給に関する ASPEN2011 の見解についての概要

静脈栄養管理が求められる重症術後患者や人工呼吸器依存患者において，静脈からのグルタミン投与は感染性合併症の減少や在院日数の短縮と関連があり，おそらく死亡率の低下にも関連する
静脈栄養管理が求められる他の成人術後患者（例：侵襲の大きな腹部手術施行患者）や呼吸管理はなされていない重症患者でも経静脈的なグルタミン投与は有効かもしれない。しかしながら患者集団の研究が不均一のため，グルタミンを添加した静脈栄養輸液が有効な患者集団の特定には，さらなる研究が必要とされる
静脈栄養で管理されている成人造血幹細胞移植患者における経静脈的なグルタミンの供給は血液培養における陽性結果を減少させる傾向にある。ただし，同種移植と自家移植からの多様なデータから得られた結果であるため，この患者集団における経静脈的なグルタミン供給の最大限の効用は明確となっていない
静脈栄養管理が求められる成人熱傷患者や急性膵炎患者において，経静脈的なグルタミン投与は有効かもしれない
小児および新生児患者のデータに限りがあるため，これらの患者に対する静脈からのグルタミン供給は推奨できない
経静脈的なグルタミン供給は，効果を得るためにもおそらく早い段階から，そして 0.2 g/kg/日以上の濃度の投与がなされるべきである
今日まで，経静脈的なグルタミン供給は有害であるということを示すエビデンスはない。また経静脈的なグルタミン投与に明白な禁忌症例はないが，肝機能検査はすべての患者でモニタリングされるべきであり，末期の肝疾患や肝不全の患者への経静脈的グルタミン投与は十分な注意のもと実施されるべきである
グルタミンを添加した静脈栄養管理では，以下の分野でさらなる研究が必要である。特定の成人患者集団，小児患者，経静脈と経腸栄養管理の併用あるいは一方だけの管理，ジペプチドと遊離 L-グルタミンの効果の差，投与時期と濃度，費用対効果，そして作用機構のさらなる解明が必要である
アメリカでは，経静脈的な遊離 L-グルタミン投与は個々の処方で，薬剤調整に基づく形で利用できる。しかしながら，静脈栄養輸液の中へ添加あるいは併用している遊離 L-グルタミンの実際的な調整は，グルタミン使用によって得られる利益と比較考慮されるべきであろう
ASPEN は FDA が承認した経静脈投与用グルタミンジペプチド溶液が専門家の判断に基づき，アメリカ国内で有効に使用できるようになることを推奨する

(Adapted from Vanek VW, Matarese LE, Robinson M et al. A.S.P.E.N. position paper: parenteral nutrition glutamine supplementation. Nutr Clin Pract 2011;26:479–94, with permission.)

メタ解析において，静脈栄養を受けている患者では，死亡率の低下，在院日数の短縮，そして感染性合併症の緩やかな減少にグルタミンの使用が関連していることが見出されている[99]。大多数の研究から死亡率および感染率の低下という同様の結果が得られており，他の環境でも同様の結果が得られる可能性が高く，グルタミン濃度は 0.2〜0.57 g/kg/日が適当と思われる[99]。総数 587 人の術後患者を対象とした 14 の無作為化対照試験に対するより最近のメタ解析では，グルタミンを添加した静脈栄養輸液の投与は，在院日数の短縮や術後の感染性合併症の罹患率低下に効果があると結論づけている[140]。

静脈栄養からのグルタミン供給の効果に関する多くの無作為化対照試験は，早産児や重症幼児を対象に行われている[84〜87,109,113]。しかしながら，6 つの無作為化対照試験を対象としたグルタミン供給の罹患率や死亡率低下に及ぼす効果に関する 2012 年のコクランレビューでは，全般的に優れた方法論に従っているにもかかわらず，メタ解析の結果，死亡率や感染も含めた主要な新生児罹患率に対するグルタミン供給について，統計的に有意な効果は検出されなかったと記した[87]。1,433 人の重症未熟児に対する最も大規模な多施設無作為化対照試験では，実験群に対して総必須および非必須アミノ酸の 20%をグルタミンに置換した静脈栄養輸液が使用された[86]。その結果，グルタミン添加実験群の必須アミノ酸摂取量は対照群より低くなった（20%）。生後 10 日目までに 3.0 g/kg/日のアミノ酸を投与するという目標にも届かなかったという事実も合わせ，これらが研究グループ間における栄養素摂取の比較に制限をかけたかもしれない[109]。

2011 年，ASPEN は，重症患者，術後患者，骨髄移植後患者，急性膵炎患者，その他の様々な病態の患者に焦点をあて，7 つのメタ解析や 3 つのコクランレビューにも引用されている無作為化対照試験の現行データに基づき，グルタミン供給を伴う静脈栄養の有用性に関する見解を示す報告を公開した[5]。ASPEN およびカナダの ICU 患者に対するガイドライン[98]，癌患者に対する ASPEN ガイドライン[116]，そして重症患者[139]，癌患者[141]，膵炎患者[142]，肝疾患患者[143]，消化管疾患患者[144]，および術後患者[145]に対する 2009 年の ESPEN ガイドラインなどもグルタミン供給を伴う静脈栄養を推奨している。ちなみに ICU 患者に対する ESPEN ガイドラインは先に報告されている。

ASPEN レポート[5]で概説されたガイドラインのまとめとして，ASPEN および ESPEN ガイドラインでは，経静脈的なグルタミン投与は骨髄移植を受けた患者に有益かもしれないと記載している[116,141]。そして ESPEN ガイドラインでは，炎症性腸疾患，肝疾患あるいは小腸機能不全に対する経静脈的なグルタミン供給の推奨にはデータが不十分[143,144]，経静脈によるグルタミン供給（0.30 g/kg 以上のアラニルグルタミンジペプチド）は急性膵炎の患者に検討すべき[142]，グルタミンを添加した静脈栄養輸液は外科的処置を施行した患者に有用かもしれない[145]と記載している。科学的な報告書の包括的そして批評的な評価に基づく 2011 年の ASPEN の見解書の概要と推奨の内容は**表 34.5** にまとめた。

2011 年の ASPEN のガイドラインが発表されて以降，ICU 患者への経静脈的なグルタミン供給の効用に関する 3 つの大規模な無作為化対照試験が発表された。Wernerman ら[146]は，11 ヵ所のスカンジナビア ICU センターにおいて，413 人の病態の類似した ICU 患者に対し，一般的な経腸栄養製品を使用しながら，経静脈的にアラニルグルタミン（グルタミンとして 0.28 g/kg/日：n = 205）あるいはプラセボとしての生理食塩水（n = 208）を投与した。患者は治療意図による全例を対象とした解析と治療計画に適合した対象集団（3 日以上投与できた患者）として分析された。治療計画に適合した集団の分析から，経静脈的にグルタミン供給を行った患者は対照と比較して，有意に ICU 死亡率が低かったが，臓器機能不全あるいは 6 ヵ月死亡率に差はなかったと報告している[146]。

Andrews ら[147]は，10 ヵ所のスコットランド ICU センターにおいて，502人の成人ICU患者に対し，L-グルタミン添加（20.2 g/日），セレン添加（500 μg/日），グルタミンとセレンの双方を添加，あるいはそのままの組成（対照）の静脈栄養輸液を投与する2 × 2要因の無作為化対照試験を行った。グルタミン添加輸液を用いた治療期間の中央値はわずか5日であったこともあるが，グルタミン添加（全例対象あるいは5日以上投与できた患者のみ）は，感染性合併症，罹患率，あるいは死亡率に影響を及ぼさなかった[147]。

Grauら[148]は，12ヵ所のスペインの施設において，5～9日間の静脈栄養管理が必要と思われる127人の成人ICU患者を対象に研究した。病態が類似している患者はグルタミンを含まない静脈栄養輸液（$n = 68$）あるいは0.5 g/kg/日のアラニルグルタミンを含み，同窒素量かつ同エネルギー量に調整した輸液を投与する群に無作為に割りつけられた。全例対象の分析では，グルタミン投与により泌尿器系感染症が少なかったことを除くと2群間に有意な差は見られなかった。しかしながら，治療計画に適合した集団に対する分析（5日間以上投与できた患者：グルタミン群 $n = 53$，対照群 $n = 64$）において，在院中あるいは6ヵ月間の死亡率に群間における差はなかったが，静脈栄養輸液によるグルタミン供給は，入院が必要となる肺炎や泌尿器系感染症の有意な減少と関連していた[148]。血糖値とインスリン要求性は，グルタミン投与群で有意に低かったことから，インスリン感受性を改善することを示唆している[148]。2011年後半，オーストラリアにおいて，経腸栄養管理に適応している外傷患者を対象とした大規模前向き三重盲検臨床試験の方法論が報告されており，0.5 g/kg/日のアラニルグルタミンあるいはプラセボを持続的に静脈内投与する2群に無作為に割りつけるというもので，臨床的な成果がモニタリングされていくだろう[149]。

結論と今後の研究の方向性

グルタミンは代謝反応において重要な役割を担う機能的な栄養素である。膨大な *in vitro* および動物モデルによる研究が，この基本的な非必須アミノ酸の供給に同化的，栄養的そして細胞保護的作用があることを証明している。筋内のグルタミン枯渇は，骨格筋で生じる。血漿グルタミン濃度は重度の異化状態にある患者（感染や敗血症，外傷，熱傷など）で低下し，グルタミン要求量が内因性の合成量を上回っていることを示す[1,2]。そして現存するデータは，グルタミンがこれらの病態下において，条件つき必須アミノ酸であるということを強く示唆している[1]。

経腸的あるいは経静脈的なグルタミン供給は，安全で，かつ様々な患者に対する栄養療法の代謝的，臨床的効果の改善が期待できる1つの手段である。経静脈的なグルタミン供給（0.2 g/kg/日以上）に関する無作為化対照試験では，しばしば経腸的なグルタミン供給よりも優れた臨床効果を示している[3～7]。しかしながら，1980年代以降，栄養補給に利用する1つの成分としてのグルタミンの供給に関する広範囲な臨床研究があるにもかかわらず，最適なグルタミン投与量やグルタミン投与が最も有効な患者集団を特定するためには，さらなる研究が必要とされる[8]。これらの情報は，現在進行途上の正確ないくつかの無作為化対照試験の完了とともに，近い将来，利用できるようになるであろう。

（Thomas R. Ziegler/桑波田雅士 訳）

35 アルギニン，シトルリン，一酸化窒素

歴史的概要

アルギニンは必須アミノ酸ではないが，ある条件下では需要が増す条件つき必須アミノ酸である。すなわち健康な成人では，特にアルギニンを摂取する必要はないが，新生児や乳児，あるいはある種の条件下では，シトルリンなどアルギニン前駆体合成が不十分であることにより，内因性のアルギニン合成が生体の需要を満たすには不十分となりうる。アルギニンはタンパク質合成に用いられるだけではなく尿素回路の中間体であり，肝臓における尿素生成の直接の基質であることはよく知られている。1980年代に，血管の内皮由来弛緩因子（endothelium-derived relaxing factor：EDRF）が見出され[1]，その後，EDRFはL-アルギニンを基質として合成される一酸化窒素（NO）であることが示され[2]，アルギニンの生理的意義は一層大きなものとなった。さらにNOは心血管系，神経系，炎症細胞などに広範に存在し，多くの生理的役割を果たすとともに，病的状態と関連することも明らかとなった[3~5]。

シトルリンは非タンパク性アミノ酸，すなわちタンパク質合成には用いられないアミノ酸である。シトルリンは1930年代にスイカから初めて抽出されたため，ラテン語でスイカを意味する *Citrullus vulgaris* から名づけられた。シトルリンは主に尿素回路の中間体として存在するため，その意義については長らく注目されてこなかった。しかし，シトルリンは複数臓器にまたがって代謝されることや，シトルリンが *de novo* におけるアルギニン合成の前駆体であることが見出され，シトルリンに対する認識は大きく変わった[6]。さらにシトルリンの新しい生理学的意義として，血漿シトルリン濃度が機能的腸管細胞量を表すバイオマーカーとなることや[7]，筋におけるタンパク質合成のプロモーターとしての直接作用を有すること[8]などが見出された。現在ではシトルリンは，少なくとも腸管機能低下をともなう疾患患者においては，条件つき必須アミノ酸と考えられている[9~11]。

正常状態における代謝と機能

L-アルギニンは塩基性アミノ酸であり，化学式を**図35.1**に示す。分子量は174.2 g/molであり，グアニジノ基をもつのが特徴である。シトルリンはαアミノ酸であり，化学式を**図35.2**に示す。分子量は175.19 g/molであり，ウレイド基をもつ[10]。

アルギニンとシトルリンの代謝は大まかに，合成経路と利用（異化）経路に分けることができ，代謝物の臓器をまたいだ交換が起こる（**図35.3**，**図35.4**）。薬物動態研究の結果より，シトルリンのほうがアルギニンより吸収がよく，バイオアベイラビリティ（生物学的利用能）が高いことが示されている[12]。

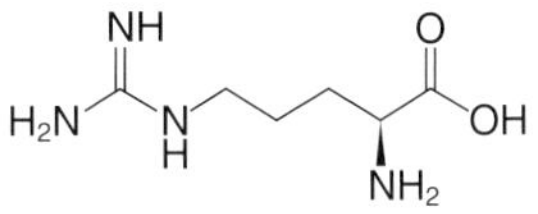

図35.1　L-アルギニンの化学式。

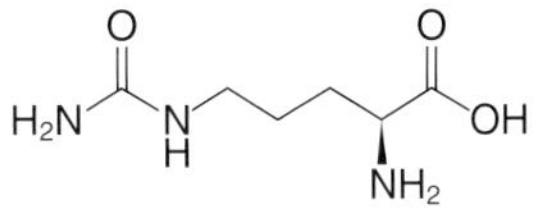

図35.2　L-シトルリンの化学式。

▶アルギニン

アルギニンの合成経路

アルギニンは主に，体内でのタンパク質の分解または食物からの摂取に由来する。食事性アルギニンは主に，回腸で吸収される。タンパク質合成に用いられるアミノ酸のうち，食事に由来するのはわずか20%ほどにすぎない。すなわち，タンパク質合成に使われるアミノ酸の約80%は，タンパク質の分解に由来するアミノ酸の再利用によることを示している。さらにアルギニンは，近位尿細管において尿素回路の一部が存在し，アルギノサクシネートシンターゼ（argininosuccinate synthase：ASS）およびアルギノサクシネートリアーゼ（argininosuccinate lyase：ASL）の作用を受けて，シトルリンから内因性に *de novo* 合成される[13~16]。この変換は，腸管–腎臓回路の一部を成すものであり，動物実験でもヒトでも示されている[6,17~19]。正常状態では，この経路により体内のアルギニンの10～15%が供給され[20,21]，シトルリンの供給がこの反応において律速となる[15]。成人とは異なり，新生児のアルギニン合成は腸管における食事性プロリンからの合成，ASS，ASLを介したシトルリンからの産生に限られ[22]，この初回通過効果における *de novo* 合成により，新生児に必要なアルギニンの約50%が供給される[23]。健康な成人の空腹時におけるアルギニンの動態は，約70～90 μmol/kg/時間である[24]。

アルギニンの異化経路

体タンパク質の必須構成要素であるだけではなく，以下に示すように，アルギニンはその他多くの代謝経路において重要な役割を果たし，それには種々の酵素が関与している[3,4,12,25~27]。

1. アルギナーゼ経路が量的に最も重要であり，アルギニン動態の15%がこの経路に入る[20]。アルギナーゼによりアルギニンがオルニチンと尿素に分解されるが，こ

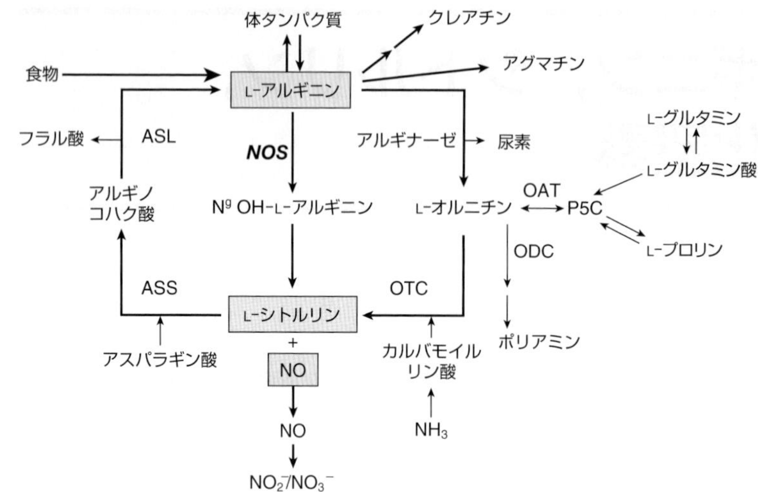

図 35.3 アルギニン，シトルリン，一酸化窒素（NO）の代謝経路。図はアルギニン，シトルリン，NO 代謝の概略を示し，アルギニンの由来としては，食事からの摂取，体タンパク質，シトルリンからの *de novo* 合成がある。アルギニンは体タンパク質合成，NO とシトルリン，尿素とオルニチン，クレアチンおよびアグマチン産生の基質となる。食事由来のシトルリンは少なく，内因性にグルタミンおよびアルギニンから産生される。ASL：アルギノサクシネートリアーゼ，ASS：アルギノサクシネートシンターゼ，NO：一酸化窒素，NOS：一酸化窒素合成酵素，OAT：オルニチンアミノトランスフェラーゼ，ODC：オルニチンデカルボキシラーゼ，OTC：オルニチントランスカルバモイラーゼ，PSC：ピロリン-5-カルボン酸塩。
(Data with permission from references 24, 27, and 86.)

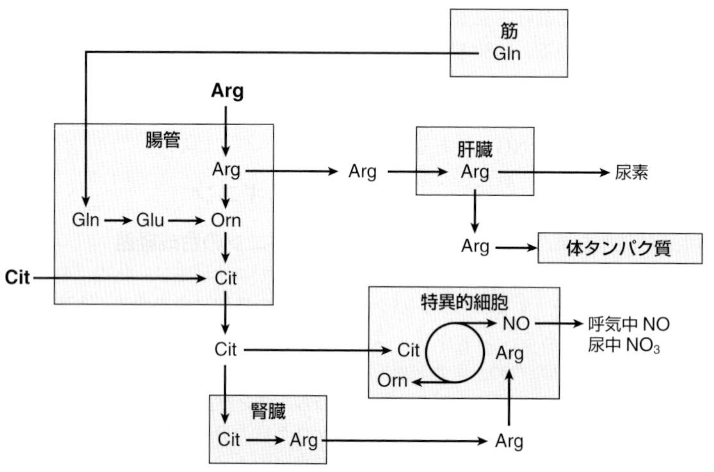

図 35.4 複数臓器にまたがるアルギニンおよびシトルリンの代謝。食事性アルギニン（Arg）は腸管から吸収され，門脈を介して肝臓に達し，そこで尿素産生に大量に使われる。完全な尿素回路は肝臓にしかないが，部分的には種々の臓器に存在し，代謝産物が臓器をまたがって交換される。シトルリン（Cit）は主に，腸管におけるグルタミン（Gln）からの変換に由来し，肝臓ではなく腎臓において再度アルギニンに代謝される。免疫系細胞や内皮細胞など一部の細胞において，アルギニンおよびシトルリンは一酸化窒素（NO）またはオルニチン（Orn）とポリアミンに代謝される。NO は呼気中に排出，または血液中で硝酸塩（NO_3）および亜硝酸塩に代謝された後，尿中に硝酸塩として排出される。このような代謝経路は，空腹時か食後かという代謝状態，疾患における病態，ホメオスタシス維持のための調節などによって決定される。
(Data with permission from Cynober L, Moinard C, De Bandt JP. The 2009 ESPEN Sir David Cuthbertson. Citrulline : a new major signaling molecule or just another player in the pharmaconutrition game? Clin Nutr 2010 : 29 : 545–51 ; and Deutz NE. The 2007 ESPEN Sir David Cuthbertson Lecture : amino acids between and within organs. The glutamate-glutamine-citrulline-arginine pathway. Clin Nutr 2008 : 27 : 321–7.)。

の酵素にはタイプⅠおよびタイプⅡという2つのアイソフォームが存在する。細胞質のタイプⅠアルギナーゼは，尿素回路の構成要素として，肝臓において発現している。完全な尿素回路は肝臓にのみ存在し，体内から過剰の窒素を排泄するため，5段階の反応によってアンモニアの解毒，尿素の生成を行っている。ミトコンドリアのタイプⅡアルギナーゼは，低レベルではあるが，脳，腎臓，小腸，赤血球，免疫系細胞など，肝臓以外の組織・細胞に発現しており，オルニチン，プロリン，グルタミン酸の生成に関わっている[28,29]。オルニチン，さらにそれに由来するプトレッシン，スペルミン，スペルミジンなどのポリアミンを介して，アルギニンは細胞の増殖分化に重要な意義をもっている[30]。プロリンはヒドロキシル化されてコラーゲンの重要な構成成分であるヒドロキシプロリンとなるので，アルギニンはコラーゲン合成，組織修復，創傷治癒にも関わる[31]。腸管粘膜ではアルギナーゼ活性が高いので，腸管から吸収されたアルギニンの約40%は，初回通過において分解される[32]。

2. アルギニンは一酸化窒素合成酵素（NOS）の作用により，一酸化窒素（NO）を産生し，その際シトルリンも生成する[33,34]。アルギニンの約1.5%がこの経路に入る[20]。NOS には3つのアイソザイムが存在し，NOS-1（神経型 NOS），NOS-3（内皮型 NOS）によって産生された NO は，それぞれ神経伝達物質，血管拡張物質として作用する[34]。NOS-2（誘導型 NOS）によって産生された NO は，高濃度において，病原体の制御や殺菌，サイトカイン産生の調節，ヘルパー T 細胞の分化など，免疫調整作用を発揮する。さらに，炎症過程において産生が亢進した腫瘍壊死因子 TNF-α，インターロイキン IL-1，IL-6，IL-8 などのサイトカイン，リポ多糖（LPS）のような病原体由来物質によって NOS-2 が誘導されると[33,34,36〜38]，それによって産生された NO はフリーラジカルスカベンジャーとして細胞防御にも働く[35]。このような特質から，アルギニンは免疫制御において重要な役割を果たしうると考えられており[39,40]，種々の免疫能低下モデルにおいて，免疫能亢進に効果を発揮する可能性がある[41]。

3. 腎臓，膵臓，肝臓，骨格筋の臓器間相互作用を通じて，アルギニン動態の約 10%，すなわちヒトでは約 2.3 g/日という大量のアルギニンが，クレアチン生合成に使われている[27]。クレアチンは骨格筋およびニューロンにおける重要な分子であり，これら臓器におけるエネルギー源となる。クレアチンは，クレアチニンとして尿中に排泄される[27]。
4. 最後に，アルギニンの脱炭酸反応によりアグマチンが生成され，これは情報伝達物質として作用する[3]。

アルギニンのその他の直接作用

上記のような，種々の活性物質合成における中間体としてだけではなく，アルギニンはまた種々の生理活性物質の分泌刺激作用を示す。アルギニンによって分泌刺激を受ける物質としては，インスリン，グルカゴン，ソマトスタチン，プロラクチン，成長ホルモン（GH）などのホルモン，末梢で GH 作用を伝達するインスリン様成長因子（IGF-I）などがあげられる[30,42]。すべてのアミノ酸の中で，アルギニンのインスリン分泌効果が最も強い[27]。

▶シトルリン

シトルリンの合成経路

シトルリンは小腸の腸細胞において，グルタミン酸-オルニチン回路を通じて，グルタミンやプロリンから合成される[43]。この経路の最終反応は，オルニチンからシトルリンへの代謝であり，オルニチントランスカルバモイラーゼ（ornithine transcarbamoylase：OTC）またはオルニチンカルバモイルトランスフェラーゼ（ornithine carbamoyl transferase）によって触媒される。OTC は尿素回路の一部として肝臓に存在するが，肝臓以外で存在するのは腸細胞のみである[27]。グルタミンの取込みと腸管からのシトルリンの放出が密接に関連することから[44]，シトルリン合成における主な前駆物質はグルタミンと考えられており，60〜80%のシトルリンが供給される[19,45〜48]。またアルギニンは，アルギナーゼおよび OTC 経路を通じて，シトルリンの供給源となることが示されており[49]，オルニチンの臓器間交換もまた腸管におけるシトルリン合成に関わる[50]。腸管以外に由来するシトルリンもあり，その候補としては，マウス，ヒト，内皮細胞を用いた研究から，NO 産生に関わるアルギニン-シトルリン回路が考えられている[18,46,51]。空腹時において，健康な成人の全身のシトルリン動態は，約 10〜15 μmol/kg/時である[52,53]。

シトルリンの異化経路

シトルリンは他の多くのアミノ酸と異なり，タンパク質には取り込まれず，アルギニンにのみ代謝される。腸管からの放出などに由来する血液中シトルリンの大部分は，腎臓に取り込まれてアルギニンに代謝され，血液中に放出される[6,17]。この経路はヒトでも確認されている[18,19]。当初の研究では，シトルリンはこのようにして腹部臓器に集中してしまうのを回避し，尿素回路とそれに伴う窒素の喪失を避けたものと考えられたが[30]，別の研究において，肝臓は門脈からそれほど多量のシトルリンを取り込まないことが示された[18]。さらに，シトルリンからアルギニンへの変換は，特に低アルギニン条件下のマクロファージなど他の細胞でも起こり[54]，これによりシトルリンは NO の代謝・調節において重要な意義を有している[10]。

シトルリンのその他の直接作用

シトルリンはアルギニンの前駆体であるだけではなく，おそらく筋に対して同化作用を発揮する[8,9]。さらに，シトルリンは主要なフリーラジカルのスカベンジャーであり，干ばつのような酸化ストレス誘導する環境において，スイカのシトルリンは役に立っている[55]。

食事からの供給源と必要量

アルギニンの主な供給源は，食事性タンパク質である。アルギニン含有量の高い食品として，魚介類，ナッツ，種実類，藻類，肉，米タンパク質濃縮物，大豆タンパク質などがあげられる。ウシ，ヒト，ブタなど，ほとんどの哺乳類の母乳におけるアルギニン濃度は比較的低い[4]。健常人の 1 日のアルギニン摂取量は約 4〜6 g であるが[42,56]，アメリカの成人のうち 25%は 2.6 g/日未満しか摂取していない[57]。全身のアルギニンの動態は 15〜20 g/日であり，食事からのアルギニンは一部を占めるにすぎない[20,53]。

シトルリンが少量ではあるが含まれているスイカ（スイカ 780 g にシトルリン 1 g）を除くと，食品からのシトルリン摂取はほとんどない[10]。アルギニン，シトルリンいずれに対しても，摂取の推奨量（recommended dietary allowance：RDA）は定められていない。

利用効率・代謝に影響する要因

種々の要因が，アルギニン，シトルリン，NO の代謝に影響する。内因性，外因性に分けて，以下に述べる。

▶内因性の調節因子

アルギニン，シトルリン，NO 代謝に影響する内因性の因子として，代謝のコンパートメント化，細胞内輸送機構，複数の酵素のカップリング，アルギニンから代謝産物への変換に関わる酵素の競合，および内因性の NOS 阻害物質があげられる。

代謝のコンパートメント化

ここでコンパートメントというのは，アルギニン-シトルリン代謝経路の酵素は，種々の臓器で発現レベルが異なっており[27,58]，臓器間の交換が起こるためである（**図 35.4**）[44]。コンパートメント化の例としては，マクロファージ[59]や内皮細胞[51]におけるシトルリンからアルギニンへの代謝，さらにNO産生（シトルリン-NO回路），肝臓における尿素回路，タンパク質由来のアルギニンからのNO産生[50]などがあげられる。

細胞内輸送系

アルギニンの異化系酵素において，基質の供給はアルギニンの輸送系にも依存している。種々のアルギニンの輸送体が存在し，その中でsystem y^+が最も重要で，高親和性の輸送機構であり，分子レベルではカチオン性アミノ酸輸送体（cationic amino acid transporter：CAT）に分類される。これらCATとしてCAT-1，CAT-2（B），CAT-3が同定され，これらは組織分布が異なっている[27]。これら輸送系はしばしば異化酵素と共局在しており，その結果，細胞内のアルギニン代謝にも影響しうる。例えば，CAT-1のアルギニン輸送体と内皮型NOSは細胞膜のカベオラに共局在し[60]，細胞内全体のプールとは独立して，アルギニンからのNO産生を特異的に促進する[58]。リジン，オルニチン，その他の内因性NOS阻害物質はアルギニンと同じ輸送体を利用し，低アルギニン状態では輸送体をアルギニンと競合する[58,61]。シトルリンについては，いずれの細胞においても特異的輸送体の存在は知られておらず，通常の一般的なアミノ酸トランスポーターにより輸送されることが示されている[10]。

酵素間のカップリング

例をあげると，内皮細胞においてNOS-3，ASS，ASLは共局在し，シトルリンからアルギニンの*de novo*合成とNO産生が密接に連結していることが示唆されている[51]。このことは，内皮細胞におけるNO産生を修飾する治療において，ASSやASLがターゲットとなりうることを示している[51]。この考え方は，特に低アルギニン状態における免疫系細胞にもあてはまる[54]。これによりシトルリンはNOの前駆体となり，シトルリンの再利用が可能となる。

アルギニンから代謝産物への変換酵素間の競合

例えばアルギナーゼは，アルギニンという基質をNOSと競合することにより，NO産生量を負に制御する[27,62,63]。NOがASSを阻害することは，無秩序にNOが過剰産生されるのを回避する[10]。

内因性のNOS阻害物質

非対称性ジメチルアルギニン（asymmetric dimethylarginine：ADMA）は，NOSの活性部位への結合およびy^+を介する細胞への取込みをL-アルギニンと競合し，非特異的だが最も強力な内因性の競合的NOS阻害物質である[64]。ADMAは，翻訳後修飾により生じたメチル化アルギニン残基を含むタンパク質の異化により生成する。ADMAは，ジメチルアミノヒドロラーゼ（dimethylaminohydrolase：DDHA）によりシトルリンとメチルアミンに代謝され，尿に排出される[65]。したがって，タンパク質の異化亢進および腎機能低下の結果，ADMA濃度が上昇する。DDHAは肝臓で活性が高く，肝機能低下はADMA濃度上昇の重要な原因である[65~68]。

▶外因性の調節因子

アルギニン，シトルリン，NO代謝に影響する外因性因子としては，食事性因子，細菌由来物質，NO産生や情報伝達に影響する薬物があげられる。

食事性因子

食事性アルギニン　腸管からの吸収後，アルギニンの門脈からの流入が尿素の生成を制御するが，アルギニンが尿素生成の基質であるのに加えて，尿素生成の鍵となる酵素である*N*-アセチルグルタミン酸シンテターゼをアロステリックに活性化することによる[69]。すなわち食事性アルギニンは，尿素生成を通じて，アルギニン自身さらに他のアミノ酸の異化を促進する。このことは健康な成人で確認されており，低アルギニン食によりアルギニンの異化（酸化によるオルニチンへの変換）が低下し，*de novo*のアルギニン合成は維持され，血漿アルギニン濃度は低下していた[52,70,71]。NO合成のためのアルギニンプールは主に細胞外のアルギニンに依存しているので，アルギニン供給低下の結果，NO産生が低下する[20,72~76]。食事からのアルギニンが直接NO合成に使われる割合は低いと考えられている[77]。一方，L-アルギニンの補充はNO産生に関してADMAの阻害を競合的に解除し[78]，細胞内輸送についてリジンに打ち勝つこととなる[61]。

食事性タンパク質摂取　タンパク質摂取が低い場合，窒素節約のため尿素生成を低下させる必要があり，別の調節機構が活性化する。腸管のアルギナーゼとOTCが活性化され，その結果アルギニンからシトルリンへの代謝が亢進する。このようにして生成したシトルリンは門脈血中に放出されるが，肝臓には取り込まれず，肝臓に取り込まれ尿素生成に利用されるアルギニンを減少させる。シトルリンはその後，腎臓においてアルギニンに再度変換される。尿素生成を制限することにより，アルギニンその他のアミノ酸は，末梢で筋でのタンパク質合成に利用される[8,9,30]。

食事性グルタミン酸およびそのジペプチド　これはグルタミン酸-シトルリン-アルギニン経路を介して，アルギニンの有力な供給源であり，経静脈的投与より経口投与においてより有効である[47,79]。

食事性インスリン　食事性のインスリンは，内皮細胞におけるニコチンアミドアデニンジヌクレオチドリン酸（NADPH）およびテトラヒドロビオプテリン（BH_4）産生を亢進させることにより，内皮細胞におけるNO産生を促進し，組織の血流量を調節する[80]。

細菌由来物質

細菌性エンドトキシンなど細菌由来の物質は，アルギニン輸送に影響を与え，その後NOS活性に影響する[81,82]。炎症性サイトカインは，CAT-2アルギニントランスポーターを増加させ[81,82]，CAT-1アルギニントランスポーターを減少させる[82]。その結果，NOS-2へのアルギニン供給が増加し，NOS-3へのアルギニン輸送が低下する[82]。マクロファージと細菌はともにアルギナーゼを発現しているので，これは病原体が自身の生存のため，局所での免疫系の有力な作用物質をシャットダウンするものと理解される[83]。インターフェロン-γやLPSによって刺激されたマクロファージにおけるアルギナーゼを介したアルギニンの欠乏により，抗炎症性サイトカインであるIL-13を介したNOS-2のダウンレギュレーションが起こり，それはL-アルギニン投与により回復する[83]。

一酸化窒素産生シグナル伝達に対する薬物介入

ニトログリセリンなどの一酸化窒素供与体はよく知られており，狭心症や慢性心不全などの心疾患治療のために血管拡張薬として用いられている。NOS阻害薬が開発されているが，臨床においては現在どれも，いかなる疾患に対しても用いられていない。その主な原因は，*L*-ニトロ-モノメチルアルギニン（L-NMMA）やL-ニトロ-アルギニン-メチルエステル（L-NAME）などNOS阻害薬は，NOSのアイソフォームに特異的ではなく，治療への適用が限られるためである。より特異的な阻害薬，特にNOS-2に対するものは，炎症性疾患への適用の可能性を求めて，臨床試験の段階にある。現在開発中のその他の治療薬候補としては，サイクリックGMPや，その律速補因子であるBH_4に向けたものがあげられる[84]。

栄養素充足状態や代謝の評価

代謝経路は，代替あるいは間接マーカーを用いて，あるいは実際の代謝動態を表す直接的マーカー測定により評価される。

▶代替あるいは間接的マーカー

代替代謝マーカーとしては，代謝に関わる酵素や代謝産物の血中レベル測定があげられる。これらは直接合成や利用を測定するのではないため，間接的マーカーと考えられる。

血漿アルギニンおよびシトルリン濃度

空腹時の血漿アルギニン濃度は通常80〜100 μM である[85]。シトルリンについては，空腹時血漿濃度は25〜40 μM である[10,85]。食後，血漿アルギニン濃度は上昇し，食事からのアルギニン量に依存するが，血漿シトルリン濃度は空腹時と食後の変動は小さい。イオン交換または逆相高速液体クロマトグラフィー（HPLC）が，アミノ酸測定に最もよく用いられる方法である[10]。

アルギニン代謝酵素

種々の臓器の細胞内におけるある酵素の遺伝子発現や酵素活性は，その酵素が基質を代謝産物に変換する最大触媒能を表すが，これは基質から代謝産物への実際の変換効率を示すものではない。ある酵素のアイソフォームの意義を検討することができるが（例：NOS），その意義を完全に理解することは，実際に起こる濃度における現実の転換率を求めることによってのみ可能となる。逆に，ある酵素の活性阻害や，その酵素の遺伝子欠損動物の研究は，その酵素の役割を理解する別のアプローチとなりうる。

代謝産物（一酸化窒素，硝酸塩，亜硝酸塩）

一酸化窒素は，酸化ヘモグロビンによる硝酸塩や亜硝酸塩（合わせてNOx）への酸化，NOの種々の細胞成分への結合，NOスカベンジャー作用などのため，血液中の半減期は非常に短く1秒未満である。したがって*in vivo*内でのNOの評価としては，一酸化窒素産生の代替マーカーとしてその代謝産物であるNOx濃度が測定される[86]。NOx濃度は血漿中だけではなく，多核白血球などの細胞内濃度[87]や，唾液中でも測定できるが，唾液中に関しては，その一部は口腔内細菌の産生による[88]。NOxの測定は広く可能であり，比較的容易だが，食事性硝酸塩摂取，腎臓からの排泄，腸内細菌による産生などに影響される。NOxの分析に関しては，Bryan, Grishamによる総説を参照されたい[89]。呼気中のNO測定も比較的容易であり，呼吸器の炎症マーカーとして用いられる。しかし呼気中のNOプロフィルは，呼吸やNO産生状態にも左右され，得られた結果の生理的意義の解釈にも影響する[90]。

▶アイソトープを用いた直接測定

より精密かつ直接的な測定としては，安定同位体の炭素，水素あるいは窒素で標識したアルギニン，シトルリンを投与して動脈血や動脈血化血中のアイソトープを測定する，産生率・消失率評価があげられる。アイソトープ標識のアミノ酸は，特に複数の代謝経路を同時に評価する場合，極めて注意深く扱う必要がある。この方法にはまた，ガスクロマトグラフィーあるいはHPLCにマススペクトロメトリーを組み合わせるような，高度の分析によるアイソトープ分析手法が求められる[91,92]。なおここでの記述は，アルギニンやシトルリン，NO産生に限定したものであり，タンパク質代謝などその他の代謝経路に言及するものではない[92]。

アルギニンおよびシトルリンの産生

アルギニンおよびシトルリンの産生は，アルギニン，シトルリンそれぞれに関する全身産生率（R_a）として求められる。標識アルギニンやシトルリンを持続点滴し，単一プールのモデルを仮定することにより，血漿中アイソトープ濃度が定常状態にある時にR_aを算出することができる[92]。

シトルリンからのアルギニンの*de novo*産生　これは，安定同位体標識のシトルリンからアルギニンへの転換として求められる（例えば，L-[ureido-^{13}C-$^{2}H_2$]-citrullineからL-[^{13}C-guanidino-$^{2}H_2$]-arginine）。別のアイソトープで標識したアルギニンを同時に点滴することにより，シトルリンからアルギニン産生の絶対量を求めることができる[5,24]。

アルギニンの利用

NO産生　安定同位体標識したアルギニン（例えば，L-[guanidino-$^{15}N_2$-$^{2}H_2$]-arginineまたはL-[guanidino-$^{15}N_2$]-arginine）を点滴または経口投与し，標識されたNO代謝産物（^{15}NOx）への変換を測定することにより，NO産生を評価することができる。ボーラス注入後，一定時間の尿を採取し，クレアチニン排泄量で補正することにより，^{15}NOxが求められる[77,93,94]。または，標識アルギニンを点滴し定常状態での血漿あるいは全血の測定により産生率・絶対的産生量を求めることもできる。別の方法として，NO産生の際，化学量論的にシトルリンが産生されるので，標識アルギニンから標識シトルリンへの代謝（例えば，L-

[ureido-^{15}N-^{2}H$_2$]-citrulline あるいは L-[ureido-^{15}N]-citrulline）への代謝を測定することもできる。同時に標識シトルリン（例：L-[ureido-^{13}C]-citrulline または L-[ureido-^{13}C-^{2}H$_2$]-citrulline）を点滴し，動脈血あるいは動脈血化血液の採血により，全身的NO産生率の絶対的評価が可能である[20]。標識化合物の組合せは，これ以外にも可能である。この方法は，健常人だけではなく，新生児[97]，成人[98,99]の種々の病態や，動物モデル[50,100]にも応用可能である。しかしNOxにより評価したNO産生と安定同位体で求めた値には乖離があり，方法の妥当性に疑問が生じる。NOx産生は増加しているが，安定同位体により求めたNO産生には変化がない場合，腎機能低下や細胞外液量の変化，NOから硝酸塩への代謝遅延などが考えられる[98,99]。逆に安定同位体により求めたNO産生は，細胞内のコンパートメントを反映せず，NO産生を過小評価するおそれがある[24]。すなわち，安定同位体により求めたNO産生はおそらく最低限のNO産生量を表し，健康な成人で0.15～2.2 μmol/kg/時，妊婦で0.14～0.25 μmol/kg/時，敗血症患者では0.20～0.80 μmol/kg/時という値が報告されている[24,98,99,101]。用いられたアイソトープ，方程式，分析方法などの相違が，このような乖離の背景にあると思われるが，このため異なった報告間でのNO産生の絶対値を比較するのが困難である。

尿素の生成　アルギニンからの尿素の生成は，標識アルギニンから標識尿素の生成によって測定できる（例：L-[guanidono-^{15}N$_2$-^{2}H$_2$]-arginine あるいは L-[guanidino-^{15}N$_2$]-arginine から^{15}N$_2$-尿素）。異なった同位体で標識した尿素（例えば，^{13}C-尿素）の同時点滴により，さらに定量化が可能である[99]。

疾患における代謝と役割

▶アルギニンとNO

種々の疾患状態において，アルギニンは産生・異化とも変化し，代謝バランスが崩れ，その結果健康状態ではホメオスタシス（恒常性）により維持されている空腹時の血漿アルギニン濃度が変動する。またこの代謝の変化は，機能異常を伴うものである。血管内皮機能障害，およびその結果起こる血圧異常（特に高血圧），微小循環の異常，免疫異常はよく知られている。

健常人と比べると，ストレス条件下では血漿アルギニン濃度は低下し[102]，敗血症患者では特に顕著に低下するが[103～105]，アルギニン以外のアミノ酸濃度も低下する[104,106,107]。敗血症においては，低アルギニン血症は予後不良と関連していた[103]。低アルギニン食を摂取している健常人においても血漿アルギニン濃度は低下しているが，この場合アルギニンの異化は低下し，*de novo*のアルギニン産生は保たれている[52,70,71]。一方，疾患状態においては，腸管や腎臓の障害のため[15,105,108]，腸管-腎臓経路による，シトルリンからアルギニンの*de novo*産生も低下しており[99]，低アルギニン血症の原因となる[16,21,109,110]。例えば敗血症患者では，アルギニン合成経路においてタンパク質異化亢進により*de novo*のアルギニン合成低下がマスクされ，その結果全体としてのアルギニン産生量は保たれるということも起こりうる[105,111]。

アルギニンの異化経路において，例えば敗血症の場合，タンパク質合成亢進（例：急性期タンパク質）や酵素活性の変化が起こる。酵素については，このような変化はアイソフォーム特異的であり，敗血症ではNOS-2活性が増加し，NOSのその他のアイソフォームの活性が低下する[112～116]。これによりNO産生酵素活性が低下し，全体としてのNO産生が減少する[98,99]。重症患者ではADMA濃度が増加し，血流不良を伴う多臓器不全の原因となると考えられている[65,68]。集中治療室において，ADMA濃度の上昇は他の因子とは独立した強い死亡率のリスクファクターである[66]。アルギナーゼ活性上昇によるアルギニンのクリアランス亢進の結果，その他の代謝経路へのアルギニンの供給が減少する。さらに小児敗血症例において，アルギニンの酸化亢進も報告されており[111]，患児においてエネルギー源としてのアルギニン利用が亢進していることを示す。

▶シトルリン

疾患状態において，シトルリンの代謝は，内因性の産生およびアルギニンへの転換とともに変化する。腸管での産生を反映して，血漿シトルリン濃度は腸管の代謝機能を表し，腸管細胞の量や機能を表す指標となりうる[117]。その根拠となる臨床報告として，低シトルリン血症は，最初短腸症候群患者[7]や絨毛萎縮を伴うセリアック病患者において[118]見出され，のちに腹部に放射線照射療法を受ける患者において，治療に伴う腸管の傷害や消化管上皮細胞減少の指標となる可能性が報告された[119～121]。さらに低シトルリン血症は，OTC欠損症など尿素回路関連疾患[10]，敗血症[99]，ヒト免疫不全ウイルス（HIV）感染[122]において報告されている。HIV感染者においては，血漿シトルリン濃度低値（<22 μmol/L）は，同時に消化管感染症やHIV腸症に伴う腸管傷害合併例における経静脈栄養の適応であるとする報告もある[122]。逆に高シトルリン血症は，腎不全の結果起こる[123]。

シトルリンの産生や供給低下は，*de novo*のアルギニン産生低下，NO産生低下をきたし，このことは正常の5～10%しかOTC活性をもたない遺伝子改変マウスの研究から示されている[50,100]。OTC欠損により，血漿グルタミン酸およびアンモニアの濃度上昇，シトルリンおよびアルギニン濃度の低下が起こる[124,125]。正常状態では，このマウスにおける明らかな異常は，成長遅延，皮膚・体毛の異常，高アンモニア血症，認知障害に限られている[125,126]。ヒトではOTC欠損症は比較的まれであり（8万出生に1例），男性患者でより顕著であり，変異により優性・劣性の形をとる[10]。

欠乏症と補充

疾患状態における摂取低下や低栄養により欠乏症が起こり，必要量が増加する。疾患状態においては，腸管の吸収障害[127]，腸管[10]や腎臓[123]など臓器障害により，シトルリンやアルギニンの代謝や供給はさらに影響を受ける。

▶アルギニン

アルギニンの多彩な機能から，血圧・創傷治癒・免疫機能の調節・同化作用などを期待して，アルギニンは外科患者，熱傷患者，敗血症や癌患者において，サプリとして用いられている。しかしこれらの状態におけるアルギニンの効果は，一様に証明され，みとめられているわけではない。臨床研究において，アルギニン量としては，3 g/日から100 g/日以上の量まで用いられている。1回量3～8 gは安全であり，有害事象を起こす可能性は低い[78]。しかし1回量9 g以上については，特に1日量が30 gを超える場合に，消化器系の不快症状，嘔気，浸透圧性下痢を起こすおそれがある[128]。このような作用は，NOを介したL-アルギニンによる水・電解質分泌によるものであり，NOは低濃度では吸収促進，高濃度では分泌促進作用を示す[128]。

敗血症患者においては，アルギニンは必ず他のアミノ酸や他の栄養素との混合物として投与され，単独では与えられない。敗血症患者におけるこのようなアプローチは免疫栄養（immunonutrition）とよばれる[129～132]。この点に関しては，研究が発表されているが[133～140]，敗血症におけるアルギニンの効果や適応に関して，意見の一致を見ていない。アルギニン投与の有効例は鎌型赤血球症，肺高血圧症患者で報告され，効果として，加齢に伴う糸球体障害，無症候性の高コレステロール血症患者における血管拡張機能障害の回復，創傷治癒の促進などがあげられる[141～145]。アルギニン投与が，成長，健康，疾患に望ましい効果を示し，肥満，糖尿病，メタボリックシンドロームに対する新奇の有効な治療となる可能性を示す報告が増えつつある[4]。

▶シトルリン：アルギニン供給源の1つなのか，それとも独立したアミノ酸なのか？

健常人に対して，2 g，5 g，10 g，15 gのシトルリン単回投与の結果，短期のシトルリン投与は安全であること，シトルリンはアルギニンやオルニチンの非常に有効な前駆体であること，しかしシトルリン投与では血漿中インスリンや成長ホルモン濃度は増加しなかったこと，大容量投与後であっても尿中シトルリン排泄量は5%未満と低いことなどが示された[146]。最大用量において，血漿シトルリン濃度は上昇したが，アルギニン濃度は予測値よりは低く，腎臓におけるシトルリンからアルギニンへの代謝の飽和が示唆された[146]。これとは別のシトルリンの投与形態として，高アンモニア血症患者において，迅速にアンモニアを低下させる衰弱防止療法としてのシトルリンリンゴ酸（citrulline malate）がある[10]。

シトルリン投与は，*de novo*のアルギニン産生基質としてNO産生などアルギニンのバランスや代謝を回復しうる可能性がある。アルギニン欠乏マクロファージの*in vitro*モデルにおいて，シトルリンは有効にNO産生を回復し，グルタミンはこのシトルリンによるNO産生に拮抗することが示された[54]。したがってアルギニン欠乏を伴う急性・慢性炎症において，シトルリンはNO産生を回復させる強力な手段となりうる[8]。鎌型赤血球症においては，シトルリンの経口投与はアルギニン濃度を上昇させ，白血球および好中球数をほぼ正常化し，根本的治療ではないが有用な治療法となる可能性が報告されている[147]。

またシトルリン投与は窒素バランスを改善し，短腸ラットにおいて大量のアルギニンを産生し，加齢・低栄養ラットにおいて，筋タンパク質量を増加させ（+20%），筋のタンパク質合成を増加させた（+90%）[148,149]。これらの結果から，シトルリンはタンパク質のホメオスタシス維持に重要な役割を果たすと考えられるが，シトルリンの作用機構を明らかにすることは，消化管機能低下患者に対する新規栄養介入[8,9]や，高齢者のサルコペニア[10]に対する新規栄養介入を考える上で重要である。

（Yvette C. Luiking, Leticia Castillo, Nicolaas E. P. Deutz／田中　清 訳）

36 健康増進における機能性食品とニュートラシューティカル

食品には薬のような効能があるという信念のもと，必須栄養素の供給という役割を上回る健康効果をもつ食品が注目されている。いろいろないわゆる機能性食品と健康法との結び付きは増え続けている。しかしながら，食事曝露が個人の健康に与える影響をはっきり理解するための試みは，現在も進行途中である。明らかなのは，真に奇跡的な食品や食品成分は存在しないということである。機能性食品は，食事中に存在するその他の構成物質と同様に，消費者の遺伝的背景や環境曝露にも関連づけて考えなければならない。カロリー過多や不足，ウイルス，細菌，環境毒素のような傷害が，生物応答に影響する可能性があるからである。とはいえ，臨床試験，疫学観察，前臨床モデル，細胞培養系から得られるエビデンスは，個々の食品とその成分がもたらす生物学的影響を曝露量と曝露期間に対する関数として解明する鍵となる。真核細胞における成長，発生，疾病予防に影響を与える因子を利用するためには，遺伝的およびエピジェネティクス的事象，転写制御，標的タンパク質，ならびに低分子シグナル分子の形成についてよりはっきりと理解しておく必要がある。すべての飲食物はこれらの重要な細胞内プロセスに影響しうるけれども，最大効果をもたらす条件についてはいまだ同定されていない。特定の機能性食品によって最も恩恵を受けるのは誰で，誰がリスクに曝されるのかという謎解きは非常に混み入っているが，機能性食品がヒトの健康と疾病リスクに影響を与えるということは期待できる。

機能性食品の定義

機能性食品（functional food）とは，基本的な栄養機能を上回る健康効果をもたらす食品と食品成分のことをさす。それらが単に栄養素を供給するだけにとどまらないのは，健康を維持し，それによって疾病リスクを低減する助けとなるためである。総じて，このような食品は，通常食品（conventional food），強化食品（fortified food）［訳注：目的成分を添加した食品］，補強食品（enriched food）［訳注：加工などの過程で損なわれた成分を補って強化した食品］，増強食品（enhanced food）［訳注：特定の栄養成分を強化した食品，タンパク質強化食など］などに食品原料成分や天然構成成分を含むような一連の食製品を意味する。この用語が最初に出現したのは日本においてであり，1980 年代に，特定保健用食品（Foods for Specified Health Use：FOSHU，トクホ）と称された機能性食品に対して政府が認可を与えた[1]。日本では，トクホの認可を受けるために政府に申請しようとする製造者は，すべての入手できる論文とともに，その製品と成分に関する有効性を扱った内部報告書をリストしてまとめなければならない。その概要には，*in vitro* での代謝および生化学試験，*in vivo* 試験（実験動物を用いた試験），および日本人に対する無作為化比較試験を含めなければならない[2]。1980 年代以降，この機能性食品という概念は，健康的に食べることを推奨している科学界ならびに一般社会の多くの人々によって世界中でみとめられている。

消費者のもつ機能性食品に対する信念は，様々な要因によって突き動かされている。例えば「天然が良い」という考え，健康強調表示や構造/機能強調表示，その他の情報媒体などの大量の情報，医薬品やその他の医療に比べて食品を介した予防はより費用が少なくて済むという意識，医薬品に比べて食品の副作用は小さいという思い込み，そして健康的な食事が普遍的な健康福祉を促進し，疾病のリスクを抑制するということを受け入れる人の増加などである[3~5]。このような考えは決して新しくはない。およそ 2,500 年前に，西洋医学の父とされるヒポクラテスは，「汝の食を薬とし，薬を食とせよ」と唱えた。

消費者は食品とは健康効果を有しているものだと見なしているようだが[6]，科学者たちは，特定の生理活性をもつ食品成分が正と負の両作用をもつということに引きつけられ続けている[7~9]。生理活性食品成分の研究は，発表される科学文献の中でもより普遍的なものとなってきている。2011 年の PubMed［訳注：アメリカの国立生物工学情報センター（NCBI）から提供されている生物医学文献データベース］においては，約 3,000 の文献が「functional food」という単語で検索された。ある機能性食品の健康に与える効能のエビデンスは構築されつつあるものの，引き起こされる応答は多様であり，研究デザインと，以降にくわしく述べるが，多数の因子に依存している。生物応答のエビデンスが最も強い機能性食品を**表 36.1** に示した。

アメリカにおける最も初期の機能性食品は，摂取が不足しがちな栄養素を，広く摂取されている食品や食品原料素材に加えることから始まった。例えば，甲状腺腫を予防するヨウ素入り食塩や，くる病を予防するビタミン D 強化牛乳である。今日見られる，カルシウム強化オレンジジュースや，n-3 系（$\omega 3$）脂肪酸含有スプレッド，葉酸強化小麦粉，緑茶抽出物強化飲料などの製品は，機能性食品の傘下に該当する品目のほんのわずかな例にすぎない。機能性食品のすべてが新しい食製品というわけではなく，キムチやヨーグルトといった生菌を含む発酵食品もまた機能性食品と見なされる。残念なことに，機能性食品の定義は何も除外できないほど非常に様々なものを含むため，真の「非機能性食品」は存在しないようなものである。

食品，飲料，栄養補助食品（サプリメント）という部門から構成される機能性食品業界は，驚異的な成長を遂げ続けている。質の高い市場調査レポートの提供源である BCC Research 社は，機能性食品の世界市場は 2013 年には 1,767 億ドルに達するであろうとの見込みを示した。食品とサプリメントにおいても平均よりずっと好調であろうと予測されているが，最大成長は飲料部門で見られている[10]。この

表 36.1　健康効果をもつ機能性食品[a]

推測される健康促進作用を有する機能性食品	可能性のある生理活性成分
大豆	ゲニステイン，ダイゼイン，エクオール
トマト	リコペン
ホウレンソウ	葉酸
キノコ	βグルカン
ブロッコリー	スルフォラファン
ニンニク	硫化アリル
ナッツ類	フラボノイド
魚類	n-3 系脂肪酸
オート麦とその他の穀類	食物繊維，βグルカン，フラボノイド
ブルーベリー	ポリフェノール
緑茶	カテキン類

[a] これらの食品のそれぞれが健康効果を供することを示すかなりのエビデンスがある一方，すべてにおいて同じ有効性がもたらされるということはないようで，したがって科学論文には大きなばらつきがある。健康と相関する鍵となるバイオマーカーについて，曝露（濃度と時間）の関数として変化を適切に評価するような，統制された介入試験が必要とされる。

種の成長は，より健康的な食品を選択したいという消費者の要求を満たすための技術革新と新製品によってばかりでなく，あらゆる領域を網羅する健康強調表示によっても推進されている。

ニュートラシューティカルの定義

ニュートラシューティカルもまた，健康とのつながりから広く知られるようになってきている。用語自体は「栄養（nutrition）」と「薬剤（pharmaceutical）」の混成語であり，薬のような作用をもつ栄養成分というイメージを与えるものである。この用語はニュージャージー州マウンテンサイドにある Foundation for Innovation in Medicine（FIM）の設立者で主宰者である Stephen L. DeFelice によって考案された。一般的に，このような製品は，単離精製した栄養素，栄養補助食品（サプリメント），特殊食品から，遺伝子組換え食品，ハーブ製品，加工食品にまで範囲が及ぶ。ニュートラシューティカルは一般的に代替医療の一部と見なされている。しかし，研究の進歩に伴って，ニュートラシューティカルはより広く受け入れられるようになってきている[11]。

アメリカでは，栄養組成，ならびに健康や身体機能の見地から見た機能性食品に対する生物応答に関して製造者が申請しようとする強調表示に対して，米国食品医薬品局（FDA）が責任をもって規制・監視している。FDA は公式には「機能性食品」という言葉を認可していない。しかし，FDA はこれらの食品を，通常食品，食品添加物，栄養補助食品，医療用食品，特別用途食品のいずれと見なされるかに基づいて規制している[12]。

栄養補助食品

栄養補助食品（サプリメント）は食品に由来する栄養素を含む製品である。それらは一般的に液体かカプセルのような濃縮された形態で供給され，食事を補助することを意図されている。1994 年の栄養補助食品健康教育法（Dietary Supplement Health and Education Act：DSHEA）には栄養補助食品の構成成分の分類が示されている。成分にはビタミン，ミネラル，ハーブあるいはその他の植物性製品（タバコ製品は除く），アミノ酸，ならびに酵素，臓器組織，分泌物および代謝物などの生体物質が含まれる。栄養補助食品はまた抽出物や濃縮物も含んでおり，粉末，錠剤，カプセル，ソフトジェル，あるいは液体の形態で供給される。確実に，食事が適切に供されていることとヘルスケアの費用への懸念が，栄養補助食品を利用しようとする関心を育む要因となっていることは確実である。残念ながら，これらの補助食品の健康効果を支持するエビデンスは乏しく，これら栄養補助食品をあまりに熱心に摂取することは有害なのではないかという懸念が増加している[13]。「ニュートラシューティカル」「機能性食品」「生理活性食品成分」そして「栄養補助食品」という用語はしばしば相互入れ換えできる使い方をされており，したがってこれらの化合物は，定義ならびに生物学的影響という点から見て区別することが困難である。

機能性食品とニュートラシューティカルを推進するもの

癌，循環器疾患，糖尿病，そしてメタボリックシンドロームを含む非感染性疾患（Non-Communicable Diseases：NCD）は世界の全死亡件数の 60％に相当する[14]。低～中所得国における NCD の罹患率は，これらの国が社会経済的進歩を遂げるにつれて増加している[15]。国連総会は，国際サミットを開催し，特に低中所得国における NCD の課題について提言すべきだということに合意した[16]。NCD の増加は西洋的生活習慣を取り入れたことと関連している。この調査結果は，胚形成期における環境からの入力が発生に対して劇的な影響を伴うような新たな遺伝的多様性を生み出し，それがずっと維持される，という生命の基本原理と合致するものである[17]。2030 年までに慢性的な NCD によって引き起こされる全世界の年間死亡件数は 5,200 万人まで増加すると推定されており，一方で，感染症，母体と周産期の状態，そして栄養欠乏によって引き起こされる死亡件数は 700 万人まで減少すると予想されている[18]。

多くのエビデンスによって胎児期，乳児期，初期小児期の発達過程の変化が，循環器や代謝機能を含む疾病リスクに生涯にわたり影響を及ぼすことが示唆されている[19～21]。アレルギー，循環器疾患，および肥満のような複数の NCD は世代をこえて伝達されることがあるため，これらの増悪因子は，遺伝性あるいは少なくとも家族性要因であると見られている[22～25]。

機能性食品，ニュートラシューティカル，および栄養補助食品についての強調表示：誰が監視しているのか？

食品と健康に関する様々な特質についての情報やアドバイスが，ますます一般社会にあふれかえっている。たとえトピックがヒトの健康に関することであっても，非営利機関から発信される情報に対しては，どのような規制も行われていない。このような状態であるがゆえに，科学に基づいた情報が広く利用されるようになるべきであり，間違った情報は正されるべきである。

情報発信者は，大衆が複数の機会に多くの場所で遭遇する多くの情報源からの情報に対して，耳を傾け，取り込みやすいということを知っている。このようなやり方の積極的な取組みをさして，「360 度（全方位）コミュニケーション」という単語が造られた。例えば，自社製品の健康効果を売り込もうとする企業は，その効果を食品ラベル上，広告，自社のホームページ，ソーシャルメディアネットワーク，科学や健康の専門家の会議，そして従来の報道現場で共有する。健康関連の研究者やヘルスケアの専門家集団の場合，いずれの専門家もしばしばメディアからインタビューされ，ある者は独自にブログやソーシャルメディアを利用しているとはいえ，伝統的に，より狭い範囲でしか情報交換してこなかった。しかし，機能性食品を支持する団体は，科学に基づいたグループもそうでないグループも，オンラインで活発に情報を伝えている。

アメリカにおいては，食品の販売に関連するいかなる情報も，FDA，米農務省，あるいは連邦取引委員会（federal trade commission：FTC）によって規制されている。前述のようにFDA は食品と栄養補助食品の安全性と表示を規制し監視する責任を有する[12]。

FTC は，広告やインターネットにおける食品や栄養補助食品についての強調表示に対して注意を向けている。過密な情報市場では，栄養補助食品の効果を謳う強調表示はFTC から高い注目を集めてきた。FTC はまた遺伝子検査の誤解をまねく広告に対して，健康的でないと見なされる食品や飲料の子ども向け広告に対して同様に取り組んでいる。

大衆は様々な方法で特定の食品や食事由来の生理活性物質の健康効果を知ってはいるものの，たいていの人はそれを購入するかどうかの決断は食料品店で行う。食品の包装に許可されている記載には，食生活指針の記述と，栄養成分表示，構造/機能強調表示，健康強調表示である。なかには記述内容が他よりもはっきりしてはいる強調表示もあるが，すべての強調表示が健康効果を少なくとも暗示しているので，その強調表示は特定の精度基準あるいはエビデンスを満たし，特定の方法で発信されなければならない。さらに，FTC は広告を規制しているが，企業ホームページ上での食品成分の健康効果の情報は，強調表示としてFDA によって規制されている。

▶健康強調表示

FDA は 1990 年の栄養表示教育法（Nutrition Labeling and Education Act：NLEA），1992 年の栄養補助食品法，およびDSHEA に基づいて健康強調表示を規制している。FDA は食品ラベルに健康強調表示を使用することを認可する前に，「有意な科学的同意」の基準に応じたエビデンスの強さを査定している。適切に計画された臨床研究あるいは疫学研究および実験研究から得られた，一貫性と関連性のある一連のエビデンスが，そのエビデンスの重要性を最終的に評価するために必要とされる。

一方で，企業は，連邦の学術会議あるいは国立科学アカデミーから発信される「権威ある声明」に基づいた強調表示をラベルに表示してもよい。「権威ある声明」とその補足文書は「有意な科学的同意」の基準を満たしたものでなければならない。指導的な法律である 1997 年の FDA 近代化法（Food and Drug Modernization Act：FDAMA）では，栄養補助食品には言及しなかったため，FDAMA における強調表示は，一般食品に対してのみ使用される。

もしも得られたエビデンスが「有意な科学的同意」の基準を満たすほど十分強固ではないとしても，2003 年のFDA による「より良い栄養摂取のための消費者健康情報」発議では，限定的健康強調表示の使用を許可している。この発議は，その研究の強さと方向性が適切に説明できる限りは，それに関する科学的知識が進展している途中であっても，消費者に情報を提供することを目的としたものである。

全 3 種類の健康強調表示［訳注：NLEA/栄養補助食品法/DSHEA に基づく強調表示，FDAMA に基づく強調表示，「消費者健康情報」発議に基づく限定的健康強調表示］は，「有意な科学的同意」の基準をもとに判断されている。FDA は，NLEA と限定的栄養強調表示の両方に対してエビデンスに基づく査読を行っている。この 2 つの違いは，NLEA で規制される強調表示には，エビデンスの重要性に見合った「有意な科学的同意」が存在し強調表示を支持している点である。それ以外は，限定的健康強調表示をするために，その科学的知識の状態を特定の文言で表現することが求められる。FDAMA が法規制する強調表示に対しては，FDA は，エビデンスの個別審査を行うよりも，「有意な科学的同意」の基準を満たしていることを保証するために権威ある学術団体が出した結論の評価を行う。例としては以下のようなものがある。

- 総脂肪が低い食事はある種の癌のリスクを低下させる。
- 繊維を含む穀類製品，果物，野菜を豊富に含む低脂肪食は，多くの因子が関連する疾病である，ある種の癌のリスクを低下させる。

▶栄養成分表示

最も簡便な食品表示は栄養成分表示である。いかなる量のいかなる栄養素も，その記載が正確である限り，食品包装に表示することができる。もし記載が，その栄養素の 1 日摂取量との相対値（例：多いか少ないか）や，適切な基準となる食品中の量との相対値（例：減少させた）など，食品や栄養補助食品中の成分量を特徴づけるような場合には，そのような記載中に入れてよい栄養素とそれらの栄養素の量は限定される。大部分の栄養成分表示は，1 日摂取量が存在している栄養素に言及しているが，そのような表示はカロリーと砂糖に対してもみとめられている。いくつかの用語は特定の量の栄養素について述べるときのみ使用をみとめられている。例えば，「健康的な」は，限定された量の総脂肪，飽和脂肪，コレステロール，ナトリウムを含む製品に対してのみ使用できる栄養成分表示である。逆に，製品にある種の栄養素の「よい供給源」としての表示ができるのは，通常消費基準量に対して 1 日当たりの摂取量が 10% を超えるレベルでその栄養素が存在している場合のみである。

▶構造/機能強調表示

食品と栄養補助食品の両方のラベルに広く使われている構造/機能強調表示は，栄養素や成分を人体の正常な構造や機能に関連づけている。この強調表示は，その構成成分がどのように構造あるいは機能を維持するのか，あるいはそれらに影響するのか，一般的な健康な状態にどのように寄与するのか，または栄養欠乏症を避けるためにどのように助けになるのか，を述べている。

栄養補助食品の場合，それらが市場に出る前に FDA によって認可を受ける必要はない。しかし，健康効果をもたらすという強調表示がなされる製品では，通常次の表示を含んでいる――「これらの記載は FDA によって評価されていません。医薬品ではないので，これらの製品はいかなる疾病の診断，処置，治療，あるいは予防を意図したものではありませんが，一般的に健康を維持する，あるいはある種の疾病のリスクを低減させることを意図しています」。このような表示にもかかわらず，アメリカの人口の半分以上が少なくとも 1 種類の栄養補助食品を摂取している。

食品と食品成分に応じた変動典型性

動物において，発生環境は遺伝的，生理的（特に内分泌），そしてエピジェネティックな機構を通じて表現型を変化させるようである。エピジェネティックな機構には，DNA のメチル化，ヒストンの共有結合性修飾，そして非翻訳領域 RNA が含まれる。エピジェネティックな変化は，現在の環境に対して表現型を適応させる，あるいは，予想される将来の曝露あるいは経験に対して個人の応答を適応させようとするため，そのような表現型の変化は潜在的な適応価［訳注：その形質が与えられた環境に適応している度合い］を有しており，ダーウィン適応度［訳注：与えられた環境下で，ある形質を持つ 1 個体が生涯に残す子の数の期待値］において優位性を与えることもある。表現型が生後の環境（例：誕生前の母体や胎盤から与えられる「栄養的に不適切であるという合図」，あるいは改善された社会経済状況を通じて起こった急速な環境変化などの原因）に適応していない時は，NCD のリスクが増加すると予想される。エピジェネティクスな機構はまた，加齢や思春期の早発に対しても関与すると考えられるので，そのような適応的応答，特に応答によって後にもたらされる有害影響に関するライフコース疫学［訳注：ヒトの各ライフステージおける環境などからの曝露がその後の健康や疾患に与える影響に関する研究］の内容を強化するものとなる。発生の間に誘導されるエピジェネティックな変化は高度に遺伝子特異的であり，遺伝子プロモーターと遺伝子間領域の両方に存在する個々の CpG ジヌクレオチド配列［訳注：5′–CG–3′ のようにシトシンとグアニンがホスホジエステル結合でつながった配列］に対して作用する[26]。

出生後早期の間に妊娠中のバランスの良くない妊婦食によって不安定化された内分泌的あるいは栄養的干渉が起こることで，エピジェネティックな変化および表現型の変化が誘導されうるというエビデンスが蓄積されている。エピジェネティックな過程を明らかにすることで，後に NCD が発症するリスクに曝された個人の大部分を周産期に同定できるようになり，NCD の発症リスクを低減するために早期の介入戦略が立てられるようになる[27]。こういったエピジェネティックな変化は何世代にもわたって残り，したがって疾病リスクに対しても持続的に効果を有する。食事が世代を超えて及ぼす影響に対する焦点の多くはカロリー過多に置かれているが，タンパク質やメチル基供与体を含むその他の食品構成成分が持続的影響を有することを示したエビデンスが存在している[22,28,29]。

ゲノム配列に関する知見もまた，なぜ機能性食品とその成分に対する個人の応答には多様性があるのかを明らかにし始めている。ヒトゲノムプロジェクトでは，配列の多様性は普遍的なものであることが報告され，実際，大部分の遺伝子は，コピー数や一塩基多型（SNP），挿入，あるいは反復のような小さな配列の違いを有しており，それらは個々人の間でおよそ 1,000〜2,000 塩基ごとに見られる。コピー数は，例えば米飯のような，特定の食品に対する応答に影響を及ぼす可能性があり[30]，環境毒物や食糧中の発がん物質を許容する能力に影響するような[31]変量として報告されている。複数の SNP はまた，生理活性食品成分の吸収，代謝，排泄に影響することが報告されている[31〜36]。これらの SNP はしばしば健康や疾病と関連しており，例えば，レニン–アンギオテンシン–アルドステロン系と血圧の食塩に対する感受性，ビタミン D 受容体とカルシウムに対する骨の発達応答，グルタチオン-*S*-トランスフェラーゼによる解毒応答とアブラナ科の野菜に対する抗癌応答，エストラジオール受容体と大豆に対する感受性などがあるが，ここではほんの数例を述べるにとどめる[37〜40]。

残念なことに，これらの関連が報告されているにもかかわらず，応答に矛盾が見られる例もまた示されている。食糧そのものの複雑さ，ヒトの間での遺伝子的不均一性，生理活性食品成分の摂取に対する生理的応答の複雑さといった理由により，健康を維持するための鍵となるような，原因遺伝子–栄養素相互作用を明確化することはまぎれもなく難しい取組みである[41]。一般的に合意されているのは，SNP やコピー数の変動のような定型的な遺伝的変異は NCD リスクの差異のうちほんの一部しか説明できないということである[42]。すなわち，同一の細胞内プロセスに影響する多様な遺伝子に対してより大きな注意が向けられるべきである。そうはいっても，遺伝子バリアントを同定することで，摂取した特定の食品やその成分から恩恵を得る個人を見つけ出す手がかりを与えるようなバイオマーカーを明らかにすることは期待できる[43]。

機能性食品あるいはその構成成分が正常な細胞の完全性を維持するか，正常細胞から異常細胞への形質転換を防ぐか，あるいは形質転換した細胞のふるまいを修飾するかについては明らかではない[44]。食品や成分に応答する組織や細胞の特異性に対しより大きな関心が向けられることで，標的と生物学的影響が明らかにされることが期待される。研究者たちは，食品成分が正常細胞と癌細胞に対して異なる作用を有していることに気づき出している。例えば，ニンニクとその関連成分である硫化アリル成分は，正常細胞では抗酸化物質として作用するが，癌細胞内ではプロオキシダント（酸化促進）イベントを引き起こす[45]。同質の異なる応答が葉酸のような必須栄養素においても起こるようである[46]。

機能性食品と健康という難問における重大な欠片（ミッシングピース）は，十分な基礎栄養研究であり，特定の生理活性成分，食事パターンや，その他の生活習慣要因に対する応答に見られる個々の多様性を明確に理解することである。そのような理解は，最も恩恵を受けやすい個人と同様に，特定の食事による働きかけに対して脆弱な個人を明らかにするために役立つであろう。

消費者が適切な個々の食品を選択し，長期にわたって健康的な食事を構築することができるようになることへ向けて現在の社会が注力するには，個人の行動の可変性と社会的支援の両方が求められるであろう[47]。ある研究者たちは，食品供給を選択肢の1つとして，あるいはもっと適切には補完するものとして，より良い行動変容へと変えていくことを提案している[48]。もしも大衆の健康に関する指針が，個人の要求に合わせた指針としてよりもむしろ，広範囲な食品供給において見られる変化に対する基準として利用されてしまうと，集団の中のある小集団に対する影響は有害となる可能性がある[49,50]。したがって，ハイスループットの遺伝子ツールを利用し，システムバイオロジー的なアプローチと組み合わせてニュートリゲノミクスを実際に適用することにより，健康という枠組み（パラダイム）における機能性食品成分というものをより完全に理解するための前例のない機会が得られる。細胞は，エネルギー供給性および非エネルギー供給性の食品成分が個々の成分ごと，または複雑な混合物として与えられた時，必要性や過剰な状態に対処するための多様で重複した経路を含んでいる。そのため，健康と機能性食品の相互作用を理解するためには独創的なバイオインフォマティクス（生命情報学）がツール（手段）として重要となるであろう。

食品と構成成分への応答における非遺伝的要因の影響

食品とその成分は正と負両方の結果をもたらしうるけれども，それらの結果は典型的には別々に評価される。Palou ら[51]は，可能性としてすべての生理活性食品成分を評価するために，それが食品あるいは栄養補助食品のいずれとして供給される場合でも，食品のリスクと利益を統合的に評価することを提案した。彼らは，推奨量（recommended dietary allowance：RDA）と耐容上限量（tolerable upper intake level：UL）として，毒性を避けながら欠乏を防ぐために十分だと考えられる摂取量の境界を定めるべきだ，と提言している。その妥当性を証明することの難しさは，見積もられる利益とリスク，および食事曝露に対する応答として典型的に観察される「曲線族（ある変量に応じて描かれる一連の曲線群）」から生じる。これらの曲線は個人の遺伝背景を反映しやすく，同様に細菌，ウイルス，環境汚染物質，カロリー過多，そして複数の栄養素-栄養素相互作用も反映されたものになる[44,52]（**図 36.1**）。

ヒトは微生物と相利共生種として共存している[53]。残念なことに，腸内細菌のホメオスタシス（恒常性）の慢性的な変化である，ディスバイオシス（腸内細菌共生バランスの失調）は，病的状態となる可能性があり，肥満，糖尿病，動脈硬化，炎症性腸疾患のリスクに影響しうる[54,55]。ヒト腸内細菌に影響する因子は多様であるものの，食事は確実に重要な変数である[56]。集合的に見て，腸内細菌はエネルギー代謝，上皮細胞の増殖と生存，宿主による生理活性食品成分の代謝，そして病因に対する抵抗性において重要な機能を果たすものと認識されている。腸内細菌はいくつかのビタミン（すなわち葉酸，ビタミンK，ビタミンB_{12}）の産生を補助し，腸の胆汁酸代謝とその結果の脂質ホメオスタシスに寄与している一方，食品成分を生理活性物質へと変換することもできる[57,58]。ヒト腸内細菌叢の重要性は，微生物群，食事やその他への曝露，代謝物，そして宿主であるヒトの健康の間に見られる多方向性相互作用という見地から，より高く評価されるようになっている。

大量のウイルス集団もヒトの腸やその他の場所に存在している。ヒトの「ウィローム（ウイルス叢）」がどのように

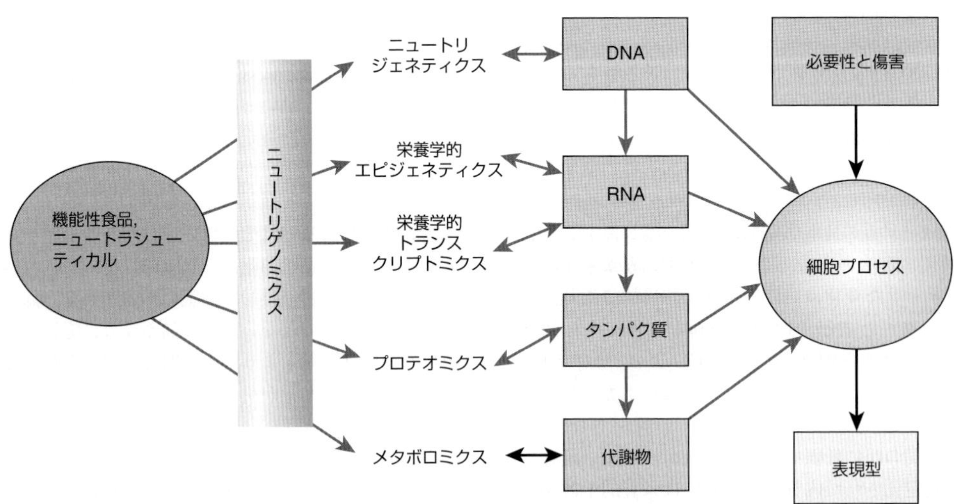

図 36.1 健康全体に影響を及ぼす機能性食品あるいはニュートラシューティカルの能力は，フリーラジカルから生じる多様な傷害とともに，それらが影響する「オミクス」に依存する。フリーラジカルは，カロリー過多，細菌，ウイルス，そして環境毒素を含む様々な傷害から次々に生じる。機能性食品とニュートラシューティカル成分に対する応答の調節因子としてのこれらの因子をそれぞれ評価するために，バイオインフォマティクス（生命情報学）の手段が必要とされる。

健康や疾病予防に関わっているかを理解するために，より多くの関心が向けられることが望まれる[59]。ウィロームには個人間変動がみとめられている。食事による干渉が，ウィロームコミュニティをある新しい状態，すなわち同じ食事を摂取している個人が収束していく状態へと変化させうることを示唆する知見がある[59]。同様に，食事中の栄養素の不適切さがウイルスの病原性に影響しうることを示すエビデンスがある。Berk ら[60]は，セレン不足がコクサッキーウイルスの病原性を強めたことを示した。この応答と一致して，グルタチオンペルオキシダーゼをノックアウトするとこのウイルスの病原性が増加した[61]。このような知見はまた，酸化ストレスがウイルス発現ならびに，潜在的にはある種の機能性食品の健康効果に対する主要な決定因子になることを示唆している。

過剰なカロリー摂取は酸化ストレス増加に対する重要な変数であり[62]，したがって抗酸化性食品に対する応答に影響する可能性がある。同様に，n-3系多価不飽和脂肪酸を豊富に含む食品の場合は，高血圧，インスリン抵抗性，高トリグリセリド血症に対する潜在的有効性があるため，機能性食品として推奨されている[63]。食事の不足を補うことは栄養的な介入を行うための戦略といえるが，生理活性成分を含んだ豆類，脂の乗った魚，野菜，そして果物を含む特定の食品をエネルギー制限食の一部として摂取することは，メタボリックシンドロームの症状の管理において期待される取組みである[64]。

食事パターンは，生理活性成分間の相乗的および拮抗的相互作用という結果をもたらすことにもなりうるし，機能性成分の効力がもたらすはずの生物応答との不一致の原因となる可能性もある。この概念は，ニンニク由来の*S*-アリルシステインとトマト由来のリコペンの組合せの低量曝露が，これらの物質が単独で与えられた時よりも十分に少ない摂取量で，アポトーシス関連タンパク質（Bcl-2/Bax比の低下とBim，カスパーゼ8，3の発現上昇）の調節を介して化学物質誘発性の胃癌の発症を抑制したという事実によって例証される[65]。同様に，ビタミンD_3をゲニステインと組み合わせると，これらの物質が個々に供給された場合よりもずっと低い濃度で前立腺癌細胞の増殖阻害を誘発した[66]。

いくつかの症例では，このような相乗的反応が見られた理由が解明され始めている。例えば，ビタミンD存在時にゲニステインを添加した時の応答では，ゲニステインがシトクロムP450のアイソザイムであるCYP24の発現と活性を阻害し，その結果としてビタミンDの生物活性代謝物の半減期が延長されたと見られる。食品やその成分間の相乗的あるいは拮抗的相互作用はまた，同一あるいは異なる分子標的をもつために引き起こされる。ケルセチンとゲニステインは細胞周期における異なる段階と異なるシグナル伝達経路を調節することによって子宮がん細胞の増殖を相乗的に阻害する[66]。全体的に，機能性食品あるいはニュートラシューティカルについて考える時には，重要な相互作用が応答を誇張したり，弱めたりする可能性があるため，研究者たちは食事の全体の状態を調べるべきである。

まとめ：研究の役割

現時点においても興味をそそる情報が入手できるが，健康に対する食品とその構成成分の詳細な役割を探求するさらなる研究が必要である。このような研究は，時間の関数として，そして個人の遺伝と環境変数の関数として食事曝露を適切に調べることのできるバイオマーカーを必要とするであろう。真の分子標的に起こる変化を予測するための有効性バイオマーカーと，栄養素-栄養素間，そして栄養素-遺伝子間の相互作用を同定するための感受性バイオマーカーの両方が機能性食品とニュートラシューティカルを適切に評価するために必要となるであろう[52]。さらに，観察された応答が普遍的なものか，または組織あるいは細胞特異的なものか，ということを評価するためにはさらなる研究が必要となる。

疑問の余地なく，正常な幹細胞の自己複製過程を変化させる生理活性食品成分の能力に対しては，その成分がどのように供給されるかにかかわらず，これらの細胞に増殖と組織での細胞の入れ替えという根源的な役割があることから，さらなる注意が向けられる必要がある。さらに研究者は，機能性食品とニュートラシューティカルに対する応答を，正常な幹細胞と異常な幹細胞においてそれぞれ区別して評価しなければならない。食品が細胞プロセスに影響を与えることを示すエビデンスはあるけれども，そのような変化が健康に及ぼす総合的な影響は，常に明らかというわけではない。最後に，食品と食品成分を健康増進のために利用することの費用対効果に対しては，さらに注目するべきである。

機能性食品とニュートラシューティカルの応答を効果的に予測するためには，しっかりした前臨床的および臨床的エビデンスをもとにした継続的なシステムに立脚した取組みが必要である。効果とリスクに影響する複数の因子を解明することは非常に困難なものとなるけれども，社会的利益は間違いようのないものである。応答には個人差があるという認識が公衆衛生におけるメッセージをどう変えるかは不明であるが，消費者に対してより有意義で意欲を高めるような，食事と健康に関する個々人に適した情報が発信されていくようになることが期待される。

（John Milner, Cheryl Toner, Cindy D. Davis／室田佳恵子 訳）

37 ポリフェノールとフラボノイド

フラボノイドは「フィトケミカル（phytochemical）」の一分類であり，その多くは代謝過程を変化させて健康に有用な効果を発揮する一群の食品構成成分である。フィトケミカル化合物のうち，この分類を特に扱った2つの書籍が刊行されている。それらは1988年に刊行された *The Flavonoids: Advances in Research since 1980*[1] と1994年に刊行された *The Flavonoids: Advances in Research since 1986*[2] である。その後，2000年には，1992年以降のフラボノイド研究の進展を扱ったレビュー[3]が発行された。さらに，幅広く尊重されている4冊の書籍が，国際的なフィトケミカルについての会議のプロシーディングスをもとに出版されている。すなわち，*Phytochemicals: A New Paradigm*[4]，*Phytochemicals as Bioactive Agents*[5]，*Phytochemicals in Nutrition and Health*[6]，そして *Phytochemicals: Mechanisms of Action*[7] である。また，植物フラボノイドが哺乳類の生物学に及ぼす影響について，非常に雄弁に，免疫，炎症，そして癌を強調しながら扱った Elliott Middleton Jr. による古典的レビュー[8~10]にも注意を向けたい。より最近では，特にフラボノイドを扱ったレビューが Beecher[11]により茶とヒトの健康に関する国際シンポジウムの一部として，またフラボノイドの医学的重要性と茶やその他のポリフェノールのもつ癌の化学予防的性質について Havsteen[12]，Lambert と Yang[13]，Yang ら[14]によって発表されている。

フラボノイドの分野における初期の研究は，フレンチパラドックス，すなわち地中海沿岸住民に見られる，高い飽和脂肪の摂取量にもかかわらず低い循環器疾患死亡率は赤ワインの消費と相関しているという発見[15]に刺激されたものである。食事からのフラボノイド摂取が様々な癌[16,17]と循環器疾患[18,19]に対する予防に関連するという疫学研究からフラボノイド研究のさらなる推進力が生まれた。

食物中に見られる主要フラボノイド類

フラボノイドは，植物中のフェノール化合物の中でおそらく最も重要な一群である。それらは基本構造によっていくつかの異なるクラスに分類される。こうした化合物は5,000以上知られている。フラボノイドは，一様ではないが天然に広く存在している。その結果，食品中のある特有のものが，これらポリフェノールのサブクラスのうちの1つあるいは複数を豊富に含むことになる。フラボノイドは，植物学者の分類学的区分によく用いられる。これらの物質は植物の成長を制御し，多くの細菌種を殺滅あるいは増殖阻害し，重要なウイルス酵素を阻害し，病原性原生動物を破壊する。しかし，動物細胞に対するそれらの毒性は弱い[12]。食品中のフラボノイド含有量は植物種，成長条件，季節，鮮度，成熟度，調理および加工によって大きく影響される[20]。植物ストレス因子も植物体のフラボノイド量に大きな影響を与える。

フラボノイドの構造は2-フェニル-ベンゾ［α］ピランまたはフラバン骨格に基づいている(**図37.1**)。この骨格は，酸素を含むピラン環（C環）によって連結された2つのベンゼン環（A環およびB環）のシステムを有するものと定義されている。フラボノイドはさらに，芳香族B環の複素環への結合と複素環の酸化状態と官能基に基づいて，サブクラスへと分けられる（フラボン，フラボノール，フラバノン，フラバノール，プロアントシアニジン，アントシアニン，イソフラボン）。それぞれのサブクラス内で，個々の化合物は特異的な水酸化と抱合化パターンによって特徴づけられる。紙面の都合上，本章でイソフラボンは割愛する[21]。

フラボン

基本のフラバン骨格がフラボンの構造的特徴である（**図37.1**）。フラボンの中で（約300が知られている），アピゲニンとルテオリンは主に穀類，葉野菜，そしてハーブに存在している。フラボノールは，後述するが，3-ヒドロキシフラボンのことである。フラボノールに比較すると，フラボンに関する研究データはわずかである。

アピゲニンは，*in vitro* で強い細胞増殖停止作用と抗血管新生作用をもつことが示されている[22]。2′,3′-ジヒドロキシフラボン，フィセチン，アピゲニン，およびルテオリンは，低い μM の範囲内の最大半量濃度において，*in vitro* の血管新生と同様に正常および癌細胞の増殖を阻害する[23]。フラボノイドは培養細胞系においては強い癌化学予防作用を発揮するが，この結果を *in vivo* にあてはめることは簡単ではない[24]。ポリフェノールを経口摂取した場合，小腸や肝臓におけるウリジンジホスホ（uridine diphospho: UDP）-グルクロン酸抱合体化酵素と硫酸抱合体化酵素の活性が高いために，ごく少量しか循環血液中には出現しない。その結果，バイオアベイラビリティ（生物学的利用能）は極めて低くなる[24]。なお，メトキシフラボンの抗癌活性が優れていることが Walle によって言及されている[24]。

フラボノール

▶化学

フラボノール（3-ヒドロキシフラボン）は，化学的な構造と特徴が多様なフラボノイドのサブクラスの1つである（**図37.1**）。ケルセチン，ケンフェロール，そしてミリセチンが最もよく見られるフラボノールである。フラボノールであるケルセチン（3,3′,4′,5,7-ペンタヒロドキシフラボン）は最も豊富で広く研究されているフラボノイドの1つである。精製化合物が入手可能であったことが多くの研究を可能にした。その抗酸化作用はヒトの健康に有用である

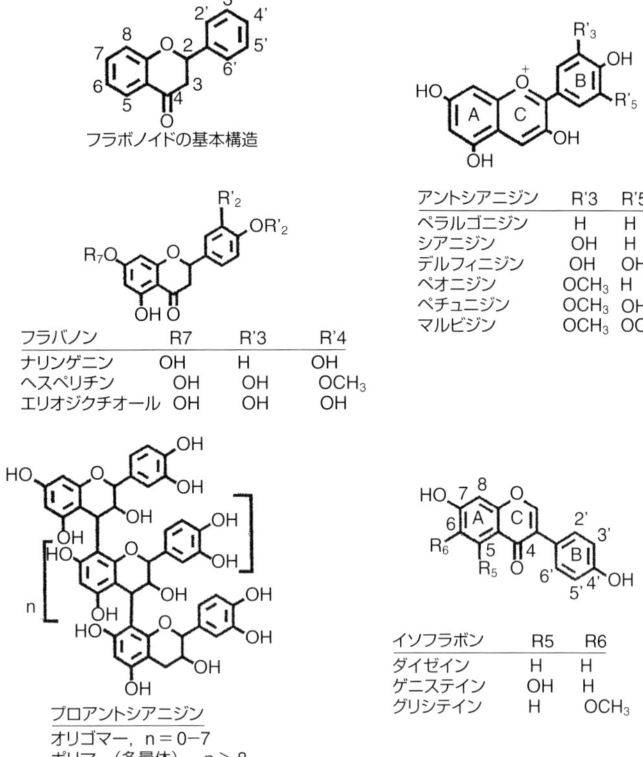

図 37.1　基本的なフラボノイド構造とフラボン，フラボノール，フラバノン，アントシアニジン，カテキン，プロアントシアニジン，およびイソフラボンの構造。最も多く自然界に存在するフラボノイドは（糖を含む）配糖体であるが，この図ではアグリコンを示している。フラバンあるいはフラバン-3-オールにはカテキンとプロアントシアニジンを含む。

ことが示唆されている。果物，野菜および茶や赤ワインといった飲料がヒトの食事におけるフラボノールの主要な供給源である。食事由来のケルセチンは，主として植物中ではその配糖体として存在している。

▶吸収部位と血液輸送および細胞内形態

ケルセチンは，当初は，常在性腸内細菌叢による β-グルコシド結合の切断に続いて小腸から吸収されると推測されていた[25]。Hollman ら[26]は，ヒトはケルセチンをアグリコンとして吸収するが，グルコースとの抱合により吸収が促進されることを見出した。ケルセチン配糖体は，大腸ではその吸収のために腸内細菌によって脱グリコシド化されるが，グルコースが結合したケルセチン配糖体の効果的な吸収部位として働くのは小腸である。小腸における β-グルコシダーゼとラクターゼ-フロリジンヒドロラーゼがケルセチングルコシドを加水分解することにより，未変化の配糖体ではなくアグリコンの形態で取り込まれることを示すデータが多い[27]。

文献上にいくつかの不一致はあるが，食事由来のケルセチン配糖体の吸収はフェノール基に結合した糖の種類に大きく影響されるようである。グルコースが結合した配糖体は，他の糖が結合した配糖体よりも吸収されやすいようである[28]。消化管あるいは腸内細菌によるアグリコンへの加水分解は，腸管におけるケルセチン配糖体の効果的な吸収において重要である。腸管吸収の細胞培養モデルを使用した場合は，ケルセチングルコシドの加水分解がケルセチン吸収を促進した[28]。Crespy ら[29]は，ケルセチンはラットの胃から吸収されるが，その配糖体は吸収されないことを見出した。

Walgren らは Caco-2 細胞の *in vitro* 研究に基づいて，ケルセチンは容易に吸収されるが，主に多剤耐性タンパク質-2（multidrug resistance protein 2：MRP2）輸送担体による効果的な排出の結果，ケルセチンのグルコース配糖体の吸収がまったく見られないことを示した[30,31]。ヒトの被検者によるその後の研究で，Walle ら[32]は，ケルセチングルコシド（グルコース配糖体）は小腸で腸内細菌酵素によって加水分解されることを見出した。

小腸はまた，グルクロニル化（グルクロン酸抱合）と硫酸化（硫酸抱合）の酵素活性を有するため，ケルセチンやその他のフラボノイドの代謝変換の場としても認識されている。主要な循環系代謝物はイソラムネチン（3′-*O*-メチルケルセチン）とケルセチンのグルクロニド（グルクロン酸）/硫酸抱合体であった。グルクロニド，硫酸抱合体，および *O*-メチル化誘導体は，ケルセチンを豊富に含む食事の摂取後，ケルセチン代謝物として循環系中に蓄積する[28,33]。小腸での吸収と代謝を調節することは，食事由来ケルセチンの生物作用を制御するために有益であろう[28]。

Hollman ら[34]は，回腸造瘻術を受けた患者のケルセチン吸収は，タマネギ由来のケルセチングルコシドからは 52±5%，ケルセチンルチノシドからは 17±15%，ケルセチンアグリコンからは 24±9% であることを見出した。4 つの別々な研究において，ケルセチンまたはその抱合体の尿中排泄は，摂取量の0.07～17.4％の範囲であった[35]。糞便中の細菌叢はフラボノールであるルチン（ケルセチン-3-ルチノシド），イソケルシトリン，およびケルセチングルクロニド混合物をすみやかに脱抱合できる。主要な代謝物である3,4-ジヒドロキシフェニル酢酸がすみやかに（2時間以内に）出現し，8時間以内に3-ヒドロキシフェニル酢酸へ脱水酸化された。ヒドロキシフェニル酢酸は，*in vitro*では結腸細菌叢によってメチル化されなかった[36]。

▶生物学的作用

フラボノールの生物学的作用は，生成されるフラボノール代謝物に依存して変動する。胃内ケルセチン投与（10または50 mg/kg）の後，ケルセチングルクロニドやケルセチンの硫酸抱合体，あるいはその両者が血漿中に存在するが，その血漿は対照血漿に比べて，コレステロールエステルヒドロペルオキシドの蓄積とα-トコフェロールの消費に基づいて判定される硫酸銅誘導脂質過酸化反応に対してより高い抵抗性を示した[37]。これらの結果より，いくつかのケルセチン抱合代謝物は効果的な抗酸化剤として働きうることが示唆される。抱合代謝物の抗酸化活性は*in vitro*でも観察された[33,38]。

他にも多くの*in vitro*での作用が報告されている[8,21,39～42]。しかし，ヒトにケルセチン500～1,000 mg/日を12週間継続摂取させた研究において，血漿ケルセチン濃度は上昇したものの，酸化ストレス度あるいは抗酸化活性は変化しなかったという研究報告がある[43]。卵巣除去したマウスの骨減少をケルセチンが抑えるという報告がある[44]。ケルセチンはマウスにおける最大耐久性と自発回転走力の増大に伴うミトコンドリア新生を増加させる[45]。しかし，ケルセチンの運動能力に対する効果を確認するには，ヒトにおけるより臨床的な研究が必要である[46～48]。

フラバノン

▶化学

フラバノンは，オレンジ，タンジェリンオレンジ，マンダリン，グレープフルーツ，レモン，ライムなどのかんきつ系果物に含まれる主要なフラボノイドである（**図37.1**）。全体として，かんきつ系フラボノイドは，多数のフラバノンとフラボン*O*-および*C*-配糖体とメトキシフラボンを含む一連の多様な構造から成る。かんきつ系の主なフラバノンには，ヘスペリジン，ナリンギン，ナリルチン，エリオシトリン，ネオヘスペリジン，ジジミン，ネオエリオシトリン，およびポンシリンがある。ヒト尿中の12種類の食事由来フラボノイドに対する液体クロマトグラフィー-質量分析では，フラボノイド配糖体はまったく排出されず，またかんきつ系フラバノンはフラボノールよりも多量に排出されることが示された[49]。

▶生物学的作用

かんきつ系フラボノイドは，いくつかの*in vitro*および*in vivo*実験で抗炎症および抗癌作用を示す[50]。これらの生物学的特質は，微小血管内皮組織に対するフラボノイドの作用と一致している。かんきつ系フラボノイドの生物活性は，細胞活性化と受容体結合に含まれる鍵調節酵素との相互作用に関連することを示唆するエビデンスがある。かんきつ系フラボノイドは正常で健康な細胞にはほとんど影響せず，したがって動物に対して著しく低い毒性しか示さない。かんきつ系フラボノイドは，肝臓の第一相および第二相酵素の誘導を通じて，またそれらの代謝物による生物活性を通じて*in vivo*における影響を拡大する[27,50]。

グレープフルーツジュース中のフィトケミカルは，ある種の薬剤のバイオアベイラビリティを変化させたり，薬剤の作用を変化させることができるいくつかの独特な性質をもつ。ナリンギンは薬剤代謝に影響するグレープフルーツ成分の1つと思われる。グレープフルーツジュースは，小腸においてシトクロムP450酵素であるCYP3A4が触媒する前全身性の薬剤代謝を阻害する作用をもつ。この相互作用は，CYP3A4含有量が多く，その薬剤の肝臓初回通過における分解速度が高い場合には，より明らかに現れる[51,52]。

フラバン-3-オール（カテキン）

▶化学

フラバノールあるいはカテキンの単量体はプロアントシアニジンの前駆物質であり，C環の3位に水酸基をもつC6-C3-C6骨格で特徴づけられる（**図37.1**）。カテキンとエピカテキンが最も一般的なフラバン-3-オールである。ガロイル基が置換したガロカテキン（GC），エピガロカテキン（EGC），エピカテキンガレート（ECG），エピガロカテキンガレート（EGCG）が食品によく見られるが，特に茶に多い。カテキン類はアントシアニンなどの他のフラボノイドとは違い，通常，配糖体の形態では存在しない。

▶吸収と代謝，血液輸送，細胞内形態

カテキン類は生体に利用される。緑茶や紅茶のヒト介入試験では，中程度の茶摂取（1日1～6杯）で1時間後の血漿抗酸化能が顕著に増大した。初めに示唆されたことは，血液の抗酸化性の増大がDNAや脂質などの高分子に対する酸化傷害を抑えることである。しかし，バイオマーカーを用いた酸化傷害の測定をさらに確立させる必要がある[53]。ガレート型カテキンの見かけのバイオアベイラビリティは非ガレート型カテキンに比べて低い[54]。しかし，吸収されたガレート型カテキンは速やかに胆汁へと排泄されて除かれる。

カテキン類は遊離あるいは，抱合体の形でそのままあるいはメチル化されて排泄される。動物実験において，（エピ）カテキン抱合体の排泄は，ある場合には摂取量の60％にまで達した[55]。尿中に排泄されるカテキン，エピカテキン両者とも，多くは3′位あるいは4′位がメチル化されていた[55～57]。メチル化体を含めて，エピカテキンの排泄は摂取量の30～47％に達し，一方，カテキンではメチル化体を含めて9～31％であった[55]。（エピ）カテキンの尿中排泄は摂取量に依存し，かつ食事中の（エピ）カテキン量に依存して増加した。（エピ）カテキンの排泄パターンに基づくと，エピカテキンのバイオアベイラビリティは，ラットではカテキンよりも高いと思われる[55]。

ヒトの血漿は（エピ）カテキンおよび（エピ）ガロカテ

キンの 18 種類までの代謝物を含み，主なものはメチル化物，硫酸抱合体，グルクロン酸抱合体で，最大濃度 100～400 nM であり，供給源と摂食量に応じて摂食後 0.8～2.3 時間以内に出現する[56,58,59]。（エピ）カテキンは非常にバイオアベイラビリティが高く，他の多数のフラボノイドよりも多く吸収されるとともに排泄される。さらに，フラバン-3-オールの代謝物は循環系ですばやく代謝回転するので，血漿最大濃度は吸収が起こる程度の正確な指標にはならない[58]。

▶生物学的作用

茶は水に次いで世界で最も広く消費される飲み物でありつづけている。蓄積した数多くの集団研究からは，緑茶と紅茶飲料の消費は健康に正の影響をもたらすことが示唆されている。このような効果を説明する 1 つの仮説は，茶に含まれる高濃度のフラボノイドが酸素由来フリーラジカルを捕捉することで細胞と組織を酸化損傷から保護する，というものである。茶や茶カテキンの酸化ストレスマーカー，特に酸化的 DNA 損傷に対する効果は動物実験では非常に期待できるものである。しかし，ヒトにおける *in vivo* での酸化ストレスバイオマーカーについてのデータは限られており，結論を導くのに十分ではない[53,60,61]。

カテキンはまた間接的にも次のように抗酸化物質として機能する。すなわち，(a) 酸化還元感受性転写因子である核内因子 κB（nuclear factor-κB：NF-κB）および活性化タンパク質-1（activator protein-1：AP-1）の阻害，(b) 誘導型一酸化窒素合成酵素（inducible nitric oxide synthase：iNOS），リポキシゲナーゼ，シクロオキシゲナーゼ，キサンチンオキシダーゼなどの「プロオキシダント（pro-oxidant，酸化促進剤）」酵素の阻害，(c) グルタチオン *S*-トランスフェラーゼやスーパーオキシドジスムターゼ（superoxide dismutase：SOD）などの第 II 相酵素と抗酸化酵素の誘導，である。化学的には，緑茶と紅茶に見られるフラボノイドはラジカルスカベンジャーとして非常に効果的である。したがって茶のフラボノイドは，摂取後に消化管やその他の組織で抗酸化剤としての活性を示すかもしれない。

癌の発症とカテキンの高容量摂取の相関を見た集団研究からは，閉経後の女性において，果物に主に由来するカテキン類である（+）-カテキンおよび（−）-エピカテキンと上部消化管癌との間に負の相関傾向があったが，茶由来のカテキン類は閉経後女性において直腸癌と負に相関していた[62]。多くの疫学研究，症例対照研究，コホート研究において，ヒトの癌発症に対する茶の消費の効果が調査されている[63～69]。12 ヵ国からの結腸および直腸癌の発症における 1 因子として茶摂取を考察することを目的とした，緑茶と紅茶双方の消費量に関するデータを伴う 30 の研究の簡単な要約[70]では，動物実験研究と基礎研究から得られた「茶は強力な化学予防物質である」という理論を支持する一致したエビデンスは得られなかった。これらの研究の大半における茶消費量の査定はただ 1 つの質問に基づいており，したがって，茶の消費量を評価することを特定の目的としたより最近の研究[70]に比べると，重大な測定誤差が生じやすいかもしれない。

限られたデータでのみ緑茶あるいは緑茶カテキンがアテローム性動脈硬化症を抑えることが示唆されているが，アテローム性動脈硬化症の動物モデルにおいては，緑茶と紅茶の投与はリポタンパク質の *ex vivo* における酸化抵抗性に対して穏やかな改善を引き起こした[61]。ある疫学研究は，茶とフラボノイドの摂食量が増加すると虚血性心疾患の初期予防に寄与しうることを示した[61]。カテキン単量体の心血管に対する作用がレビューされている[61]。

プロアントシアニジン

▶化学

プロアントシアニジン（proanthocyanidin：PA）は，縮合型タンニンとして知られており，フラバン-3-オールのオリゴマーおよびポリマー（重合体）である（**図 37.1**）。PA は植物界の至るところに存在し，リグニンについで植物中で 2 番目に豊富な天然のフェノール化合物である。フラバン-3-オール単位は，主に C4→C8 結合により連結しているが，C4→C6 結合も存在する（両者とも B 型とよばれる）（**図 37.1**）。フラバン-3-オール単位はまた C2→O7 の間の付加的なエーテル結合（A 型）によって二重に連結することがある。PA 分子の大きさは重合度（degree of polymerization：DP）によって表される[71]。

▶吸収部位と血液輸送，細胞内形態

より重合度（DP）の低いオリゴマーや単量体のカテキンと異なり，3 より大きい DP をもつ PA は消化管から直接には吸収されないようである[72,73]。これらの PA は胃内の酸性環境においてエピカテキンの単量体と二量体の混合物へと脱重合されることが示唆された。結果として生じる単量体と二量体は小腸で吸収される[74]。離乳期のブタを用いた結果では，摂取されたポリマー（DP>10）の 8～15%は，4 時間後には胃内で単量体，二量体，三量体の同時発生をともなって脱重合されることが示唆された。脱重合反応は遅い進行過程であり，大半の PA は小腸へそのまま輸送されることも示唆された[75]。摂取した PA の約 65%は消化管管腔全体において摂食後 4 時間で分解されることが示された。

PA の分解は主に盲腸と大腸で行われ[76]，そこでは結腸の細菌叢が重要な役割を果たす。Déprez ら[77]は，ヒトの結腸細菌叢とプロシアニジンポリマーを *in vitro* において嫌気性条件下で培養すると，48 時間後にはプロシアニジンは完全に分解することを報告した。分解産物には，モノヒドロキシル基（一水酸基）が主にメタ位またはパラ位に位置するフェニル酢酸，フェニルプロピオン酸，フェニル吉草酸があった。これらのフェノール酸は，健康な人におけるオリゴマーおよび単量体 PA の主要な代謝物であることが示唆されている[78]。プロシアニジン二量体は，チョコレートのようなフラバノールを豊富に含む食品を消費した後 30 分という速さでヒト血漿中から検出される[79,80]。しかし，三量体より大きいオリゴマーは血漿中には検出されていない。

二量体と三量体の遊離型はラットの血漿で検出されており，これらはブドウ種子抽出物の経口摂取 1 時間後に最大濃度に達した[81]。プロシアニジン A1 と A2 二量体はラット

の小腸から吸収され，B2二量体よりも効果的に吸収された。A-タイプの二量体の吸収はエピカテキン単量体の5～10%の吸収にすぎない。エピカテキンとは対照的に，二量体は抱合体化されたりメチル化されたりすることはない[82]。[^{14}C] プロシアニジンB2経口投与後の63%は4日以内に尿中に排泄された。これらの結果から，プロシアニジンB2の多くは吸収前に腸内細菌で分解されることがわかる[83]。プロシアニジンB2のヒトの糞便中腸内細菌代謝物は *in vitro* の静的モデルとして特徴づけられている。

▶生物学的作用

PAは，その強力な抗酸化能および癌や循環器疾患のような慢性疾患のリスクの潜在的な低減作用[85]により，栄養学と医学上大きな関心をもたれている。*in vitro* 研究から，チョコレート中のプロシアニジンはヒトの5-リポキシゲナーゼを阻害し，低密度リポタンパク質（low-density lipoprotein：LDL）の酸化感受性を低下させ[86,87]，血小板機能を阻害し[87]，さらに末梢血単核細胞における形質転換増殖因子-β_1（transforming growth factor-β_1：TGF-β_1）のホメオスタシス（恒常性）を促進する[88]ことが示された。ブドウ種子中のプロシアニジンはヒトの前立腺癌のアポトーシスを誘導し[89]，MCF-7乳癌細胞，A-427肺癌細胞，および胃腺癌細胞に対して細胞毒性を示すが，一方で正常細胞においては増殖と生存能を促進する[90]。

異なる分子サイズをもつPAでは，その生理作用も異なるかもしれない。Maoら[91]は，*in vitro* においてプロシアニジンのインターロイキン-2発現調節能力を研究し，刺激を受けた細胞ではより大きなオリゴマーがインターロイキン-2の発現を阻害したが，一方で単量体は何の作用も示さないことを見出した。Tebibら[92]は，PAポリマーは血中コレステロールを低下させる点で単量体より効果的であることを示唆した。推定される機構は，PAが腸内で疎水結合によりコレステロールと結合するというものであり，高いDPをもつPAのほうがより強力になる。PA内の異なる構成成分であるフラバン-3-オールとフラバン間の結合も生理作用に影響する。*in vitro* 研究では，クランベリーから単離されたA型フラバン間結合をもつプロシアニジンは，尿路疾患性大腸菌の尿路上皮細胞表面への接着を阻害するが，B型プロシアニジンはまったく作用を示さなかった[93]。加えて，シナモン由来のA型ポリマーはインスリン様生物学的活性を有し[94]，2型糖尿病患者に40日間シナモンを摂取（1～6 g）させると血清グルコース，トリグリセリド（中性脂肪），および総コレステロール濃度が低下した[95]。

ブドウ種子抽出物から得たプロシアニジンオリゴマーはインスリン受容体に相互作用して自己リン酸化する結果，グルコース取込みを刺激する[96]。しかし，その活性化機構はインスリン活性化とは異なり，下流シグナルにおいて違いがある。ブドウ種子中のプロシアニジンは，インスリンよりも弱くタンパク質キナーゼBをThr308でリン酸化し，プロシアンジンによりインスリン受容体活性化は下がる。しかし，ブドウ種子中のプロシアニジンはインスリンと同程度にAktをSer473でリン酸化し，p44/p42，p38マイトジェン活性化プロテインキナーゼ（mitogen-activated protein kinase：MAPK）をインスリンよりも強くリン酸化する。これらの結果は，AktとMAPKタンパク質がブドウ種子中のプロシアニジンにより活性化されるシグナル経路の鍵であることを示している[97]。高インスリン血症のラットを1日あたり25 mg/kg体重のブドウ種子中のプロシアニジンで長期間処理すると，グルコース代謝のホメオスタシスに長期にわたる好ましい効果が得られた[97]。これは，腸間膜の白色脂肪組織におけるperoxisome proliferator-activated receptor γ2（Pparγ2），グルコース輸送体-4（glucose transporter type 4：Glut4），insulin receptor substrate 1（Irs1）のダウンレギュレーションが伴うインスリン抵抗性指数（HOMA-R）の改善に反映される[97]。したがって，プロシアニジンはSTZ誘導糖尿病ラットにおいて，高血糖の減少やインスリン感受性培養細胞のグルコース取込み刺激によってインスリン様活性を有する。しかし，インスリン調節作用に関しては，プロシアニジンの構造と効果を発揮する濃度に関連したさらなる研究が必要である。

アントシアニン

▶化学

アントシアニンは，多くの植物組織における青，紫および赤色の原因となる水溶性の植物性二次代謝産物である（**図37.1**）。それらは主に，それぞれのアントシアニジン発色団のC環の3位あるいはA環の5位に糖部分が結合した配糖体として存在する。一般的なアントシアニジン（アグリコン）として，シアニジン，デルフィニジン，ペチュニジン，ペオニジン，ペラルゴニジンとマルビジンがある。これら6つの一般的なアントシアニジンの化学構造における違いは3′位と5′位に存在する（**図37.1**）。アグリコンは（生の）植物素材にはめったに見られない。数百ものアントシアニンが知られており，それらは次のように異なっている。すなわち，(a) 基本のアントシアニジン骨格上の水酸基とメトキシル基の数と位置，(b) 結合している糖の種類と数および結合位置，(c) 糖のアシル化の程度とアシル化物質である[98]。一般的なアシル化物質はケイ皮酸（コーヒー酸，p-クマリン酸，フェルラ酸およびシナピン酸）である。アシル化アントシアニンは，赤キャベツ（紫キャベツ），赤レタス（サニーレタス），ニンニク，レッドスキンポテトやムラサキイモなど，比較的一般的でない数種の食材に存在する[99]。

アントシアニンの化学的性質と分布については他で概説されている[100]。他のフラボノイドと同様に，アントシアニンとアントシアニジン（アグリコンの形態）は抗酸化的性質を有する[101]。アントシアニンのフェノール構造（**図37.1**）は，水酸基からフリーラジカルへの電子供与あるいは水素原子転移を介し，モデル系に著しい抗酸化活性をもたらす。シアニジン配糖体はペオニジンやマルビジンの配糖体よりも高い抗酸化能をもつ傾向にあり[101]，それはシアニジンの3′位と4′位の遊離水酸基によると思われる。

シアニジンは最も一般的なアントシアニジンであり，果物の90%に存在する[98,102]。アントシアニン濃度（100 g湿重量あたりのmg数）はナシの0.25 mg/100 gからブルーベリーの500 mg/100 gの範囲に及ぶ[102]。アントシアニンを最も豊富に含む（>20 mg/100 g 湿重量）果物は，非常に濃い（濃い紫や黒の）ベリー類である。

▶吸収部位，血液輸送および細胞内形態

アントシアニンは，他のフラボノイドと比較して配糖体そのままで吸収される点が特徴的である。吸収機構は明らかではない。しかし，Passamonti ら[103]は，アントシアニンが胃粘膜上皮細胞に見られる有機アニオン膜担体であるビリトランスロカーゼのリガンドとして働くことを見出し，ビリトランスロカーゼがアントシアニンのバイオアベイラビリティにおいて役割を有することを示唆した。スクロース（ショ糖）をエルダーベリー（ニワトコの実）ジュースに添加するとアントシアニンの排泄減少と遅延が導かれ[104]，この結果は糖類がアントシアニン輸送機構に干渉する可能性を示唆している。

7種の異なる食物源から得た，少なくとも13の異なるアントシアニンがそのまま吸収されて血漿あるいは尿中に存在することが観察された[98]。他のフラボノイドに比較して，吸収されて尿中に排泄されるアントシアニンの割合は摂取量に対してかなり小さいようであり[105]，おそらく摂取量の0.1%よりずっと少ない。血漿中の最大総アントシアニン濃度は，ヒトでの研究において0.7～10.9 mg/kg の投与量の場合，1～120 nmo/L の範囲にあることが報告されている[35,106～108]。

全体量で0.05～1.9 g のアントシアニンを摂取したいくつかの実験をまとめると，それぞれに対応して1～200 nM の最大濃度に達した（それぞれの摂取後，0.5～4時間後が最大濃度の時間）。しかしどの場合でも，尿中排泄量が摂取量の5%を超えることはなかった[109]。血液循環からのアントシアニンのクリアランスは十分に速く，6時間以内に起こり，ほとんど血漿には検出されない[108,110]。ラットは，空腸にシアニジン-3-グルコシド（cyanidin-3-glucoside：C3G）由来のアグリコン（シアニジン）が検出される点でヒトとは異なる[111]。さらにシアニジンの分解で生じると思われるプロトカテク酸がC3G よりも8倍高い濃度で血漿中に存在する。ヒトでは，アントシアニジンのアグリコンやプロトカテク酸は血漿や尿中にまったく検出されない。

Cao ら[108]による研究では，エルダーベリー中の2種の主要なアントシアニン（C3G とシアニジン-3-サンブビオシド）が配糖体としてヒト血漿と尿の中に検出された。Mulleder ら[104]は，C3G よりも多量のシアニジン-3-サンブビオシドの尿中排泄（投与量あたり0.004%に対して0.014%）を観察した。C3G の排泄量減少は，おそらく消化管における分解がシアニジン-3-サンブビオシドに比較して増加したためである[112]。

配糖体パターンの複雑性は，目に見えるほどの影響を吸収に与えないようである。Mazza ら[113]は，アシル化アントシアニンがブルーベリーからそのままの形で吸収されることを示唆したが，他の報告では，この物質は血漿や尿中から検出されなかった。この最もありそうな理由としては，アントシアニンは食物中に低濃度でしか存在しないので，現在の手法ではそれらを検出するのに十分な感度が得られないためであろう。大半のアントシアニンは消費後最初の4時間の間に尿中へ排泄される[105,108]。最初の4時間におけるエルダーベリーのアントシアニンの総排泄量は投与量のわずか0.077%に値するだけである。

腸でのアントシアニンの代謝は，現時点まで主に無視されてきた分野である。Felgines ら[114]は，ブラックベリーのアントシアニンを含む食事に適応させたラットの腸内容物中に，アントシアニンが存在することを報告した最初のグループである。全盲腸内容物中のシアニジンおよびC3G 量は約0.25%で，より多量のマルビジン-3-グルコシドが盲腸から回収された（約1.3%）。より最近の研究では，アントシアニンは腸内細菌で代謝される[56,115]か，あるいは化学的に単純に分解される[116,117]ことが明らかになった。

▶組織でのアントシアニン代謝

Wu ら[105]は，尿中にエルダーベリー由来の4種のアントシアニン代謝物（ペオニジン-3-グルコシド，ペオニジン-3-サンブビオシド，ペオニジンモノグルクロニド，C3G モノグルクロニド）を同定した。しかし，Miyazawa ら[107]は，ヒトの血漿中に抱合化あるいはメチル化アントシアニンを検出することができなかったものの，赤色果実アントシアニン（C3G）摂取後のラット肝臓中にペオニジン-3-グルコシドの存在を見出した。ペオニジン代謝物の生成は，肝臓中でカテコール-*O*-メチルトランスフェラーゼを介して行われるようである。ペオニジン-3-グルコシドは，凍結乾燥したブルーベリー粉に富む飼料を摂取したラットの尿中に存在した。これは，C3G の3′-ヒドロキシル基の肝臓におけるメチル化によるものと思われる[114]。

マルビジンとペチュニジンはすでに3′位がメチル化されているので，デルフィニジンはこのメチル化反応を受ける唯一のその他のアントシアニジンであろう（**図37.1**）。そのままの形態あるいはメチル化体としてのC3G の尿中回収率は摂取した量の約0.26%であり，一方，マルビジン-3-グルコシドの場合は0.67%であった。この結果から，アントシアニンのアグリコン部分の構造が，その代謝において重要な役割を果たすことが示唆された[114]。

▶生物学的作用

血管作用

糖尿病性網膜症は，漏出性の毛細血管の修復や毛細血管新生のために結合組織の合成が異常に高くなって，失明を引き起こす可能性がある。2ヵ月間1日あたり600 mg のアントシアニンを処方された糖尿病の成人患者では，結合組織，特に歯肉組織における重合コラーゲンと構造糖タンパク質の生合成が有意に減少した[118]。アントシアニンは，主に *in vitro* の細胞実験に基づいた内皮機能や心筋保護など心血管系の健康に非常に多くの効果を発揮することがみとめられている[56,119]。しかし，ヒトにおけるさらなる介入試験が必要である。

視覚

初期の報告やある逸話からの情報により，アントシアニンは夜間の視力を改善することが示唆されている。Zadok ら[120]は，健常人ボランティアに12ないし24 mg のアントシアニンあるいはプラセボを，1日に2回ずつ4日間連続投与するという，二重盲検プラセボ対照クロスオーバー研究を行い，3種類の夜間視力試験に対するアントシアニンの効果を評価した。しかし，3種類の夜間視力試験のいず

れにおいても有意な効果は見られなかった。

健常人を対照にした二重盲検プラセボ対照クロスオーバー研究で，Nakaishiら[121]はクロスグリのアントシアニン濃縮液の経口摂取による暗順応，画像表示端末作業誘導性の一過性の屈折率変化，および眼精疲労に対する効果について研究した。3種類の投与量（1人あたり12.5 mg，20 mg，50 mg，$n=12$）におけるクロスグリのアントシアニン摂取は，濃度依存的な暗順応の閾値の低下を，50 mg投与では有意な差をもって発揮したと思われる。質問形式による主観的な眼精疲労症状の評価では，クロスグリのアントシアニン摂取後には目と腰に関する供述に基づいた場合に有意な改善がみとめられた。

無作為化二重盲検プラセボ対照研究において，ビルベリー果実抽出液（160 mgを1日に2回1ヵ月間投与）は糖尿病あるいは高血圧性の血管性網膜症をもつ患者のうち79%の慢性網膜異常を改善するという結果が得られた[122]。1日あたり480 mgのビルベリーアントシアニンを6ヵ月間与えられた糖尿病性の網膜症患者では，試験期間終了時までに，網膜からの出血の軽減と滲出液の緩和を指標とした場合に改善効果を示した[123]。しかし，Muthら[124]は1日120 mgのアントシニンを21日間摂取した被検者において，ビルベリーアントシアニンによる夜間視力や夜間コントラスト感受性の改善効果をみとめなかった。

報告された研究に基づくと，視力（視覚）に関しては一定の応答は見られないようである[125,126]。明らかに，摂取量と投与期間が結果に影響する要因である。300～600 mg/日の範囲で数ヵ月にわたって摂取された場合に，はっきりした効果が観察されている。しかし，食品からこのレベルでアントシアニンを消費するのは，高濃度のアントシアニンを含む数種の食品を常に消費しつづけないかぎり難しいであろう。

その他の効果

発表されたデータは限られているものの，果物とベリー類は抗酸化機構を介しDNA傷害に対して予防的に働くかもしれないが，それらはまた細胞分裂，アポトーシスや血管新生にも影響を与えるかもしれない[127]。Hou[128]は，アントシアニンが，抗酸化物質および癌細胞へのアポトーシス誘導に関連した性質を含む，癌の化学予防的性質に関わる分子機構のいくつかについて総括した。予備的なヒト介入試験で，初期記憶障害の対象者にブルーベリージュースを与えた。12週間後では，対連合学習方式と単語リスト思い出しテストで改善が見られた[129]。ラットの試験では，アントシアニンは卵巣摘出によるエストロゲン枯渇ラットの記憶学習能を改善した[130]。

様々な供給源から精製したアントシニンは，肥満げっ歯類の脂質沈着を低下させた[131]。食品あるいはベリーの一部として消費されるアントシアニンの数少ない研究では，その抗肥満効果は一般的に観察されなかった[132,133]。しかし，炎症を含む肥満に関わる障害のいくつかを，ブルーベリーは保護した[134]。アントシニンはアディポサイトカイン遺伝子発現を制御し，肥満や糖尿病に関連する脂肪細胞傷害を改善する。脂肪細胞における脂質合成と脂質分解の変化，多くのアディポカインとサイトカインのシグナル経路の改変は，肥満の進展に対するアントシアニンの効果を説明すると思われる[135,136]。

フラボノイドの食物供給源と摂取

選択された食品中のフラボノイド含有量のデータは特に示さない限り，米国農務省フラボノイドデータベースによるものである（https://www.ars.usda.gov/ARSUserFiles/80400525/Data/Flav/Flav_R03-1.pdf）（**表37.1**）。食品中のケルセチン含有量に関するデータは限られているが，利用可能なデータからは次のようなことが示唆されている。すなわち，果物中では1 kg湿重量あたり2～250 mg，野菜では1 kg中0～100 mgだが，タマネギは特に高く，赤ワイン1 L中には4～16 mg，茶には10～25 mg/L，そしてフルーツジュースでは1 L中に2～23 mg，という範囲でケルセチンが含まれる[137,138]。

フラボノールの1日あたりの消費を推算するのは，その数値が食習慣および食物中フラボノール含有量の正確な査定に依存しているために困難である。オランダでのケルセチンの平均的な食事からの摂取量は16 mg/日と概算された[137]。アメリカの女性の集団における総合的なフラボノイド（フラボノールとフラボン）摂取は24.6 ± 18.5 mg/日と推計され，それにはケルセチンが主に寄与していた（70.2%）[139]。フラボノイド（フラボノール，フラボンおよびフラバノンを含む）の平均摂取量は，フィンランド，デンマーク，オランダの集団においてそれぞれ24.2 ± 26.7，28.6 ± 12.3，25.9 mg/日と推計された[16,140,141]。しかし，これらの研究者らは，単量体，オリゴマーおよびポリマーのフラバン-3-オールをその概算に含めなかった。

主要なフラバン-3-オールは，カテキン，エピカテキン，エピカテキン-3-ガレート，エピガロカテキン，およびエピガロカテキン-3-ガレートである（**図37.1**）。果物，茶およびチョコレートはカテキンの一般的な供給源である。Artsら[142]は，オランダにおけるフラバン-3-オール単量体の平均的摂取量について，（紅）茶を主要な（65.2～87.3%）寄与因子とし，それにチョコレートとリンゴが続くものとして，1日あたり50 mgであると推計した。アメリカの成人において日々の茶からのフラバン-3-オール単量体の摂取量は，Lakenbrinkのデータに基づき，1人あたり12.7～34.2 mg/日の範囲にあることが推計された[143]。その他の食物からのフラバン-3-オールの寄与も含めると，フラバン-3-オール単量体の総摂取量はアメリカの成人1人あたり17.1～38.6 mg/日であると推定される[144]。

プロアントシアニジンは果物やベリー類に最もよく含まれるが，チョコレートにも存在する[145]。また，シリアルや豆類，ナッツ，シナモンに存在する[144]。プロアントシアニジンを含まない食品と含む食品が調査されている[71]。Guらによるオリゴマーおよびポリマープロアントシアニジンの平均的な日常の摂取量についての最初の算出値である1人あたり53.6 mg/日[144]は，単量体のフラバン-3-オールのそれよりも高く，フラボノール，フラボンおよびフラバノンを含むその他のフラボノイドの全体的な摂取量の2倍である。プロアントシアニジンは西洋食から摂取される主要なフラボノイドの1つであろう。個々人のプロアントシアニジン摂取の変動は，異なる食習慣の結果として大きくなると予想される。中サイズのリンゴを毎日食べる人は1日

表 37.1　選択された食品における主要な化合物フラボノイドの分類と濃度[a]および健康への効果

分類（主要化合物）	濃度	健康への効果とその部位（参考文献）
フラボン（アピゲニン，ルテオリン）		
セロリ	5.9	抗癌作用[22,147,148]
セロリ芯部	22.6	
コショウ	1〜7	
ホウレンソウ（生）	1.1	
緑茶（浸出液）	0.3	
フラボノール（ケルセチン，ケンフェロール，ミリセチン，イソラムネチン）		
タマネギ	15.4〜38.7	抗酸化作用[33,37,38,41]
ケール	22.9〜34.4	抗炎症作用[42]
ココア	20.1	
ブロッコリー	9.4	
ブルーベリー	3.9	
ホウレンソウ	4.9	
ブラックベリー	1.1	
茶	3.8	
セロリ	3.5	
豆類	3.1〜3.4	
レタス	2.6	
グレープフルーツ	0.9	
トマト	0.6	
フラバノン（ヘスペレチン，ナリンゲニン，エリオディクチオール）		
レモン	49.8	抗炎症作用[149]
レモンジュース	18.4	抗癌作用[149]
オレンジ	43.9	薬物相互作用[51,52]
グレープフルーツ	54.5	
フラバン-3-オール（カテキン，エピカテキン，ガロカテキン，エピガロカテキンなど）[b]		
紅茶	114	抗酸化剤（*in vivo*）
緑茶	133	消化管系の抗癌作用[14,63,65,70,150]
チョコレート	13.4〜53.5	循環器の保護[56]
ブラックベリー	18.7	
リンゴ	9.1	
プロアントシアニジン[c]		
ブルーベリー栽培種	180	低密度リポタンパク質の酸化抑制[86,87]
ブルーベリー野生種	332	尿路感染因子：A 型[93]
クランベリー	419	抗糖尿病作用[93〜97,151]
リンゴ	70〜126	
モモ	67	
プラム	215〜257	
モロコシ（高タンニン種）	788	
ピント豆（生）	796	
ピント豆（煮）	26	
アズキ	457	
インゲン豆	564	
ヘーゼルナッツ	501	
ピーカン	494	
ピスタチオ	237	
アーモンド	184	
アントシアニン（シアニジン，デルフィニジン，ペオニジン，ペツニジン，マルビジン，ペラルゴニジン）[d]		
エルダーベリー	1,550	血管透過性[118]
チョークベリー	1,486	視覚効果[120〜124,126]
ブルーベリー	415	抗癌効果[128]
ブラックベリー	317	血管新生[127]
クランベリー	148	肥満[131,132,152,153]
チェリー	124	
ラズベリー	96	
イチゴ	22	
プラム	20	
ネクタリン	6	

モモ	5
赤レタス	2
リンゴ	1

[a]100 g湿重量あたりのmgで表した。データは特に示さない限り，米国農務省フラボノイドデータベース（http://www.ars.usda.gov/ARSUserFiles/80400525/Data/Flav/Flav-R03-1.pdf）を引用した。この表は完全なものではなく，数値は平均あるいは範囲を示している。濃度は成育時の環境要因，加工や他の条件で変動する。完全な情報を得るにはオリジナルのデータベースを参照されたい。
[b]プロアントシアニジンを含有する多くの食品はフラバン-3-オール単量体を含む。
[c]すべてのオリゴマーとポリマーの全体量（個々の成分の分解については原著論文を参考にせよ）として表したGuら[144]から引用。
[d]多様な配糖体形態のアントシアニンの全体量として表したWuらの論文[154]を引用。

に100 mgのプロアントシアニジンを容易に摂取できる。松樹皮抽出物（ピクノジェノール）やブドウ種子抽出物などの栄養補助食品をとっている人は数百mgのプロアントシアニジンを摂取することができる。月齢が6～10ヵ月の乳児における平均的な1日あたりのプロアントシアニジン摂取は体重1 kgあたり3.1 mg/日と見積もられており，これは20歳以上の年齢の成人の平均摂取量（0.77 mg/日/kg体重）の4倍高い[144]。月齢6～10ヵ月の乳児のプロアントシアニジン摂取は，補助食品として果物を添加することによって著しく増加する。

スペインの地中海沿岸の人口における全体のフラボノイド摂取量は，中央値で269 mg/日，平均値で313 mg/日である。最も多いフラボノイドサブグループはプロアントシアニジン（60.1%），続いて，フラバノン（16.9%），フラバン-3オール（10.3%），フラボノール（5.9%），アントシニアニジン（5.8%），フラボン（1.1%），イソフラボン（<0.01%）である。全体のフラボノイド摂取の供給源は，リンゴ(23%)，赤ワイン(21%)，特定されない果物(12.8%)，オレンジ（9.3%）である[146]。

（Ronald L. Prior／寺尾純二 訳）

38 腸内細菌叢のモジュレーターとしてのプロバイオティクスとプレバイオティクス

最近の機能性食品の市場は，消化器疾患の増加に牽引されて，腸由来の疾患に大きく舵を切っている。特に，腸内で善玉菌の増殖を刺激することをターゲットにしており，腸に直接作用するものや，個々にもともと存在する「健康な細菌叢」を選択的に増やすよう増殖基質を提供するもの（プレバイオティクス），あるいは，生きた菌を付加するもの（プロバイオティクス）などがある。ビフィズス菌や乳酸菌は *in vivo* で大腸の栄養状態を強化するのに最も一般的なターゲットである。プロバイオティクスやプレバイオティクスの利用は消費者にとってリスクはほぼなく，むしろ健康状態の改善を約束するものである。本章では，プロバイオティクスやプレバイオティクスの主なものについて検討し，それぞれのアプローチにおける臨床応用のいくつかを簡潔に述べることとする（**表 38.1**）。

プロバイオティクス

最初に広く受け入れられたプロバイオティクスの定義は，Fuller[1] による「腸内微生物のバランスを改善することで宿主に有益な影響をもたらすような生きた微生物を補完すること」である。最近になって正式なプロバイオティクスの定義として，国際連合食糧農業機関（FAO）/WHO により「適量を投与することで宿主の健康に利益を与える生きた微生物」が提案された[2]。他の定義が謳っているのと同様に，これらの定義は，宿主が摂取中でも製品内で生きていることに基づいている。これはプロバイオティクスの効果において鍵となる点である。

プロバイオティクス食品の健康強調表示は，疾患リスクの減少を含めてすべてが欧州食品安全機関（EFSA）および米国食品医薬品局（FDA）により厳格にコントロールされている。プロバイオティクスは安全でどんな毒性の可能性もなく，また，「おおむね安全とみとめられる（generally regarded as safe：GRAS）」範疇に入るものでなければならない。現在の問題点は，プロバイオティクスやプレバイオティクスのような食品を考慮する時に健康強調表示の組成について大きな意見の相違があり，そのために法律の制定に時間がかかることである。

あるプロバイオティクスの経口摂取がヒトの健康にもたらす有益な効果について多くの研究が発表されている。こうした研究はいくつかの不調または疾患にとってプロバイオティクスが予防，緩和，あるいは治癒にも重要な役割を果たすことを証明している[3~5]。法律を制定する者にとってこうした効果を強調するにあたり，科学論文（PubMed で検索するとプロバイオティクスだけで 7,000 件以上検索される）を無視することはできない。プロバイオティクスやプレバイオティクスの安全性の歴史と同様に使用の成功の実績を考えると，確実な科学的エビデンスに基づいた強固な主張をする機は熟している。

プロバイオティクスは通常，乳酸産生微生物の菌株であり，特に乳酸桿菌（ラクトバシラス Lactobacillus）属やビフィドバクテリウム Bifidobacterium 属のある特定のものをさす。この利用は少なからず，乳製品の製造におけるこれらの菌の長くて安全な歴史の結果である。他の微生物もまたバチルス-コアグランス *Bacillus coagulans*（有胞子性乳酸菌），大腸菌 *Escherichia coli*，サッカロミセス *Saccharomyces*（有胞子酵母菌属）などプロバイオティクスの可能性が期待されて展開されている。

▶プロバイオティクス製品

生きた微生物の最も一般的な供給システムは牛乳やヨーグルト，チーズなどの乳製品である。その利用は，1907 年にロシアの免疫学者 Elie Metchnikoff がヨーグルト中に含まれる乳酸菌は健康増進による寿命の延長に重要な役割を担っていることを提言したという歴史的な理由によるものであろう[6]。この提言が一般的にプロバイオティクスの概念の始まりであると思われる。技術の進歩により，カプセルや錠剤といった製品の幅が広がり，これによって貯蔵期間を延ばしたり，容易に投与できたり，確実に流通必要量を満たし，常温での貯蔵が可能になるなどの利点が生まれた。これらは，菌をより長期間保存するためのスプレードライやフリーズドライ技術の発達によるものである。

Saarela らは，ビフィズス菌属の一種である *lactis* VTT E-D12010 はフリーズドライや貯蔵，あるいは酸や胆汁に曝されている間も安定であることを，牛乳を含まない培養液や牛乳をベースとしない製品へ応用するための細胞を産生するような凍結保護物質を用いて検討した[7]。これはラクトース（乳糖）不耐症や厳格なベジタリアンの人々に対して，プロバイオティクスの利点をもたらすことになる。

他の研究者たちも，*in vitro* での実験[8,9]や二重盲検プラセボ対照試験[10,11]などにより，この技術を支持する研究を報告している。

▶選択基準

一般に研究者たちの間では，プロバイオティクスは低 pH や胆汁酸塩，膵酵素などに対して耐性を示し，上部消化管を生きたまま通過することで効果があるという点で意見が一致している[12~14]。これはいくつかのプロバイオティクスが適合しない課題である。しかしながら，健康にとってポジティブな結果を得られたヒト試験によるエビデンスレベルを考慮すると，多くの菌が消化管の厳しい物理化学的条件を耐えぬくことが明らかである。

プロバイオティクスの他の重要な点としては安全性があげられる。研究者たちは「安全」という点でプロバイオティクスを異なる必要量で検討している[15~17]。さらに，プロバイオティクスは適切な貯蔵期間に加えて大規模なスケールで培養できるような確立した技術特性を必要とする[15]。

表 38.1 プロバイオティクスとプレバイオティクスの特徴

プロバイオティクス
・摂取した時に有益な効果がある
・病原性や毒性がない
・生きた細胞数が多い
・腸内で生きて代謝されることができる
・貯蔵・利用している間も生きていることができる
・食品内に含まれれば，よい食感になる
プレバイオティクス
・胃酸や哺乳類の酵素による加水分解，消化管での吸収に対して耐性がある
・腸内細菌叢によって発酵を受ける
・健康によい腸内細菌の増殖や活性を選択的に刺激する

▶プロバイオティクスと腸

プロバイオティクスの微生物は主にヒトの消化管においてその活性を示す。プロバイオティクスの健康関連のほとんどの研究はその活性に注目している。その考察は非感染性および感染性疾患に分けることができる。プロバイオティクスの成功を評価するために重要な研究についてはここで要約した。しかしながら，プロバイオティクスもまた，疾患リスクを減らすことで予防的に作用する。その利用はプロバイオティクスをいつ摂取するのかという頻繁に聞かれる質問を考慮して検討されるべきものである。すなわち，健康なヒトがこうした製品を摂取すべきなのか？ もし消費者が胃腸炎のような消化器の不調に陥りたくなければ，答えは「イエス」である。ただし，菌株がプロバイオティクスとみとめられ，求められる様々な選択基準に適合できる場合である。この考察で例をあげたように，異なる菌種はほぼ確実に異なる効果を示す。

非感染性疾患

プロバイオティクスは広く消化管疾患，特に下痢や過敏性腸症候群（IBS），炎症性腸疾患（IBD）などに効果的であるとされている。プロバイオティクスが過敏性腸症候群に有効であるかについては 2000 年以降様々な研究が行われている。過敏性腸症候群は非常に多く，診断が困難で，かつ治療法が確立されていないことから重要な課題となっている。試験ではまたプラセボ効果も示しており，本章ではこの効果を調整した研究を引用している。

過敏性腸症候群の効果についてのエビデンスはいくつかの研究により示されている。

O'Mahony らは，ビフィズス菌の消費は症状の改善よりもインターロイキン 10 とインターロイキン 12 の比，すなわち抗炎症サイトカイン/炎症性サイトカインの比の正常化に関連することを報告している[18]。この比は対照となる健常人に対して過敏性腸症候群で低く，免疫調整能を示唆するものである。Whorwell らによる 4 週間の二重盲検試験では，362 人の成人患者を，3 種の異なる濃度のフリーズドライのビフィズス菌 35,624 カプセルまたはプラセボを摂取する 4 群に無作為に分けた[19]。1 mL あたりの 10^8CFU（コロニー形成単位）の菌量で腹痛や膨満感，腸管機能不全，残便感，しぶり腹，排ガスなどの点で最も良いスコアを示した[19]。

より最近の二重盲検プラセボ対照試験では，298 人の過敏性腸症候群と診断された患者を無作為に分け，大腸菌調剤またはプラセボを摂取させ，摂取群において痛みの緩和や典型的な症状の改善などが有意にみとめられたことを報告している[20]。

クローン（Crohn）病や潰瘍性大腸炎，回腸嚢炎など炎症性腸疾患では，結腸や小腸における再発性の炎症疾患で，原因が複雑で明確な定義ができない。微生物の関与が示唆されており，その場合はプロバイオティクスの介入が原因微生物に対して効果的な可能性がある。

クローン病の緩解期の維持に対して，32 人の成人でメサラミン（抗炎症薬）単独またはサッカロミセス・ブラウディ（*Saccharomyces boulardii*）とメサラミンとの併用の効果を比較したところ，後者の群で有意に再燃率が低く，サッカロミセス・ブラウディの有用性が示唆された[21]。より最近のクローン病患者 34 人を対象とした研究では，サッカロミセス・ブラウディを摂取した群ではプラセボ対照群と比較して腸の透過性が改善されていることが示された[22]。

クローン病の活動期においては，さらなる研究が必要である。いくつかの研究[23,24]では，プロバイオティクス治療の効果について確実な結論を示すことができていない。プロバイオティクスの混合物である VSL #3 は，4 種類の乳酸菌，3 種類のビフィズス菌，そしてサーモフィルス菌の混合であり，この臨床的有用性を 34 人の潰瘍性大腸炎の活動期にある歩行可能な患者において検討した。粘膜の生検においてプロバイオティクス生物が 11 人中 3 人で検出され，症状の緩和あるいは 77%の反応がみとめられた[25]。他の研究[26]では潰瘍性大腸炎患者に VSL #3 を摂取させると，便中 VSL #3 微生物濃度の上昇をもたらし，20 人中たった 4 人が再発を経験したということから小康状態の維持にも有効であったことを証明している。ただし，VSL #3 はプロバイオティクスに属するものの複合体であり，個々の成分がこの効果にどのような役割を担っているのかは明らかではない。

回腸嚢炎に関するものでは，Gionchetti らは潰瘍性大腸炎による回腸嚢肛門吻合後の患者 40 人において，回腸嚢炎の発症がプラセボ群で 40%だったのに対し，治療群で 10%と減少したことを示している[27]。さらに，Mimura らはこの VSL #3 プロバイオティクス混合物の効果として，36 人の抗生物質によって小康状態にある再発患者または慢性回腸嚢炎患者に VSL #3 またはプラセボの 1 日用量をランダムに摂取させその有効性を示した[28]。Gosselink らは *lactobacillus rhamnosus* GG（LGG）を摂取した嚢形成患者では，摂取しなかった患者と比べて回腸嚢炎発症率が有意に低かったことを報告している[29]。

感染性疾患

プロバイオティクスは感染性疾患の管理に有効であるのは間違いないだろう。特に疾患の予防に対してその有用性が期待できる。頻繁に旅行する人や入院患者，高齢者など感染症のハイリスクの人にとっては特に有効なプロバイオティクスの摂取が効果的であろう。

急性の感染性下痢の症状緩和に対するプロバイオティクスの有用性については，主に乳児や子どもにおいてエビデンスが増えてきている。いくつかのメタ解析[30〜33]では，プロバイオティクスの治療的な介入後に持続的な下痢に対する適度な有効性が示されている。プロバイオティクスとしてこれまでで最も良い効果が得られたのは LGG である。LGG を用いた対照研究をここでいくつか紹介しよう。

Shornikova らによって行われた二重盲検プラセボ対照試験では，急性下痢を発症した 1 ヵ月から 36 ヵ月までの小児患者 123 人において経口補水液と 5×10^9 CFU の LGG またはプラセボを摂取させた[34]。LGG は有意にロタウイルスによる下痢の期間を短縮したが，細菌性下痢に対しては効果が得られなかった。39 人の小児を対象とした他の研究では，LGG を摂取した群では下痢の期間が有意に短く，局所的な免疫防御のパラメータとして考えられる免疫グロブリン A の分泌が増加したことを示した[35]。Guandalini らは，287 人の 1 ヵ月から 3 歳までの子どもを対象に生菌の LGG 調合剤またはプラセボを無作為に投与して対照研究を行い，LGG 摂取群で下痢の期間が約 1 日減少することを報告した[3]。

おそらく，感染性疾患に関係したプロバイオティクスの利用について最も広く研究されているのが，抗生物質治療を受けている抗生物質に起因する下痢（AAD）に対する補助療法である。Szajewska らによるメタ解析は 5 つの無作為化対照試験を検討しており，サッカロミセス・ブラウディは抗生物質治療を行っている患者（主に気道感染患者で小児も成人も含む）の下痢を有意に減少させるとした[36]。他のメタ解析では，サッカロミセス・ブラウディや乳酸桿菌 *Lactobacillus spp.* は抗生物質による下痢に対する効果は期待できるが，まだ確立できないとしている[37]。

McFarland らは，抗生物質による下痢の予防と *clostridium difficile* 感染（CDI）の治療に対するプロバイオティクスの効果を比較したメタ解析を行った[38]。31 の無作為化対照盲検試験において総計 3,164 人が対象となった。その結論は，サッカロミセス・ブラウディや LGG，いくつかのプロバイオティクスの混合物が最も効果的で，これらの対照試験のうち 25 の試験で抗生物質による下痢の発症リスクが有意に減少したとされている。

さらに興味深いことは，CDI の治療に最もよく使用される抗生物質メトロニダゾールやバンコマイシンに対するプロバイオティクスの補助的な役割についてである。慢性的な CDI，すなわち抗生物質治療の一般的な合併症は，腸炎や偽膜性腸炎を引き起こしうる。今までのところ，CDI 予防目的のプロバイオティクス利用についての文献は 2～3 の無作為化対照試験のみが見つかった程度だが，その数はさらに CDI 治療を限定するものである。

二重盲検プラセボ対照試験において，135 人の入院患者を，カゼイ乳酸菌（*L. casei Imunitass*）DN-114 001（*Lactobacillus casei* DN-114 001）（1×10^8 CFU/mL），サーモフィルス菌（*S. thermophilus*）（1×10^8 CFU/mL），ブルガリア菌（*Lactobacillus bulgaricus*）（1×10^7 CFU/mL），またはプラセボ飲料を 1 日 2 回摂取する群に無作為に分けた試験がある[39]。患者は抗生物質治療の 48 時間以内にこれらプロバイオティクス飲料の摂取を開始し，抗生物質服用をやめてから 1 週間継続して摂取した。結果は，抗生物質に関連した下痢がプロバイオティクス飲料摂取群ではたった 12%，それに対してプラセボ対照群では 34％の発症であった。また，*C. difficile* による下痢についてはプラセボ対照群では 17％の患者が発症したのに対し，プロバイオティクス飲料摂取群では誰も発症しなかった。このような結果は CDI 関連性の下痢のコントロールに対してプロバイオティクスが有効であることを示すものである。

プロバイオティクスの投与はまた旅行者下痢症（traveler's diarrhea：TD）を減らす有効な戦略としても研究されている。TD 予防に関するプロバイオティクスの効果についてのメタ解析では，McFarland らが 940 のうち 12 の研究を，包含基準，除外基準に適合したものとしてスクリーニングした[40]。蓄積された相対リスクは，有意に TD を予防していることを示唆するものであった（相対リスク：0.85，95％信頼区間，0.79～0.91，$p<0.01$）。いくつかのプロバイオティクス（サッカロミセス・ブラウディやアシドフィルス菌〔*lactobacillus acidophilus*〕とビフィズス菌 Bifidobacterium bifidum との混合）は有意に効果的である。また，重篤な副作用については報告がない[40]。

他の疾患

プロバイオティクスの摂取と大腸癌の発症との関係は動物モデルを使用した研究で示されている[41,42]。長い間，プロバイオティクスの主なフォーカスは消化器疾患また消化器の不調に対する治療であった[43]。しかしながら，プロバイオティクスはまたアトピー性湿疹のようなアレルギー疾患の予防にも効果が示唆されてきている[44～46]。

プレバイオティクス

ヒトの腸内細菌叢における善玉菌の数を増やす方法には他にも，食事にプレバイオティクスを導入することがある。研究者たちは次第に，細菌叢の種の構成はある不消化性の炭水化物を食事に取り入れるというような比較的小さな変化によって調節されることを認識し始めている。プレバイオティクスは「宿主の健康に有用な 1 つまたは限られた数の大腸菌に選択的に有効な影響を与える不消化性の食品成分」と定義されている[47]。その概念は Gibson らによって更新され，確立された新しいプレバイオティクスのためのエビデンスが論じられている[48]。新しいプレバイオティクスへの開発のほとんどの関心は，不消化性のオリゴ糖，つまり 2～20 の糖単位から成る短鎖の多糖である。その例として，インスリン用フルクタン，ガラクトオリゴ糖（GOS），イソマルトオリゴ糖（IMO），キシロオリゴ糖（XOS），大豆オリゴ糖（SOS），グルコオリゴ糖，ラクトスクロースなどがある[49,50]。プレバイオティクスはプロバイオティクスの概念に由来しており，初めて開発されたのは腸内細菌叢に作用させるためで，介入によって生存に影響するものではなかった。プレバイオティクスは，プロバイオティクスに比べより最近開発され始めたため，研究も少ない。プレバイオティクスは選択的な方法で生来の細菌叢の構成を変化させる。健康に対するアウトカムはプロバイオティクスとほぼ同程度であり，本章ではプレバイオティクス科学の見地についてはこれ以上議論しないこととする。

いくつかの研究によって，ヒトの腸内細菌叢にとってプレバイオティクスの基質が重要な寄与を果たしていることが示されている。プレバイオティクスの従来のターゲットはビフィズス菌と乳酸菌である[47]。*in vitro* 研究での報告によるとプレバイオティクスはビフィズス菌や乳酸菌の数を増やすことで消化管の細菌叢を変化させることができ，これによってヒトの腸の健康を改善し，非特異的な免疫反応を増強させることもできることが示されている[51,52]。

さらに，介入研究によるとヒトの腸の細菌生態におけるプレバイオティクスのポジティブな役割が明らかとなっている[53~58]。ビフィズス菌を刺激するプレバイオティクスに関連した健康面についてまとめた論文もある[59]。

▶プレバイオティクスの種類

フラクトオリゴ糖

フラクトオリゴ糖（FOS）は生産量と使用量の両方の点から見て主にビフィズス活性オリゴ糖から成る。FOSはβ-(2-1) 結合によるD-フルクトース重合体である。3～5分子が重合しているものがオリゴフルクトース，2～60重合しているものがイヌリンとされている[60]。FOSは，チコリやタマネギ，ニンニク，トマトやバナナなど植物から自然につくられる。FOSは胃酸やヒトの消化酵素（スクラーゼ，マルターゼ，イソマルターゼ，ラクターゼ）や膵外分泌液αアミラーゼによる加水分解を受けにくい[61]。

チコリ由来のFOSは最も研究され，プレバイオティクスとして確立されている。WangとGibsonは*in vitro*の研究において，炭水化物の範囲で比較するとFOSにプレバイオティック効果があることを実証した[51]。細菌増殖はビフィズス菌による優先的な発酵が見られる一方で，大腸菌（*E. Coli*）やウェルシュ菌（*Clostridium perfringens*）は比較的低いレベルのままであった。GibsonとWangらによるその後の研究で，単相の継続的な培養システムにヒト糞便中の細菌を植え付けることでオリゴフルクトースのビフィズス活性効果を実証した[62]。FOSはイヌリンやスクロースと比べてもビフィズス菌が特に豊富であった。

健常な成人に毎日15 gのFOSを摂取してもらうというボランティア試験では，ビフィズス菌レベル（優勢な細菌群として列挙されるようになったもの）を有意に刺激することが示された[63]。それに続く研究も同様に，FOSの摂取後に腸内細菌叢の組成が変化し，ビフィズス菌が有意に増加していた[64,65]。Harmsenらは14人の成人ボランティアに2週間毎日9 gのイヌリンを摂取してもらう*in vivo*研究を行った[66]。蛍光*in situ*ハイブリダイゼーション（FISH）による細菌群の定量化ではビフィズス菌が有意に増加，*Eubacterium rectale–Clostridium coccoides*（直腸潰瘍に関連した細菌やクロストリジウムコッコイデス〈ヒトの腸内に優勢に存在するグラム陰性嫌気性球菌〉）群が有意に減少していた。このことから，イヌリンとFOSは記述された基準をすべて満たすことからプレバイオティクスに分類される。これは分子を基盤とした細菌叢の特徴づけであるため，今後の研究が重要となる。

ガラクトオリゴ糖

GOSは，α-(1-4) グリコシド結合を介してグルコピラノシル基末端に結合したβ-(1-6) 結合とβ-(1-4) ガラクトピラノシル結合の単位で構成される。GOSは初期培養のβガラクトシダーゼ活性の結果として発酵乳に含まれることが報告されている[67]。こうしたオリゴ糖は，ラクトースを利用してβガラクトースによる転移反応によって合成され，2～6糖の多糖となり，最終産物はその酵素によって決まる。酵素は，βガラクトシダーゼのガラクトース部分を水酸基を含むアクセプターに移す。*in vitro*研究では，GOSが混合培地にてビフィズス菌の成長をサポートし，病原菌の数を減少させることが実証されている。

*in vivo*研究では，健常成人が異なる量のGOSを摂取することによって便中のビフィズス菌レベルを上げることが示されている。こうした研究の1つに，12人の便中のビフィズス菌数が異常に少ないボランティアの人々で，GOSの摂取は有意なビフィズス増殖をもたらしたというものがある[68]。しかしながら，いったんGOSの摂取をやめると，ビフィズス菌数は初めのレベルにまで戻ってしまう。こうしたビフィズス菌の割合の増加は*bacteroides*（バクテロイデス属）の減少に付随しているという報告もある。

ラクチュロース

ラクチュロース（4-*O*-D-ガラクトピラノシル-D-フルクトース）もまた（下剤に準じた投与量で）プレバイオティクスと考えられ，ラクトースの異性化によって生産されている。二重盲検プラセボ対照試験では，ラクチュロースは糞便中のビフィズス菌と乳酸菌の数を増やし，一方でバクテロイデス属やクロストリジウム菌を減少させることが実証されている[69]。他のより最近の研究では，ラクチュロースの投与後，ビフィズス菌が統計学的に有意に，かつ選択的に増加することを実証している[70]。

▶新しいプレバイオティクス

現在，ヨーロッパやアメリカでは，2つの主なプレバイオティクス（FOSとGOS）が食品産業において用いられている。しかしながら，いくつかの新しいタイプについては，FOSまたはGOSほどは精密には試験されていない。ここでは，こうした成分のいくつかをリストにあげ，議論してみることとする。

イソマルトオリゴ糖

イソマルトオリゴ糖（IMO）は2段階の酵素反応（αアミラーゼ，プルラナーゼ，αグルコシダーゼ）によりデンプンから製造されるもので，イソマルトースやイソマルトトリオース，パノース，イソマルトテトラオースなどのようなα-1-6-グルコシドの混合体である[71]。純粋培養を用いた研究では，ビフィズス菌は他の腸内細菌よりも速くIMOを代謝することを示している[72]。他の研究では，IMOは*in vivo*においてウェルシュ菌や腸内細菌の数を減らすが，ビフィズス菌の数は増やさないことを示唆する結果であった[71]。健常人において便中のビフィズス菌数の有意な増加をもたらすIMOの最小効果量は1日あたり8～10 gであるとされている[73]。

大豆オリゴ糖

大豆オリゴ糖（SOS）は，大豆タンパク質製造過程でできる大豆ホエーより単離されるαガラクトシルスクロース由来物である。主なオリゴ糖は，トリサッカリドラフィノースとテトラサッカリドスタキオースであり，これらは不消化性のオリゴ糖で，それゆえに結腸まで届く[74]。*in vitro*研究では，SOSは試験した他のどんな生物よりもはるかに高いレベルでビフィズス菌増殖を刺激することがわかった[75]。健康なボランティアに対してSOSを添加すると，対照食群と比較しても便中のビフィズス菌回復率が高いことが示されている[76]。

キシロオリゴ糖

キシロオリゴ糖（XOS）は，β-1-4結合によるキシロース分子のつながりで，主にキシロビオース，キシロトリオース，キシロテトラオースから成る[77]。XOSは，主にトウモロコシの穂軸から抽出されるキシランからつくられる。キシランは1,4-キシラナーゼ酵素の触媒活性によってXOSに加水分解される[78]。純粋培養研究ではXOSはビフィズス菌（*B. bifidum*，*B. infantis*，*Bifidobacterium longum*）によって代謝されるが，乳酸菌によっては代謝されないことが報告されている[79]。ラットのオスを用いた *in vivo* 研究では，XOSはビフィズス菌に優先的に発酵を受け，XOSが食事の6％を占めた時には短鎖脂肪酸が多く産生されることが示された[80]。

ポリデキストロース

ポリデキストロースはグルコースからつくられる炭水化物で，体内で部分的に代謝される。*in vitro* の腸刺激システムでは，ポリデキストロースが付加され，腸内細菌叢に対する影響がFISHおよびGC（グアニン，シトシン）プロファイリングの割合の両方によって評価される。ポリデキストロースは（FISHおよびGC％分析の両方で評価した場合）1％でも2％でもどちらの濃度でも腸内ビフィズス菌を刺激する効果があるようだ。ポリデキストロース投与後の酪酸エステル産生量の増加はまたFOSと比較しても多い[81]。ラットを用いた *in vivo* 研究では，ポリデキストロースとラクチトールを混合した場合，細菌叢の組成がアミンと分枝鎖脂肪酸の産生を有意に減少させ，酪酸エステルの産生を増加させることによって望ましいように変化することが示された[82]。ヒト研究については現在は非常に少ない。

マンノオリゴ糖

マンナンは，コーヒー産業の副産物である。熱加水分解によってマンノオリゴ糖（MOS）へと変換される[83]。ヒトへの二重盲検プラセボ対照クロスオーバー介入試験では，コーヒー産物中のMOSは，1日3gおよび5gの摂取の両群で乳酸菌を選択的に刺激することを示した[84]。

▶最近の研究

2000年以降，Gibsonらはプレバイオティクス GOSを研究し，開発している。BiMunoは，乳酸をベースとした合成オリゴ糖で，摂取後変化せずに結腸へと通過し，サッカロイドを分解する大腸菌にエネルギー源を供与する。BiMunoは特に善玉菌の腸内ビフィズス菌を増やす。そのためプレバイオティクスとして認識されているのである。以下は現在までの進行状況のまとめである。

- GOSは *B. bifidum*41171酵素より合成される。古典的には，GOSは酵母または桿菌によってつくられる。しかし，ビフィズス菌がGOS代謝の標的であるため，すでに知られているプロバイオティクスの利用が一般的である。この系は今やすべてのゲノムシークエンスが完了している。
- BiMunoはそのプレバイオティクス効果を，*in vitro*，ブタ，ヒトにおいて試験されている[85,86]。
- IBS[56]，高齢者[54]，TD[55]を対象にしたヒト試験は完了し，初期の効果が示されている。
- シンバイオティクスについては，適切なプロバイオティクスとともにその効果が研究されている。
- プレバイオティクスについては現在，ハイレベルな運動選手において試験が行われている。この取組みは，プレバイオティクスの摂取が胃腸炎やパフォーマンスに付随して起こる影響のリスクを減らすという仮説に基づいている。
- これまでの研究により，肥満のヒト，およびマウスの肥満モデルの腸内細菌叢は痩せた対照群と比較して異なっていることが示されている。この発見から，世界中で増えている肥満や糖尿病の広がりに対する新しい対策として，腸内細菌叢を調節することへの期待が高まっている。メタボリック・シンドロームのマーカーとBiMunoによる食事をベースにした腸内細菌叢の調節に関するヒトでの研究は進行中である。

結論

機能性食品は栄養学の中でも常に人気の高い領域であるが，同時に疑念もまねく。こうした食品は，限られた患者におけるある状況下，特に機能性食品の消化器へのアウトカムに着目した場合では健康状態を改善するシンプルな方法に見える。プロバイオティクスとプレバイオティクスの作用する状態については，プロバイオティクスは食事中の生きた菌が働き，一方，プレバイオティクスは，もともとある菌を強化するように働くという点で異なる（**表38.1**）。自信をもっていえるのは，どちらのアプローチに対しても科学的な方法は2000年以降最新の技術を駆使して著しく改善されているということである。これらは腸内細菌叢をモニタリングする高処理の，分子を基盤とした科学技術によるもの[87]から機能性を評価するメタボノミクスやプロテオミクスまでの範囲に及ぶ。プロバイオティクスやプレバイオティクスの応用は，今や作用のメカニズムを正確に決定する要素に支持されている。この情報はこれまでの小さな試験の科学的な質を改善し，開発食品に対する消費者の信頼を増大させるものでもある。法的な面に関してはまだ曖昧な領域ではあるが，臨床研究およびトランスレーショナル研究は信頼性の高い結果が増加している。機能性食品の摂取によってリスクが低下し消費者が摂取しやすくなるために研究者はこうした素材の臨床的な効果について，より厳格に無作為化対照試験をさらに行っていく必要がある。

（Sandra Tejero, Ian R. Rowland, Robert Rastall, Glenn R. Gibson／堤 理恵 訳）

II 部

統合された生物系における栄養の役割

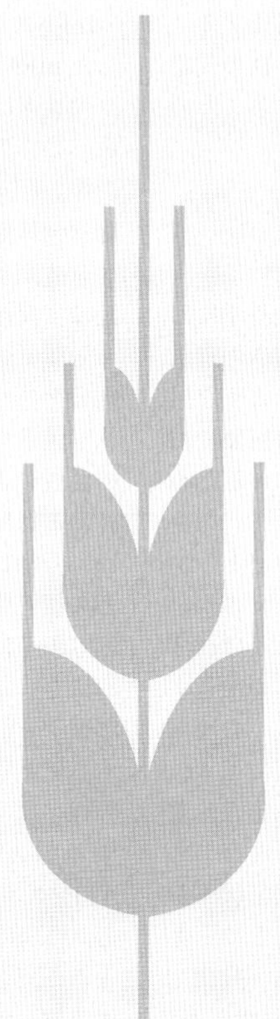

39 栄養状態による遺伝子発現調節とニュートリゲノミクス

遺伝子発現は複数の解釈をもつ用語であり，使用されている文脈によって異なる意味をなす。例えば，健康や疾病という表現型は，遺伝子発現によってつくりだされている。同様に，どのタンパク質を合成するかを決定する遺伝子転写反応や mRNA 翻訳反応のための機構や調節因子もまた，遺伝子発現の構成要素となる。遺伝子発現に対する栄養状態の影響という見地から，様々な過程において，特定の栄養素と転写因子または mRNA 結合タンパク質との直接的な相互作用，あるいはより一般的に表現型の発現に影響を及ぼす手段（ホルモンやシグナル伝達機構）による間接的な作用を介して，食事状態が遺伝子発現に影響を及ぼすと考えられる。本章の各項で述べられている研究手法は，最新の生物科学分野における研究に貢献し，栄養科学の分野でも現在，積極的に活用されているものである。

歴史的背景

1961 年にノーベル賞を受賞した François Jacob と Jacques Monod による著名な研究は，細菌を用いて行われたものではあるが，彼らは栄養素の刺激により，遺伝子がオペロンを介してその栄養素の代謝に関係する酵素の合成を調節することを証明した[1]。オペロンモデルが提唱されたのち，哺乳類系における研究も進んでいった。とりわけ古典的実験は，ポリリボソーム形成が食事中の必須アミノ酸に依存することと，ビタミン A およびビタミン D の代謝産物と核内受容体の相互作用が生理機能を発揮することの証明であった。

栄養素による遺伝子調節

遺伝子発現の栄養素による調節は，現代の栄養科学において広く認知された研究領域である。個々の栄養素の遺伝子発現への直接的な作用を食事に対して応答するような生理的因子を介した間接的な作用と区別することは困難である。それゆえに，直接的な栄養素の作用を明確にするために個々の細胞レベルでの研究が求められる。そして，細胞レベルでの発見の解釈が，どのような食事成分やパターンが様々な組織における遺伝子の発現に影響を及ぼすのかを明確にする個体レベルの統合的な研究に反映されなければならない。ホルモン，サイトカインや成長因子とも関連する食事中の栄養素が，特定の遺伝子の多様な発現への関与の仕方は，栄養ゲノミクス（ニュートリゲノミクス/ニュートリジェネティクス）といった新しい言葉が生み出されるほど強い関心が抱かれている[2]。ニュートリゲノミクスにはエピジェネティックな作用も含め，すべての遺伝因子が含まれており，個々の遺伝子の調節や遺伝子ネットワークとしての調節がある。現在なお増え続け，すでに一般化している用語の一部を表に示す（**表 39.1**）。従来の「栄養素–遺伝子相互作用」という語から，これらの新しい語句に置き換わりつつある。これらの語句は，ある栄養素が 1 つの遺伝子と直接相互作用するというような，より限定された意味をもつものである。栄養素–遺伝子相互作用の中で最も明確な例は，栄養素の転写因子への結合と，それに続く遺伝子応答配列への複合体としての結合や，特定の遺伝子のメチル化，転写因子のアシル化，遺伝子の活性化に影響を及ぼす経路の阻害や活性化などがある。

栄養素によって遺伝子レベルでの調節を受けている一般的な細胞を**図 39.1** に示す。いくつかの栄養素（ビタミン A，D の活性型代謝産物，亜鉛，n-3 系（ω3）脂肪酸，ステロール）の遺伝子転写への「直接的」な作用では，まず特異的な転写因子へ結合し，複合体として細胞質から核内へと移行する。そして遺伝子の転写調節領域内の応答配列（特異的なヌクレオチド配列）に転写因子の特定の部位が結合することで遺伝子転写速度に変化を及ぼす。多くの状況では，複数の転写調節因子や修飾されたタンパク質が作用している。細胞レベルにおけるアミノ酸枯渇は，*cis* 作動性栄養素感受応答配列を介した特異的防御遺伝子の転写反応を活性化する（47 章参照）。鉄による特異的 mRNA の翻訳調節も栄養素が「直接的」に遺伝子発現を調節する例の 1 つであり，この場合には mRNA の安定化や翻訳効率のレベルで変化させ，タンパク質発現量を増やす。

mRNA の分解に関与するマイクロ RNA（miRNA）を介した mRNA 翻訳抑制機構も**図 39.1** に示す。

栄養素による遺伝子発現調節は，栄養素のシグナル伝達系への作用，特定の遺伝子に対するエピジェネティックな影響，遺伝子多型，選択的 mRNA スプライシングや翻訳，翻訳後修飾など複数の因子が相互に関連しあった複合的なケースが多く，これらがまとまって特定の遺伝子の発現に及ぼす間接的な作用を説明する。

栄養状態に応答する転写因子（例：ステロール応答反列結合タンパク質）は，脂質代謝遺伝子を調節する同族体の転写因子や共役核タンパク質を介して多くのプロモーターの活性に影響を及ぼすことができる[3]。鉄欠乏状態で誘導される低酸素誘導性因子（hipoxia inducible factor：HIF）は，同様に鉄代謝に関連する遺伝子群を調節する[4]。亜鉛との相互作用で核内移行や DNA への結合が活性化される転写因子は様々な亜鉛調節性タンパク質や亜鉛輸送体を誘導する[5]。核膜を隔てた反応として，**図 39.1** では，まず転写因子を活性化あるいは不活化できるリン酸化の影響を示す。例として，亜鉛で機能が抑制されるホスファターゼの作用により，転写因子が持続的に活性化される反応を示す[6]。また，中間代謝産物であるクエン酸は核内に拡散し，ATP-クエン酸リアーゼ活性によりアセチル CoA を生じる。核内のアセチル CoA は，ヒストンアセチル化やヘキソキナーゼ 2 および他のグルコース代謝酵素の活性化を誘導する他，おそらくアセチル化や遺伝子発現の変化に広く影

表 39.1 栄養素による遺伝子発現の調節に関する研究に使用される頻出する用語

アセチローム	全プロテオームレベルにおける可逆性のアセチル化	ニュートリゲノミクス	細胞機能に影響を及ぼす遺伝子を標的とし，その調節機構への栄養因子の関連についてゲノムレベルで行う研究
クロマチン免疫沈降(ChIP)	特定の転写因子によって調節される遺伝子を同定するために，転写因子の抗体を使って DNA 断片をともに沈殿させる技術	オルソログ	進化的に関連した種において 1 つの遺伝子に類似した機能をもつ別の遺伝子。オルソログの比較は，遺伝子の機能予測に有効である
cis 作動性	構造遺伝子上の DNA 配列であり，通常，転写開始点の上流に存在する。転写調節因子が結合することで，転写反応が開始される	PAGE (polyacrylamide gel electrophoresis)	ポリアクリルアミドゲル電気泳動
DNA アレイ	転写産物を定量化するために，マトリックス上に一本鎖 DNA（プローブ）を固定し，mRNA とのハイブリダイゼーションを行えるようにしたもの（ジーンチップあるいは DNA チップともよばれる）	PCR (polymerase chain reaction)	ポリメラーゼ連鎖反応
エピジェネティック	遺伝子変異をともなわない遺伝子の変化。DNA メチル化やヒストンの修飾による影響	ポリジェニック	複数の遺伝子の作用によって生じる疾患や表現型
エクソン-イントロンジャンクション	DNA や mRNA 前駆体（pre-mRNA）に存在するコード領域（エクソン）と隣接する非コード領域（イントロン）の接合部	プロテインアレイ	マトリックス上に抗体あるいは他のタンパク質が固定されており，特異的に相互作用するタンパク質の量的検討や新規タンパク質の同定などに利用されるもの
機能的ゲノミクス	遺伝子，タンパク質，そして調節ネットワークの生理機能に対する関連性の研究	プロテオミクス	タンパク質の構造，翻訳後修飾，相互作用，機能など，プロテオームレベルでの包括的研究
ゲノミクス	外来因子によって影響を受けるような細胞機能における遺伝子の果たす異常な，あるいは適切な役割に関する研究	qPCR	基準配列と特定の配列（mRNA から合成された cDNA）の相対量を比較する定量 PCR
ハプロタイプ	DNA の変化や多型で，通常は遺伝によって受け継がれるもの。ハプロタイプは対立遺伝子の組合せ，あるいは同じ染色体上に存在する一塩基多型のセット	応答配列	刺激に応答する遺伝子にとって，存在しなければならない転写調節因子の結合配列。栄養素と特定の転写調節因子の複合体は，特定の遺伝子の応答配列を介して DNA に結合する
ホモログ	進化的由来や機能を同じくした 2 系統以上の種にみとめられる遺伝子	RNA 干渉(RNAi あるいは siRNA)	短い二本鎖 RNA を細胞に導入し，相補性のある特定の mRNA と結合させることで，その mRNA 発現量を減少させる技術
in silico	複合的な生物系のコンピューターによるシミュレーション。コンピューターによる膨大な計算や比較が行われるマイクロアレイを用いた研究でしばしば用いられる用語	一塩基多型（SNP）	遺伝子上の一塩基の置換。個人間の表現型の差に影響を及ぼしていると考えられている(ヒトゲノム中には約 1 千万の SNP が存在する)
メタボロミクス	複合系におけるすべての代謝産物についての包括的な解析	システムバイオロジー	器官レベルから分子に至るまでの複合的な相互作用に関する研究
マイクロRNA(miRNA)	標的 RNA 分子に結合し，多くはその翻訳を抑制する小分子 RNA	トランス作動性因子	DNA 結合タンパク質（転写調節因子も含む）は，結合すべき遺伝子とは異なる遺伝子からの産物であるためトランスである。いくつかの栄養素が結合した転写調節因子は，トランス作動性因子である
モノジェニック	単一遺伝子の作用によって生じる疾患や表現型	転写調節因子	遺伝子の調節領域に結合するタンパク質であり，その遺伝子の転写効率に影響を及ぼす。活性化のためにビタミンやミネラルとの結合が必要なものもある
ノンコーディング RNA	アミノ酸配列に翻訳されないが，遺伝子発現の調節に関与すると思われる RNA 断片	トランスクリプトーム	ある特定の時間において細胞あるいは組織内で転写されているすべての mRNA
核内受容体	リガンド（核内移行や DNA 結合のためのカルシトリオールなど）を必要とする転写因子		

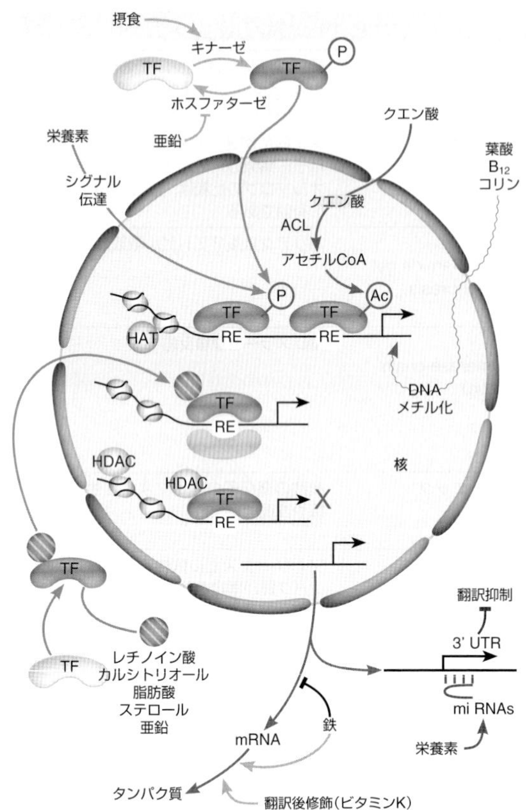

図 39.1　栄養素による遺伝子発現の調節。いくつかの脂溶性ビタミン代謝産物（レチノイン酸やカルシトリオール），脂肪酸，ステロール，そして亜鉛は，特異的な転写因子（TF）と結合し，核内へ移行することで，標的遺伝子の特異的 DNA 配列（応答配列）に結合する。レチノイン酸，カルシトリオール，そして脂肪酸が結合している転写因子は核内受容体とよばれ，ヘテロ二量体あるいはホモ二量体として DNA に結合する。ヒストンデアセチラーゼ（HDAC）とヒストンアセチルトランスフェラーゼ（HAT）は，アセチル化によってヒストンの活性化を調節しており，大きな DNA 結合複合体の構成成分である。いくつかの栄養素は，遺伝子発現に影響を及ぼす細胞内シグナル経路に刺激を与えるような膜貫通型受容体を活性化する。またいくつかの栄養素は転写因子のリン酸化に影響を及ぼし，その結果，遺伝子発現にも影響を及ぼす。核内の ATP-クエン酸リアーゼはクエン酸をアセチル CoA に変換し，転写因子のアセチル化を介して遺伝子発現に影響を及ぼす。葉酸やビタミン B_{12}を含むいくつかの栄養素は，DNA メチル化を介して遺伝子発現に影響を及ぼす。またいくつかの栄養素は，主に標的 mRNA の翻訳抑制を介して遺伝子発現を制御する miRNA を産生する遺伝子を調節する。鉄とその他のいくつかの栄養素は，特異的な mRNA の分解および他の特定の mRNA 安定化の調節など，転写後段階において遺伝子発現に影響を及ぼす。タンパク質の翻訳後修飾には特定の栄養素（ビタミン K など）が関与している。Ac：アセチル化，ACL：ATP-クエン酸リアーゼ，P：リン酸基，RE：応答配列。

響を及ぼしている[7]。栄養素による遺伝子発現の複雑な例として，脂肪酸合成酵素（FAS）遺伝子をあげる[8]。絶食時，FAS は上流転写因子 1 および 2（USF 〈upstream transcription factor〉 1 および USF2）により抑制されている。これらの転写因子はヒストンデアセチラーゼにより脱アセチル化され，その結果，FAS プロモーターは不活化されている。摂食時には USF1 がリン酸化されるが，この反応は，多数（7 種以上）の他の転写因子との相互作用から生じ USF1 のアセチル化や FAS プロモーターの活性化を引き起こす。

無数の食事成分，とりわけ葉酸と一炭素単位運搬体は DNA メチル化に影響する[9]。この反応は，メチル化反応を介してシトシンのチミジンへの変換を誘導する。遺伝子プロモーター内の CpG 配列がメチル化される時，その標的遺伝子への転写因子の結合に変化が生じ，この DNA メチル化の結果は遺伝子転写速度にも大いに影響を及ぼす。これらの概念や遺伝的変異の影響は，40 章および 41 章で詳細を述べる。

小型 RNA は mRNA とハイブリダイズすることが知られており，翻訳抑制，mRNA の不安定化や分解をまねく[10]。miRNA とよばれ，およそ 22 ヌクレオチドから成る 2 本鎖 RNA のような小型 RNA が，動物において多くの生理機能を調節していることが現在では明らかとなっている。miRNA は，その *cis* 配列上のプロモーターの支配によって，あるいはいくつかの遺伝子のイントロン配列から転写される。miRNA の標的配列は，多くの場合，標的 mRNA の 3′ 非翻訳領域に存在している。この反応の例として，コレステロール合成を調節する転写因子であるステロール応答配列結合因子 2 のイントロン配列からの miRNA33 の産生があげられる。この miRNA は，ATP 結合カセット輸送担体 G1（ABCG1 輸送体）の発現を抑制し，細胞からのコレステロール流出を減少させる[11~13]。ゲノム規模での miRNA 発現プロファイリング解析法は特定の遺伝子への栄養素の影響に変化を及ぼす miRNA の重要な役割を示している。

個々の栄養素あるいは食事パターンにより調節される遺伝子研究へのアプローチ

遺伝子発現調節の研究に利用できる技術が急増したために，時間が経っても意味をもつであろう特定の方法に関する詳細な考察にはここでは踏み込まない。むしろ，研究者がゲノムおよびプロテオームのレベルで食事の影響を評価するために利用する方法について述べる。ゲノムあるいはタンパク質レベルの研究における単一栄養素あるいは栄養成分や処方の応答に対する分析に際し，頻繁に使用されている方法を**図 39.2** に示す。販売メーカー側ではサンプルの取得や保存が容易となる製品に重点を置く傾向が増加している。例えば RNA の安定化を保証するような方法で血液細胞を分離する手段がある。この技術は分析が通常は遅れる臨床的な研究やフィールド研究（介入研究）で特に重要となる。タンパク質の分析にも同じような制約がある。それにもかかわらず今日では，特定の遺伝子によって調節を受けたタンパク質や代謝産物の質量分析を用いた同定方法までもが利用可能である。メーカーのウェブサイトでは，適用できる方法に関する優れた解説も提供している。

図 39.2 に記載した方法では，既知の転写産物の発現量は定量リアルタイム PCR（qPCR）で評価できると示している。これは，遺伝子発現に関わる大多数の研究で最先端の技術である。ノーザン分析は転写産物のサイズを算出できるという利点はあるが，DNA 標識プローブ（通常は ^{32}P）が必要となることから実施頻度は減少しており，一部の複製はできるが，定量性は劣っている。*in situ* ハイブリダイゼーションは細胞内における mRNA の発現部位を同定することが可能であり，所定の細胞型あるいは組織内での栄

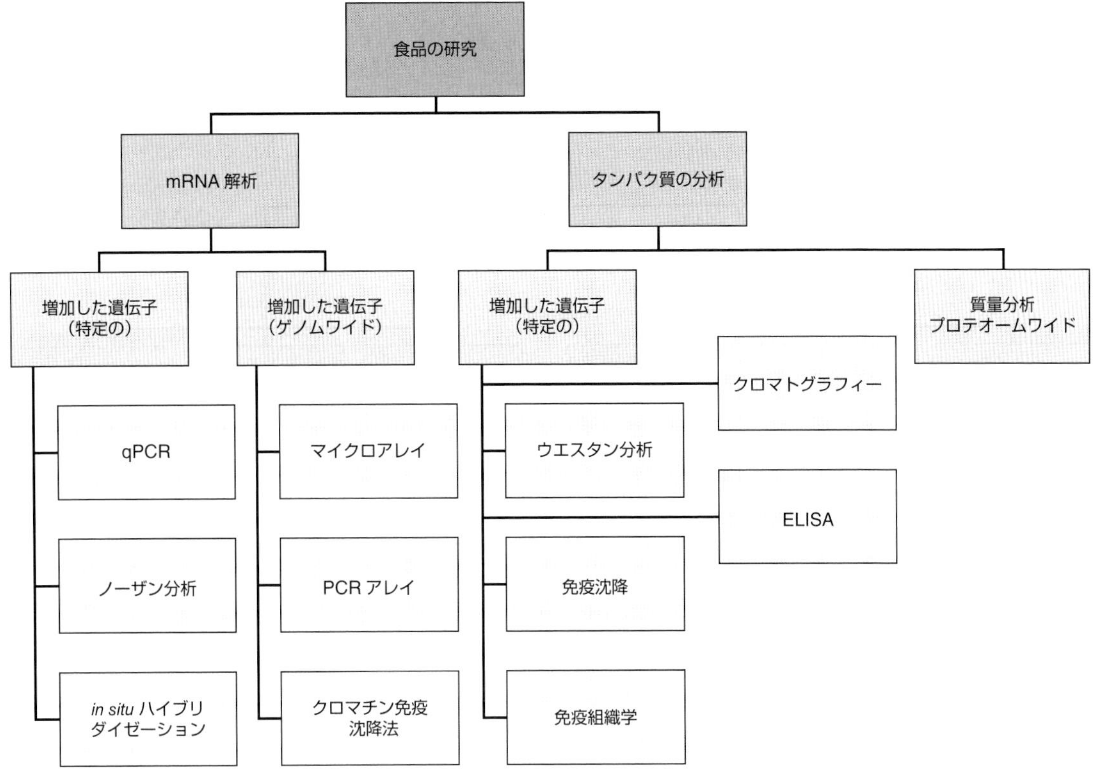

図 39.2　栄養素が遺伝子発現に及ぼす影響を同定するために利用される解析手法。解析方法は転写産物レベルとタンパク質レベルの 2 つに大別される。ELISA：Enzyme-linked immuno-sorbent assay 酵素結合免疫吸着検定法，PCR：ポリメラーゼ連鎖反応，qPCR：定量リアルタイムポリメラーゼ連鎖反応。

養応答を確認することができる。ただしこの方法に定量性はない。最もよく利用されているゲノムレベルでの解析は DNA マイクロアレイを利用したものであり，特定の食事あるいは特定の栄養素の摂取に応答して増加あるいは減少する転写産物のプロファイルを得ることができる。この方法は潜在的な関連を検出することが可能であり，未知の栄養素応答分子を同定することもできる。PCR アレイはより制限された範囲に焦点を絞って解析するもので，所定の反応内（例えば酸化ストレス，アポトーシスあるいは所定の細胞シグナル経路）での遺伝子を同定するために実施される。クロマチン免疫沈降シークエンス（ChIP-seq）は，DNA に結合した状態の転写因子を免疫沈降させる ChIP を活用し，次に，特定の転写因子が結合している遺伝子を同定するために，大量並列 DNA 配列決定法（次世代シークエンス）により塩基配列を解読するものである。その同定の特異度や選択感度は使用する抗体に依存する。この方法は特定の栄養関連疾患や特性に影響する新規遺伝子座の同定を可能にする。この技術を利用した初期の例では，ビタミン D 受容体が結合する標的分子と，カルシトリオール刺激によって DNA 結合が増加する標的分子の同定があげられる[14]。

図 39.2 には，栄養状態に応答する反応に関連した問題を解き明かすためのプロテオームレベルでの解析技術についても記載している。特異的なタンパク質の発現量はブロッティング法で解析されることが最も一般的である。抽出タンパク質をポリアクリルアミドゲル電気泳動（PAGE）によってサイズに応じて分離し，その後，標的とするタンパク質を特異的な抗体を用いて免疫学的に検出する。X 線フィルム露光による検出の前に発光を生じる試薬で標識した二次抗体を使用することで検出感度は増加する。この後半の操作は，イムノブロットあるいはウエスタンブロットとよばれることが多い。免疫沈降法は，比較的少ない頻度で利用される技術だが，標的タンパク質を検出するためのさらなる解析工程を実施する前に行うサンプル濃縮に大いに有用である。抗体は組織学的標本中で特異的なタンパク質を検出するためにも使われる。これは細胞内のタンパク質の正確な位置を同定することが可能となり，それが細胞内を移動するタンパク質でも検出できる。例えば，栄養素の利用効率に応答する栄養素輸送体のエンドソームによるリサイクリングもこれらの方法で可視化できる。ELISA 法は標的とする特定のタンパク質の発現量を測定するために栄養学研究や臨床関連の研究で広く使用されている。多くの場合，血清サンプルに存在するサイトカインのような小さなタンパク質やペプチドの測定に使用されている。クロマトグラフィーは，栄養に関連する研究で特異的なタンパク質を同定するために使われる機会は多くないが，より特異性の高い方法でタンパク質量を測定する前のタンパク質精製の段階において重要な最初の段階となりうる（イオン交換クロマトグラフィーなど）。

プロテオミクス領域は栄養学研究の中では比較的新しい

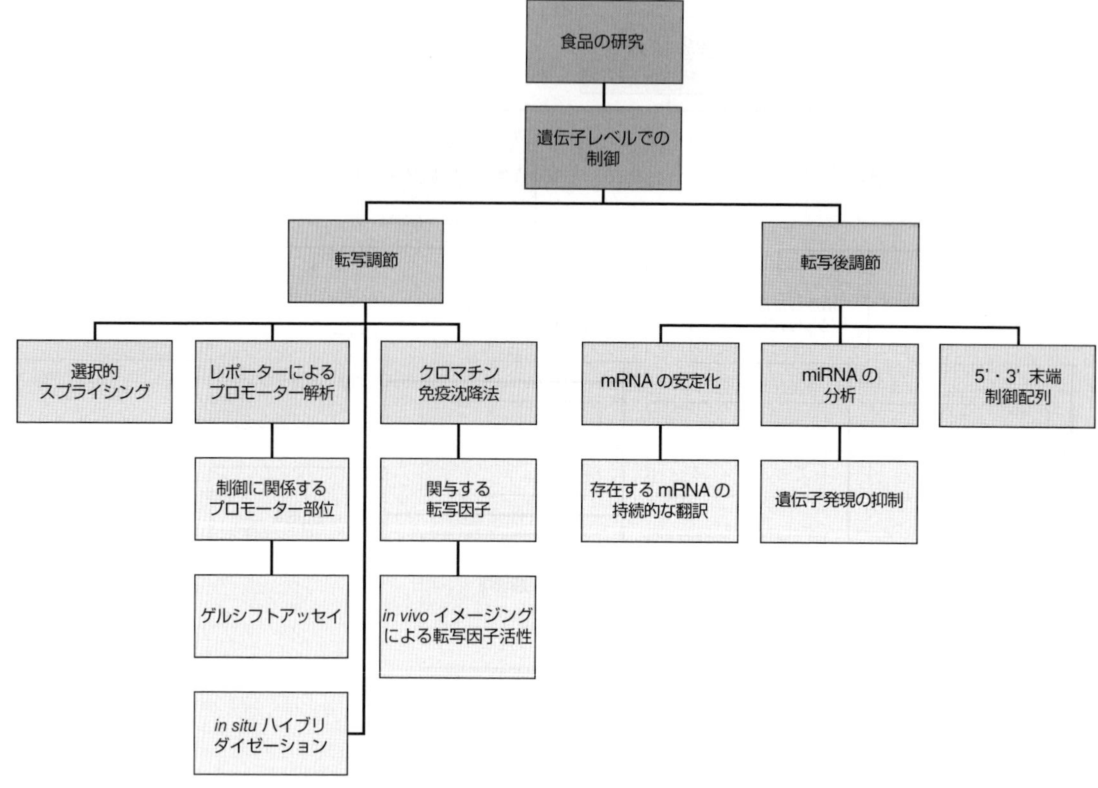

図 39.3 栄養素が遺伝子の調節に及ぼす影響を決定するために利用される解析手法。miRNA：マイクロ RNA。

ものであるが，その分析，研究手段として非常に優れた裏付けを有している[15]。分析サンプル中の特異的タンパク質の同定には，基本的にマトリックス支援レーザー脱離イオン化質量分析（MALDI-MS）を使用する。この方法では，膨大なタンパク質やペプチドのデータベースが利用できるため非常に有用な手段である（**図 39.2**）。これらの方法は栄養状態に応答するバイオマーカーを同定および測定するための手段として普及しつつある[16~18]。

図 39.3 と**図 39.4** は，栄養状態に関連する大部分の研究に対応できる解析方法のモデルを示している。遺伝子レベルでは，栄養的制御が転写段階，転写後段階あるいは双方のどの段階に作用しているのかを確かめることが最初のステップとなる。それからプロモーター活性，mRNA の安定性，miRNA による発現抑制などの解析を進める。タンパク質レベルでは，発現量や細胞内局在に基づきより焦点を絞った解析を進める。それでもなお，栄養状態に反応したアセチル化やリン酸化過程に焦点を置いた作用機構の研究は，翻訳後修飾を評価する上で重要である。

個々の栄養素あるいは食事パターンによって調節される遺伝子の同定および操作のためのアプローチ

▶トランスジェニック動物

トランスジェニックとは，特定の遺伝子の過剰発現と欠如の両方を意味する言葉である。しかし，構造遺伝子を過剰発現させる技術をさす言葉として使用されることが最も多い。トランスジェニックによる過剰発現の技術は，プロモーターと構造遺伝子からなる構造の形成を伴う。プロモーターは，その遺伝子がもつ本来のプロモーターを利用する場合（homologous）と，別のプロモーターを利用する場合（heterologous）がある。精製した構造遺伝子は受精卵（一般的にはマウスあるいはブタ）に注入される。適切にゲノム中にその構造遺伝子が取り込まれた場合には，里親に移植されたのち，その卵からトランスジェニック動物が誕生する。選択的な交配により，導入遺伝子をもつホモ接合体動物を生じさせることができる。

トランスジェニック動物は，栄養学研究にも利用されている。例えば，脂肪酸結合タンパク質である aP2 のプロモーターと，ヒトグルコース輸送体（glucose transporter 4：*GLUT4*）遺伝子の全長を含むゲノム DNA 断片を用いて，GLUT4 を過剰発現するトランスジェニックマウスが作製されている[19]。過剰発現は，同腹子と比較して，グルコース輸送活性の上昇，グルコース負荷曲線の低下，そして体脂肪量の増大などがみとめられている。不運にも，多くのトランスジェニックマウス系統では，このような表現型の劇的な変化はみとめられず，また逆に予想していない現象がみとめられることがある。栄養に関連する遺伝子が過剰発現したトランスジェニックマウスが多く誕生している。このようなマウスの多くの系統は，実験動物供給企業や米国国立衛生研究所（NIH）が支援する変異マウス研究センターを通して入手することが可能である。

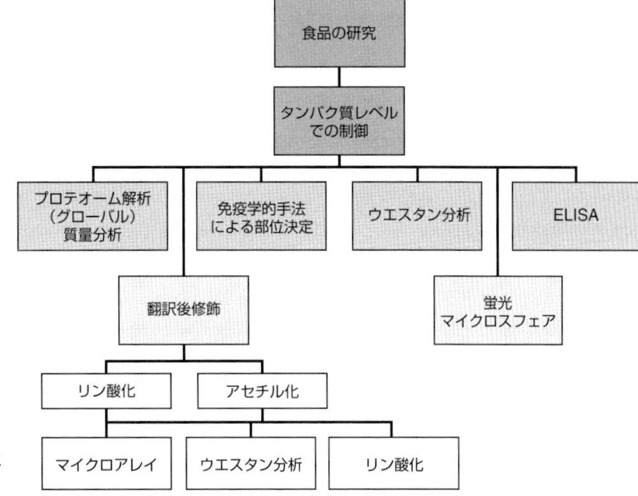

図 39.4　栄養素がタンパク質レベルの調節に及ぼす影響を決定するために利用される解析手法。

▶遺伝子ノックアウト（ヌル変異）動物

遺伝子ノックアウト技術は，特定の遺伝子の発現を消去させる（ヌル変異 null mutation〈遺伝子欠損変異〉）ことを目的として行われる。結果として，正常な遺伝子産物は合成されない。ヌル変異では，胎生致死から明白な変化がみとめられないものまで，幅広い表現型を示す。本技術によって生じる動物は，先天的変異をもって生まれてきた実験動物と同じではなく，特異的な交配によって繁殖させる。これらの動物にみとめられる表現型は，遺伝子産物の機能変化によってもたらされるものと考えられる。一方，マウスにおける *ob* 遺伝子変異は[20]，先天的変異の一例である。

ノックアウト動物モデルあるいはヌル変異の作製技術は，より正確には「相同組換えによる遺伝子ターゲティング」とよばれている。動物細胞は二倍体であり，核内にはそれぞれ2組の遺伝子（対立遺伝子）が含まれている。本法では，まず標的とする遺伝子の一方が破壊される（ヌル変異のヘテロ接合体）。ノックアウトマウスの作製には，2つのアプローチが利用されている[21]。元来の方法では，マウス遺伝子を単離し，マッピングによりエキソンを同定する。そしてエキソンの一部を削除し，ネオマイシン耐性をコードした遺伝子に置換する（選択マーカーとして使用）。なおエキソン全長を削除することもできる。このように作製したベクターを遺伝子ターゲティングベクターとよぶ。直鎖状にしたターゲティングベクターをマイクロインジェクションあるいはエレクトロポーレーションによって胚性幹細胞（embryonic stem cell：ES 細胞）に導入する。この ES 細胞を妊娠マウスから採取した胚盤胞に注入し，偽妊娠マウスへ再度，移植する。さらに新しい2つ目のアプローチは，細胞タイプ特異的に遺伝子欠損を引き起こすものである。欠損させる遺伝子領域の両端に lox P 配列を挿入した遺伝子を設計し，ES 細胞技術によって，標的遺伝子をもったトランスジェニックマウスを作製する。

これらの方法の広がりはコンディショナルノックアウト変異を作製するために行われている[22]。この手法では，Cre リコンビナーゼを組織特異的プロモーターの支配下で発現させる。このことで，組織特異的あるいは成長段階の特定の時期に遺伝子発現を不活化したマウスを作製できる。マウスゲノムを広くカバーする変異 ES 細胞株のライブラリーも International Gene Trap Consortium（http://www.genetrap.org）を介して利用することができる。遺伝子トラッピングは本来の内因性遺伝子転写産物に *LacZ* 融合配列をもたせるように作製したベクターを利用するハイスループット法であり，ベクター配列が挿入された遺伝子の正常な転写を破壊する[23,24]。Floxin（flanked *lox* site insertion）法は特定の遺伝子トラップベクターを用いた翻訳後修飾を利用する方法で，遺伝子トラップした ES 細胞のコンディショナルな機能欠損を生じさせることができる[25]。さらに，市販の人工キメラタンパク質である Zn フィンガーヌクレアーゼを使用して標的遺伝子を切断する方法も変異マウスの作製に利用できる。

多くの栄養に関連する分子のノックアウトモデルは，栄養素の代謝や機能について重要な課題を示唆してきた。カルシウム吸収を調節するホルモンタイプのビタミン D（カルシトリオール）の小腸における標的分子もその例である[26,27]。1つの遺伝子の完全欠損は，その機能不全のために胎生致死に至ることもあれば，標準的なノックアウトモデルにおいて主要な表現型にほとんど変化を示さないこともある。このような結果の場合，代替手段としてコンディショナルノックアウトマウスを作製することがある。HIF を介した鉄吸収に適応した誘導や銅代謝における全身性のシグナル機構を明らかにする銅輸送体 Ctr1 の心臓特異的ノックアウトの役割に関する研究がその例である[4,28]。ノックアウト技術における興味深い広がりは，トランスジェニックマウスとノックアウトマウスの交配である。この技術がうまく用いられた時には，代謝経路や表現型に関する貴重な見解が得られそうである。例えば，アポリポタンパク A-I を過剰発現するトランスジェニックマウスと，アポリポタンパク E ヌルマウスの交配では，HDL の上昇とアテローム性動脈硬化病変（atherosclerotic lesion）の増加を生じる[29]。このような交雑交配によるモデルは新たな興味をつくり出すこともある。

▶RNA 干渉による遺伝子発現の阻害

アンチセンス RNA 技術は，栄養に関連する限られた数の遺伝子に関する研究ツールとして利用されてきた。その原理は，標的とする mRNA に相補的な（アンチセンス）短い RNA 配列が，mRNA の翻訳を阻害，あるいは分解を刺激するというものである。遺伝子抑制におけるアンチセンス RNA 配列の初期の利用は，ハイブリダイゼーションによって特異的 mRNA の翻訳を一時的に阻害するために，短く合成されたオリゴヌクレオチドを使用したものであった。オリゴヌクレオチドは，いくつかの組織で取り込まれる。これらの実験では，脳の特定の領域にアンチセンス DNA が導入されているものもある。

small interfering RNA（siRNA）の利用は，細胞レベルで遺伝子抑制を誘導するアプローチとして広く受け入れられてきている[30,31]。動物には，元来備えもつ防御システムとして二本鎖 RNA を RNA 分解酵素（例：Dicer）の作用で，siRNA とよばれる 21～23 塩基対の RNA 断片に分解する機能をもっている。これらの RNA 鎖は，標的 mRNA に結合し，その分解を促進する。合成オリゴヌクレオチドが，この siRNA に置き換えられた。実際には，市販されている試薬などを用いて合成された二本鎖 RNA（200～1,000 塩基対）あるいはより短い RNA（20～25 塩基対），発現ベクターおよび酵素などが遺伝子抑制を実現している。siRNA アプローチによる遺伝子機能抑制の不利な点として，ノックアウトマウスでは特定の遺伝子を 100％抑制するのに対し，その効果が不確実なことがあげられる。さらに遺伝子抑制効果は永続的なものというよりむしろ一過性のものである。small hairpin RNA（shRNA）ベクターの開発によって，標的とする遺伝子を阻害するため，細胞へ一過性に siRNA を導入するという過程を省くことができるようになった。栄養学的に興味ある遺伝子の抑制に本技術は利用されている。siRNA による遺伝子抑制の有利な点は，遺伝子のノックダウンによってノックアウトマウスの作製で考慮しなければならない胎生致死の問題を回避できることにある。

まとめ

栄養と遺伝子発現に関連する領域は急速に発展しており，今や栄養科学の中でも認知された 1 つの研究分野（ニュートリゲノミクス）である。動物およびヒトゲノムに対するわれわれの知識レベルも高度なものとなり，本章で述べた技術や，さらに新しいアプローチの開発が待たれている。食事や遺伝形質がどのように表現型の発現に影響を及ぼすかについてのわれわれの見解と，1 つの研究領域としての栄養学に今後大きな影響を及ぼすであろう。

（Robert J. Cousins, Louis A. Lichten／桑波田雅士 訳）

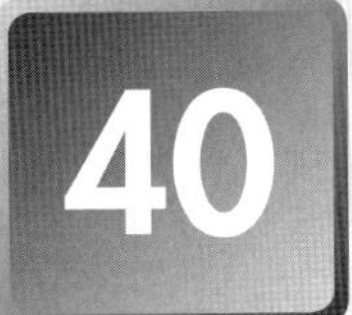

40 遺伝的変異：栄養素の利用と代謝に及ぼす影響

ヒトの遺伝的変異

ヒトの集団内および集団間で，遺伝的変異は代謝の形質や一般的な慢性の代謝病に対する感受性の差などを含む各個人の表現型の差をもたらす。代謝障害は，慢性疾患，発育異常，癌，神経障害や他のほとんどの疾患の複合的な要因である。代謝障害は疾患の前徴として，解剖学的な徴候や他の症状より先に現れることもある。先天性代謝異常の臨床研究により，(a) 代謝障害が遺伝性であること，(b) 遺伝子が栄養素の利用や代謝を制御できること，(c) 代謝障害が疾患の原因であること，(d) 遺伝的変異の結果起こる機能的な変化は標的栄養療法による代償で著明に改善できること，まれに栄養療法により先天的な代謝障害を避けることもできることなど，初期の決定的なエビデンスがいくつか得られた。

フェニルケトン尿症は，遺伝的変異により代謝が変化して起こる有害な症状を，食事により改善できるという古典的な概念をもたらした。フェニルアラニン制限食は，フェニルアラニン水酸化酵素遺伝子に変異をもつ子どもにおける重篤な認知障害をやわらげたり，防いだりすることができる[1]。先天性代謝異常は一般的に劣性遺伝であり，比較的めずらしい疾患である。そして，必ずしもすべての場合にはあてはまるわけではないが，先天性代謝異常に伴う障害の発生もしくは進行を，食事や栄養によって管理できる。

一般的に，先天性代謝異常はメンデルの法則に従う単一遺伝子病であり，分子生物学的および遺伝子学的に特徴が明らかにされている。しかし，ほとんどの代謝障害は，多数の浸透度の低い疾患感受性対立遺伝子から成る複雑な多因子疾患であり，この対立遺伝子が関係するリスクは，1つあるいは複数の食事成分などの生活習慣や環境因子によって修正することができる。

循環器疾患や2型糖尿病など，多くの癌や慢性疾患の遺伝的および生化学的原因は不明なままである。これらの疾患は，古典的なメンデルの遺伝の法則に従わない。よって，「単純な」連鎖解析に基づいた遺伝学的アプローチが常に可能なわけではない。疾患感受性の遺伝子型を同定できる，より新しいアプローチは，いくつかの哺乳動物種の完全長のゲノム配列やヒトの遺伝子多型の包括的な一覧を利用することで，代謝を変え栄養素の必要度を変化させる疾患にかかりやすい遺伝子型を同定することが可能である。さらに，進化のゲノミクスを通して，ヒトの遺伝的変異の起源やそれに伴う結果がわかる。それとともに，代謝経路を阻害したり至適栄養必要量を調節したりする対立遺伝子の変異体や，それに相互作用する環境リスクファクターも推測できる。

▶ヒトの遺伝的変異の起源

ヒトの遺伝的変異は種々の進化を推進する力の相互作用により決定される。DNAの一次構造の違いは，DNA変異率の関数で生じる。また，集団内での変異の拡大には，組換え，人口統計学的な経緯(効果的な集団の大きさの変動，下部構造，民族移動など)，選択（変異の生物の適応度への影響），無作為な過程（遺伝的浮動）などが関与する[2,3]。DNAの配列に変化が起こっても，すべてが表現型として現れるわけではない[2]。機能をもたないDNAは表現型として現れないので自由に変異しうる。しかし，情報や機能をコードする配列で変化が起こると，生理的な発達を変化させてしまう可能性がある。したがって，このような配列の変異の拡大はあまり起こらない。

ほとんどのヒトの遺伝的変異は，イントロンや遺伝子間領域に見られるものなど非コード領域に存在する。これらの変異は何の変化ももたらさない中立的なものと考えられる。したがって，DNA変異率の係数[2]は，1世代で，常染色体において平均で 2.5×10^{-8} と推定されている。しかし，この割合はゲノム全体で一様に分布しているのではない。ヒト遺伝子で最も高率の変異は，1世代1ゲノムあたり 1×10^{-5} である[5]。

多くの因子がDNAの変異率に関与している。DNAの複製と組換えは完全に忠実に起こるものではないので，観察可能な突然変異率のかなりの部分が複製と組み換えの際に起こる。鉄，ビタミンB群および抗酸化物質などの栄養素により，ポリメラーゼのエラー率やDNA変異が影響を受ける。例えば，葉酸依存性のデオキシチミジン一リン酸合成が阻害されると，デオキシウリジン三リン酸のDNAへの誤った取込みが起こる[6]。DNA内のプリンおよびピリミジン塩基もまた，自然に化学変異を受けやすい。シトシンが自然に脱アミノ化し，1日1ゲノムあたり100個の頻度でウラシルに変異する。そして，プリンヌクレオチドは1日1ゲノムあたり3,000個の割合で脱プリン変異を受ける。DNA修復システムは，これらの変異のほとんどを検知し，修正する[7]。

天然物でも，合成した化学薬品でも，遺伝子毒性のある異物が食物中に存在し，DNAを化学的に変化させて変異率を高める。天然化合物の一種であるアフラトキシンはDNAの変異率を著しく増加させ，体細胞において癌を誘発する。そして地域的な癌の流行を引き起こす[8]。変異率は，食事中の抗酸化物質[9]や，鉄など酸化促進栄養素の過剰[10]によって影響を受ける。一方，生殖系に起こる変異だけは種の遺伝性の遺伝的変異の原因となる。

DNA変異率と遺伝子多型が起こる頻度は，ヒトゲノム内の部位によって異なる。このようなゲノムの部位による違いは，変異原性を有するある特定の配列によって起こるだけでなく，DNA組換えの頻度にも起因する。ゲノム内の最も一般的な遺伝的変異はCからTへの置換である[11]。CpG配列は哺乳類遺伝子のプロモーター部位に多く存在し，シトシン（C）をメチルシトシン（meC）に変換するDNAメチラーゼによって認識される。ゲノム内のmeCの密度は，食事中の葉酸や一炭素供与体部位によって修飾することができる。また，子宮内で確立する胎児のメチル化パターンはかなり安定であり，成人期になっても遺伝子発現に影響を及ぼしうる[12]。

シトシンのメチル化は，DNAに結合する転写因子の親和性を変化させることによって，あるいは遺伝子の転写を減弱させるmeC結合タンパク質の動員を可能にすることによって，遺伝子の転写効率に影響を及ぼす。通常，DNAのメチル化は遺伝子の不活化に関連し，刷込みされた遺伝子やX染色体の不活化に重要な役割をもつ。CpGジヌクレオチドでの変異は他の部位よりも10倍起こりやすい。おそらく，meCが自然に脱アミノ化してチミジン（T）になるからである。他方，Cが脱アミノ化するとウラシルになる。ウラシルはDNAにとっては異物と認識され，DNA修復酵素によって除去される。しかし，Tは異物とは認識されない。ヒトゲノムCpG配列は少なく，進化の過程で減少してきた。これはCpG配列が遺伝学的に不安定であるという説に矛盾しない[11]。

DNAの組換え率もゲノムの部位によって異なる。組換えは，既存の遺伝的変異を入替えすることによって遺伝的変異をつくる。組換え率は1 cM/Mbから約1.33 cM/Mbまでと推定される。しかし，それはまた，ヒトゲノム全体で非常に不均質に起こる。約33,000の「組換えホットスポット」が組換えの約50～60%を占めるが，これらの部位はヒトゲノム配列のわずか約6%を占めるにすぎない[3,13～16]。研究者らは，環境と相互作用する遺伝子（例：免疫，細胞接着，シグナル伝達）は，組換え率の高いゲノム領域に位置することが多いが，組換えがあまり起こっていない遺伝子は，低い領域に位置していることを観察している[17]。また，組換えは，遺伝的変異のレベルと相関しており，この所見は，組換え自体が突然変異を起こす原因であることを示している[18]。

集団内に広がっている変異は，遺伝子多型として遺伝的変異に寄与する。そして，その過程はゲノムの分子的進化の基礎となっている。集団内での遺伝子多型の広がりは，遺伝的浮動もしくは自然淘汰の過程で起こる。遺伝的浮動は，減数分裂時における染色体の偶発的な仕分けの結果生じる確率論的な変異のことである。すべての可能性のある接合体のうち，ほんのわずかなものだけが発生して，再生産されて受け継がれていく[19]。したがってランダムに配偶子をサンプリングした実験結果から，ある世代から次の世代へ対立遺伝子の遺伝はランダムに変異し，選択を受けずに変異を拡大できることがわかった。一般的に，小さな集団では遺伝的浮動は対立遺伝子頻度に大きな影響を与えるため，ヒトの人口統計学的な歴史は，ヒトの遺伝的変異を形成する上で主要な力となってきた。集団サイズの重大な減少（ボトルネック）は遺伝的変異の減少につながり，他方，急激な広がりは遺伝的な変異を増大させる[3]。

また，人類の移動と混ざり合いは対立遺伝子頻度に影響を与える。現代人は，アフリカに起源があり，過去10万年間に，小さな集団が世界のその他の地域に移動した[2]。その結果，アフリカの集団は他の集団よりも遺伝的変異を多くもっている[20～22]。研究者らは，アフリカに比べてヨーロッパ人の間でかなり多くの有害な変異が存在することを示している。このことは，人口統計学の歴史による遺伝的変異は，健康へ重大な影響を及ぼすことを示している[23]。例えば，オールド・オーダー・アーミッシュとフッター派（Hutterite）の集団に見られる乳癌，テイ-サックス（Tay-Sachs）病，ゴーシェ（Gaucher）病，ニーマン-ピック（Niemann-Pick）病，家族性高コレステロール血症のような特定の疾患は，人口統計学の歴史によって説明することができる[19]。

淘汰は，人間の遺伝的変異をつくるもう1つの重要な推進力である。ほとんどのヒト遺伝子の置換えは機能的に中立であり，変異をもったヒトの健康に影響を及ぼさない。しかし，より多くの遺伝子座は，様々な統計的検定のもとで，中性ヌルモデルから逸脱することがわかっており，その結果は，適応進化を示唆している。新しい突然変異はそれが特定の環境で健康に影響を与えるような場合（すなわち，変異をもつキャリアーの遺伝子型を再現し，伝播する能力），自然淘汰を受ける。このことは，将来の世代の遺伝的変異体の寄与の差分として定義される。淘汰の3つの一般的なタイプは，正，純化，および平衡淘汰である。

新しい突然変異が，そのキャリアーの適応度を向上させる正の淘汰（適応進化）の場合は，集団においてその対立遺伝子の頻度が高くなるように働く。ラクターゼ不耐は正の選択の良い例である[2]。また，負の淘汰とよばれる純化淘汰は，有害な対立遺伝子の頻度を少なくする，あるいはなくすように働く。

平衡淘汰は，対立遺伝子のヘテロ接合体が優位性をもっている場合に発生する。あるいは，特定の頻度（頻度依存性淘汰）に達した場合にのみ起こる[24]。平衡淘汰の最良の例の1つは，ヘモグロビン遺伝子の変化である。ここで変異体遺伝子のヘテロ接合は，マラリア感染に対して耐性をもつ。しかし，ホモ接合体では鎌状赤血球貧血が生じる。

淘汰は，ゲノム内の遺伝子座で定義された部位の分子進化の速度が変わるため，すべての遺伝子が同じ速度で進化するようにはなっていない。哺乳類のゲノム配列の比較により，速く進化を受けた遺伝子を同定することができる[25]。これらの急速に進化する遺伝子は，適応を可能にするために，正の淘汰が行われている。というのは，適応変異は，中立的な変異に比べ速い速度で集団内に広がっていくからである。正の淘汰から生じるアミノ酸置換の割合は35～45%であると推定される[26]。適応進化の具体例としては，マラリア中のグルコース6-リン酸デヒドロゲナーゼ（glucose-6-phosphate dehydrogenase：G6PD）[27]，ラクターゼの永続性におけるラクターゼ遺伝子（*LCT*）[20]，デンプン消化におけるアミラーゼ[28]，免疫防御におけるC-Cケモカイン受容体5（C-C chemokine receptor 5：CCR5）[29]である。

哺乳類のゲノム配列の比較は，病原体や栄養成分を含む環境への曝露が，進化を通して淘汰の推進力となっているというエビデンスを示している。これらの淘汰の推進力は，食物成分の利用および代謝を変化させ，多様な民族のヒト集団全体の代謝性疾患の対立遺伝子の発生の原因となる遺伝子多型の発生に影響を与えた[27,30]。正の淘汰から生じる変化は，地域特有の選択的な要因から発生することが予想される。そのため，特定の機能的多型の頻度は，特定の地理および民族の集団に関連している。その程度には集団間における淘汰を推進する力の差が働いている。

特定の対立遺伝子の変異体は特定の環境で適応しているが，他の環境下では中性またはあまり好ましくない場合がある[24,31]。例えば，比較的高頻度に見られるβグロビン遺伝子におけるE6V多型の有病率は，おそらくアフリカの集団におけるマラリア原虫に対する地域固有の環境への適応の結果である。この変異のヘテロ接合体はマラリアの地域固有の環境課題に適応しやすくなっているため，この病気の対立遺伝子は，この集団において高い頻度を示す。遺伝的変異体の適応進化のメカニズムを見つけて理解することにより，ヒトの疾患対立遺伝子の発見を容易にする。例えば，「倹約遺伝子」仮説は，肥満と2型糖尿病の流行を説明するために提案された[5]。推定される有利な突然変異は，絶食状態（例：基礎代謝の急速な低下）あるいは多く食物が存在する時には過剰に摂取ができるような生理的な応答などと，より効率的な適応をもたらしている。適応型対立遺伝子は劣性疾患対立遺伝子であってもよいし，例えば，文明と農業の出現によってもたらされる食糧供給の性質と量の変化などにより環境条件が大きく変化した時には，ヘテロ接合体のヒトでも疾患対立遺伝子になる可能性がある[5]。

ヒトの遺伝的変異の分類

ヒトゲノムの一次構造には32億の核酸の塩基対が含まれており，サイズが5,000万～2.5億塩基対に及ぶ染色体を形成している。最初のヒトゲノム配列は様々な民族，地理的背景，祖先をもつ5～10人から得たものである[2]。核やミトコンドリアDNAも含めたヒトゲノムは，推定23,000の遺伝子から成る。これらは，全細胞タンパク質の合成に必要な情報をコードする35,000の転写産物に鋳型として機能する。しかし，すべてのヒト遺伝子の生物学的な機能が明らかになっているわけではない[32]。他の遺伝子は，tRNA，小核のRNA，リボソームRNA，およびマイクロRNAなどの機能的RNA分子をコードする[33]。これらは，タンパク質合成，mRNAプロセシング，または遺伝子発現の調節において様々な役割を果たしている[34,35]。

タンパク質をコードする遺伝子は，ヒトの全DNAの一次構造のうち約2%に相当する。残りのDNAは非コード領域とよばれ，構造・調整に関与するか，もしくは未知の機能をもたらすものである。ゲノム中のタンパク質をコードする遺伝子の数が，哺乳細胞の生物学的な複雑さを決めるわけではない。1つの遺伝子が，RNA編集，選択的スプライシング，タンパク質スプライシング，もしくはその他の修飾反応などの転写後・翻訳後のプロセシング（例：様々なリン酸化反応による修飾）を介して，1つ以上のRNA，もしくはタンパク質をコードすることができる。このようなプロセシングや修飾反応の結果，異なる一次構造をもつ10万以上のタンパク質がヒトゲノムからつくられる。

ヒトの遺伝的変異は，ゲノムと環境曝露の間の複雑な相互作用による産物であり，DNA中の一次配列の変化の形成と伝播を介して明らかになる[38]。ヒトにおける一次配列の変化は多型とよばれ，人間の行動，形態，病気の感受性の多様性を含むヒトの表現型の多様性の分子基盤の1つを構成している[38]。

多型は，遺伝的変異の独立した一連の処理を介して集団で発生し，それに引き続き集団内の変異対立遺伝子の拡大が続く。そして，環境は，これらのプロセスの両方を変更する。ヒトの遺伝的変異は，当初，約0.1%であると推定された[39]。しかし，構造的再配列の同定を可能にする技術の向上により，研究者らは現在，ヒト染色体のうちの任意に選んだ2セットの間に1～3%の差を推定することができる[40,41]。通常，ヒトの遺伝的変異は，ヒト集団におけるマイナー対立遺伝子頻度（minor allele frequency：MAF，あまり頻度の多くない対立遺伝子の頻度）に応じて，ありふれたものとまれなものに分類されている。また，多型とよばれる一般的な変異は，ヒト集団において少なくとも1%のMAFをもっている[38]。MAFの閾値を満たす遺伝的変異体は，単一のヌクレオチドの変化および構造変化があげられ，これらは，単一のヌクレオチド塩基の変化から欠失，挿入，転座，逆位，および重複を介して数百塩基の変化までの範囲の突然変異によって起こる[17]。

▶一塩基多型

一塩基多型（single nucleotide polymorphism：SNP）は最も単純かつ最も一般的なタイプの多型であり，すべての人類のDNA多型の約90%を占める。SNPは，それらが生殖細胞系に起こるため遺伝するという点で，体細胞変異とは異なる。SNPは，DNAの一次配列中のヌクレオチド塩基対の差として定義され，単一の塩基対の挿入，欠損，または別の塩基対の置換基である。ヌクレオチド置換は，最も一般的な多型である。挿入または欠損変異は1/10の頻度で発生する[4]。

ヒトゲノムにおけるSNPの密度はヒト染色体内および各染色体間で異なる。それは1,000塩基に1回から100～300塩基に1回の範囲である。研究者は，ヒトのゲノムには約1,000～1,500万のSNPが存在していると推定している[39,42]。遺伝子のタンパク質コード領域内のヌクレオチド置換は，非同義置換（タンパク質内のアミノ酸を置換）か，同義（サイレント）置換（遺伝コードが退縮しておりアミノ酸配列を変更しない）のいずれかに分類することができる。コード領域における非同義SNPは，コードされたタンパク質のアミノ酸配列を変化させるため，より機能に関連している。その結果，タンパク質のフォールディング（折畳み），安定性，酵素機能，アロステリック調節，および翻訳後修飾などのタンパク質機能のあらゆる面に影響を与える可能性がある。しかし，同義置換はまた，mRNAのスプライシングおよびタンパク質の翻訳効率を変化させることにより，重要な機能的結果を有する。イントロン，プロモーター，および遺伝子間領域におけるSNPは，遺伝子発現の調節に関与する可能性がある。

SNPは，一般的な疾患の発症しやすさや発達異常に影響する。多型の対立遺伝子は，神経管欠損，循環器疾患，癌，高血圧，および肥満など一般的な疾患のリスクを高めることが確認されている[39]。SNPはまた，食事[43]，医薬品[44]，病原体，および毒素[25]など環境への曝露に対する生理的応答に影響を与える。したがって，多くのSNPが診断的価値をもっている。ヒトの高密度SNPマップは，疾患の発生あるいは進展への影響が相対的に小さい低浸透度対立遺伝子を有する複雑な疾患の遺伝子マップ作成の研究を通して，疾患リスク対立遺伝子の同定に役立っている。

▶ハプロタイプ

ヒトゲノム全体の遺伝的変異は，常に互いに独立しているわけではない。DNAの一次構造上，物理的に近いSNPは，通常分離しない。減数分裂時の組換えの結果，DNAの配列および配列内の変更は「塊」で遺伝する。この「塊」の内部にあるSNPは，連鎖不平衡（linkage disequilibrium：LD）にあるといわれている。LDは，遺伝子座が近くの対立遺伝子の相関がランダムではないことと定義される。遺伝的多型の「塊」はハプロタイプ（haplotype）とよばれる。ハプロタイプの大きさは，歴史的に集団内の減数分裂時の組換え反応の回数により決まる。したがって，一般的にハプロタイプの長さは，ヒトの進化の歴史の結果，集団間で異なる。ヨーロッパ人やアジア人では約22 kbでアフリカ人では11 kbである[39,45]。しかし，LDのパターンは，一様にゲノム全体に分散されているわけではない。同じハプロタイプの遺伝的変異体がユニークな遺伝的変異を定義する上でくりかえして起こるため，研究者らは，約100万個のSNPは，ほとんどのヒト遺伝的変異を取り出すことができると推定している[39]。

Human Haplotype Map Project（HapMap）は，ヒトの遺伝的変異を特徴づける一般的なSNPのリストをつくることを提案した[46]。プロジェクトの第一段階は，2003年に開始した。ナイジェリアのYoruba in Ibadan（YRI），ユタ州住民のCentre d'Etude du Polymorphisme Humain collectionの3人家族30世帯（CEU），北京の関係のない45人の漢民族(CHB)，東京の関係のない45人の日本人(JPT)の4集団の270人からおよそ100万個のSNPの遺伝子型が決定され，データが2005年に発表された[13]。このSNPパネルの作成は，異なる集団でのヒトゲノム全体の遺伝子組換え，およびLDの分布の詳細な状況を提供した。2007年のプロジェクトの第二段階では，同じ270人において300万以上のSNPを発表した[14]。プロジェクトの第三段階は，11の集団の1,115人から別の約160万個のSNPを明らかにした[46,47]。HapMapプロジェクトの成功に後押しされ，2008年に開始されたHuman 1,000 Genomes Projectは，1,000人以上の個人の全ゲノム配列を決定する。2012年に*Nature*にて1,092人のデータが発表された。すべての人間の遺伝的変異の非常に詳細なカタログを提供するデータベースとなる。

▶構造変異とコピー数多型

構造の変異は，挿入，欠損，逆位，ブロック置換，重複，転座，およびコピー数多型（copy number variation：CNV）などの一塩基置換ではないすべてのゲノムの変異として，広く定義されている[17,42]。レトロトランスポゾンは，最も多く見られる転移因子である。レトロトランスポゾンは，サイズによって長い分散型反復配列（long interspersed nuclear element：*LINE*，そのゲノム内で移動し，DNA内で統合するために必要なすべての遺伝子構成をコード化している）と短い散在核要素（short interspersed nuclear element：*SINE*，移動のための他の転移因子を必要とする）に分類される。最も多く存在する*SINE*は，280 bpの*Alu*配列である。これはヒトゲノム内に140万ヵ所存在すると推定されており，ヒトゲノム配列の約10%に相当する。初期の人類の大移動の後にヒトゲノムに1,200以上の*Alu*配列が組み込まれた。新しい*Alu*挿入は，出生200回あたりに1回発生する[48]。したがって，現在のヒト集団は，これらの挿入の有無によって多型を示している[38]。

転移因子の挿入は，遺伝子を破壊し，遺伝子調節を変化させ，近くの遺伝子のコード領域に影響を及ぼすなどにより，重要な機能的な変化をもたらすことがある。新しい*Alu*の挿入はヒトの遺伝性疾患の約0.1%を直接引き起こす。遺伝子疾患のうち約0.3%は*Alu*介在性の不均一な相同性組換え反応によって起こり，結果として2型インスリン抵抗性糖尿病や家族性高コレステロール血症などの遺伝病になる[48]。*Alu*介在性の不均一な相同性組換えは，配列中のCpGのメチル化によって阻害される。

CNVは，約1 kb以上のDNAセグメントを含むコピー数の変化を表し[49,50]，そのうち，挿入または転移因子の欠損によるものは除く[50]。CNVは，遺伝的変異のもう1つの主要な原因である。それは，ゲノムの12～30%と，SNPより多くゲノムあたりのヌクレオチドに影響を与える[41,49]。CNVによるゲノム全体における推定の突然変異率は，1世代ごとに，1遺伝子座につき1.7×10^{-6}～1.0×10^{-4}の範囲であり，これは塩基置換の量よりも100～10,000倍多い[41]。CNVは，いくつかのメカニズム，例えば，遺伝子量の変更，コード領域の破壊，適切なスプライシングの阻害，近くの遺伝子の調節を変化させるなどを介して機能に影響を与える可能性がある。したがって，CNVは淘汰の対象となる[42,49]。重複によって生じるCNVは，欠損によるものよりも，許容されやすい[50]。

異なるカテゴリーの機能が観察される場合には，エキソンのCNVは，最も強い純化選択の対象となり，次がイントロンのCNVで，最も低いのが遺伝子間のCNVである[49]。CNVは，地域における適応に寄与することで，正の淘汰を受ける。そして，これらには免疫系と筋の発達に作用する遺伝子が多い[49]。連鎖解析では，表現型の多様性，疾患，および薬剤感受性に寄与する何百ものCNVが特定されている。CNVは，デンプンの消化[28]，ステロイドホルモンや生体異物の代謝，前立腺癌[51]，ニコチン代謝，食物摂取および体重の制御，神経の発達および神経疾患，結腸クローン病，毒素抵抗性，冠動脈心疾患のリスク，アルツハイマー病，ヒト免疫不全ウイルス感染，およびAIDSの進行などに関与している[50,52～54]。

遺伝的変異がもたらす機能性変化

各食事成分の代謝は，特定のタンパク質の輸送体や酵素の活性，発現，もしくは安定性の影響を受ける。遺伝子多型は，細胞タンパク質の物理的および動力学的性質だけでなく遺伝子発現にも影響を及ぼすので，その結果代謝経路や反応中間体産物の定常状態における濃度も変化させることを通して流量に影響を与える。

▶遺伝子発現

高情報量の遺伝子発現を調べる方法（マイクロアレイ，RNA シーケンス）は，多くの遺伝子発現に影響を及ぼすとされるゲノム上の位置（expression quantitative trait loci：eQTL）[55~61]を同定してきた。*cis* および *trans* 調節配列の多型は，ヒト集団内または集団間の遺伝子発現の違いに影響を与える。しかし，どのメカニズムがより一般的であるかについては，いまだ議論がある[55,57,59,62,63]。SNP および CNV はともに，遺伝子発現に非常に大きな影響をもっている。これらの相対的な重要性を比較するために，HapMap に参加した人の 14,925 遺伝子の発現およびゲノムワイド SNP および CNV の間の関連を調べる研究が行われた。結果は，SNP および CNV は，これらの個体間の遺伝子発現の変化に，それぞれ 83.6% と 17.7% 寄与していた[64]。

インスリンの 5′ プロモーターにおける多型は，インスリンの発現を減らし，1 型糖尿病のリスクを増加させる。2 型糖尿病のリスクには，カルパイン-10 遺伝子のプロモーターにおける多型が関与している[65]。アルコールデヒドロゲナーゼ（alcohol dehydrogenase：ADH），アポリポタンパク質，カタラーゼ，シトクロム P450 ファミリー，グルコキナーゼ，リパーゼ，ビタミン D 受容体など，代謝や栄養素輸送に関与するタンパク質の転写に影響を及ぼす遺伝子多型も報告されている[66]。レトロウイルスの遺伝子多型は，マウスのプロモーターのメチル化状態を変化させることによって，遺伝子の発現に影響を与える。その転写の不活化の程度は，葉酸や一炭素供与体に依存する[12]。

ヒト集団でのグローバルな遺伝子発現パターンの差も検討されている[67~70]。炎症経路および抗菌ホルモン応答の遺伝子は，各集団で発現がより変化しやすい。この所見は，ヒト集団の中での遺伝子発現の差がヒトの進化中の各地域での順応から生じた可能性があることを示している[71]。別の研究では，CEU と YRI の標本間の差異的発現がある 356 転写産物のクラスターを同定した[70]。これら 27 遺伝子の少なくとも 1 集団で，適応進化のためのシグナルを示した。これら 27 遺伝子では，特定の代謝関連の分子機能（例：脂質結合，金属イオン結合，および転写因子活性）が豊富にあり，したがって，集団間の遺伝子発現の差は地域固有の食事摂取への適応に重要な役割を果たしている可能性があるという考えを支持している[71]。

タンパク質の機能

酵素が触媒する反応の速度は，酵素（E）と基質（S）の濃度，酵素（もしくは輸送タンパク質）の内因性ミカエリス-メンテン（Michaelis-Menten）速度式（ミカエリス-メンテン定数〈K_m〉および触媒の定数〈k_{cat}〉）により決まる。

$$E + S \rightarrow ES \rightarrow E + P$$

ミカエリス-メンテン定数の K_m は，酵素の基質に対する親和性を表し，酵素の反応速度が最大速度の 1/2 に達するのに必要な基質濃度と定義されている。ES 複合体の形成には，酵素と基質の衝突が必要であり，これは質量作用の法則に支配されている。したがって，酵素触媒反応の速度は，通常反応物質（E，S ともに）の分子濃度に比例する。ES 複合体の反応生成物（P）への分解は，k_{cat} によって決められる。これは，基質濃度を無限とする（酵素全量が ES 複合体として存在する）場合における産物生成の最大速度をさす。

遺伝的変異は，ES 複合体の形成および P の生成速度の両方に影響する。遺伝子多型は，E 濃度もしくは E の S に対する親和性（K_m）に影響することによって，ES 複合体の形成に影響を及ぼす。SNP は，E の合成速度（遺伝子発現，もしくは mRNA の安定性）や分解速度（タンパク質の安定性や代謝）を変化させて，E の濃度に影響を与える。K_m に影響をおよぼすアミノ酸置換による遺伝子変異では，ES を形成するのに必要な基質の濃度が変化する。

したがって，K_m が上昇する SNP では細胞内に代謝の中間産物が蓄積する。SNP は，触媒反応の最大速度（S の濃度が無限大の時の S から P への変換）に影響を及ぼすことにより，P の産生の速度を示す K_{cat} にも影響を及ぼす。k_{cat} における変化は，基質非依存的な代謝経路を介した栄養素の取込みや代謝中間産物のクリアランスの速度，そして栄養素の流れ全体に影響を及ぼしうる。

同様に，遺伝的変異は，栄養素の輸送体や受容体の発現レベルおよび機能に影響を与えうる。機能的な影響には，細胞内および血漿中の栄養素のレベルに影響を与えることができる栄養素輸送体および受容体の親和性の変化がある。輸送体または受容体の活性または膜におけるこれらのタンパク質の存在量の変化は，栄養素摂取およびクリアランスの速度に影響を与えうる。遺伝的変異はまた，代謝経路を調節するペプチドおよびホルモンのシグナル伝達機能や発現を変化させることによって間接的に栄養素の摂取と利用に影響を与えうる。

栄養素の代謝と利用に影響を及ぼす遺伝的変異の同定

母親が摂取できないような栄養素の量を必要とするゲノムや，基本的な生理的成長を阻害する代謝障害をもたらすゲノムは，流産または胎児の死亡によって大部分が淘汰される。ホモ接合状態では胎児の生存率が低下するので，代謝酵素をコードする遺伝子中の SNP の中には Hardy-Weinberg 平衡に従わないもの（対立遺伝子は，予測通りの頻度では遺伝しない）がある[30]。このようなヒトの受精卵の約 62% は生存不可能であり，妊娠 12 週目まで生き残ることができない[72,73]。妊娠継続はできるが異常な栄養素の要求量や非効率的な代謝をもたらすゲノムは，1 つあるいはそれ以上の疾患原因対立遺伝子をコードしている可能性がある。そして，疾患対立遺伝子の浸透度は食事によって修飾することができる。多量のビタミン投与による治療は，酵素に対する基質や補酵素の親和性（K_m）を低下させるような遺伝的変異や多型の結果である代謝反応の障害を改善できる可能性がある。栄養素の代謝や利用に影響を及ぼす多型性リスク対立遺伝子は，候補遺伝子アプローチ法を用いて同定されてきた。最近は，バイアスをかけないゲノム比較分析から原因遺伝子が推測されている。

▶候補遺伝子アプローチ法

連鎖解析と全ゲノム関連解析

連鎖解析および全ゲノム関連解析は，ヒトの形質および疾患の根底にある原因となる対立遺伝子の位置を決めるために一般的に使われる2つのアプローチである。連鎖解析は，同じ家族からの正常および罹患者の目的とする形質の元になる候補領域を調べ，ゲノム全体の遺伝子マーカーが形質と一緒に継承されるかどうかを決定する。通常標本サイズが小さいため，このツールは，複雑な疾患の研究には能力に限界がある。解像力が低いため，候補領域を狭くすることが困難である[74,75]。

関連解析は，大集団研究における遺伝子マーカーの共遺伝および候補の形質を研究する[38,74,76]。疫学研究で頻繁に使用されている候補遺伝子アプローチは，直接的な関連研究の一種であり，そして目的の形質と候補となる原因の変異との間の相関関係を調べる。この方法は，連鎖解析よりも良好な分解能を有するが，これは目的の形質に関する知識によって大きく制限を受ける。候補遺伝子は，代謝経路についての知識，および候補遺伝子の障害が特定の疾患状態と同じであるか，または慢性疾患に関連するバイオマーカーの濃度に影響を与えるような代謝上の表現型をもたらすだろうという予測に基づいて選ばれる。候補遺伝子アプローチは，多くの疾患感受性対立遺伝子を同定することに成功しているが[43]，これは，転写と代謝ネットワークの知識が不完全なこと，および各研究間で矛盾があることより限界がある。さらに，多数のSNPがLDにあるため，個々のSNPまたは対立遺伝子が機能的であるか，あるいは疾患を起こすものであるか，または遺伝ヒッチハイクを介し原因となる多型にリンクしているかどうか，確実に決定することは必ずしも可能ではない。

全ゲノム関連解析（genome-wide association study：GWAS）は，目的とする形質の元になる候補遺伝子の事前の知識を必要としない間接的なアプローチである。この方法は，遺伝子マーカーのセット（現在は，全ヒトゲノム中の100万以上のSNP）を使用して，数千～数万人の正常および罹患者を用いて，特定のゲノム領域と目的の形質との間の関連を検出する[46]。HapMapプロジェクトで同定されたSNPによって容易に検討できること，および大規模なジェノタイピング・プラットフォームの開発を通じて，GWASは広く使用され，様々な複雑な疾患の原因となる候補遺伝子座を見つけてきた[77～85]。GWASにより検査された形質のリストは，現在も日単位で大きくなり，これらの研究から生成された新たな候補遺伝子は，疾患の発症および進展についての新たな仮説を提供する。

適応進化と全ゲノム選択スキャン

適応進化は，近い関係にある他の霊長類とは異なる，外観，疾患感受性，食事応答などのヒト特異的な形質および集団特異的な形質を決定する際に重要な役割を果たしている。正に淘汰された対立遺伝子の検出により，これらの形質を決定する上で重要な役割を果たした遺伝子を同定できるもう1つのアプローチ法が可能となる[86,87]。進化の過程における遺伝的適応は，ゲノム内のユニークな機能につながる。そして，これは中立ではないことが期待される。

これらの適応信号を識別するために，統計学的方法が開発されている。適応進化を検出するための方法は，分岐データを用いた種の比較，および多型データを用いた集団の比較に分類することができる[87,88]。種間比較のための方法は，以下のものがある。遺伝子のコード領域における同義に対する非同義変異の比率の有意な上昇を検索するdN/dSあるいはKa/Ks試験[89,90]，種間での表現型の分散を比較して，種内での有意に差がある遺伝的多型の分布を特定するHudson, Kreitman, and Agaude（HKA）試験[91]およびMcDonald-Kreitman（MK）試験[92]，である。

集団に基づく方法は，「ハプロタイプに基づく」ものと「頻度スペクトルに基づく」ものの2つのカテゴリーに分類することができる。正および負の淘汰はともに，淘汰された領域の遺伝的変異を減らす。正の淘汰は有利な対立遺伝子の頻度を増やし，負の淘汰は有害な突然変異を削除する。Tajima's D試験[93]，Fu and Li's試験[94]，Fay and Wu's H試験[95]などのdifferent selection試験は，このような減少を示す中立期待とは異なる遺伝的変異を検出するために開発されてきた。ヒトの祖先がアフリカの外に移動し，異なる場所に居住し，各集団が独立して進化し，対立遺伝子頻度は，ランダムな流動，または地域における適応により各集団で特徴ある分布を示すようになった。このような集団の差を検出するように設計されたF_{st}試験は，地域の適応を受けた可能性のある標的遺伝子座を検出する[96]。また，前述の種の比較のためのMK試験は，修正することにより，集団間での多型データを比較することができる。

正の淘汰を検出するためのハプロタイプに基づくアプローチは，HapMapプロジェクトと大規模な遺伝子型の決定により可能になった。適応進化は中立での期待より速く，その対立遺伝子の頻度を増加させる。したがって，淘汰された対立遺伝子とともに，同一ハプロタイプ内の遺伝的変異もまた頻度が増加する。このプロセスの間，中立で期待される条件下で起こるようには，組換えはハプロタイプを効率的に壊すだけの時間がなかった。その結果，適応進化は，集団において高頻度でゲノム中に中立で予想されるよりも有意に長いハプロタイプになる。拡張ハプロタイプホモ接合（extended haplotype homozygosity：EHH）と相対EHH（REHH）[97]，統合ハプロタイプスコア（integrated haplotype score：iHS）[24]，Cross Population EHH（XP-EHH）[98]，LD（連鎖不平衡）の崩壊（LDD）試験[99]などのハプロタイプに基づく種々の方法が開発された。これらの方法は，異なるヒト集団において適応進化の過程で消失した数百の遺伝子を同定している[24,88,97,99～102]。そしてその多くは栄養代謝に関与している。

遺伝的変異と栄養代謝

▶一炭素代謝

葉酸による一炭素代謝は，プリン，チミジル酸の*de novo*生合成およびホモシステインからメチオニンへの再メチル化に必須である。この経路はDNA合成や遺伝子のメチル化に重要である[103]。メチレンテトラヒドロ葉酸レダクターゼ遺伝子（*MTHFR*）[104]，メチレンテトラヒドロ葉酸デヒドロゲナーゼ遺伝子（*MTHFD1*）[105]などの葉酸代謝経路の酵素の遺伝的変異は，代謝が変化し，葉酸が欠乏している個人においては，出生時異常のリスクが高くなる。これらの有害な変異体は，特定の環境下では有益なことがある。例えば，*MTHFR*でC677Tをもつ個人は，結腸癌発症のリスクが低い[106]。*MTHFR* の C677T による有害および有益な効果の両方が，食事からの葉酸とアルコールの摂取によって影響される。この所見は，遺伝と環境の相互作用が，遺伝的変異による疾患の状態を決定するのに重要であることを示している。この例では，食事介入により遺伝的変異による有害なリスクを修正することができることを示している。一炭素代謝における遺伝的変異が，異なるヒト集団において分布に差を生じた進化のメカニズムについてはまだ明らかにされていない。

▶デンプンの消化

CNV は，遺伝子量を変化させ，また遺伝子発現のレベルを変更する。唾液アミラーゼ遺伝子（*AMY1*）の研究では，CNV が食事による適応において重要な役割を果たしている可能性があることを示した[28]。この遺伝子は，個人間およびヒト集団間でコピー数に大きな差があり，このコピー数は AMY1 タンパク質レベルと相関することがわかっている。食事からデンプンを多く消費する集団は，消費が少ない集団より *AMY1* 遺伝子のコピー数が多いことが示されている。ヒトに近い霊長類種との比較では，*AMY1* 遺伝子のコピー数の増加は，ヒトの系統において発生したことを示している。実際，*AMY1* 遺伝子のコピーにおけるヌクレオチドの分散が少ないことから，*AMY1* 遺伝子の複製が非常に最近に起こったもの（約 20 万年前）であることを示している。まとめると，これらの結果は，各地域での食体系への適応は，ヒトゲノムの調節とヒトの集団間の遺伝的変異を引き起こす重要な役割を果たしている可能性があることを示している。

▶アルコール代謝

エタノールの代謝は，民族間でかなりの違いがある。エタノールは，アルコールデヒドロゲナーゼ（alcohol dehydrogenase：ADH）によってアセトアルデヒドに酸化される。続いて，アセトアルデヒドはアルデヒドデヒドロゲナーゼ（aldehyde dehydrogenase：ALDH）によって酢酸に酸化される。3 つの遺伝子が，クラス I ADH アイソザイムをコードしている。活性型酵素は *ADH1A*，*ADH1B*，*ADH1C* がコードするサブユニットからなるホモダイマーあるいはヘテロダイマーである。*ADH1B*，*ADH1C* は非常に多型に富んでいる。*ADH1B* における変化は，触媒活性やエタノールに対するタンパク質の親和性，組織からのアルコールクリアランス速度に関して非常に大きな影響を及ぼす。ADH1B*1 変異体は白人，アフリカ系アメリカ人の集団に多く，一方，ADH1B*2 変異体は日本人や中国人の集団に多い。東アジアにおいてこの保護されている対立遺伝子の起源と広がりは，米の栽培の出現と拡大，およびアルコールの生産に一致することが示されている。この所見は，ヒトゲノムを形成する上で新石器時代の食事の変化が関与していることを示している[107]。ADH1B*3 変異体は，主にアフリカ人家系に限られる。

この経路における第 2 の酵素の ALDH も多型である。アジア系の子孫では，*ALDH* 遺伝子の優性の完全欠損対立遺伝的変異体（*E487K*）が多く，アルコールを消費する時，中間産物であるアセトアルデヒドが蓄積しやすく「紅潮」が起こる。ADH の高活性または ALDH2 の低活性のヒトは他のヒトよりもアルコール中毒になるリスクが低い[108~110]。

▶ラクトース不耐症

ラクターゼは，ラクトース（乳糖，牛乳の主な炭水化物）をグルコースとガラクトースに加水分解する。ヒトなどのほとんどの哺乳類で，離乳後ラクターゼの発現は減少し，ラクトースを分解する能力を失う。しかし，北部ヨーロッパやアフリカの牧畜集団は成人になっても牛乳のラクトースを消化する能力を維持している（乳糖分解酵素存続〈lactase persistence：LP〉）[20,111]。ラクターゼ遺伝子（*LCT*）の *cis* 調節エレメントにおける 2 つの SNP（C/T-13910 および G/A-22018）が，ヨーロッパ集団における LP 表現型に重要である[112]。

LCT 遺伝子の調節領域での他の 3 つの SNP（G/C-14010，T/G-13915，C/G-13907）がアフリカの集団で LP 表現型と関連することがわかった。この所見は，LP の形質がヒトの進化の過程で独立して進化していることを示している[20]。ハプロタイプに基づく自然選択試験は，異なるラクターゼ変異体によるヨーロッパとアフリカの集団での適応が過去約 7,000 年以内に発生したことを示している。これは，ヒトが牛を家畜として飼育し始めた時と一致している。この食事の適応の古典的な例は，人間の文化的要素，この場合，牛の家畜と成人の牛乳消費が，現代人のゲノムを形成する上で重要な役割を果たしたことを示している。

▶鉄代謝

遺伝性血色素症は劣性の鉄貯蔵疾患であり，ヨーロッパ人に 300 人に 1 人の割合で発生する。鉄量を調節するタンパク質をコードしている *HFE* 遺伝子に一般的な多型（C282Y）は，他の遺伝的変異もその表現型に関与しているとしても，ヨーロッパ人における 60～100％の疾患の表現型に関与している。鉄貯蔵疾患は，*HFE* C282Y 対立遺伝子が基本的に存在しないアジアやアフリカでも見られる。鉄過負荷状態を示す表現型である C282Y *HFE* 対立遺伝子の浸透度はホモ接合体の中で大きく異なり，無症状の人もいる。*HFE* C282Y 多型はヒト集団内に比較的最近広がっており，まだ発見されていない淘汰上の利益をもたらすかもしれない[113]。

▶脂質代謝

アポリポタンパク E（Apo E）は，脂質代謝やコレステロール運搬の機能をもつ。主要な 3 つの Apo E アイソフォーム（E2，E3，E4）の頻度は，各ヒト集団で異なる。これらのタンパク質のアイソフォームは，リポタンパク質粒子および低比重リポタンパク質（low-density lipoprotein：LDL）受容体への親和性が異なる。研究者は，アポ E 対立遺伝的変異は，ヒト集団におけるコレステロール濃度の変動の約 7％を占めると推定している[114]。低脂肪，高コレステロールの食事療法の食物における比較対照試験では，血清コレステロールレベルは E4/E4 の個体において増加したが，E3/E2 および E2/E2 遺伝子型では増加しなかった。ヒト集団の研究では，E2 の対立遺伝子のキャリアーは，E4 キャリアーよりも，血漿コレステロール値が低い傾向を示した。さらに，E4 対立遺伝子では高コレステロール血症および遅発性アルツハイマー病のリスクが増加する。

プロタンパク質転換サブチリシン様ケキシン9型（proprotein convertase subtilisin-like kexin type 9：PCSK9）は，LDLの血漿レベルを調節するセリンプロテアーゼである[115]。その機能喪失突然変異は，血漿LDLレベルを低下させ，循環器疾患リスクを軽減する[116]。2つのナンセンス変異（Y142X，C679X）[117]と2つのミスセンス変異（L253F，A443T）[115]などの機能喪失変異は，アフリカ系アメリカ人の一部でPCSK9を不活性化し，血漿LDLレベルを約35%減少させる。もう1つのミスセンス変異のR46Lも，またPCSK9を不活性化し，ヨーロッパ系アメリカ人で多く見られる。

まとめ

ヒトの遺伝的変異を包括的に識別することにより，高い解像度で個人間の表現型の違いについての分子基盤の理解を可能にする。1000 Genomes Project Consortiumを通じて，1,000以上のヒトゲノムの配列が決定されている[118]。情報は，疾患リスクの予測を助け，病気の予防と管理についての食事アプローチを教えてくれる。ヒトの遺伝的変異とそれによる代謝への影響を理解することは，個別化された栄養の時代へとつながる。そこでは，食事勧告は，個々の遺伝子構造との相互作用を最適化するように調整することができる。

（Patrick J. Stover, Zhenglong Gu／中屋　豊 訳）

41 エピジェネティクス

概要

ヒトゲノムはDNA配列だけで記述されている情報だけではない。いわゆるエピジェネティック情報（ギリシャ語のエピはonまたはoverを意味する）がゲノムの遺伝情報に書き加えられている。基本的には，エピゲノム修飾はDNAの配列情報の利用に影響を与えるものだが，細胞の固有性や正常な機能維持に必須のものである。後世的にDNA情報に加えられるエピジェネティックな修飾過程は，癌や認知機能，循環器疾患，糖尿病，生殖機能などの健康転帰に広く関与するし，エピジェネティック修飾の状態に関与する食事やライフスタイルのような環境要因の影響が急速に理解されてきている。

エピジェネティクスは，遺伝子型に影響を与えることなく細胞の表現型を定義する機構を含んでいる[1)]。分子生物学用語では，エピジェネティクスはDNAのメチル化，ヒストン修飾，ヌクレオソームやクロマチン高次構造のリモデリング，ノンコーディングRNAの制御などを表す[1)]。エピジェネティック修飾を引き起こすシグナルは遺伝性であり，有糸分裂の際に体細胞から娘細胞に引き継がれ，減数分裂においてさえ世代を超えて遺伝する鍵となる特性をもつ[1~6)]。個々の遺伝子のエピジェネティック制御は急速に理解されてきているが，染色体にわたる全遺伝情報を組織的にコントロールする機構を理解することはより重要である。ヒトゲノムは転写活性の高いユークロマチン領域と凝集し転写抑制状態にあるヘテロクロマチンにより構成され，このクロマチン構造の違いによって細胞の転写調節機構が遺伝子情報を読み出すことができるか否かが決定される[5,6)]。ユークロマチン領域やヘテロクロマチン領域は多くの遺伝子に広がっており，エピジェネティック制御は両領域間への移行に決定的役割をもつ[7)]。

DNAのメチル化は，おそらく栄養と関連して最も広く研究されているエピジェネティック制御機構である。哺乳類細胞のDNAメチル化は，グアノシンの5′側に隣接するシトシン（CpGサイト）で起こる。有意にDNAメチル化された部分（全ゲノムにおける平均的DNAメチル化の割合）は全ゲノムの約45%が転移性の要素で占められ，その程度は，通常はほとんどメチル化（約90%）されている。トランスポゾンには長鎖散在反復配列（*LINE1*），嚢内A粒子遺伝子（*IAP*），短鎖散在反復配列（*SINE*），制限酵素Aluで認識されるヒト短鎖散在反復配列の*Alu*ファミリーがある[8,9)]。トランスポゾンにはゲノム上を移動することが可能なものがあり，重要な保存配列に挿入された時には機能異常や病気を引き起こす[5,8,9)]。タンパク質をコードする遺伝子において，最も際立ったエピジェネティック修飾の特徴は，インプリンティング遺伝子と非インプリンティング遺伝子の間に見てとれる。たいていの常染色体遺伝子は両アリルから等しく読まれるのであるが，インプリンティング遺伝子はそうでない。

ゲノムインプリンティング（ゲノム刷込み）は，各アリルのもととなる親に依存する表現パターンを生じる生殖細胞由来の特異性なパターンを示すエピジェネティック修飾がマーキングされた遺伝子として用いられる[1,4~6)]。インプリンティング遺伝子の一部は，胎児の成長や胎盤機能，脳の機能や行動に関与することが知られている[10~12)]。インプリンティング遺伝子は通常，CpGサイトが多く集まったDNA領域の下流にみとめられる[5)]。インプリンティング遺伝子の約80%が他のインプリンティング遺伝子とともにクラスターを形成し，このクラスター配列が染色体のドメイン内にある遺伝子群の協調的な制御に関与していると考えられる[5)]。CpGアイランドとして知られるCpGサイトが集中した領域は，遺伝子の領域内や内在性のくりかえし配列，トランスポゾンにみとめられ，転写抑制に重要と考えられている[3)]。脱DNAメチル化の過程は，多くの点でエピジェネティック制御に重要なメチル化と同じようにメチル化制御機構に重要である。脱メチル化はミスマッチの修復過程で起こるが，メチル化基の除去がエピジェネティック改変において働く基本的なメカニズムは知られていない[13)]。エピジェネティック修飾の状態は，それぞれの個人だけでなく[14~16)]，一卵性双生児の間でさえも多様性をもつ[17)]。このようなエピゲノムの多様性が健康状態を左右するのか，また食事からの栄養によってこの多様性が影響されるのかという点について多くの研究がなされてきた。

健康と疾患

ヒトの病気の起源におけるエピジェネティック修飾因子の重要性に興味をもつ研究者が，最近では多い[4,18)]。エピジェネティックな変化はヒトの主要な慢性疾患のすべてに関与する。歴史的に見れば，癌はエピジェネティクスが最も詳細に検討された疾患である。ヒトの腫瘍に通常観察されるのはエピジェネティックな変化であり，DNA[19~21)]やDNAに関与するヒストン[22)]のメチル化である。癌細胞における低メチル化状態はゲノム不安定性を招きうる早期のきっかけであるとされ，特定の遺伝子の高メチル化状態は発癌や癌の進行に関与すると考えられている[23)]。ある種のインプリンティング遺伝子は細胞増殖の抑制に関与する癌抑制遺伝子として知られている[24)]。インプリンティングの喪失（DNAメチル化の獲得または喪失，アリル特異的な遺伝子発現の減少）もまた，乳癌や肺癌，大腸癌，肝臓癌，卵巣癌などの多くの癌において見られる特徴である[24)]。刷込みが抑制されたり欠失したりするインプリンティング症候群は，肥満や認知発達障害の原因となる正常機能の障害[2)]に加えて，糖尿病[25)]や癌のリスク[26)]とも関係する。ヒト遺伝子の約1%がインプリンティング遺伝子だが，刷込みの状態がいくつかの健康転帰に重要であると認識されるようになってきている[4]。

血管疾患をもった患者では，健常人と比較して有意なDNAメチル化の変化が観察されている[27]。DNAメチル化が全体的に変化していることがマウスやウサギの動脈硬化病変でも観察されており[28]，動脈硬化症マウスモデルを用いた研究では，DNAメチル化の変化が動脈硬化病変の形成に先立って観察されることが示されている[29]。エストロゲン受容体α遺伝子のメチル化の変化もまた正常な基部に近い冠動脈に比較して，プラークが形成された冠動脈で観察されているし，基部に近い正常冠動脈でも年齢とともにメチル化の変化が観察されている[30]。エピジェネティックな機構はアルツハイマー病[31]や精神機能障害，正常な認知機構にも関与する[12,32~34]。

栄養学的効果

栄養は，以下の理由によりエピジェネティックな状態に影響を与えることができる。

- エピジェネティックにDNAやヒストンを修飾することに使われる基質を提供する。
- エピジェネティック修飾を起こしたり中断させたりすることに関与する細胞機能に直接的な効果をもつ。
- 全遺伝子情報の構築や働きに直接的な効果をもつ。

エピジェネティックなメチル化反応に対する最終的なメチル供給体は，葉酸–メチル化サイクルであり，特に代謝産物である*S*–アデノシルメチオニンである。この代謝回転を活性化する栄養学または遺伝学的因子もまた，エピジェネティックな修飾に影響を与える。葉酸の欠乏状態やホモシステインの上昇は，ヒトDNAリンパ球の低メチル化状態に関連している[35,36]。メチル基を供給するメチレンテトラヒドロ葉酸［訳注：メチレンテトラヒドロ葉酸レダクターゼ］の遺伝子の変異は，DNAメチル化に影響を与える葉酸の状態と関連する[37,38]。葉酸が，エピジェネティックスに関係する全ゲノムの構造と機能に直接的に影響を与えることも起こりうる。ヒトゲノムには20以上の葉酸感受性のある不安定なサイトがあり，そのサイトでは葉酸やチミジン欠乏下で有糸分裂の間の通常みとめられる凝集が起こらなくなるクロマチンの部位である[23]。

他のビタミンB類もエピジェネティック制御に関与する。ヒストンと結合するビオチンとレトロトランスポゾンの例[40]とともに，ナイアシンとクロマチン構造と機能の例[39]が知られている。もう1つの重要なエピジェネティック制御であるヒストンのアセチル化はヒストンの脱アセチル化で制御されているが，この脱アセチル化はアブラナ科の野菜［訳注：キャベツ，ブロッコリー，大根など］に含まれるスルホラファンによって阻害される[41]。アルコールもまたメチル基代謝に関与することが知られている。動物モデルにおいて，慢性的なアルコールへの曝露はDNAメチル化が変化するが[42,43]，ヒトにおいてもアルコールの摂取によりDNAメチル化が変化することが知られている[44,45]。緑茶やコーヒー，大豆に含まれるポリフェノールは，DNAにメチル基を結合させるメチル基転移酵素に直接的に影響を与えることでエピジェネティックな状態に影響すると考えられている[46~48]。

感度の窓

エピジェネティックな事象の多くは，細胞分裂，分化，発達の特定の段階に限局して生じる。エピジェネティックな制御機構はヒトの胎児，初期胚，配偶子形成など調和のとれた発達過程において中心的な役割を担っており，出生前のすべての時期で非常に活発なエピジェネティック活性がみとめられる[6]。ある刷込みによって生じた表現型が子にも引き継がれることがある。この事実はある世代で蓄積されたエピジェネティックな機構による何らかのリスクファクターが次世代にも引き継がれうることを示す。栄養学におけるエピジェネティクスの領域では，出生前の栄養環境曝露による出生後の長期的な健康への影響について注目されている。

げっ歯類における数々の研究から，子の特定の遺伝子に対するエピジェネティック制御は母体の妊娠期における葉酸，コリン，ベタイン[40,41]，葉酸と低タンパク質の組合せ[49]やフィトエストロゲン[4,50]など，メチル基供与体の摂取状況に影響されることが明らかにされた。ヒトにおいても，妊娠期に葉酸サプリメントを摂取した妊婦では臍帯血中DNAのインスリン様成長因子2（insulin-like growth factor 2：IGF-2）遺伝子の高メチル化状態が観察されている[51]。将来の循環器疾患，糖尿病，肥満，癌のリスクとも関連する出生時体重[52]と子どものIGF-2のメチル化状態の変化との関連も報告されている[51]。同様に出生前にDutch Hunger Winter（1944～1945年）の飢餓を経験した女性において，60年が経過したにもかかわらずIGF-2のメチル化変化が観察されており，乳癌リスクの増大との関連が推定されている[53]。

栄養によるエピジェネティックな変化は出生前に限られたものではなく，生涯を通じ変化しうる[54]。栄養状態によりプログラムされたエピゲノムは定着するし，細胞分裂あるいは減数分裂においていくつかの経路により拡散する（**図41.1**）。

疫学

遺伝子発現制御に対する重要性を考えると，エピジェネティックな状態が疾患ごとにあるいは栄養状態によって異なっていることや，栄養という遺伝子発現を制御する因子がエピジェネティックな状態にも影響を与えることは驚くことではない。エピジェネティックな変化は疾患の原因になるのか，そしてそのエピジェネティックな変化自体は栄養の影響を受けるのかという点はさらに重要である。この関連は，動物モデルを用いた実験により比較的簡単に確立される。しかし，エピジェネティックな制御における動物の種差や疾患原因に違いが存在するため，動物での知見をヒトの健康決定遺伝子の研究にそのままあてはめることはできない。ヒト栄養学の分野でその因果関係を明らかにすることは難しい。

ヒトは組織タイプ，あるいは発達段階に応じて多様なエピゲノムパターンを有する[7]。確かに組織の発達過程を見るとエピジェネティックな変化は重要なイベントであるこ

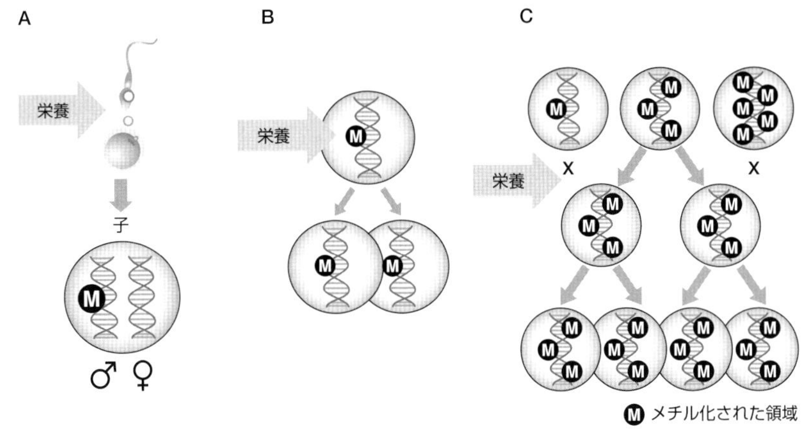

図 41.1 栄養によって規定されたエピジェネティックな状態が定着し，広がっていく際の考えられるメカニズム。A：不可逆的なエピジェネティックなイベントの際における栄養環境曝露（例：刷込み）。B：転写活性の高い時期やエピゲノム関連プロセスにおける栄養環境曝露（例：細胞分裂）。C：様々なエピジェノタイプを有する細胞の栄養環境曝露によるクローン選択（例：24）。

とがわかる。ほとんどの栄養学研究では，末梢血あるいは口腔細胞より DNA が採取される。ヒトの健康状態を左右する重要組織や器官（肝臓，膵臓，心臓，脈管系，脳）の直接採取は侵襲度の高いプロトコルやかなり特殊な研究デザインにおいてのみ実施される（例：癌研究での末梢血に放出された腫瘍由来DNAのメチル化パターン検出[55]）。末梢血や口腔細胞採取の根拠としてはそれら末梢細胞由来の DNA が標的臓器・器官のエピジェネティックな変化を反映していることに基づいて考えられるからであり，あるいは単に簡単に採取可能な疾患の予測バイオマーカーと考えられるからである。

栄養に関するバイオマーカー発見の背景には，個体の栄養摂取状況がより鋭敏に反映されており，将来の疾患発症リスクを予想しうるということが求められる。バイオマーカーが栄養状態を反映する原理や，そのバイオマーカーと健康とをつなぐメカニズムが明らかであるほうがより好ましいが，必ずしもそのような情報が必要不可欠というわけではない。いくつかの有用な栄養に関するバイオマーカーでさえも，疾患との関連メカニズムについていまだ結論にいたっていない。例として，血漿ホモシステイン[54]や広く利用されつつある末梢血細胞由来の多次元的な情報（プロテオミクス，メタボロミクス，ゲノミクス）があげられる。末梢血や口腔細胞由来のエピジェネティックな状態は将来の疾患の予測や隠れた病気を検出しうることが示すことができれば，たとえメカニズムがわかっていなくても有用なバイオマーカーになるかもしれない。しかし，詳細なメカニズムの理解はそのバイオマーカー利用のさらなる可能性につながる。

▶エピジェネティックな潮流

少なくともいくつかの遺伝子について，末梢血や口腔細胞由来のエピジェネティックなシグナルはエピジェネティックな状態を反映しているというエビデンスが蓄積されつつある。これは海に浮かぶ複数の船が潮の満ち引きに応じて同時に上がり下がりする様子に例えられる（**図 41.2**）。すなわち，体の細胞それぞれ特定のエピゲノムパターンであっても，そのメチル化レベルは個体のある環境因子への曝露によって同じように上がり下がりするものである。しかし，このようなアプローチの妥当性や有用性は測定するエピジェネティックなパラメーターに依存するであろう。

メチル基の利用性に影響する栄養素摂取を反映して，DNA 全体のメチル化状態は変化することが示されている[35~39,44,45]。DNA 全体のメチル化状態はくりかえし配列[5,8,9]や CpG アイランド[3]，あるいはゲノムの安定性[23]に作用することにより健康状態に影響するのかもしれない。しかし，葉酸やホモシステイン保持量やビタミン B 群に関与する遺伝子型のばらつきのため，全体的なメチル化レベルに基づいて栄養と疾患の因果関係を解明することは難しい[54]。

特定の遺伝子やゲノム領域を対象とした研究はより行いやすい。いくつかの特定の遺伝子に関して末梢細胞のエピジェネティックな状態が標的臓器のそれを反映するかもしれないというエビデンスが得られつつある。乳癌早期発症遺伝子（breast cancer 1：*BRCA1*）は腫瘍細胞でメチル化状態に変化が生じていることが明らかになっているが，その腫瘍細胞に隣接する正常上皮細胞においてもその変化が観察された[20]。乳癌やそのリスクを有している女性の末梢血や口腔細胞でも，同じようなメチル化変化は観察されている[56,57]。このアプローチを実際に用いるには血液あるいは口腔細胞など末梢細胞とアウトカムに関係するような組織，器官，細胞の間でゲノム全体のエピジェネティックな状態がまったく同じである必要はない。末梢細胞と標的臓器のメチル化状態がある環境因子への曝露により同じように影響され，そしてその集団における相対的なメチル化程度（順位）が末梢細胞で標的臓器を反映していれば十分である。

▶早期曝露の影響

発達のかなり早期の段階で書き込まれたエピジェネティックな情報は体細胞系列を通じて受け継がれるため，細胞分裂などを経て異なった種類の細胞となっても早期に形成されたもともとのシグナルを有している。その最も代表的な例としてはインプリンティング遺伝子があげられ

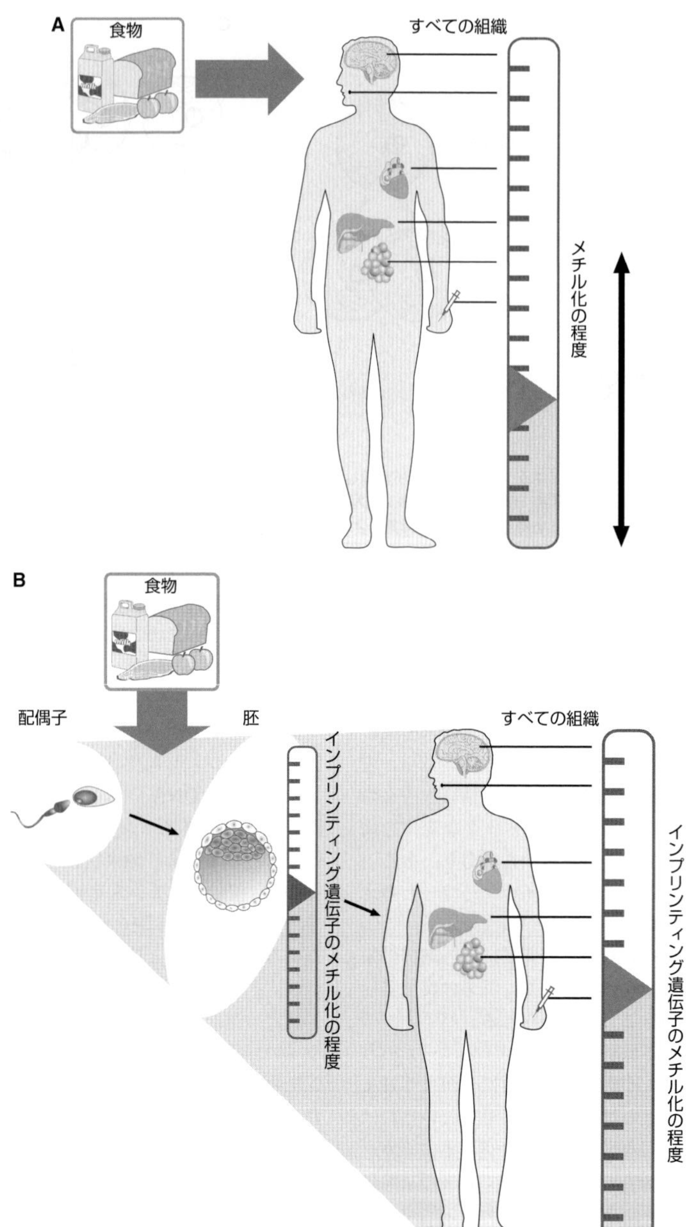

図 41.2 ある組織における全体的なまたは特定のゲノム領域のエピジェノタイプを末梢血や口腔細胞の採取により推測する方法。**A**：エピジェネティックな潮流。**B**：早期発生段階の影響。

る。インプリンティング遺伝子ではエピジェネティックな書込みが発生の最も早い時期に生じており，変化は生涯を通じて様々な組織において保持される（**図 41.2**）。そのようなインプリンティング遺伝子のいくつかは組織特異的な発現パターンを獲得し，発生段階によって変化するかエピゲノムを拡散させるかもしれない[5]。しかし，一般的にこのような刷込み遺伝子は数十年にわたって比較的安定して存在する[58]。この特徴は末梢血や口腔細胞，様々な組織のほとんどのヒトインプリンティング遺伝子に関して平均50%のメチル化状態（一対のアレルのうち父親由来のアレルが100%メチル化された状態にあり，もう一方のアレルのメチル化が0%であるということを反映する）が観察されるという点においてもわかる。ヒト集団において，このインプリンティング遺伝子の平均の値というのは異なっており[16,58,59]，その生物学的重要性についてはかなり興味深い。これらの性質から判断すると，インプリンティング遺伝子の健康・疾患に対する役割検討，あるいは個体の発生・発達という早期の栄養環境の影響調査を目的とする研究において末梢血や口腔内細胞は有用かもしれない。

エピゲノムの変化が早期のライフイベントの結果であるにせよ，成人後の栄養環境を反映しているにせよ，標的臓器から離れた組織のエピジェネティックな状態は疾患を予測し，標的臓器における重要なエピジェネティックな変化を反映することが示されている。このような観察結果からエピジェネティックなイベントは疾患の進行の原因であるかもしれないということ，栄養のような因子は様々な組織においてエピジェネティックに影響しうるということ，さらにエピジェネティックの状態は簡単に採取できる細胞由来のDNAを用いた方法により検討可能であるということがわかる。

栄養エピジェネティクスの将来

遺伝子型のようにいくつかのエピジェネティックな状態は遺伝しうる。しかし，エピジェネティック型は可塑性を有するという点においてジェノタイプと異なる。エピジェネティックな変化は生涯を通じて起こる可能性があり，疾患の原因とも関与しうる。エピジェネティック型は食生活や生活習慣により変化を受ける可能性があり，ある世代で生じたエピジェネティックな変化に伴う疾患リスクは次の世代へと受け継がれる可能性がある。栄養と疾患とを結びつけるエピジェネティクス生物学をより深く理解することによって，われわれは疾患リスクを低減させるような食事戦略を開発できるかもしれない。

（Paul Haggarty／阪上　浩，黒田雅士 訳）

42 消化管の栄養生理学

消化管は，口腔咽頭の後部から肛門まで続く管状構造物である。その主な機能は，摂取された栄養素を消化し，吸収することである。本章の目的は，消化管の構造および機能について述べ，これらの構造および機能の食事に対する相互作用を解説することにある。消化管の細菌叢と消化管免疫系についても，それらが消化管機能全般において重要であるため，簡単に解説する。

消化管の構造

▶微細構造と細胞

多くの重要な機能を発揮する細胞の局在性と微細構造を考慮に入れ，消化管の構造について簡単に解説する。消化管は，食道（esophagus），胃（stomach），小腸（small intestine）と大腸（colon）の連続する 4 つの部分から成る（**図 42.1**）。それぞれの部分の壁は，粘膜（mucosa），粘膜下層（submucosa），固有筋板（muscularis propria）と漿膜（serosa）あるいは外膜（adventitia）の 4 つの特有な層を含んでいる（**図 42.2**）。粘膜は，上皮（epithelium），粘膜固有層（lamina propria）と粘膜筋板（muscularis mucosae）の 3 つのはっきりした層で構成されている。上皮は管腔とその下の部分との間のバリアーを形成する。消化管の様々な部位に，各々に分化した上皮細胞が集まっており，この分布の差によってそれぞれがもつ特有の分泌，吸収およびバリアーの機能の違いが生じる。その中でも，上皮は消化管の部位により最も大きく異なる。粘膜固有層は，上皮と粘膜筋板との間の結合組織のスペースである。粘膜筋板は筋線維の薄い層で，粘膜の下部の境界線を形成する。粘膜固有層には，免疫グロブリン（Ig）を分泌する形質細胞，マクロファージとリンパ球などの免疫機能に関わる多くの細胞が存在する。さらに，リンパ小結節も豊富に存在し，それらは粘膜筋板からその下にある粘膜下層まで広がっている。上皮下の線維芽細胞は，コラーゲンや他の多くの細胞外マトリックス成分をつくりだし，上皮の基底膜の底部を形づくる。これらの線維芽細胞と分泌された細胞外マトリックスは，その上の上皮中において，細胞増殖と分化を制御する重要な役割をもっている。

粘膜上皮には，分泌，吸収やバリアー機能をもつ細胞以外に，多数の消化管内分泌細胞が存在している。胃，小腸，大腸の上皮にある消化管内分泌細胞は，多角形で，広い基底部をもち，多数の基底膜に結合している分泌顆粒をもっている。消化管内分泌細胞は，上皮の頂端側（管腔側）近くにある接合複合体を介して近接した細胞に接している。基底膜側に位置する分泌顆粒に貯蔵されている調節性ペプチドまたはバイオ・アミンは，側底膜を通して分泌され，管腔内および/または基底側から起こるシグナルに反応して，パラクリン（傍分泌）またはエンドクリン（内分泌）機構を介して，消化管の分泌，吸収機能と運動に対してメディエーターとして作用する。

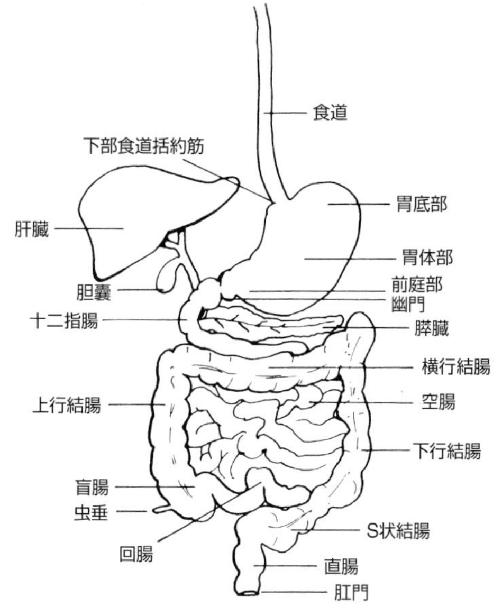

図 42.1 胃，小腸，大腸の解剖。十二指腸は後腹膜腔に位置し，膵臓の頭部で曲がっている。空腸は腹膜腔内にあり，トライツ（Trietz）靭帯を起点とする。空腸は主に上腹部の左と中央部に位置する。近位回腸は腹部の中央にある。遠位回腸は右下の 1/4 区画に存在し，回盲弁で大腸に連絡する。図中で切り離されている部位は大腸の後部にある十二指腸とトライツ靭帯を示す。

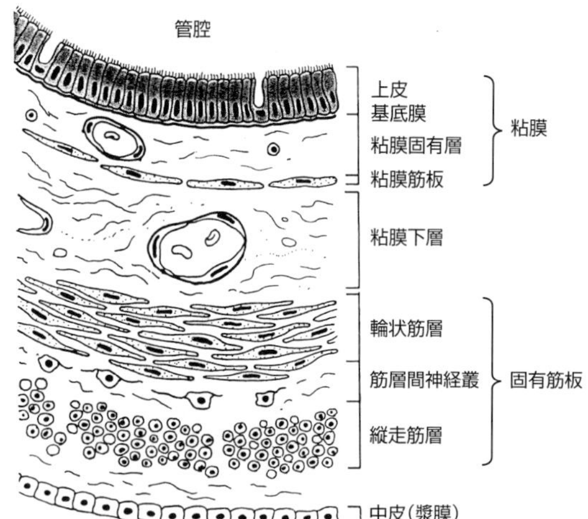

図 42.2 消化管の壁の模式図。
(Reprinted with permission from Yamada T, Alpers DH, Owyang C et al, eds. Textbook of Gastroenterology. 2nd ed. Philadelphia: JB Lippincott, 1991:142.)

粘膜下層は粘膜から外層筋まで広がり，結合組織によって囲まれた多くの小〜中サイズの静脈，動脈とリンパ管が含まれている。粘膜下層では，神経節細胞と神経叢マイスナー（Meissner）の自律神経線維も見られる。この粘膜下神経叢の線維は腸筋神経叢とともに腸神経系（enteric nervous system：ENS）を形成する。そして，それは腸管運動など多数の腸の機能を調整する。さらに，腸壁のこの層では，散在するリンパ系集合体や小結節も見られる。

固有筋板は，筋細胞が腸を囲む内側の輪状筋層と筋細胞が腸の長軸と平行になる外側の縦走筋層の2層の筋から成り立つ。上部食道では，骨格筋線維が平滑筋線維と混じり合っている。他方，残りの消化管の筋は，平滑筋のみで構成されている。

▶食道

成人の食道の長さは約25 cmで，輪状軟骨の高さにある中咽頭の後側から横隔膜裂孔の真下まで続く。ここで，食道胃移行部から胃に入る。食道粘膜は，厚い不完全に角質化された重層扁平上皮で覆われており，嚥下された食物のかたまりが通過する間に摩滅するのを防ぐとともに，逆流した胃酸による傷害も防ぐ。固有層には，リンパ系集合体，中性の粘液を分泌する粘膜腺が所々にある。酸性の粘液を分泌する粘膜下腺は，固有層と粘膜筋板にまたがって広がり，食道の上半分に豊富に存在する。

上部食道では，骨格筋線維と平滑筋線維が混ざっている。平滑筋は残りの食道全体に見られる。上部食道括約筋は，斜紋筋の厚い帯から成る。これらの骨格筋線維は随意調節下にあって，上部食道において嚥下されたかたまりの最初の通過を調整することに関係している。残りの平滑筋は，迷走神経から生じている副交感神経の線維によって神経支配される。食道胃移行部に隣接した輪状の平滑筋の厚くなった帯は，下部食道括約筋を形成する。特にこの部位の平滑筋の収縮は，横隔膜裂孔を抜ける際に食道が急に大きく曲がることと連動し，酸を多く含んだ内容物の食道への逆流を予防するための機構をつくる。

▶胃

胃は，噴門の胃食道接合部から十二指腸に広がる非対称の器官である（図42.3）。左横隔膜の下にある胃の上部（近位部）は，胃底部（fundus）とよばれている。胃体部（gastric body）は胃で最も大きな部分を占め，胃角（angularis）まで及ぶ。ここで，胃は急に曲がる。前庭部（antrum）は，胃角と幽門の間にある。幽門括約筋は，胃から十二指腸への出口をつくる筋の丸い帯である。分泌腺が多い胃の平坦な粘膜は，幽門では十二指腸で見られるような絨毛の多い上皮に変化する。

胃の内面全体は，単層円柱上皮によって覆われている。粘膜上皮には，基底部で腺を形成する，多数の陥入している胃小窩がある。各々の腺は，①表面が粘液を分泌している細胞によって覆われている上部の小窩領域，②増殖ゾーンで多くの成熟していない未分化細胞と胃腺頸部粘液細胞がある狭い峡または頸部領域，③3つの細胞タイプ（壁細胞，主細胞と腸内分泌細胞）がある基部腺の領域から成る。胃体部と胃底部の大部分は酸分泌粘膜で覆われている。これらは，酸（H^+），ペプシノーゲンおよび内因子の分泌を行う胃底型の腺から成る。これらの腺の上半分の部位には，多くの壁細胞が存在している。主細胞は，主に胃底型粘膜腺の基底部のあたりに存在する。噴門腺は食道胃移行部の最初の3〜4 cmの隣接した部分に見られ，壁細胞，主細胞は少なく，粘液を分泌している腺が多い。幽門前庭部の幽門腺はコイル状に曲がっており，長い小窩をもち，腸内分泌細胞が多く存在することが特徴である。

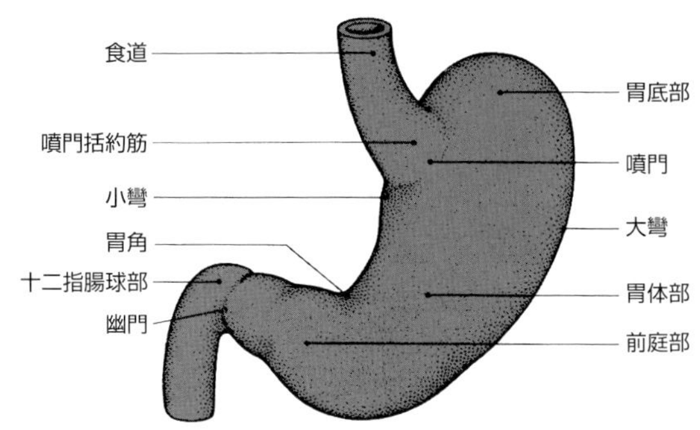

図42.3　胃と十二指腸近位部の局所の図。
(Reprinted with permission from Yamada T, Alpers DH, Owyang C et al, eds. Textbook of Gastroenterology. 2nd ed. Philadelphia: JB Lippincott, 1991:1304.)

表層粘液細胞は，粘膜と胃小窩の表面を覆う円柱上皮細胞の均一な細胞群である。これらの細胞は，上皮を胃の酸性環境から守るために，糖タンパク質（グリコプロテイン）が豊富な中性の粘液を分泌している[1]。表層粘液細胞は常に胃管腔にはぎ落とされる。これらは，分泌腺の頸部あるいは峡部にある未分化細胞から分化し複製された細胞と置き換わる。これらの細胞は，小窩の上方へ遊走し胃粘膜表面上に到達する間に分化する。胃腺の頸部には副細胞（頸粘液細胞）も存在している。副細胞は，表層粘液細胞とは次の点で異なっている。副細胞は粘液顆粒が大きく，表層粘液細胞が中性の糖タンパク質をもっているのに対し，酸性のグリコプロテインをもっている。これらの細胞は，粘液を分泌するが，表層粘液細胞，壁細胞，主細胞，内分泌細胞などの前駆幹細胞に由来し[2]，間葉系細胞，おそらくは筋線維芽細胞からのシグナルに反応しているようである[3]。

壁細胞は塩酸を分泌して，胃腺の中央から底部にかけて存在する。これらの細胞は，明るい好酸性の細胞質をもつ大きな細胞で，ミトコンドリアに富む。また，微絨毛縁をもつ細胞内の小管がよく発達している。微絨毛は，頂端側表面まで広く突き出て，酸が分泌できるようになっている。ヒスタミン，ガストリンとアセチルコリンの受容体は，基底側の表面にあって，壁細胞の分泌機能を調整している。水素/カリウム（H^+/K^+）-アデノシントリホスファターゼ（ATPase）（管腔に水素イオンを分泌する酵素）は，小管の膜に存在している。内因子（ビタミンB_{12}のための結合タンパク質）は壁細胞によって分泌される。さらに，壁細胞は胃分泌細胞系の分化制御にも関与している。成長因子のトランスフォーミング増殖因子α（transforming growth factor-α：TGF-α），ヘパリン結合EGF様増殖因子（heparin-binding epidermal growth factor-like growth factor），アンフィレグリンやさらにmorphogen sonic hedgehog（胃の細胞の成長，分化に関与しているペプチド）が壁細胞から分泌される[2,4]。

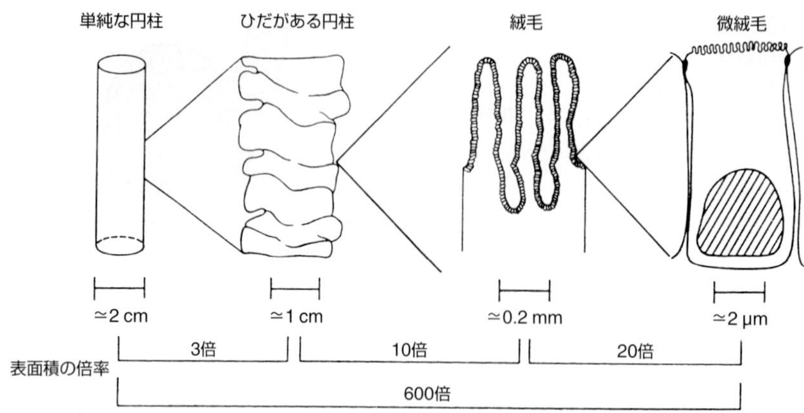

図 42.4 小腸の表面積はひだ（輪状ひだ）と絨毛により拡大している。微絨毛によりさらに上皮細胞の表面は拡張されて内腔と接する面積を大きくしている。これらのものが組み合わさって，小腸の表面積は 600 倍に拡大されている。
(Reprinted with permission from Yamada T, Alpers DH, Owyang C et al, eds. Textbook of Gastroenterology. 2nd ed. Philadelphia: JB Lippincott, 1991:327.)

主細胞または酵素原細胞（酵素を分泌する細胞）は，胃腺の基底部近くに存在する。これらの細胞は，広範囲に基部粗面小胞体と核上酵素原顆粒をもっている。このことは，ペプシノーゲンと他のプロテアーゼをつくる役割を反映したものである。ペプシノーゲンは，これらの細胞によって合成されて，胃管腔に分泌される。管腔内の塩酸は，プロ酵素であるペプシノーゲンを分解し活性のあるペプシンにする。ペプシンはタンパク質を消化し，より小さな分子量のポリペプチドにする。

腸内分泌細胞は幽門前庭部に最も多く存在し，後で述べる多くの異なる種類の神経ペプチドおよび調節性分子を分泌する。これらの細胞は開放型あるいは閉鎖型細胞に分類される。開放型細胞は内腔に接した頂端膜があるが，閉鎖型細胞は内腔に面していない。ガストリンを分泌している G 細胞（開放型細胞の一例）は前庭部で多く見られる。また腸クロム親和細胞（enterochromaffin cell：EC）は胃粘膜の全体を通じて見られ，セロトニンあるいはサブスタンス P やモチリンを分泌する。グルカゴンを分泌している A 細胞は，胃の上部の 1/3 で見られ，ソマトスタチンを分泌している D 細胞（閉鎖型細胞の一例）は，胃上部の 1/3 と前庭で見られるが，胃の中央部では見られない。この腸内分泌系の複雑なネットワークは，管腔内の状況と側底の信号の両方に対する反応を統合するのに重要である。

層

胃は 4 つの組織の層から成る。最初の層は，概要を前述した上皮細胞が並んでいる粘膜固有層と粘膜筋板とよばれる薄い筋の層である。その下の層は，粘膜下層である。これは結合組織の層で，血管，リンパ管や神経を含んでいる。次の層は固有筋板で，3 層の筋層から成る。すなわち，斜走筋，輪状筋層（幽門括約筋になる）および外側の縦走筋層である。最後の層は漿膜である。

▶小腸

小腸は胃の幽門から回盲弁まで及んで，十二指腸，空腸および回腸の 3 つの部位に分けられる[5)]。

十二指腸

十二指腸は長さ約 30 cm で，膵頭のまわりを型取りする形で固定されている。そして，組織学的に，十二指腸はアルカリ性の粘液を分泌する粘膜下のブルンネル（Brunner）腺が多く存在するという特徴がある。球部として知られる十二指腸の第一部は腸間膜に付着しており，腹膜腔の後壁の上に折り重ねられている。十二指腸の第二部（下行部），第三部（水平部）と第四部（上行部）は後腹膜腔に位置する。胆汁と膵液分泌はファーター（Vater）膨大部（乳頭）で，総胆管から十二指腸の第二部に入る。十二指腸と空腸の境目はトライツ（Trietz）靭帯の位置によって定義される。ここで，十二指腸は腹膜腔に再び入る。この移行部位では小腸の組織所見に変化はない。

空腸および回腸

空腸と回腸は大網に付着しているため，可動性がある。トライツ靭帯を越えた小腸の近位の 2/5 が空腸として定義され，遠位 3/5 が回腸と定義される。空腸は，回腸より大きな径をもち，より大きなひだとより長い絨毛がある。回腸は，粘膜下組織で大量のリンパ小節（パイエル〈Peyer〉板）があるのが特徴である。

成人の空腸と回腸を合わせた長さは，320～846 cm ある。小腸の構造上のいくつかの特徴により，栄養素を吸収しやすいように粘膜の表面積は 200 m^2以上の広さになっている。これは，ダブルス・テニスコートの面積より大きい（図 42.4）。表面積は，一連のひだと凹凸によって拡大する。まず第 1 に，腸の円筒は，粘膜下組織と粘膜も巻き込んで高く持ち上がり，輪状ひだになっている。これらのひだは，空腸において著しい。第 2 に，粘膜の表面積は多数の絨毛によりさらに広がっている。この絨毛の粘膜の長い手指のような突起で，中には小動脈，細静脈，中心排出乳び管がある。第 3 に，絨毛に沿った小腸上皮細胞の頂端側の表面は微絨毛によって覆われており，何千もの凹凸を形成し，表面積を広くしている。ひだ，絨毛や微絨毛の存在は，単純な円筒より表面積を 600 倍に増やしている。

上皮

小腸の内側を覆う単層円柱上皮は，吸収を司る腸細胞，杯細胞，パネート（Paneth）細胞および腸内分泌細胞の 4 つの主要な分化した細胞から成る。細胞は，隣の細胞と接合複合体により結合し，細胞間での液体と大きな分子の移動を制御している（「水分と電解質」の項参照）。吸収性の腸細胞は，ジペプチド，トリペプチド，二糖類の消化と，栄養素の吸収を担当する。吸収性の腸細胞の微絨毛はアクチンフィラメントのセントラルコアで支えられている。そして，このアクチンフィラメントは，腸細胞の頂端側（管腔側）の表面と平行に走行しているアクチンとミオシンの密な終末線維網とつながる。頂端側の表面は，糖タンパク質の豊富なグリコカリックスによって覆われる。腸細胞により遺伝子コードされ，そして消化機能に重要なタンパク質が頂端側の表面に存在する。これらには，ジペプチダーゼ，ジサッカリダーゼ，エンテロキナーゼと腸型アルカリホスファターゼなどがある。杯細胞は，粘液を貯蔵し分泌する頂端側に大きい小胞をもったフラスコ形の細胞である。杯細胞によって分泌される粘液は粘着性ゲルを形成する。それは，潤滑油として機能するだけでなく，侵入する病原体が上皮の表面に付着することから守る作用をもっている。杯細胞は，宿主防御に関与するシステインが豊富なタンパク質（トレフォイル因子）を分泌する。パネート細胞は腸陰窩の底部にあり，リゾチームと種々のデフェンシンを含む抗菌防御に関係するタンパク質を産生する。

腸内分泌細胞は，多数の神経内分泌メディエーターを含む（「消化管ホルモン」の項参照）（**表 42.1**）。それぞれの上皮中の腸内分泌細胞の分布は，小腸の部位によって異なる。腸内分泌細胞は，小腸にある他の分化細胞と同じ幹細胞に起因するにもかかわらず，腸細胞または杯細胞より非常に長い半減期をもつ。このように，腸内分泌細胞の上への絨毛に沿った遊走は，他の腸の上皮細胞の遊走とは連動していない。分泌顆粒をもたない点で，他の腸内分泌細胞とは異なる腸内分泌細胞が少数存在する。1つの例として，マウスの刷子縁の細胞がある。これは，内因性オピオイドやウログアニリン（トリプシン抵抗性ホルモンで，重炭酸塩〈HCO_3^-〉の分泌を増す作用がある）を産生し，味覚細胞のシグナル伝達に必要な分子であるTrpm5を発現する。これらの細胞がヒトにおいてどのように消化機能を調節しているかは不明である[6]。

再生

通常の生理的状況のもとで，腸上皮の細胞は，近接したLieberkühn腺小窩（腸腺ともよばれる）から絨毛上への遊走により，常に，そして短期間で置き替えられる（**図 42.5**）。小腸の上皮の4つの主な分化した細胞タイプは，すべて各々の腸陰窩の基底部の近くに位置する多分化能の幹細胞に由来する[7]。これらの陰窩幹細胞は，急速に複製される移行細胞と同様に，娘幹細胞（自己再生）をつくるための分裂はほとんど行わない[8]。移行細胞は各陰窩の下半分にある増殖帯で，次々と4～6回の急速な細胞分裂を受ける。そして，それらの後継細胞は増殖帯から2方向に分かれて遠ざかり，遊走する間に分化する。杯細胞と腸細胞は，増殖帯から絨毛に隣接する頂端側の突出部まで上方へ急速に移動するにつれて(48～72時間かかるプロセス)，最終的な分化を受ける。ここで，アポトーシスを受けて，管腔内にはぎ落とされる。パネート細胞は陰窩の底部へ向かって下方へ遊走する間に生じる。腸内分泌細胞は増殖帯からどちらの方向へでも遊走している間に分化する。細胞が新しくなること，および遊走と分化は，互いに作用し合い複数のレベルで調整されるプロセスである。

層

小腸は，粘膜，粘膜下，固有筋板，漿膜の4つの層をもっている点では胃に似ている。しかし，いくつかの相違点も存在する。漿膜が裏打ちしている層は胃よりも薄く，小腸へと移行していることから，小腸漿膜と腸間膜との間は連続的に移行している。固有筋板は，胃が3層あるのに対して，2層しかない（外縦走筋層と内輪状筋層）。これらの2層の間には筋層間神経叢がある。粘膜下層はよく似ているが，吸収のため血管構造が豊富である。粘膜層も上皮層，粘膜固有層，粘膜筋板と呼ばれる薄い筋層などとよく似ている。

▶大腸

構造

大腸は長さ約100～150 cmで，回盲弁から近位の直腸（**図 42.1**）まで及ぶ[9]。大腸は，盲腸，上行結腸，肝彎曲部，横行結腸，脾彎曲部，下行結腸とS状結腸から成る。回腸末端は，回盲弁でその後内側の縁で盲腸に入る。盲腸は，直径が約7.5～8.5 cm，上行結腸の腸間膜側でないほうから突出する大きな盲端をもつ嚢である。虫垂は，盲腸の底部の狭い開口部から突き出している。大腸の直径は，次第に小さくなる。S状結腸は直径約2.5 cmであって，大腸で最も狭い部分である。大網は，横行結腸の前上端に付着している。上行結腸，下行結腸，直腸および肝彎曲部，脾彎曲部の後面は，固定された後腹膜構造物となっており，そのためすべての層がそろっている漿膜ではない。盲腸，横行およびS状結腸は，腹腔内にあり，完全な漿膜の層に覆われている。

成人の結腸上皮では，吸収性の大腸細胞，杯細胞，腸内分泌細胞の3つの主要な分化型の上皮細胞が存在する。小腸で見られるように，これらのすべての細胞系統は共通して上皮幹細胞前駆幹細胞に由来する。未分化細胞，複製している細胞および腸内分泌細胞は，各結腸腺（陰窩）の基底部の近くに多く見られる。それぞれの主要な細胞系統に属している細胞は，増殖帯から離れて表面の上皮のほうへ移るにつれて分化する。杯細胞と吸収細胞の平均寿命は，深い陰窩で生まれてから管腔内にはげ落ちるまでの約6日である。小腸の場合のように，ある腸内分泌細胞サブタイプは，杯細胞や吸収性の大腸細胞よりずっと長い寿命をもつ。

吸収性大腸細胞が陰窩上へと移動する間に分化が進む。それにつれて，短い微小絨毛および透明な頂部へ向かう小胞が発達する。この小胞にはグリコカリックスの元になる線維性の糖タンパク質に富む分泌生成物が含まれている。成熟している吸収細胞が上皮表面上に出現するにつれて，これらの頂部の小胞は失われ，微小絨毛は伸長し，数が増加する。この時点で，アルカリ性ホスファターゼ活性が刷子縁に現れ，基底外膜では多くのナトリウム（Na^+）/K^+-ATPase活性を獲得し，水および電解質輸送における機能を示すようになる。

L細胞を含む多くの異なる腸内分泌細胞のタイプが結腸上皮で見られる。これらには，エンテログルカゴンとペプチドYY (PYY) を含むL細胞，PYYだけを分泌する細胞，セロトニン，P物質とロイシン-エンケファリンを分泌するECX細胞，膵臓ポリペプチドを分泌する細胞，そして

表 42.1 消化管ホルモン

ペプチド	作用	分泌部位	刺激因子
内分泌（エンドクリン）			
ガストリン	刺激する： ・胃酸分泌 ・ヒスタミン放出 ・粘膜の胃酸分泌腺の成長 ・アポトーシスを抑制 ・ソマトスタチンの抑制	前庭（十二指腸）	ペプチド アミノ酸 拡張 迷走神経刺激 GRP，PACAP，NPY
CCK	刺激する： ・胆嚢収縮 ・膵臓酵素分泌 ・ソマトスタチン分泌 ・膵臓の重炭酸塩分泌 ・膵臓外分泌腺の成長 胃内容排出を阻害する 胃酸産生を阻害する 食欲抑制	十二指腸 空腸	ペプチド アミノ酸 炭素鎖が 8 個より大きい脂肪酸，モニターペプチド，ジアゼパム結合阻害剤，CCK 放出ペプチド
セクレチン	刺激する： ・膵臓の重炭酸塩分泌 ・胆道からの重炭酸塩分泌 ・ソマトスタチン分泌 ・膵臓外分泌腺の成長 ・ペプシン分泌 阻害する： ・胃酸分泌 ・ガストリンの栄養効果	十二指腸	酸 膵性ホスホリパーゼ A_2 おそらく胆汁および脂肪酸
GIP	インスリン放出を刺激する 胃酸分泌を阻害する	十二指腸 空腸	グルコース アミノ酸，脂肪酸
ペプチド YY	回腸ブレーキ 食欲抑制 膵分泌を阻害する可能性がある	回腸 大腸	脂肪酸 グルコース
モチリン	胃と十二指腸の運動を刺激する	十二指腸 空腸	Ach，5-HT_3
オキシントモジュリン	胃内容排出を阻害する 外分泌膵分泌を阻害する 食欲抑制	回腸 大腸	炭水化物，タンパク質，脂肪
膵ポリペプチド[a]	阻害する： ・膵臓の重炭酸塩分泌 ・膵臓の酵素分泌 ・胃の運動性 食欲抑制	膵臓 大腸	タンパク質 迷走神経刺激
腸性グルカゴン[a]	胃内容排出を阻害する	回腸	グルコース 脂肪
アミリン（膵島アミロイドポリペプチド）	胃内容排出を阻害する グルカゴン分泌を阻害する 食欲抑制	膵臓	栄養素の摂取
神経分泌			
VIP	括約筋を弛緩する 輸送筋を弛緩する 腸の分泌を刺激する 膵分泌を刺激する ソマトスタチン放出を刺激する	消化管の粘膜と平滑筋	神経ニューロンと免疫細胞から放出
GRP（ボンベシン）	ガストリン放出を刺激する ソマトスタチン放出を刺激する 外分泌膵分泌を刺激することがある	胃粘膜	栄養素の摂取
サブスタンス P	痛みの反射を調停する	脊髄の求心性ニューロン	求心性神経による刺激
エンケファリン，エンドモルフィン，ダイノルフィン	平滑筋収縮を刺激する 腸の分泌を阻害する	消化管の粘膜と平滑筋	不明？ Trpm5 カチオンチャネル
傍分泌（パラクリン）			
ソマトスタチン	阻害する： ・ガストリン放出 ・他のペプチドホルモンの放出 ・胃酸分泌 ・外分泌膵分泌	前庭部と胃底部 膵島	酸 ガストリン，GRP，VIP，PACAP，セクレチン，ANP，β_2/β_3-アドレナリン作動薬，アミリン，アデノシン，CGRP 迷走神経，ヒスタミン，インターフェロン-γは放出を阻害
GLP-1，GLP-2	インスリン分泌を刺激，増殖を促進 アポトーシスを抑制 蠕動運動を抑制（回腸ブレーキ） 食欲抑制	小腸	栄養素の摂取

（つづく）

II

表 42.1 続き

ペプチド	作用	分泌部位	刺激因子
インスリン様増殖因子-I	増殖を促進	胃粘膜細胞，肝臓	栄養素の摂取
ヒスタミン[b]	胃酸分泌を刺激	酸分泌腺粘膜 ECL 細胞	ガストリン
上皮増殖因子	増殖を促進 ペプシノーゲンの分泌刺激 胃酸を減らし，腺細胞を増やす	唾液腺	おそらく粘膜の障害（潰瘍あるいは切除）
レプチン	視床下部で食事摂取の制御，NPY の放出を減らす	脂肪細胞，主細胞	CCK，胃の容量，グルコース，サイトカイン
グレリン	食事摂取を増進，GH の放出	胃底部の胃内分泌細胞	飢餓

Ach：アセチルコリン，ANP：心房性ナトリウム利尿ペプチド，CCK：コレシストキニン，ECL：腸クロマフィン様，CGRP：カルシトニン遺伝子関連ペプチド，GH：成長ホルモン，GIP：グルコース依存性インスリン分泌刺激ペプチド，GLP：グルカゴン様ペプチド，GRP：ガストリン放出ペプチド，5-HT_3：5-ヒドロキシトリプタミン，NPY：ニューロペプチド Y，PACAP：下垂体アデニル酸シクラーゼ活性化ペプチド，VIP：血管作動性腸管ポリペプチド。

[a] 生理機能は不明。

[b] ヒスタミンはアミンで，ペプチドではない。

(Data from Furness JB, Clerc N, Vogalis F et al. The enteric nervous system and its extrinsic connections. In: Yamada T, Alpers DH, Kaplowitz N et al, eds. Textbook of Gastroenterology. 5th ed. Philadelphia: Lippincott Williams & Wilkins, 2009:15?39; and from Hasler WL. Motility of the small intestine and colon. In: Yamada T, Alpers DH, Kaplowitz N et al, eds. Textbook of Gastroenterology. 5th ed. Philadelphia: Lippincott Williams & Wilkins, 2009:207-30.)

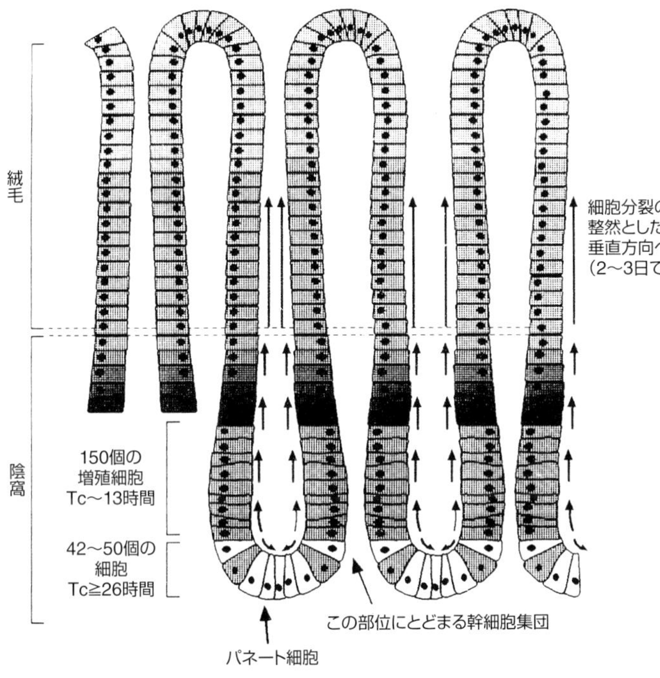

図 42.5　成熟マウスの小腸上皮の形成体［訳注：細胞群の分化誘導を行う部分］の模式図。小腸の陰窩は約 250 個の細胞がある。下部の 5 個の細胞で示した部分は 40〜50 の細胞から成り，周期（Tc）は 26 時間以上である。この部分はパネート細胞があり，基底部から 5 番目の細胞の部位にある未分化で，定着した幹細胞を含んでいると考えられている。未分化の細胞は不均一に増殖する移行細胞（周期〜13 時間）を生じ，これらは絨毛に沿い上へ移動し，引き続き腸細胞，杯細胞，小腸内分泌細胞へ分化する。パネート細胞は陰窩の基底まで移動しながら分化する。老化した細胞は絨毛の先から押し出される。(Reprinted with permission from Yamada T, Alpers DH, Owyang C et al, eds. Textbook of Gastroenterology. 2nd ed. Philadelphia: JB Lippincott, 1991:1561.)

ごくわずかに存在するソマトスタチンを分泌している細胞などがある。腸内分泌細胞は，虫垂と直腸において，他の大腸の部位より多く見られる。

層

内輪状筋線維は大腸のまわりに連続した層を形成する。外側縦走平滑筋線維は，大腸のまわりで，等距離の 3 つの帯として収束する（結腸ひも）。ハウストラは，近隣した結腸ひもの間に隆起した小嚢である。漿膜は，結腸壁の腹膜側の面をカバーする中皮由来の細胞層である。したがって，上行結腸，下行結腸と直腸の領域は腹膜腔の中に存在せず，外側の漿膜層をもたない。

虫垂

虫垂は，大腸の他の部分と組織学上同様である。虫垂の粘膜は深い折り目のようになっており，ここでは単純な管状の，あるいは分岐している腺を形成している円柱上皮が並んでいる。この上皮は，大量の杯細胞と腸内分泌細胞から成る。固有層には，多数のリンパ結節がある。無症状の虫垂炎の発作のくりかえした結果，成人の虫垂では正常な組織学的な構造は線維瘢痕組織に置き換わってしまっていることが多い。

▶直腸

直腸は長さ約 12〜15 cm であって，仙骨のカーブに従い，S 状結腸から肛門にまで及ぶ（**図 42.1**）。直腸の壁は，粘膜，粘膜下，内側輪状，外側縦筋の各層から成る。漿膜層が直腸では欠如する。肛門管は，長さ約 3 cm である。肛門縁は，肛門と肛門周囲皮膚との間の接合部である。肛門の上皮（肛門管上皮）には，毛嚢，脂腺と汗腺はない。歯状線は，肛門縁よりちょうど上に位置する粘膜皮膚移行部である。6～12 mm の移行帯が歯状線より上に存在する。肛門管上皮の扁平上皮は初め立方体様で，それから円柱の上皮になる。

血管系

血管とリンパ管は，吸収された栄養素を他の体組織に届けるための輸送システムを提供する[10]。加えて，動脈の血液供給は，消化管自体にも栄養素を提供する。小腸で，各々の絨毛中には，1 個の小動脈がある。この小動脈は排出小静脈に吻合する前に，絨毛の頂端側で毛細管のネットワークに分岐する。各絨毛には，大きなリンパ管に接続している粘膜下叢へ流出するリンパ管（乳び管）がある。大腸では，小動脈は陰窩の間を通って上皮細胞表面まで到達し，陰窩周辺で毛細管のネットワークを形成する。大腸のリンパ管は，陰窩の基底部より高くは伸びない。

小腸と大腸からの血液は門脈へ流れ込む。門脈は吸収された水溶性の栄養素を直接肝臓に届ける。肝臓では，これらの栄養素は代謝されたり，あるいは直接肝静脈に放出され，最終的には大循環に送られる[11]。回腸末端で再吸収された胆汁酸塩は，門脈を経て肝臓へ送られる。肝臓では，胆汁酸塩を再利用する腸肝循環により，胆汁は小腸へ再び分泌される。このシステムは，胆汁酸塩の正常なホメオスタシス（恒常性）の維持と脂肪吸収のために重要である。腸のリンパ管（消化管を供給している動脈と密接に関係している）は，吸収された脂溶性の栄養素を胸管へ運ぶ。そして，それは左鎖骨下静脈へ流出し，その後に大循環に入る。

腸管の適切な量の血流は腸の細胞の生存に必要な酸素を提供するので，非常に重要である。したがって，十分な組織の酸素化を確実に行うために，消化管血流量は，代謝，脈管，ホルモンの因子によって綿密に制御されている[12]。食物摂取は，腸の血流量を増し，酸素需要量を増加させる[13]。

腸神経系と運動

腸神経系（enteric nervous system：ENS）は，消化管全体の広大なネットワークによって，広範囲にわたり複雑な運動機能を調整している。ENS は，消化管の壁に存在する約 1 億の神経細胞体（ニューロン）とそれらの突起から成る（**図 42.6**）。これらのニューロンは集まって存在し（神経節），主に以下の 2 つの層に分離される。(a) 輪状筋層と縦走筋層との間の連続した神経叢を形成して上部食道から内肛門括約筋にまで及ぶ筋層間神経叢，および (b) 粘膜下組織に位置して，小腸と大腸に特に多く存在する粘膜下神経叢，である。これらの神経節からの突起は，密なネットワークを形成して，固有筋板，粘膜筋板，上皮および他の構造も神経支配している。さらに，神経節を形成しない神経叢は，消化管の管状の層のすべてを，腸壁を栄養する動脈に沿って神経支配している。

ENS には，多くの異なる種類のニューロン（**表 42.2**）がある。さらに，これらのニューロンは，消化管の異なる部位で，異なる機能をもっている。興奮性運動ニューロンは，輪状および縦走平滑筋と粘膜筋板を神経支配する。加えて，それは腸内分泌細胞とパイエル板を神経支配する。小腸，大腸と胆嚢にある分泌運動ニューロンは，水と電解質分泌を調整し，胃では胃酸の分泌を促進する。介在ニューロンは腸のすべての部位に存在するが，他のニューロンのタイプよりもそれぞれの特徴の違いが大きい。これらは，口から肛門まで走行する腸筋神経叢の中で鎖としての役割を果たしている。腸運動，血流量および分泌を制御する腸固有の反射路は，感覚ニューロンによって活性化される。この感覚ニューロンは機械的あるいは化学的な刺激に反応し，また拡張にも反応する。現在，これらのニューロンは，内在性（一次）感覚ニューロンとして知られている。内在

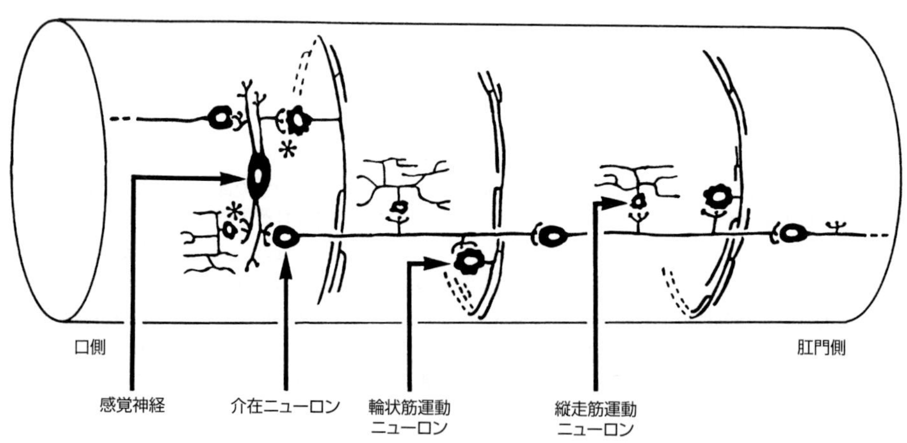

図 42.6 小腸における推進反射の経路。短い小腸の分節を示す。下行する抑制性の反射経路と最初の上行性経路との結合を示す。これらは上行性および下行性の介在ニューロンと運動性ニューロンへつながる単一シナプス結合へ信号を送る（*）。上行性および下行性の介在ニューロンはつながっており，運動ニューロンへ信号を送る。下行経路においては，あるニューロンは縦走筋を興奮させ，また他のニューロンは輪状筋を抑制する。上行反射経路は興奮性の縦走筋運動ニューロンと輪状筋運動ニューロンへ信号を入力する。
(Reprinted with permission from Yamada T, Alpers DH, Owyang C et al, eds. Textbook of Gastroenterology. 2nd ed. Philadelphia: JB Lippincott, 1991:15.)

表 42.2　腸神経系（ENS）における神経のタイプ

部位	機能	化学的伝達物質
輪状筋	興奮性運動ニューロン 抑制性運動ニューロン	Ach，タキキニン NO，ATP，VIP，PACAP
縦走筋	興奮性運動ニューロン 抑制性運動ニューロン	Ach，タキキニン GABA，VIP，ATP，PACAP
筋層	一次感覚ニューロン 介在ニューロン（感覚運動反射，MMC） 分泌促進(胃内分泌細胞，胃腺）	Ach，CGRP，タキキニン ChAT，5-HT，ソマトスタチン 異なるいくつかの物質，GRP は G 細胞を神経支配している神経
粘膜下	分泌促進/血管拡張 分泌促進（血管拡張作用なし） 内因性一次求心性ニューロン	Ach，VIP/GAL(type 2) Ach タキキニン(想定される)

Ach：アセチルコリン，ATP：アデノシン三リン酸，CGRP：カルシトニン遺伝子関連ペプチド，GABA：γ-アミノ酪酸，GAL：ガラニン，GRP：ガストリン放出ペプチド，5-HT：5-ヒドロキシトリプタミン，MMC：伝播性筋放電群，NO：一酸化窒素，PACAP：下垂体アデニル酸シクラーゼ活性化ポリペプチド，VIP：血管作動性腸管ペプチド。

(Adapted from Furness JB, Clerc N, Vogalis F et al. The enteric nervous system and its extrinsic connections. In: Yamada T, Alpers DH, Kaplowitz N et al, eds. Textbook of Gastroenterology. 5th ed. Philadelphia: Lippincott Williams & Wilkins, 2009:15-39, with permission.)

性感覚ニューロンは多くの軸索をもち，他の固有の内在性感覚ニューロン，運動ニューロン，そして，介在ニューロンにつながる。それらの反応が細胞体でシナプスによって調節される点で，外来-求心性ニューロンと異なった性質をもつ。

ENS は中枢神経系（central nervous system：CNS）に接続しており，軸索に沿って，消化管から脳へ，あるいは脳から ENS へと両方の方向に伝搬される。この接続は，主に迷走神経と脊髄から出た経路を介している。大部分の迷走神経の線維（75～90%）は，中脳の孤束核のニューロンと相互に作用する求心神経線維である。ニューロンの数が多い ENS と比較して，迷走神経では比較的遠心線維が少ないので，迷走神経の機能は，直接の情報伝達によって腸機能を調整するというよりは，むしろ ENS の統合された回路の活動を開始する機能を有している。脊髄の遠心線維の中心は中枢神経系から遠心信号を受け取ることができる。そして，それは ENS に中継される。加えて，脊髄中心は，腸から求心信号を処理することができる[14]。

迷走神経と脊髄神経の構成要素には，副交感神経と交感神経系などの外来性の自律神経の分枝などが含まれる（**図 42.7**）。食道上部と外肛門括約筋の横紋筋はコリン作動性線維によって直接神経支配されるのに対し，残りの腸の筋はアセチルコリン，腸ペプチドと一酸化窒素（NO）などの種々の神経伝達物質によって神経支配されている。これらの節前線維は腸筋神経叢でシナプスを形成する。そして，それは次々に平滑筋，分泌腺と内分泌細胞とつながっていく。交感神経系は，脊椎前神経節と脊髄との間の神経節前の接続を含む。しかし，腸自体は，主にエピネフリンとノルエピネフリンを介して，節後の接続によっても神経支配されている。これらの節後線維は，副交感神経の線維

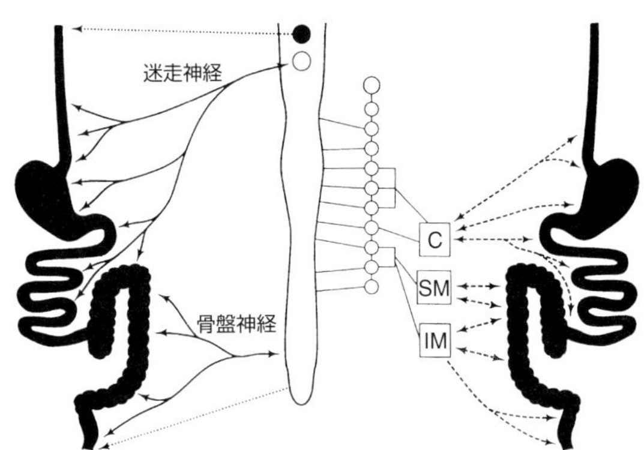

図 42.7　自律神経系の外部からの枝。A：副交感神経系。点線は，コリン作動性の食道，外肛門括約筋平滑筋への神経支配を示す。実線は，消化管の残りの部位の求心性および神経節前の神経支配を示す。B：交感神経系。実線は，脊髄と椎前節との間の求心性および神経節前の遠心性経路を示す。C：迷走神経腹枝，IM：下腸間膜神経，SM：上腸間膜神経。

(Reprinted with permission from Johnson LR, Alpers DH, Jacobson ED et al, eds. Physiology of the Gastrointestinal Tract, vol 1. 3rd ed. New York: Raven Press, 1994:451.)

のように，ENS の叢を神経支配する。しかし，交感神経線維は，直接，血管，平滑筋層と粘膜細胞を神経支配する。

交感神経系は，腸の分泌，血流量，運動に影響を及ぼす。交感神経（intestinofugal neuron）を伴う感覚線維は一次感覚ニューロンであって，自律神経系の一部ではなく，本当の意味での「交感」感覚神経でない。交感遠心性ニューロンは，腸の収縮を弱め，また括約筋を収縮させることによって，腸の運動を抑制する。これらの様々な効果は，脊椎前神経節接続によって最初の刺激の部位に戻る前に，腸に沿って他の部位に伝達される。これらの抑制性反射の例として，上部の小腸に酸性または浸透圧の高いものがくると，胃内容排出が遅くなるということがある。

腸の平滑筋は一体となっており，自発的な興奮があることが特徴で，これは伸展に対して張力を増加し，神経によって動かされるのでなく，腸自身によって調節されている。輪状筋は興奮性と抑制性の運動ニューロンによって神経支配されて，粘膜下組織を囲んでいる厚い合胞体（シンシチウム）を形成する。輪状筋の収縮は径を短縮するが，各々の線維の長さを伸ばし，その結果，シンシチウムの長さを増加させる。対照的に，輪状筋を囲んでいる縦走筋層は薄く，収縮によって長さは短くなる（径は大きくなる）。そして，これは興奮性ニューロンによってのみ神経支配されている。電気的な活動である slow wave は筋自身から発生し，腸管を収縮させる活動電位を起こす。腸の平滑筋の活動電位は，電気的なシンシチウムを形成しているギャップ結合を介して，細胞から細胞へと伝播される。

推進力を起こす反射で最も小さい単位である蠕動運動の調節は，ENS のプログラムされた運動のうち最も単純なものの 1 つであるが，それでもまだまだ複雑である（**図 42.8**）。口側が収縮し肛門側が弛緩するという 2 つの反射から構成された要素が組み合わさり，腸の中身を肛門側へと移動させる。押し出す動きは，外縦走筋，輪状筋とさらに粘膜筋板の収縮と弛緩の結果起こる。輪状筋は主に腸の径を減少させる環状の収縮によって撹拌し，そして推進さ

せる作用をもっているのに対し，縦走筋は内径をほとんど変化させずに，袖を収縮させることによって分節を短縮する。興奮性および抑制性運動ニューロンは筋を支配している。そして，抑制性反射は管腔の中身をモニターすることによってこれらの活動を調整する。この反射には，複数の化学伝達物質が関係している（**図 42.8**，**表 42.1**）。

多くの消化管の運動パターンが記載されており，これはENS から消化管の平滑筋への興奮性および抑制性のインパルスの複雑な相互作用により起こる。腸管の平滑筋は輪状筋および縦走筋の層から成り，そのため 2 つの層の筋の収縮バランスが運動パターンを決める。2 つの最も重要な運動パターンは，ENS によりプログラムされた伝播性運動群（migrating motor complex: MMC）と蠕動である[15]。

MMC は哺乳類で主要な空腹時の運動パターンであって，周期的に起こり，胃から回腸末端へと伝わっていく[16]。伝播性筋放電群（migrating myoelectric complex）は，胃内容の排出や腸内容を下へ送る動きを 1 つの単位として活動し，84～112 分続き，3 つの時相に分類される。Ⅰ相の間には，ほとんど運動活動は起こらず，前方へ推し出す動きが少しあるだけである。Ⅱ相では，不規則な収縮が起こり，十二指腸の断面の径が大きくなる。これは胆汁の分泌物の貯留に適応して起こり，この相でも起こる。この時相には推進が起こり，Ⅱ相からⅢ相への移行により，急激な推進が生じる。Ⅲ相は MMC サイクルが 5～10 分しか続かないが，胃から出発して，収縮がⅡ相よりさらに長い距離を伝搬する。加えて，一部のⅡ相の収縮は逆行し，十二指腸の内容物と HCO_3^- を胃の前庭部へ逆流させる。これにより，胃のこの部分の pH が上昇し，空腹時の粘膜を保護するように作用する。最大の収縮周期は slow wave の周期（決まった周期で腸管の長軸に沿って起こる筋細胞の膜電位の変動）によって決まる。この収縮は十二指腸では 1 分間に 11～12 回起こり，回腸では 1 分間に 7～8 回起こる。食事と食事の間のこれらの運動の機能的な役割は，次の食事のために腸を空にすることである。空腹時には，胃底部は半分収縮状態である。一度にまとまった食事をとった時に，受容反射（嚥下により刺激されて）と胃アコモデーション（胃の拡張により刺激されて）［訳注：胃に食塊が入ってきた時に反応して胃底部が拡張する機序］により，この部分的な収縮によりつくられている圧は低下する[17]。

食後のパターンでは，胃の収縮は MMC のⅡ相の収縮に似ている。これは，食事が開始してから 5～10 分後から始まり，胃が空になるまで続く。これらの収縮は食事を胃の中で遠位あるいは近位へと押しやり，食塊を混ぜて，すりつぶす。食塊が胃の中にある時間は，摂取したカロリー量，脂肪量による[17]。小腸と大腸では，MMC は食後の収縮パターンに代わる。これは，小腸全体の間欠的な相動性収縮が特徴である。くりかえすが，脂肪の多い食事では，この食後運動パターンに費やす時間が延長する。食後 MMC が元に戻る機序については十分にわかっていない。しかし，最初の MMC の収縮は小腸のかなり遠位の部分から開始する。どのようなシグナルが関与しているかは不明である[16]。

管腔内に栄養素があると，フィードバック機構により腸運動の制御が起こり，吸収を増加させる。これは，回腸ブレーキとよばれている。すなわち，回腸に脂肪または炭水化物が存在すると，回腸の内分泌細胞から，PYY，グルカゴン様ペプチド-1（glucagon-like peptide-1: GLP-1），そしてオキシントモジュリン（oxyntomodulin : OXM）の放出が促進される[18]。その後，これらのホルモンは大循環に入り，胃内容物の排出速度を抑制して，小腸へ送るのを遅らせる。このように，この回腸ブレーキ機構は，管腔の栄養素と腸粘膜の間の接触時間を増加させることによって，吸収を増す作用がある。大腸の管腔内の栄養素も PYY や

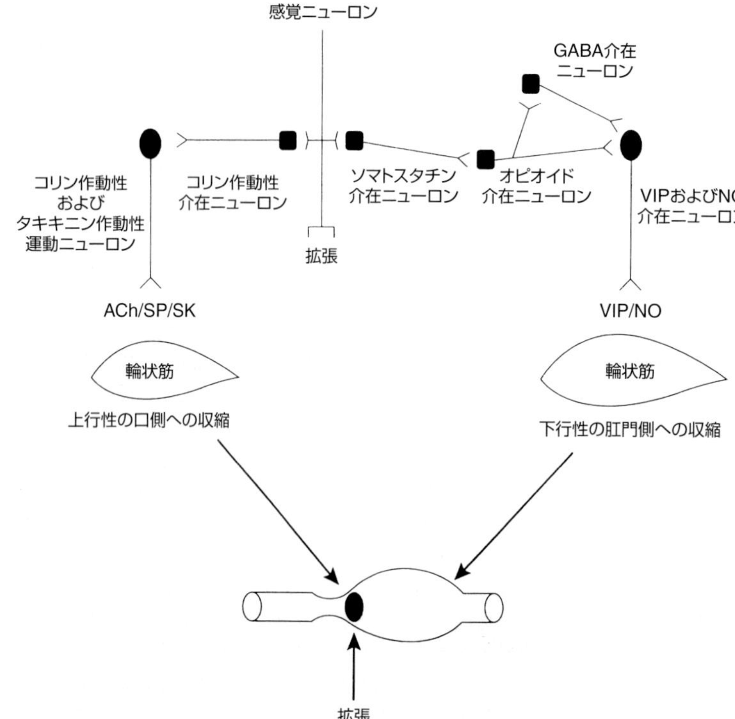

図 42.8 筋層間神経叢のニューロンによる蠕動運動反射の制御。反射は，上行性あるいは口側への収縮と下行性あるいは肛門側への収縮の 2 つの要素から成る。刺激（例：拡張あるいは粘膜の刺激）は感覚ニューロンにより伝達され，肛門側への血管作動性腸ポリペプチド（VIP）と一酸化窒素合成酵素（NOS）と，口側へのアセチルコリン（ACh）とタキキニン（SP，SK）ニューロンへつながるコリン作動性介在ニューロンへ送られる。ソマトスタチン，オピオイド，γ-アミノ酪酸（GABA）ニューロンは VIP と NOS に影響を与える。

(Reprinted with permission from Yamada T, Alpers DH, Owyang C et al, eds. Textbook of Gastroenterology. 2nd ed. Philadelphia: JB Lippincott, 1991:105.)

GLP-1 の分泌を促進する作用が少しあるが，ヒトにおいては，空腸に注入した時に小腸の通過時間を遅くする作用は示されていない[18]。

消化管ホルモン

人体でいちばん大きな内分泌器官は消化管である。最初に見つかったホルモンはセクレチンで，消化管で産生されるペプチドホルモンである。本項では消化管ホルモンについて簡単に解説する。消化管の粘膜は，内分泌ニューロンおよびペプチド分泌ニューロンが広く消化管全体に見られるという点で，他の内分泌器官とは異なる[19]。これらの内分泌およびペプチド分泌ニューロンは，食物を処理するのに必要な緻密な協同作業に必須の制御因子を産生する。これらの物質のほとんどはペプチドであり，そしてそれらは内分泌，神経分泌，パラクリン（傍分泌）経路によって伝えられ（**図 42.9**，**表 42.1**），いくつかの消化管ホルモンは複数の連絡経路を介して作用する。内分泌ペプチドは機械的あるいは化学的な刺激に反応して，腸で感覚細胞から放出されるホルモンで，血流に入り，遠隔の標的器官に作用する。腸神経内分泌ペプチドは ENS で産生され，腸自体の神経中に存在する。これらのペプチド（およびその受容体）の大部分は脳によっても産生されて，腸–脳軸として知られている。パラクリン・ペプチド（それに加えてアミンであるヒスタミン）は，腸の細胞によって産生されて，隣のあるいは近くの細胞に作用する。これは直接細胞から他の細胞にということもあるし，または，ペプチド（またはヒスタミン）を，粘膜（例：ソマトスタチン，ヒスタミン），または腸管腔（例：モニターペプチド，コレシストキニン〈cholecystokinin：CCK〉放出ペプチド，トレフォイル・ペプチド）に放出することによる場合もある。

消化管ホルモンは，食事に対する短期間の反応と成長や分化に対するよりゆっくりした作用の両方の，多くの作用をもっている。**表 42.1** に，特徴が明らかにされている消化管ホルモンを示す。特に，食事に対する反応で重要な多くの消化管ホルモンは上部消化管の細胞によってつくられる（例：ガストリン，CCK，セクレチン，モチリン，グルコース依存性インスリン分泌性ペプチド〈glucose-dependent insulinotropic peptide：GIP〉，ソマトスタチン，ニューロペプチド Y〈neuropeptide Y：NPY〉，レプチン，グレリン）。そして，三大栄養素（タンパク質，炭水化物，脂肪）のすべてはこれらの物質の放出の原因となる。上部腸管における機能の調整は非常に重要で，これに関与する胃，十二指腸，膵臓と胆嚢は消化管ホルモンを放出する最も重要な部位である。

消化管ホルモンの作用の特異性と協調性は，各々のホルモンの多様な機能，神経内分泌と粘膜細胞との間のパラクリン作用，ENS の制御機能の 3 つの大きな因子に依存している。大部分の消化管ホルモンは複数の作用をもっており，刺激性と抑制性の両方の機能をもっている（例：ガストリン，CCK，セクレチン，GIP，血管作動性腸管ポリペプチド〈vasoactive intestinal polypeptide：VIP〉，エンケファリン）（**表 42.1** 参照）。他の消化管ホルモンまたはアミンは，単に刺激性（例：ヒスタミン，モチリン，ガストリン放出ペプチド〈gastrin-releasing peptide：GRP〉，モニターペプチド，CCK 放出ペプチド）あるいは，抑制性（例：ソマトスタチン，膵臓ポリペプチド）それぞれ一方のみの機能をもつ。このように，これらのホルモンの放出は，ちょうど良いタイミングに調整され，消化管に対して多様な作用を示す。粘膜には多様な細胞が存在し，各々が多数の消化管ホルモンに対して受容体を備えているため，それぞれの反応が特異性を成している。例えば，単離した細胞系では，CCK は胃酸の産生を刺激する。しかし，生きた動物に注射した CCK は，胃酸の産生を刺激しない。というのは，CCK の効果は，酸を産生する壁細胞に対するよりも，胃酸の分泌を抑制するソマトスタチンを産生する D 細胞に対する作用がより大きいからである。反対にガストリンは，この 2 つの粘膜細胞に逆の効果を与え，壁細胞から胃酸の分泌を刺激する。このように，粘膜の特異的な細胞の多様性はさらに複雑になり，粘膜にある複数のホルモンの量の制御を行う。最後に，ENS は，粘膜細胞とその多くのニューロンのつながりで，消化管ホルモン放出を制御する刺激を統合する。節前の副交感神経のコリン作動性神経と節後線維は，神経分泌ペプチドを介して，食事に対する消化管の反応の調節に重要である。加えて，化学受容性のニューロンは管腔内のイベントを検出し，固有の粘膜の反射によって粘膜の機能を調整する。

ペプチドホルモンは食欲の制御にも関与している（44 章

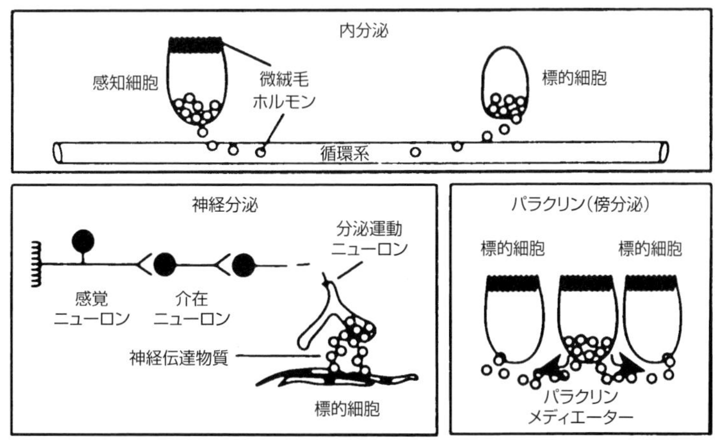

図 42.9　消化管における伝達による反応の 3 つの機構。伝達による反応が起こる 3 つの機構は，内分泌，神経分泌，パラクリン（傍分泌）である。内分泌の機構では，感知細胞が刺激に反応して伝達物質を放出し，標的細胞あるいは組織に，血流により運ばれる。消化管からの化学的あるいは機械的な刺激により反応してホルモンを放出する内分泌感知細胞には，多くのタイプがある。ある内分泌細胞は pH あるいは浸透圧の変化により反応する。また，他の細胞は特定の栄養素に反応する。神経分泌の機構では，標的細胞への感知および伝達は神経と神経伝達物質により行われる。神経は，例えば管腔内の栄養素，pH，浸透圧および内容物の運動，腸管の拡張などの刺激を感知する。
(Reprinted with permission from Raybould H, Pandol SJ. Integrated Response to a Meal. Undergraduate Teaching Project, Unit 29. Bethesda, MD: American Gastroenterological Association, 1995.)

参照)。GLP-1，CCK，PYY，PP，OXM，アミリン，インスリン，グルカゴン，グレリンなどのホルモンは，脳において視床下部と脳幹部（最後野）の両部位で相互作用を示す。これは，脳血液関門を通るか，迷走神経-脳幹-視床下部経路を介するかのいずれか，あるいはその両方の経路で行われる。グレリンを除く，上記のホルモンのすべては，食欲を抑えると考えられ，カロリー摂取の低下を起こす。グレリンは胃底部の内分泌細胞から分泌される。やせた人へのグレリンの静脈投与は，食欲を増し，食事の摂取量を増やす[20]。

いくつかのペプチドホルモンは，腸管の細胞の重要な分裂促進因子である。ガストリンは，胃酸分泌腺粘膜の増殖を刺激する。GLP-1とGLP-2は，腸内分泌細胞で産生される。これらのペプチドは栄養素の摂取によって放出される。そして，エネルギー処理の作用に加えて，腸では細胞増殖と分化も調整する。インスリン様成長因子-1（insulin-like growth factor-1：IGF-1）もまた腸粘膜細胞によってつくられ，腸粘膜，特に，上皮細胞，内皮細胞，線維芽細胞の強力な栄養因子でもある[21]。GLP-1とGLP-2も抗アポトーシスの活性をもつ。そして，それによって粘膜の成長を促進する[22]。

食事に対する統合した反応

食事に対する消化管の統合した反応とは，以下の調整された連続した事象を意味する。すなわち，食物摂取の制御，これから摂取する食事を予想することによって引き起こされる反応，摂取および食物の胃への輸送，食物の消化と吸収，食物からの老廃物の除去，などがある。これについては，先述を参照されたい。

▶食事摂取の制御

消化管は摂食で最も初期の部分に関与している。それは，栄養の摂取を制御することから始まる。ヒトが食事を摂取しようとする理由は非常に複雑で，短期間の「満腹感のシグナル」と長期間の因子あるいは「体内に脂肪蓄積していることを感知する脂肪量のシグナル（signals of adiposity）」があるが，腸のペプチドホルモンと他の神経伝達物質も，食事摂取の短期調節に関連すると考えられている[23]。食事摂取は，嗅覚と視覚的刺激，食物の味，気分，社会的な状況，身体活動の程度に影響される。視床下部および脳幹の中枢が，これらの情報を統合して食事摂取を制御する主な部位である。レプチンは，最もよく研究されている末梢の食事摂取の調整物質であり，脂肪組織で産生される。アディポネクチン，レジスチン，インターロイキン-6も脂肪組織で産生され，食事摂取を変える作用がある。中枢神経系において関与している神経伝達物質には，ドーパミン，セロトニン，オピエート類（エンケファリン，β-エンドルフィン，ダイノルフィン），エンドカンナビノイドとγ-アミノ酪酸[24]があり，その他にも神経ペプチドNPY，アグーチ関連タンパク質（agouti-related peptide：AgRP），プロオピオメラノコルチン（pro-opiomelanocortin：POMC），コカイン・アンフェタミン調節転写産物（cocaine and amphetamine-regulated transcript：CART），α-メラノサイト刺激ホルモン（α-melanocyte-stimulating hormone：α-MSH），メラノコルチン-4受容体（melanocortin-4 receptor：MC4R）がある。食事摂取の調節因子として考えられている消化管ホルモンには，GLP-1，CCK，PYY，PP，OXM，アミリン，インスリン，グルカゴン，オレキシン，ベスタチン，グレリンがある。しかし，本項ではGLP-1，PYY，CCK，インスリン，グレリンに焦点をあて，またそれらの神経伝達物質や神経ペプチドへの作用について述べる。

中枢神経系では，視床下部と脳幹が末梢からのシグナルを統合し，食事摂取を制御している。そして，視床下部の多くの神経核が食事摂取を制御している。外側視床下部，視床下部腹内側部領域，室傍核，弓状核の関与が最も大きいと考えられる。末梢からのシグナルは，神経経路と内分泌機構（おそらく，視床下部の正中隆起の漏れやすい血液脳関門あるいは脳幹の嘔吐中枢）を介して到達する[25]。

GLP-1，PYY，CCKは，神経経路を介して満腹感を起こす因子として作用する。これらのホルモンの受容体は内臓領域の迷走神経求心線維上にある[26,27]。GLP-1，PYYを末梢静脈から投与すると，満腹感により食事の際の摂取量が減少する。しかし，半減期が短いため，経口からの投与では効果について一致した見解は得られていない。CCKも1回の食事量を減らす。しかし，長期投与では，1回の食事量の減少を補うために，食事をとる回数が増える。レプチンとインスリンは内分泌メカニズムを介して同じように作用すると考えられている。レプチンもインスリンもともにPOMCとCARTを産生する視床下部の神経を刺激する。POMC/CARTは，室傍核のMC4Rに結合し食事摂取を抑制するα-MSHの産生を刺激する。これらは，強力な食事摂取の増進因子であるNPYとAgRPを産生するニューロンを抑制する[23,25]。*ob/ob*マウスのレプチン欠損症およびヒトの先天的レプチン欠損症の表現型はよく似ており，若年発症の肥満，食事摂取量の増加，代謝の低下，高インスリン血症，視床下部-下垂体-甲状腺系の機能異常が見られる。レプチンが欠乏している人に対するレプチンの補充は食事摂取に劇的な効果を示すが，体重が減るにもかかわらず基礎代謝は変化させない。*NPY*遺伝子の欠損は*ob/ob*マウスの表現型を部分的に改善する。このことから，レプチンとNPYの作用のバランスが重要であることが確認される。ヒトでNPYの過剰発現の単一遺伝子異常は報告されていないが，レプチン受容体の異常により多食と体重増加が報告されている。さらに，これらの子どもに見られる軽度の成長遅延とIGF-1の分泌の変化は，レプチン受容体が他のホルモン系と相互作用をもつことを示唆する。

グレリンは，視床下部に対して成長ホルモン放出ペプチドとして作用し，主に胃の壁細胞により産生される。その他に腸や膵臓からも少量産生される。血漿グレリン値は空腹時に上昇し，食事摂取により低下する。そして，肥満患者では低値を示す。食事制限を行うとその値は上昇するが，胃バイパス術後にはそれほど上昇しない。このことは，グレリンの長期間のカロリー制限が困難なことの部分的な説明となり，また胃のバイパス術後に患者の食欲が低下することの説明にもなる。グレリンは，迷走神経に支配されている神経と血液脳関門からの両方から脳に到達する。中枢神経系において，グレリンはNPYとAgRPを産生するニューロンを活性化して食事摂取を増し，POMC/CART

を発現するニューロンを抑制するという点において，レプチンと反対の作用をもつ。

▶刺激誘発反応

食事を予期した反応は中枢神経系によって起こる。視覚，嗅覚，聴覚，それに口の中に食物があることによる感覚から反応が起こり，唾液腺，胃，膵臓において胃の弛緩，胆嚢の収縮，オッディ（Oddi）括約筋の弛緩が始まる。これらの作用により，消化管における消化の開始を準備する。この準備は重要である。というのは，食品を消化した後の産物（例：アミノ酸，遊離脂肪酸〈free fatty acid：FFA〉）は食事の消化や吸収に対して最大の反応をつくりだす重要な刺激となるからである。このように，これらの栄養素により放出されるものは食事の早い時期につくられる。この食事の脳相はいろいろな脳の中枢から行われ，遠心性のシグナルはすべて迷走神経を介して腸へ送られる。いったん食物が消化管に入ると，ENSが活性化され中枢神経系と協調して働く。例えば，食道と胃の拡張は，すべてENSを介して収縮反応を起こす。

最も明らかにされている中枢神経系を介した予期性反応は，胃液の分泌における脳相の反応である。眼，鼻，耳，そして口から入った感覚の求心性のシグナルは，中脳の迷走神経背側核に送られ，そこで統合され，そして迷走神経遠心線維を介して消化管へ送られる。胃では，この反応により酸とペプシンを産生する。迷走神経からのアセチルコリンの放出は，ペプシノーゲンの胃腔内への放出を刺激する。遠位の胃では迷走神経遠心線維がENSを刺激してGRPとアセチルコリンを分泌し，ガストリンを放出し，そして酸やペプシノーゲンの産生を刺激する。このように，食物が胃に入ると，タンパク質の一部はペプシンの作用によりすばやくオリゴペプチドに変換される。ペプシンはペプシノーゲンからつくられ，低いpHで活性化される。オリゴペプチドはさらに多くのガストリンの放出を刺激し，消化過程を継続させる。この過程において，他の予期性の反応とともに，食欲をそそる食事は，風味のない，あるいは食欲がわかない料理よりも，より大きな反応を起こす。このように，中枢神経系の高位中枢は，消化管の開始時の反応の制御に重要である。

これらの予期性反応は明らかに食事ごとに起こるが，どの程度栄養素の同化に必須であるかははっきりしていない。例えば，胃を摘出しても，消化や吸収はほぼ完全に行うことができる。食事に対する予期性反応は，栄養素の吸収というよりも，どのくらいの量の食事をとるかを決めるのにより重要なのであろう。予期による胃の近位部の拡張がなくなれば，一度に少量しか消費できなくなり，体重を維持するための十分な食事摂取が困難になる。この機能消失は認知訓練により克服できるが，食事に対する反応は障害される。視覚，におい，味は認知による食べたいと欲する駆動力に影響する。

▶口

咀嚼と唾液分泌は，食物を嚥下できるように，丸くて滑らかな分割された形にする。口は，分泌と運動という2つの機能を果たす。口腔内への唾液の分泌は唾液腺から起こる。唾液は水，電解質とタンパク質から構成されている。唾液腺の構造と機能は膵臓に類似しており，導管を通して産生したものを分泌する腺房から構成されている。クロール（Cl）はClチャネルを通って唾液腺の導管内に入り，Naは電気的中性を維持するために細胞のまわりの部分から入る。分泌された液は導管で修飾を受ける。すなわち，NaとClは管腔内から出て行く途中で，一部のNaはKと交換され，一部のClは重炭酸塩（HCO_3^-）と交換される。そして，最終的には，HCO_3^-が豊富な唾液の分泌が起こる。副交感神経の刺激は，唾液分泌を調整する主要要因である。これは，腺房および導管細胞への直接の神経支配によって，血液供給を変えることで分泌を調整する。しかし，血管作動性ペプチドも血流量を調整するために放出される。交感神経からの刺激も分泌を促進するが，その関与は非常に少ない。

唾液そのものは，タンパク質，ペプチド，酵素，ホルモン，糖類，脂肪やその他の成分から成る複雑な液体である。唾液は，唾液成分と非唾液成分を含んでいる。非唾液成分は，鼻や気管からの分泌物，血液の成分，上皮，食事成分，細菌，歯肉溝滲出液を含んでいる。唾液腺（耳下腺，顎下腺，舌下腺および小唾液腺）は腺房細胞から唾液を分泌する。唾液中に存在するタンパク質は栄養素の同化の初期段階に重要である。口に食物が滞在する時間が短いため，口腔内と食道におけるデンプンの消化に対する唾液アミラーゼの影響は小さい。しかし，胃の弱酸性環境下（pH5～6）で，またそれが食物によって緩衝される時，アミラーゼの基質への付着は酵素が失活することを防ぐ。このように，胃の中でも，この酵素は食事性のデンプンの最初の重要な加水分解を行う。加えて，胆汁酸非依存性のトリグリセリドリパーゼは，舌の基部のエブネル（Ebner）腺によって産生される。このリパーゼによるトリグリセリドの消化は少ない。この酵素の食事中の基質は中鎖脂肪酸を含むトリグリセリドである。唾液腺も，ハプトコリン（別名，Rタンパク質）を分泌する。これは胃でビタミンB_{12}を酸やペプシンの消化から保護するキャリアータンパク質である。唾液中には他にも多くのタンパク質が存在する。ある推定では少なくとも2,290の異なったタンパク質があり，かなりのものが血漿中に存在するタンパク質とオーバーラップしている（27%）。しかし，血漿中で最も多い22のタンパク質が総タンパク質の99%を占めるのに対して，唾液中の最も多い20のタンパク質は唾液中の総タンパク質の40%しか占めない[28]。これらのタンパク質は，消化以外に種々の機能をもっている。この主なものには，脱ミネラル化の抑制，再ミネラル化の補助，創傷治癒，免疫防御，口内細菌からの攻撃に対する防御などがある。唾液タンパク質中で最も多いものは，ムチン，アミラーゼ，塩基性プロリンに富んだタンパク質，酸性プロリンに富んだタンパク質，グリコシル化されたプロリンに富んだタンパク質，“S”シスタチン，ヒスタチン，IgA，IgG，スタテリンである[29]。唾液は，頭頸部疾患のバイオマーカーも含んでいる。これらは将来病気の早期発見に有用となるかもしれない。

食物の味は食事摂取の重要な制御因子であり，それはにおい（臭球）と舌にある味の受容体への入力に支配されている。現在では，七回膜貫通受容体（7TM）は舌だけでなく，消化管，内分泌腺，脂肪組織にもあることが知られている。これらの7TMは，アミノ酸，ペプチド，炭水化物や遊離脂肪酸により活性化される[30]。舌の味覚の細胞は，アミノ酸やペプチド（T1R1/T1R3，GPRC6A，CaR），単糖類（T1R2/T1R3），遊離脂肪酸（GPR120，FFA1）に反応する受容体をもっている。遊離脂肪酸の輸送担体 CD36 は舌の味覚の受容体としても機能する[31]。

口腔の運動性機能は，食道に食物塊を押し出すために，上部食道括約筋により調整される。この動きは，咽頭腔を変形させ気道を閉鎖するための外来筋と，食塊を下方へ押しやるための内在筋の協調作用が必要である。これら2つの筋の動きは連動して起こり，そのために食物が鼻や喉頭に逆流しないようになっている。嘔吐の際には管腔内の内容物が気道に入らないようにするために，この筋の集合体は逆方向に働く。

▶食道

食道は，食物塊を口から胃の近位部（上部）へ運ぶ。嚥下の直後に咽頭圧が増大し，食道上部括約筋の弛緩が起こる。これらの圧力変化により，食塊が食道へと移動する。食道は，蠕動現象が見られる最初の消化器官である。食道に沿って起こる蠕動は（一次蠕動），食物塊によって起こされる食道の膨張によって増大する（二次蠕動）。収縮波と弛緩波をくり返しながら，食道に沿って食物塊を肛門へ向かって移動させる。嚥下の開始により，咽頭と食道の蠕動とともに，下部食道括約筋の弛緩が始まる。そうして，嚥下された食塊は近位部の胃に送られる。嚥下の直後，下部食道括約筋の弛緩は胃の圧を低下させる。そして，これは嚥下が完了するまで，低いまま保たれる。嚥下終了時には，下部食道括約筋は収縮し，食道の末端部にあるすべての残りの食物をはぎとる。食道の運動パターンにとって最も重要な神経伝達物質は，アセチルコリン（収縮）と VIP/NO（弛緩）である。食道はオープンチューブとしてしばしば描かれる。実際に食道の壁は，空腹時の間と摂食の間でも食物塊によって膨張している領域以外では外径はほぼ同じである。このように，食塊は蠕動がない場合，食道の下に進むことができない。驚くべきことに，この食道の機能において重力は大きな意味をもたない。

▶胃

食物は，咀嚼された後に，比較的大きな塊のまま胃に入る。胃で，食物は分泌された液体や酵素と混合され，すり潰されて，幽門を通過できる程度の十分に小さい粒子の懸濁液に変わり，十二指腸に送られる。さらに，脂肪は混和され乳濁液に変わる。そして，さらに小さくなり脂肪酸とモノグリセリドとなる。タンパク質とデンプンの消化により，栄養素は単量体あるいはオリゴ体へと処理され，さらに十二指腸において作用し，食事に対する腸の反応を増強する。胃におけるこれらの一連の作用を起こすもとになる2つの主要な要素は，運動性と胃酸/消化液の分泌である。

食事に対する予測的な脳相と食事による胃の拡張はともに，胃の近位部の受け入れ弛緩を起こし，胃内圧を増加させることなく食事に対応する。胃壁の迷走神経の求心神経線維は，胃の筋層の張力の変化に反応する。これらの反応は延髄の迷走神経の背核で処理されて，胃近位部を弛緩させるだけでなくて，ガストリン，胃酸とペプシノーゲンの分泌を促進させる迷走神経の遠心性の反応を引き起こし，胃前庭および胆嚢の収縮を開始させ，オッディ括約筋を弛緩させ，膵液分泌を促進させる。これらの迷走神経反射は上部消化管（胃，十二指腸，胆嚢と膵臓）の機能の調整に重要で，これらの器官がひとかたまりの単位と見なされる理由の1つである。これらの反射の神経調節物質は，VIP と NO である。4つの上部消化管の機能は別々であると考えられているが，これらの機能は単独では進行せず，すべての部位に及ぶ綿密にプログラムされた反応の一部である。

前庭部の（遠位の胃）収縮は，胃の拡張によって開始する。遠位胃における押しやる力，砕くことと，後方に送る動きは，食事を砕いて小さい粒にするために，そしてそれを酸とペプシンが多く含まれる胃液と混ぜ合わせるために作用する。食物塊は，胃から押し出される時に，幽門を通過することができるように，粒径が2 mm 未満になるまで細かく潰される。胃の蠕動は緩徐で，毎分約3サイクルの周波数である。シグナルは主に迷走神経と内在性の胃壁のコリン作動性ニューロンによって伝達される。

胃内容物排出は緻密に調整された現象であって，粒子径の大きさ以外の因子によっても調整される。胃内容物排出は，等張液が最も速い。大部分の固形の食事は高張液を産生し，また大部分の液体は低張液か高張液となる。したがって，ほとんどの食事が，それほど速く胃から排泄されるわけでない。食事の後の胃内容物排出の速度は，通常約2 mL/分である。この速度は，上部小腸における消化・吸収の機能で対処できる範囲内である。胃内容物排出の速度に影響を及ぼす他の抑制機構は，十二指腸の H^+ 濃度とカロリー負荷である。

胃のもう1つの大きな機能は，H^+ とペプシノーゲンを多く含んだ分泌液を産生することである。食後，胃腔内へ分泌を行う主な細胞は壁細胞と主細胞で（**表 42.3**），これらは前述したように，胃液分泌の脳相と胃相の両方の時相に起こる。食後（胃相）では，胃液分泌は増加し，イオン濃度が変化する。これらは，ほとんど壁細胞からの分泌の結果である。壁細胞以外の粘液細胞および主細胞からの分泌は，空腹時に HCO_3^- が多く含まれた液体を産生する。食後，H^+ は Na^+ と交換され，Cl^- は HCO_3^- の分泌と交換される。これらの分泌の変化の大部分は，胃相の間の胃酸分泌中に起こり，食物の摂取の約60～90分後に最大になる。健常人では，胃に分泌される主なタンパク質はペプシン A と C，その他に胃リパーゼと胃内因子がある。しかし，胃癌や慢性胃炎などの病的な状態では，分泌されるタンパク質は，ペプシン，胃リパーゼのみならず，アルブミン，トランスチレチン，IgG，IgA，カルグラヌリン A，α_1-アンチトリプシンと多様である[32,33]。

壁細胞の分泌促進の機構には，壁細胞，腸クロム親和性細胞様（enterochromaffin-like：ECL）細胞，ソマトスタチン（D）細胞，EC とガストリン（G）細胞の多くの細胞タイプが関与している。これらの細胞は，解剖学的に胃の2つの異なる領域に分布している。すなわち，胃底部の壁細胞，ECL 細胞と胃底 D 細胞，そして前庭部の前庭 D 細胞と G 細胞，である。ガストリン，アセチルコリン，ヒスタミンは，壁細胞の測底部表面にある受容体を介する壁細胞の酸分泌の主な促進因子である。アセチルコリンやガストリンの経路に比べると，ヒスタミンの経路は種々のセカンドメッセンジャーによって伝えられるが，これらはすべ

表 42.3 胃の細胞からの分泌物と機能

細胞の種類	産生物質	機能
表面細胞	粘液	潤滑
頸細胞	重炭酸	防御作用
	トレフォイルペプチド	
壁細胞	水素イオン	タンパク質の消化
	内因子	コバラミン（ビタミン B_{12}）と結合
主細胞	ペプシノーゲン	活性化されタンパク質の消化
	胃リパーゼ	胆汁酸を必要としないトリグリセリドの消化，MCT>LCT
内分泌細胞	ガストリン	ヒスタミンの放出
	ヒスタミン	酸分泌の刺激
	ソマトスタチン	酸分泌の抑制

LCT：長鎖トリグリセリド，MCT：中鎖トリグリセリド。

て膜の管腔面にあるプロトンポンプを刺激する。さらに，ヒスタミンは胃酸分泌の主な決定因子である。おそらく，これはアセチルコリンとガストリンの作用を増強することによる。ガストリンはECL細胞からのヒスタミン分泌に影響を及ぼす。ガストリンは，複数の機構により食事に反応してG細胞から放出される。迷走神経と内在神経を介して作用するアセチルコリンとGRPは，脳相と胃相の分泌の間にガストリンを分泌し，また，胃相の間，ペプシンによって放出された管腔のアミノ酸もガストリンの放出を刺激する。ガストリンはECL細胞のCCK-B受容体と結合することによって内分泌方式で作用し，開口分泌によってヒスタミンの放出を引き起こす。その後で，ヒスチジン脱炭酸酵素の合成が促進され，追加のヒスタミン産生が引き起こされる。最後に，ガストリンはECL細胞の成長を刺激する。これらの3つの効果の結果として，ECL細胞のヒスタミン産生は増加し，壁細胞を活性化して分泌を促進する。刺激によって起こるヒスタミンの放出の約70%はガストリンによって説明される。残りはムスカリン受容体を経てアセチルコリンにより，またアドレナリン受容体を介してエピネフリンにより，そして，直接CCK-B受容器によるガストリンによって行われる。アセチルコリンは酸の分泌を刺激するが，これは直接壁細胞のM3受容体を介するものと，D細胞のM2およびM4受容体を介し間接的に行うものがある。そしてこれらは，ソマトスタチンの分泌を抑制する。グレリンとコーヒーも酸の分泌を刺激し，グルタミン酸はソマトスタチンを抑制して間接的に胃酸分泌を促進する。しかしこれらの作用は，かなり小さい[4]。

胃酸分泌はフィードバック制御によってさらに調整される。そして，前庭部と胃底部で特化した内分泌（D）細胞から放出されるソマトスタチンによって主に媒介される[34]。D細胞は主には，細胞質内の処理あるいは局所の血流を介して局所に作用する。したがって，胃底D細胞は，おそらく，ECL細胞からヒスタミン産生を調整すること，および直接壁細胞の胃酸分泌を抑制することにおいて，前庭D細胞より重要である。しかし前庭D細胞は主に前庭のG細胞やEC細胞に作用する。これらの2つの部位のD細胞からのソマトスタチンの放出は，それぞれ異なる条件下で媒介される。ソマトスタチンの分泌には多数の要因が関与しており，これらにはガストリン，GRP，VIP，下垂体アデニル酸シクラーゼ活性化ポリペプチド（pituitary adenylate-cyclase activation peptide：PACAP），β2/β3-アドレナリンアゴニスト，セクレチン，心房Na利尿ペプチド（atrial natriuretic peptide：ANP），アドレノメデュリン，アミリン，アデノシン，カルシトニン遺伝子関連ペプチド（calcitonin gene-related peptide：CGRP）がある。これらは，ソマトスタチンの分泌を促進するが，アセチルコリン，ヒスタミン，インターフェロン-γはソマトスタチンの分泌を抑制する。胃のpHも酸分泌の調節に関与している。前庭腔内のpHが3.0未満に落ちると，ソマトスタチンが前庭D細胞から放出される。そして，パラクリン機構でG細胞からのガストリンの放出を妨げる。さらに，管腔の胃酸は，直接G細胞からのガストリン放出を減少させる。食事の後の胃酸分泌の調節は，中枢神経系，ENSと消化管ホルモンの3つの要素が使用されており，入り組んだ複雑な協調が行われている消化管機能のうちで最も知られている例の1つである[34]。

胃壁細胞は内因子も産生する。これは，キャリアータンパク質としてビタミンB_{12}の回腸での吸収に必要である。ビタミンB_{12}は内因子タンパク質の疎水性のくぼみにかみ合い，内因子-ビタミンB_{12}複合体を形成する。これは回腸末端における受容体を介してビタミンB_{12}が吸収されるために必要なリガンドである

▶十二指腸

十二指腸はもう1つの精巧な制御プロセスの中心であり，胃内容物排出，胆汁形成，胆嚢と十二指腸の運動，膵臓と胆汁分泌などの機能を統合している。この理由から，十二指腸が1つにまとまったユニットであるという概念ができている。この概念は発生学的にも納得がいくものである。十二指腸のユニットの各々の器官（胃，十二指腸，肝臓，総胆管，胆嚢，膵臓）は，胎児期の初期において互いに近い構造から由来している。肝臓，胆嚢，総胆管と膵臓の腹側は腸間膜と反対側の十二指腸から一緒に離れて発生し，背側の膵臓は腸間膜表面から発達している。その後，腹側の膵臓は回転し，背側の膵臓とくっつく。したがって，十二指腸のセンサーがユニット内の他の器官の機能を制御することができることは，驚くべきことではない。

十二指腸は単純な混合チャンバーであるだけでなく，中に入っている栄養素，pH，浸透圧，拡張などを感知する細胞と神経終末を含むことによって，調節性中枢としても作用する。十二指腸ユニットの調整に関係する主要ホルモンはCCKとセクレチンである。もちろん，それらの作用だけではない。さらに，十二指腸ユニットで作用する消化管ホルモンは，内分泌の機構（血流を通して）によって，またはパラクリン機構（局所的に腸粘膜の範囲内で）によって作用する。胃酸のpHは，セクレチンの放出と外部神経と内在神経を活性化し，膵臓と胆嚢の水分とHCO_3^-の分泌を増加させる[35]。消化によりつくられた栄養素（アミノ酸，脂肪酸，単糖類）の存在は，CCKの放出と外部神経と内在神経の活性化をもたらす。それは胃内容物排出と胃酸分泌を抑制し，胆嚢収縮を刺激し，膵臓酵素分泌を促進し，摂食時の小腸運動パターンを開始させる。さらに，味覚受容体が小腸の粘膜に発見されており，ここでは種々の栄養

素に対する反応を引き起こすように働いている[36,37]。甘み，苦み，うま味（アミノ酸）などの味に対するGタンパク質共役型受容体（G-protein-coupled receptor：GPCR）も腸内分泌L細胞や腸管刷子縁の細胞に見つかっている。甘みのセンサーはGLP-1とGIPの分泌を刺激する。これらはナトリウム依存性グルコース共輸送体-1（sodium-glucose cotransporter-1：SGLT-1）をコードするmRNAの発現を増し，またT1R2/T1R3甘み受容体によるグルコース輸送体2（glucose transporter 2：GLUT2）を腸細胞の管腔側膜への輸送を促進することにより，グルコースの吸収も増加させる。しかし，これらの相互作用を完全に解明するには，生きた動物でのさらなる研究が必要である。脂肪の感知に関する腸管の受容体については，わかっていることはより少ない。しかし，研究では内分泌細胞のT2R受容体が，苦みを感知する以外にも脂肪を感知し，また苦みを脂肪の代用マーカーとして用いてCCKの分泌を起こしている。グルタミン酸はアミノ酸の感知に関与している。グルタミン酸受容体の1つであるmGluR1は主細胞の管腔側の膜上に見つけられている。十二指腸では，グルタミン酸がPepT1（オリゴペプチド輸送体）の出現を刺激し，それによって急速にT1R1，T1R3，α-ガストデューシンの内部への移行が起こる。しかし，これらの所見の重要性については不明である[37]。

胃酸分泌は，十二指腸由来の神経あるいはホルモンのシステムによって抑制される（**表42.4**）。十二指腸の酸性度，高浸透圧，脂肪酸による胃酸分泌の調節が胃内容物排出の抑制をもたらすという点で，この過程は前庭のソマトスタチンによる抑制と区別される。このように，十二指腸粘膜は，胃酸の過剰な流入から二重に保護されている。GIP（以前は，胃抑制ポリペプチドとよばれていた）は十二指腸から放出されて，胃酸分泌を阻害して，膵臓B細胞からインスリン放出を刺激する。

食後の十二指腸内分泌I細胞からのCCKの放出は，食事消化のために非常に重要である。CCKは膵液分泌を促進して，前庭，幽門および十二指腸収縮を増加させるホルモンとして作用し，さらに，神経内分泌ペプチドとして作用しているCCKは，迷走神経の求心神経線維を刺激する。この求心神経線維は，食後に見られる迷走神経の遠心性信号の流出の一部を形成する。それに引き続き，胃の近位部の弛緩，胃酸分泌の増加，腸運動と膵液分泌が起こる。実際に，大部分の食後のCCKの効果は，神経内分泌ペプチドとしての役割を介して起こる。CCKは，胆管系とその構成要素の調節に重要である。このペプチドは胆嚢収縮を刺激して，オッディ括約筋を弛緩させる。そして，濃縮した胆汁を十二指腸に流入させる。この作用は，CCKのホルモンとしての機能および神経内分泌機能によって媒介される。CCKの放出は，次に体液性に胆嚢でCCK-A受容体に作用する。さらに，CCKによって活性化された感覚求心神経に反応して，アセチルコリンを介した迷走神経の遠心神経は胆嚢を収縮させ，迷走神経の求心神経はVIP/NOを放出し，オッディ括約筋を弛緩させる。

複雑なシステムにより十二指腸の内分泌I細胞（CCKを分泌）からCCKの放出が調整されている。管腔の栄養素（特にタンパク質とアミノ酸と遊離脂肪酸）は，この信号を開始させる。特に，タンパク質は3つのペプチドの放出刺激に関係しており，これらは続いて膵臓腺房細胞で産生されるCCKモニターペプチド（CCK-monitor peptide），ブタの腸からのジアゼパム結合性インヒビター，ラットの十二指腸粘膜細胞で産生されるCCK放出ペプチドを放出する。膵液からの膵ホスホリパーゼA_2も，セクレチンを放出するペプチドとして作用する（**表42.5**）。両方のペプチドの放出は，副交感神経の（迷走神経の）遠心神経によって伝達される。食間に，これらのペプチドは，濃度が高くなっている管腔のトリプシンによって分解される。CCK分泌は空腹時にはほとんど起こらない。しかし，食後に大量のタンパク質が腸管に入り，その量が管腔のトリプシン活性能力を上回るような時には，大部分の一般の調節性ペプチドは分解を逃れる。このように，タンパク質の摂取は，迷走神経の遠心刺激と同時にCCKの放出を調整する。CCKは，次に，膵臓からタンパク質分解酵素の放出を刺激する。

十二指腸ユニットのもう1つの重要な役割は，近位の十二指腸に入った胃酸を中和して，腔内を一定のpHに維持することである。十二指腸粘膜，胆管系と膵臓など，多くの器官がこの制御に関係している。食物自体は，主にペプチドと脂肪酸の形で緩衝作用を示す。中和のほとんどは，膵臓，胆管と十二指腸粘膜から分泌されるHCO_3^-により行われる。セクレチンは胆管と膵臓への反応を仲介するのに対し，ENSは粘膜の反応の仲介を行う。主要な粘膜のセンサーは内分泌セクレチン（S）細胞である。これは，管腔のpHが4.5未満に落ちると活性化され，セクレチンを放出する。腔内のpHが低くなると，中枢神経と腸神経，局

表42.4 胃酸分泌の負の制御

部位	刺激	仲介	ガストリンを抑制	直接酸を抑制
			放出	分泌
酸分泌腺領域	酸，CGRP，セクレチン，VIP	ソマトスタチン（内分泌）	あり	あり
前庭	（pH<3.0） 酸	ソマトスタチン（パラクリン） 神経反射 G細胞からのガストリン放出の低下	あり なし あり	あり あり なし
十二指腸	高浸透圧	明らかにされていない，CCK，ペプチドYY，セクレチン，ニューロテンシン，GLP-1（ペプチド，胃腸の蠕動と共に）		
	水溶液，栄養素		なし	あり
十二指腸と空腸	脂肪酸	GIP GLP-1，胃内容排出の遅延	あり	あり

CCK：コレシストキニン，CGRP：カルシトニン遺伝子関連ペプチド，GIP：グルコース依存インスリン分泌刺激ペプチド，GLP：グルカゴン様ペプチド，VIP：血管作動性腸管ポリペプチド。

II

表 42.5　食後の膵液分泌の各時相

相	膵臓の反応 (%)	刺激因子	迷走神経-コリン作動性経路
脳	25	視覚，におい，味，食事をする	コレシストキニン，セクレチン
胃	10	拡張	腸-膵反射
腸	50〜75	アミノ酸 脂肪酸	他のホルモン（?）
		カルシウムと水素イオン	他のホルモン（?）

表 42.6　正常のヒトの生検標本における小腸刷子縁膜の加水分解酵素活性

加水分解酵素	おおよその活性（ユニット/g タンパク質）
糖アミラーゼ	250
スクラーゼ	100
α-デキストリナーゼ	100
ラクターゼ	45

所プロスタグランジンおよびホルモンを介して，十二指腸の HCO_3^- 分泌が促進される。引き起こされるメカニズムとしては，サイクリックアデノシン一リン酸（cyclic adenosine monophosphate : cAMP）を介するもの（ドーパミンアゴニスト，エンテロペプチド受容体アゴニスト，VIP），サイクリックグアノシン一リン酸（cyclic guanosine monophosphate : cGMP）を介するもの（グアニリン，ウログアニリン），カルシウムを介するもの（ムスカリン性 M_3 アゴニスト，CCK_A アゴニスト）または神経伝達物質による抑制（α_2-アドレナリン受容体アゴニスト，NPY 受容体アゴニスト，NO）などがある。

十二指腸にとって最後の重要な役割は，管腔内を等張にしてそれを維持することである。これによって液体が腸の半透膜を通って大きく移動するのを回避している。この機能は，他のユニットの器官の関与なしで，十二指腸粘膜のみで行われる。大部分の食事は高張あるいは低張である。したがって，十二指腸は水分と電解質を付け加えるか，あるいは吸収しなければならない。注目すべきことに，この調整は十二指腸の範囲内でなされる。しかし，通常の状況のもとでは，胃内容物排出の最大速度は約 2 mL/分であるので，近位の十二指腸にとって等張に調整することができないような過大量が供給されることはない。

また，腸細胞は，刷子縁膜加水分解酵素を産生する（**表 42.6**）。これらの加水分解酵素（ヒドロラーゼ）は糖タンパク質で細胞から分泌され，刷子縁膜の中に入り込む。疎水性部（末端）は膜にくっつき，オリゴ糖分解酵素の部分は管腔内に突出している。刷子縁膜の加水分解酵素は絨毛腸細胞にのみ発現している。そして，主に十二指腸や空腸にあり，遠位へいくほど発現が少なくなる。酵素の発現と活性は，転写，翻訳さらには翻訳後プロセシングにより調節されている。そして，これらは食事摂取，膵臓の酵素活性，栄養因子，消化器疾患により修飾される

このように，十二指腸での移動では，十二指腸ユニットにおける種々の器官により，食事の物性が変えられる。大量の膵臓加水分解酵素と胆汁酸塩が加えられ，摂取された巨大分子（食物繊維以外）のほとんどすべては，吸収されやすいように可溶化したオリゴ体または単量体へと消化される。十二指腸を離れていく腸の液体はさらに等張になり，pH はより中性になる。

▶肝胆系

胆汁は，胆汁酸塩と排泄された内因性および外因性の成分からなる。胆汁酸塩は，脂溶性栄養素の可溶化と吸収のために重要である。胆汁酸塩は肝臓によって合成されて，分泌される。溶解性を増すためにタウリンあるいはグリシンと抱合し，胆嚢に保存されて，濃縮され，そして食事に反応して十二指腸管腔に放出される。胆汁酸塩は，胆汁中の成分の 61% を占める。他の成分は，脂肪酸，コレステロール，リン脂質，ビリルビン，タンパク質，その他（例：薬剤，環境からの化学物質）[38]である。胆汁酸塩は膵リパーゼの補因子で，ミセルを形成して脂肪を溶かす。食間に，胆嚢は肝臓によって血液から抽出される胆汁酸塩を貯蔵し，濃縮する。食後に，胆汁酸塩の供給を調整する 2 つの主要因子がある。第 1 に，CCK の刺激による胆嚢の収縮とオッディ括約筋の弛緩によって，十二指腸上部に放出される胆嚢の内容液である。これにより，胆汁酸塩の最初のすばやい負荷が起こり，膵リパーゼによる消化と脂肪酸/モノグリセリドとコレステロールの可溶化が起こりやすくなる。第 2 に，胆汁酸塩は小腸の中を下方に移動し，回腸へいく。ここで，胆汁酸塩は受容体が介する機構で吸収されて，血流を経て肝臓に戻る。腸肝循環（回腸での再吸収，肝臓による取込み，および腸への再分泌）は，胆汁酸塩を温存して，食後 1〜2 時間での，新しい合成の必要性を軽減させる。すべての胆汁酸塩（3〜4 g 程度）の体内プールは食後，数時間の間に十二指腸上部に 6〜16 g の胆汁酸塩を給供しながら各々の食事の後に 2〜4 回再循環される。そして，各々の食後に管腔内全体の胆汁は食事と分泌物から刺激で 2〜3 L に至る量となり，これは脂質可溶化と膵リパーゼの活性化のために必要とされる管腔の臨界ミセル濃度である 2〜4 mM 以上を維持するためのボーダーラインである。

以前は，分析が困難なため，胆汁に含まれているタンパク質についてはほとんど知られていなかった。というのは，胆汁酸塩の濃度が高いことと胆道からサンプルを採取するのが難しかったからである。胆汁から 283 のタンパク質が同定されている。この中には，胆道および膵疾患のバイオマーカーとなりうるものも含まれている[38]。

▶膵臓

食後には，膵液分泌の 3 つの相，脳相，胃相，腸相が見られる（**表 42.5**）。これらの相は，食後に起こる多くのイベントを分類するためのものである。前述したが，他の器官で見られるように，膵液分泌は神経性（迷走神経の）遠心応答および消化管ホルモンによって伝達される[39]。ヒトにおいて，脳相における分泌は，すべてでないかもしれないが，大部分が迷走神経を介して行われる。この相と胃相では，膵臓は主に水と HCO_3^- を分泌する。膵島の膵臓ポリペプチド（PP）細胞からの PP は，迷走神経の刺激による膵液分泌に対して，ネガティブフィードバック機構として作用する。PP は迷走神経の遠心刺激により放出されて，迷走神経の膵臓に対する作用を抑制する。

腸相において，大量に分泌された液体に膵酵素が加えら

れる。以前から知られているように，タンパク質と脂肪の分解物がCCK（エンドクリンⅠ）細胞を刺激し，CCKを放出する。そして，それは（迷走神経の求心線維の刺激により）おそらく神経性に，そして膵臓腺細胞に対して体液性に作用し，酵素を産生する。CCK細胞がこれらの分解物の何を感知しているかについての機序は不明であるが，トリパン感受性CCK放出ペプチドが関与している可能性があり，これはEC細胞から5-ヒドロキシトリプタミン（5-hydroxytryptamine：5-HT）の放出を引き起こす。そしてこれは粘膜下のサブスタンスPニューロンを活性化し，シグナルをコリン作動性シグナルに変える。このシグナルは，その後CCK放出ペプチド産生細胞に伝えられ，CCKの分泌を起こす。実際，CCKと5-HTは両方とも迷走神経経路を介して膵臓の分泌を刺激する。これらは食後の膵臓の酵素分泌の主な刺激である[40]。同時に，H^+はS細胞を刺激し，セクレチンを放出する。セクレチンは膵管細胞に体液性に作用し，HCO_3^-が多く含まれている液体を分泌し，胃酸を中和して，膵酵素が作用できるようにする。胆汁と脂肪酸もセクレチンの分泌を刺激するが，これらは生理的なセクレチンの放出刺激において，酸に比べるとその重要性はかなり小さい[40]。さらに，拡張，浸透圧および様々な栄養素に影響されるENS内の腸-膵臓反射は，ガストリン，GRP，VIP，NOを介して膵臓酵素分泌を促進する[39,40]。膵臓の分泌を促進する他の神経ペプチドには，サブスタンスP，ニューロテンシン，セロトニン，カルシトニン遺伝子関連ペプチドがある。さらに，インスリンはセクレチンやCCKの反応を増強して，水分泌を増やす。

膵分泌の刺激に比べると，膵分泌の抑制についてわかっていることはかなり少ない。高血糖やアミノ酸の点滴投与は膵分泌を抑制する。この作用はグルカゴンを介して行われると考えられているが，まだ完全には明らかにはなっていない。ソマトスタチンも膵分泌を抑制する。これは，おそらくは中枢性の迷走神経経路でCCKの作用を抑制することによる。CCKの分泌，およびその結果起こる膵分泌は，大腸内の栄養素によっても抑制される。PYY（遠位の小腸と大腸でつくられる）も，コリン作動性の経路[41]とホルモン経路[42]を介して膵分泌を抑制する。GLP-1も回腸に（食物が）流れ込んだ時に膵分泌を抑制する。これは，おそらくは中枢性迷走神経機構によると思われる[40]。PPはランゲルハンス島に局在するが，これも膵分泌抑制に関与しており，おそらく中枢神経系を介した膵臓への迷走神経の遠心刺激を変えることによる。PPが中枢神経系に作用する正確なメカニズムはいまだ不明であるが，おそらくは血液脳関門を通り脳幹の多くの部位で作用していると思われる[40]。グレリンとレプチン（脂肪組織から分泌されるホルモン）も，神経ホルモン機構を介して膵分泌を抑制する[42]。膵臓の酵素とCCKとの間に，CCK放出因子タンパク質を介した，フィードバック機構が存在する。しかし，このフィードバック機構はヒトにおいては完全には解明されていない[40,42]。胆汁および胆汁酸塩は膵分泌のネガティブフィードバック機構に関与していると考えられているが，これについては議論がある[42]。

膵液の約0.7〜10%はタンパク質である。分泌されたタンパク質の大部分は酵素とプロ酵素である。プロ酵素は酵素の活性のない前駆体で，十二指腸腔内で切断され活性型になる。膵臓から分泌される酵素の大部分はプロテアーゼ（タンパク質分解酵素）で，膵臓内での消化作用を防ぐために活性のない前駆体で分泌される（**表42.7**）。トリプシノーゲンは，分泌される膵臓タンパク質の40%を占める。腸管腔で，トリプシノーゲンは十二指腸腸細胞によって産生される酵素のエンテロキナーゼによって活性化されトリプシンになる。トリプシンは，トリプシノーゲンと他のプロ酵素のすべてを次々と活性型に変換する。そして，腸内消化の管内相が始まる。CCKとインスリンは膵臓の酵素の産生を増やし，これはCCKやインスリンの刺激後に腺房細胞のmRNAレベルが増えないことから，翻訳を増やすことによると考えられている。

表 42.7 膵臓のタンパク分解酵素（プロテアーゼ）

タンパク分解酵素	機能
エンドペプチダーゼ	
トリプシン	リシンあるいはアルギニン残基の内部の結合を切断および他の膵プロ酵素を切断
キモトリプシン	芳香族あるいは中性アミノ酸残基の結合を切断
エラスターゼ	脂肪酸属アミノ酸残基の結合を切断
エキソペプチダーゼ	
カルボキシペプチダーゼA	タンパク質やペプチドのC末端から芳香族アミノ酸を切断
カルボキシペプチダーゼB	タンパク質やペプチドのC末端からアルギニンあるいはリシンを切断

食事に対する膵臓からのインスリン分泌は，十二指腸の内分泌細胞（K細胞とL細胞）からのGIPとGLP-1の放出によって増強される。GIPは最初，胃酸分泌を阻害する作用が知られていたが，のちに，このペプチドの主な機能が膵臓から食事刺激によるインスリン放出の媒介となることがわかった。この観察は，GIPの名前を胃抑制ポリペプチドからグルコースインスリン分泌性のポリペプチド（glucose insulinotropic polypeptide）へと変えることにつながった。管腔内のグルコースはGIPとGLP-1の放出を刺激する。そして，それは体液性作用により，膵島のβ細胞からグルコースによるインスリンの放出を増やす。GIPのこの作用は，食後，ある一定の範囲内に血糖値を維持するのを助けている。また，食後の消化管機能の調節には重複した機能が存在するという特徴を示す一例である。GLP-1はCCKと同じようにニューロンに作用することが報告されている。栄養素が遠位小腸のL細胞に到達した時に，GLP-1は分泌の第2相も有している。これはGLP-1の回腸ブレーキや食欲調節などの他の作用に関係している[43]。

栄養素の吸収

▶水分と電解質

消化管は毎日，大量の水分を吸収している。上部小腸には毎日，食事摂取（2,000 mL），唾液（1,500 mL），胃液分泌（2,500 mL），胆汁（500 mL），膵液分泌（1,500 mL）と小腸分泌（1,000 mL）による約9Lの水が入ってくる。1日に負荷された液体の98%は吸収され，便としてはわずか

100～200 mL/日が排出されるだけである。水の約85%（7.5 L）は空腸および回腸で，13%（1.4 L）は大腸で吸収される。

水は腸全体で受動的に吸収されて，主に能動的な電解質吸収によって調節されている[44]。腸全体に及ぶ上皮細胞の特徴は，水分と電解質吸収の調節において重要である。第1に，頂端側の（管腔側の）膜には，特異的な電解質トランスポーターとチャネルが存在する[45]。第2に，基底外側（漿膜側の）膜には，電解質吸収のための駆動力を提供するNa^+ポンプが存在する。第3に，腸の上皮細胞は，頂端側の表面の近くに位置するタイトジャンクション（密着結合）によって，各々が連なっている[46]。腸上皮の透過性は，タイトジャンクションの数に依存する。溶質，イオンと水の移動に対するこれらの細胞間のジャンクションの透過性は，腸の遠位側ほど低下する。したがって，空腸は回腸より透過性が高く，あるいは「漏れやすく」，そして，回腸は盲腸よりも，盲腸は大腸の他の部位よりも漏れやすい。

水分と電解質は，直接腸管腔（経細胞の経路）から，または上皮細胞の間（傍細胞の経路）で吸収される。受動輸送はエネルギーを必要とせず，細胞透過性にまたは傍細胞性に起こる[47]。上皮細胞膜に含まれる脂質により，荷電されているイオンの受動拡散が妨げられている。管腔側の膜に存在する特殊なタンパク質は，電解質輸送ができるチャネルまたは孔を形成する。膜のチャネルを介しての受動輸送は，膜の内と外との間の濃度勾配と電気化学勾配によって調整される。通常，イオンチャネルは特定のイオンのみに選択性があり，細胞内のメッセージによって開閉される。開口状態においては，1秒に100万個以上のイオンが通過できるが，チャネルが閉鎖されるとイオンは通過できない。受動輸送は細胞膜に存在するタンパク質のキャリアーによっても行われる。キャリアーは，溶質またはイオンに特有で，細胞膜の内と外との濃度勾配または電気化学勾配によって，受動的に輸送される。キャリアーによる輸送は，チャネルを通しての移動に比べると非常にゆっくりしている。

能動輸送はエネルギーを必要とし，濃度勾配または電気化学勾配に逆らって溶質またはイオンを輸送する。能動輸送は細胞を通り抜けて移動するだけであり，細胞にイオンを出し入れする「ポンプ」によって行われる。最も重要な上皮細胞のポンプは，Naポンプ（別名，Na/K-ATPase）で，基底膜を通して2個のK^+と，3個のNa^+を移動させて交換する（**図 42.10**）。したがって，Naポンプは細胞内のNa濃度を低くして，細胞外と比較して細胞内の電位を負の環境にする。

二次性能動輸送は，受動輸送と能動輸送の両方を同時にもった輸送である。例えば，上皮細胞の細胞内の負の電位は，細胞内への陽イオンの流入を促進し，また陰イオンの流出を促進する。このように，能動的なNaポンプにより細胞内外に電位差が生じるため，イオンは濃度勾配に逆らって受動的に移動する可能性がある。重篤な下痢患者（例：コレラまたは短腸症候群）の経口補水療法は，小腸の上皮で，二次性能動輸送とNa-グルコース共輸送体を利用する（**図 42.10**）[48]。この膜の管空側に存在する輸送体は，NaおよびグルコースとNa結合する。細胞内のNa濃度が低いことと負の電位差が存在することにより，グルコースは濃

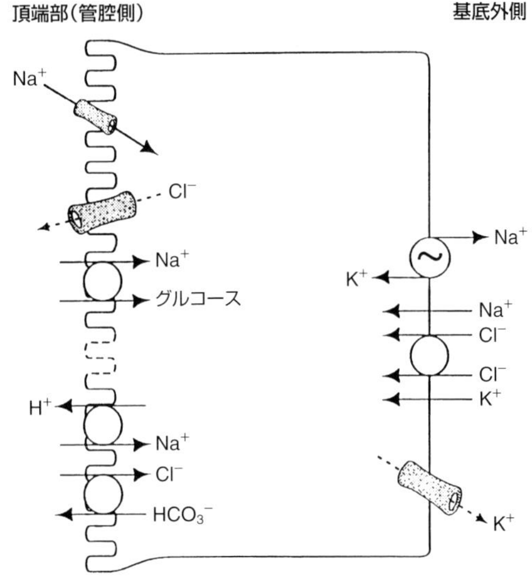

図 42.10 電解質と溶質の吸収。Naは腸管腔内から上皮細胞へ，(a) イオンチャネル（管腔側，図中の最上部），(b) Naグルコース共輸送（管腔側，図中央部），(c) Na-H交換輸送（管腔側，図中下部）により輸送される。Hの放出は重炭酸イオン（HCO_3^-）が放出されやすい濃度勾配をつくり，そしてCl/HCO_3交換機構を介してClの流入を起こす。基底膜のNa/K/Cl共輸送はClの取込みを増す。起電性Cl分泌もまた，管腔側膜のClチャネルを介して起こる。細胞内のグルコースの蓄積は，特別な輸送タンパク質による基底外膜のグルコースの輸送に都合がよい条件をつくりだす。Naポンプ（Na/K-ATPase）は細胞内のNa濃度を低くすることにより，また膜を横切る電気化学勾配をつくることにより，このような過程のエネルギーを提供する。
(Reprinted with permission from Sleisinger MH, Fordtran JS, Scharschmidt BF et al, eds. Gastrointestinal Disease. 5th ed. Philadelphia: WB Saunders, 1993:954-76.)

度勾配に逆らい細胞膜を越えて輸送される。グルコースが細胞内に蓄積されるにつれて，その濃度勾配に従い，特殊な輸送担体によって側底膜を越えて移動する。同じようなNa共輸送機構により，アミノ酸，ビタミンと胆汁酸塩の吸収も行うことができる[49]。Naポンプは，H^+，Cl^-，K^+，そしてHCO_3^-の受動的な吸収および分泌輸送も促進する（**図 42.10**）。輸送の調節は，チャネル，キャリアーまたはポンプのレベルで起こる。

水は消化管の全体を通じて受動的に吸収されて，電解質と他の浸透圧の高い栄養素の吸収に続いて起こる。よく知られているように，水は細胞内および上皮下のスペースの浸透圧の増加に反応して，細胞内を通過する経路と細胞の外側の間隙の経路の両方を移動する。Na吸収は，水の吸収を調整する最も重要な因子である。水の吸収は，ほとんどがNa-栄養素の共輸送体と電気的中性のNaCl交換輸送体により行われている。さらにまた，上皮細胞の間で吸収される水は，水の中にある溶質の吸収を増加させる。この過程は溶媒牽引として知られている（**図 42.11**）。浸透圧勾配によるNaと水の移動は，回腸に比較して空腸で大きい。というのは上皮細胞間の接合部が回腸より空腸で漏れやすくなっているためである。空腸では，Naは主にNa-栄養素の共輸送体と溶媒牽引により吸収される。したがって，Naがあまり含まれていない水または食事の摂取は，上部小腸で浸透圧を増し，差し引きすると水とNaの管腔内への正味の分泌を引き起こす。空腸切除により空腸が100 cm未満しかない患者は，水分と電解質の出納を維持するのが

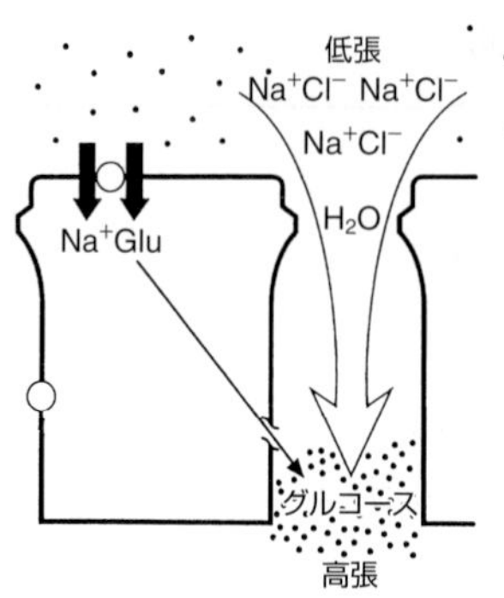

図 42.11 空腸における電解質と水の吸収。小腸に存在する Na-グルコース（Glu）共輸送体は Na とグルコースの両方に結合し，上皮細胞を横切って輸送する。グルコースが細胞内に蓄積されるにつれ，濃度勾配に従い，特別の輸送担体により基底外膜を通過して移動する。水は細胞を通して，あるいは傍細胞経路を通って受動的に吸収される。水の輸送の大部分は，この図に示した Na-栄養素の共輸送体と起電性のない NaCl 交換輸送体によって起こる。上皮の間隙から吸収された水は，「溶媒による吸引作用」により，水分中の溶質の吸収を増す。

困難である。このように，適切な体液と電解質吸収のためには，通常これより長い小腸が必要である。空腸を切除し非常に短い腸しかない患者で行われたバランス試験では，Na 濃度が 90 mmol/L 以下の溶液を飲むと，Na と水の正味の喪失を引き起こすが，Na を 90 mmol/L 以上含む溶液を飲むことにより，Na と水分の正味の吸収を引き起こす。大部分の水が小腸で吸収されるが，大腸には毎日約 1〜1.5 L 流入する。大腸に入る水分の 95％は，吸収される。さらに，大腸には最高で 1 日約 5 L の水分を吸収する能力がある[50]。

▶脂質

欧米の成人は，約 100 g の脂肪（総エネルギー摂取の約 40％に相当）を毎日摂取する。脂肪摂取の大部分（95％）は長鎖トリグリセリド（long-chain triglyceride：LCT）からであるが，残りは細胞膜リン脂質，コレステロール，他のステロールと脂溶性ビタミンである。さらに，大量の内因性の脂肪（〜60 g）が，胆汁（〜30 g の胆汁酸塩，10〜15 g のリン脂質と 1〜2 g のコレステロールを含む），剥離された腸の細胞（膜脂質の〜5 g を含む）と死んだ細菌（膜脂質の〜10 g を含む）から毎日腸管腔に排出される。100 g の脂肪食を摂った場合，糞便から出る脂肪の正常上限の値は，約 7 g/日である。したがって，通常，腸に届いた脂肪の少なくとも 95％は吸収される。食事に含まれる脂肪が回腸に達する前に，食事からの脂肪の大部分は吸収される。しかし，食事で脂肪が摂取されない時でも，体内の供給源から出るため，少量の脂肪は糞便中に見られる。

食事脂肪の吸収は，消化と吸収のプロセスに関係する多くの要因を含むので，腸の吸収機能を示す良好な一般的な指標である。特に，トリグリセリドは水に溶解しないので，消化と吸収が難しい。したがって，吸収には以下の条件が必要である。すなわち，(a) 摂取された脂肪を小さく乳濁液にし，脂肪分解酵素がトリグリセリドに接しやすくする，(b) トリグリセリドの酵素による加水分解，(c) 水に溶けやすいミセルの形成，このことにより不撹拌の（かき混ざっていない）水の層を通り越して腸の上皮細胞に輸送できるようになる，(d) 上皮細胞による脂肪酸の取込み，(e) 上皮細胞の中で，脂肪酸を水に溶けるキロミクロンに詰め込み直す，(f) キロミクロンのリンパ管を経た大循環への分泌，である。

胃は，脂肪の消化開始に重要である。摂取されたトリグリセリドの約 20％は，胃リパーゼによって胃で加水分解される。胃リパーゼは主細胞によって産生されて，酸性環境下で機能し，ペプシンによる変性を受けにくい。さらに，胃の筋の収縮，胃液の酸度とペプシンにより食物粒子がつぶされ，タンパク質と結合した物から食事由来の脂肪を取り出す。そして，小さい分子の乳濁液を生成し，十二指腸に送る。

十二指腸で，乳濁液中の粒子は，胆嚢によって分泌される胆汁酸塩とリン脂質が加わることによってさらに安定化する。十二指腸の中に胃酸があると，十二指腸粘膜からのセクレチンの分泌が刺激される。セクレチンは門脈循環に入って，膵臓を刺激して HCO_3^- を分泌する。その結果，腔内の pH を 6 以上に上昇させる。十二指腸の中の脂肪酸とアミノ酸の存在は十二指腸粘膜からの CCK 放出を刺激して，門脈循環に入って膵臓を刺激し，リパーゼ，コリパーゼと他の消化酵素を分泌し，そしてさらに胆嚢を収縮させ，胆汁を十二指腸に流入させる[39]。リパーゼとコリパーゼは，膵臓から 1：1 のモル比で分泌される。そして乳濁液粒子の表面で作用し，トリグリセリドをモノグリセリドと脂肪酸に分解する[51]。十二指腸の中性に近い pH は，リパーゼとコリパーゼ活性を最大にする。膵リパーゼは，酸性の環境では機能しない。コリパーゼは脂肪分解にとって重要な共因子で，膵リパーゼとトリグリセリドと結合して作用する。実際には，膵リパーゼは胆汁酸塩とリン脂質が乳濁液分子を覆っているため接近を妨げられ，コリパーゼなしでは乳濁液の中のトリグリセリドに接近することができない。膵リパーゼが大部分の腸のトリグリセリドを分解するにもかかわらず，膵臓はさらに胆汁酸塩により活性化されるリパーゼを分泌する。それはコレステロール，リン脂質と脂溶性ビタミンのエステル結合を分解する。胃と膵リパーゼによる脂肪の消化は非常に効率よく行われる。そして，摂取されたトリグリセリドの大部分は空腸の最初の 100 cm 以内の領域で加水分解される[52]。

脂肪酸，モノグリセリドと他の脂質は，胆汁酸塩と作用し，これらの成分が混じった水溶性のミセルを形成する。胆汁酸塩は水溶性と脂溶性部分の両方を含んでおり，消化された脂肪の分解産物を囲むことができる。すなわち，疎水性側を内部のほうへ向け，親水性側を外部のほうへ向けている[53]。このように，胆汁酸塩は入り混じったミセルの中にこれらの脂肪を「隠す」ことによって，脂肪酸，モノグリセリド，コレステロールと他の腔内の脂肪を水に溶けやすくする（**図 42.12**）。胆汁で分泌される胆汁酸塩が管腔内の液によって希釈されるにもかかわらず，十二指腸内の濃度（10〜20 mmol/L）は臨界ミセル濃度（2〜3 mmol/L）より高い。膵リパーゼにより消化されたトリグリセリドの分解物は，合体し，小嚢を形成する。これらの小嚢の中の脂質は，通常ミセルへ移されるが，粘膜に直接脂肪を輸送することもできる[54,55]。例えば重篤な胆汁うっ滞を有する患者で，胆汁酸塩がない時，小嚢の形成により摂取されたトリグリセリドを半分以上吸収できるようになると考えら

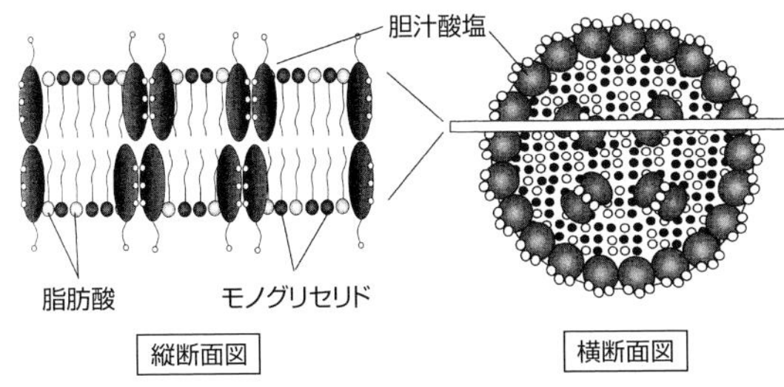

図 42.12　脂肪–胆汁酸の混合ミセルの構造。脂肪の分解産物は粒子の内側に溶けている。胆汁酸塩の分子は水酸基を水に面した方向に向け（黒丸），ミセルの内側にある時には互いが向き合っている。脂肪酸とモノグリセリドはそれらの分極面の頭部を水の相に接して，炭化水素の尾部をミセルの内側へ向けている。
(Reprinted with permission from Chang EB, Sitrin MD, Black DD, eds. Gastrointestinal, Hepatobiliary, and Nutritional Physiology. Philadelphia: Lippincott-Raven, 1996:147.)

れている。しかし，ビタミン D，E，K は，非常に不溶性で，十分な吸収するためにミセル形成が必要である。

混合ミセルは，それらの内容を腸細胞の管腔側膜に送るために，腸上皮の表面にある深さ 40 μm の撹拌されていない水の層の中を通過しなければならない。この不撹拌の水層を通して脂肪酸が拡散される量は，脂肪酸が単量体脂肪酸として運ばれる時よりも，ミセルの中で運ばれる時のほうが 100 倍大きくなる。上皮刷子縁膜の中の脂肪酸と脂質の取込みは，受動拡散，促進拡散と能動輸送によって起こる。ATP 結合カセット（ATP-binding cassette：ABC）輸送体スーパーファミリー（ABCG）のメンバーが，ヒトの小腸で確認されている。これは，腸細胞管腔側膜を通って脂肪酸，モノグリセリドとコレステロールを輸送する[56]。*ABCG5* と *ABCG8* 遺伝子の欠損は，シトステロール血症を呈する常染色体劣性障害のまれな疾患である。さらに，CD36 は脂肪酸を吸収するのに重要で，小腸全体に存在し，その密度は近位から遠位末端へ行くにしたがい低下する。超長鎖脂肪酸を吸収する以外は，CD36 は脂肪酸を吸収するためには必要ではない。超長鎖脂肪酸は，CD36 欠乏動物モデルでは減少する[57]。コレステロールは異なった経路で，すなわち刷子縁上のスカベンジャー受容体 B1（scavenger receptor-B1：SR-B1）あるいは CD36 によって，管腔から吸収される[58]。実際，胆汁から分泌されるコレステロール以外に，腸細胞から分泌されるコレステロールがある。これはヒトでは証明されていないが，“transintestinal cholesterol flux” の一部である[59]。

脂肪酸と脂肪分解産物が腸の上皮細胞に入った後，細胞質の脂肪酸結合タンパク質に結合する。これらの結合タンパク質は，主に空腸の絨毛細胞に存在する。それらの発現は，消化管の下部では次第に減少する。脂肪酸結合タンパク質は細胞内の輸送にとって重要であり，トリグリセリド合成のために脂肪酸を細胞膜から滑面小胞体まで移動させる。さらにまた，この細胞内の脂肪酸輸送システムは，脂肪酸の濃度勾配を維持することによって脂肪酸の取込みを促進している。また，脂肪酸と細胞内の小器官との間で相互作用により起こりうる毒性を防いでいる。

滑面小胞体の中の脂肪酸とモノグリセリドは，トリグリセリドとリン脂質を産生するために用いられる。トリグリセリド，リン脂質，コレステロールと脂溶性ビタミンは粗面小胞体でアポリポタンパク質によりまとめられ，キロミクロンを形成する。キロミクロンはトリグリセリド，コレステロールエステル，脂溶性ビタミンと他の脂肪の核からなり，その表面は，リン脂質，遊離コレステロールとアポリポタンパク質（アポリポタンパク質 B-48，A-Ⅳ と A-Ⅰ）から成る（**図 42.13**）。これらの原始キロミクロンはゴルジ装置へ移されて，分泌小嚢に組み込まれる。そして，それは上皮細胞の側底膜と融合して，細胞外間隙に開口分泌によって放出される。これらのキロミクロンは固有層中を通り，中心乳び腔に移動する。ここには，毛細管のネットワークと 1 本のリンパ乳び管がある。キロミクロンは，毛細血管の内皮細胞の間隙を通過するには大きすぎるので，直接には血流に入ることができない。脂肪の吸収により乳び管は拡張する。この拡張により，内皮細胞間に間隙を生じて，リンパ系へのキロミクロンの取込みを容易にし，最終的に大循環へ送る。循環している新しく形成されたキロミクロンは他の循環しているリポタンパク質と相互に作用し，内容物を交換する。そして，それによって，キロミクロン代謝で重要な機能を果たすアポリポタンパク C-Ⅱ と E などの追加のアポリポタンパク質を得る[60]。

中鎖脂肪酸トリグリセリド（medium-chain triglyceride：MCT）は，炭素鎖が 6～12 の脂肪酸を含んでいる。ふつうの食事は通常 MCT をほとんど含まない。しかし，脂肪吸収不全症を呈するか，低 LCT（長鎖脂肪酸トリグリセリド）ダイエットを必要とする患者のための MCT 油を補充した特殊な食品，または MCT を増量した経腸栄養剤には含まれている。MCT の吸収機構は，LCT の吸収とはかなり異なっている。LCT に比べると MCT は，リパーゼによってより急速に加水分解される。また，MCT が水溶性であるので，吸収のために胆汁酸塩を必要とせず，そのままトリグリセリドとして吸収することができる。いったん腸の上皮細胞の中に入ると，MCT と中鎖脂肪酸のモノグリセリドは，特定の細胞リパーゼによって中鎖脂肪酸へと急速に加水分解される。中鎖脂肪酸は脂肪酸結合タンパク質と結合せず，トリグリセリドに再エステル化されず，キロミクロンには組み込まれない。中鎖脂肪酸は腸細胞の後に門脈系に入る。ここでアルブミンと結合し，肝臓に輸送される。

▶炭水化物

典型的な西洋風の食事は，200～300 g/日の炭水化物（総エネルギー摂取の 45％）を含む。そして，それは穀類と植物に由来するデンプン（アミロース，アミロペクチン），果物と野菜（グルコース〈ブドウ糖〉，フルクトース〈果糖〉，スクロース〈ショ糖〉）や牛乳（ラクトース〈乳糖〉）および精製した加工食品（ショ糖，フルクトース，オリゴ糖，多糖）に由来する糖類，そして植物の骨格の多糖類とリグニンから生じる繊維などがある。デンプンはグルコース分子が，α-1,4 線形結合（アミロース）によって，または α-1,4 線形と α-1,6 枝分かれ結合（アミロペクチン）の組合せによりつながれている長鎖から成る（**図 42.14**）。摂取された糖は，単糖類（グルコース，フルクトース）と二糖類（ショ糖はフルクトースとグルコースを，ラクトースはガラクトースとグルコースを含む）から成る。平均的な西洋

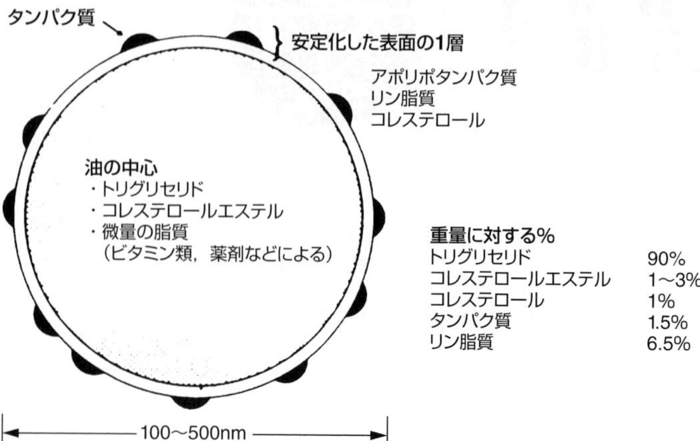

図 42.13 キロミクロンは，リン脂質とコレステロールの1層で囲まれた脂肪滴である。1層を分解すると，アポリポタンパク（Apo）A-Ⅰ，Apo A-Ⅳ，Apo B，といくらかのApo C-Ⅱ，Apo C-Ⅲからなる。これらのタンパク質は組織による取込みを直接補助し，キロミクロンの異化を行う。循環中では，キロミクロンはさらなるアポタンパク質を得る。トリグリセリドはキロミクロン中の主な脂肪の運搬物であるが，コレステロールや脂溶性のビタミンおよび少量の脂溶性物質も運搬している。

(Reprinted with permission from Patton JS, Hoffman AF. Lipid Digestion. Undergraduate Teaching Project, Unit 19. Bethesda, MD: American Gastroenterological Association, 1986.)

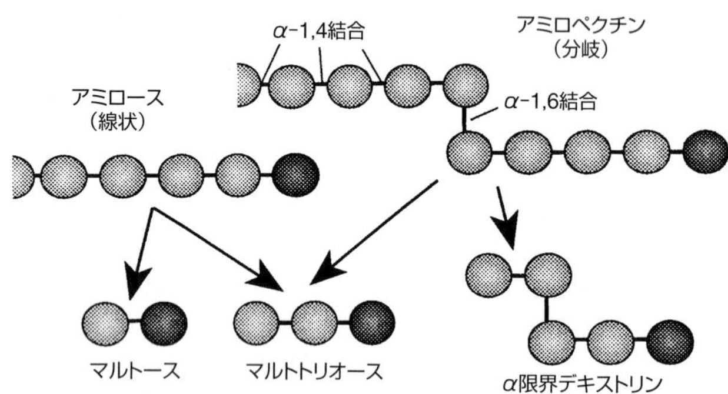

図 42.14 膵アミラーゼによるデンプン（アミロースとアミロペクチン）の消化は，マルトース，マルトトリオース，α限界デキストリンを生じる。

(Reprinted with permission from Chang EB, Sitrin MD, Black DD, eds. Gastrointestinal, Hepatobiliary, and Nutritional Physiology. Philadelphia: Lippincott-Raven, 1996:122.)

式の食事では，毎日約10〜20 gの食物繊維が摂取される。その大部分はセルロースとヘミセルロースであるが，ペクチン，ゴムとリグニンも含んでいる。セルロースは，β-1,4線形結合しているブドウ糖分子から成る。それに対して，ヘミセルロースは，ペントースとヘキソースの単量体がβ-1,4が直線的に結合したものと，分枝して結合したものによってつくられる。大部分の食事由来の炭水化物は，完全に消化されて空腸で吸収される。しかし，食物繊維は小腸で消化することができない。その1つの理由としてはβ-1,4結合は，アミラーゼに対して抵抗性を示すためである[61]。

唾液腺と膵臓によって分泌されるアミラーゼは，デンプンのα-1,6結合は切断しないが，α-1,4結合を切断する。そして，直線結合しているオリゴ糖，分枝している限界デキストリン，マルトトリオース，マルトースを産生する(**図42.14**)。膵アミラーゼにより，大部分のデンプンが消化される。唾液アミラーゼがどの程度寄与しているかは，はっきりしない。唾液アミラーゼと摂取されたデンプンとの接触の時間と量に依存する。おそらく，ゆっくりとした念入りな咀嚼は，唾液アミラーゼによるデンプン消化を増すであろう。さらにまた，摂取された炭水化物とアミラーゼが胃に入った後，唾液アミラーゼと基質間の物理的な相互作用により胃酸による変質からある程度守られる。

食事からの二糖類とアミラーゼによるデンプンの消化産物を完全に加水分解し，それらが完全に吸収される前，刷子縁膜の加水分解酵素であるグルコアミラーゼ（マルターゼ），スクラーゼ-αデキストリナーゼ（スクラーゼ-イソマルターゼ）とラクトース-フロリジン加水分解酵素（ラクターゼ）が必要である。グルコアミラーゼは，最高9つのブドウ糖を含んでいるオリゴ糖からα-1,4結合を切断し，1回ごとに1つのブドウ糖分子を切り離す。スクラーゼ-αデキストリナーゼは，異なった性質をもつ2つの酵素サブユニットから成る。スクラーゼは二糖類のショ糖を加水分解してグルコースとフルクトースに，またα-1,4結合した短鎖オリゴ糖をグルコースにする。α-デキストリナーゼも短鎖α-1,4結合のオリゴ糖をグルコースに加水分解して，また，短鎖α-1,6結合α限界デキストリンを加水分解する。ラクターゼは，ラクトースをグルコースとガラクトースに加水分解する。刷子縁膜表面における二糖類，三糖類とオリゴ糖の消化は，通常腸細胞の単糖輸送の能力を上回る。しかし，完全なラクターゼ活性がある人でさえ，ラクターゼ活性が他のすべての刷子縁の加水分解酵素より低いので，ラクトースの加水分解は吸収における律速段階である(**表42.6**)。

細胞膜の管腔側と側底にあるグルコース輸送体として知られている輸送タンパク質は，単糖類の吸収を促進する

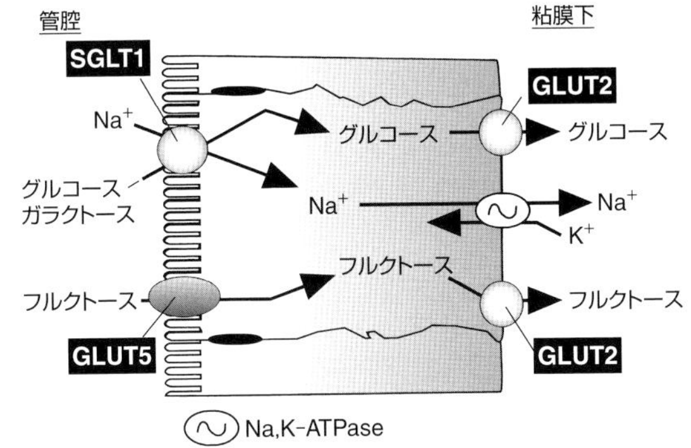

図 42.15　小腸細胞による単糖類の吸収は能動および受動輸送過程によって起こる。グルコースとガラクトースは Na 依存性グルコース/ガラクトース輸送体（SGLT1）により吸収される。これは腸細胞の基底外膜の Na/K ATPase によりつくられた Na の勾配によって起こる。フルクトースは GLUT5 とよばれる輸送体により促進拡散により吸収される。すべての単糖類は促進拡散により GLUT2 とよばれる輸送体により腸細胞から出ていく。
(Reprinted with permission from Chang EB, Sitrin MD, Black DD, eds. Gastrointestinal, Hepatobiliary, and Nutritional Physiology. Philadelphia: Lippincott- Raven, 1996:125.)

（**図 42.15**）[62]。これらの輸送体は，絨毛細胞だけで発現している。グルコースとガラクトースの吸収は，主に Na-単糖共輸送体の SGLT1 によって行われる。SGLT1 は，各 1 個の単糖類につき 2 個の Na 分子を細胞膜を横切って輸送する。GLUT5 は Na 非依存性のフルクトースの吸収を促進する。しかし，フルクトースはグルコースほどよくは吸収されない[63]。グルコースとフルクトースは，腸細胞から，Na 非依存性の GLUT2 輸送体を介して，側底膜から出て，門脈循環に入る。

小腸で吸収されなかったデンプンと食物繊維は大腸に入る。ここで結腸の細菌がこれらの炭水化物を，短鎖脂肪酸（short-chain fatty acid：SCFA）（酢酸，プロピオン酸と酪酸），二酸化炭素と水素に分解する。SCFA の吸収は 1 カルボン酸塩輸送体（MCT1）を介して行われる。これにより大腸は，そうでなければ便中に失われるかなりのエネルギーを回収している[64]。酪酸は大腸の優先的な燃料で，大腸の必要燃料の約 70%を提供する。プロピオン酸は肝臓の代謝に重要な影響を与えており，酢酸は重要な全身の燃料である。さらに，SCFA の吸収は大腸における Na と水の吸収を促進する。

▶タンパク質

典型的な西洋式の食事では，総エネルギー摂取の約 15%に相当する約 70〜100 g のタンパク質が毎日摂取される。その他に加わるタンパク質としては，唾液，胃，胆管，膵臓，腸からの分泌物（〜35 g/日），剝離された腸の細胞（〜30 g/日）と血漿タンパク質（〜2 g/日）が消化管に入る。通常，腸に加えられるタンパク質全体のうち 95%以上は，吸収される。

タンパク質の消化は胃で始まる。ここで，種々のタンパク質分解酵素（ペプシン）はペプチド結合を加水分解する[65]。ペプシンは，主に主細胞によって産生される不活型の前酵素であるペプシノーゲンからつくられる。ペプシノーゲンは，胃の酸性の環境に曝され構造変化を受け，終端のペプチドが離れ，活性型であるペプシンになる。ペプシンは低い pH で活性が高く，アルカリの環境で失活させられる。胃は，タンパク質消化にとって不可欠ではない。萎縮性胃炎あるいは胃全摘術の患者でさえ，普通にタンパク質を吸収することができる。しかし，胃内のアミノ酸の放出は，食事に対する最初の消化管の一連の反応，胃酸分泌，CCK 分泌，ガストリン分泌と胃内容排出を起こす。

タンパク質消化は，主に十二指腸で起こる。近位の空腸に達する頃には，タンパク質の 60%が消化される。いくつかのプロテアーゼ（**表 42.7**）は，不活性型のプロ酵素の形で，膵臓から十二指腸管腔内に分泌される。エンテロキナーゼ（胆汁酸によって管腔に放出される刷子縁酵素）は，トリプシノーゲンから N 末端のペプチドを切り取り，トリプシンをつくる。トリプシンは，さらなるトリプシノーゲン分子を活性化させ，また他の膵臓プロ酵素も同様に活性化させる。膵臓プロテアーゼは，エンドペプチダーゼ（トリプシン，キモトリプシンとエラスターゼ），またはエキソペプチダーゼ（カルボキシペプチダーゼ A と B）として作用する。エンドペプチダーゼとエキソペプチダーゼは，より小さい構造単位にタンパク質を分解させるために，協力して効率よく作用する。しかし，プロリンを含有するペプチドは，膵臓プロテアーゼによる切断に抵抗する。膵液によるタンパク質の加水分解が完了した後，約 70%のアミノ態窒素は 2〜6 個のアミノ酸を含むオリゴペプチドとして，30%は遊離アミノ酸として存在している。

粘膜の刷子縁膜は，ジペプチド，トリペプチドとオリゴペプチドに存在する特定のアミノ酸を切断する約 20 のペプチダーゼを含む。そして，それによって遊離アミノ酸，ジペプチドとトリペプチドを生成する[66,67]。これらのペプチダーゼは腸細胞によって産生され，細胞表面に放出されて細胞膜に固着し，活性部位を管腔内へ突き出している。大部分の刷子縁ペプチダーゼはアミノペプチダーゼで，オリゴペプチドから次々と N 末端のアミノ酸を切り離す。いくつかの特定のペプチダーゼは，プロリンを含有するペプチドを加水分解することが可能である。このようにして，膵臓プロテアーゼがプロリンのアミノ酸結合を切断できないのを補っている。

腔内および刷子縁におけるタンパク質の加水分解によってつくられたアミノ酸，ジペプチドとトリペプチドは，特定の輸送機構によって腸細胞頂端側の細胞膜を横切って輸送される[68]。腸細胞頂端側のアミノ酸輸送は，いくつかの輸送システムによって促進される（**表 42.8**）[69,70]。いくつかのアミノ酸は，システムの間で特異性が重複しているため，多くの異なるキャリアーを使用することができる。大部分のアミノ酸輸送のシステムは，Na 取込みと共役している（Na 依存性）。しかし，アミノ酸取込みは，Na 非依存性の促進性および受動的な拡散による過程でも可能である。ジペプチドとトリペプチドは，そのままの形で，H^+勾配に従った H^+ペプチド共輸送による Na 非依存性過程で腸管上皮によって吸収される。ヒトのジペプチド/トリペプチド輸送体はプロトン依存性のオリゴペプチド輸送担体ファミリーに属して，腸にだけ発現する hPepT1 と腎臓と腸の両方に発現する hPepT2 がある。ペプチド輸送は，アミノ酸吸収のために重要な機構を意味する。空腸においては，大部分のアミノ酸は，遊離アミノ酸の形としてよりもペプチドの形としてのほうがより速く吸収される。

表 42.8 小腸上皮のアミノ酸輸送システム

輸送システム	溶質の輸送媒体（SLC）の分類	アミノ酸	Na 依存性
中性アミノ酸			
A	SLC38A2	G，P，A，S，C，Q，N，H，M	あり
L	SLC3A2，SLC7A8	P を除くすべての中性アミノ酸	
B^0	SLC6A15	P，L，V，I，M	あり
T	SLC16A10	F，Y，W	あり
IMINO	SLC6A20	P，ヒドロキシプロリン	あり
ASC	SLC1A5	A，S，C，T，Q	あり
PAT	SLC36A1	P，G，A，β-アラニン，タウリン	なし，H^+
酸性アミノ酸			
X^-_{AG}	SLC1A1	E，D	あり，H^+
x^-	SLC3A2，SLC7A11	E，シスチン	
塩基性アミノ酸			
B^{0+}	SLC6A14	中性および塩基性アミノ酸，β-アラニン	あり
Y^+	SLC7A1	R，K，H，オルニチン	
Y^+L	SLC3A2, SLC7A7	K，R，Q，H，M，L	あり
$b^{0,+}$	SLC3A1，SLC7A9	R，K，オルニチン，シスチン	なし
ジペプチド/トリペプチド hPept1		ジペプチド，トリペプチド	あり

アミノ酸は 1 文字のコードで示す。A：アラニン，C：システイン，D：アスパラギン酸，E：グルタミン酸，F：フェニルアラニン，G：グリシン，H：ヒスチジン，I：イソロイシン，K：リシン，L：ロシシン，M：メチオニン，N：アスパラギン，P：プロリン，Q：グルタミン，R：アルギニン，S：セリン，T：チロシン，V：バリン，W：トリプトファン。
(Data from Broer S. Amino acid transport across mammalian intestinal and renal epithelia. Physiol Rev 2008;88:249, with permission.)

消化された食事と腸からのタンパク質を腸細胞が吸収することにより，細胞内にアミノ酸，ジペプチドとトリペプチドを供給する。腸細胞にあるペプチドは，いくつかの細胞内可溶質のペプチダーゼによって個々のアミノ酸に加水分解される。実際に，ジペプチダーゼとトリペプチダーゼは，刷子縁膜より細胞内にかなり豊富に存在する。細胞内のアミノ酸は，能動輸送，促進拡散と単純拡散によって側底膜を通して腸細胞から輸送される。細胞膜を通しての大きいアミノ酸濃度勾配のため，食事の間，細胞からの大部分のアミノ酸輸送は，促進性あるいは単純性拡散によって起こる。いくつかのアミノ酸輸送システムは特定されている。受動拡散と L, y^+L, A, GLY および y^+ 促進キャリアー系は，主に腸細胞側底膜からのアミノ酸放出に関与している。ここでは，能動性 Na^+ 依存性の A と ASC システムと Na^+ 非依存性酵素，b^0 と y^+ システムが，主に測定部のアミノ酸取込みに関与している[70]。

吸収されたアミノ酸には，いくつかの運命がある。ある部分は，燃料を（特にグルタミン酸塩とグルタミン）小腸自体に提供する。そして，いくらかがタンパク質合成のために使われるのに対し，ほとんどは肝臓で代謝のために門脈循環に輸送される。または，それから血流を経て末梢組織に送られる。細胞内にペプチダーゼが存在するにもかかわらず，約 10％の門脈の血液アミノ態窒素は，細胞内の加水分解を逃れたペプチドの形である。食事の後，絨毛細胞は，管腔のタンパク質の吸収により，それらに必要なアミノ酸を受け取る。対照的に，腺窩細胞は大部分のアミノ酸を血流から受ける。同様に空腹時には，絨毛細胞も血流からアミノ酸を受け取る。

▶ミネラル

ミネラルの吸収には，3 つの一般的なイベントが関与している。すなわち，(a) 摂取されたミネラルを吸収できる形に変える管腔内のイベント，(b) 腸上皮によるミネラル取込みを制御する粘膜でのイベント，および (c) 肝臓と末梢組織に送るために腸間膜および門脈循環へのミネラルの輸送を調整する粘膜後のイベント，である。この項では，腸のミネラル吸収に関する一般なことについて解説する。各々のミネラルの特異的な吸収の過程は，本書の他の箇所で解説されている。

食事で摂取されるミネラルは，しばしば，有機分子のマトリックス内でタンパク質と結合している。したがって，咀嚼と分散による機械的な分離と膵酵素による消化は，摂取されたミネラルを効率よく吸収できる形状に変換するために必要である。他の栄養素と異なり，いくつかのミネラルの腸管吸収は，過剰な取込みと毒性を予防するために，体内の貯蓄量によって調整されている。さらにまた，あるミネラルの吸収は，他のミネラルの吸収を低下させることがある。例えば，カルシウムとマグネシウムとの間，そして鉄，亜鉛と銅との間の吸収の際には相互に影響を及ぼす。これらの相互作用は，治療目的に使うことができる。経口の亜鉛補充は，組織の過剰な銅負荷を起こすウィルソン（Wilson）病患者での銅の吸収を抑制する。

ミネラルの吸収は複雑である。というのは，あるミネラルは荷電されたイオンとして管腔に放出されるが，他のミネラルは有機化合物の構成成分となっているからである。例えば，鉄はヘム（動物からの供給源）の構成要素として，また非ヘム（動，植物からの供給源）鉄の化合物として摂取される。食事性の非ヘム鉄は通常三価鉄（Fe^{3+}）形状である。これは胃の酸性の pH で可溶性であるが，pH 3 以上では不溶性である。食事からの他の化合物と腸からの分泌物は，鉄をより可溶性にすることによって（不安定なキレートを形成するか，鉄をより可溶性の二価鉄〈Fe^{2+}〉形に還元することによって）鉄の吸収を促進することができる。他方，鉄をより溶けにくくすることによって（鉄を沈殿させるか，安定キレートを形成することによって），鉄の吸収を減少させることができる。ヘム鉄は小腸のアルカリ性 pH で可溶性で，非ヘム鉄より効率よく吸収される。鉄は十二指腸で主に吸収されるのに対して，他のミネラルは主に小腸の全体を通じて吸収される。

▶ビタミン

水溶性ビタミン(チアミン，リボフラビン，ナイアシン，ピリドキシン，ビオチン，パントテン酸塩，葉酸塩，コバラミンとアスコルビン酸)は，通常補酵素系の一部として，食品中にしばしばタンパク質とともに存在している。ビタミンが上皮細胞の頂端側の膜を横切って輸送されるには，消化されてこの複雑な構造から，より単純な形状にならなければならない。ビタミンは食事中には通常低濃度で存在し，適切に吸収されるためには能動輸送が必要である。しかし，水溶性ビタミンは受動拡散によっても吸収される。したがって，大用量による経口のビタミン補充は，高い管腔内の濃度を達成することによって，通常のビタミン輸送システムの欠損を解決することができる。ビタミン B_{12}を除いて，すべての水溶性ビタミンは主に上部小腸で吸収される。ビタミン B_{12}は主に回腸末端で吸収される。各々の水溶性ビタミンの吸収に関する特異的な機構については，それぞれの章で解説されている。

脂溶性ビタミン（ビタミン A，D，E と K）の吸収は，ミセルの中で可溶化するために胆汁酸塩を必要とする。そして，それは不攪拌の水層を通って腸細胞の頂端側膜への輸送を促進する。したがって，胆汁酸塩の欠如は脂溶性ビタミン，特に不溶性の強いビタミン D とビタミン K の吸収をかなり損なう。食事で摂取されるビタミン K_1（フィロキノン）と腸内細菌によって生産されるビタミン K_2（メナキノン）の吸収は体蓄積量により反映される点で，ビタミン K はユニークである。大腸でのビタミン K の吸収が制限されているために，細菌起源のビタミン K は，小腸の腸内細菌と，小腸に逆流した結腸の細菌により合成されたものである。いったん腸細胞の中に入ると，脂溶性ビタミンはキロミクロンの核の中に組み込まれ，腸のリンパ管に輸送される。大部分の摂取された脂溶性ビタミンは近位の小腸で吸収される。しかし，総食事摂取量の 50％未満の吸収しかなされないこともしばしばある。各々の脂溶性ビタミンの吸収に関係する特異的な機構は，それぞれのビタミンの章で解説される。

腸内細菌叢

ヒトの消化管は，約 10^{14}の細菌を含み，宿主の体内の「細菌の器官」[71]あるいは「仮想器官」[72]と考えられてきた。腸管の細菌叢は，細菌だけでなく真菌やウイルスなどの他の微生物も含んでいる。しかし，本項では腸内細菌叢に存在する細菌だけに焦点をあてる。微生物の培養を必要としない検査方法の進歩により，この仮想器官の多様性は比較的最近になって明らかにされてきた。というのは，消化管内の多くの生物は培養することが簡単ではないからである。**図 42.16** は，ヒトの腸管における微生物の多様性と，これら微生物の割合を示している。これらの微生物については，培養が可能であったものと他の方法でのみ検出されたもの（本例では small-subunit rRNA の塩基配列の検査）を比較している[73]。腸管の生態系の微生物は宿主との相互作用や，互いの連携をもっている。これらは微生物自身と宿主のエネルギー代謝に関与し，また宿主に対する化学的な反応にも影響を与えている。例えば，大腸の嫌気性細菌は，大腸細胞に好ましい影響を与える SCFA，特に酪酸を産生する。しかし，病原菌は宿主が提供する環境に適応することができる。これは呼吸鎖電子伝達の受容体の腸管粘膜による巧妙なしくみで示されている。ここではサルモネラ菌が増殖に有利となる遺伝子変異を起こしている[74]。したがって，この関係は互いに有利になるとも限らない。というのは，病原菌は感染を起こし，ある菌は発癌性をもつ物質を産生するからである。

腸内細菌叢は，すべての細菌の生態中で最も細菌の密度が高いものの 1 つであるが，極端に多様な集団ではない。例えば，大腸の中には 9 系統（門）あるが，それに対して土壌のサンプル中では 20 門ある[75]。ヒトの細菌叢にはかなりの個人差があるが，個人の中での腸管の生態系では細菌叢は一定である(後述)[76]。細菌が変化する 1 つのメカニズムは，食品の中に含まれている細菌から遺伝物質を直接腸内細菌叢に移すことである(この場合は海洋の細菌)。この結果，特定の日本人は海藻の炭水化物を代謝できるようになっている[77]。炭水化物が多い食事により細菌の多様性が変化することについては，他の機序も関与していると思われる[78]。一方で，核となる細菌叢が存在し，一生を通して変化しない。しかし，この核となっている細菌は各個人により異なる[79]。細菌叢に含まれる細菌の遺伝子はよく似ており，したがって共有する「核」は，微生物レベル（コア細菌叢）ではなく遺伝子レベル（コアマイクロバイオーム［訳注：微生物群とその全ゲノムをさす］）である[80]。

腸管の生態系は，口腔，食道，胃，小腸，大腸の部分に区切られている。口腔内は大腸の細菌叢とよく似た組成を共有している。ある研究では，13 門の 619 の名前がついている分類群と，434 の名前がついていない分類群を報告している[81]。しかし，口腔菌叢の分布は一様でなく，細菌の組成と密度は部位によって異なる。最も細菌の密度が高い部位は歯肉溝である。口腔内が清潔でなく，免疫の異常がある場合は歯肉の微生物の過剰増殖が起こりやすくなり，歯肉炎を起こす。食道は，口腔や大腸に比べると，今までくわしくは調べられてこなかった。しかし，ある研究では，大腸と似た少なくとも 166 種もの系統が見つかっている[82]。この研究のデータは 2 つの異なるタイプの細菌叢の可能性を提唱している。そのうちの 1 つは胃食道逆流疾患に関係している。以前は，胃は酸性の環境であるので，ほとんどの細菌が常在することができず，ごく少数が生き延び，またヘリコバクター・ピロリ（*Helicobacter pylori*，胃炎，胃潰瘍の重要な原因）のみがコロニーをつくっていると考えられてきた。しかし，さらに最近の研究では，口腔や大腸に存在するものとは異なる，少なくとも 5 門 102 綱が存在していることが報告されている。しかし，*H. pylori* が存在する時には多様性は少なくなる[83]。違った手法を用いて 13 門 262 綱が胃で見つかっている[84]。サンプルを採るのが難しいため，小腸の細菌叢は詳細には調べられていない。しかし，研究からは十二指腸と空腸の細菌叢の多様性は，回腸末端とは異なっていると考えられている。最も多く見られる種類（属）は近位小腸では *Streptococcus*，*Veillonella*，*Clostridium* で[79]，回腸末端部では *Bacteroides*，

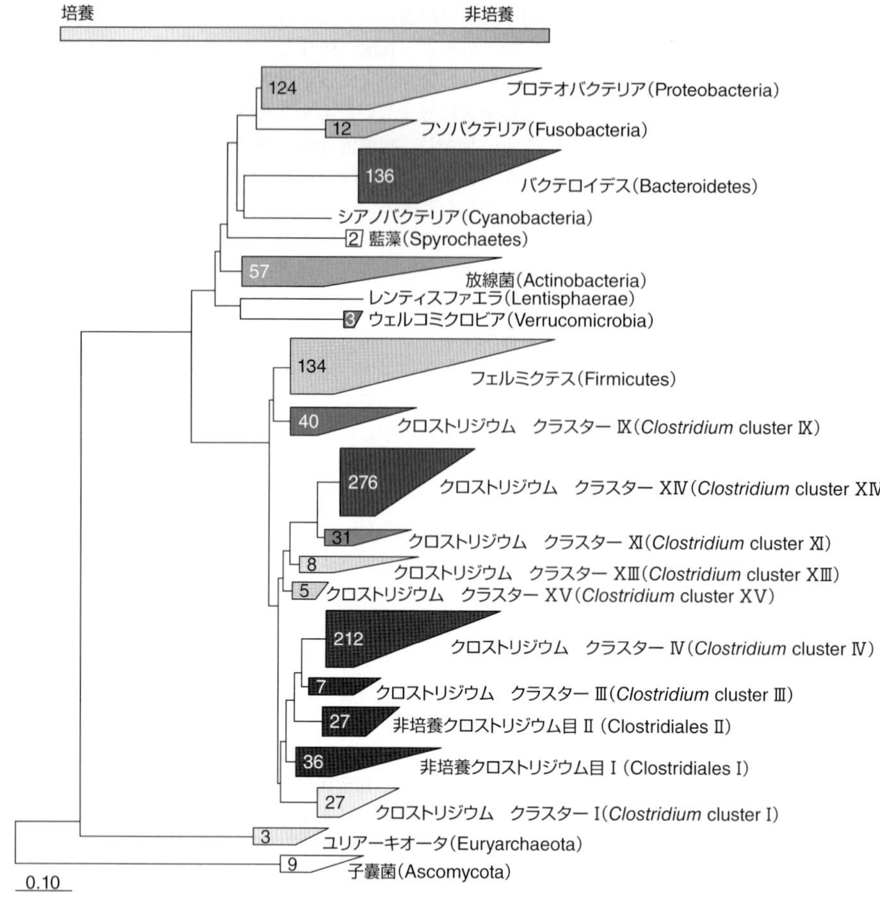

図 42.16　ヒトの消化管で見られる（細菌の）small-subunit rRNA の塩基配列解析による系統発生学的な系統樹。培養から求められた代表例に対する系統型の相対的な割合を黒く塗りつぶした波形で示す。
(Reprinted with permission from Rajilic-Stojanovic M, Smidt H, de Vos WM. Diversity of the human gastrointestinal tract microbiota revisited. Environ Microbiol 2007;9:2125-36.)

Firmicutes, *Proteobacteria* が占めている[85]。そして，消化管の遠位へいくほど数を増す[86]。大腸には9門の異なった系統があり，10万倍多くの細菌が存在し，*Firmicutes*, *Bacteroides* が優勢である[75]。回盲弁は小腸と大腸との間の物理的な障壁である。回盲弁を切除した場合，細菌叢の大腸から残存回腸への移動が可能となり，大腸と同じような細菌の構成となる。

腸内細菌叢と宿主の間の相互作用は，複雑である。腸内細菌の存在は，抗体産生を刺激し，細胞性免疫を増加させて，より強い病原性の強い菌の過成長を予防することによって，病原菌に対する防御を強化する。粘膜のバリアーは，物理化学的な複合的な機能をもつ。これらの一部には，粘液すなわち，ムチングリコプロテイン，トレフォイルペプチドと界面活性物質のリン脂質分泌などがある。それは粘膜と管腔内溶物とを分離し，宿主細菌相互作用の場を構築する。消化管の自然免疫系は，病原菌と寄生虫に対してもう1セットの防衛機構を提供する(「免疫系」の項参照)。パターン認識受容体(pattern recognition receptor : PRR, また Toll 様受容体〈toll-like receptor : TLR〉とよばれる）は，ある上皮細胞に存在し，マクロファージや他の免疫細胞で多く発現している。これらの受容体は様々な細菌の巨大分子の存在を感知して，非特異性の炎症反応を起こす。内因性の抗菌性ペプチド（デフェンシンとして知られている)は，腸陰窩の基底のパネート細胞によって産生されて，抗菌活性の広域スペクトルを提供する。杯細胞も小さいシステインに富み，抗寄生虫活性をもつタンパク質を生産する。常在細菌叢は，効果的に腔内の燃料を争って，腸壁にしっかりと付着し，病原菌が繁殖するのを防止する。この防衛機構の重要性は，敵対的な微生物に曝露されると生き残ることができない無菌動物の例で示される。

腸内細菌叢は，栄養素の代謝において宿主と間に相互に関連がある。腸内細菌叢は食事によって影響される。研究では，肉食動物，雑食動物，草食動物はそれぞれ異なった細菌叢をもち，ヒトの細菌叢は他の雑食動物の霊長類に似ていることが報告されている[87]。ネズミのモデルのデータは，高脂肪食への切り換えにより細菌叢が変化することを示している。すなわち，*Bacteroides* が減り，*Firmicutes* と *Proteobacteria* が増える。腸の細菌は，重要な代謝および栄養学的な機能がある。例えば，コレステロールエステル，アンドロゲン，エストロゲンと胆汁酸塩の加水分解，炭水化物，脂質とタンパク質の使用，ビタミンの消費（ビタミン B_{12}と葉酸塩）と産生（ビオチン，葉酸塩とビタミン K)，である。摂取によって消化管に入るすべての物または腸からの分泌物は，細菌代謝のための基質となりうる（**表 42.9**)。さらに，細菌叢は肥満に影響し，また肥満によっても影響を受ける。肥満者は腸内細菌叢の多様性が少なく，*Bacteroides* に対して *Firmicutes* の比が大きくなる[88]だけでなく，さらに，ヒトでは消化できない食品を分解し，栄養素を回収するのに効率がよくなるような腸内細菌叢をもつようになる[80]。

表 42.9　腸内細菌による生化学的な反応

反応	代表的な基質
加水分解	
グルクロニド	エストラジオール-3-グルクロニド
グリコシド	サイカシン
スルファミン酸	サイクラメート，アミグダリン
アミド	メトトレキセート
エステル	アセチルジゴキシン
硝酸塩	ペンタエリスリトールトリニトレート
脱ヒドロキシル化	
C-ヒドロキシ基	胆汁酸
N-ヒドロキシル基	N-ヒドロキシアセチルアミノフルオレン
脱カルボキシル化	アミノ酸
D-脱メチル化	バイオカニン A
脱アミノ化	アミノ酸
デヒドロキナーゼ	コレステロール，胆汁酸
脱ハロゲン化	DDT
還元	
ニトロ基	*P*-ニトロ安息香酸
二重結合	不飽和脂肪酸
アゾ基	食用色素
アルデヒド類	ベンズアルデヒド
アルコール	ベンジルアルコール
N-オキシド	4-ニトロキノリン-1-オキシド
ニトロソアミン形成	ジメチルニトロソアミン
芳香族化	キニン酸
アセチル化	ヒスタミン
エステル化	没食子酸

(From Kim YS, Erickson RH. Role of peptidases of the human small intestine in protein digestion. Gastroenterology 1985;88:1071-3.)

腸内細菌叢と宿主の間に多くの相互作用が存在するとすれば，腸内細菌叢の科学はヒトの健康に重要な意味をもつことになり，腸内細菌叢を操作することにより宿主の健康を改善することができることは明らかである。現在腸内細菌叢を変えるためにいくつかの方法が用いられている。抗生物質は感染症の治療に革命を起こし，消化管の感染の治療にも用いられてきた。抗生物質は小腸の細菌の過増殖に対しても使用されている。クローン（Crohn）病も抗生物質で治療されてきた[89,90]。そしてクローン病における抗生物質による治療の成功は，おそらくはクローン患者の腸に見られる *Escherichia coli* の増加の結果である[91]。抗生物質は大腸切除後に回腸の人工肛門をつけた患者の人工肛門の嚢炎の治療にも用いられる[92]。しかし，抗生物質は腸内細菌を悪いほうにも変化させ，時に腸内毒素症（腸内菌共生バランス失調）になる[93]。成人の腸内細菌叢は抗生物質が奏効し 4 週間でほとんど回復するが，抗生物質による下痢も発症し，その最も多い原因菌が *Clostridium difficile* である。しかし，抗生物質投与後には腸内細菌叢の微妙な変化が続くことがあり，その原因は不明である[93]。

腸内細菌叢に影響を与える他の方法は，プロバイオティクスとプレバイオティクスである（38 章参照）。プロバイオティクスは，消化管に良い影響を与える生きた細菌である。よい効果には炎症性サイトカインの抑制，IgA の産生の増加，粘膜バリア機能の改善，病原菌の粘膜への付着の抑制などがある[93]。プロバイオティクスは，炎症性腸疾患，過敏性腸症候群，抗生物質による下痢においてある程度有効である。プレバイオティクスはヒトでは消化できないが，腸内細菌により発酵される物質であり，腸内細菌叢の増殖や活性を増大する。プレバイオティクスも胃酸や宿主の酵素による加水分解に抵抗性があり，宿主の消化管から吸収されない。プレバイオティクスは有益な細菌叢の増殖を促進すると考えられており，マウスのモデルで炎症性サイトカインを低下させることが示されている[94]。

腸内細菌叢と宿主の相互作用およびヒトの健康への影響についてのわれわれの知識は，まだほんの初期にある。これらの相互作用や腸内細菌叢への操作に対するさらなる研究は，ヒトの健康を改善するために腸内細菌叢を利用する能力をさらに高めるであろう。

免疫系

消化管には体の免疫系の大部分が存在し，腸管腔で常に存在する細菌，ウイルス，寄生虫，そして，食物抗原から宿主を守っている。腸の免疫系は，自然免疫と獲得免疫の 2 つから成る。これらの 2 つはいくつかの成分を共有しており，病原菌から消化管を守るために協調して働いている。自然免疫は，上皮細胞や特化した上皮細胞から構成されている。これには，様々な防御ペプチドを分泌するパネート細胞と杯細胞，そして抗原提示細胞がある。この免疫系の手段は，原始的で，様々な細菌からの巨大分子によって引き起こされる防御および炎症応答を組織化し，また寛容を保持するとともに不必要な炎症を避ける。このシステムは非免疫の構成要素も含んでいる。胃酸，消化酵素，粘液，胆汁酸の存在，蠕動などで，これらすべてが消化管を多くの細菌にとって住みにくい場所にしている。さらに，粘膜細胞は自然免疫の一部で，NK-T 細胞（適応を共有している），食細胞，肥満細胞，骨髄細胞などがある。このシステムは病原菌のリポ多糖，ペプチドグリカン，リポテイコ酸を認識する。自然免疫の受容体は，単球，マクロファージ，樹状細胞，B 細胞や上皮細胞で発現している。PRR には TLR とマクロファージマンノース受容体がある。特異的に反応する獲得免疫の細胞とは異なり，これらの受容体はパターンを認識するため，その数は限られている。自然免疫は数時間以内にすばやく反応するが，獲得免疫は何日もかかる。

パネート細胞は多能性幹細胞の側の陰窩の底部に存在する。パネート細胞は陰窩を保護するだけでなく，抗菌ペプチドや酵素（α-デフェンシン HD-5 と HD-6，ⅡA ホスホリパーゼ A_2，リゾチーム）を分泌するだけでなく，抗原提示細胞やリンパ球を引き寄せ，獲得免疫反応を活性化させる炎症性サイトカインを産生する。パネート細胞は通常は小腸のみに存在するが，炎症があると大腸においても見られる[95]。

特殊化されていない上皮細胞は，抗菌性ペプチドや酵素を産生することができ，また獲得免疫応答を活性化するための炎症性サイトカインを産生することができる。しかし，ペプチドと酵素の種類は異なっている（β-ディフェンシン，カテリシジン，殺菌性/透過性促進タンパク質）。さらに，上皮細胞は，細胞間接合部（タイトジャンクション，接着接合部およびデスモソーム）を介して病原体およびそ

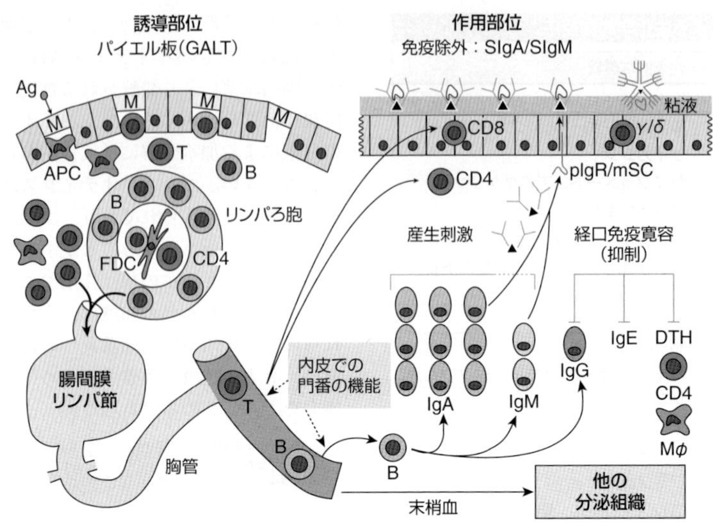

図 42.17 腸管免疫系の模式図。誘導部位は，GALT の中の粘膜 T および B 細胞から成る。これは，例えば，B 細胞をもつろ胞のパイエル板と M 細胞をもつろ胞関連上皮で，これらを介して外部の抗原（Ag）が積極的に運ばれて，樹状細胞，マクロファージ（MⅡ），B 細胞，ろ胞樹状細胞（FDC）などの専門の抗原提示細胞（APC）の所に到達する。初回抗原刺激を受けた後，ナイーブ T および B リンパ球はエフェクター記憶細胞となり，GALT から輸出リンパ管を通って腸間膜リンパ節へと遊走する。それから，胸管を通って末梢血に入り，血管外へ出て，粘膜の作用部位へ遊走する。この過程は，微小血管に発現している接着分子とケモカインによって導かれる。このようにして，血管内皮細胞は粘膜免疫において，局所の「門番」として機能している。粘膜固有層（作用部位）を，B 細胞（B），Ig を産生する形質細胞，$CD4^+$T 細胞などの種々の免疫細胞とともに図示している。腹腔内のリンパ球の分布（主に T 細胞受容体 α/β^+CD8^+細胞といくらかの γ/δ^+T 細胞）も模式的に示している。その他の特徴としては，pIgR/膜分泌成分（mSC）を介した上皮輸送による分泌性 IgA（SIgA）および分泌性 IgM（SIgM）の産生である。主に制御性 T 細胞（図には示されていない）の作用によって起こる経口免疫寛容の複合的な効果は，腸管で抑制作用を示し，IgG や IgE 抗体によって起こる炎症反応および細胞性（$CD4^+$T 細胞と MⅡ）遅延型過敏性反応（delayed-type hypersensitivity: DTH）を正常に保つ。
(Reprinted with permission from Brandtzaeg P. Mucosal immunity: induction, dissemination, and effector functions. Scand J Immunol 2009;70:505-15.)

れらの毒素に対する障壁として働く[96]。

杯細胞は粘液を分泌し，これは腸の粘膜表面のバリアーを形成し，また多くの抗菌物質やトレフォイル因子-3 などの大腸炎を予防する物質をつくると考えられている[97]。

抗原提示細胞は，自然免疫および獲得免疫応答に不可欠で，2 つの免疫系へ成分を橋渡しするのに重要である。マクロファージ，B リンパ球細胞，好塩基球ならびに上皮細胞など複数の細胞が抗原を提示することができる。しかし，現在までの研究結果では，樹状細胞とよばれる特殊なマクロファージが重要で，免疫応答の活性化および寛容の両方に関係している[98]。これらの細胞が抗原をどのように獲得するかは不明である。研究者らは，これらの細胞が内腔に突出して抗原を獲得し，リンパ球を呼び寄せ，Ig クラススイッチを誘発し，制御性 T 細胞（Treg）を刺激すると仮定した[99]。Treg は免疫寛容において重要な役割を果たす[98]。しかし，この仮説は正しくないかもしれない。

獲得免疫は抗原特異性の免疫応答を統制する。これは，以下の構成要素から成る。すなわち，(a) T リンパ球，(b) B リンパ球，(c) NK 細胞，(d) 骨髄単球性細胞（単球，好中球，好酸球と好塩基球），(e) サイトカイン，(f) 抗体（IgG，IgM と分泌型 IgA），(g) 消化管関連リンパ系組織（gut-associated lymphoid tissue：GALT），である。獲得免疫は，体液性と細胞性の 2 つの要素から構成されている。B リンパ球からの抗体は，細胞外のイベントに対して防御作用を発揮する。T 細胞からの細胞性免疫は細胞内の過程に対して防御する。自然免疫と異なり，クローン的に異なる T 細胞は特定のエピトープに対する反応をもち続ける。これは，B 細胞に対する免疫グロブリン，そして T 細胞に対する T 細胞受容体によって決められている。各々の細胞は自己と非自己を見分けることができる。獲得免疫は寛容によって成り立っており，そうでなければ自己免疫が生じる。その他の臓器と同じように，腸における自己免疫反応はそれほど多くはない。このことは，GALT が病原性のクローンの活動を防いでいることを示唆する。獲得免疫では，くりかえして曝露されることに対しては，前の曝露の時よりも反応がすばやくなる。このシステムは，抗原が呈示される誘導部位と粘膜の効果部位を含んでいる。ここでは，誘導部位に呈示された抗原により刺激あるいは寛容のいずれかが起こる。

二量体の免疫グロブリンの IgA の分泌は，重要な消化管防御機構である。分泌型 IgA（腸の主な免疫グロブリン）は，固有層で B リンパ球によって産生される。分泌型 IgA は，食事抗原と結合することで吸収を妨げる。また，細菌と結合し，それによって上皮細胞への付着と腸のコロニー形成を妨げる。

GALT は，特異的な宿主防御機能（**図 42.17**）を提供するために，粘膜下組織，固有層と上皮の中で解剖学的に組織化されたものと解剖学的に組織化されていないものがある。組織化されていないものには，粘膜固有層および上皮のリンパ球，形質細胞，マクロファージと粘膜および粘膜下の肥満細胞がある。組織化された構造にはパイエル板，孤立リンパろ胞（isolated lymphoid follicle：ILF），クリプトパッチ，腸間膜リンパ節などがある。

パイエル板は消化管の二次リンパ様組織である。パイエル板は胎生期に発達し，リンパ系集合体が 3 個以上集まったものである[100,101]。パイエル板は輸入リンパ管をもっておらず，その代わりにパイエル板の直上にあり，M細胞を有するろ胞関連上皮から抗原を収集する。M細胞は，大きな分子や微生物の移動を可能にすることにより，管腔内の抗原を収集する特定の場を提供する。これらの抗原は，パイエル板に入る前に，M細胞の下のポケット構造の中に存在するリンパ球やマクロファージと接触する。パイエル板で活性化されたリンパ球は，腸間膜リンパ節，全身循環へと遊走し，そして特定の粘膜部位へと戻ってくる。そこでリンパ球は，攻撃してくる抗原に対して防御のための免疫応答を示す。

ILFは非パイエル板B細胞を含んだ集団で，その成熟した形は，個別のT細胞区域を欠くという点以外はパイエル板に似ている。これは形成される過程によると考えられている。すなわち，ILFはクリプトパッチから形成されると考えられており（後述参照），腸内細菌叢の変化に反応して，大きくなったり，小さくなったりする[101]。

クリプトパッチは細胞の小さな集団で，樹状細胞，未熟な造血細胞，そしてごく少数のTリンパ球あるいはBリンパ球，および血管細胞接着分子（vascular cell adhesion molecule：VCAM）1＋間質細胞を含む。クリプトパッチの役割についてはまだ論議が多いが，クリプトパッチはリンパ系集合体の前身であり，ILFに発達し，さらにリンパ球を産生する[102]。しかし，ヒトではほとんどの生検が大腸で行われており，大腸にはILFが多く存在しているため，ヒトにおいてはクリプトパッチはいまだ見つかっていない。パイエル板に似て，クリプトパッチとILFは一生の間で変化しつづけるが，クリプトパッチとILFの合計数は生涯を通して一定である[101]。

腸間膜リンパ節は小腸の腸間膜の中に存在する。これらが活性化される機序は完全にはわかっていないが，多くの機序の関与が考えられている。これらには，腸間膜リンパ節へと遊走する活性化T細胞，腸間膜リンパ節に遊走し，抗原提示を行う樹状細胞および腸間膜リンパ節に到達した遊離抗原などがある[100]。最近，Toll様受容体やNod様受容体の，小腸における役割や制御がかなりわかってきた。これらの受容体はまとめてPRRとよばれているが，菌体成分（例：フラジェリンやリポ多糖）や他のリガンドに反応する。小腸のPRRは，宿主の免疫，炎症反応において重要な役割を果たし，また宿主の細菌叢と相互作用し，腸管と細菌叢の恒常性の維持に貢献する[104]。

（Shelby Sullivan, David Alpers, Samuel Klein／中屋　豊 訳）

43 栄養と化学的感覚

食べ物や飲み物は，体の栄養となるだけでなく様々な楽しみも与えてくれる。化学的感覚器システムは食物に含まれる化学物質に特異的に刺激されて，神経学的，生物行動学的，代謝学的に反応し，これらの反応がさらに情動や快感，記憶の複合的応答を引き起こす。レストランからただよってくる香りをかぐと食欲がわき，足を止めて食事をとりたくなるだろう。テーブルについて食事を始めれば，咀嚼によって食べ物の香りが口の中に広がり，その香りは鼻梁の奥にある嗅覚受容体へと到達する。食べ物を食べた時の知覚的経験を完全に言い表すことのできる言葉は存在しない。嗅覚は，いわゆる味（塩味，甘み，酸味，苦み，うま味）や，体性感覚（口あたり，舌ざわり，温度，渋み，ピリピリ感）と混ざり合い，1つに統合された風味を形成する。

食物の風味は食品を選ぶ上で重要な決め手となるが，食物や飲料に含まれる化学物質に対する知覚反応には生理的な範囲でも多様性があるため，同じ食べ物でも人によって味わっている風味は異なる。例えば，アメリカの人口構成を代表する集団における10人のうち9人は，価格，健康，利便性，保存性よりも，味を一番の決め手にして食品を購入すると報告されている[1]。感覚系の個人差は生まれながらに存在し，感覚応答は成熟するにつれ環境の影響も受けながら生涯を通じて変化する。味覚に個人差があることは早くも1888年に報告された[2]。1960年代，Fischerらは味覚の多様性と食品の嗜好，喫煙，体重との間に関連性を見出した[3]。当時は，化学的感覚の因子が受容体や神経シグナル，脳を介して，代謝調節と平行して，摂食や体重に影響を及ぼすと想像された。現在では，化学的感覚は代謝調節機構と相互に作用して食行動と体重とに影響すると考えられている。本章では，化学的感覚のしくみと遺伝や疾患により生ずる化学的感覚の変化について，さらに，この変化がどのように食物の嗜好性に個人差を生じるか，食習慣に関連した疾患に影響を及ぼすかに関して述べる。

背景

化学的感覚は，外界の化学物質や消化器系・呼吸器系からのシグナルの検出とそれに対する反応をさす。知覚は，これらの化学物質によって引き起こされる意識の経験である。

▶感覚

ほとんどの化学物質がそれぞれ特定の受容体に結合し，化学的感覚反応を起こす(例外は後述)。化学的感覚の情報伝達には一般にGタンパク質共役型受容体（G protein-coupled receptor：GPCR）（リガンドが結合して活性化されることで，Gタンパク質を介したシグナルカスケードの起始点となる7回膜貫通型タンパク質）が関わっている。Linda BuckとRichard Axelは嗅覚受容体の遺伝的基盤の発見により2004年にノーベル賞を受賞した[4]。受容体は特定の化学物質にのみ反応するものや，広く一群の化合物に反応するものがある。味覚の場合，単一の原味物質に対して1つの原味が対応するのが典型的である（例：スクロース〈ショ糖〉は甘い）が，一方でほとんどの香りは複数の香り物質の混合物（例：コーヒーの香りは27種類の異なった化合物か成る）である。受容体細胞は一般的に双極性ニューロンである。化学的シグナルは活動電位へと変換され，電位的シグナルは感覚情報を中枢神経系（central nervous system：CNS）へと伝達する。塩味や酸味を伝達する場合には受容体細胞への結合は必要ではなく，塩味や酸味はイオンチャネルを通り，味覚受容体細胞を刺激する。体性感覚（例：なめらかさ，温度，ピリピリ感）の感知には様々なセンサーが関わる。

化学的感覚システムは主に物質の流入・流出を検知することで作動する。食事したり呼吸をすると，口腔や鼻腔，副鼻腔における化学物質の濃度変化が起き，この変化を感知して情報伝達が始まる。化学受容体細胞は一生を通じて，新しい細胞の形成，成熟，プログラム細胞死といった神経新生をくりかえす。外因性因子および内因性因子によって嗅覚受容体の寿命は調節されている[5]。味覚受容体は絶えず置き換わり，化学的環境に応じて機能的に変化する。常に同じ刺激に曝露されていると，順応（例：自分がつけている香水やオーデコロンの香りがわからなくなる）や脱感作（例：長期間の唐辛子の摂取による刺激減弱）をきたす。

甘さと苦さ，ガーリックとバジル，赤ワインとスコッチウイスキー，これらはどのように識別されているのだろうか？　味の質は，それぞれの化学物質に特異的な経路を介して信号化され，末端から中枢神経系まで伝達されているようである[6,7]。香りは，におい物質の時間的・空間的な広がりを反映した嗅覚受容体の刺激パターンとして信号化され，順次脳内の嗅覚経路で処理される[8]。化学的感覚の様々な情報は別々の経路を通って中枢神経系に到達するが，これらの情報は眼窩前頭皮質において単一の風味として統合される。

▶知覚

精神物理学者は，塩辛さは塩分の濃度でどう変化するか，香りへの曝露でにおいがどう変わるか，脂肪の濃度によりなめらかさはどう変化するかなど，外的要因により知覚がどのように変化するのかを研究している。以下に述べるのは，精神物理学的手法の一部，特に化学的感覚の変化と食事や健康との関係を解明するのに必要な，知覚の強さを測定する手法の概要である。

閾値は味や香りや刺激を感知し，認識するために必要な最も低い物質の濃度である。閾値が高いということは，感知や認識に高濃度の物質が必要である（感度が低い）ことを意味する。閾値による評価法には，偶然性や統計学的偏り（例：刺激の到達度合い，希釈濃度，温度の微細な違い）と実際の機能とを区別するために，しっかりした対照が必要である。閾値法では高濃度の刺激物に対する知覚を評価できない可能性がある。塩分に対する閾値が低い（高感度の）人は，閾値が高い人よりも，高濃度の塩分を薄く感じる。したがって，閾値法による分類では個人の食行動の違いを説明できないかもしれない[9]。

閾上評価法は，例えばその食べ物が腐っているかどうかといった極端な味ではなく，普通に食べ物を食べた時に感じられる水準の香り，味，ピリピリ感などの刺激を識別する能力を反映する。最も一般的な識別力試験法は，刺激の性質・強さを測定する方法である。何種類かの不正解を含むリストの中から正しい香りを同定できるか，といった性質識別試験が嗅覚の評価によく用いられる。認知能力によって差が出ないように，この方法で用いる香りは，一般的になじみ深いもので行う。ペンシルバニア大学におい識別テストは，市販されている，多項選択式の「こすってにおいをかぐ」方式のテストで，年齢と性別特異的な標準データが備わっている。

におい識別能力と食行動を関連づける研究はこれまでほとんどなされていない。それはおそらく，におい識別試験が，嗅覚の鋭敏さではなく機能不全を評価してしまっていることによると思われる。嗅覚の機能には人により個人差があるが，それでも香りを正しく識別することはできる。オルファクトメーターのような，適切な刺激のコントロールをおいて，性質識別法に強さの評価（後述）を加えることで，嗅覚-食-健康の関連性を評価するのに役立つだろう[10]。後鼻腔嗅覚試験は嗅覚と食事の研究にとって重要である。被験者に鼻をつまませて，鼻孔を閉鎖した状態で，口においしい味のするゼリービーンズを入れ，かんでいる途中で鼻孔を開ける。鼻孔が閉じられている間は，ごくわずかに甘さを感じるか，ほとんど感じないかだが，鼻孔を開けると後鼻腔嗅覚が刺激され，風味が統合されて甘みが強まる（後述）。もし鼻孔を完全に閉じた場合と開けた場合に違いを感じないのであれば，後鼻腔嗅覚の障害があるといえる。様々な食品が後鼻腔嗅覚の識別能・感度の評価に有用である[11]。

閾上評価法には他に，におい物質の濃度を上げるにつれどのようににおいの強さが増すかといった，においの強さや好き嫌いの度合いを直接段階的に評価する方法がある。におい物質の濃度が低い場合と高い場合は，中間の濃度に比べて好まれないため，においの嗜好曲線は通常逆U字型になる。直接的段階評価法の目指すところは，刺激の強さの評価を客観的なものにし，その評価法を個人間での比較に耐えうるものにすることである。1960年にStevensは刺激の強さの評価を比率を用いて数字に変換して評価する方法（マグニチュード推定法）を提案した。例えば，最初の紅茶の甘さを6とし，2回目の紅茶の味が最初の2倍甘いなら，2回目を12とする。3回目は最初の1/3甘いなら，2とする。この評価法は比率で表す方法だが，上限はなく下限は0（感じない）である。マグニチュード推定法は刺激の強さを相対的に表現するもので，絶対的評価ではない。つまり1杯目の紅茶はある人にとってはほどほどの甘さであり，他の人にとってはものすごく甘いかもしれないが，この方法では区別できない。マグニチュード推定法はこのことをよく理解して解釈する必要がある。

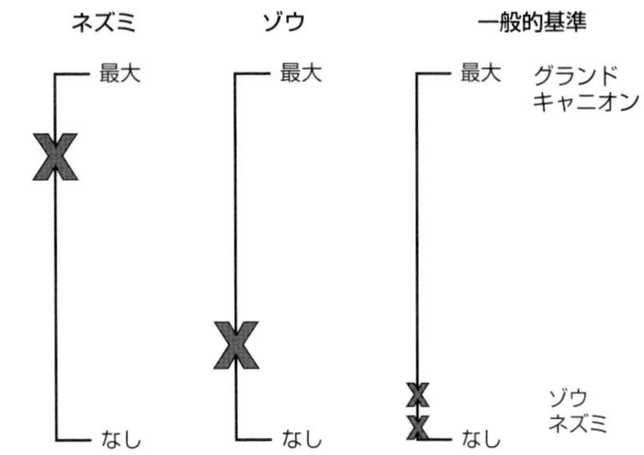

図 43.1　ネズミとしての大小（左）とゾウとしての大小（中央）。大きなネズミと小さなゾウの絶対的な大きさを比較する時，実験者が尺度の背景を考慮に入れない，あるいは明確にしないと，ネズミがゾウより大きいという誤った結論になりかねない。尺度の上限を，誰にとっても大きいと一般的に思える最大の大きさに設定すると，ネズミとゾウの絶対的な大きさは正しく評価される（右）。

絶対的な値の評価は，別の種類の刺激でそれに相当する強さを表現することで可能となる（マグニチュードマッチング法は知覚の強さを計測するゴールドスタンダードである）[12]。異種感覚法で用いられる基準の刺激はその時に与えられた刺激（例：1,000 Hzの白色雑音）または記憶された感覚（例：太陽の明るさ）であり，基準となる感覚は評価の対象である感覚の強さによって左右されないことを前提としている[13]。重要なのは，被験者が異種の感覚であっても同じ尺度を用いて刺激の強さを判定することである。例えば舌で感じる甘みの強さを，音や光の強さの尺度にあてはめて評価する。ある参加者は紅茶の甘さが72 dB，1,000 Hzの音の約1/2の強さと同等と評価し，別の参加者は甘さが72 dB，1,000 Hzの音と同等と見なす，といった要領である。

一般には形容詞や副詞（例：弱い，強い）を刺激の強さを表す尺度に用いることが多い。「ネズミもゾウも同様に大きい，小さいと表現される。ネズミの大きさを言い表すために，小さいゾウの鼻をかけ登る大きなネズミと表現すれば，そのサイズを理解しやすいだろう」とStevensが述べたように，尺度を解釈するための文脈が必要である。ここでのサイズの評価は，あくまでネズミの中での話（ネズミとしては大きい），ゾウの中での話（ゾウにしては小さい）である。よくあるのは，尺度を解釈するために間違って同じ文脈を前提としてしまう，つまりそれぞれの尺度の最大値を同等と考え，同一の物差しの上で測ってしまうために，ネズミがゾウよりも大きいということになってしまうような間違いである（**図 43.1**）。すべての場合で妥当と考えられる最大値（例：グランドキャニオン）をおいた尺度を用いて評価した時，実際の正しいサイズの比較が可能になる。

これまでに開発された味覚の強さの評価法は妥当なものもあればそうでないものもある。味覚受容体の遺伝子多型と受容体密度の違いから，非感受者から高感受者まで，味覚の尺度が個人によって異なることが知られている（後

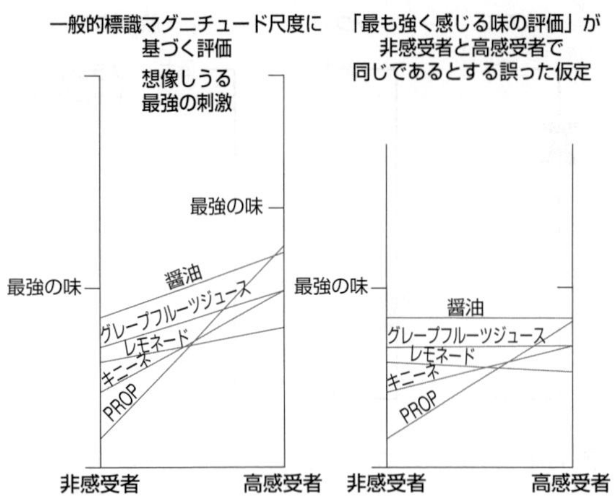

図 43.2 味覚強度の尺度が誰にとっても同等であるとしてしまうと，異なる味覚感度グループ間での味の強さの比較は不正確なものとなる。**左**：非感受者と高感受者の間で味の強さの違いを比較するため，3.2 mM プロピオチルウラシル（PROP），1 mM キニーネ塩酸塩，各種飲料，調味料の味の強さを一般的標識マグニチュード尺度を用いて評価した。**右**：左と同一のデータだが，「実験中に最も強く感じた味」は全員に共通であるという前提で，高感受者の評価をまとめた（詳細は本文参照）。

(Reprinted with permission from Bartoshuk LM, Duffy VB, Chapo AK et al. From psychophysics to the clinic: missteps and advances. Food Qual Pref 2004:15;617.)

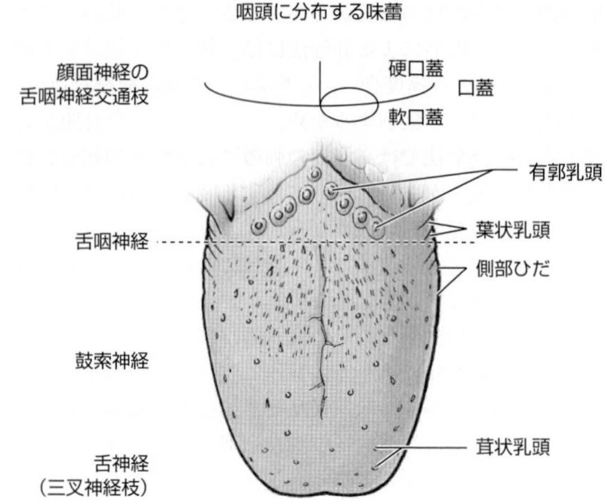

図 43.3 舌と咽喉の味覚に関連する脳神経と三叉神経の神経支配と舌乳頭の分布図。

述）。妥当でない評価法は尺度の最大値の設定が適切でないか，味覚のみにあてはまる最大値を設定した結果である[14]。誤って尺度を同等のものとする（例：ネズミとゾウの尺度を同等としてしまう）と，非感受者と高感受者との味覚の差が過小評価されたり，逆転したりしてしまう。尺度の最大値を非常に強いもの[15]，または例えば太陽の光のような具体的なもの（明るさの感覚は体系的に味覚とは関わらないと仮定して）[16]に設定することで，非感受者と高感受者との味覚の差を正しく評価することができる（**図 43.2**）。同様に，食べ物や飲み物以外の尺度を用いると，食べることが何よりも好きな人を特定できる[13,17]。

まとめると，知覚強度の測定により，様々な刺激濃度に対する化学的感覚機能を調べることができ，閾値法よりも，遺伝子型-表現型-食事-健康の関連性について多くの情報を得ることができる[18]。適切な刺激のコントロールをおいて，香り識別試験に香りの強さの評価を加えることで，嗅覚の機能不全と鋭敏さとを評価できる。強さの尺度はすべての感覚（化学的感覚のみでなく）で一般化されるもの，また快楽の評価のためには，楽しいことや楽しくないことすべてに関して一般化されるようなものでなくてはならない。試験の参加者は，試験対象である化学的感覚の強さを，尺度として用いられる感覚により段階づける練習をし，比較の項目を正しく配列できるか（例：最も弱い光から最も強い光を順番通りに評価できるか）を調べる必要がある。研究者は，比較による強度評価を，化学的感覚の評価を標準化したり[19]，統計学的分析での共変変数として用いることができる[20]。米国国立衛生研究所（NIH）のツールボックスプロジェクトには，においと味の機能のスクリーニングのために，香り識別評価法と味覚強度テストが存在する。

味覚

化学物質が口腔内の溶媒（唾液・粘液）に溶けることで，味覚受容体細胞を活性化し，甘み・塩味・酸味・苦み・うま味（肉味/こく）といった味覚を刺激する。一般的に，砂糖，アルコール，ペプチド類は甘く，塩は塩辛い，有機/無機の酸は酸っぱい，多くの植物アルカロイド，テルペノイド，フラボノイド，ある種の塩やペプチドは苦い，ある種のアミノ酸は肉味/こくがある，といった味を感じる。甘みに対する快感と苦み（おそらく強い酸味やうま味も）に対する不快感は出生時にすでに現れており[21]，学習されるものではない[22]。塩味への反応は出生後1年間で発達する[23]。

味蕾（みらい）の内部には，上皮組織から分化した 50〜150 の細胞が卵型に集積しており，味覚受容体細胞の他に基底細胞（新しい味覚細胞のもと），口腔内への孔へ伸びる微繊毛をもつ支持細胞から成っている。味蕾は軟口蓋，咽頭，喉頭，喉頭蓋と舌の味覚乳頭に分布している。延髄孤束核は消化器系，心血管系，呼吸器系の制御に関わっているが，味覚受容体細胞の化学的刺激・脱分極化が起きると，3 種類の脳神経の求心性線維が延髄孤束核吻側部（味覚 NST）に向けて味の信号を伝達する。顔面神経（第Ⅶ脳神経）の分枝である鼓索神経（chorda tympani nerve：CTN）は舌先の茸状乳頭に神経を分布する（**図 43.3**）。舌の後側方にある葉状乳頭は鼓索神経（前方葉状乳頭）と舌神経（第Ⅸ脳神経，後方葉状乳頭）に神経支配されている。舌神経（第Ⅸ脳神経）は有郭乳頭（舌の後方に V 字型に並んでいる）に神経分布している。浅錐体神経（第 Ⅶ脳神経）は軟口蓋の味蕾に神経分布しており，迷走神経上枝（第Ⅹ脳神経）は喉頭蓋に神経分布している。すべての種類の味覚は，単一の脳神経の障害がない限り（後述），脳神経が分布しているすべての場所で感知できるため，舌に「味覚地図」があるという考え方は誤りである。求心性の味覚線維は延髄孤束核で次の神経にシナプス形成し，視床腹側基底核に伝えられ，さらに味覚野，眼窩前頭皮質，扁桃体，外側視床下部に情報が伝達される[24]。刺激性神経伝達物質であるグルタミン酸は，末梢の味覚受容体から脳へと伝わる情報を調節する他，おそらく脳から末梢の味覚システムに運ばれる情報を調節すると見られる[25]。

茸状乳頭の密度や味蕾の密度には個人差があり[26]，味覚の強さと相関する[18,27~31]。従来の評価法（例：9-point category scale）では乳頭の密度と味の強さの相関が見られず[16]，これらの評価法は味の強さの違いを正確にとらえていない可能性がある[32]。5つの原味に関して以下の項で概述する。いくつかのエビデンスにより6つ目の味として金属味が提案されている。ヒトは口腔内で脂肪酸を感じることができるが，脂肪酸の感知のための特別な感知器官は見つかっていない。

▶甘み

別々の化学物質による刺激が同様の知覚をもたらすことがある。低分子量の炭水化物系甘味料，ポリオール，無機塩，25以上の異なる種類のノンカロリー人工甘味料などは，すべて甘味をもたらす[33]。交差順応が起きない（甘味料が同じ結合を共有していれば交差順応が起きるはず），すべての甘味料の甘みを阻害できない，複数の甘味料を併用すると予想よりもさらに強い甘みが生じる（相乗効果），といった精神物理学的エビデンスから，甘み情報伝達機構は複数存在することが示唆されている[34]。

主要な甘み受容体は2つの7回膜貫通型受容体T1R2とT1R3（T1R2/T1R3）のヘテロダイマーであり[35]，3つ，またはそれ以上の甘み化学物質結合部位をもっている。ヒトでは3つの *TAS1R* 味覚受容体遺伝子が1番染色体上の単一のクラスターの中に存在する。これらのタンパク質はGPCRクラスCに属し，ハエトリソウに似た長いN末端領域をもっている。いくつかの甘味料（例：アスパルテーム，ネオテーム）はT1R2サブユニットと結合し，その他（シクラメート）はT1R3と結合する。スクロース（ショ糖）とスクラロースはどちらとも結合するが，T1R3との結合のほうがはるかに強い[36]。受容体に結合後の甘み伝達経路には3種類のGタンパク質（ガストデューシン，トランスデューシン，Gi），1種類の酵素（$PLC_{\beta2}$），セカンドメッセンジャー受容体（IP_3受容体），イオンチャネル（transient receptor potential M5［TRPM5］）が関わっている[37]。人工甘味料は甘み受容体以外の味覚受容体にも結合するため，スクロースと人工甘味料による風味の違いが生じる。例えば人工甘味料は苦み受容体も刺激するため，苦みを強く感じる素因をもった人にとっては，人工甘味料はおいしく感じられない[38]。甘みの知覚はT1R2/T1R3ノックアウト動物でも完全には消失しない[39]。この発見から補助的な甘み受容体の存在が示唆される。味細胞ではグルコース輸送体かスクロース開口型陽イオンチャネルが発現しており，甘みの感知とグルコースホメオスタシス（恒常性）の維持とを結びつけている[40]。

▶苦み

多様なメカニズムと受容体が，構造の異なった多くの苦み物質に応答する[33]。苦みのGPCRはT2R[41,42]であり，おおよそ25種類の膜受容体遺伝子（TAS2R）のファミリーである[43]。そのうち23種類は2つの長いクラスター，7番染色体q34-35と12番染色体p13.31-13.2にあり，1種類は5番染色体p15.31上に，残りの1種類は7番染色体q31.32上にある。苦み受容体遺伝子は有害な化合物に反応するために，口腔内の乳頭と肺組織に発現している[44]。

ほとんどの苦み物質は複数の苦み受容体を刺激する（広く刺激する）。70%のフェニルチオカルバミド（PTC）/プロピルチオウラシル（PROP）の苦みの7割はTAS2R38によって媒介されるが[18,45]，他の受容体もこれらの化合物に反応する。苦み受容体の構造は複雑で，多様な結合部位をもつ。苦みの伝達には，αガストデューシン，Gタンパク質サブユニットG_{g13}，ホスホリパーゼ$C_{\beta2}$，Ⅲ型IP_3受容体といった4種類の細胞内シグナルタンパク質とTRPM5イオンチャネルの経路が関わっている[46,47]。化学物質は苦みを受容体かシグナルタンパク質を介して刺激している。

苦み遺伝子には高い割合で対立遺伝子変異が見られる。土地の植物環境への進化的適応は対立因子獲得の原因となる[48]。自然毒は苦いことが多いので，苦み知覚が鋭敏であることは進化的に有利である。Feeneyら[49]は *TAS2R2* の一塩基多型（single nucleotide polymorphisms：SNP）について概説している。さらに12番染色体上に存在する苦み受容体や唾液に含まれるプロリンに富んだタンパク質の多様なSNPが，キニーネの苦みのわずかな個人差の原因となる[50]。キニーネは何にでも結合するリガンドであり，少なくとも9つの異なった受容体に結合するため，味機能を評価するのには理想的である。コーヒーの苦みのいくつかは，TAS2R3，TAS2R4，TAS2R5ハプロタイプブロックによって説明でき，グレープフルーツジュースの苦みと嗜好はTAS2R19とおそらくTAS2R60のハプロタイプブロックで解釈できる[51]。*in vitro* の研究で，hTAS2R39がお茶の苦み成分であるカテキンに反応すると示されている[52]。またTAS2R31とTAS2R44の対立遺伝子変異によりサッカリンとアセサルフェームカリウム（K）への反応の個人差が説明できる。

▶塩味

塩分はもともと食物に塩化ナトリウム（NaCl）として加えられており，塩味をつけたり，苦みを抑えたり，風味を強めたり，食物を保存したりといった目的に重要である。ナトリウムに対する欲求は恒常的に動物のナトリウム摂取を調整する。ヒトでは，成長期にナトリウムが豊富な状態であったか不足した状態に曝されたかなど，若年期の食事状況が塩味の好みに影響する[53]。妊娠中に脱水を経験した母親の子どもは，幼児期[54]と成人期[55]に塩味を好むと報告されている。女性と男性とでは塩味への嗜好性が違い[56]，妊娠中に血流量を増やす必要から塩分嗜好性が高まる[57]ことでも示されているように，おそらくは性ホルモンによる影響と考えられる。これらの例もあるが，ヒトでの塩の嗜好性はナトリウム欲求によってのみ制御されているわけではない[55]。

ヒトでは，選択的上皮アミロライド感受性ナトリウムチャネル（ENaCs）によって一部の塩味は感知される[58]。ナトリウムイオン（Na^+）は口腔からENaCを通って味覚受容体細胞に受動的に流入する。ついでNa^+/K-アデノシン三リン酸（Na^+/K^+-ATP ase）は細胞内からNa^+を汲み出す。バニロイド受容体1（TRP陽イオンチャネル，サブファミリーV，メンバー1〈TRPV1〉）は陽イオン非特異的（アミロライド非感受性）塩受容体と考えられている[59]。塩

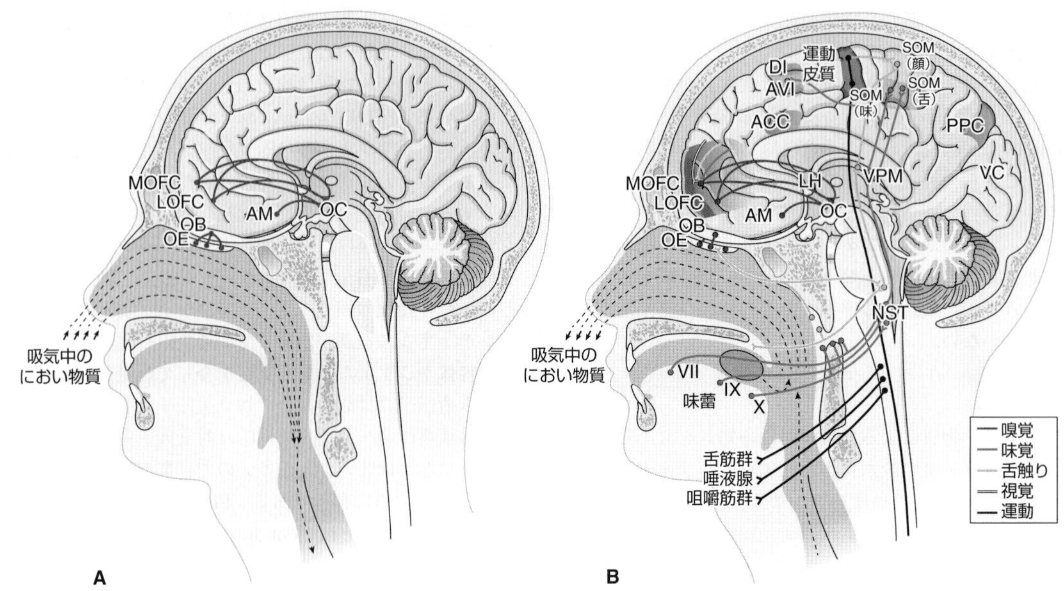

図 43.4　A：前鼻腔嗅覚（吸気時）に関わる脳神経系，B：口腔内に食物がある時に働く後鼻腔嗅覚（呼気時）に関わる脳神経系。空気の流れが実線，点線で示されている。点線はにおい分子を運ぶ空気の流れを示す。ACC：側坐核，AM：扁桃体，AVI：前腹側島皮質，DI：背側島皮質，LH：外側視床下部，LOFC：外側眼窩前皮質，MOFC：内側眼窩前皮質，NST：延髄孤束核，OB：嗅球，OC：嗅皮質，OE：嗅上皮；PPC：後頭頂皮質，SOM：体性感覚皮質；V，VII，IX，X：脳神経，VC：一次視覚皮質，VPM：視床下部後内側腹側核。
(Reprinted with permission from Shepherd G. Smell images and the flavour system in the human brain.Nature 2006;444:316-21.)

は濃度により異なった味覚を刺激し，低濃度では甘みを，高濃度では塩味を，さらに高濃度の場合はピリピリ感を感じる[60]。

▶酸味

酸は味蕾の中の酸味受容細胞を刺激することによって酸味を惹起し，強すぎる場合は拒絶反応を起こさせる。いくつかの受容体候補[61]，または強い酸の水素イオン（H^+）が通過して味細胞内に流入できるようなイオンチャネル（NaCl と同じような）の候補はあるが，酸味の特異的受容体と伝達のメカニズムはいまだに議論されている。弱い酸は脂溶性の膜を通り抜ける。細胞内 pH の低下は酸刺激への一連のシグナル伝達と神経の応答を惹起させる[62]。

▶うま味

うま味，すなわちグルタミン酸ナトリウムに感じられる風味は，5 つ目の原味として分類されている。天然にはタンパク質含有量の多い食べ物やトマトなどの野菜に遊離グルタミン酸と Na^+ の形で含まれている。もともとグルタミン酸ナトリウムは食感や風味を加えるための風味づけとして売り出された。甘みと同様に，代謝調節型グルタミン酸受容体（taste-mGluR4）[64] と，7 回膜貫通型受容体の T1R1 と T1R3 のヘテロダイマー[35] という複数のうま味受容体が存在する[63]。ヒトのうま味受容体である T1R1/T1R3 ヘテロダイマーはグルタミン酸，アスパラギン酸，L-2-アミノ-4-ホスホノ酪酸に応答し，プリンリボヌクレオチドであるイノシン-5′-モノリン酸とグアノシン-5′-モノリン酸によってシグナルが強化される[35]。mGluR4 はグルタミン酸ナトリウムの閾値に近い濃度で最もよく反応し，T1R1/T1R3 は濃縮したグルタミン酸ナトリウムで最もよく反応する[65]。

TAS1R1 の SNP はうま味感受性の多様性に関わっている[49]。*in vitro* の実験で，TAS1R1 と TAS1R3 受容体のアミノ酸置換による，グルタミン酸ナトリウムとの結合能変異が確認されている[66]。

嗅覚

におい物質は揮発性，疎水性で比較的低分子量の，単一もしくは複合体を形成する化学物質である。嗅覚は，におい物質が鼻孔から鼻腔の前方を通過して嗅上皮の嗅覚受容体に到達する前鼻腔嗅覚と，口から鼻咽頭を経由して鼻腔の後方から嗅覚受容体に達する後鼻腔嗅覚の二重の過程で感知される（**図 43.4**）。それぞれの経路で脳内の活動が異なる[67]。香りに対する快感応答は生来のものではなく，正の条件づけ（栄養のあるものを連想させる香り，くりかえし曝露された香り）や負の条件づけ（嫌悪感を覚えるものと結びついた香り）によって習得される。

嗅上皮は鼻梁の後部，鼻中隔近傍の鼻腔背側にあり，上鼻甲介から中鼻甲介前部にかけて広がっている。前鼻腔嗅覚は呼吸に伴って受動的に作動する。くんくんとにおいをかぐことで，嗅覚受容体に到達するにおい物質の種類や量が増し，嗅覚系の神経活動が活性化する[68]。後鼻腔嗅覚は，咀嚼・嚥下により食べ物から揮発したにおい物質が温められ，口咽頭から鼻咽頭を通り嗅上皮へと送られるという，能動的な過程である[69]。食物から揮発したにおいは，眼窩前頭皮質で味覚や体性感覚と統合され，1 つの知覚を形成する[70]（**図 43.4**）。

嗅覚受容細胞は両極性であり（一方に樹状突起を，反対に軸索を伸ばす），支持細胞（粘液を産生する），基底細胞（新しいニューロンをつくりだす）とともに嗅上皮を構成している。におい物質は拡散や結合タンパク質の働きによって粘液層を通過し，嗅覚受容細胞の樹状突起側から伸びる長い嗅繊毛に存在するGPCRに結合する。各々の嗅覚受容細胞は，ほとんどの哺乳類で1,000種類以上存在する嗅覚受容体のうち1種類もしくは2種類を発現している[4]。しかしヒトでは，嗅覚受容体の遺伝子は400未満である[71]。においの質をコードする潜在能力は高いとされており，これは1つ1つの受容体が異なるにおい分子に存在する色々な活性基と結合すると考えられていることに基づく[72]。嗅覚受容体は非常に多様であるため，多様なにおいに反応することができる[73]。ヒトは1万種類の香りをかぎわけることができるという話もあるが，科学的根拠に乏しい[74]。食物に含まれる活性におい物質は1,000に満たず（http://www.flavornet.org），ヒトが弁別できるのは数百程度である[75]。

におい物質が嗅覚受容体に結合すると，$G_{\alpha olf}$を活性化し，アデニリルシクラーゼの活性化を介してサイクリックアデノシン3′,5′ –一リン酸（cyclic adenosine 3′,5′ -monophosphate：cAMP）濃度が上昇する。単一の脳神経（嗅神経〈CNI〉）が嗅覚情報を末梢神経系から中枢神経系へと伝達する。cAMPは嗅覚ニューロンを脱分極化し，活動電位が無髄軸索によって伝導される。一次ニューロンの軸索は篩骨篩板を通り抜け，嗅球内の糸球体で二次ニューロンにシナプスを形成する[76]。におい刺激により個々の嗅覚受容体が活性化すると，視覚情報と同様の機構により，空間的・時間的にパターン化されたにおい情報が嗅球糸球体から中枢へ投射され，においの像とでもいうべき，1つにまとまったにおい感覚が形づくられる[77]。嗅球内で情報が微小回路を形成しており，これによりにおい像がより鮮明，鮮鋭なものとなる。嗅覚障害は嗅覚受容体の機能的異常や篩骨篩板を通過する部分での嗅神経軸索損傷，嗅球の縮退[68]などによって起きる。解剖学的に修復できない場合は，嗅覚障害は重症となる。また修復が正しくなされなければ，嗅覚の質に問題を生じる。

におい像は嗅皮質において純化・貯蔵され，そのにおいに対してどのような行動をとるかが調整されているが，嗅皮質に至る道程においても，におい像は修飾を受ける。二次ニューロンの後，さらに2つのシナプスを中継して，におい像は梨状皮質で過去のにおい体験と比較され（例：このアイスクリームはココナッツとアーモンドの風味がする），眼窩前頭皮質で味覚，体性感覚，視覚，聴覚と統合されて風味を形成し（例：Almond Joy Ice Cream），におい記憶のため海馬や扁桃体で処理され（例：このアイスクリームを食べると，海辺を思い出す），また食欲中枢としての視床下部でも処理を受ける（例：もっと食べたい）。嗅覚に順応すると嗅覚受容体の脱感作が起きるなど，受容体レベルでにおい像が調整を受けることもあれば，空腹の際ににおいに対して敏感になり，食べ物のにおいをかいだ時の快感が強調されるなど，中枢からの調整を受けることもある[77]。

味覚受容体遺伝子多型によって味覚の表現型が変わるように，嗅覚の感度は嗅覚受容体遺伝子の遺伝子型によって異なる。嗅覚の領域では，行動と受容体の遺伝子型との関連性に関する研究はいまだ進んでおらず，遺伝子，偽遺伝子の特定や欠失対立遺伝子にともなうコピー数多型の解明が，特に嗅覚遺伝子が集積している11番染色体を中心に進められている段階である[78]。最も研究が進んでいるものでは，ガラクソリドやアンドロステノンといった麝香（じゃこう）の香りであるが，生来まったく香りを感じない人が成人の6%程度に見られ[79]，原因として*OR7D4*遺伝子の多型が明らかになっている[80]。

体性感覚の入力

体性感覚は触覚・温度覚・chemesthesis［訳注：化学物質を介した感覚。ここでは化学的感覚とする］などから成る。触圧や食感（粒子の大きさ，口あたり，なめらかさ）は機械刺激受容体によって感知され，茸状乳頭に分布する三叉神経求心路を刺激する[81]。舌後部では，舌咽神経が温痛覚の刺激を伝達する。渋みは，酸やポリフェノールを摂取した際に，唾液分泌が抑えられ，口腔内の潤いがなくなったように感じられる感覚をさす。温度受容体は食べ物の温度を感知する。有害な温度や刺激物はTRPファミリーに属するイオンチャネルを刺激する[82]。42℃以上の飲食物やカプサイシン（トウガラシの辛み成分），エタノール，ピペリン（黒コショウの成分）などはTRPV1を刺激する[82]。TRPM8は25℃未満の冷たい温度やミントの清涼感をもたらす成分であるメントールに反応する。化学物質による化学的感覚としての刺激感は，1つの言葉では表現しづらく，痛覚，温度覚に関連する神経を介するため，「chemesthesis」という用語がつくられた[83]。

触覚が消失したり（感覚麻痺），化学的刺激に対して反応がなくなったり（知覚鈍麻）することがある。化学的刺激に対する知覚鈍麻はカプサイシンによって起こすことができるため[84]，末梢性の口腔痛の鎮痛に用いられる[85]。後述するように幻口痛［訳注：幻肢痛からの造語］を生じることもある（例：口腔灼熱感症候群）。

嗅覚，味覚，体性感覚の統合

1825年にBrillat-Savarinはその著書の中で「においと味は，実際には口という製造所でつくられ，鼻という煙突に抜けていく，統合された単一の感覚である」と述べた。中枢神経は知覚情報を風味として統合し，その風味の知覚が快感や食行動を起こさせる。鼻でにおいをかいだだけでは，スティンキングビショップチーズ［訳注：非常に臭みの強いチーズの一種］を食べることなど思いもよらない。しかし口にしてみると，その強烈なにおい，塩辛くて苦くて酸っぱい味，クリーミーな食感が調和され，すばらしい風味に変わる。甘い味と甘いにおいを組み合わせると相乗的に甘みは強くなるが（例：イチゴ），クリーミーな食感にすると感じる甘みは弱くなる。体性感覚は嗅覚・味覚と密接に統合されている。におい物質は，十分に高い濃度であれば，鼻腔内で嗅神経・三叉神経を刺激する[86]。濃縮されたにおいや有毒なにおいは眼を刺激し，呼吸器系・循環器系の変化に影響を与えることで，有害な物質が存在することを警告する。無嗅覚症の患者でも，鼻腔内の三叉神経を刺激されることで，ある種のにおいを識別することができるかもしれない。同じように，濃い塩味や酸味も刺激を生じる。

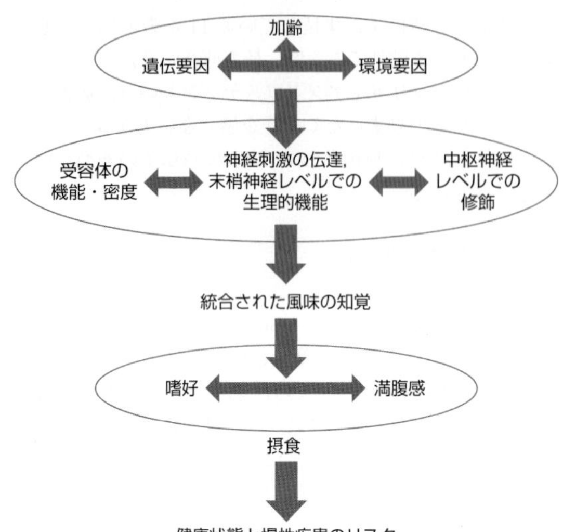

図 43.5 化学的感覚の多様性に関わる因子の相互関係と，それらの因子がどのように風味の知覚や摂食，健康状態に影響するかについての仮説図。

統合された風味の知覚とそれに応ずる行動は，受容体から中枢神経に至る化学的刺激の伝達経路の多様性や修飾だけでなく，受容体の密度や機能性によっても影響を受ける（図 43.5）。

▶高感受者は存在するのか？

味の感じ方に個人差があることは 19 世紀から知られていた[2]。1930 年代，Fox は PTC の苦みの感じ方には個人差があり[87]，その違いは遺伝によるものであると報告した[88]。PTC や PROP の感じ方の閾値に関しては，多くの被験者に対して何百回もの検討が行われてきた[89]。1960 年代に Fischer らは，キニーネ，PROP の苦みの感じ方は食事の好みや喫煙，体重と関連しており，これらの苦み物質に対する反応の違いは，味覚のより幅広い相違をとらえているのではないか，と推測した[3]。

Bartoshuk は 1991 年に初めて紙面上で高感受者 "super-taster" という言葉を用いた[90]。彼女は，PROP の苦みを感じない非感受者はみな一様に感じないが，感じる人の感じ方は人により様々で，PROP の苦みを極端に強く感じる高感受者がいることに注目した[27]。高感受者は，閾値ではなく[91]，当初 NaCl に対する PROP の感じ方の強さの比[27]によって規定されたが，のちの研究により，高感受者は NaCl の味も PROP と同様強く感じることが示された[56,92]。したがって，PROP の苦みに対する反応の個人差は，単に PROP/PTC のイソチアシアネート構造に対する感度の差を反映しているだけではないことが示された。高感受者は他の基本味や後鼻腔で感じる香り，ピリピリ感や舌ざわりといった体性感覚も鋭敏であることが報告された[49,81,93,94]。味の感知能力の違いは，脳の味覚野の活動性の相違として確認できる[95]。唾液中亜鉛結合タンパク質（gustin）遺伝子の多型も PROP 感受性の相違の原因となる[96]。非感受者は唾液中の gustin 濃度が低く，今後，味蕾の密度に基づく高感受者と非感受者の味覚感度の相違が，唾液中の gustin 濃度の違いで説明できるかという検討がなされるだろう。

高感受者は通常，PROP の苦みの強さそのものもしくは PROP の苦みと NaCl の塩味の強さの比で定義される（ただし PROP の苦みと NaCl の塩味の両方を弱くあるいは強く感じる被験者では，比をとると同等になってしまうため，非感受者と高感受者の差が過小評価される）。味覚の相違は食行動の違いに関連し，食行動は健康状態にとって重要であるため，PROP の苦みや他の化学的感覚の個人差が食事に関連した慢性疾患のバイオマーカーとして使用できる可能性がある[93]。必ずしも PROP の苦みのみによって高感受者が定義される必要はない[18,97,98]。他の検査法がすでに開発されている[96,99,100]，または開発中であり，今後，味覚感度の相違が食行動と健康状態の個人差と関連するかに関して検討が進められるだろう。

年齢，環境による化学的感覚の変化

化学的感覚の遺伝的な素因は加齢にともなう成熟や病原体・環境への曝露によって修飾を受ける。一般的に女性のほうが味覚・嗅覚が敏感とされる[101]。この性差は，対立遺伝子頻度に基づくものではなく，苦み受容体である *TAS2R38* の例でも見られるように[102]，遺伝子型・発育の過程・環境因子が相互に影響して形成される。性ホルモンと化学的感覚との関係は複雑である[81,101]。健康に妊娠が維持できるように，化学的感覚は妊娠可能年齢の女性でより鋭敏になる。苦みの感覚は妊娠初期の 3 ヵ月までに最も鋭敏になり，妊娠後期には最も鈍くなる[57]。年をとるにつれ，病原体や慢性的な環境，外界からの様々な刺激に曝されることで，化学的感覚は変化する。嗅覚の異常，特に後鼻腔嗅覚の異常は味覚の異常よりも頻度が高い。

完全な味覚の喪失（味盲（みもう））はまれであり[103]，「味」の障害とされるものの多くは嗅覚が原因とされる。単一の脳神経に対する障害から，味覚の変調をきたすことが多い。そのような場合も味覚機構の多重性から，口全体の味の感覚は保たれる。後で述べるように，単一の味覚神経からの入力の変化が，脳内で統合される風味の感じ方に影響を及ぼすことがあり，この味の感じ方は食べ物の嗜好や食行動の違いに関係している。

最もよく研究されているのは鼓索神経の障害に起因する味覚の変化であり，味覚と口腔の化学的感覚，鼻の奥で感知する後鼻腔嗅覚のバランスを変化させる。19 世紀に Brillat-Savarin がその例をあげている。当時刑罰として囚人の舌先を切り取ることがあったが，傷が治った後，囚人たちは味覚の喪失を訴えることはなかったものの，酸味や苦味を痛みを伴うほどに強く感じるようになった。この刑罰によって，第Ⅶ脳神経（顔面神経）から中枢神経への入力がなくなり，第Ⅸ脳神経（舌咽神経）と第Ⅹ脳神経（迷走神経），口全体の味覚を保つ第Ⅴ脳神経（三叉神経）への抑制が解除されることで，濃い味によって痛みを感じるようになったのである[104]。

中耳の手術による鼓索神経の障害から口腔内の感覚が変化してしまうことがある。1965 年に Bull は，中耳手術後患者の 3 人に 2 人が，コーヒーと紅茶の区別がつかない，パンが生焼けのように感じる，チョコレートが油っぽく感じるなどといった味覚の変化を訴えることを報告した[105]。このような訴えは脳内で統合される味の感覚の変化を示している。鼓索神経の障害による味覚の変化は，聴神経鞘腫の手術[106]，頭部外傷，上気道感染症，感染性中耳炎などによって起きることがある。鼓索神経に麻酔をかける実験から，臨床的な症状を考察することができる。鼓索神経の麻酔により舌前部の味覚が消失するが，舌後部での味覚（とりわけ苦み感覚）が鋭敏になり[107,108]，後鼻腔嗅覚の強さは減弱する。この結果から味覚障害や幻口痛も鼓索神経の障害によるものであることが示唆される[107,108]。特に茸状乳頭の数が多い患者では，口腔灼熱感症候群は鼓索神経の味覚障害と関連している[109]。鼓索神経の障害により味覚が低下しても，乳頭の密度と三叉神経の神経支配は保たれているため，なめらかさなどの体性感覚は鋭敏になる[13]。

嗅覚は低下したり（嗅覚不全），消失したり（無嗅覚症），ある特定のにおいだけ感じなくなったり（特異的無嗅覚症），すべての臭いを感じなくなったり（完全無嗅覚症），においの質が変わったり（異嗅症）する。嗅覚の脳神経は1種類しかないが，味覚に関する脳神経は3種類あるため，加齢による嗅覚の障害のほうが，味覚の障害よりも頻度が高い。味覚の消失を訴える人々もいる。口腔内の感覚は脳内で統合されるため，味覚障害と嗅覚障害を区別するのは難しい。注意深い問診・検査により，化学的感覚障害のタイプを分類することができる[110]。

嗅覚障害は末梢・中枢神経系の変調によって起こる[111]。ウィスコンシン州ビーバーダムの住人2,400人（53～94歳）を対象にした調査[112]では，嗅覚障害の有病率は24.5%であり，年齢とともに上昇し（80歳以上では62%），男性でより高く，嗅覚障害の原因となりうる刺激（後述）への曝露歴がある場合も上昇する。自己申告に頼ると，嗅覚障害は見つかりにくくなり[113]，特に高齢者の場合にその傾向が強い[112]。米国全国健康栄養調査（NHANES）により，将来的には嗅覚・味覚異常の有病率が明らかになるものと思われる。

上気道感染症，頭部外傷，炎症性疾患（慢性鼻炎，副鼻腔炎，アレルギー性鼻炎），神経変性疾患（アルツハイマー〈Alzheimer〉病，パーキンソン〈Parkinson〉病，ハンチントン〈Huntington〉病，ダウン〈Down〉症）[114]などが，全身性疾患のない患者での主な嗅覚障害の原因である[115]。これらの疾患は，(a) におい物質が受容体に到達しにくくなる，(b)におい情報を感知し伝達する受容体を障害する，(c) におい伝達に関わる末梢・中枢神経を障害する，などの機序によって嗅覚を減弱させる。毒物や感染性物質に直接曝露することで，嗅覚の受容体ニューロンが障害を受けることもある。頭部外傷により，篩骨を通過している嗅神経が断絶することもある。嗅神経は通常，受傷してから1年以内に再生し，代替のニューロンを生成する[116]。嗅覚異常の精査のため受診した患者の半数までが，自然経過で嗅覚の改善をみとめ，若いほど，また障害の程度が軽いほど，改善も早かったと報告されている[117]。嗅覚自体に問題がなくても，口腔内の健康が損なわれていること（不適合義歯，シェーグレン〈Sjögren〉症候群など）が原因となって，後鼻腔嗅覚が減弱することがある。

肝疾患，腎疾患，糖尿病といった全身性疾患や，粘液の分泌に影響を及ぼす疾患（囊胞性線維症など）は，それらの疾患が重症となり合併症をきたした場合や，毒性を有する代謝物の生成[118]，低栄養状態，薬剤の副作用[119]などが原因となって，化学的感覚を変化させることがある。薬剤によっては，味覚異常の副作用との因果関係が明白であり，周知されているものもあるが（アンギオテンシン変換酵素阻害薬など），化学的感覚の変調に関する評価に一貫性がなく，処方内容や多剤の投与，薬剤と栄養状態・疾患との相互作用が複雑なため，多くの薬剤では味覚異常との関連性が明確でない。癌治療は刺激物の輸送を妨げ（粘液分泌の減少など），情報伝達機構を直接障害する。口腔内で唾液に溶け，味覚障害をきたす薬もあるが，血中に取り込まれてから venous taste として感知される薬剤もある[119]。薬剤の使用によって，直前に食べたものの特定の味が嘔気・嘔吐を引き起こすという味覚嫌悪が条件づけられることもある。患者の訴えをよく聞き，薬剤を変更することで，このような味覚・嗅覚障害の訴えを軽減することができる[119]。

頭頸部癌を除いては癌自体ではなく癌治療が化学的感覚を障害する。最も多いのは味盲，味覚異常，口痛などであり，末梢性の味覚神経障害，中枢性の口腔内知覚過敏によるものと推測される[120]。医師は化学的感覚の異常を訴える癌患者に対して，実際的な助言を与えることで，食事摂取を増やし，生活の質を高めることができる[121]。

化学的感覚異常に対する治療法は限られている。鼻腔・副鼻腔の疾患は数少ない治療可能な嗅覚異常の原因である。治療は，原因（アレルゲン，鼻腔感染など）の除去，炎症の抑制（ステロイドの全身・局所投与）[122]（重症副鼻腔炎や鼻腔ポリープに対する外科的処置）[123]である。広範にわたる化学的感覚異常の病因を標的とした治療の開発が今後期待できる[124]。

亜鉛に関しては言及する必要がある。亜鉛は，正常な栄養状態の成人に対しては嗅覚・味覚異常を是正する作用をもたず[125]，亜鉛欠乏症がない限り[127]は高齢男性にも効果がない[126]。亜鉛補助食品は慢性疾患による亜鉛欠乏[128,129]や頭頸部癌に対する放射線治療後[130]の味覚異常には効果を発揮する。亜鉛補助食品が嗅覚障害に対して効果があるかに関しては疑問視されており，危険ですらある可能性がある。特に風邪の予防や治療に亜鉛の鼻腔内投与を行う民間療法は，臨床的・生物学的・実験的データから，嗅覚低下や無嗅覚症の原因となることが示されている[131]。

化学的感覚の多様性と栄養・健康

図 43.5 は風味，食事摂取および健康の関連性をまとめたものである。

食物の感覚は，食物が口の中にある時から（脳相），摂食を制御するための生理的な応答を刺激する[132]。例えばゆっくり食べることにより，満腹を感じるような後鼻腔嗅覚刺激を促進し，満腹を感じさせることで食物摂取を減らして，エネルギー摂取を減少させる[133]。食物の感覚と食物摂取との関係は，同じ味のものばかりを食べ続けると飽きてしまうという感覚特異的満腹感（sensory-specific satiety：SSS）の理論によって操作できる[134]。例えば，満腹の時でもデザートなら食べられるのは，食事の際には甘いものに対する満腹感が限定されているためである。ビュッフェでの食事が食べすぎがちになるのは，食べ物の種類が多く満腹感を感じにくいからであり，種類の少ない単調な

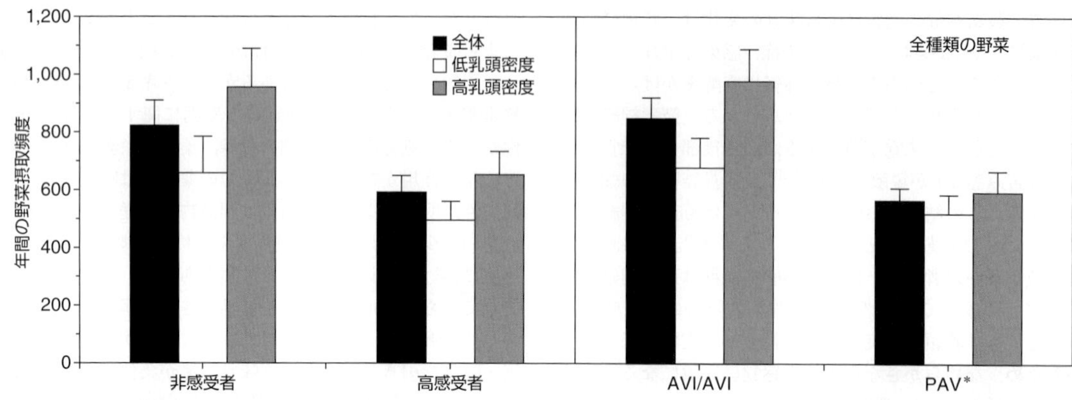

図 43.6 味覚に関する表現型（3.2mM の PROP の苦味に対する感受性）による分類（**左図**）と遺伝子型（*TAS2R38* 受容体）による分類（**右図**）で，年間の野菜摂取頻度を質問紙法で評価した。それぞれのグループで，黒が全体，舌乳頭の密度に関して平均より低い群が白，高い群が灰色で示されている。非感受者（**左図，左側**）と AVI（アラニン，バリン，イソロイシン）のホモ型被検者（**右図，左側**）の中で比較すると，舌乳頭の密度が平均より高いもしくは低いことが，野菜の摂取頻度に有意な影響を与える（$p<0.5$）。高感受者（**左図，右側**）では，舌乳頭の密度が平均より高いもしくは低いことの影響は傾向にとどまる（統計学的有意差がない（$p<0.1$））。舌乳頭の密度に関係なく全体で見ると（黒），非感受者および AVI ホモ型被検者は，それぞれ高感受者や PAV（プロリン，アラニン，バリン）型被検者に比べて，有意に野菜摂取頻度が高いことがわかる（$p<0.05$）。

(Reprinted with permission from Duffy VB, Hayes JE, Davidson AC et al. Vegetable intake in college-aged adults is explained by oral sensory phenotypes and TAS2R38 genotype. Chemosens Percept 2010;3:137.)

食事では食事摂取量は少なくなる[135]。化学的感覚の個人による相違が，感覚特異的満腹感と食事摂取との関係に影響を及ぼす可能性もある[132,136]。無嗅覚症は前鼻腔嗅覚での診断であり，食事の風味の感じ方は反映されていない可能性があるが[138]，無嗅覚症の患者と健常人との間で SSS の違いは観察されなかった[137]。消化管に分布する味覚受容体は栄養素を感知し，消化管神経ペプチドの分泌を制御しており，この消化管神経ペプチドは空腹と満腹の調整を行っている[139]。この領域の研究はほとんど動物実験の結果であるが，将来的には注目すべき分野である[140]。

本章の残りは，味感覚の個人差と食物の嗜好性，食行動，慢性疾患のリスクとの関連性について概説する。子どもは化学的感覚を客観的に計るのが極めて困難なので，もっぱら成人に関して述べることとする。初期の研究の見解には一貫性がないが，味感覚の表現型と遺伝子型だけでなく，嗅覚・味覚や快感の感じ方を客観的に記述する方法論が進歩したため，味感覚の個人差と食物の嗜好性，食行動，慢性疾患のリスクとの関連性についてのエビデンスが蓄積されてきている。嗅覚受容体の遺伝子変異が嗅覚の鋭敏さ，食事・健康にどのような意義をもつかは明らかでない。家系に基づいたゲノムワイド解析により，3 種類の嗅覚受容体遺伝子（*OR4P4*，*OR4S2*，*OR4C6*）と多くの偽遺伝子が存在する 11 番染色体長腕 11 のコピー数多型により，早期発症・高度肥満のオッズ比上昇をみとめた[141]。加齢による嗅覚・味感覚の変化の栄養状態における意義に関しては他書を参照されたい[110,142]。

▶食べ物の苦み

植物中の栄養素に苦みを有するものは多いが，摂取することで慢性疾患のリスクが軽減する[143]。多数の研究により，苦み物質である PROP に関する表現型・遺伝子型と野菜，特にイソチオシアネートを含むナズナ科の野菜（ダイコンなど）の摂取との間に関連性をみとめることが明らかとなっている[94]。PROP の苦みを感じやすい表現型・遺伝子型を有する被検者は，これらの野菜の苦みを強く感じるため[144]食べる頻度が低い[145]。PROP の苦みを感じやすい人は野菜の甘みよりも苦みを強く感じ，鼻の奥に立ち上るにおいもより強烈に感じるため，試験をした野菜だけでなく，野菜全般の摂取量が少ない[146]。生まれつき苦みを強く感じる性質をもっていて，誕生前・出生後に野菜の風味に接する機会が少なかった人は，野菜全般を嫌うようになる[147]。したがって，苦みに関する表現型・遺伝子型は野菜摂取量のバイオマーカーになり，癌や他の健康指標に関するメンデル無作為化群間比較の良い適応になる[145]。予備的な検討から，PROP の苦み感受性と結腸癌リスクとの間に関連性があることが示唆された[148]。

子どもの時の慢性中耳炎[149]，成人における中枢性の苦み障害[146]は野菜嫌いと関連する。野菜の味に注意し，苦みと甘みのバランスをとることで，子ども，特に高感受者の子どもが酸っぱい食べ物や苦い食べ物を食べられるよう条件づけることができる[150]。

遺伝子型と表現型には乖離があり，SNP（一塩基多型）のみで説明することは問題が多い[18,151]。遺伝子や環境から受ける影響は人により様々であり，SNP や食事，健康状態の関連性がマスクされてしまうこともある。例えば，2 つの集団を対象とした論文によると *TAS2R38* と野菜摂取との間に相関関係はみとめられなかった[152,153]。他の論文では，茸状乳頭の数が *TAS2R38* とは独立して野菜摂取に影響を及ぼすと報告されている[154]。乳頭数の少ない非感受者では，乳頭数の多い高感受者よりも遺伝子型の影響を受けにくい（**図 43.6**）。

味覚の遺伝子型は環境要因や代謝状態とも関連し，アルコール飲料[155]やニコチン[156]への嗜好にも影響を及ぼす。苦みを強く感じる場合は大量・長期の飲酒・喫煙をきたしにくい。PROP 高感受者は，アルコール飲料の甘みよりは苦みを強く感じるため，めったにアルコールを摂取しない[157]。PROP/PTC 非感受者は，喫煙常習者となりやすい[158,159]。*TAS2R38* はアルコール摂取量・アルコール依存症[51,160,161]・ニコチン依存症[162]との関連が報告されている。*TAS2R16* の SNP はアルコール摂取量[51]・アルコール依存症[163]と関連する。

▶甘味嗜好性

スクロースの甘みをどの程度強く感じるかは個人差があり[20]，33%は遺伝によるものである[164]。アスパルテームのような甘味料も同様である[38]。*TAS1R2* の変異は甘みの感受性の差とは関連しないとされている[165]。*TAS1R3* の上流にあるノンコーディング領域のまれな SNP の変異が，おそらくは T1R3 の転写や機能を調節することで，スクロースの感受性に関わるとする報告もある[165]。PROP 高感受者は，脂肪に溶けたスクロースに関しては傾向が一定しないが，水や牛乳に溶けたスクロースの甘みを非常に強く感じる[20]。

甘みを含む食物は成長を維持するための栄養源であるため，甘みを好むのは先天的な性質であり，甘味嗜好性は幼少期に顕著となる。幼少期に甘みに多く曝露すると，成長してからも甘みをより強く好むようになる[22]。どの程度の甘さを好むかは人により様々である。ある人には 10%濃度のスクロースがほどよいが，他の人は 20%がちょうどよいと感じる[166]。双生児の調査では甘味嗜好性は遺伝的な要素が非常に強いことが示されている[164,167]。*TAS1R2* は最も遺伝的多様性が大きく，*TAS1R1*，*TAS1R3* がその後に続く[168]。甘みの感受性ではなく甘味嗜好性が *TAS1R3* の遺伝子多型と関係する[169]。過体重・肥満症を有する 2 つの集団で，*TAS1R2* の変異はスクロースの摂取量と相関をみとめた[170]。また TASR1 や TASR3 ではなく，TAS2R9 の 3 種類の SNP が，グルコースホメオスタシスメカニズムに関与する[171]。

甘み以外の味覚の遺伝子型・表現型も，環境の影響とあいまって甘味嗜好性の一因となる。PROP の苦味感受性あるいは *TAS2R38* 遺伝子型は子どもの甘味嗜好性と相関する[94,172]。PROP 高感受者は甘みを好む（砂糖の濃度が高いほど嗜好性が高くなる）よりも嫌う（砂糖の濃度が高いほど嗜好性が低くなる）傾向が強い[31]。甘みを嫌うのは，茸状乳頭の数が多いことに関連して甘みを異常に強く感じるためである[31,169]。甘みと脂肪の嗜好性は，茸状乳頭の数や PROP またはキニーネで感じる苦味の強さにより分類されたグループごとに異なる[166]。*TASR38* nontaster は *TASR38* homozygous taster に比べてう歯のリスクが高いことを示した研究結果から，味覚の遺伝が甘みの習慣性摂取に及ぼす影響の大きさが示唆されている[173]。将来的には味覚の表現型あるいは遺伝子型と甘味嗜好性とに関して，より詳細に特徴づけられるよう研究が進むことが期待される[13]。

▶塩味，酸味嗜好性

食品に含まれる塩分の大半は，調理の過程で添加されたものであり，われわれは知らないうちに高濃度の塩分に慣らされている。塩味がほしくて食べる（スナック菓子など）こともある。塩が風味を増すために加えられているものもある（チーズなど）。塩味がまったくない場合や，特に高感受者のように[56]，不快な味（苦みなど）を非常に強く感じる場合でなければ，塩味が嗜好性を形成することはない[174]。食品に添加されている塩分の量はまちまちで，同じ標準塩分量のスープでも 2 倍以上違うことがある。塩味の感じ方や塩味を好むかどうかは性別や味覚の表現型により異なる[56]。ジャガイモ加工品やパンなどの食品では，特に違和感を感じさせることなく NaCl 濃度を下げることができ[9,175]，塩分摂取や血圧を下げることにつながる。香辛料を使うと，塩分の低い食品をおいしく食べることができる。偏らない食事と行動によるアプローチは血圧を下げ，心血管リスクを軽減することを目的としている[176]。公衆衛生の専門家は塩化カリウムは塩分の代用品になり，カリウムをとることで血圧の調節に効果がある，と推奨している[176]。しかし残念なことに塩化カリウムは苦みが強く，遺伝的に苦みを感じやすい人には特に使いにくい。

酸味の嗜好も人それぞれである。成人を対象とした未発表データによると，被験者の 70%は 1 mM のクエン酸を嫌い（「やや嫌い」から「とても嫌い」まで）と答えた。酸味を強く感じるほど嫌悪感は強かった。好き（「やや好き」から「とても好き」まで）と答えた 30%の被検者では，酸味の感じ方の強さと嗜好性の度合いは相関性が低かった。クエン酸液が，純粋な酸味のみと感じられる場合は好まれ，苦味やピリピリする感じをともなう場合は嫌われる傾向にあった。双生児の実験からは，クエン酸の酸味をどれだけ強く感じるかは 50%が遺伝で説明できる[177]。酸味の感じ方の強弱と酸味嗜好性は，幼児期[178]・学童期[179]の果物摂取と関連する。極端に強い酸味を好む人は，酸味を中和してしまうほど唾液の流出が多い[180]。

▶脂肪嗜好性

食べ物を舌で触れてなめる際に，機械的刺激に対するセンサーとして働く舌の茸状乳頭で，脂肪はまず質感として感知される。茸状乳頭の数は脂肪に対する敏感さと相関し[20,81]，脂肪濃度の変化は，高脂肪乳に対する嗜好性と密接に関連する[166]。茸状乳頭の数とは関係なく，鼓索神経障害による味覚異常では脂肪に対する感覚は鋭敏になる。この場合，鋭敏になったぶん，より脂肪を好むようになるようである[13]。質感は変えずに脂肪の濃度だけを変えた場合，右前部島皮質の特徴的な興奮が観察される[181]。この結果から脂肪は質感と味覚の受容体を刺激することが推測される[182]。PROP の苦味を強く感じる人は，甘みと関係なく[20]，ミルクに含まれる脂肪のなめらかさをより強く感じる[20,94]。PROP 感受性による分類ごとで，脂肪を経口摂取した時の神経学的検査所見が異なり，PROP の苦味を強く感じる人ほど，高濃度の脂肪を好む[181]。

脂肪の嗜好性は多様である。脂肪を好む人は太っている傾向がある[17,183]。申告された脂肪摂取量よりも，どの程度脂肪を好むかのほうが，肥満度と強く相関する。実際何を食べたかよりもどんなものが好きかのほうが話しやすいためであるが，食べ物の嗜好性は食習慣を如実に反映し，食習慣は肥満などの栄養状態と密接につながっている[17,183]。

▶味覚・嗅覚の多様性と肥満症

Fischer は味感覚の個人差と体格との関連についてはじめて言及した[3]。彼の記載では外胚葉型（やせ型）の人は PROP やキニーネの苦みに最も敏感で，内胚葉型（肥満型）の人は最も感じにくい。最近の研究でも，苦みを感じにくい人は体重が重く，女性ではその傾向がより顕著であった[94,184〜186]。非感受者の総エネルギー摂取量はそうでない人に比べて多く，体重が重い原因と考えられる。女性のPROP非感受者は高感受者よりも実験食をたくさん摂取した[187]。また*TAS2R38*非感受型多型を有する女性は食行動の脱抑制が顕著であり，過食のリスクが高いことが報告されている[188]。しかし，成人では*TAS2R38*と肥満との関連性は示されていない[186,188]。鼓索神経が原因の味覚障害と成人[13]・子ども[189]の高度肥満との関連性が示されている。子どもでの検討で，*TAS2R38*の変異あるいはPROP感受性と肥満度との相関が必ずしも一致しないのは，このようにTAS2R38の変異以外の原因が含まれるためかもしれない[190]。その他には，タンパク質を多く含む食物を摂取することで，そのうま味が満腹感を増強することから，うま味感受性は体重との間に相関があると見られる[65]。

まとめ

味覚・嗅覚・口腔内体性知覚，さらにはそれらが脳内で統合された風味の感覚は，遺伝，成長，環境，加齢などにより機能的多様性をもつようになる。このような多様性は1つの受容体の遺伝子型に合わせて調整されることもあれば，全般的な味覚の高感受性に合わせて生じることもある。味覚情報の欠落は，ある味覚だけに留まることもあれば，味覚全般に及ぶこともある。ある機能的多様性は末梢の受容体における遺伝子変異によるかもしれない。また食べ物の嗜好や食行動の違いが，化学的感覚の違いによることもある。化学的感覚と健康との関係に関する研究は，単一の味覚の表現型（例：PROP苦味感受性）や遺伝子型（例：*TAS2R38*の変異）を特定するところから，複数の味覚の表現型・遺伝子型，受容体密度，嗅覚の表現型・遺伝子型を明らかにする，といったところに進歩するだろう。将来的には，食事に関連した健康状態の個人差を効果的に予測する，化学的感覚の新しいバイオマーカーが同定されるだろう。化学的感覚の相違と嗜好性の生物学的関係を明らかにすることは，食事による慢性疾患リスクを軽減するための個別的治療法を検討する上で大変に有用と考えられる。

（Valerie B. Duffy／山根俊介，真能芙美香，中村聡宏 訳）

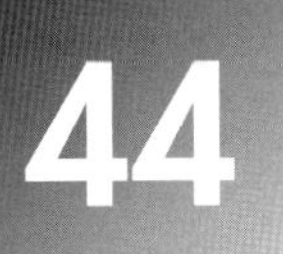 44 摂食と食欲の制御

慣例上，食欲と摂食の恒常的調節と非恒常的調節は区別されてきた。恒常的調節は，エネルギーバランスを感じ取った後に生じる飲食の変化をいう。食事をすると，体内に循環する栄養素の濃度が変化し，胃腸からのシグナル伝達経路の活性化も加わって，摂食行動が減弱される。さらに，エネルギーバランスの長期指標を形成する肥満シグナルもまた，重要な摂食の恒常的調節を構成する。中枢神経の食欲回路においてこれらの入力情報が相互作用することによって，摂食と代謝要求が適切に適合することが成し遂げられる。

種を超えて，基礎生理的または恒常的な必要性以外の要素においても摂食が引き起こされる。食物の外見，風味，食事するタイミングと場所や，社会的，文化的，感情的，経済的な影響は摂食の非恒常的調節に影響を与える。さらに摂食の非恒常的調節は，快楽的機序，報酬経路，食物に関する以前の経験（記憶経路）によって修飾される。

摂食と食欲の全体的な制御に関してのわれわれの理解は広がりを見せ，近代では恒常的経路と非恒常的経路は，実は，それほど厳格に区別されているわけではないと理解されている。実際に研究者は，非恒常的経路は，それ自身が恒常的経路を修飾し，摂食行動の上流で，ホルモン的，神経的な情報伝達のネットワークに結びつくと認識している（図 44.1）。

摂食と食欲の中枢性制御

▶視床下部による調整

視床下部は摂食と食欲調節の「門番」として広く認識されている。エネルギーバランスに関する末梢からのシグナルは，直接的に視床下部に作用し摂食を制御するとみられ，最近の食欲研究の1つの重要な焦点となっている。歴史的に，視床下部外側野は「空腹中枢」として，視床下部内側野は「満腹中枢」として考えられている。この考えは動物実験において，視床下部外側野を破壊すると食欲不振が引き起こされ，一方で，内側野を破壊すると摂食亢進が引き起こされたことに基づく[1]。この知見は依然としておよそ真実であるが，視床下部内の個別の核の役割とそれらの間で行われる情報伝達に関してわれわれの理解が進んだことにより練り上げられてきた。腸，膵臓，脂肪組織，脳幹，視床下部間のエネルギーバランスに対する情報伝達ネットワークの存在も認められてきている。加えて，視床下部と，食物の記憶や満足感に関する高次の皮質中枢との間に，さらなる情報伝達が存在し，結果として，全体的に調和のとれた摂食の制御が行われると考えられる。

▶脳幹の役割

脳幹はエネルギーバランスの感受や摂食の修飾において，確立した役割をもつ。脳幹内において迷走神経背側複合体は，末梢からの摂食シグナルと視床下部神経核の間の情報伝達を円滑に行うための主要器官である[2]。迷走神経背側複合体は，孤束核，最後野，迷走神経背側運動核から成る。迷走神経求心路は，腸から直接孤束核へ空腹感や満腹感などの感覚情報を伝達する。これらの腸の迷走神経求心路が切断されると食事量と食事時間が増加する[3]。また，最後野の血液脳関門が完全に欠如すると，脳幹が直接的にエネルギーバランスの代謝シグナル（例：血液より運ばれてくるホルモンや栄養素）を受け取るようになる。

その後，脳幹はこれらの感覚入力情報を処理し，それらを視床下部や高次皮質中枢へ中継する。これを踏まえて，脳幹から視床下部へ神経放射が存在しているという見解が確立している[4]。遠心路はまた，視床下部から迷走神経背側運動核へ下っている[5]。迷走神経背側運動核は消化管内の遠心性迷走神経の活動を調節し，胃排出，胃運動，膵液分泌を変化させる。これらが脳幹の役割であり，エネルギーバランスを感受するのと同様に摂食関連活動を調節する。

▶摂食制御に関連する視床下核

弓状核は摂食を制御する視床下部の主要領域と考えられている。弓状核は第三脳室に隣接し，正中隆起の近くに存在するが，その部位では血液脳関門が不完全となっているため，末梢からのシグナルが中枢神経系へアクセスできるようになっていると考えられている。マウスで弓状核を破壊すると，過食や肥満を引き起こす[6]。弓状核内では2つの神経グループが摂食の制御に極めて重要となっている。1つ目の神経グループは神経ペプチドYを含んでおり，また，これら神経のほとんどがアグーチ関連ペプチドを含んでいる。これらのニューロンを活性化させると摂食が増強される。つまり，これらのニューロンは食欲促進性である。2つ目の神経グループはプロオピオメラノコルチン（POMC）とコカイン-アンフェタミン調節転写産物（CART）を含んだ神経から形成されている。これらのニューロンを活性化させると，摂食は減弱する。つまり，これらのニューロンは食欲抑制性である。

神経ペプチドY/アグーチ関連ペプチドとPOMC/CARTニューロンの軸索は弓状核から室傍核のような，他の視床下部領域に放射している。ラットでは，室傍核を破壊すると過食と肥満が引き起こされる[7]。室傍核に加えて，弓状核からの軸索はまた，腹内側核，背内側核，視床下部外側野，脳弓周囲野に伸びており，摂食を調節する。

▶摂食制御に関連する神経ペプチド

神経ペプチドY

神経ペプチドYは最も強力な中枢性食欲刺激因子であり，神経ペプチドYを発現するニューロンのほとんどは弓

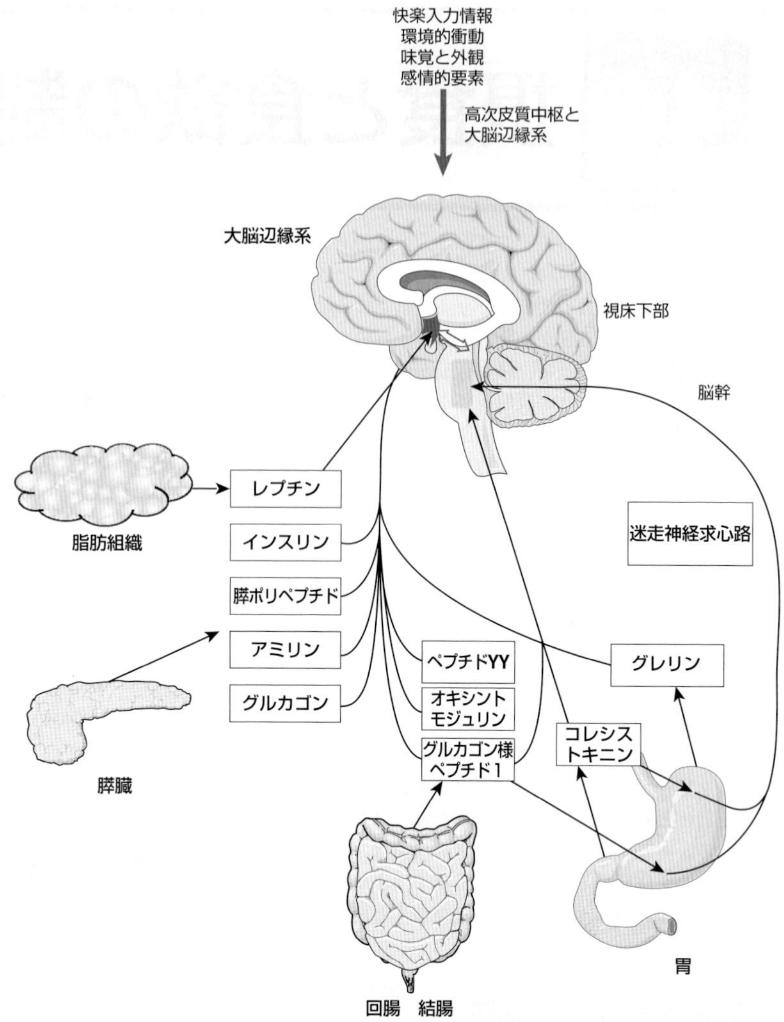

図 44.1 摂食と食欲の制御の概要。末梢からのシグナルが視床下部と脳幹で感知され，処理される。これらのシグナルは，高次皮質中枢や大脳辺縁系由来の快楽的，記憶的，感情的，環境的影響と統合され，満腹感や空腹感をもたらす。

状核に存在する。約90％の神経ペプチドY発現ニューロンはアグーチ関連ペプチドも発現している。ラットの中枢へ神経ペプチドYを投与すると摂食が亢進する[8]。さらにくりかえし視床下部へ神経ペプチドYを連日投与すると，これらの動物では慢性的な過食と体重増加を引き起こす[9]。反対に，マウスにおいて，神経ペプチドY/アグーチ関連ペプチド発現ニューロンを除去すると摂食量が減ることから，体重減少をきたす[10]。同定されている6種類の神経ペプチドY受容体のうち，Y1受容体とY5受容体は神経ペプチドYの食欲促進効果を仲介すると思われる。加えて，弓状核において食欲抑制作用をもつプロオピオメラノコルチンニューロンを局所的に阻害すると思われる[11]。神経ペプチドY/アグーチ関連ペプチドニューロンは視床下部内で弓状核から室傍核，背内側核，視床下部外側野などの神経核へ放射している。室傍核では，Y1受容体とY5受容体への直接刺激が摂食量を増加させ，加えて，アグーチ関連ペプチドによって食欲抑制経路が阻害されると考えられている。

アグーチ関連ペプチド

アグーチ関連ペプチドは室傍核で食欲抑制中枢性メラノコルチン受容体の競合的拮抗薬（後述）として作用する。すなわち，アグーチ関連ペプチドは摂食量を増加させる[12]。他のアグーチ関連ペプチドによる食欲促進作用機序としては，オレキシンやオピオイド受容体に関連する作用が含まれている可能性がある[13]。

プロオピオメラノコルチンとメラノコルチン

プロオピオメラノコルチンはαメラノサイト刺激ホルモン（α-MSH）の前駆体である。α-MSHはプロオピオメラノコルチンの切断により産生され，視床下部，特に，室傍核に多く発現しているGタンパク質共役メラノコルチン受容体4（MC4R）に結合する。α-MSHがMC4Rへ結合すると，摂食が減弱するように作用する[13]。これに従って，プロオピオメラノコルチン由来タンパク質全欠損マウスでは，MC4R欠損マウス[15]と同様に過食と肥満が見られる[14]。ヒトにおいて，病的な非症候性肥満者の5％以上は，100近く見つかっている*MC4R*遺伝子の変異が原因と考えられているが，*MC4R*遺伝子変異をもつ人は過食の傾向がある[16]。さらに，ヒトのプロオピオメラノコルチン遺伝子のホモ接合性変異者では，早期発症の肥満をもたらす[17]。

食事誘導性肥満のラットではプロオピオメラノコルチンの発現上昇が見られ，摂食量が減少するようになる。この結果起こる食欲不振は，中枢へMC4R拮抗薬を投与することにより改善する[13]。この発見により，プロオピオメラノコルチンとメラノコルチンが過剰エネルギーバランスの状態に反応して食欲を抑制する役割が強調された。MC4Rの確立された役割に比べて，メラノコルチン受容体3（MC3R）の摂食に対する役割はわかりにくい。MC3R欠損マウスは脂肪重量が増加するが，選択的MC3R作動薬を投与しても摂食量は変わらないようである[18]。

コカイン-アンフェタミン調節転写産物

コカイン-アンフェタミン調節転写産物（CART）は，弓状核のほとんどのプロオピオメラノコルチンニューロンに共発現している。CARTをラットの脳室内に投与すると摂食量が減り，一方でCART抗血清を投与すると反対の作用が起こる[19]。ヒトでは，*CART*遺伝子の変異は深刻な肥満を引き起こすと見られる[20]。CARTを絶食ラットの弓状核へ直接投与すると，実際に摂食量が増えるので[21]，CARTの役割は別の脳領域では異なるのかもしれない。

視床下部放出ホルモン

コルチコトロピン放出ホルモンとサイロトロピン放出ホルモン（TRH）は室傍核ニューロンに発現している。ラットの中枢にこれらのホルモンを投与すると摂食が抑制される[22]。室傍核でのTRH発現はα-MSHにより仲介され神経ペプチドYやアグーチ関連ペプチドにより抑制される[23]。このことは，これらのペプチドが摂食行動に及ぼす作用に一致する。

オレキシン

オレキシンAとオレキシンBは，Gタンパク質共役受容体を活性化し摂食量を増加させる。オレキシンAはオレキシンBよりも活性が強く，背内側核，脳弓周囲野，視床下部外側野のニューロンに発現し，さらにそれらニューロンの軸索は脳幹の孤束核へ神経放射している[24]。ラットの中枢にオレキシン拮抗薬を投与すると，摂食行動が抑制される[25]。

メラニン凝集ホルモン

メラニン凝集ホルモンは，視床下部外側野のニューロンに発現している食欲促進のシグナル伝達ホルモンである。ラットにメラニン凝集ホルモンを注入すると，摂食量と体重が増加する[26]。メラニン凝集ホルモン欠損マウスは食事誘導性肥満に耐性を示す[27]。ヒトでは2種類のメラニン凝集ホルモン受容体が同定されている一方，げっ歯類で同定されているのは今のところ1種類だけである。メラニン凝集ホルモン受容体欠損マウスは食事誘導性肥満に耐性を示す[28]。

脳由来神経栄養因子

脳由来神経栄養因子は腹内側核に高発現しており，MC4Rを介して摂食量を減らすよう作用する[29]。脳由来神経栄養因子をげっ歯類の側脳室に投与すると，摂食量と体重が減る[30]。同様に，マウスの腹内側核と背内側核の脳由来神経栄養因子を選択的に欠損させると，過食と肥満が引き起こされる[31]。弓状核のプロオピオメラノコルチンニューロンは腹内側核の脳由来神経栄養因子ニューロンへ神経放射を行っていると考えられているが，それらを活性化させると，摂食量の減少が引き起こされる[29]。

毛様体神経栄養因子

毛様体神経栄養因子は，いくつかの運動ニューロン群に発現しているサイトカインである。おそらく，視床下部の神経ペプチドYの発現や放出を阻害することにより，食欲不振効果や体重減少を引き起こす[32]。毛様体神経栄養因子によって起こる体重減少は，処置を中止しても持続することから[33]，シナプス機能の長期変化を引き起こすことにより，エネルギーバランスのセットポイントを変えているとみられる。

主な視床下核と摂食の中枢制御に関連するペプチドを**図44.2**に示す。

▶食欲と摂食を制御する中枢性神経伝達物質

セロトニン，ノルエピネフリン，ドーパミンなどの神経伝達物質は中枢回路で食欲と摂食を調節している。セロトニンは背側縫線核で産生され，摂食量や体重を減少させる[13]。ノルエピネフリンは迷走神経背側複合体と青斑核で産生され，刺激される受容体によって，摂食において異なる効果をもたらす。ノルエピネフリンのα_2受容体に結合すれば摂食量は増加する一方で，α_1受容体，β_2受容体，β_3受容体に結合すれば摂食量が減少する[34]。

さらに踏み込んで見てみると，セロトニン作動薬（例：フェンフルラミンとデクスフェンフルラミン）とセロトニン-ノルエピネフリン再取込み阻害薬（例：シブトラミン）は抗肥満薬として使用されていた。効果的な体重減少が見られたが，フェンフルラミン，デクスフェンフルラミンは深刻な心血管副作用があるため販売中止となった。同様にシブトラミンは，数年間は肥満治療薬として使用されていたが，深刻な心血管副作用のため販売中止となった。

ドーパミンは弓状核と視床下部外側野で摂食を抑制するとされている一方，腹内側核では食欲促進作用をもつとされている[34]。

ドーパミンは異なる脳領域では効果が異なることに加えて，結合する受容体のサブタイプによって食欲に関する効果が反対に作用する。例えば，ドーパミンがD1とD2受容体へ結合すると，摂食量が減少する一方で，D5受容体が刺激されると報酬経路に関連してくる[35]。

▶食欲と摂食を制御する快楽的機序と皮質辺縁系経路

「快楽的」という単語は喜ばしい（または喜ばしくない）満足感ということに通じる。視覚，嗅覚，味覚などのシグナルは，正のエネルギーバランス状態にもかかわらず満腹シグナルを無視して，摂食行動を維持させることができる。例えば，食物の甘みは，食物を見つけて摂食を続けさせる意欲に関連してくる。これらの感覚シグナルは視覚，嗅覚，味覚受容体から脳幹の孤束核へ運ばれ，食欲調節に関与する皮質辺縁系の報酬中枢へ中継される。これらの部位には海馬，扁桃体，側坐核，腹側淡蒼球，腹側被蓋野，前頭前野がある。ドーパミン，セロトニン，オピオイド，ノルエピネフリンは，これらの領域のネットワーク内でのシグナリングに含まれる重要な神経伝達物質として関連づ

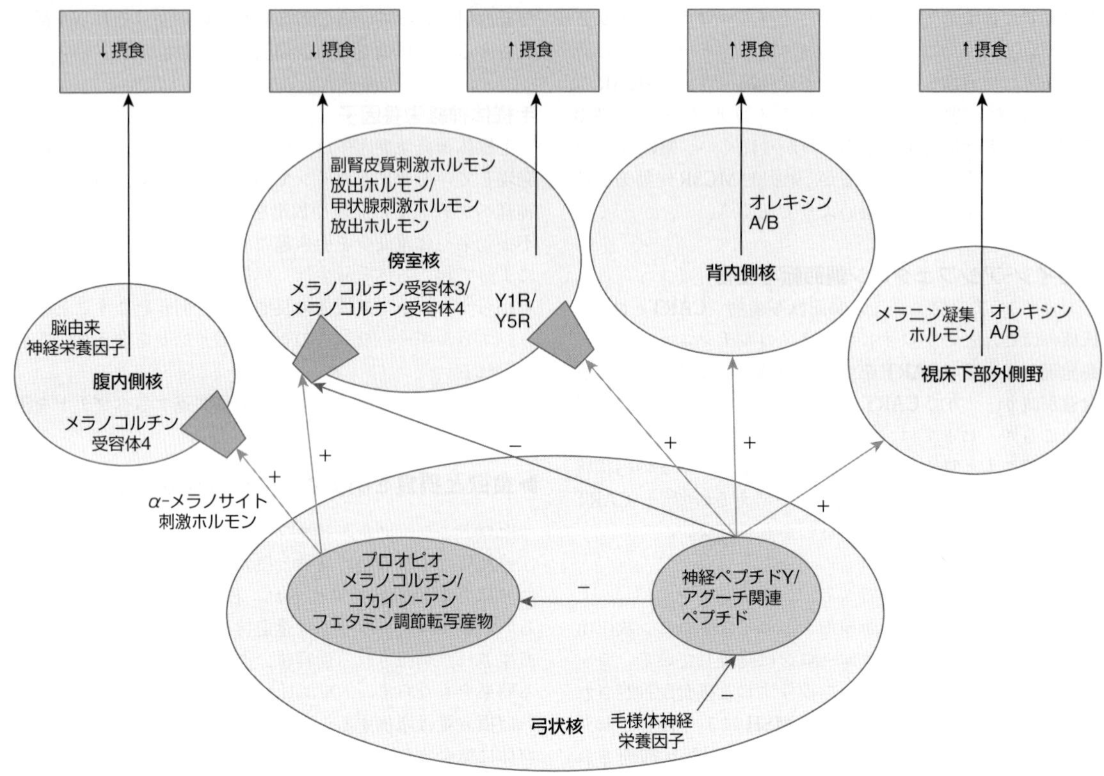

図 44.2　主な視床下核と摂食の中央制御に関連するペプチド。

けられている。オピオイドμ受容体作動薬をラットの側坐核に投与すると，炭水化物より高脂質食物を優先的に摂取しようとする[36]。

報酬中枢と前述したように摂食行動の恒常的調節を主に担うと考えられている視床下部との間で情報伝達が行われ，最終的に摂食が制御される。オピオイドμ受容体作動薬を側坐核へ投与すると，視床下部のオレキシンニューロンの発現が増加する[37]。組織化学的な研究から，大脳皮質と視床下部外側野のメラニン凝集ホルモン神経やオレキシンニューロンとの連絡も論証されている[38]。さらに，給餌時に餌入れを提示することをくりかえすことにより，餌入れから給餌を連想するように訓練したラット（結果的に，餌入れを見せると満腹でも条件的に摂食を行うようになる）は，扁桃体-視床下部連絡を除去すると，この条件付き食物摂取が完全に消失する[39]。この実験は，摂食を制御する恒常的中枢と非恒常的中枢との連絡が非常に重要であることを強調している。

▶食物に関する経験の記憶表象

満腹感やエネルギーバランスにかかわらず，過去に経験したある食物の情報が喜ばしいものであれば，食物摂取を続ける重要な因子となり，逆に，不快な経験であれば早期に摂食が中断される。この現象はそれぞれ条件付き嗜好性や，条件付き嫌悪とよばれる。非恒常的摂食の制御時において集まってきた感覚情報入力を受ける領域である眼窩前頭皮質が重要な役割を担っていることを支持するエビデンスがある。眼窩前頭皮質は，前頭前皮質，島皮質，嗅周皮質，嗅内皮質，前帯状皮質などの他の皮質的報酬領域との間で連携をとっている。さらに眼窩前頭皮質は，海馬や扁桃体とも情報伝達を行っている。まとめると，これらの部位は，食経験としての作業記憶が生み出され，維持されるために重要であると考えられている脳領域である[40]。

▶内因性カンナビノイド

内因性カンナビノイドは多く放出されると食欲促進効果をもたらす[41]。この効果は報酬回路の調節を介して起こると考えられている。脳内の2つの主要な内因性カンナビノイドは，膜リン脂質由来のアナンダミド（AEA）と中性脂肪由来の2-アラキドノイルグリセロール（2-AG）である。これらの物質はシナプス後ニューロンによって分泌され，逆行性に作用し，シナプス前神経終末のカンナビノイド受容体1型（CB1）に結合し，神経伝達物質の放出を抑制する。

CB1受容体はラットの辺縁前脳ではドーパミンD1，D2受容体と共発現しており，さらにドーパミン受容体拮抗薬はカンナビノイド投与による食欲促進効果を減弱させる[42]。

内因性カンナビノイドはまた，視床下部に直接作用し，その食欲促進効果を発揮するとされている。げっ歯類では絶食時に視床下部レベルで2-AGが上昇し，摂食後には基礎値にまで戻る[43]。視床下部腹内側核へアナンダミドを投与すると，過食が引き起こされるが，CB1受容体拮抗薬の投与により元に戻る[44]。視床下部外側野の食欲促進性ニューロンは機能的なCB1受容体を発現しており[45]，それらの受容体を刺激すると食欲促進性メラニン凝集ホルモンニューロン[47]と神経ペプチドYニューロン[48]に加え，オレキシン経路を増大させる[46]。

内因性カンナビノイド系を操作することが肥満治療の治療戦略となり，CB1 受容体拮抗薬であるリモナバンが用いられることがあった。しかし，受け入れがたい，また時には危険な副作用があるために，リモナバンは販売中止となった。食欲の制御における，末梢からの情報入力と，脳幹や視床下部，高次脳中枢間の情報伝達を**図 44.3** に示す。

摂食と食欲の末梢性制御

胃腸系，内分泌器官，脂肪組織，血液循環からの神経的，栄養的，ホルモン的シグナルはすべて，摂食と食欲に影響する不可欠な役割をもつ。これらのシグナルは，消化の際に食物の機械的，化学的作用により引き起こされ，また体脂肪のような長期エネルギー備蓄によっても影響を受ける。これらの末梢シグナルは，視床下部や脳幹を標的とし，現在のエネルギーバランスの状態に関しての情報を伝達することにより食欲を調整する。これらには満腹感（満腹シグナル），空腹感（食欲促進シグナル），摂食による喜びや報酬（快楽的，正のフィードバックシグナル）を伝えるシグナルも含まれる。食欲は，これらすべてのシグナルに対する反応を調整した最終結果であり，消化管での効率的な消化および栄養素吸収の促進と，増大するエネルギー備蓄の間でバランスをとっている。これらのシグナルが一斉に働き，食事量や食事回数を調節し，摂食，エネルギー消費，体の肥満の恒常性が維持できるように調整している[49]。

▶神経シグナル

口腔感覚と視覚刺激

口腔感覚と視覚刺激は食物のあるがままの感覚情報を脳へ提供する。これらの刺激には，外見，味，におい，歯ごたえや舌ざわりの刺激がある。食物の外観に関する視覚情報は，第Ⅰ脳神経の求心性視覚線維の神経シグナルを介して中継される。舌と口蓋で接触した食物の味覚と嗅覚，味感覚の情報は，第Ⅶ，Ⅸ，Ⅹ脳神経の味覚線維，第Ⅰ脳神経の嗅覚線維，第Ⅴ脳神経の感覚線維によって神経シグナルに変換される。これらの神経シグナルは，直接または間接的に，迷走神経背側複合体，大脳辺縁系，眼窩前頭皮質のような味，報酬，風味，記憶表象にとって重要な脳の領域へ中継される[50]。情報は，食事行為を続けるため，または止めるために脳で用いられる。食物の刺激(甘いや苦い)や過去にその食物を食べた経験（報酬などの条件付き嗜好性や吐き気などの条件付き嫌悪）は摂食を行うかどうかの決定に影響する。食事中に摂食を促進させるこれらの刺激の強さは，他の刺激と同様に，絶食することにより増加する[50]。

胃膨満

容量負荷による食後の胃膨満は，食事中の満腹感をもたらす。これはラットに胃瘻造設した実験で論証されている。摂食中のラットの胃瘻から胃内容物を連続的に排出させると，ラットの摂食量が増加する[51]。幽門カフは可逆的に幽門部を閉じ，食物を胃に閉じ込め，食物が流れていくのを防ぐことができる。可逆性のある幽門カフを用いた動物実験から，胃膨満が食事中の満腹感に寄与することがさらに支持された[51,52]。こういった満腹シグナルは，栄養素

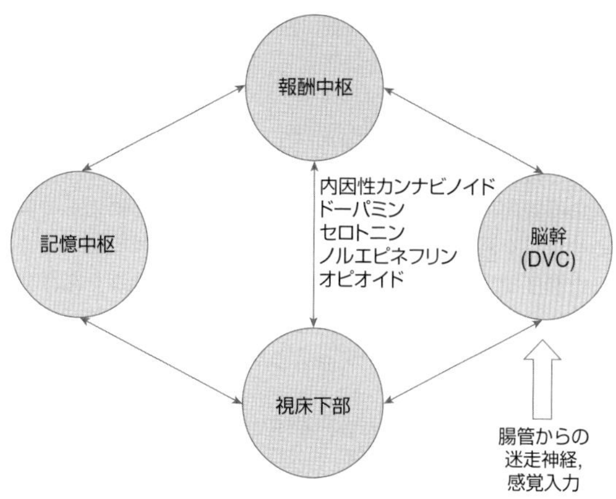

図 44.3 食欲の制御における，末梢からの情報入力，脳幹，視床下部，高次脳中枢間の情報伝達。

の感知より，むしろ胃の機械的な拡張によって起きる[51]。胃壁の機械的受容体は食事中の胃の伸展，容量，緊張を感知する。この情報は迷走神経や脊髄内臓神経の求心線維によって脳へ伝えられる[53]。胃の大きさを小さくすると食事中早期に胃膨満や満腹感が得られるため，深刻な肥満症に対処する治療として，食事量を制限する肥満症外科治療（例：腹腔鏡下調節性胃バンディング術）が行われる。

▶栄養素シグナル

ほとんどの栄養素シグナルは消化管でその効果を発揮し，消化管ホルモンの分泌を引き起こす。しかし，血糖，脂質などの栄養素の変化は食欲の調節を行う脳の視床下部ニューロンによって感知される。

グルコース

摂食時の糖定常説は，1952 年に Jean Mayer によってはじめて提唱された[54]。研究者は，末梢や中枢のグルコース欠乏（低糖）が，摂食行動を刺激する（例：低血糖時）ことを知ってはいたが，日々の摂食に影響を与える中枢のグルコース感知の役割やそれを調整する機序が解明されたのはつい最近のことである。

グルコースは弓状核，視床下部外側野，孤束核でのニューロン発火率を変える[55]。グルコースの細胞内流入は神経細胞内のアデノシン一リン酸（AMP）/アデノシン三リン酸（ATP）比を変える。これはニューロンの脱分極に影響する ATP 依存性膜チャネルに影響を与えると見られる。またはエネルギーホメオスタシス（恒常性）に関連した細胞過程で重要な役割を担う重要な栄養素感受性酵素（例：AMP 活性化プロテインキナーゼ）の活性を変えると見られる[56]。あるニューロン（例：弓状核，プロオピオメラノコルチンニューロン）は，グルコースによって興奮するが，一方で，グルコースによって抑制されるニューロン（例：弓状核，神経ペプチド Y ニューロン）もある[55]。これらのグルコース感受性ニューロンはまた，インスリン，レプチン，乳酸塩，ケトン体，遊離脂肪酸などの他のホルモンや代謝シグナルにも応答する[55]。グルコース感受性ニューロンは，食欲を変えるためにシグナルが集まり，種々のシグナルが一斉に作用することで，食事の終始に影響を与える

ことができる焦点となる細胞に相当しているかもしれない。

血中脂質

長鎖脂肪酸などの血中脂質は中枢神経経路を直接的に刺激し，摂食行動を変化させることができる[56]。これは，脂質の静脈内投与後に摂食量減少が示されたことによって初めて注目を浴びた[57]。脂質が腸管からの栄養吸収とは独立した機序で，直接的に食欲に関わる中枢神経過程を活性化させていることは，長鎖脂肪酸（オレイン酸）を脳室内に投与しても摂食量が減少することが観察されたことによって裏づけされた[58]。

神経細胞が血中脂質の変化を感知する機序は，まだ研究中である。研究者らは，エネルギーホメオスタシスに関連し，栄養素（例：グルコース）によって影響を受けている主要な細胞過程は，長鎖脂肪酸の細胞内流入によっても変化すると考えている[56]。この考えは神経細胞が血中の栄養素の変化を感受し，統合するための機序を説明しているのかもしれない。

▶消化管ホルモン

胃腸管，または消化管は人体で最も大きな内分泌器官であり，30種類以上の異なった調節ペプチドホルモンを分泌する[59]。これらのホルモンは消化管の主要な役割である栄養物の消化吸収に関連する重要な生理的過程に影響を与える。これらの消化管ホルモンの一部は消化管内の栄養内容物によって刺激され，腸-脳相関（**図44.1**）の様々なポイントで受容体と相互に作用し，短期の空腹感や満腹感に影響を与える[49]。この過程は，栄養物が効率的に消化できるように間接的に消化管への栄養物の供給を調節しているのかもしれない。これらのホルモンは，広範な研究テーマであり，その潜在的な効力は生理学的な抗肥満療法に向けられている。

コレシストキニン

コレシストキニン（CCK）は動物やヒトの摂食に影響を与えることが示された最初の消化管ホルモンである[60,61]。CCKは小腸のI細胞で生合成される。食事に応答し，脂肪やタンパク質の消化を促進するために放出される[62]。CCKは胆嚢を収縮させ，オッディ（Oddi）括約筋拡張，ソマトスタチン放出，膵酵素放出を引き起こし，胃排出を遅延させる。胃排出遅延は，胃の機械的受容体を介し，胃神経からの満腹シグナルを増大させると見られるが，CCKが摂食量を減少させる機序は主に迷走神経求心路末端上に存在するCCK1受容体が伝達していると考えられている[63]。これらの求心性線維は孤束核のような脳領域へシグナルを伝える。中枢メラノコルチン系はCCKの摂食量減少作用の伝達に関与している[64]。

グレリン

グレリンは食欲を増大させることが知られている唯一の消化管ホルモンである。グレリンはしばしば，「空腹ホルモン」とよばれる。グレリンは胃の成長ホルモン分泌促進因子受容体の内因性リガンドとして初めて発見された。グレリンは主に胃底のA細胞で産生される。他の作用としては胃運動の増大や成長ホルモン放出刺激がある。グレリンの代謝の効果は脂肪の備蓄増大と脂肪利用の減少である[65]。

血清グレリン濃度は食前に上昇し，食後は低下する。ゆえに，グレリンは食欲を制御する役割に関与している。げっ歯類の末梢や中枢にグレリンを投与すると摂食量や体重が増大するという研究結果は[62]，空腹ホルモンとしての役割を支持するものである。これらの発見はいくつかの研究で確認されており，グレリンは現在，最も強力な生理的食欲促進因子の1つであると考えられている。

グレリンは成長ホルモン分泌促進因子受容体を介した摂食への作用を仲介する。成長ホルモン分泌促進因子受容体欠損マウスは食餌誘導性肥満に耐性がある[66]。弓状核の神経ペプチドY/アグーチ関連ペプチドニューロンはグレリンの中枢性の食欲促進作用の伝達に関与している。グレリンは迷走神経求心路末端上または弓状核のニューロンの成長ホルモン分泌促進因子受容体に結合して摂食量を減少させたり，弓状核の神経ペプチドY/アグーチ関連ペプチド神経的活動性を変化させていると見られる[65]。

グレリン濃度は体重に反比例していることから，肥満時には食欲を減弱させるフィードバック機構を構成していると思われる[62]。血清グレリン濃度はまた，体重減少時には上昇することが知られている[62]。これは最初の体重減少後には食事療法が順守されにくく，体重が戻りやすい傾向にあることの要因であると考えられる。

ペプチドYY

ペプチドYYは，神経ペプチドYや膵ポリペプチドも含む膵ポリペプチドファミリーの一員であり，胃腸管のL細胞によって放出され，優先的にY2受容体に結合する[67]。ペプチドYY濃度は，空腹時には低い。ペプチドYYは摂取したカロリーに応じて食後に放出され，数時間上昇したままになる[67]。ペプチドYYの放出は日々の脂肪摂取によって増大する。げっ歯類やヒトではペプチドYYを投与すると摂食量が減少する[68,69]。ペプチドYYは，一度小腸に栄養分が到達すると摂食が抑制されるという，回腸ブレーキ効果の構成要素の1つである。ペプチドYYは弓状核Y2受容体または，迷走神経への作用を介して，弓状核神経ペプチドY濃度を減少させ，摂食を抑制すると見られ[62]，胃排出も遅らせる。

肥満患者では食後のペプチドYYの上昇が鈍化していることが証明されており，これが満腹感の減弱と摂食亢進に寄与しているとみられる[67]。胃バイパス術は肥満患者にとって最も効果的な治療の1つである。食欲が減ることから体重減少が維持される。胃バイパス術を受けた患者は，食後に過大なペプチドYY濃度になっていることが明らかで，これが，長期にわたる減量を成し遂げる重要な要素となっている可能性がある[70]。ペプチドYYを基礎とした抗肥満薬は現在開発中である。

グルカゴン様ペプチド1

腸管内分泌L細胞は，グルカゴン様ペプチド1（GLP-1），グルカゴン様ペプチド2（GLP-2），オキシントモジュリンの前駆体であるプレプログルカゴンを生合成している。GLP-1はL細胞内でペプチドYYやオキシントモジュリンと共存している。GLP-1は摂食カロリーに応じて食後に放出される。GLP-1はインクレチンであり，グルコース上昇に依存してインスリンを放出する。GLP-1はまた，胃排出や胃酸分泌を減弱させ，グルカゴン放出を抑制する。動物やヒトにおいて，末梢からGLP-1を投与すると摂食量が減少することが証明されている[71]。ペプチドYYのように，GLP-1は回腸ブレーキの構成因子の1つである。血中GLP-1は視床下部（視床下部室傍核），脳幹，迷走神経のGLP-1受容体を介した経路で中枢性の摂食行動に効果を及ぼす[62]。異なる長時間作動型GLP-1アナログが2型糖尿病の治療に使用され，2型糖尿病患者の体重を減少させている。これらのアナログを用いた肥満治療の臨床試験が行われている。

オキシントモジュリン

GLP-1のように，オキシントモジュリンはプレプログルカゴンから産生され，腸管内分泌L細胞よりカロリー摂取に応じて食後に分泌される。親和性はGLP-1ほどではないが，オキシントモジュリンもGLP-1受容体に結合する[72]。オキシントモジュリンはGLP-1とよく似た作用をもつ。胃運動を減弱し，弱いけれどもインクレチン作用をもつ。また，げっ歯類やヒトに対して末梢から投与すると，受容体への親和性はGLP-1より弱いにもかかわらず，GLP-1と同程度に摂食量が減少する[73,74]。ペプチドYYと同様に，オキシントモジュリン濃度は胃バイパス術後に上昇しており，胃バイパス術後に食欲が減弱することにおいて重要であるかもしれない[70]。

これらの類似性があるにもかかわらず，GLP-1とオキシントモジュリンは，エネルギーホメオスタシスにおいては異なった役割をもっているようである。オキシントモジュリンも，エネルギー消費を増やし，グレリンの放出を抑制していると見られる[73,74]。GLP-1とは異なり，その作用は弓状核を介している可能性がある[73]。これらの違いは異なった薬理学的特性，または異なった組織特異的作用に関連していると思われる。肥満治療に対してオキシントモジュリンが治療に応用できる可能性は現在研究中である。

▶膵ホルモン

膵内分泌ホルモンは消化管内の栄養分に応じて分泌される。膵内分泌の主な機能は栄養素の流入に応じてグルコースのホメオスタシスを制御することであり，インスリンとグルカゴンは，この作用に不可欠である。これらのホルモンは，膵ポリペプチドやアミリンと同様に，直接または間接的に脳に作用して食欲に影響を与える。

インスリン

インスリンはグルコースを感受して膵β細胞から放出され，インスリン受容体に結合する。インスリンの主な役割は，末梢組織でのグルコースの取込みを増加させ，肝での糖新生を減弱させ，血中グルコース濃度を維持することである。インスリン放出は食事によるグルコース流入に応じて，食後にピークとなる。レプチンと同様に，インスリン濃度は体脂肪の量によって影響を受け，肥満であればあるほど高くなる。それゆえ，インスリンもまた肥満シグナルと考えられている[75]。

インスリンによる最も一般的な食欲への作用は，糖尿病患者が過剰なインスリン加療によって低血糖を起こした時に見られる。この状況では摂食は著しく増加する。この作用は直接的にインスリンによるというよりも，むしろ低血糖によるものである（前述した糖定常性摂食を参照）。インスリンそのものは，用量依存性に血液脳関門を越え，弓状核のインスリン受容体に作用し，摂食量を減少させる[76]。インスリンが中枢に投与されると，摂食量と体重は著明に減少する[77]。この反対の効果は，インスリンブロッキング抗体を視床下部に注入した時や，弓状核のインスリン受容体発現を選択的に減少させた時に見られる[78,79]。インスリン濃度は，レプチンでも見られるように，他の満腹シグナルの作用を増大させる[75]。それゆえ，インスリンはグルコースの形で循環しているエネルギーや脂肪組織の形で備蓄しているエネルギーを反映したシグナルを脳に送る。これらのシグナルは他の満腹シグナルと作用しあって摂食量を減少させる。

グルカゴン

グルカゴンは膵臓のα細胞でプレプログルカゴンから切断されて産生され，グルカゴン受容体に結合する。グルカゴンは血糖に関してインスリンと反対の作用をもつが，特に血糖値が下がった時に，肝臓の糖新生を増加させ，血糖値を維持する重要な役割がある。グルカゴン濃度は食後に上昇して，摂食に影響を与える[75]。これに一致して，げっ歯類にグルカゴンを投与すると，1回の食事量が減り，全体的な摂食量と体重増加が減少する[80]。グルカゴンブロッキング抗体を腹腔内投与した後に，1回の食事量が著明に増加することから，グルカゴンは満腹感をサポートする役割があることがわかる[81]。グルカゴンを肝門脈へ注入すると，強力に摂食に影響することから，グルカゴンは肝臓を介して満腹感をもたらすと考えられる。グルカゴンが摂食行動を抑制する効果には迷走神経求心路が関わっており，肝臓から孤束核に伝達される[75]。

グルカゴンとGLP-1の共作動薬は現在，将来性のある抗肥満薬として開発中である。GLP-1受容体とともにグルカゴン受容体が活性化されると，グルカゴンの血糖ホメオスタシスに関する有害な効果を減少させ，食欲抑制作用を増大すると見られる。げっ歯類では，初期研究で期待できる結果が出されている[82]。

膵ポリペプチド

神経ペプチドYやペプチドYYに加えて，膵ポリペプチドは膵ポリペプチドファミリーに属する。膵ポリペプチドは膵島周辺部にある膵ポリペプチド細胞から分泌される。膵ポリペプチドはY4受容体やY5受容体に優先的に結合する[62]。他の満腹感を促す消化管ホルモンのように，膵ポリペプチドは摂取カロリーに応じて食後に分泌される。膵ポリペプチドは胃排出を遅らせ[83]，マウスやヒトに対しては，末梢から投与することにより食欲を減弱することが証明されている[84,85]。研究者は，膵ポリペプチドは弓状核，最後野，または迷走神経のY4受容体への作用を介して，その効果を発揮していると仮説を立てている[62]。膵ポリペプチドの食欲における正確な生理的役割や機序はいまだ明らかでない。

膵島アミロイドポリペプチド

膵島アミロイドポリペプチドやアミリンは，摂食に応じて，膵β細胞からインスリンと同時に分泌される。アミリンはAMY1，AMY2，AMY3受容体に結合する。アミリンは満腹シグナルであり，摂食量を減少させる。アミリンはまた，胃液分泌を抑制し，胃排出を遅らせ，血糖コントロールを改善させる[86]。

末梢から高用量のアミリンを投与すると，摂食量や体重が減少する一方で，アミリンの拮抗薬は反対の作用をもつ[75,87]。この作用は最後野と孤束核のニューロンが刺激されることによって生じ[75]，セロトニン–ヒスタミン–ドーパミン系によって活性化され[88]，迷走神経からは独立している[89]。アミリン濃度は体脂肪量に比例することから，レプチンやインスリンのように，肥満シグナルとして作用している可能性が高い[88]。

アミリンの合成アナログ（Pramlintide，アミリン社，サンディエゴ）は，現在，糖尿病患者の補助療法として使用されている。その使用は糖尿病患者の有意な体重減少をもたらしており，抗肥満薬としての利用が現在研究されている[90]。

GLP–2，グルコース依存性インスリン分泌刺激ポリペプチド，モチリン，ソマトスタチンは消化器系において生理的な役割を果たすその他の胃腸膵ホルモンである。現在，これらのホルモンが摂食制御において主要な役割を果たしていることを支持するエビデンスは乏しい。

▶脂肪組織由来ホルモン

1994年に，レプチンが脂肪細胞によって産生される血中タンパク質として発見され，エネルギーホメオスタシスを調節するとわかったことは，食欲をコントロールする複雑なシステムを理解する上で重要な出来事であった。レプチンは，脂肪が視床下部のフィードバック系を介して摂食をコントロールする機序を説明してくれる。これは1953年にGordon Kennedyがはじめて提唱した「脂肪定常説」である[91]。

レプチン

レプチンは，脂肪備蓄量や過食の増加の程度に応じて主に脂肪組織で産生されるホルモンである。Zhangらは重度の肥満モデルであるob/obマウスには，レプチンが欠損していることを証明した[92]。その後，ヒトでの先天的レプチン欠損が，重度肥満者である2人のいとこで確認された[93]。先天的にレプチンが欠損したヒトおよびob/obマウスの末梢から，また，ob/obマウスの中枢へレプチンが投与されると，肥満の表現型は無効になった[94,95]。それゆえ，レプチンはエネルギー備蓄の状態を反映し，食欲に著しく影響を与える脂肪組織から脳へ伝達されるシグナルである[96]。

レプチンはレプチン受容体に作用してその効果を発揮する。マウス（db/dbマウス）とヒトでレプチン受容体に変異があると，重度の肥満をきたす[96]。レプチンは弓状核のレプチン受容体に作用してプロオピオメラノコルチンニューロンを刺激し，神経ペプチドY/アグーチ関連ペプチドニューロンを抑制し，摂食量を減少させる[96]。レプチンの下流のシグナル伝達はメラノコルチン受容体4を介して生じる[96]。レプチンはまた，脳の他の部分のレプチン受容体に作用し，報酬経路，エネルギー消費，思春期発育，生殖能，免疫機能に関して重要な影響を及ぼす[96]。

レプチン濃度は肥満者では上昇しているが，単純性肥満者にレプチンを投与した場合，その摂食に関する効果は様々である[96]。このように肥満者においてレプチンが食欲を減退させない状態は「レプチン抵抗性」といわれているが，その原因は完全には解明されていない。

▶その他のホルモン

甲状腺ホルモン，性腺ステロイド，グルココルチコイドはそれぞれ代謝率，生殖状態，ストレス応答を調節している。これらの過程は十分なエネルギー供給に依存している。それゆえ，これらの過程を調節しているホルモンもまた，食欲の内分泌的な調節に関わってくることは驚くべきことでもない。

甲状腺ホルモン

甲状腺ホルモンは基礎代謝の状態を調節する。甲状腺機能亢進症などの病的状態で甲状腺ホルモンが過剰になると，摂食量の増加や，エネルギー消費の増大による体重減少をきたす。トリヨードサイニンは活性型の甲状腺ホルモンであり，組織内で，より活性の低い血中甲状腺ホルモンを材料にしてヨードサイニン脱ヨード酵素2型によって局所的に産生される。トリヨードサイニンは腹内側核や弓状核に作用して摂食を刺激するが，これらの作用はエネルギー消費とは独立している[97,98]。おそらく弓状核神経ペプチドY/アグーチ関連ペプチドニューロンを刺激することによってその効果を仲介しているとみられる[99]。視床下部局所でのトリヨードサイニン濃度の調節は，摂食量を変化させるかもしれない[97]。

性腺ステロイド

性腺ステロイドは性別固有の様式で食欲に影響を与える。げっ歯類において，オスの睾丸摘出は摂食量を減少させる一方で，メスの卵巣摘出は摂食量を増加させる[100]。外部から性腺ステロイドを補充すると，これらの変化が無効になる[100]。更年期の間のホルモン補充療法は，閉経後の体重増加を減少させることができる[101]。エストロゲン受容体は，弓状核内で確認されていて，食欲を変化させるプロオピオメラノコルチンや神経ペプチドY/アグーチ関連ペプチドの神経シグナル伝達に影響を与える[102,103]。エストロゲンはまた，他の末梢シグナルから入力される満腹効力を変化させる。この点において，コレシストキニンの効果は最もよく研究されており，孤束核にエストロゲンのシグナルが入ると，コレシストキニンがもたらす満腹感の感受性が増大する[100]。

グルココルチコイド

グルココルチコイドはストレス応答に関わり，様々な生理的システム内で，脳を含む人体の至るところに幅広く発現しているグルココルチコイド受容体を介して，組織によって異なる固有の効果を媒介する。グルココルチコイドは一般的に摂食量と体重増加を促進する。これはクッシン

II

表 44.1　摂食と食欲を制御する主要なホルモンの概要

	ホルモン	摂食への影響	主な分泌部位	受容体	他の主な作用
満腹シグナル	コレシストキニン	↓	小腸 I 細胞	CCK2 (CCK1)	胆嚢の収縮，オッディ括約筋の弛緩，胃排出遅延，膵酵素およびソマトスタチンの放出（脂質とタンパク質の消化）
	ペプチド YY	↓	消化管 L 細胞	Y2	胃排泄の遅延
	GLP-1	↓	消化管 L 細胞	GLP-1	グルコース依存性インスリン放出 胃運動減弱
	オキシントモジュリン	↓	消化管 L 細胞	GLP-1	グルコース依存性インスリン放出 胃運動減弱
	グルカゴン	↓	膵 α 細胞	グルカゴン	血糖値上昇
	膵ポリペプチド	↓	膵 PP 細胞	Y4 (Y5)	胃排出遅延
	アミリン	↓	膵 β 細胞	AMY1〜3	胃液分泌抑制 胃排出遅延 血糖値低下
摂食促進シグナル	グレリン	↑	胃底部 A 細胞	GHS-R	胃運動亢進 成長ホルモン放出
肥満シグナル	レプチン	↓	脂肪細胞	レプチン	エネルギー消費，報酬，思春期発達，生殖，免疫能の調節
	インスリン	↓	膵 β 細胞	インスリン	血糖値低下 糖利用亢進
他のホルモン	甲状腺ホルモン	↑	甲状腺濾胞細胞	甲状腺ホルモン	基礎代謝率の上昇
	性腺ホルモン	↑（男性） ↓（女性）	精巣 卵巣	アンドロゲン エストロゲン	生殖の調節
	グルココルチコイド	↑	副腎皮質	グルココルチコイド	ストレス応答の仲介

CCK：コレシストキニン，GHS-R：成長ホルモン分泌促進受容体，GI：消化管ホルモン，GLP-1：グルカゴン様ペプチド 1。

グ（Cushing）症候群などのグルココルチコイドが過剰となる病気で顕著にみられる。コルチゾールは摂食を促進させる報酬経路や，レプチン，インスリン，神経ペプチド Y などといった食欲を変化させる他のシグナルの能力に影響を与えると見られる[104]。

表 44.1 は，この項で詳しく論じた主な食欲に影響を与えるホルモンの概要である。

▶免疫系からのシグナル

感染症，炎症性疾患，腫瘍性疾患を伴った状態では食思不振や摂食量の減少が，非常に顕著にみられる。食思不振は脳内におけるサイトカイン作用が原因となっていると思われる。

サイトカイン

サイトカインは，免疫系の細胞から分泌される低分子タンパク質である。あるサイトカインは，末梢や中枢に投与されると，摂食を強く抑制する[105]。疾病が関連する食思不振や体重減少に関与する鍵となるサイトカインは，インターロイキン 1β，腫瘍壊死因子-α，インターロイキン 6 である。サイトカインが媒介する摂食抑制は，おそらくサイトカインが求心性迷走神経を介して視床下部（例：弓状核）へ直接作用するか，食欲調節に関わる他のホルモン（例：レプチン）が誘導されて生じると見られる[105]。

まとめ

摂食や食欲の制御は，本章で述べたように，中枢および末梢からの様々なエネルギーバランスのシグナルが統合されて生じる。これらのシグナルは脳幹や視床下部のレベルで相互に作用し，空腹（食物探求）や満腹（食事の終了）という全体的な反応をもたらし，摂食行動を変化させる。加えて，これらの神経ネットワークは感覚入力，食物の記憶，食物の満足が得られる側面，数多くの環境的・感情的要素などの影響によって，大きく修飾される。この修飾は現代人の摂食行動の際立った特徴であり，現代に肥満が蔓延する原因となっているエネルギーバランスの調節不全を支えているのかもしれない。肥満の増加に煽られて広がり続ける現在の研究の中で，われわれが食欲コントロールを統制する複雑で入り組んだシグナル伝達経路を理解することにより，肥満に対するより良い薬物療法を改善し，築いていくことが期待される。

（Syed Sufyan Hussain, Akila De Silva, Stephen Robert Bloom／原田貴成 訳）

45 栄養と免疫系

免疫系の概要

▶機能

免疫系の主な機能は，感染症に起因する死亡および障害から宿主を保護することである[1)]。この場合の「宿主」とは，潜在的に疾患の原因となる（すなわち，病原性の）生物に感染するヒトまたは他の動物のことをいう。病原体は，ウイルス，細菌，真菌（または酵母），原虫，あるいは線虫および吸虫を含む多細胞の寄生虫もあてはまる。疾患は，たいてい，そのような生物がヒトに特異的に感染して，いわゆる専門的病原体となる。そうした病原体には，麻疹ウイルス，コレラ菌（*Vibrio cholerae*），酵母カンジダアルビカンス（*Candida albicans*），マラリア原虫（*Plasmodium falciparum* および他の属のもの），鉤虫線虫（*Necator americanus* および *Ancylostoma duodenale*）および肝吸虫（*Schistosoma mansoni*）が含まれる。大部分の病原体は自然免疫応答を回避する方法を進化させているので，獲得免疫によって除去されなければならない。いくつかの病原体は，獲得免疫（例：マラリア原虫またはヒト免疫不全ウイルス〈HIV〉）も回避する。世界はまた日和見病原体でいっぱいで，免疫系が栄養失調，他の感染（例：HIV），または加齢によって易感染性となった場合，病気を引き起こす可能性がある。さらに，共生生物は，皮膚，小腸および泌尿器管に常在し，宿主にとって良性または有益となる。しかし，これらの生物はまた，特定の状況下では有害でもあり，よって免疫系によって制御されるが，排除はされない[2)]。

免疫系は組織損傷を引き起こすが，微生物を伴わない無菌損傷によっても活性化されうる[3)]。この場合，自然免疫系が活性化されて出血を止め，組織の損傷をくい止めることがある。このような無菌の炎症は，本書の他の箇所で論じられている多くの慢性炎症性疾患（例：冠動脈疾患）[4)]の発症において重要な因子である。

▶自然免疫と獲得免疫

免疫系は自然免疫と獲得免疫の2つから構成されるが[5)]，一体となって機能する。自然免疫系は進化的に古いシステムで，出生時に十分に機能する。自然免疫細胞は，微生物のクラス（例：いくつかの細菌由来の鞭毛，酵母由来の細胞壁炭水化物，ウイルスゲノム由来のRNA）から特異的な分子を認識し，応答する多様な受容体グループを使用する。これらの反応は，ある特定の範囲内のすべての個体について本質的に同じである。獲得免疫系は，宿主の応答が，同じ病原体に次に遭遇した時より迅速かつ効率的に応答する免疫記憶を発達させるために，特定の病原体（例：一般的に麻疹ウイルス特異的でRNAウイルスではない）に反応する点で異なる。したがって，個々の個体は，曝露歴に応じて異なるレベルの獲得免疫を有する。このような獲得免疫応答の性質によって，小児期の病原体（例：麻疹）に最初に遭遇した子どもが明らかな病気になり，その後に感染したなら病気は顕現化しないことになりやすい。

▶乳児の受動的防御

乳児は，出生時にはすべての自然免疫細胞を備えているが，これらの細胞は，成人の同じ細胞型に比べて微生物に対してあまり活発に応答しない[6)]。乳児は獲得免疫の記憶をまだ確立していないが，母親から獲得免疫の一部の成分を一時的に得る。例えば，血清免疫グロブリンG（IgG）抗体は，胎盤を通過して，麻疹などの感染症に対して乳児を生後9ヵ月まで保護する[7)]。さらに母乳栄養児は，分泌IgA抗体および多くの抗菌因子を初乳および母乳から受けとる[8)]。乳児の獲得免疫系は，成人よりも病原体に対する攻撃性が低いため，乳児に対するこの母親由来の防御は重要である[9,10)]。この減衰した応答は，共生微生物叢を有する腸および他の上皮表面のコロニー形成が，発達中の免疫系にとって大きなしくみとなるため，有益となる。過剰な反応は，正常な増殖および発達を妨げる可能性のある組織損傷を引き起こすことによって有害となる。

▶免疫システムの構成

ヒトや他の哺乳類の免疫系は，微生物による侵入を防ぐために，体のすみずみに組織的に配置された器官や組織によって構築されている[1,5)]。免疫細胞を生み出す原発臓器には骨髄や胸腺がある。すべての白血球は骨髄に由来する（**表45.1**）。しかし，リンパ球のうち，T細胞としても知られているTリンパ球は，胸腺においてさらなる成熟ステップを必要とする。哺乳類では，Bリンパ球（B細胞）は骨髄で成熟するが，鳥類では，このステップはファブリシウス（Fabricius）嚢で起こる。リンパ節，脾臓，および粘膜関連リンパ組織（mucosa-associated lymphoid tissue：MALT）は，二次的な器官および組織である。これらは，血液およびリンパ系によって連結され，自然免疫から獲得免疫系への情報伝達を可能にする。

リンパ節は局所的に位置する（例：体内で循環しているリンパ管の特定の部位に存在）。そして，この情報伝達は，抗原提示細胞（antigen-presenting cell：APC）が，侵入する微生物に遭遇した後，最も近い排液リンパ節に入るようにするため（例えば，皮膚，呼吸器粘膜，腸の）末梢組織からリンパ管を通って移動する際に起こる[1,5)]。リンパ管は体の全組織から排泄されるため，このAPCベースの監視システムは，感染部位からリンパ節への情報伝達を可能にする。APCは機能的提示であり，抗原提示は，樹状細胞（dendritic cell：DC），マクロファージ，およびB細胞を含むいくつかの細胞タイプによって行われる。

脾臓は，リンパ節と同様にAPCがリンパ球に情報を伝

II

表 45.1 免疫細胞

骨髄系細胞
骨髄球系共通前駆細胞：骨髄に存在する。単球系統および顆粒球系細胞を含むすべての骨髄系細胞の前駆細胞
[単球系]
単球：血液中に存在し，組織に入るとマクロファージに分化する
マクロファージ：微生物に対する防御および組織損傷（例えば，冠動脈における創傷またはプラーク）によって開始される「無菌性」炎症に関与する組織において見出される貪食細胞
未成熟樹状細胞：血液中に見出され，組織中で樹状細胞に分化する
樹状細胞：抗原提示細胞としての機能。抗原を末梢からの流入領域リンパ節のリンパ球まで送達する
[顆粒球系]
好中球：血液中の主要な貪食細胞。貪食（摂取），酸化的代謝，および抗菌ペプチドの分泌によって侵入する細菌を殺すために炎症に応答して組織に入る
好酸球：血液中に見出され，寄生虫感染およびアレルギー（喘息など）に応答して炎症を媒介して組織に入る
好塩基球：血液中に見られる。寄生虫感染に応答して組織に入る
肥満細胞：主に粘膜下組織に存在する組織に見られ，肥満細胞表面上の免疫グロブリン IgE 分子を介して，アレルゲンを含むいくつかの抗原に応答する。この活性化は，アナフィラキシーを含む局所および全身性の炎症を誘発するメディエーターの放出を引き起こす
リンパ球細胞
T 細胞：通常，血液およびリンパ節ならびに炎症部位の組織に見られる。細胞表面 TCR はペプチド抗原を認識する。$CD8^+$「キラー」T 細胞は，ウイルスに感染した宿主細胞を認識して殺す。$CD4^+$ T ヘルパー細胞は，$CD8^+$ T 細胞および B 細胞の発達を刺激し，マクロファージなどいくつかの骨髄細胞の防御反応を刺激するサイトカインを産生する
B 細胞：通常，血液およびリンパ節に見られる。細胞表面 BCR は，外来抗原を認識する膜型免疫グロブリンである。抗原刺激後，B 細胞は，骨髄および粘膜下表面に見られる抗体を分泌する形質細胞に発達する
NK 細胞：血液および組織中に見出される。抗原特異的細胞表面受容体を有さず，細胞表面受容体の発現の変化を介してウイルスに感染した他の「ストレスを受けた」または損傷を受けた細胞を認識して死滅させる
NK T 細胞：小規模であるが多様な細胞型であり，限定された多様性の TCR を介して非ペプチド「抗原」（典型的には脂質。MHC ではなく CD1 によって提示される）に応答し，細胞傷害性または調節性となりうる
その他の細胞
巨核球：骨髄に見出される。血液中で血液凝固を媒介する小さい，非浸潤性の血小板前駆体である
赤血球前駆細胞：骨髄に見出される。赤血球前駆細胞

BCR：B 細胞受容体，MHC：主要組織適合複合体，NK：ナチュラルキラー，TCR：T 細胞受容体。

達するための部位を提供する。脾臓はまた，血液をろ過する。末梢防御を突破した場合，血球の微生物または感染した赤血球（例えば，マラリアの場合）は，脾臓により血液から除去される。

免疫系における細胞間コミュニケーション

免疫系の細胞は，二次リンパ組織および炎症部位に凝集する。これらの細胞は，細胞-細胞接触および可溶性メディエーターを介して相互作用して，活性の変化（例：走化性）および遺伝子発現を引き起こす。インターロイキンおよびケモカインなどのサイトカインは，適切な受容体を有する細胞において様々な応答を誘発する免疫および他の細胞によって産生されるタンパク質メディエーターである。ケモカインの1つの大きなファミリーは，標準的な Cys-Cys または C-C モチーフを有するが，第二のファミリーは，C-X-C モチーフを有する。これらのケモカインは，それぞれ CC および CXC ケモカインとして知られている。脂質ベースメディエーターのエイコサノイドファミリーは，主にアラキドン酸およびエイコサペンタエン酸（eicosapentaenoic acid：EPA）から合成される。エイコサノイドには，5-リポキシゲナーゼ酵素経路ならびにシクロオキシゲナーゼ経路由来のプロスタグランジンおよびトロンボキサンから生成されるロイコトリエンなどがある[5)]。

自然免疫

▶上皮表面およびバリアーの防御

自然免疫システムは，皮膚，結膜，気道，腸，および泌尿生殖路などの感染を引き起こす病原体の侵入路を防御する[1)]。これらの侵入路の組織は，様々な共通のメカニズムを使用して感染から防御するように設計されている。これらの部位は，いくつかのリンパ系または骨髄系免疫細胞を散在させている上皮細胞の表層にある。皮下組織は構造を有し，必要に応じて免疫細胞のために上皮内に入るための血管を含み，流入リンパ節への APC の放出を可能にするリンパ液を含む。考えられる興味深い2つの例としては，皮膚と腸がある。

皮膚は，2つの細胞層である，表皮および真皮から成る[11)]。表皮は，メラノサイトとランゲルハンス細胞，APC と感染していない表皮の主要な免疫細胞とが散在した4層の角質細胞で構成されている。いくつかの共生微生物が上皮表面に付着し，この部位で生き残れるように適応している[12)]。黄色ブドウ球菌（*Staphylococcus aureus*）の菌株などの病原体は，より深刻な感染症を引き起こす特殊な毒性因子（例：細胞外マトリックスを分解する酵素）を用いて皮膚に侵入し，局所免疫反応が十分でない場合には全身性になる可能性がある[1,13)]。真皮は種々の免疫細胞だけでなく血液毛細血管およびリンパ管排液を含み，その数および型は免疫学的攻撃に依存して変化する。そのような攻撃のすべてが微生物によるわけではない。皮膚の炎症は，刺激物（例：化学物質，紫外線〈UV〉），またヒトが感作される可能性のあるもの（例：適応免疫応答を誘発するツタウルシ）によっても誘発される。

腸の粘膜上皮は，(a) 粘液の保護層を分泌する杯細胞，(b) 集合リンパ節の根底にある粘膜関連APCへの伝達のために内腔から微粒子抗原を集めるM細胞，(c) 上皮細胞間の細胞質アームを腸管内腔から直接サンプル抗原に送る櫛形樹状細胞（APCの一種），および (d) 抗真菌性物質α-デフェンシンを分泌する腸陰窩のパネート（Paneth）細胞など他の細胞が散在している吸収性上皮細胞の単一層から成る。腸上皮の根底にある固有層は，免疫細胞（特にリンパ球）を豊富に含む。真皮とは異なり，固有層（パイエル〈Peyer〉板とよばれる）には多くのリンパ節が存在する。これらのリンパ球は固有層に局在する。蠕動，粘液バリアー，上皮細胞の比較的速い代謝回転および分泌された因子（例：IgA，抗菌性ペプチド）などいくつかの因子が，この上皮バリアーを微生物から保護するのに役立つ[14,15]。IgAおよびIgMは，腸上皮細胞および腸管腔に，ポリマー性Ig受容体（polymeric Ig receptor：pIgR）によって輸送される。固有層の制御性T細胞（regulatory T cell：Treg）と協力して，固有層のAPCの広範なネットワークは，体が共生生物を病原体から区別するのに役立つ[16]。

他の粘膜部位には，口，鼻咽頭，気管，食道，胃および泌尿生殖路がある。これらの部位は，組織的な特徴と機能が類似している[1]。肺は，肺胞がガス交換表面となり，ガス拡散の限界のために，多細胞層の組織たりえないという独特の課題がある。肺における最終防衛線は，微小粒子および微生物（例：結核菌〈*Mycobacterium tuberculosis*〉）を貪食して除去する肺胞マクロファージによって形成される。

▶先天性免疫細胞による病原体の認識

上皮細胞は，病原体を認識し応答することができる免疫細胞で[11]，感染に対する応答に関わる部分である。微生物の認識は，微生物のグループに共通した巨大分子に見出される特徴的な病原体関連分子パターン（pathogen-associated molecular pattern：PAMP）を認識するパターン認識受容体によって起こり，通常は哺乳類には見られない。Toll様受容体（Toll-like receptor：TLR）は，細菌，酵母およびウイルスの異なるクラスからのPAMPを最もよく観察および認識している[17]。例えば，細菌性リポ多糖（lipopolysaccharide：LPS）はTLR4により，バクテリアのフラジェリンはTLR5により，一本鎖RNAはTLR7により，CとGのDNA塩基配列（細菌では一般的であるが哺乳類のゲノムではない）のくりかえしはTLR9により認識される。これらの同じ受容体は，APCおよびマクロファージによっても使用される。

他の受容体も同様の機能を果たす。例えば，ヌクレオチド結合ドメインであるロイシンリッチリピート含有（nucleotide-binding domain, leucine-rich repeat-containing：NLR）タンパク質もPAMPを認識する[18]。これらの受容体は，活性サイトカインを産生するためのプロインターロイキン（プロIL）-1βおよびプロIL-18の切断をもたらす，インフラマソームとよばれる細胞質における多様タンパク質複合体の一部である。この経路は，痛風の患者の組織内で蓄積される尿酸結晶や，多くのヒトのワクチンに使用されるアジュバントのアルミニウム化合物などの非微生物性組織刺激物によっても活性化される。

局所炎症

それらの同族受容体へのPAMPの結合は，核における遺伝子転写を開始する細胞質シグナル伝達経路を活性化する。例えば，多くの前炎症性サイトカインおよびケモカイン遺伝子の転写は，転写因子核内因子-κB（nuclear factor-κB：NF-κB）[19]によって調節される。NF-κBによって誘導される遺伝子には，腫瘍壊死因子（tumor necrosis factor：TNF）-α，IL-6，シクロオキシゲナーゼ-2および5-リポキシゲナーゼがある。皮膚のケラチノサイトは，T細胞（例：CCL20およびCXCL9，10，11），好中球（CXCL1，8）[11]および陽イオン抗菌ペプチド（AMP）を誘引する，カテリシジンやβ-デフェンシンなど感染中に活性化されケモカインの産生を引き起こすTLRを発現する[20]。TLRは，侵入する細菌の死滅を媒介し，したがって，感染から上皮表面を保護する。

自然免疫応答はまた，ウイルス感染を防御することもできる。ほとんどの細胞におけるウイルス複製は，TLR3またはレチノイン酸誘導性遺伝子（retinoic acid-inducible gene：RIG）-1などの他のセンサーによる二本鎖RNAの認識後にインターフェロン-α（interferon：IFN-α）およびIFN-γの転写を誘導する[21]。これらのインターフェロンは，同一かつ隣接する細胞上の細胞表面受容体に結合し，ウイルスRNAを分解するか，またはウイルス複製を妨げる保護因子を誘導する。IFN-αおよびIFN-γはまた，標的細胞を殺すためにNK細胞を活性化する。

これらの感染に対する初期応答は，その部位にすでに存在する細胞および可溶性メディエーターによってその部位に動員された細胞を含み局所的な炎症反応を引き起こす[1,5]。多くの組織も常在性マクロファージを含んでいて，炎症を介してケモカイン（CXCL8），IL-12，IL-1β，TNF-α，およびIL-6などのサイトカイン，LTB_4およびLTE_4などのロイコトリエン，プロスタグランジン（プロスタグランジンE_2〈PGE_2〉など），および炎症を起こす血小板活性化因子を産生することによって感染に応答する。この炎症の目的は，獲得免疫が病原体特異的応答を生成するまで病原体を排除するか，または病原体の拡散を最小限にすることである。炎症における重要な事象には，以下のものが含まれる。すなわち，(a) あらかじめ形成されたメディエーターの放出および迅速なメディエーターの酵素産生，その後のケモカインおよびサイトカイン遺伝子の転写および翻訳，(b) 白血球の進行を遅らせる毛細血管に隣接する血管内皮における細胞接着分子（例：細胞間接着分子1〈intercellular adhesion molecule 1：ICAM-1〉）の誘導，(c) ケモカインの勾配に沿った白血球の排出を可能にする上皮細胞間のタイトジャンクションの弛緩，(d) 病原体の「逃避」を最小限にするための血小板の活性化による血液凝固の刺激，(e) その部位に引き寄せられた白血球による微生物または感染細胞の死滅，(f) 回復期は，病原体または応答する白血球によって引き起こされる損傷の修復を刺激する，などである。

マクロファージおよび好中球による細菌の死滅

血液からの単球は，溢出後にマクロファージに分化する[22]。マクロファージは，いくつかの細胞表面受容体を用いて，食作用性小胞（ファゴソーム）に微生物を侵入させる。ファゴソームは，抗菌ペプチドおよび酵素（例：リゾチーム）を含むリソソームと融合する。融合後，ニコチンアミドアデニンジヌクレオチドリン酸（nicotinamide adenine dinucleotide phosphate：NADPH）オキシダーゼを含む呼吸バーストは，ファゴリソソームを酸性化し，摂取した微生物を殺すために活性酸素種を注入する。好中球は最も一般的な白血球であるが，健康な組織には見出されない。炎症部位におけるそれらの数は，細菌感染時に急速に増加する。好中球は，マクロファージに類似した様式で封じ込められた細菌を殺す。好中球の寿命は短く，これらの細胞は，典型的には，1 回の食作用および顆粒放出後に死ぬ。マクロファージはより長く生き残り，細胞転写機構をより多く有し，ファゴソームを再生することができる。マクロファージは，ウイルスおよび結核菌（*M. tuberculosis*）などの細胞内病原体に対する応答において顕著な役割を果たす。

オプソニン化および補体を介する殺菌

肺で産生されるいくつかの血清タンパク質（例：マンノース結合レクチン〈mannose-binding lectin：MBL〉，C 反応性蛋白〈C-reactive protein：CRP〉），およびサーファクタント A および D などの分泌タンパク質は，細菌表面上の PAMP に結合し貪食細胞によるそれらの取込みおよび殺菌を増強する[23]。この活性をオプソニン化とよぶ。血清タンパク質の補体系は，直接的に細菌表面に，または MBL に，または細菌に結合した抗体に結合することによって細菌をオプソニン化する。補体タンパク質は，結合の際に立体配座変化および酵素活性化を受ける。そして，そのようなイベントの経路は，食細胞の化学誘引物質である C3a および C5a，またオプソニンの 1 つである C3b など，生物学的活性成分の形成を誘導する。さらに，膜侵襲複合体として知られているいくつかの末端補体成分の細菌細胞表面への蓄積は，膜の完全性を破壊し，細菌を殺す孔を形成する[5]。

▶全身性炎症および急性期反応

炎症部位における TNF-α，IL-1β，および IL-6 の産生が高い場合，これらのサイトカインの血清レベルが上昇し，全身作用が誘発される。これらには，発熱，倦怠感，筋痛，および食欲の低下がある。発熱は視床下部に作用する PGE_2によって誘導される。TNF-α の初期の名前は，カヘキシンであった。その理由は，その効果が中枢神経系を介して食欲を低下させるからだった。これらのサイトカインはまた，肝細胞に作用してフェリチン，CRP および MBL などの急性期タンパク質の合成を増加させ，アルブミンおよびレチノール結合タンパク質（retinol-binding protein：RBP）（ビタミン A の血清輸送タンパク質）などの慢性期タンパク質の合成を減少させる。急性期タンパク質は，典型的には自然免疫応答において保護的な役割を果たす。それらは数時間以内に増加し，数日以内にピークに達し初期濃度の 10 倍から 100 倍を超える。例えば，CRP は，細菌性肺炎時に約 1 mg/L から 100 mg/L 以上に増加し，細胞壁多糖類に結合し，オプソニンとして作用する。負の急性期タンパク質のレベルが 25～50％低下する理由は，明らかではない。

輸送タンパク質トランスフェリンに結合している血清鉄もまた，増加したヘプシジン合成の結果として急性期応答中に減少する（10 章も参照）。ヘプシジンは，マクロファージによるトランスフェリン結合鉄の正常な再循環を阻害し，細胞内濃度の上昇および血清鉄濃度の低下をもたらす[24]。フェリチン合成の増加は，細胞内鉄貯蔵を促進しうる。この鉄の隔離は，日和見病原体のその利用可能性を減少させる。慢性的な炎症は，赤血球形成のための鉄の利用可能性を減少させることによって慢性疾患の貧血をもたらしうる。血清亜鉛レベルはまた，急性期応答の間に低下し，細菌の亜鉛獲得を阻害する。

栄養素代謝はまた急性期応答中に変化し，血清トリグリセリドのレベルの上昇，脂肪酸の β 酸化の減少，および糖新生の増加をともなう。好中球はまた，骨髄から動員されて炎症部位での利用可能性を増加させ，TNF-α は APC の活性化およびリンパ節への移動を刺激する。

▶抗原提示細胞機能：自然免疫と獲得免疫の関連

APC の使命は，T 細胞へ提示するために，感染部位から流入領域リンパ節へ特定の微生物に関する情報を伝達して，獲得免疫応答を刺激することである[5]。少なくとも 3 種類の情報が転送される。第一に，微生物タンパク質または抗原由来の独特なペプチドが，排出リンパ節における無感作 T 細胞への提示のための主要組織適合複合体（major histocompatibility complex：MHC）分子によって APC 表面上に提示される。この提示は，後述するように，特定の病原体に応答するペプチド特異的メモリー T 細胞の形成を導く。いくつかの抗原は，T 細胞の助けなしにメモリー B 細胞の発達および抗体応答を刺激する。このような T 細胞非依存性抗原は，リンパ溶液中を通過し，APC の補助なしでナイーブ B 細胞の表面上の抗原特異的 Ig 分子に結合し，メモリー B 細胞および抗体産生形質細胞の発達を刺激する。メモリー B 細胞および T 細胞は，輸出リンパ管を通してリンパ節を離れ，胸管を通って最終的に血流に達する。これらの細胞は，血流から感染の初期部位，特定の組織（例：粘膜部位または皮膚），またはリンパ節に再循環する。

APC から T 細胞に移される第二のタイプの情報（またはシグナル）は共刺激とよばれ，活性化された APC の表面上の対応する共刺激分子（例：B7 分子，CD80 および CD86 としても知られている）によって T 細胞上の細胞表面受容体（例：分化のクラスター 28〈CD28〉）の活性化に関与している。この同時刺激は，T 細胞増殖を増強する。APC によって T 細胞に伝達される第三のタイプの情報は，後述するように，直接 T 細胞分化を特定のヘルパー表現型に助ける可溶性メディエーター，典型的にはサイトカインからなる分化のシグナルである。

獲得免疫

T 細胞および B 細胞は，獲得免疫系の主要な細胞成分で

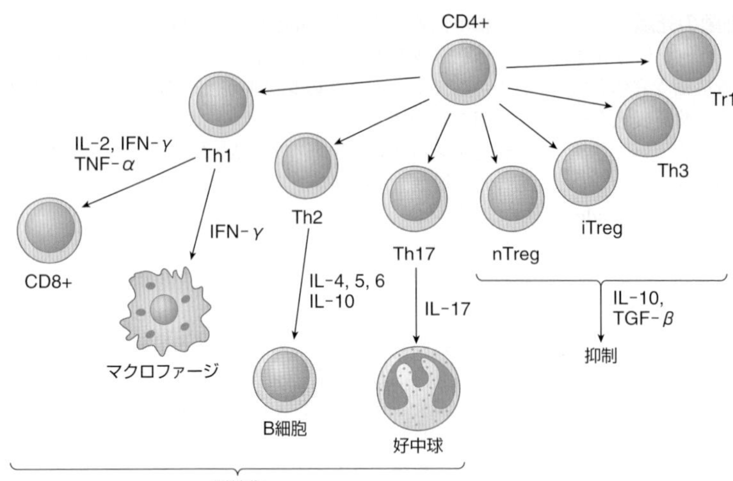

図 45.1 CD4 陽性ヘルパー T 細胞および調節性 T 細胞。この図は，本文に記載された主要なサブタイプを示し，主要なエフェクターサイトカイン，これらのサイトカインによって作用する細胞型，および細胞型の全体的な効果，病原体除去機構の活性化，または細胞媒介性応答の抑制を含む。IFN：インターフェロン，IL：インターロイキン，TNF：腫瘍壊死因子，TGF：トランスフォーミング増殖因子，Th：T ヘルパー細胞。

ある。獲得免疫応答は，最初の感染後に自然免疫応答よりもゆっくりと発達するが，最終的には，標的とされた病原体に対して防御する能力がより大きい。すべての哺乳類は同様の獲得免疫系を有しており，また，実験用マウスは，マウス細胞および分子を特徴づける抗体試薬が利用できること，そしてマウスの遺伝子操作で特定の遺伝子発現の減少または増強を標的とする機械的研究が可能であることから，研究のための好ましいモデルである。

▶T ヘルパーリンパ球

T リンパ球プール（細胞表面上の CD3 の発現によって同定される）は，ヘルパー，細胞傷害性および調節性細胞から成る（**図 45.1**）。ヘルパーの名前は，細胞傷害性 T リンパ球（cytotoxic T-lymphocyte：CTL）および B 細胞応答の発達を促進するのに役立つこれらの細胞の能力に由来するが，侵入する病原体の除去に直接関与するというエフェクター機能も有する。成熟ヘルパー T（Th）細胞は CD4 を発現するが，CTL は CD8 を発現する。ナイーブ CD4 陽性 T 細胞は，活性化すると Th1，Th2，Th17，Treg サブタイプに分化し，これらのサブタイプはそれぞれ異なるエフェクター機能を有し，異なる細胞タイプを動員して侵入する病原体を除去する[25～27]（**図 45.1**）。これらのサブタイプは，異なる病原体に対する記憶応答で表される持続的系統を形成するが，この決定はいくらかの可塑性を有する[28]。

Th1 細胞は，細胞内病原体の除去を高めるために CTL の活性化を刺激するサイトカインを分泌する。Th2 細胞は，B 細胞を活性化させて Ig を合成するのに役立つサイトカインを分泌し，これは次に細胞外病原体の保護および除去を媒介する。Th2 細胞はまた，好酸球の発生，粘液の産生，および腸内の蠕動を促進して病原体を除去するなど寄生虫に対する応答を増強し，Th1 および Th2 リンパ球は，ナイーブ T 細胞を抗原に最初に曝露する間に APC または他の細胞型によって産生される特異的な分化誘導サイトカイン（Thl に対しては IL-12 および IL-18，Th2 に対しては IL-4）を発生する。成熟 Th1 および Th2 細胞は，転写因子（Th1 に対して T-box expressed in T cells〈T-bet〉および Th2 では GATA-binding factor 3〈GATA-3〉）を発現し，異なるサイトカイン産生パターンを有する特異的な表現型の媒介および維持を助ける。Th1 細胞は，IL-2（T 細胞増殖因子である，ナイーブ T 細胞も IL-2 を産生する），IFN-γ および TNF-α を産生する。Th2 細胞は IL-4，IL-5，IL-13 を産生し，IL-6 と IL-10 を産生する可能性がある。Thl によって産生される IFN-γ は Th2 細胞の産生を阻害するが，Th2 細胞によって産生される IL-4 は Th1 細胞の発達を阻害する。Th17 細胞は最近発見された CD4 陽性 T 細胞のサブセットであり，それらの発達は，IL-6 およびトランスフォーミング増殖因子-β（TGF-β）[27]によって刺激される。しかし，ヒトにおいては，IFN-γ など他のサイトカインも役割を果たす可能性がある[29]。Th17 細胞は，Th1 または Th2 応答によって十分処理されない多数の細胞外細菌および真菌病原体によって活性化される。Th1 細胞および Th17 細胞は，それぞれ感染部位で自然エフェクター機構を増強する IFN-γ および IL-17 を分泌することにより，自然免疫応答および獲得免疫応答をつなげる。IFN-γ はマクロファージが媒介する細胞内病原体の殺菌を活性化するが，IL-17 は好中球の動員および細胞外細菌に対する耐性を増強する上皮細胞から炎症性サイトカイン，ケモカインおよびメタロプロテイナーゼの産生を誘導する。

▶細胞傷害性 T リンパ球

CTL は，獲得免疫細胞の主要なタイプであり，ウイルス（例：インフルエンザ，B 型肝炎，および単純ヘルペス）および細胞内細菌（例：結核菌，サルモネラ菌）に感染した細胞の殺傷を媒介するが[30]，いくつかの CD4 陽性 T 細胞についても細胞傷害性の役割を果たしている[31]。CTL はまた，マラリア原虫，トキソプラズマ症，シャーガス（Chagas）病によって引き起こされる細胞内寄生虫感染に応答する。CTL は，CD95 およびパーフォリン/グランザイムを介した溶解経路によって感染細胞を殺す[32,33]。自然免疫系の NK 細胞もまた，これらの機構によって細胞を殺す。

▶調節性 T リンパ球

Treg 細胞は自己寛容の誘導において重要な役割を果たし，それによって自己免疫に対する抵抗性に大きく寄与している[34]。それらはまた感染に応答して発生したり，宿主

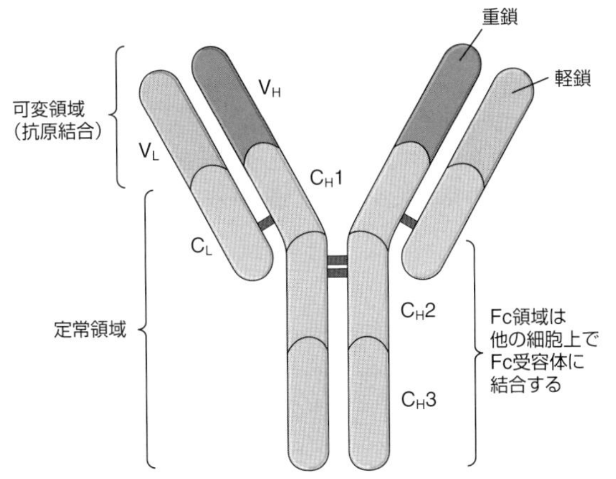

図 45.2 免疫グロブリンの構造。免疫グロブリン（Ig）ユニットの構造。可変領域（V）は抗原に結合する。重鎖（H）は，IgM，IgD，IgG，IgA または IgE のように Ig の型を決定する。Fc 領域は Fc 受容体に結合し，他の免疫細胞を活性化して病原体を死滅させるか，または食作用によって Ig 病原体免疫複合体の取込みを誘導する。C：定常領域，L：軽鎖。

に損傷を与えたりする過剰免疫応答を抑制する免疫ホメオスタシス（恒常性）においても役割を果たす。Treg 細胞は CD4 陽性または CD8 陽性であるが，CD8 陽性 Treg 細胞はあまり特徴づけられていない[34,35]。主要な型の CD4 陽性 Treg 細胞は，重要転写因子フォークヘッドボックス P3（FoxP3）および IL-2 受容体の α 鎖である表面マーカー CD25 の発現によって特徴づけられ，同定される。

▶B リンパ球

B リンパ球の主な役割は，外来抗原に特異的な抗体を産生することである。抗体は，2 つの同一の重（H）および 2 つの同一の軽（L）ポリペプチド鎖（図 45.2）から成る，Y のような形状の基本単位を有する Ig である。C 末端は，2 つの重鎖と定常（C）領域を示す。Y 構造の N 末端フォークに形成された 2 つの可変（V）領域は，それぞれ 1 つの重鎖および 1 つの軽鎖で構成されている。可変領域は外来抗原に結合する。Ig の 5 つの型は，IgM，IgD，IgG，IgA，および IgE である。IgM は，結合（J）鎖ペプチドによって一緒に保持される Ig 単位の五量体として存在する。IgA は，J 鎖によって連結された単量体または二量体のいずれかを形成することができる。抗体は，各分子上の 2 つの抗原結合部位を介して可溶性の外来抗原（例えば，細菌毒素を中和するため）および微生物の表面（オプソニンとして，微生物を凝集させ，ウイルスを中和するため）に直接結合することができる。

▶T リンパ球および B リンパ球受容体の多様性

T 細胞応答および B 細胞応答の両方の特異性および多様性は，体細胞遺伝子再構成，および Ig と受容体の遺伝子組換えの結果である。B 細胞受容体（B-cell receptor：BCR）は，前述のように，α 鎖および β 鎖に関連する Ig 単位から成る。Ig 遺伝子は，V，D（多様性），J および C 遺伝子セグメントで構成される。Ig の軽鎖は，組み換えられた V，J，および C 領域から成る。重鎖は，V，D，J および C 領域を再組換えする。T 細胞受容体（T-cell receptor：TCR）は Ig 様構造を有し，受容体の形成は Ig と同様である。ほとんどの T 細胞は，α 鎖および β 鎖から成る TCR を発現する。α 鎖は組換え V 領域と J 領域から構成され，β 鎖は組換え V，D，J 領域から成る。BCR と同様に，両鎖の C 領域は転写過程でスプライシングされる。これらの非従来型 T 細胞は，ストレスのある細胞でアップレギュレートされる非ペプチド抗原を認識し，細胞外および細胞内病原体の除去，腫瘍細胞および組織治癒のために重要となる[34]。

免疫に対する栄養の影響

▶ビタミン A

ビタミン A 欠乏症は上皮表面で扁平上皮化生を引き起こすため，防御を損なう可能性がある。ビタミン A 欠乏症はまた，骨髄における骨髄造血および顆粒球形成に影響し，したがって単球/マクロファージおよび顆粒球の活性[36]および NK 細胞の発生および活性を失う[37]。APC 機能もまたビタミン A 欠損によって変化し，IL-12[39]の産生の増強と同様に，抗原提示を損なう[38]。IL-12 は，Th2 の発生から Th1 細胞の発生に向かういくつかの適応応答を歪める可能性がある。T 細胞依存性抗原に対する抗体応答は，ビタミン A 欠損によって障害され[40,41]，特に分泌型 IgA 応答が影響を受ける[36]。APC を含む免疫系のいくつかの細胞によって産生されるレチノイン酸は，腸内で誘導された Treg（iTreg）細胞の発達を促進するためにパラクリンで作用するようであり，したがって，寛容を維持するよりもむしろ腸内細菌叢に対する炎症反応において重要な役割を果たす。レチノイン酸はまた，腸由来リンパ球における α4β7 インテグリンおよび CCR9 の発現を増強する[42]。これらの分子は，成熟エフェクターリンパ球および IgA 産生形質細胞の腸への輸送を可能にする。腸内の血管内皮は，α4β7 が結合する粘膜血管アドレシン細胞接着分子 1（mucosal vascular addressin cell adhesion molecule：MAdCAM-1）を発現し，血管外遊出を可能にする。腸内の上皮細胞および他の細胞は，CCR9 発現細胞を誘引する CCL25 を発現する。

ビタミン A 欠乏は，感染症の負担が大きい地域に住む乳幼児の死亡リスクを高め，高用量のビタミン A カプセルによるビタミン A 欠乏症の治療は，生後 6 ヵ月齢後にサプリメントを投与すると乳児死亡率を低下させることが示されている[43]。しかし，ビタミン A の補充は，肺炎の重症度の上昇[44]や母親から乳児への HIV 移行感染のリスク[45]などの悪影響をもたらすことがある。これらのデータは，ビタミン A 補充が，宿主防御に必要とされる応答のタイプに依存して，有害である免疫調節効果を有することを示唆している。したがって，感染中にそのようなサプリメントを提供する際には注意が必要である。

▶ビタミン B_6，ビタミン B_{12}，および葉酸

ビタミン B_6，ビタミン B_{12}，および葉酸は，一炭素代謝系において重要な役割を果たし，核酸およびタンパク質の合成に必須である[46]。したがって，欠損は，T 細胞機能および B 細胞機能の両方を損なう。これらの栄養素のいずれかが不足しているヒトでは，増殖反応の障害，抗体合成の

低下，およびサイトカイン産生の低下が観察されている。

▶ビタミンC

ビタミンC欠乏食を摂取したヒト被験者は，Th1サイトカインであるIFN-γによって媒介される遅延型過敏症（delayed-type hypersensitivity：DTH）皮膚応答を減少させた[47]。これらの被験者にビタミンCを補充することで遅延型過敏症応答が正常化したことから，ビタミンCはTh1の機能維持に関与することを示している。高齢の被験者では，1ヵ月間のビタミンC補充はT細胞のマイトジェンに対する*ex vivo*増殖反応を増加させた[48]。喘息のマウスモデルに関する研究では，高用量のビタミンC補充は，気管支肺胞液中のIFN-γとIL-5の比を増加させ，この発見は改めて，ビタミンCがTh1機能を促進することを示した[49]。好中球はビタミンCの細胞質レベルが高く，アスコルビン酸塩が急速に再生され[50]，おそらく細菌の死滅に関連する酸化ストレスから宿主細胞を保護する。

▶ビタミンD

自然免疫系では，ビタミンDの活性代謝産物であるカルシトリオールは，TLR2を介した1-α-ヒドロキシラーゼ遺伝子の発現によりマクロファージによって産生される[51]。カルシトリオールは，オートクリンまたはパラクリン様式で作用して，抗菌ペプチドであるカテリシジンおよびマクロファージによる細菌殺傷に関係するβ2-デフェンシンの発現を増加させる。この作用は結核に対する宿主防御の要因であり[52]，結核患者におけるビタミンD欠乏のリスク増加と特定のビタミンD受容体（VDR）多型の観察において機構的な連関を示唆している[53]。これらの興味深い関連性は，ヒトのビタミンD補充が感染症への抵抗性またはそれからの回復に影響を与えるかどうかを判断する現在の研究対象となっている[54]。ビタミンDはまた，NK T細胞など他の自然免疫細胞の発達に影響する[55]。

VDRノックアウトマウスは，炎症性腸疾患[56]の発症を促進し，これは炎症性T細胞応答を介する。ビタミンD_3処理はまた，実験的大腸炎のマウスモデルにおいて，Th1細胞によるTNF-αおよびIFN-γの産生を阻害し，Th2細胞によるIL-4の発現を増強することが示された[57]。しかし，他の研究者らは，ビタミンD_3がマウスにおいてIL-4合成を阻害し，Igの増殖と合成を阻害し，ヒトB細胞のアポトーシスを促進することを示しているため，Th2応答の増強については議論がある[58]。ビタミンD_3は*in vitro*実験でTh17細胞の生成を阻害し，*in vivo*実験でTh17細胞の発生を阻害する[59]。ビタミンD_3はTreg細胞の発達を増加させ，FoxP3発現およびIL-10およびTGF-β産生の増加をもたらす[57]。ビタミンD欠乏症はまた，多発性硬化症のマウスモデルである実験的自己免疫脳脊髄炎[60]の重症度を増加させる。Treg細胞活性および数の増加は，ビタミンD_3が獲得免疫応答に対して全体的な免疫抑制活性を有することを示唆しており，ヒトにおけるビタミンD欠乏と多発性硬化症を含む自己免疫疾患のリスクとの因果関係が仮定されている[61]。

▶ビタミンE

ビタミンEは，ナイーブCD4陽性T細胞においてTh1反応を促進する[62]。遅延型過敏症皮膚反応の増加は，ビタミンE補充で現れる。若年マウスおよび高齢マウスから精製したCD4陽性T細胞において，ビタミンEは，TCRとAPCとの間の免疫シナプスの形成を増強した[63]。ビタミンEの研究の多くは高齢者が対象とされ，ビタミンEの補充は，高齢者の免疫反応の低下や感染症のリスクの低減に重要であることが示唆されている[64]。

▶セレン

セレンは抗酸化酵素であるグルタチオンペルオキシダーゼとチオレドキシンレダクターゼの必須成分であり，どちらも細胞過程に生成する有害な活性酸素種のレベルを低下させる。チオレドキシンレダクターゼはまた，免疫応答に関与する酸化還元電位の重要な細胞酵素および転写因子を調節する[46]。セレンタンパク質ノックアウトマウスでは，胸腺，脾臓およびリンパ節におけるT細胞集団の著しい減少が見られた[65]。これらのマウスでは野生型動物と比較して，T細胞の増殖，TCR活性化後のIL-2の産生，およびB細胞によるIg合成が欠失していた。ウイルス感染のモデルマウスにおけるセレン欠乏（ならびにビタミンE欠乏）は，ウイルスDNAの突然変異率の増加または突然変異のためのウイルス複製および機会の増加におそらく起因しうる病原性ウイルス株の発生の増加に関連する[66]。セレンタンパク質は，細胞表面受容体からの酸化還元仲介シグナル伝達において重要な役割を果たすかもしれないが[67]，これは免疫系の細胞の活性化において特に重要な機構である。

▶亜鉛

ヒトでの研究では，食事中の亜鉛の欠乏は，胸腺萎縮，末梢T細胞数の減少，T細胞によるIL-2およびIFN-γ産生の減少をもたらすことを示した[68,69]。Th2サイトカインIL-4およびIL-10に対する効果は報告されていない。亜鉛欠乏の個体は，IFN-γ産生の減少の結果としてDTH応答が減少する。Th2サイトカイン発現は亜鉛欠乏の影響を受けないが，B細胞は抗体産生を低下させ，B細胞およびT細胞活性の両方を調節する亜鉛の重要性を示す。開発途上国の亜鉛欠乏のリスクに曝されている子どもの亜鉛補充は，感染症，特に下痢のリスクだけでなく，他の感染症のリスクも低下させている[70]。

▶銅と鉄

銅および鉄は，酸化防止酵素スーパーオキシドジスムターゼおよびカタラーゼの成分である。これらの金属は，セレンおよび亜鉛（スーパーオキシドジスムターゼの成分でもある）とともに，酸化還元状態やT細胞およびB細胞の増殖反応を調節する。銅欠乏ラットおよびヒトにおいてT細胞の増殖は減少する[71]。鉄は，活性化されたT細胞において正に調節されているトランスフェリン受容体によって能動的に輸送される。Th1細胞は鉄欠乏に対してより感受性であり，これはIFN-γ産生の減少および増殖の減少をもたらす。IFN-γ産生の減少は，CD8陽性CTL活性化およびDTH応答性の低下を導く。

微生物の増殖には鉄が必要であり，病原体はヒト宿主の比較的鉄分の少ない環境においても鉄を獲得できるよう特に適合している[72]。病原体による鉄の必要性は，急性期に見られる血清鉄の減少が，鉄の利用能を病原体に制限するための宿主による試みであることを示唆している。この知見は，浸潤性細菌感染の増大[73]および鉄サプリメント[74]の使用による感染性下痢のリスクの増大をともなうヘモクロマトーシス（組織鉄レベルの上昇をもたらす）の関連性を説明しうる。

▶ ω3（n-3 系）および ω6（n-6 系）脂肪酸

単球，顆粒球，および時にリンパ球の膜からのホスホリパーゼ A_2活性によって放出されるアラキドン酸（AA，C20:4，n-6）は，2 系のプロスタグランジン（例：PGE_2）[75]および 4 系のロイコトリエン（例：LTB_4）[76]などの免疫機能のエイコサノイドメディエーターの合成に対して，前駆体として使用される。ロイコトリエンは，好中球およびマクロファージによる白血球の走化性，食作用および細菌の死滅を促進し，また炎症誘発性遺伝子の転写を増強することによって炎症を媒介する[77]。PGE_2は，Th2 サイトカインの増強，IgG1 および IgE 産生の促進，および炎症性サイトカイン前駆体の合成の減少など，いくつかの効果を有する[75]。魚油に含まれる脂肪酸 EPA（エイコサペンタエン酸，C20:5，n-3）もまたこれらの酵素の基質であるが，3 系 PG および 5 系 LT 産物は，一般的に異なる活性レベルを有する。アメリカにおける食事は，一般に EPA が低い。しかし，サプリメントの使用や EPA が豊富な海産食品の摂取は，単球や顆粒球の膜の EPA/AA 比を上昇させ，EPA 由来のエイコサノイドの産生を比較的大きくし，免疫機能の変化をもたらす[78]。例えば，EPA 摂取量の増加は，おそらく EPA 由来エイコサノイドが AA 由来エイコサノイドよりも炎症性が低いため，慢性関節リウマチ[79]などの疾患において抗炎症作用を有する。例えば，LTB_5は LTB_4よりも低い活性を有しており，関節炎の症状を緩和することができる顆粒球走化性を刺激する[80]。高レベルの EPA 摂取はまた，貪食細胞による細菌殺滅をわずかに減少させるという予想しない結果をもたらす可能性がある[79]。魚油サプリメントの摂取は，循環器疾患のリスクを低下させるために推奨され，これらの抗炎症効果の一部は動脈プラークの進行を遅らせ，安定させると考えられる[78]。

さらに，別の長鎖 ω3 脂肪酸であるドコサヘキサエン酸（DHA，22:5，n-3）は EPA に代謝されて短くなるため抗炎症作用を有するが，新規の抗炎症性免疫メディエーターであるレゾルビンおよびプロテクチンの独立した産生効果も有している[81]。さらに，DHA は，LPS によって開始される TLR シグナル伝達を阻害することができる。他の多価不飽和脂肪酸（polyunsaturated fatty acid：PUFA）は類似しているが，その効果は低い[82]。飽和脂肪酸は，TLR シグナル伝達を刺激することができ，ある程度，LPS などの TLR リガンドの効果を模倣する。DHA および他の PUFA の TLR ブロッキング効果は，エイコサノイド産生とは無関係であり，TLR 二量体化（TLR4 の場合）に影響を及ぼし，次いでシグナル伝達を誘導する脂質ラフト形成に影響することによって媒介される。同様のメカニズムが，TCR 活性化および T 細胞増殖の DHA を介した減少に対して示されている[83]。

（Charles B. Stephensen, Susan J. Zunino／山本浩範 訳）

46 酸化ストレスに対する防御機構

概要

酸化ストレスに対する抗酸化作用の研究は，医学，公衆衛生，商業，政治に影響された，豊かな歴史がある。2000年より行われてきたフリーラジカル除去作用をもつ抗酸化物質を用いた大規模二重盲検介入試験の結果として，これらの物質を含んだサプリメントがヒトの疾病防止にほとんどないしまったく無益であったことが示され，科学的関心が大きく変化することとなった。これらの抗酸化物質を用いた試験の結果は，酸化ストレスと疾病，抗酸化物質と酸化ストレスに対する保護作用の関係を示す膨大なデータを無効化するものではない。それらの結果はむしろ，酸化ストレスが単なる酸化促進物質と抗酸化物質の不均衡のみでは説明できないものであることを示している。

本章では，酸化ストレスの源泉，様式，および生理的機能を維持し疾病を防ぐ多様な機構について記述する。この領域は，重要な部分において未知，未確定，論争中の点がある，栄養学的研究においてアクティブな領域である。重点的に研究されてきた大分子に対する酸化的損傷のメカニズムに加え，現在では酸化還元シグナリングを支えるものとして栄養の重要性に重点が置かれている。酸化還元シグナリングとは，酸化物質を含む細胞および細胞間伝達物質の経路のことで，関連するシグナルタンパク質はヒトの疾病において酸化的破綻の鍵を握る部位を占めるものである。食事と栄養は，直接的には酸化還元シグナルの要素を保つものとして（例：酵素，輸送体，転写因子），間接的には遺伝子発現および後天的な保護・修飾の制御を最適化するものとして，これらの伝達系において中心的機能をもつ。

まだ議論の余地があり，まさに研究されているところではあるが，大規模研究により，抗酸化ビタミンであるビタミンC，Eや抗酸化ミネラルであるセレンの食事摂取基準（dietary reference intake：DRI）値に基づく適切な摂取を重視する現代栄養学の方針は支持されている。亜鉛（Zn^{2+}），数種のビタミン（例：ビタミンD，B類），いく種かのアミノ酸（メチオニン〈Met〉，システイン〈Cys〉，グルタミン）は抗酸化機能の維持において重要であり，グルタチオン（GSH）に依存している。これらの間接的な抗酸化機能はいくつかの状況下において重要となりえて，DRI内において有効であるが，それらがDRI値の第一基準というわけではない。同時に，栄養政策はいくつかの栄養素のリスクを伴う過剰摂取回避の必要性を踏まえたものである（例：ビタミンE，セレン，閉経後女性および男性の鉄分，銅，および一部の癌傾向のある集団におけるβ⁻カロテン）。栄養学および酸化ストレス防止に関する進行中の研究において，細胞における酸化反応のより良い空間的・時間的分析をもたらす方法が増加しており，非ラジカル的メカニズムに焦点があてられ，全ゲノム，エピゲノム，プロテオーム，メタボロームにおける酸化還元系の統合的理解が進んでいる。

酸化ストレスの定義

酸化ストレスは酸化促進反応と抗酸化反応の不均衡と定義され，高分子の損傷および生物学的な酸化還元反応や調整能力の破綻を引き起こす[1]。酸化ストレスは，**図46.1**に示すように，生体システムの健全性に影響する広域なプロセスを包含するものである。これらのプロセスは，一方の化学物質が1つもしくはそれ以上の電子を失い（酸化），一方の化学物質が1つもしくはそれ以上の電子を得る（還元）という，電子の移動，もしくは「酸化還元」反応を含む。質量保存の法則からして，これらのプロセスは相補的である（例：酸化されるものがあれば必ず，還元されるものがある）。酸化ストレスが還元ストレスより用いられることが多いのは，生命活動が，炭素，水素，窒素，硫黄を含む化学物質が酸化され，一方で酸素が電子を受け取り，還元されて最終的に水になるという，好気的環境で行われることに由来する。

▶酸化促進剤と抗酸化物質

酸化促進剤は生体内において異常な電子移動を刺激する物質であり，酸化ストレスの原因となる。酸化促進剤にはフリーラジカル酸化剤とラジカル反応の起点となるノンラジカル酸化剤があり，生物的物質を酸化したり，通常の還元反応や抗酸化機能を妨害したりする。フリーラジカル（あるいはより単純にラジカル）は不対電子をもった有機分子もしくはイオンであり，しばしば酸化促進剤として反応し，機能する。ラジカルは，プラスチックの重合反応に見られる連鎖反応のような特異的な化学反応を支える。ノンラジカル酸化剤は，ラジカル機構を含まない酸化反応に関わる化学物質である。抗酸化物質（**図46.2**）は低濃度で機能し，酸化ストレスを止める物質である。抗酸化物質には，電子を授受することで急進的な連鎖反応（後述）を止めるという形でラジカルを除去する化学物質や，酸化物質を減少させたり酸化物質から保護したりする化学物質・酵素系などがある。**図46.3**に，その類例を示す。

抗酸化物質という用語の定義は曖昧で，金属イオンのキレートのようなラジカル反応や触媒反応を不活化する物質や，放射線照射による酸化を防止する物質，還元剤の酸化を相殺する物質も含まれる。抗酸化物質はラジカル，ノンラジカル酸化メカニズムから保護する物質を含み，「ラジカルを除去する抗酸化物質」あるいは「チオール抗酸化物質」などのより特異的な用語が区別のために使われる。酸化促進剤や抗酸化物質の反応は広範に研究されており，酸化ストレスの生化学や生物学を理解する基礎となっている。

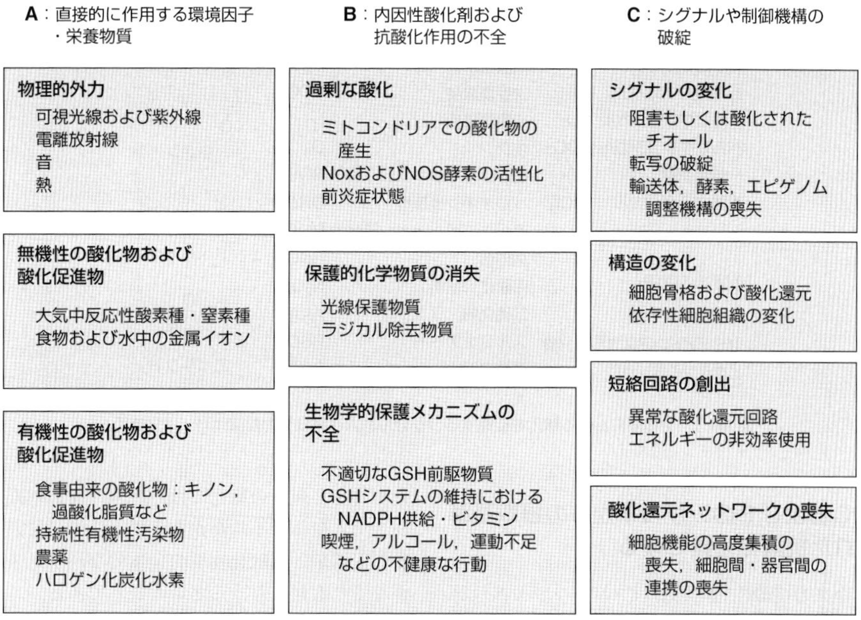

A：直接的に作用する環境因子・栄養物質	B：内因性酸化剤および抗酸化作用の不全	C：シグナルや制御機構の破綻
物理的外力 可視光線および紫外線 電離放射線 音 熱	**過剰な酸化** ミトコンドリアでの酸化物の産生 NoxおよびNOS酵素の活性化 前炎症状態	**シグナルの変化** 阻害もしくは酸化されたチオール 転写の破綻 輸送体，酵素，エピゲノム調整機構の喪失
無機性の酸化物および酸化促進物 大気中反応性酸素種・窒素種 食物および水中の金属イオン	**保護的化学物質の消失** 光線保護物質 ラジカル除去物質	**構造の変化** 細胞骨格および酸化還元依存性細胞組織の変化
		短絡回路の創出 異常な酸化還元回路 エネルギーの非効率使用
有機性の酸化物および酸化促進物 食事由来の酸化物：キノン，過酸化脂質など 持続性有機性汚染物 農薬 ハロゲン化炭化水素	**生物学的保護メカニズムの不全** 不適切なGSH前駆物質 GSHシステムの維持におけるNADPH供給・ビタミン 喫煙，アルコール，運動不足などの不健康な行動	**酸化還元ネットワークの喪失** 細胞機能の高度集積の喪失，細胞間・器官間の連携の喪失

図 46.1　酸化ストレスの範囲。A：酸化ストレスに関連する直接的に作用する環境因子・栄養物質。物理的刺激，無機質，有機体を含む。B：細胞内代謝による内因性の酸化剤発生源および酸化ストレスをもたらす特定の酸化促進剤や抗酸化剤の反応の不均衡をつくりだす酸化剤から保護する代謝システムの不全。C：より微小な酸化ストレスのメカニズムとして，非ラジカル酸化剤によって起こるような酸化還元シグナルや制御機構の破綻があげられる。これらの機構は慢性疾患や加齢性の疾患における酸化ストレスと結びつきの強いものである。GSH：グルタチオン，NADPH：ニコチンアミドアデニンジヌクレオチドリン酸，NOS：一酸化窒素シンテターゼ，Nox：ニコチンアミドアデニンジヌクレオチドリン酸オキシダーゼ。

抗酸化物：低濃度で機能し，酸化ストレスを止める物質。

1．電子を授受しラジカル連鎖反応を停止する，ラジカル除去作用をもつ化学物質（例：ビタミンC）
2．酸化剤減少もしくは保護作用をもつ化学物質や酵素（例：GSH ペルオキシダーゼ）
3．ラジカル開始反応を妨げる物質（例：Cyp 酵素阻害剤，放射線シールド）
4．酸化剤の触媒と結合する物質（例：金属イオンキレート）
5．還元反応を起こして酸化反応に拮抗する物質（例：チオール抗酸化物質）
6．高分子を安定化させて酸化剤に抗する物質（例：Zn^{2+}）

図 46.2　低濃度で機能し，酸化ストレスを止める物質である抗酸化物質。用語の定義は曖昧で，チオールと反応して酸化を抑制する亜鉛（Zn^{2+}）のようなラジカル除去物質なども含む。Cyp：シトクロムP450，GSH：グルタチオン。

▶抗酸化物質需要の定義の試み

酸化反応の化学に関する知識は純化された化学系での研究に由来する。この化学を生物学や栄養学に応用するのはいまだ挑戦的なことである。というのも，単純なモデルは複雑系を効果的に説明することができないからである。ほとんどのビタミンやミネラルは，特定のタンパク質や生物学的機能の助けにより，特異的な機能のための栄養学的な必要量を考察することが可能である。タンパク質の相互作用する部位は限られているため，部位を飽和させたり活性化させたりするのに十分な栄養量を決定することは可能である。しかし，このような基準は，酸化ストレスと関連するフリーラジカル反応のような速度定数の高い化学反応には存在しない。これらの反応においては，単一構造の化学系から非単一構造の生物系へと，データの応用を行わなくてはならない。

ミトコンドリアやクロマチンのような限られた区画においては，特定の細胞レベル下での反応係数は重要である。ラジカル反応を止める抗酸化物質はこのような部位で消費される。というのは，このような細胞レベル下の区画が抗酸化物質にとって「掃きだめ」の位置づけとなっているからである。抗酸化物質の掃きだめへの拡散は，フィックの等式（流量＝拡散係数×濃度差〈ΔC〉）に基づき，発生源（例：血液）と掃きだめの間の濃度差（ΔC）によって変化する。原則として，有益となりうる抗酸化物質に上限はない。このことはタンパク質に依存した系で飽和してしまうビタミンやミネラルにおいては原則が異なるものであり，そのことは抗酸化物質の必要量を定義するにあたって現在でも課題となっている。同時に，この問題が認知されたことにより，輸送の特性[2]を生かした特異的なミトコンドリア抗酸化物質の設計のように，特定の部位への輸送を発達させた，より効果的な抗酸化物質をつくりだす努力がなされることとなった。さらに，特定の細胞下の部位に輸送する必要量の定義の問題の他に，抗酸化物質の必要量の定義は活性の重複や余剰により制約される。複数の抗酸化物質が同一の酸化反応を止める。そのため，たとえ抗酸化物質の総容量が必要であるとしても，その容量を個々の化学物質に割りあてることは不可能なのである。

酸化促進ラジカル

スーパーオキシド	$O_2^-\cdot$
ヒドロキシラジカル	$\cdot OH$
アルコキシラジカル	$RO\cdot$
ペルオキシラジカル	$ROO\cdot$
一酸化窒素	$NO\cdot$
炭素中心ラジカル	$\cdot CCl_3$

安定ラジカル

ユビセミキノン
セミデヒドロアスコルビン酸
ビタミンEラジカル

非ラジカル酸化剤

過酸化水素	H_2O_2
次亜塩素酸	HOCl
一重項酸素	$^1O_2$
オゾン	O_3
ヒドロペルオキシド	ROOH
ペルオキシ硝酸塩	$ONOO^-$
アルキルペルオキシ硝酸塩	ROONO
亜硝酸	HNO_2
四酸化二窒素	N_2O_4
二硫化物	RSSR′
スルフェナート	RSO^-
スルフィナート	RSO_2^-

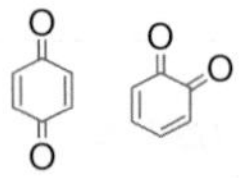

キノン
エンドペルオキシド 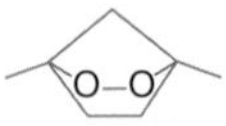
エポキシド 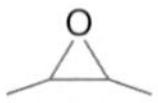

図 46.3 生体系における酸化を促進するラジカルおよび非ラジカル酸化剤（本文参照）

▶ビタミンCおよびEのみが食事からの摂取基準の定められた抗酸化物質である

多くの自然由来の抗酸化化学物質はフリーラジカル反応を防御するが，ビタミンC（アスコルビン酸）とビタミンE（α-トコフェロール）の2つだけは，ビタミンの中で疾病を防止する十分な特異性をもつものとして保証されている（19章と29章参照）。アスコルビン酸の食事摂取基準は，一部は特定の酵素の活性を支えるのに必要な量に基づいている。アスコルビン酸は水溶性であり，腎臓での再吸収は飽和性であるため，摂取量の増加に伴う理想的な便益の増加は得られない。結果として，1日約250 mg以上の摂取されたアスコルビン酸が直接尿中に排泄される。脂溶性α-トコフェロールの食事摂取基準はそれほど直接的でないが，同様に肝臓にあるα-トコフェロール結合タンパク質を考慮して定められている。他の抗酸化物質もビタミンC，ビタミンEと同様にラジカル除去の働きを助けるが，必要量を定める同様の生化学的なエビデンスはない。前述のとおり，他の化学物質は重複し余剰の抗酸化作用をもっており，必要量を科学的に確立し，正当化するのは困難である。

▶現在の定義上の区別

酸化ストレスの現在の定義は，2000年からの研究結果により確立されたものである[1,3～5]。この時，チオールジスルフィド系のタンパク質の酸化をコントロールする働きが均衡に近い状態ではなされず，薬力学上制限されているものであることを示すエビデンスが用いられるようになった[6]。NADPHオキシダーゼの酸化還元反応の知識が急速に深まるとともに，この発見はチオールの酸化還元循環を細胞や器官の系統的機能を司る包括的なシステムとして考える枠組みをもたらした[7,8]。同時に，ラジカルを除去する抗酸化物質を用いた大規模二重盲検介入研究の結果が，文献として世に出るようになった[9～16]。これらの研究では，抗酸化物質の補充（例：「バランス」を保護の方向に向かせる）は人体にほとんど，もしくはまったく健康的便益をもたらさないことが示された。結果的に，酸化ストレスは元来不均衡という意味に限定して定義されていたが，現在ではそれは特定の反応や経路のみをさすものとして考えられており，「包括的な」不均衡をさすものではなかった。言い換えると，現在の概念では，特定の反応や経路の不均衡はシステム全体の不均衡がなくても損傷の原因となりえて，酸化促進剤と抗酸化物質の全体的なバランスの変化は損傷がなくとも起こりうるということである。

酸化ストレスの現在の展望はまた，諸々の技術や系統的生物学の発展の影響を受ける。酸化ストレスの古い定義は，細胞死[17]や脂質過酸化反応[18]，タンパク質のカルボニル化[19]，DNA損傷[20]のような大分子の損傷など粗大な計測で測れるものに限られていた。現在の方法では，特定の遺伝子発現[21]，特定の脂質の修復[22]，特定のタンパク質の酸化[23]，そして代謝経路の包括的影響[24,25]を計測できるようになった。これらの方法は，ラジカル・非ラジカル両方の酸化ストレスのメカニズムにおける栄養の寄与について詳細な理解を得ることを可能にしている。

酸化ストレスの範囲

酸化ストレスの範囲として，食事，環境から直接生まれる酸化剤と酸化促進剤（**図46.1A**），内因性の防御機構不全により内因性に生み出される酸化剤（**図46.1B**），および酸化還元シグナルとその制御機構のより微妙な崩壊（**図46.1C**）などから考えることができる。これらのうちのいくつかにとっては，栄養はまったく保護的には働かない。他のものにとって抗酸化的防衛は明らかに重要であり，栄養により影響を受ける。

▶環境における酸化ストレスの発生源

環境における物理的な力は，しばしば，酸化ストレスの避けられない源となる。これらの力は人間の健康状態に直接影響するだけでなく，食物や栄養サプリメントの質に影響する可能性があり，栄養において重要である。食物が貯蓄や準備の間に受ける酸化は嗜好性と栄養そのものに悪影響を与える。一般にこの酸化は，ここで説明されたのと同じ機序で起こり，製品の保存可能期間を最大にするために食品産業の中で管理されており，そのような損失を説明するために栄養についての勧告や食物についての指針に取り入れられている。したがって，ここでは酸化ストレスの生物学的効果のみ記述する。

可視光は酸化的損傷をもたらすことができるが，より激しい青色光だけが疾患と結びつけられてきた。青色光は，感覚に関わる網膜の色素上皮細胞を損傷して，加齢黄斑変性症（age-related macular degeneration：AMD）を引き起こす[26]。太陽からの紫外線（UV）は，皮膚への酸化的損傷のように，より大規模な酸化ストレスをもたらし，日焼けや皮膚癌に至る[27,28]。夜行性ではなく，髪による比較的不十分な保護しかない昼行性の哺乳類としてのヒトの進化は，他の種と異なった栄養需要に至った。電離放射線は，酸化的 DNA 損傷を引き起こして，白血病や他の悪性腫瘍の原因となる[29,30]。腎臓結石破砕術の音波は酸化的損傷をもたらし，蝸牛細胞を傷害し聴力消失を起こす[31,32]。熱は酸化反応を増加させ，熱傷において酸化傷害を起こす。このように，物理的な世界で曝露は，酸化ストレスの避けがたい発生源になりうることなのである。

これらの物理的な力から保護するために利用可能な栄養の手段はほとんどないが，いくつかの例外がある。例えば，いくつかのカロテノイドは網膜に蓄積して，光による傷害からの防御に働く。特にルテインとゼアキサンチンは黄斑部に限局的に蓄積し，現在二重盲検無作為化臨床試験である Age-Related Eye Disease Study-2（AREDS2）により，ルテイン 10 mg/日とゼアキサンチン 2 mg/日[26]の加齢黄斑変性症に対する保護効果が研究されている。カロテノイドは光エネルギーを散乱させ，光化学活性化によって発生する反応型の分子酸素である一重項酸素を除去する眼内のフィルターとして機能する[33]。紫外線照射は，チロシン酸化から得られた天然高分子であるメラニンによって最も効果的に防御される。メラニン産生は白皮症においては欠損し，また制御されていないフェニルケトン尿症では高フェニルアラニンによって部分的に障害されている。色素沈着の色はポリマー化を制限し，黒い色素沈着から赤みがかったものになる反応を通して，システインにより部分的に決定される。これらの反応にとって栄養は，紫外線照射に対する保護を増幅するためにはまったく役に立たない。逆に，ココアの定期的な消費は，紫外線照射による紅斑を防御することが示されており，それはおそらく内因性の抗酸化系が活性化されることによるものかもしれない[34]。さらに，含硫アミノ酸，リシン，亜鉛，ビタミン C，および多価不飽和脂肪酸（polyunsaturated fatty acid：PUFA）は炎症シグナルに使用され，修復過程に何らかの利益をもたらす可能性がある。太陽光曝露の回避や市販の日焼け止め剤の使用は，紫外線傷害を防御するために最も多く用いられる手段であるが，これらは皮膚のビタミン D の自然合成を制限してしまう。

紫外線と同様に，放射性崩壊から生まれる電離放射線に対しても，放射線を遮蔽することができるということではなく，炎症シグナルや修復に関与しているという点で栄養素は重要である。しかし，特定の放射線被曝において，ヨウ素摂取は放射性ヨードの排泄を置換し促進することによって有効であると考えられる。GSH の先駆体は，悪性腫瘍に対する放射線治療の副作用から守るための手段として研究されてきたが，正常組織の保護に伴って殺腫瘍活性も減少するので，その有用性は限定的である。したがって，健康のための安全な栄養摂取戦略を超える有効性は限定されるので，物理的な曝露により起こる酸化ストレスに立ち向かうには常識的な判断力と回避が最も重要である。

▶直接作用性の無機化学物質と外来性の化学物質

物理的な力に加え，特に呼吸や消化管のシステムに影響を及ぼす直接作用性の無機化学物質は酸化ストレスをもたらす。大気汚染は，気道の酸化的損傷に寄与する特定の活性酸素種（reactive oxygen species：ROS）と活性窒素種（reactive nitrogen species：RNS）を含んでいる[35,36]。ROS は，有機分子と反応する，スーパーオキシドアニオンラジカル，過酸化水素（H_2O_2），脂質ヒドロペルオキシド，オゾン，および関連する酸素中心ラジカルなどのような酸素を含有する化学物質である（**図 46.4**）。RNS は，一酸化窒素（NO·），過酸化亜硝酸や他の窒素酸化物を含んでいる。化学的性質があまりに複雑で，特定の反応物質を同定するための十分な解析手法もないので，ROS と RNS という用語は一般的に使用される。

多くの遷移金属は電子伝達を触媒し，また酸化ストレスの重要な環境因子でもある。鉄[37]やカドミウム（Cd）[38～40]などの酸化遷移金属の環境への散布は，急性毒性を引き起こす可能性がある。カドミウムは，工業化や廃棄物を肥料として自然に再利用することに関連した一般的な汚染物質であるので，食事の汚染物質として特に重要である。スウェーデン南部のいくつかの農業地域で，1 年あたり 1% の割合でカドミウムが増加していることが知られている。体内からの排泄が限られており，ヒト体内のカドミウムの生物学的半減期は約 20 年である。医薬品[41]，依存性薬物，また商品や産業廃棄物から生まれる化学物質[42,43]は，外因性の酸化ストレスの発生源となる。Ames[44]は，食物の中の自然な毒性物質が人工的なものよりはるかにリスクが大きいと強調した。これは概して真実であるかもしれないが，有益な栄養素で代償することのできない食物由来の毒性物質の明らかな増加は，栄養や食物の科学者にそのような汚染物質の源を制限することの重要性を示唆している。

▶内因性のスーパーオキシドと過酸化物の生成

栄養と酸化ストレスについて最も活発に研究されている領域は，内因性の酸化剤生成と内因性の抗酸化的防衛の失敗に関することである（**図 46.1**）。これは，細胞内で中心的な酸化的代謝の過程から生じる損傷過程を含んでいる。細胞内の主要な巨大分子（タンパク質，核酸，脂質，炭水化物）はたいてい，炭素，水素，酸素，窒素，リン，硫黄などのような元素から構成されており，その中では電子対が核の間で共有され安定した化学構造を形成している。これらの生化学物質の相互変化は，2 電子の移動の主要な機序となっているニコチンアミドアデニンジヌクレオチド/酸化ニコチンアミドアデニンジヌクレオチド（NADH/NAD^+）比や NADH/酸化ニコチンアミドアデニンジヌクレオチドリン酸（$NADP^+$）比の減少（**図 46.4**）を介した水素イオン輸送によって，ほとんどの電子対の保護に関係している。これらの電子移動は非常に特異的な反応で起こっており，その多くが廃棄物のエネルギー代謝や同化，修復，解毒および除去への切実な必要性に応えるのに比較的大きな割合を占めている。

エネルギー代謝における酸化剤生成

NADH/NAD^+ や NADPH/$NADP^+$ に関連したこれらの

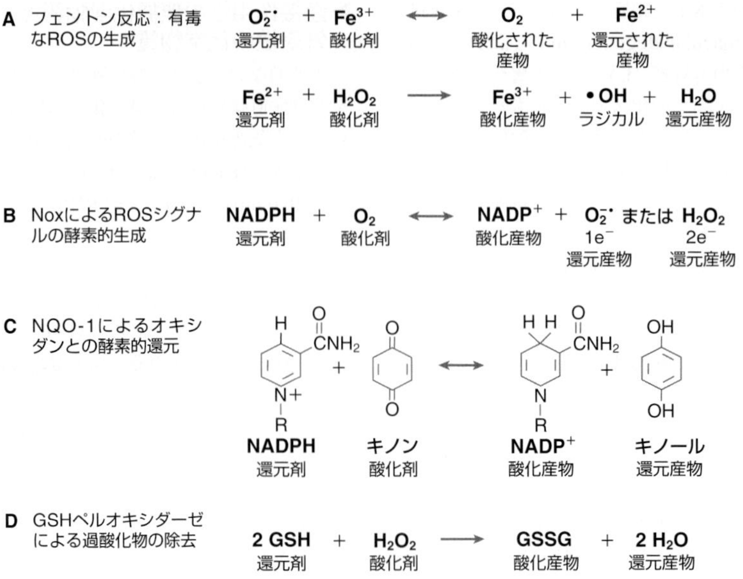

A フェントン反応：有毒なROSの生成

$O_2^{-\cdot}$ + Fe^{3+} ⟷ O_2 + Fe^{2+}
還元剤　酸化剤　酸化された産物　還元された産物

Fe^{2+} + H_2O_2 ⟶ Fe^{3+} + •OH + H_2O
還元剤　酸化剤　酸化産物　ラジカル　還元産物

B NoxによるROSシグナルの酵素的生成

NADPH + O_2 ⟷ $NADP^+$ + $O_2^{-\cdot}$ または H_2O_2
還元剤　酸化剤　酸化産物　$1e^-$ 還元産物　$2e^-$ 還元産物

C NQO-1によるオキシダンとの酵素的還元

NADPH + キノン ⟷ $NADP^+$ + キノール
還元剤　酸化剤　酸化産物　還元産物

D GSHペルオキシダーゼによる過酸化物の除去

2 GSH + H_2O_2 ⟶ GSSG + 2 H_2O
還元剤　酸化剤　酸化産物　還元産物

図 46.4　酸化ストレスに関係する様々な種類の非酵素的，酵素的酸化還元反応。**A**：フェントン反応は，高反応性のヒドロキシルラジカル（·OH）を生成する，鉄イオンにより触媒されるハーバー・ワイス反応である。**B**：酸化還元シグナルタンパク質，NADPH 酸化剤（Nox）のようなフラビン含有性のタンパク質が，O_2への 1 電子もしくは 2 電子輸送を触媒し，それによって $O_2^{-\cdot}$ や過酸化水素（H_2O_2）が形成される。最も活性の高い NADPH 酸化剤である Nox-2 は貪食細胞に存在し，活性化され侵入微生物を殺傷する。**C**：無毒化酵素である NADPH：キノンレダクターゼ-1（NADPH：quinone reductase-1：NQO-1）に示されるような 2 電子輸送は，中間代謝物における化学的相互変換を維持するために使用される。NADPH に示されるようなナイアシンアミド類は NADH に示されるものと同一で，ラジカルを形成することなく水素イオン（H^-）として電子対を輸送するよう機能する。**D**：チオールは H_2O_2を除去する還元剤として働く。示された反応式のように，グルタチオン（GSH）ペルオキシダーゼは H_2O_2の還元反応を触媒し，中間物質としてラジカルを形成することなく水を生成する。2 つの GSH 分子から形成される酸化産物がグルタチオンジスルフィド，GSSG である。これは NADPH 依存性レダクターゼによって還元され，過酸化物の無毒化サイクルが完了する。Fe^{2+}：第 1 鉄イオン，Fe^{3+}：第 2 鉄イオン，ROS：活性酸素種。

2 電子輸送反応は，完全酸化型，1 電子減少型，2 電子減少型など，相互転換性の形態の中で存在する化学構造を通して代謝経路内の 1 電子輸送反応とつながっている（**図 46.4**）。これらはヒドロキノン/セミキノン/キノンやフラビンタンパク質の系を含んでおり，前者には補酵素 Q が，後者にはミトコンドリアの NADH 脱水素酵素のフラビンモノヌクレオチド（flavin mononucleotide：FMN）がある。生物は光合成やミトコンドリア呼吸の主要なエネルギー獲得と輸送反応に 1 電子化学を使用している。これらの 1 電子輸送は，葉緑体とミトコンドリアの特別な膜構造の中に物理的に含まれている。アデノシン三リン酸（ATP）の合成のための 1 電子輸送経路に共役する 2 電子輸送を通じて，これらの特徴は高分子エネルギー源（脂肪，炭水化物，およびタンパク質）の酸化を支えている。ミトコンドリアと葉緑体の 1 電子システムは，非常に高い電子輸送速度をもっており，可視光や紫外線，微量金属，酸化剤，および反応求電子試薬に感受性を有し，他の生物的構成要素の大規模な破壊を引き起こすので，酸化ストレスにおいて重要である。

光合成植物は，おそらく光合成や酸素合成を行うために光由来のエネルギーを使用する際に太陽光によるラジカル傷害を制御する必要があるので，酸化防止剤の大きな源となっている。対照的にミトコンドリアは，高速の電子移動を行い，ATP 産生のために酸素を必要とする。葉緑体とミトコンドリアの双方において，電子輸送経路の傷害もしくは機能不全が，内因性の酸化ストレスの主要な供給源となっている。

ミトコンドリアの電子輸送の途絶は，老化や疾患に寄与する機序として幅広く研究されてきた。傷害されたミトコンドリアが，1 電子輸送によって酸素分子からラジカル，スーパーオキシドアニオン（$O_2^{-\cdot}$）を産生する速度を上昇させる。何百もの研究が，多数の実験手技によってミトコンドリア機能の途絶が障害や疾患に至ることを示してきた。銅欠乏により異常な巨大ミトコンドリアが形成される[45]。抗腫瘍薬のドキソルビシンや，ヒト免疫不全ウイルス（HIV）感染の治療に用いられる抗レトロウイルス薬は，ミトコンドリア障害を引き起こす[46,47]。そのような条件ではしばしばミトコンドリアの DNA を障害し，ROS 産生を増加させるので，自己永続や自己触媒する可能性がある。しかし，ヒトにおいて栄養もしくは食事の抗酸化作用によりミトコンドリアの酸化ストレスから防御することができるというエビデンスは限定されている。

ミトコンドリアが過剰な酸化剤生成から防御する複数の防衛体制をもっており，これらはラジカル除去剤の補充よりも NADPH 供給の前駆体の適切性に決定的に依存しているかもしれない。内因性防御機構は，電子伝達の中間物質や，ミトコンドリア内膜の中に存在し安定でラジカルな形態をとり（セミキノン）ラジカル反応から防御する補酵素 Q[48]を含んでいる。ミトコンドリアはまた，特定の GSH とチオレドキシン（Trx）システム[49,50]を保持している。薬剤としての補酵素 Q はミトコンドリアを保護する上で有益である見込みがいくらかあるが，栄養としての補酵素 Q はミトコンドリア内膜には効果的に輸送されそうにない。GSH と Trx システムはともに適切な食事中のセレンやリボフラビンに依存しているが，これらの過剰はさらに活性を増加させるというより有害になると考えられている。

ミトコンドリアの中の効果的な抗酸化系に加えて，オートファジーにより損傷したミトコンドリアを排除したり[51]，生物発生説によりミトコンドリア数を維持したり[52]するターンオーバーのメカニズムが存在している。これらのメカニズムが適切に機能している時，酸化ストレスは比較的厳しい条件下で一時的に現れてくるかもしれない。ミトコンドリアは好気的条件下で常に$O_2^{-\cdot}$を生産し，生理的に生産された$O_2^{-\cdot}$はミトコンドリアのホメオスタシス（恒常性）やミトコンドリア細胞質内の伝達を維持するための生物学的シグナルとして機能しているかもしれない[3]。酸化ストレスから生じるミトコンドリア損傷に関する実験上のエビデンスの多くは，$O_2^{-\cdot}$やH_2O_2にシグナルされる恒常性維持のメカニズムの崩壊という点で理解できる。このために，ミトコンドリアの機能を保護するために栄養学的にアプローチする手段を発展させる薬品のシグナル機能を理解する必要があるだろう。慢性的なエネルギー摂取過剰，肥満，メタボリックシンドロームに関連したミトコンドリア機能障害についての進行中の研究は，この重要な領域における介入研究の基礎になると期待されている。

スーパーオキシドアニオンラジカルと過酸化水素

かなりの研究が非常に有害な化合物として$O_2^{-\cdot}$に焦点をあててきたが，$O_2^{-\cdot}$はO_2とH_2O_2を形成する自発的な不均化反応の中でそれ自体と反応するので，$O_2^{-\cdot}$による傷害は自己の中で限定されたものである。それに加え，スーパーオキシドジスムターゼ（superoxide dismutase：SOD）が細胞質，ミトコンドリアおよび血漿中に存在し，$O_2^{-\cdot}$を効果的に排除するのを支持している。このようにして，$O_2^{-\cdot}$による傷害は，通常，H_2O_2やNO·のような他の反応物質と組み合わされて起こる。ハーバー・ワイス反応の中で，$O_2^{-\cdot}$はH_2O_2と反応し，非常に有害なヒドロキシルラジカル（·OH）を形成する。生体系で，その反応は遷移金属によって触媒され，フェントン反応とよばれる。この反応の中で$O_2^{-\cdot}$は第2鉄イオン（Fe^{3+}）に対する還元剤として働き，第1鉄イオン（Fe^{2+}）を生成し，電子をH_2O_2に輸送し，水と·OHを形成する（**図46.4**）。·OHは，拡散により制御された速度で生体内システムのすべての巨大分子と反応する。·OHは電離放射線に曝された生体系で生産され，またこの反応は，放射線治療においては癌細胞を駆除するために治療的に使用される。

SODの完全に欠損したノックアウトマウスは死に至るが，SOD活性の低下したヘテロ接合性ノックアウトマウスでは，活性の亢進したトランスジェニックマウスと同様に寿命が延長する。現在のところ，これらの観察結果を単純に解釈することはできないが，いくつかの系列のエビデンスにより，特に鉄の存在下でSOD反応により生成されたH_2O_2が酸化ストレスの中心となっていることが示唆されている。H_2O_2はTrx依存性のペルオキシダーゼファミリー（ペルオキシレドキシン〈Prx〉），およびカタラーゼによって効率的に排除される。限定されたH_2O_2排除の条件下での$O_2^{-\cdot}$からH_2O_2への変換がOH·生成の条件となるかもしれないことが予想される。しかし，H_2O_2そのものは有毒で，ヒトの研究において疾患を減少させるラジカルスカベンジャーである抗酸化剤が機能しないことは，過剰なH_2O_2産生はヒトにおける酸化ストレスとより関係しているかもしれないことが示唆されている。スーパーオキシドは，細菌の貪食細胞による殺傷や細胞内シグナル伝達でも機能しているNADPH酸化酵素（Nox）のファミリーにより生産される。これらの酵素はO_2の1と2電子減少との両方を支持しており，これらの酵素から合成された$O_2^{-\cdot}$とH_2O_2の両方が有毒な反応に寄与しているように見える（**図46.4**）。NO·シンテターゼにより生成される血管反応性のラジカルなNO·と$O_2^{-\cdot}$が反応し，高反応性で有毒な産物であるペルオキシ亜硝酸を形成する。そして，H_2O_2は反応性の産物である殺菌性次亜塩素酸において，ミエロペルオキシダーゼのための基質として機能する[53]。

活性酸素種の他の内因性発生源

Noxファミリー酵素に加えて，少なくとも25の他の酵素が通常の生体内産物としてH_2O_2を産生している。そして，多くのフラビンタンパク質，血液タンパク質，および他の鉄含有タンパク質は，ROSを産生させる1電子輸送を触媒できる。非生理学的な非共役の副反応において，NOSは$O_2^{-\cdot}$の病理学的な根源として広く研究されてきた[54]。ROSの他の生物学的な源は，食事の，環境の，そして治療に用いられる生体異物の除去において機能するシトクロムP450（Cyp）を含んでいる。これらの酵素は，外来の化学物質を体内から取り除くための手段としてO_2を活性化する。それらは肝臓の小胞体に豊富であり，正常機能の過程で$O_2^{-\cdot}$もしくはH_2O_2が細胞質内に放出されることがある。いくつかの化学物質が，反応性のヘムやフラビンから電子を受け取ることによってROSの合成を容易にして，酸化還元サイクルとして知られている触媒過程において電子をO_2に輸送する[55]。これらの反応は，脂質の過酸化反応を開始することによって有毒な酸化剤を合成する主な供給源であるかもしれない（後述）。さらに，フラビンやフラビンタンパク質は光反応性であり，他の化学物質への電子輸送を活性化する可視光を吸収する。この反応はフラビンの破壊につながり，したがってリボフラビンを含む栄養の調合が光から保護されることが必要となる。

▶過酸化物に対する防御機構

ペルオキシソームとカタラーゼ

ペルオキシソームは，H_2O_2を産生するいくつかの酵素を含む，特化した細胞器官である。これらはD-アミノ酸やα-ヒドロキシ酸のような栄養素でない食事成分の酸化や排除を支持しているので，栄養学的に重要である。単離肝細胞へこれらの化学物質を与えると，細胞器官内で最大40%の細胞内O_2をH_2O_2に変換できる。細胞内器官は十分に高濃度のカタラーゼを含んでおり，急性細胞死を起こすことなくH_2O_2を排除するためにH_2O_2を無毒のO_2やH_2Oに変換する。多くのペルオキシソームの酵素はフラビンタンパク質であり，リボフラビン欠乏の結果として肝臓のペルオキシソーム含有量の減少が起こる。赤血球と免疫細胞はしばしば細胞質内カタラーゼを保有しており，GSHペルオキシダーゼとPrx活性が不十分な時に，H_2O_2を排除する低親和性，高結合能の系として機能する。

グルタチオン依存性の抗酸化系

GSHは8万以上の関連する科学的記事を有する，最も広く研究された抗酸化系である。そのような大量の文献から，かなりの複雑さ，誤理解，および矛盾が予想される。顕著な特徴は，GSHが過酸化物の除去，ラジカル反応で生成された反応性求電子試薬の解毒，および共有結合修飾（*S*-glutathionylation）を通じたタンパク制御における臨界反応を支持していることである。GSHは，セレニウム依存性GSHペルオキシダーゼ類（GPXs），セレニウム非依存性のPrx-6，およびいくつかのセレニウム非依存性のGSHトランスフェラーゼ（GSTs）の還元剤である。ペルオキシダーゼ類はH_2O_2と脂質ヒドロペルオキシドに作用する。これらの酸化反応の産物であるグルタチオンジスルフィド（GSSG）は，多くの組織でGSSGレダクターゼによって還元されGSHに戻る。

過酸化物除去における速度限界は，肝臓において最も広く研究されてきた。ペルオキシダーゼ類の動態は，GSSG還元のためのNADPHの供給速度をはるかに超えている[56]。さらに，GSSGレダクターゼは，定常状態のGSSG濃度に比して高いミカエリス・メンテン（Michaelis-Menten）定数（K_m）をもっている。結果として，刺激された過酸化物代謝によりGSSGが増加，ATP依存性の輸送を刺激する。これらの速度はGSH合成速度を超え，細胞内のGSH濃度が低下する。*in vivo*で内因性の過酸化物生成は代謝の最大速度に近づくが，NADPH供給限界の影響は栄養学的にかなり重要である。細胞はNADPH供給について限定的なメカニズムをもっているが，NADPHは小胞体内のCyp酵素による解毒反応と，また脂肪酸合成にも必要である。多くの細胞室内NADPHは，ペントースリン酸経路を介してグルコース6-リン酸（G6P）から生産される。解糖系が刺激される時，G6Pは制限され，そしてNADPH供給を制限される。逆に，炭水化物やタンパク質の形で過剰なエネルギー摂取を行っている人では，NADPHがこれらの前駆体を脂肪酸に変換する需要はNADPHの生成を最大速度に近づける。したがって，エネルギー不足あるいはエネルギー過剰のどちらかでも，過酸化物を排除する能力に悪影響を与えることになる。

GSHは，触媒と制御性のサブユニットから構成されるグルタミン酸Cysリガーゼと GSHシンテターゼによる2段階の経路の中で細胞内合成される。合成の速度は，前述の過酸化物除去とNADPH供給の最大速度に比して緩徐である。細胞内濃度の制御は単にフィードバック調節という用語でしばしば説明されるが，この説明では空腹時の小腸粘膜での約0.1 mMから肝や腎での10 mMというGSH濃度のばらつきを説明することができないので時代遅れである。両方の酵素は転写因子Nrf-2の活性因子に対応して増加するが，細胞質内とミトコンドリアの濃度のさらなる制御はミトコンドリアのジカルボン酸担体とモノカルボン酸担体によって媒介された輸送により起こる[57]。GSHは，いくつかの多剤耐性タンパク質（MRP）や，嚢胞性線維症で変異が発見されている塩素イオンチャネル膜コンダクタンス制御因子（CFTR）によって細胞内から輸送される[58]。GSHは小胞体の嚢に輸送される[59]が，輸送体の分子的性質は不明である。

GSH合成のさらなるコントロールは含硫アミノ酸前駆体の供給によって起こる。過剰システインはシステインジオキシゲナーゼによって酸化を受けるが，断片はまた未知の機序によって酸化を受け二硫化シスチンとなる。シスチンは，システインの24時間分の貯蔵を供給するのに十分な量の体水分量を確保するのに寄与している。細胞によるシスチン取込みは，グルタミン酸Cysリガーゼ発現を制御しているのと同じ転写因子Nrf-2による転写制御を受けている輸送体であるx_c^-によって制御されている。Nrf-2の活性化は多くの植物性化学物質によって起こるので，これらの活性化因子の豊富な食事はGSH依存性の抗酸化系を維持する上で重要かもしれない。

GSH代謝の他の側面は，間接的にGSH依存性の抗酸化機能の維持に影響している。ターンオーバーの主要通路は細胞内からのGSHの輸送に関係している。細胞質の中では，GSHは非酵素的にシスチンと反応し，システイン-GSHジスルフィド（CySSG）を産生している。GSHとCySSGの両方がγグルタミン酸転移酵素（γ-glutamyltransferase：GGT）によって細胞外区画で低下される。GGTは腎，小腸，および他のいくつかの組織の刷子縁の表面にかなり豊富に存在しており，またいくつかの細胞の中の分泌経路の嚢内に存在している[60]。GSHは，小腸粘液に関連したGSH S-転移酵素によって触媒される食事内求電子物質の解毒などいくつかの機能を細胞外液スペースに有している[61]。GSHは多くの食物中に存在しており[62]，また，胆汁を介して腸の粘膜に供給される[63]。食物と胆汁の両方に含まれるGSHは，食物中の脂質過酸化物の除去を支持することによって，腸上皮の酸化ストレスから防御する[64,65]。

GSHは，脂質過酸化で発生するような反応性求電子物質を無毒化する際にGSTsによって使用される。これらの酵素は小胞体と非小胞体の形態があり，そのあるものはプロスタグランジンやロイコトリエンのために生合成中間体に作用する。GSHの一部は，NO·やその代謝産物から産生されるニトロシル転移物質である*S*-ニトロソGSHとして存在している[66]。GSHは，ホルムアルデヒドデヒドロゲナーゼ，グリオキシラーゼ，および他の代謝反応の補酵素として機能する[66,67]。これらの反応では，GSHは周期的に，ある反応で除去され次の反応で再合成される。チオールトランスフェラーゼはまたグルタレドキシンとして知られているが，細胞シグナルや制御として機能する中で，GSHの導入と除去を触媒している[68,69]。いくつかのタンパク質はこのグルタチオン付加メカニズムに制御されており，他の多くは酸化ストレス条件下でグルタチオン付加を受ける[70,71]。

チオレドキシン依存性のシステム

Trxファミリーの酵素は，過酸化物除去と酸化ストレスに対する防御の中でGSHシステムに重要な補足を供給している。Trxは，活性部位に2つのCys残基をもった低分子タンパク質である。このチオールの2つの残基は，過酸化物やタンパク質ジスルフィド，タンパク質スルフェン酸，およびタンパク質メチオニンスルホキシドを減少させることによって抗酸化防御に働くのと同様に，DNA産生のためのデオキシリボース合成において還元体として機能する。これらの反応は，Trxの活性部位をジスルフィドへ変換し，Trx レダクターゼによってジチオール形態に戻り再生される。異なった Trx システムが核と細胞質（Trx-1）とミトコンドリア（Trx-2）に存在している。減少した Trx-1 や Trx-2 は，アポトーシスシグナル調節キナーゼ 1（apoptosis signal-regulating kinase-1：ASK-1）に結合して起こる酸化剤によるアポトーシスから保護し，その機能を抑制する。Trx-1 の活性は，ビタミン D_3-結合タンパク質である TXNIP に結合することによって部分的に制御される[72]。また細胞核で Trx-1 は，NF-κB や Nrf-2，AP-1，P53，糖質コルチコイド受容体（GR），エストロゲン受容体，HIF-1α などいくつかの重要な転写因子の還元された DNA 結合形態を維持している。

抗酸化剤としておそらく最も重要かもしれないことに，Trx は，過酸化物を排除する一般的な活動以外に，ヘテロな細胞内での影響をもつ 6 つの Prx を支持している。Prx-3 と Prx-5 はミトコンドリアに存在しているが，一方で Prx-1 と Prx-2 は細胞質と核形態で広く分散している。動態研究によって，これらのシステムは過酸化物の除去における GSH システムよりも量的に重要かもしれないことが示されている。しかし，Trx と GSH システムの両方が NADPH に依存するので，NADPH 供給は栄養サポートにとって重要な標的かもしれない。

細胞外防衛機構

多くの酸化ストレス研究は細胞内防御に焦点をあてているが，細胞外空間は体内の水分の約 30% を占め，すべての細胞は酸化的損傷を受けやすいタンパク質をもつ細胞外表面を有している。可溶性タンパク質は酵素，抗体，凝固因子を含んでおり，基底膜や細胞膜維持に必要な酵素は輸送体，受容体，接着部位，構造要素を含んでいる。酸化ストレスに対して防御するために，細胞外液は SOD，GPX，Trx-1 など多くの抗酸化タンパク質の分泌形態を含有している。加えて，アミノ酸システインとその二硫化体のシスチンは，細胞内外や器官系の中で動的な還元伝達を維持するために，GSH や GSSG の循環プールと相互作用する。肺胞内液や胆汁などのような特定の細胞外液は，比較的高い GSH 濃度を有している。しかし他の多くの液体は，低分子重量のチオール優位にシステインを保持している。非酵素反応においてシステインは GSH より約 10 倍反応性がある。その結果，細胞外間隙にシステインが持続供給されることで，細胞内で GSH によって提供されるのと同じ機能の多くを維持する化学系が提供される。

システインは小腸で，輸送体が膜のチオールジスルフィド酸化還元状態を維持するためにシステインを放出しシスチンを取り込む，酸化還元制御システムの一部となっている。輸送システムは細胞の頂点や基底膜表面によって異なり，その結果，部位によって特定の酸化還元制御を可能にしている。GSH 輸送は異なった輸送体を通して起こるので，システイン-シスチンと GSH-GSSG の酸化還元共役は平衡ではない。これにより，細胞表面と細胞外間隙の異なったタンパク質システムが独自に制御されるようになる。さらに，タンパク質ジスルフィドイソメラーゼ（protein disulfide isomerase：PDI）は細胞表面に関連していて，また受容体と構成タンパク質を制御するために機能する。

酸化剤生成と無毒化のまとめ

内因性酸化剤生成に関して，非常に大量の科学文献からの最も論理的な結論は以下のとおりである。(a) $O_2^{\cdot-}$ と H_2O_2 は好気的代謝のユビキタスな産物である。(b) Fe^{3+} や他の酸化還元活性をもつ遷移金属の存在下での高濃度の $O_2^{\cdot-}$ と H_2O_2 は，生体系に傷害的である。(c) $O_2^{\cdot-}$ と H_2O_2 は，進化した触媒の活性をもつ酵素によって意図的に産生される。(d) 異常な $O_2^{\cdot-}$ や H_2O_2 の産生は様々な機序で起こる。酸化剤に対する防衛体制の最も顕著な特徴は以下のとおりである。(a) オーバーラップする多数のシステムが存在している。(b) そのシステムには $O_2^{\cdot-}$ と H_2O_2，他の過酸化物を排除する比較的高い能力がある。(c) 主要な過酸化物代謝システム，細胞のエネルギー代謝に直結している NADPH 供給で最終的に制限されている。(d) 抗酸化システムの区画性は防御機構においてかなり重要である。

▶酸化還元シグナルと制御の崩壊

2000 年以降の研究によって，酸化還元シグナルと制御機構が細胞内伝達と制御に中心的役割を果たすという認識に至った。これらのメカニズムは，電子輸送の比較的遅い速度で酸化シグナルを感知したり作用したりする，反応性の高いチオールに依存している。したがって，これらの酸化還元シグナルと制御機構の崩壊は，外因性の酸化剤や，外因性の酸化剤と抗酸化剤による防御の不均衡によって引き起こされるよりもさらに緻密な形態の酸化ストレスを呈している（**図 46.1**）。酸化還元シグナルと制御回路が完全に説明されるわけではないが，シグナル分子として $O_2^{\cdot-}$ や H_2O_2 を発生させる酵素である Nox の発見[74,75]によって，有害な化学物質と ROS を単純には同一視できないということが示された。Nox 酵素はユビキタスに分散されており，細胞制御のほとんどの側面を決定している大規模なキナーゼ-ホスファターゼ経路と統合しているシグナル伝達機能を有している。Nox は $O_2^{\cdot-}$ と H_2O_2 を産生し，両者ともシグナル伝達機能をもっている。しかし，生体系での酸化還元共役の潜在能力は，$O_2^{\cdot-}$ が 1 電子供与体として，H_2O_2 が 2 電子受容体として機能するような反応を一般的に維持している。その結果，酸化還元の特性によって，H_2O_2 よりも $O_2^{\cdot-}$ が様々なシグナル伝達機能を維持できる可能性が高くなっている。しかし有効なデータによると，H_2O_2 は多くのシステムの中で関連した酸化還元シグナルを提供している。

O_2 への 1 電子輸送と 2 電子輸送の速度が比較される生化学のシステムでは，優位な産生物はスーパーオキシドアニオンではなく，H_2O_2 である[56,76]。これは**図 46.5** に示すように，ラジカルと非ラジカルの酸化剤産生を分割している。$O_2^{\cdot-}$ を生成する酸化還元タンパク質は，H_2O_2 を産生するようなしばしば急速で連続した電子移動を呈する。その上，$O_2^{\cdot-}$ は急速に H_2O_2 と O_2 に不均化する。その結果，2 電子の非ラジカルな酸化剤である H_2O_2 が高速度で産生され，主要な酸化剤付加を呈するように見える。哺乳類系では O_2 消費速度の 1〜4% と見積もられている[77]が，正確な速度はわかっておらず，おそらく細胞種でかなり異なっている。細胞内では，ペルオキシソーム[78]やミトコンドリア[56]で高速度で，細胞質や核[79]では低速である。

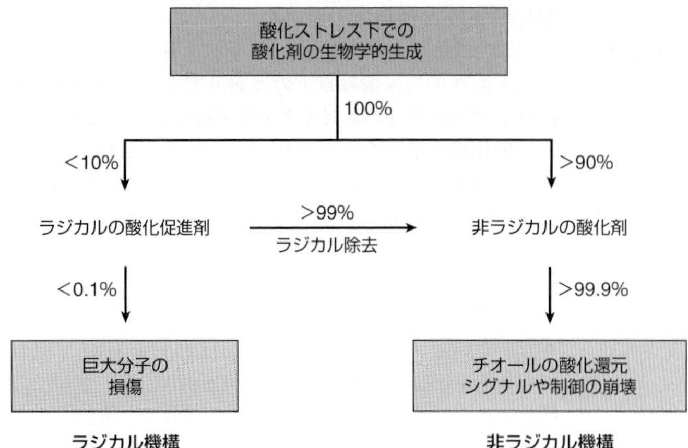

図 46.5 生態系における酸化剤産生は，ラジカルと非ラジカルの経路に分けられる。この図では，2 電子輸送は O_2を還元し，スーパーオキシドや過酸化水素（H_2O_2）を生成する生物学的活性部位に優位に存在し，H_2O_2（90%以上）のような 2 電子輸送に比べ，ラジカルは緩徐な速度（10%未満）で常に産生される。スーパーオキシドジスムターゼのようなラジカル除去機構は，ラジカルを非ラジカル物質に変換する際に非常に有効である。最終的に，生成される酸化剤の 99%以上が自然界では非ラジカルである。それ以外のラジカルは低レベルの巨大分子の損傷を引き起こす。非ラジカル酸化剤は，酸化還元シグナルや制御経路の反応性チオールを優先的に標的とし，シグナルや制御の崩壊に至る。

▶酸化ストレスと防衛機構の範囲のまとめ

ヒトは，外部と内部の発生源から，多様でかつ不可避な酸化ストレスを受ける。これらの多くに関しては，健康を維持するための慎重な栄養が最良の防御戦略のようである。その他，光による網膜や皮膚の傷害などでは，遮光したり内因性の防御機構を誘導するフィトケミカルが有益であるようだ。特定の勧告ができるわけではないが，これらの問題は果実と野菜が豊富な食事の摂取を考慮する公衆衛生の勧告に適切に含まれているだろう。ラジカル除去に働く抗酸化剤であるビタミン C や E，抗酸化酵素を維持するセレンには，DRI が存在している。他の栄養素は，特に含硫アミノ酸の代謝物やグルタチオン系の制御に関連して，異なった方法で酸化防御に影響する。現代の研究は，ラジカルと非ラジカルの機序の両方が健康と疾患における酸化ストレスに寄与しているという認識に到達した。以下の項では，より詳細にこれらの異なる機序について，特に栄養科学者が複雑な酸化還元系を理解する上で不可欠な目標に到達することを念頭に述べる。

酸化ストレスのラジカル機構

生物学におけるラジカルの研究は脂質過酸化反応（**図 46.6**），ビタミン E の抗酸化効果[80]，セレン依存性の GSH ペルオキシダーゼ活性の発見[81,82]により盛んになった。家庭で一般に用いられる四塩化炭素（**図 46.6**）の研究において，脂質過酸化反応は肝毒性の原因となることが明らかになり[83,84]，この毒性のメカニズムへの関心が高まった。さらに，Denham Harman はラジカルが加齢に関係するとの仮説を立て[85]，酸化ストレスの概念を広く提唱した。

この一連の発見と概念の発展はフリーラジカルの生化学的研究を前進させたが，$O_2^{\cdot-}$ラジカルを解毒する酵素の予想外の発見は多くの呼吸生物学者の関心をよび，フリーラジカルに関する生物学・医学に新風を吹き込んだ。O_2依存性のキサンチンオキシダーゼによるシトクロム c の減少に関する研究は，血中に豊富にあるエリスロクプレインが O_2から 1 電子奪った産物（例：スーパーオキシドアニオンラジカルである $O_2^{\cdot-}$）を O_2および H_2O_2に変換する酵素であるという発見をもたらした[86]。SOD の発見[87]は，生物系がラジカルを除去する酵素をもっていることを示したものであり，重要であったといえる。このことはラジカルが日常的につくられるものであり，生物系の脅威となるものであることを示す明確なエビデンスとなった。

▶脂質過酸化反応のラジカル化学反応

多価不飽和脂肪酸（PUFA）の化学的研究で，油脂の酸化が現在では脂質過酸化反応として知られているラジカル連鎖反応で起こることが示された[88]。この反応過程において，開始反応が起こるとラジカルが形成され，ついで水素原子を奪う反応によりさらなるラジカルが形成されるという反応が，ラジカルを消去する反応により最終的に停止するまで進行する。この過程において，何百もの PUFA 分子が 1 回の開始反応の結果として酸化されうる。黄色タンパク質と反応したり，酸化還元反応[55]を起こす，キノンやその他の化学物質は開始反応の発生源としてありふれたもの（**図 46.6** 左上）であり，同様にハロゲン化炭化水素や他の環境下にある化学物質は Cyp タンパク質により活性化されラジカルとなる。生体膜や蓄積脂肪において，ラジカル進行反応は PUFA から水素原子を奪う形で起こる（**図 46.6** 中央）。これにより新たに形成された脂肪酸ラジカルが共役二重結合をもったより安定した型となる。酸素分子（O_2）はこの間に，ペルオキシラジカルを形成し，他の PUFA から水素原子を奪うラジカル連鎖反応を進行させるものとして働く。微量の Fe^{2+}の存在下において，フェントン反応下に脂質ペルオキシドから新たなラジカルがつくられ，反応は増幅される（**図 46.6** 下左「進行反応」）。ビタミン C と E は反応性中間産物を減らし，連鎖反応を止めることで反応を終了させる（**図 46.6** 下）。

▶生物学的システムにおける脂質過酸化反応

前述の脂質過酸化反応のメカニズムは，生体においてはより複雑である。というのは，タンパク質の濃度が高く，フリーラジカルを除去する抗酸化物質が多く，損傷した高分子や細胞を除去し入れ替える生物学的ターンオーバーが存在するからである。細胞内に高濃度にタンパク質が存在するために，進行反応の数は少なくなる傾向があり，毒性下の開始反応の重要性が増すことになる。純粋な脂肪系においては，フリーラジカル連鎖反応はラジカルどうしの反応で終了するまでに，1 つの開始反応あたりで 200〜400 分子の脂肪酸が変換される。しかし，生体においては，いく

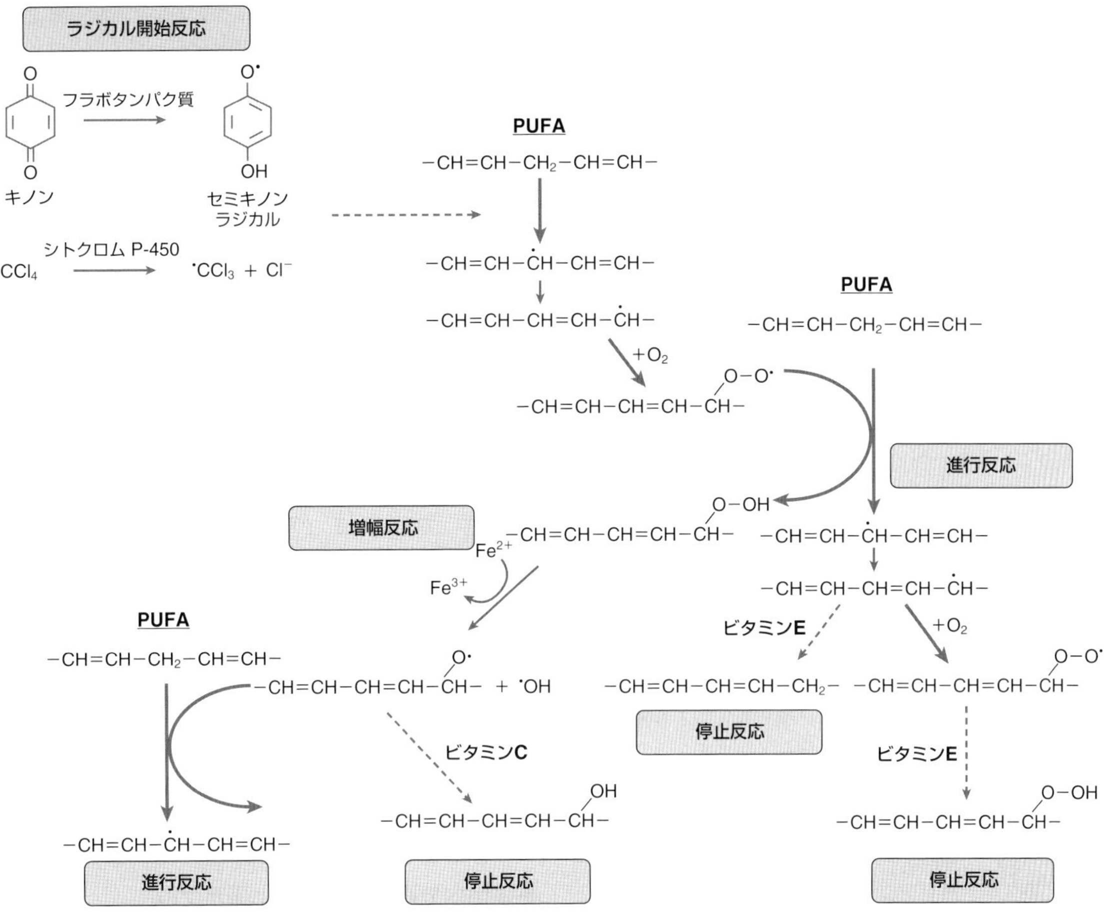

図 46.6　脂質過酸化反応は，生体系で起こるラジカル連鎖反応である。ラジカル連鎖反応には，開始，進行，停止の段階がある。開始（図上左）反応は生体系において，キノン化合物の酸化還元反応やハロゲン化炭化水素（例：四塩化炭素）の還元反応によって起こる。酸化還元反応において，キノンは還元されたフラボタンパク質から1電子を受け取り，ラジカルに変化する。ラジカルは多価不飽和脂肪酸（PUFA）から水素原子を奪う（図上中）。これにより，近接する炭素原子との二重結合が誘導される。PUFA ラジカルは共役二重結合を再形成し，隣の炭素原子がラジカルとなる。O_2が急速に接合し，ペルオキシラジカルを形成する（図中央）。ペルオキシラジカルは第二の PUFA（図右中）と反応し，ラジカル連鎖反応を進める。ペルオキシラジカルは還元されて脂質ヒドロペルオキシドとなるが，通常はグルタチオン（GSH）ペルオキシダーゼやペルオキシレドキシン-6（図中には示されていない）によって還元される。後者のシステムが機能しないか自由鉄が存在すると，この反応は拡大し，第一鉄（Fe^{2+}）依存性にラジカル連鎖反応が開始される（図下左）が，これはフェントン反応とよばれる。ビタミン C やビタミン E のようなラジカル除去物質の存在下では，連鎖反応が終了する。ビタミン C や E はそれぞれ異なるラジカルや補体において最も活性をもつ。

つかの理由によりそのような連鎖反応は発生しない。1つは，遊離金属イオンの濃度が極めて低く保たれていることによって開始反応が予防されているということである。他にも，タンパク質の濃度が非常に高く，H ラジカル（H·）が他の飽和脂肪酸ではなくタンパク質から奪取され，進行が阻止されるということもある。生体システムはまた，補酵素 Q，ビタミン C，ビタミン E のような連鎖反応を止める抗酸化物質を高濃度に含んでいる。増幅もまた，GSH ペルオキシドや Prx-6 による脂質ヒドロペルオキシドの除去によって効果的に予防される。

▶脂質過酸化反応の反応性アルデヒド産物

進行反応は多種の転位産物を生み出し，他の反応物，特にタンパク質や DNA と反応する 4-ヒドロキシノネナール（4-hydroxynonenal : HNE）のような共役アルデヒドを除去しうる。HNE を産生する反応はまた，連鎖反応を進行させる炭素中心ラジカルを産生する。高分子と反応する特異性をもったより安定的な酸化物として重要になりうる，**図 46.3** に示されたようなエポキシドや，この一連の化学反応のバイオマーカーとして有用な転位産物であるイソプロスタン[89]など，他の産物が形成される。共役アルデヒドは，アミンやチオールをもったタンパク質と反応し，生体において普遍的に見られる変性タンパク質や劣化産物を産生する。このように，脂質過酸化反応はタンパク質のカルボニル基[19]として計測できる生体系の進行性の過程である。

▶栄養学におけるラジカル反応のまとめ

ラジカル機構は食物が酸化する機構であり，栄養学において重要である。食物の貯蔵・保存を制限し，食物の栄養価を下げうるものである。GSH 依存性のシステムが胃腸に存在し，食物の反応性求電子や脂質ヒドロペルオキシドを解毒し，吸収を防ぐ。ラジカル反応は生体において毒性学的な過程として重要であるが，低濃度のイソプロスタン，タンパク質カルボニル基，その他の多く記述される酸化物は正常細胞にも見られ，健康的な有機体はこれらの反応からよく保護されている。急性の物理的・化学的曝露が生体においてラジカル反応の原因となることは実在するエビデンスが示されているが，これらが起こる時，その強さは防御を上回るものである。ヒトのラジカル除去物質に関する広範な二重盲検介入試験によると，適量のサプリメントはヒトの長期的健康に対して著しい寄与がみとめられなかった[9～16]。このような高濃度の急性の環境的曝露（例：日常生活において）がなければ，20 世紀中盤以来，ヒトの疾病において因果関係としてのラジカル機構の重要性はおそらく誇張されていたであろう。

酸化ストレスの非ラジカル機構

非ラジカル酸化物は量的にはラジカルよりも重要であり，高分子の損傷が起こるか起こらないかにかかわらず，酸化還元シグナルや制御の崩壊という点で，慢性的な毒性とより深い関係をもっている。重要な非ラジカル酸化物として，過酸化水素，過酸化脂質，キノン，二硫化物，そして過酸化亜硝酸があげられる[90,91]。以前より提唱されていたHarmanのフリーラジカル仮説について研究が進められてきたが，非ラジカルのメカニズムについての関心は比較的少ないものであった。概念は，酸化ストレスの酸化還元仮説という形で形成され[56]，詳細なメカニズムへの誘導として 4 つの前提がつくりだされ，酸化ストレスを見つけ出す方法や，酸化ストレスを回避もしくは最小化する介入の方法が見出された。これらの前提は，系統生物学や，現代の-omic 技術，そして生物情報学を酸化ストレスに関する栄養学の研究と一体化する必要性を示している。その 4 つの前提とは以下のとおりである。

1．すべての生物学的システムは酸化還元物質（例：酸化還元感受性システイン，システイン残基など）をもち，それらは細胞シグナルや，高分子のやりとり，生理学的な調節において機能する。
2．これらの要因の酸化還元活動の組織化や調和は，共通の制御点（例：Trx，GSH）に依存した酸化還元回路を通して起こる。
3．酸化還元感受性の物質は空間的・力学的に隔離されており，移動や集合，触媒作用によって活性化されうる。
4．酸化ストレスとは，酸化還元感受性のチオール物質の特定の反応，電子輸送の回路の変化，あるいはこれらの回路の流れを制御することで調整されてきた制御メカニズムの妨害などに起因するこれらの酸化還元回路の機能の崩壊のことである。

▶非ラジカル酸化剤の標的

3 つの機能的なタンパク質グループが可逆的な酸化反応を起こす。Cys のチオール，Met のチオエーテル，セレノシステイン（Sec）のセレノールである。Cys の硫黄の酸化状態には，チオール（-SH），ジスルフィド（-SS-），スルフェン酸エステル（$-SO^-$），スルフィン酸エステル（$-SO_2^-$），スルフォン酸エステル（$-SO_3^-$）がある。チイルラジカル（-RS·）は他の硫黄種[93]と同様に酸素ラジカルの存在下でつくられ[92]，酸化ストレスにおいて毒物と考えられうるが，これらのものは急速に反応し，ジスルフィド結合を形成する[94]。スルフェン酸は比較的不安定であり，チオールの存在下ではジスルフィドに変換される。スルフェン酸はスルフェナミドのようなタンパク構造の形で安定化されるのである[95,96]。スルフィン酸やスルフォン酸のような高度に酸化された状態は，哺乳類の系においては，通常は可逆的なものではない。スルフィレドキシンは Prx においてスルフィン酸を減らし[97]，酸化還元シグナルにおいて重要なものである[98,99]。

Met の酸化[100,101]や Sec[102,103]は，毒性学的なメカニズムにおいて重要になりうる。Met は酸化ストレス下や加齢において酸化されて Met スルフォン酸となる[101,104]。喫煙は肺の硬化を促進するが，Met の酸化や α1-アンチトリプシン阻害剤の機能喪失と関連がある[105]。明らかにこのエラスターゼ阻害剤の喪失は肺の構造に損傷をもたらし，閉塞性肺疾患の原因となる。2 種類の Met スルホキシドレダクターゼが，メチオニンの *S*-および *R*-スルホキシドからの保護において重要である[100,106,107]。これらの酸化は Trx[107]に依存し，長寿にも関連がある[108～111]。このあまり研究されてこなかったタイプの酸化は Met と Sec いずれもが関わり，栄養学的にも重要である。というのも，Met や Sec は様々なことにおいて有用だからである。Sec 中のセレノールは，非ラジカル酸化ストレスからの保護を担う Trx，GSH おのおのの回路において鍵を握る位置を占める酵素である Trx レダクターゼやセレン依存性 GSH ペルオキシダーゼ[102,103]の触媒機能において，非常に重要である。

▶細胞内分画における酸化還元反応

酸化ストレスについて，特定の細胞内コンパートメントに関して研究することが可能となった[79,112]。哺乳類の細胞にはゲノム内に約 214,000 の Cys 残基が含まれており，酸化還元の生化学的手法により，酸化還元のネットワーク構造の構成が解明されるようになった[6,113,114]。この研究により，酸化ストレスは細胞内で一様なものではなく，むしろ分画内において特異的な回路に選択的に影響がもたらされるものであることが明らかになった。細胞外分画の細胞質や間質腔は一般的に，細胞内の分画よりも酸化されており[79]，抗酸化システムに乏しく，酸化に対して脆弱である。肺胞，口腔粘膜や腸管内腔にはチオール抗酸化物質である GSH が供給されており，粘膜内層に保護的な酵素が付着している。食事により経口的に摂取された GSH や GSH 前駆物質が直接的な保護効果をもつとするエビデンスもあるが，これらの組織を保護する栄養学的方法の効果を示した厳密な研究は存在しない。

細胞内では，異なる酸化還元システムが細胞内器官において機能する。小胞体とその分泌経路では，分泌過程において PDI や酸化酵素システムである EROS が用いられ，タンパク質が酸化される[115]。この酸化経路が破綻すると，小胞体ストレスのメカニズムを介して細胞死が活性化される[115,116]。核やミトコンドリアはさらに還元されており[79]，おのおのには特異的な酸化還元感受性のタンパク質が存在する。ミトコンドリアには Trx-2 や Grx-2 が特異的に存在し，細胞質には Trx-1 や Grx-1 が存在する。Trx-1 は酸化ストレスにより核内に移行し[117]，核も少なくとも細胞内で過剰発現した際にはGrx-2を含有する[113]。

酸化ストレスの原因となる物質のほとんどは，特定の細胞内小器官に関係する特異的な酸化還元反応を制御する経路を崩壊させているということが明らかになっている。*in vitro*の実験において，核内の分画は細胞質やミトコンドリアの分画と比べて酸化への耐性があることが示唆されているが，これらの分画特異的な機能について焦点をあてた栄養学的な研究はほとんどなされていない。

▶酸化還元回路の破綻

酸化還元仮説における酸化ストレスの要点は，酸化還元感受性のチオール元素の特異的反応による代替的反応である[118]。これは，酸化ストレスによる高分子の損傷に関する初期の概念とは異なるもので，明白な毒性を示さない有機体における順応性を包含したものである。例えば，酸化還元感受性のチオールは，栄養不良や飢餓への順応性をもつ。負荷がない状況ならばチオールの変位は何ら効果をもたないが，負荷に曝された時には順応的な反応を起こせなくなりうる。酸化還元回路に制御されている系において，抗酸化剤や電子伝達に新たな回路を創出する他の化学物質は短絡的な回路の創出を阻害しうる。加えて，低流量の調整回路がATPを供給するエネルギー回路のような高流量の回路を制御していることがある[3]。そのため，これらの低流量の回路を破綻させる曝露は間接的に多くの疾病の過程に影響しうる。現在利用可能な方法によって，何百ものタンパク質において特定のCys残基の酸化された割合を計測することが可能であり[114]，それにより細胞内の特定の系における栄養学的効果の詳細な研究が可能となっている[118]。

酸化ストレスに対する栄養学と酸化ストレス防御に関する展望

酸化ストレスの概念は現在，高分子の損傷を引き起こす，酸化促進剤と抗酸化物質の不均衡という初期の定義から，生体内の酸化還元シグナルや生体システム内の制御過程の破綻としての酸化ストレスをも含むものとして見直されている途上である[1,5,118]。ヒトの健康において，前者はいくつかの急性期の状態において重要性をもち，後者は慢性疾患とより関係が強いことが示唆されている。損傷を最小化し，回復を容易にするための積極的介入を行えるようにするために，実生活の状況で疾病に関わるラジカル過程を適時的に同定する戦略を立てる努力が求められる。重要な問題は，多様な食物を摂取するヒトのような複雑なシステムは，機能を維持するために適応しながら攻撃に反応しているということである。サブクリニカルな疾病状態は明確な徴候なく起こりうるため，酸化還元反応のサブクリニカルな効果を明らかにするためには多様な栄養学的条件について系統的に学ぶ努力をする必要があり，それによりさらに高度な抗酸化戦略が組めることとなるだろう。このようなアプローチは健常人の今日の栄養基準を確立するにすぎないかもしれないが，いずれは疾病時の異常な酸化還元状態を正す発展的な治療法につながる知識をもたらすであろう。

（Dean P. Jones／龍岡久登，佐藤雄一，杉崎　和 訳）

47 栄養センシングの機序

「栄養センシング」という用語は，栄養素とその代謝産物が様々な細胞表面の受容体や細胞内のシグナルタンパク質，核内受容体へ作用したり，細胞の成長と機能を制御するシグナル伝達経路の複合体ネットワークの活動を調節したりする分子メカニズムを説明するために用いられている。栄養素はまた，細胞の成長と機能を制御する傍分泌か内分泌機構を通して隣接あるいは遠位の細胞に作用するホルモンや神経伝達物質を放出する引き金となる。本章では，生体内のそれぞれ異なった組織に存在するいくつかの主要な栄養センシングのメカニズムについて取り上げる。

腸管による栄養センシング

ヒトの栄養センシングはほとんどの哺乳類と同様に口腔を含む胃腸などの消化管で始まる。栄養センシングは舌と口蓋上皮に並んでいる味蕾（みらい）で始まる。食物を味わうのに不可欠なこの知覚の過程は，食物が甘い味であると栄養価が高いと認識させ，苦い味であると毒がある，もしくは有害のおそれありと認識させる役割がある（43 章も参照）。味蕾に存在する分化した細胞や受容体は甘み，酸味，塩味，苦み，風味（うま味ともよばれる）の 5 つの一般的な味覚を伝える[1,2]。これらの味覚は，異なった化学物質を認識する数えきれない表面受容体を発現している専門の味覚受容体細胞によって味蕾の中で生まれる。

甘みとうま味の味覚はホモ二量体，あるいはヘテロ二量体を構成する T1R1，T1R2，T1R3 とよばれる味覚受容体として機能する 3 つの G タンパク質共役受容体（G-protein-coupled receptor：GPCR）ファミリーによって伝達される。T1R2＋T1R3 の組合せを発現する味（み）細胞が，砂糖，人工甘味料，およびいくつかの D-アミノ酸を認識し，甘みを感じる（**図 47.1**）。T1R1＋T1R3 のヘテロ二量体で構成される受容体が発現する味細胞が，D-アミノ酸，グルタミン酸塩，およびアスパラギン酸塩を認識し，風味もしくはうま味を感じる。他の代謝調節型受容体は味細胞の中にあり，うま味のいくつかを伝達するとみられる[3〜5]。苦みの感覚はデナトニウムやキニーネのような苦みを認識する T2R とよばれる別の GPCR ファミリーを発現する特定の味細胞によって伝達される。塩味の感覚は，味細胞に発現する上皮のナトリウムチャネルによって伝達されることが研究からわかっている[6]。そして，酸味の感覚は味細胞にある酸受容体として機能する PKD2L1 によって伝達される。PKD2L1 は，一過性受容器電位イオンチャネル（TRP チャネル）ファミリーの 1 つである。

口腔を過ぎてからの消化管の栄養センシングは，食後の胃・小腸管腔内の栄養素の存在を認識する，固有に分化した上皮細胞によってもたらされる。腸内分泌細胞とよばれるこれらの細胞は，陰窩とよばれる粘膜内層の内側の層に存在する幹細胞に由来する異なる 4 種の細胞系統の 1 つである[7]。腸内分泌細胞は腸管内腔の炭水化物，トリグリセリド，およびタンパク質を認識する粘膜壁内の主要な栄養センサーとして機能する。腸内分泌細胞は腸管内の栄養素を認識し，ホルモンと神経伝達物質を分泌することによって腸管運動や腸液の分泌，腸管血流などといった腸管の生理機能の活性化を調整する機能を担っている。20 種以上の異なった腸内分泌細胞が腸管各所に分布し，様々なタイプのホルモンを分泌している[8]。腸内分泌細胞は壁細胞や腸細胞など他のほとんどの上皮細胞と異なり，食物の構成要素を糖，脂肪酸，アミノ酸といった最も単純な構成単位に消化するための酸や消化酵素をつくりだすようにプログラムされている。

腸内分泌細胞に固有の栄養センシングには，炭水化物，脂質，タンパク質への応答などいくつかの例がある。小腸からのグルコース吸収は，主に吸収性の腸細胞に発現しているナトリウム/グルコース共輸送体 1 を通して起こる。*in vivo* の動物実験では，ナトリウム/グルコース共輸送体 1 が小腸内にグルコース，あるいは代謝不能なグルコース類似体があることによって上方制御されることが明らかになった[8,9]。グルコースが腸細胞のナトリウム/グルコース共輸送体 1 の発現を増強させるメカニズムとしては，味蕾と同じ味覚受容体（T1R2＋T1R3）が発現していることから腸内分泌細胞が関与していると考えられている（**図 47.1**）。グルコースはまた，グルコース依存性のインスリン分泌ペプチド（GIP）と，グルカゴン様ペプチドである GLP-1，GLP-2 といったインスリン分泌や末梢組織でのグルコース取込みに関与するインクレチンホルモンを放出する腸内分泌細胞を活性化する。現在の学説では，腸内分泌細胞において T1R がグルコース依存性に活性化することがホルモン放出の引き金となり，結果的にナトリウム/グルコース共輸送体 1 の発現とグルコース取込みが増加すると考えられている。管腔内のグルコースはまた，迷走神経求心路との相互作用で胃内容物排出と膵外分泌，腸液分泌を制御する 5-ヒドロキシトリプタミン（5-HT）あるいはセロトニンの腸内分泌細胞からの放出を刺激する[8,10]。

腸内分泌細胞はまた管腔内の脂質に反応してコレシストキニン（cholecystokinin：CCK）を分泌し，迷走神経の活性化によっていくつかの生理学的な消化管の機能と食欲を制御する[8]。腸内分泌細胞によるセンシングのメカニズムは，GPR120，FFAR1，FFAR2，FFAR3 といった脂肪酸を認識するいくつかの 7 回膜貫通型受容体の存在が原因とされてきた。これらの細胞受容体は腸内分泌細胞に発現し，そこでは GLP-1 やペプチド YY が共存している[11]。

タンパク質の加水分解による生成物はまた，脂質と同様の生理作用をもち，腸内分泌細胞での CCK の放出を活性化する[10]。ペプチドは小腸細胞の頂端膜にあるジペプチドとトリペプチドに特異的な共輸送体であるペプチド輸送体 1 によって取り込まれる。研究では，ペプチド輸送体 1 に

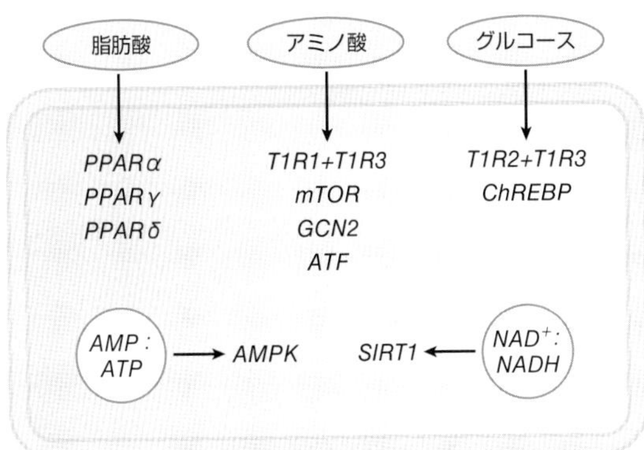

図 47.1 脂肪酸，アミノ酸，グルコースセンシング。細胞内の脂肪酸センシングにはペルオキシソーム増殖剤応答性受容体（PPAR）ファミリーである PPARα，PPARγ，および PPARδ が関与する。アミノ酸は消化管において T1R1＋T1R3 受容体に，様々な組織でラパマイシンの哺乳類の標的（mTOR），general control non-derepressible 2（GCN2），活性化転写因子 4（ATF4）を含む細胞内のシグナル伝達経路が修飾する未解明のメカニズムによってセンシングされている。グルコースは消化管の T1R2＋T1R3 受容体でセンシングされている（本文参照）。細胞内のグルコース濃度の上昇は炭水化物応答配列結合タンパク質（ChREBP）を増加させる。エネルギー感知分子であるアデノシン一リン酸活性化タンパク質キナーゼ（AMPK）および silent information regulator T1（SIRT1）によってニコチンアミド・アデニン・ジヌクレオチドと還元型ニコチンアミド・アデニン・ジヌクレオチド（NAD^+/NADH 比）の比率とアデノシン一リン酸とアデノシン三リン酸比率（AMP/ATP 比）の変化は認識される。

特異的なペプチドを模倣した化合物が CCK の放出と胃運動の抑制をもたらすことが示唆されている。最新の報告では，T1R3，代謝型グルタミン酸受容体 1～4，カルシウムセンシング受容体（CaSr）を含む別のアミノ酸センシングの受容体が腸内分泌細胞や腸の他の上皮細胞にも発現していることが示されている[12,13]。栄養センシングにおけるこれらの細胞受容体の生理学的意義の解明のためにさらなる研究が待たれる。

細胞内の栄養センサー

▶グルコース，アミノ酸，脂肪酸センシング

いったん栄養素が小腸から吸収され，血流に入ると，それらは様々な細胞内のメカニズムを通じて体細胞で感知される。細胞内，あるいは核内のいくつかの受容体は，グルコース，アミノ酸，脂肪酸のような栄養素の細胞内における利用能が変化することによって制御されている。

炭水化物応答エレメント結合タンパク質と肝臓 X 受容体に関連するメカニズム

重要な細胞内のグルコースセンシングメカニズムには，細胞内のグルコース濃度の上昇に応じて活性化する転写因子である炭水化物応答エレメント結合タンパク質が含まれる（**図 47.1**）[14,15]。エレメント結合タンパク質は主に肝臓だけでなく脂肪組織，脳，膵臓のような他のグルコース応答性の組織においても発現している。グルコース濃度が低い食事条件下では，エレメント結合タンパク質は 14-3-3 タンパク質に結合してリン酸化体の形で細胞質ゾルの中にある。しかし，食後には細胞内へのグルコース流入が増加し，ペントースリン酸回路を経由したキシルロース 5 リン酸塩の増加をもたらす。細胞内のキシルロース 5 リン酸塩濃度の増加はタンパク質ホスファターゼ 2A の活性化を引き起こし，エレメント結合タンパク質を脱リン酸化させ核内への移行を可能にさせる。いったん核内に入るとエレメント結合タンパク質は結合パートナーである Max-like protein X と結合し，その後複数の標的遺伝子の炭水化物応答エレメントと結合し，転写を増加させる。エレメント結合タンパク質によって活性化された標的遺伝子の多くが脂質生成とグルコース代謝に関わる酵素である。グルコースに結合することが報告されているもう 1 つの転写因子が核内受容体肝臓 X 受容体（liver X receptor：LXR）であり，その第一のリガンドはコレステロールなどのオキシステロールである[16]。オキシステロールによる LXR のリガンド活性化は肝臓と脂肪組織における，脂質生成の活性化を引き起こす過程である，レチノイド X 受容体のヘテロ二量体化と標的遺伝子プロモーター配列の結合を誘導する。グルコースセンシングにおける LXR と比べた炭水化物応答エレメント結合タンパク質の相対的重要性はわかっていない[17]。

活性化転写因子 4 に関連するメカニズム

特にアミノ酸欠乏や不均衡の状態において，アミノ酸を感知する主要な細胞内のメカニズムとして，活性化転写因子 4 の刺激がある（**図 47.1**）[18]。食物の欠乏や食事におけるタンパク質制限の状態では，活性化，あるいはアミノ酸に結合する帯電した転移 RNA（tRNA）濃度は減少する。これは帯電していない tRNA の増加をもたらし，general control non-derepressible 2（GCN2）キナーゼに結合し，次に真核生物型翻訳開始因子 2α のリン酸化を増加させる（**図 47.2**）。真核生物型翻訳開始因子 2α のリン酸化型はリボソーム集合に重要な翻訳開始因子である真核生物翻訳開始因子 2B を阻害することによって，通常のタンパク質合成を抑制する。逆説的に，アミノ酸制限の条件はリボソームのプロセシングを変化させ，結果的に活性化転写因子 4 の翻訳を増加させ，アミノ酸輸送（陽イオン性アミノ酸輸送体［CAT-1］とシステム A ナトリウム依存性中性アミノ酸輸送体［SNAT2］）や，代謝（アスパラギンシンテターゼ），細胞死（C/EBP 相同タンパク質と tribbles ホモログ 3）に関与する多くの遺伝子に保存されたプロモーター領域に結合させる。活性化転写因子 4 のシグナル伝達経路はアミノ酸によるストレスを感知し，アミノ酸の充足度に応じて細胞の同化と成長を促進するラパマイシンの哺乳類の標的（mTOR）経路（後述）ではカウンターパートとして機能する。

ペルオキシソーム増殖剤応答性受容体に関連するメカニズム

細胞内の脂肪酸センシングとして機能する重要なクラスの核内受容体に PPARα，PPARγ，および PPARδ などのペルオキシソーム増殖剤応答性受容体（PPAR）ファミリーがある（**図 47.1**）[19〜22]。脂質生成物と脂肪酸は代謝調節において重要な役割を果たしており，PPAR ファミリーは脂質と炭水化物代謝の主要な転写制御因子として働く。飽和・不飽和の長鎖脂肪酸とそれらのエイコサノイド誘導体

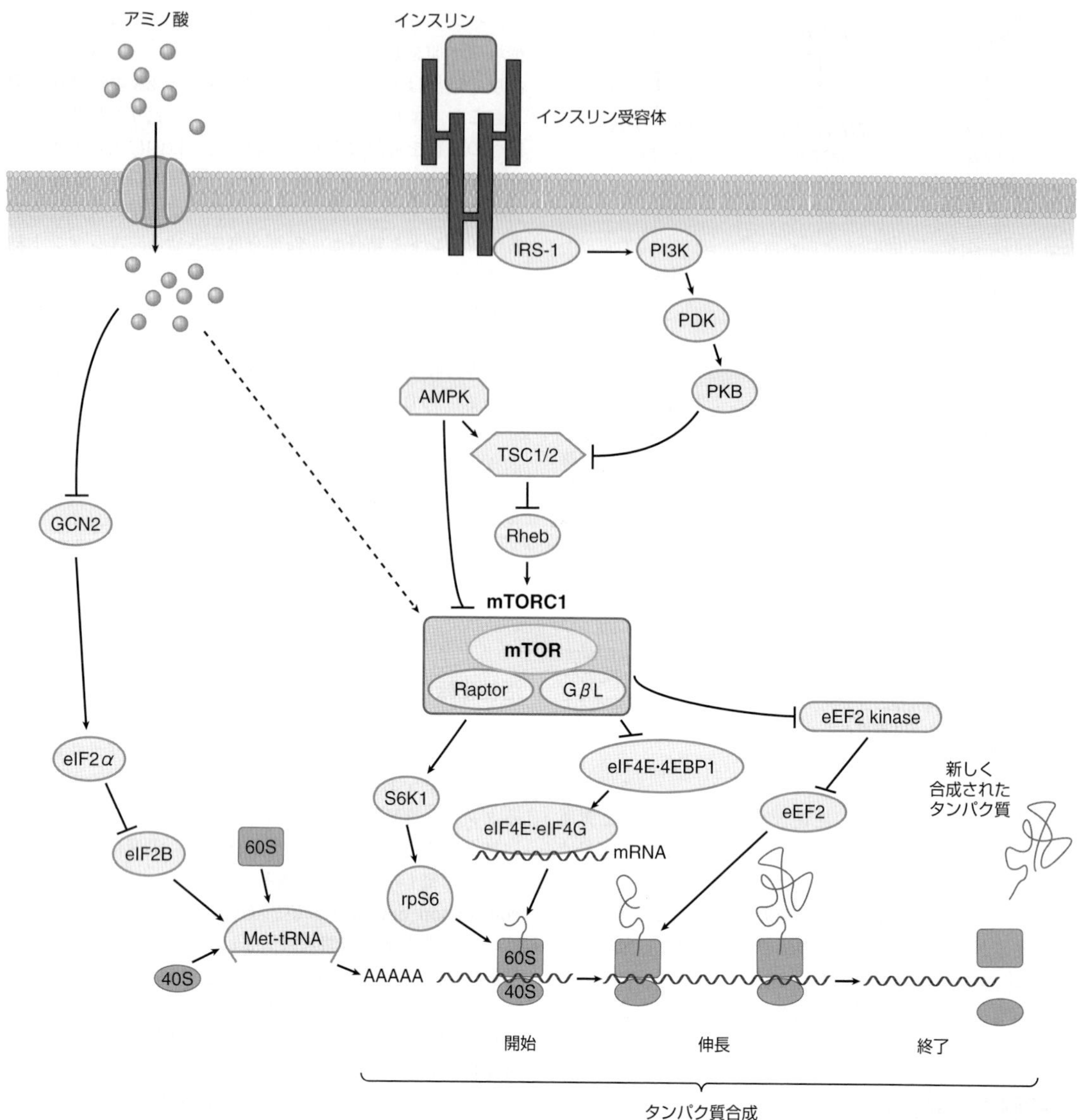

図 47.2　ラパマイシンの哺乳類の標的（mTOR）による栄養センシング。インスリン（あるいはインスリン様成長因子）はインスリン（あるいはインスリン様成長因子 1）受容体とインスリン受容体基質 1（IRS-1）を活性化させ，次いでホスホイノシチド-3-キナーゼ（PI3K），ホスファチジルコリン依存性キナーゼ（PDK），およびタンパク質キナーゼ B（PKB）の活性化を引き起こす。ホスホイノシチド-3-キナーゼの活性化は，結節硬化症複合体 1 と 2（TSC1/2）を増加させ，脳に多く含まれるラス癌遺伝子ホモログ（Rheb），mTOR を誘導する。アデノシン一リン酸活性化タンパク質キナーゼ（AMPK）の活性化は TSC1/2 活性を増加させ，mTOR 活性を減少させる。アミノ酸とインスリンは両方とも Raptor，G タンパク質β様タンパク質（GβL）から構成される複合体（mTORC1）として存在する mTOR を活性化させる。活性化された mTOR はリボソームタンパク質 S6 キナーゼ（S6K1）と eIF4E 結合タンパク質 1（4EBP1）をリン酸化させる。S6K1 のリン酸化はリボソームサブユニット S6（rpS6）を活性化させる。4EBP1 のリン酸化は 4EBP1 との非活性型の複合体から eIF4E を放出し，mRNA のリボソームへの結合を仲介する活性型の eIF4E-eIF4G 複合体の形成を行いやすくする。43S プレイニシエーション複合体を形成するためのイニシエーターのメチオニル-tRNA（met-tRNAi）の 40S リボソームサブユニットへの結合は，general control non-derepressible 2（GCN2）によって感知されるアミノ酸欠乏に反応する eIF2 のαサブユニットのリン酸化によって阻害される，eIF2B を介している。真核生物の伸長因子 2（eEF2）は真核生物伸長因子 2 キナーゼによって制御されている。

は核内受容体のサブクラスの天然の活性化因子である。しかしながら，PPAR の活性化における内因性のリガンド生成と比較して食事供給源の相対的な影響力はよくわかっていない。研究者は，多くの細胞内の脂質修飾酵素が関与し，シクロオキシゲナーゼ（COX），リポキシゲナーゼ（LO），エポキシゲナーゼ/シトクロム P450 酵素，およびリパーゼが内因性の PPAR リガンドを生成するための基質として脂肪酸，トリグリセリド，またはリン脂質を使用すると考えている。

細胞レベルでは，これらの生理活性を有する脂肪酸の作用は，核内受容体の分子結合と活性化を容易にするためにシャペロンとして作用する脂肪酸結合タンパク質によって細胞に取り込まれることによって仲介されると考えられている。PPAR ファミリーはこれらの脂質シグナルを翻訳し反応させて，エネルギーのホメオスタシス（恒常性）と細胞機能の制御を行う。長鎖多価不飽和脂肪酸などのリガンドによって活性化されると，PPARタンパク質は，レチノイドX受容体とヘテロ二量体を形成し，標的遺伝子においてペルオキシソーム増殖剤応答要素とよばれる特定のDNAの配列エレメントと結合する。ペルオキシソーム増殖剤応答要素の活性化は脂質とグルコース代謝のみならず炎症を制御する様々な標的遺伝子の転写を増加させる。PPARα遺伝子は肝臓，心臓，腎臓，褐色脂肪組織，筋や小腸など脂肪酸異化の活発な組織で高い発現が見られる。PPARαはミトコンドリアとペルオキシソーム両方の酸化酵素が上方制御されている肝臓において，脂肪酸異化とケトン体生成において主要な役割を発揮する。

長鎖多価不飽和脂肪酸，特にn-3系（ω3），ドコサヘキサエン酸，およびエイコサペンタエン酸が代謝機能に影響する重要なメカニズムの1つが，脂肪とグルコース代謝に関わる遺伝子の発現を調節することである。魚油の有益な健康効果は，これらの生物活性を有するn-3系長鎖多価不飽和脂肪酸によってもたらされると考えられている。n-3系長鎖多価不飽和脂肪酸は，転写因子（例：ステロール調節要素結合タンパク質と炭水化物応答エレメント結合タンパク質）や，特定の脂質合成酵素をコード化する遺伝子の転写を抑制し，ペルオキシソームとミクロソームの脂肪酸酸化に関わる酵素をコード化する遺伝子の発現を誘導するために働く。PPARα応答性の遺伝子の転写誘導は肝細胞内の脂肪酸の取込み，脂肪酸のアシルCoA誘導体への変換，そしてミトコンドリア/ペルオキシソームの酸化方向への切替えを促進する。

PPARαとは対照的に，PPARγの主要な効果は，脂肪酸の蓄積とグルコース代謝を制御することである（**図47.1**）[23,24]。PPARγは脂肪組織の分化と生存や，白色脂肪組織の脂質貯蔵のような脂肪細胞固有の機能を維持する上で極めて重要な転写調節因子である。さらに，PPARγはインスリン感受性の改善を通じてグルコース代謝に関わっており，こうして脂質と炭水化物間の代謝の分子的なリンクを示している。食事や内因性の脂肪酸リガンドがどれだけPPARγを活性化するかについてはほとんどわかっていない。PPARγの役割についての多くの知見は，PPARγの高親和性の作動性リガンドであるロシグリタゾンなどの合成されたチアゾリジン系抗糖尿病薬を用いた研究に基づいている。

PPARγの強力な活性化補助因子はPPARγ活性化補助因子-1α（PGC-1α）であり，褐色脂肪組織に強く発現し，ミトコンドリアの生合成発現，体温産生，および細胞呼吸の増加を増強させるのに役立つ。PGC-1αはまた，アデノシン一リン酸活性化タンパク質キナーゼ（AMPK）やタンパク質キナーゼB（PKB）/Aktなどのタンパク質キナーゼ・カスケードによって制御されており，褐色脂肪の酸化的代謝を増加させるか，または肝臓のグルコース産生を抑制している。PPARファミリーのより最近のメンバーはPPARδaであり，骨格筋，脂肪，および心臓を含む様々な組織に発現している[22]。PPARδの活性化は脂肪酸異化とペルオキシソームの代謝を刺激し，中性脂肪の蓄積を減らし，持久運動能力を改善させ，心機能を強化する。肝臓のPPARδ受容体の活性化は，また，肝臓のグルコース産出を抑制して，グルコースホメオスタシスの改善に寄与する。

栄養シグナル伝達経路

▶哺乳類のラパマイシンの標的による栄養センシング

食物摂取は組織タンパク質の合成を刺激し，骨格筋ではこの反応は急速に成長している若い個体において顕著である[25~28]。食事摂取後のタンパク質合成の刺激は，アミノ酸，特に分枝鎖アミノ酸であるロイシンの食後の上昇によって，主に血中グルコース濃度の上昇に応じて膵臓から分泌されるホルモンであるインスリン[32]と同じように引き起こされる[29~31]。インスリンがタンパク質合成を制御することに関しての細胞内のシグナル伝達経路への理解は飛躍的に進展したが，アミノ酸によって感知されタンパク質合成を修飾するメカニズムについてはほとんどわかっていない。しかしながら，研究者はアミノ酸とインスリンが同化作用を起こし，タンパク質キナーゼであるmTORに集まる独立したシグナル伝達経路を活性化させることによってタンパク質合成を刺激するとの見解で一致している[33]。実際，mTORはアミノ酸などの栄養利用能を感知することや，この情報を代謝や遺伝子発現，およびタンパク質の合成などの細胞過程の制御など，インスリンやインスリン様成長因子および細胞ストレスに由来する他のシグナル情報に統合することにおいて中心的な役割を果たしている[34]。

個体の栄養状態は，mTORによって全身と細胞の両方のレベルでの協調がとれるようにモニターされている[35,36]。全身レベルの栄養センシングにはインスリン/インスリン様成長因子シグナル伝達経路が関わっている。インスリンあるいはインスリン様成長因子の細胞表面受容体への結合は，受容体のチロシンキナーゼ活性の活性化に引き続いて，受容体のチロシン残基で自己リン酸化を引き起こす（**図47.2**）[37,38]。インスリン/インスリン様成長因子受容体の結合はインスリン受容体基質-1/2タンパク質の動員と活性化を引き起こす[39]。インスリン受容体基質-1/2タンパク質は，ホルモンや成長因子のシグナルをホスホイノシチド3キナーゼ（PI3K）とホスファチジルコリン依存性キナーゼ1（PDK-1）を含むいくつかのシグナル分子に送るドッキングタンパク質として機能する。それらの活性化はタンパク質合成を含む様々なインスリン/インスリン様成長因子によって刺激された生物学的応答を引き起こす下流のシグナル伝達経路の引き金となる。PI3Kの活性化は，結節硬化症複合体1，2（TSC1/2）とよばれる細胞成長の阻害因子をリン酸化させ不活化させるタンパク質キナーゼBのリン酸化と活性化を引き起こす。TSC1/2複合体の機能抑制は，脳に多く含まれるラス（Ras）癌遺伝子ホモログ（Rheb）を活性化させ，続いてmTORを活性化させる[40~42]。

mTORには2種の独立制御されたmTOR複合体1（mTORC1）（**図47.2**）とmTOR複合体2（mTORC2）という複合体がある[43]。mTORC1はmTORとRaptor，Gタンパク質β様タンパク質（GβL）から成り，一方，mTORC2はmTOR，Rictor，およびGβLから成っている。mTORC1はインスリンとインスリン様成長因子，アミノ酸によって制御されているが，mTORC2は栄養分濃度の上昇によって活性化されてはいないようである。

細胞のアミノ酸センシングはmTORC1を介して行われ

る。アミノ酸センシングの生物学的性質については，インスリンやインスリン様成長因子とは異なり，シグナルを開始する明確な受容体が不明であり，この領域は精力的に研究が行われている。哺乳類の細胞が細胞膜においてシグナルを開始するアミノ酸センサーを有し，mTORを活性化するかどうか，あるいは細胞内のアミノ酸プール量の変化がmTORシグナルを修飾するかどうかについてはわかっていない[44]。遺伝的，生化学的アプローチがmTORC1の活性化制御におけるアミノ酸輸送体の役割を解明するために用いられてきた。少しではあるが次のようなアミノ酸輸送体の存在が示唆されてきている。それはグルタミンの輸送を仲介するSNAT2とロイシンその他の中性アミノ酸の輸送を仲介するシステムLアミノ酸トランスポーター（LAT1），グリシンなどの単純なアミノ酸の輸送を容易にするプロトン補助性のアミノ酸輸送体（PAT）などである[45〜48]。空胞タンパク質ソーティング（Vps34）とRagグアノシン3-ホスファターゼを含む細胞内のアミノ酸感知に関与すると見られるmTORC1の正の調節因子の存在も，*in vitro*の細胞培養システムを用いて同定されている[49,50]。しかしながら，これらの方法では一般的に*in vivo*ではありえない環境であったり不死化した細胞株を用いているため限界がある。それでも，アミノ酸はタンパク質キナーゼBの下流とmTORの上流でシグナルを開始していることで一般的に意見の一致を見ている[51]。

▶翻訳に対する栄養センシング

インスリン/インスリン様成長因子かアミノ酸からのシグナル伝達を介したmTORの活性化は，mRNA翻訳の重要な制御構成物である70 kDaリボソームタンパク質S6キナーゼ（S6K1）とeIF4E結合タンパク質1（4EBP1）のリン酸化を刺激する（**図47.2**）[51]。mRNAのタンパク質への翻訳は次の3つの異なるステージから構成される。(a) 開始：イニシエーターのtRNAとmRNAがリボソーム・サブユニットに結合する。(b) 伸長：tRNAに結合したアミノ酸が伸長しているペプチド鎖に組み入れられる。(c) 終了：リボソームから完成したタンパク質が放出される[27,52]。mTORは翻訳の開始と伸長段階に関わるいくつかの構成要素を制御する。

翻訳の開始には2つの必須の段階が関わっている。1番目は43Sプレイニシエーション複合体を形成するイニシエーターのメチオニル-tRNA（met-$tRNA_i$）の40Sリボソームサブユニットへの結合で，2番目はmRNAの43Sプレイニシエーション複合体への結合である[33,53,54]。イニシエーターのmet-$tRNA_i$の40Sリボソームサブユニットへの結合はeIF2が仲介する（**図47.2**）。eIF2のαサブユニットのリン酸化はeIF2Bの活性を抑制し，それによりイニシエーターのmet-$tRNA_i$の40Sリボソームへの結合を減少させる。eIF2Bの活性は，飢餓とアミノ酸欠乏で減少するようである。

mRNAの43Sプレイニシエーション複合体への結合は，mRNAに結合するタンパク質eIF4Eや，eIF4Eおよび43Sプレイニシエーション複合体に結合する足場タンパク質eIF4Gを含む一群のイニシエーション因子によって促進される（**図47.2**）。4EBP1によって高度に制御されているeIF4E-eIF4G複合体は，43Sプレイニシエーション複合体がmRNAと結合するのに極めて重要である。非リン酸化されると，4EBP1はeIF4Eと非活性型の複合体を形成し，結果としてmRNAの翻訳を阻害する。リン酸化が亢進した状態では4EBP1はもはやeIF4Eと結合できなくなり，こうしてeIF4EはeIF4Gと活性型の複合体を形成する。インスリンとアミノ酸（特にロイシン）は，いずれもmTOR活性を増加させる。その結果として4EBP1のリン酸化が増加し，eIF4E-eIF4G複合体の生成がもたらされる。

翻訳のためのmRNAの選択にはS6K1活性の修飾が関わっている（**図47.2**）。その標的であるrpS6は，リボソームタンパク質のようなタンパク質合成装置に関与するタンパク質をコードするmRNAサブセットの翻訳制御に関与している。アミノ酸，特にロイシン，およびインスリンは，mTOR活性の増強によってS6K1のリン酸化とその結果の活性化を引き起こす。

伸長の過程の間，真核生物の伸長因子2（eEF2）は，それぞれのアミノ酸に新生鎖を加えた後，リボソームのmRNAへの相対的な転位を調整する（**図47.2**）。eEF2活性化はeEF2キナーゼによって制御される。インスリンとアミノ酸は，mTORC1依存性にeEF2の活性化を制御できるが，正常な生理的条件下でのタンパク質の合成に関する伸長の過程はその限りではない。

▶タンパク質分解に対する栄養センシング

栄養素の欠乏は，細胞質の構成成分が小胞に飲み込まれ，リソソーム内で細胞に栄養を供給するアミノ酸その他の分子に分解されるオートファジーの過程を刺激する[35,55,56]。mTORは細胞成長やオートファジーのバランスの主要な制御役として働く。アミノ酸かインスリン/インスリン様成長因子などの栄養物による刺激に応答してmTORC1が活性化されると，オートファジーが抑制される。栄養欠乏に応答したタンパク質分解の刺激は，ユビキチンプロテアソーム経路にも関わっている。この経路の活性化の最も一般的な指標は，アトロギン-1と筋特異的RINGフィンガータンパク質1（MuRF1）の発現増加である。アトロギン-1とMuRF1の転写は，forkhead O-box（FOXO）の転写因子ファミリーにより活性化され，インスリンまたはアミノ酸のシグナル伝達に応答したmTORによって鎮静化される。

▶アデノシン一リン酸活性化タンパク質キナーゼおよびsilent information regulator T1による栄養センシング

アデノシン一リン酸活性化タンパク質キナーゼ（AMPK）は細胞のエネルギー状態をモニターするエネルギーセンサーとして機能する[35,57〜59]。AMPK活性は細胞内のアデノシン一リン酸（AMP）濃度の上昇とアデノシン三リン酸（ATP）濃度の減少，その結果としてのAMP/ATP比の増加として特徴づけられた細胞ストレスの条件下において増加する（**図47.1**）。AMPKはATPを生成する経路を活性化し，ATPを消費する経路を阻害する。AMPKの活性化はTSC2活性の上昇を引き起こし，続いてmTOR活性を阻害しタンパク質合成の減少とタンパク質分解の増加を引き起こす（**図47.2**）。骨格筋におけるAMPKの活性化はグルコース輸送体であるGLUT4の細胞膜への転位を刺激しグルコース取込みを増加させる。AMPKの活性化に応答して解糖流量と脂肪酸酸化が増加し，グルコースとトリグリセリド合成が減少すると，細胞によるエネルギー産生の増加とエネルギー利用の減少が起きる。食物の欠乏に応答してAMPKが活性化すると，PGC-1αに働いてエネルギー利用を制限するシグナル伝達過程が活性化される。AMPKは栄養欠乏時と筋収縮に応答して活性化されるが，AMPK活性が正常空腹時と摂食時のサイクルで変化するかどうかについては意見が分かれている[60]。

ヒストン/タンパク質の脱アセチル化酵素 silent information regulator T1（SIRT1）は，栄養センサー分子として知られている（**図 47.1**）[59,61,62]。SIRT1は，カロリー制限による長寿をもたらすという役割が最もよく知られているが，研究ではSIRT1がAMPKと作用しあってエネルギー代謝を制御することが示唆されている。2個の栄養センサーとの関連は，飢餓や運動に応答して起こるニコチンアミドアデニンジヌクレオチドと還元型ニコチンアミドアデニンジヌクレオチド（NAD^+/NADH比）の比率の変更に関わっている。SIRT1は，AMPKのように，減少した栄養（グルコースか脂肪酸）の利用能に応じてPGC-1αを介してエネルギー産生のために基質の利用を促進させる。

（Douglas G. Burrin, Teresa A. Davis／藤田義人 訳）

III 部

ライフサイクルと 生理学上の変化における 栄養の必要性とアセスメント

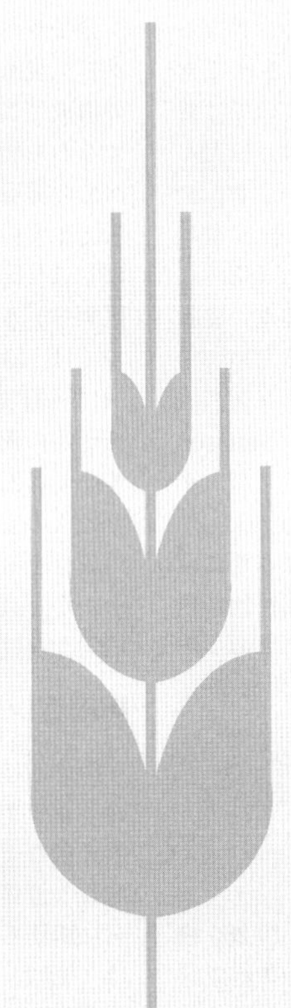

48 体組成

ヒトの体組成は，生涯にわたって，環境から得られ体内に残っている栄養素と他の基質の蓄積量を反映している。これらの成分から組織や器官までにわたる構成要素は，量や形が異なる塊を形成し，すべての生物に対して機能を与えている。体組成評価法によって科学者は，このような構成要素がどう機能し，年齢，成長や代謝状態でどう変化するかを理解することが可能になる。臨床家は，治療効果を改善するために，診断，疾患リスクの判定，治療効果を判定の体組成測定に頼っている。一連の体組成測定データは，合併症のない栄養不良あるいは疾患からの栄養状態回復の信頼できる指標になる。脂肪率あるいは除脂肪量と同様，身長，体重，体格指数（body mass index：BMI）のような通常の体組成測定データは，標準に対する個人の状態あるいはその人の通常状態に対する特別な期間の状態を比較することができる。これらの単純な測定により，栄養欠乏や不適切な栄養摂取の早期診断が可能になり，発病前に個々の栄養管理により改善することが可能である。

ヒトが成長し，成熟，老化する間の，体組成の正常範囲の変化を示すことはかなり興味深い。正常を定義することは，疾患に関連した異常を理解するために不可欠である。この考えは簡単ではなく，健康な個人内および異なる個人間で見られる差異や，高齢者に見られる年齢に関連した変化と疾患に関連した変化を区別することは困難である。一般的に正常値は，集団ベースではない，横断的で，異なる方法を用いた多数の研究データに基づいて示されてきた[1)]。正常を定義するための正確な体組成法については費用と複雑さのため，大規模な集団ベースの研究は，ほとんど実施されてこなかった。2，3の基準となるデータは，全国健康栄養調査（NHANES）で得られた身体計測，二重エネルギーX線吸収法（DXA）のデータに基づいている[2)]。身体計測データは，測定した変数（例：身長，体重，皮脂厚）や組成の推定において，経年変化を説明するために用いられてきた。Chumleaらは[3)]生体電気インピーダンス法を用いて予測した体組成の参照データを発表し，Janssenらは[4)]骨格筋（SM）量を予測するため生体電気インピーダンス法を用いた参照データを示した。Laursonらは[5)]，NHANES ⅢとⅣ調査に基づいた，子どもから思春期に至る体脂肪率成長曲線を示した。直接的でなく，間接的に組成を推定しているが，これらの経年変化はアメリカの少年少女における肥満の典型的な変化を示すために有用である。

体組成

▶5段階モデル

体を構成する約50の要素は，10万の化合物，約200種類の細胞，4つの主要な組織で構成されている。体組成評価の中心モデルは，5段階モデルで（**表48.1**），体重は，原子，分子，細胞，組織あるいは器官，体全体の総和と考えられている[6)]。それぞれのレベルの構成成分を測定する方法があり，あるレベルは他のレベルと相関するので，あるレベルの構成成分は，他のレベルの構成成分を知るために利用できる。これらの関係を反映する規則は，5段階モデルに特有であり，最終的にこれら評価の正確性は，これらの規則が妥当であるかに左右される。

▶原子レベル

体は11の主要な成分から成り立っている。それらのうち4つは酸素，炭素，水素，窒素で，体の96％以上を占めている。主要な成分はより高次の構成成分と関連している。他の重要な要素とはカルシウム，カリウム，リン，硫黄，ナトリウム，塩素，マグネシウムである。これらの要素の多くは中性子放射化分析あるいは全身放射能計測[7)]によって*in vivo*で推定できる。これらの研究方法は臨床で広く利用されるものではないが，基礎となるより簡易な方法を確立するために有用である。他の方法がより実用的で広範囲に利用できるとはいえ，総炭素量，総窒素量や総カリウム量は総脂肪量[8)]，タンパク質量[8)]や体細胞量[9)]を知る適切なモデルとして利用できる。

▶分子レベル

分子レベルは6つの主要な構成要素，水，脂質，タンパク質，炭水化物，骨塩，軟部組織ミネラルから成る。2～6の構成要素をもつモデルがつくられた。2つの構成要素，すなわち脂肪量と除脂肪量からなるモデルは，脂肪量とすべての非脂肪要素を結びつけたものであり，最も一般的で考えやすい。除脂肪量は活発に代謝される成分であり，しばしば代謝あるいは機能の指標の参考となる。2つ以上の区画モデルは多区画モデルとよばれている。これらのモデルでは，除脂肪量はさらなる成分に分割され，*in vivo*で量的に評価される。これらのモデルでは，基礎となる2成分モデルの仮説に関する誤差を最小限にするように工夫されている。2成分モデルは，子ども，高齢者，病気や寝たきりの人のような多くの状況では，活用できない。より多くの成分を計測して推測が少なくなると有用性や精度は向上するが，高価で手間がかかるうえに，個々の要素を正確に測定しなければ，大きな測定誤差により相殺される[10)]。

▶細胞レベル

概念的には，細胞レベルは，異なる種類の細胞に基づいた多重モデルになる。現実には，最も一般的な，3つの要素を含むモデルである。すなわち，細胞外の固体成分，細胞外の液体成分，そして細胞である。その細胞の塊は，さらに脂肪と体細胞量の2つの成分に分けられる。体細胞量は，細胞レベルで活発に代謝する要素である[11)]。脂肪と脂質の意味は異なるが，しばしば同じ意味で使われる。体組

表 48.1 体組成の異なるレベルでのモデルと関連方程式

レベル	モデル	組成 (NO.)	式	参照 (NO.)
原子	体重 = O + C + H + N + Ca + P + K + S + Na + Cl + Mg	11		
分子	体重 = 脂肪量 + W + P + Ms + M_O + G	6		
	体重 = 脂肪量 + W + P + M	4	脂肪量 = 2.747/骨密度 − 0.714 (W) + 1.146 (M_O) − 2.0503	(117)
		4	脂肪量 = 2.75/骨密度 − 0.714(W) + 1.148(M) − 2.05	(118)
	体重 = 脂肪量 + W + 固体成分	3	脂肪量 = 2.118/骨密度 − 0.78 (W) − 1.354	
	体重 = 脂肪量 + M_O + 残渣	3	脂肪量 = 6.386/骨密度 + 3.961 (M) − 6.09	(40)
	体重 = 脂肪量 + 除脂肪量	2	脂肪量 = 4.95/骨密度 − 4.50	(119)
		2	脂肪量 = 体重 − 総体カリウム/2.66 (男性) 脂肪量 = 体重 − 総体カリウム/2.51 (女性)	
		2	脂肪量 = 体重 − 総体水分量/0.73	
細胞	体重 = CM + 細胞外液 + 細胞外液固体成分	3		
	体重 = 脂肪量 + 体細胞量 + 細胞外液 + 細胞外液固体成分	4	体細胞量 = 0.00833 × 総体カリウム	
			細胞外液固体成分 = 総体カルシウム/0.177 細胞外液固体成分 = (0.9 × 総体カルシウム/血漿 Cl)	
組織—システム	体重 = 脂肪組織量 + 骨格筋量 + 骨 + 血液 + 他			
全体	体重 = 頭 + 首 + 体幹 + 下肢 + 上肢			

C：炭素，Ca：カルシウム，Cl：塩化物，CM：細胞量，G：グリコーゲン，H：水素，K：カリウム，M：体重の分画としてのミネラル，Mg：マグネシウム，M_O：体重の分画としての骨ミネラル，Ms：体重の分画としての細胞ミネラル，N：窒素，Na：ナトリウム，P：リン，S：硫黄，W：体重の分画としての水分。

成評価では，脂質は脂質溶媒で抽出された生体物質のすべてを含む。これらの抽出された脂質は，トリグリセリド，リン脂質や，*in vivo* で少量の構造脂質を含む[12]。対して，脂肪はトリグリセリドを構成する特別な脂質ファミリーをいう[6]。標準男性では[13]，健常成人から抽出できる脂質の約 90％はトリグリセリドであるが，この割合は食事摂取や疾患[14]により異なる。残りは，総体脂肪の約 10％（脂肪以外の脂質）で，主にグリセロリン脂質やスフィンゴ脂質である。

▶組織–器官レベル

組織–器官レベルの主要な成分は，脂肪組織，骨格筋，内臓，骨である。いくつかの組織–器官レベルの成分は，脳，心臓，肝臓，脾臓のような単一の固形臓器である。一方，その他の骨格筋や脂肪組織は身体中に散在している。一般的な用法では，脂肪と脂肪組織ははっきりと区別でき，異なったレベルであるが，しばしば置き換えられる。それぞれの量と代謝特性を評価する時には，その違いが重要になる。脂肪は主に脂肪組織に存在するが，細胞内トリグリセリドプールは，肝，骨格筋，他の器官，特に肝脂肪症や様々な脂質蓄積症で見られる。また，少量の循環細胞外トリグリセリドプールもあり，主にリポタンパク質として存在している。脂肪組織は，脂肪細胞，細胞外液，神経，血管から成る。脂肪組織分画は全身に分布し，それらの代謝特性は，存在する部位によって異なる[15]。脂肪組織分画は疾患発症リスクに密接に関係している。内臓脂肪組織と代謝調節障害や心疾患との関連は最もよく研究されており，筋肉内や血管周囲に貯蔵された異所性脂肪も，疾患リスクに関連している[15]。

▶全身レベル

全身レベルにおいて，組織は四肢，体幹，頭に分けられる。個別の要素というより，体幹と四肢は，周囲径，骨格筋の長さ，幅，皮下脂肪厚のような身体計測により特徴づけられる[16]。他の全身計測には，体重，容量，密度，電気抵抗等がある。身体計測の指標は，長年にわたり身体組成の代わりに用いられてきた。例えば，ウエスト周囲径は，肥満関連の疾病率や死亡率の予測に用いられてきた[17]。特に皮下脂肪組織に対して補正された上腕周囲径は，栄養状態を示す一般的な指標である。例えば，脂肪量や除脂肪量などの他のレベルの要素の評価も，全身レベルでの評価によく用いられる。

本章の後半では，化学，細胞や組織–器官レベル，特に体脂肪（あるいは脂肪組織），解剖学上の分布，除脂肪量，その主な構成成分（体細胞，水分，骨格筋や骨），それらを測定するために使われた主な方法を示す。これらの区画は健康や機能に直接関係し，あるものは栄養やエネルギー必要量の指標として用いられる。他の包括的評価法は，文献で報告されている[18]。身体計測方法は本章の他の部分で記載する。

▶定常状態

体組成評価することの重要な概念は，体重やエネルギー蓄積が安定している時，主要な体組成は安定しており，ゆえに，予測通りの相互関係が維持できる，というものである。5 つのレベルでは成分は異なっているが，それらは関連があり，同じあるいは他のレベルの成分の推定に用いることができる。例えば，総体タンパク質に対する総体窒素の割合を示す定数比として総体タンパク質/総体窒素 = 6.25 を仮定すると，成分レベルの総体窒素から化学レベルのタンパク質量が予測できる。同様に，細胞レベルの体細胞量は，総体カリウム（体細胞量 = 0.00823 × 総体カリウム）から，組織レベルの骨格筋量は総体カリウムと総体窒素（骨格筋量 = 0.0196 × 総体カリウム − 0.0261 × 総体窒素）から推定できる。前提となる一定の変換係数が，1つの成分から他の成分を推定するために使用され，その方法が有効か正確であるかは，対象者が定常状態であれば問題ないが，評価は逸脱の程度による。

身長と体重

▶身長

骨格の大きさは身長を決定する因子であり[19]，活発に代謝している細胞の成分であり，エネルギー必要量を推定する因子である除脂肪量と相関している。成人では，必要な標準体重を求めるために身長を用い，身長から身長に対する健康体重を維持するために必要な日々の栄養量を推定できる[20]。体組成評価法は，代謝が活発な組織を正確に評価するために必要であるが，臨床で標準体重を正確にすばやく計算するために使用されている。

▶体重

体重は体のエネルギー貯蔵量を表しており，栄養状態の間接的な指標として使用される。炭水化物やタンパク質の酸化割合は厳密に調節されており，体重の長期間にわたる変化は体脂肪貯蔵量に比例して変化したことを示している。標準体重は栄養摂取ガイドラインを確立したり，健康的な体重の範囲を決定するのに有用である。しかし，個人の通常時体重は，標準体重より個々の栄養状態を評価するために有用な情報かもしれない。通常時体重あるいは標準体重の差異は，有病率や死亡率のリスクを決定する臨床的指標として評価できるかもしれない。健康な成人の1日の体重変化は，0.1 kg/日未満である。0.5 kg/日以上減少した時は，負のエネルギーあるいは負の水分バランスまたはその両方を示す。臨床的に有意な体重減少は1週間で1～2%，1ヵ月で5%，3ヵ月で7.5%，あるいは6ヵ月で10%あるいはそれ以上と考えられている[21]。体重減少の重症度は，予後値でもある絶対的な体重の減少によって評価される。通常時体重の85～95%への体重減少（あるいは，標準体重の80～90%への低下）は，軽度の，通常時体重の75～84%（あるいは，標準体重の70～79%）では中程度の，通常時体重の75%あるいはそれ以下（あるいは，標準体重の69%以下）では重度の栄養不良を示す[21]。標準体重の55～60%以下への絶対的な体重減少は，飢餓の限界で個々に設定している[22]。病気になる前の6ヵ月間に10～20%体重が減少すると，機能障害を起こし[23]，20%以上では著明なタンパク質エネルギー栄養不良となる[23]。最低限生存可能なヒトの体重は，標準体重の48～55%，あるいはBMI約13 kg/m^{2}である。

必要以上の過剰なエネルギー摂取は正のエネルギーバランスになり，それが続くと体重増加や過剰な脂肪蓄積に至る。過剰な脂肪蓄積は疾患のリスクや若年死亡の増加につながるが，それは，脂肪組織は過剰エネルギーの蓄積としての機能だけでなく，内分泌機能，代謝や免疫調節にも大いに影響するためである。生存可能な最大の体重は，約500 kg（BMIは約150 kg/m^2）である[24]。

エネルギーやタンパク質必要量を体重から推測すると，臨床医は体重変動に影響する要因を考慮するか，急激な体液の移動（細胞内から細胞外へ，あるいは血管内から血管外領域へ）や炎症による体液の蓄積のように，エネルギー蓄積以外の体重変動を考慮する。浮腫および腹水，それらを治療する薬物により，体液を細胞外に移行させて，人為的に体組成を変化させ，体重を増加させる。疾患状態での腫瘍増殖や異常な組織の肥大を示す疾患では体重は増加して組織減少（例：脂肪あるいは除脂肪量の減少）を隠すかもしれない。病的肥満者が急激に体重減少を試みると，タンパク質–カロリー栄養不良や半飢餓の結果として体重（除脂肪量と脂肪量を含む）が減少するので，栄養（健康）障害のリスクがある。結局，エネルギー摂取と消費を介した，身体活動や食事による変化は，体液の再調節や体重の変動に関与しているグリコーゲン量（とその結合水）や，ナトリウム量に影響を与える。

▶BMI

体重と身長の割合（体重/身長比）は体形の研究で，長い歴史を有する。身長の2乗は身長と体重の関係を最小化するので，BMI（体重〈kg〉/身長〈m〉^{2}）は，少なくとも成人においては好ましい指標である。脂肪量の直接測定ではないが，過剰体重は体脂肪に由来するという根拠の薄い推定に基づいて，BMIは体組成の代わりとして広く用いられている。BMIと体脂肪は相関があるが，「脂肪量」の指標としてのBMIは，体型の違い（例：足の長さに対する体幹の割合），脂肪分布，身長に対する構成によって様々である。例えば，平均より筋肉質な人は，過体重あるいは肥満と誤認されたり，高齢者は正常体重の肥満と考えられる（すなわち正常体重であるが，脂肪が増え筋肉や骨が少なくなっている）。さらに，過剰体重の組成や部位は，性別，人種，年齢などのBMIによってとらえられない情報により変化する[25]。これらの制約にもかかわらず，BMIは疾患リスクを予測し，過体重や肥満を決定する基準として使用されている（**表48.2**）。明らかに異なったBMI–肥満の関係を有するアジア人向けには修正された基準が提案されている[26]。

少年少女の脂肪や除脂肪量の異なる変化によりBMIの解釈が複雑になっている。結果として，性別ごと，年齢ごとのBMIパーセンタイルが，子どもや青年に用いられる。アメリカの青年の修正BMI成長曲線は，小児肥満が急増する前の全国健康栄養調査の調査データに基づいて作成されている[27]。その図は，参照集団に対する子どもの成長を比較できるので臨床医にとって実用的で，栄養状態や過体重や肥満のリスクを推測できる[28]。18歳未満の少年少女において，低体重，過体重，肥満は年齢と性別に特異的なBMIにより，それぞれ5パーセンタイル以下，85～95パーセンタイル，95パーセンタイル以上と定義されている[29]。

除脂肪量

除脂肪量は，化学分析のレベルでは不均一の部分である。その細胞内液と細胞外液，タンパク質，骨と非骨ミネラルの主成分は，様々に組み合わさって，異なった評価法に基づく様々なモデルを形成する（**表48.1**）。歴史的に見て，通常，除脂肪量は水中体重測定[30]による身体密度，全身放射測定により推定される総体カリウム量[7]，比重測定

III

表 48.2　BMI とウエスト周囲長のカットオフポイントと疾患リスク

BMI（kg/m²）[a]	肥満分類	男性 ≦ 102 cm 女性 ≦ 88 cm	男性 ＞ 102 cm 女性 ＞ 88 cm
＜ 16	グレードⅢタンパク質・エネルギー低栄養	—	—
16.0〜16.9	グレードⅡタンパク質・エネルギー低栄養	—	—
17.0〜18.5	低体重（グレードⅠタンパク質・エネルギー低栄養）	—	—
18.5〜24.9	正常	—	—
25.0〜29.9	過体重	上昇	高値
30.0〜34.9	クラスⅠ肥満	高値	非常に高値
35.0〜39.9	クラスⅡ肥満	非常に高値	非常に高値
≧ 40	クラスⅢ重度肥満	極度に高値	極度に高値

[a] BMI カットオフポイントは国際分類のための WHO の基準を表すが，アジア人の集団向けの公衆衛生活動のためのカットオフポイントは，23，27.5，32.5，37.5 kg/m²とされている[26]。
（Adapted from the National Heart, Lung, and Blood Institute. Guidelines on Overweight and Obesity. Available at：http://www.nhlbi.nih.gov/guidelines/obesity/e_txtbk/txgd/4142.htm, with permission.）

表 48.3　小児と青年における除脂肪体組成と密度

年齢（歳）	男性 総体水分量/除脂肪量（%）	男性 M_O/除脂肪量（%）	男性 除脂肪量の密度（g/cc）	女性 総体水分量/除脂肪量（%）	女性 M_O/除脂肪量（%）	女性 除脂肪量の密度（g/cc）
1	79.0	3.7	1.068	78.8	3.7	1.069
1〜2	78.6	4.0	1.071	78.5	3.9	1.071
2〜4	77.8	4.3	1.075	78.3	4.2	1.073
5〜6	77.0	4.8	1.079	78.0	4.6	1.075
7〜8	76.8	5.1	1.081	77.6	4.9	1.079
9〜10	76.2	5.4	1.084	77.0	5.2	1.082
11〜12	75.4	5.7	1.087	76.6	5.5	1.086
13〜14	74.7	6.2	1.094	75.5	5.9	1.092
15〜16	74.2	6.5	1.096	75.0	6.1	1.094
17〜20	74.0	—	1.098	74.8	—	1.095
20〜25	73.8	—	1.100	74.5	—	1.096

M_O＝体重の分画としての骨ミネラル。
（Data from Boileau et al（120），Fomon et al（55），Haschke et al（121, 122），Lohman et al（123, 124），with permission, with some modifications of the estimates of Fomon et al（55）to provide for linear changes in body water and bone mineral with age.）

法[31]による総体水分量から推定されてきた。それぞれのアプローチは，測定した成分と除脂肪量の間の恒常的関係に基づいた変換係数に依存している。健康な若年成人では，化学的恒常性の仮説には，ほとんど誤差がない。しかし，成長や成熟，加齢，疾患により除脂肪量の成分は著明に変化するので[1,32〜34]，適切に調整しなければ，大きな誤差を生じる。性差や人種あるいは民族[35]により，身体トレーニング[36]による効果と同様の差異が見られることがわかっている。もし，別のグループの中で有効性が示されなければ，そのグループに変換のための定数や式の使用は制限される。あるいは，定常状態が得られない時，より多くの測定が必要になり，費用と患者の負担が増大し，利用も限定的になるが，多重構成要素モデルを適用すると改善される[37]。

▶密度測定

歴史的に水密度測定（水中体重測定）は，身体容積や身体密度を推定するために活用され，身体密度から体脂肪率や除脂肪量[30]が推定される。子どもや高齢者，寝たきりの人，身体障害者，その他の人が，完全に水中に入って測定することはとても困難である。代替手法として，圧-容量の関係を利用する空気置換プレチスモグラフィーを用いて身体容積と身体密度を推定する。空気置換プレチスモグラフィーの最新の型式は，Bod Pod（COSMED USA Inc〈旧 Life Measurements Inc〉Concord, CA）であり，水中に入る必要性はなく，信頼性の高い身体容積を得ることができる[38,39]。この手法は，胸部ガス容量を測定するための呼吸法が必要で，子どもや呼吸器疾患を伴う患者にとって，困難かもしれないが，子どもや大人でも評価できる。

密度測定における誤差の主な原因は，身体密度を組成に変換するために使用されるモデルである。古典的な 2 成分モデルでは，脂肪や除脂肪量の密度は，それぞれ 0.9 g/mL，1.1 g/mL と仮定している。これらの密度の使用により，身体密度から体脂肪率を推定するための式を導くことができる（**表 48.1**）。除脂肪量の密度は主な構成要素，水分，タンパク質，ミネラルから得られるが，それぞれの量と密度からも得られる（**表 48.3**）。除脂肪量の構成成分と密度が評価されているヒトでは，より正確な結果が得られる。

多くの研究では，除脂肪量の組成にはかなりの変動がみとめられ，密度は成長や成熟[40]，加齢[41]，特別なトレーニング[42]により異なる。性別や人種で異なり，集団内でさえ，かなりの個人内の変動のために，除脂肪量が化学的に一定とはいえない。続いて，多成分モデル（3 成分モデルや 4 成分モデル，**表 48.1**）では，より多くの成分が測定されるので不明な仮説はほとんどなく，2 成分モデルより正確である。浮腫のある子どもや患者では，身体密度に沿った総体水分量の測定により，除脂肪量の値は正確で，高齢の患

表 48.4 小児および青年の身体密度からの体脂肪比率の推定式[a]

年齢（歳）	男性		女性	
	C_1	C_2	C_1	C_2
1	5.72	5.36	5.69	5.33
1〜2	5.64	5.26	5.65	5.26
3〜4	5.53	5.14	5.58	5.20
5〜6	5.43	5.03	5.53	5.14
7〜8	5.38	4.97	5.43	5.03
9〜10	5.30	4.89	5.35	4.95
11〜12	5.23	4.81	5.25	4.84
13〜14	5.07	4.64	5.12	4.69
15〜16	5.03	4.59	5.07	4.64
18	4.95	4.50	5.05	4.62

[a] 成長や成熟に伴う除脂肪量の水分，タンパク質，ミネラル分画の平均変化で調整（表 48.3）。C_1と C_2項目は，身体密度の脂肪割合を推測する一般式による計算値。
体脂肪率 ＝ 1/身体密度 ［(除脂肪密度　脂肪密度)/(除脂肪密度 － 脂肪密度)］－［脂肪密度/(d1-d2)］× 100
脂肪密度 ＝ すべての年齢集団で，0.90↓(g/cc)
体脂肪率 ＝［C↓1/身体密度 － C2］× 100

者や著しい骨減少をともなう患者でも，身体密度に沿った骨ミネラルを測定して，より正確な除脂肪量値を得ることができる。多成分モデルが適さない時，成長や成熟，加齢に伴って起こると予想される変化を調節するための，集団固有の式を使用することにより改善して正確な値を得ることができる（**表 48.4**）。

▶全身放射計測と全身カリウム

カリウムは，主に細胞内イオンで，全身^{40}K カウンティング法によって測定される[7]。測定の再現性は，20〜25 kg の子どもでも良好である[43]。総体カリウムは除脂肪量に含まれ，2 成分モデル[25]は除脂肪量を推定するために，一般的に使用されるが，体細胞量，総体タンパク質[44〜46]と骨格筋量[47,48]を推定するために総体カリウムは有用である。このモデルは，安定した総体カリウム/除脂肪量比を仮定する。しかしながら，成長期において除脂肪量の骨格筋量分画が増加する時，総体カリウム/除脂肪量比が増加する。この変化は，適切なモデル係数を示すため複雑になる。若い健常成人では，総体カリウム/除脂肪量比は男性で 2.66 g，K/kg 除脂肪量，女性で 2.55 g，K/kg 除脂肪量と確立しており，安定している。子どもで，成人の総体カリウム/除脂肪量比を用いると，除脂肪量を過小評価することになる[49]。高齢者では筋減少を伴う虚弱な人（サルコペニア）に，同様の問題が起こる。

▶比重測定法と総体水分量

分子レベルでは，水分の部分は，酸化水素という単一の分子種から成り，それは総体水分量の評価のためアイソトープ希釈原理の利用に役立つ。いくつかのトレーサーが使われているが，水のアイソトープ（放射性トリチウム酸化物，酸化ジュウテリウム，酸素 18 水酸化物）は，最も精密で正確に総体水分量を推定できる[31]。すべての水を除脂肪量に限定する 2 成分モデルに基づいた除脂肪量の推定は，総体水分量から推定される最も一般的な成分であるが，総体水分量は，分子，細胞，組織レベルで体組成を推定するモデルに使用される（**表 48.1**）。その計算には，除脂肪量の水和定数を仮定することが必要である。この仮定は，脱水症や浮腫になる水分代謝異常のあるヒトでは明らかに不正確である。健常な成人では，総体水分量は比較的一定で，除脂肪量は水分割合が 73％として評価される（除脂肪量＝総体水分量/0.73）。乳児や小児は，高い総体水分量/除脂肪量比を示し，年齢に応じた水和定数が除脂肪量の推定に必要である（**表 48.3**）。重症タンパク質欠乏性栄養不良患者では，水和因子が 75％と高値で[50]，浮腫を生じる水分代謝障害でも高い水和定数を示す[51]。健常人でも高い総体水分量/除脂肪量を示すグループがある。例えば，骨格筋部分の発達したボディービルダーは，水和定数が 2〜3％上昇している[52]。これは，それ自体の水和が大きいのではなく，除脂肪量中の骨格筋の割合が大きいためである。妊娠も，妊娠期が進むにつれて水和が増加することになる[53]。

▶二重エネルギー X 線吸収（測定）法

二重エネルギー X 線吸収法（DXA）は汎用性があり，臨床研究にとって魅力的な方法である。スキャン計測時間が短く，放射線照射が少ないので，幼児は鎮静が必要かもしれないが，子どもにも評価が可能である。主要な制限項目として，測定できないような体重と，サイズに関連した誤差がある[54]。また，スキャナー間でハードやソフトの違いが存在し，同じメーカーのものでさえ違いが生じるので，縦断的研究は同じ機械で，同じソフトウエアを使用するべきである[54]。

DXA は，3 つの主要な化学成分，脂質，除脂肪軟部組織，身体密度を測定している。除脂肪軟部組織は，細胞レベルで，体細胞量と細胞外液という 2 つの主要な要素を含む。除脂肪量は除脂肪軟部組織量と身体密度の合計である。除脂肪軟部組織量と体細胞量は年齢とともに増加するが，体細胞量は，成長期に，除脂肪軟部組織量と比較して大きく増加する[55,56]。このように，除脂肪軟部組織量は，子どもの年齢によって代謝が均一でないので，除脂肪軟部組織量の結果は，それに応じて解釈する必要がある。

すべての間接的方法と同様に，DXA は組織恒常性があると仮定して評価しているが，それは必ずしも正確とはいえない。軟部組織組成と身体密度の推定評価は，脂肪や除脂肪量のように特別な成分を有するため安定と仮定した減弱比（R 値）を利用している。均一な成分を用いる *in vitro* 研究と，多成分モデルであるヒトの比較は，厚みや深さが異なるため，R 値が組織的に変わるかもしれない[57〜59]。結果として，体脂肪率を見ると，高脂肪率の患者を過剰に評価し，低脂肪率の患者は過小に評価する可能性がある[56]。水和レベルが 5％増減すると，体脂肪率の DXA による推定値がわずかに 1〜2.5％ほど狂うため，かなりの偏位はやむをえない[54,60]が，推定総体水分量/除脂肪量比から求められる体水分量の変動は，除脂肪量と脂肪率の DXA で得られた推定値を混乱させると見られる。

▶生体電気インピーダンス法

インピーダンスは，電流の流量を変化させる伝導体に対する周波数依存性の抵抗である。生体では，水は導体であり，生物電気抵抗（インピーダンス）分析はこの導体の抵抗を測定する。インピーダンスは，電流の周波数で抵抗とリアクタンスの両方によって決定される。生体の抵抗は，非生物学的伝導体と同様で，リアクタンスは細胞膜，組織表面，これらの電流経路を通る一部の電流を遅らせる非イオンの組織の容量効果によって生じる。電流は，電流周波数の作用として細胞外液と細胞内液と流れ方が異なる。低周波では細胞外液を電流が流れ，高周波ではすべての組織を流れる。このように，異なった周波数を使うことにより，異なった体液部位を推定できる。単周波分析や多周波分析の両方が開発されている。

単周波分析は，総体水分部位を通る弱い電流（例：800 μA，50 kHz）を使用する。抵抗とリアクタンスは，ベッドサイドで患者が仰臥位で測定する。インピーダンスを測定する携帯用デバイスと体重計も活用できる。根底にある理論は，抵抗（R）が伝導体の長さ（L）に正比例し，断面積（A）に反比例することで，ρ を体積抵抗率として $R = \rho L/A$ で示される。式の右辺に L/L を乗じることにより，$R = \rho L^2/V$ あるいは，身長 = L，体積 = ρ 身長^2/R が得られる。BIA の応用にあたっては，伝導体が完全な円柱で，その体積抵抗率が一定であると仮定している。しかし，いずれも正しいとはいえない。抵抗率は組織で異なり，腕や足は体の抵抗の大部分を占めている。組織，部位や個人間での組織構成体節の違いのため，個人内での違いや予測される誤差の原因となる。測定に影響する変数としては，体位，水分補給状態，食物や飲料の消費，外気や皮膚温，最近の身体活動，膀胱機能等がある。これらの因子を調節した標準的プロトコルを使用する必要がある[61]。

生体電気抵抗（インピーダンス）測定値は，生物学的な量を直接的に測定しているものではない。すなわち，抵抗指数，身長^2/R は，回帰方程式を用いた予測値として理解されている。この式は，特定の母集団で見られる統計的な関係を示し，そして各式は参照集団と同様の対象でのみ活用できる。生体電気インピーダンス法を用いて測定できる総体水分量，除脂肪量，体脂肪率を推定するための多数の予測式が報告されている[61,62]（**表 48.5**）。

単周波生体電気インピーダンス法を使った総体水分量測定値は，理に適っており正確であるが[63,64]，除脂肪量と体脂肪率を推定するためにそれを使用する時は，一定の総体水分量/除脂肪量比（73%）を用いることがある。ある部分は，したがって，根拠のない仮定に反論するため，体組成を予測するために身長^2/R が，身体測定値とともに使用される[62]。概して，発表された式を用いると，集団にとってかなり正確な体組成が得られるが，個々の正確性は，式を構成している特異的な多数の因子の影響を受ける[64,65]。

生体電気インピーダンス法の臨床的応用は，癌[67]，ヒト免疫不全ウイルス感染[33]，透析[68]のような水分布が障害されている状況の評価に有用である[66]。細胞内液の障害はタンパク質–カロリー栄養不良に特徴的であり，直接あるいは間接的に測定した総体水分量値はこれらの健康状態では除脂肪量を確実に反映していない[69,70]。単周波生体電気インピーダンス法は，これらの患者に対する，静脈，経腸栄養の効果を評価する方法としては無効である。また，重症の肥満症患者の脂肪量を評価する時も体重と体幹部の水分量，除脂肪量の水分量，細胞外液/細胞内液比と相関するため，問題がある。ダイエットあるいは点摘による，急激な

表 48.5　生体電気抵抗インピーダンス法と身体計測による体組成予測式

男性 12〜80 歳
$TBW = 1.203 + 0.176\ (WT) + 0.449\ (HT^2/R)$
$FFM = -10.678 + 0.262\ (WT) + 0.652\ (HT^2/R)$

女性 12〜80 歳
$TBW = 3.747 + 0.113\ (WT) + 0.45\ (HT^2/R) + 0.015\ (R)$
$FFM = -9.529 + 0.168 (WT) + 0.668 (HT^2/R) + 0.016\ (R)$

成人 18〜86 歳
$SMM = 5.102 + 0.401\ (HT^2/R) + 3.825$ (性別) $- 0.07$ (歳)

FFM：除脂肪量，HT：身長（cm），R：抵抗（オーム），SMM：総骨格筋量，TBF：総体脂肪量，TBW：総体水分量，WT：体重（kg），総体脂肪量：体重－除脂肪量。
(Data from Sun SS, Chumlea WC, Heymsfield SB et al. Development of bioelectrical impedance analysis prediction equations for body composition with the use of a multicomponent model for use in epidemiologic surveys. Am J Clin Nutr 2003；77：331–40；and Janssen I, Heymsfield SB, Baumgartner RN et al (125). Estimation of skeletal muscle mass by bioelectrical impedance analysis. J Appl Physiol 2000；89：465–71, with permission.)

体重変化や，タンパク質–カロリー栄養不良による急激な体重減少も，単周波生体電気インピーダンス法によってはあまり評価できない。

周波数のスペクトルを用いて測定された電気抵抗値すなわちインピーダンス値は，単周波生体電気インピーダンス法より正確に複数の個人間の体組成の変動を示している。総体水分量を細胞内液と細胞外液に識別することができる多周波インピーダンスの能力は，体液移動とバランスを説明するために臨床的に重要で，体組成評価を改善させるかもしれない。さらに分析技術の応用が進んでおり，臨床や研究において，総体水分量，細胞外液，細胞内液を評価するためのインピーダンス法活用は拡大している[62]。多周波生体電気インピーダンス法は一般的に，総体水分量と細胞外液をより正確に評価できるが，除脂肪量と脂肪量は十分に評価できない。

体細胞量

体細胞量は，支持組織に関する体の一部のエネルギー代謝の働きに関与し[11]，筋，内臓，血液，脳の細胞成分より構成されている。エネルギー消費を体組成に関連づけた研究なら，指標として体細胞量を用いて行われるのが最もよい。しかし，体細胞量測定は，より困難で，体重あるいは除脂肪量を用いることが一般的である。

若い成人では，男性の体細胞量は体重の約 47〜59%，女性では 36〜46%で[71,72]，約 73%の水分と約 27%の固体成分から成る[11]。一般的に，これらの組織では，湿重量の 4%が窒素で，平均カリウム・窒素比は 3 mEq/g である。これらの仮定をもとに Moore らは[9]，体細胞量 = 0.00833 × 総体カリウム量/mmoL を用いて体細胞量を評価した。乳児の除脂肪組織は成人より多くの水分を含んでおり，総体カリウム量/体細胞量比が約 92.5 mmol/kg とカリウム濃度は低い[73]。

生理学的あるいは臨床的視点から，体細胞量の概念は除脂肪量より重要である[74]。体細胞量は，疾患の重症化，投薬，栄養状態の変化，あるいは短期間での身体活動の低下

などの初期の影響を示す除脂肪量の一部である。これらのケースでは，総体カリウム量の変化は体細胞量の変化を反映するが，総除脂肪量の変化は反映していない。年齢や体格が同じ健常人の総体カリウム量と患者を比較すると，患者の消耗レベルを評価できる[75]。しかし，体細胞量は除脂肪量の約50～60%にすぎない。すなわち，総体カリウム量とは関係なく，除脂肪量はかなり変化することである。実際，除脂肪量と総体カリウム量の変化は，一方が低下し，他方が増加することもあり，短期的には連動しないこともある。このような理由から，唯一総体カリウム量測定だけをもとにした体脂肪の評価は，特に健康でない人にとって問題が多い[76]。

体水分量

水は生体の，生化学反応や輸送の媒体として不可欠である。体水分量が15%減少すると生命は危険である。総体水分量の少しの変化でも，体重は変化するので，総体水分量の測定は，体組成を測定する時に中心項目になる。

水は，分子，細胞，組織レベルで，体組成を説明するのに重要な成分である[6]。分子レベルで，水は単一の分子種，酸化水素から成る。水は，細胞レベルでは，約73%の水と27%の固体から成る体細胞量[11]と，約94%の水分と6%の固体から成る細胞外液[6]の2つの部分に存在する。組織レベルでは，水は，各組織の細胞質と核の細胞内液，血漿，リンパ系における間質水，骨，軟骨など密性結合組織中の水，胆汁，胃腸分泌液，粘液，脳脊髄液やその他の微量水分のような排泄される多量の細胞外液の5つの分画に存在する[77]。

比重測定法による総体水分量や，除脂肪量の評価法は，本章ですでに説明されている。細胞レベルでの比重想定法を応用し，細胞内液の総体水分量を区別するためには測定が必要である。細胞内液は直接測定するのが難しいが，細胞外液は希釈により測定でき，細胞内液は細胞外液に分布するトレーサーを使うことによって，総体水分量との差として計算できる。臭化物は，精巣や胃粘膜の細胞と同様，赤血球や白血球中へ浸透するため，細胞外液を約10%過大評価する可能性があるが，細胞外液に最も近似しているため，臭化物が一般的に使われている[77]。臭化物の存在は疾患ごとに大きく異なり，臭化物が細胞内液を通過するため[78]，10～15%の調整因子が必要である[31]。細胞外液と細胞内液は除脂肪量の構成要素であるが，細胞内液と代謝特性の関連は細胞外液と総体水分量より強い[11,79]。このように，その本質において，細胞内液は細胞レベルで体組成を評価するのに有用である[11]。

すでに示したように，多周波インピーダンス法は，液体の区画を知り，総体水分量，細胞外液や細胞内液の値を得るのに臨床的に見込みがある[62]。

骨格筋量

骨格筋量は，健常な女性では体重の約30～40%，男性で40～50%を占める。成人では，骨格筋量のほとんどは足に分布し，頭，体幹や腕は少ない。評価方法は歴史的に，慢性疾患のリスク，特に心疾患やインスリン非依存性糖尿病に関係する体脂肪が重視されてきた。骨格筋量への関心は，健康や身体機能にとって重要であることが認識されてきたため高まってきた。骨格筋量を測定する必要性は，急務である。例えば，小児科医は骨格筋を成長や発達の指標としてモニターする。臨床家は，消耗性疾患，予後，治療の進行を評価するために骨格筋量を評価する。老年病専門医は，加齢に伴う筋減少と機能低下に加え，高齢者の有病率，QOLを維持するプログラムの効果を調べるために，骨格筋量の長期的な評価が必要である。

コンピュータ断層撮影（CT）や磁気共鳴映像法（MRI）のような形態学的評価法が，*in vivo* で組織–器官レベルを最も正確に定量化できる方法と考えられている。MRIはイオン化放射線を使用していないが，MRIを用いた評価は，CTと本質的に同質である。プロトコルは，体全体あるいは，複数のCTあるいはMRIを用いた部分的な骨格筋量を評価するために発展してきた。与えられた部分の連続イメージを収集し分析すると，大変高価な上に時間がかかるので，体の長軸に沿ったイメージは，通常スライス間隔（およそ20～40 mm）で集められる。ボリュームは，その後組織面積やイメージ間の距離に基づいた幾何学モデルを使って計算できる。組織と器官の密度は，人それぞれでは一定であるので，CTとMRIでの体積測定によって，評価する組織の密度によって体積を積算して質量に変換する。

患者の骨格筋量を評価するためにCTを使う時，いくつかの注意が必要である。筋部位によって，正常の筋低下はまちまちである[80,81]。筋密度は1.04 g/cm^{3}で一定と見なされている[82]。個人差は，健常人においては小さい。しかし，筋密度が変化するような臨床的な状態では，必然的に筋量の質量への変化にとりちがえるだろう。また，体の反対側の筋サイズと量は異なっており，ベースラインの参照データがない疾患の初期段階において，筋萎縮の診断を複雑にし，運動歴や栄養に依存したボリュームあるいはサイズの違いは個人差に大きな幅がある。DXAによって測定された四肢除脂肪軟部組織は，主に，骨格筋量，皮膚，軟部結合組織から構成されている。研究によれば，四肢除脂肪軟部組織は，腕や足の骨格筋量に密接に関連があり，この方法は高齢者のサルコペニアのスクリーニング法に提案されている[83]。DXA法による四肢除脂肪量軟部組織は，サルコペニア，機能障害，移動障害を起こす四肢骨格筋量の変化に対して威力を発揮するが，健常人や臨床患者において，四肢除脂肪軟部組織の長期的な変化の観察や，その機能との関係には，今のところ利用できない。

分子レベルでは，内因性組成あるいは，骨格筋量代謝の代謝物は全身の骨格筋量を評価するために使われる。クレアチニンと3-メチルヒスチジンの2つの代謝物が用いられている。どちらのマーカーの使用も骨格筋量のみ見られ，マーカーのプールのサイズは一定で，代謝回転率は長期間にわたり比較的変化がなく，化合物はそれ以上代謝されない。これらの前提は，厳密には有効ではない。異なる研究データでは，24時間で1 gのクレアチニンが，約18～20 kgの筋から生成されることを示している[84,85]。この範囲は，疑う余地がなく筋サンプリング，あるいは研究間の方法の違いによる。個々で選択した食事を食べるため，1日の尿クレアチニン排泄量（11～30%）は，大きな個人差が見られる。食事は，明らかにクレアチニンプールに影響し，

III

表 48.6　1999～2004 年までの全国健康栄養調査（NHANES）のデータに基づいて男性と女性対象者向けに選択した体脂肪率のパーセンタイル

	女子					男子				
年齢（歳）	5TH	25TH	50TH	85TH	95TH	5TH	25TH	50TH	85TH	95TH
5	10.2	12.8	15.4	21.3	26.9	9.2	11.6	14.0	19.6	24.9
6	10.4	13.2	16.0	22.5	28.5	8.9	11.5	14.2	20.6	26.8
7	10.6	13.7	16.8	23.9	30.5	8.8	11.6	14.6	21.9	29.1
8	11.0	14.5	17.9	25.8	32.9	8.9	12.2	15.5	24.0	32.4
9	11.7	15.6	19.4	28.0	35.6	9.2	12.9	16.8	26.6	36.4
10	12.4	16.7	20.8	30.1	37.9	9.5	13.7	18.0	29.2	40.4
11	13.0	17.6	22.0	31.6	39.4	9.5	14.0	18.8	31.0	43.3
12	13.6	18.5	23.1	32.6	40.3	9.1	13.7	18.6	31.4	44.2
13	14.3	19.4	24.0	33.5	40.8	8.5	12.9	17.8	30.5	43.3
14	14.9	20.2	24.8	34.1	41.1	7.7	11.9	16.6	28.8	41.2
15	15.6	20.9	25.5	34.6	41.2	7.2	11.2	15.6	27.3	39.3
16	16.3	21.6	26.2	35.0	41.2	7.1	11.1	15.5	27.3	39.5
17	16.9	22.4	27.0	35.5	41.5	7.3	11.4	16.1	28.5	41.3
18	17.6	23.2	27.8	36.3	42.5	7.7	12.1	17.0	30.3	44.1

（Adapted from Laurson KR, Eisenmann JC, Welk GJ. Development of youth percent body fat standards using receiver operating characteristic curves. Am J Prev Med 2011；41（Suppl 2）：S93–9, with permission.）

尿中クレアチニン排泄量は，体組成を反映していないかもしれない。肉を除いた食事や繰り返し採尿が必要である。3-メチルヒスチジン排出量から骨格筋量を評価するには，同じ問題が存在する。骨格筋量は3-メチルヒスチジン濃度が最も高く（3～4 μMol/g 除脂肪，乾燥重量），心臓やいくつかの平滑筋組織は中間濃度（1～2 μMol/g）で，脾臓，肝臓，腎臓では低濃度（<1 μMol/g）である[86]。筋の 3-メチルヒスチジン濃度は，4～65 歳までの間，比較的一定(3～4 μMol/g)である[87]。それ以後 3-メチルヒスチジンは年齢とともに低下するが，年齢に伴う 3-メチルヒスチジンの代謝回転の低下，あるいは骨格筋量減少を反映している[88]。3-メチルヒスチジン排出に及ぼす皮膚や胃腸からの非骨格筋タンパク質代謝回転の潜在的な影響が大きいことが考えられるが[90]，多くの研究では，尿中 3-メチルヒスチジンは，直接的には原子核法，あるいは間接的な骨格筋量の代用指標として骨格筋量を評価している[89]。

▶骨格筋組織の質

筋萎縮や加齢に伴う骨格筋の質の変化は，サルコペニアでの機能低下の一因となり，慢性疾患のリスクを増大させる。CT と MRI の両方とも，骨格筋組織の組成測定に用いられる。X 線減衰は，分子組成に依存する。脂質は，水やタンパク質より密度が低いので，脂肪組織による低下は，除脂肪骨格筋量より低い[91,92]。次に，霜降り状あるいは筋肉間の脂肪組織は，減弱パターンの違いにより，脂肪のない骨格筋と区別できる。また，脂肪組織のない骨格筋ボクセル用の平均減衰は，骨格筋量の脂質含有量の指標として使用できる。CT のように，脂質測定量を，筋細胞内や筋細胞外部分に分けることはできないが，化学シフト法を応用することで，MRI でも筋肉の質を評価できる[93,94]。脂質シグナルをプロトン磁気共鳴分光法によって別の部分と分けることができ[95,96]，その方法は骨格筋量の脂肪分布（例：筋細胞内，筋細胞外の脂質）とインスリン抵抗性との関連を説明するために活用できる[97～99]。加齢に伴って筋肉が脂肪や結合組織に置き替わることが CT や MRI で示されてきた。研究者は，骨格筋における年齢に関連した変化が，他の体組成成分，特に体脂肪の変化と相互作用することがあることを，当面認識している。脂肪や除脂肪量の変化には相関が見られ，一般的に，体重変化に伴って一定の割合(変化の約 70%が脂肪に対して除脂肪量が約 30%の比率で)で起こる[100]。しかしながら，加齢に伴うこの関係は調節されなくなると見られ，除脂肪組織と他の軟部組織部分の変化が一致しない結果となり，サルコペニア肥満につながり[101,102]，高度な体脂肪を伴う筋量低下を示すようになる。

体脂肪と脂肪組織

脂肪量は，体重の 6～60%を構成し，最も変化に富む構成成分である。Baumgartner は，年齢による傾向について報告した[1]。乳児は，出生時体重の平均約 10～15%が脂肪で，生後 6 ヵ月までに約 30%まで増加し，その後は徐々に減少する。5～8 歳の間に，思春期前の肥満リバウンドが起き，女子では約 1.4 kg/年，男子では，約 0.6 kg/年の増加が思春期の間続く。体脂肪率は，女子において，9～20 歳まで，平均で約 20%から約 26%へと増加するが，逆に男子では 13 歳以降，除脂肪量が急速に増加して，体脂肪率が約 17%から約 13%に低下する。一般の発達パターンは変化しないが，絶対的な体脂肪レベルは，生活習慣の影響を受ける。Laurson ら[5]は，NHANES データを用い，6～18 歳の少年少女の成長曲線を示した。若い男子と女子の間では，わずかな違いが見られる。思春期女子の体脂肪率が増え，男子の体脂肪率は低下するにつれ差が大きくなる。青年期の男子と女子の体脂肪率の中央値は，それぞれ，15.5～18.6%および 23.1～27.8%である。大規模，国家代表サンプルに基づくアメリカの子どもと青年の初期の脂肪率成長曲線がある（**表 48.6**）。

総体脂肪は，成人では若年から中年にかけてゆっくり増加する。包括的な十分なデータとはいえないが，性別や人種間でも，増加の割合は異なる。体脂肪の増加量としては，

表 48.7 成人の体脂肪率の閾値

年齢[a]（歳）	男性 最少	男性 推奨	男性 肥満	女性 最少	女性 推奨	女性 肥満
<34	<5	8〜22	>25	10〜12	20〜35	>35
35〜55	<5	10〜25	>28	10〜12	23〜38	>40
>56	<5	10〜25	>28	10〜12	25〜38	>40
年齢[b]（歳）	男性			女性		
20〜39	8	9〜19	25	21	22〜33	39
40〜59	11	12〜21	28	23	24〜34	40
60〜79	13	19〜24	30	24	25〜36	42

[a] Data from Lohman TG. Advances in Human Body Composition. Champaign, IL：Human Kinetics；1992, based on literature review, expert opinion.
[b] Data from Gallagher D, Heymsfield SB, Heo M et al. Healthy percentage body fat ranges：an approach for developing guidelines based on body mass index. Am J Clin Nutr 2000；72（3）：694–701, derived from regression of percent body fat on BMI.

表 48.8 小児および青年の健康に関するパーセント体脂肪標準

年齢（歳）	女子 健康フィットネスゾーン	女子 NI：多少のリスクの改善を要する	女子 NI：高リスクの改善を要する	男子 健康フィットネスゾーン	男子 NI：多少のリスクの改善を要する	男子 NI：高リスクの改善を要する
5	9.8〜20.8	20.9	≧28.4	8.9〜18.8	18.9	≧27.0
6	9.9〜20.8	20.9	≧28.4	8.5〜18.8	18.9	≧27.0
7	10.1〜20.8	20.9	≧28.4	8.3〜18.8	18.9	≧27.0
8	10.5〜20.8	20.9	≧28.4	8.4〜18.8	18.9	≧27.0
9	11.0〜22.6	22.7	≧30.8	8.7〜20.6	20.7	≧30.1
10	11.6〜24.3	24.4	≧33.0	8.9〜22.4	22.5	≧33.2
11	12.2〜25.7	25.8	≧34.5	8.8〜23.6	23.7	≧35.4
12	12.7〜26.7	27.8	≧35.5	8.4〜23.6	23.7	≧35.9
13	13.4〜27.7	26.8	≧36.3	7.8〜22.8	22.9	≧35.0
14	14.0〜28.5	29.2	≧36.8	7.1〜21.3	21.4	≧33.2
15	14.6〜29.1	29.8	≧37.1	6.6〜20.1	20.2	≧31.5
16	15.3〜29.7	30.5	≧37.4	6.5〜20.1	20.2	≧31.6
17	15.9〜30.4	30.5	≧37.9	6.7〜20.9	21.0	≧33.0
>17	16.5〜31.3	31.4	≧38.6	7.0〜22.2	22.3	≧35.1

(From Laurson KR, Eisenmann JC, Welk GJ. Development of youth percent body fat standards using receiver operating characteristic curves. Am J Prev Med 2011；41（Suppl 2）：S93–9, with permission；criterion-referenced（presence or absence of metabolic syndrome）body fat standards used in Fitnessgram, health-related fitness assessment（http://www.cooperinstitute.org/youthfitnessgram).)

女性で約 0.37 kg/年から 0.52 kg/年に，男性で約 0.37 kg/年から 0.57 kg/年に増えている。その値は，明らかに方法によって異なるが，いくつかのデータでは，若い男性（18〜45 歳）に比べ，中年男性（45〜66 歳）で増加の割合が低いことを示している。最大の体脂肪率は 50〜65 歳の間で見られ，その後体脂肪は高齢者で消耗されるまで維持される[103]。体重に対する脂肪画分とその分布は健康や疾患リスクに密接に関わりがある。慢性疾患のリスクは総体脂肪測定値によって推定される。以前説明した除脂肪量と推定する方法の組合せを用いることにより体脂肪率を求める一般式である脂肪率＝（体重－除脂肪量）/体重×100 により，除脂肪量や体重から計算できる。集団評価で用いる特異的な式は，身体密度から直接体脂肪率を求める方法（**表 48.4**），他の分子レベルの成分と身体密度をあわせて評価する方法（**表 48.1**），あるいは DXA から直接評価する方法である。成人の標準とされる体脂肪率は現時点ではない。健康である範囲は，文献の総説や専門家の意見[104]そして，BMI と体脂肪率の関係（**表 48.7**）に基づく成人の過体重や肥満から，BMI に対する脂肪率が報告されている。

Laurson ら[105]は，体脂肪と慢性疾患のリスクの関係に基づく，小児や青年の体脂肪率基準を示した（**表 48.8**）。同様の解析が成人でも必要とされている。

▶脂肪分布

脂肪の分布は，脂肪組織と脂肪が蓄積されている主要区画の相対量をいう。主要な貯蔵所は，皮下と腹腔内の区画で，少量が筋間および筋内に蓄積されている[104]。皮下脂肪組織と脂肪の変化は，最もよく検出されやすいので評価されているが，CT や MRI 法の開発により，肝臓と血管周囲や筋内の非脂肪組織の場所だけでなく，腹腔内脂肪組織や脂肪のような体内の脂肪区画が評価できるようになった。

脂肪分布の評価は，測定する 1 つの部位や変数あるいは，女性型と男性型のように，複雑な脂肪分布“タイプ”に分けられる。「脂肪パターン」という言葉は，体内脂肪の蓄積と区別するために皮下脂肪組織分布パターンを示す言葉として使用されてきた。脂肪パターンの年齢，性別や民族あるいは人種の違いについて，たびたび身体測定法や様々な指標や割合について研究されてきた[17]。一般的に，皮下脂肪組織は青年期男性では体幹で増加し，女性では臀部の脂肪が増加し，成人期の男性（アンドロイド型）と女性（ガイノイド型）らしい脂肪分布パターンを示す。これらの変化は，性成熟，性ホルモンレベル，血漿脂質やリポタンパク質コレステロール濃度の変化と関連している。成人男女で，アンドロイド型の脂肪パターンは，副腎皮質機能亢進，高コレステロール血症，高血圧やインスリン抵抗性を含む慢性疾患の代謝障害に関連する。代謝異常のリスクは，皮下脂肪組織パターンに比較して，腹腔内あるいは内臓脂肪組織と関連する。多くの研究では，標本サンプルの長期間を評価したデータはないが，内臓脂肪組織を反映する，ウエスト周囲径，ウエスト・ヒップ比，あるいは他周囲長や比が用いられている[106]。体脂肪に比べて男性のウエスト・ヒップ比は，女性より多いが，ウエスト周囲径は，生涯を通して女性（0.28 cm/年）が男性（0.18 cm/年）より増加する。

ウエスト周囲長とウエスト・ヒップ比は，内臓脂肪量の変化を検出するためや高齢者集団では，かなり感度の低い測定法である。それでもなお，内臓脂肪組織の年齢にともなう変化を明らかにするために画像技術を使用した研究はほとんどなく，一般的に身体測定法を用いた研究で代用する[1]。内臓脂肪組織は，特に中年では年齢とともに増加する。女性では閉経後明らかに増加する。高齢者の，内臓脂肪組織絶対量はかなり安定しているが，総体脂肪量が老化で低下するので，内臓脂肪組織は総体脂肪に比較して増加すると見られる。そのような問題にもかかわらず，ウエスト周囲長は内臓脂肪組織として代用され，幅広く用いられてきた。BMIと組み合わせることで，ウエスト周囲長は単独の測定値より，より正確に疾患リスクを予測できる（**表48.2**）。

肥満になるにつれ，脂肪細胞の大きさや数は増加し，エネルギー代謝を営む器官や組織の中や周囲に脂質が蓄積し，過剰な脂肪は肝，骨格筋，心臓，血管壁，膵β細胞に蓄積する。この異所性脂肪浸潤は，弛緩因子，アテローム促進サイトカイン，平滑筋細胞成長因子の分泌を増加させ，また，血管硬化度を増加させて，その結果，血液やリンパの流れを変化させることにより糖尿病や心疾患のリスクを増加させる。脂肪肝では，例えば，BMIが30 kg/m^{2}以上の人で脂肪肝になり，インスリン抵抗性，非アルコール性脂肪肝や肝硬変へ進行することが知られている[107]。

骨塩量，内容，密度

骨格は構造を保持し，可動性，体格支持や器官を保護するとともに，必須ミネラルの貯蔵庫として機能する。骨塩の80%以上は骨格に存在し，加齢や他の理由による骨量減少により，大きな機能低下を示す。歴史的に見て，骨粗しょう症で見られる，骨量減少は脆弱性骨折を起こすので，中年や高齢者では関心が示されてきた。そして，年齢に伴なう骨量減少を遅くすることが，主要な予防戦略である。最適な骨の発達を促すことが，将来の骨折の危険性を下げるために重要であることがよく理解されている。骨塩の90%以上は小児期や青年期に蓄積される[108]。青年期に最大骨強度を獲得することは，ほぼ間違いなく，将来の骨粗しょう症と骨折の最大の予防である。

骨と筋，脂肪は相互依存している。総体重は，脂肪や除脂肪軟部組織の量とは関係なく骨に影響する。筋の骨増強効果は明らかであるが，脂肪量と骨の関係はいまだに不明である。機械的に，脂肪と骨は複数の経路で関連しており[109]，考えられる限りでは，脂肪は増大した体重を支える骨格を変化させる。しかし，内臓脂肪組織と筋内脂肪は，骨強度を減弱させる特異的な病的な脂肪蓄積であることが示されている[110,111]。2型糖尿病の患者は，脆弱骨折になりやすく[112]，耐糖能障害やインスリン抵抗性は骨格を脆弱化させることを示している。

多くの因子が，正常な骨の発達を阻害する。遺伝的な異常により骨は，薄く，弱くなるか，過剰な骨密度になる。慢性的な栄養不足（例：ビタミンD，カルシウム）では，石灰化が不十分で，弱い骨になる。厳しいカロリー制限では，深刻な負の結果となる（例：重篤な体重減少，骨や除脂肪軟部組織をつくる組織の25%までの減少）[113]。副甲状腺機能亢進症や，性腺機能低下症は成人では過度の骨量減少を引き起こし，子どもの骨成長を阻害する。不十分な身体活動，長期間の不動，喫煙などの生活習慣因子は，骨の量と強度を低下させる。クローン（Crohn）病や関節リウマチなどの炎症性疾患の治療に用いられるグルココルチコイドは，子どもの骨成長を阻害し，成人では骨量減少の原因になる。骨関節炎や細菌感染による炎症は，炎症性の白血球の働きを介して局所の骨に作用し，関節やその周辺の骨量減少，変形，骨折を起こすことになる。

歴史的に見て，骨格の評価は限定的で，*in vivo*で骨組織を定量化する方法はない。より新しい技術の発達，特に二重エネルギーX線吸収法は，体組成の構成成分として骨の解明を容易にし，骨ミネラル状態の変化を経過観察することを可能にした。成人[114]と子ども[115]の参考データベースが利用でき，成人の骨減少症や骨粗しょう症の診断基準がつくられている[116]。

（Scott Going, Melanie Hingle, Joshua Farr／奥村仙示 訳）

49 身体計測の使用と解釈

身体計測は，身体的差異を理解する目的で行う人体の測定と定義される。体組成，栄養不良，および肥満などの栄養および健康状態の評価に，身体計測法が広く用いられている。ライフスタイル，栄養，人口構成の変化は，体の大きさや体組成の変化につながる。身体計測は，成長を評価する日常的なニーズを考慮し，大人より小児によく用いられている[1,2]。WHO は，身体計測の使用および解釈に関するガイダンスを提供するための指針および成長曲線を作成した[1,2]。現在，体重および身長は最も広く使用されている身体計測値であり，そこから派生した BMI（body mass index）は，肥満および体の脂質蓄積の最もよく使われる間接的な指標である[3~5]。

本章では，最も一般的に使用される身体計測，それらから得られた指標，およびこれらの使用と解釈について説明し，成長基準および標準曲線の開発の進歩について議論する。別の章では，体組成計測技術について詳細に説明する。

一般に使用される身体計測項目

成人と子どもの一般的な身体計測方法には，体重，身長，腹囲，皮下脂肪厚（身体部位別に測定），BMI など身長に対する体重の指標が含まれる。このような測定値またはそれらの組合せは，体脂肪率（%BF）のような体組成の指標として使用されることが多い。これらの測定およびその長所と欠点を，**表 49.1** にまとめる。水中体重測定法と二重エネルギー X 線吸収法（dual-energy X-ray absorptiometry：DXA）は体組成評価のゴールドスタンダードと見なされている。

いくつかの研究では，参照方法として二重エネルギー X 線吸収法を使用し，体脂肪を推定するための BMI，腹囲および皮下脂肪の厚さなどの身体計測方法の妥当性を評価している。その結果は，成人[6~8]および子ども[9]の相関係数が 0.37～0.99 の範囲を示し，まずまずから良好な値を示した。健常人（R ＞ 0.97）においてより一致して見られた[8]。ある研究では，二重エネルギー X 線吸収法と比較して，13～17 歳の青年では，個々のレベルで体脂肪を評価するための皮下脂肪厚の式は，ほとんどが精度が良くないことが明らかになった[10]。他の研究では，皮下脂肪厚の測定値は BMI のような他の単純な身体計測方法よりも %BF のより良い予測値であると報告されている[11]。アジア人青年では，95 パーセンタイル以上の %BF に基づいて定義されたものと比較して，体重および身長ベースの肥満スクリーニングの臨床的妥当性は低かった。最適感度と特異度を示す正確な指数の総合的な指標である Youden 指数によると，体重ベースと身長ベースの分類は，男子では 48%，女子では 59% でしかなかった[12]。

新しい肥満指数である腹囲身長比（waist-to-height ratio：WHtR）は，中心性肥満および循環器疾患（cardio-vascular disease：CVD）のリスクのスクリーニングに有用な指標として提案されている[13,14]。WHtR は %BF および脂肪分布と強く相関しており，CVD リスクの増加と関連していた[15,16]。WHtR は年齢とは無関係であり，子どものためのパーセンタイルの必要性はないとする研究がある[17,18]。WHtR のカットポイントの 0.5 は，成人と小児，および異なる民族の中心性肥満を分類するのに推奨されている[14]。例えば，WHtR の最適値は，日本人（成人）では 0.5 であり，リスクファクターの集積やその他のリスクファクターを識別するために提案された様々な肥満指数の感度として適切であった[13]。小児では，中国の小児（8～18 歳）において，腹囲と比較して WHtR は高い感度と特異度（＞ 0.90）を示した[17]。イギリスの子ども（5～16 歳）の研究では，WHtR は年齢とともに減少した[18]。WHtR は過去 10～20 年の間に大きく増加し，BMI に比べて罹患率によりよく相関していることが明らかになっている[18]。

WHO および国際糖尿病連合（International Diabetes Federation：IDF）は，メタボリックシンドロームを定義する重要な要素である中心性肥満の指標として，腹囲を推奨している[19]。研究によると，腹囲は CVD や 2 型糖尿病など数多くの慢性疾患のリスクを予測する良い指標であり，BMI よりも優れた予測因子となることが多い[20]。成人において，性別と人種差に特化した腹囲のカットポイントが推奨されている[19,21~24]。例えば，男性において 85（日本），90（IDF による中国などのアジア人），94（ベトナム），100（フランス），102（WHO の国際勧告），そして女性では 80（IDF による），85（韓国），88（WHO），90（フランスと日本）などがある。以前は，肥満度を測定するためにウエスト-ヒップ比が使用されていたが，のちにこの比率はそれほど付加価値はなく，腹囲のほうが適切であることが推奨されている。

身体計測値のカットポイントの設定

身体計測データの最も一般的な応用の 1 つは，低体重，過体重，そしてその重症度などの診断または分類にある[3,25~27]。さらに，カットオフ値は，年齢，成熟度，性別，民族などの差異，あるいは健康や社会的な原因または結果と関連した，またはそれらとは「独立して」影響を与える種々の「専門的な」要因を明らかにするために使用される。それとともに政策の策定，社会的有用性，そして特定の問題と解決策の提唱への応用などにも使用される[28]。様々な用途のために，様々な指標とカットポイントが必要である。しかし，単純な指標の普遍的なカットポイントのほうが使用が容易であり，国際的な比較のために優れていると考えられているため，この考え方は種々の使用者で一致が得られていない。

標準成長曲線では，栄養不良または肥満などの問題のあ

表 49.1 一般に用いられる身体計測法の長所と欠点

	測定項目	長所	欠点
体重	すべての体成分の合計	エネルギー消費量の推定，体組成の指標 測定が容易，安価，安全	浮腫や腹水がある腎臓病，心疾患，肝硬変患者では不適切 脱水や切断を考慮する必要がある 小さな子どもには適さない
身長	かかとから後頭部までの長さ	測定が容易 小児の成長の良い指標	24 ヵ月未満の小さな子どもや立つことができない患者には適さない
腹囲	伸縮しないメジャーを用い肋骨より下部で腰より上の最も小さい領域の長さ	測定が容易 内臓脂肪の量を示唆する 総体脂肪量，%BF とに相関 BMI より，多くの肥満関連疾患の良い指標	身長が 152 cm 未満あるいは BMI が 35 以上の人では有用でない 異なる測定プロトコルが推奨されている，すなわち，メジャーの位置をどこにするか
皮下脂肪厚	体の種々の部位でキャリパーを用いて測定した体脂肪量の評価（例：皮下脂肪）	計測器具は安価で持ち運びできる %BF と体組成を式を用いて間接的に推定できる 水中体重測定の値と高い相関	年齢，浮腫，筋，いくつかの技術的な原因（検者の熟練）による誤差がある 肥満が進行している時は不正確 重症患者では不適切
BMI（kg/m^2）	体重（kg）/身長（m）^{2}，身長に対する体重の指標	安価で使いやすい 体脂肪と高い相関 健康アウトカムと良い関連 成人と小児でカットポイントが作成されている	体脂肪と除脂肪量を区別できない 異なる集団では体脂肪と健康のリスクが異なる

%BF：体脂肪率。

る成長および栄養状態を分類するために，特定の Z スコア（例：+2 および −2）およびパーセンタイル（例：5，85 および 95 パーセンタイル）がカットポイントとして選択されることが多い。これらの基準は，健康に関連するリスクではなく，統計的分布に基づいている。理想的には，使用される基準は，より健康リスクとの関連性に基づいて確立されるべきである。「高リスク」の個人および集団を分類するためのカットポイントは，罹患率，死亡率，または機能障害のリスクの増加についてのエビデンスに基づくべきである[2]。異なる身体計測指標と健康に関するアウトカムとの関係を評価することは，成人よりも小児で困難なことが多い。「リスクの高い」個人についてのカットポイントを選択することはさらに困難である。小児では，小児期および青年期の短期および中期の健康アウトカムならびに成人期の長期的な健康のアウトカムを考慮する必要がある。

BMI

BMI は，体重（kg）/身長（m）^{2}（kg/m^2）として計算された身長に対する体重の比の単純な指標である。BMI は，世界中の成人および子どもの低体重，過体重，および肥満を分類するためによく使用されている。過去 20 年間に，多くの異なる BMI カットポイントが推奨され，使用されてきた。そのうちのいくつかは国際的に使用されている。しかし，体組成の人種や民族の違いを考慮した特定の集団に適しているカットポイントはいまだ議論の対象となっている。

▶BMI の長所と欠点

体脂肪の理想的な測定方法のためには，いくつかの要件を満たす必要がある。

1. 体脂肪量を正確に評価する必要がある。
2. 測定誤差が小さく，正確でなければならない。
3. 測定は，健康へのリスクを予測すべきである。つまり，健康アウトカムとの強い関連があるべきである。
4. 過剰な脂肪蓄積状態に関連する健康リスクに関して，いくつかのカットポイントを設定し，各個人を異なるグループに分けることが可能であるべきである。
5. 臨床現場や疫学研究に役立つ測定として，アクセス可能（簡潔性やコスト，使いやすさの点から）で，被検者にとって受け入れやすいものでなければならない[29]。

BMI はこれらの特徴の大部分を有しているが，既存の手段のどれもがこれらの基準をすべて満たしているわけではない。BMI は，体脂肪および健康リスクとの強い関連性を有する利用可能な尺度の中から，低コストで容易に評価することができる最良の選択肢としてみとめられている。

しかし，間接的な肥満の指標として，BMI にはいくつかの限界（特に小児に使用される場合には）がある[3,30~33]。いくつかの例を以下に示す。

1. 子どもは成長し，除脂肪体重および脂肪組織の増加の速度は異なり，集団間および各個人および個体内での変動に大きな差異がある。子どもの成熟状態と成長パターンは体組成と BMI に影響する。したがって，BMI の意義は変化し，成人と比べて小児ではより複雑である[3]。
2. BMI は子どもの身長に関係し，この関係は年齢や性別によって関連が変わってくる[3,33]。しかし，成人では身長とは関係がない。
3. 体組成，BMI と %BF の関係，体組成と罹患率との関係などは，民族および集団間に生物学的な差異がある。
4. %BF に基づく肥満の分類と比較して，BMI は高い特異性を有するが，感度は低い[31,32,34]。
5. 現実では，身長の伸びおよび体組成の経年変化は，BMI の解釈を複雑にする可能性がある。

▶BMI のカットポイント

BMI 値は性別および年齢に依存する。同じ BMI は，異なる集団における異なる体脂肪レベルを反映している可能

表 49.2 WHO による成人の BMI カットポイント：低体重，過体重，肥満分類の国際基準

分類	BMI（kg/m²）主なカットポイント	追加のカットポイント
低体重	<18.50	<18.50
高度のやせ	<16.00	<16.00
中等度のやせ	16.00～16.99	16.00～16.99
軽度のやせ	17.00～18.49	17.00～18.49
正常範囲	18.50～24.99	18.50～22.99 23.00～24.99
過体重	≧25.00	≧25.00
前肥満	25.00～29.99	25.00～27.49 27.50～29.99
肥満	≧30.00	≧30.00
Ⅰ度肥満	30.00～34.99	30.00～32.49 32.50～34.99
Ⅱ度肥満	35.00～39.99	35.00～37.49 37.50～39.99
Ⅲ度肥満	≧40.00	≧40.00

(Data from World Health Organization. Obesity : preventing and managing the global epidemic. Report of a WHO consultation. Geneva : World Health Organization, 2000 : 1–253. Technical Report Series No. 894. World Health Organization. Appropriate body-mass index for Asian populations and its implications for policy and intervention strategies. Lancet 2004 ; 363 : 157–63 ; http://apps.who.int/bmi/index.jsp?introPage=intro_3.html.)

性があり，その理由の 1 つは身体構成の違いによるものである。BMI の増大に伴う健康リスクは連続性があり，リスクに関する BMI の階級分類の解釈は母集団によって異なる。1990 年代後半から，特定の人々や民族に特有の BMI カットポイントを肥満の分類に用いるべきかどうかについて議論が行われてきた[25,26]。研究によると，BMI, %BF，脂肪分布，健康リスクの間の関連において民族の違いが示唆されている[26,30,35,36]。

成人

表 49.2 に，WHO が推奨する低体重，過体重，および肥満の分類に対する成人の BMI カットポイントを示す。いくつかのアジア太平洋地域の集団では，異なる BMI カットポイントが推奨されている[24]。これについての議論を行うために，2002 年の WHO Expert Consultation は，利用可能なエビデンスを調査し，関連する勧告を行った[26]。これによると，2 型糖尿病および CVD のリスクが高いアジア人の割合が，既存の WHO の過体重のカットポイントである 25 よりも低い BMI でかなり存在すると結論づけた[26]。しかし，観察されたリスクのカットポイントは，異なるアジアの集団で 22～25 と差があり，高リスクは 26～31 まで差がみとめられた。WHO は，現在の WHO の BMI カットポイントを国際分類として保持すべきであると勧告した。しかし，23, 27.5, 32.5，および 37.5 のカットポイントが公衆衛生活動のポイントとして追加された。WHO は，各国が国際比較を容易にするために，すべてのカテゴリー（18.5, 23, 25, 27.5, 30, 32.5，そして一部の集団では 35, 37.5，および 40）を使用すべきであると勧告した。18 のコホート調査と横断研究を詳細に検討した報告では，そのうち 13 論文で，BMI 値が 25 や 30 より低い BMI カットオフポイントが，アジア人集団に適していることが示されている[37]。

現在，アジア諸国では過体重および肥満の分類には異なる BMI カットポイントが使用されている。例えば，多くは 23 と 25 を使用している。中国本土は 25 と 28 を使用し，台湾は 24 と 27 を，マレーシアは 23 と 27.5 を，ニュージーランドはマオリ族に 26 と 32 を使用している。

小児

国際的な BMI カットポイントは，**表 49.3** に示す他の分類に加えて，WHO が推奨するものと International Obesity Task Force（IOTF）のものとの 2 つがある。IOTF 値は世界中で広く使用されている。一方，一部の国では，自国の人口調査に基づいて異なるカットポイントを使用している。

1. WHO BMI カットポイント：2 セットの WHO BMI カットポイントがあり，1 つは就学前の年齢の子どものためのもの，もう 1 つは年長の子どものためのものである。前者のセットは国際的なデータに基づいて設定された。もう 1 つは，アメリカで収集されたデータに基づいている（以下を参照）。これらは，肥満と低体重の両方の評価を可能にしている。
2. 2000 年の IOTF 基準：2～18 歳の小児における「過体重」および「肥満」を定義するために，IOTF は性別および年齢別の一連の BMI カットポイントを提供してい

表 49.3 小児および思春期の過体重と肥満の異なる分類/標準値

基準と参照値	過体重	肥満	データと対象集団	文献（No）
就学前小児のための 2006 WHO Growth Standard	年齢に対する BMI あるいは身長（長さ）に対する体重の Z スコア>2	年齢に対する BMI あるいは身長（長さ）に対する体重の Z スコア>3	ブラジル，ガーナ，インド，ノルウェー，オマーン，アメリカの 6 都市の多施設成長基準研究	(41)
学童のための 2007 WHO Growth reference	年齢に対する BMI の Z スコア>1	年齢に対する BMI の Z スコア>	データはアメリカで 1960 年代から 1970 年代に集められた	(45)
2000 IOTF Reference	≧年齢に対する BMI 年齢に対する BMI の曲線で 18 歳の時の BMI が 25 からカットポイントが得られた	≧年齢に対する BMI 年齢に対する BMI の曲線で 18 歳の時の BMI が 30 からカットポイントが得られた	データは，アメリカ，ブラジル，イギリス，香港，オランダ，シンガポールから集められた	(38)
ヨーロッパとフランスの BMI 基準	≧BMI 90 パーセンタイル	≧BMI 97 パーセンタイル	データはフランスから	(48,49)
US 2000 CDC の成長曲線	≧BMI 85 パーセンタイル	≧BMI 95 パーセンタイル	データは，アメリカで 1970 年代と 1989～1994 年に集められた	(40)

CDC：米国疾病管理予防センター，IOTF：International Obesity Task Force，NHANES：米国国民健康栄養調査（1971～1974 年に開始された一連の横断的な米国の典型的調査）。

表 49.4　International Obesity Task Force の 2〜18 歳までの過体重，肥満の性別 BMI カットポイント[a]

	過体重		肥満	
年齢	男性	女性	男性	女性
2	18.41	18.02	20.09	19.81
2.5	18.13	17.76	19.80	19.55
3	17.89	17.56	19.57	19.36
3.5	17.69	17.40	19.39	19.23
4	17.55	17.28	19.29	19.15
4.5	17.47	17.19	19.26	19.12
5	17.42	17.15	19.30	19.17
5.5	17.45	17.20	19.47	19.34
6	17.55	17.34	19.78	19.65
6.5	17.71	17.53	20.23	20.08
7	17.92	17.75	20.63	20.51
7.5	18.16	18.03	21.09	21.01
8	18.44	18.35	21.60	21.57
8.5	18.76	18.69	22.17	22.18
9	19.10	19.07	22.77	22.81
9.5	19.46	19.45	23.39	23.46
10	19.84	19.86	24.00	24.11
10.5	20.20	20.29	24.57	24.77
11	20.55	20.74	25.10	25.42
11.5	20.89	21.20	25.58	26.05
12	21.22	21.68	26.02	26.67
12.5	21.56	22.14	26.43	27.24
13	21.91	22.58	26.84	27.76
13.5	22.27	22.98	27.25	28.20
14	22.62	23.34	27.63	28.57
14.5	22.96	23.66	27.98	28.87
15	23.29	23.94	28.30	29.11
15.5	23.60	24.17	28.60	29.29
16	23.90	24.37	28.88	29.43
16.5	24.19	24.54	29.14	29.56
17	24.46	24.70	29.41	29.69
17.5	24.73	24.85	29.70	29.84
18	25	25	30	30

[a]表 49.3 を参照。
(From Cole TJ, Bellizzi MC, Flegal KM et al. Establishing a standard definition for childhood overweight and obesity worldwide : international survey. BMJ 2000 ; 320 : 1240–3, with permission.)

る（**表 49.4**）。

多数の国における調査データに基づいて，カットポイントは性別に固有の BMI 年齢曲線から作成され，18 歳の時点では BMI 25 が過体重，30 で肥満としている[38]。このように，これらの分類は，単に分布に基づく基準(すなわち，パーセンタイルまたは Z スコア）よりも有意義であると考えられた。この基準は，ブラジル，イギリス，香港，オランダ，シンガポール，およびアメリカの 6 つの国と地域の代表的なデータに基づいて作成された。

IOTF の基準には，国際的な利用のためのいくつかのユニークな長所がある。大規模なデータに基づいており，様々な人種や民族をカバーしている。BMI カットポイントは，過体重および肥満の成人カットポイントに関連しており，これは健康への悪影響のリスクの指標となる。しかし，IOTF の基準についてもいくつかの懸念がある[3]。例えば，IOTF 参照集団のもとになった国では，肥満の有病率に大きな差がある。この基準は低体重を評価するためのカットポイントを提供していない。成人における WHO が推奨するグレード 2 のやせに対する BMI カットポイントの 17 を用いて，のちに，同じ手法でこの同じデータを用いて，小児の「やせ」(「低体重」とよばれない）のカットポイントが作成されていることに注目すべきである[39]。

身体計測をいかに用いるか：パーセンタイルと Z スコア

Z スコアおよびパーセンタイルは，小児の栄養状態および成長を評価するために広く使用されている。両方の指標は互換性があるが，それぞれのカットポイントは同一ではない場合がある（**表 49.5**）。例えば，+2 と −2 の Z スコアはそれぞれ 97.7 と 2.3 パーセンタイルに対応するが，85 パーセンタイルと 5 パーセンタイルは，それぞれ 1.04 と −1.65 の Z スコアに対応する。Z スコアは研究ではより有用であるが，パーセンタイルは臨床現場や一般での使用がより容易である。

▶パーセンタイル

パーセンタイルは，観測された集団（または母集団）のあるパーセンテージがその範囲に入る変数の値である。つまり，パーセンタイルは，与えられた参照分布上の個人の位置をさす。パーセンタイルは理解しやすく，実際に使いやすい。身体計測基準に基づいて子どもの成長を評価するために，年齢および性別別のパーセンタイル（第 3，5，50〈中央値〉，85，95，97，および 99）を使用することが推奨される。より最近では，2 歳以上の子どもの肥満を評価するための性別および年齢別の BMI パーセンタイルの使用に関するコンセンサスの報告が増えてきている[1,40,41]。

パーセンタイルを使用することの限界は，異なる測定で，パーセンタイル値の同じ間隔が対応する絶対値の範囲が異なることである。1 つの測定値の分布内であっても，異なるパーセンタイルレベルでの同じ増分は，Z スコアおよび絶対測定値に対応する変化は異なっている場合がある。さらに，基準分布に非常に近いパーセンタイル値の変化を定量化することはできない。これらの理由から，Z スコアはこの目的のために優れた方法であり，他方，パーセンタイルは時間の経過とともに状況の変化を評価するために使用すべきではない。

表 49.5　パーセンタイルと Z スコアの対応[a]

パーセンタイル	0.2nd	2.3rd	2.5th	5th	15th	16th	50th (中央値)	84th	85th	95th	97.5th	97.7th	99.8th
Z スコア	−3	−2	−1.96	−1.64	−1.04	−1	0	+1	+1.04	+1.64	+1.96	+2	+3

[a]正規分布では，パーセンタイルは固定した Z スコアに対応するはずである。

表 49.6 WHO と米国疾病予防管理センター（CDC）の成長基準と標準値におけるキーとなる身体計測と指標

	2000 年の CDC 成長基準		2006 年の WHO 成長基準		2007 年の WHO 成長基準
適応する年齢層（歳）	0〜3	2〜20	0〜2	2〜5	5〜19
年齢に対する長さ/身長/体格	x	x	x	x	x
年齢に対する体重	x	x	x	−	x
長さに対する体重	x	−	x	−	−
身長/体格に対する体重	−	x	−	x	−
年齢に対する BMI	−	x	x	x	x
年齢に対する頭囲	x	−	x	−	−
年齢に対する上腕周囲長	−	−	x[a]	x	−
年齢に対する肩甲骨下皮下脂肪	−	−	x[a]	x	−
年齢に対する上腕三頭筋皮下脂肪	−	−	x[a]	x	−

x：利用できる計測値がない，−：提示なし。[a] 3 ヵ月〜5 歳。
(From World Health Organization (41), Centers for Disease Control and Prevention (42), de Onis et al (45), with permission.)

▶Z スコア

いくつかの理由から，Z スコアの使用が推奨されている。まず，Z スコアは基準となる集団の分布（平均および標準偏差〈SD〉の両方）に基づいて計算されるので，それらは基準となる分布を反映している。第 2 に，標準化された計測として，Z スコアは，各年齢，性別，および尺度（「無次元量」の尺度として）において比較できる。第 3 に，Z スコアの 1 つのグループは平均や SD などの統計をまとめたものとなり，連続変数として検討することができる。さらに，Z スコア値は，パーセンタイル範囲外の子どもの成長状況を定量化することができる[2]。しかし，Z スコアの大きな限界は，一般の人に説明するのが簡単ではないため，臨床現場での使用が限定されていることである。

測定値（例：身長または BMI）の Z スコアは，測定値が母集団の平均から逸脱した方向（正または負）を母集団の SD の単位で示す。これは，個体差（x）と個体群の平均（μ）の差を母集団 SD（σ）で割った無次元量である。変換された Z スコアの分布は，平均が 0 であり，1 SD が 1 である（すなわち，平均＝ 0，SD ＝ 1）。この変換プロセスは，標準化または正規化とよばれる。

$$z = \frac{(x - \mu)}{\sigma}$$

Z スコアは，標準スコアとよばれることがある。Z スコア変換は，異なる測定（例：身長対 BMI，または男子対女子）の相対的な位置を，異なる平均値や異なる SD を有する分布から比較する目的には特に有用である。

小児の成長曲線と標準値

前世紀の初めから，小児科医および保健医療提供者は，個々の症例の計測値を比較して評価するための正常な成長の標準値を求めてきた。早期の標準曲線は，代表的とはいえない比較的小さな集団に基づいていた。1970 年代までに，米国国立健康統計センター（National Center for Health Statistics：NCHS）は，いくつかのコホートから子どもの大規模集団に基づいて成長の値を集計した[1]。この一連のデータは，WHO が発表したのちの標準成長曲線に基づいている。

WHO は，世界各国で，成長基準（成長曲線ともよばれる）の使用を推奨している。これは，就学前児童の 2006 年 WHO 成長基準以前のアメリカのデータ（**表 49.6**）を基に開発された，一連の身体計測の尺度である Z スコアに主に基づいており，特に 10 歳未満の小児の栄養状態および成長を評価するためのものである。新しい 2006 年の WHO 成長基準は，いくつかの国から収集されたデータに基づいて策定されている（以下を参照）。歴史的に，WHO の成長基準は，栄養不足に関連する問題（消耗，発育障害，低体重など）に焦点をあてていた。しかし，1990 年代以降，肥満の問題を解決する必要性が高まっている。

小児の成長曲線（**図 49.1**）は，研究者，小児科医，看護師，および両親により，子どもの成長と栄養状態を評価するために，世界的に広く使用されている[1]。ほとんどの成長曲線は，これのみでは診断手段として指定されていないことに注意すべきである。代わりに，成長曲線は，測定される子どもの全体的な臨床印象を形成するのに役立っている[42]。

▶WHO の成長基準と標準値

これまでのところ，WHO は，子どもの成長と栄養状態を評価するのに役立ち，国際的な使用のために推奨されているいくつかの成長基準を発表している（**表 49.6**）。広く知られている 3 つのバージョンは，1978 年の WHO/NCHS 成長基準（10 歳以下の子ども），1995 年 WHO 成長基準（19 歳以下の子ども）と，2006 年 WHO 成長基準（6 歳未満の幼児）である。

1978 年 WHO/National Center for Health Statistics の成長基準

1978 年，WHO/NCHS はアメリカの成長曲線の正規版を作成して Z スコアを示し，それ以来，世界中で広く使用されてきた。しかし，それには多くの限界が存在した[1]。1 つの主な限界は，乳児の成長基準が Fels 縦断研究から収集されたデータに基づいて開発されたことである。これは，アメリカ中西部の 1 つの地域で主に人工乳で栄養されていた乳児についてのものであった。さらに，これらの小児を観察する時間間隔は長かったので，乳児期の急速に変化する成長速度を説明するためのデータが不十分であった[40]。さらに，母乳栄養乳児の成長パターンは，人工乳で栄養さ

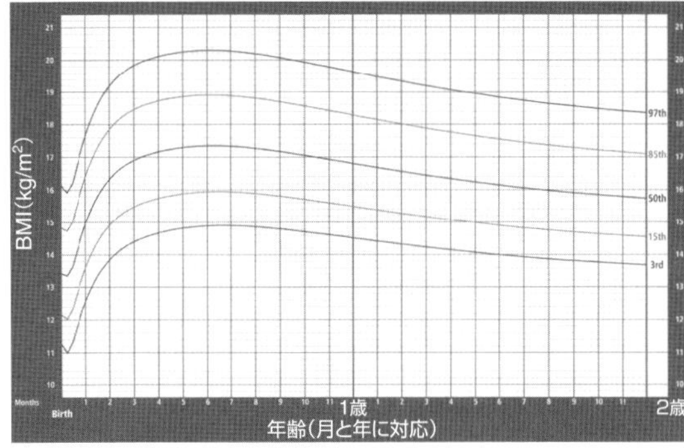

図 49.1　2006年のWHO成長基準：2歳以下の少年の年齢に対するBMIパーセンタイル。
(Reprinted with permission from http://www.who.int/childgrowth/standards/cht_bfa_boys_p_0_2.pdf.)

れていた乳児の成長パターンとは異なっていた[43]。これらの限界を克服するために，2000年にアメリカで，そして2006年にWHOによって新たな成長基準と標準値が策定された（後述参照）。

1995年WHOの成長基準

1995年，WHO専門家委員会は既存の成長基準と研究成果を詳細に検討し，その後1978年のWHO/NCHS成長曲線を改訂した。さらに，10代の子どもでは，「過体重のリスクがある」あるいは「過体重」と分類するには，性別および年齢別のBMIで85パーセンタイル以上，および三頭筋および肩甲下の皮脂厚が90パーセンタイル以上という基準を使用することを推奨した[2]。これらパーセンタイルは，アメリカのデータに基づいて開発された。委員会は，これらの基準の弱点をみとめ，より良い基準が入手できるようになるまで暫定基準としてその使用を推奨している[2]。

2006のWHOの修学前小児の成長基準

2006年にWHOは0～5歳の子どもの新しい成長基準を発表した。これらの成長曲線は，出生直後の健康な子どもの予想される詳細な測定に基づく最初のものであった（多施設成長基準研究）[41]。コホート研究では，ブラジル，ガーナ，インド，ノルウェー，オマーン，およびアメリカの6都市から，出産の前後に喫煙していない母親に完全母乳で育てられた裕福で健康な乳児および子どものみが含まれていた。このデータは各国の成長がかなりの類似性を示しており[44]，最適な環境で育てられた場合，世界中の就学前の子どもは同じ成長の可能性をもつことが示されている。しかし，アメリカをはじめとする一部の国は，依然として独自の成長基準と標準値を使用している。

この基準には，一連の身体計測指標と性別の成長曲線とパーセンタイルとZスコアの表が含まれている。Zスコア成長曲線では，年齢別の中央値からの0，±2，および±3 SDの曲線がプロットされている。パーセンタイル曲線の場合，第3，15，50，85，97パーセンタイルの5つの曲線が各指標とともに表示されている。表には，各月齢の0，±1，±2，±3 SDの表示，および第1，3，5，15，25，50，75，85，97，99パーセンタイルが表示されている。

2007年のWHOの修学中の小児および10代の子どもの成長基準

2007年にWHOは5～19歳の子どものための新しい成長基準を発表した[45]。この基準には，各年齢に対するBMI，体重，および身長の3つの指標が含まれている。各指標に，パーセンタイル，Zスコアの曲線および表が提供されている。パーセンタイル曲線は，第3，15，50，85，および97パーセンタイル曲線が描かれているが，表はより多くのパーセンタイル（例えば，1，5，25，75，95および99の身体計測値が提供されている。これらの3つの指標のZスコアに関して，中央値からの0，±1，±2，および±3のZスコアの曲線を示し，これらのカットポイントの値を表に示している。

WHOは，年齢に対するBMIのZスコアに基づいた過体重および肥満のカットポイントを推奨した。分析によると，19歳でのZスコアが1のBMIが，男児では25.4，女児では25.0であり，成人で使用されたWHOのBMIカットポイント25に等しいか近い。したがって，Zスコアが1に等しい基準曲線は過体重を分類するのに推奨され，Zスコアが2より大きいものが，同じ考え方に基づいて肥満を分類するために推奨されている。各年齢におけるBMIのZスコアが2以下のおよび3以下のスコアを，それぞれ，やせおよび重度のやせのカットポイントとして設定した。しかし，この基準は広く使われていない。

▶アメリカの2000年CDCの成長曲線

この成長曲線は，それ以前のものとは異なるデータセットと方法に基づいて開発された[40,42]。2000年の曲線は，出生から生後36カ月までの年齢に対する身長，年齢に対する体重，身長に対する体重，年齢に対する頭囲を含む，選択された身体計測の一連のパーセンタイル曲線から成る。成長曲線は，個々の成長曲線と「臨床成長曲線」の2つのセットが配置されている。成長曲線と表は，第3, 5, 10, 25, 50, 75, 90, 95, 97パーセンタイル曲線を示している。2～20歳の小児および成人の年齢に対するBMIおよび体格に対する体重の成長曲線に，小児の過体重のカットポイントとして推奨されている85パーセンタイル曲線が追加されている。指標としてのZスコアに関しては，表が年齢に対する指標として，0, ±0.5, ±1, ±1.5および±2.0の詳細な対応値を提供している。

▶種々の国際および地域の成長基準および標準値を用いた比較

これらの成長基準が同じ検討される集団に適用された場合の結果が，どれほど類似性があるかを試験しようと試みるいくつかの研究がある。全体的に見て，異なった成長基準と標準値が適用されると，不健康な成長の状態を推定することに差が生じる可能性を示している。例えば，0～59ヵ月齢のアメリカの子どもの研究では，成長や栄養状態の問題の頻度に偏りが見られた。CDC 2000の基準を用いると，発病率は3.7%，やせは5.0%，過体重は9.2%であった。しかし，WHO成長基準によると，それぞれ7.0%，2.8%，12.9%となった[46]。ある研究は，北京で6～18歳の子どもの推定肥満率は，IOTF，米国2000年のCDC，および中国のBMIの基準によると，5.8～9.8%の間で差がみと

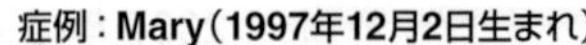

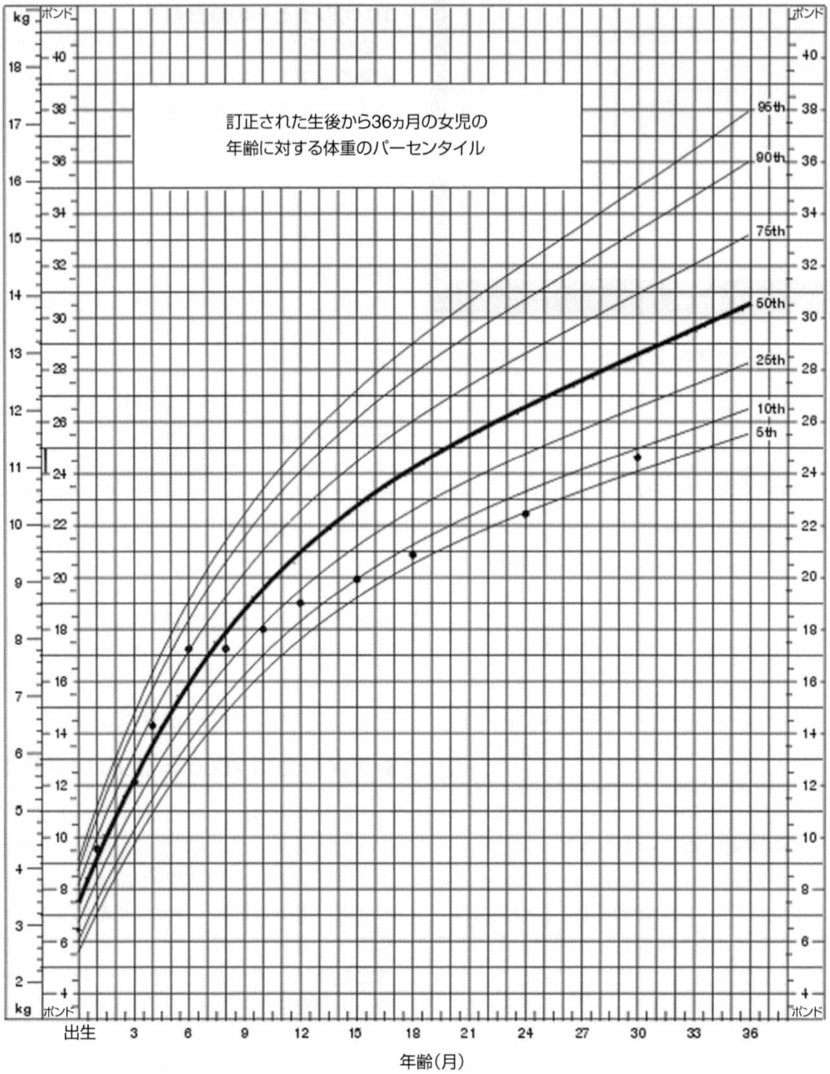

図 49.2 CDC の成長曲線をどのように使って 1 人の子どもの成長を管理するかの例。この図は子どもの成長の過程と健康状態を評価するのに，成長曲線をどのように使うかを示した例である。この少女は 6 ヵ月から成長が障害されている。詳細は本文に記述。
(Reprinted with permission from http://www.cdc.gov/nchs/images/nhanes/growthcharts/2000%20Chart.gif. Accessed August 10, 2012.)

められ，または相対的に 69％の差がみとめられた[47]。異なる集団において，そのような基準の適切な適用を理解し，指導するためには，より多くの研究が必要である。

▶成長基準と標準値を実際にどのように用いるか

成長基準および標準値は，臨床，集団ベースのモニタリング，および他の研究プロジェクトにおいて有用である。個人または集団の子どもの成長と栄養状態の評価成長基準および標準値を役立てるには，成長基準および標準値で提供されるカットポイントと被検者の計測値を比較する必要がある。例えば，**図 49.2** は，2000 年の CDC 成長曲線を使用して，女児の体重増加を確認する方法を示している。これは年齢に対する体重曲線であり，女児の体重測定値がグラフにプロットされている。これらの曲線は，参照母集団に対する子どもの身体計測値の位置を評価するために使用することができる。

特に研究のために，最近の成長基準を使用するもう 1 つの方法は，被検者の測定値の正確なパーセンタイル値と Z スコア値を計算することである。WHO および CDC の成長曲線では，同様の平滑化と変形の手法を使用している（最小二乗法〈LMS〉法による）。それらはすべての性別および年齢別の LMS パラメータを提供する。これは，研究者が次の式を用いて，個々の子どもの測定値に対応する Z スコアを計算することを可能にする。この式の y は個人の観察値で，性別および年齢別の LMS パラメータを適用する必要がある。子どものパーセンタイルは，Z スコアが得られた後に計算できる。

$$z = \frac{(y/M)^{L} - 1}{SL}$$

III

まとめ

身体計測は，人体の大きさ，形状，組成，ならびに成人および子どもの栄養不良および肥満などの健康状態を評価するための，有用で安価で非侵襲的ないくつかの方法を提供する。これらは体組成の間接的測定法である。一方，二重エネルギーX線吸収法および空気置換法のような直接体組成評価方法は，正確な測定値（例：全体脂肪，脂肪分布）を提供することができるが，一般に，BMIや腹囲などの通常に使用される身体計測法は，体脂肪を測定し，将来の健康リスクを予測するのに有効である。

身体計測を含む体組成分析は，成長，発達および運動生理学のような生理学的過程を研究するために使用され，病的状態の研究および臨床管理にますます応用されている。体組成を評価する理由が何であれ，臨床医は，体組成を評価するために最もよく使用されている技術を理解し，またその主な長所と限界を理解する必要がある。

現在，その多くの長所を考慮すると，BMIは，肥満および体重不足を定義する際に最も広く使用される身体計測手段である。しかし，間接的な方法でありいくつかの限界がある。過体重と肥満を分類するために，WHOは25と30のカットポイントを推奨しており，これらのカットポイントは1990年代後半から広く使用されている。しかし，集団特有のBMIカットポイントを使用すべきかどうかには議論がある。異なるBMIカットポイントが開発され，各国で使用されている。アジアの集団によっては，23や25などのより低いBMIカットポイントが推奨されている。

年齢や性別に特有のパーセンタイルである子どものBMIカットポイントの使用は，より複雑である。異なるデータセットに基づいて開発された異なるパーセンタイルが，各国で使用されている。現時点では，未就学児のための2006年WHO成長基準と2〜18歳の子どものためのIOTF BMI基準が世界で使用されている。これらは国際比較を促進するのに役立つ。

増え続けている研究は，腹囲が成人および子どもの両方において，体脂肪分布（腹腔内脂肪組織）やCVDおよび2型糖尿病などの多くの肥満関連疾患の最も単純な身体計測の予測因子であることを示唆している。われわれは，臨床現場や一般の人の使用を促進するために，より多くの努力をすべきであると考えている。

子どもの場合，成長基準や標準値は，成長と栄養状態を評価するのに役立つ。WHOは成長基準の異なるバージョンを開発しており，2006年以前のものはアメリカのデータに基づいている。通常，成長基準は，代表的な集団から収集されたデータに基づいて開発され，最適な成長パターンではない可能性がある参照集団の成長パターンを示すことがある。健康で豊かな子どもの集団から得られた成長基準は，最適な成長を反映することができる。2006年WHO成長基準は，複数の国から収集されたデータに基づいて作成され，最適成長環境下での子どもの成長のあり方を示すのに役立つ。これは，以前のWHO成長基準よりも多くの利点を提供する。

身体計測の適切な適用と異なる集団における国際的な成長基準と標準値の使用を評価し，指導するためには，より多くの研究が必要である。一方，生物医学分野の新しいニーズに応えるために，研究目的と臨床目的の両方に革新的な新しい身体計測方法と技術を開発する努力がなされなければならない。

謝辞

本研究は，国立衛生研究所（NIH）/糖尿病および消化器および腎臓病研究所（助成番号R01DK81335-01A1，1R03HD058077-01A1，およびR03HD058077-01A1S1）の研究助成金による。

（Youfa Wang, Hyunjung Lim, Benjamin Caballero／中屋　豊 訳）

50 飢餓の代謝的結果

飢餓は，タンパク質の不十分な摂取・吸収および体内貯留，あるいは食事からの不十分なエネルギー摂取によりもたらされる身体の状態である。持続的な飢餓により結果としてもたらされる病気は，**タンパク質–エネルギー栄養障害**である。本章では，病気として起こる，あるいは治療による体重減少中の非病的な型として起こる飢餓の生理学について説明する。病的な飢餓の通常の原因は食物摂取の全般的な減少であり，そのため三大栄養素のみならず微量栄養素の欠乏を一般に合併する[1,2]。

飢餓の生理学は，ヒトの栄養学および代謝と医学の多くの面における中心である。本書のいくつかの章でタンパク質–エネルギー栄養失調症の臨床面を扱っている。本章は，ヒトのタンパク質とエネルギーの欠乏の代謝的特徴について説明し，本書の他章で扱う生理学と臨床栄養の話題，なかでもタンパク質とエネルギー代謝，体組成および栄養評価を関連づける目的をもつ。

定義

多くの専門用語が飢餓について述べるために用いられている。本章では，飢餓とは，負のタンパク質あるいはエネルギーバランス状態とそれらの生理学的効果をさす。絶食あるいは完全絶食は，すべての食物エネルギーが取り除かれた特別な飢餓の形態である。**飢餓**，**無気力**，**憔悴**，**消耗**および**悪液質（カヘキシア）**は，飢饉の犠牲者，不十分な食事の囚人，慢性疾患や重大な体重減少などの栄養失調状態を記述するためにこれまで言い換え可能な専門用語として用いられてきた。さらに近年は，悪液質は，持続的な軽度の全身的な炎症あるいは代謝ストレス[3~6]による体タンパク質喪失を特別にさすために用いられるようになった。高齢になると，**サルコペニア**とよばれる筋量と機能の消失を伴う[4~6]。サルコペニアは食事とライフスタイルによって変えることができる可能性はあるが，本章では，サルコペニアは飢餓の一形態とは考えない。

飢餓はいろいろな形態をとる。長期間の絶食の主要な特徴はケトーシスである[7]。時々主張されていることに反して，ケトーシスは飢餓の鋭敏な指標でもなく，特異な指標でもない。さらに，一晩絶食後の健康なやせた成人や，炭水化物制限食ではあるが完全に十分な食事で暮らしている人においても，軽度のケトン尿症は見られるだろう。ケトーシスは100 g/日という少量の炭水化物摂取により予防あるいは治癒するので[8]，ほとんどの飢餓の人には見られない。

長期間の絶食

▶炭水化物代謝

長期間の絶食中の炭水化物代謝については，絶食が始まる前の最後の食事から記載するのが最もよい。摂食状態の特徴は，グルコース，脂質，アミノ酸およびそれらの代謝産物の血中濃度が増加していることである。炭水化物とアミノ酸の摂取はインスリン分泌を刺激し，インスリンはグリコーゲン，トリグリセリドおよびタンパク質の合成を刺激することによりそれらの組織内蓄積を調節する。一方，同時にグリコーゲン分解，脂質分解およびタンパク質分解を抑制する。グルカゴン濃度は炭水化物摂取により変化しないか低下するが，タンパク質摂取はインスリンとグルカゴンの両方の分泌を刺激する[7]。グルカゴンは肝グリコーゲン分解を刺激し，肝臓からのグルコース放出を増し，そうすることにより同時に起こるインスリン刺激による末梢組織のグルコースとアミノ酸の取込みにもかかわらず，十分な血糖値を維持する。

摂食状態は，最後の栄養素が吸収されたのち，内因性のエネルギー消費への移行が始まると終わる。一晩絶食後の状態は研究のために便利で，**基礎状態**あるいは**吸収後の状態**とよばれる。その状態は，脂肪酸の遊離，臓器間の移動および酸化，肝グリコーゲンからの正味のグルコース遊離と筋からのアミノ酸の遊離により特徴づけられる。これらのすべての過程は，この状況で見られる比較的低濃度の循環血中インスリンによりもたらされる。空腹時の体内の主なエネルギー源は脂肪である。したがって，典型的な非タンパク質性呼吸商（nonprotein respiratory quotient：NPRQ）の0.8で示されるように，脂肪の酸化は空腹時の安静時エネルギー消費量（resting energy expenditure：REE）の2/3を占める[9]。

空腹条件で，グルコースは8～10 g/時の速度で循環血中に入り，組織に消えていき，体内の細胞外遊離グルコースプールを2時間ごとに約16 g入れ替える[10]。グルコースは正常では脳の唯一のエネルギー源である。血糖値（と脳脊髄液のグルコース濃度）の臨界点以下の低下は，ただちに意識を障害し，長時間になるとニューロンの死をまねく。脳の一定かつ高い代謝要求（体内の総グルコース産生量の約半分）を考えれば，肝臓から循環血中へのグルコース供給に誤差あるいは遅延の余地はない。健康な人の血中グルコース濃度は，インスリン系とグルカゴン系を中心とするいくつかの生理的調節系により綿密に調節されている。

食事の代謝処理後の期間に，組織によるグルコースの持続的な除去は次第に血中グルコース濃度を低下させる。それにあわせてインスリン濃度は低下し，それによって筋細胞と脂肪細胞へのグルコース輸送を減少させることにより循環血中からのグルコース除去の速度を自動的に遅くする。一方，同時に肝臓のグリコーゲン分解を刺激し合成を抑制することにより，肝臓から血流への持続的な十分量のグルコースの放出を確実にする。

肝臓の糖新生（乳酸，アミノ酸とグリセロールからのグルコース合成）は，摂食状態においてさえも持続的に進行する[11]。空腹時の初期に循環血中に現れるグルコースの約半分は糖新生に由来し，他の半分はグリコーゲン分解による[10,12]。循環血中のグルコースプールに対する糖新生とグリコーゲン分解の正確な相対的寄与度は，前の食事の炭水化物とタンパク質含有量に依存している。なぜなら，これらの因子がそれぞれ肝臓のグリコーゲン貯蔵量と，糖新生の基質となるために肝臓に達する糖原性アミノ酸の速度を決めるからである[13]。絶食が延びると，糖新生に由来するグルコース分子がグリコーゲン合成のために取り除かれるよりも直接循環血中に入る量が増加し，肝臓は徐々にそのすべてのグリコーゲン貯蔵を循環血中に放出する。腎臓もまた糖新生器官である。肝臓のグリコーゲン貯蔵が消費され，肝臓からのグルコース放出量が減少するにつれて，循環血中グルコースプールへの腎臓の寄与度は増加する[14]。

12～24時間以上の絶食はインスリン濃度をさらに低下させ，それは脂肪組織からの遊離脂肪酸とグリセロール，および筋からのアミノ酸の相当な動員を引き起こす[15]。それらは肝臓へ運ばれ，タンパク質合成と糖新生のためのエネルギーと基質を供給する。血漿グルカゴン濃度は一定に維持されるか増加し，それはインスリン/グルカゴン比を低下させ，肝臓を活性化して肝臓に運ばれた遊離脂肪酸の酸化を増加させる。このようにして肝臓がいったん活性化されると，肝臓の脂肪酸酸化速度は肝臓への脂肪酸供給速度により決まる[16]。グルコースの補酵素A（coenzyme A：CoA，TCA回路の入り口の基質）への転換が，脂肪酸のアセチルCoAへの転換速度が増加するにつれて低下することは重要である。脂肪酸酸化により生成されたアセチルCoAの一部は，肝臓内のTCA回路により二酸化炭素にまで完全に酸化されて肝臓の主要なエネルギー源となるが[17]，しかし大部分は四炭素分子のアセト酢酸にまでしか酸化されず，その酸化還元相手であるβ-ヒドロキシ酪酸と相互変換し，少量が不可逆的に脱炭酸されてアセトンになる。これらの3つの分子はあわせてケトン体とよばれる。長期間の絶食条件で肝臓は，脂肪組織からもたらされた脂肪酸を吸収し，その炭素をケトン体に転換し，それらを全身循環に放出する。

2～3日より長い絶食は肝臓に貯蔵されている約80 gのグリコーゲンを完全に枯渇させ[12,18]，筋グリコーゲンの約半分を消耗する[18,19]。肝臓の糖新生速度は増加も減少もしないので，総グルコース放出速度[14]に占める糖新生の割合は増加し，総グルコース放出速度は絶食の最初の2～3日以内に40～50%ほど低下する[12,20]。筋細胞はグルコースを放出しないので，筋の残存グリコーゲンは安定な全身の炭水化物節約に役立たない。したがって，いったん肝臓のグリコーゲン貯蔵が完全に枯渇すると，体内で酸化されるすべてのグルコースは次の3つの前駆体から合成されなければならない。(1) 糖原性アミノ酸，(2) 脂肪分解により遊離するグリセロール，および (3) 解糖により生成した乳酸とピルビン酸である。これらは単なる再利用のグルコースを表しているにすぎない[21]。既製の炭水化物の酸化量はゼロとなり，その証拠としてNPRQは0.7となる[9]。

肝臓からのグルコース放出の著明な減少にもかかわらず，飢餓中の血清グルコース濃度の低下は軽度である。なぜなら，組織のグルコース取込みと代謝もまた減少するからである。グルコース代謝のこの減少のごく一部が筋と脂肪組織における最終的なグルコース酸化の減少によるものであり，乳酸とピルビン酸のグルコースへの再転換（コリ回路）速度の低下に起因するものはまったくない。絶食初期の組織のグルコース利用の減少と，長期間の絶食中の減少の主な理由は，神経組織が代替燃料としてのケトン体へ徐々に切り替えるためである[17,22,23]。この現象は，短期間絶食した人の研究により明快に実証された。その研究では，グルコースの代謝とβ-ヒドロキシ酪酸の消費を測定するために，ポジトロン放射断層撮影（PET）と動脈-内頸静脈サンプリングの組合せが用いられた。3.5日の絶食の後，脳のグルコース消費は25%低下し，ケトン体の利用はそれに相当する量増加した[24]。

▶ケトーシス

ケトーシス（血中ケトン体濃度が異常な高値を示す）は長期間絶食の非常に重要な徴候である。非絶食条件下では，アセト酢酸の酸化は体の総エネルギー必要量の2～3%しか供給せず[17]，血中のケトン体濃度はほとんど測定できないほど低い[25]。血中アセト酢酸濃度が1.0 mmol/Lおよびβ-ヒドロキシ酪酸濃度が2～3 mmol/Lに上昇した時に，飢餓ケトーシスが存在すると任意に定義されており，これは絶食の2～3日目までに典型的に起こる[17]。ケトン体は一晩絶食した後の尿には通常存在しないが，やせた健康な人では軽度のケトン尿は異常ではなく，生理学的に基礎インスリン濃度が低い状態を示している[26,27]。アセト酢酸とβ-ヒドロキシ酪酸は血中に放出されたのち，解離して水溶性陰イオンを生成する。いくらかのアセト酢酸はアセトンに脱炭酸され，絶食3～4日後には呼気に特有の甘い臭気が検出される。

2つの要因が肝臓のケトン体合成速度を決める。第一の要因は，低インスリン状態により完全に活性化された時の肝臓による脂肪酸β酸化の最大速度である。その速度は，灌流された代謝的に活性な肝臓組織の量，およびアデノシン三リン酸（ATP）からアデノシン二リン酸（ADP）が得られる速度の両方に依存しており，それはまた肝臓の総エネルギー消費速度に依存している[28]。第二の要因は，脂肪組織のトリグリセリド分解速度であり，それが肝臓へ達する遊離脂肪酸の速度を決定する。

ケトン体生成は絶食の早くも3日目に最大に達するが，血中ケトン体濃度はその後数日および数週間にわたって上昇し続ける。この現象には2つの説明がある。第一に，筋によるケトン体酸化速度が減少し，優先的な燃料を脂肪酸に移すというものである。第二には，腎臓の尿細管はより効率的にケトン体を再吸収することがあげられる。完全絶食の最初の4～7日後に，ケトン体酸化は体全体のエネルギー利用の30～40%を占める。第3週までに，循環血中のケトン体濃度は絶食3～5日後の値の約2倍で落ち着く。脳は供給量に比例してケトン体を使うので，グルコース酸化が低下するにつれて脳のケトン体酸化はその間に着実に増加する。絶食3〜5週間後に脳のグルコース取込みは全体的に約50%減少する[17,22]。さらに，その時までに脳に取り込まれたグルコースの60%しか二酸化炭素と水に完全に酸化されておらず，残りはピルビン酸と乳酸にまでしか代謝されず，それらは糖新生基質として肝臓に戻る[22]。完全酸化の低下および局所のコリ回路の増加の組合せは，脳における不可逆的なグルコース酸化を75%減少させ，アミノ酸とグリセロールからの糖新生に対する体の必要量を同じ量だけ減少させる。

ケトン体生成は，循環血中ケトン体濃度をセンサーとする負のフィードバックシステムにより部分的に維持されているらしい。ケトン体が脂肪分解を抑制することは長い間知られていた。しかしその効果の機序が明らかにされたのはより最近であり，g単位で投与すると脂肪分解を抑制する可能性のあるビタミン，すなわちナイアシンのGタンパク質共役受容体の発見からである。ナイアシン受容体の天然のリガンドはβ-ヒドロキシ酪酸であると同定された[29]。約2週間の絶食後，筋の燃料選択がケトン体から脂肪酸へ変更される生理学的機序はいまだにわかっていない[10]。おそらく，その過程にナイアシン受容体が関与しているのだろう。

ケトーシスの生物学的意義

ケトーシスあるいはケトアシドーシス（血清重炭酸塩濃度を低下させるのに十分であるが，まだ正常の緩衝能の範囲にあるケトーシス）について述べる時は，糖尿病が思い浮かぶ。最も重症型の糖尿病では，膵β細胞の破壊はほぼ完全なインスリン欠乏をもたらす。その結果，単純な絶食で見られるように，脂肪酸が動員され，また肝臓のケトン体産生と糖新生のきっかけとなる[16,30]。同調するインスリン分泌なしに炭水化物が摂取される時，循環血中のグルコースは筋と脂肪組織によってほとんど取り込まれない。血中グルコース濃度は腎臓のグルコース再吸収閾値をはるかに上回る高レベルまで上昇する。その結果，糖尿と浸透圧利尿を生じ，水分と細胞外液を体から減少させる。非糖尿病者では，長期にわたる絶食においてケトン体濃度が6〜8 mmol/Lを超えることはまれであるが，糖尿病性ケトアシドーシスでは非常に高く上昇し，体の緩衝系が吸収するにはあまりに大きくてpHを危険なまでに低下させる。この状態はケト酸血症として知られている。

なぜ単純な絶食によるケトーシスが軽度で臨床的に良性で，一方，糖尿病のケトアシドーシスは一般に生命に危機的なケト酸血症に拡大するのだろうか。重症のケト酸血症の発生機序は，**非糖尿病性ケトアシドーシス**とよばれ，まれであるがよく知られた症候群を考慮するとある程度理解できる。この生命を脅かす病気は，食物をとらずに過度に飲酒した後，長期の嘔吐と体液量減少がある時に典型的に起こる。これらの条件下で発現するケト酸血症は，たとえ血糖値が正常に近くても，糖尿病性ケトアシドーシスと同じくらい重症である[31,32]。非糖尿病性ケトアシドーシスはまた，まれに妊娠中に起こる。アルコール性非糖尿病性ケトアシドーシスと同様に，妊娠時の非糖尿病性ケトアシドーシスは，絶食，生理的な極度の低インスリン血症および体液量減少あるいは代謝ストレスなどの状況で生じる[33]。

体液量減少と代謝亢進の2つの特徴が，重篤なケトアシドーシスと絶食による良性ケトアシドーシスを区別する。体液量減少は既存のケトアシドーシス（および高血糖）を以下のような種々の機序で悪化させる。すなわち，腎臓と脳への血流量を下げることにより，また脳と腎臓によるケトン体酸化を減らすことにより，尿へのケトン体分泌をさらに大きく減少させるためである[32]。通常の絶食は低代謝状態であるが，コントロールされていない糖尿病と高代謝性体液量減少は高グルカゴン血症とノルエピネフリン分泌増加によって特徴づけられる。これらのホルモンは肝臓への遊離脂肪酸の供給を増加させ[34,35]，エネルギー消費速度を増加させる可能性がある。したがって，体液量減少が糸球体ろ過速度とそれゆえ腎尿細管のナトリウム再吸収を減少させ，それ相当に腎臓のエネルギー消費とケトン体酸化速度を低下させる[32]ような条件下で，より多くのADPを利用できるようにし，ケトン体生成能を高める[28]。その正味の効果は，循環血中のケトン体濃度の大幅な増加である。単純な長期間の絶食中，ストレス誘発性の血糖の増加は内因性のインスリン放出を刺激し，その結果肝グルコース放出は減少し，脂肪分解は抑制され，またケトン体生成を抑制する[25]。高度な体液量減少状態では，おそらく副腎機能亢進状態がインスリン分泌を阻害するため，それらは必ずしも起こらない[32]。代謝亢進の状態において重篤なケトアシドーシスが発現するという考えは，インスリン発見前の時代にすでに評価されていた。1922年以前には，インスリン依存性の糖尿病患者を延命させる唯一の治療法は，高血糖，糖尿および体液量減少を予防するための低炭水化物食，ならびに患者の代謝速度，したがって肝臓のケトン体合成速度を低下させる低エネルギー食であった[36]。

マスコミで，食事の炭水化物制限に伴うケトン尿は「腎臓に損傷を与える」ため，ケトン体は有毒であると強調されるが，この主張には科学的な根拠がない。おそらくケトン体に毒性があるという考えは，ケトン体が部分的に尿酸の尿中排泄を抑制する[10]ことから生じた。その効果は，特に尿酸の腎尿細管再吸収を増加させるような細胞外液減少の状態[37,38]では，血清尿酸濃度を上昇させることからそのようにいわれているのであろう。したがって，完全な絶食または厳しい炭水化物制限の時，敏感な人は痛風の発作を起こす可能性がある。妊娠中の高ケトン血症が胎児の脳に悪影響を与えるか[27]，あるいは先天奇形の素因になる[39]可能性が指摘されている。妊娠後期に特有の急速なグルコース利用が，空腹時低血糖，低インスリン血症，軽度のケトーシスおよびケトン尿症の素因になる[40]ことは事実で，また，ケトン体が胎児の組織によって燃料として使われるのも正しい。しかし，なぜそのいずれの効果も有毒であることを説明する機序については進展が見られず，ケトン尿症と胎児への悪影響を関連づける臨床的エビデンスには説得力がない[41]。それにもかかわらず，長期にわたる絶食を避けるようにという指導が妊婦に一般的に行われている[27]。

すなわち，長期にわたる絶食は，低血糖，生理的低インスリン血症と中等度のケトーシスによって特徴づけられ，これに対してコントロールされていないインスリン依存性糖尿病は高血糖，体液量減少，高代謝および重篤なケトーシスによって特徴づけられ，それらはすべて重度のインスリン不足の直接あるいは間接的な結果である。糖尿病性ケトアシドーシスとは異なり，空腹時ケトーシスは生理的で適切な代謝調節の現れである。おそらく，重度の体液量減少と代謝ストレスの場合を除いて，それが糖尿病性ケトアシドーシスと類似の重篤な状態に発展することはない。

▶タンパク質とエネルギーの代謝

筋タンパク質分解は，通常循環血中のインスリンによって抑制される。インスリン濃度が吸収後の状態に低下するにつれて，その抑制は一部弱まり，筋タンパク質分解は増加してタンパク質合成を超える。このインバランスにより遊離したアミノ酸（その多くは，最初部分的に非必須アミノ酸に分解される）は血流に入って内臓器官に行き，糖新生とタンパク質合成に利用される。絶食が長引くと，インスリン濃度はさらに低下し，正味の筋タンパク質分解をさらに増加する。体からの骨格筋の喪失は相当な量である。絶食の最初の7～10日間に，全身の窒素（N）喪失は10～12 g/日の範囲にあり，主に尿中尿素として排泄される[42,43]。タンパク質の窒素は重量あたり16%であり，そして除脂肪組織は75～80%の水を含むので，体からの10～12 g/日の窒素喪失は除脂肪組織300～400 g/日の喪失に相当する[42,44]。この速度で体窒素喪失が続くとすれば，体の除脂肪組織は3週間以内の持続的な絶食で致死的に枯渇するだろう。そうはならずに，7～10日間の絶食後に適応が効果を現し，2～3週末までに窒素喪失速度は最初の数日間の半分以下に低下する。十分に明らかになっていないこの適応は，その時までに排泄される尿窒素の約半分がアンモニアであり，ケト酸産生により生じたプロトンを緩衝するためであることを考えると，さらに驚くべきことである[7,45]。体外から緩衝剤を投与することによりアンモニウム排泄を正常にまで減少させた実験で，長期にわたり「適応した」絶食時の体窒素喪失速度は，内因性タンパク質代謝回転の最大効率を反映していると考えられる「不可避的」窒素喪失速度に近かった[46～49]。

分枝鎖アミノ酸の血漿濃度は絶食の最初の1～3日間にほぼ2倍になり，全身のタンパク質からの分枝鎖アミノ酸の放出とそれに続く酸化は種々の程度に増加する[50～52]。収縮性タンパク質分解の指標である3-メチルヒスチジンの尿中排泄は，絶食の最初の2～3日に増加する[50,53]。しかし，持続する有意な尿窒素排泄と全身のロイシン酸化の状態において，7日目と10日目の目標までに，アミノ酸代謝回転の初期の増加は，いくつかの[50,54]（すべての研究ではないが）研究[51]において，トレーサーで測定されたロイシンやリシンの循環血中への放出の減少[55]にとって代わられる。絶食第4週までに，窒素排泄は非常に低下し，血漿ロイシン出現はさらに低下し[56,57]，尿中3-メチルヒスチジン排泄は絶食前以下にまで減少する[56]。

絶食の第1週の急速な筋タンパク質喪失は，タンパク質合成の低下（外来性のアミノ酸が欠乏することと，正常時にタンパク質合成を刺激しているインスリンが不足したことによる）ならびにインスリンによる筋タンパク質分解抑制の欠如[15,58]との組合せによりもたらされる。約2週間の絶食後にこの異化的な過程を逆転させるものは何か。多くの専門家は，筋の優先的なエネルギー源選択がケトン体から脂肪酸へ変化すること（およびその結果として起こる脳によるケトン体利用の節約）が重要であると見なしている。脳のエネルギー源としてケトン体がグルコースに代わって増加するにつれて，身体はそれだけ多量の筋タンパク質を糖新生に使う必要がなくなり，正味の筋タンパク質分解は減少する。

しかし，この時点で筋細胞に正味タンパク質分解を減少させるように「告げる」特異的な代謝信号は何であろうか。ある研究では，高ケトン血症が骨格筋に対して直接タンパク質節約効果をもつことを示唆しているが[59,60]，しかしこの効果は実証されてはいない[51]。筋タンパク質節約に遊離脂肪酸が果たしている役割は，短期間の絶食中の人で示されてきた[61]。おそらく筋細胞による脂肪酸酸化の亢進が分枝鎖アミノ酸（脂肪酸と構造が似ている）を節約し，その節約効果が何らかの機序で正味のタンパク質分解の減少に関与していると考えられる[7,62]。

▶体重減少

長期間の完全な絶食中に，体重減少と体窒素喪失はその人の体重と除脂肪体重にほぼ比例した速度で起こる[63,64]。太っていない人では，自由に水分を摂取していると絶食の最初の5日間に4 kg，次の5日間にさらに3 kg体重が減少するが[42,65]，過度の肥満者ではそれよりも約50%多く減少する。極端な一例では，最初の体重が245 kgあった患者は絶食30日間で32 kg減少した[63]。

絶食初期の体重減少の大部分は，脂肪ではなく水分の減少による[66]。最初の3日間に体から失われる総水分量の約65%は細胞外液である[65]。この急速な細胞外液とナトリウムの動員は，一部食事性ナトリウム欠乏の結果であり，また一部は循環血中インスリン濃度低下の結果であり，それはインスリン依存性腎尿細管ナトリウム再吸収を減少させる[67]。また，除脂肪組織（19～25 g水分/g窒素），肝グリコーゲン（2～3 g水分/gグリコーゲン）[68]，および量は少ないが筋グリコーゲン（3～4 g水分/gグリコーゲン）の一部喪失[44,69]によっても，細胞内液の急速な喪失が起こる。しかし，3日後には肝グリコーゲンはすべてなくなるか安定し，2週間後までに細胞外液バランスは回復する[63]。その結果，体重減少は除脂肪組織と脂肪組織の喪失のみによりもたらされるので，体重減少は非常にゆるやかとなり，適応的なタンパク質節約とエネルギー消費量の低下によって喪失速度そのものが遅くなる。中等度の肥満者では，3週間の絶食による体重減少は通例350 g/日である。この体重減少速度は臨床的に観察されるし，また単純な計算によっても予測できる。したがって，約4 gの負の窒素バランスは除脂肪組織の湿重量125 g/日の喪失に相当する。脂肪組織は約85%の純粋な脂肪を含むので[70～72]，約1,700 kcal/日の負のエネルギーバランスは約200 g/日の脂肪組織の喪失に相当する。総体重減少量は325 g/日と計算される。体重減少速度は体の除脂肪組織量の減少につれて一次反応速度的に低下し続ける。

▶その他の代謝効果

安静時エネルギー消費量（REE）は完全絶食開始後数日以内に減少し，実際，睡眠時エネルギー消費量は最初の48時間以内に減少することが報告されている[73]。いくつかの研究は，絶食初期に少しREEが増加すると報告しているが[74,75]，それは細胞外液量の喪失を十分なナトリウム投与で予防できなかった場合に起こるカテコールアミン分泌のためと考えられる[76]。絶食2週間でREEは約15%減少し[77]，3〜4週間後までに正常より25〜35%程度低下する[65]。REEの初期の低下は適応的な変化であり，代謝的に活性な組織の喪失により完全に説明できるよりははるかに急速である。後に起こるREEの低下は，身体の代謝組織量減少のせいである。

血清アルブミン濃度は，短期間および長期間の絶食の両方において，正常範囲にとどまる。単なる炭水化物制限で見られるのと同じように，肝臓から分泌される代謝回転の速いタンパク質であるトランスチレチン（チロキシン結合プレアルブミン）およびレチノール結合タンパク質はただちに低下する[78,79]。ケトン血症と細胞外液喪失は血清尿酸濃度を増加させる[10,37]。血清総ビリルビンは24時間の絶食で通常50%増加し，48時間後にはしばしば正常の2倍となるが，その後は一定に保たれる[80]。胃排出速度は絶食4日後に遅くなる[81]。軽度の慢性ケトーシスは胎児性ヘモグロビン産生を活性化し，その結果ある種の条件下では循環血中の胎児性ヘモグロビンの増加がみとめられる[82]。4週間以上の絶食療法は，特に食卓塩が与えられないと起立性低血圧と悪心を起こすことが多い。長期間の絶食による他の代謝効果および医療上の合併症は臨床の総説に記載されている[10,63]。

▶絶食時の代謝の三大栄養素調節

炭水化物の投与は，おそらくインスリン分泌を刺激して，絶食初期のタンパク質異化相を減少させるが，一方，脂質にはそのようなタンパク質節約効果はない[9,54]。100〜150 g/日という少量のグルコース投与で絶食時のケトン尿は予防でき，尿素窒素排泄と細胞外液の喪失量を半分に減少させる。そういうわけで，急に絶食した患者に5%デキストロースを含む静脈輸液を少なくとも1.5 L/日注入する臨床手技が推奨される[83]。炭水化物によるタンパク質節約効果は絶食の最初の7〜10日にもたらされる。それよりも遅く投与された時には，その時までにすでに適応によりタンパク質節約がもたらされ，タンパク質分解速度は低値となっているので，たとえ多量の炭水化物を与えても，体窒素喪失をそれ以下にわずかに低下させるにすぎない[8,84]。それとは対照的に，タンパク質摂取量は絶食開始数日の体窒素喪失にはわずかな効果しかないが，50〜80 g/日の良質タンパク質を投与すると長期にわたり体窒素貯蔵を劇的に維持できる。十分なタンパク質を2〜3日投与すると，窒素バランスは改善し，エネルギーバランスが負であるにもかかわらず，ゼロバランスまで回復することさえある[85,86]。完全絶食後期の適応した時期にタンパク質を初めて投与すると，著しく負のエネルギーバランスが続いているにもかかわらず，窒素バランスはただちに正に転じる[56,87]。この現象は，内因性のタンパク質の代謝回転効率を増加させ，食事性タンパク質の貯留効率を増加させる適応機序の同調化を例証している。

▶生存

長期間の絶食において生存を決定する主な因子は当初の体脂肪貯蔵量である[88]。肥満していない成人は，約60日間の持続的な絶食で死亡する[89]。それは，体脂肪は完全に喪失しているが，除脂肪組織は約1/3喪失しているにすぎない時期と一致する[88,90]。長期間の絶食では脂肪酸がただちに利用できる必要がある。なぜならば，その条件下で脳はエネルギー源としてグルコースと同様ケトン体に依存しているからである。脂肪酸の供給が，肝臓に対してケトン体合成の基質ならびにエネルギーを必要とする糖新生を駆動するのに必要なエネルギーの両方を提供するからである[13]。したがって絶食は，除脂肪組織貯蔵量が豊富でも脂肪貯蔵量の少ない人にとっては，特に有害である[91]。

肥満者は驚くほど長期間の絶食に耐えられる[92,93]。詳細な記録の残る最長の絶食は初期体重207 kgの27歳の男性によるもので，382日間の継続的な絶食で体重を60%減少させた[94]。そのようなめざましい報告にもかかわらず，約4週間以上の完全絶食は，徐々にではあるが除脂肪組織喪失は止まることはないので，著しい肥満者にとっても危険な可能性がある。極端に長期間の絶食において，除脂肪組織を測定すると，患者が無症状であっても危機的なレベルの消耗を観察した報告がある[93]。急性チアミン欠乏は，長期間の絶食[95]とその後の再摂食[96]における重篤な，しかし完全に予防可能な合併症である。

タンパク質欠乏

▶タンパク質最低必要量

純粋なタンパク質欠乏状態は，タンパク質摂取量がタンパク質最低必要量以下で，エネルギーを含め他の必須栄養素の摂取量が十分なままである時に起こる。純粋なタンパク質欠乏は臨床医学においてまれである。しかし，タンパク質欠乏の影響は，タンパク質あるいは必須アミノ酸の最低必要量の定義と測定に関連するので興味深い。

タンパク質摂取量の減少に対する正常な反応は，摂取量の低さおよび窒素バランスの回復に比例してアミノ酸異化が適応的に減少することである。タンパク質（あるいは個々の必須アミノ酸）の最低必要量は，生理的喪失を受けることなしに体がゼロバランスを再建するために異化速度を適応的に減少させることができる最低の摂取レベルとして歴史的に理解されてきた[97〜99]。概念化するのは簡単だが，この定義を実際に適用するのは非常に難しい。タンパク質摂取量が低下した時には常に窒素バランスは負に転じるが，2〜3日の適応期間をおいて通例ゼロに戻る。この一時的な窒素喪失をもたらすタンパク質摂取量は「不足」なのか？　19世紀のドイツの生理学者Voitは，タンパク質摂取レベルを120 g/日以下に下げると最初の2〜3日間窒素バランスは負となることを観察し，正常の人のタンパク質必要量は120 g/日に違いないと結論した。今日では，Voitの被検者は毎日120 gのタンパク質食を必要としたのではなく，彼らは単にその食事に慣れていただけであったと理解されている[100]。

ヒトのタンパク質栄養を適切に理解するためには，食事の突然の変化に続く体タンパク質量の一時的で栄養的に些細な変化を認識する必要がある。タンパク質最低必要量レベルあるいはそれ以上のタンパク質摂取量の変化に対する正常のホメオスタシス（恒常性）調節を記述するために**適応**あるいは**正常適応**といった用語が提案されてきた。そして，重要な除脂肪組織を犠牲にすることにより，また生理機能の代償によってのみ，窒素バランスを回復できる代謝変化に対して**病的適応**あるいは**順応**という用語が使われてきた。したがって適応は正常のホメオスタシスの一面であり，一方順応は健康に悪影響をもつ生理的妥協の代価を払ってホメオスタシスが再確立されたことを意味する[101]。

▶必要量以下あるいは以上のタンパク質摂取量

最低必要量以上で生じるタンパク質摂取の変化に対する適応的反応は，タンパク質摂取量が最低必要量以下に減少した時に起こる反応とは基本的に異なる[98]。必須アミノ酸は潜在的に毒性が非常に強いので，体は摂取速度と等しい速度でそれらをただちに分解しなければならない[102]。したがって，平衡状態では，体窒素喪失量は正確に摂取窒素量と等しい。すなわち，アミノ酸貯留のゼロ効率を必要とする代謝的問題である。重要なアミノ酸分解酵素のアミノ基転移と酸化の速度は，生理的範囲内での基質濃度の増加に一次比例して増加する[103]。余分なアミノ酸摂取は遊離アミノ酸プールのサイズを増し，そのことがアミノ酸の分解速度を自動的に増加させる[104,105]。そのような理解を確認する例として，全身のロイシン酸化が血漿ロイシン濃度に比例することが一般に知られている[106]。しかし，この「自動的な」適応を超えて，タンパク質あるいは特定の必須アミノ酸の摂取がさらに高まると，関係する分解酵素の量あるいは比活性は適応的に増加し，一方摂取量の減少は逆の効果をもつ[107]。これらの適応機序の同調化には 2〜3 日が必要である。この同調化によって，最低必要量以上のレベルでタンパク質あるいは必須アミノ酸の摂取を急に増加あるいは減少させた後に典型的に見られる窒素バランスの一過的な増加と減少を説明することができる。

タンパク質摂取量が必要量以下に低下する場合は，体の代謝の検討課題はまったく異なる。この状況では，タンパク質分解の減少および食事性と内因性のアミノ酸からのタンパク質合成を増やすことによって，体は食事性アミノ酸を効率よく節約するように求められる。これらの適応は遊離アミノ酸プールのサイズを減らして，摂食状態で普通に起こるプールサイズの増加を抑え，そうすることにより「オーバーフロー」異化を最小にする。アミノ酸異化はまた，アミノ酸分解の重要な酵素の量あるいは比活性を適応的に低下させることにより最小となる[101,108]。

定量的に考えると，摂食状態では，組織アミノ酸を分解するか，あるいは新しく合成するタンパク質にアミノ酸を蓄積するかの大きな決定がなされる[109]。内因性のアミノ酸酸化を調整する機会は，食間を通じて続くが，しかし実際，食事摂取前の基礎状態では測定できるほどに効果を発揮しないので，食事性アミノ酸利用効率を改善することを目指した適応過程を考えることは困難である。ロイシン酸化は全身アミノ酸異化の尺度となり，高あるいは低タンパク質摂取，また異なる食事パターンによってさえ引き起こされるロイシン酸化の増加あるいは減少が食間にも引き続き起こることがほとんどの研究で確認されている[110〜113]。

タンパク質が非常に欠乏した食事（エネルギー豊富な）を 7〜10 日間摂取すると，全身アミノ酸代謝回転は減少し[48,114]，血清アルブミン濃度は変化しないのに[115]，アルブミン合成速度は低下する。4〜7 日の適応期間ののち，尿窒素排泄は低下して 37 mg/kg 体重/日の偽安定状態（極めて再現性のある）に達するまで低下する[46]。尿以外の体窒素喪失源（糞便，汗と皮膚落屑）は，タンパク質摂取の短期間の変化によって影響を受けない[46]。完全な無タンパク質食（豊富な非タンパク質性エネルギー供給のもと）への短期適応後の尿窒素排泄は，**内因性**あるいは**不可避**尿窒素と称されて，歴史的に，身体の活性タンパク質貯蔵を節約するための内因性タンパク質代謝回転の最大効率を示していると考えられてきた[46〜49]。

ヒトに最低のタンパク質および必須アミノ酸の必要量が存在することを疑う人はいない。必要量を正確に決定するには，これらの栄養素をある特定の最低レベル以下で長期間摂取すると生理学的に悪影響をもたらすことを実証する必要がある。実用的で倫理的な配慮をするとそれはほぼ不可能で，最適な健康のための真の最低タンパク質必要量を何が構成するかの問題は，1 世紀以上の研究で議論され続けてきた[100]。成人の良質タンパク質の平均最低必要量は現在 0.6 g/kg 正常体重であるとされている。それは，エネルギーを含め他のすべての栄養素が十分な食事を摂取している正常な人において，ゼロ窒素バランスを維持できる最低のタンパク質摂取量を測定することによって決定された[116]。

食事タンパク質制限が慢性腎疾患の進行を遅らせるかどうか決定するための臨床試験で，慢性腎疾患患者は数ヵ月間 0.4 g タンパク質/kg/日しか含んでいない食事を摂取した[117]。その結果，6 ヵ月後に体重は減少し，血清トランスフェリン濃度は低下したが，血清アルブミンは変化しなかった。エネルギーを補充しても体重は回復せず，その所見は，被検者の体重減少の少なくとも一部は貯留除脂肪組織に由来し，したがってタンパク質欠乏の現れであることを示唆する。

現在までに実施された最も詳細なタンパク質制限研究において，健康な高齢女性は毎日十分なエネルギーとともに十分（0.92 g/kg）あるいは不十分な（0.45 g/kg）タンパク質食をランダムに割り当てられた[118,119]。9 週間後，タンパク質を制限された女性の体重は維持され，窒素バランスはわずかに負となったにすぎなかった。したがって，この所見は，タンパク質摂取不足に対して適応あるいはおそらく順応したことを示している。しかし，タンパク質が豊富な食事を摂取した女性と異なり，活性細胞組織は減少し，また筋機能と免疫状態は障害された[118]。タンパク質制限は，血漿ロイシン濃度の基礎値やトレーサー測定された全身タンパク質分解に影響せず，またタンパク質合成（摂食状態で，体重あるいは除脂肪組織＜fat-free mass：FFM＞1 kg あたりで測定された）や尿中 3-メチルヒスチジン排泄にも影響しなかった[119]。さらに，肝臓の分泌タンパク質であるアルブミン，レチノール結合タンパク質およびトランスフェリンの血清濃度は正常値のままだった[118]。本研究は，窒素バランスあるいはタンパク質代謝回転さえも，食事性タンパク質不足を診断するためには不十分であることを実証している。それはさらに，しばしばタンパク質栄養の十分性の指標とされている血漿のトランスチレチン（プレアルブミン），レチノール結合タンパク質とトランスフェリンの濃度が，実際のタンパク質摂取よりも炭水化物と総エネルギー摂取に対してより鋭敏であることを実証する[78,79]。

▶クワシオルコル

クワシオルコル，すなわち幼児の浮腫性低アルブミン血症性栄養失調は，マラスムスとして知られている小児のタンパク質–エネルギー栄養失調症の典型的な型とは大きく異なる。マラスムスの小児は身長が低く，脂肪と筋が消耗しているが，一方で，クワシオルコルに特徴的な低アルブミン血症，大量の細胞外液貯留，脂肪肝などの徴候はなく，また皮膚と毛髪の変化も見られない。クワシオルコルは，タンパク質欠乏高炭水化物食で生存することに起因すると提案されてきた。この見方によれば，高炭水化物食摂取がインスリン分泌を刺激し，少ない食事性アミノ酸を肝臓の犠牲のもとにインスリン反応性の筋に回すのである[120]。その結果，肝臓のアルブミン合成は障害され，低アルブミン血症と浮腫を引き起こし，また肝臓が食事性炭水化物から脂肪合成を起こす状況でリポタンパク質合成が障害され脂肪肝をもたらす。成人の別形として，栄養不良の入院患者が長期にわたりアミノ酸なしに静脈内にグルコースを投与された時に起こると仮定されてきた[121]。魅力的ではあるが，クワシオルコルの病因の公式化としては不完全であり，明確な臨床的あるいは代謝的な図式が欠如している。より優れた説明が提案されてきている[5,122]。

感染または外傷に対する「負の急性相」反応の一部として正常な栄養の人に起こるのと同じ理由で，低アルブミン血症が栄養不良の小児または成人においても起こるのは今や当然のことと考えられる。この反応は，脈管外スペースにアルブミンを再分布することにより，またアルブミン分解を増加させることによって，血清アルブミン濃度を低下させる[123,124]。それにもかかわらず，フィールド研究[125]の結果や，純粋なタンパク質欠乏から生じたと思われるクワシオルコルの症例報告[126]およびタンパク質制限がアルブミン合成を低下させることを示したトレーサーデータ[115,127]は，炎症に誘発される低アルブミン血症が，タンパク質栄養が不十分な時はより急速かつより強く発現し，タンパク質が十分に供給されるまで持続する[128,129]という臨床的な印象を支持する。

タンパク質–エネルギー欠乏

飛び抜けて最も典型的な飢餓の原因は，不十分な量の食事摂取によるものである。その結果起こるタンパク質–エネルギー栄養失調症は，エネルギーの欠乏症，タンパク質の欠乏症，そして通常数個の微量栄養素の欠乏症の特徴があわさったものとなる[100,130]。タンパク質–エネルギー飢餓を，エネルギー欠乏に対する低代謝適応と純粋なタンパク質欠乏で起こる全身タンパク質代謝回転の低下をあわせた状態と見なすことは概念的に有益である。

▶体重減少の組成

ヒトの最も詳細な慢性飢餓の効果の研究は1944〜1946年に行われ，この研究では36人の健康な若い男性被験者が，ミネソタ大学のキャンパスで生活した。そこでは綿密な観察下に飢餓食で24週間暮らすことに成功し，その後長期間のコントロールされた再摂食を受けた。実験食は，約1,600 kcal/日（正常のエネルギー消費量の約2/3）と約50 g/日のタンパク質を供給した[131,132]。

24週間の飢餓後，ミネソタ実験の被験者は初期体重の平均23%減少し，体脂肪の70%以上を失った。タンパク質摂取量が十分であったにもかかわらず，24%の除脂肪組織（その論文中ではactive tissue massとよばれた）が喪失し，実際，除脂肪組織の喪失は総喪失重量の60%に相当していた。これは細胞外液量が増加したため，総体重減少量は脂肪組織と除脂肪組織の総和を低く見積もっている。極端な症例（特に体液蓄積をともなう他の疾患をもつ症例）では，飢餓時に起こる細胞外液の増加は，皮膚および他の間質組織の中に明らかな体液腫脹（飢餓浮腫とよばれる）を起こす。飢餓浮腫の正確な機序は不明のままである。

▶適応

完全絶食のように，体重減少は飢餓の早期に最も速い。しかし完全絶食とは異なり，飢餓食に変化はなくとも体重減少はゼロとなる。この現象は，ミネソタ研究の被験者で明らかであった。被験者の体重が25%以上減少しないように，その研究者が食事を調節したので，体重はある程度安定していた。しかし結果からわかるように，体重減少速度は被験者自身の速度にまで劇的に遅くなったので，必要な調節はごくわずかであった。この飢餓に対する生命を守るための適応は，2つの適応機序を同調させる必要があった。1つは再確立された脂肪（エネルギー）のホメオスタシス，もう1つは再確立された除脂肪組織（タンパク質）のホメオスタシスである。

エネルギー消費

ミネソタ研究の被験者のREEは飢餓24週後には40%減少し，したがって彼らのエネルギー消費量は少ないエネルギー摂取量とほぼ一致した。代謝速度低下の約2/3は除脂肪組織の喪失に起因するもので，除脂肪組織はエネルギーを消費するほとんどの過程に関与している[133]。後の1/3は，残った除脂肪組織kgあたりの代謝速度の適応的減少によるものである。毎日の総エネルギー消費量はまたいくつかの理由により減少した。少ない食事では食物による産熱効果も小さく，体重が軽いと動くための仕事量も少なくてすみ[134]，またエネルギー効率のよい身体活動が可能となる[135]。さらに，これらの被験者は自発的に動くことが半分以下になった。この適応形態は，他の慢性飢餓の研究[136〜138]，および短期間の飢餓研究のいくつか[139,140]で観察されたが，すべての短期間の研究で観察されているわけではない[141]。

エネルギー消費の変化に関与する因子を同定しようとする時，REE/FFMの変化が細胞の代謝活性の変化を表すとの仮定のもとに，測定されたREEを体重あるいはFFM（体重－純粋な脂肪）で割るのが一般的である。しかし，エネルギーを使う要素という観点でFFMは不均一であり[142,143]，この手法は間違いである。飢餓時に骨格筋はFFM喪失の矢面に立つが，一方，非常に代謝が活発な中心の除脂肪組織は比較的保たれる[143,144]。この現象のため，体重とFFMが低下するとともに，計算されたREE/体重とREE/FFMは，細胞の代謝速度が一定にとどまっても，本来的に増加する[143,145]。共分散分析を用いて適切に調整される時，十分に適応した飢餓の人では実際低下しており[146,147]，実際細胞の低代謝は飢餓に対する適応の重要な因子であることを立証している。

タンパク質バランスの再確立

飢餓の人は，摂取エネルギーに等しいレベルまで総エネルギー消費量を低下させるために必要な除脂肪組織を捨てることで，ゼロエネルギーバランスを再確立することができる。しかし飢餓の人は，不利な結果を耐えられなくするほど多くの除脂肪組織を喪失する余裕はない。飢餓が持続するにもかかわらず，窒素バランスを再確立する適応機序は何か。その機序は概念的に2つの要素に分けることができる。つまり，内因性の窒素喪失の減少および食事性タンパク質の貯留効率の向上である。飢餓が進行する時，そのいずれの瞬間においても，除脂肪組織の喪失速度は残存する除脂肪組織量に比例したままでとどまる。この一次速度論的過程は，除脂肪組織量が少なくなると，窒素喪失速度が自動的に低下することを意味する[148]。また，内因性アミノ酸の酸化の速度を遅らせ[104]，食事性タンパク質の保持効率を増加させるという代謝適応があるように思われる。飢餓において，食事タンパク質の保持効率が高いという現象は昔から知られていた[149~151]。ゆっくりになった内因性タンパク質の喪失が，増加した食事性タンパク質の保持効率に見合うまで，正味の体タンパク質喪失は続き，そして新しいタンパク質平衡状態が確立される。

全身のタンパク質代謝回転の研究は，慢性飢餓状態の非肥満者においてほとんど行われていない。これらの研究[119,152]，ならびに動物実験，および治療による体重減少や短期間のタンパク質欠乏などの論文では，飢餓に対する代謝適応は多くの組織のタンパク質代謝回転の減少をともなうことが示唆される[105,115,153,154]。タンパク質代謝回転に最も大きく影響する変数は，タンパク質の摂取そのものである。したがって，多量の良質タンパク質を含んだ非常に低エネルギー（500 kcal/日）の制限食では，タンパク質代謝回転は維持される[57,110,155]が，絶食[56,57]あるいは良質タンパク質が少ない低エネルギー食[54,155]では代謝回転は低下する。

エネルギー消費量と同じく，飢餓時に起こる全身のタンパク質代謝回転の低下に対する減少した除脂肪組織の関与は，全身の代謝回転の指標を，単純に体重あるいはFFMで割って計算できるものではない。タンパク質代謝回転は，飢餓中種々の程度に消耗している様々な除脂肪組織分画[156]において，異なった速さで進んでいる[143,144,157]。体重あるいはFFMあたりの全身タンパク質の代謝回転は，実際飢餓の人のほうが正常な成人よりも高くなっている。なぜなら，飢餓の人は，急速に代謝回転している内臓タンパク質よりも，ゆっくりと代謝回転している骨格筋の喪失分画のほうが大きいためである[144,158,159]。

除脂肪組織保持の決定因子

飢餓が進行している人は，エネルギーおよび窒素のゼロバランスを再確立して，それにより生き延びるために，ある量のタンパク質を犠牲にする「義務を負っている」と考えられるだろう。その可能性があるにもかかわらず，エネルギー摂取は，窒素喪失の速度と，窒素平衡状態を再確立するために犠牲にしなければならない除脂肪組織の総量に影響を与える多くの因子のうちの1つでしかない。この他の因子としては，エネルギーバランス，タンパク質摂取，タンパク質栄養状態，生物学的な個人差，そしておそらく肥満度などが関与している。

エネルギーバランス　ミネソタ試験の被験者たちは，正常な成人にとって安全であると考えられる量に近いタンパク質を摂取していた。しかし，それでも彼らは大量の除脂肪組織貯蔵を喪失した。多くの研究は，一定のタンパク質の摂取下で，窒素バランスはエネルギー摂取を減らすことにより悪化し，エネルギー摂取を増やすことで改善されることを示している[120,160,161]。エネルギー源（炭水化物あるいは脂肪）が何であるかは，重要でない[162]。これは，エネルギー消費量を考慮した後の食事からの余分あるいは不足のエネルギー量であるため，エネルギーバランスはおそらく特定の生理的な変数で，負であれば窒素バランスは悪化し，正であれば改善する[163,164]。

タンパク質摂取　重篤な疾患においてさえも[166,167]，窒素バランスは，欠乏から維持までの広範囲のエネルギー摂取で，タンパク質摂取の増加により改善する[120,165]。飢餓に適応すると，与えられた食事でタンパク質保持の効率は良くなり，そのため高タンパク質食は，タンパク質が少ない食事よりも絶対的なタンパク質の保持をより大きくする。それゆえ，高タンパク質飢餓食は，除脂肪組織のわずか中等度の喪失ののちにタンパク質平衡状態に達する。しかし低タンパク質食では，最終的には窒素バランス状態を再確立できるだろうが，除脂肪組織の喪失というより多くの代謝コストがかかる。例外はあるが[86]，たいていの治療上の飢餓研究は，1.5 g/kg 正常体重のタンパク質摂取がそれ以下の摂取時よりも窒素バランスをよりよく維持するか[85]，またはFFM[168]をよりよく保存することを示している。

飢餓の段階　すでに説明したように，タンパク質およびエネルギーのいずれの摂取レベルにおいても，タンパク質欠乏の後では窒素貯留の効率は増加する[56]。

運動　身体運動は，治療のための体重減少中，筋を維持し筋喪失を軽減する[136,169]。

肥満　肥満は，絶食中および飢餓中にタンパク質の節約効果をもつとしばしば主張されてきた[66,170]。治療の上で飢餓の肥満者と病的に飢餓の非肥満者の間に見られる体格，身体活動，およびタンパク質摂取量などの交錯因子の影響の差，対照研究の少なさ，および飢餓において肥満に特異的なタンパク質節約現象を説明するもっともらしい生物学的機序の欠如[171]を考慮すると，肥満がタンパク質の節約効果をもつという主張を支持する十分なエビデンスはほとんどない。体重を減らしつつある肥満患者における減少した体重の組成を解析したところ，より重度の肥満患者のほうがFFMの喪失は緩徐であることは示されていない[172]。また，そのような所見は予期しないことでもない。体が軽ければ少ない筋で支え，動かすことができるので，治療で減量する際にある程度の除脂肪組織の喪失は避けられない。さらに，脂肪組織の約15%の重量はFFMであり，脂肪組織量が減少する時に体から失われることを余儀なくされる[70~72]。したがって，除脂肪組織量が正常より多いだけ，飢餓時の窒素とFFMの喪失速度は重度の肥満者がより速いことが予想できる[63,173]。高度の肥満者と異なり，中程度にエネルギーを制限している非肥満者（またはほんの軽度の肥満者）の除脂肪組織量は実際よく保たれる[174~176]。このように，健康で中程度のエネルギー制限の人の除脂肪組織量がよく保持されているのは，身体活動が高いこと[169]，一般に豊富にタンパク質を摂取していること，および脂肪組織が中程度にしか減っていないことにより説明できる。

その他の因子 適応に導くような状態があるにもかかわらず，体重減少が続くようであれば，修正できるような因子，例えば食事の受容，タンパク質摂取レベル，吸収不良，微量栄養素の補給など[130,177,178]，あるいは潜在する異化状態に注意を向けるべきである。これらの因子すべてがコントロールできても，あるいは考慮に入れられても，飢餓に対する個人の反応は様々である[179]。

成功した適応の特徴

病的な適応は，代謝調節ならびに除脂肪組織の調節された喪失エネルギーと窒素の平衡状態を再確立できれば成功する。飢餓の人は生き延びるが，代謝上および機能面で犠牲を払わなければならない[115]。最もはっきりした欠陥は断熱作用のある脂肪と筋の消失で，それに伴い筋力は失われる。低代謝状態を生じるが，それは甲状腺機能低下症そのものではなく，その名残である[180]。飢餓状態の人では低体温の傾向があり，寒い環境に対して適切な熱産生の反応を示さない[181]。彼らの消耗した筋の貯蔵はタンパク質の予備を減らす。そしてその消耗は，残りの筋のタンパク質代謝回転を緩徐にする[182]とともに，代謝必要量の変化に反応してタンパク質をリモデリングする選択肢を少なくする。飢餓状態の人では，代謝ストレスに対するタンパク質代謝回転の上昇は鈍く，異化反応も小さくなる[183]。

筋喪失は飢餓の最も明らかな特徴であるが，内臓タンパク質の機能低下も生じる。重篤な臨床上の飢餓による解剖学的および機能的結果については，臨床の論文[131,184,185]や医学の総説[2,186~188]に記述されている。飢餓の結果，貧血，心筋の重量および機能の変化[189,190]，呼吸筋機能の低下および換気能の低下[191,192]，皮膚の潰瘍の治癒障害[193]，消化管の解剖学的および機能的な異常[159,194]，薬物代謝の変化[195]，骨の喪失[196,197]，および免疫不全[198]などが起こる。

体重が一定で，他に異常のない神経性食思不振症の患者は，飢餓に対して病理学的に成功した適応のおおざっぱな概念的模範例を提供する[199]。より複雑だが似たような例は，外来の慢性疾患クリニックで日常的に見られる。成功した病理的適応の代謝的特徴を定義すると，危機的でない総除脂肪組織喪失，体重の安定性，正常の血漿アルブミン値（脱水がなく），正常の末梢血総リンパ球数，および正常の遅延性皮膚過敏症である[200]。

適応の失敗

飢餓に陥っている患者が，発熱や頻脈で示される異化状態を惹起する時，適応の失敗を疑わなければならない。しかし，これらの組織損傷や侵襲に対する反応は，飢餓時には鈍くなる。したがって，これらの症状がないことは必ずしも異化の刺激がないことを意味しないし，また適応状態を逆転させるかもしれない他の因子を除外することもできない。ストレスによるタンパク質消耗のより信頼できる症状は，血清尿素濃度および尿中への尿素排泄の不適当な増加である。いろいろな原因による順応の破綻を表す最も簡単な指標は，以前に体重が安定していた栄養失調患者に体重減少が再び起こるか，あるいは浮腫が発生しているにもかかわらず体重**増加**が起こらないことである。いずれの状態も，新たに除脂肪組織の喪失が起こりつつあることを示す。飢餓に適応した人において，適応を阻害する因子が存在する時は警告を発すべきである。それらの因子として，さらなる食事摂取の低下，原疾患の悪化（合併症の1つの発症），代謝ストレスを課す新たな疾患の発症，あるいはタンパク質またはエネルギーの代謝を変化させる治療の施行（すなわち，グルココルチコイド治療）[129]などがある。

異化ストレス 重症の感染症，外傷，あるいは侵襲性の外科大手術に対する異化反応は，飢餓に対する適応の正反対であり，後述するように，より軽い悪液質の炎症状態と同様，飢餓に対する適応を逆転させる[129]。

ミネラルの欠乏 ミネラルの欠乏，特にカリウム[177]，リン[177]，亜鉛[130,177,178,201,202]，そしておそらくはマグネシウムの欠乏は，タンパク質節約の最大効果を妨げ，また再摂食の際の同化作用を弱めたり妨げたりする。

代謝性疾患あるいはホルモンまたは代謝拮抗薬の投与 甲状腺機能亢進症，褐色細胞腫，グルカゴノーマ，コントロール不良の糖尿病，およびグルココルチコイド過剰状態[203]では，タンパク質の消耗をもたらす。これらのいずれの病気があっても，また新たに発症しても，飢餓の患者の栄養状態に注意を払う必要がある。なぜなら，これらのいずれの場合でも，それまで成功していた適応が逆転し，タンパク質–エネルギー栄養失調症が急激に悪化するからである。インスリン依存性糖尿病をインスリンで強力に治療しても，タンパク質代謝の効率は異常のままである[204]というエビデンスがある。インスリン依存性糖尿病の患者は飢餓中にタンパク質欠乏のリスクが特に増大する。

厳しすぎる食事制限 最も多い飢餓に対する適応不全は，実際は適応不全ではなく，単に食事の欠乏があまりにも高度なため，適応が生理的に不可能な結果である。その結果，死が訪れるまで体重は減少し続ける。

血清アルブミンの臨床的な意義

低アルブミン血症は，臨床的に不利な結末を示す重要な予知指標である。しかし，一般的な臨床の仮定に反して，これはタンパク質欠乏あるいはタンパク質–エネルギー栄養不良の感度の高い指標でもなく，また特異度の高い指標でもない[5,123,124]。患者の血清アルブミン値について知ることは，2つの理由で栄養評価に貴重である。第一に，脱水のない患者において血清アルブミン値が正常であることは，急性期反応が存在しないことを強く示し，また飢餓に適応ができていないことを否定し，臨床的に予後が良好であることを示している。第二に，どういう原因であろうと，低アルブミン血症はほぼ常に食欲不振，不十分な食事摂取がある臨床状態に見られ，したがって臨床医に対して，総合的な栄養評価が必要であり，栄養上の介入を真剣に考慮するように注意を喚起する。

▶生存

多くの他の研究[205,206]を含めミネソタの実験では，もともと体組成が正常であり，それから飢餓を起こした人において，総体重の減少は除脂肪組織の喪失とよく相関していた。ヒトの体の総タンパク質のおよそ半分は細胞外に存在し，構造性タンパク質（ほとんどがコラーゲン）である。残りの半分は除脂肪組織内に見られ，これらは健常人の総体重のほぼ半分を占める。除脂肪組織は飢餓における窒素喪失の源となる[207]。体の50%あるいはそれ以上の除脂肪組織の喪失が起こると生存できないと一般に考えられている[2,89,208]。Body Mass Index（BMI，体重 kg/身長 m^2）は，体重よりも死亡の確実さに対する優れた予測因子である。Henry[209]が分析したデータは，BMIが男性で約13，女性で12未満になると確実に死亡することを示している。しかし以後のある種の経験では，高齢者ではBMIが10でも生存でき，若年成人ではそれよりも低いBMIでも耐えることができている[210]。ソマリアの医療機関に入院した25歳以上の飢餓患者の1/5，および25歳未満のおよそ半分の患者はBMIが12以下である。裕福な国ではそのような低いBMIでの生存はまれである。というのは，高度な飢餓は原発性の内科的あるいは外科的な疾患に罹患している高齢者にのみ典型的に見られるからである。重篤な飢餓に対する健康な若年成人の非凡な耐性は，患者の標準より10%以上低い体重は重篤な栄養失調症の可能性を示すという紋切り型の医学教育とは著しい対照を成す[211]。栄養失調，年齢，および飢餓が関わる原発性の疾患による死の間に，明らかに重要な相互作用が存在する。

先進国では，重症の栄養不良は主に内科あるいは外科の疾患により起こっており，死亡の直接の原因となるのは，感染性の肺炎（換気の機械的な機能や換気駆動の低下，肺のうっ滞，および無効な咳に関連している），皮膚の破損による局所および全身性の感染（活動性の低下，皮膚の菲薄化，浮腫などに関連），静脈点滴用カテーテルから広がった敗血症，脱水を伴う下痢，あるいは原疾患の相乗的悪化などである。これらのすべての原因に関与しているのは飢餓による免疫不全である。それ自体は，細胞内タンパク質貯蔵の低下，低体温，および微量栄養素の欠乏の結果起こる[1,2]。患者によっては，心臓の不整脈により死亡する[131,212]。

要約すると，入院患者の飢餓では，原疾患の特徴と速度は死亡の強い決定因子であるが，決してそれ単独では起こらない。飢餓により除脂肪組織の欠乏が40%に近づき，あるいはそれを超えると，飢餓の合併症による直接の死亡は，多くの診断的な処置や外科的な介入，あるいは患者に投与された抗生物質の組合せなどにより影響されない不変の熱力学的な法則を示しながら，それらが効果的な栄養的介入と併用されない場合，さらに確実に高くなる[213]。

飢餓による不必要な死亡の記載は，ほとんどの論者に失望感をもたらす。特に心を揺さぶられるのは，ワルシャワのゲットーにおける重症の飢餓の影響を示したFliederbaumの記録である[185]。

> …バラのように咲き誇る少年や少女たちは，やせ衰えた老人のように変わってしまった。患者の1人は「われわれの力はろうそくのろうが溶けるようになくなっていった」といった。活発に忙しく動いていたエネルギッシュな人々が無表情になり，眠っているだけの状態になり，常にベッドに横たわって，食べるためあるいは便所に行くためにも，ほとんど起き上がることができなくなる。生から死への道はゆっくりとしており，徐々に進んでいく。ちょうど高齢になり生理的に死亡するように。荒々しいことは何もなく，呼吸も苦しくなく，痛みもなく，はっきりした呼吸や循環の変化もない。生命維持に必要な機能は同時に低下していく。心拍数と呼吸数は遅くなり，死んでしまうまで患者が呼びかけに反応することがますます難しくなる。人々はベッドで，あるいは道路で眠りに陥り，次の朝には亡くなっている。食べ物を求めて動いている間に，時には手にパンの一切れをもったまま亡くなることもある。

飢餓に対する適応のホルモン調停

今までの説明では，飢餓に対する生理学的な適応に影響を与える栄養学的な因子を扱った。本項では，この適応を仲介する生化学的なメカニズムを簡単に示す。

▶エネルギー代謝

飢餓時のREEの適応的低下は，甲状腺から分泌されるチロキシン（T_4）がより活性の高い代謝産物のトリヨードチロニン（T_3）へと末梢で代謝される際の変化，そしておそらく，程度は軽いが交感神経系活動の変化によって仲介される[85,180,214]。T_4分泌を制御する下垂体ホルモンであるチロトロピンの血清濃度は正常のままである。しかし，飢餓食が開始されると，血清T_3は数日（あるいは数時間）以内に低下する。活性のない代謝産物（リバースT_3）の血清レベルは上昇する[215]。エネルギー摂取，特に炭水化物の摂取は，明らかにインスリン分泌に対する影響を介してこの変換過程を取り仕切る[180,216]。

体液量の欠乏がない限り[76]，合併症のない飢餓ではカテコールアミンの分泌と代謝回転は低下する。体液喪失が防止される限り，寒さやノルエピネフリン注入に対する温度反応と同様に，飢餓の患者の血圧，心拍数，中心体温は低下する。交感神経緊張の指標である瞳孔の径も小さくなる[131,137]。T_4からT_3への変換とともに，総エネルギーおよび炭水化物の摂取の両方は，少なくとも一部に関してはインスリン分泌に対する効果により，それらの効果の重要な調節因子のようである。甲状腺とカテコールアミンは互いに影響を与える[217]。

血清レプチン（脂肪細胞から分泌されるサイトカイン様ホルモン）濃度が，短期間および長期間のエネルギー制限で低下することは重要であり，エネルギー平衡状態における体脂肪の蓄積の程度を反映する[218,219]。レプチンはインスリンと相互作用し，インスリンは一部レプチン分泌を調節する[218]。

グレリンは主に胃の内分泌細胞から分泌されるペプチドホルモンである。循環血中のグレリン濃度は食事前に増加し，摂食により，特にタンパク質と炭水化物により抑制される。摂取食物の蓄積と強調して，グレリンは脳に作用して摂食行動を修飾し，成長ホルモン分泌を刺激する。血漿グレリン濃度は飢餓で増加する[220〜222]。

▶タンパク質代謝

インスリンは筋や肝臓の細胞を刺激し，タンパク質合成を増加させ，筋と肝臓でタンパク質分解を抑制する。インスリン欠乏は肝臓と筋でタンパク質合成を低下させ，筋でタンパク質分解を著しく促進する[15,223]。内臓組織におけるタンパク質合成は，インスリンが少ない状態でも，アミノ酸の補充により増す。一方，筋タンパク質合成は，インスリンとアミノ酸供給の両方が必要である[224]。ケトーシスを起こすほど低くはないが，インスリン濃度は飢餓で低下する[175,225]。インスリン不足状態と食事からのアミノ酸の摂取が少ないことが重なると，筋タンパク質合成が抑制され，二次的にタンパク質分解が起こる[105,226]。このインスリン作用の低下とアミノ酸供給の減少の組合せは直接細胞に現れ，また間接的に甲状腺ホルモンの末梢作用を低下させる[226]。

タンパク質あるいはエネルギーの制限と異化状態は，タンパク質同化ホルモンであるインスリン様成長因子-1（insulinlike growth factor-Ⅰ：IGF-Ⅰ）の血中濃度を低下させる。通常，成長ホルモンはIGF-Ⅰ放出を刺激する[216,227]が，このIGF-Ⅰ低下は血清の成長ホルモン濃度が増加していても生じる。構造的にインスリンと似ていることから，インスリンと同様に，IGF-Ⅰは正味のタンパク質の合成を促進する[15]。IGF-Ⅰのオートクリンおよびパラクリン機能と多くの血漿結合タンパク質（IGFBP）は非常に複雑であるが，IGF-Ⅰはインスリンと甲状腺ホルモンとの協同作用により，栄養状態の変化に対するタンパク質代謝の適応において重要な役割を演じていることは明らかである[228,229]。エネルギーとタンパク質の摂取は，血漿IGF-Ⅰ濃度と主な血管内結合タンパク質であるIGFBP-3に影響を及ぼす。食事のエネルギーが極端に制限された時には，摂取した炭水化物の量が，成長ホルモン刺激に反応する血中IGF-Ⅰの主な決定因子となる[227]。

すなわち，タンパク質摂取レベルが，飢餓に対するタンパク質代謝適応の主要な外因性の制御因子である。というのは，摂取したアミノ酸が体タンパク質合成の主な基質を提供するからである。エネルギー制限とタンパク質制限はともに，インスリン，成長ホルモン，IGF-Ⅰおよび甲状腺ホルモンを介した，複雑な調和のとれたホルモンの反応をもたらす。そしてこれらはアミノ酸の行き来を再編成し，栄養環境の変化に対する統制された適応をもたらす[230]。良好な状態では，この適応は，徐々に体タンパク質喪失を現在のタンパク質摂取レベルに匹敵するまで減少させて，体タンパク質バランスが再確立する。この適応の一部は自動的に起こり（というのは除脂肪組織が低下しているから），また一部は制御されている。というのは，残存除脂肪組織が食事性タンパク質のより効率的処理を行い，内因性アミノ酸を再利用するからである。

慢性エネルギー欠乏症

診療所や病院の病棟で飢餓状態の患者を見つけることは容易であるが[129,231]，食物が不足して低体重が蔓延している社会では，最低限の容認できる食事摂取とそれに相当する栄養状態を決めることははるかに困難なことが多い[208,217,232]。この問題に対応するために，成人慢性エネルギー欠乏症（chronic energy deficiency：CED）とよばれるタンパク質エネルギー飢餓の1つの形の適応が認識されている[233,234]。この安定しているが低栄養の状態は，必ずしも病的ではない。なぜなら有給の就業，妊娠，その他の日常生活と両立するからである。CEDは普通以下のBMIと定義され，重症度Ⅰ：17.0～18.4，重症度Ⅱ：16.0～16.9，重症度Ⅲ：16未満の3つの重症度に分類される[233]。

BMIは肥満と低体重の両方において，体脂肪の蓄積を反映している。一般的にBMIが20～25が正常と考えられている[46]。アメリカ，ハンガリー，ブラジルでは，BMIが18.5以下の成人は5%以下である。他方，中国の成人では10%，コンゴの成人で20%，パキスタンとフィリピンの成人で25%，インドの成人で約50%がこのBMIの範疇である[233,234]。その他の点で健康な人では，重症度ⅡとⅢのCEDの人のみが病気の期間が長くなり，身体活動能力が低下し，生殖能力が低下し，授乳能力が低下する確率が増す。重症度ⅢのCEDの人のみが自発的身体活動の低下を示す。したがって，BMIが17.0～18.5の人は機能が正常である[235]。BMIがこの範囲にある正常な人の多く，特に若年成人は，間違って栄養不良と診断されている[233,234]。

結論として，現在疾患がない若年成人は，BMIが17より低くても，生理的な異常なしに耐えることができる。しかし，栄養学的な予備はない。十分に適応したCEDでは，BMIが17以下でさえも機能異常があるが，十分耐えることができる。他の極端は，BMIが18.5以上でも重症の栄養不良を除外できない。というのは脂肪と細胞外液量の増加が重篤な除脂肪組織の喪失を隠すかもしれないからである。体重やBMIだけでなく，リスクの高いタンパク質あるいはタンパク質とエネルギーの飢餓を検出するそれら以外のより良い基準が明らかに必要である。現在用いることができる最も良い臨床的基準は，飢餓に適応できていないことを示すものである。すなわち持続する体重減少，身体機能の異常，および低アルブミン血症であり，低アルブミン血症は異化亢進状態の存在を示唆し，適応の障害を予測させる[3,236]。低体重であるが安定した体重を示す人においては，正常の状態とCEDを鑑別するのは通常可能である。正常な人は正常の食欲と食物の摂取を示し，生理学的に身体機能も正常で，診察で十分な筋量がみとめられる。

悪液質（カヘキシア）

重篤な組織の傷害をもつ患者では，**全身性炎症反応症候群**（systemic inflammatory response syndrome：SIRS）とよばれる代謝亢進反応が起こる。これは以下の項目が2つ以上ある時に診断される。すなわち，発熱（あるいは著明な低体温），頻脈，頻呼吸，白血球増加（あるいは杆状核白血球増加）である[237]。SIRSの他の決定的な要因には，血清急性相タンパク質濃度の変化[238]，食欲不振，エネルギー消費量の増大，全身のタンパク質代謝回転の亢進，タンパク質の消耗[237]などがある。タンパク質の消耗は，傷の治癒および免疫細胞とタンパク質の合成に必要な急激なアミノ酸動員のための代謝的な代償と見なされている[239]。

軽い炎症の状態は一般内科や外科の病棟でよく見られる。**悪液質（カヘキシア）**[3～6]とよばれるこの症候群は，慢性の感染症，炎症性疾患，腫瘍（持続的な意図しない体重減少と関連する時），および慢性腎不全や終末期の心疾患など多くの型の終末器官疾患[240～243]などで見られる。悪液質は，食欲不振，慢性疾患の貧血，および血清急性相タンパク質濃度の異常[238]（C 反応性タンパク質，フィブリノーゲン，フェリチンおよびハプトグロビンなどは増加し，他方トランスフェリン，トランスチレチンおよびアルブミンは低下する）により特徴づけられる。悪液質は不十分な栄養摂取により生じるのではなく，また栄養の補充[3,244]によっても治癒しないことから，栄養不良の 1 つの型と考えるべきでないと主張されてきた。しかし，タンパク質異化が主である SIRS と異なり，たいていの悪液質症候群において体重と除脂肪組織の喪失の最も重要な因子は，適応の障害とともに，サイトカインによる食欲不振と摂食量の低下である。サイトカインによる食欲不振と同化シグナルの阻害は栄養リハビリテーションを阻害し，疲労の生来の症状が，除脂肪組織を維持し再構築するための身体活動や筋運動を抑制する[245]。それにもかかわらず，適切な栄養と運動治療が実行されれば，タンパク質とエネルギーのバランスは多くの症例で維持し改善することができる[241,246〜248]。

リフィーディング

リフィーディング症候群は，高度に消耗した患者において栄養補充を開始して最初の週の間に発症する[96,249]。細胞外液量の増加が急でかなり大きく，それにより往々にして就下性水腫を生じる。リフィーディング性浮腫は，ナトリウム摂取の増加（ナトリウム欠乏の人で）とインスリンの抗ナトリウム利尿作用を合わせた効果により生じる。インスリンのレベルは炭水化物摂取の増加に反応して上昇する。リフィーディング性浮腫は，再摂食の際にナトリウムと炭水化物の摂取を制限することにより最低にできる[96,128,249]。炭水化物の再補充は，血清リン酸塩濃度を非常に下げるために，グルコース-6-リン酸とグリコーゲンの合成を刺激する。再摂食はまた REE を増加させ，その時にタンパク質が含まれていると窒素貯留や新しい細胞合成，および細胞への水分補給を刺激する[128,250]。この状態では，代謝経路で利用されるリン，カリウム，マグネシウム，亜鉛およびビタミン類の欠乏がよく生じる[130,177,178,201,202,249,251]。リフィーディングの際にミネラルの状態を注意深くモニターしていないと，急性の欠乏症（特にリンとカリウムの）が生じる。軽い欠乏症ではリフィーディングに対する同化反応を単に阻害するだけである[177,178,201]。もともと素因のある患者では，左心不全が起こる[252]。この心不全の原因は，急激な血管内体液量の増加，REE の増加（これは心拍出量要求を増す），左心室の萎縮による心拍出量の低下[131,253]，心筋のカリウム，リン，マグネシウムの欠乏などである。不整脈が起こることもある[254]。急性のチアミン欠乏は潜在的危険因子となる[249]。

REE は 2 つの過程の結果，正常へ戻る。第一に，飢餓への適応による代謝の低下状態は正常化され，リフィーディングの第 1 週に REE は相当な増加を示す[250,255]。それから，REE は除脂肪組織の再構築とともに徐々に増加する。循環血中 IGF-Ⅰは，すべての型の飢餓で低下するが，リフィーディング後数日から 1 週間以内に増加し，窒素バランスの改善を伴う[227,256,257]。リフィーディングによる体組成の特異な変化は，現在の代謝状態と体組成，それと重要なのはリフィーディングの食事組成により決定される。ナトリウムと炭水化物の多い食事は細胞外液量を大量に増やし，リフィーディング性浮腫を生じる。高エネルギー・低タンパク質食は体脂肪貯留をもたらすが，除脂肪組織量を増加させない[128]。高タンパク質食（例：2.0 g/kg 体重/日）は，エネルギーバランスが負であっても，進行中の窒素喪失を停止することができる[157]。高エネルギー・高タンパク質食は，脂肪と除脂肪組織の両方の貯蔵を満たすことができる。この速度はエネルギーおよび窒素のバランスの結果からかなり正確に予測できる。それらは両方とも実測，あるいは推測できる。身体活動により筋は大きくなる。動けないままの栄養不良患者は，リフィーディングで内臓タンパク質は増加するが（これも大事な利点であるが）筋量はあまり取り戻せない。進行中の炎症は，エネルギーバランスが正の時でさえも，除脂肪組織の回復を減弱ないし妨げ，したがって単に脂肪の蓄積だけを起こす。

リフィーディングの過程における多くの特徴は，高度な飢餓状態の男性に 2 つのレベルのタンパク質食を連続して投与した臨床試験で示されている[128]。エネルギーが十分（2,250 kcal/日）であるがタンパク質の少ない（27 g/日）食事の時には，患者の体重，体脂肪，血清コレステロール値は上昇したが，窒素バランスはほぼゼロのままであった。45 日間のリフィーディング後でさえも，血清アルブミン値，ヘマトクリット値，尿中へのクレアチニン排泄量（体の筋量の指標）は上昇しなかった。食事のタンパク質量を 100 g/日に増加すると，窒素バランスは大きく正になった。この食事で 45 日後には，BMI は正常まで増加し，血清アルブミン値はほぼ正常になり，そしてクレアチニン排泄量は 40％増加した。100 g のタンパク質の食事で，血清アルブミン，BMI，血中ヘモグロビンが完全に正常になるには 90 日間を要した。

高度な栄養失調患者のリフィーディングには以下のようなステップがすすめられる。いったん体液量と電解質の異常が補正されたならば（必要ならばサプリメントの投与を続けて正常値を維持し），耐性を確立しリフィーディング症候群を避けるために，見積もられた維持エネルギー量の混合食を与える。血中電解質濃度と患者の臨床状態が安定するまで，綿密な臨床モニタリングと炭水化物の注意深い投与を続ける[251]。維持レベルのエネルギー補充でも，非ストレス患者では窒素バランスが正になる[165]。エネルギー摂取をそれから増やしていき，脂肪組織を回復し，タンパク質の増加を促進するようにする。十分なタンパク質の摂取（1.5〜2.0 g/kg 体重）により，どのエネルギーレベルにおいても，最も急速な体タンパク質の増加を促進する[165]。非ストレスの成人では，これより多いタンパク質の摂取はそれ以上の利益をもたらすことはない[210]。

（L. John Hoffer／岸　恭一 訳）

51 カロリー制限の代謝的結果

動物試験において,「カロリー制限」は普通, 動物のあるグループのエネルギー摂取量のレベルが, 対照群の食物を自由に摂取できる動物が消費する量より30～50%少ないように制限された状態をさす。いくつかの研究においては, 年齢とともに体重と脂肪が過剰になる対照群と比較するのを防ぐため, 対照群の食事摂取量は多少制限されている（例：食事を自由摂取した動物のカロリーの85～95%）[1]。カロリー制限の動物の研究は, 一般に, 生後の非常に早い時期から（6ヵ月齢で離乳させた直後）始められて, その結果成長の遅れを生じる。この用語からそれとなく示されることは, 食事に適正な量のタンパク質および微量栄養素（例：ビタミン, ミネラル）を含んでいるので, 栄養不良が起こらないことである。

ヒトにおいてカロリー制限とは, 一般に, 栄養不良を起こさずに低～正常体重状態（すなわち, BMI＜21）を達成するか, または維持するためのエネルギー摂取が十分に低い状態をさす（すなわち, タンパク質と微量栄養素の適正な摂取）。ヒトのカロリー制限についての研究は, 一般に, 完全に成長し, 体重が安定している成人を対象に行っている。介入研究において, カロリー制限により必然的に負のエネルギーバランスと体重の減少が結果として生じるため, カロリー制限自体の効果と体重減少の効果を区別することは困難である。臨床の設定および学術論文において「カロリー制限」という用語は, 例えば基礎のエネルギー摂取が過剰で（肥満例でよくあることだが), それが減らされてもまだ正常より多いレベルである場合など, エネルギー摂取を減らしたいかなる状態についても用いられたりすることもあり, 厳密には用いられていないことが多い。しかし, 本章ではカロリー制限を検討するために, 病的な肥満状態を扱う時のカロリー制限の役割ではなく, 正常体重またはわずかに過体重の個人に適用される時のカロリー制限の効果に焦点をあてている。

実験動物のカロリー摂取, 寿命, および病気

1935年, 研究者たちは, 離乳させた後のエネルギー摂取の制限（すなわち, カロリー制限）により, ラットの寿命が約30%延長することを証明した[2]。それ以来, 数百もの研究により, カロリー制限が老化を遅くし, ラット, マウス, 犬, 魚, ハエ, および昆虫などいくつかの生物モデルの寿命を延長させることが証明された[3,4]。カロリー制限の程度, カロリー制限が始められた年齢, 動物の系統または遺伝的背景が寿命の延長を決定する。

多くの生物で, カロリー制限の程度と寿命の間に単調な関係が存在する。例えば, マウスとラットにおいて, 離乳後から30～50%のカロリー制限により, 比例して最大の寿命（集団の中で最も長く生きた10%の平均寿命と定義される）を30～50%延長する。カロリー制限が成体期に始められた場合でもマウスの最大寿命を延長するが, その程度は小さい[5]。げっ歯類においてカロリー制限は, 癌（癌の発生率を最大62%減少), 肥満, 2型糖尿病, および自己免疫性, 循環器, 腎臓, 神経変性疾患など様々な慢性疾患の発生を防止し, または延期することによって, 寿命を増大させる[6～8]。死後の病理学的な検討のデータでは, 非常に高齢で死亡した時, カロリー制限されたげっ歯類の30%では致命的な疾患がみとめられなかった。この所見から, 哺乳類では, 病気を発症せずに長生きすることが生物学的に可能であることが示唆される[9]。さらに, カロリー制限は, 年齢とともに臓器や組織の構造と機能が劣化するのを遅らせる。そして, カロリー制限された動物は高齢になると生物学的により若く見える。

米国国立衛生研究所（NIH）とウィスコンシン大学の進行中の研究では, ヒト以外の霊長類（アカゲザルなど）において, 一生を通してのカロリー制限の老化と寿命への効果を評価している。現在入手可能なデータによれば, 長期のカロリー制限はげっ歯類のカロリー制限で見られたのと同様の代謝およびホルモンの順応反応のうちのいくつかをもたらしている。これらには, 総体脂肪および内臓脂肪の減少, インスリン感受性の増大, 脂質プロフィールの改善, 血圧の低下, 炎症および酸化ストレスマーカーの低下, 血清トリヨードチロニン（T_3）濃度と体温の低下, およびデヒドロエピアンドロステロン硫酸とメラトニンなどの血清濃度の加齢による低下の抑制などがある[8,10]。さらに, ウィスコンシン大学の研究により, 成長したアカゲザルの20年間で30%のカロリー制限が, 癌および循環器疾患の発生と死亡を50%軽減し, また2型糖尿病と肥満を完全に抑制した[11]。さらに, 免疫能の加齢変化, サルコペニア, および運動, 高次の機能をコントロールするいくつかの皮質下の領域の脳の萎縮が, サルのカロリー制限により延期されるようである[11～13]。研究者たちは, まだ, カロリー制限がヒト以外の霊長類の最大の寿命を延長するかどうかはわからないが, 最終的なデータは2020年または2025年までに明らかになるであろうとしている。しかし, これらの研究により, 慢性の適度な（30%）カロリー制限がヒト以外の霊長類を安全に維持できること, そして年齢にともなって変化するいくつかの表現型が遅らされたり, または防止されるかもしれないことが示された。

ヒトのカロリー制限

適正な微量栄養素の摂取を維持しながらエネルギー摂取を制限しようとするヒトのデータによれば, カロリー制限は, 過体重や肥満, 2型糖尿病, 酸化ストレス, 炎症, および左心室拡張機能不全に対して強力な保護効果を示した。これは, カロリー制限されたげっ歯類とサルにおいて

報告されたのと同様な効果である[8,14～18]。ヒトのカロリー制限は，循環器疾患のいくつかのリスクファクターを顕著に低下させる。これらには，総および低密度リポタンパク質（low-density lipoprotein：LDL）コレステロール，グルコース，インスリン，炎症性マーカーとサイトカイン，血圧，頸動脈の内膜中膜厚，および腹部肥満などがある。そして血清高密度リポタンパク質（high-density lipoprotein：HDL）コレステロール濃度を大きく増加させる[14]。また，カロリー制限は寿命に関連したホルモンの順応化を生じる。これらはカロリー制限されたげっ歯類に見られたものと同じで，T_3，テストステロン，およびエストラジオールの血清濃度の低下およびアディポネクチンの増加がある[8,15,19,20]。しかし，げっ歯類とヒトの間でカロリー制限の効果の主要な違いが存在する。げっ歯類において，タンパク質制限なしのカロリー制限はインスリン様成長因子-Ⅰ（insulin-like growth factor-Ⅰ：IGF-Ⅰ）レベルの大きい低下が見られる[21]。それに対して，ヒトにおいては，カロリー制限においてタンパク質摂取が減らされない限りIGF-Ⅰは低下しない[22]。カロリー制限されたげっ歯類では抗癌および長寿の効果にIGF-Ⅰの低下が重要な役割を演じていることを示す多くのエビデンスがある[3]。

栄養不良を伴う極端なカロリー制限は，サルコペニア，骨粗しょう症，免疫機能不全，貧血，無月経，不妊症などの多くの不都合な健康影響をもたらす[8]。悪影響のうちのいくつか，あるいはすべてが，カロリー制限そのものではなく，おそらく栄養不良と関連している。しかし，骨および骨格筋の代謝，免疫機能，および致命的な感染症を発症するリスクに対応する十分な栄養素を摂取した上で，厳しいカロリー制限の長期の効果を評価するためにはさらなる臨床研究が必要である。さらに，健全に寿命を延長するためのエネルギー摂取（そして，三大栄養素と微量栄養素の組成）の最適条件を決定するには，年齢，性別，および遺伝の背景などを含む，さらなる研究が必要である。

カロリー制限の効果のメカニズム

カロリー制限が老化を遅くし，寿命を延長させるということについてのいくつかの理論の検討においては，大きな進歩があった。現在，カロリー制限に対する多くの重複し，相互に依存的な代謝，生理，および細胞の適応が，カロリー制限の健康と長寿に対する有益な効果の要因であることが明らかになっている。以下の項では，カロリー制限が代謝，老化，慢性疾患，および寿命に与える影響のメカニズムにおいて，最も確実なエビデンスがあるいくつかを概説する。

▶神経内分泌系の順応

進化論的な観点から，動物とヒトは，最大限生き残れるように，栄養分の入手可能性を感知し，必要に応じて代謝を調整するよう進化してきた。例えば，エネルギー摂取が多い時には，かなりの量のエネルギーは，動物の全体としての成長だけでなく，細胞，組織，および器官の成長など同化の過程を促進する。より大きい動物が，食物，水，そして略奪者から自身を防御する避難場所，繁殖を最大化するなどの競争に勝ち抜き，生存に有利であった。それに対して，手に入る栄養素が少ない時には，細胞分裂および繁殖が停止あるいは最小限になり，エネルギーを維持のために利用できるようにしている。

単純なモデル生物とげっ歯類の研究は，カロリー制限が栄養感知経路の活性（IGF，インスリン，およびラパマイシン標的タンパク質〈target of rapamycin：TOR〉経路）を低下させることにより，平均および最大寿命を増大させることを一貫して示している[3]。例えば，動物の研究により，カロリー制限がIGF-Ⅰの循環濃度を低下させることが示されている[21,23]。IGF-Ⅰは，成長ホルモン（growth hormone：GH）に呼応して，最初肝臓から体循環系に分泌される[24]。IGF-Ⅰは多くの組織への強力な効果があり，細胞成長と増殖を刺激し，プログラム細胞死（アポトーシス）を抑制する[25]。IGF-Ⅰは，実験動物のカロリー制限による生存期間の延長および病気に対する保護効果に重要である[21,23]。この重要性は，GH不足またはIGF-ⅠまたはIGF-Ⅰ受容体の欠損により遺伝が変異したげっ歯類に見られるカロリー制限様の寿命の延長，および癌の減少によって証明される[26～29]。それに対して，GH受容体を過剰発現するマウスは，IGF-Ⅰの濃度が高く，体がより大きく，寿命が短く，そして癌の発症が多く，腎臓や神経変性疾患の発症が多い[30]。

IGF-Ⅰシグナルの変化に加えて，他の神経内分泌の変化もカロリー制限の長寿への効果に寄与しているようである。カロリー制限によるインスリンシグナル伝達経路活性の低下は長寿に寄与している。なぜなら，脂肪組織のインスリン受容体および脳のインスリン受容体基質-1および2の機能欠損型変異はすべて，マウスの長寿を促進するからである[31～33]。ヒトと動物の両方において，カロリー制限は甲状腺ホルモンなどのエネルギーホメオスタシス（恒常性），細胞呼吸，組織の成長を調節するホルモンの血中濃度を減らす[34]。特にカロリー制限はT_3を選択的に低下させる。この変化は，カロリー制限により二次的に起こされた体組成の変化というよりも，おそらくカロリー制限そのものと関連する。なぜなら，運動することによって達成される同等の脂肪量の減少では，T_3の減少は見られないからである[19,35]。T_3が代謝と熱産生を刺激するとしたら[34]，T_3の低下は細胞代謝を緩徐にし，フリーラジカルの産生が低下し，体温が低下する。これらすべてが長寿に寄与する[19,34,36]。T_3濃度，細胞の代謝，および体温の低下は，老化を遅らせるという観点から魅力的であるが，カロリー制限のこれらの効果は，男女ともにその後の体重増加を起こしやすくする[37]。カロリー制限の抗加齢の効果をもたらすことができる他の重要なホルモン順応は，テストステロン，レプチンなどの同化作用のホルモンの低下と，コルチゾル，アディポネクチン，グレリンなどの炎症を抑制するホルモンの増加である[6～8,10,15,20]。

▶オートファジー（自食）

老化は，損傷されたタンパク質，脂質膜，DNAとRNA，および細胞内の小器官の蓄積にともなって起こる[38]。これらの損傷された構造物は，集合的に細胞の老廃物またはごみとして知られている。これらは分子の酸化傷害やその他の原因によっても起こる。細胞の老廃物の蓄積は生物学的な機能不全を起こし，主として生物の老化，病気，および死に寄与している[39,40]。真核細胞は，細胞の老廃物を同化するためのユビキチンプロテアソームシステムおよびリソソームによるオートファジーシステムの2つのシステムをもっている。これらのシステムは老廃物処理のために重要なだけではなく，老廃物を分解する過程中に，新しい構造物（例：タンパク質合成のために使われるアミノ酸）の生合成のための素材と，エネルギーのために代謝される基質（例：酸化的代謝のための遊離脂肪酸とアデノシン三リン酸〈ATP〉の合成のため）をつくる[41]。これらの機能は食物が手に入りにくい期間では，特に重要である。両方の老廃物処理システムの機能は加齢により悪化するが，オートファジーのダウンレギュレーションは，加齢による老廃物の蓄積が起こりやすい[42]。

オートファジーに影響を及ぼす介入は，老化と寿命に影響する。少なくとも下等生物において（すなわち，酵母，蠕虫，ハエ），オートファジーのダウンレギュレーションは，老化によって起こる表現型を現れやすくし，寿命を短縮する[43]。反対に，オートファジー能を増大する介入は，寿命を延長させる[44,45]。カロリー制限は，加齢によるオートファジーの低下を軽くする[46,47]。この所見は，オートファジーが，カロリー制限による寿命の延長に，少なくとも一部は関与していることを示唆する。さらに，カロリー制限された線虫類においてオートファジーを抑制することにより，カロリー制限による寿命延長作用が抑制される[48]。この所見は，カロリー制限がオートファジーを増大させて老化を遅くすることのさらなるエビデンスとなる。

カロリー制限によるオートファジーの促進作用には多くの経路が関与している。第一に，血糖のコントロールにおけるインスリン作用の増大によって，また1日における食物摂取時間が少なくなる結果として，カロリー制限はインスリン濃度を低下させる[49,50]。インスリンはオートファジーに対して抑制効果があるため[51]，インスリンの減少によりオートファジーの活性がより高まる。第二に，グルカゴンはオートファジーを刺激し，この効果は加齢とともに低下する[52]。カロリー制限は，オートファジーを刺激するグルカゴンの作用の加齢による変化を保護するようである[46]。最後に，前述したように，カロリー制限はIGF-Ⅰを低下させる。IGF-Ⅰはオートファジーを抑制する効果があるので[53]，カロリー制限のIGF-Ⅰの低下効果はオートファジーを増加させる。

▶炎症

炎症は，生体に対する損傷，感染，または他の侵襲に対する生物学的な反応である。これは，最終的に異常な状態を治癒し，修正する。炎症は，主としてサイトカインにより制御される。これらには，細胞の表面にある受容体に結合し最終的に炎症性反応を仲介する腫瘍壊死ファクター-α（tumor necrosis factor-α：TNF-α），インターロイキン6（interleukin-6：IL-6）と1β（IL-1β）およびその他の因子がある[54]。局所的な感染症や，足関節捻挫などの急性損傷の場合，局所の激しい炎症反応が起こる。これは，一般的に局所の腫れ，痛み，そして熱感を伴う。対照的に，過剰な体脂肪，加齢，タバコの煙への曝露などの慢性的な状態は，全身に軽度の慢性炎症をきたす。慢性炎症は，多くの加齢に関連する疾患の病因に関与している。これらには，アテローム性動脈硬化症[55]，癌[56]，アルツハイマー病[57]，糖尿病[58]，および肺疾患[59]などがあり，またそれとともに一般的な加齢と，腎臓[60]，肝臓[61]，骨格筋[62]などの組織や器官の線維化がある。

多くの研究は，カロリー制限は，加齢により増加する慢性炎症を軽減することを明らかにしている。高齢のげっ歯類において，カロリー制限により，炎症性サイトカインのTNF-α，IL-6，IL-1βが有意に低下している[63,64]。サルで進行中の研究では，カロリー制限は，加齢によるIL-6の血中濃度の上昇が低減することを示している[65]。この軽減作用は，中枢神経系の構造と運動機能の維持とともに見られ，より若々しい表現型に近くなる[66,67]。やせた人における長期試験では，カロリー制限は，対照群と比較して，C反応性蛋白レベルが81%，TNF-αレベルが47%，形質転換成長因子β_1（transforming growth factor-β_1：TGF-β_1，組織線維化を刺激する）が17%低かったことを示している。これらのサイトカインのレベルは，アテローム性動脈硬化症のかなり低いリスクプロフィールに相当し，また良好な拡張機能に相当する[14,17]。まとめると，動物およびヒトの研究の両方で，少なくともエネルギー摂取量が十分に制限されている時，カロリー制限は全身性炎症反応を軽減する。多くの疾患や老化の病因における炎症の役割について見てみると，これらの変化はエネルギー制限の寿命延長効果のいくつかの要因である可能性がある。

▶ホルミシス

ホルミシス［訳注：毒物であるが，有害量以下では生物への有益な刺激となること］は生物学的現象である。その低強度のストレッサーは，他のより強いストレスに対する耐性を増大させる。ホルミシス応答は，進化の過程で獲得した生存メカニズムであると思われる。それは，生物を中等度の不利な外部条件に適応させることができ，それよりも強い有害条件の時にも生き残りやすくする。ホルミシス応答の例は，ワクチン接種と放射線ホルミシスである。ワクチンは，死滅，あるいは不活性化された病原体の投与により免疫疾患に対する防御作用を刺激する。また，放射線ホルミシスは，低レベルの電離放射線をマウスに曝露すると，マウスはより高い放射線に曝された時，癌に対する保護作用を示す[68]。ホルミシスはまた老化および慢性カロリー制限による抗加齢効果において何らかの役割を果たしていることが考えられている[69]。仮説では，カロリー制限は抗加齢経路を活性化することにより，生物が生き延びるための反応を引き起こす弱いストレッサーとなる[69]。この考えを支持して，カロリー制限は，コルチコステロンの血清レベルを増加させ，熱ショックタンパク質の発現を増強することが示されている。これらは両方とも，生物が多くの種類の急性ストレッサーや有毒物質に対処することを助ける[70〜72]。さらに，カロリー制限された動物は，広範囲の外部ストレス（例：放射線，手術，熱への曝露）に対してより耐性がある[69〜73]。最後に，カロリー制限はDNA修復システムを増強することが示され，内因性の酵素的および非酵素的な抗酸化防御機構をアップレギュレートする[74,75]。これらの知見は，カロリー制限に対するホルミシス適応は，生物が酸化的傷害を起こすストレスへのより良い対処を準備していると考えるエビデンスとなる。

▶酸化ストレス

三大栄養素は，ATP合成のエネルギーを得るために代謝される。これは，動物およびヒトにおいて最もエネルギーが必要な過程ですぐに使用可能なエネルギー源である。三大栄養素の代謝の間に，電子伝達系の活性はフリーラジカル分子，主にスーパーオキシドアニオン，過酸化水素，および一酸化窒素（NO）を生成する。これらは，しばしば活性酸素種とよばれている。フリーラジカルは非常に反応性の高い分子で，容易に分子との酸化反応に加わる（例：タンパク質，脂質，およびDNA）。それによって，それらが配置されているこれらの分子および構造物の酸化的傷害を引き起こす。

老化の原因に関する1つの理論は，核およびミトコンドリアDNAに対する酸化的傷害の蓄積の加齢による増加は，組織の構造や機能の劣化の大きな原因であり，それは加齢の過程で発生し，最終的には生物の機能低下と死を引き起こすことを示唆している[76]。カロリー制限は，酸化的ストレスおよび酸化的傷害の加齢による蓄積を軽減することが示されている[77]。ミトコンドリアのフリーラジカル産生は，通常，年齢とともに増加するが，カロリー制限を受けたマウスで少なくなる[78]。

抗酸化酵素レベルは，カロリー制限したラットにおいて上昇する。この増加は，酸化的傷害マーカーの低値と一致する[79,80]。研究はまた，ミトコンドリアの脱共役タンパク質（uncoupling protein：UCP）の濃度がカロリー制限で増加することを示した[81,82]。UCP（少なくともUCP3）は，低いレベルの酸化ストレスに寄与しているが[82]，この効果の機序，およびUCPの寿命を延長させる効果の機序は明らかではない[83]。ほとんどの老化の酸化的傷害の仮説を支持するデータは同じような結果を出している。しかし，いくつかの研究データは，通常の条件下では，酸化ストレスが哺乳類における加齢および寿命を調節するのに重要な役割を果たしているという理論を支持していない。

抗酸化物質の補充は，マウスでは寿命を延長させない[84,85]。ヒトでの前向き試験では，抗酸化物質の補充は加齢にともなう疾患に対して保護作用は示さなかった[86〜88]。そして疾患リスクを増加させる可能性が示唆された[89,90]。さらに，ヒトカタラーゼをミトコンドリアに限局して過剰発現させると寿命の延長効果を示した1つのげっ歯類の研究があったが[91]，ほとんどのマウスの抗酸化酵素を過剰発現（例：銅亜鉛スーパーオキシドジスムターゼ，カタラーゼ，およびマンガンスーパーオキシドジスムターゼの様々な組合せ）は，寿命には影響を与えなかった[92]。最後に，いくつかの抗酸化酵素の遺伝子欠損マウスでは（例：$Sod2^{+/-}$，$Prxd1^{+/-}$，および$Sod1^{+/-}$マウス），酸化ストレスが亢進し癌発生率が増加したにもかかわらず，寿命は短縮されなかった[93]。

まとめ

広範囲のモデル生物（例：酵母，蠕虫，ハエ，げっ歯類）で，カロリー制限と栄養素感知経路の活性の低下の両方が，加齢を遅らせ最大寿命を延長させる。げっ歯類の研究は，栄養不良を伴わないカロリー制限は強力な癌抑制効果があり（癌発生率を62％削減），またそれは最大寿命を60％増加させることを示した。また，動物研究は，カロリー制限によってダウンレギュレートされる分子経路において活性を部分的に阻害することによって老化を遅らせ，癌を防ぐことが可能であることを示している。また，循環器疾患，腎臓疾患，および神経変性疾患などの他の疾患の予防または発生および進行の遅延は，カロリー制限した動物における共通の所見である。さらに，病理解剖の研究のデータは，カロリー制限したげっ歯類の30〜50％，あるいは長寿命の変異マウス（例：矮マウスやGH受容体マウス）が非常に高齢で死亡した時，死亡時には致死性疾患がみとめられていないことを示した。この所見は，哺乳類において，老化および慢性疾患の発症が完全には関連していないことを示唆している[9,29,94]。

栄養不良を伴わないカロリー制限の長期的な影響についてのデータが，ヒト以外とヒト霊長類において蓄積されてきている。いずれにおいても，適切な栄養とカロリー制限が先進国における死亡の主な原因である肥満症，2型糖尿病，高血圧，循環器疾患を抑制する。カロリー制限をしたサルでは癌の発症や死亡のリスクも軽減される。ヒトでのカロリー制限は，癌のリスクを増大する代謝やホルモン因子を減少させる[95]。

カロリー制限の有益な効果についての正確なメカニズムは明らかではないが，機構や代謝の適応に関するかなりの見解が得られている。これらの適応に関与する可能性が高いメカニズムには，神経内分泌変化，インスリン/IGF-Ⅰ/TOR経路を介した同化のシグナル伝達の低下，炎症や酸化ストレスの減少，ホルミシス，およびオートファジーのアップレギュレーションなどがある。カロリー制限への適応応答についてのこれらの洞察は，加齢による疾患を防ぐのに役立ち，高齢へ向かうにあたり，より若々しい健康状態を維持することができる方法についての重要な情報を提供する。しかし，同様に重要なことは，この情報は老化の基本的な生物学的プロセスと何がこれらを支配するかを理解するのに役立つということである。

（Edward P. Weiss, Luigi Fontana／中屋　豊 訳）

52 妊娠時の栄養

健全な妊娠には適切な栄養素摂取が必要である。それは「母体と胎児が生理学的にも精神的にも異常がなければ，健康な子どもの出産につながる」と表現されていることからもわかる[1)]。低栄養状態が妊娠に悪影響を及ぼすことは，20世紀の初頭にすでに報告されていたが，第二次世界大戦中の食糧不足に関するオランダの後ろ向き試験により，妊娠中の食事の影響が明らかになった[2〜4)]。栄養は母体の健康や，妊娠合併症のリスクにも影響を及ぼしうる。また，胎児の成長や発達，出生時異常や出産時の健康にも影響を及ぼす。

さらなる研究では，妊娠中の低栄養と過栄養が，子どもの肥満，冠動脈心疾患，高血圧，糖尿病，メタボリックシンドローム，精神疾患のリスクを増大させることを示している。これはすなわち，子宮内の環境に対して反応する遺伝子発現の変化が継続してゆくことを示唆している[5〜8)]。

妊娠と新生児の健康に関する現在の国の健康目標

母体の健康と新生児の健康は，国民の将来の健康の重要な指標となる。*Healthy People 2020* に示されているように，国民の健康目標は，「女性，新生児，児童や家族の健康と福祉を改善することである」[9)]。母子保健に関する現在の課題は，妊娠期や産後の女性の疾病率と死亡率，胎児期や周産期，新生児の死亡率に加え，分娩，出生時異常，予防対策へのアプローチなどである。胎児，周産期，乳児の死亡に関連して，出生前のケア，神経管欠損症（neural tube defect：NTD）の予防など，目的に向かって進められている。しかしながら，出生時の低体重（low birth weight：LBW）と早産は増加してきている[10)]。*Healthy People 2020* の目標は，母子保健を改善するのに，栄養，出生前ケア，妊娠前の母体の健康の重要性を強調している。

妊娠前の健康

妊娠前の栄養状態は，総合的な母体の健康と出生時異常のリスクの重要な要因となる。妊娠を考えている女性は，食事やライフスタイルを立て直すことことにより好ましくない妊娠症状が現れるリスクを軽減することができる。疾病予防管理センター（CDC）は不良な妊娠のアウトカム特定し（**表 52.1**），妊娠前の健康を改善するための 10 の推奨を行っている[11)]。妊娠前や妊娠初期の葉酸のサプリメントの利用は NTD やその他の出生時異常のリスクを軽減する。理想的には，妊娠可能な年齢にある女性は，日常時より食事から摂取すべき葉酸に加えて，1 日に 400 μg の葉酸を摂取しておくべきである[12)]。というのも，アメリカにおける妊娠の半数以上が，無計画による妊娠だからである[13)]。ビーガン［訳注：卵，乳製品，蜂蜜といった動物性食品もとらない徹底した菜食主義者］や，その他の菜食主義の女性はまた，ビタミン B_{12} のサプリメントも摂取すべきである。なぜなら，このビタミンの不足も NTD のもう 1 つのリスクファクターとなるからである[12)]。

妊娠前の鉄のレベルが，妊娠中の鉄欠乏や貧血のリスク軽減に重要である。鉄欠乏は子宮内の胎児成長を遅らせ（intrauterine growth restriction：IUCR），早産を引き起こす。妊娠前のスクリーニングには鉄欠乏性貧血も含めるべきである。過度の好き嫌いや特定の食品群を避けるなどの不適切な食事をとっていたり，低体重やダイエットをしている女性やアルコールを過剰摂取している女性において，栄養状態を改善するためにマルチビタミン剤やミネラル剤の投与は効果的だと考えられる。

妊娠前に健康的な体重を得ることは，妊娠の機会を増やし，妊娠のアウトカムを改善し，さらに母乳分泌を促進する可能性もある[13,15)]。妊娠した時点で肥満の女性は，妊娠糖尿病（gestational diabetes mellitus：GDM）や妊娠高血圧腎症のリスクがより高く，また誘発分娩や帝王切開のリスクも大きくなる。肥満の女性は，母乳栄養を開始するのも困難になるかもしれない[15〜17)]。妊娠前に肥満だった女性から生まれた新生児は，先天性異常，NTD，死産，巨人症，成人になってからの肥満のリスクが増大する[15)]。身体活動は体重や栄養状態を改善しうるが，体重管理や慢性疾患のリスクの軽減，体の健康状態を高めるために日々必要な身体活動量は人により異なる[18〜20)]。

以前から存在する慢性疾患の管理も，妊娠前に考慮しておかなければいけない重要な要素の 1 つである。高血圧の女性は，母体，胎児，新生児の疾病と死亡のリスクが高い。高血圧の重症度や子癇前症は妊娠のアウトカムに影響を及ぼす[21)]。

糖尿病は，出生時異常，特に心臓や中枢神経系の障害のリスクを増加させ，さらに，流産のリスクも高くなる[21)]。妊娠前および胎児の臓器が形成される期間に十分に血糖値をコントロールすることによりかなりのリスクが軽減される。

アメリカでは，妊娠可能期にある女性のうち，約 3,000〜4,000 人が，深刻な精神遅滞は見られないフェニルケトン尿症（phenylketonuria：PKU）である[22)]。新生児において精神発達遅滞や小頭症，先天性心疾患を予防するために，PKU をもつ妊婦は妊娠中も低タンパク質，アミノ酸制限食を継続しなければならない[22)]。理想的には，PKU の女性は妊娠前から，血中フェニルアラニン値の状態を正常に取り戻すための食事をとるべきであり，妊娠期を通じて厳しくコントロールすべきである。

妊娠中における母体の生理的な変化

妊娠期には，母体の健康を危険に曝すことなく，胎児の

表 52.1 妊娠のアウトカムを不良にする妊娠前リスクファクター

アルコール乱用
抗てんかん薬使用
糖尿病（妊娠前）
葉酸欠乏
B 型肝炎感染
HIV 感染/後天性免疫不全症候群
甲状腺機能低下症
イソトレチノイン使用
母性フェニルケトン尿症
風疹の血清学検査陰性
肥満
経口抗凝固薬使用
性行為感染症
喫煙

(From Johnson K, Posner SF, Biermann J et al. Recommendations to improve preconception health and health care : United States : a report of the CDC/ATSDR Preconception Care work group and the Select Panel on Preconception Care. MMWR Morb Mortal Wkly Rep 2006 : 55 : 1–23, with permission.)

表 52.2 妊娠中の推奨体重増加量

体重区分	妊娠前 BMI (kg/m²)	総体重増加 (kg)	体重増加の速度[a] (平均：kg/週)
低体重	<18.5	12.5〜18.0	0.51
正常	18.5〜24.9	11.5〜16.0	0.42
過体重	25.0〜29.9	7〜11.5	0.28
肥満	≧ 30.0	5〜9	0.22

[a] 第 2 および第 3 三半期。
(Adapted with permission from Institute of Medicine, National Research Council. Weight Gain During Pregnancy : Reexamining the Guidelines. Washington, DC : National Academies Press, 2009.)

成長のための健康的な環境を維持できるよう，多くの解剖学的，生化学的，また生理学的変化が起こる。これらの変化の多くは妊娠初期に始まる。同時に母体の代謝を調節し，胎児の成長を促進し，さらに分娩，出産，授乳に向けて母体の状態を準備する。妊娠中の生理学的な変化をたどることにより，妊娠に伴って変化する栄養素の必要量を知ることができる。

母体の血漿量は，妊娠第 1 三半期の終わり頃に増加し始め，妊娠 30〜34 週までに，全体で体積が 50%増加する。赤血球産生も刺激され，赤血球の体積は約 33%ほど増加する。第 2 三半期の終わりまでには，ヘマトクリット値は低下する。その時までに，赤血球の合成が血漿量の増加と同時に行われるからである。血漿タンパク質とその他の栄養素の濃度の低下は，血液量が増加した結果であると考えられる。血漿量の増加が少ないことは，胎児の成長が悪く，妊娠のアウトカムが不良であることを予測する。

心拍出量は，妊娠中およそ 30〜50%増加する。心拍出量の増加は組織の酸素需要量に応じて起こり，1 回拍出量の増加を伴う。心臓の大きさは約 12%増加するが，これはおそらく血液量の増加と心拍出量の増加によるものである。妊娠中，全身の血圧はわずかに下がる。特に変化が見られるのが拡張期血圧で，5〜10 mmHg の変化が見られる。拡張期血圧は妊娠末期頃には妊娠前の血圧に戻る。

呼吸機能も変化して，母体と胎児における増加する酸素要求量を支える。子宮が広がるにつれて横隔膜が押し上げられることで，母体の肺の容積は約 5%減少し，さらに肺残気量は約 20%減少する。1 回換気量は妊娠が進むにつれて増加し，酸素消費量は 15〜20%しか増加しないことを考えると，肺換気量の増加と効率的なガス交換につながる。呼吸数もほんのわずかだが増加する。

腎は妊娠中には長さと重さの両方において，わずかに増加する。そして尿管は伸びて広がり，さらに曲がりくねるようになる。糸球体ろ過率は約 50%増加し，腎血流量は 25〜50%増加する。レニンレベルは，第 1 三半期の初期に上昇し，妊娠末期頃まで上昇しつづける。大部分の妊産婦は，アンギオテンシン II レベルの上昇の結果現れる血圧の上昇に耐性を示すが，レニン分泌の高まりが，子癇前症の原因を説明しうる。グルコース，アミノ酸，水溶性ビタミンの排泄の著しい増加が起こるが，これはおそらく糸球体ろ過率が上昇することで，血中の栄養素レベルが尿細管で再吸収できるレベルを上回るためと考えられる。

消化管の変化は，妊娠期の増加する栄養素の要求量を支える。食欲も増加するが，これは，初期に悪心・嘔吐によって相殺される。消化管の運動はプロゲステロンレベルが上昇することで減少する。プロゲステロンレベルの上昇が，腸管の円滑な運動を刺激するホルモンであるモチリンの産生を減少させる。腸管の通過時間の延長は主に第 3 三半期に起こり，胃内容排出時間の変化に伴うものではない[24]。胆嚢の排泄時間は減少し，しばしば不完全である。

基礎代謝率は妊娠 4 ヵ月までに上昇し，妊娠末期までにはたいてい 15〜20%上昇する。基礎代謝率の上昇は，酸素要求量の増加と，酸素消費量の増加を反映している。胎児のエネルギー必要量の大部分（50〜70%）はグルコースから供給され，約 20%はアミノ酸から，残りは脂肪から供給される。母体では，胎児が利用できるようグルコースを無駄に利用しないために，脂肪酸の利用が高くなっている。

体重増加

最適な出生体重は，母親の体重増加に影響を受ける。2009 年，米国医学研究所（Institute of Medicine：IOM）は妊娠中の体重増加（gestational weight gain：GWG）の推奨量を発表した[23]。これらの推奨量は，妊娠中の BMI に基づいており，最も良い妊娠の結果につながる妊娠中の総体重増加量と，体重増加率を表している（**表 52.2**）。

▶妊娠中の体重増加の決定因子

多くの因子が，妊娠中の体重増加量に影響を与える可能性がある。これらには，環境因子，母親の遺伝因子および体格，医学および精神的な状態，行動様式，などの要因がある。これらの関係の強さを証明するエビデンスはほとんど存在しない[23]。妊娠前 BMI は妊娠中の体重増加の有効な予測因子となる[23]。いくつかの研究をまとめた総説では，低体重（BMI < 18.5 kg/m²）と正常体重（BMI 18.5〜24.9 kg/m²）の女性の体重増加は，IOM の新しい推奨の範囲内であったとしている。しかしながら，過体重（BMI 25.0〜29.9 kg/m²）および肥満（BMI ≧ 30 kg/m²）女性の妊娠中の体重増加はこの新しい推奨値よりも大きい値を示した[23]。

▶胎児・母体のアウトカムへの影響

研究では，GWG と妊娠期間に対する出生時体重との間に直線的な相関関係が示されている。体重増加の不良は，胎児の成長の低下，LBW，在胎週数に比べて出生時低体重，早産のリスクを伴う[23,25]。Carmichael と Abrams[25]は妊娠期の終わりに向かって体重増加の著しい加速または減速が，その他の妊娠期間に比べて低体重児と自然早産のリスクと関連していたことを報告した。逆に GWG が少ないことは授乳開始の失敗の原因となる[23]。

過度の体重増加は胎児の成長に影響を与え，妊娠期間に対する出生体重を大きくし（large for gestational age：LGA），帝王切開の可能性が大きくなり，子どもの頃の体脂肪が多くなる。正常体重の女性よりも過体重または肥満の女性は，推奨値よりも体重が増加する可能性が高い[26]。そして，低所得の女性において，推奨量を超えることが多い[27]。さらに，過度の GWG は産後の体重の保持および将来の過体重や肥満を伴う[23]。

理想的には，体重増加の推奨量は，過剰な産後の体重保持のリスクを低減し，子どもの将来的な慢性疾患のリスクを低減しながら，最良のアウトカムを推進するために，個別化されるべきである。GWG に関連した不良なアウトカムを低減するために，女性は妊娠可能な時期に正常範囲内の BMI であることが最も効果的なアプローチである[23]。妊娠期間中のわずかな体重増加でさえ，母親の合併症や死産のリスクを高めうる[28]。さらに，適切な GWG についての知識は，実際の体重増加の追跡と食事と身体活動についてのカウンセリングサービスへの必要に応じた紹介とともに，妊婦健診時に与えられるべきである[23]。

エネルギーと栄養素必要量

妊娠中には，胎児の成長と母体の健康を支えるために，エネルギーや多くのビタミン，ミネラルの要求量が高くなる。

▶エネルギー

エネルギーは，基礎エネルギー消費量（basal energy expenditure：BEE）や身体活動，食事による熱産生や，妊婦においては胎児の成長や母体の組織への蓄積を支えるために必要である。BEE は，子宮と胎児の代謝が上がり，心臓と肺の活動が増大することにより増加する。BEE の増加は，エネルギー要求量の増加量の大部分を占めている。個体差はあるが，研究結果によると，BEE の累積増加は 106〜180 kcal/日と推測される[26]。妊娠晩期になると，胎児はおよそ 56 kcal/kg/日消費するようになり，これは BEE 増加の約半分を占める。

理論上のエネルギー蓄積量は，蓄積されているタンパク質と脂質の量で見積もられる[19]。平均的な総エネルギー蓄積量は，39,862 kcal（180kcal/日）である。二重標識水法を行った研究の分析によると，総エネルギー消費量（total energy expenditure：TEE）において，平均で 8 kcal/妊娠週の変化が見られた。妊娠中の推定エネルギー必要量（estimated energy requirement：EER）は，非妊娠時の TEE に，エネルギー蓄積量の 180 kcal/日，さらに 8 kcal/妊娠週を加えた合計により求められる。この推奨されているエネルギー摂取量の増加は，第 2・第 3 三半期のみにあてはめられる。というのも TEE は，第 1 三半期にはほとんど変化せず，体重増加もかなり少ないからである。したがって，第 2 三半期では非妊娠時よりも 340 kcal/日の付加が推奨される。この増加量は第 3 三半期にはさらに増え，452 kcal/日となる。

最終的に，適切なエネルギー摂取量を決める最もよい方法は，妊娠中の母体の体重増加量を観察していくことである。妊娠中のエネルギー源の最も良いバランスは非妊娠時と同じで，タンパク質がカロリー全体の 10〜35%，炭水化物が 45〜60%，脂質が 20〜35%となっている[19]。IOM が推奨する妊娠時の栄養摂取については，**表 52.3** にまとめた。

▶タンパク質

妊娠中，体全体のタンパク質の代謝回転は増え，かなり多くのタンパク質が胎児の成長や，子宮，血液，胎盤，羊水や母体の骨格筋に蓄積される[19]。第 2・第 3 三半期にかけてのタンパク質の蓄積を考慮すると，その推奨量（recommended dietary allowance：RDA）は 25 g/日増加する。体重 57 kg の女性を例にとってみると，0.27 g/kg/日の添加となり，妊娠中の総量は 1.1 g/kg/日となる。

▶炭水化物

妊娠中，胎児は主なエネルギー源としてグルコースを利用する。母体から胎児へのグルコースの移送は 17〜26 g/日になると推測される。妊娠の終わりまでに，すべてのグルコースは胎児の脳に利用されると考えられる[19]。炭水化物の推定平均必要量（estimated average requirement：EAR）は 100 g/日から 135 g/日へと増加し，RDA としては 175 g/日となる。

▶脂質

脂質は体の主要なエネルギー源であり，脂溶性ビタミンやカロテノイドの吸収を助ける。ある研究によると，母体において血漿中のアラキドン酸や赤血球のリン脂質の濃度の低下が見られることがわかっている[19]。しかしながら，n-6 系（ω3）脂肪酸が胎児の成長や発達に何らかの効果を与えることを示すエビデンスはない。出生前と出生後において，発達する脳ではドコサヘキサエン酸（docosahexaenoic acid：DHA）が蓄積される。そしてこれは生後 2 年間にわたって継続する。胎児の組織には α-リノレン酸から DHA の合成を助ける不飽和化酵素がある。もし食事が n-3 系，n-6 系の必要量を満たしていれば，妊娠中において，胎児の DHA の摂取を増やしても生理学的な有益性を示すエビデンスはない。そのため，妊娠中の必須脂肪酸の目安量（adequate intake：AI）の値はアメリカの女性の平均的な摂取量に基づいて定められている。リノール酸は 13 g/日，α-リノレン酸は 1.4 g/日である。

▶脂溶性ビタミン

ビタミン A は遺伝子発現の統制や細胞の分化・増殖，特に椎骨や脊椎索，肢，心臓，目，耳の発達にとって重要である。ビタミン A の状態についての直接的な研究は不足し

III

表 52.3　妊娠期間中の推奨量，目安量，あるいは許容できる微量栄養素の範囲および耐容上限量

	推奨量，目安量，あるいは許容できる微量栄養素の範囲	耐容上限量（UL）
ビタミン		
ビタミンA（μg/日）	770	3,000
ビタミンC（mg/日）	85	2,000
ビタミンD（μg/日）	15	100
ビタミンE（μg/日）	15	1,000
ビタミンK（μg/日）	90[a]	
チアミン（mg/日）	1.4	
リボフラビン（mg/日）	1.4	
ナイアシン（mg/日）	18	35
ビタミンB_6（mg/日）	1.9	100
葉酸（μg/日）	600	1,000[c]
ビタミンB_{12}（μg/日）	2.6	
パントテン酸（mg/日）	6[a]	
ビオチン（μg/日）	30[a]	
コリン（mg/日）	450[a]	3,500
ミネラル		
カルシウム（mg/日）	1,000	2,500
クロム（μg/日）	30[a]	
銅（μg/日）	1,000	10,000
フッ素（mg/日）	3[a]	10
ヨウ素（μg/日）	220	1,100
鉄（mg/日）	27	45
マグネシウム（mg/日）	350	350[d]
マンガン（mg/日）	2.0[a]	11
モリブデン（μg/日）	50	2,000
リン（mg/日）	700	3,500
セレン（μg/日）	60	400
亜鉛（mg/日）	11	40
カリウム（g/日）	4.7[a]	
ナトリウム（g/日）	1.5[a]	2.3
クロール（g/日）	2.3[a]	3.6
多量栄養素		
炭水化物（g/日）	175	
総線維（g/日）	28[a]	
総脂肪（g/日）	20～35[b]	
n-6系多価不飽和脂肪酸（g/日）	13[a]	
n-3系多価不飽和脂肪酸（g/日）	1.4[a]	
タンパク質（g/日）	71	

[a] 目安量。
[b] 許容できる微量栄養素の範囲。
[c] 葉酸の形で。
[d] 薬剤としてのみ。
(From Food and Nutrition Board, Institute of Medicine. Dietary Reference Intake Reports. Available at : http://www.nap.edu. Accessed July 22, 2012, with permission.)

ているが，70 μg/日への母体の必要量の増加は，胎児の肝臓に蓄積されると推測されるビタミンAの量をもとに計算されている[29)]。

過剰なレチノールの摂取は，ヒトにとって催奇形性物質として知られている。胎児がダメージを受けやすい一番の臨界期は第1三半期であり，過剰摂取の結果，自然流産や出生時異常が超こり，心血管系，中枢神経系，蓋顔面領域，胸腺に影響が及ぶ[30)]。リスクの閾値については，議論が多い分野であるが[30～33)]，レチノールの3,000 μg/日という耐容上限量（tolerable upper intake level : UL）を決定するのに，妊娠可能な年代の女性で起こる重大な有害事象として，催奇形性が用いられている。合成アナログの13-cis-レチノイン酸（イソトレチノインあるいはAccutane）の使用は，妊娠中では禁忌である。

胎児の成長，発達，骨格の発達，歯のエナメル化には，適正なビタミンDの栄養状態が必要である[34)]。母体から胎児には少量の25-ヒドロキシビタミンD（25[OH]D）が移動するだけであることから，AI（5 μg/日）は妊婦だからといってさらには付加していない[35)]。しかしながら，いくつかの研究では，AIは，特に皮膚の色が濃い女性や，日光にほとんど曝されない女性にとっては低すぎることが指摘されている[36,37)]。そして妊娠中の欠乏は，骨格や歯の形成に異常をきたし，この異常は小児期にもちこされることになる[30)]。ULは妊婦も妊娠していない女性も，50 μg/日である。しかしながら，3 μg/日までの摂取量が成長している胎児に悪い影響を与えるかどうかについてのヒトでのエビデンスはまだない[30)]。

ビタミンEは，膜リン脂質や血漿リポタンパク質の中にある多価不飽和脂肪酸の脂質酸化の蔓延を防ぐ，連鎖破壊型抗酸化剤である。α-トコフェロールの血液濃度は妊娠中に上がり，胎盤への輸送の速度は一定となっている。妊娠中のビタミンE欠乏の報告がないため，妊婦のRDAは非妊娠時と同じとなっている[38)]。

ビタミンKは，血液凝固や骨代謝に関わるいくつかのタンパク質の合成における補酵素として利用されている。しかし，妊娠中のビタミンKに関するデータはかなり限られており，胎児の組織の蓄積含有量に関するデータはまったくない[29)]。それゆえ，ビタミンKのAIは摂取量の中間値を用いており，妊婦と非妊娠女性とで同じである。

▶水溶性ビタミンとコリン

チアミン（ビタミンB_1）は炭水化物と分枝鎖アミノ酸の代謝の補酵素としての役割を果たしている。妊娠中の30%ほどの必要量の増加は，エネルギー利用のわずかな増加と，母体と胎児の成長によるものである[12)]。

リボフラビン（ビタミンB_2）は多くの酸化還元反応における補酵素である。リボフラビンはナイアシンを含む補酵素の生合成や，ピリドキサル-5-リン酸の構成，5,10-メチレンテトラヒドロ葉酸の還元の際にも必要とされる。妊娠中のリボフラビンの必要量の増加は，胎児の成長とエネルギー利用の増加によるものであり，リボフラビンの尿中の排泄は低下する。

ナイアシン（ビタミンB_3）は，ニコチンアミドアデニンジヌクレオチドやニコチンアミドアデニンジヌクレオチドリン酸の生成に必要とされ，それ自体エネルギー源の酸化や脂肪酸やステロイドの生合成に関わっている。ナイアシン摂取量はわずかに増加するだけでも，エネルギー利用の増加や成長を支えるのに効果を発揮する[12)]。

ビタミンB_6は補酵素として，アミノ酸やグリコーゲン，スフィンゴイド塩基の代謝に関わっている。補酵素としてのビタミンB_6はヘム合成を触媒し，ホモシステインからシステインへの硫酸基の転移経路に関わっている。血漿や血液中のビタミンB_6濃度の値は妊娠中を通して減少し，第2・第3三半期では胎児の血中ピリドキサールリン酸の濃度は，母体よりも高くなる[12]。胎児と胎盤では約 25 mg のビタミン B_6が蓄積されるが，全体を通しては，平均でわずか 0.1 mg/日の添加が必要になるだけである。高用量であっても有害作用がないというエビデンスの提示もないまま，妊娠中のつわりの治療にビタミン B_6の補充が何十年も続けられてきた[39]。

葉酸は補酵素として核酸やアミノ酸の代謝において 1 個の炭素分子の転移を行う。DNA 合成は葉酸補酵素に依存している（ピリミジンヌクレオチド生合成）。つまり，葉酸は一般的な細胞分裂に必要とされる。妊娠中には，葉酸の必要量はかなり増加する。なぜなら，1 個の炭素分子が転移する反応，特にヌクレオチド合成と細胞分裂が活発になるからである。胎児にもかなり多くの葉酸が移送される。摂取量が不十分であれば，母体の血清や赤血球の葉酸濃度は低下し，巨赤芽球へ変化してしまう[12]。妊娠中の葉酸欠乏は NTD の発症や再発を増す[39]。代謝の対照研究によると，食事からの 600 μg/日の葉酸摂取は，正常な葉酸の状態を保つのに適切な量であることがわかった[40]。これより 600 μg/日が妊娠中の RDA として決定された。多くの女性の場合，妊娠中の現在の RDA を満たすためにはサプリメント補給が必要になるが，UL がわずか 1,000 μg/日と低いため，その投与には注意が必要である。

ビタミン B_{12}は奇数鎖の脂肪酸の代謝やメチル基転移反応の補酵素として機能する。適切な量のビタミン B_{12}は正常な血液の構成や神経系の機能にとって重要である。妊娠中は吸収が低下するかもしれないが，第 1 三半期ではビタミン B_{12}の血清総濃度は，血液希釈で低下すると予想されるよりもさらに低下する[12]。胎盤はビタミン B_{12}を集め，それを胎児へ輸送する。これにより，新生児のビタミン B_{12}の濃度は母親の濃度の 2 倍ほどになる。肝臓でも，胎児は 0.1〜0.2 μg/日ほど蓄積している。これにより RDA の量が少し増加する[12]。新たに吸収されたビタミン B_{12}は，すぐに胎盤へと輸送されるために，厳格な菜食主義を守っている女性はビタミン B_{12}の補給が必要になるであろう。妊娠中のビタミン B_{12}の欠乏は母体と胎児の巨赤芽球貧血および胎児の脱髄症（demyelination），NTD のリスクを増大する[39]。

パントテン酸は補酵素 A（CoA）やホスホパンテテインの構成要素である。妊娠中のパントテン酸の利用や状態についての情報はほとんどない。アメリカやカナダにおける一般的な摂取量で，健康な発育を維持できているようである。それゆえに，妊娠中の AI は 6 mg/日に定められている[12]。

ビオチン補酵素は生物の炭酸塩依存性のカルボキシル化において機能している。これらの反応はマロニル CoA の構成や TCA 回路に用いられるピルビン酸のカルボキシル化の構成やグルコースの構成も含む。ロイシンの分解や D-メチルマロニル CoA の構成もまたビオチンに依存している[12]。動物実験では，ビオチン欠乏が催奇形性をもつという考えを支持している[41]。培養細胞を用いて，Takechi らは[42]，ビオチン欠乏症が口蓋裂の誘導と関連することを報告している。しかしおおよその研究では，妊娠中のビオチンの状態について問題を提示しているが，妊婦における異なる AI を決めるエビデンスは不十分である。

コリンはアセチルコリンやリン脂質，ベタインの前駆体として機能している。動物ではより多くのコリンが胎仔へと輸送され，母体の蓄積量は減少する。動物データから推測すると，3,000 mg/日のコリン摂取が，胎児と母体の細胞に必要であると考えられる[12]。これにより，妊娠中の AI は 450 mg/日となっている。

▶水分と電解質

水は生化学反応にとっての溶媒であり，血液量を維持するためにも不可欠なもので，栄養素や老廃物を運搬する媒体の役割を果たし，体温の調節に役立っている。女性の AI は 2.7 L/日であるが，これは平均的に液体と食物から摂取する水分の合計量に基づいている[43]。総合すると 6〜9 L の水分が妊娠中に蓄積し，そのうちだいたい 1.8〜2.5 L は細胞内液である。血漿の重量オスモル濃度は妊娠中には 8〜10 mOsm/kg 低下し，妊娠末期まで低下したままである。総水分摂取量における AI は，妊娠中の平均的な水分摂取量に基づいており，3.0 L/日である。

ナトリウムとクロールは細胞外液や血清のオスモル濃度の維持に必要とされる。ナトリウムは細胞外液において主な陽イオンであり，クロールは細胞外液において主な陰イオンである。クロールは，胃酸の産生においても重要である。妊娠中には細胞内液と細胞外液において大きな変化が起こるが，液体バランスを保つために必要な電解質を余分にとることが正当化されるわけではない[43]。

カリウムは体内の細胞内液の重要な陽イオンであり，神経伝達や筋収縮，血管の張力に大きな影響を及ぼす。カリウムの AI は血圧を低下させたり腎結石のリスクを低下させたりするような摂取レベルに基づいて決定されており，成人の AI は 4.7 g/日である。妊娠中のカリウムの蓄積量はわからないが，3.9〜12.5 g/日ではないかと推測されている[43]。プロゲステロンは，カリウムを保つのに役立っているとも考えられている。カリウムの全身の骨への沈着は相対的には小さいので，妊娠中の AI は非妊娠時と同じになっている[43]。

▶マクロ（多量/常量）ミネラル

カルシウムは骨や歯を強くしたり，血管収縮や血管拡張，筋収縮や神経伝達，腺分泌の仲介をしたりする。約 25〜30 g のカルシウムが胎児に輸送され，そのカルシウムの沈着は第 3 三半期に起こる。一般的に胎児のカルシウムの需要は，母体のカルシウムの吸収が上がるのに従って増加する。この吸収率の増加は母体での 1,25$(OH)_2$D の増加によって起こる[35]。サプリメントを用いた研究によると，胎児の骨沈着は，母体のカルシウム摂取が低い時には低下する。低栄養の妊婦が 300〜600 mg/日の補給をすると，補給をしていない母親から生まれてくる新生児よりも骨の密度が高くなることが示されている。しかし，母体の骨のミネラルの密度には変化は見られない[44]。よって，もし非妊娠時において，骨の形成が最大限になされるのに十分なカルシウムを摂取しているのであれば，妊娠中にはその吸収効率が上がるので摂取量を増やす必要はない。

リンはすべての組織にとって不可欠な構成要素であり，リン脂質，ヌクレオチド，核酸などを構成したり，調節機能をもっている。妊娠末期の胎児は約 17 g のリンを蓄積しており，その大部分（88%）は骨と水分中に存在している[35]。カルシウムの吸収を高める母体の変化はリンの吸収も高め，この変化がリンの増加する必要量を補ってくれるため，妊娠中のリンのRDAは非妊娠時と同じとなっている。妊娠中はリンの吸収能が高まるので，妊婦のUL(3,500 mg/日）は非妊娠女性の値（4,000 mg/日）よりも低くなっている。

マグネシウムは300以上もの異なる酵素に必要な補因子である。新生児はおよそ750 mgのマグネシウムを含んでおり，60%が骨格に存在している[44]。

生体との利用効率が上がるとともに，筋などへ蓄積される量を考慮すると，妊娠中のRDAは40 mg/日増加する[35]。

▶微量元素（ミクロミネラル）

クロムは *in vitro* と *in vivo* でインスリンの作用を増強させる。妊娠中にはクロムはかなり枯渇するとする報告がある[29]。これまでの報告では，新生児における細胞内のクロム濃度は出生後に低下し，これは妊娠中に蓄える必要性を示しているという所見がある。しかし，正確なクロムの必要量はまだ決定されていない。現在までに，食物やサプリメントによる大量のクロム摂取と副作用を関連づける説得力のある研究はまだないため，ULは現在のところ定められていない。

銅は分子の酸素を還元するオキシダーゼとしての役割をする銅結合酵素の構成成分である。EARは，胎児や妊娠の副産物における銅の需要に見合うように，妊娠中に蓄積すると予測される銅の量から推測して決定される[29]。妊娠満期の胎児は13.7 mgの銅を含んでおり，これは主に肝臓に蓄積されている。胎盤や母体の組織に蓄積されている量も考慮すると，RDAは1,000 μg/日とされる。

フッ化物は石灰化組織と大いに関係している。また，う蝕の罹患やその悪化を抑制し，新たな骨の発達を促進する。フッ化物は胎盤を通過し，第一生歯へと取込まれる。前向き無作為化二重盲検試験のデータによると，う蝕のかかりにくさとフッ化物への曝露とは関係ないとされており[45]，妊娠中のサプリメントは支持されていない。実際，非妊娠時と似た摂取量でフッ化物バランスは維持されており，AIにおける増加はすすめられていない[35]。妊娠中の大量のフッ化物摂取は，フッ化物が沈着されやすいことと関係があるわけではない。

ヨウ素はタンパク質合成や酵素活性などの重要な生化学反応を調整する甲状腺ホルモンに不可欠な構成要素である。甲状腺ホルモンは中枢神経系の髄鞘の形成に重要であり，周産期において最も活発に分泌される。ヨウ素欠乏は，特に脳の発達にダメージを与える。ヨウ素欠乏による障害には，精神遅滞や甲状腺機能低下症や甲状腺腫などがある。クレチン病（Cretinism）は，胎児の甲状腺機能低下症による神経障害の終末的な病像であり，多大な精神遅滞や，程度は様々であるが低身長や難聴，無言症，痙性などを引き起こす[29,30]。

妊娠中のヨウ素の必要量は，胎児の甲状腺におけるヨウ素の含有量に基づいて決定されており（50～100 μg），これは1日で代謝回転が起こる量である[29]。胎児の体内へのヨウ素の取込みは75 μg/日であると推測される。出生前の大量のヨウ素への曝露は，生まれてからの甲状腺腫や甲状腺機能低下症へとつながる。妊娠中のヨウ素のULは1,100 μg/日である[29]。

鉄は4つの重要なタンパク質の構成要素である。ヘムタンパク質，鉄硫化タンパク質，鉄の貯蔵および輸送タンパク質，そして鉄含有物質や鉄活性化酵素である[29]。貧血が重度の場合，妊娠中の鉄欠乏は周産期の母体死亡に関係しており，それが中程度の貧血であっても周産期死亡のリスクが2倍も高くなる。母体の貧血は，早産やLBW，新生児における鉄貯蔵量の低下[30]，周産期死亡に関係している[46]が，増加する母体の周産期死亡についての多くの疫学研究に対して，これらは分娩時のみのヘモグロビンを測定しているとする批判もある[29]。生理学的要因により，出産前に母体のヘモグロビンの濃度が上昇する。鉄欠乏は母体の赤血球の増加を制限する。しかしながらヘモグロビン濃度が上がることは，血漿量の低下により，またしばしば母体の高血圧や子癇にも影響する[29]。

胎児の鉄の要求量は，母体の貯蔵鉄の消費に釣り合っている。しかし，胎児への鉄の補給は重度の貧血においては最適量を下回っていると考えられる。妊娠中の正味の鉄消費量は700～800 mgであると推測される。これは，基本的損失量（250 mg），胎児や胎盤への貯蔵（320 mg），ヘモグロビン量の増加（500 mg），分娩時の出血量，母体へと蓄積される量を考慮したものである[29]。鉄のバイオアベイラビリティ（生物学的利用能）は第2・第3三半期には25%に近づく。全体の要求量は第1三半期では6.4 mg/日，第2三半期では18.8 mg/日，第3三半期では22.4 mg/日となっている。菜食主義者はバイオアベイラビリティがかなり低いので，鉄の必要量は非菜食主義者の量より多く，1.8倍であると推測されている[29]。ほとんどの女性はRDAを満たすためにサプリメント補給が必要であろう[47]。サプリメントの鉄は胃腸に対する副作用があり，多量に服用すると，空腹時に一緒に投与された場合には，亜鉛の吸収を阻害する可能性がある。

マンガンは骨には欠かせない構成要素であり，アミノ酸の代謝やコレステロール，炭水化物の代謝にも不可欠である。妊娠中のマンガンのデータは限られている。胎児の組織中のマンガン濃度は，0.35～9.27 μg/乾燥重量gである[29]。動物で見られるような妊娠中のマンガン欠乏に関する問題点はヒトでは見られない。

モリブデンは酵素の共役体である。これらの酵素には，亜硫酸オキシダーゼ，キサンチンオキシダーゼ，アルデヒドオキシダーゼがあり，硫黄原子含有アミノ酸や複素環化合物の異化代謝に関わっている。直接的な妊娠中のモリブデンの必要量に関するデータはないので，平均的な16 kg程度の体重増加のある妊婦のRDA（50 μg/日）は，非妊娠女性の値から推測したものである[29]。成人のULは2 mg/日であり，これは動物実験におけるモリブデンの大量投与による生殖機能への悪影響に基づいて決定されている。

セレン含有タンパク質は，酸化ストレスに抵抗したり，甲状腺ホルモンの働きを統制したり，ビタミンCや他の分子の酸化還元反応を制御したりする。妊娠中のセレン摂取量は，胎児がセレン含有タンパク質を飽和させるのに十分な量を蓄積できるような量でなければならない[38]。セレンの推定含有量250 μg/kg体重を用いると，4 kgの胎児は1,000 μgのセレンを含んでいることになる。これらの値から，付加量は4 μg/日となる。

亜鉛は触媒としての機能，構造上の機能，また調節する機能をもっている。およそ100個の酵素が亜鉛に依存しており，6種類の酵素分類すべてを呈する[29]。母体や胎児の組織では，妊娠期間を通してより多くの亜鉛を蓄積しており，妊娠期間の最後の1/4では0.73 mg/日の亜鉛を蓄積していると推測される。動物とヒトにおけるエビデンスによれば，母体の亜鉛欠乏は分娩の延長，子宮内胎児発育遅延，奇形発生，胚や胎児の死を引き起こす[48]。Schollらは，亜鉛の摂取量が6 mg/日より少ない妊婦は未熟分娩が起こる可能性が高くなることを示した[49]。Goldenbergら[50]は，低い社会経済的状況におかれているアフリカ系アメリカ人の女性へ，基準レベルの13 mg/日以上の亜鉛を補給すると，出生児の体が大きくなり，出産時の在胎期間が増すと報告している。しかし，ペルー人女性の大規模な研究によると，7 mg/日以上の食事摂取量以上の量を補給しても，妊娠期間や出生児の大きさに何の影響もないことが示されている[51]。しかし，さらに多い25 mg/日の亜鉛の補給を行ったその後の研究では，胎児の大腿の長さや心臓の形態に有益な効果が見られた[52,53]。

亜鉛の必要量は，菜食主義者にとって，特に主な食品で亜鉛よりもフィチン酸の割合が高くなっている場合（例：穀物や豆類など）は，亜鉛必要量は50%ほど高くなると考えられる。大量の亜鉛は早産や死産と関係しているという報告もいくつかあるが，亜鉛に関する詳細が不足しているので妊婦に対する異なるULは定められていない。

食事推奨量と妊娠中の適切な食事

早くから示唆されているように，妊産婦の食事の選択は，増加する栄養素の必要量を満たす必要がある。増加するエネルギーの必要量（非妊娠女性よりも14〜18%多い）が，大部分の栄養素の増加量よりも少ないので，栄養価の高い食物を選択する必要がある。栄養素必要量は鉄（50%），葉酸（50%），ヨウ素（47%），ビタミンB_6（46%），亜鉛（38%），タンパク質（38%）で最も増加している。妊娠中の鉄の補給は，専門家や公共の健康機関によって継続的にサポートされている[47]。また，ほとんどの女性ではRDAを満たすためには継続した葉酸の補給も必要になってくる。他の栄養素の補給についてはいまだはっきりと示されていない。

妊婦の詳細な食事摂取を実践するための国のデータ類はない[23]。妊娠中の食事摂取の多くの研究は，もっぱら低所得者に焦点をあててきており，もしくは，集団に対してはより新しく適切な比較基準であるEARではなく，RDAの値と結果を比較している[54]。Turnerらは，選択した栄養素（チアミン，リボフラビン，ナイアシン，ビタミンB_6，ビタミンB_{12}，ビタミンC，マグネシウム，鉄，亜鉛，セレン，タンパク質）に対するEARに関して，中流からそれ以上の階級の妊婦の食事摂取を比較すると，調査対象となった人々の平均的な摂取量は，鉄とマグネシウムだけEARよりも低いことがわかった[47,55]。栄養素摂取量がEARよりも低くなる確率は，セレンで0.2，ビタミンB_6で0.21，亜鉛で0.31，マグネシウムで0.53，鉄で0.91であった。理想的には，出生前の早い段階からアドバイスを受けることで，適切な食事や必要とされるサプリメント補給の量を推奨してもらうことができる[56]。2011年に米国農務省（USDA）は，健康な食事のシンボルをMyPyramidからMyPlateに置き換えた。Webサイトのhttp://www.choosemyplate.gov[57]には，毎日の食事プランとともに妊婦と授乳婦のための健康と栄養の情報が掲載されている。推奨される第1三半期の食事パターン（25歳，1.63 m，57 kgの女性を例に用いて）は妊娠していない女性と同じである。提案されている食品群のプランでは第1三半期中に推奨摂取カロリーが増えていき，この値は第2三半期に200 kcal，第3三半期に400 kcalとなる。この値はDRIよりわずかに少ない[19,57]。各食品群から様々なものを選択することを考えると，これらのプランは，妊婦に対する鉄と葉酸を除いた他のすべての栄養素の必要量を満たすようになっているはずである。

その他の食事や生活スタイルの要因

▶肥満

アメリカの女性の肥満度は増加しており，約33%になる[15]。より多くのBMIが高い女性が妊娠するようになり，推奨値よりも多く体重が増加している[23]。過体重と肥満は妊娠を困難にし，妊娠糖尿病，子癇，妊娠高血圧のリスクを増大するとともに帝王切開による出産率と合併症の発生率が高くなる[15]。肥満の母親の子どもはNTDなどの先天性疾患をもつ可能性が高く，子宮内死亡や出生時体重が妊娠期間に比し大きくなるリスクが高い。母親の過体重は，小児期の過体重と関係がある。これは母乳栄養の割合が少ないことからも説明できる[23,58]。さらに，肥満の母親の子どもは，メタボリック症候群になるリスクが高い。女性に対する日常の健康管理では，正常のBMIで妊娠する女性の割合を最大にするために食事や身体活動のカウンセリングが必要である。

▶運動

運動は妊婦に有益であり，禁忌がない限り推奨される[59]。運動は過剰な体重増加を抑制し，分娩を迅速にし，産後の回復も速くする[11]。運動は妊娠糖尿病のリスクを軽減し[60]，血糖のコントロールのための有用な併用治療法となる。疫学研究では激しい運動と発育遅滞，早産の関連が示唆されているが，一致した見解は得られていない。一般的には，多くの種々の身体活動は妊娠期間中続けることができる。第1三半期以降に避けなければいけないのは，体の接触が多いスポーツ，転倒するリスクが高い運動，腹部を外傷するリスクが高いラケットを使う激しい運動，スキューバダイビング，仰臥位で行う運動のすべてである[59]。定期的に運動プログラムを行う女性は，妊娠期間中適切なエネルギー，栄養素，水分の摂取と適切な体重の増加を維持することを確認する必要がある[1]。一般的に，妊婦は，1日30分程度の中等度の強度の運動を行うべきである[1]。

▶食品の安全性

妊娠中には，食品が原因で発症する病気が増加する。食品による病気のリスクを軽減するために，滅菌していない乳から作ったチーズを避ける，缶詰の肉やソーセージなどの加工された肉にしっかり火を入れる，生乳，生あるいは半熟の卵，生あるいはあまり調理されていない肉や鶏肉，生のスプラウト，生あるいは十分に調理されていない魚や貝を避けることが推奨されている[18]。水銀を含有している海産物を避けることに関しては，さらに推奨されている。というのは，メチル水銀は胎盤を通過し，重篤な神経の発達異常をきたすからである[61]。特に，妊婦はサメなどの大きな捕食動物，メカジキ，タイ，サワラを避けるべきである。これらを食べるのは，週に種々の他の海産物と一緒に 12 オンス（340g）まですべきである。そしてメジマグロを 6 オンス（170g）以下に制限すべきである。地域でとれた海産物については地域のアドバイザーに確認すべきである[57,62]。妊娠中の海産物の消費と子どもの神経発達のアウトカムの研究では，魚の摂取制限は発達遅滞のリスクを増大すると報告している[63]。

▶ベジタリアン食

妊娠中では，鉄の高い摂取の推奨を除けば，菜食主義者（ベジタリアン）の栄養素の必要量は，ベジタリアンでない妊婦と同じである[29]。利用できる研究の解析では，ベジタリアンの妊婦はタンパク質，ビタミン B_{12}，カルシウム，亜鉛の摂取量が少ないが，母体や胎児に特に悪影響を及ぼすというエビデンスはない。ベジタリアンの食事は，すべての栄養素（特にビタミン B_{12}，ビタミン D，カルシウム，鉄，亜鉛について[64]）の必要量を満たすように計画する。

▶カフェイン

妊娠中のカフェイン摂取制限の必要性については議論の余地がある。カフェインは妊婦の体内で徐々に代謝され胎盤を通して胎児へと運ばれる。疫学的な研究によるとカフェインの摂取と自然流産および LBW のリスクとの関連は確定しておらず，喫煙や飲酒などの因子に影響を受けている可能性もある。前向き試験によると，喫煙者の妊婦の 100 mg/日以上のカフェインの摂取は胎児の成長を制限するリスクが非喫煙の妊婦より高い[65]。第 2 三半期にカフェインの摂取を減らしはじめた介入試験では，喫煙女性における LBW のリスクが下がっている[66]。たいていのカフェイン含有食物は栄養価が低いので，妊婦がカフェインの消費を制限するのは賢明であろう。

▶アルコール

アメリカでは妊婦の約 12%がアルコールを摂取し，3%が binge drinker（ガブ飲みする人）である[1]。アルコール摂取は胎児に多大な悪影響を及ぼし，最も深刻な結果は死亡，胎児性アルコール症候群（fetal alcohol syndrome：FAS）である[67]。しかし，FAS が発生しうるアルコールの量は定められていない。用量，タイミング，曝露の期間，遺伝因子，保護因子などがすべて関係している[67]。ある研究によると，出生した 1,000 人のうち約 9～10 人は妊娠中のアルコール摂取によって悪い影響を受けているとされる。

IOM によると，FAS の診断には，(a) 常習的な母体のアルコールへの曝露，(b) 特徴的なパターンの顔面異常，(c) 成長遅滞，(d) 中枢神経系の神経発達異常が見られることとされる[68]。特徴的な顔貌は，短い眼瞼溝，眼瞼ひだ，顔の中心部における発育不全，押しつぶされたように平らになっている鼻梁，前方へ傾いた外鼻孔，形成不全の長い人中「訳注：唇の上の溝」，薄い上唇などである[69]。中枢神経系の異常には，頭の大きさの縮小，脳の構造異常，健全な運動性の欠如，聴覚障害，歩行障害，手-目の協調運動障害などがある。成長遅滞は，典型的には出産後から始まり，青年期においてもしばしば存在する[70]。

FAS や，より軽症である部分的 FAS を予防する唯一の方法は，妊娠中における飲酒を完全に絶つことである。長期の追跡研究データでは，1 週間に 1.5 杯くらいの軽い飲酒をする場合でも，身長，体重，頭の周縁，眼瞼裂や皮下脂肪の欠陥が見られると示唆している[71]。

▶ハーブとその他のサプリメント食品

多くの妊婦において妊娠中の栄養素摂取の推奨量を満たすためにビタミンやミネラルのサプリメントが有益であるが，ハーブや他の栄養補助食品的なサプリメント食品の有益性やリスクについてはほとんど知られていない。妊娠中の代替医療の効果や安全性を研究したものは非常に少ない[1]。したがって，安全性が証明されるまでこれらの治療法は疑ってみることが賢明である。妊婦にすすめられる治療法は，消化器症状を軽減するものである[72]。ショウガが妊娠による嘔気を軽減するのに有効であることが示されているが[73]，赤ラズベリーやペパーミント，ジネンジョなどの他の自然療法については，本格的には研究されていない。

多くのハーブ製品が，妊娠中に安全でないことが証明されている[1]。安全の問題は胎児への毒性を起こすリスクからホルモンへの影響や薬物の相互作用の可能性まである[74]。市販前にサプリメント食品の安全性と効果を確かめられない場合，妊婦は使用をつづける前に，医療従事者とこれらのサプリメントについて相談すべきである。残念ながら，時に医療従事者の助言はリスクをともなう。Finkel と Zarlengo[75]は産婦人科から blue cohosh（ルイヨウボタン）からつくられたお茶をすすめられた症例を報告している。blue cohosh はアメリカの原住民が出産を誘発するために用いているハーブである。出産 2 日後，新生児は脳卒中に罹患した。そしてコカインの代謝産物のベンゾイルエクゴニン（benzoylecgonine）が新生児の尿中と母親の blue cohosh を飲んだ容器から見つかった。ベンゾイルエクゴニンが blue cohosh の代謝産物であるかどうか，あるいはサプリメントにコカインが混入していたかどうか，さらに毒物試験で交差反応物質とみとめられたかはわからない。

▶喫煙

妊娠中の喫煙は早産や流産，LBW と関係している。タバコの一酸化炭素やニコチンは胎児の一酸化炭素ヘモグロビンを増やし，胎盤への血流を減少させる。これにより，胎児への酸素供給が制限される[1]。2007 の調査では，27%近くの女性が妊娠前に喫煙していたと報告している。しかしながら，妊娠期間の最後の 3 ヵ月間に喫煙していたのは 16%未満であった[76]。喫煙率は 10 代後半および 20 代はじめの女性，高校教育を受けていない白人女性や非ヒスパニック系の女性において高くなっている[77]。

▶非合法ドラッグ

アルコールやタバコに加えて，マリファナやコカイン，ヘロインなどの非合法ドラッグは胎児の発達を破壊するような効果がある。妊婦の約5%が非合法ドラッグを使用している[78]。また，ドラッグ使用の割合は15～17歳を除いて，非妊娠女性の方が低い。マリファナは非合法ドラッグの75%を占めていて，妊婦の多くがタバコやアルコールを併用していた。ドラッグの影響は，タバコやアルコールの併用と分けて考えることはしばしば困難であり，マリファナやコカインは，胎児の成長に悪影響を与える[1]。コカインの使用は，早産や流産とも関係している。ヘロインや他の麻薬への曝露は，中枢神経系や自律神経系，消化器系に影響を与える離脱症候群（withdrawal syndrome）を引き起こす[79]。出産前におけるドラッグ使用による症状の大部分は，出産後早期に限定されているが，言語能力や学力において，長期間における影響が示唆されている[80,81]。

合併症に関する栄養と問題

▶消化器症状

妊娠初期に最もよく見られるのが，悪心と嘔気である。いわゆる「つわり」のことで，妊婦の70～85%が経験する。初期の嘔気は胃の律動異常や腸管の働きを低下させるホルモンの変化と関係している[82]。ヒトや動物における実験により，妊娠初期にエネルギー摂取が低下し，胎盤が重くなるにつれ，ヒトの絨毛膜の性腺刺激ホルモンやチロキシンの分泌がつわりを引き起こし，エネルギー摂取を低下させ，その結果，母体のタンパク質同化ホルモン分泌の低下につながるのではないかという仮説が立てられている[83]。母体の細胞合成が抑制されるのは，発達する胎盤への栄養素供給を優先しているためではないかと考えられている。悪心と嘔気の管理は症状の程度によって異なる。軽症の女性の多くは，1回の食事量を少なくして回数を増やす，吐き気を催すような物は避ける，適切な水分を摂取するなどにより改善される。

胸焼けは妊婦の約2/3が経験する一般的な胃腸症状の訴えである。胸焼けの主な原因は，プロゲステロンの分泌促進にともなう下部食道括約筋の圧力低下である。重度の逆流による合併症は，妊娠中はあまり起こらない[84]。胸焼けは，1回の食事量を少なくして食事の回数を増やす，食後に横になることを避ける，睡眠時には頭を高くする，できるだけ刺激物の摂取は避けるなどにより，症状を軽減することができる[1]。

腸管の運動性が低下して起こる便秘は，大量の鉄剤の投与によりさらに悪化することがある。食物繊維の多めの摂取，適切な水分摂取，定期的な運動により便秘を改善することができる[1]。

▶低出生体重

低出生体重（LBW）児（<2,500 g）として生まれてきた新生児は，2つのカテゴリーに区分される。1つは早産によるもの，もう1つは子宮内胎児発育遅延（intrauterine growth restriction：IUGR）によるものである。先進国では，全LBW新生児の50%は早産によるものであり，一方，発展途上国では，ほとんどがIUGRによるものである。アメリカで生まれた新生児の約7%がLBWである。そのうち満期で生まれたのは3.6%である[85]。LBWは新生児死亡に最も関連があるリスクファクターである。それゆえ，出生体重の改善は，乳児死亡率に有意な効果があると思われる。

栄養不良はLBWの主な原因として知られており，特に発展途上国においては深刻である。他の要因としては，喫煙や感染症，高血圧，環境因子などがある。アメリカでは，20～30%のLBWが喫煙とIUGRへの影響に起因している。妊娠前の低BMI女性や若い女性に見られるように，第2・第3三半期での体重増加の少なさは，IUGRのリスクを増加させる[1]。追跡研究により，出生体重が認知機能や将来の慢性疾患発症のリスクに与える影響が解明されはじめている。早期の妊婦の健康管理が，栄養状態を改善し，LBWのリスクに関する体重増加のパターンを特定することにつながる。

▶妊娠糖尿病

約4%の妊婦が妊娠糖尿病（GDM）になる[85]。多くのリスクファクターがGDMの発症増加に関係している。最も強力な因子は，年齢，妊娠前の体重，糖尿病の家族歴，民族である。GDMに伴う母体の合併症として，高血圧障害（妊娠高血圧）や帝王切開，GDMの再発，将来の2型糖尿病の発生の可能性が高くなることなどがある。胎児にとって，GDMは巨人症，高ビリルビン血漿，低血糖，紅斑のリスクを増加させる。巨大児は多くの場合4,000 g以上の体重児をさすが，最もよく見られる胎児の合併症で，これは妊娠前からBMIが高いことやGDM歴に関係している[86]。

糖尿病と栄養指導は，徹底した血糖の自己管理とインスリン療法によって行われ，GDMに起因する成長への悪影響を軽減するのに効果的である。

▶高血圧性障害

妊娠高血圧は，収縮期血圧が140 mmHg以上，もしくは拡張期血圧が90 mmHg以上で妊娠20週以降にタンパク尿の発生を伴わない場合と定義されている[1]。妊娠高血圧の約25%の女性が，妊娠高血圧腎症を発症する。

妊娠高血圧腎症は，妊娠20週以降にタンパク尿（>300 mg/24時間）を伴う高血圧である。母子ともに命の危険につながる発作を特徴とする妊娠高血圧腎症を起こすことがある。妊娠高血圧腎症はアメリカの3～5%の妊婦に発症し，胎児のIUGR，死亡，早産，母体の腎臓疾患，発作，肺浮腫，血管に起因する発作，死亡を含むかなりのリスクと関係がある[87]。現在でも，妊娠高血圧腎症の原因についてはわかっておらず，適切なスクリーニングテストを行うことはできない。リスクファクターは多胎妊娠，肥満，妊娠糖尿病を伴う肥満，妊娠高血圧腎症の既往，慢性の高血圧，高齢，アフリカ系アメリカ人である[1,15]。

妊娠高血圧腎症は2段階で進行する疾患であると考えられる。胎盤の灌流の減少に伴って高血圧やタンパク尿が起こる。これらの母体の特徴に加えて，灌流の減少はほぼすべての臓器に広がる。これは血管収縮や微小血栓形成，循環血漿量の減少を伴うものである。内皮の機能障害も存在し，臨床的な症状も早期に現れる。

妊娠高血圧腎症の発生が社会的また経済的に低い状況にある女性に増加していることから，長い間，栄養的な因子が疾患の要因として示唆されてきた。エネルギー摂取量，炭水化物やタンパク質などの主要栄養素のバランス，n-3系脂肪酸，カルシウム，ナトリウム，亜鉛，鉄，マグネシウム，葉酸などすべてが，その原因として，また予防の役割を果たすとして長く研究されてきた。しかしながら，栄養素摂取量と妊娠高血圧腎症の関連についてはいまだわかっていない。これからの研究の方向性としては，炎症反応やインスリン抵抗性，酸化ストレスにおける栄養素の役割などがあげられる。これらはすべて妊娠高血圧腎症の発症につながる要因と考えられる[1]。

▶神経管欠損症

神経管欠損症（NTD）は，最も多く見られる重要な中枢神経系の先天性奇形であり，神経胚形成における胚芽の形成において様々な程度の障害を呈する。NTDの症状には無脳症，髄膜脊椎瘤，髄膜ヘルニアや頭蓋脊髄披裂がある。神経胚形成は一番最初に開始され，完成される器官形成の段階である[12]。このプロセスは受精してから約21日後に始まり，28日目までに完了する。

NTDの病因としては遺伝，おそらく環境因子によって影響を受けた複数の遺伝子によるものと考えられる。葉酸とNTDの関係は，1964年にHibbardによって示唆された[12]。観察研究により，食事からの葉酸摂取の増加によりNTDのリスクが軽減することが示された[88,89]。400 μg/日の葉酸の補給により，一般的に70～80%のリスクが軽減されることが支持されている[12,39]。葉酸がNTDを軽減させるメカニズムはいまだわかっていないが，葉酸の状態を改善することで，神経管が閉鎖する際のタンパク質やDNAの生成における葉酸欠損を克服できる可能性がある。

これまでのエビデンスから，米国公衆衛生局（US Public Health Service）は1992年にすべての妊娠可能な女性は400 μg/日の葉酸を摂取すべきであると推奨した。これは1998年のDRIの水溶性ビタミンに関する報告の際にもくりかえし提唱された[12]。葉酸摂取を改善するために，1998年に穀物の栄養強化の指令が出された。要求された強化のレベル（1.4 mg/穀物kg）は，葉酸の摂取を100 μg/日まで増加すると推測された。人口統計サーベイランスシステムのデータによると，NTDの影響を受けた胎児の数に減少が見られ，1995～2005年には30%減少している。

まとめ

母体と胎児双方の健康は，良好な栄養状態，健康的な生活様式の選択，適切な体重増加，そして早期からの健康管理によって維持される。出産前の健康管理は，栄養評価，リスクファクターの評価，最もよい成長を確保するための介入にとって重要である。早期でのスクリーニングにより，生理学的また精神的な問題を早い段階で認識したり，適切な療法を開始したりすることが可能になる。国家が*Healthy People 2020*で定めた目標に向けて，研究者は胎児の成長の促進に効果的な，栄養分野への介入の戦略を模索しつづける必要があるだろう。

（R. Elaine Turner／中屋　豊 訳）

III

53 授乳時の栄養

母乳は複合食物であり，乳児の成長や発達，健康に有益な栄養と生理活性成分の両方を提供する。これをみとめた上で，WHO，米国小児科学会（American Academy of Pediatrics：AAP），およびカナダ保健省（Health Canada）は，生後6ヵ月間は完全母乳を推奨している。6ヵ月後からは栄養豊富な固形食品を導入し，生後12〜24ヵ月まで授乳を継続することが推奨されている[1〜3]。「完全母乳」とは，母乳以外の固形物または液体を一切与えないことと定義される[4]。これらの勧告にもかかわらず，アメリカでは完全母乳の乳児は，それぞれ3ヵ月で33％で，また6ヵ月では13％のみとなる[5]。6ヵ月の時点でまったく授乳されていない乳児は43％である。授乳を開始する比率は，アメリカ女性の75％である。US Healthy People 2020の目標は，乳児を母乳で育てる（どのような授乳の形でも）母親の割合を出産早期で82％，6ヵ月の時点で61％に増加させること，そして完全母乳を3ヵ月と6ヵ月でそれぞれ46％，26％とすることである[6]。授乳の禁忌はほとんどない。しかし一般的に，ヒト免疫不全ウイルス（HIV）陽性，活性型および未治療の結核，ヒトT細胞リンパ球性ウイルス1型または2型を有していたり，癌治療のための化学療法中の女性は授乳すべきではない[4]。ガラクトース血症の乳児に対しては授乳を行うべきではない。しかし，発展途上国では，母乳栄養に代わる安全な代替手段が得られない可能性があり，乳児の栄養選択における相対リスクの評価が必要となる。

母乳は，乳児の必要とする栄養だけでなく，それ以上のものを供給するユニークな食品である。多くのエビデンスは，母乳には，三大栄養素と微量栄養素に加えて，他の多くの成分が含まれていることを示している。これらには，代謝調節，炎症および病因に関連する生物学的活性を有する抗炎症物質，免疫グロブリン，抗菌物質，抗酸化物質，オリゴ糖，サイトカイン，ホルモンおよび成長因子などがある[7]。これら生理活性成分の組み合わさった効果によって，授乳を受ける乳児を感染症やアレルギー疾患，免疫学的な基盤をもつ慢性疾患から保護することができる可能性がある[8]。

本章では，母乳栄養の普及やその生理学的側面，母乳の成分に関する情報をまとめる。さらに，十分な期間にわたって授乳を受けた乳児と授乳を行った母親の両方に対する母乳栄養の有益性に脚光をあて，今後の授乳に関する研究の方向性を提案したい。

母乳栄養の普及

▶世界全体

世界の母乳栄養についてのWHOのデータバンクは，世界の94ヵ国から，あるいは世界の乳児（<12ヵ月）人口の65％からの，国別および地域別調査データを提供している[9]。これらのデータから，アメリカでの母乳授乳率は，イギリス（76％），ドイツ（77％）と同様で，カナダ（93％），オーストリア（93％）より低いことを示している。4ヵ月まで完全母乳の母親の比率はアメリカで33％であり，カナダ（51％）よりも低い。また，6ヵ月まで完全母乳は，アメリカ（14％），カナダ（14％），ドイツ（22％），オーストリア（22.4％）と低い。UNICEFは，完全母乳の世界のデータを地域別に提供している[10]。生後0〜5ヵ月齢の乳児の完全母乳の率は，東アジアと太平洋地域（43％）と東および南アフリカ（41％）で最も高く，西および中央アフリカ（20％）と中央および東ヨーロッパと独立国家共同体（22％）で最も低い（**図53.1**）。生後0〜5ヵ月齢の完全母乳の世界の平均は，UNICEFにより37％と報告されている。

▶アメリカ

Ross Laboratories Mothers Survey，米国国民健康栄養調査（National Health and Nutrition Examination Survey：NHANES，1996〜2006），および米国疾病管理予防センター（CDC）のNational Immunization Surveyによる大規模な調査[5,11,12]で，アメリカにおける母乳栄養の普及率の推定が行われてきた。Ross Laboratories Mothers Surveyは1954年から始まり，以後拡大されてきた。これは，乳児期における授乳のパターンを決定するよう計画されている。母乳を与えたことがある母親についての報告の割合は，1950年代と1960年代の低水準から1982年に高水準に上昇し，その後1980年代の間に低下したが，1990年代にかけて増加した（**表53.1**）[12,13]。

NHANESによると，1993〜1994年に生まれて授乳を受けたことのある乳児の割合が60％であったものが，2005〜2006年に生まれた乳児では77％に増加した[11]。それに対して，1993〜2004年においては，6ヵ月の時点での母乳栄養の率は変化していない。入院中の授乳と6ヵ月間の授乳は，ともに黒人女性より白人とヒスパニックの女性で多い[11]。2005〜2006年に生まれた集団で，母乳栄養を行っている乳児は，メキシコ系アメリカ人が80％，非ヒスパニック系白人が79％に対して，非ヒスパニックの黒人の乳児では65％である。

授乳率は，妊婦の年齢が全体的に高くなり，すべての人種および民族グループで有意に増加している。しかし，低所得の女性では低いままである[11]。Ross Laboratories Mothers Surveyのデータによれば，母乳を与えている割合は，1978年から2003年の間にSpecial Supplemental Nutrition Program for Women, Infants and Children（WIC）に参加した女性では，WICに参加しなかった女性に比べて平均24％少ない[13]。1999〜2003年では，WICの母親と非WICの母親の6ヵ月の授乳の割合の差は，20％

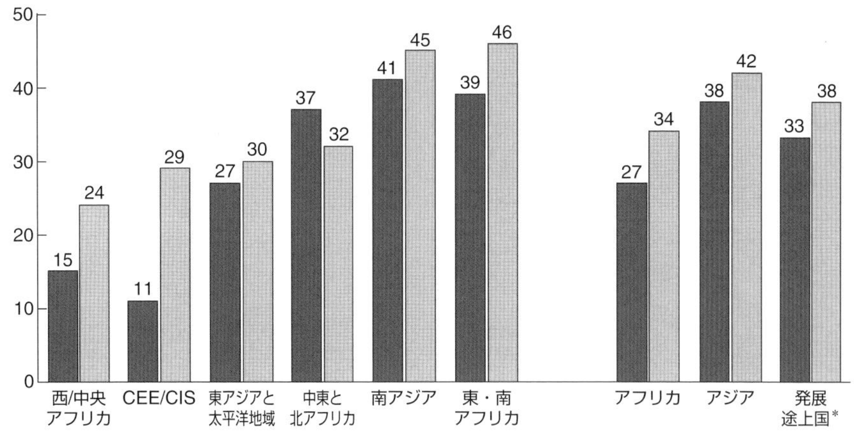

図 53.1　1995〜2000 年における 6 ヵ月齢未満の完全母乳栄養の比率。CEE/CIS：中央・東ヨーロッパと独立国家共同体。
(Data from UNICEF. UNICEF Global Databases 2010, from Multiple Indicator Cluster Surveys, Demographic Health Surveys, and Other National Surveys. Available at : http://www.childinfo.org/breastfeeding_progress.html. Accessed June 28, 2011, with permission.)

表 53.1　WIC プログラムの参加による院内および 6 ヵ月の時点での授乳率。

	院内授乳率（%）		6 ヵ月時の授乳率（%）	
年	WIC	非 WIC	WIC	非 WIC
1978	34.4	48.1	10.0	20.0
1982	45.3	65.0	16.1	29.4
1984	39.9	67.6	12.0	28.5
1990	33.7	62.9	8.2	23.6
2002	58.8	79.2	22.1	42.7
2003	54.3	76.1	21.0	42.7

WIC：Special Supplemental Nutrition Program for Women, Infants, and Children.
(Data from Ryan AS, Zhou W. Lower breastfeeding rates persist among the Special Supplemental Nutrition Program for Women, Infants, and Children participants, 1978–2003. Pediatrics 2006 ; 117 : 1136–46, with permission. Some data extrapolated from figures.)

を超えた。WIC に登録されるためには，その女性がアメリカの貧困収入ガイドラインの 185%以下か，あるいはその家族のメンバーが政府から何らかの形で経済的な援助を受けていなければならない。WIC は，食品のパッケージを貨幣価値のある母乳栄養のパッケージに変えた。このことは，母乳栄養の意欲をそぐものと考えられた。その前に，最初の 1 年間の食品パッケージの市場価値は，調整粉乳だけで授乳を行う母親と子どもの場合には約 1,380 ドルに比して，完全母乳の母親では 670 ドルであった。

乳腺と乳汁分泌の調節

妊娠，授乳をしていない女性の成熟した乳房は，乳頭から脂肪組織の縁へと枝分かれして広がった乳管から成る。乳腺の胞状の集合は，月経周期のホルモン変化に応答し，成長し複雑性を増したり，また縮小したりする動的な状態で存在する。妊娠中，小葉-腺房複合体は，プロゲステロン，プロラクチン，胎盤性ラクトーゲンに応答して劇的に成長する。分泌細胞への分化は，妊娠中期（乳汁産生ステージ 1）頃に起こるが，乳汁の分泌は，高レベルのプロゲステロンによって抑制されている[14,15]。

乳汁産生と分泌は，生殖ホルモンであるプロラクチン，プロゲステロン，胎盤性ラクトーゲン，オキシトシン，エストロゲンを含む様々なホルモンと協調する複雑な内分泌系の調節機構を介して調節されている[15,16]。プロゲステロンは乳汁産生ステージ 1 の間，活発な乳汁分泌を抑制することが知られているが，このステージにおけるホルモンによる調節についてはいまだ十分に解明されていない[16]。分娩後，すなわち乳汁産生ステージ 2 は，分泌の活性化ともよばれ，プロゲステロンの消失を介して始まり，高レベルのプロラクチンを伴う。この結果，初乳（「初期の乳汁」）の分泌が起こり，その後，乳汁が分泌される。乳汁産生ステージ 2 の始まりは乳児の哺乳を必要としないが，乳汁分泌を維持するために，生後 3〜4 日までには哺乳が開始されなければならない。授乳が確立した後の乳汁産生の維持に必要であるプロラクチンは，哺乳に反応して下垂体前葉から血中に放出される。授乳中，プロラクチン放出は抑制因子であるドーパミンの視床下部からの一時的な減少により起こる。血漿プロラクチン濃度は乳汁分泌と相関しないので，プロラクチンが乳汁分泌のための制御因子というより，許容因子なのではないかとする研究者もいる[16]。

ヒト乳房の乳汁分泌ユニットである，小葉の集合体の模式図を**図 53.2** に示す[17]。これは，筋上皮細胞や脈管構造，脂肪細胞を含む間質，線維芽細胞，形質細胞などの様々な支持構造に囲まれた上皮細胞層から成る。乳汁産生のために，4 つの統合した分泌プロセスが小葉の集合体において起こる。この分泌プロセスには，ゴルジ体由来の分泌小胞による乳タンパク質，ラクトース（乳糖）および水相の他の成分のエキソサイトーシス，乳脂肪小球による脂肪合成および分泌，イオン，水，およびグルコースの分泌，間質腔からの免疫グロブリン，および他の物質のトランスサイトーシスが含まれる。乳汁は小葉管腔へと分泌され，筋上皮細胞の収縮によって放出されるまでの間，そこに貯蓄される[14]。乳汁分泌は継続したプロセスであるが，産生される量は主に乳児の要求によって調節されている。

哺乳によって，視床下部に送るための神経活動電位が発生し，これが下垂体後葉からのオキシトシン分泌の引き金となる。オキシトシンは筋上皮細胞の収縮を引き起こし，その結果，乳汁を乳頭管へと送り込み，乳児がそれを飲む

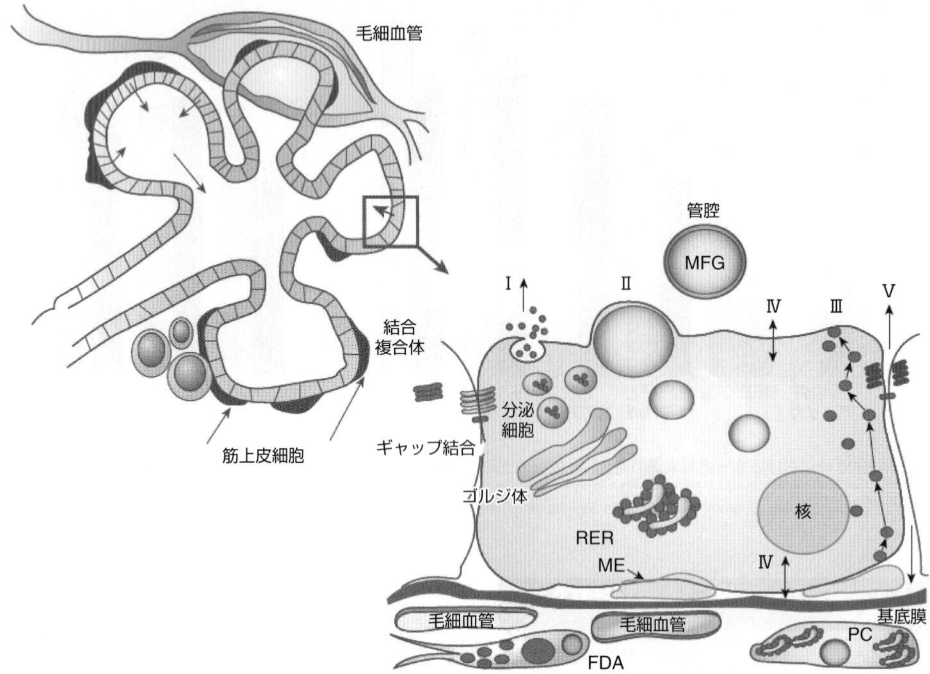

図 53.2 乳汁の分泌経路を示した乳房の腺房細胞と腺房上皮細胞の図。乳汁は肺胞上皮細胞によって管腔へと分泌され，ついで筋上皮細胞（ME）によって管を通じて滲出される。肺胞は，よく発達した脈管構造と，細胞外基質成分，線維芽細胞，脂肪細胞を含む基質に囲まれている。肺胞細胞の重要な構造と輸送特性を示すために図中の四角部分を右下に拡大してある。Ⅰ：乳タンパク質，ラクトース，カルシウム，その他水溶性の乳成分の開口分泌。Ⅱ：membrane-bound milk fat globule（MFG）として分泌されるべく細胞の頂端部に移動する，細胞質の脂肪滴の形成。Ⅲ：免疫グロブリンなどのタンパク質の間質内からの小胞経細胞輸送。Ⅳ：一価イオン，水，グルコースの細胞頂端部から基底膜側への輸送のためのトランスポーター。Ⅴ：血漿成分と白血球の傍細胞経路を介した輸送（妊娠，退行期間，または乳腺炎などの炎症状態にのみ開く）。FDA：脂肪が枯渇した脂肪細胞。PC：プラズマ細胞。RER：粗面小胞体：SV：分泌小胞。

(Redrawn from McManaman JL, Neville MC. Mammary physiology and milk secretion. Adv Drug Del Rev 2003：55：629–41, with permission.)

ことができるようになる。この反応（let-down，［訳注：空気を抜くなど，貯留していたものを出すという意味］）もまた，母親が単に乳児を見ただけ，または乳児の泣き声を聞いただけで誘発される。分娩後，乳汁が乳房からなくなると，乳汁量は分娩後数日の間に著しく増加する。授乳期において，典型的な乳児に与えられる1日の乳汁量は，1日目では0.5 mLであったのが，5日目までに500 mL，1ヵ月目までには650 mL，そして3ヵ月までには750 mLへと増加する。ほとんどの女性は，乳児1人の要求量よりもかなり多くの乳汁を分泌することができる。乳汁が乳児による哺乳されるか，またはその他の手段によって乳房から取り除かれないと，乳房上皮の萎縮が起こり，乳汁分泌は1〜2日で停止する。

母乳の成分

母乳は，生体からつくられる非常に複雑な成分でできた液体である。真性溶液からなる水相（87%），カゼインがコロイド状に分散している相（0.3%），脂肪小球のエマルジョン相（4%），脂肪小球膜，生きた細胞などを含む多くの相が全体に広がり何千もの成分から構成される。乳汁の組成は時期により大きく変化する。初期の乳は変化し，授乳後10日目に明らかに成熟した乳の特徴を示すようになる。例えば，ラクトースが増加し，ナトリウム，カリウム，クロールが減少し，総脂質が増加し，免疫因子であるラクトフェリンと分泌型免疫グロブリンA，およびオリゴ糖類が減少する。初期および成熟した母乳の成分の代表的な値を，**表 53.2** に示す[18]。成分と分泌された乳汁量はともに，遺伝的な個体差，母体の栄養摂取（特に，脂肪酸，ビタミン B_{12}，チアミン，リボフラビン，ビタミン B_6，ビタミンA，セレン，ヨウ素），授乳のステージによってある程度は影響を受ける[19〜23]。

乳腺は，母体の調節系とは独立してほとんどの栄養素を血中から積極的に抽出することができるので，母体の摂取量が不足していても乳汁から十分なレベルの栄養素を獲得できる。しかし，母体の摂取量不足が継続すると，微量栄養素の濃度が低下する可能性がある。栄養素を含む母乳の成分のほとんどは，実際に生理活性を有しており，これらの栄養因子については以下の項目で別々に説明する。

▶栄養成分

三大栄養素

母乳のタンパク質の成分は，成長に必要な必須アミノ酸，防御因子（例：免疫グロブリン，リゾチーム，ラクトフェリン），ビタミンの輸送体（例：葉酸，ビタミンD，ビタミン B_{12} 結合タンパク質），ホルモン輸送体（チロキシン，コルチコステロイド結合タンパク質），酵素活性（例：アミラーゼ，胆汁酸塩刺激性リパーゼ），その他の生理活性物質（例：インスリン，上皮成長因子）を提供する。ヒト母乳の総タンパク質量は，動物種の中で最も少ないが，易

表 53.2　母乳の成分の代表的な値

成分（/L）[a]	初乳	成熟乳	成分（/L）[a]	初乳	成熟乳
エネルギー（kcal）		653～704	水溶性ビタミン		
炭水化物			ビタミンC（mg）		100
ラクトース（g）	20～30	67	チアミン（μg）	20	200
グルコース（g）	0.2～1.0	0.2～0.3	リボフラビン（μg）		400～600
オリゴ糖（g）	22～24	12～14	ナイアシン（mg）	0.5	1.8～6.0
全窒素（g）	3.0	1.9	ビタミンB_6（mg）		0.09～0.31
非タンパク質窒素（g）	0.5	0.45	葉酸（μg）		80～140
タンパク質窒素（g）	2.5	1.45	ビタミンB_{12}（μg）		0.5～1.0
全タンパク質（g）	16	9	パントテン酸（mg）		2.0～2.5
カゼイン（g）	3.8	5.7	ビオチン（μg）		5～9
β-カゼイン（g）	2.6	4.4	脂溶性ビタミン		
κ-カゼイン（g）	1.2	1.3	ビタミンA（mg）	2	0.3～0.6
α-ラクトアルブミン（g）	3.62	3.26	カロテノイド（mg）	2	0.2～0.6
ラクトフェリン（g）	3.53	1.94	ビタミンK（μg）	2～5	2～3
血清アルブミン（g）	0.39	0.41	ビタミンD（μg）		0.33
血清免疫グロブリンA（g）	2.0	1.0	ビタミンE（mg）	8～12	3～8
免疫グロブリンM（g）	0.12	0.2	ミネラル		
免疫グロブリンG（g）	0.34	0.05	大量ミネラル		
総脂質（%）	2	3.5	カルシウム（mg）	250	200～250
トリグリセリド（総脂質%）	97～98	97～98	マグネシウム（mg）	30～35	30～35
コレステロール[b]（総脂質%）	0.7～1.3	0.4～0.5	リン（mg）	120～160	120～140
リン脂質（総脂質%）	1.1	0.6～0.8	ナトリウム（mg）	300～400	120～250
脂肪酸（重量%）	88	88	カリウム（mg）	600～700	400～550
総飽和	43～44	44～45	塩化物（mg）	600～800	400～450
C12：0		5	微量ミネラル		
C14：0		6	鉄（mg）	0.5～1.0	0.3～0.9
C16：0		20	亜鉛（mg）	8～12	1～3
C18：0		8	銅（mg）	0.5～0.8	0.2～0.4
一価不飽和		40	マンガン（μg）	5～6	3
C18：1 ω-9	32	31	セレン（μg）	40	7～33
多価不飽和	13	14～15	ヨウ素（μg）		150
総ω-3	1.5	1.5	フッ化物（μg）		4～15
C18：3 ω-3	0.7	0.9			
C22：5 ω-3	0.2	0.1			
C22：6 ω-3	0.5	0.2			
総ω-6	11.6	13.06			
C18：2 ω-6	8.9	11.3			
C20：4 ω-6	0.7	0.5			
C22：4 ω-6	0.2	0.1			

[a] すべての値は，脂質を除いて，母乳のリットル（L）あたりで表され，乳脂質または全脂質の重量に基づいてパーセントで表される。
[b] 母乳のコレステロール含量は，授乳21日後のヒト乳のほとんどのサンプルにおいて100～200 mg/Lの範囲である。
(Reprinted with permission from Picciano MF. Representative values for constituents of human milk. Pediatr Clin North Am 2001 : 48 : 263–4.)

消化性であり，母乳の除脂肪体重への蓄積に関する窒素利用率が例外的に高いことが示唆されている[24]。母乳の非タンパク質性窒素は，遊離アミノ酸，カルニチン，タウリン，アミノ糖，核酸，ヌクレオチド，ポリアミンを含む200以上の成分から構成される。母親の栄養状態によって，母乳の総タンパク質と非タンパク質性窒素成分の両方が変化する可能性があるが，健康な母乳に栄養された満期産の乳児の完全母乳では，母親の食事摂取内容にかかわらず，タンパク質欠乏の徴候は見られない[22]。

主要なエネルギー産生分画（総カロリーの45～55%）である母乳中の脂質は，母乳の中で最も変化しやすい成分である。母親の食事や脂肪蓄積を反映した血中脂肪が，母乳に含まれる脂質の主な基質である。母乳中脂質の特徴は，他の総説に述べられている[25]。母乳は，リノール酸（linoleic acid：LA）やα-リノレン酸（α-linolenic acid：ALA）が豊富であり，これらは両方とも，長鎖多価不飽和脂肪酸（long-chain polyunsaturated fatty acid：LC-PUFA）からなるアラキドン酸（arachidonic acid：ARA），ドコサヘキサエン酸（docosahexaenoic acid：DHA）と同様に，必須脂肪酸である。新生児では脂質の消化機能が十分に発達していないので，いくつかの酵素の結合によって母乳中脂質の消化が助けられている。これらの酵素には，胃内で加水分解が開始される舌リパーゼ，胃リパーゼ，膵リパーゼ，母乳成分である胆汁塩依存性リパーゼなどがある。

二糖類であるラクトースは母乳の主要成分であり，主要な炭水化物であり[26]，主に母体特性によって変化する。乳ラクトースは授乳初期において急激に増加する。グルコースもまた母乳に含まれるが，量は比較的少ない。さらに，母乳には炭水化物の消化を助けるアミラーゼ，特定の病原体の増殖と機能を阻害する糖ヌクレオチド，糖脂質，糖タンパク質，オリゴ糖なども含まれる[27]。

微量栄養素

一般に，母乳中のビタミン含量は，母体の摂取量やビタミン栄養状態に相関する。母体の栄養状態が低レベルの場合は，母乳中のビタミン含有量もまた低くなる。しかし，母体の摂取量が増加すれば乳中ビタミン含有量も増加する。すなわち，母体の摂取量が十分であれば，乳中ビタミン含有量もまた十分であり，母体の栄養状態の影響を受けにくいといえる[23,26]。ビタミンと対照的に，母乳中のミネラル含有量は，セレンとヨウ素を除き，一般に母体の摂取量とはあまり相関しない。

母乳には脂溶性ビタミンであるビタミンA, D, K, Eが含まれ，同時にある種のカロテノイド（α-カロテン，β-カロテン，ルテイン，クリプトキサンチン，リコペン）も含まれて生物活性に変化を与えている。母乳中のビタミンA含有量は，母体のビタミンA状態よりも，摂取量の影響が大きい[28]。キロミクロンや血漿レチノール結合タンパク質（レチノール）に含まれるレチニルエステルは，母乳合成のためのビタミンA源である。レチニルエステルは母体の摂取量に直接関係しており，一方，レチノールは，母体のビタミンAの肝貯蔵にかかわらず比較的一定である。

北アメリカでは，母乳栄養中の乳児に対して生後数日間に400 IU/日のビタミンDを補充することが推奨されている[29,30]。Canadian Pediatric Society はさらに，北緯55度以上の都市（エドモントン，アルバータ付近）に住んでいる乳児には，食事源への800 IUのビタミンDの投与を推奨している[29]。

歴史的に，ヒトのビタミンDの主な供給源は，紫外線B（UVB）の曝露による皮膚でのコレステロールからの合成であった。日光に曝されない場合，母親が非常に高レベルのビタミンDのサプリメント（4,000〜6,400 IU/日）を摂取しない限り，母乳のみでは乳児にビタミンD欠乏症（25-ヒドロキシビタミンD濃度＜50 nmol/L）を防ぐだけの十分な量を与えることができない。母乳栄養中の女性のビタミンDの許容上限は4,000 IUである[31]。保健当局は，皮膚癌のリスクを避けるためには，直射日光に曝されないようにすることを推奨しており[29,30]，乳児のビタミンD不足が原因のくる病は，欧米諸国において，特に母乳栄養中の乳児と皮膚の色素沈着が多い乳児の間で問題となっている。

母乳中のビタミンK含有量は，母体の食事摂取とあまり相関がないが，いくつかの研究において，母体における薬理学的用量のビタミンK（5〜20 mg/日）の付加により，乳汁中のビタミンK濃度が著しく増加し，母乳栄養児のビタミンK状態を改善している[32]。乳児は，生まれた時点でのビタミンKの組織貯蔵は低く，ゆえに出血性疾患を減少させるため，通常，出生時に予防的用量のビタミンKが投与される[33]。乳汁中のビタミンEのほとんどは，α-トコフェロールの形で存在し（83%），β，γ，δ-トコフェロールも少量存在している。いくつかのデータによると，母乳中のビタミンE濃度は，ビタミンEの大量補充による場合にのみ増加しうることが示されている[33]。

母乳中の水溶性ビタミンには，ビタミンC，チアミン（ビタミンB_1），リボフラビン（ビタミンB_2），ナイアシン，ビタミンB_6（ピリドキシンと関連化合物），ビタミンB_{12}（コバラミン），葉酸，ビオチンが含まれる[19,20,23]。これらの母乳中濃度は，母体の食事に依存している。厳しい菜食主義の食事を行う母親から授乳される乳児において，ビタミンB_{12}欠乏が報告されている。ビタミンB_{12}の補充によって，この欠乏による異常を解決することができるが，神経障害が継続するという報告もある[19,34]。母体の造血系では，乳腺において葉酸が優先的に使用されるようである。母親の葉酸不足が非常に重篤でない限り，母乳の葉酸レベルが少し低めであるリスクは最小限である[19]。

母乳には主要ミネラルであるカルシウム，リン，マグネシウム，ナトリウム，カリウムが含まれているだけでなく，鉄，銅，亜鉛，マンガン，セレン，ヨウ素などの微量ミネラルも含まれている。主要ミネラルの母乳中濃度は，一般に，母体の血清におけるこれらの値に対応しているわけではない。実際，母体では，その食事摂取とは独立して，カルシウム，リンの骨再吸収が増加すると同時に，尿中排泄量が減少し，乳汁産生のための必要量を獲得していく[31]。母親の骨ミネラル含量は，2〜6ヵ月間の完全母乳で授乳期間中に5〜10%低下するが，通常，離乳後6〜12ヵ月で元の値に戻り，低骨量や骨粗しょう症のリスクが増大することはなさそうである。

母親の食事摂取量とは無関係に，母乳中の鉄，銅，亜鉛の量は比較的少ないが，母乳中の鉄，銅，亜鉛のバイオアベイラビリティ（生物学的利用能）は高いことが報告されている[32]。満期産の乳児が貯蔵する鉄に加えて，母乳によって提供される鉄量は，母乳栄養児にとって出生後約6ヵ月間は十分である。母乳中のセレンとヨウ素の濃度は大部分の他のミネラルとは異なり，母親の摂取量に依存し，地域によって大きく異なる可能性がある。例えば，ヨウ素が十分にある地域における母乳中ヨウ素含有量は，脳障害や精神遅滞を含むヨウ素欠乏症の蔓延する地域の母乳中のヨウ素含有量のおよそ10倍である。母親へのヨウ素の補充が，ヨウ素欠乏症の予防に効果的である[35]。

▶生物活性をもつ成分

これまでに知られている母乳中の多くの生物活性成分（いくつかの栄養素も含む）のうちのいくつかとそれらの機能を，**表53.3**に示す[27,36,37]。Hosea Blewett ら[37]は，ヒトの母乳の生物活性成分についての包括的な総説を書いている。一般に，これらの成分は2つの機能分類に分けられる。微生物に直接働きかけることによって，または免疫機能を調節することによって乳児を疾病から保護するものと，新生児における成長，発達を促進し，腸や免疫系，神経内分泌系の成熟を促進，調節するものである。なかには，複数のメカニズムを介して作用する成分もある。例えば，成熟した乳汁よりも初期の乳汁に多く含まれるグリコシル化タンパク質であるラクトフェリンは，広いスペクトルの抗菌作用を有し，単純ヘルペスウイルスやサイトメガロウイルス，HIVに対する抗ウイルス作用を示し，様々な免疫調節活性を示し，さらに，鉄の除去と他のプロセス介して抗炎症作用を有する[27]。

データによると，母乳中の多くのホルモンや成長因子は，腸管で壊されずに，乳児の血流中へと吸収され，重要な機能を発揮することが示されている。これらの生物活性物質は，下垂体，膵臓，視床下部，甲状腺，副甲状腺，腸，副腎，性腺を含む数々のシステムからの物質を含んでいる[36,37]。既知の成分とまだ発見されていない成分の両方の母乳成分の機能について，多くの学ぶべきところが残されている。

母乳栄養の乳児に対する影響

▶栄養状態

容易に消化され生体利用される形で，栄養素を適切なバランスで含む母乳により，新生児に適切な栄養が与えられる。完全母乳の乳児は，調整粉乳の乳児と比べて体重増加

III

表 53.3　母乳中の生物活性因子の可能性のある機能

生物活性因子	可能性のある機能
タンパク質（非酵素的）	
分泌型免疫グロブリン A（sIgA）	バクテリアとウイルスが粘膜表面に付着するのを防ぎ（免疫排除），微生物毒素を中和し，ウイルス排泄を増加させることによる抗菌および抗ウイルス活性
ラクトフェリン	鉄のキレート化による抗菌活性，免疫排除，分解産物（ラクトフェリシン B など）の細胞毒性
リゾチーム	細胞壁（*N*-アセチルムラミン酸と *N*-アセチルグルコサミンの β-1, 4 結合）と細胞膜（プロテオグリカンマトリックス）破壊による抗菌活性
κ-カゼイン	抗菌活性
サイトカイン（例：IL-10，TNF-α，インターフェロン-γ）	免疫系の成熟と機能の調節
sCD14	細菌リポ多糖の検出による抗菌活性，T および B 細胞活性化の調節
補体（C3，C4），補体受容体	溶菌，中和，免疫排除，および食作用増強による抗菌活性
ヒト β-ディフェンシン-1	抗菌活性
Toll 様受容体	抗菌活性
炭水化物	
オリゴ糖	免疫排除による抗菌活性
複合糖質	抗菌および抗ウイルス活性
遊離脂肪酸（消化中にトリグリセリドから生成）	細胞膜の破壊および細胞内 pH の変化および免疫排除による抗菌，抗ウイルスおよび抗原虫活性，免疫系の成熟および免疫応答の調節（Th1，Th2）
ビタミン	
β-カロテン	抗炎症活性
アスコルビン酸	抗炎症活性
α-トコフェロール	抗炎症活性
ヌクレオチド	T 細胞の成熟を促進，ナチュラルキラー細胞活性，および特定のワクチンに対する抗体応答
酵素	
胆汁酸塩依存性リパーゼ	抗菌，抗ウイルス，および抗原虫活性を有する遊離脂肪酸の産生
カタラーゼ	抗炎症活性
グルタチオンペルオキシダーゼ	抗炎症活性
PAF 因子：アセチルヒドロラーゼ	壊死性腸炎に対する保護
アンチエンザイム	
α_1-抗トリプシン	炎症性プロテアーゼの阻害
α_1-アンチキモトリプシン	炎症性プロテアーゼの阻害
プロスタグランジン	新生児の腸における細胞保護の可能性
細胞（例：マクロファージ，多形核細胞，リンパ球）	抗菌活性，リンホカインおよびサイトカインの産生，他の保護物質の増強，および免疫系の成熟および機能の調節
免疫細胞（例：マクロファージ，リンパ球〈例：T および B 細胞〉）	リンホカインおよびサイトカイン産生，食細胞，免疫系の成熟および機能の調節（新生児の腸を介することによる）などによる抗菌活性，抗炎症活性
成長・発達関連物質	
エリスロポエチン	新生児における赤血球産生の刺激
インスリン	新生児の血糖値に影響
プロラクチン	神経内分泌，生殖，および免疫系機能の発達の調節の補助
副腎ステロイド	器官成熟の刺激
GnRH	新生児における卵巣 GnRH 受容体の増加
GHRH	新生児における GH 分泌の調節
TRH	新生児における TSH 分泌の調節
TSH	新生児における T_3/T_4 分泌の調節
EGF	胃腸管成長の刺激，gut closure*の促進
TGF-α	胃腸管成長の刺激
IGF	消化管成長の刺激，全身を成長させる可能性

EGF：上皮成長因子，GH：成長ホルモン，GnRH：ゴナドトロピン放出ホルモン，GHRH：成長ホルモン放出ホルモン，IGF：インスリン様増殖因子，IL：インターロイキン，PAF：血小板活性化因子，T_3：トリヨードチロニン，T_4：チロキシン，TGF-α：トランスフォーミング増殖因子-α，TNF：腫瘍壊死因子，TRH：甲状腺放出ホルモン，TSH：甲状腺刺激ホルモン。

*訳注：初乳後に腸管から高分子の取り込みが停止する現象。

(Data from Hamosh (41), Grosvenor et al (36), Hosea et al (37), with permission.)

の速度が生後2〜3ヵ月後に遅くなる傾向がある[38]。授乳方法にかかわらず，完全母乳の乳児の成長パターンはすべての乳児のゴールドスタンダードであると考えられている。WHOは良好な経済および環境条件で育てられている母乳栄養乳児の国際的なサンプルを用いて，成長曲線を作成している[38]。

前述したように，ビタミンD，そして集団によっては鉄[39]を除くと，母親の栄養状態が良い場合，およそ6ヵ月までは完全母乳によって，乳児にとって他のすべての栄養必要量を満たすことができる[29〜31]。鉄分欠乏を防ぐために，AAPは，生後4ヵ月の授乳している乳児に，6ヵ月齢で鉄を強化した離乳食が導入されるまでの間1 mg/kg/日の経口からの鉄の補充を推奨している。Deweyは，先進国で6〜8ヵ月，9〜11ヵ月，12〜23ヵ月の完全母乳児が必要とする離乳食の栄養素を推定している[40]。この研究では，離乳食が総エネルギー必要量に占める割合がそれぞれ29%，55%，71%となることを示しており，年齢とともに母乳の摂取量が減少していることを反映している。いくつかの栄養素（ビタミンA，葉酸，ビタミンB_{12}，セレン）については，12ヵ月より以前では離乳食から摂取する必要量はゼロに近いと推定された。しかし，他の栄養素の必要量については，3%（ヨウ素），16%（ビタミンC）から96%（ビタミンD），97%（鉄）とばらつきがあり，大部分の必須栄養素は56〜88%と推定されている[40]。

▶脳の発達

先進国において一貫して記載されている母乳栄養の恩恵の1つは，認知能の発達への影響である[41,42]。母乳と乳児用調整粉乳（育児用粉ミルク）による乳児の認知能の発達の差は特に低出生体重児において顕著であった[41,43,44]。しかし，通常の条件下で母乳と調整粉乳で栄養する乳児を無作為化することは非倫理的であるため，この領域の研究は主に観察研究で，しばしば脳の発達に影響を及ぼす重要な社会人口統計学的な特徴を調整することができない。社会人口統計学的な差（例：収入，年齢，母親の教育レベル，家庭環境の質）は，母乳を与える家族と調整粉乳を与える家族との間では，しばしば異なっている。Jainら[45]は，1929〜2000年に発表された40の論文から得られた，疫学的な原則を基にした基準を用いた。Jainらは，多くの研究において方法論的な誤りがあることをみとめている。そして9つの研究のみが，社会経済的な因子と子どもへの影響や相互関係を調整していた。これらは重要な交絡因子と考えられる。27の研究では母乳が知能発達を促進するとしているが，うち2つの研究のみしか規定された基準を満たしており，この2つの研究のうち1つのみが母乳栄養が知能に有意な影響を及ぼしたことをみとめている。

観察研究の本質的な欠点と無作為化することの倫理的な問題について述べるために，Kramerら[42]は，Promotion of Breastfeeding Intervention Trial（PROBIT）において，クラスター無作為化法［訳注：症例割りつけを個人単位でなく施設・月などの集団で行う方法］を用いて，ベラルーシの1組の産科病院と関連クリニックを母乳栄養推進プログラムに割りつけ（試験グループ），もう1組を母乳栄養を従来から実践している方法に割りつけた（対照）。ベラルーシは東ヨーロッパの先進国で，PROBITが開始した時点では，母乳栄養の率は非常に低かった。約17,000の満期産の乳児が，この研究で経過観察された。母乳栄養推進プログラムを行わないように割りつけられた病院（6.4%）より，推進プログラムの介入に割りつけられたベラルーシの産科病院では，3ヵ月までの完全母乳が有意に増加した（43.3%）。また，母乳栄養の期間も有意に延長した。6.5歳の時点で，介入群の小児はWechsler Abbreviated Scales of Intelligenceのすべてのスコアが高く，集団で調整した平均の差は，言語性IQで+7.5（95%信頼区間，+0.8〜14.3），行動IQは+2.9（−3.3〜+9）で，全検査IQは+5.9（−1.0〜+12.8）であった。教師の学力の評価も，介入群で読み書きともに有意に高かった。

研究者は，母乳栄養と知能発達の間に見られる正の関連性は，おそらく一部は，長鎖多価不飽和脂肪酸のDHAやARAによるものだろうと示唆している。これらは乳汁中に高濃度で含まれるが，最近まで北アメリカでは，乳児用人工ミルクには加えられていなかった[46]。しかし，前駆体脂肪酸（ALAおよびLA）に加えて，DHAおよびARAを調整粉乳に添加する必要があるかどうかを評価する臨床試験の結果はまちまちであった。いくつかの研究は視覚的または認知機能の発達のいずれかに少なくとも短期的な有用性を示したが，他の研究はまったく有用性を示さなかった[46]。DHAは，妊娠第3（最終）三半期における胎児や生後数ヵ月の新生児で起こる脳の急激な成長などの中枢神経系の発達に重要である[46]。ヒトは前駆体脂肪酸であるALAからDHAを合成することができるが，ヒト体内でこれを行う能力は低いようである[46]。

母乳の脂肪酸の組成は，母親の食事摂取を反映しており，授乳している母親へのDHAや他の長鎖多価不飽和脂肪酸の補充が子どもの神経認知機能の発達を向上させることができるかについての関心は高い。コクランレビューは，この関係を支持する，あるいは反論するエビデンスは，いまのところ不十分であり，さらなる研究が必要であるとしている[47]。

▶過体重と肥満

複数の研究者は，母乳栄養は，エネルギー摂取の自己調節を促したり，エネルギーバランスの調節機構を活性化することにより，間接的に過体重や肥満のリスクを軽減するとの仮説を立てている[48〜50]。しかし他の研究者は，予防しているのは母乳栄養そのものではなく，調整粉乳栄養によって引き起こされる，将来の肥満やメタボリック症候群につながる生後の急激な成長であると考えている。実際に，膨大な数の論文が，生後まもない時期の体重と肥満の決定因子の関係を研究している。

Monastaら[50]は，22編の系統的レビュー［訳注：文献をくまなく検索し，吟味して分析する］をさらに吟味し発表している。彼らは，22編のレビューのうち7編が乳児の栄養補給法が将来の肥満と関係していることを見出した。7編中6編は質がある程度保たれていたが，1つはよくなかった。Monastaらは，その影響は小さいが，母乳栄養は将来の過体重や肥満に関係がありそうであると結論した。彼らは，統計モデルでは交絡因子が含まれている時にオッズ比は1に近くなり，また系統的レビューに含まれているすべての原著の研究が観察研究であったことをみとめた。Monasta

らが記載しているように，母乳栄養推進の介入による肥満への影響を研究した唯一の無作為化された試験は，前頁に述べたKramerらによって行われたPROBIT試験[51]である。母乳栄養推進の介入は有意に完全母乳の期間を延長したが，6.5歳児の脂肪量は減らさなかった。

▶ヒト免疫不全ウイルス（HIV）

AAPの最近の報告によって，授乳によるHIV-1の感染に関する情報がまとめられた[52]。HIV-1，B型肝炎，C型肝炎，サイトメガロウイルス，ヒトT細胞白血病ウイルス-1のすべてが母乳から単離された[53]。HIV陽性の母親の母乳に含まれるウイルス量には，大きな差が見られる。明らかにするため，145人のHIV-1に感染した授乳中女性からの分娩後最初の3ヵ月にわたる母乳を分析したところ，HIV-1が断続的に取り除かれており，そのウイルス量は同一女性においても各サンプルで乳房によって差があった[54]。とはいえ授乳は，陽性の母親から子どもへのHIVの感染のリスクを約9%から15%に増大する[55]。

HIVに感染した母親からの授乳を完全に避けることが，乳児への感染を防ぐ唯一の方法である。北アメリカでは，持続可能で安全な代替栄養があるため，抗ウイルス薬の使用にかかわらず授乳しないことが推奨されている[52,55,56]。しかし多くの発展途上国では，HIVに感染した母親のほとんどは代替栄養を利用することができず，きれいな水の不足のため安全な代替食品を準備することが不可能である。例えば，インドにおける148人のHIVに感染した母親から生まれた乳児の産後初期入院率を調べた研究では，代替栄養を受ける乳児の29%が入院しており，授乳されている乳児の入院はなかった。入院理由は，胃腸炎（13人），敗血症あるいは急性呼吸器感染（5人），敗血症（3人），黄疸（3人），皮膚炎（乳児1人）であった[57]。

幼児にHIVを感染させることなく生存させる最善の戦略として，最新のHIVと乳児栄養ガイドラインでWHOは，HIVの感染がわかっている母親に対して，抗ウイルス薬を使って母乳育児をするか，すべての授乳をやめるかのいずれかを，主として個々の国の保健サービスの支援を受けて決定するよう勧告している[58]。抗レトロウイルス薬を使用し，母乳で育児する方法を採用している国では，HIV感染者であることが知られている母親は，生後6ヵ月間乳児を完全母乳で養育し，その後適切な離乳食品を導入し，少なくとも生後12ヵ月の時点まで授乳も続ける。その後，母乳がなくとも栄養的に適切で安全な食事を提供できる場合にのみ，授乳を中止すべきである。

▶罹患率

多くの発展途上国のように，乳児のための安全で手頃な値段の代替品がない場合には，母親が母乳栄養をうまく行えるかどうかが，乳児の生と死を分ける。こうした国での研究の系統的レビューにおいて，WHO Collaborative Study Teamは，発展途上国の母乳栄養を行っていない乳児は，母乳栄養を受けている乳児より生後最初の2ヵ月で感染症により死亡するリスクが6倍高いことを示している[59]。多くのエビデンスが，母乳中の生物活性のあるいくつかの成分により授乳が病気を減らしうることを示している[4]。

表53.4　母乳栄養を行わないことによる健康上の過剰リスク

アウトカム	過剰リスク[a]（%）
急性耳感染（中耳炎）	100
湿疹（アトピー性皮膚炎）	47
下痢および嘔吐（胃腸感染）	178
生後1年以内の下気道肺炎による入院	257
喘息，家族歴あり	67
喘息，家族歴なし	35
小児肥満	32
2型糖尿病	64
急性リンパ球性白血病	23
急性骨髄性白血病	18
乳幼児突然死症候群	56
早産児における壊死性腸炎	138
母親における乳癌	4
母親における卵巣癌	27

[a]過剰リスクは，引用した研究で報告されたオッズ比を用いて概算した。
(From US Department of Health and Human Services. The Surgeon General's Call to Action to Support Breastfeeding. Washington, DC : US Department of Health and Human Services, 2011. #Available at : http://www.surgeongeneral.gov. Accessed June 22, 2011, with permission.)

Agency for Healthcare Research and Quality（AHRQ）は，2007年に，先進国における母乳栄養と母親や乳児の健康に関するアウトカムの系統的レビューやメタ解析をまとめた報告書を出している[60]。AHRQは，母乳栄養は，急性中耳炎，非特異的な胃腸炎，重症の下部気管支感染症，アトピー性皮膚炎，喘息（小さな子ども），肥満，1型および2型糖尿病，小児白血病，乳幼児突然死症候群，壊死性腸炎のリスクを減らすと結論づけている。授乳しないことによる健康へのアウトカムのリスク増加を，**表53.4**にまとめる。これらの所見は示唆的であるが，この報告書の著者は，これらのレビューのデータのほとんどすべてが観察研究によるものであると注意を促している。したがって，これらの所見に基づいて因果関係を推察すべきではない。このエビデンスに基づくレビューのもう1つの限界は，健康に関するアウトカムのエビデンスのもととなったものの質に大きな差があったことである。

母体に対する授乳の重要性

乳児と同様に，授乳が母親にとってもいくつかの直接的な恩恵があることをエビデンスは示している。例えば，6ヵ月までの完全母乳は，出産後の月経の回復を遅らせ，そのことにより出産の間隔を広げることに寄与している[61]。AHRQによる先進国の授乳中の母親と乳児に対する健康に関するアウトカムのエビデンスの報告書は，授乳は母親の2型糖尿病と乳癌，卵巣癌のリスクを減らすことを示した[60]。授乳と骨粗しょう症との間には関係は見出せなかった。授乳による出産後の体重減少への影響については不明である。授乳を早期に中止すること，あるいは授乳を行わないことは，産後のうつ病のリスクを増大する。しかし，授乳がうつ病のリスクを変えるのか，うつ病が授乳を早期に中断させるのかは不明である。

▶妊孕性

授乳は，哺乳による卵巣の活動の抑制によって無月経や不妊を引き起こす。哺乳は，視床下部の性腺刺激ホルモン放出ホルモンの正常の拍動性の分泌パターンを変え，その結果，性腺刺激ホルモン放出ホルモンの刺激により黄体形成ホルモンや卵胞刺激ホルモン（ゴナドトロピン）が分泌される。卵胞刺激ホルモンは，授乳初期に通常の分泌へと回復し，卵胞が発達するが，黄体形成ホルモンの分泌は哺乳によって抑制されたままである。しかし，黄体形成ホルモンが抑制されている間，卵胞によって通常レベルのエストラジオールが産生されることはないので，排卵もまた哺乳によって抑制され，授乳による無月経が引き起こされる[62]。実際，1988年のBellagioの合意では，授乳による無月経の間の完全な授乳，またはほぼ完全な授乳によって，出産後最初の6ヵ月における妊娠がおよそ98%抑制されることを報告している[63]。

この避妊効率の推定値は，先進国，発展途上国両方における授乳中の女性の前向き試験において確認された[64,65]。母親–乳児4,000組以上における研究によって，完全母乳栄養では，授乳による無月経期間中の累積妊娠率は出生後最初の6ヵ月において0.9～1.2%であったが，出生12ヵ月後には6.6～7.4%にまで上昇した[64]。哺乳刺激の減少は，分娩後の排卵が再開する時期を決定する臨床的因子になるように思われる[62]。したがって，授乳の期間中に人工栄養や固体食品を付加することは，受精率の回復を促進する可能性がある。KramerとKakumaは，コクランの系統的レビューの中で，6ヵ月あるいはそれ以上の期間，完全母乳の女性は，産後3～4ヵ月で母乳と混合母乳栄養を行った女性に比べて無月経がさらに延長することを報告している[61]。混合母乳栄養とは，母乳栄養を6ヵ月後も続けながら，液体あるいは個体の離乳食を導入したものと定義される。

▶体重の保持と2型糖尿病

北アメリカでは，ほとんどの女性が過体重あるいは肥満の状態で妊娠に入る。そして，少なくとも半分の人が妊娠中にさらに体重を推奨量以上に増加させる[66]。子どもを生んだ後多くの女性が体重を減らし，そして出産前の体重に戻したいと希望するが，出産後の体重減少はかなり個人差がある。妊娠中の体重増加と出産後の体重が減らないことは，妊娠可能な年齢の間，疑いもなく，過体重や肥満の原因となる。母乳を出すことでエネルギー消費量が高い時期を除いて，授乳している女性の体重を維持するエネルギーの必要量は授乳していない女性と同じである。出産後6ヵ月まで完全母乳栄養を行っている女性の総エネルギー付加量は500 kcal/日と推定される。エネルギー摂取と運動量が等しければ，理論的には週に0.5 kgの体重減少が期待される。しかし，AHRQのレビューは，母乳栄養の出産後の体重に対する全体的な効果は無視できる程度（<1 kg）と結論付けている[60]。このレビューは，収入，妊娠前のBMI，民族性，妊娠中の体重増加，エネルギー摂取量などの他の因子が，産後の増加した体重の保持により大きな影響を与えているらしいと結論づけている。一般的に，レビューの対象となった研究に参加した女性は，推奨された6ヵ月間の完全母乳栄養を必ずしも行っていなかった。そして，出産後の体重減少を促進するために，十分な量と期間の母乳栄養が必要であるかどうかは議論されている。

母乳栄養を開始できない因子の1つに，肥満がある。これが，増加した体重の保持に出産後の授乳が与える影響の評価を複雑にしている可能性がある[66]。Bakerら[67]は，Danish National Birth cohort（n = 36,030）における女性から，授乳が産後の体重減少に貢献する独立した因子であることが示されている。これらの女性は，妊娠中の妥当な体重増加（～12 kg）と推奨通りに母乳栄養を行っていた（母乳単独栄養を「6ヵ月まで」と「12ヵ月まで」の形で授乳）。実際，6ヵ月までに，産後の体重増加は解消している。

授乳は，母親の糖や脂質の代謝に有益な効果があることがエビデンスで示されている[60]。妊娠糖尿病の女性では，授乳は膵β細胞の機能を改善する。AHRQのレビューは，妊娠糖尿病の既往のない女性においても，長期間の母乳栄養は2型糖尿病の発症リスクを低下させると結論づけている。

▶乳癌と卵巣癌

いくつかのレビューにおいて，授乳と乳癌リスクの関連の可能性を調査した数々の疫学研究に焦点があてられてきた[68～70]。定性的な文献の検討[70]および公表された適切な研究のメタ解析[69]によって，授乳によるリスク軽減（特に閉経前女性）や，一生のうちにどのくらいの期間授乳したかがリスクの軽減に直接関与することが示唆された。授乳の経験のある人とない人におけるメタ解析（random effect model）によって，女性すべて，非閉経期女性，閉経期女性における調整されたオッズ比はそれぞれ0.84，0.76，0.83であることが報告され，様々な研究がそれぞれ別個の予後因子の偏りを調整していたことが述べられていた[69]。12ヵ月間以上の授乳を行ったすべての女性において，授乳を行った期間が0～6ヵ月の女性に比べて，乳癌のリスクが28%減少した（予後因子偏りの調整はなし）。より最近になって，30ヵ国における47の疫学研究からのデータを再分析したところ，授乳の経験がある人に対して，経験のない人における相対的リスク（RR）は0.96であり，乳癌のリスクが，12ヵ月間の授乳ごとに4.3%だけ減少したことが報告された。このリスク減少には，閉経状態，年齢，出産回数，民族，またはその他の個人的特徴による有意差は見られなかった[68]。次のような，授乳の乳癌に対する保護効果の生物学的メカニズムがいくつか提案されてきている。性ホルモンへの曝露を減少させる排卵の再開の遅延，胸腺液を介したエストロゲンの除去，乳汁産生にともなう乳腺上皮細胞の物理的変化（最大分化），授乳中におけるTGF-β1などの成長因子の産生[69～71]などである。TGF-β1はヒト乳癌細胞の成長を抑制する因子であることが証明されている。

卵巣癌の約90%を占める卵巣上皮癌には，著しい組織学的な差異があり，これらの癌の原因が不均一であることを示唆している。いくつかのエビデンスによって，出産に関連するリスクファクターは非粘液癌リスクに逆相関するが，粘液癌には相関しないことが示されている（例：漿液，類子宮内膜，明細胞）[72～74]。多民族における1つの症例対照研究によると，授乳の経験がない人と比較して授乳経験のある人では，浸潤性粘液癌を除くすべての卵巣上皮癌のリスクが低下していたことが報告された。さらに，授乳の期間は非粘液癌のリスク低下に有意に寄与しているが（>16ヵ月でRR = 0.4），粘液癌には寄与していなかった（>16ヵ月でRR = 0.9）[74]。他の研究では，授乳の経験が類子宮内膜/明細胞癌のみの有意なリスク減少に寄与しており（RR = 0.4），そのリスクは授乳の期間とともに減少した[73]。しかし，その他の研究者は，授乳を行ったことに関連した卵巣上皮癌の組織学的タイプにおける有意な差異を見つけることができなかった[72,75]。排卵の抑制によって子宮上皮に対する慢性的外傷が軽減されることが，授乳が子宮癌リスクを低下させる1つの可能性として提案されてきた[73]。

▶骨粗しょう症

授乳中の女性の骨から再吸収されたカルシウムが，母乳中カルシウムの主な供給源であり[76,77]，食事またはサプリメントによってカルシウム摂取を増加させても，この再吸収を防ぐことはできないことが示されている[31,78,79]。しかし，複数の研究によって，授乳中の骨格からのカルシウム喪失は，離乳後，迅速に回復することが一貫して示されている[76,77]。離乳後に見られるこの骨密度（bone mineral density：BMD）の回復は，授乳期間や分娩後の無月経によって影響を受け，骨格部位によって回復が異なる[76]。例えば，離乳後最初の6ヵ月の間では，骨密度の増加が大腿骨頸部に比べ腰椎骨でより多く見られる[76,80]。骨回復はほとんどの女性において成し遂げられ，複数の，間隔の狭い妊娠や授乳期間においても起こる[80,81]。少なくとも6人を出産し，それぞれにおいて最低6ヵ月間の授乳を行ったことのある，多出産経験のフィンランド系アメリカ人女性30人における骨密度を測定したところ，回復の間隔なしに妊娠と授乳をくりかえすことは，これらの女性における骨密度の低下や骨粗しょう症，骨減少症のいずれにも寄与していないことが明らかになった。さらに，10人以上の出産を行った女性の骨密度は，6～9人の出産を行った女性と比べても低下していなかった[81]。概して，授乳期間は，骨折リスクまたはその後の骨粗しょう症には関与しないと思われる[76]。

今後の研究の方向性

母乳栄養によって，授乳中の女性と新生児の健康にとって利益および至適な栄養がもたらされることは明らかである。いまだ明らかでないことは，この利益の範囲とその利益のメカニズムである。乳汁中に含まれる既知の生物活性成分の合成や調節，またはそれらの母親の食事との関係性はほとんど明らかでない。実際，母乳中からはさらに多くの生物活性成分が単離されると考えられ，それらの起源を探るだけでなく，乳児の健康的利益に寄与するそれらの特異的作用を探索することが必要不可欠である。

母乳栄養，特に授乳期間と幼児の特定のアウトカムとの関係を定義するためには，交絡因子を厳密に調整した包括的かつ慎重に計画された前向き研究を実施しなければならない。これらアウトカムには，知能の発達，乳児における急性疾患リスクとともに幼児期以降における慢性疾患などがある。同様に，授乳とその後の母体の健康状態との関係を明らかにすることにも焦点をあてなければならない。例えば，「女性のホルモン依存性腫瘍のリスクに関して，授乳は遺伝的感受性に影響を与えうるのか」といった問題である。肥満女性の授乳率および授乳期間の短期化の要因を理解するためには，戦略を策定し，実施し，評価するなど，多くの作業が必要である。すべての研究において，これらに関係する根底にある生理学的メカニズムを特定することが最も重要である。

倫理的観点から，乳児–母親のペアを授乳または非授乳に無作為化した対照臨床試験は明らかに不可能であるので，代わりの試験デザインを考える必要がある。代わりとなりそうな試験のデザイン例の1つとして，ベラルーシのPROBIT試験で採用された無作為化法がある[82]。研究者は，クラスター・無作為化試験の方法を用いて産科病院とそれに国内の関連病院を，1組目を母乳栄養を推進するプログラムを受ける組（介入群）に，2組目を母乳栄養に関しては通常の指導を受ける組（対照群）に割りあてた。介入群では，母乳栄養の施行回数と期間をともに増加させた。研究者は，授乳の頻度，胃腸管感染症，気道感染症，アトピー性湿疹，神経発達および肥満を含む様々な乳児の健康アウトカムを評価することに成功した。

乳児が病気かどうか，あるいは環境因子，遺伝的感受性，母体因子（例：ウイルス感染）のリスクがあるかどうかによって，授乳を推奨する条件が異なってくるのは当然のことである。また，母親に，栄養失調あるいはHIVへの感染のような急性疾患のリスクがあるか，またはホルモン感受性腫瘍などの慢性疾患のリスクがあるかどうかによっても変わる。母親と乳児の両方に対して，授乳による短期間／長期間の利点に関する多くの問題の答えを見つけることは，あらゆる環境における母子のこれからのために，これらの利益を最適にする方法を決定するのに役立つであろう。

(Deborah L. O'conner, Mary Frances Picciano／中屋　豊 訳)

54 乳児期と小児期の栄養

乳児期，小児期の栄養必要量は，身体の維持に必要なだけでなく，この時期の器官の機能や体組成における成長・発達のための特有の必要量を反映している。さらに，成人に比べ，乳児期・小児期の代謝率は高く，栄養素の代謝回転も速いので，成人より必要量が高いのに加えて，発育・発達時の特別な栄養素が必要である。さらに，幼小期の食事がその後の発達・健康に大きな影響を与えることを考慮に入れる必要がある。最後に，乳児期に特に体重が少ない子どもにおいては，消化や代謝の過程に限界があり，また歯が十分に成長していないことなどにより，大きな必要量を供給することは容易ではない。

本章では，健常な乳児や小児の栄養の必要量と，これらの必要量を満たすことの重要性について説明する。また，低出生体重児（low brith weight：LBW）の栄養必要量や，その必要量の栄養補給法についても説明する。栄養必要量や管理に影響するような急性あるいは慢性疾患をもっている乳児や小児の栄養必要量は，他章で概説されている。そこではまた，障害をもった乳児や小児に必要な栄養の投与方法の広範な解説や，乳児や小児に対する静脈栄養について詳しく述べている。

健常な乳児や小児の栄養必要量

特定の栄養素の推定平均必要量（estimate average requirement：EAR）は，あらかじめ決められていた生理学的なエンドポイントから得られた栄養素の量である。乳児において重要な点は，通常，十分な発育・発達の維持であり，特定の栄養素の欠乏を予防することである。EARは通常，比較的短い期間で，また比較的小さい集団の研究による実験に基づいて定義されている。定義上，EARは集団のおよそ半分にとって必要量を満たすが，残りの半分にとっての必要量になるとは限らない。一部の人にとっては，その量は多すぎるかもしれないし，また他の人にとっては不十分であるかもしれない。

逆に，栄養素の摂取必要量や推奨量（recommended dietary allowance：RDA）は，科学的見識のあるグループによって，ある集団の大部分を占める健康な人の「必要量」を満たすと考えられる摂取量である。一般に，特定の集団のEARがわかっていて，それが正規分布するとしたら，RDAはEARに2倍の標準偏差を加えた値で設定される。RDAは個人の栄養摂取の評価に有用である。つまり，常にそれぞれの栄養素のRDA量，またはそれより多く摂取していれば，その摂取量が不足する確率は低くなる。RDAは，あるグループの栄養素摂取量の適当さを評価するにはあまり適さない。

多くの栄養素に確実なEARがないことや，限られた情報に基づくためRDAが不確かであることを理解した上で，米国医学研究所（Institute of Medicine）の食品栄養委員会（Food and Nutrition Board）[1〜6]は，食事摂取基準（dietary reference intake：DRI）を示した。DRIはEARが確立されている栄養素のRDAを含み，それゆえ他の摂取基準と同様に信頼性のあるRDAを決定できる。また，目安量（adequate intake：AI）や耐容上限量（tolerable upper intake level：UL）などの他の摂取基準も含んでいる。

特定の栄養素のAIは，健康な人の集団におけるその栄養素の1日の摂取量である。これは集団において，観察に基づいた，あるいは概算したその栄養素の摂取量である。したがって，平均的摂取量がAIまたはそれ以上の場合には，栄養素が不足している可能性は少ない。母乳栄養されている健常な乳児が飲む母乳に含まれる特定の栄養素の平均的な含有量は，6ヵ月未満の乳児にとって，ほとんどの栄養素が十分量であると考えられている。この定義は，生後6ヵ月の間母乳のみで育った（完全母乳）乳児に対する国の，および国際的な推奨と矛盾しない[7,8]。7〜12ヵ月では，多くの栄養素のAIは，母乳の平均量に加え，健全な成長のために7〜12ヵ月児が摂取する離乳食の平均量を合計して設定されている。7〜12ヵ月児に対する他の栄養素のAIは，0〜6ヵ月の乳児のAI，もしくはより年長の子どもや成人のAIに基づいて推定している。いくつかの栄養素の7〜12ヵ月児および1歳以上の乳児や子どもについてのEARは，直接，または成人，もしくはより年長の子どものEARからの推定により設定されている。これらから，RDAは設定されている。

耐容上限量（UL）は，ある特定の栄養素を続けて摂取した時に健康被害を起こさなかった日のうち，最も高かった日の摂取量である。それは推奨される摂取レベルではないが，過度の摂取やそれによる健康被害を避ける助けとなる。

米国医学研究所の食品栄養委員会で提唱されている乳児や8歳未満の子どもの様々な栄養素の最新の摂取基準を，**表54.1**に示す。確立されているそれらの栄養素のULは，**表54.2**に示す。0〜6ヵ月児，7〜12ヵ月児，1〜3歳児，4〜8歳児それぞれに対してのいくつかの栄養素のDRIは後出の項で簡単に述べる。

▶エネルギー

体重1kgに対するエネルギー必要量は，健常な乳幼児では成人の必要量の少なくとも2倍必要である（つまり，成人では30〜40 kcal/kg/日であるのに対し，子どもでは80〜100 kcal/kg/日）。この高い必要量は，まず子どもの高い安静時代謝率と成長・発達のための特別な必要量を反映している。

乳幼児の推定エネルギー必要量（estimated energy requirement：EER）は食品栄養委員会[5]により提供されている。つまり，エネルギーバランスの維持を考慮したエネルギー摂取（EARとは別のもの）は，二重標識水法によって得られた総エネルギー消費量（total energy expendi-

III

表 54.1　健常な乳児の栄養素の 1 日の摂取基準[a]

栄養素	1 日の参考摂取量			
	0〜6 カ月（6 kg）	7〜12 カ月（9 kg）	1〜3 歳（13 kg）	4〜8 歳（22 kg）
エネルギー（kcal〈kj〉/日）	550（2,310）	750（3,013）	1,074（4,494）	本文参照
脂質（g/日）	31	30	—	—
リノール酸（g/日）	4.4	4.6	7	10
α-リノレン酸（g/日）	0.5	0.5	0.7	0.9
炭水化物（g/日）	60	95	130	130
タンパク質（g/日）	9.3	11[a]	13.7[a]	21[a]
電解質とミネラル				
カルシウム（mg/日）	210	270	500	800
リン（mg/日）	100	275	460[a]	500[a]
マグネシウム（mg/日）	30	75	80[a]	130[a]
ナトリウム（mmol/日）	5	6	42	53
塩化物（mmol/日）	5	16	42	53
カリウム（mmol/日）	10	18	77	97
鉄（mg/日）	0.27	11[a]	7[a]	10[a]
亜鉛（mg/日）	2	3[a]	3[a]	5[a]
銅（μg/日）	200	220	340[a]	440[a]
ヨウ素（μg/日）	110	130	90[a]	90[a]
セレン（μg/日）	15	20	20[a]	30[a]
マンガン（mg/日）	0.003	0.6	1.2	1.5
フッ素（mg/日）	0.01	0.5	0.7	1.0
クロム（μg/日）	0.2	5.5	11	15
モリブデン（μg/日）	2	3	17[a]	22[a]
ビタミン				
ビタミン A（μg/日）	400	500	300[a]	400[a]
ビタミン D（μg/日）	5	5	5	5
ビタミン E（mg α-TE/日）	4	6	6[a]	7[a]
ビタミン K（μg/日）	2.0	2.5	30	55
ビタミン C（mg/日）	40	50	15[a]	25[a]
チアミン（mg/日）	0.2	0.3	0.5[a]	0.6[a]
リボフラビン（mg/日）	0.3	0.4	0.5[a]	0.6[a]
ナイアシン（mg NE/日）	2	4	6[a]	8[a]
ビタミン B_6（μg/日）	0.1	0.3	0.5[a]	0.6[a]
葉酸（μg）	65	80	150[a]	200[a]
ビタミン B_{12}（μg/日）	0.4	0.5	0.9[a]	1.2[a]
ビオチン（μg/日）	5	6	8	12
パントテン酸（mg/日）	1.7	1.8	2	3
コリン（mg/日）	125	150	200	250
水（L/日）	0.7	0.8	1.3	1.7

α-TE：α-トコフェロール当量，NE：ナイアシン当量。
[a] 推奨量。他の摂取量は目安量。
(Data from references 1 to 6, with permission.)

ture：TEE）のデータ分析に基づいており（TEE = 88.6 × 体重 − 99.4），それに健全に成長する乳幼児の体重増加や体組成のエネルギー蓄積の許容量を加えたものである[9]。

乳児と 3 歳未満の子どもの EER（kcal/日）を推定する式は次の通りである。

- 0〜3 カ月（88.6 × 乳児の体重 − 99.4）+ 175
- 4〜6 カ月（88.6 × 乳児の体重 − 99.4）+ 56
- 7〜12 カ月（88.6 × 乳児の体重 − 99.4）+ 22
- 1〜3 歳（88.6 × 小児の体重 − 99.4）+ 22

この方法で定められた 6 カ月未満の乳児の EER は，完全母乳の乳児の平均エネルギー摂取量に非常に近い。

3〜8 歳の子どもの EER もまた，二重標識水法により求められた TEE と成長に対する許容量（20 kcal/日）を加え，身体活動レベルのエネルギー量で調整している。この年齢層の TEE を推定する式は，性別，年齢，身長，体重で異なる。これは身体活動レベルによっても調節されており（PC〈身体活動状態〉，活動的でない子どもで 1.0，よく活動をする男子で 1.42，女子で 1.56）。3〜8 歳の男子の EER（kcal/日）の式は次の通りである。

EER = 88.5 − 61.9 × 年齢（歳）+ PC ×（26.7 × 体重〈kg〉+ 903 × 身長〈m〉）+ 20

女子では次の式の通りである。

EER = 135.5 − 30.8 × 年齢（歳）+ PC ×（10 × 体重〈kg〉+ 934 × 身長〈m〉）+ 20

エネルギーの供給源に関しては，総エネルギー投与量が十分であると仮定した場合，炭水化物，脂質のどちらが優れているかについてはエビデンスが存在しない。必須脂肪

表 54.2 乳児，小さい子どもの栄養素の耐用上限量（UL）

栄養素	1 日の摂取量			
	0～6 ヵ月（6 kg）	7～12 ヵ月（9 kg）	1～3 歳（13 kg）	4～8 歳（22 kg）
エネルギー（kcal〈kj〉/日）	ND	ND	ND	ND
脂質（g）	ND	ND	ND	ND
炭水化物	ND	ND	ND	ND
タンパク質（g/日）	ND	ND	ND	ND
電解質とミネラル				
カルシウム（mg/日）	ND	ND	2,500	2,500
リン（g/日）	ND	ND	3	3
マグネシウム（mg/日）	ND	ND	65	110
ナトリウム（mg/日）	ND	NA	65	83
塩化物（mg/日）	ND	ND		
カリウム（mg/日）	ND	ND	ND	ND
鉄（mg/日）	40	40	40	40
亜鉛（mg/日）	4	5	7	12
銅（μg/日）	ND	ND	1,000	3,000
ヨウ素（μg/日）	ND	ND	200	300
セレン（μg/日）	45	60	90	150
マンガン（mg/日）	ND	ND	2	3
フッ化物（mg/日）	0.7	0.9	1.3	2.2
クロム（μg/日）	ND	ND	ND	ND
モリブデン（μg/日）	ND	ND	300	600
ビタミン				
ビタミン A（μg/日）	600	600	600	900
ビタミン D（μg/日）	25（1,000 IU）	50（2,000 IU）	50（2,000 IU）	
ビタミン E（mg α-TE/日）	ND	ND	200	300
ビタミン K（μg/日）	ND	ND	ND	ND
ビタミン C（mg/日）	ND	ND	400	650
チアミン（mg/日）	ND	ND	ND	ND
リボフラビン（mg/日）	ND	ND	ND	ND
ナイアシン（mg/日）	ND	ND	10	15
ビタミン B_6（μg/日）	ND	ND	30	40
葉酸（μg）	ND	ND	300	400
ビタミン B_{12}（mg/日）	ND	ND	ND	ND
ビオチン（mg/日）	ND	ND	ND	ND
パントテン酸（mg/日）	ND	ND	ND	ND
コリン（mg/日）	ND	ND	1	1
水（L/日）	ND	ND	ND	ND

α-TE：α-トコフェロール当量，IU：国際単位，ND：健常な乳児の耐用上限量を設定するデータが不十分。
(Data from references 1 to 6, with permission.)

酸欠乏を防ぐ十分な脂質（リノール酸 0.5～1.0 g/kg/日に加え，リノール酸より少ないα-リノレン酸）が必要であるように，ケトーシスや低血糖を防ぐのに十分な炭水化物（～5.0 g/kg/日）が必要とされている。

食品栄養委員会で推奨されている 0～6 ヵ月児の炭水化物と脂質の AI は，それぞれ 60 g/日（～10 g/kg/日）と 31 g/日（～5 g/kg/日）であり，これは母乳の平均摂取量に含まれる炭水化物量と脂質量に基づいている。7～12 ヵ月児のこれらの AI はそれぞれ 95 g/日（～10.5 g/kg/日）と 30 g/日（～3.3 g/kg/日）であり，これは母乳に加え離乳食からの炭水化物と脂質の平均的な摂取量に基づいたものである。より年長の子どもの炭水化物の EAR は，成人の必要量からの外挿法を用いて設定された。その値は，1～3 歳児（8.3 g/kg/日）と 4～8 歳児（5 g/kg/日）の両方とも 100 g/日である。RDA は 130 g/日である（年少の子どもでは 10.8 g/kg/日，それより年長の子どもでは 6.5 g/kg/日）。1 歳以上の脂質の AI は決められていない。

0～6 ヵ月児の提唱されている n-6 系（ω6）多価不飽和脂肪酸（polyunsaturated fatty acid：PUFA，主にリノール酸）や n-3 系（ω3）PUFA（主にα-リノレン酸）は，完全母乳の乳児の平均的な脂肪酸摂取量に基づいており，それぞれ 4.4 g/kg/日（～0.73 g/kg/日）と 0.5 g/日（～83 mg/kg/日）である[5]。7～12 ヵ月児の設定量は，母乳に離乳食を加えたこれらの脂肪酸の平均的な摂取量に基づいており，それぞれ 4.6 g/日（～0.5 g/kg/日）と 0.5 g/日（～56 mg/kg/日）である[5]。1～3 歳児と 4～8 歳児のこれらの脂肪酸の AI は Continuing Survey of Food Intake by Individuals により報告された集団の子どもにおけるこれらの脂肪酸摂取の中央値に基づいており，n-6 系 PUFA は 7 g/日と 10 g/日（0.58 g/kg/日と 0.5 g/kg/日）で，n-3 系 PUFA は 0.7 g/日と 0.9 g/日（58 mg/kg/日と 45 mg/kg/日）である。平均すると，この 2 つの脂肪酸の量の AI はそれぞれ EER の 5～7%，0.5～1.0%である。

乳児には，少なくとも長鎖のいくつか，さらにはリノール酸やα-リノレン酸の不飽和化合物誘導体（例：アラキドン酸やドコサヘキサエン酸）の摂取量の設定が必要かもしれないという意見もある。これらの脂肪酸は母乳中に存在しているが，最近までは調製粉乳では供給されていなかった。さらに，血漿や赤血球中の脂肪酸の量は，添加していない調製粉乳の乳児では，母乳栄養の乳児[10,11]またはこれらを添加した調製粉乳の乳児より低かった。アラキドン酸の濃度には変わりがなかったが，脳でのドコサヘキサエン酸の濃度は，母乳栄養の乳児より添加していない調製粉乳によって育った乳児のほうが低い値を示した[12,13]。しかし，母乳栄養の乳児と調整粉乳の乳児やアラキドン酸やドコサヘキサエン酸を増強した，あるいはしていない調製粉乳で育った乳児の機能的なアウトカムの研究では一致した意見が得られていない[14~16]。全体的に，これらの研究では，リノール酸やα-リノレン酸の供給が十分であると仮定すると，満期産児の調整粉乳においてこれらの脂肪酸の欠乏が問題であるというエビデンスはほとんどない[17]。さらに，現在調製粉乳に添加されている長鎖PUFAの総量が安全上問題になるという確実なエビデンスはない。しかし，脂肪酸の補充がよい効果をもたらすという説得力のある主張がなされる可能性がある。

長鎖PUFAを含む炭水化物と脂肪の必要量は，全体で30 kcal（125.5 kJ）/kg/日より少ないか，乳児や年少の子どものEERの約1/3である。残りを，主に炭水化物あるいは主に脂質で，または，それぞれの等カロリー量のもので構成すべきかは知られていない。母乳と多くの現在手に入る調製粉乳は，およそそれぞれを等カロリー量含んでいる。エネルギー基質として炭水化物の割合が高い場合には浸透圧を上げるだろうし，脂質の割合が高い場合には，乳児の消化吸収能の限度を超える可能性がある。およそそれぞれが等カロリーであるのが無理のない量であると思われる。

循環器疾患を予防するために，一般の人の食事で脂質摂取を減らすことが推奨されているが，このガイドラインは乳児や年少の子どもにもあてはまると提案されつつある。しかし，脂質は必須脂肪酸の唯一の供給源であると同様に，エネルギーの主要な供給源でもあるため，脂肪を少なくするような食事は成長を制限してしまうという意見がある。そのため，乳幼児の推奨を決めているグループは，2歳未満の子どもに対してはこの推奨を承認していない[18]。しかし，コレステロールや飽和脂肪については積極的な摂取を推奨する理由は認められていない。食品栄養委員会の三大栄養素の部会により提案されている1~3歳の子どもの三大栄養素の配分は，エネルギーの30~40%の範囲である。4~8歳児では，エネルギーの25~30%である（n-6系脂肪酸は5~10%，n-3系は0.6~1.2%）。

最近まで，「低脂肪」食を摂取した乳児や年少の子どもの成長に関する利用できる実際のデータはほとんどなかったが，フィンランドの研究では，そのような食事による成長の抑制に対するリスクは過大に評価されているとされる[19]。1,000人以上の乳児を対象とした研究で，飽和脂肪酸とコレステロールの摂取を制限するため，食事の計画を指導された両親とそうではない両親を半分に分けたところ，2つのグループの子どもの成長に差は見られなかった。介入したグループのエネルギーや脂質の摂取は，介入しなかったグループに比べ少し低かったが，両方のグループの脂質摂取は全体のエネルギーの30%に近かった。介入したグループは3歳時または研究の終了時に，血清コレステロール濃度が低くなっていた。

▶タンパク質

乳幼児の体重あたりのタンパク質必要量も成人より大きい。この所見は，主に乳幼児の成長のための付加必要量を反映している。米国医学研究所食品栄養委員会[5]により設定された0~6ヵ月児のタンパク質のAIの9.3 g/日もしくは約1.5 g/kg/日（体重6 kgと仮定）は，主に母乳栄養の乳児のタンパク質摂取量をもとにしている。

タンパク質摂取のEARは，1~3歳児や4~8歳児と同様に7~12ヵ月児にも設定されている[5]。これらの量は，維持のためタンパク質量に加えタンパク質の蓄積に必要な付加量を加えた量に基づいている。この付加量は食事のタンパク質摂取の蓄積効率が56%と仮定した時の正常に成長している乳児や子どもの体の構成を測定することにより決定されている。7~12ヵ月児のEARは0.98 g/kg/日である。1~3歳児のEARは0.86 g/kg/日，4~8歳児は0.76 g/kg/日である。計算された変動係数はおよそ12%であるので，RDAは1.24 × EAR，すなわち7~12ヵ月児で1.2 g/kg/日，1~3歳児で1.05 g/kg/日，4~8歳児で0.95 g/kg/日である。

タンパク質摂取の必要量は，その質の関数となる。それは，必須アミノ酸のパターンが母乳のタンパク質にいかに似ているかによって定義される。ある特定のタンパク質の全般的な質は，不足した（限定）必須アミノ酸を補うことにより改善される。例として大豆タンパク質をあげると，これはもとのままだとメチオニンが少ないが，メチオニンを加えて強化した時，全体的に母乳の質に近づくか，もしくは母乳に等しいものとなる[20]。

0~6ヵ月児の必須アミノ酸のAIは，母乳に含まれるアミノ酸量と等しくなるよう設定されている。7~12ヵ月児，1~3歳児，4~8歳児の場合，必須アミノ酸のEARは，体タンパク質のアミノ酸の比率やタンパク質のEARに基づいている。0~6ヵ月児の必須アミノ酸のAIと7~12ヵ月児や年少の子どものRDAを，**表54.3**に示す。

▶ミネラル

カルシウムは，成人では体重の1~2%の重量を占め，そのおよそ99%が歯や骨に存在する。乳幼児のカルシウムの

表54.3　幼児・子どものための必須アミノ酸の食事摂取基準

アミノ酸	0~6ヵ月[a]	7~12ヵ月[b]	1~3歳[b]	4~8歳[b]
芳香族アミノ酸	120	61	46	38
イソロイシン	78	36	28	25
ロイシン	139	71	56	47
リシン	95	66	51	43
含硫アミノ酸	52	32	25	21
トレオニン	65	36	27	22
トリプトファン	25	10	7	6
バリン	77	42	32	27

[a] 目安量（AI）。
[b] 推奨量（RDA）。

付着成長を見ると，2〜5歳児では60〜100 mg/日，6〜8歳児では100〜160 mg/日であった。吸収率はかなり変動するので，AIは明らかに重要である。0〜6ヵ月児，7〜12ヵ月児の米国医学研究所食品栄養委員会で設定されたカルシウムのAIは，主に母乳栄養の乳児のカルシウムの平均摂取量や母乳に離乳食を加えた場合のカルシウムの平均摂取量であり[3]，それぞれ210 mg/日，270 mg/日である。調製粉乳を与えられた乳児のカルシウムの吸収率は母乳栄養の乳児に比べ低いが，調製粉乳のカルシウム量は多くなっているので，母乳栄養の場合と調整粉乳の場合のカルシウムの体内保持は，あったとしても，あまり差がない。4〜8歳児のカルシウムのAIは800 mg/日であるが，これは800〜900 mg/日の摂取により174 mg/日のカルシウムが蓄積する，というバランス試験の結果に基づいている。1〜3歳児については同様のバランス試験のデータはまったくなく，この年代のAIの500 mg/日は，4〜8歳児のAIから外挿法により求められている。20%が保持されると仮定した場合，この摂取はおよそ100 mg/日の蓄積という結果になるはずである。

リンのAIは，0〜6ヵ月児で100 mg/日，7〜12ヵ月児で275 mg/日である[3]。これらの量は母乳栄養の0〜6ヵ月児の平均摂取と7〜12ヵ月児の母乳と離乳食をあわせた摂取量に基づいている。1〜3歳児，4〜8歳児のリンのEARは，要因加算法による。つまり，それぞれ380 mg/日，450 mg/日である。RDA（EAR × 1.20）は，それぞれ460 mg/日，500 mg/日である。

▶微量元素とビタミン

食事摂取基準（DRI）は，すべてのビタミンに設定されているのと同様に，ヒ素，ホウ素，ニッケル，ケイ素，バナジウムを除いた他のすべての微量元素にも設定されている[2,4]。これらの量は，**表 54.1** にまとめている。これらの中で特に重要なDRIとして，鉄，亜鉛，ビタミンDがある。

理論的には，健常な乳児は出生時に4〜6ヵ月間分の必要量に見合った十分な貯蔵鉄をもっているが，乳児期の鉄不足は頻繁に起こる。これはおそらく，乳児によって貯蔵鉄と鉄吸収の差が大きいためである。母乳の低い鉄量にもかかわらず，米国医学研究所食品栄養委員会は0〜6ヵ月児の鉄のAIの0.27 mg/日を，主に母乳栄養の乳児の鉄の摂取から設定した[4]。その上，母乳の鉄は調製粉乳の鉄より，バイオアベイラビリティ（生物学的利用能）がかなり高い。この理由から，鉄強化の調製粉乳のみをすすめている。7〜12ヵ月児，1〜3歳児，4〜8歳児の鉄のEARは，ヘモグロビン量や組織鉄，貯蔵鉄の自然喪失や増加を計算に入れた要因加算法によって設定されている。バイオアベイラビリティが7〜12ヵ月児では10%，1〜8歳児では18%と仮定した時，EARは7〜12ヵ月児，1〜3歳児，4〜8歳児でそれぞれ6.9 mg/日，3.0 mg/日，4.1 mg/日と設定された。RDAは，それぞれ11 mg/日，7 mg/日，10 mg/日である。

亜鉛は，まったく機能が異なった100の酵素の構成成分である（例：RNAポリメラーゼ，アルコールデヒドロゲナーゼ，炭酸脱水酵素，アルカリホスファターゼ）。亜鉛はタンパク質の構造上の安定や，遺伝子書換えの制御においても重要である。このように亜鉛は広範囲の生命代謝機構に関係しているため，軽度であっても，欠乏すると非常に多様な症状を示す。欠乏症の主な徴候としては，成長速度の抑制がある。これは，軽度な低下や正常と区別できないような血中濃度でも起こりうる。他の亜鉛不足の徴候としては，脱毛，下痢，性成熟遅延，目や皮膚の障害，食欲不振などがある。欠乏症によるこれらの多様な特徴や亜鉛状態を示す信頼できる臨床的あるいは機能的な指標がないために，十分な亜鉛の摂取は非常に重要である。

他の栄養素のように，0〜6ヵ月児の亜鉛のAIは，完全母乳の乳児の亜鉛摂取量に基づいている[4]。母乳の亜鉛の濃度が分娩後2週間の4 mg/Lから6ヵ月後の1.0 mg/Lに低下するため，2 mg/日というAIは母乳を0.78 Lでその亜鉛の量が2.5 mg/Lの平均摂取を反映している。7〜12ヵ月児，1〜3歳児，4〜8歳児の亜鉛のEARは，要因加算法または成人のEARからの外挿法に基づいている。この2つの方法で求めた値は似ている（7〜12ヵ月児，1〜3歳児では2.5 mg/日，4〜8歳児では4 mg/日）。RDAは変動係数が10%であることを反映している（すなわち，1.2 × EAR）。

ビタミンDの主な働きは，小腸からの吸収を増すことによって血清カルシウムやリンの濃度を正常範囲内に維持することである。ビタミンDは自然にはほとんどの食品には含まれていない。どちらかというと，日光にあたることで皮膚においてコレステロールから合成される。十分に日光にあたる場合には，調整粉乳の乳児でも母乳栄養の乳児でもビタミンDは必要ではない。しかし，高緯度地域に住んでいたり，日光にあたることを制限している乳児や子ども（例：日焼け止めの使用や癌予防のために日光を避ける，宗教的な理由などにより完全に体を覆っている，など）は，補助的にビタミンDが必要である。米国医学研究所食品栄養委員会により設定されたAIは，0〜6ヵ月児，7〜12ヵ月児は1〜3歳児，4〜8歳児と同様に200 IU/日であるが，これは日光にあたることによって得られるビタミンDがまったくないという仮定に基づいている[3]。この摂取量は，通常の血清の25-水酸化ビタミンDの量を維持し，ビタミンDの欠乏が起こらないというエビデンスに基づく。市販している乳児用の調製粉乳では400 IU/日であるが，この量は過剰であるとは考えられていない。

▶水分と電解質

健常な乳児の水分のAIは，主に母乳栄養の0〜6ヵ月児の平均的な水分の摂取量（〜700 mL/日）と7〜12ヵ月児の母乳と離乳食（ジュースや他の水分を含む）の平均摂取量（〜800 mL/日）に基づいている。しかし，腎や肺，皮膚からの水分の喪失が大きいため，乳児は容易に脱水に陥りやすい（特に嘔吐や下痢の際に）。そのため，しばしば150 mL/kg/日の補給が推奨されている。

母乳栄養もしくは調整粉乳による電解質の摂取は，通常の食事をしている1〜8歳児と同様にそれぞれのDRIが示されている（**表 54.1**）。

乳児期の食事

DRIは，それぞれの栄養素に対して定められている。これらは，それぞれの栄養素として別個に与えられているのではなく，むしろ食事の成分として与えられている。発達と成長の激しい乳児にとって，その成長・発達に見合ったすべての栄養素の必要量を食事から摂取することは，時には大きな問題になる。この問題を解決するための大切な事柄を，以下に述べる。

▶母乳栄養

最初に決めなければならないことは，乳児に母乳を与えるか，調製粉乳を与えるかである。母乳は，特にヒトの場合，乳児の必要量に適合しており，そのために母乳は乳児の食事として最も適している。母乳には，細菌やウイルスに対する抗体も含まれている。これは，消化管を通って乳児の体内に入る細菌やウイルスに対して消化管の局所免疫を与えると考えられている。効力が，出生後4～6ヵ月間調製粉乳を与えた乳児に比べると，母乳のみを与えた乳児では出生後1年間における下痢だけでなく中耳炎や肺炎，菌血症，髄膜炎の発症頻度が低いことを，少なくとも部分的には説明できると考えられる[7,8]。母乳栄養の乳児は，年をとってからの慢性疾患の発生頻度が低いだけでなく，食物アレルギーの頻度も低いというエビデンスがある。

母親と乳児における母乳栄養の心理的な利点はよく認識されている。母乳を与えることにより母親は子どもを育てていくことにじかに向き合うことになる。そして，自分との親密で心地よい身体的な関係の中で心身ともに満たされている乳児を見ながら，乳児を大切であるという感情と充実感をもつ。

出生後2週間は，母乳栄養にとって重要である。母乳の産生量を高めることは大切であるが，この時期の乳児の日々の過剰な体重増加は望ましくない。体重増加のための補助的な調製粉乳の使用は，母乳栄養が定着する邪魔となるかもしれないので制限すべきである。

母親が十分に母乳を出すことができ，食事も適切にとれており，ヒト免疫不全ウイルスに感染していないなら，健康な満期産の乳児に対する母乳栄養の悪影響はまったくない。乳児を感作するアレルゲンは母乳によって運ばれが，それを理由に母乳栄養を中止させる必要はほとんどない。むしろ，原因となるアレルゲンを明らかにし，そのアレルゲンを母親の食事から除くべきである。

母乳栄養における母親にとっての禁忌はほとんどない。明らかに乳首が陥没している場合は問題となるかもしれない。乳首に裂傷や疼痛がある場合も問題となる。しかし，後者の問題は乳児ががぶ飲みすることをやめることによって通常は解消する。乳腺炎もまた，母乳栄養を行いながら継続的・頻繁に治療することで緩和されるかもしれない。ただし，局所温熱療法や抗生物質が時に必要となることもある。乳児が母親と同じ伝染病をもっていない場合，母親の急性感染症は授乳の禁忌になるかもしれない。母親か乳児のいずれかが必要としない場合以外，授乳を中止する必要はない。母親の状況によって母乳栄養ができない場合，乳房に乳はなくなり，哺乳瓶またはコップで与えるミルクになることもある。敗血症や活動期の感染症，乳癌の母親は，授乳を行うべきではない。薬物の乱用や神経症や精神の異常がある場合もまた授乳の禁忌になるかもしれない。

▶調製粉乳による栄養

生後4～6ヵ月未満を対照とした客観研究では，母乳栄養で育てられた乳児と新しい鉄強化の調整粉乳を投与された乳児との間での成長率や血液構成，代謝率，体組成などの違いはごくわずかであった。その後については，調整粉乳の乳児は母乳栄養の乳児に比べ，少し成長が速くなった。そのような研究から，母乳，調製粉乳はともに乳児の正常な発育・発達を支えることができると証明された。また，乳児に対する愛着や育児の質および安全性や愛情の程度が調整粉乳と母乳栄養の間で差があるはずはない。さらに，母乳栄養の明白な経済的有用性や衛生上の安全性は，発展途上国に比べて清浄な水を供給でき，冷蔵庫で保存できる手段が整っている裕福な先進国では重要性が低くなっている。したがって，妥当なアプローチ法としては，母親に，乳児への栄養の与え方を説明した上で望むものを選択してもらい，その選択を支援することである。Fomon[21]によって述べられているように，「先進国では，母乳栄養をあまり望まない女性にはそうすることを励まし，できる限りの協力を行うべきである。同時に，女性に母乳栄養を強制することは正しくない。また先進国の女性は，乳児の母乳栄養を選ばないからといって罪の意識を感じる必要はない」のである。

アメリカで販売されている乳児用調整粉乳の栄養組成は，Infant Formula Act によって規制されており，米国食品医薬品局（FDA）によって管理されている。多くの先進国および発展途上国において，よく似た規制が存在する。すべての調整粉乳は乳児にとって必要であるとわかっている，あるいは必要と考えられている全栄養素の最小必要量を含まなければならない。また，最近では特定の栄養素の最大量を避けるように特に注意を払っている。アメリカで販売されている満期産児の乳児用調整粉乳の最新の最小・最高必要量を，**表 54.4**[22]に示す。それぞれの栄養素の最小必要量は母乳に含まれる栄養素量より多くなっている。そのために，1歳未満の乳児の栄養素の DRI より多くなっている（**表 54.1**）。

市販の調製粉乳の使用期限，推奨量の最低量以上かつ最大量を超えない量の各栄養素が含まれていることを FDA に保証してもらう他に，調製粉乳メーカーは，安全にかつ衛生的に製造していることを保証しなければならない。したがって，製造された調製粉乳の各バッチ（一度に製造されたもの）は，使用期限中，継続的に測定・分析されなければならない。市場に出ている各調製粉乳が，単一の栄養源として，少なくとも生後4ヵ月の正常な成長や発達を支えることを，メーカーは FDA に認証させる責任がある。そのため通常，新規の調製粉乳によって生後4ヵ月間乳児が3 g/日の体重増加を得られるかという成長調査が行われる。種々の栄養素を代用の供給源に置き換えた時の効果と安全性についても，適切な研究により証明しなければならない。

正常の乳児の栄養補給のために多くの調整粉乳が市販されている。よく使用されている3種の調整粉乳の成分構成を，**表 54.5** に示す。ほとんどがすぐに使える濃縮された液体や粉末の形で市販されている。粉末調整粉乳はいく分か費用が安く，使われる頻度が多くなっている。

表 54.4 乳児用調製粉乳の生命科学研究組織の推奨量[a]

	最小量	最大量
エネルギー (kcal/日)	63	71
脂質 (g)	4.4	6.4
リノール酸 (%)	8	35
α-リノレン酸 (%)	1.75	4
リノール酸/α-リノレン酸比	16：1	6：1
炭水化物 (g)	9	13
タンパク質 (g)	1.7	3.4
電解質とミネラル		
カルシウム (mg)	50	140
リン (mg)	20	70
マグネシウム (mg)	4	17
ナトリウム (mg)	25	50
塩化物 (mg)	50	160
カリウム (mg)	60	160
鉄 (mg)	0.2	1.65
亜鉛 (mg)	0.4	1.0
銅 (μg)	60	160
ヨウ素 (μg)	8	35
セレン (μg)	1.5	5
マンガン (μg)	1.0	100
フッ化物 (μg)	0	60
クロム	0	0
モリブデン	0	0
ビタミン		
ビタミンA (IU)	200	500
ビタミンD (IU)	40	100
ビタミンE (mg α-トコフェロール)	0.5	5.0
ビタミンK (μg)	1	25
ビタミンC (mg)	6	15
チアミン (μg)	30	200
リボフラビン (μg)	80	300
ナイアシン (μg)	550	2,000
ビタミン B_6 (μg)	30	130
葉酸 (μg)	11	40
ビタミン B_{12} (μg)	0.08	0.7
ビオチン (μg)	1	15
パントテン酸 (μg)	300	1,200
その他の成分		
カルニチン (mg)	1.2	2.0
タウリン (mg)	0	12
イノシトール (mg)	4	40
コリン (mg)	7	30
ヌクレオチド (mg)	0	16

[a] 100 kcal 中の量であり，この他は別に示す。
(Adapted with permission from Raiten DJ, Talbot JM, Waters JH. Assessment of nutrient requirements for infant formulas. J Nutr 1998 : 128 : 2059S–293S.)

最もよく利用される調整粉乳は，様々に混合された牛乳タンパク質が含まれる。すべての調整粉乳のタンパク質の濃度は約 1.5 g/dL である。それゆえに，EER 量の供給，つまり約 90 mL/kg/日もしくは約 135 mL/kg/日に見合った十分量を与えられた乳児は，約 2.0 g/kg/日のタンパク質摂取をしていることになる。これは，母乳栄養による摂取より約 50%多い。これゆえに，0〜6 ヵ月児の最新のタンパク質の AI は，7〜12 ヵ月児のタンパク質の RDA より 70%多くなっている。

成分無調整牛乳タンパク質はホエイとカゼインの比が 18：82 の割合であるが，成分調製牛乳タンパク質の割合は様々である。歴史的に最も一般的なのは 60：40 である。調整，無調整にかかわらず，どちらも正常出産で生まれた乳児に同じように有効である。しかし，カードが少なく，ホエイが多いタンパク質が望ましいと考えられている。大豆タンパク質と部分的に加水分解された牛乳タンパク質を含む調製粉乳は，牛乳タンパク質や大豆タンパク質に耐性のない乳児の栄養補給に利用できる（**表 54.6**）。

ラクトース（乳糖）が含まれていない牛乳の調製粉乳は利用できるが，主要な炭水化物の中で最も一般的に利用されているのはラクトースである。最もよく使われている大豆タンパク質の調製粉乳は，スクロースもしくはグルコースのポリマーを含んでいる。これらの調製粉乳や無ラクトース牛乳タンパク質調製粉乳は，一時的もしくは生まれつきのラクターゼ欠乏の乳児に有用である。

牛乳タンパク質や大豆タンパク質利用の調製粉乳の脂質の構成は，通常非タンパク質エネルギーの 50%である。一般的に，現在の調製粉乳に含まれる植物油は，腸で少なくとも 90%吸収される。ドコサヘキサエン酸やアラキドン酸のような長鎖 PUFA の割合を多くした調製粉乳が市販されている。

多くの調製粉乳における電解質，ミネラル，ビタミンの割合は似通っており，十分量供給できた時には，ミネラル，ビタミンの DRI を供給できる。鉄を強化している調製粉乳（〜12 mg/L）と無強化の調製粉乳（〜1 mg/L）では，鉄を強化した調製粉乳のほうが推奨されている。

乳児期後半の栄養

母乳栄養，調製粉乳の両方における目標は，適切な成長を支えるための十分な栄養素を供給することである。完全母乳栄養の場合，はじめの 6 ヵ月，もしくは 4 ヵ月では母乳で十分な栄養素を供給できる。一方，調製粉乳のみでも，少なくとも 1 年は対応できる。健常な乳児では体重は 4〜5 ヵ月で 2 倍，12 ヵ月で 3 倍になる。

種々の食事の成分を消化，吸収する能力と，吸収したものを代謝して利用し，そして消化したものを排出する能力などは十分でなかったが，6 ヵ月までにはほぼ成人の能力に近くなっている[23]。しかも，乳児はよく活動し，頭部の制御も可能になり，1 人で座り始めたり，まわりを観察しはじめる。この間に，食事は栄養の供給以外に他の様々な役割をする。また，この時期に種々の問題が起こるようになる。歯が生えはじめるとともに，虫歯に対する食事の役割を考える必要もある[24]。乳児期における長期の不十分なもしくは過剰な食事摂取の影響も考慮しなければならない。また，この発達期における食事の心理的な影響や，この期間の食事の訓練が後の食行動におよぼす影響なども考慮する必要がある。

これらの考え方は 6〜12 ヵ月目の食事のほとんどのガイドラインのもとになっている（**表 54.7**，**表 54.8**）。特に調製粉乳では，この期間で必要な栄養素は市販の調製粉乳で十分な量を満たしている。しかし，完全母乳の乳児では 4〜6 ヵ月児以降は栄養素（例：鉄）の添加が必要である。

III

表 54.5　よく使用されている市販の調製粉乳の栄養構成[a]

成分	Similac[b]	Enfamil[c]	GOOD START[d]
エネルギー（kcal/L）	676	680	676
タンパク質（g）	2.07（52%カゼイン，48%ホエイ）	2.1（40%カゼイン，60%ホエイ）	2.4（100%ホエイ）
脂質（g）	5.4（高オレイン酸紅花油，ココナッツ油，大豆油）	5.3（パーム油，大豆油，ココナッツ油，高オレイン酸ヒマワリ油）	5.1（パーム油，大豆油，ココナッツ油，高オレイン酸ヒマワリ油）
炭水化物（g）	10.8（ラクトース）	10.7（ラクトース）	11.0（ラクトース，トウモロコシのマルトデキストリン）
電解質とミネラル			
カルシウム（mg）	78	78	64
リン（mg）	42	53	36
マグネシウム（mg）	6.1	8	7.1
鉄（mg）	1.8	1.8	1.5
亜鉛（mg）	0.75	1	0.8
マンガン（μg）	5	15	7.1
銅（μg）	90	75	80.5
ヨウ素（μg）	6.1	10	12
セレン（μg）	—	—	—
ナトリウム（mg）	24	27	24
カリウム（mg）	105	107	101
塩化物（mg）	65	63	65.5
ビタミン			
ビタミンA（IU）	300	2,094	302
ビタミンD（IU）	60	60	60
ビタミンE（IU）	1.5	2	2
ビタミンK（μg）	8	8	8.0
チアミン（μg）	100	80	60
リボフラビン（μg）	150	140	141
ビタミンB_6（μg）	60	60	75
ビタミンB_{12}（μg）	0.25	0.3	0.25
ナイアシン（μg）	1,050	1,000	750
葉酸（μg）	15	16	15
パントテン酸（μg）	450	500	453
ビオチン（μg）	4.4	3	2.2
ビタミンC（mg）	9	12	9
コリン（mg）	16	12	12
イノシトール（mg）	4.7	6	18

[a] 100 kcal あたりの量，他は別に記載。
[b] Ross Laboratories 社（オハイオ州コロンバス）。
[c] Mead-Johnson Nutritionals 社（インディアナ州エヴァンズヴィル）。
[d] Carnation Nutritional Products 社（カリフォルニア州グレンデール）。

▶調製粉乳と牛乳の比較

現在のガイドラインは，牛乳の摂取，特に低脂肪乳やスキムミルクを少なくとも生後1年までは避けるべきとしている。2000年以前よりは減少したが，最近の調査では生後6ヵ月以上の子どもやそれより多少年少の子どもでさえも乳児用調製粉乳でなく均質化乳を摂取しており，そうした子どもの多くは低脂肪乳やスキムミルクを飲んでいる[25]。

これらの牛乳などを飲むことによる影響は明確ではないが，牛乳は一般に使用されている乳児用調製粉乳に比べ，おおよそ3倍のタンパク質，2倍のナトリウムが含まれ，一方，リノール酸は半分以下しか含まれない。また，牛乳の摂取は腸での血液の喪失を増やすため，その結果として鉄欠乏性貧血を生じることがある[26]。全乳よりスキムミルクのほうが乳児のタンパク質，ナトリウムの摂取はさらに高く，鉄は低く，リノール酸の摂取はかなり低くおさえられている。

乳児の牛乳やスキムミルクによる高いタンパク質摂取やナトリウム摂取に問題があるかどうかは，はっきりとはわかっていない。鉄の摂取不足は望ましくないということは明確だが，これは医学的補充によって欠乏を防ぐことができる。リノール酸の摂取不足はより問題となるかもしれない。全乳やスキムミルクによる栄養補給では必須脂肪酸欠乏の徴候はあまり見られないが，系統的にこのような徴候について検討した報告はない。さらに，リノール酸の低い組成の調製粉乳を用いた幼少～少し年長の乳児において，明白な欠乏の徴候は示さないものの生化学検査による必須脂肪酸の欠乏が存在する例が報告されている[27]。逆に，早い時期に母乳で育てられた，あるいはリノール酸の組成が高い調製粉乳で育てられた乳児は，後の摂取量不足に耐えうる十分な貯蓄が体内でできているのかもしれない。

乳児の栄養補給に牛乳を代用することについては，栄養の問題と同様に経済的な面も考慮すべきである。牛乳の値段は調製粉乳よりかなり低いので，生後1年後に牛乳に置き換えることは，多くの家庭において重要な経済的な負担軽減となる。さらに，様々な食物の補助計画で調製粉乳よ

表 54.6 大豆の人工乳と加水分解した人工乳の栄養組成（100 kcal あたりの量）

成分	ISOMIL（アイソミル）[a,b]	PROSOBEE[c]	ALIMENTUM[a]
エネルギー（kcal/L）	676	680	676
タンパク質（g）	2.45（大豆タンパク質を分離，L-メチオニン）	2.5（大豆タンパク質を分離，L—メチオニン）	2.75（カゼイン水解物）
脂質（g）	5.3（大豆油，高オレイン酸ヒマワリ油，ココナッツ油）	5.3（パーム油，大豆油，ココナッツ油，高オレイン酸ヒマワリ油）	5.5（67% LCT，33% MCT）
炭水化物（g）	10.3（コーンシロップ，つまりスクロース）	10.6（固形コーンシロップ）	10.2
電解質とミネラル			
カルシウム（mg）	105	104	105
リン（mg）	75	82	75
マグネシウム（mg）	7.5	11	7.5
鉄（mg）	1.8	1.8	1.8
亜鉛（mg）	0.75	1.2	0.75
マンガン（μg）	25	25	8
銅（μg）	75	75	75
ヨウ素（μg）	15	15	15
セレン（μg）	—	—	—
ナトリウム（mg）	44	35	44
カリウム（mg）	108	120	120
塩化物	62	80	80
ビタミン			
ビタミン A（IU）	300	294	300
ビタミン D（IU）	60	60	45
ビタミン E（IU）	1.5	2	3
ビタミン K（μg）	11	8	15
チアミン（μg）	60	80	60
リボフラビン（μg）	90	90	90
ビタミン B_6（μg）	60	60	60
ビタミン B_{12}（(μg）	0.45	0.3	0.45
ナイアシン（μg）	1,350	1,000	1,350
葉酸（(μg）	15	16	15
パントテン酸（μg）	754	500	754
ビオチン（μg）	4.5	3	4.5
ビタミン C（mg）	9	12	9
コリン（mg）	8	8	8
イノシトール（mg）	5	6	5

LCT：長鎖トリグリセリド，MCT：中鎖トリグリセリド。
[a] Ross Laboratories 社（オハイオ州コロンブス）。
[b] アイソミル-SF（スクロースを含まない）は，グルコース複合体がコーンシロップとスクロースに置き換えられるという異例の似通った構成をしている。
[c] Mead Johnson Nutritionals 社（インディアナ州エヴァンズヴィル）。

りもむしろ牛乳を供給したとすると，生後 6 ヵ月以上の乳児に限っても，現在実行されている資金はより多くの乳児に大きな利益をもたらすだろう。これは，調製粉乳と牛乳による栄養補給の比較に関してのさらなるデータなしでは推奨できないことは明らかである。

▶離乳食

研究者によっては，離乳食(すなわち，母乳栄養には取って代わらない食品）と代替食（すなわち，母乳に取って代わる食品）を区別している。しかし，エネルギーを含んでいるすべての食品は，将来は母乳に取って代わるであろうから，すべて離乳食であるともいえる。これらの食品は，4〜6 ヵ月で 1 人で座れるようになったら，母乳栄養あるいは調製粉乳で栄養されている乳児に，段階的に導入されるべきである[28]。鉄を添加したシリアルは，普通このような食物として最初に与える。野菜や果物は次の段階で与える。それから短い間をおいた後で肉，最後に卵を与える。歴史的に，食物を与える順序にはかなり注意が払われてきた。しかし，これはもはや絶対的なものではない。今では，多くの研究者は最初の離乳食の 1 つとして，鉄や亜鉛のよい供給源である肉をすすめている。新しい食物は 1 回に 1 つだけ与え，次の新しい食物を与える前に少なくとも 3 日間空ける。これは，新しく与えられた食物に対して何か悪影響がないか確認し，また乳児を新しい食物の味や食感に慣れさせるために行う。食物アレルギーや他のものに対するアレルギーの家族歴がある場合，新しい食物はかなりゆっくり与える。

家庭でつくった，または市販の離乳食のいずれもが利用可能である。後者のほうが便利である。多くの市販品がいくつかの栄養素（例：鉄，亜鉛，いくつかのビタミン）を強化しており，また幼児が成長するにつれて大きなかたまりを食べることができるようになっていくのに合わせ，い

III

表 54.7　食事ガイドライン

食品グループ	サービング/日	サービングのサイズ
穀物	6〜11	パン 1 枚 米 1/2 カップ（調理ずみ） パスタ 1/2 カップ
果物	2〜4	中程度のメロン 1/4 果物 1 つ ジュース 3/4 カップ 缶詰果物 1/2 カップ イチゴ，ブドウ 1/2 カップ
野菜	3〜5	生もしくは調理ずみ 1/2 カップ
牛乳	2〜3	牛乳，ヨーグルト 1 カップ チーズ 56 g
肉	2〜3	赤身肉（調理ずみ）56〜84 g 乾燥豆 1/2 カップ[a] 卵 1 つ[a]
脂質/デザート	制限	

[a] これらの量は赤身肉 28 g に等しい。つまり，2 サービングは 1 サービングの肉に等しい。

表 54.8　種々の 1 日のエネルギー摂取量に必要な様々な食品グループのサービング数

食品グループ	1 日のエネルギー摂取量に必要なサービング数		
	1,600 kcal	2,200 kcal	2,800 kcal
パン	6	9	11
果物	2	3	4
野菜	3	4	5
肉	140	168	196
牛乳	2〜3	2〜3	2〜3
全脂質	53	73	83
加えた砂糖（ティスプーン）	6	12	18

ろいろな硬さの食物を利用できるようになっている。

肉と 1 つもしくはそれ以上の野菜を含む離乳食やスープが，一般的に利用されている。しかし，これらの製品のタンパク質組成は，肉類のタンパク質組成ほど良くない。プリンやデザートも人気の製品であるが，ミルクや卵を除けば，これらはエネルギー以外の栄養素が乏しい供給源である。それゆえ，これらの摂取は制限しなければならない。さらに，卵を含む製品の摂取は一般的に遅く始めるべきであり，特に食物や他のアレルギーの家族歴がある場合は，乳児が卵を許容できることを確認してから摂取すべきである（この場合の卵は硬めにゆでて黄身をほぐしたものか，市販されている黄身の調整品を使うのが望ましい）。

歴史的に，ジュースは乳児の食事に必要なものと考えられてきた。しかし，ビタミン類の組成を除くと，エネルギー以外はあまり栄養素を含んでおらず，これらは他の栄養素の AI 量の摂取を妨げる可能性がある。これを考え，最新の推奨量ではジュースの摂取を約 120 mL に制限している。甘味をつけた飲み物はもちろん避けるべきである[29]。

1 年目の後半における栄養の与え方は非常にいろいろな方法があるが，多くの調査では現在実行している栄養摂取で乳児はほとんどの栄養素の AI 量を摂取できていることが示されている。

よちよち歩きの幼児の栄養補給

生後 1 年の終わりの頃までには，ほとんどの乳児が 1 日 3 回の食事と 2 回のおやつの習慣に適応してくる。それぞれの乳児の食事は，かなり自由に個人的な好みや家族の習慣に委ねてよいが，両親には基本的な 1 日の食事の必要量の概要を示すべきである。同様に重要なことは，子どもが成長するにつれて，何を食べさせるかということである。

▶食事摂取の低下

生後 1 年の終わりに近づくと，成長の速度も遅くなり，よって子どもの食事摂取量も減少するか，または生後 1 年間でそれまで増加したような速さでは増加しないようになる。さらに，子どもがある食べ物，もしくはすべての食べ物に興味をもたない期間がしばらくあることもめずらしくない。食習慣の中でこれらの変化を予期あるいは認識すべきである。無理に食べさせようとすると，しばしば子どもは自然に反発するようになり，食の問題が起こる。問題を予防することは，幼児を正す以上に有効であるので，生後 2 年目頃にその問題が現れる前に食習慣の様式の変化を親に説明すべきである。また親には，子どもの食への興味の欠如はおそらく一時的なものであり，無理に食べさせることは意味のない試みであり，かえってより深刻な食の問題を引き起こす結果をまねくことがあるということを伝えるべきである。

▶食事の自己選択

子どもの特定の食品に対する強い好き嫌いは生後 1 年後ぐらいに現れ，それが健康に支障がないならば尊重すべきである。子どもにとって必須でない食品の長所（例：ホウレン草）がおそらく強調されすぎている場合もあり，またそのような食品を子どもが食べないからといって問題にする必要はない。しばしば，最初食べさせた時に拒否された食品でも，2，3 日後もしくは 2，3 週間後に再び食べさせると受け入れられることもある。受け入れられるまで，新しい食品をくりかえし提供することが必要なこともある。逆に，ミルクやシリアルのような基本的主食を避けつづける場合には，これらの基本的な主食の代替品（例：チーズ，ヨーグルト，パン）を与えるべきである。

子どもは，数日間単位で見るとバランスのとれた食事を選ぶ傾向にある[30]。そのために，子どもが長期間にわたり適切に食事をする限り，食品の広い選択肢が許されるべきであろう。普通，子どもは自分が食べるかどうかで自分の食事の量を決める。この年代では，食習慣，特に食品の好き嫌いは，家族の中でも年上の子どもに影響されることがあるかもしれない。そのために，2 歳児頃に始まった食の様式や習慣は何年間も続くかもしれないので，そのような影響は注意深く経過を観察すべきである。

▶自分で食べる

乳児は，身体能力的に自分で食事ができるようになれば，すぐに，自分で食事をとるようにすべきである。6ヵ月になる頃までに多くの乳児が哺乳ビンをもつことができ，その後の 2，3ヵ月の間にコップをもてるようになる。ツヴィーバック［訳注：ラスクの一種］，グラハムクラッカーなど，自分の手でもてる食品は，生後 7〜8ヵ月で与えることができる。10～12ヵ月の間には多くの幼児がスプーンをもち，直接口にもっていくことができる。親はしばしばこの大切な学習の過程を，まわりを汚してしまうといって抑制しがちである。しかし，これも幼児の全般的な発達の大切な面であり，奨励すべきもので，静かに見守るべきである。生後2年の終わりには，幼児はほぼ自分で食事ができる能力をもっている。しかし，およそ4歳までは誤嚥のリスクが高いので，しっかり責任をもって見守る成人がいる場合を除いては，誤嚥しやすい食品（例：ブドウ，ナッツ，チーズのかたまりや肉）は与えないようにすべきである。

▶食習慣

生後1～2年で形成された食習慣は，その後の人生に影響を与えることがあるので，子どものために可能な限り最善の食習慣を整えることが大切である。食事をめぐるトラブルは，親の過度な強制と，親だけでなく子どもの不安から起こる。子どもの消極的な反応は，しばしば必要以上に食事に時間をかけることに対するストレスから起こる。これを直すには，親子関係の改善が必要である。食事を妨げる他の要因は，食事の時間における過剰な混乱や，食事の時間が十分でないことや，家族の他の人が食品を嫌いといったり，調理がおそまつであったり，あまり食欲がわかないような食事であることなどがある。子どもが気楽に食卓につくことができるように，足置きのついた適当な高さの，心地よいイスが必要である。

子どもの食欲は尊重すべきである。子どもの食欲が通常より少ない場合，もっと食べるよう強制してはならない。食習慣については説明するよりも大人がよい手本を示すほうがよりよいことを理解すべきである。

より年長の子どもの食事

2歳までには，子どもの食事が他の家族の食事内容と同じとなるように，離乳食から通常食へ移行すべきである。必要とされるすべての栄養素は，最新の食事のガイドラインにより選ばれた様々な食事から供給される（後述）。食事の脂肪を総エネルギー摂取量の約30％に，飽和脂肪酸を総エネルギーの10％未満に，コレステロールを100 mg/1,000 kcal未満に制限し，PUFAを総エネルギーの7～8％に，一価不飽和脂肪酸を12～13％投与するというNational Cholesterol Education Programと一致して，これらのガイドラインは穀物，果物，野菜の摂取を強調している。American Heart Association Step One Dietプログラムは成人の動脈硬化性心疾患を減らすために推奨されているが，これらは肥満の発生を抑制するのにも効果がある。このような食事が，動脈硬化性心疾患の濃厚な家族歴のある子どもを除いて，思春期以前に重要かどうかについては論議がある。しかし，このような果物・野菜の多い食事は1歳ぐらいの小児の正常な成長を支えるものでもあり[19]，これを遅くとも2歳頃から導入するのは思春期に行うより容易かもしれない。

フードガイドピラミッド（Food Guide Pyramid）は最初，年長の子どもと成人のためにつくられたが，2～6歳の子どもにも適応できる[33]。**表54.7**に，種々の食品グループから提案されている1日のサービング数と提案されている各グループのサービングの大きさを示す。これらは，1989年に米国医学研究所食品栄養委員会によってつくられた栄養素の推奨摂取量（RDA）に適合することを目指している。さらに最近の食事摂取基準（DRI）（**表54.1**）では，いくつかの栄養素はこれらより低くなっているが，各食品グループからの1日のサービング数に対して大きなインパクトをもつようには思えない。

バランスの良い食事で1日1,600 kcal，2,200 kcal，2,800 kcalを満たすそれぞれの食品グループからのサービング数を，**表54.8**に示す。中等度の身体活動を行う4～6歳児にとって，1,600 kcal/日の食事は適切な食事である。2～4歳児に対しては，ミルクを除くすべての食品グループのサービングの大きさは，そこから約1/3だけ小さくすべきである。2,200 kcal/日の食事は，身体活動が中等度のほとんどの6～10歳児にとって適切である。活発に動く10代の男児は，活動量の多い成人で提案されているのと同じように，1日2,800 kcalもしくはそれ以上必要かもしれない。さらに高いエネルギーの摂取は，まずは各食品グループでサービングを多くすることで行われる。

これらのガイドラインは有用で，2歳以上の子どもの食事計画に使うことができるが，同じ年代の子どもの間でもエネルギー必要量の差はかなり大きい。活動レベルはエネルギー必要量の主要な決定因子である（前述参照）。他は一見似通った子どものグループ内でもエネルギー消費量に個人差があり，その差は15～20％にもなりうる。そのために，フードガイドラインに基づいた食事をとる子どもにおいても，成長が十分でありかつ過度になっていないかを，経過を追って確かめる必要がある。

さらに子どもが大きくなり，より独り立ちできるようになると外で食べる食事の回数が増え，不可能でないとしても，フードガイドラインを守ることが難しいことがしばしばある。明白な解決策はそのような行動を制限することである。しかし，このアプローチは子どもに抵抗されそうである。さらに，働いている母親の増加にともない，外食や，出来合いの食品を家で食べる機会が増えている。

低出生体重児の栄養素必要量

アメリカでは毎年，すべての乳児のおよそ7％が2,500 gより低い出生時体重で生まれるが，この数十年の間にこうした子どもの生存率は着実に改善してきた。今日，最も小さい乳児（すなわち，出生時体重が1,000 gより少ない）でさえ，少なくとも75％が生き延び，さらに出生時体重が1,000 g以上の低出生体重児（low birth weight infant：LBW）の生存率は100％に近づいている[34]。生存率の増加した低出生体重児にも，適切な食事をさせなければならない。それゆえ，こうした子どもの栄養の必要量を満たす際に起こる問題についての認識を高める必要がある。

低出生体重児に対する早い時期からの適切な栄養管理の実際的な重要性は，空腹時の乳児のエネルギー代謝を考慮することにより説明することができる[35]。成人と同様に，空腹時の必要に見合ったエネルギーは，様々な栄養素の体内の蓄積からもたらされる。肝臓に蓄積されたグリコーゲンは最初に利用されるが，これはかなり限られており，そのためすぐに枯渇する。その次に，体に蓄積されている脂

表 54.9　妊娠後期の様々な栄養素の子宮内での蓄積率

成分	妊娠の各期での蓄積[a]		
	26〜30 週	30〜34 週	34〜38 週
体重（g）	600	750	930
タンパク質（g）	68	97	126
脂質（g）	60	95	145
水分（g）	459	539	627
カルシウム（g）	3.4	5.1	8.7
リン（g）	2.2	3.3	5.4
マグネシウム（mg）	93	131	193
ナトリウム（mEq）	46	53	64
カリウム（mEq）	25	31	39
塩化物（mEq）	35	37	37

[a] 体重は 26 週の 880 g から 30 週の 1,480 g へ，34 週の 2,230 g から 38 週の 3,160 g へ増加する。
(Adapted with permission from Ziegler EE, O'Donnell AM, Nelson SE et al. Body composition of the reference fetus. Growth 1976；40：329–40.)

質がエネルギーの主要な源になる。タンパク質の蓄積もまたアミノ酸の供給に利用され，このアミノ酸からはグルコースが合成される（すなわち，糖新生）。そして，グルコースが絶対的に必要な組織に利用される。したがって，体内の水分量が十分であれば，利用できる脂質やタンパク質の体内の蓄積量は，生まれたばかりの乳児が生存できる時間の長さを最終的に決定する因子である。

表 54.9 に示すように，タンパク質と脂質の体組成，特に脂質については，妊娠期間中ずっと増え続ける[36]。それゆえに，出生時体重が 3,500 g の乳児は 2,000 g の乳児に比べ，より多い内因性の栄養素が確保できている。一方，1,000 g の乳児はかなり限られた貯蔵量しか確保できない。現在のエネルギー必要量が 50 kcal/kg/日とすると，食事による栄養素摂取をまったく受けない 1,000 g の乳児は，わずか 4，5 日生き延びる栄養しか体内に確保してない。また，2,000 g の乳児ではおよそ 12 日間，正期産の乳児ではおよそ 1 ヵ月である[35]。グルコースの静脈からの供給は（7.5 g/kg/日，供給量は 5%グルコース濃度で 150 mL/kg/日，10%グルコース濃度で 75 mL/kg/日），理論的には，1,000 g，2,000 g，3,500 g の乳児の生存をそれぞれ 7 日，18 日，50 日間延長する[35]。

これらの理論的な計算の結果は，一般的に低出生体重児が飢餓状態に陥りやすく，それゆえ早い段階で栄養管理に注意を払う必要があることの説明となる。この飢餓を予防する栄養の実際的な役割に加えて，栄養不足は，様々な器官の細胞増殖の期間，特に中枢神経系では取り戻すことができないほどの細胞の障害をまねくことがある[37]。そうなれば，早産の乳児では，脳が発達するはずの妊娠後期に早々に子宮から出てしまうため，栄養不十分となり特に障害が起こりやすいかもしれない。ヒトの脳全体の細胞増殖の期間は少なくとも生後 18 ヵ月まで続く[38]。十分な栄養がこの期間中に供給されれば，細胞の障害は明らかに修復しうる[39]。脳の特定の部位における神経増殖の持続期間に関してはあまり知られていないが，生存した低出生体重児に神経発達障害が持続的に高い頻度に見られることから[40,41]，よい栄養管理は子どもの死亡率を減らすだけでなく，神経発達上のアウトカムをも改善するかもしれない。

前述の因子については，新生児の研究者は認識しており，低出生体重児に対する早期の適切な栄養補給の重要性は浸透している。その結果，低出生体重児の栄養必要量については，活発な研究領域となっている。しかし，病弱な乳児に対する種々の栄養素の DRI を支持する情報は不十分である。つまり，幅広い様々な集団の乳児の栄養管理に対して統一された目標がないことを反映している。以降の議論は，現在の知識をまとめたものである。

▶栄養管理の目標

低出生体重児の栄養管理の主な目標は，子宮内での胎児の成長の継続や栄養の蓄積を支えるようにすべての栄養素を十分量供給することである[42]。そのために，低出生体重児における様々な栄養素の最小必要量は普通，子宮内で蓄積する量であると考えられている（**表 54.9**）。この概念は，入院している低出生体重児の栄養補給のために考案された調製粉乳の推奨された組成[46]で（**表 54.11**），様々なグループにより（**表 54.10**）低出生体重児に推奨される栄養摂取として提唱されている[42〜45]。

低出生体重児の栄養管理の目標に関して対立する見解がある。1 つは，母乳が与えられないと胃腸や免疫機構が適切に形成されないという見解，もう 1 つは，できるだけ速く成長率を高めたいという考えである。成長を速くすることによって普通に見られる出生直後 2，3 日での 10〜15%の体重減少をできるだけ速く取り戻し，また入院期間を短くすることにより，入院費用も削減できる。前者の考えを支持する人は母乳栄養を主張する。母乳栄養には，母子のつながりを強め，感染症や壊死性腸炎への抵抗力を高め，神経発達によい影響を与えるなど，栄養以外の有用性があるためである。彼らはまた，低出生体重児のタンパク質を分解する能力には限界があるが，母乳はタンパク質組成が低いため，この問題を克服できると指摘している。後者の見解を支持する人たちは，追いつき成長に対する有用性を強調し，母乳からのタンパク質の過度の摂取は低出生体重児のタンパク質の分解能力に負担をかけないということを指摘している。

1980 年代初頭にイギリスで始められた多施設臨床試験[47]では，長い間続いた論争へのいくつかの意見を提供している。この研究で，母乳栄養をされていた乳児は，貯蔵された母乳もしくは調製粉乳のサプリメントを受けるグループのいずれかに無作為に振り分けられた。また，いくつかの施設で，母乳栄養をされていなかった乳児は，主に未熟児用の調製粉乳もしくは貯蔵された母乳を，他は未熟児用あるいは正常児用の調製粉乳が割りあてられた。母乳栄養の乳児は，母乳だけの場合あるいは調製粉乳と母乳併用の場合にも，新生児期の壊死性腸炎や感染症の発症頻度が低かった[48]。加えて，新生児期に正常期産児用の調製粉乳に対して未熟児用の調製粉乳を与えられた乳児は（すなわち，タンパク質や他の栄養がより高い），18 ヵ月およびそれ以降の成長の指標が高かった[49,50]が，貯蔵された母乳を割りあてられた乳児と，未熟児用の調製粉乳を割りあてられた乳児とでは差がなかった。そして，正常期産児用調製粉乳に比べタンパク質が少ない貯蔵された母乳を割りあてられた乳児は，調製粉乳を与えられた乳児より副作用が少なかった[51]。さらに，自身の母親の母乳を入院期間中に供給された乳児の神経発達の指標は，7，8 歳[52]およびそれ以降の神経発達がよかった。

表 54.10 低出生体重児の栄養摂取の推奨量の比較

	AAP CON (1985)	ESPGAN CON (1987)	CONSENSUS GROUP (1993)	HEALTH CANADA (1995)
水分 (mL/kg/日)	150	138〜185	150〜200	120〜200
エネルギー (kcal/kg/日)	120	130 (110〜165)	120	105〜135
タンパク質 (g/kg/日)	3.5〜4.0	2.7〜3.7	3.6〜3.8 (BW<1,000 g) 3.0〜3.6 (BW>1,000 g)	3.5〜4.0 (BW<1,000 g) 3.0〜3.6 (BW>1,000 g)
炭水化物 (g/kg/日)	10.8〜15.6	8.4〜16.8	Lactose 3.8〜11.8 Oligomers 0〜8.4	7.5〜15.5
脂質 (g/kg/日)	5.4〜7.2 LA[a], 0.48	4.3〜8.5 LA, 0.6〜1.7 ALA, >0.06 LA/ALA, 5〜15	 LA, 0.5〜2 ALA, 0.13〜0.5 LA/ALA, 5〜15	4.5〜6.8 LA, 4.5%E ALA, 1%E —
ナトリウム (mEq/kg/日)	2.5〜3.5	1.2〜2.8	2.0〜3.0	2.5〜4.0
塩化物 (mEq/kg/日)	—	1.9〜3.0	2.0〜3.0	2.5〜4.0
カリウム (mEq/kg/日)	2.0〜3.0	2.8〜4.7	2.0〜3.0	2.5〜3.5
カルシウム (mEq/kg/日)	200〜250	84〜168	120〜230	160〜240
リン (mg/kg/日)	110〜125	60〜104	60〜140	108.5〜118
マグネシウム (mg/kg/日)	—	7.2〜14.4	8〜15	4.8〜9.6
亜鉛 (μg/kg/日)	>600	660〜1,320	1,000	508〜812
マンガン (μg/kg/日)	>6	1.8〜9.0	7.6	0.54〜1.1
銅 (μg/kg/日)	108	108〜144	120〜150	69〜120
鉄 (mg/kg/日)	2〜3	1.8	2.0	2〜4
ヨウ素 (μg/kg/日)	6	12〜54	30〜60	31〜62
セレン (μg/kg/日)	—	—	1.3〜3.0	3.2〜4.9
クロム (μg/kg/日)	—	—	0.1〜0.5	0.05〜0.1
モリブデン (μg/kg/日)	—	—	0.3	0.2〜0.4
ビタミン A (IU/100kal)	75〜225	270〜450	583〜1,250	167〜375
ビタミン K (μg/100 kcal)	4	4〜15	6.7〜8.3	—
チアミン (μg/100 kcal)	>40	20〜250	150〜200	33〜42
リボフラビン (μg/100 kcal)	>60	60〜600	200〜300	300〜383
ナイアシン (μg/100 kcal)	>250	800〜5,000	3,000〜4,000	8.6 NE/5000 kJ
ピリドキシン (μg/100 kcal)	>35	35〜250	125〜175	15 μg/g タンパク質
パントテン酸 (μg/100 kcal)	>300	>300	1,000〜1,500	667〜1,083
ビタミン B_{12} (μg/100 kcal)	>0.15	>0.15	0.25	0.15 μg/日
ビオチン (μg/100 kcal)	>1.5	>1.5	3〜5	1.25
葉酸 (μg/100 kcal)	33	>60	21〜42	50 μg/日
ビタミン C (mg/kg/日)	35	7〜40	15〜20	6〜10
ビタミン D (IU/日)	400	800〜1,600	400	400
ビタミン E (IU/日)	>1.1	0.6〜10	5〜10	0.5〜0.9 mg/kg
タウリン (mg/kg/日)	—	—	4.5〜9.0	—
イノシトール (mg/kg/日)	—	—	32.4〜81	—
カルニチン (mg/kg/日)	—	—	2.9	—
コリン (mg/kg/日)	—	—	14.4〜28.1	—

AAP: American Academy of Pediatrics, ALA : α-リノレン酸, BW : 体重, CON: Committee on Nutrition, ESPGAN: European Society of Pediatric Gastroenterology and Nutrition, LA : リノール酸, NE : ナイアシン当量。

▶エネルギー必要量

一般に，低出生体重児にはおよそ120 kcal/kg/日が必要とされている。この内訳は，安静時エネルギー消費量 75 kcal/kg/日が，そして残りは特異動的作用（10 kcal/kg/日），避けられない便からの喪失（10 kcal/kg/日），成長のための消費（25 kcal/kg/日）である。安静時の必要量の普通の分配（75 kcal/kg/日）は，安静時エネルギー必要量（50〜60 kcal/kg/日）とそれに加えて，活動および寒冷ストレスに対する応答のためのエネルギー必要量がある。しかし，低出生体重児は比較的不活発であり，環境の温度が注意深く制御されているため寒さに対するエネルギー消費は最小限である。比較的不活発な乳児において適度な温度の環境を厳格に維持して行われた多くの研究では，安静時エネルギー消費量（すなわち，基礎必要量に加え，活動や寒さのストレスに対する必要量）は 60 kcal/kg/日をわずかに上回る程度である[53〜56]。栄養素の便からの喪失，特に脂質の喪失は，低出生体重児では避けられない。この喪失の程度は，乳児の発達の段階と脂質摂取の関数になる（脂質必要量については後の項を参照）。しかし，母乳もしくは最近の調製粉乳を与えられた乳児は，脂質摂取の 10%，もしくは非タンパク質エネルギー摂取量の 5%の脂質を便中に失うことはほとんどない。

成長のためのエネルギー必要量は 2 つの構成要素から成る。すなわち，新しい組織をつくるためのエネルギー，これは安静時のエネルギー消費量を測定した量に含まれる。もう 1 つは栄養素を蓄積しておくためのエネルギーである。このエネルギーは 3〜6 kcal/g の体重増加に相当する。

表 54.11 低出生体重児の生命科学研究組織の推奨量[a,b]

栄養素（単位）	最小量	最大量
エネルギー（kcal 100 mL）	67	94
タンパク質（g/100 kcal）	2.5	3.6
全脂質（g/100 kcal）	4.4	5.7
リノール酸（全脂肪酸の%）	8	25
α-リノレン酸（全脂肪酸の%）	1.75	4.0
リノール酸：α-リノレン酸	6：1	16：1
全炭水化物（g/100 kcal）	9.6	12.5
ラクトース（g/100 kcal）	4	12.5
オリゴ糖（g/100 kcal）	—	—
中鎖トリグリセリド（全脂肪酸の%）	—	50
ドコサヘキサエン酸（全脂肪酸の%）	—	0.35
アラキドン酸（(全脂肪酸の%）	—	0.6
アラキドン酸：ドコサヘキサエン酸	1.5：1	2：1
エイコサペンタエン酸（全脂肪酸の%）	—	30
ミリスチン酸（全脂肪酸の%）	—	12
ラウリン酸（全脂肪酸の%）	—	12
ミネラル		
カルシウム（mg/100 kcal）	123	185
カルシウム：リン	1.7：1	2：1
リン（mg/100 kcal）	82	109
マグネシウム（mg/100 kcal）	6.8	17
鉄（mg/100 kcal）	1.7	3.0
亜鉛（mg/100 kcal）	1.1	1.5
マンガン（mg/100 kcal）	6.3	25
銅（μg/100 kcal）	100	250
ヨウ素（(μg/100 kcal）	6	35
ナトリウム（mg/100 kcal）	39	63
カリウム（mg/100 kcal）	60	160
塩化物（mg/100 kcal）	60	160
セレン（μg/100 kcal）	1.8	5.0
フッ素（μg/100 kcal）	—	25
クロム（μg/100 kcal）	—	—
モリブデン（μg/100 kcal）	—	—
ビタミン		
ビタミン A（μg レチノール当量/100 kcal）	204	380
ビタミン D（IU/100 kcal）	75	270
ビタミン E（mg α-トコフェロール当量/100 kcal）	8	9
ビタミン E（mg）：多価不飽和脂肪酸（g）	>1.5：1	—
ビタミン K（μg/100 kcal）	4	25
ビタミン B_1（チアミン）（μg/100 kcal）	30	250
ビタミン B_2（リボフラビン）（μg/100 kcal）	80	620
ビタミン B_3（ナイアシン）（μg/100 kcal）	550	5,000
ビタミン B_6（ピリドキシン）（μg/100 kcal）	30	250
ビタミン B_{12}（コバラミン）（μg/100 kcal）	0.08	0.7
葉酸（μg/100 kcal）	30	45
パントテン酸（μg/100 kcal）	300	1,900
ビオチン（μg/100 kcal）	1.0	37
ビタミン C（アスコルビン酸）（mg/100 kcal）	8.3	37
タウリン（μg/100 kcal）	5	12
その他		
カルニチン（μg/100 kcal）	2	5.9
ヌクレオチド（μg/100 kcal）	—	—
コリン（mg/100 kcal）	7	23
イノシトール（mg/100 kcal）	4	44

[a]様々な要因により特別に処方した適切な栄養素の濃度（全体の組成，腎の溶質負荷の可能性，重量オスモル，様々な栄養素の割合）。
[b]最大値は，健康被害を与えないことに基づいている。臨床的な研究もしくはメーカーによって報告されている現在使用している人工乳の最大量による。委員会はメーカーのデータを十分に検討しておらず，時に健康被害を起こさないとする値は過小評価されている可能性がある。
(Adapted with permission from Klein CJ. Nutrient requirements for preterm infant formulas. J Nutr 2002；132：1395S–577S.)

エネルギー密度の高い脂肪組織の蓄積は除脂肪体重の沈着より多くのカロリーを必要とするので，このエネルギーの量は驚くべきことではない。計算では，普通に成長している妊娠 30〜38 週の胎児の組織への沈着のエネルギー量は 2.0〜2.5 kcal/g である（**表 54.9**）。それに対して，正常に成長している生後から 4 ヵ月の満期産乳児の組織沈着の計算によるエネルギー量はおよそ 4.5 kcal/g である[57]。

低出生体重児のエネルギー必要量はかなり差がある。成長を除くと，最も重要な定量的な因子は活動状態と小児が育てられている環境条件である。165 kcal/kg/日の高いエネルギーが推奨されてきたが，120 kcal/kg/日のエネルギー摂取は多くの低出生体重児にとって適切であるように思われる（**表 54.10**）。

表 54.12 生命科学研究組織 Panel の栄養組成に従った未熟児用人工乳の必須アミノ酸（mg/100 kcal）の推奨量の最小量と最大量の構成

アミノ酸	最小量	最大量
ヒスチジン	53	76
イソロイシン	129	186
ロイシン	252	362
リシン	182	263
含硫アミノ酸	85	123
芳香族アミノ酸	196	282
トレオニン	113	163
トリプトファン	38	55
バリン	132	191
アルギニン	72	104

(Adapted with permission from Klein CJ. Nutrient requirements for preterm infant formulas. J Nutr 2002；132：1395S–577S.)

▶タンパク質必要量

1940 年頃までは，ほとんどの低出生体重児は母乳で育てられてきた。しかしこの方法は，母乳よりも多くのタンパク質を摂取することにより体重増加が大きくなることが証明されてからほとんど行われなくなった[58]。しかも，この研究で用いられた高タンパク質の調製粉乳は，電解質やミネラルも母乳より多く含んでいた。だが，多くの研究者は，体重増加が大きいことはタンパク質を多くとったことによる除脂肪体重の増加でなく，電解質やミネラルを多くとったことによる単に水の貯留によるものでないかとの異論を唱えた。この議論は，最終的に，タンパク質の摂取と除脂肪体重の直接の相関と溶質の摂取と細胞外液の貯留との関係を示した研究により解決した[59,60]。

一般に，およそ 3 g/kg/日のタンパク質摂取が子宮内での体重増加や窒素保持を支えている[61,62]。逆にいえば，より多い摂取は通常代謝的に十分に許容され，体重増加率や窒素保持を支えている[63,64]。もちろん，タンパク質はすべての必須アミノ酸を十分量供給しなければならない[65]。Life Sciences Research Organization（LSRO）Expert Panel on Nutrient Contents of Preterm Infant Formulas[45]で推奨されているそれぞれの最大および最小量を，**表 54.12** に示す。これは，推奨されている最小および最大量を投与された時の，母乳タンパク質の必須アミノ酸の量に基づいている（**表 54.11**）。

低出生体重児用の最新の調製粉乳は，牛乳の修飾タンパク質を含んでいるが（60％のホエイタンパク質と 40％のカゼイン），タンパク質が修飾されていない牛乳タンパク質（18％のホエイタンパク質と 82％のカゼイン）よりも効果がある（特に成長に関して）というエビデンスはほとんどない[66]。理論的な興味は，調整牛乳を与えられた乳児の血漿トレオニンの濃度が，無調整牛乳を与えられている乳児の約 2 倍になったものの，チロシン濃度は無調整牛乳を与えられた乳児のほうが高い値を示したことである。

現在のところ，低出生体重児の多くは，「強化された」母乳か低出生体重児用の調製粉乳を与えられている。このどちらからも，3.2〜3.6 g/kg/日のタンパク質摂取が供給される。タンパク質摂取は子宮内でのタンパク質合成や成長を支えるが，このようなタンパク質摂取にもかかわらず，出生時体重が 1,250 g より低い乳児の 90％は，退院時に子宮内での標準的な成長の 10 パーセンタイルより小さい[34,67]。この所見は，十分な追いつき成長を支えるのに摂取が不十分であることを示している。この理由により，低出生体重児のタンパク質摂取の最新の推奨量は 4.5 g/kg/日に近づいている[46]。残念ながら，推奨されるより高い摂取量を供給する調製粉乳や母乳を強化するものはなく，現時点ではまだ十分に研究されていない（**表 54.13**）。

多くの低出生体重児は退院時の成長の遅れを取り戻すため，「退院後」に調製粉乳が導入されている。これは，標準の満期産の乳児用調製粉乳より多くのタンパク質や多くのエネルギーを供給し，退院後に追いつき成長を続けることを支える。限られたデータしかないが，これらの調製粉乳は追いつき成長を支えるが，これは退院後のほんの短い間にしかあてはまらない[68〜71]。しかし，この期間に成し遂げられた成長の有効性は，18 ヵ月まで残る。

▶脂質必要量

低出生体重児にデザインされたものも含め，母乳や多くの乳児用調製粉乳の非タンパク質エネルギー量の約半分を脂質が占めている。それにもかかわらず，ヒトの栄養においてエネルギー源として知られている以外の脂肪の必要性は，必須脂肪酸を供給することだけである。以前は，研究者は，総エネルギー摂取量の 2〜4％をリノール酸として投与すれば必要量は満たされると考えていた。しかし，現在では，α-リノレン酸も必要であることが明らかになった。さらに，低出生体重児では，より長鎖で，より不飽和の多い n-6 系と n-3 系脂肪酸，例えばアラキドン酸やドコサヘキサエン酸の補充が有益であることが示されている。前駆物質ではなく，これらの脂肪酸，すなわちリノール酸と α-リノレン酸は，発達の段階で網膜や脳に蓄積される。しかし，これらの脂肪酸を補充されていない小児において，血漿と赤血球の脂質層のこれらの脂肪酸は少ない。これらの脂肪酸を補充した低出生体重児用の調製粉乳は，少なくとも一時的に，視機能や神経発達指数に対して有益な効果が得られているとの報告がある[72〜74]。両方の脂肪酸は母乳に存在しているが，その量は様々である。最近の低出生体重児用の調製粉乳は，これらの脂肪酸をおよそヒトの母乳の平均程度の量で含んでいる。

▶炭水化物の必要量

中枢神経系や造血組織では，代謝性の燃料として主にグルコースに依存している。これは，満期産の乳児でも成人

表 54.13　低出生体重児の標準の人工乳の組成（100 kcal の量）

成分	Similac Special Care[a]	Enfamil Premature[b]
エネルギー（kcal/L）	806	810
タンパク質（g）	2.73（牛乳，ホエイ）	3（牛乳，ホエイ）
脂質（g）	5.43（50%中鎖トリグリセリド，20%大豆油，20%ココナッツ油）	5.1（40%中鎖トリグリセリド，40%大豆油，20%ココナッツ油
炭水化物（g）	10.7（40%ラクトース，60%グルコース複合体）	11.1（50%ラクトース，50%グルコース複合体）
電解質とミネラル		
カルシウム（mg）	181	165
リン（mg）	91	83
マグネシウム（mg）	12.4	6.8
鉄（mg）	0.4[c]	0.25
亜鉛（mg）	1.5	1.5
マンガン（mg）	12.4	6.3
銅（μg）	252	125
ヨウ素（μg）	6.2	25
セレン（μg）	—	—
ナトリウム（mg）	43	40
カリウム（(mg）	131	101
塩化物（mg）	84	85
ビタミン		
ビタミン A（IU）	1,250	1,250
ビタミン D（IU）	150	272
ビタミン E（IU）	4	6.3
ビタミン K（μg）	12	8
チアミン（μg）	250	200
リボフラビン（μg）	620	300
ビタミン B_6（μg）	250	150
ビタミン B_{12}（μg）	0.55	0.25
ナイアシン（μg）	5,000	4,000
葉酸（μg）	37	35
パントテン酸（μg）	1,900	1,200
ビタミン C（mg）	37	20
ビオチン（μg）	37	4
コリン（mg）	10	12
イノシトール（mg）	6	17

[a] Ross Laboratories 社（オハイオ州コロンバス）。
[b] Mead Johnson Nutritionals 社（インディアナ州エヴァンズヴィル）。
[c] 鉄の含量が低い人工乳の鉄構成。

でも外から投与されたタンパク質，もしくは体内に蓄積されたタンパク質から合成される（すなわち，糖新生）。したがって，特定のアミノ酸や脂肪酸の必要量と異なり，炭水化物の絶対的な必要量というものは存在しない。しかし，外から与えられる炭水化物は，特に未熟児で，低血糖を避けるために必要である。

脂質のように炭水化物は，母乳と低出生体重児用調製粉乳でともに非タンパク質エネルギー組成のおよそ半分を占める。母乳の主な炭水化物はラクトースであるが，低出生体重児用調製粉乳はふつうラクトースとグルコース重合体の混合が含まれる（**表 54.13**）。腸のラクターゼ活性の発達は他のジサッカリターゼの発達より遅れるが，多くの生存可能な乳児は，かなりよくラクトースに耐えうる。

▶水分と電解質の必要量

低出生体重児の推奨される水の摂取量は 138～200 mL/kg/日の範囲である（**表 54.10**）。その消費の内訳は，不感蒸散による水分排泄，不可避的な腎臓からの排泄，その他の水分排泄，成長を含んでいる。これらすべての因子はかなり変動しやすく，非常に多くの生理学的要因に影響される（例：体温，まわりの気温および湿度，活動量，呼吸数）。

不感蒸散は低出生体重児の間でかなり差がある。さらに，肺と皮膚の不感蒸散はともに，環境の湿度と逆相関を示す。普通の育児状態で，満期産の乳児期の不感蒸散はおよそ 30 mL/kg/日だが，かなり小さい乳児の皮膚の水の透水性は亢進しており，皮膚からの水分喪失はかなり多量になる。光線療法もまた不感蒸散を増やす[75]。それに対して，比較的湿度の高い中での乳児の育児は，肺と同様に皮膚での水分喪失が減る傾向にある。一般的に，低出生体重児の不感蒸散は通常，正常産の乳児より少なくとも 2 倍大きく，より未熟な低出生体重児の不感蒸散は数倍大きくなることがある。

低出生体重児の不可避的な腎臓での水分喪失もまた，かなりの差がある。非常に未熟な乳児でも溶質の負担や利用できる水の量に応じて排泄する尿量を制御できるが，腎臓の濃縮と希釈機構がともにいくらか低下している[76]。一般的に，尿が 150～450 mOsm/L に濃縮され，50～60 mL/kg の尿量を出すことにより，通常範囲の溶質の負荷を排泄できる。これはかなり未熟な腎臓でさえも簡単に成し遂げることができる。

栄養補給していない乳児では胃腸からの水分の喪失は最小であるが，栄養補給されている乳児では摂取した水分の約10%が便から失われる。光線療法を受けた乳児は，便からもっと多くの水分喪失が起こる[75]。

成長における水分の必要性は，成長速度と新しく合成する細胞の水分構成の両方の関数で表される。妊娠後期につくられた組織の水分組成は，およそ70%である（**表54.9**）。しかし，出生後4ヵ月間で蓄積された組織の水分の濃度は40～45%しかない[57]。成長している低出生体重児における水分組成が50～60%であるという推定値は妥当であろう。

水分の不感蒸泄（30～60 mL/kg/日）と不可避的な喪失（50～60 mL/kg/日）および成長（10～20 mL/kg/日）に対する必要量は，体内で酸化により生じる水によって減らすことができる（すなわち，～12 mL/kg/日）。それゆえ，健常乳児と同様に，低出生体重児はおよそ100 mL/kg/日が水分の最小必要量とされている。しかし，非常に未熟な乳児や光線療法を行っている乳児は，より水分が必要である。一般的に，140 mL/kg/日の水分摂取は出生後2～3日の多くの乳児で許容できる。この量より多い摂取は，動脈管開存症の発症が増すと考えられている[77]。

低出生体重児のナトリウム，塩化物，カリウムの摂取の最新の推奨量は，それぞれ2.0～3.0 mEq/kg/日である。これらの摂取量は不可避的な喪失に置き換えるべきであり，正常な成長を支える。母乳やよく使用されている調製粉乳に含まれるカリウムや塩化物の量は，推奨量を十分に供給できる。しかし，母乳のナトリウム組成（～1.2 mEq/100 kcal）は，完全に吸収されても推奨量に満たないかもしれない。

▶ミネラルの必要量

乳児のカルシウムやリンの必要量の初期の研究は，低出生体重児を含め，低カルシウム血症を防ぐために必要な摂取量を決める方向で行われた。カルシウムに対して相対的にリンの組成が高い（すなわち，低いカルシウム-リンの比率）調製粉乳を摂取している乳児において低カルシウム血症が起こりやすいので，カルシウムとリンどちらかの絶対的な摂取量よりは，むしろその比率が強調されている。経験から，およそ1.5～2.0の割合が理想的な値であると考えられている。

健常な胎児の場合，在胎期間の後半に保持するカルシウムの量は，およそ5 mmol（200 mg）/kg/日である（**表54.9**）。母乳のカルシウムの組成は，この量の約10%のみである。そのため，低出生体重児のカルシウム必要量が子宮内での蓄積の持続を支えるために必要である量を考えれば，母乳が含んでいるカルシウム量は明らかに不十分である。リンの組成も母乳ではまたいく分か低い。さらに，補充されていない母乳栄養の低出生体重児は，カルシウムを多く含む調製粉乳による栄養補給の乳児よりも，X線検査での骨の密度が低い。そして，くる病や骨折が多く見られる[78,79]。それゆえ，母乳栄養の低出生体重児は，自身の母親の母乳による栄養補給の乳児を含め，適切な骨の骨化のためにカルシウムとリンの補充を必要とする。最近の未熟児用調製粉乳のカルシウム組成は適切である。

鉄の必要量は，体内に存在する蓄積量と成長速度に依存する。低出生体重児は正常産の乳児より貯蔵鉄が少なく，そのために，特に急成長の期間では鉄欠乏症を発症しやすい。鉄の貯蔵の枯渇は，正常産児でも起こると考えられている生後4，5ヵ月で起こるが，低出生体重児の枯渇はそれよりも早く生後2，3ヵ月で起こる。低出生体重児で鉄の不足が起こるもう1つの危険性は，医療上必要な採血を頻繁にすることでよって起こる。そのために，低出生体重児に鉄のサプリメントや鉄が強化された調製粉乳を，できるだけ早く与えることが必要とされている。逆に，鉄のサプリメントは乳児のビタミンEの必要性を増加させるかもしれない（特に，多価不飽和脂肪酸を多く含む調製粉乳での栄養補給の場合。後述）。加えて，母乳の鉄結合性タンパク質（すなわち，ラクトフェリン，ラクトグロブリン）が鉄で飽和された場合，これのタンパク質の殺菌作用はなくなる[80]。最近の低出生体重児用調製粉乳は，適切な量の多価不飽和脂肪酸，ビタミンE，鉄が含まれている。

他の微量ミネラルの低出生体重児の必要量を示す情報はほとんどない。一般的に，これらのミネラルの推奨摂取量は，母乳によって供給される量，もしくは妊娠最終三半期で子宮内で蓄積された量に基づいている。**表54.10**に記載している量が十分であると考えられる。

亜鉛を500 μg/100 kcal摂取すると，消化管で50%吸収されると推測され，子宮内と同じ率で亜鉛が蓄積される。母乳中の亜鉛の量は，およそ3～5 mg/Lである。この量は，子宮内の蓄積速度での最小の十分量を供給する。逆に，母乳の亜鉛組成は，牛乳に含まれる亜鉛より効率よく吸収される[81]。

銅の推奨摂取量（**表54.10**）は母乳から供給されるおよその量であり，子宮内での銅の蓄積はないかもしれない。そのために，研究者によってはさらに多い銅の摂取量を推奨している。肝臓での銅の蓄積はかなり大きいので，その必要はない。

▶ビタミンの必要量

低出生体重児のビタミンの必要量もしくは許容量と考えられている推奨量は，主に満期産の乳児の必要量に基づいており，これらは適切であると思われる。母乳もしくは現在市販の調製粉乳を十分に与えられて十分に育っている乳児は，すべてのビタミンの十分量を摂取している。しかし，母乳だけではビタミンD必要量を十分に供給できないかもしれない。ビタミンの必要量を満たす十分な調製粉乳の量は2，3週間では消費できないかもしれないので，ビタミンA，C，Dを含むサプリメントがしばしば推奨されている。加えて，低出生体重児はビタミンEが特別に必要であるかもしれない。

ビタミンEは，細胞膜の多価不飽和脂肪酸の過酸化を防ぐために抗酸化剤として働き，摂取不足は，赤血球の溶血をもたらす[82]。すべての膜の多価不飽和脂肪酸は，これらの脂肪酸の摂取と関係しているので，高い多価不飽和脂肪酸組成の植物性油を含む調製粉乳では，より多くのビタミンEが必要となる。そのために，そのような調製粉乳は，ビタミンE組成を高くすべきである。一般的に，多価不飽和脂肪酸1 gあたりビタミンEを少なくとも1 IU投与すべきで，つまり多価不飽和脂肪酸に対するビタミンEの割合が 1 となるように供給すべきである。長鎖多価不飽和脂肪酸を補助的に調製粉乳に加えることが可能であるが，再評価が必要であるかもしれない。しかし，これらの脂肪酸は全脂質組成の 1%程度しか含まない。

また，多価不飽和脂肪酸を含む調製粉乳と，治療用の鉄を与えられた低出生体重児は，鉄や多価不飽和脂肪酸をあまり含まない調製粉乳を与えられた乳児より赤血球の溶血の発生が多くなり，血清ビタミン E がより低い値を示す[83]。そのため，調製粉乳のビタミン E と鉄の組成の関係や調製粉乳のビタミン E と多価不飽和脂肪酸の組成の関係は大切である。このような理由により，鉄のサプリメントを与える際は，ビタミン E の摂取に注意を払わなければならない。現在の低出生体重児用の調製粉乳に含まれる脂肪酸，鉄，ビタミン E は適当な量である（**表 54.13**）。前述したように，これらの製剤への LC-PUFA の付加はビタミン E の必要量を増す。

ビタミン E の大量投与は，水晶体後方の線維増殖[83]と気管支肺の形成異常[84]の両方を防ぐため推奨されている。しかし，推奨される多量摂取の毒性の可能性を考えると，これらの推奨が妥当であるかどうかは不明である。

低出生体重児への栄養必要量の与え方

大部分の低出生体重児，特に出生時に体重が 1,250～1,500 g 未満の乳児では，前述の栄養必要量および母乳および調製粉乳の栄養成分に関する議論の大部分は学術的で，実践的ではない。基礎疾患ならびにある種の神経生理学的欠損（乳を吸うのが少ないあるいは継続時間が不十分，吸うのと飲み込みの動作が協調していない，胃の排泄時間の延長，腸の運動低下など）により，特に新生児の早い時期では，腸からの栄養素の運搬が難しくなっている。この期間中に異化を防ぎ，いくらかの除脂肪体重を増すことができる栄養治療が，満足できる結果を生んでいる。疾患をもつ低出生体重児において，生まれて 2，3 日の間でのこの目標は，静脈栄養により 60 kcal/kg/日，少なくともアミノ酸 2.5 g/kg/日に加え，必要な電解質やミネラル，ビタミンを投与することにより達成できる[85,86]。腸管の吸収能の障害が重篤でなければ，経腸栄養での同様の治療法も，もちろん同様に有用である。

従来から行われている乳首からあるいはチューブからの補給の代わりとして，経静脈で栄養を投与する方法（完全静脈栄養），消化管を介して投与する方法（例：持続的な経鼻胃管からあるいは幽門を経由した腸への投与）が提唱されてきた。どの方法もすべての乳児に理想的とはいえないが，各乳児の特定の臨床上の問題に対して投与方法を決定し，これらの投与方法を組み合わせることで栄養管理を改善することができる。多くの乳児では，栄養投与の従来の方法と新しい方法を組み合わせて，生後 1～2 週間の正常な成長を支える十分な栄養の投与が可能である。

すべての乳児に伝統的な栄養補給を試みるべきなのには十分な理由がある。つまり，乳首からかチューブによる哺乳を母乳もしくは通常の調製粉乳で継続し，またそれに加えて静脈からの投与を行う。十分な栄養がこの方法で与えられなかった場合に，経鼻胃管あるいは幽門より先への持続的な投与が行われるべきである。従来の経腸による栄養補給は静脈への持続注入によって，グルコース，アミノ酸，脂肪の混合物を適切に補うことができる。経腸栄養が使用できない場合には，バランスのよい栄養素の混合物の静脈投与が適応となる。75 kcal/kg/日に加え，アミノ酸（3.0 g/kg/日），電解質，ミネラル，ビタミンを供給する処方は，水分過剰になることなく，末梢静脈から投与することができる。そのような治療法は，現状の体組成を維持し，また成長を部分的に支えるかもしれない。ゆえに，特に短期間で経腸栄養が行えない乳児にはこの方法が適応できる。中心静脈のカテーテル使用はより多くの濃縮した栄養の混合物を投与することができ，特に経腸栄養が長期間与えられない状況が続いた場合に有用である。

低出生体重児の栄養補給における母乳の役割

低出生体重児の母親の母乳には，満期産の母乳よりもタンパク質が約 20% 多く含まれている。多くの専門家が低出生体重児の哺乳に母乳を採用しているが，それが彼ら自身の母親の母乳であっても，母乳を与えられている低出生体重児の成長率は，低出生体重児用調製粉乳を与えられている乳児より低い[87,88]。さらに，血漿アルブミンやトランスチレチンの濃度はかなり低いことが多い[89]。加えて，母乳の低いカルシウムとリンの組成では，骨のミネラル化を十分に支えることはできない。

母乳では，低出生体重児の栄養に対して限界があることに比べて，その免疫学的特性は明らかに有用である。この特性は（すなわち，体液成分と同様に細胞成分），理論的には，受動免疫を促し，免疫機構を成熟させ，それによって感染症やおそらく壊死性腸炎に対しての予防作用があるということになる。実際，感染症と壊死性腸炎の両方の頻度は，保存された母乳もしくは自身の母親の母乳で栄養を摂取した乳児では低いことが報告されている。これらの有効性は，栄養学的な限界よりも明らかに重要である。さらにこの栄養学的な欠点は，タンパク質，エネルギー，ミネラルを付加した市販の母乳の強化栄養剤の使用により克服できる[90,91]。

低出生体重児の哺乳において，乳児の母親あるいは提供者のいずれかにより供給された母乳の役割を明らかにするためには，さらなる研究が必要である。低出生体重児に安定した，安全な母乳を供給するために莫大な費用と努力を費やしてミルクバンクを設立する前に，この研究が十分に行われるべきである。他方，母親個人が自分の子どもに母乳を与えたいとすると，乳児の世話に関与しているという精神的な利点だけでなく，育児の成功という精神的な利点が，乳児が母乳から栄養補給できるようになるまでミルクを出すことを奨励するという強い理由になる。さらに，母乳にタンパク質，カルシウム，リン，ナトリウム，ビタミンを補充するために母親のための市販の製剤が利用できる。そしてこれらのサプリメントの使用により，母乳の低出生体重児に対する栄養学的な不完全さを克服できる。

(William C. Heird／中屋　豊 訳)

55 青年期の栄養

一般的な定義と概要

▶青年期とは？

青年期とは，幼少期から成人期へ移り変わる期間であり，通常11〜21歳をいう。この時期に起こる身体サイズの成長は，生後1年で経験するものに次ぐ。加えて，心理的，認知的，生殖的，行動的にも劇的な成長が生じる時期である。これらの急速な変化に最大限応じるために，十分なエネルギー，三大栄養素および微量栄養素の摂取が必要となる。しかし，青年期の若者はこれらの栄養素を最低限摂取することが難しくなってしまうようなリスクの高い行動をとることが多い。それに加え，以前は成人期でしか見られなかった，2型糖尿病などの代謝異常疾患も青年期で上昇傾向にある[1]。青年期において十分な成長を促し，将来的な疾患を予防するために，彼らが健康的な食生活について学ぶ機会が必要である。本章では下記の学習目標に沿って述べる。

- 青年期に起こる身体的，生理的，社会心理的な成長の変化を定義し，必要とされる栄養摂取量を満たすために前述の成長の変化との関わりを再検討する。
- 青年期の食事摂取基準（dietary reference intake：DRI）について再検討する。
- アメリカにおける主な食行動の傾向を定義し，これらの行動がどのように栄養状態や青年期の成長に影響を与えるかを論じる。
- 摂食障害，妊娠期，肥満やスポーツ選手など，特別な栄養学的アプローチを必要とする青年のために考慮しなければならないことを再検討する。

青年期の始まりは思春期の始まりに該当することが多いが，近年では特に女子において思春期が早まってきている傾向にある[2]。思春期とは，青年期において二次性徴が起こる時期であり，それぞれで生殖が可能となる時期をいう。二次性徴が起こるパターンやタイミングは男女によって異なるが，これはアンドロゲン，エストロゲン，テストステロンの作用によるものであると考えられている。

▶青年期に起こるホルモンの変化

思春期を示す変化の開始は，視床下部に存在する成長ペプチド類（成長ホルモンやインスリン様成長因子〈insulin-like growth factor：IGF〉など），性腺刺激ホルモン（エストロゲンやテストステロンなど），脂肪定常ホルモン（レプチンなど）[3]などの複雑な作用を伴う[4]。幼少期では，中枢神経系によって視床下部-下垂体-副腎系の活動が抑制されている。思春期になると，視床下部内での興奮性神経伝達物質の刺激によって生腺刺激ホルモン放出ホルモンが放出され，性腺刺激ホルモン，黄体形成ホルモン（luteinizing hormone：LH）や卵胞刺激ホルモン（follicle-stimulating hormone：FSH）の分泌が促進される。黄体形成ホルモンや卵胞刺激ホルモンの濃度が高くなるにつれて生殖腺の成熟が起こり，二次性徴を司るステロイドホルモン，男子ではテストステロン，女子ではエストロゲンの産生が刺激される。女子ではエストロゲンとプロゲステロン（黄体で合成され，黄体形成ホルモンによって放出される）によって月経周期が調整されており，二次性徴の発達に関与している。

長年，男女の違いにかかわらず低栄養が性成熟の主要制御因子だと考えられてきた[5]。脂肪細胞より分泌されるペプチドホルモン，レプチンの発見によってこの説が明確となった[6]。動物やヒトにかかわらず，レプチンを分泌する遺伝子が欠損している場合に極度肥満であるとともに不妊である事実が見えてきた。これは幾分かは，性ホルモンの拍動性分泌を司る性腺刺激ホルモン放出ホルモンパルスジェネレーターが機能するためにレプチンが必要であるということである[7]。性別にかかわらず，低栄養が原因で性成熟が遅れるのは，部分的に脂肪細胞が少ないことでレプチンが十分に分泌されないためであると説明できる。一方で，栄養の過剰摂取（肥満など）と性成熟との関連は明らかになっていない。いくつかの研究によると，女子において肥満は早期の性成熟と関連があるとされているが[2]，この関連は男子においては複雑である。ある研究では，過剰な脂肪細胞によって思春期が遅くなるとの報告がある一方[8,9]，1990年代から3ヵ月の単位で思春期が始まる年齢が低下しているとの報告がある[10]。小児においてこの期間を通して肥満の割合が増加していることから，研究者の間では，女子同様，脂肪細胞の増加により視床下部-下垂体軸が刺激されることで思春期開始にプラスに働いているとの仮説が立てられている。しかし，肥満であることが結果的に思春期開始の条件であるのか，脂肪細胞から分泌されるホルモンによって起こるのかは明らかではない。

▶二次性徴（タナー分類）

男女で思春期のタイミングや節目は大きく異なるものの，思春期に起こる一連の出来事については継続して観察されている。必要な栄養量を決める過程でこの重要な違いを説明するために，ともに12歳の2人の女子（女子Aはほぼ成長加速現象を過ぎており，一方，女子Bはいまだ思春期前の段階である）の例をあげて考える。女子Aは成長のためにより少ないエネルギーしか必要ないかもしれないが，女子Bと比較して月経が開始していることを考慮すると，鉄分などの微量栄養素は必要となるかもしれない。このように思春期に起こる様々な変化には人によって違いがあることから，時系列の年齢は目安とならないということ

III

表 55.1　青年期の男女におけるタナー分類

女子		
ステージ	乳房の発達	陰毛の発現
1.	思春期前，乳頭のみ突出	思春期前，陰毛なし
2.	乳輪が大きくなる	陰唇に沿って少量の発毛
3.	乳房と乳輪の全体的な肥大/突出	毛量が増え，色も濃く硬くなりカールする
4.	さらなる肥大，乳輪と乳頭はさらに盛り上がって見える	成人に近くなるが，まばらで大腿部までは及んでいない
5.	乳輪は後退し，乳頭のみ突き出た成熟した状態	成人と毛量が同様になり，大腿部まで及ぶ
男子		
ステージ	生殖器の発達	陰毛の発現
1.	思春期前，睾丸，陰嚢，陰茎に変化はなく，子どもと同様	思春期前，陰毛なし
2.	睾丸，陰嚢が肥大する。陰嚢が赤味を帯び，きめに変化が出る。陰茎には変化なし	陰茎の根元に沿って少量の発毛
3.	陰茎は長くなり，幅も大きくなる。睾丸，陰嚢が肥大する	毛量が増え，色も濃く硬くなりカールする
4.	陰茎の幅がさらに大きくなり，性腺も発達する。睾丸，陰嚢はさらに肥大し，陰嚢に色素沈着が起こる	成人に近くなるが，まばらで大腿部までは及んでいない
5.	成熟した状態で生殖器が形成される	成人と毛量が同様になり，大腿部まで及ぶ

(Reprinted with permission from Tanner JM. Growth at Adolescence. 2nd ed. Oxford : Blackwell Scientific, 1962.)

がわかる。思春期においては，必要栄養量，成長と発達を判断する上で性成熟の度合は時系列的な年齢よりも重要となる。

専門家や研究者の間で比較的よく用いられている発達の指標として，James Tanner という小児科医によって最初に述べられたタナー分類がある[11]。これは思春期に生じる二次性徴の段階によって分類される。男子における精巣および陰茎の発達と陰毛の出現，女子における乳房の発達と陰毛の出現である。タナー分類 1 は思春期前を意味し，タナー分類 2～5 は様々な思春期の段階を表し，タナー分類 5 は思春期の終わりを示す（**表 55.1**）。

タナー分類の開始とその期間は人種によって，特に女子間で異なる。非ヒスパニック系黒人女性では，非ヒスパニック系白人女性に比べて早期に思春期に入る[12]。50%近くの非ヒスパニック系黒人女性において，8 歳時点ですでにタナー分類 2 であったことが報告されている。しかし，非ヒスパニック系黒人女性と非ヒスパニック系白人女性の初潮の時期の違いについては報告が少ない[12]。早い思春期は，将来的なインスリン抵抗性（insulin resistance），循環器疾患（cardiovascular disease：CVD）やその他の慢性疾患のリスクファクターであることから[13]，早期に起こる思春期の理由を調べることは臨床においても妥当である。また，タナー分類を正確に用いるために考慮しなければならない点として，肥満の割合が増加していることがある。乳房の発達と肥満が同時に生じた場合には，タナー分類の自己評価には限界が生じる[14]。

▶体組成の変化

青年期では，身長および体組成において著しい変化が生じるが，これらは必要エネルギーや栄養摂取量を決める上で密接な関係があり，さらにボディイメージや食品選択にも影響するかもしれない。この時期に男子では筋量が増加し肩幅が広くなるが，女子では体脂肪が増えヒップが丸みを帯び，ウエスト径が小さくなる。これらの体組成のパターンや発達の速さは男女間で異なる。女子においては身長の伸びの速さのピークは 11.5 歳で，13.5 歳である男子に比べ早めに生じるが[13]，男子では身長の伸びの速さの最大値が高く，長期にわたって身長の伸びが持続する。

女子では，16 歳に達するまで体脂肪が一定に増加しつづける。男子では，8～14 歳で最初の体脂肪増加が起こるが，14～16 歳で減少し，その後プラトーになる[15]。体脂肪の分布にも変化が起こる。男子では，胴体部分への皮下脂肪の沈着が増加する傾向があるが，女子では，臀部大腿骨部分に沈着する。この結果として，成人男性では体の上部に脂肪が多く，女性では臀部が大きく下半身に脂肪が多いという体組成的特徴の違いがある。また，除脂肪体重（lean body mass：LBM）の変化パターンにも違いがある。女子では 15 歳まで除脂肪体重が増加し，男子では 18 歳まで増加しつづけ，その中でも 12～15 歳の間で急速に増える[15]。除脂肪体重の組成もこの時期に変化し，小児期に 80%あった水分も 10～15 歳では 73%まで減少する[16]。除脂肪体重密度の上昇は，成長の段階で除脂肪体重の区分となるタンパク質とミネラルが増大することによって起こる。

女子において，初潮があった年齢，BMI（body mass index）と体脂肪には負の相関があることがわかっている[15]。思春期における発達が進んでいる女子においては，同年齢のそうではない女子に比べ，高身長，高体脂肪，高骨密度，高除脂肪体重である傾向がある[15]。早期に成長加速現象が見られた女子においては，平均的な成長をたどっている，もしくは成長が遅い女子と比較して早期にタナー分類 2 に達し，初潮を経験する[17]。さらに，初潮が早かった女子では遅かった女子と比べ，思春期が終わった時点で太っている傾向にある。つまり，成人期までこの体脂肪を引き継ぐ可能性が強く，問題視しなければならない。一番上の体脂肪カテゴリーに分類されていた女子において，その 55%が 10 年後も同じカテゴリーに分類される可能性があり，青年期に一番下の体脂肪カテゴリーに分類されていた女子ではその 77%が同じカテゴリーにとどまるという報告がある[18]。

力への骨の反応と成長容量は青年期において最も高い。内因性エストロゲンとアンドロゲンがそれぞれ別に働き，骨の獲得と維持を司っている。エストロゲンは骨の再構築における閾値を下げる働きがあり，女子では男子と比べ，思春期において骨密度の大きな増加が見られる[19]。骨の獲得と代謝には，ホルモン，食事，生活習慣の要因が深く関与している。性ホルモンに加えて，成長ホルモン，IGF-Ⅰ，コルチゾール，甲状腺ホルモン，副甲状腺ホルモン，ビタミンDおよびレプチンが思春期における骨の代謝に関与していると考えられている[20]。思春期における身体活動は，骨の増加と代謝回転にプラスに働くことがわかっている。除脂肪体重が増加することにより骨が強化される他，食事で高品質のタンパク質，カルシウム，マグネシウム，リン，ビタミンD，ビタミンKおよびビタミンCを摂取することによって骨代謝に良い影響を与える[20]。

青年期に起こる体組成の変化に対応するため，ある一定の栄養摂取を行う必要がある。成長によってエネルギーおよびタンパク質の需要が高まり，骨量増加のためにはタンパク質，ミネラル，ビタミンが必要となる。青年期は体組成の変化とともに感情の変化や心理的な悩みが起こりやすい年齢であるため，不健康な食生活に陥ることが多く，これは成人期の健康にも影響が及ぶことから将来的な代謝異常が懸念される。

青年期における1日の推奨栄養摂取量

▶アメリカ人のための食生活指針

アメリカ人のための食生活指針（Dietary Guidelines for Americans：DGA）は2010年にアップデートされた[21]。主な概念としては，アメリカ人は世代にかかわらず，健康的な体重維持のためにカロリーをバランスよく摂取するべきことが掲げられている。小児と青年に関しては，男女年齢別にBMIが5～85パーセンタイル値の間が望ましいと定義されている。年齢別のBMIが85～95パーセンタイルの間である場合を過体重，95パーセンタイル以上である場合を肥満とし，飲食物由来の摂取カロリーの制限，身体活動量を増やすこと，座りがちの生活を減らすことを推奨している。その他に，ナトリウムを2,300 mg/日以下にすることが推奨され，特に非ヒスパニック系黒人および高血圧，2型糖尿病，慢性腎臓病を抱える青年においては1,500 mg/日以下に制限することが推奨されている他，固形・トランス脂肪酸，加糖，精製された穀物（特に固形脂肪，加糖やナトリウムを含むもの）の摂取を控えることが推奨されている。

▶青年期の食事摂取基準

食事摂取基準（dietary reference intake：DRI）は米国農務省によって制定され，出版された。委員会メンバーはアメリカおよびカナダの栄養の専門家によって構成され，文献をまとめ，疾患予防における各栄養素の役割，適正量の指標の評価，各栄養素の推定平均必要量などの検討を行った。これらの情報は現在，北アメリカの住民の摂取量をもとに解釈されている。

このDRIは4つの基準値によって構成されている。推定平均必要量（estimated average requirement：EAR）は，性別と年齢が異なる集団の50％の健康な人の必要量を満たしていることを表している。この値はカロリーと微量栄養素の算出に使われる。推奨量（recommended dietary allowance：RDA）は，EARより計算され，97～98％の健康な人の必要量を満たすようにつくられている。目安量（adequate intake：AI）は，EARが既存のデータより推定できない場合に用いられる。これは実験によって導き出されたもの，あるいは健康な人の集団の摂取量より推定されたものである。根本にある仮説として，健康な人によって摂取されている量は健康を維持する上で十分な量であるとの見解がある。耐容上限量（tolerable upper intake level：UL）はほとんどすべての人で副作用が出るリスクなく摂取できる上限的な摂取量である。

これらの食事摂取基準を策定するため，米国医学研究所は青年期を9～18歳と定義している。青年期のためのDRIは成長のスピードに伴って変化するため，これによって必要量の多様性を説明することができる。**表55.2**は，DRIと食事指針に基づき，食生活指針が定めた栄養摂取目標である。

青年期の食行動

▶欠食

幼少期から青年期への移り変わりは，食習慣が変化し，成人期に持ち越される食事パターンが確立する時期である[22]。青年の健康に関する長期全国調査（National Longitudinal Study of Adolescent Health）[23]のデータによると，青年期に規則的に朝食をとっていた場合，若年成人期においてもそれが継続していた。朝食は青年期において最も欠食しやすい食事であり，年齢が増加するにつれて消費量は減ることが明らかになっている[24]。1999～2006年に行われた米国全国健康・栄養調査（National Health and Nutrition Examination Survey：NHANES）によると，9～13歳の子どもの20％が朝食を欠食していたが，これは14～18歳においては32％と上昇していた[25]。この結果は，食事摂取頻度の少なさ，朝食欠食，加糖飲料の高頻度摂取が肥満との関連があったことと一致する。

いくつかの研究結果によると，朝食摂取と低BMIおよび肥満予防において関連が見られる[23~25]。学校栄養食事評価研究（School Nutrition Dietary Assessment Study）によると，週あたり朝食を1回追加してとるとBMIが0.15ポイント減少した[27]。この影響は非ヒスパニック系白人で強い傾向があり，ヒスパニックでは変化は見られなかった。青年において毎日朝食を摂取した場合に，定期的に摂取しなかった群と比較して長期にわたって体重が増えにくくなることもわかっている[28]。加えて，朝食を摂取することによって栄養素摂取（カルシウムや食物繊維）にも重要な影響を与えるともいわれており[24]，朝食を摂取しない青年では，ほとんどのビタミンやミネラル（ビタミンB群，葉酸，カルシウム，リン，マグネシウム，鉄，亜鉛）の摂取量が朝食に既製品の朝食シリアルを食べていた群に比べ少なかった[25]。

青年期において健康的な食生活を確立するためには家族の役割が重要となる。青年の朝食摂取は，朝の時点でどちらか片方の親が在宅している場合と関連があり[23]，片親であること，低所得であることなども朝食欠食と関連していた[25]。

表 55.2　食事摂取基準と食事指針に基づいた年齢別性別の栄養目標

栄養素（単位）	目標の出典	女性 9～13 歳	男性 9～13 歳	女性 14～18 歳	男性 14～18 歳
タンパク質（g）	RDA	34	34	46	52
%カロリー	AMDR	10～30	10～30	10～30	10～30
炭水化物（g）	RDA	130	130	130	130
%カロリー	AMDR	45～65	45～65	45～65	45～65
食物繊維（g）	IOM	22	25	25	31
脂質	AMDR	25～35	25～35	25～35	25～35
飽和脂肪酸	DG	< 10	< 10	< 10	< 10
リノール酸（g）	AI	10	12	11	16
%カロリー	AMDR	5～10	5～10	5～10	5～10
α-リノレン酸（g）	AI	1.0	1.2	1.1	1.6
%カロリー	AMDR	0.6～1.2	0.6～1.2	0.6～1.2	0.6～1.2
コレステロール（mg）	DG	< 300	< 300	< 300	< 300
カルシウム（mg）	RDA	1,300	1,300	1,300	1,300
鉄（mg）	RDA	8	8	15	11
マグネシウム（mg）	RDA	240	240	360	410
リン（mg）	RDA	1,250	1,250	1,250	1,250
カリウム（mg）	AI	4,500	4,500	4,700	4,700
ナトリウム（mg）	UL	< 2,200	< 2,200	< 2,300	< 2,300
亜鉛（mg）	RDA	8	8	9	11
銅（μg）	RDA	700	700	890	890
セレン（μg）	RDA	40	40	55	55
ビタミン A（μg RAE）	RDA	600	600	700	900
ビタミン D（μg）	RDA	15	15	15	15
ビタミン E（mg AT）	RDA	11	11	15	15
ビタミン C（mg）	RDA	45	45	65	75
ビタミン B_1（チアミン）（mg）	RDA	0.9	0.9	1.0	1.2
ビタミン B_2（リボフラビン）（mg）	RDA	0.9	0.9	1.0	1.3
ナイアシン（mg）	RDA	12	12	14	16
葉酸（μg）	RDA	300	300	400	400
ビタミン B_6（mg）	RDA	1.0	1.0	1.2	1.3
ビタミン B_{12}（μg）	RDA	1.8	1.8	2.4	2.4
コリン（mg）	AI	375	375	400	550
ビタミン K（μg）	AI	60	60	75	75

AI：目安量，AMDR：三大栄養素の許容分布範囲，AT：α-トコフェロール，DG：食生活指針，IOM：米国医学研究所，RAE：レチノール酸当量，RDA：推奨量，UL：耐容上限量。

（Adapted with permission from US Departments of Agriculture and of Health and Human Services. Report of the Dietary Guidelines Advisory Committee on the Dietary Guidelines for Americans, 2010. Washington, DC：US Government Printing Office, 2010.）

▶飲料摂取量

もう 1 つの食習慣として，青年期の栄養を説明する上で重要となるのは飲料摂取である[29]。総体的に，アメリカ人の小児と青年においては 1977 年と比較して加糖飲料の摂取量が増加し，牛乳を飲む量が減っている[30,31]。2005～2006 年において青年は，約 600 mL の加糖飲料に対して約 175 mL の牛乳を消費していた[31]。飲料の摂取パターンは幼少期から青年期で劇的に変化することも知られている。牛乳とフルーツジュース両方において，幼少期から青年期中期の 10 年間でその摂取量が約 30%減少する[32]。さらに，幼少期では炭酸飲料水を飲む割合は変わっていないのに対し，全体的な消費量は増加傾向にあるが[32]，毎日の牛乳消費量を見てみると，15～20 歳の青年間で約 0.5 サービング（100 mL）の単位で減少している[33]。

このような飲料摂取量の傾向性は，青年期において栄養摂取量を十分に満たしているかどうかに関わる。5 歳および 7 歳で炭酸飲料を飲んでいた場合，全エネルギーに対してタンパク質，食物繊維，カルシウム，マグネシウム，リン，ビタミン K およびビタミン D の摂取量が低く，加糖類の摂取量が炭酸飲料を飲まない者に比べて高く，これは青年期中期にわたって続いていた[32]。EAT（Eating Among Teens）プロジェクトにおいては，15 歳女子の 72%以上，男子の 55%以上が同年齢の AI よりもカルシウム摂取量が少なかった[33]。5 年後の追跡調査では，女性の 68%，男性の 53%は，20 歳時のカルシウムの AI 値が 15 歳時の値よりも 300 mg 低い設定にもかかわらず満たしていなかった。食事性カルシウムの不足は牛乳摂取量が少ないのが原因であると考えられ，これは骨の低ミネラル値と低密度両者のリスクが高まる[34]。さらに，加糖飲料の摂取が増えると，5～15 歳の女子において体脂肪，腹囲，体重の値が大きくなる傾向がある[35]。

朝食摂取と同様に，飲料摂取パターンにおいても家族環境との関わりが大きい。非ヒスパニック系白人女性において，加糖飲料の過剰摂取は両親の低所得，低学歴，高 BMI と関連があった[35]。食事時に牛乳があることで，毎日のカルシウム摂取量によい効果をもたらすという報告もある[33]。

▶食事と栄養素の密度

現在の米国の食環境は「肥満を引き起こす」と見なされている。大きいポーションサイズ，スナック，菓子，ファストフードなどの高エネルギー食品が多種多量にある一方で，全粒穀物や新鮮な野菜，果物などはなかなか手が届きにくいからである。青年期の食生活パターンはこれらの食環境に影響を受けている。青年たちは，栄養価の低い高エネルギー食品を過剰に摂取し，全粒穀物や野菜，果物が不足している食生活を送っている。NHANESのデータによると，2～18歳において，主なエネルギー源は穀類系のデザート，ピザ，炭酸飲料から摂取していることが明らかとなった[36]。「エンプティカロリー（栄養価のない食物）」や主要なビタミンやミネラルをまったく含まないエネルギー源は推奨量をはるかに超えていた。青年期の食生活は成人期の食事パターンにも引き継がれることが多いので，この時期に介入することは非常に大切である[37]。

米国国立心肺血液研究所（National Heart, Lung, and Blood Institute）の成長と健康に関する研究（Growth and Health Study）では，非ヒスパニック系黒人と白人2,371人を9歳または10歳から10年間追跡した。この時期に共通して見られた食事パターンは，精製された穀類，ランチョンミート，ピザ，フライドポテト，菓子パン，果物の摂取量が高く，野菜の摂取が低かった。女子のわずか12%が，果物，野菜サラダやその他の野菜類，無精製の穀類，グリルまたは蒸した肉類と低脂肪，無加糖の乳製品を中心とした，いわゆる「健康的な」食事の基準を満たしていた[38]。ファストフードの摂取量が多いのはよくある食事パターンで，ある程度自由にお金を使えるようになる青年期後期で特に問題となる[39]。栄養学的観点からは，脂肪，ナトリウム，糖が過剰で食物繊維，葉酸，カルシウムおよびカリウムが欠乏しており，問題視すべき食事パターンである。

1970年代より，青年期の間食が増加する傾向にある。1977～1978年では，青年の61%が間食をしていたとの報告があるが，2005～2006年のデータによると83%に増加している。加えて，間食の頻度も増えている。1日に3回以上間食をすると答えた青年は倍以上増えた。間食により，青年が1日に必要なカロリーの23%（約526 kcal）がまかなわれる。一般的に，この年齢層が主に消費する間食には糖分や固形油脂（もしくは両方）が多く含まれ，ビタミンやミネラル含有量が食事から摂取する場合に比べて少ない。間食によって全体の摂取エネルギーが増えてしまうことは明らかであるが，BMIとの関連はまだ確立されていない。利点としてあげられることは，リンゴ，オレンジ，バナナやオレンジジュースなどの果物は一般的な間食で，ビタミンE，Cの必要量の25%以上，マグネシウムの必要量の23%を摂取できる。また，カルシウムに関しても必要量の20%を間食によって摂取できるとの報告がある。明らかなことは，間食を完全にやめてしまうことは推奨できないが，質の良い菓子類を摂取することで「エンプティカロリー」を減らし，乳製品，良質のタンパク質，食物繊維，全粒穀物や栄養価の高い野菜，果物などの摂取を保証することができる(http://www.ars.usda.gov/ba/bhnrc/fsrg)。

比較的健康な食生活を送っている青年においてはいくつか共通の特徴がある。最初に，家族一緒に食事をすることで肥満になるのを防ぐことができ[40]，野菜や果物の摂取が増え，加糖飲料や揚げ物の消費量が少なくなるということがある[41]。自宅に健康的な食材がある場合や家族のメンバーが健康的な食生活を送っている場合も青年の食生活によい影響を及ぼす[42]。自宅で不健康な食材をストックしておかないことも青年期の食生活にとって有益に働くことが明らかになっている[43]。この時期の青年は単独行動をしがちであるが，今後健康な食生活をしていくためにも両親の支えがまだ必要である。

青年において，いくつかの栄養素を欠く高エネルギー食品から大半のエネルギーを摂取している場合，彼らの食生活は成長に必要なビタミンやミネラルが不足している可能性が高い。青年期女子の食生活は，葉酸，ビタミンA，ビタミンE，ビタミンB_6，カルシウム，鉄，亜鉛，マグネシウム，食物繊維が不足していることが多い。男子では，必要量を満たしているものの，葉酸，ビタミンE，カルシウム，マグネシウム，食物繊維の摂取量は少ない[44]。特に鉄は女子にとって一番問題となる栄養素である。この時期に起こる急激な成長と血液容量の増加は体が必要とする鉄の増加をまねくが，女子は特に月経によって血液を失うことで鉄欠乏性貧血に陥る危険性がある。加えて，女子は男子に比べて赤身の肉類の摂取量が少ない傾向がある。肉類は緑葉野菜類に多く含まれる非ヘム鉄に対し，バイオアベイラビリティ（生物学的利用能）の高いヘム鉄を多く含むため適量を摂取する必要がある。肉類の不足により，成長や性成熟に不可欠である亜鉛まで欠乏してしまうことがある。また，葉酸は胎児自体の発達や，神経管の閉塞には欠くことができないので，妊娠している青年期の女性においては，その摂取の低下は特に懸念される[44]。

特記すべき事項

▶摂食障害

摂食障害は，青年期において肥満，喘息に続いて3番目によく見られる慢性疾患である[45]。摂食障害には2つの特徴がある。乱れた食生活（例：小食，過食および不適切なものを食べる）とボディイメージのゆがみ（例：太っていると感じる，体重増加に対して極度の恐怖がある）である。広く知られている摂食障害には拒食症と過食症がある。精神障害の診断と統計の手引き第4版（Diagnostic and Statistical Manual of Mental Disorders）によると，拒食症は健康的なBMI（BMI ≧ 18.5）の維持を拒否すること，体重増加に対する激しい恐怖があること，自分自身のボディイメージのゆがみ，3回以上月経がないことと定義されている[46]。過食症は，食べすぎをくりかえすことによる食事パターンの崩壊を意味し，通常体重増加を防ぐために嘔吐したり，過剰な運動を行ったりする償いの行為を伴う。拒食症と過食症の割合はそれぞれ0.5%と1.5%である。しかし，実際のところ14%程度の青年は，診断基準には満たないものの乱れた食生活を送り，拒食症や過食症の両方の症状を示すものもいる[47]。摂食障害はもともと比較的社会経済的地位の高い非ヒスパニック系白人女子において問題視されてきたが，最近は男子[48]や他の人種[49]においても上昇

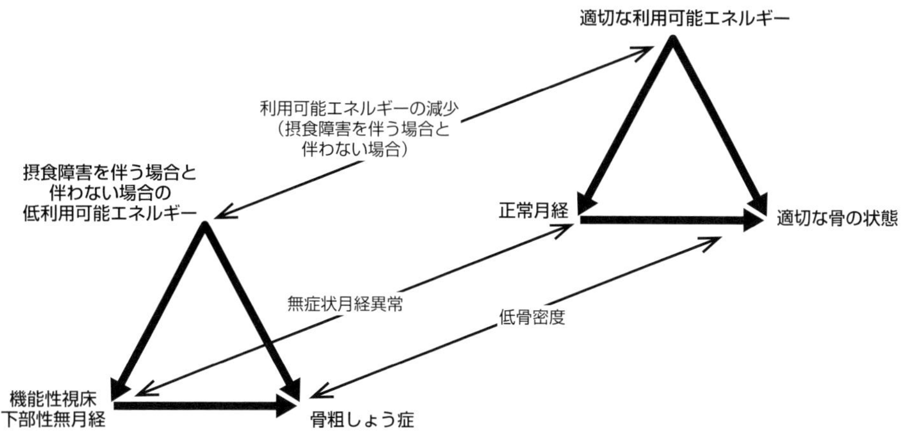

図 55.1　女子アスリート三主徴。利用可能エネルギーの分布範囲，月経機能，骨密度とともに女性アスリートの分布（細い矢印）を示したもの。アスリートの食事内容と運動の度合いによって異なった速度，同一方向または異なる方向に分布が変化する。利用可能エネルギーとは，食事由来のエネルギーから運動によって消費されるエネルギーを引いたもので，代謝ホルモンによって直接的に骨密度に影響し，また非直接的にも月経機能，つまりエストロゲンに作用する（太い矢印）。
(Reprinted with permission from Nattiv A, Loucks AB, Manore MM et al. American College of Sports Medicine position stand : the female athlete triad. Med Sci Sports Exerc 2007 : 39 : 1867–82.)

傾向にある。

青年期は摂食障害の危険に曝されやすいが，それにはいくつかの理由がある。まず，思春期に起こる身体的変化によって自身の体に対する不満をおぼえ，その結果，ダイエット行動に走ることがある。ダイエットをすることは，摂食障害発症と関連があり，また，小児肥満であった青年は成人期において摂食障害に陥りやすい[50]。メディアの影響も摂食障害発症に関わる要因である。1日に7時間以上をテレビ，雑誌，インターネット[51]に費やす青年や，ファッション誌を読む女子は自身の体型へのゆがんだイメージを生じさせることが多い[52]。拒食症や過食症を正当化するウェブサイトは確実に増えており，摂食障害であることを両親から隠す方法，やせすぎの有名人の写真，どうすれば体重を維持できるか（不健康なアドバイスの場合が多い）といったことが紹介されている[53]。これらのウェブサイトに曝露されることにより，曝露されなかった場合に比べ，自信喪失，体型に対しての不満や体重に関しての不満が大きくなる[54]。多くの摂食障害が青年期に起こる3つ目の理由として，遺伝子の機能変化による影響があげられる。遺伝子と環境の相互作用が摂食障害特性の開始に影響する。双子を対象とした研究によると，摂食障害においては中等度の遺伝的共通点が見られることが示された[55]。しかし，遺伝子の機能変化による摂食障害への影響は，年齢によって異なる。青年期以前に発症した摂食障害は遺伝的要素が少なく，青年期初期から成人期にかけて発症した摂食障害は遺伝的要素が関与していることが示唆されている[56]。これらの関連は興味深いものであるが，実際には思春期のどの部分が摂食障害の発症に関与しているかは明らかでない。

摂食障害はかつて心理的障害だと考えられてきたが，栄養も医学的な合併症や治療方法を考える上で不可欠である。摂食障害における医学的な合併症は体のすべての機能に障害を与えるが[57]，医療スタッフの指導のもとで食事を再開することなどにより，ほとんどは快方に向かう[58]。しかし，重症度やエネルギー制限をしていた期間によっては，骨密度の低下，成長遅延など不可逆的な場合もある[59]。加えて，摂食障害をもつ場合に思春期が遅延する場合があり，特に体脂肪が大量に失われてしまった場合は顕著である[60]。

▶10代のアスリート

アメリカでは，青年期の組織的なスポーツへの参加率は上昇している[61]。若いアスリートでは，スポーツ参加によるエネルギー消費量の増加に応じて栄養要求量が増加している。通常，汗で水分が失われるのを補うため，水分摂取をベースラインより0.5～1.1 L/日増やす必要がある[62]。また，摂取エネルギーも標準的な成長と基礎代謝保持のために必要以上の量に増やす必要がある[61]。摂取エネルギーによって成長や発達を支え，かつスポーツ参加におけるエネルギー消費に対する補充も行われているのであれば，それは十分に栄養摂取量を満たしている状態であるといえる。いいかえると，10代のアスリートのタンパク質や炭水化物の絶対必要量はスポーツをしていない青年に比べて多くなるが，%エネルギーで計算した場合の推奨量はタンパク質12～15%，炭水化物50%と変わらない[61]。アスリートにおいては，ビタミンやミネラルの摂取を増やす必要はなく，全体的に食品摂取量が増えることで自動的にビタミンやミネラルの摂取量も増えるために必要量に近づく，あるいは満たすことができる[61]。

10代のアスリートであるにもかかわらず，菜食主義である場合や十分にエネルギーや水分を摂取していない場合には，栄養の問題が浮上する。特定の種目において体重制限がある場合に，随意脱水を行うことがあるが，これは脱水の状態で競技に出ることになる。このような状態では，低ナトリウム血症を引き起こすことがあり，パフォーマンスにも支障が出てしまう。慢性的にカロリー不足である場合は，無月経，低骨密度，成長やパフォーマンスへの障害などにも注意を払わなければならない。このような現象は女子アスリートの三主徴として知られている。菜食も献立がよく考えられていない場合や極端に制限している場合には栄養関連の問題が生じる[63]。植物由来の鉄は動物由来の鉄に比べ，吸収率が低いため，鉄欠乏をまねくことがある。また，ビタミンB_{12}は動物性製品にしか含まれないため，不足すると大球性貧血を引き起こす。最後に，菜食においては全体に嵩が大きく，エネルギー含有量も少ないため，10代のアスリートにとっては必要エネルギーを摂取することが難しいかもしれない[63]。

2007年，米国スポーツ医学会が出版した方針説明書は，女子アスリートの三主徴を利用可能なエネルギーが少ない状態，無月経，骨粗しょう症との相互作用であるとして定義づけており（**図55.1**），これは摂食障害がなくても発現し，細胞の維持，体温調節，成長や生殖のためのエネルギーが不足していることを示す[64]。無月経とは月経が3ヵ月以上にわたってない場合をいい，骨粗しょう症は骨密度のZスコアが−1以下の場合をさす。女子アスリートでは，低エネルギーによって体脂肪が少なくなり，その結果血中のレプチンレベルも低くなる。低レプチンは，LHパルスの頻度を減少させ，パルス振幅を増やすことから，月経不順や無月経に陥ってしまう[65]。低エネルギー摂取は骨の形成も低下させてしまう[65]。エネルギー摂取を制限し，長時間の運動を行い，制限度の高い菜食のアスリートはそのようなリスクが高い[64]。ダイエット，心理的素因，低い自己評価，家族内障害，虐待，生物学的または遺伝的要素が女子アスリートの三主徴を引き起こすといわれている[64]。

青年期に進んで運動することは健康を保ち，生涯にわたって体を動かす癖をつけることができるが，行動と栄養管理は必ず行わなければならない。成長と運動により追加して必要となった十分なエネルギーを摂取することは，理想的なパフォーマンスおよび成長と成熟のために不可欠である。

▶妊娠期

青年期における妊娠は，アメリカにおいて主要な公衆衛生問題であり続けている。2008年の時点で，1,000人の生存出産中41.5人が15〜19歳の母親から生まれた子どもであった（http://www.cdc.gov）。青年期は，自身の成長のためにエネルギー必要量が増えるが，妊娠によってさらに付加的な栄養が必要になる。同時に合併する問題として，成長する胎児・乳児に対する献身的な保育への認知が未発達ということがある。青年期の妊娠は社会経済的に下層の少数民族で多いことから，妊娠期の社会的，医学的サポートを受ける機会も限定されてしまう。ゆえに，15歳以下の母親から生まれた子どもは成人の母親から生まれた子どもと比較し，低出生体重児として生まれる確率が2倍となり，死亡率も3倍程度高いということも驚くにあたらない。また，若い母親は妊娠により，妊娠高血圧症，異常な体重の増加，貧血，腎臓疾患などの合併症のリスクが高まる[66]。

食事調査のレビューによると，妊娠中の青年期女性は多くの栄養素の摂取が不十分であり，特に総エネルギー，鉄，葉酸，カルシウム，ビタミンEとマグネシウムが不十分であった[67]。これらの栄養素は胎児の成長に欠かせないものである。社会経済的地位が低い非ヒスパニック系黒人における妊娠では，質の悪い食生活をしている他の人種と比べてもリスクが高く[68]，体重が過剰になってしまう他[69]，妊婦向けのビタミン類を飲むことを無視することが多い[70]。加えて，青年期で多く見られる食事パターンである欠食，加糖飲料の高摂取などは妊娠期において非常に有害である。青年期の妊娠を支えるためには，この時期に発生する社会的，行動的，医学的，栄養的問題の解決のために学際的に関わる必要がある。また，胎児の健全な発育および母親自身の成長と発達を保証するために，適切な体重とBMIを保つよう栄養教育も行うとよい[71]。低所得の母親においては，乳児および小児のための特別な補助栄養プログラムに参加することにより，栄養指導やタンパク質，ビタミン，ミネラルのサプリメントを受給することができる。

▶肥満および代謝系疾患

アメリカおよび世界中で，過去数十年にわたって成人と小児の肥満は上昇している。1999〜2004年のNHANESのデータによると，8〜19歳の約1/3が過体重であり，17%が肥満であった[72]。性別/年齢別BMIの99パーセンタイル以上に該当する重度の肥満が著しく増加していることは懸念材料であり，1976〜1980年と1999〜2004年のNHANESの調査の間に，2〜19歳で約300%も重度肥満が増加していた。この上昇は主に非ヒスパニック系黒人とメキシコ系アメリカ人の間で多く見られ，貧困と関連していた。

青年期において過体重と肥満が多いことは，いくつかの理由で懸念される。第一に，青年期の体組成は成人期に引き継がれるため，成人期でも過体重や肥満である確率が高くなる。第二に，成人期の肥満は，2型糖尿病，循環器疾患，高血圧，癌，睡眠障害，骨関節炎や呼吸障害などの様々な代謝系疾患との関連がある。第三に，青年期の肥満は，青年期においてメタボリックシンドロームや2型糖尿病になるリスクが高くなる。メタボリックシンドロームとは，循環器疾患や2型糖尿病などのリスクに関わる症候性の疾患で，腹囲が基準を超える場合，肥満，脂質異常症（低高密度リポタンパク質〈high-density lipoprotein：HDL〉コレステロールが低いまたは中性脂肪が高い，または両者の併発），空腹血糖が高値である，またはインスリン抵抗性がある場合，血圧が高い場合，場合によっては炎症，微量アルブミン症，血栓症がある場合をさす。

青年期において体脂肪が多いということは，2型糖尿病や循環器疾患の明らかなリスクとなる。青年期では，インスリン抵抗性が見られてから2型糖尿病に移行していくスピードは成人よりも速く，2型糖尿病になるまでインスリン抵抗性の期間は何十年も持続する場合もある[75]。加えて，青年期における有害な循環器疾患のリスク特性も報告されている。Bogalusa心臓研究のデータによると，5〜17歳でメタボリックシンドロームのリスクファクター（皮下脂肪，中性脂肪，LDLコレステロール，空腹時インスリン，血圧が高い場合，低HDLコレステロール）が2つ以上該当した割合が重度肥満において59%であったのに対し，BMI 25パーセンタイル以下では5%にすぎなかった[76]。リスクファクターが3つ以上あった割合は，肥満青年の7%であったのに対し，重度肥満青年では33%であった[73]。

思春期であることで，インスリン抵抗性の状態が起こりやすいともいわれている。インスリンが刺激するグルコース取込みがタナー分類1と比較し，タナー分類2～4では30%近くも低下する他，インスリンに対する感受性も25～30%低下する[75]。中でも一番インスリン感受性が低くなるのはタナー分類3であり，タナー分類5になると元に戻る。さらに，この時期の空腹時血糖，空腹時インスリン，グルコースに対する急なインスリン反応の上昇は，男女差や人種差は特になく，この点に関してはやせていても太っていても相対的変化は同等である[75]。しかし，体脂肪の変化が思春期に見られる一過性のインスリン抵抗性に果たす役割については論争が続いている。一部の研究者は，一過性のインスリン抵抗性は体脂肪，内臓脂肪，性ホルモン，IGF-Iの変化とは関連がないとしており[75]，他方では，体脂肪量とその分布，ホルモン分泌によって起こる変化だと論じている[77]。それでもなお，思春期における一過性のインスリン抵抗性は自然に起こる現象であることは事実であり[75]，これが成長促進に関与しているのかもしれない[77]。

睡眠は，青年期において肥満と代謝系疾患に影響を与えるもう1つの要因である。多くの学術論文において，子どもと成人両方において睡眠時間と肥満の間には負の相関があるとの結果が示されている[78,79]。睡眠の必要性は年齢で異なり，青年期では8.5～9.25時間/日が推奨されている。2010年に子どもを対象として行った調査であるSleep in America Pollによると，13～18歳の青年における平均睡眠時間は，平日で7時間26分であり，61%において睡眠時間が不十分であった。16～19歳を対象とした研究において，1日の睡眠が8時間以下である場合に高カロリーのスナック類の消費との相関が見られているため，この統計の数字は懸念をもたらしている[80]。

▶まとめ

青年期は，身体的，認知的，精神的発達が急激に起こる大変重要な時期である。この時期は，自身が口にするものに対して自主性をもちはじめるため，子ども時代からの食生活にも変化が現れる。青年期に適切な支援をすることで，健康的な食生活を成人期に持ち越すことができる。このような支援は特にアスリート，10代の妊婦，摂食障害を抱える人にとっては不可欠である。最後に，肥満とメタボリックシンドロームは青年を含む多くの集団で増加している。このような集団への包括的な栄養指導は体重管理に焦点をおいて重点的に行う必要がある。

(Marie-Pierre St-Onge, Kathleen L. Keller／森　渚 訳)

56 高齢者の栄養

概要

2000年から2050年までの間に，60歳以上の成人の数はアメリカでは2倍に，世界では3倍以上になるだろう[1,2]。増加した高齢者は何らかの慢性疾患をもち，これらの疾患のほとんどとはいわないまでも，多くは栄養と強く関わっている。そこで本章では，アメリカにおいて高齢者を地域で長期にわたり継続的にケアする際に必要な食事や栄養を提供するインフラについて把握するとともに，健康状態に与える食事の影響，および関心をもたれているいくつかの栄養素についての全体像を述べる。生涯を通じて栄養が健康にいかに寄与しているかという知見は蓄積されつつあるが，それでもなお，(a) 行動科学の分野においては，慢性疾患を減らすための食習慣の改善方法，(b) 政策の領域においては，すべての高齢者が常に安全な食事を手に入れることのできる状態にする方策，(c) 基礎科学および臨床の分野においては，できる限りの健康を保ち，サルコペニア（骨格筋量減少），体重減少，栄養状態に起因する虚弱，年齢や栄養に関わる様々な問題を限りなく抑えるための特定の食事や栄養の役割の記述など，学び，取り組まなければならないことが多数残されている。

▶高齢化の現状と今後の予測

2009年の統計によると，アメリカの65歳以上の高齢者は12.9%であり，フロリダ州，メーン州，ペンシルベニア州，ウェストバージニア州では15%を超えていた。平均でおよそ4.1%の高齢者が施設や入院中など自宅外で暮らしているとされているが，この数は年齢とともに上昇する傾向があり，65～74歳では0.9%，75～84歳では3.5%，85歳以上では14.3%となっている。加えて2.4%の高齢者が，若干の生活の介助を得られる高齢者住宅で暮らしている。国内の50%の高齢者が11の州（カリフォルニア，フロリダ，ジョージア，イリノイ，ミシガン，ニュージャージー，ニューヨーク，ノースカロライナ，オハイオ，ペンシルベニア，テキサス）に集中しており，それぞれの高齢者人口は100万人を超えている。高齢女性でおよそ38.8%，高齢男性で18.7%が独居であり，その割合は年齢とともに上昇している。2009年の調べでは，収入は男性で25,877ドル，女性で15,282ドルであり，およそ8.9%（女性10.7%，男性6.6%）が貧困層である[3]。

2010年には4,000万人であった国内の65歳以上の高齢者人口は，2050年には2倍以上の8,800万人に，85歳以上に至っては3倍以上の1,900万人になると予測された[3]。人種や民族も多様化し，2010年から2050年の間にヒスパニックの高齢者は280万人から1,750万人に，黒人は330万人から990万人に増加すると予想される[3]。2007年にはアメリカの平均寿命は77.9歳で，平均余命は50歳で30.9歳，65歳は18.6歳，85歳は6.5歳であった[4]。このような高齢化への移行は世界規模で生じており，アメリカの平均寿命の順位は世界では49位とあまり高くはない[5]。

結論として，主な動態の変化は85歳以上の超高齢者の増加と，この変化はヒスパニックや黒人など少数派の人種にも見られることである。このような変化によって，高齢者の健康管理，とりわけ疾患予防や治療のために必要な栄養管理に，新たな課題が生まれている。

▶栄養状態に影響を与える生理的またはその他の変化

加齢に伴う生理的または代謝的変化は，体内の栄養学的な問題のリスクを上昇させる。すべてではないが，いくつかの栄養素は加齢により必要量が変化する。このような変化を生じさせる要因および必要量や摂取量に変化が生じる可能性のある栄養素について，**表56.1**に示した。これらに加えて，疾患の有無などの医学的な問題や，経済的，地理的，心理社会的な他の要因も，食行動や栄養状態に影響を与えている。

▶栄養状態の評価

すべての高齢者に対して，一般的な健康管理の一部として栄養状態のスクリーニングと評価を行わなければならない[6]。栄養状態のスクリーニングの目標は，栄養不足や栄養失調のリスクが高い個人を同定することである。そのためには，包括的な評価が必要となる。生化学的指標は非臨床的に栄養状態に問題があるか否かを示せるが，血中マーカーは栄養状態に特異的とはいいがたい。最も一般的に用いられているパラメータは血清アルブミンであり，60歳を過ぎると10年で0.8 g/Lの割合で年齢とともに徐々に減少する。このマーカーは，高齢者によく見られるような疾患である，慢性炎症，進行性肝疾患，心不全，ネフローゼ症候群などの存在にも影響を受ける。さらにアルブミンは，その時のタンパク質充足状態を即座に反映するほど鋭敏なマーカーというわけでもない[7]。

特定の微量栄養素の欠乏状態が疑われない限り，それらの栄養素を日常的に調べるようなことはなされていない。高齢者でよく調べられている微量栄養素は，ビタミンB_{12}（コバラミンとして＞350 pg/mLを推奨），ビタミンD（25[OH]D_3として＞50 nmol/Lまたは20 ng/Lを推奨），および鉄マーカー（フェリチンは男性で12～300 ng/mL，女性で12～150 ng/mLを推奨，ヘモグロビンは男性で14.0～17.5 g/dL，女性で12.3～15.3 g/dLを推奨）である。

低栄養状態のコンセンサスを提示するために国際学会で定められた「成人の飢餓および疾患関連栄養失調（Adult Starvation and Disease-Related Malnutrition）」というガイドラインは，医療の場において高齢者にも適応できる[8]。生化学的指標や体組成のカットオフ値は検討中であるが，

表 56.1　高齢者の栄養素必要量および摂取量に影響を与える生理的および代謝的要因

	要因または状況	必要量への影響
生理的変化	エネルギー消費量の減少および身体活動量の減少	エネルギー必要量の減少，栄養豊富な食事の重要性の高まり
	筋量の減少および筋力低下	潜在的なタンパク質必要量の増加，身体機能低下に伴う食品入手困難
	免疫力の低下	潜在的な鉄，亜鉛および他の栄養素必要量の増加
	口腔機能の低下	栄養素摂取量の量的・質的低下
	胃腸機能の低下：萎縮性胃炎	葉酸，カルシウム，ビタミン K，ビタミン B_{12}，鉄必要量の増加
	閉経	鉄必要量の減少
代謝的変化	皮膚でのビタミン D_3前駆体合成減少，1,25（OH）$_2$D の腎臓での活性低下および腸での反応低下	ビタミン D およびカルシウム必要量の増加
	ビタミン A 保持力の上昇，肝代謝の変化	ビタミン A 必要量の減少
	体液調整能の低下	潜在的な水必要量の増加または減少，体液管理の必要性

本ガイドラインでは低栄養状態が異なる 3 つの要因によって引き起こされており，それぞれに介入方法を変えるべきだとしている。3 つの要因とはそれぞれ，（a）飢餓による炎症を伴わない低栄養，（b）慢性疾患により生じる軽〜中程度の炎症状態の持続による低栄養，（c）急性疾患および傷害により生じる高炎症状態による低栄養，である。

地域に暮らす高齢者や高齢者の長期の健康管理の中で取り組むべき課題は，適切で効果的な介入を行えるようにするために，食事摂取に関連する差し迫った問題を引き起こすリスクファクターやその徴候を早い段階でとらえることである。身体診察は，臨床の場で見られる栄養不足，例えば皮膚の状態の変化，疲れやすさ，抵抗力のなさ，味覚や嗅覚の変化，消化器系の愁訴（食欲不振，口腔内の異常，吐き気，嘔吐，下痢，便秘）などの徴候を明らかにすることが可能である。精神状態や感情の変化もまた，低栄養状態と関わっている[9]。しかし，高齢者の低栄養を臨床的に単独で測定する最も重要な測定項目は，現在の体重と最近のその変化である。Long-Term Care Minimum Data Set によると，30 日で 5％または 180 日で 10％の体重減少がある場合には，ケア計画の見直しを行わなければならないとしている[10]。意図しない体重減少は，死亡率の上昇につながる[11]。また，体重に変化がなくても，高齢者には除脂肪体重の急激な減少や脂肪量の増加がみとめられることもある[12]。

高齢者の栄養状態を評価することは，過小評価や記憶力低下により正確性の観点では問題がある[13]。しかし，食事回数や欠食回数，摂取した食べ物や栄養補助食品の種類と量に関する質問や，栄養学的に十分な食事を摂取できない要因についての質問は，今後の栄養状態改善のための介入に役立つ情報となるはずである。栄養不足を測定するための唯一絶対の評価基準はないため，いくつかの指標を組み合わせて使用するのが一般的である。高齢者用のこのような指標として最もよく知られているのは，Mini Nutritional Assessment[14] とよばれる指標である。この評価指標は広く用いられており，病気の進行や死亡率を予測できることが示されている[15]。また，この簡易版も妥当性の検証がなされている[14]。

▶高齢者の食事摂取基準

年齢および性別ごとの必須の栄養素に関する摂取の基準は，米国医学研究所食品栄養局（Food and Nutrition Board of the Institute of Medicine）により定められている。このうち高齢者にとって重要な栄養素に関する基準を，**表 56.2** に示した。例えばタンパク質，食物繊維，マグネシウム，亜鉛，ビタミン B_6，ビタミン A，ビタミン K の食事摂取基準（dietary reference intake：DRI）は，女性より男性で高くなっている。また，ビタミン D は年齢が高いほど基準値が高く，逆にナトリウムは年齢が高いほど基準値が低い[16,17]。

すでに述べたように，生理学的および心理社会的要因は食事摂取に影響を与えており，高齢者の摂取する食事が必要な栄養を満たすか否かを決定づける。**表 56.2** にあるように，米国国民健康栄養調査（National Health and Nutrition Examination Survey：NHANES）は，サプリメントを除く食事のみから摂取したタンパク質，ナトリウム，鉄，亜鉛，葉酸，ビタミン B_{12}，ビタミン B_6，ビタミン A が基準を上回っていることを示している。一方，カリウム，マグネシウム，カルシウム，ビタミン D，ビタミン E は基準を下回っていた。多くの栄養素摂取量は，70 歳以上の高齢者よりも 60〜69 歳の高齢者で高くなっていたが，ビタミン D，A，K および添加されたビタミン B_{12}は 70 歳以上の高齢者で摂取量が高かった。しかし，ビタミン D の摂取量はいずれの年齢階級でも基準を下回っていた。

▶高齢者のための食事ガイドライン

食事摂取基準に沿ったアメリカ国民のための食事ガイドラインは，給食や宅配食，ならびに病院などの場での献立を作成する際に，一般的な食事指針とともに参考にされている[18]。様々なエネルギー摂取層に対応した，食品単位で示された摂取基準は，献立作成の際に非常に役立っている（例えば，果物，野菜，全粒穀物，肉や魚，乳製品ごとに，基準となるサービングが示されている）。特に，高齢者に関わる基準として強調されているのは，強化食品やサプリメントから摂取できる添加されたビタミン B_{12}を摂取すること，および健康のためにはナトリウムを制限（1,500 mg/日未満）することである。また，一生を通じて注目される栄養素としては，ビタミン D，カルシウム，カリウム，食物繊維があげられる。

高齢者における栄養素別注意点

▶エネルギー，タンパク質，食物繊維および水

エネルギー要求量および摂取量は年齢の上昇とともに減

表 56.2 高齢者の食事摂取基準および摂取量（抜粋）（主に NHANES の結果による）[a]

	推奨量（推定平均必要量）または目安量[a]				食品からの摂取量（特に記載のない場合）			
	男性 50〜70 歳	男性 >70 歳	女性 50〜70 歳	女性 >70 歳	男性 60〜69 歳[b] または 51〜71 歳[c,d]	男性 ≥70 歳[b] または ≥71 歳[c,d]	女性 60〜69 歳[b] または 51〜71 歳[c,d]	女性 ≥70 歳[b] または ≥71 歳[c,d]
エネルギー (kcal)[b]					2,140	1,837	1,597	1,491
タンパク質（g）[b]	56 (46)	56 (46)	46 (38)	46 (38)	84.5	72.7	61.4	56.9
食物繊維（g）[b]	30	30	21	21	7.4	17.0	14.9	14.1
ナトリウム（mg）[b]	1,300	1,200	1,300	1,200	3,517	3,012	2,674	2,364
カリウム（mg）[b]	4,700	4,700	4,700	4,700	2,891	2,728	2,378	2,189
カルシウム（mg）[c]	1,000 (800)	1,200 (1,000)	1,200 (1,000)	1,200 (1,000)	951	871	788	748
食事＋サプリメント (mg)[c,e]					1,092	1,087	1,186	1,139
ビタミン D (μg)[c,e]	15 (10)	20 (10)	15 (10)	20 (10)	5.1	5.6	3.9	4.5
食事＋サプリメント (μg)[c,e]					8.8	10.7	10.1	10.0
マグネシウム(mg)[b]	420 (350)	420 (350)	320 (265)	320 (265)	310	280	253	233
鉄(mg)[b]	8 (6)	8 (6)	8 (5)	8 (5)	16.8	15.6	12.9	12.6
亜鉛(mg)[b]	11 (9.4)	11 (9.4)	8 (6.8)	8 (6.8)	13.0	11.5	9.6	9.0
葉酸（μg DFE）[d]	400 (320)	400 (320)	400 (320)	400 (320)	583	558	460	454
食事＋サプリメント (μg DFE)[d]					938	935	900	797
ビタミン B_{12}（μg）[b]	2.4 (2.0)	2.4 (2.0)	2.4 (2.0)	2.4 (2.0)	6.01	5.40	4.31	4.37
添加ビタミン B_{12} (μg)[b]					0.94	1.14	0.87	0.94
ビタミン B_6（mg）[b]	1.7 (1.4)	1.7 (1.4)	1.5 (1.3)	1.5 (1.3)	2.06	1.97	1.60	1.54
ビタミン A (μg RAE)[b]	900 (625)	900 (625)	700 (500)	700 (500)	650	706	651	616
ビタミン E（mg）[b]	15 (12)	15 (12)	15 (12)	15 (12)	7.6	7.1	6.5	6.2
ビタミン K（μg）[b]	120	120	90	90	97.7	96.6	104.5	95.0

DFE：葉酸当量，NHANES：National Health and Nutrition Examination Survey 米国国民健康栄養調査，RAE：レチノール活性当量。
[a] 食事摂取基準の基準値。Dietary Reference Intakes（22, 33, 43, 155〜157）より引用。
[b] Data from Agricultural Research Service, US Department of Agriculture, National Health and Nutrition Examination Survey, 2007 to 2008. What we Eat in America. Nutrient Intakes from Food: Mean Amounts Consumed per Individuals, One Day, 2007-2008. Available at: http://www.ars.usda.gov/Services/docs.htm?docid=18349. Accessed April 16, 2011.
[c] Data from Bailey RL, Dodd KW, Goldman JA et al. Estimation of total usual calcium and vitamin D intakes in the United States. J Nutr 2010; 140: 817-22.
[d] Data from Bailey RL, Dodd KW, Gahche JJ et al. Total folate and folic acid intake from foods and dietary supplements in the United States: 2003-2006. Am J Clin Nutr 2010; 91: 231-7.
[e] 国際単位に 40 を掛けて μg 表記のビタミン D を示している。

少する。その減少率は，女性で 7 kcal/年，男性で 10 kcal/年程度である[19]。同様に，タンパク質に関しても摂取量が減少するが，現行の推奨量（recommended dietary allowance：RDA）では，タンパク質の推奨量は年齢とともに変化せず，質の高いタンパク質 0.80 g/kg/日の摂取を推奨されている[20]。多くの一般人ではタンパク質，またはタンパク質に由来するエネルギー不足のリスクは高くはないが，自宅で寝たきり[21]または入院中の高齢者（次項参照），および施設入居者では，タンパク質不足になるリスクがある。高齢に伴う食欲不振から起こる食事摂取量の減少は，十分なタンパク質および他の必須栄養素の摂取不足もまねく。栄養不足に続いて起こる虚弱については次項で述べる。

食物繊維の摂取量はいくつかの高齢者特有の疾患のリスクと負の関連があり，その目安量（adequate intake：AI）は，食物繊維と冠動脈心疾患（CHD）の前向き研究[22]に基づいて定められている。これまでのところ耐容上限量（tolerable upper intake level：UL）は定められていないが，機能性を高める目的で食品，飲料，サプリメントに添加した食物繊維では，健康に悪影響をもたらすことも報告されている[22]。食物繊維の目安量は，エネルギー摂取量に基づいて示されており，年齢には依存しない[22]。実際に摂取されている食物繊維の量は目安量をかなり下回っており，注意を要する栄養素と考えられる[18]。食物繊維は便秘に関わる様々な要因の 1 つである[23]。加齢は腸内細菌叢の悪化と関連があり，食物繊維や他の食事の構成要素および腸内細菌がいかに腸の健康に影響を与えているかについては興味がもたれている。

高齢者が脱水を起こしやすいことは広く認識されており，適切な水の供給は，1つの課題である[24]。しかし近年では，過剰な水摂取の問題点として，希釈性低ナトリウム血症（水中毒）や夜間頻尿なども指摘されている[25]。水を失いやすい環境（非常に暑い環境や肉体労働のある場合など）でなければ，健康な高齢者にとって1日にコップ6～8杯の水の摂取が適切であろうと考えられている[26]。

▶アルコール

中年者の場合，少量の飲酒は健康に好ましい影響を与える場合もあることが知られているが，高齢者の場合は健康に対して好影響よりもリスクのほうが上回るようである[27]。飲酒と関連のある健康へのリスクとしては，転倒，認知機能の低下，服用薬との相互作用による悪影響，他の重要な栄養素の不足などがある[28]。エタノール耐性は，高齢者の場合，生理機能の変化，中枢神経系の変化，薬の服用などによってしばしば低下する。したがって，考えているよりも少ない飲酒量で酔いを引き起こし，健康への悪影響や事故，最悪の場合は死に至る可能性もある。エタノールの代謝，分配，排泄の変化の結果，脳や肝臓にアルコール毒性が現れることもあり，このようなことから高齢者の飲酒に関しては，節度をもってたしなむことが重要であると強調されている[29]。

現在，アメリカの高齢者における中程度の飲酒者は男性で56%，女性で40%，大量飲酒者は男性で9%，女性で2%と推定されている[27,30]。ベビーブーム世代の飲酒者の割合はその上の世代よりも高いと報告されていることから，この世代が高齢になっても今のままの飲酒を続ければ，中程度および大量の飲酒をする人の割合は，今後さらに増加すると考えられる。大量飲酒やアルコールの乱用といった問題は，高齢者の直面する，うつ，社会的孤立，親友や近親者との死別といった心理社会的な出来事によっても促進されるだろう。さらには，何が「飲酒」に相当するかという感覚が個人によって異なることや，記憶力の低下，過小申告によって，飲酒量を評価することは難しい[31]。大量飲酒者が特に注意しなければならないのはビタミンB群，特に葉酸とビタミンB_{12}の不足，および抗酸化栄養素の必要量の増加である（大量の飲酒が酸化ストレスを増加させるため）[27]。

▶ビタミンDおよびカルシウム

カルシウムおよびビタミンDは様々な生物学的機能をもっており，よく知られているものとしては，骨格の健康がある[32,33]。2001～2006年のNHANESでは，血清中の25-ヒドロキシビタミンD（25［OH］D）濃度が30 nmol/Lより少ない人（不足の状態）の割合が，51～70歳の男性で6%，71歳以上の男性で7%，51～70歳の女性で11%，71歳以上の女性で11%であり，濃度が30～49 nmol/Lの人（不十分な状態）の割合が，51～70歳の男性で25%，71歳以上の男性で24%，51～70歳の女性で28%，71歳以上の女性で27%であった[34]。80歳を超えるとさらに，高齢であること，人種（黒人対白人），季節，サプリメント使用の有無などが，ビタミンDの状態と関連のあることが示されている[35]。

2003～2006年のNHANESの結果によると，カルシウムの平均摂取量は，60～69歳の男性のみで推定平均摂取量（estimated average requirement：EAR）を超えている一方で，サプリメントからの摂取量を含めた値では，すべての年齢群で推定平均摂取量を超えている（**表56.2**）[16]。サプリメント使用者では，サプリメントからのカルシウム摂取量は51～70歳の男性で268 mg/日，71歳以上の男性で372 mg/日，51～70歳の女性で578 mg/日，71歳以上の女性で608 mg/日であり，ビタミンDのサプリメントからの摂取量は51～70歳の男性で9.4 μg/日，71歳以上の男性で10.9 μg/日，51～70歳の女性で11.2 μg/日，71歳以上の女性で10.7 μg/日である[16]。ビタミンD_3およびD_2の経口サプリメントは，カルシウム共存または非共存下いずれでも，施設在住の高齢者の骨折リスクを減少させるとの報告があるが，自宅で生活する高齢者ではこのような好ましい結果が一貫していない[33]。年1回の大量のビタミンD投与（年間12,500 μgまたは500,000 IU）は転倒や骨折のリスクを減少させるようである[36,37]。

▶ビタミンB_{12}，葉酸，およびビタミンB_6

高齢化に伴って起こるビタミンB_{12}欠乏は，萎縮性胃炎によって起こる。この疾患は高齢者のおよそ10～30%が罹患しており，主に動物性食品由来のタンパク質に結合しているビタミンB_{12}の消化がうまくいかない状態を引き起こす[38,39]。また，他のビタミンB_{12}の吸収不良は，胃酸分泌阻害剤（ヒスタミンH_2レセプターアンタゴニスト〈H_2 receptor antagonist：H2RA〉やプロトンポンプ阻害剤〈proton pump inhibitor：PPI〉）の長期の使用および，胃切除やピロリ菌感染によることもある[40]。これらの薬剤は，胃食道逆流や消化性潰瘍疾患で一般的に用いられているものである[7,8]。すべてではないがこれまでの多くの研究で，高齢者の長期のH2RAおよびPPIの使用とビタミンB_{12}欠乏に関連があることが示されている[9]。

80歳以上の高齢者となると，ビタミンB_{12}欠乏をもたらす要因は，年齢，萎縮性胃炎，サプリメントの未使用，人種（白人）などとなる[41]。また，1～2%の高齢者が悪性貧血だが，これはビタミンB_{12}の腸での吸収に必要な内因子の欠乏によって生じる。このような症状のある高齢者には，毎月ビタミンB_{12}を注射によって投与するか，毎日経口投与（1,000～2,000 μg）する必要がある[42]。51歳以上の人は推奨量に到達するための添加ビタミンB_{12}を，強化食品やサプリメントから摂取すべきである[43]。2007～2008年のNHANESによると，ビタミンB_{12}の1日あたりの総摂取量は推奨量の2倍以上になっているが，食品の添加ビタミンB_{12}からの摂取量はおよそ1 μg/日であった（**表56.2**）。

ビタミンB_6の推定平均必要量および推奨量は，ビタミンB_6の生体指標を用いた充足率試験の結果によると[43]，若年者に比べて高齢者で高くなっている。2007～2008年のNHANESの結果では，ビタミンB_6の1日の平均摂取量は推定平均必要量および推奨量よりも高かった（**表56.2**）。しかし，高齢者のビタミンB_6の摂取不足や体内の低濃度状態は，アメリカで行われた他の研究では，一般的によく見られる[44]。2003～2006年のNHANESでは，65歳以上でピリドキサール5′-リン酸の濃度が低い（指標となる20 nmol/L未満）高齢者の割合は，サプリメント未使用者で24%，サプリメント使用者では6%であった[45]。

葉酸の推定平均必要量および推奨量は，高齢者に特有の推奨量は設定されておらず，若年者も高齢者もほぼ同程度である[43]。食事からの摂取量のみで，推定平均必要量および推奨量よりも上回っている（**表56.2**）。2005〜2006年のNHANESでは，赤血球中の葉酸濃度は若年者より高齢者（60歳以上）で高値を示しており，すべての年齢を通して低葉酸状態の人の割合は非常に低かった[46]。1998年以来続く食品への葉酸添加の動きは，高齢者の脳卒中のリスクを低下させるという好影響をもたらしているようであるが[47,48]，認知障害などのリスクを上昇させる可能性があることも懸念されている[49]。

血清ホモシステイン濃度はいくつかの疾患と正の関連があり，一方，葉酸，ビタミンB_{12}およびビタミンB_6とは負の関連がある。しかし，ホモシステインやこれらのビタミンB群が高齢者に多く見られる循環器疾患[50]，神経および精神疾患[51]，アルツハイマー病[52]，骨粗しょう症[53]に与える影響を解明するためには，前向き研究や無作為化比較試験などのさらなる研究が必要である。

▶鉄

女性の場合，閉経により鉄の必要量が減少するので，高齢者の推奨量は男女とも同値である。鉄摂取量は一般的に，推定平均必要量および推奨量のいずれも上回っている（**表56.2**）[54]。1999〜2000年のNHANESによると，70歳以上の高齢者で鉄摂取不足の人は，男性で3%，女性で6%であり，鉄欠乏性貧血の人の割合は1%であった[55]。貯蔵鉄（フェリチンなど）の量は年齢とともに増加し，肝臓の鉄沈着がヘモクロマトーシスの際の肝細胞癌のリスクファクターになることは知られているが，過剰な貯蔵鉄が循環器疾患や他の癌の要因となるかについては，結論は得られていない。貧血の症状をもつ高齢者のうち少なくとも20%が鉄欠乏性貧血であり，その主な原因は胃腸疾患に関連する失血である。鉄欠乏性貧血と他の貧血は区別して考えることが必要である[57]。

▶ビタミンA，E，およびK

高齢者の食品からのビタミンA摂取量は，一般的には推定平均必要量より高いが，推奨量よりは低い（**表56.2**）[56]。ビタミンAの摂取基準は年齢によって変化しないが[56]，年齢が上がるにつれて，ビタミンAの毒性が現れやすくなる[58]。体内の高ビタミンA状態が骨に悪影響を与えるとの知見も不確かである[56]。ビタミンD摂取量が不足している高齢者のみビタミンAの状態と骨折に正の関連があることが示されているとする研究報告もあるが[59]，関連がないとする報告もあり[60]，ビタミンAの濃度が高い場合と低い場合のいずれでも骨折のリスクが上がるU字型を示す[61]，としている。

ビタミンEに関して，体内の吸収率や利用率が年齢とともに変化するとの知見は得られていないが，ビタミンE摂取量はいずれの年代の高齢者でも推定平均必要量より低くなっている（**表56.2**）。その理由は，高脂肪食の摂取を控えていることや，これらの食品の申告誤差が考えられる。最低限のビタミンE状態は体内の酸化ストレスを抑制する効果があるが，サプリメントを使用して過剰に摂取すると（400 IU以上）健康に良い影響はみとめられず[62]，脳出血のリスク増加と関連があるとされている[63]。

ビタミンKの必要量は加齢とともに増加するが，一般的に高齢者では野菜類を豊富に摂取しているためか[64]，十分摂取されている（**表56.2**）。ビタミンKはオステオカルシンの翻訳後修飾を介して，高齢者の骨の健康状態と密接に関わっている。しかしこれまでの研究では，ビタミンKが高齢者の骨の健康状態に良い影響を与えているということははっきりと示されてはいない[65]。加えてビタミンKは，高齢者によく用いられている血液凝固剤と相互作用を起こす特徴がある[66]。

▶マグネシウム

マグネシウムの推奨量は30歳以降ではどの年代でも同じであり，男性では女性よりも高くなっている[32]。その摂取量は高齢者の推定平均推奨量よりも低い（**表56.2**）。年齢とともに吸収率は低下し，尿中排泄量は増加し，腎不全のある患者での高摂取には注意が必要である[32]。マグネシウムは高齢者の身体機能の低下など[68]，加齢に伴って現れる多くの疾患と関連している[32,67]。

▶亜鉛

加齢と亜鉛の必要量の関係はまだあまり知られていない。さらに，体内の亜鉛の状態を判断するための信頼できる生体指標も存在しない。高齢者の亜鉛摂取量の平均値は一般の高齢者では推奨量を超えているが（**表56.2**），施設入居者などの亜鉛不足は一般的によく見られる[69]。加齢により免疫機能が低下するため，高齢者において亜鉛の免疫調節機能は特に重要である。したがって，軽度〜中程度の亜鉛不足は感染症に対する抵抗力や免疫反応力の機能を損なうことにつながり，病気に感染しやすくなる。Prasadらは，健康な高齢者を対象にして亜鉛のサプリメントを与えた研究を実施し，疾病の感染が減少することを示した[70]。亜鉛不足を解消することによって高齢者の感染症罹患率や死亡率を低下させることが可能かを検討する研究が今後必要である[71]。

▶微量栄養素サプリメント

微量栄養素（ビタミンやミネラル）サプリメントは，高齢者にとっては従来期待する効果とは異なる2つの重要な役割をもっている。1つ目は，臨床的あるいは前臨床的に栄養素の欠乏状態が明らかになった場合にそれを充足させる役割をもっており，これは1つの治療的適用として重要視され，受け入れられている。2つ目は，微量栄養素サプリメントを使用する多くの高齢者は，健康維持や疾病予防を理由にこれを使用していることである。多くの調査では，高齢者は他の年代に比べて微量栄養素サプリメントの利用割合が高い。また，男性より女性で利用者が多く，微量栄養素サプリメントを使用することが健康行動と強く結びついている[72,73]。最も広く利用されている微量栄養素サプリメントの種類はマルチビタミン・ミネラルとよばれるものであるが，実際には，健康にもたらされる良い影響も，長期に利用した場合の悪影響のいずれも，科学的な知見は乏しい。利益とリスクをより明らかにするためには，対照研究が必要である[72]。

食事から摂取される抗酸化栄養素は健康に好ましい影響を与えることが疫学研究から明らかになっているため，抗酸化作用を示す栄養素のサプリメントは広く利用され，非常に多くの研究が実施されている。しかし，ビタミンA，C，Eおよびβ-カロテンサプリメントを用いた研究の多くでは，循環器疾患[74]や癌を予防する効果がみとめられていない。一方で，抗酸化サプリメントが加齢性黄斑変性の進行を遅延させるとの結果[75]や，セレンが癌の予防に効果があるとの結果[76,77]も示されている。しかし，抗酸化栄養素サプリメントを推奨するには，さらなる研究が必要である。ビタミンB群のサプリメントの影響も，抗酸化栄養素の結果と類似している。

アミノ酸の一種であるホモシステインは，疫学研究の結果から健康に悪影響をもたらすことが強く示されており，さらに葉酸，ビタミンB_{12}およびビタミンB_6がホモシステイン濃度を低下させる作用をもつとの研究結果があるにもかかわらず，大規模な無作為化比較試験では，これらのビタミンが循環器疾患の発症[78]や高齢に伴う認知機能の低下[51]を遅らせるといった望ましい影響は，ほとんどみとめられていない。たとえ影響が見られた研究の場合でも，葉酸サプリメントを用いた研究では，癌の予防効果と同時に診断未確定の癌も含めた癌の進行[79,80]や循環器疾患の進行[81]も懸念されている。一方，すでに述べたように，カルシウムやビタミンDのサプリメントでは，骨折（カルシウムとビタミンDの併用）や転倒（ビタミンD）のリスクを低下させることが示されている。しかし，使用量の遵守や便秘や動脈石灰化などの副作用減少のために，1日あたりの摂取量を最少量にするには，食品由来のカルシウムの摂取をより強くすすめるべきである[82]。また，青魚や魚油の成分を含むサプリメントの使用を適度に増やすことは循環器系に良い影響があることが明らかであり，血清中のトリグリセリドの低下や[83]，全体的な死亡および突然の心臓死の減少が見られている[84]。

栄養に関わる健康状態と地域の支援事業

▶身体活動と肥満

日常的に身体活動を行う機会は年齢とともに減少する。そしてこのような変化は，高齢によるエネルギー必要量の減少も加わって，体脂肪の蓄積をもたらす。活動量の低下は，慢性疾患（例：循環器疾患，高血圧，特定の癌，2型糖尿病），メタボリックシンドローム，早期死亡のリスクを高め，さらには高齢者の身体機能低下の強い予測因子の1つとなる[85]。また，肥満（BMI 30 kg/m^2以上）の割合が徐々に増えており[86]，高齢者の循環器疾患，糖尿病，癌，認知機能低下，死亡リスク増加に関わっている[87]。しかし，高齢者が体重を落とすと筋力や骨量が低下する可能性や，急性炎症性疾患[88]や他の重篤な疾患[89]の際に肥満が「逆に利点となる（reverse benefit）」こと，またBMIの低い人で死亡率が高いことなどから，やせるように介入を行うことには疑問が残る。

にもかかわらず，介入研究の結果から，変形性関節炎，身体機能の低下，糖尿病，循環器疾患などには体重減少が臨床的に効果的であることが示されている[90]。運動によって体重を落とした場合は，除脂肪体重を保持し[91]，心肺機能を活発にする可能性がある。余分な脂肪が蓄積していることにより身体機能や代謝機能に障害が生じているような肥満の高齢者に対しては，安全で最も効果的な介入方法を探索するためのさらなる研究が必要である[92]。

▶骨粗しょう症

骨粗しょう症は骨密度が低下し，脊椎や股関節の脆弱性骨折などが生じる状態である。2005年には，50歳以上の人で股関節骨折を起こした人は，女性で222,753人，男性で73,857人であり[93]，骨折者全体の数は200万人を超えると推定される[93]。様々な食事因子が骨の健康に関わっているが[94]，一般の人に対しての摂取量の目安としては，カルシウム（1,200 mg/日）とビタミンD（20～25 μg/日）に達すること，および，転倒を避けるために過剰なアルコール摂取を防ぐことである[95]。ビタミンDはカルシウムと同時に摂取することで，高齢女性の股関節骨折を減少させる[96]。転倒防止は高齢者の股関節骨折防止のために重要であるし[95]，ビタミンDサプリメントは介護施設の居住者で転倒の割合を減少させている[97]。

▶糖尿病

2007年にはアメリカの60歳以上の人のうち23.1%が糖尿病であり，すべての糖尿病患者の51.6%はこの年代の高齢者である[98]。中年の肥満や過体重は，その後の糖尿病に関わってくるし[99]，糖尿病のリスクが高い人への生活改善では，高齢者のほうが若い人に比べてリスクをより低下させることができる[100]。糖尿病によって様々な障害が生じることもあることから，自己管理能力や虚弱の状態に配慮しながら治療を行うことが大切である[101]。また，糖尿病はその後の施設などへの入所（その他，高血圧，癌，脳卒中など）のような健康関連状態の強い予測因子となっている[102]。1999～2004年のNHANESによると，高齢者の糖尿病患者ではおよそ半分の人しか治療目標を達成できておらず，その割合は年齢が上がるごとに減少している[103]。

▶循環器疾患および慢性心不全

アメリカ国民で1つかそれ以上の循環器疾患の既往がある8,260万人のうち，およそ4,040万人が65歳以上の高齢者である[104]。1994～2004年のNHANESによると，高齢者の多くは高血圧，脂質異常症，糖尿病などの治療中であり，これらの疾患は循環器疾患の主なリスクファクターである[103]。このような疾患別の治療をやめて総合的に治療する方法が，循環器疾患の予防や治療に必要だとの推測もなされている。というのも，総合医であれば薬の副作用や共存症，認知機能，視力，聴力などの低下，そして社会経済的状況も把握できているためである[105]。しかし，高齢者の冠動脈疾患の二次予防のためにリスクファクターを治療した介入では，より若い年代と同程度の効果がみとめられている[106]。

慢性的な高血圧および冠動脈疾患は，心不全症例の70%以上を占めていると見積もられている[107]。基礎代謝量の増加，タンパク質や脂質の代謝変化，末梢血流の悪化などによって最終的に組織の破壊や除脂肪体重の減少につながり，それによって神経ホルモン，免疫，および代謝の複雑な流れに異常が生じると，慢性心不全の進行に発展する[107]。慢性心不全の管理のためには，三大栄養素，水，電解質および他の栄養素の摂取に注意を払う必要がある[107]。

▶脳卒中

脳血管障害（脳卒中）はアメリカで3番目に多い死因であり，そのリスクは年齢とともに上昇する。多くの脳卒中入院患者が，嚥下障害やその他の身体障害により，入院中や回復期に栄養不足に陥っている[108]。栄養失調患者を即座に見つけ，治療を行うためには，栄養士と言語聴覚士の連携が不可欠である。嚥下の状態を評価する検査（光ファイバー内視鏡検査やビデオX線透視検査）の結果に基づいて，患者は調理形態を工夫（軟らかくしたり，切り刻んだり，ピューレ状にしたり，すりつぶしたり）し，必要に応じてとろみをつけた，高エネルギーかつ高タンパク質の嚥下障害食を処方される。脳卒中後に嚥下障害を起こした患者では実際，入院直後の数日または必要であれば2～3週間の間，経腸栄養により栄養補給を受けている[109]。

▶腎臓病

慢性腎臓病は高齢者によく見られ，健康状態の悪化のみではなく，経済的な負担ものしかかる。肥満は慢性腎臓病を進行させるリスクファクターであるが，中程度の患者やステージⅤの患者で透析を行っている場合には，肥満が栄養不足を防ぐ効果もある[88,110]。腎臓機能レベルの違いによって，タンパク質，ナトリウム，リン，カリウム，そして水の適切な摂取量がそれぞれ異なるために注意が必要で，食事摂取基準は複雑になる[111]。さらに，慢性腎臓病となった高齢者の予後にしたがって食事が健康に与える最終的な影響は，腎臓の機能のみではなく，身体機能や認知機能，体組成，合併症や治療法，そしてその他の要因にも依存する[112]。

▶変形性関節炎

変形性関節炎は最も一般的な関節炎であり，件数が増加している関節置換術の理由であることが多い[113,114]。2006年に行われたアメリカの股関節置換術の55%，膝関節置換術の61%が65歳以上の高齢者であった[114]。85歳までに有症状の膝の変形性関節炎を起こすリスクをもつ人は50%にのぼる[115]。前向き研究の結果によると，過体重または肥満の場合，膝の変形性関節炎リスクはおよそ3倍になることが示されている[116]。適切な体重を維持するために，適度な食事や運動を組み合わせることは，効果的な予防および治療方法である。さらに，ビタミンC，D，E，Kやセレンなどの微量栄養素はグルコサミンやコンドロイチンと同様に重要である[113]。

▶認知症

認知症の罹患率は，71～79歳で5%，80～89歳で24%，90歳以上で25%である[117]。認知症の種類としては，およそ70%がアルツハイマー病で最も多く，血管性認知症が2番目を占める[117,118]。アメリカでは，アルツハイマー病が死亡原因の6番目であり，65歳以上の高齢者では5番目である[118]。観察研究の結果から，高血圧，脂質異常症，糖尿病はその後の認知機能低下のリスクファクターである可能性が示されている[119～121]。したがって，特定の栄養素[122]や食事パターンは，神経変性の進行や，酸化ストレス，内皮機能，インスリン抵抗性，炎症，肥満，血管性疾患に関連のある認知機能低下の速さを調節できる可能性のある要因として重要とされている[121]。

▶食料不足

アメリカで食料不足の人の割合は14年連続で上昇しており，2008～2009年には60歳以上の高齢者でおよそ400万人存在すると推定されている。この数は自宅で暮らす高齢者の8%以上である[123,124]。高齢者の食料不足は，黒人では白人のほぼ4倍，フードスタンプ［訳注：政府が生活保護者に発行する食料配給券］受給者では非受給者のほぼ9倍，孫と同居する人では同居していない人のおよそ3倍などとなっている[125]。食料不足は，栄養不足，身体的および精神的な悪影響，投薬管理の問題，体重減少による身体機能低下などの様々な問題と関連している[125～128]。

▶食料・栄養支援事業

栄養，健康，そして高齢化などに関する問題は非常に大きいため，米国栄養士協会（American Dietetic Association），米国栄養学会（American Society for Nutrition），栄養教育学会は共同で，十分な資金を投入した食事や栄養の介入事業に高齢者が参加しやすいしくみを整える必要があるとの声明を発表した。この中では「それらを必要とする対象者への食料援助，給食事業，栄養教育，スクリーニング，アセスメント，相談，治療，管理，評価，報告書の作成が，より健康的な高齢者を生み出す」とされている[129]。なぜ補助的栄養支援プログラム（Supplemental Nutrition Assistance Program）の補助事業を高齢者があまり利用しないのか[130]，そして，給食事業や食事宅配事業などの地域で供給されている他の公的な取組みをどのように改善すべきか[131]を理解するためには，米国農務省の実施する高齢者向けファーマーズマーケット栄養計画（Senior Farmers' Market Nutrition Program）などの，受給しやすいものの資金不足に陥っている事業を改善するための研究および支援が必要である。

▶在宅および地域の支援

米国農務省と高齢者対策室（Administration on Aging）は食料および栄養の支援事業を相互に補完する形で行っているが，まだ十分な状況には達していない[129]。米国高齢者法（Older Americans Act）には，特に衰えが見られ始めた高齢者の自立した生活を促進するために，在宅や地域で各種支援を提供する役割を担うことが盛り込まれている[132]。このような支援を行うことによって，高齢者法による栄養事業は，食事の提供や教育により食料不足の高齢者を減らすことを目標にしているが，これら事業は資金不足で需要を満たしておらず，ビタミンB_{12}不足[133]，ビタミンD不足[133]，食料不足[124,134]を取り除くまでには至っていない。2010年の会計年度では，連邦政府およびその他自治体や民間の基金を合わせておよそ14億ドルが栄養事業（給食事業や食事宅配事業）にあてられた[132]。

▶入院中の高齢者

栄養不足は入院中の高齢者にとって深刻な健康リスクになると認識されており，入院期間の長期化，退院時の身体機能の低下，死亡リスクの増加などに寄与する[135]。栄養不足は入院時にも見られるし，入院中に深刻になることもある。入院時診断，病気の重症度，手術などは，高齢患者の栄養上のリスクに影響を与える要因となる[136]。栄養不足が疑われる場合，栄養士へ委託することが推奨されているが，実際に委託されている割合は驚くほど低い。イギリスでの研究によると，栄養不足が疑われたうちのわずか24%のみが栄養士に紹介され[137]，カナダの入院中の栄養不良の高齢者を対象とした研究ではそれよりさらに低く12.5%である[138]。入院中の高齢者の栄養状態を改善する際に障害となっているものは，システム上の障壁と実施の過程に存在する障壁の両方がある。患者の罹患率，死亡率そして病院やシステム全体にわたるコストの問題を改善するには，多くの専門分野に分かれる栄養チームの導入が必要である。

高齢者の長期の支援

▶支援の場とその変化

高齢者の中には，「ある場所に定住して年を重ねる」ことを目標にかかげ，それまで受けていた支援の内容と異なる支援を受ける状況になった際にも居住地を変えることなく，同じ場所に住み続けながら支援を受け続けられる人たちがいる。一方で多くの高齢者は，通える範囲の病院，在宅，地域，そして介護施設といった，いくつもの異なる場所で実施される支援を受ける。またその提供場所の変更にかかわらず，支援内容が変化した場合には，治療食の廃止や十分で適切な食事の提供がなくなるなどの，これまで続いていた連続的な支援内容に一時的な休止が生じる可能性がある。理想的には，高齢者が医療行為を受ける時には，入院中には継続的な栄養支援がとられるべきであり，退院時に必要とされる栄養相談，サプリメント購入および食事提供支援のために保険が継続的に利用されるべきである[139]。

しかし，現実は理想とほど遠い。退院後に食事の支援を受ける場合でも，在宅で受けられる支援を紹介される例は驚くほど少ない[140]。今後，この需要と供給のくい違いを改善するためには，患者，医療提供者，政策決定者，利害関係者などを含む様々な分野の人が協力して，新たな栄養支援をつくりあげる必要がある[139]。極めて重篤な患者や末期の患者の場合には提供する医療が非常に複雑なため，このような患者の長期の治療の中で，栄養の問題はさらに複雑である。それぞれの場所でのニーズに個別に対応した，エビデンスに基づく系統的な介入が実施されることが最適である[141]。

▶悪液質，サルコペニアおよび栄養的虚弱：原因と介入

加齢によって起こる虚弱には様々な種類があり，それぞれの主な原因を区別するという考え方が進歩してきた[142]

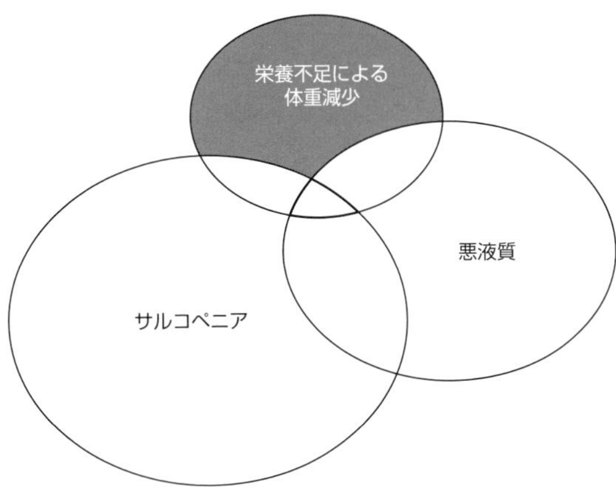

図 56.1　不幸の三徴候。高齢者の体重減少および身体的虚弱には3つの異なる原因がある。サルコペニアは高齢者に一般的によく起こり，悪液質は主に急性および慢性の疾患にともなって起こる。食事量の減少により起こる体重減少（栄養的虚弱）は3つ目の中ではいちばんまれであるが，これは他の虚弱の原因と重複している。これらの概念は D. R. Thomas により提唱された。また，C. C. Seiber がこれを「不幸の三徴候」と名づけた。
(Reprinted with kind permission from Springer Science+Business Media：Handbook of Clinical Nutrition and Aging, 2nd ed. Redefining nutritional frailty：interventions for weight loss due to under-nutrition, 2009, page 158, Bales CW and Ritchie CS, Figure 9.1.)

（**図 56.1**）。現在の定義によると，悪液質は「脂肪の減少を伴う場合と伴わない場合があるが，筋の減少を特徴とする基礎疾患に関連した複雑な代謝性疾患であり，飢餓によるものや，加齢により生じる筋量の減少（つまり，サルコペニア）とは異なる」ものである[143]。筋量や筋力の減少は加齢により誰でも生じるが，サルコペニアは普通，身体機能の低下をきたすほどの筋量と筋力の減少を生じる[144]。一方，栄養的虚弱とは，主に栄養不足により生じる意図しない急激な体重減少（筋と脂肪の両方の減少による）である[142]。食事が十分摂取できなくなる原因は，食欲の減少，味覚や嗅覚の変化，口腔機能の低下，消化器官の機能低下，体重変化に対する反応の低下といった加齢に伴う生理機能の変化に加え，心理社会的および経済的な課題による場合もある。特に，うつや幸福感を感じられない心理状態は食欲に非常に大きな影響を与え，それが結果的に栄養摂取に影響を与える[145]。

栄養不足の状態が起こっている原因が同定でき，それを修正および改善できる場合には，栄養的虚弱は介入により改善可能である。しかし多くの場合は，栄養不足に陥っている原因がはっきりしない。それにもかかわらず，初期の段階で食事の経口摂取を促進することは，多くの患者に効果がある[142]。その対策の中には，見た目を改善する，食事全般の支援をする[146]，食事摂取の補助をする，そして食欲促進剤を使用する[147]などがある。また，別の重要な方法としては，食事の選択肢を広げるために可能な限りの食事制限を取り除くことであり，これは米国栄養士協会もみとめている[148]。

以上のような処置を行ったにもかかわらず食事を十分に経口摂取できない場合には，タンパク質やエネルギーを補充するためにサプリメントを使用することもある。しかし，サプリメントの実施に関して根拠となるような，信頼性の高い介入研究が強く求められているにもかかわらず，

これまでに行われたそのような研究では，サプリメントの中程度の効果しか示されていない[149]。これらの栄養補給を経口で行うことができなくなった時には，人工的な栄養補給を始めることになるだろう。この段階では，経鼻胃管，経皮的内視鏡下胃瘻造設術や経皮空腸瘻造設術で通された管，胃瘻管，胃空腸瘻管などの経腸栄養が用いられる。残念ながら，経腸栄養や非経口栄養の導入による疾患の改善や死亡率の改善はあまり見られておらず，特に重い認知症や他の末期の疾患の患者でその傾向が強い(次項参照)。重度の認知症患者の非経口栄養のコクランレビューでは，この集団のQOLや危険分析に関して科学的知見は得られていないとしている[150]。

▶終末期の栄養問題

死期の直前数週間または数ヵ月の高齢患者の介護は，患者や家族，そして介護提供者にとっても，特に難しい課題である。癌や重度のアルツハイマー病の末期の場合，栄養支援に関する決定を行うのが難しい場合がたびたび存在する。疾患の末期に可能な限り早く末期治療に関する希望を相談できている場合，治癒，リハビリテーション，または緩和ケアといった目的にあった治療計画のうち最適なものを実施できる。前述したように，重度の認知症患者に非経口栄養を行っても，命が続いている間のQOLの向上や，寿命の延長が見られるといった研究結果は存在していない[151]。医師や栄養士または他の医療従事者が患者の家族を支え，非経口栄養に関する決定を代わりに行えるように，医療者たちは患者に関する多くの情報を得ておくことが重要である。人工的な栄養補給と水補給の生理学的な影響とこの状況の倫理的な問題点の両方について知見がまとめられている[152,153]。倫理面での支援策としては，家庭医が，患者家族の治療法決定の際に補助することが提案されている。具体的には，人工的な栄養補充を実施する場合に起こりうるリスクの説明，予後に関する見通しの提供，水および栄養補給が自然に減少した場合の利点の説明，そして，家族がQOLに関してどう感じているかを注視するなどの役割を担うことが求められている[154]。

(Connie Watkins Bales, Mary Ann Johnson／児林聡美 訳)

57 栄養素の欠乏と毒性による臨床症状

栄養学的な異常は，体の栄養素とエネルギーの必要量とこれらの代謝基質の供給量との不均衡から生じる。この不均衡は，不足，あるいは過剰という形で現れ，不適切な摂取あるいは利用不全，またしばしば両者が組み合わさって起こる。

栄養必要量についてわれわれは広範に理解しているにもかかわらず，いまだに発展途上国では，特に小さな子どもの栄養不良は疾病および死亡の重要な原因の1つである[1]。先進国では，食事量が少ないことによる低栄養は，もはや健康を害する主要因ではないが，入院患者や特に病気により侵されやすい人においては，現在でも栄養不良が見られる。特定の文化あるいは宗教に忠実な人，長期のアルコール中毒および薬物乱用者，体を衰弱させる疾患の患者，フードファディスム［訳注：食物や栄養の効果を時に科学的な根拠なく過大評価すること］の人々では栄養欠乏状態が生じている。吸収不良，輸送・蓄積・細胞の利用障害，喪失過剰，必要量が増すような重要な代謝経路の遺伝子の突然変異による不活化などを原因とする二次的な栄養不良を見つけることが必要である。栄養サプリメントについては，しばしば適量を無視した，あるいは腎不全による排泄障害があるにもかかわらず使用しつづけるなど，不適切な使用が健康被害の大きな原因となる[2]。

本章では，ビタミン，ミネラル，必須脂肪酸の栄養学的な異常による臨床症状について扱う。他の章で個々の栄養素に関して述べているので，本章ではこれらの欠乏あるいは過剰症の臨床症状を扱う。また，どのような人が欠乏症に陥りやすいか，あるいはどういう人が過剰症に陥りやすいかを簡単に考察する。

ビタミン

▶ビタミンA（レチノール）

欠乏症

ビタミンA欠乏症の症状や徴候は他の栄養学的な異常に比べより詳しく研究されている[3,4]。眼が最初に障害される。この状態は，一般に眼球乾燥症とよばれ，主に小さな子どもに見られる。

暗順応の障害あるいは夜盲症（薄暗いところで視力が低下する）は初期の症状で，注意深い病歴の聴取や，暗い照明の部屋でのいくつかの簡単な検査で見つけることができる[5]。明所視や色覚は，網膜の錐体細胞により伝えられるが，これらは通常障害されない。

眼球結膜の乾燥および湿潤性の低下が引き続いて起こる。角膜の impression cytology［訳注：角膜に検査用フィルタを押しつけて得られる細胞検査］では，この時期に異常が現れる。もう1つの徴候としてはビトー（Bitot）斑がある。これは落屑した細胞が積み重なったもので，眼瞼結膜裂の外側に見られる（**図 57.1A**）。年長の子どもや成人では，ビトー斑は過去の欠乏症の傷跡であるか，局所の傷の場合にはビタミンAにはまったく関係のないものもある。角膜の病変は表層の点状角膜炎として始まり[6]，角膜乾燥症（**図 57.1B**），種々の程度の「潰瘍」や液状病変（角膜軟化症）（**図 57.1C**）へと進み，しばしば失明する。網膜の点状の変性（眼底乾燥症）は，年長の子どもに見られるまれな慢性欠乏症の徴候である[7]。角膜の瘢痕は種々の原因で起こるが，過去に栄養不良や麻疹にかかった人において，両側の下，外側部の角膜に見られるものは，初期のビタミンA欠乏症の反映である。

眼以外の症状は，毛包のまわりに過剰に角化した皮膚の上皮が蓄積される胞状過角化症で，上肢と大腿の外側部によく見られる。この所見は飢餓時にも見られ，ビタミンB群と必須脂肪酸の欠乏が原因であるとされてきた。他の変化としては，味覚異常，食欲不振，前庭障害，脳神経の圧迫による骨の異常，頭蓋内圧亢進，不妊，先天性奇形などがある[8]。

毒性（ビタミンA過剰症）

嘔気，嘔吐，頭痛，めまい，興奮，昏睡，前頭部の膨隆（乳児），乳頭浮腫，偽脳腫瘍（頭蓋内腫瘍に類似した脳の状態となる）など，生じるほとんどの症状は頭蓋内圧亢進に関係している[9]。発熱および皮膚剥脱なども見られる。

慢性中毒は奇妙な臨床像を示し，しばしばビタミンAの過剰だと思われず，しばしば誤診される[9]。食欲不振，体重減少，頭痛，眼のかすみ，二重視，乾燥してかゆみがあり落屑する皮膚，髪の毛が薄くなる，肝腫大，脾腫大，貧血，骨膜下の骨の新生，皮質の肥厚（特に手足の骨），歯肉の脱色などが特徴である。X線所見が正確な診断の助けとなる。乳幼児では，頭蓋の縫合の開大が見られる。

ビタミンAと他のレチノイドは，妊娠した実験動物および女性において強力な催奇形物質である[9]。妊娠中に13-シスレチノール酸（イソトレチノイン）を投与されていた妊婦の子どもに出産時の奇形が報告されている[10]。妊娠する7週前に，すでにビタミンAになっているもの［注：β-カロテンのような前駆体でないもの］のサプリメントを10,000 IU/日以上摂取している女性の子どもでは，出産時奇形のリスクが大きくなる[11]。高齢者では，スウェーデン人男性[12]，スウェーデン人女性[13]，アメリカ人女性[14]での研究により，レチノールのサプリメントを長期間，大量に服用すると骨折のリスクが増すとのエビデンスがある。

高カロテン血症

過剰のカロテノイド摂取は高カロテン血症を起こす。皮膚の黄色，あるいはオレンジ色の着色（皮膚黄色症，皮膚カロテン症）は皮脂の分泌の多い部位—鼻唇部，額，腋下，鼠径部—および手掌やかかとなどの角化している表面が最も著明である（**図 57.1F**）。強膜や，口の粘膜には変化が起こらない。このことは，組織が黄色くなる黄疸とは異なることを示している。高カロテン血症では組織が黄色くなっても，毒性による症状はみとめられない。そして摂取をやめれば色は徐々に消えていく。

▶ビタミン D（カルシフェロール）

欠乏症

ビタミン D 欠乏症は子どもにおいてはくる病として，成人においては骨軟化症として症状を呈する。正味のビタミン D あるいはカルシウム欠乏症によって起こる症状ではない人でも，基礎疾患と低カルシウム血症による徴候や症状を示す。これは，以前，代謝性くる病とよばれていた。

くる病 くる病の乳児は落ち着きがなく，眠りが浅い。頭蓋癆，すなわち頭蓋骨の軟化（触るとすぐに陥没する）などは，しばしば初発徴候となる。しかし，くる病と診断するのには明瞭な縫合線の開離が存在しなければならない。前頭隆起が起こると，泉門の閉鎖が遅れる。座ること，はいはいすること，そして歩くことのすべてが遅れる。これらの行動ができるようになってきた時に病気が進行すると，体重負荷による腕の彎曲，X 脚（外反膝），または外方への彎曲（内反膝）が起こる（**図 57.2A，B**）。特徴的な X 線所見はたいてい臨床徴候より早く現れる。骨の形態については本書の他の部位で述べられている。

時に，低カルシウム血症に伴う喉頭痙攣によって喘鳴や一時的な突然の気道閉塞が乳児に見られることがある。この場合，典型的な骨の身体的徴候はないが，くる病で特徴的な生化学的，および X 線所見をみとめる[15]。先天性白内障の少数例は，母親のビタミン D の欠乏が原因で引き起こされる[16]。

骨軟化症 骨軟化症の主な特徴は，骨の痛みや圧痛，骨格の変形，そして近位筋の脱力である。筋の衰弱はビタミン欠乏症の敏感な指標である[17]。重症の場合では，すべての骨に痛みや圧痛が起こり，しばしば睡眠の邪魔になるほどである。圧痛はとりわけルーザー帯（Looser zone または Milkman line）上で発症し，通常は左右対称性のパターンで長骨，骨盤，肋骨，肩甲骨の周辺に起こる。これらの骨で放射線の透過が亢進している部位は，偽骨折とよばれることがある。軟化した骨での骨折がよく見られる。近位筋の脱力は，その原因がはっきりしないが，あるタイプの骨軟化症でより多く見られる。骨軟化症になると，通常よたよた歩行になり，階段の上り下りが困難になる。高齢者では対麻痺に，若年者では進行性筋ジストロフィーに似ている。

毒性（ビタミン D 過剰症）

いくつかの症状や徴候は高カルシウム血症に関連しており，原因はすべて高カルシウム血症と共通である。通常，食欲不振，嘔気，嘔吐，便秘などが起こる。衰弱，緊張低下，意識朦朧状態，高血圧症などの頻度はやや少ない。多尿症や口渇は高カルシウム尿によって引き起こされる。結石形成による腎疝痛が生じることがある。骨格の X 線撮影は診断の助けとなる。骨端の陰影濃度は過度のカルシウムの沈着により増強する。

ビタミン D 過剰症は，軽症または重症の 2 つの形態をとることが報告されている。軽症の患者は一般的には 3〜6 ヵ月児で，徴候や症状はすでに述べた通りである。重症は乳児にも見られ，高カルシウム血症の症状に加えて，患者は知的障害，大動脈や肺動脈の狭窄，そして小妖精（エルフ様）顔貌とよばれる特徴的な顔貌を呈する[18]。

▶ビタミン E（トコフェロール）

欠乏症

ビタミン E 欠乏症の際立った症状として，長年知られていた 2 つの状態の分子的機序がようやく明らかになった[19]。フリードライヒ（Friedreich）型の脊髄小脳失調患者では，α-トコフェロール輸送タンパク質（α-tocopherol transfer protein：α-TPP）中に欠陥があり，無 β リポタンパク質血症（バッセン-コーンツヴァイク〈Bassen-Kornzweig〉症候群，有棘赤血球増加症）が見られる患者はミクロゾームトリグリセリド転移タンパク質のサブユニットをコードしている遺伝子の変異を有している。小児における Friedreich 型の運動失調は，進行性の運動失調歩行，構音障害，反射消失，足底伸展反射［訳注：病的反射の一種］，振動覚や位置感覚の障害などを示す。無 β リポタンパク質血症では，患者は脂肪便，有棘赤血球（赤血球膜にある棘状の突起），網膜に網膜色素変性症様変化，運動失調，そして知的障害を発症する。

毒性

薬理学的な量のビタミン E を摂取する低出生体重児は敗血症や壊死性腸炎の罹患率が高いという報告[20]があるが，確かめられてはいない。ビタミン E の 1 日摂取量が 400 mg 以上の成人において，あらゆる原因による死亡率が高いと報告するメタ解析[21]によると，現在の上限値の 1,000 mg/日を減らすべきかどうかについて早急に議論する必要がある。

▶ビタミン K（フィロキノン）

欠乏症

新生児のビタミン K 欠乏症は，ふつう早期，典型期，末期の 3 つの症候群に分類されている[22]。早期の症状は生まれてから 0〜24 時間以内に症状が現れ，最も一般的な出血部位は脳，消化管，生殖器の周辺である。新生児の典型的な溶血性疾患（hemolytic disease of the newborn：HDN）は 1〜7 日目の間に発症し，胃腸，皮膚，鼻から，あるいは包皮切除術による出血を伴う。末期の HDN の発生のピークは 3〜6 週目であり，頭蓋内の出血（典型的な HDN ではめずらしい）は，受診例の約 50% を占めている。末期の HDN は 2〜12 週目であり，皮膚や消化管にもよく見られる。この欠乏症には，新生児への少量のフィロキノンの筋注射が広く処方されており，HDN の罹患率を著しく減らした。現在の推奨量は 0.5〜1.0 mg である[23]。

母親が妊娠中にビタミン K 拮抗薬を摂取していた乳児は先天性奇形のリスクがある[24]。これは共因子として，ビタミン K と結合する α-カルボキシグルタミン酸含有タンパク質の発見をもたらした。そして食事性のビタミン K 欠乏症が，骨折のリスクファクターとなるという，新しい知識ももたらした[25]。成人では，ビタミン K 欠乏症による出血は，慢性肝疾患，閉塞性黄疸，抗凝血剤または抗生物質治

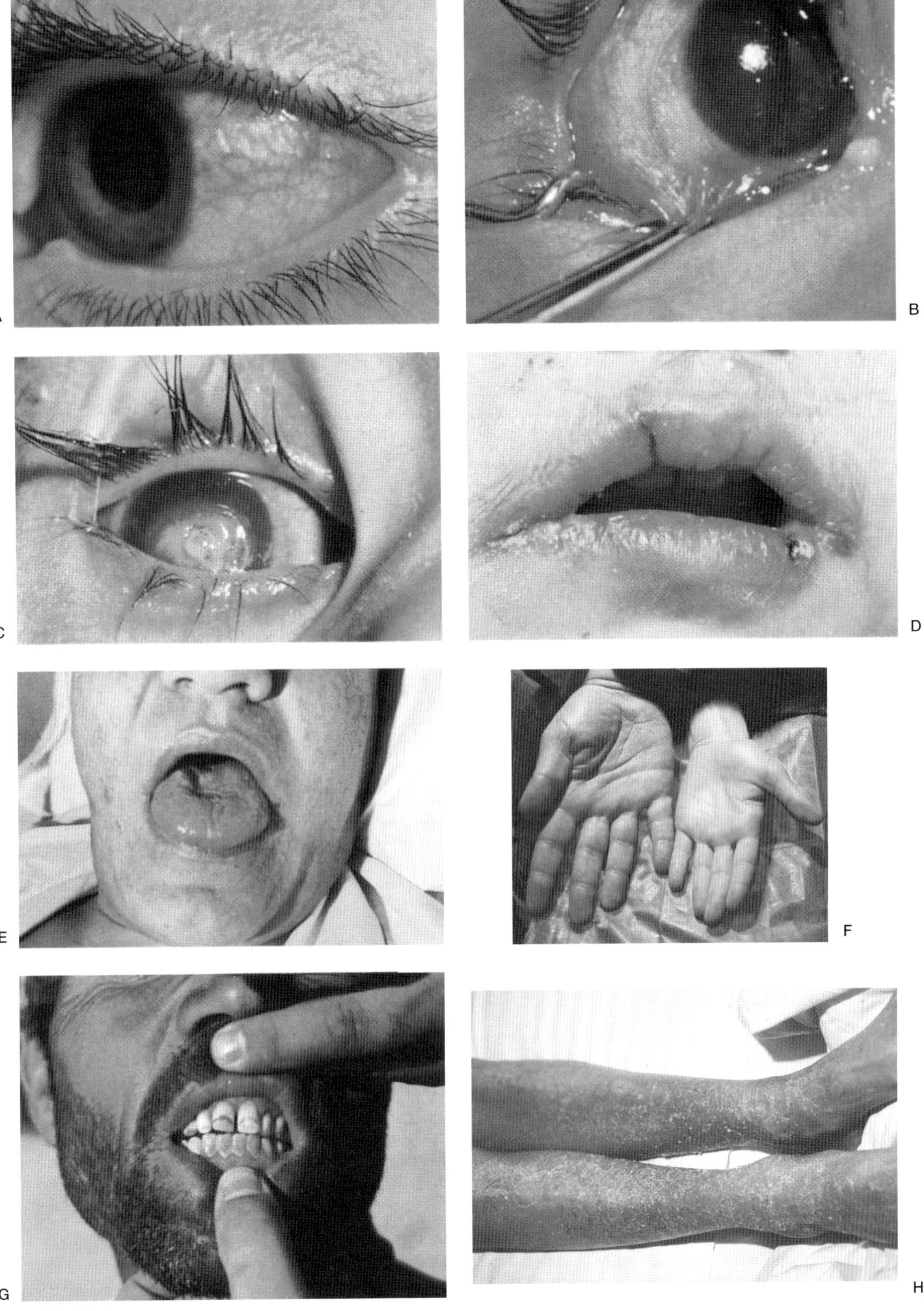

図 57.1（カラー口絵参照）　A：ビタミン A 欠乏症。一時的に眼瞼間の裂部にできたビトー斑。B：ビタミン A 欠乏症。結膜および角膜の乾燥症。C：ビタミン A 欠乏症。角膜軟化症。D：リボフラビン欠乏症。口角症および口角びらん症。E：リボフラビン欠乏症。マゼンタ色舌。F：高カロテン血症ではない人の手掌（**左**）と比較した，高カロテン血症の女性の手掌（**右**）。(Reproduced with permission from Mazzone A, Dal Canton A. Images in clinical medicine : hypercarotenemia. N Engl J Med 2002 : 346 : 821.)。G：斑状歯。上顎中切歯に最も付着する茶色の斑点形成の早期段階。H：亜鉛欠乏症。吸収不良の患者に起こる皮膚炎。(Courtesy of D. C. Heimburger.)

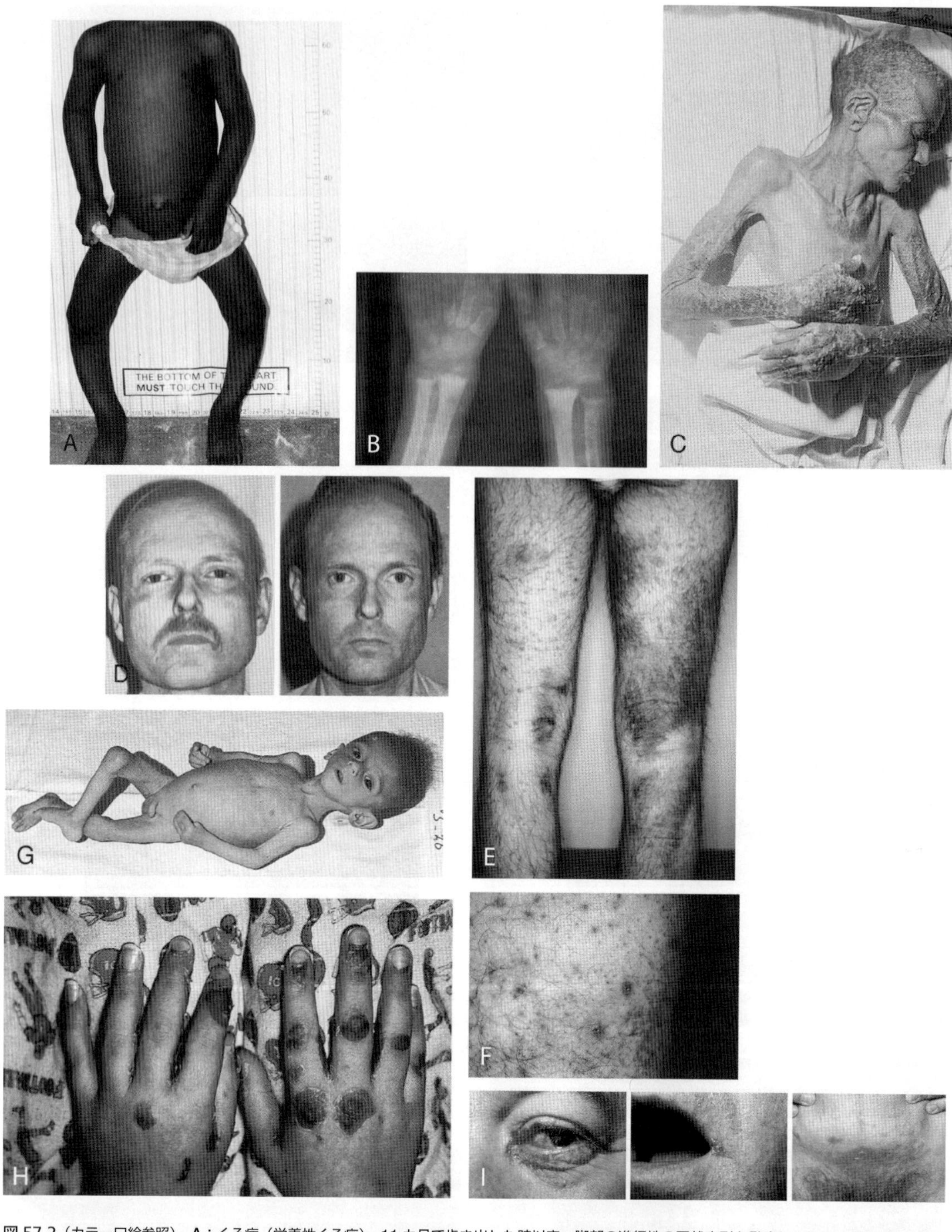

図 57.2（カラー口絵参照） A：くる病（栄養性くる病）。11 カ月で歩き出した時以来，脚部の進行性の弓状変形を発症している，生後 30 ヵ月の女児の内反膝。(Reproduced with permission from Thacher TD. Images in clinical medicine : nutritional rickets. N Engl J Med 1999 : 341 : 576.) B：くる病（A と同一症例）。橈骨および尺骨遠位端の骨幹端のカッピングと摩損。C：ペラグラ。日光への曝露によって誘発される，幅広い帯状のまたは襟元の皮膚炎であるカサルネックレス（Casal necklace）はペラグラの典型的な徴候である。患者はタンザニアの年配の女性。D：ビオチン欠乏症。長期のビオチン不足の非経口栄養法を受けていた，脱毛症，皮膚炎，結膜炎を呈した成人（左）。細隙灯検査によって角膜病変であるのは明らかである。1 日 60 μg のビオチン摂取で是正された（右）。(Reproduced with permission from McClain CJ, Baker H, Onstad GR. Biotin deficiency in an adult during home parenteral nutrition. JAMA 1982 : 247 : 3116.) E：壊血病。46 歳男性の足に広域の斑状出血。(Reproduced with permission from Kronauer CM, Bühler H. Images in clinical medicine : skin findings in a patient with scurvy. N Engl J Med 1995 : 332 : 1611.) F：壊血病。毛包周囲の出血，過角化症，毛の断裂が見られる E と同じ患者のクローズアップ写真。G：低カルシウム血症。消耗症の幼児における手（テタニー）の特徴的な拘縮は，マグネシウムの減少にしばしば続発する明らかな低カルシウム血症によるものである。H：亜鉛欠乏症。腸瘻により腸の内容物が大量に喪失し，亜鉛の貯蔵が急速に激減する。長期にわたって非経口的栄養法を受けた子どもの手の甲で，圧力がかかる部分にできた病斑。似たような斑が肘や膝に発症する。無菌性嚢胞が手掌にでき，斑が口の周囲にできる。すべてが亜鉛投与の増加による。(Courtesy of M. E. Shils.) I：アルコール依存症の男性で，ピリドキシンやリボフラビンの欠乏により引き起こされた眼口性器症候群。眼瞼結膜炎（左），口角びらん症（中）の鮮赤色で萎縮した舌，陰部の皮膚炎（右）が見られる。(Reproduced with permission from Friedli A, Saurat JH. Images in clinical medicine : oculo-orogenital syndrome–a deficiency of vitamins B_2 and B_6. N Engl J Med 2004 : 350 : 1130.)

療を長期間受けている患者によく見られる。クローン（Crohn）病や低ビタミンKの食事をしている女性での股関節部の骨折における骨量の減少がビタミンK欠乏症に関連しているという意見については，因果関係を成立するためにより十分なエビデンスを必要とする。

毒性

ビタミンK状態についての食事摂取基準（DRI）の報告によれば，論文を検索する限りでは，フィロキノンあるいはメナキノンといういずれの型のビタミンK（ビタミンKの合成型のメナジオンが肝障害を起こす）の摂取にも毒性があるというエビデンスは見つからなかった。そのために，もはや治療には使われていない。

▶チアミン（ビタミン B_1）

欠乏症

心血管性脚気　心血管性脚気（いわゆる湿性脚気）は，頻脈，循環時間の短縮，末梢静脈圧の上昇，ナトリウム貯留，浮腫を伴う慢性の高心拍出性の右心および左心不全を示す[27]。それほどは多くないが，重症の代謝性の乳酸アシドーシス，呼吸困難，口渇，不安感，循環虚脱などの急性の劇症型の心不全（Shoshin ともいう）も見られる。また手首，手足の末梢に見られるチアノーゼ，極度の頻脈，心肥大，肝腫大，頸静脈怒張などの症状も見られる。通常，浮腫は見られない[28]。

神経性脚気：脳性脚気（ウェルニッケ-コルサコフ〈Wernicke-Korsakoff〉症候群）　脳性脚気は第Ⅵ脳神経の麻痺による眼筋麻痺を伴う精神錯乱を引き起こし，昏睡に至る。コルサコフ精神病では，昔の出来事の記憶の喪失，新しい記憶形成の欠如，自発性，洞察力の欠損が見られる[29]。この病気の患者は意識があり，会話や思考，問題を解決することさえもできる。チアミンに完全に反応するのはわずか25%の症例で，部分的に反応するのが50%である。エタノールは神経毒症状の直接の原因であると考えられている[30,31]。ウェルニッケ脳症の患者は，チアミンの補充が十分でない高糖質食の慢性アルコール中毒者や，アルコール依存症でない患者では，チアミンを含まない糖質の点滴を受けた際によく見られる。脚気はまた，肥満治療手術の合併症として見られる[32]。

神経性脚気：末梢神経障害　末梢神経障害の最も特徴的な症候として，ふくらはぎの圧痛を伴う左右対称の下垂足と，脚や腿の外側や，腹部，胸部，前腕に部分的に見られる軽度の知覚障害があげられる。位置感覚，振動感覚の欠落をともなう運動失調や，焼けるような脚の知覚異常，視力減退などはそれほど多くはない。

乳児脚気　乳児脚気の初期の症候としては，食欲不振，嘔吐，顔面蒼白，情動不安，不眠があげられる。この病気は通常進行して，(a) 2～4ヵ月の乳児では急性の心臓病型，(b) 5～7ヵ月では亜急性の失声症，(c) 8～10ヵ月では慢性の偽髄膜炎型に進行する。急性のものは，呼吸困難，チアノーゼ，速く弱い脈拍，その他の急性心不全の症状を呈する。亜急性のものは，失声症，特有のしわがれ声，嚥下障害，嘔吐，痙攣などが見られる。慢性の場合，頸の陥凹，強直性発作，浮腫，乏尿，便秘，鼓腸などが見られる[33]。

亜急性壊死性脳筋症（ライ〈Leigh〉病）　亜急性の壊死性脳筋症はチアミンの代謝異常と関係がある。発症は通常は1歳以下である。低換気または無呼吸，脳神経障害，低緊張などが主な症状である。

起こりうる毒性

大量のチアミンはアルコール依存症患者に一般的に投与されている。アナフィラキシー性の感作などの副作用はほとんど報告されていない[34,35]。完全静脈栄養（total parenteral nutrition：TPN）に使用されているチアミン含有のマルチビタミンでは，このようなアナフィラキシー性の反応は報告されていない。

▶リボフラビン

欠乏症

皮膚や粘膜が障害される。これは，眼口性器（oculoorogenital）症候群として知られている。障害が起こる部位は，皮脂腺の多いところで，主に鼻唇溝，鼻翼，外耳，眼瞼，男性の陰嚢，女性の大陰唇である（**図57.2 I**）。これらの部位は赤く，うろこ状で，脂ぎって，痛みがあり，かゆみも伴う。光恐怖症や流涙，結膜充血なども見られる。硬くなった皮脂のかたまりが毛包に蓄積し，皮脂異常やサメ肌として知られる状態を呈する。

これらの症状がひどい時には，口角炎として知られている，口角に痛みを伴う亀裂が生じる（**図57.1D**）。唇の赤い表面に垂直に走る亀裂は口唇症である。これらや口角の病変は，カンジダ・アルビカンスに感染し，口角炎として知られる容貌を呈する。その場合，舌は痛み，腫れ上がり，赤くなる（**図57.1E**）。これら皮膚と粘膜の病変は他の栄養素の欠乏症や，口角が慢性的に湿っている歯のない人に見られる。複数の栄養素が欠乏して起こるため，原因を突き止めることは難しい。

角膜の血管新生は動物実験ではよく見られるものの，ヒトではあまり見られない。造血組織や神経組織が侵されることがある。骨髄低形成による正球性正色素性貧血，網状赤血球減少症，白血球減少症，血小板減少症や，感覚過敏，温感の変化，痛みなどを伴う末梢神経障害が報告されている[36]。

毒性

食物やサプリメントからのリボフラビン摂取による健康被害は，報告されていない。事実，1回の経口投与で1日の推奨許容量の38倍もの量を与えても影響はまったくなかった[37]。

▶ナイアシン

欠乏症

ペラグラはまず皮膚，消化管，神経組織に影響が出て，4Dとよばれる皮膚炎（dermatitis），下痢（diarrhea），認知症（dementia），そして死（death）を引き起こす。皮膚炎は通常初期に現れる，最もはっきりした症状である。左右対称性があり，日光に曝された箇所や外傷のあるところに起こりやすい。紅斑は角化症や色素沈着を伴うかさぶたへと進む。手の甲，手首，前腕，顔，首（カサル〈Casal〉ネックレス）は特に影響を受けやすい場所である（**図57.2C**）。リボフラビン欠乏による皮膚や粘膜の変化もよく見られる（前述参照）。舌は生の肉のような様相を呈し，明るい赤色で，腫れて，痛みを伴う。胃炎，発作性の下痢，吸収不良は，消化管においても同様の変化が起こっていることを疑わせる。

初期には，不眠症，頭痛，めまいなどの症状を伴ったうつ症状により，神経の病変が示唆される。さらに進行すると，鍵反射の消失や，下肢の感覚麻痺，不全麻痺を伴った振戦や手足の硬直が起こる。欠乏がひどい場合には，急性の脳性脚気に似た脳症が現れる（チアミンについての前項参照）。これは，ある程度ナイアシン投与に反応する。精神症状が著明であるので，正確な診断がされなかったり，精神病院に閉じ込められたりする危険が実際にある。

毒性

大容量のナイアシン（例：1～3 g/日）は，脂質異常症の治療に有効であるが，副作用として，血管拡張，顔面紅潮，かゆみ，茶色の色素沈着を伴う水疱，嘔気，嘔吐，頭痛などが現れる[38]。肝機能異常では肝臓酵素の増加として現れることが多く，肝不全が起こることもある。糖尿病患者はナイアシンがインスリン抵抗性を低下させるので，血糖値は注意深いモニターが必要とされる。副作用を軽減するために，持続して放出される形のナイアシンが用いられている。

▶ピリドキシン（ビタミン B_6）

欠乏症

成人における食事からの摂取量が少ないことによって起こるピリドキシン欠乏症は，症状や徴候が現れるほどひどくなることはまれである。ピリドキシン欠乏食とピリドキシン拮抗薬をとっている被験者は，怒りっぽく，うつ状態になる。脂漏性皮膚炎は，鼻唇溝，頬，首，会陰部に起こる。ある患者では，舌炎，口角炎，眼瞼炎，末梢神経障害を発症する。

ピリドキシンの欠乏は，特に乳児で，小球性貧血を起こす[39~41]。めずらしい型の鉄芽球性貧血は，多くの場合症状が重いが，ある症例ではピリドキシンに反応することが報告されている。多くの場合は不足によるものではなく，依存性によるものである[42]。ビタミン B_6 依存性酵素であるシスタチオニン β シンターゼの先天性の異常欠損では小さい時に重症の異常を示す。

毒性

ピリドキシンの大用量摂取（＞200 mg/日）は，進行性感覚性運動失調や下肢の深部位置感覚や振動感覚の障害などの知覚神経障害を引き起こす[43]。触覚，温覚，痛覚は侵されることが少ない。耐容上限量は1日あたり 100 mg である。

▶ビオチン

欠乏症

長期にわたって大量の卵白を生のまま食べ続けるとビオチン不足に陥りやすい。卵白は，ビオチンの働きを抑えるアビジンを含む。顔や手の皮膚は乾燥して，光り，剝げ落ちやすくなる。口腔粘膜と舌は腫れ，赤くなり，痛みを伴う。

明らかなビオチン欠乏症は，ビオチンが含まれる以前に市販されていたビタミン製剤で，完全静脈栄養（TPN）が長期にわたって続けられていた成人および子どもに見られる。ある1人の短腸症候群の乳児は生後5ヵ月から TPN を受けていた。5ヵ月後に，体毛はすべて抜け落ち，顔面が青白くなり，落ち着きがなく，倦怠感，軽度の筋緊張低下，紅斑性発疹を発症した。ビオチンの欠乏症は生化学的に確認することができ，そしてすべての症状は補充により改善される[44]。広範な腸の切除を行い，在宅静脈栄養を受けている2人の成人の患者には，脱毛が見られた。これは毎日 200 μg のビオチンの静脈投与で改善された[45]。もう1人の患者は，脱毛症，発疹，代謝性アシドーシスを示し，輸液に 60 μg のビオチンを加えることにより改善した（**図 57.2D**）。

毒性

現在のところ，経口摂取で 200 mg まで，点滴で 20 mg までなら，ビオチン摂取による有害作用はないと報告されている。

▶ビタミン B_{12}（コバラミン）

欠乏症

コバラミンの欠乏は，悪性貧血に見られるように，一次性あるいは二次性のものがある。

悪性貧血　悪性貧血は自己免疫疾患による内因子の欠乏から生じ，通常中年を過ぎて発症し，白髪になるのが早い人，目の青い人が特に発症しやすい。女性のほうにやや多く発症する。この貧血で最も多く見られる愁訴は，貧血がかなり進行するまでは見られない。神経学的な変化は血液学的な変化よりもかなり前から起こる。舌は赤く，平坦で，ぎらぎら光り，痛みを伴う。食欲不振，体重減少，消化不良，下痢の発作が通常見られる。進行した症例では，発熱や肝臓，脾臓の腫大，時に血小板減少による出血が見られる。高齢者ではうっ血性心不全を呈することもある。

「手袋とストッキング」様の感覚消失，麻痺，反射消失を伴う末梢感覚神経障害が単独で現れる時もあるが，多くの場合，亜急性の脊髄の変性を合併した脊髄症とともに発症する。初期症状としては，左右両側の足，時に手の感覚異常が見られる。脱力感と位置感覚の喪失により，進行性の歩行困難を生じる。精神異常，特に軽度の認知症が見られることもあり，これだけが唯一の症状のこともある。視神経の萎縮による失明もめずらしくはない。内因子の先天的な欠乏では，2歳までに，興奮性，嘔吐，下痢，体重減少，巨赤芽性貧血といった症状が現れる。

食事からの欠乏が主因　食事からのコバラミン摂取が少ない，あるいは吸収不良が欠乏症の原因である時，巨赤芽性貧血が一番はっきりした症状である。そのほか，舌炎，視神経萎縮，亜急性複合性脊髄変性症も報告されている。前腕の皮膚への色素沈着も報告されている。ビーガン食の母親の母乳で育てられた乳児では巨赤芽性貧血が起こりやすい[46]。

▶葉酸

欠乏症

葉酸欠乏による貧血は，ビタミン B_{12} の欠乏によるものとは形態学的には区別がつかない。しかし，より速いスピードで進行する。亜急性複合性脊髄変性は起こらないが，約20%の患者は末梢神経障害をきたす。舌は赤く，急性期には痛みをともなう。慢性の欠乏では，舌乳頭は萎縮し，光沢を帯び，表面がなだらかになる。ビタミンB_{12}欠乏に見られるような皮膚への色素沈着が時に見られる。

妊娠前の葉酸による治療は，以前に発症したことのある家族の乳児の神経管欠損の予防に用いられている[47)]。血清葉酸値の低値は早期の自然流産のリスクを高める[48)]。

毒性

インスタントシリアルの1サービングあたりに必要な付加量の400 μgが過剰になるかという問題が起こっている。米国食品医薬品局，米国医学研究所食品栄養局のデータを用いると，「どの世代や性別においても，食事に付加されている，あるいはサプリメントとして摂取される葉酸が，常に1,000 μgを超す可能性は少ない」[49)]。

巨赤芽球性貧血に対する葉酸の投与は，原因であるコバラミン欠乏症が除外された後に初めて行うべきである。というのは，葉酸の投与はビタミンB_{12}による血液学的な所見は改善するが，神経症状は改善しないからである。

笑気による麻酔を行う際には注意が必要である。というのは，まれであるが重症のメチレンテトラヒドロ葉酸レダクターゼの欠損がある時，ホモシステインの高値とメチオニンの低値が見られ，小児で死に至った例がある[50,51)]。

▶ビタミンC（アスコルビン酸）

欠乏症

壊血病は乳児や老人を侵しやすい。臨床症状はこれら2つのグループでは異なる。

乳児壊血病（Barlow病）　乳児壊血病は通常生後半年～1年の間に発症する。それに先立ち，むずかり，蒼白，食欲低下が見られる。局所の症状は圧痛と腫脹で，膝と足首に最も著明に見られる。これらはレントゲン検査での特徴的な所見である。上腕は一般的には侵されにくい。歯肉の出血と海綿状の変化が，最近生えてきた，あるいは生えようとする歯の部位に限局して見られる。出血は皮膚（眼球にしばしば見られる），あるいは尿細管を含む粘膜のどの部位でも起こりうる。乳児では，頭蓋内出血は急速に進み，治療が遅れると死に至ることもある。点状出血や出血斑は通常骨の病変部に見られ，成人よりも頻度が少ない。小球性，低色素性貧血はよく見られる。しかし，正球性，正色素性貧血は頻度が少ない。年長の小児では毛包周囲の出血が見られ，成人では毛髪の変化が見られる。

成人の壊血病　成人の壊血病では初期に，倦怠感，易疲労感，気力低下などの症状が見られる。その後，呼吸困難や骨，関節，筋の痛みが現れる。これらは特に夜に起こりやすい。これらの症状に引き続き，皮膚に特徴的な変化が出現する[52)]。思春期に見られるようなざ瘡（にきび）が，体毛周期の退行期の毛穴に見られる。これらの毛の変化には，つぶれて巻いた（corkscrew〈コルク抜き〉様）変形と“swan-neck（がん首）”様変形がある。また，毛包周囲の出血と角化症がよく起こり，特に胸郭，前腕，大腿，足，前腹部によく見られる（**図57.2E，F**）。

明らかな出血は壊血病の進行した時の症状である。古典的な歯肉の変化は自然歯や歯根が中に埋まっている時のみ見られ，歯の衛生状態が悪い時，虫歯がある場合にひどくなる。歯と歯の間の乳頭は腫れ，外傷で紫斑ができたり，外傷部から出血したりする。進行した壊血病では，歯肉はスポンジ様になり，もろくなり，すぐに出血する。二次感染により歯がぐらぐらしたり，壊疽となる。歯がない人や歯を治療している人では，壊血病の歯肉炎はほとんど，あるいはまったく起こらない。出血が筋の深部で生じ，関節内へ入ったり，皮膚の広い範囲で起こり出血斑を生じる。多数の傷からの出血が，爪の末端の近くに三日月状に起こる。古い傷跡が破裂し，新しい傷も治りにくくなる。内臓や脳への出血により，痙攣やショックが起こる。また，突然死に至ることもある。

毒性

上限値を超えるビタミンCの長期にわたる摂取は，下痢，腎結石，過剰な鉄の蓄積を引き起こす。

▶コリン

げっ歯類から類人猿に至るまで，コリン欠乏食を摂取するとメチオニンが制限されることになり，その結果，コリンの蓄積が少なくなり，肝障害を起こす。多くでは，成長障害，腎機能不全，出血，骨の異常が見られる[53)]。

低コリン食を3週間摂取した健常人では血清コリン値が低下し，肝機能検査で肝機能の異常が見られた[54)]。コリンと脂肪を含んでいない輸液を投与した患者は，プラセボを用いた比較対照試験で，コリンを含んだ同様の輸液を投与した人と比較して，脂肪肝を伴い肝機能検査で異常値を示した。総ビリルビン，ヘモグロビン，ヘマトクリット，白血球，血小板および他の血液生化学検査は異常がなかった[55)]。TPNを受けている患者の予備試験では，低コリン製剤により聴覚と視覚の異常が見られている[56)]。

しかし，実験動物におけるコリン要求のエビデンスは，食事のメチオニンが少なくなった時だけに起こっている。コリン，メチオニン，葉酸，ビタミンB_{12}が密接に関連していることからも，この所見は妥当であろう。ヒトの研究では，メチオニン，システイン，あるいは不足しているビタミンの付加の役割はまだ検討されていない。ヒトにおけるこれらの実験は少なく，食事摂取基準（DRI）の中にコリンを必須栄養素として入れる価値があるかどうか，まだ検討中である。

必須脂肪酸

▶n-6系（ω6）脂肪酸欠乏

必須脂肪酸が欠乏している経腸栄養剤や脂肪を含まない点滴を長期間受けている小児および成人で，成長遅延，髪の毛がまばらになる，体幹の皮膚がぬかのように剝ける，傷が治りにくい，感染しやすい，などの所見が見られる[57)]。時に，患者は乾燥した，薄っぺらい皮膚を示し，より進行した欠乏症では，鱗落性の湿疹様皮膚炎を呈する。通常，それは鼻唇溝や眉毛から始まり，顔や首に広がる。貧血や腫大した脂肪肝も報告されている。

▶n-3系（ω3）脂肪酸欠乏

ヒトにおけるn-3系脂肪酸欠乏の最初の報告は，小腸の大量切除を受け，n-6系が多く，n-3系が少ないTPN中の7歳の少女においてなされている。感覚異常，倦怠感，歩行不能，足の痛み，目のかすみなどの神経学的な異常が見られた[58]。これらの症状は治療を変えることにより改善したが，ビタミンEなどの他の欠乏が原因の可能性もある。欠乏症の可能性のある他の症例も報告され，レビューがなされている[59]。2つの種類（n-6系とn-3系）の脂肪酸の欠乏の症状はまったく異なっているようである。

ミネラル

▶カルシウム

欠乏症（低カルシウム血症）

低カルシウム血症では，基礎疾患による症状や徴候が現れる。カルシウムの摂取不足で，低カルシウム血症（イオン化カルシウムの低値）が起こることはまれである。むしろ副甲状腺カルシウム代謝異常，すなわちカルシトリオール，および乳児や小児ではカルシトニンの異常により起こる。これは神経系に影響を及ぼし，うつや神経症，そして認知症や脳症へ進行する。最も特徴的な症候群はテタニーで，その症状は以下の通りである。(a) 口唇，舌，指，下肢の感覚異常，(b) 手足痙縮のトルソー（Trousseau）徴候，疼痛性の持続する変形を起こす（**図57.2G**），(c) 全身の筋痛，(d) 顔面筋の痙攣，である。潜在性のテタニーの初期には，誘発試験で神経筋の興奮性の亢進が見られる。クボステック（Chvostek）徴候は，顔面神経を軽くたたくことで誘発される顔面筋の収縮である。Trousseau徴候は，血圧計のカフによる3分間の圧迫により四肢への血流の供給が制限されて起こる手足の攣縮である。まれに，白内障が最初の所見のことがある。

超低出生体重児の約80％では，放射線検査で骨減少症が見られるが，くる病の頻度はそれよりはかなり少ない[60]。新生児や少し上の乳児は，律動的な，局所のミオクローヌス様収縮としてテタニーが見られ，時にその後に痙攣，チアノーゼ，心不全が起こる。年少児においては，筋肉の痙攣や，喉頭痙攣による喘鳴が起こる。

骨粗しょう症　特に骨が成長している成長期，および高齢期でのカルシウムの不足は，骨粗しょう症のリスクファクターである。骨粗しょう症は高齢者，特に更年期の白人女性によく見られる。骨の変形，局所の疼痛，骨折が見られる。骨軟化症がともに見られることがある。最も多い異常は，椎体骨の崩壊による身長の低下である。これは多くの痛みの原因となっている。高齢の骨粗しょう症患者では，外傷の際（この外傷が些細であっても）大腿骨頸部の骨折と手首のコーレス（Colles）骨折（橈骨下端の伸展骨折）が最も起こりやすい。

カルシウム欠乏性くる病　真性くる病は，ビタミンDが正常で，食事からのカルシウム摂取が少ないことによって起こりうる[61]。このような症例ではカルシウム単独の治療で，ビタミンD単独の治療よりも改善する[62]。

高カルシウム血症

高カルシウム血症には，副甲状腺機能亢進症や悪性腫瘍などの種々の原因がある。高カルシウム血症では，いくらか特徴的な複合的な症状を呈する。食欲不振，嘔気，嘔吐，便秘，腹痛，イレウスなどの消化管症状である。腎臓の障害では，多尿，夜間頻尿，口渇，結石の形成，そして時には高血圧および尿毒症の症状や徴候が見られる。筋の脱力感や筋炎が見られる。重症の高カルシウム血症は，神経症，錯乱，昏睡などを起こし，時に致死的となる。

毒性　カルシウムの過剰摂取により引き起された高カルシウム血症は，大量のカルシウムを摂取している人々の間においてさえまれである。しかし，炭酸水素ナトリウムと組み合わせてカルシウムを補充すると，腎結石のリスクが高まる。

▶リン

低リン血症

低リン血症（血清濃度＜0.71 mmol/Lあるいは2.2 mg/dL）は，全身のリン量の有意な低下がある時，あるいはない時にも見られる。全身のリン量の低下がない急性の低リン血症は，高張のグルコースの点滴（例：TPN）などの無酸素的な解糖を促進する状態で見られる。これは，特に悪液質の患者でリンを適切に補充しない時に見られる。この結果，リンは急速に細胞内へ移動する。そして血清リン濃度が低下し，アデノシン三リン酸（adenosine triphosphate：ATP）が枯渇し，解糖を含む多くのリンを必要とする代謝経路を障害する。著しい低リン血症（普通は＜0.30 mmol/Lあるいは0.93 mg/dL）は，悪液質の患者で起こりやすいが，リフィーディング症候群を起こす。この時の症状は極度の高血糖，脱力感，筋の麻痺，心肺不全を起こし，すぐに治療しないと死に至る[63]。

全身のリンの欠乏　全身のリンの欠乏は，糞便中（例：吸収不良，ビタミンD欠乏）あるいは尿（例：副甲状腺機能亢進症，先天性あるいは薬剤性尿細管アシドーシス，重篤なリン欠乏）など，窒素の過剰喪失を起こす全身性の疾患の際に見られる。進行した腎不全の管理では，リン制限食とともにリンの吸収を抑制するためにリンと結合するゲルを投与した際，症状を伴うリン欠乏が起こる[64,65]。

毒性

慢性高リン血症（血清リン＞5 mg/dL）は腎不全および副甲状腺機能低下症で問題となる。これらの病態は軟部組織の石灰化を引き起こし，深刻な問題を起こす。

▶カリウム

欠乏症（低カリウム血症）

重症の低カリウム血症（血清カリウム＜3 mmol/Lあるいは＜3 mEq/L）により，筋の脱力から呼吸不全，麻痺性イレウス，低血圧，テタニーが起こる。カリウム喪失性腎症は多尿とそれによる口渇を引き起こす。心臓への影響はジギタリスを服用している患者で起こりやすい。心電図は特徴的で，ST部の低下，U波の増高が見られ，そして同一誘導でU波がT波よりも大きくなる。心室性および心房性期外収縮，さらには心室あるいは心房頻拍が起こる。

毒性（高カリウム血症）

急性の乏尿状態がしばしば高カリウム血症の原因となる。しかし，正常の腎機能でもカリウムの過剰摂取や静脈投与で症状が起こることがある。心毒性は非常に重要で，はじめに心電図のQT間隔が短縮し，高い尖鋭なT波が見られる。血清カリウムが6.5 mmol/L（6.5 mEq/L）以上になり毒性が進行すると，結節性あるいは心室性不整脈が起こり，QRS波の幅が広くなり，PR間隔が延長し，P波が消失する。最後にはQRS波が小さくなり，心室停止や心室細動が起こり，死に至る。

▶マグネシウム

欠乏症（低マグネシウム血症）

ヒトにおける欠乏の研究および臨床では，低マグネシウム血症（血清マグネシウム値<1.5 mEq/Lあるいは<1.9 mmol/Lと定義される）が1.0 mEq/L以下になる時には，しばしば低カルシウム血症と低カリウム血症を伴っている。

臨床および実験においては，最初の症状や徴候は神経筋症状である。Trousseau徴候，Chvostek徴候，筋束収縮，振戦，筋痙攣が起こり，後には性格の変化，食欲不振，嘔気，嘔吐が生じる。高度な低マグネシウム血症では，低カルシウム血症が存在しない場合でも深部腱反射は正常あるいは低下している。食事からのマグネシウム摂取の低下により，呼吸機能の低下や喘鳴が起こる[66]。乳児では，マグネシウム欠乏により痙攣や昏睡が起こることもまれではない。ある臨床状態では，細胞内や組織の欠乏があるにもかかわらず，血清マグネシウムは正常範囲以内であることもある。

毒性（高マグネシウム血症）

血清マグネシウムレベルが3 mEq/L以上の人で嘔気や嘔吐が見られる。5 mEq/Lを超えるレベルでは，深部腱反射が消失し，心電図の異常（PR間隔の延長，QRS幅の増大，T波の高電位）が起こる。8 mEq/L以上では，高血圧，呼吸抑制，昏迷，最終的には心停止が起こる。

▶ヨウ素

欠乏症

甲状腺の腫脹が，ヨウ素欠乏で最もよく見られる臨床症状である。ヨウ素の欠乏による甲状腺腫脹は，単純，コロイド，地方病性，甲状腺機能正常性甲状腺腫とよばれている。女性に多く見られ，しばしば思春期，妊娠中，あるいは更年期に見られる。最初，腫大は軟らかく，左右対称で，表面は滑らかである。後に多数の結節や嚢胞が現れる。大部分の患者の甲状腺機能は正常で，少数例が機能亢進，まれに甲状腺機能低下症が見られる。

重症の地方病性甲状腺腫では，しばしばクレチン病を伴う。地方病性クレチン病は2つのはっきりした形で現れる。粘液水腫性と神経型で，両者は同時に存在することもある[67]。世界の大部分の地域で，神経型が圧倒的に多い。

最近，新生児におけるヨウ素の欠乏が注目されてきており[68]，死産，自然流産，先天性異常，新生児の死亡などの原因となる。幼小期に，身体の成長や精神の発達が障害される。

毒性

長期間の過剰なヨウ素の摂取は，特に橋本甲状腺炎がある人において，結果的にヨウ素性甲状腺腫や粘液水腫になる。

▶鉄

欠乏症

鉄欠乏は，ヘモグロビンが減り組織の酸素化が低下することにより，多くの組織に大きな影響を与える。臨床像は貧血の出現の速さと重症度により決まる。

潜行して発症する典型的な小球性低色素性貧血では，疲労感が強くなり，軽度の蒼白になる。これは粘膜面でよく観察される。その後，労作時呼吸困難，頻脈，動悸，狭心症，跛行，夜間の痙攣，動脈および毛細血管の拍動の増大，心雑音，可逆性の心拡大などの心肺症状が現れる。心不全が起これば，肺基部での捻髪音，末梢の浮腫，腹水が見られる。頭痛，耳鳴り，めまい，痙攣，失神，寒さを感じやすくなる，網膜出血などの神経筋病変が起こる。消化器症状では，食欲不振，嘔気，便秘などがある。微熱，月経不順，頻尿，性欲減退が起こることもある。

鉄欠乏症には，他の貧血では見られないある特徴がある。ほぼ完全な糸状乳頭の消失を伴う非特異的な舌炎がよく見られる。口角炎はそれほど頻度が多くない。匙の形をした爪（匙状爪）は長期間続いた鉄欠乏症の特徴である。パターソン・ケリー〈Patterson-Kelly〉あるいはプランマー・ヴィンソン〈Plummer-Vinson〉）症候群では，貧血，舌炎，嚥下障害，無酸症が共通して見られる。これは通常中年女性によく見られるが，以前ほどには頻繁には見られなくなっている。重症例では，輪状後方部の静脈瘤や，この部位の悪性変化も見られる。ビタミンB群の欠乏の症状もしばしば見られる。異食症（土食）もしばしば見られる。軽度の鉄欠乏であっても，仕事の効率が低下するので重要である[69]。乳児や年少児では，精神運動機能の発達が障害されるが，貧血の子どもに鉄の補充を行うと改善する。

毒性

急性鉄中毒では，嘔吐，上腹部の疼痛，蒼白，チアノーゼ，下痢，昏迷，ショックが見られる。鉄剤を菓子と間違って服用した小児では死亡することもある。

慢性の毒性（ヘモクロマトーシス，鉄過剰症）では多くの組織の異常が見られる。糖尿病は，しばしば特徴的な症状として現れるが，結果的には約80%の患者で発症する。皮膚は特徴的にスレートのような灰色である。肝臓は腫大し，後に肝硬変になる。肝硬変の患者の約30%に肝細胞癌が発症する。心筋症では，約50%の患者が心不全になり，精神的な異常も見られる。下垂体不全症は精巣の萎縮や性欲減退を起こす。局所のヘモジデローシス（ヘモジデリン沈着症）は肺や腎臓を障害する。

▶銅

欠乏症

銅欠乏症の主な症状は，低色素性貧血（鉄剤による治療に反応しない），好中球減少症，骨粗しょう症である。初期のX線所見では，骨端線と骨端の骨粗しょう症，および骨年齢よりも遅れた所見を呈する。典型的な所見は，予備石灰化層の濃度の上昇と骨端線領域の鎌状の骨棘の覆いかぶさりである。その他の骨格の異常には，骨膜の層状化や骨端線下や肋骨の骨折である。

未熟児は特に侵されやすく，次のような症状をもつ。蒼白，皮膚や毛髪の色素沈着の低下，表在静脈の著明化，脂漏性皮膚炎に似た皮膚病変，成長障害，下痢，肝脾腫大などである。ある乳児では，低緊張，無欲，精神運動遅滞，視覚反応の欠損，無呼吸発作などの中枢神経障害を示唆する症状を示す。

最も極端な型はメンケス縮れ毛病（Menkes steely hair disease）に見られる[71]。これは複雑で致命的なX染色体連鎖の男児に見られる疾患で，銅の吸収不全と，機能性の銅タンパク質の形成不全の両方が見られる。リシルオキシダーゼの機能不全が多くの症状の原因となっていることによって，エラスチンとコラーゲンの交叉結合が阻害される。羊膜の早期破裂による早期産，たるんだ皮膚や関節，大血管の延長や拡張の結果起こる破裂や出血，一部閉塞を伴う大血管の内膜下の肥厚，ヘルニア，くりかえす感染症，破裂を起こしやすい膀胱や子宮の憩室，骨粗しょう症などが起こる。皮膚や毛髪の色素沈着が欠如し，また，異常ならせん状の脆い毛髪により患児は特徴的な顔貌を呈する。神経の発達は6～8週間後には進まず，続く数ヵ月の間にこれらの機能さえも失われる。軽症例では，運動失調が著明である。静脈からの銅の投与は血清の銅やセルロプラスミンを上昇させるが，基礎となる疾患は改善しない。

毒性

急性中毒は，銅塩の液体や混入した水を飲んだり，透析液から発症する。特に，胆道閉塞の患者において起こりやすい。重症例では，肝不全や腎不全（あるいは両方）が見られる。セルロプラスミンは，銅を含むタンパク質，また急性相タンパク質であるが，炎症状態や糖尿病，循環器疾患，尿毒症，外傷などで，正常よりも2～3倍高くなる。

ウィルソン（Wilson）病（肝レンズ核変性）では，Wilsonタンパク質のATP7Bが欠損している。銅は一般に肝硬変へ移行し，脳に沈着し（その結果，振戦，舞踏病アテトーゼ様の動き，硬直，構語障害を呈し，最終的には認知症となる），貧血，腎不全，特徴的な眼の変化（カイザー・フライシャー角膜輪〈Kayser-Fleisher-ring〉）をもたらす。

▶亜鉛

欠乏症

ヒトにおける亜鉛の欠乏症の最初の報告は，イランにおける，土食症に関連したもので，小人症，性機能低下，貧血，肝脾腫，荒い乾燥した皮膚，傾眠などの症状が見られた[72]。同じような症例はエジプトでも見られ，寄生虫が深く関与していた。北アメリカのある地域の報告では，味覚低下（味覚障害）と成長遅延があり，その他は健康な子どもが亜鉛の補充により改善している[73]。血清亜鉛値が低い，妊娠女性に対する亜鉛の補充により，生下時体重の増加と頭囲の増加をみとめている[74]。

臨床における亜鉛欠乏症は，欠乏の重症度により，あるいはその他の因子により，多くの症状が報告されている。前述したこれらの症状に加えて，皮膚炎（**図57.1H**），免疫不全，舌炎，光恐怖症，暗所適応の障害，創傷治癒の遷延などがある。原因となる因子としては，短腸症候群，膵および肝疾患を伴う慢性アルコール中毒，鎌状赤血球貧血，キレート薬剤の使用，腸性先端皮膚炎遺伝子型，瘻孔からの腸内容物の喪失あるいは吸収不全，静脈栄養による亜鉛投与の不足などがある。

亜鉛が不十分なTPNはしばしば，下痢，精神的なうつ状態，脱毛，そして通常，眼，鼻，口のまわりに起こる皮膚炎などの急性欠乏症状を起こす[75]。6歳の非ホジキンリンパ腫の子どもで，腸の瘻孔による重症の亜鉛の欠乏により，口，手掌（無菌性の膿瘍）の皮膚の傷害，手，肘の圧点が生じた（**図57.2H**）。症状は追加の亜鉛を投与することで改善した。

腸性先端皮膚炎は，常染色体潜性遺伝を示すが，亜鉛の吸収障害によって起こる。症状は，広範な皮膚炎，成長遅延，下痢，脱毛，爪周囲炎などが特徴的である。皮膚の変化はクワシオルコルに見られるものに似ている[76]。しかし，亜鉛欠乏による皮膚症状は特徴的な様相を呈している。侵される部位は手足の先端と，口のまわりで，また時に身体の彎曲部あるいは摩擦の起こる部位に見られ，広がっていく。湿疹，乾癬，水疱様膿瘍，膿疱性病変が見られることもある。早期の皮膚の病変は明るく赤い，非落屑性斑点あるいは斑状である。

毒性

亜鉛メッキした容器を用いた酸性食品や飲料を大量摂取したり，長期間大量の亜鉛サプリメントを摂取することにより嘔吐と下痢を起こす。間違って静脈中へ亜鉛を1.5 g以上投与すると，致死的である。

▶フッ素

欠乏症

フッ素はヒトにおいて必須栄養素としては証明されてはいない。しかし，骨のミネラル化に重要で，また歯のエナメルの硬化に重要である。水道水のフッ素が少ない地域では虫歯の頻度が高い。水にフッ素を加えることにより，また歯磨き粉にフッ素を補充することにより，虫歯の頻度が有意に低下している。

毒性（フッ素中毒）

フッ素中毒は飲み水中のフッ素濃度が高い（$>$ 10 ppm）時に見られる。これは，永久歯が生えてくる時期にフッ素の多い水をとった場合に最もはっきりする。乳歯では非常にフッ素レベルが高い時にのみ侵される。最初の変化はチョークのように白く，不規則に分布した斑点がエナメル質の上に見られ，そして黄色～茶色の着色が広がっていき，特徴的な斑状を呈するようになる（**図57.1G**）。さらに重症のフッ素中毒ではエナメル層にくぼみを生じるようになる。非常に多量（$>$ 5 mg/日）のフッ素を何年も摂取すると，骨格のフッ素中毒が進行し，時に硬直や関節の痛みが起こり，長管骨の慢性の疼痛や骨粗しょう症にまで進行する。この状態はまれであるが，フッ素の多い井戸水を飲むことで起こる[77]。

▶セレン

欠乏症

2つの症候群が，中国の土壌中のセレン含量が少ない地域で報告されている。1つは克山病（Keshan disease）で，名前はその場所に由来している。これは年少児や出産年齢の女性に主に起こり，非常に致死率の高い心筋症を示す。セレンにより改善することが報告されている[78]。もう1つはKashin-Beck病として知られており，思春期前あるいは思春期に骨関節炎を起こし，小人症や，軟骨の異常から関節の変形を起こす[79]。しかし，現在ではセレンの役割についてのエビデンスは疑問視されている。そして，むしろヨウ素欠乏に関連している可能性がある[80]。セレン欠乏症は，セレンの投与が日常化する前のTPNを長期間受けている患者で報告されている[81]。症状は，局所の壊死をともない，筋痛および圧痛，爪の根本が白くなり，大赤血球症をともなう重症の心筋症が特徴である。

毒性

風土病としてのセレン中毒症は，以前から動物ではみとめられていたが，最も確信的なのは中国で，いくつかのヒトの集団においても本症が疑われている。最もよく見られる症状は，毛髪や爪が失われることである。皮膚の症状や多発神経炎はセレン中毒によるものかどうか不確かである。脱毛や爪の変化はセレンを過剰に含む市販のサプリメントにより起こる[83]。

▶クロム

欠乏症

クロム治療により体重減少，末梢神経炎，耐糖能異常の改善が，TPNを長期間受けている患者で報告されている[84,85]。

毒性

クロム中毒は，通常直接接触するか工場で直接吸入するかによって起こる。手のクロム潰瘍あるいは鼻中隔の穿孔が起こることがある。肺癌を発症することもあるが，これは六価の化合物の時に起こる。

▶モリブデン

欠乏症

キサンチンオキシダーゼと亜硫酸オキシダーゼの欠乏を起こす常染色体劣性のモリブデン因子の欠損症が20例以上報告されている[86]。患者は重症の脳の障害と痙攣が起こり，半数は乳児期の早期で死亡する。

現在までに，長期のTPNに明らかに関連した非常にはっきりした例が1件だけ報告されている[87]。この症例では，頻脈，頻呼吸，頭痛，夜盲症，中心暗点，嘔気，嘔吐，傾眠，見当識障害，昏睡などが見られた。これらの症状は300 mg/日のモリブデンにより改善し，尿からの異常量のメチオニンの排泄は劇的に減少した。

毒性

1961年アメリカで，10～15 mg/日の摂取による血中モリブデンの高値を示した例で，高尿酸血症と痛風様症状が見られた[88]。しかし，他の研究者らは，このモリブデンの作用を確認できなかった[26]。

▶マンガン

欠乏症

実証できていないが，マンガンの不足している実験食を食べた被験者で，欠乏症が1例報告されている。臨床症状には，体重減少，一過性の皮膚炎，嘔気，嘔吐，毛髪の色の変化，毛髪の成長遅延などが見られた[89]。

毒性

マンガン中毒は，通常鉱石を採掘やマンガンを精製する人において報告されている。最初の症状は，不眠，うつ，妄想で，それに引き続き食欲不振，関節痛，脱力感が起こる。最後にはパーキンソン病やWilson病に似た変化が起こる。マンガンを多く含む井戸水がパーキンソン様症候群の原因となる[90]。胆道閉塞や肝硬変の患者では，マンガンは基底核に蓄積し，研究者は，これが本症の患者での脳症の原因であると考えている[91]。過剰のマンガンはMRIで基底核の高い輝度として見られる。

（Douglas C. Heimburger／中屋　豊 訳）

IV 部

病気の予防と治療

A　肥満と糖尿病
B　心血管疾患
C　小児，思春期の異常
D　消化管の異常
E　癌の栄養管理
F　骨格と関節の異常
G　外科，外傷の栄養
H　行動，精神，神経学的な異常
I　その他の全身疾患
J　食品添加物，危害物質，栄養素–薬物相互作用

58 肥満：疫学, 病因, 予防

肥満は, 個人の遺伝要因や環境要因, 行動要因の複雑な相互作用によって発生するが, これらの因子はいずれもエネルギーバランス（すなわち, エネルギー摂取量やエネルギー消費量, エネルギー貯蔵量）に影響を与える。肥満は有史以来存在しているが, アメリカの公衆衛生の専門家が, 肥満が蔓延状態にあるとみとめたのは近年になってのことである[1)]。社会における肥満の急速な蔓延は, 医療従事者だけでなくメディア, 企業の雇用者, 教育者, 為政者の関心を集めた。肥満は, アメリカにおいて予防可能な死亡の主な原因であり, 一般市民の健康への大きな挑戦となっている。肥満は, その他の多くの慢性疾患に関連することから, 現在, 公衆衛生における大きな問題となっている。本章では, 個人および社会における肥満発生の原因について論じる。

肥満の疫学

▶現代の世界における昔の代謝の影響

体重を調節する遺伝子は, 20万～100万年前に進化したと考えられている。その時代の日常の身体活動量と食事をめぐる環境因子は, 現在とは大きく異なっていた[2)]。環境に合わせて遺伝子の変化が起こる前に, 世界中で急速な肥満の増加が起こった。このことは, 環境因子が肥満を加速させたことを示している。かつてヒトは, 生存および食物の獲得のために身体活動を活発に行わなければならない環境で進化した。肥満でなく, 飢餓が深刻な脅威であった。そのため生理的な機構は肥満に対してでなく, 飢餓に対して有用であった。エネルギーを節約して蓄積する能力は生存に必須で, エネルギーの不十分な蓄積や不必要で過剰な身体活動は生存には不適応であった。

時とともに, 現在の環境には, 安価な, 多くの, 口あたりのいい, エネルギーの高い食品が無数に存在するようになり, 一方で絶え間ない技術の進歩により身体活動は減少していった。その結果, われわれの心身のエネルギーバランスは非常に強烈に, また持続的に正に傾き, そして肥満になりやすくなっている。われわれの体はこのような環境の変化に合うようには進化してこなかった。したがって, 最近の肥満の蔓延は, われわれの生理機構と環境の不釣り合いにより起こったものである。

▶世界の肥満の頻度

WHOでは, 1980年から2011年の間に, 世界の肥満の成人の数は2倍以上に増加し, その結果, 世界中の肥満者は約5億人になると推定した[3)]。2010年には, 世界の5歳児以下の過体重は4,300万人と推定され, そのうちの800万人が先進国の小児であった[3)]。経済成長と肥満の関連は明らかである。発展途上国では, 裕福になるにつれて肥満が増加している[4)]。WHOは経済発展に基づいて国を分類しおり, 人口の中の肥満の頻度は, 経済の発展と関係があることをみとめている。経済発展が,「最も遅れている」から「発展途上」,「経済が変革中」そして「経済が発展した」となるにつれて, 肥満の頻度は1.8%から4.8%へ, さらに17.1%から20.4%へと増えている[5)]。一般的にいうと, 非常に貧しい国では, 経済的に最も裕福なクラスを除くと, 肥満はまれである。現在では, 過体重と肥満を合わせると, 低体重よりも多くの人が死亡している[3)]。

▶アメリカにおける肥満の頻度の経時的な変化

1980年代半ばから, 西洋化された国および西洋化されていない国の両方で, 肥満は着々と, かつ著しく蔓延してきている。最近のアメリカのデータでは, 肥満の頻度の上昇は頭打ちになっているものの高いままである[6)]。有史以来, はじめてアメリカの成人の大多数（69.2%）が過体重あるいは肥満となり[6,7)], そのために高血圧や脳卒中, 冠動脈疾患, 脂質代謝異常, 2型糖尿病, 睡眠時無呼吸症候群, その他様々な疾患の罹患率および死亡率が大幅に増加した。BMIの上昇はすべての原因による死亡率をも増加させている。

現在, アメリカの過体重および肥満の頻度の経時変化に関する最も正確なデータは, 全国健康栄養調査（National Health and Nutrition Examination Surveys：NHANES）によるものである。全米健康統計センター（National Center for Health Statistics：NCHS), 疾病管理予防センター（Centers for Disease Control and Prevention：CDC）のNHANESプログラムは, 1960年に開始された一連の, 全国を代表する典型的な健康検診の横断調査が含まれている。この調査では, 大規模な母集団の典型例の身長と体重が記録された。各々の横断調査では, その調査時におけるアメリカ国民の評価が示され, これにより母集団の傾向を経時的に調査できた。過去の全国的な調査は, 全国健康調査（National Health Examination Survey：NHES Ⅰ,〈1960～1962〉）や第1回, 2回, 3回NHANES調査（NHANES Ⅰ〈1971～1974〉, NHANES Ⅱ〈1976～1980〉, NHANES Ⅲ〈1988～1994〉）がある。その後, 1999年に始まったNHANESは中止期間のない継続的調査となり, その継続的NHANESの最初の12年間（1999～2010）のデータが, 2012年に公表された[6)]。

NHANESのデータから, 肥満患者数は1960～1980年までは比較的一定であり, その後NHANES Ⅲ（1988～1994）で報告されたように増加した。NHANES 1999～2000のデータでは, 男女とも調査したすべての年齢層, 人種, 民族集団においてさらに増加していた[8)]。しかし, 12年間のNHANES 1999～2010の調査によれば, 肥満の有意な増加は男性, アフリカ系アメリカ人女性, メキシコ系アメリカ人女性のみに見られた[6)]。NHANES 2007～2008によると,アメリカの成人の68%が過体重（BMI 25～29.9）あるいは肥満（BMI ≧ 30）である。この過体重および肥満患者の頻度は，NHANES Ⅲ（1988～1994）における推定数より12%，NHANES Ⅰ（1971～1974）における推定数より21%多い[9]。20～74歳の成人においては，BMIが30以上の肥満患者数は，NHANES Ⅱ（1976～1980）からNHANES 1999～2000の間に15%から31%へとおよそ2倍に増加し，それほど劇的ではないものの，さらなる増加が考えられている[10]。これらのデータを，**図58.1**に示す。

さらに，Sturmが解析したBehavioral Risk Factor Surveillance Systemのデータ[11]では，臨床的に高度の肥満患者数は，軽度の肥満患者数よりもはるかに速く増加している。1986～2000年にBMIが40以上と自己申告した患者数（～100ポンド［45 kg］の過体重）は，アメリカの成人の約200人に1人から50人に1人へと4倍に増加し，BMIが50以上の患者数は約2,000人に1人から400人に1人へと5倍に増加した。肥満者（BMI ≧ 30）数は同期間中に，10人に1人から5人に1人へとおよそ2倍になった。肥満による合併症は重度肥満患者ではるかに多く発症するため，公表された過体重あるいは肥満患者数の増加から考えると，健康管理制度は肥満による影響を過小評価していることになる。

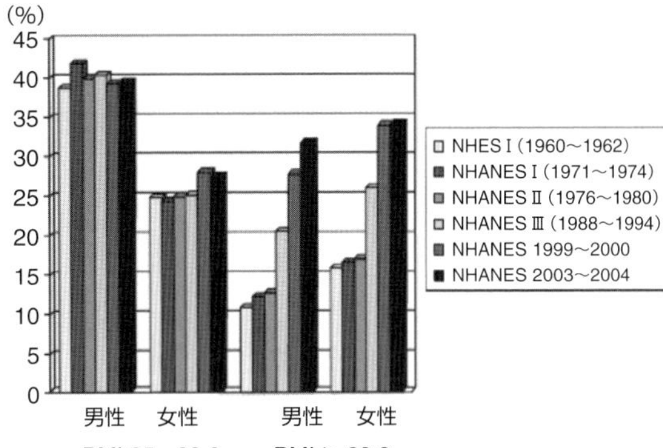

図58.1　1960～2004年における20～74歳の成人の年齢調整後の過体重と肥満の頻度。BMI：body mass index，NHES：National Health Examination Survey，NHANES：National Health and Nutrition Examination Surveys。

(Data with permission from Ogden CL, Yanovski SZ, Carroll MD, and Flegal KM. Prevalence and trends of overweight and obesity among adults ages 20–74 years in the United States, 1960–2004. Gastroenterology 2007：132：2087–2102.)

▶アメリカにおける肥満の人口統計学的な影響

性

いくつかの特徴的な性差を除き，肥満は男女関係なく見られる。過体重は女性より男性のほうが多いが，肥満は男性より女性のほうが多い[12]。男女間の過体重および肥満患者数の差は，人種や民族で大きく異なる。NHANES 2009～2010のデータ[6]では，白人の肥満の頻度は男性（36.4%）と女性（33.4%）の間に差は見られないが，アフリカ系アメリカ人では，男性（38.8%）よりも女性（58.6%）のほうが著しく肥満の頻度が高い。同様に，肥満の頻度はヒスパニック系女性（40.7%）がヒスパニック系男性（35.3%）より高い。体脂肪の分布にも性差があり，男性のほうがより内臓（腹腔内）脂肪の蓄積をきたしやすい。

人種

NHANES 2009～2010では，過体重および肥満の成人者数は，非ヒスパニック系白人67%，非ヒスパニック系黒人で77%，ヒスパニック系で79%であった[6]。男性における過体重および肥満の頻度は，人種や民族によってかなり差があった。例えば，非ヒスパニック系白人では最も低く（74%），ヒスパニック系で最も高かった（82%）[6]。女性でも人種や民族で異なったパターンが見られ，過体重および肥満の頻度は非ヒスパニック系黒人で最も高く（82%），非ヒスパニック系白人で最も低かった（60%）[6]。これらのデータを**図58.2**に示す。若い男性（2～19歳）では，肥満の頻度はヒスパニック系が非ヒスパニック系白人や非ヒスパニック系黒人よりも高かった[13]。若い女性（2～19歳）では，肥満の頻度はNHANESの他の人種や民族と比べて，非ヒスパニック系黒人が最も高かった[13]。アメリカ先住民のいくつかのグループ（アリゾナ州のピマインディアンなど）では，肥満の頻度はさらに高い。こうした人種差は，社会経済的状態などの調整後もなお存在することが証明されている[12]。

社会経済的状態

アメリカの男性においては，社会経済的地位と肥満との間に一定の傾向は見られなかったが，女性においては逆相関関係が見られた[14]。また，教育水準が上がるのに伴い肥満者数が減少するという明確な傾向もある。1999年には，高校教育以下（25.3%）と大学教育またはそれ以上の場合（14.3%）の肥満の頻度には11%の差が報告されている[5]。肥満の頻度は社会経済的状態により異なるといえるが，すべての社会経済的集団において，一様に年齢が上がるとともに増加している。

年齢

肥満の頻度は，60歳をピークとして，20歳から60歳まで増加の一途をたどる。60歳以降，肥満の頻度は減少しはじめる[12]。肥満に伴う死亡率の増加により，老齢人口から肥満者が選択的に除外され，肥満の頻度の減少をもたらすとの調査結果がある[5]。

▶小児肥満症

学童期および思春期における肥満は，その年齢のBMIの95パーセンタイル以上と定義されるが，1980年から3倍に増えてきている[15]。NHANES 2009～2010のデータでは，アメリカの2歳未満の小児の10%，および2～19歳児17%は，肥満である[13]。小児肥満は成人後の肥満の前兆となるだけでなく，肥満に関連する疾患のリスクをも高める[16]。調査結果によれば，成人の30%は小児期において肥満であり，思春期肥満の80%は成人後も肥満となる[17]。2型糖尿病や高血圧，胆嚢疾患，脂質異常症，整形外科的合併症，睡眠時無呼吸症候群，非アルコール性脂肪肝炎などの肥満関連疾患は，今や小児集団においても頻繁に見られるようになった[18]。小児肥満症の予防と治療については他章で述べる。

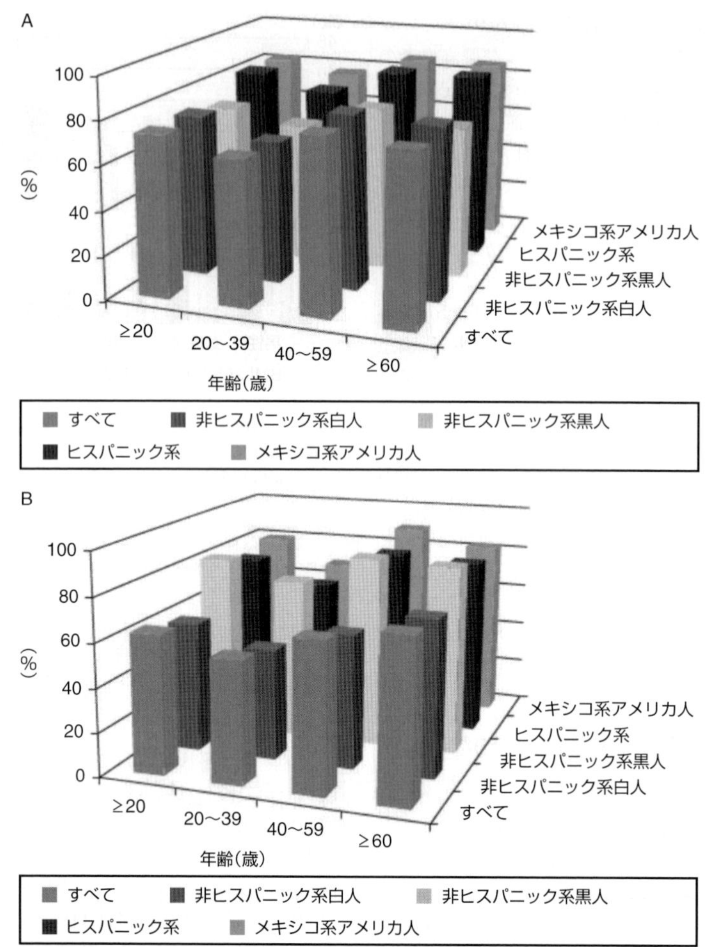

図 58.2 20 歳以上の成人における年齢，性別，人種，民族別の過体重と肥満の頻度。A：男性，B：女性。
(Data with permission from Flegal KM, Carroll MD, Kit BK et al. Prevalence of obesity and trends in the distribution of body mass index among US adults, 1999–2010. JAMA 2012 ; 307 : 491–7.)

エネルギーバランスの異常としての肥満

肥満症は，エネルギー摂取量とエネルギー消費量の不均衡（すなわち正のエネルギーバランス）が生じた場合にのみ発症する。肥満症の病因を理解するためには，正のエネルギーバランスが生じうる複雑な経過を理解することが不可欠である。われわれの暮らす環境では，遺伝的要因や他の数多くの要因によって，エネルギー摂取量とエネルギー消費量の両方が影響される。さらに，エネルギー消費量の変化はエネルギー摂取量に影響し，またその逆も同様である。こうした複雑さのため，肥満の発症が単にエネルギー摂取の過剰，あるいはエネルギー消費量の低下に起因するとはいえない。高いエネルギー摂取量が高いエネルギー消費量と釣り合わない時だけ肥満になり，低いエネルギー消費量が低いエネルギー摂取量を伴わない時だけ肥満になる。

エネルギーバランスは，「エネルギーバランス方程式」とよばれる以下の方程式で説明される。この方程式は，体重の変化（Δ体重）が必ずエネルギー摂取量（E_{in}）とエネルギー消費量（E_{out}）との間の差異によって生じることを表している。

$$E_{in} - E_{out} = \Delta 体重$$

熱力学の第一法則は，エネルギーが新たに産生されることも消失することもないと述べている。生体内のエネルギーバランスは，消費された食物のエネルギー量が消費されたエネルギーの量と釣り合うことによって保たれる。体重変化には，エネルギーバランスの不均衡が必要である。消費量よりも摂取量が低い場合，負のエネルギーバランスが生じて体内のエネルギー蓄積量は減少する。摂取量が消費量を上回る場合は正のエネルギーバランスが生じ，体内のエネルギー蓄積量が増加する。

肥満に影響する因子はいずれも，1つかそれ以上のエネルギーバランスの要素に影響を与える。このため，エネルギーバランスを把握することは肥満が生じる過程を理解する上で必要不可欠である。

▶エネルギーバランスの要素

エネルギー摂取量

われわれは，食べた食物からエネルギーを取り入れる。食事から摂取するエネルギー源としての主な多量栄養素は，脂質，炭水化物，タンパク質とアルコールである。ヒトは複雑な経路によって摂食量を調節しているが，この経路は完全には明らかにされていない。食物摂取後，口やその他の胃腸系から，また栄養素の消化と吸収を含む末梢の代謝過程の結果として，末梢において満腹シグナルが発生する。末梢からのシグナルは，いまだ完全には解明されていない精巧な神経系によってモニターされている。αメラニン細胞刺激ホルモン（α-melanocyte-stimulating hormone）やアグーチ関連ペプチド（agouti-related peptide），ニューロペプチドY（neuropeptide Y），メラニン細胞濃縮ホルモン（melanocyte-concentrating hormone）などは，摂食行動に影響することが知られている[19]。さらに，コレシストキニンやガストリン放出ペプチド（gastrin-releasing peptide），グルカゴン様ペプチド-1（glucagon-like peptide-1），ボンベシン，インスリン，ペプチドYYやグレリンなどの消化管ペプチドも摂食行動を制御する[19,20]。長期的な満腹シグナルは生体のエネルギー貯蔵（体脂肪やグリコーゲンなど）に関与する。レプチンは脂肪細胞の肥大化にともなって分泌されるホルモンであり，脳内で摂食抑制とエネルギー消費亢進のシグナルとして作用する[21]。脂肪酸，グルコース，トリグリセリドなどの循環している栄養素も，食事摂取に影響を及ぼす[22~24]。

エネルギー消費

総エネルギー消費量（total energy expenditure：TEE）は，安静時エネルギー消費量（resting energy expenditure：REE）と食後産熱（thermic effect of food：TEF），身体活動関連エネルギー消費量（physical activity-related energy expenditure：PAEE）の総和である。総エネルギー消費量の内訳と，ほとんど体を動かさない人と活動的な人との総エネルギー消費量の比較を，**図 58.3** に示す。

安静時エネルギー消費量（REE）　ヒトのエネルギー消費量の大部分は，安静時エネルギー消費量とよばれる安静時代謝によるものである。ほとんどの人では，安静時エネルギー消費量は総エネルギー消費量の60～80%を占めている。安静時エネルギー消費量は，血液循環やホルモン産生，体温の保持など生体が基本的な生理機能を維持するために必要なエネルギーである。基礎代謝率（basal metabolic rate：BMR）は，生命維持のために理論的に最低限必要なエネルギー消費量をさす。安静時エネルギー消費量は，空腹状態の安静時に測定した体のエネルギー消費量である。安静時エネルギー消費量はBMRよりもわずかに（～3%）高いが，これは覚醒のためのエネルギーが必要だからである。一般的に安静時エネルギー消費量は，臓器や筋重量を主とした除脂肪体重に関連する。様々な臓器や組織における安静時のエネルギー必要量は大きく異なり，これを**表 58.1** に示す。成人では脂肪組織以外の臓器のエネルギー消費が安静時エネルギー消費量の約75%を占めるが，これらの臓器は体重の10%を占めるにすぎない。骨格筋は体重の40%を占め，安静時エネルギー消費量のおよそ20%を消費する。脂肪組織は正常では体重の20%を占めるが，安静時エネルギー消費量のわずか5%しか消費しない。生理的に正常な体重70 kgの男性を例にあげてこれを説明しよう。この男性の300 gの腎臓は1日に360 kcal消費するが，15 kgの脂肪組織は1日あたり合計80 kcalしか消費しない。一般的に安静時エネルギー消費量はやせている人に比較して肥満者で高いが，これは肥満者では脂肪組織重量の増加に加えて除脂肪体重（臓器や筋の重量）も増加するからである[25]。

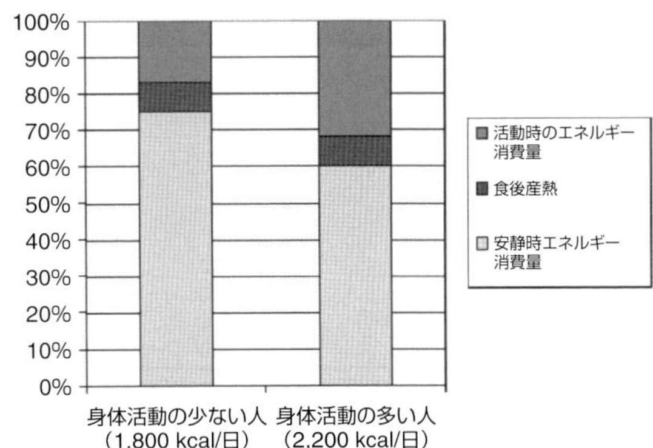

図 58.3　身体活動の少ない人と多い人との総エネルギー消費量（TEE）の比較

身体活動関連エネルギー消費量（PAEE）　身体活動関連エネルギー消費量はエネルギー消費量の構成要素の1つであり，身体活動量による影響を最も強く受けるため，大部分は自発的に調節することができる。身体活動関連エネルギー消費量は，座りがちの生活の人では総エネルギー消費量の10%，活動量の多い人では総エネルギー消費量の40%程度と容易に変化する。身体活動関連エネルギー消費量は，生活活動や運動などの随意活動と，自発筋収縮や姿勢の維持，体をゆするなどの不随意活動を含む。体重負荷がかからない運動の場合，肥満者とやせ型の人では同じ量のエネルギーを消費する。一方，体重負荷がかかる運動の場合，肥満者では体重が重い分さらに負荷がかかるため，やせている人よりも多くエネルギーを消費する。身体活動はエネルギー消費システムの中で最も大きく変更できる要素であり，身体活動を通じてエネルギー消費量を大きく変動させることができる。

食後産熱（thermic effect of food：TEF）　食後産熱は摂取された三大栄養素の消化，吸収，貯蔵に付随して増加するエネルギー消費量のことであり，通常は食事の総カロリー量の7～10%程度を占める。食事のエネルギー効率は栄養素の組成に関係し，炭水化物とタンパク質の食後産熱は，脂肪に比較して高い。この理由は，経口摂取した脂肪のエネルギーを貯蔵する過程の効率は高いものの，炭水化物やタンパク質からのエネルギー貯蔵には，適切な貯蔵形態への変換（例：グルコースはグリコーゲンへ，アミノ酸はタンパク質への変換）が必要なため，より大きなエネルギーを要するからである。肥満者ではやせている人と比較して全身性の食後産熱が低いのか否か，ということは大きな議論の的である。実際のところ，これを事実だとするデータも存在するが，生じうる差は非常に小さく，体重の増減と貢献性は疑問視されている。そのような差が存在したとしても，肥満の発症以前から差が存在し，これが体重増加に貢献するのか，あるいは肥満状態の結果として差が生じるのかは不明である[26]。肥満者で減少する食後産熱は，肥満でしばしば起こるインスリン抵抗性の増大や自律神経系の活動低下と関係する可能性がある[27]。

表 58.1 各臓器や組織のエネルギー消費量

臓器，組織	重量		代謝率	
	kg	(%体重)	kcal/kg/日	(%総エネルギー)
腎臓	0.3	(0.5)	440	(8)
脳	1.4	(2.0)	240	(20)
肝臓	1.8	(2.6)	200	(21)
心臓	0.3	(0.5)	440	(9)
筋	28.0	(40.0)	13	(22)
脂肪組織	15.0	(21.4)	4	(4)
その他（皮膚，腸管，骨など）	23.2	(33.0)	12	(16)
合計	70.0	(100)	—	(100)

(Adapted with permission from Matthews DE. Proteins and amino acids. In : Shils ME, Olson JA, Shike M et al, eds. Modern Nutrition in Health and Disease. 9th ed. Baltimore : Lippincott Williams & Wilkins, 1999 : 11–48.)

蓄積されたエネルギー 生体は，エネルギーをタンパク質や炭水化物，脂肪の形で蓄積する。タンパク質（筋と臓器）と炭水化物（グルコースとグリコーゲン）として蓄積できる容量は非常に少ない。一方，生体が脂肪組織に蓄積できる脂肪量は，理論的には限界がない。中性脂肪はエネルギー密度が高く，疎水性の性質を有しているため，グリコーゲンに比較して単位面積あたり5倍優れた熱量源である。やせ型の成人にはおよそ350億個の脂肪細胞が存在し，それぞれが0.4～0.6 μgの中性脂肪を含有している。中性脂肪は酸化されると1 gあたり9.3 kcalを放出する。比較してみると，肝臓や筋に貯蔵されているグリコーゲンは，酸化されると1 gあたり4.1 kcalを産生する。中性脂肪は脂肪細胞の中にコンパクトに貯蔵されており，その重量の85%を占める。したがって，やせ型の人の脂肪組織における総貯蔵能はおよそ80,000～130,000 kcalである。肥満者では，脂肪細胞のサイズと数の両方が増大するため，中性脂肪蓄積量は著しく増加する。普通体重である平均体重70 kgの男性における体内のグリコーゲンおよびタンパク質（筋として）の貯蔵量は，それぞれおよそ1,800 kcalと110,000 kcalである。しかし，生体は貯蔵したタンパク質のおよそ半分しか熱量源として利用することができず，それ以上の除脂肪組織の減少は生命の危機となる。したがって，脂肪組織は燃料貯蔵のための効率的なしくみを有しており，絶食時の生存を可能にする。絶食時の生存期間は体脂肪量に依存し，やせ型の人はおよそ60～90日後に死亡する。それに対して肥満者は，ノンカロリーの液体とビタミン，ミネラルのみの投与という治療目的の絶食を1年以上続けることが可能である[28]。

▶エネルギーバランス不均衡の結果

平均的な人は1年に100万kcal近く消費するが，ほとんどの人は正確な均衡状態を維持することができる。エネルギーバランスのほんのわずかの変化さえも，劇的な体重増加あるいは減少を起こしうる。エネルギーの摂取と消費との間にわずか5%のずれがあった場合でも，1年で15 kg以上の体重変化が生じる。短期間の過食あるいは節食試験の結果は，エネルギー消費量がエネルギー摂取量の変化によって影響されることを示唆している。食事制限下ではエネルギー消費量が低下し，負のエネルギーバランスによって生じる体重減少を緩和している[29]。過食時には，正のエネルギーバランスの結果として生じる体重増加を軽減するため，エネルギー消費量がいくらか増大する[30]。エネルギー消費量の変化は，過食時よりも節食時における変化のほうがはるかに大きい。このことは，生体が体重減少に対しては強力な防御機構を有するのに比較して，体重増加に対してはそれほどの防御機構をもたないことを示している。

負のエネルギーバランスによる体重減少

1ポンド（453.6 g）の体重を減らすためには，およそ3,500 kcalのエネルギー制限が必要である。ダイエットにより減少する体重の約75～85%は脂肪であり，15～25%が除脂肪量である。脂肪減少の内訳は局所的に異なり，一般的に皮下脂肪の減少は筋や内臓脂肪の減少に先立って生じる[31]。脂肪の減少のほとんどは既存の脂肪細胞内の脂質含有量の低下によって生じるが，長期にわたる脂肪減少では脂肪細胞数の減少も起こりうる。

正のエネルギーバランスによる体重増加

エネルギー摂取量が消費量を超えた場合，つまり正のエネルギーバランスに達した状態では，余剰のカロリーは体内に蓄積される。正のエネルギーバランスにある時には，体重増加分は，除脂肪量の増加も少しあるが（20～30%），ほとんどは脂肪（70～80%以下）である。過食時にはすべての余剰エネルギーが体内に蓄積されるわけではない。いいかえると，余剰エネルギーの貯蔵効率は100%ではないということである。一般的に，余剰の栄養素の貯蔵効率はおよそ60～90%程度であることが知られている[32,33]。余剰エネルギーの貯蔵効率は，被検者の特徴（例：遺伝要因）や過剰摂取した食事の組成によって影響を受ける。Bouchardら[34]は，双子では過食時の体重増加量が同じであることを発見した。このことは，遺伝子が過食時のエネルギー貯蔵効率に影響することを示している。

Hortonら[35]は，余剰脂肪と余剰炭水化物では貯蔵効率が異なることを証明した。彼らは16人の男性に，等エネルギー量（エネルギー必要量の1.5倍）の脂肪および炭水化物をそれぞれ14日間毎日過剰摂取させた。脂肪の過剰摂取では，脂質酸化や総エネルギー消費量に及ぼす影響はごくわずかであり，過剰摂取したエネルギー総量の90～95%が効率的に貯蔵された。対照的に，炭水化物の過剰摂取では，糖質酸化や総エネルギー消費量は増加し，脂質酸化は減少した。これにより，炭水化物の過剰摂取では余剰エネルギー量のわずか75～85%しか貯蔵されない結果となった。結果的に，炭水化物の過剰摂取は脂肪の過剰摂取に比較して低い貯蔵効率であった。

肥満の病因

体脂肪量は，エネルギー摂取とエネルギー消費によりつくられた平衡によって決まる。個人の中での肥満は，長期間のエネルギー摂取量とエネルギー消費量の不均衡から生じる。その人のエネルギー消費量に比べてエネルギー摂取量が高すぎるか，あるいはエネルギー摂取量に対してエネルギー消費量が少なすぎるかのいずれかで生じる[36]。これらのエネルギー平衡の決定因子（エネルギー摂取とエネルギー消費）自身が，多くの生物学的および環境因子によって影響される。このことが，肥満の最初に起こるであろう病因をより複雑にしている。例えば，各個人間の体重と体組成の違いは，エネルギーバランスを変えるいくつかの遺伝因子で説明できる[37]。確かに遺伝子は個人の体重増加を起こしやすくすることができるが，肥満の蔓延が起こってきたのは比較的最近のことである（過去40〜50年の間）。したがって，遺伝子が主要な原因ではない。人の表現型に影響を及ぼすには，数十年ではなく，数千年にわたるかなりの遺伝子プールの変化が必要である。現代の肥満は，エネルギー摂取量を増やし，エネルギー消費量を減らすような今の環境因子が後押ししている。すなわち，肥満の蔓延は，肥満になりやすい環境の中で，生物学的にわれわれが肥満になりやすい体質をもっていることの結果である。

▶肥満に対する生物学的影響

家系の調査は，肥満には遺伝子の影響が強いことを示している。ごく少数の人においては，まれな単一遺伝子異常が肥満の発症に関与している。しかし，一般に見られる肥満は高度に多遺伝子による複雑な異常である。先天的なあるいは後天的な医学的異常によっても肥満が起こる。

体重と遺伝

家系調査では，BMIは第一度近親の親族と強く相関し[38]，肥満の親をもつ場合，子どもが過体重になるリスクが高くなる[39,40]。養子についての調査では，BMIの遺伝要因の関与は20〜60%と幅がある[41]。養子が成人になった時の体重は，養父母のBMIよりも生物学的両親のBMIとより強く相関する[42]。多数の双子の調査によるデータ（>25,000組）では，双子が別々に育った場合であっても，遺伝的な要因が50〜90%を占め，特に一卵性双生児では著明である[41,43]。

肥満をきたす遺伝子異常

ほとんどの人においては，肥満のなりやすさは多因子遺伝（1つよりも多くの遺伝子が関係）によると考えられる[44,45]。しかし，いくつかのまれな単一遺伝子異常が特定されており，高度の，若年発症の肥満を示す顕著な特徴がある。体脂肪，体重あるいは食欲を制御する遺伝子の変異や欠損は，高度の，若年発症の肥満をきたし，レプチン[46]，レプチン受容体[47]，メラノコルチン4受容体（melanocortin-4 receptor：MC4R）[48]，プロオピオメラノコルチン（proopiomelanocortin：POMC）[48,49]，プロホルモン変換酵素1（prohormone convertase 1：PC1）[50]などがある。MC4R変異は，最も良く見られる肥満の一遺伝子要因であると考えられ，重症肥満患者の約6%がMC4R変異を有していると見積もられている[51]。

pleiotropic syndromeでは，1つの遺伝子の欠損から起こる多数の，広範な影響が見られる。最もよく知られているpleiotropic obesity syndromeはプラダー-ウィリ（Prader-Willi）症候群（PWS）で，25,000の出生に対して1人の割合で起こる[52]。PWSは15q11.2染色体の異常により起こるが，小児性ミオトニーや知能発育不全，性腺機能低下症，過食や小さい時からの肥満を生じる[53]。他の肥満症候群には，バルデー-ビードル（Bardet-Biedl）症候群，オルブライト遺伝性骨ジストロフィー（Albright hereditary osteodystrophy），脆弱X症候群，ベルエソン-フォルスマン-レーマン（Börjeson-Forssman-Lehmann）症候群，コーエン（Cohen）症候群，アルストレーム（Alström）症候群などがある[53]。

遺伝的な影響による一般的な肥満のなりやすさ

多くの人における肥満のなりやすさは，食事摂取，エネルギー消費量に影響する多くの遺伝子の関与に加えて遺伝子と環境の相互作用により起こる。体重の制御に直接的あるいは間接的に関与するとされる多くの遺伝子が特定されてきている[54]。これらの肥満に関連する遺伝子は，食事摂取，エネルギー消費，エネルギーの利用を制御する，代謝やホルモン因子の遺伝子をコードしている。これらの遺伝子の頻度の高い変異（あるいは多型性）は個人の肥満のなりやすさに影響する。食物が枯渇した時，エネルギーの貯蔵を促進し，生き延びやすくするという進化の中で自然選択を通して，そうした遺伝子はより一般的になった。しかし，現在のわれわれの環境では，これらの遺伝子は肥満やそれに伴う2型糖尿病などの代謝病の発症のリスクとなる[55]。新しい遺伝子の同定，これら遺伝子の体重増加における役割，遺伝子の環境との相互関係を研究する分野は急速に広がっている。最初に，多くの集団で，第16遺伝子上にある脂肪量と肥満に関連する遺伝子（*FTO*）の多型性が，再現性をもって過体重あるいは肥満と関連することが明らかになった[56]。まだ正確な作用機序はわかっていないが，*FTO*遺伝子産物は食事摂取を制御するようである。

エピジェネティクス（epigenetics）とよばれる新しい分野は，遺伝子に影響を与えて肥満を発症することを部分的に説明している。エピジェネティクスは，DNA配列を変えることなしに遺伝子機能を変化させ，次代に受け継がせることについての研究である[57]。エピジェネティックな研究結果は，刷込み（遺伝子転写調節）などのいろいろな生物学的な過程に影響を及ぼす。前述したが，例えばPWSなどの刷込みの異常の臨床上の特徴の1つに肥満がある[57]。

肥満を発症する病態

多くの病態が肥満に関係している。体重減少を起こす内分泌異常には，クッシング（Cushing）症候群，甲状腺機能低下症，成人の成長ホルモン欠乏症，多嚢胞性卵巣症候群（polycystic ovarian syndrome）などがある[58]。精神疾患には，むちゃ食い障害（binge eating disorder）[59]，夜食症候群（night eating syndrome），うつなどがある[60]。視床下部の腹側内側核や脳室周囲の領域あるいは扁桃体の傷害は多食や肥満を起こす。ステロイドホルモン，抗うつ薬，

IV

表 58.2 体重増加をきたす薬剤とその代わりとなる治療法

体重増加をきたす薬剤	体重増加をきたさない，あるいは低下をきたす薬剤
向精神薬/神経系の薬剤 ●向精神病薬 オランザピン，クロザピン ●抗うつ薬 SSRI，TCA，MAOI ●抗てんかん薬 ガバペンチン，バルプロ酸，カルバマゼピン ●リチウム ステロイドホルモン ●ホルモン性避妊薬 ●コルチコステロイド ●プロゲステロンステロイド 抗糖尿病薬 ●インスリン ●スルホニル尿素薬 ●チアゾリジンジオン 抗ヒスタミン薬 降圧薬 ●αおよびβ遮断薬 プロテアーゼ阻害薬[a]	向精神薬/神経系の薬剤の代わりとなる薬剤 ●向精神病薬 ジプラシドン，リスペリドン，クエチアピン ●抗うつ薬 ブプロピオン，ネファゾドン ●抗てんかん薬 トピラマート，ラモトリギン ●ステロイドホルモンの代用 ペッサリー NSAID 体重減少 ●抗糖尿病薬の代用 メトフォルミン アカルボース，ミグリトール オルリスタット，シブトラミン ●うっ血除去薬，吸入薬 ●降圧薬の代用 ACE 阻害薬，カルシウム拮抗薬

ACE：アンギオテンシン変換酵素，MAOI：モノアミン酵素阻害薬，NSAID：非ステロイド抗炎症薬，SSRI：選択的セロトニン再吸収阻害薬，TCA：三環系抗うつ薬。
[a]体重増加を起こす可能性があるが，交換する薬剤よりは少ない。
(Reprinted with permission from Aronne LJ, Segal KR. Weight gain in the treatment of mood disorders. J Clin Psychiatry 2003 : 64 (Suppl) : 22–9.)

抗糖尿病薬など特定の種類の薬剤により医原的な体重増加が起こる。これらの薬剤による体重増加は，一般的に中程度である。高濃度のステロイドは例外で，真の肥満をきたす[58]。**表 58.2** に，体重増加をきたす薬剤とそれに対する代わりの治療法を示す。

▶肥満に対する環境の影響

Kelly Brownell は，特定の環境因子が肥満を促進するということを，初めて考えた人の 1 人である。安価な，カロリーの多い食品が身のまわりに過剰にあることから，先進国では食事摂取量は増えがちである[61]。さらに，先進国では運動量の低下もそこに加わる[61]。つまり先進国では，エネルギー摂取量が多く，エネルギー消費量が少ない環境となっている。**図 58.4** に，常に正のエネルギーバランスへ傾け，体脂肪を増加させる環境因子をまとめる。より最近では，出生前あるいは出生後早期の影響，環境有害物質，ウイルス，禁煙，不眠などのその他の環境因子も肥満の発症の促進に関与すると考えられている。

▶エネルギー摂取に対する環境的または行動的影響

私たちが食べる物の量や内容は，環境因子により影響を受ける。食事の組成，ポーションサイズ，食事の多様性，食品の費用や利便性といった関連因子は，すべてエネルギー摂取量を増やし，そのために正のエネルギーバランスになり，肥満になりやすい。

食事性脂質

脂肪の多い食事は肥満のリスクを高めると考えられてきた。活動量の少ない動物に高脂肪食を自由摂食させると，低脂肪食を与えた動物に比較して肥満になる[62]。ヒトは高脂肪食でも低脂肪食でも同じ重量分食べる傾向にあるため，高脂肪食は過食と過剰のカロリー摂取のリスクが高くなる[62]。脂肪摂取量と体重との関係の詳細な疫学研究のレビュー[63]では，すべてのデータが一致してはいないものの，ヒトでは摂取した脂肪の量が多いほど体重が増加すると結論づけている。

エネルギー密度

エネルギー密度（kcal/g あるいは kJ/g）は，「食品のある重量（g）におけるエネルギー量（kcal あるいは J）」と定義される[64]。脂肪のもつ高いエネルギー量（9 kcal/g）のため，脂肪の多い食品は相対的にエネルギー密度が高い。水は食品の重量を増すが，エネルギーを増やさないため，含まれている水はエネルギー密度を下げる。したがって，水の多い食品（果物，野菜，全粒粉など）は，典型的にエネルギー密度が低い。この分野の研究では，人は一定の重量の食品を食べる傾向があるので，食べる食品のエネルギー密度が低い時には，総摂取エネルギーは低くなると考えられている[65]。集団における研究でも，食品のエネルギー密度が体重に影響することを示している。例えば，正常体重の成人は，肥満の人よりエネルギー密度が低い食品をとっていると報告されており[66]，食事のエネルギー密度が長期間の体重増加に関連している[67]。臨床試験では，エネルギー密度が低い食事を推奨することにより体重が減少している[65]。

加糖飲料

この数十年間にわたる肥満の比率の上昇は，加糖飲料の消費の増加に比例している。研究者は，飲料によってとったカロリーがその後の食事で調整されないため，加糖飲料は体重の増加を促進することを示している[68]。いくつかの前向き研究では，加糖飲料の消費と成人における肥満との関係を検討している。5 万人以上の女性を 8 年間追跡した最も大きな試験の 1 つで，加糖飲料の摂取が多い女性では，期間中に大きな体重増加をみとめている[69]。この問題

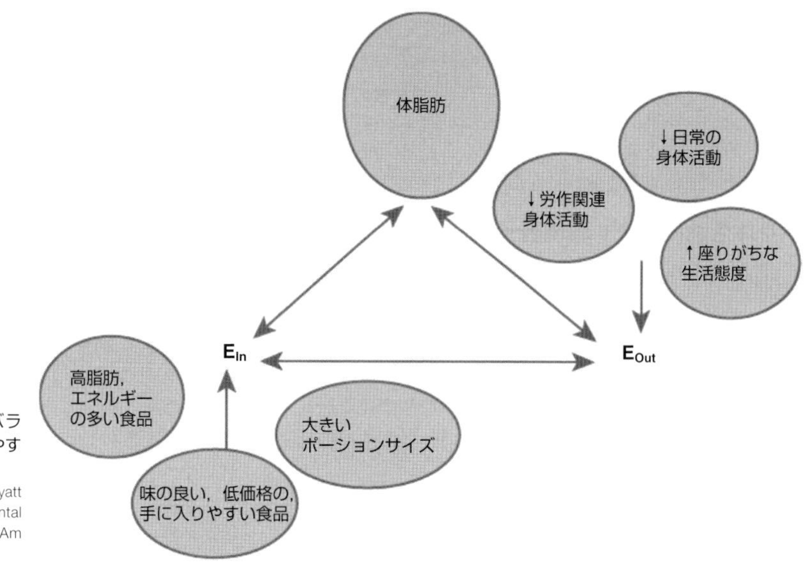

図 58.4 持続的に正のエネルギーバランス（E）へもっていき，体脂肪を増やす環境因子。
(Reprinted with permission from Hill JO, Wyatt HR, Melanson EL. Genetic and environmental contributions to obesity. Med Clin North Am 2000：84：333–46.)

に関する 2010 年の包括的なレビューでも，加糖飲料の摂取が体重増加の大きな原因であり，また 2 型糖尿病と循環器疾患のリスクを増大させると結論している[68]。

高フルクトースのコーンシロップ

高フルクトースコーンシロップは 1970 年の直前に食品業界に導入され，現在は食品や飲み物に添加されているカロリーのある甘味料の 40％以上を占め，またアメリカでは，清涼飲料水の唯一のカロリーのある甘味料である[70]。肥満の上昇は，高フルクトースコーンシロップを用いた食品加工が始まり増えていったこととおおよそ相関することから，両者の関連が考えられる[70]。フルクトースは，消化，吸収され，そして代謝されて，他の形の糖に変換される[70]。そして，いったん細胞の中に入ると，フルクトースはグルコースより効率よく，中性脂肪の合成のためのグリセロール骨格を提供する経路に入る[71]。しかし，現在のところ，高フルクトースコーンシロップの役割については異論が多い[71]。ヒトにおける疫学的な研究および長期間の無作為化臨床試験からのエビデンスでは，結論が出ていない。また，現在までに，フルクトースと他のカロリーのある甘味料を比較して，高フルクトースコーンシロップが肥満と関連しているということを示した大規模な長期間のヒトの試験もない[72,73]。

ポーションサイズ

2005 年の Dietary Guideline for Americans[74] は，1990 年から如実に大きくなってきているポーションサイズに慎重な注意を払うよう強調している[75]。アメリカ人は食品の質を量に関連づけて考える傾向があり，レストランや食品会社は，価格に対してますます大きな食品を提供するようになった。その結果，大きなポーションサイズで比較的低価格のものが，アメリカ人のまわりにあふれるようになった。Young と Nestle[76] は，市場でのポーションサイズを検討し，時とともにこれらのサイズが変化していることを指摘し，市場でのポーションサイズを，米国農務省および米国食品医薬品局（FDA）による連邦基準と比較した。彼らは，市場のポーションサイズは標準のサイズより少なくとも 2 倍，時には 8 倍もあることをみとめている。研究は，人々が食品のポーションサイズにまどわされずサービングの適正な量だけを食べているのではなく，大きなポーションサイズで提供された場合にはより多くの量を食べている現状を示している[77,78]。高カロリーな食品の大きなポーションサイズは，過体重と肥満頻度を増やす原因となっている。

食事の多様性

食事の多様性は，少なくとも 1 つの感覚的な特徴（におい，色，形など）が異なる食品から成り立っていることで定義されてきた[79]。ヒトと動物での研究で，食事が多様であるほど食事摂取量が増え，さらに多様性が非常に多い食事では体重が増すことが示されている[79,80]。この所見の背景となる機序としては，感覚特異的満腹感とよばれる過程に関係していることが報告されている。これは，食べてしまった後の食物の快楽感の価値が食べる前よりも下がり，そのために，食べてしまった食物だけに満足感（満腹感）が起こる[79]。したがって，多様性のある食事が提供された時は満腹になるのに時間がかかり，そのために全体の食事の摂取量が増える。現在の食事の供給で食品（高度に口あたりのいい菓子やデザートなど）の種類が増すことは，肥満の発症と維持に寄与している。

食事に影響を及ぼす経済的な因子

Drewnowski と Specter[81] は，脂肪と砂糖の消費，食品のエネルギー密度，食品のエネルギーに対する費用の関係を検討し，次のような結論を見出した。①アメリカでは最も低い経済収入，および低い教育レベルの人が最も肥満の頻度が高い。②食品のエネルギー密度と食品の値段（カロリー〈cal〉あるいはメガジュール〈MJ〉あたりの US ドルでの価格）との間に逆相関があることで，高度に精製した穀物，脂肪，砂糖を多く含むエネルギー密度の高い食品は，消費者にとって安価である。それに対して，脂肪の少ない肉，魚，新鮮な野菜，果物などの栄養の高い食品はより高価である。③エネルギー密度が高い食品をとると，エネルギー摂取量が増える。④貧困層は，低い費用で品質の悪い食品をとる。この経済的なアプローチは，食品の選択と食事は経済的な環境と食品の値段に関連があることを示している[82]。健康的な食事が高価格であることは，最も収入が低いグループに最も肥満の頻度が高いことの説明となる[82]。

▶身体活動に及ぼす環境因子

身体活動によるエネルギー消費量は時代とともに減っており，肥満の蔓延に寄与する重要な因子となっている。20世紀半ば以降の活動のパターンの変化に伴う，われわれを取り巻く環境の変化は，活動量の低下に貢献した主要な因子である。身体活動が少ないと総エネルギー消費量が低下し，それに食事摂取量の低下に伴わないと，体重増加を引き起こす。

時代の変遷にともなう身体活動の動向

アメリカにおける20世紀半ばからの身体活動についての動向が，1本の総説にまとめられている[83]。研究者は次のような動向をみとめている。すなわち，余暇の身体活動は比較的一定あるいは少し増加，労働による活動は低下，移動に要する身体活動は低下，家庭における活動も低下している，というものである。20世紀の半ばから，重労働の職業に就業する労働者の割合は低下し，低活動の職業の人の割合が増加した[84]。自動化とコンピュータの使用の双方が，仕事に関連する身体活動のかなりの低下をもたらした。移動における自動車使用の劇的な増加は，移動による身体活動を減らした。家事のための自動化された機器（電子レンジ，セントラルヒーティング，皿洗い機など）の使用は，家庭内の身体活動を減らした。それに加えて，活動的でない活動（テレビやコンピューターの使用など）が劇的に増えた[83]。平均的な子どもは1週間に28時間テレビを見る[85]。その結果，アメリカにおいては，20世紀の半ばから全体的に身体活動が低下する傾向となり，大部分の人が不活動な生活を送るリスクを背負っている[83]。

活動レベルと体重の関係

活動レベルが低いことは総エネルギー消費量を低下させ，エネルギー摂取の低下がともなわないと，体重の増加をきたす。げっ歯類の活動の制限は体重増加をきたす。また，動物園の動物は野生の動物より体重が重い傾向がある。しかし，ヒトにおいて肥満の人とやせた人で身体活動量を比較した研究では，一致した結果は得られていない。これらのデータは，肥満になると活動量が低下するという傾向もあいまって，紛らわしい結果となる。しかし，イギリスの集団では，肥満の蔓延の前に身体活動の低下が見られている[86]。NHANES Iの開始前とフォローアップ後の両方の横断的な研究では，レクリエーションとしての身体活動は体重と逆相関していた[87]。Coronary Artery Disease Risk Development in Young Adults studyでは，人種，もとのBMI，年齢，教育，喫煙，飲酒，エネルギー摂取量を調整した後でも，身体活動レベルを高い状態に保つことにより，20年間の経過観察期間中のBMIの変化が，身体活動が少ない人より小さくなった[88]。身体活動の計測機器，逆の因果関係，ライフスタイルの交絡因子などにより，身体活動と肥満の集団による研究には限界があるが，このデータは身体活動が体重を制御する主な因子であることを強く示唆している。

▶若齢期の環境因子

出生前の影響

人生の非常に初期における環境因子は以後の体重に影響を及ぼす可能性がある。胎内あるいは新生児の初期に好ましくない環境に曝されることは，成人になってから肥満を含む疾患を発症すると考えられている[89,90]。これらの環境の影響による胎内でのエピジェネティックな変化は，子どもに永久的な代謝の変化をもたらす[57]。いくつかの研究で，妊娠月に比して低体重で生まれた成人では，正常体重で生まれた人に比べて，BMIが高く，ウエスト・ヒップ比が高く，メタボリック症候群，冠動脈疾患になりやすいことが示されている[91~94]。14の研究からのメタ解析で，母親が妊娠中に喫煙していると，子どもが成長してから（3〜33歳）肥満になるオッズ比が50%大きくなると概算している[95]。妊娠時の母親のBMIが大きいこと[96]，および妊娠期間中の体重増加量は，ともに子どもの体重に影響を与える[97]。糖尿病の母親から生まれた子どもは，小児期と成人における過体重になるリスクが高い[98]。

母乳栄養

母乳栄養は肥満に対して抑制的に働くというエビデンスがある[99~106]。アメリカの9〜14歳の子どもと彼らの母親の15,000人以上の調査で，ほぼ母乳のみで育てられた子どもは，ほとんどあるいはすべて人工乳で育てられた子どもと比べて，年齢，性別，エネルギー摂取量，テレビを見る時間，身体活動，母親のBMI，および社会，経済，生活習慣などのその他の変数を調整した後でも，過体重になりにくいことが示されている[106]。母乳栄養の期間についてのメタ解析では，母乳栄養が1ヵ月増えるごとに，肥満になるリスクを4%減らすと推定している。しかし，他のコホート研究[107,108]では，その影響はみとめられていない。この相反する結果の原因ははっきりしないが，母乳栄養の期間を確かめる方法，交絡因子の測定法や調整方法，肥満のエンドポイントの測定法の選択，研究の統計学的な検定力などの差によるのかもしれない[109]。生後早い時期の肥満の決定因子のエビデンスについて詳細に検討したレビューでは，母乳栄養を行わない，あるいはその期間が短いことが，将来の過体重と肥満に関連していると結論している[110]。また，内分泌学会の小児肥満の予防と治療の臨床ガイドラインも，肥満予防のために，少なくとも6ヵ月間の母乳栄養を推奨している[111]。

▶肥満に影響を与える他の環境因子

ウイルス

感染性病原体による肥満（infecto-obesity）は，新しく出てきた研究の領域である。ヒトアデノウイルス-36（AD-36）は肥満の蔓延に寄与している可能性がある[112,113]。AD-36はグルコースの取込みを増やし，レプチン分泌を減らすことにより，脂肪量を増やす[114]。双生児の研究を含むヒトにおける研究では，AD-36抗体値と体重との間に正の相関関係をみとめている[115,116]。しかし，因果関係を明らかにするためにはさらなる研究が必要である[114]。

毒素

ホルモン様の作用をもつ多くの環境物質は，健康に悪影響を与える可能性がある[117〜121]。例えば，ビスフェノールA，オルガノチン，フィトエストロゲンなどの，これらの内分泌撹乱因子に曝されることは，成長期に肥満を誘発する[122〜127]。

禁煙

喫煙をやめると，体重が増加することはよく見られる。Flegal ら[128]は，国内の5,000人以上のデータを分析し，禁煙に伴う10年に及ぶ期間の体重増加は，男性で4.4 kg，女性で5.0 kgであったとしている。禁煙は肥満になるオッズ比を少なくとも2倍に増やす。

睡眠不足

成人の睡眠時間は1900年から有意に短くなっている。睡眠時間の短縮は，電灯の発達とテレビやコンピューターの使用に関連している。多くのエビデンスにより，睡眠時間の短縮は肥満の発症に寄与している。短い睡眠が肥満の発症に関与している理由は不明であるが，体の中心部の体温の低下と疲労感の増加から身体活動の低下，そしてホルモンによって起こる空腹感と満腹感の変化による食事摂取の増加と食事時間の増加に関連している[129]。ある総説は71以上の研究からのエビデンスをまとめ，以下のように結論している。(a) 短時間の睡眠は，小児と若い成人で，常に肥満の発症に関連しているが，年長の成人では見られていない。(b) 現在の論文の方法論の重大な問題から，原因と効果を解釈するのが難しくなっている[130]。公衆衛生の展望から，一般の人において睡眠時間が短い人が増加していることと，肥満の蔓延との関係はさらに研究する価値がある。

肥満の頻度を減らす戦略

▶行動，環境，および文化

アメリカやその他の多くの国における肥満の高い頻度には，エネルギー摂取の増加と身体活動（エネルギー消費）の低下の両方が関与している。しかし，これらの行動は，われわれの住む自然環境と社会環境に影響される。次に，自然および社会環境はわれわれの文化的価値にも反映されている。肥満の頻度を減らすには，行動，環境，文化のすべての因子に取り組む必要がある。

予防対治療

肥満の頻度は予防や治療により減らすことができる。両方の戦略を同時に追求すべきであることは明らかであるが，公衆衛生の観点からは，どこを優先的に行うかを考えるべきかもしれない。すでに肥満になってしまった人をもとに戻すよりも，過体重を予防したほうが行動を変えるのが少なくてすむ。

ほとんどの人において，体重が減少した後のほうが，エネルギー必要量がずっと少なくなる。安静時代謝量，総エネルギー消費量，および身体活動によるエネルギー消費は，すべて体重減少とともに低下する[131,132]。身体活動量が増加した場合，このエネルギー消費量の低下を打ち消されることがあるかもしれないが，おそらくこの状況は大部分の人においては起こらない。これは，体重減少の後，前よりはカロリー摂取を減らすか，身体活動を増やさなければならないということである。Hill[133]は，減少した体重を維持するためのエネルギー摂取量の抑制やエネルギー消費量の増加などの行動変容の程度を定量化しようと試みた。例えば，100 kgの成人が約10%体重減少しようとした場合，エネルギー摂取量の減少やエネルギー消費量の170 kcal/日から250 kcal/日への永久的な増加が必要と推定される。20%の体重減少では，325 kcal/日から480 kcal/日への増加となる。このことは10%以上の体重減少を維持するためには，かなりの行動変容を持続しなければならないことを意味する。われわれの現在の自然あるいは社会環境では，長期間体重を減らしたまま維持する大きな行動変容を達成し維持することは，ほとんどの人にとって難しい。

減量した肥満者のエネルギー必要量は，おそらく肥満になったことのない同じ大きさの人に比べると少ないだろう。これは，肥満状態を維持している期間に，肥満状態を維持するために働く永久的な代謝変化が起こることによる。これらの変化のいくつかは，げっ歯類[134]やヒト[135]のモデルでみとめられている。National Weight Control Registryの調査では，減量に成功した肥満者は，今までに肥満でなかった同じくらいの体重の人と比べると，身体活動量が多いことが示されている[136]。

それに対して，体重の増加を予防することは，肥満をもとに戻すより小さな行動変容しか必要としない。アメリカやその他の国で，徐々に肥満が増加していることが報告されている。Hill ら[61]は，成人のほとんどの体重増加は，100 kcal/日以上を減らす行動変容により予防できる。他の研究者は，アメリカ人以外で，同じような推定を行っている[137,138]。子どもでは，過剰な体重増加は，活動量を約150 kcal/日の行動変容により防ぐことができる[139]。各グループには，急速に体重が増加する人も含んでおり，したがって体重増加を防ぐためには，より大きな行動変容が必要であろう。

体重増加を防ぐ少しの変容戦略

Hill ら[61]は，小さな行動変容は，過剰な体重増加を予防するのに有用な方法で，肥満の蔓延をくい止める最初のステップであるとしている。いくつかのデータは，小さな行動変容は，体重増加のリスクがある人たちにおいて体重増加を軽減するのに有効であるとしている[140,141]。

予防は治療よりもより達成しやすいが，体重増加や肥満の予防において長期間の成功を示すことは難しかった。このことは，小さな行動変容さえもわれわれの現在の環境や文化では困難なことを示している。

肥満の予防はどこで始めるべきか？

肥満対策への努力は，家庭，学校，職場，地域など多くの様々な場で必要である。研究者は，これらの場における予防計画を精力的に評価している。学校における肥満予防の努力[142,143]，子どもへの一般的な予防努力[144,145]などのいくつかの調査研究が発表されている。ほとんどの予防介入は，学校での予防ではほとんど成功を収めていない。学校で肥満に取り組む困難さは，Healthy Schools Study[146]に報告されている。この多施設研究では，研究者は，42の学校の6〜8年生［訳注：日本でいうと中学1〜3年生くらい］の行動と環境の両方を研究対象にしている。全体的に過体重と肥満の頻度は低下したが，試験校と対照校の間には有意な差が見られなかった。

職場と家庭において肥満の問題に取り組むことへの関心が高まってきたが，効果的な戦略を開発したという決定的な研究はない。われわれは，家庭，学校，職場，地域などのすべての環境下で行える戦略を，将来開発しなければならないだろう。おそらく，最も成功している研究はShape Up Somerville studyである[147]。研究者は，対象の地域に比べて，マサチューセッツ州のサマービル（Somerville）において過体重と肥満の増加が少なくなっていることを示した。この介入は，学校，家庭，そして地域における行動と環境を対象にしたものだった。

いつ予防を開始するか？

肥満予防計画を開始する最適な時期はいつか？　幼少期から開始するほうが理に適っているようである。肥満予防計画は，現在5歳以下の小児で評価されている[148]。新生児の予備研究で，Paulら[149]は，両親が子どもに空腹と他の不快なこととの違いを教えたり，健康に良い食品をくりかえして示すことにより子どもが嫌いにならないようにしつけると，1歳児の身長に対する体重が小さくなった。

肥満予防の成功は年齢に応じた戦略がありそうである。この考えは，成人やすでに過体重や肥満になった人にとって，見すごしてはならない。これらの人において，さらなる体重増加を予防することは，肥満に関連する疾患の予防にもなるのである。

自然および社会環境への取組み

おいしくて，エネルギー密度の高い，安価な食品が簡単に手に入り，あまり身体活動を必要としない環境では，小さな行動変容でも長期間維持することは難しい。多くの研究者は，健康的な行動を維持するために，われわれを取り巻く自然環境を変える必要があることを指摘している[61]。自然環境をどのように変容するかについては現在多くの研究が進行しており[150]，「健康な場所」を創造することに大きな関心がもたれているが，この分野における明確な戦略は現在のところまだない。

Christakis と Fowler[151]は，ソーシャルネットワークが体重と肥満に影響を与えていると報告している。体重を増しがちな現在の社会においても，社会の力やソーシャルネットワークを逆に過体重や肥満の予防に利用することは可能である。

文化の変容

自然および社会環境は文化的な価値を反映し，文化の変容に取り組むことなしに肥満の蔓延をくい止めることは不可能である。アメリカの社会では，この問題に対して喫煙，リサイクル運動，シートベルトの装着などの他の社会問題とともに取り組んできた。その経験から学ぶことができるだろう[152]。

まとめ

現在の肥満の蔓延は，多くが，身体活動の減少，大きいポーションサイズの高カロリー食品をすすめるような，「現代の」環境による。教育と個人の責任だけを問うような古いやり方では，効果が得られそうもない。大部分の人は体重を永久に減らすため，また体重増加を予防するためには何をすればいいかを知っている。しかし，彼らは必要な生活習慣の修正を実行することができない。したがって，肥満の防止への努力は，個人が自らの体重に対する認識をコントロールし続けること，および環境を変えることを手助けするものでなければならない。予防がうまくいくために，安全にそして簡単に運動ができ，低カロリーの食事を選びやすくするように，公的機関が主導することが必要である。肥満を予防する戦略は，地域の指導者，学校の管理者，雇用主，医療従事者，政府機関などの公的および私的な部門の協力が必要である。

(Sarit Polsky, Victoria A. Catenacci, Holly R. Wyatt, James O. Hill／中屋　豊 訳)

59 肥満の管理

アメリカでは過去の世代に比べると，肥満はほぼ倍増し，現在成人の2/3が過体重か肥満である。現在の傾向が続くようなら，2030年までには実質的にほぼすべてのアメリカ人が過体重になると研究者は予測している[1]。肥満は子どもにおいても急速に増加し，高度肥満者も増えている[2]。肥満が大きく流行したのは間違いなくアメリカ人の食事と運動習慣における好ましくない変化の結果であろう[3]。発展途上国でさえ肥満者の増加が見られており，肥満者の予測数が2030年までに数十億人と見積もられている状態[4]であり，かなりの部分で西洋式食事と運動習慣の様式が関連している[5]。

何がこの増加を引き起こしているのだろうか。肥満の分子遺伝学における発見にもかかわらず，肥満者が急速に増加する主要な役割が，遺伝的影響では説明がつかない。肥満は，遺伝，行動，食事・運動を含めた環境因子が複雑に交錯した結果起こるのである。

アメリカでは，脂肪から得られたエネルギー摂取量の割合が減少（40%の高値から今日の32%以下）しているが，毎日の総カロリーの摂取量は増加してきており，精製炭水化物摂取が増加した[6]。一方で身体的活動をしない成人と子どもの数は増加しており[7]，活動性の乏しい環境が大きな誘因となって，その結果アメリカの肥満者が蔓延してきたのである[8]。

肥満は，最も重要で修正可能な死因として喫煙に次ぐ。それは実質的にある種の癌を含むあらゆる臓器系の病気のリスクファクターであり，糖尿病やその他の健康上の合併症の進展に最も重要なリスクファクターである[9]。そして，肥満の程度により医学的な合併症のリスクは増加する[9]。合併症，つまり循環器系のリスクファクターとして関連のある著明な脂質異常症，2型糖尿病，高血圧症では，そのリスクが脂肪の分布と相関するとされる[10]。中心性(内臓)の脂肪蓄積（「リンゴ型」パターン）は一般的に男性に見られ，リスクを増加させる。一方，下腹部（大腿部・臀部）への過度の脂肪蓄積（「洋ナシ型」パターン）は女性に多く見られ，こうした合併症のリスクを減らすことに関連している。

肥満は，個人レベルでは体型指数（body mass index：BMI）が25 kg/m^{2}以上では全死亡率を増加させ，少なくとも数年平均余命を短くする。BMIが35 kg/m^{2}以上の人は，この減少は劇的となりうる[11]。医学的なリスクに加え，減量しようとする多くの肥満の人にしばしばさらなる動機づけとなるのは，肥満によるやっかいな社会心理的な結果である[12~14]。肥満者に対する偏見は広範囲にある。結果として起こる社会的影響と職業上の差別は，治療を求める肥満の人に自尊心の低下とうつをもたらす原因となるのである。アメリカでは，肥満男性に比べ肥満女性のほうがより社会的な不名誉を伴い，社会経済状態の低い人，例えばアフリカ系アメリカ人，ラテン系アメリカ人およびアメリカ先住民の肥満がより増加しているのは注目に値する。例えば，アメリカではアフリカ系アメリカ人の中年女性の約80%が肥満傾向か肥満である。適度な減量が健康への利益と関連することが説得力のあるエビデンスによって示されており，肥満の人に減量を奨励すべきということを調査結果が示唆している[15~18]。

本章では，肥満の評価と治療について，食事療法と運動療法に焦点をあてて提供することを目指す。薬物療法，外科治療は肥満治療の2番目の選択肢であり，後述する。

肥満の評価

▶身体評価

肥満の分類は，米国国立衛生研究所（NIH）および米国国立心臓・肺・血液研究所（NHLBI）の専門委員会によって，この状態と関連する健康上の合併症の広範なレビューののち，1998年に提案された[19]。委員会は，BMIとウエストの周囲径に基づいて肥満と肥満状態を分類した。関連する疾病のリスクを**表59.1**に示す[20]。肥満は，体重そのものの超過度よりも体脂肪の超過度（男性で>25%，女性で>30%）によって厳密に定義されている[19]。しかし体脂肪の比率測定は獲得するのがより困難であり，体重ほど直感的ではない。したがって，相対的な体重が適切な脂肪の代用測定方法である。身長で調整した体重を測定するか，体重（kg）を身長（m）の2乗で割り算した値で定義されたBMIは通常肥満を評価する最初の段階であり，重症度の診断と格づけに非常に有用である（**表59.1**）。BMIは相対的な体重の基本的測定法であるが，非常に筋肉質の人（例：ある種のアスリートや労働者）では肥満を実際より過大評価し，筋量が少なく座りがちな生活（デスクワーク）の人では肥満を過小評価してしまうかもしれない。後者は筋肉減少性肥満と呼ばれており，BMIは正常か低く，体脂肪率が高く，体容積が減っている傾向にあるのが特徴である。BMIが25〜30 kg/m^{2}は過剰体重と定義されており，30〜40 kg/m^{2}は肥満，40 kg/m^{2}以上は重症または病的に高度肥満であり，Ⅲ度肥満と定義されている[20]。

ウエスト周囲径は肥満評価の第二段階である。ウエスト周囲径が女性で88 cm（35インチ），男性で102 cm（40インチ）以上では，腹部または内臓型肥満が存在し，健康上の合併症増加と相関している[20]。ウエスト周囲径は，ヒップの上の最も幅の広い部分を含む周囲を巻き尺で簡単に測ることができる。腹部に脂肪が沈着している場合，軽度の脂肪沈着であっても，高血圧症や脂質異常症，2型糖尿病の増加といった内科的合併症を引き起こしうる[10,20~22]。過度の肥満が存在しなくても（すなわち，BMIが肥満や過体重のカットオフ値以下であっても）内臓型肥満は存在しうる[10,20~22]。内臓型肥満では，正常のBMIであっても医学

表 59.1 BMI による過剰体重および肥満の分類と関連する疾患のリスク

			正常体重・ウエスト周囲径と疾患の相対リスク	
体重の区分	BMI	肥満度	男性<102 cm 女性<88 cm	男性>102 cm 女性>88 cm
過少体重	<18.0			
正常	18.5〜24.9			
過剰体重	25.0〜29.9		増加	高度
肥満	30.0〜34.9	Ⅰ	高度	非常に高度
	35.0〜39.9	Ⅱ	非常に高度	非常に高度
極度の肥満	>40.0	Ⅲ	極度に高度	極度に高度

(Adapted with permission from National Institutes of Health, National Heart, Lung, and Blood Institute. Clinical Guidelines on the Identification, Evaluation, and Treatment of Overweight and Obesity in Adults–The Evidence Report. National Institutes of Health.)

的理由から減量を奨励することがおそらく最善であり，糖尿病や循環器疾患，脳血管疾患の既往や家族歴のある患者は特にそうである。美容上または些細な肥満の患者にとって，減量の利益（動機）は医学的なものよりも心理社会的なものである。こうした患者にはより健康的な食事（低精製炭水化物，低飽和脂肪，高繊維）を推奨し，体重計の数字そのものよりも体力増進をすべきである。

▶心理社会的評価・行動の評価

食行動の乱れと患者の減量の意欲について重要な情報を提供してくれる心理社会的評価および行動の評価は行われるべきである。肥満者は一般にうつ状態を示しており，重度肥満者はより重症度が高いとされる[23〜25]。行動心理学者，あるいはその他の熟練した専門家が，患者の気分やそれに関連した症状・徴候について尋ね，あるいは型どおりの試験によってうつを査定することにより，うつ状態を調査することが可能である[26]。うつ状態の肥満者には，減量開始前または減量中に適切な治療（認知行動療法か薬物療法）を提供すべきである。

減量に努める肥満者のおよそ30%は暴食に苦しんでいる[27]。不快なほど満腹になるまで食事をとり続け，空腹でない時でも1人で食べることが暴食の特徴である。さらに患者は過食に対する制御を失っており，暴食後に否定的な感情をもっている[27]。食行動異常や暴食の存在の他の手がかりには，異様な体重へのイメージ（肥満でないのに肥満と思い込む）や体重に対する妄想（循環する思考や1日に何度も体重を測定する）がある。無謀な体重抑制を続けるため，排泄（嘔吐や下剤・利尿剤の使用）や脅迫的な運動を行い，過食症よりもむしろ拒食症と診断される可能性が高くなる。拒食症と過食症は重大な摂食障害として一般的に認識されているが[28]，暴食障害は低体重の患者よりもむしろ過剰体重の患者や肥満者にしばしば起こる。単に食事を処方するだけでは通常は効果がないどころか，食行動異常で苦しむ肥満患者には逆効果になる可能性がある。専門的な治療プログラムを紹介するほうが有用かもしれない。暴食の食行動異常を治療するための特定の認知行動療法が開発されてきたが[29]，その条件は，しばしば体重減量プログラムが行動療法とともに好ましい形で構成され，個別化されている。また状況や気分，不適切な食行動(すなわち，空腹によって引き起こされない食行動）に導くようなその他の問題点についても，行動の評価によって認識されるのかもしれない。

▶食習慣と活動習慣の評価

食習慣と活動習慣の十分な評価は，肥満者の体重増加の要因の役割を評価する上で有用である[30]。この評価は，減量の調整に必要かもしれない食事・運動に関係する問題点を特定できる。24時間の振り返り，7日間の食事記録，食事摂取頻度調査（food frequency questionnaire : FFQ）や体系化された聞き取り[31〜33]など食事摂取の状況評価方法は，肥満患者の現在の食事の選択と食習慣の決定の助けとなる。さらに（適切であるなら）過去のダイエットの経験について話すことや，患者が考えている過去のダイエットが成功しなかった理由について質問するような議論は，患者が変わるための動機づけやその必要性や障壁についてさらに学ぶ上で手助けとなりうる。

店頭で販売されている薬剤や処方薬，ハーブ，ビタミン剤，ミネラル補助食品など，現在の薬物治療について質問することは重要である。この情報は，食物と薬の潜在的な相互作用の評価，栄養所要量と1日あたりの摂取量との関連の評価の助けとなり，また患者ごとに体重と栄養の問題を記述し評価する方法においても助けとなりうる。しばしば肥満者は，健康管理担当者と面談する時よりも，栄養士に対してこうした疑問点に対して明確に答えて詳しい情報を与えてくれる。どのような食物アレルギーや過敏症（例えば，グルテン，ラクトース〈乳糖〉）でも情報の中に含めるべきである。

異なった食事の評価法には，それぞれ長所と短所がある。例えば，食事の種類と量，食事の商品名，調理方法，食事をした場所を含む24時間の食事を振り返ることは，飲食物の摂取を評価する際に役立つ[31〜33]。多日数の食事記録や日記は，一般的には3〜7日間にわたる飲食物の摂取で評価するのであるが，これは食前か食後どちらかで記録する。できるだけ多くの見地から食事を正確に記録していくことは，いかに食事の消費量を評価し見積もるかについて議論する上で，患者と臨床医双方にとって助けとなる。食前食後の空腹感の程度や食卓を囲んだときの気分，考え，状況など，行動に関連した情報も多日数の食事日記に記録する。また記録には，カロリーや脂肪のグラム数，炭水化物の量，塩分など，栄養学的情報や計算も含める。その精度は患者と評価者の双方の記憶，報告の十全性，インタビューおよびコミュニケーション技能に依存する。

しかし後ろ向き研究では，また前向き研究であっても，一般には過大評価や過小評価されるため，集められた食習慣の評価から得られたデータは注意深く分析すべきである。食事摂取頻度調査は自己管理型の検査であり，1ヵ月または3ヵ月間の食事の消費頻度と多くの異なった食事のポーションサイズについての多数の質問がある。また食事摂取頻度調査の質問内容には食物の購入・調理方法の情報も含まれている。食事摂取頻度調査は，特定の食品群の不足や過剰摂取，特定の食品の傾向や調理方法の傾向を確認する助けとなりうる。評価者の職場の外で完成できるので，食事日記のように食事摂取頻度調査は患者の実生活に特有の食物選択に沿った形で評価することが可能である。

肥満蔓延の主な要因は，急性および慢性疾患，転職や退職，長時間のテレビ視聴や映画鑑賞のようなあまり動かない生活習慣などの直接の結果として現れてくる身体活動量の減少である[34〜37]。自分の普段の身体活動量や好ましい形の運動を一覧にすることは，身体活動によるエネルギー消費レベルを増加させる動機づけとなりうる。また食物の記録用紙には身体活動の項目も含めるべきであり，それが運動習慣と運動のゴールを議論する上で有益となりうるのである。しかし評価者は，残念ながら運動だけでは減量の効果的な方法にはならないと認識し，議論するに違いない。訓練を受けていない人にとっては十分実行することは難しいが，増えたカロリー摂取分のエネルギーを，すべてではないとしても，大部分を運動で代償することができるだろう。運動は減量後の低体重を維持するのに非常に良い方法であり，運動しない人よりいくらか食べることも可能となり，体重も維持できるのである。また，定期的な有酸素運動と筋肉トレーニングにより循環器の健康状態と体調が改善し，代謝的により活発な筋組織の成長が促進される。

運動の評価は普段の身体活動の記録であり，関節の病気や過去のけが制限因子，患者が楽しさを見出す活動のタイプの記録，およびできる限り運動生理学者あるいは現在の健康状態に合わせた認定トレーナーによる測定を含めるべきであり，身体活動のレベルは1日の歩行量や上った階段の段数，テレビの視聴時間を質問することにより大雑把に評価することができる[38]。1日の歩数を測定する歩数計や活動強度を評価できる加速度計を用いることで，より系統的な評価を行うことができる。

運動療法を決定する目安は，段階的なアプローチを用いることである。大半の肥満患者は，許容量の限界で運動を開始する。忍耐の極限まで行うような好ましくない活動内容や活動レベルを推奨するよりも，むしろ患者の現在の能力，スケジュールや生活習慣に合わせた計画にするとよいだろう。第一段階は系統立てた運動指標は導入せずに，通常毎日の身体活動，つまり日常生活での活動量を増加させることである。日常生活での活動とは，階段を上るのを徐々に速めたり，目的地から遠いところに駐車したり，郵便ポストまで歩くことなどである。この段階だけでも座りがちな生活の人にとっては活動量が2倍になるだろう。

次の段階はウオーキングのプランである。ウオーキングのプランは，仕事中に休憩や食事の時間をとるように，歩行も通常は実行可能な時間に予定するのが最も望ましい。運動の計画を立てるのは，人のエネルギーレベルが最も高い時（例えば，多くの人にとっては早朝）のほうが，長い1日の終わりよりもたいていは効果的である。一緒に歩く仲間をもつことや室内に歩く場所をもつことも継続する意欲の向上に役立つ。

30分という時間は，推奨される最低限の時間であり，患者はどの運動のセッションでも利用できるだろう。1時間以上は，体重コントロールには最適である。運動の強度はカロリー消費には重要ではなく，ゆっくり1時間歩くことと30分活発に歩くことは同じなのである。患者にペースを設定させるとよい。はじめは極めてゆっくりかもしれないが，重症肺疾患や循環器疾患，関節疾患のないほとんどの患者は，実行することがより簡単で早急にできることがすぐにわかるだろう。目標設定によってこの強化をさらに補強することが可能である。患者に毎セッション後にウオーキング時間と距離を記録させることは有用である。患者は，その過程の進み具合を認識し，やや高い目標を必要に応じて設定できるのである。

運動計画が進んだ次の段階で，実行する活動の種類は広げるべきである。この段階ではウオーキングやジョギングが主になるが，さらには他の有酸素運動も行うべきである。おそらく推奨されるような有酸素運動に分類されるものは，固定された自転車こぎ，または屋外でのサイクリング，水泳，クロスカントリースキーなど，患者にカロリーを消費させ，楽しませるような運動である。チームスポーツやラケットスポーツ，ゴルフはエネルギー消費を増加させるのと同時に社交性ももたらしてくれる。改めて述べるが，良い運動計画を立てる上で最も重要な基準は，患者が生涯の習慣として実践し快適な計画とすることである。

▶減量の準備

肥満者自身が決意し動機づけされている場合，減量はうまく達成でき，維持することができる。これに関して，提供者は個々の状態を評価し見積もる必要がある。肥満者が永続的に生活様式を変えるよう動機づけることが必須である。しかし自己に内在する主体性による動機づけのほうが，配偶者の要求や特別な出来事に対する期待といった外在性の動機づけよりも持続することが可能である。行動を変化させるために介入する各段階は，個々の人が行動の変化を採点し評価を行う上で，また前熟考期から行動期に移行するのを助ける上でも有用である[39]。内在する動機づけが減量の成功と体重維持の鍵であるが，友人や家族からの支援や健康的な食事の入手，ウオーキングやランニングのために安全な場所に容易にアクセスできるような環境因子など，外的な刺激も重要な役割を果たしている。こうした支援体制を集積することで，肥満者が減量と体重維持を行う行動期に精神的に移行してゆく準備を手助けすることが可能となるのである。

提供者は，肥満者が，目標，つまり「明晰な目標」（特別で，測定可能，達成可能，現実的，適時な目標）を設定する手助けをすべきである。なぜなら，こうした目標がより達成できるからである。家族や友人からの社会的な援助も，行動を変化させる上で成功の可能性を改善させることができる。他者からの援助協力（例えば，引き金となる食物を遠ざけ，より健康的な食物を試そうとすること）により成功する機会が改善することが示されている[40]。さらに，家族や友人からの支援に加え，ネットまたは地元の減量支援団体が，問題点を議論する機会や，支援の授受を行う機会を提供してくれる。これらによって，初期治療の経過中も治療後も患者の成果を改善することが可能となる。

正しい治療法の選択

初期の減量は，食事の変更や身体活動の増加，行動の修正を含めた総合的なプログラムにより達成すべきである。推奨すべき減量の程度は，肥満の程度，併存疾患の有無，行動評価の結果や患者の嗜好に依存する。NHLBI のガイドラインによると[20]，関連するリスクファクターをもたない肥満者（BMI 25～29.9 kg/m^2）では，単純な食事の調整を行い，それ以上の体重の増減を防ぐよう奨励すべきとされている。しかし，1 つ以上の循環器系のリスクファクターを合併している場合には食事，運動の面で生活様式を修正することが推奨され，また行動療法がその手助けとなるかもしれない。同様に中等度の肥満者（BMI > 30 kg/m^2）でそれ以上のリスクファクターがない人にとって生活様式の修正は有益であり，1 週間に 1～1.5 ポンド（約 0.45～0.68 kg）の減量（1 日 500～750 kcal の消費）を目指すが，この進度は一般にやる気を維持するのに十分安全で迅速である。しかし BMI が 30 kg/m^2 以上の肥満者，または重大な併存疾患をもつ BMI 27 kg/m^2 以上の肥満者は生活様式の修正単独ではうまくいかず，薬物による介入が選択肢となるだろう。重度の肥満者（重大な併存疾患のある BMI > 35 kg/m^2 以上，または併存疾患のない > 40 以上）では，医学的管理下でさらに積極的にカロリー制限を行うことが有益となる。重大な併存疾患をもつ重度肥満者は，さらに肥満手術が選択枝となるだろう。

食事への介入

体重増加は，常に消費に対して過度のエネルギー摂取の結果として起こる。このことは正のエネルギーバランスを生み出し，すでに太りすぎの人にとっては，最終的に肥満あるいはさらに高度の肥満という結果を生じる[41]。ある状況ではエネルギー摂取は増加し，エネルギー消費が減少するのだが，アメリカでは一般的に，座りがちな生活様式とともに意志的にまたは半ば意志的にエネルギー摂取が増えることによってエネルギーの出入りのバランスが崩れてしまう。

食事療法は相変わらず減量の基礎であるが[42]，食事への執着により，推奨された食事を一貫して続けることに失敗し，しばしば減量の試みを困難にする。カロリーの 50～55％を炭水化物から，30％未満を脂肪から，15％をタンパク質からとる食事がしばしば推奨される[42]が，低い満腹感や嗜好品の問題，食品の種類が少ないことにより，結果として標準的な食事や心臓健康食への関心が小さくなることが多い[42]。低脂肪の食事や低精製炭水化物の食事では，食事の摂取量を制限することはあまり考慮されない。なぜなら，脂肪食や加工食品はよりエネルギー濃度が高いからである。

1 週間に 1～2 ポンド（0.45～0.9 kg）の減量，つまり NHLBI のガイドラインで推奨された健康的な減量速度[20]で減量するためには，1 日 500～1,000 kcal 減らすことが必要である。食事摂取の制限と運動量の増加の両方が，要求されるエネルギーの減量に貢献する（3,500 kcal が脂肪 1 ポンド（〈0.45 kg〉に相当する）。重度肥満者で特に深刻な併存疾患をもつ場合には，適切に減量するために 1 日 800～1,500 kcal の低カロリー食（low-calorie diet：LCD），時に，1 日 800 kcal 未満の超低カロリー食（very-low-calorie diet：VLCD）が必要である。超低カロリー食は医学的管理下で用いられるべきである[20]。

▶中程度のエネルギー制限食

中程度のエネルギー制限食（1,500～1,800 kcal/日）は，米国農務省の「アメリカ人のための栄養指針」に従って方向づけされている[43]。1 日 500 kcal の減量で 1 週間におよそ 1 ポンド体重減少を達成しうる。提供者は，低カロリーで，前述のとおり，炭水化物，脂肪分，タンパク質の配分をおおまかに保ちつつカロリー総量を減らした食材を用いたバランスのとれた減量食，あるいは脂肪摂取を制限することで大半のカロリーを減らす脂肪制限食を立案することができる。脂肪の中でも特に飽和脂肪酸をとりすぎている肥満者には，脂肪制限のアプローチが望ましいかもしれない。さらに，より大量の食事を摂取する場合には，食材を組み合わせることや，野菜由来の炭水化物の摂取，脂肪をカロリーの 30％未満に減らすことを強調しておく。

食事性脂肪を制限することは，多くの脂肪や糖分を含む傾向のある高エネルギーの食物で空腹感を満たすことよりも，多くの食物繊維と水分を含むエネルギー（カロリー）がより低い果物や野菜，穀類といった炭水化物を組み合わせることで満腹時の空腹感を満たすことに寄与するアプローチとなる。さらに，アメリカの住民は脂肪と糖分が多く繊維の少ない食事をとるという報告が示されているが[44～46]，このことは高エネルギー密度と結果的に起こる体重増加とも関連している[47～50]。減量のための食事へのアプローチが，少なくとも短期間はしばしば行われる。なぜなら 1 g あたりのカロリーが，脂肪では炭水化物やタンパク質の 2 倍以上（脂肪 9 kcal/g，炭水化物・タンパク質 4 kcal/g）であるからである。そうした理由から，炭水化物と赤い肉のタンパク質に組合せに焦点をあてることで多くのカロリーをとりながらより大量に食べる方法を肥満者に教えることには価値がある。さらに，脂肪摂取を減らすことは代謝を促進する助けとなりうる。なぜなら，より少ないカロリーでは炭水化物やタンパク質に比べて食事性の脂肪を体脂肪に変えてしまうからである。比較的低脂肪の食事ではコレステロール値を改善し，慢性疾患のリスクを軽減する。おそらく最終的には，こうした食事が食事への執着をより容易にするだろう。なぜなら，食習慣における変化や要求が少ないからである（例えば，隠れた脂肪や単純糖質を取り除くことである）。

▶低カロリー食

BMI が 25～34.9 の，特に 2 型糖尿病や高血圧症などを合併した患者では，第一選択として低カロリー食（1 日 800～1,500 kcal）が適切である。初期の BMI が 30 以上の患者では，この食事によって，3～6 ヵ月間の治療中に，効果的な健康面での利益を伴うような減量，つまり当初の体重と比べ典型的な減少量とされる 8％以上の減量を達成したという研究報告がなされている[51～53]。しかし，行動療法と支援を組み合わせた食事療法が減量と体重維持には必要不可欠である。こうした食事では，タンパク質，炭水化物，脂肪の含有量が異なってしまう[53]。

▶超低カロリー食

重度で病的な肥満者（BMI≧40）は適度に制限された食事により恩恵を受けられる。しかし控えめなエネルギー制限により，50ポンド（22.5 kg）の減量には一般に少なくとも1年はかかる。ほとんどの肥満者は控えめな制限食を長期間にわたり維持することはできない。そのため，このような患者は医学的監視下で一定期間さらに厳格なエネルギー制限を始めることが理にかなっている。超低カロリー食は1日のカロリーが800 kcal以下に設定されており，食事は栄養失調を防ぐためのビタミンやミネラルを含む大豆，卵，牛乳をベースにした高タンパク質，低炭水化物食，低脂肪のミルクセーキや板チョコを用いて調理する。

こうしたアプローチは管理され，行動変容と身体活動の包括的なプログラムを伴っていれば，実に有益である。しかし初期には，通常一時的な空腹感や倦怠感，意識朦朧，後には便秘や寒さに耐えられないなどの副作用が起こることがある。胆石症のリスクが一時的に増加することもある[54]。多くの研究によれば，10～20%の減量は，はじめは超低カロリー食で達成できることが示されている[55~60]が，さらに数ヵ月間厳守し続けることはできないことが示されている。超低カロリー食を摂取する間，急速な体重減少が起こる際には，高タンパク質を含む食品の摂取が筋の消耗を最小限にしてくれる[61]。超低カロリー食の主な欠点は，急速な減量の時期の後に高頻度で起こる急速な体重増加である[62]。このように超低カロリー食の利用は，減量と長期間の体重コントロールに対する多角的アプローチにおいて，調和がとれた状況では最も効果的である。体重維持プログラムについて注意深く配慮することが，超低カロリー食には必須である。超低カロリー食のプログラムを行うには，おそらくはグループやクラス，個人の活動期間に対して運動を推奨し支援しつづけるべきである。

▶低炭水化物・高タンパク質食

低炭水化物・高タンパク質食は一般的には，（例えば，アトキンス〈Atkins〉・ダイエットのように）ダイエットの初期にタンパク質と脂質を多く摂取しながら炭水化物を20 gまで制限することが推奨されている[63]。この食事法は一般に3段階で行われる。第1段階は導入期とよばれ，減量の初期段階であり，炭水化物から5%未満，タンパク質から35%，脂質から60%の熱量を含んでいる[63]。第2段階は継続期とよばれ，減量の継続とその割合は，炭水化物9%，タンパク質33%，脂質58%とわずかに緩和されている。第3段階は維持期であり，25～27%のタンパク質と約52%の脂質とともに炭水化物摂取量を総熱量の20%未満に増やす。

どのような食事制限でも，初期の1～2週間で水分喪失により2～4%の体重減少が生じる[64]。低炭水化物食は，初期には，他の減量目的の低脂肪・低カロリーの食事に比べて効果的であり，肥満に関連した循環器系のリスクを改善することが，いくつかの研究から得られたエビデンスに示されている[65~69]。しかし，1年後には食事の違いによる有意差はみとめなかった[65~69]。低炭水化物食では体重減少率の低下もみとめるが，おそらくタンパク質を多くとることに関連したより高度な満腹感のためであろう[70]。

低炭水化物食の初期の段階では，おそらく利尿によって急激に体重が減少するのであろう。長期の研究はこれまで行われていない。低炭水化物食の利点として循環器系のリスクファクターのマーカーということが報告されているにもかかわらず人々の関心は食事で脂質を多く摂取することにある。脂質，特に食事の中で飽和脂肪酸を多くとることが，ある種の癌や循環器系の疾患のような健康上の問題と関連する[71,72]。認知機能障害や便秘，下痢，めまい，口臭，頭痛，不眠症，腎結石，嘔気を含むその他の健康に関連する問題が，低炭水化物を摂取する人に多く報告されている[73~76]。

▶低脂肪・低エネルギー密度食

アメリカの一般的な食事は比較的高脂質・高エネルギー密度である。高エネルギー密度の食事を摂取することは，より大きいBMIや体重と関連することが複数の研究で示されている[77~82]。脂質のような高エネルギー食を多く摂取することによる体重増加は，おそらく比較的低い満腹感やこうした食べ物に対する強い嗜好性による過食に起因している[83]。より多くの果物や野菜，穀類に代えることにより食事のエネルギーを減らすことは効果的な方策である。なぜなら，炭水化物が1 gあたり4 kcal，タンパク質も1 gあたり4 kcalであるのに対し，脂質は1 gあたり9 kcalと倍以上あるからである。さらに，果物や野菜，全粒穀類といったより低エネルギー密度の食物は，食事に対する満腹感の増加によりエネルギーの摂取を低下させ[84~86]，BMIを低下させるということも，複数の研究で示されている[77~82]。通常は低脂質・低エネルギー食により食事の全体のカロリーを減らすことになる。こうしたアプローチを用いた研究では，何もカロリーコントロールをされていないよりも，低脂質・高炭水化物食のほうが，肥満者により著明な体重減少をきたすことが報告されている[87,88]。しかし，より長期間にわたる研究では低カロリーの補正によって体重が減った人も，体重減少を維持している人も観察する必要がある。

▶低グリセミック・インデックス食（低GI食）

食事のグリセミック・インデックス（glycemic index：GI）とは，血糖値や血中インスリンレベルにおいて，高炭水化物によって生じる代謝上の効果を表している[89]。ジャガイモやパン製品のような高GIの食事を摂取すると，血糖値や血中インスリンレベルが急速に増加する[89]。血糖値や血中インスリンレベルにおけるこうした変化は，結果として短時間の満腹感で終わらせ，脂質の酸化を低下させる。また血糖値やインスリンレベルの急速な上下により食欲の規則性が乏しくなり，二次的な体重増加が起こる[89]。低GIの食事には果物や野菜があり，それらは高繊維質で砂糖のような単純糖質の少ない食物，精製食品，デンプン質の野菜である[89]。

複数の研究で減量に低GI食が試みられており[90~93]，肥満の治療にはこうした食事が有望であることが示されている。ある研究では，エネルギー制限食で糖質負荷を軽減させることは，体重を著明に減少させ，脂肪酸化を増加させ，減量後に再び脂肪の回復を減らすことが示されている[90]。

低GI，つまりエネルギー制限食は脂質制限をしたエネルギー制限食よりも利益をもたらす[91,92]。低GI食は休息中のエネルギー消費の減少効果を弱め[91]，肥満者ではエネルギー制限食で一般的に見られる。さらに低GI食は，満腹感を改善させ，循環器系のリスクファクターを改善することが示されてきた[91,92]。区分食や体重観察食は，まずは低GI食に基づいており，後にサウスビーチ・ダイエットとなるのである。

▶バランスのとれた食事制限/食事量制限

バランスのとれた食事量制限とは，食物ガイドピラミッドの主要食品群をそれぞれ制限する方法である。脂肪を総消費カロリーの20～25％に抑える点が強調されるかもしれない。脂肪の多い食事はより少量でエネルギー密度が大きいため，この方法では一般的に食事量の制限は少なめである。例えば，一片のチーズが250 kcalあるのに対し，大きなトマト1個とレタス1玉は合わせても125 kcal程度だろう。さらに各食品群の分量を少なくすれば1日300～500 kcalを減らすことができ，週に1ポンドの減量につながるだろう。しかしこの減量は一貫して継続できるとは限らず，早くやせようとすれば挫折するかもしれない。バランスのとれた食事制限では，最初の食事選択を変えないことがカロリー制限目標の達成につながる。好物かもしれない特定の食物を避けるのではなく，食事量のみを制限する点で，最初の食事選択を維持するのはより優れているかもしれない。バランスのとれた食事制限では，脂肪や糖質に富む食べ物を他に置き換える必要はない。これに関連する方法として，食事量制限がある。

現在，アメリカの食事は脂肪と糖質が過剰なだけでなく，しばしば食事量も過大でエネルギー摂取量の増大をもたらしている[94]。食事量制限により初期体重の平均10％を減らすことができたことを複数の研究が示している[95～99]。肥満糖尿病患者の減量に関して，米国糖尿病学会推薦の標準的食事療法と比較しても，食事量制限は有益であったとの報告がある[96]。対照群が2.15 kg体重増加したのに対し，食事量制限群では2.59 kgの減量を達成した[96]。Pedersenら[97]の報告では，肥満糖尿病患者に食事量制限を行うことで糖尿病治療薬を減らし，対照群が体重を1％減量したのに対して1.8％減量できた。同様に過体重もしくは肥満の女性に食事量制限を行うことで，対照群と比較し，初期体重の6.5％の減量と脂肪3.6 kgを減らしたとの報告がある[99]。

個人が食事量制限を厳しく守るのは可能かもしれない。しかし，食事量を理解するためには栄養指導が必要となる。摂取量を見積もって食卓に並べるため，計量カップ，計量スプーン，自動計量秤，そしてわかりやすい指標（例：カード一組もしくはこぶし1つ分）などの使用を推奨すべきだ。例えば3オンス（約85 g）のタンパク質（肉，鶏肉，魚），半カップのデンプン質（米，パスタ，ジャガイモ），そしてティースプーン1杯（もしくは親指の先程度）の脂肪（油）など。提供された食事量や原料の包みの数を把握するのは，どれだけの食事量を摂取したか正確に計量するため必須である。1包みが提供された食事1回分と同じである必要はない。

▶宅配食

従来型の低カロリー食ではうまく減量できなかった，あるいは初期体重を急速に減らしたいと考えている人にとっては，宅配食はよい選択肢かもしれない。この方法は，減量し続けようとする動機を高めてくれる。通常，宅配食は1食分もしくは複数回の食事を，食品会社から提供される栄養学的にバランスがとれたカロリー制限食（800～1,600 cal）に置き換える[100]。6つの無作為化比較試験を解析したメタ解析によれば，1年3ヵ月の期間で，宅配食は従来型の低カロリー食と比較し，明らかに大きな減量をもたらした[101]。同様に，Ashleyら[102]は，宅配食を用いた減量を標準的な低カロリー食による減量と比較しても必須栄養素を十分に摂取できていると報告した。

他の研究では，肥満者は食品ベースの食事療法では6.9％の減量にとどまったのに対し，宅配食を利用した食事療法（1日5食で合計1,000 kcal）によって16週間で初期体重の10％を減量できた[103]。しかし，宅配食による食事療法では，食品ベースの食事療法よりも，維持期（24週間）での体重増加が多かった[103]。複数の研究で，宅配食による食事療法を試験した結果として，標準的低カロリー食と比較して初期の体重減少に大きな効能をもつと報告されている[101～104]。

宅配食による食事療法は，初期に体重を急速に落とすには適した方法であり，栄養学的にも良好で，従来型の低カロリー食で起こりうる栄養素の欠乏も避けうると思われる。しかし，ほぼすべての減量法と同様に，長期の体重維持に関しては研究が不十分であり実証もされていない。

すなわち，どの減量法も他よりもよいか悪いか判断できるような方法は見当たらない。いくつかの食事は体重減少に優れていると報告されているが，特定の減量法を選ぶには個人の目標，医学的必要性，嗜好に基づく判断を要する。多くの人々は初期の段階で急速に体重を減らそうとするため，医学的に適切であれば，より積極的なエネルギー制限を行う減量法を選ぶ誘惑にかられる。一方で患者によっては，長期的に減量を維持するほうが重要であり，標準的な食事療法によるもっと控えめなエネルギー制限のほうが望ましいかもしれない。併存疾患を含めた肥満患者の健康全般の問題も，減量法を選択する上では重要となる。したがって減量の指導者と実行者の間には，長期にわたって総合的介入を許すような継続的関係が必要となる。目標設定やセルフモニタリングのような社会的支援や自己制御をより高度なレベルで行うためには，指導者がより密な連絡を取って介入するのが，その介入方法に関係なく，より効果的だと報告されている[105]。

減量のための身体活動

前述したように，毎週1ポンド（約450 g）減量するためには，毎日500 kcalを失い続ける必要がある。肥満になりやすいアメリカの環境のもと，食事療法だけでこの水準を維持し続けるのはかなり困難である。低カロリー食に身体活動を組み合わせることでエネルギー制限を達成しやすくなり，長期にわたって維持するのも容易になる。米国スポーツ医学会（ACSM）と米国疾病予防管理センター

（CDC）の専門家の合同協議会[106]によると，成人の健常者は少なくとも 30 分間の中等度（3～6 代謝当量［METs］）の身体活動を，できれば毎日行うべきとされる。この勧告は ACSM と米国心臓協会（AHA）の合同協議会により，健康を維持して肥満を防止するための運動の種別や運動量の詳細について更新された[107]。

最低 30 分間，中等度の身体活動（例：早歩き）を週 5 日行うか，強度の高い運動（> 6METs，例：ジョギング）を週 3 日行うことが推奨される。ACSM の調査研究では，肥満者に対しては，60 分間の中等度運動を週 4 日以上行うことで，食事のカロリー制限を必要とせず，臨床的に明確な減量を達成できると示されている[108]。しかし中等度運動（30～60 分間，週 5 日）とカロリー制限食を併用すると，より容易に減量を達成できる[108]。体重の維持とリバウンドの予防のためには，中等度運動を 60 分間以上，最低週 5 日行う必要がある[108]。

▶減量における運動の効果

減量するために ACSM によって勧告された身体活動量の目標は，過体重や肥満者にとっては困難に見えるかもしれない。しかし最初は小さな目標から始めて，ACSM の勧告に達するように，次第に運動の量と強度を上げていく方法は評価できる。ある研究で，座り仕事の多い肥満者について，カロリー制限と週 200 分間以上の運動を 1 年間行った結果，150 分間未満の対照群と比べて，明らかにより大きな減量を達成し，心血管の指標が改善された。また運動強度は体重の変動に影響しなかった，と報告された[109]。

減量法に身体的活動を加えると望ましいレベルのカロリー制限をより容易に達成しうるが，ある研究では 6 ヵ月介入を行ってもカロリー制限に追加した身体的活動は体重減少，脂肪の減少，内臓脂肪の減少に対する相乗効果をみとめなかった[110]。食事でのエネルギー制限 25％の対照群では体重 18 ポンド以上，脂肪約 6 kg，内臓脂肪約 1 kg の減少をみとめたのに対し，食事でのエネルギー制限 12.5％と運動でのカロリー消費 12.5％の介入群では各々約 18 ポンド，約 6.5 kg，約 1 kg 減少した[110]。しかし運動でのカロリー制限を行った群では心血管の指標が改善した[110]。同様に，Nicklas ら[111]は，カロリー制限に中等度もしくは強度の運動を追加しても体重と内臓脂肪の減少には明らかな差異をみとめなかったと報告している。だが強度の運動を追加した群では，より体重を少なく保持できることが示された[111]。

以上より，複数の研究で，エネルギー制限に運動を加えると，追加での体重減少はなくても望ましい体組成の変化が得られることが示された[109～112]。カロリー制限に運動を加えることで，心血管の指標改善や除脂肪体重を維持できると見られており[108～112]，医学的禁忌でなければ減量法に運動を取り入れることが推奨される。

▶運動と体重維持

厳しい減量期間が終わった後では，体重の再増加が頻繁にしばしば急速に起こる。これは運動や食事の水準を維持するのが難しいことによる[113]。体重の再増加には，動機の少なさ，指導者からの支援が減ったりなくなってしまうなど多くの要素が影響する。ある研究は，初期の体重減少（2 ヵ月；平均体重 14 kg までの減少）の後で，8～31 ヵ月の管理なしでの体重維持期において，減少した体重の平均 60％以上が戻ってしまうと報告している。この体重再増加は明らかな脂肪量と腹囲の増加を伴ない，身体活動量の低下に関連している[113]。

体重再増加を完全に防ぐのは非常に困難だが，何らかの形で運動を継続すると，増加を緩やかにし，その程度を減らしうる[113,114]。ある研究では 12 週間の減量後に中等度のウオーキングを継続すると，座っていた群に比べて，40 週間の体重維持期において体重と脂肪の再増加は緩やかになったと報告している[114]。運動群は非運動群に比べて，体重では約 3 kg，腹囲では約 3.8 cm，再増加が少なかった[114]。体重維持を管理下におくことで，明らかに体重と脂肪の再増加を遅らせることができる[113]。Borg ら[113]は，減量後に管理下のウオーキングまたはレジスタンス運動を 6 ヵ月行う利点を報告している。いずれかを組み込んだ被験者は，体重再増加が少ない（約 1.8 kg まで）か，またはまったくなく，脂肪量も維持した[113]。しかし他の研究では，身体活動単独では減量維持の助けにならないとの報告がある[115,116]。食事制限を伴う運動のほうが，運動単独よりも，減量を維持して体重再増加を抑えるか予防する点でより成功しやすいことが示唆されている[115]。脂肪由来のカロリーを制限した上で，強度の高い身体運動を行うことが，長期の減量維持には最も効果的な戦略である[116]。

▶減量と体重維持のためのレジスタンス運動

レジスタンス（ストレングス）運動を有酸素運動に加えると，筋量を維持できることが示されている[106,107,113]。有酸素運動にともなうレジスタンス運動をカロリー制限食に追加することで，筋力を維持し身体機能を改善しながら減量できると報告されている[117]。レジスタンス運動を体重維持期に行うことで，体重全体は再増加しても，脂肪量の再増加を緩やかにしてより抑制できると報告されている[113]。レジスタンス運動は，減量期間の体重変化とは相関せず，体重増加につながるように見えるが，これは（脂肪より高密度の）筋量がレジスタンス運動により増加するからである[107,118]。レジスタンス運動は，（心血管疾患のハイリスクとなる）内臓脂肪量の低下と関連している[118]。

体重と脂肪を減らすためには有酸素運動が強調されてきたが，レジスタンス運動とカロリー制限を組み合わせて筋量や筋力・持久力を改善することで減量を間接的に促進できる[118,119]。さらに，2 型糖尿病においてインスリン感受性を増すなど，健康上でも有益である[118,120]。ある研究は，アフリカ系アメリカ人において，レジスタンス運動は有酸素運動よりもインスリン感受性を改善し体重をより減らしたと報告している[120]。さらに，レジスタンス運動はカロリー制限単独よりも骨量低下を減らし[121]，肥満者でより除脂肪体重に関連する[123]基礎代謝率（BMR）を改善する[122]。

▶概要

カロリー制限に伴う運動は，減量と体重維持のより良い方法であると思われる。カロリー制限のみによる減量では，基礎代謝率と除脂肪体重がより少なく，骨量にも悪影響を与えるかもしれない。持久運動とレジスタンス運動をカロリー制限に加えると，減量に伴う問題は緩和されうる。カロリー制限に加えて，減量するためには最低週5回240分間以上，体重維持のためには最低週5回150～240分間の運動を行わねばならない。カロリーを削った上でエネルギー消費を高めるのは困難な課題に見えるかもしれないが，娯楽に基づいて運動スケジュールを立てると行動変化を起こしやすいかもしれない。日常生活でより多めに運動する（例：エレベーターより階段を使う）ことを奨励し，どうすれば家族や友人と運動できるかブレインストーミングを行い，退屈を避けてくりかえし作業に変化をもたらすよう援助するのは，いずれも有効である。運動は少しずつから始め，個人ごとに続けられる許容範囲で，次第に増加させていくのが望ましい。

行動療法

肥満に対する行動療法は，余分なカロリー摂取に関連する不適切な行動の原因となる出来事や刺激を特定し，それらの行動を制御する方法を見出すことを目標とする。行動介入は，体重増加をもたらす個人的選択に影響する，認知・感情・社会的な事柄を修正することに焦点を合わせる。行動療法を減量目的の運動と食事療法に併用することで，運動と食事療法だけの場合よりも，明らかに良い結果が得られると報告されている[124,125]。

行動療法のいくつかの構成要素は，減量を達成して体重維持するための技術を見出す助けになる。目標を設定し，個人的必要に基づく目標達成のための過程を明らかにし，進捗を見守り，障害を除去し，友人や家族からの支援を取り入れ，不適切な行動につながるような刺激を制御する[126]。肥満者にとって，減量と体重維持を行うには長期にわたり生活習慣を変化させる必要がある。そのため，行動介入は現実的で測定可能な目標を立てて行うべきである。個人講習よりも集団講習による介入のほうが，肥満の治療法としては効果的かもしれない[127～129]。集団治療（～13%）のほうが個人講習（＞11%）より明らかに大きな体重減少をもたらし[128]，減量を維持しやすい[129]との研究がある。社会的支援における既知の利点が，集団講習が個人講習より優れている点を説明しうる。

生活習慣を変化させて遵守し続けるための指導に特に焦点をあてて強化する行動介入にとって，体重増加はまた別の問題となる。ある研究では，体重を維持するための問題解決技術を教えて責任感をもたせることで，体重維持の妨げを克服できることが示された[130]。これらの技術には，動機づけにより意欲をもたせ，毎週事前に低カロリー食と食事量を検討し，仲間からさらなる支援を受け，指導者と患者間の話合いを増やし，自己管理を奨励する，などが含まれる。これらの技術とともに社会的支援を受けることで初期の減量後の体重維持が行いやすくなる[130]。初期の減量時期より後の維持期間においても，行動療法が重要であると複数の研究が示唆している[129～132]。

まとめると，長期にわたる減量の試みはしばしば困難であり，患者に対しては，治療初期から長期間の減量維持をもたらしやすい姿勢や行動に触れさせることが重要である。減量のための行動修正を適切に導く方法の鍵となる点をいくつかあげる。

1. 準備：行動変容のタイミングが重要である。患者が減量の必要を確信できていないか，または離婚などストレス過剰な時期であれば，減量成功の望みは薄い。
2. 妥当な目標設定：最初から「理想的な」体重を目指さず，まず達成可能な体重を目標とする。妥当な長期的目標としては，以前の10年間において1年以上維持できていた最低体重がよいかもしれない。
3. 信頼できる支援：他者からの助けは，減量と体重維持をともに行いやすくする。通常，助言だけでなく傾聴してくれる友人や親類を見つけ出すことによって得られる。
4. 維持状態を強化する：初日からの行動介入を計画し実行していくのは，患者にとって欠かせない。患者を助け，自ら目標達成できるよう，設定した目標を公言して自信をつける方法を教えるのは有効である。
5. 段階的に変化させる：食事選択や運動量を順次修正していくのは，喪失感を減少させて減量の過程を容易にするだろう（彼ら自身の生活変化も維持しやすくなる）。
6. 記録をつける：体重，とった食事，運動，不適切な食事の軽率さを記録することは，問題の範囲を把握して，手に負えなくなる前にリバウンドを見逃さないようにする優れた方法だ。
7. 楽しむ：もし新たな行動様式を楽しめれば，従うのはより容易になる。運動に耐えられない人に対して強制してはいけない。代わりに，ショッピングセンターのまわりで人々を観察しながら歩くようにすすめてみる。生活習慣をより良く変化させることそのものがとても強い達成感をもたらすのであり，満足と楽しみの源として無視すべきではない。
8. 融通をきかせる：これは指導者と実行者の両方にいえる。公正な評価ができない場合や，患者の環境が変わった場合は，減量計画もまた変える必要があるだろう。患者の減量を助けて体重を維持するには，包括的で持続的な努力を必要とする。それは患者自身のみがなしうるというのは正しいが，勤勉で親身な指導者であれば介入して違いをもたらすことのできる領域である。

減量のための薬物療法

生活習慣への介入は，あらゆる減量計画の礎石であり第一段階として早くから議論されてきた。もし既存の方法（食事，運動，行動療法を含む生活習慣の介入）だけでは減量できない場合は，食欲を減退させる薬物療法の追加が有効かもしれない。修正した生活習慣が揺らいできたり，食事療法により医学的飢餓が問題となってきた場合，薬物療法は救いとなりうるだろう。そうした薬物は減量を明らかに促進する点でほとんど疑いなく，また体重維持にも役立つだろう（持続的な薬物使用にもかかわらず体重が増加傾向だとしても）[133]。しかし，薬物療法が最も適するのは，深刻な肥満（BMI > 40 kg/m^2），もしくは2つ以上の明らかな合併症を罹患している患者に対してである[20]。

減量に際して最も使われている米国食品医薬品局（FDA）承認済みの薬剤は，オルリスタットとフェンテルミンである[133]。シブトラミン（メリディア）は2010年に使用禁止となった。これらに加えて，視床下部でエネルギー代謝調節に関わるニューロン経路を目標として，レプチン，グレリン，インスリンなどの，ホルモンに関わる薬物を組み合わせた治療法が開発され続けている[133,134]。レプチンの発見は，摂食を促す神経ペプチドYの抑制，摂食を抑えるメラノコルチン-4受容体の刺激など，薬物療法の目標となるいくつかの神経ホルモンを明らかにした[133]。いくつかの治療法は摂食を抑制したりエネルギー消費を増加させる薬物療法の開発に焦点をあてているが，ここでの議論は，最もよく処方されているFDA承認の減量薬，オルリスタットとフェンテルミンを扱うものとする。

▶オルリスタット

オルリスタット（ゼニカル）は，小腸でトリグリセリドが易吸収性の遊離脂肪酸とモノアシルグリセロールに加水分解されるのを妨げる，消化酵素リパーゼの阻害薬である。栄養の消化吸収，具体的には食事中の脂肪のうち最大30%[133]を減らすことで減量を促し，いくつかの研究で1～2年間でプラセボによる体重減少が3.0～6.1%であるのに対し，オルリスタットは4.7～10%と中等度の減量をもたらす効果があると実証された。オルリスタット120 mgを1日3回毎食前に服用し，カロリー制限食と併用することで，初期体重の約5～10%を減量し維持できると一般的にいわれている[135~140]。Finerら[136]は，オルリスタットを服用した肥満者では，12ヵ月の介入期間後に，対照のプラセボ群が5.4%であったのに対し，初期体重から平均8.5%減量できたと報告した[136]。またオルリスタット服用群は，総コレステロール，低比重リポタンパク，低比重/高比重リポタンパク質比等の代謝疾患の指標についてもより改善を示したが，プラセボ群より26%高頻度で一過性の胃腸症状を起こした[136]。

Sjöströmら[137]は，オルリスタットは体重維持にも有効であると示唆した。743人の患者に4週間にわたって低カロリー食（600 kcalまで赤字となるよう減少）を施行し，その後オルリスタット（120 mg 1日3回）群とプラセボ群に無作為に割り付けて1年間観察した。オルリスタット群では10.2%減量したのに対し，プラセボ群は6.1%の減量にとどまった。最初の1年後，患者を再度無作為にオルリスタット群とプラセボ群に振り分け，定常カロリー食（体重維持）を施行。オルリスタット継続群はプラセボへの変更群に比べて，体重増加は半分程度にとどまった。プラセボからオルリスタットへの変更群はさらに0.9 kg減量したのに対し，プラセボ継続群は平均2.5 kg体重増となった[137]。いくつかの研究で，オルリスタットは6ヵ月[139,140]，1年間[136,140]，2年間[137]の介入で同様に減量効果があると報告されている。

オルリスタットは減量に加えて，2型糖尿病患者で，心血管系のリスクファクター，血圧，インスリン感受性を改善すると示された[137~140]。オルリスタットは全種類の脂肪吸収を阻害するため，服用者はビタミンA，D，E，K欠乏を防ぐために，脂溶性ビタミンサプリメント（オルリスタットとは同時服用しないようにする）が必要となる[136]。下痢，放屁，腹満，便意，失禁，脂肪便などが代表的なオルリスタットによる胃腸症状の副作用で，一般的には軽度から中等度にとどまり治療継続とともに軽快する[135~141]。

オルリスタットの肝臓への副作用報告のため2009年9月FDAは安全性情報を更新したが，今ではオルリスタットは低用量60 mgであれば店頭で入手できる[133]。いくつかの短期試験（16～24週間）で，オルリスタットは低用量（60 mg 1～3回/日）であっても，体重減少（5%まで）や代謝疾患のリスクファクターを改善する望ましい効果が得られると報告された[142,143]。ある報告では，低用量のオルリスタットが，肥満ではなく過体重（BMI 25～28 kg/m^2）の成人に対しても，生活習慣への介入を伴えば，減量と代謝疾患の指標について明らかに有益であった[143]。

▶フェンテルミン

フェンテルミンは，一般的には12週間未満の「短期的」使用目的で1959年FDAに承認されたノルアドレナリン作用化合物である[133]。15～75 mg/日のフェンテルミンで加療した300人の患者を対象とした長期試験では，明らかな体重減少をみとめ，初期体重の10%以上を低下させたまま8年間維持した[144]。一般的に，服用者は空腹を感じず，摂食量と食欲がコントロールされていると報告される。時間が経過するとコントロールは徐々に失われていくが，服用量を次第に増やせば，しばしば改善することができる。よく見られる副作用は口渇・不眠である[144]。

ある無作為化比較試験では，プラムリンチドとフェンテルミン（37.5 mg）を併用して24週間介入することで11.3%の減量を達成したと報告がある[145]。また心拍数の増加（4.5回/分）と拡張期血圧の増加（3.5 mmHg）が観察された[145]。フェンフルラミン（1997年使用禁止）との併用では，フェンテルミンは心臓弁膜症を引き起こすことが判明した[146]。しかしフェンテルミン単独では関与していなかった。フェンテルミンは後発品が安価で入手できるため，アメリカでは広く使用されている。しかし，12週間以上のフェンテルミン使用は適応外とされている。ヨーロッパではまったく発売認可を受けていない。

まとめると，肥満治療のための薬物療法は効果が期待でき，食事療法や生活習慣改善に加えて施行すれば役立つだろう。さらに，生活習慣への介入が無効であったり行きづまった場合，薬物療法は大いに助けになるだろう。しかし，薬物療法には様々な副作用があるため，医師による定期的な処方と診察を受けなければならない。さらに，薬物乱用のリスクもわずかながらある。個々の薬物より併用が効果的なのは疑うまでもないが[145]，より多くの副作用をもたらす可能性がある[146]。さらに，薬剤による介入は食行動を変化させる。この状況は生理的指標（例：血圧）の変化よりもより複雑で変わりやすく，減量補助目的での薬物療法の開発をより困難ながらやりがいあるものにしている。

外科療法

重度の肥満患者が減量するためには，食事，運動，行動療法，そして薬物療法を組み合わせて生活習慣への介入を行うが，これらは健康を改善するには不十分で，重要な効果が見られないかもしれない。これらの患者には，減量手術が第2段階の方法となる。米国国立衛生研究所（NIH）の重度肥満患者に対する消化管手術のコンセンサス会議では，重度肥満（BMI > 40 kg/m^2）やBMI 35 kg/m^{2}以上で2つ以上の肥満合併症を罹患している患者に対しては，減量手術が適切な選択肢になるとの結論が得られた[20,147]。さらに，それらの患者に対する減量手術は合併症も完全に解消する可能性がある[147]。

最初の肥満に対する外科的アプローチは空腸回腸バイパス術で1950年代初めに実施された[148]。1960年代後半にMasonによりRoux-en-Y胃バイパス術と垂直遮断胃形成術の2つの術式が導入された[148]。1970年代後半，Scopinaroは別の術式，胆膵路転換手術を導入した。1990年代には，まずヨーロッパで，胃の体積を調節可能な胃バンディングで減少させる術式が導入され，のち2002年Gagnerによる腹腔鏡下袖状胃切除術がこれに続いた[148]。

肥満者が減量手術を受けると決める前に，または外科医が治療手段として減量手術をすすめる前に，患者は必ず集学的治療を用いて評価されねばならない。理想的には，外科医と委託する主治医だけでなく，栄養士，臨床心理士，看護師，および麻酔専門医も治療チームに参加すべきである。手術適応について決定する前に，患者の医学的・栄養学的な病歴を診断すべきであり，隠れている問題をより明らかにして理解するための心理学的評価も同様である[148]。禁忌には，予期される結果を達成するため推奨される術後処置を妨げうる問題も含む。それらは，心理的障害や，大手術により悪化するか大手術を禁忌とする医学的問題，非支援的な環境などである[148]。

外科治療は，病的肥満の患者に対しては最も効果的な選択肢であり，他の治療法よりも大きな減量をもたらす。しかし，減量手術の成功率には大きなばらつきがあり，現時点では術後合併症のリスクもある。したがって患者の適切な評価と手術選択を決定するため集学的治療が前もって必要であり，また長期にわたる術後処置と経過観察を保証しなくてはならない。減量手術の手順に関する詳細な説明については，60章を参照のこと。

まとめ

肥満管理は，おそらく今日ヘルスケアの専門家が直面する最大の課題である。肥満率の上昇とともに，医学的合併症は増える一方である。肥満に関する研究が増加し，肥満が蔓延する原因についていくつか明快な知見が得られ，効果的な治療法の開発に貢献してきたものの，肥満者に特有な行動の基礎を理解してそれらの行動に効果的に介入し長期的な体重管理を達成するためには，さらなる研究が必要である。肥満となるほぼすべての成人は，特定の医学的または代謝的な問題からではなく，摂食量の増加やエネルギー消費の低下をもたらす生活習慣や行動によって肥満となる。

したがって，肥満を防止するか進行を遅らせるために，環境要因と個人の行動を改善するよう専念すべきである。例えば，学校の給食や軽食を改善し，健康によい食生活の重要性について教育を行い，運動量を増加させるための資料を提供し，両親が子どもに対して健康的な食生活と身体的活動を増進させられるように教育する，など。

本章で説明した肥満治療法は肥満患者に十分適用できるが，われわれの環境を変化させ改善していくことが，アメリカで蔓延する健康を蝕む病気を予防し，くつがえしていく鍵となる。

(Lawrence J. Cheskin, Kavita H. Poddar／
村岡　敦，長井一高，矢部大介 訳)

60 減量手術

肥満は多数の遺伝や環境因子によって引き起こされる疾患であり，アメリカにおいて重大な健康問題である。肥満がもたらす結果はその病因と同様に複雑で，人体のあらゆる臓器に影響を及ぼし，社会的孤立や抑うつ，その他多数の心理的合併症を併存した深刻な精神的ストレスを引き起す。残念なことに，内科的治療では減量状態を維持することができず，目下のところ，外科的治療（減量手術〈bariatric surgery〉）が最も持続して減量状態を保つ方法である。減量手術は体重を落とすだけでなく，肥満に関連する合併症の改善にも効果がある。

減量手術はこの複雑で消耗性の病気の単なる「治療法」ではなく，患者にとって減量を成功させる有力な手段となる。長期にわたって体重を維持し続けるためには，患者が生涯食事療法を厳守し，生活スタイルを変える必要がある。このため，患者が外科的手術に合わせて食事や生活スタイルを改善し，維持するためには，外科医や総合診療医，心理学者，看護師，栄養士などが多方面からアプローチし，重要な指示を出すことが必要になってくる。

減量手術として確立されている術式は数種類あり，手術によって得られる減量の程度と，手術できたす栄養素欠乏の程度が異なる。本章では，現在施行されている術式とそれによって欠乏しうる栄養素について説明する。吸収不良に伴う問題は深刻であるため，ヘルスケアの専門家は欠落する栄養素について注意すべきである。

概要

先進国において肥満の割合は急速に増加し続けており，アメリカでは成人の34%が肥満であるといわれている。これは7,200万人以上に相当する。アメリカでは男性は約33.3%，女性は35.3%が肥満であると推定されており，成人のおよそ6%はBMI（body mass index）値が40以上の病的肥満に分類される[1]。

肥満は世界中の成人や小児で増加しており，主な死因となりうるが，予防が可能な疾患である。肥満は21世紀における最も深刻な公衆衛生問題の1つであると見なされている。歴史的には豊満な体型が富と多産の象徴と認識され，現在でもある地域ではいまだにそうであるが，現代社会の大半（特に西洋）では肥満体型は非難される。

過剰な体重が2型糖尿病や高血圧症，心疾患といった深刻な病状と関連があることは確実なため，ヘルスケアの専門家は，肥満の流行に関心をもたなければならない。これらの関連は長らく成人の肥満者で見出されており，近年では青年期の肥満者とも関連があることが見出されている。

残念ながら，万人に効果のある唯一の肥満の予防や治療法は存在しない。肥満治療では，食事，運動，行動変容や薬物療法を組合せて施行される。これらの治療法によって適度に減量に成功しても，減量効果は短期間しか続かない患者がほとんどである。したがって，減量手術は，過去数十年にわたって発展し，肥満に関連した疾患の併発を減少させ，QOLを向上させ，病気欠勤日や毎月の薬代や死亡率を減少させることに効果を上げてきた。減量手術の増加に伴い，米国肥満代謝外科学会と米国外科学会により創設された減量手術センターにより，手術の質や有効性，アウトカムが改善した。病的な肥満患者における減量手術の利益はリスクを上回っている。低侵襲な外科的手技の開発により，減量手術は，生命を脅かす合併疾患を有していたり，あるいは大幅な体重減少を望んでいる患者においては，合理的な治療の選択肢となっている。

▶病的肥満の定義

肥満の定義および分類は，BMIの計算に基づいてなされる。BMIは体重（kg）を身長（m）の2乗で割ることで算出される。多くの人（アスリートを除く）において，BMIは信頼できる体脂肪組成の指標である。それを用いて，患者は健康上の問題を引き起こすおそれのあるカテゴリーに分類される。BMI 30～35 kg/m^{2}の人はⅠ度の肥満であり，35～40 kg/m^{2}の人はⅡ度，BMIが40 kg/m^{2}以上はⅢ度である。病的な肥満はBMI 40 kg/m^{2}以上あるいは，BMI 35 kg/m^{2}以上で合併症を有する場合と定義される。患者のBMIが50あるいは70 kg/m^{2}を超える場合は，それぞれ超肥満症患者，mega obesityと定義される。

▶適応

米国国立衛生研究所は，減量手術の有効性に関するコンセンサスステートメントを1991年に発表した[2]。この声明の患者の選別基準は今日でも用いられている（**表60.1**）。BMIが40 kg/m^{2}以上あるいは，35～40 kg/m^{2}の間で糖尿病や高血圧といった合併症を有する患者は減量手術の適応候補者であると考えられる。概して，外科治療に適した候補者とは，以前に医師の管理下で行った体重減少プログラムで治療が不成功だった人，また，外科治療による長期的なアウトカムに現実的な期待ができる人である。相対的禁忌として，術後の必要指示やフォローアップに従えないことや，アルコール常用，薬物乱用，コントロールされていない精神疾患がある。

▶肥満患者の術前評価

減量手術の候補患者の評価には，多分野にまたがるチームによるアプローチがなされるべきである。このチームには栄養士，心理士，減量手術に精通する精神医療の専門家が含まれるべきである。彼らの目的は，過去の食事歴や食行動歴を聴取し，手術後の食事予想を立て社会的なサポート体制を検討し，精神あるいは行動疾患が最適にコントロールされていることを確認することである。ボルティモアにあるジョンズ・ホプキンス大学の減量手術センターで

表 60.1 病的肥満に対する減量手術の適応

1	BMI≧40 kg/m^2
2	BMI 35～40 kg/m^{2}で肥満に関連する合併症（高血圧，糖尿病）を有する者
3	非手術的手法による減量の失敗
4	栄養士や精神医療の専門家による承認
5	手術に対する内科的禁忌がないこと

は，すべての患者に多分野にわたる術前の教育セミナーへの出席が義務づけられている。術後のサポートグループへの参加も奨励されている。

▶肥満患者における栄養学的な欠乏

肥満患者の術前評価において栄養学的評価は最も必要とされる。肥満者において摂取カロリーは増加しているにもかかわらず，多くの者は多様な栄養素欠乏の状態にあり，特にそれはBMIが40 kg/m^{2}を超える病的な肥満者において顕著である。過剰なカロリー摂取は，新鮮な果物や野菜，あるいは質の高い栄養に富んだ食品を過剰にとっていることとは通常関連しない。これは，アメリカのような先進国において，栄養価が低く，よりカロリーの高い加工食品が過剰摂取されていることと関連している。事実，アメリカの成人あるいは小児の1日の摂取カロリーのおよそ27～30％は，栄養価が低く，甘味料を含む食品で占められており，デザートは全体のおよそ18～24％を占めると推測される[3,4]。

肥満の流行は広がり続けているので，肥満は多くの栄養不足のリスクファクターとしても認識されるべきである。例えば，肥満者はビタミンDとカルシウムの平均値がやせ型の人と比較して低い傾向にある[5]。この観察結果を説明しうる多くの仮説が存在する。その仮説とは，ビタミンDを強化した牛乳の消費量が低下したこと，ほとんど体を動かさないライフスタイル，日光浴の減少，血中25-ヒドロキシビタミンD（25[OH]D）濃度が脂肪量の増加と逆相関するという研究からも示される，余分な脂肪組織への脂溶性ビタミンの隔離などがある[6,7]。ビタミンD濃度の低下は免疫系の機能に有害で，悪性腫瘍や糖尿病，自己免疫疾患，心血管疾患などのリスク上昇にも関与する[8]。減量手術を受ける前の成人患者の25～80％が，最初の時点でのビタミンD欠乏があると推測されている[9,10]。減量手術を受けるために受診した成人患者の最初の時点での栄養素欠乏を調べた別の研究もまた，その他の脂溶性ビタミンA，K，Eの値が低下していることを示した[11,12]。

ビタミンB_{12}低値も，重症肥満成人患者の18％に報告されており[13]，ビタミンB_1（チアミン）欠乏も減量手術を受ける患者の29％に報告されている[9]。その他のビタミンBは，多くの場合はスクリーニングに含まれないため，その欠乏は現在わかっていない。残念ながら，術式と術後の補充次第では，これらの栄養素欠乏状態は非常に悪化しうる。

術式の種類

ここ20～30年で，種々の要因により減量手術の術式の種類は豊富になった。患者の同意が得やすくなったことが主要な原因の1つであり，それは腹腔鏡や低侵襲手術手技の導入によるところが大きい。腹腔鏡や低侵襲手術手技により疼痛の軽減や創傷の合併症の低下，比較的合併症発生率が低い状態での早期回復などの利益がもたらされている。麻酔や重症ケア，非経口栄養の進歩も減量手術の成功に寄与した重要な因子である。

減量手術の術式は，以下の3つのカテゴリーに分類される。摂取量制限術，吸収抑制術，両者を併用する摂取量制限・吸収抑制術である。純粋に摂取量を制限する術式は，前腸に流入する食物量を制限することによる。対照的に消化吸収能の抑制法は，小腸の種々の部分をバイパスすることにより吸収を低下させることによる。摂取量制限・吸収抑制術は，この2つを組み合わせたものである。

▶摂取量制限術

腹腔鏡下調節性胃バンディング術（laparoscopic adjustable gastric banding：LAGB）は，2001年に米国食品医薬品局（FDA）に認可され，それ以来，アメリカの臨床現場で行われている。LAGBは術後に調節できる唯一の手段であり，皮下に設置した液体注入用のポートを介してバンドを締めたり緩めたりすることができる。バンドのその他の利点は，比較的設置が容易であること，手術によるステープラーの線がないこと，腸切除が必要ないこと，撤去できることがある。しかしながら，術後の最初の1年間に平均して5～6回の調節が必要である。その成功は，ある程度患者のコンプライアンスと緊密なフォローアップに依存している。

LAGB（**図 60.1**）は，まずHis角を鈍的に切開し，そのちバンドの挿入のためのアタッチメントをほどく。次に肝胃間膜を開き，胃食道接合部の後面を鈍的に切開する。調整可能なバンドを左上腹部のトロカールを通して腹腔に挿入し，食道胃接合部付近にHis角を見上げるようにやや斜めに固定する。その後胃底部とバンド付近の胃の近位部との間に1～4針縫合を行い，バンドを固定するとともにバンドの移動やヘルニアを防ぐ。バンドチューブを左上腹部のトロカールを通して挿入し，トロカール部で皮下の注入ポートに固定する。この部位の筋膜は切除され，バンドチューブにねじれが生じないように注意しながらポートを筋膜部に固定する。バンドは術後6週間までは空のままにしておき，患者は6週間後初めてバンドへの注入を受ける。たいていの場合，特に術後1年は頻繁な外来受診が必要であり，液体の注入あるいは除去により適切な食事量制限および適切な減量を維持するようにする。

一般的に行われる減量術式のうち，腹腔鏡下垂直スリーブ胃切除術（laparoscopic vertical sleeve gastrectomy：LVSG）は最も新しく導入された術式であり，成績のデータ（5年）もごく限られている。バンドと異なり，LVSGは腐食や移動のおそれがある異物の植込みを伴わず，また頻繁な調整も必要としない。スリーブ切除はまた満腹感に影響することによっても体重減少を引き起こす。胃底部で産生される食欲促進ホルモンのグレリンの血漿濃度は，LVSGで同部位が切除されるため術後低下する。また，スリーブ手技は，胃の部分切除が行われるため不可逆的ではあるが，のちにさらなる減量が望まれる場合には胃バイパスや十二指腸スイッチに転換することも可能である。

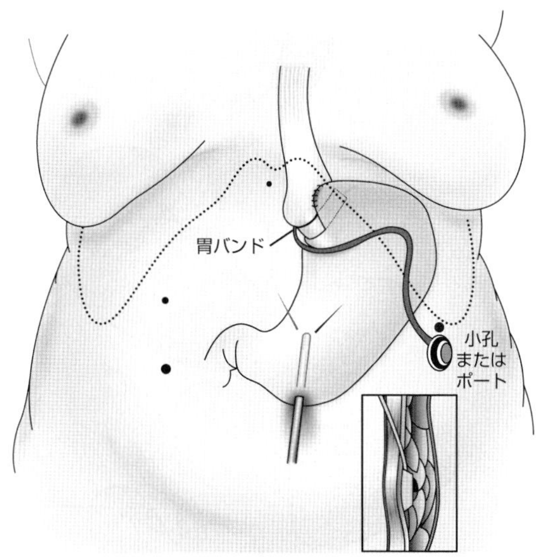

図 60.1　腹腔鏡下調節性胃バンディング術。
(Courtesy Johns Hopkins University.)

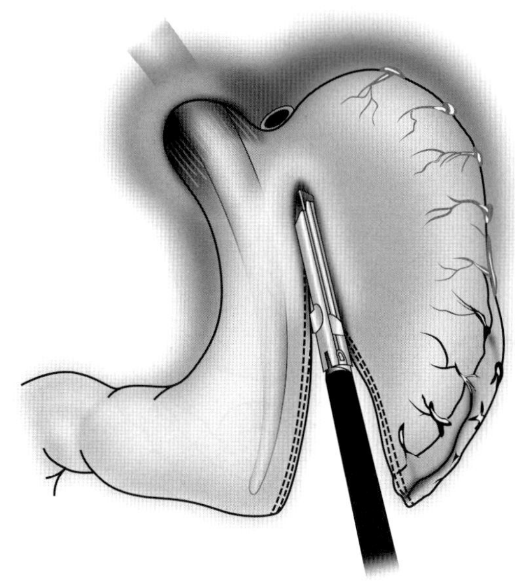

図 60.2　腹腔鏡下垂直スリーブ胃切除術。
(Courtesy Johns Hopkins University.)

LVSG（**図 60.2**）では，はじめに胃大弯側の短胃動静脈を前庭部付近から His 角のほうに向かって分断する。40F のブジーを胃内に留置し，小弯側に向ける。次に腹腔鏡ステープラーを用いてブジーをガイドにして，幽門から 6 cm の大弯側の部位より His 角のほうへと胃を分断する。続いて胃の外側部がトロカール部の 1 つより取り除かれる。

▶吸収抑制術

空腸回腸バイパス（jejunoileal bypass : JIB）は純粋に食事量を制限する術式であり，1960～1970 年代には非常によく行われていたが，その作用機序についての科学的な研究はなかった。この術式は小腸の約 90％をバイパスする。想定された作用機序は，外科的に誘導された短腸症候群による体重減少であった。この術式は 1950 年代半ばに行われたイヌを用いた研究に基づいており，イヌの小腸の 50％は除去しても明らかな影響は見られないが，脂肪吸収を大幅に低下させて体重を減少させることが明らかになった[14]。しかしながら，小腸の大部分をバイパスすることによって多くの合併症が起きる。胆汁酸の再吸収部位がバイパスされることにより，高頻度に鼓腸や下痢を生じる。カリウムやカルシウム，マグネシウムの喪失による電解質異常もよく見られる。種々のビタミン欠乏により，神経障害や骨の脱塩，タンパク質栄養障害もよく認められる。結腸粘膜が過剰な胆汁塩に曝露されることにより，シュウ酸カルシウム腎結石が形成される。加えて，バイパスされた小腸における細菌の過剰増殖により肝機能異常や関節炎が生じる。のちに，この術式により体重減少が生じる機序は，学習行動によることが明らかになった。直腸合併症や肛門部の下痢による強烈な刺激が，患者の食習慣を変化させたのである[15]。患者は早期から，社会生活を送るためには遠出する前に最小限の脂肪と栄養素だけを摂取しなければならないことを学習したのである。これらの理由により，JIB は長期にわたって行われなくなっていたが，それはより新しい減量術式開拓への布石となった。

腹腔鏡下胆膵路バイパス/十二指腸スイッチ手術（duodenal switch–biliopancreatic diversion : DS–BPD）は主に吸収を阻害する術式で，胃幽門部は温存し，100 cm の短い回腸の共通管を作成し，そこで食物と胆膵酵素が混ざるようにするものである。吸収不良による栄養素欠乏の可能性，および術式の複雑さから，DS–BPD は行われる頻度の最も低い減量術式である（全手術の 5～10％）。

DS–BPD の第一段階は，小腸を回盲弁から 250 cm の所で分断する（**図 60.3**）。腸管の近位端は回腸の遠位端と回盲部から 100 cm の所で吻合される。その後垂直スリーブ胃切除が 48F ブジーを用いて行われ，胃容量の減少により いくらかの食事量制限にもつながる。十二指腸は幽門から約 3～4 cm 遠位で腹腔鏡ステープラーにより分断される。その後 Roux 脚は，結腸前で十二指腸の近位端まで持ち上げられ，側々吻合される。

▶摂取量制限術と吸収抑制術の併用法

Roux-en-Y 胃バイパス術（RYGB）はアメリカで最もよく行われる減量手術で，全手術の 60～70％にのぼる。多くの報告から，忍容可能な長期の体重減少と代謝疾患の寛解をもたらし，合併症もある程度少ないことが示されている。手術による 2 型糖尿病の寛解は，減量術式の中で最も高率で，術前の糖尿病の重症度や罹病期間により 84～98％である[16,17]。血糖の正常化は術後数日で起こり，大幅な体重減少が起こるかなり前から認められる[18]。この知見は，2 型糖尿病の改善はカロリー摂取制限だけではなく，前腸の一部をバイパスすることによる腸管ペプチド分泌の変化にも関連していることを示唆している。正確な機序は明らかになっておらず，現在研究されている領域である。

RYGB では（**図 60.4**），最初に空腸はトライツ靭帯から約 60 cm 遠位部において腹腔鏡ステープラーで分断される。近位の空腸の胆膵脚はその後，遠位の空腸と，分断部

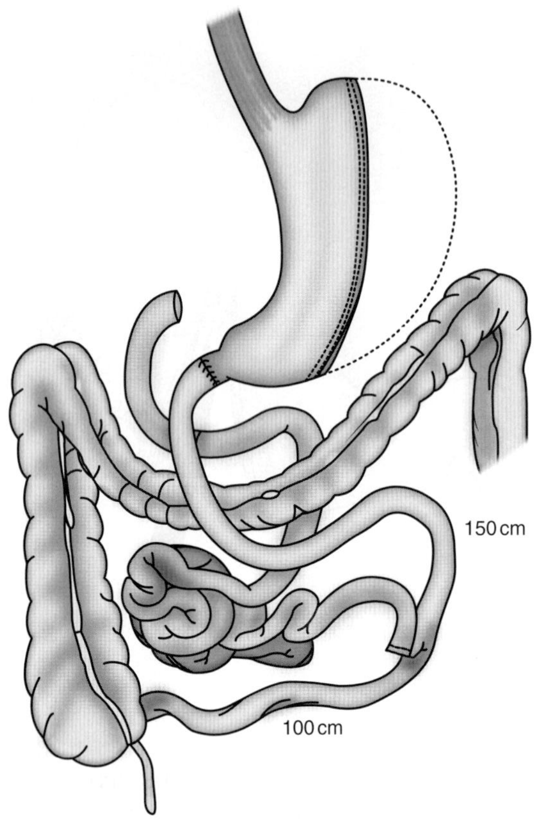

図 60.3 腹腔鏡下胆膵路バイパス＋十二指腸スイッチ手術。
(Courtesy Johns Hopkins University.)

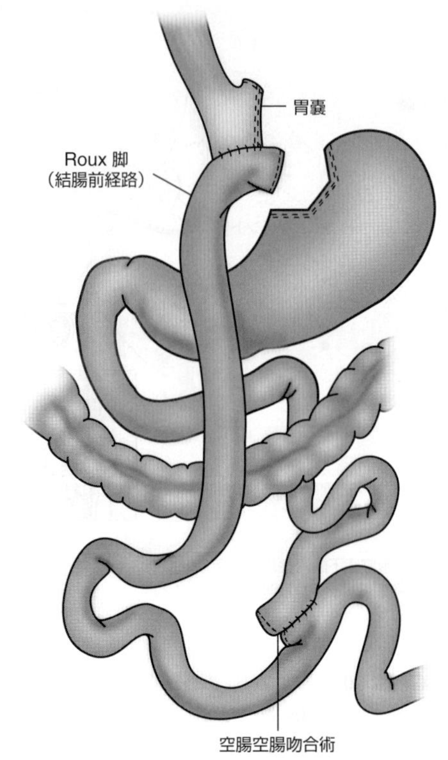

図 60.4 Roux-en-Y 胃バイパス術。
(Courtesy Johns Hopkins University.)

から 75〜100 cm 遠位部において吻合される。この吻合は側々吻合で行われる。腸間膜の欠損部は，腸ヘルニアのリスクを最小化するために連続縫合により閉じられる。

続いて，His 角の切開を行い，横隔膜左脚を露出し，肝胃間膜の部分で網嚢が開放される。多数のステープルカートリッジを用いて，胃は His 角まで切断され，垂直方向の 20 mL の近位胃嚢が作成される。

空腸 Roux 脚はたいてい，前結腸-前胃方向に胃嚢まで引き上げられる。これにより内ヘルニアの発症率は低下するようであり，後結腸-後胃アプローチよりも単純である。胃空腸吻合術は，標準的な側々吻合により行われる。

標準的な RYGB 後には，良好な体重減少と合併症の改善が認められ，多くの外科医はこの術式が減量手術のゴールドスタンダードであると考えている[19]。しかしながら，体重減少が起こらない（BMI ＞ 35）症例も依然存在し，その割合は 15〜35％に上ると報告されている[20〜22]。この術後転帰は，超肥満患者ほど多く見られる。そのような患者は，たいてい目標を達成するために追加の外科治療を求める。その手段の 1 つは，遠位 Roux-en-Y（D-RYGB）胃バイパスへの転換である。この手技により，共通脚は 100〜150 cm の長さになり，さらなる吸収阻害をもたらす。

減量手術後に起こりうる栄養欠乏

これまでに述べたように，初期の減量手術の試み，例えば，JIB などにより，小腸の大部分をバイパスすることによって起こりうる栄養上の影響が明らかになった。術式が進化して改善したとはいえ，深刻な合併症を予防するために各々のガイドラインは遵守されなければならない。

減量手術を受ける患者が増加するにつれ，総合診療医によってフォローアップされる患者も増えている。そのため総合診療医も予防可能な合併症に注意を払う必要がある。栄養欠乏の種類や頻度は術式に関連している。摂取量制限術である LAGB や LVSG などの術式は小腸がバイパスされないためビタミンやミネラルの吸収にはほとんど影響しない。DS-BPD は，今日，行われている術式の中では栄養素への影響が一番大きい。その理由は，小腸の大部分がバイパスされ，吸収できる共通管がわずかしか残らないからである。術式にかかわらず，患者は栄養欠乏に関して常にモニターされ，適切な補充を受けなければならない。

▶タンパク・カロリー栄養障害

タンパク質低栄養は，低アルブミン血症や貧血，浮腫，脱毛症が特徴であり，減量手術の術後後期における深刻な合併症の代表的なものであり，術後 1〜2 年での発生率が最も多い[23]。原因はタンパク質を再吸収する小腸の一部をバイパスすること（DS-BPD や D-RYGB などの吸収抑制術に多い），あるいはコンプライアンスの低下や胃幽門部の狭窄による食事制限に関連する[24]。

いくつかの研究が，胃バイパス術後のタンパク質欠乏について検討している。研究者らにより，Roux 脚の長さとタンパク質栄養障害の発症率との関連が高いことが示された。Brolinらが超肥満患者（BMI>50）を対象として前向き無作為化試験を行ったところ，D-RYGBを受けた患者の13％が2年のフォローアップ期間中にタンパク質栄養障害を発症した[25]。また同様の研究では，D-RYGB後20ヵ月間で5.9％がタンパク質栄養障害を発症したことも示している[26]。標準的なRYGB後のタンパク質栄養障害は比較的まれで，1年に1.4％までの発症率である[23]。

DS-BPD後のタンパク質栄養障害は，18％程度に生じることが，134人の患者を対象とする術後28ヵ月間の後ろ向き研究で報告されているが[27]，作成された共通管長はわずか75cmであった。DS-BPDを対象とした別の類似する後ろ向き研究では，共通管長が100cm以上であれば，タンパク質栄養障害の発症は3年間認められなかった[28]。

術式にかかわらず，数週間の完全静脈栄養は急性期の問題を改善するだろう。栄養学的カウンセリングやタンパク質摂取の増加が，多くの患者で再発予防にも役立つ[23,25,28]。カウンセリングを行っても低栄養が持続するのであれば，共通管を延長する再手術が必要になるであろう。

減量手術後の患者は，最低でも毎日60gのタンパク質を摂取する必要がある。すなわち，タンパク質に富む食品を選択することと，プロテイン・シェイクなどの適切なサプリメントを毎日摂取することが，目標の達成のために必要である。この推奨は，特に胃バイパス術後3～6ヵ月の間に，除脂肪体重を維持して内臓タンパク質の喪失を防ぐために重要である[29]。

▶ビタミンB_{12}および葉酸欠乏

ビタミンB_{12}欠乏は胃バイパス術後に最も高頻度に認められる欠乏症で，術後1年で患者の約1/3に発症する[30～32]。RYGB後の患者がビタミンB_{12}欠乏に至る機序はいくつかある。第一に，新たな胃囊で産生される酸やペプシンの量が不十分で，結合型ビタミンB_{12}を食物から放出させることができない[33,34]。第二に，バイパスされた胃の部位で生成される胃酸には十分な量の内因子を含まないことが研究により示されている[35]。従って，回腸の腸細胞に結合して取り込まれるビタミンB_{12}-内因子複合体が不足している。最後に，B_{12}を豊富に含む牛乳や肉などの食品の摂取が胃バイパスの術後に減少する[36～38]。

ビタミンB_{12}が吸収される通常の生理的機序が胃バイパス術後に変化するために，ほとんどの患者は食事のみでは正常なビタミン濃度を維持できず，補充を必要とする。ある研究は，少なくとも350～500μg/日のビタミンB_{12}を投与すると，血漿ビタミンB_{12}濃度を正常に保持できることを示した[30]。しかしながら，多くの減量手術センターは，特に患者がサプリメントの推奨やフォローアップを遵守できない場合に，1,000μg/日の用量を推奨している[39]。毎月1,000～3,000μgの筋肉注射を6ヵ月間行うこともある[40,41]。その他のビタミンB_{12}投与経路には，舌下（500μg/日），経鼻噴霧（500μg/週）がある。標準的なマルチビタミンサプリメントのビタミンB_{12}含有量は少なく（6～15μg/錠），欠乏症の発症予防には不十分であることが多い。

ビタミンB_{12}欠乏はたいていの場合来院時には症状が現れないレベルで，血漿濃度の低下によってのみ検出できる。しかしながら，時に患者は巨赤芽球性貧血や血小板減少，白血球減少，舌炎および末梢神経障害を呈する。これらはすべて補充療法により改善可能である。しかしながら，長期にわたる欠乏状態があれば不可逆性の神経障害が起こるリスクもある。

葉酸の吸収は小腸全体にわたって行われるにもかかわらず，葉酸欠乏もまた減量手術後に発症する。術式によらず栄養素摂取量は減少するため，摂取量制限術後であっても，血中濃度の低下が報告されている[42]。葉酸の活性型への変換にはビタミンB_{12}が必要であるため，葉酸欠乏はビタミンB_{12}欠乏に続発することもある。葉酸欠乏では大球性貧血，白血球減少，血小板減少，舌炎，巨赤芽球性骨髄，およびホモシステイン濃度の上昇が見られる[43]。葉酸は水溶性ビタミンで体内に有意な濃度で蓄積されないため，補充量は400μg～1mg/日が推奨されている[39]。

▶チアミン（ビタミンB_1）欠乏症

チアミン（B_1）もまた水溶性ビタミンであり，体内に蓄積されない。ある研究によると，適切な量の摂取がなければ18～20日以内に貯蔵は枯渇する[44]。無症候性のチアミン欠乏はよく認められ，RYGB後の患者の18％までに認められる[12]。チアミン欠乏に伴う末梢神経障害とウェルニッケ脳症はすべての減量術式後に報告されており，術後持続性の嘔吐や急速な減量があった患者ではより高頻度に認められるようだ[45～47]。その他に影響する因子としては，術後の完全静脈栄養，ステロイド投与，吸収障害がある[48]。チアミンは炭水化物代謝に関与するため，ブドウ糖液の静脈内投与をチアミンの同時投与をせずに行うと，さらに減量手術後患者における脳細胞毒性を悪化させる可能性がある[43]。したがって，術後患者が持続性の嘔吐を伴う重度の脱水で救急受診した場合，アルコール依存症者や摂食障害患者の補充プロトコールと同様に，電解質とビタミン補充を行うことが一般的である。

ウェルニッケ脳症の古典的な三徴である意識混濁，運動失調，眼振は，チアミン欠乏患者で認められることがある。その他の非典型的な神経学的特徴としては，第Ⅲ，第Ⅵ脳神経麻痺，感覚および運動神経の多発神経障害，測定障害，ミオクローヌス，痙攣，聴力低下，乳頭浮腫，不全麻痺，および精神病がある[49]。有症状患者で欠乏が疑われる場合は50～100μgを静脈内あるいは筋肉注射で2週間まで投与して治療する。その後経口的に100mg/日の投与を症状が改善するまで続ける。大部分の患者で，このレジメンは長期的で不可逆的な認知機能低下を予防できる[48]。持続的な嘔吐や急速な体重減少がない患者においては，毎日マルチビタミン製剤を投与すれば欠乏症予防には十分である。

▶カルシウムおよびビタミンD欠乏症

カルシウムおよびビタミンD欠乏はよく知られた減量手術における危険因子である。ビタミンDは主に空腸と回腸で吸収され，一方，カルシウムはより近位の，十二指腸や近位空腸で吸収される[49]。これらのビタミンの吸収不良は，これらの小腸部位のバイパス手術によって生じる。また，ビタミンDの吸収不良はカルシウム吸収不良をさらに悪化させる。血漿カルシウム濃度が低下するにつれ，副甲状腺ホルモン産生が増加し，骨吸収を起こし，最終的には骨粗鬆症を生じる。

前述したように，減量手術を受ける多くの患者はすでにカルシウムおよびビタミンD欠乏状態にある。これらの患者は術前から補充を受けなければならず，すべての患者は術後も補充を受けなければならない。ビタミンD欠乏とカルシウム欠乏は，DS-BPDおよびD-RYGBを受けた患者でより多く，共通管が短いことと相関している[50]。補充を行っても，ビタミンDやカルシウムの濃度は術後不十分なままである場合がある。

▶鉄欠乏

鉄欠乏は減量手術後に最もよく見られる欠乏症であり，30〜50%の間と推測される[51]。この欠乏はRYGB後の患者において特に多いが，主要な吸収部位である十二指腸と空腸のバイパスや，肉など鉄分豊富な食品の摂取が不十分であることも，おそらく原因になっている。加えて摂取した鉄は，小さな胃嚢からの酸が減少しているため，三価鉄からより吸収されやすい二価鉄への変換も制限される[52]。

残念ながら，鉄補充は特に術後早期において便秘を起こすことから忍容性がよくない。しかしながら，術後患者の鉄飽和度が低い場合は，硫酸鉄を追加して経口投与（325 mgを1〜3回/日）することが推奨されている[39]。時に，貯蔵量を回復させるために経静脈的な鉄投与が必要になることもある。

▶その他の栄養素欠乏症

前述したように，脂溶性ビタミン（D，E，K，A）の欠乏は肥満患者においてよく見られる。これらの欠乏は術後，特に吸収抑制術の後に悪化しうる。ビタミンA欠乏による夜盲症など症状のある欠乏症はまれだが，報告がある[24,53]。

多くの論文で，減量手術において亜鉛やマグネシウム，セレンなど微量栄養素の欠乏が生じることが報告されている。亜鉛欠乏と脱毛[49]，セレン欠乏と心筋症[27]など，これらの欠乏の結果については議論の余地がある。繰り返すが，これらの欠乏症は現時点では症例報告にとどまっており，吸収抑制術の術後に見られ，たいていは推奨される術後のマルチビタミンのレジメンを遵守していない患者で認められる。

まとめ

減量手術は今日，病的肥満患者において，持続的な体重減少をもたらす最も効果的な方法である。現在行われている術式は3つのカテゴリーに分類される。それは，摂取量制限術，吸収抑制術，両者併用術である。概して，摂取量制限術を受けた患者は体重減少効果や合併症の改善効果は小さいが，長期的な栄養学的合併症のリスクは最も低い。吸収抑制術は最も体重減少量が大きく，合併症の改善も認められるが，栄養学的合併症のリスクは最も大きい。これらの合併症の多くは，本章で概説した厳格な栄養ガイドラインの遵守により予防可能である。加えて，登録栄養士は減量手術チームにおいて重要なメンバーであり，手術前後における食事の変化を患者が遵守できるよう指導を行う。肥満の罹病率および減量手術件数の増加を考慮すると，手術を検討中，あるいは受けた患者のケアは，栄養士や総合診療医の関与も求められることになるだろう。

(Kevin Tymitz, Thomas Magnuson, Michael Schweitzer
岩﨑可南子 訳)

61 糖尿病の栄養管理

糖尿病は主に血液中のグルコース（糖）の異常高値として特徴づけられる代謝障害であり，他の代謝障害が複数併存することも多い。糖尿病は世界中で最も顕著な流行病の1つである。アメリカにおいては全年齢で2,580万人，世界では2億2,000万人以上の患者が，糖尿病に苦しんでおり，糖尿病関連の死亡率は2005年から2030年の間に倍増すると予測されている[1~4]。糖尿病とその合併症は健康と経済に深刻な影響を及ぼしている。アメリカにおいて，糖尿病は主な死亡原因の第7位にあたる[5]。糖尿病は労働年齢の成人の失明[6]，非外傷性下肢切断[7]，末期腎臓病と透析[3,8]，および末梢神経障害[9,10]における主な原因である。さらに，糖尿病に罹患していると，心臓病と脳卒中のリスクは著しく上昇する[11~13]。特に，運動量の減少と高カロリー食品が手軽にとれるようになったことにともない，糖尿病は世界中で今も増加の一途をたどっている。そして，肥満と同様に，特に発展途上国と思春期の若者の間で糖尿病が増加している。

糖尿病予防プログラム[14]によって示されたように，糖尿病の治療と予防に最も有効な戦略は生活習慣の改善である。ほとんどの血清グルコースは食事摂取によるので，医学的栄養療法は今もなお糖尿病治療の基本で，糖尿病全般の管理に極めて有効であることを示し続けている[15]。運動もまた，生活習慣改善の実現には非常に重要である。血糖値の自己測定と，食物摂取，運動，薬物療法の適切な調整は，最適な血糖コントロールにつながる[16]。すべての場合において，糖尿病患者が生活の質（QOL）と長寿を維持するために，統合された健康管理チームが不可欠である。

歴史的概要

多尿や多飲症などの糖尿病の古典的症状は，古代エジプト，インド，ギリシア文明において数千年以上の間みとめられ，食事介入により治療されてきた。最も古い文書の1つであるエーベルス・パピルス（1862年にエジプト南部のテーベ地域の墓から発見され，古代エジプト学者Geary Ebersにちなんで名づけられた）は，紀元前1500年に書かれたものであるが，この文書では「砂糖病」と記され，一般的症状である多尿について記述されている[17]。この症候群に対する食事療法として，古代エジプト人はビール，果実，穀物，ハチミツを含む，様々な食事療法をすすめている[17]。古代インド人は，糖尿病様の症状について記述しており，糖尿病に対する治療として，安息香酸塩と珪石を含む瀝青質（れきせい）の調合液と新鮮な穀類を推奨した[18]。カッパドキアのアレタイオス（81～138年）は，文字通り「流れ抜ける」や吸い上げるという意味の「糖尿病（diabetes）」というギリシア語を最初に使用した。彼は糖尿病を「肉と手足を尿へ溶かすもの」として記述した。糖尿病は胃の病気であり，ミルク，粥，穀類，果物，甘いワインで治療されるべきだ，と結論づけた。ミルク，水，ワイン，ビールはまた，糖尿病が腎臓の病気であると考えられていた2世紀まで，極度の口渇を緩和するための主な飲料として用いられた。ロンドンの内科医Thomas Willisは尿の甘みに気づいた後，ハチミツのように甘いという意味の「mellitus」を加えた。

1700年代後半になると，あるフランス人内科医は糖尿病患者に対し，頻繁に絶食期間を組み込んで，低栄養食もしくは半飢餓食の処方を開始した[19]。1900年代前半，アメリカのFrederick M. Allen医師は，断食療法を開発した。彼は1日1,000 kcalだけに抑えながらも，患者の好みに合わせた食事を特別に調整し，「個別化」を図った最初の内科医のひとりであった。Allenの患者の多くが栄養不良ではあったが，1921年にインスリン療法が導入される前の時代において，彼は，多くの患者の生命を救ったと称賛されている[19]。1920年代にインスリンが発見されると，糖尿病に苦しむ人々の生命予後は劇的に改善された。しかし，食事療法については，まだ一定の結論が得られていなかった。今日と同様に，高炭水化物・低脂肪食を提案する医師もいれば，低炭水化物・高タンパク質・高脂肪食を提案する医師もいた[19]。後者の方法は，一般に心臓病のリスクが増加するため，あまり好まれないようになった。

1994年にDiabetes Control and Complications Trial（DCCT研究）からの臨床知見が発表されたすぐ後に，米国糖尿病学会（ADA）は栄養に関するガイドラインを改定し，発表した。そのガイドラインでは，糖尿病患者個人のライフスタイルと糖尿病管理目標に適切な，栄養の自己管理についての個別アプローチに再度焦点があてられた[20]。これらの栄養ガイドラインの核となる力点は変わらないが，ガイドラインは進化を続けている。

分類

糖尿病の分類は，薬物治療のタイプに基づく体系から，病態に基づく体系へと大部分が変更された[21]。当初は2型糖尿病であった患者の中にも，最終的にはインスリン依存状態にまで進む人がいるので，「インスリン依存性糖尿病（IDDM）」と「非インスリン依存性糖尿病（NIDDM）」という用語は，もはや使用されるべきではない[21~23]。糖尿病は臨床的には様々な疾患群であるが，高血糖とその原因としてのインスリン分泌不足，インスリン抵抗性およびその両者が共通する[24]。糖尿病の臨床的管理のためには，適切な分類体系が重要である[21]。1979年にNational Diabetes Data Group（NDDG）の分類体系が発表されるまで，広く受け入れられた体系的な分類は存在しなかった[21,22]。1980年にWHOの糖尿病に関する専門委員会が，さらにその後，糖尿病に関するWHOの研究グループが，NDDGの勧告を是認した[21,23]。現在では，ADAとWHOが糖尿病を4

表 61.1 糖尿病の病因分類

Ⅰ. 1. 型糖尿病
A. 免疫機序によるもの：絶対的もしくはほぼ絶対的なインスリン欠乏。通常自己免疫により引き起こされる（膵β細胞の破壊）
B. 特発性：強い遺伝的要素をともなう1型糖尿病のまれな表現型で，自己免疫のエビデンスがないもの。主にアフリカとアジアで報告されている
C. 成人潜在性自己免疫性糖尿病：成人発症，緩徐進行，最終的にはインスリン治療が必要になるが当初は経口剤にも反応する。GAD抗体陽性，IA-2抗体陽性，および/または膵島細胞抗体陽性
Ⅱ. 2型糖尿病
末梢のインスリン抵抗性を背景としてインスリン分泌不全が進行した結果起こる，インスリンの相対的不足を伴うインスリン抵抗性が主なものからインスリン抵抗性を伴った分泌不全が主なものまで幅がある
Ⅲ. 他の特定のタイプ
A. β細胞機能に関わる遺伝子異常：12番染色体，HNF-1α（MODY3），7番染色体，グルコキナーゼ（MODY2），20番染色体，HNF-4α（MODY1），13番染色体，IPF-1（MODY4），17番染色体，HNF-1α（MODY5），2番染色体，NeuroD1（MODY6），ミトコンドリアDNA，その他
B. インスリン作用に関わる遺伝子異常：インスリン抵抗性糖尿病A型，妖精症，ラブソン・メンデンホール（Rabson-Mendenhall）症候群，脂肪萎縮性糖尿病，その他
C. 膵外分泌疾患：膵炎，外傷，膵摘出，悪性新生物，嚢胞性線維症，ヘモクロマトーシス，線維胆石膵疾患，その他
D. 内分泌障害：先端巨大症，クッシング（Cushing）症候群，グルカゴノーマ，褐色細胞腫，甲状腺機能亢進症，ソマトスタチノーマ，その他
E. 薬物・化学物質によるもの：バコール（*N*-3-ピリジルメチル-*N'*-4ニトロフェニル尿素），ペンタミジン，ニコチン酸，グルココルチコイド，甲状腺ホルモン，ジアゾキサイド，βアドレナリン作動薬，サイアザイド，フェニトイン，抗精神病薬，γ-インターフェロン，抗菌薬（infections）［訳注：「薬剤・化学物質によるもの」の項にあるので，感染症ではなく，抗菌薬と訳した］，その他
F. 免疫機序によるまれな糖尿病：「スティッフマン（Stiff-man）」症候群，抗インスリン受容体抗体，その他
G. 糖尿病を伴うことがある他の遺伝的症候群：ダウン（Down）症候群，クラインフェルター（Klinefelter）症候群，ターナー（Turner）症候群，ウォルフラム（Wolfram）症候群，フリードライヒ（Friedreich）運動失調，ハンチントン（Huntington）舞踏病，ローレンス・ムーン・ビードル（Laurence-Moon-Biedl）症候群，筋強直性ジストロフィー，ポルフィリン症，プラダー・ウィリー（Prader-Willi）症候群，その他
Ⅳ. 妊娠糖尿病
妊娠前から明らかに糖尿病が存在したかはっきりせず，妊娠中に初めて診断されたもの

GAD：グルタミン酸脱炭酸酵素，HNF：肝細胞核因子，IPF-1：インスリンプロモーター因子1，MODY：若年発症成人型糖尿病，NeuroD1：神経発生分化因子1。

(Data from American Diabetes Association. ADA Position Statement: diagnosis and classification of diabetes mellitus. Diabetes Care 2011;34:S62–9; and World Health Organization. Diabetes. Fact sheet no. 312. 2011. Available at: http://www.who.int/mediacentre/factsheets/fs312/en, with permission.)

つの主な臨床的分類に分類している。4つとは，1型糖尿病，2型糖尿病，他の特定のタイプの糖尿病，妊娠糖尿病である[25]。ほとんどのケースが1型糖尿病か2型糖尿病である[24]。

1型糖尿病では，自己免疫を介する膵β細胞破壊によって引き起こされる，絶対的なインスリン欠乏が特徴的であり，全糖尿病の5%を占める。2型糖尿病は，全糖尿病の約90～95%を占め，2つの主な不具合によって特徴づけられる。それは，インスリン抵抗性（末梢組織におけるインスリン感受性の低下）と，相対的なβ細胞の機能障害（インスリン分泌の遅延もしくは不十分なインスリン分泌）である。妊娠糖尿病は，妊娠中に初めて発見された異常な血糖状態と定義される［訳注：日本糖尿病学会においては，妊娠中に初めて発見された場合であっても，糖尿病の診断基準を満たせば，妊娠糖尿病ではなく，「糖尿病」と診断される］。アメリカでは，他のタイプ（すなわち，まれな遺伝型による糖尿病か二次性糖尿病）が上記以外の残りの糖尿病の原因とされる。原因と分類については，**表 61.1** を参照のこと。

疫学

1990年代以降，世界における糖尿病の有病率は劇的に上昇している。多くの国において，糖尿病は最も一般的な慢性疾患の1つであり，生活習慣の変化による身体活動の減少，高エネルギー食品の摂取増加，肥満の増加に伴い，患者数も重要性も増加し続けている[26,27]。アメリカでは，約2,580万人が糖尿病に苦しんでいると推定され（そのうち700万人は診断されていない），20歳以上の190万人が2010年に新たに糖尿病と診断された[3]。この数は2035年までに，ほぼ2倍の4,410万人まで増加するであろう[26]。アメリカと同じように，糖尿病の世界的流行は拡大している。世界では，2億2,000万人が糖尿病に罹患している。そして，2010年から2030年にかけて，糖尿病患者数は54%増加，年2.2%の増加と予測されている。これは世界の成人の総人口増加率の約2倍にあたる[27]。2010年から2030年の間に，先進国では糖尿病患者が20%増加するのに対し，発展途上国では69%という不均衡な増加が予測されている[27]。糖尿病患者全体の増加数は1億5,400万人と予測されているが，その36%がインドと中国において起こると予測されている[27]。

糖尿病とその合併症の経済への影響は巨大である。研究によると，2007年におけるアメリカの糖尿病関連総費用は，1,160億ドルの過剰な医療費と580億ドルの国の生産者低下を含めた，1,740億ドルであったとされている。糖尿病による医療費としては，糖尿病に対する直接的な治療に270億ドル，糖尿病関連の慢性合併症の治療に580億ドル，および一般的な医療費に310億ドルがあげられる。間接的な費用としては，仕事の長期休業，作業生産性の低下，疾病関連併存症による失業，早期死亡による生産能力の損失があげられる[26,28～30]。さらに，世界における糖尿病に対する健康管理のための総費用は，2010年で3,760億ドル，2030年では4,900億ドルと見積もられている[31]。

1 型糖尿病と 2 型糖尿病の両方において，発症率に関しては，地理的および遺伝的に大きなばらつきが顕著である。1 型糖尿病の世界的な年齢調整済み発症率は，最も低い中国とベネズエラの年間 10 万人あたり 0.1 人から，最も高いフィンランドとイタリアのサルデーニャにおける年間 10 万人あたり 40.9 人まで，大きな幅がある[32,33]。1 型糖尿病の発症率は世界中で年 3～4%増加しており，1 型糖尿病に対する環境の影響が示唆されている[32]。Soltesz らは多くの疫学研究を分析し，1 型糖尿病の発症率増加に寄与している可能性がある，人生早期におけるリスクファクターを発見した[34]。そのリスクファクターとしては，妊娠中のエンテロウイルス感染[35～39]，高齢での妊娠[39～41]，子癇前症[42]，帝王切開による分娩[41,42]，出生時体重の増加[43]，牛乳タンパク質への早期曝露，生後の過剰な成長（体重，身長）[44,45]があげられた。一方，ビタミン D の補充は予防的に働くかもしれない[46]。ウイルスは膵 β 細胞に対する自己免疫を引き起こすかもしれない一方で，他の曝露因子は膵 β 細胞の負荷となり，糖尿病発症を加速させるかもしれない[34]。ヨーロッパでの現在の傾向が続くと仮定すると，2005 年から 2020 年の間で，1 型糖尿病を発症する 5 歳未満のヨーロッパ人の子どもは倍増し，15 歳未満の罹病患者数は 70%増加すると，科学者たちは予想している[47]。

2 型糖尿病は，世界の糖尿病患者の 90～95%を占め，体重過多と運動不足に関連している。肥満の爆発的な蔓延に伴い，アメリカにおける 2 型糖尿病の有病率は増加している。2 型糖尿病の発症は，若年で起こることも多いが，35 歳以上の中高齢者に起こることが一般的である。リスクファクターとしては，運動不足（運動が週 3 回未満），ハイリスクの人種（例えば，アフリカ系アメリカ人，ラテン系アメリカ人，ネイティブアメリカン，アジア系アメリカ人，太平洋諸島の住民），4 kg 以上の巨大児の出産，妊娠糖尿病の診断，高血圧症，35 mg/dL（0.90 mmol/L）未満の低 HDL コレステロール血症および/または 250 mg/dL（2.82 mmol/L）以上の高トリグリセリド血症，多囊胞性卵巣症候群（polycystic ovarian syndrome：PCOS），空腹時血糖高値（impaired fasting glucose：IFG）の既往，耐糖能異常（impaired glucose tolerance：IGT）の既往，インスリン抵抗性と関連する病態，心血管疾患の既往があげられる。一親等の血縁者（すなわち，親か兄弟）が 2 型糖尿病であると，糖尿病のリスクは 40%増加する。腹部肥満があると糖尿病のリスクは高くなるが，ウエスト周囲径のカットオフ値には人種差があるかもしれない[48]。

2 型糖尿病の他のリスクファクターとしては，加齢[1]，多産[49]，アルコール摂取量低値（中等量摂取と比較して）[50]，喫煙[51]，（一時的な）禁煙[52]，ストレス[53]，（特にラテン系アメリカ人やアフリカ系アメリカ人における）低い社会経済的状態[54,55]，食事（すなわち，高脂肪，低食物繊維，西洋式食事）[56]，マグネシウム摂取不足[57]，炭酸飲料の摂取[58]があげられる。都市化傾向も 2 型糖尿病と関連すると，以下の 2 つの疫学的事例から明確に示されている。例えば，太平洋諸島のナウル共和国では，ピマ族インディアンの生活様式がより欧米化し，肥満が増えた結果，ほぼ 0%であった糖尿病発症率は約 50%にまで増加してしまった[59]。インドでは，村落に住んでいるアジア系インド人の糖尿病有病率は 2%であったが，彼らが都市へ移住すると 10%にまで上昇した[60]。

表 61.2　糖尿病診断の診断基準

HbA1c 6.5%以上：NGSP（米国グリコヘモグロビン標準化プログラム）により認証され，DCCT アッセイに標準化された方法を用いている検査室で検査される必要がある
もしくは，
空腹時血糖値 126 mg/dL（7.0 mmol/L）以上：8 時間以上カロリー摂取をしていないことが空腹の定義である
もしくは，
経口ブドウ糖負荷試験 2 時間血糖値 200 mg/dL（11.1 mmol/L）以上：検査では，無水ブドウ糖 75 g 相当を水に溶かしたものをブドウ糖負荷として用いるべきである
もしくは，
古典的な高血糖の症状があり，随時血糖値 200 mg/dL（11.1 mmol/L）以上が 2 回以上確認された場合

(Adapted with permission from American Diabetes Association. Standards of medical care in diabetes—2011. Diabetes Care 2011;34:S11–61.)

前糖尿病や中間糖尿病が新たな関心事になってきている。前糖尿病では，2 型糖尿病，心血管疾患および末梢神経障害のような微小血管障害を発症するリスクが増加している。2005 年から 2008 年においては，空腹時血糖値か HbA1c 値に基づいて見ると，20 歳以上の成人アメリカ人の 35%が前糖尿病であった[61]。米国疾病対策センター（Center for Disease Control：CDC）によると，2010 年のアメリカの人口全体にこの割合を適用すると，20 歳以上の成人アメリカ人の 7,900 万人が前糖尿病であることになる[3]。

妊娠糖尿病は毎年，アメリカでの推定 17 万回（1～14%）の妊娠に影響を与えている[62]。妊娠糖尿病と診断された女性の 30～50%が，将来の妊娠時に再度，妊娠糖尿病になるとされる[63,64]。特に心配なのは，妊娠糖尿病と診断された女性の半数近くが，出産後 5～10 年間で，2 型糖尿病を発症するであろうことである[62]。Bellamy らはメタ解析で，妊娠糖尿病があると，将来，2 型糖尿病を発症するリスクは 7.4 倍に増加すると報告した[63]。

診断

過去数十年間，糖尿病の診断は血糖値の基準，つまり空腹時血漿グルコース値か 75 g 経口ブドウ糖負荷試験 2 時間値のいずれかにのみ基づいて行われてきた。1997 年に，血糖値の閾値を決める主要な要素として網膜症の存在と空腹時血糖値の関係が観察され，診断基準が改訂された[24]。これらの分析の結果，空腹時血糖値 126 mg/dL（7.0 mmol/L）以上が糖尿病診断のカットオフ値として定義され，長年使用されてきた 2 時間後血糖値 200 mg/dL（11.1 mmol/L）以上が妥当であることも確認された。これらの基準は現在もなお使用されている[24]。HbA1c 値 6.5%以上のカットオフ値に基づく，より新しい診断基準でも，網膜症の有病割合と同等の関連性を示している[24]。糖尿病と診断されるためには，診断基準を少なくとも 1 つは満たす必要がある。診断基準は**表 61.2** にまとめた。

血糖値の上では糖尿病の診断基準をまだ満たさないが，糖尿病発症のリスクが高い人のための診断基準も存在する。耐糖能異常，空腹時血糖高値という用語は，正常耐糖能と糖尿病の間の状態を意味する[24]。空腹時血糖高値は，米国糖尿病学会（ADA）では空腹時血糖値が 100 mg/dL

IV

(5.6 mmol/L) から 125 mg/dL (6.9 mmol/L), 国際糖尿病連盟 (IDF) では 110 mg/dL (6.1 mmol/L) から 125 mg/dL (6.9 mmol/L) と定義されている。耐糖能異常は 2 時間後血糖値が 140 mg/dL (7.8 mmol/L) から 199 mg/dL (11.0 mmol/L) とされる。米国糖尿病学会はこれらの状態を「前糖尿病」とよぶのに対し, WHO は「中間糖尿病」という用語を好む[24,25]。また, HbA1c 値で 5.7%から 6.0%にあたる「糖尿病発症のリスクが高い集団」のための診断基準が導入された[29]。

妊娠糖尿病の診断は, 妊娠中に実施されたブドウ糖負荷試験に基づいてなされる。改訂された米国糖尿病学会のガイドライン[29]では, リスクファクターの数にかかわらず, すべての妊婦が妊娠 24〜28 週に 75 g ブドウ糖負荷試験を受けることが推奨されている。また, 糖尿病発症のリスクが高い女性では, 明らかな糖尿病を診断するため, 妊娠初期にもブドウ糖負荷試験の実施を考慮すべきである。

体内における制御

▶正常血糖制御の生理学

炭水化物代謝もしくはグルコースホメオスタシス (恒常性) は, いくつかのホルモンの相互作用による。インスリンはこのホメオスタシスを維持することにおいて血糖を低下させる唯一のホルモンとして, 中心的役割を果たしているが, グルカゴン, グルココルチコイド, カテコールアミン, 成長ホルモンには, インスリンと相互作用する, 血糖を上昇させる著明な効果がある[65]。食物摂取に続いて, 栄養物が消化される。栄養物は, グルコース, アミノ酸, 脂肪酸に分解され, 小腸で急速に吸収される。グルコースは門脈によって最初に肝臓に運ばれ, 食後の状態に存在する濃度勾配によって (担体を介する) 拡散が促進されることで, かなりの部分 (30〜70%) が肝臓内に入る[65,66]。このグルコースの一部は脂質に変換されるか, エネルギー産生経路で消費されるが, 大部分はグリコーゲンに変えられ, 貯蔵される。肝臓内のグルコースの中で, アデノシン三リン酸 (ATP) 産生のために解糖系で代謝されるものはごく一部である。残りのグルコースは末梢循環に入るが, そこでは, 制御されたインスリン分泌と対象骨格組織でのインスリンに対する応答が, インスリンによるグルコース消費と血糖値コントロールに貢献している。骨格筋は, この循環する血中グルコースを消費する主要な末梢組織部位である[65〜67]。

膵 β 細胞によるインスリン分泌は, 血漿ブドウ糖濃度によって主に制御されている。インクレチンとよばれる腸管因子 (例えば, 胃腸抑制ペプチド〈gastrointestinal-inhibitory peptide : GIP [訳注 : 最近では, グルコース依存性インスリン分泌刺激ポリペプチド (glucose-dependent insulinotropic polypeptide) に対する略語 GIP を使用]〉とグルカゴン様ペプチド-1〈glucagon-like peptide-1 : GLP-1〉) と神経 (迷走神経) 因子によってインスリン分泌は増大するので, 経口でブドウ糖を摂取した場合のインスリン分泌応答は, 同量のブドウ糖を静脈注射した場合の応答を大きく上回る[68,69]。インスリン濃度が高いと, 筋と脂肪組織内へのグルコースとアミノ酸の輸送は刺激される。インスリンはまた, グルコースの脂肪酸への変換を促進し, 脂肪酸は脂肪細胞内ではトリグリセリドとして貯蔵される。

循環血漿中に流入するグルコースが増えると, それに対する応答としてインスリン濃度が増加する。インスリン濃度増加の全体的効果は, 肝臓でのグルコース産生抑制と筋・脂肪組織内へのグルコース輸送であり, ブドウ糖は, そこで代謝燃料として消費されるか, 貯蔵される。インスリンはまた, 代替エネルギー源である脂肪, タンパク質の異化を抑制する。これは食後, 循環栄養素が豊富になることに対する適切な応答である[66]。

空腹状態では血漿インスリン値は低いため, 貯蔵型からの燃料・エネルギー動員が可能となる。例えば, 低血糖や外傷といったストレスの多い環境下では, グルカゴンや, カテコールアミン, グルココルチコイド, 成長ホルモンなど他のインスリン拮抗 (counterregulatory) ホルモンが特異的に作用し, 末梢組織でのグルコース取込みを低下させ, 肝臓でのグルコース産生を促進し, 脂肪酸も動員させる[70]。

飢餓の間, グルコースホメオスタシスの維持は極めて重要である (50 章も参照)。脳はグルコースを合成することもできなければ, 数分以上相当のエネルギー源をグリコーゲンとして貯蔵しておくこともできない。したがって, 脳は血漿中からの絶え間ないグルコース供給に頼ることになる。循環血漿中へのグルコース放出に必要な酵素であるグルコース-6-ホスファターゼは, 肝臓と腎臓だけに含まれている。飢餓はインスリン濃度の低下とグルカゴン濃度の上昇と関連し, その結果, 糖新生の速度が増大する。飢餓状態が長引くと, グルコース中心のエネルギー供給から脂質中心 (遊離脂肪酸とケトン体) のエネルギー供給へと変化するが, これはアミノ酸由来の糖新生の必要性を減少させ, 骨格筋タンパク質の異化を最小限に抑えるのに役立つ[70]。

血糖を低下させ, 脂質・タンパク質といった代わりの代謝エネルギー源が動員されることを防ぐ, インスリンの特異的な作用と複数の組織に対するインスリンの効果に関して, **図 61.1** を見れば, 概要がわかる。糖尿病で観察される, グルコースホメオスタシスの崩壊と他の代謝異常は, インスリンがこれらの機能を失ったことによって説明可能である。前述したように, インスリンの相対的または絶対的な欠乏またはインスリンに対する組織反応性の消失によって糖尿病は引き起こされ, 最終的に高血糖になる[66]。

▶糖尿病の病態生理学

食後の状態では, 循環血漿中のグルコース濃度上昇に応答し, 膵 β 細胞からインスリンが分泌される。その結果, 肝臓と筋ではグリコーゲン合成が促進され, 脂肪細胞では脂質形成が促進され, 多くの細胞ではアミノ酸取込みとタンパク質合成が促進される。吸収後の状態や飢餓の間やストレスに反応した時には, インスリン濃度は低下し, グルカゴン濃度は上昇する。その結果, グリコーゲン分解, 脂肪分解, 肝臓でのケトン体生成, タンパク質合成低下, タンパク質分解の増大が起こる。また, このインスリン濃度の低下によって, 血糖値を維持するため, 肝臓から体循環へのグルコース放出が増加する[66,67]。

糖尿病ではインスリン作用の低下が様々な代謝異常を引

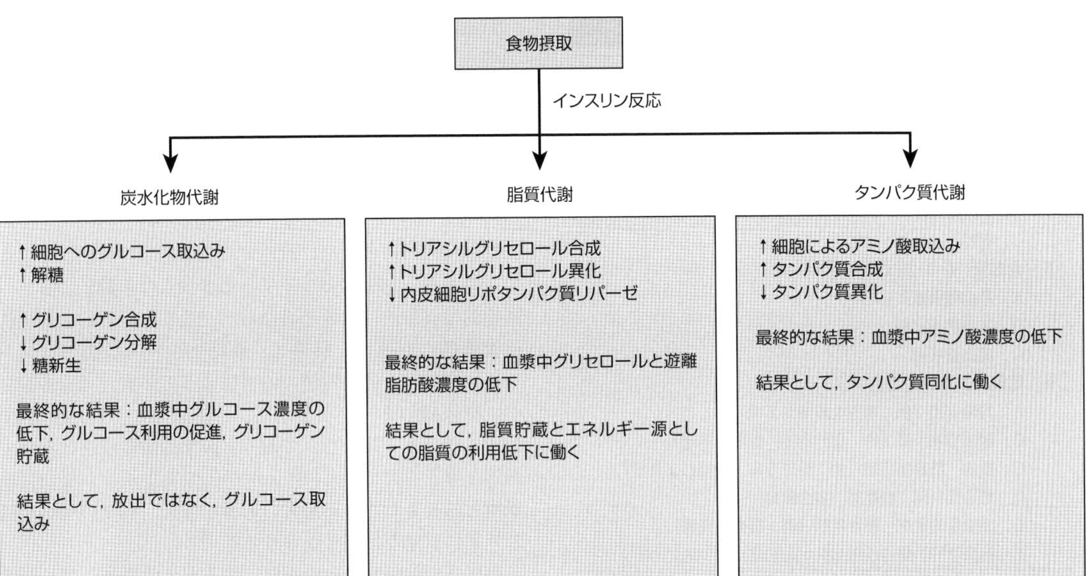

図 61.1　主要栄養素に対するインスリンの代謝効果。

き起こすが，その程度は，高血糖で見られるような軽度のインスリン不足から，脱水・電解質異常を伴う糖尿病性ケトアシドーシス（diabetic ketoacidosis：DKA）で見られるようなインスリン欠乏まで幅が広い[68]。吸収後，もしくは絶食の状態であっても，高血糖が改善せず，むしろ悪化することも多い。インスリン活性が低いと，通常は低血糖の悪化を防ぐインスリン拮抗反応が過剰になってしまう[69]。インスリン活性が低下し，インスリン拮抗ホルモン（グルカゴン，カテコールアミン，程度としては比較的低いが成長ホルモンおよびコルチゾール）が高いと，まず最初に，貯蔵されたグリコーゲンがグルコースに変換される。グルカゴンは，（肝臓における）糖新生とグリコーゲン分解の強力な活性剤であり，内因性のグルコース産生を増加させることができる。

糖尿病では，相対的もしくは絶対的なインスリン欠乏により，インスリン刺激性の骨格筋細胞膜表面へのグルコース輸送体 4（glucose transporter-4：GLUT4）の局在化が大幅に減るため，GLUT4 の活性は著明に低下している。その結果，通常食後に見られる骨格筋へのグルコースの流入は減少し，循環血漿中のグルコースは増加する[65]。

糖尿病ではまた，糖新生に関与する酵素活性が上昇し，解糖系酵素と酸化酵素活性が低下している。さらに，糖尿病では，膵 α 細胞からグルカゴンが分泌されるのを抑制するインスリンの働きが消失しているため，相対的もしくは絶対的な高グルカゴン血症をみとめることも多い。

合併症

糖尿病は，特に適切に治療がなされないと合併症を起こし，重大な疾病と若年死につながる慢性疾患である。

▶急性合併症

高血糖の症状としては，多尿（頻尿），口渇（過度の口渇），倦怠感，イライラ，視力障害，体重減少がある。高血糖により水晶体中で浸透圧変化が起こるため，視力障害が生じる[67]。血糖値が尿のろ過閾値である 180 mg/dL を超えると，多尿，多飲が生じる。血糖値が正常であれば，糸球体でろ過されたすべてのグルコースは，尿細管で再吸収される。しかしながら，糖尿病で血漿中のグルコース濃度が高いと，ろ過されるグルコース負荷が増加し，尿細管の最大再吸収能を超えるため，多量のグルコースが排出されると考えられる[71]。また，同様の理由で，多量のケトン体が尿中に現れると見られる。このように尿中への損失が起こるため，栄養素はさらに激減し，体重減少につながる。しかし，ナトリウムと水の排泄における，これらの溶質の影響のほうが，はるかに深刻である。

糖尿病ケトアシドーシスと高血糖高浸透圧症候群（hyperglycemic hyperosmolar state：HHS［訳注：hyperglycemic hyperosmolar syndrome のほうが日本では一般的］）は，糖尿病の急性合併症である。糖尿病ケトアシドーシスは，以前は 1 型糖尿病に特徴的なものであると考えられていたが，2 型糖尿病でもまれに起こることがある[72]。HHS は主に 2 型糖尿病患者でみとめられる。糖尿病ケトアシドーシス，HHS のどちらも，絶対的もしくは相対的インスリン欠乏，体液量減少，酸塩基異常を伴う。糖尿病ケトアシドーシスでは，再吸収されなかったグルコースとケトン体によって浸透圧の力が生じ，尿細管での水分貯留が起こる。その結果，水の再吸収は妨げられ，体液は欠乏する。また，ナトリウムの再吸収は遅延し，最終的にナトリウムと水分の著明な喪失が起こる。その結果，最悪の場合，血圧低下，脳障害，治療が施されないと死亡にまでつながりうる[73]。

インスリン治療中の糖尿病患者において，最も頻繁な合併症は低血糖である。しかしながら，低血糖はインスリン治療をしていないが，インスリン分泌促進剤などの経口血糖降下薬を使用している患者でも起こることがある。

表 61.3 糖尿病の慢性合併症

Ⅰ．細小血管
A．網膜症（非増殖性，増殖性）
a．黄斑浮腫
B．神経障害
a．末梢神経
b．自律神経
C．腎症
Ⅱ．大血管
A．心血管疾患
B．末梢血管疾患
C．脳血管疾患
Ⅲ．比較的まれな他の合併症
A．胃腸疾患（例：胃不全麻痺，下痢）
B．尿生殖器疾患（例：尿路疾患，性機能不全）
C．皮膚・筋骨格疾患（例：脛部湿疹，骨粗しょう症）
D．感染症（例：骨髄炎，接合菌症）
E．血液学的疾患・悪性疾患（例：貧血，膵癌）
F．神経学的・精神疾患（例：認知症，うつ病）

▶慢性合併症

慢性合併症は，数年もしくは数十年の間，高血糖が続くと起こるが，回復させることは困難もしくは不可能であることが多い。網膜症，神経障害，腎症といった細小血管合併症（すなわち細小血管疾患）や，冠動脈心疾患，末梢血管疾患，脳卒中といった大血管合併症（すなわち大血管疾患）が，慢性合併症の例としてあげられる。細小血管合併症と大血管合併症の病態生理学的特徴は似ている。どちらの合併症も，長期にわたるコントロール不良の高血糖から酸化的損傷が続発して起こり，プラーク形成，大小血管の狭小化，終末器官組織への虚血性障害が生じる。糖尿病があると，心血管疾患のリスクは2～4倍に増加し，心血管疾患が致命的になることもある。

1型糖尿病でのDCCTと2型糖尿病でのUKPDSを含む，いくつかの主要な研究で示されたように，良好な血糖コントロール（すなわちHbA1c＜7%）によって糖尿病の慢性細小血管合併症は，遅らせるもしくは予防することができる。血糖値がこの範囲に達し，維持されると，糖尿病によって引き起こされる眼，腎臓，神経疾患の発症と進展を遅らせることができることが，これらの画期的な研究から結論づけられた。DCCTやUKPDSなどの長期の追跡研究で示されたように良好な血糖コントロールにより，心疾患のような糖尿病の大血管合併症を減らすことは可能である。また，高血圧や脂質異常症といった，心血管疾患のリスクファクターになる併存症を改善することによっても，心疾患のような糖尿病大血管合併症を減らすことが可能である。

他によく見られる合併症としては，創傷治癒不良，易感染性，勃起障害，胃不全麻痺があげられる。さらに，ヒト免疫不全ウイルス感染，嚢胞性線維症，多嚢胞性卵巣症候群，膵切除後糖尿病，クッシング症候群といった糖尿病と関連する多くの併存症が，糖尿病管理に影響を及ぼすかもしれない。また，睡眠時無呼吸とうつ病もよく見られる（**表61.3**）。この表にはすべての慢性合併症が含まれているわけではない。

糖尿病は管理可能である。良好な血糖コントロールと心血管リスクファクターの管理ができれば，糖尿病の合併症は避けられないものではなく，仮に合併症が起こったとしても，治療が可能である。

医学的栄養療法の目標

糖尿病の予防と管理において，医学的栄養療法は重要な要素である。糖尿病のタイプと患者個人の年齢によって，医学的栄養療法は大きく異なる。一般に，医学的栄養療法は健康的な食習慣を促進し，血糖と脂質の数値のコントロールを助け，生活習慣の改善によって体重管理にも役立つ。糖尿病のタイプと罹病期間にもよるが，HbA1c値で1～2%の低下が報告されており，医学的栄養療法は有効であると考えられている[74,75]。医学的栄養療法は，最初に糖尿病と診断された時に最大の影響を与え，病気の経過を通して常に有効な治療となりうる[76～78]。

糖尿病の診断がいったん確定すると，治療として，医学的栄養計画，薬物療法（経口剤，非インスリン注射剤，インスリン製剤，またはこれらの組合せ），健康管理のプロチームによる定期的なモニタリングがあげられるが，最も重要なのは，糖尿病管理に関する患者の自己管理と，患者または介護者の教育の継続である。医学的栄養療法は，個人の理解力と学ぶ準備の度合いに基づいて，いくつかの段階で提供されるべきである。ちょうど疾患の経過に様々な段階があるように，個人の理解力にも様々なレベルがある。初期治療の間では，炭水化物源を割り出したり，低血糖の予防・治療法などの基本原理が，紹介されるかもしれない。後半の段階に進むと，カーボカウント法やインスリン-カーボ比の調整のような，徹底した自己管理法について指導されるようになる。治療過程を通して，個別化が鍵となる。**表61.4**には，これらの目標達成のために治療を合

表 61.4 米国糖尿病学会の医学的栄養療法の目標

糖尿病や前糖尿病のリスクがある人：
- 健康な食事の選択と運動を促進し，体重過多を改善することで，糖尿病と心血管疾患のリスクを減らすこと

糖尿病患者：
- 達成と維持
  - 正常範囲もしくは，可能な限り安全な正常範囲に近い血糖値
  - 血管疾患のリスクを減らすような脂質・脂質タンパク質の値
  - 正常範囲もしくは，可能な限り安全な正常範囲に近い血圧
- 栄養素摂取と生活習慣の改善により，糖尿病の慢性合併症を予防，もしくは少なくとも進展速度を遅らせること
- 個人的・文化的嗜好と改善したいという意志を考慮した上で，個人の栄養必要量に取り組むこと
- エビデンスが示された場合のみ食物の選択肢を限定し，食べる楽しみを維持すること

特定の状況にある人：
- 若年1型糖尿病患者，若年2型糖尿病患者，妊婦，授乳婦，高齢糖尿病患者では，ライフサイクルの特定の時期に必要となる栄養を十分に摂取すること
- インスリン治療中もしくはインスリン分泌促進剤で治療中の患者では，低血糖の予防と対処法を含む，安全な運動療法の実施と，急性疾患になった場合の糖尿病治療のための自己管理トレーニングを提供すること

(Adapted with permission from the American Diabetes Association. Nutrition recommendations and interventions for diabetes: a position statement of the American Diabetes Association. Diabetes Care 2008;31:S61–78.)

わせるべき様々な状況における，米国糖尿病学会の医学的栄養療法の目標が記載されている[79]。

▶栄養計画

これらの目標を達成するために，正式な治療過程として栄養評価，栄養診断，介入に続いて，モニタリングと評価が含まれる。適切な栄養療法を確実なものにするための栄養管理には，血糖値のモニタリングと，薬物療法，運動，教育，行動変容，心血管と腎臓の状態評価が含まれる。以下のステップは，米国食事療法協会の糖尿病管理のための栄養に関する推奨[80]とイギリスの糖尿病ケアに関する委員会の栄養小委員会[81]からの勧告を修正したものである。

栄養評価

栄養評価は，栄養処方，目標，介入実施の根拠として役立ち，以下を含むべきである。

1. 食事歴：食事パターン，食物選択，栄養適性，信念または誤認，炭水化物に焦点をあてた食物摂取
2. 臨床情報：年齢，糖尿病のタイプ，薬物療法などの治療法（インスリン，経口血糖降下薬，または食事療法単独），代謝コントロール（高血糖か低血糖か，脂質，血圧），喫煙，他の心血管疾患リスクファクター，身体測定値，運動，他の医学的状態（腎症）。
3. 個人情報：社会経済的状況，人種，読み書き能力，改善する意欲と能力，初歩的な計算能力，感情の状態（糖尿病と新規に診断され，苦しんでいるのであれば）。

上記のことがいったん確定したら，患者個人を評価して導き出された目標範囲内に血糖値を達成・維持するために，栄養士は血糖コントロールに介入の焦点を合わせるべきである。過体重，肥満の患者にとっては，体重管理介入もまた非常に重要となる。

栄養介入

患者とクライアントが栄養療法の目標を達成することを支援すべく，栄養介入は個別化される必要がある。

1. 成人健常人のための食事摂取基準（dietary reference intakes：DRI）に基づく主要栄養素摂取の奨励。これは，各個人の現在の健康状態に基づいて設計される必要がある。例えば，糖尿病腎症を有する患者では，腎症の段階に応じて，摂取タンパク質量を調整する必要があるだろう。
2. 栄養教育と栄養相談の実施。栄養相談では，各個人の個人的要求，文化的嗜好，改善する意欲と能力について，敏感でなければならない[76,79,82]。
3. 体重管理。極端に体重を減らさなくても（体重の7%相当の減量），2型糖尿病の予防と治療には極めて有効である（肥満管理の章も参照）。減量を維持する役割もあるので，運動は奨励されるべきである。

栄養管理と評価

1. 多職種のチームでケアを調整する。
2. 食物摂取，薬物療法，代謝調節（例：血糖，脂質，血圧），身体測定値，運動量をモニターして，評価する。
3. 血糖測定の結果を，主に目標達成と医学的栄養療法の有効性評価に使用する。食物・食事の調整が目標血糖を達成するのに十分であるか，また，薬物療法の追加・調整を医学的栄養療法と組み合わせる必要があるかどうかを判断するのに，血糖測定の結果は役立つ。

何年もかけて糖尿病の栄養療法について，唯一の方法を見つけ出そうと，多くの試みがなされ続けてきた。しかし，すべての糖尿病患者に適応できるような，唯一の薬物療法やインスリン療法が存在しないように，唯一の「糖尿病の食事療法」というものも存在しない。むしろ，エネルギー摂取や脂肪摂取を減らすことや，カーボカウント，食事計画の簡略化，健康的な食物の選択，体重管理，食事計画の戦略，交換表，インスリン-カーボ比，運動，行動戦略[80]といった様々な介入が，その特定の患者個人に合わせて調整されるべきである。栄養教育と栄養相談は，患者個人の改善する意欲と能力を考慮することのみならず，患者個人の個人的な要望と文化的嗜好に対しても敏感でなくてはならない[76]。また，継続的なモニタリングと経過観察が，これらの生活習慣改善を助け，栄養関連の結果を評価し，薬物療法の必要性を評価するために，重要である[80]。

▶エネルギー摂取の配分

健康的でバランスのよい食事に従うという，現在の栄養勧告は，糖尿病の有無にかかわらず，すべての人にあてはまる。高炭水化物・低脂肪食と，低炭水化物・高脂肪食のどちらがより良い結果を生むかは，常に議論されてきた[83]。最近の研究でも，糖尿病患者の食事計画における主要栄養素から得られるエネルギー割合について，その割合が理想的なのかは示されていない。むしろ勧告は，健康的な食事のために食事摂取基準に基づく主要栄養素摂取を推奨するものである[29,80]。炭水化物摂取を異なる割合で評価した研究がいくつか存在するが，そこから得られたいずれのエビデンスも決定的ではなかった。Gargら[84]とGerhardら[85]は，高炭水化物食（55～60%が炭水化物）を6週間与えた後，炭水化物の一部を一価不飽和脂肪酸を多く含む脂肪に置き換えた食事（25～45%が脂肪，40～45%が炭水化物）をとらせるというクロスオーバー研究を行った。この2つの研究は血糖と脂質について，種々の結果を示した[84,85]。DCCT研究において強化療法群の1型糖尿病患者では，低炭水化物，高摂取カロリー，飽和脂肪酸の食事が，運動やBMIの影響を受けずに，血糖コントロール悪化と関連していた[86]。

糖尿病患者の食事計画について，主要栄養素の最適な配合比を見つけるべく，数多くの研究が行われたが，そのような唯一の主要栄養素の組合せというものは存在しないようである。炭水化物，タンパク質，脂肪の最適な割合というものは，患者個人の状況によって異なるようである。脂肪や炭水化物について，比較的極端な制限をしている人もいるが，バランスのとれた主要栄養素（脂肪，炭水化物，タンパク質）摂取が推奨されている。結局のところ，主要栄養素の構成を個別化することは，患者の代謝状態（例えば，脂質状態や腎機能）または食品の嗜好による[29]。

2005年には，米国食事療法協会のエビデンスに基づく診療委員会によって任命された専門委員会が，現在の勧告の

エビデンスについて，系統的で包括的な検討を行った。以下に示すものの中には，2011年の米国糖尿病学会の標準ケアだけでなく，主要栄養素に関する上記委員会の最新知見・勧告の一部が反映されている。

▶炭水化物

炭水化物は，食後血糖値に対して最も大きな影響を与え，糖尿病治療においては考慮すべき最も重要な栄養素である。したがって，良好な血糖コントロールを達成するための戦略上，炭水化物摂取量の管理は，極めて重要である。消化炭水化物の推奨量(recommended dietary allowance：RDA）は，成人で130 g/日である。これは脳によって使用されるグルコースの平均量に基づいている。しかし，アメリカ人の炭水化物摂取量の平均中央値は男性で220〜330 g/日，女性で180〜230 g/日，もしくは1日総摂取エネルギーの50〜60％である[87]。

インスリン治療をしている糖尿病患者の場合には，総摂取カロリーの40〜55％を炭水化物にして，この炭水化物量を「カバーする」ようにインスリンを調整すると，より良い血糖コントロールが得られる[86]。また，炭水化物摂取量と血糖値に基づいて，正確なカーボカウントとインスリン調整を行うと，ライフスタイルはより融通を利かせることができるようになる。総摂取エネルギーの10〜35％相当のショ糖摂取は，等カロリーのデンプンで置き換えられるのであれば，血糖と脂質の応答にマイナスの影響を与えることはないが[88]，これらの未精製炭水化物が多すぎる食事は，食物繊維や他の栄養素の必要摂取量を満たす妨げになるかもしれない。

食事や軽食において炭水化物摂取量を一定にすると，血糖コントロールが改善することが示されている[89〜91]。Wolever ら[89]は，1型糖尿病を対象とした記述研究で，炭水化物の摂取量と摂取源を一定にすることは，血糖コントロールの改善と関連すると報告した。食事の時のインスリン量を調整している患者や，インスリンポンプ療法を受けている患者では，インスリン用量は炭水化物摂取量に合うように調整されるべきである（インスリン-カーボ比）[89]。

多くの減量食では，厳しい炭水化物制限（アトキンス［Atkins］食など）があり，早期の利尿（急激に体重は減るが，脂肪がなくなるのではない）と，食欲を低下させる軽度のケトーシスを引き起こす[92]。しかし，1年後にはすべてのグループにおいて，減量の程度は同等である。炭水化物を減らしすぎた食事では，ビタミン，ミネラル，食物繊維，エネルギーの重要な源である多くの食物が排除されることになると見られる[29]。1型糖尿病患者への炭水化物制限は推奨されていない。

大部分の専門的ガイドラインにおいては，総栄養摂取量のかなりの割合（50〜60％）を炭水化物が占めるべきだと推奨されている。炭水化物制限（20％未満〜30％）は必然的に高脂肪食につながり，炭水化物摂取が少ないとインスリンは作用すべき基質がないままになってしまう。例外は，減量しようとしていて，カロリーと同様に炭水化物も制限しようとしている2型糖尿病患者であろう。総炭水化物量を130 g/日未満に制限するような低炭水化物食は推奨されていない。

炭水化物に対する血糖応答

腸管からブドウ糖が吸収される速度は，血糖値を制御する別の構成要素である。食物のグリセミックインデックス（glycemic index：GI）値は，食後血糖値に対する食物の効果の大きさを表す数値で示すために開発され，他の食物，通常は精白パンまたは白砂糖との比較で表される[93]。GI値が高い食物はGI値が低い食物に比べ，より急速に消化・吸収され，同じ炭水化物量であっても，より大きな血糖変動を引き起こす[93]。

一定量の炭水化物（通常100 g）を摂取してから2時間の間のベースライン値からの食後血糖値の増加を，対照食物（精白パンかブドウ糖）として等しい炭水化物量を摂取した場合と比較することで，GI値は計算される。55以下が低GI，70以上が高GIと考えられている[94]。多くの要素が食物への血糖応答に影響している。その要素としては，炭水化物のタイプ（例：ブドウ糖，果糖，ショ糖，乳糖，アミラーゼ，難消化性デンプン），調理法（長時間調理するほど，デンプンはバラバラになる），食品加工のタイプ，脂肪やタンパク質などの他の食事構成要素などがあげられる。

追加の参照すべきものとして，血糖負荷がある。それは，食事に含まれる炭水化物の量も質も考慮するものであり，GI値に1回の食事に含まれる炭水化物グラム数をかけて計算される。Jenkins ら[95]の報告によると，血糖降下薬で治療中の2型糖尿病患者に対して，食事のGI値を下げたところ，血糖コントロールが改善し，冠動脈心疾患のリスクが減少し，HbA1c値も若干低下した[95]。知的レベルの高い患者に対してGI値が役立つことがあるが，炭水化物を含む食物をより上手に選択するためのガイドとして，GI値はむしろ一般の人に役立つかもしれない。というのも，ほとんどの加工された単糖のGI値は高いのに対して，全粒粉製品のGI値は低いからである。

▶タンパク質

腎機能が正常な糖尿病患者について，通常のタンパク質摂取量（総エネルギー量の15〜20％）を修正すべきであると提言するには，エビデンスが不十分である[29]。糖尿病のコントロールが良いと，食事でとられたタンパク質の約半分がグルコースに転換されるが，摂取タンパク質由来のグルコースは全身循環中にも現れず，血糖値も上げない。しかし，2型糖尿病患者では，血糖値は上昇しないのに，摂取されたタンパク質によってインスリン応答が増加することがある。したがって，タンパク質は，急激な低血糖の治療や夜間低血糖の予防に用いてはならない[79]。

慢性腎臓病（chronic kidney disease：CKD）の初期段階の患者では0.8〜1.0 g/kg/日に，後期段階の患者では0.8 g/kg/日に，摂取タンパク質量を制限すると，腎機能測定値（尿中アルブミン排泄率，糸球体ろ過率）が改善することがある[80]。糖尿病性腎症の患者では，摂取タンパク質量を1 g/kg/日未満にすると，糸球体ろ過率では改善はなかったが，アルブミン排泄率が改善したと報告されている[96〜99]。低アルブミン血症（栄養不良のマーカー）は，摂取タンパク質量が0.7 g/kg/日未満で起こると報告されている[98,99]。糖尿病性腎症が進んだ患者（CKDステージ3〜5）では，低アルブミン血症とエネルギー摂取量は管理されなければならない。また，不足を是正し，栄養不良の潜在的なリスクを予防するために，タンパク質とエネルギー摂取量には変更が加えられなければならない。このように，タンパク質制限食は推奨されない[98,99]。動物性タンパク質に比べ，大豆タンパク質のほうが優れているかもしれないが，これについては，さらなる検討が必要である。小規模な研究では，動物性タンパク質に比べて，大豆タンパク質を含む低タンパク食によって，尿タンパクが減少したと報告されている[100]。

▶脂肪

脂肪の推奨量は，治療目標によるであろう。糖尿病患者では，動脈硬化症と心血管疾患のリスクがより高いため，成人高コレステロール血症の発見・評価・治療に関する，全米コレステロール教育プログラム（NCEP）成人治療専門委員会の第三報告（ATP Ⅲ）で推奨される食事と同等のものが推奨される。飽和脂肪酸とトランス型脂肪酸は，血清総コレステロールと低比重リポタンパク質コレステロール（LDL コレステロール）を増加させる可能性がより高いことを考えれば，総カロリーの 7％未満にすることが推奨されている。一方，多価不飽和脂肪酸は，HDL コレステロール値を下げる傾向があり，酸化されやすいので，総カロリーの 10％までにすることが推奨されている。一価不飽和脂肪酸は，最大でも食事中の 20％までとされている。この 25～35％という脂肪全体に関する推奨では，炭水化物の代わりに不飽和脂肪酸を多めに摂取することがみとめられている。

地中海食では，果物，野菜，パン，小麦，他の穀類，ジャガイモ，豆，ナッツ類，種実類，オリーブ油を多く摂取し，赤身肉と卵の摂取を抑えられ，一価不飽和脂肪酸の摂取量が多くなる。この地中海食を忠実に食べると，2 型糖尿病へ進展するリスクが低下した[101]。米国心臓病学会と米国糖尿病学会は，少なくとも週 2 回は魚を食べるか，場合によっては魚油サプリメントをとることを推奨している。α-リノレン酸からではなく，魚か魚油サプリメントから n-3 系（ω3）脂肪酸をとると，心血管疾患の転帰に有益に働く[102]。

▶食物繊維

糖尿病患者が様々な食物繊維を含む食物を選ぶよう推奨されるのは，食物繊維が健康全般に対して重要なビタミン，ミネラル，他の構成要素の供給源となるためである（3 章参照）。米国糖尿病学会の糖尿病患者に対する食物繊維摂取の推奨量は，14 g/1,000 kcal で，健常人と同じである。食物繊維に関する食事摂取基準の推奨量は，脂質レベルと食物繊維摂取量との一貫性のある強力なデータがあることを前提にし，心血管疾患予防に基づいている[103,104]。Brown ら[105]はメタ解析で，可溶性食物繊維を 1 日 2～10 g 摂取すると，血清総コレステロール値と LDL コレステロール値が有意に低下することを示した。糖尿病のない被験者での研究では，心臓保護作用のある栄養療法の一部として総食物繊維量と可溶性食物繊維量の多い食事をとらせると，総コレステロールは 2～3％，LDL コレステロールは最大 7％，さらに減少した[106]。

食物繊維摂取量が増えると，糖尿病患者の血糖に関する結果が良くなるかについてはエビデンスも示されている。しかし，食物繊維（特に，実際の食物源からの可溶性食物繊維）を比較的多くとると，血糖コントロールに有益かもしれない。このことは，食事摂取基準以上に食物繊維を摂取することの推奨根拠になるかもしれない。多くの病態生理学的機序が関与しているようであるが，正確なメカニズムははっきりしていない。食物繊維が豊富な食事は，よりゆっくりと消化され，栄養の吸収もさらに長い時間をかけて行われる[95]。ゆっくりと消化されると，糖尿病ではない人ではグルコースとインスリンの応答が平坦になり，同じく，調理時間などの GI 値に影響を及ぼす要素もまた，この効果に寄与していると見られる。

Franz ら[80]は，主要栄養素が占めるエネルギー割合が同等で，食物繊維がより多い食事（40～60 g）と食物繊維がより少ない食事（10～20 g）を比較した 5 つの研究について検討を行った。そのうち 2 つの研究では，高/低食物繊維群の間で HbA1c について有意差をみとめなかったが，全般的な血糖値は高食物繊維群で低かった[107,108]。別の研究では，食物繊維を 50 g 含む食事を遵守できた患者でのみ HbA1c 値は 2％減少した[109]。残りの 2 つの研究では，すべての食物からの食物繊維を 1 日 30～50 g 含み，可溶性食物繊維（7～13 g）に特に力点をおいた食事は，低繊維食に比べて血糖値を低下させるように見えた[80,107]。可溶性食物繊維には，特に血漿コレステロール値と LDL コレステロール値を低下させる働きがあると思われる。また，胃内容物の排出を遅らせることができ，食物が通過する時間を延ばすことで血糖値を下げるのに役立つのかもしれない。食事の満腹感が持続し，食欲がさらにうまくコントロールされるというのも，付加的な長所である。難溶性食物繊維は全粒粉パン，ふすまシリアル，豆類，玄米，野菜，多くの果物に含まれるが，可溶性食物繊維をオート麦，豆，果物，野菜からとることが推奨されている[110]。超高食物繊維食（＞ 75 g/日）には，鼓腸，腹部膨満感のような短所がいくつかあることに注意が必要である[111,112]。

▶甘味料

甘味料は糖尿病患者の生活の質（QOL）に重要な一面をもつ。糖尿病患者は，かなりのエネルギーを含む甘味料（栄養的）と，含まない甘味料（非栄養的）の違いを理解しなければならない。**表 61.5** と**表 61.6** には，多くの入手できる栄養甘味料と非栄養甘味料について，比較概要が書かれている[113,114]。

ショ糖，果糖，糖アルコール（ポリオール）などのすべての栄養甘味料は，必ずある程度の高血糖を引き起こす。また，グラニュー糖（table sugar）として知られているショ糖は，他の炭水化物と同等の血糖応答を起こすありふれた糖である。ショ糖は，血糖コントロールの悪化を起こすことなく，等カロリーの他の炭水化物と代替可能とされているが，Coulston ら[115]は，代替ではなく，全摂取量へのショ糖の追加は，血糖値と血清脂質値の上昇をもたらすと結論づけた。果糖は，代謝にインスリンをまったく必要とせず，血糖値への影響も小さい。しかし，高トリアシルグリセロール血症をさらに悪化させないために，果糖摂取は総カロリーの 20％未満に抑えるべきである[116]。

ソルビトール，マンニトール，キシリトールなどの糖アルコール（ポリオール）は，水素化単糖類，水素化二糖類，

表 61.5 栄養甘味料

種類	kcal	ショ糖に対する甘味度合い	備考
ショ糖	小さじ1杯16 kcal		砂糖（ブドウ糖＋果糖）
果糖	小さじ1杯11 kcal	110〜200%	最も甘い糖
糖アルコール：	(平均2 kcal/g)		
D-タガトース	1.5 kcal/g		
エリスリトール	0.2 kcal/g	60〜80%	調味料，成形補助剤，保潤剤，安定剤，増粘剤，キレート剤，品質改良剤
HSH	3 kcal/g	25〜50%	水素化デンプン加水分解物ともよばれる，マルチトールシロップ
イソマルト	2 kcal/g	45〜65%	膨張剤
ラクチトール	2 kcal/g	30〜40%	膨張剤
マルチトール	2.1 kcal/g	90%	膨張剤
マンニトール	1.6 kcal/g	50〜70%	20 g以上の摂取で緩下剤効果の可能性あり
ソルビトール	2.6 kcal/g	50〜70%	50 g以上の摂取で緩下剤効果の可能性あり
トレハロース	4 kcal/g	45%	品質改良剤，安定剤，保潤剤
キシリトール	2.4 kcal/g	100%	

(Adapted with permission from the American Dietetic Association. Position of the American Dietetic Association: use of nutritive and nonnutritive sweeteners. J Am Diet Assoc 2004;104:255–75.)

表 61.6 米国食品医薬品局（FDA）に承認された非栄養甘味料

種類	キロカロリー	一般的名称	血糖応答	加熱による甘味力の減少	ショ糖に対する甘味	1日摂取許容量
アセスルファムカリウム	0 kcal/g	サネット：Sunett，スウィーティングセイフ：Sweet'n Safe，スウィートワン：Sweet One	なし	なし	200	15 mg/kg体重/日
アスパルテーム	4 kcal/g	ニュートラスウィート：NutraSweet，イコール：Equal，シュガーツイン（青箱）：Sugar Twin（Blue box）	限定的	過度の加熱で分解される	160〜220	50 mg/kg体重/日
ネオテーム	0 kcal/g		なし	なし	8,000	18 mg/kg体重/日
サッカリン	0 kcal/g	スウィーティング・ロー：Sweet'N Low，スウィートツイン：Sweet Twin，スウィーティング・ロー・ブラウン：Sweet'N Low Brown，ネクタスウィート：Necta Sweet	なし	なし	200〜700	12 mg/kg体重/日
ステビア配糖体（*Stevia rebaudiana Bertoni*）	2.7 kcal/g	Stevia：ステビア	限定的	なし	200〜300	0〜2 mg/kg体重/日
スクラロース	0 kcal/g	Splenda：スプレンダ	なし	なし	600	5 mg/kg体重/日

(Data from American Dietetic Association. Position of the American Dietetic Association: use of nutritive and nonnutritive sweeteners. J Am Diet Assoc 2004;104:255–75; Bloomgarden Z. Nonnutritive sweeteners, fructose, and other aspects of diet. Diabetes Care 2011;34:e46–51; and Food and Drug Administration website: http://www.fda.gov/AboutFDA/Transparency/Basics/ucm214865.htm.)

オリゴ糖類に分類され，よりゆっくりと吸収される。これらには確かに2 kcal/gのカロリーが含まれるが，小腸で受動拡散によって吸収されるのは一部なので[114]，1 gあたりのエネルギー値は低くなり，血糖応答も小さくなる。糖アルコールには下剤効果があることが知られており，下痢または他の胃腸障害を引き起こす場合があるので，糖アルコールを大量に（例：マンニトールで20 g/日以上，ソルビトールで50 g/日以上）摂取する時には，注意が必要である。栄養甘味料を含める場合には，添加物ではなく，炭水化物源の代替として使用されるべきである。しかし，カロリーと炭水化物を余分に加えずに，これを実行するのは困難である。

非栄養甘味料は，カロリーを増やすことなく，もしくは血糖応答を引き起こすことなく，非栄養甘味料によって風味を加えることができるので，糖尿病患者にとって，利点がある。非栄養甘味料は味覚受容体と相互作用する，いくつかの異なる化学的分類に由来し，通常甘味の要素としてはショ糖の30〜13,000倍を超える[117]。現在のところ，6つの非栄養甘味料が米国食品医薬品局（Food and Drug Administration：FDA）によって承認されており，糖尿病患者に用いる食品添加物として規制され，血糖応答変化には影響を与えないと報告されている。さらに，その中には加熱しても壊れず，料理や焼く時に使用できるものもある。個々の非栄養甘味料の比較概要に関しては，**表 61.6**を参照のこと。

甘味料は食欲に対してはっきりと効果があるため，非栄養甘味料を使う人は，より多くのカロリーを摂取し，体重が増加する傾向があると，いくつかの研究結果では示されている。しかし，この問題についてのデータは，論議をよぶところであり[118〜120]，信頼できる結論には，さらなる研究が待たれる。

表 61.7　カーボカウントのレベル

レベル	糖尿病のタイプ	説明
レベルⅠ：基礎	1 型，2 型，妊娠	カーボカウントの主要概念：どの食品が炭水化物を含むか，1 人前の量，甘い物と甘い飲み物を避けることと，炭水化物の一貫性を認識する
レベルⅡ：中等	1 型，2 型，妊娠	食品，薬物療法，運動によって血糖値がどのように影響され，管理されているかを理解すること，パターン管理と必要であれば減量に焦点をあてる
レベルⅢ：応用	1 型	速効型インスリン［訳註：最近では超速動型インスリンを使用することが多い］と炭水化物をあわせるために，1 日に複数回の注射やインスリンポンプを使用している場合は，炭水化物-インスリン比の計算方法を教えること

3 つのレベルいずれにおいても，食事量をコントロールすることに重点が置かれる。
(Adapted with permission from Gillespie SJ, Kulkarni KD, Daly AE. Using carbohydrate counting in diabetes clinical practice. J Am Diet Assoc 1998;98:897–905.)

表 61.8　炭水化物を含む食品グループで炭水化物 15 g に相当する例

デンプンまたは穀類	果物	ミルク	デザート	組合せ食品
ベーグル大 1/4 個	小さな生の果物 1 個	牛乳コップ 1 杯	5 cm 角のケーキ，または砂糖衣をつけていないブラウニー	キャセロール 1/2 杯
パン 1 枚	バナナ 1/2 本	チョコレート牛乳コップ 1/2 杯	小さなクッキー 2 枚	サンドイッチ 1/2 個
直径 15 cm のトルティーヤ 1 枚	シロップ漬け果物 1/2 個	豆乳コップ 1 杯	バニラワッフル 5 枚	野菜入りミートシチューカップ 1 杯
調理済みシリアル 1/2 カップ	ドライフルーツ小さじ 2 杯	プレーンヨーグルトコップ 1 杯	無糖プリン 1/2 個	小さなタコス 1 個
パスタ 1/3 カップ	小さなブドウ 17 粒		砂糖またはハチミツ小さじ 1 杯	
米 1/3 カップ	メロン 1 カップ		プレーンアイスクリーム 1/2 カップ	
クープ 1 カップ	ベリー 3/4 から 1 カップ		シャーベットまたはソルベ 1/4 カップ	
コーン 1 カップ				
マッシュポテト 1/2 カップ				
クラッカー 5 枚				
ポップコーン 3 カップ				
ポテトチップスまたはトルティーヤチップ 3/4 オンス				
調理済み豆類またはレンズ豆 1/2 カップ				

▶食品交換

患者とほとんどの医療関係者は，伝統的な交換表の使用をやめ，食事計画へ移行した。伝統的な交換表は，似たような食物中の炭水化物だけではなく，脂肪とタンパク質の比率も見積もっていた。1/2 カップの野菜のような一般的な食品中の炭水化物量を同定するのに，食物交換は依然有用であり，炭水化物 15 g 相当というように，定量化するものである。したがって，この傾向では，全炭水化物量のグラム数もしくは，ある選択肢が炭水化物 15 g に相当するといった炭水化物の「選択」に重きが置かれる。炭水化物 15 g を選択する例として，パン 1 枚，1/3 カップのパスタか米，小さなリンゴ 1 個があげられる。また，飽和脂肪酸なのか，一価不飽和脂肪酸や多価不飽和脂肪酸なのかといった脂肪のタイプにはより重きを置いて，脂肪摂取についても取り組むべきである。教育におけるこの転換により，交換で複数の食品を一括りに扱うのではなく，具体的に炭水化物や脂肪を認識することがさらに強調されることになる。

▶カーボカウント

炭水化物の摂取は食後血糖値に影響する主な栄養素であるので，カーボカウントと炭水化物を認識することは，非常に重要である[121]。カーボカウントにより，食物選択における自由度が増し，血糖コントロールが促進される[122]。炭水化物摂取量を推定する他の方法としては，交換システムと経験に基づく推定がある[123]。すべての糖尿病患者にとって，炭水化物を認識することは有用であるが，1 型糖尿病の治療においては不可欠である。そのため，1 型糖尿病患者は，血糖に対する食事の効果を知っており，インスリン投与量に食物摂取量をより上手に合わせることができる。

カーボカウントのモデルは栄養戦略で，患者は食物中の炭水化物量に関する知識をもつ必要があり，患者が血糖値を測定し，食事中の炭水化物量を決定するために数学的変換を実行する能力に大きく依存している。カーボカウントには 3 つ（基礎，中等，応用）のレベルがあり，食品中の炭水化物量やそれに相当するものが，いったん維持され，血糖値が安定すると動機づけられた糖尿病患者では，上のレベルへ進めていくことができる（**表 61.7**）。

カーボカウントでは，食物を同じような炭水化物相当量のカテゴリーに配置する，グループ化方法を使用している。カーボカウントでは，炭水化物の総グラム数によって，

Ⅳ

または炭水化物15 gに相当する思われる1サービングによって，摂取量を推定する（**表61.8**）。例えば，1カーボサービングは，デンプン，穀物，果物，ミルクでの炭水化物15 gに等しい。この方法に従う能力が患者にあると，食品選択時に選択肢を大きく広げることができる[124]。

▶微量栄養素

様々なビタミン，ミネラル，微量元素のサプリメントは，常に関心をもたれている。クロム，カリウム，マグネシウム，バナジウム，亜鉛といった微量元素やミネラルと，それらの糖尿病における血糖コントロールに対する効果に，研究者たちは興味をもっている。しかし，おそらく本当に欠乏している場合を除いて，これらの微量元素のどれをとっても，補充によって有益な効果があるというエビデンスはわずかで，納得させられるものではない。

血糖コントロールが不良もしくは利尿薬を内服中である場合，血清マグネシウム値が低いことがある。そのため，欠乏があるかどうか，血液検査で血清マグネシウム値を調べることが推奨されている。

ビタミンE，ビタミンC，カロテンを常に補充することは，有効性のエビデンスが不十分である上，長期使用の安全性に不安があるため，すすめられない。糖尿病と心血管疾患を有する患者において，ビタミンEを補充しても心血管イベント，細小血管合併症，血糖コントロールに有益な効果がないことが判明した[125]。ビタミンB_1，B_6，B_{12}は糖尿病性末梢神経障害の治療に用いられることがあるが，その有益性を強く支持するエビデンスはない。

クロムはグルコース代謝に肯定的な効果をもっていると見られる。しかし，いくつかの研究結果は矛盾するものであり，常に補充することは現在，推奨されていない。ビタミン，ミネラル，微量元素の欠乏が疑われるか，その可能性がある場合には，補充が指示される。ハイリスクの集団には，高齢者，妊婦・授乳婦，厳格な菜食主義者，カロリー制限をしている患者，血糖コントロールが不良な患者，微量栄養素の代謝を変えるような薬物を使用している患者がいる。糖尿病の有無にかかわらず，葉酸補充は妊娠のアウトカムを改善するとされている。

さらに，少ない日光浴，加齢または乳糖不耐症（ビタミンD強化ミルクの摂取の低下）の結果として，多くの人でビタミンD欠乏が報告されている。さらなる研究が必要ではあるが，ビタミンD不足と血糖コントロールの関連を示す文献もある[126]。カルシウムは，1日あたりの摂取量が1.0～1.5 g以下であれば，特に高齢者において，補充が指示される。

まとめると，ビタミン，ミネラル，微量元素の補充は，本当に欠乏していない糖尿病患者において有益であるというエビデンスは弱く，いずれの補充も，血糖コントロールに明らかな有益性はない。簡単な経口サプリメントによって正常な血糖が容易に得られるというのであれば，明らかに魅力的なことであったであろう。適切な食事をとれば，糖尿病のコントロールにおいて，サプリメントの果たす役割はほとんどない，もしくはまったくなく，ビタミンと微量元素についての一般的な栄養ガイドラインに従うべきである。

運動

米国スポーツ医学会では，運動を「骨格筋の収縮により生み出され，エネルギー消費をかなり増やす身体的な動き」と定義している。定期的な運動はすべての糖尿病患者で強く奨励されており，日々のライフスタイルに組み入れられるべきである。現在のところ，米国糖尿病学会と米国スポーツ医学会は，中等度以上の有酸素運動，150分/週を少なくとも週3日以上に分け，さらに中等度以上のレジスタンス運動を週2，3日行うよう推奨している[127]。運動には，血糖コントロール，体組成，高血圧，高脂血症，肥満への有益な効果があり，心理的効果もある[128~130]。SnowlingとHopkins[129]は，130～270分/週の運動を6ヵ月間行うと，HbA1c値が平均0.8%低下すると報告した。130～270分/週という範囲は，糖尿病患者において，細小血管・大血管・非血管系合併症の減少を促進するものであった。また，身体的活動はインスリン感受性を増すので，運動の強度と持続時間によっては，食後に運動したり，炭水化物を追加摂取したり，いつもよりインスリンを少なくしたり（≦50%）するなどの，低血糖を防ぐための調整が推奨される。

運動計画を処方する際には，特別な予防措置を考えなければならない。また，糖尿病患者では心血管疾患，神経障害，腎症，網膜症発症のリスクがより高いことが知られているので，運動プログラムが適切であると確かめるために，さらなる評価を行い，これらの合併症が存在しているのかどうか，また，合併症の進行度合いを判断する正当性がある。例えば，心血管疾患は糖尿病患者の主な死因である。したがって，どのような運動プログラムであっても，ハイリスクの患者が始める前には，慎重な心臓の評価が行われるべきである。この評価には，負荷漸増法による運動負荷試験が含まれることもある。運動プログラムを開始する前に医師に相談することは，ハイリスクの患者でなくても常にすすめられる。

さらに考慮すべきこと

▶小児

小児糖尿病患者の栄養療法の第一の目標は，正常な発育と発達を促し，良好な血糖コントロールを達成し，低血糖を予防し，合併症のリスクを減少させることである。1型糖尿病の子どもと2型糖尿病の子どもで栄養管理が異なるのは，1型糖尿病の子どものほとんどは診断時にやせているのに対し，2型糖尿病の子どものほとんどが太っているからである。

1型糖尿病

小児糖尿病患者の栄養計画を作成する際に，成長に十分なカロリーを提供することは，常に気をつけられてきたことである。1型糖尿病の子どもと両親には，子どものエネルギー需要の増加に対してインスリン量を調整するように指導する必要がある。また，血糖値を低く抑えようとして食事を控えたり，ノンカロリー食品で代用したりすることに対して警告する必要がある。特に診断後の最初の数年間は，子どもの年齢・性別と比べ，適切に成長しているかどうか確認するために，年数回は観察評価されるべきである。成人と同時に，栄養計画は子どもの希望と好みにあわせて設計され，慎重に評価され，子どもの成長に応じて再調整されるべきである。米国糖尿病学会では，1 型糖尿病患者の年齢によって，HbA1c 目標値を徐々に厳しくするよう推奨している。0～6 歳では 7.5～8.5%，6～12 歳では 8% 未満，13～19 歳では 7.5% 未満，19 歳以上では 7% 未満となっている[29]。幼少期の標準的な発育段階と思春期の発達と，それらが糖尿病管理にどう影響するかをよく知っている小児内分泌専門医，看護師，栄養士，そしてメンタルヘルス・カウンセラーからなる糖尿病チームによって，ケアと教育が提供されるべきである[131]。

2 型糖尿病

若年の 2 型糖尿病患者の有病割合が増加していることは，小児肥満の蔓延と関連している。肥満はインスリン抵抗性を引き起こすが，10～19 歳の子どもにおいて，最も強力で修正可能な 2 型糖尿病へのリスクファクターが肥満である。特に少数派人種（例：アフリカ系アメリカ人）において，2 型糖尿病の発生率が増加したことは，小児肥満の有病割合が増加したことと関連している。血糖を正常化するための薬物療法や，減量を促すための食物摂取や運動での生活習慣改善，合併症のコントロールが，治療としてあげられる[132]。現在のところ，小児における使用を米国食品医薬品局（FDA）が承認しているのは，インスリンとメトホルミンのみである。

▶高齢患者

65 歳以上の人々における 2 型糖尿病は，公衆衛生上の大きな問題である。インスリン感受性の低下は，正常な老化と関連するものである[133～135]。というのは，おそらく，グルコース輸送体である GLUT4 の筋での密度が低下し，それがインスリン抵抗性につながるからである[136]。また，加齢にともなう生物学的変化は，内臓脂肪量の増加，運動の減少，ミトコンドリアの機能障害，ホルモンの変化，酸化ストレスの増加，炎症などの，インスリン感受性の低下にもつながっていると見られる[137]。併存症，認知機能障害，運動機能障害の存在は，特に高齢者で，糖尿病管理に影響している。抑うつと認知症は，高齢糖尿病患者ではさらによく見られ，自己管理の困難を伴い，血糖コントロール不良につながる。糖尿病のない高齢者に比べ，高齢糖尿病患者は，400 m 歩くことや，重い物を持ち上げること，家事をすること，レジャー活動に参加することが困難であり，運動機能障害を 2～3 倍多くもっているようである[138]。

臨床的治療として，生活習慣介入が推奨されている。過体重や肥満の高齢者に対し，減量をすすめることは適切である。対照的に，高齢者向け施設にいるような衰弱している高齢者に，減量を推奨するのはふさわしくないだろう[139]。2 型糖尿病をもっていることを除けば健康で，5 年以上の余命が期待される高齢者については，米国糖尿病学会では HbA1c 7% 未満という目標が推奨されている[29]。しかし，より多くの研究が必要ではあるが，複数の併存症，運動機能障害，または，余命が短いと思われる高齢者については，それほど厳しくない HbA1c 目標（すなわち，8% 未満）にしたほうが，有益であるかもしれない[140]。高齢患者の糖尿病治療における，重篤な合併症の 1 つは，低血糖である。腎機能障害，インスリン抵抗性改善薬かインスリンの併用投与，運動，食事を飛ばすこと，カロリー制限，最近入院し多くの薬物療法を受けていること，およびサリチル塩，スルホンアミド，フィブリン酸誘導体，ワーファリンによる治療が，低血糖と関連する要素としてあげられる[141]。

薬理学

2 型糖尿病患者が血糖値をコントロールするためには，食事療法と運動療法で十分かもしれない。しかし，目標 HbA1c 値を達成できない患者には，個々のニーズにあわせた様々な組合せで，糖尿病に関する最新の薬理学的レジメンが役立つ。現在，糖尿病に対しては 7 種類の経口剤が使用できる。メトホルミン，スルホニル尿素薬，メグリチニド（meglitinides），D-フェニルアラニン誘導体，チアゾリジンジオン，α-グルコシダーゼ阻害薬，ジペプチジルペプチダーゼ-4（DPP-4）阻害薬（**表 61.9**），および配合剤である。低血糖のリスクが最も大きいのはインスリンである。対照的に，いずれの糖尿病薬物療法もしていない人が，低血糖症状を経験するリスクはまれである。患者と医療関係者は，食事と薬物療法が低血糖と血糖コントロールに及ぼす効果を理解しなければならない。

▶インスリン療法

1 型糖尿病と診断されたすべての人間に対して，インスリン療法が指示される。1 型糖尿病と診断されたならば，血糖値がほぼ正常の人でも（「ハネムーン」の期間か潜在性成人自己免疫性糖尿病），現在のエビデンスでは，β 細胞機能が消失した場合に備えることと，膵島機能を少しでも保存するために，ただちにインスリン療法を開始することが推奨されている。1 型糖尿病であれば，一般に，持効型インスリンと，速効型もしくは超速効型インスリンの両方の投与を開始すべきである。患者が頻回に血糖自己測定すると治療の助けになる[142]。患者は食前（目標血糖値 70～130 mg/dL）や，時々は食後 2 時間（目標血糖値 140～180 mg/dL），就寝前（目標血糖値 100～140 mg/dL）に血糖測定することもすすめられ，高血糖や低血糖症状がある時や，時には夜間にも，血糖測定をしてもよい。血糖値異常の程度によりインスリン投与量を調節するが，そのほとんどは，10～20% の増分に収まるはずである。**表 61.10** に，現在用いられているインスリンの概要を示す。

▶ハーブ系サプリメントと補完代替医療

ハーブ系サプリメントや補完代替医療は，多くの文化で糖尿病治療に広く使用されている。ハーブ系サプリメントは，従来の糖尿病薬物療法の代わりとして使用されるべきではない。これらの化合物の中には，有益性が観察されたものもあったが，現在のところ，どのようなハーブ治療も，糖尿病の治療で推奨するには，データが不十分である。また，場合によっては，これらの療法には有害作用が存在することもある。さらに，報告された投与量では一般には忍

表 61.9 経口・注射血糖降下薬

薬物分類	投与経路	作用機序	投与時間・量	副作用・備考
スルホニル尿素薬 ●グリメピリド（アマリール） ●グリピジド（グルコトール） ●グリピジド ER（グルコトール XL） ●グリブリド（ダイアベータ，ミクロナーゼ）	経口	膵 β 細胞膜の ATP 感受性カリウムチャネルに結合して閉鎖させることで細胞膜の脱分極，カルシウム流入，インスリン開口放出が起こり，第 1 相のインスリン分泌を刺激する	1 日 1，2 回	糖尿病ケトアシドーシスでは禁忌；1 型糖尿病治療には使用しない；患者は過度のアルコール摂取を避けるべき（低血糖のリスクを高める）；体重増加・嘔気・下痢・胸焼けを起こすことがある；肝機能検査をすること
ビグアナイド系 ●グルコファージ（メトホルミン） ●グルコファージ XR（メトホルミン XL）	経口	肝臓での糖新生を抑制，腸管からの糖吸収を抑制	1 日 2，3 回；XR は 1 日 1 回	食事中・食後に服用すると忍容性が向上（胃腸障害を減らす）；軽度腎不全（クレアチニン＞1.4〜1.5 mg/dL）では使用しない；過度のアルコール摂取は避けるべき（乳酸アシドーシスのリスクを高める）；嘔気・嘔吐・下痢・鼓腸・腹痛・コバラミン（ビタミン B_{12}）欠乏・無気力（身体虚弱・体力低下）を起こすことがある
α－グルコシダーゼ阻害薬 ●ミグリトール（グリセット） ●アカルボース（プレコース）	経口	小腸刷子縁で多糖類を分解する酵素（αグルコシドヒドラーゼ）を競合的かつ可逆的に阻害；単糖が小腸から吸収されるのを遅らせ，食後高血糖を抑制	各食前に内服；食事の最初の一口と一緒に内服	炎症性腸疾患，腸閉塞・イレウス，腸管ガスの増加により悪化しうる状況，消化や吸収に伴う状態，結腸潰瘍のような消化器疾患では禁忌；消化器症状（鼓腸・下痢・腹部膨満腹痛）が起こる（発生割合 74%以下）
チアゾリジン系 ●ロシグリタゾン（アバンディア） ●ピオグリタゾン（アクトス）	経口	主に末梢のインスリン抵抗性を減らすことで，インスリン依存性の糖処理を増加：脂肪酸代謝にも影響	1 日 1，2 回（食事中でも食前後でも可）	肝障害が起こりうる；肝酵素は注意深く観察されるべき；体重増加・心不全を起こしうる；うっ血性心不全（NYHA 分類Ⅲ度・Ⅳ度）の患者には使用しない；ロシグリタゾンについては，機序不明だが心血管死亡を増やす懸念があり，その使用については 2010 年に FDA で厳しく制限されるようになった
グリニド系 ●レパグリニド（プランディン） ●セナグリニド（ナテグリニド；スターリックス）	経口	膵 β 細胞からのインスリン分泌増加；短時間作用	食前 5〜30 分	食後高血糖のコントロールは改善し，遷延性低血糖は減少する；低血糖・頭痛・嘔気・嘔吐・下痢・胃のむかつき・関節痛を起こしうる
DPP-4 阻害薬 ●シタグリプチン（ジャヌビア） ●サキサグリプチン（オングリザ） ●リナグリプチン（トラゼンタ）	経口	酵素 4（DPP-4）を阻害することで GLP-1 のようなインクレチンの分解を抑える；インクレチン効果が持続し，様々な機序で血糖コントロールが増強される	通常，1 日 1 回	鼻咽頭炎・上気道感染・頭痛・嘔気・下痢・腹痛・尿路感染症・末梢浮腫を起こすことがある；体重の増減はない
インクレチン・ミメティクス ●エキセナチド（バイエッタ） ●リラグルチド（ビクトーザ） ●エキセナチド ER（ビデュリオン）	注射	グルコース依存性インスリン分泌を刺激し，胃内容排出を遅延させる；グルカゴン分泌を抑制する：食欲を抑制する	食後 1 時間以内に，1 日 1，2 回注射	時間が経つにつれ通常軽快する嘔気；特にスルホニル尿素薬との併用で低血糖；体重を減少させることがある
高血糖治療薬 ●プラムリンチド（シムリン）	注射	胃内容排出を遅延させる；食後のグルカゴンの過剰上昇を抑制する：満腹感をもたらす	ビッグミールの前に注射	重症低血糖を予防するために，本剤開始に際し，インスリン量を減量する必要あり

Table 61. 10 contains a summary of currently available insulins.
NYHA：ニューヨーク心臓病学会。

容性は良好だが，いくつかの化合物では，ハーブと薬剤間で重大な相互作用を起こし，薬効が妨げられるかもしれない[143]。例えば，特にアジアで，最も人気がある薬草の 1 つが朝鮮人参（*Panax ginseng*）である。有効な化合物はギンセノサイド（ginsenoside）であると考えられており，いくつかの前臨床試験では，インスリン抵抗性の改善効果を示した。しかし，ヒトを対象とすると，朝鮮人参製品や ginsenoside RE を経口投与しても，グルコースホメオスタシスの改善，2 型糖尿病の治癒，β 細胞機能・インスリン感受性の改善のいずれも立証することができなかった[144]。より注意すべき問題は，ハーブと薬剤の相互作用である。ギンセノサイドをワーファリンと同時に投与すると，ワー

表 61.10　インスリンの種類

種類	一般名（商品名）	作用発現開始	ピーク	持続時間	備考
超速効型インスリン	インスリンアスパルト（ノボログ） インスリングルリジン（アピドラ） インスリンリスプロ（ヒューマログ）	10～20 分	2 時間	4 時間	市販されているインスリンの中で，最も早く作用する；食事直前もしくは食事中に使用可能
速効型インスリン	レギュラーインスリン（ヒューマリン R，ノボリン R）	30～60 分	2～4 時間	6～8 時間	食事から吸収される糖類をカバーするために食事の 30 分前に注射する
中間型インスリン	NPH インスリン（ヒューマリン N，ノボリン N）	1～3 時間	4～10 時間	10～16 時間	超速効型もしくは速効型インスリンと併用されることが多い；2 型糖尿病では経口薬と組み合わせて使用されることがある；通常 1 日 2 回注射
持効型溶解インスリン	インスリングラルギン（ランタス） インスリンデテミル（レベミル）	1～3 時間	理論上ピークなし（グラルギン）；6～8 時間（デテミル）	20～24 時間（グラルギン）；6～24 時間（デテミル）	食事の時に食物から吸収された糖類をカバーするために，超速効型もしくは速効型インスリンと併用されることが多い；2 型糖尿病では経口薬と組み合わせて使用されることがある；通常 1 日 1 回または 2 回（デテミル）注射
混合型	ノボリン 70/30，ヒューマリン 70/30，ノボログミックス 70/30，ヒューマログミックス 75/25，ヒューマログミックス 50/50	タイプにより異なる	タイプにより異なる	タイプにより異なる	超速効型もしくは速効型インスリンと持効型インスリンをあわせて使用している患者には，1 つのシリンジに両方のインスリンが入っていて便利；巧緻運動障害や視力障害がある，2 つの別々の瓶からインスリンを吸うことが難しい人，瓶ラベルに書かれた指示や量を読むのが困難な人には有用

NPH：neutral protamine Hagedorn.

ファリンの治療効果が減少するようである[145]。医師に知らせることなく，処方薬とハーブ系サプリメントを併用しないよう，米国糖尿病学会は注意を促している。

他のいくつかのハーブ系サプリメントには，いくらかの利益があるのかもしれないが，推奨を正当化できるほど，十分なエビデンスがない。シナモン（シナモンの桂皮〈*Cinnamon cassia*〉）による，インスリンシグナル伝達増強とグリコーゲンシンターゼ活性増強の効果については，一定の結論が得られていない。ヒトを対象とした試験では，1～6 g/日の使用量で調査が行われた。短期的投与によって，空腹時血糖（値）はわずかに減少（5～24%）したと報告された。しかし，一定の結論は得られなかった[146]。また，数は少ないがアーユルヴェーダ医療で使用されるハーブ療法の中には，血糖に関するいくつかの有益性が見られるものもあった。ゴーヤ（*Momordica charantia*）は，アデノシン一リン酸キナーゼの活性化を通してインスリン抵抗性を改善すると見られるが，研究を見直しても十分なエビデンスは見つからず，むしろ胃腸障害が報告されていた[147,148]。フェヌグリーク（fenugreek〈*Trigonella foenum-graecum*〉）には 4-ヒドロキシイソロイシンが含まれており，インスリン分泌を増強する可能性がある[149]。しかし，Basch ら[150]は，矛盾する結果と，一時的な下痢・鼓腸・めまいといった有害作用を報告した。ギムネマ（gymnema〈*Gymnema sylvestre*〉）の葉は，糖尿病や高コレステロール，肥満治療のために，アーユルヴェーダ医療で使用されている。葉抽出物 200～400 mg を 1 日 2 回投与すると，わずかだが（HbA1c 最大 0.6%減少），いくつかの小規模試験では，いくらかの有益性が報告されている。

これらの化合物の中には有益性が報告されているものもあるが，どのようなハーブ療法も，糖尿病治療で用いるよう推奨するには現在のデータでは不十分である。さらに，多くの栄養補助食品の有効成分における，純度と広告表示の量について，疑問視されている。糖尿病管理におけるハーブ療法の役割を適切に確立するためには，さらなる研究が必要である。

まとめ

糖尿病は世界規模で広がる慢性病であり，今も増加しつづけ，個人および社会の健康の両方における著しい負担になっている。適応があれば血糖降下薬とあわせて，医学的栄養療法を含む生活習慣の改善が，今もなお糖尿病管理が成功するために不可欠である。例えば，身体活動の原則や，血糖自己測定の必要性，病気の時に薬剤を適切に調整する方法などを教えてもらうことも，糖尿病患者にとって必要不可欠である。多職種からなる健康管理チームは，良好な血糖コントロールを達成し，良好な血清脂質レベルと血圧を実現し，望ましい体重を維持し，他のリスクファクターを改善させて，糖尿病の長期合併症の進展を予防し，この慢性病による疾病と死亡率を減少させられるように，糖尿病患者に寄り添って働くべきである。

(Susan Oh, Rita Rastogi Kalyani, Adrian Dobs／長嶋一昭，藤田直尚 訳)

62 メタボリックシンドローム：定義，インスリン抵抗性との関係，臨床的有用性

「メタボリックシンドローム」という用語は，インスリン抵抗性や高血糖，腹部肥満，脂質異常症（超低比重リポタンパク質-トリグリセリド〈VLDL-TG〉高値，血清高比重リポタンパク質コレステロール〈HDL-C〉低値），本態性高血圧（HTN）といった一群の代謝異常として用いられる。いずれの因子も，2型糖尿病や循環器疾患（CVD）の進展リスクを高める重要な因子である。1930年代以来，2型糖尿病や循環器疾患を伴うメタボリックシンドロームとの関連が認識されてきた。メタボリックシンドロームやインスリン抵抗性またはインスリン感受性，膵β細胞機能や主要因子における複雑な関係の理解が課題となっていたために，症候群の病因に対する理解はあまりなされていなかった。

歴史的概要

1960年代まで，絶対的インスリン欠乏が2型糖尿病における主要な代謝異常であるという考え方が一般的であった。1930年代に行われた研究で，2型糖尿病ではインスリンによるグルコース処理に対する抵抗性があるということが明らかになっても，この考え方は続いていた[1~5]。1960年にYalowとBersonによって開発されたインスリンイムノアッセイによって，ほとんどの糖尿病患者は健常人と比較して血漿インスリン濃度が高いことが立証された[6]。血漿グルコースとインスリン濃度を測定することができるようになり，経口ブドウ糖負荷試験[7]とグルコースクランプ法の開発が進んだ[8]。数あるグルコースクランプの手法の中で，高インスリン正常血糖クランプ法が最も一般的に用いられる。この方法は，持続的にインスリンを注入することで高インスリン血症状態とし，正常血糖を保つために必要な糖注入をもってインスリン抵抗性の指標とする方法である。クランプの間，アミノ酸やグルコース，脂肪酸の安定同位元素で標識したトレーサーを同時に注入することによって，グルコース産生，アミノ酸沈積，超低比重リポタンパク合成，脂肪分解が計算できる[9~13]。これらの方法は臓器特異的インスリン抵抗性やインスリン分泌の複雑な関係を明らかにするために重要であると立証されている。

その後の研究でも，多くの2型糖尿病患者では，脂肪組織（脂肪分解の抑制），肝臓（グルコース産生の抑制），および骨格筋（糖利用増加）においてインスリン作用に抵抗性があると報告されている。糖尿病ではインスリン刺激によるアミノ酸沈積は正常であるが，ヒト免疫不全ウイルス（HIV）関連のメタボリックシンドロームのような別の形態のインスリン抵抗性を有する場合は障害されているのは不思議である[17]。アメリカでは糖尿病の進行に先行してほぼ必ずインスリン抵抗性が生じるという考えが普及している。この考え方は，2型糖尿病の一親等血縁者では早期からインスリン抵抗性が見られ[18]，インスリン抵抗性は2型糖尿病への進展リスクを増加させるという研究結果に基づいている[19~23]。

インスリン抵抗性とインスリン分泌の関係は複雑である。一般的に，インスリン抵抗性は，インスリン分泌増加と肝臓でのインスリン利用低下によって引き起こされ，結果として全身性高インスリン血症をきたす。インスリンは血糖管理の調整役として注目されるが，細胞の増殖に加えて脂質やタンパク質代謝の調整にも重要な役割を果たす。Hollenbeck，Reaven，Yeni-Komshianらは非糖尿病患者におけるインスリン抵抗性を系統的に調べ，健常者では，インスリンによるグルコースの取込みは8倍まで異なると報告している[24,25]。

これらの結果とその後の研究から，インスリン抵抗性の高い患者は低い人と比較して，経口ブドウ糖負荷試験で血漿インスリン濃度や超低比重リポタンパク質，血漿が高値であることが明らかになり，インスリン抵抗性とメタボリックシンドロームの関係が示唆されている[26]。ダイエットの講義の中で，Reavenは，糖尿病は高インスリン血症に伴って起きる唯一の有害な結果ではなく，インスリン濃度の上昇は代謝経路を活性化し脂質異常症と高血圧症に至るという説を打ち出している[27]。この一群の代謝障害をシンドロームXと命名し，その後もインスリン抵抗性や脂質異常症，高血圧症，腹部周囲径の増加と循環器疾患や糖尿病の関係について報告している[28~32]。

メタボリックシンドロームは1998年にWHOではじめて正式に定義された[33]（**表62.1**）。初期の定義では，症候群の主因としてのインスリン抵抗性に焦点を合わせ，インスリン抵抗性に加えて肥満，高血圧症，トリグリセリド高値，HDL-C低値または微量アルブミン尿のうち，いずれか2点以上が存在する場合と定めた。2001年には，全米コレステロール教育プログラムであるAdult Treatment Panel Ⅲ（ATP Ⅲ）の報告では，インスリン抵抗性と循環器疾患の関係について言及された（**表62.2**）[34]。ここでは，脂質および非脂質の異常はすべて代謝に関連していることから，「メタボリックシンドローム」という用語を提唱している。WHOとは逆に，ATP Ⅲではインスリン抵抗性の存在を含めなかったが，腹部肥満を重要視し，腹部脂肪により引き起こされるリスクを提唱している。

最初の提唱以来，メタボリックシンドロームは循環器疾患や糖尿病への進展リスクを増加させる臨床を定義するために用いられてきた。Reaven自身は，診断病態そのものではなく，腹部肥満やインスリン抵抗性，高インスリン血症の有害な転帰における複雑な関係性を理解する概念としてシンドロームXを提唱した。本章の後半では，メタボリックシンドロームの成因，メタボリックシンドロームの病因としてのインスリン抵抗性の重要な役割，臨床現場におけるメタボリックシンドロームの有用性について述べる。

表 62.1　WHO のメタボリックシンドローム診断基準

インスリン抵抗性は次のうちの 1 つの因子で同定される：
- 2 型糖尿病
- 空腹時血糖 >110 mg/dL
- 耐糖能異常 >140 mg/dL
- 空腹時血糖 <110 mg/dL だが，高インスリン正常血糖クランプで糖注入量が四分位で最も低い

次のうちの 2 つの因子を満たす：
- トリグリセリド ≥150 mg/dL
- HDL-C <35 mg/dL（男性），<39 mg/dL（女性）
- BMI >30 kg／m² または腹位幅>0.9（男性），>0.85（女性）
- 尿アルブミン排泄≥20 μg/分，またはアルブミン/クレアチン比≥30 mg/g

(From Grundy SM. Definition of metabolic syndrome:report of the National Heart, Lung, and Blood Institute/American Heart Association conference on scientific issues related to definition. Circulation 2004;109:433–8, with permission.)

表 62.2　国際心臓病，肺，血液学会，米国心臓病学会のメタボリックシンドローム診断基準

	ATPⅢ
HDL-C（mg/dL）	<40（男性），<50（女性）
トリグリセリド（mg/dL）	>150
腹囲（インチ）	>40（男性），>35（女性）
血圧（mm Hg）	収縮期≥130 もしくは拡張期≥85
空腹時血糖（mg/dL）	≥110

ATPⅢ：Adult Treatment PanelⅢ。
(From Grundy SM. Definition of metabolic syndrome : report of the National Heart, Lung, and Blood Institute/American Heart Association conference on scientific issues related to definition. Circulation 2004;109:433–8, with permission.)

表 62.3　統一されたメタボリックシンドローム診断基準

計測	カテゴリーカットオフ値
腹部周囲径の上昇	人種や国に特異的な定義
血漿 TG もしくは薬物治療	≥150 mg/dL
血漿 HDL-C もしくは薬物治療	<40（男性）mg/dL，<50（女性）mg/dL
BP（mm Hg）もしくは薬物治療	収縮期≥130 もしくは拡張期≥85
FBG もしくは薬物治療	≥100 mg/dL

(Adapted from Grundy SM. Harmonizing the metabolic syndrome:a joint interim statement of the International Diabetes Federation Task Force on Epidemiology and Prevention;National Heart, Lung, and Blood Institute;American Heart Association;World Heart Federation;International Atherosclerosis Society;and International Association for the Study of Obesity. Circulation 2009;120:1640–5.)

▶腹部周囲径

肥満（BMI≥30 kg/m²）は循環器疾患や糖尿病のリスクと関係している（**表 62.3**）[35,36]。上半身肥満，特に内臓肥満は，単純肥満よりも循環器疾患へのリスクが高い。腹部周囲脂肪の正確な測定には高額な画像診断が必要となるので，肥満および腹部脂肪増加の指標として腹部周囲径が用いられる[37~39]。現在のところ，腹部周囲径を測定する統一した手法は確立されていないが，熟練した専門家が測定した場合の再現性は高い[40]。一般に用いられる腹部周囲径の測定方法は，肋骨弓の下線と上前腸骨棘の中点，臍部である。大規模研究では，腹部周囲径は腹部肥満とよく相関している[41]。スコットランドの大規模研究において，BMI と腹部周囲径の回帰分析に基づき腹部周囲径のカットオフ値が定められた。BMI 30 kg/m² に該当する，男性約 40 インチと女性 35 インチ［訳注：日本では男性 85 cm 以上，女性 90 cm 以上］が採用された。

腹部周囲径，内臓脂肪，および循環器疾患リスクとの間に密接な関係がある理由は明らかにされていないが，いくつかの機序が提唱されている。ヒトと動物実験の両方で，インスリン抵抗性は脂肪組織のマクロファージの成分に密接に関連がみとめられる。免疫細胞，特にマクロファージは，間質，血漿脂肪酸のいずれか，または両方を増加させることで脂肪組織と行き来する[42,43]。これらの細胞は直接周囲の脂肪細胞に作用する腫瘍壊死因子（TNF）-α やインターロイキン-6（IL-6）などを放出してインスリンの作用を抑え，脂肪酸の放出を促進する。動物実験では，この炎症反応の抑制が肥満関連のインスリン抵抗性に予防的に働く[44]ことが立証されている。

別の仮説では，内臓脂肪組織がインスリン感受性，脂質代謝，および血圧に直接影響するという考えを主張している。腹部内臓脂肪の静脈路から直接肝門脈へ通じ，内臓脂肪から分泌された脂肪酸は，肝臓への脂肪酸輸送を劇的に増加させる（**図 62.3**）。肝臓に届けられた脂肪酸は超低比重リポタンパク質-トリグリセリドとして輸出されるか，酸化あるいは貯蔵される。この経路がうまくいかないと，肝臓での脂肪変性が生じ，その結果，肝臓におけるインスリン抵抗性に至る。血中グルコース値上昇により肝臓の脂肪酸酸化が抑えられるので，この過程は軽度の高血糖でも悪化する。内臓脂肪組織から肝臓への脂肪酸輸送と肝臓での遊離脂肪酸輸送は，内臓脂肪組織のマスを大きくしながら増えるという報告もある[45]。

肝内トリグリセリドと内臓脂肪組織は，お互い強く関連しているので，（内臓脂肪の増大による）腹部周囲径の増大か肝内トリグリセリドの増加が脂質異常症やインスリン抵抗性の独立したリスクファクターであるかどうかは，明らかではない。Fabbrini らは，肥満者を対象にしたコホート研究において，高インスリン正常血糖クランプ法（**図 62.1**）を用いたインスリン感受性と超低比重リポタンパク質-トリグリセリド産生（**図 62.2**）を測定した[46]。患者は内臓脂肪量，次に肝内トリグリセリドを一致させて 2 群に分け，肝内トリグリセリドが高い患者では超低比重リポタンパク質-トリグリセリド産生率は増加し，肝臓，筋，および脂肪組織におけるインスリン感受性は低下した。逆に，肝内トリグリセリドを一致させた患者を内臓脂肪組織の多い群と少ない群の 2 群に分けた場合，超低比重リポタンパク質-トリグリセリド産生とインスリン感受性は低下しなかった。このことは，肝臓における脂肪酸処理の違い（遊離脂肪酸の酸化か貯蔵か）や，結果として生じる肝臓における脂肪変性が，腹部肥満が代謝異常を引き起こすかどうかの決定に主要な役割を担っていることを示唆している。

これらの結果を踏まえ，大きさや数を増やす脂肪細胞の能力差や，余分なカロリー摂取に対する機能の違いが，余分なカロリー輸送と腹部肥満がインスリン抵抗性や脂質異常症を引き起こすかどうかを決定するという研究者もいる。脂肪組織への貯蔵を拡大し，脂肪細胞で脂肪を適切に隔離できないと，血漿遊離脂肪酸濃度が上昇し，肝臓や骨

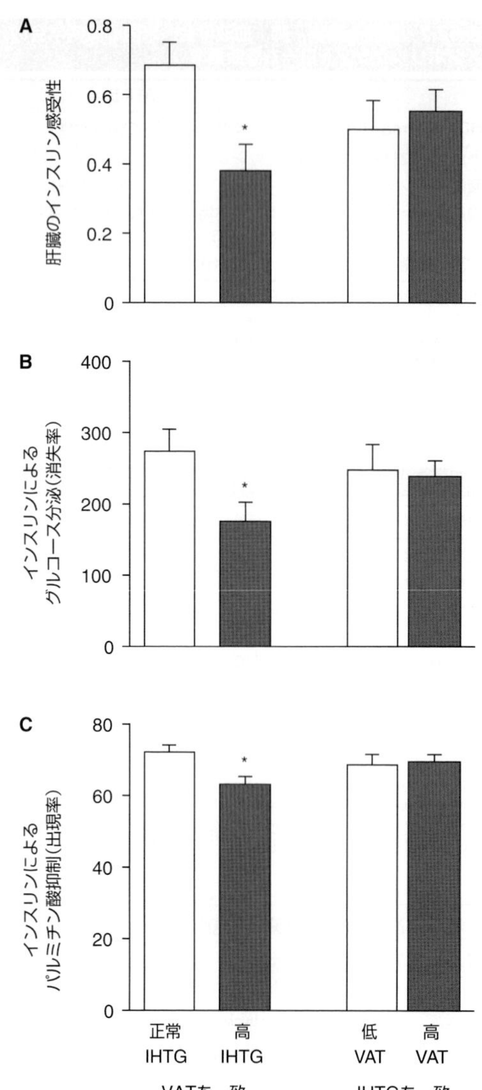

図 62.1 内臓脂肪組織（VAT）を一致させた正常肝内トリグリセリド（IHTG）群と高 IHTG 群のインスリン感受性の比較と，IHTG を一致させた低内臓脂肪組織と高内臓脂肪組織群の比較。A：肝臓，B：骨格筋，C：脂肪組織。

(Reprinted with permission from Fabbrini E, Magkos F, Mohammed BS et al. Intrahepatic fat, not visceral fat, is linked with metabolic complications of obesity. Proc Natl Acad Sci U S A 2009;106:15430–5.)

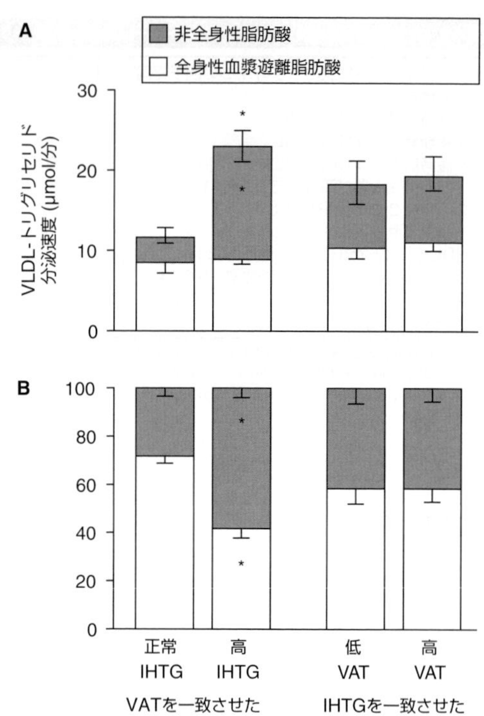

図 62.2 A：VLDL-TG 分泌と全身性，非全身性脂肪酸の相対率，B：内臓脂肪組織（VAT）を調節した正常肝内トリグリセリド（IHTG）群と高 IHTG 群の比較と，IHTG を調節した低内臓脂肪組織と高内臓脂肪組織群の比較。

(Reprinted with permission from Fabbrini E, Magkos F, Mohammed BS et al. Intrahepatic fat, not visceral fat, is linked with metabolic complications of obesity. Proc Natl Acad Sci U S A 2009;106:15430–5.)

格筋（脂肪毒性）など異所性に蓄積される。一般に，脂肪酸は血漿濃度と関連して取り込まれ，遊離脂肪酸供給の増加はグルコース取込みや酸化を抑制し，耐糖能異常を引き起こす[47~49]。この過程は標的器官の膜上の脂肪酸輸送体である CD36 の発現増加によってさらに悪化すると見られる[46]。血漿遊離脂肪酸濃度の上昇や，肝臓と筋肉での脂肪酸の増加は，これらの器官におけるインスリン感受性の悪化に強く関与している[46]。

腹部周囲径が BMI 単独と比べて，インスリン抵抗性や心血管代謝障害のより良い予測因子であるかどうかについては議論の余地がある。腹部周囲径は BMI よりも，より信頼性が高い心血管疾患の指標であるとの報告もある。27,000 人を対象とした研究で，腹部周囲径は性別や民族差にかかわらず心筋梗塞を予期できたのに対し，BMI ではみとめられなかった[50]。さらに，他の因子を調節すると，BMI でなく腹部周囲径は心筋梗塞や一過性脳虚血，脳卒中の予想因子であった[51]。逆に，168,000 人を対象とした Abdominal Obesity Study の国際的評価デーでは，循環器疾患と肥満，もしくは腹部周囲径の関連は，男性におけるオッズ比は腹部周囲径で 1.6，BMI で 1.32 とほぼ同等であった[36]。

糖尿病や脂質異常症への腹部周囲径の予想効果はあまり明確ではない。約 2,000 人を対象とした Dallas Heart Study では，女性でなく男性において，腹部周囲径は糖尿病や脂質異常症の良い予測因子であった[52]。肥満学会，米国栄養学会，米国糖尿病学会によって 2007 年に発表された合意声明では（腹部周囲径の臨床データとしてすぐれたレビューでもある），腹部周囲径は，BMI よりさらに糖尿病や循環器疾患，死亡率を予期しうると報告している[41]。

結論的に，腹部周囲径は高い再現性を保てる臨床現場では確実に測定される。腹部周囲径の増加は腹部脂肪量の増加を意味するが，内臓脂肪組織そのものがメタボリックシンドロームの原因なのか，肝臓における脂肪酸処理が主因なのかは明らかではない。腹部周囲径は BMI 単独よりは，糖尿病や脂質異常症，循環器疾患に移行する高リスク群を割りあてるが，程度の差がある。正常な BMI の値や分布は，集団によって違いがあるので，異なる人種や民族で実証する際に腹部周囲径がより役に立つであろう。

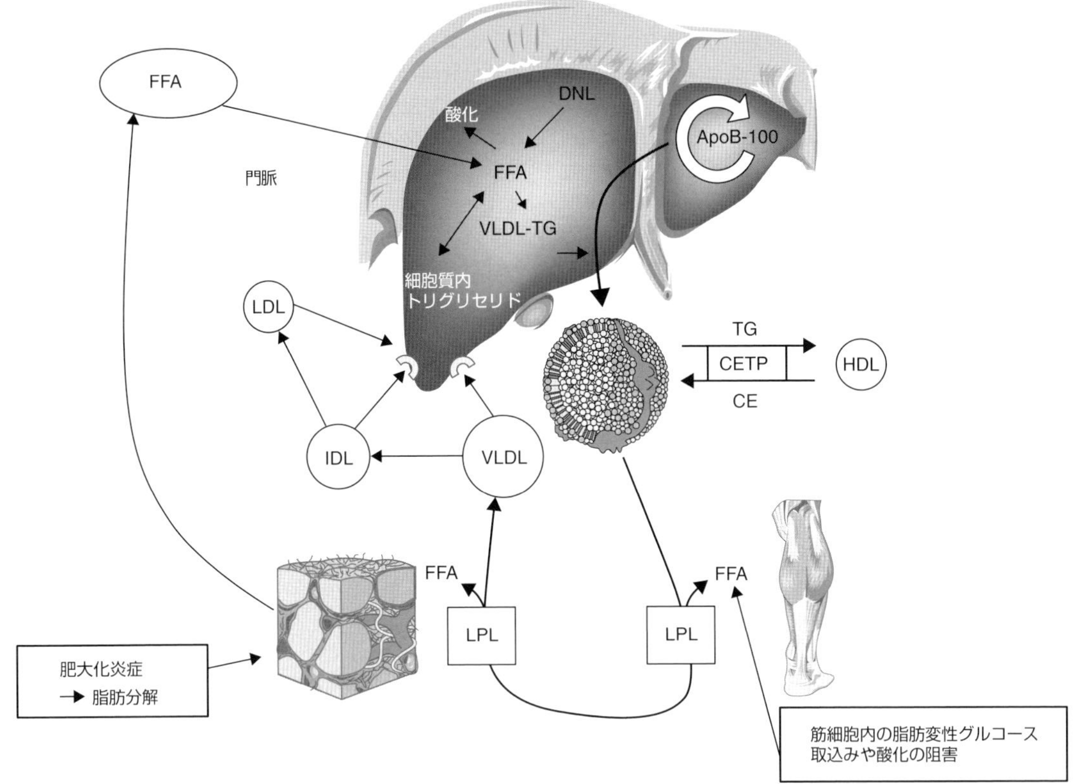

図 62.3　超低比重リポタンパク質-トリグリセリド（VLDL-TG）と遊離脂肪酸（FFA）代謝の関連図。種々の原因で骨格筋からの FFA 分泌が増えると肝臓での FFA 利用が高まり，超低比重リポタンパク質-トリグリセリド合成が促進され，高比重リポタンパク質（HDL）生成が促進される。リポタンパク質リパーゼ（LPL）作用による末梢での FFA から VLDL-TG への供給増加は，末梢でのグルコース取込みや酸化を阻害し，異所性の FFA 沈着を促す。高血糖は FFA の酸化を阻害する。Apo B-100：アポリポタンパク B-100，CE：コレステロールエステル，CETP：コレステロールエステル転送タンパク質，DNL：*de novo* 脂質合成，IDL：中間比重リポタンパク質；LDL：低比重リポタンパク質。
(Courtesy of Bettina Mittendorf.)

▶脂質異常症

脂質異常症はメタボリックシンドロームの他の特徴を有する患者でよく見られ，HIV 感染を含む多くの疾患において，肝臓や脂肪組織，骨格筋におけるインスリン抵抗性をみとめる[53]。内臓脂肪，骨格筋，肝臓における脂質代謝の関連図は**図 62.3** に示している。インスリン抵抗性を有する場合，LDL-C の上昇よりも HDL-C の低下や高トリグリセリド血症が比較的よくみとめられる。しかしながら，最も重要なことは高 LDL-C の治療である。インスリン抵抗性を有する状態で脂質異常を発症した場合，特に粥腫発生によると思われる[54]低濃度LDL-Cの上昇と関連している。驚くべきことに，血清脂質は直接インスリンの分泌に影響を及ぼしていると見られる。HDL-C は実際にインスリン分泌を促進し，膵 β 細胞のアポトーシスを抑制し，脂質異常症とインスリン抵抗性に密接な関係が存在することが明らかにされている[55,56]。それほど重要ではないが，低 HDL-C と高トリグリセリド血症は冠動脈疾患の進行と関連しているという報告は多い。心臓病のリスクファクターを有する患者において LDL-C を低下させることは明らかに有益であるが，HDL-C を増やし，TG を減らす介入を支持するデータはまだ不十分である。

▶高トリグリセリド血症

血漿超低比重リポタンパク質-トリグリセリド高濃度は産生過多やクリアランスの低下，もしくは両方の原因によって起こる。超低比重リポタンパク質-トリグリセリドクリアランスにおける主要な欠陥をもたらす先天性代謝異常が珍しいことから，クリアランスの低下よりも産生過多が原因であることが多い。超低比重リポタンパク質-トリグリセリドは肝臓の ***de novo*** 脂質合成か，皮下脂肪から分泌される血中遊離脂肪酸（全身性遊離脂肪酸），内臓脂肪組織，もしくは肝内の脂質貯蔵（非全身性遊離脂肪酸）から合成される。

インスリン抵抗性があると，高インスリン血症であるにもかかわらず，特に夜間，遊離脂肪酸の分泌率はインスリン抵抗性状態で増加している[57]。利用できる FFA の量の増加と，慢性的な血漿インスリン濃度の上昇に応答して，超低比重リポタンパク質-トリグリセリドの関連タンパク質であるアポリポタンパク B-100 の肝臓での産生は増加する。コレステロールエステル輸送タンパク質によって，超低比重リポタンパク質-トリグリセリド貯蔵が増加すると，超低比重リポタンパク質-トリグリセリドのトリグリセリドから HDL-C へ輸送され，HDL-C クリアランスは上昇する[58]。結果として，一般的に血漿超低比重リポタンパク質-トリグリセリドとHDL-C濃度は逆相関に至る。

減量すると，主として非全身性遊離脂肪酸からの超低比重リポタンパク質-トリグリセリド合成が減少するので超低比重リポタンパク質-トリグリセリド濃度は，通常減少する[59]。このことは，肝内トリグリセリド貯蔵や遊離脂肪酸の *de novo* 合成と，内臓脂肪組織からの遊離脂肪酸の放出を減らすことにより，超低比重リポタンパク質-トリグリセリドが減少していることを意味している。Acipimoxなどの脂肪分解を減少させる薬物介入は，超低比重リポタンパク質-トリグリセリド濃度を減少させて，HDLを上昇させるが，インスリン抵抗性のある患者ではインスリン感受性を改善する。このことから血漿遊離脂肪酸濃度と血糖，脂質代謝が緊密な関係にあるといわれている[60,61]。循環器疾患リスクを減らすためにトリグリセリドを減少させることが臨床的に有用であることを確立したデータは存在しないが（後述），血糖値は適切に管理されているにもかかわらず，超低比重リポタンパク質-トリグリセリドが500 mg/dLを超える場合には，膵炎のリスクを減らすためにトリグリセリドをコントロールする薬物治療が必要ではある。

▶高比重リポタンパク質（HDL）

体重減少，特に腹部脂肪減少やレジスタンス運動，有酸素運動によるライフスタイルへの介入は，HDL-Cを増加させ，インスリン感受性を改善するのにとても有効である。特にインスリン抵抗性のある状況で，HDL-C濃度を増加するための薬物療法が心血管代謝に及ぼす効果は明らかではない。Helsinki Heart StudyとVeterans Affairs HDL Intervention Trial（VA-HIT）では，gemfibrozilで治療された患者は循環器疾患のリスクが約34%減少したが，これらの効果は高トリグリセリド血症より低HDLコレステロール血症で有効であった[62,63]。研究開始時に血漿インスリン濃度の高い集団に最も有効であったことも意外な結果であった。対照的に，Fenofibrate Intervention and Event Lowering in Diabetes（FIELD）やACCORD脂質試験では，糖尿病患者にfenofibrateで治療しても循環器疾患のリスク減少は実証できなかった[64,65]。これらの研究結果が示唆するところは議論の余地があるが，高リスク患者の初期治療として，HDL-Cを増加させる薬物療法を行うべきではないと考えるのが妥当であろう。むしろ，LDL-Cを減少するための介入が初期治療の主目的であるべきだ。さらに，すべてのHDL-Cは均一に産生されるのではなく，血中HDL-Cの生理作用は循環器疾患のリスクを減らすための重要な役割を果たしていそうである[66]。

▶グルコース

空腹時血糖異常は，本態性高血圧や脂質異常症，腹部肥満の患者に共通して見られ，糖尿病や循環器疾患の進展リスクとなる。空腹時血糖異常患者において年間約5%が糖尿病に進展するが，空腹時血糖値が125 mg/dLに近づくにつれて指数関数的にリスクが上昇する。100 mg/dLのカットオフ値は比較的恣意的で，糖尿病リスクと空腹時血糖の関係は連続したものとして見るべきである。耐糖能異常や空腹時血糖異常患者において，ライフスタイルへの介入やメトフォルミン，ピオグリタゾンは糖尿病進展を遅らせる[67,68]。

インスリン抵抗性のある患者において，耐糖能異常や糖尿病は共通して見られるが，どれくらいインスリン抵抗性があれば糖尿病を誘発するかという閾値はかなりばらつきがある。健常で糖尿病ではない人の25%は，糖尿病患者に匹敵するインスリン抵抗性を有する[69]。この調査結果から個々人においてインスリン刺激によるグルコース利用や，インスリン抵抗性の悪化に応答するβ細胞能や末梢組織能にばらつきがあることがわかる[24]。特記すべきことに，空腹時血糖はメタボリックシンドロームや糖尿病のリスクのある患者を特定するのに比較的感度の低い指標である。実際，空腹時血糖異常はインスリン抵抗性を有する患者を見出すのに女性ではわずか28%，男性では48%の感度であることがわかった[70]。したがって，糖尿病や循環器疾患のリスクファクターがある患者で空腹時血糖値が正常だからといって，安心なのではなく，潜在的に糖尿病の疑いが大いにあると見なされるべきである。糖尿病のリスクが高い患者を検出するのに経口ブドウ糖負荷試験はより感度の高い検査であるが，費用や時間的理由から臨床ではあまり使用されない。このため，空腹時血糖のみで判断された多くの前糖尿病段階の患者が，見過ごされる傾向にある。

糖尿病リスクのある患者を同定するために血漿インスリン濃度を用いる点にも問題が多い。β細胞耐糖能は，どの程度のインスリン抵抗性がβ細胞の順応反応を上回るかという閾値を決定するのに重要である。実際，高度の高インスリン血症を有する患者の多くは，糖尿病ではない。あるコホート研究において，インスリン抵抗性がある黒色表皮症の高度肥満女性（BMI = 49 kg/m^2）のインスリン感受性を調べたところ[71]，空腹時血糖も（87 ± 5 mg/dL），経口ブドウ糖負荷試験も正常であるにもかかわらず，やせ型の対照群と比較して，インスリン濃度は6倍であり，インスリン正常血糖高クランプ法では耐糖能は50%低かった。このことから，インスリン抵抗性や高度肥満に順応する膵β細胞能は，糖尿病の予防に重要な役割を果たしていることが明らかである。さらに，高インスリン血症であるにもかかわらず，多くの肥満患者は糖尿病には至っていない。

▶血圧

本態性高血圧は，メタボリックシンドロームの他の構成因子を有する患者で頻繁にみとめられる。インスリン抵抗性が直接的に本態性高血圧に進展するであろうというエビデンスが報告されている。高血圧の家族歴がなく正常血圧の患者よりも，高血圧患者やその一親等血縁者の両方において，インスリン抵抗性がよくみとめられる[72,73]。インスリン抵抗性は高血圧症が続発する主なリスクファクターである。Modanらは2,475人のイスラエル人を対象に，本態性高血圧と経口ブドウ糖負荷試験（100 g ブドウ糖負荷）の関係を系統的に調べるコホート研究を行った[74]。ともに最も軽症であっても，耐糖能と本態性高血圧には強い相関があり（$p < .001$），年齢や肥満，降圧剤の使用は影響していなかった。この研究では，高血圧症における諸因子がいくつかの因子が高血圧症におけるインスリン抵抗に及ぼす影響を示唆している。(a) 83%の高血圧患者は，インスリン抵抗性や肥満がある。(b) 高血圧は，空腹時や食後の高インスリン血症と強い相関がある。(c) 高血圧，耐糖能異常，

肥満は総血漿インスリン濃度と直線的に相加作用を示す。

インスリン自体が血圧に与える影響は複雑で，本章で完全に網羅できるわけではない。インスリンは腎臓におけるナトリウム貯留を増加させ，体液貯留を促進する。実際，コントロール不良の糖尿病患者にインスリン治療を開始すると，しばしば軽度の浮腫を引き起こす。インスリンの投与は，心拍数や交感神経系活動を増加させる。つまり，心筋収縮力や血管収縮を増加させ，レニン分泌による塩類貯留を促進する。逆に，静脈へのインスリン注入は末梢血管を拡張するが，糖尿病ではこの作用が鈍くなる[75]。

肥満は，脂肪細胞関連因子を分泌することで高血圧に至る。脂肪細胞はアンギオテンシノーゲンを含んでおり，インスリン抵抗性や高血圧を引き起こすのみならず，アルドステロン分泌を促進する[76,77]。アルドステロンの分泌を刺激するリノール酸のエポキシケト誘導体のように，脂肪酸の構成因子や代謝物も一因となるかもしれない[78]。

もし，インスリン抵抗性と高インスリン血症が，直接本態性高血圧をもたらすならば，インスリン感受性を改善する介入が血圧も改善すると予想される。ライフスタイルへの介入，特に減量と有酸素運動はインスリン抵抗性を減少させ，血圧や他のメタボリックシンドロームの因子も改善する。逆に，チアゾリジンジオンやメトフォルミンのようなインスリン抵抗性改善薬では血圧は改善しないと思われる。これらの薬には他に代謝作用があるため，いずれの薬剤が血圧に良いかは，副作用によって曖昧になっており，見極めることが難しい。

本態性高血圧は，循環器疾患の明らかな因子である。具体的な目標血圧については議論の余地が残るが，降圧治療は罹患率や死亡率を減少させる。高血圧は，臨床的には脂質異常症に併発しやすい。コペンハーゲンの男性 3,000 人を対象にした Copenhagen Male Study では，初期時の HDL-C とトリグリセリド濃度をもとに 3 分位に分けたところ[79]，冠動脈疾患のリスクは本態性高血圧や HDL-C，トリグリセリド正常群では増加せず，HDL-C 最低値，および超低比重リポタンパク質-トリグリセリド最高値群で増加するという意外な結果であった。

▶メタボリックシンドロームはインスリン抵抗性で引き起こされるのか

メタボリックシンドロームは，当初はインスリン抵抗性の結果生じると仮定された全体の代謝異常に密接に関連した病態群を統一するための診断手法として開発された。空腹時血糖の上昇を含むため，メタボリックシンドロームはインスリン抵抗性と強い関連があるが，インスリン抵抗性だけがメタボリックシンドロームや循環器疾患リスク上昇の単独要因ではなさそうだ。しかしながら，すべてではないが[86〜88]，多くの[80〜85]研究で，インスリン抵抗性が循環器疾患のリスクを増加させると報告されている。実際に，何がインスリン抵抗性の構成要素となるかを決めるのは困難である。すでに述べたように，インスリンによる糖利用速度は幅広く異なるので，インスリン抵抗性の患者を分類することは不可能である[24,25]。同様に，インスリン濃度を測定する方法の違いによりインスリンの絶対濃度も多様である[27,89]。プロインスリンなどの交差反応性のあるペプチドに，放射線免疫検定法か酵素結合免疫吸着検査法に使用される抗インスリン抗体の親和性の違いが，研究室間の相違に影響を及ぼすと見られる。

インスリン抵抗性や高インスリン血症の測定を大規模大多数の患者に適用する場合，問題はより複雑になる。ほとんどの肥満患者がインスリン抵抗性や高インスリン血症であるが，1/4 はインスリン抵抗性であるけれども高インスリン血症ではなく，別の 1/4 は，高インスリン血症ではあるけれどもインスリン抵抗性ではない[89]。これらのことから高インスリン血症とインスリン抵抗性は，メタボリックシンドロームのリスクをもつ集団がそれぞれ少し異なることが示唆される[90,91]。空腹時血糖の上昇を診断基準に含めているため，多くのメタボリックシンドロームではインスリン抵抗性を有している。インスリン抵抗性のある成人や子どもの多くは，メタボリックシンドロームの診断基準を満たさないというデータが多い[91〜93]。実際，糖尿病やメタボリックシンドロームの患者において，インスリン抵抗性は，単独要因でもなければ，おそらく主因ですらないであろう。

非糖尿病患者を対象とした Reaven の研究では，インスリン抵抗性はメタボリックシンドロームと強く関連するけれども[24]，四分位で最もインスリン感受性の低い集団は耐糖能異常や 2 型糖尿病の患者と同じくらい高度のインスリン抵抗性を有していた[69]。このことは，β 細胞能や潜在的なインスリン抵抗性に対する個人の順応力は，インスリン抵抗性が単独で代謝異常をもたらすか，高インスリン血症を引き起こすという主要な決定因子であることを強く示唆する（メタボリックシンドロームの因子は付随して進行することがない）。この考えは豊富な臨床的エビデンスによって立証される。β 細胞の機能障害は，正常耐糖能であっても糖尿病の家族歴[94,95]や，妊娠糖尿病の既往[96]，多嚢胞性卵巣症候群[94]，といった 2 型糖尿病の高リスク患者でみとめられる。Villareal らによって行われた研究では，インスリン分泌の遺伝的欠陥が，末梢でのインスリン感受性を増加させる個体ごとの適応に関連していることを示唆している[97]。この調査結果から，インスリン分泌低下に応答する個体の能力差が，インスリン抵抗性や膵臓の機能低下から糖尿病もしくはメタボリックシンドロームを引き起こす時期を決定するのに重要な役割を果たしていることがわかる。

すなわち，どの対象がインスリン抵抗性の診断基準を満たすかを判断するのは困難である。実際に，インスリン抵抗性と循環器疾患のリスクに関する研究ではすべて関連づけられる。インスリンは無数の代謝経路に影響するため，インスリン抵抗性もしくは高インスリン血症は，統計的にメタボリックシンドロームの因子に関連づけられるであろう。他の代謝経路がうまくインスリン抵抗性に順応しない場合，メタボリックシンドロームの発症に大きく影響する。結果として高血糖が生じるように，グルコースのホメオスタシス（恒常性）に影響を及ぼす他の多くの調節機構がうまく作用しない。同様に，インスリン抵抗性が代謝障害を引き起こすより先に，メタボリックシンドロームに関与する代謝経路内で他の複数のステップが機能不全に陥らなければならないであろう。したがって，メタボリックシンドロームは，個別もしくは集合的に循環器疾患のリスクを増やす一群の統計的な関連因子を表しており，それらが

IV

皆，同様の病因を有するかは明らかではない。

メタボリックシンドロームの臨床的有用性

メタボリックシンドロームでは糖尿病や循環器疾患のリスクが増加するという考えは普及している。メタボリックシンドロームの個々の疾患が循環器疾患のリスクファクターであることを考慮すると理にかなっている。臨床上の主な疑問点は，メタボリックシンドロームを構成する疾患の併存というよりは，メタボリックシンドローム自体が循環器疾患のリスクファクターであるかどうか（つまり個々の疾患の集約よりも集合体のほうがリスクが高いか）ということである。

メタボリックシンドロームが循環器疾患に与える影響を調べる場合に，糖尿病は解析対象から除外される。なぜならば，糖尿病は循環器疾患のリスクを劇的に増加させてしまうため，循環器疾患リスク評価の他の指標にも影響を与えてしまうからである。例えば，NHANESⅡの解析を行ったMalikらの研究では[98]，メタボリックシンドロームが循環器疾患に及ぼすハザード比が3.5であるのに対し，糖尿病のそれはハザード比5であった。循環器疾患患者のある人が糖尿病を合併すると，循環器疾患になるリスクは11倍に上昇した[98]。

メタボリックシンドロームと診断されると予後に影響を与えるかという研究が行われた。2002年，Goldenらは，アテローム性動脈硬化のリスクがあるCommunities Studyで，12,000人を対象に，インスリン抵抗性が無症候性アテローム性動脈硬化症に及ぼすリスクファクターの相乗効果を調べた[99]。開始時，糖尿病や治療中の脂質異常症や循環器疾患を有する患者は登録されず，主要評価項目は，冠動脈危険因子の指標として用いられる頸動脈内膜中膜肥厚とした。メタボリックシンドロームの構成因子の可能な57パターンの組合せを詳細に調べた。2〜4つのリスクファクターを有する程度では内膜中膜肥厚に差がないが，5つまたは6つのリスクファクターを有していれば内膜中膜肥厚リスクの上昇が最も起こりやすかった。リスクファクターどうしの相乗効果があると結論づけられているが，4〜6つのリスクファクターを有する患者の循環器疾患のリスクは，個々のリスクファクターの合計と比較してもそれほど高くなかった。

Alexanderらは，NHANES Ⅲデータベースを用いて，50歳以上のメタボリックシンドロームや糖尿病の患者数をもとに循環器疾患の有病率を調べた[100]。循環器疾患は，患者申告による心筋梗塞や狭心症と定義された。メタボリックシンドロームではない糖尿病患者において，循環器疾患の有病率は7.5%と，健常人の8.7%と比較して大差はないという意外な結果であった。逆に，糖尿病ではないメタボリックシンドロームでは有病率は13.9%で，併存していれば20%に達していた。血圧とHDL-Cを正常化すれば，メタボリックシンドロームはもはや循環器疾患の有意な予測因子ではなかった。

同様に，Yarnellらは，45〜63歳男性を対象に循環器疾患リスクを調べた[101]。糖尿病ではないメタボリックシンドロームにおいて，循環器疾患の相対的な寄与因子を調べるために，種々のモデルを用いてロジスティック回帰分析を行った結果，メタボリックシンドロームの因子と循環器疾患のリスクとの間には複雑な関係はみとめなかった。このことは，個々のリスク因子と比べた場合に，メタボリックシンドロームと診断することに伴う追加リスクは存在しないことを示している。

Sattarらは循環器疾患や糖尿病を予測するために，改訂されたメタボリックシンドロームの診断基準を用いてスコットランドCoronary Prevention Studyの二次分析を行った[102]。メタボリックシンドロームは循環器疾患の発症（ハザード比1.8）や糖尿病の発症（ハザード比3.5）のリスクを増加させた[102]。しかしながら，メタボリックシンドロームの個々の因子を多変量モデルに組み込んだ場合，循環器疾患の発症を予測できなかった。糖尿病についても同様の結果であった。このことから，メタボリックシンドロームは循環器疾患を引き起こす有意な予測因子ではないとされている。

まとめ

メタボリックシンドロームは，個々の因子が循環器疾患や糖尿病への進展リスクを増やす代謝変数と強い関連のある集合体である。インスリン抵抗性はメタボリックシンドロームと密接に関係しているけれども，唯一の原因ではない。メタボリックシンドローム自体は，症候群を構成する個々の疾患以上に有害なアウトカムのリスクを増すわけではない。Framingham Risk Scoreのような分類アルゴリズムは，他の新しい循環器疾患のリスクファクターを用い，2個の変数でなく連続変数を用いるので，正確にリスクを予想できる。つまりHDL-C 20とHDL-C 39とは異なるスコアとして評価される。メタボリックシンドロームの主な臨床的有用性は，1つか2つのメタボリックシンドロームの構成疾患があれば，他も評価すべきであると臨床家が見なすことである。治療に関しては，糖尿病はメタボリックシンドローム単独よりもはるかに大きい循環器疾患のリスクファクターであるため，耐糖能異常から糖尿病への進展を予防する介入に注力すべきである。運動と組み合わせた適度の減量でも，耐糖能異常から糖尿病への進展を劇的に減少させる。現在のところ，適切に血漿LDL値を下げる前にHDL-Cを増加，もしくはトリグリセリドを減少させる薬物学的介入を支持する明確な見解は得られていない。

（Dominic N. Reeds／近藤八重子 訳）

63 栄養摂取と炎症過程

炎症

炎症（inflammation）は，感染やその他の傷害から宿主を保護するための正常な宿主防衛機構である。そして，組織の修復過程や病原体の死滅を開始して，感染部位や損傷部位において生体のホメオスタシス（恒常性）を回復させる。炎症の様式には発赤，腫張，発熱，疼痛，および機能喪失があり，これらは多種類の細胞間の相互作用と，いくつかの化学伝達物質の産生と，それらに対する反応に関与している。通常，宿主は生命を脅かさない微生物やその他の環境要素には寛容である。この寛容さは，限られた宿主応答，または厳格に制御された能動的応答にのみ関わっている。一度炎症反応が起こると，それは通常よく制御されていて，宿主に過度の被害をもたらさず，自己制御的であり，速やかに問題を解決する。この自己制御は，抗炎症性サイトカインの分泌や，炎症誘発性シグナル伝達系の抑制，炎症性メディエーターの受容体の分断，および制御性細胞の活性化などの負のフィードバック機構の活性化に関わる。このように，適切に制御された炎症応答は健康状態や生体のホメオスタシスの維持に不可欠である。

病的な炎症は耐性の消失または制御過程の消失を引き起こす。この状況が行きすぎると，宿主組織に修復不能な損傷と病気が起こりうる。典型的には，よく知られた炎症成分が原因の疾患や状態は，一般的または特殊な抗炎症薬で治療される。しかし，多くの食事成分が炎症の様々な要因に影響しうることから，栄養摂取が炎症状態を引き起こす一因となり，摂取栄養素を変えることが，このような炎症状態の予防または治療に有用と思われる。本章では，様々な疾患や病態における炎症の役割を考察し，炎症の一般的なメカニズムや指標を同定して，精選された食事成分が炎症過程に影響しうるというエビデンスを検討し，これらの食事成分の作用となりうるメカニズムについて論述する。

▶炎症過程の一般的概念

炎症は，急性または慢性に分類される。急性炎症は，有害な刺激に対する体の初期応答であり，血液から傷害組織中に血漿や白血球（特に顆粒球）の移動を増加させる働きをする。一連の生化学的現象は，傷害組織内の局所血管システムや免疫システム，および様々な細胞に関する炎症反応を増幅して成熟させる。長期にわたる炎症は，慢性炎症として知られ，炎症部位に存在する細胞の分化を促進して，炎症過程から組織の破壊と修復が同時に起こることを特徴とする。急性炎症と慢性炎症の特徴を**表 63.1** で比較した。両方の炎症形式に共通するのは，求心期（「異物」の存在が数種類の細胞によって「感知」される）と，遠心期（炎症反応が，感知された外敵侵入者を排除するために引き起こされる）である。微生物への炎症反応の目的は明らかであり，炎症反応は不必要に破壊的または持続的にならない限り，体の健康を保護するために有益かつ必要である。

非病原性物質によって引き起こされる炎症もまた有益であり，（例えば，粘液産生と食細胞数を増加させることによって）異物を取り除くことができるが，特に長期間持続する場合は，健康への悪影響があるかもしれない。炎症の原因にかかわらず，免疫反応は以下の 4 つの主要な現象に関与する。

1. 炎症部位への血液供給の増加。
2. 内皮細胞間の接合部が開かれることによる毛細血管透過性の増加。これにより，通常は内皮を通過できない血漿やより大きな分子が通過可能となり，それによって可溶性のメディエーターが炎症部位にもたらされる。
3. 毛細血管から周辺組織への白血球遊走（**図 63.1**）[1]。この過程は炎症部位からの化学誘因物質（走化性因子）の放出や，内皮上の接着分子の活性化によって促進される。いったん組織内に入ると，白血球は炎症部位まで移動する。
4. 炎症部位での白血球からのメディエーターの放出（**図 63.1**）。これらには脂質メディエーター（例：プロスタグランジン，ロイコトリエン），ペプチドメディエーター（例：サイトカイン，ケモカイン），活性酸素種（例：スーパーオキシド），アミノ酸誘導体（例：ヒスタミン），および酵素（例：マトリックスプロテアーゼ）があり，それらの放出は細胞の種類や，炎症性刺

表 63.1　急性炎症と慢性炎症の特徴

	急性炎症	慢性炎症
原因物質	病原体，損傷組織	非分解性病原体，持続性の異物，または自己免疫反応から起こる持続性の急性炎症
主要関与細胞	好中球や他の顆粒球，単核細胞（単球，マクロファージ）	単核細胞（単球，マクロファージ，T リンパ球，B リンパ球） 線維芽細胞
主要メディエーター	血管作動性アミン，エイコサノイド	ケモカイン，エイコサノイド，増殖因子，活性酸素種，加水分解酵素
発症	急性	遅延性
期間	数日間	数ヵ月または数年間
予後	寛解，膿瘍形成，慢性炎症	組織破壊，線維化，壊死

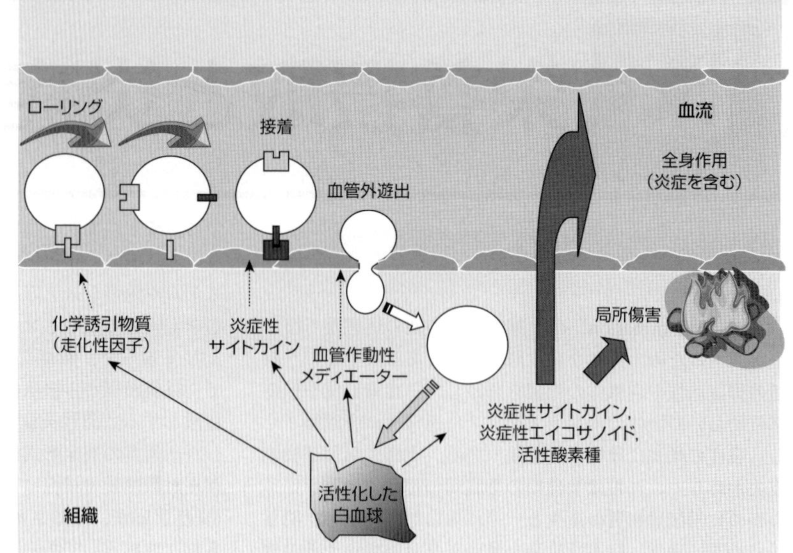

図 63.1 炎症反応の模式図。
(Reproduced with permission from Calder PC, Albers R, Antoine JM et al. Inflammatory disease processes and interactions with nutrition. Br J Nutr 2009;101:S1–45.)

激の特徴や，解剖学的部位や，炎症反応間の段階に依存する。通常，これらのメディエーターは宿主防御の一翼を担っているが，不適切または無秩序に産生された時は，宿主組織を損傷して病気に導きうる。これらのメディエーターのいくつかは，例えば，走化性因子として働くことによって炎症過程を増幅するように作用するかもしれない。炎症性メディエーターの中には炎症部位から逸脱して血液循環に入り，そこで全身に影響を与える物質も見られる。例えば，サイトカインであるインターロイキン-6（IL-6）は急性期タンパク質であるC反応性タンパク質（CRP）の肝臓での合成を誘導し，一方，サイトカインである腫瘍壊死因子-α（TNF-α）は骨格筋，脂肪組織，および骨の中で様々な代謝的効果を誘発する。

▶炎症状態の特徴

多くの疾患の病理において，炎症は誘因としてよく認知されている。関節リウマチ（rheumatoid arthritis：RA）や，炎症性腸疾患（inflammatory bowel disease：IBD），喘息，および乾癬のようないくつかの疾患では，それらの病理学的特徴に炎症が中心的役割を果たしていることはよく認識されている。これらの疾患をもつ人々は，疾患活動性部位（関節，腸粘膜，肺，皮膚など）に炎症細胞の重度の浸潤を伴っており，それらの活動性部位や全身循環において炎症性メディエーターの濃度が上昇している。これらの疾患は抗炎症薬で治療され，その効果は様々である。また，アテローム性動脈硬化症や肥満のような別の病態では，炎症の役割が（上記疾患よりも）より最近になって明らかになってきた。そして，他の多くの関連因子と同様に，その病理学的特徴への寄与率はまだそれほど明確ではない。これらの疾患をもつ人々は，疾患活動性部位（血管壁，脂肪組織など）に炎症細胞の浸潤をみとめ，全身循環で炎症性メディエーターの濃度が適度に上昇している。

関節の慢性炎症：関節リウマチ

関節リウマチは，関節の滑膜の慢性炎症を特徴とする一般的な自己免疫疾患である[2]。そして長期の関節損傷に至り，結果として慢性疼痛，機能の喪失，および障害をもたらす。関節リウマチの主なリスクファクターには，遺伝的感受性（genetic susceptibility），性別（女性では男性の2～3倍の発症率である），年齢，喫煙，およびいくつかの病原体が含まれる。主な素因となる遺伝因子はヒト組織適合性抗原（HLA-DR4）であるが，他の遺伝因子も発見されており，その1つとして，Tリンパ球の反応を変化させるようなリンパ性タンパク質であるチロシンホスファターゼの遺伝子多型（genetic polymorphisms）があげられる[3]。関節リウマチでは，滑膜（または滑液膜）は肥厚して浮腫状となる。血管新生や，ケモカインの産生による炎症細胞の動員，局所への停留，および細胞増殖は，炎症性滑膜での細胞の蓄積の原因となる。局所的に発現している分解酵素（マトリックスメタロプロテアーゼ）は，細胞外マトリックスを消化して関節の構造を破壊する。

軟骨と骨に伸張した滑膜はパンヌスとして知られており，積極的に侵入して滑膜と骨の間の縁で関節周囲骨と軟骨を破壊する。T細胞は積極的に関節リウマチの発症に関与する。活性化T細胞は関節リウマチ患者の炎症関節部位に豊富に存在しており，他の細胞（B細胞，マクロファージ，および線維芽細胞様滑膜細胞）を刺激しうる[4]。これらのT細胞は，炎症と関節破壊を引き起こす細胞やメディエーターによって起こる現象の複合的なネットワークへの関与が知られている。B細胞は関節リウマチ患者で産生される自己抗体の源であり，炎症関節部での免疫複合体の形成と補体活性化に貢献する[5]。

関節炎の病因における主要なエフェクター細胞は，滑膜マクロファージと滑膜線維芽細胞である。活性化マクロファージは関節リウマチにおいて非常に重要であるが，それは滑液コンパートメント内にマクロファージ由来のサイトカイン（特にTNF-αとIL-1）を産生するからだけではなく，破壊的なパンヌス組織中の主要部位に局在するからでもある。また，炎症を起こしている滑膜内の線維芽細胞様滑膜細胞によって炎症性サイトカインとケモカインが増殖，発現すると示唆する報告もある。

消化管粘膜の慢性炎症：炎症性腸疾患

潰瘍性大腸炎（ulcerative colitis）とクローン（Crohn）病は炎症性腸疾患の 2 大疾患である。クローン病は消化管のどの部位にも発病しうるが，潰瘍性大腸炎は主として結腸に発症する[6,7]。炎症性腸疾患は遺伝的要素と環境的要素の両方を伴った多因子的な病態であり，最終的には脆弱な腸上皮バリアーをもった患者個人において正常な共生腸内微生物叢に対して異常な免疫反応が引き起こされる[8]。

遺伝的要素が炎症性腸疾患に関与していることがわかっているが，クローン病における遺伝的連関がより強く示唆されている。*NOD2/CARD-15*（IBD-1 とよばれる）遺伝子における変異はクローン病患者の 30%にみとめられる[9]。NOD2 は，細菌の細胞壁に含まれるあるペプチドの細胞質受容体であり，この遺伝子変異をもつクローン病患者は侵襲性細菌を除去する能力が減少している可能性がある。実際，炎症性腸疾患の両型で微生物の関与が指摘されており，粘膜免疫系と共生腸内微生物叢との間の相互作用が擾乱されている。炎症性腸疾患の両型において，炎症組織に好中球の多大な浸潤が認められる。潰瘍性大腸炎とクローン病に伴う T 細胞の応答形式は異なっており，クローン病では TNF-α，インターフェロン-γ（IFN-γ），IL-12，IL-6，および IL-1β の産生を増加させるヘルパー T 細胞（Th1）のサイトカイン生成パターンが現れるが，一方，潰瘍性大腸炎では，IL-4 は変化しないが，IL-5 と IL-10 などのサイトカイン産生が亢進していて，これはモディファイド Th2 プロファイル（modified Th2 profile）により類似している。サイトカイン産生像におけるこの変化に加えて，腸管の B リンパ球が多量の免疫グロブリン G（IgG）を産生する。TNF-α は炎症性腸疾患患者の腸粘膜で発現し，核因子 κB（NFκB）依存性シグナル伝達系を介して炎症の引き金となる。

関与するサイトカインの多くがシグナル伝達物質兼転写活性化因子（STAT）ファミリーに作用する。STAT-3 シグナル伝達は潰瘍性大腸炎とクローン病患者に認められるが，マクロファージや T 細胞が浸潤している活動性炎症領域に限局していた。STAT-3 は炎症性サイトカインである IL-6 の転写を誘導し，T 細胞のアポトーシスへの抵抗性を増大させて反応性 T 細胞が蓄積する結果，クローン病の慢性化を延長する可能性がある。クローン病に関わる他の因子にはマトリックスメタロプロテアーゼも含まれ，これによって細胞外マトリックスが分解され，潰瘍や組織破壊が引き起こされることとなる。

気道の慢性炎症：喘息

喘息は肺における慢性炎症性疾患であり，慣習的にアレルギー性または非アレルギー性に分類される。アレルギー性喘息は小児で最も一般的な病型であり，一方，成人では，未知のアレルゲンが引き金となる喘息がより一般的である。しかし，その区別は引き金となるアレルゲンを実証できるか否かによる部分が大きく，いくぶん不明瞭である。様々な「非特異的」刺激物が喘息を増悪させて，喘息発作の引き金となっている可能性がある。

喘息には顕著な症状として胸部絞扼感，喘鳴，咳，および呼吸困難がある。症状は機能的に可逆性の気管支閉塞として特徴づけられ，粘液産生，粘膜浮腫，および粘膜炎症によって気管支粘膜の平滑筋層が収縮することで引き起こされる。喘息では通常，気道の過敏反応性（刺激への過敏性と過剰反応）が認められる。

喘息における炎症での顕著な細胞は好酸球であり，リンパ球も関わる。好酸球以外の顆粒球も多かれ少なかれ存在していると見られる。（喘息性）炎症が上皮細胞層の破壊と脱落の原因となりうる。時間が経つにつれて，形態的変化——いわゆるリモデリング——が喘息の病態の中で起こる。炎症は永続的でより重篤化して，気道閉塞の回復性がより不完全となる。

これまでにいくつかの遺伝子が喘息に関係していることが判明している（ADAM33 など）[10]。研究者たちはこれまでに，炎症反応，IgE 合成，サイトカインとケモカインの産生，気道リモデリング，気道機能のような喘息の特徴を十数種の多型遺伝子が制御していると推定してきた[11]。アレルギー反応の中心は，マスト細胞膜上の特異的受容体に結合する IgE 分子と，それに対応するアレルゲンとの相互作用である。IgE 分子同士がアレルゲンとの結合によって架橋形成された時，マスト細胞は細胞質の顆粒に貯蔵している強力な炎症性メディエーターの放出を誘発され，そして，アレルギー性炎症反応が起きる。この反応には，すぐに生じる即時型反応と数時間後に発生する遅発型反応の 2 段階がある。マスト細胞は即時型反応での主要な細胞であり，好酸球が遅発型反応では主要な細胞である。Th2 のサイトカインである IL-4，IL-5，IL-9，IL-13 の産生増加が喘息気道に認められている[12]。この Th2 の炎症には 2 つの作用機序がある。1 つは，IL-4 によって活性化された B 細胞が IgE を産生し，マスト細胞によるアレルギー性炎症を引き起こす。もう 1 つは，IL-4 経由だが主に IL-13 が直接上皮と気管支平滑筋に作用する[13]。TNF-α もまた重度の喘息で重要な役割を果たすことが報告されている[14]。

皮膚の慢性炎症：乾癬

乾癬は，関節症状が特徴的であるが，皮膚における一般的な炎症性疾患であり，遺伝子感受性や他の炎症性病態との関連性が知られている。皮膚へのレンサ球菌の感染と身体的外傷も関連していると考えられている。病態生理は，免疫系と皮膚との相互作用に関係する。乾癬の特徴としては，真皮への T リンパ球の浸潤，表皮内での好中球のクラスター形成，2，3 層の表皮の増殖の関与，そして非常に加速されているが不完全な分化があげられる。レンサ球菌の産生物質と，おそらくまだ同定されていない因子による自然免疫系の活性化によって，IFN-α と IFN-γ などのサイトカインの放出が引き起こされる。これらのサイトカインの産生源の細胞は不明であるが，樹状細胞である可能性がある。これらのサイトカインによってケラチノサイトが活性化され，増殖して，皮膚毛細血管の増殖を引き起こす血管新生因子が産生される。

血管壁の慢性炎症：アテローム性動脈硬化症

アテローム性動脈硬化症または「動脈硬化」は心血管疾

患の主原因である。内皮の機能不全が主な根本的イベントであり，その特徴は，内皮機能の変化，接着分子の発現増強，および内皮依存性血管拡張薬への反応低下である。白血球は，機能不全の内皮に付着するようになり，次いで内皮下層内に蓄積する。単球由来のマクロファージは動脈壁内で脂質蓄積泡沫細胞に転換され，その結果，「脂肪線条」とよばれる傷害が起こる。脂肪線条が線維質の動脈硬化プラークに転換されるには，血管平滑筋細胞の動員と増殖が必要となる[15]。

アテローム性動脈硬化症は現在，慢性炎症性の疾患であると考えられている。そして，その進展におけるすべての段階は，単球マクロファージとTリンパ球の浸潤によって特徴づけられる[16]。この炎症過程を刺激する可能性がある物質は，酸化低比重リポタンパク質（酸化LDL），ホモシステイン，喫煙によって産生されるフリーラジカル，および感染性微生物などである。Tリンパ球は主としてヘルパーT（すなわち，$CD4^+$）細胞に浸潤し，ヒトの傷害部位から派生した細胞は，酸化低比重リポタンパク質（酸化LDL），ヒートショックタンパク質，および微生物から由来する抗原に反応する[16]。動脈硬化病変の中のサイトカイン環境は，マクロファージ活性化とIFN-γやIL-1βの産生に伴うTh1優位の反応を促進すると考えられている。進行中の炎症は様々な増殖因子とサイトカインに関わり，それらが平滑筋細胞の遊走や増殖，および細胞外マトリックス生成を刺激することによって内膜肥厚につながる。

脂肪組織の慢性炎症：肥満

肥満は，脂肪組織量の増大と生体内分布の劇的な変化によって特徴づけられる。肥満と軽度炎症の間の機序は最初にHotamisligilらが提唱し，彼らによって白色脂肪組織がTNF-αを合成して放出することが示された[17]。脂肪組織によって産生される炎症性タンパク質の範囲は，現在非常に広いことが知られており，レプチン，アディポネクチン，いくつかの急性期タンパク質，サイトカイン（IL-1，IL-6，およびTNF-αなど），ケモカイン（IL-8，単球走化性タンパク質-1〈MCP-1〉，RANTES〈現在はケモカイン［C-Cモチーフ］リガンド；CCL5として知られている〉，そしてマクロファージ炎症性タンパク質-1αと-1β〈現在はそれぞれCCL3とCCL4として知られている〉），および補体因子（C3など）がある[18]。肥満は炎症性タンパク質の慢性的な血中濃度の上昇に関連しており，その中にはCRPや，炎症誘発性または抗炎症性サイトカインや，可溶性接着分子のようないくつかの急性期炎症性タンパク質が含まれる[18]。

脂肪組織は，成熟脂肪細胞，前脂肪細胞，線維芽細胞，内皮細胞，マスト細胞，顆粒球，リンパ球，およびマクロファージという複数の細胞で構成された不均一な組織である。脂肪組織中の細胞の不均一性のため，脂肪組織によって血液循環に分泌される炎症性因子の細胞源は依然不明であるが，脂肪細胞と古典的な炎症細胞（特にマクロファージ）の両方が関与すると考えられる。Tリンパ球は，おそらく脂肪組織の早期の炎症において主要な役割を果たす[19]。脂肪組織によって合成された多くのメディエーターが，炎症細胞をよびこむ候補である。レプチンは接着タンパク質を誘導し，その結果単核細胞の遊走を促進する。逆に，アディポネクチンはこの過程を抑制すると考えられている。MCP-1は強力な化学誘因物質（走化性因子）であり，脂肪組織間のマクロファージ集積の主要因子であると考えられている。局所的低酸素状態もまた，脂肪組織内でのマクロファージの誘引と保持において重要な役割を果たしている可能性がある。

▶慢性炎症過程の共通点

炎症による組織損傷は，異なる疾患や病態において器官特有の方法（関節，腸管，肺，皮膚，血管壁，脂肪組織）で起こるが，異なる臓器で見られる反応の中に何らかの共通性が存在する（**表63.2**に概要を述べる）。一般的には，観察される炎症反応は正常であるが，誤った環境で起こる。このことが，不適切な（上皮，または内皮の）バリアー機能，不適切な誘因(すなわち，免疫寛容の消失にあたる，正常で良性な刺激に対しての反応），その反応を抑制する調節性の欠如，そして機能消失をともなう組織の破壊に関わっている。炎症は，アレルゲンまたは微生物のような外因性の誘引による結果の場合もあれば，酸化LDLのような内因性の分子によって引き起こされた組織損傷に続いて起こる場合もある。

異なった誘因の関与はまた，クローン病においてのNOD2のようなパターン認識に関わる受容体の遺伝子多型との関連や，または潰瘍性大腸炎や関節リウマチにおいてのHLA-DRサブタイプのような特定の獲得免疫反応に関わるその他の分子との関連性において明確に反映される（**表63.2**）。しかし，誘因，局在性，および結果として生じる臨床症状は異なるが，実際の炎症反応に関わる過程，細胞，および分子の多くは著しく類似している（**表63.2**）。

ここで考えられる慢性炎症性疾患の，すべてではなくても大部分は，サイトカイン（TNF-α，IL-1β，IL-6，IFN-γ）や，ケモカイン（IL-8，MCP-1），エイコサノイド（プロスタグランジンE_2，4-シリーズロイコトリエン），およびマトリックスメタロプロテアーゼの生産過剰によって特徴づけられる。これらのメディエーター値の上昇は，炎症過程の増幅に働き（さらなる炎症細胞を炎症部位に引きつける），組織の破壊（**図63.1**）と，観察される臨床症状の原因となる。これらのメディエーターの多くがNF-κBを介して正に制御され，いくつかはペルオキシソーム増殖因子活性化受容体（peroxisome proliferator-activated receptor：PPAR）と肝臓X受容体を介して負に制御される。炎症活動部位への炎症細胞の侵入は内皮上で接着分子の活性上昇によって促進され，その過程はNF-κBを介して頻繁に活性化される炎症性サイトカインや様々な炎症の誘因によって促進される。組織の傷害，治癒，修復の連続する過程は，浸潤した炎症細胞および常在する組織細胞によって放出されたサイトカイン，ケモカイン，および増殖因子に反応して起こり，組織再構築をもたらす。

いくつかのメカニズムが考えられるかもしれないが，炎症の解決が，なぜこれほど多くの病態生理学的過程で欠如，または異常となるのかは，大部分が依然として不明のままである。まず最初に，しつこい傷害（すなわち慢性感染症や，誘因刺激への持続的な曝露）は，持続的な炎症誘発性刺激となると考えられる。2番目に，炎症反応は組織の損傷をもたらし，そして，バリアー機能の消失は抗原曝

表 63.2　炎症性疾患の特徴の概要

	関節リウマチ	クローン病	潰瘍性大腸炎	喘息	乾癬	アテローム性動脈硬化症	肥満
罹患器官	関節	消化管全般	結腸と直腸	肺	皮膚	血管壁	脂肪組織
素因となる遺伝的要素	HLA-DR4 サブタイプ	*NOD2*, IBD ローカス	IBD ローカス *MUC3*, HLA-DR4 サブタイプ？	*ADAM33*, Th2 遺伝子クラスター	*PSORS1*	数種類，アポリポタンパク E4 など	数種類が示唆されている
誘因因子	不明	腸内共生細菌	腸内共生細菌	アレルゲン；刺激物質	皮膚レンサ球菌	内皮傷害，酸化低比重リポタンパク質（酸化 LDL）	エネルギー消費を上回るエネルギー摂取
臨床的特徴	関節腫脹，疼痛，びらん	消化管潰瘍，下痢，腹痛，体重減少，倦怠感	消化管潰瘍，血性下痢，腹痛，便意切迫	喘鳴，粘液分泌，呼吸困難，肺機能障害	皮膚乾燥	プラーク形成，最終的にはプラーク破綻からの心筋梗塞，脳卒中等	体重増加，インスリン抵抗性
関与細胞	Th1 細胞，線維芽細胞，B 細胞，マクロファージ，滑膜細胞	Th1 細胞	Th1 細胞と Th2 細胞（Th2 細胞優位）顆粒球	Th2 細胞，マスト細胞，好酸球	Th1 細胞，NK 細胞，顆粒球，ケラチノサイト	マクロファージ，T 細胞，血小板，内皮細胞	脂肪細胞，マクロファージ
関与メディエーター	TNF-α, IL-1, IL-6, IL-17, PG, LTB_4, MMP	TNF-α, IL-6, IL-12, PG, MMP	TNF-α, IL-5, IL-13, PG	TNF-α, IL-5, IL-13, cysLT	Th1 型サイトカイン，LTB_4，血管新生因子	MCP-1（プラーク形成），MMP（プラーク破綻）	MCP-1

cysLT：システイニルロイコトリエン，HLA：ヒト白血球抗原，IBD：炎症性腸疾患，IL：インターロイキン，LT：ロイコトリエン，MCP：単球走化性タンパク質，MMP：マトリックスメタロプロテアーゼ，NK：ナチュラルキラー，PG：プロスタグランジン，Th：ヘルパーT 細胞，TNF：腫瘍壊死因子。

(Modified with permission from Calder PC, Albers R, Antoine JM et al. Inflammatory disease processes and interactions with nutrition. Br J Nutr 2009;101:S1–45.)

露と，自己抗原あるいは微生物の成分に対する免疫寛容の消失に通じると考えられ，やがて長期にわたる炎症を引き起こす誘因となる。3 番目に，IL-5，顆粒球・マクロファージコロニー刺激因子（GM-CSF），および IL-1β のような生存因子の局所的な産生過剰が，顆粒球の生存期間と活動の延長とをもたらすと考えられる。最後に，炎症制御の喪失につながる負のフィードバック（コントロール）機構が不完全である可能性がある。相対的な重要性は異なるかもしれないが，これらの機構がここで説明した病態の大部分の原因となると思われる。

食物，栄養，および炎症過程：一般的考察

「古典的な」炎症性疾患（関節リウマチ，炎症性腸疾患，喘息，乾癬など）が，まだ完全には理解されていない遺伝的素因と，環境因子との相互作用の結果として起こるのは明白である。食事は，異なる炎症性疾患において様々な程度で，環境因子としての特徴をもっていると思われる。近年現れた「代謝性」の炎症性疾患（アテローム性動脈硬化症，肥満など）は，明らかに食事成分に強く関係があるが，炎症はこれらの病態においてそれほど明白ではなく，比較的最近認識されたにすぎない特徴である。したがって，これらの疾患の炎症性要素に対する食事の影響を，その他の要素に対する食事の影響と切り離すのは困難である。

炎症の性質にかかわらず，炎症反応の直接の原因因子（すなわち，誘因あるいは刺激物質）としての食事因子と，他の誘因や刺激物質に対する炎症反応の修飾因子または調整因子としての食事因子とを区別することが重要である。食事が直接の原因となる例として，食物アレルゲン（牛乳タンパク質，ピーナッツタンパク質など）に曝露されて起きる喘息や，小腸粘膜の慢性炎症をもたらすいくつかの穀物（小麦，ライ麦，大麦）のグルテンやグルテン様タンパク質への不適切な有害免疫反応であるセリアック病を含む[20]。これらの疾患では，炎症の誘因を含む食物を避けることが明白な治療の鍵である。

炎症の直接誘因として作用するその他の食事成分の例が発見されている。*in vitro* で，飽和脂肪酸が細菌のリポ多糖類と同じように Toll 様受容体 4 と NF-κB 経路を介して炎症細胞を活性化しうることがわかった[21,22]。この発見によって，炎症細胞が，ある種の非エステル化飽和脂肪酸に曝されることが炎症を引き起こす重要因子である可能性が高くなっている。このことは，肥満や 2 型糖尿病，非アルコール性脂肪肝，およびアテローム性動脈硬化症で見られる代謝性の炎症において非常に重要である可能性が高い。終末糖化産物（AGE）は，食品が加工され調理される間にグルコースとアミノ酸残基の間の化学反応によって形成される。それらはまた，*in vivo* でも形成される。炎症細胞は終末糖化産物受容体（receptors for AGE：RAGE）を発現し，RAGE は炎症シグナルを誘導する。したがって，食物からの，または生体内で形成された AGE は炎症の引き金となりうる[23]。

バリアー機能の破綻は，炎症性腸疾患のようないくつかの炎症性疾患において主要因となる。不十分または不適切な食事は消化管バリアーの破綻につながる可能性があり，それは，遺伝的素因のある個体でおそらく他の因子がある時，疾患の発症，進行，および重症度に影響を及ぼす。さらに，炎症性腸疾患発症に寄与する主要な「環境」因子の 1 つがいまや，腸内微生物叢の構成であると認識されている。食事は，明らかに腸内微生物叢に影響を及ぼす可能性があり，したがってこのようにして間接的な影響を炎症性

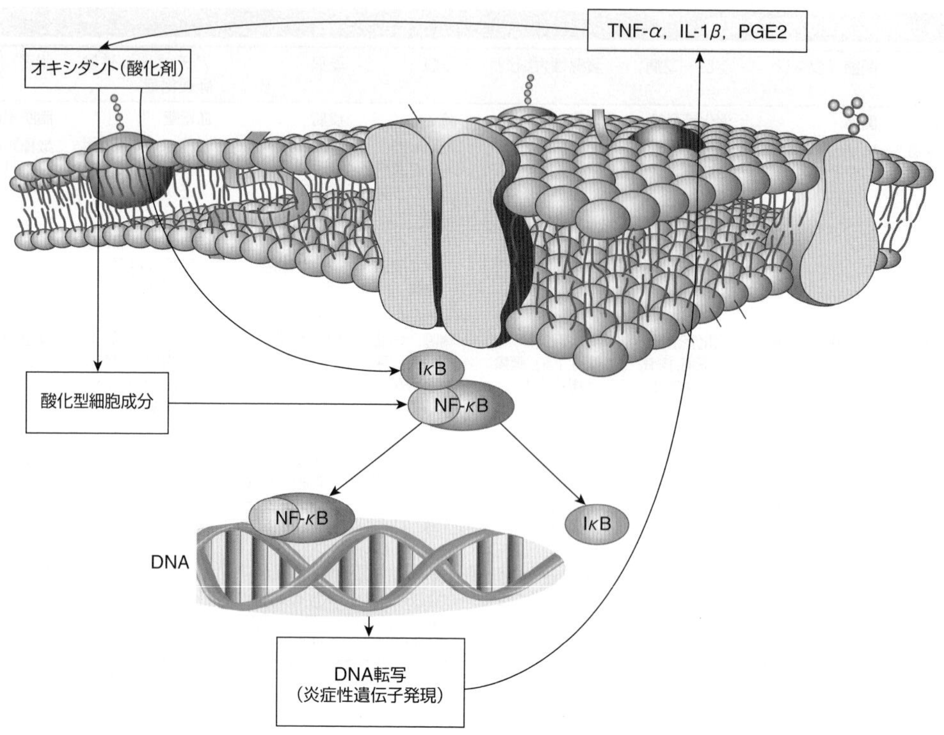

図 63.2 酸化的ストレスと炎症との相互関連図。
IκB：NF-κB 阻害因子，IL：インターロイキン，NF-κB：核内因子 κB，PG：プロスタグランジン，TNF：腫瘍壊死因子。
(Reproduced with permission from Calder PC, Albers R, Antoine JM et al. Inflammatory disease processes and interactions with nutrition. Br J Nutr 2009;101:S1–45.)

腸疾患に与えうる。以上より，食事が炎症性腸疾患の発症，進行，および重症度の直接の原因因子（消化管バリアーの破壊，腸内微生物叢の構成）からはずれた1つの段階であると考えられる。

酸化的ストレスと炎症の間には強い相互作用が起こる。オキシダント（酸化剤；例：スーパーオキシドラジカル，過酸化水素）の発生は宿主の炎症反応の一部分である。酸化剤は宿主細胞を破壊する場合がある。次に，酸化剤と酸化された細胞成分は，NF-κB などの転写因子を介して活性化して，数あるメディエーターの中でも炎症性エイコサノイドやサイトカインの産生を引き起こす（**図 63.2**）。したがって，酸化的ストレスにつながる食事成分（高温に熱した食用油から生じる酸化脂質）は炎症反応を促進しうるし，酸化的ストレスを抑制または鎮静する食事成分（様々な抗酸化物質）は，炎症反応の強度を軽減するかもしれない。

食事の性質が，ホルモン（インスリン，レプチン，コルチゾールなど）の濃度に影響を及ぼし，ホルモンは次に炎症過程に影響を及ぼす。いくつかの食事成分は，炎症性メディエーターの生合成のための基質として働く（例えば，アルギニンは一酸化窒素の前駆体であり，n-6 系〈ω6〉脂肪酸のアラキドン酸は炎症性プロスタグランジンの前駆体である）。したがって，食事は炎症反応を刺激するために，これらの基質の安定供給を維持する重要な役割を果たすと考えられる。最後に，いくつかの食事成分は炎症細胞応答の様々な側面で制御因子として働く。例えば，海洋性 n-3 系（ω3）脂肪酸は細胞膜，細胞質，および核における作用を通じて炎症細胞内のシグナル伝達経路に影響を及ぼし[24~26]，その結果として様々な炎症の誘因によって生じた反応を改善するために働く。

炎症を予防，または改善するための食事のアプローチ

▶カロリー制限と減量

減量は血中炎症マーカーの濃度低下を伴うが[27]，この効果が減量そのものによって生じる二次的なものか，減量を引き起こすための食事の性質によって生じる二次的なものか，判断するのは難しい。しかし，脂肪細胞あるいは脂肪組織の活性化マクロファージからの炎症誘導性メディエーターの分泌低下が，減量効果に寄与すると思われる。逆に，カロリー制限そのものには抗炎症作用があるかもしれない[28]。この効果の主要メディエーターはサーチュインと FoxO ファミリーのタンパク質で，それらはエネルギー供給が限られた状態で誘導または活性化される。サーチュインファミリーは，ヒストンから転写制御因子に及ぶ基質の酸化ニコチンアミドアデニンジヌクレオチド（NAD^+）依存的脱アセチル化酵素である。結果として，代謝効率は改善され，ストレスに対する細胞の防御力は強まり，炎症作用は，特に NF-κB の活性化を減少させることによって抑制される[29,30]。FoxO タンパク質は，エネルギーホメオスタシス，細胞生存，および NF-κB を含む炎症反応に関わる遺伝子の発現を制御する転写因子である[31,32]。エネル

ギー摂取量を減らすことは，低カロリー食物の性質よりも重要であると思われる。炎症性マーカーの濃度の減少は，低カロリー高炭水化物食だけでなく，低カロリー高脂肪食でも確認される[33]。しかし，いくつかの食事成分は，サーチュインや FoxO 活性を他のものよりうまく制御すると考えられている。

▶食事習慣

疫学的研究で，個別の食事習慣や特定の種類の食物摂取と，炎症の程度の関連性が調査された。これらの研究は通常，炎症の血液マーカー（CRP やサイトカインの血漿濃度など）に注目して，主に心血管疾患，インスリン抵抗性，過体重，および肥満に関連した軽度慢性炎症の評価の観点で行われた。得られた疫学的関連は介入研究を行って確認されなければならない。

伝統的な地中海食（果物，野菜，全粒穀物，豆類，木の実，魚，および低脂肪乳製品を豊富にとり，適量のワインを摂取し，オリーブ油を主な脂肪源として摂取する）をより忠実に実行することは，健常人での炎症マーカーの血液濃度を低下させる。介入研究によって，地中海食を摂取することが，健常群，肥満群，および循環器系のハイリスク群において炎症を抑制することが示された[18]。菜食主義のような食習慣は，非菜食の食習慣と比較して血中の炎症マーカー濃度を低下させた[18]。健康的な食事パターンは，Healthy Eating Index，Diet Quality Index，または Prudent Diet Score などの採点法によって計算され，すべて血液中の炎症マーカーに反比例の関連があることがわかった[18]。アメリカの看護師健康調査（Nurses' Health Study）のデータによって，いくつかの炎症マーカー濃度の上昇と有意に関連する食習慣が特定された[34]。これは，砂糖入り清涼飲料水，精製された穀物，ダイエット清涼飲料水，および加工食肉を多量に摂取するが，ワインやコーヒー，アブラナ科の野菜，および黄色野菜の摂取が少ない食習慣であった。

▶特定の食品

観察的研究において，全粒穀物，種実類，果物，野菜，魚，および茶の摂取量と，いくつかの炎症の血液バイオマーカー量とが逆相関することが報告された[18]。少量のブラックチョコレートの定期的な摂取が，健常人において炎症マーカーの減少につながった[35]。全粒穀物による介入研究では，炎症への効果に関して関連性が見られなかった[18]。果物と野菜を食品群として摂取した介入研究では，炎症性タンパク質の血中濃度を抑えることに成功した[18]。しかし，単一種の野菜や果物に絞った研究では，結果に一貫性を認めなかった[18]。大豆タンパク質は血液中の炎症マーカーに影響を与えないと思われたが，大豆ナッツを用いた 1 つの研究では，血漿中の CRP，TNF-α，IL-18，および E-セレクチン濃度が低下すると報告された[18]。紅茶，緑茶，またはコーヒーを飲む介入試験では，期待された抗炎症剤効果について明らかな結果は得られなかった[18]。

炎症を予防，または改善する可能性のある精選された栄養素

健康的な食事とその構成要素（全粒穀物，種実類，果物，野菜，および魚）が炎症の抑制をもたらすという観察結果から，抗炎症効果の性質があるという理由で，それらの食事や食物から供給される栄養素に注目した。これらの栄養素の中の主要成分は，抗酸化ビタミン（C，E，およびカロテノイド類）と，フラボノイド類と，海洋性 n-3 系脂肪酸である。

IV

▶海洋性 n-3 系多価不飽和脂肪酸

作用機序

脂肪酸と炎症との主たる関連は，エイコサノイド（炎症のメディエーターと制御因子として作用する）が炭素数 20 の多価不飽和脂肪酸（PUFA）から生成されることである。炎症細胞は一般にアラキドン酸を高比率に，他の炭素数 20 の多価不飽和脂肪酸を低比率に含んでいるため，n-6 系多価不飽和脂肪酸であるアラキドン酸は通常，エイコサノイド合成のための主要基質となる。エイコサノイド（プロスタグランジン，ロイコトリエン，および他の酸化型多価不飽和脂肪酸誘導体など）は，シクロオキシゲナーゼ（COX）とリポキシゲナーゼ（LOX）の酵素による触媒反応によってアラキドン酸から産生される。少なくとも 2 つの COX 酵素と数種類の LOX 酵素が，別種の細胞で異なった状態に応じて発現している。それらの間で，酵素は炎症反応の強度や持続時間の調節に関わる様々なメディエーターを産生する。これらのメディエーターは，細胞や刺激に特異的な産生源があり，しばしば正反対の作用をもつ。したがって，全体的な生理学的（または病態生理学的）効果は，存在する細胞や刺激の性質，エイコサノイド生成のタイミング，生成された種々のエイコサノイドの濃度，および生成されたエイコサノイドへの標的細胞および組織の感受性に左右される。

炎症細胞中のアラキドン酸量を減らすには，海洋性 n-3 系多価不飽和脂肪酸（エイコサペンタエン酸〈EPA〉とドコサヘキサエン酸〈DHA〉）摂取を増やすことによって可能であり，これらは魚介類，特に脂肪分の多い魚に見られ，通常，実験的設定では魚油として与えられる[24～26]。すなわち魚油によって，アラキドン酸から炎症性エイコサノイドの合成に利用される基質がより減少する。EPA もまた，COX と LOX 酵素の基質として機能することができ，アラキドン酸から生成されたものとはわずかに異なった構造をもったエイコサノイドを産生する[24～26]。この研究結果の機能的意義は，EPA からつくられたメディエーターが，通常はアラキドン酸からつくられたものほど強力でないということである。COX-2 と LOX 酵素の連続的作用によって，それぞれ EPA と DHA から生成された新規ファミリーのメディエーターが同定され，E シリーズと D シリーズレゾルビンと名づけられた。これらのレゾルビンは，強力な抗炎症作用と炎症消散作用を発揮することが示された[36]。以上より，海洋性 n-3 系多価不飽和脂肪酸の抗炎症作用機序の 1 つは，アラキドン酸からの炎症性エイコサノイドの産生に拮抗して，より作用の弱い EPA 由来のエイコサノイド

や，抗炎症作用をもつレゾルビンをEPAとDHAから産生することである。エイコサノイドやレゾルビンのような脂質メディエーターは炎症性サイトカインの産生を制御するので，これらの特性が変化すると，その下流効果に影響があるかもしれない。しかし，エイコサノイドに依存しない海洋性n-3系多価不飽和脂肪酸の効果もまた存在するようである。これらの多価不飽和脂肪酸は，抗炎症性転写因子のPPAR-γを活性化する炎症誘導性転写因子のNF-κBの作用を抑制し，また細胞膜の鍵となる構造面および機能面を修正することが示された[24~26]。

これらの作用の結果として海洋性n-3系多価不飽和脂肪酸は，白血球の遊走性，接着分子の発現，および炎症性サイトカインの産生を修正することが示された[24,25]。観察研究によって，海洋性n-3系多価不飽和脂肪酸の摂取状態と，血液中の炎症マーカー濃度との逆相関が証明された[18]。海洋性n-3系多価不飽和脂肪酸を用いた介入研究では，単離した炎症細胞によって，炎症性のエイコサノイドとサイトカインの産生が減少することが示された[24~26]。植物性n-3系多価不飽和脂肪酸であるα-リノレン酸の抗炎症作用には，α-リノレン酸がより生物活性の高いEPAに転換されることが必要と考えられる[18]。

炎症性疾患の臨床症状における効果

関節リウマチ 食用魚油は動物モデルの関節リウマチにおいて改善効果を示した[37]。いくつかの研究で関節リウマチ患者において魚油の抗炎症効果が報告され，好中球や単球からのロイコトリエンB_4産生の減少や，単球からのIL-1産生の減少，血漿IL-1β濃度の減少，血清CRP濃度の減少，そして好中球遊走反応の正常化などの効果をみとめた[37]。関節リウマチ患者における魚油の，いくつかの無作為化プラセボ対照二重盲検試験の結果が報告された[37~40]。これらの試験に使用された海洋性n-3系多価不飽和脂肪酸の投与量は1.6～7.1 g/日であり，平均は約3.5 g/日であった。これらのほとんどすべての試験において魚油に何らかの有効性を認め，具体的には朝のこわばりの持続時間の減少や，圧痛や腫脹のある関節数の減少，関節痛の減少，疲労を感じる時間の減少，握力の増加，そして非ステロイド性抗炎症薬の使用量の減少が見られた。ある研究報告では，アラキドン酸摂取を抑えた食事の背景において，魚油の摂取によりさらに大きな効力が認められた。関節リウマチ患者における海洋性n-3系多価不飽和脂肪酸の試験のメタ解析では，臨床的有益性が確実に存在すると結論づけられ[38,39]，その中には副腎皮質ホルモンの必要量を減らす効果も含まれていた[40]。

炎症性腸疾患 食用魚油は動物モデルの炎症性腸疾患において改善効果を示した[41]。n-6系多価不飽和脂肪酸が高比率でn-3系多価不飽和脂肪酸が低比率の食事が炎症性腸疾患の発生増加をもたらすという指摘が存在する[41]。海洋性n-3系多価不飽和脂肪酸は，魚油を補充している炎症性腸疾患患者の腸（管）粘膜の組織に取り込まれ，これが，結腸粘膜や単離白血球によるエイコサノイド産生を減少するなどの抗炎症効果をもたらす[41]。炎症性腸疾患患者における魚油の，いくつかの無作為化プラセボ対照二重盲検試験結果が報告された[40,41]。これらの試験に使用された海洋性n-3系多価不飽和脂肪酸の投与量は2.7～5.6 g/日であり，平均は約4.5 g/日であった。これらの試験のいくつかでは，臨床スコアの改善や，腸（管）粘膜組織像の改善，S状結腸鏡スコアの改善，再燃率の低下，そして副腎皮質ホルモン使用量の減少を含めた魚油の有効性が示唆されたが，これらの結果はすべての研究において一貫してはいなかった[40,41]。メタ解析では，副腎皮質ホルモンの必要量が減少するかもしれないという結論であった[40]。

喘息 いくつかの研究で，喘息患者において魚油摂取が，4シリーズのロイコトリエン産生や白血球遊走反応を低下させる，という抗炎症効果が報告された[25]。喘息患者における魚油の，いくつかの無作為化プラセボ対照二重盲検試験結果が報告された[25]。系統的レビューでは，肺機能，喘息症状，喘息治療薬の使用量，または気管支過敏性についての明らかな効果は見られないと結論されたが[42]，より最近の（無作為化プラセボ対照試験もそれ以外の試験も）26の調査では，小児および成人の喘息の治療のために海洋性n-3系脂肪酸を補充する効果について，最終的な結論は出せないと結論された[43]。しかし，小児でのある研究で，魚油摂取が肺機能の改善と喘息薬使用の減量をもたらすことが示された[44]。

乾癬 魚油の補充効果の研究において，一部の研究で臨床的有益性が報告されたが，はっきりとした見解は示されなかった[45]。

循環器疾患 生態学的，疫学的，および症例対照研究からの実質的エビデンスでは，魚や脂分の多い魚，および海洋性n-3系多価不飽和脂肪酸の摂取が心血管系死亡率のリスクを減少させることが示されている[46~49]。心筋梗塞既往患者の海洋性n-3系多価不飽和脂肪酸を用いた再発予防研究では，全死亡率と心血管系死亡率の減少をみとめ，特に突然死において強力な効果をみとめた[50]。海洋性n-3系多価不飽和脂肪酸は，いくつかの心血管系リスクファクターに影響を及ぼすことが示されたが[46,47]，炎症の減少がどの程度動脈硬化プラークの増大を防ぎ，心血管イベントのリスクと重症度を減少させるかは明確ではなかった。しかし，より最近の研究によって海洋性n-3系多価不飽和脂肪酸が，おそらくその抗炎症効果によって進行した動脈硬化プラークを安定化に働く可能性が示唆された[51,52]。

▶抗酸化ビタミン

作用機序

酸化ストレスと炎症の間には強い相互作用が起こる。酸化剤の発生は宿主の炎症反応の一部である。酸化剤は宿主細胞の成分を破損する場合がある。続いて，酸化剤と酸化された細胞成分は，NF-κBなどの転写因子を介して作用し，炎症性エイコサノイドやサイトカインの産生を引き起こす（**図 63.2**）。したがって，炎症性メディエーター産生を減少させる機序の1つは，酸化ストレスを防ぐことと思われる。これは，ビタミンC（アスコルビン酸）や，ビタミンE（トコフェロールとトコトリエノール），カロテノイド（β-カロテン，リコピン，ルテイン，アスタキサンチン）などのような抗酸化ビタミン濃度の増加を含めた，抗酸化防衛機構を強化させることで実現される。

抗酸化ビタミンは，酸化性物質への曝露を抑え，その結果，NF-κBの活性化と，それに続く炎症性サイトカイン，エイコサノイドなどの産生を低下させる作用をする[1]。炎症細胞はビタミンCを細胞内で高濃度に維持しているが，この濃度は急性活動期に激減する。炎症部位では，アスコルビン酸の還元型に対する酸化型の比率が増加する[1]。観察研究では，抗酸化ビタミン（ビタミンC，ルテイン，リコピン）の摂取状態と様々な血液中の炎症マーカーの間での逆相関（性）が報告された[18]。カロテノイドが豊富な果物と野菜の食事による介入はCRP濃度を抑え[53]，一方，トマトベース飲料（リコピン，β-カロテン，フィトエン，フィトフルエン，およびαトコフェロールを含む）は血中TNF-α濃度を低下させた[54]。

炎症性疾患における効果

関節リウマチ 関節リウマチ患者におけるアスコルビン酸の酸化に関するエビデンスは認められており，また，抗酸化状態の低さが関節リウマチのリスクファクターであることが，20年以上の症例対照研究の追跡で示された[1]。一部のカロテノイドの低摂取は関節リウマチのリスクの増加と関連していた[1]。αトコフェロールの形でのビタミンEは動物モデルにおいて，炎症を軽減して関節リウマチの病理学的特徴と疾患重症度を改善させた[1]。ビタミンCとE(αトコフェロール）は，関節リウマチ患者の重症度を軽減させることが明らかになった[1]。

炎症性腸疾患 血清および白血球でのアスコルビン酸と血清カロテノイドの濃度はクローン病患者で低下している[1]。クローン病や潰瘍性大腸炎患者の炎症活動中の結腸組織では，アスコルビン酸含有量が非炎症部の組織よりも低下しており[1]，この所見は，炎症反応の結果としてアスコルビン酸が使用されることと一致していた[1]。ラットの大腸炎モデルでは，リコピンによって炎症反応と粘膜損傷が軽減された[1]。

喘息 喘息患者は血漿，白血球，および肺胞液でのビタミンC濃度が対照群より低下していた[1]。さらに，酸化型グルタチオンが肺胞液で増加しており，気道での酸化ストレスが示唆された[1]。横断研究では，血漿ビタミンCと肺の炎症との逆相関（性）が示され，ビタミンCの高摂取や高血漿濃度が肺機能のさらなる改善を促進すると示唆された[1]。臨床試験では，ビタミンCの補充（通常2 g/日）が気道の反応性と抗原に対して保護効果を発揮することが示された[1]。

▶フラボノイド類

ポリフェノールは植物の二次代謝産物で，フラバノン，フラボン，フラバノール，およびフラボノールがある。*in vitro* の研究によって，フラボノイド類には以下にあげる種々の機構を介した抗炎症性作用があることが示された。すなわち，ホスホリパーゼA_2，COX，およびLOXを抑制してエイコサノイド産生を減少させる。誘導型一酸化窒素合成酵素を抑制する。そして炎症性サイトカイン産生を抑制する[1]。これらの効果はすべてNF-κBやアクチベータタンパク質1などの主要な炎症誘導性転写因子の活性化抑制に関わると思われる[1]。いくつかのフラボノイド類が，動物モデルで炎症過程での効果があると示されたが[1]，炎症マーカーへのフラボノイド類の効果を調査したヒトの研究は不足しており，その大部分は純粋な分子ではなく，フラボノイドの豊富な食物の使用に焦点をあてていた。例えば，赤ワイン[55]とチョコレート[35]の炎症マーカーへの効果は，それらの成分であるフラボノイドから生じる結果だと信じられている。ポリフェノールのバイオアベイラビリティ（生物学的利用能）は乏しく，その血中濃度は低く，強い抗炎症効果を示した *in vitro* の実験に使用されるよりはるかに低いことが多い。炎症性疾患と関連したフラボノイド類の情報はほとんど存在していない。

腸内細菌叢と炎症

IV

▶腸内細菌叢

最大10^{14}の細菌が成人の体内に含まれており（細菌細胞はヒト細胞の10倍量），これらの細菌の大部分は腸管内に存在している[56]。1 kg以上の細菌が腸管中に存在しており，糞便は通常50%の細菌から成る。これは，ヒトが毎日50〜100 gの細菌を排出することを意味する。細菌は胃の中では低pHと速い通過時間のため最も数が少ないが（<10^3コロニー形成単位CFU/g），結腸ではそれらの通過時間ははるかに遅く，pHはそれほど低くなく，酸素濃度の低さを反映して，10^{12}CFU/gに達する。糞便から少なくとも500の異なった細菌種が培養されたが（乳酸菌とビフィズス菌など），それらの99%を占めるちょうど40種が特定された。腸内細菌叢の常在菌は，その同定技術の限界と個体変異のため，まだ完全に特定されていない。より新しい分子タイピング方法は，現在，さらなる腸管関連細菌種の識別を可能にしつつある。

結腸細菌叢の主な機能は，未消化のまま小腸を通過した食物中の物質や，腸管中で産生された粘液を発酵する作用である。糖分解性の発酵は酢酸や，プロピオン酸，酪酸などの短鎖脂肪酸を産生し，それらは結腸細胞のための必須栄養素となる。腸内細菌叢と，腸管上皮内や腸管上皮を越えた場所にある炎症細胞の間にもまた，相互作用が起こる[57]。これらの相互作用は化学反応か，直接的な細胞同士の接触を導くことがある。研究者は，このような相互作用が腸管壁での炎症反応の性質を決定する際に重要な役割を果たすと考えている。

▶プレバイオティクスとプロバイオティクス

プレバイオティクスは，「結腸内で1つまたは限られた数の善玉菌の成長かつ／または活動を選択的に刺激することによって宿主に有益に影響して，その結果，宿主の健康を改善する非消化性食物成分」である[58]。プレバイオティクスは，通常は哺乳類の小腸の酵素では消化されないが，結腸にある細菌の酵素で加水分解される炭水化物である[58]。プレバイオティクスには，フラクトオリゴ糖とガラクトオリゴ糖がある。これらは通常，乳酸菌とビフィズス菌の成長を促進する。プロバイオティクスは，「十分量で摂取されると宿主への健康的な有益性を与える生きた微生物」である[59]。

乳酸を産生する菌は，ヒトの腸内由来の乳酸菌とビフィズス菌などで，最も一般的に使用されるプロバイオティクスである。プロバイオティクス菌は，消化管の微小環境を調節して，ディフェンシンなどの抗微生物因子を放出する[60]。様々なプロバイオティクスが，ムチン分泌を誘導し，細胞骨格の整合性を維持し，タイトジャンクションタンパク質のリン酸化やヒートショックタンパク質の誘導によって，上皮のバリアー機能を上手に保っている。乳酸菌やビフィズス菌などのプロバイオティクス菌の潜在的な抗炎症効果は，それらの腸管上皮細胞との直接的な相互作用に基づくと思われ，それが管腔の微小環境の中で危険信号を感知する際に重要な役割を果たしている。いくつかのプロバイオティクス細菌はNF-κBの活性化と拮抗して，その結果，炎症誘導性サイトカイン産生を減少させる[1)]。いくつかのプロバイオティクス細菌株（または，それらの構成成分）は，腸管に存在する樹状細胞と相互作用して，その成熟化とIL-10の分泌を誘導することが，制御性T細胞の誘導を促進すると考えられている[1)]。

炎症性腸疾患における効果

プレバイオティクスとプロバイオティクスは，単独または組合せで，動物モデルの炎症性腸疾患において抗炎症効果と組織所見の改善を導くことがわかった[1)]。さらに，プレバイオティクスとプロバイオティクスは，炎症性腸疾患患者において炎症マーカー，消化管の組織像，および疾病重症度を改善したが，プロバイオティクスのすべての研究がこのような調査結果を示したわけではなく[1,61,62)]，効果を示すにはおそらく特定の微生物または微生物の組合せが必要なため，と考えられた。Furrieらは，フラクトオリゴ糖とプロバイオティクスのビフィズス菌株（*Bifidobacterium longum*）の組合せが，潰瘍性大腸炎患者において粘膜でβディフェンシンを上昇させ，炎症性サイトカインを減少させ，消化管の組織像を改善させたと報告した[63)]。総合的には，ヒトでの研究結果では，炎症性腸疾患患者におけるプレバイオティクスまたはプロバイオティクスを用いた治療的介入は有望であるが，大腸炎の動物モデルの実験結果からは，期待したほど容易でないことが示された。別種の乳酸菌とビフィズス菌の組合せ，またはプロバイオティクスとプレバイオティクスの組合せが，炎症性腸疾患の効果的な治療に必要であると思われる。

まとめ

炎症は，感染や組織傷害への典型的な生理学的反応である。そして，組織の修復過程とともに病原体殺傷を引き起こし，感染または損傷部位でホメオスタシスを回復する助けとなる。急性炎症反応は通常，自己限定的ですばやく消える。この過程は，免疫調節サイトカイン（IL-10とTGF-βなど）の分泌や，炎症を誘導するシグナル伝達経路の抑制，受容体の脱落，さらに制御細胞の活性化などのような負のフィードバック機構の活性化に関わる。自らを制御できなくなった炎症反応は，慢性化して病気の永続化と増悪につながりうる。様々な疾患の病態生理の原因となっている慢性炎症反応に含まれる一般的特徴は，バリアー機能の消失や，通常は良性の刺激に対する反応性，通常では見られない数の炎症細胞の組織への浸潤，そして酸化剤やサイトカイン，ケモカイン，エイコサノイド，およびマトリックスメタロプロテアーゼの過剰産生である。これらの伝達物質の発現レベルは，炎症反応を増幅して破壊的となり，臨床症状に影響を及ぼす。

全粒穀物，種実類，果物，野菜，および魚の摂取に特徴づけられる健康的な食事形式は，炎症の軽減に関連しており，その結果から抗炎症性の食事成分の候補があげられる。しかし，定着した炎症性疾患における食事療法の治療効果を評価した研究数は，依然としてかなり限られている。それにもかかわらず，関節リウマチ患者においては海洋性n-3系多価不飽和脂肪酸の効力を示唆する有力なエビデンスが存在する。クローン病と乾癬患者におけるエビデンスはそれほど強くなく，潰瘍性大腸炎と喘息患者ではさらに弱い。これらの脂肪酸はまた確定した心血管疾患では有効であるが，この有効性がそれらの抗炎症性効果にどの程度起因するかは明確ではない。食事性抗酸化物質は，多くの病的状態の進展に共通する酸化的または炎症性の損傷に対して重要な防衛線を意味し，食物性抗酸化物質がおそらく予防的に作用するであろうことは，大規模な基礎研究によるエビデンスによって支持されている。ここで考えられているほとんどの疾患における酸化的ストレス発生の一般的な機序から，食事性抗酸化物質の役割が予防的かつ治療的な最適な作用に非常に重要なものとなっている。

これらの考察にもかかわらず，患者を対象とした試験では，これらの疾患での抗酸化ビタミンの臨床的有益性は限られている。しかし，あるエビデンスでは関節リウマチにビタミンCとEが有益であり，喘息ではビタミンCが有益であると示唆されている。腸内細菌叢は消化管に埋め込まれた，人体の最も高度に発達した免疫器官に密接に関係している。腸内細菌の生態系と宿主の間では連続的な相互作用が起こる。この微生物の構成はプレバイオティクスまたはプロバイオティクスの摂取によって改良される。エビデンスによると，プレバイオティクスとプロバイオティクスは炎症性腸疾患患者の臨床症状改善につながるが，プロバイオティクスの効果は，菌株や菌種に依存的であることが示唆されている。様々なモデルや病態において異なった食事成分を用いた研究によって，食事の構成要素が細胞内シグナル伝達経路や，転写因子の活性，および炎症性メディエーターの産生などの炎症制御に関わる経路を調節することが証明された。

（Philip C. Calder／福島　徹）

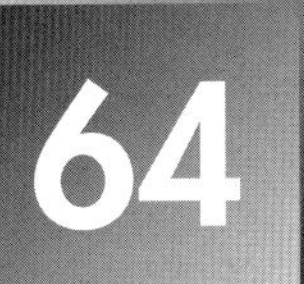

64 栄養素および遺伝子によるリポタンパク質代謝制御

様々な食事成分とリポタンパク質代謝との関連は，実験や観察研究により長く検討されてきた。例えば，INTERHEART研究では，世界の様々な地域・民族において，心血管疾患のリスクが「心臓に健康的な」食品の消費量と逆相関すること，すなわち心血管疾患の人口寄与危険度の約30％は不健康な食品摂取によることが解明された[1]。古典的研究によると[2~4]，コレステロール摂取量および摂取する脂肪の種類（特に脂肪酸飽和度）が，血漿中の低比重リポタンパク質（low-density lipoprotein：LDL）コレステロール（LDL-C）値および高比重リポタンパク質（high-density lipoprotein：HDL）コレステロール（HDL-C）値と相関することが臨床試験によって立証された。その後数年にわたって動物やヒトにおいて行われた研究において，他の主要栄養素（タンパク質，炭水化物，他の食事成分）も血漿脂質値およびリポタンパク質値に影響を及ぼすことが解明された[5]。

1975年以降，細胞生物学・分子生物学が進歩し，臨床的知見や介入結果の基盤となる生物学的機構を解明すべく多数の研究が行われた。マウスゲノムの分子遺伝学的操作法の革新により研究の対象範囲は拡大した。すなわち，栄養素への応答に関わる候補遺伝子を挿入したトランスジェニック動物や，遺伝子を相同組換えにて不活性化したノックアウト動物を，正常な条件や異常な条件（例：動脈硬化発症条件）で検討することが可能となった。また，ヒトゲノム配列決定における高速大量処理技術により，様々な生理学・病態生理学分野において多くの発見がなされた。リポタンパク質代謝に関しては，全ゲノム関連解析（genome-wide association study：GWAS）により，血漿脂質値（コレステロール，トリグリセリド）および個々のリポタンパク質分画と関連する遺伝子座が2010年までに95個同定された[6]。これらの遺伝子座のうちいくつかは，以前から脂質およびリポタンパク質代謝に関与することが知られていたものであり，多くの遺伝子は食事成分により制御を受けるものであった。全ゲノム関連解析により解明されたその他の遺伝子座は完全に新規の発見であり，その役割や制御機構については今後の検討が待たれる。本章では，ヒトのリポタンパク質代謝に影響を及ぼす主な遺伝的因子について述べる。特定の栄養素がヒトの血漿リポタンパク質値へ及ぼす影響についての詳細は，65章を参照されたい。

血漿総コレステロール高値およびLDLコレステロール高値

血中コレステロール高値（特にLDLコレステロール）は若年性心血管疾患リスク上昇に関連している。血清総コレステロール測定値は，血中超低比重リポタンパク質（very-low-density lipoprotein：VLDL），LDL，HDL，およびキロミクロンの量を反映する（空腹時コレステロール測定においては，キロミクロンは存在しないと考えられる）。したがって，高コレステロール血症がみとめられるか疑わしい時は，空腹時リポタンパクの測定が必要である。単一遺伝子性や多因子性の高コレステロール血症は人口の約5％に見られるが，若年性動脈硬化のリスク増加は主に高LDL血症をもたらす単一遺伝子疾患において確認される[7]。

LDLはコレステリルエステルを多く含み，各LDL粒子はアポリポタンパクB100（アポB100）を1分子含んでいる。LDLはVLDLに由来し，肝臓で合成されたコレステロールを末梢組織へ運搬する担体の役割を果たしている。LDLコレステロールが細胞に取り込まれるには，LDLがアポBを介してLDL受容体に結合することが必要である。現在，常染色体顕性高コレステロール血症の原因となる3つの単一遺伝子疾患，および1つの常染色体劣性高コレステロール血症が同定されている（**表64.1**）。これらのうちLDL受容体（*LDLR*）遺伝子変異が最も高頻度であり，他の遺伝子変異による常染色体顕性高コレステロール血症は少数である（機能欠損アポBを生成する*APOB*遺伝子変異，およびproprotein convertase subtilisin/kexin 9酵素をコードする*PCSK9*遺伝子変異）。

▶家族性高コレステロール血症

家族性高コレステロール血症は常染色体顕性高コレステロール血症のうちで最も高頻度であり，染色体19p13上に存在する*LDLR*遺伝子変異が原因である。LDL受容体はほとんどすべての組織に存在する膜貫通型受容体であり，小胞体における受容体の合成，ゴルジ体，さらに細胞表面への受容体タンパク質の輸送，アポB100を介した血漿LDLとLDL受容体が結合した，受容体-リガンド複合体の細胞内取込み，LDL受容体の細胞表面への再輸送とLDLのリソソームにおける処理，といった複雑な過程を通じてコレステロールホメオスタシス（恒常性）を制御する[8]。LDL受容体生合成の各過程に影響する1,000以上の遺伝子変異が報告されている。LDL受容体の1個の対立遺伝子座に機能欠損変異が存在する場合（ヘテロ接合体家族性高コレステロール血症），血漿LDLコレステロール値の30％の増加がみとめられる。一方，両方の対立遺伝子座が変異しているホモ接合体家族性高コレステロール血症においては，LDLコレステロール値は2～4倍以上に増加し，LDL受容体機能が失われる。

診断は臨床所見と家族歴に基づいて行われることが多い。ヘテロ接合体家族性高コレステロール血症の確定診断には，*LDLR*遺伝子変異の確認，または線維芽細胞におけるLDL受容体機能の検討が必要である。家族性高コレステロール血症は未治療であると，30～40歳で心筋梗塞を発症する可能性があり，ヘテロ接合体家族性高コレステロール血症のある50％以上の男性患者と約15％の女性患者は

表 64.1 高 LDL コレステロール値をきたす単一遺伝子疾患

疾患	推定頻度	血清 LDL 値	所見	遺伝子欠損	治療
ヘテロ接合型家族性高コレステロール血症（HeFH）	500 人に 1 人[a]	通常＞200 mg/dL。小児ではより低値の場合がある	腱黄色腫（主徴候），眼瞼黄色腫，角膜環	LDL 受容体遺伝子の常染色体優性変異	食事療法[b]，薬物療法[c]
ホモ接合型家族性高コレステロール血症（HoFH）	100 万人に 1 人	＞400 mg/dL（平均＞600 mg/dL）	6 歳までに扁平黄色腫・腱黄色腫・結節性黄色腫。10 歳で冠動脈疾患死。無治療では 10 歳で大動脈弁疾患	LDL 受容体遺伝子の両対立遺伝子における変異	食事療法・薬物療法（LDL 受容体機能が残存する場合）LDL 吸着療法・肝移植
PCSK9 遺伝子変異	ADH 症例の ≦3%[d]	HeFH と同様	HeFH と同様	ADH，機能獲得変異	HeFH と同様
家族性 Apo-B 欠損症	ADH 症例の ≦7%[e]	HeFH と同様	HeFH と同様	ADH，LDL 受容体結合ドメインにおける Apo-B 遺伝子変異	HeFH と同様
常染色体潜性高コレステロール血症	少数	HoFH と同様。HoFH に比して平均 100〜150 mg/dL 低い	HoFH と同様。HoFH に比して進行が遅く，大動脈弁疾患は少ない	LDL のクラスリン依存性エンドサイトーシスに不可欠な，肝臓に発現するアダプタータンパク質の変異	食事療法，スタチン療法に反応する

ADH：常染色体優性高コレステロール血症，Apo-B：アポリポタンパク B，LDL：低比重リポタンパク質。
[a] 創始者効果により，人口集団によっては 100 人に 1 人以上。
[b] 食事中の飽和脂肪酸とコレステロールを制限することで血清 LDL を低下させることが可能だが，正常値の達成には不十分。薬物療法が追加される。
[c] スタチンが中心的治療法。スタチンとエゼチミブの併用はより血中 LDL を低下させる。スタチンと胆汁酸レジンの併用も相乗効果がある。
[d] As reported in Rahalkar AR, Hegele RA. Monogenic pediatric dyslipidemias：classification, genetics and clinical spectrum. Mol Genet Metab 2008；93：282–94.

60 歳までに死亡する[9]。

ホモ接合体家族性高コレステロール血症患者は 10 歳までに皮膚黄色腫および腱黄色腫を発症し，虚血性心疾患や大動脈弁疾患により早くて 10 代，通常 30 歳までに死亡する[10]。小児のヘテロ接合体家族性高コレステロール血症患者治療は食事療法のみでは不十分であり，スタチン（HMG-CoA 還元酵素阻害薬）の使用が 8 歳以上で推奨される[11]。成人のヘテロ接合体家族性高コレステロール血症患者においては，血漿 LDL コレステロール値を制御するために食事療法に加え 2 種以上の薬物療法の組合せが必要となることが多い。

ホモ接合体家族性高コレステロール血症においては，生後 1 年以内に LDL アフェレーシスが必要となることがある。肝移植はホモ接合体家族性高コレステロール血症治療法の 1 つであるが，わずかではあるが死亡のリスクがあり，長期にわたる免疫抑制療法が必要となる。

▶*PCSK9* 変異

PCSK9 遺伝子は，LDL 受容体分解を制御し細胞内へのコレステロール流入抑制に主要な役割を果たすセリンプロテアーゼである PCSK9 をコードする[12]。*PCSK9* 遺伝子の機能欠損変異は LDL 受容体発現を増加させ，血清 LDL 値を低下させて心血管疾患リスクを減少させる[13]。対照的に，*PCSK9* 遺伝子のヘテロ接合体機能獲得変異を有する患者は，ヘテロ接合体家族性高コレステロール血症と同様の臨床像を呈し，同様の治療を要する。

▶家族性アポリポタンパク B 欠損症

APOB 遺伝子の LDL 受容体結合ドメインをコードする領域内の変異は，LDL 粒子の LDL 受容体への結合親和性を低下させる。家族性アポリポタンパク B 欠損症において LDL コレステロール値は正常の約 2 倍となり，表現型の上ではこの型の常染色体顕性高コレステロール血症は家族性高コレステロール血症に類似している[14]。高 LDL コレステロール値をもたらすいくつかの *APOB* 遺伝子変異が報告されている。このうち，ミスセンス変異 Arg3500Gln をもたらす点変異の頻度が最も高い。この変異はフランスの脂質異常症小児コホートの約 3%で見られた[15]。家族性アポリポタンパク B 欠損症患者はヘテロ接合体家族性高コレステロール血症と同様に，HMG-CoA 還元酵素の阻害薬スタチンを単剤もしくは併用薬物療法にて治療される。

▶常染色体潜性高コレステロール血症

まれな高コレステロール血症であり，主にイタリアの発端者において報告される[16]が，他の地域にも存在する[10]。この疾患は LDL 受容体アダプタータンパク質 1（LDL receptor adapter protein 1：LDLRAP1）遺伝子変異が原因である。LDLRAP1 は全身の LDL 受容体のうち 60%を有する肝臓に存在するアダプタータンパク質である。*LDLRAP1* 遺伝子産物は LDL のクラスリン依存性エンドサイトーシスに不可欠である[17]。線維芽細胞など他の組織では，この変異は LDL 取込みを阻害しない。常染色体潜性高コレステロール血症患者は臨床的にホモ接合体家族性高コレステロール血症患者に類似するが，常染色体潜性高コレステロール血症では大動脈弁疾患の頻度は高くなく，ホモ接合体家族性高コレステロール血症患者において通常，血漿 LDL 値はより高く，動脈硬化発症がより早期である。

血漿 HDL コレステロール高値

血漿 HDL コレステロール高値（高 α リポタンパク血症）の遺伝率［訳注：ある形質が遺伝的に決定される程度］は約

50%と推定されている[18]。ここでは，HDL コレステロール高値の遺伝子的原因について述べる。HDL コレステロール低値については後述する。現在，HDL コレステロール高値は男性において 60 mg/dL 以上，女性において 70 mg/dL 以上と定義される。一方，HDL コレステロール低値は男性において 40 mg/dL 未満，女性において 50 mg/dL 未満と定義される（mg/dL/38.67 = mmol/L と変換可能）。高 HDL コレステロール血症の特徴について**表 64.2** にまとめた。

▶コレステロールエステル転送タンパク質欠損症

HDL コレステロール高値の遺伝子的原因のうち最もよく解明されているものは，コレステロールエステル転送タンパク質の欠損である。コレステロールエステル転送タンパク質の主な機能は，HDL 中のコレステロールエステル分子と，VLDL もしくは LDL 中のトリグリセリド分子の 1 対 1 交換を仲介することである。この機能により，動脈硬化プラーク中の泡沫細胞などの末梢の細胞に由来すると考えられる HDL 中のコレステロールエステルは，LDL 受容体による VLDL や LDL の取込みを介して間接的に肝臓に方向づけられる。残りの HDL 中のコレステロールエステルはスカベンジャー受容体 SR-B1 と HDL との相互作用で直接肝臓に輸送される。末梢の細胞から肝臓への（直接・間接の）コレステロールエステルの輸送は，一般にコレステロール逆転送系（reverse cholesterol transport：RCT）とよばれ，HDL のこの特性は，ヒトの観察研究や動物の介入研究で実証されているように抗動脈硬化作用[19]の主要な原因と考えられている。

コレステロールエステル転送タンパク質と血漿 HDL コレステロール値との関連は日本において最初に解明された。機能欠損変異によるコレステロールエステル転送タンパク質欠損が，HDL コレステロール高値症例の 50%以上を説明することが判明し，ホモ接合体変異では HDL コレステロールが 120 mg/dL，ヘテロ接合体変異では 70 mg/dL 以上であった[18]。*CETP* 遺伝子変異保持者においては HDL コレステロールが高値であることに加え，HDL 粒子のサイズが大きく，蓄積されたコレステロールエステルを VLDL や LDL に転送できない結果コレステロールエステルが HDL に保持されたものと推測された。

重大な機能欠損をもたらす *CETP* 遺伝子変異は，日本以外では比較的まれである。さらに，ヨーロッパ系の人種において，血漿 HDL コレステロール値に関連する *CETP* 遺伝子内および近傍の軽微な変化につき大規模な検討がなされた。全ゲノム関連解析の結果の大規模なメタ解析により，血漿脂質レベルと統計学的に有意に関連する 95 の遺伝子座が同定され，このうち 31 が HDL コレステロールに関連し，*CETP* 遺伝子はその中に含まれていた[6]。

コレステロールエステル転送タンパク質は低分子化合物を用いて容易に阻害が可能であるため，魅力的な創薬ターゲットとなった。コレステロールエステル転送タンパク質阻害により，動脈硬化に関する疫学研究（一連のフラミンガム研究など）において冠動脈疾患リスク低下に関連していた HDL コレステロール値が上昇する。しかし，コレステロールエステル転送タンパク質阻害剤の 1 つが冠動脈疾患リスクを減少できなかったことや[20]，日本人のホモ接合体における長寿について諸説あることから，コレステロールエステル転送タンパク質欠損症において蓄積する HDL 粒子は機能していない可能性があると見られ，一方，この説を否定する *in vitro* 研究も存在する[21]。

▶肝性リパーゼ

肝性リパーゼはトリグリセリド代謝に関与している。例えば肝性リパーゼの重要な機能の 1 つは，トリグリセリドを加水分解することで VLDL レムナントを LDL 粒子に変換することである。肝性リパーゼ欠損症はまれな疾患であり，血漿中のトリグリセリドおよび VLDL レムナント（中間比重リポタンパク質〈intermediate-density lipoprotein：IDL〉ともよばれる）が増加する。また，HDL トリグリセリドと HDL コレステロール値も増加し，後者は 70 mg/dL を超えることがある[18]。コレステロールエステル転送タンパク質欠損症と同様に，肝性リパーゼ欠損症患者において HDL 粒子サイズの増大が見られることが多い。全ゲノム関連解析では，血漿 HDL コレステロール値と関連する 31 遺伝子座の 1 つとして肝性リパーゼをコードする *LIPC* 遺伝子座が同定された[6]。

表 64.2　高 HDL コレステロール値をきたす遺伝的原因

疾患	頻度	脂質値	関連所見	遺伝子欠損	治療
CETP 欠損症[a]	日本において高頻度，ヘテロ接合体変異の完全欠損が 2%，部分欠損が 7%	ホモ接合体：通常 HDL コレステロール＞120 mg/dL，ヘテロ接合体：HDL コレステロール 70～100 mg/dL。いずれの場合も LDL コレステロール値は軽度低下	なし	完全欠損はイントロン 14 のスプライス部位変異が多い。部分欠損はエクソン 15 のミスセンス変異（*D442G*）が多い	なし
肝性リパーゼ欠損症[b]	まれ（≦20 家系）	HDL コレステロール＞70 mg/dL，トリグリセリド 200～450 mg/dL。トリグリセリドを多く含む HDL および β VLDL 粒子を伴う	なし	肝性リパーゼ（*LIPC*）遺伝子のホモ接合体欠損	完全欠損の 2 症例において，フェノフィブラートが血漿脂質を改善した報告あり[c]

CETP：コレステロールエステル転送タンパク質，VLDL：超低比重リポタンパク質。
[a] Data from Weissglas-Volkov D, Pajukanta P. Genetic causes of high and low serum HDL-cholesterol. J Lipid Res 2010；51：2032–57.
[b] Data from Weissglas-Volkov D, Pajukanta P. Genetic causes of high and low serum HDL-cholesterol. J Lipid Res 2010；51：2032–57；and Denke MA. Nutrient and genetic regulation of lipoprotein metabolism. In：Shils ME, Shike M, Ross AC et al, eds. Modern Nutrition in Health and Disease. 10th ed. Baltimore：Lippincott Williams & Wilkins, 2006.
[c] Data from Ruel IL, Lamarche B, Mauger JF et al. Effect of fenofibrate on plasma lipoprotein composition and kinetics in patients with complete hepatic lipase deficiency. Arterioscler Thromb Vasc Biol 2005；25：2600–7.

表 64.3 低 HDL コレステロール値をきたす遺伝的原因

疾患	頻度	脂質値	関連所見	遺伝子欠損	治療
タンジール病	<100 家系	総コレステロール低値〜正常，トリグリセリド正常〜中等度高値，HDL コレステロール<10 mg/dL	角膜混濁，黄橙色扁桃，肝脾腫，心血管疾患リスク増加が示唆される	*ABCA1* 遺伝子のホモ接合体欠損が HDL 合成を阻害	LDL コレステロール値は低いが，トリグリセリドを多く含むリポタンパク質の血中からの除去に障害があるため低脂肪食が推奨される
家族性 LCAT 欠損症	<40 家系	総コレステロール正常，トリグリセリド正常〜中等度高値，HDL コレステロール<12 mg/dL	角膜混濁，正球性正色素性貧血，タンパク尿。40〜50 歳で腎不全のリスク増加，心血管疾患リスクは通常増加しない	*LCAT* 遺伝子のホモ接合体欠損により LCAT 酵素が消失するか著明に減少	低脂肪食考慮。トリグリセリドおよび LDL コレステロールを低下させる薬物治療考慮
魚眼病（LCAT 部分欠損）	<15 家系	総コレステロール正常，トリグリセリド正常〜中等度高値，HDL コレステロール<7 mg/dL	角膜混濁，心血管疾患リスクは通常増加しない	*LCAT* 遺伝子のホモ接合体欠損，LCAT 酵素は測定可能であるが，HDL の遊離コレステロールをエステル化するには不十分	低脂肪食考慮。トリグリセリドおよび LDL コレステロールを低下させる薬物治療考慮
アポリポタンパク A-Ⅰ欠損症	<20 家系	総コレステロール正常，トリグリセリド正常，HDL コレステロール<10 mg/dL	角膜混濁，家系により手掌黄色腫や心血管疾患リスク増加	種々の *APOA1* 遺伝子ホモ接合体変異によりアポ A-Ⅰ 値が低下	低脂肪食考慮。トリグリセリドおよび LDL コレステロールを低下させる薬物治療考慮

ABC：ATP-binding cassette，HDL：高比重リポタンパク質，LCAT：レシチンコレステロールアシルトランスフェラーゼ，LDL：低比重リポタンパク質。

▶多因子遺伝疾患と新規研究領域

前述したように，31 遺伝子座が血漿 HDL コレステロール値に関連している。この結果から，複数の遺伝的変化が，個人の HDL コレステロール上昇に影響を及ぼすと示唆される。タンパク質をコードする候補遺伝子に加え，興味深い知見として，マウスにおいて HDL 値がマイクロ RNA（miR），とりわけヒトにおいても保存されている miR-33 により制御を受けていることが解明された[22]。miR-33 をはじめとするマイクロ RNA の塩基配列や発現の変異が HDL コレステロール値上昇の遺伝的原因となる可能性がある。

血漿 HDL コレステロール低値

著明な血漿 HDL コレステロール低値（低 α リポタンパク血症）をきたす単一遺伝子疾患は様々な臨床症状を呈し，心血管疾患リスクとも多様な関連を示す（**表 64.3**）。変化する原因遺伝子産物は HDL 粒子の構成に関わるものであり，ATP 結合カセットタンパク質 A1（ABCA1），レシチンコレステロールアシルトランスフェラーゼ（LCAT），アポ A-Ⅰがあげられる。現在利用可能な HDL 上昇薬はこのような単一遺伝子疾患には無効であることが多い[23]。このため，合理的な治療法は血漿 LDL コレステロールを食事療法および薬物療法にて必要に応じて低下させることとなる[24]。

▶タンジール病

タンジール（Tangier）病の特徴は血漿 HDL 粒子のほぼ完全な欠乏である[25]。タンジール病の原因は *ABCA1* 遺伝子の変異であり，*ABCA1* 遺伝子はコレステロールの流出を司る細胞膜タンパク質をコードし[26〜28]，コレステロール逆転送系の主要な構成部分となっている[29]。ABCA1 遺伝子機能が欠損すると，アポ A-Ⅰが末梢の細胞に結合してコレステロールを取り除くことができなくなるため[25,30]，血漿 HDL コレステロール値が 10 mg/dL（0.26 mmol/L）を超えることはまずなく，多くの場合 0 に近づく。タンジール病は古典的には青年期や若年成人期に，腫大した黄橙色の扁桃，肝脾腫，および末梢神経障害で発症し，症状は一過性，もしくは進行して衰弱に至ることがある[25,30,31]。マクロファージにおけるコレステロールの蓄積は脾臓，肝臓，腸上皮，骨髄，その他の細網内皮系にて泡沫細胞形成をもたらす。コレステロールは線維芽細胞，神経細胞，およびシュワン細胞にも蓄積する[25,30]。タンジール病患者および親族保因者において心血管疾患リスク増加が示唆されている[32,33]。

▶レシチンコレステロールアシルトランスフェラーゼ欠損症

レシチンコレステロールアシルトランスフェラーゼ（lecithin：cholesterol Acyltransferase：LCAT）欠損症は，酵素をコードする *LCAT* 遺伝子変異の部位により 2 つの異なった臨床像を示す。まず 1 つ目は家族性レシチンコレステロールアシルトランスフェラーゼ欠損症であり，LCAT 活性の完全欠損が特徴で，角膜混濁，脂質異常症，貧血，軽度の低アルブミン血症，タンパク尿といった臨床像を示し，腎臓のメサンギウム，間質，および糸球体の脂質沈着をともなう。2 つ目は魚眼病であり，LCAT 活性の部分的欠損が特徴で，角膜混濁を生じるが発症は高年齢である。角膜混濁はリン脂質や遊離コレステロールといった LCAT 基質の蓄積が原因で起きる。家族性 LCAT 欠損症，魚眼病ともに HDL 値は低いものの測定可能で，心血管疾患リスク増加は明確でない。

▶アポリポタンパク A-Ⅰ欠損症

アポ A-Ⅰの構造に影響する *APOA1* 遺伝子変異は血漿 HDL コレステロールの著明低値（<10 mg/dL）を伴う。臨床像は様々であり，角膜混濁，腱黄色腫，皮膚線状黄色腫と，家系によっては心血管疾患の若年発症をみとめる[25,34~36]。

血漿トリグリセリド高値

リポタンパク質のトリグリセリド合成に使用される脂肪酸の由来には，食事に含まれる脂肪（外因性）と，肝臓での合成もしくは脂肪組織からの放出（内因性）の2通りがある。最も著明な高トリグリセリド血症はキロミクロン血症であり，トリグリセリドを多く含む腸管由来キロミクロン粒子の末梢における代謝に影響する単一遺伝子異常を原因とし，若年で発症することが多い[37]。この疾患の主要な治療法は現在のところ食事療法である。近年リポタンパク質リパーゼ（LPL）欠損症に対しアデノウイルスを介した LPL 遺伝子導入が応用されているが，長期成績は未知である[38]。

▶空腹時キロミクロン血症の遺伝的原因

トリグリセリド血漿高値の遺伝的原因を**表 64.4** に記載する。吸収された食事由来脂肪を血液中から排除する機構の障害が原因となる。キロミクロン血症の臨床的特徴は，膵炎，発育不良，肝脾腫，網膜脂血症，四肢伸側と臀部の発疹性黄色腫である。通常空腹時トリグリセリド値は 1,500 mg/dL（18 mmol/L）より高く[39]，膵炎等の症状が生じるのは通常トリグリセリド値が 2,500 mg/dL（30 mmol/L）より高い場合である[40]。LDL コレステロール値と HDL コレステロール値は標準より低い場合が多い[41]。血漿は高いトリグリセリド含有量のため乳白色で混濁し，脂血症と表現される[39]。

空腹時キロミクロン血症の遺伝的原因には，リポタンパク質リパーゼの機能に関与するいくつかの遺伝子群のホモ接合体欠損があげられる。リポタンパク質リパーゼはトリグリセリドを含有するリポタンパク質の加水分解を行う鍵分子であり，血管内皮に存在する。家族性のキロミクロン血症はまれであり（100 万人に 1 人），LPL 遺伝子のホモ接合体機能欠損変異によるリポタンパク質リパーゼ機能欠損が主な原因である[41]。さらに頻度の低い原因として，リポタンパク質リパーゼ活性化の補助因子であるアポ C-Ⅱをコードする *APOC2* 遺伝子[41]，リポタンパク質リパーゼによる加水分解を安定化させると考えられるアポ A-Ⅴをコードする *APOA5* 遺伝子[42]，リポタンパク質リパーゼの毛細血管表面へのトランスサイトーシスに関与するグリコシルフォスファチジルイノシトール-anchored HDL 結合タンパク質をコードする *GPIHBP1* 遺伝子[43]，リポタンパク質リパーゼタンパクの適切なフォールディング（折り畳み）と組立てに重要なリパーゼ成熟因子をコードする *LMF1* 遺伝子[44]のホモ接合体変異があげられる。かつてリポタンパク質リパーゼ欠損の診断はヘパリン処理血漿の脂質分解能低下を生化学的に解析することで行われたが，現在はゲノム DNA 配列解析が標準的診断法である。

▶空腹時キロミクロン血症を伴わない高トリグリセリド血症の遺伝的原因

原因となる遺伝要因を**表 64.5** に記載する。

家族性複合型高脂質異常症　家族性複合型高脂質異常症（familial combined hyperlipidemia：FCH）とは，VLDL および LDL の増加と HDL の減少を特徴とするリポタンパク

表 64.4　空腹時キロミクロン血症を伴う高トリグリセリド値をきたす遺伝的原因

疾患	推定頻度	脂質値	関連所見	遺伝子欠損	治療
ホモ接合体家族性リポタンパク質リパーゼ欠損症	100 万人に 1 人	トリグリセリド≧1,500～4,500 mg/dL	小児期，多くは 1 歳未満で発症。トリグリセリド臓器蓄積による発疹性黄色腫，肝肥大，巨脾。食事療法により全所見は軽快し寿命短縮を防止可能	*LPL* 遺伝子のホモ接合体変異により酵素活性が消失もしくは著明に減少	食事中脂肪を<20 g/日に制限し，トリグリセリド値を<2,000 mg/dL に保つ。アポ B 含有リポタンパク質は存在するためビタミン E 補充は不要。ウイルスを介した *LPL* 遺伝子導入が早期臨床試験中
アポリポタンパク C-Ⅱ欠損症	<20 家系	トリグリセリド≧1,500～4,500 mg/dL	ホモ接合体家族性リポタンパク質リパーゼ欠損症に比して高年齢で発症（13～60 歳）。若年性動脈硬化との関連なし	*APOC2* 遺伝子のホモ接合体変異によりアポ C-Ⅱが消失もしくは機能不全	食事中脂肪を<20 g/日に制限。アポ B 含有リポタンパク質は存在するためビタミン E 補充は不要。正常者から血漿を導入しアポ C-Ⅱを補充すれば一時的に正常化可能
グリコシルホスファチジルイノシトール-anchored HDL 結合タンパク質欠損症	<5 家系	トリグリセリド≦6,000 mg/dL	高年齢で発症	*GPIHBP1* 遺伝子のホモ接合体変異	特異的治療は確立していないが，リポタンパク質リパーゼ欠損症と同様と考えられる
アポリポタンパク A-Ⅴ欠損症	<5 家系	トリグリセリド≦5,000 mg/dL	高年齢で発症	*APOA5* 遺伝子のホモ接合体変異	特異的治療は確立していないが，リポタンパク質リパーゼ欠損症と同様と考えられる
リパーゼ成熟因子 1 欠損症	<5 家系	トリグリセリド≦5,000 mg/dL	高年齢で発症。神経症状を有する家系あり	*LMF1* 遺伝子のホモ接合体変異	特異的治療は確立していないが，リポタンパク質リパーゼ欠損症と同様と考えられる

HDL：高比重リポタンパク質。

表 64.5 空腹時キロミクロン血症を伴わない高トリグリセリド値をきたす遺伝的原因

疾患	推定頻度	脂質値	関連所見	遺伝子欠損	治療
家族性複合型高脂質異常症（ⅡB型高リポタンパク血症）	40人に1人	総コレステロール≦400 mg/dL，LDLコレステロール≦320 mg/dL，トリグリセリド≦800 mg/dL，HDLコレステロール30〜45 mg/dL	腱黄色種，眼瞼黄色腫，若年性心血管疾患	高頻度なものや低頻度のものを含め様々な遺伝的変化の寄与により発症，*USF1* 遺伝子のように単一遺伝子によって発症する場合もあり	脂肪制限，高グリセミックインデックス食の制限，禁酒，LDLコレステロールとトリグリセリドを低下させる薬物療法の併用
家族性異常βリポタンパク血症（Ⅲ型高リポタンパク血症）	1万人に1人	総コレステロール平均450 mg/dL，トリグリセリド750 mg/dL，LDL直接測定値は低値(120 mg/dL)，このLDLにはIDL分子が含まれる。トリグリセリドを多く含むリポタンパク質のほとんどがβ-VLDL	手掌線黄色腫，結節性黄色腫，結節性発疹性黄色腫，若年性動脈硬化	上述のように多遺伝子によるアポ*E* E2/E2アイソフォームも関連，*APOE* 遺伝子変異は優性遺伝形式の表現型をとる	体重の減量によりリポタンパク質異常は改善，高脂肪食により悪化，脂肪制限によりキロミクロン産生が低下し改善，糖尿病や甲状腺機能低下症のコントロールにより改善
家族性高トリグリセリド血症（Ⅳ型高リポタンパク血症）	20人に1人	トリグリセリド≦800 mg/dL，HDLコレステロール30〜45 mg/dL	なし	多遺伝子による *LPL* 遺伝子や *APOA5* 遺伝子などの変異が同一患者で複数存在	正式な検討は行われていないが，脂肪制限，高グリセミックインデックス食の制限，禁酒，高脂肪摂取制限によりトリグリセリド値低下が期待される

HDL：高比重リポタンパク質，IDL：中間比重リポタンパク質，LDL：低比重リポタンパク質，VLDL：超低比重リポタンパク質。

質異常が，本人および少なくとも1人の一親等血縁者に見られることである[37]。頻度が比較的高いこの表現型は，約40人に1人にみとめられる。患者には前述の家族性高コレステロール血症同様の黄色腫がみとめられ，心血管疾患のリスク増加が見られる。家族性複合型高脂質異常症家系の一部は単一遺伝子疾患と考えられており，原因遺伝子として upstream stimulatory factor をコードする *USF1* 遺伝子が示唆されている[45]。一方，家族性複合型高脂質異常症は高頻度なものや低頻度のものを含め様々な遺伝的変化の寄与により発症することが最新の知見で示唆されている[46]。

家族性異常βリポタンパク血症(Ⅲ型高リポタンパク血症)

異常βリポタンパク血症の頻度は約1万人に1人である[37]。主なリポタンパク質異常は，トリグリセリドを多く含むレムナントリポタンパク（IDLやβ-VLDLともよばれる）の増加である。患者は結節性黄色腫や結節性発疹性黄色腫を四肢伸側（肘・膝）にみとめ，扁平黄色腫や手掌線黄色腫をみとめることが多く，心血管疾患リスクが増加する。患者はLDL受容体結合機能欠損を引き起こす *APOE* E2アイソフォームのホモ接合体であることが多い。加えて，様々な頻度の遺伝子配列変化が疾患感受性に影響する[46]。肥満，2型糖尿病，甲状腺機能低下症などの疾患に続発することも多い。欠損症はまれな疾患であるが，肝性リパーゼをコードする *LIPC* 遺伝子のホモ接合体変異による肝性リパーゼ家族性異常βリポタンパク血症と臨床的・生化学的特徴に共通点がある[47]。

家族性高トリグリセリド血症 軽症の家族性高トリグリセリド血症は比較的よく見られ，空腹時血漿トリグリセリドが人口分布の95パーセンタイルを超えるものと定義すると，成人20人に1人が該当する[37]。キロミクロン血症の原因となるまれな単一遺伝子疾患とは対照的に，軽症の高トリグリセリド血症の分子生物学的原因は多様である。高トリグリセリド血症患者のゲノムDNAを詳細に検討した結果，高頻度の一塩基多型（SNP）の対立遺伝子と，より重大な影響のあるヘテロ接合体変異が有意に多く存在することが示された[46]。遺伝的構造がこのように複雑であるので，高頻度・低頻度なものを含め様々な高トリグリセリド血症感受性塩基配列変化を多くもつ個人が，二次的要因（例：肥満，貧しい食生活，多量のアルコール摂取，コントロール不良の糖尿病，甲状腺機能低下症）を併せもつことで高トリグリセリド血症を発症するリスクが高まるものと考えられる。治療はその二次的要因を管理し食事療法を行うことである。

血漿コレステロール/トリグリセリド低値

血漿トリグリセリド低値に関連する遺伝的要因を**表64.6**に示す。

▶無βリポタンパク血症

まれな常染色体潜性疾患であり，VLDLの構成に必要なミクロソームトリグリセリド転移タンパク質のMTPをコードする *MTP* 遺伝子変異が原因である。ホモ接合体変異の場合，肝臓や腸管において，小胞体におけるアポBと脂質との結合がほぼ不可能となる。正しく形成できなかったアポBタンパク質はプロテアソーム経路へ向かい，分解される[48]。このためアポBを含有するリポタンパク質はほとんど合成・放出されず，血漿中キロミクロン，VLDLおよびLDLは低値となる。患者はキロミクロン合成障害およびビタミンE吸収不全のため，脂肪吸収不全となり成長障害をきたす。ビタミンE欠乏は感覚麻痺や失調といった神経障害をもたらす。ビタミンA欠乏により非定型的網膜色素変性症が起こり，ビタミンD欠乏により骨軟化症・くる病，および骨粗しょう症が生じる。ビタミンK欠乏によりあざができやすくなり，易出血性をきたす。さらに，無

表 64.6　血漿コレステロール／トリグリセリド低値

疾患	推定頻度	脂質値	関連所見	遺伝子欠損	治療
無βリポタンパク血症	<120 家系	総コレステロールおよびトリグリセリド≦50 mg/dL	脂肪吸収不全，ビタミンE 吸収不全，失調，感覚麻痺，網膜色素変性症。ヘテロ接合体の絶対保因者は正常	常染色体潜性。肝臓や腸管においてApo-B を構成するために必要なタンパクをコードする *MTP* 遺伝子の機能欠失変異	低脂肪食あるいは中鎖脂肪酸トリグリセリドによる置換。ビタミンE 補充
家族性低βリポタンパク血症	*APOB* 遺伝子関連：ホモ接合体はまれ，ヘテロ接合体は3,000 人に1 人；*APOB* 遺伝子を原因としない3 つの型もまれ	Apo-B 短縮変異ホモ接合体患者においては無βリポタンパク血症と同様。ヘテロ接合体や，Apo-B 遺伝子を原因としない型では軽度（血漿Apo-B やLDL コレステロールの50～70%低下）	Apo-B 短縮ホモ接合体では無βリポタンパク血症と同様。複合ヘテロ接合体においても軽度の脂肪吸収不全が生じうる。ホモ接合体・複合ヘテロ接合体で脂肪肝発症。ヘテロ接合体絶対保因者では血漿LDL およびApo-B 低下。ヘテロ接合体はほとんど無症状	*APOB* 遺伝子による型では短縮変異。他の型は1) 染色体3p21 に連鎖するもの，2) *PCSK9* 遺伝子の機能欠失変異，3) 原因遺伝子や連鎖染色体領域が未知のもの	Apo-B 短縮ホモ接合体では無βリポタンパク血症と同様。ヘテロ接合体の一部患者でビタミンE 補充や脂肪制限。他の型では現時点で推奨される治療なし
家族性複合型低脂血症[a]	まれ（数家系）	ヘテロ接合体：トリグリセリド<65 mg/dL，LDL コレステロール<75 mg/dL，HDL コレステロール正常。複合ヘテロ接合体：トリグリセリド<25 mg/dL，LDL コレステロール<35 mg/dL，HDL コレステロール<20 mg/dL（*ANGPTL3* 遺伝子変異患者のデータによる）	なし	*ANGPTL3* 遺伝子のナンセンス変異	報告なし

Apo-B：アポリポタンパクB，HDL：高比重リポタンパク質，LDL：低比重リポタンパク質。

[a] Data from Romeo S, Yin W, Kozlitina J et al. Rare loss-of-function mutations in ANGPTL family members contribute to plasma triglyceride levels in humans. J Clin Invest 2009；119：70?9；and Musunuru K, Pirruccello JP, Do R et al. Exome sequencing, ANGPTL3 mutations, and familial combined hypolipidemia. N Engl J Med 2010；363：2220–7.

（Other data from Denke MA. Nutrient and genetic regulation of lipoprotein metabolism. In：Shils ME, Shike M, Ross AC et al, eds. Modern Nutrition in Health and Disease. 10th ed. Baltimore：Lippincott Williams & Wilkins, 2006：and Schonfeld G, Lin X, Yue P. Familial hypobetalipoproteinemia：genetics and metabolism. Cell Mol Life Sci 2005：62：1372–8.）

βリポタンパク血症においては有棘赤血球とよばれる赤血球変形が見られ，LDL コレステロール低値とともに疾患の主な特徴である。

無βリポタンパク血症の診断がなされたら，多彩な症状を改善するために，水溶性ビタミンE 誘導体投与を行うとともに，高用量の経口脂溶性ビタミン投与を行う。脂溶性ビタミンは中鎖トリグリセリド経路を介して門脈循環に入り吸収される。確実ヘテロ接合型の両親においては，血漿のアポB 含有リポタンパク質量は基本的に正常であり，ホモ接合体変異で見られた臨床的特徴はまったく見られない[49]。

▶家族性低βリポタンパク血症

家族性低βリポタンパク血症の最も多い原因はアポB をコードする *APOB* 遺伝子変異である。ヘテロ接合体変異においては血漿LDL コレステロール，アポB が低値（5 パーセンタイル未満）である。ホモ接合体変異においては，LDL コレステロールやアポB 含有リポタンパク質はほとんど存在せず，無βリポタンパク血症と同様の眼・骨・血液・神経における症状を呈する。家族性低βリポタンパク血症においては，ホモ接合型の両親であるヘテロ接合体絶対保因者のLDL コレステロール値とアポB 値は健常人の半分であり，この点は無βリポタンパク血症と異なっている。

家族性低βリポタンパク血症の最も多い原因は，*APOB* 遺伝子の未成熟終止コドンをもたらすナンセンス変異であるが，近年ミスセンス変異の報告もある。家族性アポリポタンパクB 欠損症の原因となるAPOB の受容体結合ドメイン変異とは異なり，*APOB* の家族性低リポタンパク血症の原因変異はナンセンス変異であるためカルボキシ末端の短縮されたアポB が産生され，これは肝臓において合成されるアポB-100 の全長に比して2～89%の長さである。腸管においては正常状態でアポB-48 が産生される。これは *APOB* mRNA の編集により生じた短いアイソフォームであり，肝臓において合成されるアポB-100 の48%の長さである。ナンセンス変異の位置に応じ，患者ではアポB 産生が低下するとともに，短縮されたアポB を含む血漿リポタンパクの除去が促進される。変異のある対立遺伝子は正常な対立遺伝子によってコードされるアポB 産生に負の影響を及ぼすため，優性効果を有する。

ヘテロ接合体変異は3,000 人に1 人の割合で見られ，ホモ接合体変異は無βリポタンパク血症同様極めてまれと考えられる。単純ヘテロ接合体変異の場合，血漿総コレステロール・LDL コレステロール・トリグリセリド低値を呈し通常無症状であるが，脂肪肝を有することがある。対照的に，複合ヘテロ接合体変異やホモ接合体変異の場合，無βリポタンパク血症同様の脂肪吸収不全，その他の症状を呈する可能性があるが，家族性低βリポタンパク血症の最重症例においても無βリポタンパク血症ほどは重症でない[50]。また，*APOB*遺伝子変異以外による家族性低βリポタンパク血症が少なくとも3つ知られている（**表 64.6**）。

▶*PCSK9* 機能欠損

*PCSK9*の機能獲得変異で見られるLDLコレステロールの著明な高値とは反対に，*PCSK9*のヘテロ接合体機能欠損変異によりLDL受容体量は増加し，LDL粒子の血中からの除去が促進される。*PCSK9*ヘテロ接合体機能欠損変異は著明なLDLコレステロール低値とアポB低値をきたし，冠動脈疾患の生涯リスクが著明に低下する。*PCSK9*ホモ接合体機能欠損変異はごく少数報告されており，検査値異常として血漿LDLコレステロールとアポBの著明低値（0ではない）を示すが，無βリポタンパク血症やホモ接合体家族性低βリポタンパク血症のような多彩な表現型は生じない。

▶家族性複合型低脂質異常症

アンジオポエチン様タンパク質（ANGPTL）3および4のまれな機能欠損変異が，血漿トリグリセリド低値に関連すると報告されている[51]。*MTP*，*APOB*，*PCSK9*遺伝子変異を有していない遺伝性低βリポタンパク血症の家系について，全エクソンシークエンスを用いて解析した結果，ANGPTL3遺伝子のナンセンス変異が同定され，単純ヘテロ接合体変異においては血漿LDLコレステロールおよびトリグリセリドが低値であり，複合ヘテロ接合体変異においては血漿LDLコレステロール，HDLコレステロール，トリグリセリドが著明に低値をきたした[52]。これらの患者には他の臨床的特徴はみとめられなかった。ANGPTL3はリポタンパク質リパーゼおよび血管内皮リパーゼを阻害するため，その機能欠損変異はアポB含有リポタンパク質とHDLの脂質分解を促進し，低リポタンパク血症をきたすと考えられている。

今後の方向性

ヒトゲノム計画およびそれに関連した研究の進歩は，ヒト生物学や内科学の多くの分野に影響を及ぼしてきた。リポタンパク質代謝も例外ではなく，ゲノム研究により恩恵を受け，ポストゲノム時代の研究により今後も恩恵を受け続けるであろう。

▶全ゲノム関連解析

高頻度の遺伝的多型がそれぞれ量的形質に軽微な影響を与え，その影響が累積することで脂質異常症のような明らかな表現型をきたすという考えに基づく研究戦略が，全ゲノム関連解析である。全ゲノム関連解析においては，全ゲノムSNPマイクロアレイ（遺伝子チップともよばれる）を用い，全ゲノムにわたる高頻度の遺伝的多型と，血漿脂質やリポタンパク質との関連を検討する[37]。global lipids genetics consortium（GLGC）は，様々な脂質や心血管系の表現型を有する多民族の10万人以上を対象とし，血漿脂質値を決定する遺伝的因子を分析する全ゲノム関連解析のメタ解析を発表した[6]。GLGCの解析により，血漿脂質およびリポタンパク質値に関連する95の遺伝子座が同定された。これらの遺伝子座の約半分は，これまで脂質およびリポタンパク質代謝との関連が明らかでなかった。全ゲノム関連解析により新たに同定されたタンパク質や分子経路の一部は，将来新規治療法の標的となることが期待される。

▶脂質異常症および動脈硬化の遺伝的リスク予測

脂質異常症を発症するリスクのある人を早期に発見することで，早期の生活習慣改善やエビデンスに基づいた薬物治療の機会が与えられ，適切でない脂質プロファイルや他のリスクファクターに長期間曝されることを予防できる可能性がある。疾患に関連するあらゆる遺伝的多型の情報を統合して，脂質異常症や動脈硬化に関する患者特有の「遺伝的リスクスコア」を算出することが現在可能となりつつある[6]。遺伝的情報を加えることで，フラミンガムリスクスコアなど既知のリスク算出法由来のリスク判定法を改良できる可能性がある。

▶次世代DNAシークエンス

全エクソン（遺伝子をコードする全領域）や全ゲノムの次世代シークエンス解析により，個人のDNAの差異に関し新しい情報を広範に得ることが可能である。疾患発症を促進あるいは抑制する対立遺伝子座につき，高頻度なものも，低頻度なものも，ともに同定することができれば，脂質異常症や動脈硬化の発症リスクを正確に予測できる可能性がある。また，特定の薬物療法に反応する可能性の高い患者群を同定できる可能性があり，このような研究分野をゲノム薬理学（pharmacogenomics）とよぶ。食事療法によるリポタンパク質の反応に，ゲノム情報が及ぼす影響を検討するニュートリゲノミクス（nutrigenomics）という分野が形成されつつある。ゲノム情報に基づいたオーダーメイドの栄養指導，その他の生活習慣指導が，脂質異常症患者それぞれに可能になる日が来るかもしれない。

▶発展するゲノム技術がもたらす可能性と課題

全ゲノム関連解析において同定された新規遺伝子について，どのような機構で血漿脂質の差異に影響を与えるのか解明することが課題であるが，遺伝子機能を速やかに解明する新たな手段が不可欠となるであろう（機能ゲノム学）。さらに，完全なヒトゲノム情報が患者の診療情報の一部となった場合，予期できない倫理的，法的，社会的な問題が発生する可能性がある。遺伝学研究による発見を最大限利用するためには，技術的進歩により，高い処理速度と信頼性をもって，ヒトや他の生物種における遺伝子機能を *in vitro* あるいは *in vivo* で解明し，最終的には食事療法や他の治療法の臨床研究に結びつけることが必要である。

（Edward A. Fisher, Raanan Shamir, Robert A. Hegele／田中大祐 訳）

Ⅳ

65 冠動脈疾患の予防のための栄養管理とリポタンパク質異常の管理

冠動脈疾患は，西側社会において死亡と機能障害の主な原因となっている。血漿の低比重リポタンパク質（low-density lipoprotein：LDL）コレステロール（>160 mg/dL または 4.2 mmol/L）が増加した状態，高比重リポタンパク質（high-density lipoprotein：HDL）コレステロール（<40 mg/dL または 1.0 mmol/L）が減少した状態はいずれも，加齢，最大血圧高値（>140 mmHg），喫煙，糖尿病（空腹時血糖>125 mg/dL）とともにすべて冠動脈疾患の独立したリスクファクターと定義されている。冠動脈疾患はアテローム性動脈硬化症に起因し，この過程において冠動脈は他の動脈と同様に閉塞する。動脈壁のこの過程の特徴は，コレステロールを貪食したマクロファージや泡沫細胞の存在，余分な結合組織を伴った平滑筋細胞の増殖，石灰化の存在，時には動脈を閉塞するような終末現象としての血栓症がある。心臓発作や心筋梗塞は，3 つの主要な冠動脈の 1 本以上の本数が閉塞すると起こる[1]。脳に血流を供給する動脈の 1 本以上の本数が閉塞されると，脳梗塞が起こる。冠動脈心疾患と脳梗塞はともに心血管疾患として知られている（それは，アメリカを含む先進国の総死亡率の約半数を占める）。

加齢，高血圧，糖尿病，および喫煙はすべて，動脈の内膜壁を障害しうる。その上，特に障害を受けた動脈壁に LDL が沈着する。したがって総コレステロール高値（>240 mg/dL または 6.2 mmol/L）に伴う高 LDL コレステロール血症（>160 mg/dL または 4.2 mmol/L）は，冠動脈疾患の重要なリスクファクターである。加えて，HDL は動脈壁からコレステロールを取り除くのに有用である。低 HDL コレステロール血症（<40 mg/dL または 1.0 mmol/L）は，冠動脈心疾患の重要なリスクファクターである[2]。獣脂，乳製品，卵，砂糖，および塩を多く含む食品は，高度肥満，血中コレステロール高値，および年齢で補正された高い冠動脈疾患死亡率に関連している[1]。また，若年発症の冠動脈疾患は，家族歴に存在し，加齢は冠動脈疾患の重要なリスクファクターである[2,3]。

ガイドライン

▶アメリカの食事ガイドライン

5 年ごとにアメリカ連邦政府は，合衆国のための食事ガイドラインを改訂している。

2010 年版では，慢性病を予防して健康を増進するという目標のために，冒頭に以下の 4 つの提言をした[4]。

1. 食事や身体活動習慣の改善を介して，過体重や肥満を予防または抑制しましょう。
2. 体重を管理するために摂取する総カロリーを管理しましょう。過体重や肥満の人にとって，これは食べ物や飲み物から摂取するカロリーをより少なくすることを意味します。
3. 身体活動量を増加させ，じっとしている時間を減らしましょう。
4. それぞれのライフステージ（幼年期，思春期，成人期，妊娠期，授乳期，老年期）にあわせて，適切なカロリーバランスを維持しましょう。

一般人向けの食事ガイドラインは，長期にわたる食事パターンを確立することに焦点をあてている。このガイドラインは，以下に示す具体的な推奨を含んでいる。

カロリー摂取量と身体的活動のバランスをとって過体重と肥満を抑える。ナトリウムを 2,300 mg/日未満に制限する。飽和脂肪酸を総摂取カロリーの 10％まで減少させ，一価不飽和脂肪酸と多価不飽和脂肪酸で置き換える。コレステロールを 300 mg/日未満まで制限する。トランス脂肪酸，固形脂肪，砂糖，精製された穀物の摂取を制限する。アルコール摂取を制限する（女性は 1 日あたり 1 杯以下の飲み物，男性は 1 日あたり 2 杯以下の飲み物）。LDL コレステロール値が 160 mg/dL より高い人においては，二次的原因を除外した後に，さらに飽和脂肪酸摂取を総摂取カロリーの 7％未満へ制限すること，コレステロールを 200 mg/日未満まで制限することが推奨される。これに加えて，増加または減少すべき特定の食品や食品群が，一般人のために示されている（**表 65.1**）。また，妊婦，授乳中の女性，50 歳以上の人々を含む特別なグループを対象として，別のガイドラインが確立されている。

▶NCEP のガイドライン

米国国立心肺血液研究所は，1985 年に全米コレステロール教育プログラム（NCEP）を始めた。その目標は，血中コレステロール高値の国内在住者の割合を低下させることによって，アメリカの冠動脈疾患による死亡者を減少させることである。

NCEP は，成人の治療のため成人治療パネル（ATP）とよばれる 3 組のガイドラインを発表しており，1988 年に ATPⅠ，1994 年に ATPⅡ，2001 年に ATPⅢが発表され，2004 年には ATPⅢの任意の改訂があった[2,3]。より新しいガイドラインの登場は 2012 年の予定である。総コレステロール，トリグリセリド，HDL コレステロール，および算出された LDL コレステロールを評価するために，NCEP は脂質を一晩絶食後に測定することをすすめている。被験者が空腹であり，かつトリグリセリド値が 400 mg/dL 以下であれば，算出された LDL コレステロールは，総コレステロールから HDL コレステロールを引いて，さらにトリグリセリド値を 5 で除した値を引いたものに相当する[5]。

以下の値は，冠動脈疾患のリスクに関して最適に分類された。

表 65.1 一般人を対象にした動脈硬化予防に関連したアメリカ人のための食事ガイドライン 2010

Ⅰ．慢性疾患を予防し健康を促進するための推奨
1．食事や身体活動習慣を改善することを介して，過体重や肥満を予防するかまたは抑制しましょう
2．体重を管理するために摂取する総カロリーを管理しましょう。過体重や肥満の人にとって，これは食べ物や飲み物から摂取するカロリーを少なくすることを意味します
3．身体活動を増加させ，じっとしている時間を減らしましょう
4．幼年期，思春期，成人期，妊娠・授乳期，老年期といったそれぞれのライフステージに合わせて，適切なカロリーバランスを維持しましょう

Ⅱ．摂取を減らすべき食物
1．ナトリウムを 2,300 mg/日未満に制限しましょう。51 歳以上の人，アフリカ系アメリカ人，高血圧症患者，糖尿病患者，慢性腎臓病患者はさらに 1,500 mg/日まで減らしましょう。この 1,500 mg の推奨は小児と成人の大部分を含み，アメリカの人口の半分に適用されます
2．飽和脂肪酸を総摂取カロリーの 10%未満に減少させましょう。そしてそれを一価不飽和脂肪酸と多価不飽和脂肪酸で置き換えましょう
3．食事のコレステロールを 300 mg/日未満まで制限しましょう
4．部分的に水素添加された油のような合成されたトランス脂肪酸を含む食品を制限することにより，さらに固形脂肪を制限することによりトランス脂肪酸の消費をできる限り少なくしましょう
5．固形脂肪と砂糖由来のカロリー摂取を減らしましょう
6．精製された穀物，特に固形脂肪を含み，砂糖と塩を添加した穀物食品の消費を制限しましょう
7．アルコールを嗜むのであれば，適量にすべきです。女性では 1 日あたり 1 杯以下，男性では 1 日あたり 2 杯以下に。法的にアルコール摂取が許可される年齢の成人に限定されます

Ⅲ．摂取を増やすべき食物
1．野菜と果物を増やしましょう
2．様々な野菜，特に緑黄食野菜，ソラマメ，エンドウマメを食べましょう
3．無脂肪か低脂肪乳の摂取，牛乳，ヨーグルト，チーズなどの乳製品または強化豆乳の摂取を増やしましょう
4．タンパク質を含む様々な食品を選びましょう。魚介類，赤身肉，鶏肉，卵，ソラマメ，エンドウマメ，大豆製品，食塩無添加の種実類
5．肉や鶏肉の代わりに魚介類を選択することによって魚介類の摂取量と多様性を増加させましょう
6．固形脂肪をより多く含むタンパク質に富む食品を固形脂肪とカロリーのより少ないもの，油の少ないものに置き換えましょう
7．可能であれば固形脂肪の代わりに油を使用しましょう
8．さらに多くのカリウム，食物繊維，カルシウム，ビタミン D を供給する食品を選びましょう。これらはアメリカ式食事において留意されている栄養素です。これらの食品には野菜，果実，全粒穀物，牛乳，乳製品が含まれます

(Data from US Department of Agriculture. Dietary Guidelines for Americans 2010. Available at : www.dietaryguidelines.gov. Accessed June 15, 2012, with permission.)

1. 総コレステロール：200 mg/dL 以下
2. トリグリセリド：150 mg/dL 以下
3. 非 HDL コレステロール：130 mg/dL 以下
4. LDL コレステロール：100 mg/dL 以下
5. HDL コレステロール：50 mg/dL 以上

以下の値は，異常値に分類され，冠動脈疾患のリスクを増大させる。

1. 総コレステロール：240 mg/dL 以上
2. トリグリセリド：150 mg/dL 以上
3. 非 HDL コレステロール（総コレステロール－HDL コレステロール）：190 mg/dl 以上
4. LDL コレステロール：160 mg/dL 以上
5. 男性では HDL コレステロール 40 mg/dL 未満，女性では HDL コレステロール 50 mg/dL 未満

治療開始前に，二次性の脂質異常症は除外されるべきである。これらの原因には以下のものを含む。それは糖尿病，甲状腺機能不全，肝疾患，腎不全，および LDL コレステロールを増加させるかあるいは HDL コレステロールの減少を促す薬剤（プロゲスチン，タンパク質同化ステロイド，および副腎皮質ホルモン）の使用である。さらに冠動脈疾患も糖尿病もない患者では，10 年間に冠動脈疾患を発症するリスクは，**表 65.2** および**表 65.3** に示すポイントシステムを使用するか，米国国立心肺血液研究所のウェブサイトにアクセスして計算されるべきである[6]。変数を非連続よりも連続的に扱うので，ウェブサイトを使用するほうがより正確である。ポイントシステムは，性別で対象を分離し，10 年間に冠動脈疾患を発症するリスクが年齢，総コレステロール，喫煙，HDL コレステロール，および最大血圧から見積もられている。

NCEP ATPⅢは 2001 年にリスクを以下のカテゴリに分類し，LDL コレステロールの治療目標を確立した。そして，これらの推奨は 2004 年に変更された[2,3]。

高リスク：高リスクは，以下のように定義される。心筋梗塞，不安定あるいは安定狭心症，冠動脈血管形成術またはバイパス手術の既往歴がある，または心筋虚血のエビデンスなど冠動脈疾患に罹患していること，または末梢血管障害（腹部大動脈瘤，頸動脈の疾患，脳梗塞，一過性脳虚血発作，糖尿病）のエビデンスに基づき同等の冠動脈疾患のリスクを有する場合，または 2 つ以上の冠動脈疾患のリスクファクターの集積，フラミンガムのリスクアセスメントに基づくと 10 年間に冠動脈疾患を発症するリスクが 20%以上となる場合である（**表 65.2**，**表 65.3**）。NCEP ATPⅢによって冠動脈疾患リスクファクターは喫煙，高血圧（140/90 mmHg 以上の血圧か降圧剤の使用），HDL コレステロール低値（＜40 mg/dL），若年発症の心臓病の家族歴（男性では 55 歳未満の一等親血縁者の冠動脈疾患，女性では 65 歳未満の一等親血縁者の冠動脈疾患），および加齢（男性では 45 歳以上，女性では 55 歳以上）と定義された。以前に定義された高リスクの患者においては，現在の NCEP ATPⅢの定めた LDL コレステロール目標値は，食事療法と薬物療法の両方を使用して 100 mg/dL 未満にすることであり，任意の目標値は 70 mg/dL 未満である[2,3]。

中等度高リスク：前述した 2 つ以上の冠動脈疾患のリス

IV

表 65.2　男性の今後 10 年間に冠動脈疾患を発症するリスクを評価するフラミンガムポイント

フラミンガムポイントスコア

年齢（歳）	ポイント
20〜34	−9
35〜39	−4
40〜44	0
45〜49	3
50〜54	6
55〜59	8
60〜64	10
65〜69	11
70〜74	12
75〜79	13

総コレステロール（mg/dL）	ポイント				
	20〜39 歳	40〜49 歳	50〜59 歳	60〜69 歳	70〜79 歳
＜160	0	0	0	0	0
160〜199	4	3	2	1	0
200〜239	7	5	3	1	0
240〜279	9	6	4	2	1
＞280	11	8	5	3	1
喫煙					
非喫煙者	0	0	0	0	0
喫煙者	8	5	3	1	1

HDL コレステロール（mg/dL）	ポイント
＜60	−1
50〜59	0
40〜49	1
＜40	2

収縮期血圧（mmHg）	未治療中	治療中
＜120	0	0
120〜129	0	1
130〜139	1	2
140〜159	1	2
＞160	2	3

リスク評価[a]

総点数	10 年間のリスク（%）
＜0	＜1
0	1
1	1
2	1
3	1
4	1
5	2
6	2
7	3
8	4
9	5
10	6
11	8
12	10
13	12
14	16
15	20
16	25
＞17	＞30

[a] リスク評価はそれぞれの分類における点数を加算して求めた点数に基づく。

（Data from Expert Panel. Executive summary of the third report of the National Cholesterol Education Program（NCEP）Expert Panel on Detection, Evaluation, and Treatment of High Blood Cholesterol in Adults（Adult Treatment Panel III）. JAMA 2001；285：2486–97, with permission.）

表 65.3 女性の今後 10 年間に冠動脈疾患を発症するリスクを評価するフラミンガムポイント

フラミンガムポイントスコア

年齢	ポイント
20～34	−7
35～39	−3
40～44	0
45～49	3
50～54	6
55～59	8
60～64	10
65～69	12
70～74	14
75～79	16

総コレステロール（mg/dL）	ポイント				
	20～39 歳	40～49 歳	50～59 歳	60～69 歳	70～79 歳
＜160	0	0	0	0	0
160～199	4	3	2	1	0
200～239	8	6	4	2	0
240～279	11	8	5	3	2
＞280	13	10	7	4	2
喫煙					
非喫煙者	0	0	0	0	0
喫煙者	9	7	4	2	1

HDL コレステロール（mg/dL）	ポイント
＜60	−1
50～59	0
40～49	1
＜40	2

収縮期血圧（mmHg）	未治療中	治療中
＜120	0	0
120～129	0	3
130～139	2	4
140～159	3	5
＞160	4	6

リスク評価[a]

総点数	10 年間のリスク（%）
＜9	＜1
9	1
10	1
11	3
12	1
13	2
14	2
15	3
16	4
17	5
18	6
19	8
20	11
21	14
22	17
23	22
24	27
＞25	＞30

[a] リスク評価はそれぞれの分類における点数を加算して求めた点数に基づく。

（Data from Expert Panel. Executive summary of the third report of the National Cholesterol Education Program（NCEP）Expert Panel on Detection, Evaluation, and Treatment of High Blood Cholesterol in Adults（Adult Treatment Panel III）. JAMA 2001：285：2486–97, with permission.）

表 65.4　総コレステロール値が上昇している人を対象にした治療のためのライフスタイル改善ガイドライン[a]（NCEP ATP Ⅲ編集）

総脂肪	総カロリーの 25～35%
飽和脂肪酸[b]	＜総カロリーの 7%
多価不飽和脂肪酸	≦総カロリーの 10%
一価不飽和脂肪酸	≦総カロリーの 20%
炭水化物[c]	総カロリーの 50～60%
食物繊維	20～30 g/日
タンパク質	総カロリーの 15%まで
コレステロール	＜200 mg/日
総カロリー[d]	望ましい体重を維持し，体重増加を防ぐようにエネルギーの摂取と消費のバランスをとる

[a] 特に＞240 mg/dL で LDL コレステロール値が＞160 mg/dL の場合。
[b] トランス脂肪酸はもう 1 つの LDL を上昇させる脂肪酸であり，少ない摂取に止めるべきである。
[c] 炭水化物は複合炭水化物に富んだ食品から優先して摂取すべきであり，これらには穀物，特に全粒穀物，果物，野菜が含まれる。
[d] 日々のエネルギー消費量には少なくとも中等度の身体活動度として 200 kcaL/日を含むべきである。
(Data from Expert Panel. Executive summary of the third report of the National Cholesterol Education Program (NCEP) Expert Panel on Detection, Evaluation, and Treatment of High Blood Cholesterol in Adults (Adult Treatment Panel III). JAMA 2001：285：2486–97, with permission.)

クファクターの集積患者，ならびにフラミンガムのリスクスコアに基づき 10 年間に冠動脈疾患を発症するリスクが 10～20%となる患者が該当する（**表 65.2**，**表 65.3**）。現在の NCEP ATPⅢの定めた LDL コレステロール目標値は，食事療法と薬物療法の両方を使用して 130 mg/dL 未満にすることである[2,3]。

中等度リスク：前述した 2 つ以上の冠動脈疾患のリスクファクターの集積患者，ならびにフラミンガムのリスクスコアに基づき 10 年間に冠動脈疾患を発症するリスクが 10%未満となる患者が相当する（**表 65.2**，**表 65.3**）。現在の NCEP ATPⅢの定めた LDL コレステロール目標値は，食事療法と薬物療法の両方を使用して 130 mg/dL 未満にすることである[2,3]。

低リスク：前述した 1 つ以下の冠動脈疾患のリスクファクターをもった患者，ならびにフラミンガムのリスクスコアに基づき 10 年間に冠動脈疾患を発症するリスクが 10%未満となる患者が相当する（**表 65.2**，**表 65.3**）。現在の NCEP ATPⅢの定めた LDL コレステロール目標値は，食事療法と薬物療法の両方を使用して 160 mg/dL 未満にすることである[2,3]。

リスク評価方法

前述したように，フラミンガムリスクアセスメントスコアの使用は，NCEP ATPⅢによって推奨されている。リスクは米国国立心肺血液研究所のウェブサイト[6]にアクセスするか，またはガイドラインに提供されたポイントシステム（**表 65.2**，**表 65.3**）を使用することによって電子的に計算することができる。代替手段としてレイノルズリスクスコアがある。これはフラミンガムスコアと同じリスクファクターを組み込んで，さらに 60 歳前に発症した冠動脈疾患の家族歴ならびに C 反応性蛋白値（CRP）も含んでいる。レイノルズリスクスコアウェブサイト[7]においてこのスコアにアクセスできる。それは 2 つの大規模集団調査に基づいている[8,9]。何人かの医師によって使用された別のオプションは，心臓のカルシウムスコアを評価する方法であり，CT での 30 秒間テストを評価することである[10]。このテストは冠動脈の石灰化プラークの存在について明確な情報を提供する。心臓のカルシウムスコアは，利用可能な最も強力な冠動脈疾患リスクファクターである[10]。ほとんどの医師は実際にこれらの方法でリスクアセスメントを計算しないが，何らかの治療法（ライフスタイル改善と薬物療法）が必要かどうか，臨床的に判断する時にしばしば使用する。このアプローチはしばしば医師が低リスク患者に過剰治療を，ハイリスク患者に不十分な治療をしてしまう原因となる。

治療的なライフスタイルは食事を変える

患者が LDL コレステロールの目標値を達成するのを支援するための治療法の礎は，ライフスタイルの改善であることは以前から変わらない。NCEP は，一般人を対象として飽和脂肪酸を総摂取カロリーの 10%未満とし，食事性コレステロールを 300 mg/日未満とする食事を推奨した[2]。高い総コレステロール値(特に＞240 mg/dL でかつ LDL コレステロール値＞160 mg/dL の場合）をもつ患者の場合，より大きい変化が必要である。そして NCEP ATPⅢの推奨する治療的なライフスタイル改善（TLC）は，より厳しいものとなる。この内容は**表 65.4** に記載されている。LDL コレステロール目標が 6 週間の食生活改善の後に達成されていないなら，NCEP ATPⅢはスタノールあるいはステロールマーガリン（1 日あたり 2 サービング），または，粘性のある繊維の添加を推奨している。

▶食事療法を推奨する正当性

管理された代謝研究

管理された状況で行われた研究では，NCEP ATPⅢ Step2 か TLC 食が，平均した西洋式の食事と比べて，LDL コレステロール値を約 12～20%下げることが示されている[11～13]。その上，食事性コレステロールとトランス脂肪酸は，LDL コレステロール値をかなり上げる可能性があるので，制限されるべきである[14,15]。3 つの異なった研究者グループが，代謝状態を管理した条件下で食事の異なった構成要素が LDL コレステロール値に与える効果を評価することを目的にして，合成解析に基づく予測方程式を発表した。研究者と方程式は以下の通りである。

- Hegsted 他[16]：
  LDL コレステロールの変化（mg/dL）＝［1.74 × S の変化］－［0.766 × P の変化］＋［0.0439 × C の変化］
- Mensink と Katan[17]：
  LDL コレステロールの変化（mg/dL）＝［1.28 × S の変化］－［0.24 × M の変化］－［0.55 × P の変化］
- Yu 他[18]：
  LDL コレステロールの変化（mg/dL）＝［1.46 × S の変化］－［0.07 × ステアリン酸の変化］－［0.69 × M の変化］－［0.96 × P の変化］

これらの 3 つの方程式において，S は飽和脂肪酸摂取量を炭水化物に交換した際の熱量摂取量の割合として表し，

Yuらの公式では，ステアリン酸は飽和脂肪酸のカテゴリーに含まれていない。飽和脂肪酸のカテゴリーには，ラウリン酸（12：0），ミリスチン酸（14：0），パルミチン酸（16：0）のみを含む。Mは，一価不飽和脂肪酸摂取量を炭水化物に交換した際の熱量摂取量の割合として表す（主にオレイン酸または18：1-n9）。Pは，多価不飽和脂肪酸摂取量を炭水化物に交換した際の熱量摂取量の割合として表す（主にリノール酸，18：2-n6。アラキドン酸，20：4-n6，およびαリノレン酸，18：3-n3）。飽和脂肪酸は室温で固体であり，1個以上の二重結合があるMとPの脂肪酸は，室温で液体であり，そこに結合しているリン脂質の流動性を大きくする。

これらの方程式は，Sにおける変化がLDLコレステロールに最も大きい影響を与えると予測しており，次いでPにおける変化，Mにおける変化が続く[16~18]。Hegstedらの式だけが食事性コレステロール量を公式の中に含めて，食事性コレステロール量の変化（mg/1,000 kcal）を考慮に入れている。MensinkとKatanの式を使用して，患者が総カロリー中のSを14％から7％に減少させると同時にPを5％から12％に増加し，かつ炭水化物摂取量を変化させない場合，LDLコレステロール値が12 mg/dL減少するか，LDLコレステロール値が120 mg/dLの時には約10％減少することが予測される。この方程式は食事性コレステロールを考慮に入れていない。管理された条件下であっても，食事の変化に反応して生じるLDLコレステロール低下の応答には，著しい個人差があることはよく知られている。というのは一部にはアポリポタンパクE（アポE）遺伝子型の違いがあると同様に性別による違いがあるからである[19~21]。

もちろん，硬化植物油の中にはトランス脂肪酸が含まれており，飽和脂肪酸と同程度にLDLコレステロールを上げるので，トランス脂肪酸摂取量を減少させることは重要である[15]。さらに，ほとんどすべてのソフトマーガリンは現在トランス脂肪酸を含んでいないか，あるいは含んでいても非常に少ない量であるため，それらの脂肪酸の含有量が通常大豆油のものと同様であるなら，バターより良い選択肢となる。ある研究者は，食事中の飽和脂肪酸を多価不飽和脂肪酸に置き換えると，断片的な異化亢進によって，LDLアポBとHDLアポA-Ⅰの両方がかなり減少すると報告している[1]。これらの変化は，肝臓のスカベンジャー受容体B1と同様にLDL受容体の増加に関連しているようである[1]。ヒトが飽和脂肪酸摂取を減らすために獣脂を制限する時，ほとんどの獣脂は飽和脂肪酸とほとんど同じくらいか，あるいは，より多くの量の一価不飽和脂肪酸を含んでいるので，通常，一価不飽和脂肪酸摂取量も減らすことになる。したがって，飽和脂肪酸を置き換える唯一の合理的方法は「多価不飽和脂肪酸と一価不飽和脂肪酸を豊富に含有する植物油」で置き換えることである。

ライフスタイルの改善によってLDLコレステロールを下げるその他の方法は，植物スタノールかステロールマーガリン（BenecolやTake Controlなどのブランド）を1日あたり2サービング加えることを含み，これらはコレステロール吸収を減少させる[22]。これらの製品はLDLコレステロールレベルを最大10％下げる[22]。5～10％のLDLコレステロールを下げる別の方法は，オオバコを毎日摂取するなど食物繊維摂取を増加させる方法である[23]。別の問題として，異なったタイプの炭水化物が脂質レベルへ及ぼす影響がある。食事中の果糖が，内臓脂肪，トリグリセリド値，HDLコレステロール値に与える影響は，ブドウ糖よりも有害であると思われる（3章参照）[24]。

高リスクカテゴリーに属するほとんどの患者が，確立されたLDLコレステロール目標値にまで下げるために薬物療法を必要とする[2,3]。ほとんどの医師は患者を栄養士に紹介しない。なぜなら，LDLコレステロール値を下げる時，彼らは経験的に，栄養士への1，2回の訪問だけでは効果が薄いことを知っているからというのが1つの理由である。現在，LDLコレステロール低下と体重減量の両方に関して，数ヵ月続ける非常に徹底的な集団指導が，すべてのタイプのライフスタイルの改善を達成するために必要であることが明確になっている。

集団調査

多くの横断的集団調査によって食事と心臓病の間の相互関係が調べられている。最も初期のものは，Ancel Keysによって行われた世界7ヵ国共同研究である[25]。この研究は，7つの異なった国と16の集団（フィンランド，ギリシャ，イタリア，日本，アメリカ，およびユーゴスラビアなど）において将来の冠動脈疾患に関係する主要な食事の成分が，飽和脂肪酸摂取（$r = 0.84$）の値であることを明らかにした。Ni-Hon-San Studyにおいて，日本，ハワイ，およびカリフォルニア在住の男性についてこの関係を確認した[26]。Twenty Countries StudyにおいてStamlerらは，バター（$r = 0.55$），すべての乳製品（$r = 0.62$），卵（$r = 0.59$），肉類（$r = 0.56$），砂糖およびシロップ（$r = 0.68$）の摂取量と冠動脈疾患死亡率との間に有意な正相関があること，穀類，果物，およびデンプンを含む野菜とデンプンを含まない野菜（$r = -0.63$）の摂取量との間には有意な逆相関があることを報告した[27]。これらの以前の研究の強みは，食物摂取頻度アンケートよりも7日間の食事記録を使用したことである[28]。食事記録は，実際の食物摂取頻度アンケートよりも，食事摂取について信頼できる正確なアセスメントを提供する。

より最近のINTERHEART Studyにおいて，Yusufらは14,820人の冠動脈疾患を有する患者と15,152人の年齢と性別をマッチさせた対照群のデータを，6大陸の52ヵ国において集めた[29]。この研究では，アポB（LDLの主要タンパク質）とアポA-Ⅰ（HDLの主要タンパク質）が総コレステロール，トリグリセリド，およびHDLコレステロールの代わりに測定された。9つのリスクファクター（いくつかが正の因子で，いくつかが負の因子）で男性のリスクの90％と女性のリスクの94％を説明できた。6つの有意な正のリスクファクターは，高いアポB比（相対リスク3.25），喫煙（相対リスク2.87），心理社会的ストレス（相対リスク2.67），糖尿病（相対リスク2.37），高血圧（相対リスク1.91），肥満（相対リスク1.62）であった。3つの有意な負のリスクファクターは，野菜と果実の毎日の摂取（相対リスク0.70），定期的な身体的活動（相対リスク0.86），およびアルコール摂取（相対リスク0.91）であった[29]。

食事の介入研究

治療戦略を正当化する最も強力なデータは，大規模な無作為化比較試験から生じる。驚いたことに，食事の介入による冠動脈疾患リスクの低下を調べた研究は数少ない。なぜなら1つの理由は，そのような試験はプラセボによる盲検法よりも大変労力がかかり，実施が困難であるからである。

Oslo Diet Heart Study 最初の重要な研究はOslo Diet Heart Study（Study Ⅰ）である。そこでは412人の男性に，標準的なノルウェーの食事，あるいは「動物性脂肪は少ないが野菜の豊富な食事」(飽和脂肪酸として総カロリーの8.5%，多価不飽和脂肪酸として21%，一価不飽和脂肪酸として10%）を無作為に5年間等しく割り付けている[30]。

集団栄養相談が5年間提供された。介入群では，対照群と比べて5年間の心筋梗塞の発生率が33%少なく（$p < 0.05$），11年間のフォローアップの後の心筋梗塞による死亡率が44%少なかった[30,31]。Hjermannらによって実施されたOslo Diet Heart StudyⅡでは，高い血中コレステロール値（290～380 mg/dL）を有する患者で，全員が冠動脈疾患に罹患しておらず，その80%が喫煙者である1,232人の男性を登録した[32]。対象患者は5年間「通常の治療」もしくは「食事療法の指導と禁煙プログラム」に無作為に割り付けされた。食事療法の指導は，獣脂を植物油に取り替えることに焦点をあわせた。

60ヵ月の通常のフォローアップで，致命的な心筋梗塞，非致命的な心筋梗塞，突然死のリスクは47%（$p = 0.028$）減少し，さらに102ヵ月のフォローアップの後に，全死亡率の著明な減少（$p < 0.05$）に注目した[32,33]。研究の有益性の大部分は食事の改善に関連し，総コレステロール値が10%減少した。なぜなら介入群の禁煙率は25%であり，対照群において17%であり，両群にわずかしか差異がなかったからである[32,33]。

Los Angeles Veterans Administration Study 別の重要な食事の介入研究（Los Angeles Veterans Administration Study）では，ロサンゼルス在住の846人の男性を通常食（$n = 422$）か試験食（$n = 424$）に無作為に等しく割り付けたところ，その飽和脂肪酸の割合は11%：18%であった。試験食では飽和脂肪酸を植物油（トウモロコシ，綿実，紅花，および大豆）に置き換えた。同時に試験食では，総カロリーの16%を多価不飽和脂肪酸で占め（通常食では5%含有），両群の食事とも総カロリーの約40%を総脂肪とした[34]。6.5年の通常のフォローアップでは，対照群と比べた介入群の総コレステロール値は13%減少し，エンドポイントである心筋梗塞ならびに冠動脈疾患死亡率，さらに脳梗塞，動脈瘤破裂，虚血性壊疽を含む他の心血管エンドポイントにおいて，31%の有意な減少が明らかにみとめられた（$p < 0.01$）[34,35]。

主要エンドポイントである心筋梗塞発生と突然死が，治療群において20%減少したことは特筆されるが，統計的有意性に達しなかった[34,35]。しかしながら，著者らは，続いて介入群[36]において，より高い発癌率と剖検の際の胆石の存在のリスクが2倍に増加することを報告した（34% vs 14%，$p < 0.01$）[37]。

Finnish Mental Hospital Study この画期的な研究では，精神病院Nの5,115人の男女とヘルシンキの精神病院Kの5,497人の男女が，最初の6年間（1959～1965年），実験食（N病院）あるいは通常のフィンランド食（K病院）のどちらかに割り当てられた。しかし次の6年間（1965～1971年）は，病院を交差し，N病院の対象者が通常のフィンランド食を摂取し，K病院の対象者が実験食を摂取した。目標は，通常のフィンランド食に含まれる酪農製品とバターの脂肪を，乳脂肪に富む牛乳の代わりに大豆油で「満たした」脱脂乳で置き換え，さらにバターをマーガリンに取り替えて実験食とした。両方の食事は約2,800カロリーであり，約110 gの脂肪（カロリー35%）を含んでいた[38~40]。しかし，通常のフィンランド食は，総カロリーの約19%のカロリーを飽和脂肪酸が，そして約4.5%を多価不飽和脂肪酸が占め，1日あたり480 mgのコレステロールを含んでいた。実験食においては，総カロリーの約9%を飽和脂肪酸で，そして約14%を多価不飽和脂肪酸で占め，1日あたり280 mgのコレステロールを含んでいた。研究参加者において，脂肪組織中の脂肪酸の含有量としてリノール酸とミリスチン酸が測定され，通常食群では全脂肪酸の約10%と4.3%を占め，実験食群では約30%と1.5%を占めていることが，それぞれ決定された。

冠動脈疾患による平均死亡率は，通常食より実験食において53%有意に低い結果であった（$p = 0.002$）。K病院において，「実験食摂取期間」は「通常のフィンランド食摂取期間」と比較して死亡率が56.1%低かったが，N病院においては，この死亡率は50.6%低かった。血中コレステロール値は，実験食を摂取した時には通常食と比較して，K病院では12%低下し（236 vs 268 mg/dL），N病院では19%低下（216 vs 267 mg/dL）していた[38~40]。同様の効果は女性においてみとめられ，実験食群では冠動脈疾患死亡率が平均34%減少したが，この違いは統計的な有意差に達しなかった。その理由の1つとしては，同年齢の男性と比べて，女性では実質的にイベント発生率が低いことがあげられる[40]。

Minnesota Mental Hospital Study この非盲検の無作為割り付け試験では，ミネソタの6つの精神病院と1つの私設療養施設のあらゆる年齢の9,057人の男女が，約40%の脂肪を含む食事で，不飽和脂肪酸量の違い（5% vs 15%），飽和脂肪酸量の違い（18% vs 9%），および食事性コレステロール量の違い（466 vs 166 mg/日）のある2種類の食事に割り付けられた[41]。治療群では，血清コレステロール値の14%低下をみとめたが，両群の間に冠動脈疾患罹患率あるいは死亡率に関して有意差はまったくみとめなかった[41]。この否定的結果は，調査対象集団の平均血清コレステロール値が比較的正常であったこと（ベースラインにおいて207 mg/dL），最大の単一年齢層が30歳未満であったように調査対象集団が比較的若い年齢層であったこと，試験食の持続時間が比較的短かったこと（平均384日間）から生じたと見られる[41]。この試験の短い持続時間は，薬物療法クロルプロマジン（トラジン）の導入を理由の一部として，退院させたことに由来する。

Lyon Diet Heart Trial このトライアルは心筋梗塞の既往歴のある605人の男女を対象とする二次予防の研究であった。研究対象者は「通常のフランス食」あるいは「地中海食」に無作為に割り付けられた。この地中海食群では，αリノレン酸が豊富な特別に準備されたマーガリンを1日あたり2サービング摂取した[42]。44ヵ月の平均フォローアップ後に，この食事群では，心臓死が76％減少した（治療食群6人 vs 対照群19人，$p<0.01$）[42]。この試験における有益性は，血漿αリノレン酸の濃度の増加に関連した[42]。

Women's Health Initiative サプリメントの代わりに「食事の改善」を用いて行われた最も大きい食事介入試験は，Women's Health Initiativeであった。この試験では，48,835人の50～79歳の閉経後の女性が低脂肪食（総カロリーの40％）あるいは通常食（総カロリーの60％）に割り当てられた（19,541人 vs 29,294人）。対照群のすべての対象人がアメリカ人のための食事ガイドラインのコピーを受けとった。試験は，食物頻度アンケートを介した食事のアセスメントを含む集団学習と個人面接を行うことによって実施された[43]。介入の目標は，総脂肪摂取量を総カロリーの20％まで減少させ，野菜と果物の摂取量を1日あたり5サービングまで，また穀類を1日あたり6サービングまで増加させることであった[43]。

フォローアップの6年間で，研究者は積極的食事介入群に対して，総カロリーの28.8％（対照群では37.0％）を総脂肪摂取量，9.5％を飽和脂肪酸摂取量（対照群では12.4％），10.8％を一価不飽和脂肪酸摂取量（対照群では14.2％），6.1％を多価不飽和脂肪酸摂取量とした（対照群では7.5％）ことを報告した[44]。彼らは野菜と果物摂取量を1日あたり1.1サービング，そして穀類摂取量を1日あたり0.5サービング増加させた[44]。この研究の結果の解釈を混乱させた原因の1つは，食事介入群に参加する中で8,052人の女性がWomen Health Initiativeのホルモン補充療法群に参加しており，5,017人がこの研究[44]のカルシウムとビタミンD内服群に参加していたことである。

研究の主要目的は，低脂肪食が乳癌のリスクを減少させるかどうかを確認することであった。8.1年間にわたるフォローアップにおいて，1年あたり0.42％の食事介入群の女性が乳癌を発症し，1年あたり0.45％の対照群が乳癌を発症した[45]。したがって，食事介入群では浸潤性乳癌を発症するリスクが9％低下した（ハザード比0.91，信頼区間0.83～1.01；$p = 0.07$）[45]。また研究者は心血管疾患に対する食事介入の影響も評価した[44]。

8.1年間のフォローアップの後に，冠動脈疾患のリスクは3％減少した（ハザード比0.97，信頼区間0.90～1.06）。しかし，脳卒中のリスクは2％増加した（ハザード比1.02，信頼区間0.90～1.15）[44]。また食事介入は，結腸直腸癌のリスクに著明な影響を及ぼすことなく，糖尿病発症へも影響しなかった[46,47]。食事介入群は対照群と比較してLDLコレステロールを3.55 mg/dL大きく下げ（$p<0.05$），最大血圧を0.31 mmHg下げ，凝固因子VIICを4.29％減少させた[44]。しかしながら，飽和脂肪酸由来のカロリー摂取6.1％未満を達成した女性を対象としたサブ解析では，対照群[44]と比べて冠動脈疾患のリスクは19％減少した（ハザード比0.81，信頼区間：0.69～0.95；$p<0.01$）[44]。また，このような違いは，トランス脂肪酸の摂取が最も少なかった食事介入群においてみとめられた（ハザード比0.81，信頼区間0.69～0.95）[44]。

n-3系（ω3）脂肪酸のサプリメントを使用した食事介入研究

Diet Atherosclerosis and Reinfarction Trials イギリスのDiet Atherosclerosis and Reinfarction Trials（DART）には確定診断された冠動脈疾患を有する2,000人以上の患者が参加した。魚の摂取量を増加させるか，1日あたり2個の魚油カプセルを使用した有益な効果として，冠動脈疾患による死亡率が29％減少したことが示された[48]。しかし，この研究の結果は追跡調査では確認されなかった。その理由は，次の研究において，大量のアスピリンを使用していたためであろう[49]。

Gruppo Italiano per lo Studio della Soppravvivenza nell'Infarto miocardico-Prevenzione Gruppo Italiano per lo Studio della Soppravvivenza nell'Infarto miocardico-Prevenzione（GISSI-Prevenzione）は，心筋梗塞の既往歴がある11,323人の患者の大規模イタリア研究であり，1 g/日の濃縮魚油（エイコサペンタエン酸〈EPA〉465 mgとドコサヘキサエン酸〈DHA〉375 mg含有）の使用は，対照群と比較して，それらの人々の心筋梗塞発症後の最初の4ヵ月間における冠動脈疾患の再発減少に関連したのと同様に，非常に衝撃的なことに，その期間の突然死を53％減少させることに関連した[50,51]。この製品は現在，Lovazaという名称で知られ，4 g/日で投与されるトリグリセリドを降下薬として，アメリカで市場に出回っており，トリグリセリド値が500 mg/dL以上の患者でスタチン療法と組み合わせて使用し，トリグリセリドをしばしば有意に（≦50％以上）低下させる[52]。

Japan Eicosapentaenoic Acid Lipid Intervention Study Japan Eicosapentaenoic Acid Lipid Intervention Study（JELIS）は，冠動脈疾患の既往歴のない15,000人の男女と，3,645人の40～75歳の冠動脈疾患の患者で，総コレステロール値250 mg/dL以上の患者が，全員スタチンを投与され，次にEPA 1,800 mg/日の群とEPAの追加処方なしの群に無作為に割り付けられた。主要なエンドポイントは，主要な心血管イベント（突然死，致命的もしくは非致命的心筋梗塞，不安定狭心症，血管形成手術，または冠状動脈バイパス術）であった。4.6年間のフォローアップで，EPA群のイベント発生率は19％低かった（$p = 0.011$）[53]。両群の間で，突然死の率には違いがみとめられなかった。以前から冠動脈疾患に罹患していた患者では，EPA群では対照群と比較してイベント発生率は19％減少（$p = 0.048$）したが，以前の心筋梗塞の既往歴のある患者では，EPAによってイベント発生率のリスクは27％（$p = 0.033$）減少した[54]。脳梗塞のリスク軽減の効果はまったくみとめられなかった。例外的に，以前の脳梗塞の既往がある患者においては，EPAの使用が脳梗塞再発の相対リスクを20％減少させた（$p < 0.05$）[55]。

JELIS研究全体で，最も衝撃的な有益性は，トリグリセリド値が150 mg/dL以上かつHDLコレステロール値が40 mg/dL未満の患者において，EPAの使用が冠動脈疾患イベントの発生を53％減少させたことである（$p = 0.043$）[56]。またEPAの使用は境界型糖尿病の対象者（空腹時血糖＞110 mg/dL）において，冠動脈疾患のリスクを22％減少させた（$p < 0.05$）[57]。EPAの使用は脂質レベルを有意に変化させなかった。しかしながら，EPAの使用は血漿EPA

濃度の著しい増加に関連しており，この濃度が 150 μg/mL 以上の対象者は，この試験で最も低いリスクを示した[58]。

Alpha Omega 試験　心筋梗塞の後の 4,837 人の患者が参加した近年の研究は，「プラセボを含むマーガリン」，「2 g の α リノレン酸を含むマーガリン」，「EPA と DHA 混合物 400 mg を含むマーガリン」，「これらの脂肪酸の混合物を含むマーガリン」をそれぞれ 40 ヵ月以上投与して行われた[59]。その結果，心血管疾患のエンドポイントに対して，有意な効果はまったくみとめられなかった。しかしながら，この研究は検出力不足があった可能性があり，投与された n-3 系脂肪酸の投与量も低すぎた可能性がある。

食事介入試験から得られた結論

食事の介入研究からの総合的なデータは，飽和脂肪酸由来のカロリーを 7% 未満とし，食事性コレステロールを 200 mg/日未満まで減少させて，多価不飽和脂肪酸由来のカロリーを 10%（理想的には 12% まで）以上に増加させること，ならびに，魚，魚油，または n-3 系脂肪酸（特に EPA）の摂取量を増加させる指針を支持している。Women Health Initiative では，対照群の女性は一価不飽和脂肪酸を総カロリーの 14%，飽和脂肪酸を総カロリーの 12.5%，多価不飽和脂肪酸を総カロリーの 7.5% 摂取していた。飽和脂肪酸摂取量が総カロリーの 6.1% まで減少した時，有益性がみとめられた[44]。しかし，Finnish Mental Hospital Study などの最も成功した食事介入研究では，飽和脂肪酸を炭水化物ではなく，多価不飽和脂肪酸に置き替えていた[38~40]。したがって，Women Health Initiative に参加した女性が，大豆油かキャノーラ油などの植物油に由来する多価不飽和脂肪酸の摂取量を増加させるよう指示されていたなら，はるかにすばらしい有益性が，冠動脈疾患のリスク削減において生じた可能性がある[44]。

冠動脈疾患リスク削減のための理想的な食事は，おそらく飽和脂肪酸由来のカロリーを 7% 未満とし，1 日あたり 200 mg 未満のコレステロールを含み，約 10〜15% の一価不飽和脂肪酸を摂取し，大豆油かキャノーラ油などの植物油から約 10〜15% の多価不飽和脂肪酸を摂取し，脂質の多い魚を 1 週間あたり 3 サービング以上摂取するか 1 日あたり 2 個の魚油カプセルを摂取することである。このような管理条件のもとでは，そのような食事は，LDL アポ B 分画の異化亢進にともない LDL コレステロールを 15% 以上減少させるであろう。ほとんど毎日魚食を加えることによって，超低比重リポタンパク質（VLDL）アポ B の産生が低下することにともない，トリグリセリド値も減少する[1]。大規模無作為化盲検法による研究では，ビタミン E，ビタミン C，抗酸化作用のあるビタミンの混合物，強力な抗酸化剤であるプロブコールまたはそのアナログの使用，または「葉酸塩，ビタミン B_6，ビタミン B_{12} の混合物」を用いた，冠動脈疾患のリスク低減に関して有意な有益性が示されていない[60~64]。

▶薬物療法と LDL コレステロール目標の正当性

スタチン療法

スタチンは，ライフスタイル改善の後に実施される LDL コレステロールコントロールのための治療の礎石である。スタチンの第一の効果は，コレステロール生合成を抑制することである。スタチンが，冠動脈疾患と脳梗塞のリスクを減少させることは明らかになっている[65,66]。スタチンの臨床試験の大規模メタ解析の結果は，1 mmol/L の LDL コレステロール減少（40 mg/dL）によって，全死亡率の 12% の減少，脳梗塞の 17% の減少，冠動脈疾患死亡率の 19% の減少，心筋梗塞と冠動脈疾患による死亡の 23% の減少，および血行再建術（血管形成手術かバイパス手術）24% の減少が明らかになった[65]。それほど徹底的でないスタチン療法と徹底的なスタチン療法を比べたその後のメタ解析の結果は，0.5 mmol/L の LDL コレステロール減少（〜20 mg/dL）によって，心筋梗塞または冠動脈疾患による死亡が 13% 減少し，すべての血管イベントのリスクが 15% 減少し，血行再建術の必要性は 19% 減少することが明らかになった[66]。LDL コレステロールを 70 mg/dL 未満に，CRP を 1 mg/L 未満まで減少させた大規模な一次予防試験によって，約 80% 冠動脈疾患リスクが減少することが明らかになった[67,68]。

冠動脈の血管内超音波法（IVUS）の研究者は，冠動脈のアテロームの退縮を達成するために，LDL コレステロールを 88.5 mg/dL 未満に減少させ，HDL コレステロールを少なくとも 7.5% 増加させなければならないと結論づけた[69]。より最近になって，研究者らは，最大用量のアトルバスタチン（80 mg/日）あるいはロスバスタチン（40 mg/日）を 2 年以上投与することにより，冠動脈のアテロームが退縮する現象が 60% 以上の患者に生じることを，IVUS を用いた評価によって報告している[70]。

スタチンは，重大な副作用を生じうる。通常，スタチンを内服する患者に生じた肝酵素の上昇は，薬剤投与を中止することによって回復する。しかしながら，スタチンを内服する患者の約 10% に見られる最も多い副作用あるいは愁訴は，血清中クレアチンキナーゼのかなりの増加の有無にかかわらず，ミオパチーとよばれる筋肉痛の存在である。このような個人は，しばしば，肝臓でスタチンを取り込む有機アニオン輸送体をコードする遺伝子に一般的な遺伝子多型をもっている[71~74]。さらに，スタチンは，インスリン抵抗性の増加にともない，糖尿病発症のリスクをかなり増加させる[75~77]。しかし，スタチンはプラセボと比較して，糖尿病患者における冠動脈疾患の発症リスクをかなり減少させる[78]。

スタチンは，細胞内のコレステロール合成の阻害と LDL 受容体活性の上昇を引き起こす。アトルバスタチンとロスバスタチンは，他のスタチンと比較して血中半減期が長いので，より効果的である。アトルバスタチンは VLDL アポ B-100，LDL アポ B-100，およびキロミクロンアポ B-48 を，それらの分画の異化を強めることによって減少させる[79]。スタチンは，HDL アポ A-Ⅰ産生に影響しないが，クリアランスを多少遅らせることができる結果，好ましい方向に HDL 粒子を変化させて冠動脈疾患のリスクを減少させる[79~81]。冠動脈疾患，糖尿病，冠動脈疾患発症リスクの高い患者において，ライフスタイルの修正とスタチン治療の併用は治療の 1 つの選択肢である。

フィブラート

スタチンに次いで，最も広く使用された脂質異常症治療薬の中にフィブラートがあるが，これは最も有効な現在利用可能な中性脂肪低下薬である。ゲムフィブロジルとフェノフィブラートの2種のフィブラートが現在，使用可能である。フェノフィブラートには薬物動態学上，ゲムフィブロジルと対照的に，スタチンとの相互作用がないという長所がある。これらの薬剤はペルオキシソーム増殖因子活性化受容体-α（PPAR-α）アゴニストであり，リポタンパク質リパーゼ（LPL），アポA-Ⅰ，およびアポA-Ⅱ遺伝子発現を増加させて，アポC-Ⅲ遺伝子発現を減少させ，その結果，最大50％の中性脂肪の減少，ごくわずかなLDLコレステロール減少，HDLコレステロールの多少の増加をもたらす[82〜84]。これらの薬剤の使用により，アポA-ⅠとアポA-Ⅱの合成を増加させることと同様に，アポA-Ⅰの分画の異化をかなり強めることがわかっている。その結果，実際にはアポA-Ⅰ濃度は変化せずに，血漿アポA-Ⅱ濃度[85〜87]が約20％増加する。この薬剤の正味の影響は，中間サイズのHDL粒子，すなわち，HDLα_2とα_3を増加させることであり，両者はアポA-ⅠとアポA-Ⅱを含有するが，大きいサイズで保護的な作用をもつHDLα1には影響を与えない。

冠動脈疾患リスクを削減する治療の中心は，ライフスタイルの改善であり，次いで適応があればスタチン療法を行うが，糖尿病患者における，フェノフィブラートの追加処方には根拠があるようである。なぜならフェノフィブラートは，下肢切断のリスクと「網膜症治療のためのレーザー療法」のリスクを減少させるからである。フィブラートは特に著しい高グリセリド血症を有する患者に有用である[88〜96]。

ナイアシン

ナイアシンは現在HDLコレステロールを上げるのに最も有効な利用可能な薬剤であるが，その使用は冠動脈疾患リスク低減に関連する[97〜104]。この薬剤の使用がスタチン療法に有益性を追加するかどうか決定するための臨床試験が現在進行中である[105]。最も広く使用された剤形のナイアシンは，持続放出製剤として再度製剤化された。この製剤は，即時放出型ナイアシンや他の徐放型ナイアシンと比較して，副作用の顔面紅潮を引き起こす頻度が少ない。ナイアシンは2 g/日の投与量で，LDLコレステロールを約10〜20％減少させ，中性脂肪を約30％減少させ，リポタンパク質（a）を約25％減少させる一方，HDLコレステロールを約25〜30％増加させる。副作用として顔面紅潮，胃の不快感，血中尿酸・血糖・肝酵素の上昇が一部で生じる。肝疾患や消化性潰瘍の既往歴のある患者には，ナイアシンを処方するべきではない。ナイアシン内服前にアスピリンを毎日内服することは，顔面紅潮の副作用を最小にする。ナイアシンの作用の正確な機序は不明であるが，ナイアシンがVLDLアポB-100クリアランスを亢進させることと，HDLアポA-Ⅰの合成を増加させることが報告されている[97]。

エゼチミブ

LDLコレステロール低下薬の第二選択薬であるエゼチミブは，ニーマン・ピックC1型様タンパク質（Niemann-Pick C1 Like1 protein：NPC1L1）を介した小腸でのコレステロール取込みを阻害することによってコレステロール吸収を妨げる[106〜108]。エゼチミブは10 mg/日の投与量で，単独療法の際に約18％，スタチン療法と併用して約25％LDLコレステロールを下げる[109]。この薬は一般に忍容性が高く，スタチン内服の効果が不十分な患者に特に有用である。HDLコレステロールに対する効果は最小であり，スタチンのLDL低下作用を強めるのみでなく，CRPを低下させる効果も増強する[109]。しかしながら，現時点で，スタチン療法と併用した際の臨床的有益性を示す介入研究は存在しないが，非常に大規模な介入研究が現在進行中である。

アニオン交換樹脂

アニオン交換樹脂は，腸で胆汁酸と結合して，肝臓コレステロールの胆汁酸への変換を増加させ，肝臓のLDL受容体を増やす。その結果，血漿LDLは約15〜20％減少する。副作用は鼓腸，便秘，中性脂肪の上昇，およびジゴキシン，テトラサイクリン，D-チロキシン，フェニルブタゾン，およびワーファリン（クマジン）の吸収阻害があげられる。高LDLコレステロール血症をもっている7,000人以上の男性が参加したLipid Research Clinics Coronary Primary Prevention Trial（LRC-CPPT）では，コレスチラミンの使用は，プラセボ[110]と比べて7年間，11％のLDLコレステロール値の低下，3％のHDLコレステロール値の増加，および19％の冠動脈疾患リスクの減少に関連した。有益性はLDLコレステロール低下とHDLコレステロール上昇の両方に関連した[110]。現在，コレセベラム樹脂が使用可能で，それはLDLコレステロールを下げるだけではなく，糖尿病患者の血糖値も改善する[111]。

リポタンパク質異常

▶家族性複合型脂質異常症

LDLコレステロール上昇（＞160 mg/dL）を呈する最も一般的な遺伝的疾患は，家族性複合型脂質異常症として知られており，若年発症の冠動脈疾患（＜60歳）の患者中の約15％に見られる[109]。これらの患者では，コレステロールと同様にVLDLアポB-100の産生が増加している[112]。罹患家族では中性脂肪値の増加（＞150 mg/dL），LDLコレステロール値の増加，または両者の増加をみとめる。さらに，罹患家族にはHDLコレステロール低値（＜40 mg/dL），肥満，および血漿コレステロールエステル転送タンパク質（CETP）活性増加がしばしばみとめられる[112,113]。家族性複合型脂質異常症の患者は，正常なスクアレン値にもかかわらず，高いラトステロールとコレステロール値が報告されており，スクアレン代謝の変化とスクアレンからラトステロールへの変換が亢進していることが示唆される[113]。これらの患者のための理想的な治療には，ライフスタイルの改善と体重減量に加えて，もし適応があるなら，スタチン投与がある。

▶家族性脂質異常症

若年発症の冠動脈疾患の患者の約15％は，家族性脂質異常症をもっており，これは高中性脂肪レベルと低HDLコレステロールレベルによって特徴づけられる[112]。これらの患者は正常なLDLコレステロールにもかかわらず，

LDLコレステロールの増加ならびにvery large α_1 HDL粒子の減少がみとめられる。これらの患者ではしばしばVLDLアポB-100のクリアランスが遅れていること，ならびにHDLアポA-Ⅰのクリアランスの亢進がみとめられるが，VLDLアポB-100が産生過剰になっている患者が存在する可能性もある[1]。家族性複合型脂質異常症の患者と対照的に，これらの患者はスクアレンからラトステロールやコレステロールへの変換が亢進しているエビデンスはない。これらの患者も過体重であり，インスリン抵抗性があるかまたは糖尿病に罹患している可能性がある。さらに，これらの患者では，しばしばCETP活性が増加している。これらの患者に対する効果的な治療戦略は，「カロリーと単純糖質の制限」とともに，「運動，血糖値の最適化」と，「ナイアシンの投与ないしはフィブラート投与」から成る。特にこれらの患者に冠動脈疾患が合併しているなら，スタチン療法はLDLコレステロール値を最適化するために適応があると考えられる。

▶家族性リポタンパク（a）過剰症

Lp（a）は，Apo（a）がアポB-100の末端に結合しているアポB-100粒子（主にLDL）である。Lp（a）値は主にApo（a）アイソフォームの数に従って決定されるが，これは遺伝する[1]。クリングル4様反復の回数の減少がApo(a)の肝臓内での分解を減少させ，分泌を亢進させる[1]。家族性リポタンパク（a）過剰症の多くの患者でクリングル4様反復の減少がみとめられる[1]。Lp（a）は，Apo（a）に特異的な免疫学的検定法によって測定され，30 mg/dL以上が冠動脈疾患のリスク増加に関連している[111]。家族性リポタンパク（a）過剰症は若年発症の冠動脈疾患をもつ家系の19%にみとめられる[112]。現在，ナイアシンとコレステロールエステル転送タンパク質抑制剤（特にアナセトラピブ）を用いた臨床試験が進行中で，これによって増加したLp（a）を減少させることが冠動脈疾患の発症リスクを減少させるかどうかに関する作業仮説が検証される。

▶家族性高コレステロール血症

一般住民における500人に約1人，そして若年発症の冠動脈疾患の患者の約1%はともにヘテロ接合体の家族性高コレステロール血症に罹患している。この疾患は，LDL受容体あるいはアポBの遺伝子の欠損に関連して，LDLのクリアランスが遅延することから生じる[1,112]。これらの患者は角膜輪，アキレス腱と手の腱の黄色腫，眼瞼黄色腫を発症することがあり，これはコレステロール沈着による二次的現象である。この遺伝子異常のヘテロ接合体では，LDLコレステロール値が通常300 mg/dLを超えるが，ホモ接合体でしばしば600 mg/dLより高くなる[1]。ホモ接合体では未治療の場合，20歳前に冠動脈疾患と大動脈弁狭窄症を発症するリスクが高い[1]。ホモ接合体における最適な治療はエゼチミブやスタチン療法と同様にLDLアフェレーシスがある。通常，強力なスタチンとエゼチミブの組合せでヘテロ接合体を効果的に治療することができる。また，時にはコレセベラムはLDLコレステロール値を最適化するために治療計画に追加される必要がある。

▶HDL欠乏症

HDLコレステロール（<40 mg/dL）低値は若年発症の冠動脈疾患の患者の約50%でみとめられる。これらの患者の多くが過体重であるか肥満であり，インスリンレベルの上昇がみとめられる[90,112]。さらに，これらの患者の半数以上は家族性複合型脂質異常症か家族性脂質異常症に罹患している（前述参照）。しかしながら，若年発症の冠動脈疾患をもっている家系の約5%は，家族性低αリポタンパク血症をもっており，LDLコレステロールとトリグリセリドレベルは正常である[112]。一般に，これらの患者ではHDLアポA-Ⅰ産生が減少している。そしてライフスタイルの改善と体重減量以外に，ナイアシン治療がHDLコレステロールレベルを上げる最も効果的な方法である。冠動脈疾患に罹患している患者あるいは冠動脈疾患のリスクの高い患者では，スタチン療法がLDLコレステロールレベルを最適化するのに必要と見られる。

著しいHDL欠乏（HDLコレステロール<10 mg/dL）はまれであるが，著しい高グリセリド血症（空腹時トリグリセリド>1,000 mg/dL）あるいは肝硬変を伴う肝不全においてみとめられる[115]。これらの状態がない時，そのような患者はアポA-Ⅰ欠損症，タンジール病，またはレシチン・コレステロールアシルトランスフェラーゼ（LCAT）欠損症と考えられる。アポA-Ⅰを産生できない患者では，非典型的な角膜輪，検出感度以下のアポA-Ⅰ，正常値のLDLコレステロールと正常値のトリグリセリド，および若年発症の重症の冠動脈疾患がみとめられる[115]。タンジール病の患者は細隙灯検査によって検出できる軽度のび慢性の角膜混濁，全胃腸管におけるオレンジ色の粘膜，および肝脾腫がみとめられる。これらの患者はATP結合カセット輸送体A1（ABCA1）の異常の結果，末梢細胞のコレステロールを排出させることができない[115]。これらの患者はpre β_1HDLだけが血漿中にあって，LDLコレステロールは減少しており（～標準の50%），中等度の高グリセリド血症をみとめる[115]。これらの患者は50歳代と60歳代にしばしば冠動心疾患を発症する。

対照的に，LCAT欠損症の患者には，重症のび慢性の角膜混濁，Lp-Xとして知られている異常なLDL，最終的に貧血，腎不全がみとめられる[115]。彼らは若年発症の冠動脈疾患を発症しない。この病気の亜型として魚眼病が知られているが，これはHDLにおいてのみコレステロールをエステル化することができないという特徴をもっている[115]。また，この患者には角膜混濁をみとめるが，Lp-Xはみとめず，貧血や腎不全を発症しない。しかしながら，この患者では，しばしばLDLコレステロールとトリグリセリド値が上昇しており，冠動脈疾患を若年発症する可能性がある[115]。アポA-Ⅰ欠損症のホモ接合体，タンジール病，魚眼病の患者に関する最適の治療は，ライフスタイルの改善に加えて，LDLコレステロール値を最適化するスタチン療法である。

▶重度の高トリグリセリド血症

重度の高トリグリセリド血症の患者は，幼年期に血漿トリグリセリド値が1,000 mg/dL以上であった可能性がある。これらの患者は通常LPLを欠損しているが，彼らはアポ C-Ⅱ欠損あるいはアポ A-Ⅴの遺伝子変異をもっている可能性がある[1]。通常，これらの患者の血漿コレステロール値はトリグリセリドレベルの約 1/5〜1/10 であり，レムナント様リポタンパク質コレステロール値が約 2 倍に増加しており，LDL コレステロールレベルは 50 mg/dL 未満であり，HDL コレステロール値は通常 20 mg/dL 程度であるが，時にはさらに低い値を示す。これらの患者はキロミクロンと VLDL が高度に上昇しており，血漿または血清が通常白色となる。これらの患者の LPL 活性をヘパリン処理血漿で測定すると，通常，非常に低いか，または欠損している。しかし，患者の中には LPL 活性に影響するタンパク質，すなわち，アポ A-Ⅴおよびアポ C-Ⅱを欠損している人もいる可能性がある。

最適な治療は，脂肪からのカロリー摂取を総カロリー摂取の 15％未満に制限しながらも，植物油と魚油カプセル（1 日あたり 1〜2 個）を使用することによって確実に必須脂肪酸を摂取することである。これらの患者はトリグリセリドの臓器沈着によって，再発性膵炎と肝腫大を発症しやすい。また，彼らは一過性発疹性黄色腫と網膜脂血症（網膜静脈において透見できる乳白色の血漿）を発症する。

フィブラートが LPL 遺伝子発現を増加させることが知られているので，フェノフィブラート投与は減少している LPL 活性を助けることもある。子どもでは，微粒のフェノフィブラートのジェネリックの投与量は 67 mg/日で，成人投与量は 200 mg/日である。成人期に発症した患者は，通常，LPL 欠損症かアポ C-Ⅱ欠損症のヘテロ接合体であり，彼らは，しばしば肥満であって糖尿病を合併している。低カロリー，低飽和脂肪酸で，かつ精製された炭水化物を控えた食事は，そのような患者に適応がある。もし適応があるならば体重減量とともに，運動，糖尿病における血糖値の厳格な管理，および微粒のフェノフィブラートのジェネリック品の 200 mg/日使用も治療に用いられる。フィブラート治療の後にトリグリセリド値が 400 mg/dL より低くなり，そして LDL コレステロールが上昇した際には，LDL コレステロール値を制御するためにスタチン治療を加える必要があるかもしれない[1]。さらに，1 日あたり 4 個以上のカプセルによる魚油投与は，トリグリセリドを減少させるのに非常に効果的な場合がある[1]。

▶βリポタンパク異常血症

βリポタンパク異常血症をもっている患者では，血漿コレステロールとトリグリセリドが両者とも 300〜400 mg/dL の範囲にある。彼らのレムナントリポタンパク質コレステロール値は著しく上昇しており（＞50 mg/dL），LDL コレステロール値は減少し，HDL コレステロール値は比較的正常であることが通常である。前述のように，これらの患者は，キロミクロンとレムナント VLDL が上昇しており，結節性黄色腫と若年性の冠動脈疾患を発症するおそれがある。痛風と糖尿病を発症するリスクも増加している。彼らは通常，アポ E2/2 遺伝子型をもっているが，アポ E 欠損症であること（検出感度以下の血漿アポ E）はまれであるし，肝型リパーゼ欠損症であることもまれである。肝型リパーゼ欠損症では，HDL コレステロール値が上昇している可能性がある。そして確定診断にはアポ E の遺伝子型の検査が用いられる。遺伝子型が正常である場合（すなわちアポ E3/3 である場合）でかつアポ E が存在している場合，ヘパリン処理血漿中の肝臓のリパーゼ活性を測定することにより確定診断がなされる。治療は，コレステロール，飽和脂肪酸，砂糖含有量が少ない TLC 食の摂取と，適応があれば体重減量から成る。これらの患者は微粒のフェノフィブラート（200 mg/日），スタチン，および持続放出型ナイアシンの治療に非常に鋭敏に反応する。また，これらの薬剤は組み合わせて使用することもできる[1]。

▶脳腱黄色腫症

脳腱黄色腫症に罹患しているまれな患者群は，血漿コレステロール値は控えめにしか上昇しないが，腱と脳組織においてコレスタノールが沈着する。これらの患者は重篤な神経系の疾患を発症するリスクが増加している。ステロール-27-ヒドロキシラーゼの遺伝子が欠損していることにより，コレステロールを主要な胆汁酸の 1 つである chenodeoxycholate に変換できない[1]。確定診断は，ガスクロマトグラフィによって測定された血漿コレスタノール値の著明な上昇の所見によって確定する。最適の治療は，経口的に chenodeoxycholate（毎日 250 mg × 3 回）を投与することである。chenodeoxycholate は重篤な神経系の疾患を予防すると同時にコレスタノール値を下げる[1]。

▶植物ステロール血症

小腸の ATP 結合カセット輸送体 G5（ABCG5）や ATP 結合カセット輸送体 G8（ABCG8）のまれな欠損をもつ患者は，植物ステロール（特にβシトステロールとカンペステロール）の血漿中濃度の増加，腱の黄色腫および若年性の冠動脈疾患の発症頻度の著しい増加をみとめる[1]。これらの患者の確定診断はガスクロマトグラフィにより血漿ステロールを測定することでなされる。この患者では冠動脈疾患を発症するリスクが増加しており，それらに関する最も効果的な治療はエゼチミブ投与であり，植物ステロールのレベルを 50％低下させることができる。

▶無βリポタンパク血症ならびに低βリポタンパク血症

アポ B-48 を血中に分泌できない患者は，キロミクロンをつくることができない。一般に，これらのまれな患者はミクロソームトリグリセリド転送タンパク質（MTP）に変異をもっている。MTP は，アポ B-48 をトリグリセリドへ結合させて小腸におけるキロミクロン粒子の分泌を可能にし，アポ B-100 をトリグリセリドへ結合させて肝臓における VLDL の分泌を可能にする。MTP が欠損している時，アポ B を含有する粒は血漿の中に存在せず，HDL だけが存在する。これらの患者の平均した血漿コレステロールとトリグリセリド値は，それぞれ約 50 mg/dL と約 10 mg/dL で，HDL コレステロールレベルは約 50 mg/dL である。診断は血漿中のアポ B が検出不能なレベルであるという検査結果によって確定される。また，これらの患者では血漿中のビタミン A とビタミン E のレベルが非常に低い。これらの患者は幼年期に脂肪吸収不全症に，約 10 歳で非定型的な網膜色素変性症に罹患する傾向があり，そしてこの時期にこの疾患が発見されなければ，30 歳代と 40 歳代で脊髄小脳失調症に罹患する傾向がある。

最適の治療は脂溶性ビタミンを補完することである。すなわち1日あたり15,000単位のビタミンAの摂取，1日あたり1,000 mgのビタミンEの摂取，サラダの上にサラダドレッシングとしての植物油をテーブルスプーン1杯の摂取，1日あたり2個の魚油カプセルの摂取，および手術前に適切な凝固機能をサポートするためのビタミンKの使用，あるいは大手術前の1単位の新鮮凍結血漿の使用である[1)]。

アポBが検出可能であるにもかかわらず，非常に低いレベルのLDLコレステロール（<40 mg/dL）をもっている患者は低βリポタンパク血症をもっている。これらの患者は，通常，軽度の脂肪吸収不全症をもたらす「短縮アポB」をもっている。彼らの総コレステロールとトリグリセリドは非常に低く，それぞれ約80 mg/dLと約40 mg/dLである。HDLコレステロールは約40～50 mg/dLである。したがって彼らのLDLコレステロールは非常に低い。治療は必要なく，この患者は長寿と思われる。検出可能ではあるが非常に低いレベルの血漿アポBを検出すること，ゲル電気泳動によってLDLから分離された低分子量の異常なアポBを検出すること，アポB遺伝子突然変異を検出することによって確定診断がなされる[1)]。

まとめ

介入試験から得られたかなりのデータが，獣脂摂取を植物油摂取に置き換える治療指針を支持している。すなわち飽和脂肪酸からのカロリーを7%未満まで減少させ，また食事性コレステロール摂取を200 mg/日未満まで減少させ，多価不飽和脂肪酸摂取を1日あたり10%以上に増加させることである。さらに，魚の摂取量の増量または魚油カプセルかEPAの使用が，冠動脈疾患のリスクの減少に関連している。皮肉にも，NCEPガイドラインは，飽和脂肪酸摂取制限を支持したが，一価不飽和脂肪酸摂取をカロリーの20%まで増加させるように求めている。いかなる臨床試験のエビデンスもこの後者の提言を支持しておらず，アメリカ式の食事中の一価不飽和脂肪酸の多くが獣脂に由来する。NCEP ATPⅢは，多価不飽和脂肪酸の適量摂取の効果を確実としながら，強調はしていない。多価不飽和脂肪酸摂取の大きな有益性の1つは，LDL受容体活性を上昇させてLDLコレステロールを下げるだけではなく，スカベンジャー受容体B1の活性をアップレギュレートして，HDLコレステロールエステルの肝臓[116)]への転送を増加させることである。もちろん，適切な量の魚または魚油を摂取すること，ならびにトランス脂肪酸と砂糖の摂取を最小にすることも重要である。介入試験のデータは冠動脈疾患の患者における魚油カプセルの使用を明確に支持している。現在のアプローチがそれほど明確に効果的でないので，ライフスタイルの改善と食事療法を最適化する方法に関して，より多くの研究が必要である。グループアプローチならびに，より長期間の介入（例：TLCアプローチ）は，より効果的である。多量のデータがスタチン療法によってLDLコレステロールを最適化する指針を支持している。特に冠動脈疾患患者，糖尿病患者，冠動脈疾患のリスクの高い患者，およびCRP値の高い患者においてあてはまる。しかしながら，現在のところ，HDLコレステロールやトリグリセリドレベルの明確な目標は存在するが，数個のカテゴリーの薬物は，スタチン療法と組み合わせた際の潜在的な有益性を決定するために試験中である。これらの薬物には新しいニコチン酸製剤，エゼチニブ，および2個のCETP抑制剤（ダルセトラピブとアナセトラピブ）が含まれている。数年の間にこれらの領域で大きな進捗がみとめられるであろう。

（Ernst J. Schaefer／細川雅也 訳）

66 食事と血圧

血圧上昇は心血管疾患および腎臓病を引き起こす，最も一般的かつ重要なリスクファクターの1つである。世界中では，10億人近く（成人の26%以下に相当）に高血圧症をみとめる[1)]。高血圧は脳卒中の原因の約54%，虚血性心疾患の原因の約47%を占め[2)]，1年間で750万人近い人々の死因となっている[3)]。したがって高血圧は，世界的に，高所得国のみならず低・中所得国においても，主要な予防可能な死因と考えられている[3)]。

アメリカでは成人の約31%（6,800万人近く）に高血圧症をみとめる。高血圧症とは，収縮期血圧が140 mmHg以上，拡張期血圧が90 mmHg以上，もしくは降圧薬治療を受けていることと定義される[4)]。さらに，少なくとも同数のアメリカ在住者が高血圧症予備軍とされる。高血圧症予備軍とは，収縮期血圧が120〜139 mmHg，もしくは拡張期血圧が80〜89 mmHgであり，薬物治療を受けていないことと定義される[5)]。残念ながら，血圧コントロールを行っている割合は約50%と低値にとどまる[4,5)]。

ごく少数の孤立した社会を除き，すべての社会において，収縮期血圧は加齢とともに上昇する[6)]。その結果として，ほとんどの人が一生涯のうちに高血圧症となる。フラミンガム心臓研究によると，アメリカの成人のうちおよそ90%が一生のうちに高血圧症となる[7)]。高血圧の影響に男女差はない。そして，アフリカ系アメリカ人は平均すると，他の人種に比べて血圧が高く，高血圧症の頻度が高い[5)]。アフリカ系アメリカ人は血圧関連疾患，とりわけ脳卒中と腎疾患を発症するリスクが高い。

病因学的に，血圧は心血管系疾患と腎疾患に対して，他の原因の有無にかかわらず，強力で明確なリスクファクターとなる[8)]。血圧と心血管疾患のリスクとの関連は直接的であり，進行性である。すなわち，高血圧症予備軍から高血圧症に至るまで，血圧は上がれば上がるほど，心血管疾患を発症する可能性も上がる[9)]。正常血圧の人が冠動脈疾患によって死亡した場合，その死因の1/3近くには血圧が関与していると推定されてきた[10)]。それを裏づけるように，高血圧症予備軍の人は，正常血圧（収縮期血圧＜120 mmHgかつ拡張期血圧＜80 mmHg）の人に比べ，高血圧症になりやすいばかりでなく，心血管系疾患を発症するリスクが高い[11)]。

血圧上昇は，環境因子，遺伝因子およびそれらの相互作用によって起こる。血圧上昇に影響を与える環境因子（食事，運動不足，毒素，心理的要因）のうち，食事が主要な要因となることが多い。減量と食事からの食塩摂取を減らすことで，カリウム吸収は上昇し，血圧は下がる。アルコール過量摂取者が節酒することによっても，血圧は下がる。1997年以来，ダッシュ研究（DASH）やオムニハート研究（OmniHeart）で試されたのと同様の食事療法が血圧を低下させるのに効果的な方法であることが判明している[12)]。血圧を下げるような食事摂取により，正常血圧の人は，高血圧になりにくく，血圧に関連した心血管疾患を発症する可能性が低くなる。実際，全人口で見ると，たとえわずかであっても血圧を下げると，公衆衛生学上非常に有用な影響を及ぼす。例えば，収縮期血圧をわずか3 mmHg減少させることで，虚血性疾患による死亡率を8%減少させ，冠動脈疾患による死亡率を5%減少させると推定されている（**図66.1**）[13)]。I度高血圧症（収縮期血圧140〜159 mmHgもしくは拡張期血圧90〜99 mmHg）の治療では，食事療法が，降圧薬療法よりも第一選択となる。すでに降圧薬を服用している高血圧症の人にとっては，食事療法，とりわけ食塩摂取を減少させることで，さらに血圧を低下させ，必要な降圧薬の服用量を減らすことができる。一般的に食事療法の効果は，高血圧症の人のほうが高血圧症でない人に比べて大きい。

食事療法により血圧を低下させることができるというエビデンスは枚挙にいとまがないが，加齢に伴う収縮期血圧上昇を食事療法によって低下させることができるかについてのデータは少ししかない。加齢に伴う収縮期血圧上昇は，成人において年間約0.6 mmHgである[14)]。食事療法の治験はおよそ3年以内と短く，加齢に伴う血圧上昇を食事療法により低下させられるかという問いに答えるには短すぎる。ゆえに，これらの治験で血圧低下をみとめたのが，単に加齢にともなう血圧上昇のグラフを，傾きを変えることなく下方へ移行したものなのか（**図66.2A**），実際にその傾きを変えたものなのか（**図66.2B**），短期間の治験では判断できない[15)]。それにもかかわらず，移民研究（migration studies），生態学研究，そして最近では観察研究で治験を検討すると[16)]，食事の効果が実際に加齢に関連した収縮期血圧上昇を食い止めているようだというエビデンスが見受けられる。

本章では，食事と血圧の関係についてエビデンスを概観する。エビデンスとそれに一致した推奨事項の一覧は主に，現在のレビューとコンセンサスを反映している[15,17,18)]。**表66.1**がこのエビデンスの一覧であり，**表66.2**が推奨事項の一覧である。

血圧を低下させる食事要因

▶体重減少

一般的に，体重が増加すればするほど血圧は上がる。この関連性は世界的に肥満の有病率が高率にかつ増加傾向にあることによってますます重要となっている。アメリカでは約69%の成人は体格指数（BMI）が少なくとも25 kg/m^{2}の過体重か肥満のどちらかであると考えられ，およそ36%の成人は肥満（BMI 30 kg/m^{2}以上）と考えられる[19)]。アメリカでは小児期・青年期の肥満も蔓延している[20)]。体重増加と肥満の蔓延が相まって，血圧上昇に追い打ちをかけて

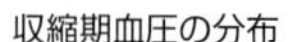

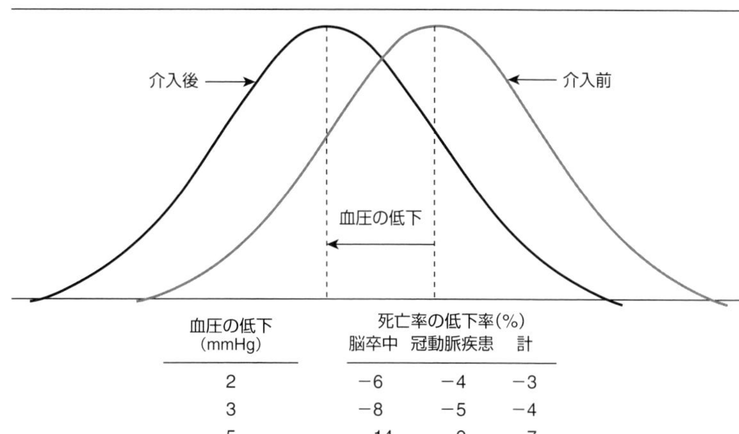

血圧の低下 (mmHg)	死亡率の低下率(%) 脳卒中	冠動脈疾患	計
2	−6	−4	−3
3	−8	−5	−4
5	−14	−9	−7

図 66.1　死亡率に対する収縮期血圧の個体群全体としての推移の予想される影響。
(Adapted with permission from Stamler R. Implications of the INTERSALT study. Hypertension 1991;17[Suppl]:I16–20.)

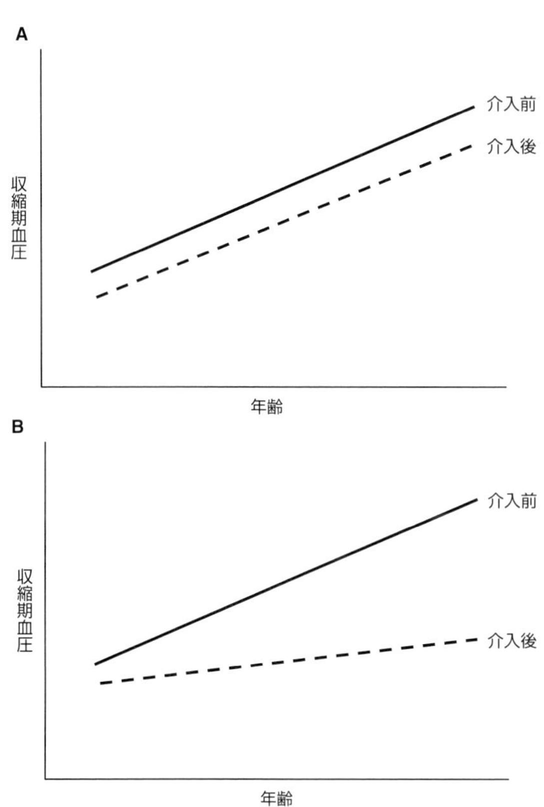

図 66.2　A：食事介入が年齢に関連する血圧のグラフの傾きを変化させることなく下方シフトするモデル。B：食事介入が年齢に関連する血圧のグラフの傾きを緩やかにして下方シフトするモデル。
(Reprinted with permission from Appel LJ. Hypertension: A Companion to Braunwald's Heart Disease. Philadelphia: Saunders, 2007:201–12.)

いる[21]。

一般的に，体重減少は血圧低下につながる。血圧低下は理想体重獲得より前，あるいは理想体重になることがなくとも起こりうる。25 のメタ解析において，平均 5.1 kg の体重減少が平均して収縮期血圧を 4.4 mmHg まで，拡張期血圧を 3.6 mmHg まで低下させた[22]。サブグループ解析において，体重をより減少させた人のほうが，血圧を大幅に低下させた。治験，用量反応解析[23]，観察研究においても，体重減少が多ければ多いほど血圧低下につながるエビデンスが示されている。

他の研究によると，食塩摂取制限にかかわらず，緩徐な体重減少により，過体重かつ高血圧でない人が高血圧になる割合を最大で約 20% 低下させ[24]，高血圧症の人が服用する降圧薬の種類と用量を減少させることができる[25]。行動介入試験では常に，主にカロリー摂取制限により，短期的体重減少を達成してきた。いくつかの実例で，体重減少を維持するために重要な要素と考えられる定期的な運動により，3 年あるいはそれ以上にわたって，実際に，低下した体重を維持させてきた[26〜28]。体重減少が加齢に関連した収縮期高血圧を低下させることができるかどうかは不明である[29]。現在に至る最長の減量治験の 1 つでは，10 ポンド (4.5 kg) よりも減量し続けている集団で，平均血圧が上昇し続けている (**図 66.3**)[23]。

加齢に伴う血圧上昇に対する減量の効果をさらに研究することは必要だが，これまでに得られたエビデンスを総じると，減量が高血圧を予防し治療するのに効果的であることを強く示唆している。

▶減塩（塩化ナトリウム摂取制限）

食事からの食塩摂取は直接血圧に影響する。このエビデンスは現在までに行われた動物実験，疫学的研究，臨床治験，50 以上の無作為化メタ解析により示されている。食塩摂取量を妥当量に的を絞ったメタ解析では[30]，尿中ナトリウムの低下量の中央値が約 1.8 g/日 (78 mmol/日) であれば収縮期/拡張期血圧を，高血圧症でない人で 2.0/1.0 mmHg，高血圧症の人で 5.0/2.7 mmHg まで低下させる。12 人の抵抗性高血圧症患者に行った治験では，およそ 4,500 mg/日食塩摂取を制限することで，収縮期/拡張期血圧を 22.7/9.1 mmHg まで低下させることが判明した[31]。

厳密に管理された用量反応研究が，血圧に対する食塩摂取の影響について最も説得力のあるエビデンスを示している[32,33]。これらの治験では 3 段階かそれ以上の種類の食塩摂取量を試し，それぞれの治験で統計学上有意で，直接的かつ進行性の用量反応関係を見出した。これらの治験のうち最大のものが，2 種の食事における 3 段階の食塩摂取量

表 66.1 食事性要因と食事様式が血圧に与える影響のまとめ

	仮定上の効果	エビデンス
体重	正相関	++
塩化ナトリウム（塩）	正相関	++
カリウム	逆相関	++
マグネシウム	逆相関	+/−
カルシウム	逆相関	+/−
アルコール	正相関	++
脂肪		
飽和脂肪酸	正相関	+/−
n-3 系多価不飽和脂肪酸	逆相関	++
n-6 系多価不飽和脂肪酸	逆相関	+/−
一価不飽和脂肪酸	逆相関	+
タンパク質		
総タンパク質	不明	+
植物性タンパク質	逆相関	+
動物性タンパク質	不明	+/−
炭水化物	不明	+/−
食物繊維	逆相関	+
コレステロール	正相関	+/−
ビタミン C	逆相関	+
食事様式		
ベジタリアン食	逆相関	++
DASH 食	逆相関	++

+/−：限定的あるいはエビデンスが不明，+：一般に観察研究やいくつかの臨床治験から推奨されるエビデンス，++：一般に DASH 臨床試験から説得力のあるエビデンス。

(Reproduced with permission from Appel LJ, Brands MW, Daniels SR et al. Dietary approaches to prevent and treat hypertension: a scientific statement from the American Heart Association. Hypertension 2006;47:296–308.)

表 66.2 食事に関連する生活習慣の推奨

生活習慣の修正	推奨
減量	過体重や肥満の人：理想的には BMI < 25を達成する 肥満でない人：望ましい BMI < 25 kg/m^2 を維持する
減塩	できる限り食塩摂取量を減らす 一般の人：1 日あたり 2,300 mg 以下が目標 黒人，中年および高齢者，高血圧症患者，糖尿病患者，慢性腎疾患患者：1 日あたり 1,500 mg 以下が目標
DASH 食様式	果物と野菜が豊富な食事（1 日あたり 8〜10 食），低脂肪食（1 日あたり 2〜3 食），飽和脂肪酸とコレステロールを減らした食事をとる
カリウム摂取量増量	1 日あたり 4.7 g となるようカリウム摂取量を増加させる。これは DASH 食で得られる摂取量でもある
アルコール摂取量の適正化	飲酒者はアルコール飲料摂取を男性 1 日あたり 2 杯まで，女性 1 日あたり 1 杯までとする[a]

DASH：Dietary Approaches to Stop Hypertension。
[a] アルコール飲料 1 回を普通のビールなら 12 オンス(360 cc)，ワインなら 5 オンス（150 cc）（アルコール度数 12%），アルコール 80%の蒸留酒なら 1.5 オンス（45 cc）と定義する。

(Reproduced with permission from Appel LJ, Brands MW, Daniels SR et al. Dietary approaches to prevent and treat hypertension: a scientific statement from the American Heart Association. Hypertension 2006;47:296–308.)

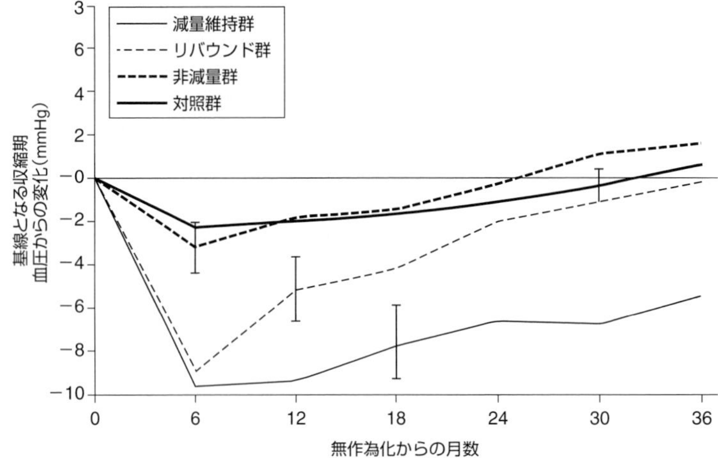

図 66.3 高血圧予防試験（TOHP2）における 4 つの被験グループ（減量維持群，減量したがリバウンドした群，減量しなかった群，対照群）の平均収縮期血圧変化値。
(Reprinted with permission from Stevens VJ, Obarzanek E, Cook NR et al. Long-term weight loss and changes in blood pressure: results of the Trials of Hypertension Prevention, phase II. Ann Intern Med 2001;134:1–11.)

による影響を調べた DASH ナトリウム治験である[32]。この 2 種の食事とは，DASH 食（後述）といわれるものと，典型的なアメリカの食事に似た対照食である。3 段階の食塩摂取量（小・中・大とよぶ）は，24 時間尿を測定すると 65，107，142 mmol/日（あるいは 1.5，2.5，3.3 g/日）に相当した。

DASH ナトリウム治験の主な結果は，**図 66.4** に示されている[32]。直接的か進行的かにかかわらず，低い食塩摂取量に対する血圧の反応は直線的でない。食塩摂取を約 0.9 g/日（40 mmol/日）減少させることにより，当初の食塩量が 100 mmol/日以上である場合よりも，100 mmol/日である場合のほうが，血圧をよりいっそう低下させる。人種や性別によるサブグループ解析では[34,35]，アフリカ系アメリカ人，非アフリカ系アメリカ人，男性，女性において食塩摂取制限が血圧を顕著に低下させた。DASH 食と対照食でフォローアップされた，高血圧症でない人での食塩摂取制限が血圧を顕著に低下させた。治験は，食塩制限食が，血圧低下に加えて高血圧症を予防する（減量にかかわらず相対リスクを 20%まで低下させる）ことを示してきた[24]。減塩は降圧薬を服用中の人[36]の血圧を低下させ，血圧コントロールを改善することができる。生態学的研究においても，食塩摂取制限は加齢に伴う収縮期血圧上昇を低下させることに関連してきた。

他の介入と同様に，食事からの食塩摂取制限に対する血

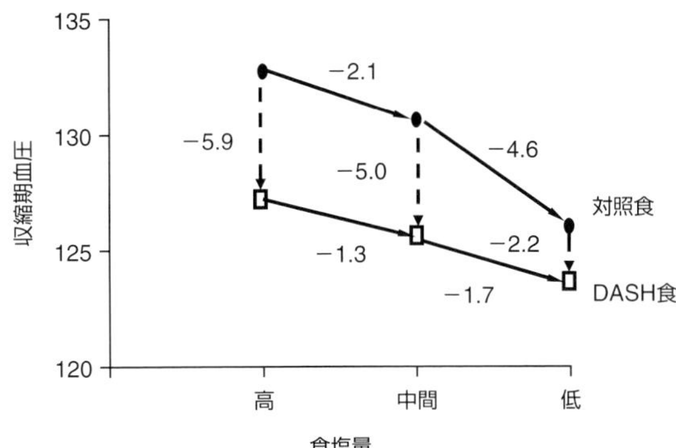

図 66.4 DASH ナトリウム治験における平均収縮期血圧変化。標本の大きさは 412 であり，うち 59%が高血圧症予備群，57%がアフリカ系アメリカ人であった。実線が 2 種類の食事で食塩を減らした効果を示しており，破線がそれぞれの食塩量での DASH 食の効果を示している。
(Adapted with permission from Sacks FM, Svetkey LP, Vollmer WM et al. Effects on blood pressure of reduced dietary sodium and the Dietary Approaches to Stop Hypertension [DASH] diet. DASH-Sodium Collaborative Research Group. N Engl J Med 2001;344:3–10.)

圧の反応は多様である。研究において個人を「塩分反応性」と「塩分抵抗性」に分類しようと試みても，食塩摂取量の変化とそれに伴う血圧の変化は二分されない[37]。その代わり，血圧の変化には連続的なばらつきがあり，血圧が低下する割合は個人によって大小様々である。血圧の反応は様々だが，食塩摂取制限による血圧低下の重要性は高血圧症の黒人，中年，高齢者にとって重要である。これらのグループはレニン・アンギオテンシン・アルドステロン系への反応性が低いことが多い[38]。食塩感受性は無症候性腎障害の症状ではないかとする説がある[39]。後述するように，遺伝的要因や食事による要因も食塩に対する反応性に影響する。例えば，食塩上昇によって上昇した血圧は，DASH 食[32]や高カリウム食摂取により低下する。

観察研究では食塩摂取と心血管系イベントの関係が調査されてきた。実際の方法論の問題として，しばしばナトリウム測定の正確性と関連するのだが，食塩摂取と心血管疾患との関係について直接的なエビデンスを発見することは，方法論的に困難なこととされてきた[40]。これらの困難にもかかわらず，前向き観察研究のメタ解析では，食塩摂取過多と脳血管疾患および心血管疾患のリスク上昇に関連をみとめた[41]。それにもかかわらず，他の研究[42,43]は逆説的な発見を示してきており，それは方法論の問題に関連することが多いが，臨床での結果を伴う 2，3 の治験においては一貫して利益の知見を特に得てきた[36,44,45]。

今日に至るまで，3 つの中規模治験により，食塩摂取制限が心血管系イベントに及ぼす効果について調べられてきた[36,44,45]。このうち 2 つの治験では減塩生活を調べ，もう 1 つは，ナトリウムを低くカリウムを高くした塩に置き換えた効果を見た。それぞれの治験では，介入を受けた人のうち心血管系イベントの発症を（特に 2 つの治験[44,45]で）21～41%減少させた。結果的に，治験から得られる直接的なエビデンスは，限定的であれ，血圧への減塩効果を示している。

減塩は他にも健康に利益をもたらす。利益としては潜在性の心血管疾患（例：左心室の肥大，心室性線維化，拡張障害），腎障害，胃癌，ミネラルの代謝不全（例：骨粗しょう症の原因となりうる腎臓でのカルシウム排泄増加）も含む[46]。とりわけ，左心室肥大は横断研究で食塩摂取と直接関わっており，1990 年代初期に行われた小規模の治験で減塩が左心室容量を減少させることが示された[47]。減塩は心血管疾患のリスクを低下させることと関連してきた[48]。しかし，重度の心血管疾患をもつ患者においては，突然減塩すること，とりわけ高用量で腎排泄を行う治療は有害であるかもしれない[49]。

減塩のもたらす多くの効果はあるが，減塩が有害であるという確証はない。多少の食塩摂取は必要だが，食塩摂取が不十分であるからといって公衆衛生上問題になったというエビデンスはない。極度の減塩（<20 mmol/日）は血中脂質とインスリン抵抗性に悪影響を与える可能性がある。しかし，緩徐な減塩にはそういった影響はない[30,50]。食塩摂取制限は DASH 食と同様，血漿レニン活性（PRA）を上昇させる[51]。しかし，血漿レニン活性が緩徐に上昇することが，臨床上望ましいかどうかは不明である。事実，降圧薬の 1 種であるサイアザイド系利尿薬は血漿レニン活性を上昇させ，心血管疾患リスクを低下させる[52]。

2005 年と 2010 年のアメリカ人向け食事ガイドラインは，無数の他の機関と同様，国民全体での食塩摂取制限を推奨した。現在の食事ガイドラインでは一般集団 2,300 mg/日以上の食塩摂取は控えるよう，また，黒人，中年および高齢者，高血圧症患者，糖尿病患者，慢性腎臓病（CKD）患者（これらを合わせるとアメリカ国民の半数近くになる）は 1,500 mg/日以上の食塩摂取は控えるよう推奨している。このように人口の大部分が後者に属するので，米国心臓協会は 1,500 mg（65 mmol）をすべてのアメリカ国民が 1 日に摂取する上限として推奨している[53]。調査結果が示すのは，ほとんどの小児と成人がこの推奨量を大幅に上回っていることである。

まとめると，既存のデータは，食塩含有量が少ない食事を選ぶことや，食事に食塩を添加するのを控えることにより，現在，全国民が食塩摂取を制限することを強く支持する。しかし，75%以上の食塩摂取は加工食品由来であるので[54]，減塩を有益に行うには，食品加工会社や外食産業を巻き込まなければならない。専門機関は食品産業が食塩添加量を次の 10 年間で徐々に半分にしてゆくことを推奨している[55]。これらの自発的な推奨では食塩摂取量の有益な減少につながらないため，米国医学研究所が，国民全体に減塩を達成するために米国食品医薬品局を通して国家をあげた取組みを推奨してきた[56]。

▶カリウム摂取増加

血圧を下げるもう 1 つの食事による要因は高カリウム摂取である。血圧低下とカリウム摂取との関係は動物実験，観察研究，臨床治験および，それら治験のメタ解析により示されてきた。個々の治験から得られるデータは矛盾するものであったが，3 つのメタ解析がそれぞれに，高血圧症の患者において，また高血圧症でない患者においても同様に，カリウム摂取と血圧が逆相関の関係にあることを示した[57]。1997 年のメタ解析では，尿中カリウム排泄量が正味 2 g/日（50 mmol/日）増加すると，高血圧症の患者では平均収縮期/拡張期血圧が 4.4/2.5 mmHg，高血圧症でない患

IV

者では 1.8/1.0 mmHg 低下することがわかった[58]。カリウム摂取量増加はカリウム摂取量の絶対量にかかわらず，例えば 1.3〜1.4 g/日，すなわち 35〜40 mmol/日といった低いカリウム摂取量の設定や，例えば 3.3 g/日，すなわち 84 mmol/日といった高いカリウム摂取量の設定の双方において，血圧に良い影響を及ぼす[59]。カリウム摂取量の増加が血圧を低下させる効果は，白人よりも黒人において顕著であった。それゆえ，カリウム摂取増加は高血圧とそれに関連する様々な問題を減少させるのに有益な方法である。

カリウム摂取を増加させる最善の方法は，果物や野菜といったカリウムを豊富に含む食物を摂取することである。DASH 治験において，果物と野菜の摂取を増加させ，その結果としてカリウム摂取量を増加させた 2 つのグループは，どちらのグループでも血圧が低下した[32,60]。DASH 食ではおおむね 4.7 g/日（120 mmol/日）のカリウムを摂取することになる。もう 1 つの治験では，果物と野菜の摂取量増加は血圧を低下させたが，実際に摂取したカリウム量を特定することができなかった[61]。

カリウムとナトリウムは相互に作用するので，カリウムの血圧に対する影響は同時に起こる食塩摂取に依存し，その逆もまた真である。とりわけ，食塩摂取制限は，カリウム摂取量が低い時に血圧を下げる効果が大きく，カリウム摂取量が多い時は血圧を下げる効果が小さい。加えて，カリウム摂取量増加は，食塩摂取量が多い時に血圧を下げる効果が大きく，食塩摂取量が少ない時は血圧を下げる効果が小さい。例えば，ある治験では，高カリウム摂取（120 mmol/日）が高血圧症ではない黒人男性および，効果は比較的少ないものの黒人ではない男性においても，食塩摂取量増加に対する昇圧効果を減弱させた（**図 66.5**）[62]。

用量依存研究がなされていないため，血圧を下げるのに適切なカリウム摂取量を推奨することができないのだが，米国医学研究所は 4.7 g/日（120 mmol/日）のカリウム摂取量を推奨量として定めた[63]。この量は治験での摂取量の平均に近く，ある用量依存治験の中では最高用量であり，DASH 食に含まれるカリウム量である[60]。

腎機能が正常な健康な個体では，食事から摂取するカリウムが 4.7 g/日（120 mmol/日）より多くなっても，過剰なカリウムは容易に排泄されるので，健康上のリスクにはならない。しかし，薬剤性あるいは病的に腎臓からのカリウム排泄が障害されている個人においては，高カリウム血症による心臓への影響（不整脈）のリスクが高まるので，4.7 g/日（120 mmol/日）以下のカリウム摂取が推奨される。アンギオテンシン変換酵素阻害薬や，アンギオテンシン受容体拮抗薬，非ステロイド性消炎鎮痛薬，カリウム保持性利尿薬は，カリウム排泄を障害する可能性がある。カリウム腎排泄障害は，糖尿病，慢性腎臓病，腎疾患末期，重症心疾患，副腎機能障害といった特定の疾患に関連する。加えて，高齢者は高カリウム血症のリスクが高い。慢性腎臓病はカリウムの腎排泄を低下させるかも知れないが，高カリウム血症が食事からの高カリウム摂取に起因するのはどの程度の腎機能低下によるものかを示す明確なエビデンスはない。そのため，専門家パネルは，進行した慢性腎臓病（ステージ 3 か 4）の患者に推奨するカリウム摂取量の幅を広く（2000〜4000 mg/日）設定している。

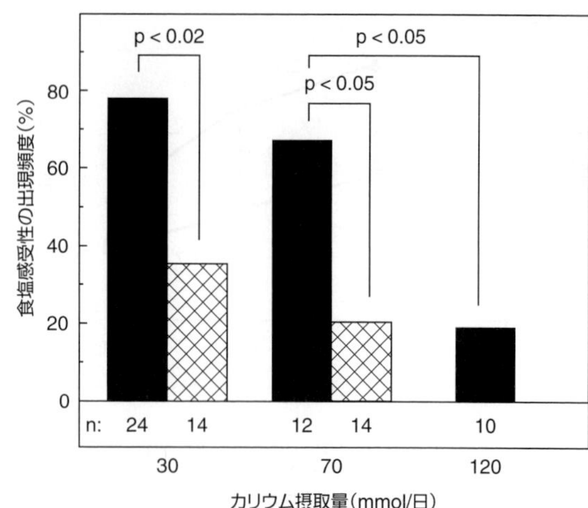

図 66.5 正常血圧の人における食塩感受性の割合（黒い棒グラフは黒人，格子模様の棒グラフは白人）をカリウム摂取量により 3 段階に分けて示した。食塩感受性とは食塩が引き起こす平均動脈圧の 3 mmHg 以上の上昇と定義する。

(Reprinted with permission from Morris RC Jr, Sebastian A, Forman A et al. Normotensive salt sensitivity: effects of race and dietary potassium. Hypertension 1999;33:18–23.)

▶アルコール摂取量の適正化

アルコール摂取と血圧との直接的な用量依存関係は，観察研究で，とりわけ 1 日あたり 2 杯以上のアルコール飲料摂取を設定した研究で示されてきた[65]。この関係は年齢，肥満，食塩摂取といった交絡因子とは独立している[66]。血圧とアルコールとの関連は，1 日あたり 2，3 杯の「軽い飲酒」でみとめるとする研究もあるが，この摂取量はアルコールが冠動脈疾患のリスクを低下させるかもしれないとされる範囲でもある。

15 の無作為化治験のメタ解析では，アルコール摂取量の低下（自己申告によるアルコール摂取量低下率であり，16〜100％の間で，中央値 76％）が血圧を 3.3/2.0 mmHg 低下させたと報告した[65]。血圧低下は用量依存的であり，血圧低下の程度は高血圧症患者および高血圧症ではない患者において同様であった。

総合的に見て，エビデンスは，（飲酒者において）節酒は血圧を下げるのに効果的であることを示している。一般的な共通認識ではアルコール摂取は男性では 1 日 2 杯まで，女性と体重の軽い人では 1 日 1 杯までに制限するべきである。1 杯の飲酒は普通のビールで 12 オンス（360 cc），ワイン（アルコール度数 12％）で 5 オンス（150 cc），アルコール度数 80％の蒸留酒で 1.5 オンス（45 cc）と定義される。

▶食事様式

ベジタリアン食

特定の食事パターン，とりわけベジタリアン食は低い血圧と関連する。血圧の高い人が多い工業国において，ベジタリアンはベジタリアンでない人に比べて顕著に低い血圧を示す。マサチューセッツ州に住む厳格なベジタリアンが工業国の中で最も血圧が低い部類であった。ベジタリアン食を食べる人は，加齢に関連する血圧上昇率が低いのではないかといわれている。

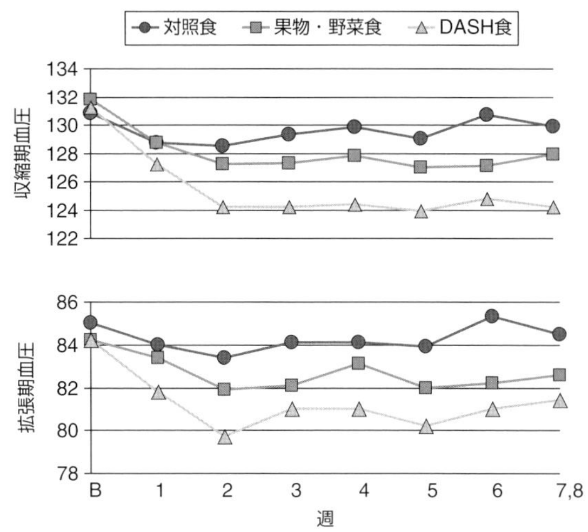

図 66.6 3種の食事(対照食,果物と野菜食,DASH食)によるDASH食摂取試験期間中,1週ごとの血圧。
(Adapted with permission from Appel LJ, Moore TJ, Obarzanek E et al. A clinical trial of the effects of dietary patterns on blood pressure: DASH Collaborative Research Group. N Engl J Med 1997;336:1117.)

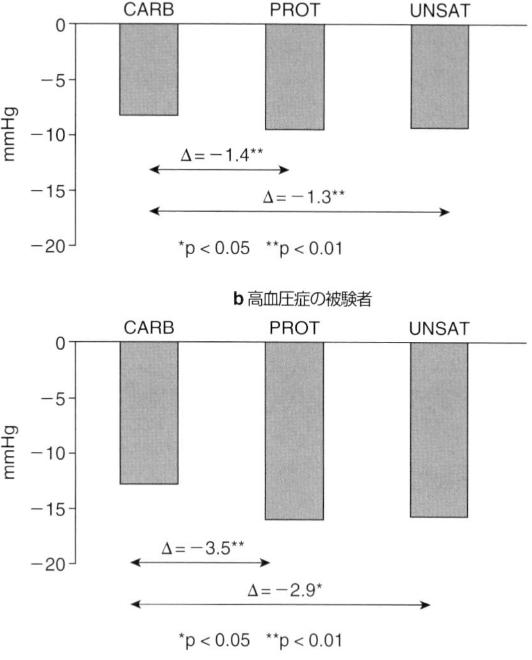

図 66.7 オムニハート食摂取調査における3つの健康的な食事様式の効果(CARBはDASH食に似ている。PROTは約半分が植物性タンパク質の高タンパク食であり,UNSATは一価不飽和脂肪酸が豊富な食事である)。aはすべての被験者,bは高血圧症患者群での検討である。
(Reprinted with permission from Appel LJ, Brands MW, Daniels SR et al. Dietary approaches to prevent and treat hypertension: a scientific statement from the American Heart Association. Hypertension 2006;47:296–308.)

ベジタリアンのライフスタイルのいくつかの特徴は,血圧に影響を及ぼす可能性がある。その特徴は,食事以外の要素(例:身体活動),確立された食事性のリスクファクター(例:ナトリウム,カリウム,体重,アルコール),ベジタリアン食の他の特徴(例:高食物繊維,肉なし)を含む。限定的ではあるが,観察研究は,すでに確立された血圧を決める食事性要因を照査した。2つの臨床治験,一方は高血圧でない人[67],もう一方は高血圧症の人において[68],乳製品,卵,ベジタリアン食が収縮期血圧を約5 mmHg低下させるが,拡張期血圧には同様の効果を示さなかった。

高血圧症をまねく食事をなくすための食事による取組み

DASH治験では,治験参加者が3種の食事のうち1種の食事を無作為に割り振られ,それぞれの食事の血圧に対する影響が研究された[60]。最も効果的な食事は,今ではDASH食とよばれているのだが,果物,野菜,低脂肪乳製品に重点を置いたものであった。DASH食は全粒粉,鶏肉,魚,ナッツ類を含み,脂肪,赤身肉,菓子,砂糖を含む飲料を少なくしたものであった。また,DASH食は,カリウム,マグネシウム,カルシウムおよび食物繊維を豊富に含み,総脂肪,飽和脂肪酸,コレステロールの含有量が少なく,やや高タンパク食であった。DASH食を摂取した群ではコントロール群と比べて平均で5.5/3.0 mmHgの顕著な血圧低下をみとめた。食事による血圧低下は急速に起こり,2週間かそれ以内かではっきりと現れた(**図 66.6**)。

サブグループ解析において[60],DASH食はすべての主要なサブグループ(男性,女性,アフリカ系アメリカ人,非アフリカ系アメリカ人,高血圧症者,非高血圧症者)において顕著に血圧を低下させた。しかしながら,アフリカ系アメリカ人の治験参加者に対するDASH食の効果は,平均血圧低下が6.9/3.7 mmHgと最も顕著であった。この血圧低下は,白人の治験参加者の平均血圧低下が3.3/2.4 mmHgであったのに対して著しく大きい。高血圧症者に対してDASH食が及ぼした効果(11.6/5.3 mmHgの血圧低下)は,臨床上明らかに重要な意味をもつ。そして,非高血圧症者に対しても,3.5/2.2 mmHgの血圧低下作用があり,公衆衛生上重要な意味をもつ(**図 66.1**)。(前述の)DASH減塩治験[32]ではDASH食が3種の塩分量の食事においていずれも血圧を下げる効果があり(**図 66.4**),DASH食と最も低い塩分量の組合せが最も血圧低下作用が大きかった。

第三の治験であるオムニハート研究では,主要栄養素の摂取がDASH食とそれによる血圧低下効果を改善するかを調べた[12]。この食事摂取研究では3種のDASH食の亜系が試された。3種のDASH食亜系のうち,1つは炭水化物豊富(総カロリー中58%)な食事で,1つは高タンパク食(約半分は植物性),もう1つは不飽和脂肪酸(主に一価不飽和脂肪酸)が豊富な食事であった。それぞれの食事は飽和脂肪酸,コレステロールが少なく減塩であり,果物,野菜,食物繊維,カリウムが推奨量まで豊富に含まれているという点で,元来のDASH食に似ていた。これらオムニハート食は3種とも収縮期血圧を下げたが(**図 66.7**),タンパクや不飽和脂肪酸の炭水化物の代わり(総カロリーの10%未満)となることで,さらに血圧を下げた。

DASH式の食事に含まれる要素が血圧低下に関与しているのではないかと考えられてきた。果物と野菜を多く含む食事が血圧を低下させた効果は,DASH食の効果のほぼ半分であった(**図 66.6**)。果物と野菜はカリウム,マグネシウム，食物繊維といった多くの栄養素を豊富に含む。これらの栄養素の中で，とりわけ，高血圧症者とアフリカ系アメリカ人において，血圧低下作用のエビデンスとしては，カリウムが最も根拠がある。果物と野菜はDASH食の約半分の血圧低下作用しかないので，DASH食の他の要素がさらに血圧を下げている原因として考えられる。果物と野菜の食事に比べて，DASH食は，赤身肉，砂糖，精製炭水化物をより減らす一方，より多くの野菜，低脂肪乳製品，魚を含む。

DASH食は一般の集団に対して，安全で適切な食事と考えられるが，比較的高カリウム，高リン，高タンパク食であるので，重症慢性腎臓病患者には推奨されない[64]。

限定的または効果が不確かな食事要因

▶食物繊維

食物繊維は，植物性の食物の中で消化できない部分である。観察研究といくつかの治験は，食物繊維の摂取を増やすと血圧が下がるであろうというエビデンスを示している[69]。食物繊維のサプリメントを摂取する40以上の治験がなされたが，血圧は主要アウトカムではなく，その多くは多様な介在要素から成る。加えて，これらの治験の結果は，食物繊維の定義や分類が異なるため，明確に比較解析できない。24の治験を比較した2005年のメタ解析では，食物繊維を補うこと（平均11.5 g/日の増加）は，正味1.1/1.3 mmHgの血圧低下につながった[70]。総括すると，データは血圧を下げる手段として食物繊維を単独で補うことを推奨するのに十分ではない。

▶カルシウムとマグネシウム

食事からのカルシウム摂取量増加が血圧低下作用を示すであろうことや，この関連のエビデンスは，動物実験，観察研究，治験，メタ解析といった様々な研究の中で示されている。23の観察研究の結果を解析した1995年のメタ解析[71]では，食事由来のカルシウム摂取量増加と血圧低下の関係が示された。しかし，その効果は比較的小さく，出版バイアスのエビデンスと，各研究間の不均一さがあった。無作為化されたカルシウム補充（400～2,000 mg/日）の治験のメタ解析では，控え目に見た収縮期血圧の低下が0.9～1.9 mmHg，拡張期血圧の低下が0.2～1.0 mmHgであった[72～75]。2，3の小規模な治験でカルシウム補充が血圧に高ナトリウム摂取が与える影響を和らげることが示されているので，食事からのカルシウム摂取がナトリウムに対する血圧の反応に影響したのではないかと考えられる。

血圧の主要な決定要因として，マグネシウム摂取に関するエビデンスは結論が出ていない。多くの観察研究では，しばしば横断研究であるが，食事からのマグネシウム摂取量増加と血圧の関連が見出されてきた。しかし，20の無作為化治験のメタ解析では，食事からのマグネシウム摂取量増加が血圧に与える明確な影響は不明であった。

まとめると，現在のエビデンスは血圧を低下させるのにカルシウムやマグネシウムの補充を推奨するのに十分でない。

▶脂肪摂取

総脂肪は，飽和脂肪酸，n-3系（ω3）脂肪酸，n-6系（ω6）脂肪酸，一価脂肪酸を含む。初期の研究では総脂肪が血圧に与える影響に的を絞っていたが，飽和脂肪といった種類の脂肪が血圧を上昇させる一方，n-3系脂肪酸といったある特定の種類の脂肪が血圧を低下させると仮定する生物学的に妥当な根拠がある。

n-3系脂肪酸

いくつかの小さな治験やそれらのメタ解析[77]では，高用量のn-3系脂肪酸（一般には魚油といわれる）のサプリメントが高血圧症の血圧を低下させうることを示してきた。非高血圧症者では，魚油のサプリメントによる血圧低下効果は小さかったり，重要でなかったりすることが多い。その血圧低下作用は比較的高用量，つまり3 g/日もしくはそれ以上の魚油補充で，用量依存的のようである。高血圧症者では，平均血圧低下値は収縮期/拡張期の血圧低下値が4.0/2.5 mmHgであった[78]。魚の味や，げっぷ，血圧を下げるには高用量が必要といった副作用のために，魚油は血圧を下げる手段として通常は推奨されない。

飽和脂肪酸

成人における飽和脂肪酸の効果は，いくつかの観察研究と2，3の臨床治験で調べられてきた[79]。これらの治験や2つの前向き観察研究，「看護師の健康調査」，「健康専門家フォローアップ調査」のほとんどで，飽和脂肪酸の摂取と高血圧症発症に関連がなかった[80,81]。2，3の治験で，飽和脂肪酸摂取量減少に焦点を絞った食事による介入は，血圧に影響を与えなかった[79]。ほとんどの治験では，飽和脂肪酸を減らすと同時に多価不飽和脂肪酸を増やした食事について調べているので，血圧への効果の欠如は，多価不飽和脂肪酸からの利益がないことも示唆している。大規模無作為化比較試験では，飽和脂肪酸を減少させた食事摂取という介入を受けた健康な7ヵ月～15歳までの小児が，収縮期血圧および拡張期血圧のそれぞれでコントロール群と比較して1 mmHg低く，顕著な血圧低下をみとめた[82]。飽和脂肪酸摂取量低下が血圧に及ぼす初期の効果というこれらの発見は，高血圧予防に有用であると見られる。

n-6系脂肪酸

n-6系脂肪酸（西洋式の食事では主にリノレン酸）を食事から摂取することは，血圧に対して影響がほんの少ししかない，あるいはまったくなかった[79]。血圧と組織や血液中のn-6系脂肪酸量の関係を調べた横断研究を概観すると，それらに明らかな関連はないことがわかった。前向き観察研究と臨床治験でも同様であった。

一価不飽和脂肪酸

初期の研究は一価不飽和脂肪酸摂取と血圧の関連を示唆していなかったが，その後の治験で一価不飽和脂肪酸を豊富に含む食事は血圧を穏やかに下げることがわかった[83]。しかしながら，一価不飽和脂肪酸摂取を増加させることは，炭水化物摂取の減少や，時として摂取する炭水化物の種類の変化にもつながることが多い[84]。それゆえ，一価不飽和脂肪酸の摂取増加が，この栄養素の増加と，炭水化物の摂取低下もしくは炭水化物の種類の変化を反映しているのかどうかは不明である。

▶炭水化物

炭水化物摂取の量と種類の両方が血圧に影響を及ぼすと見られるが，既存のエビデンスからは結論づけることができない。世界的に見て，炭水化物に富み低脂肪の食事をとる多くの集団は，西洋諸国よりも血圧が低い[85)]。しかし依然として，観察研究の結果は矛盾が多い[86)]。小規模な初期の治験では，総脂肪摂取量減少による炭水化物摂取量増加は血圧を下げなかった。対照的に，オムニハート研究では炭水化物と，一価不飽和脂肪酸やタンパク質（おおまかにいって半分は植物性タンパク質）を部分的に交換することで，血圧が低下したことを示した[12)]（**図 66.7**）。

不確かではあるが，より近年の研究，例えばラットに高用量のフルクトース（果糖）を摂取させる動物実験や，ヒトに異なる種類の糖類を摂取させる急速摂取実験，より最近では疫学において，加工時の付加糖分を多く摂取すればするほど血圧が上がることが示されている。横断研究では，加糖飲料摂取が若者において血圧上昇に影響していた[87)]。前向き観察研究において，1日あたり1回以上のソフトドリンク摂取が，血圧を上げる確率を顕著に上昇させた[88)]。別のコホート研究では，砂糖で甘味をつけた飲料摂取や人工甘味料入りの飲料摂取が血圧上昇のリスクと直接的に関連しており，その効果は，フルクトース摂取と関連がないように見えた[89)]。終了した治験の事後解析では，砂糖で甘味をつけた飲料摂取を減らすことと血圧低下との間に直接的な関連があった[90)]。にもかかわらず，ヒトにおける無作為化試験では矛盾の多い結果であった[91)]。他の糖類を同じカロリーになるようフルクトースに置き換えた治験のメタ解析では，正味 1.5 mmHg の拡張期血圧減少をみとめ，収縮期血圧には影響がないことがわかった[92)]。総じて，血圧を低下させる手段として炭水化物の量と種類の推奨を決める前にはさらなる研究が必要である。

▶コレステロール

これまでに，食事によるコレステロール摂取が血圧に与える影響を調べた研究はほとんどない。マルチプルリスクファクター介入治験の観察研究では，コレステロール摂取と収縮期および拡張期血圧との間に有意な正の相関をみとめた。「シカゴ・ウェスタンエレクトリック研究」の縦断分析では，食物中の脂質の割合を示すキーズスコア[86)]ばかりではなく食事からのコレステロール摂取と収縮期血圧との間に，8年間にわたり直接的で重要な関連をみとめた。これらの発見にかかわらず，エビデンスが不足しているために，血圧を低下させる方法としての食事性コレステロールに関して，何ら確固たる推奨がなされていない。

▶タンパク質

数多くの観察研究から，継続的に，タンパク質摂取，とりわけ植物性タンパク質摂取と血圧との関係については逆の相関が述べられてきた[93)]。2つの主要な観察研究，「主要栄養素と血圧に関する国際共同研究（INTERMAP）」と「シカゴ・ウェスタンエレクトリック研究」は，タンパク質摂取と血圧との間の有意な逆の相関について述べている[86,93)]。双方の研究において，植物性タンパク質を多く含む食事は低い血圧と関連する一方，動物性タンパク質を多く含む食事は血圧と意味のある関連をみとめなかった。

観察研究の膨大なエビデンスとは対照的に，タンパク質摂取量増加が血圧に与える影響を調べた治験は少ししかない。2つの治験では大豆サプリメントからのタンパク質摂取量増加が血圧を低下させることを見出した。降圧薬を服用している群での1つの治験では[94)]，大豆タンパク質の摂取（計 25%kcal のタンパク質，半分が大豆由来）が 24 時間血圧の平均値を 5.9/2.6 mmHg 低下させた。中国で実施された大規模な治験では[95)]，大豆タンパク質の補充は，総タンパク質摂取量を 12～16%kcal 増加させるのだが，炭水化物補充群と比較して正味の平均血圧を 4.3/2.7 mmHg 低下させた。総じて，臨床治験と観察研究は植物性タンパク質の摂取増加が血圧を低下させうるという仮説を支持しているが，勧告の域に至るにはさらなるエビデンスの蓄積が必要である。

▶ビタミン C

研究所，観察研究，飢餓飽食試験が示すには，ビタミン C 摂取量増加とビタミン C 高値が低血圧と関連している。1997 年のシステマティック・レビューでは，大部分の横断的な研究が，血中ビタミン C 値と血圧との逆の相関関係について指摘している[96)]。しばしば標本が小さすぎたり，方法論的な限界が伴うのだが，ビタミン C のサプリメントが血圧を下げるかについて数多くの無作為化試験が行われた。29 の比較試験をメタ解析した結果，ビタミン C 補充が収縮期/拡張期血圧を 3.8/1.5 mmHg 低下させた[97)]。治験の質がいずれも悪いために，依然としてビタミン C 摂取やビタミン C を含む食事の補給が血圧を低下させるのかは不明のままである。

遺伝と食事の関係

遺伝的素因が，血圧レベルと，食事への血圧の反応に影響を及ぼすというエビデンスが多く提示されている。ほとんどの既存の研究が，食事性ナトリウム摂取への血圧の反応に影響を及ぼす遺伝的素因に注目している。血圧に影響を及ぼす数種類の遺伝子型が同定されたが，そのほとんどがレニン・アンギオテンシン・アルドステロン系や腎のナトリウム排泄に影響を及ぼすものである。高血圧あるいは低血圧に関連するメンデル遺伝病に着目した一連の研究では，高血圧に関連する 6 つの遺伝子と低血圧に関連する 8 つの遺伝子が同定されている[98)]。かなり重要なことに，これらの遺伝子はそれぞれ，腎ナトリウム排泄に関わっており，これらの遺伝子に変異があると，正味の塩化ナトリウム吸収を増加あるいは低下させ，結果として血圧を上昇あるいは低下させる。

いくつかの治験では，特定の遺伝子型をもつ人に食事介入することで血圧がどう変化するかを調べている。治験の中で，アンギオテンシノーゲン遺伝子の遺伝的変異が，体重変化に対する血圧[99)]，白人におけるナトリウム摂取量変化に対する血圧[33,99)]，DASH 食に対する血圧[100)]の反応を変化させることが示されている。また，α アデューシン遺伝

IV

子の一遺伝子多型が塩化ナトリウムに対する血圧の反応に影響を及ぼすと考えられる[101]。さらに，アンギオテンシン変換酵素遺伝子の一塩基挿入あるいは欠失（ACE I/D）もまた，体重変化に対する血圧の反応に影響を及ぼす可能性がある[102]。

複数の食生活の変化の影響

数種類の食事介入を同時に行うことで血圧が大幅に低下する可能性があるにもかかわらず，多要素介入による総合的な血圧への影響は，ごくわずかな治験でしか調べられていない。一般的に多要素介入試験は，劣加法性を示す。劣加法性とは，2 種類以上の種類の食事介入による血圧低下が，それぞれ個別に 1 つずつ食事介入した場合に起こる血圧低下の合計よりも少ないという意味である。劣加法性にもかかわらず，多要素介入による血圧低下の効果は大きく，臨床的に妥当であることが多い。小さいがよく比較された対照試験では，降圧療法中の成人が，体重減少とナトリウム低下を達成すべく，DASH 食の提供と運動管理の包括的なプログラムの効果について調べている[103]。食事と運動のプログラムは，正味の対照群と比較して，日中外来での血圧測定値を大幅に 12.1/6.6 mmHg 低下させた。続いて PREMIER という行動介入試験では，これらの推奨される生活習慣介入（体重減少，減塩，身体活動量増加，DASH 食）の効果について調べた[104]。高血圧症ではない成人では，平均した血圧低下は 9.2/5.8 mmHg（正味の対照群と比較して 3.1/2.0 mmHg）であった。降圧療法中ではない高血圧症の成人では，血圧低下は 14.2/7.4 mmHg（正味の対照群と比較して 6.3/3.6 mmHg）であった。

特定の集団

▶小児

生涯で最も初期に血圧上昇が問題となるのは，子宮内だろう。そして多くの観察研究で，小児期の血圧が成人となってからの血圧に関連していると示されている[105]。それゆえ，小児期の血圧を下げ，加齢に伴う血圧上昇を少なくすることは，治験に基づくエビデンスは限られているものの，賢明な方策と考えられる。1988～1994 年と 1999～2000 年に実施された全国健康栄養調査（NHANES）で，小児期と青年期における血圧上昇と肥満の蔓延をみとめたことからも，小児期に血圧を低下させる努力が重要であることがわかる[21]。小児を対象とした治験のメタ解析では，食事からのナトリウム摂取量減少が血圧低下に関連しており，小児期のナトリウム摂取低下の重要性が浮き彫りとなった[106]。加えて，観察研究が示すには，アメリカの小児の血圧は，低ナトリウム食を摂取している中年の集団の血圧よりも高い[14]。

これら少数の研究を別にして，小児期に食事が血圧に与える影響について調べた研究はわずかであり，かつ，標本の大きさが小さすぎたり，血圧測定が次善であったり，食事の対照が最低限であったりといった，方法論的な限界がある[107]。結果的に，小児期および青年期における食事が血圧に与える影響は，成人における研究結果から推定されている。これらの推定は，小児期および成人期に潜在的に進行する血圧上昇に起因する，慢性的な高血圧の本質から考え，理にかなっている。

▶高齢者

血圧を低下させるべく食事に介入することは，特に成人に有意義である。加齢に伴う血圧上昇はとりわけ中年と高齢者に顕著であり，血圧関連心血管疾患の発症率は高齢者で際立って高い。食事が血圧に及ぼす影響に関する治験のほとんどは中年を対象として行われたのだが，いくつかは高齢者を対象としており[25,108]，それ以外は年齢階層別に結果を示している。いくつかの重要な発見が浮き彫りとなった。その 1 つは，高齢者がとりわけ減塩と体重減少といった食事の変化に適応できるというエビデンスが極めて矛盾のないことである。2 つ目は，食事の変化に基づく血圧減少は中年より高齢者で大きいということである[34,35]。3 つ目は，高齢者における血圧上昇に関連する高い寄与リスクから考えて，血圧に対する食事介入は心血管疾患のリスクを相当に低下させるであろうということである。

▶アフリカ系アメリカ人

平均してアフリカ系アメリカ人は白人に比べて，血圧が高く，脳卒中や腎疾患といった血圧が関連する合併症のリスクも極めて高い。厳格にコントロールされた有効性試験で，アフリカ系アメリカ人は白人よりも，いくつかの薬剤によらない治療，とりわけ減塩やカリウム摂取増量，DASH 食といった治療により，大幅な血圧低下を達成したという報告がある。これらの食事変化に絞った介入は，アフリカ系アメリカ人は平均して白人よりもナトリウムを多く消費し，カリウムを少なく消費するという調査データから，効果が大きいと期待される[63]。こうした食事の傾向があると仮定すれば，健康的な食事介入は，血圧や心血管疾患や腎合併症における人種間の不均衡を減らすのに有用な手段となるだろう[109]。

まとめ

注目すべきエビデンスの集成から，いくつかの食事性要因が血圧に影響を与えると考えられる。血圧を効果的に下げることで知られる食事の変化は，減塩，カリウム摂取増量，アルコール摂取量の適正化（飲酒者に限る），DASH 式の食事パターンである。他の食事性要因も血圧に影響を与えるかもしれないが，既存のエビデンスは決定的ではなく，またはその効果が小さい。

直接的で進行性に血圧が臨床成果と関連すると仮定する，高血圧症ではない人でも高血圧症の人でも血圧を下げる戦略が保障される。こういった努力は個人に行動変容を，社会に個人による望ましい行動変容を妨害するのではなく促進するような本質的環境変容を，要求するだろう。

（Lawrence J. Appel／植木絢子 訳）

67 小児の栄養補給（哺育）の問題

低栄養は世界的な問題であり，低栄養のリスクのある集団では病気や成長障害の主な原因となる。長期にわたる栄養不良は，子どもの健康状態や精神的および社会的発達に影響を与える。したがって，長い目で見れば家族や社会全体に対する経済的負担も強いる。栄養不良の主な原因は，食料が手に入りにくいこと，食事をとろうとする意欲や，それを食べることができる能力の欠如である。本章では，幼児の低栄養の原因となる哺育障害に焦点をあてている。

哺育障害とは，子どもが口から食事を十分に摂取できないこと（哺育障害），食べすぎること（過食症），食事として不適切な物を食べること（異食症）などをさす。この用語は，食欲不振症や過食症などの摂食障害と間違われることがよくあるが，思春期過食症や神経性食欲不振症のリスク因子とは関連しない。

ほとんどの健康な子どもは，成長や健康状態を維持するために，バランスの良い食事を積極的にとることを学ぶようになる[1)]。そして，自己制御能力や，両親や環境の変化に対応する能力が備わってくる。Satter[2)]はこの考え方を展開して，哺育中の子どもと親のすべきことを明らかにした。しかし，身体的，性格的，社会的な要因も，自己制御能力の形成を左右する可能性がある。

乳児や小児の約25％に，成長中のどこかの時点で哺育障害が見られる。成長障害のある子どもではかなり多く，約80％にも及ぶ。哺育障害を分析してみると，52％は食事時に必ずしも空腹の状態ではない，42％は少し食べただけで食事をやめてしまい，35％は好き嫌いがあり，33％は限られた食品しか食べない[3)]，などの原因がある。深刻な哺育の問題は3～10％の子どもに見られ[4)]，身体的な障害がある子どもでは26～90％，病気や早産の子どもでは10～49％に見られる[5～7)]。

低栄養が成長や発達に及ぼす影響は詳しく報告されており[8～10)]，重大な疾病や死をもたらすことが証明されている。哺育障害は家族全体に影響を与え，保護者と子どもの関係に大きなストレスと負担をもたらす[11)]。保護者の起きている時間の2/3は，摂食障害児と過ごすことに費やされ[12)]，そのために他の家族との時間が奪われ，家事に費やす時間もなくなる。

哺育障害は，医学的問題，栄養学的問題，行動の問題，心理的な問題，そして環境の問題など，いくつもの要因が重なって生じる[8,9)]。**表67.1**に，よく見られる哺育障害の例を示す。発達障害，医学的な問題，および重度の行動障害を有する小児は，介入なしに哺育障害を改善することが難しい。したがって，世話をする人は，子どもの哺育障害を早期に認識し，その悪循環の解決に向けた介入を早期に進めるための評価を行うことが大切である。

哺育障害の子どもをめぐる状況・事情はまちまちである。医学的な問題のないものから，消化管の障害，全身性疾患，発達遅延および身体障害を有するものまである。正常に発達している子どもの45％が食事中の何らかの問題を抱えている[13)]。これらの場合の問題のほとんどは食欲がないことと報告されており，23％の症例では正常な体重および身長であった。

表 67.1　よく見られる哺育障害の例

すべての食物を拒否する
量によって食物を拒否する
食感によって食物を拒否する
種類によって食物を拒否する
ペットボトル依存症
食べるのに時間がかかる
適応できない食行動
水分をとらない

子どもの哺育は，厳格な意味での生物学的ニーズから，生後の社会環境の中での成熟と学習を組み合わせる過程へと至る。したがって，哺育障害は，生物・心理・社会的問題として概念化されるべきである。この3つのメカニズム間の相互作用は，時に鑑別診断および評価および治療への困難をもたらす。すべてではないが，哺育障害が続く場合の多くは，基礎に医学構造的，神経学的，または生理学的障害がある可能性がある。しかし，大部分の哺育障害の小児では，徹底的に評価しても明確な病因は明らかにならない。

哺育を成功させることは複雑な作業であり，次々とあらゆるスキルを用い推し進めていくことが必要である。脳性麻痺，成長不良，症候性の疾患，筋あるいは神経筋の障害がある子どもについては，健常児向けの指導は不適切である。口腔機構が協調してうまく働かないと，口の中で食べ物を動かしたり，噛んだり，飲み込んだりすることが安全に効率良く行われない。このような動作能力の遅れは自発的な摂食行動を妨げる。

哺育行動がうまくいっているかどうかは，しばしば親と乳児の関係の強さの基準と見なされる。親子間で食べさせる-食べるという相互関係が順調に進むためには，互いがそれぞれ自分の希望を表現したり，それを読み取ったりする能力をもつことが大切である。神経的な障害があると，明らかな空腹感や満腹感を表現できない可能性がある。

子どもは嫌な経験をした後の食事を拒否することがよくある。これらのネガティブな経験には，食べている時または食べさせてもらっている時の苦痛，顔面・口腔周辺の痛みを伴う体験，または口腔内での嫌な感覚などがある。その後，食べ物が提示されたり，予期したりするだけで不安が起こり，子どもは食べることを拒否したり，十分な量を食べなかったり，特定の食べ物を食べることを拒否することがある。親は，これは子どもが学習したことの応答であることを知る必要がある。世話をする人は，食物拒否行動が不安または恐怖の表れであり，その子どもが「悪い」ま

表 67.2 最適な食事環境

最適な食事環境
気が散ることのない静かな部屋
成長段階にあった位置決め
安定した補助椅子
成長段階にあった道具
子どもからの食べたいという意思表示
規則的で計画的な哺育
世話をする人が子どもの目の高さに位置する

表 67.3 好き嫌いの激しい子どもの食事態度を改善する方法

好き嫌いの激しい子どもの食事態度を改善する方法
動き回らないようにする
ジャンクフードを遠ざける
世話をする人が食べ方の手本を示す
一度に与える量を少なくする
初めて食べさせるものは，同じ食材を食事に 10～20 回出す
食べ物に興味をもつようにさせる
子どもに合った料理の硬さにする
子どもが好む調味料やソースを加える
おろしたチーズ，クリーム，肉汁，バターなど，高カロリーの食品を加える
エネルギー密度が高く，量の少ない食品を与える
適切な食行動に導く

たは「気難しい」というよりも，恐怖が頭の中にあるからだということを理解することが必要である。世話をする人の管理法の間違いによって，意図せずに問題が悪化することがよくある。子どもの摂食問題がどのように起こり，子どもの摂食行動を変えるために自分たちに何ができるかを，親や世話をする人に教育することが重要である[14]。多くの場合，世話をする人は，実際あるいは想像で，子どもの摂食問題に対する自分の取り組みに罪悪感をもっている。彼らには，少しの行動変化（例：食事時間を楽しくする）が子どもの食行動を改善しうるという保証が必要である（**表 67.2**）。

哺育障害には様々な行動や特徴がある。これらの行動は能力に関するもの（食べることができない）と意欲の欠如に関するもの(進んで食べようとしない)に分けられる[15]。力が弱い子どもや繊細な動作に障害のある子どもは，自分自身で食事をとれないことがある。食欲が乏しく，食べる量が少ない子どもは，嚥下機能障害，味覚嫌悪，食感に対する感受性の問題，歯の問題，慢性の耳の感染症，その他のいろいろな異常をもっている。重症の胃食道逆流がある子どもは，その不快感を取り除くために吐き気を催したり，嘔吐したりする。病気や一時的な情緒不安を除けば，生理的に問題がなく健康な子どもが，すべての食事を拒否することはあまりない。しかし，それでも食事を拒否する身体的な原因を除外診断するために，包括的な評価が必要である。

米国精神医学会の専門委員会による『精神障害の診断と統計マニュアル』(Diagnostic and Statistical Manual for Mental Disorders：DSM）の改訂第 5 版に報告されているように，摂食行動の異常を示す子どもは，大まかに 3 種類に分類することができる。十分な量を食べないあるいは食べるのが遅く，食べることにほとんど興味を示さない子ども，感覚特性に関連して好き嫌いが激しく，限られたもの

表 67.4 哺育上の問題で見られる医学的な問題

哺育上の問題で見られる医学的な問題
解剖学的異常
口唇口蓋裂
ピエール・ロバン（Pierre Robin）症候群
チャージ（CHARGE）症候群
心肺機能異常
複雑な先天性心疾患
慢性肺疾患
誤嚥性肺炎
神経筋障害
脳性麻痺
脳神経異常
偽性球麻痺
頭蓋内腫瘤病変
食道期の嚥下障害
輪状咽頭アカラシア
気管食道瘻/食道閉鎖修復
食道の腫瘤，狭窄，食道ウェブ
血管輪
異物
運動障害
管腔内の異常
胃食道逆流症
消化性食道炎/胃炎
炎症性腸疾患
遺伝的障害
プラダー・ウィリー（Prader-Willi）症候群
トリソミー 21（ダウン症候群）
円錐動脈幹異常顔貌症候群（22q11.2 欠損症候群）
代謝障害
その他
便秘
食物アレルギー

CHARGE 症候群：C（coloboma）：網膜の部分欠損（コロボーマ），H（heart disease）：心奇形，A（atresia choanae）：後鼻孔閉鎖，R（retarded growth and retarded development and/or CNS anomalies）：成長障害・発達遅滞や中枢神経系の奇形，G（genital hypoplasia）：外陰部低形成，E（ear anomalies and/or deafness）：耳奇形・難聴。

しか食べない子ども，過去の嫌な経験から食品を拒否する子ども，である。さらに，哺育障害のある子どもには，健康な子ども，消化器系障害のある子ども，特別な食事が必要な子どもなどがいる。健康な子どもの場合，哺育上の問題は一時的なもので，自然に治ることが多い。しかし，問題が長引いて，専門的なケアが必要になることもある。必要量より少ないカロリーしか摂取しない，食べ物の好き嫌い，食事を落ち着いてとれない，食事時間が長すぎる，などは，健康な子どもによく見られる問題である。**表 67.3** に，好き嫌いが激しい子どもの食事中の態度をいかに改善するかについての考え方を示す。

乳幼児は自分の状態を説明することができないので，哺育問題のあるこの時期の子どもについて医学的な障害を診断することは難しい。**表 67.4** に，複雑な哺育障害をもつ子どもによく見られる医学的な問題の例を示す。ほとんどの場合，症状の鑑別診断や原因解明のためには，消化器学，栄養学，言語・作業療法，心理学などの経験豊かな専門家から成るチームが必要である。内科医は背後にある医学的な原因を治療し，栄養士は必要なカロリーや適切な食事，

表 67.5　影響を及ぼし副作用を起こす薬剤	
薬	消化管に与える影響
鉄	嘔気，嘔吐，
アモキシシリン	嘔気，嘔吐，痛み
非ステロイド系抗炎症剤	粘膜障害
向精神薬	倦怠感，嚥下困難

必要な栄養素などを決定する。また，言語・作業療法士は正しい姿勢をとるためのイスの位置や適切な食器を決めたり，口の運動に関する問題を解決する。心理学の専門家は不適切な食行動を取り除き，摂食拒否の克服に努め，出された食事を子どもが食べたくなるよう努める。究極的には，長期間治療が有効であるために，両親や世話をする人は，家庭やデイケア，学校などの環境で，食事摂取のすべての推奨を実行するために訓練を受けなければならない。どんなに単純で，印象的でなくても，紹介されたすべての問題点について取り組むべきである。このことは世話をする人が常に関心をもち続け，さらに重大な問題が起こるのを防ぐべきである。早期に介入すると，多くの場合，予後は非常に良好である。また，早期の介入は，治療の効果も上がる。

アセスメント（評価）

哺育障害の原因を解明するプロセスには，症状と行動に注目し，それとともに，病気にかかりやすい素因，あるいはきっかけとなる原因，また病気が長引いている原因を見出すことなどが含まれる。子どもの感情の起伏が激しい，くりかえし起こす病気がある，回復力が弱いなどの特徴がある場合や，親がうつ状態だったり，協調性に欠ける性格だったりする場合は，哺育障害が起こりやすくなる。発症のきっかけとなる要因としては，急性あるいは慢性疾患，外傷，痛みや虐待などがあげられる。永続的な要因としては，痛みや不快感が継続していること，善意ではあるが誤った管理行動をくりかえし行うことがあげられる。これらの原因を見極めることは有効な治療方針となる。

哺育障害の子どもを評価する際には，5 つの主要な点を評価すべきである。これには，病歴，身体の診察（口腔，咽頭の診察も含む），栄養評価，身体計測，行動の観察などがある。

▶病歴

詳細な病歴は問題の本質を明らかにする助けとなる（特に，栄養状態や食事をめぐる状況改善のために）。また，子どもの発達レベル，世話をする人の食事の適切な管理，食品の食感，量，与え方についての理解にも注目すべきである。薬物が子どもの哺育に与える影響としては，食欲減退，吐き気，胃腸不快感，便秘などがある。いくつかの薬とそれらの消化器系，哺育に対する影響を，**表 67.5** に示す。小さい子どもでは，出生前のリスクファクターや新生児期の病歴を聴取すべきである（特に，未熟児や新生児期に問題があった乳児では）。外科手術の既往，特に消化管の手術は重要で，どんな手術であっても摂食の異常の原因となりうる。最後に，家族歴からは，哺育や摂食異常のエビデンスを聞き出すことができる。

子どもの哺育行動歴のプロフィールには，始めた時期，経過，頻度，程度，継続期間，そして食事時間や環境や一緒にいる人などの状況によって哺育行動が変化するかどうかが含まれるべきである。世話をする人の気性，子どもの発育や子どもが自分で食事をとれるよう練習させるための知識，その人自身の哺育歴，子どもに対する態度，うまく対処する技術，収入などの情報も必要である。家族，特に主に世話をする人（母親，父親，祖父母，ベビーシッター），託児所の職員の役割は，哺育障害に対処していく上で最も重要である。問題のない食生活では，親は子どもに何を与えるかを決め，子どもは満足するまで食べる。世話をする人の気性，知識，収入，動機および精神的・身体的な健康状態は，食事中の哺育の相互作用および結果に大きな影響を及ぼす。また，子どもの摂食パターンが年齢や発育レベルに対して正常かどうかを見極めねばならない。1 歳児では，自分の手で食べようとしない，食べ方が汚いなどの，親が心配する子どもの摂食行動は発達段階における 1 つの変化であることが多い。しばしば世話をする人は，発達のバリエーションを理解せずに不安を募らせ，新しい摂食技術を考案し，親に強制するがそれが児童の能力との間にしばしばズレを生じる。2～5 歳の子どもでは，食事ごとのばらつきがよく見られる。この頃の子どもは活動的で気が散りやすく，長い間椅子に座っていることを嫌がる。何でも 1 人でやりたがり，ある特定の食器や食物に固執する。実際に，この時期には体重増加はペースダウンし，乳児期に必要としていたカロリーは必要としなくなる。健康統計センター（National Center for Health Statistics）の成長グラフの傾きは，この成長速度の減速を示している。

▶身体計測

身長，体重の測定と体重/身長比は，栄養や成長状態を決める上で不可欠である。これらの値を連続してプロットすることにより，子どもの発育や発達について得るところが大きい。連続したポイントを全体に見て分析すると，哺育障害の始まった時点，経過，発症と継続の原因を突き止める手助けとなる。5 パーセンタイル以下の子どもは問題があると考えるべきではない。成長の速度が順調でなく，成長曲線から外れる場合にのみ，体重の増加程度を問題にすべきである。しかし，順調に成長している子どもでも助けが必要な場合もある。なぜなら，規則正しい食行動を妨げているような摂食態度があるかもしれず，それが子どもの世話をする人のストレスや心配の原因となっているかもしれないからである。

▶診察

器質的な原因を除外するため，身体の診察はしっかり行うべきである。体のいずれかの器官やシステムも，特に胃腸系は，哺育障害を引き起こす要因となる。観察は，子どもの気質，知覚反応，運動制御，口腔の統合性，協調運動，哺乳および嚥下能力，体位，痛みおよび不快感などに焦点を当てるべきである。医師は，安全な経口摂取ができるように，患児を清潔にし，処置ができる解剖学的部分および機能の部分を観察する。言語・作業療法士は，口腔の運動機能，体位，感覚，嚥下がうまくいっているか，筋力，吸い込み–嚥下–呼吸の協調，および自己摂食の技術を見るた

IV

表 67.6 栄養の消化収過程に影響を及ぼす胃腸障害

食物摂取行動：食欲，嚥下困難，誤嚥，頭蓋顔面の異常
滞留時間異常：嘔吐，下痢
消化：食物アレルギー，ラクトース（乳糖）不耐症
吸収：セリアック病，ダンピング症候群
排泄：便秘，ヒルシュスプルング（Hirschsprung）病（巨大結腸）

表 67.7 胃食道逆流の症状

嘔吐	咳き込み
頻回に飲み込む	吐き戻し
歯牙浸食	食事拒否
食事に対する不満	バレット食道炎（Barrett esophagus）
貧血	出血
弓反り（背中を反った姿勢）	特異な姿勢をとる

めの摂食試験を行う。機器を使った評価は，臨床評価とともに使用することができる。修正バリウム嚥下試験（嚥下造影検査）は，動的な嚥下機能を評価するための最も一般的な方法である。この評価法は，構造および機能，誤嚥のリスク，および治療法の有効性に関する情報を提供する。嚥下内視鏡検査では柔軟な内視鏡を使用し，鼻から入れて，鼻，咽頭，喉頭の構造を見ることができる[16]。イメージングツールとしての超音波は，口腔構造と咽頭構造との動きのパターンの関係を可視化できる[16]。

子どもの食事摂取についての栄養評価は重要である。食事の情報は消費カロリーや食事の栄養バランスの算出に用いられる。摂食歴では，現在と過去の食習慣や摂食パターンを尋ねる。食事の内容は，世話をする人の記憶から得られるが，この方法は不正確なことがある。子どもの摂食は食事によって，また日によっても変化する。1 回の食事や 1 日のカロリー計算だけでは，子どもの真の栄養状態を明らかにすることはできない。したがって 3 日間の食事記録の解析が，食べた食物の種類や量の真の状態を算定する最も確かな方法である。家族に与える栄養学的な助言は，家族の好み，収入，文化，人種，教養も考慮すべきである。低身長もしくはやせているようでも，子どもが適切な栄養をとり，成長曲線に沿っていれば親は安心することができる。

医学的に問題のある子どもの哺育障害は複雑である。というのは，行動上の要因や社会的な要因と関係するために，鑑別診断がより難しくなるためである。病気の状態を示す最も一般的な臨床症状は，嚥下障害，胃食道逆流，便秘，下痢である。消化管疾患は摂食，保持，消化，吸収，排泄を妨げ（**表 67.6**），その結果，体重減少や倦怠感，病気，哺育障害を引き起こす。

機能的な障害があると見られる子どもで，後になって哺育障害を起こす器質的な原因がわかることがある。例として，明らかな病気がないのに，胃内滞留時間の延長が健康な子どもで起こることがある[17]。進行性筋ジストロフィーの子どもで上部消化管の活動を調べた Staiano ら[18]によって，症状がないのに同様の身体的問題があることが明らかになった。子どもが多くの量や種類の食品を食べるように強いられた時に，消化管運動不全や食物アレルギーやラクトース（乳糖）不耐症などを発症することがよくある。おそらく食物を拒絶することによって，自己調節し，「有害な」物質を避けているのであろう。しばしば，臨床的な診断を確定するため診断的な評価が必要である。食物アレルギーは，乳児および子どもにとってますます一般的な問題である。ほとんどの食物アレルギーは，蕁麻疹やかゆみなどの古典的な免疫グロブリン E を介した症状を伴わず，食物拒絶行動につながる軽度〜中等度の消化管異常の症状を示すことが多い[19,20]。したがって，食物拒否の子どもの大半は，アレルギーの評価が必要である。胃食道逆流症以外の消化管疾患は，不快な摂食行動に関与する可能性がある。回転異常，食道狭窄，血管の異常，食道，胃，および十二指腸の運動障害などの異常はすべて食物拒絶に関連している[21,22]。

嘔吐は，消化管障害，食物アレルギー，条件反射による嫌悪感，食物のくりかえされる逆流，および他の基礎疾患がある子どもではよく見られる症状である。しかし，最も一般的なのは，胃食道逆流である。逆流の症状を**表 67.7** に示す。このような症状のある子どもは，消化器科医の診断や治療を受けるべきである。

嚥下障害は，口腔期，嚥下開始期，咽頭期，および食道期などの嚥下ステージの 1 つまたは複数の部位で起こりうる[16]。嚥下障害の原因には，神経障害，解剖学的異常，肺疾患，および遺伝的症候群などがある[23]。嚥下障害の臨床症状には，口腔運動の遅れ，吸い込み–嚥下–呼吸協調不良，呼吸困難，食物拒絶，および食物選択性がある[23]。**表 67.8** に，子どもの嚥下障害の一般的な症状を示す。

表 67.8 嚥下障害の症状

流涎
咬合不全
口の中が食べ物でいっぱいになる
むかつき
嚥下中または嚥下後の咳き込み
嚥下後の嗄声

▶行動の観察

摂食態度の観察は非常に有効で，哺育問題の直接的な原因や洞察を得ることができる。給餌中の親子の行動は相反する。親の気質と哺育技術が摂食状況に対する子どもの反応に影響を及ぼすように，子どもの摂食行動は，世話をする人の態度や子どもに対する哺育方法に影響を及ぼす。診療所での親子 1 組の観察は，彼らの自然なふるまいを表すものではないかもしれない。可能であれば，家庭での食事の時間にビデオを撮ることにより，より現実的な行動・態度が得られる。食事中に観察される親子の行動の重要な要素を，**表 67.9**，**表 67.10** に示す。

正常な成長パラメーターの子どもが示す哺育障害には，食品の種類を減らす，不適切に同じ食品をとりつづける，食事中に混乱するような行動をとるなどがある。「決定的」で「影響を受けやすい」時期に，食物や食感を経験したことのない子どもは，新しい食物や，噛み砕きにくい食物を受け入れにくい。歯で噛み砕くことの問題は，口腔の運動障害がない場合でも，歯の問題や，発達段階に硬すぎる食

表 67.9　親と子の相互関係

親：肯定的な態度および技術	親：否定的な態度
愛情	距離をおく
熱心	受け身
協力的	管理過剰
関与する	せき立てる，怒りっぽい
報酬	懲罰
冷静，安心させる態度	不安を助長する
子どもの合図を正しく理解する	うわの空
ストレスや欲求不満に正しく対処する	コントロールを失う
限界を設定する	管理しすぎる

品や，嘔吐や喉に詰まらせるなどの嫌な経験から起こることがある。自閉症スペクトラムと診断された小児では，口腔運動機能の遅延や咽頭の異常を示すことなしに，硬い物を食べるのが難しい傾向がある[23)]。

▶環境

環境要因は，哺育障害においてはあまり重要ではない。しかし，非常に深刻な要因は摂食問題を起こしたり，改善を遅らせたり，悪化させたりすることが指摘されている[13,24)]。したがって，評価段階での食事環境の計画的な評価や観察は大切である。子どもの通常の食事環境は，親の優先順位や経済状態，子どもの摂食行動に影響を与える設定を理解する上で重要な情報となる。子どもは栄養価に注目して食べるわけではない。食物の味，香り，色，そして社会的な動機づけによって食べる意欲を示す。好き嫌いを見極めるための機能分析を行えば，子どもがなぜある食物を好み，なぜある特定の料理をよく食べ，あるいはなぜ特定の人とのみおとなしく食事をするのかが明らかになるであろう。

治療

▶医学的治療

哺育障害の病因および機能的原因が特定されている状況においても，治療が簡単であることはめったにない。消化器内科医は，消化管の機能の非侵襲的に評価するための技術を多く開発してきた[25)]。器質的な哺育障害の治療は広範囲に及んでいる。初めの評価により問題に対する回答が得られなかったり，保護者の報告と小児の状態が合わない場合には，客観的に観察するために入院が必要になる場合がしばしばある。多くの場合，栄養を提供するための別ルートを使用した管理が必要である。経口で十分なカロリーを摂取することができなかったり，咀嚼や吸飲をすることにすぐに疲れたり，時間が異常にかかったり，頻回に病気になったり，病気のために情緒不安定になっていたり，液体を飲み込めない小児では，経腸栄養を考慮するべきである。極端な栄養不良や成長不良の小児も，経腸栄養の効果がある。たとえ小児が経腸栄養中であっても，非栄養的および栄養的な刺激はできるだけ早期に与え始めるべきである。

表 67.10　親と子の相互関係

子ども：肯定的な態度	子ども：否定的な態度
注意深い	注意散漫
楽しい	いらいらする
協力的	嫌がって抵抗する
限界を受け入れる	むかっ腹を立てる
飲み込みが速い	非協力的

▶行動療法

行動解析により，食事中の混乱した行動[25)]，食物拒否[26,27)]，偏食[28)]などの哺育上の問題を治療に応用することが可能になってきた。行動や保護者の誤った世話の仕方により哺育障害になった小児は，行動療法により治療することができる。極端に好き嫌いが激しいと診断されている小児では，(1) 不安を軽減するため，(2) 初めての食物を食べられるようにするため（小さなステップを設定し連続的に指導してゆく），(3) 食事から遠ざかる/避けるなどの困った行動を減らす，あるいはなくすため，行動あるいは認知行動療法を中心とした治療が必要である。最初の治療は常に，食事の際の決まり切った行動（ルーティン），スケジュール，摂食環境，および世話をする人の食事を与える技術の改善を目指すべきである。食事中の問題（睡眠不足，便秘，無関心やいらいら）は，小児の食事行動に著明に影響する。介入は親が子どもの気質を理解し，制限を設け，子どもの食事摂取を容易にするように，親を指導することに焦点をあてるべきである[29)]。これには栄養士による，栄養価の高い食品，食品の調理と貯蔵技術，チューブ栄養の管理についての指導が含まれるべきである。これらのことは，もっと侵襲的な治療を行う前に試みるべきである。

▶口腔-運動

口腔運動への介入の目標は，その小児の能力内で，食事摂取の技術の質を改善することである。治療の過程の一部として，言語療法士や作業療法士は，筋力を増強し，適切な姿勢をとらせることにより，無駄な労力を減らすための口腔運動訓練法を開発している。また，自分で食事できるようになるための技術を高める補助器具を提供している。さらに，食べ物の硬さを変えて，嚥下能を改善し，あるいは食物の塊の大きさや流れる速度を調整している。治療の技術には，食事の時にはいつも子どもが学習した技術を応用できるように，世話をする人の訓練が必要である。多くの症例では，小児の食事摂取の行動の問題に対して有効な治療技術がある。治療技術は各小児の哺育障害に合わせて個別化している。そして，世話をする人の能力に合わせて適正な技術が選択されるべきである。

まとめ

哺育障害は驚くべきことによく見られる。医学の進歩で病気の子どもが生き残るようになるにつれて，哺育障害の頻度は増加していくであろう。哺育障害は，医学的，感覚的，生理学的，個人的，社会的，環境的原因により起こる。これらの要因は，独立して発生することはまれである。遷延する哺育障害は小児の身体的，認知的，社会的な健全さを保つ上で重大な問題であり，保護者にストレスを，そして家族に不調和をもたらしうる。哺育障害は多くの要因によるため，小児とその保護者をまとめて有効に治療するには多職種の専門家よりなる対策チームが必要である。

世話をする人の教育と訓練は継続し，一般化していくべきである。これは障害の再発とくりかえしを避けるためにも不可欠である。医学的に問題のない哺育障害の小児の多くは，熟練した哺育対策チームにより効果的に治療することができる。

(Richard M. Katz, James K. Hyche, Ellen K. Wingert/
中屋　豊 訳)

68 タンパク質-エネルギー栄養障害

「栄養異状症（障害）（malnutrition）」は，厳密には低栄養と過剰栄養（肥満）の両方の意味をもつ。しかしたいていの機関では，栄養素欠乏症あるいは年齢や身長に比較して低体重と定義して使い続けている。本章では，最も際立った要素が，広い範囲の組合せと重症度で観察される，通常微量栄養素欠乏を伴う体内貯蔵エネルギーおよび組織タンパク質の枯渇である状態を記述する術語として，タンパク質-エネルギー栄養障害（protein-energy malnutrition：PEM）を用いる。PEMは，不十分な食物摂取の直接の結果（一次性PEM），あるいは消化管吸収不良や食欲低下，あるいは栄養素必要量の増加に伴うくりかえされる病気により引き起こされる（二次性）。本章では一次性PEMについて議論する。

歴史的背景

低栄養は古い時代から存在していたが，Soranioが消耗した小児を記述するのに「マラスムス」という語をつくった17世紀までは，臨床的に記述されることはなかった[1)]。1865年にメキシコのHinojosaが，浮腫，皮膚・粘膜病変，毛髪の脱色と無感情を伴う症候群を記載した[2)]。その症候群はマルチビタミン欠乏症とされていたが[3)]，西アフリカで働いていたCicely Williamsが，1932年にそれをタンパク質摂取不足と正しく関連づけ，クワシオルコル（kwashiorkor），あるいは離乳した小児の疾患と名づけた[4)]。多くの研究が同一の症候群を多様な名称のもとに記載してきた。すなわち，ドイツのSeller（1906）は“Mehinahrschaden”，メキシコのPatron-Correa（1908）は“culebrilla”，フランスのMarfan（1910）は“dystrophoie des farineux”，イタリアのFrontali（1932）は“distrophia de farine”，カメルーンのLieurade（1932）は“les enfants rouges”，イギリスのWilliams（1932）はクワシオルコル，ベネズエラのOropeza y Castillo（1937）は“síndrome de carencia：ビタミン欠乏症”，ウガンダのTrowell（1937）は“小児ペラグラ”，チリのScroggie（1941）は“síndrome pluricarencial de la infancia”などと記載し，まさに100の名をもつ疾患とよばれてきた[5,6)]。

1949～1953年に，国連食糧農業機関（FAO）とWHOは，各地域の疾患を研究するために，アフリカ（John BrockとMarcel Autret），中央アメリカとメキシコ（Moises BeharとMarcel Autret）およびブラジル（John WaterlowとArturo Vergara）など，いくつかのチームに依頼した。これを手始めにして，その後20年間活発な研究活動が始まり，その結果，この症候群の首尾一貫した定義と治療方法がもたらされた[6)]。また重要な発見として，低タンパク質血症，タンパク質の質の低さ，および低栄養と感染症の広範かつ周期的な相互作用などがクワシオルコルとの関連がある[7,8)]。

20世紀の後半1/3から現在まで，低栄養の重症例はほとんど難民と緊急キャンプにおいて見られた。世界の注目は，中等度の低栄養（中等度急性低栄養，中等度あるいは重症の成長阻害）とその長期的結果に切り替わった（例：Barker仮説）。

疫学

体の大きさに対して栄養必要量が大である結果，一生の中で成長阻害と急性低栄養に対して最も弱い時期は小児期早期である。頻回の急性感染症は，栄養素要求量あるいは消化管からの喪失をさらに増加させ，問題を悪化させる。重症の消耗症は通常2歳までに最も多く，それ以後減少する。成長阻害の蔓延は24ヵ月あたりでプラトーに達するまで進行的に増加する（**図68.1**）[9)]。

2005年に，発展途上国に住む5歳未満の小児の約3,600万人（6.5%）が中等度の成長阻害を示し，別の1,900万人（3.5%）が重症の消耗症あるいは重度のタンパク質・エネルギー栄養異状症（severe PEM：SPEM）を示した。重症消耗性小児の約69%はアジアに，29%はアフリカに，そして2%はラテンアメリカに住んでいる。このことは，5歳未満の小児の死亡の99%がそれらの大陸で起こっている理由の一部と考えられる[10)]。この蔓延度は（同一）国内でも大きく異なり，最貧層の集団で最も高い。

2010年に世界で1億7,100万人（26.7%）の発育不良児がおり，その97.5%が発展途上国に暮らしている[11)]。この率は，成長阻害児が39.7%であった1990年以来の相対的減少率33%を示しているが，成長阻害は多くの発展途上国で依然として公衆衛生上の問題として残っている。成長阻害児の約90%がわずか36ヵ国（アフリカ21ヵ国，アジア13ヵ国，ラテンアメリカ2ヵ国）に住んでいる[10)]。すべての成長阻害児のうち，58%がアジア（その半分はインド）に，35%がアフリカに，7%がラテンアメリカに住んでいる。1990～2010年の相対的減少率はアジア（48.6%から27.6%に43%減）とラテンアメリカ（23.7%から13.5%に43%減）で著しいが，アフリカではわずか5%（40.3%から38.2%）しか減少していない。この傾向が予想通り続くならば，2020年までにアジアとアフリカの成長阻害児は同数になるであろう[11)]。

低栄養は，食事性欠乏および同時に起こる妊婦の栄養必要量増加の結果，しばしば妊娠中に始まる。子宮内発育遅延（intrauterine growth restriction：IUGR，体重が2,500 g未満の満期分娩）に付随して起こる低出生体重児は，毎年発展途上国で生まれたすべての子どものほぼ11%（2004年に1,280万人）に相当する[10)]。5歳以上の小児における急性低栄養の率は5歳未満の小児よりも少なく，状態もより軽度な傾向が見られる。成長阻害は5歳以上の小児で広く見られるが，それは通常2歳までの不可逆的な低栄養状

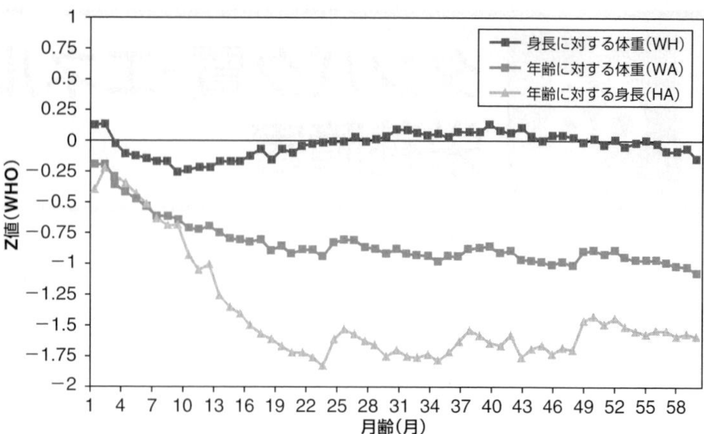

図 68.1 WHO 標準に対する発展途上国の小児における出生時から 60 ヵ月齢までの身体計測指標の経時変化。データは 54 ヵ国の国民身体計測調査の平均値を表す。HA は標準以下で始まり，24 ヵ月齢までかなり下がり，24 ヵ月齢以後わずかに増加する。WA は 24 ヵ月齢まで中等度に低下し，それ以後はかなり安定している。WH は 9 ヵ月齢まで少し落ち込み，24 ヵ月齢あたりに標準平均値まで上昇し，それ以後はほぼ安定している。
(From Victora CG, de Onis M, Hallal PC, Blossner M, Shrimpton R. Worldwide timing of growth faltering : revisiting implications for interventions. Pediatrics 2010 ; 125 : e473–80.)

態と関連している。

思春期と成人の急性一次性 PEM はまれで，通常食物摂取を危うくしたり腸管からの喪失を増すような元の疾患に付随して起こる。急性 PEM は，医療状況や長期の食物不足による慢性の消耗に起因する。

先進国では，一次性低栄養はまれな状態で，最低の社会経済群の若年小児，独居老人，アルコールや薬物の常用者などで主に見られる。ある場合には，フードファディズムや極端な栄養習慣とも関連する[12]。

病因

1990 年に UNICEF により発展した栄養異状の概念的枠組みは今でも正しい（**図 68.2**）[13]。不十分な食事摂取とくりかえされる感染症は低栄養の直接の原因である。感染は，栄養素要求量の増加，多量の栄養素喪失および代謝平衡の乱れの結果生じる低栄養の原因の主要因子である。逆にいえば，発展途上国における 6〜59 ヵ月齢小児のほとんどの死亡は，感染症，特に下痢や急性下気道感染に対する低栄養の増強効果により説明できる[14〜16]。例えば，生後 24 ヵ月における 1 回の下痢ごとに成長阻害の調整オッズ比を 1.05 増加させることが示されている[10]。このことが悪循環をまねき，低栄養は健康の結果でもあると同様，疾患および低栄養悪化のリスクファクターでもある[17]。

低栄養の直接の原因は，根底の原因および基本的原因と考えられる環境因子，経済的因子および社会政治的因子と関連する（**図 68.2**）。根本的原因は家族レベルで起こるもので，3 つの主要因子に分類することができる。食物不安定，母体と小児の不十分なケア，および不衛生な水，不衛生，不十分な保健行政である。最初の要因は不十分な食事摂取をまねき，最後のいくつかは病気を起こし，真ん中の要因は両方の直接の原因に関わる。

根底の原因は，不十分な教育，貧困や社会における周縁化など基本的原因により直接影響される。特に女性の地位（教育，収入）は乳児と小児の摂食に影響する傾向がある。食物の確保は，農業と食物生産政策，食物マーケティングや広告規制，および食糧補助金などを含む因子の複雑な相互作用に関係している。これらに加えて，宗教的信仰と伝統のような社会文化的要素が食物の好みと正味のエネルギー摂取量に影響することがある。母体の栄養異状は小児 PEM の重要な生物学的因子となり，子宮内発育遅延と低出生体重を生じる[18]。

それぞれの特定の環境において，基本的原因と根本的原因の動的な相互関係は変化しうる。例えば，エネルギー源が十分に供給され，公衆衛生が改善された環境ではやせは減少するかもしれないが，成長阻害は他の制限因子（例：微量栄養素欠乏）により持続する[19]。

病態生理および適応反応

成長阻害と急性低栄養は数週間〜数ヵ月間にわたり徐々に進展し，細胞への少ない栄養素供給にあわせて栄養素要求量が低下し，栄養平衡を保つような一連の代謝上および行動上の調整がなされる。栄養素供給が持続的に少ないと，その個人はもはや適応できず，死んでしまう。成長阻害，中等度のやせおよびマラスムスでは低栄養がゆるやかに発現するので，急速に発現するクワシオルコルのようなより急性の低栄養に比べ，個人は現在の栄養状態によく適応し，脆さの少ない代謝平衡に達する。

観察によるエビデンスおよび実験的エビデンスは，胎児期および出生初期の低栄養と人生後期における慢性疾患感受性の増大との関連性をますます支持している。この関連性の背景にある機序はエピジェネティクスと関係し，発達期の環境が成熟期の表現型にどのように影響するかを示している[20]。DNA メチル化やヒストン修飾のようなエピジェネティクスの過程は発達環境からのきっかけにより誘導され，したがって遺伝子発現を変化させる（発達期可塑性）。母体と出生後早期の低栄養は，直面する問題への発達中の胎児あるいは幼児の防御反応として，一連の倹約表現型を誘導できる。例えば，母体の低栄養は小児のネフロン数を減少させる。これは，腎発育中に paired box gene 2（*PAX2*）の変異から生じる mRNA 発現の低下が関係している[21]。ネフロン数が少ないことは後年の高血圧と関係する[22]。タンパク質制限食は，肝臓における転写因子ペルオキシソーム増殖因子活性化受容体 α（peroxisome proliferator-activated receptor-α：PPAR-α）プロモーターメチル化の低下と発現の増加を起こし，それはケトン体の β-ヒドロキシ酪酸とグルコースの血中濃度を増加させる[23,24]。軽度の低栄養でも表現型を修飾し，予想される成人の環境面（例：不足の環境）に対する生理機能により正確に影響

IV

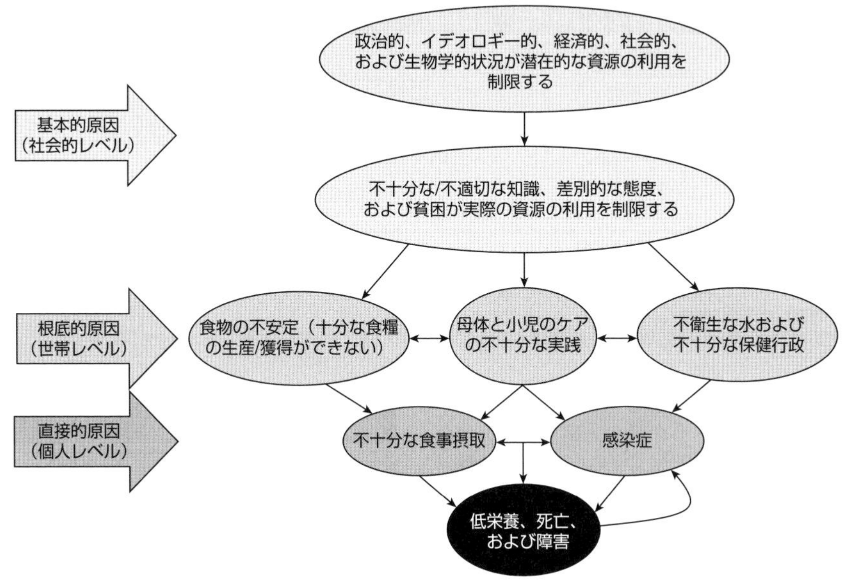

図 68.2　低栄養の概念的枠組み。原因は，基本的（社会レベル），根底の（家族レベル）および直接的（個人レベル）の 3 つに分類される。低栄養はまた感染症を起こす可能性があり，悪循環を導く。
（Adapted with permission from United Nations Children's Fund［UNICEF］. Strategy for Improved Nutrition of Children and Women in Developing Countries. New York：UNICEF, 1990.）

する[25]。適応的変化がその後の環境に不適切であれば（例：エネルギーが十分な環境），病気のリスクは増加する。

▶軽度および中等度タンパク質-エネルギー栄養障害

PEM の第一段階では，エネルギー摂取量の低下に続きエネルギー消費量が適応的に減少する。小児では遊び時間と身体活動が減少し，その後明らかな無関心と無反応状態に進展する[26〜29]。成人では，休息時間をより長くとる必要性が増加し，長時間の肉体労働の能力が低下する[30,31]。エネルギー消費量の低下が不十分な摂取量を代償できない時には，エネルギーは貯蔵脂肪から動員され，したがって体重減少を導く[31]。また，除脂肪体重からのエネルギー動員も起こり，骨格筋タンパク質分解がアラニンのような糖原性アミノ酸を転換してエネルギーに寄与する。小児では，その他に重要な適応反応として身長の伸びが低下あるいは停止し，慢性低栄養（成長阻害）を生じる。これらの変化は通常種々の程度で多種の微量栄養素欠乏を伴う。

タンパク質とエネルギーの不足が進む際の，初期の適応として順応がある。この術語は，機能は正常であるが低いレベルで働く（適応）ような反応を記述するために Waterlow により導入された。生存は，ある種の重要な生理機能を抑制あるいは著しく低下（順応）させるという代償を払って達成される。例えば，タンパク質分解は，夜の睡眠のような空腹期間にグルコースを供給するための適応機構である。同様に，血漿アルブミン半減期の延長は，タンパク質合成を低下させるための適応機序である。しかしタンパク質合成がさらに削減されると，血漿アルブミン濃度は異常なまでに低下し，したがって臨床的浮腫を生じる[32,33]。同様な適応から順応への移行は，血圧，皮膚の性状，糸球体ろ過量，その他にも見られる。

▶重度タンパク質-エネルギー栄養障害

SPEM の小児では，多くの免疫タンパク質（例：免疫グロブリン，補体成分，急性相タンパク質）が減少あるいは消耗しているので，免疫防御反応は低下している。同様に，リンパ節，咽頭扁桃および胸腺は小さくなっている[34,35]。食作用，走化性および細胞内機能もまた障害されている。その結果として，感染症の通常の臨床症状（炎症，発熱）が，急性感染症に罹患している SPEM 小児では見られないかもしれない。その代わり，低血糖あるいは低体温のようなホメオスタシス（恒常性）機能不全の徴候が現れるだろう。

PEM にはヘモグロビン濃度や赤血球数の減少がほとんど常に伴う。それは，骨髄抑制および酸素必要量低下の結果であり，後者は骨格筋の消耗と関係している[36]。これらの適応反応は，栄養リハビリテーションがうまくいった場合には逆転する。SPEM 患者への造血剤の投与は，食事療法が除脂肪体重を増加させるまで，造血反応をもたらさない。治療初期の鉄投与は遊離鉄を増加させ，フリーラジカルとそれによる傷害作用を促進し，また感染症を悪化させる可能性がある。

筋タンパク質の減少および尿と糞便への喪失増加のために，SPEM では体内カリウム総量は減少する。細胞のエネルギー消費量の少なくとも 1/3 は，ナトリウム-カリウム ATPase（Na^+/K^+-ATPase）ポンプに由来する。SPEM の患者ではエネルギー基質（ATP）が減少するため，このポンプは低下する。その結果，カリウムの喪失と細胞内ナトリウムの増加をまねく[37]。水はナトリウム流入を伴い，細胞内水分過剰を起こす。細胞内電解質とエネルギー源のこれらの変化は，呼吸筋をも含む骨格筋の疲労性の増加と筋力の低下の一部を説明するだろう。

表 68.1 現在の（消耗）および過去あるいは慢性の（成長阻害）タンパク質-エネルギー栄養障害の重症度分類

	消耗			成長阻害
	0～5 歳	5～18 歳	成人	0～18 歳
	WH[a]	年齢に対する BMI[b]	BMI[c]	HA[d]
軽度	−1.1～−2.0 Z	−1.1～−2.0 Z	17.0～18.4	−1.1～−2.0 Z
中等度	−2.1～−3.0 Z	−2.1～−3.0 Z	16.0～16.9	−2.1～−3.0 Z
重度	<−3.0 Z	<−3.0 Z	<16.0	<−3.0 Z

HA：年齢に対する身長，WH：身長に対する体重。
[a]0～5 歳児に対する 2006 年 WHO 小児標準成長曲線[47)]に基づく。
[b]5～19 歳児に対する 2007 年 WHO 成長参照データ[48)]に基づく。
[c]James ら[88)]が提案した分類に基づく。
[d]0～5 歳児に対する 2006 年 WHO 小児標準成長曲線および 5～19 歳児の 2007 年 WHO 成長参照データ[47,48)]に基づく。

心拍出量，心拍数と血圧は低下するものの，中枢の循環は末梢の循環に優先する[38,39)]。心血管性反射は変化し，起立性低血圧をまねき，静脈還流は減少する。これらの循環変化はまた熱産生と熱放散を障害する。循環血液量減少性ショックに匹敵する末梢循環不全が起こるかもしれない。腎ろ過能力の低下は，比較的中等度の水負荷で容量過負荷となり，心不全を起こすことがある。

脂質および糖質の腸管吸収障害とグルコース吸収の低下は比較的頻繁に起こる[40,41)]。しかし，それらは摂取量を増やすことにより部分的に代償され，栄養は回復する[42)]。しかし，腸管運動の低下と腸内細菌の過剰増殖は患者に下痢を起こしやすくさせる。

いくつかの内分泌変化により，エネルギーホメオスタシスの適応的反応がもたらされる[43)]。血糖と血漿遊離アミノ酸濃度の低下に反応して，インスリン分泌は減少し，グルカゴンとエピネフリン放出は増加する。これらの変化は，筋タンパク質合成，脂質合成および成長を低下をさせ，脂質分解およびグリコーゲン分解をまねく。末梢のインスリン抵抗性は，おそらく血漿遊離脂肪酸の増加により高まる。血漿アミノ酸濃度の低下に反応して，ヒト成長ホルモンの分泌が刺激され，インスリン様成長因子活性は低下する。これらの変化はまた筋タンパク質合成と組織によるグルコース取込みと成長を減少させるとともに，脂質分解と内臓タンパク質合成を増加させる。持続的な飢餓によるストレスは，感染症によりさらに増幅され，エピネフリンとコルチゾールの分泌を刺激する。これらの変化はまた，脂質分解，グリコーゲン分解，筋タンパク質分解および内臓タンパク質代謝回転を増加させる。出生初期の SPEM は，脳発育，神経の髄鞘形成，神経伝達物質産生および神経伝導速度の障害を起こす。

浮腫性の SPEM（クワシオルコル）を起こす代謝性因子はまだ十分にわかっていないが，重症のタンパク質欠乏が重要な原因因子となっている。動物性タンパク質食品に含まれるビタミンとミネラルの不足もまた重要である。クワシオルコルは特徴的な浮腫，低アルブミン血症および肥大した脂肪肝を伴うが，その発症に関与する他の因子として次のようなものがあげられる。すなわち，重症栄養異状患者への炭水化物過剰投与，感染症による代謝ストレス，内臓タンパク質保持効率を減少させる副腎皮質の反応低下，感染症や毒素，太陽光，外傷，鉄などの触媒により増加するフリーラジカル，などである[44～46)]。

表 68.2 6～60 ヵ月齢小児における重症タンパク質-エネルギー栄養障害の診断基準

指標	尺度	境界値
重症の消耗	身長に対する体重	<−3.0 Z
重症の消耗	上腕中部周囲径	<115 mm
両側の圧痕浮腫	臨床徴候	

診断

PEM の診断基準は重症度（軽度，中等度，重度）と時間経過（急性，慢性）であり，主として身体測定により決定される。他の臨床的および生化学的所見は疾患進展の後に明らかとなる。WHO は，様々な国にわたって成長の適切さの評価あるいは低体重の診断に使える小児の標準成長曲線を開発した[47,48)]。

5 歳未満の小児では，身長に対する体重（WH）が現在の栄養状態の指標であり，低値は体組織の最近の喪失（消耗）を示す。年長小児と青年では，WH の代わりに年齢に対する BMI が用いられる。年齢に対する身長（HA）は長期間の成長遅延（成長阻害）を示すが，身長に対する体重は十分なことが多い[49)]。年齢に対する体重（WA）は成長遅延を示し，慢性の低栄養による低身長から最近の体組織喪失を区別できない。身体測定値の使用についての詳しい議論は 49 章を参照されたい。PEM の重症度と持続期間を評価するカットオフポイントを**表 68.1** に示した。小児に用いた単位尺度は Z 値であり，Z 値は平均値からの隔たりを標準偏差を単位として表した値である。

6～60 ヵ月齢の小児における SPEM 診断の基準は，さらに 2 つの付加指標を含む。すなわち，上腕中部周囲径（midupper arm circumference：MUAC）と両側の浮腫である（**表 68.2**）。MUAC を含めているのは，大規模な地域集団プログラムでは体重と身長の測定が実行不可能だからである。WH と MUAC のカットオフはともに 99%以上の特異性がある。しかし，一方の基準で選ばれた症例の 40%しか他方で選ばれた症例と一致しない[50)]。この違いは，低 MUAC の小児が −3.0 Z より低い WFH の小児に比べて年少の傾向があることで一部説明される。

浮腫性の栄養障害（クワシオルコル）は，通常足と脚に，時には会陰，上肢および顔面にまで広がる，柔らかくくぼんだ無痛性の浮腫が特徴である。多くの患者は浮腫の部位に，しばしばペラグラと混同される皮膚病変がある。表皮

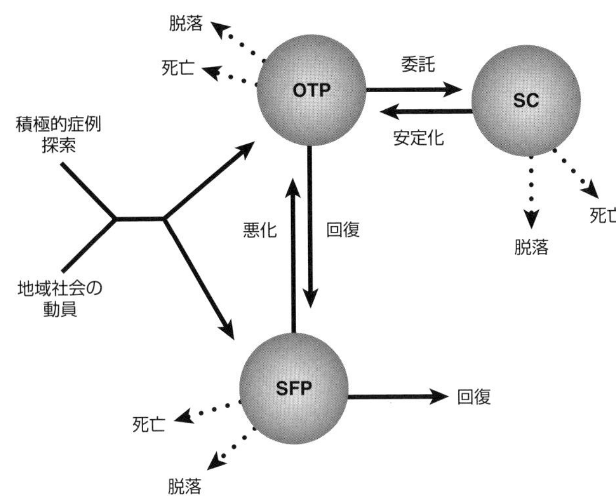

図 68.3　低栄養プログラムの地域社会に基づく管理の構成要素。OTP：外来患者治療プログラム，SFP：補助食料供給プログラム，SC：安定化センター。タンパク質-エネルギー栄養障害（PEM）の小児は地域社会の動員と積極的症例探索により同定される。中等度の PEM の小児は SFP に組み入れられ，完全に回復するまで家庭で食べるための一定の乾燥食料が与えられる。合併症のない SPEM の小児は OTP に組み入れられ，単純な病的状態を治療するために，RUTF と薬が 1 週間ごとに与えられる。合併症のある SPEM の小児は，入院治療のために安定化センターに紹介され，OTP で外来患者治療に戻れるほど回復するまでそこに置かれる。状態が改善すれば，退院して SFP に移され，完全に回復させる。
(From Valid International. Community Based Therapeutic Care : A Field Manual. Oxford : Valid International, 2006.)

は大きな鱗状に剝がれ落ち，下の組織が露出し，容易に感染する。浮腫の重さを考慮した後の体重減少は，通常マラスムスほどひどくはない。非栄養的原因による浮腫との鑑別診断は，臨床病歴，診察および尿分析により行われなければならない。

治療

PEM の管理と治療は地域の状況と資源に適合させなければならない。急性低栄養が蔓延している国においては，理想的なモデルは地域社会に基づく取組みである（**図 68.3**）。このモデルの目的は，最大可能な範囲をカバーし，可能な限り最多の人に適切なケアを受けさせることである。この戦略は，入院治療の必要な患者の数を 10～15％にまで減少させることができる。中等症の急性 PEM で合併症のない人は，家にもち帰りの乾燥食を提供する補助食料供給プログラム（supplementary feeding program：SFP）に組み込むことができる。SPEM で合併症のない人は，外来患者治療プログラム（outpatient therapeutic program：OTP）に紹介されるだろう。重症の合併症がある場合には，入院患者安定化センター（stabilization center：SC）で，退院して OTP に移れるほどよくなるまで治療され，最後は SFP に移行する[51]。

マラウィ，エチオピアおよびスーダンで実施された 21 のプログラムの効果分析は，重症の低栄養患者の 3/4 以上は外来患者として治療され，適用率 73％，回復率 79％，死亡率 4.1％であった[52]。OTP における平均来院日数は 40～50 日，体重増加速度は 4～5 g/kg/日であった。この急速な体重増加は，高エネルギー摂取（> 150 kcal/kg/日），高タンパク質食摂取（4～6 g/kg/日）および微量栄養素摂取によって可能である。地域社会に基づく治療の選択肢は，ショートステイやデイケアあるいは在宅栄養センター（<4 週間），家庭訪問あるいはクリニック通院による在宅治療（食事提供なし），および家庭訪問あるいはクリニック通院による在宅治療ですぐに食べられる治療食（ready-to-use therapeutic food：RUTF）の投与がある[53]。RUTF は介護者や医療者の負担を減じるが，調達と分配にかかる費用や物流管理は持続できないかもしれない。地域社会に基づく管理の利点は，院内感染に対する曝露の低さと，介護者が家を離れて過ごす時間が短いことである。

▶軽度および中等度タンパク質-エネルギー栄養障害

軽度および中等度 PEM は，通常，通院の環境（例：SFP）で治療される。緊急あるいは救援の状況における入院の基準もまた MUAC に基づく（小児は < 125 mm，妊婦および 6 ヵ月齢未満の乳児をもつ授乳婦は < 210 mm）[51]。軽度あるいは中等度低栄養小児にとって，適切な栄養と回復の指標としては，速い身長の成長のほうが体重増加よりも良い指標となる。成長阻害が見つかる年齢が若いほど，回復は容易である[54]。小児は，身長増加の正常速度の少なくとも 3 倍の速度で成長できる[55,56]。6 ヵ月齢の重症（< −3 Z 対年齢身長比）の小児は 28 日間に 2 Z 値単位成長するが，24 ヵ月齢の小児は 72 日間かかると研究者は見積もっている[57]。ある専門家は，悪影響を最低限にしながら回復成長をもたらす好機として，おそらく 2 歳以下を提案している。

一般的な法則は，少なくともタンパク質必要量の 2 倍とエネルギー必要量の 1.5 倍となるように，家庭食を含む総摂取量を与えることである。中等度低栄養小児の栄養必要量は，西洋の正常小児の栄養素推奨量および SPEM 小児のリハビリテーションに用いられている F-100 処方の栄養素密度の間にあると算定されている。成長のための栄養素（タンパク質，硫黄，カリウム，ナトリウム，マグネシウム，リンと亜鉛）に対して，最低 5 g/kg/日の体重増加が可能で，混合組織（脂肪と除脂肪組織，5 kcal/g）を合成する十分なエネルギーおよび体重不足を 30 日以内に取り戻す付加量を決めるために，要因加算法が用いられた。保護的な栄養素（カルシウム，鉄，銅，セレン，ヨウ素，チアミン，リボフラビン，ナイアシン，ピリドキシン，コバラミン，葉酸，アスコルビン酸，ビタミン E，レチノール，ビタミン D，ビタミン K，ビオチン，パントテン酸，必須脂肪酸）に対しては，不衛生な，汚染された状態に伴う酸化ストレスや他のストレスへの対処に必要な量に基づいて付加量が定められた。

成長阻害の小児にはエネルギー密度が 1～1.5 kcal/g の食物が推奨され，中等度低栄養の小児には 1.5～2 kcal/g の食物が推奨される[58]。エネルギー密度は食物に油を加えることにより増すことができる。中等度低栄養小児の食事の脂肪エネルギー%は35〜45%に維持し，少なくともn-6系多価不飽和脂肪酸（polyunsaturated fatty acid：PUFA）を4.5%およびn-3系PUFAを0.5%にすべきである。タンパク質摂取量の約1/3は高品質，高アミノ酸スコアのタンパク質から，典型的には動物性タンパク質から摂取すべきである。繊維，特に不溶性繊維，フィチン酸およびポリフェノールの摂取量は，栄養素およびエネルギーの消化を妨げるので，できる限り少なく維持すべきである。ミネラルとビタミンの必要量の多さを補うために，強化あるいは添加が必要かもしれない。砂糖はエネルギーの10%を超えるべきではないが，20%までは2〜3週間は容認できる。回復食に食塩を加える必要性は明らかにされていない。

食料供給が確保された人の食事管理は，現在の食事の改善と食材料のより良い利用に関する栄養カウンセリングによって達成することができる。食料不安がある場合には，その地域の食料が必要なすべての栄養素を容易に供給できず，食物サプリメントがより安価な選択肢であるならば，それを考慮すべきであり，その使用法を説明しなければならない[59]。これまでに3つの代替手段がとられてきた。

1．強化された混合食料（例：微量栄養素混合を加えたトウモロコシ-大豆混合あるいは小麦-大豆混合）が，特に世界食糧計画，UNICEF，および米国国際開発庁により配布されてきた。しかし，この方法は再摂食の最善の選択ではない。なぜなら，これらの食料は必要なすべての栄養素を含んでおらず，比較的多量の栄養阻害物質と繊維を含み，必須脂肪酸が少なく，牛乳を含まず，十分なエネルギーを供給しないからである。
2．すぐに食べられる補助食品（ready-to-use supplementary food：RUSF）が中等度低栄養小児に処方されている。これらは基本的に，Supplementary Plumpy（価格を下げるため，粉末ミルクの代わりに乳清と分離大豆タンパク質），Project Peanut Butter（ピーナッツ-大豆ペースト），インドのすぐに食べられる小児用の食物，およびビスケットなどのRUTFを改良したものである。これらの製品は強化混合食物よりも優れているかもしれないが，それらの効果は今後評価される必要がある。
3．補足的な食物サプリメントは，栄養価を改善するために，食べる直前に食物に加えられる食物による補足である。それらのいくつかは，必須微量栄養素，アミノ酸，脂肪酸，および酵素（微量栄養素粉末，すなわちタンパク質，アミノ酸と微量栄養素の粉末サプリメント）を供給するが，付加的エネルギーをほとんど含まない。その他のものは，かなりの量のエネルギーを供給する（工業的に生産された補足的な食物は，45g〈250kcal〉および90g〈500kcal〉の脂質が基本の栄養素サプリメントで，典型的に，ミルク粉末，油，ピーナッツペースト，砂糖および微量栄養素を含む）。それらの効果についてのデータはほとんどなく[60,61]，費用対効果比は課題である。

▶重度タンパク質-エネルギー栄養障害

もしどちらの選択もできるならば，SPEM小児の管理は入院時の状態により通院あるいは入院のどちらかに決めればよい（**表68.3**）[62]。食欲がないか合併症がある時は，通常入院管理が必要である。入院管理の選択肢しかない時には，目標は退院前に－1 Z WHを達成することであり，治療食が成功するには通常2〜6週間を要する。

外来治療の患者は，他の食物が食べられるようになるまで，家庭で200kcal/kg/日のRUTFを少量で頻回（8回/日まで）与えられる。いまだ母乳栄養ならば母乳を与える。6ヵ月齢未満の乳児にはRUTFを与えるべきではなく，母乳栄養と牛乳に基づく食事を与える。また一定期間すべての患者に，抗菌スペクトルの広い抗生物質，駆虫薬治療，葉酸を投与し，適当であればビタミンA，麻疹ワクチンおよび抗マラリア薬も与える。患者は，医学評価と，必要ならば付加的な治療と，また次の予約までもつ十分なRUTFを受け取るために，毎週あるいは2週間ごとにOTPに行くべきである[52]。介護者に対する健康教育は小児の回復のために必須である。離脱の基準が満たされれば（**表68.3**），OTP離脱者はSFPに送られるべきで，そこに患者は最低2ヵ月とどまるべきである。

現在使われているほとんどのRUTFは油ベースのペーストあるいはスプレッドであり，基本的な技術を用いて地元でつくることができる[63]。RUTFは高エネルギー含量（5.5kcal/g）で，ピーナッツ，粉ミルク，砂糖，油，および混合微量栄養素からつくられる。この製品は単純な包装で数ヵ月冷蔵せずに保存でき，調理せずに食べられ，水分含量が低いので細菌の増殖も防止できる[64]。

入院患者の世話は，重度栄養障害管理のWHOマニュアルに従って行われているセンターでは非常に改善された[65]。数種の徴候は緊急の入院患者治療を必要とする（**表68.4**）。これらの特徴が2つ以上あれば，早期死亡率をほぼ10倍増加させる[66]。**図68.4**は，合併症をもつ重度低栄養患者に対する慣例のケアの10段階を記述したものである。

▶低血糖と低体温

患者に低体温（直腸温<35.5℃）あるいは意識低下が生じた時，低血糖（Dextrostix〈簡易血糖測定法〉< 54 mg/dL）をチェックすることは重要である。これらは感染の徴候である。低血糖が存在している時，30分ごとにF-75処方を摂取させながら，10%のグルコースあるいはスクロース（砂糖）の溶液を経口的にあるいは経鼻（nasogastric：NG）栄養チューブで投与すべきである。意識レベルが低ければ，小児は殺菌した10%グルコース（5mL/kg）を静注し，続いて10%グルコースあるいはスクロース50mLをNGチューブで投与する。低体温に対しては，小児に衣服を着せ（頭部を含め），温めた毛布で覆う処置をする。低血糖と低体温は，昼夜なく2時間ごとに摂食させることにより予防する[65,67]。

▶脱水と電解質平衡異常

脱水の有用な徴候と症状は，下痢あるいは嘔吐，口渇感，尿量の減少，弱くて速い脈，低血圧，手足の冷え，および目の落ちくぼみの病歴である。栄養異状用の経口補水液（ReSoMal）5mL/kgを30分ごとに2時間，次いで5〜10mL/kg/時を4〜10時間，経口的にあるいはNGチューブで投与すべきである。ReSoMalは，標準のWHO経口補水液（WHO-ORS）に比べ，ナトリウムが少なく（90mmol/Lに対し45mmol/L），カリウムが多い（20mmol/Lに対し

表 68.3 重度タンパク質-エネルギー栄養障害小児病棟への入院および退院の推奨基準

	入院の基準	退院の基準
外来患者プログラムがない場合		
入院患者ケアへの入院/退院	WH<−3 Z あるいは MUAC<115 mm あるいは 両脚の浮腫	WH>−1 Z および 2 週間以上浮腫なし 栄養食の十分な摂食 正常のまたは速い体重増加 患者が臨床的に良好
外来患者プログラムがある場合		
外来患者ケアへの入院/退院（合併症のない患者）	>6 ヵ月齢 および MUAC<115 mm あるいは WH<−3 Z あるいは 両脚の浮腫 および 十分な食欲，臨床的に良好，機敏	体重増加%>15%[a] あるいは MUAC>115 mm および 浮腫なし≧2 週間 栄養的食事を十分量摂取 正常あるいは速い体重増加 患者は臨床的に良好 最低 2 ヵ月の入院
入院患者ケアへの入院/退院（合併症のある患者）	<6 ヵ月齢 および 目に見える重症のやせ あるいは 母親のカウンセリング後の母乳栄養困難 あるいは 両脚の浮腫 >6 ヵ月齢 および MUAC<115 mm あるいは WH<−3 Z あるいは 両脚の浮腫 および 食欲不振 合併症	食欲良好 および 医学的状態がコントロールされている 浮腫が解消しつつある

MUAC：上腕中部周囲径，WH：身長に対する体重。
[a] (現体重 − 入院時体重)/入院時体重 × 100。
(Adapted with permission from World Health Organization. WHO Training Course on the Management of Severe Malnutrition. Geneva : World Health Organization, 2009.)

表 68.4 重度タンパク質-エネルギー栄養障害患者における予後不良の臨床症状

6 ヵ月齢未満で，目に見える重症のやせあるいは両脚の浮腫
循環不全の徴候（手足の冷え，弱い橈骨脈拍，徐脈，意識減弱）
昏迷，昏睡あるいは他の意識上の変化
感染，特に気管支肺炎あるいは麻疹
点状出血あるいは出血傾向
脱水
持続性頻脈，心不全の徴候あるいは呼吸困難
黄疸
広範囲の滲出性または剝離性皮膚病変または深い褥瘡性潰瘍
低血糖
低体温

40 mmol/L)。類似の溶液は，WHO-ORS 小包，10%塩化カリウム溶液 45 mL，および砂糖 50 g/水 2 L で作製できる[68]。可能ならば，カリウム溶液の代わりにマグネシウム，亜鉛，銅を含む塩混合（40 mL または 6.25 g）を使うこともできる。水分補給開始 2〜3 時間後，ReSoMal は F-75 処方に変えるべきである。カリウムとマグネシウムの欠乏は補正するのに最低 2 週間はかかる。余分のカリウム（3〜4 mmol/kg/日）と余分のマグネシウム（0.4〜0.6 mmol/kg/日）は液体で与えることも，食事調製の際に直接加えることもできる。

患者が渇感がなく，尿が出て，他の脱水症状が消失した時，水分補給は完了する。脱水は，F-75 処方の摂取，母乳栄養の持続，および糞便喪失量の ReSoMal による置換（各水様便ごとに 50〜100 mL）により予防することができる[65,68]。

▶感染症

感染症の死亡率が高いとすれば，重症の低栄養患者を広域抗生物質で治療することはより安全である。合併症のない患者にはコトリモキサゾールを経口投与すべきである。重症患者か合併症のある患者にはアンピシリンに加え，ゲンタマイシンの筋注あるいは静注をすべきである。脱水によるショックと敗血症は共存するかもしれない。

▶治療食と追いつき成長

生命に危険のある状態をコントロールする手段が確立された後ただちに，基本的な生理過程を維持するために十分なエネルギーとタンパク質（100 kcal/kg/日，1〜1.5 g タンパク質/kg/日）を投与しはじめるべきである。重症の低栄養状態に対する代謝適応からゆるやかに逆転させることができるように，栄養のリハビリテーションはゆっくりと進めなければならない。液体食（130 mL/kg/日，重症の浮腫があれば 100 mL/kg/日）を少量，頻回に，経口あるいは NG チューブ（静脈栄養製品は不可）で投与し始めるのが最も良い。母乳栄養を中断すべきではなく，ケアと食事投与に両親を関与させるべきである。年長の小児および成

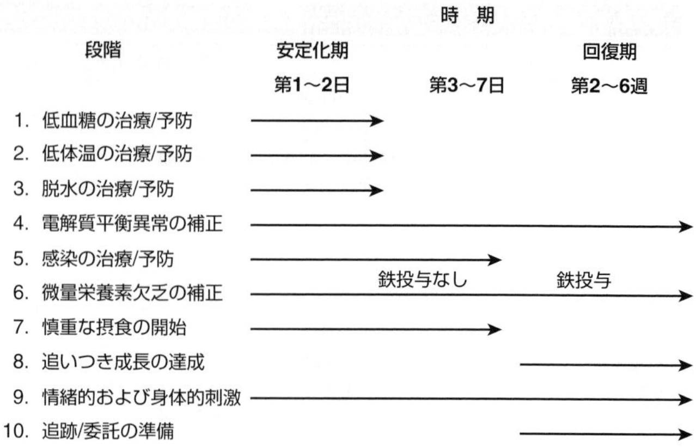

段階	時期 安定化期 第1～2日	第3～7日	回復期 第2～6週
1. 低血糖の治療/予防	──→		
2. 低体温の治療/予防	──→		
3. 脱水の治療/予防	──→		
4. 電解質平衡異常の補正	──────	──────	──────→
5. 感染の治療/予防	──────	──→	
6. 微量栄養素欠乏の補正	──────	鉄投与なし ──────	鉄投与 ──────→
7. 慎重な摂食の開始	──────	──→	
8. 追いつき成長の達成			──────→
9. 情緒的および身体的刺激	──────	──────	──────→
10. 追跡/委託の準備			──────→

図 68.4 入院患者ケアにおける日常治療の一般原則のおよその時間尺度。初期の安定化期（第 1 週）において，急性の病的状態は特に低血糖，低体温，脱水および感染症の面から管理する。この時期の後，より長期間の回復期（2～6 週間）が続く。回復期にはすべての医学的状態がコントロールされ，小児が正常速度あるいは速い速度で体重を増加させるように徹底的に摂食を行わせる。情緒的および身体的刺激を増加させ，そして小児の退院の準備をする（例えば，家庭でケアを続けるために介護者を訓練する）。

表 68.5 基本的な食品からの F-75 と F-100 処方の調理

タンパク質源	量 (g または mL)	穀類粉末 (g)	砂糖 (g)	油 (mL)	水 (mL)	混合ミネラル (mL)[a]	混合ビタミン (mL)[b]
F-75							
乾燥スキムミルク	25	35	70	27	1,000	20	140
乾燥全乳	35	35	70	17	1,000	20	140
液体ミルク（牛，ヤギ，ラクダ）	300	35	70	17	700	20	140
F-100							
乾燥スキムミルク	80	—	50	60	1,000	20	140
乾燥全乳	110	—	50	30	1,000	20	140
液体ミルク（牛，ヤギ，ラクダ）	880	—	75	20	120	20	140

[a] 混合ミネラル組成（1 L 中）：塩化カリウム 89.5 g，クエン酸カリウム 32.4 g，塩化マグネシウム 30.5 g，酢酸亜鉛 3.3 g，硫酸銅 0.56 g，セレン酸ニナトリウム 10 mg，ヨウ化カリウム 5 mg，水で 1000 mL にする。
[b] 混合ビタミン組成（1 L 中）：チアミン 0.7 mg，リボフラビン 2.0 mg，ニコチン酸 10 mg，ピリドキシン 0.7 mg，シアノコバラミン 1 μg，葉酸 0.35 mg，アスコルビン酸 100 mg，パントテン酸 3 mg，ビオチン 0.1 mg，レチノール 1.5 mg，カルシフェロール 30 μg，α-トコフェロール 22 mg，ビタミン K 40 μg。
(Adapted with permission from WHO. Management of severe malnutrition : a manual for physicians and other senior health workers. Geneva : WHO, 1999.)

人に対しては，部分的に良質で消化の良い栄養素を高濃度に含む固形食で液体食を置き換えることができる。

最良の治療食は 2 つの液体食である。すなわち，安定期には F-75（100 mL あたり 75 kcal とタンパク質 0.9 g），そしてリハビリテーション期には F-100（100 mL あたり 100 kcal とタンパク質 2.9 g）である（**表 68.5**）。F-75 処方に含まれるミネラルと，ビタミンに加えて，入院の際にビタミン A を 200,000 IU，乳児には 50,000～100,000 IU を投与すべきである。なぜなら，十分なタンパク質とエネルギー摂取が始まるとレチノール必要量が増加する結果，目の病変が出現するからである。**表 68.6** に，24 時間休みなく，少量，頻回投与の推奨スケジュールを示す。食欲旺盛で浮腫のない小児に対しては，このスケジュールは 2～3 日で完了することができる（例：各レベルで 24 時間）。

通常治療 1 週間後に患者が改善し，食欲が回復した時，追いつき用処方の F-100 を毎回 10 mL ずつ継続して満腹状態まで投与する（通常，～200 mL/kg/日）。リハビリテーション期には，急速な体重増加が期待される（> 10 g/kg/日）。体重増加が 10 g/kg/日未満の場合は，その小児は十分な再評価が必要である。F-75 を F-100 で置き換えた時は鉄サプリメントも投与すべきである。

表 68.6 F-75 を用いた治療食の第 1 週の推奨スケジュール

日	頻度	量/kg/摂食 (mL)	量/kg/日 (mL)
1～2	2 時間ごと	11	130
3～5	3 時間ごと	16	130
5～7 以上	4 時間ごと	22	130

(Reprinted with permission from WHO. Guidelines for the inpatient treatment of severely malnourished children. Geneva : WHO, 2003.)

▶感情的および身体的刺激

患者に食事を与える人の態度は，患者の食欲不振を克服するために重要である。忍耐と愛情あるケアが低栄養小児をなだめすかして食べさせるために必要である。SC は，鮮やかに彩色し，明るい雰囲気で，なるべく音楽をかけておくべきである。小児が助けなしに動き回ることができるようになればすぐに，探索行動をし，遊び，体を動かす活動に参加するように，彼らを鼓舞しなければならない。栄養上のリハビリテーション経過中の身体活動は身長の伸びと筋組織の増加をもたらす[69]。

合併症のない SPEM のヒト免疫不全ウイルス（HIV）陽性小児も OTP で治療できるが，体重増加速度と回復は遅く，致死率は高い[70]。抗レトロウイルス治療（antiretroviral therapy：ART）の早期開始（診断後 10 週間以内）は，高死亡率と関連する[71]。さらに，ART を開始した小児は，その後 12 週間のうちに SPEM になるかもしれない。SPEM 小児における ART を開始する最適な時間と ART 開始の結果に関してさらなる研究が必要である。

予後

軽度〜中等度タンパク質・エネルギー栄養障害の治療は疾患の急性の徴候を治す。しかし，小児の追いつき成長は長期間を要するか，または決して達成されないかもしれない。生まれて早期の成長阻害は，以下のような機能的悪影響を伴う。すなわち，認識と学習能力の低下，成人になっての低身長，経済的生産力の喪失，これらの女性から生まれた子の低出生体重，および内臓脂肪蓄積，耐糖能異常，血圧の上昇，小児後期の過剰体重増加に伴う脂質代謝の異常など栄養と関係する慢性疾患である[72〜75]。

正常に成長している小児に比べ，重症の成長阻害の小児は全体の死亡率が 4.1% 高く，SPEM の小児は死亡率が 9.4% 高い[10]。十分な治療により死亡率を 5% 未満に下げることが可能である。

成長阻害と中等度の急性低栄養に関係した死亡率は，ほとんど感染症と関連している。5 歳未満の小児において，下痢，急性呼吸器感染症，マラリアおよび麻疹の半分以上は，潜在的な原因として低栄養がある[76]。2004 年時で，5 歳未満の小児における 150 万人（14.5%）の死亡は成長阻害による。やせに伴う 150 万人の死亡のうち，わずか 1/3 が SPEM 小児であり，より多くの小児は WH Z 値が −1 と −3 の間にあるからである。正常体重の新生児（> 2,499 g）と比べ，体重が 1,500〜1,999 g の IUGR 乳児の死亡率は 8 倍高く，2,000〜2,499 g のそれの約 3 倍高い。成長阻害，重症のやせおよび IUGR を合わせると，220 万人が死亡しており（世界中の 5 歳未満の小児の死亡の 21%），また障害調整生命年（disability-adjusted life year：DALY）9,100 万（世界の総 DALY の 7%）の原因となっている[10]。

HIV に感染している 200 万人の小児のうち，95% はアフリカのサブサハラ（サハラ砂漠以南）で見つかる[77]。その地域の重症低栄養小児の HIV 血清有病率は約 1/3 であると報告されている。ART をしないと，SPEM の HIV 感染小児の死亡率は，HIV 感染のない小児の 3 倍高い[78]。SPEM の HIV 感染小児は一般に入院日数が長期間となり，合併症や日和見感染の結果，特に入院最初の 2 週間における死亡のリスクが高い[79,80]。

予防

低栄養の割合は，貧困が減少し，健康，栄養，教育および社会分野に投資した国において急速に減少した[81]。例えば，ブラジル北東で 1986〜2006 年に成長阻害が 34% から 6% に減少したのは，低所得家族の購買力の増加，女性の教育レベルの改善，清澄な水の入手，感染のリスクを下げる衛生設備，および基本的な健康ケアの普及と関係している[82]。次にあげるような介入が母体と小児の低栄養の予防に効果的であることが証明されている。すなわち，母乳栄養の促進，食物サプリメント供給のあるなしにかかわりなく補足的摂食の改善，微量栄養素の補充，手洗いと衛生，および SPEM の治療，である[83]。出生時から 36 ヵ月齢の間にこれらの介入を行い，成長阻害を 36%，死亡率を 25%，DALY を 25% 減少させることができた。長期間にわたる栄養障害を予防する対策には，以下のような内容を含む多分野の働きかけを続けなければならない。食物の生産・分配・利用（食糧安全保障），予防医学，教育，社会発展，および経済的改善である（**図 68.2**）。国家レベルにおける効果的なコントロールと予防は，低栄養の根底にある原因の除去を目指した持続的な長期間の政治的関与と活動を通してのみ達成することができる。メキシコでは，国家レベルの暫定的な現金振込プログラムと健康ケア施設のような，より良い目標設定と広範囲の適用の結果，成長阻害は 1988 年の 27% から 2006 年の 16% まで減少した[84]。

成長阻害の予防のための介入は，低出生体重の予防と適切な乳児哺育の実践を含めた妊娠と生後 2 年までに焦点をあわせなければならない[9]。早期の栄養改善は，成人における知的機能の向上と循環器疾患リスクの低下と関連する[85,86]。例えば妊娠中のアンバランスな母体の食事により誘導されるエピジェネティックおよび表現型の変化を戻すための内分泌的あるいは栄養的介入を支持するエビデンスが増しつつある[87]。

（Manuel Ramirez-Zea, Benjamin Caballero／岸 恭一 訳）

69 遺伝性代謝疾患：アミノ酸，有機酸，ガラクトース

遺伝学的な観点

遺伝学者は，必須栄養素に対する推奨量（recommended dietary allowance：RDA）[1]はすべての人に最適ではないという見解をもち，一般人に対する栄養と栄養素の特別な必要性の研究に取り組んでいる。むしろ集団内の1人ひとりは，遺伝学的にそれぞれの栄養所要量が決まっており，これには広い幅がある。この考えは，歴史的に2つの古い科学的な学問分野（ヒトの生化学的な遺伝学と栄養科学）に基づくものである。前者の学問はSir Archibald Garrodによる1908年のCroonian lecturesに由来する。Garrodは，4種類の「先天代謝異常」は正常な代謝過程の途中での阻害が原因であることを明らかにした。これらの代謝阻害による生化学的および臨床的な遺伝形式は，表現型に大きな影響を及ぼす単一遺伝子の伝播というメンデルの予測に一致していることが明らかになった。Garrodは，アルカプトン尿症では，摂取されるタンパク質の量が尿の黒さ（したがって，排出されるアルカプトンの量）と比例していることをみとめた。大部分の人においてはこのような現象は見られないが，無症状のキャリアではタンパク質が負荷となり，はっきりとわかる量のアルカプトンが尿に排泄される。このように，各個人の遺伝子が代謝を制御し，また病的状態は前駆物質の多量の蓄積と生成産物の不足を起こす代謝の流れの阻害によって引き起こされるという「個別化の」概念が起こってきた。

今日われわれは，先天異常症は酵素や補酵素の量や機能の変異によってもたらされる不連続な形質であると認識している[2~4]。酵素のアミノ酸配列と量は，遺伝子とエピジェネティクな制御により決定される。酵素機能のコントロールは，遺伝子の転写，RNAの転写後プロセッシング，翻訳，翻訳後修飾，補因子との相互作用，輸送，タンパク質の代謝回転といった分子調節により予想される。2万以上のヒト単一遺伝子病のリストが作成されており，利用することができる。そのうち約400種類では生化学的な背景が明らかになっている[5]。酵素活性を制御している遺伝子の正常範囲内の変異の広がりから，われわれの約30%は一般的なアレルのヘテロ接合体であると考えられる[6]。連続した多様性の範囲内で，突然変異は不連続性を生み出す。これは正常な環境条件下で病気として現れる比較的まれな遺伝形質である。

変異遺伝子の頻度は民族によって異なる。例えば，ミトコンドリア分枝鎖αケト酸デヒドロゲナーゼ（branched-chain α-ketoacid dehydrogenase：BCKAD）欠損症（メープルシロップ尿症〈maple syrup urine disease：MSUD〉）は全世界でおよそ185,000人に1人の新生児に発症する。しかし，血族結婚の多いメノー派教徒［訳注：キリスト教プロテスタントの一派，平和と非暴力を信条とする］の中では176人に1人の割合で見られる[7]。メノー派教徒の突然変異は*E1α*遺伝子に存在し，その変異により194番目のチロシン（TYR）がアスパラギンに変化する（Y302N）。ホモ接合状態では，罹患している新生児が分枝鎖アミノ酸（branched-chain amino acid：BCAA）をRDAの量だけ与えられたとしたら，変異のために極めて毒性の強い分岐鎖α-ケト酸（BCKA）が蓄積する。しかし，乳児期に食事中のイソロイシン（ILE），ロイシン（LEU），バリン（VAL）をRDAの20～40%に制限することで正常な発達が期待できる[8]。ヒトの必須アミノ酸の異化に関与する酵素形態と酵素活性の変異にはかなりの差が見られるが，RDAの摂取により重症になるほど障害が強いものはわずかだけである。現在では，40以上のまれな先天異常症に対して，集団の新生児スクリーニングと食事療法による介入が公衆衛生プログラムを通して行われている。新生児スクリーニングにより普通の食事を与えられた際に，遺伝的に疾患に罹患しやすいかどうかが予測できる[2,3]。これらの比較的まれな先天異常と対照的に，全人類はL-グロノ-α-ラクトンをアスコルビン酸に変換する酵素を欠損しているが，十分な量のビタミンCを摂取および吸収することにより壊血病を発症することはない[9]。したがって，「普通の」食事を与えられることによる遺伝的感受性の頻度はまれなものから一般的なものにまで及び，アミノ酸，窒素，炭水化物，脂質，脂肪酸，有機酸，プリン体，ピリミジン体，ミネラル，ビタミンといったものの代謝にまで広がっている。

栄養サポートにより改善する遺伝性疾患

通常の代謝過程で生じる基質や代謝産物の蓄積と欠乏，もしくは過剰産生にともなって中毒症状が現れる400以上の遺伝性疾患が報告されている[3]。多くの場合，食事療法により症状は軽減する。しかし，大多数では症状が出現するころには不可逆的な傷害が生じている。発症前，もしくは不可逆的な病気が起こる前に患者を見出すことが，これらの疾患での適切な管理方法である。疾患は遺伝性なので，受精の瞬間から遺伝子マーカーは発現している。そのため遺伝学的に予測し予防することができる。実際，妊娠10～16週の胎児で，絨毛もしくは羊水細胞を調べればいくつかの疾患が発見できる。出生前診断は妊娠9～12週に絨毛の生検により行われる[10]。フェニルケトン尿症（phenylketonuria：PKU）の母体から生まれる子どもに見られるような，妊娠期間中の先天異常に伴い発生する催奇形性の障害は，妊娠前から妊娠期間中を通して血中フェニルアラニン（PHE）濃度を厳格にコントロールすることで防ぐことが可能である。他の遺伝性の代謝性変化は，生後まだ無症状の乳児の血液，尿，赤血球，白血球，もしくは培養皮膚線維芽細胞内の障害酵素，蓄積した基質，もしくは代替経路で産生された代謝産物を調べることで発見することがで

きる。

発症前の遺伝性疾患に対する選択的検査は，遺伝性疾患の家族歴がある場合によく実施される。幼児期の成長障害のような比較的多い症状をもとに行う，遺伝性疾患の選択的スクリーニングにも着手している。PKU，ガラクトース血症，イソ吉草酸血症，ホモシスチン尿症，MSUD，アルギニノコハク酸血症，シトルリン血症といった多くの疾患において，早期治療の有効性が証明されている。PKU 患者で生後 2 週間以内に治療が開始されなければ，非可逆的な脳傷害が生じる。MSUD やガラクトース血症，イソ吉草酸血症，尿素回路異常症では，脳への非可逆的障害は生後 1 週間以内に起こる。一方，脂肪酸酸化異常では，間欠的な感染により引き起こされる致命的な低血糖が生じるまで，何週間も発見されないままである。これを予測して予防するため，ヒールスティックからの乾燥血液スポットによる集団での新生児スクリーニングが 1960 年代から開始されている。スクリーニングは生検からタンデム質量分析（MS/MS）に進化した。MS/MS では蓄積されている分析物の検出を少数のアミノ酸から脂肪酸や有機酸まで広げた。これらの化合物はアシルカルニチンプロファイルから決定され，アミノ酸は酪酸エステル誘導体から決定される。2006 年に American College of Medical Genetics[11] は初期目標の 29 の異常と 25 の二次異常の統一ガイドラインを勧告した。42 の異常は乾燥血液スポットの MS/MS でスクリーニングされ，そしてこれらの異常の場合はすべて，スクリーニングで陽性の乳児をできるだけ早く助けることと，速くスクリーニングの結果を確認あるいは否定する必要がある。そして，ただちに診断が確定したものに対しては食事による介入が必要である。臨床医，臨床検査技師，栄養士の間の対話的プロセスを通じて，これらの代謝状態が選ばれた。選択は，十分な知識とスクリーニングと確定診断の技術の実用性，予防介入の可能性，スクリーニングでこれらの異常のうちの 1 つが陽性である乳児が早期の介入で良好なアウトカムが得られるかに基づいている。いくつかの異常は MS/MS プロファイルでスクリーニングされる。スクリーニングで陽性の乳児に急いで介入が必要なものを**表 69.1** にまとめている[11~20]。傷害された酵素を**表 69.2** に示す[15,21~36]。新生児の緊急の栄養開始は確定診断と年齢が増すにつれて変わるので，小児の年齢に伴ういくつかの栄養学的な変化を**表 69.3** に示す。

遺伝性疾患をもつ多くの患者は栄養管理の恩恵を受けているが，十分な議論をするにはそれぞれについて 1 章ずつ必要である。そこで本章では，集団ベースのスクリーニング，情報検索，診断，栄養管理が不可逆的な重症の病的な問題を防ぐのに有効である疾患に焦点をあてた。

遺伝性疾患管理の一般的な原則

ここでは，先天代謝異常の治療への 13 の取組みについて述べる。すべての疾患は遺伝性であるので，再発のリスク，患児の病気の負担，出産に代わる方法に関して両親への遺伝カウンセリングが必要である。ここでは乳児への栄養と医学的な直介入に焦点をあてる。治療の選択は，病気を起こしている病態生理学的なメカニズムと全身のホメオスタシス（恒常性）を取り戻す医学的なアプローチによって決められる。疾患の経過が急性かどうかによって，いくつかの治療の取組みを続けて試みたり，あるいは同時に試してみる。

1．同化作用の増強と異化作用の低下。この複合的な方法には，高エネルギーの食事とアミノ酸代謝異常症と有機酸血症に対する適切な混合アミノ酸の投与が含まれる。生後 4～14 日目の乳児では，生理的な異化状態を避ける試みを行い，同化状態を小児の間維持しなければならない。この治療戦略は異化作用を有するすべての先天代謝異常に共通している。しかし，過体重や肥満を防ぐために，急性期の間だけ高エネルギー食を主体に使用し，慢性的に使用しないように注意が必要である。
2．代謝関係における根本的な不均衡の是正。この修正には，毒性のある蓄積した基質を減らす食事制限と，欠乏している生成物の供給の両方が含まれる。例えば，フェニルアラニンヒドロキシラーゼ（phenylalanine hydroxylase：PAH）欠損症では PHE が制限され，TYR が補充される。
3．過剰産生により蓄積された生成物の排泄亢進。腎臓は透析臓器として，毒性のある蓄積した前駆物質を除去する役割をもつ。水分補給により利尿を維持することは治療の重要な要素である。
4．阻害された代謝経路において蓄積した毒性のある前駆物質を減少させるための，代替代謝経路の供給。多くの例が存在する。例えば，尿素サイクルにおける酵素欠損によりアンモニアが蓄積するが，これに対して，治療量のフェニル酢酸（害が少ない前駆物質，フェニル酪酸が使用される）を投与することでグルタミンからフェニルアセチルグルタミンを形成させ，その結果 2 個の窒素原子を尿に排泄し，アンモニアを減少させる。安息香酸も馬尿酸のグリシン抱合を分離するために用いられ，その結果，1 mol あたり 1 元素の窒素の尿中への排泄が起こる。同様にイソ吉草酸血症では，グリシン-*N*-アシル基転移酵素を活性化するグリシン（GLY）が補充されると，蓄積したイソ吉草酸（IVA）から無害なイソ吉草酸グリシン（IVG）に変換される。その後 IVG は尿中に排泄される。シスタチオニン β-シンターゼ（cystathionine β-synthase：CβS）欠損症では，ホモシステインからメチオニン（MET）へのメチル化促進の目的でベタインが使用される。
5．過剰生成物を減らすための代謝阻害剤の使用。例えば，痛風においてアロプリノールはキサンチンオキシダーゼを阻害し，尿酸の過剰産生を減少させる。家族性高コレステロール血症では，ロバスタチンやコンパクチンがヒドロキシメチルグルタリル CoA（hydroxymethylglutaryl-coenzyme A：HMG-CoA）レダクターゼを抑制し，過剰なコレステロール生合成を減少させる。チロシン血症 1 型では 2-(2-ニトロ-4-トリフルオロメチルベンゾイル)-1,3-シクロヘキサンジオン（NTBC）が *p*-ヒドロキシフェニルピルビン酸ジオキシゲナーゼ（*p*-OHPPAD）を阻害し，これによりサクシニルアセトンの産生も阻害する。
6．第二経路で阻害された生成物の補充。嚢胞性線維症では，消化酵素を産生し分泌する膵外分泌機能が正常に機

表 69.1 新生児スクリーニング，タンデム質量分析装置による分析マーカーおよび診断時および急性期の栄養サポートが推奨される Online Mendelian Inheritance in Man Number［訳注：ヒトにおける遺伝子病のカタログの電子版］の先天性代謝異常の中心および二次目標

先天異常（OMIM ナンバー）	分析マーカー	診断時および急性期の栄養サポート
中心目標		
［アミノ酸異常］		
アルギニノコハク酸血症（No. 207900）	CIT	血中 NH_3>200mmoL/L の時，早急に介入が必要 アルギナーゼの欠損がない場合は，タンパク質を 1～2 日間だけ除く，L-ARG と L-CIT を増やす 必要ならば，10 mg/kg/分の速度で静脈からグルコースと電解質を 150 mL/kg/24 時間投与 Pedialyte と甘味料の砂糖を加えたノンカフェインのソフトドリンクを投与，エネルギーの摂取量を RDA の 125～150%にするために Polycose あるいは Moducal［訳注：いずれもグルコースの多量体の商品名］を付加 認容できれば，できるだけ早く経口での医療食と完全食を開始する 血中 NH_3を低下させるために安息香酸ナトリウム，フェニル酪酸，フェニル酢酸を使用
シトルリン血症（No. 215700）	CIT	血中 NH_3>200mmoL/L の時，早急に介入が必要 アルギナーゼの欠損がない場合は，タンパク質を 1～2 日間だけ除く，L-ARG を増やす 必要ならば，グルコース 10 mg/kg/分の速度で静脈からグルコースと電解質を 150 mL/kg/24 時間投与 エネルギーの摂取量を RDA の 125～150%にするために Polycose あるいは Moducal を付加した，Pedialyte［訳注：スポーツドリンクの商品名］と甘味料の砂糖を加えた，ノンカフェインのソフトドリンクを投与 認容できれば，できるだけ速く経口での医療食と完全食を開始する 血中 NH_3を低下させるために安息香酸ナトリウム，フェニル酪酸，あるいはフェニル酢酸を使用
ホモシスチン尿症（No. 236200）	MET	十分な水分量を保つ 1 ヵ月間，通常の乳児用人工乳に加えて，患者が B_6に反応性があれば，25～100 mg/kg のピリドキシンを投与 患者がビタミン B_6に反応しないならば，1 ヵ月の終わりには医療食，葉酸，ベタイン，そして完全食で MET（20 mg/kg）を制限する
メイプルシロップ尿症（MSUD）（No. 248600, 248611, 248610, 238339）	LEU±VAL	早急に介入が必要 分枝鎖アミノ酸を 1～2 日間除く 代謝性アシドーシスと電解質異常を補正 タンパク質の異化を防ぐために十分なエネルギーを投与（同年齢の RDA の 125～150%） 神経学的なクリーゼを予防するために水和状態，電解質の状態，臨床症状をモニター 血漿 ILE 濃度がほぼ 105 μmol/L に達したら，1～2 日以内に L-ILE を治療に加える ILE あるいは VAL のどちらかが欠乏していたら，血漿 LEU 濃度が長期間上昇したままになる 合併する敗血症を疑う 認容できれば，できるだけ早く経口での医療食と完全食を開始する
フェニルケトン尿症（PKU）（No. 261600）	PHE, PHE/TYR	食事から PHE を 1～2 日間だけ除く 乳児に対しては，必要ならば，電解質の維持のために，Polycose を付加した Pedialyte を提供する 必要ならば，グルコースを 10 mg/kg/分の速度で静脈からグルコースと電解質を 150 mL/kg/24 時間投与し，同化を維持するために PHE を除去したアミノ酸を補う エネルギーの摂取量を RDA の 100%にするために Polycose あるいは Moducal を付加した，甘味料の砂糖を加えた，ノンカフェインのソフトドリンクを投与 認容できれば，できるだけ早く経口での医療食と完全食を開始する
チロシン血症 1 型（Tyr Ⅰ）（No. 276700）	TYR	早急に介入が必要 食事中の PHE，TYR を 1～2 日間だけ除く 必要ならば，電解質のバランスを維持するために，乳児では，Polycose を加えた Pedialyte を提供する 必要ならば，グルコース 10 mg/kg/分の速度で静脈からグルコースと電解質を 150 mL/kg/24 時間投与，そして同化を維持するために，PHE と TYR を除いたアミノ酸を投与 エネルギーの摂取量を RDA の 120～130%にするために Polycose あるいは Moducal を付加した，Pedialyte と甘味料の砂糖を加えた，ノンカフェインのソフトドリンクを投与 認容できれば，できるだけ速く経口での医療食と完全食を開始する
［脂肪酸酸化障害］		
カルニチン取込み障害（CUD）（No. 212140）	CO	生後 6 ヵ月以上であれば，低血糖を避けるために，必要に応じて調理していないコーンスターチを投与 飢餓を避ける

表 69.1 続き

先天異常（OMIM ナンバー）	分析マーカー	診断時および急性期の栄養サポート
		必要ならば，グルコース 10 mg/kg/分の補充速度で静脈からグルコースと電解質を 150 mL/投与 家庭では，30 mL あたり 2.5 g の炭水化物を含んだ液体を頻回に投与 できるだけ早く経口から食事を開始する
長鎖ヒドロキシアシル CoA デヒドロゲナーゼ欠損症（LCHAD）（No. 609016）	C16-OH, C18：1-OH	生後 6 ヵ月以上であれば，低血糖を避けるために，必要に応じて調理していないコーンスターチを投与 飢餓を避ける 必要ならば，グルコース 10 mg/kg/分の速度で静脈からグルコースと電解質を 150 mL/kg/24 時間投与 家庭では，液体 30 mL あたり 2.5 g の炭水化物を含んだ液体を頻回に投与 できるだけ早く経口から食事を開始する
中鎖アシル CoA デヒドロゲナーゼ欠損症（MCAD）（No. 201450）	C8/C10±C6, C10：1f, C8	生後 6 ヵ月以上であれば，低血糖を避けるために，必要に応じて調理していないコーンスターチを投与 飢餓を避ける 必要ならば，グルコース 10 mg/kg/分の速度で静脈からグルコースと電解質を 150 mL/kg/24 時間投与 家庭では，液体 30 mL あたり 2.5 g の炭水化物を含んだ液体を頻回に投与 できるだけ早く経口から食事を開始する 中鎖トリグリセリドを避ける
三頭酵素（trifunctional protein：TFP）欠損症（No. 609015）	C16-0H, C18：1-0H	生後 6 ヵ月以上であれば，低血糖を避けるために，必要に応じて調理していないコーンスターチを投与 飢餓を避ける 必要ならば，グルコース 10 mg/kg/分の速度で静脈からグルコースと電解質を 150 mL/kg/24 時間投与 家庭では，30 mL あたり 2.5 g の炭水化物を含んだ液体を頻回に投与 できるだけ早く経口から食事を開始する
超長鎖アシル CoA デヒドロゲナーゼ欠損症（VLCAD）（No. 201475）	C14：1, C14：1/C12：1 ±C14, C16, C18：1	生後 6 ヵ月以上であれば，低血糖を避けるために，必要に応じて調理していないコーンスターチを投与 飢餓を避ける 必要ならば，グルコース 10 mg/kg/分の速度で静脈からグルコースと電解質を 150 mL/kg/24 時間で投与 家庭では，30 mL あたり 2.5 g の炭水化物を含んだ液体を頻回に投与 できるだけ早く経口から食事を開始する
［有機酸異常］		
β-ケトチオラーゼ（BKT）欠損症[a]（No. 248600）	C5：1, ±C5OH	食事から ILE を 1〜2 日間だけ除く L-カルニチンを投与 必要ならば，電解質バランスを維持するために Polycose とともに Pedialyte を投与する 必要ならば，グルコース 10 mg/kg/分の速度で静脈からグルコースと電解質を 150 mL/kg/24 時間で投与 エネルギーの摂取量を RDA の 100〜125%にするために Polycose あるいは Moducal を付加した，Pedialyte と甘味料の砂糖を加えた，ノンカフェインのソフトドリンクを投与 できるだけ早く経口での医療食と完全食を開始する
β-メチルクロトニル CoA カルボキラーゼ（3MCC）欠損症[a]（No. 210200）	C5-OH. ±C5：1	食事からの LEU を 1〜2 日間だけ除く L-カルニチンの静脈注射 強力に輸液を補う 代謝性アシドーシスと電解質異常を補正 異化を抑制するため十分なエネルギーを補給（同年齢の RDA の 125〜150%） 必要であれば，静脈からグルコース，脂質，および LEU を除いた L-アミノ酸液を投与 認容できれば，できるだけ早く経口での医療食と完全食を開始する
コバラミン A および B（Cbl A, B）欠損症[a]（Nos. 251100, 251110）	C3, C3/C2	ILE，MET，THR，VAL を 1〜2 日だけ除く できるだけ早く経口から食事を開始し，薬理学的な用量の葉酸と筋注射でヒドロキシコバラミンを投与する
グルタル酸血症 1 型[a]（GA-Ⅰ）（No. 231670）	C5-DC	LYS と TRP を 1〜2 日間だけ除く 乳児に対しては，必要ならば，電解質の維持のために，Polycose を付加した Pedialyte を提供する 必要ならば，グルコース 10 mg/kg/分の速度で静脈からグルコースと電解質を 150 mL/kg/24 時間投与，そして LYS と TRP を除いたアミノ酸を投与 必要ならば，電解質のバランスを維持するために，甘味料の砂糖を加えたノンカフェインのソフトドリンクを投与。Polycose を加えた Pedialyte を提供する 認容できれば，できるだけ早く経口での医療食と完全食を開始する
HMG-CoA リアーゼ欠損症[a]（No. 246450）	C5-OH, ±C6-DC	早急な介入が必要 LEU を 1〜2 日間だけ除く 脂肪摂取を制限 L-カルニチンを投与 水分を強力に補充

表 69.1 続き

先天異常（OMIM ナンバー）	分析マーカー	診断時および急性期の栄養サポート
		代謝性アシドーシスと電解質異常を補正 タンパク質の異化を防ぐために十分なエネルギーを投与（同年齢の RDA の 125〜150%） 敗血症の合併を疑う。適切な培養の結果を得た後には，低い治療の閾値しかない 認容できれば，できるだけ早く経口での医療食と完全食を開始する
吉草酸血症[a]（IVA）（No. 243500）	C5	食事から LEU を 1〜2 日間だけ除く GLY と L-カルニチンを投与 乳児に対して，必要ならば，電解質バランスを維持するために Polycose とともに Pedialyte を提供する エネルギーの摂取量を RDA の 100〜125%にするために Polycose あるいは Moducal を付加した，Pedialyte と甘味料の砂糖を加えたノンカフェインのソフトドリンクを投与 必要ならば，グルコースを 10 mg/kg/分の速度で静脈からグルコースと電解質を 150 mL/kg/24 時間投与し，LEU を除去したアミノ酸を補う 認容できれば，できるだけ早く経口での医療食と完全食を開始する
メチルマロン酸血症[a]（MUT）（No. 251000）	C3, C3/C2	早急な介入が必要 ILE，MET，THR，VAL を 1〜2 日間だけ除く L-カルニチンを投与 水分を強力に補充 代謝性アシドーシスと電解質異常を補正。タンパク質の異化を防ぐために十分なエネルギーを投与（同年齢の RDA の 125〜150%） 敗血症の合併を疑う。適切な培養の結果を得た後には，低い治療の閾値しかない
多カルボキシラーゼ欠損症[a]（MCD）（No. 253260）	C5-OH, ±C3	ビオチン 10〜20 mg/日 乳児に対しては，必要ならば，電解質の維持のために Polycose を付加した Pedialyte を提供する 必要ならば，グルコースを 10 mg/kg/分の速度で静脈からグルコースと電解質を 150 mL/kg/24 時間投与 エネルギーの摂取量を RDA の 100〜125%にするために Polycose あるいは Moducal を付加した，Pedialyte と甘味料の砂糖を加えた，カフェインフリーのソフトドリンクを投与 認容できれば，できるだけ早く経口での医療食と完全食を開始する
プロピオン酸血症[a]（PPA）（No. 606054）	C3, C3/C2	早急な介入が必要 ILE，MET，THR，VAL を 1〜2 日間除く L-カルニチンを投与 水分を強力に補充 重症の代謝性アシドーシスと電解質異常を補正 タンパク質の異化を防ぐために十分なエネルギーを投与（同年齢の RDA の 125〜150%） 敗血症の合併を疑う。適切な培養の結果を得た後には，低い治療の閾値しかない 認容できれば，できるだけ早く完全食を開始
［その他の疾患］		
ビオチニダーゼ欠損症（No. 253260）	±C5-OH, C5：1	ビオチン 10〜20 mg/日 必要ならば，電解質のバランスを維持するために，乳児において Polycose を加えた Pedialyte を提供する エネルギーの摂取量を RDA の 100〜125%にするために Polycose あるいは Moducal を付加した，Pedialyte と甘味料の砂糖を加えた，カフェインフリーのソフトドリンクを投与 必要ならば，グルコース 10 mg/kg/分の速度で静脈からグルコースと電解質を 150 mL/kg/24 時間投与 認容できれば，できるだけ早く乳児用人工乳を開始
嚢胞性線維症（CF）（No. 219700）		小児消化器医に紹介
ガラクトース-1-リン酸ウリジルトランスフェラーゼ欠損症[b]（No. 606999）		ラクトースとガラクトースが含まれている乳児用人工乳を避ける ラクトースあるいはガラクトースが含まれている薬を避ける
二次目標		
［アミノ酸異常］		
アルギニン血症（No. 107830）	ARG	早急な介入が必要 血中 NH_3 > 200 μmol/L タンパク質を 1〜2 日間だけ除く エネルギーの摂取量を RDA の 125〜150%にするために Pedialyte と，Polycose あるいは Moducal を付加した，甘味料の砂糖を加えたノンカフェインのソフトドリンクを投与 必要ならば，グルコース 10 mg/kg/分の速度で静脈からグルコースと電解質を 150 mL/kg/24 時間投与 認容できれば，できるだけ早く経口での医療食と完全食を開始する

表 69.1　続き

先天異常（OMIM ナンバー）	分析マーカー	診断時および急性期の栄養サポート
		血中の NH_3を低下させるために，安息香酸ナトリウム，フェニル酪酸，あるいはフェニル酢酸を使用
ビオプテリン再合成 deficiency（No. 261630）	PHE, PHE/TYR	
ビオプテリン合成 defect（No. 261630）	PHE, PHE/TYR	
シトリン欠損症（No. 603471）	CIT	高タンパク質，低炭水化物食
高メチオニン血症（No. 250850）	MET	MET を 1～2 日間だけ除く 認容できれば，できるだけ早く経口での医療食と完全食を開始する
高フェニルアラニン血症（No. 261630）	PHE	食事からの PHE を 1～2 日間だけ除く 必要ならば，電解質バランスを維持するために，乳児において Polycose を加えた Pedialyte を提供する 必要ならば，グルコース 10 mg/kg/分の速度で静脈からグルコースと電解質を 150 mL/kg/24 時間投与，そして同化を維持するために PHE を除いたアミノ酸を投与 エネルギーの摂取量を RDA の 100%に維持するために，Polycose あるいは Moducal を付加した，Pedialyte と甘味料の砂糖を加えた，カフェインフリーのソフトドリンクを投与 認容できれば，できるだけ早く経口での医療食と完全食を開始する
チロシン血症 2 型（TyrⅡ）（No. 276600）	TYR	食事から PHE，TYR，を 1～2 日間だけ除く 必要ならば，電解質バランスを維持するために，乳児において Polycose を加えた Pedialyte を提供する エネルギーの摂取量を RDA の 120～130%に維持するために Polycose あるいは Moducal を付加した，Pedialyte と甘味料の砂糖を加えた，カフェインフリーのソフトドリンクを投与 必要ならば，グルコース 10 mg/kg/分の速度で静脈からグルコースと電解質を 150 mL/kg/24 時間投与，そして同化を維持するために PHE と TYR が含まれていないアミノ酸を投与 認容できれば，できるだけ早く経口での医療食と完全食を開始する
チロシン血症 3 型（TyrⅢ）（No. 276710）	TYR	食事から PHE，TYR，を 1～2 日間だけ除く 必要ならば，電解質バランスを維持するために，乳児において Polycose を加えた Pedialyte を提供する 必要ならば，グルコース 10 mg/kg/分の速度で静脈からグルコースと電解質を 150 mL/kg/24 時間投与，そして同化を維持するために PHE と TYR が含まれていないアミノ酸を投与 エネルギーの摂取量を RDA の 120～130%に維持するために Polycose あるいは Moducal を付加した，Pedialyte と甘味料の砂糖を加えた，カフェインフリーのソフトドリンクを投与 認容できれば，できるだけ早く経口での医療食と完全食を開始する
［脂肪酸酸化異常］		
カルニチンアシルカルニチントランスポーター（CACT）欠損（No. 212138）	C16：1, C18：1	早急な介入が必要 飢餓を避ける 必要ならば，グルコース 10 mg/kg/分の速度で静脈からグルコースと電解質を 150 mL/kg 投与 生後 6 ヵ月以上であれば，低血糖を避けるために，必要に応じて調理していないコーンスターチを投与 家庭では，30 mL あたり 2.5 g の炭水化物を含んだ液体を頻回に投与
カルニチンパルミトイルトランスフェラーゼⅠ（CPT ⅠA）欠損症（No. 600528）	カルニチン	生後 6 ヵ月以上であれば，低血糖を避けるために，必要に応じて調理していないコーンスターチを投与 飢餓を避ける 必要ならば，グルコース 10 mg/kg/分の速度で静脈からグルコースと電解質を 150 mL/kg 投与 家庭では，30 mL あたり 2.5 g の炭水化物を含んだ液体を頻回に投与。 できるだけ早く経口から食事を開始する
カルニチンパルミトイルトランスフェラーゼⅡ（CPT Ⅱ）欠損症（No. 255110）	C16：1, C18：1	生後 6 ヵ月以上であれば，低血糖を避けるために，必要に応じて調理していないコーンスターチを投与 飢餓を避ける 必要ならば，グルコース 10 mg/kg/分の速度で静脈からグルコースと電解質を 150 mL/kg 投与 家庭では，30 mL あたり 2.5 g の炭水化物を含んだ液体を頻回に投与 できるだけ早く経口から食事を開始する
ジエノイル CoA レダクターゼ欠損症（DE RED）（No. 222745）		生後 6 ヵ月以上であれば，低血糖を避けるために，必要に応じて調理していないコーンスターチを投与 飢餓を避ける 必要ならば，グルコース 10 mg/kg/分の速度で静脈からグルコースと電解質を 150 mL/kg 投与 家庭では，30 mL あたり 2.5 g の炭水化物を含んだ液体を頻回に投与 できるだけ早く経口から食事を開始する

表 69.1 続き

先天異常（OMIM ナンバー）	分析マーカー	診断時および急性期の栄養サポート
グルタル酸血症 2 型[a]（GA-Ⅱ）（多アシル CoA デヒドロゲナーゼ欠損症）（No. 231680）	C4, C5, C5-DC, C6, 8, 12, 14, 16	食事から LYS と TRP を 1〜2 日間だけ除く 脂肪を制限 L-カルニチンと GLY を投与 リボフラビンを投与 同化，電解質バランス，水和状態を維持 認容できれば，できるだけ早く経口での医療食と完全食を開始する
中鎖ケトアシル CoA チオラーゼ欠損症（No. 602199）	C8, C8/C10, ±C6, C6, C10：1	生後 6 ヵ月以上であれば，低血糖を避けるために，必要に応じて調理していないコーンスターチを投与 飢餓を避ける 必要ならば，10 mg/kg/分の速度で静脈からグルコースと電解質を 150 mL/kg 投与 家庭では，30 mL あたり 2.5 g の炭水化物を含んだ液体を頻回に投与
中鎖/短鎖ヒドロキシアシル CoA デヒドロゲナーゼ欠損症（No. 300256）	C4-OH	生後 6 ヵ月以上であれば，低血糖を避けるために，必要に応じて調理していないコーンスターチを投与 飢餓を避ける 必要ならば，10 mg/kg/分の速度で静脈からグルコースと電解質を 150 mL/kg 投与 家庭では，30 mL あたり 2.5 g の炭水化物を含んだ液体を頻回に投与 できるだけ早く経口摂取を開始する
短鎖アシル CoA デヒドロゲナーゼ欠損症（No. 201470）	C4	生後 6 ヵ月以上であれば，低血糖を避けるために，必要に応じて調理していないコーンスターチを投与 飢餓を避ける 必要ならば，10 mg/kg/分の速度で静脈からグルコースと電解質を 150 mL/kg 投与 家庭では，30 mL あたり 2.5 g の炭水化物を含んだ液体を頻回に投与 できるだけ早く経口摂取を開始する
[有機酸異常]		
2-メチル-3-ヒドロキシ酪酸血症	C5, C5：1, C5-OH	食事から ILE を 1〜2 日間だけ除く L-カルニチンを投与 必要ならば，電解質バランスを維持するために，Polycose を加えた Pedialyte を提供する 必要ならば，10 mg/kg/分の速度で静脈からグルコースと電解質を 150 mL/kg/24 時間投与 エネルギーの摂取量を RDA の 100〜125%にするために Polycose あるいは Moducal を付加した，Pedialyte と甘味料の砂糖を加えた，カフェインフリーのソフトドリンクを投与
2-メチル酪酸 CoA デヒドロゲナーゼ欠損症（No. 600006）	C5	LEU 制限？
3-メチルグルタコニルヒドラターゼ欠損症[a]（No. 250950）	C5-OH	食事から LEU を 1〜2 日間だけ除く L-カルニチンを投与 強力に水分を補給 アシドーシスと電解質異常を補正 必要ならば，異化を防ぐために十分なエネルギー（同年齢の RDA の 125〜150%）を投与，静脈からグルコース，脂肪，LEU を含まない L-アミノ酸を投与 認容できれば，できるだけ早く経口医療食と完全食に戻す
コバラミン C および D（Cbl C, D）欠損症[a]（No. 277410, 277400）	C3/C2	ILE，MET，THR，VAL を 1〜2 日間だけ除く できるだけ早く経口から食事を開始し，薬理学的な用量の葉酸と筋注射でヒドロキシコバラミンを投与する
イソ酪酸 CoA デヒドロゲナーゼ欠損症（IBG）（No. 611283）	C4	食事から LEU を 1〜2 日間だけ除く GLY，VAL，L-カルニチンを増やす 必要ならば，電解質バランスを維持するために，乳児には Polycose を加えた Pedialyte を提供する 必要ならば，10 mg/kg/分の速度で静脈からグルコースと電解質を 150 mL/kg/24 時間投与，LEU を含まないアミノ酸を投与 エネルギーの摂取量を RDA の 100〜125%にするために Polycose あるいは Moducal を付加した，Pedialyte と甘味料の砂糖を加えた，ノンカフェインのソフトドリンクを投与 認容できれば，できるだけ早く経口医療食と完全食に戻す
マロン酸（MAL）血症（No. 248360）	C3	脂肪を制限 L-カルニチンと中鎖トリグリセリドを投与 飢餓を避ける 生後 6 ヵ月以上であれば，低血糖を避けるために必要に応じて調理していないコーンスターチを投与 必要ならば，10 mg/kg/分の速度で静脈からグルコースと電解質を 150 mL/kg 投与 家庭では，30 mL あたり 2.5 g の炭水化物を含んだ液体を頻回に投与 できるだけ早く経口摂取を開始する

表 69.1 続き

先天異常（OMIM ナンバー）	分析マーカー	診断時および急性期の栄養サポート
[他の異常]		
ガラクトキナーゼ(GALK)欠損症[b]（No. 230200）		正常の乳児と同じ ラクトースあるいはガラクトースが含まれている人工乳，食品，薬を避ける できるだけ早く経口摂取を開始する
ガラクトースエピメラーゼ（GALE）欠損症[b]（No. 230350）		正常の乳児と同じ ラクトースあるいはガラクトースが含まれている人工乳，食品，薬を避ける 認容できれば，できるだけ早く経口食を開始する

コロン（：）二重結合を表す，ARG：アルギニン，BCAA：分岐鎖アミノ酸，C：アシル基/炭鎖，CIT：シトルリン，CoA：補酵素 A，DC：ジカルボン酸，GLY：グリシン，HMG-CoA：3-ヒドロキシ-3-メチルグルタリル補酵素 A，ILE：イソロイシン，IM：筋注，IV：静注，LEU：ロイシン，LYS：リシン，MET：メチオニン，NH_3：アンモニア，O：酸素，OH：水酸化物，OMIM：Online Mendelian Inheritance in Man，PHE：フェニルアラニン，RDA：推奨量，THR：トレオニン，TRP：トリプトファン，TYR：チロシン，VAL：バリン。

[a] 1つ，またはそれ以上のアミノ酸が疾患に関わる。

[b] 血中ガラクトース測定によりスクリーニングされる。

(Data from references 2 and 12 to 20, with permission.)

表 69.2 染色体位置，遺伝子の大きさ，構造配列番号，変異番号，遺伝子の組織分布および遺伝子型/表現型における相関

酵素	染色体の位置	遺伝子の大きさ (Kb)	変異番号	組織分布	遺伝子型/表現型相関
アミノ酸代謝酵素					
フェニルアラニンヒドロキシラーゼ	12q22-q24.1	>90	>500	肝臓，腎臓	遺伝子型は広く代謝と臨床的表現型を予測する
ジヒドロプテリジンレダクターゼ	4p15.1-p16.1		21	肝臓，線維芽細胞，赤血球，白血球，血小板	?
グアノシン三リン酸シクロヒドロラーゼ	14q22.1-q22.2	30	42	肝臓	なし
6-ピルボイルテトラヒドロプテリンシンターゼ	11q22.3-q23.3	?	>28	肝臓，赤血球	遺伝子型が表現型と関連している
プテリン-4α-カルビノールアミンデヒドラターゼ	10q22		7	リンパ球，頭髪根細胞	表現型は軽症
フマリルアセト酢酸ヒドロリアーゼ	15q23-q25		34	肝臓，腎細管，リンパ球，赤血球	遺伝子型が表現型と関連しているかは不明瞭
マレイルアセト酢酸イソメラーゼ	14q24.3	?	3	肝臓，線維芽細胞，腎臓	?
チロシンアミノトランスフェラーゼ	16q22.1	10.9	15	肝臓，腎臓	なし
4-ヒドロキシフェニルピルビン酸ジオキシゲナーゼ	12q24-qter	21	?	肝臓	?
シスタチオニンβシンターゼ	21q22.3	30	30	肝臓，線維芽細胞，脳，植物性血球凝集素リンパ球，羊水細胞，織柔毛細胞	遺伝子型が表現型と関連している 1278T：ビタミンB_6応答。T353M：アフリカ，非ビタミンB_6応答性 G307S：ケルト，非ビタミンB_6応答性
メチオニン-*S*アデシルトランスフェラーゼ	10q22	20	17	肝臓[22,28)]	遺伝子型が表現型と関連しているかは明らかではない
有機酸代謝酵素					
分枝鎖α-ケト酸デヒドロゲナーゼ複合体					
E1α（デカルボキシラーゼ）	19q13.3	55	12	肝臓，線維芽細胞，白血球，筋	Y393W（メノー派教徒）（古典的な表現型）
E1β（安定型 E1α）	6q1.4	100	4	肝臓，線維芽細胞，白血球，筋	11 bp del→停止
E2（トランスアシラーゼ）	1p31	68	6	肝臓，線維芽細胞，白血球，筋	E163X R183P，アシュケナージ系ユダヤ人において共通？
E3（リポアミドデヒドロゲナーゼ）	7p22	20	10	肝臓，線維芽細胞，白血球，筋	ピルビン酸塩およびα-ケトグルタル酸デヒドロゲナーゼにも影響がある
E1αキナーゼ（不活性型）	16p13.12	40	2	肝臓，線維芽細胞，白血球，筋	TNF-αにより抑制され，癌悪液質を起こす

表 69.2 続き

酵素	染色体の位置	遺伝子の大きさ(Kb)	変異番号	組織分布	遺伝子型/表現型相関
E1α ホスファターゼ(活性型)	?	?	?	肝臓，線維芽細胞，白血球，筋	分枝鎖α-ケト酸デヒドロゲナーゼ複合の活性化
イソバレリル CoA デヒドロゲナーゼ	15q14-q15	2.1～4.6	20	肝臓，線維芽細胞	遺伝子型は表現型と関連していない
3-メチルクロトニル CoA カルボキシラーゼ	?	?	?	線維芽細胞，リンパ球	遺伝子型は表現型と関連している
3-メチルグルタコニル CoAヒドラターゼ(1型)	?	?	?	線維芽細胞，リンパ球	?
3-ヒドロキシ-3-メチルグルタリル CoA リアーゼ(HMG-CoA リアーゼ)	1p35.1.36.1	?	?	肝臓	遺伝子型は表現型と関連している
2 メチル酪酸 CoA デヒドロゲナーゼ(アシル CoA デヒドロゲナーゼ-SBCAD)	10q26.13	20	＞12	線維芽細胞[15,21]	報告なし
複合カルボキシラーゼ(ホロカルボキシラーゼシンテターゼ)	?	?	＞30	肝臓，線維芽細胞，白血球[32]	遺伝子型は表現型と関連している
グルタリル CoA デヒドロゲナーゼ	19p13.2	7	＞90	肝臓，腎臓，線維芽細胞，白血球，羊水細胞，絨毛膜絨毛細胞	遺伝子型と，臨床的な重症度とは関連がない。特定の変異と有機性酸尿症の重症度は比例する
プロピオニル-CoA カルボキシラーゼ				心臓，腎臓，肝細胞	なし
α-サブユニット	13q32	100	?		
β-サブユニット	3q13.3q22	?	?		
メチルマロニル CoA 転移酵素	6p12-p21.2	?	22	腎臓，肝臓，胎盤細胞	遺伝子型は表現型と関連している
ビオチニダーゼ	3p25	?	＞100	血漿白血球，線維芽細胞[25]	報告なし
βケトチオラーゼ(ミトコンドリアアセトアセチル CoA チオラーゼ)	11q22.3-q23.1	1.5	＞40	肝臓[26]	報告なし
2-メチル-3-ヒドロキシブチリル CoA デヒドロゲナーゼ	XP11.2H517B10 遺伝子[35]	1.3	?	すべてのヒト組織 肝臓と腎臓中に高く存在	?
イソブチリル CoA デヒドロゲナーゼ マロニル CoA デカルボキシラーゼ	ACAD8 遺伝子			線維芽細胞	
マロニル CoA デカルボキシラーゼ	MLYCD 遺伝子[30]		22	線維芽細胞[29]	報告なし
コバラミン A	4q31.21	?	?	肝臓，骨格筋[24]	?
コバラミン B	12q24[24]	1.1	?	肝臓，骨格筋，線維芽細胞[36]	?
コバラミン C	1P34.1 MMACHC タンパク質[34]	?	＞42	線維芽細胞	報告なし
コバラミン D	2q23.2 MMADHC タンパク質[34]			線維芽細胞[27]	報告なし
窒素代謝酵素					
ミトコンドリア性					
カルバミルリン酸塩シンテターゼ 1	2q35	122	＞32	肝臓，腸管，腎臓(極微量)	遺伝子型は表現型と関連している
N-アセチルグルタミン酸塩シンテターゼ	17q21.31	?	?	肝臓，腸管，腎臓(極微量)，脾臓	遺伝子型は表現型と関連している
オルニチントランスカルバミラーゼ	Xp21.1	73	＞230	肝臓，腸管，腎臓(極微量)	遺伝子型は表現型と関連している
シトリン	7q21.3	?	30	肝臓，腎臓，心臓，小腸[31,33]	?
細胞質ゾル性					
アルギニノコハク酸シンテターゼ	9q34.1(多くの偽遺伝子)7cen-q11.2	53	14	肝臓，腎臓，線維芽細胞，脳(極微量)	遺伝子型は表現型と関連している

表 69.2　続き

酵素	染色体の位置	遺伝子の大きさ (Kb)	変異番号	組織分布	遺伝子型/表現型相関
アルギニノコハク酸リラーゼ	?	?	12	肝臓，腎臓，脳，線維芽細胞	遺伝子型は表現型と関連している
アルギナーゼ	6q23	13	2	肝臓，赤血球，水晶体，脳（極微量）	遺伝子型は表現型と関連している
ガラクトース代謝酵素					
ガラクトース-4-エピメラーゼ	1p36-35	4	9	赤血球，線維芽細胞，肝臓	不明瞭
ガラクトキナーゼ	17p24	7.3	13	肝臓	白内障のみ
ガラクトース-1-リン酸塩ウリジルトランスフェラーゼ	9p13	4.3	>150	赤血球，白血球，線維芽細胞，腸管粘膜，肝臓	遺伝子型は表現型と関連している Q188R（白）S135L（黒） △5 kb（アシュケナージ系ユダヤ人）

表 69.3　代表的な遺伝性アミノ酸および有機酸代謝疾患をもつ乳児および子どもの主な栄養素のおよその 1 日必要量

栄養素	単位	年齢						
		0～6 ヵ月	6～12 ヵ月	1～4 歳	4～7 歳	7～11 歳	11～15 歳	15～19 歳
エネルギー	kcal/kg	145～95	135～80	—	—	—	—	—
	kcal/日 （範囲）	—	—	1,300 900～1,800	1,700 1,300～2,300	2,400 1,650～3,300	2,200～2,700 1,500～3,700	2,100～1,800 1,200～3,900
水分	mL/kg[b]	160～135	145～120	95	90	75	50～55	50～65
タンパク質[c]	g/kg	3.5～3.0	3.0～2.5	—	—	—	—	—
	g/日	—	—	30～55	35～65	40～75	50～90	50～95
脂質	g/日	31	30	—	—	—	—	—
リノール酸	g/日	4.4	4.6	7.0	10	10～12	16	16
α-リノレン酸	g/日	0.5	0.5	0.7	0.9	1.0～1.2	1.0～1.2	1.1～1.6
イソロイシン[d]								
MSUD[d]	mg/kg	90～30	90～30	85～20	80～20	30～20	30～20	30～10
PPA/MMA[d]	mg/kg	100～70	90～60	80～50	70～40	60～30	50～25	40～20
ロイシン[d]								
MSUD[d]	mg/kg	100～60	75～40	70～40	65～35	60～30	50～30	41～15
イソ吉草酸酸血症[d]	mg/kg	150～70	130～70	100～60	90～50	80～40	70～30	60～25
リシン[d]								
GA-1[d]	mg/kg	100～70	90～40	80～30	75～25	65～25	60～20	55～15
メチオニン[d]								
HCU[d]	mg/kg	35～20	35～15	30～10	20～10	20～10	20～10	10～5
PPA/MMA[d]	mg/kg	50～30	45～25	40～20	35～15	30～10	25～10	20～10
フェニルアラニン[d]								
PKU[d]	mg/kg	70～20	50～15	40～15	35～15	30～15	30～15	30～10
チロシン血症[d]	mg/kg	95～45	90～35	85～30	80～25	70～20	70～20	65～15
トレオニン[d]								
PPA/MMA[d]	mg/kg	80～50	70～40	60～30	55～25	50～25	45～25	40～25
チロシン[d]								
PKU[d]	mg/kg	350～300	300～250	230	175	140	110～120	110～120
チロシン血症	mg/kg	95～45	75～30	60～30	50～25	40～20	30～15	30～10
トリプトファン[d]								
GA-1	mg/kg	40～10	30～10	20～10	15～8	10～6	8～5	8～4
バリン[d]								
MSUD	mg/kg	95～40	60～30	85～30	50～30	30～25	30～20	30～15
PPA/MMA	mg/kg	85～50	80～45	75～45	70～40	60～30	60～30	50～30

GA-1：グルタル酸血症 1 型，HCU：ホモシスチン尿症，MMA：メチルマロン酸血症，MSUD：メープルシロップ尿症，PKU：フェニルケトン尿症，PPA：プロピオン酸血症。

[a] わかっている必須アミノ酸，必須脂肪酸，無機質，およびビタミンは十分量摂取されるべきである。

[b] エネルギー 1 kcal あたり少なくとも乳児では 1.5 mL，子どもと成人では 1 mL の水分の摂取が必要。

[c] 年齢別の生理的に正常な小児の 1 日の平均タンパク質の摂取量は，2～4 歳未満で 54.9g，4～9 歳未満で 66.1g，9～14 歳未満で 80.9g，14～19 歳未満で 96.5g である。

[d] 2 日に渡り特定のアミノ酸の摂取をやめた後，それらのアミノ酸を年齢ごとに記載されている最大量を摂取する。頻繁に血漿濃度をモニターし，アミノ酸処方箋を適切に変化させたもの。

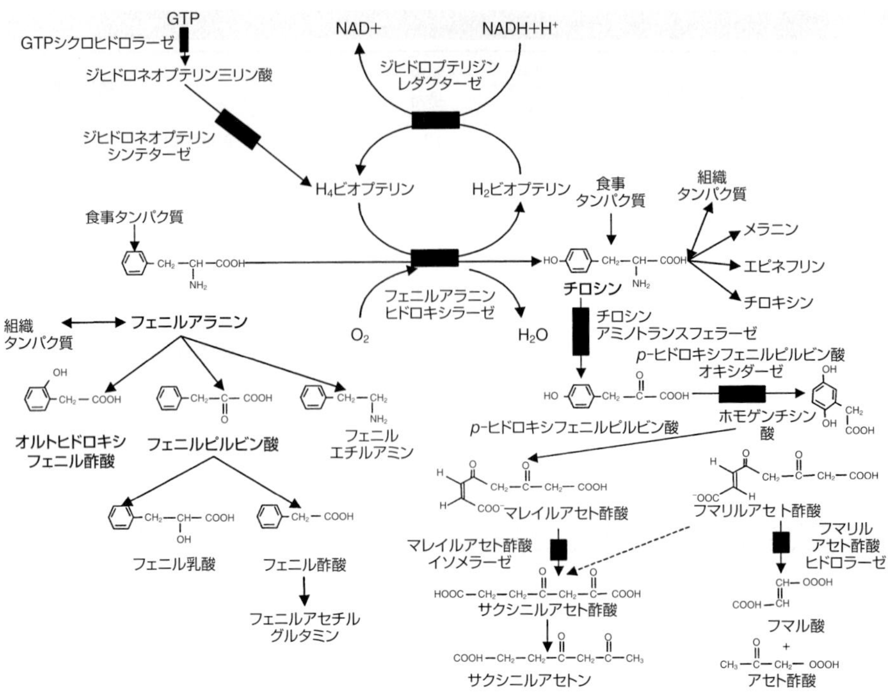

図 69.1 芳香族アミノ酸の代謝。フェニルアラニンとチロシンの異常における代謝の流れと，栄養の相互関係を示す。黒い帯は，ビオプテリン生合成・フェニルケトン尿症・チロシン尿症において傷害されている酵素を示す。GTP：グアノシントリフォスファターゼ，NAD：ニコチンアミドアデニンジヌクレオチド（NADH は還元型である）。

能しない。これらの膵酵素の補充で酵素の不足を一部補い，新生児や低年齢の小児で続発する脂溶性ビタミンの欠乏を防ぐことができる。

7．変異酵素タンパク質の安定化。ホロ酵素の生物学的合成と分解の速度は酵素の立体構造に依存する。あるホロ酵素では，変異タンパク質によりつくられる平衡状態の時に，補酵素による飽和で生物学的半減期が長くなり，そのことで全体的に見て酵素活性が上昇する。この治療機序は，PKU，ホモシスチン尿症と MSUD が例としてあげられる。テトラヒドロビオプテリン（BH_4〈Kuvan〉）が，PAH の活性を高めるために非 PKU 高フェニルアラニン血症の治療薬として利用できる[37]。ホモシスチン尿症ではビタミン B_6の，MSUD ではビタミン B_1の薬理学的な量の摂取により，それぞれ細胞内のピリドキサルリン酸もしくはチアミンピロリン酸（TPP）が増え，それらによって CβS もしくは BCKAD 複合体の特異的活性が上昇する[38~41]。別の方法として，化学シャペロンを供給することで変異タンパク質を安定させる方法がある。例えば，心疾患をもつファブリー（Fabry）病患者で，過剰にD-ガラクトースを静脈内投与し，機能障害のあるαガラクトシダーゼの機能を上昇させる[42]。

8．欠乏した補酵素の置換。補酵素の生成過程が阻害されることにより，様々なビタミン依存性の障害が引き起こされ，そして特定のビタミンの前駆物質を生涯にわたり薬として服用することで「治療」することができる。このしくみはおそらく，量が増えることで，一部障害されている酵素反応の働きを乗り越えることによると思われる。メチルコバラミン（CH_3-B_{12}）とアデノシルコバラミンを産生するために必要な反応のどちらか，もしくは両方ともが障害されると，結果としてホモシスチン尿症もしくはメチルマロン酸尿症（もしくは両者）が生じる。ビタミン B_{12}をミリグラム単位で毎日摂取すればどちらの疾患も治療することができる[43]。ビオチニダーゼ欠損では，補酵素のビオチンが共有結合している状態から解離しない。「ビタミン依存性症候群」についての総説がいくつか出ている[39~41]。

9．酵素産生の人工的な誘導。構造遺伝子や酵素は正常でも，抑制遺伝子やエンハンサーもしくはプロモーター因子が機能していなければ，酵素の産生量が異常となる。それは構造遺伝子を「オン（開始）」「オフ（終了）」することが可能で，通常の酵素産生を行うことができる。正常のタンパク質で PHE の負荷を 3 日間受けると，PKU と診断された患者の PAH 活性が誘導される[44,45]。PKU 患者において，ポリエチレングリコールで覆われたフェニルアラニンアンモニアリアーゼは，有効性とアレルギー発症を明らかにするための臨床研究が行われている最中である[46]。高チロシン血症 1 型の急性ポルフィリン症では，過剰のグルコース（GLU）とヘマチンを伴う δ-アミノレブリン酸（δ-aminolevulinic acid：δ-ALA）シンターゼ遺伝子の転写を抑制することで，過剰な δ-ALA の産生が抑制される（**図 69.1**，**図 69.2**）。高チロシン血症 1 型では，NBTC という薬を使用し，上流の酵素である *p*-OH-フェニルピルビン酸オキシダーゼを阻害することで，サクシニルアセトンの過剰生成が「終了」する。

10．酵素の補充。血漿の注入やマイクロカプセル化することで欠損した酵素を補充する試みが多くなされたが，大きな成果は得られなかった。近年，重症の複合型免疫不全症の治療において，アデノシンデアミナーゼをポリエ

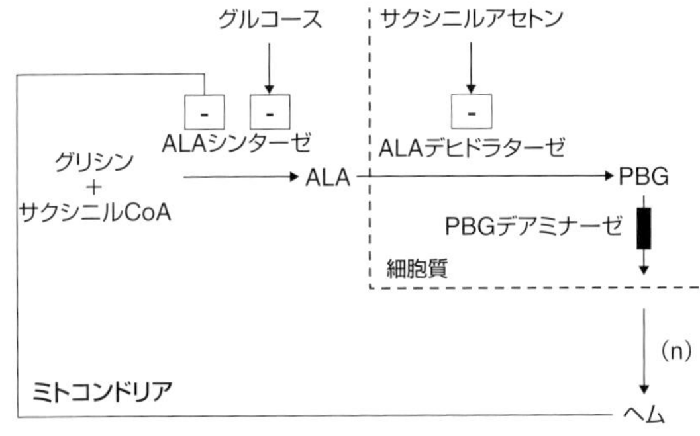

図 69.2　高チロシン血症 1 型の診断と治療に関連したヘム生合成における阻害部位。黒い帯は急性間欠性ポルフィリン尿症における部分的な阻害部位を示す。その結果，δ-アミノレブリン酸（δ-ALA）およびポルホビリノゲン（porphobilinogen：PBG）が過剰となり，ヘム生合成の減少を引き起こす。高チロシン血症 1 型では，サクシニルアセトンが産生され，δ-ALA デヒドラーゼを抑制し，神経毒であるδ-ALA の蓄積を起こす。食事から過剰にグルコースを摂取するか，ヘマチンの静脈投与によって，δ-ALA の蓄積を減らすことができる。ヘマチンは，酵素レベルおよび遺伝子発現レベルでALAの合成を抑制する。CoA：補酵素 A。

チレングリコールでコーティングすることで，この酵素の生物学的半減期を有意に伸ばした[47]。β-グルコシダーゼに高いマンナンレセプター結合部位をつくる技術によりゴーシェ（Gaucher）病 I 型の治療としてアルグルセラーゼ（Ceredase）の静脈内投与が可能になった。ファブリー病におけるヒト α-ガラクトシダーゼ A の置換療法は，ライソゾーム内に蓄積した基質を減らす[42]。組み換えヒト α-グルコシダーゼは，ポンペ（Pompe）病における疾患の進行を防ぎ，心臓と筋の機能を改善することができる[48]。ポリエチレングリコールでコーティングされたフェニルアラニンアンモニアリアーゼは PKU 患者で効果とアレルギー原性を確認するために臨床研究が行われているところである[46]。

11. 臓器移植。遺伝性代謝疾患の患者において生体肝移植を行うことで，欠損した酵素活性を補充し，臓器機能の回復した全身代謝に貢献している[49,50]。骨髄移植や腎移植も有益である。
12. DNA における根本的な欠陥を是正すれば，体は正常な機能をもつ酵素をつくることができる。例えばアデノシンデアミナーゼやヒポキサンチン-グアニンホスホリボシルトランスフェラーゼ，オルニチントランスカルバミラーゼ（ornithine transcarbamylase：OTC），低比重リポタンパク質（low-density lipoprotein：LDL）コレステロール受容体のような，機能異常のある多くのタンパク質に関係する DNA がクローニングされ，これらの cDNA を含んだレトロウイルスを罹患者の分裂中の体細胞に挿入している。これらの先天異常に対するヒトの遺伝子治療は現在熟考されているが，ベクターの毒性，遺伝子の安定性，遺伝子の発現といった，いくつかの技術的な問題をまず解決する必要がある。変異配列を修正する相同的組換えや，正常アレルの働きに拮抗的に作用する優性疾患の RNA 発現を阻害するような，他の分子学的な方法も今後可能性がある[51,52]。
13. 過剰で毒性を示す栄養素の吸収を防ぐ。フェニルアラニンを含まない大きな中性アミノ酸（large neutral amino acid：LNAA）が腸管と血液脳関門の経路からフェニルアラニンの吸収を防ぐのに用いることができる[53]。

これらすべての遺伝性疾患の治療において栄養管理は主要な役割を果たしている。ただし，栄養管理は実施にあたっていくらかの考慮が必要である。第一に，正常発育を保つ必要がある。これは適切なエネルギーとアミノ酸，窒素が摂取されなければ達成できない。天然のタンパク質が制限され，遊離アミノ酸で同等のタンパク質が補われる場合，エネルギー必要量は正常よりも多くなる[54]。遊離アミノ酸は，1 日投与量を，1 日を通して分割して与えるよりも，同量を一度に投与されたほうが酸化する量が非常に多くなる[55]。遊離アミノ酸を天然のタンパク質とともに，1 日を通して何回かに分割して摂取させると，一度に摂取するよりも窒素バランスが大幅に改善される[56]。その年齢のタンパク質の RDA[1]（タンパク質等量〈遊離アミノ酸 gN × 6.25 = g タンパク質等量〉 + 天然のタンパク質）の 25%以上で，アメリカの正常の子どもの実際の摂取量[57]により近い総タンパク質の摂取で，アメリカの PKU 患者の身長が正常に伸びる[58]。経口で正常発育を保つ量の適切なエネルギーとアミノ酸が摂取できなければ，経鼻胃栄養か胃瘻からの栄養，もしくは経静脈栄養補給を使うべきである。栄養摂取量をそれぞれの患者の個々の必要量にあわせられないと，結果として精神発達遅滞，代謝クリーゼ，神経学的クリーゼ，成長障害などが起こり，遺伝性代謝疾患の中には死に至るものもある。特定のアミノ酸や窒素の制限が必要な時の最も良い治療開始方法は，1〜3 日間はエネルギー摂取を過剰にし，毒性のある栄養素を完全に除去することである。長期の除去や過剰な制限はアミノ酸や窒素の欠損を促進する。食事療法で最も制限される栄養素により成長率が決定されるため，アミノ酸や窒素，エネルギーの過度の制限は，結果的に毒性のある栄養素への不耐性をさらに悪化させる。

代謝関係の不均衡是正を目的とする食事制限では，医療用の成分栄養剤が必要となる。これらの治療食では制限されたアミノ酸を補うために，少量の天然のタンパク質が必要である。天然のタンパク質では，患者のタンパク質必要量の 50%以上を補うことはほとんどなく，多くはタンパク質必要量以下しか供給できない。エネルギーを供給するための窒素除去食は，栄養素の割合が制限される。したがって，十分な量として全栄養素が供給されるように注意が必要である[1]。特に特定のミネラルはあまりよく吸収されず[59]，いくつかのビタミンが正常に代謝されない。

医療用の成分栄養剤は，しばしば患者が生理的に耐えることができる以上の高い浸透圧を生じる小分子から成る。そのため，高浸透圧食により腹部の痙攣痛，下痢，膨満，嘔気，嘔吐が起こる。胃腸障害だけでなく，高張性脱水や血液量減少，高ナトリウム血症，死といった，もっと深刻な結果も生じうる。遺伝性アミノ酸代謝疾患向けに選ばれた治療食の浸透圧が公表されている[60]。

芳香族アミノ酸

歴史的にはじめて栄養サポートの効果が示されたのは芳

香族アミノ酸の先天異常である。1933年に発見されたPKUでは，疾患によって起こる精神遅滞を食事療法により防ぐことができることがよく知られている。

▶生化学

必須アミノ酸であるPHEは，組織タンパク質の合成と水酸化によるチロシン生合成に利用される。水酸化反応には，PAH，O_2，テトラヒドロビオプテリン（BH_4），ジヒドロプテリジンレダクターゼ（dihydropteridine reductase：DHPR）とニコチンアミドアデニンジヌクレオチド（nicotinamide adenine dinucleotide：NAD），それに加えて水素イオン（H^+）が必要である（**図69.1**）。健常成人ではRDAの10%のPHEだけが新たなタンパク質合成に使われ，ほぼ90%はチロシンへと水酸化される。成長期の子どもではPHE必要量の60%を新たなタンパク質合成に使用され，40%が水酸化されてチロシンへと変化する。PKU患者の質量分析および安定同位体の研究により，PHEを代謝する代替経路についての知見が得られた。これらの代替経路（**図69.1**）は，健常人のPHE代謝反応の際，血漿中濃度が50 μmol/Lの時にはわずかしか利用されない。しかし，PHEがTYRに代謝されない場合は，副産物が著明に増え500 μmol/L以上蓄積されてしまう[61]。

TYRはPHEから正常につくられる直接の生成物で，タンパク質，カテコールアミン，メラニン色素，甲状腺ホルモン合成を含む5つの経路に必須である（**図69.1**）。TYRは*p*-OHP-PADにより異化され，最終的にフマル酸とアセト酢酸になる際にエネルギーを供給する。後者の分解経路ではチロシンアミノトランスフェラーゼ，*p*-OHPPAD，ホモゲンチシン酸オキシダーゼ，フマリルアセト酢酸ヒドロラーゼ（fumarylacetoacetic acid hydrolase：FAH）（**図69.1**）という酵素が必須である。

▶フェニルケントン尿症

PKUはPAH活性の異常により引き起こされる，遺伝性のPHE代謝疾患群である。疾患は3〜6ヵ月で発症し，発達遅滞，小頭症，脳波異常（electroencephalogram：EEG），湿疹，かび臭，多動性障害などが特徴的である。生後2週間目までに治療が開始されないと代謝不均衡により精神遅滞が生じ，治療開始までの時間が長いほど症状は悪化する。古典的PKUにおける代謝障害はPAH活性が正常の2%未満であることに起因しており，現在これらの古典的遺伝子異常が明らかになっている[62]。酵素は主に肝臓で発現している。

分子生物学

アメリカにおける最も頻度の高い5つの遺伝子変異はI65T，R408W，Y414C，L348V，IVS10nt546で，これらはPAH変異対立遺伝子（アレル）の50%以上を占めている。遺伝子型がR408WとIVS10nt546の場合，より重症のPAH機能障害につながる。一方でY414CとI65Tでは表現型は比較的軽度である[62]。古典的PKUのヘテロ接合体である両親は50%の酵素活性をもっていて，既知のDNA変化がない場合は日中の半断食状態の際の生体内のPHEを2乗した値とTYRの比（PHE^2/TYR）の上昇で識別できる[63]。

PAH障害の遺伝的基礎情報が，PAH遺伝子が染色体12q22-q24.1上に位置し，遺伝子配列のクローニングにより判明した。この遺伝子は90 kbで13のエクソンと，12のイントロンで構成されている（**表69.3**）。「PKUの表現型」を起こす500以上の異なる遺伝子変異が見つかっており，これらにはコーディングフレームの欠失やミスセンス変異，イントロンスプライス領域の変異などがある。PAHの変異の型および頻度は民族間で異なっている。PAH遺伝子のクローニングと種々の変異を同定することで，遺伝発端者の遺伝子型（genotyping probands）や家族のカウンセリング，必要とされる食事のPHEの量の予測の助けとなった[62]。速やかに，かつ，生涯にわたって，食事中に含まれる過剰なPHEを避けることが，PKUにおける主要な治療法である。

PAH遺伝子に軽度の変異をもつ患者に5〜10 mg/kgの6-R-1エリスロ-5,6,7,8-BH_4を経口摂取させてから24〜48時間以内の反応についての報告がなされている[65〜69]。BH_4の経口投与により変異酵素のBH_4に対する低い結合性を抑えることで，PAH遺伝子変異をもつ患者の一部がPHE水酸化反応を行うことができるように働くだろうという仮説が提案されている[69]。しかし，例えばL485を含むある遺伝子型ではPAH遺伝子の過剰発現として反応し，他のミスセンス変異では触媒反応の増強やPAHの安定性の増強に影響する。しかし，多くの「古典的な」PKUはBH_4に反応しない[70]。

全反応過程の中で他の酵素の異常によって生じる他の型のPKUも存在する。多くの組織で通常発現しているDHPRはジヒドロビオプテリンのキノノイド型をBH_4へ変化させる（**図69.1**）。DHPR遺伝子は染色体4p15.1-p16.1に局在している。他のPKUのいくつかはBH_4合成異常により生じる（**図69.1**および**表69.2**）。BH_4はPAHの補酵素としての働きに加えて，TYRヒドロキシラーゼやトリプトファン（TRP）ヒドロキシラーゼにも必要である（**図69.1**参照）。これらの酵素により必須の神経伝達物質がつくられるため，ビオプテリン合成過程に欠損があると，BH_4，L-3,4-ジヒドロキシフェニルアラニン（L-3,4-dihydroxyphenylalanine：L-DOPA），セロトニンの補充を行わなければ進行性の神経疾患が生じる[71]。

古典的PKUにおける精神発達遅滞の正確な原因は不明であるが，脳の発達の重要な時期にPHEが血漿中に正常濃度を超えて蓄積すると，PHEもしくは異化作用により生じる副産物の蓄積，TYRもしくはその生成物の欠乏，またはこれら4つの状態により中枢神経系（central nervous system：CNS）へのダメージが生じる。化学的な損傷が生じた脳の発達時期によって，病理学的な結末は様々である。髄鞘形成不全や脳のプロテオリピッドもしくはタンパク質における異常は，妊娠後期と生後6〜9ヵ月に起こる[72]。この期間中は，オリゴデンドログリアの遊走が正常にできず，その結果，不可逆的な脳障害が幼児期後期に生じる。脳のタンパク質合成も同様に抑制されており，これはおそらく高いPHE濃度による血液脳関門での輸送における競合的阻害の結果生じる脳内のアミノ酸濃度の不均衡によるものと考えられる[73]。成熟した脳では，神経伝達物質合成の抑制によって，神経変性[74]，行動障害，動作の緩慢などが起こる。細胞内や血中のPHEが正常化すれば，成熟した脳におけるこれらの神経伝達物質の機能障害は，元に戻る可能性がある[75,76]。

スクリーニング

PHE 代謝異常は，臨床症状が発現する前に鑑別し，診断し，適切な治療を開始する必要がある。栄養管理や他の可能な治療は，生後3週間以内に開始すべきである。スクリーニング，抽出，診断，治療を行う tetrapartite public health program は，精神発達遅滞を未然に防ぐために調和的かつ効果的でなければならない。MS/MS を用いたろ紙の上の乾燥血のスクリーニングテスト[11]により，新生児期の潜在的な症例が検出できる。検索方法は，血中の PHE の濃度，日齢，スクリーニング時のタンパク質摂取量に依存する。

PKU スクリーニング検査の陽性率を高めるためにタンパク質摂取をする必要はないが，生後48時間以内の正常濃度の検体が比較のために必要である[77]。PKU 罹患の乳児ではほぼ全員が，生後1日目の血中 PHE 濃度は正常以上になっている。古典的 PKU 変異の場合は，初めての授乳前であっても見られる[71]。重症ではない PAH 機能障害を示す PAH 遺伝子異常の新生児では，血中 PHE 濃度上昇が見られるのに時間がかかる。比較的軽度の血中 PHE 上昇を示す乳児でも，症例によれば BH_4合成異常のため，神経病理学的には重篤で，進行性である。

50州すべてで新生児スクリーニングは，積極的かつ迅速に検索し診断を行っており，初期の食事療法の制度や精神発達遅滞の防止につながっている[77]。現在，新生児室からの早期の退院と母乳保育率が上昇していることから，121～242 μmol/L（2～4 mg/dL）の低めの PHE 濃度も陽性と考え，継続しての観察を開始している[78]。アメリカでは白人の新生児のおよそ14,000人に1人が PKU に罹患しており[79]，それに対して黒人の新生児では132,000人あたり1人の割合で罹患している[80]。PKU ではない，TYR の上昇を伴わない高フェニルアラニン血症は，全新生児でおよそ48,000人に1人の発生頻度である[79]。

診断

フォローアップのスクリーニングテストで血中 PHE レベルが242 μmol/L（4 mg/dL）を超えていたら，天然のタンパク質から PHE を摂取している新生児において，イオン交換クロマトグラフィーを用いてすべての血漿アミノ酸の定量を行うべきである。治療方法を確立するためには正確な診断が必要である。

鑑別診断にはいくつかの検査が必要になる。これらには，血漿中の PHE，TYR，他のアミノ酸濃度を測定するイオン交換クロマトグラフィーもしくは MS/MS や，両親や遺伝発端者の遺伝子型の特定するガスクロマトグラフィー/MS（GC/MS）による尿の有機物の分析[61,62,81]，赤血球 DHPR と尿中ビオプテリンの測定[82]がある。罹患した子どもをもつ家族における出生前診断は，既知の PAH 遺伝子異常であれば直接，胎児細胞 DNA の突然変異解析を行い，未知の胎児 PAH 遺伝子異常であれば，間接的に両親や発端者の PAH の制限断片長の多型を調べることにより可能である[61]。培養羊水細胞では PAH は発現しないことや妊娠後期にならないと羊水中の PHE 濃度が上昇しないことから，分子生物学の技術が可能になるまでは出生前診断は不可能であった。

治療

血漿 PHE 濃度が250 μmol 以上，血漿中 TYR 濃度は50 μmol 以下で BH_4と DHPR が正常の患者では，PHE 制限，TYR 添加食による迅速な治療が必要である。古典的 PKU 患児における栄養サポートの目的は，エネルギー，タンパク質，他の栄養素を適切に供給する一方で，PHE 摂取制限と TYR 摂取を補い，血中の PHE 濃度を維持して最適な成長や脳の発達を可能にすることである[58]。

ビオプテリン欠損症による高フェニルアラニン血症の患児の治療では，BH_4の投与と L-DOPA とカルビドパを一緒に含んだ PHE 制限，TYR 添加食を使用することが必要である[68,71]。TRP ヒドラキシラーゼも BH_4の働きの低下により障害されているため，TRP から生成されるセロトニンにより行動異常が改善する[70]。

古典的フェニルケトン尿症の栄養サポートの開始　診断時の血中 PHE 濃度は，67 kcal/dL の PHE 除去医療用食品を使用することにより急激に低下する[16,83]。最低120 kcal/kg/日の摂取が必要である。PHE 除去ミルクで，平均4日（SD±3）以内に血中 PHE 濃度は治療範囲まで低下する。治療は，両親から的確な情報を収集し，血中のアミノ酸濃度を毎日測定するため，乳児は入院中に開始すべきである。PHE の欠乏が急激に起こることを予防するとともに，血中の PHE と TYR をすみやかに最適濃度にするために，検査結果がすぐにわかる必要がある。

乳児もしくは小児が栄養サポートの開始時に入院していなかったり，1週間に一度の血中 PHE 濃度しかわからなかったりする場合は，48時間の PHE 除去ミルク投与後に適度な PHE を含む維持ミルクを処方する必要がある。この方法により，平均10日（SD±5）以内に血中 PHE 濃度は治療域まで低下する[16,83]。血中 PHE 濃度は生後3週間以内に60～300 μmol とならないといけない。

長期管理　古典的 PKU 患者の長期にわたる管理は，全栄養素が必要量になるように治療食と天然タンパク質を摂取するよう指示する。

栄養所要量　**表69.3** は，PHE，TYR，タンパク質，エネルギー，水分の概略である。それぞれの患者の年齢，特に遺伝子型[16,81]，成長速度，タンパク質の摂取量，必要エネルギー量に合わせて個別化した処方が必要である。生後6ヵ月までは，飢餓状態，成長具合，発達，血漿中の PHE と TYR 濃度の分析をもとにした1週間ごとの栄養処方の調整が必要である。PHE の処方量は，食後3～4時間の血漿 PHE 濃度を60～300 μmol に維持するものでないといけない[84]。PHE は必須アミノ酸であり[85]，食事の中からなくすことは死をまねくことになるためできない。過剰制限は，成長障害，発疹，骨変化，精神発達遅滞をまねく[86]。

古典的 PKU の乳児では，成長のために体重あたり20～50 mg の PHE を必要とする。年少の乳児ではより多くを必要とする[87]。PHE 必要量は，生後3～6ヵ月の間の成長率の低下とともに急激に低下する。6～12ヵ月の古典的 PKU の患者での PHE 必要量は15 mg/kg/日まで減少しているが，この量には大きな差がある（**表69.3**）。成長率が減少した時の過剰摂取を避け，乳児期早期や思春期前，思春期の性成長の急増時など最もよく成長する際の摂取量が

表 69.4 乳児および児童における 1 日のミネラルおよびビタミン許容推奨量

栄養素	年齢別推奨摂取量[a]						
	0〜6 ヵ月	6〜12 ヵ月	1〜4 歳	4〜7 歳	7〜11 歳	11〜15 歳	15〜19 歳
ミネラル							
カルシウム[b] (mg)	400	600	800	800	1,300	1,300	1,300
クロール (mEq)	5.1	16.1	42.3	53.6	53.6	64.9	64.9
クロム (μg)	0.2	5.5	11	15	20	25	25
銅 (mg)	0.20	0.22	1.0〜1.5	1.5〜2.0	2.0〜2.5	2.0〜3.0	2.0〜3.0
ヨウ素 (μg)	65	65	65	73	73	73	95
鉄 (mg)[c]	10	15	15	10	10	18	18
マグネシウム (mg)	50	75	150	200	250	410	410
マンガン (mg)	0.3	0.6	1.2	1.5	1.9	1.9	2.2
モリブデン (μg)	2.0	3.0	17	22	22	43	45
リン (mg)	300	500	800	800	1,250	1,250	1,200
カリウム (mEg)	9〜24	11〜33	76.7	97.1	97.1〜115.0	115.0	126.7
セレン (μg)	15	20	20	30	40	55	55
ナトリウム (mEg)	5〜15	16.1	43.5	52.2	65.2	65.2	65.2
亜鉛 (mg)	5	5	10	10	10	15	15
ビタミン							
A (μg RE)	400	500	400	500	700	1,000	1,000
D (μg)[b]	5	5	5	5	5	5	5
E (mg α-TE)	6	7	6	7	11	15	15
K (μg)[b]	5	10	30	55	55〜60	75	75
アスコルビン酸 (mg)	40	50	45	45	45	75	90
ビオチン (μg)	35	50	65	85	120	120	120
B_6 (mg)	0.3	0.6	0.9	1.3	1.6	1.8	2.0
B_{12} (μg)	0.5	1.5	2.0	2.5	3.0	3.0	3.0
コリン (mg)	125	150	200	250	375	550	550
葉酸 (μg)	65	80	150	200	300	400	400
ナイアシン当量 (mg)[d]	6	8	9	11	16	18	18
パントテン酸 (mg)	2.0	3.0	3.0	3.0	4.0	5.0	5.0
リボフラビン (mg)	0.4	0.6	0.8	1	1.4	1.6	1.7
チアミン (mg)	0.3	0.5	0.7	0.9	1.2	1.4	1.4

[a] Data from Otten JJ, Hellwig JP, Meyers LD. Dietary Reference Intakes：The Essential Guide to Nutrient Requirements. Washington, DC：National Academies Press, 2006.
[b] ガラクトース-1-リン酸ウリジルトランスフェラーゼ欠損症患者では食事からのカルシウム，ビタミン D，ビタミン K の摂取に加えて，1 日 1000mg のカルシウム，10 μg のビタミン D，1mg のビタミン K を付加する[93]。
[c] フェニルケトン尿症の患者では鉄の必要量は RDA よりも大きい。11 歳より年長の男性患者では 15mg/日の鉄が推奨される[90,91]。
[d] フェニルケトン尿症の患者ではナイアシンの必要量は RDA よりも大きい[92]。

不足することを防ぐために，PHE と TYR の血中濃度と摂取量の頻回な監視が必要である。

TYR は PKU の患者にとって必須アミノ酸である。このため，血漿 TYR 濃度を測定しなければならない。低値であれば L-TYR を含む栄養補助食品が与える。PKU 患者に十分な TYR 摂取量を供給するためには，タンパク質指示量の 8〜10% は TYR とする。TYR 単独での補充では古典的 PKU の精神発達遅延を防ぐことができない[88]。

天然タンパク質よりも，混合された遊離アミノ酸が主なタンパク質供給源の場合，タンパク質摂取量は 1980 年の RDA 以上に必要である[16]。そのため，栄養サポート上のタンパク質推奨量は RDA を超えている。PKU 新生児において，年齢に対する 1980 年の RDA より平均タンパク質摂取量が 24% 高値であることは，平均タンパク質摂取量がほぼ RDA であった時よりも PHE 耐性があり成長が良好であったことに関係していた[89]。エネルギーおよび水分摂取量の推奨量（**表 69.4**）[1,90〜93]は，生理的に健常な子どもたちと同じである[1]。

適切な量の脂肪と必須脂肪酸であるリノール酸およびリノレン酸の摂取がすすめられている[1]。12 ヵ月以上の小児の総脂肪の必要量は決まっていないが，適切な量のリノール酸と α-リノレン酸の摂取がすすめられている。現在の推奨では，脂肪は 0〜6 ヵ月の乳児と 7〜12 ヵ月の乳児で，それぞれ 31 g および 30 g である。必須脂肪酸の適切な摂取量については**表 69.3** を参照されたい。

成分栄養食をとっている患者の欠乏症を予防するために[90,92]，ミネラルやいくつかのビタミンは年齢別の RDA よりかなり多く必要である[1]。推奨されるミネラル，ビタミン摂取量を**表 69.4** に示す。

フェニルアラニン除去食 天然タンパク質から十分なアミノ酸と窒素量は取り入れると，PHE の摂取が過剰となる（天然タンパク質は重さあたり 2〜9% の PHE を含む）[94]。そのため，タンパク質，ミネラル，ビタミンを補うための特別な成分栄養の治療食が使用される。これらの製品を**表 69.5** に示す。

天然タンパク質 家族や患者指導者向けに PHE 制限食を簡便にするための，サービングの一覧表が今まで利用できていた。現在では，インターネットの発達により，食品の栄養素の組成が米国農務省（USDA）[94]のサイトで利用できる。

表 69.5　先天代謝異常のための医療食の供給元

Abbott Nutrition：3300 Stelzer Rd, Columbus, OH 43219; 800-551-5838
http://abbottnutrition.com
Medical food for infants, children, and adults.
Applied Nutrition Corp：10 Saddle Rd, Cedar Knolls, NJ 07927; 800-605-0410
http://www.medicalfood.com
Medical food for children and adults.
Cambrooke Foods：2 Central St, Framingham, MA 01701; 866-456-9776
http://www.cambrookefoods.com
Medical food for children and adults.
Mead Johnson Nutritionals：2400 West Lloyd Expressway, Evansville, IN 47721; 800-457-3550
http://www.mjn.com
Medical food for infants, children, and adults.
Nutricia North America：P O Box 117, Gaithersburg, MD 20884; 800-365-7354
http://www.shsna.com
Medical food for infants, children, and adults.
Vitaflo USA LLC：211 N Union St
Suite 100, Alexandria, VA 22314; 888-848-2356
http://www.vitaflousa.com
Medical food for children and adults.

PKU 罹患乳児の食事計画が**表 69.6** に記載されている。ある遺伝子型をもつ患者では 4 歳までは 25 mg/kg/日を必要とし，他の遺伝子型をもつ患者では 15 mg/kg だけしか必要としない。30 以上の医療用食品のほとんどが 1 歳以上の患者のためにデザインされており，いくつかはミネラルとビタミンを含んでおらず，欠乏症をきたす。

管理上の問題　PKU 患児の管理上の問題は，遺伝性の代謝障害をもつ他の子どもにも起こりうる。ここに記載されている原理は他の障害をもつ子どもにも同様に適用されるが，他の項目では述べられていない。

適切なタンパク質とエネルギー摂取を維持することは PKU の乳児と小児にとって大切なことである。一方で，PHE は制限する必要がある。過度のエネルギー摂取は，元に戻すのが難しい肥満へとつながり[95]，体重減少は血漿 PHE 濃度の上昇へとつながる。栄養サポートは積極的に行われるべきである。指示通りの摂取ができなければ，タンパク質同化を一定に保つための鼻腔栄養チューブか胃瘻チューブを必要とする。これは BCAA と窒素代謝の障害，有機酸尿をもつ場合，かなり重要なことである。アミノ酸と窒素は治療食から摂取する。そのため治療食の量は必要量にあわせて変化させることが必要である。エネルギー摂取量を保ち，血中 PHE 濃度に影響することなく子どもの飢えを満たすことができるようにコーンシロップや Moducal and Protein-Free Diet Powder（Mead Johnson Nutritionals, Evansville, IN），Polycose Glucose Polymers, Pro-Phree（Abbott Nutrition Products Division, Abbott Laboratories, Columbus, OH），Duocal（Nutricia North America, Gaithersburg, MD），糖類，脂質のような非タンパク質性のエネルギー源を加えることが推奨される。

様々な要因が血中 PHE 濃度に影響する。血中 PHE 濃度を上昇させる要因として，急性感染症，組織異化を伴う外傷，過剰もしくは不適切な PHE 摂取，タンパク質やエネルギーの不適切な摂取などがある。どのような感染症であっても迅速な診断の上，適切に治療されることが重要である。短期の感染期間中の最も良い栄養サポート法は，PHE の摂取量を減らし，Polycose Powder 添加の Pedialyte（Abbott Nutrition Products Division, Abbott Laboratories, Columbus, OH），フルーツジュース，高炭水化物，無タンパク質飲料，カフェインを含まない清涼飲料水を使って，水分と炭水化物の摂取量を増やすことである。

PKU に罹患している年長児や成人では，最もよく見られる血中 PHE 濃度上昇の原因は，過剰な PHE の摂取である。この状態は，過剰な処方量，世話をする人の食事療法の誤解，もしくは食事療法に従わないことにより生じる。摂取量を計算するための正確な食事記録と同時に血中 PHE 濃度を頻回に評価することで，食事中の PHE 処方量を決定する。尿中の有機酸分析により，ケトン体の尿中排泄量の増加，減少がそれぞれ不適切なカロリー摂取，PHE の過剰摂取の区別をするのに役立つ。

不十分な PHE 摂取に伴う PHE 欠乏症の発症は 3 つの特徴的な段階をたどる[96,97]。第一段階では，血中，尿中の PHE の減少といった生化学的な特徴が見られる。臨床的には，子どもは正常，無気力状態，もしくは食欲がない状態で，身長や体重が増加しない。年長児では，筋のアラニン産生，β-脂肪分解の結果，血中アラニンの増加，β-ヒドロキシ酪酸血症，アセト酢酸血症が生じる。第二段階として，

表 69.6　食事の例：フェニルケトン尿症（生後 2 週齢），体重 3.25 kg

処方	総量	kg あたり
フェニルアラニン（mg）	179	55
チロシン（mg）	906	278
タンパク質（g）	11.4	3.5
エネルギー（kcal）	390	120
作製のための水（mL）	600	

医療食	量	フェニルアラニン（mg）	チロシン[a]（mg）	タンパク質（g）	エネルギー（kcal）
Phenex-1[b,c]	49 g	0	735	7.4	235
Similac Advance Infant 鉄の粉末が入った製剤[b]	38 g	177	171	4.1	170
作製のための水	600 mL				
合計		177	906	11.5	405

[a] 血漿チロシンが正常下限より低いときのみ，L-チロシンを医療食に加える。L-チロシンは水に溶けにくく，55～147 μmol/L の範囲にする。
[b] Abbott Nutrition.
[c] 使用できる乳児用のその他の医療食は Phenyl-Free-1（Mead Johnson Nutritionals）と Periflex Infant（Nutricia North America）である。

筋中のタンパク質分解により血中PHE濃度が上昇するが，血中のTYRは減少している。BCAA濃度は，他の血漿中のアミノ酸の減少とともに増加する。アミノ酸尿症は，腎尿細管の吸収障害により生じる。この段階では体内の貯蔵タンパク質は分解され，エネルギー源は使い果たされ，活発な膜輸送機能は正常に機能しなくなる。湿疹がよく生じる。PHE欠損症の第三段階では，血中PHE濃度は他のアミノ酸濃度と同様に正常以下になる。それにともなう臨床症状としては，成長障害や骨減少，貧血が見られ，髪の毛が薄くなるなどがあり，食事からのPHEとTYRの補充により欠乏が補正されないと，最終的には死に至ることになる。

タンパク質摂取量の不足は，成長に必要な必須アミノ酸や窒素の不足をもたらす。タンパク質合成が減少すると，もはやPHEは成長に利用されることはなく，血中に蓄積する。窒素やアミノ酸の摂取が長期にわたり欠乏して異化が起これば，組織タンパク質にはおよそ5.5%のPHEが含まれているため，血中のPHE濃度は上昇する。タンパク質不足の際には，必要な窒素や必須アミノ酸を供給するために治療食の摂取量を増やさなくてはならない。

体が何よりもまず必要としているエネルギーは，成長のために欠かせないものである。炭水化物や脂質からエネルギーが供給され，適切な窒素が利用できれば，非必須アミノ酸はそれぞれのケト酸前駆体から合成される。さらに，炭水化物の摂取はインスリン分泌につながり，インスリンはアミノ酸の細胞内輸送を促進し，その結果タンパク質合成が起こる[97]。エネルギー摂取が不足していれば，エネルギー必要量に達するように組織の異化が生じる。このような異化作用はPHEを産生し，PHE濃度の上昇へとつながる。正常な成長率を保つために，非タンパク質や低タンパク質の食事を十分に与え，十分なしかし過剰でないエネルギーを供給すべきである。

血中PHE濃度の低下（$<25\,\mu$mol/L）は，食欲不振[98]，発育不良[99]，また長期にわたれば精神発達遅滞へとつながる[84]。低い血中PHE濃度はしばしば不適切なPHE摂取指示量により生じる。このような場合，計量した天然タンパク質を加えることでPHEの処方量を増やすことができる。

栄養サポートの評価　2週間ごとに身長，体重，頭囲（head circumference：HC）の計測と成長の評価を行い，そして生後6ヵ月までは週2回，またそれ以後1歳までは週1回の血漿PHEとTYR濃度を定量し，PHEとTYRの適正摂取量を決定する。最初の1年間は最も急激に成長し，かつ栄養障害に対して最も影響を受けやすい時期である。1歳以後は食事療法の確認は週1回の血液検査で十分である。血漿PHE濃度が300 μmol/L（5 mg/dL）を超えたら，PHE処方量を減量し，血漿PHE濃度が60〜300 μmol/Lになるまで頻回の血液検査を行う。

処方量を調節するために血液検査は有効であるので，分析は正確かつ迅速でなければならない。蛍光分析，イオン交換，高速液体クロマトグラフィー，もしくはMS/MS法は定量的であり，血漿PHE，TYR濃度を監視するのにふさわしい。正確な指示が必要であれば，両親は義務としてろ紙か毛細管に試料を採取し中央の検査室へ郵送しなければならない。

PHEとTYR測定のための血液採取前の食事摂取記録は必須で，子どもの世話をする人に記録してもらう必要がある。食事療法が変更される際には，(a) 子どものPHE，TYR，タンパク質，エネルギー摂取量，(b) 子どもの臨床状態，(c) 血漿中のPHE，TYR濃度との間の相関関係を考慮する。

治療の結果　PKU患児の早期診断と，適切な栄養，PHE制限，TYR添加食による早期治療（生後2週間以内）によって，正常発育が促され，精神発達遅滞を防げる。4歳の時点での早期に治療された子どもの身長，体重，頭囲，知能指数（IQ）の平均値の全国的調査では，正常の小児と同じであった[100,101]。Trefzら[81]は血中PHE濃度が360 μmol/dL未満に保たれていれば，9歳児の平均IQは遺伝子型によってまったく差がないと報告している。

半合成のPHE制限食は，その適正さについて疑問がある。カルニチン含有の治療食を摂取した際，治療中の患者の平均血清カルニチン（総量と遊離）は基準値内である[102,103]。治療食はL-TYRを多く含んでおり，血漿TYR濃度が低いことによる問題を緩和している[104,105]。患者のうちGLYを除去した治療食（Periflex, Nutricia North America, Gaithersburg, MD）を与えられたグループでは，一晩の絶食後の血漿GLY濃度は上昇した[106]。治療中のPKU患者では，RDAのタンパク質量を与えられると，トランスチレチン濃度は正常値以下の値のことが多い[107]。Arnoldら[108]とAcostaら[95]は，身長と血漿トランスチレチン濃度には正の相関があり，200 mg/L以下の濃度では身長の伸びが悪いと報告している。

血漿中の総コレステロール濃度の低下が，治療されているPKU患児と無治療の成人PKU患者で報告されている[109〜111]。妊娠初期に血漿コレステロール濃度が低値のままであったPKU妊婦では，しばしば自然流産が起こる[112]が，これはおそらく妊娠に対するホルモン応答が不十分なためと考えられる。Castilloら[113]は，実験的高フェニルアラニン血症において，脳と肝臓内の3-ヒドロキシ-3-メチルグルタリル-CoA（3-hydroxy-3-methylglutaryl-CoA：HMG-CoA）レダクターゼとメバロン酸塩-5-ピロリン酸塩脱炭酸酵素の阻害を報告した。Artuchら[114]によると，血漿PHE濃度の上昇は血清ユビキノン10濃度の低下をもたらす。しかし，Hargreavesら[115]は，正常対照，PKU患者のうち治療した群，無治療群との間で単核細胞内の補酵素Q_{10}濃度に違いが見られないことを報告している。治療中のPKU患者では，血漿中および赤血球内のドコサヘキサエン酸濃度は正常以下となり，n-6系（ω6）脂肪酸族の濃度は正常以上であることが報告されている[116,117]。これらの差の意義は不明であるが，治療食中の脂肪が少ないことにより起こっているようである[118,119]。

RDAを上回る摂取にもかかわらず，治療中のPKU患児では鉄欠乏を生じることが報告されてきた[120,121]。セレンが添加されていない治療食を与えられているPKU患児では，低セレン状態であった[122]。PKUかつ低セレン濃度の患者ではT_4とrT_3の濃度が上昇している。これはセレンの補充で有意に低下する[123]。PKU患児の血漿レチノール濃度は，正常の子どもに比べて低値のことが多い[107]が，適切な治療食を摂取すれば基準値内になる[91]。

1956年には，PKU治療中の子どもの骨の変化が報告された。血漿PHE濃度が治療域内の就学前の子どもでは正常の骨石灰化を示していた[124～127]。Greevesら[128]は，骨折の既往が正常のきょうだいでは18%であるのに比べて多くは8歳以上のPKU患者では25%にあると報告した。無治療のPKUマウス（PAH^{enu-2}）では，治療されたマウスや対照群のマウスと比較して平均大腿骨重量が減少しており，対照群のマウスに比べて平均の大腿骨長が短かかった。大腿骨の強度は対照群のマウスに比較して，治療マウスのほうが大きかった[129]。コントロール不良のPKU患者では血清プロラクチン濃度が上昇しており，女児において生理不順の頻度が高くなっている[130]。食事療法が不十分な高齢の患者では血中PHE濃度が上昇しているため，骨塩量と骨密度の値は対照値と比べて常に低値である。アミノ酸不均衡や不適切なタンパク質摂取，食事性の過剰なPHEなどから生成される有機酸を緩衝するためのリンの需要，過剰なプロラクチン分泌によるエストロゲンの不足などが，骨異常の原因となっている[131]。Mussaら[132]は，血漿PHE濃度の上昇とともに，破骨細胞の生成が増加し，骨の傷害を引き起こすと報告している。

正常の子どもに比べると，治療中のPKU患児では，血漿中の免疫グロブリンA（IgA）と免疫グロブリンM（IgM）の平均濃度が有意に低い[133]。

食事療法の中断　かつては，臨床医によっては，食事療法を4歳，6歳，もしくは12歳時に中断することができ，副作用もないとしていた[134～137]。研究調査では子どもの行動や知能[101,138]，および成人の神経機能に食事療法を中止した群と継続した群で著明な差が見られたことから，研究者たちはこの可能性に疑問をもった。成人では重症の広場恐怖症の報告も見られ，これはPHE制限食に戻すと症状が改善する。動物に由来する食物を拒み，PHE除去食の摂取ができていない食事療法をやめた患者において，ビタミンB_{12}欠乏が生じ，その結果，血液学的変化や神経疾患が生じた[140,141]。完全菜食主義者（ビーガン）に見られるメチルマロン酸血症が，ビタミンB_{12}欠乏によって起こる最も可能性が高い病態生理学的機序である。

患者自身を対照としたPKU患者を用いた研究で，血漿PHE濃度が上昇すると，高次脳機能の神経心理学的検査で実行時間が長くなり，EEGでは平均周波数が低下（徐派化）し，高齢の治療中のPKU患者では尿中のドーパミン排泄と血漿中L-DOPAが低下した[142,143]。10人の患者で，高い血漿PHE濃度と，神経心理学的検査の実施時間の延長や尿中ドーパミン排泄の低下との間に相関関係が見られた。8人の新たな患者での研究では，血漿中のPHE濃度が上昇すると，EEGの振幅の平均と血漿中のL-DOPAに統計的に有意な低下が見られた[143]。EEGの徐波化は，PKUヘテロ接合体患者がアスパルテーム（150 μmol/L）を摂取し血漿PHEの濃度が変化する際に起こる[75]。これらの影響は可逆的で，血漿PHE濃度が低下すると逆方向に相関する。食事療法を中止したPKU患者の中には，重度の神経機能低下が見られた[74,144]。PHE制限食と治療食による食事療法を再開した患者では，多くの症状が快方に向かった[74]。

母性フェニルケトン尿症

受胎時期や妊娠期間中に未治療のPKU妊婦では，子どもが子宮内発育遅延や小頭症，またしばしば重篤で生存不可能な先天性奇形が生じる。血漿PHE濃度が正常範囲より高い母体から出生した子どもでは，通常，精神発達遅滞が見られる[145]。胎児障害の原因ははっきりしないが，母体血中のPHE濃度の上昇に関係すると考えられている[146]。というのも，PHEは胎盤を通じて能動的に胎児に運ばれるからである[147]。胎児の血漿PHE濃度は母体血中の1.5～2倍である[148]。この上昇した胎児血漿PHE濃度は，胎児の血液脳関門で再度2～4倍に濃縮される[149]。神経細胞内のPHE濃度が600 μmolになると，今までに述べたいくつかの機序により脳の発達が妨げられる。これらには，オリゴデンドログリア細胞の遊走異常やミエリンと他のタンパクの合成異常などがある[150]。そのため，妊娠可能な年齢のPKU女性では，受胎前から妊娠期間中を通して正常の血漿PHE濃度を保つことが非常に重要である。無治療のPKU母体から生まれた子どもは正常に成長，発達することができない[151]。実際，Kirkman[152]は，これらの女性の妊孕（にんよう）性が正常で，かつ食事のPHE摂取制限が行われなかったら，PKU関連の精神発達遅滞はわずか一世代でスクリーニング前の発生率に戻るだろうと予測している。

1984年，Maternal Phenylketonuria Collaborative Study（MPKUCS）が，PKUの女性患者における食事と妊娠のアウトカムの関連性についての疑問を解決するために開始された[153]。MPKUCSの結果は，PHE制限食，360 μmol/L以下の血漿PHE濃度および制限食が開始された妊娠週数が，妊娠のアウトカムに関与しているという仮定を裏づけるものであった[154]。

母性フェニルケトン尿症の栄養サポート　PKUの女性患者が食事療法を中止している場合は，計画妊娠の少なくとも3ヵ月前からPHE制限食を開始すべきである。PKU妊婦の治療目的は，健康な母体と，正常で健康な新生児である。妊娠初期に十分なタンパク質と脂質を蓄え，妊娠第三期の胎児成長を支えるために，食事と栄養状態を注意深く観察することが必要である。最も良い妊娠のアウトカムをもたらす血漿PHE濃度は不明だが，ある研究者グループがPHEを制限した食事で血漿PHE濃度を60～180 μmol/Lに保てば，この目的は達成されるということを示している[155]。血漿PHE濃度が60 μmol/L以下では，母体の筋が消耗し，胎児発育も不良となる。治療開始時に指示すべき推奨されるPHE摂取量を，**表69.7**に示す[1,112,116]。他の栄養の指標は，妊婦の正常の範囲内にすべきである。最小限の勧告されているPHE処方量で食事療法を開始した後に（**表69.7**），血漿PHE濃度を目標の濃度に保つため週2回の測定を行う。

血漿PHE濃度が治療域に安定した後も，妊娠が進行するに従って血漿のPHEやTYR，他のアミノ酸濃度や体重増加の程度をもとにして，個別の食事療法の指示内容の頻回の変更が必要である。それぞれの妊婦のPHEおよびTYRの必要量は，遺伝子型，年齢，健康状態，タンパク質の摂取状態，妊娠期間に依存する[112]。妊娠中期ではPHEへの耐性はかなり上昇する。

PKUの小児でも見られるように，タンパク質相当量として遊離アミノ酸を原料に利用するため，タンパク質指示量（**表69.7**）がRDAを上回っている。PHE除去の治療食（**表69.5**）は，処方した大部分のタンパク質の供給に利用され，自然糖類や脂肪のような窒素を含まない食物が，残

表 69.7 フェニルケトン尿症の妊婦のフェニルアラニン，チロシン，タンパク質，脂肪，必須脂肪酸，エネルギーの推奨摂取量

トリメスターと年齢	フェニルアラニン[a,b] (mg/日)	チロシン[b] (mg/日)	タンパク質 (g/日)	脂肪[c] (g/日)	リノール酸 (g/日)	α-リノレン酸 (g/日)	エネルギー[c] (kcal/日) 平均	範囲
第一期（妊娠 0〜14 週）								
15〜19 歳未満	200〜820	≧7,600	≧76	36〜132	13	1.4	2,500	1,600〜3,400
19〜24 歳未満	180〜800	≧7,400	≧74	47〜124	13	1.4	2,500	2,100〜3,200
≧24 歳	180〜800	≧7,400	≧74	47〜132	13	1.4	2,500	2,100〜3,400
第二期（妊娠 14〜27 週）								
15〜19 歳未満	200〜1,000	≧7,600	≧76	36〜132	13	1.4	2,500	1,600〜3,400
19〜24 歳未満	180〜1,000	≧7,400	≧74	47〜124	13	1.4	2,500	2,100〜3,200
≧24 歳	180〜1,000	≧7,400	≧74	47〜132	13	1.4	2,500	2,100〜3,400
第三期（妊娠 27〜41 週）								
15〜19 歳未満	330〜1,200	≧7,600	≧76	36〜132	13	1.4	2,500	1,600〜3,400
19〜24 歳未満	310〜1,200	≧7,400	≧74	47〜124	13	1.4	2,500	2,100〜3,200
≧24 歳	310〜1,200	≧7,400	≧74	47〜132	13	1.4	2,500	2,100〜3,400

[a] Maternal Phenylketonuria Collaborative Study（MPKUCS）で研究された女性の約 80%をカバーするフェニルアラニン（PHE）推奨摂取量。同じ妊娠期で同じ年齢の最低限の推奨量の食事から開始する。欠乏や過剰を防ぐため，血漿 PHE の頻回のモニターが必須である。以下の項目に従い修正する。頻回の血漿 PHE，チロシン（TYR）濃度，PHE，TYR，タンパク質，エネルギーの摂取量，母体の体重増加。MPKUCS のデータからの鉄の推奨摂取量は以下の論文にある。Recommended iron intake is from MPKUCS data in Acosta PB, Michals-Matalon K, Austin V et al. Nutrition findings and requirements in pregnant women with phenylketonuria. In : Platt LD, Koch R, de la Cruz F, eds. Genetic Disorders and Pregnancy Outcome. New York : Parthenon, 1997 : 21–32.
[b] L-TYR は非常に水に溶けにくい。したがって，L-TYR の補充はすべて，果物のピューレ，マッシュポテト，スープなどに混ぜてとるようにする。推奨摂取量は，MPKUCS のデータの以下の論文から引用。Recommended intake is from MPKUCS data in Acosta PB, Michals-Matalon K, Austin V et al. Nutrition findings and requirements in pregnant women with phenylketonuria. In : Platt LD, Koch R, de la Cruz F, eds. Genetic Disorders and Pregnancy Outcome. New York : Parthenon, 1997 : 21–32.
[c] Modified from Otten JJ, Hellwig JP, Meyers LD. Dietary Reference Intakes : The Essential Guide to Nutrient Requirements. Washington, DC : National Academies Press, 2006. For some women, energy requirements may be greater than the upper limit of the range given to obtain appropriate weight gain.

表 69.8 フェニルケトン尿症をもつ女性の妊娠中の推奨体重増加率

妊娠時の体重状態	推奨体重増加率	
	妊娠第一期（kg）	総計（kg）
一般的な体重	1.6	11.4〜15.9
低体重	2.3	12.7〜18.2
過体重	0.9	6.8〜11.4
肥満		5.0〜9.1

(From Rasmussen KM, Catalano PM, Yaktine AL. New guidelines for weight gain during pregnancy : what obstetrician/gynecologists should know. Curr Opin Obstet Gynecol 2009 ; 21 : 521–6.)

りのエネルギー必要量を補うのに利用される。

PKU の妊婦から生まれた新生児の計測値は母体の血漿 PHE 濃度と逆相関し，母体の妊娠期間中のエネルギー量，タンパク質摂取量，体重増加量に正の相関が見られる。妊娠 10 週に血漿 PHE 濃度が 360 μmol/L より低いレベルに到達し，妊娠中続いた妊婦の子どもの 5 年間の平均 HC Z スコアは，出生時の 0.30 ± 0.88 に対して 0.50 ± 1.53 であった。しかし，妊娠 10 週および妊娠中を通しての血漿 PHE 濃度が 360〜600 μmol/L であった妊婦の子どもの平均 HC Z スコアは，−0.65 ± 0.87 から −0.87 ± 1.97 へ低下した。血漿 PHE 濃度が 600 μmol/L 以上が続いた妊婦の子どもの5年間の平均HC Zスコアは，出生時の−1.46 ± 1.08 から −2.09 ± 1.57 に低下した。血漿 PHE 濃度が 360 μmol/Lより高い女性の子どもでは，5年にわたって身長と体重の追いつき成長は起こらなかった[156]。PKU の妊婦の血漿 PHE 濃度は総タンパク質摂取量に逆相関する[157]。このことから，血漿中の PHE を良好にコントロールするためには，総タンパク質摂取量は**表 69.7** に推奨されている最小限の量にすべきである。

母体の適切な体重増加量は，身長と妊娠前の体重に関連しており，標準体重の女性よりも低体重の女性のほうが大きい。**表 69.8**[158]に，低体重，標準体重，過体重の女性で推奨される妊娠中の体重増加量を示す。

リノール酸（C18 : 2，n−6）と α-リノレン酸（C18 : 3，n−3）の 2 種類の脂肪酸はヒトにとって必須である[1]。妊娠期間中の適切な摂取量として，リノール酸は 13 g/日，α-リノレン酸は 1.4 g/日がそれぞれすすめられている[1]。MPKUCS で妊娠の良好なアウトカムをたどった女性は，妊娠の不良なアウトカムの女性よりも妊娠期間中の脂肪摂取量が多かった[112]。しかし，妊娠の不良な転帰が必須脂肪酸の摂取が不十分であったことが原因かどうかははっきりしていない。治療食の中には脂肪と必須脂肪酸を含んでいないか，含んでいてもわずかだけのものもあるため，原料として水素化されていないキャノーラ油か大豆オイルを使った料理用のサラダ油，マーガリン，サラダドレッシング，ショートニングなどから，食事療法中のエネルギーの 30〜40%の脂肪を摂取すべきである[94]。

PKU の妊婦に対して指示量のタンパク質当量（窒素× 6.25）を供給する PHE 除去食は，必要量のミネラルやビタミンも供給している。そのため，適切な量の PHE 除去食を摂取している女性では，ビタミン A と D を含んだ出産前のビタミンカプセルを処方すべきではない。実際，補充することでビタミン A が催奇形性のレベルに達することがある[159]。しかし，妊娠前から妊娠中に治療食を適切に摂取していない女性では，子どもの先天性心疾患の発生率を減少させるために葉酸とビタミン B_{12} のサプリメントを与えるべきである[160]。

栄養サポートのモニター 継続的な PKU の女性の管理には，血漿中の PHE と TYR 濃度，母体の体重増加，他の血

表 69.9　血中チロシン値の上昇を起こす遺伝性疾患

名称	酵素欠乏	臨床的特徴
肝腎のチロシン血症（1a 型）	フマリルアセト酢酸塩ヒドロリアーゼ	肝硬変，腎性 Fanconi 症候群，急性ポルフィリン症（スクシニルアセトン），肝細胞癌
肝腎のチロシン血症（1b 型）	マレイルアセト酢酸塩イソメラーゼ	肝不全，Fanconi 症候群，精神運動遅滞（非スクシニルアセトン）
眼皮膚のチロシン血症（2 型）	肝性の細胞質ゾルチロシンアミノトランスフェラーゼ	様々な精神遅滞を伴った眼および肌の疾患，ヒドロキシフェニルピルビン酸血症
第一 *p*-OHPPAD 欠損症（3a 型）	*p*-OHPPAD	神経性異常，精神遅滞
Hawkins 尿症（3b 型）	*p*-OHPPAD	代謝性アシドーシス，小頭症
短命新生児（3c 型）	*p*-OHPPAD	早熟，場合により良性
チロシン症（Medes）	場合によりⅠa 型	筋無力症（場合により急性ポルフィリン発作）

p-OHPPAD：4-ヒドロキシフェニルピルビン酸ジオキシゲナーゼ。

漿中のアミノ酸，トランスチレチン，フェリチン，亜鉛の濃度の測定が含まれている。PKU の妊婦は早産のリスクがあるため，たとえ血漿 PHE 濃度が目標とされる治療域にあったとしてもハイリスク患者として扱うべきである。妊娠 16～20 週に開始する頻回の超音波検査で，胎児の頭囲と子宮内発育パターンをモニターすることが求められる。心奇形や他の奇形を精査するためのレベルⅡの超音波検査も行うべきである。

▶高チロシン血症

TYR 代謝異常（**表 69.9**）の中には，栄養サポートに反応しやすいものもいくつか知られている（**図 69.1**）。TYR 代謝における特異酵素の恒常的な欠損ではなく，肝疾患，壊血病，早産などの障害により血中 TYR の増加が生じるため，正確な生化学的診断が重要になる。

7 つの臨床型の遺伝的高チロシン血症が報告されている（**表 69.9**）。1a 型は肝フマリルアセト酢酸ヒドロラーゼ（FAH）の欠損により，異常な代謝産物であるサクシニルアセトンが産生されることで生じる[161]。FAH の遺伝子座は染色体 15q23-25 に位置している（**表 69.2**）[161]。サクシニルアセトンは蓄積した代謝産物であるフマリルアセト酢酸（fumarylacetoacetate：FAA）から形成される（**図 69.1**）。アポトーシスを起こすより少し少ない量の FAA は，げっ歯類およびヒトで（細胞分裂の）紡錘体の障害および分裂障害を起こすことが報告されており，このことから FAA はチオール反応性に，細胞小器官/有糸分裂紡錘体を阻害する物質として働くという推測がなされている[162]。マレイルアセト酢酸イソメラーゼが働けば，サクシニルアセトンはマレイルアセト酢酸からも生成される。サクシニルアセトンは非常に毒性が強く，能動輸送機能の障害や，*p*-OHPPAD と δ-ALA 脱水酵素などの肝酵素の障害も起こす[161]。患者の肝および赤血球の両方で δ-ALA 脱水酵素活性の低下が報告されており，この活性の低下が急性ポルフィリンに類似した症状の発現機序であると仮定されている（**図 69.2**）[161]。薬として NTBC を使用し，*p*-OHPPAD 活性を阻害することで，急性ポルフィリン症状を防ぎ，肝硬変やファンコーニ（Fanconi）症候群の頻度が減少する[163]。

高チロシン血症 1a 型では，低リン血症性くる病をともなう腎尿細管の全般的な機能障害，肝硬変や肝細胞癌に至る進行性の肝機能不全，高血圧，突発的な行動，末梢神経障害が特徴である。また，尿中サクシニルアセトン，δ-ALA 排泄とともに血中 PHE，TYR の上昇といった特徴が見られる[161]。最も一般的な変異アレルは，イントロン 12 のスプライス供与部位（ドナー部位）が増えることである（IVS12G A+5）。他にも多くのミスセンス変異，ナンセンス変異が知られている（**表 69.2**）。非癌性の肝小結節での IVS12 の変異が，元通りに正常化する反応が記載されている。FAH は羊水細胞，絨毛膜細胞に発現しており，生化学的もしくは分子生物学の技術を使って出生前診断が可能である[161]。

高チロシン血症 1b 型は 1 人の乳児で報告され，マレイルアセト酢酸イソメラーゼ欠損により起こると考えられている[161]。肝機能不全，腎尿細管障害，精神運動発達遅延などが 1 歳時に死亡する前に見られた。サクシニルアセトンは蓄積していなかった。この原因が解明されたら，高チロシン血症Ⅰ型の病態生理学は再評価が必要になるだろう。

高チロシン血症Ⅱ型は，血中，尿中の TYR 濃度の著しい増加と，尿中のフェノール酸，*N*-アセチルチロシン，チラミンの増加が特徴的である。肝細胞質内の TYR アミノ基転移酵素の欠損が実証された[161]。特徴的な身体所見として，放射状の角膜びらんと角膜プラーク，足底と手掌の水疱性病変がある。持続性の角膜炎と手の指と手掌，下肢の足底に角質の増殖が見られる[164]。これらの皮膚症状は，食事中の PHE と TYR の制限によく反応する。細胞内に見られる TYR の結晶がこれらの炎症反応の原因であると考えられる。精神発達遅滞も生じる。TYR アミノ基転移酵素の遺伝子はヒトの染色体 16q22.1 に局在する（**表 69.2**）。ミスセンス変異，欠失，ナンセンス変異，スプライス部位の変異が知られている。

高チロシン血症Ⅲ型の 3 つの臨床型は *p*-OHPPAD の機能障害により生じる（**図 69.1**，**表 69.9**）。最重症型は，肝型の *p*-OHPPAD がまったく存在しない 3a 型である。3a 型の無治療患者で痙攣や運動失調，精神発達遅滞などの神経学的異常が報告されている[165]。ホーキンシン尿症（3b 型）は，障害された *p*-OHPPAD 反応の中間体から形成されると推定される 2-L-システニル-5-1,4-ジヒドロキシシクロヘキセニル酢酸に対し名づけられた。代謝性アシドーシスと成長障害，スイミングプール様の臭気が記載されている。PHE と TYR 制限により危険な状態を改善できる。

3c 型は新生児高チロシン血症で，血漿と尿中の TYR とその代謝産物の濃度が増加する。新生児の 0.2～10％に発症する[161]。生後 4 週間目までのほとんどの患者で，短期間タンパク質量を 1.5～2.0 g/kg/日に制限することにより血漿中の TYR 濃度を低下させることができる。一方で，この障害のある時にアスコルビン酸を加えると，*p*-OHPPAD活性を安定化させ，上昇させるかどうかははっきりしていない。この疾患で高チロシン血症が持続すると，精神機能の障害が生じ[166]，短期間の食事療法とアスコルビン酸投与が推奨されている。

診断

適切な治療法を確立するために必須の鑑別診断として，イオン交換クロマトグラフィーを使った血漿アミノ酸，GC/MSを使った尿中有機酸の定量などが必要である。より重症な高チロシン血症1型は，新生児の血中TYRが8 mg/dL（440 μmol/L）以上にはならないため，細菌抑制検査を利用した新生児スクリーニングでは発見できない。生後14日目で血中のTYRが8 mg/dL（440 μmol/L）以上であれば，尿細管と肝機能を評価しなければならない。同時に尿も，有機酸分析を使って*p*-ヒドロキシフェニル酸やサクシニルアセトンの存在を評価する。遺伝性高チロシン血症1型の出生前診断は，羊水中のサクシニルアセトンの測定[167]と，培養羊水細胞中のFAH活性の測定，分子解析によって行われてきた。高チロシン血症2型では，尿中の*p*-OH-フェニル酸と血中のTYRが著しく増加する[161]。これは乳児が成長するにつれて増加するが，一方で3c型では減少する。ホーキンシン尿症はイオン交換クロマトグラフィーを使いニンヒドリン反応を利用して測定される。

治療

遺伝性高チロシン血症の治療は，それぞれの型により治療法が異なるため確定診断が必要である。遺伝性高チロシン血症の栄養サポートは，正常な発育と正常な知的能力の発達を可能にする生化学的環境を備えることが目的である。Ⅱ型とⅢ型でのみ，栄養管理だけで病態生理学的変化を防ぐことができ，これらの予後は良好である。血漿PHE濃度は40～80 μmol/L，血漿TYR濃度は50～150 μmol/Lに保つべきである。高チロシン血症1a型の2-(2-Nitro-4-trifluoromethylbensylate)-1,3-cyclohexanedione（NTBC）治療は，栄養管理と併用して血漿TYR濃度を500 μmol/L未満に保つことで[168]，急性ポルフィリン症の発症を抑制し，肝硬変とファンコーニ症候群の進行速度を遅らせ，患者の生存を大きく改善し，小児早期の肝臓移植の必要性を減らす。NTBCのサクシニルアセトン産生を一定に保つ作用は減るが，肝細胞癌のリスクをなくすことはできない。

高チロシン血症1a型では，腎機能障害があるのなら治療すべきである。全般的な腎尿細管障害が起こると，重炭酸塩，リン酸塩，1,25-ジヒドロキシコレカルシフェロール，カリウムの補充を速やかに行わなければ，代謝性アシドーシス，低リン血症，くる病，低カリウム血症が起こる。感染症の際には，サクシニルアセトンの過剰産生に伴う，壊滅的な異化作用を防ぐために早急な治療が必要である。

ポルフィリン類似症状の多くは，サクシニルアセトンのδ-ALA脱水酵素の抑制作用とヘム生合成の低下による二次的なδ-ALAの過剰産生によって引き起こされる（**図69.2**）。20～25%グルコース溶液の経静脈投与でこれらの急性ポルフィリン類似症状をコントロールできる[169]。ヘムタンパク質（細胞膜のトランスポーター，シトクロムP450）がヘムに結合するにはエネルギーが必要である。エネルギーを必要とする機能の持続的かつ進行性の低下は，代謝回転が速くなり，ヘムの生合成が不十分となる（**図69.2**）。ヘマチンの点滴静注により一時的にδ-ALAが減少し，急性の間欠性ポルフィリン症発作であれば改善するが，この侵襲的な治療法はNTBCが手に入らない場合を除いて推奨されない[7,170]。しかし，肝細胞癌は防ぐことができず，転移を防ぐためには肝移植が必要になる[161]。NTBCは，高チロシン血症1型の治療において*p*-OHPPADの活性を阻害する薬で，肝移植の必要性を低下させる。薬物療法に加えて食事療法も補助療法となる[168]。優れたモデルマウスが存在する[171]。新生児期あるいは乳児期の食事療法とNTBCによる高チロシン血症1型の治療が，肝細胞癌の発生を防ぐかどうかは明らかではない。肝エコー検査はもちろん，肝のα-フェトプロテインと酵素の経過観察が必要である。肝移植が必要となる場合もある。

栄養必要量　1日に推奨されるPHE，TYR，タンパク質，エネルギー，水分量の処方箋が必要である。PHEとTYRの処方は，個々のアミノ酸に対する小児の要求量や許用量の指標となる摂取に関わる血液検査に基づいている（**表69.3**）。

PHEの多くはヒドロキシル化されてTYRになるため，高チロシン血症患者の食事療法ではPHEも制限する必要がある。PHEは，PKUの患児よりも高チロシン血症の患児のほうが多く必要である。一般的に，異化反応経路での阻害部位が末端であればあるほど，アミノ酸の必要量は正常に近い。高チロシン血症の患児のTYR必要量は十分に記載されておらず，TYR必要量は子どもの代謝状態やサクシニルアセトンの蓄積量によって変わる。NTBC治療中の患者で血漿TYRが十分コントロールされていないと，高チロシン血症2型の症状が出現する[168]。

乳児の主要なタンパク質源は遊離アミノ酸が混合されたものを利用するため，推奨摂取量は正常な乳児に比べ多くなる（**表69.3**）。高チロシン血症1a型において，NTBCが投与されるとエネルギー必要量は正常な乳児とほぼ同じになる[1]。

脂肪，必須脂肪酸，ミネラル，ビタミンの推奨は，PKU患者と同じである（**表69.3**）。

フェニルアラニンとチロシン除去食　PHEとTYRを過剰に摂取することなしに，天然タンパク質（タンパク質は重量で1.4～5.8%のTYRを含む）からは十分なタンパク質摂取ができない[94]。そのためPHEもしくはTYRを含まない特殊な治療食を利用する。タンパク質を供給するための，ミネラルとビタミンを含みPHEとTYRを含まない治療食がいくつか入手可能である。**表69.5**に，治療食の販売元を示す。

他の食品　USDAにより提供されている食品の組成は参考文献94に記載されている。

栄養サポートの開始　診断時に，最も急速に血中TYR濃度を低下させるには，67 kcal/dLのPHEとTYR源を添加していないPHE除去，TYR除去ミルクを与えることである。異化状態を防ぐためには120 kcal/kg/日以上の総エネルギー摂取が必要である。PHEとTYRの血中濃度の検査結果は早く確認しないと，PHE，TYRの欠乏状態は急速に生じる[172]。エネルギーやPHE，TYRの不十分な摂取のために生じる異化作用は，高チロシン血症1型の治療中には非常に望ましくない状態である。なぜなら，サクシニルアセトンの過剰産生を伴う異化状態は臨床病態を悪化させるからである。高チロシン血症Ⅱ型もしくはⅢ型患者の新生児期には，1～2日間の完全制限の後は，通常20～70 mg/kg/日のPHEと60～80 mg/kg/日のTYRを含む天然タンパク質源が必要とされる。高チロシン血症Ⅰa型の患者ではNTBCで治療するなら，多めの食事性PHEとTYRを許容できる。

栄養サポートの評価　評価を行う頻度は，高チロシン血症の型と患者の臨床経過によって決定される。高チロシン血症1型では，バイタルサイン，身長，体重，頭囲，神経学的検査，発達を，初めの3ヵ月間は毎週，次の3ヵ月間は2週間ごとに，その後6ヵ月間は毎月1回，その後は1年ごとに記録する。血漿中のアミノ酸はイオン交換クロマトグラフィーかMS/MSを使用し，サクシニルアセトンと*p*-ヒドロキシフェニル有機酸はGC/MSを使って定量する。さらに，追加検査として，尿中の*δ*-ALA，腎臓での喪失量（HCO_3^-，K^+，Na^+）の血中と尿中での評価，肝臓の状態（*α*-フェトプロテイン，肝機能検査）などがある。高チロシン血症Ⅰa型での管理では，定期的に前述した時期に臨床状態，食事摂取量，検査結果などを観察すべきである。高チロシン血症Ⅰa型では最終的に肝移植が必要であり，生後1年以内に申し込みをしておく。

栄養サポートのアウトカム　現在のところ，高チロシン血症1a型のアウトカムは様々である[161]。原因として，過去において様々な型の高チロシン血症を区別するための明確な診断基準がなかったことによる。若年期の治療中の高チロシン血症1型患者では，GC/MSを使った早期発見・早期診断とPHE，TYRの制限，ヘマチンの静脈内投与，腎尿細管からの喪失の早期補充などが成功をもたらす。しかし，高チロシン血症1a型ではNTBCは最終的な治療法であり，肝細胞癌を防ぐためには生後早急に治療を確立する必要がある。そして，肝臓のエコー検査で肝結節が出現，もしくは肝の*α*-フェトプロテインが急激に上昇するようであれば肝移植が必要である[163]。高チロシン血症2型，3型患者の中には，PHEとTYR制限食が効を奏し，臨床症状や徴候の急激な改善が見られる人もいる[161]。新生児の高チロシン血症では，早期に一時的なタンパク質制限が必要である。経口でのアスコルビン酸50 mg/日摂取による効果は不明である。比較対照化試験によるアウトカムがまだ得られていない。

含硫アミノ酸

含硫アミノ酸の生化学や栄養所要量は，ヒトにおける代謝経路の遺伝性の阻害（遺伝性代謝疾患）を研究することで明らかにされてきた。

▶生化学

天然タンパク質にはおよそ0.3～5.0％のMETが含まれている[94]。食物中のメチオニン（MET）の中には，組織タンパク質合成のため体が利用するものもある。ただ，大多数は硫黄転移経路（含硫アミノ酸代謝経路）を通して，アデノシルメチオニン，アデノシルホモシステイン，ホモシステイン，シスタチオニン，*α*-ケト酪酸，システインなどやこれらの誘導物を形成するのに利用される（**図69.3**）。含硫アミノ酸代謝経路の第一のステップは，MET-*S*-アデノシルトランスフェラーゼ（MET-*S*-adenosyltransferase：MAT）が触媒する*S*-アデノシルメチオニン（*S*-adenosylmethionine：SAM）合成反応である。MATの機能障害の結果，高メチオニン血症や，硫黄臭のある口臭から精神発達遅滞まで，様々な臨床症状が生じる。MATの肝型アイソザイムだけが障害されている[28]。この反応ではアデノシン三リン酸（ATP）のアデノシル部分はMETに転移する。SAMからメチル基を得る生物学的に重要な化合物には，クレアチン，コリン，ホスファチジルコリン，メチル化DNAとRNA，エピネフリンがある。カルボキシル基が除去されたSAMはスペルミジンとスペルミンの3つの炭素部分のもとになる。*S*-アデノシルホモシステインはこの経路の中間産物として産生され，加水分解されてホモシステインになる。

ホモシステインにはそれにつながる4つの経路が存在する。ホモシステインはC*β*Sの存在下でセリンと反応し，シスタチオニンに変化する。C*β*Sは肝臓と脳で発見されている（**図69.3**）。C*β*Sは補酵素としてピリドキサールリン酸を必要とする。ホモシステインはまた，2つの異なる酵素反応を受けて再メチル化されMETを形成する。1つの反応では，メチル基はベタインに由来し，ベタイン-ホモシステインメチル基転移酵素（メチルトランスフェラーゼ）により触媒される。第二の反応は，メチル基供与体としてN^5-メチルテトラヒドロ葉酸が必要で，CH_3-B_{12}（メチルコバラミン）にメチル基を転位（**図69.3**），5-メチルテトラヒドロ葉酸-ホモシステインメチル基転移酵素により触媒される。Finkelstein[173]は，*in vivo*のラットの肝臓の状態に似せた*in vitro*の系で，ホモシステインを使う3つの酵素により同時に起こる生成反応を測定した。このコントロールシステムでは，ホモシステインが消費されるのにそれぞれ，5-メチルテトラヒドロ葉酸-ホモシスチンメチル基転移酵素，ベタインホモシステインメチル基転移酵素，C*β*Sは，それぞれ27％，27％，46％の割合を占めた。ホモシステインの4番目の経路はホモシスチンへの自然酸化である（**図69.3**）。この反応はホモシステインの量が異常に多い時のみ細胞内で起こる。これは，ホモシスチンのジスルフィド結合は共有結合であり，基本的に不可逆的な反応である。ホモシスチンはこれ以上代謝されない。C*β*Sは，高親和性があり，多くのホモシステインをシスタチオニンに代謝する。その際にセリンを補基質として，またピリドキサールリン酸を活性補酵素の安定化のために利用する。その後，シスタチオニンはシステインと*α*-ケト酪酸に加水分解される。ピリドキサールリン酸を補酵素として利用するシスタチオニナーゼが酵素としてこの反応に必要である（**図69.3**）。シスタチオニナーゼの欠損でシスタチオニン尿症が生じるが，これは病気にはならない。*α*-ケト酪酸はプロピオニルCoAに変換され，これはカルボキシル化されメチルマロニルCoAになり，異性化してクレブス（Krebs）回路の中間帯であるサクシニルCoAへと変化する。L-システインは，ピルビン酸，アンモニア（NH_3），硫化水素（H_2S）に分解される。

先天性のMET代謝異常を疑わせる3つの分析物質は現在新生児のスクリーニング検査になっている。METがホ

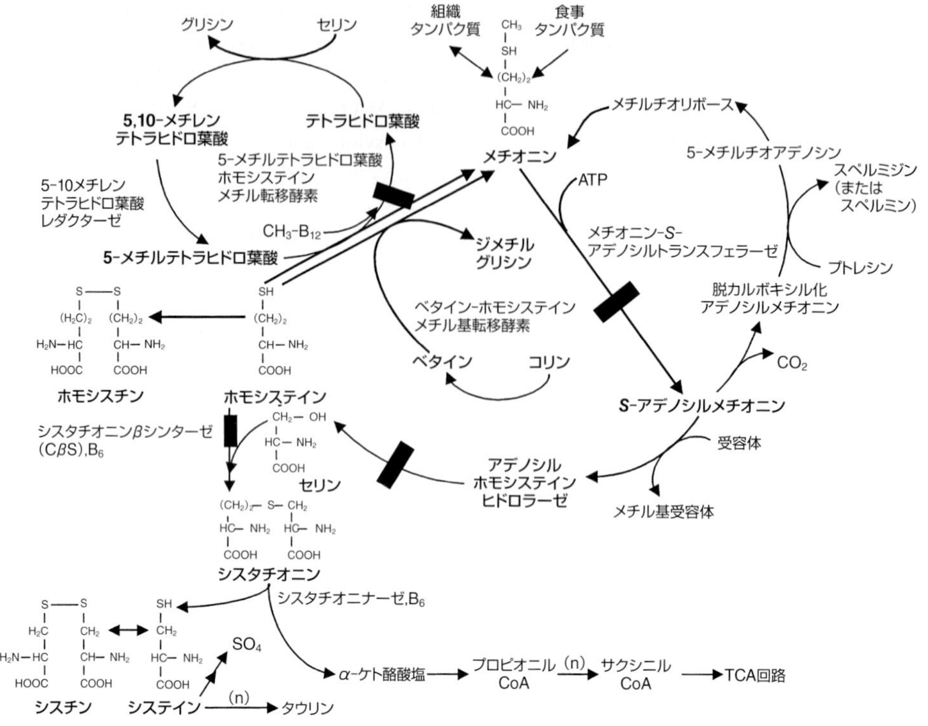

図 69.3 含硫アミノ酸の代謝経路。黒い帯は，高ホモシスチン血症をきたす 3 つの遺伝性代謝疾患における阻害された反応を示す。CoA：補酵素 A，TCA：トリカルボン酸。

モシスチン尿症そして高メチオニン血症とタンデムマスで計測した C3/C2 比の増加と共に C3（プロピオカルニチンに相当）がコバラミン欠損症に用いられている。

▶ホモシスチン尿症

CβS もしくは 5-メチルテトラヒドロ葉酸-ホモシステインメチル基転移酵素の欠乏で古典的ホモシスチン尿症が生じる。後者の酵素活性の障害は，ビタミン B_{12}からの CH_3-B_{12}合成障害，5,10-メチレンテトラヒドロ葉酸レダクターゼの欠損，およびアポ酵素である CβS の遺伝子変異によって起こる。いくつかの欠損によって，食事からのビタミン B_{12}の摂取，輸送，CH_3-B_{12}への変換が阻害される[39,174]。水酸化コバラミンと葉酸の両方がこの異常を治療するのに必要である。

ホモシスチン尿症の最も一般的な形態は，CβS の欠損により生じる。ヒト CβS の遺伝子座は染色体 21q-22.3 に位置する[175]。遺伝子がクローニングされ，発現系を用いて 90 以上の変異の特徴が明らかにされている。しかし，同じ遺伝子型でも表現型が変化し，いくつかの変異はビタミン B_6（I278T，P145L，A114V）に反応して，他のものは反応しない（G307S）[176]。重度に傷害された酵素活性は血漿中のホモシスチン（ホモシステイン），MET の蓄積を起こし，細胞内と組織液中のシスチン（システイン）の低下を起こす。この環境が早期に治療されなければ，骨変化，水晶体の脱臼，血管内血栓形成，骨粗しょう症，頬の紅潮が起こり，中には精神発達遅滞をきたす患者もいる。

骨変化と水晶体の脱臼は，α-ホモシステインとコラーゲン上のアルドース基との相互作用[28]，もしくはホモシステインチオラクトンによるリシルオキシダーゼの不可逆的な阻害[177]により生じるコラーゲン生成の際の構造上の欠損により起こると思われる。血管内血栓形成はどの年齢でも起こりえて，冠動脈，腎動脈，頸動脈，頭蓋内動脈で見られる。CβS 欠損症によるホモシステイン尿症の自然経過は多くの患者の研究で明らかにされた[178]。しかし，デンマークにおける研究では，ほとんどの C.833T>C（p.12787）変異のホモ接合体では発症しないか，あるいは 20 代に血栓塞栓症発作の後に診断されると報告された[179]。CβS（あるいはテトラヒドロ葉酸レダクターゼ）のいくつかの変異のヘテロ接合性により，患者において早期の閉塞性動脈疾患が発生しやすくなる[180]。

ホモシスチン尿症でどの程度の精神発達遅滞が見られるかはわかっていない。これは髄鞘形成時のシスタチオニンの欠損，もしくは多発性の小さな脳血栓症によって生じる代謝性の続発症に起因する。CβS の機能に重度の障害がある患者では，食事でホモシスチン血症がコントロールされなければ，多発性の脳細動脈の閉塞の結果として精神遅滞が起こる。

スクリーニング

CβS 欠損症は，常染色体潜性遺伝により遺伝される。ホモシスチン尿症の発生率を正確に把握することは難しい。しかし，13 ヵ国での新生児スクリーニングでは，検査を受けた新生児 344,000 人に 1 症例が発見された[28]。ホモシスチン尿症は多数の人種で見られるが，他の人種に比べてアイルランド系の人では 58,000 人に 1 人と高頻度で見られる[28]。この結果は，アイルランド人で最初にこの疾患の記述がなされ，継続的にスクリーニングが施行されているため，確認方法からくるバイアスによると思われる。CβSの変異でビタミンB_6反応性のものは，血中MET濃度の上昇を測る新生児スクリーニングではおそらく確認できない。

選択的なスクリーニングでは，尿の安価なニトロプルシド反応を利用する。この反応では，還元された過剰な量のホモシステインとシステインはニトロプルシドと反応して安定した赤色になる。原因不明の動脈血栓症や水晶体の脱臼，マルファン様の体型，精神発達遅滞が見られる患者で評価を行う際には，含硫アミノ酸で行われるこの選択的スクリーニングテストを含めるべきである。このテストの結果はシスチン尿症でも陽性で，腎結石患者のスクリーニング検査にも含めるべきである。

CβS欠損が原因のホモシスチン尿症患者の大規模調査で，ビタミンB_6反応性が見られたのは13%だけであった[28]。これらの患者の多くはCβSの残留活性がある「漏出突然変異」［訳注：突然変異株の表現形質が不完全なこと］をもち，病気は幼児期早期よりむしろ思春期過ぎから青年期早期に発症する。いくらかの残存酵素活性があれば，ビタミンB_6への反応が見られる変異もある。このメカニズムとしては，生物学的分解に対するCβSの安定性が関与している[28]。残存酵素活性が多ければ多いほど，ビタミンB_6への反応は劇的である。CβS活性が正常の15%以上あれば，新生児期には高メチオニン血症は発症しない。CβS欠損症の患者の中には，線維芽細胞での活性はまったくないが，ビタミンB_6に反応性の人もいる[176]。

診断

METに対する細菌抑制検査による新生児スクリーニングでの陽性の結果が出たら，その後イオン交換クロマトグラフィーかMS/MSを使い，血漿中のアミノ酸の分析を行わなければならない。これは，多くの遺伝的および環境要因で新生児の高メチオニン血症が生じるためである。CβSの欠損の患者では，血漿中のホモシスチン，システイン-ホモシステイン，METがすべて上昇し，タンパク質摂取が増えればこれらも上昇する（**図69.3**）。診断を確定し適切な治療をするために，CβS，葉酸，CH_3-B_{12}，ホモシステインメチル基転移酵素などの著明な減少を証明することが必要である。肝疾患やSAMの特異的な機能障害では，ホモシスチン血症が存在せずMETが上昇している。対照的に，ホモシステインから再メチル化しMETになる反応の機能障害では，METは低下もしくは正常で，ホモシステイン濃度が逆に上昇している。血中のMET上昇を調べる非選択的新生児スクリーニングでは，コバラミンからCH_3-B_{12}へのメチル化障害，もしくは，2つのホモシステインメチル基転移酵素の異常により生じる高ホモシステイン血漿は発見することができないが，C3の上昇あるいはC2に対するC3の比で見つけることができる。同様にB_6反応性軽症CβS欠損は，新生児スクリーニングでは見逃される。そのため，水晶体偏位や原因不明の血管閉塞，マルファン様の体型，精神発達遅滞のあるすべての小児もしくは成人において，尿のニトロプルシド反応や血漿アミノ酸分析を用いた選択的スクリーニングが必要である。

CH_3-B_{12}欠損症もしくはホモシスチン尿症を伴うメチル基転移酵素の障害の管理には，MET制限食は含まれていない。むしろ，元の欠損に応じて，ビタミンB_{12}，葉酸，コリン，もしくはベタインの薬理量が投与される。肝臓の生検標本，形質転換したリンパ芽球，培養皮膚線維芽細胞はCβSを発現し，一般的に見られるホモシスチン尿症の原因を証明するために使用され，またCβS遺伝子の分子スクリーニングや塩基配列決定は，管理方法を予測する上で有用である。直接羊水細胞の酵素測定を行うか，変異がわかっていればDNA解析を利用して出生前診断を行うことができる[28,176]。

治療

新生児期にCβS欠損症のためホモシスチン尿症が発症した場合，臨床的目的は（a）骨格異常や眼球異常の予防，（b）血管内血栓症の予防，（c）確実に正常な知的発達をさせる，ことである。

高メチオニン血症とホモシスチン血症の患者では，薬理量のピリドキシンを全員に試してみるべきである[28,176]。いくつかの変異に対しては反応があることが知られている（**表69.3**）。新生児および小児期早期にはMETを制限する前に25～100 mg/日を4週間試してみるとよい。年長児と成人では経口のピリドキシン（1 g/日）を与えてみる。タンパク質摂取量を一定にした状態で，血漿METとホモシスチン濃度に対するピリドキシンの効果を毎週観察する。酵素の安定性がビタミン反応性の最も一般的な機序なので，生化学的な反応が生じるまでに何週間かを要する。血漿中のMETとホモシステインの濃度が減少したら，生化学的に正常な状態に保つために必要な量に到達するまでピリドキシン濃度を徐々に減量しなければならない。患者によっては25～750 mg/日の量が必要である。長期間のビタミンB_6の過剰摂取は，末梢神経障害[181]や肝障害[182]を生じる。そのため，ビタミンB_6が有効でなければ，中止すべきである。ビタミンB_6反応性の患者では，ベタイン補充（6 g/日）は食後の血漿ホモシステイン濃度をほぼ正常に保つのに役立つ[183]。

ピリドキシンに完全に反応を示す状態ではない患者では，L-システインを補充したMET制限食が必要である。ホモシスチン尿症ではシステインは必須アミノ酸である（**図69.3**）。ホモシステインからMETへの再メチル化に過剰な葉酸が利用され血漿中の濃度が正常以下になるなら，葉酸の補充が必要である。

ベタインはビタミンB_6無反応の患者での補助療法として利用される。必要量は120～150 mg/kg/日で，1日3回分割投与を行う。治療が有効かどうかの指標として，血漿中の全ホモシステイン（ホモシスチン）の測定が必要である。なぜなら，血漿中の遊離METと遊離ホモシステインは正常まで低下しても血漿中の総ホモシステイン（ホモシスチン）は上昇したままであり，この濃度では血管閉塞のリスクが上昇するからである[184]。ベタイン治療による有害事象はまれであるが，報告はされている。1つのグループによると[185]，食事制限を守らず，血漿METの濃度が3,000 μmol/Lの子どもで脳浮腫が発症し，ベタインを中止すると改善した。Van Calcar[186]は，含硫アミノ酸代謝の先天異常と彼らの栄養管理について解説している。

栄養必要量　CβS欠損症によって起こるホモシスチン尿症の乳児および小児に栄養ケア計画を指示し実行するにあ

表 69.10　食事の例：ホモシスチン尿症（生後 2 週齢），体重 3.25 kg

処方	総量	kg あたり			
メチオニン（mg）	98	30			
シスチン（mg）	975	300			
タンパク質（g）	11.4	3.5			
エネルギー（kcal）	390	120			
作製のための水（mL）	600				
医療食	量	メチオンニン（mg）	シスチン（mg）	タンパク質（g）	エネルギー（kcal）
XMETAnalog[a,b]	52 g	0	183	6.8	247
Enfamil Lipil Powder	47 g	99	61	4.6	221
L-シスチン，10 mg/mL	73 mL	0	730	0	0
作製のための水	600 mL				
合計		99	974	11.4	468

[a] Nutricia North America。
[b] 使用できる乳児用のその他の医療食は Hominex-1（Abbott Nutrition）と HCY-1（Mead Johnson Nutritionals）である。

たり，エネルギー，タンパク質，MET，システイン，葉酸，ビタミン B_6 と B_{12}，ベタイン，必要水分量を考える必要がある。乳児期早期は，乳児期後期に比べて体重 kg あたりの MET 必要量が多い。推奨される 1 日 MET 摂取量は，乳児期早期の 35 mg/kg から 15〜19 歳の患者の 5 mg/kg までと幅がある。異なる年齢の乳児，小児での開始エネルギー，タンパク質，MET，水分摂取量を**表 69.3** に示す。0.9 kcal/g 以上混合治療食を供給する場合は，脱水を防ぐために食事摂取の間に余分の水分補給がすすめられる。

すべての年齢層において，MET 制限食の際には L-シスチンの可溶型であるカルシウムシスチネートを補完しなければならない。乳児期早期では体重あたり 300 mg/kg が与えられなければならない。この量は，生後 6 ヵ月には 200 mg/kg に，3 歳およびそれ以降は 100 mg/kg に低下する。1 日を通して均等に分布させるため，カルシウムシスチネートは MET 除去食と混合しなくてはならない。年長児ではアップルソースや他の低タンパク質の固形物に振りかけて与えてもよい。

メチオニン除去食　いくつかの治療食がホモシスチン尿症患者のタンパク質源として開発されてきた。これらの製品の発売元は，**表 69.5** に記載されている。

その他の食品　乳児期早期は，MET 除去の治療食に特定の量の乳児用特殊ミルクを加えることによって MET を与える。成長し，発達するにつれて，通常の年齢では必須 MET を供するために天然タンパク質含有の食事を与える。MET の必要量は少なく，多くの食品には必要量に応じた適量が含まれている[94]。このため，摂取できる天然タンパク質は少量である。MET と他の栄養素の供給を補助するために用いられる食品の栄養素の組成は，参考文献 66 を参照されたい。新生児用の食事例を，**表 69.10** に示す。

栄養サポートの評価　食事療法を導入し，落ち着いたら，生後 3 ヵ月までは週に 2 回血漿中の MET とシスチン濃度を測定する。血中 MET の濃度が安定していたら，生後 6 ヵ月までは週 1 回，その後は月に 2 回のモニタリングが推奨される。血漿中の遊離 MET とホモシスチンは元に戻るが，総ホモシステイン（ホモシスチン）は上昇したままなので，遊離 MET が正常か遊離ホモシステインが測定できない時には，血中のホモシスチンの測定がすすめられる。食事療法を変更した後は，3 日間が経過してから血漿中の MET とシステインを測定する。それぞれの血液検体採取前の 3 日間の食事記録は，血漿中の MET とシステインを評価するために必要である。血漿中の MET は食後 2〜4 時間後の血漿中で 15〜45 μmol に保つ。血中や尿中でのホモシスチンは，ほとんどあるいはまったく検出されない状態でなければならない。総血漿ホモシステイン（ホモシスチン）は 10 μM/L に近くなければならない。成長や発達とともに，脈，骨格の成長，眼の水晶体などの臨床評価を定期的に行う。

栄養サポートの結果　CβS 欠損症患者 629 人の後ろ向き調査では，新生児期に MET 制限を開始すると，精神発達遅滞が予防され，水晶体脱臼の頻度が減少し，痙攣の発生率が抑制された。遅くに発見されたビタミン B_6 反応性の患者にピリドキシン治療を行うと，血栓塞栓症の発生率が減少した[178]。在胎 38 週で出生したホモシスチン尿症のヒスパニック系の双子の男児では，栄養管理されている生後 1 年間はずっと問題なく成長した。この 2 人の患者のタンパク質摂取量の平均ははじめの生後 6 ヵ月間は 3.7 g/kg/日，その後 6 ヵ月間は 2.6 g/kg/日であった。エネルギー摂取量は，生後 6 ヵ月間は平均で 131 kcal/kg で，その後の 6 ヵ月間は 100 kcal/kg であった。血漿ホモシステイン濃度のコントロールが不良の患者では身長の過成長が見られる。適切な代謝のコントロールにより，過成長は防ぐことができる[187]。

32 mg/kg/日の L-システインを摂取していたホモシスチン尿症の 3 歳の男児で，システイン欠乏により血漿シスチン濃度の異常低値と血漿 MET の上昇，体重減少症状が見られたとの報告がなされている[188]。前述したヒスパニック系の双子は 58〜118 mg/kg/日のシスチンが与えられ，その結果血漿シスチン濃度は 19〜30 μmol/L であった。正常な血漿シスチン濃度を保つのに，150 mg/kg/日までの L-シスチンが必要である。

15 人のホモシスチン尿症患者において，年齢と性別が一致した正常コントロール群の値と比較して血漿中の銅とセルロプラスミンが上昇しているのがみとめられた。血漿中のホモシステインとの関係は見られなかった[189]。上述の双子では，生後 13 ヵ月頃に血清銅濃度が 151 および 144 μg/dL に上昇していた。セレンを含まない特別食で治療されているホモシスチン尿症の子どもで，血漿セレン濃度（約 15 μmol/L）と赤血球グルタチオンペルオキシダーゼ活性（約 3 U/g ヘモグロビン）の低値がみとめられた[190]。セレンの状態を正常の指標に保つためには，1 日おきに 50

μg のセレン（セレン強化イースト）が必要である。前述の双子は，生後1年間ずっと，毎日平均 26 μg のセレン（亜セレン酸ナトリウムとして）を摂取していた。血清セレン濃度は 60～72 μg/L の範囲で，これは正常の母乳栄養児で報告されている値に非常に近似している[191]。

8人の無治療のホモシスチン尿症患者で，ビタミンAアルコール（レチノール）投与後の血清での上昇を測定する，ビタミンA吸収試験が行われた。ビタミンAの上昇が正常以下であるという結果は，腸内に分泌されたチオール基によりレチノールが酸化されることが原因ではないかと考えられている[192]。双子の研究で得られた8人の血漿レチノールの値のうち，1人は 20 μg/dL 以下で他の5人は 20～30 μg/dL であった。両親の記録によると，ビタミンAの摂取量はいつも十分以上であった（年齢に対する RDA の 1.20～5.58倍）。血清中のトランスチレチン濃度は全員 20 mg/dL 未満で（境界域），4人のうち2人は 15 mg/dL 未満（欠乏）であった。

無治療のホモシスチン尿症患者8人の空腹時の血清葉酸濃度は異常に低値であった（コントロール群の 8 ng/mL に対し 4 ng/mL）。このうち2人は 20 mg/日の葉酸を投与して治療され，これにより尿中のホモシスチン排泄が減少した[193]。胃腸炎のため希釈し加熱された牛乳を与えられていた無治療のホモシスチン尿症の乳児で，重度の葉酸欠乏が発見された。MET を形成するためにホモシステインを再メチル化する際の，5-メチルテトラヒドロ葉酸の過度の消費が，無治療の患者での葉酸欠乏の原因として考えられている[194]。われわれの研究における双子では，生後4ヵ月以降は十分なヘモグロビン濃度であり，平均赤血球容積（mean corpuscular volume：MCV）も正常であった。

栄養サポートの終了　ホモシスチン尿症患者を治療している多くの臨床医は，生涯にわたり食事療法を続けるべきであると考えている。成長が止まってから後の食事療法の中止で，血栓塞栓症や水晶体脱臼にともなう毛様体筋の弛緩が生じる。Yap らは[195]，治療で十分にホモシステインを低下させることでホモシスチン尿症の患者の血管のリスクを有意に軽減できたと報告している。食事療法の導入，維持が不可能な時は，アセチルサリチル酸（1 g/日）とジピリダモール（100 mg/日）により血小板の寿命が延び，血栓症を減少させる[196]。薬理的な量のビタミンEはホモシスチン尿症患者の酸化ストレスと血小板の活性化を減少させる[197]。ビタミン B_6反応性の患者では，薬用量のビタミン B_6を継続すべきである。

生殖成績

疾患がビタミン B_6反応性の男女に比べて，ビタミン B_6に反応しない男女では妊娠しにくいとの報告がなされている。男性患者では，子どもが過剰に死亡することはなく，一般的に正常であると報告されている。生理学的に正常な女性で起こるよりも，CβS 欠損の母体が妊娠した，おそらくヘテロ接合体である胎児が母胎内で死亡する割合が高いと報告されている[178]。妊娠期間中に代謝を厳しくコントロールされた女性の子どもたちでは，出産のアウトカムが良好であると報告されている[198]。高メチオニン血症やホモシステイン血症，もしくは MET 代謝における様々な代謝的変化のいずれも催奇形性があるかどうか不明であるが，母性 PKU で確定されている催奇形性の機序の可能性はある。加えて，葉酸反応性の神経管欠損では病態生理学的な機序として高ホモシステイン（ホモシスチン）血症も含まれる。

保因者

CβS 欠損症のヘテロ接合体は，早期の血管閉塞のリスクがある。医師が CβS 欠損症の発端者の遠い親戚を診断し，告知し，治療するという義務があるかは，リスクをさらに明らかにすることと，介入のアウトカムを待たなければならない。

有機酸

有機酸のアシル基の合成に，いくつかの必須アミノ酸が寄与している。分枝鎖アミノ酸のイソロイシン（ILE），ロイシン（LEU），バリン（VAL），含硫アミノ酸のメチオニン（MET），水酸基をもつアミノ酸のトレオニン（THR），二塩基をもつアミノ酸のリシン（LYS），トリプトファン（TRP）がこれらにあたる（**図 69.3**，**図 69.4**）。

▶生化学

分枝鎖アミノ酸のイソロイシン，ロイシン，バリンは必須アミノ酸である。新生児期には，経口摂取量のうち 75％がタンパク質合成に利用される。タンパク質合成に必要な量以上の余剰の分枝鎖アミノ酸は多段階を経て分解され，エネルギーを産生する（**図 69.4**）。適当量の分枝鎖アミノ酸からアセチル CoA とサクシニル CoA がつくりだされなければ，エネルギーを産生する TCA 回路に入って利用され得ない。というのは，有機酸は尿中に排泄されるからである。異化の第一段階は，可逆的なアミノ基転移反応であり，ここでは基質特異的なトランスアミナーゼと補酵素ピリドキサールリン酸が必要である。第二段階は，不可逆的な酸化的脱炭酸反応で，これは分岐鎖 α-ケト酸デヒドロゲナーゼ（BCKAD）複合体を用いる。この複合体はミトコンドリア内膜に存在し，補酵素チアミンピロリン酸（TPP），リポ酸，CoA，NAD^+を必要とする[200～204]。**図 69.4** は，このすべての反応を示している。E1α，E1β，E2，E3，キナーゼ，ホスファターゼの少なくとも6つのタンパク質が関与している。

BCKAD によって α-ケトイソカプロン酸から合成された，イソバレリル CoA は，イソバレリル CoA デヒドロゲナーゼ（IVD）によって 3-メチルクロトニル CoA へと触媒される。IVD はフラビンタンパク質を必要とし，電子伝達因子（ETF）を用いるミトコンドリアタンパク質である（**図 69.4**）。IVD 遺伝子の変異によって，イソバレリン酸血症が起こる（**表 69.2**）[205]。Xu ら[206]によると，ホモジネートされたラットやヒトの肝臓で，α-ケトイソカプロン酸の 14％程度は，細胞内可溶質の α-ケトイソカプロン酸デヒドロゲナーゼによって触媒反応を受けヒドロキシメチル酪酸に分解される。しかし，いまだこの経路の存在を示す *in vivo* のデータは発表されていない。

3-メチルクロトニル CoA は 3-メチルクロトニル CoA カルボキシラーゼによって4位の炭素基に炭酸固定反応を受け，3-メチルグルタコニル CoA となる（**図 69.4**）。この酵

IV

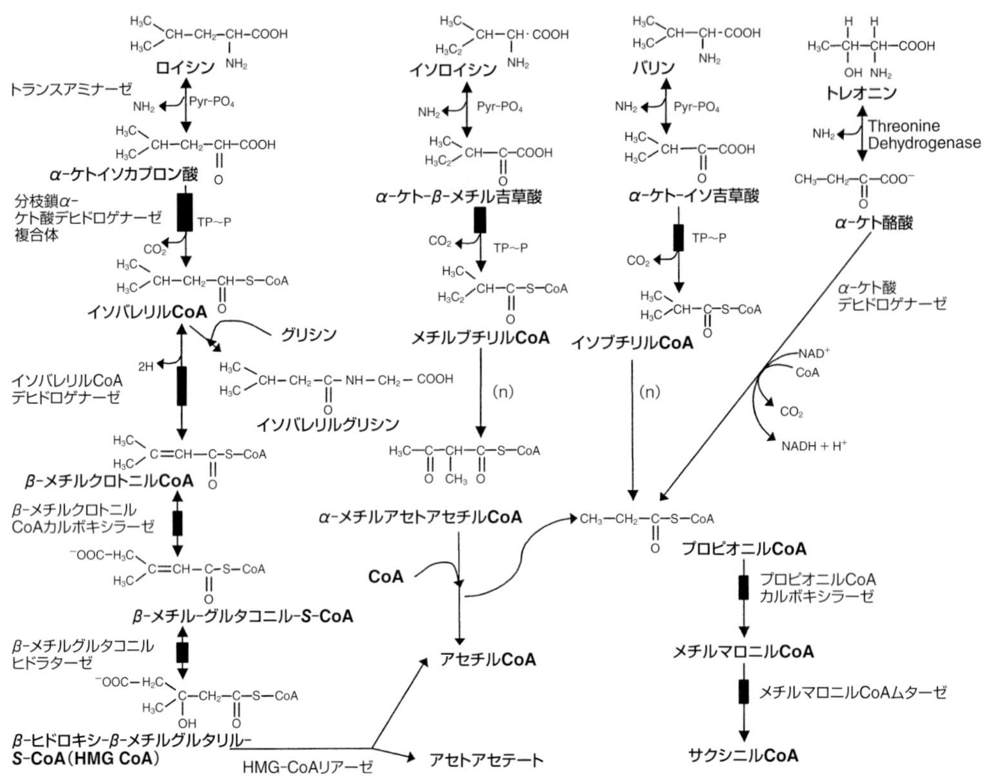

図 69.4 分岐鎖アミノ酸およびトレオニンの代謝。黒い帯は酵素欠乏箇所を示す。(n) はいくつかのステップがあることを示す。CoA:補酵素A, NAD:ニコチンアミドアデニンジヌクレオチド (NADH は還元型である)。

素はミトコンドリア内膜部に結合し, ビオチンと共有結合する。3-メチルクロトニル CoA カルボキシラーゼの遺伝子変異により, 3-メチルクロトニルグリシン尿症が生じる (**表 69.2**)。

3-メチルグルタコニル CoA ヒドラーゼはミトコンドリア内に局在すると考えられるが, 3-メチルグルタコニル CoA を水酸化して 3-ヒドロキシ-3-メチルグルタリル CoA (HMG-CoA) にする。HMG-CoA は HMG-CoA リアーゼで切断され, アセト酢酸とアセチル CoA を生成する (**図 69.4** 参照)。3-メチルグルタコニル CoA ヒドラーゼの遺伝子変異によって 3-メチルグルタコニル酸尿が生じる。他方, HMG-CoA リアーゼの遺伝子変異はヒドロキシメチルグルタリル酸尿を引き起こす (**表 69.2**)。

イソロイシンの主な分解経路を通ってイソロイシンが完全に異化されると, アセチル CoA とサクシニル CoA が合成される (**図 69.4**)。BCKAD によって 2-メチルブチリル CoA が産生された後, デヒドロゲナーゼによってチグリル CoA になり, これは水酸化酵素により 2-メチル-3-ヒドロキシブチリル CoA をつくるように作用する。この化合物は, デヒドロゲナーゼにより使われて, 2-メチルアセトアセチル CoA になる。ミトコンドリアのアセトアセチル CoA チオラーゼ (β-ケトチオラーゼ) が 2-メチルアセトアセチル CoA をアセチル CoA とプロピオニル CoA に相互転換する。プロピオニル CoA + HCO_3^- は, ATP, ビオチン, Mg^+ の存在下で, プロピオニル CoA カルボキシラーゼの作用を受け D-メチルマロニル CoA になる。ビオチン分子がカルボキシル基の転移に関わっている。プロピオニル CoA カルボキシラーゼ単独欠損症は, まだはっきりしていない α, β サブユニットをコーディングしている遺伝子の変異によって引き起され, プロピオン酸血症 (propionic acidemia:PPA) を引き起こす (**表 69.2**)[207]。

メチルマロニル CoA ラセマーゼは, D-メチルマロニル CoA を L メチルマロニル CoA に変換する。L メチルマロニル CoA はメチルマロニル CoA ムターゼによって異性化されサクシニル CoA となる。このダイマーは 1 mol のサブユニットに対し 1 mol の固く結合したアデノシルコバラミンを含んでいる。メチルマロニル CoA ムターゼ, さらにはミトコンドリアグルタチオニルコバラミンレダクターゼやアデノシルレダクターゼをコーディングしている遺伝子の変異によって, メチルマロン酸血症 (methylmalonic acidemia:MMA) が起こる (**表 69.3**, **図 69.4**)。細胞質内コバラミンレダクターゼ/β リガンド転移酵素欠損症では, ホモシスチン尿症と MMA が起こる[207]。

BCKAD によって 2-ケトイソバレリン酸からイソブチリル CoA が生成され (**図 69.4** 参照), イソブチリル CoA は, イソブチリル CoA デヒドロゲナーゼ[208], 次いで加水酵素, 脱アシル化酵素, さらに 2 つのデヒドロゲナーゼの作用を受け, プロピオニル CoA が生成される[207]。イソブチリル CoA デヒドロゲナーゼの欠損は必須アミノ酸のバリンの代謝を困難にする。

メチオニン, トレオニンといった他の 2 つのアミノ酸は, 奇数鎖脂肪酸, チアミン, ウラシル, コレステロール側鎖のように異化され, プロピオニル CoA になる (**図 69.3**, **図 69.4**)。メチオニンのアミノ酸転移は, 血漿濃度

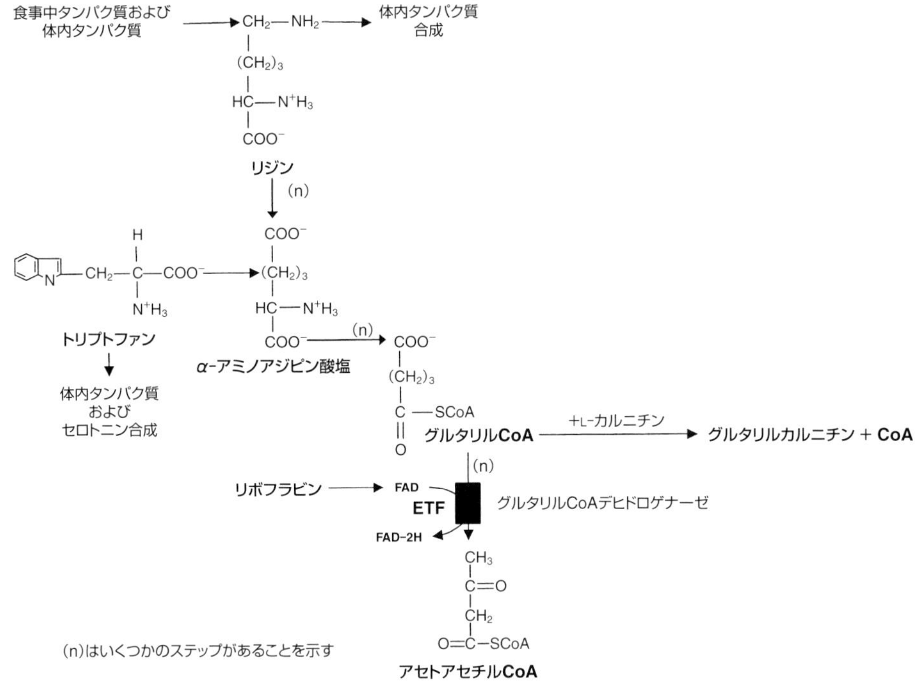

図 69.5　リシンおよびトリプトファンの代謝。黒い帯はグルタル酸血症 1 型における酵素欠損部位を示す。L-カルニチンはグルタル酸の尿中への排出を促進する。ETF は電子伝達系の因子であり，これが阻害されると，グルタル酸尿症もしくは ETF を利用する他の基質の蓄積を引き起こす可能性がある。CoA：補酵素 A，FAD：フラビンアデニンジヌクレオチド。

が 350 μmol/L を超えると最も活発になり，メチオニン異化全体の中ではほんの一部しか担えないが，過剰時に漏出する代謝経路として機能しているようである[209]。しかし，血漿メチオニン濃度が正常範囲である飢餓状態でも，メチオニンの一部はアミノ酸転移と脱カルボキシル反応を受け，3-メチルチオプロピオン酸となる[210,211]。含硫基置換経路によりつくられた α-ケト酪酸も，プロピオニル CoA の合成に利用される（**図 69.3**）。

トレオニンの主な代謝経路は，特別なデヒドロゲナーゼによって水酸基が酸化されて，α-アミノ-β-ケト酪酸が形成される。これは引き続いてアセチル CoA とグリシンになる。他の比較的使用頻度の少ない経路では，セリン THR デヒドロゲナーゼと脱アミノ化を介して，α-ケト酪酸が生成される[212]。そして，α-ケト酸デヒドロゲナーゼの作用を受けプロピオニル CoA になる[213]（**図 69.4**）。エネルギーは TCA 回路において普通サクシニル CoA の酸化から得られるが，PPA と MMA においては，それぞれプロピオン酸とメチルマロン酸として尿中に失われる。

食物や体タンパク質に含まれる 2 つの必須アミノ酸リシンとトリプトファンはグルタル酸の前駆体である（**図 69.5**）。トリプトファンの代謝は他のどの代謝産物の代謝とも似ていない[212]。主要な分解過程は肝臓で起こり，ビタミンとして一般に分類されるニコチン酸や，普通の環境下で蓄積する多くの副産物を形成する。トリプトファンの代謝ではセロトニンもつくられる。主な経路での最初の反応は，酸化反応でホルミルキヌレニンを形成する。酵素のトリプトファンオキシゲナーゼは鉄ポルフィリンを含んでいる。*N*-ホルミルキヌレニンは H_4葉酸系の C_1フラグメントとして処理されている。キヌレニンは分岐点になっており，主な代謝経路ではフラビンアデニンジヌクレオチド（flavin adenine dinucleotide：FAD）を含んだ多機能のオキシゲナーゼに続き，NAD あるいは NAD リン酸（NADP）を 3-ヒドロキシキヌレニン合成の補基質として使う。側鎖はピリドキサールリン酸酵素のキヌレニナーゼの働きにより，大きな側鎖からアラニンとして切り離され，そしてもう一方の側鎖はアミノ基転移（ピリドキサールリン酸も使って）により α-アミノ基を取り除く。しかし，ケト基はシッフ塩基をつくり，その結果芳香族アミンとともに安定した芳香族化合物キヌレニン酸を形成する。キヌレニン酸は脳内でも見つかっており，興奮性のアミノ酸の作用に対して拮抗する。

3-ヒドロキシキヌレニンも分岐点である。主な代謝経路はキヌレニナーゼを使ってより早くアラニンを取り除くが，3-ヒドロキシアントラニル酸をつくりだす。この経路では再びアミノ基転移を受け，キノリン環になりキサンツレン酸を形成する。3 つ目のオキシゲナーゼは，3-ヒドロキシアントラニル酸を切断し，2-アミノ-3-カルボキシムコニック 6-セミアルデヒドという不安定な中間産物をつくる。不安定な中間産物はシッフ塩基に再利用され，キノリン酸を形成する。酵素のピコリン酸カルボキシラーゼは，キノリン酸の形成と競合し，中間産物を脱炭酸化し，ピコリン酸を形成する。大部分の脱カルボキシル化された物質はデヒドロゲナーゼに捕捉されるが，デヒドロゲナーゼはアルデヒドを酸にし，α-ケトアジピン酸とグルタリル CoA を介してアセトアセチル CoA にする（**図 69.5**）。

リシンは，α-アミノ基をもち，体内プールのアミノ基で

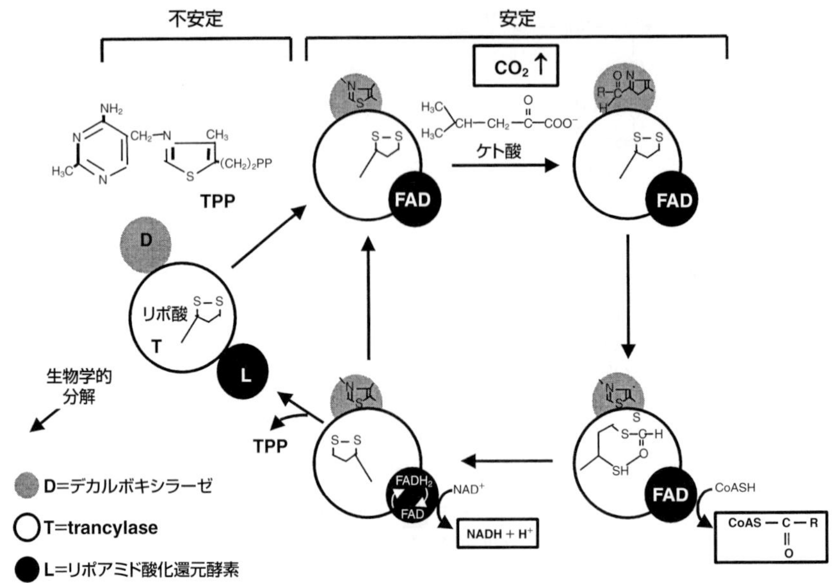

図 69.6 分枝鎖α-ケト酸デヒドロゲナーゼのチアミンピロリン酸（TPP）による安定化のモデル。多酵素複合体α-ケト酸デヒドロゲナーゼは，チアミンピロリン酸塩のデカルボキシラーゼとの部分結合が起こった時に最も安定し分解されにくい構造をしている。CoA：補酵素 A，FAD：フラビンアデニンジヌクレオチド，NAD：ニコチンアミドアデニンジヌクレオチド（NADH は還元型である）。

平衡状態に達しない 2 つの必須アミノ酸のうちの 1 つである。もう 1 つはトレオニンである。リシンのアミノ基は他のアミノ酸に転移されるが，逆は起こらない。リシンのほとんどの分解は非常に特殊な経路で行われ，二次的なアミンがα-ケトグルタル酸のε-アミノ基とカルボニル基との間に形成される。生成物であるサッカロピンは，NADP 酸をもつ仮定的なシッフ塩基を還元する酵素によってつくられる。通常，サッカロピンは蓄積しないが，架け橋となっている窒素の反対側の結合を分割するのとは別のデヒドロゲナーゼによって酸化される。酸化-還元反応の総和は，効果的にグルタミン酸とα-アミノアジピン酸セミアルデヒドを産出するアミノ基転移反応である。後者はカルボン酸塩から離れている側の窒素原子上の二重結合において，シッフ塩基を形成することができる。この化合物は，別のデヒドロゲナーゼによって酸化され，α-アミノアジピン酸になる。アミノ基転移反応は，このグルタミン酸の同族体を，対応するα-ケトアジピン酸塩に変換する。α-ケトグルタル酸塩のサクシニル CoA への酸化と似た反応において，グルタリル CoA が形成される（**図 69.5**）。別の酸化によって二重結合がつくられ，グルタコニル CoA を形成し，これがクロトニル CoA へと脱カルボキシル化される。この不飽和脂肪アシル CoA は，脂肪酸の正常な酸化反応における中間生成物であり，リシンからつくられた物質のその後の反応は，脂肪酸酸化反応でアセトアセチル CoA を産生する[212]。

▶分枝鎖α-ケト酸尿症（メープルシロップ尿症）

メープルシロップ尿症（maple syrup urine disease：MSUD）は，イソロイシン，ロイシン，バリンの遺伝性の代謝疾患群である。これらの疾患はいくつかの異なる遺伝子の変異によって起こり，この変異により多酵素から成る BCKAD の構成要素を障害する（**図 69.6**，**表 69.2**）。突然変異を起こす遺伝子は，*E1α*，*E1β*，*E2*，*E3* である[200]。*E1α* はキナーゼにより不活化し，ホスファターゼにより活性化する（**表 69.2**）。BCKAD に特異的なキナーゼやリン酸塩はクローン化されないし，ミトコンドリアの編集過程に含まれるシャペロンタンパク質ももたない。MSUD の原因となる，これらのタンパク質の突然変異のほとんどは個人的なものである。メノー派教徒によく見られる突然変異は *E1α* のタンパク質の変異であり，393 番目のアミノ酸でアスパラギンがチロシンに置き換わっている（Y393N）（**表 69.2**）。ほとんどの変異酵素は免疫学的に存在するが，ある報告例では，チアミン抵抗性の MSUD の原因として，分枝鎖アシル基転移酵素（E2）が存在していなかった[202,214,215]。報告された症例のすべてが常染色体潜性遺伝であり，この所見はこれらのタンパク質の変異がミトコンドリアでなく，むしろ核内で起こることを支持している。これらの核遺伝子の生産物がミトコンドリア内の多酵素複合体の中へ組み込まれる細胞的な機構は，臨床的にも基礎的にもかなり重要であるが，まだ解明されていない。

MSUD の乳児は生まれた時は異常がなく，臨床的にも健康で，タンパク質を含む食品を食べるまで元気である。酵素が最も高度に障害された例では，発作や無呼吸を起こして生後 10 日以内に死亡する。MSUD の特徴は，血液，尿，脳脊髄液中の BCKA，それらのアミノ酸の前駆体，そして特有症候のアロイソロイシンの濃度が高くなる。進行性の神経性機能不全と，こげた砂糖（キャラメル）やメープルシロップのようなにおいの尿が出る。耳鏡検査をした後に容易にわかるが，その甘いにおいは耳垢によってのみはっきりしていることもある。新生児における神経障害では，哺乳不良，不規則な呼吸，交互にくりかえされる筋硬直と弛緩，弓なり緊張，連続的なモーロ反射の消失，そして痙攣発作が見られる。

変異の中には，ミトコンドリアの BCKAD 複合体の障害のあるものがいくつか報告されている。部分的に酵素活性が 5～20%残っている患者では，タンパク質の負荷や発熱性疾患により臨床症状が間欠的に見られる。BCKAD 複合体の活性が 3～30%の患者は，MSUD との中間の症状を示す。この中間型とよく似てチアミンに反応する型が報告されている[200]。体全体の LEU-1-^{13}C の$^{13}CO_2$への酸化は，体全体の必要量を確かめる最良の方法であるかもしれない，なぜなら末梢の細胞は，肝臓と腎臓の BCKAD の機能が発現していないからである[202,203]。

新生児期を生き延びた，未治療の古典的な MSUD（2%＜BCKAD 複合体活性）は，肉体および精神の発達が遅れる[214,215]。早期の診断と治療によって正常に成長，発達する[8]。生後数日で死亡した場合には，非常にまれな障害が脳に見られる。長く生き延びた場合にも，髄鞘形成不全は，髄鞘形成に関わる酵素の阻害，そして BCKA による酸化的リン酸化の阻害によって起こると考えられる[214,215]。Jouvet ら[216]は，BCKA を発育中のラットに大脳内に注射をした後に，BCKA，特に α-ケトイソカプロン酸の濃度が上がり，またそれらは培養および *in vivo* の神経膠と神経細胞にアポトーシスを誘発したと報告している。

スクリーニング

無呼吸と死亡は，古典型異常症例の第一の臨床症状であるので，新生児のスクリーニング，拾い出し，治療の開始が急がれる。この 4 つのすべての治療過程を出生後 1 週間以内に完了する必要がある。血中ロイシン濃度を調べるための MS/MS アッセイを用いた新生児すべてを対象とする検査が（いくつかの州で）目下行われている[217]。それに加えて，分岐鎖 α-ケト酸尿症の診断のために，ベッドサイドでの特定の子どもに対する尿中のジニトロフェニルヒドラジン（dinitrophenylhydrazine：DNPH）反応を行っている。国際的な新生児スクリーニング検査では，MSUD の発生率は約 185,000 人に 1 人であると指摘されている[217]。

診断

新生児のスクリーニング検査で，血中のロイシンの値が 4 mg/dL（305 μmol/L）以上の乳児は，すぐに精査を行うべきである。古典型の乳児の多くは，生後 72 時間のロイシン濃度が 8 mg/dL（610 μmol/L）以上である。イオン交換クロマトグラフィーを用いて血漿イソロイシン，ロイシン，バリン，そしてアロイソロイシンを定量し，また尿中の BCKA を同定するための GC/MS により，診断が確定される。出生前診断を可能にするために，皮膚の線維芽細胞のような培養された細胞によって酵素の障害の程度を決定すべきである。なぜなら，患者の皮膚から培養された線維芽細胞において細胞の表現型が確かめることができるため，出生前診断で知ることができる[218]。しかし，安定な同位体や$^{13}CO_2$呼気検査による全身のロイシン酸化は，チアミンに対する反応性も含めて，食事からの必要量を確立するために，最も信頼できる診断方法である[203]。メノー派教徒を除いて，分子生物学的な分析は研究目的のためのみに有用である。

治療

薬理学的な補酵素の投与を除けば，変異の分析の進歩は，MSUD の管理にはほとんど役に立たなかった。TPP が E1α の結合部位で飽和している場合には，BCKAD の生物学的代謝回転は低下する（**図 69.6**）。チアミンの摂取量が増加すると細胞内の TPP が増え，BCKAD 複合体の一部である脱炭酸酵素（E1）の TPP の結合部位が飽和される。これらの TPP 結合部位がすべて結合されると，この多酵素複合体は形態の変化が起こり，キモトリプシンや熱分解に対してより抵抗性をもつようになる。酵素の合成と分解が新しい平衡状態に達すると，酵素の生物学的半減期と全体的な活性は増す。このモデルは臨床的，機能的，そして組織学的研究によって検討され，支持されている[202,204,218,219]（**図 69.6**）。

診断が遅れた時には窒素を含まない透析液による血液透析や交換輸血が必要となるが，スクリーニングや回復，そして診断が 8～10 日の間に終わっていれば，これらの行為はめったに必要としない。血液透析は医原性リスクを増やし，異化の期間を延ばすために，推奨できない。診断が下されたらすぐに，経口あるいは経胃的に BCAA を含まないタンパク質とエネルギーを投与すべきである。目標は，乳児の同化を促進し，それによって神経毒である分枝鎖 α-ケト酸の蓄積を防ぐことである[220]。古典型 MSUD の初期治療の際に，経口あるいは経胃栄養が認容できない場合，新生児時期の間は胃瘻造設術やデキストロース，また脂質による中心静脈を用いた高カロリー栄養療法を始めるべきである。病気を発症している期間を除いては，タンパク質摂取量を 1.5 g/kg/日に制限することは 20%以上酵素活性がある人にとっては適切な治療となる。

長期間にわたる MSUD の治療は，食事療法である。MSUD の子どもへの長期間にわたる栄養療法は，血漿の BCAA 濃度を維持することである。このことにより，最適な成長のための十分なエネルギーとタンパク質，そして他の栄養素が供給し続けられ，知能の発達を最大にできる。BCAA の血漿濃度（食後 3～4 時間）は以下の範囲内に維持すべきである。イソロイシン 40～90 μmol/L，ロイシン 80～200 μmol/L，そしてバリン 200～425 μmol/L である。イソロイシンが欠乏すると，腸性先端皮膚炎に似た皮膚障害が起こる[221,222]。イソロイシンあるいはバリンが欠乏すると，ロイシンの血漿濃度が高いままになる。BCAA を除くと，まず血漿中のイソロイシンが正常に戻り，続いてバリンが元に戻る。正常の血漿濃度を維持するために，イソロイシンやバリンがつけ加えられたら，ロイシンの血漿濃度は 5～10 日で正常値に戻る[223]。

栄養補助の目的は，医療食（医療食の供給元は**表 69.5**，他の食品の栄養素の組成は参考文献 94 参照）や天然タンパク質を併用して，必要量を満たすことである。イムノアッセイでどうにか BCAKD 多酵素複合体を検出できる MSUD の患者のほとんどは，1 日 100～1,000 mg のチアミンの経口投与に反応する[202,203,219]。生理学的な濃度より高い量の経口チアミン投与は，酵素複合体が安定するまで少なくとも 3 ヵ月の試験期間の間は投与し続けるべきである（**図 69.6**）。ミトコンドリア膜に結合する酵素の残りの特殊な活性が増大するには，細胞膜の下にある細胞小器官の半減期のために，長い期間が必要なのかもしれない。この期間に，食事性の BCAA に対する感受性が低下することはしばしば観察されており，より多くの BCAA を食事に加えることができる。チアミン投与前と投与中の全身のロイシンの酸化を評価することは，反応性についての直接的な証拠を提供する[203]。古典型 MSUD においては，チアミンは単なる補助療法にすぎないため，イソロイシン，ロイシン，バリンの制限が必要である。

肝臓移植は，少なくとも MSUD 変異体の水準にまで全身の BCKA の酸化が明らかに増す。これらの患者は，もはや BCAA の制限は必要ないが，異化状態の時に代謝代償不全のリスクはなくなる。

栄養必要量 **表 69.4** のデータは，MSUD の乳児や小児に提案されている BCAA，タンパク質，エネルギー，そして水分の投与量の概要を示す。BCAA は必須であるので，食事から除くと成長不全や死に至る。乳児や小児の MSUD 患者の栄養療法を計画する時には，1 日あたりの BCAA，タンパク質，エネルギー，そして水分の推奨量が記載された処方箋を書くべきである。食事処方は頻回に調節が必要で，食欲，成長，発達，そして検査室での血漿 BCAA，BCKA の分析に基づいて，はじめの数週間は毎日，生後 6 ヵ月までの間は 2 週間ごとに調節が必要となっている。ほとんどのタンパク質において，ロイシンの残量はイソロイシンやバリンよりも顕著であるので，遊離 L-イソロイシンや L-バリンの補充が，新生児期やそれ以後においてこれらの 2 つの必須アミノ酸の欠乏を防ぐために必要である。しかし，腸細胞の遊離 BCAA の競合は血漿アミノ酸の不均衡を起こす可能性がある[225]。

イソロイシン，ロイシン，そしてバリンの必要量は，年齢，酵素欠陥のタイプとその程度，タンパク質摂取量，成長速度，そして健康状態に依存している。幼い乳児のほうが，それより年長の乳児よりも単位体重に対する必要量が大きい。月齢が 3～6 ヵ月の間に BCAA の必要量は急速に低下する。成長速度が低下した時に過剰摂取を防ぎ，また成長が加速された時に十分な量を与えるために，BCAA の血漿濃度と摂取量を注意深くモニターすることが必要である。例えば，新生児期の初めの頃，思春期前期から思春期の間，そして妊娠の後半などである。MSUD の 4 人の成人で，順調な妊娠経過が見られた[226～229]。

主要なタンパク質源が遊離アミノ酸であるため，MSUD の乳児の推奨タンパク質摂取量（**表 69.3**）は身体的に正常な乳児や子どもよりも多い[54]。また BCAA のケト酸はエネルギー合成に利用できないため，初期の急性期の後の推奨エネルギー摂取量は，通常の乳児や子どもと比べて高い（**表 69.3**）[1]。新生児期の急性期には，170 kcal/kg/日が必要である[230]。

Gropper ら[231]は，11.0～16.6 歳の対照群の小児が 37% を脂肪からとっていたのに対し，MSUD の 7～11 歳の小児はエネルギーの 29% を脂肪からとっていたと報告している。Mazer ら[232]は，脂肪が含まれていない医療食を摂取している 3 人は脂肪からエネルギーの 12～29% とっており，脂肪が含まれている医療食をとっている 3 人では 26～46% のエネルギーを脂肪からとっていたと報告している。脂肪からのエネルギー摂取の 6 人の平均は 28% であった。赤血球の脂肪酸は，対象が少なかったためか，2 つの群で有意差は見られなかった[232]。この年齢の人の脂肪の水集摂取量はエネルギーの 35% までである[1]。リノール酸と α-リノレン酸の提供量は**表 69.3** を参照されたい。

血中の BCAA 濃度のコントロール不良から生じる有機酸血症のため，有機酸血症の患者の骨の石灰化が障害される。その結果，**表 69.3** で推奨されているような量のミネラルを摂取すべきである。ミネラルの吸収不良も骨の問題が生じる[59]。

BCAA を含まない医療用食品 古典型 MSUD で必要とされるよりも多くの BCAA を摂取しなければ，十分なタンパク質は通常食から得ることはできない。BCAA は，食品中のタンパク質におよそ 3.5～8.5% 含まれている[94]。BCAA はほとんどのタンパク質に含まれているので，医療用食品は BCAA を含まない調整されたアミノ酸を利用している。それらの製品の提供源を**表 69.5** に示す。

その他の食品 BCAA は必須であるので，食事の一部として天然タンパク質を処方すべきである。そして，他の必須の栄養素も加えなければならない。食品の組成については参考文献 94 を，食品中のロイシンの含有量を評価するための情報は，参考文献 26 を参照されたい。

栄養サポートの開始 診断時に BCAA を含まない製剤を与えると，血漿中のイソロイシンとバリンの値の急激な低下が得られる。しかし，たとえ生まれた時から食事中の BCAA が制限されていたとしても，血漿ロイシンは生後 4 日間は増加し続けるだろう[223]。ほとんどの患者では，MSUD は生まれてすぐには症状が出現せず，スクリーニング結果が陽性であった乳児が生後 7～14 日に治療を受ける。われわれの経験によれば，生後 8～11 日に，72 時間以上 BCAA を含まずに高エネルギーの摂取を開始することによって，分枝鎖ケトアシドーシスを防ぐことができる。そして α-ケトイソカプロン酸の排出とロイシンの急激な増加と臨床のアウトカムが相関している[233]。予測されるイソロイシンとバリンの欠乏を予防するために，血漿 BCAA の検査結果をすぐに利用できなければならない。補充が始まる時，これらの 2 つのアミノ酸は L-アミノ酸を加えるべきで，このことにより天然タンパク質中のロイシンの比を上げる。この時期の 140～170 kcal/kg の高エネルギー摂取は，体タンパク質の異化を防ぐ。調乳の重量オスモル濃度が認容されるなら，タンパク質は 3.0～3.5 g/kg を投与すべきである。この処方は，BCAA 濃度をほぼ正常範囲に低下させる。イソロイシンかバリンのいずれかが欠乏する場合は，血漿ロイシン濃度は筋での異化かタンパク質合成の減少に比例して高いままとなるだろう。

生まれた時に 70 mg/kg/日必要であったロイシンは，2 歳の時には 40 mg/kg/日へと減少する。MSUD 用につくられた医療用食品を治療のために用いるべきである。しかし，必須アミノ酸であるイソロイシンとバリンの欠乏を防ぐためには，これらの 2 つの BCAA を含む医療食に加える。乳児の食事例については，**表 69.11** を参照されたい。

栄養サポートの評価 臨床の経過と血漿アミノ酸の反応によって，評価する頻度が決まる。治療のモニタリングには，3 つの方法を組み合わせて行うべきである。イオン交換と MS/MS は，生後約 3 週間の間の血漿アミノ酸濃度を測定するために毎日行う。これらは個人の BCAA の量を決定するのに役立つ。臨床において，尿を評価することにより DNPH 反応の減少が測定できる。これは糖尿病ケトアシドーシスをモニターするために Clinitest が使われるのと同じである。GC/MS による有機酸の定量により，BCKA の

表 69.11　食事の例：分枝鎖ケト酸尿症（生後 2 週齢），体重 3.25 kg

処方	総量	kg あたり
イソロイシン（mg）	163	50
ロイシン（mg）	229	70
バリン（mg）	195	60
タンパク質（g）	11.4	3.5
エネルギー（kcal）	406	125
作製のための水（ml_）	600	

医療食	量	イソロイシン（mg）	ロイシン（mg）	バリン（mg）	タンパク質（g）	エネルギー（kcal）
BCAD 1[a,b]	58 g	0	0	0	9.4	290
Enfamil Lipil Powder[a]	20 g	132	229	134	2.0	94
食卓の砂糖	8 g	0	0	0	0.0	30
L-イソロイシン[c]，10 mg/mL	3.0 mL	30	0	0	0.0	0
L-バリン[c] 10 mg/mL	6.4 mL	0	0	64	0.0	0
作製のための水	600 ml					
合計		162	229	198	11.4	414

[a] Mead Johnson Nutritionals。
[b] 使用できる乳児用のその他の医療食は Ketonex-1（Abbott Nutrition）と MSUD Analog（Nutricia North America）である。
[c] 欠乏症を予防するために L-イソロイシンと L-バリンが必要。

減少と β-脂肪分解の存在が検出できる。

必要量が決められたら，血漿アミノ酸濃度を約 2 週間ごとに検査し，その子どもが処方以上に成長していないことを確かめる。試料の採取は，昼食を食べる前に行わなければならない。尿中の有機酸を分析することが有効である。BCKA は，最適な食事状態下では減少する。エネルギーや特定のアミノ酸が過度に制限されていると，β-脂肪酸分解（アセト酢酸，β-OH-酪酸）が見られる。

退院してからの親による毎日の DNPH による尿の検査は，ケト酸尿の早期発見に役立つ。原則として，はっきりとしたケトアシドーシスが起こる前に潜在性の感染に対して子どもの予防的臨床評価を行うことは，異化によりケトアシドーシスが起こった後に治療を試みるよりもより効果的である。DNPH の結果が陽性なら，血液試料はロイシン定量のためにフィルター用紙にとり，尿はケトン尿症か分枝鎖 α-ケトン尿か区別するために GC/MS を用いてさらに分析する。通常，食事歴，医師の診察，血液検査から，BCKA の原因として過剰制限，感染の併発，もしくは食事の制限によるものかを鑑別できる。血漿 BCAA を正常範囲内に維持するために，あらゆる努力をすべきである。血漿ロイシン濃度が 600 μmol/L より大きいと，臨床上重要な α-ケト酸血症と失調症が出現する[233]。BCAA と BCKA の濃度が慢性的に高い患者では，髄鞘形成不全を疑わす所見が白質，大脳，脳幹，中脳，視床，そして淡蒼球に見られることが報告されている[234]。

感染と外傷は，組織タンパク質の異化を引き起こし，BCAA の血漿濃度を増加させる。150～200 kcal/kg/日を供給するアミノ酸混合物に加えて BCAA が投与されるなら，臨床症状は急速に改善する。感染の際に，BCAA を含まないアミノ酸溶液の静脈投与もまた，臨床での改善とともに血漿 BCAA の急速な低下を引き起こす[235]。手術中と手術後にグルコースを静脈投与することは，低血糖症を防ぐために重要である[236]。

栄養サポートのアウトカム　生後 5 日かそれ以前に診断された患者は，生理的に正常であるきょうだいや親よりも高い IQ 値（97 ± 13 SD）を示す[8]。IQ に影響を及ぼす因子としては，診断を受けた時の年齢，新生児の状態，そして長期間の代謝コントロールがある。

MSUD の 8 ヵ月の乳児を管理する最初の試みとして，純粋のアミノ酸を 1 日に合計約 50 g，脂質と糖質を 1,500 kcal/日，そしてミネラルとビタミンの混合物を用いた。BCAA の血漿濃度は有意に低下し，尿からメープルシロップのにおいが消えた。その食事療法により身長と体重は増加し，3 パーセンタイルから 50 パーセンタイルになった[237]。

BCKA の新生児の栄養補助については，引き続き文献[238]に述べられている。食事変化の根拠として，血漿アミノ酸が測定された。3～8 ヵ月児では，おおよそのタンパク質摂取範囲は 3.5～3.0 g/kg/日で，エネルギー摂取は約 125 kcal/kg/日であった。生まれた時には，身長と体重は 10 パーセンタイルであった。生後 1 年の間に，身長は 50 パーセンタイルまでに増加したが，体重は 10 パーセンタイルのままであった。1～3 ヵ月児では，ヘモグロビンが 85 g/L で貧血が見られた。55 週児では成長指数が増加して 97 となり，正常範囲に収まる。

MSUD の患者 7 人の経験が報告され，そのうちの 3 人が死亡した[239]。生存している患者は，トウモロコシ油（エネルギーの 43%），デキストリマルトース（エネルギーの 45%），ミネラル，そしてビタミンが入った，BCAA を含まないアミノ酸混合物が与えられた。タンパク質とエネルギー摂取量は報告されなかった。1 人の患者で 1 歳までの直線的な成長は，10 パーセンタイルをかなり下回った。4 人の生存している患者のうち，3 人は体重が 10 パーセンタイル以下であった。また，頭囲と身長のパーセンタイルは記載されていなかった。

その他の何人かの研究者が，治療されている BCKA の子どもはあまり成長しないという報告を行った[240～245]。Henstenburg ら[245]がタンパク質とエネルギーのそれぞれの平均摂取量は RDA の 78%および 86%であると報告した以外は，タンパク質とエネルギーの摂取量について報告した研究者はほとんどいなかった。しかし，MSUD の子どものタンパク質とエネルギー摂取量は，同じくらいの年齢の健常な子どものそれらと比べて低いことが報告された[231]。あまり成長しない原因は，基礎疾患のためなのか，もしくは医原性の食事の影響のためなのか，はっきりしない。研究者の中には，十分なタンパク質とエネルギーが与えられた場合，正常に成長すると報告した人もいた[199,200,237,238]。ミトコンドリアでBCKAとピルビン酸の間の酸化的リン酸化が拮抗的に抑制されるために，米国医学研究所[1]が推奨するよりも多くのエネルギー摂取が必要である。

セレンの入っていない医療食を食べ続けたMSUDの治療中の患者に，セレンの欠乏が見られた[246]。合成食で育てられている生後4ヵ月を過ぎた乳児に葉酸の欠乏が見られることが報告された[247]。塩酸塩のかたちで供給されるアミノ酸を含むアミノ酸混合食で治療を行った乳児に，アシドーシスが生じた[248]。

栄養サポートの終了 古典型MSUDの患者は，たとえチアミンに反応するとしても，食事療法を終結させることができない。比較的安定している間欠的なMSUDの亜型の患者でさえも死亡することがあることは，治療の継続が必要なことを示している。BCKAは比較的急性の神経毒で，おそらく脳の髄質毛様体での酸素消費とATP合成を障害する[200]。

▶イソ吉草酸血症

イソ吉草酸血症は，1967年にはじめて記載され，IVAの尿排泄によって確認された[249]。その後，培養皮膚線維芽細胞においてIVDの欠損が認められた[250]。電子伝達系のタンパク質の欠損も報告されたが，アポ酵素の変異は基質としてのイソバレリルCoAに特異的であった。IVDの欠損は，BCKAD（分枝鎖α-ケト酸デヒドロゲナーゼ）複合体の後段階で，ロイシンの異化を阻害することによって起こる（**図69.4**）。*IVD*遺伝子は染色体の15q14-q15に位置し[251]（**表69.2**参照），分子的にそれぞれが異なる異常がみとめられており，*IVD*遺伝子の様々な突然変異の影響をもとに，いくつかに分類することが提案されている[251〜253]。Ⅰ型は，正常の大きさのIVDでミスセンス変異が見られる。Ⅱ，Ⅲ，Ⅳ型では，タンパク質は正常よりもサイズが小さく，Ⅴ型は免疫学的に検出されるIVDをもたない。しかしⅤ型は，生化学的な異常も軽く，無症状である。IVA，水酸化イソ吉草酸（3-hydroxyisovaleric acd：OHIVA），IVGの付加生成物が体液中に蓄積する。ガス液体クロマトグラフィーと質量分光測定法により，体液中のこれらの化合物が検出できる。酵素は培養皮膚線維芽細胞により定量できる[205,250]。

表現型の異常は，有毒な遊離IVAの蓄積の結果起こる。GLY-*N*-アシラーゼを使ってIVGを合成する代用経路は，この毒性のある前駆体の蓄積を抑制する。このように，表現型に臨床的な違いがある原因は，IVDの障害の程度とエピジェネティックな修飾により，例えば代替経路を利用して，どの程度無毒化できるかによる[205,254,255]。カルニチン付加物は，遊離イソ吉草酸血症を解毒するためのその他の代用経路を提供する[256,257]。

IVDに影響を与える変異を理解するための分子生物学の進歩にもかかわらず，2つの病気の型，急性型と慢性間欠型が臨床の場で有用な分類として存続している[205]。イソ吉草酸血症の急性型の患者は，一般的に正常の満期産の乳児である。生後数日の間に，授乳の低下，頻呼吸，嘔吐，そして血液と尿が特徴的な「汗をかいた足」のにおい（IVAが原因である）がしばしば見られる。下痢，嗜眠，筋緊張低下，振戦も見られることがある。症例によっては治療に反応しない。患者がチアノーゼや昏睡状態になり死亡することもしばしば起こる。死亡の正確な原因は，多くの場合不明である。重症の代謝性アシドーシス，高アンモニア血症，CNSの出血，心停止，そして敗血症などが主な原因である。病気が早期に発見され，治療が行われた乳児は，新生児期を生き延び，正常に成長する。急性の乳児症が予防されたら，慢性の間欠性イソ吉草酸血症となる。

慢性の間欠型では，出生時，新生児は正常である。しかし乳児後期の間に，嘔吐，アシドーシス，昏迷，そして昏睡の発作を起こす。汗をかいた足のにおいが通常みとめられ，一過性の脱毛が時々見られる。これらの症状は，生後2週間に始まり，その頻度は時間の経過にともなって減少するようである。尿路感染症と上気道感染症は，しばしばこれらの症状のトリガーとなり，またタンパク質とアスピリンの過剰摂取も同様に原因となる。間欠型にかかった子どもの多くは，肉や牛乳よりも果物や野菜を好む。酵素（IVD）障害の程度とIVGの代替合成経路の能力，摂取量の差により，臨床的に異なった症状を呈することになる[205]。

急性あるいは慢性のイソ吉草酸血症の多くの患者は，汎血球減少症が最もよく見られるが，白血球減少，血小板減少といった中等度から重症の血液異常を示す。イソ吉草酸血症は骨髄培養組織において，顆粒球の幹細胞の増殖を妨げる。このことは，イソ吉草酸血症によく見られる好中球の減少の説明となる[258]。1つの例として，濃縮赤血球と血小板の輸血は，さらなる合併症を防ぐ。ヘモグロビン濃度の低下もまた，患者によっては見られる。一過性の脱毛は，急性型よりも慢性間欠性型により多く見られ，栄養と関連している。高アンモニア血症（≦1,200 μmol）もまた，新生児期の急性増悪として報告されている[205]。

スクリーニング

現在，多くの州では，MS/MSを用いてイソ吉草酸血症の検査が行われている（**図69.4**）。新生児のイソ吉草酸血症のスクリーニングと診断は，すべての州に広がっており，この疾患の発生数が知られるようになるだろう。

診断

寛解期とケトン性の発作期の両方の時期にIVGが排出されるので，GC/MSを用いての尿中IVGの計測が最もよい診断方法である。病気ではない3〜5歳の健常な子どもは，尿中IVGが検出されない（≦2 mg/日）。同年齢の罹患している子どもは，40〜250 mg/日排出する。ケトン性の発作の時には，尿中3-OHIVAと4-OHIVA，そしてメチルコハク酸も多量に排出される[205]。

診断は，罹患している患者から培養した皮膚の線維芽細胞のLEU-2-^{14}Cを$^{14}CO_2$に酸化する能力が障害されていることを測定することによって確定される[250,259]。ミトコンドリアと1-^{14}C-IVAを使うより複雑な分析もまた利用されている[260]。少ない尿の試料でIVGをたやすく見つけることができるため，高磁界プロトン核磁気共鳴は，イソ吉草酸血症の迅速な診断を行うための将来有望な新しい技術である[261]。

出生前の診断は，羊水の有機酸分析と培養した羊水の細胞の酵素測定を組み合わせた方法で行われる。IVD のヘテロ接合体は，出生前に見つかる[262]。

治療

急性のケトン性発作の時には，高エネルギー摂取，L-カルニチン，グリシン療法に加えて，静脈からの輸液による治療と代謝性アシドーシスの是正が行われる。ケトン性の発作の間，血清と尿の IVA 濃度をモニターする。GC/MS 分析は，血清と尿の IVA を測定する最も正確な手段である。GC/MS による特種な方法では，2 つの異性体である IVA と 2-メチル酪酸の量を別々に定量することが可能である。血清 IVA は，患者の臨床状態により 0.1～84 mg/dL の範囲である[205]。血漿中の 4-OHIVA 濃度を測定する単純で迅速な方法が考案された[263]。しかし，この代謝産物は IVA 最大血漿濃度よりも少なくとも 36 時間遅れており，臨床における IVA の利用には限界がある。尿の IVG をチェックすることは，栄養療法の良いパラメーターとなる。遊離型グリシンを用いて IVG を安定した最適条件レベルに微調節することが望ましい。しかし，遊離基質（IVA）以上にグリシンが過剰になると，IVG 合成を妨げるおそれがある。ロイシン制限が最適でかつ患者の状態が安定している時は，グリシン約 90 mg/kg/日が最適である。急性の疾患の場合は，感染症が治癒するまで，あるいは食事からロイシンを無分別にとることをやめるまで，グリシンをより多く摂取すること（300～600 mg/kg/日）が必要である[264]。

栄養素の必要量　乳児において 1.2～1.5 g/kg/日の低タンパク質食は，臨床的な徴候を改善する。多くの患者は自らタンパク質を制限している[205]。このタンパク質量は，推奨量（RDA）のわずか 60%である。タンパク質制限のみ行うことは，最善の治療法ではない。なぜなら天然タンパク質によりロイシンが適切に制限されたなら，必須 BCAA（ILE，VAL）の過剰制限が避けられないからである。また，異化が起こりやすくなる[265]。

ロイシン制限とグリシンの薬理学的用量の使用が報告されている。イソ吉草酸血症の 6 人の患者では，グリシン治療は血漿中と尿中の IVA を減少させる[205]。尿中の IVG は，同時に増加し，しばしば 2 倍，3 倍になる。そして 2 週間以上にわたるグリシン補充とタンパク質制限により，成長促進，アシドーシスの正常化，汎血球減少症の消失などの臨床的な改善が生じた。タンパク制限と LEU 制限食に加えて，尿中への 19 イソバレリルおよびアセチル抱合体の喪失は，IVA 患者の必須アミノ酸の欠乏を起こし，総タンパク質の摂取（天然タンパクプラス。**表 69.3** のタンパク質等量）が必要となる[265,266]。

代替経路を通して IVA を取り除くために使われるグリシンは，先天的な代謝異常における増加した基質の栄養的無毒化の基本形である[267,268]。偏在する酵素である GLY-*N*-アシラーゼは幅広い基質をもち，その基質は他の先天的な代謝異常において蓄積されるため，このアプローチは受け入れやすい。IVA（もしくは GLY-*N*-アシラーゼ抵抗性の他の基質）の除去を最も効果的にするグリシンの相対的な量には注意深い評価が必要であり，患者の臨床的な状態に応じて変化しうる[267]。

安定した状態下で過剰のグリシンが加えられると，基質がその反応を抑制するという事実を支持するエビデンスがいくつかある。健康で，ロイシンを 54 ± 3.6 mg/kg/日で維持しているイソ吉草酸血症をもつ 9 歳の白人少女の，グリシン補充の最適投与量が決定された。グリシン補充量が 50～150 mg/kg の範囲よりも多かったり少なかったりすると，IVG 排出が 50%減少した。尿中への IVA 排出は，その研究中一定であった。血漿中や尿中において β-OHIVA は見つからなかった。この研究の結果は，以下のことを示唆する。(a) 安定した臨床的栄養的状態において，この患者にとってのグリシンの最適投与量は，50～150 mg/kg であった。(b) イソ吉草酸血症の治療において，グリシンの最適投与量は，特定の年齢，臨床状態，酵素活性の程度，そしてロイシン摂取量によって決めるべきである。(c) 300 mg/kg/日以上のグリシン補充は血漿中，尿中のグリシン濃度を増加させたが，IVG 排出は減少し，あたかもこの基質は，補基質のイソバレリル CoA の濃度がコントロールされている時に，GLY-*N*-アシラーゼを抑制しているかのようである[267]。

イソ吉草酸血症患者の患者では全身性のカルニチン欠乏が証明された[269]。これらの患者の血漿カルニチンレベルは低かったが，アシルカルニチンエステルのイソバレリルカルニチンは，特に発病中に増加した[269,270]。筋カルニチンの相対的な欠乏と，イソ吉草酸血症の付加物としてカルニチンが利用されるということが，過剰な L-カルニチンにより治療する 2 つの理由である。4 歳半の黒人少年のイソ吉草酸血症治療において，L-カルニチン治療の有効性が，グリシンの有効性と比較された[270]。グリシンとロイシンの投与は，ロイシンのみが投与された時よりも多くの IVA が IVG として排出された。ロイシンと L-カルニチンは，治療前には 7 μmol/24 時間であったイソバレリルカルニチンの排出を，治療後には 1,470 μmol/24 時間に増加させた。カルニチンを 100～200 mg/kg/日と，多量に投与することがこの治療で排出を達成するために必要であるのに対し，グリシンは 100～150 mg/kg/日で十分である。欠乏を防ぐために少量のカルニチンを補助投与することがすすめられている。

ロイシンの入っていない医療用食品　とりわけイソ吉草酸血症と他のロイシンの異化を起こす疾患の患者の栄養サポートのために，ロイシンの入っていない 4 種類の医療用食品が考案されている。これらの医療用食品の供給元は**表 69.5** 参照。

栄養サポートのアウトカム　あるイソ吉草酸血症の男児が，新生児期から L-イソロイシンと L-バリンが加えられた MSUD 患者のための医療用食品による治療を受けており，それにロイシンを制限し必須アミノ酸を補充するためにタンパク質を投与されていた。この男児は，正常に成長，発達した。身長と体重は 25 および 50 パーセンタイルの間にあった。頭囲は 50 パーセンタイルであった。その医療用食品で，平均してタンパク質は 2.5～3.0 g/kg/日，ロイシンは 100 mg/kg/日供給できた。L-カルニチンとグリシンは食事療法の一部ではなかった[271]。

新生児期にイソ吉草酸血症の診断を受けた男児の成長が報告されている。生まれた時は，母乳を自由に飲んでおり，

250 mg GLY/kg/日が投与されていた。母乳からのタンパク質の摂取が少なく，グリシンを補充したにもかかわらず，その患者はアシドーシスになり，生後3日の時に嘔吐，過換気が始まった。母乳で育てることが中止され，380 mg GLY/kg/日を含む 125 kcal/kg のロイシンを含まない食事供給が始まった。彼の臨床的状態は急速に改善した。乳児にロイシンを 45 mg/kg/日，グリシンを 250 mg/kg/日，タンパク質を 2.0 g/kg 含む食事が生後 5 日目に導入された。2 歳の時，患者は正常に発育し，身長と体重が 95 パーセンタイルよりも高くなった。2 歳時の食事で，以下のものを kg あたりで与えた。46 mg LEU，1.7 g タンパク質，および 72 kcal である。2 年の間に，嘔吐と脱水症のために一度だけ入院した[267]。

タンパク質を欠乏させ（乳児の時は 1.5〜2.0 g/kg，その後は0.8〜1.5 g/kg），グリシンを 250 mg/kg/日に管理されたイソ吉草酸血症の 9 人の患者の結果が報告された[272]。患者全員が二次性のカルニチン欠乏となったので（総血清カルニチン値は 19 ± 3 μmol/L），子どものうち 4 人の食事は 50 mg/kg/日の L-カルニチンが補われ，血清カルニチン濃度が正常に戻った（51 ± 5 μmol/L）。その時点の患者の身長，体重，頭囲は報告されなかったが，食事療法を開始した後，成長速度が正常になったと記載されている。新生児期に食事療法が行われた 5 人の子どもの成長指数や IQ スコアは，49〜115 であった。

イソ吉草酸血症の患者において食べ物の拒否が報告されている[273]。摂食問題に対する生理学的・行動学的因子が報告された。生理的な因子は，セロトニン代謝の変化であった。脳内のセロトニン前駆物質である TRP の輸送を刺激する高アンモニア血症や高炭水化物，低タンパク質食といった因子は，どれも食欲不振を起こした。低 TRP 食が，食欲不振治療の 1 つの代替治療方法として提案された。

報告されたフランスの 11 人のイソ吉草酸血症患者のうち 8 人は，新生児期後も生存した。患者の管理には，ロイシン制限とグリシン補充が行われた。8 人の生存者のうち 6 人は正常に発達した[274]。

▶3-メチルクロトニルグリシン尿症

3-メチルクロトニルグリシン尿症は，3-メチルクロトニル CoA カルボキシラーゼの欠損によって生じ（**図 69.4**），幅広い臨床徴候を示す。生後 1 ヵ月以内の新生児の中には，重症の筋の低緊張や痙攣発作を伴って発症する人もいるが，他の乳児はより後になってから，大きな代謝性アシドーシスをともなわず筋の低緊張を示す人もいる。乳児によっては，低血糖とともに遅れて発症し，障害，呼吸不全，発熱性疾患による片麻痺などをともなう者もいる。患者の中には，成人になって疲労，虚弱，筋疾患，肝臓の酵素が増加し続ける脂肪肝などが起こるまで，発症しない者もいる。今日では，MS/MS を用いて異常アシルカルニチンのパターンにより，症状が起こる前に発見できるようになりつつある。患者の中には，無症候性の者もいる[205]。L-カルニチンによる治療，絶食を避けること，必須ロイシンの制限で，たいていの場合正常に発達する（**表 69.3**）。ノースカロライナ大学は，生化学的表現型および発症前の患者の以前の経験に基づいて，栄養管理ガイドラインを作成した。

▶3-メチルグルタコン酸酸性尿症

この疾患は少なくとも 4 つの型が知られている。Ⅰ型は，3-メチルグルタコニル CoA ヒドラターゼ（**図 69.4**）の欠損によって生じ，幅広い非特異的な臨床徴候が見られる。主な尿の代謝産物は，3-メチルグルタコン酸と 3-ヒドロキシイソ吉草酸である。L-カルニチンの追加と必須のロイシンの制限が有効である（**表 69.4**）[205]。他の 3 つの型は食事介入に反応を示さない。

▶3-ヒドロキシ-3-メチルグルタル酸血症

3-ヒドロキシ-3-メチルグルタル酸血症（3-hydroxy-3-methylglutaric aciduria，3-ヒドロキシ-3-メチルグルタリル CoA リアーゼ欠損症〈3-hydroxy-3-methylglutaryl-coenzyme A lyase deficiency〉）（**図 69.4** 参照）の 1/3 の患者は新生児期に発症し，2/3 は 3〜11 ヵ月の間に厳しい低血糖症と代謝性アシドーシス（しかしケトーシスはほとんど，またはまったく発症しない），高アンモニア血症，嘔吐，筋緊張低下を伴って発症し，昏睡もしくは死という経過をたどることもある。この徴候は，ライ（Reye）症候群のそれと似ている。必須のロイシンと脂肪を欠乏させること，絶食を避けること，L-カルニチンの補充によって，たいてい正常に発達する（**表 69.3**，**表 69.4**）。3-ヒドロキシ-3-メチルグルタリル CoA（HMG-CoA）リアーゼ欠損症は，BCAA（ロイシン）代謝の疾患である。これらは尿の主な異常代謝産物である 3-ヒドロキシ-3-メチルグルタル酸，3-メチルグルタコン酸，そして 3-ヒドロキシイソ吉草酸によって診断される。この疾患もまたケトン体代謝の 1 つである[205]。新生児期に診断された後に，LEU と脂肪制限，L-カルニチンの補充，そして引き続き低血糖と代謝性アシドーシスの予防により，正常に成長，発達する[26]。

▶2-メチルブチリルグリシン尿症

2-メチルブチリルグリシン尿症（2-methylbutyr と lglycinuria：MBG）は，短鎖アシル CoA ヒドロゲナーゼの欠損により生じる。この酵素は 2 メチルブチリル CoA ヒドロゲナーゼともよばれる[21]。2 メチルブチリル CoA デヒドロゲナーゼは，ILE 代謝において 2 メチルブチリル CoA から電子を転移させチグリル CoA をつくる[15]。研究者によっては，この酵素の欠損は良性と考えられている[30]。しかし，この異常はアメリカの新生児のスクリーニングの一部となっている（**表 69.1** 参照）。

▶2-メチル-3-ヒドロキシブチリル CoA デヒドロゲナーゼ欠損症

ILE 代謝における 2-メチル-3-ヒドロキシブチリル CoA と 2-メチル-分枝鎖脂肪酸は，2-メチル-3-ヒドロキシブチリル CoA デヒドロゲナーゼにより作用し，2-メチル-アセトアセチル CoA を形成する[275]。この X 染色体劣性異常は，2-メチル-3-ヒドロキシ酪酸血症（2-methyl-3-hydroxybutyric acidemia：2M3HBA）における 2-メチル-3-ヒドロキシブチリル CoA デヒドロゲナーゼ（*HSD17BD* 遺伝子の変異）の活性化に影響を及ぼす[276]。ILE 制限食が試みられ，いくらかの成功を収めている[26]。

表 69.12　ほとんどの州でタンデム型質量分析により新生児スクリーニングが行われているその他の有機酸血症

疾患（酵素欠陥）	現れる徴候		診断のための検査	長期間の治療	栄養評価	帰結
	臨床	検査所見				
3-メチルクロトニル CoA(3-メチルクロトニル CoA カルボキシラーゼ［MCC］)[200]	新生児の発症が様々：被刺激性，嗜眠状態，摂食困難，嘔吐，頻呼吸，無呼吸，てんかん発作，痙攣，昏睡，死。未治療で遅く発症の場合：筋緊張低下，患者の中には臨床的徴候をもたない人もいる	代謝性アシドーシス 低血糖症 遅く発症する場合：ゆるやかな代謝性アシドーシス	血液と尿中の 3-メチルクロトニルグリシンの確認，細胞内の MCC 活性の評価，MCC 変異分析	ロイシン制限，L-カルニチンとグリシンの投与 絶食防止 推奨栄養素摂取量は表 69.3 参照	血漿中のロイシン，L-カルニチン，グリシン，IVG，血清トランスチレチン，フェリチン 腰椎，脊椎の X 線写真 尿のイソバレリルグリシン，3-ヒドロキシイソ吉草酸 カチオン/アニオン・ギャップ ロイシン，タンパク質，エネルギー，ミネラル，ビタミンの食事からの摂取 成長	新生児期の診断と，ロイシン制限，L-カルニチン，グリシンによる最善の治療で正常の成長と発達
3-メチルグルタコニック酸血症の 1 型（3-メチルグルタコニル CoA ヒドラターゼ）[205]	昏睡，精神運動の遅延または言語の遅延が生じうる	絶食に基づく代謝性アシドーシスが生じうる 絶食に基づく低血糖が生じうる	3-メチルグルタコン酸の確認 線維芽細胞のヒドラターゼ活性の評価分析	ロイシン制限，L-カルニチンとグリシンの投与 絶食防止推奨栄養素摂取量は表 69.3 参照	血漿中のロイシン，L-カルニチン，グリシン，IVG，血清トランスチレチン，フェリチン 腰椎，脊椎の X 線写真 尿のイソバレリルグリシン，3-ヒドロキシイソ吉草酸 カチオン/アニオン・ギャップ ロイシン，タンパク質，エネルギー，ミネラル，ビタミンの食事からの摂取 成長	新生児期の診断と，ロイシン制限，L-カルニチン，グリシンによる最善の治療で正常の成長と発達
3-ヒドロキシ-3-メチルグルタリック酸血症（3-ヒドロキシ-3-メチルグルタリル CoA リアーゼ〔3-HMG-CoA リアーゼ〕）[205]	生まれた時に新生児は正常であるが，生後 1 週間，乳児，子どもに徴候が見られる 嘔吐，筋緊張低下，嗜眠，てんかん発作，および/または患者の 10%は昏睡状態となる，死亡 ライ症候群に似た徴候	血液 pH が非常に低い代謝性アシドーシス 重度の低血糖症 低ケトン血症 低ケトン尿症 高アンモニア血症またはトランスアミナーゼ値が高くなる	尿中 3-ヒドロキシ-3-メチルグルタリック酸，3-ヒドロキシイソ 3-メチルグルタコン酸，吉草酸，血漿 3-メチルグルタリルカルニチンの定量 線維芽細胞の酵素活性の分析と変異の解析	ロイシンと脂肪の制限 L-カルニチンの投与 絶食の防止 推奨栄養素摂取量は表 69.3 参照	血漿ロイシン，（遊離）カルニチン 血清トランスチレチン，フェリチン 尿中 3-メチルグルタル酸 ロイシン，タンパク質，脂肪，エネルギー，ミネラル，ビタミンの食事からの摂取 成長	早期治療と生涯にわたる治療により正常の成長と発達
ミトコンドリアアセトアセチル CoA チオラーゼ欠損症（β-ケトチオラーゼ）[205]	間欠性のアシドーシス，ケトーシス，嘔吐，下痢，吐血，下血 成長障害 強い頭痛 運動失調 昏睡	高グリシン血症		飢餓を防ぐ L-カルニチンの投与 適度な ILE の制限 正常な血漿濃度を維持するために L-LEU と L-VAL の投与 同化を維持するためのエネルギーの投与	血漿 ILE，VAL ketostix による尿中のケト酸 血漿カルニチン 血清トランスチレチン 血漿アルブミン 血漿フェリチン 成長 栄養素摂取	早期の治療および治療の継続により正常な成長と発育

IV

表 69.12 続き

疾患（酵素欠陥）	現れる徴候		診断のための検査	長期間の治療	栄養評価	帰結
	臨床	検査所見				
2-メチル-3-ヒドロキシ酪酸CoAデヒドロゲナーゼ欠損症（2-メチル-3-ヒドロキシ酪酸酸性尿症）[205]	知能および運動技能の進行性の喪失 痙性対麻痺 緊張低下 皮質盲 筋緊張性痙攣 網膜症 運動失調 ジストニア 舞踏病様運動失調 心筋症	乳酸アシドーシス 2-メチル-3ヒドロキシ酪酸とチグリルグリシンの尿中への排泄	血中C5OHとC5：1の上昇 酵素アッセイ 分子学的解析	上と同じ	血漿ILE，LEU，VAL ケトスティクスによる尿中のケト酸 血漿カルニチン 血清トランスチレチン 血漿アルブミンとフェリチン 成長 栄養素摂取	ILEの制限により尿中への異常代謝産物を減らし，神経学的な症状が安定
イソブチリルCoAデヒドロゲナーゼ欠損症[205]	成長障害 拡張型心筋症 筋緊張低下	血中C4の増加 C4/C2比の増大 カルニチン欠乏	尿中エチルマロン酸 *ACAD8*の遺伝子変異 酵素アッセイ 尿中イソブチリルGLY 尿中C4の増加	乳児の早期からVAL制限を開始？ L-カルニチンの投与 血漿濃度を維持するためにL-ILEとL-VALの投与 同化を維持するためのエネルギーの投与	治療しているなら，血漿BCAA濃度 血漿カルニチン 成長 血清トランスチレチン 血漿アルブミン フェリチン 栄養素摂取	治療なしでも正常に発育
プロピオン酸酸血症（プロピオニルCoAカルボキシラーゼ）[207]	食事の拒絶 嘔吐 脱水 嗜眠 筋緊張低下 てんかん発作 昏睡 発達遅延 骨粗しょう症 肝腫が見られることがある	厳しい代謝性アシドーシス EEG異常 高アンモニア血症 高血糖 好中球減少，貧血，血小板減少見られることがある	血漿プロピオン酸塩，尿の3-ヒドロキシプロピオン酸塩，メチルクエン酸塩，線維芽細胞でのPCC活性と変異のtiglyl-glycine分析	イソロイシン，メチオニン，トレオニン，バリン，リノール酸，奇数鎖脂肪酸の制限 絶食防止 L-カルニチン投与 推奨栄養素摂取量は表69.3参照 カルシウム，プロピオン酸ナトリウムを含んだパンを避ける，バター，クリーム，オリーブオイル，鳥の脂肪，メンハーデンオイルを避ける	血漿中のイソロイシン，メチオニン，トレオニン，バリン，グリシン 血中アンモニア カチオン/アニオン・ギャップ 尿中プロピオン酸塩，血清トランスチレチン，フェリチン 腰椎のX線写真 イソロイシン，メチオニン，トレオニン，バリン，タンパク質，エネルギー，ミネラル，ビタミンの食事からの摂取 成長	早期治療により正常の成長と発達 神経学的な転帰が改善

表 69.12　続き

疾患（酵素欠陥）	現れる徴候 臨床	現れる徴候 検査所見	診断のための検査	長期間の治療	栄養評価	帰結
メチルマロン酸酸血症（メチルマロニル CoA ムターゼまたは，メチルマロニル酸酸血症）[207]	筋緊張亢進 反射消失，嗜眠 成長不全 再発性の嘔吐 脱水 治療しないと重症の精神遅延あるいは死亡 昏睡，肝腫，筋の低張，呼吸障害が生じる	アシドーシス ケトーシス ケトン尿 高アンモニア血症 高血糖 低血糖 高尿酸血症 好中球減少 血小板減少 汎血球減少	尿のメチルマロン酸および/または MS/MS による血中の MMA 線維芽細胞培養による酵素 血漿総ホモシスチン，遊離メチオニン，そしてホモシスチンの測定	イソロイシン，メチオニン，トレオニン，バリン，リノール酸，奇数鎖脂肪酸の制限 飢餓を防ぐ L-カルニチン投与 推奨栄養素摂取量は表 69.3 参照 パンにカルシウム，プロピオン酸ナトリウム，バター，クリーム，オリーブオイル，鳥の脂肪，メンハーデンオイルを付けるのを避ける	血漿中のイソロイシン，メチオニン，トレオニン，バリン，グリシン 血中アンモニア カチオン/アニオン・ギャップ 尿中プロピオン酸塩およびメチルマロン酸， 血清トランスチレチン，フェリチン 腰椎の X 線写真 イソロイシン，メチオニン，トレオニン，バリン，タンパク質，エネルギー，ミネラル，ビタミンの食事からの摂取 成長	早期治療によって正常の成長をする。 神経学的な結果が改善される
メチルマロン酸酸血症（コバラミンレダクターゼ　アデノシルトランスフェラーゼ）[207]	嗜眠 成長不全 再発性の嘔吐 脱水 呼吸困難 筋の低張低下，発達遅延，肝腫，昏睡が生じうる	代謝性アシドーシス ケトン血症/ケトン尿症 高アンモニア血症 白血球減少 血小板減少 低血糖が生じうる	尿のメチルマロン酸および/または MS/MS による血中の MMA 線維芽細胞培養による酵素 血漿総ホモシスチン，遊離メチオニン，そしてホモシスチンの測定	1〜2 mg OH コバラミンを毎日 適度なタンパク質制限	血漿中のイソロイシン，メチオニン，トレオニン，バリン，グリシン 血中アンモニア カチオン/アニオン・ギャップ 尿中プロピオン酸塩，血清トランスチレチン，フェリチン 腰椎の X 線写真 イソロイシン，メチオニン，トレオニン，バリン，タンパク質，エネルギー，ミネラル，ビタミンの食事からの摂取 成長	早期の治療により正常の成長 神経学的な症状が改善
コバラミン A，B[174]		代謝性アシドーシス ケトン血症/ケト酸尿症 高アンモニア血症 高グリシン血症 白血球減少症 貧血 血小板減少症	C3，C3/C2 のスクリーニング メチルマロニル CoA ムターゼ活性 メチオニンシンターゼ活性 血漿 MMA	ヒドロキシコバラミンを毎日 1〜2 mg 筋内注射 OHB_{12}でコントロールできない場合には，ILE，MET，VAL，THR を制限 ベタインと葉酸を投与	栄養素の摂取 成長 血漿の B_{12}，BCAA，ベタイン 血液像	

表 69.12 続き

疾患（酵素欠陥）	現れる徴候 臨床	現れる徴候 検査所見	診断のための検査	長期間の治療	栄養評価	帰結
コバラミン C，D[174)]	成長障害 食事摂取量低下 無気力 発育障害 痙攣 栄養補給障害 低緊張 小脳症 眼震 水頭症 心奇形	血液学的異常 アシドーシス ±アシドーシス 網膜色素変性症 視力低下	C3，C3/C2 のスクリーニング メチルマロニル CoA ムターゼ活性 メチオニンシンターゼ活性 血漿 MMA	ヒドロキシコバラミンを20 mg/日まで OHB_{12}でコントロールできない場合には，ILE，MET，THR，VAL を制限 ベタインと葉酸を投与	栄養素の摂取 成長 血漿の B_{12}，BCAA，ベタイン 血液像	
マロニル CoA 脱炭酸酵素（マロニル CoA 脱炭酸酵素欠損症）	発育遅延 低緊張 生殖器の異常 低身長	アシドーシス 痙攣 低血糖 心筋症 脳の異常[29)]	新生児のC_3のスクリーニング	L-カルニチンを投与 脂肪制限 必須脂肪酸 中鎖トリグリセリド 炭水化物を増やす[280)]	栄養素の摂取 成長 赤血球の脂肪酸	心筋症の改善 成長の改善 血中カルニチンの正常化
多カルボキシラーゼ欠損症[278)]	摂食および呼吸困難 低緊張 痙攣 無気力 発育遅延 皮疹，脱毛症	代謝性アシドーシス 有機酸尿症 軽度の高アンモニア血症	新生児の C5OH，±C3 のスクリーニング	毎日 8～10 mg のビオチンを投与		
ビオチニダーゼ欠損症[278)]	痙攣 低緊張 運動失調 発育遅延 視覚異常 難聴 脱毛 皮疹 カンジダ症[279)]		新生児の C5OH，C51 のスクリーニング	経口で毎日 5～10 mg のビオチン投与		新生児のスクリーニング，診断と治療の継続で，患者は無症状で過ごす

表 69.13　食事の例：プロピオン酸血症とメチルマロン酸血症（生後 2 週齢），体重 3.25 kg

処方	総量	/kg
イソロイシン（mg）	325	100
メチオニン（mg）	162	50
トレオニン（mg）	260	80
バリン（mg）	276	85
L-カルニチン（mg）	325	325
タンパク質（g）	11.4	3.5
エネルギー（kcal）	455	140
作製のための水（mL）	600	

医療食	量	イソロイシン (mg)	メチオニン (mg)	トレオニン (mg)	バリン (mg)	L-カルニチン (mg)	タンパク質 (g)	エネルギー (kcal)
Propimex-1[a,b]	40 g	48	0	40	0	360	6.5	192
Similac Advance Infant Formula with Iron Powder[a]	45 g	259	124	263	288	2	4.9	234
L-Isoleucine[c], 10 mg/mL	2 mL	20	0	0	0	0	0.0	0
Polycose liquid[a]	12 mL	0	0	0	0	0	0.0	24
作製のための水	600 mL							
合計		327	124	303	288	362	11.4	450

[a] Abbott Nutrition。
[b] 使用できる乳児用のその他の医療食は OA 1（Mead Johnson Nutritionals）と XMTVI Analog（Nutricia North America）である。
[c] 欠乏を避けるために L-イソロイシンが必要。

▶イソブチリル CoA デヒドロゲナーゼ欠損症

イソブチリル CoA デヒドロゲナーゼ欠損症は *ACAD8* 遺伝子の変異によって起こり，VAL の代謝に影響する[208]。VAL 制限食による治療が必要かどうかは不明である[277]。

▶ミトコンドリア・アセトアセチル CoA チオラーゼ欠損症

ミトコンドリア・アセトアセチル CoA チオラーゼ欠損症は，β-ケトチオラーゼ欠損症ともよばれ，常染色体潜性遺伝で，2-メチルアセトアセチル CoA とアセトアセチル CoA をアセチル CoA とアセトアセチル CoA に変換する ILE とケトン体の代謝の異常である（**図 69.4**，**表 69.1**）。空腹を避け，L-カルニチン投与，ILE の制限により良好なアウトカムが得られる[26]。

▶その他の有機酸血症

表 69.12[29,174,200,205,207,278～280] に示すように，他の有機酸血症を引き起こす疾患は，今日，いくつかの州で新生児期の間に MS/MS を用いてスクリーニングされている。この表には疾患の慣用名，酵素欠損，起こりうる臨床症状と検査異常，診断的方法，精密検査中や病気の間の栄養補助，長期間の治療，そして転帰が記されている。**表 69.3** のデータは，主要栄養素の推奨される摂取量の範囲を示している。ミネラルとビタミン摂取の推奨量は，**表 69.4** に示されている。

▶プロピオン酸血症

プロピオニル CoA カルボキシラーゼ（**図 69.3**，**図 69.4**）単独の欠損症では，血液中でプロピオン酸塩が蓄積し，尿に 3-ヒドロキシプロピオン酸塩，メチルクエン酸，トリグリシン，そして異常ケトン体が蓄積する[207]。*pccA* と *pccBC* の 2 つの相補的なグループが，プロピオニル CoA カルボキシラーゼ欠損患者でみとめられている。これらのグループは，カルボキシラーゼのアポタンパク質である α-，β-サブユニットをコードするそれぞれの遺伝子の異常によって起こる。臨床的に，この疾患は重篤な代謝性ケトアシドーシスが特徴で，しばしば新生児期に見られ，以下の治療法が必要である。すなわち，強いアルカリ療法，必須アミノ酸の ILE，MET，THR，VAL および奇数鎖脂肪酸の制限，絶食と体重減少の防止[281]，L-カルニチンの補充，そしてプロピオニルカルニチンとして尿中で失われた分を補う成長のための十分なエネルギー（**表 69.3**，**表 69.4**）。ILE，MET，THR，VAL と他の栄養素の供給元は参考文献 94 にある。PPA や MMA のための医療食については**表 69.5** 参照。PPA か MMA の患者において，食事中のイソロイシンを過度に制限すると，腸先端皮膚炎に似た障害が起こる[282]。PPA，MMA の乳児用の食事例を，**表 69.13** に示す。腸のプロピオン酸を減少させるための経口の抗生物質療法もまた，有効であることが証明されている。MS/MS を用いて，約 100 万人の新生児たちに行った PPA，MMA のスクリーニングでは，65,000 人に 1 人の割合で患者を発見することができた[283]。

奇数鎖脂肪酸は，PPA や MMA の患者の食事から取り除くべきである。これらには，魚の油（ニシン，ボラ，マグロ），鶏の油，オリーブ油，ラード[284]，バターの脂肪やクリームを含む反芻動物の脂肪[285]，そして腐敗を防ぐためのプロピオン酸塩が加えられている食品がある。Dupont と Mathias[286] は，^{14}C-リノール酸塩のメチルマロネートへの γ 酸化は，^{14}C-パルミチン酸塩の 20 倍以上であったと報告した。治療されている先天性の代謝異常の患者では，正常者より，血中のドコサヘキサエン酸（docosahexaenoic：DHA，22：6n-3）が低いことが報告されている[287]。しかし，その値の差は有意ではなかった。みとめられている小さな差は MMA（Mut^{o}）の子どもの脂肪の摂取量が少なかったことによるものであろう。投与すべき脂肪と必須脂肪酸の量は**表 69.3** を参照されたい。

摂取されるミネラルとビタミンは，**表 69.4** の推薦に見合うものでなければならない。というのは，成分栄養食[59]で見られるミネラルの吸収不良や，また代謝性アシドーシスによる骨ミネラルの喪失があるからである。

North ら[288]は，PPA 患者のコホート研究では，死亡する患者はいなかったと報告した。医療食と胃瘻チューブからの栄養の使用によって，成長と栄養の状態は改善された。しかし，筋の緊張低下と認知能の遅延はまだすべての子どもに見られた。すべての有機酸酸血症の合併症として，急性または慢性の膵炎が報告されている[289]。有機酸酸血症の患者に，顆粒球形成の幹細胞の繁殖の障害[258,290]と汎血球減少[291]が報告されている。PPA患者の女性が，正常に妊娠したという報告もされている[228]。

Thomas ら[292]は，PPA患者の子どものエネルギー必要量は，正常児よりも少ないとしている。Feillet ら[293]は，医療食（遊離アミノ酸）を用いず，天然タンパク質の制限により研究を行い，MMA や PPA の患者では安静時エネルギー消費量が約20%低いことを報告した。De Koning ら[294]は，十分な医療食を与えられた患者は，まったく与えられていない患者よりも安静時エネルギー消費量が高くなることを報告した。これはおそらく，除脂肪体重が大きいためであろうとした。Yannicelli らは[295]，PPA や MMA にかかった 7 人の乳児と子どもに，RDA 量の 98%のエネルギーと国連食糧農業機関（FAO），WHO，国連大学の推奨量の 115%のタンパク質を摂取すると，正常に成長することを報告した。

▶メチルマロン酸血症

新生児期または乳児期の代謝性アシドーシスは，メチルマロニル CoA ムターゼ欠損の重要な臨床所見である（**図 69.3**，**図 69.4**）。アポムターゼ欠損の子どもの細胞は，機能を有するムターゼ（mut^0と示される）をもたない。他の子どもの細胞では，構造的に変化したムターゼ（mut^-）をもち，アデノシルコバラミンの親和性が低下しており，また安定性も低下している[207]。そのような子どもは MMA を呈し，コバラミン補充には反応しないが，PPA と同じ食事と治療法により治療できる。軽症のムターゼ欠損では，乳児期に完全菜食主義者の母親が長期にわたって母乳で育てることによって，初めて明らかになることもある[296]。鑑別診断には，B_{12}欠乏があり，これらは種々の環境の異常（例：完全菜食主義の食事）や輸送の異常（例：内因性因子の欠損，回腸炎，まれな輸送体の欠損症）によって引き起こされる。これらの状況では，MMA や酸性尿は，アデノシルコバラミン欠乏や CH_3–B_{12}によって引き起こされるホモシスチン血症やホモシスチン尿症を伴っている（**図 69.3**）。

進行性の腎不全は，コントロールが不良の患者や真性 MMA の患者に起こる[297]。肝–腎同時移植は，末期腎不全の患者に有益であることが証明されている[298]。

遅発性の MMA の女性の妊娠は，正常のアウトカムが得られることが報告された。その女性の子どもは 3 歳まで正常に成長した[299]。MMA が早期に発症すると，食事療法，L–カルニチン，胃瘻からの栄養補給，メトロニダゾール[300]を用いての積極的な治療を行っても早く死亡することが多い。食品の組成については参考文献 94 を参照されたい。**表 69.3** は年齢による推薦される栄養素の摂取量を，**表 69.5** は市販されている医療用食品の供給源を示す。

▶グルタル酸血症Ⅰ型

グルタリル CoA デヒドロゲナーゼ（glutaryl–CoA dehydrogenase：GCD）（**図 69.5**）の欠損はグルタル酸血症Ⅰ型（glutaric acidemia typeⅠ：GA–Ⅰ）の原因となり，この疾患は生まれた時の大頭症，生後 1 年の間に起こるジストニー，ジスキネジーがその疾患の特徴であり，化学的には尿中のグルタル酸，3–ヒドロキシグルタル酸，病理学的には尾状核と被殻の神経変性が特徴である。CT と MRI スキャンはしばしば，症状を呈する前に前頭側頭骨の萎縮やクモ膜嚢腫を示す。GCD 欠損は常染色体潜性の遺伝である。*GCD* 遺伝子（19p13.2）において病気を発症する 60 以上の変異が確認されている。近親結婚以外では，高頻度に見られる変異はないため，ほとんどの GA–Ⅰ患者は，2 つの異なる変異した対立遺伝子のヘテロ接合体である[301]。GA–Ⅰの病態生理学の正確な原因は知られていないが，グルタル酸やキノリン酸，3–ヒドロキシグルタル酸の毒性もしくはγ–アミノ酪酸代謝の異常が原因であるのかもしれない。GA–Ⅰの頻度は知られていないが，30,000 の生児出生に 1 人くらいの割合であり，Old Order Armish のコミュニティー［訳注：聖書解釈において厳格主義をとっており，戒律を守って厳しい生活しているグループ］では有病率が高い。線条体の損傷と神経学的な表現型は，すべての患者に発現するわけではない。エビデンスからは，L–カルニチンの早期の補充，感染症の併発に対して輸液，グルコースとインスリンによる積極的な治療，必須アミノ酸のリシン，トリプトファンの食事制限，そして絶食を避けることはこれらの発症を抑制するとことが示されている[302,303]。いくつかの遺伝子型/表現型は臨床症状およびアウトカムに関係している。オンタリオ変異（IVS–1＋5ntG → T）では，出生前の診断などを行って出生時からの治療しても，小児期早期の急性神経学的発作を防ぐことはできなかった[304]。**表 69.3** は推奨される栄養素の摂取量を，**表 69.5** は医療用食品の供給源を，参考文献 94 は必須 LYS，TRP や他の栄養素の食品からの供給源についての情報を提供している[305]。GA–Ⅰの乳児の食事例は，**表 69.14** を参照されたい。

未治療の GA–Ⅰの女性が出産している。2 人の乳児は生理学的に正常で，その他の 2 人は脳の構造異常が見られた。母親は血漿カルニチン濃度が低く，尿中のグルタル酸，3–OH グルタル酸の濃度が上昇しており，間欠的な疲労感を訴えた[306,307]。

胎児期の診断は可能であり，羊水中のグルタル酸濃度の増加，培養された羊膜細胞中もしくは（おそらく）絨毛膜の絨毛試料，もしくは適切な家族の変異を分析することによって GCD 欠損症が証明される[301,302]。

アンモニア

アンモニア固定と尿素生成を含む疾患の栄養サポートは，先天的な代謝障害の治療に使用する古典的な原則が用いられる。3 つの基本となる基準は，毒物の先駆物質を制限し，不足した物質を加え，窒素排出の代替経路の発達を促進させることである。さらに，同化状態は成長を促進す

表 69.14　食事の例：グルタル酸血症 I 型（生後 2 週齢），体重 3.25 kg

処方	総量	kg あたり			
リシン（mg）	228	70			
トリプトファン（mg）	70	10			
タンパク質（g）	11.4	3.5			
L-カルニチン（mg）	325	100			
エネルギー（kcal）	413	127			
作製のための水（mL）	600				
医療食	**量**	**リシン（mg）**	**トリプトファン（mg）**	**タンパク質（g）**	**エネルギー（kcal）**
Glutarex- I [a,b,c]	59 g	0	0	8.3	283
Similac Advance with Iron Powder	25 g	224	44	2.6	130
L-トリプトファン（10 mg/mL）	2.5 mL	0	25	0	0
作製のための水	600 mL				
合計	0	224	69	10.9	413

[a] Abbott Nutrition。
[b] 使用できる乳児用のその他の医療食は，GAI（Mead Johnson Nutritionals）および XLYS, Trp Analog（Nutricia North America）である。
[c] Glutarex- I は，900 mg L-カルニチン/100 g 粉末を含む。

るために維持し，除脂肪組織の異化を妨ぐ。遺伝性の変異によるアンモニア固定と尿素回路における生物学的変化を研究することにより，われわれ人間の正常な窒素代謝の生理学，生化学，そして分子生物学の理解は大いに増した[308]。

▶生化学

セントラルドグマでは，アンモニアは肝臓で Krebs-Henseleit 回路を介して尿素に変換され（**図 69.7**），尿中へ排出される。その回路の最初の3つの酵素と *N*-アセチルグルタミン酸シンテターゼは，ミトコンドリア内にある。*N*-アセチルグルタミン酸シンテターゼは，アセチル CoA とグルタミン酸を *N*-アセチルグルタミン酸（カルバミルリン酸合成に必須の補助因子）に転換するという反応を触媒する。カルバミルリン酸シンテターゼ I は，アンモニア，ATP，重炭酸イオンをカルバミルリン酸に転換する酵素作用をもつ。OTC は，カルバミルリン酸とオルニチン（ORN）を補基質として使ってシトルリン（CIT）をつくる。CIT はミトコンドリアから細胞質へ輸送され，細胞質ゾルの反応はこれら 3 つのミトコンドリアの機能に関連している。CIT とアスパラギン酸はアルギニノコハク酸を形成し，この反応はアルギニノコハク酸シンテターゼにより触媒される。フマル酸は，アルギニノコハク酸リアーゼによってアルギニノコハク酸から分解され，アルギニン（ARG）をつくる。それから尿素はアルギナーゼの作用によってつくられ，再び細胞基質の ORN をつくる。ORN は細胞質からミトコンドリアに輸送されて帰って来て，OTC と反応する。

シトリンはミトコンドリア内膜にあるミトコンドリアのアスパラギン酸-グルタミン酸輸送担体のアイソフォームであり，アスパラギン酸と細胞質のグルタミン酸と H^+ を交換する働きがある。シトリン（CTNL2）欠損の患者では，染色体の 7q21.3 の変異があり[33]，血漿の CIT が上昇している。また，新生児では肝内胆汁うっ滞と二次性のアルギニノコハク酸シンテターゼの欠乏が見られる。脳浮腫から昏睡，死亡が起こることがある[31]。

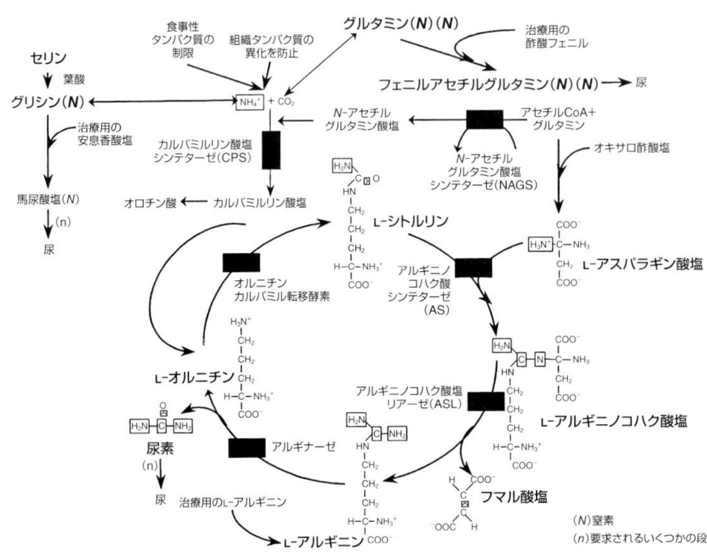

図 69.7　尿素回路における先天性の障害と，それらの管理に対する栄養学からのアプローチ。アンモニア固定と尿素合成は代謝的に回り続ける。黒い帯で示される先天性のブロックにより高アンモニア血症を誘発する。吸収された窒素分子と生化学的な起源は，黒線枠で強調されている。尿素合成におけるミトコンドリアの酵素はカルバミルリン酸シンテターゼ，*N*-アセチルグルタミン酸合成酵素，そしてオルニチントランスカルバミラーゼである。安息香酸塩，酢酸フェニル，そしてフェニル酪酸の使用は窒素排出の代用経路を供給することが示されている。食事由来のアルギニンは尿素回路に遺伝的に反応が障害された部位より末梢側の基質を供給するために加えられる。食事性のタンパク質の制限と，タンパク質異化を防ぐため，エネルギーの付加がすすめられる。CoA：補酵素 A。

▶尿素回路酵素の欠損

尿素回路の障害には，尿素を生成する 6 つの酵素の遺伝的な欠陥がある（**図 69.7**）[308]。OTC の欠損を除けば，すべて遺伝的に常染色体潜性である。OTC 欠損は X 染色体連鎖優性遺伝形式を示し，男性の患者ではほとんどが致死的である。これらの酵素の遺伝子のほとんどが，ヒトゲノム上の位置が決定され，クローニングされ，その変異が明らかにされている。*OTC* は 10 のエキソンを含む 73-kb 遺伝子で，Xp21.1 に位置している。230 以上の変異が明らかにされ，いくつかの遺伝子型/表現型の関係も明らかにされている[309]。例えば，R109X と R109Q からの停止コドンになると，肝臓の酵素の痕跡もなくなり，新生児期の重篤な症状を呈する。それに比べ，OTC 欠損の *spf-ash* マウスモデルにも見られる，R129 からヒスチジンへの変異は，肝臓の酵素活性が少し残り，比較的軽症の表現型を示す[310]。カルバミルリン酸シンテターゼは 2q35 に位置し，アルギニノコハク酸シンテターゼは 9q34 に，アルギニノコハク酸リアーゼは 7q11 に，そしてアルギナーゼは 6q23 に位置する。これらはすべて主に肝臓で発現しており，それぞれの異常に対する遺伝子変異が明らかにされている（**表 69.2**）[308,309,311,312]。アルギニノコハク酸シンテターゼはいくつかの偽遺伝子をもち，DNA 分析を紛らわしくしている[308]。OTC 欠損症では，ミトコンドリアへのタンパクの取込み異常や，ミトコンドリア内に免疫学的にタンパクを検出できないものがある[310]。アルギナーゼは，肝臓と赤血球で識別的遺伝子発現を行う 2 つの遺伝子をもっている。これらの尿素形成の異常に加えて，高アンモニア血症の 7 番目の原因は高アンモニア血症，ホモシトルリン血症，高オルニチン血症症候群で，これはミトコンドリアの ORN の取込みの欠陥が原因である[313]。

高アンモニア血症は，すべての尿素回路の異常の生化学的な表現である。その他の，それぞれの欠陥による生化学的な特徴は以下の通りである。カルバミルリン酸シンテターゼⅠ欠損は血漿 CIT の低下をまねく。OTC 欠損は，オロチン酸尿症で，X 連鎖型の遺伝を示す。アルギニノコハク酸シンテターゼ欠損は，オロチン酸尿症と血漿 CIT の増加を伴う。アルギニノコハク酸リアーゼ欠損（argininosuccinate lyase deficiency：ASA）は，血漿と尿中のアルギニノコハク酸の増加を引き起こす。そして，アルギナーゼ欠損は，血漿と尿中の ARG を増加させる。新生児における尿素回路の欠陥（urea cycle enzyme deficiency：UCED）を示唆する臨床的な特徴は，タンパク質摂取の際に起こる。重症度が増してくると，これらの欠陥では食事が十分にとれなくなり，嘔吐，嗜眠，筋緊張低下，昏迷，出血傾向，痙攣，昏睡，ショック，そして死亡などが起こる[308,314]。精神的な遅延は，これらの悲惨な新生児期のエピソードで，生き残った者に起こる。しかし，新生児期に高アンモニア血症をうまくコントロールできた者は，後遺症を避けることができる。

臨床的な表現型

高アンモニア血症と，その結果起こる嘔吐，嗜眠，昏睡といった臨床的な症状は，過剰なタンパク質摂取，異化，そしてバルプロ酸治療により起こり[315]，すべての UCED において見られる。しかし，生化学的な発現と表現型の発現は，個々の酵素欠損において異なる。ASA では，特殊な毛髪異常である結節性裂毛症が明瞭に見られる。この症状は，ARG 欠乏と，正常な毛髪タンパク質中の ARG 濃度が相対的に高いことと関係している。ARG が補充されれば毛髪は正常に戻る。ASA の成人のきょうだいで，まったく同じ変異にもかかわらず臨床的な症状が少ないか，あるいは起こっていないことがある。最初の 4 つの酵素のうちの 1 つが欠損した患者では，タンパク質制限のみによる高アンモニア血症のコントロールで，ARG 欠乏により進行性の中枢神経系の変性と独特の発疹が起こる[316,317]。

それぞれの酵素欠損は，新生児期の死亡から青年期の周期的な嘔吐と偏頭痛までの幅広い臨床症状を示す。例えば，典型的な OTC 欠損の男性患者の酵素活性は 5％に満たず，新生児期に死亡してしまう。遅く発症した生存中の OTC 欠損の男児は，免疫学的に OTC の存在を検出することができるが，ORN への親和性が低下し，最適 pH が変わり，生理的条件化で活性が正常の 25％に低下している[318]。*OTC* 遺伝子変異の分析により，遅く発症するものと，新生児期に発症するものの表現型を鑑別できる[308]。

遺伝的な酵素の多様性についての情報は，アルギニノコハク酸シンテターゼ欠損患者の線維芽細胞のキネティクスの研究からである。初期の生化学的研究から，シトルリン血症の患者からの酵素はすべて CIT やアスパラギン酸の結合能の低下を示す。しかし，アルギニノコハク酸シンテターゼの活性が少し残っているものでは，患者によってそれぞれ異なった活性曲線をもつ[319]。シトルリン血症患者の RNA を分析すると，多様性があり，現在 20 以上の異なる変異が明らかにされている[308]。

オルニチンカルバミラーゼ欠損のヘテロ接合体の発現　女性の OTC 欠損のヘテロ接合体は，軽度のタンパク質不耐症を発症し，成人では偏頭痛，また子どもでは間欠性高アンモニア血症に伴う周期的な嘔吐を呈する。偏頭痛あるいは周期的な嘔吐をもつ 15 人の子どもに，タンパク質または塩化アンモニウムの負荷テストが行われた。9 人は血漿アンモニウムのもともとの値が異常に高く，そのテストで 8 人が著明な高アンモニア血症を示し，6 人に偏頭痛が生じた。周期的な嘔吐をもつ 7 人の女児の酵素測定では，3 人が OTC 活性の欠損があることがわかった。OTC 欠損のヘテロ接合体の女性患者は，無症候，あるいはヘミ接合の男性患者と同じくらい重症な病変を示すこともある[320]。

スクリーニング

すべての新生児を対象とする UCED の全員に対するスクリーニングは，ARG を必要とする栄養要求菌を用いて，マサチューセッツではごく普通に実施されていた。検査された子どもの 70 万人あたりに 9 人の新生児が疾患に罹患しているホモ接合体あるいは ASA のヘテロ接合体であることがわかった[321]。血中アンモニア分析の問題については，Barsotti により述べられている[322]。この方法は，会社や病院で，選択的スクリーニングを行うのに容易に採用できる方法である。アメリカであまり使用されていないのは，費用と需要の問題である。今日，多くの州が MS/MS を用いてシトルリン血症とアルギニノコハク酸尿症を検査している。

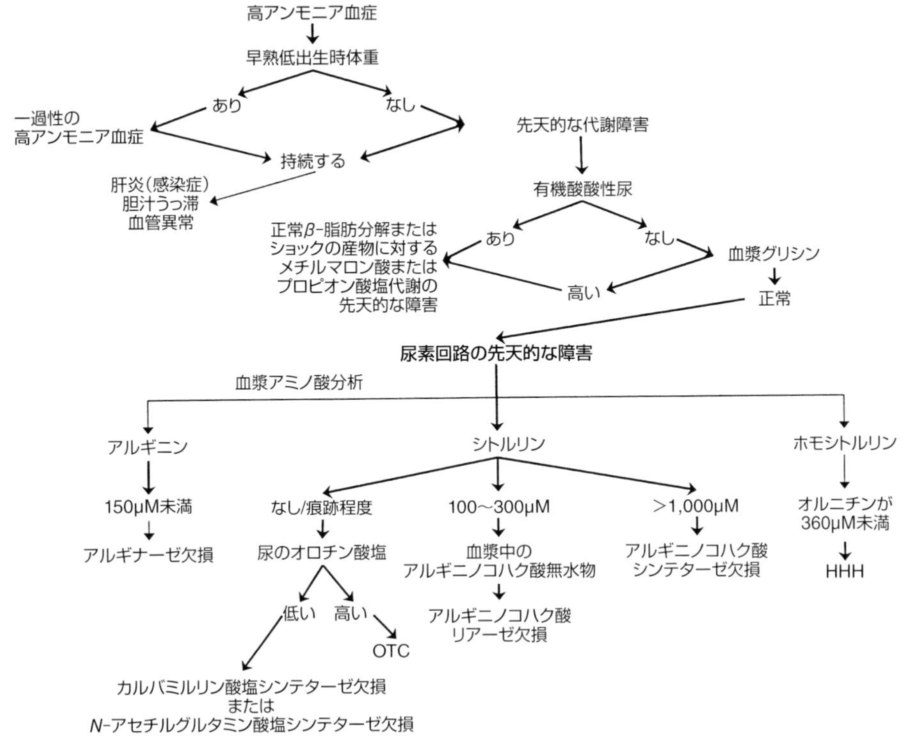

図 69.8　尿素回路疾患の診断のアルゴリズム。HHH：高オルニチン血症，ホモシトルリン血症，高アンモニア血症，OTC：オルニチントランスカルバミラーゼ。

UCED の正確な頻度は知られていない。なぜなら，人口をもとにしたスクリーニングが実施されておらず，そしてこれらの疾患によって診断されないで死亡した例が多く存在するからである。全体の発病率は，3 万人の出生児に対して 1 人と，実際よりも少なく見積もられている[323]。わずか 3 人の UCED しか，MS/MS によって検出されていない（**表 69.1**）。その結果，実際の頻度はまだわからない。

診断

高アンモニア血症に伴う他の特徴的な生化学的および臨床的所見は，特定の尿素回路の異常の診断に有用である[308]。酵素欠陥は，（アンモニアに加えて）血中や尿中に蓄積された代謝産物から推論できる。OTC 欠損の尿中オロチン酸，アルギニノコハク酸シンテターゼ欠損の血漿および尿中の CIT，アルギノコハク酸，ARG，そしてアルギナーゼ欠損の ASA などである。カルバミルリン酸シンテターゼ，あるいはまれな *N*-アセチルグルタミン酸シンテターゼ欠損は，これらの 4 つの酵素病を除外することから疑われ，診断のために肝臓の生検を行い，酵素の解析が必要である[324]。高アンモニア血症は，急性または慢性の肝疾患，ガラクトース血症，新生児のニーマン-ピック（Niemann-Pick）病 I C 型，チロシン血症 I 型，遺伝性フルクトース不耐症，ライ症候群，アスパラギナーゼ治療，PPA，リシン尿性タンパク不耐症，高オルニチン血症，イソ吉草酸血症，MMA，アミノ酸の長期間にわたる静脈投与，乳児期の広域抗生物質の投与によっても引き起こされる。確定診断は，臨床の深い洞察力とそれに続く適切な臨床検査による[314]。UCED の鑑別診断のために提案されたアルゴリズムを，**図 69.8** に示す。UCED の疑いがある場合は，医学的な緊急事態であり，即刻医学的介入が必要である。

治療

遺伝性の尿素回路酵素病の治療は，短期のものと長期のものに分けられ，それぞれの特定の疾患によって異なる[325]。バルプロ酸塩治療は，UCED 患者には避けるべきである。なぜなら，それらを使用すると高アンモニア血症が増悪するからである[264,315]。

短期の治療　われわれは，タンパク質を与えずに高いエネルギーを補給（150 kcal/kg/日）する経鼻胃栄養から始めるようにしている。Pro-Phree（Abbott Nutrition）または PFD1（Mead Johnson Nutritionals）は，この治療法には有効である（**表 69.5**）。L-ARG（350～500 mg/kg/日）をこの製剤に付け加えるべきである。安息香酸ナトリウム（300 mg/kg/日）は，安息香酸をグリシンで抱合することにより馬尿酸をつくり，新生児期における急性高アンモニア血症を正常に戻すことができる。フェニル酪酸またはフェニル乳酸（500 mg/kg/日）もまた与えるべきで，これは体内から 1 分子につき 2 つの窒素原子を除去するフェニルアセチルグルタミンをつくり，尿中に排出される（**図 69.7**，**表 69.15**）。尿中に排泄されるカリウムの減少は，馬尿酸とフェニルアセチルグルタミンの排出によって高められる。したがって，血漿カリウム濃度をモニターする必要があり，必要なら補充する[325]。

血液透析は，昏睡状態の時に血漿アンモニア濃度を下げる際に有効である。OTC 欠損の男の新生児に 7 日間の腹膜透析により，1 回の血漿交換の 50 倍以上のアンモニアを取

表 69.15 尿素回路異常の治療に必要な薬剤と栄養素のサプリメントの供給元

製品	供給元
[薬剤]	
安息香酸ナトリウム＋フェニル酢酸ナトリウム（Ammonul）（静脈内）	Ucyclyd Pharma 8125 North Hayden Road Scottsdale，AZ 85258-2463 http://ucyclyd.com/
[栄養サプリメント]	
L-アルギニン粉末あるいはカプセル（無料） L-シトルリン粉末[a]	Jo Mar Laboratories 583 Division Street，Suite B Campbell，CA 95008-6915 http://www.jomarlabs.com/
L-アルギニン HCl[b] （R-Gene-10）（10% pyrogen-free 液）	Pharmacia & Upjohn 100 Route 206 North Peapack，NJ 07977 薬卸に注文
L-シトルリン粉末[a]	Seybridge Pharmacy 37 New Haven Road Seymour，CT 06483-3469 http://www.seybridgepharmacyandgifts.com/
L-イソロイシン，L-バリン 50 mg パッケージ	Vitaflo USA LLC 211 N Union St Suite 100，Alexandria，VA 22314 http://www.vitsflousa.com/

[a]アミノ酸の粉末はそれぞれ濃度が異なる。その結果，グラム単位で計測できる秤で計測すべきである。1 週間の供給分を測り，バイアルの中に入れておく。その 1 週間分の供給分はあらかじめ決められた量の沸騰した湯に混ぜ栓をして，冷蔵庫に貯蔵しておく。1 日に必要な量は，ディスポの注射器あるいはフラスコで量を測る。
[b]高用量の L-アルギニン HCl で高クロール性アシドーシスが起こる可能性がある。その結果，クロールと HCO_3の血漿濃度を観察すべきである。必要であれば HCO_3を投与する。

り除くことができた。しかし腹膜透析は，カンジダ腹膜炎や異化が続くというリスクを伴う。血液透析を使用するなら，経静脈的に L-ARG HCl とナトリウムフェニル酪酸塩も同時に与える。タンパク質を含まないエネルギーを継続的に静脈注射を行うことが推奨される。

新生児治療においてより重要なことは，高エネルギー食を用いて新生児の同化状態にもっていくことである（**表 69.16**）。胃管栄養に忍容性がない時には，10〜20%グルコースと脂質（2〜4 g/kg）を含む末梢静脈からの高栄養投与が必要である。胃管栄養を増やすとともに，末梢栄養を減らしていく。1〜2 日間の無タンパク質，高エネルギー，L-ARG HCl-の補充，そして安息香酸補充の後に，血中アンモニアレベルは正常値に近い値に戻る。それから，慎重にタンパク質を 1.0〜1.5 g/kg/日与えることが必要である。

長期の治療 UCED の子どもの治療目的は，血漿中のアンモニア濃度をできるだけ正常に近い値に維持すること，タンパク質と他の必須アミノ酸と栄養素を供給することであり，それにより最大限の知的発達と最適の成長を可能にする。4 つの主なアプローチが UCED の治療に用いられている（**図 69.7**）。(a) アンモニアの前駆体（タンパク質摂取）を減らす，(b) ARG 欠乏を是正する，(c) 無駄な窒素を減少させる代用機構の働きを高める，(d) 腎臓による中間物の排泄を促進させることである[325]。

アンモニア前駆体を減らす方法は，タンパク質制限，体タンパク質の異化の防止，そして必須および準必須アミノ酸を用いることである。摂取タンパク質や必須アミノ酸が激しく制限される時，カルニチン（LYS，MET），グルタチオン（システイン，グルタミン酸），タウリン（システイン）が少なくなる。メチオニン摂取が制限されると，重要な代謝化合物の合成に必要な，利用可能な化学反応を起こしやすいメチル基のプールが減少する。

表 69.16 尿素回路異常の乳幼児と小児の 1 日の栄養素の推奨摂取量（範囲）

	栄養素		
年齢	L-アルギニン[a] (g/kg)	タンパク質[b] (g/kg)	エネルギー[b,c] (kcal/kg)
月			
0〜1	500〜100	2.2〜1.5	155〜120
1〜2	500〜100	2.0〜1.5	150〜115
2〜3	500〜100	1.9〜1.3	145〜110
3〜4	400〜100	1.5〜1.2	140〜105
4〜5	400〜100	1.4〜1.0	135〜100
5〜6	400〜100	1.3〜1.0	130〜95
6〜7	400〜100	1.2〜0.89	125〜90
7〜8	300〜100	1.1〜0.8	120〜85
8〜9	300〜100	1.1〜0.8	115〜80
9〜10	300〜100	1.0〜0.8	110〜80
10〜11	300〜100	1.0〜0.8	105〜80
11〜12	300〜100	1.0〜0.8	105〜80
年			
1〜2	300〜100	1.3〜0.8	110〜105
2〜3	300〜100	1.2〜0.8	105〜100
3〜4	300〜100	1.1〜0.8	100〜95
4〜7	300〜100	1.0〜0.7	95〜85
7〜11	300〜100	1.0〜0.7	85〜65
11〜19	300〜100	1.0〜0.6	60〜40

[a]アルギナーゼ欠損症では使用してはならない。
[b]同年齢の 50 パーセンタイルの体重。正常な直線的成長と血漿アンモニア濃度を<10 μmol/L 維持するために必要に応じて修正する。
[c]少なくとも 1 kcal あたり，乳児には 1.5 mL，小児には 1.0 mL の水分を供給する。

アルギナーゼ欠損以外のすべての UCED には L-ARG 塩基の補充が必要である。正常かわずかに高い血漿 ARG 濃度を維持するために，毎日体重 1 kg あたり 100〜500 mg

が使われている[326]。L-ARG はアンモニアを固定するための ORN を合成することができ，その回路を促進し，CIT とアルギニノコハク酸をつくる（**図 69.7**）。これらの 2 つのアミノ酸は腎臓であまり再吸収されず，窒素の喪失となる。十分に機能を果たさない環状回路にたまった中間物を，腎臓はどんどん排出しなければならない。アルギニノコハク酸シンテターゼと ASA 欠損症において，ARG の補充は CIT とアルギニノコハク酸の排出を増加させる。

安息香酸ナトリウム，酢酸フェニル，フェニル酪酸[326]によって，窒素廃棄物の尿からの排出が促進される（**図 69.7**）。GLY は，GLY-*N*-アシラーゼにより安息香酸と抱合し，馬尿酸としてほぼ化学反応式通りの窒素量を排出する（**図 69.7**）。毒性は 200～500 mg/kg/日では低い。GLY が枯渇するのを防ぎ，セリンから GLY を合成するための供給源である一炭素単位を供給するために，葉酸を投与しなければならない。ピリドキシンはアミノ基転移に不可欠である。パントテン酸（4 mg/L）は，それよりも少ない投与量やさらに高い量よりも，組織培養液中の CoA と馬尿酸濃度をさらに高めた[327]。フェニル酪酸とフェニル酢酸は，フェニルアセチルグルタミンとして，尿中窒素の排出を増加させる。推奨される用量は，体重 1 kg あたり 500 mg である。この有効な代替経路では，1 分子のフェニルアセチルグルタミンにつき 2 分子の窒素を除去する。また，欠乏を防ぐためにタンパク質摂取のモニターが必要である。これらの窒素結合薬の過剰な使用は，窒素欠乏と成長不良をまねく。

さらに，フェニル酪酸の使用は，フェニルアセチルグルタミンとしてグルタミンの排泄をまねき，正常成人において LEU の酸化を増す[328]。タンパク摂取が 0.4 g/kg 体重/日で，10 g/日のフェニル酪酸の投与により，血漿 BCAA 濃度とタンパク合成も低下する[329]。

CIT II 欠損症患者は，他の UCED での食事とは非常に異なる食事を必要とする。CIT II のための食事は，L-ARG の補助と，高タンパク（エネルギーの 17～21%），高脂肪（エネルギーの 40～47%）と低炭水化物（エネルギーの 33～40%）でなければならない（**表 69.3**）[31,325]。

発熱性疾患や十分な食欲がない時の異化亢進の場合には，血中アンモニアの値が生命を脅かすくらい上昇しうる。迅速な診断と感染症の治療に加えて，タンパク質摂取の制限（1～2 日の間で 0 g），エネルギー摂取の増加，そして腹膜透析のすべてが必要である。胃瘻からの栄養補給により，十分な摂取が確保され，不十分な成長または異化を防止する。

UCED の乳児や幼児の栄養サポートを計画する際には，タンパク質，エネルギー，水分，L-ARG，そして窒素喪失を高める薬物などの推奨量を含む正式な処方を示すべきである。タンパク質の処方は具体的な診断，尿素回路の機能障害の程度，血中アンモニア濃度に基づいて行われるべきであり，また成長のパラメータ（身長と体重の増加速度，毛髪，爪，歯，皮膚の病変）にあわせて処方すべきである。

表 69.16 で提案されているタンパク質摂取量は，不可避喪失窒素と成長に必要な量[330]を補える量に基づいており，また 4 つの異なる酵素のうち 1 つが欠損している生後 10 日以内に診断された 10 人の乳児についての未発表データに基づいて修正されている。子どもが推奨される必要量に基づいて正常に成長しないか，あるいは安息香酸ナトリウム，酢酸フェニル，フェニル酪酸塩が投与されているなら，摂取量を増加する必要がある。タンパク質の過剰な制限は，異化を起こし，腎臓の NH_4^+ の排泄機能を障害する。TRP 摂取は，食欲を抑制するセロトニンの過剰な合成を防ぐために，成長するための最小限の必要量にすべきである[331]。

表 69.16 で推奨されているエネルギー摂取量は，非必須アミノ酸の合成のために炭水化物からケト酸前駆体を供給するためや，タンパク質分解を防止するために，正常の乳児や小児のそれよりも幾分か高い。炭水化物はエネルギーの 50% 以上供給されるべきではない。なぜなら，しばしば血漿中のトリアシルグリセロール濃度が高くなるからである。

タンパク質制限食を行っているどのような状況でも，L-カルニチンの補充が必要となる。L-カルニチンの推奨追加量は，50～100 mg/kg/日である。L-カルニチン補充は血中アンモニア濃度を下げることが報告されている[332,333]。クエン酸塩欠乏は，ASA の患者に見られると報告されており，また補充がすすめられている[334,335]。

尿素回路異常症のための医療用食品　UCED の栄養サポートには，窒素摂取の制限が必要であるが，それは処方されたタンパク質の約 2/3 が必須アミノ酸から成るものを摂取するのが最も効果的である（医療用食品）。UCED のための医療食の提供元は，**表 69.5** に記載されている。Cyclinex-1 と Cyclinex-2（Abbott Nutrition）は，タンパク質 1 g あたり 25 mg の L-カルニチンとともに十分な BCAA を含んでいる。

他の食品　天然タンパク質に含まれる栄養素の組成が USDA から提供されている[94]。**表 69.17** に，UCED の乳児のための食事例を示す。

栄養サポートの評価　評価の頻度の一部は，患者の臨床的な経過を聞くことにより行われる。血中アンモニア濃度は常にモニターし，50 μM より少なく維持すべきである。アミノ酸の血漿濃度をモニターし，正常範囲に維持すべきである。血漿アルブミンとグロブリン濃度はタンパク質状態の指標であり，頻繁に評価を行うべきである。血漿トランスチレチンとレチノール結合タンパク質はアルブミンよりも半減期が短く，アルブミンよりも早期の欠乏段階でタンパク質状態の情報が得られる。介護する人は，アンモニアと血漿アミノ酸の測定とともに，食事日記と健康状態の記録を提供すべきである。成長と発達は，常に評価しなければならない。タンパク質欠乏の徴候が現れたり，成長が維持できなくなった時は，タンパク質摂取量を増やさねばならない。

栄養補助の結果　完全，またはほぼ完全な酵素欠損の乳児の治療の結果は，最善のものではなく，遅れて死亡するか，正常以下の発達を示す。新生児期の重篤な脳腫脹と昏睡を防ぎ，病気の発症の時期が遅い場合には，栄養と薬物治療によって身体的な発育と精神発達がより正常に近くなる[308,336～338]。1 つの報告では，タンパク質の摂取がよくなることで，血漿アンモニア濃度が上昇することなしに成長とタンパク質状態が改善された[339]。シトルリン血症，アルギニノコハク酸尿症をもつ病児のきょうだいで，診断が予想され，新生児期に治療が開始されているなら，深刻な酵

表 69.17 食事の例：尿素回路の酵素の欠損（生後 2 週齢），体重 3.25 kg

処方	総量	kg あたり		
L-アルギニン（mg）	975	300		
タンパク質（g）	7.2	2.2		
エネルギー（kcal）	470	145		
作製のための水（ml_）	600			
医療食	量	L-アルギニン（mg）	タンパク質（g）	エネルギー（kcal）
Cyclinex-1 Powder[a,b]	69 g	0	5.2	352
Similac Advance Infant with Iron Powder[a]	20 g	65	2.2	104
Polycose liquid[a]	7 mL	0	0.0	14
L-アルギニン[c]，10 mg/mL	92 mL	920	0.0	0
作製のための水	600 mL			
合計		985	7.2	470

[a] Abbott Nutrition。
[b] 使用できる乳児用のその他の医療食は WND（Mead Johnson Nutritionals）である。
[c] アルギナーゼ欠損症。

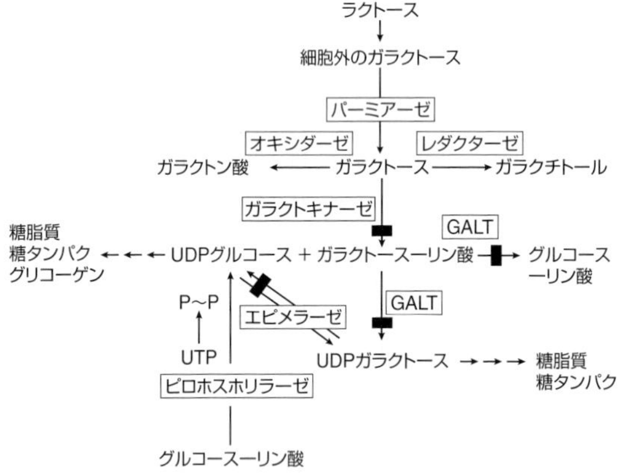

図 69.9 ガラクトース血症をきたすガラクトース代謝における代謝ブロック。古典型ガラクトース血症はガラクトースーリン酸ウリジル基転移酵素（GALT）欠損によって引き起こされる。ATP：アデノシン三リン酸，UDP：ウリジン二リン酸，UTP：ウリジン三リン酸。

素欠損であっても比較的正常なアウトカムが得られる[340]。OTC 欠損の女性患者では，タンパク質制限とフェニル酪酸が投与されないと，出産後に昏睡が起こる可能性がある[341]。タンパク質制限食と老廃物の窒素排出を高める薬物を用いて治療したなら，症状を有する OTC 欠損の女性患者は，高アンモニア血症エピソードがほとんどなく，さらなる認知能の低下のリスクが軽減される[336,342,343]。ASA の女性で妊娠が順調に行われたことが報告されている[344]。OTC 欠損の女性患者では，フェニル酪酸とタンパク質制限食により正常な子どもが生まれている[345]。

ガラクトース

▶生化学

牛乳のラクトース（乳糖）は，乳幼児にとって重要な炭水化物でありエネルギー源であるので，ガラクトース（GAL）はヒトの栄養における主要な代謝の役割を維持する作用がある。ラクトースはラクターゼによって腸で加水分解されて GLU と GAL になる。GAL は，体内でも 0.5〜1.0 mg/kg/分でつくられる[346]。GAL は，ウリジン二リン酸（UDP）-GAL とグルコースーリン酸（GLU-1-P）に変換される。UDP-GAL と UDP-GLU は，必須の翻訳後輸送と膜結合と分泌タンパク質の機能のための構築用のブロックである。この進化の過程で保持されている経路は主に肝臓に存在する（**図 69.9**）。第一に，GAL がパーミアーゼを介して細胞に入る。それから，GAL はガラクトキナーゼ（GALK）により，リン酸化されて GAL-1-リン酸（GLP-1-P）になる。古典的なガラクトース血症は GAL-1-P ウリジルトランスフェラーゼ（GALT）の障害によって起こる。GALT は，触媒の構造と機能において，大腸菌からヒトに至るまで高度に保持されている。UDP-GLU は，GAL-1-P と解離反応により結合と解離を行う。UMP-GALT 複合体は GAL-1-P を結合し，UDP-GAL を放出し，そしてその後の一連の分子反応のために GALT を遊離する。UDP-GAL と UDP-GLU は，糖タンパク質と糖脂質の重要な前駆物質で，エピメラーゼによって相互変換される（**図 69.9**）。

▶ガラクトース血症

GALK，GALT，UDP-GAL-4-エピメラーゼの機能欠損により，血中 GAL レベルの上昇が起こる[347]（**図 69.9**）。GALK 欠損の患者は，代替経路を介して過剰なガラクチトール，ガラクトン酸を産生し，肝細胞機能不全をともなわずに白内障だけが現れる。GALK 欠損は急性の肝毒性の症状や，GALT 欠損に見られる GAL-1-P の蓄積を起こさない。GALT の変異には，種々の程度の機能と構造をもつ様々な変異体がある[348]。この遺伝子は染色体の 9p 上に位置する[347]。GALT の cDNA と遺伝子は，正確に配列が決定されており，多くの異なる変異体が同定されている[349〜352]。多く見られるミスセンス変異の Q188R は，UMP-GALT 複合体を変化させ，第二の解離反応を抑制する[352]。

GALT 欠損症（Q188R/Q188R）の患者は，成人よりも乳児においては体重 kg あたりの GAL の合成が少ない[353,354]。成人は乳児よりも，体重あたり毎日 5〜7 倍の量の GAL を合成する。

GALT の欠損によるガラクトース血症では，GAL-1-P が蓄積する。GAL-1-P は毒性があり，UTP 依存性 GLU-1-P ピロホスホリラーゼ反応の競合抑制により GLU-1-P と UDP-GLU を産生するピロホスホリラーゼ反応を競合する

（図69.9）。これは，UDP-GLU，UDP-GALの欠乏をもたらし，糖タンパク質や糖脂質による翻訳後の産生を減らす[355~363]。GALT欠損の患者は，血清トランスフェリン[356~359]と卵胞刺激ホルモン[360]のガラクトシル化に欠陥があることがわかっている。治療後，中断され短くなったグリカンの割合は減少し，2個のシアル酸が付加され，2つのアンテナを出した形の複合体型の割合は増加し，そしてほとんど，しかし決して完全にではないが正常化される[358]。GALT欠損酵母では，ピロホスホリラーゼの遺伝子導入によってGAL存在下で生育することが可能となる。類似のUDP-ヘキソース欠損がヒトのガラクトース血症患者の細胞中に存在することが報告されている[362,363]。内因性のGAL-1-Pの産生を低下させるためのGALK阻害薬による治療は，現在活発に研究が行われている領域である[361~364]。

GALT欠損の臨床症状は，乳児期の早期に現れる。急性の肝毒性が，授乳開始時や，乳糖を含む乳児用粉ミルクの授与時に現れる。生後4～10日間と新生児期の黄疸が長引くことがよくある。高ビリルビン血症，凝固因子産生の低下，高アンモニア血症は，毒性による肝細胞の傷害の結果により起こる。GAL制限を行い，GAL-1-Pの濃度が低下しなければ，出血傾向，大腸菌による敗血症，そしてショックなどは，新生児期に突然生じる大事態である。それゆえ，新生児期のガラクトース血症の臨床的後遺症を防止するためには，地域の新生児スクリーニングプログラムによる迅速なスクリーニング，拾い出し，診断，そして治療が不可欠である。比較的軽い他の症状が現れることもある。GALT欠損の乳児の約10%が白内障をもって生まれる。様々な原因による貧血が，未治療の患者の約40%に見られる。嗜眠，筋緊張低下，食物拒絶，嘔吐，そして下痢もまた乳児によく見られる症状である。治療が開始された後には，局所の大腸菌感染が見られる。GALT欠損の長期の作用には，早期の治療にもかかわらず，ガラクトース血症患者によっては成長の遅れ，言語協調障害，運動失調やその他の神経学的な徴候，卵巣機能不全が見られる。成人のガラクトース血症において，これらの慢性の問題の原因について，エピジェネティクス，環境，そして遺伝子を修飾する因子が，活発に研究されている。

生存している未治療の患者のほとんどに，精神的および身体的成長の発達の遅れが生じる[365]。ガラクトース血症の病態生理は不明であるが，早期の食事治療は明らかに新生児期の敗血症，ショック，出血を防ぐ。GALT欠損のいくつかの影響は，胚形成期に起こる[366]。白内障は未治療の子どもの約45%に生じ，目の水晶体の中のガラクチトールの形成と蓄積によって生じると考えられている。ガラクチトールは膜に不透過性で，排泄できない。ガラクチトールは浸透勾配を形成し，グルタチオンを排泄し，その結果水晶体のグルタチオンの濃度が減少する。グルタチオン濃度が減少すると，グルタチオンペルオキシダーゼは不活化し，水素過酸化物が毒性レベルまで蓄積する。水素過酸化物は水晶体タンパク質を変性させ，水晶体の白内障を生ずる[347]。肝腫は，GALT欠損のほとんどすべての場合に生じ，そして未治療の患者では肝硬変が発症する。肝障害では，肝臓の凝固因子とアルブミンの合成が減少し，種々の肝機能低下が見られる。アルブミン合成の減少とタンパク尿のために，腹水と全身浮腫が未治療の患者の約36%に生じる。ガラクトース血症の未治療患者によって合成されたアルブミンは，多くのGALを含んでいるのに対して，正常の人のアルブミンはGALを含んでいない[367]。未治療のもしくはコントロールが不良の患者は，グラム陰性細菌による感染症に非常にかかりやすい。これは，おそらく分泌性のあるいは膜結合性のタンパク質の翻訳後調節に対するGAL-1-Pによる直接の合成抑制の結果起こる[363]。GAL-1-Pはまた，尿細管輸送活性を阻害する。これは，全身性のアミノ酸尿症，ガラクトース尿症，糖尿を起こし，そしてリンやカリウム，重炭酸塩の減少を起こす。まれに，低血糖が起こる。原因は，UDP-GLU濃度が減少したことによる貯蔵グリコーゲンの減少と，GALによる膵細胞への刺激によって起こされる高インスリン血症である。

新生児期の早期の診断とGALの除去にもかかわらず，古典型（G/G，GALT対立遺伝子のホモ結合体）ガラクトース血症をもつ患者の中には，女性患者の不妊症や成長不全，言語協調障害，運動失調，そして精神の遅延など，長期予後のあまり芳しくないものもいる[365,368]。GALT欠損である女性患者での早期卵巣不全には以下のようなリスクファクターが報告されている。(a) 患者のGALTの分子遺伝子型，(b) 食事治療中の平均GAL-1-Pの濃度，(c) 診断時と治療中の患者の栄養環境，(d) 呼気ガス中の^{13}C-ガラクトースを$^{13}CO_2$へ酸化する患者の能力，である[369]。その不可解な結果は，子宮内で起こったものかもしれないし，GALTの重大な変異と関係がある。例えば，エクソン6中のQ188R変異は，白人に多く見られる。この変異のホモ接合体は言語協調障害と卵巣の機能不全の両方のリスクファクターである[369,370]。それと対照的に，*GALT*遺伝子のエクソン5中のS135L変異は黒人に多く見られ，生まれた時から治療をしている患者のアウトカムは良好である。また，これは異なった器官では異なる発現をしている[371]。Duarte変異（N314D）のような他の変異は，E203Kのような G対立遺伝子とともにある時，GALTタンパク質の二量体が構造上完全な機能に戻り，良好な臨床のアウトカムを示す[348,372,373]。ガラクトース血症の患者において現在までに150以上の変異が同定されている[349]。D-GALを酸化してCO_2にする体のすべての酸化を定量化した呼気検査は，GALTの肝機能も含むが，最もよくアウトカムを予測する[369]。

スクリーニング

新生児期の臨床的に重要なGALT欠損は，およそ出生8,000に対して1である。最も一般的に利用されているスクリーニング方法は，ガラクトース血症のためのBeutler蛍光測定法である[374]。この方法ではUDP-GLU，GLU-6-Pデヒドロゲナーゼ，ニコチンアミドアデニンジヌクレオチドリン酸（NADP）の混合物を加えたフィルター紙上の乾燥した血液の赤血球溶出物を反応させる。生理的に正常な人の赤血球は，GALTとホスホグルコムターゼをもっており，GLU-1-P，GLU-6-P，そして過剰のGLU-6-Pデヒドロゲナーゼの追加（関連した）反応によりNADPHを還元し蛍光を発する。熱によりこの反応が不活化されたら（例えば，夏），内因性のホスホグルコムターゼとGALT欠損のみ（真のガラクトース血症）を含む熱性不活化の鑑別のためにGLU-1-Pが加えられる。

古典型（G/G）GALT欠損と，Duarte/ガラクトース血症ヘテロ接合体など，熱に不安定な，GALT変異をもつ患者では，スクリーニングの結果が陽性となる。Beutlerスクリーニングテストの陽性を確認をするには，酵素活性の定量と赤血球中のGAL-1-Pの定量，およびGALTの変異分析をする必要がある。GALTの生化学的な表現型と分子学的な遺伝子型を併用した分析は，診断，治療，予後，遺伝のカウンセリングのために重要である[348,370]。体全体のGALの呼気中のCO_2への酸化の測定は，予後決定のために選択すべき方法である[369]。

診断

Beutlerテストの結果が陽性の患者は，ただちにすべてのラクトースを患者の食事から取り除くべきである。その間に酵素診断と家族の精密検査を行う。新鮮な，無菌のヘパリン化した血液を，酵素，被検体の分子分析に通じている検査センターへ送らなければならない。患者と両親はともに，生化学的表現型と分子的遺伝子型をセンターで評価すべきである。ガラクトース血症の診断は，赤血球内のGALT活性の計測，赤血球中のGAL-1-P含量，*GALT*遺伝子の主な変異について分子分析を行う。古典型のホモ接合体の個人では活性がないが（G/G），ヘテロ接合（G/N）では正常の活性のおよそ1/2の活性がある。Q188R対立形質は，G/Gガラクトース血症の白人の70%に起こるので，鑑別することが重要である[352,355,370]。等電点電気泳動によって赤血球のGALT酵素を検査すると，Duarte対立形質（N314D）は特徴的なアイソザイムパターンをとる。Duarte/ガラクトース血症対立遺伝子の複雑なヘテロ接合体に見られるような，GALT活性が25%以下の患者への治療の必要性は確立されていない。しかし，赤血球のGAL-1-Pが2 mg/dL以上で，尿のガラクチトールが20 mmol/molクレアチニン以上で肝毒性が現れると，どのような変異遺伝子型をもっているいかなる乳児についてもGALを制限すべきである。

GALTは，培養された羊水細胞や絨毛膜の絨毛で発現している。このように変異がわかっている場合には，GALT欠損は直接的な酵素評価分析とDNA分析の両方により出生前から検出することができる[375]。ガラクトース血症の胎児の羊水は，最近ではガラクチトールの濃度が高いことがわかっている。GC/MSによる羊水中のガラクチトール濃度の評価は，出生前診断の補助的な方法であり，不可解なアウトカムと関係があるかもしれない[376]。

治療

ガラクトース血症の治療目的は，細胞内に蓄積するGAL-1-Pを低下させ，急性の肝細胞障害を防ぎ，同時に正常な成長と発達のための十分なエネルギーと栄養素を与えることである[377]。治療は生まれてからできるだけ早く始めるべきで，酵素活性のない患者の食事からラクトースとGALの供給源のすべてを取り除く。5～10%の正常GALT活性の患者は少量であればGALを摂取することができる。GAL-1-Pの低下の速度は，遺伝子型が異なる患者により異なる[378]。研究者たちは，Q188R/Q188Rの遺伝子型をもち同じ栄養サポートを受けている患者で，赤血球のGAL-1-Pの濃度が生後5～8ヵ月の時点で4.9 mg/dLであり，そしてそれ以外の遺伝子/それ以外の遺伝子をもつ患者では2.5 mg/dLであると報告している。古典的な遺伝子型でない患者は，赤血球のGAL-1-P濃度は古典的な遺伝子型をもつ患者よりも速く低下する。

栄養素の必要量　コントロールのよいガラクトース血症の乳児や幼児のエネルギーと栄養素必要量は，同じ年齢，性，身体活動レベルの正常の乳幼児より大きい[379]。GALT欠損症患者の体重と頭囲と身長の伸びは，同じ年齢，性の身体的に正常な子どもより小さいことが報告されている。この現象が栄養素の必要量の増大によるのか，あるいは異常なグリコシル化された成長ホルモンペプチドや受容体の病態生理学的な作用によるのか，あるいは他のエピジェネティックな伝達経路によるのかが，議論となっている[364]。タンパク質とエネルギーの推奨摂取量については**表69.4**を参照されたい。GALT欠損症の成人で骨密度の低下がみとめられているため，適切なビタミンD_3とカルシウムの摂取を考慮すべきである。3歳以上の患者で，食事に含まれている栄養に加えて以下のものを毎日付け加えるよう推奨されている。すなわち，カルシウム1,000 mg，ビタミンD 10 μg，ビタミンK 1.0 mgである[93]。2年間の補充の結果，思春期前の子どもはカルボキシル化されたオステオカルシンの濃度が上昇し，腰椎の骨密度が有意に上昇した。エネルギーとタンパク質を正常よりも多く摂取すると，コントロールのよくないガラクトース血症の子どもに見られる成長曲線上の遅延が防げるかどうかはわかっていない。タンパク質，脂肪，必須脂肪酸の摂取量の推奨は，**表69.3**に引用している。GALT欠損の患者には骨のミネラル化がうまく起こらないという観点から[380,381]，カルシウムの推奨量を**表69.4**に示す。

人工乳　ヒトの母乳は6～8%，牛乳は3～4%，多くの登録商標がある乳児用調整乳では7%のラクトースを含んでいる。これらのミルクはバイオアベイラビリティ（生物学的利用能）のあるGALが入っていない粉乳（Similac Sensitive Isomil Soy, Abbott Nutrition，あるいはEnfamil ProSobee powder, Mead Johnson Nutritionals）に置き換えなければならない。すぐに授乳でき，濃縮された液体のIsomilとEnfamil ProSobeeの両方とも，27%GALを含むカラゲナンを加えている。したがって，これらの2つの商品は，GALT欠損の乳児にはすすめられない。

分離された大豆タンパク質を含む粉乳は，GALを含むラフィノース，スタキオース，オリゴ糖の形で約14 mgのGAL/Lが含まれている。かつては，これらのオリゴ糖が腸で加水分解されて遊離型GALを産生すると考えられていた。今日では，ヒトの腸にはこれらのオリゴ糖を加水分解する酵素がないことが知られている。したがって，それらはガラクトース血症の乳児や小児の食事に安全に利用できる。Similac Go & Grow Soy-Based Infant Formula（Abbott Nutrition）とEnfamil Next Step ProSobee Lipil Formula powder（Mead Johnson Nutritionals）は，無GAL食が必要な子どもと成人に利用される。Similac Expert Care Alimentum（Abbott Nutrition），Enfamil Nutramigen（Mead Johnson Nutritionals），Enfamil Pregestimil（Mead Johnson Nutritionals）といったカゼインの加水分解物はラクトースを取り除く処理を行うが，少量のGAL（37 mg/L

未満)が含まれている。液体のAlimentumはまたカラゲナンを含んでいる。Alimentum powderは安定剤としてキサンガムを含み，カゼイン加水分解産物は37 mg/L未満のGALを含んでいるが，キサンガムは生物学的に利用できるGALが含まれていない。ラクトースを含まない乳児用人工乳は，約75 mg/LのGALを含んでおり，GALT欠損の乳児は避けるべきである。[1-^{13}C] GALが$^{13}CO_2$になる量を定量する呼気検査によって，体全体のGAL酸化がわかり，安全に与えられるGALの量を決定するために利用される[382,383]。

EleCare (Abbott Nutrition) やNeocate (Nutricia North America) などの成分栄養剤は，ラクトースおよびGALが含まれていない。ZlatunichとPackmanは，Q188RとK25Nの2つの遺伝子変異をもつ小児において，成分栄養剤は赤血球のGAL-1-Pの濃度を急速に低下させることを報告している[384]。尿中のガラクチトールも368から145～227 mol/mmolクレアチニンに低下した。

食事中の遊離GAL 母乳と乳製品は，ラクトースとカゼインのよく知られている供給源である。あまり知られていないのは，種々の形態のカゼインとチーズが，種々の量のGALを含んでいるということである[377,385]。しかし，年代もののチーズにはほとんど含まれていない。1950年代初頭に始まった植物学者と植物生理学者による研究に基づくと，穀類，果実類，豆科植物類（乾燥豆やエンドウマメ），ナッツ類，種実類，塊茎類，野菜類はGALを含むことがわかっている。しかし，多くの人はそれらの食物中のGALはヒトの消化酵素によって分解されない結合鎖中にあると信じている。それでも果物と野菜の多くは，少なくとも100 g生鮮重量あたり0.5～35.4 mg/100 gの遊離（水溶性の）GALを含んでいる[386]。12の乳児食中，10には検出可能な量の遊離GALが含まれている。そのうちアップルソースやスクワッシュに最も多く含まれている[387]。発酵したココア豆中にもGALが含まれている[388]。

GALT欠損の1人の患者に，ラフィノースとスタキオースの経口負荷が行われた[389]。食事のコンプライアンスを検査するために利用される非検体である赤血球のGAL-1-Pには何も変化が見られなかった。大豆製品が14歳のGALT欠損患者に与えられ，微々たる変化がGAL-1-Pに見られただけであった[390]。これらの観察は，マメ科植物をGALT欠損患者の食事に自由に利用できるということを示している。しかし，患者が下痢をした時に，バクテリアによって小腸の中に吸収されうる遊離GALが放出されるという明確な警告が与えられている[389]。1.75%のGALを含む炭水化物食のコントロール食を与えたGALT欠損マウスは，尿中に有意な量のGAL，ガラクトン酸，ガラクチトールを排出した。そしてこれは，結合したGALが消化され，吸収されたことを示唆している[391]。5年以上マメ科植物を摂取しつづけたGALT欠損の4人の患者で赤血球のGAL-1-Pが21～100%増加したのに対し，マメ科植物を摂取しなかった4人の患者のうち3人はGAL-1-Pが17%，19%，23%と減少し，1人は37%に増加した[392]。ヒヨコマメ粉には粉100 g中に110 mgの遊離GALが含まれている[393]。6つの方法で調理されたマメの中の遊離GALは，乾燥マメ100 g中42～444 mgの範囲であった[394]。

食物や薬物の中の遊離および結合ガラクトース 遊離GALは，高アンモニア血症の治療に用いられるラクチュロースに多く含まれている。新生児にこの薬物療法をしてはならないことに注意しなければならない。結合GALは，ラクトース，アラビノガラクタンⅠ・Ⅱ，フェルロイル化されたGAL，ガラクタン，糖脂質，ガラクチノール，ガラクトピニトール，そしてラムノガラクツロナンⅠ・Ⅱの中に存在する[394]。ラクトースは乳や酪農産物の中に含まれ，増量剤として多くの市販薬や処方薬に用いられている[395]。細かく切られて褐色になったジャガイモと他の調理された食品はそれ以上のラクトースが付加されている。料理人の中には，短時間できれいに褐色になるように，揚げる前に肉にラクトースを振りかける者もいる[394]。グルビオン酸カルシウム（Neo-Calglucon）の中の活性成分であるラクトビオン酸カルシウム（液体のカルシウム補充のための製剤）は，β-ガラクトシダーゼの基質[396]であり，遊離GALを産生する。

脳，腎臓，肝臓，膵臓，脾臓といった内臓の肉は，ガラクトシルセレブロシド，ガングリオシド，ラクトシルスルファチドを含む。これらの化合物は絶えず生物有機体の中で代謝回転される。GALT欠損の患者では，遊離GALはGAL-1-Pやガラクチトールといった他の代謝産物に代謝される[397]。筋中に見られる糖タンパク質は，かなりの量のGALを食事に与える[398]。乳児のための市販されている肉は，100 gあたりμg単位の遊離・結合GALを含んでいる[399]。ガラクトース血症の成人の食事において，ミルクや乳製品以外で，どのような食品が重要であるか不明である。しかし，研究者は，GALの摂取が増えるとグルコシル化の低下がさらに悪化することを示唆している[400]。

結合GALを含む化合物を分解する酵素 α-ガラクトシダーゼ，すなわちα結合のGALをもつ炭水化物を消化する酵素が，ヒトの組織中で発見された。そしておそらくヒトのガラクトシルセレブロシド，ガラクトシルスルファチド，ガングリオシドの分解の原因となる。α-ガラクトシダーゼはまた多くの植物組織中においても広く存在する[394]。α-ガラクトシダーゼは，α結合のGALをもつ炭水化物を消化する。Beano (GlaxoSmithKline) は，黒色アスペルギルス (*Aspergillus niger*) から単離され，多くの野菜のガス産生を減らす食物酵素として，販売されている。α-ガラクトシダーゼは，GALやモノガラクトシルジアシルグリセロールを産生するジガラクトシルジアシルグリセロールに付着している終端のGALを加水分解する[394]。

β-ガラクトシダーゼは，リンゴや洋ナシ，コショウ，トマト，カカオ豆といった多くの食物に含まれている[394]。ヒトの腸にもβ-ガラクトシダーゼがある[401]。ヒトの腸内のβ-ガラクトシダーゼはラクトースを消化するが，β-1,4結合のGAL化合物に対しても活性をもつ[401]。大腸菌から調製したβ-ガラクトシダーゼによって，フェルラ酸やモノガラクトシルジアシルグリセロールからGALがつくられる[394]。食物中のガラクト脂質はヒトの膵臓の脂肪分解酵素と十二指腸内容物によって加水分解される[402]。

栄養サポートの結果 GALT欠損の患者の治療は命を救うことはできるが，疾患の後遺症から完全に解放されるわけではない[377]。早期に診断，治療を開始し，優れた食事によるコントロールが行われ続けている乳児は，コントロールは不良で，診断が遅れた乳児よりも，知的機能は発達している[365]。コントロール状態は，赤血球のGAL-1-P濃度に基づいて決められ，ずっと2 mg/dL未満であれば優れていると考えられる[403]。早期に診断し，適切な食事コントロールが行われているにもかかわらず，患者は言語，抽象的思考，視覚認知などの障害，卵巣機能不全，白内障を起こす[403〜406]。これらの臨床的な欠損は，GAL-1-Pやガラクチトールの子宮内での蓄積や，母親のGALが罹患しやすい胎児に供給されたために起こった子宮内での損傷と関連している[366,369]。胎児の胚の膜は絶えず合成，分解されており，GALとUDP-GALが必要となる。リスクのある妊婦では，GAL（すなわち，ミルク）の制限がすすめられる。しかし，アウトカムにはほとんど変化が見られていない[365]。

ガラクトース血症の患者から採取した細胞ではUDP-GLUとUDP-GALが不足しているという観察は，十分にラクトースが制限されているにもかかわらず，アウトカムが不良であるという理由の最も良い説明となる[355〜361,369,407]。残念ながら，ウリジンの補充は治療には役に立たなかった[408,409]。最近，成熟した卵胞の数が減少していることが，GALT欠損の女性患者の卵巣の生検で見つかった。外からの卵胞刺激ホルモンの長期間の刺激により卵胞の成熟を助けることで，これらの患者が妊娠できるようにすることが期待される[410]。

研究者は，ガラクトース血症の父と母親の両方ともにおいて，骨のミネラル化作用は，年齢，性，民族をあわせた正常者よりも低いことを報告している[380,381]。骨のミネラル化はカルシウム摂取と正に相関し，またエストロゲンを投与された女性は症状が改善する[380]。GALT欠損の患者の多くは適正な骨密度を維持するのに十分なカルシウム量を摂取できていない[411]。

GALTをノックアウトしたマウスの報告では，急性の肝毒性や明らかな卵巣不全は見られなかった。マウスモデルはアルドースレダクターゼをもたず，ガラクチトールを過剰に合成しないという点で（**図69.9**），ヒトと異なっている。このように，ポリオール産生の悪影響やアルドースレダクターゼ阻害薬を使う治療は，将来の治療的介入のための考慮すべき研究の分野である[412]。マウスは進化の過程で，卵巣の卵胞の成熟と小脳の上皮細胞の成長に重要なシグナルタンパクを失っている。*ARHI*遺伝子がトランスジェニックマウスに導入されると，twiler（バトントワラー）表現型が生じ，不妊や成長の遅延が生じる。ヒトのガラクトース血症の細胞では，細胞内のGAL-1-P過剰によるストレス下でこのARHIを過剰発現している。したがって，このシグナル経路は研究における重要な領域である[413]。

栄養サポートの評価　成長，発達，水晶体の発達，肝機能，赤血球中のGAL-1-P濃度，そして尿へのガラクチトール排泄は，食事の介入の適切さを決めるのに不可欠である。尿のガラクトン酸は，体GAL負荷を決定するのに用いられる[414]。

治療食の終了　研究者の中には12〜13歳でGAL制限食を自由にすることを推奨する人がいるが，これには正当な根拠はない。なぜなら，水晶体，肝臓，腎臓，脳に蓄積されたガラクチトールやGAL-1-Pによる障害の可能性があるからである。ガラクトース血症の女性は，彼女らの将来の子どもに子宮内障害の起こる可能性を減らすために，GAL制限治療を続けなければならない[415]。治療食の中止はすすめられない。

（Louis J. ElsasⅡ, Phyllis B. Acosta／中屋　豊 訳）

70 遺伝性代謝疾患：β酸化異常

β酸化は脂肪酸から2つの炭素基を遊離させる反応をくりかえすことであり，空腹時や代謝ストレス時における生体のエネルギー源として重要である。貯蔵脂肪の異化や食事成分から血中に放出された遊離脂肪酸は，ミトコンドリアで代謝される。β酸化は複合脂質の分解経路としての機能ももっている。これは，異なる細胞内の分画のペルオキシソーム（マイクロボディともいわれる）において行われる。ペルオキシソームは，単層の脂質バリア膜により境界されている細胞内小器官である[1)]。ペルオキシソームは組織中に普遍的に分布するが，特に肝臓や腎臓に豊富に存在する[2)]。

すべてのペルオキシソームタンパク質は核の染色体上にコードされており，翻訳後に細胞小器官に輸送される。この過程は，タンパク質上の特定の標的配列とペルオキシソームの種々の特異的な受容体タンパク質によって行われる[3〜6)]。最も共通しているのは，タンパク質のカルボキシル末端にセリン-リシン-ロイシンのアミノ酸モチーフが存在することである。このペルオキシソーム標的シグナル（peroxisomal targeting signal：PTS1）は，ペルオキシソームマトリックスに向かうタンパク質の95%以上に存在し，細胞質受容体タンパク質（Pex5p）に結合する。2つ目の機序は，アミノ末端標的シグナル（PTS2）を用い，受容体タンパク質（Pex7p）に結合することである。PTS受容体複合体は安定化し，ペルオキシソームの膜へ輸送される。ここで，ドッキング機構と一緒に移動し，それからペルオキシソームのマトリックスに入る。今までに，この過程に関与している32個のタンパク質は，*PEX*遺伝子によりコードされペルオキシンとして同定されて，特徴が明らかになっている。

ミトコンドリアは脂質二重層（ミトコンドリア内膜と外膜）により境界づけられている[7)]。膜間空間はミトコンドリア内と異なる空間を構成しているが，ミトコンドリア内膜に囲まれた領域はマトリックスとして知られている。動物では，ミトコンドリアはそれ自身が固有の遺伝情報を有し，母親からのみ遺伝するという点でユニークな小器官である[8)]。ミトコンドリアに存在するほとんどのタンパク質は，核の遺伝子によりコードされており，普通のメンデル形式の遺伝を行う。一般的に，それらのタンパク質はミトコンドリアに到達（ターゲッティング）するのに必要なシグナルペプチドをアミノ末端に含んだより大きな前駆物質として合成される[9,10)]。これらのシグナル配列は，たいていタンパク質がミトコンドリア内に取り込まれた後，取り除かれる[11)]。取り込まれたタンパク質をミトコンドリア内の正しい空間や膜に輸送するためには，少なくとも1つ以上のターゲッティング配列が必要である。

ペルオキシソームとミトコンドリアはすでに存在する細胞小器官から分離することにより発生し，細胞分裂において娘細胞にランダムに分配される[12,13)]。ペルオキシソームは多くのレベルでミトコンドリアと相互作用を行う。これらはペルオキシソームとミトコンドリアの分裂に関与した共通の分裂因子を共有している。ペルオキシソームは，代謝的に脂肪酸のβ酸化および活性酸素種の代謝を介してミトコンドリアと連結している。ペルオキシソームの生合成の欠陥により，二次的なミトコンドリアの変化が起こる[14,15)]。

ミトコンドリアにおけるβ酸化は，炭素鎖長が20またはそれより短い脂肪酸を主に酸化する[16,17)]。ミトコンドリアのβ酸化は複合的な経路であり，活性化されたアシルCoA基（部分構造）をミトコンドリア内に輸送し，2つの炭素アセチルCoAユニットを順次除去する（**図70.1**）[18)]。ミトコンドリアの脂肪酸酸化経路は，細胞質中の脂肪酸がアシルCoAエステルへ活性化されることにより開始される。それから，脂肪酸はカルニチンと結合し，ミトコンドリア膜を越えて輸送される。ミトコンドリアマトリックス内で，アシル-カルニチンはアシルCoAに再び変換される。その後，4つのβ酸化サイクルのステップによりアシル

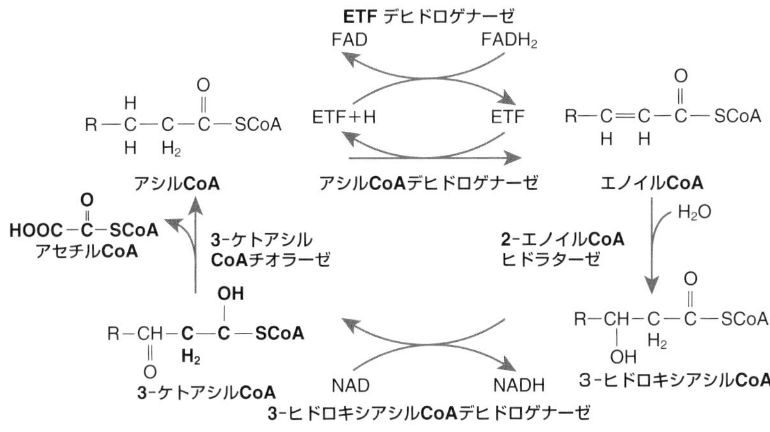

図 70.1 ミトコンドリアβ酸化に関与する酵素と輸送タンパク質の経路。CoA：補酵素A，ETF：electron transfer flavoprotein 電子伝達フラビンタンパク質，FAD：flavin adenine dinucleotide フラビンアデニンジヌクレオチド，NAD：nicotinamide adenine dinucleotide ニコチンアミドアデニンジヌクレオチド。
(Modified and reprinted with permission of the Mayo Clinic and Foundation from Vockley J. The changing face of disorders of fatty acid oxidation. Mayo Clin Proc 1994 ; 69 : 249–57.)

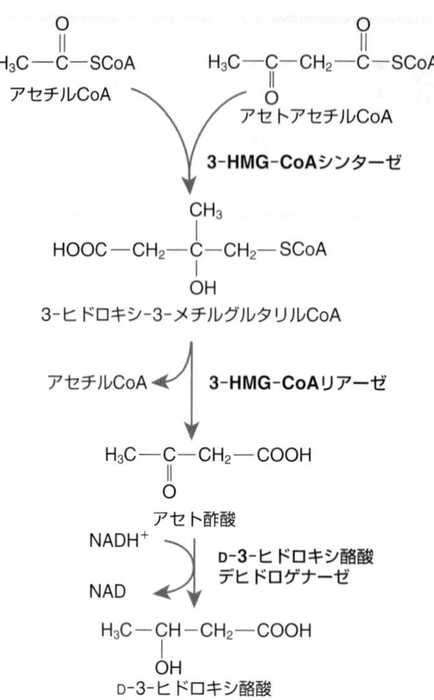

図 70.2 β酸化の代謝産物からのケトン体の生成。CoA：補酵素A，HMG：ヒドロキシメチルグルタリル，NAD：ニコチンアミドアデニンジヌクレオチド。

CoA（n炭素）が完全にn/2アセチルCoA分子に変換されるまで，2つの炭素が順次除去される。末梢組織において，アセチルCoAはアデノシン三リン酸（ATP）産生のため最終的にTCA回路で酸化される。肝臓では，脂肪酸酸化により生じたアセチルCoAはケトン体，3-ヒドロキシ酪酸，アセト酢酸合成に使われ，その後輸送され，脳やその他の組織で酸化される（**図 70.2**）[19]。

少なくとも，25個の酵素や特定の輸送タンパク質がミトコンドリアにおける脂肪酸代謝に関わっており，そのいくつかは最近になってはじめて認識されたものである（**図 70.1**，**表 70.1**）[10]。これらの少なくとも22個の異常はヒトに疾患を生じさせることが示されている[10]。

β酸化酵素

▶ミトコンドリア

遊離脂肪酸は，小腸で吸収または内在性の貯蔵脂肪より動員された後アルブミンを担体タンパク質として，またはトリアシルグリセロールの形でリポタンパク質複合体を形成し，血中を輸送される[20]。遊離脂肪酸の細胞内へ，さらに細胞質への輸送は特定の輸送システムにより行われている可能性があるが，この過程についてはまだよくわかっていない[21]。β酸化が行われる前に，遊離脂肪酸は対応するアシルCoAチオエステルへ活性化されなければならない。長鎖脂肪酸特異的アシルCoAシンテターゼは，様々な細胞内部位に存在するが，単一の遺伝子によりつくられていると考えられている[22]。短鎖および中鎖カルボン酸は直接ミトコンドリアマトリックスに入り，活性化される。対照的に，長鎖脂肪酸は細胞質で活性化され，ミトコンドリア内へ能動輸送される必要がある。長鎖アシルCoAの輸送には少なくとも，輸送タンパク質と仲介する担体分子としてカルニチンを使用する輸送体の2つの酵素が必要である。カルニチンはそれ自体，特異的輸送タンパク質により細胞内へ輸送される[23]。2つのカルニチン輸送体がすでに証明されており，1つは肝臓特異的で，もう1つは腎臓や筋，線維芽細胞などに広範囲に発現している。長鎖アシルCoAはカルニチンパルミトイルトランスフェラーゼⅠ（carnitine palmitoyltransferase：CPT-Ⅰ）によりカルニチンと結合する。この酵素はミトコンドリア外膜の内側に存在している。この酵素の組織特異的なアイソフォームが，筋，肝臓，脳に存在する[23]。長鎖アシルカルニチンはトランスロカーゼによりミトコンドリア内膜に存在するカルニチンパルミトイルトランスフェラーゼⅡ（CPT-Ⅱ）に受け渡される。

いったんミトコンドリアマトリックスに輸送された全長のアシルCoAは，連続した酵素反応を受け，2炭素単位でアセチルCoAを放出し，2炭素少ない新しいアシルCoA分子が生じる。このサイクルの最初のステップはアシルCoA

表 70.1 ミトコンドリア脂肪酸酸化に関与する酵素

酵素名	欠損の疾患の有無
脂肪酸代謝	
・アシルCoAシンテターゼ	なし
カルニチン回路	
・細胞膜カルニチン輸送担体	あり
・CPT Ⅰ	あり
・カルニチン/アシルカルニチントランスロカーゼ	あり
・CPT-Ⅱ	あり
ミトコンドリアβ酸化循環	
・超長鎖アシルCoAデヒドロゲナーゼ（膜）	あり
・LCAD（マトリックス）	なし
・MCAD	あり
・SCAD	あり
三機能性タンパク質	
・長鎖2-エノイルCoAヒドラターゼ	あり
・長鎖3-ヒドロキシアシルCoAデヒドロゲナーゼ	あり（単離されている）
・長鎖3-ケトアシルCoAチオラーゼ	あり
クロトナーゼ（短鎖2-エノイルCoAヒドラターゼ）	なし
SCHAD	あり
短鎖3-ケトアシルCoAチオラーゼ	可能性あり
不飽和脂肪酸β酸化酵素	
・長鎖Δ^3，Δ^2-エノイルCoAイソメラーゼ	なし
・短鎖Δ^3，Δ^2-エノイルCoAイソメラーゼ	なし
・2,4-ジエノイルCoAレダクターゼ	可能性あり
ケトン体産生酵素	
・HMG-CoAシンターゼ	あり
・HMG-CoAリアーゼ	あり
・D-3-ヒドロキシ酪酸デヒドロゲナーゼ	

CoA：補酵素A，CPT：カルニチンパルミトイルトランスフェラーゼ，HMG：ヒドロキシメチルグルタリル，LCAD，MCAD，SCAD：長鎖，中鎖，短鎖アシルCoAデヒドロゲナーゼ，SCHAD：短鎖3-ヒドロキシアシルCoAデヒドロゲナーゼ。

から2-エノイルCoAへの脱水素化反応である。この反応は，関連酵素ファミリーであるアシルCoAデヒドロゲナーゼ（acyl-CoA dehydrogenase：ACD）により触媒される[24]。β酸化においてこのファミリーの4つの異なるメンバー，超長鎖，長鎖，中鎖，短鎖アシルCoAデヒドロゲナーゼが活性をもつ（超長鎖アシルCoAデヒドロゲナーゼ〈VLCAD〉，長鎖アシルCoAデヒドロゲナーゼ〈LCAD〉，中鎖アシルCoAデヒドロゲナーゼ〈MCAD〉，短鎖アシルCoAデヒドロゲナーゼ〈SCAD〉）。これらは鎖長によりそれぞれ異なっている。β酸化におけるLCADの役割はまだ解明されていない。LCADはVLCADよりもかなり低濃度で組織中に存在し，それらは分離されており，したがってβ酸化における脂肪酸流入に重要ではなさそうである。しかし，LCADはVLCADと異なり，長鎖，分枝鎖の基質に対し重要な活性を有し，代謝においてより重要である[25,26]。最終のLCADは，ACAD9と名づけられ，飽和基質よりも不飽和基質に対して活性が高いが，その細胞内での代謝についてはいまだ不明である[27]。

アシルCoAデヒドロゲナーゼ（ACD）は他の多くのデヒドロゲナーゼと異なっている。というのは，最終的な電子受容体として電子伝達フラビンタンパク質（electron transfer flavoprotein：ETF）を使用するからであり，したがってETF（ユビキノン酸化還元酵素，ETFデヒドロゲナーゼ）を用いてチャネル電位を直接電子伝達系のユビキノンプールへ輸送できる[28]。アシルCoAデヒドロゲナーゼはホモ四量体で（ホモ二量体のVLCADとACAD9を除き），これらの単量体が核にコードされた転写産物から細胞質でより大きな前駆体として合成され，その後ミトコンドリア内へ輸送される[24,29]。いったんミトコンドリアマトリックス内に入ると，特異的プロテアーゼによりリーダーペプチドが除去され，成熟サブユニットが活性ホモ多量体に会合する。1分子のフラビンアデニンジヌクレオチド（flavin adenine dinucleotide：FAD）が各アシルCoAデヒドロゲナーゼサブユニットに非共有結合する。これらのタンパク質のcDNAはクローニングされており，配列分析によると各々約30～35％の相同性を有し，これは共通の発生源をもつ遺伝子より生じていることが示唆される[29]。この遺伝子ファミリーの他の4つのメンバーはβ酸化よりむしろ分枝鎖アミノ酸，リシン，トリプトファンの代謝に関与している[30]。

アシルCoAデヒドロゲナーゼによって産生された2-エノイルCoA基は3-ヒドロキシアシルCoAに水酸化される。これらは順々に2,3脱水素化され2-ケトアシルCoAとなり，その後チオエステル基の解離が生じる[31]。これによりアセチルCoAが放出され，くりかえし行われるβ酸化サイクルの1サイクルが完了する。これらのステップの詳細なメカニズムは基質の鎖長の違いにより異なる。ミトコンドリアの三官能性タンパク質（trifunctional protein：TFP）は，より長鎖のアシルCoA基質に対する2-エノイルCoAヒドラターゼ，3-ヒドロキシアシルCoAデヒドロゲナーゼ，3-ケトアシルCoAチオラーゼ活性を有する[32]。この複合体は，4αサブユニットと4βサブユニットからなる八量体である。長鎖3-ヒドロキシアシルCoAデヒドロゲナーゼ（long-chain 3-hydroxyacyl-coenzyme A dehydrogenase：LCHAD）と3-エノイルCoAヒドラターゼはαサブユニット上に存在し，一方，3-ケトアシルCoAチオラーゼ活性はβサブユニット上に存在する。

対照的に，短鎖基質の反応を触媒するそれぞれのタンパク質は単一の活性を有している。これらのタンパク質は短鎖/中鎖3-ヒドロキシアシルCoAデヒドロゲナーゼ（short-/medium-chain 3-hydroxyacyl-CoA dehydrogenase：S/MCHAD），短鎖エノイルCoAヒドラターゼ（クロトナーゼ），異なる中鎖，短鎖3-ケトアシルCoAチオラーゼを含む[31,33]。これらの多くの酵素は基質特異性が重複しており，最適とされる異なる基質がβ酸化のいくつかのステップで存在している。不飽和脂肪酸アシルCoAの完全な酸化に必要で，多くの付加的反応段階を触媒する酵素は，2,4ジエノイルCoAレダクターゼ[34]やΔ^3, Δ^2-エノイルCoAイソメラーゼなどである[26]。奇数鎖脂肪酸酸化において，最終的な三炭素中間代謝産物プロピオニルCoAはプロピオニルCoAカルボキシラーゼにより代謝される。VLCAD，ACAD9，TFPは，ミトコンドリア内膜に結合し，アシルカルニチンの輸送と呼吸鎖複合体と相互作用を行い，基質をある酵素から次の酵素へと切り替えていることがエビデンスで示されている。ケトン体は，すべて肝臓で，β酸化によって産生されるアセチルCoAより産生される（**図70.2**）。ヒドロキシメチルグルタリル（hidroxymethyl-glutaryl：HMG）-CoAシンターゼは，アセトアセチルCoAとアセチルCoAより3-ヒドロキシ-3-メチルグルタリルCoAを産生する。それから，アセチルCoAやアセト酢酸は，HMG-CoAリアーゼによるHMG-CoAの分解により生じる[19,35]。最終的にアセト酢酸はミトコンドリアでD-3-ヒドロキシ酪酸デヒドロゲナーゼによりD-3-ヒドロキシ酪酸へ還元される[36]。

ミトコンドリアでのβ酸化が障害された時，様々な代替の代謝機構が重要となる。ペルオキシソームβ酸化はより長鎖の脂肪酸の代謝を続行させ，一方，細胞質ではω酸化（脂肪酸の反対側より進行する）によりβ酸化の障害の際に見られる特徴的なジカルボン酸を産生する。さらに，アシルCoAの細胞質チオエステルによる脱アシル化やアシルCoAとグリシンやカルニチンの結合は，CoAの除去や解毒に重要な機構である。

ペルオキシソーム

ペルオキシソームとミトコンドリアにおけるβ酸化には，同じように4つのステップがある（脱水素，二重結合の水素化，2回目の脱水素，チオール開裂）。しかし，ペルオキシソームにおけるβ酸化サイクルはいくつか重要な点でミトコンドリアと異なっている[37～39]。まず，ペルオキシソームサイクルでは，脂肪酸の完全な酸化よりむしろ鎖の短縮が生じる。その結果，ペルオキシダーゼにより産生される電子は呼吸鎖よりもむしろ過酸化水素産生のために酸素分子に提供されるため，ペルオキシソームにおけるATP産生はあまり効率的でない。カルニチンは鎖の短縮された脂肪酸のペルオキシソームからの排出を担うが，脂肪酸の取込みは行わない。

4つのペルオキシソームhalf ATP-binding cassette（ABC）輸送体ALDP，ALDRP，PMP70，PMP69が同定された[40]。これらの半輸送体の中で最もよく解明されてい

IV

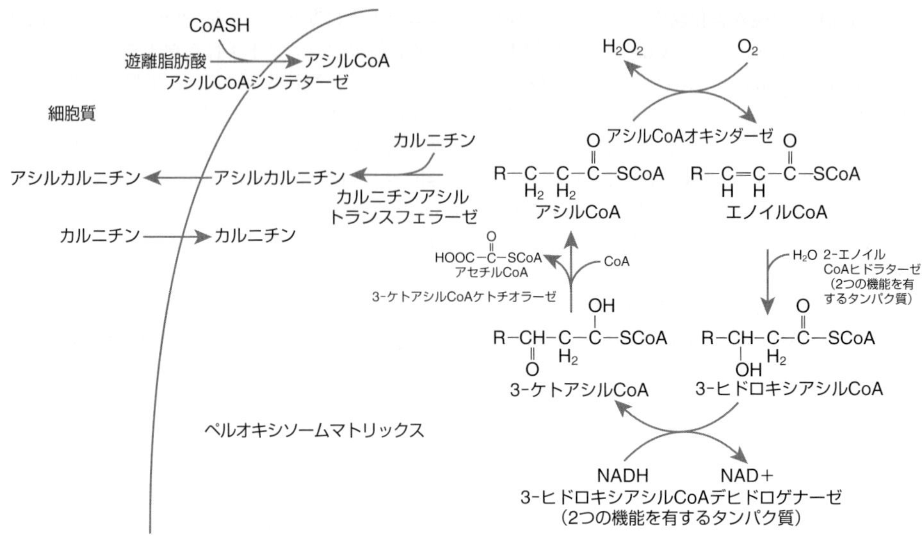

図 70.3 ペルオキシソームにおける脂肪酸のβ酸化。CoA：補酵素A，NAD：ニコチンアミドアデニンジヌクレオチド。

るのがALDPで，ALDPはペルオキシソームの膜を通過するアシルCoAエステルの取込みに関与している。X染色体関連副腎白質ジストロフィー（X-linked adrenoleukodistrophy：X-ALD）はALDPをコードする*ABCD1*遺伝子の変異により生じる[40]。脂肪酸から脂肪酸アシルCoAへの活性化は，ペルオキシソーム膜においてアシルCoAシンテターゼにより触媒される[41]。ペルオキシソームマトリックスでのβ酸化の最初のステップは直鎖アシルCoAオキシダーゼ（パルミトイルCoAオキシダーゼ）による酸化反応で，これによりエノイルCoAが産生される[6,39]（**図 70.3**）。他のオキシダーゼが同様の反応を2-メチル分枝鎖アシルCoAや胆汁酸代謝産物CoAを基質として行われる（分枝鎖アシルCoAオキシダーゼ）。分枝鎖アシルCoAオキシダーゼは立体なので，2-メチルCoAラセマーゼは（2R）-メチル脂肪酸を酸化するためその（2S）ジアステレオマーに転換する。β酸化の2番目および3番目のステップは，エノイルCoAヒドラターゼと3-ヒドロキシアシルCoAデヒドロゲナーゼを含む2つの機能を有するタンパク質複合体により行われ，複合体の活性はペルオキシソーム内膜に関連している[42,43]。ペルオキシソーム特異的3-ケトアシルCoAチオラーゼはβ酸化サイクルの最終ステップを触媒し，その結果アセチルCoAと再合成されたアシルCoAを生じる[38,39]。

異なる鎖長に特異的な多くのカルニチンアシルトランスフェラーゼは，アセチルCoAとアシルCoAからアセチルカルニチンとアシルカルニチンへの変換を触媒し，ペルオキシソームからの排出を促進する[41]。ドコサヘキサエン酸（docosahexaenoic acid：DHA）（C22：6）合成の鎖長短縮ステップは単一のペルオキシソームβ酸化サイクルによって行われる[41]。ペルオキシソームにおける長鎖不飽和脂肪酸の代謝に関するその他の酵素には，細胞小器官特異的2,4-ジエノイルCoAレダクターゼ，3/2エノイルCoAイソメラーゼ，2-エノイルCoAヒドラターゼ，2,5-エノイルCoAレダクターゼ，3,5/2,4-ジエノイルCoAイソメラーゼがある。

β酸化の他に，ペルオキシソームは，フィタン酸や他の脂肪酸のα酸化，エーテル-リン脂質（プラスマロゲンなど）の生合成，グリオキシル酸の解毒，ピペコリン酸の酸化，コレステロールと他のイソプレノイドの生合成，活性酸素種の代謝などのいくつかの重要な代謝経路に関与している[6,38]。

ミトコンドリアの脂肪酸代謝異常

▶カルニチンサイクルの異常

この経路の欠損で同定されているものには，特異的細胞膜カルニチン輸送タンパク質であるCPT-ⅠやCPT-Ⅱ，およびカルニチン-アシルカルニチントランスロカーゼ（carnitine-acylcarnitin translocase：CACT）の異常がある。また，線維芽細胞における脂肪酸取込みと酸化の異常を有する2症例についての1つの報告がなされている[44]。

細胞膜カルニチン輸送担体異常は原発性のカルニチン欠乏を呈する[23]。カルニチンは腎臓で自由にろ過され，血漿濃度を維持するように近位尿細管で再吸収される。これらの症例では筋や肝臓にも腎臓と同様にカルニチン輸送体が欠損しているので，組織では通常カルニチン濃度は高いが，腎臓でのカルニチン再吸収異常や組織のカルニチン含量の低下を引き起こす[23]。この結果，終末器官におけるカルニチン欠乏をきたし，長鎖脂肪酸代謝異常を引き起こす。カルニチン輸送体欠損患者は，高度な低血糖や拡張型心筋症を乳児期や小児期に発症する。その他にも，肥大性心筋症や進行性筋萎縮，軽度のクレアチンキナーゼの上昇を伴う筋への脂肪蓄積を生じることもある。肥大型心筋症は中年の*OCTN2*変異のキャリアーで報告されている。この欠損により，致死的な胎児水腫が生じることが報告されている。

新生児のスクリーニングで高度な遊離カルニチン濃度の

低下が，疾患を有するあるいはキャリアーの小児に見つかった際に，無症状の疾患を有する母親が発見されたことが数多く報告されている。これらの小児では血漿カルニチン濃度はきわめて低いか，または検出不可能であるが，薬理学的濃度のカルニチン（100〜400 mg/kg/日）の補給により劇的に上昇する。この治療で症状も劇的に改善する。これらの小児の診断が速やかになされ，治療が開始されれば，予後は良好である。カルニチン輸送体欠損は培養線維芽細胞を用いた取込み測定や直接 *OCTN2* 遺伝子を分析することで診断できる。

肝臓における CPT-Ⅰ欠損の報告がある。通常患者は重症であるが，限られた地域で軽い亜型の患者も見つかっている。診断は酵素学的または変異診断に基づいたものである。重篤な症状としては，乳児期に発症する低ケトン性低血糖や多臓器不全がある[45〜47]。筋や心臓の症状は見られない。1つの症例では，まったく健康な2歳9ヵ月の女児が肝肥大とウイルス性疾患による昏睡から死亡した[48]。有機酸尿はこの疾患において顕著ではなかったが，高アンモニア血症が存在することもある。血漿カルニチンは正常か，上昇してほとんどが遊離画分であった。1つの家族のきょうだいにクレアチンキナーゼの上昇が観察された。CPT-Ⅰ欠損患者の検体の分析では，筋中の CPT-Ⅰ濃度は正常であったが，肝臓を含む他の臓器において活性が低下していた[47]。カルニチンの治療に対する反応が不良の患者もいるが，広範な新生児スクリーニング検査により同定された発症前の次のきょうだいや乳児に治療が施されることで，この知見が変わってくるかもしれない。

CPT-1 欠損患者の分子生物学的な解析により，キリスト教のフッター派，カナダの先住民，イヌイットなどで，共通の *CPT1A* 遺伝子の変異が見つかっている[49,50]。新生児のスクリーニング検査プログラムで見つかった病気の子どもは，大部分は良好に過ごしている。筋だけの CPT-1 欠損患者は今までに報告されていない。

CACT 欠損は最初にほぼ画一的に予後不良な新生児において報告され，患者は重篤な低ケトン性低血糖や不整脈，さらに心肥大を呈した[51]。すべての患者は極端にアシルカルニチン/遊離カルニチン比が上昇していたが，一方でジカルボン酸尿は1例でのみ報告された。カルニチンの補充は臨床症状を改善しなかった。さらに最近では，より良性の臨床経過をたどった中程度のカルニチン補充や食事療法に反応性の良い患者が示されている[23]。病気の2人のきょうだいが報告されている。そのうち年下のほうは前向きに治療され，2年後に後遺症は残らなかった[52]。これらの患者は，重症の患者より残存酵素活性が高かったと思われる。この異常の特別な診断は直接酵素の測定か分子生物学的な検査による。

CPT-Ⅱ欠損はこのグループで最も多い疾患である。この疾患は，小児期の後期または青年期の早期に運動やストレスによりくりかえし誘発されるミオグロビン尿症の典型的な発作である[23,53]。これは時に腎不全に至るほど重篤なものである。患者は，発作と発作の間は一般的に良好である。彼らには低血糖発症の傾向は見られなかった。衰弱や筋の痛みが報告されている。これらの患者における診断上の特徴的な所見は，アシルカルニチン画分の増加を伴う血漿カルニチン濃度の低値があり，またジカルボン酸尿を呈さないことである。実際，長鎖アシルカルニチンは上昇していた[23]。

より重篤な CPT-Ⅱの欠損は CPT-Ⅰ欠損と類似の症状を呈すると報告されている。これらの患者で現れる症状は，新生児低血糖，肝腫大，心筋症である。重篤な CPT-Ⅱ活性の低下が，肝臓，心臓，筋，線維芽細胞など検査されたすべての臓器で見られた。一方，CPT-Ⅰ活性は正常であった。血漿カルニチン濃度は上昇していなかった。

CPT-Ⅱの cDNA の変異が報告されており，変異型 CPT-Ⅱアレルの発現検討では変異型酵素の有する残存機能が臨床症状を決定する上で重要であることが示された[54]。カルニチン補充は重篤な CPT-Ⅱ欠損症においては，有効ではなかった[23]。家族内の表現型の多様性も報告されている[55]。この疾患の遅発型における半数を占める変異アレルについて共通の変異が報告されている[56]。共通の遺伝子をコードしている DNA の遺伝子多型が CPT-Ⅱのコーディング領域において報告されており，ある種の環境下（不明）で臨床症状が生じやすくなっている可能性がある。一部の CPT-Ⅱ欠損の常染色体顕性遺伝が家族に時折生じることが報告されており，少なくとも1症例は1つの CPT-Ⅱアレルの変異に関連していると考えられる[55〜57]。これらの患者に症状が出る理由はわかっていないが，三量体会合によるドミナントネガティブ効果や修飾された遺伝子の影響が考えられている[58,59]。

▶アシル CoA デヒドロゲナーゼ欠損

超長鎖アシル CoA デヒドロゲナーゼ（VLCAD）欠損の最初の患者は生後2日で心室細動と呼吸停止を呈し，重篤なジカルボン酸尿症を示した[60]。現在では VLCAD 欠損患者は共通して早期の心臓および骨格筋の障害，低ケトン性低血糖，高アンモニア血症，肝細胞障害を早期に発症することが明らかとなっている[61]。再発性の横紋筋融解やミオパチーが青年期より発症することも報告されている[62]。3-ヒドロキシカルボン酸や飽和ジカルボン酸が尿中に存在することもある[60,63]。VLCAD 遺伝子のクローニングにより，多様な遺伝的欠損が確認されたが，共通の変異は出てこなかった[64]。特定の遺伝型と表現型との関連はあるが，完全ではない。線維芽細胞での研究で VLCAD 酵素は異なる脂肪酸鎖長と異なる表現型を標的としていることが示唆されるが，このことは生体内では支持されていない[17]。

ACAD9 欠損の3症例が報告された[65]。1例目はそれまで健康であった14歳の少年で，ウイルス性疾患でアスピリンの服用により誘発されたライ（Reye）症候群様の発作と脳卒中により死亡した。2例目は10歳の少女で，生後4ヵ月でくりかえす急性の肝機能異常と低血糖を呈したが，その他は大きな病気はなかった。3番目の患者は4.5歳の女児で，心筋症により死亡した。そのきょうだいも心筋症により生後21ヵ月で死亡している。3人の患者すべてに軽度で慢性の神経学的な異常が報告されている。*ACAD9* mRNA の欠損が最初の2症例で確認されており，すべての患者で ACAD9 タンパク質の著明な欠損が見られた。基質特異性にかなりのオーバーラップがあるにもかかわらず，いずれかの欠損症において，ACAD9 と VLCAD が互いに補い合うことはないようである。

LCAD 欠損症と考えられる症例が報告されている。しかし，最初LCAD欠損症と分類されたすべての患者が後にVLCAD欠損であることが証明された[66]。したがって，知られる限り，本当のLCAD欠損症はない。

SCAD欠損患者も多く報告されている[67,68]。臨床所見は，断続的な代謝性アシドーシスや新生児高アンモニア性昏睡，反射異常を伴う新生児アシドーシス，マルチコアミオパチー，成長障害を伴う乳児期脂肪蓄積ミオパチー，低緊張などの症状が見られた。この疾患において，低血糖はまれである。エチルマロン酸やメチルサクシニル酸の代謝産物が，線維芽細胞のSCAD活性が正常なSCAD欠損患者で確認された[67]。その後，SCAD変異（625G>A，511C>T）の2つのうちどちらかが相対的に多く存在することで，過剰なエチルマロン酸の産生を起こすことが明らかにされた。しかし，このことは臨床上重要な問題ではなかった。これらの多型は変異によりコードされたタンパク質の精製物の機能に微妙に影響するが，両者は活性を有している[69]。少数の患者が，エチルマロン酸排出，神経筋症状，2つの発症原因となる変異が存在する線維芽細胞におけるSCAD活性の欠損に基づいて同定された[70]。残りの患者は，病因遺伝子の複合ヘテロ接合体，および先に同定された625G>A変異，どちらか1つの変異のホモ接合体(625G>A，あるいは511C>T)，2つの変異体の複合ヘテロ接合体を有している。

一般的に，新生児のスクリーニングで見つかった完全なSCAD欠損症の患者は元気に過ごしている。しかし，成人してから臨床の検査で見つかった欠損症の患者では，多くの欠損による症状が続いている[68,71]。この欠損の臨床症状の範囲や共通の多型における臨床との関連性はまだわかっていない[67]。

MCAD欠損はアメリカおよび西ヨーロッパで最も一般的な先天性代謝異常として生じ，幅広く調査されている[17,72,73]。最も頻繁に生じる臨床症状は生後2年で発症する一時的な低ケトン性低血糖である[74]。軽度の高アンモニア血症や昏睡は発症することもしないこともある。これらの所見から，しばしば非特異的なライ症候群の診断がなされる。この患者では，発作と発作の間の状態は通常良好である。ジカルボン酸尿症は発作中に増悪するが，健康な時には一般測定法では測定不能である。同様に，急性発作中に存在する微小胞性および大胞性の肝硬変，筋萎縮，筋の脂肪過剰は，発作と発作の間は改善する。MCAD欠損で亡くなる多くの患者はこのような経過をたどり，最初の症状の出現で生き延びても，その後に死亡する。そのため，再発性のライ症候群様症状はこの疾患を疑うきっかけとすべきである。

それまで健康であった子どもの突然死について，多くのMCAD欠損症例が報告されている。突然死は生後1日目に生じる可能性があり，また，腹部手術後にカロリー制限を行っていた健常成人でも起こりうる。これに見合う年齢層では，これらの死亡は乳幼児突然死症候群（sudden infant death syndrome：SIDS）と誤った診断がなされている。検死解剖により，通常，特徴的な微小胞性または大胞性肝硬変があり，診断を疑うべきである。胆汁標本のアシルカルニチンやアシルグリシン組成の分析と同様に培養線維芽細胞（大腿筋膜のような深部組織より採取したものは死後48時間までは回復する可能性がある）における酵素測定が診断に大いに役立つだろう。最後に，患者の家族調査により完全無症候患者が見つかる。無症候性MCAD欠損患者の診断は，様々な体液の代謝産物の解析により可能である[75]。

われわれの理解では，近年MCAD欠損症の原因となる分子メカニズムが著しい進展を見せている。MCADのcDNAクローニングにより，単一の共通な変異アレルがMCAD欠損患者で見られる変異アレルの90%以上に関与していると，様々なグループが同時に報告している[76,77]。985番目のGのA残基への置換（985A>G）の結果，グルタミン酸残基のリシン置換が生じ，不安定なタンパク質が合成される[78]。さらに，新生児血液スクリーニング検体により，ある集団でMCAD欠損のキャリアーが高頻度に発見された。985A>G変異のアレルの頻度が北ヨーロッパ人では20人に1人であるが，アジア人や南ヨーロッパ人では100人に1人以下である。アメリカでは，白人におけるすべての変異のキャリアー頻度の推定値は60人に1人である[76]。この結果，疾患の頻度は15,000人に1人であると予想される。MCAD欠損はアフリカ人やアジア人で頻度が少ない。これらの研究に基づくMCAD欠損の予測発症頻度はフェニルケトン尿症（phenylketonuria：PKU）と同程度か，むしろ高い。

▶他のβ酸化酵素欠損

LCHAD欠損

LCHAD欠損を有する患者は2つの臨床的亜型に分類される[79〜81]。1つ目のグループは，主要な症状として心筋症，ミオパチー，低血糖を呈する。末梢神経障害や再発性のミオグロビン尿症が存在することもある。これらの患者のTFPでは3つの酵素活性がすべて欠損している。もう1つのグループはLCHAD活性の欠損のみで，低血糖をともなう肝細胞障害を有し，色素性網膜症は伴うこともともなわないこともある。胆汁うっ滞や線維症もまた発症しうる[82]。これらの2つのグループでかなりの重複が報告されているが，LCHAD欠損患者では再発性のライ症候群様症状や，乳児突然死も報告されている[83]。青年期に横紋筋融解をくりかえして発症するやや軽症の症例も報告されている[84]。

LCHAD欠損の大人数の患者の検討で，臨床症状は平均5.8ヵ月で発現し，7人の患者は新生児期に発症した[80]。39症例で低ケトン性低血糖があり，一方，11症例では成長障害，栄養補給の困難，胆汁うっ滞性肝疾患，さらに低緊張などの慢性症状が存在した。この疾患の死亡率は38%と高く，診断後3ヵ月以内に死亡する。生存患者の疾病罹患率も高く，治療を行っているにもかかわらず，再発性の重篤な代謝障害や筋の異常が起こる。

TFP欠損のある21人の患者のうち9人に急激に進行する臨床症状の悪化が起こった。6人は低ケトン性低血糖を呈した[81]。残りの12人は低緊張(100%)，心筋症(73%)，成長障害，末梢神経障害など非特異的な慢性症状を呈した。10人は新生児期に発症した。死亡率は76%と高く，多くの死因は心疾患であった。2人の患者は治療の甲斐なく出生前に死亡していたと診断された。

TFPのαサブユニット欠損はTFPを不安定化し，何人かの患者では多酵素欠損を生じる[81,85〜87]。最も多い1,528

番目の塩基の G → C 変異（1,528G>C）により，これまで確認された 60%の変異アレルが説明できる。TFP αサブユニット欠損の異型接合体は妊娠時急性脂肪肝（acute fatty liver of pregnancy：AFLP），溶血，肝逸脱酵素の上昇，血小板減少（hemolysis, elevated liver enzymes, low platelet：HELLP）症候群（後述）などの発症の原因となる。TFP のβサブユニットの変異についてはよくわかっていないが，これも同様に TFP の不安定化を生じうる[88]。原発性の呼吸鎖機能が異常な患者も，二次的な LCHAD 活性の低下をきたし，またあまり特異的でないが線維芽細胞での放射線標識されたパルミチン酸酸化の減少が見られる[89]。そのため，原発性 LCHAD 欠損患者と，これらの二次的欠損患者を的確に区別するため注意が必要である。

2,4-ジエノイル CoA レダクターゼの欠損の可能性を有する 1 患者の報告がある[90]。この患者は新生児期に持続する低緊張を呈した。この患者において，血漿中のリシンの上昇とカルニチンの低下が見られた。2-トランス-4-シスデカジエンエノイルカルニチンが血漿および尿中で同定され，2,4-ジエノイル CoA レダクターゼ活性の低下は肝臓と筋において見られた。この患者は呼吸性アシドーシスにより月齢 4 ヵ月で死亡した。この疾患のマウスモデルでは高度な低血糖が見られた[91]。この生化学的異常の臨床的重要性の立証にはさらなる患者の同定が待たれる。

▶多アシル CoA デヒドロゲナーゼ欠損

ETF の異常または FET：ユビキノン酸化還元酵素（ETF デヒドロゲナーゼ）欠損は，生体内で電子受容体として ETF を用いるすべてのデヒドロゲナーゼの欠損を引き起こす[28]。このグループは前述した ACD と，イソバレリル CoA デヒドロゲナーゼ，2-メチルブチリル CoA デヒドロゲナーゼ，イソブチリル CoA デヒドロゲナーゼ，グルタリル CoA デヒドロゲナーゼ，ジメチルグリシンデヒドロゲナーゼ，サルコシンデヒドロゲナーゼなどを含む。これらは，分枝鎖アミノ酸，トリプトファン，リシン，コリンの中間代謝に関与する酵素である。それらの経路におけるどの遮断によっても，中間代謝産物の蓄積が生じる。何人かの患者の尿中にグルタル酸が存在したので，この疾患はしばしばグルタル酸尿症Ⅱ型（glutaric aciduria typeⅡ：GAⅡ）といわれ，原発性のグルタル CoA デヒドロゲナーゼ欠損（GAⅠ）と区別された。

多アシル CoA デヒドロゲナーゼ反応異常（multiple acyl-coenzyme A dehydrogenation disorder：MADD）の臨床の徴候は非常に多岐にわたっている[92,93]。新生児型では，低緊張，特徴的な異常顔貌，嚢胞性腎が見られる。これらの乳児はまた，代謝性アシドーシスと低血糖を呈す。軽度の亜型も多く，非特異的な神経徴候や脂肪蓄積性ミオパチー，空腹時低ケトン性低血糖や間欠的アシドーシスが見られる。空腹時低ケトン性低血糖かまたは間欠的アシドーシスのみで，遅発性の患者もいる[92,94]。これらの症例では発症期の有機酸組成がエチルマロン酸とアジピン酸が大部分を占めるようになり，別の疾患名はエチルマロン酸アジピン酸尿症となっている。脳の構造的な異常もよく見られ，小脳中部の発育不全，側頭葉形成不全，大脳皮質の局所形成異常などがある[95]。神経遊走異常も存在する。新生児の致死的な心筋症も報告されている[96]。一部の MADD 患者はリボフラビンに劇的に反応し，臨床症状と生化学マーカーが正常化する[92,97,98]。

MADD 患者の線維芽細胞の解析により ETF と ETF デヒドロゲナーゼの両方のタンパク質のサブユニットが欠損していることがわかった[99]。免疫交差反応するタンパク質が存在する細胞株と存在しない株が報告されている。ETF と ETF デヒドロゲナーゼの両サブユニットの cDNA がクローニングされており，直接変異分析により患者における欠損が多様であることが明らかとなった[92]。リボフラビンに反応する患者の大部分が，タンパク質の折りたたみか FAD の結合に影響する *ETFDH* 遺伝子の変異をもっている。これまでのところ，同定された変異と臨床症状の重篤さとの間には相関はなさそうである。

▶ケトン体の異常

3-ケトアシル CoA チオラーゼ欠損患者は最初，発育遅延，筋力低下で報告された。彼らのうちの 1 人はライ症候群様疾患で死亡し，尿の代謝産物の所見はミトコンドリア 3-ケトアシル CoA チオラーゼ欠損を疑わせるものであった[100]。酵素学的検査による確定診断は行われていない。それ以来，30 以上の症例でこの遺伝子の変異が見つかっている。この遺伝子は短鎖 3-ケトアシル CoA チオラーゼとしても知られている。大部分の患者が，併発した疾患によりアシドーシスの悪化をくりかえして発症するが，彼らが元気な時にも特徴的に血液や尿中にケトン体が持続的に存在している[72]。低血糖は多くはない。中鎖 3-ケトアシル CoA チオラーゼ欠損の 1 人の患者で，代謝性アシドーシス，肝機能障害，嘔吐と脱水を伴う横紋筋融解症が見られた。

HMG-CoA リアーゼ欠損はロイシン代謝およびケトン合成において活性化されるが，今までに約 100 人の症例が報告されている[101]。この疾患では，1 歳までに高アンモニア血症，アシドーシスに伴う低ケトン性低血糖を呈する。てんかん発作と大脳白質の異常が 1 人の子どもと 1 人の成人で報告されている。その結果，HMG-CoA リアーゼ欠損症と診断されている[102,103]。尿中のヒドロキシメチルグルタル酸の同定が診断に有用である。サウジアラビアおよびスペインとポルトガルで共通の遺伝子異常が存在する[101]。見た目で無症状の成人では，種々の変異が見つかっている。

サクシニル CoA：3-ケト酸 CoA トランスフェラーゼ（succinyl-coenzyme A：3-ketoacid coenzyme A transferase：SCOT）は，ミトコンドリアアセトアセチル CoA チオラーゼと共同して肝外組織においてケトン体の産生を行う。SCOT 欠損は生後 1～2 年にわたりケトン尿症が持続する一方で，アセトアセチル CoA チオラーゼ欠損では多様な臨床症状を呈し，軽い生理的ストレスに過剰に反応するケトアシドーシスが見られる[36,104]。HMG-CoA シンターゼ欠損は 6 例の患者で報告されており，彼らのケトン値は非常に低く，昏睡，低血糖，ジカルボン酸尿を呈した[105]。彼らのアシルカルニチンのプロファイルは正常であったと報告されている。

▶エネルギー代謝の多数の異常

脂肪酸代謝の先天性異常は，症状の重症度が症例でかなり異なる。これは遺伝子/酵素機能における特異的変異による違いとされるが，遺伝子/表現型の相関は不明確である。さらに，一部の患者では臨床的，生化学的所見（特に，再発する低血糖と横紋筋融解）がエネルギー代謝の欠損と一致しているが，最終的な正確な分子学的あるいは酵素学的な診断にたどり着くことは不可能である。研究者は，アメリカ人の2～3%が種々のβ酸化異常のヘテロ接合体であると推定している[87]。このような症例では併発する部分的なβ酸化欠損が同定されており，この場合エネルギー代謝における他の部分的欠損をともなう場合あるいは伴わない場合もある[58,59,106]。これらの部分的欠損の複合的な作用に関連したエネルギー代謝の低下と一致した症状の進行は，相乗的な異型接合体とよばれる[59]。既知のエネルギー代謝疾患が比較的高頻度に発症することから，これらはまだわかっていない臨床的に重要な疾患の一般的なメカニズムを代表している可能性がある。

▶β酸化欠損の妊娠誘発性症状

様々な合併症を伴う妊娠により生まれたLCHAD欠損患者の報告が多数ある[107]。AFLPまたはHELLP症候群を合併した21例の妊娠が報告されている。分子遺伝学的検討を行った疾患をもつ12人のすべての乳児で，TFP αサブユニットの少なくとも1つのアレルで1,528番目のG>C変異が存在した。CPT-1欠損の3人，CACT欠損の1人，MCADとSCADのそれぞれを欠損する1人ずつ，さらに完全なTFP欠損を有する患者1人以上が，妊娠期に肝疾患を合併した母親より生まれた[108~110]。

β酸化は，今では正常な発育や胎盤-胎児の機能に重要であると認識されている[111]。妊娠第3三半期で，胎児のエネルギー需要に見合うだけのケトン産生に必須の長鎖脂肪酸が増える。母胎の血漿カルニチンの相対的な欠乏も起こる。このことが，β酸化の異常をもつキャリアーにおいて，妊娠中の肝臓関連の合併症が起こる原因となる。後ろ向き症例対照試験において，すべてのβ酸化に関係して，18%以上の妊娠中の肝臓の合併症の増加が見られている[112]。低出生体重児や早期産もβ酸化の異常をもつキャリアーにおいて報告されている[111,112]。したがって，妊娠期にAFLPまたはHELLP症候群を合併すると，生まれてくる胎児にβ酸化異常を発生させる誘引となる。すでにわかっているβ酸化の異常をもつキャリアーに，特に妊娠第3三半期にカルニチンを補充することは理にかなっている。胎児期におけるカルニチンの補充が，妊娠中の肝臓の合併症の予防や胎児のアウトカムに与える影響についての臨床研究はない。

ペルオキシソーム欠損

▶ペルオキシソーム生合成障害

マトリックス酵素のサブセットに障害が生じたり，すべての輸送障害が生じたりすることに伴うペルオキシソーム生合成障害は，単一の酵素欠損よりもはるかに多く起こっている（**表70.2**）。ペルオキシソームの明確な欠損や，大幅な減少は，これまでにはっきりしている4つの疾患で述べられている。すなわち，Zellweger症候群，新生児副腎白質萎縮症，乳児期レフサム（Refsum）病，ピペコリン酸血症である[113,114]。現在ではこれらの疾患が関連していることがわかり，臨床的重症度の範囲が早期の致死的表現型であるZellweger症候群から，遅発性である乳児期レフサム病，ピペコリン酸血症までである。

表70.2　ペルオキシソームβ酸化酵素

アシルCoAシンテターゼ
アシルCoAオキシダーゼ（直鎖，分岐鎖）
アシルCoAチオエステラーゼ
二官能性タンパク質
・2-エノイルCoAヒドラターゼ
・3-ヒドロキシアシルCoAデヒドロゲナーゼ
・3-ケトアシルCoAチオラーゼ
カルニチンアシルトランスフェラーゼ
・2-メチルCoAラセマーゼ
不飽和脂肪酸β酸化酵素
・2,4-ジエノイルCoAレダクターゼ
・3,2-トランスエノイルCoAイソメラーゼ
・2-エノイルCoAヒドラターゼ
・2,5-エノイルCoAレダクターゼ
・⊿3,5/⊿2,4-ジエノイルCoAイソメラーゼ

CoA：補酵素A。

Zellweger症候群はペルオキシソーム生合成疾患で最初に同定されたものである[115]。典型的な所見は特徴的な顔貌の異常，低緊張や発作とともに生じる重篤な神経障害にともなう他の形成異常である。肝機能は異常で，胃腸管にも障害があり，そのため成長障害が生じる。病理学的にニューロンの異所形成，腎臓皮質嚢胞が見られる。近位四肢の短縮も生じる。通常，生後1年以内に死亡する。当初はペルオキシソームを欠損していると考えられていたが，ペルオキシソームのゴーストの存在が確認された。これらは典型的な膜タンパク質を含んでいるが，内部構造を欠いたペルオキシソーム膜で構成されている。このことは，PTS1およびPTS2マトリックス酵素の取込み異常からも見てとれる。これらのペルオキシソーム酵素は細胞質画分に誤って局在する。その結果，コレステロール合成，胆汁酸代謝，超長鎖脂肪酸β酸化および分枝鎖脂肪酸β酸化，エーテルリン脂質合成，フィタン酸やピペコリン酸代謝など様々な代謝異常を生じる[3,5]。

新生児の副腎白質ジストロフィーや乳児期レフサム病はZellweger症候群と同様に生後6ヵ月の間に生じるが，症状は多少遅れて出てくる[116,117]。これらの疾患はピペコリン酸血症に伴って幼児期（3歳まで）に発症し，症状は軽く発達遅延，低緊張，聴覚異常，網膜症，眼震などを伴う[37,118]。新生児副腎白質ジストロフィーや乳児期レフサム病，ピペコリン酸血症患者の生化学的所見はZellweger症候群と類似しているが，よりつかみどころがなく診断が難しい[37,118]。

肢根型点状軟骨異形成症（rhizomelic chondrodysplasia punctata：RCDP）1型は，異常な顔貌，発達遅延，白内障，骨端の異常な石灰化，および高度の近位四肢の短縮が特徴で，*PEX7*遺伝子の突然変異の結果としてPTS2関連酵素の取込みの障害により起こる。RCDP 2型，ジヒドロキシアセトンリン酸アシルトランスフェラーゼ欠損症，およびRCDP 3型，アルキルDHAPシンターゼ欠損症は，似た臨床上の特徴をもっている。しかし，特異なエーテルリン脂質生合成の障害で，正常のフィタン酸を示すプラスマロゲン欠乏症になる[3,37]。

ペルオキシソーム生合成の欠損を有する患者からの線維芽細胞の相補性分析により，少なくとも10〜12の異なる遺伝子が影響を受けていることがわかった[119〜121]。相補性をもつグループのいくつかはまれであり，これまでZellwegerの表現型患者でのみ同定されている。残りの相補性のグループの患者は多様な臨床症状を示すかもしれない。この疾患グループのペルオキシソーム生合成欠損の分子学的基礎の理解は急速に発展してきている。proxinsをコードする13の*PEX*遺伝子が，ヒトの疾患と関連している。Zellweger症候群スペクトル表現型をもつ患者の90%以上に，*PEX1*，*PEX6*，*PEX10*，*PEX12*，*PEX26*に変異があり，そのうち*PEX1*変異が約70%を占めている[118,122]。また，臨床的にZellweger症候群スペクトル表現型を有する患者は，単一の酵素欠損を有することが示されている。これらの患者では，ペルオキシソームの組立て（アセンブリー）は崩壊していない[119,120]。

▶単一酵素欠損

X-ALDはペルオキシソームβ酸化異常の中で最も多く，全人種において2万人に1人の男児および成人男性が罹患している[38,119,120,123]。最初の生化学的研究は，当初，脂肪酸をそのアシルCoAエステルへ活性化する能力の障害と特徴づけており，またアシルCoAシンテターゼの欠損であることが示されている。しかし分子学的データでは，ペルオキシソーム膜に限局するATP結合輸送体の欠損がこの疾患の原因であると同定された[124]。

X-ALDはALDP（ABCD1）をコードする*ABCD1*遺伝子の変異によって引き起こされる。利用可能なデータから，ALDPの最も可能性の高い機能は，おそらくはアシルCoA結合した活性型によるペルオキシソーム膜を横切る超長鎖脂肪酸（VLCFA）の輸送である[40]。いくつかの臨床表現型がこの遺伝子座の欠損と関連している[125,126]。小児期に発症する古典的な脳の副腎白質ジストロフィーは，症例の35%を占める。男児は生後10年の半ば(ピーク発症，生後3〜10年）までは元気であり，発症時には，注意欠陥多動性障害を示唆する学習と行動の変化が起こる。それに引き続き，進行性の四肢麻痺，失明，認知症が起こる。MRI画像の変化は，通常，神経学的な症状に先行する。一般的に未治療の患者では，症状の発症から5年以内に死亡する。

この疾患の脳炎型も青年および成人に発生する。男性患者の40〜45%に，副腎脊髄神経症とよばれる遅発性の異常が見られる。この疾患では，男性患者において，10〜20代にかけて末梢神経障害を伴う進行性の痙性対麻痺が現れる。X-ALDのキャリアーの女性の少なくとも50%は，40歳以後に種々の程度の重症度の類似した画像を呈する。この遺伝子が欠損した男性患者の一部は，最終的に副腎不全のみ（すなわちAddison病のみの表現型，約90%の副腎白質ジストロフィーと副腎脊椎ニューロパチーを伴う）を呈する。副腎不全は，神経症状とは独立して発生する。無症候性の男性も報告されている。家族内でも臨床症状が多彩であることがみとめられている[126]。遺伝子型-表現型が相関しないことを説明することは困難である。これは，複数

表70.3　ミトコンドリアβ酸化異常を疑う所見

絶食やストレスによる低ケトン性低血糖
ライ症候群（特に再発性）
低緊張や筋力低下
末梢神経障害
網脈絡膜炎
昏睡
乳幼児突然死
心筋症
説明のつかない代謝性アシドーシス±高アンモニア血症
高尿酸血漿
再発性ミオグロビン尿症
血清クレアチンキナーゼの上昇
ジカルボン酸尿症
カルニチン欠損

の遺伝的および環境的要因が，似た遺伝子型を有する患者で異なった表現型が出現するマルチヒット仮説に関与している可能性がある。

その他のペルオキシソームβ酸化の異常はまれであり，少数の症例報告しかない[127]。アシルCoAオキシダーゼ欠損は，新生児副腎白質ジストロフィーと同様にてんかん発作，発育遅延，感覚神経性難聴，網膜症，低緊張を早期に発症する。肝臓のペルオキシソームは存在し，単独のVLCFAの血中，尿中での増加がみとめられる。

報告された症例およびされていない症例を合わせた22例の詳細な検討で，痙攣発作の早期発症，緊張低下，成長と発達のマイルストーンの遅れなどの初期に観察された項目が大部分の患者でみとめられたことを確認した[128]。視覚，聴覚の異常も高頻度に見られた。顔貌の異常は存在しないか，あっても軽度であった。MRI検査で大脳，小脳の白質の異常が見られた。平均死亡年齢は5歳であった。

小脳や脳幹の萎縮をともなう進行性失調症，軽度認知機能障害，白内障，網膜症を示したアシルCoAオキシダーゼ欠損症の2人の成人のきょうだいが報告されている[129]。これまでに，少なくとも26人の患者が報告されている。

ペルオキシソーム二官能性タンパク質の欠損症はZellweger様の症状を呈する。てんかん発作，特に乳児型攣縮がよく見られるのが特徴である。VLCFA，胆汁酸中間代謝産物，分枝鎖脂肪酸の蓄積が起こるが，プラスマロゲン合成は正常である。この所見よりペルオキシソーム生合成欠損とこの疾患を区別できる[38,130]。二官能性タンパク質の成分の1つの単独欠損の患者が報告されている[127]。2-メチルアシルCoAラセマーゼ欠損は，成人発症型運動感覚性ニューロパチーや色素網膜症を呈する。振戦，てんかん発作，脳症も報告されている[127,131]。

フィタン酸オキシダーゼ欠損により生じる古典的なレフサム病はそれ自体ペルオキシソームβ酸化の障害でないが，混乱した名前のため述べる必要がある。臨床的所見は，網膜色素変性症や小脳運動失調症，末梢神経障害などを含む症状で，発症は小児期より50代まで様々である。患者は認知障害や顔面形成異常，肝腫大は呈さない。この疾患はフィタン酸が血中や組織に蓄積するが，他のペルオキシソーム酵素の機能は正常であることが特徴である[132,133]。

表 70.4 β酸化異常時の血漿カルニチン濃度

欠損酵素	総カルニチン	遊離カルニチン	遊離/総カルニチン
カルニチン輸送担体	非常に低い	低い	正常
CPT-Ⅰ	正常か高い	高い	高い
トランスロカーゼと CPT-Ⅱ	低い	非常に低い	低い
VLCAD，LCAD，MCAD，SCAD，LCHAD，SCHAD，ETF と ETF デヒドロゲナーゼ，2,4-ジエノイル CoA レダクターゼ	低い	低い	正常か低い

CoA：補酵素 A，CPT：カルニチンパルミトイルトランスフェラーゼ，ETF：電子伝達フラボタンパク質，VLCAD，LCAD，MCAD，SCAD：超長鎖，長鎖，中鎖，短鎖アシル CoA デヒドロゲナーゼ，LCHAD，SCHAD：長鎖，短鎖 3-ヒドロキシアシル CoA デヒドロゲナーゼ。

脂肪酸代謝異常の診断

▶ミトコンドリア

ミトコンドリアβ酸化異常の診断は，高いレベルで，正しい臨床所見に基づき疑ってかかる必要がある（**表 70.3**）[134]。これは多くの場合，β酸化異常の生化学的所見が臨床症状に伴って解明されるため，重要である。そのため，説明のつかない低血糖やアシドーシス，高アンモニア血症，ミオパチー，頻発するミオグロビン尿症，または進行性のニューロパチーを生じる患者はこれらの疾患の候補者として考えるべきである。幼児期に生じるライ症候群やライ症候群様症状を有する患者，乳幼児突然死症候群，説明のつかない突然死または突然死に近い状態のすべてのケースで，脂肪代謝異常について精査すべきである。生化学的所見は健康時には消失してしまうため，適切な検査を行うため，急性期に血液や尿試料を採取することが不可欠である。診断がすぐにつかない場合は，これらの患者はもっと広範に検査すべきである。専門機関へ紹介し，これらの患者の評価の養成を受けた専門家により診断することが最適である[17,75,135]。

血漿遊離および総カルニチン値により，多くの場合欠損が一次的なものか二次的なものか示される（**表 70.4**）。検査所見で，これらの疾患診断の 1 つの糸口となるのは，ジカルボン酸尿症または 3-ヒドロキシジカルボン酸尿症，ケトーシスを伴う低血糖，軽度の乳酸アシドーシス，軽度の高アンモニア血症がある。高尿酸血症は存在すれば重要な徴候となるが，非特異的である。血中や尿中のミオグロビンや血漿クレアチンキナーゼの上昇は筋が侵された時に見られる。質量分析を用いた高感度測定法により，特定の脂肪酸酸化異常に特異的な中間代謝産物の微少定量が可能である。これらの中間代謝産物は通常の有機酸分析では測定できない[75,135,136]。脂肪酸代謝の異常を有する疑いのあるすべての患者で，心エコー検査を試行すべきである。なぜなら，これらの疾患の多くは心筋症を発症することが多いからである。絶食試験（その後に中鎖または長鎖トリグリセリドを負荷したり，しなかったりする）により，診断可能な代謝産物の排出が誘導されるかもしれないが，これらの試験の経験のある人により病院でのみ実施すべきである。中鎖トリグリセリド負荷試験は MCAD 欠損患者に致死的な結果を引き起こすので，MCAD 欠損の可能性を除外できた場合にのみ行う。このグループの多くの疾患に対して，分子生物学的な解析は容易に施行できる。これらの多くの欠損で培養線維芽細胞やリンパ細胞，肝臓，骨格筋において特異的酵素分析も行うことができる。

β酸化障害に対する新生児スクリーニングがアメリカや多くのヨーロッパの国で，育児施設を出る前に乾燥血液検体を用いタンデム質量分析により行われている。発症前に患者を同定することで，多くの場合，突然死などの致死的な症状を避けることが可能である。現在では，スクリーニングは費用対効果が優れていると認識されている[137]。

表 70.5 ペルオキシソームβ酸化異常を疑う所見

神経学的または知力の特徴
・発達遅延または退行
・てんかん発作
・低緊張
・末梢神経障害
・神経遊走の異常
・脱髄
形成異常の特徴
・巨大大腺門
・前額部上昇
・蒙古襞
四肢軟骨形成異常
肝腫大または肝硬変
腎嚢胞
副腎機能不全
眼の異常
・視神経萎縮
・白内障
・網膜症
聴力異常
成長障害

▶ペルオキシソーム

ペルオキシソームβ酸化異常の臨床症状や生化学的異常は間欠的ではないので，診断はミトコンドリアの異常よりも簡単である。ペルオキシソーム生合成やβ酸化の孤立性欠損を示唆する臨床所見を，**表 70.5** にまとめている。これらの診断は，てんかん発作や成長遅延，特に低緊張にともなう説明不能な症状において考慮する必要がある。

これらの疾患における生化学所見を，**表 70.6** に示す。血漿または尿の超長鎖脂肪酸，ピペコリン酸，フィタン酸，プリスタン酸のスクリーニングにより多くの患者が同定できる[138]。血漿超長鎖脂肪酸の測定は女性の X-ALD 異型接合体の疑いを排除するために使用すべきではない。その他の検査には，胆汁酸やコレステロール合成中間代謝産物，

表 70.6　ペルオキシソーム異常における生化学的特徴

欠損酵素	VLCFA	フィタン酸	ピペコリン酸	プリスタン酸	胆汁酸中間代謝産物	プラスマロゲン
ペルオキシソーム生合成疾患	高い	高い	高い	高い[a]	高い	低い
RCDP 1 型	正常	非常に高い	正常	正常	正常	低い
RCDP 2 および 3 型	正常	正常	正常	正常	正常	低い
X-ALD	高い	正常	正常	正常	正常	正常
直鎖アシル CoA オキシダーゼ欠損	高い	正常	正常	正常	正常	正常
D-二官能性タンパク質欠損	高い	正常～高い[a]	正常	正常～高い[a]	高い	正常
2-メチルアシル CoA ラセマーゼ欠損	正常	正常～中程度	—	非常に高い	非常に高い	—
レフサム病	正常	非常に高い	正常	正常	正常	正常

CoA：補酵素 A，RCDP：肢根型点状軟骨異形成症，VLCFA：超長鎖脂肪酸，X-ALD：X 関連副腎白質ジストロフィー。
[a] フィタン酸とプリスタン酸は食事から摂取されるため，新生児では最初は正常なことがある。

赤血球膜プラスマロゲン濃度，および培養皮膚線維芽細胞におけるペルオキシソームの有無がある。欠損患者の正確な予後を検討するため，培養皮膚線維芽細胞における特異的酵素分析と相補性解析が行われる。大部分のペルオキシソームの異常で，分子学的な変異解析が可能である[120]。

脂肪酸代謝異常の遺伝学

これまで同定されたすべてのミトコンドリア脂肪酸代謝異常と，X-ALD を除くすべてのペルオキシソーム異常は常染色体潜性遺伝である。そのため，きょうだいでの発生リスクは 25％である。X-ALD は X 染色体の形質として遺伝する。発症する男性は異常遺伝子のヘミ接合体を有し，一方，キャリアーの女性は正常な遺伝子と変異アレルとのヘテロ接合体である。そのため，キャリアー女性は妊娠ごとに X-ALD を発症する男児またはキャリアーとなる女児を授かるリスクがそれぞれ 50％ずつある。家族内に臨床上で大きな多様性があり，重篤な幼児期症状を呈する患者や軽度の骨髄ニューロパチーが同一家族内で生じる可能性がある。これを説明するために，研究者は，1 つの，またはそれ以上の付加的な常染色体異常が臨床症状の重症度を決定する因子となっていることを提唱している。

乳幼児突然死症候群と脂肪酸代謝異常

乳幼児突然死症候群におけるミトコンドリア β 酸化異常の役割は，特別に言及する必要がある。乳幼児突然死症候群の定義には正常な検死解剖所見の存在が含まれるので，β 酸化異常を有する多くの患者は筋や心臓，肝臓の入念な顕微鏡検査により乳幼児突然死症候群を除外できるであろう。不幸にも，乳幼児突然死症候群と診断されたすべての症例に同程度の精査がなされているわけではなく，そのため β 酸化異常の症例も存在する可能性がある。さらに，β 酸化異常のいくつかは明確な組織変化がほとんどまたはまったくない場合があり，死後の診断はさらに困難である。約 1～5％の乳幼児期の説明のつかない突然死が β 酸化異常に関連している[139]。これらは高頻度に生じ，また信頼できる検死解剖所見がないため，すべての説明のつかない突然死が起こった症例（乳児であろうがなかろうが）で β 酸化異常を含む代謝異常の可能性を評価すべきである[139]。

死後の検査は，血液，尿，硝子体液などについて，有機酸やアシルグリシン，またはアシルカルニチンについて分析すべきである。肝臓や筋，心臓の組織検体は急速冷凍し，酵素学的分析を行うまで −70℃ で保存し，皮膚線維芽細胞の培養は可能な時に開始すべきである。このような症例の診断決定のため真剣に努力することで再現するリスクのある家族に正確なカウンセリングが行え，無症候性のきょうだいの同定が可能になる。

脂肪酸代謝異常の治療

▶ミトコンドリア

現在の臨床的治療には，様々な食事治療のアプローチがあり，主に食事性脂質や炭水化物の摂取を変え，飢餓を避けることに焦点があてられている[17,140～145]。食事の回数を増やし絶食を回避することは簡単で，定常的なグルコースの供給を確保する予防対策となる。脂肪組織からの脂肪酸のエネルギーへの動員の必要性を最小限にすることで，嘔吐や倦怠感，昏睡，死の可能性を引き起こす有毒な脂肪酸代謝産物の蓄積を低下させる。適切に指示された食事間隔は確立されておらず，乳児，小児，成人の脂肪酸代謝異常により異なるかもしれない[146,147]。脂肪制限と高炭水化物摂取による管理は脂肪分解を抑制するので，長鎖の異常に一般的にみとめられている[148]。脂肪制限の指示は様々であるが，同じ年齢の 1 日のエネルギー必要量の 25～30％かそれよりも少ない[147]。

LCHAD または TFP 欠損患者からのデータは，総カロリーの 10％の長鎖脂肪酸の摂取量を制限しながら，年齢に応じたタンパク質を提供する食事が有益であることが示されている。6 日間にわたる高タンパク質，低炭水化物食は，肥満を減少させ，除脂肪筋量を増加させ，長鎖 β 酸化障害の小児における代謝を安定させた[144,145]。このアプローチについては，長期間の研究が行われていない。脂肪制限が MCAD 欠損症のために必要であるようには思えない。

中鎖脂肪酸油は短い鎖長の脂肪酸（C8：0，C10：0）で構成されているので，ミトコンドリアに入り酸化されるためのカルニチンに依存しないため，中鎖脂肪酸油を脂肪基質として用いることで長鎖脂肪酸欠損の影響を受けない β 酸化経路を増強する[140]。一般的に，総エネルギー摂取の 15～18％を中鎖脂肪酸油より摂取することが推奨されている[147]。1 つの研究で，0.5 g/kg の中鎖脂肪酸油が運動前

20分に与えられた時，横紋筋融解症および運動誘発横紋筋融解症の再発作が減少，または消失したことが報告されている[143]。

食事中に必須脂肪酸を増加させることは（総エネルギー摂取の1～2%），必須脂肪酸欠乏を防ぐためよく用いられる[140,149]。このため，アマニ油，キャノーラ油，クルミ油，紅花油が用いられる[147,150]。異なる脂肪酸を投与した線維芽細胞におけるアシルカルニチンの産生の研究では，長鎖β酸化障害において低飽和脂肪および高多価不飽和脂肪酸が毒性の高いアシルカルニチンの産生を減少させることを見出した[150]。すべての脂溶性ビタミンを含む毎日のマルチビタミンとミネラルのサプリメントも推奨されている。奇数鎖の炭素はβ酸化の最終サイクルでTCA回路中間体のプロピオニルCoAを生成するため，奇数鎖MCTの供給源のトリヘプタノインがMCT油の代替として提案されている。プロピオニルCoAのアナプレロティック効果［訳注：TCA回路の中間代謝物をつくる作用］は，長鎖β酸化欠損を有する患者で見られるTCA回路異常を改善することができる。非対照試験で，この点で有望であることが報告されているが，決定的な研究は行われていない[150～152]。

DHA欠損はLCHAD欠損患者で起こる可能性があり，これらの患者における網膜変性の原因であると考えられている[153]。ある研究で，高いDHAと低い3-ヒドロキシアシルカルニチン血中濃度のLCHAD患者で，視力の改善が示された[142]。

市販の医療用食品により，脂肪酸を調整，タンパク質およびマルチビタミンを増量した処方食が供給できる。中鎖脂肪酸油がエネルギーの大部分を占める処方食は，長鎖脂肪酸酸化異常患者の管理に用いることが推奨されている。十分な必須脂肪酸の供給とともに処方することで理論的に患者に必要な必須栄養素を満たすことができる。他の方法としては，高炭水化物食と低脂肪，適切なビタミンとミネラルを含む利用可能な処方食を組み合わせて使用する[147]。β酸化異常を有する患者の独特の要求に見合った処方食を用いて，長期的に有効性の評価を行った臨床研究はまだない。

併発疾患のある間は，体内の代謝要求が亢進するので炭水化物からのエネルギー摂取を増加させる必要がある。必要とされるエネルギーは適切な形態の経口または経鼻胃管投与で満たすようにするか，または経口摂取が不適な場合は経静脈輸液で満たすことができる。静脈内グルコース投与（8～10 mg/kg/分）は経口摂取が中断された時や，感染などに関連した急性症状の間に用いることができる[146,147]。

カルニチン補充はミトコンドリア内カルニチンプールを充足させ，有毒な脂肪酸代謝産物の放出を抑制するという論理的根拠に基づいてβ酸化異常の治療に古くから使用されている[148]。しかし，いまだに使用には議論の余地があり，カルニチン輸送担体欠損を除き，重要性が立証されていない[146,154]。カルニチン補充は血漿カルニチン濃度を正常化し，アシルカルニチンエステルの尿中排泄を増加させると報告されているが，必ずしも有毒な中鎖遊離脂肪酸の血漿への蓄積予防や，低血糖の予防，倦怠感や嘔吐の減少に有効なわけではない[155]。逆に，短期間のカルニチン補充によりケトン体産生が増加し，空腹時低血糖の間の症状を軽減することが示唆されている[156]。長鎖アシルカルニチン中間代謝産物の催不整脈作用への懸念が残っている[157]。カルニチン補充の推奨量は小児で50 mg/kg/日，成人で150 mg/kg/日である[147]。

リボフラビンは，FADの前駆体であり，ACD，ETF，ETFデヒドロゲナーゼに不可欠な補因子である。β酸化欠損が疑われる生化学的異常をもつ患者で，リボフラビンの薬理学的用量（100～200 mg/日）に反応し臨床症状が改善したことが報告されてきた。これらのグループの1つは，FADとの相互作用においてまだ定義されていない欠陥があるETFデヒドロゲナーゼの変異体をもっていた[92]。リボフラビンの投与によりミトコンドリア内のFADの濃度を増加させることは，明らかに十分に補因子を結合させ，活性を回復させる。第二の種類の患者は，肝機能障害が一定程度ある遅発性の脂質蓄積ミオパチーおよび筋力低下を示したと報告されている[158]。くりかえすが，これらの患者は，リボフラビンによる治療に反応するように思われるが，その欠陥は未定義のままである。各グループの中での著明な臨床上の多様性が報告されている。

ベザフィブラートは，一部の長鎖β酸化障害の患者において，そしてさらに高度のVLCADミスセンス変異を有する患者においてさえも，長鎖脂肪の酸化を亢進し，筋痛を減らし，身体活動を増加させた[159～162]。

▶ペルオキシソーム

ペルオキシソームβ酸化異常の患者の治療は，長い間難しかった。X-ALDの治療法は最も注目されている[163]。副腎不全のための副腎ホルモン補充は，X-ALD男性患者の大多数と，女性のキャリアーの1～2%に必要とされる。様々な超長鎖脂肪酸合成の阻害剤が超長鎖脂肪酸蓄積を防ぐため用いられてきた。この中にはオレイン酸やトリオレイン酸グリセリン塩，「ロレンツォのオイル（Lorenzo's oil）」として知られている3エルカ酸グリセロールが含まれる。ロレンツォのオイルの有効性を得るため最初に行われた大規模治療試験ではC26：0の脂肪酸を1日に10～15 mg未満とし，エネルギーの10%を脂肪から摂取する食事組成とした[164]。さらに，10～15 mLの紅花油と2 gの魚油（必須脂肪酸欠乏を防ぐため）とともに1.7 g/kg/日のトリオレイン酸グリセリン塩と0.3 g/kg体重/日のトリエルカ酸グリセリン塩を供給した。この処方計画を用いて副腎白質ジストロフィーおよび副腎脊椎ニューロパチー患者の超長鎖脂肪酸濃度を正常化することができたが，臨床症状の改善はほとんど見られなかった[164]。

より最近の研究においても同様の結果が得られた[165]。しかしこの研究では，ロレンツォのオイルに安全面での重大な問題点があった。また，すべての神経学的欠損を有するX-ALD患者にルーチンに処方するのは推奨されないという注意を促した。登録時には正常な神経学的検査とMRIスキャンを行った，生化学的に診断された無症状のX-ALD患児において，前向きに評価を行った。ロレンツォのオイルは，以前の症例を対照として比較すると，血漿C26：0の濃度が治療により正常化したグループでは，神経学的に，またMRIスキャンで見られる異常の発生を遅らせた[125]。この予防効果は部分的なものであり，患者の24%は神経学的およびMRIで異常が見られ，11%は神経学的およびMRIの両方で異常が見られた。

ロバスタチンにより 3～12 ヵ月治療した 12 人の X-ALD 患者は，最初超長鎖脂肪酸が減少した後，種々の程度で維持された。この小規模研究から臨床的有効性を結論づけるのは不可能である[166]。ロバスタチンが無症候性の男児に予防効果があるかどうかを判断する研究は進行中である。

造血幹細胞移植は，脳型の X-ALD の男児にとって最も有望な治療法であることが示された[167～172]。病気の初期段階で骨髄移植または臍帯血移植を行うことで，短期的な臨床所見や MRI 上の異常を安定化させることが示されている。遺伝的に ALDP を発現するように改変した自己造血幹細胞の移植は，ヒト白血球抗原（human leukocyte antigen：HLA）が一致したドナーがいない男児にとって，また従来の同種造血幹細胞移植では死亡のリスクが高い脳疾患をもつ成人のためのオプションかもしれない[173]。高度な疾患をもつ男児のための有効な治療法は存在しない。幹細胞移植と組み合わせた *N*-アセチル-L-システインは，進行性脳疾患の男児で予後の改善が見られた[174]。ペルオキシソーム β 酸化の他の単一の酵素欠損の特別な治療法は報告されていない。

ペルオキシソーム生合成障害は多臓器が関与し様々な代謝経路に異常があるため，患者の治療は困難である。VLCFA 摂取の減少に加えて，フィタン酸摂取（<10 mg/日）を減少させることが，成人レフサム病患者に見られるのと同様に，有効であるかもしれない[132]。乳製品，反芻動物由来の肉や脂肪は食事性フィタン酸の主な供給源である。緑色野菜が一般的に食事から除かれるが，現在では生理的な意味でのフィタン酸供給に重要であるとは考えられていない。残念ながら，多くの食品において利用可能な情報には限りがある。食事からのフィタン酸の摂取を 10～20 mg/日以下に減らすのは困難である。

経口製剤によるエーテル脂質，コリン（100 mg/日），デオキシコリン酸（100 mg/日）や DHA（250 mg/日）の補充が有効であるとする非対照試験がある[175～177]。ペルオキシソーム生合成障害を有する 5 人の患者で，DHA（200～600 mg/日）の補充により DHA 濃度が正常化した患者は，視力や筋緊張においても臨床的に改善が見られた[178]。DHA 補充により MRI 所見で進行性の髄鞘形成が確認された。最も大規模な研究で DHA エチルエステル（100～500 mg/日）により 6 週間～9 年間治療した 20 人の患者の報告がある[179]。すべての患者に年齢に見合った食事を供給し，葉物野菜，肉の白色脂肪を制限し，ビタミン A，D，E，K を補充した。肝機能検査はすべての患者で改善を示し，VLCFA 濃度は 20 人中 18 人で減少した。視力の改善は 20 人中 12 人の子どもで観察された。筋緊張は 20 人中 13 人で自覚的に改善しているようであった。MRI スキャンにおける進行性の髄鞘形成はデータが得られた 12 人中 9 人で観察された。

ある研究で，23 人の患者（古典的 Zellweger 症候群 2 人，軽症の Zellweger 症候群スペクトル表現型の 19 人，二官能性タンパク質欠損症の 2 人）における眼科学的な指標に対する DHA 補充の効果を調べた[180]。眼振は，すべての患者で改善した。軽症の表現型を有する患者の大多数で，視力と網膜機能の安定化または改善が見られた。血中 DHA 濃度の正常化が見られ，視力の改善には DHA の視覚伝道経路における役割が関与していると考えられた。網膜内のリン脂質二重層に含まれる DHA はメタロドプシンⅡ-G タンパク質結合シグナル経路の動態を最適化する[181]。ペルオキシソーム生合成障害患者における DHA 欠乏の是正はできる限り早く開始すべきである。ビタミン A，D，E，K，ならびにカルニチンの補充が推奨されている。胆汁酸の補充は，肝機能障害を有する患者において有益である。患者の副腎不全についての監視が必要で，それに応じて治療する必要がある。てんかん発作を有する患者は，発作時には抗痙攣薬で治療すべきである。軽症の表現型の患者は，補聴器，眼鏡，発達障害者への支援の恩恵を受けることができる。これらの患者における治療の有効性を評価するための詳細な前向き研究が必要である。

（Jerry Vockley, Lynne A. Wolfe, Deborah L. Renaud／中屋　豊 訳）

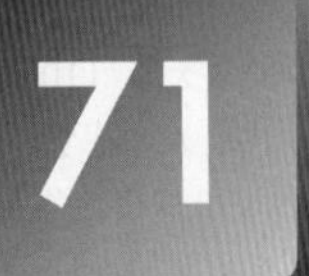

特定疾患あるいはその他の病的状態をもつ乳児と小児に対する栄養管理

特定の疾患あるいは小児科領域で遭遇する病的状態をもつ乳児および小児に対して栄養管理を行うためには，その疾患の原因・その影響，およびそれら疾患がなぜ，またどのように患児のエネルギー・栄養素の必要量に影響するのかに関して，現実に即した知識が必要である。本章では，患児の食事必要量に影響する特定の疾患や病的状態の栄養学的意義を概説し，栄養管理全般について述べ，経腸・経静脈栄養法については詳細に資料を示す。

栄養管理を必要とする特定疾患およびその他の病的状態

▶呼吸循環器疾患

小児が栄養サポートを必要とする重要な疾患を2つあげると，先天性心疾患および囊胞性線維症（cystic fibrosis：CF）がある。先天性あるいは後天性の心筋症，間質性肺疾患など，その他の心不全あるいは呼吸不全をきたす疾患は，これらよりはるかにまれであり，栄養管理に関しては，同様のアプローチが用いられる。

先天性心疾患

慢性的タンパク質・エネルギー低栄養は，主に成長障害をきたし，先天性心疾患の乳児および小児でよく見られるが，うっ血性心不全・肺高血圧症を伴う例で特に頻度が高い[1~6]。最近の詳細な研究があるわけではないが，軽症の心疾患例における栄養素必要量は，非心疾患患児と比べて，大きく増加してはいないようである。しかし重症の心疾患患児では，必要量はかなり増加している[1,7,8]。とはいっても大部分の患児において，低栄養の主要な原因は摂食不良である[1~3,6,7]。単に食欲低下によることもあるが，食事摂取の際に疲れすぎてしまうこともある。さらに治療の一環として，水やナトリウム摂取が制限されることが多く，利尿剤もしばしば投与される。これらの結果，たとえタンパク質やエネルギー摂取が十分であっても，成長障害が起こりうる。

先天性心疾患の乳児に対して，最も普通に用いられる栄養療法は，食事の量を減らすためのエネルギー・栄養素密度の高い食事である。経鼻あるいは胃瘻を介する経管栄養もしばしば用いられ，食事摂取に伴って疲労をきたすような重症例では特に適応となる。一般的に，十分な栄養補給がなされれば，患児のほとんどは，ほぼ正常に成長できる[9~13]。さらに先天性心疾患の外科治療後，十分なタンパク質・エネルギーが供給されれば，ほとんどの患児で，遅れていた成長が追いつく[14]。

囊胞性線維症

囊胞性線維症においては，肺および膵機能が進行性に障害される。肺病変により，栄養素の必要量が多少増加するが，むしろ摂取が低下することに影響が大きく，特に急性増悪時や肺病変の進行した年長児で顕著である。膵機能障害により，食事からの主要なエネルギー供給源である脂質の吸収が著明に障害される。すなわち，本疾患患児における低栄養の原因としては，一次性（栄養素の摂取不足），二次性（便中へのタンパク質，また特に重要なものとして脂質の喪失）がある。本疾患そのものにはエネルギー代謝異常は伴わないので，二次性の要因は膵酵素補充治療によりコントロール可能である[15]。

囊胞性線維症患児に対しては，以前から高タンパク質・低脂質食が推奨されてきた。しかし膵消化酵素補充療法が行われれば，ほとんどの患児は，通常食でも栄養状態を保つことができる。若年例では通常食欲はよく保たれているが，肺病変の進行とともに，通常食欲が低下する。多くの進行例患者では，タンパク質・エネルギー摂取が推奨される量を下回るが，特にエネルギー不足が顕著である。このような患児に対して，経腸栄養法が考慮されるが，膵酵素補充治療が行われている限り，半消化態栄養剤が特に優れている点は見あたらない[16]。脂質吸収障害による必須脂肪酸欠乏症の可能性が時に語られるが，必須脂肪酸摂取量が極端に低いのでなければ，回腸末端部の外科的切除を受けた胎便性イレウス例を除くと，重要な問題となることはまれである[17]。

低栄養が肺機能障害を助長するのではないかという懸念があり，この考えを支持するデータが増えつつある[18~20]。さらに，栄養状態を是正すると，迅速に筋力や肺機能も改善することが明らかとなっている[21,22]。早期介入により低栄養を防止し，長期的に成長を保つことができるので，栄養状態の改善や，軽度であっても栄養状態の悪化防止は推奨される[23]。しかし残念ながら，本疾患患児では栄養素の必要量が増加しているが，乳幼児から学童期に至るまで，囊胞性線維症児における食事摂取は，それを満たすものではない[24,25]。このような例では，薬物による補助（酢酸メゲストロールなど食欲促進薬やヒト成長ホルモン）が体重増加に有効である可能性があるが，肺機能改善には無効と思われる[26~28]。また体重増加やその他の身体計測指標だけでは，患児における低栄養を過小評価することになる[29~31]。

慢性肺病変をもつ患児に対しては，高脂肪食が推奨されてきた。その根拠は，炭水化物の酸化に比べて，脂質酸化による二酸化炭素の産生は少ないので，すでに病変の起こっている呼吸器系に対して負担が少ないというものである。人工呼吸を要する患児や，すでに肺病変の進行している患児では，これは非常に重要な点である。肺疾患患者に対して，この原理に基づいた製品が販売されている（Pulmocare，Ross Laboratories, Columbus, OH）。この製品は成人に対して開発されたものだが，小児にも用いることができる。ただし，ナトリウム量が多いという問題がある。最後に，脂溶性ビタミンが適切に供給されるように留意しなければならない。特に嚢胞性線維症患児で欠乏する可能性のあるビタミンKに注意を要する[32)]。

嚢胞性線維症の医学的・栄養学的治療に関して大きな進歩があったものの，まだまだ不明の点も多い[33)]。嚢胞性線維症財団の「小児嚢胞性線維症患者の栄養」および北米小児消化器栄養学会から詳細な推奨が発表されている[34)]。

▶消化器疾患

消化管疾患をもつ乳児および小児において，低栄養の頻度は高い。その原因は通常，消化管機能障害（下痢・嘔吐）による続発性のものである。しかし下痢も嘔吐も，水・電解質以外の栄養素摂取を控えることにより治療されることが多く，その結果として当然低栄養をきたす。

急性下痢

通常の病原体による急性下痢は，4～5日以上続くことはまれである。その間の主な治療目標は脱水状態を防ぐことであり，経口補水液（oral rehydration solution：ORS），低栄養児用に特化させたORS，その他経口補水液を用いるが（**表71.1**），それぞれに長所・短所がある[35)]。特に下痢に発熱や嘔吐を伴う場合には，入院および経静脈的補液を要することもある。

急性下痢の患児に対して，何を経口摂取させるべきか，あるいは経口摂取自体をさせるべきかどうかは，以前から議論のあったところであるが，いずれの点も未解決である。一般的に急性下痢の患児において，経口摂取者では便の量が多いが，これは経口摂取の禁止を示すものではない。ほとんどの患児において，程度の差こそあれ経口摂取は可能であるが，患児の年齢・下痢の重症度や原因を慎重に考慮して，摂取内容を決定する必要がある。それには2つのアプローチがあり，先進国において可能な方法については後で述べる。発展途上国においては，医療機関の普及が限られており，液体ミルクベースの食材か，細菌汚染のリスクを避けるために水を添加せずに摂取できる乾燥した固体の治療食（例：Plumpy'nut, Nutriset, Malaunay, France）の利用が必要であり，これも重要なアプローチである[36)]。First World Congress of Pediatric Gastroenterology, Hepatology, and Nutritionのワーキンググループ報告に，この分野の最近の進歩がまとめられている[37)]。

先進国における最も頻度の高い急性下痢の原因はウイルス感染であり，感染者との接触により伝染する。細菌性下痢はまれであり，貧困や，海外旅行と関連して起こる[38,39)]。したがって，病原体を同定するための便培養は通常有用ではない。病原細菌性下痢（例：*Salmonella*, *Shigella*, *Campylobacter* spp., 病原性大腸菌 *Escherichia coli* 血清型O157：H7）は，コレラで起こるのと同様に，アデニル酸シクラーゼ刺激による分泌性下痢である[40)]。これに対し，ほとんどのウイルス性下痢（例：ロタウイルス）は，浸透圧性（ロタウイルスで報告されているようにグルコース輸送阻害による）[41)]と分泌性の両方の要素がある。したがって，便のpHや還元物質の存在を検査することは非常に有用である。pH6未満，および還元物質の存在は，炭水化物不耐性すなわちウイルス性であることを示す。便検査を行うのは，十分な還元糖（例：5%グルコース溶液やORS）の摂取が最善であり，固形物ではなく便の水分量を測定すべきである。

急性下痢における炭水化物の吸収障害は非常に頻度が高いが，幸いほとんどの例で一過性である。グルコースを含むすべての糖の吸収障害が起こるが，だからといって，急性下痢においてORS投与を忌避してはならない。時に炭水化物の吸収障害が遷延して，患者が感染後胃腸炎を発症することがある。成長曲線が標準より低い年少児で，代謝性アシドーシスを呈する例が特に感染後の胃腸炎を起こしやすい。完全静脈栄養（total parenteral nutrition：TPN）導入以前は，このような例は非常に死亡率が高かった。しかし現在では，このような症例であっても，ほとんどの場合成分栄養あるいは半消化態を用いた経静脈的な栄養サポートによって管理可能である。

下痢の原因が浸透圧性と考えられ，炭水化物含有補給液により下痢が再燃した場合，炭水化物非含有補給液（**表71.1**）ならうまくいくことが多い。しかし，このような補給液の場合，ケトーシスや時に低血糖を起こすことがあるので，ある程度の炭水化物摂取が必要であるが，入院児の場合，経静脈的に投与される。入院を要しない患児では，ほとんどの場合，経腸ルートによりある程度の糖質投与が可能である。補給液30 mlあたり0.5 gのグルコースあるいはスクロースで，摂取は十分だが過剰ではなく，不耐症は起こらずにケトーシスや低血糖を防止できる。この量で問題なければ，炭水化物の耐性が増すのに合わせ，毎日あるいは隔日に炭水化物量を増加させることができる。到達目標の炭水化物量（約2 g/30 ml）に耐えられるようになったら，通常患児は，炭水化物含有の補給液に変更することができる。

下痢が分泌性であれば，供与量は通常便の量に影響しない。実際多くの場合，グルコース-電解質溶液（例えば，ORS）はむしろ便の量を減らすようである。いずれにせよ，水や電解質の補充量は，下痢が治まるまでの間，腸管からの喪失とバランスをとらなければならない。したがってこのような例では，供与量に関する決定は臨床経験に基づいて行う必要がある。

下痢の原因のいかんを問わず，ラクトース（乳糖）を含むもの（特に母乳）を避ける傾向があるが，ほとんどの下痢の乳児において心配不要である。むしろ，母乳の継続が推奨される。初診時に患児の便pHが正常であり，還元物質がみとめられなかった場合，ラクトース（乳糖）不耐症が下痢に関与している可能性は低い。

通常急性下痢は4～5日で治まるのに，この間で軽快しない患児がある。このような患児では，栄養管理が極めて重要な課題となる。ほとんどの患児は，4～5日程度ならほとんど栄養摂取なしでも耐えられるが，2週間以上もたつと低栄養状態となり，下痢の持続と低栄養による二次的な腸管病変を起こす。このような患児は，粘膜の二糖類分解酵素欠乏（例：ラクターゼ欠乏，まれにスクラーゼ欠乏）をきたす。さらに，単糖類の不耐症も起こる。このような乳児では，入院せずに管理するのは困難である。補給液の選択は，下痢の原因として疑われる，あるいは培養での同定された原因に基づいて行うべきであり，二次的に粘膜での加水分解酵素欠乏の可能性が高いことも考慮する。ある

IV

表 71.1　消化管機能が未熟な，また障害のある乳児に対する栄養剤の組成（100 kcal あたりの主な栄養素量）

	RCF®[a,b]	Pregestimil®[c]	Nutramigen®[c]	Portagen®[c]	Alimentum®[a]	Pediasure®[a]	Neosure®[d]	Nutramigen® AA[c,f]	Elecare®[a,f]	Neocate®[e,f]
容量（mL）	123（148）	150	150	100	148	99	134	150	148	150
水（g）	108（133）	131	133	85	133	83	120	133	132	記載なし
タンパク質（g）	4.9（3.0）（分離大豆タンパク質）	2.8（カゼイン加水分解物）	2.8（カゼイン加水分解物）	3.5（カゼインナトリウム）	2.75（カゼイン加水分解物）	2.9（牛乳，濃縮ホエイタンパク質）	2.8（無脂肪乳，濃縮ホエイタンパク質）	2.8（遊離 L-アミノ酸）	3.1（遊離 L-アミノ酸）	3.1（遊離 L-アミノ酸）
脂肪（g）	8.9（5.3）（高オレイン酸紅花油，大豆油，ココナッツ油）	5.6（中鎖脂肪酸油，大豆油，コーン油，高オレイン酸紅花油または高オレイン酸ヒマワリ油）	5.3（パーム油，大豆油，ココナッツ油，高オレイン酸ヒマワリ油）	4.8（中鎖脂肪酸油，コーン油）	5.54（紅花油，中鎖脂肪酸油，大豆油）	3.8（高オレイン酸紅花油，キャノーラ油）	5.5（大豆油，高オレイン酸紅花油，中鎖脂肪酸油，ココナッツ油）	5.3（パーム油，ココナッツ油，大豆油，高オレイン酸ヒマワリ油）	4.8（高オレイン酸紅花油，中鎖脂肪酸油，大豆油）	4.5（パーム核油またはココナッツ油，高オレイン酸ヒマワリ油・大豆油）
リノール酸（mg）	1,663（1,000）	940	860	343	800	N/A	750	860	840	677
炭水化物（g）	0（10.1）（医師の選択による炭水化物源，通常はグルコース）	10.2（固形コーンシロップ，化工コーンスターチ）	10.3（固形コーンシロップ，化工コーンスターチ）	11.4（固形コーンシロップ，スクロース）	10.2（スクロース，化工タピオカでんぷん）	13.8（スクロース，マルトデキストリン）	10.1（固形コーンシロップ，ラクトース）	10.3（固形コーンシロップ，化工タピオカでん粉）	10.7（固形コーンシロップ）	11.7（固形コーンシロップ）
ナトリウム（mg）	73（44）	47	47	55	44	38	33	47	45	37.3
カリウム（mg）	180（108）	110	110	125	118	129	142	110	150	155.1
塩化物（mg）	102（62）	86	86	86	80	113	75	86	60	77.2
カルシウム（mg）	172（105）	94	94	94	105	104	105	94	116	124
リン（mg）	123（75）	52	52	71	75	83	62	52	84.2	93.1
マグネシウム（mg）	12.3（7.5）	8	8	21	7.5	17	9	11	8.4	12.4
鉄（mg）	2.95（1.8）	1.8	1.8	1.9	1.8	1.13	1.8	1.8	1.8	1.85
亜鉛（mg）	1.23（0.75）	1	1	0.94	0.75	0.63	1.2	1	1.15	1.66
マンガン（μg）	42（25）	25	25	125	8	167	10	60	84	90
銅（μg）	123（75）	75	75	156	75	83	120	75	126	124
ヨウ素（μg）	25（15）	15	15	7.3	15	9.6	15	15	8.9	15.4
セレン（μg）	2.95（1.8）	2.8	2.8	—	1.8	2.9	2.3	2.8	2.6	3.73
ビタミン A（IU）（レチノール）	498（300）	350	300	780	300	209	350	300	273	391
ビタミン D（IU）（カルシフェロール）	100（60）	50	50	78	60	67	70	50	60	59.9
ビタミン E（IU）（トコフェロール）	2.46（1.5）	4	2	3.1	3.0	2.5	3.6	2	2.1	1.14
ビタミン K（μg）（フィトナジオン）	18.45（11）	12	9	15.6	8	6.7	11	8	13	8.79
ビタミン B_1（μg）（チアミン）	98（60）	80	80	156	60	250	175	80	210	92.6

表 71.1　続き

	RCF®[a,b]	Pregestimil®[c]	Nutramigen®[c]	Portagen®[c]	Alimentum®[a]	Pediasure®[a]	Neosure®[d]	Nutramigen® AA[c,f]	Elecare®[a,f]	Neocate®[e,f]
ビタミン B_2（μg）（リボフラビン）	148（90）	90	90	187	90	209	150	90	105	137.8
ビタミン B_3（μg）（ナイアシン）	2.214（1,350）	1,000	1,000	2,080	1,350	834	1,950	1,000	1,680	1,544
ビタミン B_5（μg）（パントテン酸）	1,230（750）	500	500	1,040	750	1,043	800	500	421	620
ビタミン B_6（μg）（ピリドキサール PO_4）	98（60）	60	60	208	60	250	100	60	84.2	123.5
ビタミン B_7（μg）（ビオチン）	7.50（4.5）	3	3	7.8	4.5	18.8	9	3	4.2	3.1
ビタミン B_9（μg）（葉酸）	24.6（15）	16	16	15.6	15	25	25	16	29.5	10.2
ビタミン B_{12}（μg）（コバラミン）	0.74（0.4）	0.3	0.3	0.62	0.45	0.6	0.4	0.3	0.4	0.26
ビタミン C（mg）（アスコルビン酸）	14.8（9）	12	12	8.1	9.0	10	15	12	9	9.26
コリン（mg）	19.3（12）	24	24	13	12	35	16	24	15	13.1
イノシトール（mg）	8.0（5）	17	17	4.7	5	8.3	35	17	5.1	23.3

MCT：中鎖脂肪酸，RCF：ross carbohydrate free。
[a] Abbott Nutrition, Columbus, OH.
[b] この製剤は炭水化物を含まず，他の製剤とは大きく組成が異なっていることに注意されたい。しかし推奨の通りに，390 mL の RCF を，54 g の炭水化物（例：グルコース）と 360 mL の水で調整した場合，カッコ内の値となり，この場合，表に示す他の製剤のほとんどと類似の炭水化物含量となる（30 mL あたり約 2 g）。他の製剤では下痢が再燃するなどの問題を生じる場合，筆者は，当初 RCF を 12 g の炭水化物（例：グルコース）と 360 mL の水で調整し（30 mL あたり 0.5 g の炭水化物），炭水化物への耐性が増すのにあわせ，360 mL あたり 12 g の炭水化物（例：グルコース）を，1 日ごとあるいは隔日に徐々に増加することをすすめる。いったん 30 mL あたり 2 g の炭水化物量が達成できたら，たいてい他の炭水化物含有製剤に変更可能である（詳細は本文を参照）。
[c] Mead Johnson Nutrition, Evansville, IN.
[d] この製剤は未熟児用であることに注意。
[e] Nutricia North America, Gaithersburg, MD.
[f] これらの製剤は，低アレルギー性である。

IV

補給液を少量使って問題がなかったすると，栄養面での必要量を満たすだけの量を，持続注入法により供給できることが多い[41]。このような場合年少の乳児では，入院を要することが多い。

慢性下痢

非感染性の慢性下痢は，種々の先天性・後天性の異常によって起こり，それには絨毛構造の異常（例：セリアック病），微細構造の異常（例：先天性微絨毛萎縮症），分子レベルの異常（例：先天性クロール下痢症）などがある。適切な管理が行われなかった場合，これらの疾患によりしばしば急性下痢の場合と同様の粘膜機能の二次的な変化が起こる。ここでは，慢性下痢を起こす原因疾患として，最も頻度の高いもの2つ，すなわちセリアック病と炎症性腸疾患の栄養管理について述べる。一般的に，その他の慢性下痢に対する栄養管理は上に述べたのと同様だが，病因・病態に合わせなければならない。

セリアック病　セリアック病（celiac disease）はグルテン感受性の胃腸障害であり，以前考えられてきたよりはるかに頻度が高いことが認識されている[42,43]。グルテンを含まない食事を厳密に守ることが治療の根幹であり，成人のセリアック病患者に対するグルテンの安全な閾値が確立されている[44]。グルテンを含まないという基準を満たすためには，食品中含量は20 ppm未満でなければならない。セリアック病患者は，小麦（まれにはライ麦）を含む食品を制限しなければならない。小児における遵守は難しく，特に典型的症状がなく，マススクリーニングで見出された思春期患者においてそうである[45]。幸い，オーツ麦のシリアルにはグルテン非含有シリアルの安全な代用となり，本症患児の管理に役立つものがある[46]。グルテンフリー食を厳密に守る理由は，症状改善に限らない。厳密にグルテンフリー食を遵守すべき理由は多数あり，適切な成長，正常の骨密度の維持，鉄欠乏性貧血の是正はその一部である[47~49]。これについても，First World Congress of Pediatric Gastroenterology, Hepatology, and Nutritionのワーキンググループが，本症患児の治療に関して報告している[50]。

炎症性腸疾患　炎症性腸疾患は，潰瘍性大腸炎とクローン病（限局性腸炎，肉芽腫性腸炎）から成り，慢性下痢や成長障害をきたし，適切な栄養管理を行っても不可逆となることがまれではない[51~53]。潰瘍性大腸炎では大腸のみに病変が起こり，小腸の吸収機能には影響しないので，成長障害は重篤ではない。しかしクローン病の病変は全消化管に起こりうるが，主に回腸末端に起こり，消化管壁全層性である。その病因は不明であるが，遺伝的素因をもった例において，環境，免疫，細菌性要因の相互作用が関与して起こる。クローン病における栄養不良・成長障害は本症患児の30%にも起こり，栄養素摂取不足と炎症の成長に対する慢性的影響の結果生じる。実際，本症の場合，診断がつく前から，原因不明の身長の伸びの鈍化で初発することもまれではない[54~56]。

抗炎症薬（免疫抑制薬），例えば5-アミノサリチル酸誘導体や，アザチオプリンのような免疫調整薬が，寛解の導入・維持のための治療の主流である。プレドニゾロンなどステロイドも処方されることがあるが，長期使用により，小児では副作用発生の恐れが非常に大きい。

腸管閉塞，穿孔，膿瘍，瘻孔など，クローン病の合併症に対する外科的治療を予定されていた患者において症状の改善が見られたことから，成分栄養および半消化態栄養剤が初期治療として用いられるようになった。その改善の詳細な機序は不明だが，成分栄養剤（理想体重の133%あるいは実際の体重あたり60~75 kcal/kgを照準）により，成人にはあてはまらないが，小児では抗炎症薬に匹敵する治療効果が得られている[57~63]。

半消化態栄養剤も寛解導入に有効であることが示されている。微量栄養素の欠乏が報告されており，特にカルシウム，ビタミンD欠乏により骨量減少，骨粗しょう症が，鉄欠乏により小球性貧血，葉酸欠乏により大球性貧血が起こり，これらがみとめられた場合には適切な補充が必要である。この点についても，First World Congress of Pediatric Gastroenterology, Hepatology, and Nutritionのワーキンググループが，クローン病患児の栄養管理と今後の問題点を示している[64,65]。

嘔吐をきたす疾患

急性の嘔吐のほとんどは一過性であり，栄養面で問題となることは少ないが，慢性嘔吐は，種々の疾患に伴って起こる。消化管に起因するものとして最も頻度の高いのは，胃食道逆流である。

胃食道逆流　乳児においては，胃食道逆流はある程度は生理的である。しかし成長障害や反復する誤嚥やその合併症（生命に関わるような事象や慢性肺疾患）が伴う場合は，病的意義を有する胃食道逆流症（gastroesophageal reflux disease：GERD）となる。乳児における胃食道逆流に対する診療ガイドラインは，North American Society for Pediatric Gastroenterology and Nutritionから発表されている[66]。

本症の初期における栄養管理としては，摂食中およびその直後に座位を保つこと，caregiverに対して正常に体重が増加し，呼吸器系の症状がない限り逆流がくりかえされても心配ないと説明することである。うつぶせで寝かせると胃食道逆流の頻度は減るが，乳幼児突然死症候群の発生率が高まるので，避けるべきである。人工乳を供された乳児における嘔吐の場合，低アレルギーの人工乳を1~2週間試みる価値がある。ライスシリアルなど増粘剤は，食道への逆流そのものは減少させないが，嘔吐の回数は減らす可能性がある。

小児期，思春期において，左側臥位とし，睡眠中ベッドの頭側を挙上すること，カフェイン・チョコレート，刺激物，タバコ，アルコールを避けることは，症状を軽減させる。H2ブロッカーやプロトンポンプ阻害薬は，疼痛軽減・治癒促進に有用である。消化管の運動促進性薬剤（例：シサプリド）は不整脈の副作用のため，コリン作動性薬剤（例：ベタネコール）は効果がないとして，今日ではGERD治療薬として推薦されない。適切な医学的治療を行っているにもかかわらず成長障害や身長に比して体重減少が見られた場合，それ以上の逆流を回避するために十二指腸か空腸への持続注入のような，栄養療法の適応となる。患者によっては，Nissenの噴門形成術のような，逆流に対する手術が必要となることもある。

その他の疾患　上記疾患よりはるかに頻度は低いが，他にも慢性的嘔吐の原因となる疾患がある。原因は不明であるが，周期性嘔吐症（腹部片頭痛）は，重要だが十分認識されていない小児期慢性嘔吐の重要な原因として認識されつつある[67]。本症においては，数時間～数日持続する反復性かつ重症の嘔吐が起こり，経静脈輸液のため入院を要することもある。一方，その他の原因（例：消化性潰瘍）の場合，それほど重症ではないがより頻度の高い嘔吐発作が起こることが多い[68]。反芻症も小児における慢性嘔吐の原因となる。以前は発育遅延児でのみ起こると考えられていたが，現在では正常発育児や思春期でも生じることがわかっている。このような例における栄養素の欠乏は，摂取不十分によるものであり，医学的治療とともに，症状軽快時に十分なタンパク質・エネルギーを与える。

短腸症候群

短腸症候群は，有効吸収面積の著しい減少による疾患である。機能的には，本疾患の病態は慢性下痢と同様と考えられるが，短腸症候群における消化管の運動，分泌，消化，吸収の障害は，細菌やウイルスではなく小腸が広汎に失われたこと，およびこれら病原体や低栄養の二次的影響によるものである。一般的に，短腸症候群の重症度は残存する腸管の長さに逆比例するが，回盲弁は腸内容物の移動時間を調整し，逆流性の回腸炎防止機構の役割を果たしており，それが失われると重症度が高まる[69,70]。腸管の失われた部位によっては，特異的症状が起こる。二糖類分解酵素は空腸で活性が高く，コレシストキニンその他の消化管ホルモンも空腸から分泌されるので，空腸切除の場合，炭水化物の吸収障害，胆汁・膵液分泌障害，運動障害がより重篤となる。これに対し，回腸の喪失により，胆汁酸取込みやビタミン B_{12}吸収が障害される。一般論としては，回腸の適応能は空腸より劣っており，回腸喪失に比べると，空腸喪失のほうが症状が軽い傾向にある。

広汎な消化管切除後早期に起こるのは，水および電解質の大量の喪失であり，経腸栄養法が不可能である。したがって，早期から中期的には，栄養素必要量の大部分は経静脈的に投与する必要がある。残存消化管が徐々に適合するにつれて経腸栄養法を進めることができるが，ゆっくりと行う必要がある。このような時期には，留置経鼻チューブ，胃瘻チューブを問わず，持続投与のほうがボーラス注入より問題が少ない[71]。さらに成分利用剤（**表 71.1**）は，それ以外に比べて耐えられることが多い。

適応過程が完成するのに数年かかることもあるが，そうなると消化がより困難なタンパク質や炭水化物も処方可能となりうる。しかしこの時期であっても，少量頻回分割食を要することもある。いずれの時期においても，胆汁酸をキレートするためのコレスチラミン，腸管通過時間を緩徐にするためのロペラミド，またアヘン安息香酸チンキ，腸内細菌の過剰な増殖を抑制するための抗菌薬など，薬物療法は，症状，病態改善に役立つ。

短腸症候群からの回復速度は種々の要因に影響され，残存腸管の長さは回盲弁残存の有無より重要である。母乳やアミノ酸ベースの補給液（特にグルタミンや長鎖脂肪酸強化）を早期から使用することは，粘膜の増殖を刺激し，腸管の適合速度を高めるとの報告もある[72～76]。ヒト成長ホルモン添加により，経静脈栄養法からの離脱が早まる可能性も指摘されている[77,78]。

適合には残存腸管の肥大と腸管粘膜の過形成という 2 つの機構が働き，両者が相加的に作用して腸管全体の表面積を増やす。一方，過剰な細菌増殖は，腸管の適応速度を遅くする[79]。腸管の連続性の速やかな回復，早期の摂取開始のいずれも，肝機能に対して防護的に作用し，TPN 関連胆汁うっ滞の発症を遅らせ，腸管適応の中～後期における合併症や死亡率の重要な原因である続発性の胆汁性肝硬変を防ぐ[77,80]。タウリン強化注入液の使用による防護作用も報告されている[81,82]。いずれにせよ，いったん胆汁うっ滞が起こったら（全身性感染によることが多い），続発性胆汁性肝硬変，肝不全，末期肝疾患，死亡を防ぐために，時期を逸せず経静脈栄養から離脱する，薬物療法（ウルソデオキシコール酸），外科的処置（胆道の洗浄），あるいはそれらの併用を講じる必要がある。コレシストキニンオクタペプチドは，前向き臨床試験において，プラセボに比して有効性が示されず，推奨できない[83～85]。

TPN 関連胆汁うっ滞の治療において，従来からの脂質乳剤から魚油エマルジョンへの変更の有効性が報告されているが[86,87]，現在のところ魚油エマルジョンは実験目的でしか使えない。さらに，魚油エマルジョンを用いたウサギの実験において，続発性胆汁性肝硬変の前駆状態である門脈周囲の線維化を促進する可能性が示唆されており[88]，現時点では推奨できない。したがって TPN 関連胆汁うっ滞の治療としては，やはり予防である。本症は，極低出生体重児（very low birth weight：VLBW，1 kg 未満）に最も起こりやすいので，このような対象者において 2～2.5 g/kg/日を超えて経静脈的に脂質乳剤を用いると，胆汁うっ滞を起こすおそれがあることを念頭におくべきであると報告されている[89,90]。

研究面ではこのように進歩があるものの，短腸症候群からの回復は結局のところ患児が十分な成長を達成できるかどうかにかかっており，エネルギー必要量は，1 歳までの急速な成長に必要な 115～125 kcal/kg/日から 1 歳以降は 80～90 kcal/kg/日に減少する。いいかえると，腸管の吸収面積が次第に回復して徐々に低下してきた患児のエネルギー必要量を満たす時点までは，経静脈栄養から完全に離脱することは困難である。内科治療が不成功に終わった患児の場合，外科的に腸管を延長する手術（例：Bianchi procedure, serial transverse enteroplasty）や，重症例では小腸移植手術，さらに末期肝疾患患児においては，肝移植をもあわせて行う必要があることがある。これについても，First World Congress of Pediatric Gastroenterology, Hepatology, and Nutrition のワーキンググループが，短腸症候群および関連疾患（例：先天性あるいは機能性 short guts）患児において遭遇する問題点を論じている[91]。

▶腎・泌尿器系疾患

過剰な水分および窒素老廃物の排泄は，腎・泌尿器系の主要な役割である。したがって小児における腎不全の栄養マネジメントは，基礎的必要量に加えて適切な成長に必要なエネルギー・タンパク質の確保と，障害腎あるいは血液透析により除去すべき水・窒素負荷の制限を両立させることになる。

急性腎不全

先天性心疾患に対する外科治療後の急性腎不全は，腎臓関連死の原因として最も頻度が高く，その他の原因としては，10歳までの年齢では敗血症，熱傷，10代では血液，腫瘍性疾患に合併するものが重要である[92]。成人の急性腎不全患者では，経腸栄養は問題を生じないようで，ほとんどの例で投与液量は処方量の90%を超えていた。さらに，経腸栄養に関連した消化器系や機械的な合併症の発生率は，急性腎不全患児と対照群で差がみとめられていないようだが，胃内残存液量が対照群の3.1%に対し急性腎不全群で7.3%と，若干高かったという報告がある。しかしたとえそうだとしても，経静脈的アミノ酸補充が必要となることがあり，特に血液透析療法患者に該当する[93]。持続的静静脈血液ろ過と持続的静静脈血液透析ろ過を比べると，アミノ酸の喪失は両者で同等と思われるが，前者では後者に比してアミノ酸のクリアランスが30%も高いようである。最も重要なことは，標準量の1.5 g/kg/日のタンパク質，安静時エネルギー消費量（resting energy expenditure：REE）の約120～130%エネルギーをTPNで供与しても，上記のいずれであろうと，窒素バランス達成が困難であることである[94]。

慢性腎不全

慢性腎不全患児において，自発的摂食減少は高頻度で見られ，時間経過とともに低下するが，これはおそらく食欲低下によるものである[95]。慢性腎不全の初期段階において患児に特殊食を処方することは，必要な栄養素の摂取を制限してしまうという副作用の懸念があり今日では推奨されないが，経腸あるいは透析中の経静脈栄養法が補助的に必要となることがある[96]。適正なエネルギー・タンパク質が供給される限り，生存期間が延長し，ほぼ正常の身長増加を達成できることは確実と思われる[97~99]。栄養補充を2歳までに開始すれば，成長が追いつくことも可能である[100]。

慢性腎不全患児のエネルギー必要量は健常児を上回るものではないと考えられ，透析液中のグルコース量（約8～12 kcal/kg/日）を考えると，実はより低い可能性もある[101~103]。タンパク質の必要量は，確たる根拠に基づかず腎機能保護のため以前は低く設定されていたが，このことはエネルギー摂取を減少させるという副作用があり，成人における前向き臨床試験において低タンパク質食は腎不全の進行を有効に遅らせるとはいえなかった。むしろ逆に，血液透析中のタンパク質必要量は，健常人に比べて年少の患児で約33%，年長の患児や思春期では50%も高く，腹膜透析ではそれぞれ50%，100%であった[95]。小児慢性腎不全患児における微量栄養素の必要量の詳細は，本章では述べないが，ビタミンAの過剰摂取に注意し，骨病変の発症を避けるため，リンの摂取量制限が必要である。

▶ヒト免疫不全ウイルス感染・後天性ヒト免疫不全症候群

ヒト免疫不全ウイルス（human immunodeficiency virus：HIV）感染において，不顕性感染から免疫不全への進行を遅らせるには，栄養状態を保つことが不可欠である。抗ウイルス療法および慢性疾患に対する支持療法はHIV/後天性ヒト免疫不全症候群（acquired immunodeficiency syndrome：AIDS）治療の根幹であるが，疾患が進行した段階の体細胞における主要な病態の1つであるHIV消耗症候群に対して栄養補充は重要な役割を果たす。適切な栄養補充が行われなければ，消耗による低栄養の結果，重複感染が起こり，さらに栄養状態が悪化する。また病期が進行すると，消化器系の機能障害のため栄養素摂取が障害される。複数の要因が重なって，HIV/AIDS患児の約90%は，疾患経過中に低栄養となる時期があるのは不思議ではない[104,105]。

HIV/AIDS関連の低栄養には，複数の要因が関わる。口腔内，歯肉，食道病変（潰瘍，歯周炎，カンジダ症など）のため食事を味わえず，むしろ苦痛となる。感染症や治療薬の影響による胃炎，嘔気，嘔吐，腹痛は食欲を低下させる。膵炎はジデオキシイノシンやペンタミジンのよく知られた副作用である嘔吐を伴うことが多い。慢性下痢は，栄養素の喪失をさらに悪化させる。脳の障害は，病期が進行した患児の1/3にみとめられ[106]，そのためさらにエネルギー摂取不十分となる。しかし，一見ほぼ正常の食事摂取と思われる患児であっても，非感染対照者に比べると，体重増加が少ない[107]。その原因として，HIVあるいは腸管の病原体による粘膜障害や吸収障害，エネルギーの利用障害があげられている[108]。

HIV感染患児治療の基本はHAART（highly active antiretroviral therapy）［訳注：複数の治療薬を組み合わせて投与し，ウイルスの増殖を抑えAIDS発症を防ぐ治療法］で，これなしでは栄養管理はうまくいかないし，その逆も真である。しかしHAARTが奏効し，適切な栄養素摂取が確保できたら，年齢比身長，年齢比体重，体重身長比（後述）は改善する[109]。HAARTができなかったり，HAARTで適切な成長が達成できなければ，HIV/AIDS患児に対して，経口的栄養補充を開始しなければならない。適切な体重増加のためには，健常児の推定必要量を50%も上回るエネルギーが必要となることがある。この方法でほぼ正常の成長が保てなければ，経腸栄養剤による補充を考慮する。これでも奏効しない例においては，十分な摂取を確保するため，胃瘻チューブ（経皮，内視鏡的，外科的）の挿入が必要となる。この場合，嫌な味覚で飲みにくい薬剤を，この経路で投与できるという利点もある[110,111]。胃瘻チューブが適応とならないHIV感染患児の場合，酢酸メゲストロールが食欲増進に有効であることがある[112]。ヒト成長ホルモンが一部の患児に用いられて，有効であった例もある。これらのいずれも無効の場合，TPNが考慮される。

HIV/AIDS患児における栄養補充の意義は，単に成長障害の回避に限るものではなく，栄養介入により腸管の吸収が回復し，CD4陽性細胞数が増加すると報告されている[113]。すなわち例えば肺炎の既往，母親の妊娠中不法薬物使用，CD4陽性細胞数低値，生後3ヵ月までに抗レトロウイルス薬投与，ウイルス量高値など成長障害のリスクをもつ患児は栄養サポートの対象候補である[114]。プロバイオティクスは，CD4陽性細胞回復，便の性状改善に有用として，推奨されている[115]。First World Congress of Pediatric Gastroenterology, Hepatology, and Nutritionのワーキンググループ報告において，HIV感染児の管理に関する最近の考え方，今後の方向性が示されている[116]。

▶重症疾患，外傷，熱傷

米国静脈経腸学会（ASPEN）により，重症疾患あるいは外傷児に対する栄養療法のガイドラインが発表されている[117]。その要点は，栄養スクリーニングおよびアセスメント，できれば間接熱量計を用いてエネルギー消費量の測定，可能な限り消化管を使うこと，専属小児栄養サポートチームの継続的な療法指導である。可能であれば，経腸栄養は適切なルートで早期に開始し，フローチャートに準じて段階的にレベルを上げ，絶えず観察し，診断手段，治療介入，経腸ルートの不具合などの結果として，経腸栄養が行えない場合や中断すべき場合などに関して定められた定義やアプローチに則り，必要に応じて調整しなければならない。経腸栄養法がうまくいかないような状況では，経静脈栄養法を考慮すべきである。

外科手術や敗血症において，横隔膜，肋間筋，心筋のタンパク質異化を防ぎ，呼吸，循環，免疫能に対する悪影響を防ぐのに必要なタンパク質量に関しては，タンパク質の異化が25％増加，尿中窒素排泄量が100％増加というデータに基づいて適当に確立されているが，残念ながらエネルギー必要量については確立できていない[118,119]。ハリス・ベネディクト式（Harris Benedict formula）のようなエネルギー必要量推測式は，不正確であることが少なくない[120～126]。さらに疾患や外傷に対するストレス応答は，以前考えられていたほどには普遍的，顕著なものではない[126,127]。重症疾患あるいは外傷患児に対する過剰栄養投与は，小児集中治療室において，潜在性の重要な問題であるとの認識が高まりつつある。過剰投与の結果，二酸化炭素の産生亢進，排泄増加によって，呼吸器系に悪影響を及ぼし，また高血糖，高脂血症，肝機能障害をまねく[128]。

確立したガイドラインはないが，重症疾患あるいは外傷児に対するエネルギー産生栄養素に関する現時点のコンセンサスとしての推奨は，以下のとおりである。(a) タンパク質は乳幼児に対しては2～3 g/kg/日，幼稚園児～学童期に対して1.5～2 g/kg/日，思春期に対しては1.5 g/kg/日。(b) 安静時エネルギー消費量（REE）計測値に基づいてエネルギー摂取量を決定し，高脂質・低炭水化物とする。その理由は，重症患児において脂質は優れたエネルギー源であること，必須脂肪酸欠乏症を回避でき，呼吸への悪影響がないことである。ただし間接熱量計が利用できない場合，計算式によることになるが，特に肥満児ではREEを過大評価する傾向にあり，計算式を修正する必要があることを認識しておかなければならない[117,123,129,130]。

一方，熱傷患児のタンパク質，エネルギー必要量については，以前から多くの研究が行われ，きちんと確立されている。タンパク質は1.5 g/kg/日，エネルギーはREEの1.2倍が，現在の推奨値である。これより多い量を投与した場合，体重は維持できるが，除脂肪体重を維持するには有用ではないと考えられ，現在ではルーチンには投与されない[131,132]。

▶その他の疾患

先天性代謝異常児，発達障害児，摂食障害児に関する詳細はここでは述べないが，これら複雑な問題について研究が行われてきた。先天性代謝異常児に対する食事療法においては，該当疾患の専門家と緊密に連絡して，通常有害事象を引き起こす代謝産物あるいはその前駆物質を除去する（例えば，フェニルケトン尿症児の食事からフェニルアラニンを除去）。発達障害児における栄養療法により，障害関連の併発疾患を減らすことができる[133]。入院患児は，不適切な栄養状態に陥りやすいだけではなく，摂食障害を起こすおそれもあり，学際的なチームによる管理が最適である[134]。

栄養療法に対する一般的なアプローチ

どのような栄養療法であれ，栄養状態を正しく把握するのが最も基本であるが，乳児の栄養状態把握は困難である[135]。その理由の一端は低栄養の確立した定義がないこと，また低栄養では初期から微妙な調節が起こり，そのため低栄養の影響がマスクされてしまうことである。とはいっても，栄養療法の対象者となる可能性のある患児は，例外なく何らかの客観的な栄養アセスメントが必要である。

多数の身体計測および生化学的栄養アセスメント手法が存在し，それらの利点，問題点，限界については，詳細な記述がある[135]。単一の指標，あるいはその組合せは，どれも理想といえるものがない。実際，その疾患の病態や生体の栄養予備力を把握して行った臨床的判断は，一般的に用いられる「客観的な」アセスメントに劣るものではない[136]。身長との関連で体重を評価するのは，栄養状態の最も有用な指標の1つである。年齢比の体重，身長それぞれ単独の値にかかわらず，体重身長比が成長曲線の10パーセンタイル未満であれば，低栄養と判断され，栄養療法が必要である。ただし，身長体重比は簡単に使えるが，年齢を考慮したBody Mass Index（BMI）のほうが，年齢に伴う体重と身長の関連をよく表すものとして推奨される[137]。

身長補正した体重は適切だが，体重，身長のいずれもが年齢不相応に低い（発育不良対衰弱した小児）という状況では，対応がより難しくなる[138]。このような患児は低栄養であり，強力な栄養介入が必要という十分な根拠はないが，一方，患児が十分な成長ができる環境を整えるべきであるという考え方もありうる。栄養に関する過去の情報を集め，内分泌学的検査を含め，より詳細な医学的評価を行う必要がある。

一般的にいって，低栄養児に対する提言内容は，低出生体重児（low birth weight〈infant〉: LBW）を含め，基礎疾患をもち，低栄養となるリスクをもつ患児にも適用できる。特にそれほど重症ではない患児においては，最初は通常の方法で栄養素摂取を増やすことを考えるべきである。これでうまくいかなかったら，市販されている栄養補助食品のどれかを使うことになるが，その場合通常の食品を置き換える結果になり，期待したほど全体の摂取量が増えないことがある。また，現在使用可能な製品のほとんどは成人用に開発されたものであり，小児科領域で最適なものではないが，PediaSure（Abbott Nutrition, Columbus, OH）は例外として適正である（**表71.1**参照）。

経腸栄養法

通常の食品が使えなかった場合，次の段階として，ワンショットあるいは持続注入として，経管ルートにて栄養剤を投与することになる。経腸すなわち経管栄養法は，重症および急性疾患の患児でも用いることが可能で，低コスト，低リスクという面から，経静脈栄養法より優先される[139~143]。投与ルート，すなわち胃か幽門後かという点は誤嚥性肺炎，チューブの不調，不耐症などの合併症発生率に影響しないようであるが，重症疾患あるいは外傷児では，特に早期に開始した場合，胃より幽門後ルートのほうが安定してエネルギーを供給できる[144,145]。しかしこのような利点はあるが，幽門後ルートには，幽門後へのチューブ留置はより難しく，X線の補助を要するという問題点もある。

経腸栄養剤としては，多くのものが利用可能である（**表71.1**）。栄養剤および投与ルートは，患児の背景要因により決定する。経管栄養は，患児の年齢，全身状態，栄養状態などにあわせて間欠的（ボーラス投与）あるいは持続的（滴下投与）に，1日中あるいは1日の特定の時間のみ（例：夜間のみ）投与する。間欠的か持続的かという投与タイミングは，経腸栄養法の不耐性や胃の残存量にあまり影響しないが，持続投与のほうが一定の割合でエネルギーを供給できる[146,147]。肺疾患など，患児の状態により経鼻チューブの留置が望ましくない場合には，胃瘻（経皮的，内視鏡的，外科的）チューブを考慮する。消化管が成分栄養剤ですら吸収できない場合，完全静脈栄養法あるいは可能な範囲で経腸栄養法を用いた上で併用する形で，静脈栄養法を考慮する。

静脈栄養法

外科治療可能な消化管疾患（臍帯ヘルニア，腹壁破裂，腸閉塞など）をもって生まれた乳児，短腸症候群児，難治性下痢患児の死亡率は，現在では低く，それには静脈栄養法が広く用いられるようになったことが深く関わっている[148]。LBWなど小児科領域のそれ以外の疾患においては，静脈栄養法が死亡率や合併症を減少させているのかについてはそれほど解明されていないが，静脈栄養法は多くのまた多様な患児に用いられている。静脈栄養法はリスクもともなうが，他の投与法では栄養素の適量を供給できない場合，異化亢進の持続は避けられず，静脈栄養法により明らかに同化が達成できることのメリットが勝ると考えられている。手技に万全を尽くし，リスクを最小，メリットを最大にすべく留意することにより，上記の原則はいっそう妥当なものとなる。

▶投与ルート

静脈栄養法は，中心静脈または末梢静脈から行うことができる。70～80 kcal/kg/日のエネルギーを持続的かつ安全に，末梢ルートから投与することは可能だが，いうまでもなく，このような投与ができるのは一時的にすぎない。中心静脈ルートであれば，100～120 g/kg/日というさらに高いエネルギー量も，長期間可能である。その他の栄養素はいずれも，どちらのルートであっても投与可能である。

両投与ルートの利点，問題点はしばしば議論の対象となっているが，適切な条件下で用いる限りいずれも有効である。2つのいずれを選ぶのかについては，静脈栄養法を

表 71.2 静脈栄養法に適した組成

成分	量/kg/d
アミノ酸	3.0～4.0 g
エネルギー	60～120 kcal
グルコース[a]	15～30 g
脂質[b]	0.5～3.0 g
電解質とミネラル	
ナトリウム（塩化物として）	2～4 mEq
カリウム（リン酸塩または塩化物として）[c]	2～4 mEq
カルシウム（グルコン酸として）	1.5～2.0 mmol
マグネシウム（硫酸塩として）	0.25 mEq
リン（リン酸カリウムとして）[c]	1.5 mmol
微量ミネラル	See Table 71.4
ビタミン	See Table 71.5
容量	100～150 mL

[a]末梢静脈栄養法においては，グルコース濃度は10～12.5%を超えてはならない。
[b]脂質は別に投与しなければならない（本文参照）。
[c]リン酸塩の形でのカリウム投与は，モニタリングの結果からより多くのリン酸の必要性が示されない限り，2.5 mEq/kg/日（1.7 mmol リン酸）を超えてはならない。カリウムがより多く必要であれば，塩化カリウムの形にすべきである。

必要とする期間，患児の栄養素必要量が，最も重要な考慮点である。静脈栄養法を10日以上要する可能性が高ければ，通常中心静脈ルートが選択される。

LBW乳児では臍血管ルートからの注入が行われることがあり，簡便ではあるが，推奨されない。臍血管の特性から，注入内容の十分な希釈が起こらず，内膜のダメージを防ぐことができない。このルートのカテーテルからの血栓症の頻度は高く，またカテーテルの位置がずれると重大な合併症をまねく。さらに，通常の中心あるいは末梢静脈ルートに比べると，臍血管ルートでは敗血症発症の頻度が高いようである。

▶栄養素の注入液

栄養素の注入液は，窒素源，十分なエネルギー（グルコース，脂質），電解質，ミネラル，ビタミンを含む必要がある。中心および末梢静脈栄養法に適した注入液を，**表71.2**に示す。これらはほとんどの患児に用いられるが，各患児ごとの必要量に応じて調整が必要となる。

静脈栄養における窒素源としては，通常結晶アミノ酸混合液が用いられ，多数のものが利用可能である（**表71.3**）。水溶液中では不安定あるいは不溶性であるシスチンとチロシンを例外として，いずれもほとんどの必須アミノ酸を含み，非必須アミノ酸含量は様々である。3.0～4.0 g/kg/日のアミノ酸摂取が推奨される。さらに高い摂取であってもほとんどの患児に投与はできるが，血漿アミノ酸濃度が上昇し，高窒素血症をきたす。LBW乳児に対しては，特に治療開始からの最初の数日間，グルコース，脂質不耐性のため，タンパク質以外からのエネルギー摂取が低い時期であるのでアミノ酸摂取を2.5 g/kg/日未満にすべきであるという意見もあるが，エネルギー摂取が低いからといって，このような方針を採用すべきだという根拠はない[149]。

静脈栄養において，脂質以外のエネルギー源としてはグルコースが頻用されるが，グルコース代謝能が低い乳児もいる。特に静脈栄養開始初期において，乳児の多くは，投与グルコース量が処理能力を超えると高血糖，浸透圧利尿

表 71.3 結晶アミノ酸注入液のアミノ酸含量 (mg/2.5 g)

アミノ酸	Aminosyn® Ⅱ[a]	Aminosyn®-PF[a]	Novamine®[a]	Travasol™[b]	Premasol™[b]	Freamine® Ⅲ[c]	Trophamine®[c]
必須							
イソロイシン	165	190	125	120	205	173	205
ロイシン	250	300	173	183	350	228	350
リシン	263	169	197	145	205	183	205
メチオニン	43	45	125	100	85	133	85
フェニルアラニン	75	107	173	140	120	140	120
トレオニン	100	128	125	105	105	100	104
トリプトファン	50	45	42	45	50	38	50
バリン	125	168	160	145	195	165	195
非必須							
アラニン	248	175	362	518	135	178	135
アルギニン[d]	255	307	245	288	300	238	300
アスパラギン酸	175	132	73	0	80	0	80
システイン[d]	0	0	0	0	<4	<4	<4
グルタミン酸[d]	185	205	125	0	125	0	125
グリシン[d]	125	96	173	258	90	350	90
ヒスチジン[d]	75	78	149	120	120	70	120
プロリン	181	203	149	170	170	280	170
セリン	133	124	99	125	95	148	95
タウリン[d]	0	18	0	0	6	0	6
チロシン[d]	68	11	7	10	60	0	60

[a] Hospira, Inc., Lake Forest, Illinois.
[b] Baxter, Deerfield, Illinois.
[c] B. Braun, Irvine, California.
[d] 乳児では準必須アミノ酸と考えられている。

とそれに伴う電解質喪失をきたす。注意しつつ少量のインスリンを投与することにより，LBW乳児におけるグルコース不耐性を軽減でき，グルコース投与量を増やすことができる[150]。

ほとんどのLBW乳児において，生後数日であっても，液量を100 mL/kg/日に制限すれば5～7%のデキストロース溶液投与（3.5～5.0 mg/kg/分，17～25 kcal/kg/日）は問題ない。ただし，静脈栄養を低いグルコース量で開始して，乳児の耐糖能が上昇するのにあわせて徐々に投与量を増やすのが賢明である。より年長の，状態が安定した乳児では，初期投与量として15 g/kg/日（～50 kcal/kg/日）は通常問題がない。この摂取量はグルコース濃度が10%をこえなければ，末梢静脈ルートでも投与可能である。中心静脈ルートであれば，さらに高い摂取量（25～30 g/kg/日，85～102 kcal/kg/日）も最終的には可能である。しかし最も状態が安定している患児であっても，このような高い摂取量に達するのには5 g/kg/日を超えないように漸増しなければならない。グルコース摂取量を増やす際には，全例において耐糖能を注意深くモニターする必要がある（後述）。患児の状態が安定しているかぎり，いったん高摂取量に達したら，通常それを維持できる。

電解質の必要量は個人差が大きく，**表 71.2** に示す値は絶対的な必要量を示すものではない。調整を要することはまれではなく，注意深くモニターした上で行う必要がある（後述）。

標準的に成長しているLBW乳児において，正常な骨の石灰化に必要な量のカルシウム（100～120 mg/kg/日）およびリン（60～75 mg/kg/日）を静脈注入液に加えることは，リン酸カルシウムが不溶性であるためできない。一般論として，**表 71.2** に示すのは両立しうる値であり，短期的には問題がないが，静脈栄養が数週間から数ヵ月に及ぶ場合には，骨の石灰化が障害される可能性がある。このことはLBW乳児に特にあてはまる。

完全静脈栄養が7～10日以上続くと考えられる場合には，注入液への微量ミネラル添加が推奨される。静脈栄養における推奨投与量[151]を**表 71.4** に示す。亜鉛と銅は最初から加えておくことを推奨する研究者が多い。

静脈栄養法におけるビタミンの必要量は，正確にはわかっていない。静脈ルートの場合，通常の食事摂取基準の値が適用できないのは明らかである。**表 71.5** に，経静脈的投与量として提唱されている値を示す[152]。しかし現在のところ，すべてのビタミンについて，推奨される投与量を満たすマルチビタミン製剤はない。頻用される小児用マルチビタミンにおける投与量を，**表 71.5** に示す。

▶静脈栄養における脂質エマルジョン

脂質を含まない静脈栄養で維持された乳児は(特にLBWの乳児，低栄養乳児）においては，成長が始まると，短期間（数日）のうちに古典的な必須脂肪酸欠乏症を発症する[152]。したがって，臨床症状が明らかとなる前に，生化学的欠乏症（イコサトリエン酸とアラキドン酸の比が>0.25）の段階で欠乏症を防ぐために脂質エマルジョンを投与するのが望ましい。経静脈的に脂質エマルジョンを投与することは，エネルギー源としても有用である。大豆油のエマルジョン（Intralipid, Chicago; Kabivitrum, Stockholm; Travamulsion, Travenol Laboratories, Chicago; Liposyn Ⅲ, Abbott Laboratories, Chicago）あるいはベニバナ油・大豆油混合物（Liposyn Ⅱ, Abbott Laboratories）が，10～20%

表 71.4 静脈栄養法における微量ミネラルの推奨投与量

微量ミネラル[a]	早期産児	正期産児および小児[b]
亜鉛 (μg)	400	250 (5,000)
銅 (μg)	20	20 (300)
セレン (μg)	2.0	2.0 (30)
クロム (μg)	0.2	0.2 (5)
マンガン (μg)	1.0	1.0 (50)
モリブデン (μg)	0.25	0.25 (5)
ヨウ素 (μg)	1.0	1.0 (1)
鉄[c]		

[a]静脈栄養法を用いるのが経腸栄養法の補助であれば，あるいは完全静脈栄養法であっても4週間未満であれば，亜鉛とおそらくそれに加えて銅だけで十分である。
[b]カッコ内に，1日あたりの最大推奨量を示す。
[c]デキストラン鉄（1～2 mg/L）は，成人では問題なく使用されているが，小児特に乳児での報告が乏しい。経腸からの推奨量の10%が吸収されると仮定した場合，必要量の推測値は，満期出生児・未熟児につきそれぞれ100 μg/kg/日および200 μg/kg/日である。
(Reprinted with permission from Greene HL, Hambidge KM, Schanler R et al. Guidelines for the use of vitamins, trace elements, calcium, magnesium, and phosphorus in infants and children receiving total parenteral nutrition : report of the Subcommittee on Pediatric Parenteral Nutrient Requirements from the Committee on Clinical Practice Issues of the American Society for Clinical Nutrition. Am J Clin Nutr 1988 : 48 : 1324–42.)

表 71.5 静脈栄養法におけるビタミンの推奨投与量

ビタミン	早期産児[a] (kg/d)	正期産児および小児[b] (日)
A (μg)	500	700
E (mg)	2.8	7
K (μg)	80	200
D (μg)	4 (160 IU)	10 (400 IU)
アスコルビン酸 (mg)	25	80
チアミン (mg)	0.35	1.2
リボフラビン (mg)	0.15	1.4
ピリドキシン (mg)	0.18	1.0
ナイアシン (mg)	6.8	17
パントテン酸 (mg)	2.0	5
ビオチン (μg)	6.0	20
葉酸 (μg)	56	140
B_{12} (μg)	0.3	1.0

[a]1日の総量は，満期出産の乳幼児や小児に対して推奨されている量を超えてはならない。2 mL に調整した M. V. I. Pediatric®（Hospira, Lake Forest, IL and Mayne Pharma (USA) Paramus, NJ）により，以下の量が供給される（kg/日）。ビタミンA 280 mg，ビタミンE 2.8 μg，ビタミンK 80 μg，ビタミンD 4 μg（160 IU），アスコルビン酸 32 mg，チアミン 0.48 mg，リボフラビン 0.56 mg，ピリドキシン 0.4 mg，ナイアシン 6.8 mg，パントテン酸 2.0 mg，ビオチン 8.0 μg，葉酸 56 μg，ビタミン B_{12} 0.4 μg。
[b]これらの量は，調整済み M. V. I. Pediatric® 1 バイアルで供給される。
(From Greene HL, Hambidge KM, Schanler R et al. Guidelines for the use of vitamins, trace elements, calcium, magnesium, and phosphorus in infants and children receiving total parenteral nutrition : report of the Subcommittee on Pediatric Parenteral Nutrient Requirements from the Committee on Clinical Practice Issues of the American Society for Clinical Nutrition. Am J Clin Nutr 1988 : 48 : 1324–42, with permission.)

の濃度で入手できる。古典的な必須脂肪酸欠乏症防止には，0.5 g/kg/日の大豆油エマルジョンで十分だが，大豆油，ベニバナ油はリノール酸含量がさらに高いので，より少ない量でも足りる可能性がある。大豆油，ベニバナ油のリノレン酸含量は若干低いが，最適とはいえないまでも，おそらく十分である。

必須脂肪酸欠乏症を防ぐのに必要な少量の静脈栄養中脂質エマルジョンは，LBW を含めすべての乳児に問題なく使える。しかしより多量のエマルジョンで問題ないかどうかは，個人差が大きい。一般論としては，経静脈的に投与された脂質エマルジョンの代謝能は，成熟段階に直接関係するが[153]，ストレス下あるいは低栄養の患児（LBW の乳児やより年長でも低栄養児）では，エマルジョンの代謝能が低下している可能性がある[154]。

乳児の脂質代謝能力を超えて脂質エマルジョンを投与すると，トリグリセリドが血中に滞留し，これはさらに，肺の毛細血管内に脂質の小滴が集積する結果，肺の拡散能が低下する[155]。またその他にも，脂質処理のため網内系が動員され，網内系細胞に脂質が蓄積する[156]。脂質エマルジョン投与者において免疫能低下の報告があるが，この脂質蓄積がその要因と考えられている[157]。投与された脂質エマルジョンの代謝により血清遊離脂肪酸濃度が上昇し，ビリルビンその他物質とアルブミンの結合と競合する[158]。すなわち，肺疾患，感染症，高ビリルビン血症を有する乳児では，リスクとなる可能性がある。

血清トリグリセリドや遊離脂肪酸濃度をモニターするのが難しいことを考えると，0.5～1.0 g/kg/日で問題が起こりそうな患児については，少なくとも初期には脂質エマルジョンの投与量を控えめにするのが賢明である。その他ほとんどの患児では，3 g/kg/日あるいはそれ以上でも問題は生じないが，このような例においても，1.0～1.5 g/kg/日という少ない量から開始して，徐々に増量するのが安全である。LBW の乳児では，脂質エマルジョン投与は0.5 g/kg/日という少量で始めて，最大3 g/kg/日まで漸増する。どの患児においても，エマルジョンは1日中持続的に投与するのがよい。

20%の大豆油エマルジョンは10%のエマルジョンより迅速に除去されるので，高トリグリセリド血症をきたす可能性はより低い[159]。高リン脂質血症および高コレステロール血症は10%大豆油エマルジョンではよく起こるが，20%エマルジョンでは起こらない[159]。その理由としては，10%に比べると20%エマルジョンではリン脂質-トリグリセリド比が低いことがあげられる。

脂質滴の大きさ（0.4～0.5 μm）はフィルターの孔径（0.22 μm）より大きいので，脂質エマルジョン注入の際にはフィルター使用は避けるべきであり，エマルジョンは注入液の他の成分とは直接混合してはならない。こういうことは実際には行われているようだが，それによりエマルジョンが壊れないにせよ，複雑な組成の注入液内部での化学的相性の悪さをマスクしてしまう（例：リン酸カルシウムの沈殿）。フィルターが使えないこととあり，複合的リスクとなる。

▶完全静脈栄養法の合併症

完全静脈栄養（TPN）には，カテーテル関連，輸液関連，代謝性など，多くの合併症がある。

カテーテル関連合併症としては，動脈への誤挿入，気胸，血胸，動脈損傷，カテーテル挿入時の血腫などがある。中心静脈カテーテルにおいては，血栓，カテーテルの位置異常，穿孔，注入液のリーク（心嚢，胸腔，縦隔），感染も起

表 71.6　完全静脈栄養における代謝性合併症とその原因

合併症	原因
患者の代謝能に関連した合併症	
高血糖	過剰投与（注入液の高濃度または注入速度過多），代謝状態の変化（例：感染，外科ストレス）
低血糖	急激な注入停止
高窒素血症	窒素過剰投与
電解質異常	投与の過剰・不足
ミネラルの問題	投与の過剰・不足
ビタミンの問題	投与の過剰・不足
必須脂肪酸欠乏症	必須脂肪酸の投与不十分
高脂血症	過剰投与，代謝状態の変化（例：ストレス，敗血症）
注入液の組成に関連した合併症	
代謝性アシドーシス	塩酸塩のアミノ酸使用（例：システイン）
高アンモニア血症	不適切なアルギニン投与
血漿アミノグラム異常	窒素源のアミノ酸パターン
肝障害	不明だが，未熟児，低栄養，敗血症，胆汁の流れの障害，アミノ酸の毒性，特定のアミノ酸の欠乏，アミノ酸や炭水化物の過剰，摂食しないことに対する非特異的反応，などの原因が考えられる。

表 71.7　完全静脈栄養実施中のモニタリング間隔の目安

モニタリング項目	間隔の目安（/週）[a]	
	初期[a]	その後の時期[a]
成長の指標		
体重	7	7
身長	1	1
頭囲	1	1
代謝指標		
血漿電解質	3〜4	2
血漿カルシウム・マグネシウム・リン	2	1
血液酸塩基平衡	3〜4	1
血漿尿素窒素（BUN）	2	1
血漿アルブミン	1	1
肝機能検査	1	1
血清脂質[b]ヘモグロビン	2	2
尿糖	2〜6/日	2/日
感染に対する指標		
臨床的観察（活動度・体温など）	毎日	毎日
白血球数	必要に応じ	必要に応じ
培養検査	必要に応じ	必要に応じ

[a] 初期とは，目標エネルギー量に到達途中あるいは，代謝的に不安定な時期をさす。
[b] 本文参照。

こりうる。中心静脈カテーテルを使ったTPNの合併症として最も多いのは，感染症である。末梢静脈の合併症で多いのは，静脈炎，軟部組織の壊死である。これら合併症はコントロールできるが，完全になくすのは困難である。カテーテルあるいは輸液関連の合併症としては，中心静脈ルートのほうが重篤ではあるが，実際の合併症発生率は中心・末梢ルートでほぼ同等である。中心静脈カテーテルについては，感染予防のためには頻繁にドレッシング交換するなど注意深い管理が重要である。刺入部位を注意深く観察することは，末梢静脈ルートでは注入液のリーク防止，中心静脈ルートではカテーテルを長期間有効に機能させるのに欠かせない。

代謝合併症は，注入液中の種々の成分に対する患者の代謝機能低下，あるいは注入内容それ自体によって起こる。高頻度で見られる代謝合併症と考えられる原因を，**表 71.6** に示す。その中でやっかいなものの1つに，アミノ酸混合液を使用した際に見られる血漿アミノ酸パターンの異常がある[160]。シスチン（システイン）およびチロシンは，いずれも新生児や完全静脈栄養を受けている患者でもおそらく必須アミノ酸と考えられているが，不安定で溶解度が低いので，現在使われているアミノ酸混合液にはこれらアミノ酸はあまり含まれておらず（**表 71.3**），血漿シスチン（システイン）およびチロシン濃度低値となる[158]。アミノ酸混合液の多くはすべての非必須アミノ酸が均等に含まれているのではなく，特定の非アミノ酸が大量に含まれている（例：グリシン）（**表 71.3**）。その結果，血漿アミノ酸濃度が極端に過剰ということが起こる。

このような異常な血漿アミノ酸濃度が危険で，望ましくないのかどうかは不明である。しかし，先天性代謝異常児で見られる血漿アミノ酸異常高値と精神遅滞の関連や（例：フェニルケトン尿症），特定のアミノ酸摂取不足と当該アミノ酸の血漿濃度低値の関連などを考えると，血漿アミノ酸パターンを正常化しておくのが妥当であろう。最近のアミノ酸混合液の中には，この点をかなり解決しているものがある（例：TrophAmine, B. Braun, Irvine, CA）[161]。

代謝合併症の中には避けられないものもあるが，多くは注意深くモニタリングして注入液を適切に調整すればコントロールできる。提唱されているモニタリングスケジュールを**表 71.7** に示す。安全かつ有効な脂質エマルジョン使用に求められるモニタリングは，問題含みである。血漿の混濁度を見るという最も頻用される方法は，血漿トリグリセリドや遊離脂肪酸上昇を信頼性をもって検出することはできず[162]，実際に測定することが必要である。しかしこれは現実的ではないので，現実的に妥当な方法としては，血漿を頻繁に（当初は少なくとも1日3回）観察し，脂質蓄積（主にトリグリセリド）の有無をチェックし，それより頻度は少なくてもよいので，トリグリセリドと遊離脂肪酸を測定する。脂質投与量増加中，患児の状態が不安定あるいは変化した時期には，注意深いモニタリングが特に必要である。血漿の混濁がみとめられたら，注入速度を遅くするか，混濁が解消するまで注入を完全に停止する。通常，より遅い速度で注入を再開すれば問題がない。脂質投与量が目標に到達したら，患児が不安定な状態とならない限り血清の混濁は1日1回とし，血清トリグリセリドや遊離脂肪酸測定を実際に測定するのは週1回とする。

長期経静脈栄養の長期合併症としてはやはり肝疾患の頻度が最も高く，先にも述べたように続発性胆汁性肝硬変，肝不全，末期肝疾患，死亡にまで至る。原因は確定していないが，複数要因が関与すると思われる。治療方針は経験的なものであり，利胆薬（ウルソデオキシコール酸），注入液の間けつ的投与，腸内細菌の過剰増殖の治療，注意深いカテーテルのケア，脂質投与量の減少，無効例では先述したように，胆道洗浄である。

▶乳児における TPN からの離脱

ほとんどの乳児において，静脈栄養を行うことは可能な限り早くに経腸栄養を行うことと相反するものではない。いったん経腸栄養を開始したら，乳児の耐えられる範囲で漸増し，経由静脈ルートを減らす。両者を同時に行っている間，可能な限り栄養素の必要量が達成されており，水，栄養素とも過剰になっていないことを確認しなければならない。そのためには，経静脈と経腸をあわせた全投与量を注意深く観察し，経腸栄養が増加するに従って静脈栄養を頻回に下方修正しなければならない。

▶在宅静脈栄養

今日では，長期静脈栄養を必要とする患者のほとんどは，退院して自宅で継続する。入院中ですら，静脈栄養法には種々の問題点があることを考えると（前述），自宅での TPN は手に負えない問題が山積しているように思われる。しかし，ある程度，経腸栄養の併用が可能な患児，完全静脈栄養の患児のいずれも，数ヵ月～数年にわたり在宅静脈栄養で問題なく治療されている。多くの例において，24 時間を使わなくても十分な栄養素が投与されており，したがって年長の患児では日中の活動が可能となり，年少の患児およびその両親にとっては注入システムのトラブルを気にせず夜間就寝が可能である。また，小さな注入ポンプが開発されており，ベストやカバンなどの中に収納できるので，持続注入が必要な患者であっても比較的通常の生活を送ることができる。より年長，思春期，成人において在宅静脈栄養法はうまくいくが，注意深く管理できる患児および両親を選べば，在宅でより年少の乳児でも成功する。

一般的に，在宅 TPN に用いられるのは，Broviac カテーテルであり，数ヵ月使用可能である。数年使えることもまれではない。標準的な注入液は，病院の薬局などで入手し，自宅の冷蔵庫で保管可能である。カテーテルの管理は，退院前によく指導した上で，患児あるいは家族が行える。

静脈栄養関連の，代謝およびカテーテル関連合併症は，病院同様在宅でも起こりうる。しかし，在宅静脈栄養法でうまく管理できる患者においては，通常，必要事項が定常状態となる時点に到達する。すなわち，モニタリングの回数はより少なくてもよい。とはいっても，特に年少の患児の場合，在宅静脈栄養を成功させるためには頻回の外来受診や電話での確認が必要である。看護師が頻繁に訪問する，在宅静脈栄養サービスを提供する業者もある。

以上，在宅静脈栄養法は，当初懸念されていたよりはるかにうまくいっている。これにより長期静脈栄養を必要とする患者の生活の質（QOL）が向上している。しかし，消化管機能低下のため静脈栄養法が必要となった患者に対して一時的に栄養素を供給するのがもともとの目的である。静脈栄養なしでは生きていけない患者がいるのは事実だが，消化管経由の摂取を増やす努力は必要である。しかし残念ながら，これが通例ではなく，退院することが治療の目標ゴールと見なされ，いったん退院したら消化管からの摂取を増やす努力は入院中ほどでなくなったり，やめてしまったりする。そうならないようにすることが重要である。

まとめ

何らかの疾患あるいは病的状態をもつ患児の栄養管理においては，疾患の存在により栄養素の必要量が増すが，疾患のため摂取は低下していることを念頭におかなければならない。栄養素供給の方法は様々だが，通常の経口摂取が最優先，ついで経腸栄養，静脈栄養である。しかし選択した供与法では，患児の必要量を満たせない場合には，他の方法をも併用して補う必要がある。

（Arthur Cooper, Richard L. Mones, William C. Heird／田中　清 訳）

72 小児の食料不足：身体的，心理情緒的，社会性の発達への影響

長年の研究により，栄養不良が小児の身体的および知的発達に負の影響を与えることは明らかである[1,2]。しかし，世帯単位での食料不足（food insecurity：FI）が小児の発達に影響を与えることは，理解されはじめたばかりである。この食い違いの不足の原因の1つとして，世帯単位での食料不安の定義に関する世界共通の見解が20世紀の終わりにようやく得られたことがあげられる。本章では，小児や若年者の発達，健康，幸福度に寄与する世帯単位での食料不安の影響を検討し，その要因となりうるもの，特に母親のうつ病について述べる。

食料不足の定義

世帯単位での食料安全保障とは，「すべての人が，いかなる時でも，活動的で健康的な生活を営むために十分な食料を入手することができることであり，少なくとも，(a) 栄養学的に適切で安全な食料を入手できること，(b) 社会的に容認される方法（緊急的な食料供給，ごみをあさる，盗みをするなどの手段に頼るなどを除外）で十分な食料を入手可能であること」と定義される。それゆえに，食料不足は，「栄養学的に適切で安全な食料の入手が制限される，または不確かである，もしくは社会的に容認される方法で十分な食料を確実に入手することが制限される，または不確かである」といった状況において存在する[3]。

食料不足の評価方法

食料不足を直接的または間接的に評価するために，一般的に次の5つの方法が用いられている。(a) 1人あたりの平均摂取カロリーを概算する国際連合食糧農業機関（FAO）法，(b) 世帯あたりの家計調査，(c) 食事摂取調査，(d) 母子身体測定，(e) 体験型食料不足スケールである[4]。体験型スケールはもともとアメリカで発展し，世界的に使用されるようになった[4,5]。これらのスケールは，一連のステージを推移する「管理された」世帯のプロセスとして，食料不足を概念化する定性的研究に強く基づいている。このプロセスは，食料入手の将来的な不確かさに関連した不安や心配から始まる。そして，食事の質が犠牲になり，やがては消費される食事量が減る。これらはまず成人から始まり，それから小児の間で見られるようになる[4]。

食料不足スケールは，それぞれのステージあるいは特定のステージを調査する質問項目からなる。質問に対して，通常，世帯の食料事情を把握している成人が回答し，肯定された回答数に基づいてそれぞれの世帯ごとのトータルスコアが推定される。このトータルスコアから，種々のステージを識別するカットオフ値に基づき，それぞれの食料不安カテゴリー（食料不足なし，軽度食料不足，中等度食料不足，高度食料不足）に分類される。アメリカでは，大規模調査やより小規模研究を行う際，世帯食料安全保障調査モジュール（Household Food Security Survey Module：HFSSM）を用いることにより計量的心理テストを適切に行いうることがわかっている。そして，HFSSMは他の先進国や発展途上国でも適切かつ有効に用いることができる[5~7]。

体験型食料不足スケールは，直接的に関心のある事象を計測し，簡便で，対象となる地域社会と政策担当者の双方によく受け入れられている[4,6]。しかし，体験型食料不安スケールは食料不安の構成要因すべてをとらえてはいない。例えば，世帯が入手した食料供給の安全性や水供給に関連する問題点は評価しない。さらに，この評価尺度は食料不足を世帯レベルでとらえるが，異なった食料不足レベルにある同一世帯の個人を特定することはできない[6]。

体験型食料不安スケールは，(a) 国際社会で受容されている世帯単位での食料安全保障の統一定義から成り立っている，(b) 関心のある現象の直接的計測結果を示している，(c) 小児の栄養と健康の転帰について食料不足の影響を本質的に検討することができる，という理由から，本章では体験型食料不安スケールに注目したエビデンスについて論評する。

食料不足の世界的動向

アメリカ国勢調査局は，1995年から毎年，人口調査に含まれる食料安全保障に関する付録を通して照会されたHFSSM 18項目から算出した世帯単位での食料不足率を報告している。HFSSMはこの調査から遡って12ヵ月間についての状況に言及し，回答結果に基づきそれぞれの世帯ごとに，食料安全，低食料安全保障，極低食料安全保障に振り分ける[6]。2008年，アメリカの世帯の14.6%が食料不足の状態であった（低食料安全保障，極低食料安全保障の双方を含む）。これは，1,710万世帯にあたり，1995年の調査開始以来最も高率であった。アメリカでは，貧困で，独身女性世帯，世帯主がヒスパニックやアフリカ系アメリカ人である世帯，小児がいる世帯ではより食料不足になる傾向がある。実際，米国農務省（USDA）は[8]，小児がいる世帯の食料不安率は小児がいない世帯の2倍であると報告している（21%対11.3%）。それゆえに，食料不足は発達に影響を及ぼすという観点から，アメリカの低所得世帯のうち相当数の小児の発達がリスクに曝されているといえる。

体験型スケールに基づき算出された世帯単位での食料不足は異なったスケール，時間枠，分類アルゴリズムが用いられているので，国ごとに比較することが難しい。例外として，NordとHopwoodの研究がある[9]。彼らは，HFSSMにより算出された成人および小児の食料不足率が，社会経済的および地理的交絡因子で補正しても，アメリカよりカナダにおいて有意に低値であることを示した（**表72.1**）。

表 72.1 食料不足のある世帯に暮らすカナダおよびアメリカの個人の割合[a〜c]

	カナダ	アメリカ
	個人の割合（%）	
総数	7.0	12.6
成人	6.6	10.8
小児	8.3	17.9

[a]過去 12 ヵ月間のデータを用いて，アメリカの世帯単位の食料安全保障分類法より概算。2004 年のカナダ地域保健調査(cycle 2.2)，および 2003〜2005 年のアメリカ人口調査食料安全保障付録からのデータに基づく。
[b]食料不足とは，低および極低食料安全保障をさす。
[c]カナダとアメリカ間の相違はすべて統計学的に有意である（$p<0.05$）。
(Adapted with permission from Nord M, Hopwood HA. A Comparison of Household Food Security in Canada and the United States. Report ERR-67. Washington, DC : Economic Research Service, US Department of Agriculture, 2008.)

両国間の社会政策の違いがこれらの結果にいくらか関与しているかもしれない。

Pérez-Escamilla ら[10]は，ラテンアメリカおよびカリブ海地域の世帯の食料安全保障スケール（ELCSA）[7]と，類似したアプリケーションと国民を代表するサンプリング方法を使用したところ，世帯単位での食料不足はウルグアイよりもメキシコで著しく悪化していることを実証した（**図 72.1**）。

標準化した体験型食料不足スケールを用いた地域的および世界的な概算はいまだ行われていない。したがって，問題の重大さを見積もるために，他の食料不足指標を信頼せざるをえない。FAO は，世界的におよそ 10 億人が熱量的栄養不良の状態にあると推定している[11]。サハラ砂漠以南のアフリカと南アジア，東南アジアで問題はより深刻である（**表 72.2**）。この合計数は，食料不足問題の重大さをかなり低く見積もっている。なぜなら，十分な，それどころか過度のエネルギーをとっている数億人の人々が，栄養学的に適切な質の食料を得ていないからである[4]。

概念的枠組み

栄養安全保障とは，体組織が至適な量の栄養物と他の欠かせない物質を得た時に生じる状況であり，世帯単位での食料安全保障，保健医療へのアクセスの保障，適切な公衆衛生を含む人間の基本的なニーズへのアクセスの結果である。食料安全保障と，その他の栄養安全保障の決定要因は互いに影響しあう[12]。例えば，食料を購入するのに財源が限られている世帯は，子どもを医者に連れて行かないかもしれないし，必要な薬品を購入しないかもしれない。食料安全保障がなされるためには，世帯は健全で滋養のある食品を入手しなければならない。いいかえれば，これらの食品の入手は十分な収入があるかどうか，そしてその世帯が属する共同体，地域，国に十分な量の食料があるかどうかによって決まる。国の食料可用性は，輸出食料，無駄になった食料，また飼料になる食料を差し引いて，地域で生産される食料と輸入食料のバランスを意味する（**図 72.2**）。

それゆえに，究極的には，世帯単位での食料安全保障と世界的な栄養安全保障を達成するために世界レベルでの適切な食料供給の維持が，最も重要である。世界的な食料供給は，気候変化，農業産物価格政策，武力衝突に強い影響を受ける[13]。

世帯単位での食料不安は，様々な経路を経て，小児の身体，精神，社会性，心理情緒の発達に影響を与えうる（**図 72.3**）。食料不安，不十分な食事摂取量，栄養状態と総じて健康で満足できる生活状態であるということは，1 つの生物学的経路の中で直接的に結びついている。2 つ目の心理情緒的経路は，心配，不安，喪失感，疎外感，苦悩，家族と社会の対立関係と関わり，世帯が食料不足に陥ったときに生じる。それゆえ，食料不安が小児の体および精神発達に影響することは明白である[6]。

食料不足と食事の質

食料不足は小児の食事の質の低下や不適切な食物摂取と関連があることが，一貫して報告されている。テキサス州サンアントニオに住む 5〜12 歳のヒスパニックの小児の間で，食料不足は家庭での野菜および果物摂取不足と関連があった[14]。アメリカとメキシコの 2 国間研究において，食料不安を経験した 5 歳のアメリカ在住メキシコ人の小児は，食料不安を経験していない小児と比べて脂質，飽和脂肪，菓子，揚げ菓子などをより多く摂取していることがわかった。一方，メキシコでは，食料不足は総炭水化物，乳製品，ビタミン B_6の摂取量低下と関連があった[15]。韓国の都市部低所得者地域では，食料不足世帯に暮らす 4〜12 歳の小児において，最もエネルギー密度の高い食品が摂取されており，食料不安のない世帯に暮らす小児，成人の食料不安世帯，飢えた小児のいる世帯がこれに続いた。これらの結果は，食料不足のない世帯の小児より，食料不足のある世帯の小児は体重が重いという見解と矛盾しない[16]。タンザニアの農村地域では，1〜5 歳の小児がいる食料不安世

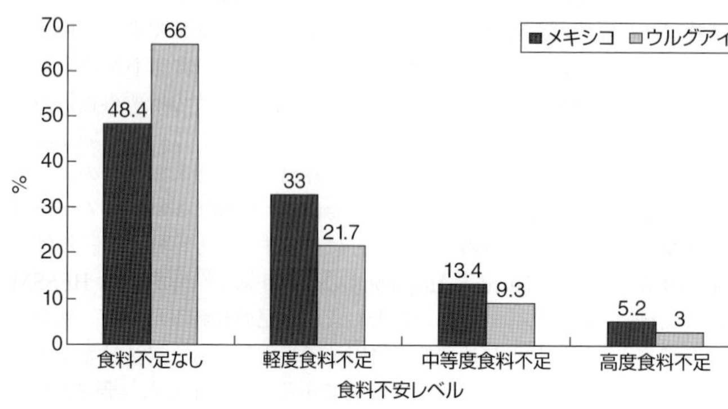

図 72.1 国民を代表する世論調査（2007 年メキシコ，2009 年ウルグアイ）において 16 項目からなるラテンアメリカおよびカリブ海地域の食料安全保障スケール（ELCSA）[7]を用いて評価したメキシコおよびウルグアイの世帯単位の食料不足レベル。
(Adapted with permission from Pérez-Escamilla R, Parás P, Acosta MJ et al. FASEB J 2011 : 25 : 226–8)

表 72.2　経時的な総人口におけるカロリー栄養不良[a]率

国/地域	1990〜1992（%）	1995〜1997（%）	2000〜2002（%）	2005〜2007（%）
全世界	16	14	14	13
先進国	—	—	—	—
発展途上国	20	17	17	16
アジアおよび太平洋地域[b]	20	16	16	16
東アジア	18	12	10	10
東南アジア	24	18	17	14
南アジア	22	20	21	22
中央アジア	8	9	18	10
西アジア	41	27	15	7
ラテンアメリカおよびカリブ海地域	12	11	10	8
北および中央アメリカ	8	8	7	7
カリブ海地域	26	28	22	24
南アメリカ	12	10	10	8
近東および北アフリカ	6	8	8	7
近東	7	11	10	9
北アフリカ	—	—	—	—
サハラ以南アフリカ	34	33	31	28
中央アフリカ	32	49	55	53
東アフリカ	45	44	39	34
南部アフリカ	43	41	38	33
西アフリカ	20	15	14	10

[a]栄養不良とは，食料エネルギー消費量が最低限許容される身長に見合う体重は保っているものの，健康的な生活を維持し快活な身体活動を行うのに必要な最低限の食料エネルギー必要量を継続して下回る状態のことをいう。
[b]オセアニアを含む。
(From Food and Agricultural Organization. Food Security Statistics. Available at : http://www.fao.org/economic/ess/ess-fs/en. Accessed November 23, 2011, with permission.)

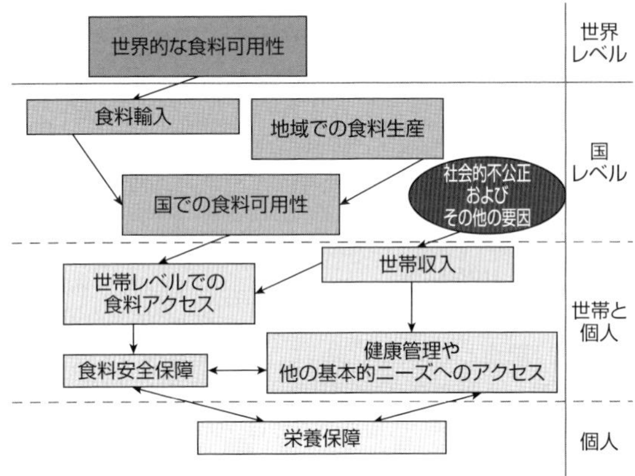

図 72.2　世界レベルでの食料安全保障，世帯単位での安全保障と栄養保障との関係。
(Adapted with permission from Frankenberger TR, Frankel L, Ross S et al. Household livelihood security : a unifying conceptual framework for CARE programs. In : Proceedings of the USAID Workshop on Performance Measurement for Food Security, December 11–12, 1995, Arlington, VA. Washington, DC : United States Agency for International Development, 1997.)

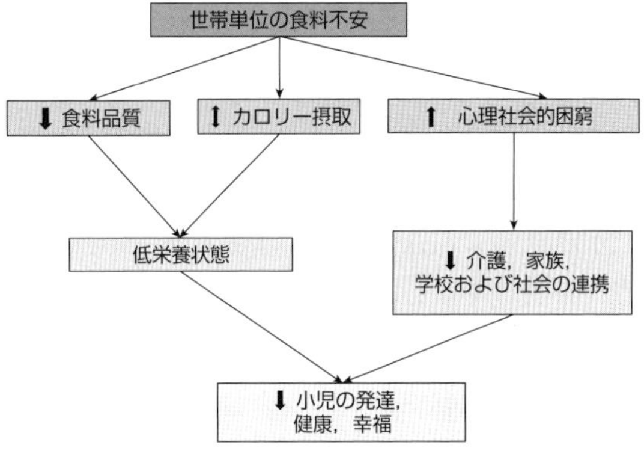

図 72.3　世帯単位の食料不足と小児の発達，健康，幸福との間に介在する潜在的経路。

帯では動物性タンパク質の摂取量が少なかった[17]。ラテンアメリカ，カリブ海地域，サハラ以南アフリカ，およびアジアの多数の国々における研究は，小児のいる食料不安のある世帯で食品の質が劣ることを示している。また，これらの関連性は，食料不安の程度が高いほど食事の質が劣るという用量依存性パターンをとっていた[18~20]。

食料不足，小児発達，健康転帰

本項では，まず小児の低体重および過体重と食料不安の関連性について検討し，続いて成人肥満に対する小児期食料不安の影響，食料不安と鉄欠乏の関係についてのエビデンス，食料不足と小児の健康および発達との関連，母親のうつと食料不足の関連について考察する。

▶体重

食料不足と小児の低体重

コロンビアにおける 3 つの研究は，それぞれの研究間で，異なる食料不安に反応する特定の身体計測指標を用い

表 72.3 北アメリカにおける食料不足と小児の過体重および肥満の関係を検討した大規模研究

文献/場所	研究デザイン/標本	食料不安スケール	体重転帰	相関の有無
Rose と Bodor[28]，アメリカ	ECLS-K	HFSSM	BMI ≧ 95 パーセンタイル	−
Jyoti ら[29]，アメリカ	ECLS-K 幼稚園〜小学校 3 年生	HFSSM	女児においてより速い BMI 増加	＋
Alaimo ら[30]，アメリカ	NHANES Ⅲ	1 食料不十分項目	BMI ≧ 85 パーセンタイル 2〜7 歳女児 8〜16 歳白人女児	 − ＋
Casey ら[31]，アメリカ	1999-2002 NHANES 3〜17 歳	HFSSM	BMI ≧ 85 パーセンタイル	＋
Gundersen ら[32]，アメリカ	NHANES Ⅳ 8〜17 歳	HFSSM	BMI，WC，TSF，TFM，BF	Φ
Dubois ら[34]，カナダ	小児の発達に関する縦断的研究 食料不安は 0〜1.5 歳 BMI は 3.5〜4.5 歳	1 食料不十分項目	BMI ≧ 95 パーセンタイル 食料不安×出生時体重相互作用	＋

−：逆相関，＋：正相関，Φ：食料不足と小児の過体重/肥満に相関なし，BF：体脂肪，ECLS：小児初期縦断的研究，HFSSM：世帯の食料安全保障調査モジュール，NHANES：国民健康栄養調査，TFM：総体脂肪量，TSF：上腕三頭筋皮下脂肪，WC：胴回り。

たが，食料不足と小児の低栄養に関して同様の関連を導き出した。メデジン（Medellin）で行われた食料援助プログラムに参加する未就学児において，食料不足のない世帯で暮らす小児に対して食料不足のある世帯で暮らす小児では身長が低い（矮小）または低体重の傾向があったが，極度のやせはなかった。この関連は，食料不足の程度において用量依存性パターンをとっていた[21]。おそらく，食料援助プログラムのおかげで食料不足は極度のやせとは関連がなかった可能性がある。反対に，食料不足のある世帯に暮らすボゴタの小児は，食料不足のない世帯の対照群と比べて極度のやせの傾向が見られたが，矮小の傾向はなかった[22]。ボゴタとメデジンの結果の相違は，食料不足の頻度，食料援助プログラムへの参加度，または用いた食料不足スケールの違いによるかもしれない。グアピの研究[23]では，食料不足はアフリカ系コロンビア人の小児の間で，極度のやせと矮小に関連があった。

リオデジャネイロにおける新生児から 30 ヵ月までの小児における研究では，二変量解析において，世帯単位での食料不足スコアは年齢別体重，身長別体重の Z スコアと有意に負の相関関係があり，年齢別低身長の Z スコアとわずかながら正の相関があった[24]。一方，北東ブラジルでの研究では，社会経済的，地理的交絡因子を補正した 5 歳未満の小児の間で，食料不足の程度と年齢別身長の間に関連をみとめなかった[25]。この知見に矛盾しないものとして，ブルキナファソの 5 歳未満の小児で行った縦断的研究は，5 回の測定時の各々で，世帯単位での食料不足と上腕中央周囲径（midupper arm circumference：MUAC），身長別体重 Z スコア，もしくは年齢別体重 Z スコアの間に有意な相関をみとめなかった[26]。パキスタンでは，食料不足はやせと相関があった[27]。まとめると，これまでの研究では，世帯単位での食料不足と小児の低栄養の間に一定の関連性はないことを示している。

研究間で一貫した結果が得られないのは，研究手法が異なることがあげられる（研究によって異なった身体計測指標や年齢グループが用いられている）。加えて，研究ごとの特定の文脈特性（小児が食料援助プログラムに参加しているかどうか，どれほど食料不足の負の効果が小児の養育者に緩衝されるか，疾患のような食料不足以外の因子が身体計測指標にどれほど影響するかなど）によるところもあるだろう。

表 72.4 カナダにおける小児肥満[a]のオッズ比に関する出生体重と家族間食料不足との相互作用

出生体重	家族内の食料不足なし	家族内の食料不足あり
	調整オッズ比[b]	
<2,500	0.2	27.8*[c]
2,500〜4,000	1.0	1.8
>4,000	2.3	5.7*

[a] 小児肥満は BMI ≧ 95 パーセンタイルとする。
[b] 性別，収入，妊娠中の母親の喫煙，過体重または肥満の両親の数に関して補正。
[c] 言及したカテゴリーに関して，＊は統計学的有意（$p \leqq 0.05$）を示す（出生体重 2,500〜4,000 g 群に家族の食料不足なし）。
(Adapted with permission from Dubois L, Farmer A, Girard M et al. Family food insufficiency is related to overweight among preschoolers. Soc Sci Med 2006 : 63 : 1503–16.)

食料不足と小児肥満

アメリカで行われた全国調査では，食料不足と小児過体重または肥満との関連について，異なる結果が示された（**表 72.3**）。小児初期縦断的研究（early childhood longitudinal study：ECLS）の横断調査では，幼稚園児の世帯単位での食料不足と小児の肥満確率の間に逆の相関があることが示された[28]。これに対して，同じ研究の縦モード解析では，幼稚園児の世帯単位の食料不足と小学校 3 年生までの BMI 増加の間に正の相関があることが示された[29]。第 3 期全国健康栄養調査（Third National Health and Nutrition Examination Survey：NHANES Ⅲ）にて，食料不足は 2〜7 歳の女児の過体重リスクと逆相関するが，8〜16 歳の女児の同リスクと正の相関を示すことが報告された[30]。1999〜2002 年の NHANES の分析において，世帯レベルでの食料不足は 3〜17 歳の小児の過体重リスクと正の相関があることが示された[31]。しかし，NHANES Ⅳでは世帯レベルでの食料不足と 8〜17 歳の小児における 5 項目の体脂肪指標との間に関連性がみとめられなかった[32]。

2 つの縦断的研究の解析から，小児肥満のリスクに関する世帯単位の食料不足の影響の複雑性について有用な知見がもたらされた。ECLS に適応された縦断的構造方程式モデル（structural equation model：SEM）では，生後 9 ヵ

表 72.5　アメリカにおける食料不安と小児の過体重または肥満との相関に関する小規模研究

文献/場所	研究デザイン/標本	食料不安スケール	体重転帰	相関の有無
Matheson[35]ら，カリフォルニア州	ヒスパニック児 10〜12 歳	HFSSM	BMI	−
Kaiser[36]ら，カリフォルニア州	ヒスパニック児 3〜6 歳	Radimer	身長対体重	Φ
Buscemi[37]ら，テネシー州メンフィス	ヒスパニック児 2〜17 歳	HFSSM	BMI パーセンタイル	I
Martin と Ferris[38]，コネチカット州ハートフォード	多地域または多人種 10〜12 歳	HFSSM	BMI > 85 パーセンタイル BMI > 95 パーセンタイル	Φ

−：逆相関，Φ：食料不安と小児の過体重/肥満に相関なし，HFSSM：世帯の食料安全保障調査モジュール，I：文化的変容と食料不足との関係（文化的変容の低い食料不足のある家族の間より，文化的変容の高い食料不足のない家族の間でより大きい BMI）。

表 72.6　北アメリカ以外の国における食料不足と小児の過体重または肥満との相関に関する小規模研究

文献/場所	研究デザイン/標本	食料不安スケール	体重転帰	相関の有無
Ortiz-Hernández ら[39]，メキシコシティ	4〜6 学年	4 項目スケール	BMI Z スコア>2	＋
Isanaka ら[22]，ボゴタ	5〜12 歳	HFSSM（改変）	国際肥満タスクフォースのカットオフ値	Φ
Oh と Hong[16]，ソウル	4〜12 歳	Radimer	身長対体重	＋

＋：正相関，Φ：食料不安と小児の過体重/肥満に相関なし，HFSSM：世帯の食料安全保障調査モジュール。

月時の食料不足は 2 歳時に肥満になる可能性が高いことを予見した。この関連性は，9 ヵ月時の不十分な養育と乳児摂食習慣によって生じる[33]。カナダの縦断的研究は，平均 4 歳児での肥満リスクに関して，世帯単位の食料不足と出生時体重との間に関連性を見出した[34]。特に，世帯単位の食料不足と関連した小児期肥満の調整オッズ比は，低出生体重と関連した小児肥満より 27.8 倍高く，巨大児と関連した小児肥満より 5.7 倍高かった。一方，正常出生体重児では，世帯単位の食料不足と肥満リスクは関連性をみとめなかった[34]（**表 72.4**）。

アメリカで行われた小規模研究も一貫性のない結果を示した（**表 72.5**）。ヒスパニックの小児および青年で行われた 3 つの研究で，1 つは世帯単位の食料不安と BMI との間の相反する関係性[35]を，2 つ目は世帯単位の食料不足と身長別体重の間の無関係性[36]を，3 つ目は養育者の文化変容レベルが世帯単位の食料不安と BMI パーセンタイル値の関連性を修飾することを示した[37]。ある多民族研究は，10〜12 歳の過体重や肥満のリスクと世帯単位の食料不足との間に関連性がないことを示した[38]。

北アメリカ以外で行われた研究もまた一貫性のない結果を示した（**表 72.6**）。それに反して，韓国[16]，メキシコ[39]で行われた研究では，世帯単位の食料不足と小児の体重経過との間に正の相関を示した。しかし，コロンビアでの研究[22]では，このような関連性はみとめられなかった。

多くの研究は，食料不足の主な決定因子である低い社会経済状態は，小児の過体重と関連があることを示している[40]。しかし，食料不足と小児肥満との関連については一定した相関はない[41〜43]。このことは，国ごとの世帯の特徴（子どもの年齢，性別，民族や人種，世帯収入など）と同様に，それぞれの国の政策や社会制度によるのかもしれない[41,42,44]。食料不足と女性の肥満リスクとの関連性は，小児では多様であるのに比べて，一貫性があることも，理解が難しい[41,42,44]。恵まれない小児に対する適切な社会または食料援助プログラムが適応されることや成人による食料不足の緩衝が，その一貫性の欠如の要因であるかもしれない[41]。あるいは，小児は体重（kg）あたりより高いエネルギー量や栄養素を必要とすることから，食料不足の肥満への影響を受けにくくなっているのかもしれない。

小児期の食料不足と成人肥満

小児期の食料不足が後年の肥満に影響するか明らかにするために縦断的な研究が必要であることが，2 つの後ろ向き研究によって強く指摘された。マサチューセッツ州で生活するカンボジア難民女性の過去の食料欠乏は成人時の過体重や肥満傾向と独立して関連があり，現在の脂質を伴う肉の消費傾向が強いこととわずかに関連があった[45]。ニューヨーク郊外に住む白人女性の小規模標本のフォーカスグループの結果によると，小児期早期の食料不足は成人期肥満の進展と関連する乱れた食行動（過食，高エネルギー密度食品の嗜好など）につながることが示された[46]。また，小児期早期に食料不足を経験した女性の子どもは，子ども自身が食料不足を経験していなかったとしても肥満に関連する摂食障害リスクが上昇することも明らかとなった[46]。母親の若い頃の食料不足経験によってもたらされた肥満は，世代を超えて引き継がれることを示す点において，これらの仮説は大変重要である。

▶鉄欠乏

US Children's Sentinel Nutrition Assessment Project（C-SNAP）をもとに行われた 2 つの研究から，ミネソタ[47]とボストン[48]に住む年少の小児において，食料不足と鉄欠乏性貧血（iron deficiency anemia：IDA）の間に関連があることが明らかとなった。同様に，1994〜2004 年の NHANES 解析は，食料不足と若年者における鉄欠乏性貧血の高リスクとの関連性を指摘した[49]。インドの農村部在住の幼児で行われた横断研究は，食料不足と貧血との関連性を示した[50]。この研究では，中等度食料不足（驚くことに重度食料不足ではない）とヘモグロビン値との間に有意に逆相関があることが示されている。以上をまとめると，様々な観察研究は，小児と若年者において食料不足と鉄欠乏性貧血には関連があることを一貫して示している。

▶小児の健康

食料不足は，様々な社会経済的，地理的，そして文化的特徴をもつ国に住む子どもの健康に影響を与える。社会経済的，地理的，小児の栄養状態などの交絡因子を補正した上で，ハイチの母親たちは，高度食料不足世帯である場合，食料不足がひどくない世帯と比較すると，調査に先立つ2ヵ月間で子どもがマラリアに罹患したとより多く答える傾向にあった[51]。コロンビアの高度食料不足世帯の母親たちもまた，調査に先立つ2週間に子どもがジフテリアまたは呼吸器疾患に罹患したとより多く答える傾向にあった[21]。さらに小児は，便検体で消化管寄生虫検査が陽性である傾向にあった。これらの結果は，社会経済的な交絡因子を用いて補正されていない点に注意を要する。

アメリカのECLSのデータを用いた縦断的SEMは，9ヵ月時の食料不足は2歳時の健康不良（母親からの申告に基づく）を予測することを示した。この相関には，9ヵ月時の母親のうつが影響する[33]。前述したC-SNAP研究は，食料不足それ自体が健康不良と関連があり（母親からの申告に基づく），新生児から36ヵ月児において，生後，入院歴がある可能性がより高いことを示した[52]。C-SNAP研究はまた，アメリカ出身の母親と比べて移民の母親から生まれたアメリカの乳児は食料不足世帯に暮らす傾向にあり，健康状態がよくなかった。この研究では，食料不足は移民であることと小児の健康の関係性に影響を与えることを示している[53]。NHANES Ⅲの解析から，HFSSM中の1項目に基づいて評価された食料不足は，1～5歳の小児において，腹痛，頭痛や感冒を含む健康不良と関連性があることを実証している[54]。

▶小児の発達

この項では，学力の成績と同様に，小児の心理情緒的および社会的発達に関する食料不足の影響について検討する。定性的研究は，アメリカの世帯での食料不足は小児の心理情緒的な発達に強い影響を与え，これらの影響は持続することを示している[46,55～58]。これらの知見は，疫学研究によって裏づけられている。

アメリカでの横断研究は，小児において食料不足と一連の学力および心理情緒的な指標との間に，独立した関連性があることを一貫して示している。これらの知見は，それぞれの研究が，HFSSM[29,59～61]，HFSSM食料充足項目[54,62]，または地域社会小児飢餓認識プロジェクト（Community Childhood Hunger Identication Project：CCHIP）スケール[63～65]など異なる食料不足スケールを用いたとしても類似していた。C-SNAP研究の結果は，食料不足のある4～36ヵ月児は，食料不足のない対照群と比較して，母親のうつやその他の交絡因子で補正したとしても，Parents' Evaluation of Developmental Status scale（PEDS）に基づく発達のリスクが増すことを示している[60]。

アーカンソー州，ルイジアナ州およびミシシッピ州で施行された横断研究は，交絡因子で補正した結果，食料不足のある世帯の3～8歳児は身体能力が低く，12～17歳児は心理社会的機能が低いことを明らかにした[59]。食料不足のある黒人の若者は，身体および心理社会的機能の双方において低スコアだったが，白人の若者では見られなかった[59]。教師からの報告に基づいたアメリカの複数の州にまたがる研究は，食料不足のある子どもはより多動で，学校に遅刻もしくは欠席する傾向にあると指摘した[65]。小児症状チェックリスト（Pediatric Symptom Checklist）に基づく両親の報告結果を用いたピッツバーグでの研究では，交絡因子による補正はなされていないが，6～12歳の児童において攻撃性および不安は食料不足と強く関連することが示された[63]。マサチューセッツ州での研究は，高度の食料不足は就学前および就学児において問題の内面化と関連があり，就学児では不安やうつ傾向とも関連があることを示した[64]。Whitakerら[66]は，アメリカ18都市の低収入世帯から集められた横断研究結果を用いて，食料不足と関連する因子を検討した。回答女性の約半数は黒人（51%），23%はヒスパニック，残りは他の人種や民族に属した。回答小児は，平均3歳であった。USDA食料不足スケール（成人版）に基づくと，世帯の71%が食料安全保障あり，17%はわずかに食料不足あり，12%は食料不足であった。多変量解析によると，臨床的うつおよび不安症状を示す女性の割合は，食料安全保障の場合は17%，わずかに食料不足がある場合は21%，食料不足がある場合は30%であった（$p < 0.05$）。小児においてもまた，食料不足カテゴリーと小児の行動または精神衛生問題との間に，それぞれ23%，31%，37%と用量依存性の関連をみとめた（$p < 0.05$）。この研究では，行動または精神衛生に関する問題は，攻撃性，不安，うつ，集中力の低下，または多動であることを明確にしている。

NHANES Ⅲは，食料充足世帯と比べて食料不足世帯の6～11歳の小児は，計算能力が低く，留年する傾向にあり，精神科医を受診し，友人らと円滑に過ごすのがより困難であった。さらに，食料不足の若者は，学校を休学している傾向にあった[67]。NHANES Ⅲの分析ではまた，食料不足世帯の15～16歳の若者は，気分変調，死について考える傾向，自殺願望があり，自殺未遂に至る傾向にあることが明らかとなった[62]。

出生コホート結果（ECLS-Birth Cohort：ECLS-B）に適応された縦断的SEMは，9ヵ月齢の食料不足は母親の愛着の乏しさ，2歳時における精神発達の低下を予見することを示した。この相関は，9ヵ月齢の母親のうつと乏しい子育て実践が原因であった[61]。別のECLS-B結果による縦断的解析は，性特異的な要因の関与もあるが，食料不足は小児の学力向上および社会性発達に影響を与える傾向にあることを指摘した[29]。幼稚園での食料不足は3年生の女児における算数の得点とソーシャルスキルの低下を予測したが，同学年男児ではみとめなかった。同様に，恒常的な食料不足世帯（幼稚園と小学校3年生の時の両方で食料不足であった）の女児は食料不足のない世帯の対照と比べて読解力の向上が乏しかったが，男児では見られなかった。男女とも，幼稚園の時には食料不足はなかったが，3年生までに食料不足になった世帯の小児は，恒常的に食料不足のない世帯の小児に比べて，読解力の向上が乏しかった。女児においてのみ，同じ時期に食料不足から食料不足なしへ移行すると，ソーシャルスキルが改善した[29]。

まとめると，この項で検討された研究は，小児の食料不足は生物的のみならず心理情緒的および発達上の課題をもたらすことを強く示唆する。いいかえると，この課題は低い学力や知的成果となって，年齢を重ねてから現れる。これらの研究はすべてアメリカで行われ，対象の多くはヒスパニックの小児である。それゆえに，ヒスパニック世帯の食料安全保障の改善は，この国で最も急速に増えている人種に属する小児の健康全般を改善する可能性が高い。なお，これらの結論は，これまでのエビデンスの多くが横断試験により得られたものなので，さらなる縦断試験が施行され確認される必要がある。

▶母親のうつ

食料不足と母親のうつとの間に独立した関係があることが一貫して報告されている[68,69]。ノースカロライナ州の食料不足のある妊婦は，食料不足のない場合に比べて，より高いレベルの自覚ストレス，特性不安，およびうつ症状をもつ傾向にあった[68]。これらの用量依存性の相関は食料不足の程度による。コネチカット州に住む食料不足がある世帯のラテンアメリカ系の妊婦も，食料不足のない世帯に比べて，うつ症状が増す傾向にあった[69]。前で指摘したように，ECLS の結果は 9 ヵ月時の食料不足は母親のうつと関係があることを明らかにした。いいかえると，母親のうつは，食料不足，2 歳時の健康不良に精神発達不良，肥満との関連に介在する[33,61]。C-SNAP 研究は，母親のうつ症状は食料不足と関連があるだけでなく，小児の健康指標の悪化や食料援助プログラムに継続登録されていない傾向と関連があることを示した[70]。Whitaker ら[66]による研究はまた，食料不足は，母親の臨床的なうつや不安症状と用量依存的に独立かつ正比例して相関することを示した。前に報告したように，この研究は平均 3 歳児において，用量依存性に食料不足の程度と小児の行動および精神面の健康における問題（攻撃性，不安，うつ，集中力低下，多動など）とが関連することを示している。

小児の発達の観点から，これらの研究は母親のうつは低水準の世話や母子関係，子どもへの関心の低さのみならず，子どもへのネグレクトや虐待にさえも関連があるという点で重要である[44]。それゆえに，母親のうつは食料不足が小児の心理社会的発達を悪化させる要因の 1 つかもしれない。

まとめ

エビデンスの過半数は，世帯単位の食料不足は，小児の食生活，行動心理学的・知的発達，および健康状態に強い影響を与えることを示している。この蓄積されつつある知見の妥当性は高い。なぜなら，食料不足は栄養状態に影響するだけでなく，小児とその養育者の両方において心理情緒的に重要なストレス要因だからである。小児の低体重や過体重に関する食料不足の影響は様々で，それぞれの状況に依存する。

現在得られるエビデンスに関する限界も理解しておく必要がある。まずはじめに多くの研究デザインが横断的であること，2 つ目に異なった食料不足（不足なし）カテゴリーの世帯を分類するのに異なったスケール，カットオフ値や時間軸が用いられていることがあげられる。例えば，ある研究は食料不足を異なったレベルに分類するが，他の研究では単にあり/なしに二分している。同様に，スケールの違いは結果に影響するので，異なるスケールを使うことは懸念材料の 1 つである[71]。3 つ目に，いくつかの鍵になる「交絡因子」が食料不足と小児の発達の関係や健康予後のメディエーターであることや，それらの修飾因子へ影響を及ぼすことを考慮することなしに多変量データを扱う手法をとっていることである。食料不足はどのようにして小児の健康に対して不利に働くのか深く理解するために，SEM のような理論に基づいた仮説を検証する統計モデルが必要である。この知見は，政策を周知させ，エビデンスに基づいた効果的な介入を進める上で必要である。

政策的合意

貧困と食料不足を減少させる効果的な政策は，人間開発の改善へといいかえられることが多い。なぜなら，人間開発は社会関係資本の出発点であり，いいかえれば，国の発展を促すエンジンであり，これらのプログラムへの投資は世界中の政府の第一に掲げるべき政策だからである。食料不足がどのようにして人間開発に影響するのか，より正確に理解するための必要な研究を遂行するには，基金の設立が必要である。これらの知見は，食料不足の負の帰結から小児を守るための介入ポイントを見つけるためになくてはならない。様々な状況の中での経験に基づいたスケールの内部妥当性の証拠がある中で，重要なのは，地域的[7]または世界的レベル[72]で適応できるよう照準規正された世帯レベルの食料不足スケールを導き出す試みを支援することである。

（Rafael Pérez-Escamilla／原島伸一 訳）

73 栄養と歯科医学

口腔組織の細胞学的・構造学的特徴

口腔組織は，例えば，エナメル質において形態修復は起こらず，口腔粘膜では非常に速い組織のターンオーバーを示し，歯槽骨成長や唾液の産生はそれぞれの速度で起こるといった，他とは明らかに異なる特徴から，口腔組織が生理学変動を示す独特の指標となっている。口腔は，う蝕，歯周病，後天性免疫不全症候群（AIDS），栄養貧血，ヘルペス，唾液腺障害，骨粗しょう症，糖尿病，癌などの慢性疾患が出現する部位である。口唇口蓋裂のような先天性異常は，遺伝要因と環境要因が重なり，母胎の栄養状態，特に葉酸と関連した出生児の奇形である。

口腔疾患と全身の健康との関連性は，非常に思慮深い観察により明らかとなっている。これまでの20年間に，歯周病と心血管疾患，糖尿病，脳出血および妊娠出産期の有害事象との間に，明確な関連性が示された。例えば，歯周病により心血管疾患のリスクを増すこと[1]に加えて，早産のリスクも増すこと[2,3]が明らかにされている。口腔疾患が感染症であることは，おのずから，宿主が適切に作用する免疫および細胞修復システムを有することを示しており，栄養摂取と宿主防御メカニズムに関連する明確なデータも存在する。したがって，口腔の健康，全身の健康および栄養との関連性に，医師，歯科医師，栄養士および看護師を含むすべての保健医療従事者は，注意を払うことが求められる[3]。

これらの複雑な関係をより適切に評価するために，頭蓋顔面-口腔-歯の複雑な構造と機能を理解することは極めて重要である。歯は食物の最初の処理に必要な特異な構造をしており，それらは3つのミネラル組織であるエナメル質，象牙質，セメント質から構成されて，「神経」として知られる血管組織に富む歯髄を包んでいる。これらの関係は，**図73.1**の歯の断面図で観察することができる。歯は**歯根膜**あるいは**歯周靭帯**とよばれる線維性の構造物により，骨ソケット内で維持される。細菌や炎症性免疫反応などの因子は，ソケット周囲のこの構造と骨の統合性に影響を及ぼし，結果として，歯のゆるみを進行させて，歯の喪失を引き起こす歯周病を引き起こす[4]。

それぞれの歯は，顎骨内に存在する歯蕾あるいは歯胚から発育する。歯蕾は表層部の陥入により生じた上皮成分で構成されており，エナメル質を産生する。間葉系組織は歯髄や象牙質をつくりだす歯乳頭と，歯の形成後のセメント質や歯周靭帯を産生する歯嚢から構成される。**表73.1**に，ヒトの歯の形成時期について詳細に示す。乳歯の形成はおよそ胎生6週頃に始まるが，それは原始口腔が分化して歯堤を形成する時期であり，そこで歯蕾が発育する。歯冠部形成は，コラーゲン線維を含む象牙質マトリックスの分泌とともに始まる。ミネラルイオンはその後，マトリックスへ入り込み，コラーゲン上あるいはコラーゲン間に小さな結晶構造を形成する。第一象牙質層が形成されるとともに，エナメル質の形成が開始する。この石灰化過程が，エナメル質の成熟を成立させ，すべてのマトリックスが形成された後も継続する。**表73.1**に見られるように，石灰化過程は胎生の4ヵ月に始まり，青年期後期まで続く。口腔への歯の萌出後も，その構造へミネラル（フッ化物を含む）を唾液，食品，飲料から取り込み続ける[5]。

歯の一生は主に3つの時期に分けられる。すなわち，(a) 顎骨内で歯冠部形成および石灰化が行われている時期，(b) 口腔内に歯が萌出して成熟しており，また歯根が形成されている時期，そして (c) 口腔内で歯が機能している維持期である[5]。未萌出期間は，発育中のエナメル質と象牙質は他の発育組織と同様に，栄養素の欠乏あるいはバランス不良の影響を受けやすい時期である。実際に，栄養素の欠乏は，分泌あるいはエナメル形成の成熟ステージに影響を与える。口腔内への萌出後，エナメル質は唾液に浸され，食物と同様に口腔微生物やそれらの副産物にも曝露される。それゆえ，栄養素の欠乏または栄養過多や食習慣は，局所的に歯に影響を与える可能性がある[5]。

歯の石灰化組織と体の他の組織の間には，少なくとも3つの顕著な相違点がある。第一に，エナメル質は輸送システムとして働く毛細血管やリンパ管を含んでいない。しかし，エナメル質の有機成分および無機成分との緊密な関連性は，唾液由来，おそらく血液からも由来するイオンや小さな分子を拡散するための経路が，エナメル質に存在することを示唆している。象牙質も同じく血管成分を含まないが，より浸透性は高く，象牙質を横断する象牙細管の存在により，血液からの細胞外滲出液が通過する。エナメル質表層を覆う唾液を介して，エナメル質成分の交換は行われる。それとは対照的に，象牙質での交換は歯髄または歯根膜に供給される血液中に存在するイオンの移動によって行われる[4]。第二に，歯の石灰化組織は細胞が欠如しているため，形成不全や石灰化不全の部位を，顕微鏡学的にあるいは化学的に検出できるほどの修復能力をもたない。また，う窩や機械的損傷により破壊された後の部位を自身で修復する能力をもたない。例外として，エナメル質表層の軽度脱灰部位に再石灰化が起こる。そこは有機マトリックス部位で，表層部は健全であり，一般に「白斑」と称される。加えて，象牙質の歯髄側に歯の生涯を通して存在する象牙芽細胞により，進行したう蝕病巣からの化学的刺激に反応して二次象牙質が形成され，有害な影響を防ごうとする。歯の組織の修復能欠如は，継続的にターンオーバーをくりかえし，再構築能を有する骨とはまったく対照的である[4]。第三に，他の組織とは異なり，歯の石灰化組織は環境の一部に変化を受ける。歯が口腔内へ萌出を始めた時，エナメル器への血管供給は切断され，唾液，微生物，食物残渣，脱落上皮の複合物とエナメル質表層は接するように

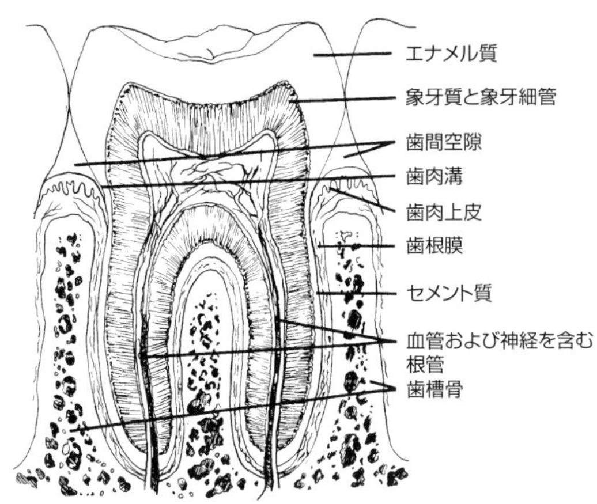

図 73.1　歯槽骨に接する歯の断面図。

なる。このように，萌出歯は純粋な全身的環境に代わり，口腔あるいは口腔外環境に曝される。結果として，細菌による作用によってう蝕発生部位となるエナメル質およびセメント質表層は，ヒト免疫システムの影響から遠く離れる。そのため，う蝕進行過程への関わりは唾液中の免疫機構に限られる[4]。

歯を支持する軟部組織と骨の発育と維持もまた，栄養素の欠乏の影響を受ける。**図 73.1** に示す歯周組織は，歯肉，歯周靱帯（歯根膜ともいう。歯根部のセメント質と歯槽骨を結合する），歯根部セメント質（歯根を覆う骨と同様の特殊な石灰化組織），歯槽骨（歯のソケットを形成し支持する）で構成される。歯槽骨は歯の萌出に反応して成長し，歯の交換で修正され，歯の喪失により吸収される。歯と歯肉との間の限られた空隙は歯肉溝として知られており，非角化上皮が内側を覆っている。加えて，う蝕と歯肉炎発生に関与する主要な因子の 1 つであるプラーク（歯垢）は，高濃度の細菌を含み，歯肉溝内で「剥き出し」の上皮に面して存在する。このように，細菌とその副産物または抗原は歯肉上皮に浸潤し，歯周病にみとめられる典型的な炎症反応を引き起こす。実際，健全な免疫システムは強く栄養状態に依存するものであり，歯周組織の健康を維持するために必要不可欠である。口腔組織をつくっている硬組織および軟組織の多様性とそれぞれに必要な栄養素が多様であることが，過去および現在の栄養問題を外面的に反映するという，口腔の独自性につながっている[3,6]。

頭蓋顔面および口腔組織の発育における栄養の役割

栄養素の欠乏は，歯や唾液腺の生育に障害をもたらすことがある。歯の健全性，エナメル質の溶解性，唾液の分泌量や成分に影響を及ぼすことから，動物モデルにおいて最

表 73.1　ヒトの歯の発育時期

歯種	硬組織形成開始	出生時のエナメル質形成量	エナメル質完成	萌出	歯根完成
乳歯					
上顎					
・乳中切歯	胎生 4 カ月	5/6	1 1/2 カ月	7 1/2 カ月	1 1/2 年
・乳側切歯	胎生 4 1/2 カ月	2/3	2 1/2 カ月	9 カ月	2 年
・乳犬歯	胎生 5 カ月	1/3	9 カ月	18 カ月	3 1/4 年
・第一乳臼歯	胎生 5 カ月	咬頭融合	6 カ月	14 カ月	2 1/2 年
・第二乳臼歯	胎生 6 カ月	咬頭のみ	11 カ月	24 カ月	3 年
下顎					
・乳中切歯	胎生 4 1/2 カ月	3/5	2 1/2 カ月	6 カ月	1 1/2 年
・乳側切歯	胎生 4 1/2 カ月	3/5	3 カ月	7 カ月	1 1/2 年
・乳犬歯	胎生 5 カ月	1/3	9 カ月	16 カ月	3 1/4 年
・第一乳臼歯	胎生 5 カ月	咬頭融合	5 1/2 カ月	12 カ月	2 1/4 年
・第二乳臼歯	胎生 6 カ月	咬頭のみ	10 カ月	20 カ月	3 年
永久歯					
上顎					
・中切歯	3～4 カ月	—	4～5 年	7～8 年	10 年
・側切歯	10～12 カ月	—	4～5 年	8～9 年	11 年
・犬歯	4～5 カ月	—	6～7 年	11～12 年	13～15 年
・第一小臼歯	1 1/2～1 3/4 年	—	5～6 年	10～11 年	12～13 年
・第二小臼歯	2～2 1/4 年	—	6～7 年	10～12 年	12～14 年
・第一大臼歯	出生時	微量みとめられることあり	2 1/2～3 年	6～7 年	9～10 年
・第二大臼歯	2 1/2～3 年	—	7～8 年	12～13 年	14～16 年
下顎					
・中切歯	3～4 カ月	—	4～5 年	6～7 年	9 年
・側切歯	3～4 カ月	—	4～5 年	7～8 年	10 年
・犬歯	4～5 カ月	—	6～7 年	9～10 年	12～14 年
・第一小臼歯	1 3/4～2 年	—	5～6 年	10～12 年	12～13 年
・第二小臼歯	2 1/4～2 1/2 年	—	6～7 年	11～12 年	13～14 年
・第一大臼歯	出生時	微量みとめられることあり	2 1/2～3 年	6～7 年	9～10 年
・第二大臼歯	2 1/2～3 年	—	7～8 年	11～13 年	14～15 年

IV

表 73.2 歯の発育における栄養素欠乏の影響

栄養素	組織への影響	う蝕への影響	ヒトでのデータ
タンパク質-カロリーの栄養不良	歯の萌出遅延 歯の大きさ エナメル質溶解性の上昇 唾液腺の機能障害	あり	あり
ビタミン A	上皮組織の発育低下 歯の形成不全 象牙芽細胞分化の減少 エナメル質減形成の増加	あり	あり
ビタミン D/カルシウム/リン酸	血漿中カルシウムの低下 低石灰化（減形成による実質欠損） 歯の健全性の低下 萌出パターンの遅延	あり	あり
アスコルビン酸	歯髄の変質 象牙芽細胞の退化 異常象牙質	なし	なし
フッ化物	エナメル質結晶性の安定（エナメル質形成） 脱灰の抑制 再石灰化の促進 斑状歯（過剰な時） 細菌生育の阻害	あり	あり
ヨウ素	歯の萌出遅延 発育パターンの変化 不正咬合	なし	あり
鉄	生育遅延 歯の健全性 唾液腺の機能障害	あり	なし

も一般的に研究されている栄養素とその状態は，タンパク質-カロリーの栄養不良，アスコルビン酸，ビタミン A，ビタミン D，カルシウムとリン酸，鉄，亜鉛およびフッ化物である。栄養不良（ビタミン A，アスコルビン酸，ビタミン D，ヨウ素の欠乏）およびフッ化物の過剰が，ヒトの歯に影響することが報告されている（**表 73.2**）。各栄養素については本書の各章を参照されたい。

エナメル質形成不全や低石灰化は，歯の生育期における低栄養や過剰栄養の特徴とされてきた[7,8]。ビタミン A 欠乏は歯の健康における決定的な要因と考えられている。というのは，しばしば，タンパク質-カロリーの栄養不良とともにみとめられ，上皮系組織の発育や，歯の形態発生そして象牙芽細胞の分化に影響を与えることが知られているからである[9]。石灰化障害は，臨床的にはエナメル質減形成として表れる[10]。加えて，妊娠の第 1 三半期にビタミン A が過剰状態であると，重篤な頭蓋顔面部と口唇・口蓋裂，および四肢の欠損をもたらすことがある[11]。

ビタミン D，カルシウムとリン酸は，欠乏すると歯の生育およびう蝕抵抗性に関して重大な影響を及ぼす。ビタミン D 欠乏が胎生期もしくは乳児期に生じると，歯の萌出遅延やエナメル質の質の低下をきたし，結果としてう蝕リスクを増大させる可能性がある[12]。Leaver は，極端なカルシウムとリン酸の欠乏が結果として発育中の歯の低石灰化を引き起こすことを示した[13]。しかし欠乏は，血漿中のカルシウムとリン酸のレベルを低下させるほど重篤でなければならない。ヒトでは平常の血漿カルシウムレベルを維持するために，骨格の骨からカルシウムが血漿中へ移動する高度なホメオスタシス（恒常性）のメカニズムを有しているため，このようなことが起こることはまれである。Bawden は，発育中の歯の組織へのカルシウム輸送障害による低石灰化を生じる原因としてはビタミン D 欠乏症がより重要であると仮定した[14]。また，ビタミン D 欠乏は歯の構造や歯の萌出パターンの遅延にも影響することが示されている[15]。

幼少期のビタミン D 欠乏は，歯の顕微鏡観察により，前象牙質層の幅の拡大，象牙質間質の存在，エナメル形成の障害（減形成による実質欠損）の特徴が見られる[16]。くる病に罹患した幼児は乳歯の萌出が遅延し，萌出順序が変化する。通常，永久歯の切歯，犬歯，第一大臼歯は，その発育期がくる病の最も多い年齢に一致しているため，影響を受ける。ビタミン D 抵抗性くる病では，原発性のくる病と比較して，より頻繁に重篤な歯の障害がみとめられ，露髄に進展する歯髄腔の拡大を伴う。

ビタミン C 欠乏もまた，歯の発育や萌出に影響を与えることが知られている。壊血病の乳児の乳歯や永久歯では，ビタミン C 欠乏に起因する微小歯髄出血が見られる。ビタミン C 欠乏の子どもにおいて，歯髄では充血，浮腫，壊死，異常石灰化が進行するが，象牙質では象牙芽細胞の退化と不規則な形成がみとめられる[17]。しかし，ビタミン C 欠乏とう蝕との関連性は十分にわかっていない。基本的に，ビタミン C 欠乏が歯や歯肉，骨の疾患を誘導するメカニズムはコラーゲン生合成を破綻させることによると考えられるが，壊血病とう蝕との関連性を明確に示した研究はない[18]。浮腫性の甲状腺腫で，重篤なヨウ素欠乏の母親から生まれた子どもは，精神的，肉体的発育遅延の特徴を有する。しばしば，乳歯，永久歯の萌出が大幅に遅延，または萌出が妨げられる。頭蓋顔面の成長と発育のパターンが変化するため，不正咬合も起こる可能性がある。

栄養不良が存在する場合，発育中の栄養状態は口腔疾患に対しても強く影響する。慢性的に発育の不良な動物や子どもを対象としたいくつかの研究において，歯の萌出遅延，歯の健全性の低下（特にエナメル質表面の溶解性），う蝕の増加が示されている[19,20]。ペルーのリマにおいてAlvarez らは，発育の不良な3つの子どもたちの群で有意に歯の萌出および交換が遅延することを示した。これらの遅延は直接的に乳歯列期のう蝕の発生を有意に遅らせる[21]。これらのデータは，インドやグアテマラでの発育の不良な子どもを対象とした先行研究を支持するものである[22,23]。

歯および唾液腺の発育は栄養供給と緊密に関連する。発育途上の重要な時期に栄養学的障害を受けた歯は，う蝕抵抗性が減弱し，そのためう蝕に対してハイリスクとなる。Menaker と Navia は，唾液の機能が損なわれると，歯の形態学的変化を伴い，これが主な原因となってう蝕感受性の増加を引き起こすことを見出した[24]。これらのデータはまた，社会的，経済的な状態と乳歯う蝕との正の関連性（永久歯では関連性はない）を説明している[20]。幼少期の栄養学的障害は歯の形成に影響を与え，結果としてう蝕感受性を増加させるかもしれない。幼少期の栄養不良は，歯の発育を遅延させる。したがって歯の萌出は遅くなり，う蝕発生年齢も上がる[20]。う蝕に関する項で述べられているように，う蝕発生は経済的に貧しい人々の群でより多く，この群では貧しい食事であるリスクも高い。このように，う蝕と栄養不良のリスクは同時に上昇するため，どちらが先に起こるかを見極めることは難しく，両者とも，チームアプローチによる速やかな介入を必要とする[5]。このように，う蝕発生に関する横断調査を理解する上では，栄養や食事の履歴を考慮しなければならない。

より大規模な調査では，アメリカにおいて各年の出生児の3%に，出生時あるいはそれ以降に明らかになる何らかの出生時欠損（birth defect）がみとめられている[25,26]。欠損のうち顕著なものは，頭蓋顔面複合体を含む構造的，機能的，あるいは生化学的異常である。最も一般的な奇形は唇裂と口蓋裂であり，白人乳児の600人に1人にみとめられ，アジア人種，アメリカ先住民，イヌイットにおいてはさらに比率が高く，黒人では低い[25,27]。加えて，他の頭蓋顔面および口腔，歯の障害，例えば頭蓋骨癒合症，半側顔面の小人症，無歯症，エナメル質形成不全症，象牙質形成不全症，骨形成不全症，軟骨形成異常症，若年性歯周炎は，口腔の健康に影響を及ぼす代表的な疾患である[28]。神経管欠損は，穀物の食品に葉酸を強化することで発生率が低下しているにもかかわらず，最も多く見られる出生時欠損である[29]。それらの重症度は幅広いが，頭蓋骨の形成不全を引き起こすこともある。これらの奇形と障害の多くは，遺伝または環境要因によって引き起こされる。特に妊娠初期において，ある種の栄養（例：レチン酸やビタミンK，Eなど他の脂質親和性分子）が過剰に与えられると，頭蓋顔面，口腔–歯の奇形を引き起こすことが知られている。

中顔面と下顔面をつくりだす鰓弓の翻訳因子として働く通常遺伝子および遺伝子産物が発見され，これらの栄養との相互作用（例：その特異的レセプターを経由したレチン酸）は，頭蓋顔面，口腔–歯の形態発生に重要であることが判明した[30]。過剰な外来性のレチン酸は，口唇・口蓋裂，歯の発育，半側顔面の小人症，二分脊椎，眼欠損，四肢の形態発生に関連した頭蓋顔面の奇形をつくりだす[31]。出生時の欠損に栄養が影響することを理解するために，その必要性を説明した最近の注目すべきデータがある。それは，イギリスおよびその他の国のハイリスク者を対象に，妊娠中に葉酸を補充したところ，神経管欠損の連鎖を有意に低減したということである[29,32,33]。また，葉酸やマルチビタミンにおいても唇裂あるいは口蓋裂の頭蓋顔面などの先天性奇形と関連することが明らかにされている[29,33]。Taparia らは，神経管欠損や頭蓋顔面欠損に対する葉酸の防御的役割について述べており，これらの障害における葉酸受容体の役割について仮説を立てている[33]。

栄養とう蝕

う蝕は「アメリカにおいて，また世界中の疾病の中で最もありふれた慢性疾患」であり，国によっては90%の人が罹患している，最も頻度の高い予防可能な口腔感染症の1つである[5,34]。アメリカでは，小児，成人で歯を失う原因として最も多いのがう蝕である。小児期に2番目に多い慢性疾患である喘息よりもさらに多い[5]。2000年に米国公衆衛生局長官は，う蝕発生の約80%が小児期と青年期の人口の約25%に存在すると報告した[5]。現在も多くのレポートで，アメリカでも世界的にもより低所得者層や子どもでう蝕発生率が高いという問題が残っていることが報告されている[34〜36]。米国国民健康栄養調査（National Health and Nutrition Examination Survey：NHANES）の1999〜2004年のデータによると，2〜11歳の乳歯のう蝕有病率は約42%であり，永久歯では約21%であった[37]。成人ではう蝕発生率はかなり高く，歯冠部う蝕では約90%，根面う蝕では14%となっている[37]。米国公衆衛生局長官は，子どものむし歯を「アメリカの静かな疾病」と名づけ，アメリカにおける満たされていない健康ニーズであり続けているとした。アメリカの子どもや青年のうち，う蝕のない人の割合を年齢別，人種別に見た1988〜1994年のNHANESによる調査データを**図 73.2** に示す。

1970年代中期より，う蝕の発生は減少を始めた。これは主に，フッ化物応用と歯のシーラントなどの予防手法による[35,37,38]。食事摂取はう蝕に関与するかもしれない（う蝕の原因については次項を参照）。加えて，歯の健全性を保存することは，基本的な栄養状態の維持に重要である。というのは，未処置う歯は痛みを引き起こし，最終的には歯の喪失により咀嚼障害を引き起こすため，栄養摂取を危うくすると考えられるためである。

集団でのう歯の程度は未処置–喪失–処置歯面数（decayed–missing–filled surface：DMFS）によって測定される。これは，未処置，喪失または処置された永久歯歯面の合計で表される（32歯の128面が対象となる）[39]。1999〜2004年のNHANES（統計として得られる最新データ）によると，6〜11歳の子どもの42%は乳歯にう蝕があり[27]，1999〜2002年のNHANESのデータによると，6〜19歳の41%に永久歯にう蝕がある[37]。対照的に，1988〜1994年のNHANES Ⅲのデータでは，アメリカの5〜17歳の子どもの半数以上（54.7%）で永久歯にう蝕がなかった。しかし，平均DMFSは2.5であった[36]。これと比較すると，1979〜1980年の米国国立歯科研究所（National Institute of Dental Research：NIDR）による調査では，検査を受けた児童・生徒の37%は永久歯にう蝕はなく，平均DMFSは4.77であった。しかし，う蝕は15歳ぐらいまで年齢とともに増加しており，アメリカの10代の男女のお

Ⅳ

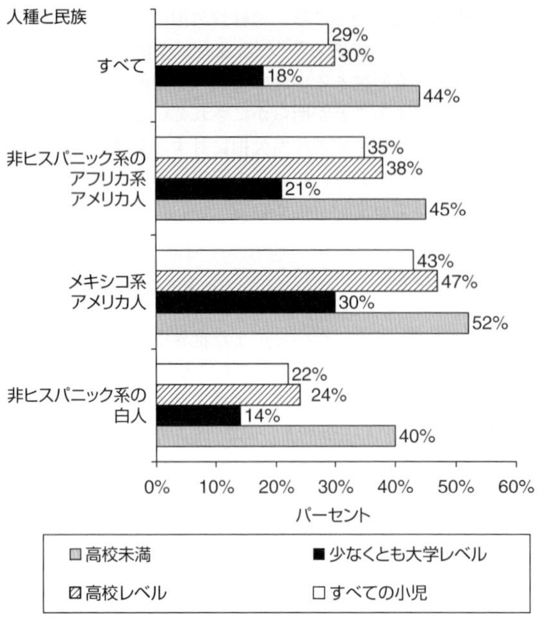

図 73.2 年齢，民族別に見た，アメリカの小児および青年のう蝕なしの人の割合。
(From National Center for Health Statistics. Plan and Operation of the Third National Health and Nutrition Examination Survey 1988?94. Series 1, no. 322. Hyattsville, MD : National Center for Health Statistics, 1994 : DHHS publ. no.[PHS] 94-1308, with permission.)

よそ2/3は永久歯にう蝕経験を有する（**図 73.2**）。う窩は歯の咬合面や咀嚼面に最も多く生じる。う窩や未処置歯面の有病率はアメリカにおいても世界的に見ても低所得者層の子どもが高所得者層の子どもより高い傾向にある[27,36,40,41]。

歯の喪失率，無歯顎者率は減少を続けている[3]。1988～1994年，1999～2004年のデータ（アメリカの最新データ）では，高齢者の無歯顎者率は約34%から27%へと減少している[38]。1988～1991年の調査では，65～69歳の26%が無歯顎であり，1985～1986年のNIDR成人調査では成人の32%であった[27,42]。多くの成人は，生活の一部でフッ化物の曝露を受けてきたため，結果として歯はより長く保存されている。

う蝕は次の3つの相をもつ動的なプロセスである。すなわち，(a) 脱灰（プラークのpHが5.5未満になった時，ミネラルを喪失する），(b) 平衡状態，(c) 再石灰化（プラークのpHが臨界点を超えて，中性あるいはアルカリ性に傾いた時に生じる），である。う蝕の初期段階では，頻繁な発酵性の糖質への曝露と口腔清掃不良によって，初発病巣が急速に進行する。細菌性の発酵がみとめられない期間は，歯のエナメル質から遊離したカルシウム，リン酸，フッ素はエナメル質中に再沈着することが可能である。臨床的実質欠損（う蝕）は疾患過程の最終段階である。初期う蝕からう蝕病巣への進行の平均時間は小児でおよそ18±6ヵ月である。

▶う蝕リスクアセスメントとマネジメントプロトコルの要因としての食事や栄養

小児や成人のためのう蝕リスクアセスメント（caries risk assessment : CRA）ガイドラインとプロトコルがある[43,44]。その両方において，食事は病因やマネジメントで役割を担っているとされている。う蝕のリスク評価の際には，発酵性糖質（スクロース〈ショ糖〉，グルコース〈ブドウ糖〉，フルクトース〈果糖〉，加工デンプンを含む）の総量よりも摂取頻度が重要な因子となる[43]。アメリカにおけるスクロースの消費量は今なお多いが，上水道のフッ素化や他の飲食料中に存在するフッ化物によってその影響は減弱されている。2010年アメリカ小児歯科学会（American Academy of Pediatric Dentistry : AAPD）CRAプロトコルでは，5歳児までの小児にとって次のような食事関連要因が示されている。つまり間食のスナックや飲み物にスクロースを含むものを3つ以上とること，就寝時にスクロースを含む飲み物を哺乳瓶でとっていること(6歳以上では，哺乳瓶の要因は除く）である[45]。Featherstoneら[43,44]は，CRAを2段階のプロセスとして示した。1つ目は患者固有の疾患リスクファクターや指標を決定することである。2つ目の段階はリスクレベルの決定に焦点をあてることである。食事−栄養関連リスクファクターには発酵性糖質を含む間食（食品や飲料）を1日3回以上とっていることを含む。

う蝕予防手段は多角的であり，食事パターンや発酵性糖質を含む飲食料消費に焦点をあてた食事指導と同様，フッ化物を含む[43~46]。最近では，抗う蝕の手法としてキシリトール含有ガム，ミントの消費が推奨されている[43,45,47]。5歳以上の小児のためのう蝕マネジメントプロトコル，成人のためのプロトコルには食事指導が含まれており，特に中・高リスクの小児に対してはキシリトール含有ガムやミントが追加されている[44,45]。

▶う蝕における糖質の役割

う蝕は多要因から成る口腔の感染性疾患である。発酵性の糖質は，口腔環境およびプラークに加えて，病因となる1つの要素である（**図 73.3**）。フッ化物添加飲料水と口腔清掃の実施はう蝕リスクとその進展に大きく影響する。歯の酸蝕症は，歯の健全性を損なうものであり，感染性疾患ではないが，結果として生じる実質欠損はう蝕リスクを増大する。唾液，免疫状態およびライフスタイル習慣の有無や妥当性は，う蝕リスクに影響する。

フッ化物に加えて，このバランスに影響を与える主要な因子は栄養と食事である[48]。栄養は全身に影響し，食事は局所に影響する。例えば，全身的な栄養不良は，唾液の量，抗菌作用，生理化学的作用に負の影響を与える。加えて，発育期間中の栄養は，歯や唾液腺の健全性に影響を与え，歯の細菌に対する抵抗性に影響する。口腔の健全性や唾液流量に影響を与える全身疾患や投薬もまた，口腔の健康や口腔感染症リスク（う蝕を含む）と同様に，栄養学的な健康状態にも影響する[48,49]。

糖類や加工デンプンは発酵性の糖質である。糖類は，例えば，果物や蜂蜜，乳製品のように食品中に内在的にみとめられるものだけでなく，加工の過程で食品に添加される

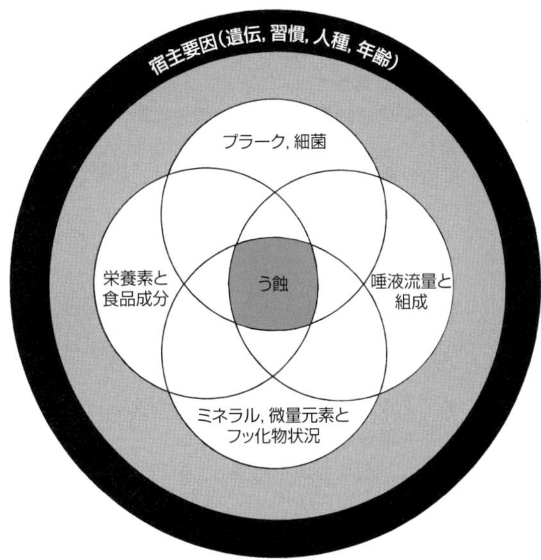

図 73.3　う蝕発生過程に相互に作用する主要な因子。
(Adapted with permission from Navia JM. Carbohydrates and dental health. Am J Clin Nutr 1994 : 59［Suppl］: 719S–27S.)

ような外来性のものがある[50~52]。添加糖類の例として，白糖や黒砂糖に加えて，蜂蜜，糖蜜，メープルシロップ，麦芽，コーンシロップ，高濃度フルクトースコーンシロップ，フルクトースやデキストロースがある[48,51]。他の二糖類，特にトレハロースとイソマルトースはスクロースと比較してう蝕リスクは低い。デンプンは，唾液アミラーゼによりオリゴ糖にまで分解され，口腔微生物により発酵される。Lingstrom らは，ゼラチン化したデンプンのみが，唾液アミラーゼによってマルトース，マルトリオースやデキストリンまで分解されることを示した[53]。加工デンプンは，例えばシリアル（糖類を含まないと宣伝されているものでさえ），ケーキ，クッキー，パイ，スナック類に含まれる。

食事由来の発酵性の糖質は局所的に，プラーク細菌によって代謝されて酸を産生し，これが pH の低下を引き起こす。発酵性の糖質とは，唾液中のアミラーゼにより口腔内で分解し始める糖質（糖類やデンプン）を意味する。低い pH（<5.5）はミュータンス連鎖球菌 *Streptococcus mutans*（う蝕を発生させる主要な細菌）の生育に有利に働く。これとは対照的に，食事時のカルシウム豊富なチーズを多く含む食事は，歯の再石灰化に有利となる。

疫学調査，動物実験や初期のヒトを対象とした対照研究のすべてが，糖類と，う蝕の発生を関連づけるものであった。20 世紀後半の研究および 2001 年のう蝕コンセンサス会議（Caries Consensus Conference）の報告では，フッ化物含有歯磨剤の普及と使用拡大が進んだため，食事がう蝕リスクに占める比率は比較的小さくなったと報告されている[48,54~56]。しかし，2009 年に Anderson らは，スクロース摂取量（量とパターン）とう蝕の分析を行い，スクロース摂取頻度とう蝕の間には有意な関連があるが，全体の量とは関連しないことを報告した[57]。Konig と Navia[58] は，食事由来の糖類とう蝕との関連性を数値化するにあたり存在する 4 つの本質的限界を示した。すなわち，(a) 歯が糖類に曝露される期間を変化させる糖類の消費パターンの多様性，(b) 実際の糖類摂取や食事パターンは大まかな自己報告に限られるが，食事回想や食物日記には特異性が欠如していること，(c) 糖類の摂取パターンは毎年計算できるのに対して，う蝕形成には数年を要するというデータタイミングの差異，(d) 口腔清掃習慣や教育水準など，う蝕リスクに影響するすべての事項に加えて，食事中のフッ化物，カルシウムとリン酸を含む他の要因，がある[58]。

2001 年の米国国立衛生研究所（NIH）のう蝕に関する健康コンセンサス発育会議（Health Consensus Development Conference on Caries）によって，1980～2000 年に発表された食事とう蝕に関する 69 の研究がレビューされた結果，食事–う蝕の関連性を強くみとめたものは 2 つしかなく，16 の研究は中等度の関連性，18 の研究は弱い関連性を示した[56]。著者らは，消費した糖類をスクロースと他の単糖類および二糖類と区別していない。しかし，これらの著者らは，歯冠部う蝕を進展させる食事は歯根面う蝕も進展させるとしている。著者らはそのレビューの中で，フッ化物使用以前，数十年間に発表された糖類–う蝕研究とは異なることを強調している。論文では糖類摂取との関連において，う蝕リスクの減少を示しているが，フッ化物使用がう蝕低下に貢献したと述べている。食事–う蝕の関連性の根拠は，「定期的なフッ化物暴露を受けていない人において，糖類消費はう蝕感染リスクのより強力な指標である」という結論によって明確に示されている[49]。この関連性は，適切な複数の文献によってさらに支持されている[34,51,57]。

イギリスやアメリカの過去 100 年間での 1 人あたりスクロース消費量の増加とともに，う蝕有病率も上昇した[51]。20 世紀後半より，成人および小児の糖類消費はかなり増加している。1970～1999 年の 1 人あたり添加糖類消費量は 23％増加している[50,59]。1989～1991 年と 1994～1996 年を比べると，添加糖類消費量は増加し，総エネルギー摂取量は 13.2％から 15.8％に増加した[60]。NHANES の 2004 年のデータを用いると，アメリカ国民は平均で 1 日小さじ 22.4 杯の糖類を消費している[55]。2005～2006 年では，アメリカの食事で添加糖類のもととして多く報告されているのは，ノンダイエットソーダ，エネルギー飲料，スポーツドリンクであり，これが糖類総摂取量の約 35％を占めるとされている[52]。

ヒトにおいて，口腔内にスクロースが存在するとプラークの量やプラーク形成の速度が増加する。スクロースは，細菌の歯への定着を進めるというユニークな役割を示す。高濃度のスクロースが存在した場合，*S. mutans* はグルカンとよばれる菌体外多糖体のグルカンを産生し，歯の表面に有機マトリックスを形成する。これは，非水溶性の粘性のあるポリマーで，細菌を歯へ定着させる。*S. mutans* はグルカンに加えて，菌体内多糖体も産生する。これは主にスクロースから産生されるフルクタンであるが，貯蔵され，食事性の糖が使用できない場合，解糖過程に利用される。

ヒトのう蝕を引き起こす食物中糖質の臨界濃度は不明である。Hopewood House Study では，複合炭水化物は含むが精製された糖類はほとんど含まない食事を摂取している子どものう蝕発生は少ないことが示されている[61]。飲用水中のフッ化物濃度レベルが低い地域の学童を対象としたイギリスにおける縦断研究では，糖類摂取とう蝕増加の関連性が調査され，毎日摂取する糖類のグラム数とう蝕経験との間に，非常に高い関連性をみとめた[62]。

果物や乳製品，加工食品に含まれる他の単糖類や二糖類のグルコース，フルクトース，マルトース〈麦芽糖〉，ラクトース〈乳糖〉もまた，容易に口腔微生物によって利用される。これらの糖類はプラークを通して速やかに拡散し，細菌発酵に利用される。フルクトースとグルコースはスクロースと同じように摂取後，2〜3分以内にプラーク中のpHを低下させる。それゆえ，これらもスクロースと同じようにう蝕誘発性を有すると考えられている。

果物は食事の時に摂取すると，食間に単独で食べる時に比べてう蝕リスクは低い。かんきつ類やメロンは，水分量が多く，クエン酸の存在（かんきつ類のみ）が唾液分泌促進に働くためである。他の果物では，食事と組み合わせると唾液流量を上昇させ，唾液pHを上げる可能性がある。新鮮な果物に含まれるスクロース量は様々であり，リンゴ，バナナ，ブドウ類は重量比で10〜15％であり，かんきつ類では7〜8％，ベリー類やチェリー，西洋ナシは2％以下である。高い濃度の酸を含む食品は，細菌による発酵を防ぐかもしれないが，エナメル質の酸蝕症を引き起こす。

飲料は口腔を速やかにきれいにするため，溶液中の糖類は固形の甘いものよりも歯にとって有害ではないと考えられていた。しかし1940年代，Stephanは10％グルコース洗口がプラークのpHを5.5未満に下げることを示した[63]。炭酸飲料，フルーツ飲料，フルーツジュースの総糖量はおよそ10％であり，スポーツドリンクではおよそ4.4％の糖を含んでいる。糖含有量，酸性度とこれらの飲料で洗口した後のプラークpHの変化に基づいた調査の結果，すべてに同様な潜在的う蝕病原性がみとめられる[64]。砂糖を添加した甘いソフトドリンクを毎日，間食として3回以上摂取することは，高い1人平均DMF歯数（decayed-missing-filled teeth：DMFT）スコアを示すオッズ比を上昇させる。しかし，食品製造業者は飲料中のスクロースを，高フルクトース・コーンシロップ，サッカリンやアスパルテームに替えてきた。ただし，高フルクトース・コーンシロップを含む飲料が低う蝕性であるか否かは明らかでない。スポーツおよびエネルギードリンクは，pHが低いためう蝕リスクは高くなる（<5.5）[65,66]。砂糖含有の甘い紅茶やコーヒーを時間をかけて飲むこともまた，エナメル質の溶解を引き起こす。

特にシュガーフリーのガムや飲料でよく用いられる糖アルコールは，う蝕リスクに対して良い影響を与える[51,67〜69]。例えば，ソルビトール，キシリトール，マンニトール，エリスリトール，イソマルトなどが該当する。これらの多価の糖アルコールを含むシュガーフリーのガムは，唾液刺激を助け，それにより口腔からの発酵性の糖質を迅速に排除するとともに，緩衝作用を発揮する[51,69]。食後やおやつの後にブラッシングができない時にシュガーフリーのガムを噛むことは，う蝕リスクを減弱するための理にかなった方法である。

キシリトールやキシリトール/ソルビトール混合物で甘くしたチューインガムを頻回に用いると，歯垢や唾液中の*S. mutans*レベルを下げるとともに，歯垢自体を有意に減少させる[67,68]。ガムを噛むことは唾液分泌を刺激し，唾液を歯間部に押し出し，そこで唾液の緩衝作用が働き細菌が産生した酸を中和する。噛むことはまた，歯垢や軟部組織から食片を排除する。その真価は，ノンカロリーでう蝕原性のない甘味料の効用と相まって噛むという物理的な作用により唾液分泌が刺激されることが，発酵性糖質を含む食品に反応して産生された歯垢細菌の酸を中和することから口腔の健康にとって有益であることにある。

5つの炭素原子を有する糖アルコールであるキシリトールは，米国食品医薬品局（FDA）によって特定の栄養食品に用いることが許可されたアメリカよりも古くから，カナダ，アジア，ヨーロッパにおいて，飴やガム，薬でスクロースの代用糖として用いられてきた。キシリトール溶液の摂取により，プラークのpHが下がることはない。これは，口腔細菌はキシリトールを発酵して有機酸にする酵素をもたないためである。成人において歯垢中の*S. mutans*菌数を減らすことも報告されている[70]。キシリトールはまた，抗菌作用を有し，緩衝作用を増強し，pHの上昇と再石灰化を促進することも知られている。AAPDう蝕マネジメントプロトコルでは，6歳以上のハイリスク児に対してガムやミントとしてキシリトールを食後に摂取することを推奨している[45]。アメリカにおいてキシリトール使用の拡大を阻害した主な要因は，その高い価格にある。いくつかのシュガーレスガムや飴には使用されたが，一般的に単独の甘味料としては使用されず，しばしばソルビトールやマンニトールと併用されている。

飲料やいくつかの低カロリー食品，卓上甘味剤として利用されているサッカリンは，ラットのう蝕発生を阻害するが，ヒトでのエビデンスはない。サッカリンを添加したう蝕誘発性飼料で飼育したラットでは，う蝕スコアは低く，*S. mutans*の再検出率も低かった[71]。ヒトの口腔細菌へのサッカリンの影響については報告されていない。アスパルテームは，口腔内での*S. mutans*の生育や酸産生あるいはプラーク形成を助長しない。ラットを用いた研究において，アスパルテームで頻回に洗口しても，蒸留水使用と比較してう蝕病原性はみとめられなかった[72]。ソフトドリンクは，う蝕誘発性を有する一般的間食であり，これらの飲料に人工甘味料を使用することはう蝕リスクを下げることになる。しかし，多くは酸を含み，歯の酸蝕症のリスクを上昇させる。

デンプンを含んだ食品の歯への影響は，デンプンが生(なま)か加工されているかなど，その形態や，スクロースが存在するか否かにも依存する。デンプンは巨大な分子であるため，プラーク中に拡散できない。しかし，穀物シリアルはパンやクラッカーの作製過程で精製されて調理されるため，それらはより簡単に唾液やプラーク中のアミラーゼによる加水分解を受ける。結果として生じる糖類であるマルトースの発酵により，エナメル質を速やかに脱灰する酸が生じる。そのまま食べられる朝食シリアル，パン，ペストリー菓子や多くのインスタント食品に含まれるデンプンと糖類の混合物は，しばしば，高糖類食品より歯間部プラーク中により長く保持される。このことから，加熱された糖類-デンプン混合物は，糖類単独よりもう蝕誘発性が強いかもしれない[48,73,74]。パン，マフィン，クラッカーやチップスなどの食品でさえ，う蝕リスクと関係する。特にこれらを間食に食べることは，歯にとってもはや安全であるとはいえない。というのは，それらは，停滞性があり，プラーク細菌にとって発酵の基質となる可能性があるからである。

▶う蝕誘発性に影響する要因

糖類とデンプンのみが，食物のう蝕誘発性を決定する要因ではない。食事の摂取頻度や口腔からの排除時間，栄養構成，酸の含有量と食事における食物の摂取状態もまた重要である[75]。発酵性糖質の摂取回数が多くなるほど歯垢のpHは酸性領域に下がる。pHの低下はそれぞれを摂取後，30分間は持続する。食べる回数に相応して脱灰のリスクは上昇する。

食物や飲み物の口腔からの排除時間もまた，う蝕リスクに影響する。排除時間は食物や飲み物と同様に，個人が有する固有の様々な要因に基づいている。飲料は口腔から速やかに排除される。これに反して，種々の固形物の排除時間は，口腔内でのその停滞能に依存する。粘着性は停滞能と同じ意味ではない。マシュマロまたはゼリーは粘着性を有するが，それらの停滞能は低く，それゆえ，クッキー，ケーキ，チップスのような精製デンプンより速く口から除かれる。口腔のグルコース量は，精製穀物から産生したグルコース量に比べ，マシュマロやゼリーのような「粘着性」食品ではじめは多いが，その後，迅速に排除される。精製穀物では最初に，唾液アミラーゼによるデンプンの分解が必要なためである。Kashketらはこの原理を示した。すなわち，彼の研究では，高デンプン食品および高糖類食品の唾液排除速度を探索している[76,77]。

栄養組成や食品の酸性度もまた，う蝕リスクに影響する。食品の内容物は2つの点でエナメル質保護効果を有している。いくつかの食物は，エナメル質の溶解性（脱灰）を減弱させ，またいくつかの食物は唾液分泌や歯のエナメル質の再石灰化を促進させる。エナメル質の溶解性を減弱させる物質は，茶にも含まれるフッ化物であり，ココアに含まれる未知の要因やフィタン酸，シュウ酸，牛乳中のタンパク質である。チーズの影響については，のちほど記載する。高酸性食品またはう蝕誘発性食品と，よりアルカリ性であるカルシウム豊富な乳製品とを組み合わせることは，食事の緩衝システムをもたらし，低pH食品を高pH食品と組み合わせることになるため，食品のう蝕病原性リスクを減弱する。他の例としては，精製デンプンや含糖シリアルと高pH食品である牛乳の組合せによって，食事のう蝕誘発性リスクを減弱するといった例がある。

チーズは脱灰を予防し，再石灰化を促進すると考えられている[78]。これらチーズの保護的性状は，その物性により，唾液の分泌速度やタンパク質，カルシウム，リン酸のようなプラーク中の酸を中和する物質を増加させることによる。チーズとう蝕に関するデータについてはDePaolaとKashketによって報告されている[79]。

食事中の食物摂取の順序は，プラーク中のpHの低下に重大な影響を与える。グレープフルーツや缶詰の果物のような酸産生能の強い食品の後に，1切れの熟成したチーズを摂取すると，プラーク中のpHはただちに危険な領域を超えて上昇する[80]。砂糖入りコーヒーはすばやいpHの低下をもたらすが，その後ナッツ（中性）やチーズ（高pH）のような中性もしくは高pHの食品を非う蝕性（例：ナッツ）や抗う蝕性（例：チーズ）の品目と組み合わせて摂取することによって，脱灰リスクは減弱する。

スポーツドリンクやフルーツジュース，果物など，酸性で糖類を含む食品は，発酵性の糖質として供給されるが，本来それらは低pHであるため，酸性食品としてもう蝕リスクを増加させる。pH5.5（エナメル質を溶解する臨界pH）より低いpHをもつ食物や飲料は歯の酸蝕リスクを増加する。しかし，それら産物の酸蝕リスクレベルは，酸性食品と一緒に食べた食品のもつ緩衝能と口腔内の緩衝システムに依存する。適切な量と質の唾液を有し，適切な口腔清掃を実施している健常人では，健康な食事の一部として消費する酸性食品あるいは飲み物は，重要なリスクファクターとならない。しかし，硬い飴やチュアブル錠に含まれるビタミンCは，製品中のクエン酸のためにpHの低下を引き起こす。唾液の潜在的酸蝕能を増加させる酸と同様に，糖類が何であるか製品表示を注意して読むべきである。風邪をひいて，唾液流量を減弱させる風邪薬を服用する時に，同時にビタミンCの飴やチュアブル錠を口にすることがある。酸が上昇し，唾液が減少することが重なることにより，歯の酸蝕症のリスクは増加する。

唾液と食品中の保護物質は歯に対する発酵性の糖質の作用に影響を与える[75]。う蝕予防における唾液の重要性は，おそらく，口腔乾燥症患者で見られるランパントカリエスによって，最もよく示されている。唾液流量は食品の咀嚼，果物中のクエン酸や糖類によって刺激される。唾液の組成もまた，食事内容に影響を受ける。

唾液のもつ4つの保護メカニズムが，う蝕予防に重要である。第一に，唾液は歯の表面上での細菌の凝集を防止し，食渣や糖類を口腔から迅速に排除する。第二のメカニズムは唾液中のタンパク質緩衝能，重炭酸系緩衝能，リン酸系緩衝能であり，プラーク中の酸を希釈して中和する。第三に，細菌の活性を減弱させることによって，歯を保護する唾液中の免疫グロブリンの存在があげられる。最後に，唾液中のカルシウム，リン酸，フッ化物イオンが，歯のエナメル質の再石灰化を促進する。

すなわち，食事とう蝕との関連性は動的である。フッ化物はう蝕予防のための，主要な公衆衛生学的予防手段である。栄養学的見地から，食事は本質的な公衆衛生学的手段であり，う蝕リスクを減弱するのに役立つ。鍵となる推奨ポイントを以下に示す[43〜45,51]。

1．バランスの良い食事と良好な口腔衛生を組み合わせて口腔と全身の健康を最良にし，う蝕リスクを減少させる。
2．間食時よりむしろ，食事時に乳製品を含むう蝕リスクを減少させる食品と発酵性の糖質や，他の糖類を組み合わせる。また，甘い飲み物や酸性飲料も間食時よりは食事時に組み合わせる。
3．食後や食間にシュガーレスガム（特にキシリトールを含む）を咀嚼すること，発酵性の糖質や酸性飲食物を口にした後は，チーズなどの乳製品を摂取する。
4．甘みのある，または酸性の飲料は，すするよりは飲む。
5．発酵性の糖質の摂取頻度を適度にし，酸や糖類，他の発酵性の糖質をくりかえしとることを減らす。
6．就寝時に幼児や小児に対して哺乳ビンで牛乳，ジュースまたは他の酸性，含糖飲料を与えない。

▶人の食品のう蝕誘発能測定

プラークの酸産生能の測定は，人の食品のう蝕誘発能を調べる有効な間接法と認識されている。一般に消費されている様々な食品についてまとめると，3種の間接試験の結果から[51]，う蝕誘発能の高い食品には発酵性の糖質の含有量が高く，また，頻回摂取されて歯に付着しやすいことが明らかになった[75,80]。試験では，ドライフルーツ，パン，シリアル，クッキー，スナック・クラッカー，ポテトチップスなどの食品が，歯間部pHを5.5未満に下げることを示した。これは，摂取頻度が多いと，実質的にう蝕リスクを増加させることを示している[81]。一般的に，食品の加工が進めば進むほど，そのう蝕誘発性は強くなる。非う蝕誘発性食品（プラークpHを5.5未満にしない）には，野菜や肉，魚や熟成チーズやナッツなどがある。付加的な要因としては，宿主感受性，口腔細菌の病原性，食品の摂取頻度，食事時の食品摂取順序，および同時に摂取した食品間の相互作用があげられる[75]。しかし，食品の真のう蝕誘発性は，個人の唾液pH，服薬状況，同時に摂取する食品や飲料，その他う蝕リスクに影響しうる個人固有の要因により変わるということを念頭に置くことが重要である。

身体的に健常な集団を対象として，食品のう蝕誘発性とう蝕有病，う蝕経験に関する考察を持続的に行うことに加えて，摂食と社会的行動パターンをもとに特別な2つの集団をハイリスク群とした。これら2つの群は，歯根面う蝕発生のリスクを有する高齢者と早期小児う蝕（early childhood caries：ECC）のリスクをもつ乳幼児である。

▶歯根面う蝕

歯根面う蝕の発症と進行に，食事要因は重要である。有病率は年齢とともに増加するが，特に貧困地域の住民において高くなる[38]。歯肉組織が退縮すると，歯の歯根面は口腔環境に曝される。歯根は表面を保護するエナメル質層を欠いているので，う蝕感受性が非常に高い。NHANESの1999～2004年の調査によれば，20歳以上の成人では約18%が，60歳以上では31.6%が歯根面う蝕を有していた[41]。歯根面う蝕の指標についてのシステマティックレビューにおいて，RitterとShugarsは歯根面う蝕の発生と有意に関連する3つの要因を示した。つまり，歯の本数，プラーク指数，ベースライン時での歯根面う蝕有病率である[82]。歯冠部う蝕，歯肉退縮，少ない唾液流量，フッ化物曝露の低さ，発酵性の糖質の頻回摂取がみとめられる高齢者は，歯根面う蝕の非常に大きなリスクを有する。身体的あるいは心理的状況が低調なことから口腔衛生を実践する能力が低下した人は，さらにリスクが高い状態にある。

歯根面う蝕を有する成人では，高レベルの*S. mutans*がみとめられる[83]。古代原始人の頭蓋および歯列の調査により，歯根面う蝕は歯冠部う蝕より一般的であったことが明らかとなった。これらのグループは，デンプンは消費するが精製糖類は食べていなかったことから，複合糖質が歯根面う蝕の発生に関連していたことを示唆している。歯根面う蝕はう蝕の一類型であるため，一般的なう蝕において見られる指標，例えば発酵性糖質消費の頻度やタイプなども歯根面う蝕のリスクファクターと見なされる[82]。

ボストンの高齢者を対象とした2年間にわたる縦断調査において，歯根面う蝕の多い上位1/5の対象者群は，歯根面う蝕をもたない対象者と比較して，甘い飲み物と固形の発酵性の糖質とデンプンの摂取が有意に多かった[84]。歯根面う蝕をもたない成人では，歯根面う蝕を有する人と比較して，チーズの摂取は50%，牛乳の摂取は25%多かった。これらのデータは22年前の研究に基づくものであるが，砂糖で甘くした飲料が継続的に消費されているパターンを見ると，今もあてはまる。歯根面う蝕は歯冠部う蝕よりもより急速に進行するため，予防手段が重要となる。低脂肪乳製品を多くとること，甘味飲料や単糖類の摂取を減らすことなどの食事指導，自宅での口腔ケア，フッ化物療法は歯肉退縮のみとめられる高齢者に提供されるべきである。

▶早期小児う蝕

乳幼児期の重篤なう蝕は予防可能な疾患であり，不適切な食事習慣が関連している。ECC（早期小児う蝕）は，歴史的には授乳う蝕または哺乳ビンう蝕とよばれ，1～3歳の間に発症し，急速に進行し，重篤な歯の痛みや感染を引き起こす。歴史的にアメリカにおけるECCの有病率は1～12%と見積もられている[85]。NHANESの1999～2002年のデータによると，2～11歳の子どもの「う蝕経験」の発生率は乳歯で41%であり，メキシコ系アメリカ人の子孫や低所得者階級で高かった[41]。

ECCを有する子どもは，う蝕なしの子どもに比べて，乳歯および永久歯とも新たなう蝕を発生するリスクが非常に高い[86]。最初に，上顎4乳切歯の平滑面に発生し，その後，上下顎の臼歯や犬歯に脱灰が起こる[87]。下顎4切歯は舌に保護される。最初に，上顎前歯歯面の歯肉縁1/3の白濁部位から進行するが，この段階では両親も気づかないことが多い。6ヵ月以内にこれらの病巣は不透明な白い脱灰帯を形成し，上顎切歯の歯肉辺縁ラインに沿って急速に進行する。疾患がいっそう進行すれば，歯頸部に茶色または黒色の帯を形成する。その後，上顎4前歯はほぼ崩壊し，茶色い歯の根のみが残る状態となるかもしれない。ECCが進行し，膿瘍形成を引き起こした場合には，膿瘍は発育中の永久歯に影響を与えるかもしれない。重度う蝕歯の修復治療は高価であり，両親および子どもにとって感情的にもトラウマとなる。小さな子どもは，しばしば全身麻酔下で治療を受けなければならない。前歯の喪失はアーチ形状を変化させ，顔貌や発語に明らかな影響を与え，子どもに心理的影響を与えるかもしれない。

ECCは，口腔細菌の病原性と発酵性の糖質および歯の感受性との相互作用により発生する。*S. mutans*は出生時の口腔固有細菌叢には含まれない。およそ6ヵ月頃の乳歯萌出期に口腔内でのコロニー形成を開始する。乳歯に見られる早期のう窩は，就寝時や昼寝時間に，哺乳ビンに牛乳，フルーツジュース，他の甘い飲み物を入れて使用したためかもしれない。子どもが哺乳ビンを口にくわえたままで眠り込んでしまう習慣があると，歯のまわりが甘い液に浸かった状態となり，エナメル質の脱灰を導く。寝ている間，唾液流量が減少するため，唾液の保護作用は非常に減弱する。疾患の重症度は口腔内に存在するう蝕病原性細菌数，1日の授乳回数，哺乳ビンまたは母乳の授乳期間と関連する。

ボストンの若年小児の例において，PalmerらはECCが食物のう蝕誘発性リスクと関連していることを見出した[88]。このようなリスクの関連性は発酵性糖質を含む飲食物との間にも存在した。この研究で，食物のう蝕誘発性リスクはECCをもたない子どもに比べてECCをもつ子どもで高リスクであると考えられた[88]。う蝕誘発能を潜在的にもつ飲食物を頻回に摂取することもECCをもつ子どものほうが高頻度であることが示された。

ECCを予防するために，乳歯萌出以前からの教育が必要である。両親，祖父母，それにデイケアワーカー，ベビーシッターを含め，すべての養育者は，適切な哺乳ビンや飲食物の与え方について指導を受けなければならない。昼寝または就寝時の哺乳ビンによる授乳は避けるべきである。就寝時の哺乳ビン授乳を求められても，唯一，安全な液体は水である。両親は6ヵ月以降は希釈したジュースをコップから飲ませるよう努力すべきである。最初の乳歯萌出以降は，夜間乳首を口にくわえたままで授乳中の乳児が眠り込んでしまうことは避け，乳児が眠り込んでからは乳首を離すべきである。子どもは12ヵ月までに哺乳ビンの使用をやめるべきである。AAPDは子どもの口腔に最初の乳歯が萌出してから，6ヵ月以内に歯科医を受診することをすすめている。

フッ化物

1960年代以降，先進国において歯冠部う蝕が減少してきた主な原因は，フッ化物応用の普及にあると考えられている。このミネラルは，自然界に恒常的に存在するものであり，わずかな量ではあるが，土壌や，水，植物および食料中にも含まれている。現在，人へのフッ化物供給源としては，地域の上水道，フッ化物を含む水で調整された食物や飲み物，歯磨剤，その他の歯科製品がある。水中でイオン化したフッ素は，萌出前の歯には全身的に，萌出後の歯には局所的に作用する。フッ化物が飲料水中に供給されていない場合，フッ化物は日常的に摂取するサプリメントとして，子どもたちに処方されている（**表73.3**）[89]。専門家により使用される高濃度のフッ化物局所塗布液は，萌出歯の保護のために用いられるもので，飲み込まない。フッ化物の予防効果は，全身応用か局所応用か用いたフッ化物の濃度に依存し，水，タブレット，ドロップ，リンスまたはゲルなどの使用薬剤のタイプにも依存する。フッ化物の全身応用および局所応用によるう蝕予防特性は，付加的なものである。フッ化物は，咬合面より平滑面のう蝕予防に関してより効果的である。

▶作用メカニズム

フッ化物の抗う蝕性は広く知られているが，少なくとも3つの作用メカニズムが認識されている[90,91]。第一に，フッ素イオンはハイドロキシアパタイト中の水酸基グループの一部と置換して，フルオロアパタイト（フッ素化ハイドロキシアパタイト）を形成する。フルオロアパタイトは，ハイドロキシアパタイトと比較して有機酸による溶解性が低いためエナメル結晶構造の安定性を増強する。幼児の石灰化組織へのフッ化物の取込みは非常に高い（90%）が，年齢とともに減弱する。第二に，低濃度の唾液中フッ化物イオンは，初期う蝕病変部の脱灰速度を低下させ，再石灰化を促進する。エナメル質の一部が有機酸により脱灰した時，歯から遊離したカルシウム，リン酸，フッ化物はエナメル質の表層に拡散し再度戻され，再結晶化を促進する。第三にフッ化物は酸産生プラーク細菌に対して直接的に抗菌作用をもつ。高濃度のフッ化物は歯垢中の *S. mutans* の生育を阻害し，低濃度では細菌の酵素活性を阻害するなどして，発酵性の糖質からの酸の産生を減少させる。

▶水道水フロリデーション

地域に供給する水のフロリデーション（water fluoridation）は，大規模人口に対するフッ化物供給を最も効果的に行える方法である。1930年代，アメリカにおいて，天然水にフッ化物が含まれる地域を調べた広域の疫学研究を通して，う蝕予防におけるフッ化物の保護的役割が十分に理解された[92]。アメリカの21の都市において，子どものう蝕有病状況と適正範囲にある飲料水中のフッ化物濃度は逆相関関係にあることが示された。

1945年，ミシガン州のGrand Rapids市は，飲料水中にフッ化物を添加した世界で最初の都市となった。1950～1980年の間に，世界20ヵ国で臨床研究が実施された結果，乳歯う蝕の40～50%が減少し，永久歯う蝕の50～60%が減少した[93]。アメリカで上水道にフッ化物を添加すると，至適なフッ化物濃度の供給水を飲用して生活してきた子どもは，フッ化物を含む飲料水を一度も飲んだことのない群と比較して，DMFSスコアが25%低かった[94]。フッ化物非含有の供給水地域に住む子どものう蝕有病率も低下したが，その原因はフッ化物含有水を用いて調理した食品や飲み物の摂取，フッ化物含有歯磨剤と，歯科診療所でのフッ化物局所塗布によるものと考えられる[89,90]。

フッ化物の有益性の一方で，それが飲料水や他の飲料で広く入手できるようになったことから歯のフッ素症のリスクが懸念されるようになった[90,91,95～98]。公共水道水のフッ化物添加が今なお推奨されているが，米国保健健康サービス局（Department of Health and Human Services：DHHS）は2011年1月に至適レベルとして0.7 mg/Lに調整することを提唱した[91]。フッ化物に持続的に曝露することが望ましいものの，フッ化物含有商品が広く手に入るようになったことも提唱内容が変化した理由の1つである。フッ化物は今や多くの市販の食品や飲料や歯磨剤（飲み込んだ場合）に含まれている。エナメル質に限局した歯のフッ素症もまた増加している。NHANES 1999～2004データにおいて，Beltran-Aguilarらは，12～15歳の青少年で，1986～1987年の同世代に比べて歯のフッ素症の有病率が増加していることを見出した[98]。有病者率はまた成人でも増加している。増加は見られるものの，同じデータによると，6～49歳の25%未満であり，うち重症例は1%を下回っている。

水道水フロリデーションは，アメリカにおいて最も費用対効果の高いう蝕予防法である[91]。地域での水道水フロリデーションは，安全，効果的，経済的で，法的にも問題ないことは認識されているが，社会の一部の人々はその安全性や歯のフッ素症リスクを危惧している[89～91]。食事にフッ化物を補充することにより小児の乳歯，永久歯う蝕の発生率が減少するというエビデンスがあるが，それは歯の発育中に日常的にフッ化物を補充することにより，非常に軽微なエナメル質に限局した歯のフッ素症を引き起こす潜在リスクを増加させることも示している[90]。両親や養育者への，適切なフッ化物補充についての指導が必要である。

表 73.3 飲料水中のフッ化物濃度によるフッ化物補充剤の処方表（mg/日[a]）

飲料水中のフッ化物濃度（ppm）			
年齢	<0.3	0.3～0.6	>0.6
6ヵ月～2年	0.25 mg	0	0
3～6年	0.50 mg	0.25 mg	0
6～16年	1.00 mg	0.50 mg	0

ppm：parts per million。
[a]フッ化ナトリウム 2.2 mg 中に，1 mg のフッ素を含む。
(Reprinted with permission from Rozier RG, Adair S, Graham F et al. Evidence-based clinical recommendations on the prescription of dietary fluoride supplements for caries prevention : a report of the American Dental Association Council on Scientific Affairs. J Am Dent Assoc 2010 : 141 : 1480–9.)

▶食事補充

最適濃度以下のフッ化物濃度の水を利用している町や村に住む子どもは，処方されたフッ化物サプリメントにより，フッ化物のう蝕予防効果の恩恵を受けている[89,90]。食事補充レベルは，子どもの年齢と供給水中のフッ化物濃度によって決定される。井戸水中のフッ化物濃度は地方部局において検査されるべきである。2010年に米国歯科医師会（American Dental Association：ADA）はエビデンスに基づいた臨床的提言としてフッ化物補充のスケジュールを発表した（**表 73.3**）[90]。これらの提言では，フッ化物の補充はう蝕リスクの高い子どもで，飲料水にフッ化物が添加されていない地域に住む子どもに限定されると強調されている[90]。保健医療従事者は，年齢やう蝕リスク，考えられるフッ化物供給源などを考えに入れて個別にフッ化物補充の必要性を決定し個人に応じたアプローチを行うべきである。飲料水中に 0.6 ppm 以上のフッ化物が添加されている地域においては，フッ化物補充はすすめられない。

一般的に，大豆ベースの処方は牛乳ベースの処方よりも高濃度のフッ化物を含む。即時使用の処方とは異なり，牛乳ベースでフッ化物濃度が約 0.15 ppm，大豆ベースで 0.21 ppm となるように，水で調整しなければならない。水が 1 ppm のフッ化物を含む場合は，牛乳ベースで平均 1.03 ppm，大豆ベースで 1.07 ppm となるように粉末を溶かし，液体ではそれぞれ 0.64 ppm，0.75 ppm となるように調整しなければならない。液状のフッ化物補充剤（滴下剤）は，授乳している幼児やフッ化物添加していない地域のう蝕リスクの高い年少の子どもに推奨される[90]。保健医療従事者は，フッ化物を補充して使用する際には ADA エビデンスに基づく臨床ガイドラインを参照すべきである[90,97]。母乳や牛乳中のフッ化物濃度は非常に低い（0.1 ppm）。

▶歯のフッ素症

歯のフッ素症は，白い縞あるいは不透明の白斑，白色または茶色の着色，あるいは重症な場合は歯のエナメル質の実質欠損といった特徴を有する。それは歯の発育中にとって重要な期間中に起こる。すなわち，2 ppm を超えるフッ化物を日常的に摂取している期間として上顎前歯永久歯エナメル質の成熟期である生後 2 年までの時期は，歯のフッ素症発症の最も危険な時期である[99]。軽度および軽微な歯のフッ素症の有病率は水道水フロリデーションを行っていない地域と比較して水道水フロリデーション地域で多く観察される。これは，主に審美的問題であり，う蝕の感受性を増加させるものではなく，生活の質（QOL）に関連する口腔の健康に影響するものではない[90]。

フッ化物の多重曝露は，小児の歯のフッ素症発症のリスクを増加させる[89,90,97]。フッ化物添加された水を使わずつくられた飲食物のほとんどは，非常に少量のフッ化物しか含んでいないが，食品を調整したり希釈したりするのに（例えば，温かいシリアルやマッシュポテト）フッ化物添加された水が使われると，その食品のフッ化物含有量は上昇する。そのレベルは水に含まれるフッ化物量により様々である。食品以外の供給源としては歯磨剤や洗口剤である。アメリカの歯磨剤のほぼすべてはフッ化物が含まれており，それらを摂取すると容易に吸収される。

相当な量のフッ化物が食物調理を通して乳児食に導入されている。1970 年代，乳児用調製乳に，様々な濃度の（しばしば高濃度の）フッ化物が含まれていることが明らかとなった。フッ化物の過剰摂取リスクを軽減させるため，乳児用調整乳製造において 1979 年より自発的に調製乳のフッ化物量を減少させた。大豆製品は多くのフッ化物結合物質を含んでいるため，大豆ベースの調製乳は牛乳ベースの調製乳と比較して，フッ化物濃度は高い。アイオワフッ化物研究（Iowa Fluoride Study）はフッ化物曝露（食事，非食事）の最長の縦断調査であるが，アメリカで今日まで扱われてきた歯のフッ素症とう蝕について，1992～1995 年に産婦を募り，彼女らと新生児を 9ヵ月間追跡し，定期的な口腔内診査と食品摂取頻度調査からフッ化物消費量を調べた[96]。歯磨剤のフッ化物量を含むフッ化物の補助的利用についてもあわせて記録された。3～9ヵ月の乳児では主な摂取フッ化物量は乳児用調製乳やフッ化物添加された水でつくった飲み物由来である。幼児（16～36ヵ月）では，主に歯磨剤が摂取フッ化物量に反映する。軽微なフッ素症を示す幼児は，フッ素症のない幼児に比べてフッ化物摂取が多かった。この縦断調査でフッ素症と同定された 9ヵ月までの乳児 600 人のほとんどすべてが軽度であった。著者らは乳児用粉乳を用いて飲料を調整する時にフッ化物添加された水を使わないように推奨するエビデンスを見出せなかった。彼らは，フッ化物添加された水を使って乳児用粉乳を調整する人で軽微なフッ素症リスクが気になる場合は，フッ化物濃度の低い水を使ったほうがよいかどうかを歯科医師や医師に問い合わせるべきであると示唆した。また，両親はフッ化物含有歯磨剤を使う時には「エンドウマメのサイズ」を超えないように，飲むのではなく吐き出すように監督するべきであると示唆した[96]。

歯のフッ素症と乳児用調整粉乳の使用について関心が高まり，追加の調査研究が ADA 財団研究所（ADA Foundation Research Institute）によって行われた[95]。そしてフッ化物摂取と乳児用調製乳に関して科学的根拠に基づいた臨床的提言[97]が ADA 学術評議委員会（ADA Council on Scientific Affairs）により発表された。Siew らは牛乳ベースと大豆ベースの調製乳の粉末と液状形態の両方に含まれるフッ化物濃度を分析した[95]。調製乳それ自体のフッ化物濃度は低いが，すべてのタイプで大豆ベースの調整乳のほうが牛乳ベースの調整乳に比べてわずかに多くのフッ化物を含んでいた。調製乳に含まれるフッ化物量は米国医学研究所により推奨されている適正摂取量と比較してそのレベルをかなり超えていた[100]。調整乳を用いて作製された飲料のフッ化物濃度は，調整に使う水のフッ化物レベルにより大きく変わる。著者らは，乳児が0.7～1.2 ppmのフッ化物含有水と調整粉乳あるいは濃縮乳を用いて作製された飲料のみを与えられていると仮定すると，過剰な量のフッ化物を摂取することになり，歯のフッ素症リスクを増大するということを見出した[95]。粉乳を調整する際に使う水のフッ化物濃度を0.5 ppm未満に抑えれば，限度を超えたリスクを最小にすることになる。水で希釈する必要がない調整済み飲料は，高濃度のフッ化物を含んでいなかった[95]。乳児にフッ化物を含まない水で調整した飲料を与えている場合には，フッ化物摂取量は適正量を下回ることにも留意することが重要である。

2011年の早期に，ADA学術評議委員会はフッ化物摂取と乳児用調整乳に関する科学的根拠に基づいた臨床的提言を発表した[97]。主に水で希釈する必要がある粉末や液状の調整乳を与えられている乳児に対するこの臨床的提言は，Levyら[96]やADA Research Foundation study[95]の所見と合致するものである。提言では，「適正濃度でフッ化物添加された飲料水で調整した粉末もしくは液状の調整乳を継続して使用すること」は歯のフッ素症のリスクとなるという問題意識をもつことを支持し[97) p.84]，フッ化物添加された水と乳児用調整乳を使うことについて歯科医師や医師に相談することが大切であると強調している。また，歯のフッ素症のリスクを気にする場合には乳児用調整乳にフッ化物を含まない水（あるいは低濃度のフッ化物を含む水）を使うこと，医師や歯科医師に相談することを助言している[97]。これらの提言はそれぞれエビデンス段階が“D”と“C”になっている[97]。一般的に，現在の研究は歯のフッ素症リスクに関して評価し，両親はフッ化物を含んだ水で調整乳を使用する必要がある時には乳児の歯のフッ素症リスクについて歯科医師や医師に相談すべきであるとしている。また幼児や子どもが消費する他のフッ化物源，例えばフッ化物添加された水で調整する食品や液体，フッ化物含有歯磨剤などについても慎重に考慮し，歯のフッ素症に関する個人的な心配事については歯科医師や医師に相談すべきである。

口腔軟部組織に対する栄養素の影響

歯や口腔粘膜，舌の状態は，本章の次項の記述にあるように，栄養素の欠乏や過剰，局所的口腔疾患，全身疾患の一部としての口腔病変によって複雑になる。臨床家は，口腔粘膜や舌で見られた口腔病変や異常の原因を突きとめるために，病歴や投薬歴と同様，包括的な食事や栄養歴についても身体的診察所見とあわせて考えることに熟練していなければならない。歯科医師以外の臨床医にとって口腔疾患を診断することは第一義的な役割ではないが，異常な状態を見つけだすことや患者を包括的ケアのために適切に歯科医師に紹介することは，これらの臨床家にとっての義務である[49,101]。ビタミンB群や鉄欠乏による臨床所見は特に口腔内に出現しやすい（1～38章参照）。

栄養素の欠乏や過剰のための口腔のスクリーニングは，栄養士，医師，看護師その他の保健医療従事者が簡単に行える[49,101～103]。栄養の専門家が日常行う患者のアセスメントの一部として口腔内あるいは口腔外からのスクリーニングにおいて，次のような問題点あるいは潜在的問題点が1つ以上存在するかどうかを見分けるべきである。

1．栄養障害で見られる口腔内所見。
2．糖尿病のように食事や栄養状態に影響を与える全身疾患の口腔内所見。
3．消化や咀嚼，嚥下機能，味覚，唾液に影響を及ぼすような口腔内の局所的状態。
4．口腔に影響するような食事や口腔疾患につながるような食事[49,104]。

これらの所見がいくつかみとめられた場合は，専門家はその患者に適切な食事介入，栄養ケアを行うとともに，その患者を一般歯科医あるいは診断やケアができる適切な歯科専門医に紹介すべきである。

栄養素の欠乏

口腔粘膜は栄養素の欠乏や毒性に起因する物理的あるいは解剖学的変化に，特に感受性が高い。口腔粘膜の細胞の回転率は比較的速いため（歯肉溝の上皮細胞は3～7日で置き換わる），DNA複製，タンパク質合成，細胞や組織の成熟が起こるために適切な濃度で適当な回数，十分な栄養が得られる必要がある。口腔上皮は，毒性物質，特に口腔微生物由来の抗原がその下のコラーゲン性結合組織に侵入するのを防ぐ効果的なバリヤーとして働く。不適当な栄養は，口腔上皮を脆弱にし，感染症に対する組織の感受性を高める。

これらの理由から，口腔内は体の中で栄養素の欠乏や栄養不良の臨床所見を示す最初の部位の1つであるといえる。実際，壊血病や脚気，ペラグラなどの古典的な栄養素の欠乏症や毒性は，口腔内やその周辺組織で徴候が現れる。口唇，舌，口腔粘膜，歯肉はすべて，全身の他の部位に徴候が現れるよりかなり早く栄養異常を反映する可能性がある（**表73.4**）。

例えば，舌背は，サイズや色調の変化を示し，味覚の変化は舌乳頭の萎縮や肥大が原因で起こることがある。長期にわたる栄養素の欠乏は舌乳頭の萎縮や舌背の平滑化をまねく可能性がある。鮮やかな紅い痛みを伴う舌と口腔粘膜の腫脹はビタミンB_{12}の欠乏により起こる悪性貧血の初期の症状である。炎症，灼熱感，舌や口蓋の過敏症などは，ビタミンB群やタンパク質，鉄の欠乏により起こることがある[105]。粘膜は，鉄や葉酸，ビタミンB_{12}欠乏による貧血では青白くなる。舌の糸状乳頭の萎縮（舌炎）は，通常，複合的栄養素の欠乏の結果として見られる徴候である。

アスコルビン酸の欠乏では，壊血病の古典的徴候が最初に口腔内で見られる。赤く腫れて出血しやすい歯間乳頭や炎症を起こして腫れ上がった辺縁歯肉や付着歯肉などが見られる。もはや一般的な健康問題ではなくなったものの，アスコルビン酸欠乏症は栄養素の欠乏と関連して喪失が増えるため，二次的に起こることがほとんどである。歯周病とアスコルビン酸のレベルの間に直接的関連があることを支持する科学的エビデンスは，喫煙者を対象としたもの以外にはないか，あっても弱い。推奨される摂取量を超えた分のアスコルビン酸を消費すると口腔の健康を増進すると

Ⅳ

表 73.4　身体的診査において考慮すべき栄養リスク要因

身体領域	栄養リスクの徴候	栄養学的問題点
頭髪	つやがない，脱毛，抜けやすい	タンパク質，カロリーの全般的栄養不良
顔面	a．頬の色素沈着（頬の上や目の下の暗い皮膚），両耳側の消耗 b．鼻唇部の脂漏 c．むくみ d．満月様顔貌 e．色彩の欠如	ナイアシン，ビタミンB群，栄養不良 ナイアシン，リボフラビン，ビタミン B_6 タンパク質欠乏 副腎皮質ホルモンの影響 鉄の不足，栄養不良
眼	青白い眼の膜 ビトー斑，結膜乾燥症，角膜軟化症，角膜乾燥症	鉄の不足 ビタミンA不足
口唇	口唇炎（発赤/腫脹） 口角亀裂	ナイアシン，リボフラビン不足 ナイアシン，ビタミン B_6，リボフラビン，鉄不足
歯肉	海綿状，出血，異常な発赤	ビタミンC不足
舌	a．舌炎（発赤，赤むけ，溝状） b．青白い，萎縮，平坦/滑沢（糸状乳頭の萎縮） c．マゼンタ色	葉酸，ナイアシン，リボフラビン，鉄，ビタミン B_6，ビタミン B_{12} 不足 鉄，ビタミン B_{12}，ナイアシン，葉酸不足 リボフラビン不足
爪	スプーン状，脆弱，隆線のある	鉄不足
背中の筋	肩甲帯に沿った骨の突出 触診時の腱の隆起	栄養不良

(Reprinted with permission from Touger-Decker R. Clinical and laboratory assessment of nutrition status. Dent Clin North Am 2003 : 47 : 259–78.)

表 73.5　機能的な口腔の栄養リスク評価[a]

構造	患者に焦点をあてた診査	管理
口唇	乾燥度，感覚，ひび割れや亀裂・腫脹，疱疹や潰瘍の履歴	食事の歯ごたえや硬さを変更する
歯肉と口腔粘膜	ひりひりする痛み，自然出血・形態の変化，腫脹・増殖・排膿，異味，口臭 赤色あるいは白色の斑/病巣 びらん/潰瘍，局所的な色素沈着・紅斑	食事の歯ごたえや温度，硬さを変更する 口腔癌，栄養欠乏をスクリーニングする
歯	歯の痛み，ゆるみや動揺，義歯（可撤性あるいは固定性）・無歯顎	食事や硬さを調整する，う蝕リスクを評価する，味覚や嗅覚の変化を考慮する
舌	ひりひりする痛み，灼熱感，粗造な斑点，乾燥，ひび割れや裂溝，肥大，味覚の変化，潰瘍	全身疾患や栄養欠乏をスクリーニングする，食事の歯ごたえを変更する
顎関節	開口障害や痛み，開口障害や痛みをともなう開口/咀嚼時の関節の摩擦音・咀嚼筋の衰え	食事の硬さ，特に食品の「硬さ」を見直す，「噛みにくい」食品を制限する
唾液腺	粘膜の乾燥，唾液減少あるいは唾液過多，流涎・色の変化・粘性・乾燥した食品の嚥下困難・味覚の変化・ドライアイ，唾液腺の痛みや腫れ	唾液量を増加させる，異味覚症や嚥下困難を評価する，スパイスや「硬い」食品を制限する，処方薬の変化を確認する，亜鉛摂取状況を評価する
頸部	リンパ節の硬結/腫脹・他の腫脹	医師への紹介
皮膚	外観の変化，発疹・痛み・腫瘤・かゆみ	医師への紹介

[a]各項に関し，患者の訴えについて，徴候が出てからの期間，症状の大きさや強さ，頻度や痛みなどに関する変化がないか質問する。
(Reprinted with permission from Touger-Decker R, Sirois D. Approaches to oral nutrition health risk assessment. In : Touger-Decker R, Sirois DA, Mobley CC, eds. Nutrition and Oral Medicine. Totowa, NJ : Humana Press, 2005.)

いう関連性を示すエビデンスは見つかっていない[106]。

しかし，それ自体で断言できるという臨床所見というものはない。なぜなら，常にいくつかの疫学的要因が異なる診断に関連するからである。例えば，口唇の炎症やひび割れは，栄養異常だけでなくアレルギーや唇をなめる癖，流涎によっても起こることがある。口角炎はビタミン欠乏だけによって起こるのではなく，義歯装着者で噛み込みが深くなった場合に，口角にヒダができて細菌や真菌が感染しやすい湿潤したエリアをつくったために起こることもある。**表 73.5** は，歯科医師以外の保健医療に関わる職種が広く臨床的な診査ガイドとして使用できる機能的口腔アセスメントツールを示している。

栄養過多

栄養過多もまた，口腔内に影響を与える。ビタミンA中毒は口腔粘膜上皮の適正な発育を阻害し，例えば創傷治癒遅延など口腔内に様々な変化を及ぼす[107,108]。リバウンド壊血病とは，動物で慢性的に高レベルのビタミンC摂取を続けた後，急に中止した時に順応の結果として起こる壊血病の状態である[109]。ヒトでそのようなことが起こるかどうかはわかっていないが，歴史的にそれを支持するいくつかのエビデンスは存在する[110]。ビタミンCの多量摂取の習慣を急にやめた患者で臨床的に報告された例もある。

歯周病

歯周病は，歯肉（歯根や歯冠の歯根側の一部を覆う口腔粘膜），あるいは歯肉と付着器官（歯を周囲の歯槽骨につなぐ靭帯組織）のいずれかに細菌感染を起こした状態を示す一般的用語である。感染が歯肉に限局した疾患であれば，これを歯肉炎とよぶ。感染が歯と骨の付着組織の破壊を起こしていれば，その疾患は歯周炎あるいは歯周病とよばれる。これら2つの疾患は共通のプロセスをたどるものではなく，実際には2つの別々の疾患であり，異なるプラーク細菌叢と関連している。歯肉炎の原因は比較的単純である。一方，歯周炎の病因は非常に複雑である。細菌性プラークは両方の状態にとって主な病因であるが，今なお多くの科学的知見が明らかにされつつあるように，他の局所あるいは全身的要因が大きな役割を果たしている。ほとんどの型の歯周炎では，周囲を取り巻く歯槽骨の歯の付着がゆっくりと破壊され，結果として歯が動揺し，ついに脱落する。

細菌性抗原や副産物に対する歯周組織の反応は，一般的な感染症で見られるような古典的，慢性的な炎症免疫反応である。宿主の細胞性あるいは液性免疫システムや貪食システムの適正な機能，口腔粘膜の健全性（特に歯肉溝上皮）は，歯周組織の健康維持や歯周病の予防にとって重要である。

食事摂取，栄養状態と歯周病との関連性は科学的エビデンスが限られており，治療における栄養素の役割に対しても多くの議論があり，確立されていない。歯周病と創傷治癒，栄養状態，免疫反応との間には明らかに関連性がある。また，歯周病と個々の栄養（食物とサプリメント形態），ある種の宿主防御や健康状態の間にも関連性は存在する。ある種の栄養素の欠乏は，炎症や感染に対する全身的応答を複雑にし，また栄養ニーズを変化させる[111,112]。限られた研究ではあるが，喫煙者でビタミンC摂取の少ない人が歯周病のレベルが重症であることが示されている。しかし，喫煙者に対してビタミンCを補充して歯周病を予防あるいは治療するといった推奨はなされていない[111]。栄養素の欠乏は，サイトカインの合成や遊離や作用に必要な栄養学的に良好な状態に直接影響を与えるため，関連する炎症反応や創傷治癒を悪化させる可能性がある[112]。栄養不良は，唾液の量，抗菌作用，物理化学的性状に悪影響を及ぼす。食事からの標準摂取量を超える栄養素の補充摂取は，歯周病の予防や治療のために推奨されることではない[106]。Boyd と Madden は，歯周組織に与える栄養素の影響を報告している（**表73.6**）[113]。

糖尿病（1型，2型）と骨粗しょう症（詳しくは次項参照）は，歯周病のリスク増加と関連する。さらに，閉経や妊娠も同様で，本質的にホルモンとの関連性を有する。歯周病と全身の健康，例えばメタボリックシンドローム，心血管疾患，他の慢性疾患，遺伝的傾向などと関連するという確固たるエビデンスが存在する[1,114~116]。歯周病と慢性全身性疾患との間の関連については十分に説明されていない。しかし，細菌（*Porphyromonas gingivalis*）の役割を含むメカニズム，慢性感染や炎症の全身への影響についての関連性は示唆されている。これらの関連性や因果関係は探求されつづけており，すべての保健医療従事者にとって，歯周病や心血管疾患それぞれのリスクを減らすための口腔や全身の保健行動を推奨することは大切である。本質的に細菌性という起源であることから，慢性閉塞性肺疾患と歯周病との間の関係もまた追求されている。C反応性蛋白（C-reactive protein：CRP）のような全身の炎症マーカーの上昇は，心血管疾患のマーカーでもあるが，歯周病とも関連がある[117]。

Choiらは，NHANES Ⅲのデータを用いて，耐糖能異常，糖尿病，慢性歯周炎の間の関連について調べた[115]。歯周病の測定値としてポケットの深さを用いて，このグループは「ポケット深さが上位1/5の群は下位1/5の群に比べて，耐糖能異常，糖尿病との間に正の関連があること」を見出した[115]。歯周病治療後に改善するといった縦断的なデータはないが，保健医療従事者は口腔と全身の健康の関連について患者教育の際の提唱者となることができる[118]。

糖尿病と口腔の健康

血糖コントロールのマネジメントが口腔の健康に強く影響し，口腔の疾患が血糖コントロールを難しくする可能性があることから，糖尿病と口腔の健康の間の関連性を認識することは重要である。コントロールの悪い糖尿病患者で見られる口腔の問題には，軟部組織の感染，創傷治癒不全，う蝕の多発や重症化，カンジダ症，歯周病，口腔乾燥症，味覚異常，口腔や舌の灼熱感など，様々な症状のリスクや発生率が上昇することもある[117,119]。患者の口腔症状の多くは，多尿の結果として，また感染に対する対応や微小血管の変化，そしておそらくは唾液中の高血糖症（唾液中グルコースの上昇）に関連する。う蝕リスクは固有の感染リスクの上昇，唾液の高血糖症，口腔乾燥症と関連する。カンジダ症は舌に見られることが多いが，高血糖や免疫不全，唾液流量低下としばしば関連する真菌感染症である[117]。糖尿病をもつ人は歯周病が進むリスクが高く，歯周病の重症度は血糖コントロールや疾病期間と関連することから，歯周病は「糖尿病の6番目の合併症」として知られている[120]。味覚不全は，唾液の化学的変化（糖尿病のコントロールが不良の場合），口腔乾燥症，口腔や舌の灼熱感，そしてあるいはカンジダ症の結果として起こる可能性がある。すべての考えられる原因について，他の隠れた異常がないかどうかを調べるべきである。

血糖コントロールを慎重に評価しモニタリングすることは，糖尿病の口腔合併症の進展に関するリスクアセスメントを行う際に非常に重要である。1型あるいは2型糖尿病をもつ患者が，カンジダの所見を呈し，口渇や舌の灼熱感，味覚の変化を訴える場合，血糖コントロールを評価すべきである。そのような患者においては，適切な介入は糖尿病と口腔保健のマネジメントの両方を含む。適切なマネジメント技術を用いれば，口腔の健康と糖尿病の両方とも，ライフスタイルの是正や治療，定期的なメンテナンスで管理することが可能である。管理された食事の処方，意識的で効果的な口腔衛生，局所的フッ化物応用，禁煙など，指示に応じてこれらを実施することによって，一生を通じて口腔の健康状態を保つことが可能になる[119,121]。

歯槽骨の健康，骨粗しょう症と歯の状態

重度の歯周病において劇的な臨床症状の1つは歯槽骨吸収であり，これは最終的には歯を失う原因になる。文献的には長い間，カルシウム欠乏と骨粗しょう症が歯周病の主な病因で，歯周病は全身的な骨の代謝異常の前徴であり[122,123]，それが歯の喪失につながると推測されてきた。現在，65歳以上の女性2人に1人，男性8人に1人は骨粗

表 73.6 歯周組織に対する栄養素の影響

栄養素	摂取不足による機能的変化	摂取不良のリスク群	栄養源となる食物
タンパク質	唾液の抗菌作用の低下 感染に対する急性期の反応の低下 ↓好中球機能 創傷治癒遅延 ↓コラーゲン合成	コントロール不良な糖尿病患者 進行癌の患者 進行した AIDS 患者 絶食 4 日以上の患者あるいは慢性的な栄養失調の患者	肉類 乳製品 豆類
ビタミン A	↓γインターフェロン産生 ↓コラーゲン合成 ↓上皮化 感染症発生	膿疱性線維症患者 進行した AIDS 患者 吸収障害をもつ胃腸状態の患者 体重減少の薬を服用している患者：orlistat	栄養価の高い日常的食品 濃緑色葉野菜 肉類と乳製品
ビタミン B 群	エネルギー産生低下 ↓DNA や RNA を含むタンパク合成 病原体に対する粘膜バリアの破壊	HIV 感染患者 高齢の菜食主義者（ビタミン B_{12}） 胃切除の患者 H_2ブロッカー，フェニトイン，メソトレキセートを服用している患者	栄養価の高いパンやシリアル 緑色葉野菜 肉類と乳製品
ビタミン C	↓好中球機能 病原体に対する粘膜バリアの破壊 ↓コラーゲン合成	喫煙者 薬物乱用者 高齢者 慢性疾患をもつ人 果物や野菜を食べない人	かんきつ類 濃緑色葉野菜 イモ類 マスクメロン
ビタミン D	カルシウム吸収不良	緯度の高い地域で，日光にあたることが少ない高齢の女性	強化ミルク 卵 レバー
ビタミン E	↓全般的免疫応答 ↓抗体産生	吸収障害をもつ胃腸状態の患者 進行した AIDS 患者	ナッツ類，種子 多価の不飽和脂肪酸 全粒粉
ビタミン K	↓骨密度と骨強度	抗凝固療法を受けている患者	緑色葉野菜 レバー
ホウ素	創傷治癒不全 骨の石灰化に関連する可能性	豆類 果物，特に乾燥野菜	
カルシウム	不十分な最大骨密度形成 閉経後の骨喪失の加速 骨粗しょう症 歯の喪失との関連の可能性	若年女性 閉経後の女性	牛乳と乳製品 カルシウムで処理した豆腐 豆類 ドライフルーツ
銅	↓コラーゲンの張力 ↑骨の脆弱性 ↓好中球の増殖	制酸剤を多用する患者 鉄/亜鉛を多量に摂取する人 アルコール中毒患者 膿疱性線維症患者 短腸症候群の患者 胃のバイパス手術患者 デキサメタゾンやペニシラミンを服用している患者	緑色葉野菜 全粒粉 ナッツ類 肉類 全粒粉 貝類 チョコレート 内臓肉
鉄	↓好中球の貪食活性 ↓リンパ球の増殖	小児 妊産婦	肉類 卵 豆類 ドライフルーツ
マグネシウム	骨質減少の早期発現	慢性的アルコール中毒患者 利尿剤服用者 高齢者 閉経後の女性 糖尿病患者	緑色葉野菜 全粒粉 ナッツ類
亜鉛	↑感染に対する感受性 ↓DNA や RNA を含むタンパク質合成	高齢者？ アルコール中毒患者	肉類 全粒粉

AIDS：後天性免疫不全症候群，HIV：ヒト免疫不全ウイルス。

(Adapted with permission from Boyd LD, Madden TE. Nutrition and the periodontium. In : Palmer CA, ed. Diet and Nutrition in Oral Health. Englewood Cliffs, NJ : Prentice-Hall 2003 : 202–12.)

しょう症であり，2004 年の骨の健康と骨粗しょう症に関する公衆衛生局長官の予測によれば，2020 年までにアメリカの 50 歳以上の成人の 2 人に 1 人は進行性の骨粗しょう症あるいはハイリスク者であり，このことから骨粗しょう症と歯周病の関連性が注目を集めている[124]。

歯槽突起（上顎骨や下顎骨の櫛状突起）は元来，柱状骨由来である。組織学的には，それは橈骨の末端や，大腿骨の頸部，椎骨と同じタイプである。体内のカルシウムバランスが負に傾いた時，カルシウムは皮質骨よりも柱状骨よりなる骨格部から動員されやすい。このように，歯槽骨は他の組織においてカルシウムが必要な際の潜在的供給源となる。歯槽突起は他の骨に比べて吸収が進みやすいと考えられるため，歯槽突起で検知された変化が骨粗しょう症の早期診断に利用できる可能性がある。女性では，歯科領域での骨量と全身の骨量との間に高い相関が見られる。骨密度の低い女性は歯の数が少ない。残存する歯槽骨の吸収が進んでいる女性は，腸骨稜に骨減少症をもっており，重症の閉経後骨粗しょう症をもつ女性は身体的に健常な対照群に比べて，無歯顎である率が 3 倍高い[125]。

経年的研究，横断研究および疫学研究[126〜130]から，骨粗しょう症と歯周病両方のリスクの高い高齢の男女において，歯の喪失，歯周病，カルシウム摂取量の少ないこと，骨粗しょう症の間に有意な関連性があることが示されている。Dietrich は，50 歳以上の成人で血清 25（OH）D_3レベルが高いことが歯のアタッチメントロスの少ないことと関連していることを見出した[129]。Payne らは，骨粗しょう症をもつあるいはもたない閉経期後の女性の歯槽骨のレベルの変化を 24 ヵ月以上調べた[130]。歯槽骨吸収と骨のミネラル濃度との間には有意な関連性がみとめられた。骨粗鬆症をもつ女性は，そうでない女性に比べて歯槽骨吸収が有意に多かった。Jabbar ら[131]は，閉経後の女性のコホート研究において，歯周病が骨粗しょう症のない女性に比べて骨粗しょう症をもつ女性の群でより高頻度にみとめられることを見出した。両疾病とも骨の喪失が共通項であるが，これは閉経期や閉経後の女性により多くみとめられる。Krall によれば，「全身的な骨の状態が良くないことが，歯の喪失や歯周病に関与することを支持するエビデンスがあるが，決定的ではない」としている[132]。因果関係が存在するかどうかを結論するには，様々なステージにある成人男性や女性を対象にした前向き臨床研究が必要であり，あるとすれば，裏打ちしている原因となる状態に対して治療することが他方に影響するかどうかを調べる必要がある。例えば，骨粗しょう症が歯周病の原因となるとすれば，歯周病の何に影響するのだろうか？

歯槽突起の吸収は，義歯装着者にとって普遍的な問題である。歯槽骨のリモデリングは咀嚼に伴う咬合力に反応して起こる。歯の喪失に伴い，歯槽骨はもはや歯の支持のために必要ではなく，結果として骨吸収は促進し，骨の高径は減少する。骨吸収は抜歯後の最初の 6 ヵ月間に大幅に進む。残存する骨稜の高さの減少は，男性より女性で著明であり，また吸収は上顎骨より下顎骨で大きい。下顎骨の吸収が重度であると，安定や保持の優れた義歯をつくることが難しくなる。骨吸収や骨の喪失は歯周病と骨粗しょう症の両方の共通要素であり，カルシウム摂取量の少ないことは義歯装着者の骨の喪失と結びついているのかもしれない[133]。閉経後の女性に関する研究では，カルシウムやビタミン D の補充と歯の喪失のリスクの低下との関連が示されている。そこでは，歯の喪失を経験した人は全身的な骨吸収を経験する傾向が高い[134]。しかし，サンプルサイズが小さいこと，歯周病と骨粗鬆症の定義が多様であること，予見されたデータがないことなどの問題点から，確定的な結果ではないとされており，縦断的研究が要求されている[133,134]。カルシウムバランスは適正な栄養状態にとって特に重要であり，閉経後の無歯顎の女性の残存骨稜を健全な状態で保持するのに役立つ。

健全な歯が栄養学的な健康を維持するのに必ずしも必要というわけではないが，歯や歯を支持する歯周組織の喪失が食物の選択に影響し，それに続く栄養状態の変化にも影響する。歯周病は組織のうずき，疼痛，歯の過敏，骨吸収，歯の動揺などに関連し，栄養価の低い軟食物や噛む必要のない食物に嗜好が偏りやすい。重症のう蝕をもつ人や義歯装着者でも同じことがいえる。

歯を失った，あるいは天然の臼歯咬合面がない，あるいは義歯の適合不良がある人では，噛んで咀嚼することが十分にできなくなり，残存歯の多い人に比べて，毎日の食事における果物や野菜や食物繊維の摂取が減り，高カロリーの栄養素の消費に影響を与える[135~140]。口の中に痛みや不快感があると，日常の活動にも影響することがあり，ついには食事摂取や QOL にも影響を及ぼす可能性がある[136,141]。

義歯，特に上顎の義歯は，味覚や嚥下機能にも影響しうる。上顎の義歯は嚥下を阻害する。硬口蓋が覆われると，舌が口の中のどこに食べ物が位置するのかを検知しにくく，また食塊形成や嚥下も難しくなるため，嚥下障害を起こしやすい。

歯科的に不利な患者は，適切な食品の選択を行い，新しい義歯に徐々に順応することによって良好な食事摂取と適正な栄養状態を維持できる。新しい義歯を入れた人は，咀嚼しやすい食品の選択，ゆっくり食べること，長く噛むこと，よく調理すること，大きな固い食物は一口大に切ることについて，助言を受けるべきである。

口腔外科

口腔外科の患者における口腔内の障害の程度や食事や栄養状態に及ぼす影響の大きさは，通常，外科手術の範囲や部位，術前の栄養状態による。一般的な口腔外科の状況下では，食物摂取に支障の出る期間は比較的短いため，もともと栄養リスクを抱えているケース以外では，栄養障害のリスクは低い。口腔機能の低下の程度によっては，軟食あるいは流動食が望ましい。歯科インプラント手術を受けている患者では，インプラント体の数と部位によって口腔内の不自由さの程度が決まる。前歯部にあるインプラントは短期間の噛み切る能力に影響し，臼歯部のインプラントはよく噛めるかどうかの能力に影響する。両方の場合とも，普通，7～10 日間，力を加えることが制限される。義歯作製のために歯を抜いた場合，患者は無歯顎になるため，段階食が必要となる。液状食や流動食，そして通常の食事に向けて進めることが必要となる。組織が治癒する間は，スパイスやかんきつ類は，粘膜に不快感や刺激をもたらすので避けるべきである。最初の 1～3 日の食事としては，スープや飲み物，アイスクリーム，シャーベット，スムージー，ヨーグルト，プリン，ソフトチーズ，マッシュポテトなど半固形食に限られる。徐々に，軟らかい，刺激の少ない食べ物，例えば調理した果物や野菜，パスタ，穀物，肉/魚/鶏のソース添えなどが導入される。同様の食事の養生法は，歯を抜いて即時義歯を入れた患者にも適応される。治癒の仕方は人それぞれであり，食事もまた同様であることを忘れてはいけない。念頭に置くべき原則は，治癒途中は粘膜への刺激（かんきつ類，スパイス，粗いパン）を避け，縫合部に入りやすいナッツや種子などの食物を制限することである。

しかし，ワイヤーで顎間固定された患者では，長期にわたって食べることに支障が出るため，栄養状態をあるレベルに到達させ維持するためには特別な食事のガイドラインが必要である。顎間固定に至るような状態を考えると，エネルギー必要量もまた増えていると考えられる。顎骨が折れてワイヤー固定を要するような重度の外傷ということ自体が，創傷治癒中にかなりのエネルギーを必要とする。顎間固定した患者のための食は次の 3 つの原則を基本とする。すなわち，すべての食物はミキサーにかけ，こして，

Ⅳ

ストローを通るようにする。食卓の食事もスープや他の液体を使ってミキサーにかけ液状にしてこしてストローを通るようにする。高タンパクで高カロリーの液状の食事が，エネルギーやタンパク質の必要量を満たすために必要かもしれない。必要な食物繊維は野菜や果物，穀物シリアルを食べやすい形状にして与えることができる。さらに水分量を満たすことも重要であり，ビタミンやミネラルは微量栄養素の必要量に応じて補充が必要となる。

口腔感染症と免疫疾患

単純性ヘルペスや口腔カンジダ症などのような口腔感染症では，口腔内の痛みのため，食欲の低下あるいは食事量の減少につながることがある。通常，苦痛を緩和するような口腔ケアや適当な食物の選択（刺激のない，温度の穏和な，咀嚼しやすい）が，栄養状態を保つのに効果的である。しかし，このような状態が長く続くと，例えばヒト免疫不全ウイルス（HIV）に感染しAIDSを発症した場合などは，栄養状態は徐々に悪化し，それが感染と闘う個人の能力を損なっていく。

HIV感染者は，病期によって現れる口腔内の病巣（カポジ肉腫やアフタ性の潰瘍），病原因子が引き起こす感染症（カンジダ症や単純性ヘルペス），口腔感染症（う蝕や歯周病），HIV治療に使われる多くの薬剤の副作用（口腔乾燥症，口腔内の潰瘍，味覚異常，口腔衛生や摂食に対する関心の低下）などを伴っているかもしれない[142〜145]。これらの病巣の発生は，予防処置を行うことによって劇的に少なく，あるいは軽症化できる。栄養バランスのとれた食事を確保し，個々のニーズに応じて香り，歯ごたえ，スパイスなどを調整し，食間，スナックの間に適正な口腔衛生を行えば，口腔の健康状態は改善される。

口腔は胃腸管の入り口であるので，口腔内の潰瘍が全身的な胃腸疾患の結果として起こることは明白であり，胃腸症状に先立って見られる可能性もある[146,147]。クローン（Crohn）病患者は，たとえ口腔が健康であったとしても，消化障害のためある種の食物を避ける必要があるなど，消化不良や吸収障害のため，適切な栄養管理は非常に難しいことが多い。疾患の一症状として口腔に病巣が現れる可能性もあり，その位置や大きさによって摂食に影響が出る。これらの患者に必要な栄養に注意を向けることは，口腔病巣から起こるさらなるリスクを減らすために必要である。このような患者のケアにはチームアプローチが必要であり，歯科医師，医師，栄養士は，摂食を最大限にし，痛みや胃・腸管の続発症を減らして栄養状態を良好に維持するために治療法を調整すべきである。

口腔癌と咽頭癌

頭頸部癌の予防や治療における食事と栄養の役割は，予防，治療，生存の段階について検討するかどうかに依存する。抗酸化物を多く含む果物や野菜は，フリーラジカルへの曝露を減らすことで化学的に防御する[148〜150]。加工された塩を添加した肉や塩漬けの食物を食べることが，口腔癌や咽頭癌のリスクになりうることが指摘されている。対照的に，果物や野菜を多くとることは予防的効果がある[151〜153]。果物や野菜を多く含む食事は，口腔や咽頭癌のリスクを下げる。特に，β-カロテン，カリウム，ビタミンB_6，ビタミンC，葉酸などを多く含む食品である[150,154]。ある種の果物や野菜に含まれるビタミンCやE，β-カロテン，フラボノイドなどの抗酸化栄養素の植物化学物質は，口腔内の癌に対する防御的な食事要素であることが示唆されている[148,151,155]。果物に富む食事の防御的効果はイタリア，アメリカ，日本と国を越えた集団で示されてきた。しかし，栄養学的な疫学研究により，果物や野菜の口腔や咽頭癌に対する防御的効果が広く示されてきたが，微量栄養素の影響は食物に基づくものであり，サプリメントに基づくものではない[156]。これらの疫学研究で見られた防御的効果を支持するような臨床研究や経時的研究が必要である。

口腔や咽頭癌の治療では，しばしば外科手術，化学療法，放射線治療が組み合わされる。それらのすべては多少なりとも口腔の健全性を損ない，栄養状態を損なうことと関連している。化学療法や放射線治療は同様に食欲を減弱する可能性がある。

外科手術の影響は切除範囲や位置により様々であり，機能や唾液腺に影響する。それらは神経学的機能や感覚機能の喪失，組織の線維化により変動する。例えば，舌根部の切除は嚥下に影響し，結果として嚥下障害や嚥下痛をきたしやすい[157]。管理栄養士による医療的な栄養療法は術後早期の栄養摂取のために術前に計画すべき重要事項であり，これは追加的治療や回復過程の間にも重要である。

放射線治療は，治療中や治療後に副作用として栄養や口腔健康状態に影響したり，口腔乾燥症や味覚喪失，真菌感染のリスクの上昇，口内炎やそれに付随する痛み，放射線による骨壊疽などを引き起こしたりする可能性がある[151]。照射前に治療しておかないと，慢性の歯髄感染，歯周炎は放射線照射に関連した変化によって急性転化し，それが放射線による骨壊疽につながりうる。これらの病巣は非常に強い痛みを伴うとともに治療が難しく，数ヵ月の間，全身的な栄養状態を悪化させる可能性がある。口腔の有害事象は治療が直接，粘膜，骨，関節，筋を含む正常組織にまで影響することによる。

化学療法に用いる薬剤は同様に，口腔粘膜に直接あるいは間接的に急性や慢性の影響を及ぼす毒性をもつ。毒性としては，口腔粘膜炎，口腔感染症，味覚異常，口腔乾燥症などがある。口腔粘膜炎は，最も多く見られる状態であり，歯の鋭縁や硬い食物で外傷を受けやすくなる。潰瘍，二次的感染，痛みをともなう粘膜炎の原因となる。一般的に，毒性の高い治療法になるほど，口腔の副作用が多くなる。投薬，抗菌的な洗口液，チームアプローチによる栄養学的，医科的および歯科的ケアなどを含む適切な予防法を通して，副作用を減らすことができる。結果として，必要な栄養素を摂取するための問題が少なくなっている[156,158]。

唾液が口腔の健康と栄養に及ぼす影響

唾液は口腔の機能や維持にとって重要な因子である。唾液は発音や潤滑作用にとって重要であるばかりでなく，ある種の抗菌システムあるいは非抗菌システムによって口腔内の硬組織や軟部組織を保護している。外科的な唾液腺の摘出，唾液腺に対する放射線治療，コントロール不良の糖尿病，シェーグレン（Sjögren）症候群などのような原因により唾液流量がなくなる，あるいは著しく減少すると，唾液の潤滑作用，咀嚼や嚥下を障害すると同時に，口腔内の細菌感染を容易にし，ランパントカリエスや味覚障害を引き起こす可能性がある[159~161]。ドライマウスはコントロール不良の糖尿病，ドライマウスを副作用にもつ投薬などにより急性に短期に見られる。あるいはシェーグレン症候群や唾液腺に対する放射腺治療などで長期に出現する。このような状態はすべて食物の選択や摂取に大きく影響し，全身の栄養にも影響を及ぼす。加えて，義歯の快適な装着は唾液により軟部組織が湿潤しているかどうかに依存している。口腔乾燥のある患者は義歯の維持が悪く，義歯辺縁で潰瘍をつくりやすく，これにより咀嚼が難しく痛みが出るようであれば食事摂取や栄養状態にも影響を与える可能性がある[162]。

歴史的に，高齢になると唾液流量は「自然と」減少すると信じられてきたが，唾液流量は健康な人では年齢とともに減少しない[163]。実際，唾液流量を減らすような薬を服用しておらず，しかも口腔乾燥と関連する疾患にかかっていない健康な高齢者では，唾液流量は正常である[159,161]。400以上の薬物が様々な程度でドライマウスと関連しており[159,161,162]，そのうち80は一般的な薬であり，これが唾液流量の低下を訴える高齢者やすべての成人の割合が高いことの一端を担っている。薬の多くは口腔乾燥をきたしうる。抗コリン薬（例：抗ヒスタミン薬，三環系抗うつ剤，向精神薬），αアドレナリン受容体阻害剤（麻酔薬，抗不安薬，催眠薬，制吐薬，選択的セロトニン再取込み阻害性抗うつ剤）を服薬している患者は口腔乾燥になりやすい。

唾液流量は服薬により減少する可能性があるが，一般には摂食や口腔の健全性を損なうまでに影響することはない。にもかかわらず，これらの患者はしばしば口が渇いているように感じ，唾液分泌を刺激するために日中硬い飴やガムをよく食べている。多くの飴やガムは砂糖で甘くし，発酵性糖質を含んでいるため，常に曝露しているとう蝕の原因になり，それが不快感や歯列の欠損をきたすと食事摂取に影響を及ぼす可能性もある。口腔乾燥を引き起こす薬を服用している患者は，かんきつ系でない飴やソルビトール，マンニトール，キシリトールなど比較的非発酵性の糖アルコールを含むガムを利用するように助言されるべきである。人工唾液の使用については，万能薬ではないけれども，一部の患者には有益であるかもしれない。これらの患者のランパントカリエス予防のために，頻回の水分摂取に加え，積極的な口腔衛生，フッ化物局所応用，糖を含まないガムや飴の利用がう蝕リスクを減らすのに役立つ。

胃食道逆流と過食症の障害

エナメル質の酸蝕は，第一には胃の酸性内容物の慢性的な逆流により引き起こされる。酸蝕は，高濃度のクエン酸を含むフルーツジュースの頻繁な摂取，ビタミンCチュアブル錠をしゃぶること，アルコール中毒症のジスルフィラム（disulfiram）療法，産業的に発生する酸への曝露などに起因する。接触や熱刺激による過敏症は，象牙質が露出した時に起こる。酸性の口腔環境は，歯肉や口蓋，咽頭を含む口腔粘膜の痛みを惹起する。

胃の逆流や摂食障害で見られるような自分で促す嘔吐の両方とも，一般的に口腔組織の刺激やエナメル質の侵蝕を引き起こす[164]。口腔組織の損傷の程度は，口腔清浄の頻度と食事のう蝕病原性による。歯科医師はこれらの患者の最初のヘルスケアの担当者であることが多いため，歯科医師が摂食障害の初期診断をつけるかもしれない。これらの患者を歯科治療に向かわせる症状は，歯の形状についての関心と同様，熱いものや冷たいものに対する過敏，風に対する過敏，歯の痛みなどである[165,166]。

神経性の過食症で最も明白な臨床症状は，前歯の舌側，切端側，臼歯の咬合面で見られるエナメル質の実質欠損（perimolysis）や象牙質の実質欠損である。腫脹した唾液腺，耳下腺，顎下腺とともに見られる口腔周囲の口内炎は，唾液過多の結果として生じる[164,165]。腺組織の腫脹の程度は嘔吐の頻度と特徴的に関連している。喉の発赤や手指の仮骨化もまた過食症の徴候である。特に前歯部に見られる歯の舌側面の酸蝕は，それが現れるまでに数ヵ月かかる。食物や飲み物の温熱刺激に対する過敏もまた起こることがある。

嘔吐をくりかえすと，食道破裂が起こる可能性もある。口唇はひび割れ，口角は裂けることがある。食事はしばしば発酵性糖質を頻回摂取し嘔吐をくりかえすため，口腔内は，酸性内容物，食物，液体，嘔吐物にくりかえし曝されることになる。そして，過食症，神経性の過食症の患者は，酸蝕症やう蝕感受性が高くなる[166~168]。

プライマリ・ケアの担当者は歯科治療をコーディネートすべきである。最終的な修復治療は，嘔吐の習慣が収まるまでは行うべきでない。エナメル質のさらなる破壊や知覚過敏を防ぐために，酸蝕された歯の表面に対して暫間的な修復が行われる。患者は念入りな口腔衛生を行うように促される。患者にはエナメル質がさらに酸蝕されないようにするため，嘔吐後すぐに歯磨きしないように注意が与えられる。代わりに，重炭酸ナトリウムや水酸化マグネシウムの洗口剤が口腔内の酸を中和するために推奨される。摂食障害をもつ患者にはチームアプローチが必要で，栄養士，歯科医師摂食障害チーム間で頻回なコミュニケーションをとり，栄養学的，歯科的，医科的に心理的ニーズを満たすための最善を尽くすようケアを行う必要がある。う蝕リスクを減らすことを目的として食事について相談することは重要であるが，食事の変更は複雑な医学的，心理的ニーズに応じたバランスをとらなければならない。患者には高濃度のクエン酸を含む果汁や粘着性のある甘いおやつを制限するように助言する。かんきつ類やジュース，酸や砂糖を含む飲料は制限すべきである。う蝕誘発性の低い食物（ナッツ，種子，チーズ，野菜）がおやつとして望ましい。口腔乾燥が問題であれば，シュガーレスのチューインガムが唾液分泌を刺激するため，使用できるかもしれない。

高齢患者

「ベビーブーマー」世代が65歳になり，高齢者の割合が急増することが予測されている。アメリカ政府は，高齢化に関して2030年までに高齢者の割合は2000年に比べて2倍になり，アメリカの65歳以上人口は3,500万人（2000

年）から7,200万人に増加して人口の約20%を占めると予測している[169]。いわゆる「超高齢者」とよばれる85歳以上の人口は20世紀の変わり目に10万人をちょうど超えた程度であったが，100年後の2000年には420万人に増加し，2008年には570万人となった[169]。加齢の過程は，口腔の健康に影響を及ぼし，あるいは口腔の健康から影響を受けるような宿主の変化をもたらす。高齢の患者は1つあるいはそれ以上の慢性疾患をもっていることが多く，また口腔の健康や歯科治療に影響するような問題点をもっていることもある[49]。すなわち，栄養と口腔の健康との関係でしばしば引用される双方向の関連性は，特に高齢者で明らかにされている。歯の喪失，部分床義歯あるいは総義歯，義歯の適合不良はすべて食事の質やしばしば食欲にも影響する。不良な口腔健康状態は，高齢者に望ましくない体重減少につながる因子である[170]。今日の高齢者は天然歯を多く維持する傾向があるので，歯根面う蝕や歯冠部う蝕など，新しいパターンの口腔疾患がより一般的になりつつある。慢性疾患による口腔内所見，口腔乾燥，多剤服用による口腔内の副作用，骨粗しょう症，閉経，義歯に関連した摂食の問題などは，高齢者が直面する歯科的栄養問題の例である[49,171]。

歯の喪失，無歯顎，可撤式補綴物はすべて食習慣に負の影響を及ぼし，簡単には戻らない長期の変化をきたす可能性がある[140,170～172]。結果的に，咀嚼機能の変化，味覚の変化，主観的な消化不良の訴えなどが起こる可能性もある。義歯装着者は，天然歯の対照群に比べて約1/5の咀嚼能力しかないこと[134]，胃腸障害のため多くの薬剤（緩下剤や逆流を抑える薬）を服用していることが調査研究により報告されている[173]。

一部の高齢者で見られる味覚減退症やドライマウスは，加齢で見られる正常な変化というよりむしろ特異的な障害やそれを副作用にもつ薬の服用と関連している可能性がある。特定の薬の服用によって起こる口腔乾燥については，本章で先述している。口腔乾燥の程度や口腔衛生，食習慣によって根面う蝕が起こりうる。根面う蝕の有病率は加齢とともに高くなる。歯周病もまた高齢者に多く見られるが，心血管疾患や糖尿病を含む多くの慢性疾患の発症と関連している[1,114,115]。歯の喪失，痛み，関節の機能異常，義歯の使用がう蝕，歯周病，ドライマウスと同様に食欲を損ない，食べたり飲んだりする能力を減退させる可能性がある。加えて，食を囲む社会的相互作用はQOLを危うくし，義歯の痛みや不適合など口腔の健全性が変化することにより，結果として栄養が損なわれる可能性がある。

（Riva Touger-Decker, Diane Rigassio Radler,
Dominick P. Depaola／日野出大輔，吉岡昌美 訳）

74 食道・胃

食道・胃は，経口摂取や消化の過程において重要な器官である。食道・胃における栄養の吸収は最低限だが，これらの臓器が適正に機能しなければ摂食や消化は顕著に損なわれる。さらに，症候性疾患において食道・胃の外科的部分切除もしくは全摘術は患者の経口摂取に著明に影響する。食道・胃の詳細な生理学的・解剖学的解説は42章で提示する。

食道

▶解剖

食道は約30 cm長の管状構造であり，近位食道，中部食道，遠位食道に分けられる[1]（**図74.1**）。食道は筋肉が非常に発達しており，これによって食道の主な機能である蠕動運動が可能となる。口腔と食道は漏斗状の咽頭で接続されている。食道に続く咽頭には輪状の上部食道括約筋（upper esophageal sphincter：UES）が存在する。この括約筋は嚥下によって弛緩し，食物や水分の通過を可能とする。上部食道は横紋筋から形成されており，内輪状筋と外縦層筋がある。大動脈弓のレベルで，食道横紋筋から平滑筋へと変化していく。門歯列から約40 cmの食道下端には下部食道括約筋（lower esophageal sphincter：LES）とよばれる輪状平滑筋が存在する。LESの働きとして，弛緩期に食物や水分を食道から流出させ，収縮期には胃内容物の逆流を防止する。食道の筋は第X脳神経（迷走神経）の支配を受ける[2]。この神経は迷走神経の背側運動神経核と筋層間神経叢から分枝している（食道神経系）。

▶疾患

食道疾患においては，通常，食道内膜（粘膜）や筋成分に影響が及ぶ。

筋疾患（運動機能障害）

アカラシアは，以前から食道運動機能障害として知られている[3]。初期の特徴として，食道筋の収縮（蠕動運動）の欠如とLES弛緩障害が混在した病態がある。これにより，口から食道を通って胃への食物の通過障害が引き起こされる。食道透視検査などの画像診断によって，拡張した食道と狭窄したLESを呈することが多く，鳥のくちばし様（bird's beak）サインとよばれる。さらに，アカラシアの2～7%に食道扁平細胞癌のリスクがある。治療法としては，薬物療法（治療効果は乏しい），バルーン拡張術や筋層切開術などがある。これらの治療法は，LES圧を弛緩させ，食道から胃への食物や水分の通過障害を改善することを目的としている。アカラシアでは食道蠕動運動障害のため，口から胃への食物通過を促進するために食後座位を保たなければならない。また，横臥している夜間には特に食物が口腔内へ容易に逆流しやすく，誤嚥のリスクとなる。また経口摂取では十分なカロリーやタンパク質を吸収できない症例もあり，胃の機能が正常である症例では，栄養摂取のための胃瘻を要する場合もある。

食道の運動低下（筋収縮能低下）は食道の筋および神経障害を伴うような全身疾患に生じ，蠕動運動を消失させる可能性がある[4]。これらは一般的に，強皮症やその他の膠原病に合併することが多い。その他食道蠕動低下を引き起こす疾患として，糖尿病，アミロイドーシスや甲状腺機能低下症などがある。食道蠕動低下に対して現時点では有効な治療法は確立していないが，食事の水分量を増やすなどの食事療法が試みられている。経口で十分な栄養摂取ができない場合には，栄養摂取サポートとして胃瘻造設される（詳細は83章参照）。

炎症性疾患・悪性腫瘍

消化管粘膜病変は患者の経口摂取に影響を及ぼす。その最たる例として食道癌があげられる。アメリカでは食道癌の中で腺癌が最も頻度が高い。特定の栄養素（ビタミンA，B_6，C，E，葉酸）の欠乏や摂取不良は疫学的に食道癌発生に関与していることが報告されている[5]。また，食物繊維は腺癌の発生を抑制することも報告されている。食道腺癌は慢性食道胃逆流症（gastroesophageal reflux disease：GERD）の二次的変化であることも知られている。これらは食道腺癌の病理学的前駆病変であるバレット（Barrett）食道を引き起こす[6]。

世界的には，食道癌においては扁平上皮癌が最多であり，喫煙・飲酒との関係が非常に強い。その他，アカラシア，微量元素（特にセレン）欠乏，アルカリ溶液誤飲，電離放射線，ヒトパピローマウイルスなどがあげられる。ビタミンA・C欠乏は食道扁平上皮癌の発生にも関与している。また，食道癌は3：1の比率で男性に多い[7]。

食道癌患者において，経口摂取は食道閉塞の程度により左右される。腫瘍自体は腫瘍焼灼などの内視鏡的治療によって一時的に縮小することは可能である。また，食道ステントも一時的な食道狭窄部の開通に有用である[8]。栄養状態を維持するのに十分な経口摂取ができない場合はしばしば胃瘻が必要となる。食道切除術が予定されている患者では，手術で再建に用いる胃の瘻孔形成を避けるために，胃瘻ではなく空腸瘻を造設する場合もある[9]。

食道癌の治療としては，手術が不可能であれば成績は不良である。放射線照射や化学療法がそれぞれ単独で行われる場合もあるが，転移性病変がある場合には全身化学療法が行われる。局所転移の症例では化学療法と放射線治療が併用される。食道切除術は完治が見込まれる食道癌患者にとっては第一選択である[10]。Ivor-Lewis食道切除術は食道の大部分を切除し，胃を胸腔内に挙上しUES直下の食道に吻合する術式であり，死亡率は5～10%である。合併症

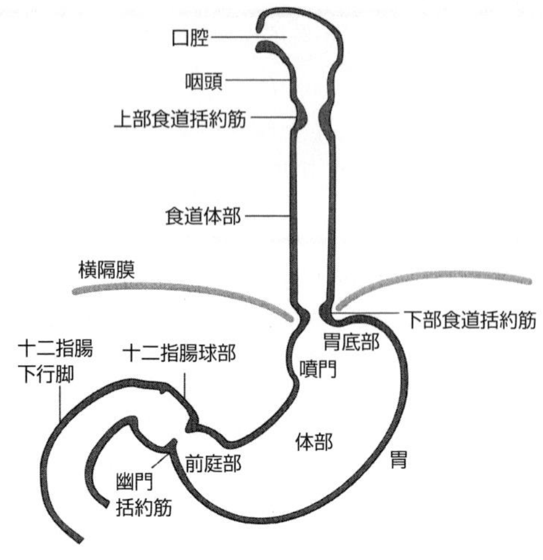

図 74.1 ヒト上部消化管の解剖。

として，縫合不全や呼吸器合併症，循環器合併症などがある。また術後吻合部狭窄や胃不全麻痺，逆流症状などの問題もあり，経管栄養チューブが必要となる場合もある。この場合には空腸チューブが必要である。

食道炎や食道潰瘍によっても経口摂取が損なわれる。この摂食障害の大部分は炎症による疼痛が原因であるが，食道粘膜の慢性炎症から食道狭窄が生じ，さらに食道の部分的あるいは完全閉塞が原因となることもある。

GERD の定義は，胃内容物が食道へ逆流することによって生じる食道粘膜傷害である。アメリカでは国民の約 18% が GERD 症状を呈しており[11]，高齢者ほど高頻度である。GERD 症例では間欠的疼痛や嘔気などにより QOL が損なわれる場合もある。GERD に対しては有効な薬物療法が確立されているが，約 5～10% が薬物抵抗性である。こうした症例に対しては適切な外科治療が必要となり，Nissen 噴門形成術が施行される。

GERD では，逆流による慢性的な不快感や嘔気から食欲不振をまねくこともある。さらに，食事によって GERD 症状が増悪すればさらに経口摂取が低下する。高齢者では GERD が食欲不振の原因の 1 つとなりうることが示されている。さらに重篤な GERD の徴候として，食道潰瘍と狭窄形成がある[13]。GERD による食道狭窄は下部食道に多く，内視鏡的バルーン拡張術が必要となる場合もある。これらの狭窄が重篤化し「閉塞」してしまった場合，食事内容の変更や食事量の減量の原因となり，栄養不良や体重減少を引き起こす。

胃

▶解剖

胃は巨大な管腔構造をしており，食物や水分を貯留するための著明な拡張能を有する（**図 74.1**）。解剖学的に近位側から遠位側へそれぞれ，噴門部，胃底部，胃体部，前庭部に分けられる。組織学的に，前庭部の筋細胞は高密度である。胃の最上部は前述の LES で，最下部は幽門輪であり，胃内容物の十二指腸への運搬を調節している。胃は摂取した食物を貯留することに加えて，前庭部の「粉砕」機能によって食物を細かく破砕する。

胃壁は，粘膜，粘膜下層，筋層，漿膜の 4 層で構成されている[14]。粘膜下層は腸管神経叢（胃神経系）を有する結合組織で形成される。胃の運動は胃体部大彎側から発生する。胃での消化活動は胃上皮細胞層において，異なった特徴ある細胞のそれぞれの機能的役割に関連している。胃内膜は厚い粘膜ひだで構成されており，粘膜ひだには顕微鏡的胃小窩が存在している[14]。胃体部と胃底部には酸分泌腺がある（**図 74.2**）。酸分泌腺は，胃酸や内因性因子を分泌する壁細胞と，ペプシノーゲンや胃リパーゼを分泌する主細胞に裏打ちされる[14]。一方で，前庭部の粘膜を構成する幽門腺には壁細胞や主細胞は少なく，代わりに粘液分泌細胞やガストリンというホルモンを産生する G 細胞が存在する（**図 74.2**）。

▶運動機能（収縮能）

消化管の運動機能は，平滑筋の収縮と，内在神経と外来神経のバランスによって制御される。消化管の運動機能を調節する神経メカニズムが破綻すると，消化管の運動性が障害される。胃の運動能を制御している神経系には中枢神経系と内在神経系（enteric nervous system：ENS）がある[15]。内在神経系は消化管内在神経系であり，約 1 億個の神経が神経叢から生じている。

胃の運動機能は，空腹時と摂食時で異なる神経筋機能によって特徴づけられる。空腹時には異なった運動波が見られ，空腹時には 60～90 分ごとに 3 つの運動（筋収縮）波が見られる[16]。第 1 相ではまったく運動が出現せず，第 2 相では不規則，または頻度の少ない収縮波が出現し，第 3 相では比較的規則的な強収縮波が連続して出現する。第 3 相は胃の内容物を十二指腸へ押し出すことから，「housekeeper wave」とよばれる。

食後では，空腹時の波が不規則な運動波に置き換わる。この食後の時期に 1 時間あたり 200 kcal の栄養が消費される。その後，前述の空腹時運動波のパターンとなる。食事摂取後，胃は様々な収縮と置換をくりかえし，摂取した食物を貯留し小腸へ送り出す。胃の近位側が食物に敏感に反応して弛緩し，その後嚥下に反応して胃は全体的に弛緩して内容物を貯留する。これは胃の拡張に対する反応であり，迷走神経によって制御される。胃内圧の上昇にともなって，迷走神経が胃近位側をさらに拡張させて前庭部の筋を収縮させて食物を砕き前方へ押し出す。この迷走神経反射は，食物分解の過程で重要な役割を果たす胃酸やペプシノーゲン，ガストリンの産生を促進する。前述のように弛緩していた胃近位側は収縮し始め，食物を胃の遠位側に押し出す。

胃近位側の収縮はコレシストキニンやモチリン，ガストリンといったホルモンに影響される[17]。胃遠位側の高圧波ののちに，胃遠位側が収縮する（周期的な弛緩と収縮）。胃遠位側の多段階的収縮は食物を貯留し，分解し，幽門を通過させるのに有効である。この多段階収縮は食事摂取後 5～10 分で始まる。

液体と固体が胃から排出される速度は異なり[18]，それぞれ異なったメカニズムで制御される。液体は即座に胃から排出される。液体の排出は，胃近位側の緊張性収縮ではな

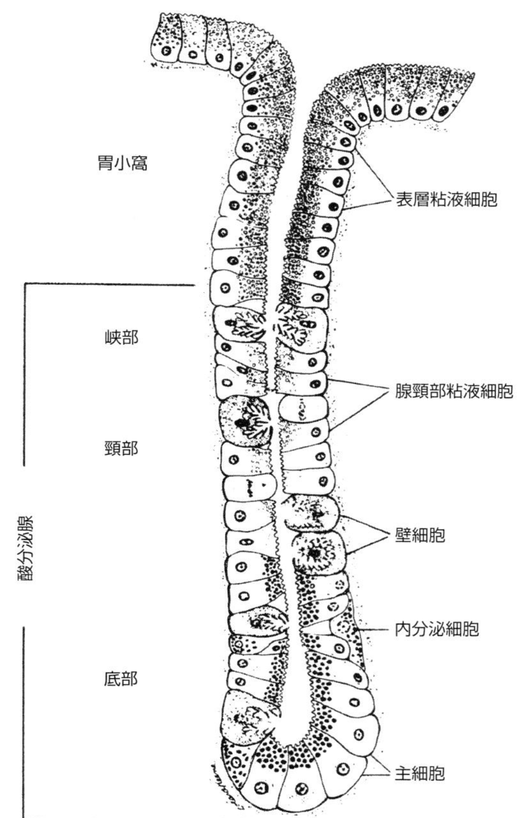

図 74.2　哺乳類の胃の体部における胃腺。
(Reprinted with permission from Ito S, Winchester RJ. The fine structure of the gastric mucosa in the bat. J Cell Biol 1963 : 16 : 541–77.)

く幽門の抵抗性に影響される。液体に栄養素が含まれている場合には，含まれていない液体よりも胃からの排出が遅い。これは小腸からのホルモンのフィードバック機構による影響であり，液体中の栄養素が多いほど胃からの排出が遅くなる[19]。さらにpHが低いほど，胃からの排出が遅くなる。固形物は液体より胃からの排出が遅く，摂取された食物は幽門から小腸へ通過するためには1～2 mmのサイズにまで分解されなければならない。食物が摂取されてから幽門を通過して小腸へ排出されるサイズに消化されるまでを誘導期（lag phase）という。摂取した食物が小さいほど，この誘導期は短い。

▶疾患

胃に疾患がある場合，多くは胃内膜（粘膜：炎症性疾患）や胃の神経筋成分に影響を及ぼす。胃内膜の疾患としては，消化性潰瘍や胃炎，癌などがあげられる。神経筋疾患としては，胃不全麻痺や術後胃内容物排出障害がある。

炎症性疾患

胃炎・潰瘍性病変　胃粘膜の炎症性反応であり，臨床像や病因，組織像は様々である[20]。急性胃炎はびらんや好中球浸潤が見られる。急性びらん性胃炎は化学的な胃内膜障害であり，原因としてアルコール，アスピリン，胆汁逆流，酸，重症外傷や敗血症などがある。外傷や敗血症では粘膜の低灌流が原因である。急性好中球性胃炎は，胃粘膜の感染，多くはヘリコバクター・ピロリ感染による[21]。これらの疾患では，疼痛や嘔気のため食欲やカロリー摂取が低下する場合がある。胃炎や胃潰瘍において特定の原因食物や食事療法についての報告はなく，症状の原因となる食事を摂取しないことが推奨される。

慢性胃炎の病態も存在し，萎縮性胃炎とよばれる。慢性炎症によって胃粘膜基底細胞が萎縮する。萎縮性胃炎は胃酸産生細胞の著明な萎縮と関連している「自己免疫型疾患」である可能性がある[22]。慢性胃炎は高齢者にも見られ，悪性貧血や橋本病，アジソン（Addison）病，糖尿病，シェーグレン（Sjögren）症候群などの全身性自己免疫疾患に合併する。この疾患では胃酸が産生されず，またビタミンB_{12}吸収に必須である内因性因子を産生する胃壁細胞が萎縮することによって，ビタミンB_{12}欠乏症のリスクがある。このような状態は胃癌発生のリスクともなりうる。慢性胃炎のもう1つの原因としてヘリコバクター・ピロリ感染による多巣性萎縮性胃炎がある[23]。慢性胃炎の状態では，食事によって疼痛や嘔気が引き起こされ，その結果カロリー摂取が減少する。その他の慢性胃炎の病態として，感染性胃炎（バクテリア，真菌，ウイルスなど）や胃壁全層に好酸球が浸潤する好酸球性胃炎がある[24]。

胃粘膜の炎症がさらに重篤化すると潰瘍を形成する。この病態は主に胃粘膜保護作用が低下し，胃酸によって粘膜が傷害される状態であり，原因として非ステロイド性抗炎症剤，アルコール，酸，胆汁，ペプシン，ヘリコバクターピロリ感染などがある。症状として腹痛，膨満感，嘔気などがあり，食欲低下や経口摂取低下の原因となる。高ガストリン血症や高ヒスタミン血症では胃酸の分泌が亢進し，著明な胃炎や十二指腸潰瘍を形成する（Zollinger–Ellison症候群）[25]。過度の酸産生は消化性潰瘍だけでなく，膵酵素を分解することで栄養の吸収不良の原因にもなる[26]。胃潰瘍を改善する特定の食物や治療法はなく，症状の原因となる食事を避けることが推奨される。

癌　胃癌は全世界で2番目に多い疾患であり，癌関連死も世界で2番目である[27]。アメリカでは1年間に約2万例の胃癌が発症しており，50代以降急速に増加している。

食事因子が胃癌の増加に関連している可能性がある[28]。硝酸塩や亜硝酸塩，第二アミンが豊富な食物は胃癌発生に関与することが示されている。保存された肉や野菜を消費することも胃癌発生のリスク増につながる。胃癌発生はまた，高塩分・高炭水化物摂取とも関連している。症例対象研究において，新鮮な果物や野菜を多く摂取する人では胃癌リスクは低い。しかし，果物や野菜に含まれる成分（微量栄養素やフィトケミカルなど）のうち，どの成分が保護的役割をしているのかは特定されていない[29]。

胃癌のリスクを高める因子としては，遺伝学的要素，胃癌家系があげられる。胃癌患者の第一度近親者は胃癌のリスクが2～3倍となる[27]。

胃癌では様々な過程で体重減少を引き起こす。食欲不振や胃出口の閉塞などが原因である[30]。胃壁への癌細胞の浸潤によって胃不全麻痺となる（次項参照）。

胃不全麻痺　胃運動障害は胃排泄遅延の原因となり，胃不全麻痺とよばれる。胃不全麻痺において，胃の貯留機能が障害される[31]。成人の胃は約1.5～2 Lの容量があり，著明に拡張する。胃不全麻痺では，胃は摂取した食物によって十分には拡張せず，また収縮しても十分には縮小しない。蠕動運動が非常に弱く，食物を粉砕することができない。液体の胃からの排出は重力に左右される（つまり，立位になると胃から排出される）。

摂取した食物は長期間胃に停滞し，腐敗しはじめる。このため嘔気や嘔吐，早期の満腹感といった症状が現れ，経口摂取量の減少や体重減少につながる。胃不全麻痺は，幽門輪狭窄や重症消化性潰瘍，前庭部や幽門輪，十二指腸の腫瘍などの胃流出路閉塞は除外される[32]。

胃排出量の減少に関して疾患を検討すると，病因は大まかに神経原性によるものと筋原性によるものに分けられる。つまり，神経支配の障害か筋組織の障害かである。神経と筋いずれも障害されている病態も起こりうる。外因性神経障害は迷走神経やそれに関連する神経系の障害を引き起こす。これらの障害（迷走神経相互作用）は消化性潰瘍に対する胃部分切除術後などに見られる[33]。外因性神経障害に関与する疾患としては，パーキンソン病，アミロイドーシス，糖尿病や薬物の副作用などがある。興味深いことに，糖尿病が引き起こす胃不全麻痺はENS(内在性神経)障害による二次的障害である。内在性神経障害はENSを退化させる。ウイルス性胃不全麻痺と糖尿病はこれらの代名詞である。さらに，全身性強皮症やアミロイドーシスなどで見られる浸潤性疾患は，ENS退化を誘導する。

胃の収縮や排出能は平滑筋細胞の退化によって二次的に生じる平滑筋障害に影響される。こうした障害として，全身強皮症やアミロイドーシス，皮膚筋炎やミトコンドリア病（家族性腹部ミオパチー）などがある[34]。

▶胃消化

タンパク質や炭水化物，脂質は，大部分が胃で消化される。胃での消化は，分泌，削合，混合に関連している。胃粘膜は様々な分泌細胞で構成されている（**図 74.2**）。胃を全摘しても経口摂取は可能であり，生存することも可能である。しかし，その場合，様々な消化が損なわれ，胃内での栄養素の流れの制御が障害され，ダンピング症候群（後述）の原因となる。胃全摘を受けた患者は，胃で産生される酸や内因子が欠如することでビタミンB_{12}が吸収できないため，経静脈的あるいは経管的にビタミンB_{12}の補充が必要となる[35,36]。

胃での分泌や消化の過程は酸産生に左右される。胃酸産生は，ガストリンやヒスタミン，アセチルコリンなどの刺激因子によって促進される[37]。アセチルコリンは，迷走神経によって産生される神経伝達物質である。ガストリンは胃前庭部の壁細胞が産生する。ヒスタミンは肥満細胞やクロム親和性細胞に関連している。胃内が酸性であることでリパーゼがトリグリセリドやペプシンを分解し，タンパク質を分解する。胃内の酸性状態は鉄の吸収にも重要である。胃内の低pHによって，三価鉄イオンからより吸収されやすい二価鉄イオンに還元される（鉄吸収）[38]。

胃酸の分泌は経口摂取によって劇的に増量する。胃酸分泌は，頭相，胃相，腸相に分けられる。頭相はにおいや味，食事を意識することで胃酸分泌が刺激される[39]。頭相での胃酸分泌は迷走神経の支配によるものである。食物が胃に到達することでも胃酸分泌が刺激される(胃相)。この胃酸分泌は，胃の拡張（拡張受容体），または胃化学受容体のペプチド刺激によるものである[40]。これに続いて，食物が小腸に流出すると，小腸が拡張して小腸の化学受容体であるペプチド刺激や酸刺激を引き起こし，胃酸分泌を抑制する（負のフィードバック）。

表 74.1 ダンピング症候群における栄養療法

推奨	不適切
果物，果汁・果物缶	ドライフルーツ，冷凍果実のシロップ缶
無糖果物ジュース	加糖果物ジュース
クラッカー，パスタ，プレーンブレッド，プレッツェル，米	ドーナツ，スイートロール，糖衣シリアル
人工甘味料，低カロリーゼリー，低カロリーゼラチン，アイスキャンデー	アイスキャンデー，ケーキ，クッキー，ゼリー，ゼラチン，高カロリーデザート
無糖飲料，水	ソフトドリンク，加糖粉末ジュース

▶ダンピング症候群

ダンピング症候群は胃の貯留機能の変化によって生じる[41]。臨床的には，胃の何らかの手術，迷走神経切除や幽門形成術，胃空腸吻合術や胃の部分的あるいは全摘術などによって胃の貯留機能が変化した症例の約10%に見られる。ダンピング症候群は，臨床的にその症状が食後どの時期に現れるかで早期ダンピング症候群と後期ダンピング症候群に分けられる。これは小腸に食物が急速に流入することによる，高浸透圧刺激により生じる。

胃の貯留反応や随伴する収縮は迷走神経切除や胃切除によって劇的に変化し，食物が胃から小腸へ急速に送り出される[42]。食後30〜60分後に生じる早期ダンピング症候群は，胃から小腸へと急速かつ大量に食物が送り出されることによって生じた浸透圧負荷によって，血管内から水分が小腸内へ移行することによって生じる[43]。小腸が拡張することによって，筋痙攣や腹痛，鼓腸症や下痢の原因となる。水分の移行によって，頻脈や低血圧，めまいも引き起こされる。また後期ダンピング症状もあり[44]，高インスリン性低血糖の原因となる。食物が急速に小腸へ送り出されると，遠位小腸において炭水化物濃度が上昇し，血糖値が上昇する。このためインスリン分泌が促進され，血糖を急速に低下させる。その結果，発汗，振戦，注意力低下，意欲低下，空腹を引き起こす。

ダンピング症候群の治療は，薬物療法，食事療法，再建手術の3要素から成る。炭水化物吸収を阻害する薬物アカルボースは後期ダンピングに有用である[45]。オクトレオチドは胃内容排泄（ダンピング）を遅らせ，また小腸への食物通過を遅らせることでインスリン分泌や食後の血管拡張を抑制する[46]。ロペラミドを食事30分前に投与することで消化管運動を抑制し症状を改善する。総合的には，ダンピング症候群に対する薬物療法には限界がある。

ダンピング症候群に対する食事療法は，治療の中でも重要な要素である。1日の食事回数を最大6回に増やす。食事中の水分摂取を制限する。単糖（ブドウ糖）はそれぞれの食事で均等に摂取する。炭水化物の摂取量を制限し，脂肪やタンパク質の摂取量を増やす[47]。食物繊維の補充が低血糖の治療に有効であると報告されている（ペクチン，グアーガム）。これらの繊維は摂取された炭水化物とゲルを形成し，グルコースの吸収を抑制し，腸排泄時間を延長する。**表74.1**に，ダンピング症候群での推奨される炭水化物と避けるべき炭水化物を一覧にした。

ダンピング症候群の治療として消化管再建術も選択される[48]。この治療法には，胃空腸吻合部狭窄術や空腸間置術（Roux en Y再建），幽門再建術などがある。これらの外科治療の効果についての長期成績は報告されていない。

（Mark H. Delegge／金本真美 訳）

75 吸収不良の評価

吸収不良疾患は，臨床家にとって診断，治療双方の観点から重要な臨床的課題である。吸収不良の診断がいまだ困難な理由は，臨床像が似通っていてもその背景にある病態生理が異なることがあり，そのため治療方針も異なるためである。正常な消化吸収の過程は，機械的な混合，腸管運動，消化酵素，胆汁酸産生，粘膜機能，血流供給，さらに共生的な腸内細菌叢など多くの能動因子から成り立っている。これらの要素は協調して働き，(a) 膵分泌または胆汁分泌による内腔縁や刷子縁での一次的消化（消化相），(b) 腸管粘膜内への吸収と処理，パッケージング（粘膜相），(c) 脈管またはリンパ循環への輸送（吸収後相または分配相）の，大きく分けて3つのステップを経て栄養の正常な処理を行っている（腸での食物や栄養の消化吸収の生理機構の詳細については，本書の他の章を参照されたい)。重要な点として，吸収不良は上記3つのステップのうち1つまたはそれ以上の欠陥により起こるということがある。消化不良と吸収不良は病態的には異なるものであるが，栄養の消化と吸収は密接に結びついた過程であるため，消化不良と吸収不良の病理を分けて考えることは単純化にすぎるものである。結果として，「吸収不良」という言葉は臨床的には消化・吸収の両方の過程の乱れを表す用語として使われており，特に断りがない限りは本章においてもその意味で使用することとする。新しい検査の発達とともに，診断への最適なアプローチも進化し続けている。以下，本章では特異的な診断的検査について論じ，さらに吸収不良についての実践的な提案を示す。

吸収不良を疑うべき時

吸収不良の臨床像は実に多岐にわたり，重症の脂肪便（かさばって悪臭を放ち，脂ぎっている）と体重減少，放屁と慢性下痢，微量栄養素の欠乏，偶発的に起こる無症状の血液検査上の異常などがある（**表 75.1**)。これだけ多岐にわたる理由として，吸収不良の臨床像が，背景にある原因と吸収不良過程の重症度に依存していることがあげられる。少なくとも工業化されているような国において，適切な食事を摂取しているにもかかわらず脂肪便や体重減少をきたすというのは，一般的にまれであることに留意する必要がある。一方で，吸収不良をきたす患者の多くは軽度で非特異的な症状を示す。

消化器症状は，吸収不良の状態で見られる最もありふれた指標である。しかし時としてまったく見られないか，あっても軽微である。慢性的な下痢は吸収不良の評価を促す最もありふれた症状であるが，多くの場合，慢性下痢は吸収不良の結果でないことが多い。反対に，脂肪便は吸収不良を証明するものとなる。脂肪便は脂肪の吸収不良により生じるものであり，一方，吸収不良による水様便は，炭水化物の吸収不良によって起こる浸透圧作用や十分に吸収されなかった胆汁酸の分泌作用の結果として起こる。過度の噯気（おくび)，鼓腸や腹部膨満あるいは拡張はよく見られるが，これらは典型的には吸収不良の炭水化物が大腸の細菌叢により発酵することによる。重症の吸収不良を起こした患者においては体重減少が広く見られるものの，重症例以外では体重減少は見られないことが多い。体重減少のパターンも多岐にわたり，ある患者では初期に減少をきたしたのちに安定期に入り，また別の患者では進行性の体重減少をきたす。排便に関連した腸の痙攣によるものは除いて，腹痛は吸収不良においては一般的な訴えではない。吸収不良で腹痛をきたす主な例外として，慢性膵炎または複数回にわたり腸の切除を行ったクローン（Crohn）病の患者があげられる。時として，嘔気・嘔吐，腹鳴，拒食ないし過食を見ることもある。上述の古典的な脂肪便の症状に加えて，通常の便の量，1日の便回数，便の性状（例：水溶性，半ば形状が残っている)，目に見える食物の存在，失禁，時間的な特徴（例：食事と関連した排便）などの排便に関する他の特徴にも注意を払うべきである。

吸収不良の存在を考慮すべき他の非特異的徴候として，あざができやすいまたは易出血性，浮腫，反射低下または亢進，骨痛，予期せぬ骨折，創傷治癒遅延，知覚異常，テタニー，味覚障害などがある。

吸収不良の分類と診断的アプローチ

吸収不良は障害されているステップにより分類される。すなわち，障害されているのが消化や吸収の過程（すなわち，管腔側，粘膜側，または吸収後の過程）なのか，三大栄養素（炭水化物または脂質，タンパク質）あるいは微量栄養素（ビタミンまたは微量元素）の障害なのか，複数または単独の栄養素の吸収不良なのか（全体，一部，または選択的な吸収不良か)，もしくは臨床的徴候に基づくもの（顕在性か潜在性か無症候性か）なのか，などである。臨床家にとって吸収不良症候群を診断するのに正常な消化吸収の細部にわたる理解は必要ないものの，知識があれば幅広い鑑別診断が可能になり，より手際よく，そしておそらくコストを抑えたやり方で疑わしい吸収不良を探索することが可能となる（**表 75.2**)

吸収不良への診断アプローチは2段階ある。すなわち，(a) 吸収不良が存在することを確かめること，(b) 原因を特定すること，である。吸収不良の存在は時としてあらかじめ明らかとなっているので，その原因を特定することが主な課題となる。しばしば，吸収不良の病因は詳細な病歴聴取と身体診察により確定する。重要なことは，病歴は，症状の出現時期，排便習慣と便の性状，成長不良の存在，性的成熟の遅れ，体重の増加または減少，関連する胃腸または全身の症候，併発している慢性の全身性・胃腸・膵胆管・肝臓の障害の存在，消化管の手術歴の有無，消化管へ

表 75.1　特徴的な栄養素の吸収不良による症状と検体検査

吸収不良の栄養素	臨床徴候	検体検査
脂肪	薄く容量が大きくべったりして悪臭のある便，腹部膨満やガスのない下痢	便ズダンⅢ染色，acid steatocrit 法，便中脂肪
タンパク質	浮腫，筋萎縮	便中窒素，血清アルブミン，αアンチトリプシン
炭水化物	水様便，放屁，腹鳴，腹部膨満	特異的呼気試験
ビタミン B_{12}	大球性貧血，疲労，位置振動覚消失，舌炎	ヘモグロビン，MCV，血清ビタミン B_{12}
葉酸	大球性貧血，舌炎	ヘモグロビン，MCV，血清および赤血球中葉酸
ビタミン B 群	口角炎，無痛性舌炎，先端皮膚炎，皮膚炎，運動失調，対称性運動または感覚不全	血清ビタミン濃度
鉄	大球性貧血，倦怠感，無痛性舌炎，匙状爪	ヘモグロビン，MCV，血清フェリチン，血清鉄結合能，血清鉄
亜鉛	味覚消失，皮膚炎，脱毛	血清亜鉛
マグネシウム	知覚異常，テタニー	血清マグネシウム，24 時間尿中マグネシウム
セレン	筋痛	血清セレン濃度
銅	脱力，知覚異常，歩行異常	血清銅およびセルロプラスミン濃度
カルシウムとビタミン D	知覚異常，テタニー，骨痛または骨折，クボステック/トルソー徴候陽性，筋痙攣	血清カルシウム，リン，25-水酸化ビタミン D，アルカリホスファターゼ，副甲状腺ホルモン
ビタミン A	夜盲，毛孔性角化症	血清レチノール，retinal ester
ビタミン E	深部腱反射減弱	血清トコフェロール
ビタミン K	あざができやすい，易出血	プロトロンビン時間/国際標準化比
水分，電解質	頻脈，手足痙攣，口腔内乾燥，知覚異常	血清電解質，クレアチニン，尿素窒素
胆汁酸	水様便	血清 7α-ヒドロキシ-4-コレステン-3-オン

MCV：mean corpuscular volume 平均赤血球容積。

の放射線照射の有無，旅行歴，食事内容，処方，アルコール，違法薬物使用，ハイリスクの性的行為，家族歴などの情報を含んでいなければならない。

身体診察における(吸収不良を疑う)的確な所見として，筋消耗，皮疹や皮膚の病変，口腔内の病変，浮腫，腹部膨満，圧痛，臓器腫大，その他微量元素欠乏を示唆する徴候などがある。病歴と合わせて血算，生化学，プロトロンビン時間，マグネシウム，フェリチン，葉酸，ビタミン B_{12} など初回の「ルーチンな」血液検査を行えば吸収不良の存在を支持するエビデンスを提供でき，さらなる特定の吸収不良の過程を同定するのに必要な探索的検査に着目させてくれるかもしれない。セリアック病の血清検査も，吸収不良が疑われる患者に第一の診断的検査として考慮されうる(詳細は 79 章参照)。便潜血検査や慢性感染の病因の便検査もこの段階で考慮すべきである。

侵襲的，非侵襲的検査ともに，様々な検査が吸収不良の特定の原因を決定するのに利用できる。病歴から特定の原因が疑わしい場合には，検査が診断を確定するために有用である。しかし，吸収不良の存在とその原因が明らかな場合，検査は必ずしも要しない。検査の順番や特定の検査の選択は，状況と検査の利用可用性によって判断すべきであることは疑いない。

吸収不良のための機能的検査

▶脂肪の吸収不良の検査

脂肪の吸収不良は，便中に脂肪をみとめることで定義される。しかし，血清学的検査も脂肪吸収不良のスクリーニングに用いることができる。血清カロテンの減少は脂溶性ビタミンの欠乏を示唆するが，栄養素欠乏とも関連する。血清カロテン濃度は吸収不良状態の患者において広範にわたって調べられているものではないが，脂肪下痢の患者において典型的にその濃度は低下する[1)]。この検査の感度および特異度は，ゴールドスタンダードである便中脂肪回収（後述）と比較した時に勝るかどうかはいまだ決着を見ない。

便中の脂肪量の決定は定性的および定量的に行われる。定性的なアプローチが臨床現場で受け入れられやすい利点として，簡便であること，低コストであること，検体採取方法が煩雑ではないことなどがあげられる。不利な点としては，感度が低いこと，再現性が低いこと，信頼性が低いこと（特に軽度から中等度の脂肪便においては）があり，これらにより定性的検査は陽性である時のみ有用である[2)]。最も一般的な定性的アプローチには，便を氷酢酸と混和してスライドに塗布し，染色された脂肪球を顕微鏡下で観察するズダンⅢ染色のような脂溶性色素を用いる方法がある。この技術は，脂肪球の数とサイズの双方を決定することで脂肪排泄の半定量的評価をすることを可能にする。その他の定性的手法としては，安価で半定量的で重量的測定であり，遠心し，ホモジェナイズされた便の上清を用いて脂肪の割合を測る acid steatocrit[3)]，1 つの試料中の脂肪の排泄のみならず窒素と炭素の排泄も決定することができる近赤外光の反射率分析[4)]，放射線標識されたトリグリセリドであるトリオレインの摂取により排出される呼気中の CO_2 を測定する ^{14}C（または ^{13}C）-トリオレイン呼気試験[5)]などがある。これらの試験は簡便で試験の性質も良いものであると報告されているにもかかわらず，アメリカで広く用いられているものはない。

一方，定量的アプローチはより信頼性が高くゴールドスタンダードではあるものの，煩雑であり施行するのも高価であるため，他の試験で対立する結果が出た時に行われる予備的な位置づけとされていることが多い。72時間蓄便は日によるばらつきを少なくし，1 日あたりの便重量を評価

表 75.2 吸収不良の原因

小腸粘膜の疾患
無βリポタンパク血症
セリアック病とその関連疾患
慢性腸間膜虚血
クローン病
分類不能型免疫不全症（CVID）
二糖類欠乏症
好酸球性胃腸炎
リンパ腫
リンパ管拡張症
放射線腸炎
回腸末端の疾患
感染性疾患
AIDS 腸症
抗酸菌疾患
寄生虫疾患
熱帯性スプルー
ウィップル（Whipple）病
管腔側の消化障害
慢性胆石症
過分泌状態
膵機能不全
小腸細菌過剰繁殖
術後障害
胃切除後症候群
短腸症候群
回腸末端切除
全身の障害
アジソン（Addison）病
アミロイドーシス
カルチノイド症候群
結合組織病
糖尿病性胃腸症
甲状腺機能亢進症/低下症
副甲状腺機能低下症
肥満細胞症
血管炎
タンパク漏出性胃腸症
びらん性胃腸疾患
非びらん性胃腸疾患
間質圧上昇
薬剤誘発性の状態
コレスチラミン
コルヒチン
ネオマイシン

AIDS：後天性免疫不全症候群。

する方法として推奨される。ただ，中等度から重症の下痢がある場合にはより短い期間でも妥当であると考えられる。正確な便中脂肪量の決定には，既知の量の脂肪を含む食事摂取（便宜的に 100 g/日がしばしば用いられる）が必要である。この方法を行うにあたっては，蓄便中に患者に適切な食事の指導や摂取したすべての食事を記録しておくなどの指導が必要となるが，1 日の脂肪摂取量を推定することができる。さらに，施設内では検体の処理や解析ができない場合（例：核磁気共鳴分光法や滴定に関するもの，ラジオアイソトープに関するもの，分光光度に関するもの），通常外部の研究所に検査を委託することになる。100 g/日の脂肪を摂取した時の便中脂肪排泄量は 7 g/日未満である。しかし，便の量が増えればそれに従って脂肪の排泄量も増えるので，14 g/日までの値は単純に便の量が多いことに起因すると考えてよい。不幸なことに，値に重複があるために，定量的な便中脂肪測定では脂肪便の原因を区別することはできない。膵，肝，小腸などに関連した疾患を診断できる他の方法が使えることから，定量的便中脂肪測定は必要でないこともしばしばである。

▶炭水化物の吸収不良の検査

炭水化物の吸収不良は，一般的に吸収不良の一部として，または腸管上皮に限局した選択的な欠陥のいずれかとして起こりうる。すでに述べたように，便の近赤外光反射率分析が炭水化物の吸収不良の評価として信頼できるとされている[6]。しかし，便中の炭水化物含有量の直接測定は小腸での炭水化物の吸収不良を正確に測定しうるものとは考えられていないため，一般には間接的な検査が用いられる。間接的な検査は，大腸内細菌が吸収されなかった炭水化物を代謝することにより便の pH を低下させたり，便の浸透圧を上昇させたり，あるいは炭水化物摂取後に呼気中の水素や CO_2を上昇させたりする能力を利用している。便の pH が 5.5 未満，または便の浸透圧ギャップ（［便中ナトリウム＋便中カリウム］× 2 − 280 mOsm/L）が 50 以上であれば炭水化物の吸収不良状態として特徴的ではあるが，上記の所見は吸収不良を示唆するものではあるものの，その存在を確定するには，感度，特異度とも十分とはいえない。

より全般的な吸収不良が存在している時に炭水化物の吸収不良を診断することはあまり重要でないため，炭水化物の吸収不良は一般的には明らかな二糖類分解酵素欠損症の診断に焦点を絞って検査される。検査は，呼気検査と経口負荷検査によって施行される。ラクターゼ持続症（lactase persistance）の遺伝子検査は家族研究もしくは症例対照研究で行われてきているが，その臨床的な役割とコスト効率がより明らかになるまでは，アメリカにおいては現在のところ研究目的での検査の域を出ない[7]。

呼気検査では経口的に特定の炭水化物の溶液（例：ラクトース〈乳糖〉，スクロース〈ショ糖〉，フルクトース〈果糖〉）を摂取し，続いて一定時間後の呼気中に排泄された一連の水素を回収，測定する。またこれらの基質は，放射性同位元素（^{14}C）または安定同位元素（^{13}C）を用いてその後の呼気の CO_2測定を行うこともある。炭水化物の吸収不良があると，水素濃度が 10〜20 ppm 上昇する。呼気中の水素の検査は，水素除去能をもつメタン産生菌による影響により偽陰性となることがある。同時に呼気中のメタンを測定することにより検査の正確性を上げることができる[8]。間接的検査は，吸収されなかった炭水化物が細菌による発酵を受けることを前提としているので，同時期に抗菌薬を使用している場合には結果に影響する。分泌抑制効果のある薬剤（例：プロトンポンプ阻害薬）やプロバイオティクスによる影響についてはいまだはっきりしていない[9]。経口負荷試験は大部分が呼気試験に置き換わってきている。経口負荷試験では試験用の糖（多くはラクトース）が摂取され，血糖が経時的に測定される。20 mg/dL 未満の血糖上昇に加えて，吸収不良を示唆する症状の進展が見られれば試験は陽性であると考えられる。

すでに述べたように，呼気試験と経口負荷試験は主として明らかな二糖類分解酵素欠損症候群の評価に用いられ，必ずしも全般的な炭水化物の吸収不良を反映するものではない。一方，D-キシロース試験は近位小腸の機能的吸収能を測定するものであり，一部では吸収不良が疑われた時の第一のスクリーニングテストと見なされている[10]。慣例的に血清および尿中のD-キシロースは，25 g のD-キシロースを経口投与したのちに測定されている。尿検査に関しては偽陽性率が高いため，D-キシロース摂取後1時間後および3時間後の血清のみを判定に用いることが提案されている[11]。摂取1時間後のD-キシロース濃度20 mg/dL 未満もしくは3時間後の濃度22.5 mg/dL 未満が異常値と考えられ，高い感度と特異度が証明されているため，管腔での消化よりむしろ腸管粘膜での吸収不良の存在を示唆するものである。それゆえ，膵外分泌不全の患者においてはD-キシロース吸収は正常である。しかし，検査結果の異常は吸収不良の原因までは示唆するわけではない。この検査は耐容性良好であり，比較的安価であるが，他のよりシンプルな検査（例：セリアック病の抗体検査）が吸収不良の原因を特定可能であることや，吸収不良を疑った時に多くの臨床家にとって本検査が診断のアルゴリズムを変更しうるものではないことを考えると，原因を特定するものではなく，現代の臨床現場では広く使われていない。

▶タンパク質の吸収不良および タンパク漏出性胃腸症の検査

腸からのタンパク質の漏出は，摂取したタンパク質の吸収不良よりもむしろ腸管上皮からの漏出によって起こるのが一般的である。健常人においては，腸管上皮からのタンパク質の漏出はタンパク質全体の代謝からすると小さな割合を占めるにすぎない。1日あたりの腸管からの血清タンパク質の漏出は血清タンパク質プール全体の1～2%であり，1日あたりの腸管からの血清アルブミンの漏出は総アルブミンの10%未満である[12]。一方，タンパク漏出性胃腸症（proteinlosing enteropathy：PLE）における腸管からのタンパク質の漏出は総アルブミン量の60%に至ると報告されている。この過程で最も影響を受ける血清タンパク質濃度は，アルブミンや免疫グロブリン，セルロプラスミンなどの喪失に対して迅速に反応する能力が限られているものや半減期が比較的長い物質である。

タンパク質の吸収不良の探索は困難である。探索するにあたっては栄養バランスの検査が必要であり，それは一般には研究の場で行われることである。炭水化物の吸収不良の場合と同様に，タンパク質の吸収不良を検査することはあまり重要ではない。というのは，タンパク質の吸収不良は栄養全般の吸収不良の1つとして起こるからである。腸管からのタンパク質喪失（例：PLE）を検査することのほうが臨床的にはより重要である。低タンパク血症，あるいは低アルブミン血症の患者を評価する最初のステップは，よりありふれた他の病態，例えば低栄養や肝・腎疾患を除外することである。現在では，他に原因が同定されない時やPLEの存在の可能性の懸念がある時，腸管からのタンパク質喪失を決定づける最も信頼できる方法は血漿からのα_1-アンチトリプシン（A1AT）クリアランスを測定することである[13]。A1AT は肝臓で合成されるタンパク質で，積極的に分泌も吸収もされず，アルブミンと同程度の分子量をもち，タンパク質分解や腸管での分解を受けず，それゆえ便中にそのまま排泄され検出される。A1AT クリアランスは血漿 A1AT 濃度を測定するための血液試料および糞便量と便中 A1AT レベルを測定するための 24 時間蓄便を必要とする。A1AT を測定するための方法には比濁法（nephelometry）と放射状免疫拡散法（radial immunodiffusion）とがある。随時の糞便を用いて便中 A1AT を測定するのは，A1AT クリアランスの測定法として信頼できる代替案ではない[14]。正常な A1AT クリアランスは 24 時間あたり 27 mL 以下である。重要な点として，いかなる原因であっても下痢は A1AT クリアランスを上昇させるということがある。それゆえ下痢のある状況下においては正常の A1AT クリアランスは 24 時間あたり 56 mL 以下となる。A1AT は pH が 3.5 未満の環境下においては分解を受けるため，胃に起因するタンパク質喪失が疑われている場合や胃酸分泌過多が明らかである場合には，検査を胃酸分泌抑制薬による治療を行っている時に受けることが推奨される[15]。最後に，^{99m}Tc で標識されたアルブミンを用いたシンチグラフィで腸管からのタンパク質喪失を記録することは診断および治療反応性のモニタリング双方において有用である。しかし現在のところ，この検査はコスト面と，この検査を含めてシンチグラフィ全体の正確性が確定していないことから，主に研究の場で行われるにとどまっている[16]。

▶胆汁酸の吸収不良の検査

胆汁酸の吸収不良は，回腸末端の切除術（古典的には 100 cm 未満の切除時）や同部位に疾患を有するものにとっては機能的下痢の重要な原因の 1 つである[17]。この場合の下痢は，主に di-α-hydroxy bile acid（ケノデオキシコール酸やデオキシコール酸）が大腸の分泌を誘導し，そしておそらく大腸の収縮を推進することによって起こると考えられている。糞便中の胆汁酸測定および放射線標識された胆汁酸の糞便中への排泄量の測定は胆汁酸吸収不良に際して鋭敏で信頼できる検査であるが，検査の難度と多くの人手を要する検査の性質上，一般には研究目的で行われるにとどまっている。胆汁酸吸収不良および胆汁酸に結合する物質を探索する両方の目的で行われる検査として最も一般的なのは selenium-75-homocholic acid taurine（^{75}SeHCAT），すなわち放射線標識されたタウロコール酸（回腸末端での能動的な胆汁酸吸収の指標で微生物による脱抱合に抵抗性である）の測定であり，^{14}C-グリココール酸の呼気試験に比して優位に立っている[18]。この検査では，放射線標識されたタウロコール酸が経口投与され，数日間にわたり体内総貯留量が測定される。3 日間で 50%未満の貯留もしくは 7 日間で 5%未満の保持は異常とされる。^{75}SeHCAT の欠点として半減期が長いこと（180 日），肝疾患存在下での結果の解釈に問題があることが，本検査の使用を限定的なものにしている。実際，アメリカで本検査は行うことができない。

血清中の 7α-hydroxy-4-cholesten-3-one（7α-HCO または 7αC4）の測定は，肝のコレステロール 7α-ヒドロキシラーゼ（胆汁酸合成過程における律速段階であり，主たる調節酵素）を監視する放射線を用いない有効な方法で，便からの胆汁酸の喪失と密接に関係している[19]。それゆえ，有意に胆汁酸を喪失している個体においては7α-HCOの産生の増加が見られると予測される。[75]SeHCAT試験との直接的な比較では，血清中の7α-HCOの増加は胆汁酸吸収不良の診断に感度90%，特異度79%であるとされている[18]。48.4 ng/mLより大きい値は異常と見なされ，臨床的に胆汁酸抑制薬への治療反応性と相関すると考えられている。遠位小腸を大幅に切除した場合の本検査の有用性については明らかでなく，また現時点では，胆汁酸の吸収不良が疑われる患者に対して，臨床家はおそらく経験的に胆汁酸抑制薬を試験投与するため本検査は広く行われているわけではないようである。

吸収不良の形態学的検査

機能的検査は吸収不良の存在を証明するのに有用であるが，明確な診断がつくことはまれである。背景となる原因が病歴聴取や身体診察，最初の血液検査や便検査ですでに明らかである場合を除けば，通常さらなる評価を必要とする。形態学的検査は，解剖学的情報を得られるもの（放射線画像や内視鏡画像）と組織学的情報を得られるもの（組織生検）とに大別される。

▶内視鏡

腸管を直接的に可視化すること（確定診断に至ることはまれであるが）は，小腸粘膜の突起や描出や小腸からの吸引物を回収したり，粘膜（もしくはそれより深部）の生検を可能にする（**図 75.1**）。小腸の内視鏡的評価は，小腸全体の検査が可能であるが腸液や組織検体を採取することができないワイヤレスカプセル内視鏡と，内視鏡検査中の診断的，治療的手技が可能である高解像度の拡大内視鏡を使用した全腸検査あるいはほぼ全腸に近い検査（例：ダブルバルーンやシングルバルーン内視鏡）によって促進されてきた[20,21]。ワイヤレスカプセル内視鏡は，既知あるいは疑われる狭窄がある個体には避けるべきである。現在のところ，ワイヤレスカプセル内視鏡の診断的価値や従来型の押し込む方式の腸管内視鏡やバルーン補助式の腸管内視鏡のどちらが小腸の吸収不良や下痢の障害の評価によりよいのかについては，限られたデータしか存在しない。そのため，慢性の下痢や吸収不良が疑われる際にこれらの画像診断法をルーチンに用いることは推奨されない。

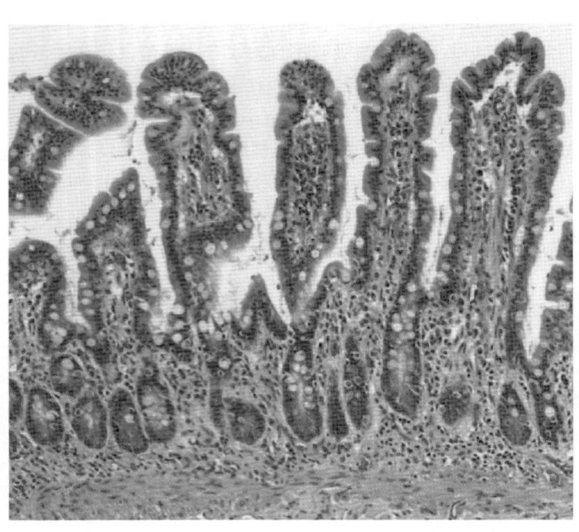

図 75.1　正常な小腸生検の像。空腸の正常な絨毛と陰窩が示されている（ヘマトキシリン-エオジン染色）。
(Courtesy of Lawrence Bugart, MD.)

幸いなことに，ほとんどの小腸粘膜の吸収不良変化はびまん性で十二指腸にも影響を及ぼすため，従来型上部消化管内視鏡を用いた粘膜異常の観察や生検試料の採取が可能である。炎症性変化（例：潰瘍，びらん）や狭窄が観察されうるが，吸収不良を示唆する最も一般的な粘膜所見は萎縮の所見であり，これはvalvulae conniventes［訳注：小腸内壁を構成する輪状のひだ。別名ケルクリングひだともいう］の減少や欠損，粘膜上のモザイク状所見，そして最も一般的な小腸のびまん性吸収不良状態であるセリアック病において感度94%，特異度92%と報告されているscalloped foldsの存在[22]などを含む（**図 75.2**）。部分的な吸収不良の状態もあることを考えると，色素内視鏡検査[23]や浸水[24]と併用した拡大内視鏡が部分的な萎縮病変をもつ患者の同定と直接生検の双方の補助になると示唆される。これらの方法がコストと時間的に効率的に診断に有用であることを示すためには追加の試験が必要である[25]。

大腸は，一般的には吸収不良を疑われる時の評価で原因部位とは考えられないが，逆行性回腸内視鏡とともに大腸内視鏡を行うと，慢性下痢の際には有用であることもある。回腸末端の探索と生検は，クローン病や感染が疑われ

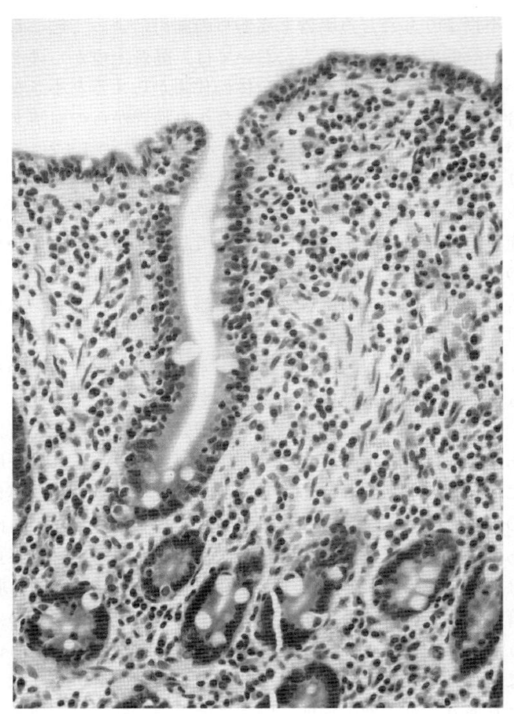

図 75.2　セリアック病の小腸生検像。絨毛全体の萎縮，陰窩の過形成，やや低く立方形の表面上皮は粘膜傷害を示唆する像である。著明な上皮内のリンパ球増加と，粘膜固有層内の同様の炎症浸潤所見はセリアック病を示唆するものである。
(Courtesy of K.P. Batts, MD.)

る際には最も価値のあることと思われ，回腸末端の放射線画像にて異常所見がみとめられるか，もしくは異常所見を呈する回腸末端粘膜が大腸内視鏡にてみとめられる[26]。正常な外観を呈する粘膜に対して，回腸末端の生検をルーチンに施行することは有用性が低いと思われる。

内視鏡的逆行性胆管膵管造影（endoscopic retrograde cholangiopancreatography：ERCP）や超音波内視鏡などの膵臓の内視鏡的画像は，膵臓の外分泌不全が疑われる際には役に立つかもしれない。膵管と実質の異常はいずれも慢性膵炎の存在を示唆するものである[27]が，結果が正常であっても膵外分泌不全の存在を除外することはできず，追加で膵機能検査が必要となる(後述)。この手法を用いることで，診断的，治療的な手段の両方が可能となる。

▶内視鏡的試料採取

一般的に内視鏡による上部腸管粘膜の検査では確定診断を下すことはできないが，すでに述べたように内視鏡は小腸内液や粘膜試料の採取が可能であり，それにより確定診断を下せることがある。このような場合の生検は診断的であり，また特定の小腸の吸収不良状態を強く示唆するかもしれない（**表 75.3**）。しかし，病変が部分的に存在する疾患があること，また非特異的な組織学的所見を示すことがあることから，生検では時に診断を誤る可能性があることを認識することが重要である[28]。ある疾患に常に特徴的というわけではないが，腸の生検は疾患の同定，そして診断的評価と治療計画の方向性を決めるのに役立つため，内視鏡的所見が正常である時にも施行すべきである。鉗子を用いた標準的な生検で通常は十分であるが，内視鏡コントロール下でない吸引生検はもはや必要でない。推奨されるのは少なくとも十二指腸内の異なる 4 ヵ所の粘膜からの生検で，それにより診断を確定する見込みが最適となる[29]。これまでの報告からは，十二指腸球部の生検はセリアック病の診断の一助となるかもしれないが，これも酸性消化性の十二指腸炎やブルンナー（Brunner）腺の圧迫などの可能性を考えると，いまだ議論のあるところである[29]。従来型の内視鏡による生検は通常粘膜のみを採取するが，以前には確定診断に手術を必要とした状態（例：メネトリエ〈Ménétrier〉病など）の診断を可能にする比較的単純な手段を用いて，内視鏡的に深部の粘膜や粘膜下の生検をすることができる可能性がある。

表 75.3　吸収不良状態を診断する小腸の組織
診断的または診断を補助する
無 β リポタンパク血症
アミロイドーシス
好酸球性腸炎
リンパ管拡張症
リンパ腫
肥満細胞症
抗酸菌疾患
寄生虫疾患
ウィップル病
示唆的だが診断的でない
自己免疫性腸症
セリアック病
クローン病
膠原病性スプルー
分類不能型免疫不全症（CVID）
放射線腸炎
熱帯性スプルー
ウイルス性胃腸炎
一般的に正常
肝疾患
膵疾患
原発性二糖類分解酵素不全
小腸内細菌増殖

小腸内細菌過剰繁殖（small intestinal bacterial overgrowth：SIBO）は吸収不良の最も一般的な原因の 1 つであり，その程度は通常穏やかであるが，継続する症状を呈する人に対しては，特に素因となる解剖学的あるいは機能的状態が存在している時には明らかな吸収不良の存在の有無にかかわらず，本症が考慮されるべきである[30]。SIBO の正確な診断はいまだ問題のあるものである[31]。小腸内液吸引物の培養は伝統的に SIBO 診断のゴールドスタンダードと考えられており，大きな影響を与える欠点があるにもかかわらず，ほとんどの専門家によって好ましい診断的検査であると一般には考えられてきた[32]。小腸内液吸引物の培養は，内視鏡下で滅菌されたアスピレーションカテーテルを内視鏡のワーキングチャネルから通すことで容易に得ることができる。欠点として，その侵襲性，経費，雑菌の混入の可能性，より遠位の小腸で起こっている SIBO を診断できない可能性，腸管内微生物培養の難しさ，などがあげられる。実際に，一般的には腸管内微生物種の 50%以上が培養不能と考えられている。これらの限界があるために，この手技の信頼性には疑問が呈され，有望な代替法として間接的に SIBO を検索する方法が開発されつつある（後述参照）。現在は研究段階である腸管管腔側の腸管内菌叢に対する培養をしない，分子的な微生物のフィンガープリンティング法が，将来臨床的に SIBO の診断に応用され，小腸吸引物の有用性を改善することになるかは興味深い。

▶放射線

放射線画像は，吸収不良が疑われる際の評価としてしばしば用いられる。小腸のバリウム造影検査（例：小腸全体の検査，注腸検査）や横断的な腹部画像（CT や MRI など）が最も汎用されている（**図 75.3**）。バリウム検査は，病変がびまん性か区域性かや解剖学的異常の存在（例：狭窄，拡張，憩室，潰瘍）を同定するのには有用であり，吸収不良の移り変わりについておおよその所見を提供してくれるが，古典的所見（例：セグメンテーション，凝集，腸管ループの拡張など）は特定の診断を下すのには感度，特異度ともに不足している。分野横断的な画像の技術，特に三次元再構築の腸管造影のプロトコルを用いると，腸管壁全体の厚さ，腸管外臓器（例：膵臓，肝臓，リンパ節，腸間膜），および腸管膜の血管系を評価するのに付加的な能力を発揮する[33]。磁気共鳴膵胆管造影法（magnetic resonance cholangiopancreatography：MRCP）は，どちらかというと内視鏡の一種に近いが，膵臓の実質および管腔の異常の評価が可能である。MRCP は試料を採取したり治療的な手技を行うことはできないが，その非侵襲的な性質と画像の質が改善されたことを考えると，施行可能な場合には，MRCP

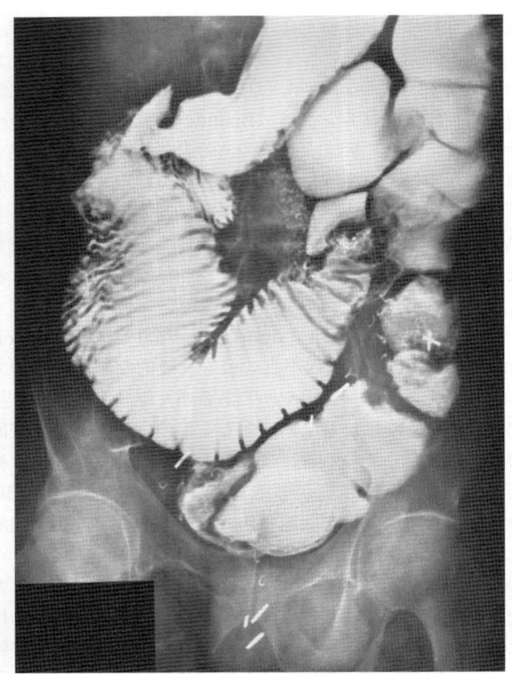

図 75.3 短腸症候群。小腸全体のＸ線検査でこの非常に短い腸のおよその残長が描出されている。同時に，残存十二指腸，空腸の著明な拡張が見られる。空腸は遠位残存大腸と吻合されている。

は一般に膵胆管疾患の診断検査の選択肢としてERCPに代わるものとなりつつある[27]。にもかかわらず，ある報告によると内視鏡的膵管機能検査（endoscopic pancreatic function test：ePFT）に比べてMRCPの初期の慢性膵炎を正確に描出する能力には疑問が呈されている[34]。MRIも，主にリンパ管拡張症をもつ小児に起こるPLEの診断的検査として研究されている。画像は腸間膜と腸管両方の腫脹をはっきりと描出し，拡張し，はっきりとしたリンパ管を記録することが可能となった。研究者は，適切な臨床所見がある場合におけるこうした画像所見は，PLEの診断において内視鏡や生検といった侵襲的検査に進むことなく同症の診断を可能にする一助になると示唆している[35]。

▶小腸内細菌過剰繁殖の間接的検査

水素呼気試験は臨床現場において，そのリスクとコストの低さ，軽便さ，施行の容易さなどの理由により小腸内細菌過剰繁殖（SIBO）の診断に最も広く用いられている[36]。水素呼気試験では経口的に咀嚼された炭水化物（例：グルコース，ラクトース，キシロース）を基質として用いるが，基質は小腸内の過剰な細菌により代謝を受け，水素を放出し，それが引き続いて吸収され呼気中に放出される。呼気試料中の水素の上昇（通常＞20 ppm）はSIBOに矛盾しない。絶食時の水素濃度の上昇（＞20 ppm）もSIBOでよく見られるが，感度・特異度ともに十分でないようである。この検査には，食事，運動，喫煙，最近の抗菌薬使用，口-盲腸通過時間（orocecal transit）の速いこと，用いられる診断基準など，結果に影響を及ぼす多数の因子が存在する[36]。一般的に，水素呼気試験は感度および特異度に大きなばらつきがあり，小腸内容の培養検査の結果を予測するには期待外れの力しかもち合わせていない[37]。

その他の代替となりうる非侵襲的検査は，内因性ないし外因性の基質を用いた細菌の代謝物を測定するものである。^{14}C（そして^{13}C）-D キシロース呼気試験は，肺からの放射線標識されたCO_2（標識された基質が腸内の細菌により発酵されたもの）の排出を測定する。初期の報告では，この検査は水素呼気試験より成績が良いとされていた。しかし最近の報告では，感度特異度にばらつきがあるとするものもある[38,39]。尿中の管腔側の細菌の代謝産物（例：インジカンの上昇やパラアミノ安息香酸〈para-aminobenzoic acid：PABA〉）や血液（例：D-乳酸塩，短鎖脂肪酸，非抱合型胆汁酸の上昇），^{14}C-グリココール酸呼気の測定などにおいては期待外れの結果が得られている[30]。SIBOの診断的検査は，検査の限界やおそらくは広く施行可能でないといった理由により，個々のSIBOが疑われる症例に対しては経験的に抗菌薬治療を行うことが臨床現場では一般的な状況となっている。

▶膵外分泌不全の直接，間接検査

膵外分泌不全の探索には様々な検査が可能である。定量的な膵の刺激試験がゴールドスタンダードと考えられている。これらの検査では，腸管への挿管と，それに続く経静脈的セクレチン，コレシストキニンの投与により膵管分泌を刺激する，またはテストミールを摂食し十二指腸内液を採取して分泌刺激物による酵素や重炭酸などの膵分泌を分析する，などが必要となる[40]。こういった検査は，管の留置に放射線照射が必要であり，かつ侵襲的であること，時間を消費すること，高価であること，限られた研究の場でしか行われていないことから，臨床現場で用いられることはほとんどない。内視鏡的な採取の方法，ePFTは，この検査を簡便化する目的で発達してきた。初期の検証では，古典的なDreilingチューブとePFTが健常人を対象として検討された。慢性膵炎をもった患者では有望な結果が得られた[41,42]。1時間の内視鏡下での採取時間というのは臨床現場では実現可能ではないものの，より単純化された，セクレチン内服後30分と45分の2つの時点で十二指腸内液を採取する方法は標準的な1時間の方法と比べて92％の正確性があるとの報告がなされた[43]。

間接的な膵機能検査はより広く利用可能である。しかし，直接検査に比べ感度が劣ってしまうのは，これらの検査が異常を示すのは膵酵素放出の90％が減少した時だからである。感度に限界があることを考えると，これらの検査は膵機能不全の診断をする際に他の検査と組み合わせて行うのが最も有用であると思われる。最も容易にできる間接的検査として，キモトリプシンやエラスターゼ測定のためのランダムな便の採取があげられる。膵機能不全においてはこれらの濃度の減少を見る。両方の検査に関して，軽度から中等度の外分泌不全については，感度，特異度について意見の一致を見ておらず，この分野の専門家の中には慢性膵炎のスクリーニング検査としてはこの検査はどちらも適切でないと考える人もいる[44]。にもかかわらず，全体的な感度という面では便中エラスターゼ検査は便中キモトリプシン検査に勝り，検査結果は経口の膵酵素の使用による影響を受けない，とする一致した見解もあるようである。ベンチロミド検査やパンクレオラウリル試験は，経口的に基質を摂取したのちに尿中，血漿中，呼気中の代謝産物を検査し，基質への膵酵素の影響を調べるものである。便検査と同じように，軽度の膵機能不全においてこれらの検査の価値は限られている。偽性に異常所見が得られた時もまた問題である。さらに，ベンチロミド検査はPABA使用に関連したアレルギーの懸念から今後使用できない可能性があり，パンクレオラウリル試験はアメリカでは広く施行可能ではない。二重標識のシリング(Schilling)試験は，経口的に摂取した放射線標識された内因子と結合したコバラミンとRタンパク質の吸収が異なることに基づいて，ビタミンB_{12}欠乏の原因としての膵機能不全を診断するのに用いることができる[45]。しかし他の間接的検査と同様，軽度から中等度の外分泌不全を探索する能力は限られている。一般的にいってシリング試験は，現在ではその複雑さとビタミンB_{12}欠乏の原因（例：不適切な栄養摂取，不適切な内因子産生，SIBO，膵機能不全，回腸末端の疾患または切除の存在）を診断するより簡便な検査が使用可能であることから，歴史上の関心ある検査という位置づけにとどまっている。膵機能不全の使用可能な検査は限られていることから，臨床現場においては経験的に経口膵酵素の投与がしばしば行われる。

吸収不良を疑う時の実践的戦略

吸収不良を疑う患者の評価の第一の目的は，確定診断を迅速かつコストをかけずに行うことにある。吸収不良の病態の診断の有望な戦略は現在も進化途上にあり，一般的に，検査の順序というのは個別化されなければならない。詳細な問診と身体検査が最初のステップである。ほとんどの症例において，このステップは吸収不良が存在するのかを決定する助けとなり，それに引き続く検査の絞り込み，時として診断に至るのである。病歴が特定の原因を示唆する場合には，診断を確定する検査が指向されうる。次に，症状が欠落していたり，他の疾患と紛らわしい場合には，ルーチンの血液検査，便検査が診断，さらなる追加検査へのヒントを与えてくれることもある。セリアック病の血清検査は，この疾患の多種多様な臨床徴候を考えるとこの段階で考慮されなければならない（79章参照）。脂肪便の存在がはっきりしない場合には便中脂肪量測定が推奨される。同様に，PLEが考えられる時には便中A1ATクリアランス測定が推奨される。特定の炭水化物吸収不良が臨床的に疑われる時には呼気試験も考慮されうる。次に，腹部画像検査が考慮されるべきである。検査が利用可能かという状況にもよるが，おそらく腹部CT検査が単一で最も情報量の多い画像検査だということができるだろう。上下部の内視鏡と小腸内吸引物の採取および近位・遠位小腸，大腸の生検は，確定診断を得るのにしばしば必要である。膵機能検査または治療的試験である膵酵素投与は，臨床的なシナリオによっては考慮されうる。先立つ所見に応じて個別に追加検査が考慮される。

吸収不良への治療的戦略

吸収不良の原因となっている，ないしは悪化させている多様な病態に対する最適な治療を行うには底辺にある疾病に対して正確な診断かつ治療を行うことが必要となる。止痢剤（例：塩酸ジフェノキシラートや硫酸アトロピン）が用いられることもあり，これらの使用と効果については慎重に観察する必要がある。便排泄の総量を増やさず吸収不良を悪化させないバランスのとれた食事を最大限に摂取するよう食事摂取を改善するためには，栄養士が習慣的な栄養摂取を決定するような助けが必要であり，適切な食事と栄養摂取の戦略をもって医師と患者とともに働く必要がある。このためには，三大栄養素および微量栄養素の欠乏を予防するため特定の経口栄養サプリメント（例：完全な液体もしくは固形の栄養サプリメント，特定のカロリーないしタンパク質のサプリメント，特定もしくは完全なビタミン，ミネラル，微量元素のサプリメント）の摂取を要することもある。重症例では，完全経腸栄養や経静脈補液，微量栄養素/電解質投与を開始して管理するために，特化した栄養サポートのサービスが必要となることもある（後述の消化管に関する章参照）。すべての症例において，栄養素の欠乏/充足の指標となる体重と身体所見の変化，特定の微量栄養素濃度，前述した便の解析などを継続的に評価することが，患者の管理において治療効果を見極める上で重要である。

(John K. Dibaise／渋江公尊 訳)

IV

76 食事および腸の二糖類分解酵素

二糖類は食事中の炭水化物の重要な供給源である。主な二糖類には，スクロース（ショ糖）（*O*-*α*-D-グルコピラノシル-[1→2]-*β*-D-フルクトフラノシド），ラクトース（乳糖）（*O*-*β*-D-ガラクトピラノシル-[1→4]-*β*-D-グルコピラノース），マルトース（麦芽糖）（*O*-*α*-D-グルコピラノシル-[1→4]-*α*-D-グルコピラノース），およびトレハロース（*O*-*α*-D-グルコピラノシル-[1→1]-*α*-D-グルコピラノース）がある。ラクトースは母乳の主要な炭水化物で，重量で約 7%含まれており，この含有量は哺乳類の乳の中では最高水準である（**表 76.1**）。食事中の全炭水化物の中では，スクロースは 30%，ラクトースは 6%，マルトースは 1～2%を占めている[1]。腸に存在するマルトースの大部分はデンプンの消化により生成したものであり，一部は穀類や発酵飲料からのものである。トレハロースはキノコ類や他の菌類に由来する。

小腸は通常は二糖類を通過させないので，二糖類の構成物の単糖類を吸収するためには腸の二糖類を分解する活性が必要である[2]。ヒトや他の哺乳類では，二糖類の消化はスクラーゼ-イソマルターゼ（sucrase-isomaltase：SI），ラクターゼ-フロリジンヒドロラーゼ（lactase-phlorizin hydrolase：LPH のラクターゼともいう），マルターゼ-グルコアミラーゼ，およびトレハラーゼ[3]という 4 種類の酵素や酵素複合体により行われている。これらの中で，*α*-グルコシド結合を加水分解する他の酵素とは違い，ラクターゼは *β*-グルコシド結合を加水分解する。これらの酵素のどれかが腸粘膜に不足すると炭水化物の吸収不良になり，下痢，腸の痛み，鼓腸［訳注：胃腸内にガスが過剰にたまること。その状態が膨満を起こす］などの臨床症状を示す。

刷子縁の消化酵素の発現

小腸の炭水化物の消化酵素は，刷子縁に固定されている。小腸に存在する二糖類分解酵素は，スクラーゼ，ラクターゼ，グルコアミラーゼ（アミラーゼ），イソマルターゼ，およびトレハラーゼである。それぞれの二糖類分解酵素の基質と分解産物を**表 76.2** に示した[4]。妊娠 34 週目の胎児の SI 活性は成人レベルの 70%に達し，出生時に成人レベルに上昇する[5]。グルコアミラーゼとトレハラーゼの活性は，妊娠の 13 週目に検出される[6]。ラクターゼ活性は妊娠後期に発現する。ラクターゼ活性は，妊娠 34 週目では妊娠満期のわずか 30%で，35～38 週でも満期のレベルの 70%にすぎない[5]。

刷子縁の種々の二糖類分解酵素の活性は，二糖類の消化の律速段階であるとみとめられている[7]。そのために，先天的または後天的なこれらの酵素の欠乏は，二糖類の吸収不良を生じさせる。さらに，二糖類分解酵素活性の消失は，アルコール依存症やセリアック病のような疾病，感染，薬物治療，手術，または放射線照射による腸粘膜への損傷により二次的に引き起こされる可能性がある[8]。

ラクターゼ-フロリジンヒドロラーゼ

▶存在部位と機能

ヒトの LPH の活性は，トライツ（Treitz）靭帯の約 50～200 cm 遠位の空腸で最も高い。その活性は，トライツ靭帯では 25%低く，回腸では最小である[9]。LPH の遺伝子は，染色体 2 に存在し，腸細胞中の LPH のプレプロ体の合成を指令する。プレプロ LPH は，刷子縁の細胞膜に固定される成熟型に（おそらくは膵臓のタンパク質分解酵素により）細胞内でプロセスされる。ヒトのこの酵素は，2 つの触媒部位を腸細胞の細胞膜の管腔側にもっている。これらの *β*-ガラクトシダーゼ［訳注：ラクターゼ］（EC 3.2.1.23）とフロリジン加水分解酵素（EC 3.3.2.62）の活性部位は，前者はドメインⅣ中の Glu1749 で，後者はドメインⅢ中の Glu1273 である[10]。*β*-ガラクトシダーゼ部位［訳注：ラクターゼ部位］は，ラクトース，セロビオース，*o*-ニトロフェニル-*β*-グルコピラノシド，および *o*-ニトロフェニル-*β*-ガラクトピラノシドを加水分解できる[10]。フロリジン加水分解酵素部位は，フロリジン，*β*-グルコピラノシル-セラミド，および *m*-ニトロフェニル-*β*-グルコピラノシドを加水分解する[10]。

よく知られているラクトースの消化以外に，LPH は栄養学的に重要な他の *β*-グルコシドの加水分解にも関与している。例えば，自然に存在しているのはイソフラボンおよびフラボノイドのグリコシル形であるが，腸からの吸収はアグリコン形だけが可能である。以前は結腸の微生物叢が主にこの脱抱合に関与していると思われていた。しかし，2 つの研究[11,12]が，LPH のラクターゼ活性部位がグリコシル化イソフラボンとフラボノイドを加水分解し，小腸から吸収できるようにすることを証明した。同様に，*β*-グルコシド結合の加水分解は，ピリドキシン 5′-*β*-D-グルコシド（PNG）からピリドキシンを遊離するのに必要である。このステップは，食品中の全ビタミン B_6の約 15%を供給するこの型のビタミン B_6のバイオアベイラビリティ（生物学的利用能）を増加するのに重要である[13]。Mackey ら[13]は，ラットの小腸粘膜から精製した LPH は，*in vitro* で PNG を加水分解する能力をもっていることを報告している。

▶低ラクターゼ症のタイプとラクターゼ非持続症

正期産児は，人種的な違いに関係なくラクターゼ活性は高い。誕生時にラクターゼが欠損しているというまれな異常が先天性ラクターゼ欠損症である。この疾患が多いフィンランドでさえも，1966～1988 年に 42 例が報告されているだけである[14]。このような胎児では，空腸の生検材料中のラクターゼ活性は 0～10 IU/g タンパク質と低く，吸収さ

表 76.1　乳食品中のラクトース含有量

食品	典型的な分量	ラクトース含有量（g）
全乳	245 g(カップ1杯)	11
2%低脂肪乳	245 g(カップ1杯)	9〜13
無脂肪乳	245 g(カップ1杯)	12〜14
低ラクトース乳		
70% ラクトース削減	245 g(カップ1杯)	3〜4
100% ラクトース削減	245 g(カップ1杯)	0〜1
低脂肪ヨーグルト	245 g(カップ1杯)	11〜15
チーズ		
ブルー，パルメザン	56.7 g（2オンス）	1〜2
カマンベール	56.7 g（2オンス）	0〜1
チェダー，ゴーダ	56.7 g（2オンス）	1〜2
カッテージチーズ	210 g(カップ1杯)	7〜8
アイスクリーム(脂肪10%)	133 g(カップ1杯)	9〜10
アイスクリーム(脂肪16%)	148 g(カップ1杯)	9〜10
アイスミルク	132 g(カップ1杯)	9〜10

(Adapted with permission from Moore BJ. Dairy foods : are they politically correct? Nutr Today 2003 : 38 : 82–90.)

れないラクトースは重度の下痢を起こす[14]。しかし，ラクトースを含んでいない調合乳による治療は，下痢を止め，正常な生長と発育を促進する。また，先天性ラクターゼ欠損症は，先天性乳糖（ラクトース）不耐症とは別の病型である。先天性乳糖不耐症は，嘔吐，発育障害，脱水，乳糖（ラクトース）尿症，腎尿細管アシドーシス，アミノ酸尿症，肝障害，および臨床的後遺症としての白内障を伴うまれな重病である[15〜18]。この疾患の原因は，ラクターゼの欠乏ではなくて，分解されていないラクトースの胃からの吸収である[16]。正しく診断されなければ，この状態は乳児期には致命的であるが，乳除去食は急速な回復に導き，しばしば，患者は生後6ヵ月には乳を含む通常の食物に耐えられるようになる[15]。

腸のラクターゼ活性が低下する低ラクターゼ症は先天性または後天性に分類され，どちらも成人期に共通して活性が減少している唯一の消化酵素はラクターゼである。後天性低ラクターゼ症は，さらに一次性と二次性に分けられる。一次性低ラクターゼ症（ラクターゼ非持続症〈lactase nonpersistence：LNP〉ともよばれる）は遺伝的にプログラムされており，離乳後のおそらく3〜5歳の間に，腸のラクターゼ活性がほとんど（90〜95%）不可逆的に低下する[19,20]。LNPは世界の人口の約75%に影響を与える（**表76.3**）。興味深いことには，大部分の北ヨーロッパ人，およびアフリカと中東のいくつかの遊牧民は，一生を通じてラクターゼ活性が高い[21]。哺乳類の生理学では，ラクターゼの低下は正常なパターンであり（ヒトはラクターゼ活性を維持する部分母集団をもつことが知られている唯一の哺乳類である），病因にはならないので，ラクターゼの初期の低下に「ラクターゼ欠損症」という用語を使用することは不正確である。最後に，LNPと乳糖不耐症という用語は，置き換えて使うことはできない。前者は単純にラクターゼ活性の低下を表し，後者はラクトースの消化不良により臨床的な症状が発症することである。世界の人々の間のLNPの分布様式を説明するために，2つの主な仮説が出されている。1番目の地理的仮説は，Simoonsにより1978年に提案された[22]。この仮説では，ラクトースへの耐性に関係する突然変異が酪農の起源である数千年前に起こったとしている。酪農が営まれた地域では，ラクトース消化に関わる突然変異した遺伝子配列をもったヒトは乳に対する耐性を改善し，特に限界に近い栄養条件で生きている時には他の人よりも選択優位性を獲得した。

さらに最近，マラリアがLNPを選択したとするマラリア仮説がAndersonとVullo[23]により提唱された。彼らはマラリアが風土病の地域にLPNが共通して発症していることに注目して，LNPに関わる遺伝的な素質がラクトースの消化不良と不耐性の症状を生じさせ，そのような罹患者が乳摂取の減少をまねいたと断定している。さらに彼らは，乳製品がリボフラビンの優れた供給源であることから，これらの患者の多くが潜在的リボフラビン欠乏になったと説明している。生存が可能ではあるが，赤血球内が局部的にフラビン欠乏になったこのような潜在的リボフラビン欠乏状態は，マラリア寄生虫の増殖を阻害し，その結果，マラリアによる死亡率を減少させたと想定している。この仮説は興味深いが，サルデーニャ島北部で行われた研究では，マラリアの罹患率および致死率に高低差がある歴史をもつ村でもLNPの罹患率には差はないことが示されている[24]。さらに他の研究[25]も，グルコース6-リン酸デヒドロゲナーゼ欠損症およびβ-サラセミア形質（マラリアにより自然選択されたことが知られている2つの疾患）の発症頻度は，過去にマラリア地方病が多かった地域のほうが少なかった地域に比べて著しく高いが，LPNの罹患率には差がないと指摘している。このように，現在までのエビデンスはマラリア仮説を支持はしていない。

表 76.2　二糖類とデンプンの消化における刷子縁の酵素の役割

酵素	酵素活性	基質	分解産物
ラクターゼ	β-(1→4) ガラクトシダーゼ	ラクトース	グルコース，ガラクトース
スクラーゼ	α-(1→4) グルコシダーゼ スクロース中のα-1，β-2 グルコース-フルクトース結合の加水分解	スクロース，マルトース，マルトトリオース，α1-4 結合末端をもつα限界デキストリン	グルコース，フルクトース α1-6 結合末端をもつマルトオリゴ糖
グルコアミラーゼ	α-(1→4) グルコシダーゼ	マルトース，マルトトリオース，マルトオリゴ糖	グルコース，α1-6 結合末端をもつマルトオリゴ糖
イソマルターゼ	α-(1→6) グルコシダーゼ	マルトース，イソマルトース，α限界デキストリン（α1-6 結合末端をもつマルトオリゴ糖）	グルコース，マルトオリゴ糖
トレハラーゼ	α-およびβ-グルコシダーゼ （腎臓のトレハロースでの検査）	トレハロース	グルコース

(Adapted with permission from Treem WR. Congenital sucrase-isomaltase deficiency. J Pediatr Gastroenterol Nutr 1995 : 21 : 1–14.)

表 76.3 人種別 LNP の罹患率

人種	罹患率（%）
北ヨーロッパ人	2〜7
白人（アメリカ合州国）	6〜22
中央ヨーロッパ人	9〜23
インド人（インド亜大陸）	
北	20〜30
南	60〜70
ヒスパニック系	50〜80
アシュケナージ系ユダヤ人	60〜80
アフリカ系アメリカ人	60〜80
黒人のアフリカ人	70〜95
ネイティブアメリカン	80〜100
アジア人	85〜100

（Adapted with permssion from Srinivasan R, Minocha A. When to suspect lactose intolerance : symptomatic, ethnic, and laboratory clues. Postgrad Med 1998 : 104 : 109?23. Also contains information from Sahi T. Genetics and epidemiology of adult-type hypolactasia. Scand J Gastroenterol 1994 : 29（Suppl 202）: 7–20.）

LNP 患者では，空腸の腸細胞のラクターゼ活性はモザイク状のパターンを示すことが発見された。すなわち，ある空腸の腸細胞は高いラクターゼ活性を産生するが，同様な絨毛をもっている他の腸細胞ではラクターゼを産生しない[26,27]。このように，LNP 患者では，すべての腸細胞のラクターゼの産生が均一に減少するのではなく，ラクターゼを産生しない腸細胞に比べて少数のラクターゼ産生腸細胞がまだら模様に分布しているのである。しかし，ラクターゼを持続している人では，すべての腸細胞がラクターゼを産生している。

LNP に対する分子レベルでの根拠は，さらに注目を集めている。LNP は常染色体潜性形質で，ヒトの *LPH* 遺伝子は染色体 2q21 に位置している[28]。初期の研究では，低ラクターゼ症でラクターゼ活性が低下しているのは，*LPH* の翻訳後の修飾の変化が原因であると示唆されていた[29,30]。Rossi ら[26]は，南イタリアの低ラクターゼ症患者の小腸の生検試料には，かなりのレベルのラクターゼ mRNA が含まれていることを発見した。それゆえに，低ラクターゼ症患者はラクターゼタンパク質を合成はするが，その合成されたタンパク質が翻訳後修飾により誤って折り畳まれて酵素的に不活性になるか，あるいは細胞内で分解されるのではないかと考えた[31]。一方，Sebastio ら[32]は，低ラクターゼ症とラクターゼ持続の表現型をもつ個人を調べた。その結果，どちらの表現型のヒトの小腸の生検試料も，ラクターゼの mRNA レベルには違いがなかった。それゆえ，彼らはラクターゼの発現は転写後の過程で制御されていると結論づけた。

これらのエビデンスにもかかわらず，ラクターゼの制御は主に転写段階であるというのが現在の見解である。多くの研究[33〜35]が，適切なレベルのラクターゼ mRNA の存在が LPH 活性の発現には重要であることを立証している。Krasinski ら[36]は，ラットの LPH の mRNA レベルは離乳前は高いが，離乳中に 1/2 から 1/4 に減少することを見出した。また，ラットで観察された LPH 活性は，異なるライフステージでの LPH のタンパク質と mRNA の量に比例していた。それゆえ，彼らは転写機構がラクターゼ生合成の制御の原因になっていると結論づけた。Escher ら[37]は，アジア人，黒人，および白人患者のラクターゼの比活性とラクターゼ mRNA レベルを調べた。その結果，ラクターゼ活性はラクターゼ mRNA レベルと常に相関するので，ラクターゼ活性が変動する原因は転写の制御であることを示唆した。さらに，ブタの *LPH* 遺伝子に関する研究では，トランス作用核因子 NF–LPH1 が結合するプロモーター領域に CE–LPH1 配列が存在することが確認された。また，誕生直後のブタの高いラクターゼ活性をもつ腸細胞には高レベルの NF–LPH1 が見出されたが，ラクターゼ活性が低い成長した豚では NF–LPH1 のレベルも低下していた。これらの結果から，核因子 NF–LPH1 は，離乳時のラクターゼ活性の低下に関与しており，ヒトの低ラクターゼ症の分子レベルでの制御に重要であることが示唆された[38]。その後の研究では，他の核因子も CE–LPH1 プロモーター領域と相互作用することが示されている[39]。

LNP の遺伝学におけるさらに新しい発見は，離乳後のラクターゼ活性の維持や消失を決定すると考えられる一塩基多型（single nucleotide polymorphism : SNP）の発見である。最初に，ヨーロッパ人で C/T–13910 が発見された[40]。染色体 2 上のラクターゼ遺伝子から 13.9 kb 上流のこの一塩基多型は，多くのヨーロッパ人のラクトース消化の状態を決定すると思われる。この SNP の位置は転写因子 Oct–1 の結合部位と考えられ，ラクターゼ遺伝子の発現は T–13910 対立遺伝子のほうが数倍高い。非持続症は，T/T–13910 の C–13910 対立遺伝子に関してホモ接合（CC）の場合のみみとめられ，T–13910 対立遺伝子のホモ接合（TT）やヘテロ接合（TC）ではみとめられなかった。これはラクターゼの遺伝学で長く観察されてきた耐性優位の分子レベルでの機構である。2 番目の重要な発見は，世界中の人種により SNP が異なることである。最初は，ヨーロッパ人，中東の人，およびアフリカ人で 3 種類の SNP が存在するだろうと考えられていた。しかし今日では，少なくとも 8 種類の SNP が同定されている[41]。発症年齢の変化と耐性の程度は特異的な SNP と関係しているのであろう。

二次性低ラクターゼ症は，疾病，薬物治療，手術，または放射線照射による腸細胞の傷害が原因で起きる[42]。**表 76.4** に二次性低ラクターゼ症の原因を示した。栄養障害患者を調査した結果では，ラクターゼは他の二糖類分解酵素よりも減少量が大きく，二糖類分解酵素の中では最も修復するのが遅かった[43]。この原因は，ラクターゼ持続性のヒトでもラクターゼ活性は他の二糖類分解酵素活性のわずか 50% と低いことによる可能性がある[44]。二次性低ラクターゼ症の治療では，ラクトースの食事制限が重要である。しかし，ラクトースを含む酪農食品を与えずに臨床的な耐性が改善したとしても，これらの食品の栄養学的価値を栄養障害患者から取り除いてしまうことになるかもしれない。二次性低ラクターゼ症は，その原因が取り除かれれば解決するであろうが，その回復過程は緩慢で，6 ヵ月以上かかることもある[42]。

▶ラクターゼ活性の臨床的評価

ラクターゼ活性は直接的および間接的方法により評価される。これらのうち，小腸粘膜の生検または小腸還流によるラクターゼ活性の直接的な測定が最も正確である。しかし，これらの方法は侵襲的で，腸の出血などの合併症のリ

表 76.4 二次性低ラクターゼ症の潜在的原因

疾病		医原性
小腸	多重システム	
HIV 腸疾患	カルチノイド症候群	化学療法
局所性腸炎（クローン〈Chron〉病など）	嚢胞性繊維症	放射性腸炎
スプルー（セリアックおよび熱帯性）	糖尿病性胃疾患	腸の外科的切除
ウィップル〈Whipple〉病（腸脂肪異栄養症）	タンパク質-エネルギー栄養不良	投薬法
回虫感染	ゾリンジャー-エリソン（Zollinger Ellison）症候群	・コルヒチン（抗痛風）
盲係蹄症候群	アルコール症	・ネオマイシン（抗生物質）
ジアルジア鞭毛虫症	鉄欠乏症	・カナマイシン（抗生物質）
感染性下痢		・アミノサルチル酸（抗生物質）
短腸		

(Reprinted with permission from Savaiano D, Hertzler S, Jackson KA et al. Nutrient considerations in lactose intolerance. In : Coulston AM, Rock CL, Monsen ER, eds. Nutrition in the Prevention and Treatment of Disease. San Diego : Academic Press, 2001 : 563–75.)

スクを伴う[45]。したがって，直接的方法は臨床ではまれにしか行われない。

投与したラクトースの間接的測定法には，呼気検査（水素，$^{13}CO_2$，$^{14}CO_2$），血液検査（グルコースおよびガラクトース），尿検査（ガラクトース，ラクトース/ラクツロース比），検便（pH，還元物質），および不耐性症状の検査がある。これらの方法の中で，呼気中水素検査が最も広く使用されている。その原理は，小腸で消化されなかったラクトースが結腸の細菌により発酵して，水素ガスを発生することに基づいている（体内で知られている唯一の水素ガス発生源）。この水素ガスの一部は，血液中に拡散し，肺から排泄される。この方法は，感度と特異性が高いが，測定には細心の注意が必要である[44]。

▶ラクトースの消化不良と乳糖不耐症

LNPの罹患率が世界中で高いことは，乳糖不耐症も同頻度で起こるという誤解をまねいてきた。しかし，ラクトースの生理的な量（乳の8〜16液量オンス〈240〜480 mL〉）に対して乳糖不耐症の症状が現れるのは，ラクトース消化不良者の一部でしかないことが現在では実証されている[46]。その1つの例がCarroccioら[47]の研究である。この研究ではラクトースの消化状態を測定するために，323人のシチリア人（5〜16歳の72人の小児，17〜64歳の141人の成人，65〜85歳の110人の高齢者）が，25gのラクトース（小児には1g/kg）を投与されてから呼気中水素検査を受け，24時間後に乳糖不耐症の症状が調べられた。その結果，323人のうち117人（36%）がラクトース消化不良者と分類された。しかし，ラクトース消化不良者の中で，乳糖不耐症の症状を経験したのはわずか13人で，それは全調査対象者のわずか4%，ラクトース消化不良者の11%でしかなかった。

もう1つの問題は，多くの人がラクトース消化不良者ではないのに，乳糖不耐症と自己診断してしまう可能性があることである。Suarezらの2つの研究とJohnsonらの研究[48〜50]は，乳糖不耐症と主張する人のうちの30〜33%が実際にはラクトースを消化していることを証明した。Carroccioら[47]の研究では，研究開始時に乳糖不耐症であると自己申告していた49人のうち，ラクトース消化不良者および乳糖不耐症者の両方であったのはわずか5人であった。これらの発見は，乳摂取後の自己申告された症状だけで乳糖不耐症者と診断するのは信頼できないことを示している。ラクトース消化不良の客観的テストまたは二重盲検，プラセボ比較試験による症状の評価が必要なのである[51]。

乳糖不耐症の症状には，鼓腸，さしこむような痛み，腹痛，嘔吐，拡張，膨満，および下痢があり[52]，結腸の微生物叢が未消化のラクトースを処理する能力と関係があるようである[53]。細菌のタイプの違いやそれらの代謝活性は，ラクトースの発酵に影響を与える。結腸内の乳酸菌が多いと，結腸から容易に吸収される短鎖脂肪酸などへのラクトース発酵が増加すると提唱されている[54]。したがって，乳酸菌が多い場合には未発酵のラクトースにより引き起こされる浸透圧下痢は減少するであろう。さらに，乳酸菌は直接的，または間接的に腸からのガスの発生を減少させる。すなわち，乳酸菌は水素ガスを発生させずにラクトースを発酵させることが可能であり[55]，また，乳酸のpHを下げる効果は水素を発生させる主な細菌（例：クロストリジウム菌や大腸菌）の増殖を阻害する[56,57]。発酵中の結腸のガス全体の50%以上が水素ガスであり[58]，水素の発生を減少させることは発生するガスの体積を著しく減らすので鼓腸の症状を改善させるであろう。しかし，主観的症状は，ガスの実際の体積よりも，個人のガスに対する感受性に依存するという研究結果も報告されている[59,60]。

ラクトースの消化不良者が，多量のラクトースを摂取すれば不耐症の症状を示すと考えるのは一般的である。しかし，ラクトースの消化不良と乳糖不耐症の症状の発現の関係は複雑である。症状の発現は，ラクトースの摂取量や通路，残存ラクターゼ，結腸の容積などの生理的，および心理的要因により影響される。

▶乳糖不耐症を克服するための食事療法

ラクトースの用量

歴史的には，乳糖不耐症のテストには50gのラクトース（1Lの乳に相当）が投与されている。このような非生理的な量のラクトースが空の胃に投与されると，ラクトースの消化不良者の80〜100%が不耐症の症状を経験する[19]。しかし，典型的な授乳量（例えば，12gのラクトースが含まれている8液量オンス〈240 mL〉の乳）がラクトースの消化不良者に投与された時には，その症状は一般的には非常に軽度か，しばしば無症状である。残存ラクターゼ活性は，このような少量のラクトース投与に対する耐性を説明するのに有効である。Bond と Levitt[61] は，腸挿管法によりラクトース消化不良者に投与された 12.5 g のラクトースのうちの 42～75%が吸収されていることを示した。ラクトースの用量が比較的少量である 12 g 以下ならば，ラクトースは残存ラクターゼ活性により分解されるので一般的には症状はほとんど出ない。しかし他の研究[62～64]では，3～5 g の少量のラクトースにも感受性のある人が少数いることが確認されている。しかし，これらのうちの 1 つの研究[62]では，処理物がマスクされていなかった。もう 1 つの二重盲検試験[63]では，59 人のラクトース消化不良者のうち 0～3 g のラクトースで症状を示した人はわずかに 3 人で，この割合はプラセボを投与された人と変わらなかった。さらに，Suarez ら[48]の二重盲検試験では，乳糖不耐症であると主張している人でも，1 日に 8 液量オンスのラクトースを含む典型的な乳，またはラクトースが 100%加水分解された乳を 7 日間投与された時のどちらでも症状は変わらなかった。Hertzler ら[65]は，呼気中水素分析法による分析では 2 g のラクトースを投与しても完全に吸収されたが，6 g の投与では消化不良が一部の被検者に観察されたが症状は出なかったと報告している。Vesa ら[66]も，7 g のラクトースの投与までは耐性であることを確認している。

より多量の，しかしまだ生理的な量のラクトース（例：15～25 g）の投与は，ラクトース消化不良者の約 50%に症状を引き起こす[67]。一般的に，12 g 以上のラクトースは，ラクトース消化不良者のうちの少数に腹痛を起こさせるが，鼓腸の症状の有意な増加はラクトースの用量が 20 g に達するまでは起こらない[65,68]。しかし，合計で約 25 g のラクトースを朝食と夕食に分けて，それぞれ 12 g ずつ投与されても症状は軽度である[49]。34 g 以上のラクトースでも，1 日の間に 12 g 以下に分けてラクトース消化不良者に投与されれば耐性を示すであろう[69,70]。

胃腸管通過の影響

胃腸管通過時間は，ラクトース消化不良者の呼気中水素の最大値および不耐性症状に負に相関する[71,72]。胃腸管通過を遅らせることは，残存ラクターゼがラクトースを加水分解できる時間を増やすことによりラクトースの消化を増大させる。小腸でのラクトース消化の増加は，結腸に到達するラクトース量を減らすので，水素の発生を制限するとともに浸透圧の負荷を減少させる。さらに，結腸でのラクトースの遅い発酵は，発酵により発生した気体のより効率的な処理を可能にし，症状が出る可能性を減少させる。

ラクトースの結腸への通過を遅らせる最もよい方法は，乳を食事と一緒にとることである。ラクトースが含まれている食品を食事の一部としてとると，呼気中水素が最大値に達する時間を遅らせ，全水素の発生を減少させ，ラクトース消化不良者の不耐症の症状を減少させることが示されている[73～75]。これまで研究されてきた胃腸管通過に関連する他の要因には，乳のエネルギー含有量，粘度，温度，および脂肪含量がある。乳のエネルギー含有量の増加は胃内容物排出速度を少し遅くするが，乳のエネルギー含有量や粘度を増加してもラクトースの消化や耐性は改善しない[76,77]。2～3℃（低温），20～21℃（室温），55～58℃（高温）のラクトース溶液（50 g）を使用しての研究では，低温の溶液は他の温度の溶液よりも腹痛の軽度の増加および鼓腸の減少の原因になっていたが，温度の変化はラクトース消化や総合的な胃腸の症状には影響を与えなかった[78]。脂肪含有量に関しては，Leichter ら[79]の初期の研究では，全乳は脱脂乳に比較してラクトースへの耐性を改善した。しかし，この研究では無作為化や耐性症状への統計的評価に関しては言及していなかった。その後の研究では，脱脂乳と比較して，全乳のラクトース消化[75]および耐性[80,81]に対する有意な効果はみとめられなかった。

ココアにラクトースへの耐性を増加させる能力があるかが研究されている。ココアがそのような影響を及ぼす原因になる可能性の 1 つは，胃内容物排出速度を遅くすることによる。一方，チョコレートミルクはプレーンミルクに比べて，呼気中水素と不耐症の症状を減少させることを 2 つの研究が報告している[75,82]。しかしこれらの研究では処理物をマスクすることは困難で，味と外見の相違が交絡変数になる可能性を除外できない。一方，ミルクチョコレートには自己申告した乳糖不耐症者の耐性を増加させる能力があるのかに関しても調べられている[83]。この研究では，被検者が 12 g または 2 g のラクトースを含んでいる 100 g のチョコレートを摂取しても，胃腸症状および排便回数および便の硬さに相違はみとめられなかった。これらの結果は，チョコレートがラクトースの消化を改善するという学説を支持するものである。しかし，呼気中水素などについての客観的エビデンスは得られていない。

微生物を含む乳食品

生きた培養菌が存在しているヨーグルト中のラクトースは，乳中のラクトースより消化されやすく，乳糖不耐症の人でも良好な耐容性を示す[84～89]。その理由は次の通りである。まず，大部分の市販のヨーグルトは製造中に乳固形分を加えるので，発酵前にはラクトースは 6%に強化されている。しかし，乳酸菌（*Lactobacillus delbrueckii* subsup. *bulgaricus* および *Streptococcus salivarius* subsup. *thermophilus*）が約 1 億個/mL に増加すると 20～30%のラクトースが使われるので，最終的な製品ではラクトース濃度は乳と同様に 4%近くになっている[90]。一方，ヨーグルト中の β-ガラクトシダーゼ活性は発酵中に著しく増強されている。そしてヨーグルトのカルシウムやリンによる胃酸の緩衝作用により，生きている乳酸菌の多くが十二指腸に入る[91]。十二指腸に入った乳酸菌細胞の細胞膜は胆汁酸と接触して破壊され，β-ガラクトシダーゼはラクトースと接触できるようになる。この過程は「自己消化」とよばれるが，このような状況で β-ガラクトシダーゼが消化できるのはヨーグルト中に通常に存在するラクトースだけである[86,92]。このように，ヨーグルトに固有の β-ガラクトシダーゼ活性がラクトースの消化に重要ではあるが，それだけがラクトースの消化に寄与する要因ではない。β-ガラクトシダーゼ活性が異なるヨーグルト[88]や加熱殺菌されたヨーグルトでも，消化不良が少し増加しても耐性を改良する傾向がある[87,89,93]。このように，ヨーグルトの物理的な形，ゲルの性状，エネルギー密度などの要素も重要となる。しかし，多くの市販の「フローズンヨーグルト」はこの法則の例外である。フローズンヨーグルトは，一般的には培養後に殺菌されているので，β-ガラクトシダーゼ活性は完全に消失しており，呼気中水素および症状の現れ方はアイスミルクやアイスクリームと同様である[94]。

ケフィルは，培養の開始時にヨーグルトよりも多くの酵母菌などの微生物を含んでいる発酵乳飲料である。Hertzler ら[95]は，ケフィルがヨーグルトと同等かそれ以上のラクターゼ活性をもっており，ラクトースの消化と乳糖不耐症の症状を改善したことを報告した。このように，乳糖不耐症者にとってはケフィルがヨーグルトの有力な代用品になる。

発酵乳飲料とは異なり，未発酵のアシドフィルス乳は冷たい乳に *Lactobacillus acidophilus* を加えてつくられる。この際，保存温度が5℃以上にならなければ微生物は増殖しない[96]。アシドフィルス乳のラクトースの消化と耐性に対する影響が調べられているが，多くの研究では明白な効果は報告されていない[85,96〜100]。その理由の1つが，多くの市販製品には十分な数の *L. acidophilus* 菌が含まれていないということである。アシドフィルス乳がラクトースの消化を増進したという研究は，市販のものよりも多数の *L. acidophilus* 菌が含まれている試料を使った場合に限られている[101,102]。さらに，使用した *L. acidophilus* が腸の胆汁酸に耐性があるのも原因のようである[96]。そのため，胆汁酸は腸管腔で *L. acidophilus* 菌の細胞膜を破壊しないので，ラクトースに β-ガラクトシダーゼが接触するのを妨げているのである。実際に超音波をかけた *L. acidophilus* 菌を含んだ乳を与えた場合には，超音波をかけない菌を使った場合よりもラクトースの消化は改善されていた[97]。その後の研究は，強力な β-ガラクトシダーゼ活性をもつ細菌[103]や，胆汁酸への感受性またはラクトースの取込み能が異なる *L. acidophilus* 菌株[104]を含んだ未発酵乳の開発に焦点があてられている。

ラクトース分解乳および
ラクターゼ酵素のサプリメント

乳中の未分解のラクトース量は，全乳を酵母（例：*Kluyveromyces lactis*）または他の菌類（例えば *Aspergillus oryzae*，*Aspergillus niger*）由来のラクターゼを加えて培養することにより著しく減少させたり，除去することが可能である。この他にも，ラクターゼを含んでいる錠剤やカプセルをラクトースを含む食物と一緒にとると同様な効果がみとめられる。ラクターゼおよびラクターゼ処理乳は，米国食品医薬品局により食品医薬品局合格証が与えられている[105]。現在，最も手に入りやすい製品は，ラクトースを70％または100％加水分解した乳[106,107]および種々の濃度のラクターゼを含んでいるカプレットである[107]。これらの新製品は食料品店で常時入手可能である。

ラクトースの消化および乳糖不耐症の症状は，ラクトースを加水分解した乳（ラクトースを50〜100％加水分解）で改善される[99,108〜119]。一般的に，3,000〜6,000 FCC ユニットのラクターゼを含んでいるラクターゼサプリメント（20 g 以上のラクトースには 9,000 FCC ユニットまで必要とされる）でも同様の結果が得られている[120〜125]。さらに，市販のミールリプレイスメント［訳注：食事の代わり］サプリメント中のラクトースを80％加水分解すると，それを摂取したラクトース消化不良者の呼気中水素排出は有意に減少し，乳糖不耐症の症状は軽減した[126]。このようにラクトース加水分解乳およびラクターゼサプリメントは，ラクトース消化を改善するのに効果的ではあるが，多量のラクトースを摂取しようとしているか，他の食物をとらずにラクトースを単独に摂取しようとしているのでなければ，これらの製品はラクトースの消化不良者にはほとんど必要でない。他に考慮すべきは，一般的な乳に比べてラクターゼサプリメントやラクトース加水分解乳の価格が高いことである[48]。最後に，ラクトースをグルコースとガラクトースに加水分解して生じる甘味の増加はその製品の満足度を高めたり[127]，低下させたりする[119]。

IV

吸収不良なラクトースに対する結腸の適応

LNP 患者のラクターゼの減少は永続する。1日に 50 g または，それ以上のラクトースを 1〜14 ヵ月間摂取しても空腸のラクターゼ活性には影響を与えないことが腸生検の測定で報告されている[128〜130]。この事実にかかわらず，エチオピア，インド，中国の学童（ラクトース消化不良者の割合が高い）の乳給食プログラムによる調査では，乳摂取開始の数週間以内にラクトースに対する耐性が改善したことが示されている[130〜132]。さらに，Johnson ら[133]は，乳糖不耐症のアフリカ系アメリカ人被検者にラクトースを徐々に増加して 6〜12 週間，毎日与えたところ，12 g またはそれ以上のラクトースに耐性を示したと報告している。この耐性が改善された原因は，吸収不良のラクトースに対して結腸の細菌が適応したためであると考えられている。

ヒトで，実際にラクトースに対して結腸の細菌が適応したエビデンスがある。Hertzler ら[70]は，20 人のラクトース消化不良者に 10 日間，ラクトースまたはデキストロースを与える無作為化クロスオーバー試験を行った。その期間中に，各々の炭水化物の投与量を 0.6 g/kg/日から 1.0 g/kg/日に徐々に増やした。その後，0.35 g/kg のラクトースを投与したところ，呼気中水素量は著しく減少した。その上，便の β-ガラクトシダーゼ活性は 3 倍に増加し，ラクトース投与に対する鼓腸の症状は 50％減少した。同様に，アフリカ系アメリカ人の思春期の少女に，毎日，33 g のラクトースを含んでいる乳成分の多い食品を 21 日間与えたところ，呼気中水素の排出が減少したことが報告されている[134]。最後に，Briet ら[135]は，1 日 34 g のラクトースを 13 日間摂取すると結腸が適応し，50 g のラクトース投与に対する乳糖不耐症の症状が軽減したと報告している。しかし，この研究ではスクロースを同じ期間投与された対照群でも，代謝に適応したエビデンスはなかったにもかかわらず，ラクトース投与に対する不耐症の症状が軽減したと注釈が加えられている。

▶乳糖不耐症に対する遺伝子治療

During ら[136]は，LNP の治療に遺伝子治療が可能かを調べた。彼らは，ラクターゼ遺伝子（*AAVLac*）を含むアデノ関連ウイルスベクターを経口胃チューブを通して低ラクターゼラットに投与した。対照としては，ルシフェラーゼ遺伝子をもっている *AAV* 遺伝子（*AAVLuc*）およびリン酸緩衝液化生理食塩水（PBS）が使用された。アデノ関連ウイルスベクターが選ばれた理由は，それがヘルパー依存性欠陥ウイルスで，ヒトなどには非病原性であるからである。その結果，*AAVLac* の 1 回の投与で，調べられた 4 匹すべてのラットでは，3日以内に*LacZ* mRNAは陽性になり，*AAVLuc*およびPBSを用いた対照群では陰性であった。*AAVLac*の投与後，7日目にラクトースを投与したところ，*AAVLac*ラットでは血漿中のグルコースが30分で114 + 4 mg/dLから130 + 3 mg/dLに上昇した。しかし，対照のラットでは，グルコース濃度は変化しなかった。ベクター投与後，ラクトース投与への血液中グルコースの上昇は4ヵ月間，*LacZ* mRNAの出現は6ヵ月間継続した。この結果は興味深いが，この研究に関連するヒトでの研究は今日まで行われていない。

▶スクラーゼ-イソマルターゼおよびマルターゼ-グルコアミラーゼ

スクラーゼ-イソマルターゼ（SI）は小腸刷子縁に存在する内在性タンパク質である。この酵素は，スクロース中のα-1,2結合を分解してグルコースをマルトースにするスクラーゼ（EC 3.2.1.48）ドメインと，イソマルトースやα-1,6-結合限界デキストリンを加水分解するイソマルターゼ（EC 3.2.1.10）ドメインをもっている[4]。SIの活性は小腸全体に分布している。最も強い活性は空腸にあり，それの20～30％以下の活性がトライツ靭帯の近位部または回腸の遠位部に検出されている[9]。SIの機能は，主にマルトースを加水分解するマルターゼ-グルコアミラーゼ複合体（EC 3.2.1.3 および EC 3.2.1.20）と重複している。しかし実際には，マルターゼ活性の約80％はSIにより触媒されており，マルターゼ-グルコアミラーゼによるものはわずか20％である[4]。マルターゼ-グルコアミラーゼ活性は回腸の遠位部で最も強い[9]。

ヒトの*SI*遺伝子は染色体3の長腕に位置している[136,137]。SIは粗面小胞体（rough endoplasmic reticulum：RER）で，2つの類似はしているが同一ではない活性中心をもつ長鎖ペプチドであるSI前駆体（pro-SI）として合成される[4]。pro-SIはRERにN末端から挿入されている。RERでペプチド鎖が延長され，アスパラギン残基がマンノース残基で糖化される。その後，その糖タンパク質はゴルジ体に移行し，マンノース残基が切断され，*N*-アセチルガラクトサミンとシアール酸による糖化が起きる。この糖化後，pro-SIは，管腔中にスクラーゼドメインを最も遠方に突き出すような立体構造で空腸細胞膜に挿入される。その後，pro-SIはトリプシンにより切断されて2つのサブユニット（スクラーゼ-サブユニットおよびイソマルターゼ-サブユニット）が生じる。

SIの発現は，転写，翻訳，糖化，および管腔のプロテアーゼによるプロセシングのレベルでの種々の要因により制御されている。pro-SIの細胞内プロセシングおよび輸送に狂いが生じると，酵素活性は低下してしまう[138～142]。さらに，動物や正常なスクラーゼ活性をもっている健康な人では，食物中のスクロースが小腸の他の二糖類分解酵素より顕著にスクラーゼを誘導することが証明されている[4,143,144]。しかし，SI欠損症の患者では，スクロースもフルクトースもスクラーゼ活性を増加させなかった[4]。

低ラクターゼ症に比較するとSI欠損症に関する知識は少ないが，研究の基盤は確立されつつある。後天性または成人発症性のSI欠損症に関する報告[145～147]もあるが，先天性SI欠損症が最も一般的である。先天性SI欠損症ではスクラーゼ活性はほとんど完全に欠損しているが，イソマルターゼ活性は痕跡程度しか残っていない場合もあれば，ほとんど正常レベルの場合もある[4]。

先天性SI欠損症は常染色体潜性遺伝として受け継がれ，ごく少数の人種で発症する。先天性SI欠損症の推定数は次の通りである[4]。グリーンランドに住むエスキモー（2～10％），アラスカ原住民（3％），カナダ原住民（3.6～7.1％），デンマーク人（0.1％未満），および北アメリカ人（0.2％以下）。SI欠損症の発症率は，歴史的に動物性の食事をとって生活してきた北極地方の人種に特有に高いという仮説が出されている。動物性食品にのみ依存してきたスクロース消化不良者には，スクロース不耐性症状は出なかったであろうし，生存するうえでの不利益はなかったであろう[148]。

SI欠損症に対する食事療法はスクロースの制限である。しかし，無スクロース食に反応がない幼児または児童以外は，通常はデンプンを食事から除く必要はない[4]。これに対して，グルコアミラーゼ欠損症では食事からデンプンを除くことが重要で，このような食事療法で児童の炭水化物不消化の症状を改善することに成功している[149]。幼児や児童の先天性グルコアミラーゼ欠損症の症例の中には，ラクターゼ欠損症およびスクラーゼ欠損症が重複して発症している場合も報告されており，この場合にはより広範囲の食事療法が必要になる[150,151]。

SI欠損症に対する上記以外の食事管理療法には，酵素サプリメント療法がある。サクロシダーゼは酵母*Saccharomyces cerevisiae*から調製した液体製品で，スクラーゼ活性が約9,000 IU/mL含まれている。サクロシダーゼはスクロースの加水分解を促進するが，ヒトの酵素と異なってイソマルターゼ活性はもっていない。しかし，この製品はスクロース投与に反応して呼気中水素を減らし，下痢，鼓腸，腹痛，および膨満などのスクロース不耐症の症状を軽減させる[152,153]。

▶トレハラーゼ

トレハラーゼ（トレハロース1-グルコヒドロラーゼ；EC 3.2.1.28）は，トレハロースを2分子のグルコースに加水分解する二糖類分解酵素である[154]。この酵素は小腸の刷子縁膜と腎臓の近位曲尿細管に存在している[155]。この酵素の最も強い活性は空腸の近位部分に観察されている[3]。SI欠損症と同様に，トレハラーゼ欠損症は北極の住民以外にはまれにしか観察されない。Gudmand-Høyerら[154]は，トレハラーゼ活性は29人のグリーンランド住民のうち14人で低かったことを見出した。トレハラーゼ欠損症が原因で起きるトレハロースの消化不良は，ラクトース消化不良で起きる症状と同様である[156]。しかし，現代の食物の中ではトレハロースが含まれているのは未熟成キノコだけであり，そのトレハロース含量も150 g中にわずか6 gである[156]。それゆえ，食物からのトレハロースの摂取は1日に20 gを超えることはないであろうから，その量では下痢などの腹の症状を起こすには不十分であるとOkuおよびNakamura[157]により報告されている。

トレハロースはヒトの血漿中に存在する唯一の二糖類である[155]。血漿中のトレハラーゼの生理的意義は明確ではないが，その活性はグルコースの代謝に関連しているようである。血漿中のトレハラーゼ活性が高いと糖尿病になり

表 76.5　ラクトース不耐症のための食事療法

ラクトース消化に影響を与える要素	食事療法	文献
ラクトース用量	1回に12 g以下のラクトースを含むカップ1杯またはそれ以下の乳を飲む	Suarez et al（1995）(48) Hertzler et al（1996）(70) Suarez et al（1997）(49)
腸管通過	ラクトースの腸管通過を遅くするために，単独ではなくて，他の食物と一緒に乳を飲む	Solomons et al（1985）(73) Martini and Savaiano（1988）(74) Dehkordi et al（1995）(75)
ヨーグルト	活性細菌培養液を含むヨーグルトをとる。1杯または2杯でも許容される。ヨーグルト中のラクトースは乳中のラクトースより消化されやすい。殺菌されたヨーグルトはラクトースの消化を改善しないが，ほとんどあるいはまったく症状を引き起こさない	Kolars et al（1984）(85) Gilliland and Kim（1984）(89) Savaiano et al（1984）(86) Shermak et al（1995）(93)
消化補助剤	大量のラクトース（>12 g）を1度にとる時には，処方箋なしで買えるラクターゼ-サプリメント（錠剤，カプセル，およびドロップ）を使用するとよい。ラクトースを加水分解した乳も許容される。	Moskovitz et al（1987）(125) Lin et al（1993）(122) Ramirez et al（1994）(120) Nielsen et al（1984）(127) Biller et al（1987）(109) Rosado et al（1989）(117) Brand and Holt（1991）(113)
結腸の順応	未消化のラクトースを代謝する結腸の細菌の能力を高めるために，ラクトースを含む食品を毎日摂取する	Perman et al（1981）(56) Johnson et al（1993）(133) Hertzler et al（1996）(65) Pribila et al（2000）(134)

(Adapted with permission from Savaiano D, Hertzler S, Jackson KA et al. Nutrient considerations in lactose intolerance. In : Coulston AM, Rock CL, Monsen ER, eds. Nutrition in the Prevention and Treatment of Disease. San Diego : Academic Press, 2001 : 563–75.)

やすいという研究もある[155]。血清中のトレハラーゼ活性は関節リウマチ患者では低いことが発見されており，炎症を起こす過程がその活性に影響を与えると示唆されている[158]。腸のトレハラーゼ欠損症はまれで，食物からのトレハロースの摂取も少ないので，この疾病の臨床的および栄養学的意義はほとんどない。

まとめ

原因不明の鼓腸，腹痛，および下痢などの胃腸症状は，腸の二糖類分解酵素の活性が弱いことが原因である場合が多い。しかし，低ラクターゼ症だけが世界中の人々に影響を与える唯一の二糖類分解酵素の欠乏である。幸いにも二糖類分解酵素の欠乏の管理には多くの食事療法がある（**表 76.5**）。

(Steve Hertzler, Yeonsoo Kim, Rubina Khan, Michelle Asp, Dennis Savaiano／中谷一泰 訳)

77 短腸症候群

定義

コンセンサスの報告書[1]では，以下のように定義されている。短腸症候群は，外科切除，先天性の欠損，疾患による吸収能喪失などによって起こり，従来の普通の食事では，タンパク質–エネルギー，体液，電解質や微量栄養素のバランスを維持できなくなった状態をいう。腸管不全は閉塞，消化管運動異常，外科切除，先天性の欠損，疾患による吸収能喪失などによって起こり，タンパク質–エネルギー，体液，電解質や微量栄養素のバランスを維持できなくなるのが特徴である。腸管不全と短腸の最も大きな違いは，腸管不全は慢性の腸管閉塞など種々の病態の結果起こるが，短腸は機能する腸管の吸収する表面積の低下を意味することである。

病因

短腸症候群の主な原因を**表 77.1** に示す。2つの大きな原因は，炎症性腸疾患と血管疾患である。小腸を切除するに至る血管疾患のリスクファクターは，他の血管疾患と同じである。すなわち，加齢，喫煙，低心拍出や血栓を起こしやすい心疾患，凝固能の亢進状態，糖尿病，血管炎である。

病態生理学的な考察

この病態を理解し，治療するためには，正常の機能を理解し，それが短腸症候群でどのように変わるかを理解する必要がある。

▶胃の排出能

胃の排出速度は食物の小腸への通過を制御する。液体に対する胃の排出は浸透圧に依存する。消化された固体の排出は粒子のサイズにより制御される。しかし，遠位の小腸に流入した腸の内容物は胃の排出を抑制する[2]。小腸の切除後には，胃酸の過分泌が起こり，膵臓の酵素が不活化され，栄養素の吸収が低下する。

▶小腸

小腸の運動は，回腸のほうが空腸よりも3倍ゆっくりしている[3]。さらに，回盲弁が通過を遅くしている。特に，回腸を切除した時には著明になる[4]。

成人の小腸は，1日約5〜6Lの内因性に分泌された液体と2〜3Lの外から摂取した液体を受け入れる。これらのかなりの部分は小腸において再吸収される。小腸での再吸収量は食事の性質に依存する[5]。肉とサラダ中心の食事の時には，大部分の液体は空腸で吸収される。しかし，牛乳やドーナツでは，近位の小腸では吸収が少なく，多くは遠位で吸収される。さらに，吸収の過程は回腸と空腸では異なっている。この違いは，一部は，電解質の輸送過程と細胞間結合部の性質による。一般的に，水の吸収は，栄養素や電解質の能動輸送に引き続いて受動的に行われる。ナトリウムの輸送は電気化学的な勾配をつくり，そして小腸粘膜を介する炭水化物やアミノ酸の取込みを促進する。回腸では，塩化ナトリウムの吸収は電位を発生しない（neutral）。しかし，吸収はこのような過程だけでなく，細胞間結合部の漏れから，また輸送された物質の腸管腔への逆拡散によっても起こる。空腸においては，これらの結合部は非常に漏れやすくなっており，空腸の内容物は常に等張になっている。

小腸のこの部位における液体の吸収は，回腸と比べると非常に効率が悪い。研究者は，水の吸収の効率を，空腸と回腸で，それぞれ飲水により負荷されたもののうちの44%および70%と見積もっている。ナトリウムについては，同じような見積もりによると，それぞれ13%および72%である[5]。したがって，回腸は水分と電解質を保つために重要である。

▶回腸の特有の機能

末端の回腸だけがビタミン B_{12} と胆汁酸塩を吸収する。胆汁酸塩は脂肪と脂溶性ビタミンの効率的な吸収に必須である。正常では，脂肪を吸収するために必要な小腸での胆汁酸塩の量は，合成からだけでは不十分である。完全な必要量は回腸からの再吸収により達成しており，これがさらに再利用される。回腸の切除により胆汁酸塩の喪失が増加すると，合成を増やすことでは必要量を満たすことはできない。その結果，胆汁酸塩のプールが枯渇し，脂肪の吸収不良が起こる。さらに，大腸への胆汁酸塩の喪失は大腸細胞に影響を及ぼし，大腸における水と電解質の吸収力を低下させる。この結果，下痢が起こる。大腸では，胆汁酸塩は脱水酸化されデオキシ胆汁酸塩になり，大腸から水を分泌させる。

▶大腸

大腸は通過時間が最も遅く，24〜150時間にわたる。細胞間結合は消化管の中では最も狭くなっており，大腸での水の吸収効率は90%を超える[6]。炭水化物は大腸内で発酵して，短鎖脂肪酸（short-chain fatty acid：SCFA）になる。これは2つの大きな機能をもつ。第一に，SCFAは水と塩分の吸収を促進する[7]。第二に，吸収が悪い炭水化物に含まれるエネルギーをSCFAとして吸収することで回収する。短腸症候群の患者では，この回収は健常人よりも大きくなっていることが報告されている[8]。したがって，短腸症候群の患者においては，大腸は水と電解質の保持や，吸収されないエネルギー基質の回収を行う重要な臓器である。

表 77.1　短腸症候群の原因

小腸切除 　回腸切除 　回腸大腸切除 　末端部空腸瘻
粘膜疾患 　セリアック病 　ホウィップル（Whipple）病 　リンパ腫 　潰瘍性空腸・回腸炎 　無βリポタンパク血症
小腸疾患 　放射線障害および化学療法 　炎症性腸疾患 　悪性腫瘍 　自己免疫疾患 　感染（例：HIV 感染）
腸のバイパス 　腸の瘻孔 　外科的なバイパス

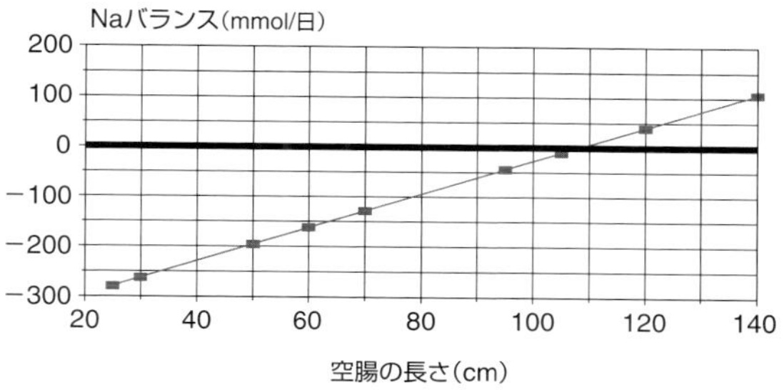

図 77.1　ナトリウム（Na）の空腸における流出あるいは吸収と残存空腸の長さの関係。黒い実線は，Na 排泄から吸収へ変わる境目である。
(Reprinted with permission from Nightingale JM, Lennard-Jones JE, Walker ER et al. Jejunal efflux in short bowel syndrome. Lancet 1990 : 336 : 765–8.)

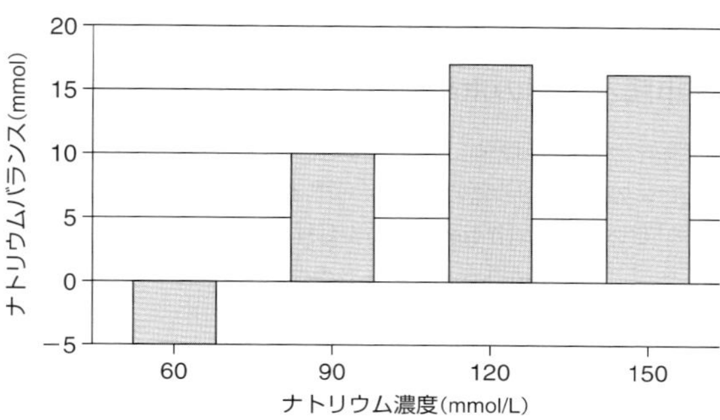

図 77.2　経口補水液中のナトリウムの濃度を増やした時の水分吸収への影響。
(Reprinted with permission from Lennard-Jones JE. Oral rehydration solutions in short bowel syndrome. Clin Ther 1990 ; 12［Suppl A］: 129–38.)

小腸切除の影響

▶腸管運動

胃の蠕動は小腸の切除後，亢進する[9]。近位の切除は腸管の通過時間を促進しないが，回腸の切除は有意に腸管の通過時間を速くする[9,10]。この状態では，大腸が小腸の通過時間をゆっくりさせるので，大腸がない短腸症候群の患者では，口から投与されたマーカーは数時間で完全に排泄される[11]。

▶水と電解質の吸収

小腸切除による影響は，切除の大きさと切除部位に依存する。回腸と大腸が増加した水と電解質を効率よく吸収することができるため，小腸の近位の切除では異常を生じない。残った回腸は胆汁酸塩を吸収し続け，その結果，少しの胆汁酸塩しか大腸へ到達しないため，塩類と水の再吸収を抑制しない。それに対して，回腸が切除されると，大腸は非常に多くの液体と電解質の負荷を受けることになり，また同時に胆汁酸塩が入り，塩分と水の吸収を低下し，下痢を起こす。回腸に加えて大腸がともに切除されると，体液と電解質のホメオスタシス（恒常性）の維持が大きく障害されることになる[12]。

▶栄養素の吸収

栄養素の吸収は小腸全体を通して行われる。空腸の単独切除では，回腸が喪失した機能の代わりを行う。この状態では，顕著な吸収不全は起こらない[13]。それに対して，100 cm の回腸の切除でさえも，脂肪便が生じる[14]。吸収不良の程度は切除の長さとともに増し，そして種々の栄養素の吸収不全も増えてくる[15,16]。エネルギー吸収のバランススタディでは炭水化物と脂肪の吸収は同程度に障害されており，摂取の 50～75%であった[17]。しかし，窒素の吸収低下の程度は他の栄養素よりも少なく，摂取量の 81%であった[17]。Ladefoged らの研究[16]では，短腸症候群の患者において，カルシウム，マグネシウム，亜鉛，リンの吸収は低下していたが，残存小腸の長さに比例しなかったと報告している。彼らは，これらの患者においては経静脈的に補充する必要があると推奨している。他の研究でも，同様の吸収の低下が見られているが，経静脈的な補充は半分の患者しか必要ではなかった。

Nightingale ら[18]のデータによると，空腸切除の患者では，残存小腸が 110 cm 以上であれば，水分のバランスは口からの経路で維持することができるが（**図 77.1**），栄養素のバランスは残存小腸が 60 cm の短さであっても維持できることを示している（**図 77.2**）。これらのデータを総合すると，経口摂取量を増やすことにより，水分と電解質の必要量を満たすことよりも，エネルギーと窒素の必要量を満たすことのほうが比較的容易に行えることを示唆している。静脈栄養が使えない時代の論文を検討してみると，33%までの切除では栄養不良は生じず，50%までの切除では特別な補助食なしで耐えうるが，75%を超える切除の患者では重篤な栄養不良を予防するために栄養サポートが必要であった[19～29]。

腸管の適応

切除後に，残存小腸は肥大し，吸収機能を増す[30～33]。この過程で，残存小腸は失った機能を回復する。したがって，重要な補償過程である。この適応に影響を及ぼす因子は複雑で，完全静脈栄養（total parenteral nutrition：TPN）とともに後に述べる。

食事をとることは胃消化管に特別な刺激を与える。それは消化管をずっと空に保った場合（消化管の安静ともよばれる）には起こらない。静脈栄養（PN）の登場により，それ以前には不可能なことであったが，低栄養を起こさずに，短期間あるいは長期に消化管を安静に保つことができるようになった。この方法では，体は栄養できるが，経口から食事をとる際に見られる消化管への栄養素やホルモンの刺激をなくすことになる。食物残渣を残さない成分栄養剤（defined formula diet：DFD）や，多量体のデンプンでなくグルコースなどの単量体から成る栄養剤の出現で，通常の食事をとる時に腸が受ける刺激が変化する。さらに，栄養素は腸管に沿って徐々に吸収されるので，空腸は回腸よりも高濃度の栄養素に曝される。近位部の小腸の切除により，回腸はより多くの栄養素を受け取ることになる。逆に，回腸の切除では，空腸の栄養素の負荷は変わらないが，回腸からのホルモンの刺激が少なくなる。

▶小腸と大腸のホルモンに対する反応

腸管の適応の理解についての大きな進歩は，腸栄養性ホルモンの役割の研究の進歩からである。これらには，成長ホルモン（growth hormone：GH）[34]，インスリン様成長因子-Ⅰ（insulinlike growth factor-Ⅰ：IGF-Ⅰ）[35]，上皮成長因子（epidermal growth factor：EGF）[36]，トランスフォーミング成長因子-α（transforming growth factor-α：TGF-α）[37]，グルカゴン様ペプチド2（glucagon-like peptide-2：GLP-2）[38]などがある。Drucker ら[39]は，マウスで GLP-2 がジペプチジルペプチダーゼによる分解を軽減する最も強力な腸栄養因子であることを示した。Jeppesen ら[40]は，正常な人において，血中の GLP-2 レベルが食事によって上昇することを示した。それに対して，回腸と大腸を切除した患者では，このような反応が消失している。しかし，回腸を切除しているが大腸が残っている患者では，空腹時と食後の GLP-2 のレベルは上昇していた[41]。これらの結果は，回腸と大腸の切除は，腸管の適応を大きく低下させ，空腸ストーマの患者に重症の栄養不良をもたらすことを示す。それに対して，大腸の温存は，残存空腸を適応させる。このことはなぜ大腸が残っている患者がしばしば永久PNを避けることができるかの説明となる。最後に，空腸の単独切除では，空腸と大腸のホルモン産生の装置が傷つかずに残っている。

▶腸管腔から食事を除いた時の影響

消化管から食事を除いた時に，実験動物では粘膜の低形成が起こる。同時に，PN の使用で，体組成は維持することができる。これらの事実は広く報告されており，関心のある人は Tappenden の総説[48]を参照されたい。

成長期の，あるいは生まれたばかりの動物では，PN と腸管の安静は，正常な体の成長を維持するが，腸管の長さが短くなり胃と膵臓が低形成となる[43~46]。PN を受けている生まれたばかりの動物においては粘膜の低形成が起こるが，二糖類分解酵素の出現が見られ，グルコースの輸送は促進され，粘膜でのこれらの酵素は増加する[44,46]。低形成は主に近位の小腸で起こり，遠位では軽度である[45]。成熟した動物では，PN と腸の安静の影響は粘膜の量を減らすが，粘膜のタンパク質（mg）あたりのグルコースの吸収を促進する[47]。さらに，PN と腸管の安静は腸管の透過性を亢進し[48]，エンドトキシンに対する反応が変化する[49]。

▶経腸栄養の成分によって低形成が起こるか？

粘膜の量に影響するのは，単に食物が入ってこないだけでなく，食事の性質にもよる。新生児の研究では，母乳は人工粉乳より良いというわけではなかった[45]。しかし，胃への精製した液体の栄養補充は，固形食に比べて，相対的に低形成になる[43,50]。

▶消化管の萎縮に影響する因子

一般的に，消化管を安静にした時の粘膜の消化および吸収機能の低下が低形成の大きな原因である。この考えは，単純に消化管内の浸透圧を上昇させることで粘膜の質量が増えるという所見により支持される[51]。アミノ酸の吸収は非特異的に粘膜の機能と質量を増す[52]。最終的に，二糖類の分解，それに引き続く吸収は，同じ量の単糖類よりも粘膜の成長をより大きく促す[53]。

粘膜に影響を及ぼす他の因子は，胆-膵分泌であろう。膨大部の移植は粘膜の萎縮を起こすが，コレシストキニンとセクレチンの注入により，粘膜の成長は促進する[54,55]。SCFA が粘膜の萎縮を予防したり抑制することが，PN を行い腸を安静にしている動物でみとめられている。同様の効果は，経静脈的に投与しても見られる[56~58]。したがって，食事中の食物繊維は粘膜量を保つのに寄与している。同じような理由で，DFD は通常食に比べると，この点では劣っている。グルタミンは，小腸粘膜の栄養素である。PN で栄養されている動物において，TPN にグルタミンを補充することにより，胃，大腸の質量を保つことができるが，小腸の粘膜の高さは保つことはできない[59]。

▶腸管の安静は人においても消化管の萎縮をきたすか？

ラットにおいて，PN による腸管の安静は，数日で萎縮をきたす[60]。しかし，人においては，21 日後でも PN による腸管の安静で，食後の腸管ホルモンの産生は変化せず[61]，組織学的にも萎縮は見られない[62,63]。小児では，腸管の安静が 9ヵ月を超える長期に及んだ場合には萎縮を引き起こした[63]。しかし，微絨毛は小さくなっており，刷子縁の酵素活性は低下していた[62]。

すなわち動物のデータでは，腸は使われない時には萎縮することを示している。粘膜の萎縮は機能的な刺激の消失とホルモン，胆汁，膵分泌がないことにより起こる。腸管内の食物に加えて，栄養素の唯一の特異的な腸栄養因子は SCFA である（そして，おそらくグルタミンも）。最後に，PN を受けている間の腸の安静により動物に見られる劇的な粘膜の萎縮は，ヒトでは数週間の腸管の安静の後でも起こらない。したがって，短期間 PN を受けている患者が，粘膜の萎縮による栄養不良になることを避けるために普通の食事の導入の前に経腸栄養剤の投与が必要かどうかについてはあまりデータがない。

管理における特別な考慮

▶胃の過分泌と消化管運動の制御

胃酸の分泌低下は短腸症候群の患者の吸収を改善する[64]。さらに，過分泌により，嘔気，逆流，食道の潰瘍からの出血が起こる。これらの影響は，プロトンポンプ阻害薬により予防できる[65]。

▶回腸および大腸を残した空腸切除

この範疇の患者はすぐに経口で栄養が可能となり，問題が起こることはまれである。

▶大腸をほとんど残し，100 cm 以下の回腸切除

この範疇の患者はいわゆる胆汁性下痢が起こる。胆汁酸塩と結合させるために，4 g のコレスチラミンを 1 日 1～3 回投与することにより軽減する。胆汁酸塩は回腸から吸収され，再利用される。回腸の切除後に，胆汁酸塩は吸収されずに残り，大腸へ入る。大腸では胆汁酸塩は水の分泌を増し，下痢を起こす。ビタミン B_{12}の吸収も患者によっては障害される。

▶大腸をほとんど残し，100～200 cm の回腸切除

これらの患者は，経口で栄養を維持するのにほぼ問題ない。しかし，ほぼ完璧に胆汁酸塩の吸収不全を起こす。その結果，回腸からの再利用なしで胆汁酸の合成だけでは十分な濃度を維持できないため，小腸管腔内の胆汁酸塩の欠乏をきたす。これらの患者は，胆汁酸塩の大腸への流入により大腸での水の分泌が起こり，また小腸における胆汁酸塩の濃度が低いため脂肪酸の吸収不良が起こる。吸収されなかった脂肪酸が大腸に入ると水の分泌が増す。このような患者では，脂肪の制限が必要である。大きな切除の患者では，胆汁酸塩のプールは枯渇し，コレスチラミン単独では下痢を抑制することはできない。非経口的なビタミン B_{12}の投与が必要である。

▶大腸の部分切除と 200 cm を超す小腸切除

全身管理の箇所で後述するが，このグループの患者は，徐々に適応させるプログラムが必要である。

▶60 cm 以下の小腸あるいは十二指腸のみを残した切除：腸の大量切除

この範疇の患者は，在宅 PN（HPN）が絶対に必要となる。しかし，この範疇の中でも多くの患者では驚くほど適応できることがある。彼らは PN の必要が少なくなり，経口から栄養素も吸収できるようになる。これらの患者において，体重が増えすぎた場合には，PN を減らすことができる。そして注意深く HPN を減らすことにより，電解質のバランス異常や，脱水を起こすことはない。

合併症

▶胃の過分泌と消化性潰瘍

胃酸の過分泌は腸の切除後すぐに起こり，一過性のことが多い。しかし，症例によっては，消化性潰瘍が起こる。ヒスタミン（H_2）阻害薬とプロトンポンプ阻害薬が有効である[65,66]。

▶胆石症

回腸の切除後，胆汁の腸肝循環が障害される。その結果，肝臓が合成を増加させる能力を超えて胆汁の欠乏が起こり，胆汁中の胆汁酸塩の濃度が低下する。胆汁中のケノデオキシコール酸の濃度の低下により，コレステロールの分泌が増加する[67]。この組合せは胆石をつくりやすくする[68]。臨床的にも，この状態では，胆石の頻度の増加がみとめられている。実験動物での研究で，色素結石の形成を促進することが示されている[69]。

▶腎結石

大腸からのシュウ酸の吸収が増すことにより，高シュウ酸尿が短腸症候群の患者に見られる[70]。大腸の胆汁酸塩はシュウ酸の吸収を増す[71]。高シュウ酸尿は腎結石を形成する。尿中のクエン酸が減ることにより，結石の形成しやすさが増す[72]。治療には，低シュウ酸食，胆汁と結合させるコレスチラミン，結石形成の予防のためにクエン酸の使用などがある。

▶D-乳酸アシドーシス

短腸症候群の患者では，ろれつが回らなくなったり，運動失調，感情が変化したりすることがある[73]。表面的には，ろれつが回らなくなり，歩行障害などが起こり，患者が「酔いつぶれている」ように見える。この症候群は，吸収されなかった炭水化物が大腸で細菌により発酵して D-乳酸に変化し，これが吸収されて起こる[74]。この発作の治療に，低炭水化物食が用いられる[75]。

治療に関する一般的な考慮

▶下痢のコントロール

下痢は，分泌の増加，腸管運動の亢進，腸管内容物を吸収できないことによる水分泌の浸透圧刺激の組合せによって起こる。大量腸管切除後，最初は患者を絶食にすることで浸透圧による水の分泌を減らすことにより，下痢をコントロールする。胃の過分泌は，適切な量のプロトンポンプ阻害薬の持続点滴によりコントロールできる。さらに，ロペラミドは胃と腸管の通過時間をゆっくりにするために用いられる。ロペラミドがうまく作用しない場合は，コデインあるいはフェノキシレートを試みる。患者が耐えることができるまで，量は増やしていくことができる。というのは，多くの患者でこれらの薬剤は閾値があり，それ以下の濃度では無効だからである。最大の効果を得るには，経口の止痢剤は食事の 20～30 分前に服用すべきである。

表 77.2 経口補水液の内容

グルコース	100 mmol/L
塩化ナトリウム	60 mmol/L
クエン酸ナトリウム	60 mmol/L
マグネシウム（グルコン酸塩として）	30 mmol/L
食事とともに塩化ナトリウム錠剤	

表 77.3 短腸症候群患者の経口摂取に関する主要な問題

小腸の適応には続けて経口食の処方の調節と個別化を行う必要がある
繊維が多く，栄養素の少ない食事を避ける
「等張」にするため食塩を食事につけ加える
低張および高張の液を制限する
下痢を悪化させると思われる食品を避ける

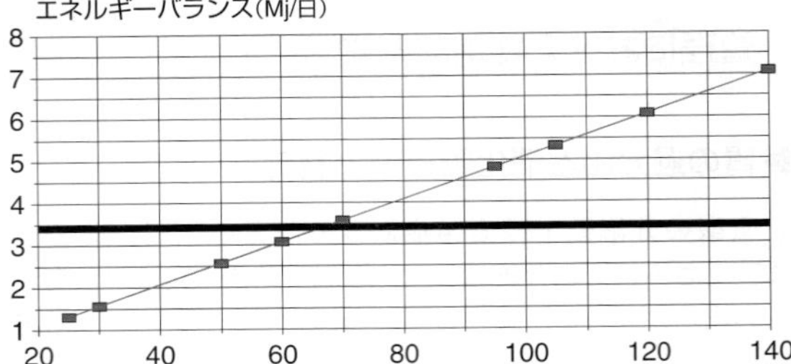

図 77.3 エネルギーの吸収と残存空腸の長さとの関係。黒い実線は，エネルギーの吸収が平均的な成人の必要量に見合う量を示す。
(Reprinted with permission from Nightingale JM, Lennard-Jones JE, Walker ER et al. Jejunal efflux in short bowel syndrome. Lancet 1990；336：765–8.)

表 77.4 エネルギー摂取と食事性脂肪と炭水化物の効果

低栄養を補うために食事を多くとるようにすすめる
水溶性の炭水化物（砂糖およびラクトース）を避ける
脂肪と複合炭水化物を増やす
脂肪は通過時間を遅くする
同じ量でも，脂肪は多くのエネルギーの摂取を可能にする
炭水化物は細菌の代謝により大腸で SCFA として吸収される
脂肪は大腸で水の分泌を起こす可能性がある
吸収されない炭水化物と SCFA は浸透圧性下痢を起こす

SCFA：短鎖脂肪酸。

▶静脈注射の溶液

手術直後の時期は，すべての患者は喪失分を補うために，静注による水分と電解質の補充が必要である。ナトリウム，塩化カリウムおよびマグネシウムは，補うべき最も大事なイオンである。これら電解質の血漿濃度については，頻回にモニターすべきである。測定に基づき喪失分を投与するとともに，適切な尿量（1〜2 L/日）を維持するように水分を点滴投与する。経口からの摂取が増えるとともに，点滴は徐々に減らしていく。

▶経口経路による水分と電解質のバランスの維持

次に考えることは，経口からの食事の種類である。残存空腸が 100 cm 以上ある患者では，最終的には正常の食事という観点から，食事は徐々に増やしていくべきである。小腸の残存が，100 cm 未満の空腸だけの患者では，食事摂取および水分摂取により水分の喪失が増える[18]（**図 77.1**）。それに対して，ほとんど小腸が残っていない患者では，初期の目標は，経口補水液（ORS，**表 77.2**）に似たグルコースと電解質を含む少量の等張液の投与である。ナトリウム濃度を増すにつれて，水分の吸収が改善することが示されている（**図 77.2**）。さらに，炭水化物の吸収を増やすために十分なナトリウムを投与するには，食事とともに 10〜15 g の食塩を錠剤としてとることが必要である。このような処方が，分泌に対する浸透圧刺激を避け，かつ消化管の吸収を刺激する[76]。

▶エネルギーバランスの維持

エネルギーの吸収は，水分や電解質の吸収よりもよく保たれている。しかし，小腸が非常に短い時には限度がある（**図 77.3**）。**図 77.1** と**図 77.3** を比較すると，水分と電解質の喪失は残存空腸 100 cm が限度であるが，エネルギー吸収では残存空腸の長さが 60〜70 cm が限度である。多く食べることが，エネルギー必要量を満たすことの鍵となる。あるグループの短腸症候群の患者では，炭水化物と脂肪エネルギーの吸収は摂取量の約 60％であるが，タンパク質の吸収は約 80％であることが報告されている[17]。未発表のデータでは，HPN を受けている患者において体重が平衡状態になるには，吸収されたエネルギーで 32 kcal/kg/日である。60 kg の身体的に正常な人では，体重を維持するためには約 1,800 kcal/日で十分である。摂取量の約 60％しか吸収しないとすると，1,800 kcal/日の吸収を得るためには，経口からの摂取量は 3,000〜4,000 kcal/日に増やす必要がある。

表 77.3 および**表 77.4** に示すように，徐々に投与量を増やしていくことを目指すべきである。これらの患者ではラクターゼの量が少ないため[77]，食事はラクトース（乳糖）を含まないものを選ぶべきである。

▶炭水化物と脂肪の投与

大腸は，吸収されなかった炭水化物を回収する能力をもっており，大腸が残存している短腸症候群患者においては，この機能が利用できる。これらの患者では，複合糖質を多くとることにより 1,000 kcal までの余分なカロリーを回収することができる[78]。これに対して，空腸切除を行い，しかも大腸がない患者では，高脂肪食は炭水化物食と同じように吸収される[79]。そして余分の二価のイオンの喪失を起こさない。口あたりがよいこととカロリーの密度が高いことにより，高脂肪食がより容易に摂取できる。

従来，脂肪制限が，特に大腸が残存している患者においては支持されてきた。というのは吸収されなかった長鎖脂肪酸が大腸で水の分泌を亢進し，さらにマグネシウムやカルシウムなどの二価のイオンと結合するからである[80]。しかし，種々の長さの残存大腸をもつ短腸症候群患者における 2 つのクロスオーバー試験で，総水分，エネルギー，窒素，ナトリウム，カリウムおよび二価のイオンに関して，高脂肪食が高炭水化物食と同じくらいの効果であったことが明らかにされている[11,17]。したがって，ほとんどの短腸症候群患者に対して，低ラクトース食で，脂肪と炭水化物

表 77.5　短腸症候群患者における微量栄養素の補充

亜鉛とセレンの喪失が大きい時	
グルコン酸亜鉛	100 mg/日
セレン	60～100 μg/日
脂溶性ビタミンの吸収不全	
ビタミンA	10,000 IU/日
ビタミンD	経口で 1,25-OH ビタミン D 0.25～0.5 mg/日，あるいはエルゴカルシフェロール 50,000 IU を週に数回まで
ビタミンE	1,200 IU/日
グルコン酸カルシウム	1,500 mg/日
重症の骨粗しょう症	
経口で毎週，アレンドロン酸 70 mg。年に 1 回のゾレドロン酸 5 mg の静脈注射を考慮	

の両方からの高カロリーの食事と高タンパク質食が推奨される。食事の口あたりを良くし，食べられるようにして，たくさん食べることができるようにするのが目的である。30 kcal/kg/日必要な成人においては，吸収不良があっても，十分なカロリーで補うために，徐々に摂取量を増やし 60 kcal/kg/日までにすることが目標である。この方法の正当性は Woolf らによって解説されている[17]。

▶微量栄養素の補充

短腸症候群で補充が必要な微量栄養素を**表 77.5** に示す。血中ビタミン B_{12}レベルは測定すべきであり，それが正常以下であれば，200～1,000 μg/月の注射を開始すべきである（回腸末端がないすべての患者は生涯ビタミン B_{12}の補充が必要である）。カリウム，マグネシウム，亜鉛については継続的にモニターして，血中濃度を正常化するために必要なだけ投与すべきである。特に，カリウムは ORS の中にグルコン酸塩として 12 mmol/L の濃度で加えることができる。さらに，マグネシウム-ヘプトグルコネートは，下痢を起こさずに低マグネシウム血症を改善できる補充法として有用である。ORS に 30 mmol のマグネシウムを加えることが可能で，これを 1 日かけて少しずつ飲むようにする。

▶経腸栄養

McIntyre ら[79]の研究では，空腸切除の患者において経腸栄養の投与は固形食に比べて吸収が良いということはなかった。しかし，さらに最近の Joly ら[81]による研究では，小腸切除後 3 ヵ月間追跡された患者でさえも，チューブから補給された半消化態栄養剤は，経口からの食事よりも吸収されやすかった。そして経口食事と組み合わせた時，研究された 9 人中 7 人の患者で十分なエネルギーとタンパク質を吸収できるようになり，PN が必要なくなった。経口からの食事とチューブ栄養食の差は脂肪とタンパク質がよく吸収されることである。しかし，炭水化物は，経口からのほうがよく吸収される。したがって，エネルギーとタンパク質の摂取を満たすために，チューブ栄養あるいは在宅経腸栄養（HEN）が多くの人に使用できる。しかし，しばしば水と電解質バランスを保つことができない。水と電解質の必要量のために，多くの人で静脈経路が必須となる。1 つの施設ですべての HEN 治療を提供しているアルバータ州北部の大規模試験で，797 人中の 9 人のみが短腸のために HEN を受けていた。さらに，消化管の異常のために HEN を受けている患者のうち，生存している 89%のうちの 82%が経口の食事に戻るか（77%），PN に変わっていた（4.6%）。したがって，チューブ栄養は短腸症候群においては，ほとんど長期の治療法の選択にならない。

▶静脈栄養

残存空腸が 100 cm 以下の患者と小腸と大腸の両方の切除を行った患者では，PN が命を救う治療法となる。PN はこのような患者で，切除後数日以内に開始され，そして最初は 32 kcal/kg/日を混合したエネルギー基質と 1 g/kg のアミノ酸を，1 日あたり 150～200 mM のナトリウム，60～100 mM のカリウム，9～11 mM のカルシウム，7～15 mM のマグネシウム，70～100 μM の亜鉛とともに投与する。微量栄養素の中で，消化管液の中に亜鉛が大量喪失されるので，微量元素の中で亜鉛は最も重要である。経口からの投与が同時に開始され，そして経口栄養を増やすとともに，PN を減らすことを目指す。そのうち HPN のプログラムを開始すべきである。腸管は何ヵ月，あるいは時には何年もかけて適応していくので，患者は PN を必要とすることが減り，最終的には，最初 HPN を必要とした患者の 30%が HPN を離脱することができる。この際には 2 L の ORS，高カロリー食で，個別化して食事を変え，カリウム，マグネシウム，カルシウム，脂溶性ビタミン，亜鉛を補充している。これらの患者は体重が一定になり，適切な尿量になり，電解質のバランスがとれるまで，定期的にモニターされる。

低マグネシウム血症はこれらの患者において特に深刻な問題である。経口からのマグネシウム塩の摂取は下痢を起こす。したがって，経口からのマグネシウムの補充は難しい。この目的のために，マグネシウムヘプトグルコネートの使用は成功している。この製剤は，胃で溶けるサプリメントに 30 mM/日で添加し，口あたりの良い液体の形で用いることができる。この方法がうまくいかない時には，経口からの投与に追加するために，硫酸マグネシウムを週に 1～3 回，12 mM 点滴静注する。

ビタミンの補充についてはコメントが必要である。これらの患者は，水溶性ビタミンは吸収できるが，脂溶性ビタミンの吸収は難しい。彼らは，正常値を維持するためには，大量のビタミン A，D，E が必要である。また，これらの患者では，錠剤は全部排泄されてしまうこともある。したがって，液体の製剤を使用すべきである。これらのビタミンの値をモニターし，血清値を正常化する量，溶液製剤のビタミン A と E（Aqasol A と E）および 1,25－OH ビタミン D の補充を行うことがすすめられる。ある患者においては，経口のビタミン，特にビタミン E は，正常化できないこともある。他の患者においては，経口からの食事だけでなく経静脈的に水分と電解質が必要となる。そして残りの患者では，週 3 回以上をすべて PN だけで管理することになる。

一般的に，PN を必要とする短腸症候群の患者では，経験の多い多職種の専門家による栄養サポートチームの助けにより最も良好に管理ができる。

IV

ホルモン治療

▶ソマトスタチンアナログ

長時間作用型のソマトスタチンアナログが使用可能で，皮下注射で投与する。ソマトスタチンアナログのすべての研究で便の排泄量が減り，ナトリウムとクロールの吸収量が増すことが示されている[83~85]。しかし，PN が必要な患者で PN を中止するほど，この減少は十分ではない[84]。

▶ヒト成長ホルモン

Byrne ら[86,87]の観察試験と，それにつづく比較対照試験で，ヒト成長ホルモン（HGH）とグルタミンの併用で，短腸症候群患者の PN を減らすことができたことを報告している。5 つの比較対照臨床試験の系統的レビューで[88]，HGH（グルタミンのあるなしで）は，体重を 1.66 kg（信頼区間 < CI > 0.69~2.63，p = 0.0008），除脂肪量を 1.93 kg（CI 0.97~2.90，p = 0.0001），エネルギー吸収を 4.42 kcal（CI 0.26~8.58，p = 0.04），窒素の吸収を 44 g（95% CI 0.20~9.49，p = 0.04）増やした。これらには少しの有益性はあったが，浮腫の頻度が 77%，手根管症候群の頻度が 32% であった。すべての試験で有意な体重増加が見られたが，有意な吸収の増加が見られたのは 1 つの試験だけであった。HGH の有益な効果は，吸収を改善するというよりは，よく知られている成長効果によって発揮されているようである。さらに，HGH の使用にはかなりの有害事象がともなう。

▶グルカゴン様ペプチド-2 アナログ

ジペプチジルペプチダーゼⅣの酵素によって分解されにくい GLP-2 アナログの連日皮下注射の効果を検討した多施設二重盲検無作為化比較試験が完了した[89,90]。結果は，この製剤が安全で，栄養素の吸収を増し，少しであるが有意に，PN が持続的に必要であった短腸症候群患者において PN の必要性を減らした[89,90]。

小腸移植の効果

HPN は脂肪肝を進行させ，肝硬変や肝不全に至ったり[91,92]，カテーテル関連合併症や再発する敗血症などの合併症，HPN の管理法に対応できないなどの問題をともなう[91~95]。これらの合併症は HPN の失敗につながり，低栄養が進む。このような状態では，唯一の代替療法は腸移植（intestinal transplantation：IT）である。理論的には，IT は腸管不全の治療においては，理想的な解決法である。IT を受けた患者は，食べることができ，普通の食事を楽しむことができる。そして静脈から栄養を投与する複雑な機械が不要となり，前述したような HPN の合併症も避けることができ，QOL も向上する[96]。実際には，報告されたデータからは，PN に依存している患者の 3 年および 5 年の生存率はそれぞれ 70% と 63% である。死亡の原因は，敗血症，拒絶反応，リンパ腫である[96~101]。

HPN の 5 年生存率は初期の診断に依存し，クローン病では 82% にもなり，この率は IT の 5 年生存率と比べても悪い[96]。逆に，虚血性腸疾患や放射線腸炎の患者では IT とほぼ同じである。しかし，後者のグループの患者および偽性腸閉塞の患者では，HPN を受けて 3 年以上の患者（最初のコホート研究の 35~40% 程度）は，10~15 年以上の観察期間中非常に長く生存している[96]。IT を受けてから 10 年後の患者の生存はほぼ同じ（43%）であるが，移植片の生存率はもっと低い。この所見は，長期のアウトカムについて全般的には HPN がまだより優れていることを示している[94]。それに対して，IT 患者は最初は調子がいいが，長期では死亡率が高い。しかし，生存率は引き続き改善していっている[96,101]。

IT を受けた患者に接する時，医師は何を推奨するのか？ 初期治療としての HPN，初期治療としての IT，HPN が失敗したら HPN に引き続いて IT を行うのか？　HPN は多くの因子によって影響されるため，答えは簡単ではない。これらには腸管不全になった元の疾患，患者の年齢，患者のカテーテルの管理の能力，残存している腸の長さ，患者へのサポート，患者の HPN の受け入れ，麻薬依存症などがある[101]。さらに，HPN から何年もたってからでも，多くの患者は適応でき，HPN から離脱することができる[87]。したがって，自然に回復するかもしれない患者においては，早期の IT は不可逆的な処置を行うことになる。IT の成功は，移植前の状態，治療センターの大きさ，免疫抑制療法，移植の種類（腸単独，腸と肝臓，多臓器）に依存する[96~101]。

各患者に HPN あるいは IT の確固たる推奨を与えるためには，1 つの治療法あるいはその他の治療法のアウトカムを解釈する際に，医師はこれらのすべての因子を考慮に入れて検討する必要がある。現時点では，メディケア［訳注：アメリカの高齢者を対象とした高齢者医療保障制度］とメディケート［訳注：低所得者のための国民医療保障制度］の推奨によると，腸管不全の最初の治療は HPN である。そして IT は HPN が失敗した時に，以下の状態の場合に推奨される。

1. PN から肝傷害が起こり，切迫した明らかな肝不全。
2. 2 つ以上の中心静脈の血栓症。
3. 1 年に 2 回以上の入院を必要とするカテーテル関連の全身性敗血症。
4. 静脈ライン関連の真菌血症，感染性ショックまたは急性呼吸不全症候群の 1 回の発症。
5. HPN に加えて静脈内補液にもかかわらず起こる重症の脱水の頻回の発症。

American Society of Transplantation によると，考慮しなければいけない他の要因には以下のものがある。

1. 基礎疾患に起因する大きな死亡リスク。
2. 超短腸症候群（胃瘻造設術，十二指腸瘻，残存小腸が，幼児で < 10 cm，成人で < 20 cm）。
3. 頻繁な入院が必要な，麻薬依存症，または偽性腸閉塞。
4. 患者が長期の HPN を受け入れる意志がない。

IT の禁忌は，固形臓器移植の適格患者の禁忌と同じである。解決していない問題は，これらの推奨が後ろ向き研究のデータや専門家の意見に基づいているため，これらの推奨が最も良いアウトカムをもたらすかということである。これらの推奨の影響を明らかにするために，Pironi ら[102]は，ヨーロッパで HPN を受けている IT の非候補 389 人と IT の候補 156 人を前向きに 5 年間追跡し，比較した。結果は，生存率は，IT の非候補では 87%，HPN が失敗した IT 候補では 73%，リスクの大きい基礎疾患がある患者では 84%，重症の病的状態にある腸管不全では 100%，IT のレシピエントでは 54% であった（$p < 0.001$）。HPN を受けている患者の主要な死因は，2 年以下の HPN を受けている患者においては基礎疾患によるものであり，2 年以上の HPN を受けている患者では，HPN 関連病態によるものであった（$p < 0.006$）。

IT 候補において，死亡率は非候補に比べると，類線維腫または肝不全患者で有意に上昇した[102]。死亡した IT 候補において，IT の適応が死亡の原因で，類線維腫または肝不全の患者の 92%，そして，他の適応の患者では 38% であった（$p < 0.041$）。カテーテル関連の合併症または超短腸の IT 候補において，HPN のままで IT を受けなかった患者と IT を受けた患者とを比べたところ，生存率は同じであった（83% 対 78%，有意差なし）。著者らは，(a) HPN が腸管不全の第一次治療で，(b) 類線維腫と HPN 関連の肝不全は救命 IT の適応であり，(c) カテーテル関連の合併症と超短腸は IT の主要な適応で，(d) HPN を始めた初期に基礎疾患による死亡のリスクが大きい一部の患者で救命のための IT が必要である，と結論した[102]。これらの所見をまとめると，IT はおそらく肝疾患，中心静脈カテーテル関連血栓症または敗血症，腸管不全の原因として類線維腫の少数の患者では最も有益であろう。

要約すると，短腸症候群は複雑で，回腸末端の切除に続いて起こる軽症のものから，完全な回腸と結腸切除後で空腸瘻を行い非常に衰弱した状態までの幅の広い病態である。管理は，切除の大きさと部位，残存小腸の腸管の適応により異なる。複雑な患者は，経腸栄養と PN の管理に熟練した多職種の専門家のチームによる管理が必要となる。

（Khursheed N. Jeejeebhoy／中屋 豊 訳）

IV

78 炎症性腸疾患の栄養：クローン病および潰瘍性大腸炎の管理における役割への影響

人の健康を維持するには，継続的な栄養摂取，および適切な消化吸収が必要である。そしてそのためには，消化管が適切に機能している必要がある。多くの病気が通常の消化を妨げるが，総称して炎症性腸疾患（inflammatory bowel disease：IBD）として知られているクローン病（Crohn disease：CD）や潰瘍性大腸炎（ulcerative colitis：UC）のような消化管の炎症状態においては特に障害が顕著である。栄養は炎症性腸疾患において，扇動者，犠牲者，治療者の3つの役割を果たす。本章では，栄養補給が炎症性腸疾患患者を利する方法について説明するが，栄養が炎症性腸疾患において果たす重要な役割を理解するためには，まず，栄養と炎症性腸疾患の進行に関連する環境要因との相互作用について調べる必要がある。

炎症性腸疾患の病因における栄養の役割

クローン病と潰瘍性大腸炎は，腸内細菌への耐性の喪失という共通の生理的基盤をもつ。炎症性腸疾患に罹患しやすい無菌動物は，細菌に曝露されるまで炎症を起こさない。しかし，人は多くの理由から，腸管内菌叢と共存しなければならない。例をあげると，食物消化，ビタミンK生産，および病原体保護などである。自分自身の細菌叢への耐性の喪失は3つの要因から起こる。第一に，遺伝子変異が感受性をもたらす。クローン病では70座以上が特定されている[1]。第二に，炎症が起こるには引き金が必要である。それにより，現存する腸内細菌叢に対する耐性の破綻が起こる。クローン病感受性を特徴づける遺伝子の1つである nucleotide-binding oligomerization domain containing（NOD）-2は，クローン病で最も影響を受ける部位である回腸の粘膜に顕著に発現する細菌防御タンパク質をコードしている[2,3]。しかし，遺伝子変異だけでは，この50〜60年間の世界の炎症性腸疾患症例の急激な増加を説明できない[4,5]。**表78.1**にあげる様々な仮説的機序は，炎症性腸疾患症例の急速な世界的拡大現象に関して可能性のある説明を提供する[6,7]。

▶感受性因子としての食事

西洋式の食事（Western diet：WD）に代表される食生活は，炎症性腸疾患を機会均等な病気に変える納得のいく機序を提示する。こうした食事の選択と既存の遺伝的感受性が組み合わさると，炎症性腸疾患の急激な増加が起こる。例えば，日本ではこの30年間で炎症性腸疾患が有意に増加した[4]。この増加は，日本人の大規模で急激な食事の変化に引き続いて起こった。脂肪と動物性タンパク質の形で消費される総カロリーが劇的に上昇し，米の消費に取って代わった。食事摂取の変化はクローン病と潰瘍性大腸炎の両方の罹患率上昇につながった[8,9]。

ある研究によれば，単変量解析ではクローン病罹患率の上昇は総脂肪摂取量，動物性脂肪および動物性タンパク質摂取量，脂肪酸摂取量のうちn-6系（$\omega 6$）のn-3系（$\omega 3$）に対する比率の変化と関係があり，一方，多変量解析では，動物性タンパク質摂取の増加が新たな炎症性腸疾患症例に関連する最も強い影響として指摘された[9]。他のいくつかの研究は，個々の食べ物の選択がリスクファクターであると示した。特に，精製糖，高脂肪食，およびファストフードはすべて潰瘍性大腸炎とクローン病の両方の進行に影響を及ぼし[8,10]，一方，野菜は潰瘍性大腸炎から保護するが，クローン病リスクを増大させる[8]。

個人の食物選択に代わる別の説明として，低温流通体系仮説は食物消費のシステム全体の変化を商業用冷凍の増加による炎症性腸疾患症例の拡大と結びつける[11]。第二次世界大戦後の経済的繁栄で，冷凍庫が広く利用可能になった。冷凍により，食物消費は生鮮食品を毎日使用する様式から長期間冷凍された貯蔵物への依存に急速に変化した。この説の裏付けは，凍結温度もしくはそれに近い温度で生育する微生物の同定にかかっている。いくつかの psychotropes（*Yersinia* と *Legionella*）が炎症性腸疾患のような消化管の感染症に関連している[12]。これらのデータは，食物の選択が炎症性腸疾患の感受性に役割を果たす可能性を示しているが，個々の食品の除去で疾患の経過が変わる可能性は低い。しかしそれでも，栄養は炎症性腸疾患における重要な治療法として役割を果たす可能性がある。

▶栄養の役割

炎症性腸疾患の理想的な治療は，迅速に疾患寛解を誘導し，その寛解を維持して生活の質（QOL）を向上させることである[13]。栄養療法は，最初の炎症性腸疾患への介入としてこれらの目標を実現させることができる。炎症性腸疾患のための主な栄養療法は従来，完全静脈栄養（total parenteral nutrition：TPN），もしくは完全経腸栄養（total enteral nutrition：TEN）であった。しかし，栄養療法の概念が拡大し，腸管上皮機能を変化させたり，腸内細菌叢を強化したり，腸管上皮の炎症を減少させたりするための介入など炎症性腸疾患治療計画のための他の手段を含むようになった。これらは，治療上安全な栄養学的処方箋を炎症性腸疾患患者へ与える際に複数の選択肢を臨床医に提供する。

▶炎症性腸疾患の患者の栄養状態

体の栄養要求量すなわち正常な発育と恒常性のためのエ

表78.1　炎症性腸疾患の急激な蔓延
西洋式の食事
衛生仮説
低温流通体系仮説

表 78.2　炎症性腸疾患で一般に影響を受ける微量栄養素

微量栄養素	欠乏症の頻度 小児	成人 クローン病	成人 潰瘍性大腸炎
水溶性			
鉄	17%	39%	81%
亜鉛	データなし	50%	データなし
葉酸	0〜2%	67%	30〜40%
ビタミン B_{12}	0%	48%	5%
脂溶性			
ビタミン A	14%	11%	データなし
ビタミン D	16〜35%	75%	35%
ビタミン E	6%	データなし	データなし
ビタミン K	データなし	データなし	データなし

(Data from Mallon DP, Suskind DL. Nutrition in pediatric inflammatory bowel disease. Nutr Clin Pract 2010；25：335–9；Vagianos K, Bector S, McConnell J et al. Nutrition assessment of patients with inflammatory bowel disease. JPEN J Parenter Enteral Nutr 2007；31：311–9, with permission.)

ネルギー必要量と，利用可能な栄養供給の不均衡であるタンパク質–エネルギー低栄養（protein–energy malnutrition：PEM）[14]は，炎症性腸疾患，特にクローン病の患者に最もよく起こる栄養不良の形式である[15]。最大75%の入院クローン病患者が，過度の体重減少と低アルブミン血症で示されるPEMをきたし，最大50%の通院クローン病患者が，寛解時ですら標準より体重が軽い[17]。

粘膜の病気に関連した栄養素吸収不良と栄養失調，全身性サイトカインによる代謝要求の増加，また小腸狭窄に関連する下痢や腹痛を制御するための経口摂取の制限など，複数の炎症性腸疾患関連の要素がPEMに寄与する。また，炎症性腸疾患患者は多くのビタミンとミネラルの不足を呈する（**表 78.2**）[16]。鉄欠乏は潰瘍性大腸炎（最大81%）でクローン病より多く見られるが，鉄欠乏性貧血は両方の疾患でよく起こり，少なくとも患者の2/3で起こる。葉酸もしくはビタミン B_{12}欠乏による貧血はクローン病のほうが起こりやすい[16]。また，炎症性腸疾患治療に使用される薬物も，様々な機序を通して栄養不足を悪化させる重要な役割を果たす（**表 78.3**）。主要栄養素療法に加えて，炎症性腸疾患経過において生じる特定の欠乏成分を十分に補うために，的を絞った微量栄養素補給がしばしば必要である（**表 78.2**）[18,19]。

炎症性腸疾患に対する栄養を基礎とした治療

▶完全静脈栄養

食事を完全にTPNと置換することは，炎症性腸疾患の栄養療法として最も長い歴史があり，そのままの食物分子からの抗原性刺激を排除すること，腸内細菌を変化させること，また腸管狭窄のあるところで閉塞症状を発生させる，大きく消化できない食物成分を取り除くことにより有効となりうる。1960年代においては，炎症性腸疾患重症例のための主要もしくは補助的な治療としてTPNが導入されたが[20,21]，初期の研究は一貫性のない疾患活動性評価，臨床評価項目およびステロイド使用に伴う制限に悩まされ

表 78.3　炎症性腸疾患における薬物に関連した栄養の効果

薬物	影響を受ける栄養素	機序
スルファサラジン	葉酸	空腸での葉酸抱合酵素の競合的阻害
コルチコステロイド	カルシウム	ステロイドは小腸でのカルシウム吸収を抑制し，尿中排泄を増加させる
コレスチラミン	脂肪，カルシウム，脂溶性ビタミン	胆汁の金属イオン封鎖により脂肪吸収を阻害する
6–メルカプトプリン/アザチオプリン	全体的なカロリー摂取量	悪心，嘔吐，消化不良を引き起こすことがある

た[22,23]。けれども，TPNはクローン病の寛解を効果的にもたらすようであった（65〜100%）が，寛解維持はまれであった（0〜33%）[24,25]。さらに，長期のTPNは，カテーテル性敗血症，アクセスの問題，胆汁うっ帯，高額な医療費といった問題によって複雑化した。潰瘍性大腸炎に対するTPNの効果は，寛解率がクローン病より低く（27〜58%），維持率は極めて低かった（0〜15%）[24,26,27]。

炎症性腸疾患に対する長期治療としてTPNを歓迎する時代は過ぎた[23]。有効性が乏しく，医療費が高額であり，合併症が頻発するために，現在エビデンスに基づくガイドラインでは，TPNを炎症性腸疾患に対する主要な治療として推奨していない[28]。患者が急激な炎症性腸疾患の再燃で入院したり，そうでなければ経口的に経腸栄養剤を最小限のみもしくはまったく摂取していない，あるいは液体の栄養剤形が我慢ならないなどの時には，非経口栄養投与あるいはTPNは，微量元素を補ったり同化に必要な三大栄養素を与えたりするための短期間の補助的手段として役割を果たす可能性があるが，こういった行為は現在ではエビデンスに基づいたものでないとされる。これらの状況は，短腸，長期にわたる腸閉塞もしくは狭窄，吻合部縫合不全からの術後瘻孔のある患者のマネジメントとしては適切である。これらの症例では，TPNは，特に，難治性の炎症性腸疾患のためにさらなる腸管切除などの待機手術が必要となりうるもともと栄養不良の患者において，重篤な栄養失調を防ぐ助けになる可能性がある。

▶完全経腸栄養

前述したこととは逆に，活動性の炎症性腸疾患に対する治療としてのTENの利益は徐々に高まってきた。TENは，患者のカロリーと栄養摂取を，経口的もしくは栄養チューブから投与される加工液体栄養補助食品に換える。TENは，理論的には，長期間腸管を使わないことによる小腸粘膜絨毛萎縮を防ぎ，上皮の完全性を維持し，腸管の免疫機構の活性化を減らす。

最初の無作為化比較臨床試験は，TENは副腎皮質ステロイドと同じくらいの頻度で寛解をもたらすことを示した[29]が，複数の小規模な後続試験では相反する結果が得られた。よく考えられたメタ解析が難問を解明した。臨床的寛解導入には，ステロイド治療対TENのオッズ比（odds ratio：OR）は 0.35（95%信頼区間〈confidence interval：CI〉，0.23～0.53）であり，短期間のステロイド治療の優位性を示しているが，1 年後ではそうでなかった（OR = 0.97，95%CI = 0.31～3.00）[30]。残念ながら，少なくとも成人では，長期 TEN の患者コンプライアンス不良がこの形の治療を困難にする。

クローン病の成人患者のコンプライアンスの割合は，国によって大きく異なる。アメリカの患者は長期 TEN を受け入れることがまれであるが，この方法は日本においてはクローン病寛解導入と維持の両方において重要な第一の治療である[31,32]。同様に，ヨーロッパのガイドラインは，TEN をステロイドの効果により複雑化した成人のクローン病に推奨しており，また補足的な TEN をクローン病のある栄養不良の子どもに，子どもでは活動性クローン病への寛解導入のための第一の治療として推奨している[33]。

TEN から摂取するカロリーの割合は成功率に影響する。TEN で 900 kcal/日以上を消費すると，それより少ないカロリーを与えられた被検者と比較して入院率が低いという結果になった[32]。この効果は，回腸炎の患者で最も顕著であった。「半成分」栄養剤（"half-elemental" diet：half-ED）のクローン病寛解維持に対しての効果も評価された[34]。TEN，プレドニゾロン，導入としてのインフリキシマブ，あるいは外科手術により寛解が得られた患者が，half-ED（900～1,200 kcal）群もしくは自由な食事（free diet：FD）群に無作為に割りつけられ，2 年の追跡期間での再発について評価された。half-ED 群では，FD 群（64%，CI = 0.16～0.98）より再発頻度が少なかった（35%）[34]。

主要な治療法として全体的に分析すると，TEN は副腎皮質ステロイドによる合併症なしに，コルチコステロイド治療とほぼ同じくらい効果的に寛解をもたらす。TEN は成分栄養剤もしくは消化態栄養剤の形態でチューブからもしくは経口的に投与され，すべての標準的方法によって導入されたクローン病寛解を維持するための長期間の基礎として続けることが可能である。小児においては，EN は，ステロイドによって阻害される発育速度を改善する[35]。しかしアメリカにおいては，文化による好み，嗜好性，栄養チューブへの嫌悪感，費用などが TEN の幅広い使用を妨げた。

炎症性腸疾患に対する栄養補助食品

▶プロバイオティクス

効能の原理

プレバイオティクス，プロバイオティクス，あるいは他の生物活性のある物質といった未規制の栄養補助食品の受け入れは，アメリカの炎症性腸疾患患者で多い。現在炎症性腸疾患患者に最も評判のよい栄養補助食品の 1 つである，健康に「有益な」細菌を用いることは，20 世紀初頭に Elie Metchnikoff によって最初に提唱された[36]。炎症性腸疾患で細菌が果たす中心的な役割を考えると，抗炎症性細菌の集団を増やすという戦略は，薬物治療に代わる魅力的な選択肢である。この点で，無菌のヒト白血球抗原（human leukocyte antigen：HLA）-B27 遺伝子導入ラットは，明らかな大腸炎を起こさない[37]。しかし，1 系統もしくは複数系統の組合せの細菌に曝露された動物は盲腸炎を起こす。

一般的なプロバイオティクス微生物が腸管炎症に果たす役割を評価するために，無菌の HLA-B27 ラットが，クローン病患者から採取した *Bacteroides vulgates*，*Escherichia coli*，もしくは細菌混合物を定着された[37]。細菌混合物もしくは *B. vulgates* を定着されたラットは盲腸炎を起こしたが，一方，*E. coli* を定着されたラットは明らかな炎症を起こさなかった。のちに，特定病原体不在 HLA-B27 遺伝子導入ラットは，*Bacteroides vulgates*，および *Lactobacillus* の 2 系統のうちの 1 つを定着された。どちらの *Lactobacillus* 種も大腸炎を防がなかったが，特定の細菌を定着させた後で抗生物質を投与すると，プロバイオティクス *Lactobacillus* GG（LGG）は大腸炎再発を防いだ[38]。

これらや他の研究は，プロバイオティクスが複数の機序を通じて腸管の炎症を調節していることを示唆している。まず，プロバイオティクスは病原体の生育を阻害する。このことは，炎症性腸疾患患者を侵している腸内毒素症，すなわち *Bacteroides*，*Bifidobacteria*，*Lactobacillus* spp. のような有益な細菌の欠乏や epithelium-associated *E. coli* のような有害な細菌が過剰を改善する可能性がある[39～41]。また，プロバイオティクスは，抗菌ペプチドを放出したり，腸管結合部位からの毒素や病原体を排出したりして，腸内細菌叢に影響を与える。グラム陽性菌から分泌される抗菌タンパク質の一種であるランチビオティクスは，特殊な脂質成分によって病原細菌の細胞壁に侵入する[42]。主に *Lactobacilli* から分泌される他の種類の抗菌タンパク質は，重要な細胞内過程と同様に，標的細菌の細胞膜を破壊する[43]。*Lactobacilli* のようなプロバイオティクスは，酢酸，プロピオン酸，乳酸を分泌することによって病原種を調節する[44]。これらの酸は局所環境の pH の水準を下げ，*Salmonella* などの病原生物を効果的に阻害する[45]。

次に，プロバイオティクスは粘膜の健全性や状態を改善する。上皮の障壁の状態は，*E. coli* Nissle 1917（ECN）で密着結合複合体を支えることによって増強される[46]。他のプロバイオティクスは，上皮の健全性への炎症性サイトカインの影響を弱めることで，腸管の透過性を減弱する[47～49]。最後に，プロバイオティクスは腸管の免疫応答を調節する。腸管粘膜に分布している M 細胞は，プロバイオティクスを取り込んで樹状細胞に処理させ，その後 T 細胞と B 細胞に提示する[50,51]。この相互作用は IgA 産生を刺激し，次に非撹拌水層が病原体をはじく効果を増強する[51,52]。プロバイオティクス微生物は，樹状細胞が抗炎症性サイトカインを産生するように仕向ける能力をもつ[53,54]。*Lactobacillus acidophilus* と *Lactobacillus salivarius* はどちらも抗炎症性の制御性 T 細胞の活動を増進するが[55]，一方，他のプロバイオティクス微生物は，実際にヘルパー T 細胞（Th1）の病原微生物に対する免疫力を増強する。宿主の免疫機構はプロバイオティクスと病原体由来の Toll 様受容体 4（Toll-like receptor-4：TLR-4）作動物質の構造的違いを区別することができる[56]。残念なことに，あらゆる基礎医学データが炎症性腸疾患へのプロバイオティクス使用を支持しているのに，プロバイオティクスの臨床的有用性のエビデンスはまだ足りない。

潰瘍性大腸炎に対するプロバイオティクスの臨床試験

炎症性腸疾患に対するプロバイオティクス治療という構想への一般的な熱意を反映して，発表されている一握りのプロバイオティクス臨床試験に関して不釣合いなほど多くの総説が発表されてきた。プロバイオティクス微生物の炎症性腸疾患での役割を調査した最初の臨床研究は，潰瘍性大腸炎患者の寛解を維持するのにECN（2.5～25 × 10^9 CFU）とメサラミン1.5 g/日を比較し，再発率に有意差をみとめなかった[56]。別の研究では，軽度，中等度，重度の活動性をもつ大腸炎の寛解中の患者が，経口メサラミン（1.2 g/日）もしくはECN（5 × 10^5生菌を1日2回）に無作為に割りつけられた[57]。メサラミンとプロバイオティクスによる維持療法で同程度の寛解率が見られた（それぞれ73%と63%，$p = 0.006$）[57]。

ECN 1.5 g/日とメサラミンを比較するより大規模な維持臨床試験も，同等の再発率を示した（それぞれ64%と67%，$p = 0.003$）[58]。寛解導入にあたって，3つの異なる用量のECN浣腸剤をプラセボと比較すると，最大量の40 mLで53%の寛解率が得られた[59]。この用量依存性の効果は，その後，軽度から中等度の潰瘍性大腸炎をもつ90人の患者の研究で確かめられたが，寛解率52.9%（40 mL），44.4%（20 mL），27.3%（10 mL），18.2%（プラセボ）であった[60]。

潰瘍性大腸炎試験で用いられた別の一般的なプロバイオティクスであるVSL#3も，軽度から中等度の潰瘍性大腸炎を治療するために用いられてきた。非盲検試験によりVSL#3（3 g/日）と低用量バルサラジド（2.25 g/日）の組合せが，中用量バルサラジド（4.5 g/日），もしくはメサラジン（2.4 g/日）単独と比較して評価された[61]。併用療法が8週間の寛解をもたらすのに最も効果的であり，VSL#3/バルサラジド群の患者の85.7%が寛解を得た。一方，バルサラジド群では80.8%，メサラジン群では70%であった（$p < 0.02$）。2つ目の非盲検試験では，軽度から中等度の潰瘍性大腸炎をもつ34人の患者に，VSL#3を1日2回，6週間投与したところ，寛解/奏効率があわせて77%であった[62]。

軽度から中等度の潰瘍性大腸炎患者にVSL#3もしくはプラセボを1日2回投与した，より大規模な無作為化二重盲検プラセボ対照（randomized, double-blind, placebo-controlled：RDBPC）試験では，VSL#3で治療された患者の32.5%が，潰瘍性大腸炎疾患活動性指数スコアがベースラインの50%未満まで減少するという一次エンドポイントを達成したが，プラセボを投与された群では10%しか達成しなかった（$p = 0.001$）[63]。VSL#3の有効性は，潰瘍性大腸炎の小児患者にもみとめられた。

RDBPCの導入寛解試験で，VSL#3もしくはプラセボが，新たに診断された患者の標準的導入療法である経口メチルプレドニゾロン1 mg/kg/日と経口メサラミン50 mg/kg/日に加えて与えられた[64]。標準的導入療法とVSL#3の併用療法を受けた患者の寛解達成率（92.8%）は，標準的治療のみを受けた患者の達成率（36.4%）より多かった（$p < 0.001$）。メサラミン単独治療が行われた患者（73.3%）では，VSL#3とメサラミンで治療された患者（21.4%，$p = 0.014$）より有意に高い割合で12ヵ月以内に再発した。対照的に，他のプロバイオティクスを用いた2つの研究では，寛解維持に効果を確立することができなかった[65,66]。

回腸嚢炎に対するプロバイオティクスの臨床試験

回腸嚢炎の環境においても研究が行われてきた。回腸嚢炎は通常，全直腸結腸切除術と回腸嚢肛門吻合術を受けた潰瘍性大腸炎患者に起こる。*Lactobacillus* GG（LGG 0.5～1 × 10^{10} CFU/包）もしくはプラセボを1日2回活動性の回腸嚢炎に主な治療として投与した時，3ヵ月間ではプラセボに対し違いが見られなかった[67]。41人の潰瘍性大腸炎患者に，非盲検で4週間，*Lactobacillus* と *Bifidobacteria* を含む発酵乳製品を与えると，内視鏡的な改善が見られたが[68]，一方，69人の患者（うち51人が潰瘍性大腸炎のために回腸嚢吻合術を受けている）でこの製品を評価した2つ目の研究では，潰瘍性大腸炎の患者にだけ改善が見られた[69]。プロバイオティクスは，回腸嚢炎に対する主治療としては失敗であったのと対照的に，医原性の回腸炎の寛解維持にはより強力な成績を確立した。VSL#3を用いた2つのRDBPC試験は，抗生物質によって寛解を得た患者により有益な結果をもたらした[70,71]。また，患者が潰瘍性大腸炎に対する嚢吻合術を受けた直後から，VSL#3 1包を毎日投与すると，プラセボに比べて，有意に回腸嚢炎の最初の発生を防ぐことができたという事実は興味深い[72]。

クローン病に対するプロバイオティクスの臨床試験

クローン病については，2011年以前に，プロバイオティクスを用いた9つの臨床試験が行われた[73]。潰瘍性大腸炎での成功とは対照的に，寛解をもたらすことができると示したのはクローン病試験の1つのみであった。クローン病に対して行われた最初の研究は，軽度から中等度の活動性をもつクローン病の小児患者に *Lactobacillus* GGを投与した非盲検試験であり，4週目でCDAIスコアがベースラインより大幅に低下した[74]。続いて軽度から中等度活動性のクローン病成人患者に対して *Lactobacillus* GGとプラセボを比較した小規模臨床試験が行われた[75]。6ヵ月目に，それぞれの試験の治療群の中で，同じくらい少数の患者が寛解に入った後，研究者らは *Lactobacillus* GG治療は有益でないと結論づけた。

クローン病の術後再発におけるプロバイオティクスの効果も研究された。*Lactobacillus* GGを用いた2つの研究は術後再発を防ぐことができなかった[76,77]。また，*Lactobacillus johnsonii* LA1を用いた他の研究も，術後クローン病を防ぐ効果がないとわかった[78,79]。最終的に，プレバイオティクス/プロバイオティクスの組合せの役割を評価する研究（Synbiotic 2000）も，術後再発を防ぐことができなかった[80]。

炎症性腸疾患におけるプロバイオティクスの効果は以下のとおりである。ある種のプロバイオティクスは潰瘍性大腸炎の病勢進行（ECN）や，医療行為から生じた回腸嚢炎寛解（VSL#3）に有意に影響を与えることができる。しかし，クローン病におけるプロバイオティクスの有意性についてはあまりエビデンスがない。プロバイオティクスは安全性に優れているという側面をもつが，培養物の生存率と産物の純度についての懸念がある。これらの懸案事項は，炎症性腸疾患モデルにおける有意な抗炎症作用を示す臨床

IV

前データとともに，プレバイオティクスとよばれる治療用サプリメントの開発へのかなりの関心を煽った。「プレバイオティクス」という用語は，有益な細菌の生育を促進する非消化性複合糖類を表すためにつくられた造語であった[81,82]。

▶プレバイオティクス

これらの物質は上部消化管で消化や同化はされないが，その後善玉菌によって発酵され，健康によい働きをする。イヌリンとオリゴフルクトースは自然界に存在するプレバイオティクスであり，小麦，チコリー，ニラ，アーティチョーク，アスパラガス，ニンニクなどの植物に含まれる[83]。プレバイオティクスは，腸管上皮のバリア機能の改善や抗炎症作用の亢進，短鎖脂肪酸の産生亢進によって腸粘膜炎症を改善する。プロバイオティクスと同じようにプレバイオティクスも安全で効果的な作用を示すとされているが，重篤ではないものの，時に腹痛，鼓腸，腹部膨満，下痢などの副作用を起こす[83]。

休止期の潰瘍性大腸炎に対するプレバイオティクスの研究で，腸内細菌によりインドオオバコの種子が発酵されて酪酸が生成されることがわかっている[84]。インドオオバコ繊維の有効性を評価するためインドオオバコの種子 10 g を1日2回投与群，メサラミン 500 mg を1日3回投与群，併用群の3群に分けて非盲検試験で比較した。再発率はそれぞれの群で同等であった（インドオオバコ群：37%，メサラミン群：35%，併用群：23%）[84]。また他の繊維として，ビールの醸造過程の副産物である発芽大麦を18人の軽度〜中等症の潰瘍性大腸炎患者に対して投与し，有効性を評価した。発芽大麦 20〜30 g を4週間投与することにより明らかな有効性を示した[85]。その後発芽大麦を12ヵ月投与しても，GBF を投与しなかった対照群と比べて有効性は継続していることが報告されている[86]。

その他の食物繊維としてオートブランは発酵され SCFA を生成するとされており，潰瘍性大腸炎の寛解状態を維持するといった炎症性腸疾患の治療となる可能性がある[87]。23人の潰瘍性大腸炎患者に1日 60 g のオートブラン繊維を12週間投与したところ，投与群，非投与群ともに再発はみとめなかったが，投与群で便中 SCFA の上昇をみとめた。

プロバイオティクスの精製物もまた炎症性腸疾患の患者に対して有効である。回腸嚢炎の患者20人に対して 24 g/日のイヌリンとプラセボを交差法で比較した研究では，3週間投与後に便の採取，内視鏡検査を行い，4週間のウォッシュアウトののち，もう一方の投与を行って比較した[88]。両群で pouch disease index は差をみとめなかったが，イヌリン投与群で有意に酪酸濃度の上昇をみとめた。他に小規模ではあるが10人の活動性の回腸結腸型のクローン病に対してオリゴフルクトースとイヌリン（15 g/日）を併用して3週間投与したところ，疾患活動性が低下したという報告がある[89]。炎症性腸疾患に対するプレバイオティックの有効性に対する研究は限定的であり，より大規模な研究が望まれる。しかし，プレバイオティクスは消化後に残る体積の問題を無視することは難しく，これらの研究が逆にプラセボの体積効果による炎症性腸疾患への効果を示すことになりかねないという問題がある。

n-3系脂肪酸

n-3系を豊富に含む魚類や魚油は「機能性食品」とされ，炎症性腸疾患患者の治療として長い間注目されてきた。人は健康状態を維持するために必要な脂肪酸のうち，2種類の脂肪酸を除いて自身で生成することができる。その2つの「必須」脂肪酸とはリノレン酸（linoleic acid，n-3系脂肪酸の前駆体），α-リノレン酸（α-linoleic acid，n-6系脂肪酸の前駆体）である。リノレン酸と α-リノレン酸の最適な摂取比率は 4：1 とされている[90]。しかし，植物油を多用する西洋風の食事ではその比率は 15〜16：1 となっており，このことがクローン病や潰瘍性大腸炎などの炎症性疾患の増加をもたらしている[91,92]。

n-6系飽和脂肪酸の前駆体であるアラキドン酸（arachidonic acid）は哺乳類の細胞膜に蓄積する。アラキドン酸は炎症を制御する重要な分子シグナルであるが，過剰なアラキドン酸は炎症が制御できなくなる一因となる。ホスホリパーゼ A2 の作用により，アラキドン酸は細胞膜のリン脂質から分離される[93]。アラキドン酸の代謝の下流には炎症性前駆物質であるロイコトリエン B_4（leukotriene B_4）やプロスタグランジン E_2（prostaglandin E_2）があり，これらは炎症細胞の血管内接着，遊走，走行を亢進することで炎症を活性化する[94]。

西洋式の食事により細胞膜に過剰に n-6系脂肪酸が蓄積し，下流のロイコトリエン B_4 やプロスタグランジン E_2 が過剰に生成され，様々な炎症性疾患の頻度が増加している[95]。一方，n-3系脂肪酸を豊富に含む食品はアラキドン酸が炎症性前駆物質へ変換されることを阻害し，LTB_5 や PGE_3 といった活性の低い物質へ代謝されることを促す[96,97]。

このように n-3系脂肪酸の抗炎症作用はもっともらしく説明されているが，この作用の詳細なメカニズムについてはよくわかっていない。以前は，炎症の収束は食細胞による病原体の減少とケモカインの除去によると考えられていた[98]。しかし最近，n-3系脂肪酸の代謝生産物であるレゾルビンとプロテクチンが炎症の収束を促すという確かなエビデンスが確立されている[99,100]。宿主の病原体に対する反応の第一期では，古典的なプロスタグランジンやロイコトリエンが優位となり，古典的な炎症徴候を示す。炎症反応の転機ではプロスタグランジン E_2 やプロスタグランジン D_2 が恒常的な状態へ戻すのに中心的役割を示すリポキシン，レゾルビン，プロテクチンの合成酵素を誘導する[100]。**図 78.1** に示すように，レゾルビンやプロテクチンはエイコサペンタエン酸（eicosapentaenoic acid：EPA）やドコサヘキサエン酸（docosahexaenoic acid：DHA）といった n-3系脂肪酸からのみ生成される[100]。

このメカニズムの解明により，深海魚（例：サケ，ニシン，サバ）に豊富に含まれる EPA や DHA の抗炎症作用への作用が再認識されてきた。*de novo* では，これらの魚の腸内細菌は魚肉に含まれている長鎖 n-3系脂肪酸を豊富に精製する[90,101]。魚肉の消化により EPA や DHA を摂取することができる。

より薬理学的なアプローチとして濃縮した魚油の炎症性腸疾患に対する効果を検討した研究は数多く行われている

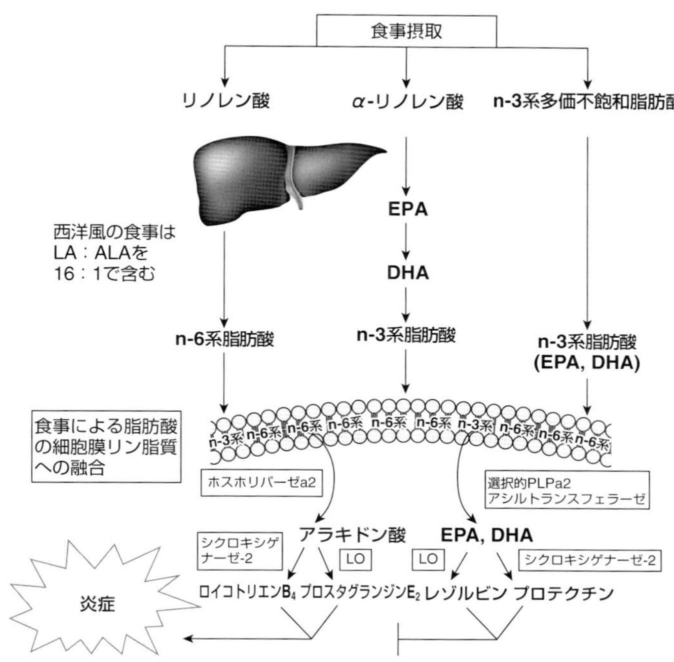

図 78.1　必須脂肪酸の摂取とその炎症に対する影響。

が，統一した結果は出ていない。10 人の軽度～中等度の潰瘍性大腸炎患者に対して行われた魚油の最初の非盲検試験では，7 人の患者において中等度～著明な改善をみとめた[102]。この魚油の効果を支持するため，続いて 11 人の軽度～中等度の潰瘍性大腸炎患者に 4.2 g/日の n-3 系脂肪酸を含む魚油を投与する試験が行われた。魚油投与により 56%の患者が腸炎の症状の改善をみとめたが，一方プラセボ群の改善率はわずか 4%であった（$p < 0.05$）[103]。

次いで，魚油を含むカプセルを用いて，24 人の活動性潰瘍性大腸炎患者に対する小規模交差試験が行われた[104]。魚油投与群において疾患関連生化学データ，組織所見は改善をみとめたが，プラセボ群では改善をみとめなかった。しかし，潰瘍性大腸炎患者に対するより大きな無作為化比較試験にて魚油とオリーブ油を比較したが，臨床的な差異をみとめなかった[105]。一方，生化学データは治療群間で差をみとめた。臨床的な差異をみとめなかったことは，腸管炎症モデルであるインターロイキン-10 ノックアウトマウスにおける魚油の腸炎や炎症性腫瘍に対する効果の研究の結果で説明ができるかもしれない。この研究ではオリーブ油をプラセボとして用いた[106]。オリーブ油を投与した動物は，魚油を投与した動物より，炎症および腫瘍スコアが低かった。このことは，オリーブ油が魚油に対するプラセボとして適切ではない可能性を示唆している。

第三の研究では，遠位結腸炎の患者に対する魚油の検討が行われ，疾患活動性指数（$p < 0.05$），内視鏡所見（$p = 0.013$）で改善をみとめた[107]。これらの異なる研究結果をまとめるため，潰瘍性大腸炎に対する魚油の研究のメタ解析が行われたが，寛解率の改善はみとめなかった[108]。しかし，活動性潰瘍性大腸炎患者に対するサケ摂取の効果を見た研究では，腸炎の活動指数とともにその他の生化学データも改善しており，消化管内の DHA や EPA 濃度を上昇させるような食行動介入は有益なのかもしれない[109]。

クローン病に対する魚油の効果の研究はより多く行われている。いくつかの無作為化比較試験ではクローン病の（多くはステロイドによる）寛解維持率に対する魚油の効果を評価しているが[110～114]，魚油の形態が様々であるため試験デザインが一定していない。初期の試験では，魚油投与群で寛解率の改善をみとめた[111,112,114]。一方，最も大きな試験では違いをみとめなかった[110,113]。しかし，腸溶性コーティングを施した魚油を用いた試験結果を集めたメタ解析では，投与後 1 年において寛解率維持の改善を認めた（相対リスク 0.77，95%CI ＝ 0.60～0.98）[108]。

魚油を用いた臨床試験において深刻な副作用はみとめておらず，魚油の摂取により腸粘膜のエイコサノイドの構成物が改善するという生化学データを考えると，潰瘍性大腸炎患者の魚油摂取は効果は高くないにせよ安全な栄養補助であると考えられる。しかし，EPIC 試験[110]の結果をまとめると，クローン病患者に対して有効ではないことを示唆する。以上，すべてのエビデンスをまとめて考えると，炎症性腸疾患に対する魚油の明らかな有効性はないと考えられる。

まとめ

患者にとっても臨床家にとっても情報過多であるこの時代において，炎症性腸疾患に対する栄養支持療法に関する文献は範囲が広く，方針を決めるほど決定的な結果を示すものは少ない。炎症性腸疾患の患者は，腸管の炎症に良い影響を与えるには，日々の栄養摂取においてどのようなものが最適であるかという情報について，非常に高い関心をもっている。

食生活が炎症性腸疾患の発症にどのように関与するのかという疑問は，食生活を変化させることで炎症を改善することができるのかという疑問と結びついている。最も確立されたエビデンスでは，西洋式の食事は炎症性腸疾患のリスクファクターとなりうる。しかし残念ながら，炎症性腸疾患の炎症状態をなくすには食生活の介入の効果は不十分であると考えられる。経口摂取の代わりに経腸栄養を用いることはリスクが低く，長期有用性がある治療介入であると思われる。

炎症性腸疾患における栄養補助療法についてのレビューをまとめると，現時点での文献では（特に小児科領域では）活動期のクローン病の初期治療として経腸栄養のみを用いることが望ましいとされているが，厳密性のある臨床試験がないのが現状である[115]。また，腸管内炎症によって引き起こされた栄養不足への介入によって微量元素の不足を防ぎ，補充することができる。これらを踏まえると，この治療が非常に難しい疾患において，栄養補助療法がすぐに，簡単に「治癒」をもたらすことはないと考えられる。Forbesらが以下のようにまとめている。「成人炎症性腸疾患患者における栄養療法は過小評価され，用いられていないのかもしれないが，この有用性を支持するエビデンスを構築し，これらの患者にとって最も良い治療法を決め，レジメンを策定することが必要である」[115]。

(Gerald W. Dryden, Douglas L. Seidner／
山野　言，田原裕美子，臼井亮太 訳)

79 セリアック病

セリアック病の症状は，1888 年，Gee によって食事に関連した下痢症状として最初に定義された[1]。1950 年，Dicke[2,3]は，第二次世界大戦中の穀物不足の状況下でセリアック病の子どもがジャガイモ食で成長（体重と身長）が劇的に向上したこと，戦後にパン食摂取が可能な状況下で症状が再発したことから，原因は小麦であることを報告した。その後，小麦摂取がセリアック病発症の誘因となること，小腸内の免疫反応によって引き起こされることが明らかとなった。この報告から，セリアック病は，遺伝学的素因を有する人が小麦やライ麦，大麦に含まれるグルテンを摂取することによって起こる，小腸に限局する T 細胞を介した炎症性疾患と定義される。慢性的な小腸の炎症は，腸粘膜萎縮と栄養素やビタミン，ミネラルの吸収不良を引き起こす。本章は，セリアック病の臨床像と原因，予後，および無グルテン除去食に絞り概説する。

病気の発生

▶疫学

感度および特異度の高い抗体を用いた献血スクリーニング検査によれば，アメリカのセリアック病の罹患率は 133 人中 1 人の割合である[4]。世界における白人のセリアック病の頻度は約 1％で[5]，セリアック病と診断される患者の割合は増加傾向にある[6,7]。この原因には，グルテン含有の高い小麦の栽培や腸の透過性を亢進させるロタウイルス感染[8]，乳児授乳の変化[9]があげられる。生後 5～7 ヵ月の乳児に対するグルテンを少量しか含まない母乳による育児は，遺伝学的にセリアック病の発症素因を有する幼児での発症を抑制，または遅延させる可能性がある[10]。セリアック病は，一般的にグルテンが食事として最初に使用される生後 1～2 年，および若年成人期に発症する。そしてどの年齢でもその症状が顕著化する[11]。

▶病理生物学

セリアック病拡大の原因としては，小麦（スペルト，トリティカーレ，セモリナ，およびカムットを含む）やライ麦（モルトを含む），大麦（**図 79.1**）からのグルテン摂取と遺伝的背景[5~7]が考えられる。グルテンは，小麦に含まれ，食物を焼く際に非常に理想的な弾性力を生むタンパク質である。グルテンのタンパク質構造は，アミノ酸であるプロリンとグルタミンの反復構造が特徴的である。小麦グルテンやグリアジンに含まれるアルコール溶解成分，あるいはライ麦や大麦に由来するプロラミンが，セリアック病における毒性物質である[12,13]。*in vitro* や *in vivo* の研究から，多くのグリアジンペプチドがセリアック病における炎症発症の誘因となることが報告された。そのペプチドの 1 つである α_2-グリアジン[14]由来の 33-mer ペプチドは，前述した 3 つの毒性を有するエピトープが存在し，ヒトの膵臓や腸のタンパク質分解酵素で消化できないため，免疫反応の誘因となる。

健常人と比較して一卵性双生児ではセリアック病を共に発症する割合が多いこと[15]や第一度近親者において発症リスクが増加すること[16]から，セリアック病が遺伝子的疾患であることが示唆される。ヒト組織適合性抗原（human leukocyte antigen：HLA）-DQ2（DQA1*05/DQB1*02）と DQ8（DQA1*03/DQB1*0302）対立遺伝子座は，セリアック病との最も強い遺伝子関係にある[17]。しかし，これらのリスク対立遺伝子座をもっているすべての人がセリアック病を発症するわけではない。ゲノムワイド研究から他の原因遺伝子候補が同定され[11,18~20]，現在は HLA-DQ2 を有する時にセリアック病発症のリスクが増加するといわれている[21]。セリアック病と 1 型糖尿病[22]はクローン病とともに[19,23]遺伝子が関連すると報告されている。

グリアジンは，セリアック病患者の腸管粘膜における先天的または後天的な免疫反応の誘因となることが報告されている（**図 79.2**）。グリアジンペプチドが腸上皮に対してどのように作用するのかは不明である。腸炎や外科的手術のような身体的ストレスが，粘膜固有層内の免疫細胞へのグリアジンペプチドの到達閾値を低下させる可能性がある[24,25]。粘膜固有層において組織グルタミン転移酵素（tissue transglutaminate：tTG）によってグルタミンからグルタミン酸に変換され，さらに本来のグリアジンペプチドまたは負電荷を帯びたグリアジンペプチドが，抗原提示細胞[11,26]の外膜に発現する HLA-DQ2，DQ8 の陽電荷したポケットに誘導される（**図 79.2**）。結合した抗原複合体は，インターフェロン-γ の誘導や腸管炎症の原因となる特定の T 細胞を活性化する。またグリアジンは，腸上皮の細胞傷害性 T リンパ球をナチュラルキラー細胞に再変換させることによって先天性免疫反応を活性化することが可能である[27]。そして腸管上皮から遊離したサイトカインであるインターロイキン-15（IL-15）が，腸管炎症を惹起する。レチノイン酸は，セリアック病に対して遺伝学的に寛容な人でグリアジンペプチドに対する抵抗性を低下させる IL-15 のアジュバントとして作用する可能性がある[28]。

慢性的な腸炎症の結果，栄養吸収に重要な絨毛の萎縮と表面積減少を引き起こす。また慢性的な腸炎症は，腸管上皮上の栄養素輸送担体のタンパク質発現を低下させる可能性がある[29]。萎縮した十二指腸上皮からのセクレチンやコレシストキニンの分泌低下による膵臓機能の低下や腸内細菌の異常増殖が，栄養素の吸収不良の原因となる可能性がある。

臨床像

セリアック病の古典的な臨床症状は，下痢，放屁，腹部

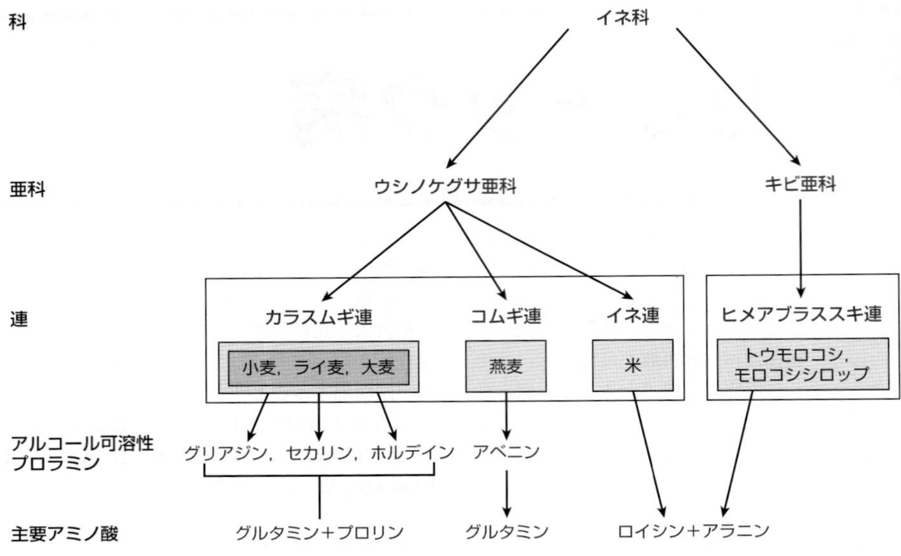

図 79.1 イネ科草類の分類。

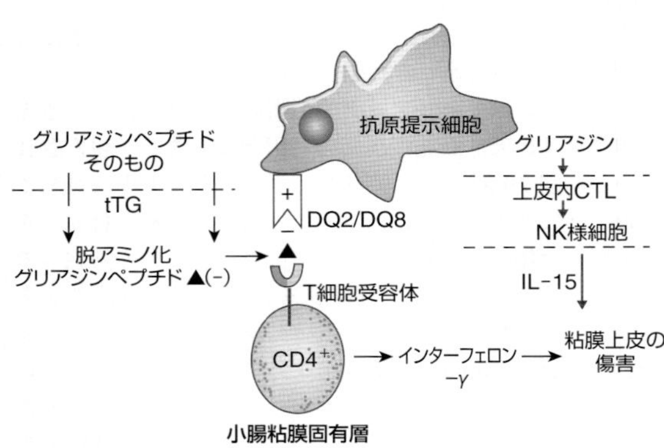

図 79.2 セリアック病の発症機序。33-mer ペプチドに代表される不完全処理されたグリアジンは，機序は不明であるが腸管上皮に接触し，粘膜固有層に到達する。グリアジンペプチドそのもの，あるいはtTG によって脱アミド化グリアジンペプチドが，抗原提示細胞上の外膜に発現する陽電荷したヒト白血球抗原（HLA）-DQ2 や DQ8 分子と結合して $CD4^+$ T 細胞によって認識される。この T 細胞の活性化によってインターフェロン-γ が分泌され，粘膜上皮の傷害が起こる。グリアジンはまた直接的に腸管上皮に作用して IL-15 の遊離を誘導し，粘膜固有層での免疫反応が生じる。CTL：細胞毒性リンパ球，NK：ナチュラルキラー細胞。(Adapted with permission from GreenPH, Jabri B. Coeliac disease. Lancet 2003 : 362 : 383–91.)

膨満感，および体重減少である[30]。アメリカでは 1980 年代以降，セリアック病の臨床症状は下痢症状例からスクリーニング陽性の無症状例，鉄欠乏性貧血や骨関連疾患を有した症例に変化していったことが注目される[31]。他の臨床症状は，疲労感，便秘，消化不良，原因不明の肝炎，神経障害，運動失調，歯の発育不全，および脱毛などがある。セリアック病では，健常人の 50 倍高く顕微鏡的大腸炎のリスクが存在する[32]。また，セリアック病の全例に熱感や掻痒感を伴う皮膚症状をみとめる[33]。セリアック病を有する患者は診断時に肥満を有する可能性がある[34]。セリアック病のハイリスク群には，患者の第一度近親者や 1 型糖尿病，自己免疫性甲状腺疾患，過敏性腸症候群，原発性胆汁性肝硬変，多発性硬化症，ダウン症，ウィリアム（William）症候群，およびターナー（Turner）症候群[35]があげられる。無症候性セリアック病に伴う症例のほとんどは，セリアック病の第一度近親者である。

診断

▶小腸生検

小腸生検はセリアック病の診断においてゴールドスタンダードであり，小腸生検により腸管炎症の程度が評価可能となる。最も軽症な状況では，絨毛構造は正常で，リンパ球増加は絨毛上皮内に限局する。セリアック病のほとんどの症例では，粘膜固有層でのリンパ球や形質細胞の増加以外に陰窩の過形成を伴う腸管粘膜萎縮をみとめる[7,33]。特に軽症例では，これらの炎症変化はセリアック病に特異的でないため，確定診断には抗体テストとグルテン除去食負荷による腸粘膜の組織学的な評価をする必要がある[7]。セリアック病の所見は近位小腸に主に見られ，特にグルテンに曝露される最初の部位は十二指腸である。そのため，グルテン含有の食事摂取時に複数の十二指腸生検を行うことは，診断確定に推奨されている[35]。腸の長さや炎症浸潤の程度によって，十二指腸の組織学的特徴と臨床症状はあまり相関しない[36]。

▶抗体検査

ここ数年でセリアック病に関連するいくつかの抗体が同定された。その大部分は免疫グロブリン A(IgA)[37]である。これらの抗体は，症状を有するセリアック病の診断，ハイリスク群のスクリーニング，グルテン除去食のアドヒアランスのモニタリングに有用である。筋内膜抗体（endomysial antibody：EMA）と tTG IgA 抗体は，セリアック病で成人と子どもに最も高い感度と特異性を有する[5]。

tTGは，EMAによって認識された自己抗原である[37,38]。脱アミド化グリアジンペプチド（deamidated gliadin peptide：DGP）IgAとIgGテストは，tTGによって脱アミド化された毒性の高いグリアジンペプチドを認識する免疫グロブリン抗体検査として開発された。これらのテストには，EMAとtTG抗体測定に近い感度と特異性がある。DGP IgG抗体検査は，tTG IgG抗体よりも感度と特性が高く，特に完全IgA欠損型のセリアック病の患者の診断において有用である[37]。tTG IgA抗体は，クローン病や潰瘍性大腸炎，原発性胆汁性肝硬変などの他の炎症背疾患を有する患者で偽陽性率が高く，EMAよりもセリアック病診断のための陽性的中率が低い[39,40]。

抗グリアジンIgA抗体（antigliadin IgG antibody：AGA）は，セリアック病診断において感度と特異性が低く，現在使用されていない[37]。グルテン除去食で改善する消化器症状を有し，tTGやEMA抗体陰性，かつ十二指腸生検が正常の症例に対してAGAテストは，グルテンに対する感受性あるいは不耐性を示す指標として有用な可能性がある[41]。

表79.1　セリアック病に関連した栄養的問題

診断時の不足栄養素	臨床的特徴	厳格なグルテン除去食に関連した合併症
一般的な症状		肥満
鉄	貧血	高脂質異常症
葉酸	口唇炎，貧血	繊維の低摂取
カルシウム	テタニー，骨量減少	不適切な葉酸，チアミン，ナイアシン，リボフラビン摂取
ビタミンD	骨量減少	
重篤な症状		
ビタミンB_{12}	貧血，神経障害，舌炎，運動失調	
亜鉛	皮膚炎，味覚異常	
カリウム	筋力低下，不整脈	
マグネシウム	テタニー，知覚異常	
銅	運動失調，知覚異常	
ビタミンA	夜盲	
ビタミンE	運動失調，神経障害	
ビタミンK	斑状出血	
タンパク質	浮腫，筋疲労	
炭水化物	放屁/腹部膨満感	

▶遺伝子検査

セリアック病のほとんどすべての患者は，HLA-DQ2またはDQ8リスク対立遺伝子座[35,42]を有している。遺伝子検査は，すでにグルテン除去食を行っている患者，または十二指腸生検結果で確定判断がつかない患者の診断や第一度近親者でセリアック病のリスクを評価する場合に有用である。

栄養的な予後

セリアック病は，通常十二指腸や近位空腸に病変をみとめるが，小腸全体に及ぶこともある[7]。栄養素の吸収不良や臨床的予後は，小腸絨毛の萎縮の程度・部位に関係する。十二指腸と近位空腸に限局した病変は，鉄や葉酸，カルシウムに対する高親和性輸送機構がこれらの部位に存在するため，吸収不良を引き起こす[5,7]。臨床的症状は，鉄欠乏と大球性貧血[43]，骨量減少である。病変が小腸全体に及ぶ場合では，すべての三大栄養素（炭水化物，脂肪，タンパク質）やビタミン，ミネラルの吸収不良が生じる。臨床的な症状は，糖吸収不全による下痢と放屁，腹部膨満感，低タンパク血症による浮腫，骨格筋量および体重減少，著明なビタミン欠乏やミネラル不足である（**表79.1**）。回盲部の炎症によるビタミンB_{12}欠乏症がセリアック病患者の10〜40%でみとめられる[43〜45]。慢性的な下痢は，下痢や粘膜治癒に必要な亜鉛の欠乏を引き起こす可能性がある。重度の吸収不良患者では，銅欠乏と神経障害の原因となる[46]。

セリアック病で最も一般的な臨床症状は，鉄欠乏性貧血と代謝性骨量減少である。鉄欠乏性貧血が閉経前女性の無月経や不妊の原因と同定できず，診断が遅れる可能性がある。鉄補充療法の不応例や消化器症状を伴う貧血例（男女共に）に対しては，セリアック病を疑う必要がある。骨量減少（骨減少症，骨粗しょう症）は，成人のセリアック病[47〜49]の最大70%と子どものセリアック病の16%で認められる[50]。骨軟化症はあまり一般的な症状ではない。セリアック病を有する成人では，グルテン除去食の治療前後において健常人に比較して約2倍高い骨折リスクがある[51,52]。この骨量減少が，慢性的な腸炎症骨によるカルシウムとビタミンD吸収不良または炎症性サイトカインの骨への影響によるものかは不明である[49]。男性では，女性より重篤な骨量減少を認めることがある[53]。よって骨折リスクが評価されるまで，患者は激しいスポーツを避ける必要がある。

栄養評価

セリアック病患者の状態評価には以下のような項目がある。すなわち，身長や体重などの身体測定，筋量の評価，血球数・電解質・肝機能・アルブミン値・カルシウム濃度などの血液検査，骨密度測定である。症状が重度な場合，特定のビタミンやミネラル不足の可能性がある場合には，追加検査が必要となる（**表79.1**）。患者が小球性貧血を有する場合は，鉄濃度，総鉄結合能，フェリチン濃度を測定する。正球性貧血または大球性貧血をみとめる場合は，葉酸とビタミンB_{12}を測定する。骨量減少をみとめる患者に対しては，25-OHビタミンD，リン，マグネシウム，および副甲状腺ホルモン値の測定を行う。24時間尿中カルシウム量測定は，腸管からのカルシウム吸収量を評価する最適な検査である。重篤な下痢や体重減量をみとめる患者では，すべてのビタミンおよびミネラル不足を有している可能性があるため，血中脂溶性ビタミン（D，A，K，E），や葉酸，ビタミンB_{12}，亜鉛，銅濃度を測定する必要がある。

治療

セリアック病に対する唯一の治療は，厳格なグルテン除去食の導入である。食事療法を行う前に，セリアック病を確定診断する必要がある。グルテン除去食治療は，患者にとって煩雑な上費用がかかるため[54]，特に無症状例に対して食事療法は生活の質（QOL）を悪化させる可能性がある[55]。セリアック（celiac）病が診断されると，治療には6つの重要な要素（CELIAC），すなわち知識豊富な栄養士と

表 79.2 グルテン除去食

許容穀物/デンプン	不可穀物
米（玄米，白米，ワイルドライス）	小麦（胚を含む）
コーン	スペルト小麦
キヌア	セモリナ
アマランス	デュラム小麦
豆類	ライ麦
ミレー	大麦
モロコシ	ライ小麦
クズウコン	カムート
ソバ/カシャ	ブルグア
マコモ草	クスクス
テフ	ヒトツブ小麦
ジャガイモ	エンマー小麦
乾燥豆類	ファッロ
	ジャガイモデンプン

の相談（consultation），病気に対する教育（education），一生涯（life-long）のグルテン除去食治療，不足する栄養素の同定（identification），支援グループとの交流（access），病気の継続的な（continuous）観察が必要となる[56]。

▶グルテン除去食

グルテン除去食治療は，小麦や大麦およびライ麦などの穀物を食事から除去することである（**図 79.1**，**表 79.2**）。小麦の混入がない場合，米やトウモロコシなどの穀物には毒性がない[57]。グルテンはほとんどの西洋食に含まれる上，薬物[58]，市販薬，聖餐用聖餅など他の食品にも含まれる可能性もあるため，グルテン除去食治療を継続することは困難である。これまでのヒトの研究から，腸の炎症を引き起こすグリアジンの用量は 10～25 mg（グルテン 20～50 mg）と報告されている（**表 79.3**）[59～61]。セリアック病の患者は 10 mg のグルテン摂取で発症することはまれである[61]。しかし 20 mg のグルテン量はティースプーンの 1/8 未満程度の小麦粉とごく少量であるため，毒性閾値を容易に超える。グルテン無添加の食物表示は，まだアメリカ政府によって規制されていない。国際食品規格委員会（Codex Alimentarius Commission）は，グルテン無添加天然食物をグルテン 20 ppm 未満とし，グルテン無添加としてつくられた製品をグルテン 100 ppm 未満として採用した。アメリカやカナダのグルテン除去食の基準は 20 ppm 未満（20 mg/kg の食品）である[62,63]。グルテン除去食に対する教育には，信頼できるインターネット・サイトや支援グループへの紹介ばかりでなく，栄養士による栄養評価と指導が必要である。厳格なグルテン除去食治療の遵守率は，小児期[64]に最も高く，思春期[65,66]で最も低くなる。

▶燕麦と小麦デンプン

小麦などの混入のない燕麦は，ほとんどのセリアック病の患者において摂取可能で[67～70]，食物繊維とビタミンを含んだ味わいの良い食物である。まれに燕麦に含まれるアベニンに対して T 細胞応答が生じ[71]，小麦などの混入のない燕麦摂取後に腸炎症状をきたした症例が報告されている[72]。商業的に使用される燕麦には，ある程度の小麦が混

表 79.3 グリアジンの小腸に対する摂取量依存性の影響

グリアジン濃度 (mg)	徴候	小腸透過性	小腸生検所見
10[a]	なし	不明	普通
25	あり	不明	軽度の変化
100	あり	正常	軽度の変化
500	あり	増加	著明な変化

[a] ティースプーン 1/8 未満の小麦粉相当。
(Data from references 59 to 61, with permission.)

入しているため[73]，グルテン無添加の燕麦だけがセリアック病患者にすすめられる。燕麦は食物繊維を多く含むため，厳格なグルテン除去食治療としての燕麦の導入は放屁と腹部膨満感を引き起こす可能性がある。

食事に微量に含まれる小麦デンプンは，セリアック病患者に対して安全であることが報告されている[57,74]。北ヨーロッパ諸国とイギリスでは，グルテン無添加の規格がグルテン 100～200 ppm（100～200 mg/kg の食品）であるため[62]，万が一 200 ppm 以上の含有グルテン食を摂取する場合，腸炎発症閾値のグルテン量を超える可能性がある。

▶モニタリング

セリアック病の 70％以上の患者は，厳格なグルテン除去食治療によって治療後 2 週間以内に症状が改善する。鉄量や骨量減少を含むビタミンとミネラル不足は，グルテン除去食導入のみでしばしば改善する[49,75～77]。思春期前の早い段階でセリアック病が診断された小児では，治療により成長時の最大骨量を達成できる可能性がある[49]。セリアック病を有する骨粗しょう症患者や高齢患者ではビスホスホネート製剤による治療が必要となる。腸管からのカルシウムの吸収障害のため，持続性腸炎症例やセリアック病の初期例ではビスホスホネート製剤を早期から使用することを考慮する。吸収不良性下痢を伴う患者やグルテン除去食治療に対するアドヒアランス不良患者，偏食を伴う患者に対しては，微量元素とミネラル含有の総合ビタミンやビタミン D に加えてカルシウムを補充することが推奨される。また，ラクトース（乳糖）不耐症を有する患者でもこの補充は推奨される。微量栄養素補助食品は，特定の微量栄養素欠乏に応じて使用する。妊娠可能な女性は，神経管欠損のリスクを抑制するため，葉酸を 1 日 800 μg 補充する必要がある。

医師や栄養士は，グルテン除去食治療のアドヒアランスや患者の栄養状態，合併症の管理のため，セリアック病患者をモニタリングする必要がある（**表 79.4**）。しかし，モニタリング期間についての基準は確立されていない[78]。症状改善や抗体の陰転化は，腸管の組織学的な改善と相関する。ある研究では，腸炎の完全寛解率はグルテン除去食治療を 2 年間受けた患者の 34%，5 年間受けた患者の 66%にみとめられる[79]。食事療法のアドヒアランスについて一定期間評価することは，患者の症状経過を見る上で有用である[80]。グルテン除去食治療は，胃腸症状を伴う患者で QOL を改善する[55]。

グルテン除去食治療を受けているセリアック病の患者では，腸からの栄養吸収の改善や高炭水化物のグルテン除去食摂取によって肥満をきたすことがある（**表 79.1**）。代替

表 79.4　セリアック病患者の長期的なモニタリング

医師	栄養士
継続的な体重評価（子どもの成長パラメーター評価）	継続的な体重評価
特定の血液微量元素測定	健全な食事の指導
抗体テスト（tTG IgA 抗体，完全 IgA 欠損の場合 DGP IgG 抗体）	グルテン除去食の指導
血液脂質パネル	適度な運動の指導
健康的な食事の指導	
成人患者の継続的な骨密度評価	
臨床的症状がある場合に内視鏡的近位	
小腸生検の再評価	

DGP：脱アミド化グリアジンペプチド，tTG：組織グルタミン転移酵素。

穀物（**表 79.2**）や果実，野菜の摂取は，食物繊維や微量栄養素を含むため推奨される。食事摂取量の制限は，運動量増加療法とともに推奨される。腸管からのコレステロール吸収の増加により高脂質異常症が生じる可能性はあるが，コレステロールの摂取は有益である[81)]。グルテン無添加食品は特に鉄や葉酸，カルシウムの含有が少ないため，ある特定のビタミン欠乏を引き起こす可能性がある[82)]。

合併症

グルテン除去食治療で症状が改善しない最大要因は，無意識または意図的なグルテン食摂取である。持続的な胃腸症状の他の要因としては，ラクトースやフルクトース（果糖）不耐症，他の食物アレルギー，他疾患との誤診，細菌の異常増殖，膵機能不全，内視鏡的大腸炎症所見があげられる。

難治性のセリアック病は，グルテン除去食治療が初期段階で有効であるが，6〜12ヵ月間のグルテン除去食治療にもかかわらず腸管絨毛の萎縮が進行し，胃腸症状が出現する状態と定義される[83)]。難治性セリアック病では，腸管の吸収不良に伴う重篤な下痢と体重減少が特徴である。自己免疫性腸疾患，複合免疫不全，および二次性低ガンマグロブリン血症は，類似の臨床症状を有し，重度なセリアック病として誤診される可能性がある。治療として積極的な栄養支持とステロイド投与がしばしば必要となる。特異的なマーカー検査は，診断が困難なT細胞単クローン抗体やT細胞受容体γ遺伝子再配列を有する患者の診断補助となる。これらの患者では，ステロイド治療の無効例が多く，またT細胞リンパ腫を発症することがある。また生命維持のため，栄養の非経口投与が必要となることがしばしば見られる。

未診断で未治療の有症を有するセリアック病患者の死亡率は，健常人と比較して高い[6,84,85)]。必須栄養素の慢性的な吸収不良による合併症に加えて，代謝性骨疾患[49)]や1型糖尿病，甲状腺疾患[35,86)]などの他の免疫疾患を合併するリスクがある。健常人に比較してセリアック病患者で非ホジキンリンパ腫の罹患率が2〜6倍と高い[84,85)]反面，食道癌や黒色腫，消化器系癌の罹患率は低いことが報告されている。

将来的な治療法

微生物[11,87)]と発芽大麦[11)]から同定されたプロリルエンドペプチダーゼは，33-mer ペプチドを切断し，α_2-グリアジンから無毒性のペプチドへ変換することが可能であるため，セリアック病治療に有用である可能性がある。免疫原性グリアジンペプチドを使用したグルテンワクチン療法が臨床研究中である[11)]。その他の治療として，*Triticum monococcum* のような病原性のない遺伝子組換え小麦や原小麦の開発[88)]，IL-15，DQ2，および DQ8 結合ポケット，tTG に対する阻害剤の開発[11)]があげられる。

（Carol E. Semrad／原田範雄 訳）

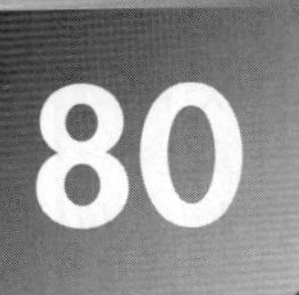

過敏性腸症候群と憩室性疾患

過敏性腸症候群

過敏性腸症候群（irritable bowel syndrome：IBS）は慢性の胃腸疾患で，解剖学的・組織学的・生化学的な異常では説明できない，少なくとも3ヵ月に及ぶ腹痛もしくは腹部不快感および便通異常をきたす症候群と定義される[1)]。IBSはよくある疾患で，全世界の人口の7～10%の人にみとめられ，多くの人がIBSで医療機関を受診している[1)]。IBSは機能性腸疾患と考えられている。IBSは，便秘型IBS（IBS with constipation predominance：IBS-C），下痢型IBS（IBS with diarrhea predominance：IBS-D）および混合型IBS（IBS with mixed constipation and diarrhea：IBS-M）の3型に分類される。IBSの病態生理は不明である。現在考えられている病態モデルとして，脳腸相関（brain-gut axis），すなわち中枢神経と腸内神経叢の間の双方向の伝達経路が注目されている。この伝達経路は様々な生理的，心理的要因により影響を受け，腸管の知覚過敏や排便異常の原因となる。食事，腸内細菌叢の変化，炎症，腸管運動や知覚の変化，不安，抑うつがこの経路に影響を与え，IBSの症状を増悪させると考えられている[1)]。

▶食事と過敏性腸症候群の症状

IBS患者の2/3は消化器症状が食事に関係していると考えており，症状が起こらないように食事内容を工夫している。これらの患者の約12%は食物摂取を過剰に制限し，不十分でバランスの悪い食事を摂取している[2,3)]。一般的に症状を誘発すると考えられている食物として，乳製品，生野菜（特にタマネギ，キャベツ，豆類），脂肪の多い食事，香辛料の多い食事，コーヒー，そしてアルコールがあげられる。これらの食品は，腹部膨満感を増強したり，腹痛を起こしたりして，消化不良や軟便をきたす[2)]。多くの場合，食物不耐症として報告されている症例は，食物アレルギー，吸収不良もしくはセリアック病に対し正式な検査を行って明確に証明されていない[3)]。食物不耐症であると考えている人は，一般人集団（20～25%）に対しIBS患者集団（60～70%）に多い[3～5)]。この違いは，食物の摂取による違いでは説明できない。機能性消化管障害の患者は，対照患者と同程度の麦，ラクトース（乳糖），カフェイン，フルクトース（果糖），アルコール，生理活性物質（例：セロトニン，トリプトファン）を含んだ食物を摂取している[6)]。

▶食事と過敏性腸症候群の病態生理

食物に対する有害作用は，食物アレルギーのような免疫学的機序を介するものと，特定の食物に対する不耐症のような免疫学的機序を介さないものに分類される。食物に対する有害作用の全体像と考えられる機序を，**図80.1**に示す[7)]。こうした様々な機序が，IBSで見られるような消化器症状を引き起こす（**図80.2**）。

▶免疫学的機序を介する病態

食物アレルギー

IBSの病因における食物アレルギーの関与については依然議論のあるところである。食物除去もしくは食物負荷試験のデータからは，一部のIBS患者においては食物が症状発現の引き金になることが考えられるものの，アレルギー試験との関連については定まった結果が得られていない。食物の除去・負荷試験とともに皮膚プリックテストもしくは放射性アレルゲン吸着試験（radioallergosorbent test：RAST）が行われた3つの試験のうち1つのみにおいて，診断的検査と食事試験との間に正の相関を認めた[8～11)]。肥満細胞の脱顆粒抑制薬であるクロモリンナトリウムの経口投与がIBSの症状改善に効果的であったという報告がある。下痢型IBS患者を対象とした大規模多施設試験においては，クロモリンナトリウムは食物除去と同程度に効果があった（67%対60%）との報告がある[12)]。食物アレルゲンに対する皮膚プリックテストが陽性だった患者のほうが治療効果が大きく，このことは一部のIBS患者の症状はアレルギーと関係していることを示唆する。

新しい診断学的検査によって，IBSにおける食物アレルギーの関わりが明らかになる可能性がある。問診，皮膚プリックテストおよびRASTを行い，食物に対する過敏反応があると考えられる患者では糞便中の免疫グロブリンE（IgE）が健常人より高かったと報告されている[13)]。この試験では，IBS患者の68%において糞便中にIgEの断片がみとめられた。皮膚試験や血清中IgEがみとめられない症例において，COLAP（colonoscopic allergen provocation）試験を行うと腸管のレベルで過敏反応をみとめることがある。食物抽出物を結腸粘膜下に注入すると，IBS患者の74%に腫脹・発赤がみとめられたが，健常人にはまったくみとめられなかった。腫脹・発赤部位の生検組織では，肥満細胞と好酸球の活性化がみとめられた。また被疑食物を除去すると，大部分のCOLAP陽性患者において症状の改善をみとめた[8,14)]。CD63の発現を調べることで食物抗原による好塩基球の活性化を定量化できる*in vitro*アッセイ系を使用すると，高い感度・特異度・正診率で，IBS患者の中から食物感受性の高い患者を診断できる[15)]。IBS患者における食物アレルギーの別のメカニズムとして，IgGを介する過敏性が考えられている。IgGの発現は食物抗原曝露への生理的な反応として通常は考えられているが，IBS患者の中には普通の食品に対してIgG4高値を示す者もいる[16)]。IgG検査の結果に基づいて食物を除去すると，通常の食事をした時と比べ，IBS症状スコアは大きく減少した[17)]。

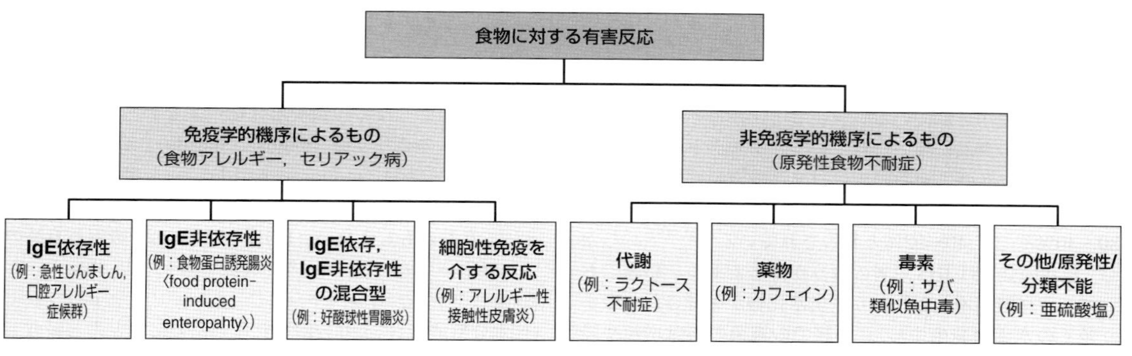

図 80.1　食物に対する不利益な反応の分類。

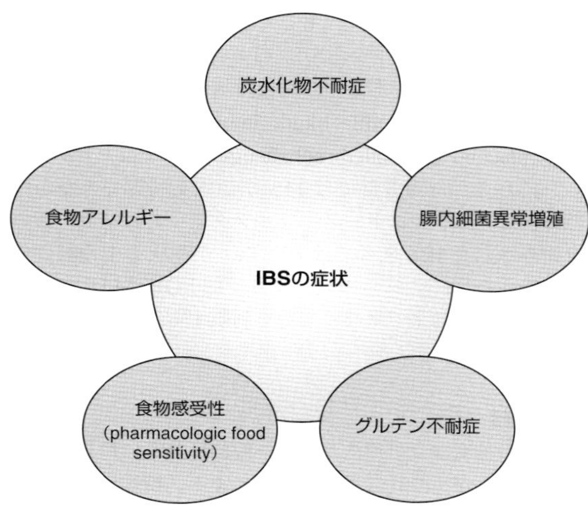

図 80.2　過敏性腸症候群（IBS），食物に対する有害反応，腸内細菌異常増殖には，症状に共通点がある。

セリアック病

セリアック病の患者の約 75%は，腹痛，腹部膨満感，排便習慣の変化など，IBS と重複する胃腸症状を訴える[18]。アメリカでは，セリアック病は一般人口の約 1%にみとめられるが，IBS 患者では約 4%にみとめられる[19,20]。組織学的に調べてみると，対照群と比べ IBS 患者においてセリアック病のリスクが約 4 倍高い[20]。逆に，対照群では 5%しか IBS の診断基準である Rome Ⅲ診断基準を満たしていないのに対し，セリアック病患者では約 20%が診断基準を満たしている[21]。セリアック病と IBS の明確な関連性は不明である。セリアック病は IBS と誤診されることもあるが，IBS と併発することもある。炎症性腸疾患，胃腸炎，小腸における細菌異常増殖といった病態は IBS と関連があるとされていて，このことから様々なタイプの粘膜の炎症により IBS が引き起こされるとも考えられる[22]。米国消化器病学会（American College of Gastroenterology）の IBS 特別委員会（IBS Task Force）は現在，IBS–D や IBS–M の患者に対して，セリアック病で行われている血清学的検査を行うよう勧告している[1]。セリアック病の有病率が人口の 3%以上ならば，この方法は費用対効果が高いと考えられている[23,24]。

グルテン感受性と IBS の関連については，さらに議論の余地がある。グルテン感受性についてはまだはっきりとしたことがわかっていないが，グルテンの摂取で胃腸症状が悪化し，グルテン除去で軽快するが，血清学的にも組織学的にもセリアック病であるとの証拠がない状態のことである。セリアック病の血清学的検査が陰性の IBS–D の患者を調べた研究では，35%の患者がヒト白血球抗原（human leukocyte antigen：HLA）–DQ2 陽性であり，23%の患者に上皮内リンパ球の増加をみとめ，また 30%の患者では十二指腸吸引液中にセリアック病に関連する抗体がみとめられた[25]。HLA–DQ2 陽性もしくは十二指腸吸引液中の抗体が陽性の IBS–D の患者にグルテンを除去した食事を与えると，グルテンを除去しない時と比較し，劇的に下痢症状が改善した[25,26]。しかし，これは食事中の繊維が減少したことと関係しているのかもしれない。HLA–DQ8 のトランスジェニックマウスにグルテンを与えると，繊毛は萎縮せずに T 細胞が増殖し，腸筋層間神経叢からのアセチルコリン放出が増加した[27,28]。これらの所見は炎症や神経運動が IBS の症状発現に関与しうることを示している。

▶食物不耐症

食物不耐症とは食物に対する有害反応のことで，毒素の直接効果，食物中の薬理物質（例：カフェイン，チラミン），酵素欠損や輸送異常（例：ラクターゼや，フルクターゼ）による吸収障害や特異体質反応など様々な非免疫学的機序を介して引き起こされる。

炭水化物吸収障害

ラクトース（乳糖），フルクトース（果糖）や糖アルコール（例：ソルビトール，キシリトール）の吸収障害は，IBS 症状の隠れた原因であったり，引き金になったりするものと考えられてきた。IBS 患者におけるラクトース不耐症の有病率は 17～82%と報告によって大きく異なっているが，アメリカやヨーロッパのほとんどの研究では 25～35%と報告されている[29～35]。IBS 患者は IBS でない対照群と比べて，炭水化物吸収障害による IBS 症状スコアが高く，おそらくは内臓知覚過敏と関係している[36]。下痢や腹部膨満をともなう IBS 患者で，食事記録のみではっきりとした診断がつけられない場合は，ラクトース呼気試験が推奨される[1]。症状がなく呼気試験が陽性の場合はラクトース消化障害とは断定できないが，症状があり呼気試験が陽性の場合はラクトース不耐症と考えられる。

フルクトースやソルビトールの吸収障害もまた，IBS患者にみとめられている。フルクトースは果物や蜂蜜に豊富に含まれる天然の単糖類で，炭酸飲料やジュースの甘味料としてよく使用されている。ソルビトールは砂糖の代替品として多くの食品に用いられている。フルクトースやフルクトース・ソルビトール両方に対する吸収障害の比率は健常人とIBS患者の間でほぼ同等で（30～40%），それぞれ30～40%そして40～92%と報告されている[29,30,33,37]。しかし，症状の強さはIBS患者のほうが顕著である。結腸において細菌発酵が増強されたり（炭水化物が発酵される際より多くの水素が発生する），小腸での細菌の異常増殖や腸管の運動不全，腸管過敏などが機序として考えられている[41,42]。

▶過敏性腸症候群における栄養状態

IBS患者が低栄養状態になることはまれである。ほとんどの患者が正常体重か，もしくは正常より体重が重いか肥満である。まれな例として，自分が食物不耐症であることに気づいたIBS患者が過度に食事を制限し，その結果摂食が不十分となり低栄養状態になることはあるかもしれないが[2]，それは例外的なことである。体重減少をきたしたり，微量栄養素が著明に不足している場合は他の疾患を考慮しなければならない。血液検査，画像診断，内視鏡検査などをさらに行い，セリアック病，腸管感染症，炎症性腸疾患や消化管腫瘍などを除外すべきである。

▶過敏性腸症候群における食事管理

IBSに対する薬物療法の補助手段として，食事指導は有用かもしれない。薬物療法は症状のパターンにあわせて，止痢薬，軟下剤や鎮痙剤（例：ジサイクロミン）を使用する[1]。食事評価をすることにより，症状を引き起こしうる食物を同定したり，不必要な食事制限の原因になりうる食物不耐症ではないかという先入観を追い払うことができる可能性がある。一般的に，IBS患者はほとんど食事制限することなくバランスのよい食事をとるべきである。食事に変更を加える際には，主となる消化器症状をもとにすべきである。例えば，IBS-D患者にはカフェイン摂取を減らすことと，症状を増悪させることが知られている特定の食物を減らすことをアドバイスすべきである。また，便秘の患者には食物繊維を摂取させることと，治療の可能性をもつ食品を多くとることを考慮すべきである。客観的な証拠があり，アレルギーや食物不耐症があるといえる場合にのみ，特定食物の禁止を考慮すべきである。

制限食

食物負荷試験の後の制限食は，IBS症状を引き起こす食品を同定するために用いられてきた。IBS患者における制限食のシステマティックレビューでは，12～67%で有効であったとしている[43]。二重盲検プラセボ対照試験では，IBS患者の6～58%に食物不耐症をみとめ，その多くは牛乳，麦，卵に感受性があった[9,10,44]。このように有効率の幅が広く，食物・食事制限の標準的なプロトコルがなく，現在までのところ試験デザインに大きな制約があるため，これらの研究の解釈が難しくなっている。これらのデータ，および三大栄養素，微量栄養素を制限した場合に起こりうることを考慮すると，全般的制限食をIBS患者にルーティンに使用することはすすめられない[1,43,45]。

全般的制限食はすすめられないものの，吸収されずに発酵を引き起こしうる短鎖炭水化物，すなわち発酵性（<u>f</u>ermentable）のオリゴ糖（<u>o</u>ligosaccharide），二糖類（<u>d</u>isaccharide），単糖類（<u>m</u>onosaccharide），そして（<u>a</u>nd）ポリオール（<u>p</u>olyol）（FOD-MAP）を避けた食事はIBS患者にとって有益かもしれない。FOD-MAPには，吸収不良時のフルクトースやラクトース，吸収されにくいポリオール（ソルビトール，キシリトール），そしてヒトヒドロラーゼ（加水分解酵素）により分解されないためにほとんど吸収されないフルクトオリゴ糖（フルクタン）やガラクトオリゴ糖（ラフィノース）が含まれる[46]。

FOD-MAP制限食を支持するデータは，ラクトースのみを制限した非対照研究[35]，もしくはフルクトースとソルビトールもしくはフルクトースのみを制限した非対照研究[29,33]によるものである。二重盲検無作為4本アームプラセボ対照再試験（double-blind, randomized, quadruple-arm, placebo-controlled rechallenge trial）では，グルコースを投与された患者群では14%が症状を制御できなかったのに対し，フルクトース，フルクタン，およびその両方を投与されたIBS患者では70%以上が症状を十分制御できなかった[46]。これらの結果より，低FOD-MAP食の効果はプラセボ効果ではなく，糖を制限することによるものと考えられる。

食物繊維

繊維の補充は食事療法として一般的にIBSに対しすすめられているが，これは患者の症状による。繊維は便秘型の患者によく使用されるが，便秘型の患者ほどではないにせよ，下痢型の患者にもすすめられる。繊維は便の容積を増やし，腸管の蠕動運動を促し，結腸内圧を下げることにより，便秘を軽減させると考えられている[47]。下痢の患者にとっては，可溶性繊維が便に粘度をもたせることで，排便を改善しうる。腹痛，ガス，腹部膨満感が強い時は，食物繊維が発酵しガス産生が増えるため，逆効果になることがある。

IBSにおいて繊維の使用を支持するエビデンスはほとんどない。大部分の研究が1976～1994年に行われているが，多くは方法論的に不十分なものである。より信頼のおける結論を出そうと，いくつかのシステマティックレビューやメタ解析が行われてきた[1,48～53]。IBS患者において繊維（不溶性の小麦ふすま，もしくは可溶性のオオバコ殻）の効果をプラセボと比べたメタ解析では，小麦ふすまではなくオオバコ殻が6～12週間にわたりIBS症状を改善したと報告されている。しかし，質の高い研究のみでメタ解析を行うと，オオバコ殻の有用性に有意差がなくなる[53]。可溶性繊維（オオバコ），不溶性繊維（ふすま）もしくはプラセボをIBS患者に12週にわたり投与した無作為化臨床試験では，プラセボ群とふすま投与群に比べ，可溶性繊維を投与された群において有意差をもって腹痛の軽減がみとめられた。この研究では，IBS患者の一群において，不溶性繊維ではなく可溶性繊維が症状を軽減したとしている[54]。

現在入手できるデータに基づき，米国消化器病学会の機能性消化管障害に関する特別委員会では，IBSの治療とし

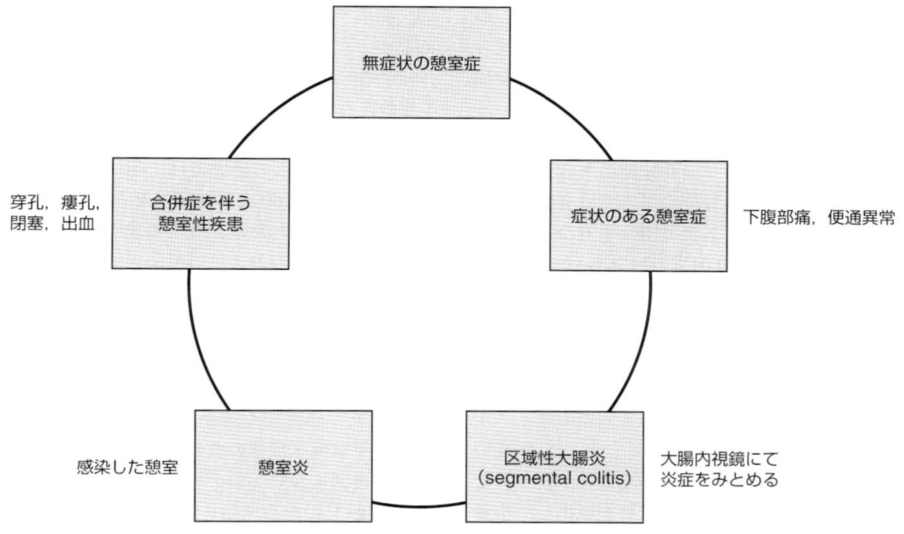

図 80.3　憩室性疾患のスペクトラム。

て繊維を推奨してはいないが，便秘症の治療としての有用性はみとめている[1]。便秘型 IBS 患者においては，腹部膨満感や鼓腸といった副作用を最小限にするよう，繊維量を徐々に調節する必要がある。

プロバイオティクスとプレバイオティクス

腸管細菌叢は，IBS 発症において病理的役割を有している可能性がある。プロバイオティクスやプレバイオティクスを用いて腸管細菌叢を操作することは，治療につながる可能性がある。プロバイオティクスとは，通常は生きたビフィズス菌と乳酸菌のことをさすが，これらはカプセルの状態やヨーグルトなどの食物で摂取可能である。プレバイオティクスは，通常は食物中の消化されないフルクトオリゴ糖（オリゴフルクトースやイヌリン）やガラクトオリゴ糖のことをさし，一部の腸管内細菌の増殖や活動を促すものである。

IBS 症状全般について，プラセボに対するプロバイオティクスの効果を調べた大規模なメタ解析では，すべてのプロバイオティクス(乳酸菌，ビフィズス菌，レンサ球菌，およびそれらを組み合わせたもの）がプラセボと比較し統計学的有意差をもって IBS 症状を軽減したと報告している[55]。しかし，これらのデータはあまりにも不均一なもので，治療効果を過大評価している可能性がある。IBS 症状を連続変数として扱った試験では，プロバイオティクスを使用することによりプラセボと比較して統計学的に有意に症状を改善したと結論づけている[55]。しかしこのメタ解析では，至適なプロバイオティクスの投与法を示すことはできなかった。

プレバイオティクスであるトランスガラクトオリゴ糖を投与された IBS 患者では，プラセボと比較すると便性状が変化し，鼓腸や腹部膨満感を著明に改善したと報告されている。また，これらの効果とともに便中のビフィズス菌の増加をみとめた。このことは，便中の微生物相を変化させることにより症状が改善しうることを示唆している[56]。

憩室性疾患と食事

結腸憩室症とは，筋層が欠損した部分から粘膜層・粘膜下層が突出し，結腸壁に嚢状の突出物を形成することである。憩室症の患者のほとんどは無症状であり，臨床的に有意な症状を示すものは，多くても 25％程度である[57]。憩室性疾患の症状としては，腹痛，IBS に似た便通異常，合併症を伴いうる憩室炎，憩室出血，憩室性大腸炎などがあげられる（**図 80.3**）。

▶食事と病態生理

食物繊維の不足が，憩室症や憩室性疾患の発症に重要であると考えられている。この繊維仮説は，Dennis Burkitt と NS Painter が 1971 年にアフリカの僻地にて医療を行っていた際に初めて提起された。彼らの研究チームは，憩室性疾患はイギリスでは珍しいものではないが，ウガンダではほとんど患者が見られないことに気がついた。この違いは，ウガンダ人が多くの食物繊維を消費するのに対し，イギリスでは少量の食物繊維しか摂取しないことと関係していた[58,59]。

憩室性疾患の発生は，食物繊維の消費の減少に比例しているようである。20 世紀の初めに行われた剖検では，西洋諸国の人口の 2～10％に憩室症をみとめていたが，1960 年代に行われた剖検では，年齢にもよるが 10～66％にみとめられた[59,60]。食事が西洋化している発展途上国では，年々憩室性疾患が増加してきている[61]。同様の変化が日本でも見られる。1960～1970 年に 1,289 人に対し上部消化管造影を行った後ろ向き研究では，40 歳以上の日本人の 2.6％に憩室性疾患をみとめたが，1980～1990 年の間には有病率は 7～12％に達した。1972 年における日々の平均食物繊維量摂取は 1952 年と比較すると約 70％に減少しており，その後に憩室性疾患が増加してきた[58,62～64]。

大規模の前向き研究により，憩室性疾患と食物繊維の消費量との間に逆相関が示された[65]。疫学研究とは違い，この解析では症状を有する憩室性疾患患者のみに焦点が絞られている。Health Professionals Follow-Up Study に参加している約 48,000 人の男性のうち，食事記録をとっている 385 人の男性が 4 年以上の間に症状のある憩室性疾患を発症した。最も繊維を摂取していない 5 分位の患者と比べると，繊維摂取がいちばん多い 5 分位の患者では有意に憩室性疾患が減少していた（相対リスク［RR］= 0.58, 95％信頼区間［CI］= 0.41, 0.83, p = 0.01)。逆にいいかえると，高脂肪・低繊維食をとっていた男性では，低脂肪・高繊維食をとっていた男性と比べて相対リスクは 2.35（95％CI = 1.38, 3.98）となる[65]。これは，穀物の繊維より果物や野菜の繊維をとっていたからだと考えられる[66]。

繊維が欠乏すると，便の体積が減り腸管内腔のサイズが減少するため，憩室を形成しやすくなると考えられている。蠕動の際に力が腸管内容物よりも結腸壁にかかり，その結果，脆弱な部分から粘膜層と粘膜下層が脱出し，小嚢を形成する。無症候性の憩室性疾患が症候性に進行する際に，何が原因となるかについてはほとんど知られていない。繊維が欠乏することにより腸管内細菌叢が変化した結果，免疫学的な変化が起こり，炎症が引き起こされ憩室炎を起こすという説がある[58]。食事および腸管内細菌叢と症候性憩室性疾患の関係についてより明確に理解するためには，今後さらなる研究が必要である。

▶憩室性疾患を管理するための食事

症状をきたす憩室性疾患の予防

医師は今まで，症状や合併症を引き起こさないように，ナッツ，種実，ポップコーンおよびその他の繊維を多く含む食品を避けるよう，憩室症の患者に指導してきた歴史的な経緯がある。この勧告は，大きな未消化の粒子が憩室内に入り込んだり，（憩室の）頸部で閉塞したり，粘膜を傷つけたりして，炎症や出血を引き起こす懸念があったからである。しかし最近の研究では，こういった指導を行う必要はないとされている。Health Professionals Follow-Up Study の一部に，18 年間にわたり定期的に医学的および食事についての質問票を追跡した 47,228 人の男性のコホート研究がある[67]。この期間に 801 例の憩室炎および 383 人の憩室出血の発症をみとめたと報告されている。得られた食事記録からは，トウモロコシの消費と憩室炎との関連や，ナッツ，トウモロコシもしくはポップコーンの消費と憩室出血の関連はみとめられなかった。実のところ，ナッツやポップコーンの消費と憩室炎のリスクについては逆相関をみとめており，保護的な効果があるのではないかと考えられている[67]。

憩室形成や症状をきたす憩室性疾患を予防するために，食物繊維を与えることが推奨されている[68]。2 つの無作為化臨床試験を含む少なくとも 6 つの研究において，憩室性疾患の管理における食物繊維の役割について検討されている。最初の試験では 18 人の憩室症患者を無作為に小麦粉のパンもしくはふすまパンを与える群に分け，3ヵ月にわたり観察した。繊維摂取の少ない群と比べ，繊維を多く含むふすまパンを摂取していた群では痛みおよびトータルの症状スコアにおいて著明な改善をみとめた[69]。その一方で，2 つ目の無作為化臨床試験では，繊維を多く含む食品を摂取することで便秘や便の硬さの改善はみとめたものの，腹痛やトータルの症状スコアについては有意差をみとめなかった[70]。

その他に憩室症への繊維投与を支持するデータとして，4 つの後ろ向きの非対照研究がある。このうち 1 つの研究は合併症を伴う憩室性疾患（すなわち，憩室炎）患者を含んでいた[68,71]。この研究では，症状のある憩室症で来院した患者 100 人中 60 人に憩室炎をみとめた。75 人の患者は内科的に加療されたが，25 人の患者は手術を要した。内科的に治療された群および外科的に治療された群の両群に繊維を多く含む食事を開始したところ，5〜7 年の追跡調査も 91％の患者が症状なく経過していた[71]。

食事と急性合併症を伴う憩室性疾患

憩室炎の急性期や憩室出血を起こしている間は絶食とし，食事は臨床症状の改善にともない徐々に再開させる。食事の再開についてのデータはないが，一般的には低繊維食（10 g/日）から開始する。患者が回復するに伴い，1 日摂取食物繊維量を毎週 5 g ずつ増加させ，最終的には 25〜35 g/日となるようにする[68]。前述のとおり，ナッツや種実を避ける必要はない。

まとめ

IBS は日常よく遭遇する疾患で，様々な症状を示す。それは便秘が主体であったり，下痢が主体であったり，便秘と下痢が混合することもある。IBS の病態生理については，現在のところ不明である。非常に多くの IBS 患者が胃腸症状は食品に関係していると考え，食事に修正を加えている。食物不耐症とされていても，食物アレルギー，吸収不良やセリアック病に対する正式な検査によって調べられていない場合が非常に多い。IBS の病態生理における食物アレルギーの関与は，現在のところ意見の分かれるところである。セリアック病や細菌異常増殖といった問題は IBS の症状と関係しているようである。個人に応じた食事指導は，IBS に対する薬物治療に加え，補助的に役立つ可能性がある。IBS 患者はバランスの良い食事をとるべきで，制限する必要はほとんどない。食事に修正を加える場合は患者個人の胃腸症状にあわせて行うべきであり，その場合は症状を悪化させることがわかっている特定の食物を減らしたり，食物繊維を増やすことを考える。

憩室性疾患は食物繊維の消費と密接に関係しているようである。疫学調査では，西洋式の食事が取り入れられ，それに伴い食物繊維の摂取が減ったため，その結果憩室性疾患の頻度が増加すると示唆している。症状を有する憩室性疾患の発症について，食物繊維不足がどのように関わっているかはほとんどわかっていない。米国結腸直腸外科学会（Amerian Society of Colorectal Surgions）はくりかえす憩室炎に対し食物繊維を補充することを推奨しているが，米国消化器病学会は現段階でははっきりとしたエビデンスがないとしている。意見に相違があるが，理論上利点があるのに加え，食物繊維の補充はリスクが少ないため，米国国立衛生研究所（NIH）では憩室性疾患患者に繊維を多く含んだ食事をとるよう推奨している。

（Lauren Schwartz, Carol E. Semrad／大杉友顕 訳）

81 膵疾患の栄養

膵臓は後腹膜臓器で，内分泌機能および外分泌機能の両方を有している。膵外分泌部は少なくとも10種類の消化酵素を分泌しており，それらは栄養素の消化吸収に必須である。膵内分泌部はまたいくつかのホルモンを分泌しており，それらは生体の代謝恒常性維持に重要な役割を果たしている。本章では，3種類の主要な膵疾患，急性膵炎（acute pancreatitis：AP），慢性膵炎（chronic pancreatitis：CP），膵癌について述べる。これらの疾患はいずれも，膵機能に影響することにより，栄養学的あるいは代謝的なホメオスタシス（恒常性）の破綻を引き起こしうるが，それぞれの病態生理学的機序は異なっている。まず，膵酵素が栄養素吸収において果たす役割の概略を述べてから，これら3つの膵疾患の病態生理，臨床症状，栄養状態評価，栄養療法の方針に焦点をあてて述べる。

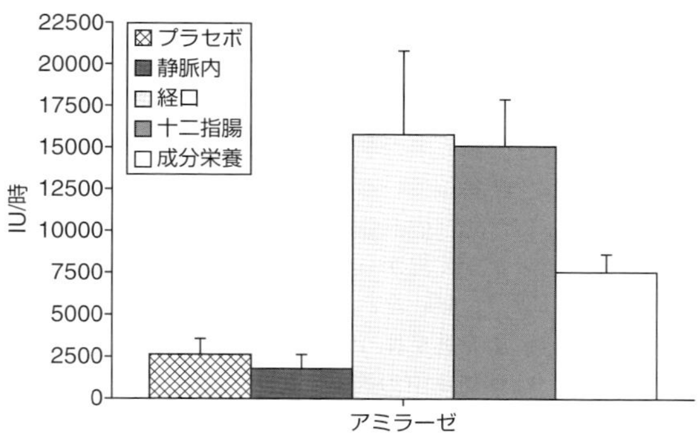

図 81.1　経腸および経静脈栄養時のアミラーゼ分泌。経腸および経静脈栄養時の相対的なアミラーゼ分泌刺激反応を示す。経口，経十二指腸での複合食投与では差がなく，十二指腸への成分栄養投与では中間の反応であり，経静脈栄養ではプラセボである生理食塩水と比べて刺激効果がない。

膵液分泌の生理

膵液分泌の機序に関する知識は膵疾患，特に急性膵炎の患者の管理において基本となる。膵液分泌は，経口摂取した食物と接した消化管から分泌されるペプチドホルモンや神経伝達物質により正確に制御されている。古典的に，膵臓への刺激は脳相，胃相，腸相の3つの相に分類される。食物についての思考が膵臓のチモーゲン（酵素前駆体）蓄積および分泌を促進する。次に，食物の摂取および嚥下，それに続く胃壁の伸展が迷走神経を介して膵液分泌を引き起こす。最後に，食物の十二指腸への流入が最も強力な刺激となり，粘膜からのアセチルコリンやコレシストキニン（cholecystokinin：CCK）の分泌を伴い，伝播性の収縮運動が促進される。健常人被験者において，上部消化管の異なる部位に液体補助食品を投与した生理学的検討では，膵外分泌酵素の分泌反応は十二指腸に半消化態栄養剤を投与した場合に最大であった[1]（**図 81.1**）。さらに，この分泌反応は，成分を低脂肪の成分栄養剤に変更すると有意に低下した。別の検討によれば，完全静脈栄養（total parenteral nutrition：TPN）にはまったく分泌刺激効果がなく，経腸栄養がトライツ（Treitz）靭帯よりも40 cm以上遠位部に投与された場合も膵は刺激されなかった[2]。最後に，回腸への投与は，消化管運動抑制効果のあるペプチドYY（peptide YY：PYY）やグルカゴン様ペプチド-1（glucagon-like peptide-1：GLP-1）を誘導し，結果として膵液分泌を抑制した。

栄養素の消化

膵臓は食物の消化に必要で，ヒトの生命維持に必須である。正常な膵臓は消化酵素とともに，水分と主に重炭酸からなる電解質を分泌し，胃酸を中和することにより消化管腔内の酵素活性を高める。最も活性が高いのがリパーゼ，アミラーゼ，トリプシンである。アミラーゼ（αアミラーゼ）は食物中のデンプンを加水分解し，二糖類や三糖類を産生する。それらは刷子縁に存在する酵素で分解されてグルコースやマルトースといった吸収可能な糖となる。膵リパーゼは脂質分子を加水分解する。肝臓から分泌される胆汁酸塩は，巨大な脂肪滴をミセル化して小さい脂肪滴にし，リパーゼが働く表面積を大きくすることにより，リパーゼの消化機能を補助する。脂質が加水分解されると単量体（2つの遊離脂肪酸と1つの2-モノアシルグリセロール）が生じ，それらは下流で乳化されてリンパ系に吸収される。主要なタンパク質分解酵素トリプシンは，膵臓で不活性型のトリプシノーゲンとして合成される。食後，膵臓がコレシストキニンやコリン作動性の反射によって刺激されると，トリプシノーゲンは腺房細胞のチモーゲン貯留から放出され，十二指腸に分泌される。十二指腸においてそれは，腸管酵素のエンテロペプチダーゼのタンパク質分解作用によって活性型のトリプシンに変換される。さらにトリプシンは，自触媒作用でより多くのトリプシノーゲン分子を活性化する。一度活性化されたトリプシンは食物中のタンパク質やペプチド（胃のペプシンでタンパク質から分解されたペプチド）をアミノ酸まで分解し，アミノ酸は能動輸送系で吸収される。

急性膵炎

▶疫学と臨床像

急性膵炎は膵臓の急性炎症であり，膵周囲の組織や遠隔臓器までも波及することがある。アメリカにおいては，急性膵炎の約75～80%がアルコール多飲あるいは胆石に起因する[3-5]。急性膵炎発症に関わるその他の因子には，薬剤，外傷，感染，および代謝的原因がある[6]。胆石性急性膵炎は女性に，アルコール性急性膵炎は男性により多い[7]。典型的な臨床症状は，上腹部の激痛と嘔気および嘔吐である。検査では血中リパーゼやアミラーゼの上昇を認める。

急性膵炎で入院する患者の約75％は軽症（浮腫性および間質性の膵炎）で，良好な経過で自然軽快傾向を示し，第4病日までに退院する[8]。残りの25％は重症の全身性炎症反応症候群（systemic inflammatory response syndrome：SIRS）に至り，しばしば膵壊死と膵周囲組織の液体貯留，多臓器不全症候群（multiorgan failure syndrome：MOFS）を伴い重症急性膵炎とよばれる。この病態の致死率にはこうした合併症が関わっている。炎症を起こして腫大した膵臓自体，あるいは急性の液体貯留により胃と十二指腸が圧迫される。結果として胃からの流出路が閉塞し，臨床症状として患者は嘔気や嘔吐を訴える。SIRSは，しばしば腸閉塞と腸粘膜透過性亢進を伴う。このように重篤な状態の患者はしばしば数週間集中治療室（ICU）で過ごし，膵壊死や感染に対して手術が必要になることがよくある。しかし，早期の手術は極めて難易度が高く，死亡率の増加とも関連している。膵壊死や液体貯留が改善するまで4週間以上経腸栄養（enteral nutrition：EN）を用いて保存的に加療し，より確実な治療ができるように努めるべきである。

▶病態生理

急性膵炎の病態生理の基礎的理解は，その患者の栄養療法の方針を理解するために必要である。**図81.2**は，現在知られる急性膵炎重症化のメカニズムを図示している。急性膵炎は，トリプシノーゲンの腺房細胞内での未熟な活性化により引き起こされる。正常であれば腺房細胞内のチモーゲンとして不活性型として貯留されているトリプシノーゲンが腺房細胞内で刺激を受けると，他のトリプシノーゲン分子を自己活性化し，細胞を自己消化する[9,10]。細胞内の傷害は，核内因子κB（nuclear factor κB：NF-κB）やマイトジェン活性化プロテインキナーゼ（mitogen-activated protein kinase：MAPK）の活性化[18]を介してインターロイキン-1β（interleukin-1β：IL-1β）や腫瘍壊死因子α（tumor necrosis factor-α：TNF-α），IL-8，IL-15，単球走化性タンパク質-1（monocyte chemotactic protein-1：MCP-1），IL-18[11～17]などの炎症性サイトカインのカスケードを誘導する。強力な炎症反応により動脈は収縮し，アポトーシスを引き起こし，極端な場合は膵壊死を引き起こす。炎症が膵臓にとどまっている場合は，重症化しない。サイトカインが循環血中に放出されると，二次反応が約48時間以内に始まり，プロスタグランジン2やトロンボキサン，ロイコトリエンB_4，活性酸素種などが気管支や腸粘膜において生じ，細胞傷害性に肺傷害などを引き起こす[19,20]。

腸管が全身反応において重要な役割を果たしていることを示唆する豊富なエビデンスがある。粘膜透過性の亢進は急性膵炎の特徴であり，虚血による粘膜傷害と閉塞した腸管の順方向性の腸内細菌叢移行の両者により炎症性サイトカイン反応が増強し，毒性のある細菌の成分が血流に放出される[21,22]。そうした病態の後期には透過性が亢進した粘膜は細菌移行を起こしやすくなり，したがって感染性の合併症の多くが腸管由来の病原体で引き起こされる[21]。この状況ではさらにトリプシン，エラスターゼ，ホスホリパーゼ，カスパーゼ-1などタンパク質分解酵素の血中への放出が起こり，（2ndヒットとして）肺における細胞傷害を生じる結果，重篤な肺傷害や急性呼吸促迫症候群（acute respiratory distress syndrome：ARDS）を生じる。全身性の障害は血管内の液体の大量喪失を伴い，呼吸機能を悪化させ浮腫や腎前性腎不全を引き起こす。これら急性腎不全や腸管の機能不全といったARDSの合併症は，ほとんどのこの疾患に関連する死亡の原因となり，死亡率は重症壊死性膵炎においては30～50％程度になる。

急性膵炎における病理学的な反応を考えれば，急性膵炎の早期では明らかに膵臓への刺激を避けるべきである。膵臓への刺激はタンパク質分解酵素の産生および活性化を引き起こして膵臓の炎症を悪化させるからである。ICUで（集中治療室で）見られる最も異化状態に傾く病態であるMOFS（多臓器不全）を合併した急性膵炎の病態が確立すると栄養サポートがなされなければタンパク質不足が最初の1週間以内に生じる。早期の経腸栄養（症状発現後5日以内）がこれらのイベントの一部の進行を抑制して予後を改善することを示した[23]研究がある。重症急性膵炎患者は集中治療室で人工呼吸器下に数週間過ごすことになり，適切なタイミングでの栄養療法を行わなければ重症なタンパク質カロリー栄養障害を発症しうる。

▶膵炎の重症度と栄養学的意義

重症急性膵炎患者は，はじめから多臓器不全症候群と重度のSIRSを発症していることがある。軽症膵炎で発症し，数日かかって重症急性膵炎の特徴を呈してくる場合もある。どの患者が重症の経過をとるかを予測することは，特別な栄養治療の必要性を決めるために有用である。臨床的な判断が最も容易で広く行われているが，それは時に膵炎重症度を過小評価する[24]。検査では，アミラーゼとリパーゼが最も広く用いられている。アミラーゼやリパーゼの上昇は膵炎の診断には用いられるが，疾患の重症度とこれらの酵素の血中検査値の上昇との間に相関はない。毎日アミラーゼやリパーゼをモニターすることは予後や疾患経過の決定には有用でない[25]。

いくつものスコアリングシステム（Balthazarスコア，Acute Physiology and Chronic Health Evaluation〈APACHEⅡ〉スコア，Ransonスコア〈**表81.1**，**表81.2**〉）が急性膵炎の重症度予測のために何年も前から用いられてきた[26～31]。入院日に施行できるスコアリングと，48～72時間の経過が必要なものとがある。常に正確なスコアリングはないが，臨床的判断よりはいくらか優れている[32]。このような状況のため，より簡便な方法が検討されてきた。

血清クレアチニン濃度の上昇（＞1.8 g/dL）はMuddanaら[33]により提唱され，膵壊死の発症の高い予測力を有していたが，のちにLankishら[34]が行った検討では，そのような相関は見出されなかった。Wuら[35]は，入院時ヘマトクリット（例：最初の48時間にヘマトクリット＞44）と尿素窒素（blood urea nitrogen：BUN）が重症の合併症発症の予測因子となることを見出した。その他の検査値，C反応性蛋白（C-reactive protein：CRP），多核球エラスターゼ，human pancreas-specific protein/procarboxy-peptidase B，α_2マクログロブリン，血清macrophage migration inhibitory factorなどが壊死の形成のマーカーとして

IV

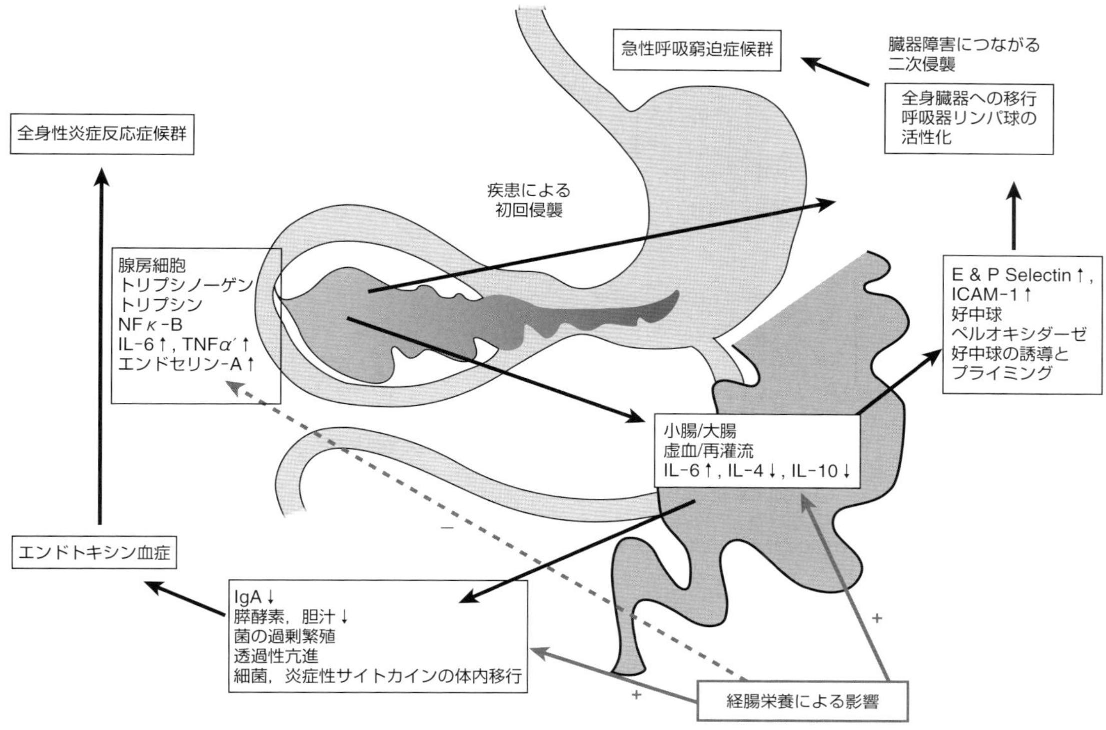

図 81.2　急性膵炎により引き起こされる全身性炎症反応症候群（SIRS），急性呼吸窮迫症候群（ARDS），および経腸栄養により影響を受けるところ。

表 81.1　Ranson スコア（均等〈1 ポイント〉加重変数を含む）[a]

0時間	年齢	＞55 歳
	白血球数	＞16,000/mm^3
	血糖値	＞200 mg/dL（11.1 mmol/L）
	血清乳酸デヒドロゲナーゼ	＞350 U/L
	血清アスパラギン酸アミノトランスフェラーゼ（AST）	＞250 U/L
48時間	ヘマトクリット	≧10% 低下
	血中尿素窒素	≧5 mg/dL 増加（1.8 mmol/L）輸液の有無にかかわらず
	血清カルシウム	＜8 mg/dL（2 mmol/L）
	酸素分圧 PO_2	＜60 mmHg
	塩基欠乏	＞4 mEq/L
	体液隔離	＞6,000 mL

[a] いくつかの変数は来院時に，他のものは 48 時間後に評価される。Ranson スコアが 3 未満であれば死亡率は 0〜3%，3 以上であれば 11〜15%，6 より大きければ 40%である[28]。

表 81.2　CT 重症度スコア（Balthazar スコア）[a]

予後因子	CT グレードポイント
膵臓の炎症	
正常な CT 所見	0
部分的あるいはびまん性の膵臓腫大	1
膵臓の異常と膵周囲の炎症	2
1 ヵ所の液体貯留あるいは蜂窩織炎	3
2 ヵ所以上の液体貯留あるいは膵臓近傍の気泡像	4
膵壊死	
壊死なし	0
＜30%	2
30〜50%	4
≧50%	6

[a] スコアは壊死の程度，炎症および液体貯留の程度による。268 人の急性膵炎患者を対象とする研究において，スコアが5より大きい患者は，5 以下の患者と比べて死亡率が 8 倍高く，17 倍入院期間が長くなりやすく，10 倍膵壊死の切除を受けることが多い[102]。

検討されてきたが，現在のところ CRP のみが臨床的に利用可能である。

画像診断の中では，ボーラス造影（膵炎プロトコル）CT が正確に間質性の膵炎を壊死性膵炎から鑑別できる。しかしこの画像診断は，膵炎の合併症として腎不全を発症した患者では使用できない。SIRS の持続（以下の 2 項目以上：体温＞ 38℃あるいは＜ 36℃，心拍数＞ 90 回/分，呼吸数＞ 20 回/分，白血球数＜ 4,000/mm^3あるいは＞ 12,000/mm^3，二酸化炭素分圧＜ 32 mmHg），あるいは初期治療後の臓器不全が最も強い死亡の予測因子であることが示されている[29,30]。

▶栄養療法

前述したように，膵臓を安静にすることがすべての急性膵炎患者の初期治療として非常に重要である。これらの患者における栄養療法の必要性は，重症度によって決まる。

軽症急性膵炎

軽症急性膵炎では，治療は主に保存的に行われる。治療方針は，疼痛コントロールと静脈内点滴による積極的な補

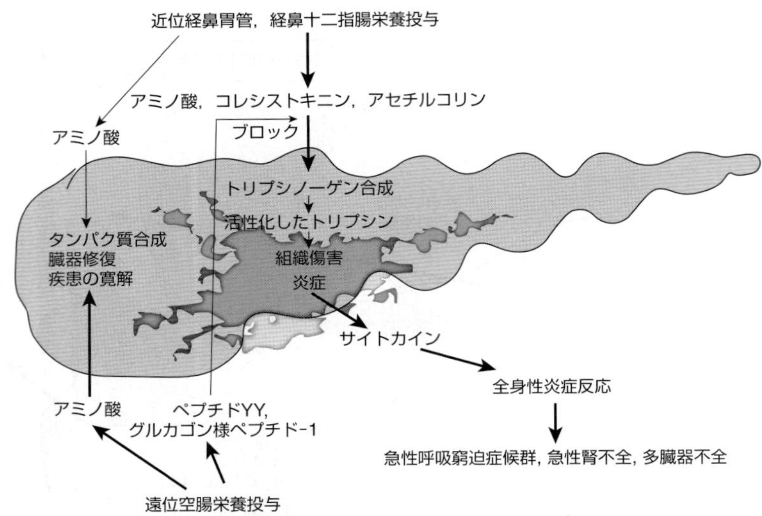

図 81.3 近位および遠位の空腸への栄養投与の障害を受けた膵臓に対する相対的な効果。

液，膵臓を休めるための48時間絶食である。ほとんどの症例で，疼痛は改善し嘔気や嘔吐も治まり，血清リパーゼやアミラーゼ値も低下し，患者の自覚症状も改善し，経口摂取の再開も検討される。古典的には，液状形態の食事から開始され，低脂肪の軟食へと進めていく。しかし，最近の無作為化臨床試験においては，このような患者で低脂肪の軟食から開始することは液体から開始することと同程度に安全であり，入院期間に種々の程度にも影響する[36~38]。これらの知見は，2～3日の膵臓安静ののち，腹痛や嘔気嘔吐その他の合併症に注意しながら低脂肪の軟食を試してよいことを示唆している。この食事で問題がなければ，次の3～4日に通常食へと進めていってよい。

重症急性膵炎

前述したように，重症急性膵炎患者は非常に重症で急性の体液貯留や偽性膵囊胞形成，膵壊死，貯留した体液への感染，多臓器不全症候群などの合併症をしばしば起こす。死亡率は5～50%でばらつきがあり，近代的な集中治療室で管理できるかどうかで異なる。集中治療室における積極的な治療，特に低血圧予防と尿量維持のための何リットルもの大量輸液は臓器不全を防ぐための初期治療として重要である。嘔気や嘔吐を訴える患者が多く，食事摂取は痛みを悪化させる。そのため，経静脈栄養あるいは経腸栄養と胃の減圧のみが有効な栄養投与法となる。

重症患者を対象とした研究[8]やメタ解析は，早期からの経腸栄養は安全かつ有効で，経静脈栄養よりもコストがかからないということを明確に示している[39,40]。期待されることとしては，経腸栄養はSIRS発症も抑制し，SIRSは生存の予後因子であることを考えると，経腸栄養は死亡率を減らす可能性も期待される[41,42]。死亡率の有意差を示した研究はほとんどないものの，69人の患者を無作為割付して経腸栄養と経静脈栄養とを比較した最近のロシアでの研究では，経腸栄養群において死亡率の低下を示した[43]。続くメタ解析は5つの無作為化臨床試験を解析し，重症急性膵炎と予想される患者において経腸栄養は感染性の合併症，膵臓の感染，および死亡率に関して統計学的に有意なリスク低下を示した[44]。

重症急性膵炎患者における経腸栄養は，前述したとおり膵臓を刺激して炎症を悪化させるおそれがある。初期の研究で，Ragins ら[45]は，犬のモデルにおいて空腸への栄養投与が，胃内あるいは十二指腸内への投与の場合とは異なり膵液分泌を刺激しなかったと初めて報告した。しかし，膵液分泌の調節は哺乳類の種によって大きく異なり，ヒトでは膵液分泌刺激を避けるために半消化態栄養剤はトライツ靭帯より 40 cm 以上遠位に投与しなければならない[2,46]。したがって，通常の空腸への栄養投与では十二指腸か近位空腸に投与されるため膵臓を刺激する（**図 81.3**）。完全静脈栄養は膵臓を安静にするが，その利益よりも重篤な感染症や代謝合併症のリスクが上回る[47,48]。

経鼻胃管と経鼻空腸栄養を比較して結果に差をみとめなかった2つの無作為化臨床試験に基づいて，膵臓を安静にすることの重要性に対する否定的な意見も存在する[49,50]。しかし，それらの試験における経鼻空腸投与は，実際には十二指腸かせいぜい近位空腸に投与されたものであり，比較の行われたいずれの群も膵臓に対して刺激的な方法であった[49,50]。さらに，全死亡率がかなり高率であった(25～35%）ことから，いずれの投与法でも結果を改善しなかったのではないかとの懸念がある。放射性同位体による標識手法により，トリプシンが壊死性膵炎患者においても合成され続けていることがわかり，管腔内の分泌低下が見られたのは主に分泌物が炎症性の腫瘤や循環中に喪失した結果だと示されてから，さらにその懸念が高まった[51]。

詳細な文献的考察からは，栄養投与チューブをトライツ靭帯より遠位に留置することの有益性が示唆される。これは，Kalfarentzos ら[52]および Petrov ら[43]の2つの研究において5～6%という非常に低い死亡率が報告されているからである。これらの懸念にもかかわらず，多くのヨーロッパの医療機関では，膵臓を休めることが重要視されておらず，患者に対して経鼻胃管で栄養投与している。この方法の利点は早期の経腸栄養を促進し，腸管の炎症が顕在化す

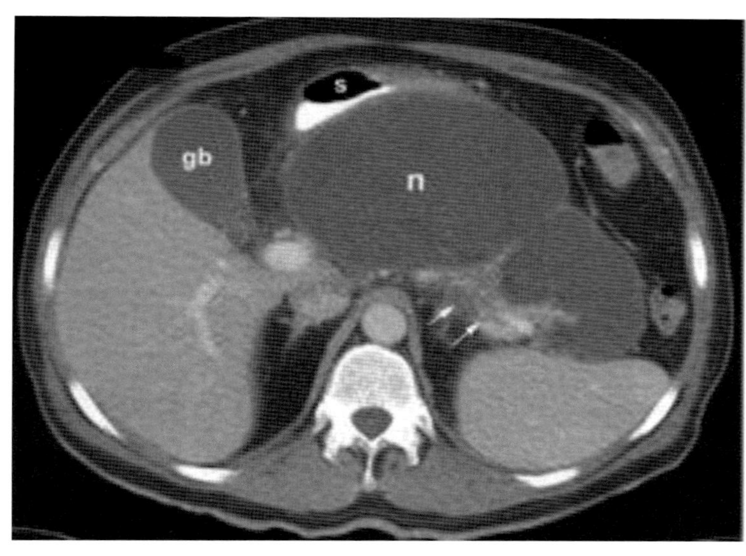

図 81.4　嚢胞性腫瘤（矢印）を形成する壊死した膵臓（n）が胃（s）を圧迫している症例の CT 画像。gb：胆嚢。

る前に抑制する可能性があることである。経腸栄養を早期に開始するほど，腸管機能の維持が容易であることは明らかである。栄養管理を内科的に行うわれわれが行うべきことは，空腸の栄養チューブを入院後可及的速やかに経鼻内視鏡によって腸管のできる限り遠位（たいていトライツ靭帯より 40 cm 以上遠位）に留置することである。重要なことは，同時に胃の減圧を行うことである。胃液が嘔吐を誘発して誤嚥の原因となる可能性があるからであるが，この処置はしばしば忘れられうる。これを確実に行うため，ダブルルーメンの経鼻減圧空腸栄養投与システムが利用される[53]。しかし，膵臓を安静にすることが炎症を早期に収束させるかどうかを結論づけるため，近位と遠位の栄養投与を比較した，統計的に十分な検出力を有する前向きの無作為化臨床試験が求められる。これらの挑戦に応えようと，多施設大規模試験（NCT # 00580749）がアメリカで組織され，経鼻胃管の栄養投与と遠位空腸への栄養投与を比較している。この研究は参加者を登録中（原著執筆時）である。現在のところ，上部消化管の圧迫と膵臓の安静のため，空腸の栄養チューブは放射線学的あるいは内視鏡的に確認の上トライツ靭帯より遠位に留置すべきである[54]。これが不可能な患者では，経鼻胃管を用いることもできる。

栄養管理方法

▶遠位空腸栄養チューブの留置

胃の減圧（吐き気や嘔吐時）と空腸栄養が同時に必要である時には経鼻胃空腸（nasogastrojejunal：NGJ）チューブ（Kendall Dobhoff の 16F/9F）が有用である[42,53]。胃幽門部閉塞の徴候のない患者では，やわらかい経鼻腸管チューブが空腸から下部の栄養に使用される。急性膵炎の症例の場合，しばしば内視鏡医が空腸栄養チューブを留置するのが相当困難なことがある。炎症性の mass が胃の正常な輪郭を歪めて，十二指腸を圧迫し，機能的な胃幽門部閉塞（**図 81.4**）を起こすからである。5.8 mm 超小型ビデオ内視鏡つきの経鼻内視鏡検査を使用すれば，鼻，胃から閉塞した空腸へガイドワイヤーの挿入を可能にし，ダブルルーメン NGJ チューブ（**図 81.5**）を挿入できる。われわれは臨床的に腸閉塞症と推定され完全静脈栄養の適応とされていた ICU 患者 51 人のうち，46 人で NGJ チューブの留置に成功したことを報告している[53]。留置されたチューブの位置は，内視鏡か画像診断で確認される。経鼻チューブを用いるその他の大きな利点は，抜去事故を防げることである[55]。

▶栄養

1）高タンパク質，低脂肪の準成分栄養が推奨される。
2）経管による食物投与は最初の 24 時間は 20～25 mL/時でゆっくり始める。それに耐えられた場合，25 kcal/kg 理想体重/日まで 25 mL ずつ増加させる。
3）腸閉塞症は経腸栄養の禁忌ではない。実際に，経腸栄養は腸閉塞症における栄養治療となりうるが，慎重にゆっくり進めていかなければならない。
4）入院後早期に経腸栄養を開始した場合と，72 時間以上たってから開始した場合とでは，前者が腸管の透過性が低く保たれ，炎症性サイトカインの活性化や放出が抑えられるので，入院後はなるべく早期に経腸栄養を開始する[39]。
5）これらの患者は治療や画像診断のために，経腸栄養で十分なカロリーを与えられていないことがしばしばある。カロリーとタンパク質を最終目標値まで供給することは予後の改善につながるので，経腸栄養を用いて最大限のカロリーを供給すべきである[56,57]。
6）胃内容物の残存量が 400 mL を超えたり，嘔吐，および下痢（1 日に水様便が 5 回以上または 500 mL 以上）を起こすような経腸栄養に対する不応症の徴候が見られていないか，注意深く観察する必要がある。
7）腸の機能障害や虚血をきたすことがあるので，血行動態の不安定な患者や血圧の低い患者，昇圧剤を使用している患者は，より注意深く不応症の徴候（腹部膨張，腸蠕動音低下）を観察する必要がある。

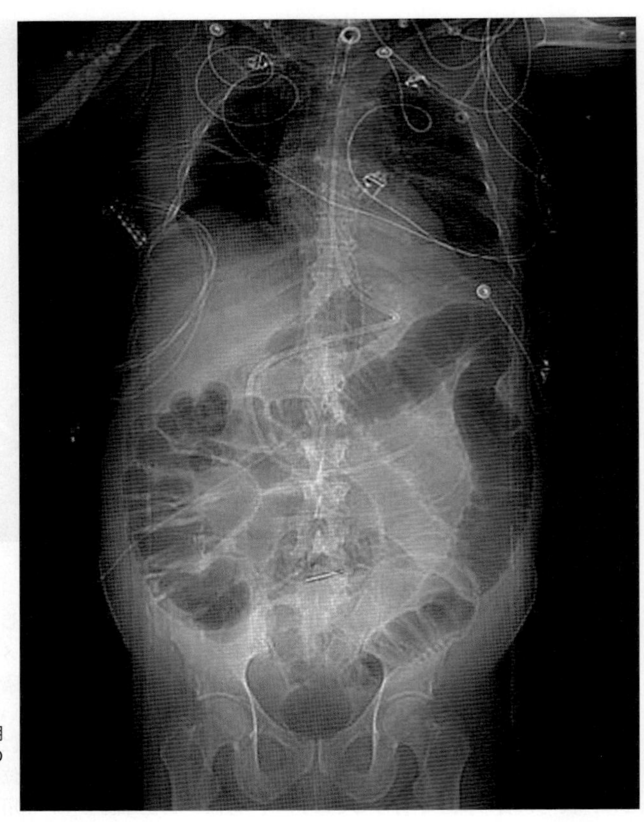

図 81.5　経鼻内視鏡を用いてダブルルーメンチューブ（不透明な管の先端が中央に見える）の留置に成功した X 線画像。この患者は重症急性膵炎のため，嘔吐，腹痛，急性呼吸窮迫症候群，そして腸閉塞を起こし，十二指腸が圧迫されている。

▶経管栄養の誤嚥予防，管理，および維持

誤嚥を防ぐ最も重要な方法の 1 つは，ベッドの頭側を 30～45 度挙上することである。次に重要であるのは，それが食物か消化管分泌物由来であるかにかかわらず液体による胃の過剰充填を防ぐことである。しかし，多くの最近の研究によると，重症患者では胃の排出が遅延するため胃内容物の残存量が標準よりしばしば増大しており，500 mL にまで増加しうると報告されている[58]。NGJ 栄養が使用されると，50 mmHg の低圧間欠的吸引が胃のポートにつけられているので，この問題は避けられる。しかし，NG 栄養では，4 時間ごとに胃内容物の残存量をチェックして，胃内容物の残存量が 400 mL より多い時は注入を止めなければならない。そしてチューブには 4 時間ごとに 10～20 mL の水（水道水）を通さなければならない。NG チューブは（必要に応じた粉砕を行うことで）投薬にも使用可能ではあるが，空腸栄養チューブは代替の方法がないか，薬品が液体である場合をのぞいて，栄養投与専用にすべきである。薬品投与に使用後は，すぐに，10 mL の水道水でチューブを洗い流さなければならない。抗胃酸分泌薬（例えば，プロトンポンプ阻害薬）は胃内残存量の増加を抑えることができる。麻酔薬が使用されている場合は，オピオイド拮抗薬ナロキソンを経腸栄養内に加えることも考慮する。

▶重症下痢

重症下痢は，24 時間に 5 回以上もしくは 500 mL 以上の水様便[42]，直腸チューブが入っている患者の場合，500 mL/24 時間と定義されている。多くの重症下痢は，重症患者の場合は食事とは関連することは少ない。壊死性膵炎を伴う約 25% の患者は経管栄養の間，重症下痢を発症したとの報告がある[59]。これらの患者のサブグループでは，結腸洗浄液の腸内細菌とその代謝産物が測定されているが，両方が劇的に抑圧されているのが明らかになった。おそらくそれは，予防的抗生剤とプロトンポンプ阻害薬の広範な使用，繊維質の不足した不完全な準成分栄養か成分栄養食の継続使用の影響と思われる。この調査結果から，下痢の主要な原因は，腸内細菌叢（そう）が影響を受けたことによりクロストリジウム感染が引き起こされることによることが示唆された[60]。その結果として，経腸栄養開始 1 週間は，予防的抗生剤投与とプロトンポンプ阻害薬を避けるとともに，一般に販売されている可溶性の繊維質を経管栄養に加えるべきであるといえる（例：10～20 g/日の繊維質を栄養注入に添加）。ただし，この方法はまだ臨床試験では証明されてはいない。また，他の下痢の原因としてソルビトールを含む薬品もある。

重症下痢では，投薬内容をチェックし，適切に投薬内容を変更して（例：予防的抗生剤投与の中止，薬物療法におけるソルビトールを含む薬品の中止），クロストリジウム感染を除外し，ロペラミドなどの止痢薬を経管栄養に添加する。下痢が 3 日以上続く際には，24 時間栄養投与をやめる。下痢が止まれば投与を 25 mL/時で再開して，問題がなければ量を増やしていく。重症下痢が再発したら，経管栄養はより遅いスピード（例えば，20～40 mL/時）で繊維質を加えながら続ける。下痢が軽減されるまで，栄養のバランスの補充は静脈栄養によって与える。

▶在宅使用

われわれは急性膵炎（28 例）または慢性膵炎（十二指腸圧排のある膵仮性嚢胞 14 例，急性膵炎の再発 21 例）を有する 63 人の患者に遠位空腸栄養管を留置した 6 ヵ月間にわたる臨床検討を行った。安定した膵液排出あるいは仮性嚢胞を伴う 15 人の患者が自宅退院となったが，膵液の排出が自然になくなったり，外科的に排出されたりして管の使用を終了するまで 2 週間～3 ヵ月間使用することができ，驚くほど長期の使用が行えた[61]。この方法を使用することによって，当初静脈栄養適応とされていた患者の 97％で静脈栄養を避けることができた。他方で患者と介護者は自宅静脈栄養を行う場合と同様に，早期の合併症を見出したり，管の閉塞を避けるための頻回の水洗を行っていった訓練を受けなければならない。

慢性膵炎

▶疫学と臨床像

慢性膵炎は，膵臓の持続的な炎症で，それは膵臓の進行的かつ不可逆的な傷害が特徴的であり，広範な線維化と進行性の外分泌と内分泌の不全を生じる。年間発生率は人口 10,000 人あたり 3.5～10 例である[62]。西洋では，アルコール性が症例の 70～90％を占める。これらの患者の臨床像は，腹痛，下痢，および体重減少を呈し，しばしば膵炎の間欠的急性増悪を経験し，慢性の腹痛をきたすようになる。消化不良は外分泌腺破壊の結果として発症し，脂肪性下痢，体重減少，および脂溶性ビタミンの欠乏につながる。喫煙とアルコール摂取は膵機能の損失を促進させる。長期の経過を経た患者ではさらに栄養の管理を複雑にする糖尿病を発症することもある。そして，慢性膵炎は膵癌発症のリスクファクターとなる[63,64]。

▶病態生理学

タンパク質カロリーの栄養不良が，慢性膵炎の患者に非常によく見られる。ほとんどの慢性膵炎の患者がアルコール依存症を合併していて，膵炎がない時においても，栄養状態が不良である[65]。膵炎でタンパク質カロリー栄養不良になっていくのには他にも以下のような原因が考えられる。膵臓の慢性炎症は，腹痛，食物への嫌悪感（拒食症），経口摂取の低下，および代謝亢進状態になる[66]。進行性の分泌腺の破壊は外分泌腺と内分泌腺の両方を破壊する。外分泌不全は外分泌腺の萎縮が 90％を超えたころから顕在化し，炭水化物，脂肪，およびタンパク質の消化不良をきたす[67,68]。通常，内分泌不全は，慢性膵炎と診断されてから 7～15 年たってから耐糖能異常（糖尿病）として現れる。さらに関連する病態として小管の慢性膵炎患者の 44％に胃運動不全がみとめられる[69,70]。

慢性膵炎の患者は，健常人と比べて基礎代謝が高いといわれている。これはアルコール依存症で低体重の患者によくあてはまる[71]。そのため，一般に，カロリー摂取量で 35 kcal/kg/日，タンパク質 1.0～1.5 g/kg/日の摂取がこれらの患者には推奨される[72]。糖尿病になると炭水化物が制限されるかもしれないが，炭水化物とタンパク質の十分な摂取が推奨される。慢性膵炎の患者はビタミンと微量元素が不足になるリスクがある。脂肪吸収不全では脂溶性ビタミン（A，D，E，および K）の吸収不全となるリスクがある[73～76]。これらの患者における，出血に伴うビタミン K 欠乏に関する症例報告がある。慢性膵炎の患者の約 20％には，二次性副甲状腺機能亢進症を伴う臨床的ビタミン D 欠乏が見られる[77]。膵外分泌機能不全を伴う患者の最大 30％でビタミン B_{12} 欠乏を見られることがある[78]。これは，十二指腸のタンパク質分解酵素の不足によって説明される。この酵素は通常，コバラミン R タンパク質複合体の分解に関わり，コバラミンと小腸に存在する回腸末端部の吸収に重要な要素とを結合させる働きをもつ。

▶栄養状態の評価

栄養補給を開始する前に，患者の栄養状態を的確に評価する必要がある。理想的にはこれらの患者は，栄養士，疼痛管理の専門家，および膵臓疾患治療に精通した専門医がいる総合病院で対応すべきである。問診は，食習慣，食後の腹痛，下痢，体重減少あるいは体重増加が行いがたいことと，糖尿病に焦点をあてる。質問には，膵臓の外分泌不全（白色の大きな便，油滴）の有無を鑑別する項目を含める。消化不良が疑われる場合は，100 g 脂肪食負荷後 72 時間の便の採取で脂肪吸収は測定される[79]。あるいはまた，^{13}C で標識した経口トリオレインの呼気検査でも吸収を測定できる[79]。膵酵素分泌は，内視鏡下で刺激された十二指腸分泌液の膵酵素分泌液濃度[80]や便のエラスターゼ濃度でも測定できる。アルコールがこれらの患者で最も一般的な原因であるので，アルコール摂取には十分注意すべきである。これらの状況には食事日誌が役立つ可能性がある。

身体検査は体重と身長の測定はじめ，BMI 値（kg/m^2）の計算をし，患者は低体重（$< 18.5\ kg/m^2$），標準体重（$18.5 \sim 24.9\ kg/m^2$），過体重（$25.0 \sim 29.9\ kg/m^2$），肥満体（$\geq 30.0\ kg/m^2$）に分類される。皮下脂肪（例えば，三頭筋皮下脂肪）の喪失，貧相な歯列状態，全身の筋量の減少，脱毛，全身の pitting edema，皮膚の出血斑（ビタミン K 欠乏）は，注意深く記録すべきである。

血球数，血清アルブミン濃度，および血清電解質を測定する。初診時に血清ビタミン B_{12} と脂溶性ビタミン，レチノールや，プロトロンビン時間（ビタミン K 状態の指標）や，25-水酸基コレカルシフェロール（ビタミン D 状態の指標）なども測定するのがよい。また，骨密度も二重エネルギー X 線吸収測定法（dual-emission x-ray absorptiometry：DEXA）で測定すべきである。ハリス-ベネディクト（Harris-Benedict）公式（**表 81.3**）を使用することで，合計エネルギー必要量が計算できる。

▶栄養療法

これらの患者の管理で重要なことは，アルコール摂取からの完全な離脱である。すべての研究で証明されたわけではないが[81～83]継続的なアルコール摂取が疾病の進行につながりうることはいくつかの研究で示されている。喫煙は，慢性膵炎から急性膵炎への進行に関わる重要な因子であることが示されている[84]。他に重要な因子は，これらの患者の腹痛の管理である。慢性膵炎の患者はしばしば食後の腹痛をきたし，その結果拒食症になる。慢性膵炎の腹痛

IV

表 81.3 基礎代謝率を計算するハリス-ベネディクト公式[a]

男性	BMR = 66.5 + (13.8 × 体重 [kg]) + (5.0 × 身長 [cm]) − (6.8 × 年齢 [歳])
女性	BMR = 655 + (9.6 × 体重 [kg]) + (1.8 × 身長 [cm]) − (4.7 × 年齢 [歳])

[a]いったん BMR が計算されると，カロリー必要量は次のように活動度を掛けることで求められる。座ってばかり，少しまたはまったく運動しない：BMR × 1.2，軽度の活動度，軽い運動，または週に 1〜3 日の運動：BMR × 1.37，中等度の活動度，中等量の運動または週に 3〜5 日の運動：BMR × 1.55，激しい運動または週に 6〜7 日の運動：BMR × 1.72。

の原因は複雑である。痛みがない患者もいる一方，制御不能の痛みで重篤な状態に陥る患者もいる。悩ましいことに，多くの患者が麻薬系鎮痛剤を処方されており，その麻薬系鎮痛剤が消化器の運動能を低下させ，胃の内容排出を抑制して，食欲を低下させる。また，病状が進行すると痛みはさらに増強し，さらに時には消失することもある。そうした頃には，消化能力は外分泌不全によって損なわれ，吸収された栄養物の同化は内分泌不全によって低下している。このように，栄養管理は病態進行の段階によって変えていく必要がある，

早期慢性膵炎

この段階において大切なことは，飲酒と喫煙からの完全な離脱とともに，麻薬系鎮痛薬使用の制限である。患者は栄養士から栄養指導を受けるべきである。栄養的にバランスのとれた食事を少量ずつ分食するように工夫し，脂肪分の多い食物は避けることが重要で，必要に応じて総合ビタミン剤やミネラルサプリメントを服用する。

後期：膵機能不全

膵臓の予備能力は大きく低下している。リパーゼ分泌が 90%以上消失するまで，脂肪吸収障害による脂肪性下痢が顕在化することはない[70]。治療の基本は膵外分泌酵素の補充である。従来の酵素製剤は動物由来であったが，最近では藻類の遺伝子組換え製品が登場した。しかしこの酵素は体外実験で非常に活性が高いが，脂肪性下痢の治療には十分ではない。脂肪吸収不全症を確かに軽減はさせるが，それを完治させることはめったにない[79]。おそらくそれは，十二指腸に入ってきた食物の量に合わせて非常によくコントロールされている膵臓からの生理的分泌を正確に再現することができないためであると思われる。例えば，重度の吸収不良の患者には食前 2 カプセル，食後 2 カプセル，間食時に 2 カプセルのリパーゼ腸溶性製剤（10,000 U/カプセル）を与えると 1 食事あたり 40,000 U となり，膵臓が分泌する量とほぼ同じになる。しかしこの方法を用いても，脂肪の吸収はしばしば正常化されない。このことは脂質の消化吸収のためには正常外分泌液のわずか 10%しか必要でないとされていることを考えると理解しがたい。一部の製剤は腸溶性のコーティングをされていないので，制酸剤を服用していない限り，正常の胃酸分泌をしている胃の中で分解されてしまうリスクがあり[79]，また慢性膵炎の患者はしばしば腸蠕動が低下しているため小腸細菌叢が異常増殖しており，内服薬の効果を阻害することもあるためかもしれない。

約 10〜15%の患者は，低脂肪食と膵臓酵素の補給だけでは適切な栄養摂取を維持することができない。これらの患者は，経鼻栄養管や経皮的内視鏡下胃瘻造設術（percutaneous endoscopic gastrostomy：PEG）や，空腸栄養管つきの PEG（PEG-J チューブ）を使用することにより，栄養管理することができる。研究者は，PEG-J チューブによる長期栄養が栄養状態を改善するだけではなく，鎮痛剤の使用量も抑えたことを報告した[80]。TPN がまれに栄養療法に必要ではあるが，これは，体内の栄養素の備蓄を補充するための短期間の使用にとどめるべきである。

後期：「不安定型」糖尿病

慢性膵炎から石灰化を伴う末期膵炎への段階では，栄養管理が非常に困難な問題となる。本質的には，肝臓とともに膵臓は「栄養と代謝の心臓」であると考えられている。通常，膵臓の内分泌不全は，外分泌不全の数年後に見られる。これはインスリン分泌だけではなく，グルカゴン分泌にも障害をもたらす。その結果，「不安定型」糖尿病となり，インスリンを投与したにもかかわらず何らかの理由で患者が食事を摂取できなかった時には，致命的な低血糖になる[85]。グルカゴンは，低血糖時に糖新生に働きかけ，インスリンの作用に拮抗するが末期膵炎の段階となるとその分泌がなくなる。十分な膵酵素の補充により消化吸収が改善すると，グルコース吸収が増加し，糖尿病患者では高血糖を引き起こす。インスリン療法は高血糖を抑制するが，グルカゴンがまったく分泌されないので，過剰な使用は重篤な低血糖をもたらす。

通常の食物摂取と適切なインスリン療法，そして注意深い血糖チェックは，栄養状態を維持して，neuroglycopenia（神経低糖症）［訳注：低血糖による中枢神経能低下］による障害を防ぐために不可欠である。このために，消化器内科医は糖尿病内分泌内科医と綿密に連携してこのような患者を診る必要がある。可能な場合は膵臓移植が内分泌，外分泌の両方の問題に関して最良の解決方法である。

膵癌

膵癌は，アメリカの癌関連死の中で 4 番目に多い。大部分（85%）は膵管由来の癌である[86]。毎年約 4 万 2,000 人が膵癌と診断され，そのほとんどは 1 年以内に死亡する[86]。膵癌発症のリスクファクターは，喫煙，大量飲酒，膵臓や他の癌に関する家族歴，糖尿病の既往および慢性膵炎である[87〜90]。食事要因に関しては，焦げた肉（複素環アミン）の過剰摂取，コレステロール，揚げ物，その他ニトロソアミンを含む食べ物の摂取量と発症率が相関する[91]。

臨床像は，腹痛，体重減少，および黄疸がある。腹痛は，しばしば背部に放散し，持続的であったり，間欠的であったりするが，時には食事により突発性に生じたりする。体重減少は著明である場合があり，しばしば食指不振と腹部膨満感と関連する。糖尿病，下痢，および脂肪性下痢が起こることがある。生命予後は非常に悪く，そして，外科的切除（膵頭-十二指腸切除）が唯一の根治法である。多くの患者は発見が遅れ，わずか 15〜20%の患者でしか膵頭-十二指腸切除による腫瘍の完全切除はできない。膵頭-十二指腸切除後の 5 年生存率は，リンパ節転移のない場合でも

わずか25〜30%で，リンパ節転移があると10%にすぎない[92,93]。

栄養学的視点では，これらの患者は腹痛，吐き気，嘔吐，経口摂取の低下，味覚変化，腹部膨満，疲労，胃幽門部通過障害，吸収不良，および消化不良に苦しむ。これらの症状は，しばしば食欲不振–悪液質症候群とよばれて，化学療法への反応性と全体的な生命予後に関連する。膵癌の患者は診断が遅れるので，これらのうち80%もの患者は診断時にはすでに食欲不振–悪液質症候群となっている[94,95]。食欲不振にはしばしば，腹痛や膵臓癌による十二指腸閉塞，膵外分泌機能不全，放射線治療や化学療法による副作用によるものもある。これらの患者ではしばしば嗅覚や味覚の変化を訴え，その結果経口摂取が低下する。また，腫瘍が産生するサイトカイン（例：IL–1，IL–6，TNF–α，インターフェロン–γ）が患者のエネルギー代謝を異化状態にすることに関連しているとも考えられる。

著明な体重減少（元の体重の10%以上）が見られた患者や2〜24週間の間経口摂取カロリーが減少していた患者では，微量栄養素や三大栄養素が欠乏するリスクがある。栄養療法は，これらの患者の状態を安定させて，生活機能，治療への反応性，および予後の改善に寄与する。栄養学的評価には通常のBMI値や体重変化，上腕筋周囲径測定や，上腕三頭筋皮下脂肪厚測定，プレアルブミンやアルブミンなど血液検査があるが，最後の2つの値が疾患活動性と予後をよりよく反映しやすい。

膵癌の栄養療法には，痛みと吐き気のコントロールが含まれる。酢酸メゲストロールは，これらの患者の食欲を刺激し，癌細胞や免疫細胞から分泌される異化作用をもつサイトカインに拮抗する働きを有することが示されている[96]。魚油は，癌患者の炎症性サイトカイン産生を抑え，摂食に対する代謝反応を調節することによって体重減少を抑える働きがある可能性がある[97,98]。しかし，これらについてはまだ臨床研究では議論が分かれるところである。それらはおそらく効果があると考えられるが，しかし効果が最大に得られ，副作用を最小にする適切な使用量はまだ定まってはいない[97〜100]。

Gordonらは，進行した膵臓癌患者の悪液質に対して，サリドマイド（抗TNF物質）の効果を検討した[101]。進行した膵臓癌で体重が少なくとも10%減少した患者が無作為に50人選出され，サリドマイド（毎日200 mg）もしくはプラセボを24週間にわたって投与され，単一施設二重盲検法で比較された。8週間の時点で，サリドマイドを服用する患者群の体重減少は対象群に比べて有意に抑えられ，上腕筋量も有意に保たれていた[101]。

こうした膵癌患者の管理における他の大切な事柄は，膵臓の外分泌不全を念頭において治療することである。膵癌が膵頭に位置している場合，腫瘍は膵管を閉塞することによって，外分泌不全をもたらす[102]。これらの患者や膵頭十二指腸切除術を受けた患者では，適切な膵酵素の補充が効果がある。手術前の栄養調整は，循環血液量，電解質，および微量栄養素欠乏を補正するために重要であるが，調整は速やかに行い，癌が切除可能段階であるタイミングを逃さないように留意しなければならない。Whipple法による再建術後は通常食をとれるようになるまで多くの時間がかかるので，術後の食事は非常に重要である。術後一定期間の間，胃幽門部機能不全はほぼ全例に起こるので，術直後からのNGJチューブの使用が推奨される。

（Amit Raina, Stephen J. D. O'Keefe／濵崎暁洋　訳）

82 肝疾患における栄養とアルコールの影響

肝臓とアルコール代謝の概観

肝臓は生体内で最も大きな器官であり，門脈（吸収した栄養素を運ぶ）と肝動脈の双方により灌流される独特な2種類の血液供給を受けている。肝臓は異なる機能を有する多数の細胞から構成されている。肝細胞は肝臓の80％以上を占め，アミノ酸，アンモニア，脂質，炭水化物，ビタミン，ミネラル，ホルモンの代謝や様々な薬物や生体異物の解毒など，重要な役割を担っている。肝星細胞は体内で主要なビタミンA貯蔵庫として機能しており，また肝障害や線維化の際にはコラーゲンの産生に重要な役割を果たしている。類洞内皮細胞は肝臓の非実質細胞のおよそ半分を占め，血流と肝実質細胞の物質（栄養素を含む）交換の調節に重要な役割を担っている。類洞内皮細胞はスカベンジャー受容体を発現しており，重要な免疫機能の一部に抗原提示細胞としての機能も知られている。肝臓クッパー細胞は体内で最大の固定性マクロファージであり，門脈循環から侵入した消化管由来の毒性物質に対する防御的役割を担っている。さらに，栄養状態に大きな影響を及ぼすサイトカインの主な産生細胞でもある。胆管上皮細胞は様々な輸送体の発現が見られ，物質輸送（水，胆汁など）に主要な役割を果たしている他，重要な免疫機能も担っている。これらすべての細胞が消化管由来の毒性物質や自己免疫反応（寛容）に対する防御機構として統合的に相互作用しており，またホルモン作用や栄養状態にも影響を及ぼしている。

肝臓はエタノール代謝においても主要な器官である。エタノールはまずアルコールデヒドロゲナーゼ（alcohol dehydrogenase：ADH）により酸化され，アセトアルデヒドに代謝される（～80％）。しかし，シトクロムP450システム（主にCYP2E1）やカタラーゼもエタノール代謝におけるアセトアルデヒドの産生に関与している。ADHは電子をエタノールから還元等量である酸化ニコチンアミドアデニンジヌクレオチドリン酸（nicotinamide adenine dinucleotide phosphate：$NADP^+$）に移行させるが，シトクロムP450システムでは電子を酸素分子（O_2）へ移行し，カタラーゼは過酸化水素（H_2O_2）を水に還元する（**図82.1**）。エタノールの酸化は，中枢神経系（CNS）に重要な影響を及ぼす血中アルコール濃度（> 0.03％）で飽和されるという意味で，エタノール代謝は生理的に適量な容量で極めて弱いと考えられる。エタノールのアセトアルデヒドへの酸化は3つの異なる酵素系で処理されるが，アセトアルデヒドの酢酸への酸化は，唯一アルデヒドデヒドロゲナーゼ（aldehyde dehydrogenase：ALDH）によって触媒される（**図82.1**）。アルデヒドデヒドロゲナーゼはアルコールデヒドロゲナーゼに類似し，この反応における電子受容体として酸化ニコチンアミドアデニンジヌクレオチド（NAD^+）と反応する。しかし，ALDHは細胞のミトコンドリアに局在する（**図82.1**）。

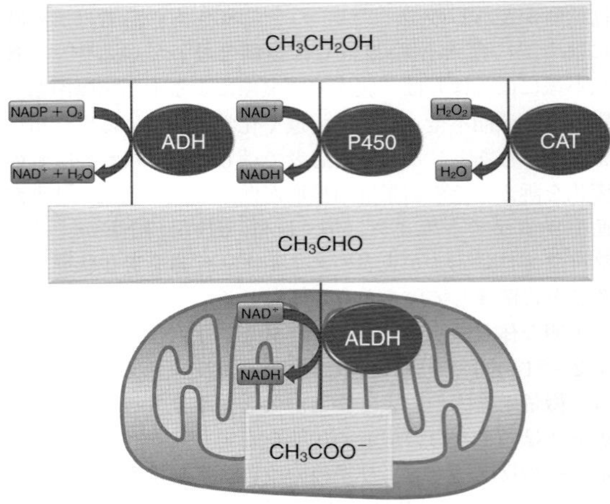

図82.1 肝臓におけるアルコールの酸化的代謝。アルコール（CH_3CH_2OH）は，ミクロソームエタノール酸化系（MEOS），アルコールデヒドロゲナーゼ（ADH）とカタラーゼ（CAT）の3つの酵素系によってアセトアルデヒド（CH_3CHO）に酸化される。次いで，アセトアルデヒドはミトコンドリアにおいてアルデヒドデヒドロゲナーゼ（ALDH）の作用により酢酸（CH_3COO-）に代謝される。アルコール代謝の代謝生化学的影響はADHに寄与するかもしれない。NAD：ニコチンアミドアデニンジヌクレオチド，NADH：還元型ニコチンアミドアデニンジヌクレオチド，NADP：ニコチンアミドアデニンジヌクレオチドリン酸。

本章では主に，アルコール性肝障害の直接的な発症機構，腸-肝軸，アルコール性肝疾患（alcoholic liver disease：ALD）の一般的な栄養不良，アルコール性肝疾患における特異的な栄養素欠乏と栄養管理について論じる。また，アルコール性肝疾患における主な栄養状態の変化や栄養管理が他の重度な肝疾患（C型肝炎や非アルコール性脂肪肝炎など）にどの程度適応するかに焦点をあてて解説する。

肝障害の直接的メカニズム

CNSの機能低下や傷害を避けるための防御機構として，エタノールは肝臓で迅速に処理される。しかし，CYP2E1の誘導も含めたエタノール代謝における毒物代謝的，生化学的な反応，有毒代謝物（アセトアルデヒドなど）の産生や生化学的な反応の変化は，アルコール性肝疾患の発症および進展に影響しているかもしれない。

▶CYP2E1の誘導

エタノール代謝全体の中で，シトクロムP450システムが関与する割合は比較的少ないが，CYP2E1はアルコールによって強く誘導され，アルコール依存症患者ではより大きな割合でエタノール代謝に影響を及ぼす可能性がある[1]。動物モデルにおいて，エタノールで誘発された肝障害をCYP2E1阻害剤が部分的に抑えたことは，この仮説を後押ししている[2]。個体レベルでそのメカニズムを検討することは困難であり，また不運なことに培養細胞はCYP酵素の活性が非常に低かった。そこでCYP2E1を過剰発現させたHepG2細胞が樹立された。この細胞を使用した研究も，CYP2E1がアルコールによる肝細胞障害に関与しているという仮説を支持するものであった[3]。

CYP2E1がアルコール性肝疾患に関与する正確なメカニズムは，まだ解明されていない。しかし，CYP2E1はシトクロムレダクターゼと比較的弱く会合していることが知られており，本酵素はアルコールによって誘導される酸化ストレスに関与していると思われる。それゆえにCYP2E1は電子を酸素に受け渡して$O_2^{\cdot -}$を産生し，あるいは脂質過酸化を触媒することができる[4]。さらにCYP2E1は肝臓毒性を示す物質（アセトアミノフェンなど）を活性化する。そのため，慢性的なエタノール曝露による本酵素の誘導は，他の物質が原因となる肝障害のリスクを高めることになる。また本酵素は，クッパー細胞でも誘導されることが知られている。CYP2E1を過剰発現させたマクロファージは，培養中の刺激により強く反応しており[5]，これは細胞に対するアルコールの影響の下地となっているのかもしれない。アルコール性肝疾患は自己抗体形成の増加と関連を示すことがあり，アルコール中毒症の患者血液中で酸化されたCYP2E1に対する自己抗体が検出されている[6]。

▶有毒代謝産物の産生

アセトアルデヒドはアルコール毒性の中心的な原因物質である。アセトアルデヒドはALDHによって酢酸に代謝されるが（**図 82.1**），この反応の速度はアルコール酸化より相対的に遅く，その結果，アルコールを摂取した人ではアセトアルデヒドの検出可能なレベルの蓄積が認められる。エタノール曝露の全身的な毒性（紅潮，頭痛や吐気など）は，少なくとも部分的にアセトアルデヒド濃度の上昇が直接あるいは間接的な原因となって引き起こされている。より局所的な影響では，アセトアルデヒドはアルコール性肝疾患の病因でもある[7]。例えば，高度に不安定なアセトアルデヒドは，タンパク質や小分子（システインなど）と反応して付加生成物を形成することができ，そしてこれらの化学修飾が正常な生理反応を変化させ，あるいは阻害する。または，直接的に細胞毒性を発揮することもある。

修飾された分子は宿主の免疫系を刺激し，自己免疫様反応の誘因となるかもしれない。そのような酸化修飾されたタンパク質に対する抗体はアルコール性肝疾患のヒトおよび動物モデルの双方で検出されている[8,9]。例えば，マロンジアルデヒド（malondialdehyde）とアセトアルデヒド（acetaldehyde）の付加産物は，アルコール曝露に特徴的であり，アルコール代謝障害の患者やアルコール性肝疾患の動物モデルで免疫反応を惹起することが報告されている[10]。さらにアセトアルデヒドは，グルタチオンの使用および代謝回転を促し，グルタチオン枯渇を生じさせる[11]。ヒトADHには，少なくとも分子レベルで異なる5種の同族体酵素が存在する[12]。酵素の反応速度に差異を生じ，アルコール代謝能力に影響を及ぼす*ADH*遺伝子の一塩基多型（SNP）も同定されている[13]。そして実際に，低いALDH活性とアルコール性肝疾患のリスク増大の間に相関が示されている[14]。

エタノール代謝における他の生成産物も肝臓に対して毒性を示すかもしれない。酸化的代謝に加えて，エタノールは非酸化的経路を介した代謝系の終末産物として脂肪酸エチルエステルを生じる[15]。これらの分子はミトコンドリアに蓄積することで，酸化的リン酸化と脱共役させるかもしれない。脂肪酸エチルエステルは酸化的エタノール代謝が不活化した器官における組織障害に関与することが予想される[16]。

▶生化学的反応の変化

循環血中のエタノール濃度はかなり高値に達することがある。例えば，0.08％の血中アルコール濃度は血中でおよそ20 mMのアルコール濃度と同等となる。最初にエタノールが流入する肝臓内では，循環レベルよりさらに高いエタノール濃度を示す。これら高いアルコール濃度は，肝臓における代謝の感受性と関連して，肝臓の細胞に生化学的なストレスを負荷している。実際にエタノール酸化で生じた酢酸は，アセチルCoAに変換されたのちTCA回路に流入しうるが，エタノール曝露によって誘導された様々な代謝的および生化学的変化は，結果的に負のエネルギーバランスを生じさせる[11]。アルコール代謝に起因するこれら生化学的変化のいくつかはアルコール性肝疾患の病因かもしれないという仮説も成り立つ。

脂肪症はアルコールによって引き起こされる最初の肝臓の変化の1つであり，本来，病態的にゆっくりとした組織変化であると思われていた。現在では，脂肪症は病態の発症時ばかりでなく，アルコール性肝疾患の進展にも大きな影響を及ぼしているとされている[17,18]。例えば，脂肪肝はエンドトキシンのセカンドヒットによる肝毒性により高い感受性を示す[17]。さらに脂肪浸潤の程度は，アルコール性肝疾患の進行（線維化，肝硬変）の予測にも使用できる[19,20]。ADHによるエタノールのアセトアルデヒドへの酸化とそれに続くALDHによる酢酸への酸化は電子受容体としてNAD^+を使用するために，還元型ニコチンアミドアデニンジヌクレオチド（nicotinamide adenine dinucleotide：NADH）とNAD^+の比率は劇的により還元状態へ移行する。この還元型ピリジンヌクレオチドの増加は，アルコール摂取による脂質の蓄積にも影響しているかもしれない。とりわけ$NADH/NAD^+$比率の移行は，脂肪酸合成とエステル化の割合を高め，一方で遊離脂肪酸のミトコンドリアにおけるβ酸化を同時に抑制している。この還元状態の変化は，正常な炭水化物代謝も害するおそれがある。これは細胞に対するアデノシン-5′-三リン酸の供給の減少も含め，様々な影響を及ぼすことになる[21]。さらにピリジンヌクレオチドの還元状態への移行は，遺伝子発現プロファイルに変化を与え，間接的に肝臓の代謝状態に影響を及ぼすヒストン脱アセチル化酵素のサーチュインファミリー分子を活性化することが証明されている[22]。

▶低酸素状態

古くから知られているように，シトクロムP450によるアルコールの酸化は酸素を消費する（**図 82.1**）。さらに，

IV

アルコールは酸素消費量が2倍となるような，肝臓における急性の代謝亢進状態を誘導する[23]。この酸素抽出率の増加は肝小葉内の酸素勾配も増大させ[24]，結果として中心静脈域の低酸素状態を惹起する[25,26]。低酸素状態はピリジンヌクレオチド還元状態をさらに変化させることで肝臓の代謝ストレスを増悪する。また細胞内酸素分圧の低下はミトコンドリアへの酸素供給の減少から，エタノールにより障害されたミトコンドリア電子伝達系の機能も増悪させる。エタノール濃度が下がった後，続く酸素再供給は低酸素あるいは酸素再供給を介したプロオキシダント産生を増加することもある。この影響は低酸素の結果として障害されたフリーラジカル防御機構とともに，アルコール曝露後の肝臓における酸化ストレスに関与しているかもしれない[27,28]。

▶酸化ストレス

活性酸素種と活性窒素種は正常な細胞内代謝の産物であり，有益な効果（侵入した細菌に対する毒性）を有している。しかし，これらの分子の作用は正常組織にも及ぶため，プロオキシダントと抗酸化物のバランスが好気性生物の生存や機能発現に重要となる。結果としてダメージをまねく可能性を有するプロオキシダントの増加あるいは抗酸化物の減少のようなインバランスを，1985年，Siesは「酸化ストレス」と名づけた[29]。酸化ストレスがアルコール性肝疾患を引き起こすという証明はなされている[30~32]。臨床的なアルコール性肝疾患に関連する酸化ストレスは単にプロオキシダント形成量の増加によるものではない。アルコール中毒症患者は，1日の総エネルギー摂取量の50%をエタノールで摂取している[33]。それゆえに高頻度で栄養素の欠乏が見られることに驚きはない。アルコール曝露は消化管における吸収不良をまねき，これら栄養素の欠乏状態をさらに増悪させることもある[34]。そしてアルコール中毒患者では，抗酸化状態あるいは抗酸化能力が全身性に低下しているのと同様，主要な食事性抗酸化成分の摂取が少ないことが大きな問題である[21]。アルコール性肝疾患の動物モデルを用いた研究では，酸化ストレスとアルコールに起因する実験的肝障害の発症に明確な関連があることが確認され，*in vitro* および *in vivo* におけるアルコール性肝疾患モデル研究では，様々な抗酸化物がエタノールの細胞障害作用に対して防御機能を発揮することが示されている[35~37]。

アルコールに起因する肝臓の最も明白な病的変化は肝細胞に生じる。さらに，酸化ストレス産物（脂質過酸化物など）の蓄積は，アルコール摂取時の肝細胞で生じる典型的な現象である。この発見は，肝細胞における酸化物産生がアルコール性肝障害で主要な役割を果たす可能性を示している。肝細胞におけるプロオキシダントの主な発生源はエタノールで誘導されるCYP2E1とミトコンドリアの2つである。ミトコンドリアにおける酸素から水への還元は完全ではなく，$O_2^{\cdot -}$を生じる[38]。そしてアルコール刺激は肝細胞ミトコンドリアでの$O_2^{\cdot -}$産生を増加させる[39]。ミトコンドリアにおけるプロオキシダント産生の亢進は，肝細胞でのその正味の産生量が増えるばかりでなく，ミトコンドリアタンパク質やDNAを直接的に障害することになる。直接的な障害は，ミトコンドリア由来の老化反応を増悪し，ミトコンドリアが関与するアポトーシス経路を刺激することができる[40]。さらに，アルコールはミトコンドリアのGSHを枯渇させ[41]，アポトーシス刺激に対する肝細胞の反応性を高めるという変化をきたす[42]。それゆえに，ミトコンドリアからのプロオキシダント産生は重症アルコール性肝疾患の発症に大きく関与していると思われる。

炎症はアルコール性肝障害の進行に対する重要な因子である。常在性（クッパー細胞など）および新たに導入される免疫細胞（好中球やリンパ球など）の両方がこの過程に含まれている。肝細胞における活性酸素種産生は生化学反応からの受動的な電子の漏出が主な起因となるが，炎症細胞は活性酸素種や活性窒素種の能動的な産生細胞である。これらの産生は宿主防御に重要であるが，不適切な刺激により，正常組織に傷害を引き起こす可能性も有している。

クッパー細胞の不適切な活性化はアルコール性肝疾患の発症に深く関与している[43,44]。プロオキシダントの産生は活性化されたクッパー細胞で増加している。これらの細胞におけるプロオキシダントの主な産生系にはNAD(P)Hオキシダーゼと誘導型一酸化窒素シンターゼ（iNOSあるいはNOS2）が関与している。NAD(P)Hオキシダーゼ阻害剤であるジフェニルヨードニウムは経腸的にアルコールを投与したラットの肝障害を予防することが報告されている[37]。しかし，薬理学的阻害剤は非特異的な作用も有している。実際，ジフェニルヨードニウムは特異的なNAD(P)Hオキシダーゼ阻害剤というよりもフラビンタンパク質阻害剤として位置づけするほうが適している。実験的アルコール性肝疾患の発症は，NAD(P)Hオキシダーゼ欠損マウス（$p47^{phox}$ノックアウトマウス[37]）で抑えられた。これらの結果は，NAD(P)Hオキシダーゼからの$O_2^{\cdot -}$の産生が酸化ストレスと実験的アルコール性肝疾患の発症に深く関与しているという仮説を後押しするものであった。さらにiNOSノックアウトマウス[45]とNAD(P)Hオキシダーゼ欠損マウス[37]では，アルコールによって誘導される酸化ストレスが抑えられることが証明され，この発見から実験的アルコール性肝疾患において傷害される酸化物は$O_2^{\cdot -}$と一酸化窒素に依存していることが示された。

アルコール性肝障害における酸化ストレスの役割に関するほとんどの研究は，クッパー細胞あるいは肝細胞に焦点をあてている。しかし，より最近の研究では，酸化ストレスは肝星細胞が肝線維化における主要なマトリックス産生細胞である筋線維芽細胞に分化することが関与しているかもしれないと示している[46]。実際に細胞内における酸化物産生はその分化と関係するかもしれない[47]。現時点で，星細胞が器官全体における酸化ストレスにどれくらい関与しているのか，この細胞内のプロオキシダント産生が主に自己分泌シグナルによるものか，あるいは傍分泌シグナルを介するのか明確ではない。この細胞型の活性化は，アルコール性肝疾患における線維化や肝硬変の進行に大きな影響を及ぼすことから，本領域におけるさらなる研究が求められる。

酸化ストレスは，活性酸素種や活性窒素種産生の増加ばかりでなく，抗酸化作用による防御機構の減衰によっても誘導される。例えば，アルコールは酸化ストレスに有利になるかもしれない細胞の修飾を引き起こすことができる。さらにアルコール中毒症患者では，栄養不良のために，しばしば抗酸化物レベルが低くなっている。アルコール曝露によって誘導される低酸素状態は，抗酸化作用による防御機構を減衰させる。加えて，遊離鉄がアルコールによって動員され，この反応は遷移金属触媒による強い酸化物の増加（フェントン反応など）を引き起こすことができる。アルコール曝露は活性酸素種や活性窒素種によって傷害されたタンパク質を分解するために作用する肝細胞の26Sプロテアソームも阻害する[2]。この複合体が阻害された時は，プロオキシダントの事実上の増加がない時でさえ，活性酸素種や活性窒素種によって傷害されたタンパク質が蓄積する[48]。最終的には，多くのタンパク質やシステムが抗酸化ネットワークに関与している。このネットワークは直接的にプロオキシダントを妨げるのではなく，補助的な還元剤のような作用を供給し，そして抗酸化タンパク質や小分子の触媒活性を維持している。これらの反応はエネルギー依存性である。ゆえにアルコール曝露で誘導される生化学的ストレスは間接的に細胞の抗酸化作用による防御機構を減衰させることになる。

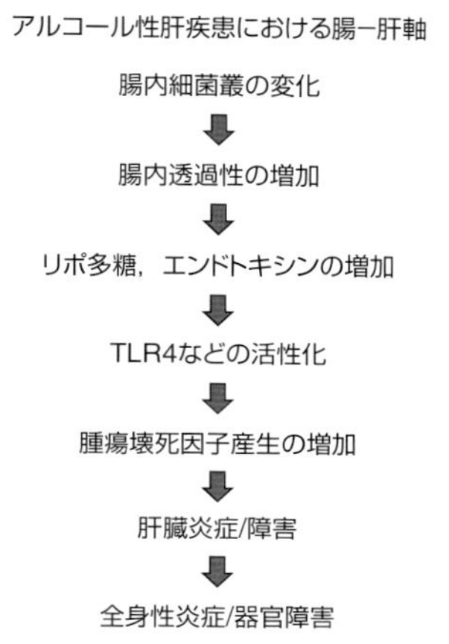

アルコール性肝疾患における腸−肝軸

腸内細菌叢の変化
↓
腸内透過性の増加
↓
リポ多糖，エンドトキシンの増加
↓
TLR4などの活性化
↓
腫瘍壊死因子産生の増加
↓
肝臓炎症/障害
↓
全身性炎症/器官障害

図 82.2　腸内細菌叢と透過性の変化は，肝臓の Toll 様受容体の活性化とそれに続く肝臓の炎症や障害，そして最終的には，全身性の炎症や器官障害を誘発することがある。

腸-肝軸

エンドトキシンあるいはリポ多糖はグラム陰性菌の細胞壁から分泌される。エンドトキシンの増加はアルコール性肝疾患患者やアルコール性肝疾患のげっ歯動物モデルでもみとめられる。また，エンドトキシンの増加は非アルコール性脂肪性肝疾患（nonalcoholic fatty liver disease：NAFLD）の動物モデル（高脂肪あるいは高フルクトース食摂取）でもみとめられており，エンドトキシン/消化管から誘導される毒性物質がこの疾病の病因的な役割を果たしていると仮定されている。そしてアルコール性肝疾患における腸-肝軸に関連した記載内容の多くは，NAFLD，NASHや他の肝臓疾患にも適応しそうである。アルコール性肝疾患における上昇したエンドトキシン濃度は，小腸におけるグラム陰性菌の過剰増殖，小腸透過性の亢進，あるいはエンドトキシンに対する肝臓クリアランスの障害に起因するかもしれない[49]。さらにエンドトキシンは，アルコール性肝疾患の発症や進展に主要な役割を果たしているToll様受容体4（Toll-like receptor：TLR-4）シグナルを介して腫瘍壊死因子（tumor necrosis factor：TNF）や他の炎症性サイトカインの産生を刺激する（**図 82.2**）。ペプチドグリカンやフラジェリンのような，細菌が産生する他の毒性物質もToll様受容体シグナルや炎症性サイトカイン産生に影響するかもしれない[49]。実際にペプチドグリカンの投与が，対照マウスと比較して，アルコール摂取マウスにおける肝障害や炎症を助長し，一方ではエタノール摂取がペプチドグリカンレベルを上昇させた[49,50]。

一般的に，腸内フローラと消化管で産生される毒性物質が肝疾患やその合併症の発症に主要な役割を果たしていることは知られている[49,51~57]。1960年代には，無菌動物あるいは消化管の滅菌のために抗生物質で処理した動物は，栄養性あるいは毒物性肝障害に抵抗を示すことが報告されている。Broitmanら[53]による初期の研究では，コリン欠乏食で維持したラットは肝硬変を発症するが，経口的なネオマイシン投与でその発症が抑制されることを示している。しかし，エンドトキシンを飲料水に添加した場合には，ネオマイシンは肝障害や線維化の発症を抑制しなかった[53]。その後，抗生物質，プレバイオティクスそしてプロバイオティクスのすべてが実験的アルコール性肝障害を抑制するために使用されている[58~61]。血漿あるいは肝臓における炎症性サイトカイン（TNF-αなど）の上昇はアルコール性肝疾患の動物モデルでみとめられ，そして抗TNF抗体が投与されたマウスやTNF-R1欠損マウスでは実験的アルコール性肝疾患の発症が抑えられた[62,63]。さらに，長期間のアルコール摂取は消化管由来のエンドトキシンやTNFによって誘導される肝毒性に対する感受性が高くなることが知られており，アルコールに関連した肝障害に応答するTLR-4経路の特異的分子に関する研究が進められている[64,65]。エンドトキシンによるTLR-4活性化は別々のシグナル経路をそれぞれ活性化するアダプター分子MyD88とTRIF（Toll/interleukin-1 receptor〈TIR〉domain-containing adapter inducing interferon-β）に作用する。MyD88に非依存的経路（TRIF）は実験的アルコール性肝疾患の発症により重要であるが，NASHはMyD88依存性の経路を介するシグナルが重要といわれている[65]。エンドトキシンは脂肪肝や実験的アルコール性肝疾患の肝障害においてばかりでなく，肝線維化においても影響を及ぼしている。Brennerらの*in vitro*と*in vivo*の解析をともに実施した研究において，エンドトキシンは腫瘍増殖因子β（transforming growth factor-β：TGF-β）で刺激されるコラーゲン産生のために，星細胞にまず作用することを示した[66]。そしてLPSも線維化の誘導と進展に影響を及ぼす。

同時に，アルコール性肝炎や肝硬変患者における研究で，消化管透過性の亢進やエンドトキシン血症がみとめられた。1980年代には，われわれがアルコール性肝炎患者は基礎的そしてエンドトキシン刺激による単球のTNF産生が亢進していることを最初に報告した。続く研究では，血漿ならびに単球の炎症性サイトカインが，アルコール性肝炎の臨床状態や生存率と関連することを示した[67,68]。残念ながら，より最近のヒト研究では，抗TNF抗体やTNF可溶性受容体のような製剤のアルコール性肝炎における治療効果は得られなかった[69,70]。そして肝再生における基礎的なTNFの有用な役割のために，完全なTNFの阻害はアルコール性肝疾患において可能な治療選択肢とはならない。

表 82.1 栄養不良の原因

食欲不振
味覚および嗅覚の変化
悪心あるいは嘔気
下痢あるいは吸収不良
食事の利用効率あるいは質の乏しさ
代謝異常（代謝亢進，異化状態など）
サイトカインの影響
肝疾患の合併症（門脈体循環性脳障害，腹水，消化管出血）
嗜好性に乏しい食事（塩分制限，タンパク質制限など）
治療に基づく絶食

より興味深い介入は，抗酸化作用や小腸バリア機能の安定化が期待できるような栄養サプリメントを利用し，過剰なTNF産生を抑えることかもしれない。例として，われわれはアルコールが小腸の低酸素状態を引き起こすが，正常な適応である低酸素誘導因子の増加を障害することを報告した。そしてわれわれは，プロバイオティクスの供給が，低酸素誘導因子誘導性タンパク質（小腸粘膜修復因子など）の増加や典型的なアルコール性肝疾患症状を改善することでアルコール性肝疾患マウスモデルにおける消化管バリア機能を修復し，この障害を緩和することを示した[71]。その結果，典型的なアルコール性肝疾患マウスモデルへのプロバイオティクスの投与は，血中エンドトキシンや肝臓TNF発現を減少させ，肝臓の組織変化を改善した。そして最終的には動物データを支持するように，解毒処置を施行していたアルコール性肝疾患患者が同様のプロバイオティクス製剤を使用することで，肝臓酵素がより早く改善することを示した[72]。急性肝疾患に関与すると想定される腸-肝軸経路を**図 82.2** に示す。

アルコール性肝疾患における栄養不良と栄養療法

▶栄養不良

アルコール性肝疾患の栄養不良に関する最も詳細な情報は，アルコール性肝炎患者に対するVA研究（Veterans Affairs 〈VA〉 Cooperative Studies Program）における２つの大規模試験から得られる[73〜76]。最初の研究（研究 #119）は，事実上，すべてのアルコール性肝炎患者が様々な程度の栄養不良を有することを証明した[73]。患者（栄養アセスメントを終了した284人）は臨床徴候や生化学検査値をもとに，軽度，中等度あるいは重度なアルコール性肝炎の各グループに分けられた。彼らの摂取エネルギーのおよそ50%はアルコールからとられていた。摂取カロリーはしばしば不十分となるが，タンパク質や主要な微量栄養素は頻繁に欠乏状態になっている。実際に，これらの患者が栄養不良に至るメカニズムは多数ある。アルコール性肝炎における栄養不良の原因になりうるものを**表 82.1** に示す。肝疾患の重症度は，一般的に栄養不良の程度と関連しており，タンパク質・エネルギー栄養不良（protein-energy malnutrition：PEM）の悪化は臨床成績の悪化と関連している[75]（**図 82.3**）。同様のデータはアルコール性肝炎のフォローアップVA研究（研究 #275）でもみとめられた[77]。これら両方の研究で，患者は調整された2,500 kcalの病院食が与えられ（栄養士による注意深い観察あり），食事の摂取を促された。２つ目の研究では，患者はアナボリックステロイドのオキサンドロロン（80 mg/日）とともに，分枝鎖アミノ酸（branched-chain amino acid：BCAA）高含有経腸栄養製品の投与を受けた。残念なことに，いずれの研究も自発的な経口摂取が不十分であった場合，チューブ栄養による管理は行われなかった。自発的な食事の経口摂取は，摂取量の段階的に６ヵ月死亡率と相関が見られた。すなわち自発的に3,000 kcal/日以上を摂取する患者に死亡者はなく，1,000 kcal/日以下の患者では80%以上の６ヵ月死亡率をみとめた[75]。栄養不良の程度は，肝性脳症，腹水や肝腎症候群のような重症合併症の発症とも相関した[75]。さらに，PEMスコアシステムを使用すると，栄養不良はスコア依存的に１ヵ月死亡率と相関を示した（**図 82.3**）。

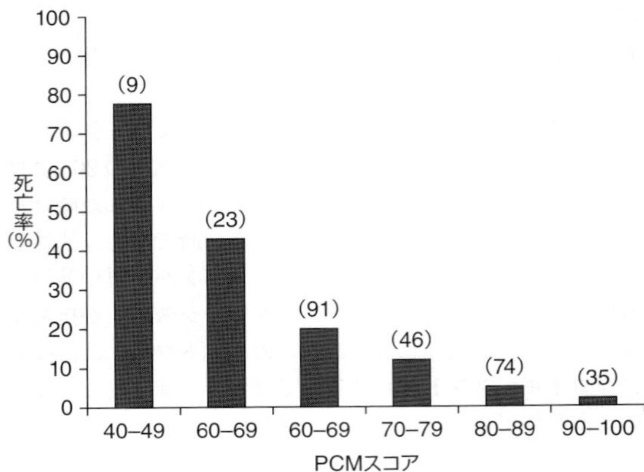

図 82.3 タンパク質-カロリー栄養不良（protein-calorie malnutrition：PCM）スコアを算出するために利用できる十分な栄養関連データを有するアルコール性肝疾患患者278名における栄養不良と１ヵ月死亡率の関連。単純なPCMスコアを使用することで，栄養不良と１ヵ月死亡率の間に，高い有意性と段階的な影響を見ることができる。

(Reprinted with permission from Mendenhall CL, Roselle GA, Gartside P et al. Relationship of protein calorie malnutrition to alcoholic liver disease：a reexamination of data from two Veterans Administration Cooperative Studies. Alcohol Clin Exp Res 1995：19：635–41.)

表 82.2 アルコール性肝障害における栄養状態あるいは栄養不良の検査

身体計測（上腕三頭筋皮下脂肪厚など）
24 時間尿によるクレアチニン身長係数
筋力評価
生体電気インピーダンス法
二重エネルギーＸ線吸収測定法
生物学的パラメータ（内臓タンパク質など）
主観的包括的評価
エネルギーバランス

アルコール性肝疾患における栄養不良の頻度を評価する時には，栄養状態を正確に定義している検査を行うことが重要である。残念なことに，最も広く利用されている検査のほとんどは，肝疾患の存在あるいは慢性的なアルコール摂取（あわせてＣ型肝炎ウイルスに感染している場合）のような肝疾患の原因となる因子の存在のどちらにも影響される（**表 82.2**）。内臓タンパク質は，栄養状態，とりわけ

タンパク質の栄養状態を評価するために，おそらく最も頻繁に使用される検査である。アルブミン，プレアルブミンやレチノール結合タンパク質のような内臓タンパク質はすべて肝臓で合成されており，栄養不良状態よりも肝疾患の重症度との関連を強く反映する[78]。肝疾患時の栄養不良を示す理想的な単一の指標がないことから，しばしば複合的な検査と結びつけた主観的包括的評価（subjective global assessment：SGA）が，個々の患者に最も適切となる[79〜81]。主観的包括的評価では，骨格筋の減少，浮腫，皮下脂肪の消失，そして舌炎あるいは口角症のような臨床徴候に基づいて PEM を評価する。

▶全般的な栄養補給

アルコール性肝疾患における栄養療法の当初の関心は，1948 年に Patek ら[82]が "nutritious diet" によってアルコール性肝硬変患者の 5 年間の臨床成績が対照と比較して改善することを証明したことで高まった。続いて栄養チューブを介した栄養供給は，通常の病院食を食べた場合と比較して，アルコール性肝疾患入院患者の血清ビリルビン濃度やアンチピリンクリアランスを指標とした肝機能を有意に改善することが示された[83]。おそらく栄養療法をサポートする最も重要なデータは，Cabré ら[84]の多施設研究から得られたもので，この研究では重症アルコール性肝炎患者をプレドニゾン（40 mg/日）投与あるいはチューブ栄養による肝疾患用経腸栄養製品（2,000 kcal/日）投与の 2 群に無作為に振り分けた。この経腸栄養製品は BCAA に富み，エネルギー密度が高く（1.3 kcal/mL），そして脂肪と塩分は低く調整されていた。1ヵ月死亡率に両群で差はなかったが，主に感染性合併症が少なかったために，1 年間の死亡率がグルココルチコイド群と比較して経腸栄養投与群で有意に低値を示した。この研究は，重症アルコール性肝炎患者における経腸栄養の重要性を明確に証明している。経口あるいは経腸栄養は，価格，静脈栄養カテーテルからの敗血症のリスク，消化管粘膜の統合性保持，細菌移行や多臓器不全の予防という観点から，静脈栄養より望ましい。さらにいくつかの事例から，中心静脈栄養は合併症の 1 つとして肝疾患を引き起こす可能性を有することが知られている。

経腸的な栄養補給は，アルコール性肝硬変の通院患者の栄養状態と免疫能を改善することや，入院患者の在院日数を短縮することも示された[85,86]。就寝前夜食の概念は，肝硬変患者でエネルギー代謝が変化していることを証明した研究が発表されたのちに確立された。枯渇したグリコーゲン貯留は脂肪そしてタンパク質貯留に依存することを強いることになり，その結果，絶食時には異化状態を招く。Yamanaka ら[87]は，肝硬変患者は対照と比較して，早朝空腹時の呼吸商（respiratory quotient：RQ）が低値を示すことを報告し，この結果はエネルギー基質としての脂肪への依存を示している。低い RQ は食事を続けることで改善できる[87]。初期の研究では，安定した肝硬変患者が就寝前夜食なしで 3 回の同カロリーおよび同窒素量の食事をとった時に反し，就寝前夜食を含め 1 日に 4〜6 回の食事を摂取した時に正の窒素バランスを維持することを証明した[88]。1 つの重要な無作為化臨床試験では，12ヵ月をこえる就寝前夜食の供給は，肝硬変患者の体タンパク質蓄積を改善するだろうという仮説を試験した。総体タンパク質は，試験開始時，3，6，そして 12ヵ月後に中性子放射化分析法により測定された。肝硬変患者への就寝前夜食の供給は，12ヵ月以上持続すると約 2 kg の除脂肪体重からなる体タンパク質の増加を招いたが，この効果は日中の間食では得られなかった。すなわち，就寝前夜食は肝硬変の通院患者に対する栄養療法として有用となる[89]。

▶特異的なミネラル，ビタミンあるいはアミノ酸の欠乏と供給

亜鉛

亜鉛は，正常な細胞増殖，発達，そして分化に必要とされる必須微量元素である。それは，DNA 合成，RNA 転写，細胞の分裂や活性化に要求される。重要な亜鉛転写因子など，亜鉛タンパク質や亜鉛酵素の主要構成成分である。亜鉛欠乏あるいは代謝の変化は，アルコール性肝疾患やウイルス性肝疾患など様々な肝疾患でみとめられる。亜鉛欠乏あるいは代謝の変化を生じるメカニズムには，食事摂取の減少，尿中排泄の増加，特定の亜鉛輸送体の活性化そして肝臓におけるメタロチオネインの誘導などが含まれる。亜鉛欠乏は，皮膚病変からの創傷治癒の遅れ，肝再生の遅れ，精神状態の変化あるいは免疫機能の変化など，肝疾患において様々な徴候で明らかになるかもしれない。亜鉛補充は，消化管バリア機能の安定化，エンドトキシン血症の改善，炎症性サイトカイン産生の減少，酸化ストレスの抑制，そしてアポトーシスによる肝細胞死の抑制などを含む多数の作用を介して，実験的アルコール性肝疾患を抑制あるいは軽減することが報告されている[90〜92]。ヒト肝疾患に対する臨床試験は，その規模や質に制限はあるが，亜鉛供給が肝疾患患者の亜鉛欠乏による臨床徴候を改善することは明白である[93]。肝疾患の処置に使用された亜鉛の濃度は，悪心による強い副作用を減じるために，通常 1 回の食事とともに亜鉛元素 50 mg とされている。

マグネシウム

マグネシウム欠乏はアルコール中毒患者で共通にみとめられ，そのメカニズムには細胞膜にある飽和脂肪酸の摂取あるいは蓄積の減少が含まれる[94]。さらに，マグネシウムとカルシウムの尿中排泄が中等度のアルコール摂取においてでさえ，容量依存的に増加することが報告され，これはアルコール中毒患者のマグネシウム欠乏に関与していると思われる[95]。マグネシウム欠乏は，アルコール性肝疾患でも一般的な末梢のインスリン抵抗性としばしば関連している。実際にインスリン抵抗性を有する非糖尿病患者は，末梢のインスリン抵抗性を改善する手段としてマグネシウムが投与されている[96]。マグネシウム補充は，いくつかの研究で有意にアスパラギン酸アミノトランスフェラーゼ活性を改善することが報告されている[97]。最後に，マグネシウムは筋の痙攣ともよく関連し，いくつかの臨床研究においてマグネシウム補充が筋の痙攣を改善した[98]。

セレン

セレンは，多数のセレノプロテインの活性部位にセレノシステインとして取り込まれる[99,100]。これらで最も認識されている分子が，抗酸化防御システムで重要な役割を担っている GSH ペルオキシダーゼ酵素である。チオレドキシ

ンレダクターゼもアルコール性肝疾患において重要な抗酸化作用を有しているセレノシステイン含有酵素である。セレンの状態は，通常，血清セレン濃度あるいは赤血球のGSHペルオキシダーゼ活性のようなマーカーを測定することで判定されている。いくつかの研究では，アルコール性肝疾患患者は血清，全血ならびに肝臓中セレンが減少しており，セレン状態は肝疾患の重症度と相関すること，そして非代償性肝硬変患者で最も顕著に減少していることを報告している[101~105]。

ビタミンE

ビタミンE欠乏はアルコール性肝疾患患者で頻繁に報告されている[106]。ビタミンEは実験的に膜安定化，核内因子κB（nuclear factor-κB：NF-κB）活性化やTNF産生の抑制，肝星細胞の活性化を阻害することなどを含め，抗酸化そして肝保護作用を有することが証明されている[106~109]。アルコール性肝硬変で非代償期にある通院患者に対する初期のビタミンE補充実験では，1年間の追跡で効果を示すことはなかった[110]。軽症～中等症のアルコール性肝炎患者に対する研究では，プラセボと比較して，1,000 IU/日のビタミンE投与で血清ヒアルロン酸濃度は改善したが，肝機能テストあるいは3ヵ月死亡率に効果は見られなかった[111]。しかし，NASH患者に対するビタミンE投与（800 IU/日）の大規模多施設による米国国立衛生研究所（NIH）に承認された試験において，肝生検による脂肪化および炎症の改善とともに肝酵素の改善が示された[112]。

ビタミンB_1（チアミン）

チアミン欠乏は，アルコール性肝硬変を含め多くの病因の肝硬変で共通に見られる。アルコール性肝硬変，C型肝炎由来の肝硬変および肝硬変を伴わないC型肝炎の患者における比較研究において，チアミン欠乏の頻度はその病因にかかわらず，肝硬変患者で類似していた[113]。チアミン欠乏は，不十分な摂取，肝臓蓄積の減少，そしてエタノールによる急性および慢性の小腸吸収障害などが原因となり生じる[114]。

ウェルニッケ-コルサコフ（Wernicke-Korsakoff）症候群はチアミン欠乏が原因となる重症の精神障害であり，アルコール中毒患者にもしばしば発症する。ウェルニッケ-コルサコフ症候群は2つの異なる段階で表すことができる。最初の段階は急性のチアミン欠乏の結果生じるウェルニッケ脳症であり，一般的に大量のチアミン投与によって改善する。チアミン投与が実施されなければ，脳組織の長期間に及ぶ障害により，コルサコフ精神病を発症するかもしれない。不可逆性の脳障害のため，チアミン供給はコルサコフ精神病の症状を改善することはできないだろう。ウェルニッケ-コルサコフ症候群の診断にこれらすべての症状が存在する必要はないが，その徴候と症状には，急性錯乱，眼振，眼筋麻痺（眼の筋の完全麻痺），運動失調，短期の記憶喪失，そして死亡することもある。

ビタミンB_2（リボフラビン）

リボフラビン欠乏は，アルコール性および非アルコール性肝硬変の患者で確認されている。この所見は，不十分な摂取，利用の亢進，吸収および蓄積の欠如，あるいは異常な代謝によって説明されるかもしれない[115]。リボフラビンの低値は，アルコール中毒患者の舌炎，口唇炎，および舌乳頭萎縮と関連するかもしれない[116]。

ビタミンA（レチノール）

肝臓はビタミンAの主な貯蔵臓器であり，特に肝星細胞が大きな役割を担っている。不活性型の肝星細胞が活性化されるとビタミンA貯蔵能が失われ，その後，コラーゲン産生能が高まり線維化を誘導する。ビタミンA欠乏（低血清濃度あるいは暗順応の異常）は，アルコール性肝硬変患者のおよそ50%に見られ[117]，またアルコール中毒患者では，病気のすべてのステージで肝臓ビタミンA濃度が非常に低値を示すことが知られている[118]。ビタミンAは肝毒性も有するために，治療においては過剰量を供給してはならない。

ビタミンD

アルコール性肝疾患におけるビタミンD貯蔵の減少は，骨のネクローシスや骨折の増加はもちろん，骨密度や骨量の低下にも影響するかもしれない[116]。ある研究では，アルコール性肝硬変患者の85%でビタミンD状態が好ましくないと示している[119]。アルコール性肝疾患患者のビタミンD欠乏は，原発性胆汁性肝硬変患者（47%）よりも多い。Child-Pugh分類に従って分類すると，ビタミンD欠乏と肝疾患の重症度の間に相関がみとめられた。アルコール性肝疾患患者におけるビタミンD欠乏は，肝臓でのビタミンD水酸化の障害，不十分な食事摂取，吸収不良，肝臓におけるビタミンD結合タンパク質の合成低下，そして日光への曝露低下による二次性の皮膚における産生障害などを含め，様々な要因と関連しているかもしれない[119]。

メチオニン，*S*-アデノシルメチオニン，葉酸

異常な肝臓メチオニン代謝はアルコール性肝疾患でよく実証されており，一般的に血清メチオニンの上昇，肝臓*S*-アデノシルメチオニン（SAM）と葉酸の減少，肝臓*S*-アデノシルホモシステインとホモシステインの蓄積の増加などで示される。エタノール消費と肝臓*S*-アデノシルメチオニン枯渇の関連性は動物およびヒトの研究でよく確認されている。慢性エタノール投与は，ラット，マウス，ヒヒ，そしてミニブタを含む様々なアルコール性肝疾患の動物モデルで肝臓中*S*-アデノシルメチオニンを枯渇させた[120~123]。*S*-アデノシルメチオニン供給は，GSH合成の促進，TNF-αの減少とインターロイキン-10合成の増大を介した炎症の軽減，*S*-アデノシルメチオニン/*S*-アデノシルホモシステイン比率の上昇，そして正常な肝細胞のアポトーシス阻害と肝癌細胞のアポトーシス刺激などを通して酸化ストレスを減少させ，アルコール性肝疾患を緩和するかもしれない。葉酸欠乏は，肝臓ホモシステインや*S*-アデノシルホモシステイン濃度の上昇，肝臓*S*-アデノシルメチオニンやGSH濃度の低下，脂質過酸化の増大，小胞体ストレスマーカーの上昇，そしてDNAメチル化反応の減少などによって，アルコール性肝疾患を進行させるかもしれない[124]。

分枝鎖アミノ酸

分枝鎖アミノ酸（BCAA）補充は，肝疾患の主に病気に関連した悪液質や肝性脳症（hepatic encephalopathy）を改善するために長く研究された治療法である。より最近の研究では，BCAA 補充は肝硬変の進行を遅らせるかもしれないと報告されている。

3 つの大規模な研究では良好な結果が得られている。イタリアの研究では，12 ヵ月間，14.4 g/日の経口 BCAA 補充を行った肝硬変患者は，同窒素量のラクトアルブミンを補充した患者と比較して，死亡率，悪化率，入院率の減少と入院期間の短縮が有意にみとめられ，健康関連の QOL にも有意な改善が見られた[125]。646 人の非代償性肝硬変患者を対象とした日本の研究では，毎日 12 g の BCAA 補充を受けた群が，死亡時に判断された無再発生存率，肝臓癌の発症，食道静脈瘤の破裂，そして肝疾患の進行について有意に良好な成績を示した。これらの患者は健康関連の QOL と血清アルブミン濃度も試験開始から 2 年を過ぎても改善していた[126]。

日本におけるもう 1 つの研究は，Child A に分類され，肝機能が保たれている肝硬変患者への BCAA 供給を評価したものである。50 人の患者が 1 年間追跡された。最終的に BCAA 補充（12.45 g/日）を受けた患者は，対照と比較して，MELD（Model of End-Stage Liver Disease）スコア，Child-Turcotte-Pugh スコア，アシアロシンチグラフィックのクリアランスインデックス（肝予備能を定量化するために使用），そして総ビリルビン値が有意に低値となり，血清アルブミン値は有意な増加を示した[127]。これらの研究は，BCAA 補充が肝硬変の非代償期への移行率，より高度な介護が必要となってしまう必然的な進行，そして QOL の低下を抑えるという，いくつかの根拠を提供している。短所としては高価であることと，製品の苦みと低い嗜好性があげられる（この問題は顆粒の開発で緩和されている）。2008 年，日本では C 型肝炎患者の非代償性肝硬変への進行を予防するためのガイドラインにおいて，BCAA 補充が推奨された[128]。現在，アメリカでは BCAA 補充は推奨されておらず，その価格と効力に関する確信の欠如のために，BCAA 補充は一般的にアメリカでは広く行われていない。

肝性脳症

肝性脳症の病態生理に含まれるすべての因子が解明されているわけではないが，よく知られている要因として，解毒機能の低下から生じるアンモニア濃度の上昇と芳香族アミノ酸の BCAA に対する比率の上昇がある。これら 2 つの現象は栄養介入によって変化させることができるという事実が，多くの新しい研究によって見出されている。

栄養と肝性脳症に関する最も大きな話題は，長年にわたる定説のタンパク質制限である。肝硬変患者は異化状態が進み，1 晩の短期間の絶食によって負の窒素バランスに陥るという証明がなされて以来，この概念に関連する研究が進められている[87,88]。肝性脳症のために入院している肝硬変患者 30 人を対象とした研究では，通常のタンパク質量を含む食事（1.2 g/kg/日）と単に低タンパク質の食事を摂取した患者の間で，病態の進行度に差はみとめられなかった[129]。Gheorghe ら[130]は，肝性脳症を発症している肝硬変患者に 30 kcal/kg/日，1.2 g タンパク質/kg/日の食事を就寝前夜食を含めた 4 食に分割して供与した。153 人の患者のうち，122 人で改善し，とりわけ重度な肝性脳症を示す患者において改善効果が高かった。その後，ヨーロッパ臨床栄養・代謝学会（Eupopean Society for Parenteral and Enteral Nutrition：ESPEN）はすべての患者にタンパク質制限を避けること，また重度なタンパク質不耐症の場合は可能な限り短期間にとどめることを推奨した。これらの患者では，通常のタンパク質摂取が可能になるまで，BCAA を 0.25 g/kg/日与えることを推奨している[131,132]。これは肝臓において酸化を受けないアミノ酸であり，他の組織で直接利用することができる。

BCAA は肝性脳症において，骨格筋量や脳内グルタミン合成を増加させ（アンモニア分解を補助すると思われる），また BCAA の芳香族アミノ酸に対する割合を増加させ，そして血液脳関門を通過する芳香族アミノ酸の量を減少させるといった機能について研究されている[133]。データは，肝性脳症に対する BCAA の直接的な影響に関して統合され続けている。2003 年の 11 種の無作為化試験（患者総数 556 人）に関するメタ解析は，生存率や作用時間の長さに影響を及ぼすことなく，BCAA 補充が肝性脳症を全般的に有意に改善することを証明した。しかし，これらの研究において有意とする「統計的な不均一性」のために，メタ解析の著者は，その作用に「説得できる根拠」はないと結論づけた[134]。BCAA 補充に関する研究は続いており，近年では肝硬変の進行に対する有効な研究も発表されていることから，より一貫性のあるデータが出てくると予想される（前述の「分枝鎖アミノ酸」の項参照）。

プロバイオティクス，プレバイオティクス，そしてシンバイオティクス（プロバイオティクスとプレバイオティクスの併用）の補充は，腸内細菌叢を変化させ，さらに消化管管腔の pH を変化させる作用を有することから研究されている。これらの変化はアンモニア産生を減じることができる。ほとんどの研究は，精神神経機能検査で確認され，明らかな肝性脳症は除外された軽症の肝性脳症を対象としている。軽症肝性脳症を発症する非アルコール性肝硬変患者に対し，プロバイオティクスを含むヨーグルトの使用を評価した研究では，17 人の患者のうち 12 人で症状の改善が見られ，88％が研究計画通りに完遂した[135]。Liu ら[136]は，様々な病因の肝臓疾患で軽症肝性脳症（精神神経機能検査と聴覚脳幹誘発電位によって判定）を有している患者へのシンバイオティクス（プロバイオティクスと発酵繊維のプレバイオティクス）投与の影響を検討した。これらの研究で，軽症肝性脳症を有する肝硬変患者では，糞便中の大腸菌とブドウ球菌属が過剰増殖しており，シンバイオティクス投与 30 日後にはこれらが減少することを見出した。シンバイオティクスあるいはプレバイオティクスを摂取したいずれのグループも，糞便 pH，静脈血アンモニア濃度，そして血清エンドトキシン濃度が，プラセボ群と比較して減少していた。そしてプラセボ群と比較して，50％の研究対象者で軽症肝性脳症の改善が見られた[136]。最終的に，シンバイオティクス，プロバイオティクス，そしてラクツロースが投与された 349 人の患者を含む 9 種の試験についてメタ解析が行われた。プラセボ群と比較して，すべての研究で軽症肝性脳症の改善が証明されている。しかし，欠点として研究期間が短く，患者数も少ないことがあげられる[137)]。

結論として，重度なタンパク質不耐症の患者を除き，肝性脳症を有する患者の栄養管理のポイントには，タンパク質制限を避けることが含まれる。BCAAは肝性脳症に対して効果を示すかもしれないが，さらなる研究が必要である。ラクツロース，リファキシミンを含む他の処置との関連など，制限があるかもしれない。プロバイオティクス，プレバイオティクス，そしてシンバイオティクスは軽症肝性脳症に対して効果を示し，ヨーグルトサプリメントのように容易に摂取させることができる。亜鉛やL-カルニチンを含め，肝性脳症に対する他の栄養素補充の効果は，現在も評価されているところである。

まとめ

タンパク質・エネルギー栄養不良や特定の栄養素の欠乏を含め，栄養不良はアルコール性肝疾患に頻繁に合併している。栄養不良の重症度はアルコール性肝疾患の重症度と相関する。栄養不良はアルコール以外の病因から成る肝硬変患者でもみとめられる。栄養不良のメカニズムは多岐にわたっており，そして治療のための絶食や肝性脳症のような肝疾患の代謝合併症の結果，入院中に栄養不良が悪化することもある。アルコール性肝疾患の入院患者に対する積極的な栄養サポートが報告されており，タンパク質やカロリー投与の目標量に達するため，経腸チューブを介した栄養補給が必要なこともある。経腸栄養管理は明らかに栄養状態を改善し，臨床成果も改善するかもしれない。さらに，肝硬変による通院患者における就寝前夜食療法は，栄養状態や除脂肪体重を改善する。米国食品医薬品局（FDA）に承認されたアルコール性肝疾患に対する栄養療法はないが，積極的な栄養介入は禁酒とともに第一選択の治療法として考慮されるべきである。栄養不良とアルコール性肝疾患に関する多くの見解や治療法は，とりわけC型肝炎のような他の病因による肝硬変にも適応できるだろう。

(Juliane I. Beier, Sarah Landes, Mohammad Mohammad, Craig J. Mcclain／桑波田雅士 訳)

83 経腸栄養

外傷や手術は，その侵襲の程度により代謝亢進や体タンパク質の喪失を引き起こす。重症患者へ適切な栄養管理を行うことは，基礎疾患の回復を促進するためにも極めて重要である。歴史的には，栄養管理は患者の疾病治療にとって全身状態を維持するために用いる付属的な治療と見なされてきた。しかし近年では，栄養療法は新興の医学的治療として発展しており，ストレスに対する体タンパク質の異化の抑制，酸化的傷害の予防，胃腸粘膜の保護，免疫応答の活性化や創傷治癒の促進といった特筆すべき効果がみとめられるまでになっている。現在使用されている多くの臨床ガイドラインにおいて，経腸栄養サポートは必要栄養の自発的な経口摂取が不十分なすべての患者に強く推奨されている（本章では経腸栄養について胃や腸管へのチューブ栄養法を中心に述べる）。実際に経腸栄養療法を行う際に重要になる適応，実施時間や経腸栄養経路設置，病態，各種栄養剤，多くの注意点についての指針を示す。

栄養投与経路：経静脈栄養と経腸栄養の比較

今日では，消化管は食物の消化，栄養素の吸収，消化液の分泌などの機能に加えて，栄養輸送や免疫学的な生体防御機構においても重要な役割を果たす代謝学的にも活発な臓器として認識されている。経静脈栄養と経腸栄養のどちらを使用するかの議論は，正常な消化および吸収の経路を使用する生理学的な有益性を考慮すると論理的に結論できる。臨床においては，消化管が機能し，アクセス可能で安全に使用できるのであれば経腸栄養療法を第一選択とすべきであり，経静脈栄養療法は補助的な治療として選択することができると考える。消化管を介した栄養療法が正当であるとする理由は，経腸栄養が肝臓における初回通過代謝を生じることで栄養の利用効率を最大にするという事実による。加えて，小腸への直接の栄養刺激によって腸管の機能的な恒常性を維持し，血流量を増し，内因性ホルモン（例：コレシストキニン，ガストリン，ボンベシン，胆汁酸塩）の分泌を誘発することができる。管腔へ栄養素が流入することで正常な腸管内 pH や細菌叢が維持され，さらに特異的な栄養素（例：グルタミン，短鎖脂肪酸）が腸管にエネルギー源を供給すると同時に腸上皮細胞の増殖や成長を促進する。臨床的な見地からすると，経管栄養は経口摂取を摸しており，経静脈栄養では投与することが困難な栄養素，例えば食物繊維，すべてのタンパク質，ジペプチド，特殊な脂肪酸を投与することができる。

経静脈栄養と比較して経腸栄養のより優れている効果を，**表 83.1** に詳しくまとめた[1~24]。経静脈栄養と比較して，経腸栄養を行うことで感染症のリスクを減少させることは最も有益な成果である[3,13~17]。経腸栄養が死亡率を低下させるかどうかについての明らかな証明はなされていない。経腸栄養を使用することは高血糖の優位な減少[11,18]，入院期間の短縮[19~22]，栄養療法のコストの削減[11,22~24]にも関連している。

表 83.1　栄養療法に腸管を使用することの潜在的な利点

生理的な利点
・胃腸粘膜の恒常性の維持
・腸管粘膜防御機構の保存
・肝臓の初回通過代謝
・コレシストキニン分泌の促進
・胃腸の消化能力および吸収能力の促進
・抗酸化作用機構の増大
・経静脈栄養と比較して低血糖の発生頻度が減少
・静脈栄養剤では利用できない栄養素の供給（食物繊維など）
免疫における利点
・バクテリアルトランスロケーションの減少
・消化管粘膜の免疫機能を担う腸管関連リンパ組織および粘膜関連リンパ組織の維持
・感染症のリスクの減少
・創傷治癒の促進
経済性
・経静脈栄養より在院日数が短縮
・経静脈栄養より安価
・方法や準備の簡便さ

経腸栄養の適応と禁忌

経腸栄養は，経口摂取が困難であったり，不適切であったり，危険を伴うといった病状ではあるが，消化管の消化能や吸収能に問題のないすべての患者に選択されるべきである[25]。患者に栄養チューブを使用するかどうかを判断するためには，患者の状態，基礎疾患，予後，リスク対効果，退院計画，生活の質（QOL），倫理面，患者や家族の希望など複数の要因について考慮する必要がある。経腸栄養の適応についての詳細は，**表 83.2** に示す。

経腸栄養が禁忌となるかどうかは，第一には栄養失調の存在やその程度，経口で必要栄養量を消費する患者の能力，胃腸の恒常性や消化管の機能的な耐用性によって判断される。腸管を用いた栄養療法の相対的な禁忌には，適切に治療され経口での栄養摂取の早期再開の目途が立っている患者，器質的な腸管の閉塞，治療抵抗性の重度な下痢，重度の短腸症候群（SBS，残存小腸 ＜ 100 cm），重症の消化管出血（**表 83.2**）が含まれる。経腸栄養の適応を慎重にするような障害があったとしても，腸管へのアクセスの方法，栄養剤の種類，栄養投与の経路を十分に検討することで経腸栄養療法に伴う危険は回避できる。

表 83.2 経腸栄養療法の適応

適応	禁忌
咽頭や食道の閉塞ないし機能障害による重度な嚥下障害	胃腸へのアクセスルートの設置困難
神経学的な障害，昏睡，精神的な障害	栄養チューブの留置が不可能な外科的ではない器質的な胃腸管の閉塞
持続性食思不振	難治性の嘔吐や重症の消化管吸収不良
精神科疾患	非機能性イレウス
漏出量が少ない腸管皮膚瘻	栄養チューブの留置が不可能な漏出量が多い遠位腸管の皮膚瘻
熱傷や外傷など栄養必要量の増加時	重症の消化管出血
臓器不全	積極的な栄養介入が予後や患者の希望に寄与しない

特別な注意を要する場合

▶再灌流障害や循環不全のある場合

消化管の血流低下が示唆されるような再灌流障害や循環不全において経腸栄養療法を開始する際には注意を要す。ある種の臨床状態は重症患者において頻繁に観察され，例えば血液量の減少，低血圧，出血，敗血症性ショックなどは腸管が虚血に陥るリスクを伴うため，腸管の蠕動不良，腸管粘膜の透過性の亢進，エンドトキシン血症，多臓器不全といった病態に陥りやすい[26〜28]。重篤な病状が持続すると不均衡な血管収縮が引き起こされ，経腸栄養開始の際には，腸管の低灌流がある時には腸管の忍容性が低下しているという懸念があり，また腸管虚血はまれであるが起こりうる合併症である[29〜34]。

以上のような注意を要するが，経腸栄養は適切に症例を選択し，慎重に開始して注意深く観察することで重症患者にも安全に行えることが明らかになっている[30,32〜35]。経腸栄養は，強心剤や昇圧剤が使用されており，腸管の耐用性低下や虚血が示唆されるような患者にも行うことができる[25,31,33,34]。経腸栄養は，一定の状態の患者では安定するまでその使用は控えるべきである。高度な血圧サポートを要する患者（高用量の昇圧剤の使用患者，循環血液量を維持するために大量輸液や輸血を単独または併用している患者など）に対しては，病状が改善し安定するまでは経腸栄養については保留にするか，もしくはごく少量の投与のみで経過を見るべきである[24,34]。

▶小腸切除による小腸機能障害がある場合

小腸の外科的切除術や再建術もしくは移植手術によって，胃腸が解剖学的に手を加えられている患者にも経腸栄養は使用できる。経腸栄養経路の選択には胃腸管の解剖学的な面と腸管粘膜の状態が重要になる。胃，膵臓，肝臓が損なわれていなければ，消化や吸収には問題はないと考えられる。短腸症候群の患者ではいくつかの要因が経腸栄養の可否に影響する[34,36〜41]。一般的に，成人では残存小腸が100 cm以上の場合や小腸・大腸吻合で60 cm以上の場合には経腸栄養（経口摂取もしくは経管栄養）に耐用性があり，慎重に観察して個々に応じた適切な栄養を選択することで十分な栄養を得ることができる。外科的切除の部位や範囲は経腸栄養への患者の耐用性に重要である。大部分の栄養素は十二指腸と空腸上部において消化・吸収され，回腸の遠位側100 cmからビタミンB_{12}や胆汁酸塩が吸収される。十二指腸の切除を受けた患者の大部分は，75％程度を切除されていたとしても経腸栄養に耐用性を有する。十二指腸切除患者の経腸栄養への順応期間は標準的であり，ビタミンB_{12}や胆汁酸塩の吸収能も損なわれていない。回腸切除は栄養素の吸収不良に強く影響する。胆汁酸塩の吸収不良は脂肪の吸収不良，脂肪便，脂溶性ビタミンの欠乏を引き起こす[42]。終末回腸ではビタミンB_{12}が吸収されるので，終末回腸が切除された患者は生涯を通じてビタミンB_{12}の非経口もしくは経鼻による補充を必要とする。同患者は，腸蠕動の亢進や小腸細菌叢の異常増殖から腸管からの栄養の吸収に異常をきたす可能性もある。回盲弁の欠如によって近位腸管における栄養の通過時間は短縮し，水分や栄養素の欠乏をきたす可能性がある。また，大腸細菌叢は小腸内に移行し（腸内細菌の異常増殖），消化酵素の活性を阻害して慢性下痢を悪化させ栄養素の喪失を引き起こす。短腸症候群の患者では，大腸細菌叢によって難消化性炭水化物や水溶性食物繊維はエネルギー源として利用できる短鎖脂肪酸へと代謝され，消化液や電解質の吸収が助けられ，腸管機能の適応が促進される。

様々な栄養素を複合した標準的な半消化態栄養剤（カゼインもしくは乳清タンパク質など完全な形でのタンパク質，複合炭水化物，混合した長鎖脂肪酸や中性脂肪）は，小腸機能に障害のあるほとんどの患者に使用することが可能である。大腸が完全に残存している患者に水溶性食物繊維を添加することは栄養吸収能を高めることに大いに有用であり，難消化性食物繊維は大腸細菌叢によって短鎖脂肪酸（例：酢酸，プロピオン酸，酪酸）に代謝されることでエネルギー源として利用される[35]。

短腸症候群の患者にとって残存小腸の長さは経腸栄養の可否に最重要であるが，腸管粘膜の状態も同様に重要である。小腸粘膜が正常に保たれていない場合には（クローン〈Crohn〉病，放射線腸炎など），栄養素の吸収能が障害される。このような患者には，成分栄養剤や消化態栄養剤のような経腸栄養剤は栄養素の吸収を助け，喪失を減少させる可能性がある。

外科的切除後の経腸栄養への耐用性は術後の適応期間にも左右される[43]。薬物療法（止瀉薬，膵消化酵素補充剤，胆汁酸製剤，抗生物質，プロバイオティクスなど）は経腸栄養の吸収を助け，施行時に起こりうる胃腸症状を緩和できる可能性がある[44]。経腸栄養療法は，生涯にわたる小腸機能障害を有するような小腸および多臓器移植術後の患者にも使用できる[45]。十二指腸チューブは手術時に移植された腸管に直接に留置され，移植後2週間以内に経腸栄養が開始される[46]。経腸栄養の進歩に伴って経静脈栄養を使用する機会は減少し，経口による栄養療法が多用されるようになっている。小腸移植後における重篤な吸収不良に対してどのような栄養剤を選択するかについては十分なデータがなく，標準的なタンパク質を多く含み電解質の含有の少ない半消化態栄養剤を使用する。

重症患者における早期の経腸栄養開始の意義

集中治療室の患者に対して早期経腸栄養を開始することで得られる代謝反応の臨床的利点が明らかとなっている[47)]。分泌型IgA，腸管関連リンパ組織（gut-associated lymphoid tissue：GALT），粘膜関連リンパ組織（mucosa-associated lymphoid tissue：MALT）は，経腸栄養によって刺激され，腸管だけでなく全身における免疫力を高める[48,49)]。12の無作為化前向き比較試験によって，標準的な治療群と比較して術後早期の経腸栄養または積極的な経口摂取開始した群において感染症が減り，入院期間を短縮することが明らかになっている[50)]。外傷患者（総数126人）を対象にした3つの無作為化比較試験のメタ解析において，早期の経腸栄養の開始が死亡率の有意な低下に関与することが明らかとなっている（オッズ比0.20，95%信頼区間，0.04〜0.91）[51)]。術後の重症病態患者においては腸管の蠕動が障害されているが[52)]，消化管運動改善薬を単独使用またはオピオイド拮抗薬と併用して投与することや臨床における多面的な干渉によって[53,54)]適切な経腸栄養療法の実施が容易になる。重症病態患者に対する経腸栄養および経静脈栄養のガイドラインは，ヨーロッパ臨床栄養代謝学会（European Society for Parenteral and Enteral Nutrition：ESPEN）[55,56)]，および米国静脈経腸栄養学会（American Society for Parenteral and Enteral Nutrition：ASPEN），米国集中治療学会（Society of Critical Care Medicine：SCCM）が共同で勧告している[25)]。このガイドラインの中で，経腸栄養は経静脈栄養より栄養療法として望ましい治療法であるとして，通常の食事摂取または経腸栄養を早期に開始することがより強調して推奨されている。

近年の臨床における多くのガイドラインは，一般的な頭頸部手術や癌に対する消化管手術を受けた患者に対して可能であれば術後24時間以内に経腸栄養を開始すべきであると推奨している[55,56)]。さらに，重症外傷患者や外科手術後の栄養不良患者に対しても早期に経腸栄養を開始すべきであると推奨している[25,55,56)]。腸蠕動音が聞かれることが経腸栄養の開始を必ずしも決定するための因子ではない（後述）。近年の臨床における多くのガイドライン[25,55,56)]および複数のメタ解析[50,57)]が手術後患者や集中治療室管理の重症患者に早期経腸栄養を開始することが望ましいとしているが，その開始基準は一致しておらず[58,59)]，「早期」の定義も明確にはされていない。最終的には，早期経腸栄養開始の決定は前述の勧告に従うだけでなく，個々の患者の病態や特記事項を考慮して個別に判断されなければならない。

経腸栄養経路

経腸栄養経路は，ベッドサイド，放射線部門，内視鏡室，手術室などで留置できる[52〜54)]。上部消化管の状態，経腸栄養の使用が必要と予想される期間，誤嚥のリスクなどを考慮して適切な経腸栄養経路や設置方法を決定する。一般的に，4週間未満の経腸栄養の場合には経鼻カテーテルが使用され，チューブは様々な長さ（75〜100 cm）で直径は8〜12F程度，材質はポリウレタン製が多い。より長期間の経腸栄養は常設の経路を用いることを原則とし，消化管瘻経路で直径18〜28F（胃瘻チューブ）または直径8〜12F（空腸瘻チューブ）のシリコン製チューブを用いる[60〜63)]。

栄養チューブの先端は，胃，十二指腸，または空腸に設置されることがある。栄養チューブを正しく留置するための様々なテクニックが教示されてはいるが[52〜54,64〜69)]，経鼻胃チューブや経鼻幽門後経腸チューブの位置を栄養療法開始前にX線撮影などによって確認する必要がある[70,71)]。誤嚥や肺炎のリスクのある一時的に経腸栄養を必要とする重症病態患者にとっては，幽門後経腸チューブを設置することは非常に合理的である[72)]。加えて，経鼻幽門後経腸チューブを用いた経腸栄養は，経鼻胃チューブを用いた場合と比較して嘔吐が少なくなるため，より多くのカロリーやタンパク質を投与することが可能になると報告されている[73)]。経鼻カテーテルの先端を適切な位置に留置する補助としてネーザルブリッジの使用や，鼻翼潰瘍のリスクを最小限にするために消化管の減圧やドレナージに使用されるようなカテーテルは使用せず，臍帯テープを使用することが有効である[68)]。

術後患者に対する経鼻胃チューブを用いた経腸栄養は，胃内容物の排泄遅延や多量の胃内の液体貯留をみとめる患者においては嘔吐や誤嚥のリスクを伴う場合がある。胃内の液体貯留と誤嚥のリスクについては低い相関しか示されてはいないが[66)]，胃内の液体貯留が200〜500 mLの場合には，ベッドの頭部を高くすること，急速な投与を避けること，エリスロマイシンやナロキソンやアルビモパンのような麻薬拮抗薬などの消化管運動促進薬の投与，幽門後経腸経路の使用を検討するなどによって，誤嚥のリスクを最小限にするよう注意を払うべきである[73)]。さらに，クロルヘキシジンを投与することで口腔内の清潔を保ち，人工呼吸器関連肺炎のリスクを減らすことができる[74)]。

経腸栄養に関連する最も頻度の高い合併症は下痢であり[75〜79)]，様々な原因によって起こる。一般的に，マグネシウムまたはソルビトールを含有している薬剤，抗生物質，*Clostridium difficile*腸炎のような感染症，栄養剤への耐性などに関連している。感染や炎症の原因，宿便，薬剤などは，止瀉薬を使用する前に鑑別すべきである。栄養剤の浸透圧を低いものに変更すること，水溶性食物繊維を添加すること，プロバイオティクスを使用することなどは有用かもしれない[78,79)]。治療困難な下痢が持続する際には，経静脈栄養を併用してカロリー不足を補償することを検討しながら下痢が改善するまで経腸栄養の量を減らすべきである。

4週間以上の経腸栄養が必要な場合には，内視鏡的，腹腔鏡下手術，X線透視下，開腹手術などによって経腸栄養経路を設置する必要がある[54)]。手術という面において開腹手術による経腸栄養チューブ設置に伴う疾病率や死亡率は，主に患者の全身状態に依存するために高い。外科的胃瘻造設手術は様々な技法が報告されている[54,80〜94)]。他の理由により，腹腔鏡下手術における最も標準的な胃瘻チューブの設置法はスタム（Stamm）法である。1980年に初めて発表された経皮内視鏡的胃瘻造設術（percutaneous endoscopic gastrostomy：PEG）の発表[81,89)]は長期的な経腸栄養経路の設置技術に大変革を起こし，現在の最も標準的な胃瘻チューブ設置法となっている。これにより適切に選ばれた患者の疾病率や死亡率を大きく減らした[88〜90)]。PEG

の使用は頭頸部癌の患者[85]，脳梗塞や頭部外傷後の患者[86]にとって有益であることが報告されているが，一方で認知症患者へのPEGの使用は議論の的となっている[88]。

空腸へ経腸栄養経路を設置するための多くの技法が報告されている[90〜93]。何らかの理由のために開腹手術をする際には，ウィツェル（Witzel）法かその変法[94]が標準的に行われている。胃の減圧が必要な時には幽門後経腸チューブによる栄養と同様に胃空腸チューブが使用され，胃の蠕動が障害されているが小腸の蠕動や吸収には問題がない患者に用いられる。これらのチューブは，手術や腹腔鏡下手術などの際に設置することが可能である。

経腸栄養剤

経腸栄養療法の開始が決定されて栄養経路が設置された後には，適切な栄養剤を選択する必要がある。経腸栄養剤は，患者の臨床状態，胃腸機能，栄養必要状態に適した栄養剤の組成を選択する。臨床医は多くの経腸栄養剤を業者から入手することが可能である。標準的な用語はないが，経腸栄養剤は三大栄養素の組成に応じて分類され，半消化態栄養剤または消化態栄養剤などとよばれる。さらには，標準的な栄養剤から食物繊維添加栄養剤，病態別経腸栄養剤，免疫増強栄養剤に細分化することが可能である。

▶半消化態栄養剤

半消化態栄養剤（polymeric formula）は経腸栄養剤の中で最も標準的に使用されており，典型的には入院中の長期治療が必要で歩行可能な患者に使用される。半消化態栄養剤は通常の食事を模した栄養成分を含有しており，1日に1,500〜2,000 kcalの摂取でほとんどの栄養素の食事摂取基準を投与することができる。タンパク質は総カロリーの12〜20%を構成しており，卵，牛乳，ピューレ状の肉などを用いるか，またはカゼイン，乳清，ラクトアルブミン，大豆タンパク質，卵白タンパク質などから抽出したタンパク質を用いて完全なタンパク質の形で与えられる。炭水化物はエネルギー源やタンパク質節約効果のある重要な構成成分であり，コーンシロップ，加水分解コーンスターチ，マルトデキストリンなどが用いられている。脂質は必須脂肪酸の源として，脂溶性ビタミンの運搬や高カロリーのエネルギー源として含まれる。ルリジサ油，キャノーラ油，コーン油，魚油，ベニバナ油，大豆油，ヒマワリ油などの様々な油が使用される。半消化態栄養剤は，1〜2 Lに十分な必要量のビタミン，ミネラル，電解質，微量元素を含んでいる。多くの半消化態栄養剤は1.0 kcal/mLであるが，水分制限のある患者には高濃度高カロリー（1.2，1.5，2.0 kcal/mL）の半消化態栄養剤が有用である。

濃縮タイプの半消化態栄養剤は，必要カロリーの多い場合や急速な投与が必要な場合，一定の時間ごとにまたは夜間に栄養を投与したい場合などの栄養剤の容量を減らしたい患者にも有用かもしれない。常態化した栄養や人工の半消化態栄養剤では，食物に含まれる植物化学成分フィトケミカル，微量栄養素，未知の増殖因子などが欠乏してしまうことがある。それゆえ，長期間にわたって経腸栄養を使用するような患者には，食物からそのままの形で抽出された成分を混合したような製品を併用することで栄養素の不足を補うことができるかもしれない。

▶消化態栄養剤

消化態栄養剤（hydrolyzed formula，monomeric formula，oligomeric formula，predigested formula，chemically defined formula，elemental formula，semielemental formulaなどともよばれる）は，窒素源としてアミノ酸やジペプチドやトリペプチドを，また短鎖ペプチドや遊離アミノ酸の供給源としてカゼインからの結晶性のアミノ酸やタンパク加水分解物，乳清あるいはラクトアルブミンを使用している。炭水化物源としては加水分解コーンスターチやデキストリンやフルクトースがある。通常では消化態栄養剤は半消化態栄養剤と比較してカロリーの割合はより少なく，中鎖および長鎖脂肪酸や中性脂肪の成分から成る。消化態栄養剤は膵酵素や刷子縁酵素によって消化を受ける必要の少ない栄養成分を含有しているため，吸収不良や膵消化酵素の分泌不全のある患者に使用されてきた。標準的半消化態栄養剤と消化態栄養剤を比較した研究報告はあまりない。クローン病や重症病態の患者に標準的な半消化態栄養剤を使用した検討では[55,56]，死亡率，感染症，合併症，下痢などに有意な差はみとめられなかった。しかし，消化態栄養剤を使用した急性膵炎の患者では，通常の栄養剤を使用した患者と比較して病院滞在日数が有意に短縮したと報告されている[95]。ルーティンに消化態栄養剤を使用することの利点は限られた臨床研究からの報告しかない。すべての消化態栄養剤は高価であり，標準的な半消化態栄養剤に不耐症の吸収不良の患者にかぎって使用されるべきである。

▶食物繊維添加栄養剤

食物繊維は食事の重要な構成成分であり，代謝的にも生理的にも有益な効果を発揮する。多くの半消化態栄養剤には精製された食物繊維が添加されており，消化管運動を整えて下痢を予防し，便秘を改善するといった効果がある。経腸栄養剤に含まれる食物繊維の量や種類は製剤ごとにかなり異なっている。機能的には，食物繊維は水溶性と不溶性に分類することができる。ペクチンやグアーガムは水溶性食物繊維であり，粘性が低く，容易に経腸栄養剤に添加することが可能である。食物繊維は栄養剤の胃内での滞留時間を延長し，大腸細菌叢によって短鎖脂肪酸へ急速に発酵される。

大豆食物繊維やセルロースのような不溶性食物繊維は消化されずに腸管を通過していく。不溶性食物繊維は，糞便量を増やし便を軟らかくすることで大腸通過時間を短縮する。不溶性食物繊維は，長期間にわたって経腸栄養を使用されている患者に便秘を予防する目的で頻繁に使用されている。食物繊維含有の経腸栄養剤の下痢に対する作用についての研究報告は一貫した結果を示していない。5つの無作為化比較試験を用いたメタ解析では，経腸栄養に起因する下痢症状の患者に食物繊維を使用することではいかなる有用な効果も得られなかった[96]。有用であるという結果が得られない理由は，それぞれの研究に用いられた食物繊維の量や種類が異なっていたことが原因かもしれない。いくつかの経腸栄養剤は，腸管内細菌叢の恒常性（ホメオスタシス）を維持するために水溶性食物繊維と不溶性食物繊維を混合して配合している。無作為化二重盲検交叉試験において，食物繊維含有の経腸栄養剤を使用することで糞便中の短鎖脂肪酸量が有意に増加し，長期間にわたって経腸栄養を使用している患者の腸内細菌叢を改善したことが報告されている[97]。

▶病態別経腸栄養剤

病態別に使用するために，多数の市販の栄養剤が開発されている[98]。三大栄養素の成分は，また一部の患者では微量栄養素の成分が，全身状態の改善や病状の治癒促進効果を有している。

糖尿病や耐糖能障害に用いる経腸栄養剤

食事は糖尿病患者の代謝管理や合併症予防のための重要な要素である。いくつかの糖尿病患者用の経腸栄養剤が，血糖管理や脂質管理の改善を意図して急性期治療において使用するために開発され，このような栄養剤は炭水化物の含有量を減らし，脂質を増加したり不溶性食物繊維を添加した組成となっている。炭水化物源として，糖の吸収速度を抑制することで血糖値の急激な上昇を抑えることを目的とした成分であるオリゴ糖，フルクトース，大豆多糖類を含む製剤もある。脂肪成分は一価不飽和脂肪酸が強化されており，多価不飽和脂肪酸や飽和脂肪酸の含有量は低い。脂質はおおよそカロリーの50%程度を構成している。

入院患者に対して糖尿病に用いる経腸栄養剤の効果を評価した無作為化比較試験はほとんどない。2型糖尿病患者に対して一価不飽和脂肪酸を高容量含んだ高炭水化物または低炭水化物の栄養剤を使用して血糖管理や脂質管理を比較検討した報告がある[99]。一価不飽和脂肪酸を高用量含んだ低炭水化物の糖尿病患者用の経腸栄養剤は，低脂肪高炭水化物の糖尿病患者用の栄養剤と比較して血糖管理や脂質代謝には明確な結果は得られなかった。無作為化二重盲検多施設比較試験において，一価不飽和脂肪酸を高用量含んだ低炭水化物の糖尿病患者用の経腸栄養剤使用は，インスリン必要量を減少し，空腹時血糖値やHbA1cを改善させた[100]。糖尿病に用いるために開発された経腸栄養剤は重症病態患者にも使用されている。ある研究では，高血糖状態の集中治療室管理患者に糖尿病に用いるために開発された経腸栄養剤を使用したところ，血糖管理の改善やインスリン必要量の減少はみとめられたが，感染症，集中治療室の滞在期間，人工呼吸器管理期間や死亡率には有意差がなかったとされている[100]。以上をまとめると，糖尿病に用いる経腸栄養剤は血糖値にはよい効果をもたらすが，その他の面での臨床的な有用性は不明である[101]。

腎疾患に用いる経腸栄養剤

腎疾患に用いる経腸栄養剤は，様々な代謝物質の除去能が低下している患者に対して最適な栄養剤として開発されている[102,103]。腎疾患に用いる経腸栄養剤は，典型的には尿毒症症状を最小限にするようタンパク質含有量は少ないが，必須アミノ酸やヒスチジンを含んだ組成になっている。腎疾患に用いる経腸栄養剤の一部には透析患者に用いるようなタンパク質含有量を増やしたものもある。また，輸液療法に比較して高カロリーで，標準的な栄養剤と比較するとカリウムやマグネシウム，リンの含有量を減らしている。一部の製品はビタミンや微量元素を含んでおらず，多くの製品も少量のみ含むか，水溶性ビタミンのみを添加している。腎疾患に用いる経腸栄養剤を標準的な栄養剤と比較した臨床試験の報告はないが，ある臨床状況では有用性が示されている[55,102,103]。腎疾患に用いる経腸栄養剤の効果を評価するには，患者の腎機能の程度，腎移植後かどうか，栄養状態や栄養必要量の影響を無視することができない。腎移植後の患者はタンパク質必要量が増加しているが，水分制限は必要としない。透析療法を受け，カリウムやマグネシウムやリンの血中濃度が上昇していない患者は，標準的な高タンパク質の栄養剤を使用すべきである。しかし，腎疾患に用いる経腸栄養剤は，腎移植を待機しているような患者や腎移植を行えないようなすべての患者に有用であるかもしれない。加えて，高カリウム血症，高マグネシウム血症，高リン血症の患者にも腎疾患に用いる経腸栄養剤が有用かもしれない。有益な結果を得るような臨床比較試験は行われていないが，腎疾患に用いる経腸栄養剤の使用によって体タンパク質の消耗は抑制されている。標準的な栄養剤に不耐用な患者や透析導入を遅らせたい患者に腎疾患に用いる経腸栄養剤を使用することで，透析療法が導入されるまでの期間や腎機能の改善を待つまでの期間にも栄養療法を行うことができるだろう。

肝疾患に用いる経腸栄養剤

肝疾患患者はしばしば栄養状態不良だが，タンパク質の供給に不耐性という特殊な病態を示し，分枝鎖アミノ酸（branched-chain amino acid：BCAA）と芳香族アミノ酸（aromatic amino acid：AAA）の不均衡によって肝性脳症が引き起こされる。血中アミノ酸の組成様式の異常は，メチオニンやフェニルアラニン，チロシン，遊離トリプトファンなどのAAAの増加や，ロイシン，イソロイシン，バリンなどのBCAA濃度の減少によって特徴づけられる。肝疾患患者ではBCAAとAAAは血液脳関門の通過に競合し，脳でのAAAの取込みを増加させる。AAAは中枢神経系において神経伝達物質に類似した働きがあり，肝性脳症の発症に寄与する[104]。肝疾患に用いる経腸栄養剤は，肝性脳症を改善し予防することを目的に，血中アミノ酸の組成を正常化するようBCAAの含有量を増加してAAAの含有量を減らしている。無作為化前向き二重盲検試験において，進行した肝硬変患者に対して，経口でのBCAAの補充による効果が等窒素の標準的なタンパク質あるいは等カロリーの炭水化物栄養剤と比較されている[105]。BCAAの補充を受けた患者において死亡や肝不全が減少し，栄養状態が著明に改善したことが報告されている。しかし，脳症の発症率や死亡率には有意差がみとめられなかった。コクランレビューの中で，BCAAについて初めて対照群と比較して肝性脳症の改善効果があることが述べられている。しかし，適切な症例規模で良質な検討方法により施行された臨床試験においては，肝性脳症，生存率，副作用について有用な効果は証明されなかった[106]。このような複数の報告による矛盾した結果は，高濃度のBCAAを含有する肝疾患に用いる経腸栄養剤を一定以上に使用することが統一されていなかったことに起因する。しかし，難治性の肝性脳症に対して常に治療を必要とするような肝疾患を有する患者や，標準的なタンパク質含有の栄養剤を使用すると肝性脳症の発症が避けられない患者に対して，BCAA を含有する栄養剤を使用することは有益であるかもしれない[107]。

肺疾患に用いる経腸栄養剤

一般的な肺疾患の患者は，栄養不良な状態にもかかわらず栄養療法によってかえって呼吸機能に悪影響を及ぼし[108]，栄養過多，とりわけ高炭水化物の栄養剤は二酸化炭素排気量（VCO_2）を増加し，それによって機能低下した肺に負荷を加えることになる[109,110]。肺疾患に用いる経腸栄養剤は，慢性閉塞性肺疾患（chronic obstructive pulmonary disease：COPD）の患者や急性呼吸窮迫症候群（acute respiratory distress syndrome：ARDS）の患者における栄養療法に起因される代謝負荷を理論的にも減らすように，炭水化物の代わりに脂質を増やすことで栄養成分の構成を置き換えている。標準的な経腸栄養剤と肺疾患に用いる経腸栄養剤の効果を比較した研究は相反した結果となっている。Angelillo らは，COPD や高炭酸ガス血症を罹患している外来通院患者に高脂肪食を投与することで二酸化炭素排気量や呼吸商が減少したと報告している[111]。入院管理下の人工呼吸器使用中の患者では，標準的な経腸栄養剤に高炭水化物を併用した群と比較して高脂肪の経腸栄養剤を使用した群において有意に二酸化炭素排気量や人工呼吸器管理の期間が減少した[112~114]。しかし，他の研究では，二酸化炭素排気量や呼吸商の変化は栄養剤の組成よりもより用量に依存して過剰なエネルギー摂取に影響されるかもしれないと指摘されている。外来通院中の COPD 患者に高脂肪の栄養剤を使用したところ，有意な呼吸商の変化は確認されなかったことが報告されている[113]。Talpers らは，人工呼吸器使用中の患者に炭水化物投与の割合を変化させるか（40%，60%，75%），総カロリー量を変化させて（必要エネルギー量の 1.0 倍，1.5 倍，2.0 倍）投与した[114]。炭水化物投与の割合を変化させた群間の比較においては，二酸化炭素排気量に有意な差はみとめられなかったが，一方で総カロリー量を変化させた群間の比較においては二酸化炭素排気量が有意に増加した。これらの結果は，高脂肪低炭水化物の経腸栄養剤の有効性を疑問視し[110]，肺疾患の患者には単純にエネルギーの過剰投与を避けることが重要であると示している[55]。

低酸素血症が特徴の ARDS は，フリーラジカルの急増や炎症促進性エイコサノイドの産生を伴って段階的に起こる肺の炎症性疾患である。n-3 系（$\omega 3$）脂肪酸（γ-リノレン酸，エイコサペンタエン酸）の原材料となるルリジサ油や魚油を含有し，抗酸化物質（β-カロテン，ビタミン C，ビタミン E）を多量に含む特殊な経腸栄養剤が ARDS や急性肺傷害（acute lung injury：ALI）の患者に特別に使用されてきた。脂肪酸や抗酸化物質の特殊な代謝によって抗炎症作用や血管拡張作用を促進し，肺におけるガス交換能を改善する。多施設無作為化試験では，標準的な栄養剤を投与された群と比較して，ARDS に特異的な栄養剤を使用した患者群において，酸素化能の著しい改善，人工呼吸器管理日数の短縮，集中治療室への滞在日数の減少が確認されている[115]。同様の結果が複数の追加試験[116~118]や，メタ解析[119]によっても報告されている。しかし，呼吸機能に障害のある集中治療室管理患者へのこのような経腸栄養剤を使用することによる有効性は示されなかった[120]。COPD 患者へ呼吸機能障害用の経腸栄養剤を投与することはエビデンスによって裏づけされたものではないが，抗炎症性作用を有する栄養剤を ARDS 患者や急性肺傷害患者に投与するかどうかはおそらく個々の患者に応じて検討される必要がある。

表 83.3 免疫増強経腸栄養剤として添加される物質の特徴

アルギニン
・異化亢進状態において条件つきで必須である可能性
・T 細胞や B 細胞やマクロファージが機能するために必要
・一酸化窒素合成の基質
グルタミン
・異化亢進状態において条件つきで必須である可能性
・腸上皮細胞や免疫応答細胞のような増殖が盛んな細胞における主要なエネルギー源
・動物実験においては腸管粘膜を障害から保護する
・動物実験においては胃腸管の免疫応答やバリア機能を改善することでバクテリアルトランスロケーションや敗血症を減少させる
n-3 系脂肪酸
・エイコサノイド代謝経路から生成される炎症性サイトカインによる障害の減弱
・リンパ球の増殖や貪食能の活性を介した免疫の調節
・いくつかの動物実験においては腸管粘膜防御機構の改善
プロバイオティクスやプレバイオティクス
・腸内細菌叢異常の予防や改善の可能性
・腸管免疫機構を調整する可能性
・腸管粘膜防御能を高める可能性
抗酸化物質（ビタミン A/β カロテン，ビタミン C，ビタミン E，セレン，グルタミン）
・抗酸化物質が細胞保護効果や臓器障害を減少させる可能性
・重症疾患によって引き起こされる酸素フリーラジカルの毒性を無害にする可能性

免疫増強栄養剤

いわゆる免疫増強栄養剤は，n-3 系脂肪酸，グルタミン，アルギニン，プロバイオティクス，抗酸化物質などの特殊な免疫能を調整する栄養素を様々に含む経腸栄養剤で，免疫系，炎症反応，代謝に有益な効果を有すると考えられているが（**表 83.3**），効果については今でも議論されており結論を得られていない[119~123]。多くの研究により対象患者の病態は様々ではあるが，幅広い種類の量的にも異なる成分を含んだ経腸栄養剤の使用について検討され効果について報告されている。このような結果や免疫増強栄養剤について評価し結論を出すために，複数のメタ解析による検討が行われている。Beale らは，重症病態患者総勢 1,557 人を含むシステマティックレビューの中で，免疫増強栄養剤を使用した患者において死亡率にはまったく影響することなく，感染症の減少，人工呼吸器管理の期間の短縮，病院滞在日数の短縮を有意にみとめたと報告している[119]。外科手術後や外傷による重症病態患者に対して免疫増強栄養剤を使用した研究についての別のメタ解析では，消化器系の術後患者や重症病態患者において有意に創傷治癒遅延の減少や病院滞在日数の短縮に関連をみとめたと報告している[121]。しかし，死亡率や肺炎の発症率には有意な差はみとめられていない。24 の臨床研究を用いた（3,013 人）システマティックレビューでは，魚油を添加された経腸栄養剤を投与することが全身性炎症反応症候群（systemic inflammatory response syndrome：SIRS），敗血症，ARDSを伴うような集中治療室管理を必要とする患者の予後を改善したと報告している[124]。消化器系の外科手術を受けた患者（21の臨床研究，患者総数2,730人）による免疫増強栄養剤を利用した経腸栄養についてのメタ解析は，周術期に免疫増強栄養剤を使用することで死亡率を悪化させることなく，合併症，院内感染，病院滞在日数を減少したと結論している[125]。

グルタミンは，異化亢進状態において体内での合成が必要供給量の増加に見合わない場合には条件つき必須アミノ酸と考えられている[24,126]。集中治療室管理の患者に対してグルタミンを添加した経腸栄養剤を使用した複数の大規模無作為化盲検試験の結果は，一部の報告では感染症が減少したが[127]，他の報告では異なる結果となり[128]，結論が一致しなかった。現在進行しているグルタミンの経腸投与を組み入れた大規模無作為化比較試験の結果が数年後には明らかとなり，集中治療室管理の患者に対して使用される経腸栄養にグルタミンを付加した時の有用性について見解を得られるだろう[129]。

敗血症患者に対して高用量のアルギニンを含有した栄養剤を使用することについて一定の見解が得られており，一酸化窒素の産生による血圧低下を予防する効果がみとめられている[130,131]。しかし近年の報告では，アルギニンを含んだ免疫増強栄養剤の使用は有害ではないと記述されているのみである[131〜133]。大規模な臨床介入試験であるにもかかわらず，臨床におけるアルギニン使用の明確なエビデンスは現在のところ得られていないが，一部の研究では敗血症患者に対する免疫増強栄養剤の使用は有益であると述べている。現時点での勧告ではこのような特殊な免疫増強栄養剤は，侵襲の大きな手術後の患者や外傷患者，重度熱傷の患者，頭頸部癌の患者，人工呼吸器管理が必要な重症病態患者などへの付加的な栄養と考えられている[24,55]。

経腸栄養投与時に注意すべき点

経腸栄養療法は合併症の危険を伴うため，適切な実施や定期的な観察が必要である[134〜136]。実施の具体的な方法の選択にあたっては，栄養経路の種類や設置部位を検討して決定する。経腸栄養の注入は，短時間注入法，間欠的注入法，持続注入法などの方法で行われる。短時間注入法は，重力を利用するか注射器を用いて通常では5分以内の短時間で栄養剤を投与する方法である。一般的に，患者は1回に250〜500 mLの用量の栄養剤を日に4〜6回投与される。短時間注入法での栄養投与では，急速に大量の高濃度の栄養剤が供給されることによる胃腸の副作用が起こることがある。間欠的注入法はより長い時間をかけての栄養注入法であり，通常は容器を用いて重力による滴下により20〜30分かけて投与する。より時間をかけた注入法のため，一般的には短時間注入法と比較して胃腸の不耐性は少ない。

短時間注入法や間欠的注入法は，短時間で比較的容量の多い栄養剤を投与した時に胃であれば栄養剤を貯蔵することが可能であるので，通常は胃への投与持に使用される方法である。胃瘻チューブの巨大なルーメンを使用することでこのような注入法を簡単に実施できるようにするが，小さい径の経鼻胃管チューブを用いても同様の投与は可能である。短時間注入法や間欠的注入法は通常の食事摂取に類似しており，栄養量法の合間に腸管を休めることができるのでより生理的である。さらに，短時間注入法や間欠的注入法は簡便に実施が可能であり，高度な手技を必要としない。持続注入法による腸管栄養は12〜24時間以上をかけて緩徐に投与することが可能であり，そのような際には通常はポンプを用いる。一定の速度での注入が実施可能ではあるものの予期せぬ短時間での投与が起こりうるので，重力による滴下よりもポンプの使用が望ましい。一般的に，持続注入法は通常は最も耐用性がある方法であり[134]，短時間注入法や間欠的注入法を許容できない患者に必要である。小腸は短時間の栄養投与を行った際に大量の栄養剤を貯留しておくことができないので，幽門後の腸管栄養投与を行うためには持続注入法が必要になる。栄養剤は最大で10〜40 mL/時の量から投与を開始し，耐用性があれば8〜12時間ごとに10〜20 mL/時，増量して最終投与量まで増量する[136]。経腸栄養療法は，経腸栄養から経口栄養に移行中の患者に食欲を増進するために交互に使用することが可能であり，在宅で経腸栄養を行っている患者に腸管の休息時間をとりポンプの休止時間をつくりながら施行することできる。経腸栄養は，患者の活動量を増やすためや食事をとる機会をつくるために夜間に実施して日中は中断することも可能である。経腸栄養療法はまた，断続的な方法で患者の生活様式や希望に応じて持続的な注入を行うことも可能である。

まとめ

経腸栄養療法は，経口摂取が困難な患者にとって安全で効果的な治療方法である。経腸栄養療法は食物の投与方法が変化しただけではなく，特殊な栄養剤を使用することで重症疾患患者における代謝サポートを最適化できるようになった。正常に機能している腸管を安全に使用できる場合には，患者にとって経腸栄養療法が最善である。腹腔鏡，内視鏡，放射線医学，ベッドサイドでの栄養チューブの設置技術の向上によって，事実上どのような患者にとっても経腸栄養が栄養療法として最も優れた第一選択肢となっている。

（Laura E. Matarese, Michele M. Gottschlich／鈴木和代 訳）

84 静脈栄養

栄養不良（例：かなりの量の除脂肪量の喪失や，必須のビタミン，ミネラル，微量元素の明らかな欠乏症）は，入院患者や経腸経路で十分な栄養と水分をとれない患者によく見られる。このような条件下では，種々の因子がタンパク質エネルギー栄養不良と微量栄養素の喪失に関与している。これらには，異化ホルモン，サイトカインシグナル，同化ホルモンに対する反応の低下，異常な栄養素の喪失（排液，人工腎臓治療，傷，嘔吐，多尿など），診断や治療の検査や処置のための絶食（*nil per os*：NPO），特定の疾患での三大栄養素や微量栄養素の必要量の増大などがある。

栄養状態の評価には，包括的な評価と内科的および外科的な病歴，現在の臨床状態，および水和状態，食事摂取パターン，体重の変化，診察所見，検査所見が必要である。消化管（gastrointestinal：GI）のルートは，病院における専門的な栄養療法としては第一に選択すべきで，末梢および中心静脈を介しての静脈栄養（parenteral nutrition：PN）は，適切な経腸栄養（enteral nutrition：EN）ができない患者に使用すべきである。したがって，栄養評価の重要な要点は，経腸経路での栄養補給を妨げるGIの徴候や症状を明らかにすることである（例：重症の嘔気，嘔吐，下痢，消化管の部分あるいは完全閉塞，出血，瘻孔）。このような少数の例では，PNによる管理が適応となる。

現在のガイドラインでは，入院患者（成人）のカロリー摂取の目標は，20～25 kcal/kg/日，タンパク質とアミノ酸は1.2～1.5 g/kg/日が適切であるとしている。これらの目標は，本章で解説する従来のPN法で，大部分の人で容易に達成されるであろう。健常人のための推奨必要量に基づき，適切なビタミン，ミネラル，電解質，必須アミノ酸や必須脂肪酸を投与しなければならない。このような入院患者において本当の必要量は不明であるが，従来のPNは水分に加えてこれらのすべての栄養素を投与している。代謝性，感染性，機械的な合併症がPN栄養補給法により起こる。そしてこれらは，注意深い観察や標準的な治療法を守ることにより，予防あるいは減らすことができる。病院でのPN治療の領域では比較的少数の無作為化臨床試験しか行われておらず，多くの領域で不確かなままである。しかし，大規模の多施設無作為化比較試験が進行中で，数年後にはこの重要な補助栄養療法のさらに適切な使用方法の決定に役立つであろう。

歴史

PNの主な歴史は，近年VinnarsとWilmoreおよびBistrianによってまとめられている[1,2]。グルコースの静脈内投与は，1896年にBeidleとKrautsによってはじめて報告され，1937年にはElmanによってフィブリノーゲンの加水分解物としてタンパク質の静脈内投与が報告され，そして，1960年にアメリカで，最初に静脈投与用の脂肪乳剤（Lipomul）が開発された[1]。1955～1965年の限られた期間に，5～10%のグルコース，タンパク質の加水分解物，静脈用の脂肪乳剤，電解質および総合ビタミン剤を用いる末梢静脈栄養（peripheral vein PN：PPN）は，様々な臨床家によって使われた。1960年代前半，重大な副作用によりアメリカの市場からLipomulが撤退した。これは，グルコースの比較的等張な液を末梢血管へ大量注入するか，さもなければ大きな血管へ高浸透圧液を注入しなければならないという重大な問題を引き起こした。1944年頃に中心静脈カテーテルを血管に挿入してはいたが，これはまれであった。安全で効果的な静脈内の脂肪製剤（Intralipid）は，1961年にWretlindによって開発され[2]，1963年までにほとんどすべてのヨーロッパの国で使用が承認された。しかし，アメリカとカナダでは，1977年まで承認されなかった。1960年代初頭にヨーロッパでは，Intralipidの有用性は末梢静脈を介したPNの使用を増加させた[1,2]。

ペンシルベニア大学のDudrickらによる1968年の報告以降，PNの使用が増加し，PNに対する関心が広がった[3]。これらの研究者たちは，非タンパク質カロリー源としてグルコース，それに加えて微量栄養素（ビタミン，ミネラル，微量元素）などの栄養素を入れるために，経皮的な中心静脈カテーテルを使うことで，PNを唯一の栄養源として，数週間以上にわたって栄養不良の乳児の成長をよくし，栄養不良の成人において正の窒素バランスと栄養的，臨床的な改善ができたという説得力ある説明を行った[3]。

臨床実践ガイドライン

初期の中心静脈栄養（central vein PN：CPN）の成功の報告以後，入院患者に栄養不良が多いという報告とともに，CPNは，適切に腸から栄養補給ができない患者の栄養管理の臨床の実践において，急速に広まった。しばしばPNを用いる多くの病院では，典型的には医師，栄養士，看護師，薬剤師から成る多職種の専門家による栄養サポートチームをつくった。1978年には米国静脈経腸栄養学会（American Society for Parenteral and Enteral Nutrition：ASPEN）が結成され，その会の目的の1つは，専門的な栄養サポート（PNとEN）の有効な使用と安全性を推進することであった。1993年，初めて作成された専門的な栄養サポートのために臨床ガイドラインがASPENによって公表された[4]。また，栄養サポートの実施を深め，広範に内容を増した改訂版ガイドラインが，2002年に公表された[5]。1998年，PN製剤の安全な実施に対する報告書をASPENのNational Advisory Groupが出版し，これらのガイドラインの改訂版は2004年末に公表された[6]。ASPEN（http://www.nutritioncare.org）は，最近になって，重症患者や他の病態における専門的な栄養療法の使用法などの種々の新しいガイドラインを公表した[7,8]。同様に，ヨーロッパ臨床栄養代謝学会（European Society for Parenteral and Enteral Nutrition：ESPEN，http://www.espen.org）も，いくつかの病態での PN の使用に関する臨床のガイドラインを公表している[9]。Canadian Critical Care Clinical Practice Guidelines Committee）による重症患者における PN の使用に関する出版もなされている（http://www.criticalcarenutrition.com）[10]。

用語

栄養管理を行う手技には，いろいろな名称が使われてきた。「高カロリー栄養（hyperalimentation）」という用語は，いろいろな方法で大量のカロリーや大量の特定の他の栄養素の必要量を指す臨床栄養管理の用語に含まれるようになった。歴史的にも語源学的にも，高カロリー栄養は，正常の必要量を超えた栄養素（特にエネルギーとアミノ酸）の必要性と供給を意味する。このような方法で使われると，のちほど解説するが，過剰のエネルギーあるいは特定の栄養素の投与は好ましくないことが多いことから，現在ではこれは紛らわしい用語である。この理由で，この用語はもはや使われておらず，完全静脈栄養（total PN：TPN）という名称に置き換わった。そして，静脈栄養を受けている多くの患者は，少なくとも一部の栄養は腸からも摂取されていることがあるので，さらに最近は一般的な名称である静脈栄養（PN）に置き換わった。

適応

PN の主な目的は，病気が重症な時期に，経口や経腸（EN）によって適切な栄養を摂取することができない患者の栄養および代謝状態を維持もしくは改善することである（**表 84.1**）。具体的な臨床上の問題点を有する患者の管理におけるこの治療法の価値と実施は，本書の関連のある章および ASPEN，ESPEN のガイドラインおよび Canadian Clinical Practice Guidelines に述べられている[5〜10]。正常な成人と子どもにとって必要な標準の栄養素と，年齢別および患者集団においてしばしば見られる病気の場合の栄養サポートについて述べられている。

関連のある章で述べられているが，PN を受けるかどうかの決定には，種々の因子を比較して考え，また患者の診断と予後を考慮する必要がある。経口か経管の摂取方法のどちらかによって適切な供給が可能である時は，PN はその正当化できる代替療法とはならない。集中治療室（ICU）の患者を含む，大部分の（＞85〜90％）の入院患者は，口からの食事，経口補助栄養食品，あるいは胃および腸へのチューブで腸から栄養を与えることができる。しかし，約 10〜15％の入院患者は専門的な栄養サポートが必要と考えられ，EN が禁忌である。そしてこれらの患者はルーチンに末梢静脈からあるいは ICU では一般的には中心静脈から，PN を与えられている[5〜7]。

表 84.1 に示した PN のよく用いられている病態は，広く世界中でみとめられている適応である。PN の治療効果は，カロリー（主にデキストロースと脂肪の組成から，少量はアミノ酸から供給）と必須脂肪酸（essential fatty acid：EFA），必須および非必須アミノ酸，ビタミン，ミネラル，微量元素とを合わせたものによってもたらされる[6]。これらは，重要な器官や細胞の機能，免疫，タンパク質合成，骨格や呼吸筋，創傷の治癒，組織の修復などを助ける。しかし，他の種々の状態での PN の使用は，論議のあるところである。というのは，特殊な条件下での PN の有用性を支持あるいは否定する統計学的に価値あるデータを提供する適切な研究がないためである。例えば，経腸ルートが使用できない時に必須の栄養素を提供して命を救うが，PN による治療法を一般的に使用する根拠となるエビデンスは，弱いものしかない。

表 84.1　静脈栄養使用の一般的な適応

大腸切除を伴う，あるいは伴わない大量小腸切除（短腸症候群）
重症の腸運動障害（例：偽性腸閉塞）
消化管の発育不全，消化管閉鎖症（小児科の患者）
近位の高流出瘻孔あるいは小腸の穿孔
重症の下痢あるいは嘔吐，部分あるいは完全小腸閉塞，重症のイレウス
重症の消化管出血，あるいは腸管からの栄養補給が不可能な不安定な血行動態

PN は，多くの場合明らかに補助的な治療である。例えば，重症患者における初期の PN のメタ解析では，PN がこの集団における死亡率に影響はしないが，とりわけ栄養不足の患者においては，合併症の発症率を減少させた[11]。否定的な影響を示すいくつかのデータは，PN 自体によるものが原因で実際に障害が起こったというよりも，PN による過剰投与あるいは高血糖と関連していた。種々の患者グループ，特に重症患者において，適切なタイミングと PN の組成についての多くの未解決の意見の不一致に取り組む厳格な研究が始まっている[12〜16]。

世界中の臨床の場で（例：ICU や非 ICU の入院，在宅の短腸症候群や他のタイプの小腸機能不全患者），PN の日常的な使用にもかかわらず，現在のところ，十分な検定力がある患者数で行われた大規模の，厳格に有効性の比較が行われている研究がないため，多くの領域で適切な PN の使用に関する不確かさが残っている（**表 84.2**）[15,16]。これらの初期の PN の研究の問題は，対象者数が少ないこと，対象患者が不確かで一様でない（診断基準や重症度が異なる）こと，不十分なあるいは不適切な二重盲検であったことである[6〜16]。さらに，現在考えると，初期に使用されていた試験（1980〜1990 年代）のほとんどで PN のデキストロースやカロリーの量が多すぎて，その結果，高血糖になっていた。高血糖は，現在，ICU での合併症や死亡の大きなリスクと考えられている[13〜15]。

エビデンスに基づいてはいないが，一般的に受け入れられている PN の禁忌は以下のものである。消化管が機能して経路が確保できる時，消化管機能の回復が期待され PN が 5〜7 日以上必要ない時，患者が PN のための静脈からの水分の負荷に耐えられない時，PN の開始を計画した時点で患者が高度の高血糖あるいは電解質異常がある時，PN だけのために新しく中心静脈カテーテルを留置するのに過度のリスクがあると考えられる時である[6,15]。

PN と比べると，EN はより安価で，小腸の粘膜構造を維持し，また消化管の吸収やバリアー機能を維持しやすい（動物実験でははっきりと示されている）。そして EN は，

表 84.2 現時点での静脈栄養（PN）使用に関する不確かな領域

種々の期間，食事摂取が最低限あるいはない場合の臨床的な影響
単独あるいは経腸栄養との併用で，PN を開始する最適な時期
様々な病態における，種々の投与エネルギー，アミノ酸，脂肪，微量栄養素（ビタミン，ミネラル，微量元素）の効果
PN 中の必須および非必須アミノ酸の異なった用量や全体的な用量の影響
種々の PN 脂肪乳剤の効果（例：オリーブ油，魚油，構造脂質，中鎖トリグリセリド，単独あるいは混合）
ICU 後の入院あるいは在宅での長期間の PN の効果
経腸栄養を補うための特定の栄養素（例：特定の微量栄養素やアミノ酸）の静脈投与の臨床的な効果

ICU：集中治療室，PN：デキストロース，アミノ酸，脂肪乳剤，微量栄養素を含む完全静脈栄養製剤。
(Data from Ziegler TR. Parenteral nutrition in the critically ill patient. N Engl J Med 2009 : 361 : 1088–97 ; and Ziegler TR. Nutrition support in critical illness : bridging the evidence gap. N Engl J Med 2011 : 365 : 562–4, with permission.)

表 84.3 典型的な静脈栄養製剤の組成

組成	末梢静脈栄養	中心静脈栄養
量（L/d）	2～3	1.0～1.5
デキストロース（%）	5	10～25
アミノ酸（%）	2.5～3.5	3～8
脂質（%）	3.5～5.0	2.5～5.0
ナトリウム（mEq/L）	50～150	50～150
カリウム（mEq/L）	20～35	30～50
リン（mmol/L）	5～10	10～30
マグネシウム（mEq/L）	8～10	10～20
カルシウム（mEq/L）	2.5～5.0	2.5～5.0
ビタミン[a]		
微量元素[a]		

[a] それぞれ必須ビタミンの混合物と微量元素を含有する従来の市販製剤は，末梢および中心静脈栄養（PN）の両方で使用されている。典型的な範囲は上に示されているが，特定の成分の示された範囲外の用量は，症例によって使用することができる。PN 組成に関する詳細な追加は本文を参照。

機械的，代謝性，感染性の合併症が少ない[15]。したがって，PN が開始された後は，消化管機能が回復したら標準的な EN 投与を開始すべきで，また忍容性があれば増量するように進めていき，投与している PN の量をそれに相当して減らしていくべきである。

末梢静脈栄養と中心静脈栄養の比較

PN は，末梢静脈（PPN）あるいは中心静脈（CPN）から投与することができる。CPN は，典型的には鎖骨下あるいは内頸静脈から注入する。驚くべきことに，PPN の有効性に関しての厳格な臨床の有用性を比較した試験のデータはほとんどない。しかし多くの栄養管理の専門家が，この治療法は臨床的に安定しており，推定したエネルギーやアミノ酸の必要量の投与に必要な水の負荷に耐えることができる非 ICU 患者において非常に有用であると感じている[17,18]。PPN は，短期間の栄養サポートが必要な患者，そして適当な静脈がある人には有用であろう。しかしこれらの限界から，多くの臨床家たちはこの治療法をルーチンには処方しない[17,18]。PPN の利点は，中心静脈カテーテルを挿入あるいは維持しなくてもよいことである。主なカロリー源として，CPN で用いられている高張のグルコース液の代わりに，10%あるいは20%の等張の脂肪乳剤を用いる。**表 84.3** に，代表的な PPN と CPN の組成の比較を示す。

血清あるいは血漿レベルを正常範囲内に維持するために，継続的に血中レベルのモニターを行い，表に示されているように，PN の電解質は消化管からの喪失，腎機能の変化，他の臨床指標に合わせて調整する[6,7]。血中レベルが上昇している時は，PN 中の特定の電解質を，**表 84.3** に示した PPN あるいは CPN 用の基本的な範囲よりも少な目の量（あるいは除く）を，血中レベルが正常化するまで与える。CPN 中のデキストロースの高濃度は，カリウム，マグネシウム，リンの必要量を増す。そのため，CPN のこれらの濃度は PPN に比べると高い。PPN も CPN もともに，クロールとして，ナトリウムおよびカリウム塩の割合は代謝性アルカローシスを補正するために増やすことができる。また，代謝性アシドーシスを補正するためには，酢酸としての塩の割合を増やす[6]。血糖値を目的の値に（入院患者では標準的には 140～180 mg/dL）維持するために，レギュラーインスリンを PN に加えることができる。PPN も CPN も両方ともすべての 9 つの必須アミノ酸といくつかの非必須アミノ酸を含んでおり，CPN ではより高い濃度のアミノ酸を投与することができる（後述および**表 84.3** 参照）

アメリカでは，PN 用のものとしては，大豆油由来の脂肪乳剤しか市販されていない（後述）。静脈用の脂肪は 20% の乳剤として提供され，1 日 10～12 時間かけて注入される。薬品会社の合剤を使用する時には，20% または 30% の脂肪乳剤がデキストロース，アミノ酸および微量栄養素と同じ点滴用のバッグ内に混ぜられている（すべての栄養素を混合した「オール・イン・ワン」PN 液）[5～8]。ヨーロッパや他の国では，静脈用の魚油，オリーブ油，大豆油/中鎖脂肪酸トリグリセリド（medium-chain triglyceride：MCT）の混合液，およびこれらを混ぜ合わせたものが PN 用として承認されている[9]。

PPN および CPN に毎日付加する微量元素は，クロム（Cr^{3+}），銅，マンガン（Mn^{2+}），セレン，亜鉛の混合液である。ミネラルも個別に補充することができる。毎日 PN に付加するビタミンは，ビタミン A，B_1（チアミン），B_2（リボフラビン），B_3（ナイアシン），B_6（ピリドキシン），B_{12}，C，D，E，ビオチン，葉酸，パントテン酸の混合液である。いくつかのマルチビタミン製剤ではビタミン K は含まれているか，あるいは個別に追加する（例：肝硬変患者）。特殊なビタミンは個別に補充することもできる[6]。

例えば，標準的な 2.5 L の PPN 製剤は，3% アミノ酸（4 kcal/g），4% 脂質（20% の脂肪乳剤，10 kcal/g），5% デキストロース（3.4 kcal/g）から成り，75 g のアミノ酸（12 g の窒素に相当）および 1,725 kcal を提供し，浸透圧は約 600 mOsm/L である。この浸透圧は，1.5 L の標準的な CPN の溶液よりもかなり低い。CPN 溶液では，15～20% のデキストロース，5～7% アミノ酸，3～4% 脂質から成り，浸透圧が約 1,700 mOsm/L である。このような高い浸透圧の CPN 液は，静脈炎を発症するために末梢の静脈から注入できない。PPN は，静脈炎を防ぐために頻繁な（例えば，3 日ごと）静脈カテーテルの交換が必要である。ある施設では，低濃度のヘパリン注入（例：1,000 unit/PPN のバッグ）やコルチコステロイド（例：5〜10 mg ヒドロコルチゾン/PPN のバッグ）を，静脈炎の予防法として使用している。しかし，現在のところこれは強いエビデンスに基づいてはいない。

指摘されているように，PPN の使用では，適切なカロリーとアミノ酸を投与するためには，ほとんどの患者でかなりの量の水分（2〜3 L）を投与する必要がある。PPN のデキストロースとアミノ酸の濃度が低いことから，大部分のカロリーは脂肪乳剤から投与される。体重が 70 kg 以下の安定した入院患者では，1 日 2 L の PPN でしばしばアミノ酸とエネルギーの推定必要量に近い値を与えることができる。例えば，60 kg の患者がエネルギーとアミノ酸の必要量を満たすために，それぞれ 1 日に 25 kcal/kg と 1.3 g のアミノ酸が必要な場合は，25 kcal/kg × 60 kg = 1,500 kcal の目標カロリーで，1.2 g × 60 kg = 72 g のアミノ酸の 1 日の目標量となる。このような患者では，2 L PPN の中の 3%の濃度のアミノ酸は 60 g のアミノ酸（アミノ酸 1.0 g/kg/日）とアミノ酸からの 240 kcal/日（4 kcal/g）を提供する。典型的な PPN の 5%の濃度のデキストロースは，100 g デキストロース/2 L × 3.4 kcal/g = デキストロースからの 340 kcal を，典型的な PPN の 4%の濃度の脂肪は，脂肪 80 g/2 L × 10 kcal/g = 800 kcal を提供する。したがって，このような 2 L の PPN 製剤は，アミノ酸 1.0 g/kg/日とアミノ酸からの 240 kcal ＋ デキストロースからの 340 kcal ＋ 脂肪からの 800 kcal の合計 1,380 kcal/日（あるいは 23 kcal/kg/日）を提供する。

CPN を使う時に，推定必要量の目標を満たすためのアミノ酸，デキストロース，脂肪の量とパーセンテージを求めるのに，同様の計算を用いることができる。すなわち，60 kg の患者に，1 日 1.5 L の CPN の点滴用バッグ（6%のアミノ酸，15%のデキストロース，3.5%の脂肪乳剤）は，90 g のアミノ酸（アミノ酸 1.5 g/kg/日）を提供し，このアミノ酸から 360 kcal/日（4 kcal/g），デキストロースからは 225 g/1.5 L × 3.4 kcal/g = 765 kcal，4%の濃度の脂肪からは，脂肪 52.5 g/1.5 L × 10 kcal/g = 525 kcal を提供する。したがって，このような 1.5 L の CPN 製剤は，アミノ酸 1.5 g/kg/日とアミノ酸からの 360 kcal ＋ デキストロースからの 756 kcal ＋ 脂肪からの 525 kcal の合計 1,641 kcal/日（あるいは 27 kcal/kg/日）を提供する。前述したように，CPN では，大きな割合を脂肪からでなく中心静脈からの経路で十分にエネルギーを供給するためには，高張のグルコース液（標準的には 10〜20%のデキストロース，**表 84.3**）が必要となる。その結果，カテーテルの先端は高流量の血管内に留置し，急激に拡散するようにしなければいけない。これにより血管炎や血栓の発生を最小限にすることができる。

静脈栄養投与のためのカテーテル

このような血管アクセス部位としては，多くのルートが使われてきた。最も一般的なのは，鎖骨下静脈，頸静脈，大腿静脈である。中心静脈栄養カテーテルが，鎖骨下静脈の血管を通って留置されるのは，内頸静脈または，大腿静脈へ留置する場合と比較した時，細菌の増殖率が低いからである[19]。

末梢から挿入される中心静脈カテーテル（peripherally inserted central venous catheter：PICC ライン）は，中期間（例：<30 日）の PN に用いられる。このタイプのカテーテルが PN に使われるのであれば，そのカテーテルの先端は上大静脈もしくは下大静脈などの中心静脈に位置する必要がある。Kearns ら[20]は，PICC の先端が上大静脈にある時と比較して，腋下鎖骨下静脈−腕頭静脈に存在する時，血栓症と感染症の極めて高い発症率があり，カテーテルの使用可能な期間も短いことを報告している。Cowl ら[21]は，PICC が一般的な鎖骨下と内頸静脈からのアプローチと比べた時に，血栓症の発症が高く，留置することも難しいことを報告している。

カテーテルによる合併症の予防に関して，いくつかの総説とガイドラインが公表されている[22,23]。1973 年に，感染症の発生を減らすための工夫として，トンネル型中心カテーテルがつくられた。これによって，感染のリスクが低下しただけではなく，留置場所とその機能を長期間保つことができるようになった。通常これらは，先が上大静脈で鎖骨下，または内頸静脈内に外科的に留置される。カテーテルの血管外の部分は，皮膚を貫通して出る前に，皮下のトンネルをつくる。カテーテルは，皮膚でダクロン・カフを用いて固定されることが多い。これは，皮膚での縫合の必要がなく，また細菌の障壁として作用する[22,23]。他の方法として，ポートとよばれるシリコンのチャンバーもしくは，他の弾性体が皮下に埋め込まれる。チャンバーにはカテーテルが接続されており，このカテーテルは，通常は，上大静脈に先端がくるように鎖骨下静脈に留置している[24]。栄養輸液は，特殊な針を皮膚に刺して，チャンバー内に注入される。

体内に留置する中心静脈カテーテルの挿入とその使用は，気胸，血胸，血栓症，感染症，血管または神経の損傷，過敏反応と細菌汚染など，患者に様々なリスクをもたらす。報告されている合併症の頻度は 0.3〜12%と幅があり，合併症の定義，医師の熟練度，使用されている製剤，カテーテルの操作の頻度と他の原因によって異なる[25]。カテーテルの材料により血栓の形成しやすさが異なり，初期に使われた硬めのポリビニールとポリエチレンカテーテルは，シリコンやポリウレタンカテーテルよりも血栓形成を起こしやすい。マルチルーメン・カテーテルがよく使われるようになり，これは PN 投与に支障なく薬物の投与，輸血と採血のためのもう 1 つの経路を提供する。カテーテル関連敗血症の頻度については一致した見解が得られていない[26,27]。留置する場所が，感染症の頻度に関連している。例えば，大腿静脈と頸静脈への留置は，鎖骨下部位よりも感染率が高い傾向にある[27]。同様に，カテーテルをトンネル型にした場合（例：頸静脈）は，カテーテルの敗血症の発生を減少させ[28]，カテーテルの位置がずれるといった他の問題も減る。

短期間あるいは長期間の CPN の患者では，カテーテル関連血流感染症（bloodstream infection：BSI）を予防するために，その他いくつかの方法が用いられている[29〜33]。これらには厳格なカテーテルの挿入と維持のためのプロトコル，カテーテル挿入と操作の際の適切な手の消毒および無菌操作，長めの慢性の（例：在宅で CPN が必要な患者）

PN のためのトンネル・カフ付 CPN カテーテルの使用，大腿静脈でのカテーテルの使用を避ける，抗菌薬やクロルヘキシジンを塗った種々のタイプのカテーテルの使用などがある[29~33]。他の BSI を減らす方法としては(完全には証明されていないが)，カテーテル部位の種々の抗菌薬が入ったドレッシングや軟膏，およびヘパリン，バンコマイシン，クエン酸，タウロリジン，エタノールなどをカテーテル内に充填する方法がある[29~33]。

経験のあるメンバー（できれば栄養サポートチームのメンバー）が，挿入場所の適切な処置，使用前の X 線透視による適切なカテーテル挿入位置のチェック，および無菌的なカテーテルの挿入と維持などの必要な注意を前もって行うことにより，単に感染症だけでなく，すべてのタイプの合併症はそれほど頻繁には起こらないことがわかった。これは，特に熟練していない人による，カテーテル挿入の失敗の回数を減らし，すべての機械的な合併症の頻度を減らした。しかし，挿入の時間を有意に減らすことはなかった[34]。2011 年に，米国疾病予防管理センター（CDC）は，新しい静脈カテーテルが関連した感染症予防のための広範囲に及ぶガイドラインを出版した[35]。

供給システム

プラスチックバッグからの PN の栄養溶液は，現在，すべて電動ポンプによって供給されている。CPN 溶液は，一般的に様々なタイプの駆動ポンプを使って供給されている。これらのポンプは著しく精巧で，自動化され，高価になっている。それらのポンプは，流量を保証し，小さな孔のフィルターによる高抵抗を克服し（特に連続使用において），カテーテルの先端が凝固する可能性を最小限にした。さらに，看護師による監視の必要頻度を減らした。これらの多くには，空気塞栓症が起こるのを防ぐために，空気がライン中にあると知らせる警報装置がついている。

ガラスまたはプラスチック容器の使用と比べて，様々な大きさの軟らかいプラスチックバッグの使用は，破損の危険性をなくし，運送と保管が容易になり，容器を満たす前後に必要な保管スペースを減らしている。通常，ポリ塩化ビニール（PVC）バッグ製造過程で使われるフタール酸の可塑剤を，栄養製剤の水溶物は溶出しない。しかし，アルブミンや脂質および血液は，可塑剤を溶出する[36]。バッグからのものと比べて，PVC 投与セットからの脂肪乳剤による可塑剤の溶出量は比較的少ない。可塑剤を使用しないエチレンビニールアセテート製のチューブとバッグは，PVC 製の製品に取って代わられている。

PN の注入直前に三大栄養素を混合できる 2 層式小室のあるプラスチックバッグ（dual-chambered plastic bag）が市販されている。これらは，在宅での PN（home PN：HPN）にとって非常に便利である。特に，静脈内に脂質を常に投与されている患者にとっては便利である。2 層式小室のあるバッグは，中身が三大栄養素が入っていない小室と入っている小室から製造されている（例えば，1 つの小室においてはデキストロース，もう 1 つの小室においてはアミノ酸)。脂質が使われる時，デキストロース，アミノ酸および電解質は下室へ入れられ，必要な静脈用の脂質は上室に入れられる。投与前，プラスチックの仕切りが除かれ，脂肪の混合物が調整される。すべての栄養混合物（total nutrient admixture：TNA）は，注入される直前まで混ぜられないため，安定性が増している。

PN 液の注入の際には，フィルターを使用することが今もすすめられている[37]。一般的にフィルターは，患者の体内への微粒子物質，気泡および微生物の流入を防ぐか，もしくは減らす。微粒子は大量の注入物において見られる。微粒子は，肺の毛細血管を詰まらせ，5 μm を超えると実際に肺塞栓を起こす。それらは，脳や脾臓，腎髄質および肺などのような軟らかい組織にとどまる可能性がある。PPN を使う施設では，内蔵フィルターは，静脈炎の発生を減らすと報告されている[5,6]。PN 製剤投与中に一般的に使われる 2 種のフィルターは，0.22 μm および 1.2 μm のフィルターである。この 0.22 μm のフィルターは，微生物や微粒子および空気を除去することが可能である。陽性に荷電したナイロン膜で 0.22 μm のフィルターは，電磁気学的な力により，発熱物質（例：グラム陰性菌のエンドトキシン）を除去することができる[5,6]。TNA は 1.2 μm フィルターでろ過すべきである。なぜなら大きさが安定した脂肪乳剤は，0.1～1 μm 間の微粒子だからである。大きな微粒子のカンジダアルビカンス *Candida albicans* のような微生物は 3～6 μm の範囲なので，1.2 μm フィルターにより除去できる。

HPN を受けている患者は，注入前に化学反応を起こして溶液が変化しないため，自宅の冷蔵庫にいくつかの PN のバッグを保管している。これらの患者には，PN 製剤を注入する 2～3 時間前に室温に戻すことを教えておかなければならない。そうすれば，注入する際には，冷えた製品が室温に近くなる。

インスリンの吸着は，存在する栄養素の結合特性，供給システムにおけるプラスチックの種類，フィルターの存在，および添加されたインスリン濃度に依存して，インスリン濃度をかなり変化させる[5]。インスリンが糖尿病患者に対して PN 製剤に添加される時，投薬量が正確に調節されるまで，厳重に監視しなければならない[5,38,39]。

成分と必要量

▶水分

ほとんどの成人の水分の必要量は約 30～40 mL/kg/日である[6]。腸からの水分の摂取量と（あるいはこれがない場合も），PN 中の水分と他の静脈内の水分の和は，臨床データと検査データ（例：水和状態を示す診察所見，血漿ナトリウム値と尿素値）により評価されて決められた個々の必要量を満たす必要がある。水，電解質，ホルモン因子および臓器機能の密接な相互関係を考慮することは，PN 製剤を処方する時に非常に重要である。過度の蓄積や喪失を生じる可能性のある臨床的な因子に加えて，不感蒸泄による水分の喪失の変化だけでなく，薬剤と一緒に投与する水の量や，「血管を痛めないで（keep-vein-open)」注入して，水分をとらせることを考慮しなければならない。液体の摂取と喪失に関する詳細な記録が，不可欠である。重症の患者では，血行動態のモニターによる水和状態の評価が必要である。

表 84.4　成人入院患者における三大栄養素の用量の一般的なガイドライン

基質	カロリー量（g/kg/日）[a,b,c,d]
エネルギー量	臨床的に安定：REE × 1〜1.3（あるいは 20〜30 kcal/kg/日） ICU：REE × 1〜1.2（あるいは 20〜25 kcal/kg/日） 最初の PN の指示は非アミノ酸カロリーとして 60〜70%をデキストロース，30〜40%を脂質として
必須＋非必須アミノ酸の量（g/kg/日）[e]	
正常腎，肝機能	1.2〜1.5
肝不全（胆汁うっ滞）	0.6〜1.0（肝機能に基づき）
脳疾患	0.6
腎代替療法をしていない急性腎不全	0.6〜1.0（腎機能に基づき）
腎代替療法中の腎不全	1.2〜1.5

PN：静脈栄養，REE：安静時代謝量。
[a] PN のアミノ酸は 4 kcal/g，デキストロース 3.4 kcal/g，従来の脂肪乳剤 10 kcal/g。
[b] カロリー必要量は，間接熱量測定によって推定することができる。これらの計測は高レベルの酸素吸入を受けている人工呼吸器装着患者，あるいはエア漏れや人工呼吸器の技術的な問題の結果として不正確になることがある。
[c] Harris-Benedict 式は REE を推定するために使用することができる。
男性（kcal/24 時間）= 66.5 +（13.8 × 体重）+（5.0 × 身長 cm）−（6.8 × 年齢）
女性（kcal/24 時間）= 655 +（9.6 × 体重）+（1.8 × 身長 cm）−（4.7 × 年齢）
[d] 肥満患者では，エネルギーとタンパク質の必要量の計算には，以下の式を用いて補正体重を使用すべきである。
補正体重 = {現体重 − 理想体重（標準の表あるいは式から）} × 0.25 + 理想体重
[e] いくつかの臨床ガイドラインは，熱傷または腎代替療法などの特定のサブグループで 2.0 g/kg/日に近い（またはそれ以上）のタンパク質とアミノ酸の投与量を推奨している。
(Adapted with permission from Ziegler TR. Parenteral nutrition in the critically ill patient. N Engl J Med 2009 : 361 : 1088–97.)

水分の必要性が増加している患者，とりわけ腎臓以外から体外への喪失が増加している時には，急性期の治療における必要量に見合うように，一般的な PN 混合液は静脈から補充する溶液とともに患者に投与することができる。在宅の場合には，余分に水分の必要量を PN 混合液の 1 つのプラスチックバッグに追加することができる。もしくは，別々に与えることができる。水分が過負荷の患者に対して，PN 製剤は，摂取量を最小限にするためにできるだけ濃縮されたものにしなければならない。細胞外液の増加は，栄養不良の入院患者によく見られる。それにより体重が増加し，栄養状態と関係なく血中アルブミン，プレアルブミンや他のタンパク質濃度の低下が見られる。

▶エネルギーと三大栄養素の必要量

臨床的に安定した，重症でない成人における現在の臨床ガイドラインで推定される目標のカロリーは，およそ 25〜30 kcal（6.0〜7.2 kJ）/kg 体重/日である。窒素グラム量と kcal の割合（N/kcal）は，およそ 1：130〜150（1：31〜36 N/kJ）が安定した非 ICU 患者で通常使用されている製剤である[5,6]。Shaw ら[40]は，消耗した患者における窒素と脂肪のバランスにおける窒素とエネルギー摂取の効果を図式化した表示法を作成した。追加するタンパク質必要量は，通常，エネルギー必要量よりも常に相対的に高い。例えば，外傷や熱傷，感染症などの急性のストレス下にある成人患者の N/kcal 比は，一般的に高くなる（例えば，1：100）。ICU の患者では，臨床的な予後を改善する正確なカロリーの必要量は不明である。しかし，ICU において高いカロリーの負荷がリスクとなる時，ヨーロッパやアメリカ-カナダの臨床ガイドラインでは，より低い量（例：20〜25 kcal/kg/日）が推奨されている（後述参照）[7,9,14,15]。PN を必要とする幼児と子どものエネルギーの目標量は，年齢と他の要因に基づく。本章で解説しきれないが，ASPEN ガイドラインで概説されている[8,41]。

ICU と非 ICU 患者における適切な PN のカロリー量をより正確に決めるために，現在いくつかの無作為化比較試験が進行中である[16]。PN を必要とする種々の患者の正確なエネルギー，タンパク質とアミノ酸，カロリー，脂肪，微量栄養素の必要量は厳密なデータによって決まっていないにもかかわらず，PN 投与の何十年もの経験に基づく従来のガイドラインは，大部分の人にとっては一般的に安全で有効なようである（**表 84.4**）[6〜16]。

▶アミノ酸

前述したように，従来の PN 製剤は 9 つの必須アミノ酸と種々の非必須アミノ酸を提供する。それとともに，特殊な市販製剤の機能により，それぞれ正確な比率と量のアミノ酸を提供している（**表 84.5**）。静脈用のアミノ酸溶液は，最初は，高品質の食事タンパク質のアミノ酸の構成成分に一部は基づいて，カゼインあるいは血中のフィブリンの加水分解産物の種々の L-アミノ酸の結晶を異なる組成で製剤化したものから進化した。種々の L-アミノ酸の結晶の製剤は，腎不全，肝不全，外傷，そして乳児の成長などで，一般的な製剤より優れているという種々の主張があり，特殊な問題を起こし続けてきた[4〜8]。市販の製剤は，各会社あるいは同じ会社内の製品でも，臨床の目的によってアミノ酸の組成や濃度が異なっている。さらに，これらには電解質やグルコースが加えられている。濃縮した標準的なアミノ酸は 15%または 20%の溶液で，現在，水分過剰で PN が必要な患者に使用できる。自動的に混ぜ合わせる機械を使用している多くの製薬会社は，アミノ酸を使うすべての PN 製剤をつくるために，1 つの濃度の（通常 15%か 20%）標準アミノ酸を備えている[5,6]。

成人の標準的なアミノ酸の推奨量は 1.2〜1.5 g/kg/日であるが，持続的腎代替療法や熱傷（94 章参照）などの特殊な環境下では，いくつかの論文ではそれよりも多い量のアミノ酸（2 g/kg/日に近い値）が推奨されている[42,43]。乳児や成長過程の子どもでも高いアミノ酸の PN が必要である[8]。PN へのアミノ酸の付加は，アミノ酸の目標量，また腎や肝機能障害の程度に関連して，増やしたり減らしたりして調節する[6〜8,15]。いくつかのガイドラインは，ICU 患

表 84.5 市販の静脈栄養用のアミノ酸製剤

	P ROSOL (20%)	AMINOVEN (15%)	TRAVASOL (10%)	TROPH-AMINE (10%)[a]	GLAMIN (13.4%)[b]
会社名	Baxter	Fresenius Kabi	Baxter	B. Braun	Fresenius Kabi
アミノ酸（g または mg/100 g アミノ酸）					
必須アミノ酸					
バリン	7.20 g	3.66 g	5.80 g	7.80 g	5.45 g
リシン	6.75 g	7.39 g	5.80 g	8.20 g	6.71 g
ヒスチジン	5.90 g	4.86 g	4.80 g	4.80 g	5.07 g
イソロイシン	5.40 g	3.46 g	6.00 g	8.20 g	4.18 g
ロイシン	5.40 g	5.92 g	7.30 g	14.00 g	5.89 g
フェニルアラニン	5.00 g	3.66 g	5.60 g	4.80 g	4.36 g
スレオニン	4.90 mg	5.73 g	4.20 g	4.20 g	4.18 g
メチオニン	3.80 mg	2.53 g	4.00 g	3.40 g	4.18 g
トリプトファン	1.60 mg	1.07 g	1.80 g	2.00 g	1.42 g
必須アミノ酸（%）	46%	38%	45%	57%	41%
非必須アミノ酸					
アラニン	13.80 g	16.65 g	20.07 g	5.40 g	11.94 g
グリシン	10.30 g	12.32 g	10.30 g	3.60 g	脚注参照
アルギニン	9.80 g	13.32 g	11.50 g	12.00 g	8.43 g
プロリン	6.70 g	11.32 g	6.80 g	6.80 g	5.07 g
グルタミン酸	5.10 g	0	0	3.20 g	4.18 g
セリン	5.10 g	6.39 g	5.00 g	3.80 g	3.36 g
アスパラギン酸	3.00 mg	0	0	3.20 g	2.54 g
チロシン	250 mg	266 mg	400 mg	2.4 g（チロシンおよびアセチル-L-チロシンとして）	脚注参照
タウリン	0	1.33 g	0	250 mg	0
システイン	0	0	0	240 mg（システイン HCl として）	0
グリシル-グルタミン[c]	0	0	0	0	22.58 g
グリシル-チロシン[d]					2.57 g
非必須アミノ酸（%）	54%	62%	55%	43%	59%

[a] 乳幼児用に設計された（低出生体重のものを含む）。
[b] ジペプチドを含む製剤。
[c] グリシル-グルタミンのジペプチドの成分はグリシン 7.66 g とグルタミン 14.92 g。
[d] グリシル-チロシンの組成はグリシン 701 mg とチロシン 1.70 g。
(Adapted with permission from Yarandi SS, Zhao VM, Hebbar G et al. Amino acid composition in parenteral nutrition : what is the evidence? Curr Opin Clin Nutr Metab Care 2011 ; 14 : 75–82.)

者にはルーチンに条件的必須アミノ酸としてのグルタミンを加えることを推奨している（34 章参照）[9]。PN に，タンパク質の合成や中間体の代謝に必要な必須および十分な非必須アミノ酸を加えることは疑問視されていないが，驚くべきことに，PN のアミノ酸の総量および個別のアミノ酸の量を決めるために厳格に行われた十分な検定力のある無作為化比較試験のデータは限られている[44,45]。いくつかの有望なデータが発表されたが，アルギニン，分枝鎖アミノ酸，システイン，タウリンの補充など PN の特定のアミノ酸の異なった用量の臨床の有用性について厳格に行われたデータはほとんどない[45]。

適切な量の必須脂肪酸を投与すべきである。従来の脂肪乳剤は適切な量のリノレン酸と α-リノレン脂肪酸を含む。必須脂肪酸欠乏症を防ぐためには，一般的に必須脂肪酸として総 kcal の 3%以上が必要である（後述参照）。完全な PN には，すべての必須の電解質，微量栄養素，ビタミンが含まれているが，臨床の場で各個人に見合う特定の微量栄養素の適切な摂取量は不明で，さらなるデータが必要である。臨床的に妥当な取組みは，測定した時に，特定の微量栄養素の血漿濃度を正常範囲内に維持することである。必須栄養素の欠乏症は負の窒素バランスをもたらす。例えば，単一のナトリウム，カリウム，リン，窒素の欠乏は，他の栄養素の保持を障害したり，消滅させたりする。亜鉛の欠乏はそれだけで，負の窒素バランスを起こす[46,47]。

表 84.6 静脈内デキストロース製剤の重量オスモル濃度とエネルギー値[a]

デキストロース (%)	重量オスモル濃度 (mOsm/kg H_2O)	kcal/L
5	278	170
10	523	340
15	896	510
20	1,250	680
25	1,410	850

[a] デキストロース = 3.4 kcal/g。

▶炭水化物

グルコース（デキストロース）は，カロリーを補給するための炭水化物として標準的に使用されており，主要なエネルギー源である。標準的には PN の総非タンパク質エネルギーの 60～70%を占める（**表 84.4**）。PN のグルコースは，水分子 1 個を含んだ状態で 1 g で約 3.4 kcal を供給している。グルコースは，液体の形で様々な濃度で容易に利用でき，また比較的安価で，ほとんどの患者で速やかに代謝される。主にグルコースを使用して，許容できる液量の範囲内で大きなエネルギーの必要量を満たすためには，極端な高浸透圧の液体を必要とする（**表 84.6**）。

グルコース代謝とホルモン変化

グルコースをヒトの静脈内に投与するとインスリンの分泌が増え，その結果，血中のインスリン濃度が上昇する。安定期にある患者では，このインスリンの応答反応は，正常もしくは正常に近いグルコースの血中濃度を維持するのに十分である。突然 PN 投与をやめても，インスリンの分泌がすぐには鈍くならないので，その反動によって患者によってはリバウンド（反動）低血糖という結果を生じる。したがって，患者が炭水化物を含んだ食事をとっているか，経管栄養を受けていない場合には，低血糖を予防するために PN の中止後，静脈へのデキストロース（通常 5% または 10%）が投与される[48]。比較的安定している患者で試験的に前もって投与されているか，すでに HPN を受けている患者では，グルコースと他の栄養素の負荷を増やすことに対する適応の時間は短縮される[49]。このような患者はめずらしくないため，周期的に大量のグルコースを投与する前に，グルコース投与に対する耐性をチェックしておくべきである。他の成人における報告では，急激な PN の中断でもはっきりした低血糖やその症状が起こることはまれであるとしている[50]。PN を受けている新生児における高血糖と低血糖の予防についての ASPEN の臨床ガイドラインが発表されている[51]。設定を変えることなく，自動的に混合溶液の注入を徐々に増やしたり，減らしていくことができる注入ポンプを用いることにより，グルコース注入の急激な増加や減少は避けられる。

体重の減少をきたすような外傷，創傷，熱傷と敗血症もしくは進行した癌患者におけるグルコースの代謝は，生理学的に健常人とは著しく違っている。比較的安定した患者では，点滴で投与されたグルコースは，14 mg/kg/分の速度で酸化され二酸化炭素（CO_2）になるが，重症の患者ではわずかその半分の量でしかなかった。つまり，熱傷の患者は 5 mg/kg/分で，術後の患者は 6～7 mg/kg/分であった。エネルギー消費の増加と呼吸商（respiratory quotient：RQ）1 以上の増加を伴う投与量の限界を超えたグルコースの注入は，グルコースから脂肪への変換を生じた。過度のグルコースから脂質への変換は，エネルギー依存的である。つまり，脂肪の酸化後に結果として生じるエネルギー（アデノシン三リン酸の供給源として）は，変換されたグルコースの直接酸化によって得られる理論値の 30% である。異化が亢進している患者の器質の代謝の変化は外科手術と外傷の栄養の章で述べられている。

血中グルコース濃度の調節

PN の歴史を通じて，PN の介入を受けている患者の管理において，高血糖の調節は重要な要素であった。構成成分としてデキストロースが多い PN の投与は高血糖の原因となる。しかし，この投与に，急性疾患の病態（外傷，熱傷，敗血症），もしくは慢性疾患の病態（糖尿病），併用している薬物療法（コルチコステロイド，プロテアーゼ阻害剤）などが加わると，しばしば中等度あるいは高度な高血糖を生じる。重症の患者はとりわけ，ストレスによる高血糖（stress-induced hyperglycemia）になるリスクがある。高血糖は，免疫能の障害を起こし，感染症を起こしやすいことはよく知られている[6,52]。

重症患者における高血糖に取り組んだ大きな臨床試験の 1 つが，2001 年に Van den Berghe らによって報告された[53]。彼らは，ICU に入院した 1,548 人の患者を厳格なインスリン療法をした群と一般的なインスリン療法をした群に無作為に分類した。すべての患者はこの試験期間中に PN か，もしくは経管栄養（EN）を受けていた。厳格なインスリン療法群では，血糖値を正常な範囲の 80～110 mg/dL（4.4～6.1 mmol/L）に維持するためにレギュラーインスリンの持続的な注入を受けた。一方，一般的なインスリン療法群では，215 mg/dL を超えた時にレギュラーインスリンの持続注入を行った。この群での最終目標は，血糖値を 180～200 mg/dL（10～11.1 mmol/L）に維持することであった。この大規模な研究結果から，厳格なインスリン療法を受けている群では，死亡率が減少することが明らかとなった[53]。厳格なインスリン療法を受けることによって，5 日間以上 ICU に滞在する患者に対する病院内での他のいくつかの病態を改善した。ICU の滞在期間の減少，呼吸維持装置によるサポートの時間の短縮，急性腎不全の罹患率の減少，そして菌血症の減少が見られた[53]。

引き続いて，Van den Berghe ら[54] および Finney ら[55] はともに，死亡率の改善と臨床的成果における改善は高血糖の制御によるもので，必ずしもインスリン投与の結果ではないというデータを発表した。それに続く NICE SUGAR investigators による，ICU の患者の大規模（6,140 人），多施設，多国間での試験では，患者は入院後 24 時間以内に，血糖を 81～108 mg/dL（4.5～6.0 mmol/L）の厳格な血糖コントロール群と，目標が 180 mg/dL 以下（≦ 10.0 mmol/L）の従来の血糖コントロール群に，無作為に振り分けられた[56]。2 群間の介入前の臨床的な特徴は差がなかった。90 日の時点での死亡率は厳格なインスリン治療群で少しであるが有意に高かった（厳格コントロール群 27.5% 対従来法によるコントロール群 24.9%，$p = 0.02$）[56]。治療の効果は，外科と内科の患者で有意な差はなかった。重症の低血糖（血糖値 ≦ 40 mg/dL〈2.2 mmol/L〉）が，厳格コントロール群で 6.8%，従来法によるコントロール群で 0.5% にみとめられた（$p < 0.001$）[56]。両治療群間に他の有意な臨床のアウトカムの差はみとめられなかった。

厳格に血糖をコントロールするこの重要な臨床試験と他の研究に基づいて，Kavanagh と McCowen[57] によりまとめられた ICU 患者の現在の管理の基準は，インスリンの静脈内注入と低血糖を予防するための注意深い臨床の観察により，血糖を 140～180 mg/dL（7.8～10.0 mmol/L）に維持することである。内分泌学会の臨床ガイドラインは，重症でない大部分の患者の食前の血糖値の目標を 140 mg/dL（7.8 mmol/L）未満，随時血糖値を 180 mg/dL（10.0 mmol/L）未満とすることを推奨している[58]。特に PN を受けている患者における血糖値の厳格なコントロールの指標を評価する研究のデザインはまだなく，現在のところはこれらのガイドラインが推奨されている。

IV

▶脂肪乳剤

現在市販されている，種々の静脈用の脂肪乳剤の臨床使用と代謝あるいは酸化，免疫および臨床の効果について詳細に解説されている[59〜61]。

組成

静脈用の脂肪乳剤は，核としてのトリグリセリドと卵黄のホスファチド由来のコレステロールの小滴（≦ 0.5 μm）で構成され，可溶性で乳状に変化するリン脂質の安定した表面層によって覆われている[6]。静脈用の脂肪乳剤は，必須脂肪酸のリノール酸とα-リノレン酸とエネルギーが含まれている。アメリカでは，長鎖脂肪酸源として主にn-6が含まれている大豆由来，あるいは大豆＋ベニバナ油由来の脂肪乳剤しか市販されていない。これらは，通常，20％の脂肪乳剤として，10〜12時間/日以上かけて，別の点滴から投与される。製薬企業でつくられたPN液が用いられる時には，20〜30％の脂肪乳剤がデキストロース，アミノ酸，微量栄養素と同じバッグにTNA液として混ぜられ，通常24時間をかけて投与される[6〜8,15]。

最近では，ヨーロッパや，アメリカ以外のいくつかの国で，市販されている静脈用の脂肪製剤では，大豆やヒマワリ油の代わりに一部をMCT，n-9系（ω9）多価不飽和脂肪酸，あるいはn-3系多価不飽和脂肪酸で置き換えた製剤がつくられている[59,60]。小規模の研究で，ほとんどがICU患者での研究であるが，大量の標準の大豆油由来の脂肪乳剤には催炎症性で酸化ストレスを起こす作用があり，おそらく免疫抑制も引き起されることが示唆されている[59,61]。このことは，一部はn-6系脂肪酸（リノール酸）由来のアラキドン酸とその下流のロイコトリエンや他の成分の炎症性メディエーターに関連している。さらに，大豆油由来の脂肪乳剤を投与されているICU患者で血清の脂質過酸化マーカーが上昇し，血中のα-トコフェロール値が低下した。このことは，さらに多くのビタミンEが必要なことを示唆している[61]。

外傷患者の小規模の非盲検無作為化比較試験では，大豆由来の脂肪乳剤の入ったPNの投与を受けている群は，脂肪の入っているPNを受けていない対照群より（総カロリーが少なかった），入院中の感染症の発症率が高く，人工呼吸器からの離脱が長く，入院期間も長かった[62]。この研究と無作為化されていない他の観察研究に基づき，臨床研究者たちは，ICUあるいは重症の敗血症では，最初の数日間のPNは大豆油由来の脂肪乳剤は控える方針をとっている[7]。しかし，脂肪乳剤のタイプ間における臨床成績の差について厳格に検討されて発表されているデータは限られている。

小腸の機能不全（例：短腸症候群）の小児科の患者，特に新生児では，メカニズムは不明であるが，PNによる胆汁うっ滞や肝機能障害のリスクがある[63]。しかし，小規模の試験であるが，この合併症は魚油由来のPNの投与で著明に減少している[64〜66]。単純に大豆由来の脂肪を減らすことが，いくらかのあるいは大部分の利益に関係しているのかもしれない[67]。

従来の静脈用の大豆油由来の脂肪と比較した新しい脂肪乳剤の臨床の有効性を評価するいくつかの高いレベルの検定力のある無作為化比較試験が，成人の種々の疾患で，またPNを必要とする小児で，魚油に関して進行中である[59〜67]。例えば，PNを必要とする100人の内科あるいは外科のICU患者における最近の二重盲検，群間比較無作為化比較試験では，PN中の80％オリーブ油/20％大豆油の脂肪乳剤は，従来の大豆油の脂肪乳剤のPNを受けている患者と比べて，臨床成績（感染，臓器不全，死亡率），および血漿の炎症性あるいは酸化ストレスの指標と好中球機能において差がみとめられなかった[68]。

妥当な最初のガイドラインとしては，CPNでは非アミノ酸カロリーの30〜40％を脂肪乳剤として投与することとしている（**表84.4**）。推奨されている最大の脂肪乳剤の静脈投与量は，約1.0〜1.3 g/kg/日で，血中のトリグリセリド濃度を投与前とその後通常1週ごとにモニターする（特に，トリグリセリドのクリアランスを評価するために，脂質異常，膵炎，肝臓，腎臓の疾患がすでにある人においては）[15]。トリグリセリド値は，膵炎や肺の拡散能障害のリスクを避けるために，重症の慢性閉塞性肺疾患の患者（トリグリセリドが非常に高くなることがある）においては400〜500 mg/dL未満に維持すべきである。

代謝

ヒトに静脈用脂肪乳剤が注入された後，リポタンパク質リパーゼ（lipoprotein lipase：LPL）がこの製剤のトリグリセリド部に作用し，トリグリセリドを遊離脂肪酸（free fatty acid：FFA）に変換する。FFAは，カルニチンによってミトコンドリア内に入り，直接酸化されてエネルギーになったり，もしくは脂肪組織で貯蓄されたり，アルブミンによって肝臓に運ばれ複合脂質が合成されたりする[69]。脂肪の濃度がLPLの結合部位を飽和するレベルまで上昇すると，最大の除去能力に達する。生理的に正常な成人では，この最大速度は3.8 g脂肪/kg/24時間で，これは約35 kcal/kg/24時間に相当する。この値は，飢餓で上昇し（約50％），外傷ではさらに増える[70]。

安定性と安全性因子

混合溶液のシステムは不安定である。混合溶液中に様々な添加物が存在する状況でホスファチドの乳化剤と脂肪乳剤の安定性に影響を与える様々な因子の関連する性質が，総説で述べられている[71]。Driscollらは，鉄デキストランが最もTNAを壊す成分であることを見出した[72]。また，彼らは，アミノ酸，脂質，デキストロース，および一価，二価，三価のイオンを含む多くの添加物の影響を研究した。これらの結果に基づいてより高性能の解析法で，TNAに対してどのような量であっても，鉄を補給するための鉄デキストラン添加はすすめられなくなった。静脈用の脂肪乳剤そのものの中よりもTNAの中のほうが，24時間以上の時間で細菌の増殖が少ない[71,72]。この所見により，CDCはTNA中に入っていない脂肪乳剤の静脈注射は最長で12時間までで行うように勧告した。

脂肪乳剤による合併症

これら脂肪乳剤を代謝する能力は直接乳児の発育に関連しているため，血液における脂質の蓄積とその続発症のリスクは，未熟児，年齢の割に小さな低出生体重（low birth weight：LBW）乳児，およびそれより年上であるが栄養素障害の子どもにおいて最も大きい。免疫反応の低下をともなう肝臓網内系内への脂質の蓄積，およびビリルビンや他の物質とアルブミンとの結合への競合が報告されている。症例は主に小さな幼児で報告され，脂質異常症と脂質で満たされた血小板を伴う出血障害が報告されている[6]。急性の脂質異常症で肺機能障害の報告は，様々であった。ある報告では肺拡散能の低下がみとめられたのに対し，他の研究者は肺機能に変化はないが，むしろ動脈の酸素化が低下していることをみとめている[6,73,74]。

20％静脈用脂肪乳剤 500 mL を 8 時間かけて（パッケージに記載されている最大速度）投与されている急性呼吸促迫症候群の患者は，動脈血酸素分圧（PaO_2），吸入酸素濃度（FiO_2），平均肺動脈圧の有意な低下を示し，さらに肺血管抵抗と肺静脈血混合の有意な上昇を示した[73,74]。静脈用脂肪乳剤は，急性呼吸促迫症候群の患者には 12 時間以上かけて慎重に注入されるべきである。脂肪が他の PN の組成と混ざって入っている TNA PN 混合液の利点は，入院患者において，脂肪が通常 24 時間かけて投与されることである。ICU 患者の従来のカロリーの目標（最大 20～25 kcal/kg/日）を考えると，250 mL の大豆油由来の 20％静脈用脂肪乳剤は（50 g の脂肪で，脂肪から 500 kcal〈10 kcal/g〉が投与できる），妥当な 1 日の量である。血漿トリグリセリドが 400 mg/dL 以上に上昇したならば，PN 中のこの脂肪乳剤の量は，毎日の投与から週 2～3 回（あるいは一時的に中止もできる）に減らすこともできる[6,15]。

肝脾腫の患者および脂肪のクリアランスが低下した患者における肝臓網内系による長鎖脂肪酸の取込みの増加により，免疫応答の低下と易感染性増大の懸念がある。肝臓網内系機能のマーカーとしてテクネチウム-99 硫黄コロイドのクリアランスを用いた研究では，0.13 g/kg/時で毎日 10 時間の投与を受けていた人における 3 日間の大豆油由来の脂肪乳剤の投与は，有意な肝臓網内系機能の低下を示した。この測定方法では，脂肪の投与により免疫能の障害が起こるのに 3 日かかった[75]。その後の追跡調査では，長鎖トリグリセリド（long-chain triglyceride：LCT）と中鎖トリグリセリド（medium-chain triglyceride：MCT）の療法を含んだ脂肪乳剤では，テクネチウム-99 硫黄コロイドのクリアランスは投与前と比べてほとんど変化しなかったことが証明された[76]。

グルコース PN 製剤またはグルコースと脂質の両方が入っている製剤で維持されている栄養不良の癌患者において，様々な免疫機能が研究された。つまり，細胞性免疫の低下が PN 開始前に見られたが，脂肪乳剤によるこれらの指標の変化は観察されなかった[77]。Lenssen ら[78]は，自己または他人の骨髄移植手術を受けた 512 人の患者で検討した。術後にすべての患者は PN を受け，経口摂取および PN によって基礎エネルギー消費量の 1.5 倍を投与された。それから，いくつかの臨床因子によって患者は階層別に分けられ，そして静脈用脂肪乳剤の標準投与群もしくは低投与群のどちらかに無作為に分類された。静脈用脂肪乳剤から入る割合は，低投与量群では静脈からの総カロリーの 6～8％で，標準投与量群では静脈からの総カロリーの 25～30％であった。菌血症と真菌血症の発症率の差に，2 群の脂質の投与量で有意差がないことが示された。観察期間を移植手術後 60 日間に延長した場合も，2 群間に大きな差はなかった。これらのデータから，適切な投与量の経静脈脂質は，この免疫機能が低下している患者集団において感染の影響があまり大きくないことが強く示唆された。

細胞性免疫のいろいろな免疫に関連する異常が大豆油由来の脂肪の点滴で示されたが，現在までそのような研究は規模が小さかった。したがって，この点に関する十分な検定力のある有効性を比較した試験が必要である[59,60]。前述のように，大豆油由来の脂肪とオリーブ油由来の脂肪を受けている成人の ICU 患者で比較した時，二重盲検無作為化比較試験では感染症や好中球の免疫能には差がなかった[68]。

薬の運搬手段としての脂質

いくつかの薬剤は，現在，静脈用脂肪乳剤の中に入れられて販売されている。1 つの例はプロポフォールである。当初麻酔導入用として市場に出されたが，集中治療室の鎮静剤としてしばしば用いられるようになった。10％の脂肪乳剤用がメーカーにより準備され（1.1 kcal/mL），プロポフォールの高用量の投与を必要とする一部の患者は，かなりのカロリーをこの製剤から得ている（例：20 mL/時プロポフォールではその脂肪から 528 kcal/日）[79]。さらに，アンホテリシン B 製剤を含むいくつかの脂質乳剤がアメリカで市販されている。しかし，アンホテリシン B の脂質乳剤のカロリー貢献は，無視できる。クレビジピンは術後の高血圧を抑えるのに用いられる静脈用のカルシウムチャネル遮断薬で，これも 20％の脂肪乳剤でつくられている。そして，脂肪から 2 kcal/mL を提供する。したがって，これらの薬剤から提供される脂質のカロリーが過剰栄養による合併症を起こさないように，PN の指示において考慮しなければならない。特にプロポフォールは，ICU 患者では，通常少なくとも数日間あるいはそれ以上の期間投与されるので考慮する必要がある（後述参照）。

▶ミネラル

ナトリウム，カリウム，カルシウム，マグネシウム，リン，およびクロールは不可欠な栄養素で，従来の PN では個々の製剤基本としてすべてが含まれている（**表 84.3**）。電解質とミネラルの欠乏と補充についての詳しい情報は，6 章で述べられている。PN を受けているもしくは必要性がある患者の多くは，消化管の吸収不良や腎臓の再吸収の障害もしくはその両方でしばしば大量の液体イオン喪失を伴っている。このような患者を治療する上で継続的に注意すべきことは，適切な液体と電解質バランスである[6,7,80]。一般的に，重症の患者は毎日，必要に応じて PN の量を調節し，血中の電解質（ナトリウム，カリウム，カルシウム，マグネシウム，リン）濃度をモニターすることが必要で，また継続した注意深いモニタリングを続ける必要がある。

循環器，腸，腎臓，ホルモン，および体内の水分量が正常な状態にある患者の 1 日の基本的な必要量は，50～60 mEq（mmol）のナトリウム，40 mEq（mmol）のクロールおよび重炭酸（酢酸としてアミノ酸との関連物質を含む），40～60 mEq（mmol）のカリウムである。腸もしくは腎臓からの過剰な喪失や異常な停留がある場合には，必要かつ適切な監視のもとで，適正な調節が必要である。幼児

IV

および小児のミネラルの必要量は文献6にまとめられている。

カルシウムとリン（有機リン塩として）は，乳児には比較的多量が必要とされる。しかし，カルシウムとリンの両方が比較的高い濃度で存在する場合は，PN溶液内の溶解性が問題となる。それらの栄養素のより溶解しやすい形として，グリセロリン酸もしくはグルコースリン酸と一緒に，カルシウムグルコン酸塩やカルシウムグリセロリン酸を与えることが推奨される。通常用いられる新生児のPN溶液内のカルシウムとリンの適合性を判断するために参照用の曲線がつくられている[81]。PN溶液中の1Lあたりのカルシウム，リンおよびマグネシウムの推奨される小児の必要量は，Greeneらによって提供されている[82]。成人は，PNにより1日に10～25 mEqのカルシウムが必要である。

高カルシウム尿を伴う負のカルシウムバランスは，特に周期的にPN注入を受けている成人において，PN投与の時期に生じることがある。つまり，酢酸ナトリウムまたは酢酸カリウムのどちらかの補充（等モル濃度量のNaClまたはKClに置き換える）は，24時間のもしくは周期的なPNを受けている患者での尿中カルシウムの減少を起こした。その原因は，排泄が注入レベルに落ち，腎臓尿細管での再吸収が増加したためである[83]。12時間の周期的PNを投与した場合の尿中カルシウム排泄は，24時間の連続注入より大きいかどうかに関しては矛盾した報告がある[83]。しかし，これは短期間の患者に対しては深刻な結果にならなかったが，慢性的な負のカルシウムバランスにより骨カルシウム欠乏が生じるため，長期のPNでは重要な問題になるかもしれない。

長期間PNを受けている6人の患者（平均19歳）では，生理学的に正常なボランティアと比較して有意な骨量の減少を示した[84]。この患者は生理学的に正常な人と比べて血中副甲状腺ホルモン濃度が高かったが，酢酸ナトリウム注入に対する反応は異常に低く，二次的な副甲状腺機能亢進症であることが示唆された[84]。PNを受けている患者では，骨粗しょう症や骨軟化症などの代謝性骨疾患がよく見られる。アルミニウムの濃度から見て，最初はアルミニウムの中毒による症状と考えられていたが，現在ではPN中の代謝性骨疾患については，患者個人における正確な原因は不明である[85～87]。

低リン酸血症には多くの原因がある（8章参照）。しかし，PNを受けている患者では，急激にグルコース注入をする時に起こることがある。グルコースの代謝において血漿から細胞へのリン輸送が亢進する（後述する「リフィーディング症候群」の項を参照）。PN投与中の低リン血症は，正常に腎臓が機能している患者において血中リン濃度に基づき段階的な投与計画を実施する方法で治療される[88]。血中のリン濃度が1.5 mg/dL以下の濃度に対して，0.64 mmol/kgの濃度のものを8時間かけて与える。1.6～2.2 mg/dLおよび2.3～3.0 mg/dLの血中リン濃度に対しては，それぞれ0.32 mmol/kgの用量で4～6時間，0.16 mmol/kgの用量で4時間かけて与える[88]。中程度から高度の低リン血症患者に対して，リンのより積極的な補充を支持するいくつかのデータがある[89]。

マグネシウムおよびマグネシウムバランスの重要性が，特に重症患者の管理においては認識されてきた。重症患者においては，血清マグネシウムを評価する機会が増えてきており，マグネシウム欠乏のリスクファクターが十分に理解されてきている（9章参照）。血中マグネシウム濃度は，必ずしも常に正確なマグネシウムの状態を反映するとはかぎらないが，血中マグネシウム値が低下している場合には常にマグネシウム欠乏を示唆する。様々な年齢群に対して，また様々な臨床上の状況において，中等度から高度のマグネシウム欠乏を管理するための投薬量は，本書9章とASPENガイドラインにおける成人と子どもの1日の電解質とミネラルの必要量などに掲載されている[6,90]。高マグネシウム血症は，変動もしくは持続的に進行する腎機能の悪化により生じ，また腸や腎臓のマグネシウム喪失の低下から生じる。そのため，血中マグネシウムの定期的なモニタリングとPN中の投与量の調節が必要である。

▶微量元素

容認できる直接的なエビデンスにより，鉄，ヨウ素，亜鉛，銅，クロム（Cr^{3+}）やセレンは，ヒトの必須栄養素であることが示されている[6]。ヒトや他の種における，これらの微量元素の生化学的，生理学的役割およびその欠乏症は，それぞれの関連した章でまとめられている。乳児や小児の微量元素の必要量は，文献6とそれぞれの栄養素の章でまとめられている。**表84.7**に，PN製剤の1日の微量元素の推奨量のまとめと従来から市販されている微量元素混合製剤の組成を示す。個別の微量元素は補充のためPN液に追加することもできる。

実験したすべての種の動物でマンガン（Mn^{2+}）は必須であった。しかし，ヒトでのMn^{2+}欠乏症のエビデンスは不足している。逆に，PNを受けている患者のMn^{2+}の毒性についてはよく知られている。Hardyは総説で，ほとんどのPN製剤は混入物としてMn^{2+}が含まれていることを記載している[91]。過剰のマンガンは高マンガン血症を引き起こし，可逆性のパーキンソン様症状を起こす。混入とともに1日必要量の5倍の量のMn^{2+}の投与は神経毒性を引き起こす。全血のMn^{2+}レベルは正確にモニターでき，MRIによる脳のMn^{2+}の蓄積と相関する[91]。現在の微量元素の混合液は，500 μgのMn^{2+}を含んでいる。この量はある患者には過剰である可能性がある。したがって，定期的な血液の監視が大事である。

必須微量元素に関するいくつかの一般的な特徴がある。塩化合物の形での陽イオンの微量元素（鉄，亜鉛，銅，Cr^{3+}，Mn^{2+}）は，厳密に調節され，正常な腸から食物とともに少量のみ吸収される傾向にある。体内に過剰にある時には，これらすべての元素は有毒である。腸管の調節がなくなるため，静脈経由で陽イオン塩を与えることは，過剰な貯留のリスクがある。特に鉄は，PNや輸血により投与された場合，尿にほとんど排泄されない。銅，Mn^{2+}および（非常にわずかな量の）モリブデンは，胆汁を経て腸管に排出される。そのため，肝機能不全の状態では通常の量の銅とMn^{2+}の注入を続けると危険である（後述参照）。これとは対照的に，陰イオン型の微量元素のすべて（ヨウ素，セレンやモリブデン）は，よく吸収されるし，尿にもよく排泄される。また，陽イオンと同様に過剰は有毒となるリスクがある。多くの微量元素は，PN製剤構成要素の中に汚染物質として存在している。したがって，それらの摂取に様々な程度で寄与している。

満期産の乳児の経静脈的に必要な鉄の量は，約 100 μg/kg/日と推定される。早産児では，その 2 倍量の鉄が経静脈的に必要である。さらに大きい小児では，1～2 mg/日が必要である[6)]。体調が安定している，月経がない女性と成人男性では，1 日に鉄 1 mg が必要で，月経のある女性ではその 2 倍量の鉄が必要である。様々な検査での頻回な静脈穿刺による鉄の喪失量は，赤血球 1 mL あたり 1 mg と推定されている（10 章参照）。

鉄不足が明らかになった時は，試験的な投与で患者に過敏症がないことを確認した後，鉄を希釈鉄デキストラン溶液として経静脈的に種々の量で投与する。他の経静脈用の鉄製剤としては，スクロース鉄およびグルコン酸第二鉄ナトリウムがある。後者の 2 つの製品は，PN 製剤と混合で試験されたことがないため，別々に投与しなければならない。前述したように，鉄デキストランと他の鉄塩の添加で TNA の安定性が阻害される。

鉄無添加の PN を長期にわたり受けていて，常に食事量が非常に少ない患者では，経過とともに鉄の欠乏状態となる。このような場合，鉄欠乏の予防と治療のために PN 溶液（デキストロース/アミノ酸 PN が推奨）内に鉄を添加すべきである。これは，PN 溶液により治療上の鉄デキストランの標準投与量（例：25～50 mg/日を 2～4 週間），もしくは PN 溶液に鉄デキストランの 1 日の最低投与量（例えば，1～2 mg/日）を添加することにより可能となる。十二指腸と近位空腸を切除していない患者で，長期に PN を受けている期間でも普通食を食べることができる患者では，鉄欠乏を予防するための鉄を常に十分吸収している。それらの患者では，PN から鉄分を補充する必要はない。ヘモグロビン，血中鉄濃度，平均赤血球の容積，および血中フェリチン濃度の一般的な測定が，鉄貯蔵を評価するのに有用である。感染のような急性のストレス状態での血中鉄とフェリチン濃度の測定は，鉄欠乏の診断に有効ではない。というのは，血中の鉄濃度は低下しているが，血中フェリチン濃度は上昇しているからである。

PN 内にヨウ素を添加していない乳児と成人において，血中ヨウ素はしばしば正常に保持される。ヨウ素を添加せずに在宅で長期間 PN を受けている成人患者を 4 年以上観察したところ，種々の甲状腺機能の指標は正常範囲内にとどまっていた。これは，様々なミネラル添加のヨウ素混合物や，少量の摂取した食事に含まれるヨウ素が上部消化管で効率よく吸収され，またヨウ素を含む局所的な抗菌性液が使用されることによるものと考えられる。しかし，中心静脈カテーテル部位の外傷用医薬材料として，CDC のガイドラインは，クロルヘキシジン溶液の利用を支持している。これは，以前に推奨されていたこの微量元素（ヨウ素）を含んだ溶液を用いることによる皮膚を介したヨウ素の摂取をなくしてしまうことになる。血中ヨウ素濃度の低い可能性のある吸収不良の成人患者において時に起こるヨウ素の枯渇には，食事摂取中の 1 μg/kg/日のヨウ素で十分であることが明らかとなった。ヨウ素欠乏や毒性のリスクを避けるために，それと同じ量が乳児に推奨される。

米国食品医薬品局（FDA）に対して米国医師会（American Medical Association：AMA）の Nutrition Advisory Group の専門家委員会が 1979 年に出した推奨以降[92)]，亜鉛，銅，Mn^{2+} および Cr^{3+} の入った経静脈製剤が市販され利用されるようになった。このような溶液により，個人的に調製する薬剤師と内科医のみしか入手できない時代が終わった。2002 年および 2004 年の ASPEN のガイドラインでは，PN 投与中の銅と Mn^{2+} の両方を減らすことを提唱している[5,6)]。安定期の患者および代謝異化亢進患者に対して AMA の委員会[92)]が最初に出した推奨量は，道理に合ったものであった。しかし前述したように，入院患者における特定の微量栄養素の適切な生化学的レベルと臨床成績のための必要量についてはまだ学ぶべきところが多い[15,93)]。成人の場合と同様に，小児における感染症により起こった重症の下痢や短腸症候群では，亜鉛の喪失量が増し，また亜鉛必要量も増加している[93)]。2004 年の ASPEN による PN の臨床実践ガイドラインは，腸からの亜鉛喪失を見積もる手助けになる。これは 12～15 mg/L 糞便量に達する[6)]。PN において，GI からの喪失のない患者では必要量がバランス試験で 3 mg/日，下痢や瘻孔のある患者では平均 12 mg/日と見積もられている。このような状況においては，血中濃度の定期的な検査が不可欠である。PN 添加の亜鉛濃度は，特定の亜鉛源によって様々である。結果的に，製剤内の全亜鉛濃度は 0.3～0.4 mg/L 程度である[94)]。

Shike ら[95)]の研究により，亜鉛とは異なり銅の場合は糞便の量の増加は銅の排泄増加と関係がないこと，および銅は尿中への喪失が低い傾向にあることが示された。したがって，維持のために必要量を超える量が注入された時，銅は体内に蓄積される。こうしたことやその他の知見に基づいて，安定した患者において銅の許容範囲を 0.3～0.5 mg/日に下げるように提案された（**表 84.7**）。主要な排泄経路は胆汁を介しているため，閉塞性黄疸における銅の投与は注意が必要である[96)]。空腸に栄養補給を行っている患者（大部分の銅が吸収される十二指腸と上部空腸をバイパスする），種々の栄養不良状態，特定の薬剤，胃の部分あるいは全摘出，肥満のための roux-en-Y バイパス術でも銅欠乏が見られる[97,98)]。

PN 構成成分中の Mn^{2+} 量[99)]，および様々な量の Mn^{2+} 投与を受けている PN 患者における血中濃度[100)]から，米国医師会の推奨値はかなり低くなった。アメリカで製造された様々な PN 製剤への Mn^{2+} 混入により，成人においては 8～22 μg/日摂取していることになる（**表 84.7**）[100)]。60～120 μg/日（約 1.5～3 μg/kg/日）の Mn^{2+} を添加した HPN 投与を受けている在宅の患者は，血中濃度が正常であった[100)]。胆汁うっ滞があり（体内からの Mn^{2+} 排泄を妨げる），**表 84.7** であげた PN 内の Mn^{2+} が持続的に供給される時には，過剰な体内貯留が加速する。

たとえ肝機能が正常でも，乳児と小児[101,102)]およびいく人かの成人[103,104)]においては，高用量の Mn^{2+} を長期間 PN 投与すると，血液濃度が高値になり，脳幹基底核の T1 強調画像が高信号を示す[101～104)]。小児において血漿[105)]あるいは全血[100)]中の Mn^{2+} 濃度は，血中ビリルビン値と有意な正の相関関係を示した。小児と成人において，数週～数ヵ月に及ぶ様々な投与期間，Mn^{2+} の添加量を減らすまたは除くことにより，血中 Mn^{2+} の大幅な低下が見られ[101～105)]，さらに脳の MRI の高強度信号が消失した。神経学的な徴候は，1～2 mg/日の Mn^{2+} を含む長期間の PN で 1 人の成人例において見られた。PN 内の Mn^{2+} が除去された時，神経障害の徴候は改善し，血中と尿中のMn^{2+}濃度が減少した。9ヵ月後に患者は，癌によって起こった重症の小腸大量出血で亡くなった。PNを受けていなかった数人の患者と比べて，剖検の結果，尾状核と半卵円中心のMn^{2+}含有量が2～3倍であった[106]。別の研究では，Mn^{2+}の完全な除去により，Mn^{2+}の血中濃度の低下と脳沈着の減少を生じた[107]。

1979年のAMAの報告で記されているように，その時点でのCr^{3+}必要量に対する定量的データが欠乏しており，さらに定性的提案は健常人でのバランスデータから得られた推定値に基づいたものであった[92]。現在の状況でも，それ以上のことは解明されていない。その主な原因は，血中Cr^{3+}濃度（正常ではかなり低い）を測定することが難しく，このイオンの組織レベルでの情報がなく，非常に低いCr^{3+}摂取の対照試験がないためである。Cr^{3+}はインスリン作用を調整する機能を有しているように思われる[93,108,109]。

比較的まれな症例として，長期間Cr^{3+}がほとんどないかまったくないPNを投与されている成人患者において，Cr^{3+}欠乏症がはっきりと確認された[93]。これらのCr^{3+}欠乏症では，耐糖能異常，尿糖，体重減少，および神経学的な症状，特に末梢神経障害の急性発症を伴っていた。Cr^{3+}欠乏症の徴候の発症に，長期間のグルコース注入および腸の消化液の喪失（どちらもCr^{3+}必要量が増加する）が関連していることが明らかとなった。患者は，Cr^{3+}の投与によく反応した。Cr^{3+}はしばしば，毎日250 μgを数週間注入された[108]。Cr^{3+}毒性は，たとえ250 μg/日より多い投与量でも，観察されなかった。Moukarzelの総説に見られるように，発表されているPNにおける通常のCr^{3+}の補充のガイドラインにもかかわらず，過剰のCr^{3+}の静脈投与が懸念されている[109]。吸収不良の患者では欠乏をきたす可能性があるが，PNのCr^{3+}の使用に対しての適切な用量についての情報はほとんどない。成人と小児の一般的なガイドラインとして，**表84.7**に示されている現在のデータは引き下げる必要があるかもしれない[109]。

セレンの推奨量は，1979年のAMAの報告書では示されなかった。その年，初めて，中国のKeshan（克山）病（14章参照）とセレン欠乏症を関連づけた英語の論文と，PNを受けている患者におけるセレン欠乏の症例報告があった[110]。それ以来，かなり多くの臨床と生化学の情報が積み重ねられた。それらには，PNを受けている患者におけるセレン欠乏，心筋症を合併したいくつかの死亡報告および筋の圧痛と脱力感の報告などがある。

症状のない患者においても，10 μg/mLもしくは0.13 μmol/Lより低いセレンの血中濃度が見られる。Cohenら[79]は，平均18.6ヵ月間のHPNにセレンを添加していない5人の患者を追跡した。血漿中内のセレン依存性グルタチオンペルオキシダーゼ（glutathione peroxidase：GSHPx）は，およそ1年間で正常値の15％よりかなり低いレベルであった。赤血球のGSHPxは，1～2年間でこのレベルに達した[79]。セレン酸（セレン酸塩として）が，静脈注射用に使える。短期間のPNにおいて，通常20～60 μg/日の使用により正常血中濃度が維持できる（**表84.7**）。長期間のPNもしくはHPNを必要としている患者では，セレンの正常血中濃度を維持するために100～120 μg/日を必要とする（糞便中へ喪失のある，あるいはない状態で食事からの摂取が減っている）。PNを受けており臨床的に安定した，セレンが枯渇した患者において，静脈注射液内への100 μg/日の投与によりこの低い濃度は上昇し，正常範囲内になる[79]。

表84.7 成人の静脈栄養製剤の微量元素の1日の推奨量

微量元素	標準1日推奨摂取量	従来の市販製剤から提供される量[a]
クロム	10～15 μg	10 μg
銅	0.3～0.5 mg	1.0 mg
鉄	常には加えられない	なし[c]
マンガン	60～100 μg[b]	500 μg
セレン	20～60 μg	60 μg
亜鉛	2.5～5.0 mg	5.0 mg

[a] Multitrace Concentrate（American Regent, Inc., Shirley, NY）.
[b] 静脈栄養（PN）の様々な構成成分中のマンガン汚染が，総摂取量に影響を与える。長期のPN使用においては，マンガンの濃度の連続的な血液モニタリングがすすめられる。
[c] 鉄デキストランは，脂肪乳剤を含まないPN製剤に添加することができる。
(Adapted with permission from Mirtallo J, Canada T, Johnson D et al. Safe practices for parenteral nutrition. JPEN J Parenter Enteral Nutr 2004：28：S40–70.)

長期間のPNによるセレン欠乏患者において，血漿セレンプロテインP濃度（ラジオイムノアッセイによる測定）は，セレン状態の指標としての細胞外のGSHPxおよびセレン濃度の間に良い相関関係がある。Shenkinによる総説において，重症の患者あるいは重度の熱傷患者では，セレンの必要量が高くなっている[111]。無作為化比較試験は，熱傷の患者では400 μg/日までは有益であることを示しているが，敗血症や重症の患者で高用量のセレンが有用であるかどうかは結論が出ていない。多めのセレンの投与が行われた時，あるいは長期間PNを投与している時は，C反応性タンパク質（C-reactive protein：CRP）などの全身性炎症マーカーとともに血漿セレン濃度を測定することにより，セレンの状態をモニターすべきである[111]。二重盲検無作為化比較試験は，PNとENを同時に受けているICU患者において高用量のセレン（500 μg）を別の静脈から5日間以上投与すると，院内感染を減らすことを示している[112]。

最も一般的に用いられる市販の微量元素の混合製剤は，4～5つの特有の金属を含んでいる（**表84.7**）。6つの微量元素を含む混合製剤（モリブデンと亜鉛，銅，Mn^{2+}，Cr^{3+}，セレン），および7つの微量元素を含むもの（ヨウ素を上記の6つに加えたもの）が市販されている。定まった処方の製剤におけるマルチ微量元素製剤の使用は，長期間製剤を受けている患者においてマルチ微量元素製剤の成分の1つあるいはそれ以上が過剰投与されるリスクがある。そして，その患者は多数の微量元素を制限もしくは除く必要がある代謝異常を起こす[6]。その上，本章にまとめられたエビデンスおよび**表84.7**における推奨量は，いくつかの微量元素の必要量がAMA-FDAが報告した推奨量よりも低いものであることを示唆している[92]。後者の1つもしくは多くの制限が生じた時（例：Mn^{2+}が急激に蓄積される劇症肝不全），個々の微量元素の組合せ，あるいは与えられるマルチ微量元素製剤の量を少なくすることが必要になる可能性がある。

混入物として存在するカドミウム，水銀およびアルミニウムは消化管の正常のバリアーをバイパスするため，その経静脈的投与による毒性の発現を考慮する必要がある。

アルミニウムを含むリン酸塩化合物を制酸剤として治療される患者，あるいは血液透析中にアルミニウムが混入した水を投与される腎臓病患者において有毒性が明らかにされているため，アルミニウムには特別に注意すべきである。アルミニウムによる神経学的変化は，言語，間代性筋痙攣，癲癇発作，および認知症などを伴う失行性の運動障害などがある。さらに，ビタミン D アナログ，カルシウム，もしくはリン酸塩食品に治療抵抗性の骨軟化症，骨痛，病的骨折，類骨前部へのアルミニウム沈着，および，鉄欠乏がない小球性貧血などが見られる[113,114]。アルミニウムの毒性は，透析，リン吸着剤，および PN などの種々の治療を受けているすべての年齢の患者で報告されている[115]。

遊離アミノ酸製剤はアルミニウムをわずかに含んでいるが（10%溶液中に 26±20 μg/L），他の PN 製剤は著しい量のアルミニウムを有する可能性があり，さらに総負荷量に寄与することになる。未熟児では，腎臓排泄機能が不十分であるためアルミニウムのリスクが増す[116]。アルミニウムの広範に及ぶ様々な濃度は，異なる製造会社の同じ成分において，もしくは同じミネラルの異なる塩において違うことが判明してきている。慎重に PN 製剤を選択することにより，アルミニウムの混入を 288 μg/L から 10.9 μg/L まで低下させることができる[116]。イギリスのケンブリッジ大学で行われた研究では，4～5 μg/kg/日のアルミニウムを含む溶液を与えられた対照群と比較して，溶液中に 45 μg/kg/日のアルミニウムを含む PN を平均期間の 9.5 日間（5～15 日の範囲）投与された早産の乳児は，用量依存性に出産後 18 ヵ月時の成長が低下していた[117]。Oliveira ら[118]と Mirtallo[119]によって概説されているように，現在 PN 液や静脈注用の薬剤をつくるために使用している製剤にはアルミニウムの混入の問題がある。PN を投与するために使われるバッグ，分注器，注射器もいくらかアルミニウムが混入しており，アルミニウム過剰のさらなる原因となっている。これらを使用することにより，血中レベルが 40%程度増加する[118]。

▶ビタミン類

乳児，小児，成人におけるビタミンの代謝，欠乏の原因，必要量についての詳細な情報は，それぞれのビタミンの章に書かれている。アメリカにおけるオリジナルの経静脈用マルチビタミン製剤は，AMA の Nutrition Advisory Group による 1975 年の経静脈内ビタミン製剤のための提言に基づいている[120]。成人用の製剤は，1979 年に FDA によって認可され，さらに AMA-FDA の成人用製剤として明確に示された。1984 年には小児用製剤の推奨量が認可され，それらのガイドラインが 1988 年に出版された。1985 年には，FDA/AMA が主催した研究会が，ビタミン用の経静脈製剤のためにいくつかの変更を提案した。新しいガイドラインは，2000 年アメリカ連邦政府発行の官報で発行された[6]。主要な変更点は，成人用製剤に初めてビタミン K（150 μg）が含められたことである。健常人では腸管を介したビタミン K の日常的な適切な取込みは，女性で 90 μg，男性で 120 μg である。しかし，ビタミン K は腸内細菌により合成されることが知られている。ビタミン K の経静脈投与量は，健康な状態でどのくらい正常な腸管からとっているかをもとにしている。この投与量は，以前に提案された PN 期間中のビタミン K の経静脈投与量よりも極めて低くなっている（5～10 mg/週もしくは 1 mg/日）。**表 84.8** は現在の PN 製剤の 1 日のビタミンの推奨量をまとめており[6]，また従来の市販のビタミン混合製剤の組成を示す。補充のために，特有のビタミンを追加することもできる。

表 84.8　成人のための静脈栄養用の 1 日の推奨ビタミン補充量

ビタミン	標準推奨 1 日摂取量[a]	従来の市販製剤中の量[b]
チアミン（ビタミン B_1）	6 mg	6 mg
リボフラビン（ビタミン B_2）	3.6 mg	3.6 mg
ナイアシン（ビタミン B_3）	40 mg	40 mg
ビオチン	60 μg	60 μg
シアノコバラミン（ビタミン B_{12}）	5 μg	5 μg
葉酸	600 μg	600 μg
パントテン酸	15 mg	15 mg
ピリドキシン（ビタミン B_6）	6 mg	6 mg
ビタミン A	3,300 IU[c]	3,300 IU（パルミチン酸として）
ビタミン C（アスコルビン酸）	200 mg	200 mg
ビタミン D	200 IU	200 IU（コレカルミフェロールとして）
ビタミン E	10 IU	10 IU（α-トコフェロールとして）
ビタミン K	150 μg	150 μg（ビタミン K_1 として）

[a] FDA が推奨する効果的な静脈ビタミン製剤の最小投与量。
[b] Infuvite Adult Pharmacy Bulk Package Multiple Vitamins for Infusion（Sandoz Canada, Inc., Boucherville, QC, Canada）.
[c] 国際単位。
(Adapted with permission from Mirtallo J, Canada T, Johnson D et al. Safe practices for parenteral nutrition. JPEN J Parenter Enteral Nutr 2004 : 28 : S40–70.)

それぞれのビタミンの吸着あるいは分解は，プラスチック容器やチューブとの接触，フィルターの通過時，光や熱への曝露，溶液内の他の物質とビタミンの相互作用によって起こる。様々な製剤内のビタミンの溶解性と安定性に影響する因子が解説されている[121]。チューブ内の流速が遅い時，チューブに吸着されるのと光による分解の両方の組合せによって，溶液内のレチノールのかなりの量が失われる[5,6]。これは，新生児用の育児室において用いられる強い強度の光では，特にあてはまる。明るい太陽光への曝露によって PN 溶液内のレチノールは，3 時間で 100%失われる。ポリビニールチューブよりもポリオレフィンチューブを使用することで，ビタミン A の喪失は減る。ビタミン D の喪失は，プラスチック製のチューブのシステムでは限られている。DL-α-トコフェロールは，太陽光で安定だが，ビタミン K の 50%は，3 時間以内に PN 溶液から失われてしまう可能性がある。直射日光へ曝露された時の時間が問題で，リボフラビンとピリドキシンも不安定である。チアミン，葉酸，リボフラビン，およびピリドキシンは，蛍光灯下で安定である[5,6]。

他の PN 構成要素にマルチビタミン溶液を追加すると，いくつかの特定のビタミンが喪失してしまう可能性がある。チアミンは，亜硫酸塩化合物の存在下で分解され，生物学的活性を失う。亜硫酸塩化合物は，アメリカのアミノ酸製剤の構成物である。そのため，マルチビタミン溶液は，薄めていないアミノ酸製剤に直接添加すべきでない。その代わり，むしろ患者に注入する直前に最終溶液に加えるべきである。アスコルビン酸は，銅イオン（Cu^{2+}）と酸素が存在すると次第に失われていく。

病気の時や傷を負った時のビタミン必要量の論点は，長い間の関心事で，特定の病気や患者では不明のままである。現在は ASPEN の臨床ガイドラインと専門家の意見により，PN 中のビタミンの用量が決められている[5,7,87]（**表 84.8**）。様々な量のビタミンが，PN 投与中の術後および他の患者に投与されている。ビタミンの注入と検査のための採血との間の時間間隔は様々である。何人かの研究者たちは酵素学的方法を用いているが，常に血液レベルが投与の基準となっている。ごくわずかの研究者が，13 種類すべてのビタミンを徹底的に調べている。重症の成人患者において得られた多くの公表データは，数週間～数ヵ月間集められた情報をもとにしている。その期間は，多くの患者にとっては，重大な時間間隔である。データは，これら栄養素のうちのあるものでは，比較的狭い幅の必要量を示し，さらに代謝異化亢進患者においては，日々注入されている従来のマルチビタミン注入液（multiple vitamine infusion：MVI）の濃縮製剤よりかなり低い投与量で，適切な血液レベルあるいは関連する酵素活性が到達され，場合によってはAMA-FDAの成人投与量より低め，あるいはほんの少し多めで到達されることもあることを示唆している[122]。

25-OH ビタミン D の血中濃度を指標として用いた 290 人の入院患者の調査では，57％の患者がビタミン D 欠乏を示した[123]。この集団の 22％が高度な欠乏であると考えられた。低いビタミン D 摂取，冬期，および家から出られない状態は，ビタミン D 状態の独立した予測因子であった。ビタミン D 欠乏は，HPN を受けている患者にも高頻度に見られた[124]。PN を受けている入院および在宅患者のビタミンの栄養状態の新しい情報が大いに必要とされている[16]。

長期間 PN を受けている患者では，血中コリン濃度が低下するというエビデンスがある[125,126]。メチオニンからコリンへの硫化転移経路の障害がこの異常のメカニズムであると考えられる。小規模の予備的研究において，HPN 患者に対するコリン補充は，コリンを受けていない HPN 患者と比較して言語と視覚記憶を測定する試験において顕著な改善を示した[127]。Compher ら[128]は，ビタミン B_{12}欠乏症とコリン欠乏症との間の関連性を示唆した。

1～9 年間 HPN を受けている腸閉塞あるいは重症の吸収不良の成人 16 人において，AMA-FDA 独自の成人用製剤の妥当性が研究された。それらの患者で，この製剤（MVI-12）を用いた数ヵ月にわたる試験が行われた[129]。その前のビタミンの注入が終わってから少なくとも 36 時間以後に血液を採取した。血漿ビタミン A の平均値は，基準の上限値に近い値あるいは上限値以上であった。その理由の一部は，5 人の患者が腎不全であったためである。つまり，高い値はレチノール結合タンパク質値の上昇と関連していた。チアミン，ピリドキシン，ナイアシン，ビオチン，リボフラビン，ビタミン B_{12}，および葉酸値は，すべての患者で基準値内であった。パントテン酸値は，基準範囲以上もしくは範囲内になる傾向であった。そしてチアミンは，ビタミン E レベルと同様に，基準内の下半分ぐらいの値を示す傾向があった。さらに，標識された 10 mg/dL の α-トコフェロール酢酸塩に加えて，経静脈脂質の成分として添加されたビタミン E が投与された。これら患者の血漿脂質レベルの低下は，循環中のビタミン E 濃度を減少させる傾向がある。数人の患者では，持続的に 0.3 mg/dL 以下のアスコルビン酸値であり，それは 30 時間に及ぶ貯蔵中にこのビタミンの喪失により生じた可能性がある。MVI-12 を 430～588 日にわたって投与されている 8 人における 25-OH ビタミン D と 1,25（OH）2 ビタミン D の濃度は副甲状腺ホルモンと同様に，基準範囲内であった。同様に，プロトロンビン時間も 1 週間に 1 度 5 mg のビタミン K 酸化物を投与することで正常であった[129]。

別の研究において，この製剤を 28～250 日にわたって投与されている患者の血中ビタミン E 濃度を測定したところ，2.1 ± 4.6～16.5 ± 4.6 μmol/L（平均±SD）まで上昇していた[130]。同じ患者のうちの数人を使い，HPN と同じマルチビタミンで倍の量のイントラリピッドを投与した Shils ら[129]による研究では，7 人の患者の血漿 α-トコフェロール値 17.5 ± 6.6 μmol は，対照群と比べて統計的な差はなかった[131]。異なる栄養源のビタミン E を，HPN を長期間投与されている患者に与えると，平均血中 α-トコフェロール濃度は，11.14 μmol/L（正常，18.11 μmol/L）で，正常者と比べて有意に高い呼気中のペンタン値（脂質過酸化の測定）を示した[132]。

PN の脂肪乳剤には，大豆油だけを含む場合と比べておよそ 2 倍量のビタミン K が含まれる。その結果，標準的な脂肪乳剤を投与する時には，別個に投与するビタミン K を少なくするか，もしくは中止したほうがいいかもしれない。ビタミン D の主要な機能は，小腸からのカルシウムとリンの吸収効率を良くすることである。PN 投与はこのルートを回避する。それなのに，なぜ経静脈溶液中にこのビタミン D を含むのか？ ビタミン D の活性化体としてのカルシトリオールは，副甲状腺ホルモンとともに密接に骨の代謝回転に関して役割を果たしている。このビタミンは，細胞の分化に対しても役割を果たしている（20 章参照）。現在の経静脈の投与推奨量が，それらの機能に対する必要量より高いのかどうかは検証されていないままである。

Greene ら[133]は，満期産の乳児と子どものビタミン濃度および未熟児および低体重新生児の必要量に関する研究をまとめた。1975 年の AMA の報告で子ども用として提唱されたビタミン投与量は，満期産の乳児と 11 歳までの小児に長期間の使用に対して十分量であると結論している。この製剤は，小児用の PN ビタミンとして市販されている[6]。低体重新生児において，この製剤により，血中トコフェロールが高レベルに上昇した。製造メーカーと FDA は，1 日の投与量を 65％に段階的に減らし，1,000 g より体重が少ない新生児に対してはバイアルの 1/3 量に減らすよう勧告した。非常に低出生体重の乳児に対してこの製剤を与える際に，さらなる問題が浮上してきた。投与チューブのシステムからのレチノールの大量の喪失およびリボフラビン

表 84.9　入院患者の包括的な栄養評価

内科および外科の病歴，現在の病気の経過，予想される入院経過，および今後の手術や処置を調べる
食事摂取パターンと過去の栄養サポートを調査する
体重の履歴を取得する（通常の体重からの体重減少の割合，身長から求めた IBW に対する体重，BMI，体重減少と増加の時間経過）[a]
臓器の機能，水和状態，およびタンパク質エネルギー栄養不良の所見および/またはビタミン-ミネラルの欠乏と一致した病変に注意を払って診察を行う
経腸栄養に耐えることができるかを評価するために，消化管機能を評価する
歩行能力，精神状態を調べる
標準的な血液検査を測定あるいは評価する（臓器機能の指標，電解質，pH，トリグリセリドと選択したビタミン，また減少のリスクがあるならば微量元素とミネラル）
カロリーとタンパク質の必要量を推定する（表 84.4 参照）
臨床症状と血液検査を考慮して微量元素の必要量を推定する（表 84.7，表 84.8 参照）
EN や PN を介して栄養素を投与するために腸あるいは静脈のアクセスを評価する

BMI：body mass index（体重 kg/身長 m^2），EN：経腸栄養，IBW：理想体重，PN：静脈栄養。
[a] 数週間～数ヵ月かけて，普段の体重から 5～10%以上の意図しない体重減少を示す患者，IBW の 90%よりも低い体重の患者，および BMI が 18.5 kg/m^2より低い患者は注意深く，栄養不良について評価すべきである。

とビタミン B_6の血中濃度の上昇などである[133]。

PN を受けている成人の患者において，重症のチアミン欠乏の報告が続いている。これは，(a) マルチビタミンもしくは個々のビタミンを入れた経静脈製剤の有効性と安全性，(b) 高グルコース製剤を使う必要性の増加に伴う幅広い知識，(c)アミノ酸製剤内の亜硫酸塩との接触において，よく知られている不安定性により使用前まで室温で保存する時間をできるだけ少なくする，(d) その欠乏症に特徴的な致死的な代謝異常がかなり速く出現（1～2 ヵ月）する，などにもかかわらず起こっている。あいにく，アメリカにおいては，経静脈マルチビタミン製剤の製造が断続的に困難であったなど，この問題は複雑である。その結果，1990 年代に全米的な製剤不足をまねき，脚気による数人の死亡が報告された。数人の患者では，重度の乳酸アシドーシスおよび末梢神経障害や運動失調を生じた[134,135]。PN にビタミンが付加されていない時の，このような症例はいまだに起こっている[136]。チアミンと他の水溶性ビタミンの喪失は利尿薬や透析治療により起こることが知られている。チアミンの必要量は PN のデキストロースの用量に比例して増える。そしてリフィーディングによるチアミンの欠乏は，炭水化物の代謝経路においてビタミン B_1が使用されることにより簡単に起こる[6,15]。

静脈栄養のモニタリング

▶包括的な栄養評価

病院での PN のモニタリングは，PN 継続の必要性（EN にするか，あるいは EN と PN を併用するか）を決めるための多くの因子，および与えられた臨床の場で必要な PN の組成の変更について毎日評価することが必要である（**表 84.9**）。理想体重は，成人男性で身長が 5 フィート（152.4 cm）に対し 48 kg（106 ポンド）と推定され，5 フィートを 1 インチ超えるごとに 2.7 kg（6 ポンド）を加える。成人女性では 5 フィートで 45 kg と推定され，5 フィートを 1 インチ超えるごとに 2.3 kg を加える。入院患者の血中アルブミンとプレアルブミン値は，特に ICU の患者では，非栄養因子（炎症，感染，肝での合成の低下，血中からのクリアランス）により大きく低下する。また，水和状態によって，上昇（脱水）したり，低下（体液量の増加）したりする。アルブミンの血中の半減期が長いため（18～21 日），適切な栄養投与にもかかわらず血中レベルは何週間も低いままで，栄養補充に対してゆっくりと反応する。外来での臨床的に安定している体液量が正常の患者の EN とともに，あるいは PN 単独反応をモニターするのに，継時的なプレアルブミン値（半減期が 3 日）は，一般的なタンパク質状態の指標として有用である。

表 84.9 にある包括的な因子により，患者の栄養状態がよいか，軽度，中等度，または重度のタンパク質-エネルギー栄養不良であるか，または特定のビタミン，微量元素あるいは電解質の欠乏かを主観的に決めることができる。PN を受けている入院患者において，血糖を毎日何回かモニターすべきであり，血液の電解質および腎機能の検査は毎日，または少なくとも週に数回測定すべきである。血中トリグリセリド値は投与前に測定し，安定するまで毎週測定する必要がある。エビデンスに基づいていないが，炎症および水和状態は血中濃度に影響を与えると考えて，いくつかの施設では日常的に銅，セレン，亜鉛，チアミン，ビタミン B_6，ビタミン C，および 25-ヒドロキシビタミン D の血中レベルを定期的にモニターしている[15]。

肝機能検査は，少なくとも毎週数回測定する必要がある。動脈血液ガスの pH が測定できるならば，人工呼吸器下の患者では，一般的に pH は毎日モニタリングする必要がある。血糖，電解質，および臓器機能のモニタリングは，ICU でルーチンに行うべきである[15]。

合併症

血管アクセスと関連した合併症，カテーテルによる敗血症，製剤の成分による濃度の問題および基礎疾患については前述した。PN が必要な入院患者と外来患者を注意深く管理・監督するチームとして，経験を積んだ内科医，看護師，栄養士および薬剤師に責任を帰属させることによって[5～7,15]，そして前述した，また**表 84.9** に示された因子に注意をすることによって，合併症を予防しもしくは最小限にすることが可能となる。本項では，肝不全，胆石，および骨量の減少を含む PN に直接関連する異常を扱う。

▶過剰栄養およびリフィーディング症候群の代謝と臨床の合併症

表 84.10 に，過剰栄養およびリフィーディング症候群による一般的な代謝と臨床の合併症を示す。これらは，残念ながらいまだに多く発症している[15,137～139]。デキストロースやアミノ酸の用量をより低くすると，代謝への悪影響は，CPN を受けた患者に比べると PPN を受けた患者ではかなり少なくなる。それでもなお，これらの影響は発生する可能性があり，モニターする必要がある。高カロリー，

表 84.10 静脈栄養（PN）を受けている患者の過剰栄養とリフィーディング症候群の臨床および代謝合併症[a]

不十分なインスリン投与の有無にかかわらず，過剰なデキストロース投与による高血糖
急速な過剰なデキストロースの静脈投与およびその結果としてリフィーディングによる高インスリン血症によるマグネシウム，リンまたはカリウムの細胞内への移動
免疫細胞の機能不全と感染（高血糖の影響から）
心不全あるいは不整脈（過剰の水分，ナトリウムおよび他の電解質，リフィーディングによる電解質シフト）
神経筋障害（リフィーディングによる電解質のシフト，チアミン欠乏）
高窒素血症（過剰のアミノ酸，アミノ酸量との関係で見ると不十分なエネルギー供給）
体液貯留（リフィーディングによる高インスリン血症，過剰の PN の水分またはナトリウム）
肝機能検査の上昇または脂肪肝（過剰のデキストロース，脂肪乳剤，または総カロリー）
血中アンモニア濃度の上昇（過剰のアミノ酸，特に肝機能障害を有する患者および不十分な非アミノ酸エネルギー投与）
高炭酸ガス血症（過剰の総カロリー）
呼吸不全（リフィーディングによる低リン血症，過剰の水分，カロリー，炭水化物，脂肪乳剤）
高トリグリセリド血症（PN 中の過剰の炭水化物や脂肪乳剤の投与）

[a] これらの有害事象は，末梢静脈栄養を受けている患者では中心静脈栄養を受けている患者に比べると発症はかなり少ない。

デキストロース，アミノ酸，および脂肪負荷（高栄養）は，中心静脈を通して容易に投与することができる。PN によって起こる高血糖のリスクファクターには，肥満患者，糖尿病患者，そして/または敗血症患者への高張デキストロースの使用，初期の高デキストロース負荷（例：>150 g/日），不十分なインスリン投与または不十分な血糖のモニタリング，コルチコステロイドおよび昇圧薬の同時投与，などがある。

現在のガイドラインによる標準的な治療ではないが，過剰のデキストロース，アミノ酸，脂肪および全体的なカロリーの投与は，特に外部の主要な学術的な医療センターでは，現在のところ様々な臨床状態において一般的である[15,137~139]。過剰栄養は，いくつかの器官に様々な重症度の代謝性合併症を誘発する[15]。大規模な研究では，PN の使用，過剰栄養および敗血症は，重症患者における肝機能障害の主要なリスクファクターであった[140]。したがって，PN は栄養摂取目標を達成するために慎重に増やしていくべきであり，組成は毎日代謝および臨床モニタリングを行った結果に基づいて調整すべきである（**表 84.9**）[15,139]。過剰栄養を避けるために，非静脈栄養用の維持点滴（例：カリウムを含む 5%デキストロース）によって提供されるカロリー（および電解質），プロポフォールおよび他の薬物の大豆油脂肪乳剤キャリアー，およびすべての投与された EN の栄養素を考慮しなければならない。

リフィーディング症候群は，リスクのある患者では比較的よく起こる。これには，既存の栄養不良や電解質の枯渇または飢餓，あるいは静脈で長期間水分補給のみを行っている患者などが含まれる[15,137,138]。これらの条件下で PN を受けている場合，リフィーディング症候群は主に初期に過剰のデキストロースを静脈内へ投与することによって起こる（例：1 日に>150～250 g あるいはデキストロース 15～25%の PN を 1 L）。これは，インスリン分泌を大きく刺激し，細胞内へのシフトおよび代謝経路における使用のため，急速に血中カリウム，マグネシウム，特にリン濃度を低下させる。促進された炭水化物代謝は，チアミンの利用を増加させ，チアミン欠乏症の症状や徴候を引き起こす[15,138]。インスリンは腎臓による体液およびナトリウム貯留を引き起こし，リフィーディングの際に増加したナトリウムと水分摂取量とともに，リスクのある患者で細胞外液量の急速な増加を引き起こす可能性がある[15]。血液電解質の低下（心臓不整脈を誘発する可能性がある）と一緒に，これらの応答によりまれに特に心疾患の既往のある患者で心不全になることがある[15,137,138]。

リフィーディング症候群の予防はリスクのある患者を同定する必要があり，これらの患者において電解質レベルが安定するまでは低デキストロースの PN を使用する（例：2～3 日の間は目標用量の<50%）。また，血中濃度と腎機能に基づいて，高い用量のカリウム，マグネシウム，およびリンの PN を投与，PN からチアミンを補充する（例：PN 開始後 3～5 日間は 100 mg/日）。

▶肝機能障害

過剰栄養や長期間の PN により，脂肪肝，肝内胆汁うっ滞，および肝門炎が特に小児で生じるが，成人でも生じる[63,140~142]。それは，門脈系の線維化や浸潤，肝不全や死に至る可能性がある。PN が肝胆系の種々の程度また種々の頻度での機能異常を起こすリスクファクターであることは，多くの文献で継続的に確認されている[63,140~142]。成人および小児における生化学的，臨床的，そして病理組織学的な変化の検討では，多くの因子に問題があることが強調されている[63,140]。

小児の場合，未熟の程度，感染，経口摂取不可能，腸障害の範囲，外科処置の回数，PN の継続，および過剰なカロリーの長期間の投与が，リスクファクターである[63,141,142]。特に新生児においては，肝臓の排泄機能と腸肝循環が未熟なことが胆汁うっ滞が生じる理由の 1 つである。胆汁うっ滞は，多くの異なる集団，基準，病院での処置と臨床状態で，PN を受けている乳児でかなりの頻度で起こることが報告されている[63]。大豆油由来の脂肪乳剤を魚油に置き換えて使用することは，以前に述べた[64,65]。小児における PN 関連の肝機能障害の概説では，ごくわずかな具体的な関係があるとのみと結論している。そしてこの状態に対する治療プロトコルがつくられ，エビデンスに基づくさらなる情報が必要であると結論している[63]。

成人において，元からある肝臓病および他の疾患，敗血症，すでに存在する栄養不良，腸切除あるいは損傷（放射線などによる）の広がり，過剰な非タンパク質カロリー，少量かあるいはまったくない経口からの摂取，および PN の継続は，PN 関連肝機能障害のリスクファクターである[140~142]。血中のトランスアミナーゼ，アルカリホスファターゼ，γ-グルタミルトランスフェラーゼの増加が生じ，そして頻度は少なくなるが，ビリルビンが肝機能の指標となる。

比較的過剰な炭水化物，脂肪およびアミノ酸を投与されている，PN を長期間（中間値で 18 ヵ月）受けている成人患者では，肝機能の異常と胆汁うっ滞の変化が見られる。

多量栄養素の量が減少すると，黄疸は戻り，肝機能検査の結果と組織学的特徴が改善した[143]。他の研究者たちは，炭水化物か脂質，もしくはその両方での過剰なカロリーの投与で，脂肪症が上昇したことを報告している[144]。ある研究で，PN を受けている 43 人の患者は，非タンパク質カロリー源のみのグルコース，もしくはグルコースと脂肪の混合のどちらか一方を受けるグループのいずれかに無作為に分けられた。この研究で用いられる非タンパク質エネルギーの投与量は，以前行われた多くの研究において用いられたものと比較して控え目であった。患者に大きな過剰投与はなかった（基礎エネルギー消費から算出した 1.5 倍）が，アルカリホスファターゼと γ-グルタミルトランスフェラーゼは両方のグループで顕著に上昇した。アスパラギン酸アミノ基転移酵素，アラニンアミノ基転移酵素および直接ビリルビンは，非タンパク質エネルギーでグルコースのみを受けているグループのほとんどで上昇した。肝酵素の検査結果は，PN 投与によって影響を受けたことが明らかとなり，控え目な量を用いた時でさえ，またエネルギー投与の一部分が経静脈脂肪乳剤で与えられた時でも同様であった[142,145]。

PN を受けている患者において，様々な薬剤の試験が行われた。これらの患者では顕著な肝機能障害のエビデンスがあり，PN の持続を必要としていた[63,87]。PN 患者へ与えられる静脈用の脂質源として MCT と LCT の混合物は，肝臓の大きさやグレイスケール量に変化を生じないが，LCT 注入では両方の値の上昇を生じた[87]。メトロニダゾールは腸内細菌による傷害性の胆汁酸の生成を抑制することができるという考えのもとに，PN を受けている患者でこの薬剤の試験が行われている。そして，未治療の対照群と比較して，肝臓の酵素における異常を軽減させることが報告されている[146,147]。ネオマイシン，ゲンタマイシン，およびポリミキシン B のような他の抗生物質も評価されてきた。抗生物質の利用は消化管の細菌量を減らし，このことにより腸肝循環を通るリポ多糖の量を低下させることが理論づけられている。

ウルソデオキシコール酸，ケノデオキシコール酸のエピマーは，胆汁うっ滞肝臓病を生じた PN を長期間受けている成人[148]と小児[149]に対して有用である。黄疸と酵素異常は元に戻り，患者の臨床状態は改善した。コレスチラミン，コリン，およびレシチンは，脂肪肝を減らすことが報告された[126,149]。

▶胆石

胆嚢における沈殿物は，PN および腸の休息に関連したリスクファクターとして，くりかえし観察されている。この状況は，PN の持続期間の長期化とともに，胆石形成へと進行する可能性がある[6]。長期間 PN の維持を受けている患者では，回腸末端の切除あるいは疾患のため，通常胆汁酸塩の吸収不良が起こる。したがって，胆汁酸塩のプールは減少し，胆嚢内の胆汁酸塩の低下が生じる。この状況ではまた，コレステロールが胆汁中に沈殿しやすくなり，胆石の核形成を行う[142]。また，抱合していないビリルビンとカルシウムが増加し，これらは，胆嚢において蓄積した沈殿物から形づくられる結石中に存在する[150]。胆嚢の収縮の障害も重要である。超音波検査法により，PN 開始からの 12 日間で，23 人の患者中 14 人において胆汁沈殿物の生成をみとめた。6 週までに全員に沈殿物が生じ，そのうち 6 人で石が発達し，3 人が手術を必要とした。その沈殿物は，経口摂取開始 4 週後に消失した[151]。

胆石は，成人において重大な問題であるが，PN を受けている子どもにおいてもそれ以上の問題となる。例えば，PN を受けている 29 人の子どものうち 9 人が胆石症を発症した。回腸の障害もしくは切除の 64％が石を形成し[152]，残存小腸が 38 cm 以下の 13 人の小児のうち 6 人が胆嚢切除を必要とした[153]。

このような潜在的な問題に対して，リスクのある患者に対する管理のために以下のことが提案される。すなわち，栄養素は，胆汁うっ滞を減少するために可能な限り腸から与えられるべきであり，肝機能検査は，定期的にチェックされるべきである。また，胆石が見つかり胆汁うっ滞の臨床像が証明された時には，超音波診断を積極的に利用すべきである。そして，どのような理由であれ開腹術が行われる時は，胆嚢切除を考慮すべきである。

▶代謝性骨疾患

代謝性骨疾患は通常，長期間にわたる PN 投与の合併症である。しかし，短腸症候群，炎症性腸疾患，および癌などのいくつかの疾患において高頻度に見られる[85〜87,154,155]。それらの疾患ではかなりの患者が HPN を受けており，代謝性骨疾患は多因子性の疾患である。コルチコステロイドが骨再吸収を増加させ，骨芽細胞活性を障害するため，コルチコステロイドの服用により代謝性骨疾患が起こる[155]。Pironi らの研究[156]では，ヨーロッパで PN を長期間受けている成人患者における代謝性骨疾患の発症を調査している。165 人の患者のうちの 84％が，二重エネルギー X 線吸収測定法（dual-energy x-ray absorptiometry：DEXA）の T スコアで平均値より 1 標準偏差低く，骨減少症の基準を満たした。これら患者の 41％が，正常から 2.5 標準偏差以上減少した T スコアを示し，骨粗しょう症の基準を満たした[156]。ビタミン D や K 摂取と同様，カルシウム，リン，マグネシウムおよびナトリウムバランスのすべては，代謝性骨疾患の発症因子である。特に定期的に PN 投与を受けている時，高用量のタンパク質の投与はカルシウムの尿中排泄を増し，代謝性骨疾患を発症させる。

くる病は，PN を受けている乳児において報告されている。原因となる要因は，ビタミン D よりもむしろ新生児で必要とされる少ない体液量で，より多くのカルシウムとリンが必要なことによる。骨へのアルミニウム汚染の効果に関しては，以前に参考文献を示した。

アルミニウムの混入したカゼイン加水分解物が存在していない HPN を長期間投与されている患者において，製剤の成分と関連して骨の組織形態学的な特徴が研究された。Shike らによるトロントでの前向き研究[157]において，HPN 患者の骨生検は，初期には骨代謝が亢進したパターンを示した。これはおそらく，初期の栄養不良の結果起こったものである。6〜73 ヵ月の HPN で組織形態学的な特徴が変化し，16 人中 12 人の患者がある程度の骨軟化症を示した。この研究では，500 IU のビタミン D_2 が 1 日おきに与えられており，ビオチンを除くすべてのビタミンが補充されていた。それらの患者のうち 7 人に高カルシウム

IV

血症，6人に25（OH）ビタミンD濃度の上昇をみとめた。引き続き11人の患者にビタミンD_2（当然のことながら，付随するビタミンAも）の投与中止の前と後に，6ヵ月間研究を行った[157]。ビタミンの変更により，10人中6人の患者では類骨が少なくなり，さらにテトラサイクリン取込みの増加が生じた。しかし，高い代謝回転率を示す所見が持続していた。症状がある3人の患者では，骨痛は治まり，骨折が治癒し，カルシウムやリンの尿中排泄が低下した。他の報告でも，HPN患者に対してPN製剤からビタミンDを除くと，骨折および骨痛が改善することを示している[158]。

PN患者は，低カルシウム血症の結果，早期に骨量の著しい喪失が起こり，その後は安定化することが示唆されている。無月経と喫煙もその要因となる。結論として骨減少症が長期間のPN患者の特徴であるが，現在のPN製剤により骨の健康の悪化が必ずしも生じるわけではなく，いくつかの症例においては有益である[159]。Pironiら[160]は，1年以上PNを受けている患者における骨形成の障害を報告している。この集団において，不十分な骨形成は血清オステオカルシン濃度の低下と正に相関していた。在宅で栄養補給される患者に対してPNの経静脈的なリンの投与は，高カルシウム尿症を減らすというデータが多く示されている[161,62]。リンは，腎尿細管のカルシウム吸収を増加させることによりこの有利な反応をもたらす[162]。HPN患者では，定期的にカルシウム，リン，およびマグネシウム濃度をモニターする。患者体内の滴定しうる酸を緩衝するために，十分量の酢酸塩を投与すべきである。ビタミンの成分にビタミンKを含んでいないなら，ビタミンKを経静脈的なビタミン製剤の成分として，もしくは別の製剤として毎日与えるべきである。

薬剤の適合性

PNの合併症もしくは共存する疾患のために，薬剤による介入が頻繁に行われる。薬剤投与については，PN溶液の一部分として，また一緒に投与して，溶液が配合禁忌もしくは有害な反応をつくりださないように確かめる必要がある。レギュラーインスリンはPNに最も頻繁に加えられる薬剤である。そして，静脈注入を別にする，しないにかかわらず，大部分の患者において効率よく血糖をコントロールする[6,7,15]。この問題に関する重要な情報は，参考文献163～165にまとめられている。**表84.11**には，PN溶液と一般的に用いられている薬剤との適合に関する情報が含まれている。持続点滴として投与することができる，もしくはしなければいけない薬剤で，かつPN溶液と適合している薬剤は，理想的な添加剤である。特に，時にはしばしば液体摂取量を制限しなければならない重症の疾患の場合にはあてはまる。

すべての薬剤とPN溶液の組合せが研究されているわけではない。さらに，ある種の薬剤は，従来のデキストロース/アミノ酸のPN製剤において適合するが，TNA内では適合しない（例：鉄デキストランなど）。他の薬剤は，大量の液体で薄められるため，PN中では適合するが，同じPN溶液でもY字管から投与される時には不適合となる。同じチューブを介してPNを注入した時，チューブ内薬剤の濃度が高くなるため，この問題は確実に起こる。Trisselらは，102種の薬剤中82種がPN溶液のY字管による投与で相互作用に影響を及ぼさないことを報告している[165]。

表84.11 静脈用栄養製剤での選択された薬剤の適合性

デキストロース/アミノ酸 混合してもそれぞれの作用に影響を及ぼさない	アルブミン 葉酸 ヒトレギュラーインスリン フィトナジオン シメチジン ヘパリン 鉄デキストラン ラニチジン ファモチジン HCl メトクロプラミド チアミン
完全栄養製剤 混合してもそれぞれの作用に影響を及ぼさない	アルブミン ヘパリン フィトナジオン シメチジン ヒトレギュラーインスリン ラニチジン ファモチジン メトクロプラミド チアミン
デキストロース/アミノ酸 配合禁忌	アンホテリシンB フェニトイン アンピシリン メトロニダゾル
完全栄養製剤 配合禁忌	アンホテリシンB メチルドパ HCl フェニトイン 鉄デキストラン

HPN

アメリカとカナダで1969年と1970年代初期に，病院から家に退院した最初のPN患者以来[1,2,166]，外来患者の栄養補給としてのHPNが急速に発達した。退院してHPNで管理する医療機関の数が増えたことにより，増加したデータを収集・編集するために，1978～1983年にアメリカとカナダにおけるHPNの登録機関が，New York Academy of Medicineに設立された。データは，関係者と興味をもった団体に定期的に配布された。1984年，Oley基金およびASPENによる合同の努力によりこの登録機関はでき上がり，最初は「OASIS登録」と名づけられた。そして最近では，Oley基金提供による北アメリカ在宅経静脈経腸栄養患者登録（North American Home Parenteral and Enteral Nutrition Patient Registry〈HPEN Registry〉）となっている。

今日では，HPNを受けている患者の実際の数を判断することが非常に困難になっている。しかし，Delegge[167]は，2002年のメディケアのデータによれば，現在このHPN療法を受けている患者が4万人であると推測している。適性，訓練，製剤，および在宅支援に関する問題が広くみとめられており，そして組織，患者の選択，および管理の標準化が行われてきた[5,6]。ASPENは，現在，包括的なHPNの登録を再構築しているところである。

1995年にHowardら[168]は，生存，リハビリテーションによる完全あるいは部分的な機能回復の可能性，そして

HPN 合併症と非 HPN の合併症の頻度に関して，11 の診断についての詳しいデータを公表した。胃腸疾患の年間生存率は 87%かそれ以上で，放射線性腸炎や大腸の慢性癒着のある閉塞を除くと 1 年で 50～73%が，完全な社会復帰の見込みがあった。3 つの代表的な胃腸疾患（クローン〈Crohn〉病，虚血性腸疾患，および運動障害）における 18 歳以下の患者の 1 年以上の生存率は約 95%，35～55 歳では 90%，65 歳以上では約 70%であった。Howard ら[169]は，在宅で栄養支援を受けている全患者のうち 25～33%が 65 歳以上であると推定している。この人たちの臨床成績はそれほど悪くなかったため，年齢がこのようなサポートを提供するための障害になると考えるべきではない。若い患者は，再び十分な経口栄養摂取を回復する可能性があり，そしてより完全な社会復帰をする。しかし，敗血症により入院しやすかった。HPN と関連した合併症の頻度は，すべての診断グループで類似していた。つまり，年間 1～2 回の再入院，その 1/2 が敗血症のためであった[169]。新しく作成された ASPEN の登録は，HPN を受けている患者の診断とアウトカムについての必要なデータだけである。

HPN と関連する合併症による死亡は，わずか 5%だけである。早期の経験が有効であり続けるなら，再入院する患者の大部分は少数の患者に限られている。Howard と Ashley[170]は，HPN の合併症の管理についてまとめている。

HPN は患者とその家族に対して様々なストレスを与える[171]。それは，退院後に技術的な対応をするための緊急な必要性，時間の要求，および HPN の安全な供給，他の疾患と原疾患から生じる障害の管理とその治療，高額医療費に対する懸念，患者の依存性，そして他人に対する過剰な依存などである。在宅療養への円滑な移行には，患者の状態を満足できるものにするために，適切な退院前の評価および患者と家族の HPN 管理の訓練，電話連絡による医療チームとの親密な接触，および在宅もしくは医院での支援が求められる。

病院での設定で申し分ないと考えられた PN 処方を，家庭での食事摂取やその他の因子によって変更する必要がある場合がある。平均して 4.6 年間 HPN を受けている中の 178 家族が無作為に選ばれ，116 の質問事項による追跡調査からデータが得られた[172]。自己の尊重，生活の満足感，家族の結束，および患者と介護者との関係の質といった生活の質に対する患者と介護者の平均家族指数は，他の健康な集団や他の慢性的疾病患者群から公表された平均指数と差がなかった。HPN 家族の適応性および対処指数は高かった。分類上 PN の継続時間の増加と仕事から外された患者（能力はあるけれども）には，財政的な重圧および軽度うつ病があった[172]。HPN により治療されている患者の種々の生活の質を測定した追加の報告が公表されている[173,174]。

HPN 費用の見積もりは，週に何日 PN を行うかにより，患者 1 年あたり 75,000 ドルから 200,000 ドル以上まで様々である[175～178]。PN 関連の合併症やモニタリングなど多くの要因が HPN で患者を維持するための総経費に入っており，このような費用は様々に変動する。一部は，それらの見積もりに用いられた方法に依存しており，さらに解析のために用いられた見通しのある選択の違いに依存している。特に，得られた利益を推測することと，もしくは得られた効果を見積もる方法・違いに依存している。Rhoda ら[179]によってまとめられているように，HPN は，腸機能不全による症状をもつ多くの患者にとって命を救う治療法である。熟練した挿入技術と中心静脈アクセスのデバイスのケアは合併症の発症率を減らし，また水分，電解質，および三大栄養素，微量栄養素の栄養状態の慎重なモニタリングは，高血糖，重要な臓器の機能不全，および他の代謝合併症を最小限に抑えることができる。多職種の包括的な栄養サポートチームは，HPN を必要とする腸不全患者をほぼ正常に生活できるようにする[179]。

将来の展望

前述したように，PN を使用することは世界的な臨床ケアの日常的な構成要素である。とはいえ，EN と組み合わせた最適な完全 PN と静脈用の主要栄養素や微量栄養素の使用に関してまだ不確実な多くの重要な領域が残ったままである（**表 84.2**）[15,16]。しかし，PN のいくつかの総説や展望の論文で述べたように，現在行われている多くの進行中の無作為化比較試験が，PN に関連した合併症や，どのようにそれらを防ぐか，また臨床現場でどのように EN と PN を組み合わせるかという新しい知識を増やしてくれるとしたら，この療法の将来は明るい[180～184]。例えば，ベルギーの大規模な無作為化比較試験（4,640 人の患者）が発表された[14]。これは，早期に適切な量の EN に耐えることができなかった，主に外科の ICU の成人患者において，PN が早期あるいは遅いタイミングで開始された効果を比べたものである。早期に開始した群では，25～30 kcal/kg/日の目標カロリーを満たすための PN は，ICU の 2 日目に開始された。開始が遅かった群では，2009 年のアメリカの臨床診療ガイドライン[7]通りに，目標カロリーを満たすための PN は，ICU の 7 日目に開始された。死亡率には差がなかったが，PN を早期に開始した群は，ICU 滞在と入院期間，感染性合併症，臓器機能不全の指標と総入院費用が増大した[14]。しかし，この研究の大部分の患者は登録時に重症の栄養不良ではなかった。そして，ICU 入院時に EN または PN を受けていた患者は除外された（PN 使用が ICU の場で一般的である群）。それにもかかわらず，この重要な研究は，成人では，不十分な EN を補うために ICU 入院の最初の数日における PN 開始は慎重に行わなければならないという重要なエビデンスを提供した[14]。他の進行中の厳格な無作為化比較試験とともに，この結果は，あまり遠くない将来により正確により最適な PN 治療の戦略を決定する助けとなるであろう[16,180～184]。

（Rex O. Brown, Gayle Minard, Thomas R. Ziegler／中屋 豊 訳）

IV

85 入院診療と外来診療における栄養療法

消化管障害，意識障害，あるいは重症の患者は，しばしば病態に特化した栄養とその投与法を必要とする。このような患者の病態は当然ながら複雑である。その結果，病態に特化した栄養の投与を専門知識をもつ多くの専門家による管理下で行われると，それらの患者の病態が改善される。

本章では，栄養療法チームの役割，栄養療法をチームとして取り組む利点，そして入院患者および外来患者における複雑な栄養療法の実施について焦点をあてる。

栄養療法チーム

患者が経口的に長期間食物を摂取することができない時，積極的に栄養療法を要する場合がある。そのような栄養療法は，経口摂取を回避する経腸栄養，静脈栄養（parenteral nutrition：PN），または両者の組合せから成る。両方とも，それぞれ83章と84章で詳述する。

PNおよび経腸栄養（enteral nutrition：EN）を必要とする患者へのそれらの投与は，昔から栄養サポートとよばれていた。しかし，より適切には栄養療法とよぶべきであろう。療法という用語を用いることで，栄養には患者の予後に影響を与える作用があることを認識し，短期と長期双方の栄養的介入の明確な利点と欠点をみとめることになる。さらに，専門的な栄養の訓練を受けた医療従事者は，疾患の治療中にできるだけ栄養学的介入の有用性を高めることによって，多くの患者の治療効果全体を高めることを促進できる。ENやPNを受けている患者の管理における学際的なチームアプローチは，1970年代という早い時期から有益であるとみとめられていた。現在，栄養療法チームは，一般的に強制的な栄養を受けている患者を対象とするすべての栄養学的アプローチのことを示す[1]。

▶チーム構成とメンバー

ENまたはPNを受けている患者を管理するためには，臨床医学と栄養療法を熟知している臨床医を必要とする。包括的な患者ケアが求められる状況において，栄養介入の合理的な計画を作成するためには，ENとPNの両方の知識が要求される。チームのメンバーは，栄養状態の評価，エネルギーとタンパク質必要量の推定，そして微量元素の状態を評価できなければならない。また，薬と栄養の相互作用，PNの添加物を算出して混合させる方法，腸管外および腸内に栄養を投与するデバイスの選択，それらの留置，そしてそれらのケアの方法も理解しておかなければならない。栄養療法の管理には幅広い範囲の知識が必要とされるため，チームはすべてのこれらの領域を含む専門知識を有する数人の臨床医で構成される必要がある[2]。

従来の栄養療法チームは，医師と栄養士，看護師，そして薬剤師で構成された。チームの各メンバーには固有の役割があり，専門知識はしばしば重なる[2]。労働力の注入による医師の増加に伴って，最近では，チームには医療助手と特定看護師を含む場合がある。他の医療従事者としては，例えば医療言語聴覚士と理学療法士が臨時にチームに参加する場合がある。これら他の医療従事者は，食事の誤嚥の素因がある嚥下障害患者または除脂肪体重を回復させるために栄養に加えて積極的な理学療法を必要とする高度に衰弱している患者の管理において特に重要である[2]。

米国静脈経腸栄養学会（American Society for Parenteral and Enteral Nutrition：ASPEN）は，従来型栄養療法チームの4人の中心的なメンバー（医師，栄養士，看護師，薬剤師）のための実践基準に基づく規則を策定した[3~6]。これらの基準は，定期的に改正されて概説され，栄養サポートまたは治療を必要とする患者に適切なケアを提供する臨床能力に必要なガイドラインを提供するようになっている。大規模な大学病院の約63％は，2008年のASPENによるメンバー調査をもとにした公式の総合的な栄養療法チームを有している[2]。しかし，より小さい病院では，非公式な診療グループの場合があり，そのグループの各メンバーはもっぱら自分の所属する診療部署で働いている。そのような集団は，患者のケアを検討するために，必要に応じて周期的に会合するだけである。他方では，栄養療法に関連した一般の方針と方法を展開するために委員会として組織化されるが，個々の患者に診療を提供しない[2]。

専任チームの効果

ASPENと米国胃腸学会（American Gastroenterological Association）などの他の学会は，PNとENの開始と管理のためのガイドラインを公表した[7~11]。PNの適切な利用法のためのASPENガイドラインを**表85.1**に，ENのための代表的な適応に関する同ガイドラインを**表85.2**に要約する[7~10]。これらのガイドラインは詳述されているため，専任の栄養療法チームが不必要であると誤解させる可能性がある。しかしENとPNは，大学病院においてさえ専任の専門チームがない場合は，適切に実施されていないことが多い。

Trujilloらは，多忙な大学の医療センターにおける専任の栄養療法チームの効果を評価した[12]。彼らは，栄養療法チームの診察あり，もしくはなしでPNを開始した209人の連続する患者を観察し，ASPENガイドラインを用いてPNが「適応であったか」，「不要であったか」（すなわち，適切に経腸からアクセスできた場合はPNを回避できたか），もしくは「適応外であったか」を評価した。その結果，栄養療法チームによる診察を受けなかった患者においては，診察時にPNが適応であったのはわずか56％であり，18％は明らかに適応外であった。逆に，栄養療法チームによる診察を受けた患者においては，診察時に82％がPNが適応であり，不要であったのはわずか4％であった

表 85.1　静脈栄養（PN）の適応

胃腸使用不能期間>7～10 日（ICU では>3～5 日）
汎発性腹膜炎
経腸栄養不可能な腸部分の腸管皮膚瘻
腸管虚血
腸閉塞
難治性嘔吐
難治性下痢
小腸不全
遷延性イレウス
炎症性腸疾患の重症化
重症消化管出血
腸管栄養の施行失敗後に生じた重症膵炎
腸管栄養不応性もしくは腸管栄養に失敗した重症吸収不全
腸管栄養不可能なほどの重症低栄養状態

表 85.2　経腸栄養（EN）の適応

胃・腸管機能は保たれており，経口摂取不良期間>7～10 日（ICU では>3～5 日）
腸管皮膚瘻（栄養チューブを瘻孔より肛門側に留置可能であること）
頭頸部癌
必要高カロリーの経口摂取不能例（外傷や熱傷患者など）
満足に十分量の経口摂取ができない重度低栄養状態
嚥下困難をともなう脳卒中や神経疾患
嚥下異常

($p = 0.004$)。

栄養療法チームのこれら初期の成果に基づいて，病院はすべての PN の開始に栄養療法チームの承認が必要とする方針を立て，調剤部に専門の栄養療法チーム医師の承認がない場合には PN を始めないように指示した。2008 年の PN 利用の追跡再調査で，PN 介入した当時の 87%は適応があり，そして経腸アクセスが利用できた場合に PN の 13%を回避できたことがわかった（未発表データ）。PN が必要でなかった患者は同定されなかった（**図 85.1**）。他の研究者も Trujillo らの調査結果を確認し，専任の栄養療法チームの意義を実証した[13~17]。

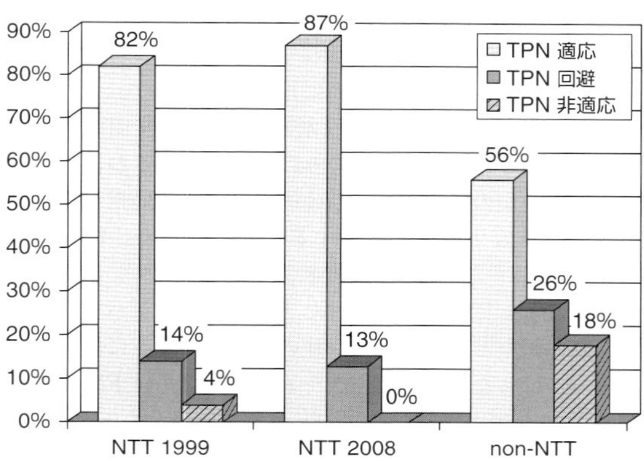

図 85.1　完全静脈栄養（TPN）の開始前の栄養療法チーム（NTT）の承認必須化は，不十分な TPN 利用に長期間の影響を及ぼした。
(Adapted with permission from Trujillo EB, Young LS, Chertow GM et al. Metabolic and monetary costs of avoidable parenteral nutrition use. JPEN J Parenter Enteral Nutr 1999;23:109–13.)

▶臨床成績とコスト削減

不適切な PN 利用を減らすと，患者の予後は改善し，医療費は減る。PN 利用は，カテーテル関連血流感染のリスクを 10 倍程度まで増加させる[18,19]。栄養療法チームは，中心静脈カテーテルの適切なケアのため，厳しいプロトコル下でカテーテル挿入を無菌操作により実施することでカテーテル関連血流感染の発生率を低下させるのに尽力した。例えば，Nehme は栄養療法チームによって管理されない患者における 26.2%の合併症率と比較して，栄養療法チームで管理された患者では 1.3%の感染性合併症率であったことを報告した[20]。同様に，Faubion らは，PN の投与のために使われるカテーテル挿入を栄養療法チームで実行，すなわちチームスタッフがそれらのカテーテルの定期ケアの実行を保証することで，カテーテル関連感染が 24%から 3.5%まで減少することを示した[21]。さらに，ある報告では，看護師の栄養療法チームメンバーが不在であることにより，中心静脈ラインの感染の相対リスクが有意に増加した[22]。以上のことは，この重篤な合併症を予防する上で完全な栄養療法チームの重要性を強調する知見である。

以上より，栄養療法チームは 2 つの方法で感染リスクを減らすことができる。第一に，適応外の PN 開始を最小限に抑え，それによって PN 投与と関連したカテーテル関連血流感染リスクを低下させる。第二に，PN を受けている患者において，カテーテル挿入とケアの基準を改善することによってカテーテル関連血流感染の発生を抑制する。

感染率を最小化することは，医療機関の潜在的に膨大なコストの削減につながる。アメリカで中心静脈ラインの 1 回の感染を治療するためのコストは，3,700～29,000 ドルであると見積もられている[23]。それゆえ，少数のカテーテル関連血流感染を予防することで，総合的な栄養療法チームの給料のすべてとまではいかないがほとんどを賄うことができる。大規模な病院で，カテーテル関連血流感染の予防に関連したコスト削減は，栄養療法チームに資金を助成するためのコストを超える可能性がある。

中心静脈ラインの感染症を減らすことは，単に栄養療法チームだけに限った目的ではない。「10 万の命キャンペーン」[24] の開始で，中心静脈ラインの感染症を減少させることはすべての病院における最優先事項になった。Healthcare Improvement Central Line Bundle 研究所の方法[25] によって中心静脈ラインの感染症の発生率が低下させられることが示された[26~28]。かつて中心静脈ラインの感染症は，栄養療法チームの効果を見る成績の尺度としての価値は低かったが，現在ではすべての病院における鍵となる質の指標になった。

さらに，中心静脈ライン挿入は，それ自体に実質上の罹患率と死亡リスクと財政的負担を伴う。カテーテル挿入は，患者に気胸，脈管損傷や不快感をもたらす可能性がある。まれに，患者は PN の脈管損傷にともなう制御不能の出血の合併，またはカテーテルの先端が誤って肺または胸膜腔で留置されたカテーテルからの PN 投与により死亡する可能性がある。カテーテル挿入とその潜在的な機械的合併症に関連するコストと同様に，これらの合併症は不適切なPN開始を制限することによって回避される。

最後に，不適切なPNの使用を削減し，ENの利用を増やすことは，経費の削減につながる。PNは本来ENより高価である。それは，PNではそれぞれの成分の混合に関わる費用，また混合の時間と複雑な器材に関連する調剤費が必要だからである。PNの管理，投与と看護時間に関連した経費が含まれる場合，コストはさらに高価となる[29]。

不適切なPN使用の削減に関する調査をした多くの研究で，病院の経費削減効果が評価された。報告された経費削減効果は，不適切なPN使用が多い大病院の50万ドル以上/年[12]から不適切なPN利用がすでに低率である機関の約6,000ドル[17]まで報告された。以上の経費削減効果から，栄養療法チームの存在は容易に正当化されよう。

専任の栄養療法チームの役割は，PNとEN開始の承認とPN関連の感染症の予防のみに限られているわけではない。いくつかの研究では，積極的な栄養療法の指示を出すチームでは臨床成績が改善することを示した。例えば，Trujilloらは，209例のPN開始患者を評価して，栄養療法チームによって経過観察された患者は，電解質バランス異常と高血糖などの代謝性合併症の発生率が有意に低いことを明らかにした（栄養療法チーム非介入群ではPN実施日の66％の発生率に対し，介入群では34％〈$p = 0.004$〉）[12]。同様に，Nehmeは初期診療科もしくは外科チームによって管理された164例の患者と，栄養療法チームによってPN管理された患者211例の患者を比較して評価した[20]。栄養療法チームが管理した患者ではわずか3％が電解質異常を発症したのに対して，非栄養療法チーム管理の患者では36％が電解質バランス異常を発症した。さらに，非ケトン性高血糖によって脱水に至るような重篤な高血糖は，栄養療法チームで管理していない患者の7％にみとめられたのに対して，栄養療法チーム管理の患者ではみとめられなかった。

対照的に，ChrisAndersonらは，大規模な研修病院で栄養療法チームのコンサルトを，患者を選別して行うことから強制的に行うことに移行する前後で，PNに関連した代謝性合併症に影響が出るのかどうかを評価した[30]。その結果，これらの移行に関連して代謝性合併症の発生率に有意差はみとめなかった。研究者は，彼らの病院では，栄養療法チームへの強制的コンサルトへの移行以前に，PNに関連した代謝性合併症への影響を最小限にするのに十分な栄養教育がなされていたものと考えた。

まとめると，本研究は病院にはPN投与と関連した代謝性合併症を回避する総合的，積極的な栄養教育計画がなければならないことを示唆する。それがない場合，専任の栄養療法チームなしではそのような合併症が著明に増加することが予想される。例えば，電解質バランス異常は不整脈を引き起こす場合があり，高血糖は感染リスク上昇と関係していることは周知であるので，集中的な栄養教育と管理または栄養療法専門家の意見は臨床成績を改善するために必要である。

PN患者との比較研究はそれほどなされていないが，専門の栄養療法チームはENを管理する上でも重要な役割がある。Brownらは，ENを受けた患者102人全員のうち，初期診療チームによって管理された52人と栄養療法チームによって管理された50人を比較して評価した[31]。栄養療法チームによって管理された患者は，肺誤嚥を含む合併症，栄養チューブ自体と関連した機械的合併症，そして高血糖のような代謝性合併症が有意に低率であった。さらに，栄養療法チームによって管理された患者は，初期診療チームによって管理された患者と比較して，各患者の目標カロリーを投与された患者の割合が高かった。

入院患者の管理

栄養失調症が患者の臨床結果と健康管理費用に重大な影響を及ぼすことは本書の他章で詳述した。PNおよびEN治療という現代の選択肢が開発され，栄養介入と治療が実際に行われる状況となった1970年代に，病院環境下においても栄養失調症の患者が同定されることについて注目され始めたことは驚くことではない。これらの進歩にもかかわらず，すべての入院患者の50％もが，今日でさえある程度の栄養失調症を有する[32]。

栄養失調症がある，もしくはそのリスクがあるすべての入院患者のスクリーニングを行うことは，栄養失調に関わる人的および財政的経費を改善するためには避けられない。栄養の専門家による完全な栄養評価の適応患者を迅速かつ効率よく同定する助けとなるという意味で，前者の栄養スクリーニングは完全な栄養評価とは異なる[33,34]。様々な栄養スクリーニングが有用であり，スクリーニングは，栄養専門家（例：栄養専門士または管理栄養士），看護職員，または患者自身の記入によって実施されてもよい[35]。実証された適切なツールには，Malnutrition Universal Screening Tool，Nutritional Risk Screening，Mini Nutrition Assessment，Short Nutritional Assessment Questionnaire，Malnutrition Screening ToolおよびSubjective Global Assessmentなどがある。これらのスクリーニング・ツールについては，Anthonyによる総説を参照されたい[35]。

実証されたスクリーニング・ツールを使用する代わりに，一部の機関では臨床経験に基づく独自のスクリーニング用の質問を開発した。そして，他では検査室ベースのスクリーニング・プロセス（例えば，アルブミンまたはプレアルブミン濃度に基づくスクリーニング）を使用している。循環するタンパク質の使用に関していくらかの論争が存在する[36]が，Robinsonらは，プレアルブミン濃度の低値と栄養士が同定する栄養失調症の存在とが相関することを見出した[37]。たとえどのようなスクリーニング法が用いられても，なんらかのスクリーニング・プロセスは行われなければならない。

いったん患者が栄養学的なリスク状態であるか，もしくは正確に栄養不良状態であると断定されれば，総合的な栄養評価を行うことは通常は栄養士の役割である。栄養療法チームに栄養管理が適用される患者においては，他のチーム・メンバーは，栄養士と協力して完全な栄養評価を実施する場合がある[2]。評価は，微量元素の欠乏症を含む栄養失調症の有無を判定する必要がある。評価には，患者に栄養を供給する最適なルートの決定も含む必要がある。選択肢には，経口摂食またはPNやENによる強制投与がある。

栄養評価には，栄養介入のタイミングを最適化すること

表 85.3 臨床栄養評価の構成因子

身体計測の評価と総評
生化学的検査の評価と総評
24 時間記憶，食事頻度質問票を使用もしくは使用なしでの食事歴の取得と評価
栄養に焦点を絞った医師診察の実施
エネルギー，タンパク質（静脈栄養中の患者ではその他の多量栄養素），体液，そして微量元素の算出
栄養補充の最適経路の決定（例えば，経口，経腸，経静脈）
投与法やモニタリング計画の作成

が含まれなければならない。栄養介入のタイミングについてはささいなことに思われているようであるが，それは結果と経費に大きい影響を及ぼす場合がある。例えば，中等度から重度の膵炎患者における PN 治療のメタ解析研究によると，5 入院日以内の PN の開始では予後が悪化し，経腸栄養への移行も遅れることが明らかになった。このように，たとえ入院に際して最終的に PN の必要性が明白であるとしても，急性膵炎の患者へ PN を実施するのは 5 日間待つように勧告している[38]。

最後に，リフィーディング症候群についてのリスクを評価しなければならない[39]。リフィーディング症候群は，栄養サポートが低リン酸血症，低カリウム血症，低マグネシウム血症，チアミン欠乏，高血糖と体液貯留異常を有することが特徴的な栄養不良の患者で開始された際に生じる現象をいう。これまでにリフィーディング症候群に関連した多くの死亡者が存在した。それゆえ，栄養サポートを開始する前にリフィーディング症候群が起こりうるリスク患者を同定して，適切に電解質欠乏を補充してゆっくり栄養投与を開始することが重要である。栄養不良の患者に加えて，他のリスク患者には，長期間にわたる静脈内補液の投与を受けた患者とアルコール使用障害患者も含める。優れた栄養療法チームであれば，危険に曝されている患者を同定することが可能であり，そして合併症を回避するように慎重に栄養サポートを開始して進めることが可能である。いったん評価が完了すれば，同定した栄養に関する問題に対処する適切な栄養計画を作成することが可能である。**表 85.3** に，包括的な栄養評価の構成因子をまとめる。

▶栄養サポートのルートの決定

栄養介入の最適ルートを決定することは，強制投与を必要としている患者にとって最も重要な決定の 1 つである。理想的には，最も侵襲の少ない栄養療法が望ましく，それは健康によい食材からつくられた完全な食事を経口投与することを意味する。通常の食事から十分なカロリーとタンパク質を摂取できない患者にとって，たいてい経口的な栄養補充が栄養不良患者の治療の第一選択となる。経口的に十分な栄養を摂取することができない患者，もしくはこれから摂取できなくなる患者のうち，胃腸機能が正常な場合は，口を迂回する経腸栄養が栄養介入の第二選択となる。これには，腸内アクセスするデバイスの留置を必要とする。

腸内アクセス装置の種類は，経腸栄養の期間および消化管の機能とアクセスしやすさによって決定する。例えば，短期経腸栄養を必要としている患者では，経鼻胃管か経鼻空腸管のような経鼻経腸栄養チューブが最も役に立つ。一方，長期の腸内サポートを必要としている患者では，可能ならば胃瘻造設術または空腸瘻造設術を受けるべきである。腸内給送デバイスについては，本書の他の部分と，さらに Vanek により概説されている[40〜42]。

経腸栄養の成功は，部分的に患者因子（例：嘔気，嘔吐，下痢や腹痛）に依存する。これらの状態の多くは，栄養療法チームの助けを借りて統御できる。例えば，悪心嘔吐は幽門管の先端を十二指腸または空腸に入れることによって改善される可能性がある。そして，これは胃不全麻痺に伴う問題も解決してくれる。幽門以降への栄養管の設置に熟練している専門チームであれば，栄養管の配置の成功率が高くなり，経管栄養により耐えられるようになる[43,44]。下痢は，「止瀉」を考慮した経管栄養法を選択することで克服することができる。栄養療法チームは，臨床評価に基づいて EN の処方の最適な種類を選択することを補助でき，そして患者反応に基づいて必要に応じた処方選択を調整することができる。

経腸栄養の成功も，部分的に看護師因子と医師因子に依存している。経管栄養での投与の際，苦痛がないとして許容できる胃残留物の程度には大きな議論がある。さらに，たとえ胃残留物が受け入れられる場合でも，多様な経管栄養を進めるプロトコルが存在している。栄養療法チームは，普通はより多くの胃残留物を許容して，急いで経管栄養を進める。栄養療法チームは，この過程を支援するために進歩した経管栄養のプロトコルを開発してきた。これによって，経管的な栄養剤の投与がより高い成功率で可能となり，最大限の投与目的カロリー量をより速く達成できるようになる[45〜48]。

PN は，長期間機能的な消化管が存在しない患者に栄養を投与することが可能な唯一の選択肢である。特に集中治療室の環境では，入院患者への栄養投与は，短期使用（例：2〜3 週）を予定して中心静脈に挿入されたカテーテルによって最大限供給される場合がある。中長期（例：6〜8 週）の間 PN を続けて家に帰る患者において，末梢より挿入された中心静脈カテーテルは妥当な選択である。長期の PN を必要としている患者では，皮下トンネルで留置された中心静脈カテーテルは最善の選択である。毎日 PN 注入を必要としていない患者（例：栄養状態を維持するのに週あたり数回の注入を要するような小腸機能不全患者）では，完全埋込み方式の中心静脈からのアクセスデバイス（すなわち，全植込み型ポート）が適切な選択肢であろう。Vanek による総説は，中心静脈確保デバイスについて詳しい説明を提供している[49,50]。

▶積極的な栄養介入

症例によっては，患者の手術後に生じるであろう栄養要求を予想して術前に栄養計画を作成することが可能である。例えば，試験開腹時に早期の経腸栄養を可能とするために，予防的に空腸造瘻術を行うことは，外傷外科団体では周知のことである[51]。早期の栄養補給の利点は，本書の他の部分で述べられている。

しかし，予防的な栄養管の留置の利点は外傷患者だけに限られているわけではない。膵十二指腸切除（すなわち，ウィップル手術）を受けている患者も，同様に予防的な栄養管の留置によって利益が得られることが示されている。

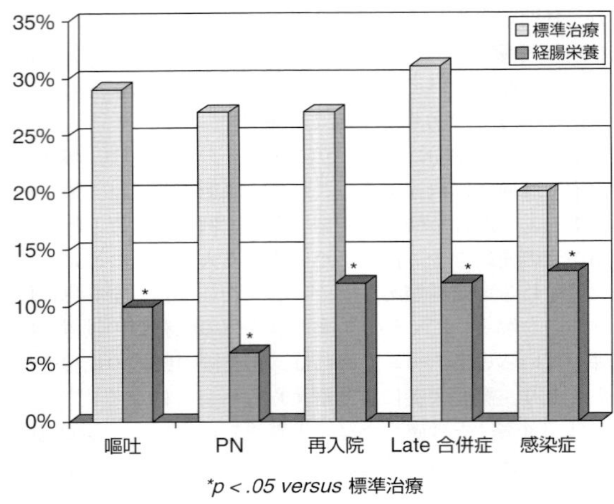

図 85.2 膵十二指腸切除に引き続いて実施する計画的な腸内アクセスと栄養療法の有益性。
(Adapted with permission from Baradi H, Walsh RM, Henderson JM et al. Postoperative jejunal feeding and outcome of pancreaticoduodenectomy. J Gastrointest Surg 2004;8:428–33.)

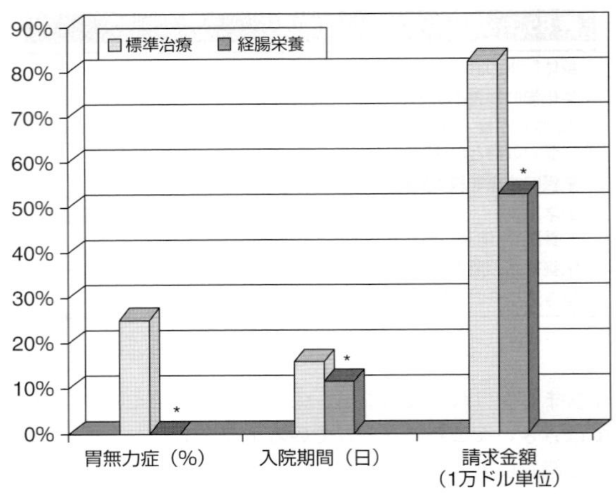

図 85.3 膵十二指腸切除に引き続いて実施する計画的な腸内アクセスと栄養療法の有益性。
(Adapted with permission from Mack LA, Kaklamanos IG, Livingstone AS et al. Gastric decompression and enteral feeding through a doublelumen gastrojejunostomy tube improves outcomes after pancreaticoduodenectomy. Ann Surg 2004;240:845–51.)

Baradi らは，ウィップル手術時に空腸に栄養チューブを留置し，それを施行せず経腸栄養を受けなかった患者と比較検討した[52]。最初の空腸瘻造設処置によって，PN の必要量を 80%減じることができ，そして感染症，後期合併症と再入院の減少と相関していた。ウィップル手術を受ける患者を対象とする同様の研究において，Mack らは計画的手術時に栄養管を留置することによって胃不全麻痺の発生率が低下し，そして病院入院期間短縮と全体の経費（**図 85.2**，**図 85.3**）削減効果が相関関係していることを見出した[53]。

外科医は，多くの場合，複雑な腹腔内手術時に栄養チューブを配置することについて考えることができない。栄養療法チームの重要な役割の 1 つは，長期にわたる胃不全麻痺の高リスクがある患者には空腸への栄養チューブの設置をすすめることである。このことは，経鼻的に安全に胃またはその遠位に栄養管を留置することができないような手術後の解剖学的な懸念（例えば，胃吻合直後など）がある患者では特に正しい選択である。栄養療法の目的は「PN を避けるためには EN を計画すること」なのである。

もう 1 つ積極的な栄養介入が正当化される領域は，待期的に大手術を受ける予定の高度栄養不良状態の患者である。栄養リスク指数（Nutrition Risk Index：NRI）は，Buzby ら[54]によって，侵襲の大きな腹部または胸部手術を受ける栄養不良状態の患者の術中 PN の効果を評価する Veterans Affairs Total Parenteral Nutrition Cooperative Study Group におけるプロトコル[55]の一部として開発された。栄養リスク指数は，血清アルブミン値とパーセント通常体重（**表 85.4**）を用いて栄養失調症の重症度を評価する算出法である。

栄養不良の患者を，手術の 7～15 日前に PN を受ける群，手術 3 日以後に PN を受ける群，そしてまったく PN を行わない群に無作為に振り分けた[55]。すべての患者について，大小の合併症を 30 日間観察した。全体として見た場合，PN を受けている患者は，対照群と比較して感染性合併症がより高率であった。サブグループ解析で，栄養リスク指数に基づき境界域の低栄養状態であったかまたは軽度

表 85.4 栄養リスク指数

NRI = 1.519 × 血清アルブミン値（g/L）+ 0.417 ×（現在の体重 ÷ 通常の体重）× 100

スコア	解釈
> 97.5	境界域の低栄養状態
83.5～97.5	軽度低栄養状態
< 83.5	重度低栄養状態

NRI：栄養リスク指数。
(Data from Buzby GP, Knox LS, Crosby LO et al. Study protocol: a randomized clinical trial of total parenteral nutrition in malnourished surgical patients. Am J Clin Nutr 1988;47:366–81; and Veterans Affairs Total Parenteral Nutrition Cooperative Study Group. Perioperative total parenteral nutrition in surgical patients. N Engl J Med 1991;325:525–32, with permission.)

の栄養失調症であった患者は，PN を受けていない患者と比較して感染症の合併症が有意に高率で発生し，非感染性合併症については相違がないことが示された。逆に強調すべきことは，高度に栄養不良の群は対照群と比較して非感染性合併症（例：吻合リーク，創傷離開，慢性呼吸不全）が有意に低い率（5.3%対 42.9%）であったが，感染性合併症は同等であった。したがって，周術期の PN について，大手術に直面している高度栄養不良患者の状態を最適化する上で限定的な役割がある。栄養療法チームは，どの患者が高度に栄養不良で，入院または外来ベースで手術の前に 1～2 週の PN の効果を得るほうがよいか栄養リスク指数を用いて簡単に算出して決定することができる。

在宅への移行

在宅 EN（HEN）または在宅 PN（HPN）は，経口栄養を信頼して実施できない多くの患者に適応となる場合がある。病院から在宅への移行に際し，PN または EN の投与を受けている患者にはいくつかの課題が存在する。入院患者担当栄養療法チームまたは外来患者担当栄養療法チーム

が，円滑に移行が遂行できるようこのプロセスに関わることが必須である。

▶家庭環境の評価

在宅栄養サポート患者には，在宅への移行が問題なく確実に行うために安全で協力的な家庭環境が必要である。この複雑な在宅治療には，患者にきれいな水，冷却設備と電気を供給できることが必要である。家は清潔で，害虫がおらず，家庭用に注入供給するために安全な貯蔵スペースが必要である。さらに，患者は問題なく家の中を動けなければならない。すなわち，患者が注入ポンプと点滴スタンドを持ったまま家（洗面所を含む）や周辺を歩き回る方法を考慮しておかなければならない。栄養療法チームの臨床医ならびに退院プロセスの調整に関係するスタッフは，患者面接を通して家庭の環境の評価を行うことができる。時には，実際に往診して，安全な PN または EN の投与を妨げるようなあらゆる問題を抽出して改善させる必要がある[56,57]。

EN または PN を継続したまま自宅に退院する患者における重要な側面は，在宅治療と独立した患者の能力である。ほとんどの場合，臨床医は自宅にいる患者を毎日見ることはできない。したがって，患者または介護者は治療と関連した基本的な操作法を学ばなければならない。すなわち，在宅 EN のためには，腸内栄養補給バッグに経腸用調合乳を移す方法，経腸注入ポンプの準備，ポンプの問題が起こった際の処理法，そして経腸アクセス装置の基本的な手入れ法について学んでおくことも必要である。そして，在宅 PN のためには，PN バッグにチューブを無菌的に接続する方法，注入ポンプの準備，注入ポンプに関する問題の処理，そして中心静脈カテーテルの適切な手入れ方法について学んでおくことも必要である。これらの作業は患者を困惑させる場合があり，治療パートナー（家族または友人のネットワーク）のサポートは在宅への移行を成功裡に進めるためには重要である。このことは，特に衰弱していて自分のことを気にかけることができないような回復期の患者においては望まれる[57,58]。

▶患者とその介護者の教育とサポート

在宅 EN または在宅 PN に関する教育は，在宅への移行を容易にするために，患者の入院初期に始めなければならない。いったん在宅管理となれば，この教育は在宅栄養投与の関係会社や在宅看護機関の臨床医が行い，患者と介護者が在宅 EN または在宅 PN を確実に用意できるよう熟達させなければならない。患者と介護者は，彼らがいつ在宅注入の会社に連絡すべきか，いつ医師をよぶべきか，そしていつ直接地域の救急治療部へ行くべきかを知っておき，緊急時には何をするべきかをしっかり教育を受けておかなければならない[56]。在宅栄養療法の管理を患者と介護者に教えるために，様々な教育法が利用できる。実際の実演指導，記載された教材，そしてビデオ資源はいずれも始めるために良い選択肢であり，それから自立への移行を確実に成功させるために教育を強化する[59]。

栄養療法チームの医療専門家が患者に適切に在宅栄養療法の準備をさせることが必要であることについては意見が一致しているが，このことは患者が本当に準備できることとは必ずしも同義ではない。Silver らは，在宅 EN を受けている患者の 30 人の介護者の研究を実行し，その中で介護のための準備スケール（Preparedness for Caregiving Scale）を用いて評価を行った[60]。このスケールは，Family Caregiving Inventory の実証された一部である。その結果，準備スコアは非常に低かった（まったく準備されないことを意味する 0 から準備されて非常によく指示していることを表す 4 までの 5 段階スケールの 1.72 であった）。そして，参加者は彼らが退院の前に在宅 EN の上でごくわずかな訓練しか受けないことに気づいた。この知見は，患者がしばしば，受け入れ家庭の栄養療法，特に EN の準備ができていないことと，おそらく再入院率と余分な合併症に寄与している状況を示唆している。

オーリー（Oley）財団のような支援団体への照会は，有益な場合もある。Smith らは，在宅 PN を投与されている患者と，オーリー財団に属した患者と属していなかった患者を比較評価する症例対照研究を行った[61]。研究の結果，オーリー財団に属した患者の QOL を含む予後は改善し，反応性抑うつスコアは低下し，そしてカテーテル関連血流感染の発生率を低下させることがわかった。オーリー財団は在宅 EN の投与を受けた患者も支援し，そしてこの群が在宅 PN の投与を受けた患者として同様の調査を行われてはいないが，おそらく同様の結果であるだろうと予想される。

▶保険塡補範囲

在宅環境での栄養療法は保険塡補範囲で保証されていない。一部の保険業者が在宅の塡補範囲の重要性をみとめているが，それ以外の保険業者はそうは考えていない。栄養支持療法のすべての構成要素が保険の対象となっているかどうか調べて確認する必要がある。例えば，PN に混合される構成要素の主なものは保険適応となっている場合があるにもかかわらず，PN に追加される薬剤については適応となっていない場合がある。したがって，栄養療法チームは患者が支払うべき費用が最小限になるように，治療のすべての部分が保険によってカバーされているかどうか病院保険の専門家と連携して作業すべきである。

Piamjariyakul らによる 80 人の在宅 PN を受けた患者とそれらの家族を対象とする研究において，在宅 PN を受けた患者の支払った年間費用（治療に関連した一時払いと非払い戻し費用の両方を含む）は年平均 30,866 ドルであった[62,63]。これらの研究では，その研究に割りつけを完了した 78 の家族とともに，患者と介護者両方の QOL も調べられた[64]。その結果，経済的ストレスが最も多く言及される不安であった。臨床医は，この財政的な負担のことを肝に銘じておかなければならない。そして，臨床経過の中で適切に早期に財政援助について患者に伝えることが必要である。加えて，臨床的理由と同様に経済的な理由も踏まえて，在宅栄養の中止への移行または減量を積極的に推し進めるべきということも覚えておく。栄養療法チームは，これらの領域でも支援することができる。

▶日常的な追跡調査/管理

在宅栄養サポートを受けている患者は，治療効果の評価，治療に関連した合併症の評価，そして適する治療計画の作成のために，定期的に管理を受ける必要がある[56)]。いくつかの病院では，入院患者担当栄養療法チームもENまたはPNを受けている外来患者を管理する役割を果たす。他の病院では，初期診療内科医，初期診療外科医または胃腸内科医が，在宅栄養療法を管理する役割を果たす場合がある。理想的には，在宅栄養療法を受けている患者のケアは，プライマリケア医療提供者のみに任せるべきではない。栄養療法チームに属する臨床医と非栄養療法チーム臨床医による在宅栄養サポート患者の管理を比較することには限界があるが，在宅ENと在宅PNを受けている患者には医学および栄養的なニーズがあることが明確に示されている[58,60,65～68)]。以上のような複雑さを考慮すると，多くの専門職から成る栄養療法チームはこれらの患者を管理するために最適であり，しばしば標準的治療として推奨されている[2,56,67,69)]。

栄養療法の種類（すなわち，ENかPNか），基礎疾患，栄養サポート法の複雑さに応じて，モニタリング計画は個々の患者に合わせて調整しなければならない[56)]。年に1度だけクリニックで診ればよい患者もいれば，より頻繁に経過観察を要する患者もいる。ENのモニタリングは，代表的な入院患者を対象とするモニタリングガイドラインに従うべきであるが，それは患者の状態の安定性に従い，しばしばモニタリング回数は減じられる場合がある。優良な臨床実践基準としては，経腸栄養の処方の更新時に，少なくとも年1回経過観察すべきである[66,67)]。PNのモニタリングは，PNに伴う代謝障害や感染症の合併症のリスクが大きいため，在宅ENのモニタリングよりもより集中的に行う。

在宅PNを受けている患者は，通常は中心静脈確保デバイスの評価，定められた手順によるカテーテルケアの提供，そして全身的な臨床評価を行うために毎週看護師の家庭内訪問を受ける。患者がより安定した状態になれば，臨床状態のモニタリングは同様に継続されるが，一般的な検査のモニタリングの間隔は空くことがある[67,70)]。在宅PNを受けている患者は，特に微量元素の欠乏症のリスクを有している。したがって，そのような患者はビタミンと微量元素を年に2回は少なくとも検査を受けるか，またはすでにそれらの欠乏症が存在して補充療法中の場合などは，より高頻度に検査を受ける必要がある[71)]。代謝性骨疾患は，長期のPNのよく知られた合併症である。したがって，毎年の骨密度評価も推奨されている[70,72)]。

患者の受けている療法の種類を変更するような場合は（例えば，PNからENへの移行，またはPNから経口摂取への移行など），管理の頻度を増加させる必要がある。なぜならば，移行期間は，患者が過栄養または栄養不足と代謝性合併症のリスクを有する状態にあるからである。通常は，患者は毎日，以下の自分自身のモニタリングをしなければならない。すなわち，体重を計量し，アクセスデバイスに感染または機能不全の徴候や異常がないかどうか基本的な評価を行い，そして迅速な医学評価に必要な基本的な臨床上の問題（例：中心静脈ラインまたは腸内栄養チューブ脱落）がないか，可能ならば胃腸の耐性（例：嘔気，嘔吐，下痢，便秘）を評価し，そして，何か問題が生じた場合，臨床医に連絡するなどの対処をしなければならない。

まとめ

栄養サポート療法は専任の栄養療法チームによって最善に管理されることで，代謝性および感染性合併症のリスクを低下させ，不適切な栄養療法を避け，そして医療費の節約につながる。栄養スクリーニングは病院内のケアに必須であり，それによって栄養療法チームによる評価が必要な栄養不良患者を迅速に同定することができる。いったんENまたはPNが開始されれば，栄養療法チームは在宅環境への栄養療法の移行を支援することができる。管理へのチーム・アプローチは，在宅状態でも継続され，合併症の予防，患者が最適な栄養状態を達成もしくは維持すること，そしてもし可能ならば栄養摂取の自立への移行を支援する。

（Kris M. Mogensen, Malcolm K. Robinson／豊田健太郎 訳）

86 食事と発癌リスクに関する疫学

癌は公衆衛生学的な問題の 1 つである

多くの先進国において，癌は循環器疾患に続いて主要死因の第 2 位である。また発展途上国においても，成人の死亡率に大きく寄与する疾患である[1,2]。アメリカでは，約 3 人に 1 人が一生のうちに癌と診断されており，そのうち約 60％が癌で死亡している[3]。循環器疾患の死亡率は急速に低下してきているが，癌全体の死亡率は実質的に変わっていないので，アメリカでは癌は最も重要な死因となってきている[2,4]。成人における癌の罹患率は，世界中で見ればあまり変わらないが，癌のタイプは著しく異なる[1,2]。多くの先進国では，肺癌，大腸癌，乳癌，前立腺癌が罹患率および死亡率に最も関係する癌である。一方，発展途上国や極東アジアにおいては，胃癌，肝癌，口腔癌，食道癌，子宮頸癌がより主要な癌である。しかし，癌の罹患率は極めて変動が大きい。世界中の多くの地域で，癌罹患率のパターンが発展途上国のものから，先進国のものに移行しつつある[1]。乳癌や大腸癌の罹患率は，ほとんどすべての国で増加してきている。

遺伝子も発現に重要な役割を果たすが，先天的な遺伝子異常だけでは，世界中で見られる癌罹患率の地域性の著明な違いを説明できない。特定の癌の罹患率が低い国のある集団が罹患率の高い地域に移住すると，あるいはその反対でも，ほとんどの場合，移住した先の地域の罹患率に一致するようになる[5~7]。しかし，新たな地域の罹患率に一致するために必要な時間は様々であり，大腸癌のように数十年かかるものから，乳癌のように 3 世代ほどかかるものまである[7~10]。ある国における癌の罹患率の著明な違いは，遺伝因子以外の要因が重要であることを示している。例えば，日本では 1950 年から 1985 年までの間で大腸癌の死亡率が約 2.5 倍も増加している[11]。

世界中の癌罹患率や変化に要する時間の著しい多様性は，これらの悪性物は，われわれがその原因を同定し避けられるのであれば，回避できる可能性があることを示している。肺癌における喫煙など，いくつかの癌では主因がよく知られている。しかし，他の多くの癌では，あまり確立した発癌要因が得られていない。しかし，食事および栄養因子は癌罹患率における多様性の多くを説明できる場合がある。特定の癌の全国罹患率と食事（例えば，主食に対する脂肪の摂取量など[12]）には強い相関が観察される。加えて，1930 年代に行われた一連の詳細な研究[13]を含む多くの動物実験において，食事組成を変えることが発癌に著しく影響を及ぼすことがはっきりと示されている。

臨床的に発癌を引き起こす確率を増加させ，あるいは減少させる食事性因子が，発癌のどの過程に関わるのかが明らかになりつつある。例えば，DNA 傷害を直接引き起こすような食事中の発癌物質については，本章の様々なところで解説されている。他の食事性因子は，内因性の発癌物質の生合成を阻害するかもしれないし，外因性の発癌物質を活性化したり不活性化したりする酵素を誘導するかもしれない[14]。DNA の酸化傷害は，変異源としては重要であると同時に，いくつかの食事性因子（多価不飽和脂肪酸や鉄など）により作用が増強される可能性がある。また，抗酸化物質やセレンや銅のような抗酸化酵素の補因子などの栄養素により作用が抑制される可能性もある[15]。DNA 合成，修復，メチル化に必要な葉酸のような食事性因子の不適切な摂取は，遺伝子の変異発生率や遺伝子発現にも影響を与えることがある。細胞分裂の速度は DNA 傷害が反復するかどうかに影響される。つまり発癌率に影響することになる[15]。したがって，エネルギーバランスと成長速度は，様々な必須栄養素により制御されるが，発癌率にも影響する可能性がある。食事性因子は，エストロゲンや様々な成長因子を含む内因性のホルモンレベルにも影響する。これらは，細胞周期にも影響することから，発癌にも影響すると考えられる。いくつかの植物性食品に見出されているエストロゲン様物質もエストロゲン受容体に作用できることから，内因性のエストロゲン様作用か，あるいは抗エストロゲン作用を有する[14]。他の食事性因子の多くは，細胞増殖や分化に対して，ビタミン A や D のように直接ホルモンのように作用するか，プロスタグランジンの前駆体やその合成の阻害剤となるような特定の脂肪酸のように炎症や傷害の過程に間接的に影響するように作用する。これらの多くの例は，食事性因子がほぼ間違いなく発癌に関わることを示している[14,15]。

食事と発癌の関係に関する疫学的調査

様々な食事が癌の発症リスクに与える影響についての国際比較研究，動物実験，分子メカニズムの解明などから得られる強力なエビデンスは，2 つの重要な問題を提示する。1 つは，実際にどの食事性因子がヒトにおける癌発症を決定づける重要な因子となるのか？　もう 1 つは，その量的あるいは一過性の関係を決める特徴は何か？　である。量的な関係を特徴づけるものは，とりわけ重要である。なぜなら，大量に摂取すればヒトに癌を生じさせる可能性のある物質でも，実際の摂取量が範囲内であればほとんど問題とならない場合があるからである。一方で，他の因子が癌の発生を予防する重要な因子である場合がある。しかし，ある集団においては，すべての人がすでに最大の効果が得られる十分量を摂取してしまっているかもしれない。いずれのケースにおいても，現在の摂取量を変えたところで癌の発症を減少させる可能性はない。同定しなければならない重要な因子は，少なくとも集団の一部の人が毒性を示す量を摂取しているか，あるいは健康維持に十分な量を摂取していないかという点に関わるものである。なぜなら，癌

表 86.1 ヒトの発癌に及ぼす食事の影響の解明を目指した研究の種類の比較

研究	方法	想定される研究の限界
叙述的研究	異なる食事を摂取している集団の癌発症率あるいは生存率を特定の栄養素の摂取の平均値を調べることにより比較して，癌発症率と死亡率を決定する	食事は集団を区別するためのいくつかの規定因子の1つにすぎない。平均的な栄養素摂取のまとまったデータの収集が困難である。これらの研究は，新たな仮説を提案するために用いるのが最適である
症例対照研究	特定の癌を有する患者の以前の食事記録と癌のない条件がマッチした集団の食事記録を比較する	対照群が正確に集団を代表するようになっていなければ選択バイアスが生じる。食事を思い出す能力が患者と対照群の間でシステム的に異なってしまうと，思い出しバイアスが生じる。これは，食事習慣の記憶が患者と対照集団で一致させることができないことによる[a]。致命的な進行癌の研究では，研究者は配偶者など身近な人の記憶に頼らざるをえない
コホート研究（前向きあるいはフォローアップ）	ある集団の食事や他の可能性のある関連した特性をフォローアップが開始される以前に決定し，その後の癌の発症率を比較する	選択バイアスと思い出しバイアスは起こらないはずである。しかし，コホート研究は，1,000～1万人の対象者を登録し，統計的な分析が可能になるまで数年間にわたり対象者の健康をモニターしなければならない
介入試験	ランダムに選んだ対象者を2群に分け，1つには特別な介入を行い，もう1つには何も介入せず，その後の癌の発症率を比較する	実質的な食事の変化を伴うことでコンプライアンスを維持することが多くの対象者にとって難しい。対象者を，それらの特性に対して簡単にブラインド化することが難しい。至適な投与量（例：栄養素のサプリメント）と用量依存性の関係を解明することは困難である。必要な介入期間を一般に事前に知ることは困難である。数十年必要なこともある

[a]ビタミンの効果についての症例対照研究とコホート研究は，血中のビタミン濃度を測定することが，思い出し法による食事摂取量の調査に用いられることもある。しかしこの方法は，広く一般には適用できない。例えば，レチノールの血中レベルは，正確にビタミンAの摂取量を反映しないが，β-カロテンの血中レベルは，食事摂取量のよい指標となりうる。血中レベルは，症例対照研究においては注意が必要である。なぜなら，癌が血清中のビタミンレベルを変化させている可能性があるからである。
(From Willett WC. Diet and cancer : what do we know now? Adv Oncol 1995 : 11 : 3–8, with permission.)

の発生は多段階に，また数十年かけて生じるものだからである。加えて，一過性の曝露の影響についても同定することは重要である。

様々な疫学的な手法が食事とヒトの癌との関係を解明するために用いられている（**表 86.1**）。疫学的調査による食事と癌の発生の関係は，食事の摂取量，食事性因子の生化学的指標，身体計測，体組成などのデータを収集・分析することで評価できる。食物摂取頻度調査は，多くの疫学的な研究で食事を評価するために用いられてきた。なぜならこれらの方法は，長期間にわたって日常的に摂取している食事の情報を得ることができ，かつ大規模な集団を対象とした時にも適切なものだからである。食事摂取頻度調査は，食事の詳細な評価と生化学的指標を比較するために十分価値がある[16]。食事の生化学的指標は，いくつかの場面で有用である。しかし，多くの注目される食事性因子，例えば総脂肪量，食物繊維，ナトリウムなどにおいては，有用な指標が存在しない。DNA試料は，多くの研究において対象者から集められ，遺伝子と食事の相互関係を明らかにすることを可能にさせてきた。最近まで，食事と癌に関する最も有用な情報は，症例対照研究から得られてきた。しかし様々な国における食事と癌に関する多くの進行中の前向きコホート研究は，栄養素と癌の疫学的な理解を転換すべく今なおデータを提供し続けている。相当数の研究が大規模化し続けていることから，それらの研究から統計的に見出された知見をまとめるための系統的レビューやメタ解析がますます重要となってきている。しかし，これらの結論は，選択された論文がポジティブな結果のものに偏る可能性や食事に関するデータが異なる方法で収集されているために統合することが困難であったり，変動係数の制御のばらつきなどにより限定される。原著論文の生データを統合して解析することは，しばしばプール解析とよばれ，これらのデータ解析の限界を克服できることがある。しかし，そのような解析は非常に困難であり，常に可能とは限らない。

疫学的な調査は，動物実験や *in vitro* での試験，ホルモンレベルなど中間的なエンドポイントに関する代謝学研究を補完すべきものである。自由に生活しているヒトに比べ，実験室研究においてはより高度に条件が制御されているにもかかわらず，新たな知見とヒトとの関連性はいつも不確かなことが多い。とりわけ，量的影響と一過性の影響に関する点についてはそうである。最適にいえば，疫学，代謝学，動物学，メカニズム研究を総括したものが最高の知識となる。

食事に関する知識の現状

食事は，様々な栄養素と非栄養素的構成物から成る複雑な構成物である。またヒトの癌のタイプには様々なものがあり，それぞれに病態メカニズムを有している。したがって，特別な食事性因子と癌の組合せは，無限にあることになる。これは，第一に先進国の集団において強固な仮説と有用な疫学的データがそろっている主要な癌と食事の関連性について焦点を絞った簡単な総説である。推測される予防的な役割についてのいくつかの食事に関する知見は，「発癌予防」に関する章でより詳しく述べることとする。

▶エネルギーバランス，成長速度，体の大きさ

20世紀の前半に行われたTannenbaumらの研究[13,17]は，エネルギー制限が動物における乳癌の進展を抑制する可能性を示したものである。この知見は，その後様々な乳癌のモデルや他の癌において広く再現されている[18~22]。例えば，約30%のエネルギー制限は，乳癌を最大で90%抑制することができる[23]。この関係は，動物実験で再現性のある強い結果が得られたもので，ヒトにも適用できる可能性があるが，最近まであまり意識されていなかった。

ヒトにおける癌の発生率に対するエネルギー制限の影響

を評価する上で，エネルギー摂取と癌の発症率との関係を調査することが魅力的に思われるかもしれない。しかし，そのようなアプローチは間違った結論へ導く可能性がある。なぜなら，自由に生活している集団において，エネルギー摂取量の多様性は大部分が身体活動のパターンにおけるエネルギー消費量によって決まるからである[24]。したがって，例えばエネルギー摂取が冠動脈心疾患のリスクと逆相関した場合，この疾患の発症に対して運動は抑制的な効果があるという結果となる[16]。エネルギー摂取と消費のバランスを評価する最も感度の良い指標は，成長速度と体の大きさである。これらは，遺伝的な影響と他の栄養素以外の要因による影響を受けるが，疫学研究では非常によく測定されているものである。したがって，成人の身長は未成年期の栄養不良の間接的な指標となりうる。また成人の体重増加と肥満は，最近の生活における正のエネルギーバランスの状態を反映している。日本人のように元来低身長である集団における最近数十年の間の身長の急激な増加[25]は，乳癌や大腸癌が増加した一因とされてきた。成長速度が重要だとするその他の傍証は，初経年齢の疫学的研究の結果によるものである。早発初経は，乳癌の非常に確立したリスクファクターである。中国における初経年齢は遅く，最近では約17歳になり[26]，一方アメリカでは12～13歳で[27]，この違いは両集団間における乳癌の発生率の差に非常に寄与している。BMI，身長，体重は一貫して初経年齢を決定する因子であり，よく相関する[28～30]。しかし，食事組成の影響は，たとえあったとしてもわずかである。まとめていえば，これらの研究は，動物実験と一致して強いエビデンスをもたらすものである。思春期以前の急速な成長速度は，将来の乳癌またおそらくは他の癌の発症リスクを決定する重要な役割を担っている。最大成長速度の決定要因に対して，疫学的な知見が摂取エネルギー制限によってのみ得られたものかどうか，あるいは他の栄養素，例えば必須アミノ酸などの制限も重要なのかどうかは，現在利用できるデータからは結論づけることはできない。

成人の日常生活における正のエネルギーバランスと体脂肪の蓄積は，ともにいくつかのヒトの癌に対しても重大な影響を及ぼす。最もよく確立された関係は，大腸癌，腎癌，膵癌，食道癌（腺癌），子宮内膜癌，胆嚢癌との関係である[31～38]。体脂肪と乳癌との関係は，より複雑である。閉経前の女性では，体脂肪の増加に伴い乳癌のリスクは減少する[39,40]。一方，閉経後は，やや弱いものではあるが肥満と癌の発生の間に相関が見られる。これらの知見は，閉経前では太った女性ほど，リスクを低下させる生理不順があるためだと考えられる[41]。一方，閉経後の女性では，脂肪組織で乳癌のリスクを高めるエストロゲンが合成されるためリスクが高くなると考えられている[42]。体脂肪と前立腺癌との間にも複雑な関係があるかもしれない[43]。

動物モデルにおいて，インスリン様成長因子（insulinlike growth factor-Ⅰ：IGF-Ⅰ）の減少は，エネルギーの低下の影響の少なくとも一部を介在している[44]。インスリンは，生物学的に利用可能なIGF-Ⅰの強力な調節因子であることが知られている[45]。ヒトにおける試験の結果，IGF-Ⅰとインスリンの循環レベルが高いほど，裕福な集団におけるいくつかの癌（例：大腸癌）の発症リスクが増加するというエビデンスが増えている[45,46]。男性医師を対象としたPhysician's Health Studyにおいて，血漿C-ペプチド（インスリン分泌指標）値の四分位の最も高い群と低い群を比較すると，大腸癌の発症リスクが血漿C-ペプチドが増加すると2.5倍増えていた[47]。ウエスト-ヒップ比の増加も，BMIとは独立して大腸癌の発症リスクの増加と関連する[48]。実際に間接的なエビデンスであるが，エネルギーバランスや食事パターンに関連する因子は，生涯にわたってインスリンとIGF-Ⅰの曝露期間を増加させ，栄養による影響があると考えられる国々において男性の発癌の約1/3に関わるとされる[50]。

▶食事性脂質と三大栄養素

1982年の米国科学アカデミーの食事についての画期的なレビュー[51]において，カロリーに占める脂質の割合を30％に低下することが主に推奨された。この目的は，それ以降の他の食事指針にも波及してきた[52,53]。2つのエビデンスが，発癌の原因としての食事性脂質に対する関心を高めることになった。

20世紀前半の，Tannenbaumらの研究は，動物モデルにおいて高脂肪食が腫瘍の成長を促進する可能性を示すものであった[13,17]。その後，動物モデルにおける食事性脂質と癌に関する数多くの文献が蓄積されてきた（他でもレビューされている）[22,51,54～56]。しかし，ほとんどのモデルで食事性脂質が癌の発生に影響を及ぼすことを示しているが[57,58]，脂質の影響はエネルギー摂取量が及ぼす影響とは独立したものであることを示しきれていない[22,23,54,55,59]。2つ目に，食事性脂質と発癌との関係もまた仮説の段階である。なぜなら，大規模な国際的な調査結果は，乳癌，大腸癌，前立腺癌，子宮内膜癌などの癌の発生率は，動物性脂肪の摂取量に強く相関することを示しているからである[12,60～62]。

脂質と乳癌

食事性脂質に関する仮説を支持する主要なエビデンスは脂質摂取量と乳癌の死亡率に関する国際的な相関研究[12]であるが，中国の65の地域における研究[63]では，人口あたりの脂質摂取量がエネルギー比で6％から25％に増加しても，脂質摂取量と乳癌の死亡率の間に弱い正の相関が見られるにすぎない。よく知られるところでは，エネルギーの約25％を脂質から摂取している5つの国では，同じ脂質摂取量のアメリカ人女性に比べて乳癌の発生リスクがはるかに低い[64]。したがって，脂質摂取量以外の他の要因が国際的な違いの大部分を説明していることを強く示唆するものである。アメリカにおいては，20世紀の間，人口あたりの脂質消費量が食糧消費量に基づいて推測されているように，乳癌の発症率は実質的に増加し続けてきた。しかし，食料消費からの推測に比べて個人の実際の消費量を調査した結果は，脂質からのエネルギー摂取は，絶対的な摂取量あるいはエネルギーに占める割合のいずれにおいても20世紀の後半には実際には低下してきている[65,66]。この期間，乳癌の発生率は増加しているにもかかわらずである[67]。

乳癌のリスクに対する食事の影響について数多くの症例対照研究が行われてきた。ある大規模な研究[68]は，動物性脂質と総脂質摂取は乳癌の発生と関係ないことを報告している。12件のより小規模な症例対照研究の結果は，Howeらによってメタ解析の形でまとめられている[69]。それによると，4,312人の患者と5,978人の対照者について研究が行われ，1日の総脂質摂取量が100 g増加すると，相対リスク（relative risk：RR）は1.35倍であった（$p < 0.0001$）。このリスクは，閉経後の女性ではより強くなった（RR = 1.48倍，$p < 0.001$）。しかし，この関連の強さは，食事の記録によるバイアスや症例対照研究における対照者の選別におけるバイアスがかかっている可能性がある[70]。

いくつかのコホート研究から得られたデータの多くが，発展途上国における脂質摂取量と乳癌の関係を分析するために利用できる。乳癌発症者の4,980例を含む前向き研究をまとめたプール解析[71]によると，総脂質摂取量がエネルギー比20％未満の集団と45％以上の集団を比較しても，脂質摂取量と乳癌の発症率に有意な関係はみとめられなかった。同様に関係がないという結果が，閉経後の女性においてのみ，特定の脂質の摂取との関係においてみとめられている。一方，脂質からのエネルギー摂取が15％未満の小規模な女性の集団においてのみ，有意な相関がみとめられ，乳癌のリスクは，このグループで2倍に上昇していた。7,329人の患者を対象にした最新のプール解析[72,73]および7,119人の患者を対象としたヨーロッパでのより大規模な前向き研究[74]において，総脂質摂取量が多いほど乳癌発症リスクが増加することを示唆するデータがないことが確認されている。高齢のアメリカ人女性（3,501人の患者）を対象とした大規模コホート研究では，総脂質摂取量との間に弱いけれどわずかに有意な正の相関が見られた（総脂質摂取量の四分位の最小摂取群に対して最大摂取群でRRが1.11〈95％信頼区間が1.00～1.24〉）[75]。Nurses' Health Studyにおいて，閉経後女性の20年間の調査研究[76]と2,956人の対象者を14年間追跡調査する研究が行われた[73]。脂質摂取量については，長期の栄養摂取の調査法を改良した6つの調査法を用いて調査を行った。その結果，総脂質摂取量と乳癌の発生リスクの増加との間に有意な相関は見出されなかった。

これらの研究の大部分は，閉経後女性を対象としたものである。ベースラインで26～46歳であった90,655人の閉経前女性を対象とした研究では，動物性脂肪，主に赤身肉と高脂肪の乳製品から摂取するものと閉経前の乳癌の発症リスクとの間に統計的に有意な正の相関がみとめられている[77]。同じ集団において，青年期における赤身肉と総脂質摂取量（これらを区別することはできなかった）は閉経前の乳癌の発症リスクの増加と相関した[78]。全体的にいえば，前向き研究は，中年期の総脂質摂取量と乳癌の発症率との間のいかなる主要な相関に対しても強力なエビデンスをもたらしている。青年期あるいは閉経前の動物性脂肪あるいは赤身肉の摂取が閉経前女性における乳癌の発症リスクを増加させるかもしれないという結果については，検証が必要である。成人以降の食事は閉経後の乳癌の発症に少なからず影響を与え，一方，幼少期からの食事は閉経前の乳癌の発症に影響を及ぼしている。また，幼少期からの食事が閉経後の乳癌の発症に影響する可能性についても検証する必要がある。

脂肪摂取を減らすことが乳癌発症リスクに及ぼす影響について，2つの大規模な無作為化臨床試験が行われた。Women's Health Initiative研究では，48,000人の女性が，無作為に通常の食事に比べて果物，野菜，全粒穀類を多く含むような低脂肪食を与えられた[79]。平均7年間の介入後，介入群で有意ではないが9％乳癌の発症リスクの低下がみとめられた[80]。しかし，試験期間中に血清のトリグリセリドや高密度リポタンパク質（high-density lipoprotein：HDL）コレステロールの濃度にグループ間で有意な差はみとめられなかった。この結果は，脂質の摂取量の差がわずかであったことを明らかに示している。なぜなら，もし脂質摂取量が本当に差があるのであれば，血清脂質のプロファイルに影響が出たはずである[81]。乳癌の発症に有意ではない程度のわずかな低下があったとしても，それは食事指導の非特異的な影響と考えられるグループ間の体重の少しの違いによるものかもしれない。2つ目の試験は，マンモグラフィーで乳癌のリスクが高いとされた女性を対象にカナダで行われた。その結果，無作為に低脂肪食を与えられた群で乳癌の発症リスクが有意ではないが19％高いことが示された[82]。この研究では，予想された血清HDLコレステロールとトリグリセリドの変化がみとめられ，脂質摂取量低下の仮説が実際に検証されたことを確認できた。

前向き疫学研究では，総脂質摂取と乳癌の発症リスクとは関係がないとされ，2つの無作為化臨床試験でも中年期以降の脂質摂取量の減少の有益性を支持するものではなかったが，いくつかのエビデンスは脂質の種類が重要である可能性を示唆している。乳癌の動物モデルで脂質エネルギー比が約45％の食事を与えた場合に，脂質の摂取による発癌効果が主に多価不飽和脂肪酸で見られた[83,84]。しかし，前向き研究において多価不飽和脂肪酸は，人の食事で見られる量より低い摂取量の範囲では乳癌の発症リスクの増加とは一般的に関係しない[72,73]。南ヨーロッパでは相対的に乳癌の発症率が低いが，これは乳癌の発症リスクを低下させる可能性のあるオリーブ油をよく使っていることと関係することを示唆している可能性がある。スペインとギリシャにおける症例対照研究では，よりオリーブ油を使用する女性において乳癌の発症リスクが低かった[85,86]。さらに，オリーブ油は，いくつかの動物試験においても他の脂質源と比較して発癌の予防効果がみとめられている[54]。さらなるエビデンスが，南ヨーロッパにおいて行われている前向き研究から明らかにされるべきである。

脂質と大腸癌

国家間の比較では，大腸癌の発症率は，動物性脂肪と肉の国民あたりの消費量と強く相関し，その相関係数は0.8～0.9である[12,62]。これらの疫学研究や動物研究の結果，食事性脂質は発癌物質あるいは発癌プロモーターとなりうる胆汁酸の排泄を増加させることで発癌リスクを増加させるという仮説が提唱されてきた[87]。しかし，体重の重い人で大腸癌のリスクが増え，身体活動量の多い人でリスクが低いという多くの研究が示すエビデンスは，以前は先進国における大腸癌の発症率が高いのは脂質摂取量に起因するものとされたが，少なくとも一部は運動不足の生活や過剰なエネルギー摂取によるものではないかということを示唆するものである。

いくつかの例外[88～91]があるが，症例対照研究は一般的に大腸癌のリスクと脂質摂取量[92～99]あるいは赤身肉摂取量[100～105]が相関することを示してきた。しかし，これらの多くの研究では，総エネルギー摂取量と大腸癌のリスクとの間にも有意な相関がみとめられている[92～96,98,99]。Howeらは，13の症例対照研究についてメタ解析を行い，総エネルギー摂取量と大腸癌の発症率との間に有意な相関をみとめたが，飽和脂肪酸，一価不飽和脂肪酸，多価不飽和脂肪酸と大腸癌の発症率との間には，総エネルギー摂取量と独立した相関関係をみとめなかった[106]。

食事と大腸癌との関係は，いくつかの大規模な前向き研究においても検討されてきた。これらは，症例対照研究における総エネルギー摂取と大腸癌発症リスクとの正の相関を確認できなかった[107～111]。すなわち，症例対照研究は報告バイアスにより曲解されていることを示唆している。そのような研究のほとんどで，脂質摂取と大腸癌のリスクが総エネルギー摂取量とは独立していることが示されていなかった。1つの例外は，Nurses' Health Studyである。その研究では，動物性脂肪の摂取量が四分位の最も低い群に比べて，最も高い群の女性において大腸癌のリスクが2倍高いことを示していた[107]。しかし，これらのデータについて赤身肉や動物性脂肪の摂取量も含めて多変量解析したところ，赤身肉の摂取量は大腸癌の発症リスクを予測する有意な因子として残り，一方動物性脂肪との相関は除外された。13の前向きコホート研究のメタ解析では，総脂肪，動物性脂肪，植物性脂肪の摂取量と大腸癌の発症リスクとの間には十分な相関がみとめられなかった[112]。低脂肪食の食事パターンの無作為化試験においては大腸癌の発症率に対する有意な影響はみとめられなかった[113]。

脂質と前立腺癌

脂質摂取量と前立腺癌のリスクとの関係は，多くの症例対照研究でみとめられてきた[114～124]。しかし，その関係はしばしば下位集団でのみみとめられる。アメリカにおける多人種を対象にしたある大規模な症例対照研究では，飽和脂肪酸の摂取量と前立腺癌の発症リスクとの間に一貫した相関がみとめられたが，他の脂質とはみとめられなかった[125]。これらの研究のいくつかは，脂質摂取と総前立腺癌よりも進行性あるいは致死性の他の疾患のリスクとより強い相関を示した[121,125,126]。

脂質摂取量と前立腺癌のリスク間の関係は，いくつかのコホート研究でも解析されてきた。ハワイ在住の日本人男性8,000人を対象にしたコホート研究では，総脂肪摂取量あるいは不飽和脂肪酸の摂取量と前立腺癌の発症リスクとの間に有意な相関はみとめられなかった[127]。しかし，この研究における食事摂取量調査法は24時間思い出し法であり，相関しないという結果はあまり意味がないかもしれない。カリフォルニアに住むSeventh-Day Adventistの男性14,000人を対象とした研究では，動物性脂肪からのエネルギー摂取割合と前立腺癌の発症リスクに正の相関がみとめられたが，統計的に有意ではなかった[128]。51,000人の男性を対象としたHealth Professionals Follow-up Studyにおいては，赤身肉，総脂肪，動物性脂肪の摂取量と正の相関がみとめられたが，大部分は進行性の前立腺癌に限定されたものであった[129]。また，植物性脂肪の摂取量とは相関が見られなかった。ハワイにおける他のコホート研究では，前立腺癌発症リスクの増加が牛肉と動物性脂肪の消費量と相関することがみとめられた[130]。前立腺癌の男性患者における2つの小規模な研究では，診断時の飽和脂肪酸摂取量が多いことは，生化学的異常のリスク[131]および前立腺癌による死亡リスク[132]の増加に相関すると示唆されている。これが確認されれば，この食事性脂質が前立腺癌の進行や増殖と関連するという強力な知見は，食事性脂質が発癌過程の後半部分にも影響を及ぼす可能性を示唆する。しかし，大規模なヨーロッパでのコホート研究であるEuropean Prospective Investigation into Cancer and Nutrition（EPIC）研究では，総脂肪，飽和脂肪酸，一価不飽和脂肪酸の摂取量と前立腺癌の進行ステージとの間には相関が見られなかった[133]。

幾分不思議な結果が観察されてきた。すなわち，総エネルギー摂取量の1％にも満たない脂肪酸であるα-リノレン酸の摂取量あるいは血中濃度が前立腺癌（とりわけ進行性の前立腺癌）のリスク増加と相関することが，2つの前向き研究[129,134]および5つの異なる集団における症例対照研究（ウルグアイ[135]，スペイン[136]，ノルウェー[137]，中国[138]，アメリカ[139]）で報告されてきた。しかし，他の研究ではこの事実は支持されていない[140～144]。この関係が原因であるかどうかは検証の必要がある。特に，この脂肪酸は循環器疾患の予防に有益な脂肪酸である[145,146]。さらなるデータが求められているが，国際的な相関，症例対照研究，コホート研究から得られたエビデンスは，脂肪を含む動物性食品の摂取量と前立腺癌の発症率，とりわけ進行性の前立腺癌の発症率との間に一貫した相関関係があることを支持している。

その他の癌

先進国において一般的なその他の癌（子宮内膜癌や卵巣癌など）の発症率は，もちろん国際的な研究においても脂質摂取量と相関する。これらの相関は，少数の症例対照研究で検討されたが，脂質摂取量との一貫性のある相関は見られなかった[147～156]。アイオワ州における女性を対象とした前向き研究において，脂質摂取量と子宮内膜癌のリスクとの間に相関があるというエビデンスは得られなかった[157]。一方，脂質摂取量と皮膚癌[158]，肺癌との間には正の相関が予測されたが，ヒトでの関連性を支持するデータはなかった[159,160]。低脂肪の食事パターンの介入試験は，低脂肪の食事パターンが卵巣癌のリスクを減らす可能性を示唆した[161]。しかし，他の異なる部位の癌を解析すると，全体の相関は統計的に有意ではなかったため，これは偶然のものかもしれない。

脂質と癌についてのまとめ

大規模な前向き研究から得られた知見が広がっていくにつれ，脂質摂取量と乳癌の発症リスクとの主要な関係の支持は大幅に弱くなってきている。大腸癌では，動物性脂肪との相関関係が国際的な研究でもみとめられ，多くの症例対照研究やコホート研究で支持されている。しかし，ごく最近のエビデンスは，この相関は単純に脂質の量によるものではなく，赤身肉など他の要因によって説明されるものであることを示唆している。さらに，大腸癌のリスクにおけるエネルギーバランスの重要性は，国際的な研究で得られた相関が，大腸癌の発症率における違いに対する食事組成の寄与率をおそらく過大に評価していることを示唆している。利用可能なエビデンスは，動物性脂肪の摂取量と浸潤性の強い，あるいは進行性の前立腺癌のリスクと相関することを最も強力に支持するものである。しかし，大腸癌と同様に動物性脂肪に含まれる何らかの他の因子がリスクに寄与している可能性は否定できない。

▶炭水化物

過去数十年にわたって食事性脂質を低下させることが非常に強調されてきたのにあわせて，アメリカにおいて穀類の摂取量は50%増加した[162](http://www.ers.usda.gov/publications/eib33/eib33.pdf)。ある種の炭水化物は，食後に高血糖やインスリン濃度を急上昇させて発癌リスクを増大させると考えられている[45]。このような「高グリセミックインデックス（指数）」[163]の炭水化物は，食後高インスリン[164]，インスリン抵抗性状態での空腹時高インスリン[165]と関連する。いいかえれば，空腹時の血漿インスリン濃度は，IGF結合タンパク質-1（IGFBP-1）と逆相関し，その結果，生理活性のあるIGF-1濃度が増加する[45]。高スクロース食とスクロース：食物繊維比の間の相関が，いくつかの研究において，大腸癌の発癌リスクが高いことと相関するとされてきた[166]が，他の研究では大腸癌とグリセミック負荷の高い食事には有意な相関は観察されなかった[167]。あるメタ解析では，大腸癌のリスクの有意な増加はグリセミック負荷あるいはグリセミック指数が高いこととしていた[168]。グリセミック指数やグリセミック負荷は，ある大規模な前向きコホート研究では，閉経後の乳癌の発症リスクと相関しなかった[169]が，いくつかの症例対照研究では相関がみとめられた[170]。しかし，膵臓癌のリスクは，女性を対象とした研究で高グリセミック負荷の食事で50%増加し，運動不足で過体重な女性で170%増加した[171]。あるメタ解析は，高グリセミック負荷あるいはグリセミック指数の食事が子宮内膜癌のリスクの増加と相関したことを示し，癌によっては肥満やインスリン抵抗性と強く相関することを示した[168]。より多くの研究が必要ではあるが，グルコースやインスリン代謝の異常，とりわけ肥満，運動不足は，発癌において考慮すべき重要な因子であることを示唆する十分なデータが存在する。

▶タンパク質

疫学研究では，少なくとも成人においては，高タンパク質摂取と癌の発症リスクとの間に明らかな相関はみとめられていない。ほとんどの研究において，いくつかの主要なタンパク質源，例えば魚や鶏肉，植物性タンパク質などの有害な影響は示されていない。赤身肉と乳製品，他の多くのタンパク質源については，以下に述べる。

▶食品群

肉類

赤身肉の摂取は，いくつかの癌のリスクと関連することが報告されている。最も有名なものは，大腸癌，直腸癌，前立腺癌である。肉の消費量と大腸癌のリスクは，複数のメタ解析で焦点とされてきた[172,173]。13の前向き研究のメタ解析では，赤身肉を1日100 g摂取するごとに12～17%リスクが増加し（ただし3オンス〈84 g〉以上の摂取でわずかなものであるが），また加工肉の摂取が1日25 g（約1切れ）増加するごとに49%リスクが増加することがみとめられた[172]。これらの知見は，他のメタ解析でも大部分は確認された[173,174]が，別のメタ解析では結果は確実なものではなかった[175]。赤身肉の摂取量と大腸癌の発症リスクとの正の相関は，たとえ肉に関する変数の違いや，調査方法，研究の行われた国が違うのでばらつきが大きいとしても，症例対照研究の多くで観察されているが，すべてではない[176]。EPIC研究の対象集団において，50歳の参加者が10年以内に大腸癌を発症する絶対リスクは赤身肉と加工肉の摂取量が最も低い群が1.28%であるのに対して，最も多い群では1.71%であった[177]。脂肪に比べて，赤身肉が明らかに強力でより普遍的な関連性があるかどうかはさらに検討する必要がある。しかし，肉に含まれるヘム鉄や調理中に生じる発癌物質のような肉に含まれる脂肪以外の成分が主要な病因である可能性もある。この点は，主要な実践上の問題を抱えている。つまり，現在の食事指針[178]では，脂肪の少ないものである限り日常的な赤身肉の摂取は推奨されているからである。

赤身肉と前立腺癌に関するあるレビューでは，21の研究のうち15において，赤身肉の摂取量が多いほど発癌のリスクが30%以上増加することが報告されている。また，これらのうち6つでは，統計的に有意な結果が示されている[179]。8つの前向き研究のうち6つでは，赤身肉の摂取が増加するとリスクが少なくとも40%増加し，このうち3つでは統計的に有意であることが示された。この関係が脂肪の量なのか，肉に含まれる他の成分によるものであるのかは，明らかになっていない。他の癌に関する肉の影響についてのエビデンスは，不確かなものである。8つのコホート研究をまとめた大規模プール解析では，赤身肉の摂取，あるいは総肉摂取量と乳癌のリスクとの間に相関はみとめられなかった[180]。膀胱癌，膵癌，腎癌などの他の癌と肉の構成割合との間にも相関は見られるかもしれないが，すべての研究で一致した見解は得られていない[181]。

乳製品

アメリカでは，乳製品は食事性のカルシウムとビタミンDの主要な摂取源である。また，タンパク質や飽和脂肪酸，他のミネラルの重要な摂取源でもある。癌のリスクに影響を及ぼすと考えられるこれらの成分に加えて，乳製品には癌を予防すると考えられる成分[182]や悪影響を及ぼす成分[183]なども含まれていると考えられる。疫学研究では，乳製品と大腸癌の間に逆相関があることが強く支持されている[184]。10のコホート研究のプール解析は，牛乳の摂取量が多いと大腸癌のリスクが低下することを示した[185]。より最近の19のコホート研究をまとめたメタ解析においては，牛乳，およびチーズ以外の総乳製品の摂取量が多いほど直腸癌のリスクは低下しなかったが，結腸癌のリスクは低下した[186]。大腸癌には，カルシウムとおそらくビタミンDの摂取が有益だと考えられる。乳癌のリスクについての研究[180]は，一貫した結果が得られておらず，むしろほとんど関係がなかった。しかし，いくつかの研究は，低脂肪の乳製品の摂取が多いとこれらの癌のリスクが低下することを示唆している[187,188]。あるメタ解析では，これらの研究間で結果が一致していないことが記されているにもかかわらず，乳癌のリスクの低下が，牛乳摂取量が最も高い群でみとめられた[189]。しかし，1つの研究が，高脂肪の乳製品の摂取は，閉経前の乳癌のリスクの増加と関連があることを示した[77]。

大腸癌とおそらくは乳癌に対する潜在的利益とは対照的に，大多数の症例対照研究[190~194]とコホート研究[130,190,192,195~197]において，乳製品の摂取量が多いことと前立腺癌のリスクの増加とが関係することが示されてきた。前立腺癌との正の相関は，乳製品の総摂取量だけでなく，とりわけ牛乳[192,197]，チーズ[198]，ヨーグルト[197]の摂取量が多いこととの間においても観察されてきた。11のコホート研究のメタ解析は，総乳製品摂取量，牛乳摂取量，チーズ摂取量と前立腺癌のリスクが増加することを報告した[199]。すべてではない[202,203]がほとんどの[196~198,200,201]研究は，このメタ解析が牛乳や乳製品の摂取量が多いことと前立腺癌のリスクとの間の相関を支持する傾向を報告して以降に出版された。牛乳の摂取量の増加と卵巣癌の間に正の相関があることを示唆しているデータもあるが，疑わしい[204]。

果物と野菜

果物と野菜は，多くの利益をもたらす。つまり，果物や野菜には抗癌作用が期待されるいくつもの成分が含まれている。果物と野菜と発癌の関係についての250以上の疫学研究の結果をまとめたいくつかの大規模なレビューが報告されている[181,205,206]。それらは，果物や野菜を多く含む食事は，すべての癌ではないがいくつかの癌のリスクの低下と一貫して相関した。しかし，より最近，大規模な前向きコホート研究において，果物や野菜と癌とはほとんど関係しないか，わずかに影響するとの報告がなされた。これらの研究は，果物と野菜と発癌リスクとの関係の強度について疑義を生じるものであった。例えば，胃癌と大腸癌に関する前向き研究では，先のレビューで示されたような症例対照研究で得られた結果に比べ，果物と野菜の効果はより弱いものであった[207,208]。果物，野菜を多く摂取することが大腸癌の再発に及ぼす影響についての介入研究では，再発リスクを低下させる結果は得られなかった[209]。8つの前向きコホート研究をまとめた大規模なプール解析では，果物と野菜の摂取と乳癌との関係についてわずかな相関が見られたにすぎなかった[210]。実際に，植物由来の食物が癌予防に対する効果は，これまで考えられていたものに比べ直接的にはより小さいものであることを示している。

以前の症例対照研究の結果と最近の前向き研究や介入研究の結果との明らかな効果の違いは，いくつかの要因で説明できるかもしれない。第一に，症例対照研究のいくつかでは，思い出しや選択におけるバイアスがあったと考えられる。第二に，特定の癌におけるいくつかのリスクファクターが最近になって急速に広がったためとも考えられる(例えば，大腸癌に対するタバコ，肥満，活動量の低下など)。また，これらの因子が，多くの以前の研究では調整されなかったことによるのかもしれない。第三に，これらの結果の強度がいくつかの以前の報告で誇張されていたのかもしれない。なぜなら，果物や野菜のいくつかの種類（かんきつ類など）について検討されていたが，有意な影響があったもののみ，それらの報告で強調されていた。最後に，癌予防効果のある成分の摂取源が変わってきた可能性がある。例えば，以前の多くの研究において，葉酸の主要な供給源は果物と野菜であったが，アメリカでは現在，高摂取群のほとんどにおいて摂取源はマルチビタミンか強化食品である。最後の点は，果物と野菜のいくつかの種類が有害な影響をもっている可能性を示唆するものである。例えば，ジャガイモといくつかのフルーツジュースは高グリセミック指数であり，インスリン分泌を高める作用がある。アメリカにおいては，果物の29%がフルーツジュースとして消費されている。ジャガイモとジャガイモ製品は，総野菜摂取量の27%を占めているが，一方でブロッコリーは0.8%，緑黄色野菜は1%と総野菜摂取量に占める割合は小さい[211]。

すべての癌に対するすべての果物と野菜の全体にわたる強力な予防効果が今まさに不確かなものになってきているが，果物と野菜は特定の癌を予防する可能性がある様々な化合物を含んでいる。果物と野菜を組み合わせた解析は，いくつかの癌におけるある種のフィトケミカルや植物性成分の強力な癌予防効果の可能性を覆い隠している可能性がある。疫学的な予測から，トマトやリコペンを多く含む食べ物が前立腺癌を予防する有望な可能性を指摘している[212]。また，アブラナ科の野菜と前立腺癌，膀胱癌，肺癌などのいくつかの癌[208,213]，ネギ科の野菜と胃癌[214]，葉酸を多く含む果物や野菜と大腸癌[215]，あるいはかんきつ類と肺癌[216,217]でも同様に有望な可能性が示されている。

果物や野菜は無数の生理活性物質を含んでおり，それらは栄養素として，あるいはそれ以上に多くのものは非栄養素性の成分として知られている。そしてこれらの物質は，癌予防効果を発揮する可能性がある[14]。特定の予防効果を発揮する成分を同定すること，あるいはどの成分の組合せが効果があるのかを同定することは困難な仕事であり，完全に解明することは不可能かもしれない。しかし，特に癌予防効果を示すような果物や野菜の種類と量についてさらに研究を進めることは，最適で健康的な食事を選択したい人にとって，さらなる実践的な食事ガイドラインの策定に寄与すると考えられる。

▶食物繊維と発癌リスク

食物繊維は，Denis Burkittらによる食物繊維の摂取量と便の排泄量が多いアフリカ地域において大腸癌の発症率が低いという研究結果により大きく注目されている[218]。食物繊維は，当初は，単純に発癌物質を希釈し，大腸を通過する時間を短くする可能性があると考えられていたが，最近は，食物繊維が発癌物質に結合したり[219]，結腸フローラを改善したり[220~223]，pHを低下させたり[224]，結腸の上皮細胞にとって有益な物質である短鎖脂肪酸の産生のための基質となったり[225]することで，作用するという仮説が考えられている。

いくつかの症例対照研究についての1992年のメタ解析は，そのような仮説を支持している[226]。しかし，最近の再解析の結果は，個々の研究の多様性や有効な食事評価機器を用いた研究に制限があったことを考慮するとやや支持できないものであった[227]。食物繊維と大腸癌の発症リスクに関する前向きコホート研究のほとんどは，1990年代に行われている。そして，一般的にそのような相関はなかったことが報告されている[107,108,110,228,229]。これに対して，最も最近の研究結果は，ヨーロッパで10ヵ国にわたり大規模に実施されたものであるが，食物繊維を多く摂取している群では，摂取量が低い群に比べ，大腸癌のリスクを25%低下させることが見出された[230]。しかし，他の因子による効果であることもこの分析では否定できない（例：身体活動量，喫煙，高食物繊維食中の他の栄養素成分）。したがって，それらのような他の責任因子を食物繊維と区別して評価することは困難である。13の前向き研究のプール解析では，食物繊維は年齢で調整した解析で大腸癌の発症と逆相関したが，多変量解析モデルではそのような関係はみとめられなかった[231]。小麦フスマ繊維[232]やispaghula husk（サイリウム繊維）[233]，高食物繊維/低脂肪食[209]を用いた介入試験では，アデノーマ性ポリープの再発リスクを低下させることはできなかった。食物繊維は複雑で雑多であり，供給源となる食品により性質が異なるためかもしれないため，われわれは，高摂取群の食物繊維のいくつかの組成が大腸癌において有益ではないかもしれないことを除外することはできない。

食物繊維の摂取量が多いと，エストロゲンの腸肝循環を阻害することで乳癌のリスクを低減するという仮説が立てられてきた[234]。しかし，いくつかの前向き研究では，食物繊維の摂取量と乳癌の発症リスクの間にはわずかかほとんどない程度の相関しかみとめられなかった[64,235〜237]。

▶アルコール飲料

アルコールの摂取量が多い場合，とりわけ喫煙との組合せは，口腔癌，咽頭癌，食道癌，肝癌の原因となることはよく知られている[238]。症例対照研究やコホート研究の重要なエビデンスは，1日あたり1，2杯程度のアルコール飲料の摂取で，乳癌のリスクが増加したことを示している[239〜241]。アルコール摂取量が多いと，大腸癌のリスクが増加することも多くのエビデンスで示されている[242]。8つの前向きコホート研究のプール解析では，1日におよそ2杯のレベルのアルコール摂取量で発癌リスクが増加することが確認された[243]。上部消化管におけるアルコールの発癌作用は，直接接触することが原因かもしれない。肝臓においては，アルコールの異化代謝過程の毒性によるものと考えられる。しかし，大腸や乳房組織においては，その作用メカニズムは不明なままである。それにもかかわらず，可能性のある興味深いメカニズムとしてアルコールの抗葉酸作用がよく知られている[244]。動物とヒトを用いた研究によるエビデンスは，「メチル不足」の食事（高アルコール，低メチオニン，低葉酸食）は，「メチル豊富」な食事と比べて，大腸アデノーマや大腸癌のリスクを3〜4倍増加させることを示している[245]。これらの結果は，男性ではよく一貫した結果が出ているが，女性ではそうでもない。これは，女性ではアルコールの摂取量が少ないことが原因ではないかと思われる[246〜248]。大腸癌と同様に，いくつかの研究では，葉酸はアルコール摂取と関連する乳癌のリスク[249]の増加を改善するようである[246,247,250〜252]。しかし，必ずしもすべての研究で示されてはいない[248]。アルコールの発癌促進作用は確立されてきているが，アルコールが腎癌[253〜256]や非ホジキンリンパ腫[257]のリスクを低減することと関係があることもエビデンスが示されている。

▶ビタミンとミネラルサプリメント

カルシウム

カルシウムは，結腸管腔内において毒性のある二次胆汁酸に結合することやイオン化した脂肪酸に結合し不溶性のセッケンを形成すること[258,259]，あるいは結腸粘膜において直接増殖を抑制，分化を促進し，アポトーシスを誘導すること[260〜262]によって大腸癌のリスクを低減すると考えられてきた。大規模な前向き研究では，カルシウム摂取量と大腸癌のリスクとの間にある程度の有意な逆相関の関係が一貫してみとめられてきた[263]。10の大規模なコホート研究のプール解析の結果，カルシウム摂取量を四分位にした最大摂取群は，最小摂取群に比べて大腸癌のリスクが22%低いものであった[185]。いくつかのデータでは，カルシウムの摂取量が700〜800 mg/日に達していればそのリスクの低減が達成可能であり，それ以上のカルシウム摂取は有益ではないことを示す閾値であることを示唆している[188]。観察研究からの知見はアデノーマの罹患歴のある患者を対象に行われた無作為化プラセボ対照試験においてアデノーマ（特に進行性のアデノーマ）で確認された[233,264]。

大腸癌とは対照的に，カルシウム摂取量が多いといくつかの症例対照研究[191,193]，あるいはコホート研究[190,192,194,196,200,265]において，総前立腺癌あるいは進行性の前立腺癌のリスクの増加と関係することが示されてきた。加えて，食事あるいはサプリメントからのカルシウムの摂取量が非常に多いと有意なリスクの上昇と相関した[192,194,265]。いくつかの研究は，グレードの高い[266]あるいは進行性または致死性と定義される[192,265]悪性の高い前立腺癌において，そのようなカルシウム摂取量と前立腺癌との強い関係が示されている。しかしすべての研究でこのようなカルシウムとの関係が確認されているわけではない[126,267〜269]。乳製品とカルシウムの摂取量を同時に検討した研究においては，カルシウムに比べて乳製品の推定相対リスクがより低いという結果であった[192,196,198]。EPICコホート研究の解析では，乳製品のタンパク質と乳製品のカルシウムが両方とも同様に前立腺癌のリスクと関係するというものであった[200]。

カルシウムと乳癌に関わる研究はほとんど報告されていない。1つの病院での症例対照研究では，高カルシウム摂取群で低カルシウム摂取群に比べて統計的に有意に乳癌のリスクが低い（20%）ことを報告した[270]。一方で，他の3つの研究では，それらの間に関係がないことを報告した[270〜273]。大規模な前向き研究は，カルシウムと乳癌との間に有意な負の相関があることを報告した[187]。

ビタミンD

ビタミンDは，紫外線への曝露量が多い集団で乳癌[274]，大腸癌[275]，前立腺癌[276]のリスクが低いという生態学的研究に基づいて関心を集めてきた。ビタミンD状態と発癌リスクとの関係は，ビタミンD状態を推測するための数多くの手法を用いて研究されてきた。それらのビタミンD状態には，直接循環血液中の25(OH)ビタミンD濃度を測定することや，25(OH)ビタミンDの代理マーカーや居住地，ビタミンD摂取量，推定日照時間などの25(OH)ビタミンD量決定因子を含む。いくつかの一連のエビデンスは，大腸癌の発症リスクの低減にビタミンDが重要な役割を担っていることを強く支持している。循環血液中の25(OH)ビタミンDについての前向き研究において，一般的に大腸癌あるいはアデノーマのリスクとの間に負の関係があることが支持されてきた[277~288]。ビタミンD摂取量は，一般的にビタミンD状態の最も重要な決定因子ではないが，大部分の研究は，ビタミンD摂取量と大腸癌のいずれかとの間に負の相関関係があることを見出した[269,289~297]。この所見は，とりわけ，ビタミンDサプリメントを用いた研究やビタミンD強化ミルクを用いた集団における検討で明らかであった。

相対的に説得力のあるエビデンスが示されてきた大腸癌とは対照的に，他の癌におけるデータは一貫性に欠けるものであった[298~306]。乳癌におけるデータは一貫性にかけるものであったが，ビタミンD摂取量に関するメタ解析は，400 IU/日を超える摂取量を示した研究においてのみ，一定の有益性が期待されることを示唆した[307]。そのエビデンスは，卵巣癌のリスク，とりわけ肥満傾向の女性において，一定の有益性がある可能性を示唆している[302,308~310]。現在は，ほとんどの疫学研究が発癌リスクとビタミンD状態との関係について研究しているが，ビタミンDは発癌の促進や様々な悪性腫瘍による死亡率にも重要である可能性を示唆する研究が急速に広がっている[311~316]。一生のうち，いつあるいは発癌過程のどこにビタミンDが関わっているのかを確立するためには，さらなる研究が必要である。

葉酸

葉酸は，DNAメチル化，修復，合成に重要なビタミンである[317~320]。疫学研究では，葉酸の低摂取によりいくつかの癌のリスクが高くなることが示されている。例えば，よく知られている大腸癌[245]，乳癌[247]，子宮頸癌[247]においてそのような関係が見られる。葉酸を含むマルチビタミンサプリメントの長期摂取は，大腸癌のリスクを20～70%低下させることが知られている[321~323]。ある研究は，低い葉酸摂取量と大腸癌のリスク増加との間に12～14年の時間差があることを確認した[324]。食道癌[325]や白血病[326]などの他の癌についての独立した研究も，葉酸の不足あるいは代謝異常は他の部位の発癌にも寄与している可能性を示唆している。葉酸の役割を支持するものに，葉酸代謝に関与する重要な酵素の1つであるメチレンテトラヒドロ葉酸還元酵素（methylene-tetrahydroforate redactase：MTHFR）の遺伝子多型により葉酸摂取量やその栄養状態依存的に大腸癌のリスクを予測できることがあげられる[245,327]。観察研究とは対照的に，アデノーマの再発に関する無作為化介入は，1日0.5 mgあるいは1.0 mgの葉酸の補給が有益とはならない傾向にあることを示した[328,329]。実際に，ある試験によると進行性のアデノーマや多発性アデノーマの再発リスクの増加は葉酸の過剰摂取と関係する[330]。これらの研究は，葉酸の余剰な負荷は有益ではないことを示しており，すでに大腸に悪性新生物がある人や十分に葉酸が摂取できている人においては有害になるとさえいえるかもしれない。

ビタミンCとE

正常な代謝や喫煙，慢性的な炎症にともなう酸化副生成物は，DNAやタンパク質，脂質にダメージを与える。DNA修復酵素はDNA傷害を効率よく修復するが，抗酸化物質による防御は不完全である[15]。抗酸化物質は，DNA傷害を引き起こす活性酸素分子種やフリーラジカルを消去することによって癌のリスクを低下させる可能性がある。ビタミンCは，主要な水溶性抗酸化物質である。一方，α-トコフェロールは，主要な脂溶性抗酸化物質であり，ヒトの細胞膜に局在し抗酸化作用を発揮する。しかし，疫学的な研究は，ビタミンCやビタミンEの癌予防効果を一貫して支持するものではなかった[208]。ビタミンCは，胃におけるニトロソアミンの形成を阻害することがある。ニトロソアミンは，食事やタバコの煙に含まれる前駆体から内因性に合成される。また，胃癌のハイリスク患者を対象にした化学的予防の介入試験も，ビタミンCの投与が有益であるという結果を強く支持するものではなかった[331]。しかし，いくつかの抗酸化栄養素は胃の異形成の退縮と相関することが示された[332]。α-トコフェロールおよびβ-カロテン介入ATBC試験においては，α-トコフェロールの投与と肺癌の間に有意な関係は見出されなかった。しかし，ヘビースモーカーの集団においては，前立腺癌の発生率を34%低下させたことが報告されている[333]。ビタミンE（通常α-トコフェロールとして）投与あるいは前立腺癌の患者における血中レベルについてのさらなる前向き研究の解析では，喫煙者[334]で限定的な関与が示されたが，非喫煙者[335]では示されなかった。

セレン

セレンの機能は，セレン含有タンパク質を介して機能する。例えば，セレン依存性のグルタチオンペルオキシダーゼは，酸化ストレスを防御する作用がある。食物中のセレン含有量は，植物や動物が育った土壌に含まれるセレンの量によって変化する。その変化量は10倍以上にもなるため，栄養成分表におけるセレンの量は不確かなものである[336]。セレンの抗発癌作用の主たる疫学的エビデンスは，バイオマーカーと介入試験に基づくものである。セレン補給と皮膚癌についての1つの介入試験において，セレンの摂取が前立腺癌のリスク低減（二次的エンドポイント）と強く相関した[337]。また，過去1年間のセレン摂取量のマーカーである足の爪のセレンレベル[338~340]，あるいは血漿や血清セレン濃度[341~343]をバイオマーカーとしたいくつかの前向き研究においても同様の負の相関関係を示す結果であった。ある研究は，セレン前立腺癌の増殖を阻害するために重要であるかもしれないことを示唆した[343]。一方で，フィンランドでの前向き研究では，追跡期間中にセレン摂取量の低い国では，血清セレン濃度と前立腺癌のリスクとの間に相関が見られなかったことを示した[344]。さらに1984年初頭に，フィンランドでは妊娠させることができる男性にセレン投与が強化された。それ以降，血清セレン濃度が明らかに増加したにもかかわらず，フィンランドでは前立腺癌の罹患率が上昇し続けた。死亡率は比較的一定のままであったことから，前立腺癌の検出率が上昇したことが原因である可能性がある。セレン・ビタミンE癌予防試験（Selenium and Vitamin E Cancer Prevention Trial：SELECT）[345]は，セレン（200 mg）とビタミンE（400 IU）を投与する大規模な無作為化介入試験であり，セレンの役割を明確にすることが期待された。しかし，4年間の研究が終わった時，研究者は前立腺癌全体の発症率に対してセレンの摂取による発症予防効果はないと結論づけた[346]。ただし，4年間のセレン曝露期間が適切であったかどうかはわからないので，癌の増殖に対する影響について引き続きSELECT試験参加の男性の追跡調査が重要である。

まとめ

動物実験と疫学試験の両方から得られたエビデンスは，生涯を通じて必要エネルギー量に対して摂取量が過剰であると，ヒトにおける発癌リスクを増大させることを示唆している。幼少期に急速に成長することは，成人期の身長増加をまねき，乳癌，大腸癌，前立腺癌，また他の癌のリスクを高める。また，成人期における体脂肪の蓄積は，大腸癌，腎癌，膵癌，食道癌（アデノカルシノーマ），子宮内膜癌，閉経後の乳癌の発症と相関する。大部分のエビデンスは，中年期以降における食事からの脂質エネルギー比は乳癌や大腸癌の主要な原因とはなっていないことを示唆している。肉や乳製品の摂取量が多いことは，前立腺癌のリスクが高いことと相関するが，これは特定の脂肪組成に関連するかもしれない。加えて，赤身肉や加工肉の摂取は，数多くの研究において大腸癌のリスクと相関することが示されてきたが，脂質摂取量とは相関しないようである。前向き研究に基づくと，果物や野菜や食物繊維を多く含む食事は，以前に示されていたほど癌を予防する効果はないと思われる。にもかかわらず，いくつかの微量栄養素やフィトケミカルは，特定の癌に対してある種の抑制効果を示す可能性がある。アルコールの過剰摂取は，上部消化管癌のリスクを高める他，中等度の摂取であっても乳癌や大腸癌のリスクを高める。まだ多くの詳細な知見を得る必要があるが，身体活動を高く保ち，生涯を通じてやせており，果物や野菜を多く摂取し，赤身肉，動物性脂肪を多く含む食品，高度に精製された炭水化物の大量摂取や，過剰な飲酒を避けることは，ヒトにおける発癌リスクを十分に低下させるだろう。

（Walter C. Willett, Edward Giovannucci／竹谷　豊 訳）

87 癌性悪液質

悪性疾患の存在はしばしば栄養摂取の低下によって明らかになるが，単純な低栄養と担癌状態とを区別することが重要である。癌性悪液質の病態生理の特徴は，摂食量低下と一連の代謝異常によって，タンパク質とエネルギーのバランスが負となることである。食欲不振に加えて，種々の栄養に影響を与えうる症候が食事摂取の妨げとなる。代謝亢進と異化亢進によって，エネルギーやタンパク質の生理的な蓄積は減少する。悪液質の発症について認識することは意義深い。なぜなら，栄養や代謝への介入によって悪液質がもたらす影響を減少させたり，また遅らせたりすることができるかもしれないからである。治療抵抗性となった癌の急激な進行のために，やがて悪液質は臨床的に治療不応性となる。栄養サポートの重点は，身体的または機能的な成果から，食事の快適さや生活の質（QOL）を改善することに移行していくことになる。

悪液質は疾患に関連する栄養不良である

栄養不良や消耗症候群については文献で多くの定義や用語が紹介されている。インターナショナルコンセンサスグループは明確な定義を提唱することに努めている[1〜3]。まず重要な特徴は，癌で生じることは単なる栄養失調や飢餓（栄養の補給不足）ではなく，体内の栄養蓄積の低下である。栄養不良という用語は，完全な定義ではないが，食物供給が欠乏することで，例えば医学的には神経性食思不振症のような状態を示す。癌患者は摂食量の低下と代謝の異常が併発した複雑な病態にあり，この重層的な代謝の変化が，悪液質と単なる栄養不良とを区別するものである（**図87.1**）[1,3]。疾患に関連する栄養不良[2]という用語と，悪液質という用語（本章では，以後はこの用語を用いる）が文献にはみとめられるが，同一のものと考えられる。国際ガイドライン委員会により「炎症に関連する栄養不良」が定義され，臨床現場での成人の栄養不良の病因を定義するための道筋のコンセンサスが制定された[2]。ここでは，癌に関連する栄養不良は，「軽度また中等度の持続的な炎症をもたらす慢性的な疾患または状態」と定義されている。多くの研究者や臨床家の見解によると，悪液質の発症において，第一義的に必要なものは炎症の存在である[1,3〜6]。慢性炎症の存在は，視床下部-下垂体系の変化や自律神経障害，代謝亢進，酸化ストレス，筋タンパク質合成の低下，ユビキチン-プロテオソームによる筋タンパク質の分解の亢進とインスリン抵抗性のような他の代謝変化が混在するなどの，異なった病態が絡み合う状態と考えられる[7〜13]。その多くの臓器や組織に及ぼす影響によって，慢性炎症は悪液質の病態を引き起こす。

インターナショナルコンセンサスグループは，ヨーロッパ緩和ケア研究協力組織（European Palliative Care Research Collaborative：EPCRC）のもとで癌性悪液質の定義の概念的な枠組みの形成を行った[1]。このグループはまた，担癌状態において体重減少を引き起こす根本的な代謝変化の重要性も強調している。しかし，EPCRC が炎症を重要ととらえているにもかかわらず，このグループでは明らかな全身性炎症がない悪液質も存在するかもしれないと言及している。癌によってエネルギーの利用や基質の消費が増加することこそが，異化の亢進をもたらす。Lieffers らは CT を用いて進行大腸癌の転移巣の増殖を検討した[14]。その結果，転移巣の重量（平均 0.7 kg）と腫瘍の代謝率は，全身の基礎代謝率に寄与していた。インスリン抵抗性や，高用量のステロイド治療の持続（クッシング〈Cushing〉症候群様の筋萎縮を引き起こす），性腺機能低下のような内分泌異常は異化亢進をきたす体内または体外の変化要因となる。Fearon らは身体活動能力が低いことは異化亢進の増悪因子であることを強調している[1]。

単純な栄養不良は，それにより恒常的な変化が生じるほどの（幼児期の発育障害のような）重症度でなければ，食物の供給によって改善される。反対に悪液質は従来通りの栄養面のサポートでは十分に改善せず，このことが悪液質症候群の特徴の 1 つと考えられる[2]。栄養補充を単独で行うだけでは，活動性の炎症によってエネルギーバランスは負となり，筋タンパク質の喪失の部分的な改善または予防にしかならない[15]。栄養介入の効率は，異化代謝異常が存在することで低下するが，癌患者への栄養サポートは無駄であると考えるのは間違いである。どの症例においても，食事摂取が不十分ならば体重や除脂肪組織の減少は悪化し，これらは適切な食事摂取によって改善する。食事のカウンセリングでも，食欲亢進のための薬剤でも，人工的な栄養サポートであっても，食事の摂取は最も基本的な介入点である。

悪液質のエネルギーバランスと代謝の調節（健常人と対比して）

癌に関連するエネルギーバランスや代謝には多くばらつきが見られる。癌による意図しない体重の減少は，正常なエネルギーバランスがとれていないことを示すため重要である。体重減少はしばしばみとめられることであり，生存率低下の予測因子として以前より知られていた[16]。それに対して健康な成人では，エネルギーのホメオスタシス（恒常性）は第一のものとして保たれており，厳密な代謝調節により食事からのエネルギーは適切に貯蔵されるか，適切な部位に集められている。エネルギーバランスが厳格に連動していることは，食事摂取が限られた場合でもエネルギーが保存されるためのメカニズムであり，逆に余剰のエネルギーは処理されるか貯蔵される。健常人には，エネルギーの必要量は満たされていたとしても，おいしく，カロリーの高い食事が好まれる。このことは，来るべき食料不

Ⅰ. 栄養貯蔵の減少

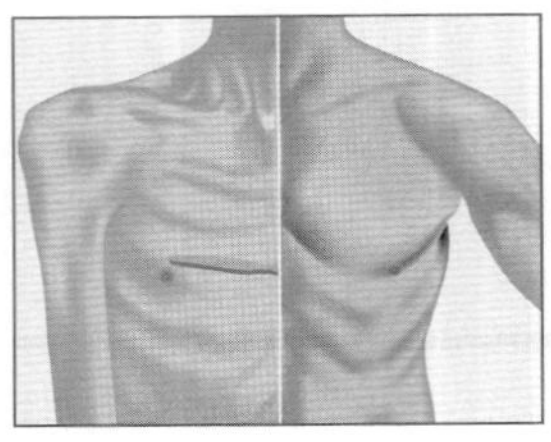

Ⅱ. 食物摂取の減少

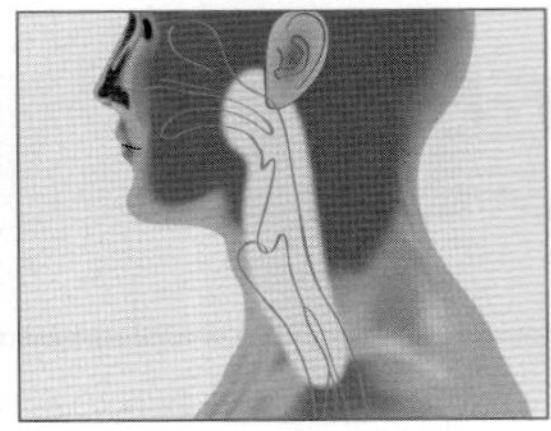

Ⅲ. 異化の亢進

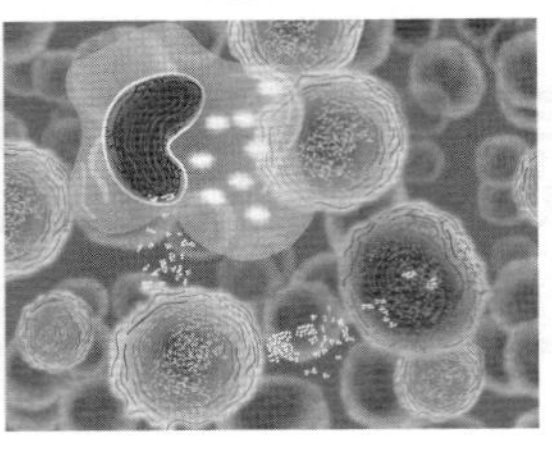

Ⅳ. 影響と結果

栄養不良

悪液質（疾患に関連する栄養不良）は基礎疾患を有し，種々の程度の摂食量減少と（異化）代謝異常を特徴とする。

図 87.1　癌性悪液質の概念図。栄養不良は栄養が不足した際に進行性に体内の栄養貯蔵（体重，脂肪組織，骨格筋）が減ることで生じる。悪液質は，異化亢進をきたす代謝異常により，栄養摂取から推定される以上に体内の栄養貯蔵が減少する。

足に備えたエネルギーの貯蓄となる。例外はあるが，多くの場合，脂肪の多い食事に飽きることはなく，食後であってもカロリーの少ない食事よりも脂肪が多いほうが好まれ，美食には快楽が伴う[17]。

エネルギーバランスが厳格に調整され，むしろ貯蔵する傾向にある健常人に対して，癌患者は体重の維持や増加のための調整が失われている。癌患者においては食事摂取と体重の増減の程度が一般に相関しない[18]。栄養士へ相談したり，栄養補充を考えたりすることで補食を試みても，体重減少の進行を予防することはできない[19]。癌患者では，補食をさせても逆にその日の他の食事の摂食量（摂食量が基礎代謝を補うよりも少ない量だったとしても）が減ってしまうという報告もある。Fearon らによると，膵癌の患者に 450 kcal/日の栄養を付加してもその他の食事の摂取量が減ってしまい，結果として増やすことのできたエネルギーは 68 kcal にしかならなかった[19]。経口摂取する食事量の低下を補償するということでは，補食することは最悪の場合には無効であり，最良の場合でも非効率ということになる。一般に，健常人でのおいしくカロリーの高い食事に対する嗜好は癌患者では失われており，食事への自発性や楽しみは失われている[20,21]。

悪液質は体組成の面でも栄養不良とは異なる。単純な飢餓では，すべての臓器の重量は減少する。癌状態では，筋，皮膚，骨，脂肪組織は異化を示す一方で，肝臓，脾臓やその他の免疫系では同化をきたしタンパク質が蓄積される[14]。同化状態の肝臓ではタンパク質が蓄積されるが，これらは分泌性の急性相タンパク質の合成の増加を反映している[22]。飢餓の際は脂肪蓄積が動員され，多くの臓器でエネルギー源（遊離脂肪酸やケトン体）に変換され，代謝の需要に見合うようになっている。グルコースの代わりにケトン体が用いられることは，タンパク質異化と除脂肪体重が保存されることになる。一方，癌性悪液質でのグルコース産生は糖新生で賄われており，タンパク質の異化が亢進し，筋の消耗が進行し，除脂肪体重は減少する[23]。肝臓での糖産生に代わって脂肪の β 酸化が起こることから，飢餓の際の糖新生の亢進は一時的であるが，癌性悪液質では糖新生と肝臓での糖産生は抑制されない[24]。また，まだ食欲が保たれている間には癌患者でも体重はしばしば一時的には増えるが，多くは筋ではなく脂肪の量が増えている[25]。

癌の存在によって代謝は変化し，感染や外傷の場合と同様に多くは画一的な像を呈する[26]。これらの癌に対する生体の反応は高度に体系化され，保存されている[26]。エネルギーやタンパク質の蓄積が動員されることは重要な適応ではあるが，高度の炎症や異化は癌患者の生命予後の延長ではなく短縮を予測するものである。

食事摂取不良：食思不振と栄養に影響する症候

進行した悪性疾患患者の食事摂取については，以前より報告がある。個々の例での摂取量はかなり異なる。平均の食事摂取量は，基礎代謝量くらい（22～24 kcal/kg/日）と報告されている[18,19,27]。食事摂取量はしばしば基礎的な代謝を補うのに十分な量ではない。悪液質における食事摂取不良に寄与するものとしては 2 つの要素が考えられる。1 つは癌に関連する食欲調節の障害であり，食思不振につながる。もう 1 つは，疾患もしくは治療に伴う一連の症候である。

癌患者は食欲がなく，また飽きてしまうことも多い。これらの変化は摂食を制御する脳に起因すると考えられている[28]。脳では，視床下部の特異的な部位により，認知や視覚聴覚情報，体内のエネルギーの状態，消化管運動，栄養摂取が統合されている。炎症性のサイトカインによって，担癌状態では食行動に関する基本的な制御機構が変化してしまっている[28]。

癌患者の摂食低下において潜在的に多くの部分を占めると思われる 2 つ目のものが，悪液質の存在に加えて，食欲低下をもたらす一連の症候である。これはしばしば二次性悪液質とよばれ，さらに特異的にいえば二次的に栄養に影響する症候である[29～31]。その症候は嘔気，嘔吐，便秘，下痢，食後の排便（ダンピング症候群），心窩部痛，腹痛などであるが，それだけではなく，呼吸困難，疲労，不安，抑うつ，希望感の喪失，口内炎，味覚障害，歯の問題，咀嚼困難，不眠，口内乾燥，粘液性唾液，嚥下困難も同様である。患者がこれらを 2 つ，3 つ，4 つ，またそれ以上を有することもまれではない。頭頸部癌の患者は特にこれらに悩まされる。原疾患による症候もあるが，抗癌剤の副作用としてもみとめられる症状である。

MacDonald らは，摂食を減らし，栄養に影響を与えるような症候は本来的には治療可能であり，細心の注意を払うべきであると強調している[8]。症候の治療に関して詳細に述べることは本章の範囲からは外れるが，これらの症候は患者が通常の食事をとろうとすることの障害になることを臨床家は記憶しておかなければならない。疼痛の管理は，それが体のどの部位で起こるとしても極めて重要である。癌は不安，抑うつ，家族の苦痛，またスピリチュアルな苦痛など，様々な感情を引き起こす。患者や家族がしばしば経験することは，患者が思うように食べられない一方で，家族は患者に食べてもらいたいと思うことからくる苦痛である[20,21,32,33]。歯や義歯の不具合，口の痛み，粘膜の損傷，口腔の感染，口内乾燥（放射線治療後の唾液腺傷害によりしばしば重症になる）など，口腔や上部消化管には多くの問題がある。腫瘍の侵襲や口腔，舌，咽頭の手術によって嚥下が困難となり，消化管の運動機能低下によって食物の通過が遅れる。癌の疼痛管理のために麻薬性鎮痛剤を使用する時には，便秘は高頻度にそして最も重篤な副作用としてみとめられるので，注意を払うべきである。

不幸にも，栄養に影響を与える症候は頻度も多く深刻な上，理解することが難しく，管理もままならない。化学的感覚の異常がその好例である。その変化は個人差が大きく，味覚や嗅覚の異常，幻臭，味覚異常，嗅覚または味覚過敏，嘔気を伴う食物嫌悪などがある[34〜38]。これらにより食事摂取は減少し[36,37]，また驚くことではないが QOL も低下する。味覚と嗅覚の受容体の新生サイクルが障害されることで生じる抗癌剤の細胞毒性による味覚と嗅覚の異常は，現在は抗癌剤治療を受けていない進行癌の患者でも 90%にみとめるという報告がある[34,36,37]。これらの知見は，進行中の治療以外の因子が化学的感覚の異常に寄与していることを示している。癌患者の味覚・嗅覚障害への多くの対処法の経験は乏しい。1 つの戦略として，化学的感覚異常の臨床的特徴を定義して知見を集め，癌患者の食物嫌悪を避け，好みにあった味，香り，口触り，そして外観で高カロリーの食事を開発することもよい。癌に関連する化学的感覚異常に対する Δ-9 tetra-hydrocannabinol therapy についての結果はすでにいくつか得られている[38]。

3 つの段階：前悪液質，悪液質，難治性悪液質

悪液質インターナショナルコンセンサスグループは，悪液質のたどる過程の分類を試みている。悪液質は初期には微細な徴候として現れ（前悪液質），徐々に進行し，末期の悪液質に至る。やつれてきている患者は，単なる体重減少とは明らかに異なる。文献でもこれらの差異に言及するようになったのはつい最近である。2010 年には 1 つの文献が前悪液質の定義を試み[39]，難治性悪液質という考え方が最初に提唱されたのは 2011 年である[1]。

▶悪液質の発症

悪液質の初期の症候は，個人のリスクを弁別し，予防策をとることができるように定義される必要がある。癌患者の体重減少の病歴を直近（2〜4 週前）と長期（3〜6 ヵ月前），または発症前と関連づけて栄養評価することがすすめられる。初期には体重減少は小さい(2〜5%)。癌性悪液質は体タンパク質とエネルギーが負のバランスになっているので，その評価も筋や除脂肪組織の減少を見積もることになる。この評価は，身体所見や血液検査，直接または間接の体組成測定によって行われる。悪液質の進行を予測するバイオマーカーは開発されつつあり，将来的に確立すると思われる。

体重と体組成の変化が悪液質の早期の確定には重要である。特に，肥満とサルコペニア（筋の減少）が癌の初期には現れる。癌と診断された平均年齢（65 歳）の体重はこの 20 年で増加している。体重の増加傾向と，肥満患者が多種の癌になりやすいということ[40]が，早期であっても，末期であっても，癌患者の BMI が増えてきているということに反映されている[30]。癌に罹患する前の体重が正常だった患者の体重減少は，肥満の患者と同程度の体重減少とは意味が異なることは明らかではあるが，肥満患者の体重減少は意味がない，または推奨されるべきというのは正確ではない。体重の重い癌患者の栄養と代謝管理のガイドラインには，明らかな欠落が存在する。

癌患者でのサルコペニアの有病率に関しては多くの報告がある[41,42]。性別による影響を加味して標準化された数値を決めることは，骨格筋の減少を評価する際には必須である。癌によるその値の変化に関する検討の結果はまだあまり集積されてはいないが，一般的なサルコペニアの定義は，骨格筋筋量が 5th パーセンタイル以下になることである。以下のようにも述べることができるかもしれない[1]。

- 上腕周囲筋面積（男性 32 cm^2以下，女性 18 cm^2以下）
- 骨密度測定法で求めた補正四肢筋量（男性 7.26 kg/cm^2以下，女性 5.45 kg/cm^2以下）
- CT で求めた腰部骨格筋指数（男性 55 cm^2/m^2以下，女性 39 cm^2/m^2以下）
- インピーダンス法で求めた骨を除いた除脂肪体重指数（男性 14.6 kg/cm^2以下，女性 11.4 kg/cm^2以下）

筋の消耗はやせている人に限らず，しばしば正常の体重や過体重，肥満者でもみとめる[41,42]。それぞれの患者が癌の進行の過程でそれぞれの体重や体組成の経過を示す。

進行した悪液質

現在の西洋諸国では，癌と診断された患者で治癒する例は半数だけである。癌は原発巣から全身の遠隔の組織へ転移し，進行性となり，治癒ができなくなる。進行癌は深刻な難治性悪液質を伴う[1]。抗癌剤治療にもかかわらず進行する癌によって悪液質は難治性になっていく。癌に伴う食欲不振は，癌の進行に従って不可逆になっていく。この段階では，治療抵抗性の転移巣の増殖に伴って，筋や脂肪の減少が進んでくる[14]。悪液質進行の定義としては，臨床的に抗癌剤が効果を失うと同時に，激しい異化が起こっていることが強調される。悪液質の進行に対する特異的な診断の基準はまだないが，難治性の悪液質については，パフォーマンスステータスが WHO スコアで 3 または 4 で，生命予後が 3 ヵ月以下であることで特徴づけられる。

難治性の悪液質に至れば，癌患者に対する医療的または

倫理的な考え方は，そのペースも重要とするところも変わってくる[1]。この時期になれば，筋や体重の減少を改善させようとすることにはあまり益がない[19]。これらの患者については，悪液質の症状の管理（食欲を刺激したり，嘔気を軽減させたりすることなど）や，また患者や家族の食べるということに関連する負担を軽減することが大切である[20,21,32,33]。

終末期の患者および家族から見て，癌による食欲不振の心理的特性は重要である。食欲不振そのものは必ずしも苦痛を伴わないが，その行き着く先を考えること（例：死）が患者または家族には苦痛になる[20,33]。家族によっては患者に食べることを強いるかもしれないし，そうすることが患者にとっては望ましく，そのように励ますべきだと思われがちだが，このことが患者本人と家族との葛藤の原因になる[33]。患者や家族に精神的なサポートを提供するには，ケアを行う側が癌による食欲不振や悪液質の心理的影響を理解することが必要である。

難治性の悪液質において，積極的な栄養サポートを行うことの負担やリスクは利益を上回っている。生命予後の延長を期待するならば，栄養の専門家が難治性悪液質に進行するまでに対応を行うことと，不適切な時期での積極的な栄養治療を避けることが必要である。進行癌患者へ点滴での栄養を開始するための臨床的なガイドラインでは，生存率の延長は2～3ヵ月である[43,44]。患者が原疾患の進行よりも前に，飢餓によって命を落とすことを望まない場合にのみ，人工的に栄養を補うことが重要であると強調されている。患者は器械に囲まれ，高い費用もかかり，カテーテルの留置と感染のリスクを負い，その割に得られる栄養はわずかなので，死に瀕した患者への点滴での栄養投与は望ましくない。栄養の専門家によっては，点滴による栄養補給の根拠とする生命予後の延長には違和感を覚えるかもしれない。Martinらは，緩和医療を受けている進行癌患者の栄養的な予後指標を定めており，ケアに関わるチームが生命予後を予測することに使用できるかもしれない[30]。

悪液質に対する栄養治療の原則

消耗症候群の管理への一般的な取組みは，治療標的に至るメカニズムを理解することである。悪液質への治療戦略を立てる中で考慮しなければならない重要なことは，悪液質は複雑であり，また個人差があるということである。以下に重要な評価のポイントを述べる。

▶体内の栄養貯蔵の状態

体重の変化歴と筋量を含んだ現在の体組成を調べなければならない。除脂肪体重の消耗の有無はタンパク質摂取量の決定に重要である。サルコペニア治療の栄養ガイドラインが利用できる[45]。

▶食事摂取量の評価

嗜好やアレルギーとともに，食物，飲料，サプリメントに関して聴取する。食事摂取，食料の確保，食物や食べることと家族との関係に関する心理的な因子も評価に値する。

▶栄養に影響を与える症候の評価

栄養に影響を与える症候があるならば，その治療計画を立てるために徹底的にスクリーニングし，評価すべきである。

▶異化亢進の評価

代謝に関わる戦略を立てる際には，炎症，性腺機能低下，基礎代謝率，生活強度などを定量すべきである。

▶病歴

消耗をきたしうる（慢性閉塞性肺疾患〈chronic obstructive pulmonary disease：COPD〉や慢性心不全など），代謝の変化をきたしうる（糖尿病や肥満など），または食事摂取が制限される（脂質異常症，糖尿病，炎症性腸疾患など）併存症を調べるために病歴聴取を行うべきである。栄養治療計画の策定には，化学療法や放射線治療，手術療法を含む癌の治療計画の詳細，また予後，治療への反応性，期待される生命予後などの情報が必要である。詳細な情報を手に入れることは，異化代謝や栄養利用，また化学感覚機能に関する治療をきめ細やかにすることに有用である。

一般に，同化全般と筋の同化は栄養（筋タンパク質合成のためのアミノ酸と必要な補因子やエネルギー源）が制限されていない時に最大となる。栄養を使う同化環境の維持は，同化ホルモン（インスリンやテストステロンなど）が存在し，筋収縮運動（特にレジスタンス運動）があり，異化因子と炎症が最小限の時が最適である。栄養，レジスタンス運動，代謝やホルモンの支持療法を統合的に行うことで，高齢者[46]や慢性疾患の患者の消耗が治療される。COPD患者の悪液質治療の中心は，食欲の刺激や栄養サポート，身体活動，同化男性ホルモンの3つであり，それらの様々な組合せで行われる[47]。これらの事実から年齢による消耗は可逆的であることが示唆され，COPDや他の悪液質でも複合的な治療には潜在的な可能性があることが示される。これらの事実は癌患者ではまだ十分に評価されてはいないが，他の疾患による異化状態には癌性悪液質と共通するメカニズムが存在するかもしれず，治療への重要な考察が示されるかもしれない。

（Vickie E. Baracos／小倉雅仁 訳）

IV

88 癌患者の栄養サポート

癌はアメリカをはじめ，世界中で公衆衛生上の大きな問題となっている。アメリカでは，2009 年，およそ 150 万人の患者が,「深刻な」癌（すなわち，生命を脅かす可能性のある癌）に罹患し，同年，約 56 万人が癌で死亡した[1)]。2020 年までには，世界の癌の発生率が 2 倍になると予測される[2)]。また，癌は莫大な経済的影響を与える。アメリカでは，癌の治療に要した医療費が，健康管理に要する費用と毎年かなりの割合を占める老人医療健康保険制度によって，2,000 億ドル以上かかっている[3)]。栄養と食事は癌において大きな役割を果たす。食事因子は癌の証明できる寄与リスクの重要な要素で，栄養不良は癌の患者でみとめられる重要な臨床的徴候の原因であり，栄養状態は癌患者の重要な予後因子である[4)]。栄養不良と体重減少はしばしば癌に伴う患者の死の原因となる[1,4〜6)]。癌への意識が高まり，また数十年間もの基礎的および臨床研究にもかかわらず，残念ながら，これらの問題は継続している。

表 88.1　癌患者における体重減少と予後の関係[a]

癌の部位	平均生存期間（週）	
	体重減少なし	体重減少あり
急性非リンパ性白血病	8	4
乳癌	70	45[b]
大腸癌	43	2[b]
胃癌（測定可能な）	18	16
胃癌（測定不能な）	41	27[c]
肺（非小細胞癌）	20	14[b]
肺（小細胞癌）	34	27[c]
非ホジキンリンパ腫（良性の）	—	138[b]
非ホジキンリンパ腫（良性ではない）	107	55[c]
膵癌	14	12
前立腺癌	46	24[c]
肉腫	46	25[b]

[a] どんな量の体重減少でも評価した結果，[b] $p < 0.01$，[c] $p < 0.05$。

癌患者における栄養不良の罹患率と重要性

▶癌における栄養の寄与リスク

1981 年に，Doll と Peto は，すべての癌死亡の 35%が食事を変えることによって避けられるかもしれないという広く引用される試算を発表した[7)]。Willett はこの試算を更新した。信頼区間は狭くなってしまうが，アメリカのすべての癌の約 32%（20〜42%）が食事の変更によって避けられるかもしれないとさらに結論を下した[8)]。肥満と癌のリスクとの関係に関する知見を考えると，更新された見積もりはおそらくさらに高いであろう[9)]。特に強い相関は，結腸直腸癌，乳癌，前立腺癌，膵臓癌，子宮体癌，および胆嚢癌のリスクとの間でみとめられる[8)]。これらのデータは癌の生存率が改善しているという観点では，さらに大きい意味をもつ。つまりより多くの患者が，癌にもかかわらず生きているため，それゆえに 2 つ目の原発癌を罹患するというリスクにあるのだ。これらの癌に打ち勝った人は，食事の癌予防と二次介入に関する教育に接し受け入れることができる集団である。

▶罹患率と重要性：栄養不良

食欲不振と体重減少は癌の患者によく見られる傾向である。体重減少をみとめる癌患者は，多くて 40%程度であり，癌性悪液質症候群(cancer cachexia syndrome：CCS，87 章参照）は進行した悪性腫瘍がある患者の 80%程度にみとめられる[10,11)]。診断時の体重減少の存在は予後を評価する際に重要である。どのような腫瘍のタイプであっても，治療前にかなりの体重減少（普段の体重の 10%以上）をみとめる患者では生存期間が短くなる（**表 88.1**）[10,11)]。1 ヵ月あたり 2.75%以上の体重減少は，生存率の減少につながっていた[12)]。さらに，体重減少は癌患者における症状による苦痛にかなり影響を及ぼす。ボディ・イメージの変化とそれに関連する疲労は，抑うつと引き込もりの原因となりうる。大切な人にこれらの変化がある場合，家族や友人に大きな影響を及ぼすかもしれない[13〜15)]。体重減少のこれらの結果を早めに認識しておくことは，弱っていくという結果を防ぐ機会を与える可能性がある。これらの問題は子どもと年配の人では特に解決しがたい[16)]。治療法として，手術は，実際に癌を治療するのに最も頻繁に使用される治療法である。少なくとも 75 年の間の多くの研究において，栄養不良患者に大手術を行う場合，病的な状態となる確率と死亡率が増えるとされている[17〜20)]。ある研究では，腹部の癌の大きな外科手術を受けたやせ（BMI < 18.5）の患者では，死亡率が 5 倍増えると推算された[21)]。実際，いくらかの患者は，栄養不良によって生命を脅かす合併症のリスクが大きいため，治癒の可能性のある癌手術を受けられないかもしれない。

▶罹患率と重要性：栄養過剰

アメリカにおいて，過体重と肥満の患者が増えている結果，また肥満と癌のリスクに相関がある結果，栄養過剰も癌患者において頻繁に見られている。ただ癌患者への影響は解明され始めたばかりでしかない。通常，癌は消耗性疾患として考えられる。病気の経過の間に発症した栄養不良はゆるやかではあるが深刻になり，死に至るまで著しく進行することから，結核が「消耗（consumption)」とよばれるのと同じような意味で，体重減少と悪液質は癌の顕著な特徴である。これはいくつかの癌が存在している場合，あるいは進行して治療不能な病気がある場合にもあてはまることであるが，栄養過剰も癌患者で重大な問題になっている。肥満は肝臓，膵臓，胃，食道など消耗性の様々な癌で，

表 88.2 癌患者の栄養不良の原因
サイトカインを介する食欲不振
痛みや他の症状による苦痛
味覚の変化
胃腸の損傷，閉塞，運動障害，吸収不良
抑うつや他の精神的要因
癌の治療による副作用
条件つきの食事への嫌悪
サイトカインやペプチド，ホルモンによる代謝性変化

死亡のリスクが高くなることと相関がある。特に強い相関は女性で見られ，子宮癌（相対リスク〈relative risk：RR〉6.25），子宮頸癌（RR 3.20），および乳癌（RR 2.12）である。過体重は，すべての癌の死亡のうち男性 14%，女性 20%に寄与すると見積もられている[22]。この原因ははっきりしていないが，多くの説明可能な仮説がある[23]。カロリーの制限が寿命を延ばし，癌を予防するという，動物での強力なエビデンスといくつかのヒトのデータが存在している[24]。肥満によって身体所見がマスクされてしまうと，癌の発見を妨げるかもしれない。過体重および肥満の患者で，化学療法の適切な投与量を決めること，および放射線治療を計画することは，難しい[25,26]。肥満患者では，手術による合併症が起きる確率はより高い。また肥満は，適切なマージンの確保やリンパ節郭清を行うなど正確な手術を実行するのを技術的に難しくするとも考えられる[21]。体重増加と運動は，乳癌や結腸直腸癌など多くの特定の場所の癌で生存率が減少することと相関している。おそらく，エストロゲン，インスリン，インスリン様成長因子 1（insulin-like growth factor-Ⅰ：IGF-1），アディポカインなどのホルモンメディエーターへの脂肪組織の影響，および全身性の炎症性の環境の結果であると思われる[27]。

▶癌患者の栄養不良の原因

代謝性の，あるいはサイトカインに誘発された多くの変化や臨床学的因子は，癌患者の栄養不良の進行に寄与する（**表 88.2**）。それらは CCS について検討する 87 章で詳細に説明する。しかし，患者によってこれらの要素の交錯は異なる。食欲不振は多くの癌患者での体重減少に大きく寄与する。原因は複雑であり，おそらくサイトカインにより生じる代謝性環境の変化と代謝異常に関連するのだろう[28,29]。通常，食欲不振は体重減少の根本原因ではない。体重減少は，癌の患者でしばしばみとめられるような衰えの過程による二次的な結果である。多くの論文のエビデンスがこの主張を支持する。静脈栄養（parenteral nutrition：PN）によるサポートは，必要なエネルギーと栄養を癌の栄養不良患者に適切に与えるのに使用されることがあるが，通常，これは体重減少や CCS による代謝の症状を改善しない[30]。人によって飢餓と悪液質の臨床的および代謝的特徴は著しく異なる。これは，摂取不足が癌に関連した体重減少の根本にある原因でないことを示している。さらに，癌による体重減少は食欲の変化に先行することもある[31]。きわめつけには，ある状況においては食欲低下を感じるのは実際には体重減少に対して摂食が減るという適応であることもある[32]。したがって，より多く食べるように患者にすすめても，CCS の状態を改善することにはならないようである。

癌患者の体重減少に寄与する他の要素には，物理的な要素，癌治療の副作用，および社会心理的因子がある。癌に関連し，摂食量を変えうる心理的要因には，痛み，不安，抑うつ，社会からの孤立がある。物理的原因は，腫瘍の直接効果であるか，治療の合併症に関連すると考えられる。腫瘍は消化管の閉塞を引き起こすことがある。つまり，管腔臓器を巻き込んだり圧迫したりすることにより，胃や小腸のコンプライアンスを変えることがある。癌と癌の外科手術は，消化管の瘻孔の発生によって，またその結果生じる栄養状態，栄養の吸収，体液量・電解質平衡への影響により，複雑になるかもしれない。これらの物理的な問題に関連する徴候は，味覚，早期の満腹感，痛み，腹痛，嘔吐，下痢，便秘などの変化である。そのすべてが食欲不振を悪化させるかもしれない。癌の治療は食欲不振と体重減少を引き起こすことがある。術後の状態は常に一時的な異化亢進と栄養摂取の低下を伴い，術後合併症により長引くこともある。化学療法はしばしば口内炎，粘膜の炎症，下痢，盲腸炎の結果として，一時的な吐き気と嘔吐や消化管粘膜の損傷を引き起こす。これらは，白血病やリンパ腫のために化学療法を受ける患者や，自家骨髄移植や同種骨髄移植で多量化学療法を受ける患者のように，好中球が減少している患者で特にひどいかもしれない。放射線治療は急性の消化管の損傷を引き起こす場合がある。また，消化不良と狭窄形成をともなう慢性放射線腸炎を引き起こすこともある。治療によるこれらの副作用は，物理的な要素と関連して徴候の多くを引き起こすこともある。

食物と癌の相互作用

1930 年，Warburg は，癌細胞が適切な酸素供給がある時でさえ，エネルギー生産を，ミトコンドリアの酸化よりもむしろグルコースの乳酸への変換にほぼ依存していることに気づいた。Warburg は，次にこのユニークな代謝の現象，すなわちミトコンドリア作用の抑制を伴う乳酸へのグルコースの持続的な変換が，悪性の形質転換で最も基本的な物質代謝であると仮定した[33,34]。この概念は今では安易に思えるが，癌の病因と発生機序における代謝，また二次的には，栄養物に関して，重要な役割を示している。食物および栄養素を癌の予防や治療に使用するなら，食物や栄養が発癌，癌の成長および癌予防に影響するメカニズムを理解することが重要である[35]。徹底的なレビューは本章の範囲を超えているが，栄養がヒトの癌に影響するかもしれない潜在的機序のいくつかを考えることは有用である。

▶エネルギー論

バランスのとれた食事に配慮しつつカロリーを制限することが，哺乳類や霊長類においては特定の栄養不足を避け，最大限に寿命を増加させ，癌予防の効果をもつことが，古くから認識されていた。また，これはヒトにおいてもあてはまるかもしれないとデータが示している。そのメカニズムとしては，酸化的ストレスを減らし，炎症性サイトカインの血漿中濃度を低くし，同化作用因子とホルモンの産生を減らし，そして免疫学的サーベイランスの年齢に関連した劣化から保護するなど，カロリー制限によるストレスに適応するための変化を引き起こす。さらに，アポトーシスとオートファジーによるDNA修復および損傷細胞の除去など，カロリーの制限は発癌に関連する様々な過程に影響する[36]。IGFはこれらの効果の重要なメディエーターであるかもしれない[37]。逆に，カロリーの過剰は，発癌の可能性を増加させ，逆効果になりうる。これらの効果は癌と肥満の間の相関の重要な要素であるかもしれない[37]。また，カロリーの過剰はすでにある癌にも影響しうる。多数の動物モデルは，静脈栄養および経腸栄養法が動物の腫瘍の成長を刺激することを示している。また，これは，ヒトにおいてもそうであるかもしれない。カロリー負荷の合計がこの効果に大きく関与しているようである[38]。

性ホルモンレベルおよびその分解に対する脂肪組織代謝の影響により，肥満は部分的に内分泌腺の制御に影響する。これは女性における乳癌や子宮癌のリスクと肥満との特に強い関係を説明できるかもしれない[22]。さらに，肥満とレプチンの相互関係が徐々に解明されてきており，レプチンと癌の直接的な因果関係の可能性が示されている。

▶増殖，アポトーシス，オートファジー

制御の効かない細胞増殖は癌の顕著な特徴である。癌細胞の増殖は，必要な栄養の存在に敏感に反応する。これは，食事を摂取している癌患者には腫瘍成長を刺激するという望ましくない効果があるかもしれないという点で関心を高めた。ヒトでは，ほんの数例しか関連研究がない。癌患者への静脈からの栄養投与は腫瘍細胞の倍数性と増殖に影響することが示されている[40,41]。この効果は栄養サポートの構成によるかもしれない[42,43]。これらの効果をみとめないとする研究もある[38]。栄養補給の潜在的に増殖を刺激する効果が，化学療法の有効性を高めるために治療において実際に使用できるかもしれない。この点に関して，大用量の化学療法と幹細胞移植を受けた患者の1つの研究では，標準の経口の食事を受けた人に対してPNを受けた患者では長期的な生存率が高まることが示された[44]。

アポトーシスとオートファジーは，悪性の形質転換を防ぐのを助ける重要な細胞過程であり，治療効果を得るために利用できる。アポトーシスは，損傷したDNAが悪性の細胞の連関を増やすのを一部防ぐために，損傷した細胞が「自死」するようプログラムされた細胞死の過程である。オートファジーは，細胞内小器官とタンパク質の大量の分解に関わる。「細胞のリサイクル」を調整することによって，オートファジーは細胞成分の質の管理において重要な役割を果たし，代謝的ストレスに曝された細胞の中の新たに組み立てられた構造に栄養と材料を供給する。腫瘍の形成と進行におけるオートファジーの生理的関連性はいまだ議論がある。飢餓状態におかれた細胞の中のオートファジーの細胞保護機能は，生体内でしばしば代謝ストレスに曝される腫瘍細胞の生存を高めるかもしれない。オートファジーの腫瘍抑制機能も示されてきた。オートファジーの欠如はゲノムの不安定性を引き起こすことがあり，正常なオートファジーの経路が腫瘍形成と成長の抑制における役割を果たしていると示唆される[45]。実際，アポトーシスとオートファジーの調節不全への役割は標準の細胞の悪性形質転換における増殖の役割に匹敵するかもしれない。どちらの過程も栄養の環境によって影響を及ぼされる。カロテノイド（例：リコペン），フラボノイド類（ゲニステイン），スチルベン類（レスベラトロール），ポリフェノール類（クルクミン），およびイソチオシアン酸塩は，正常細胞より癌細胞において優先的にアポトーシスを引き起こすことが示された[46]。栄養飢餓によって引き起こされた代謝ストレスは，これまで特定されたオートファジーの大きな引き金である。癌細胞は特にこの引き金に敏感であるかもしれない[47]。

▶腫瘍細胞の代謝

癌細胞（調整不全の増殖，アポトーシス，オートファジー）の基本的な特質は，正常細胞との内在的，特徴的，代謝的な差異が複雑にからみ合っているということである。炭水化物代謝へのワールブルク（Warburg）効果は，以前から暗示されている。細胞代謝における同様の変幻自在な変化は，脂質，タンパク質，およびヌクレオチド合成と分解経路で見られる[48]。癌細胞のこれらの独特な特性は潜在的に治療効果に利用できるかもしれない[49,50]。この点でグルタミン（glutamine）に特に関心がもたれている。しかし，これまでどのような食事の変化も確定された癌患者で有益になるとは示されてはいない。

▶微量栄養素

有機および無機両方の微量栄養素は腫瘍の成長と転移に影響するかもしれない。例えば，ビタミンAとビタミンDはいずれも血管新生に効果がある。これらの微量栄養素の摂取および組織中濃度の最適化は，腫瘍成長を抑制するのに利用できる可能性がある[52]。葉酸塩は，メチル化によりDNA発現を調整するのを助ける。これは，老化および年齢に関連する癌の進行に影響するかもしれない。これが確定された癌を治療するのに利用できるかどうかは，まだわかっていない[53]。同様に，セレンなどの無機微量元素は，癌の増殖を調整することが *in vitro* および *in vivo* で示された[54]。しかし，これまでヒトの確定された癌においては有効性は証明されていない。

▶免疫

多くの栄養素が，免疫機能への効果を通して癌のリスクと進行に影響を及ぼすとされてきた。これらの効果は非常に多く，様々である[55]。グルタミン，アルギニン，核酸，およびn-3系（$\omega3$）脂肪酸の混合物を含むいわゆる免疫力を高める経腸栄養は，癌患者の手術結果を良くするが，癌治療においては明白で直接的な役割をはたさない。グルタミンは最も詳細に研究された単一の栄養素である。癌宿主でのグルタミン代謝の分析によると，癌患者においては，グルタミンは条件的に不可欠であるかもしれないとのことであった。末梢の筋におけるグルタミンの貯蔵は癌の患者で減少する。癌患者にグルタミンの補充をすることで，癌の制御に関わるリンパ球などのグルタミンを必要とする組織に腫瘍の存在下で欠乏する基質を提供して，免疫適性とバリアー機能を回復させる可能性があると想定される[56]。

▶ニュートリゲノミクス

ニュートリゲノミクスは，栄養とゲノムとの相互作用と定義できるかもしれない。遺伝的多様性は，吸収，代謝，

表 88.3 癌性悪液質の臨床像および代謝の特徴

臨床像
- 組織消耗
- 食欲不振
- 体重減少
- 筋萎縮
- 虚弱
- 筋痛
- 疲労

検査所見
- 小球性貧血
- 低アルブミン血症
- 高脂血症
- 皮膚のアレルギー
- ±炎症性マーカー

代謝
- エネルギー代謝の変化
- 基質の回転・ターンオーバーの増加（炭水化物の合成，異化の亢進）
- 耐糖能異常・インスリン抵抗性
- コリ回路の活性の向上
- 肝臓でのタンパク質合成亢進
- 末梢でのタンパク質合成低下
- 分枝鎖アミノ酸血漿の濃度の低下
- 抗菌薬貯蔵脂肪の減少
- 血漿リポタンパク質リパーゼ活性の低下

または作用部位に影響を及ぼすことによって，食物成分への反応を変えうる。同様に，総合的な遺伝子発現に影響を及ぼすDNAメチル化パターンと他の後天的な出来事の変化は，食物成分への反応を変えうる。そして，逆もまた同様である。その上，食物成分が遺伝子発現を増加させたり減少させたりする能力のバリエーションは，食物成分への反応においてみとめられる矛盾のいくつかを説明するかもしれない。黎明期にあるこの分野は，癌を治療するための食事と栄養素の使用においてますます重要な役割を果たす可能性がある[57,58]。

癌性悪液質症候群

▶定義

癌性悪液質症候群（CCS）は，患者の組織の消耗，食欲不振，疲労，貧血，インスリン抵抗性，および低アルブミン血症が複雑に合併した臨床症候群である[29,59]。これは複雑な生理学的機序や代謝の撹乱の結果として起こる[29]。代謝レベルでは，この状態は脂質，タンパク質，糖産生，貯蔵，および分解における無数の混乱によって引き起こされる[59]。悪液質で見られる筋の消耗は，飢餓や加齢で見られるものとは異なっている。CCSにともなう体重減少は栄養摂取量の増加だけでは改善せず[60]，通常，栄養摂取量増加にもかかわらず，体重減少は続く[61]。単なるカロリー摂取増加は，体重，予後，生活の質（QOL）にはまったく利益にならないことが研究で示されている[62]。悪液質の発生は，一部は腫瘍の原発部位と関係がある[59]。

▶臨床的徴候と症状

充実性腫瘍を伴う患者で見られる体重減少は，多くは筋と脂肪の消耗によって起こっている[63~67]。窒素バランスは筋強度，筋生理，臓器機能に役割をはたしているため内臓タンパク質量の喪失は，広範囲に影響を及ぼす。エネルギー貯蔵とホルモン代謝は体脂肪量の影響を受ける。極端に衰えた患者は内臓と同量の体脂肪を保有する。骨格筋の喪失は体重の喪失の最初の現れである[67,68]。

CCSの臨床的徴候と症状には，組織消耗，食欲不振，骨格筋萎縮，アネルギー，疲労，貧血，および低アルブミン血症がある（**表 88.3**）。体重減少，虚弱（特に大きい筋），および筋量減少（経時的な場合には特に目立つ）は，たいてい身体検査の際に明らかとなる。実際，栄養失調の存在は，ベッドサイド診断でも臨床検査と同じくらい正確に評価できることが示されている[69]。食欲不振はCCSの進展に寄与するが，同時に体重減少や抑うつも原因となり，いっそうの体重減少と摂取量の減少という悪循環をもたらす。CCS患者で見られるアネルギー（皮膚試験の反応性によって評価された）は，多くの予後因子の中でもCCSの存在と悪い手術結果の相関を示す優れた指標である[19,20]。

同様に，低アルブミン血症は外科合併症のリスクを増加させる予測因子である。低アルブミン血症が本当に栄養不良の指標かどうか，あるいは病気の重症度の非特異的な指標であるかどうかは明らかになっていない[4]。

体細胞量（body cell mass：BCM）と体脂肪は，一般的に癌患者では減少している[67]。体細胞量の減少と付随して起こる細胞外液（extracellular water）の増加は，悪液質に特異的な細胞外液-細胞内液比の変化をもたらす[70]。栄養不良の癌患者ではBCMは41％の減少と，細胞外液は25％の増加を経験する[71]。正常なBMIである肺癌患者における研究では，除脂肪体重（fat-free mass），体水分量，および細胞外液が正常の時，細胞外液の割合は増加している。これは体細胞量と細胞内液の減少と細胞外液の増加を意味している[72]。肺，消化管，および頭頸部腫瘍の患者では，筋と脂肪の両方が減少しているのを経験する[64,65]。消化管の悪性腫瘍は，体脂肪の30～40％の減少と同様に，筋量とタンパク質量の最も大きい減少（＞50％）と関連がある[63]。充実性腫瘍を伴う患者では，4週間で最大1.34 kgの除脂肪体重が減少することがある[62]。これら体組成の変化は手術結果に影響を及ぼす。外科手術を受けた消化管の癌患者では，重症合併症の増加は除脂肪体重の減少と相関している[73]。

癌患者において体重減少とQOLの関係ははっきりしている[74]。頭頸部および肺癌の患者において，体細胞量の増加はQOLとEastern Cooperative Oncology Groupの運動スコアの改善と関連している[75]。これらのデータは，癌患者の体組成の改善（特に，除脂肪体重の回復）につながる栄養学的な介入が，患者のアウトカム，特にQOLを改善する余地があることを示している。特定の介入を明確にデザインするためには，さらなるデータが必要である。

▶代謝変化の続発症

CCSで見られる代謝の変化は，多岐にわたり，そして不定である。これらは一般に，需要と供給の分断が特徴で，それによって過剰な基質のターンオーバーが起こる[67]。

癌に対する代謝反応のエネルギー機構で最も目立った特徴はその多様性である。対照群との比較では，癌患者におけるエネルギー消費は減少しているか，正常であるか，あるいは増加している[76~81]。多様性は，1つには「癌」の不均一さによって引き起こされるが，また一方で，癌に対する宿主の反応や感染などの合併症の存在によって引き起こされると考えられている。癌患者における必要エネルギーの推定は，このエネルギー消費の多様性により困難となっている。

骨格筋量の減少はCCSの顕著な特徴である[29,67]。癌患者においては，絶食状態に対するタンパク質代謝の適応という正常のメカニズムの不全がみとめられる[82]。タンパク質減少にもかかわらず，タンパク質のターンオーバーは正常なままか，あるいは亢進している。これはタンパク質合成の低下と，分解の亢進が組み合わさることで起こる。タンパク質分解誘導因子（proteolysis-inducing factor：PIF）は，悪液質を伴う癌患者の尿より検出され，血漿アミノ酸レベルの低下とタンパク質合成の低下がある[83]。PIFはRNA依存性プロテインキナーゼを活性化し，続いて核内因子κB（nuclear factor-κB：NF-κB）を活性化させる。そしてNF-κBはユビキチンプロテアソームタンパク質分解経路を活性化させる。このNF-κB経路は，CCSにおける主要なタンパク質分解経路として提唱されている[59]。

脂肪貯蔵量の減少はCCSの特徴的な臨床像であり，癌患者のやせた「骨と皮」の外観の原因となっている。健常人と比べ，グリセロールと脂肪酸のターンオーバーは亢進している。癌患者では，グルコースを投与しても脂肪分解は抑制されない[84]。悪液質を有する患者から採取した脂肪細胞では脂肪分解の亢進が示されている[29]。腫瘍壊死因子-α（tumor necrosis factor-α：TNF-α）はリポタンパク質リパーゼを阻害することによって脂肪分解における役割を果たしており，その結果，脂肪細胞がリポタンパク質から脂肪酸を抽出する（すなわち，低密度リポタンパク質〈low-density lipoprotein：LDL〉）作用を抑制する[59]。脂肪動員化因子（lipid-mobilizing factor：LMF）も脂肪分解の亢進，遊離脂肪酸のターンオーバー亢進，および血清グリセロールの増加に関与している。脂肪動員化因子は，ホルモン感受性リパーゼを増加させることで脂肪分解を亢進させている[59]。癌患者において，血中脂肪レベルの上昇は，CCSの特徴である基質のターンオーバー亢進に対する供給源の役割を果たす。残念ながらこの脂質は，リノール酸やアラキドン酸などの多価不飽和脂肪酸の必要量を満たすために腫瘍も使用している[85]。

炭水化物代謝の変化もまた癌性悪液質で一般的に見られる。CCSでの体重減少は耐糖能異常とインスリン感受性の低下とも関連している[86,87]。これはインスリン抵抗性やレプチンの減少，あるいはその両者が関与していると考えられている[87,88]。糖新生は腫瘍が産生する乳酸の増加にともなうコリ回路の亢進によって増加すると考えられている[89,90]。肝臓における糖新生の増加は，末梢におけるグルコース先駆体，特にアラニンとグリセロールの放出増加により起こると考えられている[91,92]。CCSではサイトカインが増加することでグルコース需要を亢進させ，肝臓において糖新生酵素を誘導し，糖新生を引き起こす[89]。患者におけるエネルギー減少は，肝臓での糖新生の亢進から生じる。グルコースをつくりだすための前駆体の再利用はエネルギーを消費する過程である。この効果は，患者によっては臨床的に重要と考えられている[82,93]。

▶癌性悪液質症候群のメディエーターとメカニズム

無数の化学的，代謝的，臨床的要因がCCS発生に関係している。この複雑さは，CCSに対する臨床的介入が歴史的に困難でありつづけてきたことを説明している。

炎症性サイトカインと他の分子メディエーター

TNF-αやインターフェロン-γ（interferon-γ：IFN-γ），インターロイキン1，6（interleukin 1：IL-1，IL-6）はCCSの重要なメディエーターであると考えられている。これらの因子が高い濃度にあることと悪液質の存在との間には強い相関がある[59]。腫瘍はこれらのサイトカインの主要な供給源である。通常，CCSではIL-6値は上昇している[29]。IL-6は肝臓での糖新生とタンパク質合成を増加させる[94]。血清中のTNF-αの増加は，脂肪分解とタンパク質分解の亢進と関連がある[59]。IFN-γも脂肪分解の亢進と肝臓でのタンパク質合成亢進と関連している。IL-1は食欲不振を引き起こす[95]。これらサイトカインはすべて，生体における末梢での代謝変化と，中枢での食欲や神経内分泌系に影響を与えていると考えられている。

いくつかの神経ペプチドが悪液質発生に関係していることが明らかとなっている。神経ペプチドY（neuropeptide Y）は正常では食欲促進に作用するが，産生減少により食欲不振を引き起こす。癌性悪液質では，神経ペプチドY受容体は神経ペプチドYに抵抗性で，神経ペプチドY産生は減少しているといわれている[59]。メラニン細胞刺激ホルモン（melanocyte-stimulating hormone：α-MSH）とコルチコトロピン放出因子（corticotropin-releasing factor：CRF）は正常では食欲低下を引き起こす。α-MSHとCRF産生は，IL-1，IL-6，およびTNF-αによって促進され，これらの炎症性サイトカインの効果のメディエーターであると考えられている。また，メラノコルチン経路はCCSで亢進しているといわれている[59]。

レプチンは，体重調節や炎症反応，免疫反応のモジュレーターとして重要なアディポサイトカインであり，中枢神経系と末梢組織の両方で様々な過程の制御に関与している。レプチンは癌患者や悪液質を有する患者において抑制されていることがわかっている[96]。この低レプチン血症は，癌患者で見られるインスリン抵抗性の増加に役割を果たしていると考えられている。しかし健常人とは異なり，癌性悪液質の患者では，低レプチン血症による食欲増進作用に対して抵抗性がみとめられている[87]。低レプチン血症に関して，悪液質における治療標的としての可能性の解明が期待される。

カロリー摂取量の低下

CCSは基本的に代謝的な症候群であり，カロリー摂取量の減少は代謝異常を悪化させる。カロリー摂取の低下は癌患者における栄養不良の主要な原因である[97,98]。味覚や食欲の変化，食物嫌悪，抑うつ，および消化管障害は，癌患者において適切なカロリー摂取を損なう原因となる。進行癌患者における最も一般的で痛ましい症状のいくつかは，消化管に関連する。これには，早期の満腹感，味覚の変化，および食欲の喪失がある[99,100]。消化管症状は，CCSの初期に見られる一般的な症状であり，患者が機能的衰弱をきたす最初の原因である。様々な悪性疾患患者は，腹部膨満感や腹痛，味覚異常，口渇，便秘といった症状を経験する[32,101]。

治療の副作用

癌治療における副作用は，患者によっては食事摂取量の低下と栄養不良の主要な原因となる[102]。

外科手術は代謝亢進，組織消耗，食欲不振，および異化作用によって特徴づけられたストレス反応を引き起こし，それらすべてが体重減少の原因となる[102]。癌患者は一般的に術前段階から栄養不良であり，これらは栄養不良状態になる前段階から存在している[103]。癌の外科切除は，隣接している正常組織までも一緒に切除することを必要とし，結果として機能不全を引き起こす。例えば，消化不良は消化管，膵臓，および肝臓切除後に起こる。手術の手順が複雑になるにしたがって，合併症の発生頻度，入院期間，手術後の摂食不良状態および栄養不良の程度などが悪化するのは明白である[103,104]。

癌治療における化学療法や生物学的治療は，嘔気や嘔吐，食欲不振，腹痛，下痢，発熱，口内炎や粘膜の炎症，食物嫌悪といった消化管症状を引き起こすことで食物摂取量と吸収に影響を及ぼす[105〜107]。これらの症状は，治療直後あるいは遅れて生じ，数時間から何日も持続することがある[100]。化学療法により引き起こされた倦怠感や痛みも栄養摂取に影響を及ぼす[100,105]。

頭頸部や腹部，骨盤への放射線治療は，食事摂取を妨げる可能性がある。頭頸部への放射線治療の効果は重度であるため，栄養不良を発生させる頻度を減少させるために治療開始前に胃瘻または腸瘻を内視鏡的，外科的に造設しアクセスを確立するのが一般的である[108,109]。骨盤部照射を受ける70％以上の患者が小腸，大腸における急性の炎症性変化を受け，そして約50％は慢性症状へ移行する[110,111]。急性期には，消化管皮膜に生じた放射線傷害は下痢や筋痙攣の症状を生じる[111]。これらは，痛み，脱水，および食物嫌悪を引き起こす。倦怠感も，放射線治療の際立った副作用であり，食事摂取の欲望欠如によって摂取量を損なう。

味覚と気分の変化

味覚障害，または歪んだ味覚は，癌や癌治療において食べることの妨げとなる痛ましい併害である。味覚と嗅覚の喪失は苦痛をまねき，日常生活において心理的側面にも肉体的側面にも影響を及ぼす[106,107]。味覚障害は味蕾に対する神経毒性，口腔乾燥症，および感染など多くの因子と関連している。味覚の変化は200〜400 cGy程度の線量で起こるといわれている[112]。味覚障害は，舌表面の味覚細胞および舌の中の神経線維の傷害と関連している[113]。通常は，味覚は治療休止の2〜3ヵ月後に回復するが，放射線により誘発された味覚障害の場合は，患者は永久的な味覚低下を発症する可能性がある[113,114]。いくつかの研究において，味覚異常は患者の苦痛症状と関連があることが報告されている。この苦痛症状が医療従事者から報告されることはまれである[106,107]。

食事による痛みや他の悪影響

痛みは一般的な食欲不振あるいは食物嫌悪の原因となる。痛みは，癌自体によって起こる場合もあれば，抗癌治療の副作用で起こる場合もある。どこの痛みであってもそれは栄養状態の悪化につながる[105,115]。したがって，疼痛コントロールは最適な栄養管理における重要な要素である。しかし，食事に関連する痛みが食事摂取量に最も大きい影響を与えるということは重要な点である[116,117]。例えば，細胞のターンオーバーが速い口腔粘膜では，化学療法の毒性の影響を受けやすくなる[118]。外来化学療法患者の50％以上は，治療期間中に口内炎を経験するといわれている[119,120]。治療中の口腔内の痛みは体重減少や栄養状態悪化と関連している[121]。

痛みや食事に関連する他の症状の結果生じる苦痛は，食物嫌悪をさらに助長するだろう[122]。化学療法によって起こるただ1つの消化器症状の悪化でさえ苦痛であり，食事や水分摂取に嫌悪感を抱く[123]。治療後に発生する嘔気は，化学療法開始から24時間あるいは放射線治療開始後最初の2週間の食事摂取量に影響を及ぼす[123,124]。幸い，これらの症状は短期で消失し，多くは2ヵ月以内に消退する[125]。

閉塞，瘻管，および消化不良

癌や治療の合併症による機械的要因が消化管の連続性や正常な運動性の妨げとなりうる。これは食道，胃，小腸，大腸，または胆道系の重篤な閉塞や，腫瘍によって二次的に生じる胃壁コンプライアンスの変化などによって起こる。癌や癌に対する手術は，消化管に瘻孔をつくる最も一般的な原因である[126]。機械的要因に関連する症状としては，味覚の変化，早期の満腹，疼痛，痙攣性腹痛，嘔吐，下痢，および便秘があげられる[127]。外科手術あるいは内視鏡的ステント留置は，これらリスクのある患者において最良の解決方法である。残念ながら介入の前には，これらの症状によって，著明な体重減少や栄養不良が引き起こされている[128〜130]。患者が侵襲的治療の適応でない場合や終末期の場合，症状管理を目的とした緩和ケアを行うことが適切である[131,132]。

消化不良は癌患者において，癌自体あるいは外科的治療の結果として起こる。小腸のどの部分の切除であっても，これにより腸管内の移動時間が短縮し，結果として消化不良をきたす。小腸切除は高ガストリン血症をもたらし，胃内からの排出を促進させる。小腸における酸性環境は，消化酵素と胆汁酸を不活化し，消化不良をもたらす。下部空腸と回腸の切除は吸収面の喪失をきたし，短腸症候群を引き起こす[133]。回盲弁や結腸の切除は下痢や腸内細菌の異常増殖につながる[134,135]。

膵酵素は，炭水化物，タンパク質，および脂質の消化において重要な役割を果たしている。膵管閉塞や膵切除，調節異常などの原因にかかわらず，膵酵素の欠乏は脂肪吸収不良と脂肪便として症状が現れる。この酵素欠乏は，経口での膵酵素補充，食事内容の変更，あるいは生理的な消化部位の末梢へのシフトによってある程度は補われる[136]。pancreaticocibal asynchrony（食物と消化液分泌の時間的ずれ）は膵酵素の異常分泌により生じ，消化不良をもたらす。これは16〜43％の胃切除術患者に起こる[137]。

癌患者の栄養サポート

癌患者の予後と QOL において，栄養不良の有害な影響を考えて，不良転帰に進行している体の変化を逆にして改善するために，栄養サポート（経口，経腸，または経静脈での栄養の供給）を行うことは理解できる。実際，栄養状態と不良転帰との関係を考えると，栄養サポートがこれらの患者に有益であることは明らかのように見える。しかし，これは必ずしも正しいわけではない。前述したように，栄養の単なる供給は癌あるいは CCS の代謝の結果には影響を及ぼさない。栄養素を供給しても，有効に使用されるとは保証されない。臨床現場で注意深く見ると，特別に十分整った環境で使用される時に限って，癌に伴う栄養サポートの入院患者への使用が最も効果的であることがわかる。エビデンスに基づくレビュー[138]では，栄養サポートが癌患者において効果をもたらしうるのは次の患者である。

1. 積極的に抗癌治療を受けている患者。
2. かなり深刻な栄養不良であるか，あるいは，「長引いている」期間（周術期の患者の 7～14 日，あるいは非手術患者の 14 日間以上の期間），適切な栄養物を摂取したり吸収したりすることができないと予想される患者。

栄養サポートのルーティンの使用は，記載された評価基準を満たさない手術予定や放射線治療か化学療法を受ける栄養不良患者には適応されない。

癌患者への栄養介入の目標は，同化作用，体組成，機能の状態，および QOL を維持することである[139]。栄養サポートが使用されている環境では，癌患者への有効で状況に適した栄養療法には，体系的できっちりした栄養療法のプロセスが必要である。患者と病気の要素が変化するのに応じて栄養のリスクがある患者を特定して，ケアプランを作成・決定して，それを観察し，調整しなければならない。より正式には，栄養療法の手順は以下の要素を含むべきである。すなわち，栄養スクリーニング，正しい栄養評価，栄養療法プランの策定，プランの実行，患者のモニタリング，ケアプランの再評価，そして，ケアプランを再策定するか療法を終了するか，である[140]。このプロセスは繰り返され動的であるため，変わりゆく患者環境を認識し，対応できる。栄養療法は，医師，看護師，薬剤師，栄養士，心理社会的なプロバイダー，および理学療法士が含まれている時，大きな効果をもたらす集学的な仕事となる[141]。

▶栄養スクリーニングと評価

深刻な栄養不良の防止には，栄養のリスクのある患者の早期発見が必要である。しかし，栄養状態は定量化するのが難しい。現在の体重と体重推移（健常時の体重，理想体重，現在の体重，および体重減少量）は，患者の栄養状態を評価するのに最も一般的に使用される指標である[142]。癌患者の体重減少と栄養不良の割合は，腫瘍の部位やステージにより，9～100％に及ぶ[11,143～146]。体重減少は癌患者のマイナスの予後因子である[147]。10％以上の体重減少は，病気の経過によるか治療によるかにかかわらず，病的状態となる確率と死亡率の増加に関連することが確認された。簡便かつ実用的で費用対効果がよく，有用であるが，体重と体重推移のみで，悪液質を伴う患者における組織減少の進行や，徴候を評価することはできない[148]。栄養スクリーニングの目的は，栄養不良のリスクにあるか，または現在栄養不良である個人を特定することである。スクリーニングは，さらなる詳細な栄養評価の必要性を明らかにする。

表 88.4　癌患者のための栄養スクリーニングと評価ツール

Prognostic Nutritional Index[a]：手術合併症の％リスク＝158−16.6（アルブミン，g/dL）−0.78（TSF，mm）−0.20（トランスフェリン，g/dL）−5.8（遅延型過敏反応，mm）。前向きに検証した。
Nutrition Risk Index[b]：1.519（アルブミン，g/dL）＋41.7（現在の体重/通常の重量）。患者を十分な栄養状態，または軽度，中等度，または重度の栄養不良に分類し，周術期の非経口栄養の Veterans Affairs Total Parenteral Nutrition Cooperative Study Group Trial で使用された。
Patient Generated Subjective Global Assessment（PG-SGA）[c]：問診—体重変化，食事摂取量の変化，消化器症状，機能的能力の変化，診断。身体所見—皮下脂肪の減少，筋疲労，足首の浮腫，仙骨浮腫，腹水。患者を軽度，中等度，高度の栄養不良に分類し，数値のスコアを求める。前向きに検証した。

TSF：上腕三頭筋の皮下脂肪。
[a]データは，Buzby GP, Mullen JL, Matthews DC et al. Prognostic nutritional index in gastrointestinal surgery. Am J Surg 1980；139：160-7. より。
[b]データは，The Veterans Affairs Total Parenteral Nutrition Cooperative Study Group. Perioperative total parenteral nutrition in surgical patients. N Engl J Med 1991；325：525-32. より。
[c]データは，Linn BS, Robinson DS, Klimas NG. Effects of age and nutritional status on surgical outcomes in head and neck cancer. Ann Surg 1988；207：267-73. より。

Mini Nutritional Assessment，Nutrition Risk Assessment，Malnutrition Screening Tool などの複数のツールが，栄養不良があるかどうかをスクリーニングするために用いられている[19,146,149～151]（**表 88.4**）[19,20,144]。栄養スクリーニング手段は，客観的，主観的なデータの両方を組み込むべきである。しかし，スクリーニング手段は，使いやすく費用対効果がよく，効果的で信頼性が高く，高感受性であるべきである。栄養スクリーニング手段に一般的に含まれている客観的データは，身長，体重，体重変化，初期診断，病期，および併存症の存在などである[140]。ただ 1 つのどのような客観的尺度も，栄養のリスクを決定するためには十分ではない[152]。癌患者の栄養不良の発生と重要性のため，すべての患者が事前評価の 1 つとして栄養スクリーニングを受けることがすすめられる[140]。

Patient-Generated Subjective Global Assessment（PG-SGA）は，Baker らの Subjective Global Assessment（SGA）によって開発されたツールに基づいている[147,149,153]。SGA と PG-SGA の両方とも，体重減少や PS（performance status），栄養に関連した症状などの知られている予後因子を含む[147]。PG-SGA は 2 つのセクションから成る。患者が完成するセクションは，体重の推移，経験した徴候，最近や過去の食物摂取量，および活動レベルである。健康管理の専門家によるセクションは，代謝需要の評価，栄養必要量に関連した疾患，および身体検査の調査結果である。患者と健康管理の専門家による評価は，軽度，中等度，または重度の栄養不良として患者を分類して，栄養介入とモ

表 88.5 癌患者の栄養サポートのアウトカム

論文内容	研究（患者数）	調査結果（参考文献）
術前の栄養療法	4（449）	罹患率と死亡率が改善した[165〜168]
周術期の栄養療法	8（1,659）	罹患率が改善した[165,167]。死亡率が改善した[166,168〜170]。
免疫力を高める腸での組成 ARG，RNA，n-3FA	9（1,281）	免疫パラメータが改善した[169,170]。臨床成績が改善した[171〜173]
アルギニン，n-3 系脂肪酸		
アルギニン，n-3 系脂肪酸	1（200）	免疫パラメータや腸の豊富さが改善した[171〜178]
アルギニン		胃腸機能が改善した[179]
アルギニン，グルタミン	2（139）	免疫パラメータが改善した[180,181]
グルタミン	1（28）	
経腸栄養療法と静脈栄養療法の比較	11（1,742）	罹患率[182]または死亡率[182〜186]に対してほとんど差異なし 保たれていた腸の統合性[166,182,183,185]，免疫マーカー[185,187〜190]， 経腸栄養にともなって血糖管理が改善された[169,184,189,190]

(Adapted with permission from Huhmann M, August DA. General surgery. In：Marion M, Russel M, Shikora S, eds. Clinical Nutrition for Surgical Patients. Sudbury, MA：Jones & Bartlett, 2008.)

ニタリングへ誘導するために数値スコアに結合される[154]。PG-SGA は，栄養状態の微妙な変化を連続的に評価するのに使用されることがある[155]。

PG-SGA などのスクリーニング手段によって患者の栄養不良や栄養のリスクが明らかにされた時，病歴，食事歴，身体検査，身体測定値，および検査値の徹底的な評価を含む正式な栄養評価を実行すべきである[152]。体組成の詳細な評価は，代謝と栄養所要量への影響を評価するために病気および臨床状態に関するデータと統合される。また，病気と治療に関連した症状の評価も，栄養介入を計画するのに必要である。このプロセスは栄養の問題点の識別と診断につながる。そして，次いで栄養介入を指示する[156]。栄養介入の計画には，患者の治療に関わるすべての情報の入力が必要である。家庭環境や社会経済的な問題と同様に，体重減少あるいは増加の原因を考えなければならない[152,157]。これらの要素を考えることで，治療計画を誘導するのを助ける患者の嗜好などに焦点をあてるべきである[14]。介入の目標は記録し，頻繁に再評価しなければならない[156]。介入は患者ごとに個別に行い，患者の安楽と希望を考慮すべきである[154,156]。患者ごとに異なるが，一般的な栄養目標は，症状の管理，体重維持，および機能的な状態の維持である[154]。これらの目標に達するためには，調整された食事，経口での栄養補充の追加，EN または PN の開始を必要とするかもしれない。

▶集学的なケアチーム

Joint Commission on Accreditation of Healthcare Organizations（Joint Commission）は，ほとんどの癌患者の栄養状態の評価と栄養介入に関する教育を求めている[158]。急性期治療では，栄養専門職はこれらのサービスを提供しなければならないが，外来診療の場では Joint Commission は責任の明示をしていない。どのような教育で訓練された人材も標準化された栄養スクリーニングと評価方法を使用できる。必要であれば，支援のために登録栄養士（registered dietitian）か他の栄養療法専門家に相談できる[159]。残念ながら，ほとんどの癌センターが，癌患者の特定の栄養ニーズに対処するための登録栄養士を雇用していない[141,160]。

▶経口食事療法

経口食事療法では，経口栄養補助食品に関連する食物の使用について言及する。これらの補助食品は推奨の食品添加物（例：粉末状や液体のタンパク質）あるいは液体栄養補助食品（例：完全な経口栄養補助食品）として与えられるかもしれない。登録栄養士による食事カウンセリングと組み合わせた経口食事療法の提供は，体重管理や除脂肪体重の維持，QOL の改善，および癌患者の身体的機能を保つために必要とされている。いくつかの研究において，栄養状態と臨床の状態を説明するために個別化された栄養カウンセリングが，積極的に癌の治療を受けている患者の栄養状態と QOL を改善することが示された[161〜164]。経口食事療法は安全で費用対効果が優れているので，栄養カウンセリングおよび栄養補助食品の使用は癌患者の栄養サポートの最初のアプローチとすべきである。

▶経腸栄養療法

経腸栄養療法は，体重増加を引き起こして，癌患者の窒素バランスを改善する（**表 88.5**）。しかし，それは長期にわたって投与されても，明確には血中アルブミン値を改善しないし，全身のタンパク質動態を変更することもない[143]。多くの試験において，周術期ケアにおける経腸栄養の効力を算定することが試みられた[191]。残念ながら，これらの試験は乏しい研究デザイン，少ない対象数，栄養不良の異なった定義，および多くの異なった食事の組成や投与方法などのため，分析するのは難しい。これらの研究の大部分は経腸栄養の周術期の使用を調査している。一般に，経腸栄養は術後でさえ耐用性がある。しかし，副作用は一般的であり，特に吐き気と下痢，腹痛，腹部膨満がある[192,193]。これらの副作用は注入の割合の一時的な減量で一般に改善されるが，これは総合的な栄養素の摂取を減少させるかもしれない。経口では栄養必要量を満たすことができないと予期される周術期患者で，消化管が機能していれば，7〜10 日間経腸栄養を用いた時，合併症と死亡率をエンドポイントとすると有用であるように見える[140]。経腸栄養療法は，化学療法を受ける十分な栄養状態の患者では有用ではない[194,195]。放射線治療の間の経腸栄養の使用については十分に調査されている[196〜200]。放射線治療を受ける患者における経腸栄養の臨床効果は様々である。上部消化管の癌患者での1つの研究では，放射線治療の前に経腸栄養を始めた患者では体重減少は少なくなり，治療中断も少なくなるという報告があるが[196]，頭頸部癌患者での2つの研究では体重減少を抑えることはできなかった[198]。その上，放射線治療の前に静脈栄養に加えて経腸栄養を行った患者では，より生存率が短くなっていた[199]。しかし，頭頸部および食道に放射線治療を受ける患者が，しばしば十分な摂取ができなくなる粘膜炎を発症することへの注意が重要である。これらの患者では，栄養不良が進行しているのであれば，胃瘻か経皮空腸瘻による経腸栄養法が適切である[140]。

長い間，栄養補給投与のより適切なルートを確立することへの関心がもたれてきた。多くの研究により栄養補給投与のルートが結果に与える影響が調べられた。特に関心は経腸栄養対静脈栄養の優劣であった。経腸栄養療法は理論的により生理学的で，またそれほど高価ではない。しかし，静脈栄養では，経腸栄養で生じ，必要な量の栄養素を投与することを妨げる消化管の副作用を引き起こさない。栄養の効力は同等に見えるが，感染のリスクが低いのは経腸栄養の使用である[138,192,201]。したがって，栄養補給を治療法として選ぶ時，消化管が機能しているなら，経腸栄養の使用が好まれる。

▶静脈栄養法

静脈栄養の使用は，栄養不良，積極的な抗癌治療を受けていて，消化管が機能しておらず経腸栄養を許容できない，または14日間以上それらの栄養所要量を満たすことができないと予想される癌患者に制限されるべきである（**表88.5**）。静脈栄養は窒素バランスを改善し，経腸栄養より一貫して体重増加に作用する[143]。しかし，この体重増加は主として体脂肪であり[202]，患者の安楽と幸福感を改善する上では，ほとんど利益をもたらさない。

癌患者における静脈栄養の使用を調査した研究は，多くの場合，方法論がないことに悩まされている。研究は不均一集団で行われた。静脈栄養の構成成分と投与は研究によってばらつきが大きく，多くの研究で今日使われている静脈栄養のレジメンは，栄養過剰と不適当な成分構成があるため，次善の策といえよう[191,203]。

周術期の静脈栄養の管理は，胸部や消化管の大きな手術を受けた，十分な栄養状態にあるか，軽度の栄養不良がある患者には役立たない[204]。腹部や胸部の大手術を受けた周術期の患者における静脈栄養の大規模試験では，著しい栄養不良の患者を除いて，術前7〜15日と少なくとも術後3日間に与えられた静脈栄養において，有用性は示されなかった[20]。静脈栄養は周術期の感染合併症，主として肺炎および細菌感染症のリスクを増加させたが，創傷治癒の合併症（例：創傷離開，吻合部縫合不全）の発生を減少させた。この治療は，中等度栄養不良の患者で感染の増加するリスクを相殺して（点滴では静脈栄養への純益はまったくもたらさない），重度の栄養不良の患者に純益をもたらした[20]。手術を受けた患者の周術期における栄養サポートの大規模なメタ解析によると，手術後早期の静脈栄養投与が周術期合併症の発生を約10%増加させたことが示された。解析された患者の多くは，特に栄養不良ではなかった。同じメタ解析は，周術期合併症の発生によって評価した，手術前7〜10日間の静脈栄養の利益の可能性を示した[203]。一般的に同意されていることとして，静脈栄養は，経口や経腸チューブによる食物摂取を許容できない患者，重度の栄養不良であるかまたは少なくとも7〜10日間経口や経腸の十分な食物摂取ができない患者において，使用されるべきである[140]。

化学療法を受ける患者（栄養の状態や経口摂取不良になる見込みに関係なく）は，静脈栄養をルーティーンに補助使用するという研究では，一貫してまったく効果を示さなかった。毒性（骨髄抑制の程度で定義される）は減少せず，また腫瘍応答と生存率は改善しない。実際，静脈栄養の使用に伴う感染増加のリスク（ほとんど4倍）のため，ルーティーンな補助使用は実際には有害である。これらの知見は3つの先行するメタ解析の結果によって支持されている。それらはすべて，同様の結論に至った[205〜207]。癌患者が，経腸栄養より静脈栄養を好む傾向にあることは重要である。経静脈的な栄養のほうがチューブによる栄養よりも安楽を感じることが，患者の選択に強く影響を及ぼしているように思える[208]。明らかに，より新しいデータがこの領域で求められている。

放射線治療における静脈栄養の使用に関しては，ほとんどデータが存在しない。食道癌のために手術前の放射線化学療法を受ける患者での小規模後ろ向き研究では，静脈栄養を受けた患者の方がより高い割合で計画された化学療法を受けることができたが，化学療法，放射線治療関連の合併症が起こる確率，腫瘍反応率，手術による罹患率または死亡率は，違いがまったく見られないことがわかった[209]。

American Gastroenterological Association（2001）と米国静脈経腸栄養学会（ASPEN：American Society for Parenteral and Enteral Nutrition（2009）は，癌患者における静脈栄養の使用に関して同様の見解である[138,210]。癌化学療法や放射線治療を受ける患者に，ルーティンにPNを与えるべきではない。ASPENのガイドラインではさらに，一定以上の期間（7〜14日以上を定義）において，適切な栄養素を摂取したり吸収したりすることができないと予想される栄養不良患者においてのみ，静脈栄養の使用は適切である，と述べている。多くの場合，静脈栄養は平均余命が40〜60日未満であれば避けるべきである[138,140]。

▶腫瘍増殖と動態に対する栄養サポートの影響「Feeding the Tumor」

栄養素の供給が腫瘍の増殖と転移を刺激するかもしれないという懸念，癌患者での静脈栄養使用に対する興味を歴史的にやわらげた[38]。エネルギー必要量を超えて提供すると，静脈栄養はげっ歯類モデルでの腫瘍増殖の速度を2倍以上にすることがわかった[211〜213]。ヒトでの利用可能なデータは限られている。静脈栄養を受けている頭頸部癌と結腸直腸癌の患者において，腫瘍細胞増殖とタンパク質の合成の増加がみとめられた[40,41,14]。胃癌患者の研究では，経口の食事へ静脈栄養を追加したところ，腫瘍細胞増殖の増加はまったくみとめられなかった。栄養療法の腫瘍増殖への影響を見た12の研究のレビューでは，これらの研究の半数以上において腫瘍増殖マーカーの上昇がみとめられた。これらの著者は，静脈栄養は合併症の高いリスクのある栄養不良の患者に使用されるべきであるという結論を導

IV

表 88.6 癌性悪液質症候群の薬物療法

ホルモン
成長ホルモン±IGF-1：証明された効果なし
グレリン：食欲とカロリー摂取を刺激，腫瘍増大も引き起こす
メラトニン：証明された効果なし
ヒト成長ホルモン：証明された効果なし
酢酸メゲストロール：体重増加と QOL 改善
同化および副腎皮質ホルモン：有害
ドロナビノール：酢酸メゲストロールよりも効果は低い
シプロヘプタジン：証明された効果なし
サイトカイン-ターゲット
サリドマイド：TNF-α の抑制，体重減少の抑制
ペントキシフィリン：TNF-α の抑制，証明された効果なし
n-3 系脂肪酸：証明された効果なし
症状コントロール
制吐剤
抗うつ薬
腸管運動抑制薬
麻薬およびその他の鎮痛薬

いた。

癌性悪液質，胃腸障害，および随伴症状の管理

癌性悪液質は，癌患者において苦痛や QOL 低下を引き起こす。これは，倦怠感や食欲不振，早期満腹，および引き込もり，その他の症状とも関連している[59〜61,216,217]。さらに，嘔気，嘔吐，下痢，便秘，および消化不良を含む消化管症状の悪化は，癌と癌治療に伴って生じる。これらの症状のいくつかは癌の種類や部位に特異的に関連している。また一般的には，CCS によって生じるホルモンやサイトカイン環境と関連している。多くの研究が，CCS の効果を改善するためにこの環境の理解と改善に焦点をあわせたが，ホルモンやサイトカイン，腫瘍，および生体の連関はかなり複雑であることに注意する必要がある。したがって，複合的な病態生理の中の 1 つに焦点を絞った介入が，著明で持続的な効果をもたらすとは考えにくい[59〜61]。実際，過去の経験がこれを反映している。また，CCS の本質的な異常が，サイトカインとホルモンが介在する代謝の変化を及ぼすことも重要である。したがって，栄養素を単に「むりやり」経口で，または経腸的に，経静脈的に投与することは栄養状態に有意義な効果はなく，それは CCS 患者が経験する症状の特徴を無視している。

▶ホルモン

担癌げっ歯類モデルに対する成長ホルモン[218,219]，IGF-1 単独[220]，あるいは IGF-1 とインスリンの併用[221]の使用は，体重減少を顕著に抑える（**表 88.6**）。しかしヒトの臨床研究では，これらホルモンの補充はわずかな体重増加をもたらしたのみで，QOL の改善をもたらすことはまったくなかった[222]。

グレリンは，長時間の絶食に対して胃から分泌される強力なペプチドホルモンである。グレリンの血清レベルは，絶食により増加し，摂食することで低下する。グレリンの投与により，健常人では食欲が亢進し[223]，癌性悪液質のモデル動物でも同様の効果がみとめられている[224]。単回投与試験では，癌性悪液質を有する患者において食欲を亢進させたが，過剰刺激による成長ホルモンや IGF-1 レベルへの影響とそれに伴う腫瘍増大を考慮すると，その使用には限界があると考えられる[225]。

メラトニン（松果腺の主産物）は，TNF の生産を抑制し，CCS の治療となりうることが考えられているが，これまでの臨床試験では決定的な効果は得られていない[226]。成長ホルモンは CCS 患者における同化促進剤としての使用が考えられている。動物モデルでは，成長ホルモンは腫瘍増大以上に除脂肪体重を増加させることが報告されている[218]。この効果はヒトでも確認されているが[227]，ヒトでの実験では臨床効果は示されていない。

様々なホルモン剤が，CCS 患者に見られる食欲不振や早期満腹を改善するため，食欲刺激薬として示された。同化ステロイドには癌性悪液質の治療に対する実証された効果はない。ヒトでの実験によって，副腎皮質ホルモンは栄養パラメータと食欲の一時的な改善をもたらすが，連続使用により負の窒素バランス，カルシウムの喪失，耐糖能異常，および免疫抑制を引き起こすことがわかっている[222]。酢酸メゲストロールと酢酸メドロキシプロゲステロンは，癌および癌性悪液質を有する患者において，食欲を改善して，体重減少を抑制することが示されている黄体ホルモン薬である[228,229]。投与量は 160〜1,280 mg/日で検討され，最大体重増加は 8 週間以内にみとめられた。しかしこの体重増加は，除脂肪体重の増加ではなく脂肪の増加によるものであった[228]。それにもかかわらず，複数の前向き研究において，酢酸メゲストロールによる癌性悪液質の治療により QOL 改善が一貫して示され，副作用はごくわずかであった[230,231]。作用のメカニズムは明らかとなっていないが，IL-6 レベルの改善に関与していることが示唆されている[232]。さらに，酢酸メゲストロールと抗炎症効果や抗酸化効果をもつ栄養素の併用は，さらなる効果をもたらす可能性が示唆されている[233]。

ドロナビノール Dronabinol（マリファナ派生物）は，小規模試験において食欲亢進と体重増加をもたらすことが示されている。469 人の進行癌および悪液質を有する患者を対象に行った，酢酸メゲストロールとドロナビノールの効果が比較された無作為臨床試験では[234]，食欲改善や体重増加効果は，ドロナビノール群よりも酢酸メゲストロール群で多くみとめられたと報告されている。両者の併用療法では酢酸メゲストロール単独以上の効果はみとめられなかった。副作用には，めまい，運動失調，および錯乱がある。

シプロヘプタジンは，消化管や血管，気道のエフェクター細胞上にある H1 受容体に競合する，強力な抗ヒスタミンおよびセロトニン拮抗剤である。シプロヘプタジンは進行癌の患者に対して効果はほとんどみとめられないが，カルチノイド症候群によって生じている下痢と体重減少の患者に対しては著明な体重増加をもたらす。これはおそらく，腫瘍によって過剰に産生されたセロトニンとヒスタミンを直接阻害することによると考えられる[235]。

▶サイトカインをターゲットとした治療

サイトカイン異常は CCS を促進する（**表 88.6**）。した

がって，サイトカインをターゲットとした治療は，臨床症候群をもたらす代謝およびホルモン回復が期待される。動物実験が有望であろう。これまでいくつかの薬剤がヒトで臨床的な効果を示しはしたものの，臨床的に有効と証明されたものはない。トライアルの継続は，研究にかかる費用，投与の難しさ（経静脈投与），長期の治療期間，および現在利用できる薬剤が少ない点で困難である。

サリドマイドは，TNF-αを阻害し，他の様々な抗腫瘍効果をもつことが示されている[236]。膵癌患者を対象とした無作為試験において，体重減少の抑制がみとめられた。また，ペントキシフィリン（経口投与可能なメチルキサンチン誘導体）は，癌患者においてTNF-α産生を抑制することが知られている[237]。しかし，70人の進行した癌性悪液質の患者を対象に行われた無作為化二重盲検前向き試験では，食欲改善効果や体重増加効果はまったくみとめられなかった[238]。

エイコサペンタエン酸（eicosapentaenoic acid：EPA）とドコサヘキサエン酸（docosahexaenoic acid：DHA）は，魚油中に高濃度で存在するn-3系脂肪酸である。基礎研究および臨床研究において，EPAにはタンパク質分解誘導因子によって起こるタンパク質分解の抑制や，肝臓における過剰なタンパク質ターンオーバーの抑制，IL-6産生阻害，そして癌由来のLMFの阻害といった，潜在的な抗悪液質効果がみとめられる[228]。n-3系脂肪酸はまた，抗炎症効果を示す[61,239]。悪液質をもつ進行した消化管癌あるいは肺癌患者518人を対象とした大規模な無作為前向き試験において，生存率，体重，その他栄養指標をエンドポイントとした時，EPA投与はプラセボに比べ有益性はみとめられなかった[239]。EPAやDHAを対象としたトライアルを見た系統的レビューにおいても，明らかな効果はみとめられないと結論している[240]。

▶症状緩和のための薬物

経口摂取を損なう癌や治療に伴う症状緩和のための薬物療法は，多くの癌患者において，栄養サポートの必要性を軽減するために重要な補助手段である。例えば，適切な制吐療法は，化学療法を受ける患者の70～90%において十分に嘔吐を制御することができる[241]。にもかかわらず，化学療法により誘発された嘔気や嘔吐の発生頻度は，腫瘍専門医や看護師によって過小評価されている[242]。これは，癌患者の栄養評価を行う時，慎重な病歴聴取と診察が必要であるということを示している。癌患者の多くは，嘔気や嘔吐が治療期間中は当然起こるものと思っていて，明確に尋ねられなければ，これを問題として報告しないのである。

癌の栄養不良患者を評価する時，抗うつ剤薬物療法は考慮すべきものである。抑うつは，癌患者の25～45%に生じ，食欲低下と体重減少をもたらす[243,244]。選択的セロトニン再取込み阻害薬や三環系抗うつ薬を使用した抑うつ治療は，癌患者において有用である[243]。メチルフェニデート（興奮剤）も，癌に関連した抑うつの治療に効果的である[245]。抑うつの治療は食欲を改善するが，選択的セロトニン再取込み阻害薬と三環系抗うつ薬は，非癌患者の抑うつ状態からの改善とは独立して体重増加をもたらす[246]。予備実験では，これらの薬物が癌患者においても体重増加をもたらすことが示されている[247]。メチルフェニデートは非癌患者における食欲不振と関連しているが，癌由来の抑うつや食欲不振の患者では，その使用は食欲不振の改善に関与している[248]。したがって，メチルフェニデートは，癌患者で抑うつと栄養不良を伴っている患者に対して使用される。

嘔気，嘔吐，下痢および便秘は癌患者における一般的な症状であり，基礎疾患および基礎疾患の治療，あるいは症状緩和の副作用から生じる（例：痛みに対する麻薬により誘発された便秘）。進行癌患者の70%で嘔気や嘔吐が出現し，およそ90%の患者に便秘が起こる[249]。それほど一般的ではないが，下痢もまた苦痛の原因となる。これらの症状は食事嫌悪の原因となり，その結果，体重減少をもたらす。これらは早期癌の手術後の麻薬使用，ダンピング症候群，膵機能不全，または短腸症候群にともなって出現する。抑うつと同様，これらの症状の存在や重症度に関する質問を患者にしなければ診断することはできない。これらの消化管症状の進行がみとめられた時，根本にある原因の調査が腸閉塞やclostridium difficile大腸炎，脳転移，あるいは消化不良などの治療できる原因を除外するのに必要である。これらの症状がある場合，登録栄養士による評価と介入が役に立つ[250]。一般的なアプローチは，制吐薬（オンダンセトロン，クロルプロマジン），機能調整薬（メトクロプラミド），止痢剤（麻薬，ロペラミド，アトロピン），食物繊維，下剤，および膵機能不全が疑われる時）膵酵素補充である。National Comprehensive Cancer Networkは，消化管症状の管理を含めた症状管理のためのガイドラインを発行している[251]。また，消化管症状の管理について，いくつかの情報源が外科的見解から議論されている[252]。

造血幹細胞移植

造血幹細胞移植（hematopoietic stem cell transplantation：HSCT）は，造血機能を回復させるために，骨髄，末梢血，または臍帯血から集められた自家，または同種の幹細胞を経静脈的に投与する方法である。HSCTは，腫瘍に対する化学療法の効果を改善するために，高用量の化学療法後に用いられる。この高用量の治療は，骨髄機能に不可逆的で壊滅的なダメージを及ぼす。侵襲を受けた骨髄はHSCTによって再編成される。同種でのHSCTが行われる場合は，同種移植を可能にし，致命的な移植片対宿主病（graft versus host disease：GVHD）を予防するために免疫抑制を併用する。高用量の化学療法の使用と，これに関連する白血球減少症や血小板減少が長期に及ぶため，HSCTはある程度の肉体的，社会的，心理学的，および精神的な苦痛を引き起こすことがある。高い頻度でHSCTに起こる身体症状は，疼痛，嘔気，粘膜炎，下痢，および精神錯乱である。精神症状は，抑うつ，不安，悲しみ，喪失感，意欲低下および怒りなどである[253]。

HSCTを受ける患者の治療前の栄養不良の頻度は不明である。HSCTを受ける前の栄養不良は在院日数の増加と関連がある。HSCTを受ける前のすべての患者には，ルーティーンで栄養評価を行うべきである[254]。

慢性GVHD（cGVHD）は同種HSCTの合併症の1つである。cGVHDは口腔内過敏や口内炎，口腔乾燥症，逆流症，下痢，および味覚障害を引き起こし，栄養状態に影響を及ぼす[255]。同種HSCTを受けた患者の60%以上でcGVHDが存在し，そのうちの28%で体重減少がみとめられる[255]。

患者は消化管毒性のため，一般的にHSCT治療の間，静脈栄養を必要とする。静脈栄養は，HSCTを受ける患者にとって有益である[44,256～258]。静脈栄養は毒性を減少させないが，HSCT施行中の患者において入院期間の短縮[44,259～261]と体重減少抑制をもたらす[258]。さらに，1つの研究では静脈栄養を受けた患者において長期生存が示された[44]。

機能性食品

機能性食品は，健康上利益をもたらすと信じられている食物，あるいは栄養補助食品である（36章参照）[180,185,262～287]。これらは一般的に，選択栄養価を高められた液体栄養補助食品として食事に追加される。

▶アルギニン

動物モデルでは，アルギニンは，窒素代謝，創傷治癒，免疫能および腫瘍代謝に影響を及ぼす[267]。アルギニンは非必須アミノ酸で，肉体的なストレスによっては一時的に不可欠となる場合がある。アルギニンは尿素回路の基質であり，タンパク質，クレアチニンおよびポリアミン合成で必要となる[268]。結腸切除を受けた患者における非経口のアルギニン補充は，無治療対照群に比べ，免疫の反応性を高めることが示されている[265]。アルギニンはルーティーンで静脈栄養に加えられることはない。一般に，アルギニンを補充した経腸栄養での臨床研究において，合併症や死亡率への影響はみとめられていない[180,269,270]。頭頸部癌の手術を受けた患者における1つの研究で，アルギニン補充による創傷治癒の促進と入院期間の短縮が示された[271]。頭頸部癌にともなう栄養不良患者を対象とした無作為試験では，アルギニンの術前投与を受けた患者で10年のフォローアップ後の生存率改善がみとめられた[272]。

▶n-3系脂肪酸

必要不可欠な栄養素であるn-3系脂肪酸は，免疫能の改善や炎症反応の抑制と関連があるプロスタグランジンE_3やロイコトリエン5の産生を助ける。n-3系脂肪酸はまた，免疫抑制や炎症促進作用があるプロスタグランジンE_2とロイコトリエン4を減少させる作用がある[273,274]。n-3系脂肪酸は様々な形状で提供され，非経口投与の他，錠剤や液体栄養サプリメントとして提供されている。膵癌患者における経腸でのn-3脂肪酸投与を行った研究では，2～3g/日のn-3系脂肪酸補充により体重が安定することが示されている[275～277]。結腸直腸癌患者への非経口的なn-3系脂肪酸の補充では，ロイコトリエン5値の改善と，TNF値の低下がみとめられた[278]。最近では，膵癌で体重減少をきたした患者にn-3系脂肪酸サプリメントを投与することの有益性が示唆されている。

▶グルタミン

グルタミンは，人体で最も豊富なアミノ酸であり，リンパ球やマクロファージ，腸管細胞，線維芽細胞，腎上皮細胞など増殖の速い細胞にとって重要な基質である[279]。グルタミンはプリン，ピリミジン類，およびアミノ酸合成のための前駆体であり，組織間の窒素シャトルとして機能する[268]。遊離体のグルタミンは不安定であるため，通常の静脈栄養はグルタミンを含んでいない。静脈栄養で使用する場合には，グルタミンをジペプチドとして投与する。水溶液中の安定した一般的なグルタミンジペプチドは，アラニルグルタミンとグリシルグルタミンである[280]。術後にグルタミンを静脈投与した研究のメタ解析において，非経口のグルタミン投与は入院期間の短縮と感染症の合併頻度の減少と関連があることが示された[281]。結腸直腸癌患者において周術期にグルタミンを静脈投与した無作為前向き試験では，グルタミン補充により窒素バランスの改善がみとめられた[181]。グルタミンは通常他の栄養素と組み合わせて投与されるため，経腸単独でのグルタミン投与の有効性を示すデータは限られている。げっ歯類モデルを用いた研究では，経腸でのグルタミン補充は，おそらくはシスプラチンによるグルタミントランスポーターの活性化を介してシスプラチンによる腸管粘膜の傷害を減少することが示されているが[282]，ヒトでのデータはない。癌におけるグルタミン効果のさらなる研究が期待される[56]。

▶免疫力を高める経腸栄養食

複数の研究において，「免疫賦活経腸栄養」あるいは免疫状態の保持や改善を目的とした微量栄養素や三大栄養素の補充効果が調査されている。周術期の癌患者に対して栄養学的，薬理学的介入を調査した大規模臨床研究において，アルギニン，RNA，n-3系脂肪酸を含む市販の経腸栄養補助剤が使用された。いくつかのメタ解析において，外科手術を受けた患者では周術期に免疫賦活経腸栄養剤を使用することで，院内感染の減少や入院期間短縮といった有効性が示された[283～287]。アルギニン，n-3系脂肪酸およびヌクレオチドの組合せが最も高い有効性をもたらした。

終末期における栄養ケア

癌患者のターミナルケアにおいて栄養療法は適用とならないことがガイドラインで示されているが，この問題は物議をかもしている[138]。しかし，癌と診断された患者における在宅静脈栄養の使用頻度を考えると，この問題に言及することは重要である。患者のQOLと重要な健康管理の資源は危機に瀕している[288,289]。

進行癌患者への栄養療法開始の決定には，患者と家族の希望，潜在的リスク，利益および患者の予測される生存期間を考慮しなければならない。この状況における栄養療法の目標は，栄養に関連した苦痛症状をコントロールしてQOLを改善し，余命を延長することである[131]。レビューは，末期癌患者における在宅静脈栄養サポートの使用に関連している5つの登録ベースの研究，10の後ろ向き研究，3つの前向き研究，および2つの前向き無作為試験を引用した[132]。閉塞，消化不良，瘻孔および放射線腸炎は，最もよく見られる合併症であった。無作為試験は，1つは方針通りの分析を使用できなかったことと[290]，もう1つは両方のグループで見られた生存期間の延長のため（それらが差し迫っている終末期ではなかったことを示唆する），評価するのは難しい[291]。それにもかかわらず，両方とも生存における何らかの利益を示している。在宅静脈栄養の良い反応を示した末期癌患者の例には，良い全身状態（例：カルノフスキー〈Karnofsky〉スコア ＞ 50）の患者も含まれる。つまり，手術不能の腸閉塞症がある患者，脳や肝臓，肺など主要組織の病気からの最小限の症状がある患者，および無痛性の病気の進行がある患者である。American Society for Parenteral and Enteral Nutrition Clinical Guideline は，患者がこの複雑でわずらわしい高価な治療から恩恵を受けたいと望む場合，(a) 非常に強く動機づけられていて身体的に自分自身の治療に参加することができなければならない，(b) 推定の余命が 40～60 日以上でなければならない，(c) 献身的にケアをしてくれる専門家ではない人を含め，家庭で強い社会的，財政的なサポートが必要である[138]。さらに，鎮吐薬，麻酔剤，抗コリン作動薬および抗うつ剤を用いた積極的な医療管理など，より非侵襲的な治療の試みに失敗していなければならない。平均余命 40 日未満の患者は，在宅点滴療法でしばしばよく緩和される。在宅静脈栄養による終末期医療のために評価を行い，その評価基準を満たす患者はほとんどいない。最適な決定を行い，受け入れてもらうには，患者，家族および委託医師の率直で慈愛に満ちた議論が重要である。

癌患者における栄養サポートのための臨床アルゴリズム

本章に提示された概念は，癌患者に対して適切な栄養サポートを行うためのアルゴリズムを示している。癌の診断は，患者が栄養学的にリスクがあるものと見なす。すべての入院癌患者および多くの通院癌患者は，本当に，栄養不良であることを特定するために正式な栄養状態評価を受けるべきである。さらに，癌に対する栄養効果をカウンセリングして，疾患による影響の減少と疾患自体の治療のため可能な範囲の食事変更を提案すべきである。

癌患者に対する特別な栄養サポートというものは存在しない。十分に栄養供給された患者が「補助的な」栄養サポートの利益を得られないのは明確であり，これはある患者には実際に危害を加えることになるかもしれない。

手術を受ける患者で，中等度あるいは重度栄養不良と評価された場合は術前栄養サポートを行うことを考慮すべきである。経口サプリメントは時に適切であるが，初期の栄養状態によっては，経腸栄養や静脈栄養が必要である。少なくとも 7 日，できれば 14 日間の手術前サポートが，術後回復を最もよく促進して，栄養関連合併症を最小限にするために必要である。手術を遅らせることができないか，または術後 7 日以内に経口摂取が期待できない患者に対しては，術後早期に栄養サポートを開始することが重要である。術前あるいは術中に，術後の栄養サポートの必要性が特定されれば，術中に経腸栄養経路（胃瘻造設か経皮空腸瘻チューブ）の造設を行う。機能的な消化管へのアクセスがあれば，経腸栄養を用いた初期の栄養サポート計画を単純化することができる。一般に，経腸栄養法は静脈栄養よりも推奨される。しかし，経腸アクセスのない場合や消化管が機能していない患者では，静脈栄養を用いるべきである。癌患者では必要とされる栄養が変わりやすく，周術期の必要性は患者の生理学的状態に影響を受けるため，タンパク質とカロリーの必要量は個々の患者ごとに測定あるいは推定されなければならない。現在のところ，栄養学的，薬理学的な補充は立証されてない。

化学療法や放射線治療を受ける患者では，中等度あるいは重度栄養不良と判断されたり，長期（≧ 14 日）に経口摂取が不十分になると考えられる場合のために，栄養サポートを準備しておくべきである。

終末期や，積極的な抗癌治療を受けていない患者では，経腸栄養あるいは静脈栄養サポートの利益を得ることはほとんどない。潜在的な緩和の利益よりも，リスク，不便さ，不快が上回る。救急外来や在宅において，経口水分摂取が不十分な患者に対して，間欠的に経静脈輸液を行うことは有益かもしれない。まれに，平均余命が 40～60 日間より長い場合や，全身状態が良好な場合，介護者が患者と同居している場合，そして治療費を管理しやすい場合に，在宅静脈栄養は有益な可能性がある。

癌患者の経腸栄養や静脈栄養の生理学的，栄養学的等価性を考えると，できれば経腸栄養が推奨される方法である。消化管が機能していて，安全な経腸アクセスが確立されていれば，経腸栄養はより簡単で，より安く，より安全である。

（David A. August, Maureen Huhmann／小原章央，藤原雄太 訳）

89 骨代謝と疾患

骨の組成と構造

骨は，その組織の2～5%を細胞が占め，残りの95～98%を非細胞性物質が占めている。その非細胞性物質により，骨は強く，堅固で，弾力性に富み，機械的な性質を有することができる。この非細胞性物質は，ミネラルに覆われたマトリックスタンパク質(オステオイドという)から成り，その体積の約半分はミネラルであり，残りの半分は有機マトリックスである。他の結合組織と異なり，一見，骨格形成物質内には存在しないように見える。この堅固な物質の中には，骨細胞が埋もれている。骨細胞は，マトリックスの骨小腔に存在し，骨全体に枝状に存在する骨小管とよばれる細管内に細胞からの長い突起のネットワークを張り巡らせ互いにコミュニケーションをとっている。その結果，見た目には生きた細胞から数μm以上離れても通常は隙間が見られない。さらに，長管骨の密度の高い皮質骨でさえ，全体にわたり血管のネットワークが存在する。ほとんどの骨細胞は，通常，毛細血管から90μm以内に存在するのである。

▶骨ミネラル

骨に含まれるミネラルは，炭酸イオンが多く，化学量比の異なる不完全なヒドロキシアパタイトである。その組成は，カルシウム37～40%，リン酸50～58%，炭酸イオン2～8%である。これらの値は，動物種により異なる。とりわけ炭酸イオンの割合は，全身の酸-塩基バランスの状態により変化する（アシドーシスでは減少し，アルカローシスでは増加する)。加えて，骨ミネラル中には，わずかな量のナトリウム，カリウム，マグネシウム，クエン酸，その他様々なイオンが含まれる。これらは，骨ミネラルが沈着する際に，細胞外液中に存在していたものであり，ヒドロキシアパタイトの結晶の表面に吸着し，結晶の成長によって新たに沈着したマトリックスにおける水としてそこに補捉されたものである。

▶マトリックスタンパク質

骨のマトリックスタンパク質は，腱，靱帯，皮膚と同様に，主にコラーゲンから成る。コラーゲンは，マトリックスの有機成分の約90%を占めている。骨では，コラーゲンのうちⅠ型コラーゲンが主なものである。コラーゲンは，長い線維状のタンパク質で，3本の線維状のタンパク質がらせん状に束ねられた構造をしている。コラーゲン分子が固くコイル状に結合するために，バックボーンペプチドの内面側には，側鎖がついていない。そのため，コラーゲン分子内では3アミノ酸ごとにグリシンが含まれている。一方で，外面側にはリシンのような様々な側鎖をもつアミノ酸が含まれる。それらは，翻訳後にコラーゲン線維間を固い共有結合で結合するために用いられる。このクロスリンクは，骨がコラーゲン線維の軸索方向に沿って曲げられた時に，コラーゲン分子が他のコラーゲン線維分子からずれてしまうのを防ぐ役割がある。

▶非コラーゲン性マトリックスタンパク質

非コラーゲン性タンパク質は，骨の有機マトリックスの約10%を構成している[1]。これらのタンパク質は，γ位がカルボキシル化されたグルタミン酸残基を有するタンパク質のファミリーに含まれるため，Glaタンパク質とよばれる。最もよく研究されている代表的なGlaタンパク質はオステオカルシンであり（骨Glaタンパク質〈bone Gla-protein：BGP〉ともよばれる)，骨マトリックスタンパク質の1.5%を占める。その他のGlaタンパク質としては，オステオネクチン，フィブロネクチン，マトリックスGlaタンパク質，オステオポンチン，骨シアロタンパク質がある。これらの多くのタンパク質の機能については，ほとんど明らかになっていない。これらは，破骨細胞の遊走化因子であるとか，破骨細胞の接着部位であるなどといわれる一方，新たに形成された骨に付着する骨芽細胞を活性化するものだともいわれる。このようなマトリックスタンパク質の性質のために，骨は骨リモデリングに必要ないくつかの化学因子を含んでいるように思える（後述)。

骨の形態および三次元構造は，そのマトリックスタンパク質により決定される。エチレンジアミン四酢酸や他の酸の存在下で実験的に完全に石灰化されてしまった骨は，ほとんど正常のように見える。この人工的な骨の切片を作製し，染色して顕微鏡下で観察すると，まったくもって骨の美しい構造をもっていることがわかる。実際に，脱灰は骨組織を観察するための典型的な最初のステップとされている。なぜなら，石灰化した骨は，組織切片を作製するために用いられるミクロトームを傷める傾向があるからである。

骨を構成する細胞とその機能

骨を構成する細胞は，主に4つある。すなわち，ライニング細胞，骨芽細胞，破骨細胞そして骨細胞である。これらは，骨の物理的な性質を維持するとともに，骨のカルシウムホメオスタシス（恒常性）維持機構を形成する役割がある。

ライニング細胞は，扁平で線維芽細胞様の細胞であり，骨の自由表面を覆っている。また，おそらく骨芽細胞から生じるか骨芽細胞に密接に関連した細胞であると考えられている。ライニング細胞は，骨の自由表面を膜のように完全に覆っており，一般に循環している他の細胞やホルモンから隔離するように働いている。ライニング細胞は，ライニング細胞と反対側の完全に石灰化した骨との間の仮想空間を仕切っている。この空間は，骨細胞の周囲を取り囲む骨小管の間隙とつながっており，その外側に存在する細胞外液とはイオン組成が異なる液で満たされている。すなわち，この空間はライニング細胞と骨細管の間に相当する。ライニング細胞は，細胞外液とその骨空間との間のイオン流入を調節することで細胞外液におけるカルシウムイオン濃度の調節に関与している可能性がある。

骨芽細胞は，骨髄腔中の間葉系幹細胞より分化する。骨芽細胞は骨表面に付着し，まずマトリックスの線維性タンパク質の合成，沈着，位置づけを行う。次に，マトリックスが石灰化できるように変化させる。骨芽細胞は，骨芽細胞自体とすでに存在する骨表面との間にこのマトリックスを沈着させる。そして，そのマトリックスが新たな骨となるようにする。

新たに沈着した骨マトリックスは，半分がタンパク質で半分が水から成り，すぐには石灰化しない。ちょうどコラーゲンを基本とした構造で腱や靱帯に類似し，通常は石灰化しない。そこで骨芽細胞は，さらにマトリックスの形成と沈着後の役割を果たさなければならない。その詳細なプロセスは，完全には明らかになっていないが，一部は沈着したマトリックス中への骨芽細胞によるタンパク質の分泌によるものである。それらのタンパク質は，何らかの方法で細胞外液中のカルシウムとリン酸イオンを沈着させる三次元配置の形成に関与したり，ヒドロキシアパタイト結晶形成においてカルシウムやリン酸イオンを配置する役割を果たす。骨芽細胞は，近傍に存在する有機リン化合物を加水分解するアルカリホスファターゼとよばれる酵素も分泌する。その結果，石灰化部位におけるリン酸イオン濃度を上昇させることができると同時に，天然に存在する骨石灰化の阻害物質（例：ピロリン酸）を除去することができる。最終的に，ミネラルが沈着するので，もともとマトリックス中にあった水はミネラルに置き換えられることになる。紡錘形になったヒドロキシアパタイト結晶は，コラーゲン線維間に平行になるように配置される。

破骨細胞は，単球-マクロファージ系の細胞より分化する。そして，たいていは多核の細胞であり，骨を吸収する活性を有している。破骨細胞は，まず最初に骨の微小表面に固く付着し，表面の微小領域を壁でシールすることで，骨吸収を開始する。この結合には，インテグリンとよばれる連結タンパク質が関与する。インテグリンは破骨細胞の細胞膜に存在し，細胞膜とオステオポンチンのような骨マトリックスタンパク質と連結させる。オステオポンチンには，特別なアミノ酸配列（RGD，すなわちアルギニン-グリシン-アスパラギン酸）が存在する。一度強固に結合すると，破骨細胞は酸とタンパク質分解酵素を破骨細胞が取り囲んだ空間［訳注：吸収窩という］に分泌する。これらの酸とタンパク質分解酵素によりミネラルとマトリックスの分解が可能となる。その後，破骨細胞は分解産物を吸収部位の周囲の細胞外液中に放出する。そのため，分解産物は循環血液中に運ばれていく。短期間の骨吸収が行われた後（約数日間と測定されている），破骨細胞はプログラム細胞死（アポトーシス）を起こす。破骨細胞がいなくなった後の吸収窩は，骨芽細胞が補充される。骨ミネラルから破骨細胞により溶解されたカルシウムは，このアポトーシスの過程を惹起あるいは促進すると思われる。酸を産生することを抑制された破骨細胞は骨表面に蓄積し，その寿命は長くなる。骨の薄切切片を組織化学的に解析すると，これらの過程は必ず限局的に見られる。しかし，その活性はより典型的な骨表面に沿って移動する一連の過程であり，破骨細胞が先行して働き，その後を骨芽細胞が埋めていくのである。

血中に放出されたカルシウムとリンは，たいていは再び骨形成過程にある骨のあらゆるリモデリング部位において利用される。一方，タンパク質分解物は，代謝されるか排泄される。コラーゲンの分解産物中に含まれるいくつかのアミノ酸は，体内のアミノ酸プールに入るか，体内で様々なタンパク質合成に再利用される。しかし，これらのうち翻訳後修飾を受けたアミノ酸（プロリンが修飾されて生じるコラーゲン線維間の結合に関与するヒドロキシプロリンなど）は，再利用されることはない。それゆえ，骨リモデリングには，持続的に食事から新たなタンパク質が供給される必要がある。

骨細胞は，骨芽細胞がマトリックス形成を停止した後，さらに別の細胞により新たに周囲にマトリックスが形成されていく過程で骨中に埋め込まれたものである。骨細胞は，骨に力学的負荷がかかった時，その存在領域にかかる力学的負荷（折り曲げ）の度合いを感知する役割がある。また，骨細胞は，その情報を近くの骨表面に存在するライニング細胞に伝達する。それにより，局所における骨リモデリングの事業を開始するかどうかが決定される。骨細胞がこのような情報を伝達する方法の1つはスクレロスチンとよばれるホルモンを分泌することである。スクレロスチンは，骨芽細胞の活性を抑制する（後述）。骨細胞の機能については完全には明らかになっていない。しかし，骨細胞が死んでしまった骨は，どのような理由であれ極めて脆弱であることは明白である。

これらの骨を構成する細胞の活性は，数多くの全身性あるいは局所性のホルモンなどの生理活性物質によって調節されている。加えて，これらの細胞は互いに他の細胞の活性を調節している。**表 89.1** に，骨芽細胞と破骨細胞の活性に影響を及ぼす多数の因子のうちの代表的なものをあげる（後出「骨のリモデリング」の項参照）。この分野は急速に研究が発展している分野であり，まだまだ多くのことが明

表 89.1　骨構成細胞に作用する液性因子

骨芽細胞	破骨細胞
副甲状腺ホルモン	カルシトニン
1,25(OH)$_2$ビタミン D	ビスホスホネート製剤
グルココルチコイド	インターロイキン-1
インスリン様成長因子（IGF）	コロニー刺激因子-1（colony-stimulating factor-1：CSF-1）
トランスフォーミング増殖因子-β(transforming growth factor-β：TGF-β)	TGF-α
インターロイキン-6	TGF-β
	RANK リガンド
副甲状腺ホルモン関連ペプチド（parathyroid-hormone related peptide：PTHrP）	硝酸ガリウム
オステオプロテグリン	
骨形成タンパク質（bone morphogenetic protein：BMP）	
スクレロスチン	

らかになってくるだろう。骨芽細胞あるいは骨芽細胞様細胞は，骨形成において中心的な役割を果たすだけでなく，骨リモデリング部位への全身性の様々な調節シグナルを伝達する上でも重要である（後出「骨のリモデリング」参照）。したがって，副甲状腺ホルモン（parathyroid hormone：PTH）は，骨吸収促進因子であるが，破骨細胞はPTH受容体をもっていない。むしろ，PTH受容体は，骨芽細胞（あるいはその関連細胞）に発現しており，PTHが結合すると，骨芽細胞表面に破骨細胞の活性化を促進する因子（例：RANKリガンド〈RANKL〉）を発現したり，分泌したりする。これに対し，破骨細胞はカルシトニン（CT）受容体をもっており，CTの骨吸収抑制シグナルに対し非常に急速に応答することが可能である。

骨の構造

骨は，緻密な外殻すなわち皮質骨と内腔構造である相互接続されたようなプレート状，桿体状，あるいは針状の骨すなわち海綿骨あるいは骨梁骨とよばれる構造より成る（**図 89.1**）。長管骨のシャフト部分では皮質骨が中心であり，中空チューブ構造を形成する。一方，関節付近では，皮質骨は薄くなり，内部は海綿骨の発達した格子状構造の骨で形成される。脊椎，骨盤，胸骨および肩甲骨のような骨は，薄皮のような皮質骨と内部にある多かれ少なかれ均等に分布した海綿骨を有している。骨内部の海綿骨の三次元構造は，特定の骨が受ける力の方向に沿って配置される。その結果，最小の構成成分で最大の構造学的強度を有する。

骨ミネラルとマトリックスの比率およびカルシウムとリンの比率はそれぞれ皮質骨と海綿骨で実質的に同一である。このことは，文献上しばしば混乱が見られる。なぜなら，分析の前に海綿骨から付着した骨髄液中の成分を取り除くことが困難であるためである。とはいえ，基本的に骨は骨である。一方，海綿骨は，皮質骨に比べてはるかに代謝回転（すなわち，骨リモデリング）が速い。これは，一部は，海綿骨の骨表面面積が皮質骨に比べてはるかに多いことに起因する（骨リモデリングは，骨成分中にある微小解剖学的骨表面で常に起こっている。後述「骨のリモデリング」参照）。また，一部は，海綿骨では一般により多くの造血系骨髄細胞と接する機会が多いことに起因する。実際，骨と骨以外の骨髄との間の隔壁は，おそらく皮質骨と海綿骨間の隔壁より重要である。

骨の両端の部分は，骨端（epiphysis）とよばれる（**図 89.2**）。長管骨のシャフト部分は，骨幹（diaphysis）とよばれる。そして，成長板の部分と重なりあうシャフトの漏斗状に広がった部分を骨幹端（metaphysis）とよぶ。骨質外側に存在するライニング細胞は，堅固なシートあるいは膜を形成し，骨膜（periosteum）とよぶ。一方，骨質内側，つまり皮質骨や海綿骨の内側表面に存在する細胞は，骨内膜（endosteum）とよばれる。

骨梁や骨棘間の空間は，骨髄で占められている。生まれてすぐの頃は，骨髄の大半は造血能を有しているが，成長に伴い，造血能をもった骨髄は体幹の骨に限定されるようになり，末梢の骨の骨髄腔は，ほとんどが脂肪で埋めつくされるようになる。

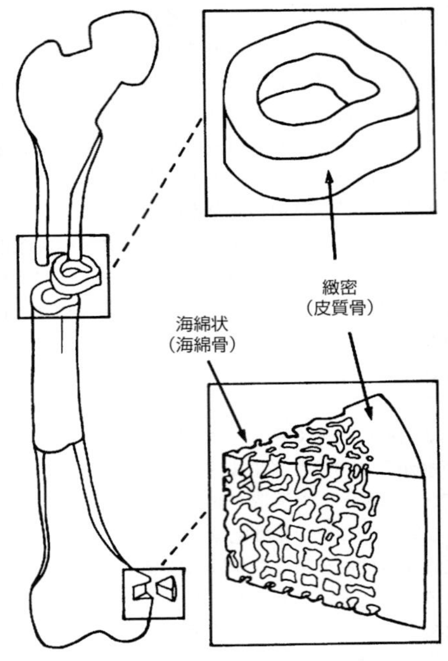

図 89.1　典型的な長管骨の構造と微細構造。
(Copyright Robert P. Heaney, 1996.)

緻密な皮質骨では，数年にわたる骨リモデリングにより，オステオンあるいはハーバス系（Haversian system）とよばれる骨単位の構造が形成される。これらは，骨の集積したシリンダー状の多層板構造であり，毛細血管の流れに沿って配置されている。また，この構造は，通常のリモデリングの過程を経て形成される（後述「骨のリモデリング」参照）。すなわち，最初に骨に管状の穴が破骨細胞により形成された後，外側から内側へ波状に移動してくる骨芽細胞により埋めつくされる。

骨の末端すなわち骨が関節部分のように他の骨と接するところでは，骨の表面は骨膜ではなく軟骨で覆われている。健康であれば，この軟骨は高度に水分を含有しており，関節液で潤滑されている。そして，関節皮膜とよばれる丈夫な結合組織でできた袋によって保持されている。この構造は，骨と骨をスムーズに動かすために必須のものである。

骨の分化

発生過程において，ほとんどの骨はまず軟骨として形成される。そして，次第に骨に置き換えられていく。この過程において血管が軟骨内に侵入し，次いで石灰化が続いて起こり（内軟骨骨化という），そして石灰化軟骨が破骨細胞によって取り除かれ，最後に骨芽細胞が沈着することにより骨に置き換えられる。幼少期や小児期には，骨の成長と分化は同じようなパターンで行われる。しかし，適度に成長していくために，ほとんどの骨は1つあるいは複数の成長軸に垂直に存在する軟骨板を有している。例えば，シャフト状の骨から長管骨の骨端部分を分離している構造である。この構造を成長板といい（**図 89.2**），急速に増殖している軟骨細胞から成る。それらは複数に分かれており，シャフトから骨端が離れていくように押し出している。血

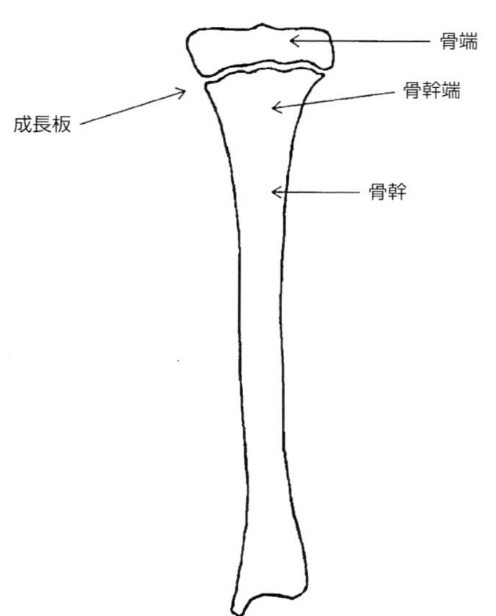

図 89.2　成長期の長管骨の主な部位の名称。
(Copyright Robert P. Heaney, 1996.)

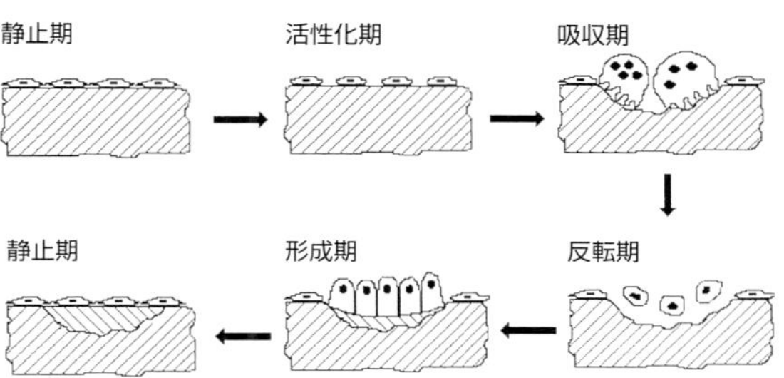

図 89.3　骨リモデリング過程の進行における主な骨構成細胞とその役割を図示した。静止期には，骨表面はライニング細胞で覆われている。これらは，活性化部位では取り除かれる。多核の破骨細胞が侵入し吸収窩を形成する。その後，反転期を経て，円柱状の骨芽細胞が新しい骨マトリックスを沈着する。最後に，静止期に再び戻る。
(Copyright Robert P. Heaney, 1996.)

管は，長管骨のシャフト部分から増殖している軟骨細胞の列に侵入する。そして，軟骨の石灰化がスタートし，胎児における骨格形成と同様の過程を経て，骨に置き換わる。その一方で骨端は，さらに外側へ押しやられていくので，骨端から骨幹方向へ骨幹端を押し下げていきながら成長板の形成，軟骨の増殖，軟骨の石灰化，そして骨への置換は，解剖学的にも時間的にも連続的に継続されつづける。

骨の成長は，内軟骨骨化の過程が成長板での新たな軟骨の形成に追いついた時に停止する。そして，成長板を横切るように骨梁が形成されていき，それによって骨幹と骨端が堅固につなぎ止められる。この終結過程は，思春期の男子も女子もともに合成しているエストロゲンレベルの増加により引き起こされる。長軸方向への成長が持続している間，モデリング過程（後述）は，骨の適切な形状を維持するために骨の外側の形成に重要である。これは，骨幹の中心付近において典型的な骨膜性新生骨形成と骨内膜吸収を引き起こす。一方で，骨幹端では骨膜性骨吸収や骨内膜形成が起こる。

骨のリモデリング

細胞間の骨成分は，骨全体の容積の95〜98%を占めている非生物要素であるが，更新・置換されることができる。これは，軟部組織の細胞構成成分が常に目には見えなくとも代謝されつづけているのと同じである。骨においては，リモデリングの過程は別々の場所で起こる。そして，顕微鏡下で容易に観察できる。通常このプロセスは，まず活性化から始まり，その後，吸収，反転，最後に形成という定められた手順に従い進んでいく。この進行過程を**図 89.3**に示した。

活性化のステップは，骨表面を覆っているライニング細胞が外れ，骨表面が循環血液系に直接曝露されることから始まる。石灰化した骨は，破骨細胞前駆細胞のための化学遊走化因子を供給する。破骨細胞前駆細胞は，骨表面に移動し，融合した後，成熟破骨細胞として骨に付着する。そして骨を浸食し始める。破骨細胞により適度な量の骨が吸収されると，破骨細胞はアポトーシスを引き起こし，骨表面から消失する（しかし，前述のようにこの過程は骨表面に沿って移動するものであり，新しい破骨細胞はこのプロセスが持続するように補充される）。そして引き続き反転が起こる。その後，骨芽細胞が侵入し，骨吸収窩で取り除かれた骨のリモデリングを始める。骨芽細胞は，コラーゲン線維を平行に配列させ，重層していく。また，しばしば数 μm ごとにコラーゲン線維束の方向を変化させることもある。このようにして，骨芽細胞は「層板骨」とよばれる骨を形成する。この構造はベニヤ板のような合板に似ている（木目が異なる層で異なる方向に走るようにつくられている）。成人では，骨芽細胞は，0.5 μm/日の速度でマトリックスを形成していく。また，マトリックス沈着の進行より約 10 日間遅れて石灰化が進む。骨芽細胞のいくらかは，すでに述べたように骨吸収窩内にとどまり，骨細胞となる。

このリモデリング過程が特定の場所で終了する時，骨芽細胞が残った骨表面は休止期に入り，平坦化し，骨芽細胞はライニング細胞となる。ライニング細胞は，次の新たな骨リモデリングが局所で開始するまでの間，新たにできた骨表面を効果的に保護する。健康な成人では，この過程は，開始から終了するまでどの部位においても約 3 ヵ月かかる。したがって骨吸収期間が 2〜3 週間，骨形成期間が 2〜3 ヵ月ということになる。この過程は，乳幼児では速く，高齢者では遅くなる。

このリモデリング活性の調節は，骨形成や骨吸収を促進したり抑制したりするような，いまだに増え続けているリストに示されている細胞間シグナルや相互作用によって引き起こされる。端的にいえば，骨芽細胞系の細胞は，RANKL とオステオプロテゲリンという 2 つの物質を分泌する。RANKL は，破骨細胞の形成，分化を開始し，破骨細胞による骨吸収を持続させるために必須である。オステオプロテゲリンは RANKL と複合体を形成し，破骨細胞表面にある RANK への結合を抑制する。したがって，骨芽細胞や骨髄間質細胞は骨吸収を調節している。同時に，破骨細胞はそれ自体がまだ明らかにはなっていないが，骨芽細胞機能を活性化するような因子を分泌する。最終的に，骨細胞もスクレロスチンを分泌することでこの調節関係に関

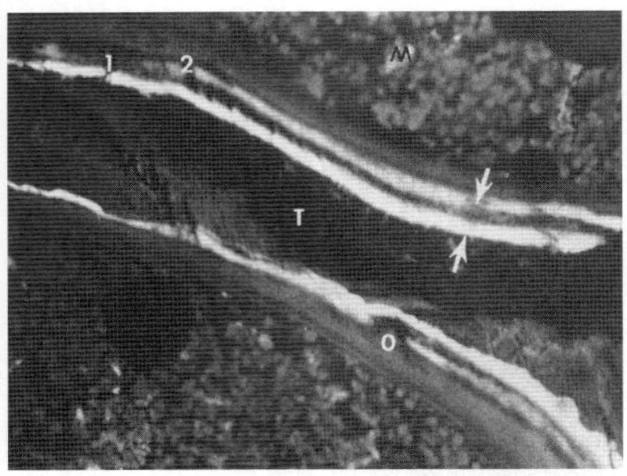

図 89.4 腸骨稜から採取した海綿骨の組織切片。矢印間の距離は，2回のテトラサイクリン標識の間に形成された骨量を示している。M：骨髄，T：海綿骨，1および2は，1回目と2回目のテトラサイクリン標識を示す。

わる。スクレロスチンは糖タンパク質の1つであり，骨芽細胞による新規の骨形成を抑制する。このスクレロスチンによる相互作用の機能は，おそらく理解しやすいものである。すなわち，骨細胞は，深く埋没している場合は血液の供給がなされないために機能できない。したがって，どのような場所においてもさらに骨形成を効果的に抑制するために必要なスクレロスチンの供給量には上限があると考えられる。

この再構成過程を専門的には「骨リモデリング」とよぶ。骨リモデリングの主要な目的の1つは，傷害を受けた骨を新しい新鮮な骨に置き換えることである。一方，成長の過程で，骨の形が改められるいついかなる時でも，同じところではなく別々の異なったところで骨吸収と骨形成は起こっている。例えば，小児の長管骨は，骨膜表面での骨形成と内膜表面での骨吸収によって成人のサイズまで増大する。この過程は，専門的に「モデリング」という。モデリングは，多くの点でリモデリングに類似しているが，例外は，新しい骨が骨吸収された部位とは異なったところに沈着・形成されることである。

この再構成過程は，抗生物質の1つでもあるテトラサイクリンのような蛍光物質を注意深く間隔を空けて投与することで，容易に可視化することができる。これらの標識物質は石灰化している骨に結合し，骨に捕捉されたところで新たに新しい骨に覆われていく。標識物質は，脱灰標本にした際，紫外線下で顕微鏡で観察することにより樹木の年輪のように容易に見ることができる（**図 89.4**）。

骨の機能

骨は，2つの異なった機能をもっている。1つは，われわれの体が機械的な剛性と強度をもつことができるようにすること。もう1つは，体液中のカルシウムやリンを一定レベルに保つため，これらの分子のホメオスタシスを維持するための緩衝器官として機能すること。機械的機能は，われわれが重力に反して活動したり，陸上で活動するために必須である（厳密にいうと，堅固な骨格は水中のような完全な浮揚性の溶液中であれば必要のないものである）。ホメオスタシス機能は，進化の点からするとその2つのうち古いものであり，より基本的な意味をもつ。なぜなら，生物は，ホメオスタシスの機能を失う危険をおかす前に，構造的な機能を停止するからである。いい換えれば，生体は血液中や細胞外液中のカルシウムレベルを維持するために骨構造を犠牲にするのである。

▶機械的機能

骨の機械的機能は，多くの力学的負荷に耐えられるよう堅甲で，かつ活動するには重すぎない性質とカルシウムのホメオスタシスを維持するために適度に，かつ運動や多少のけがでは壊れない程度に脆弱性との間でうまくバランスをとっている。骨は，古典的な負のフィードバックループにより骨量を調節することで，そのバランスを保っている。そのため，通常は圧迫力や張力で0.05〜0.10%，剪断力では0.10〜0.20%程度たわむことになっている（**図 89.5**）。このたわみのセットポイントは，成長期の骨の大きさや成人におけるリモデリング時の骨密度を決定する主要な要因である。

このフィードバックループを動かすには，骨の局所において骨細胞がたわみ度（強度）の量を感知し，リモデリング部位にある他の細胞に骨吸収と骨形成のバランスを調節するためのシグナルを送る必要がある。実際，骨に局所的に強い力，すなわちその力が対照となる強度よりも強いものである場合(激しいトレーニングを行ったような場合)，モデリングとリモデリングは骨密度を増加させるように作用する。一方，骨にかかる力が弱い時，つまり対照となる強度よりも弱いものである場合，リモデリングにより置換されるよりもより多くの骨が吸収され，骨密度は低下し，強度も弱くなる。例えば，骨密度は利き腕で高くなる傾向がある。また，運動選手のほうが普通の人よりも骨密度は高い[2]。この骨量に対する効果を示したのが，**図 89.6** である。利き腕とその反対側の腕の骨量の差は，普通の人に比べ世界トップレベルのラケットを使用するスポーツ選手ではさらに大きくなる。

骨構造の強度は，骨密度のほぼ2乗に比例する。この関係により，骨強度は，骨密度のわずかな変化にも敏感に反応することになり，なぜ通常の状態からわずか10〜15%の骨密度の低下で骨折のリスクが2倍になるのかを説明できる。

この骨折のリスクが2倍になることの意味を把握しておくことが重要である。例えば，平均的な集団の骨折のリスクが年間1%であったとすると，リスクが2倍になるということは，単純に年間2%になるということである。平均的な集団では，その違いに気づかないだろう。なぜなら，ほとんどの人は実際には骨折しないのである（言い換えると，98%の人は骨折しない)。とはいうものの，人口レベルでは，骨量が低下してきている集団全体では，骨折が2倍に増えることになり，それにともない，医療費は増大し，医療システムへの要求も増えることになるだろう。

▶ホメオスタシス維持機能

骨リモデリング過程は，骨のホメオスタシス維持機能も調節している。力学的な負荷が骨のどの部分にかかるのか

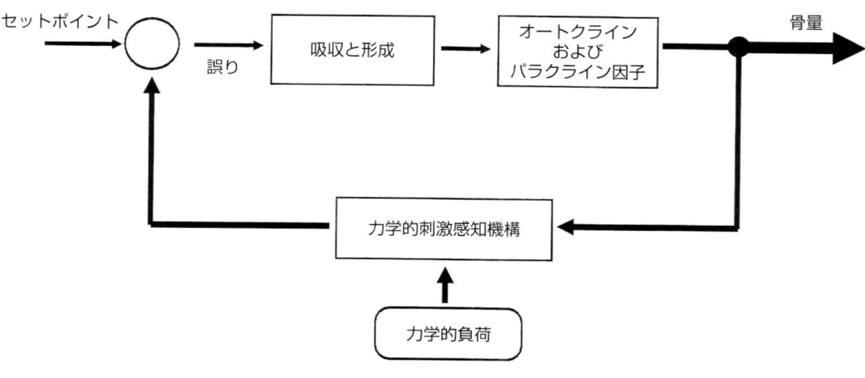

図 89.5 骨量調節のフィードバック回路。力学的刺激感知機構は，力学的負荷より生じたたわみの量を検出し，標準レベルあるいはセットポイントと比較し，異なっていれば骨リモデリング部位に対して，リモデリングを開始するか，あるいは骨吸収と骨形成のバランスを調節するためのシグナルを送る。(Copyright Robert P. Heaney, 1990.)

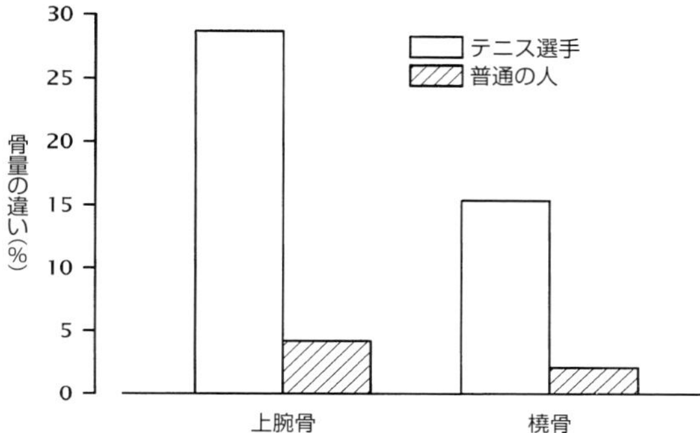

図 89.6 普通の人と世界のトップレベルのテニス選手の利き腕と反対の腕との間の上腕骨と橈骨の骨量の違い。普通の人でも，よく使用する利き腕の骨量のほうが，反対の腕に比べて多い。この差は，テニス選手ではより顕著になる。(Data from Kannus P, Haapasalo H, Sievanen H et al. The site-specific effects of long-term unilateral activity on bone mineral density and content. Bone 1994 : 15 : 279–84.)(Copyright Robert P. Heaney, 1996.)

は，骨リモデリングが「どこ」で起こるのかを決定する主な要因である。一方，PTH は，「どのくらい」リモデリングを行えばいいのか，また，その場にいる骨芽細胞や破骨細胞が骨リモデリングを引き起こす局所の刺激に対してどのくらい速く応答すればいいのかを決定する要因となる。PTH の分泌は，体が要求するカルシウム量に直接的に調節されている。しかし，カルシウムだけを骨から遊離させるのは簡単ではない。そのため，骨全体を破壊し，体に必要な分だけカルシウムを取り出すのである。

前述のように，骨吸収は骨形成に先行して起こる。このことにより，局所においてミネラルの動きが同調しないことになる。すなわち，リモデリングが起こっているところでは，まずカルシウムとリンを生体が利用できるようにする(骨吸収によりミネラルが遊離される)。その後，同じ部分では，石灰化が必要なカルシウムとリンを血液中から取り出し骨を形成する。骨格全体では，いつの時点においても，骨形成と骨吸収の割合は同じである。したがって，新しいリモデリング部位も古いリモデリング部位も同じくらいのカルシウムを放出していることになる。しかし，この局所では同期しないことにより，骨リモデリング活性が増加する際には骨吸収が先に増加し，古いリモデリング部位が石灰化するのに必要とするよりも多くのカルシウムが骨から遊離されることになる。このことは，生体にとっては一時的にカルシウムを補給する必要性が生じる。言い換えれば，リモデリングが急速に抑制される際には，古いリモデリング部位では同じように石灰化が続いている間，急速に骨吸収が低下し，一時的に血液から過剰にカルシウムが骨へ移行する。PTH やカルシトニンなどのホルモンは，このような過程で骨リモデリングを調節することにより，骨による血中カルシウムレベルの調節機構の中心的な役割を担っている。

ところで，骨には細胞外液中のカルシウムイオン(Ca^{2+})濃度を保持するための 2 つ目のメカニズムがある。すなわち，骨表面におけるカルシウム結晶と体液中のカルシウムイオンとの間における物理化学的平衡状態によるものである。ヒドロキシアパタイトの溶解度は低いために，このメカニズムは細胞外液中の正常の 50～60％の濃度を保持しているだろう(例：血清カルシウム濃度で 5～6 mg/dL)。これは，副甲状腺機能低下症の患者で血清カルシウム濃度が低下する理由でもある。しかし，骨表面のライニング細胞直下の空間における pH(あるいは骨細胞周辺の空間の pH)が低下すると，それがわずかであっても，骨ミネラルの溶解度は実質的に上昇する。健康や疾病におけるこの 2 つ目のメカニズムの重要性はほとんど明らかになっていない。

この細胞を基盤としたシステムがどのように作動するのかについてより理解するために，栄養と関連のある 2 例を示す。乳児がミルクから大量のカルシウムを吸収する際には，カルシトニンが分泌され，破骨細胞による骨吸収を抑制し，骨からのカルシウムの遊離を減少させる。これは，ミルクから大量にカルシウムを吸収するのに合わせて，骨の石灰化の度合いを急速に調節する。それにより，吸収したカルシウムによる血液中でカルシウムイオン(Ca^{2+})の増加を防いでいる。その後，骨吸収後の過程でカルシトニンレベルは低下し，PTH の分泌が増加し，骨吸収が再び増加する。この作用により，骨形成には一定のミネラルが必要とされ，一方では腸管からのカルシウム流入が大きく変動するという条件下で血中の Ca^{2+} が正常範囲に維持されている。

もう 1 つの例は，鹿の角の形成に見られるものである。骨リモデリングの周期はどのような部位においても少なくとも数週間はかかる。そのため，骨吸収によるカルシウムの遊離と骨形成に必要なカルシウムの非同期は，カルシウムの必要量がアンバランスな状態を長く保つことができる。春になれば，角が成長するために必要なカルシウムの量は，鹿の食事となる晩冬の木の葉から得られるカルシウムの量を超えるものである。そうすると，PTHによる大規模なリモデリングが骨格全体で起こり，それと同時に鹿の角の石灰化が始まる。これは，角の急速な形成に骨石灰化を利用するために，骨リモデリングを吸収相から一時的にカルシウムを生み出している。最終的には，骨格全体で生じた新たな骨リモデリングは骨形成過程に移行することになり，新たにカルシウムが必要となるが，この時鹿はカルシウムをたっぷりと含んだ夏草や木の葉を食べ，カルシウムを補充している。

骨機能維持に重要な栄養素

全身の栄養状態は，他の組織の機能に影響するのと同様に，骨機能にも影響を及ぼす。しかし，細胞レベルでの栄養不良の影響は，主としてリモデリングが生じている骨で見られる。一方，その影響がいつ生じるかにかかわらず，骨強度は現時点での骨細胞機能にはそれほど依存せず，大部分は長年にわたる骨リモデリングの過程で蓄積された骨基質の量に依存する。このため，成人において骨機能に重度の影響を与えるような急激な栄養ストレスや欠乏などが生じても，明らかな骨疾患の症状を示さない。子どもや成長期の動物では，より早期に症状を呈する。これは，骨に蓄積されているカルシウムなどの骨基質量に余剰が少ないことと，成人に比べより速く代謝されていることによる。ただし，骨代謝に重要な少数の栄養素の欠乏が，重篤な影響を示すこともある。それらは，カルシウム，リン，ビタミンD，そしていくつかの微量元素である。

▶カルシウムとリン

血清カルシウム濃度の変動を緩衝するだけでなく，骨はカルシウムとリンの貯蔵庫として機能している。この機能は，脂肪組織が生体のエネルギー代謝の貯蔵庫であるのと同様，カルシウムとリン代謝の貯蔵庫である。しかし，多くの他の栄養素の貯蔵庫機能と異なるのは，骨が本来有している体の支持機能や運動機能とは別に後から獲得した点にある。言い換えると，われわれはカルシウム貯蔵庫を使って歩き回っているようなものである。栄養的な影響であれ，それ以外の影響であれ，カルシウム貯蔵庫に影響を及ぼすことは，骨強度に影響を及ぼすことになる。

骨は，巨大なカルシウム供給源である。骨格全体のカルシウム量は，平均で1,100〜1,500 gにも達する。また，成人では，骨1 cm^3あたりに含まれるカルシウムの量は，循環血液中のすべてのカルシウム量の合計よりも多い。したがって，他の栄養素に比べて，体内のカルシウムの貯蔵量ははるかに多いものである。低カルシウム食では，通常は，骨のカルシウム貯蔵量は低下するが，それは非常にゆっくりである。したがって，「集団の」骨折リスクは，急速に上昇する一方で，「個人の」骨折リスクを明らかに増加させるぐらい骨強度を低下させるには何年もかかるだろう（前述）。カルシウム欠乏の影響がゆっくり現れるということで，多くの栄養学者は，カルシウムは成人の骨強度の維持に重要ではないという誤った（そして無意味とも思える）結論を下してきた。それでもなお，過去30年にわたって生じている栄養素の欠乏は，過去30日間にわたって生じている栄養素の欠乏と同じレベルで扱われている。

カルシウムとリンの摂取量の低下は，成長時の骨量増加が制限されるとともに，成熟後には骨量減少を引き起こすことになる。カルシウム摂取は，前述のようにリモデリング調節を介して骨量を直接調節する。鹿の角の例で述べたように，夏の木の葉にカルシウムが豊富に含まれていなければ，毎年起こる鹿の角の形成サイクルの過程で骨量は大きく減少してしまい，骨のリモデリングはできなくなり，鹿の生涯にわたって骨量が減少しつづけることになってしまうだろう。ヒトにおいてもカルシウム要求量は年齢とともに増加し[3)]，一方，カルシウム摂取量は高齢者では低下する傾向にあるので，正確には加齢にともないほとんどのヒトに骨量低下が見られることになる。

不適切なリン摂取も骨に影響を及ぼす。しかし，その過程はカルシウムとは異なる。骨芽細胞は石灰化が持続する環境下にあり，骨格を構成する細胞を取り囲む細胞外液にはマトリックスから抽出されたリン酸（同様にカルシウムも）が存在する。カルシウムは骨ミネラルの約40%を占め，一方，リン酸（PO_4^{3-}）は60%近くを占める。したがって，リンはカルシウム同様，骨格形成に極めて重要である。リンが血液中になければ，すばやく成長することは不可能である。実際に，成人に比べ小児期には血液中のリン酸レベルは高い。骨を流れる血液中のリン酸レベルが低下すれば，石灰化の際に骨芽細胞の細胞外液中のリン酸がより消費されることになる。それにより，局所では極めてリン酸レベルが低い状態が生じる。しかし，骨芽細胞は，他のすべての細胞と同様にそれ自身が代謝を営むためにリン酸を必要とする。このため，骨芽細胞機能を著しく損ねることになり，マトリックスの沈着速度が低下し，骨芽細胞による石灰化が低下する。これらの異常は，くる病あるいは骨軟化症における典型的な組織病変を呈することとなる（後述）。

▶ビタミンD

ビタミンDは，骨に対して多くの影響を及ぼす。例えば，活性化されたリモデリング部位において破骨細胞前駆細胞の分化を促進したり，骨吸収促進刺激に応じて破骨細胞を増やしたりする。ビタミンDは，骨芽細胞においてオステオカルシンの合成や分泌を促進する因子でもある（前述）。しかし，骨にとって最も重要なビタミンDの作用は，食事からのカルシウム（とある程度のリン）の吸収促進である。重篤なビタミンD欠乏では，くる病や骨軟化症を生じる（後述）。ビタミンDの軽度の欠乏では，カルシウムの生体利用率が低下し，カルシウム欠乏状態が生じ，その結果，骨粗しょう症を引き起こすことになる。単純化すると，くる病や骨軟化症はビタミンD欠乏症の典型的な症状であり，骨粗しょう症は軽度のビタミンD不足によるものとされてきた。このような区別はもはやすべきではなく，疾患を引き起こすすべてのビタミンDの不適切な状態を欠乏症と定義すべきである。

▶ビタミンK

ビタミンKの機能は，いくつかの骨Glaタンパク質のグルタミン酸残基のγ-カルボキシル化を行うことである。とりわけ研究が進んでいるのは，オステオカルシンである。ビタミンK欠乏は，オステオカルシンのカルボキシル化とオステオカルシン合成の両方を低下させる。骨強度やその維持においてこれらの変化がどのような影響を及ぼすのかは，いまだによくわかっていない。しかし，低ビタミンK状態は，疫学的な解析では，低骨量，大腿骨頸部骨折のリスクの増加，循環器疾患による死亡率の増加と関連することが知られている[4]。

▶微量栄養素

ビタミンCといくつかの微量金属元素（有名なものとしては，銅，亜鉛およびマンガン）は，マトリックスタンパク質の合成および架橋形成に重要な補因子である。銅とビタミンCは，おそらくこの関係では最もよく研究されているものである。銅は，リシルオキシダーゼの補因子であり，この酵素はコラーゲン線維の架橋形成に必須のものである。架橋形成が阻害されると，構造的に弱い骨が形成される。ビタミンC（アスコルビン酸）も，コラーゲン線維の架橋形成の補因子として重要であり，不足により骨強度が低下する。これらの微量栄養素の不足が成長期に生じると，重篤な骨異常を呈する。これらの異常としては，成長障害，骨形成不全，骨端異形成がある。成人では，これらの微量栄養素の欠乏が骨機能に有意に影響を及ぼすかどうかは，いまだ明らかではない。

骨系統疾患と栄養との関連

▶骨粗しょう症

骨粗しょう症は，骨における多因子疾患の1つである。すなわち，骨強度が相当に低下し，わずかな外傷でも骨折を引き起こすようになる。一般に，骨粗しょう症では骨量が低下し（つまり，骨マトリックスタンパク質と骨ミネラルの両方が減少する），同時に様々な骨微細構造の障害を引き起こす[5]。骨量の単純な低下は，時々骨減少症とよばれることがある（文字通り，「骨の欠乏」である）。現在のWHOの基準では，骨量は，X線吸収法による面積あたりの密度，すなわち骨密度（bone mineral density：BMD，時にaBMD）として測定されることになっている。骨減少症は，大腿骨頸部あるいは脊椎でのBMD値が，若年健常人の平均値に対して－1 SD～－2.5 SDの間にあるものと定義される。その時点での骨折の有無にかかわらず，BMD値が若年健常人の平均値に対し2.5 SDを下回るものを骨粗しょう症と定義している。残念ながら，BMDは骨の構造的な強度を反映する指標としては不十分な方法である。なぜなら，BMDは重要な骨の大きさの影響を明らかに除外してしまっているためである。骨密度が低くても大きな骨は，たいていは，骨密度が高く小さい骨より骨折しにくいという意味で強いといえる。

骨粗しょう症の特徴として，ほとんどの症例では一般に骨リモデリングの増加が見られるが，特に閉経後女性でこの特徴が見られる[6]。骨リモデリングは，弱くなった骨を修復するための機能であるが，骨リモデリング活性はその過程において一時的に弱い骨の状態をつくりだす。したがって，骨リモデリングが物理的な要求以上に生じると，単に弱い骨を生み出すことになる。エストロゲン欠乏，カルシウム摂取不足，ビタミンD欠乏は，いずれも閉経後に生じる骨リモデリングに悪影響を及ぼすものである。

運動不足やアルコール依存症も骨粗しょう症のリスクファクターである。ヨーロッパや北アメリカの高齢者の日常摂取している食事では，骨折予防に必要なカルシウム摂取量の1/3～2/3ほどしか摂取できないと推定されている（このため，米国食品医薬品局（FDA）は，骨粗しょう症予防のために，カルシウムを多く含む食品に健康機能表示をする制度を設けている）。

▶くる病と骨軟化症

くる病は，成長期の骨疾患の1つであり（前述），成長軟骨が正常に成熟し骨化できないために起こる疾患である[7]。成長は抑制され，成長板の様々な形成不全を生じる。骨軟化症は，新たに沈着した骨マトリックスが正常に石灰化できない現象で，くる病の成人における病態に相当する。両方の病態において，新たな骨マトリックスの形成は低下するが，石灰化はそれ以上に低下する。その結果，石灰化していない骨マトリックスが骨の微細表面上に蓄積する。このため，マトリックスに対するミネラルの割合が低下する。重篤な例では，非石灰化骨が骨格のかなりの部分を占めることとなり，それぞれの骨は強度を失い，著しい異形な骨を生じる（曲がった足や骨盤の歪みなど）。

くる病と骨軟化症の典型的な症状は，ビタミンD欠乏に関連するものである。これらに共通する主たる病因は，食事からのカルシウムの吸収不良である（加えて一定量のリンの不足も関係する）。血中のカルシウム濃度を一定に保つために，生体はPTH分泌を増加させる。PTHの作用の1つに，腎臓からのリン排泄を増加させる作用があるからである。この適応反応は，すでに低下している血清リン濃度をさらに低下させ，より重篤な低リン状態を引き起こす。その結果，まず骨芽細胞や軟骨細胞の近辺で，続いて他の組織（筋力低下や痛みを生じさせるような組織）においても同様に，局所におけるリン不足を引き起こす。

くる病と骨軟化症は，ビタミンD欠乏以外に他の要因によっても生じる。すなわち，著しいカルシウム摂取不足，フッ素の毒性，カドミウム中毒，あるいはある種のまれな血管悪性腫瘍の付随によるものである。これらの毒性物質や腫瘍の代謝物，例えば線維芽細胞増殖因子-23（fibroblast growth factor-23：FGF-23）は，正常な骨芽細胞の機能を障害したり，腎臓におけるリン排泄閾値を低下させたりする。後者に影響するものには，腎臓のリン酸再吸収の異常を引き起こすいくつかの遺伝性疾患があり，代表的なものにX連鎖性低リン血症がある[8]。これらの疾患では，成長期に必要な血清リン濃度が維持できなくなる。これらのくる病では，重篤な低リン血症のみにより，ビタミンD欠乏症で引き起こされるのと同じような骨病変が生じる。以前は，これらの疾患は，ビタミンD抵抗性くる病ともよばれていた。つまり，通常量のビタミンD投与では改善しない（それが，名前の由来である）。治療は，血清リン濃度を上昇させることによる［訳注：リン酸の大量投与を行う］。

▶ページェット病

ページェット（Paget）病は，局所で，しばしば複数箇所において骨リモデリングの異常を示す疾患であり，原因はいまだ不明である。骨吸収は異常に亢進し，新たな骨形成は低下する。骨構造だけでなく骨全体の形も異常を示す。骨吸収過程の初期段階で骨が過剰にもろくなり，骨折を引き起こしやすくなる。骨リモデリングの増加は，骨リモデリングマーカー，とりわけアルカリホスファターゼなどの血中濃度の増加を伴う（後述）。頭蓋骨の形成過程では，骨の成長は顔面神経の通り道を制限し，その結果，例えば難聴を引き起こすこともある。本疾患と栄養との関係についてはよくわかっていない。

▶副甲状腺機能障害

PTH は，骨リモデリング活性を決定する主要な因子である。したがって，副甲状腺機能障害を示す疾患では，有意な骨異常が起こることが予測できる。しかし，実際のところは複雑である。副甲状腺機能低下症の患者では，骨リモデリングは低下し，骨量は平均よりもやや大きくなり，骨折も起こりにくくなる。これに対して，重篤で長期に罹患した副甲状腺機能亢進症の患者では，骨量は低下し，骨幹端付近での骨が失われ，広範囲にわたる骨リモデリングの著しい亢進や破骨細胞様細胞で満たされた結節が見られる。このような症例は，最近では極めてまれになり，多くの原発性副甲状腺機能亢進症の患者においては，通常の X 線検査では骨異常は見られない。しかし，治療していない軽度の原発性副甲状腺機能亢進症では，骨量の低下ではなく PTH 依存的な骨リモデリングの増加による骨折リスクの増加をまねくことが知られている。PTH の過剰分泌は，波状的であり，そのピークは非常に短期間である。実際に PTH は骨を肥大化させる作用があり，脊椎骨密度を大きく増加させる。このため，PTH1–34 は，骨粗しょう症の治療に承認されている。

▶骨形成不全症

骨形成不全症（osteogenesis imparfecta）は遺伝性疾患の 1 つであり，主要な骨マトリックスタンパク質の 1 つであるコラーゲンをコードする遺伝子のある種の変異により引き起こされる[9]。骨形成不全症の患者は，骨量が低下した脆弱な骨となる。骨形成不全症の典型例では，骨量が低下するだけでなく，長管骨のシャフト部分が細くなる特徴がある。また，骨形成不全症患者では，一般に生涯を通じて多くの骨折に悩まされ，骨折はしばしば胎児の間にも見られる。コラーゲン分子のグリシン残基が，いくつかの他のアミノ酸に置換されると，3 本鎖の形成が不適切になり，コラーゲンの合成は低下し，骨マトリックスの異常を引き起こす。この疾患の重篤度は，コラーゲン分子の鎖のうちどの部分に変異が入るかによる。骨折は，正常に治癒する。この疾患では，他のコラーゲンを基本組成とする結合組織においても何らかの異常を示す。例えば，歯，靱帯，腱，強膜などである。骨マトリックスの明確な異常にもかかわらず，骨量がなぜ低下するのかは，明らかにはなっていない。

▶骨以外の臓器疾患による骨病変

慢性肝疾患の患者，とりわけ胆汁性肝硬変の患者では，一般に骨粗しょう症を併発する[10]。肝移植を受けなければならない患者は，重篤な骨粗しょう症を併発する頻度が高い。この骨粗しょう症は，これらの重篤な病態の患者では必然的にベッド上での安静状態を余儀なくされ，その結果寝たきりとなることと，様々な治療による影響が組み合わさった結果生じたものである。

終末期の腎不全患者も高頻度に骨硬化症（osteosclerosis），骨軟化症（osteomalacia），および副甲状腺機能亢進症に伴う骨病変などが混在する複雑な骨疾患［訳注：腎性骨異栄養症（renal osteodystrophy）ともいう］を呈する[11]。これらの患者における骨病変の発現は，受けている治療の種類に依存する。とりわけ，どのようにしてカルシウム，リン，ビタミン D 代謝を管理するかが重要である。

小腸機能に関する様々な疾患，特にグルテン過敏性腸症の患者では，脂溶性ビタミンの吸収不良，消化液へのカルシウム，マグネシウムの過剰分泌などが見られる。その結果，これらの患者では一般に，ビタミン D，カルシウム，マグネシウム欠乏を生じる。そしてしばしば重篤な骨粗しょう症あるいは骨軟化症を呈する。

臓器移植患者においても骨粗しょう症は，一般に見られる疾患である[12]。臓器移植の時点ですでに骨量が低下していたということもあるが，臓器を定着させるための免疫抑制剤による治療が骨を減少させることによる。

▶アルミニウムと骨

アルミニウム（Al）は，厳密にいえば栄養素ではないが，環境中に大量にあふれており，主要な制酸剤として，また調理器具として広く用いられている。口から入ったアルミニウムのうち吸収されるのは，ほんのわずかな量である。健常人では，吸収されたアルミニウムはただちに尿中に排泄される。しかし，著しく腎機能が低下した患者，特にリン制限を行うために大量のアルミニウムを含む制酸剤を投与された患者では，骨リモデリング過程で石灰化している部分にアルミニウムが蓄積する。以前は，終末期腎不全の特徴的な骨病変の原因の 1 つと考えられていたが，現在では腎性骨症の発症にはほとんど関与していないと考えられている。実験的には，アルミニウムは，特にフッ素とともに投与することで，動物の海綿骨の骨密度を増加させることが示されている。しかし，この現象については完全には明らかになっていない。

栄養不良と骨病変

▶タンパク質–エネルギー栄養障害

前述のように，骨を構成する細胞は，他の細胞と同様に全身の栄養状態により様々な影響を受ける。骨は，飢餓状態では他の組織と同様に障害される。しかし，骨強度は急激な栄養不良によって急に影響を受けるものではない。特に成人では影響を受けにくい。タンパク質–エネルギー栄養障害患者での骨病変は，次の 2 つの状態で最も明らかに見られる。1 つは成長期であること。成長期に栄養障害があると成長速度と骨量の増加の両方が遅延する。もう 1 つは骨折治癒，特に高齢者における場合である。タンパク質–エネルギー栄養障害は，一般に高齢者に多く見られる。そして彼らが大腿骨頸部骨折のような骨折を起こした場合，重篤な病態をまねき，死に至ることさえある。タンパク質投与によりこれらの重篤な症状が改善されることが示されている。したがって，ほとんどの大腿骨頸部骨折の患者でタンパク質投与を行うことが重要かつ必須の治療の1つとなっている[13]。骨に対するタンパク質の栄養効果があるが，その理由の一部は，食事性タンパク質が骨の成長や修復に必要とされるIGF-1の血中濃度を一定に保つ作用で説明できると考えられる[14]。また，すでに述べたように，もう1つの理由として新たに食事から摂取するタンパク質が骨形成に必要であることもあげられる。

▶マグネシウム欠乏

マグネシウム欠乏は，重篤な消化管吸収障害（グルテン過敏性腸症，瘻孔形成，回腸切除，特に上記のうち高脂肪食摂取時に伴うものなど）あるいは腎臓の尿細管機能障害による尿中への喪失により生じる。初期には，マグネシウム欠乏は，PTHに対する骨の反応性を低下させ，PTHの上昇にもかかわらず低カルシウム血症を引き起こす。欠乏が進行すると，副甲状腺の反応性が低下し，PTH分泌が低下する。したがって，マグネシウム欠乏における低カルシウム血症は，カルシウム調節系の異常により生じるものであり，カルシウム補充抵抗性である[15]。骨量を低下させる同様の症状を示す軽度のマグネシウム欠乏であっても，カルシウム補充抵抗性を示す。したがって，カルシウム補充など様々な治療に加えて，マグネシウムを補充することが，これらの患者では必須となる。最後に，隠れマグネシウム欠乏が，ビタミンD不足に伴いしばしばみとめられる。メカニズムはよくわかっていない。この症状は，ビタミンD欠乏によるカルシウム吸収低下に応答してPTH分泌が増加することができなくなることである。

骨への栄養効果の評価法

すでに述べてきたように，栄養素の欠乏による骨への影響は，成人ではゆっくりと現れてくる。このため，骨に影響を及ぼすどのような栄養素でも，それを検出することは難しく，また誤った結論も導きやすい。

▶骨量の変化

前述したように，骨はミネラルとマトリックスタンパク質の複合体である。骨量は，生物全体において（あるいは体の一部として）存在する骨の量を反映するものである。技術的に骨量そのものを生体で測定することは不可能である。なぜなら，複合体中の有機成分を検出する方法は開発されていない。しかし，健常人と多くの骨疾患罹患者で，ミネラルとマトリックスの比率はほとんど同じである（容積として50：50）。加えて，骨ミネラルを測定する優れた方法がある。ミネラル量は，X線吸収法を用い，全身でも体の一部のいずれでも測定することが可能である（後述）。骨量の変化は，古典的なバランス試験あるいは継続的にX線吸収法による測定を行うことで測定することができる。

栄養状態を調べるための古典的な手法は，代謝バランスを測定する方法である。この場合は，カルシウム（あるいはリン）の出納を調べることである。生体におけるカルシウムの99％以上は骨にあるので，全身のカルシウムバランスは主に骨でのバランスを反映することになる。さらに，カルシウムは必須の栄養素であり，形成された骨組織から決して取り除かれたり，加えられたりしない（ただし，骨組織単位としては，カルシウムが取り除かれたり，加えられたりする）。したがって，生体のカルシウムバランスは，直接骨組織のバランスを測定することになる。出納法は，骨量の変化を測定する理論的に確実な方法であるが，費用がかかる上に，出納試験そのものを正確に実施することが困難である。この主な理由の1つは，カルシウムのような吸収の悪い栄養素の場合，大部分の摂取したカルシウムが糞便中に排泄されてしまうことにある。カルシウムの摂取にあわせて正確なタイミングで糞便を回収することは不可能に近い。さらに，摂取と排泄の時間差が健康な成人で平均数日となる。この時間差を考慮に入れないとカルシウムバランスの結果を誤って解釈することになる[16]。着色料をマーカーとして試験期間の境界を定める方法があるが，それも実験を正確に行う適切な保証にはならない。正確には，ポリエチレングリコール（polyethylene glycol：PEG 3350）のような持続的に用いることのできる食物摂取のマーカーが必要であり，ポリエチレングリコールの含有量と時差の両方で補正しなければならない。

存在する骨量の測定方法として，新たな方法で，また理想的にふさわしいものに骨ミネラルを直接測定する方法がある[17]。これは，二重エネルギーX線吸収測定法（dual-energy x-ray absorptiometry：DXA）とよばれるもので，骨格全体あるいは体の一部のいずれかの骨ミネラル量を測定することが可能である。非常に平行に近接したX線ビームを体（あるいは体の一部）を横切るように前後に通過させる。そして，X線のフォトンの吸収をX線照射装置の反対側に置いた検出器で測定する。吸収量は，ビームが通過した部分に存在するミネラル量を反映する。この方法を使うと，例えば，脊椎のミネラル量ならわずか2～5分で測定できる。また，健康な若い成人であれば1～2％の誤差という高い再現性を有している。

成人において全身のカルシウム量は900～1,500 gであるのに対し，骨量の変化（言い換えるとカルシウムバランスが正か負か）は100 mg/日を超えることはほとんどない（たいていはそれより少ない）ので，DXAによりくりかえし測定したとしても，狭い範囲にあるそのデータはその方法の誤差範囲にしかすぎない。このため，同一人物での測定は通常12～24ヵ月の期間を空けて測定すべきである（これより短い期間では，測定しうる変化をとらえることができない）。したがって，DXAは迅速かつ正確に骨量を測定することが可能であるが，生理学的あるいは栄養学的に意味のある骨量の変化を検出するには非常に感度が劣る。

▶リモデリング期間

栄養学的に，あるいはそれ以外のいかなる介入によっても骨リモデリング活性を変化させることは，一過性にカルシウムバランス（あるいは骨量）を変化させる[18]。これは，前述のように骨リモデリングサイクルの非連動性によるものである。個々のリモデリング部位では，骨吸収と骨形成は時間的に分離されており，リモデリングの抑制は即座にかつ一時的に骨量を増加させる（**図89.7**）。例えば，これに従うと，カルシウム，リンあるいはビタミンDを付加的に投与した場合，骨ミネラルの保持率は，患者がすでに欠乏状態になっていたという意味で解釈すべきではない（そ

IV

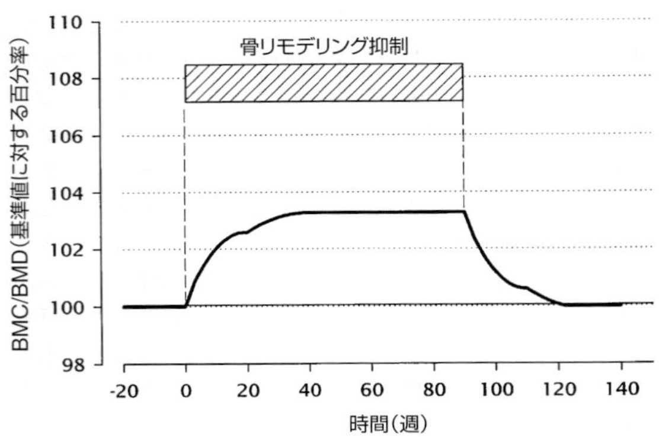

図 89.7 カルシウム欠乏でない人における骨リモデリングの正方向への一過性の変化は，まず最初に大量のカルシウム摂取（骨リモデリングが 50%まで抑制されるに十分な量）に反応する。そして，その後低下する。縦軸は，骨量（例えば，骨ミネラル量〈BMC〉あるいは骨密度〈BMD〉)を基準値からの変化量を百分率で示す。骨量の最初の増加は，最後の 1 回のリモデリングサイクル以上は持続しない（この図では 40 週)。骨リモデリングが抑制されることによって増加した骨は，リモデリング状態が元に戻ると再び失われる。
(Copyright Robert P. Heaney, 1996.)

のような欠乏は，もちろん存在するかもしれないが，正のバランスは欠乏があったかどうかにより起こるものではなく，より簡単に，最初の段階でリモデリング部位における骨吸収が骨形成に比べてより減少していたと考えるべきである)。なぜなら，リモデリングサイクルは，健康な若い成人で少なくとも 3 ヵ月はかかるので，骨量とカルシウムバランスは少なくともその期間はこの非連動的なリモデリング過程の影響を受けながら変化し続けることになる。骨形成と骨吸収が平衡状態に再び戻るには，高齢者では実際のところ 1 年かそれ以上になるかもしれない。栄養学的な介入に対する応答は，一時的な変化が終わった後にのみ解釈することができる。その時点で正のバランスにあれば（あるいは，DXA で測定する骨量がまだ増加しているようであれば)，その患者はそれ以前に摂取していたより多くのその栄養素が必要であったと安全に結論づけることができる。このような制約条件はめったに生じないので，カルシウムに関するほとんどの文献は，矛盾と混乱の渦中にある。

▶骨形態計測

骨形態計測という用語は，骨の組織学的標本を用いて骨の微細形態を評価する方法を意味する[19]。前述のように，多くの物質が骨形成時にヒドロキシアパタイト結晶に付着し，骨形成部の上面に骨を覆うように沈着する。このような物質のいくつか（例：テトラサイクリンのような抗生物質）は，それらに紫外線を照射すると蛍光を発する。骨形態計測では，骨生検（たいていは腸骨稜から採取する）を行う前に，数日間の間隔を空けて調整されたテトラサイクリンを投与することでその特性を利用する。まず標本を脱灰せずに特別なミクロトームを用いて切片とし，その後，紫外線下で顕微鏡を用いて観察する。**図 89.4** は，このように標識した生検標本の典型的な写真である。蛍光標識された線の間隔を目盛りつき接眼レンズで測定するか，形態計測用のコンピュータソフトウェアで測定する。投与した時間はあらかじめわかっているので，直接また合理的に見て

表 89.2 骨リモデリングの生化学マーカー

骨形成	骨吸収
血清アルカリホスファターゼ	尿中ヒドロキシプロリン
骨特異的	尿中ピリジニウム架橋
全体	ピリジノリン
血清オステオカルシン	デオキシピリジノリン
血清 I 型プロコラーゲンプロペプチド	ペプチド架橋
C-末端ペプチド（P1CP)	尿中アミノ末端架橋（NTx)
N-末端ペプチド（P1NP)	尿中カルボキシル末端架橋（CTx)
	血清カルボキシル末端架橋（CTx)

正確に骨リモデリングが活発な部位でのリモデリングの速度やそのリモデリングがどのくらい活性化されているのかを測定することができる。他の組織学的特徴としてこの測定方法は，単に標識物間の距離を測定するだけでなく，標識された骨表面の広さを測定できる。この方法は，骨生物学の研究や骨疾患の研究に非常に有用であるが，骨に影響する栄養学的な問題を研究するために用いるには限界がある。

▶骨リモデリングの生化学マーカー

骨でのコラーゲン合成の際には，コラーゲン分子の末端は三重鎖構造を形成する際に切り取られる。コラーゲンペプチド鎖には複数のプロリンが含まれており，ヒドロキシプロリンに変換される。近接するコラーゲン線維の側鎖間の架橋は，特にコラーゲンペプチド鎖の基本骨格から突き出た形になっているリシンとヒドロキシリシンにより形成される［訳注：ピリジニウム架橋という]。さらに，アルカリホスファターゼと他の非コラーゲン性タンパク質がマトリックス中に分泌される。この過程で，これらの物質は血中に漏出してくるので，それを測定することができる。また，骨が壊される時，ヒドロキシプロリン残基とピリジニウム架橋は再利用できないので，代謝されるか排泄されるかする。血清や尿中のこれらの残基や架橋を測定することで，骨への影響を調べることができる。これらの活動のすべてが，血清や尿中で測定される残基に反映される。まとめると，これらの循環血液中あるいは尿中に排泄される物質は，骨リモデリングの生化学マーカーとよばれる[20]［訳注：一般に骨代謝マーカーとよばれる]。これらは，一般に骨リモデリング活性のレベルを反映している。**表 89.2** は，現在利用されている主な生化学マーカーについて，それぞれが主に直接反映する骨リモデリング過程ごとにまとめたものである。この関係から，リモデリング活性が変化する時，一般には最適となるよう骨吸収と骨形成の両方が変化する。たいていはほとんど同じ方向に変化し，その割合もほぼ同じである。したがって定常状態では，骨形成と骨吸収のそれぞれのマーカーは骨リモデリング活性の指標として用いることができる。

骨代謝マーカーの測定は，栄養状態の変化にともなう骨リモデリング活性の状態を評価する方法としてはそれほど高価ではなく実施できるが，これらの指標はあくまで半定量的な評価にしかならない。言い換えると，骨吸収マー

カーが50%低下した場合，それは骨吸収量が50%低下したことを意味するものではない。加えて，これらのマーカーはそれらのマーカー間で大きな食い違いを示すことがある。例えば，血清アルカリホスファターゼは，新たな骨形成が低下しているにもかかわらず，栄養性のくる病では高い値を示す。また，1,25（OH）$_2$ビタミンDは，実際に骨形成活性が上昇していないにもかかわらず血清オステオカルシンレベルを上昇させる[21)]。

骨代謝マーカーとマーカーが反映している骨代謝過程との関係に対して，栄養素の欠乏がどのように影響するのかはよく研究されていない。とはいうものの，栄養素欠乏が骨リモデリング活性を変化させる度合いを，骨代謝マーカーレベルの変化としてとらえることには意味があると考えられる。したがって，カルシウム欠乏による高齢者の骨量減少の亢進は，デオキシピリジノリンとヒドロキシプロリンとよく相関する。カルシウム補給は，骨量減少を停止あるいは低下させるとともに，これらの骨吸収マーカーの尿中への排泄を減少させる。

（Robert P. Heaney／竹谷　豊 訳）

90 骨粗しょう症の予防と管理

骨粗しょう症とは骨密度（bone mineral density：BMD）の低下とともに骨の微小構造の異常が進行し，次第に骨折のリスクが増していく状態である。アメリカにおける骨粗しょう症の有病率は，50歳以上で1,200万人を超え，さらに4,000万人以上の高齢者が低骨密度のため骨粗しょう症を発症するハイリスク状態にある。アメリカの50歳以上での新規骨折発症率は2005年に200万人以上で，このうち71％が女性であった[1]。この率でいくと2025年までの間に，アメリカの50歳以上の女性のうち10人に約4人が骨折を経験することになる。黒人の成人は白人の成人より骨粗しょう症や骨折の有病率が低い傾向にある[2]。いくつかの研究では，ヒスパニック系の骨密度と骨折リスクは非ヒスパニック系白人と黒人の中間であると報告されている。しかし，全国健康栄養調査（National Health and Nutrition Examination Survey：NHANES Ⅲ 1988～1994，NHANES 2005～2008）のデータからは，低骨密度の頻度が非ヒスパニック系白人では減少しているが，ヒスパニック系では増加していることが示された[3,4]。

アメリカでは，骨粗しょう症による大腿骨近位部骨折の医療費が急性期治療とリハビリテーションを合わせて170～200億ドル/年と推計されたが[5]，医療費の問題とは別に，大腿骨近位部骨折が個人に与える影響は非常に深刻なものとなりうる。高齢の大腿骨近位部骨折患者の大半は，自力歩行可能なまでには回復せず，約1/3が長期介護を必要とし，その後1年間の死亡率が10～20％増加する[6]。

骨密度と骨粗しょう症

骨粗しょう症は低い骨密度と脆弱な骨強度を特徴とし，これらが骨折リスクの増加につながる。骨粗しょう症の骨組織は微細構造が劣化しており，骨梁幅が減少し，石灰化度の低下，皮質骨多孔率の増加と皮質表面の菲薄化を伴う[7]。総骨密度は，絶えず行われている骨のリモデリングの中で，破骨細胞による骨吸収と骨芽細胞による骨形成の微妙なバランスの結果で決まる。小児期には骨を成長させるために骨量を増やし，骨量頂値に至るバランスが必要であるが，若年成人では骨密度は比較的安定する傾向がある。加齢に伴い破骨細胞の活性が骨芽細胞の活性を上回るようになり，骨量が失われ始める[8]。女性では閉経期後には骨量の低下が閉経前の2～6倍に加速し，閉経10年後には年1％程度の速度に落ち着く[9,10]。一方，高齢男性の縦断的研究からは，ゆっくりではあるが一定の速度で（年1％程度）骨量が減少することが示されている[10]。

個々の症例では，骨量の変化はリモデリングバランスに影響する多くの曝露要因を反映している。したがって，骨粗しょう症の予防のためには可能な限り高い骨量頂値を獲得すること，骨量を減少させる要因への曝露を抑えること，生涯を通じて骨の維持のための栄養素を適切に摂取することが必要である。骨の生物学と構造についての詳細は89章を参照されたい。後に詳しく解説するが，骨に関連する要因について，**表90.1** にまとめる。

▶骨密度測定

この30年で，骨密度の測定方法はかなり進歩した。最も広く用いられているのは二重エネルギーX線吸収測定法（dual energy x-ray absorptiometry：DXA）であり，これは一方の線源から照射されたX線が骨を通過してその先の感知器に達するまでに吸収されたエネルギーを測定している。一重X線吸収測定法（single x-ray absorptiometry）も広く用いられているが，これは手首やかかとのように骨にかぶさる組織が少ない部位での測定にしか適さない。新しい評価法には，活発に骨代謝回転を行っている海面骨を測定する定量的CTや，音波が組織を通過する際の変調を測定する超音波法がある。

DXAは，大腿骨近位部や腰椎の特定の部位の骨密度をg/cm^2で測定できる。これらの数値は集団の基準値との比較によりTスコアに換算され，骨粗しょう症や骨減少症の診断基準として用いられている。このスコアは標準偏差を1単位として，至適平均値からどの程度上回っているか，あるいは下回っているかを示している。−1を上回っていれば正常で，−2.5～−1が骨減少症，−2.5を下回っていれば骨粗しょう症である。50歳以上の男性と閉経後女性の骨粗しょう症に関するWHOの国際基準では，NHANES Ⅲの20～29歳の非ヒスパニック系白人女性のDXA測定値を基準として用いている[11]。Zスコアは同じ年齢性別の健常人の骨密度に対する比較を示したものであり，若年者においてよく用いられる。NHANESを除くと，少数人種や少数民族で行われた研究はほとんどないため，異なる人種や民族では異なる基準値を用いるべきかどうかという議論があるが，現在のところWHOはグループ間の比較には同じ基準を適用するよう推奨している。

▶骨密度と骨折リスク

高齢者において骨折のリスクと骨密度の間には負の関係があるため，骨粗しょう症の診断のために骨密度を測定することは重要である。様々な集団における12のコホート研究のメタ解析では，男女ともにDXAで測定した大腿骨頸部の骨密度が後の骨折リスクの強い予測因子であった[12]。大腿骨近位部骨折が最も深刻であるが，他の部位の骨折も健康や自立度に大きな影響を及ぼしうる。脊椎圧迫骨折は，椎骨が楔形になり，後彎などの脊椎の彎曲を引き起こし，慢性の疼痛や障害を生じうるもので，男性より女性に多い[13]。

年齢とともに骨折リスクが増加するのは，骨質の変化，骨密度の低下，転倒によるが，転倒は筋力の低下や，平衡感覚の低下，歩行障害，関節炎，視覚障害，薬剤の使用に

表 90.1　骨の健康に関連する要点

リスクに関する統計 ・アメリカでは 50 歳以上の 1,200 万人が骨粗しょう症を有する ・推計では 50 歳以上の女性の 10 人に 4 人が骨折を経験する可能性がある ・高齢の大腿骨近位部骨折患者の大半は，自力歩行可能なまでには回復せず，長期介護を要する ・大腿骨近位部骨折後の 1 年間の死亡率は 10～20%増加する
一般的なリスクファクター ・年齢とともに骨折リスクが増加するが，それは筋力の低下や，平衡感覚の低下，歩行障害，関節炎，視覚障害，薬剤の使用による ・WHO の FRAX®（骨折リスク評価ツール）では，高齢，女性，低 BMI，骨折の既往，両親の大腿骨近位部骨折，現在の喫煙，ステロイド薬の長期使用，関節リウマチ，続発性骨粗しょう症をきたす状態の有無（1 型糖尿病，骨形成不全症，無治療の甲状腺機能亢進症，性腺機能低下症，早発閉経，慢性的な低栄養や低吸収状態，慢性肝疾患など），1 日 3 単位以上の飲酒がリスク計算に用いられる
栄養素と骨の健康 ・明らかに骨を保護する栄養素は，カルシウム，マグネシウム，カリウム，ビタミン D，ビタミン K ・骨を保護する可能性がある栄養素は，ケイ素，ストロンチウム，ビタミン C，ビタミン E，ビタミン B_{12}，ビタミン B_6，葉酸，カロテノイド，タンパク質 ・骨に悪影響を及ぼす可能性があるのは，ナトリウム，リン，鉄，フッ化物やビタミン A の高摂取
カフェインとアルコール ・過剰なカフェインはリスクファクターとなるが，カルシウムの摂取によって相殺されうる ・適度なアルコール摂取は骨を保護するようだが，多量のアルコール摂取は大きなリスクとなる
体重と体組成 ・低 BMI と体重減少は低骨密度や骨折のリスクファクターとなる ・体重と関係なく，腹部脂肪量はリスクを増す
身体活動量 ・荷重負荷がかかる身体活動やレジスタンス運動は骨密度に対し保護的に働く ・筋力トレーニングやバランストレーニングは筋機能を高め，転倒を防ぐ ・減量中の有酸素運動は，体重減少にともなう骨減少を防ぐために重要
遺伝 ・骨折の家族歴や骨感受性遺伝子多型の同定から，遺伝的リスク要因が重要であることがわかる。しかし，このリスクは適切な食事や身体活動量，アルコール摂取を適量に抑えること，喫煙を避けることにより軽減できる可能性がある

より年齢とともに増加する[14]。高齢者を対象とした Framingham Osteoporosis Study では，女性における経時的骨量低下の重要なリスクファクターは年齢，低体重と体重減少であり，エストロゲンの使用は保護的に働いた。男性では喫煙が骨量低下と関連していた。驚いたことに，男女どちらにおいても，身体活動量やカフェイン摂取，カルシウム摂取，血清 25-OH ビタミン D 濃度は骨量低下と無関係であった[15]。同じく高齢者を対象とした Rotterdam Study では，骨量の低下は男女ともに低体重および喫煙と関連していた。一方で，カルシウム摂取の骨保護効果は男性のみでみとめられ，女性ではなかった[16]。アメリカの高齢女性 9,516 人を対象とした大規模研究では，骨折リスクと関連していたのは，骨折の既往，高身長，低～中等度の健康自己評価度，甲状腺機能亢進，ベンゾジアゼピンや抗痙攣薬による治療，カフェインの摂取が多いこと，立位で過ごす時間が 1 日 4 時間以下しかないことであった[17]。

より的確なリスク評価のために，WHO は骨折リスク評価ツール（Fracture Risk Assessment Tool：FRAX）を開発した[18]。この方法では，年齢，性別，BMI，脆弱性骨折の既往，両親の大腿骨近位部骨折の既往，現在の喫煙，ステロイド薬の長期使用，関節リウマチ，続発性骨粗しょう症をきたす状態の有無（1 型糖尿病，骨形成不全症，無治療の甲状腺機能亢進症，性腺機能低下症，早発閉経〈45 歳未満〉，慢性的な低栄養や低吸収状態，慢性肝疾患など），1 日 3 単位以上の飲酒と骨密度（可能であれば）を重みづけしてスコア化し，10 年間の骨折リスクを算出する[19]。FRAX は有用で広く用いられているが，新たな情報が得られるに合わせて更新や調整が継続的に行われている[20]。FRAX では栄養学的なリスクファクターが考慮されていないが，栄養学的変数の影響を検討するために他のリスクファクターを調整する目的で使用することができる。

骨密度に関連する栄養素と骨折リスク

骨は生きている組織として吸収と再構成をくりかえしており，多くの栄養素に対し敏感である。近年ようやくわかってきた栄養素もあるが，盛んに研究され続けている栄養素もある。ミネラルやビタミンを含み，骨の状態と最もよく関連している食品を，**表 90.2** にあげる。

▶ミネラル

カルシウムとビタミン D は長期的な骨折リスクにとって重要であることが知られているが，骨量は実は様々な種類の栄養素への曝露の影響を受けていることが最近の研究で明らかになってきた。骨量頂値を形成し，加齢による骨量の低下を少なく抑えるために調整可能な要因として，食事摂取は中心的で重要である。骨は常にリモデリングを受けているので，骨の形成と維持を支えるためには栄養素が適切に供給される必要がある。骨基質はカルシウムとリン，タンパク質，そしてマグネシウムなどの微量ミネラルで構成されており，これらは最も重要である。しかし，カルシウム調節や炎症，DNA メチル化，あるいは骨の吸収や形成を促進する他の調節系への影響を介して，その他の食事成分も骨のリモデリングバランスに影響を与えている。以前は骨量の低下抑制のためにカルシウムを補充することばかりが注目を集めていたが，食事の質が骨の状態にとって決定的に重要な要因であることが示唆されるため，これらの関係を理解することが重要である[21,22]。

カルシウム

カルシウムは骨量を構成する主要なミネラルであり，成人の体内のカルシウムの 99%近くがヒドロキシアパタイ

表 90.2 骨の健康にとって重要な栄養素の摂取源となる食事

	1日摂取量[a]	食品
カルシウム	1,000 mg	牛乳，ヨーグルト，チーズ 小魚，骨ごと食べられる魚の缶詰（イワシ，サケ） カルシウムを添加した豆腐 強化豆乳
マグネシウム	400 mg	全粒粉，全粒穀物（小麦ふすま，小麦胚芽，玄米，キノア，オートミール，レーズンブラン，シュレッドウィート） ナッツ類（アーモンド，カシューナッツ，ピーナッツ，ピーナッツバター） 豆類（大豆，ウズラマメ，インゲンマメ，ササゲ，レンズマメ） 濃緑色葉物野菜（ホウレンソウ，キャベツの一種，ケール，フダンソウ） 魚（オヒョウ，タラ，マグロ，コダラ） ブラックチョコレート，ココア
カリウム	3,500 mg	ベイクドポテト，サツマイモ トマトペースト，トマトソース 豆類（インゲンマメ，白豆，大豆，ライママメ，レンズマメ） ヨーグルト，牛乳 魚（オヒョウ，メバル，タラ，マス） 冬カボチャ オレンジジュース バナナ
ビタミンD	400 IU（10 μg）	脂質の多い魚（ニシン，サケ，イワシ，メカジキ） 強化牛乳やヨーグルト 強化シリアル
ビタミンK	80 μg	濃緑色葉物野菜（ケール，フダンソウ，コラードグリーン，ホウレンソウ） 濃緑色サラダ用野菜（レタス，クレソン，生のホウレンソウ） アブラナ科の野菜（ブロッコリー，芽キャベツ） 植物油（大豆油，キャノーラ油）

[a] 1日摂取量は，2,000 kcal（8.374 MJ）の食事に対する推奨量で，食品表示で用いられる量である。個人の必要量はそれぞれ異なる。

トとして骨に含まれている。小児は急速な成長に合わせて新たに骨を形成するために，比較的多くのカルシウムを必要とする。1997年のFood and Nutrition Boardは，骨量頂値をできるだけ増やし，後の骨粗しょう症を防ぐために，9～18歳では1日あたり1,300 mg（32.5 mmol）の摂取が適切と定めている[23]。しかし，小児を対象としたカルシウム補充研究では結果が一定していない。カルシウム補充と骨に関する2000年のレビューでは，カルシウムは主に皮質骨の骨密度を高め，もともとカルシウム摂取が少ない集団で最も有効で，思春期前の小児よりも思春期により効果を発揮すると結論されている[24]。その後のレビューでは，2,859人の小児を対象とした19のカルシウム補充試験から上肢の骨密度には多少の効果が見られたが，大腿骨頸部や腰椎に対しては効果が見られなかったと報告された[25]。性別やもともとのカルシウム摂取量，性成熟の段階，人種，身体活動レベルによる影響を支持する結果もなく，小児におけるカルシウム補充は，小児期の骨折リスクも後の成人期の骨折リスクも低下させないと結論づけられた。

カルシウムに関する研究を，成人対象も含めより広範にレビューすると，52の研究のうち2つを除いた報告すべてで，成長期の骨量増加の増大や，加齢による骨量減少の抑制や骨折の減少などカルシウム介入による骨バランスの改善が示されていた[26]。一方，より新しいメタ解析では，6,504人を対象として139の大腿骨近位部骨折を確認した4つの臨床研究の結果から，カルシウムのプラセボに対する併合相対リスク（relative risk：RR）が1.64（95%信頼区間1.02，2.64）となり，リスクを下げるのではなく上げることが示唆された[27]。高齢の男女にカルシウムとビタミンDを3年間補充する大規模なプラセボ比較試験の終了後の追跡研究では，試験期間中に得られた骨密度への効果の大半は補充終了後2年で失われることが判明した[28]。カルシウム補充の効果が乏しいことは，36,282人の50～79歳の閉経後女性を1,000 mg/日のカルシウムと400 IU（10 μg）/日のビタミンD_3を補充する群とプラセボ群に無作為に割り付けして7年間フォローしたWomen's Health Initiative（WHI）でも示されている。健康な閉経後女性へのカルシウムとビタミンDの補充は大腿骨近位部の骨密度を少し改善したが，大腿骨近位部骨折リスクの減少にはつながらなかった。ただし，補充を受けた女性のうち，60歳以下の女性では骨折リスクが低下していなかったが，60歳超では低下していたことも，サブグループ解析により明らかとなった[29]。これらの研究を総合すると，カルシウム補充が骨折リスクを主に軽減するという従来からの認識が疑問視されることとなるが，これらの中に介入前のカルシウム摂取量を考慮した研究はほとんどない。もともとのカルシウム摂取が適切である人より，少ない人のほうにより効果がある可能性が考えられる。

カルシウム源となる食品を摂取するほうが，カルシウムサプリメントを補充するよりも効果がある可能性もある。NHANES Ⅲの追跡研究では，思い出し法による小児期や青年期の牛乳の低摂取が50歳以上の女性における大腿骨近位部の低骨密度と有意に関連し，骨折リスクが2倍となっていた[30]。イギリスにおける成人の5年間の大規模研究では，介入前のカルシウム摂取が1日あたり1,200 mg以上の女性に比べて525 mg未満の女性で骨折リスクが75%増大しており，その関係は50歳未満でより強かった[31]。しかし，Nurses' Health Studyでは，1日に2杯以上の牛乳を飲むと答えた女性は週1杯までの女性と比べて大腿骨近位部骨折の頻度に顕著な違いがなかった[32]。

カルシウムを豊富に含む食品を用いた介入研究では，骨に効果が見られている。カルシウム摂取を1日あたり900 mgから1,500 mg（22.5から37.5 mmol）に増やすように乳製品の摂取を増やした閉経前女性では，脊椎骨の骨量の喪失が対照群より有意に少なかった[33]。また，1 日あたりのヨーグルトの摂取を 3 人前分追加したところ，高齢女性の尿中の骨代謝マーカーに有意な低下が見られた[34]。牛乳やヨーグルトのような食品中のカルシウムは，ビタミン D やタンパク質，カリウム，マグネシウムなど同時に働く重要な栄養素を同時に含んでいるため，カルシウムサプリメントよりも有効に利用されるのかもしれない。

リン

リンは骨に不可欠であるが，低カルシウム摂取を伴うリン過剰はカルシウムのバイオアベイラビリティ（生物学的利用能）の低下と骨量の減少につながりうる。頻度は高くないが，リン欠乏も石灰化度の低下や骨吸収につながりうる。リン欠乏は低栄養の高齢者や，腸管吸収障害，制酸剤のようなリン吸着製剤の長期使用で見られるが[35]，一般集団ではリン欠乏よりも過剰のほうが問題である。アメリカの食事は，カルシウムに比してリンの含有が多い傾向がある。NHANES 2007～2008 でのリンの平均摂取量は，推奨量（recommended dietary allowance：RDA）が 700 mg であるのに対し，女性で 1,123 mg/日，男性で 1,550 mg/日であったが，一方，カルシウムは RDA が女性 1,000 mg，男性 1,200 mg であるのに対し，平均摂取量が女性で 833 mg，男性で 1,038 mg であった[36,37]。

過剰なリンはカルシウムと複合体を形成し，カルシウムの吸収を阻害して，血清カルシウム値を低下させ，副甲状腺ホルモン（parathyroid hormone：PTH）の分泌を促す。また，$1,25(OH)_2D$ の産生低下，腸管からのカルシウム吸収低下をきたし，その結果，骨吸収によって骨からカルシウムを放出させる[38]。短期間の代謝研究によりこれらのしくみの一部が報告されている[39,40]。

アメリカの食事でリンが過剰となる主因の 1 つは，コーラ飲料中のリン酸である。10 代の女性を対象とした 2 つの研究では，コーラの消費が骨折オッズの増加と有意に関係していた[41]。Framingham Osteoporosis Study では，日常的にコーラを消費している女性は週 1 回未満の女性に比して，大腿骨近位部の骨密度が有意に低かった[42]。一方で，短期間の代謝研究では，リン酸含有飲料による尿中のカルシウム排出への影響は無視できる程度であり，観察研究で見られている影響はその分牛乳摂取が低下するからではないかと考察された[43]。しかし，Framingham Osteoporosis Study において見られたコーラの悪影響は牛乳摂取の低下によっては説明できず，他の清涼飲料の消費では影響が見られなかった。リン酸への習慣的な暴露が骨密度のわずかな低下につながり，年余にわたり蓄積して測定可能な低下となるのかもしれない。

マグネシウム

マグネシウムは純性のヒドロキシアパタイトの合成に重要であり，結晶化に寄与して骨を強くする可能性がある[44]。腸管におけるカルシウム能動輸送を制御していることも知られている。動物を用いた研究では，実験的にマグネシウムを欠乏させると骨体積や骨梁の厚み，骨量，PTH，1,25（OH)$_2$ビタミン D 濃度，そしてオステオプロテゲリン（osteoprotegerin：OPG）が減少し，receptor activator of nuclear factor KB ligand（RANKL）と破骨細胞形成が増加する[45～48]。

骨粗しょう症の女性のマグネシウム濃度は骨量正常の女性より有意に低値である[49]。観察研究では，マグネシウム摂取量が多いほど有意に骨密度は高く，骨量の減少を抑制していた[50～52]。マグネシウム摂取量は低下し続けているため，このことは重要である。RDA が女性で 320 mg，男性で 420 mg であるのに対し，NHANES による 1 日摂取量はアフリカ系アメリカ人女性で 177 mg，非ヒスパニック系白人男性では 326 mg である[53]。マグネシウムの介入研究では，青年期女性の骨量への効果[54]，若年男性の骨代謝マーカーの抑制[55]，骨粗しょう症女性の骨減少抑制[56]が示され，この重要なミネラルは骨の健康において，考えられているよりも重要な役割を担っていることが示唆される。しかし，マグネシウムの無作為化比較対照試験が非常に少ないため，骨粗しょう症の予防目的でマグネシウム補充を広く行うことを支持するには至らない。

カリウム

カリウムは腎臓でのカルシウム保持を促進し，また多くの食品による酸負荷を中性化して骨からのカルシウム喪失を抑制する点で重要である。カリウム投与は血清オステオカルシン濃度を増加し，尿へのヒドロキシプロリン排出を低下させる[57]。地域の住民を対象にした複数の研究により，カリウム摂取が骨に保護的に関連することが示されている。閉経前女性では，カリウム摂取量が全体の上位 25％の群と下位 25％の群との間で大腿骨頸部骨密度に 8％の違いがあった[58]。閉経前と閉経後早期の女性では，食事中のカリウムが骨吸収の低値と骨密度高値と関連していた[57]。Framingham Osteoporosis Study では，高齢者においてカリウムが研究開始時の男女の骨密度に保護的に関連しており，男性では後の骨密度低下の軽減にも関連していた[50]。高齢女性を対象にした別の研究では，研究開始時の尿中のカリウム排泄量が多いと 5 年後の全身骨密度が 4％高値で海面骨骨密度が 11％高値であった[59]。農業が発達する前の時代と比較して近代人の食事はカリウム不足であり（7,000 mg/日に対し 2,500 mg/日），過剰なナトリウムを含んでいる（600 mg/日に対し最大 4,000 mg/日）と述べる論文もある[60]。この組合せは特に骨に悪影響を及ぼしうる。

ナトリウム

アメリカにおけるナトリウムの摂取は推奨される量より相当多くなっている。NHANES 2007～2008 のデータでは，約 1,500 mg の推奨に対し，アメリカにおける成人の平均ナトリウム摂取量は，男性で 4,043 mg，女性で 2,884 mg となっている[36,61]。これは腎臓からのカルシウム排泄を増加させていると考えられる。複数の研究により，ナトリウムを 1,000 mg 過剰に摂取するごとに尿中カルシウム喪失が 20 mg 以上増加するとされているが，これは食事中のカルシウム 80 mg から吸収される量に匹敵すると考えられ[62]，骨密度の低値を引き起こす。骨を守るために適切なバランスは，1 日あたり約 1,000 mg のカルシウムと 2,000 mg 未満のナトリウムである。

ナトリウムによる影響はカリウム曝露に依存している可能性がある。ある代謝研究では 1 日あたり 5,175 mg のナトリウムを投与された閉経後女性は尿中カルシウムとN-テロペプチドが増加したが，ナトリウムとともにクエン酸カリウムを投与された群では尿中カルシウムは減少しN-テロペプチドは増加しなかった[63]。Dietary Approaches to Stop Hypertension（DASH）ナトリウム試験では，果物と野菜と低脂肪乳製品を多く含む，結果的にカリウムが多い食事が無作為に割り付けられ，対照群はコントロール食を30日間摂取した。DASH食は有意に血清骨代謝マーカーを低下させたが，追加で行ったナトリウム制限が血清オステオカルシンをさらに低下させた。ナトリウム制限は対照群のPTHを低下させ，両群の尿中カルシウムを低下させた[64]。閉経後女性を対象としてナトリウムの摂取を6ヵ月間1日2,000 mg未満に減少させた研究では，尿中カルシウム排泄と骨代謝マーカーが低下した[65]。しかし，他の研究ではナトリウムの骨への影響ははっきりしておらず[66,67]，ある研究では，補充により適切なカルシウムとビタミンDの摂取が確保されていれば，3,000 mg/日のナトリウムは1,500 mg/日に比べて骨密度に対する悪影響を示さなかった[68]。

フッ化物

フッ化物は虫歯を防ぐことが古くから知られ，アメリカではたいていの水道水に添加されている。フッ化物はヒドロキシアパタイトの水酸基に置き換わり，フルオロアパタイトを形成する。フッ化物は骨の結晶を大きくし，骨密度を上昇させるが，弾性は低下させる[69]。骨折に対するフッ化物の効果はまだ議論のあるところで，保護的効果[70]とリスク増加[71,72]の両方の報告がある。骨粗しょう症を有する閉経後女性を対象としたフッ化ナトリウムの最大の無作為化プラセボ比較試験では，脊椎の骨密度が増加したが，椎体骨折のリスクも増加した[71]。25の研究のメタ解析では，フッ化物による治療は脊椎と大腿骨近位部の骨密度を増加していたが，骨折リスクに対する効果はなかった。しかし，低用量（20 mg/日以下のフッ化物相当）においては効果がみとめられた[73]。その後行われた，フッ化物が添加されている市町村とそうでない市町村に住む人の骨組織の比較では，骨の生理学的特徴に違いが見られなかった[74]。フッ化物を短期作用型であれ長期作用型であれ，骨粗しょう症の予防や治療目的で補充することは米国食品医薬品局（FDA）ではみとめられていない。

鉄

鉄は，コラーゲンを生成する水酸化酵素の重要な補因子である。鉄欠乏も鉄過剰もともに骨に対し悪い方向で関連している。鉄過剰は遺伝性ヘモクロマトーシスやアフリカンヘモジデローシスの患者の低骨密度と関係しているが[75,76]，一般集団では鉄欠乏のほうが問題である。鉄欠乏食を与えられたラットでは骨形態，強度，密度が障害され，血清オステオカルシンが低下した[77,78]。閉経後女性での研究では，鉄の摂取量が多いと骨密度が高く[79]，ホルモン補充療法を行い800 mgのカルシウムを摂取しているサブグループでは鉄の摂取量が高いとその後の骨密度の低下が少ない[80]ことが報告されている。しかし一方で，女性において鉄の状態と骨密度には関連がなかったとする研究もある[81]。

ケイ素

ケイ素は骨や軟骨中のコラーゲンとグリコサミノグリカンの形成に重要で，有機マトリックスの形成に影響を与える。ケイ素はまた，骨形成原細胞の主要なイオンでもある。食事から吸収されたケイ素は，オルトケイ酸としてI型コラーゲン線維の形成を増加し，骨芽細胞を刺激することで骨の形成に関わる[82,83]。ケイ素欠乏食を与えられたヒヨコでは異常な形状の骨が形成されるが[84]，ケイ素が欠乏しているラットの食事にケイ素を追加すると，破骨細胞数が減少，骨形成が増加し，骨代謝が低下して骨密度が増加した[85,86]。

ヒトを対象としたケイ素の研究は少ないが，骨に対する保護的作用を示している。Framingham Osteoporosis Studyでは，食事中のケイ素が多い男性と閉経前女性の大腿骨近位部骨密度が高かったが，閉経後女性では高くなかった[87]。骨粗しょう症のフランス人患者はケイ素による治療で海面骨量が有意に改善し[88]，ケイ素の筋内投与を受けた骨粗しょう症の女性で，フッ素群や経口マグネシウム群，対照群と比して大腿骨骨密度が増加した[89]。これらの結果から，ケイ素の摂取が多いと骨の保護につながる可能性があるが，結論づけるにはさらなる研究が必要である。

その他のミネラル

銅はリシルオキシダーゼの補因子で，コラーゲン中のリシンとヒドロキシプロリンの架橋形成を触媒する。人為的に銅を欠乏させた動物では骨強度が低下しており[90]，加齢とともに失われる骨量が多い[91]。女性では，血清銅濃度が腰椎骨密度と関連しており[92]，高齢の骨折患者ではマッチさせた対照群より低銅状態にあることがみとめられている[93]。男性を対象に食事を用いた対照研究では，高銅食（6 mg/日）から低銅食（0.7 mg/日）に変更すると骨吸収マーカーが高くなり，再度高銅食に戻すと元に戻った[94]。しかし，この現象は他の研究では再現できていない[95]。

亜鉛は，核酸とタンパク質の代謝を通して骨に影響を与える可能性がある[96]。骨粗しょう症患者では血清中亜鉛や骨中亜鉛が低値で，尿中亜鉛が高値であることが報告されている[97]。動物では，亜鉛はアルカリホスファターゼを増加し，DNA合成を増加させる結果，骨形成を促進する[98]。グルコン酸亜鉛を補充するとアルカリホスファターゼ活性を増加させることが示されている[99]。閉経後女性に対し，カルシウムと銅と亜鉛の3つを用いた治療群とカルシウムとコーンスターチによる治療群に無作為に割り付けた研究では，2年後，普段の亜鉛摂取量が8.0 mg未満の女性では銅と亜鉛補充の効果が見られたが，適量の亜鉛を食事から摂取している女性では，実際には対照群より骨密度低下が大きくなった[100]。

ホウ素の摂取は尿中へのカルシウム，リン，マグネシウム排泄を減少させ，血清エストラジオールを増加させることで，骨に保護的に作用する[101]。ラットでホウ素を欠乏させると海面骨に変化が生じ，大腿骨を骨折させるのに要する力が減るため，ホウ素は海面骨構造と皮質骨強度に重要であるといえる[102]。ラットにホウ酸を全身投与すると歯周病での歯槽骨減少を抑えられる[103]。しかし，骨量低下予防や骨折予防目的にホウ素を補充した無作為化試験はない。

ストロンチウムはカルシウムに似ており，骨粗しょう症治療法として注目されている。1～2 g/日のラネリック酸ストロンチウムを2年間以上投与すると，閉経後女性の骨密度をプラセボに比して2～3%増加させ[104]，非椎体骨骨折と椎体骨骨折のリスクをともに減少させた[105,106]。ストロンチウムはヒドロキシアパタイトの結晶に取り込まれるので，骨密度が増加することは予見可能であり，治療を受けたすべての人で生じる。しかし，骨折リスクについてはこのような骨密度増加からは予測できない。2つの第三相試験のメタ解析ではストロンチウムは骨粗しょう症による臨床的骨折を31%，形態学的椎体骨折を40%減少させた[107]。骨生検から，ストロンチウムは新しく形成された骨の空洞に優先的に取り込まれ，コラーゲン架橋割合や骨質が保たれる[108]。ラネリック酸ストロンチウムは閉経後骨粗しょう症の予防と治療としてヨーロッパでは承認されているが，アメリカでは未承認である。

マンガンも骨に影響を与えている可能性があるが，他の微量ミネラルと分けて研究されることはほとんどない。ラットにマンガンを補充すると腰椎椎体骨の骨密度を有意に増加させ，血清オステオカルシンを増加するため，マンガンが骨形成に関与していることが示唆される[109]。高齢の閉経後女性を微量ミネラル（亜鉛15 mg，マンガン5 mg，銅2.5 mg）群とプラセボ群，1,000 mgの元素カルシウム群，カルシウムかつ微量ミネラル群に無作為に割り付け，2年間毎日補充したところ，カルシウムかつ微量ミネラル群で他の群より骨量減少が少なく，脊椎の骨密度が増加していた[110]。

▶ビタミン

ビタミンD

ビタミンD（コレカルシフェロール）は正のカルシウムバランスを促し，骨形成を誘発する。そのためしばしば骨保護ビタミンとされる。骨格において活性型ビタミンD〈1,25(OH)$_2$D，カルシトリオール〉は骨石灰化や骨形成を高めると同時に骨吸収を誘発する[37]。ビタミンDは，食事からは主に動物由来のコレカルシフェロール（ビタミンD$_3$）として摂取されるが，植物（特に紫外線曝露したキノコ類）由来のエルゴカルシフェロール（ビタミンD$_2$）としても摂取される。とりわけ，ビタミンD$_3$は皮膚において紫外線曝露により7-デヒドロコレステロールから合成もされる（18章参照）。ビタミンDを含む食事は限られているため，ビタミンDの状態にとって日光への曝露は重要である。ビタミンD不足はこれまで認識されているより頻度が高い可能性がある。あるレビューでは，30 ng/mL（75 nmol/L）未満の血中濃度は世界のどの地域でもめずらしくなく，10 ng/mL（25 nmol/L）未満は南アジアや中東で最も多かった。低ビタミンDに関連する他の要因には，肥満，高齢，女性，高緯度，冬季，皮膚色素が濃いこと，日光への曝露が少ないことと食事からのビタミンDの摂取が少ないことがあげられる[111]。

システマティックレビューの結果から，ビタミンD強化食品は若年者，高齢者，青年期の者の血清25(OH)Dを増加させ，血清25(OH)D濃度は年長の小児の骨密度と関連する良好なエビデンスがあり，血清25(OH)Dが血清PTHや骨密度と逆相関し，青年と高齢者の骨密度に影響を与えるという比較的良好なエビデンスがあるが，骨折との関連については十分なエビデンスがないとされている[112]。2011年の米国医学研究所（Institute of Medicine：IOM）のカルシウムとビタミンDに関する報告では，最近の観察研究はこれらの知見でおおよそ一致しているが，臨床試験では様々な結果が見られることが述べられている[37]。

ビタミンDの状態に日光が重要であるにもかかわらず，多くの研究では食事からのビタミンDの摂取量と血清25(OH)D濃度や骨の状態との関連がみとめられている。76,507人の閉経後女性を対象とした大規模前向き研究では，600 IU（15 μg）を超えるビタミンD摂取は200 IU（5 μg）未満と比して骨粗しょう症のオッズが27%低かった。ギリシャでの研究でも1日あたり1,200 mgのカルシウムと22.5 μgのビタミンDを強化した乳製品をとることで対照群に比べ骨密度の有意な改善につながった[113]。

適切な血清25(OH)Dが骨折予防に必要であることを示す複数の研究があり，ビタミンD補充が保護的な働きをする可能性が示唆されるが，これらはカルシウム補充と併用された場合に限られている[37]。症例コホート研究からは，ビタミンDの活性型代謝産物である1,25(OH)$_2$D濃度が23 pg/mL（60 pmol/L）以下である高齢女性は約4年間に大腿骨近位部骨折するリスクが2倍であることが示された[114]。高齢のオランダ人では，12 ng/mL（30 mmol/L）以下の血清25(OH)D濃度は，それより高い女性と比較して6年間の骨折リスクが3倍であった[115]。同様に，NHANES Ⅲの追跡研究では，24 ng/mL（60 mmol/L）より高い血清25(OH)D濃度はそれより低い場合と比べて高齢者の大腿骨近位部骨折リスクが36%低かった[116]。しかし一方で，Os des Femmes de Lyon Studyでは，閉経後女性の11年間の骨折リスクと血清25(OH)Dに有意な関連がみとめられなかった[117]。

食事からのビタミンD摂取でも骨折予防効果が示されている。72,337人の閉経後女性を18年間前向きに検討したところ，1日あたり500 IU（12.5 μg）以上のビタミンD摂取群では140 IU（3.5 μg）未満の場合より大腿骨近位部骨折リスクが37%低かった。多くのビタミンD補充研究はカルシウム補充も行っているため，それぞれの効果を分けることができない。ビタミンD$_3$とカルシウムの同時補充は高齢のアメリカ人の3年間の非椎体骨骨折を有意に低下させ[118]，同様の結果が高齢フランス人女性[119]や，イギリス[120]，フィンランド[121]で示されている。しかし，WHI（Women's Health Initiative）では1,000 mgカルシウムかつ400 IUビタミンD$_3$の補充に割り付けられた女性の7年間の骨折リスクがプラセボ群より低下しておらず，60歳より高齢のサブグループにおいてのみカルシウムとビタミンDの大腿骨近位部骨折の予防効果が示された[29]。さらに，400 IU（10 μg）のビタミンD$_3$補充は高齢オランダ人において骨折を防げず[122]，他の低用量ビタミンD試験も否定的な結果であった[123,124]。複数の大規模臨床試験では，高用量（800～1,100 IU，20～27.5 μg）であってもビタミンD補充による骨折や骨密度，骨代謝マーカー，腸管からのカルシウム吸収に対する効果がないことが示された[125～129]。

高齢者でビタミンDを経口補充し非椎体骨骨折への効果を調べた12の試験や大腿骨近位部骨折への効果を見た8つの試験のメタ解析では，400 IU（10 μg）/日より高用量のビタミンDはカルシウム補充による効果とは独立して大腿骨近位部骨折と非椎体骨骨折をそれぞれ18～20％減少させると結論された[130]。小児を対象とした6研究のメタ解析では，ビタミンDを補充(1日あたり132～400 IU，3.3～10 μg)するとプラセボ群より骨密度が高くなる傾向が見られたが，この差は介入前にビタミンD低値であった場合のみ有意であった[131]。総合すると，これらの結果からもともと低ビタミンD状態の人ではビタミンD補充が有効な可能性があるが，成人では400 IU（10 μg）より高い用量が必要な可能性がある。IOMは，70歳以上では1,200 mgのカルシウムと800 IUのビタミンDが骨折を防ぐだろうと結論しているが，高齢者の骨折を防ぐための血清25 OHDの閾値やビタミンD補充の用量についてはしっかりと定まっていない。一方，年1回の高用量ビタミンDには効果がない可能性がある。骨折リスクの高い高齢女性に50万単位のコレカルシフェロールを年1回投与した無作為化プラセボ比較試験では，骨折リスクが25％高くなり，転倒が15％増加した[132]。

ビタミンK

ビタミンKはグルタミン酸からγ-カルボキシグルタミン酸（Gla）への変換を触媒するグルタミルカルボキシラーゼの補酵素として，骨の健康に重要である[133]。このγ-カルボキシル化はヒドロキシアパタイトの結晶にCa^{2+}が取り込まれる際にタンパク質がCa^{2+}を引きつけるために欠かせない。低カルボキシル化オステオカルシン（ucOC）の高値はビタミンKの状態が不適切であることの指標である[134]。

食品中では，ビタミンKは緑色葉物野菜や他の植物にフィロキノン（ビタミンK_1）として存在し，レバーや肉，チーズのような発酵食品中にメナキノン（ビタミンK_2）として存在する。複数の観察研究で，ビタミンKの摂取が少ないと骨密度が低く，骨折が多いことが示されている[135,136]。ucOC値が高いと骨密度が低く大腿骨近位部骨折が多い[137,138]。ビタミンKが骨代謝の状態を改善しucOC値を下げるというエビデンスはあるが[133]，ビタミンK補充試験は概して効果なしという結果である[139,140]。唯一，メナキノン-4を45 mg/日用いた研究でのみ閉経後女性の骨量減少を抑制した[141]。ビタミンKが骨折を予防することを示した無作為化試験はない。

ビタミンC

ビタミンCは，前膠原質においてリシンとプロリン残基を水酸化するための必須補因子である[142]。動物における欠乏は，不完全な組織コラーゲン合成および骨密度の低下と関連している[143]。実際に，アスコルビン酸は*in vitro*での骨形成のための必須栄養素である。骨密度と骨折に関連するビタミンCの疫学研究の中には，他の同時に曝露している因子との関連により，時に複雑で混在した結果を示した。Framingham Osteoporosis Studyの高齢者では，総ビタミンC摂取量が全体の下位33％（中央値，94 mg/日）の群に比べて上位33％（中央値，313 mg/日）の群は，15～17年間の追跡で有意に骨折リスクが低かった[144]。大規模スウェーデン・マンモグラフィーコホート研究では，ビタミンC摂取量の低い喫煙中の人の大腿骨近位部骨折が，十分なビタミンC摂取量の喫煙歴のない人よりも3倍高く，ビタミンEとビタミンC両方の摂取量が少ない喫煙者では5倍高かった[145]。The Utah Study of Nutrition and Bone Healthでは，喫煙歴のある高齢者では，488 mg/日までのビタミンC摂取は骨に対し保護的であり，それ以上の摂取ではこの関係は頭打ちになることを示した[146]。総合すると，これらのエビデンスではビタミンCが骨密度や骨折に対して保護的でありうることを示唆するが，これらの関係は複雑で，他の栄養素（カルシウムとビタミンE）の摂取状況や喫煙歴の有無，エストロゲンなどの他の因子の影響を受ける。

ビタミンE

ビタミンEは強力な酸化防止物質であり，ビタミンCと同様に骨吸収に対する酸化ストレスの負の効果から保護する可能性がある。加齢に伴う骨減少は，骨の微小環境におけるプロスタグランジン，サイトカインおよび増殖因子に関連している[147]。ビタミンEが，マクロファージでのプロスタグランジンE_2の産生とシクロオキシゲナーゼ活性の低下によって骨を保護する可能性があるというエビデンスがある[148]。ビタミンEは，高齢マウスにおいて骨重量や骨に含まれるタンパク質を増加し，オステオカルシンおよびⅠ型コラーゲン，インスリン様増殖因子（insulinlike growth factor-Ⅰ：IGF-1）のmRNA転写物を増加させて骨質を高めることや[149]，卵巣摘出ラットで骨密度を維持することが示された[150]。

ヒトでは，ビタミンEサプリメントは骨吸収のマーカーである血清Cテロペプチドの低下と関連していた[151]。WHIでは，ビタミンE摂取と骨密度との間には関連はなかった[152]。ユタ州の高齢喫煙者において，ビタミンE摂取が全体の下位20％の群に対して上位20％の群は大腿骨近位部骨折のリスクが約70％低かったが，非喫煙者ではこの関連は見られなかった。同様に，スウェーデンでは，ビタミンEは喫煙者において大腿骨近位部骨折を減少させたが，ビタミンCで述べたように，これらのビタミン両方の摂取が高い場合に効果は増強した[145]。

ビタミンB群

葉酸，ビタミンB_{12}，ビタミンB_6は，DNAの合成，メチル化および修復に重大な意味をもつ一炭素代謝経路において重要な役割を果たし，それゆえに骨形成に影響する可能性がある[153]。初期の症例報告では，骨粗しょう症の患者でのビタミンB_{12}欠乏や悪性貧血患者での骨折リスクの増大と，それがビタミンB_{12}療法で改善することが示された[154]。ビタミンB_{12}はアルカリホスファターゼと骨芽細胞活性に影響する[155,156]。また，いくつかのエビデンスはビタミンB_{12}とB_6の低値が破骨細胞活性を増加させることを示した[157]。股関節形成術を施行した患者における大腿骨頭の最近の解析では，7.6 ng/mL（17.3 nmol/L）未満の血清葉酸値ではそれ以上の群に比して骨梁幅や面が有意に小さく，低い骨梁，5.3 ng/mL（21.5 nmol/L）未満の血清ビタミンB_6濃度では骨梁数が少ないことが示された。

複数の研究が，葉酸の状態と骨密度との関係を明らかにした[158,159]。これらの関係性がみとめられない研究もあった[160]。デンマークでは，研究開始時には関連が見られたが，縦断的には関連は見られなかった[159]。同様に骨折リスクとの関連を示した研究もあれば示さなかったものもある。ノルウェーでは，葉酸摂取が1.3未満の女性は2.9 ng/mL以上（2.9対6.6 nmol/L）の女性に対して，12年間で大腿骨近位部骨折を2.4倍きたしやすかった[161]。イタリアでは，血清葉酸値が4.1 ng/mL（9.3 nmol/L）以下の成人は，より高い値の成人に比して4年間で2倍の骨折リスクであった[162]。対照的に，約1,000人の高齢女性を対象にした他の研究では葉酸と骨折リスクの間に関連はみとめなかった[163]。

疫学研究では，ビタミンB_{12}も骨の状態と関連している。骨粗しょう症のあるNHANES Ⅲ参加者は，骨粗しょう症のない参加者と比較し，血清ビタミンB_{12}が有意に低くメチルマロニン酸が高かった[164]。FOS（Framingham Osteoporosis Study）では，200 pg/mL（148 pmol/L）未満の血漿B_{12}では，男性の大腿骨近位部と女性の脊椎の骨密度が有意に低かった[165]。オランダの高齢者では，ビタミンB_{12}が285 pg/mL（210 pmol/L）より少ない女性で，434 pg/mL（320 pmol/L）より多い群に対し骨粗しょう症の有病率が7倍高かった[166]。長期的には，ビタミンB_{12}濃度が280 pg/mL（206 pmol/L）以下のアメリカの高齢女性はより高い群と比較し，42ヵ月間で総大腿骨近位部骨密度が有意に減少した[167]。対照的に，2つのヨーロッパの研究では，ビタミンB_{12}は閉経前後の女性の骨密度の長期的変化や高齢男女での骨折リスクとは関連がなかった[163]。

ビタミンB_6を用いた研究はより少ない。Rotterdam Studyでは，ビタミンB_6摂取量が上位25％の群はそれより低い群と比較し，大腿骨頸部骨密度がより高く，骨折のリスクが23～45％低かった[168]。FOSでは，4年間の骨量減少はビタミンB_6値と逆相関しており，ビタミンB_6値は大腿骨近位部骨折リスクと逆相関していたが，これらの相関はベースライン骨密度，血清ビタミンD，ホモシステインで調整後に消失した[169]。他の研究では，大腿骨近位部骨折患者のビタミンB_6濃度は対照群に比し低く（6.5対12.3 ng/mL〈26.4対49.8 nmol/L〉），酵素架橋が少なく，このことはビタミンB_6が葉酸やビタミンB_{12}とは違う機序を通して作用することを示唆している[170]。

これらビタミンの3種類すべてがそろわないとホモシステインの低濃度を維持できず，ホモシステインはコラーゲン架橋の障害，骨強度の減少，骨折しやすさに関連していた[171]。フィンランドでは，血清ホモシステイン濃度が上位25％の群は下位25％の群に対し，12.6年間での大腿骨近位部リスクが2.4倍であった[161,172]。一方，高齢女性の別のコホート研究では，ホモシステインが全体の上位33％の群では下位33％の群に対し，大腿骨近位部骨減少が2.6倍大きかったが，骨折との関連はなかった[173]。対照的に，FOSでは，ホモシステインは骨折リスクと関連したが，4年間の骨密度減少とは関連しなかった[169]。WHIの症例対照サブセットでもまた，ホモシステインと大腿骨近位部骨折リスクに有意な関連をみとめたが，腎機能で調整を行うとその関連は減弱した[174]。しかし，フランスの高齢女性のコホート研究では，ホモシステインと骨折には関連がなかった[175]。

関連性についてのエビデンスが強力であるにもかかわらず，ビタミンB群補充研究の結果は一貫した結果とはならなかった。日本人の脳梗塞患者を対象にした無作為化試験では，1日あたり葉酸5 mgとメルコバラミン1,500 μgの2年間の摂取により，プラセボ群と比較して大腿骨近位部骨折リスクが80％減少した[176]。しかし，葉酸，ビタミンB_{12}およびビタミンB_6サプリメントの組合せをそれぞれ1年ないし2年間用いた2つの研究では，骨代謝マーカーに有益な結果を示さなかった[177,178]。さらに，5,522人の高齢者を対象にした大規模研究では，これらすべてのビタミンB群補充は5年間の大腿骨近位部骨折との関連はなかった[179]。地域住民をベースにした治験が1つ進行中であり，追加データが示される予定である[180]。

ビタミンA

ビタミンA欠乏は世界中で比較的よく見られるが，骨で最も懸念されるのはレチノール過剰である。ビタミンAは，動物性食物由来のレチノールやレチニルエステルとして食事から得たり，主に小腸でのプロビタミンAカロテノイドの代謝によって得られる（17章，31章参照）。

ビタミンAは骨吸収を促進し，骨形成を阻害することが複数の動物実験で示された[156,181]。骨は，ビタミンAとビタミンDの核内受容体を有する。ビタミンAとビタミンDの活性型は，レチノイン酸とビタミンDによる遺伝子調節に用いられるレチノールX受容体の利用のところで競合する可能性がある[182]。

ヒトでは，パルミチン酸レチニルの投与は，$1,25(OH)_2D$に反応する血清カルシウム濃度の増加を抑制する[183]。観察研究において，高レチノール摂取は骨量減少および大腿骨近位部骨折リスクの増大と関連していた。スウェーデン人女性では，ビタミンA摂取が1,500 μg/日を超えると，500 μg/日未満に比し骨密度が大腿骨頸部および腰椎で10～14％低く，大腿骨近位部骨折のリスクは2倍になった[184]。スウェーデン人男性において血清レチノールが75.6 μg/dL（>2.7 μmol/L）を超える群は62.2～67.6 μg/dL（2.2～2.4 μmol/L）の群に対し30年のうちで大腿骨近位部骨折をきたす可能性が2.5倍高かった[185]。NHSでは，女性でレチノール摂取500 μg/日未満の群に対し2,000 μg/日を超えた群では18年間で大腿骨近位部骨折をきたす可能性が1.9倍高かったが，カロテノイド摂取は骨折リスクには寄与しなかった[186]。

2つの研究では，ビタミンAと骨の状態はU字型の関係を示した。1つの研究ではベースラインでの低い骨密度と4年間の骨密度減少が，低および高ビタミンA摂取で見られ[187]，もう1つの研究では，血清レチノールが全体の下位20％の群と上位20％群は中央20％の群と比較し大腿骨近位部骨折リスクが2倍であることが示された[188]。しかし複数の研究では，ビタミンA状態の指標と骨健康との関係を含めて，ビタミンAと骨状態との相関はみとめられなかった[189～191]。WHIでの75,000人以上の閉経後女性における発癌率解析では，ビタミンA摂取と骨折の全体的な相関関係はみとめられなかったが，ビタミンA摂取量が全体の上位20％内にあり，ビタミンD摂取が11 μg/日以下の女性では骨折リスクが20％高かった[192]。

まとめると，これらのエビデンスはビタミンA過剰に伴い骨折リスクが増加する可能性を示唆した。効果のばらつきは，研究集団でのもともとのビタミンAの状況の違い，測定エラー，検出力不足，追跡の限界に起因した可能性がある。リスクの発見のためには，主にサプリメントの使用から発生する可能性があるレチノール過剰曝露について注意しておけばよい。

プロビタミンAカロテノイド

カロテノイドが豊富な食物はビタミンAの毒性には寄与しない。むしろ，カロテノイドはその抗酸化活性により，骨に対して良い効果がある可能性がある。ラット大腿骨組織でのアルカリホスファターゼ活性およびカルシウム含有量の増加と直接的な骨形成刺激，骨吸収抑制によって，β-クリプトキサンチンは骨石灰化における同化作用があることが示されている[193,194]。

いくつかの観察研究では，カロテノイドの保護的効果が報告されている。日本人の閉経後女性における血清β-クリプトキサンチンおよびβ-カロテンと骨密度[195]の関連，オーストラリア人閉経後女性における食事によるβ-カロテン摂取と腰椎骨密度[196]の関連，FOSにおける女性でのリコピン摂取と4年間の腰椎骨密度減少の軽減および男性での総カロテノイド摂取と4年間の転子骨密度減少の軽減[197]が，有意に認められた。FOS参加者のうち総カロテノイド摂取が全体の上位33%の群では上位33%の群に対し17年の追跡期間中の大腿骨近位部骨折リスクが50%低かった[198]。別の研究では，閉経後女性の血清リコピンと酸化ストレスと骨吸収マーカーの間に保護的な関連がみとめられた[199]。対照的に，WHIはその閉経後女性の大規模サンプルにおいて，血清カロテノイドと骨密度の間に保護的な相関はないと報告した[152]。

比較試験では，β-クリプトキサンチンを強化したジュースの摂取により，有意なβ-カルボキシル化オステオカルシン濃度の増加および血清骨酒石酸抵抗性酸性ホスファターゼ活性低下とⅠ型コラーゲンN-テロペプチドの減少をみとめた[200]が，リコピンの補充により酸化ストレスとⅠ型コラーゲンN-テロペプチドとが減少した[201]。観察されている果物と野菜の摂取の骨に対する保護的効果(後述)とあわせて，カロテノイドが骨の状態に保護的であるかもしれないことを示唆する。

▶タンパク質

代謝研究では高タンパク質がカルシウムの喪失を導くことが示され，これは酸負荷に対して血清カルシウム濃度を維持するために骨格からカルシウムが引き出されるためだと推測されている[202]。逆に，タンパク質は骨成長に関連するIGF-1の循環を増加させることが示され，そしてこのことは尿中カルシウム濃度上昇効果を相殺する可能性がある。タンパク質摂取を骨代謝マーカーと関連づける研究では，一貫した結果が示されなかった。すなわち1つの研究では骨吸収マーカーであるデオキシピリジノリンの低下が見られ[203]，もう1つの研究では骨代謝マーカーには変化はなかった[204]。

一般的に高タンパク質摂取が骨量減少を導くという想定とは対照的に，観察研究では，高タンパク質摂取は高骨密度および低骨折リスクと相関していた。FOSでは，最も高いタンパク質摂取の高齢者で4年の観察期間での骨量減少が最も低かった[205]。さらに，これらタンパク質摂取量を全体の四分位値で分類した4群のうち上位3つの群は最下位群に比べて大腿骨近位部骨折リスクが低かった[206]。同様に，アイオワ州の女性においてタンパク質摂取量を全体の四分位値で分類した4群と大腿骨近位部骨折リスクに逆の関連が観察された[207]。対照的に，NHSはタンパク質摂取と12年間の骨折リスクには関連がないことを示した[208]。新規大腿骨近位部骨折患者では，6ヵ月間のタンパク質補充を行い，1年後の大腿骨近位部の骨量減少を低下させた[209]。

通常の食事との関連において，現在のエビデンスは，より高いタンパク質摂取は骨に対して有害であるよりもむしろ保護的であることを示唆している。しかし，この効果は他の食事成分の影響を受ける可能性がある。フランス人の閉経後女性での高タンパク質摂取に伴う骨折リスクの増加は，低カルシウム摂取者のみに見られた[210]。アメリカの研究では，カルシウムサプリメント使用者において食事から摂取されるタンパク質は骨量減少に対し最も保護的であった[28]。食事の全体的な酸-塩基バランスもまた，タンパク質への反応に影響する可能性があり，アルカリ性食品の存在下にはより保護的である可能性がある。

▶脂肪酸

脂肪酸は代謝の数々の側面にとって重要である。n-3系(ω3)およびn-6系(ω6)多価不飽和脂肪酸は，炎症性サイトカインへの相対する効果[211,212]や，プロスタグランジンE2産生の調節[213,214]，カルシウム輸送および保持の強化[215,216]を含む複数の複雑な機序を通して骨の健康に影響を与える可能性がある。必須n-3系およびn-6系脂肪酸やそれらの誘導体は，間葉系幹細胞の脂肪細胞や骨芽細胞への分化に関与する[218~220]ペルオキシソーム増殖因子活性化受容体のリガンドとしても働く[217]。リポキシンはアラキドン酸から合成され，レゾルビンはエイコサペンタエン酸(eicosapentaenoic acid：EPA)とドコサヘキサエン酸(docosahexaenoic acid：DHA)から合成される[221,222]。両者は抗炎症効果があり，動物モデルにおいて歯周炎により引き起こされた骨量減少の少なさと関連していた[223~225]。

複数の動物研究は，n-3系脂肪酸または高いn-3系対n-6系比と骨健康の保護的な関連を支持している。ヒトでの研究はほとんど行われていない。Rancho Bernardo Studyでは，n-6系対n-3系脂肪酸比の増加は低い大腿骨近位部骨密度と関連し[226]，n-3系脂肪酸を含む魚の摂取は，少ない宇宙飛行士の骨密度減少の軽減と関連した[227]。FOSでは，1週間に3食またはそれ以上脂肪の多い魚の摂取は，3食未満に対して，4年間の大腿骨頸部骨密度減少の予防に関連していた。しかしn-3系脂肪酸とアラキドン酸に交互作用が見られた。EPA+DHA摂取の比較的高い女性では，それに加えてアラキドン酸摂取量も多い場合により高い骨密度を有していた。一方，EPA+DHA摂取量が最低で，加えてアラキドン酸摂取量が多い組合せの男性は，アラキドン酸摂取量が少ない組合せと比べて，経時的により骨密度が減少し，骨の最適な保護のためには脂肪酸の両方の種類が適切でなければならないことが示唆された[228]。n-3系脂肪酸摂取量が多い場合には，プロスタグランジンE2産生が抑制され，その結果アラキドン酸の他の効果を発揮する余地が生まれる。アラキドン酸はリノール酸から合成されるが，リノール酸はNF-κBを活性化するために，それ自体を高用量で摂取した場合に骨に負の効果があると考えられている[229,230]。

脂肪酸摂取と骨折についての研究はほとんど存在せず，報告されている結果は一貫していない[231～234]。閉経後女性において魚油またはn-3系脂肪酸の補充による骨密度に対する保護的効果が報告されているが[235,236]，他の研究では，カルシウムのみの投与に対し，12ヵ月魚油とカルシウムを与えられた女性は骨密度または骨代謝回転マーカーには影響をみとめなかった[237]。ランダムに高α-リノレン酸食に割りあてられた成人は平均的なアメリカの食事と比較し，有意に血清N-テロペプチド濃度が低かった[238]。これらの関係の複雑さは，骨の状態と骨折リスクに対する特定の種類の脂肪酸の効果は他の要因に左右され，これらの関連を明らかにするためには大規模な研究での複雑な解析が必要かもしれない。

▶その他の食品成分と食習慣

カフェイン

研究結果は様々であるが，いくつかのエビデンスは，カフェインは骨に対して負の効果があることを示している。20週間0.2%のカフェインを補充した成長期ラットの骨密度は対照群と比較し有意に低く，カフェインを投与したラットから採取した骨髄細胞の破骨細胞形成は増強していた[239]。ラットから得られた骨髄由来間葉系幹細胞の増殖能は濃度依存的に高カフェインで減少し，骨芽細胞形成に負の効果を与えた[240]。ヒトの骨芽細胞では，カフェインの増加が，骨芽細胞機能に影響する1,25(OH)$_2$D$_3$誘導ビタミンD受容体発現やアルカリホスファターゼ活性を減少させた[241]。

ヒトでは，カフェインは短期間の尿中カルシウム排泄を増加させることが知られている[242]。しかし，2002年のレビューは，カフェインは24時間総尿中カルシウム排泄に影響せず，そしてカフェインの骨吸収に対する負の効果は「牛乳の摂取，最も少ない場合に大さじ1～2杯」で相殺される可能性があると結論づけた[243]。閉経後女性の観察研究において，定期的に牛乳を飲まない人に限ると1日2杯以上のコーヒー摂取が低い骨密度と関連したことや[244]，カルシウム摂取が1日800 mg未満の場合では1日2杯以上のコーヒー摂取は骨量減少が高かったことが一貫して示された[242]。同様に，31,527人のスウェーデン人女性のコホート研究では，主にカルシウム摂取の少ない女性において1日4杯以上のコーヒー摂取は骨折リスクの増加と中程度の相関をみとめた[245]。FOSでは，カフェイン摂取は高齢女性の大腿骨近位部骨折リスクと相関したが，男性では相関しなかった[246]。しかし，対照的に，高齢スウェーデン人男性では1日4杯以上のコーヒー摂取が低い大腿骨近位部骨密度と有意に相関していたが，女性では相関しなかった。この相関は，カフェイン代謝に関連するがカルシウム摂取には関連しないシトクロムP450 1A2（CYP1A2）の遺伝子型によって影響を受けた[247]。

アルコール

慢性アルコール中毒患者において骨粗しょう症は高頻度で見られる[248]。本章全体に記載されているように，アルコールの大量摂取は複数の栄養欠乏症と関連し，それ自体が骨に負の効果を及ぼす可能性がある。加えてエタノール自体も，骨密度と骨強度両方に影響して，骨再形成に直接効果があると考えられる。雄の成体ラットへの1日あたり1Lのワインとほぼ同等のアルコールの雄の成体ラットへの長期投与（3ヵ月）では，骨密度の10%の低下と大腿骨の機械的強度の12%の低下を示した[249]。2012年のレビューは，多量のアルコール摂取に見られる骨量と骨強度の減少は，骨細胞アポトーシスや酸化ストレス，Wntシグナル系の変化を伴う骨形成の減少によると結論づけた[250]。

対照的に，適量のアルコール摂取は，複数の高齢者の研究でより高い骨密度[251,252]，および経時的な骨量減少の軽減と相関していた[253]。FOSでは，1日1～2単位の総アルコールまたはビールを摂取する男性では大腿骨近位部骨密度が3～5%高く，1日2単位超の総アルコールまたはワインを消費する閉経後女性は大腿骨近位部および脊椎骨密度が5～8%高かった。しかし，男性では1日2杯以上の蒸留酒摂取は低骨密度と有意に相関した。蒸留酒に比べて，ビールまたはワインと骨密度とに強い関連性の傾向があることは，エタノール以外の成分が骨の健康に寄与している可能性を示唆している[254]。これらのエビデンスを合わせると，骨の状態に対する中等量のアルコール摂取の有益性と多量のアルコール摂取の有害な影響が強く支持される。保護的効果のメカニズムには，アンドロステンジオンのエストロンへの変換を刺激するエタノールのエストロゲン様効果が含まれうる。とりわけビールやワインの中のシリコンやポリフェノールなどの添加化合物は，さらなる有益性をもたらす可能性がある。

適量のアルコール摂取は骨密度に有益であるが，骨折に対しての影響はほとんど知られていない。カナダ，オーストラリア，オランダの3つのコホート研究を用いたメタ解析では，1日2単位未満に対し2単位以上のアルコール摂取は大腿骨近位部骨折リスクを70%高めることが判明した[255]。他の研究では，大腿骨近位部骨折は禁酒者や多量飲酒者いずれと比較しても，1日2単位までを消費する飲酒者の間で最も低いというU字型の関連を示した[256]。

食習慣

骨は，多様な栄養素や曝露因子に影響を受けやすいことがますます明らかになってきている。関連と機序を理解するために，研究では通常一度に栄養素1つを調べるが，最終的な効果は多くの栄養素の影響が混在する。したがって，全体の食習慣を見ることは，食事の中のこれらの栄養素の組合せが任意の単一の栄養素の効果よりも大きい効果があるかを調べるのに有用である。いまだ十分に検討されていない一連の植物単養素を含む非常に多くの食品成分が骨に影響を与えるようであり，単一の栄養素または食品よりも健康的な食事が，骨の成長，修復，維持のためにより良い全面的な支援となることが期待される。

FOSでは，クラスター分析を用いて個人が食習慣グループに分けられた[257]。果物や野菜，朝食シリアルを多く消費する男性は他のすべての食習慣グループよりも大腿骨近位部骨密度が有意に高く，一方，最もキャンディーを消費する人は有意に骨密度が低かった。キャンディーを消費する習慣の女性は最も骨密度が低く，一方，果物や野菜をとる習慣に加えてアルコールをとる習慣の女性は最も高い骨密度を示した。乳製品や肉のグループは中間の骨密度である傾向であった。個々の栄養素のエビデンスと一致して，果物と野菜グループはマグネシウム，カリウム，ビタミンCそしてビタミンKの摂取が最も高かった。同様に50～59歳のスコットランド人女性では，「健康的な」パターンは低い骨吸収と関連し，一方，スナック食品が特徴のパターンは低い大腿骨頸部骨密度と関連した[258]。イギリスにおける閉経後の双子の研究でもまた，大腿骨近位部骨密度とワインを含む食習慣との正の相関を，しかし伝統的な20世紀のイギリス食(揚げた魚，フライドポテト，ベイクドビーンズ，赤身肉と加工肉，惣菜パイおよびアブラナ科の野菜)とは負の相関をみとめた[259]。他のイギリスの研究では，果物摂取の高いパターンが青年期と高齢女性の脊椎骨塩量と，青年期男子の大腿骨頸部骨塩量と有意な関係をみとめた[260]。18～65歳のオーストラリア人女性では，他のパターンと比較して，精製された穀物，ソフトドリンク，フライドポテト，ソーセージや加工肉，植物油，ビールおよびテイクアウト食品を含む食習慣は低い全身骨塩量と有意に相関していた。対照的に，豆類，魚介，種子，ナッツ類，ワイン，米および米料理，他の野菜，野菜料理から成るパターンでは，大腿骨近位部および脊椎骨密度と全身骨塩量と正の相関をみとめた[261]。ごく最近では，NHANES 1999～2002のデータの解析において，2005年Healthy Eating Indexスコアと骨代謝回転マーカーとの間に相関がみとめられなかった。しかし，牛乳の摂取は尿N-テロペプチド-クレアチニン比と有意な負の相関があり，女性で添加砂糖摂取が最も高い群では，骨形成に関連するだけでなく高骨代謝回転とも関連する血清骨特異的アルカリホスファターゼが最も高かった[262]。

カナダのコホート研究では，果物，野菜，全粒粉が特徴であるベースラインの食習慣は，女性において骨折リスクが14％低く，男性では同様の傾向だが有意差をみとめなかった[263]。食習慣介入もまた有効であることが示されている。DASH食（果物，野菜，低脂肪乳製品が多い）は有意に骨代謝回転を減少させることが示された。加えて低ナトリウム摂取は，DASH群と通常食群両方においてカルシウム排泄を減少させ，DASH群でさらに血清オステオカルシンを減少させた[64]。他の研究は，14週間の低ナトリウムDASH型食と高炭水化物低脂肪食(両方ともに1日800 mgを超えるカルシウム摂取を伴う）の骨代謝回転への影響を比較した。DASH群は高炭水化物低脂肪食群と比較して，有意に尿中ナトリウムとカルシウムが減少，尿中カリウムが増加し，骨代謝回転マーカーが低かった[264]。

これらエビデンスを総合すると，最適な骨の健康のためには，適切なカルシウム摂取を行うことに加え総じて健康的な食事が必要である。パターン解析によると，果物や野菜，低脂肪乳製品に富み，アルコール摂取が適量であること，ナトリウムが少ないことが重要であると示され，栄養素分析と矛盾しなかった。

骨粗しょう症性骨折の他のリスクファクター

▶体重と体組成

多くの研究において，総体重が直接的に高い骨密度と低い骨折リスクと関連することが示されている。さらに，体重減少は骨密度の減少と関連する。1つのレビューでは，体重減少10％あたり，1～2％の骨量減少をもたらしうることが示唆されている[265]。しかし，総体重は除脂肪体重と脂肪組織から成り，そしてこれらの構成要素は骨に対して異なる影響を与えるかもしれない。脂肪は内分泌臓器であるので，脂肪量の骨に対する効果は，骨格に対する機械的負荷だけではない可能性がある。

腹部脂肪量はより代謝活性があり[268,269]，炎症[266]やインスリン抵抗性[267]に寄与するホルモンやケモカイン，サイトカインを産生し，両者とも骨に負の効果をもたらし骨折リスクを増加させうる。いくつかの研究では[270,271]，体重の機械的負荷による効果が統計学的に除外された場合に，脂肪量は骨に負の相関があった。オランダ人の男女では，脂肪分布と骨密度は正の相関を示すが，BMIで調整を行ったところ負の相関になった。しかし，インスリンまたはアディポネクチン濃度は正または負の相関いずれもみとめなかった[272]。他の研究では，皮下ではなく内臓脂肪が，若い女性の大腿骨強度，肥満した青年期の少女の大腿骨近位部および脊椎骨密度，そして韓国人男女の骨密度と負の相関があったことを指摘した[273～276]。ボストンで行われた成人プエルトリコ人の研究では，大腿骨近位部での骨減少症または骨粗しょう症のリスクは，体重調整腹部脂肪量が100 g増加するごとに10～16％増加した[277]。総体重は骨密度を改善するが，中心性肥満は骨の状態に負の影響を与える可能性がある。

▶身体活動量

体重の重力の影響に加えて，荷重負荷運動と骨密度の間には明らかな関連が存在する[278]。骨量の改善は，レジスタンス運動でもまたみとめられる[279]。筋力とバランスの運動は，筋機能を改善し，転倒を減らし，骨折リスクをいっそう減少させる[280]。体重減量の間に有酸素運動を行うことは，さもなければ減量とともに見られるはずの骨量減少を軽減させるのに重要である[281]。双子を用いた遺伝的な対照研究によれば，成人期の長期的な身体活動量は長骨骨幹のより厚い皮質，高い曲げ強度，そして遠位骨における高い海面骨密度と高い圧縮強度をもたらす[282]。ある研究報告では，強い力（ウエイトリフティング）あるいは強い衝撃（跳躍）の運動は骨に最も大きな影響を与える一方，水泳のような荷重のかからない運動は骨に影響しないと結論づけた[278]。

▶遺伝

骨が多くの環境曝露に反応することは明らかであるが，研究者は，最大骨量に対する約80％，および加齢に伴う骨量減少に対してはより少ない割合が遺伝により説明しうると見積もっている[283]。重要な遺伝変異と遺伝-環境相互作用の同定は，研究の盛んな分野である。大腿骨近位部骨折の家族歴は骨折リスクを2倍増加させる[284]。遺伝子多型候補の研究や全ゲノム関連研究は，低密度リポタンパク質（low-density lipoprotein：LDL）受容体関連タンパク質5（LRP5）やエストロゲン受容体α（estrogen receptor alpha 1：ESR1），OPGをコーディングする遺伝子を含む，骨密度や脆弱性骨折と関連する遺伝子を同定した[284]。大規模な量的形質分析は，アイスランド人，デンマーク人，オーストラリア人成人での再現性をもって，以前に同定された*RANKL*遺伝子，OPG，ESR1の遺伝子近くの3領域と2つの追加領域を含む，32遺伝子座の74個のSNPを確認した。*RANK*遺伝子に近い遺伝子座を含む複数の遺伝子座もまた骨粗しょう症性骨折と関連していた[285]。あるレビューでは，骨粗しょう症に関与する既知の遺伝子の大部分は骨合成や骨吸収に関与する経路の構成要素をコードするが，骨粗しょう症に関与する全遺伝子変異の中の少ない割合しか同定されていないと指摘されている[286]。

栄養的相互作用との関係を調べた初期の遺伝マーカーの1つが，複数の集団において骨密度と関係していたビタミンD受容体に対するものであった[287]。ビタミンD受容体の低骨密度遺伝子型をもつ女性は，骨量減少がより早く，低いカルシウム摂取に対応すべく起こるカルシウム吸収の増加を行えない[288,289]。他の例では，閉経後のギリシャ人女性において，LRP5のrs4988321多型のAアリルのキャリアはGGホモ接合体に対し，680 mg/日に満たないカルシウム摂取量では脊椎の骨密度がより低くなり，この知見は骨密度に対するこの多型の負の効果が適切なカルシウム摂取によって除きうることを示唆している[290]。他の報告では，骨に影響する遺伝子-栄養相互作用には，高脂肪食は*PPARG*遺伝子の特定の対立遺伝子変異体に応じて骨量に対し有害また有益な場合があるというマウスとヒト両方での観察[291]，野生型の対照と比較して，高脂肪食を摂取した*Alox5*$^{-/-}$マウスは体脂肪量がより増え，骨量がより減少するというエビデンス[292]，APOE-219T/Tおよび+113C/C遺伝子型をもつ女性の高飽和脂肪酸摂取は骨状態に有害であるというエビデンス[293]がある。遺伝的決定基と遺伝-環境相互作用の理解は，研究の初期段階のままであり，この領域の進歩は近い将来加速すると期待されている。

骨粗しょう症の予防と管理のための戦略

広範な研究により骨粗しょう症や骨折に対する多数のリスクファクターが同定され，それらは修正が可能である。適切なカルシウムやビタミンD摂取だけでなく，マグネシウム，カリウム，その他微量ミネラル，ビタミンK，ビタミンB群，カロテノイド，ビタミンCとE，タンパク質，そして必須脂肪酸を含む食事や栄養素の多くの側面が骨の健康に重要であることは明らかである。同時に，リンやビタミンA，ナトリウムの過剰摂取を防ぎ，適量のアルコール摂取を維持することが重要である。骨粗しょう症ではBMIが保護的であることが示されている一方で，内臓脂肪は特定のサイトカインの放出を通して骨に負の影響を与える可能性があることもわかっている。荷重負荷身体活動は保護的で，特に，骨量減少につながる可能性がある体重減量時に重要である。筋強化運動もまた体重減量関連骨量減少の軽減を助け，転倒のリスクを減らすための筋の強化を助ける可能性がある。筋量の増大はまたすべての年齢群においてより大きな骨強度にも寄与する可能性がある。最後に，遺伝-栄養相互作用の分野では研究は初期段階にあって，将来的には骨粗しょう症の予防のために遺伝子プロファイルに基づいたより個別化された医療を提供できる可能性がある。

骨粗しょう症の管理に関して，特に家族歴，年齢，骨折歴あるいは低い骨量のためにリスクが高い個人に対しては，依然としてカルシウムとビタミンDについての栄養勧告は治療の重要な基本であり，しばしばビスホスホネートといった薬物も含まれる。多くの組織や提唱団体は，いずれも一般集団に対する米国医学研究所の勧告にそって，食事からまたはサプリメントのいずれかでのカルシウム最少1,200 mg/日とビタミンDを少なくとも600～800 IU/日摂取することを推奨している[2,36,294～296]。

WHIからのデータがサプリメントによる過剰なカルシウム（例：>2,000 mg/日）は腎結石症のより大きなリスクと関連することを示していることから，食事性のカルシウムは必要なカルシウムを得るために好ましい形態である[297]。骨粗しょう症患者の血清25(OH)D濃度は，20 ng/mL（50 nmol/L）またはそれ以上に維持すべきである。通常は適切な日光曝露と食事に十分注意することでこれを達成することができるが，しばしば200～400 IU/日のビタミンD_3を含むサプリメントの追加を必要とする。吸収不良，グルテン性腸症，肝疾患，胃または腸バイパスをともなう患者や長期抗てんかん薬服用患者では，血中濃度を20 ng/mL以上に維持するために1,000～2,000 IU/日またはそれ以上のビタミンDがしばしば必要である。一部の開業医は，コンプライアンスの改善と血清25(OH)D濃度を20 ng/mL（50 nmol/L）またはそれ以上に維持するために，週1回5万単位のビタミンD_2を処方する。まとめると，カルシウムとビタミンDは骨粗しょう症のいかなる治療計画においても必須の構成要素である。しかし，研究によって，医療的なアプローチに加えて全体的な食事の質に焦点をあてることの重要性が強調され，食事や数々の栄養素が骨の健康に寄与することが示された。さらなる骨量減少を防ぐために，生活様式の変化や場合によっては薬物とともに必要に応じてビタミンDとカルシウムの補充を組み合わせることで，深刻な骨粗しょう症性骨折のリスクを減少させることができる。

（Katherine L. Tucker, Clifford J. Rosen／池田香織，綾野志保 訳）

IV

91 リウマチ性疾患における栄養と食事

リウマチ性疾患と関節炎の概説と定義

▶定義と頻度

「リウマチ性疾患は，炎症（発赤，発熱，腫脹，痛み）や，体の結合や構成といった機能を失うことが特徴である。リウマチ性疾患は，典型的には関節，腱，靭帯，骨，筋に，痛みや腫脹，こわばりなどの影響を及ぼす。そして内臓器官に影響を与えることもある」[1)]。リウマチ性疾患は，感染性関節炎，骨関節炎（osteoarthritis：OA），乾癬性関節炎，関節リウマチ（rheumatoid arthritis：RA），結合組織炎，全身性エリテマトーデス，痛風，多発性筋炎，腱炎がある。関節炎は関節の炎症をさす[2)]。National Arthritis Foundation は 100 以上の型の関節炎とその関連疾患をあげている[3)]。National Arthritis Data Workgroup は全国健康聞き取り調査（NHIS）のデータを使用し，約 4,640 万人のアメリカ人が自己申告あるいは医師により診断された関節炎をもっていると推定している[4)]。本章では，痛風，骨関節炎，関節リウマチと，栄養との関連について述べる。

▶関節炎が栄養状態に与える影響

関節炎は，様々なメカニズムにより栄養状態に影響を与える。関節炎に関連した関節痛や腫脹のため食物を噛むことが難しくなり，または食事の準備が難しくなることにより，栄養素の摂取が障害される[5)]。水を飲むために長くしたストロー，野菜の水切りつきシンクスライド調理台，ビンの蓋のオープナー，回転具つき五徳（熱いものを置く回転つきの台），滑り止めパッド，簡単につかめる台所用品，フライパンの支持器，牛乳パックの取っ手など多くの種類の製品が，食事の準備を行いやすくするために利用できる。もう 1 つのメカニズムは，炎症による，エネルギー必要量の増大（「関節リウマチ」の項参照），および痛風と骨関節炎，肥満（「痛風」と「骨関節炎」の項参照）の関連である。

▶薬剤と栄養素の相互作用

関節炎の治療に用いる薬剤は，様々な栄養素と相互作用があり，また栄養素の必要量に影響を及ぼす[6,7)]。関節炎の治療に用いられる薬剤は，嘔気や嘔吐などの副作用を起こし，このことにより栄養素の摂取に影響を及ぼす[8)]。さらに，様々な栄養素が薬物治療に影響を及ぼす（後述の葉酸-メトトレキセート〈methotrexate：MTX〉の相互作用を参照）[9〜14)]。栄養素の経路における遺伝子多型も，MTX の関節炎の治療に対する反応に影響を及ぼすことがわかっている[15,16)]。他の薬剤-栄養素相互作用の例としては，アスピリンや非ステロイド系抗炎症剤の使用による胃腸の出血に伴う鉄欠乏である。**表 91.1** に他の薬剤-栄養素の相互作用を示す。

MTX 療法は関節リウマチの治療においてゴールドスタンダードおよび基本として考えられている[17,18)]。少用量の MTX は，アミノイミダゾールカルボキサミド（aminoimidazole carboxamid：AICA）リボチド（AICAR）トランスホルミラーゼによって触媒される葉酸依存性の段階でプリンヌクレオチドの生合成を阻害することがエビデンスで示されている。そしてこのことにより，アデノシンの蓄積を介して免疫抑制が起こる[19,20)]（**図 91.1**）。

これは MTX が一般的な葉酸拮抗薬のため，機能的な葉酸欠乏をきたす。実際，Morgan らは，MTX 治療中の患者で機能的な葉酸欠乏症があることを報告しており[11)]，血球減少症といった MTX の毒性は，合併症のない葉酸欠乏に見られる毒性と似ている。一方で，肝臓の毒性はおそらく MTX の副作用であることを報告している[21,22)]。なぜなら MTX の毒性は，有効性があるにもかかわらず，薬剤投与の中止の主要な原因であり，これらの副作用を寛解させるにはやむをえない理由なのである[8)]。

MTX の治療を受けている関節リウマチ患者への葉酸サプリメント投与が，有効性を減じることなく，薬剤の毒性を低減させるとの報告がある[23〜27)]。このメカニズムは不明であるが，葉酸サプリメントは，MTX によって誘導された葉酸が欠乏しやすい器官（例：腸細胞，肝臓）の葉酸補酵素を補充する可能性がある。一方で，免疫細胞における MTX の細胞傷害性への影響は小さいのかもしれない。葉酸の補充は，MTX の代謝に関連した他の良い効果をもたらす。ある研究で，24 時間尿中の AICA の高濃度は治療効果に比例する。そして，フォリン酸の補充は尿中の AICA 濃度を正常化するが，葉酸ではこのことは起こらない[28)]。現時点で，MTX を使用している患者は，葉酸も摂

表 91.1　関節炎治療薬と栄養素の相互作用

薬剤	栄養への影響
アスピリン	↓葉酸，↓鉄，↓ビタミン C
サリチル酸	↓葉酸
非ステイロイド系抗炎症剤	↓鉄，↓葉酸
スルファサラジン	↓葉酸
MTX	↓葉酸
コルチコステロイド	↓カルシウム，↓ビタミン D，↓カリウム，↓亜鉛，↓ビタミン C，↓マグネシウム，↓葉酸，↓セレン
テトラサイクリン	↓カルシウム，↓マグネシウム，↓鉄
コルヒチン	↓ビタミン B_{12}，↓ナトリウム，↓カリウム
D-ペニシラミン	↓ビタミン B_6，↓マグネシウム，↓亜鉛，↓銅

(Data from references 5 and 224 to 226.)

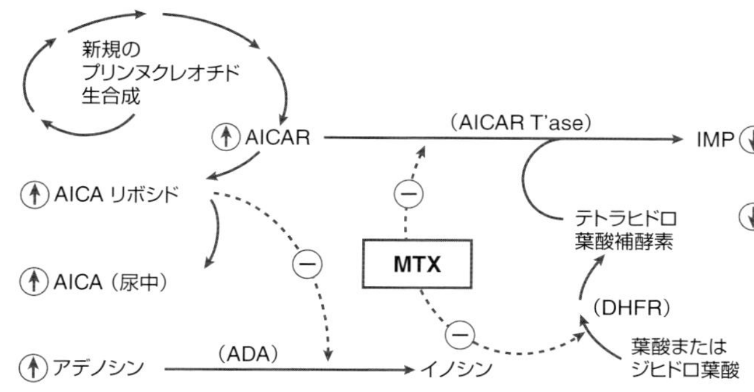

図 91.1 低用量の MTX による関節リウマチ治療のメカニズム。㊀のついた点線は酵素の抑制を示す。↑↓は *in vivo* で上昇あるいは低下を示す。ADA：アデノシン脱アミノ酵素，AICA：アミノイミダゾールカルボキサミド，AICAR：AICA リボチド，AICAR T'ase：AICAR トランスホルミラーゼ，DHFR：ジヒドロ葉酸レダクターセ，IMP：イノシンーリン酸。

取することが日常的に推奨されている[29~33]。

痛風

▶定義

痛風は結晶性の関節炎であり，尿酸が可溶性の限界に達した時に，関節に尿酸が沈着する結果起こる[34]。尿酸結晶は発症した関節，特に足の親指（足部痛風）に炎症や腫脹，痛みをもたらす[35~38]。痛風は臨床上，急性の関節炎から，痛風結節とよばれる尿酸結晶の蓄積，尿酸による尿路結石症，また頻度は高くはないが痛風性腎障害（痛風性腎症）にまで広範囲に及ぶ[39]。

▶疫学

NHIS と全国健康栄養調査（NHANES）Ⅲのデータによると，その前の年に 18 歳以上の成人の 300 万人が痛風に罹患しており，610 万のアメリカ人の成人が過去に痛風があったと推定されている[40]。痛風の罹患率はアメリカや世界中で上昇傾向にある[34,36,41,42]。痛風は女性より男性にははるかに多く見られるが，長寿によって痛風は女性においても今後さらに大きな問題となるであろう[36,39,42,43]。

▶高尿酸血症の発症メカニズム

尿酸は，ヒトにおけるプリン体の最終代謝産物である。キサンチンオキシダーゼはヒポキサンチンをキサンチンに酸化する反応を触媒し，最終的に尿酸になる。高尿酸血症はあらゆるタイプの痛風の特徴で，血清尿酸値が男性で 7.0 mg/dL 以上，女性で 6.0 mg/dL 以上と定義される。高尿酸血症は痛風の関節炎のリスクファクターであるが，高尿酸血症の大部分の人は痛風を発症しないでいる[36,44]。血清尿酸値が 9.0 mg/dL 以上，尿中尿酸排泄量が 800 mg/日以上の時，痛風の明らかな症状が見られる[45]。

高尿酸血症のもとになるメカニズムは，尿酸の過剰産生（患者の～10%）と排出の低下（患者の～90%）にある。過剰産生は，骨髄増殖性疾患，悪性の疾患，溶血性貧血によって引き起こされる。プリン体，尿酸塩の産生の増加をもたらす先天代謝異常は，ヒポキサンチン-グアニンホスホリボシルトランスフェラーゼ欠損，ホスホリボシルトランスフェラーゼシンターゼの活性化，グルコース 6-ホスファターゼ欠損などがある。キサンチンオキシダーゼの阻害剤が，尿酸の産生が過剰な人によく用いられている。腎不全，脱水，糖尿病性ケトアシドーシス，エタノール摂取，利尿剤およびその他の薬剤の使用により，尿酸塩クリアランスの障害がもたらされる（後述）[46]。尿酸塩の排泄障害の治療として尿酸排泄薬を考慮すべきである。

痛風は原発性と続発性に分類できる[36]。原発性痛風は先天性の異常あるいは後天性の代謝障害による。続発性の痛風の例としては，血清尿酸値を上げる薬（利尿薬，タクロリムス，メトキシフルレン，シクロスポリン，エタンブトール，ピラジナミド，細胞傷害性の化学療法，エタノール，低用量のサリチル酸，レボドーパ，リバビリン，インターフェロン，テリパラチド）の使用がある[36]。血清尿酸濃度を下げる別の薬剤や栄養素が知られている（アスコルビン酸，ベンズブロマロン，カルシトニン，クエン酸，エストロゲン，フェノフィブラート，ロサルタン，プロベニシド，高用量のサリチル酸，サルフィンピラゾン）[47]。

▶高尿酸血症および痛風患者の代謝およびライフスタイルの特性

古典的な痛風患者は，肥満で高血圧，ぜいたくな食事をとり，酒を飲む中年男性とされてきた[39]。

メタボリックシンドロームと痛風

肥満，インスリン抵抗性，血清尿酸値の間には強い相関関係がある。そして腎における尿酸のクリアランスとインスリン抵抗性の程度と相関がある[48]。Choi ら[49]は，メタボリックシンドロームと痛風の有病率に関連があることを見つけた。メタボリックシンドロームは次の基準を 3 つ以上満たすことと定義されている。すなわち，腹部肥満（ウエスト周囲径が男性 ＞ 102 cm，女性 ＞ 88 cm），高トリグリセリド血症（≧ 150 mg/dL），低高密度リポタンパク質（high-density lipoprotein：HDL）コレステロール（男性 ≧ 40 mg/dL，女性 ≧ 50 mg/dL），高血圧（＞ 130/85 mmHg），および空腹時高血糖（≧ 110 mg/dL）[50]，である。メタボリックシンドロームの有病率は，痛風の患者で 62.8%（95%信頼区間〈CI〉，51.8～73.6%）で，痛風のない患者では 25.4%（23.5～27.3%）であった。また，痛風の病歴は 2 型糖尿病発症の独立したリスクファクターであることが示された[51]。

高尿酸血症と痛風の食事との関係

食事からのプリン体は，体内の尿酸の 1/3 までに寄与している[52]。しかし，痛風の患者でプリン体を含まない食事をとった被検者と，通常の食事をとった人とを比較しても，血漿尿酸値にはほとんど変化がなかった[53]。様々な食品が血清尿酸値を増加させ，痛風発作を増加することが報告されている。これらには，肉，魚介類，酵母，酵母エキス，エンドウマメ，大豆などの豆類，レンズマメ，アスパラガス，ホウレンソウ，キノコ，ビールやアルコール飲料などがある[54]。NHANES Ⅲの調査データは，年齢を調整した後，5群に分けたグループ間（五分位数）の比較では，成人の尿酸濃度は五分位数の間の差が最も大きなものである全肉の摂取では 0.48 mg/dL（95% CI，0.34〜0.61，トレンドの p 値 = 0.001）を示し，魚介類では 0.16 mg/dL（95% CI，0.06〜0.27，トレンドの p 値 = 0.005）。そして，全乳製品摂取は逆相関を示し，0.21 mg/dL（95% CI，0.37〜0.04，トレンドの p 値 = 0.02）であり，このことは高い総タンパク質の摂取ではなく肉や魚介類の消費が高尿酸血症に関連している可能性があることを示している[42,55]。Health Professionals Follow-up Study：HPFS では，肉や魚介類の摂取量の最高五分位の男性は，痛風のリスクがそれぞれ 41%および 51%大きかった。しかし，プリン体が多い野菜の摂取はリスクの増大と関連しなかった[42,56]。1日に1サービング以上の牛乳を消費する人では，牛乳を消費しない人よりも低い血清尿酸値を示した[55]。ヨーグルトを消費しない人と比較して，少なくとも1日おきにヨーグルトを消費する人も，低い血清尿酸を示していた[55]。NHANES Ⅲのデータも，コーヒーを消費しない人と比較して，1日にコーヒーを6杯以上消費する人における高尿酸血症の補正オッズ比は，0.57（95% CI，0.35〜0.94，トレンドの p 値 = 0.001）であることが示された[57]。茶の消費は高尿酸血症に関連していなかった。筆者らは，コーヒーの摂取における逆相関はカフェイン以外の構成要素によって起こされると考えている。NHANES Ⅲデータを用いた別の研究では，フルクトース（果糖）を含んだソフトドリンクは高い血清尿酸値と関連していたが，人工甘味料によるものではこの関連は見られなかった[58]。フルクトースの代謝は他の糖よりも尿酸を生成することが示されている[59]。HPFS のデータは，ビタミン C の摂取量が多いことが尿酸の低値と関連していることを示した[60]。ビタミン C の 400〜500 mg/日以上の摂取では，血清尿酸濃度はプラトーになる[54,61]。痛風のリスクが，痛風の既往がない 47,150 人の男性で，前向きに 23 年間にわたって評価された[56]。痛風のリスクの増加は，肉の高い消費と正に，乳製品の高い摂取と負に相関していた。タンパク質の総摂取量，またはプリン体が多い野菜の摂取量とは関連がなかった。

アルコールと高尿酸血症および痛風

アルコール消費と高尿酸血症および痛風の関連については様々なメカニズムが考えられている。これらには，(a) 一時的な乳酸アシドーシスの発生，(b) アルコールの代謝中に酢酸からアセチル補酵素Aへの転換によるアデノシン三リン酸（ATP）からアデノシン一リン酸（AMP）への分解促進によるプリン体の生成刺激，(c) ビールの中にプリン体，特にグアノシンが多く含まれている，(d) 鉛に汚染されたアルコールの消費により腎の尿酸排泄が低下し高尿酸血症を引き起こした，などがある[54]。NHANES Ⅲのデータは，ビールや酒の摂取は他のリスクファクターで補正した後でも尿酸濃度の上昇を予測することを示した[62]。HPFS のデータは，総アルコール摂取量と痛風との間には正の用量依存性の関係があることを示した[63]。ビールや酒の消費と高尿酸血症の相対リスクは，ワインの摂取よりも大きかった。Nutrition and Health Survey in Taiwan の分析では，ビールの摂取量は高尿酸血症と，男性では独立した関連性が見られたが，女性では見られなかった（女性では 6.6 mg/dL，または男性では 7.7 mg/dL 以上の血清尿酸値）[61]。

▶食事療法

プリン体から尿酸への酸化を減少させるアロプリノール，フェブキソスタットおよび尿酸排泄性の薬剤であるプロベネシドやスルフィンピラゾンなどによる薬理学的治療は，痛風の治療法を変えた。食事療法は厳しいプリン体摂取制限を行っても 1 mg/dL 以上の血清尿酸値を低下させることはまれであるが，薬物治療に対して付加的な効果をもたらすと考えられている[39,53,64,65]。痛風の食事管理は有用であり，特に通風性発赤の発症には有効である[66〜68]。**図 91.2** は，痛風の発症リスクに対する食事成分の影響を示す。アメリカ栄養士協会（ADA）Nutrition Care Manual[69] は，急性痛風発作の間，患者は以下のこと行うことを推奨している。(a) 1日に 8〜16 杯の水分をとる，そのうち少なくとも半分は水で，(b) アルコールを控える，(c) 動物性食品を制限する，(d) 低脂肪あるいは無脂肪の乳製品，豆腐，卵，ナッツバターなどの推奨されたタンパク質を適度に摂取する，(e) 肉，魚，鶏肉を1日 4〜6 オンス（112〜168 g）までに制限する。痛風発作からの寛解期には，推奨は以下のようである。(a) 1日に 8〜16 杯の水分をとる，そのうち少なくとも半分は水で，(b) アルコールを控える，(c) アメリカ人のための食事ガイドライン（Dietary Guidelines for Americans：DGA）に従い，バランスのとれた食事プランにし，そして適度な量の動物性食品をとる，(d) 理想的な体重を維持し，また減量のための飢餓や高タンパク質食を避ける[69]。Choi[67] は，痛風の患者には，次のガイドラインを推奨している。(a) 運動を毎日して体重を減らすこと，(b) 赤身肉の摂取を制限，(c) 循環器疾患のリスクのために個人にあった魚介類の摂取と n-3 系脂肪酸のサプリメントを検討する，(d) 脱脂乳を飲むか，1日2杯まで他の低脂肪の乳製品を飲む，(e) 植物性タンパク質，ナッツ，豆類，およびプリン体が豊富な野菜をとる，(f) アルコール飲料を1日，男性は 1〜2 杯までに，女性は1杯までに減らす，(g) 砂糖入りソフトドリンク，高フルクトースコーンシロップを含む他の飲料を制限する，(h) すでにコーヒーを飲んでいる場合，コーヒーを許可する，(i) ビタミン C サプリメントの摂取を検討する，などである。

▶まとめ

残念ながら，痛風をもつ個人の実際の食習慣は，現在の推奨されている食事療法の推奨と異なるようである[70]。痛風管理のための新たな目標は，インスリン抵抗性を低減し，過体重患者が減量するための食事療法に重点が置かれている。

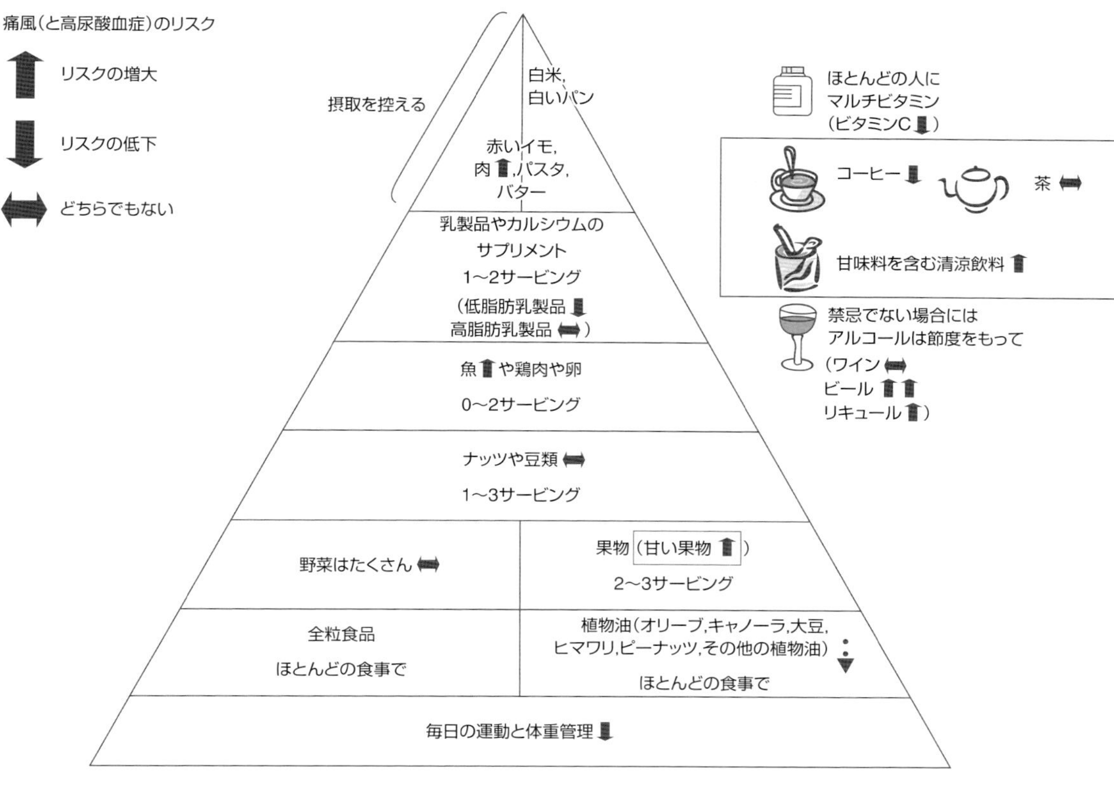

図 91.2 食事性の痛風のリスクとヘルシーフードピラミッド。
(Reprinted with permission from Choi HK. A prescription for lifestyle change in patients with hyperuricemia and gout. Curr Op in Rheumatol 2010 ; 22 : 165–72.)

骨関節炎

▶定義

骨関節炎(OA)は,関節の変性疾患としても知られており,関節の進行性の疾患で,徐々に軟骨が失われ,その結果,関節の辺縁部に骨棘や骨嚢胞を形成する[71)]。

▶疫学

NHANES Ⅲおよび NHIS 推定では,アメリカの 2,700 万人の成人が骨関節炎をもっている[40)]。最も多く侵されている関節は,50 歳以上では膝,股関節,手であり,そして女性は男性より高頻度で影響を受ける[40)]。症状の有無にかかわらず,NHANES Ⅲからのアメリカの成人における放射線像上の膝関節炎の陽性率は,症状がない場合 12.1%,症状がある場合 37.4%と推定された[72)]。放射線像上の膝関節炎の特性は,BMI 30 以上,高齢者,非ヒスパニック系黒人,肉体労働をしている男性であった。

▶栄養の摂取と状態

骨関節炎患者 12 人の 50%以上が,鉄,亜鉛,ビタミン E,葉酸,ビタミン B_6が推奨量(recommended dietary allowance:RDA)の 67%に満たない食事であった[73)]。高齢の通院患者 82 人では,80%の BMI 値が 27 以上であった[74)]。骨関節炎の治療プログラムに参加している患者 77 人の評価では,79%の患者が肥満であった。そして肥満の程度は関節炎の痛みと比例していた。ビタミン D,葉酸,ピリドキシン,亜鉛の摂取量が平均で RDA の 80%に満たなかった[75)]。他の研究では,骨関節炎患者は平均して 15 ポンド(6.8 kg)の過体重であり,一方,関節リウマチの患者では平均して 10 ポンド(4.5 kg)の低体重であった[76)]。

2 つの研究で,骨関節炎とビタミン K の栄養状態との関係が検討された。672 人の Framingham Offspring Study の参加者の X 線写真で骨棘がある膝関節の数の平均が,フィロキノン濃度が高くなるとともに減少することが示された[77)]。骨関節炎,骨棘,関節腔の狭窄の三徴をすべて備えた手の関節の数の頻度も,フィロキノンと逆相関していた。60 歳以上の日本人 719 人の研究では,Kellgren/Lawrence grading(0＝正常〜4＝重症)に基づいて膝の X 線写真を分析し,70.8%が 2 点以上の得点をもっていたことがわかった。骨関節炎の存在の予測には,年齢,BMI,および女性であることが関係していた[78,79)]。逆に,X 線像上の膝関節炎に関連する唯一の栄養の要因はビタミン K であった。ビタミン K の栄養状態は,マトリックス Gla タンパク質などのビタミン K 依存性タンパク質のガンマカルボキシル化において重要である。しかし臨床試験では,ビタミン K の補充はプラセボと比較して骨塩量(bone mineral density:BMD)の増加,骨代謝回転の低下とは関連していなかった[80)]。

▶栄養との関係

Chingford Study[81]では，1,003 人の成人女性中，X 線写真で 118 人の女性の膝の骨関節炎の存在をみとめた。一側性の膝の骨関節炎では，血糖の上昇と中程度に増加した血清コレステロール値が骨関節炎のX線写真と有意に相関した。両側性の膝の骨関節炎では，高血圧とコレステロール値の高値と有意な相関があった。一方，Baltimore Longitudinal Study of Aging の研究[82]は，40 歳以上の 464 人の男性と 275 人の女性では，膝の X 線上の骨関節炎と代謝的要因（血圧，空腹時の脂質レベル，2 時間の経口糖負荷試験）には相関が見られず，それは年齢や肥満を調整しても見られなかった。

▶肥満

多くの研究は，膝関節骨関節炎と肥満，BMI の上昇との間に正の関係を示している[83~96]。体脂肪分布は，膝関節骨関節炎の発症リスクに影響を与えていない。しかし，新しく出たデータは，脂肪量の増加が軟骨や関節に影響を与える炎症性メディエーターやアディポカイン濃度の増加と関連していることを示唆している[96]。

Framingham コホート研究のデータで，Felson は，10 年間で体重 5.1 kg の減量は膝関節骨関節炎発症のリスクを 50%減少させることを報告している[86]。X 線写真上膝関節骨関節炎があり，関節炎によって起こった障害がある 142 人の肥満患者[97]で，体重 1 kg の減少は，圧縮力，合力，外転モーメント，内側回転モーメントを含む膝関節力をおよそ 4 単位削減した。体重減少は 1 ポンド（0.45 kg）あたり，約 4 倍の量の膝への負荷を減少させる。地域社会に暮らす 60 歳以上の 316 人を対照とした，18 ヵ月間の Arthritis, Diet and Activity Promotion Trial では，食事療法を加えた運動介入は，運動のみあるいは食事療法のみ，または対照群に比べて，Western Ontario and McMaster Universities Osteoarthritis Index（WOMAC）のスコアを有意に改善した[98]。食事療法のみと食事療法プラス運動群は，有意な体重減少が見られたが，食事療法プラス運動群のみで自己報告の痛みが有意に減少し，18 ヵ月の介入により 30.3%減少した（$p \leqq 0.05$）。介入群全体で X 線像の進行に差はなかった。同研究では，血清バイオマーカー（軟骨オリゴマータンパク質，ヒアルロナン，抗原性ケラチン硫酸，およびトランスフォーミング増殖因子 $\beta 1$〈transforming growth factor $\beta 1$：TGF-$\beta 1$〉）は 18 ヵ月にわたって比較的安定していた。しかし，より高い血清ヒアルロンナンが X 線像上の分類の悪化と相関していた。このことは，骨関節炎は代謝的に活動的な疾患であるという考えを支持する[99]。

平均年齢が 62.5 歳の骨関節炎をもつ肥満患者の別の臨床試験で，16 週間，低エネルギー食（810 kcal/日）と超低エネルギー食（415 kcal/日）を比較した[100]。8 週間後，両群は，通常の 1,200 kcal/日の食事に移行した。疼痛反応に対しては，食事による有意差はなかったが，両群に有意な症状の改善がみとめられた。

Action for Health in Diabetes trial は，ベースラインに膝の痛みをもつ 2,203 人の肥満患者を前向きに評価し，強力なライフスタイル介入プログラム群（食事と身体活動の行動の変化をサポートする）と，教育群（食事と身体活動の行動変容をサポートする一般的な教育）に無作為に分けた[101]。教育群に対して，ライフスタイル介入群はより大きな体重減少を示し（−9.02 対 −0.78 kg，$p < 0.001$），また WOMAC（Western Ontario and McMaster University Osteoarthritis Index）スコアがより改善した（$p < 0.001$）。

肥満外科手術は減量を補助するために行われ，増え続けている[102]。Hooper らは，開腹または腹腔鏡 roux-en-Y 胃バイパス術を受けた 47 人の肥満女性と 1 人の男性（平均年齢 44 ± 9 歳，平均 BMI 51 ± 8 kg/m^2）を 12 ヵ月間経過観察した[103]。女性における平均体重減少は 41 ± 15 kg であった。彼らは，WOMAC の疼痛スコアの 51%削減，こわばりの 64%の減少，および機能の 74%改善をみとめた。別の研究では，53 人の腹腔鏡下胃バンディングを受けた患者で，2 年間の観察で有意な体重減少と骨関節炎の大幅な改善を報告している[104]。

まとめると，肥満と骨関節炎の間に強力な関係が存在する。肥満と骨関節炎の関係は，おそらく機械的要因だけでなく，代謝の要因にも関連している。重量を軽減するための戦略は，体重を支える関節に対して，骨関節炎の発症および進行の両方を低下させる。

▶ビタミン D

コラーゲンおよび骨代謝においてビタミン D が重要であるため，ビタミン D 栄養状態の骨関節炎の発症および進行に対する影響に関心が集まっている。Framingham Heart Study の参加者で，ビタミン D 摂取量が少なく，血清 25 ヒドロキシビタミン D（25-OH ビタミン D）値が低い人（30 ng/mL 未満）は明らかな骨関節炎の進行傾向にあったが，これらの要因は骨関節炎発症のリスクには影響を与えなかった[105]。著者らは，ビタミン D の低栄養状態は骨関節炎において軟骨組織への損傷が起こることへの骨の反応を妨げると仮定した[105]。Osteoporotic Fractures Research Group の研究では，血清 25-OH ビタミン D 濃度が最も低い三分位の高齢女性が最も高い三分位の女性よりも股関節腔の狭小化を発症する可能性が 3 倍以上高いことがわかった[106]。Framingham Osteoarthritis Study と Boston Osteoarthritis of the Knee Study（BOKS）の両方のデータでは，X 線上の骨関節炎の悪化と 25-OH ビタミン D 濃度との間に関連はみとめられなかった[107]。さらに，BOKS trial においては，MRI によって測定した軟骨の喪失と 25-OH ビタミン D との関係はみとめられなかった。平均年齢 61 歳の 880 人で行われた Tasmanian Older Adult Cohort Study では，日光への曝露，血清 25-OH ビタミン D 濃度は，女性と膝の痛みのある人の内側と外側の脛骨軟骨の喪失と関連がみとめられたが，男性や X 線上の骨関節炎や膝の痛みがない人においては関連がなかった[108]。

Rotterdam Study of the Elderly における 1,248 人の被検者では（ベースラインは 1991～1993 年で，1997～1999 年にかけて観察），ビタミン D の摂取量の最も多い三分位に対して最も低い三分位では膝骨関節炎の進行の調整オッズ比は 7.7（95%CI，1.3～43.5）であった[109]。BMD（骨密度）が低い人は，膝骨関節炎をもつ可能性が高い（$p = 0.03$）。BMD が低い人において特にビタミン D の低値は膝骨関節炎の進行に影響を与える。Osteoporotic Fractures in Men Study[110]では，X 線上で股関節炎をもつ人の経過観

表 91.2　医療用食品，食品サプリメント，薬剤の違い

属性＼製品の種類	食品サプリメント	医療用食品	薬
政府による制定	DSHEA	Orphan Drug Act（1988年改正）	Federal Food, Drug, and Cosmetic Act（1938年，1997年にFDA Modernization Actとして改正）
対象となる集団	健常人	病気の人	病気の人
成分	食品	食品であるが，通常の食品には含まれない	ほとんどが合成，食品であることもある
製品の基盤	好ましい製品の機能を「一般的に期待」	食事での必要量（代謝のインバランスを特定の成分で元に戻す）	病気の患者に安全で効果がある
安全基準	安全性への「一般的な期待」（DSHEA以前に市場に出ている成分）	GRAS（一般に使用しても安全）	NDAあるいはANDAにより承認あるいはDESIで使用（「既得権」）
科学性の必要性	なし	科学的にみとめられている（科学的に正しく行われ，臨床で受け入れられ，査読を受けた）	臨床前とⅠ，Ⅱ，Ⅲ相試験
医師の監視	不要	必要	処方薬であれば，必要
投与	経口	経口あるいは経腸	すべて
販売	健康食品店，大量消費市場	病院，薬局	病院，薬局

ANDA：短縮された新薬申請，DESI：Drug Efficacy Study Implementation，DSHEA：Dietary Supplements Health and Education Act of 1994，FDA：米国食品医薬品局，GRAS：一般的に安全とみとめられている，NDA：新薬剤の申請。
(Adapted with permission from Morgan SL, Baggott JE. Medical foods : products for the management of chronic diseases. Nutr Rev 2006 : 64 : 495–501.)

察（4.6年）では，対照群と比べてより多く腰の痛みがあり，またベースラインでのビタミンD不全とビタミンD欠乏の頻度が高い。著者らは，ビタミンD欠乏症の男性ではX線上股関節骨関節炎をもつ可能性が2倍高く，ビタミンD補充が正当化されるとしている。

横断的に低ビタミンD状態が股関節と膝の骨関節炎の発症および進行に関連していることが示唆されているが，すべての研究がこの関係を確認しているわけではない。因果関係がある場合には，結論を出すために補充についての二重盲検プラセボ対照試験が必要であろう。

▶治療としてのグルコサミンとコンドロイチン硫酸

骨関節炎の痛みの緩和のためにグルコサミンとコンドロイチン硫酸の栄養補助食品の使用は，そのバイオアベイラビリティ（生物学的利用能），軟骨細胞の増殖，細胞外マトリックスの生合成の増加，硫酸の摂取の増加などの同化作用，およびプロテイナーゼ，サイトカインおよび他の異化メディエーターなどによる同化作用の低下などに基づいている。放射性標識化合物を使用した，いくつかの試験では，経口投与後，滑膜の濃度の増加とともに血中濃度が増加することを証明した。数多くの *in vitro* の研究はこれらの効果を支持しているが，硫酸塩摂取量の増加を除いて，ヒトでのエビデンスが欠如している[111]。

これらの化合物の臨床的有効性については議論の余地がある。腰椎変形性関節症患者におけるグルコサミン硫酸（1,500 mg/日）の二重盲検プラセボ対照試験では，プラセボと比較して6ヵ月および12ヵ月の治療の時点で腰痛の改善がなかったと結論づけた[112]。グルコサミン硫酸（1,500 mg/日），コンドロイチン硫酸（1,200 mg/日），またはその両方を使用した，膝骨関節炎を有する662人の患者の2年間の大規模二重盲検プラセボ対照試験は，プラセボと比較してどの治療もWOMAC指数を有意に減少しないことがわかった[113]。同グループは，X線上で膝骨関節炎の進行を減少させるエビデンスもなかったことを報告している[114]。

非プラセボ対照試験では，股関節または膝骨関節炎患者において，グルコサミン硫酸にn-3系脂肪酸を加えたものは，グルコサミン単独よりもWOMAC指数の軽減は優れていた[115]。別の非プラセボ対照試験は，骨関節炎患者および関節リウマチ患者においてグルコサミン，コンドロイチン，ケルセチンの組合せをテストし，骨関節炎の患者のみで臨床的および生化学的（関節液中の）に有益な効果を報告している[116]。プラセボ群の欠如および併用療法がグルコサミンそしてコンドロイチン単独の効果について結論を出すことを困難にしている。

2009年には，グルコサミンとコンドロイチンの試験の大きな系統的レビューがあり，グルコサミンによりほんの少しの関節腔の消失の軽減があったこと，そして硫酸塩がアクティブな物質として検討されるべきであると結論づけた[111]。グルコサミン硫酸は最大2,000 mg/日，またコンドロイチン硫酸は1,200 mg/日までは明らかに安全で，この経口投与量で報告された有害事象は何もない[117]。

▶医療用食品

骨関節炎に対する比較的新しい治療アプローチは，1988年に導入された医療用食品の使用である[118]。**表91.2**に示すように，それらは，栄養サプリメントと薬物との間の物質のカテゴリーである。栄養サプリメントとの重要な違いは，健全で，それらの使用のための科学的根拠，および薬や医療食のように処方と医師の監視が必要なことである。これらは自然にできた物質で，疾患を有する患者に正常な生理学的および代謝プロセスのホメオスタシス（恒常性）を取り戻すのに役立つが，通常の食事から十分な量を得ることはできない。医療用食品の例として，膵外分泌機能不全を有する嚢胞性線維症患者を治療するために使用される消化酵素がある[118]。

Morganらは，膝骨関節炎の管理のため医療用食品のフラボコキシド（遊離B環フラボノイドとコガネバナ〈*Scutel-*

laria baicalensis〉の根およびアセンヤクノキ〈*Acacia catechu*〉の樹皮からのフラバンの混合物の商標ブレンド）の安全性を調べた[119]。その背景となる根拠は，過剰なアラキドン酸代謝物によって起こる痛みや炎症が，シクロオキシゲナーゼおよびリポキシゲナーゼ酵素のフラボコキシド阻害により軽減される可能性があるからである。これらの酵素は，アラキドン酸代謝物（例：プロスタグランジン，トロンボキサン，プロスタサイクリン，ロイコトリエン）の生合成のために必須である。したがって，骨関節炎患者は過剰なアラキドン酸遊離および代謝（疾患およびホメオスタシスの異常）を有する。そして，これらは部分的には，フラボコキシドによって補正することができる[120]。

フラボコキシドは，アラキドン酸代謝を全身（血清）および局所（滑液）の両方で阻害し，そしておそらく結果として関節液中の還元フリーラジカル産生を低下させたことが，ヒトにおけるフラボコキシドの試験で示されている[121]。しかし，フラボコキシドが健常人において，実質的にはトロンボキサンの生産，血小板凝集，出血時間の延長などを抑制しなかった[122]。

フラボコキシドの安全性は，12週間の二重盲検プラセボ対照試験で確立された[119]。フラボコキシドは，1日2回250 mgの使用量で，プラセボと比較し副作用に差はなかったと報告された。短い期間の試験では，骨関節炎の徴候や症状を減らすのに，フラボコキシド（500 mgを1日2回）はナプロキセン（500 mgを1日2回）と同程度に有効であったと報告している[123]。医療用食品の使用は，薬剤よりも安全な有害事象プロフィールを有する代替療法を臨床医に提供する。

▶まとめ

肥満やメタボリックシンドロームは骨関節炎と強力に重なり合っている。グルコサミンやコンドロイチン硫酸などの栄養補助食品の有効性は議論の余地がある。医療用食品は，膝骨関節炎に有用でありうる。

関節リウマチ

▶定義

関節リウマチは関節の滑膜や内膜の炎症性疾患であり，痛み，こわばり，腫脹，関節の損傷，関節の機能不全が見られる。炎症はしばしば手足の関節に及び，左右対称性である傾向を示す。この対称性が他の疾患と関節リウマチを鑑別する[124]。アメリカの人口の約1%（約210万人）が関節リウマチである[125]。関節リウマチの患者は，抗リウマチの薬物療法（disease-modifying antirheumatic drug：DMARD）にもかかわらず，死亡率が高く，X線写真でも悪化が見られ，身体機能状態が悪くなっているとしている[126〜128]。

▶栄養状態に及ぼすメカニズム

関節リウマチはいくつかのメカニズムを介して栄養状態に影響を与える[129〜131]。関節の腫脹や圧痛は，食事の準備を妨げ，顎関節への併発が咀嚼を障害し，様々な関節への併発が自分で食べることを障害してしまう。加えて，患者は口内乾燥を起こし食事の摂取を妨げられる。また，MTXによる吐き気，コルチコステロイドによるタンパク質分解といった，薬剤治療による副作用も患者の食事摂取を阻害する[132,133]。さらに，異化亢進や炎症が栄養状態に影響を及ぼす。**表91.3**は，関節リウマチが栄養状態に影響する機序を示す。

表91.3 関節リウマチによる栄養状態への悪影響

必要な栄養素摂取の増加
・代謝の亢進と窒素不足による必要なタンパク質の増加
・炎症による必要な微量栄養素（抗酸化ビタミンなど）の増加
摂取量の減少
・関節疾患による給仕，買い物，調理能力の減少
・朝のこわばりによる食欲の減退
・顎関節疾患による咀嚼障害
・慢性疾患による抑うつからの摂食障害
・シェーグレン（Sjögren）症候群や口内乾燥による摂食障害
吸収の減少
・小腸，肝臓，膵臓の障害による栄養素吸収阻害
・サリチルアゾスルファピリジンなどの薬物療法による栄養素吸収阻害
阻害作用
・MTXやサリチルアゾスルファピリジン，非ステロイド系抗炎症剤による代謝酵素阻害
・ビタミンB_{12}不足による葉酸の吸収阻害や細胞からの分泌障害
排出の亢進
・プレドニゾンなどの薬物療法や疾患の活動期での異化作用による栄養素の尿中排泄量増加
・非ステロイド系抗炎症剤による，慢性的な失血による造血前駆物質（鉄など）の必要量増加

▶関節リウマチ患者の栄養の摂取とビタミン濃度

1943年，関節リウマチ患者31人において，発症の前年の食歴が調査された[134]。彼らの栄養摂取が，アメリカの北大西洋の代表的な家族のものとは大幅に違ってはいなかったが，患者の2/3以上はカルシウム，チアミン，リボフラビンの摂取量が低く，約50%はビタミンCの摂取が少なかった。1996年，Kremer[135]は，関節リウマチの患者は高脂肪で繊維が少なく微量栄養素が不足した食事を摂取していると報告した。活動性の関節リウマチ患者41人の食事は，ピリドキシン，亜鉛，マグネシウム，葉酸，銅が少なかった。

Morganら[131,136]は，MTXによる治療を受けた関節リウマチ患者32人の栄養摂取および栄養状態を評価した[131]。ピリドキシン，カルシウム，マグネシウム，亜鉛の摂取量は，1989年のRDAの33%に満たなかった。患者の30%で血漿葉酸値が低下しており，23%がMTX治療前に，赤血球葉酸値が低下していた。続く研究では，79人の患者（平均年齢53歳，平均罹病期間9年）において，MTX治療開始から1年間を評価した[136]。葉酸，ビタミンB_{12}，ビタミンE，カルシウム，鉄，マグネシウム，銅，亜鉛の摂取量が基準値の67%未満であった。MTX治療の前では患者の47%が血漿葉酸値が低値であり，11%が赤血球葉酸値が低値であった。

▶関節リウマチおよび若年性リウマチ患者の栄養状態と体組成

体重減少，除脂肪体重の減少は関節リウマチの合併症であり，「リウマチ性悪液質」とよばれる。これはリウマチ性疾患の異化亢進の終末期に見られる[137~141]。1873年にJames Pagetがはじめてリウマチ性悪液質について言及した[142]。リウマチ性悪液質は，悪液質性肥満とよばれる除脂肪量喪失と併存する脂肪量の増加である[141]。

1984年，Helliwellら[143]は，50人の関節リウマチ患者と50人の健常人を，身体計測と，血清アルブミン，トランスフェリン，レチノール結合タンパク質，チロシン結合プレアルブミン，亜鉛，葉酸を含めた生化学データによって評価した。患者について，2つ以上の生化学データ異常と1つの身体計測の低値がみとめられた場合は，栄養不良と分類した。上腕筋周囲長は患者の14%で減少が見られ，その患者らの多くで生化学データの低値がみとめられた。健常人群で0人であるのに対して，50人の患者のうち13人が，低栄養状態と診断（身体計測の低値と2つ以上の生化学データ異常）された[143]。

Collinsら[144]は，38人の関節リウマチ入院患者を評価した。血清葉酸値，ビタミンC，三頭筋皮下脂肪，あるいはBMI，腕の筋量，リンパ球数，血清アルブミン，ヘマトクリットより，低栄養状態のおそれがあるかどうかを評価した。38人の患者のうち27人（71%）において，低栄養状態の可能性が高いことがわかった。

Modyら[145]は，220人の関節リウマチ患者の三頭筋皮下脂肪，上腕筋周囲長，BMI，理想体重との割合，血清アルブミン値より，栄養状態を評価した。220人のうち45人（20%）が，1項目以上の身体計測において低値を示し，6人（3%）が，低アルブミン値であった。BMI値が30以上を肥満と定義すると，それは全患者の10%であった。対照的に，Kallaら[146]は，身体計測および血清タンパク質値を用いて，65人の関節リウマチ患者を71人の対照群と比較した。除脂肪体重については患者群と対照群に差は見られなかった。コルチコステロイドによる治療は身体計測項目に影響しなかった。

Hernandez-Beriainら[147]は，様々な機能分類，X線写真による疾患の段階，リウマチ因子陽性，関節外の疾患の存在，疾患期間の関節リウマチをもつ75人の外来患者を評価した。栄養状態は，体重，身長，上腕筋周囲長，三頭筋皮下脂肪，および計算により求めた上腕中腕の筋面積および脂肪面積により評価した。上腕筋周囲長より算出した除脂肪体重は，関節リウマチの低機能群の患者で低値を示した。患者の24%が10パーセンタイルより低値にあり，14%が5パーセンタイルより低値にあった。著者らは，重篤な機能障害，重篤でない患者に比べ，X線写真的に疾患が重篤で関節外の疾患のある患者群は，栄養状態も悪く，除脂肪体重も少ないと結論した。

MunroとCapellら[148]は，身体計測を用いてBMI，上腕脂肪量（体脂肪量から算出），上腕筋面積（体筋量より算出）を評価した。患者の半数以上が上腕筋面積の低値群の10パーセンタイルにあり，それは筋貯蔵量の喪失と疾患の異化を反映していた。加えて，女性の患者は低体脂肪量，赤血球沈降速度の上昇，C反応性蛋白（CRP）の上昇と関連があった。衰弱した患者はまた，Health Assessment Questionnaire（HAQ）により日常生活の活動を行う能力がないと評価された。

Roubenoffら[137]は，関節リウマチ24人（67%）が悪液質患者であり，除脂肪体重と腫脹した関節の数との間に逆相関関係があることをみとめた。この知見は，疾患の活性が強いためにタンパク質の異化と糖新生が必要とされることを示唆した。慢性的なカロリー不足は，はっきりとした除脂肪体重の減少の要因ではなかった。発赤の見られる患者の5人のうち3人に，腫瘍壊死因子α（tumor necrosis factor-α：TNF-α）の上昇が見られた。症状の重くない患者のTNF-αは上昇していなかった。後の研究において，除脂肪体重はリウマチ群（薬剤量を過去1年間変えず）が条件をあわせた対照群と比較して13%低値を示し，これは筋細胞量がおよそ1/3減少していることを示している[149]。末梢血単核球からのサイトカイン産生もまたこれらの患者において上昇しており，安静時エネルギー消費量の増加と相関して，インターロイキン-1β（interleukin-1β：IL-1β）やTNF-α産生が高値を示した。

Morganら[136]は，関節リウマチの治療でMTXの投与を開始した79人の患者のBMIを測定した。患者の60%が，BMIは25未満であり，4%が重度のやせ（BMIが18未満）であった。しかし，40%の患者が過体重あるいは肥満であった。Roubenoffら[150]は，女性の関節リウマチ患者の身体活動の低下が，総エネルギー消費量の低下をもたらしていることを示した。関節リウマチ患者は悪液質のリスクがあるが，誤った食事の選択と運動不足もまた，肥満のリスクをもたらしている[151,152]。

最近の研究[153]では，関節リウマチで入院中の60人の患者の体組成を二重エネルギーX線吸収測定法（dual-energy x-ray absorptiometry：DXA）で検討している。平均のBMIは女性および男性で，それぞれ24.4と26.9であった。除脂肪量インデックス（除脂肪量 kg/m^2）の計算では，女性の52%および男性の30%は低栄養であった。彼らはSubjective Global Assessment（SGA）[154~156]とMini Nutritional Assessment（MNA）[157,158]などのスクリーニングツールも検討している。MNAは特異度が低いが，感度は高かった。他方，SGAは特異度は高かったが，感度は低かった。著者らは，MNAをスクリーニングツールとして用い，それに引き続いてDXAで体組成を測定することを提案している。同じ著者らは，外来の関節リウマチ患者80人における他の研究で，DXA，インピーダンス分析（bio-electrical impedance analysis：BIA），BMI，MNA，腹囲のすべての検査を行った。この集団では，女性の26%，男性の21%で除脂肪量が少なかった。そしてMNAと腹囲がリウマチ性悪液質の予測因子としては最も悪かった。DXAとBIAの結果の一致は，良好であった。しかし，一致の限界は大きく，彼らは臨床においてはBIAの有用性は限られていると結論づけた。

他の研究者たちは一般的に慢性炎症とリウマチ性悪液質/悪液質性肥満の関連を確認している[141]。14人の関節リウマチ患者と14人の非炎症性関節炎の患者の横断的な研究で[160]，安静時代謝量（resting energy expenditure：REE）の計測値，疼痛と腫脹のある関節の数，修正Stanford HAQ（m-HAQ）[161,162]を用いて検討し，除脂肪量で補正したREEは非炎症性関節炎患者に比べて関節リウマチ患者で有意に高かったことを示した（1,498 ± 162 kcal対1,330 ± 206 kcal，$p < 0.031$）。さらに，活動性の関節リウマチの患者では，REEとIL-6濃度が高く，除脂肪量が少なかった。このことは，代謝亢進と除脂肪量の喪失は活動

性の炎症性疾患によることが考えられた。

Giles らは，189 人の男女の関節リウマチと非関節リウマチの対照群で患者背景をあわせ，体組成を測定するのにDXA を使用した[163]。関節リウマチの女性では，サルコペニア，肥満，悪液質性肥満が，関節リウマチでない人に比べると多かった。しかし，男性では同様の所見はみとめられなかった。異常な体組成は自己申告の身体機能障害のスコア（modified HAQ：m-HAQ）の高値，CRP の高値，関節変形の重症化，血清の関節リウマチ因子の陽性，DMARD の治療を行っていないことと関連していた。他の197 人の患者の研究[164]では，m-HAQ による高い身体障害のスコアは，脂肪量の増大と除脂肪量の減少が予測因子であった。最も脂肪量の多い四分位では最も少ない脂肪量の四分位のグループと比べるとm-HAQ スコアは0.52 単位高くなっており（$p < 0.001$），また最も除脂肪量の多い四分位と最も少ない除脂肪量の四分位ではm-HAQ スコアは0.81 単位高くなっていた（$p < 0.001$）。種々の炎症性メディエーターは身体機能障害と，IGF-1/IGFBP-1 を含む悪液質とに関連していた（インスリン様成長因子-I〈IGF〉とその結合を制御するタンパク質であるインスリン様成長因子-結合タンパク-I〈IGFBP-I〉)[165]。

Toms らは，400 人の関節リウマチ患者におけるメタボリックシンドロームを評価した[166]。高齢であること，HAQ が高いスコアであることがメタボリックシンドロームの高頻度と関連していた。しかし，MTX 治療はメタボリックシンドロームを低下させなかった。他方，Stavropoulos-Kalinoglou は身体活動，3 日間の食事摂取日記，炎症状態（IL-6，IL-1，TNF-α 値）と，BMI およびインピーダンス法により計測した体脂肪との関係を調べた[167]。彼らは，炎症マーカーと BMI あるいは体脂肪には関連をみとめなかった。その代わり，これらの高い値は体脂肪が少ないことおよび BMI が少ないことと関連していた。

関節リウマチの体組成に及ぼす悪影響を変えるために，いくつかの戦略がとられた[168,169]。漸増する抵抗運動は筋力を増大するが，体組成の変化はともなわなかった[168,169]。Rall ら[170]によれば，MTX の治療は，おそらくタンパク質の異化を減らすことによりロイシンの動態を正常化する。関節リウマチの肥満患者の研究では，12 週間のカロリー摂取を減らし，タンパク質のサプリメントと運動を行う体重減少プログラムでは除脂肪体細胞量と身体機能を維持した[171]。

1 つの介入試験で，疾患によるストレスが大きい入院患者と同じように，12 週間，関節リウマチの代謝亢進に対する治療としてβ-ヒドロキシ酪酸，グルタミンおよびアルギニンを投与し，それに対して，アラニン，グルタミン酸，グリシンとセリンのプラセボ混合物を投与した群を比較した[172]。関節リウマチ患者の悪液質を改善する上で，β-ヒドロキシ酪酸，グルタミン，アルギニンは，プラセボの混合物より優れているという結果は出なかった。

▶食事療法

代替補完療法

代替補完療法は関節リウマチの治療によく用いられている。296 人の患者の集団で，60.5%がハーブ/藻類，軟骨の成分などの何らかの代替療法を使用していることをみとめている[173]。種々の化合物の関節リウマチにおける有効性が調べられているが[174]，それらは予備的なデータであり，これらのほとんどにおいてヒトにおける強力な研究が必要である。プロバイオティクスのサプリメントが関節リウマチの症状を改善することがわかってきた[175]。

関節リウマチの症状に対する食事の影響

関節リウマチ，若年性関節リウマチ，強直性脊椎炎，乾癬性関節障害，原発性線維筋痛症，骨関節炎の患者 742 人の調査において，関節リウマチ患者の 1/3 が特定の食事によって症状を悪化させていることが報告された[176]。また若年性関節リウマチ患者の 43%が，特定の食事によって症状が悪化していると報告された。最も多く引き合いに出される食事として，肉，ワイン，アルコール，コーヒー，甘いもの，砂糖，チョコレート，リンゴ，かんきつ類があげられた[177]。

食物アレルギー

関節リウマチが食物アレルギー反応と関係しているかもしれないということは，比較的古くから考えられてきた。1900 年代，特定の食品によって関節炎が起こるという報告が数多くなされた[178〜186]。Van de Laar ら[187]は，関節リウマチと食物アレルギーとの関連についてのエビデンスを報告した。ヒトの腸は，パイエル（Peyer）板に免疫活性細胞が含まれている[187〜191]。食品の抗原の処理のメカニズムには，萎縮性胃炎，腸管の透過性亢進，腸管内細菌叢の変化などがある。

食品に関連した胃腸炎をもつ患者 35 人において，関節の腫脹や関節痛と，血清の免疫複合体に関係があるかどうかを評価した[192]。免疫複合体が循環している患者数は，関節痛のない患者に比べて関節痛のある患者に多く，その複合体の量においても関節痛のある患者が高値を示した。これは食物性の胃腸炎は免疫的あるいはアレルギー的メカニズムに関与するという意見を支持するエビデンスである。しかし，抗原性のタンパク質を含んでいない成分栄養剤の投与では一致した成果は得られなかった[193,194]。

食物摂取と関節痛の関連を調べた 704 人の患者の研究では，28%が疾患と特定の食品に関係があるとしている[177]。防腐剤，牛肉，豚肉，添加物，牛乳，砂糖を含む，その食品は，関節炎に望ましくない影響を及ぼすと考えられる。アレルギー歴，薬物アレルギー歴，家族のアレルギー歴をもつ患者には，食品と疾患の活性に深い関係がある傾向がある。

Panush ら[195]は，ある炎症性関節炎の患者が牛乳の摂取により症状が悪化したことを記述した。彼女は数日間絶食し，その後 33 日間成分栄養を受け，最後にブラインドで食品摂取チャレンジテストを行った。レタスやニンジンといったプラセボ食品では関節の症状は悪化しなかった。ブラインドでの 4 つの牛乳の試験では，朝のこわばり，関節の腫脹が増加した。免疫学的な検査では，牛乳による遅延型皮膚反応の亢進がみとめられた。追加の症例の検討では，ある関節リウマチ患者は牛乳とチーズの摂取により症状が悪化したことを報告している[196]。

27 人の関節リウマチ患者と対照としての健康な 18 人において，牛乳とグルテンによる直腸へのチャレンジテストが行われ，粘膜からの一酸化窒素（NO）の産生，ミエロペルオキシダーゼや好酸球カチオン性タンパク質の放出が測定された[197]。自己申告による食物不耐性の症状と粘膜の反応とには関連はみとめられなかった。若年性関節リウマチの60人の小児において1人のみが牛乳不耐性を示し，膝の腫脹を伴っていた[198]。

結論として，関節リウマチ患者における食物アレルギーの作用は，少数の患者で何らかの役割がある可能性がある。しかし，大多数において，食品と疾患の主要な因子ではないようである。患者に，食品による関節炎の発赤がみとめられた場合，とるべき賢明な行動は，望ましくない食品を避けることである。管理栄養士によって，その食事が栄養学的に適切であるか，またそのグループの食品が完全に除去されているかを確かめることが望ましい。

治療として一般的な食事

Panush ら[199]は，American College of Rheumatology の診断基準に合致した活動性の関節リウマチの患者に対し，食事療法の二重盲検プラセボ対照比較試験を行った。この試験食は“Dong Diet”［訳注：Dong 博士により提唱されたリウマチ関節炎に対する食事］をモデルとして[200,201]，添加物，防腐剤，果物，赤身の肉，ハーブ，乳製品は含まれていない。プラセボ食においてもいくつかの主要な食品群は除かれており，試験食を擬態したものとなっている。10週間の試験期間を経て臨床評価をした。患者の包括的な疾患の評価，検者による疾患の評価，朝のこわばり時間，50フィート（15 m）の歩行時間，握力，圧痛や腫脹の数，赤血球沈降速度において試験食とプラセボ食との間に差はみとめられなかった。しかし，2人の患者は試験食で症状が著明に改善され，試験食をとり続けることを選択した。

50人の診断された関節リウマチ患者を，バランスが十分にとれた食事と「低アレルギー食品」とあわせた低飽和脂肪酸，高多価不飽和脂肪酸の食事とで，24週間の無作為化二重盲検試験で評価した[202]。試験食に含まれる熱量は患者の理想体重まで減量できるように設定した。その結果，試験食と通常食の間では，圧痛が起こる関節の数と赤血球沈降速度に有意な減少が見られた。他の疾患の活性については有意な差は見られなかった。これらは，このプログラムの経過中の体重減少が疾患の活動性に良い効果を与えたと考えられた。

絶食とベジタリアン食

絶食とベジタリアン食の利用については大規模に検討されている[178,180]。絶食による疾患の改善を報告した先行研究は，腸粘膜への抗原の刺激が低下するために食物アレルギーの関節リウマチへの関与という推測をもたらした。

1979年，Sköldstam ら[203]は，通常食と，10日間の絶食およびラクトベジタリアン食による無作為化臨床試験を関節リウマチ患者に行った。絶食患者には果物と野菜のジュースで800 kcal/日を与え，絶食開始にはヒマシ油と5回の浣腸を行った。絶食後，患者にラクトベジタリアン食を1週間与え，その後退院させ，9週間試験を行うように指導した。ヨーグルトは許可されたが，他の乳製品は許可されなかった。10人の患者には対照群として通常食が与えられた。対照群と比較して，15人の患者のうち5人が，赤血球沈降速度が10％低下し，圧痛を示すRitchie関節指数において5点またはそれ以上の低下が見られた。しかし，9週間のベジタリアン食の後に持続的な疾患の改善が見られたのは14人のうち1人であった。絶食患者は期間中，平均して3.5 kg減量し，絶食は症状の活性に変化をもたらした可能性があった。

同じグループによる追加の研究[204]では，20人の入院患者が数ヵ月間普通の食事を与えられた後，10日間絶食して，ヴィーガン食を開始した。このビーガン食には精製された砂糖，トウモロコシ粉，塩，強いスパイス，防腐剤，アルコール飲料，紅茶およびコーヒーは含まれていない。対照群の期間と比べて，患者たちは痛みが改善していたが，握力，圧痛のある関節の数およびその指数に有意な変化は見られなかった。臨床試験における疾患の活動性の改善がしばしば体重減少に関連があることから，著者らは臨床試験の結果のデータを用いて，ビーガン食，ラクトベジタリアン食，地中海食[205]の影響を観察した。体重減少は疾患の改善に有意に寄与しなかった。

Kjeldsen-Kragh ら[206]は，療養施設の患者に4週間の無作為化盲検試験を行った。最初の10日間の絶食の後，患者は無グルテンのビーガン食を3.5ヵ月間摂取し，残りの期間はラクトベジタリアン食を摂取した。対照群には，回復期施設で通常食を摂取させた。対照群と比較して，1ヵ月目で圧痛関節の数，Ritchie関節指数，腫脹関節の数，痛みのスコア，朝のこわばりの時間，握力，赤血球沈降速度，CRP，およびHAQスコアに有意な改善が見られた。対照群では，痛みのスコアが低下しただけであった。13ヵ月目，対照群と比較してほとんどの項目で持続的な改善効果が確認された。試験期間の最後には，両者の群でX線画像的にわずかに悪化した。食物アレルギーが疑われたが，著者らは，アレルギーがその結果を説明するものではないとした。彼らは，食事中の脂肪酸の変化あるいは体重減少が疾患に影響を与えたのではないかと推測した。対照群と比較してBMIと三頭筋皮下脂肪は有意に減少したが，上腕筋面積は変化しなかった[207]。血清アルブミン，ヘモグロビン，フェリチン，亜鉛，銅に有意な変化は見られず，これらは絶食とビーガン食は栄養状態にわずかな効果しかもたらさないことを示唆している。1ヵ月目で，血小板数，白血球数，総IgG，IgMリウマトイド因子，C3およびC4補因子は，対照群と比較して有意な減少が見られた[208]。1年目では，白血球数，IgMリウマトイド因子，C3およびC4のみで有意な差が見られた。雑食性の食事からビーガン食に変わった時に，便の細菌叢は著しく変化しており，それは患者の症状に対する反応性で大きく異なっていた[209]。著者らは，腸内細菌叢の変化は腸管の炎症と細菌や食事性抗原の吸収を減少させ，疾患の症状を改善すると推測した。

心理的な要因は，試験に加わっている中のボランティアと試験に加わっていない関節リウマチのない他の疾患の患者との間，およびレスポンダーとノンレスポンダーの間で評価された[210]。この研究での患者は，強い信念が自らの健康状態に影響を与え，弱い信念は健康に影響を及ぼすと考えている人たちである。また，この患者たちは代替療法の有効性に強い信念を抱いている。食事摂取群をレスポンダーとノンレスポンダーに分類した時，レスポンダーには，伝統的な治療は効果的であるといった信念が，ノンレスポンダーに比べて有意に低かった。この知見は，この臨床試験において心理的に特徴ある性格の患者が選ばれ，また代替療法の有効性に関する期待がビーガン食の効果に寄与していることを示唆している。2年間の調査により，すべてのレスポンダーと半分のノンレスポンダーの患者が，改変した食事を続けていた[210]。関節疾患を悪化させた食品は同定されなかった。痛みのスコア，朝のこわばり時間，圧痛関節の数，Ritchie関節指数，腫脹した関節の数は，食事に対するレスポンダー群と対照群には有意な差が見られた。この知見は，患者によってはヴィーガン食によって恩恵を受ける人もいて，その効果が持続することもあることを示唆した。

最近の研究では，Nenonenら[211]は，無作為に選んだ43人の患者に通常食あるいは乳酸菌を豊富に含んだ未調理のビーガン食を摂取させた。試験期間中に半数が吐き気や下痢を訴えたので，食事の介入は予定よりも早く終了した。HAQスコアや，朝のこわばり時間，安静時や移動時の痛み，Ritchie関節指数，CRPは，2ヵ月後において差は見られなかった。しかし，食事介入群は対照群と比較して関節炎の「複合的な疾患活動性のスコア」が有意に改善されていた。食事介入1ヵ月後において，改善効果が見られた患者と，あまり見られなかった患者との間に，便の細菌叢に有意な差が見られた[212]。

Hafstromらは，66人の関節リウマチ患者を1年間無グルテン・ビーガン食と非ビーガン食に無作為に分類した（無グルテン・ビーガン食群の22人と非ビーガン食群の25人が9ヵ月間の治療を完遂した）[213]。症状におけるACR20（関節の改善の計測）の改善が非ビーガン食群で4％であったのに対して，ビーガン食群では40.5％に見られた。無グルテン・ビーガン食群でグリアジン，β-ラクトグロブリンに対する抗体は低下したが，X線上の進行には両群において変化しなかった。

McDougallら[214]は，自由に生活している関節リウマチ患者に超低脂肪（総カロリーの10％）ビーガン食を4週間摂取させた。4週間後に，有意な体重減少が見られたが，赤血球沈降速度，CRP，関節リウマチ因子に変化がなかったと報告した。関節の圧痛スコア，関節の腫脹スコア，朝のこわばりの重症度は有意に減少していたが，朝のこわばりの時間に変化は見られなかった。疾患が著しく改善した患者は，試験開始時最も重症であった。長期間罹患していた患者は改善の程度が小さかった。著者らは，ビーガン食は患者の症状を改善すると結論し，さらにその機序として，抗原に対する腸管の透過性の変化，あるいは食品，細菌性の抗原の濃度が関係すると考えた。

関節リウマチに対する食事介入のコクラン・レヴュー（Cochrane review）は，異なった研究からデータを集めることは難しいと結論している。しかし，絶食と地中海食の2つの無作為化比較対照試験は，疼痛を改善しているとした[215]。これらと他の総説[216]は，ビーガン食と除去食の効果は不確かであると結論づけている。また，評価された多くの試験で脱落者が多く，また副作用として体重減少があった。

結論として，絶食やベジタリアン食は患者の一部には効果的であるかもしれない。患者には食物アレルギーと疾患の程度にも関係があるのかもしれない。明らかに，絶食は関節リウマチの長期的な治療法ではない。

▶関節炎治療に対するn-3系脂肪酸

関節リウマチにおけるn-3系脂肪酸の抗炎症作用は，n-6系脂肪酸を代謝して炎症性のメディエーターに変換する酵素レベルで，n-6系脂肪酸（主にアラキドン酸）を置き換えることによる[217]。これは，効果として，n-6系の代謝を阻害する。n-3系脂肪酸はサイトカインや活性酸素種の産生も抑制する[218]。典型的な用量はエイコサペンタエン酸で2〜5 g/日，ドコサヘキサエン酸で1〜3 g/日で，通常，経口であるが，関節炎の補助療法として，乳剤として静脈から点滴するのも有効である[219]。アラキドン酸が少ない食事へのn-3系脂肪酸の補充は，西洋食と比べるとロイコトリエン，トロンボキサン，プロスタグランジン代謝が低下し，良好な予後をもたらすことが示された[220]。

二重盲検，プラセボ，比較対照クロスオーバー試験で，関節リウマチの患者に補充している乳製品と補充していない乳製品が与えられた[221]。DNAの傷害と酸化ストレスのマーカーには変化がなかった。この治療により，ヒドロキシピリジニウム架橋の排泄が低下しており，このことは骨や軟骨コラーゲンの保護を示唆する。

関節リウマチ患者において，オリーブ油（オレイン酸，n-9系一価不飽和脂肪酸）にn-3系サプリメントを追加することにより，臨床的に良好な変化が起こることが報告された[222]。n-9系列の脂肪酸は，n-6系列の脂肪酸からの炎症性サイトカインの合成を抑制する化合物に代謝される。スウェーデンからの報告では，脂の多い魚の適度な摂取は関節リウマチを予防する[223]。これは，グリーンランドのエスキモーで関節リウマチの頻度が低いことと一致する。

▶まとめ

食事の準備の能力が低下したり，食事量が少なくなると，患者は栄養不良状態になる。最近数十年，過体重と低体重の両方の患者が出てきた。過体重の患者は，減量とインスリン感受性を正常化することが特に重要であり，これは痛風や骨関節炎，また，おそらく関節リウマチの症状を軽減するであろう。

関節リウマチの代謝亢進状態は，除脂肪体重の減少を引き起こす。食事から特定の食品を除くことやベジタリアン食に基づく絶食は，ごく一部の患者を助けることになるかもしれない。特定の食事やグルコサミン，コンドロイチン硫酸塩サプリメントは，関節リウマチや骨関節炎の治療に有効であるかどうかは明らかでない。一方で，n-3系脂肪酸サプリメントは関節リウマチに一定の効果をもたらす。n-6の代謝を阻害する医療用食品は骨関節炎の治療に有用であるかもしれない。薬剤-栄養素相互作用の有害性が予防できる例は，葉酸サプリメントを用いて関節リウマチ患者におけるMTXの副作用を予防することである。

(Sarah L. Morgan, Joseph E. Baggott／中屋　豊 訳)

92 異化亢進状態

異化亢進状態は，内因性の細胞，および急性の外傷や重篤な感染（敗血症）などの様々な刺激への反応により産生される全身的な伝達物質によって誘導される。それらは，全身的な代謝率の亢進や，穏やかに代謝率を変えるだけの慢性の炎症性疾患と関連している。代謝ストレスによるこうした症状は，進行性で時に重篤であり，体内のタンパク質や脂質貯蔵の減少，炭水化物代謝の変化，および細胞外容積の増加などの特徴を示す。いくつかの異化亢進状態は栄養学的な支持によって改善されることもあるが，ほとんどの場合は，基礎疾患過程の寛解あるいは回復をもたらすための他の処置を必要とする。異化亢進状態はまた，正常な代謝のホメオスタシス（恒常性）を阻害するにもかかわらず，一般的に炎症の治癒や解決に役立つ。

1945年のCuthbertsonとStewart[1]の先駆的な研究以来，傷害や代謝性疾患に対する宿主反応の作用機序，また同様に栄養学的な直接介入，あるいは炎症環境の調整などによってそのような反応を修正する手段は重要な課題であると考えられている。本章では，これらの状態に観察される，この反応における神経免疫内分泌やサイトカイン・メディエーター，および宿主における長引く異化亢進状態など，代謝の多様な現象について述べる。一般的にこの反応の臨床的な特徴は，傷害と質的に類似している。しかし，癌やヒト免疫不全ウイルス（HIV）のような免疫不全状態ではいくつかの相違があり，これらは区別して取り扱う。

傷害および代謝性疾患における代謝反応

傷害後の代謝現象の機序は，多くの研究者により詳細に評価されたためよく知られている。最初にCuthbertsonとStewartは，長管骨の骨折患者において，尿中への窒素，カリウム，リンの排泄が劇的に増加していることより，傷害における生体的反応の理解の基礎を構築した。これらの排泄された栄養素の相対的濃度は，筋中でも類似していた。このことより，これらの減少原因は筋であると結論づけた。これらの研究，およびそれに続くMoore[2]による同位体希釈法の研究では，傷害後の反応における干潮相および満潮相を特徴づけた。早期の干潮相は傷害後ただちに起こり，それは心拍出量と酸素消費の減少を伴う血液動態の不安定により特徴づけられ，深部体温の低下，グルカゴンやカテコールアミン，および遊離脂肪酸の増加が見られる。この期間は典型的に傷害後12～24時間続き，適正な組成の輸液である程度寛解する。

続いて起こる長引く満潮相では，総酸素消費量，代謝率，そして末梢筋からのアミノ酸の流出の増加が見られる。そしてこれにより，対向的な調節ホルモン濃度の増加，尿素窒素の減少，および多様な末梢組織での耐糖能障害が見られる[3]（**表 92.1**）。炎症刺激の効果的解決により，脂肪の補充と筋の貯蔵の協働で代謝のホメオスタシスが再構築される時，回復（同化期）が確実になる。栄養学的な能力の大きな問題は，一般に傷害あるいは疾病中の満潮相に起こる。この相の作用機序については後で詳細に述べる。

▶エネルギー消費

傷害と敗血症

傷害後の満潮相では，総酸素消費量が燃料源（炭水化物，アミノ酸，脂肪）の酸化の増加に伴って増加する。ある程度までの代謝率の増加は，原因または最初の傷害の深刻度と相関する。エネルギー消費は，軽度の傷害では最小限の増加であるが，長骨の骨折では15～25%，体表面の40%以上の熱傷では約2倍の40%以上となる[3]（**図 92.1**）。傷害の満潮相に起こる生理的な変化は，現代の救命救急医療に用いられる。循環動態，適正化した人工呼吸治療，体液の管理，臓器機能の監視，栄養学的なサポートは重症患者に大変重要である。

代謝率の増加には，エネルギー要求の増加に対し基質を提供するために内因性の貯蔵栄養素を動員する必要がある。グルコースの主要な貯蔵物質であるグリコーゲンは，傷害後の最初の24時間以内に枯渇する。その後，外因性の栄養源が枯渇した状態では，脂肪とタンパク質が主要なエネルギー源となる。また，異化亢進状態では，不可避な正味のタンパク質の喪失が起こる。これは，タンパク質が部分的に糖代謝の基質として使用され，急性期に必要とされるタンパク質の合成のためにアミノ酸が使用されるからである。傷害後の満潮相では，尿素窒素の排泄の増加が起こるが，これは一般的には大まかに傷害の大きさと傷害治癒の妥当性と相関する。主な窒素の喪失は尿素の形で起こるが，その他にも，クレアチン，アンモニア，尿酸，アミノ酸として尿中に排泄される。骨格筋はタンパク質を含む主な組織であり，異化反応による正味のタンパク質の喪失は，除脂肪体重の喪失を引き起こす。また，貯蔵トリグリセリドは異化亢進状態において酸化の基質として動員されるが，タンパク質異化を防ぐことはできない。

中枢神経系（central nervous system：CNS）において大部分が関係する糖質コルチコイド，カテコールアミン，グルカゴンなど対抗的な調節ホルモンの顕著な増加は，急性傷害後に起こる干潮相と満潮相で見られる。CNSは，傷害細胞由来の分子[4,5]あるいは感染においては，病原体で保持されている分子パターン[6]による末梢傷害シグナルに反応する。傷害に対する全身的な反応は，サイトカインなどの炎症性メディエーターに影響される。サイトカインは，内分泌および傍分泌（パラクライン）の両方の作用機序により，細胞系と系統的機能に影響を及ぼす。これらの代謝およびホルモン反応の急激な変化は，組織機能の維持に役立つ（**図 92.2**）。

表 92.1 傷害後の代謝の変化

干潮相	満潮相
血中グルコース増加	血中グルコース値正常，あるいはわずかに増加
遊離脂肪酸増加	遊離脂肪酸値正常，あるいはわずかに増加
インスリン減少	インスリン値正常，あるいは増加
カテコールアミン増加	カテコールアミン増加
心拍出量減少	心拍出量増加
酸素消費量減少	酸素消費量増加
基礎体温の低下	基礎体温の上昇

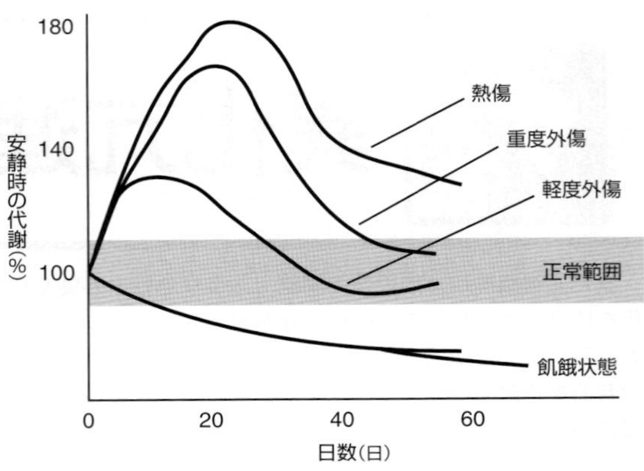

図 92.1 代謝率に対する傷害の影響。
(Adapted with permission from Wilmore DW. The Metabolic Management of the Critically Ill. New York : Plenum Medical Book, 1977.)

癌

外傷後に見られる異化亢進状態と比較して，一定した代謝亢進は癌患者ではみとめられない。進行した癌患者では悪液質がよく見られるため，相対的にエネルギー消費が増加して正味の負のエネルギーバランスとなる結果，体重減少を引き起こすと考えられている。いくつかの研究では，癌に対しての代謝反応の多様性が示されている。ある研究者が代謝亢進反応を報告する一方で，他の研究者は変化なし，あるいは代謝低下反応を報告している[7~10]（**図 92.3**）。

いくつかの研究において，癌患者における安静時エネルギー消費量（resting energy expenditure : REE）の多様性が示されている。これは，おそらく腫瘍の組織像に影響されていると考えられている[11~13]。癌患者において，アドレナリンの活性と感受性が上昇していることが示されている[14]。これはおそらく，部分的には全身性炎症，ストレス反応性飢餓，および癌性貧血などの共存因子の結果であると考えられる。

ヒト免疫不全ウイルスの感染

その他，ヒト免疫不全ウイルス（HIV）感染患者でも異化亢進状態が見られる。いくつかの論文では，HIV 感染初期の患者で安静時エネルギー消費量（resting energy expenditure : REE）が亢進しており，続いて起こる後天性免疫不全症候群（AIDS）では，さらなる増加が見られることが報告されている[15~17]。この REE の増加は，正常な CD4 リンパ球数をもつ無症状な患者に起こり[18]，二次感染によりさらなる REE の亢進が起こると思われる。少数の AIDS 患者では，飢餓状態において見られる代謝率と類似している[17]。

▶タンパク質の代謝

傷害と敗血症

多くのタンパク質を貯蔵している骨格筋では，傷害後あるいは急性炎症のためエネルギー要求が増加するとただちに反応し，タンパク質が動員される。また，この活動に相関して尿素窒素の喪失が起こる。このタンパク質異化速度の加速は通常酸素消費量と比例しており，それは傷害後の総酸化比率として示される[3]。

この状態が継続された場合は，タンパク質の正味の異化が除脂肪体重の減少を誘導し，それが臓器障害や臓器不全の原因になると思われる。筋の筋原線維タンパク質は，タ

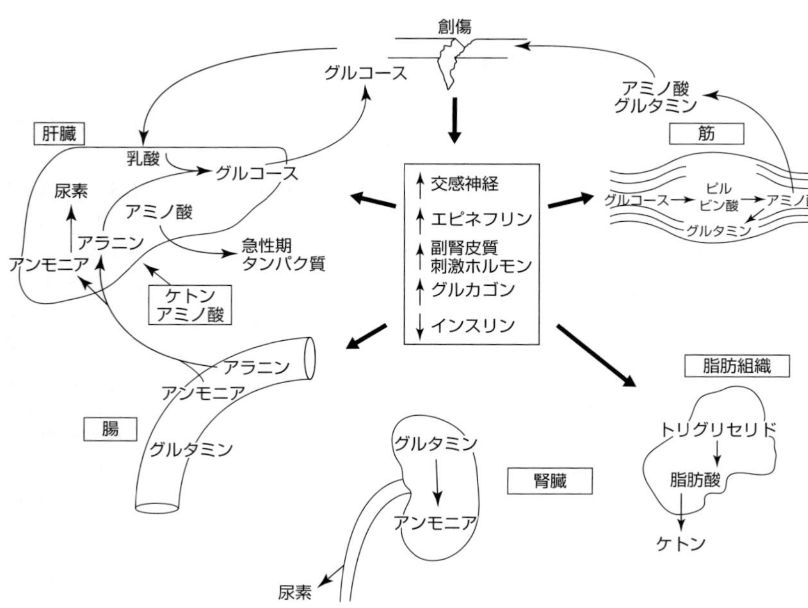

図 92.2 傷害における神経内分泌と代謝反応経路。

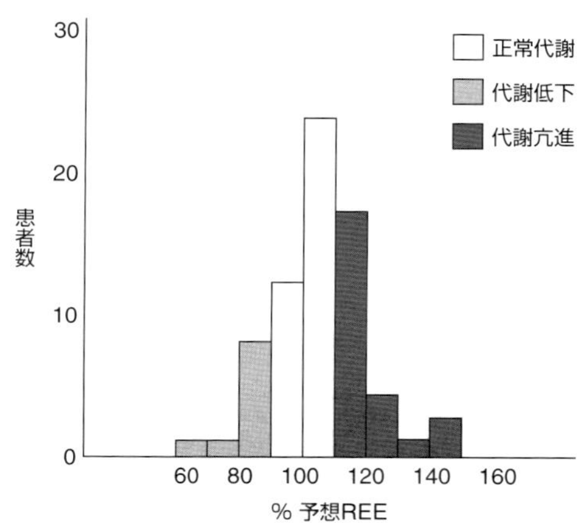

図 92.3　癌患者における手術前の安静時エネルギー消費量（REE）。（Adapted with permission from Luketich JD, Mullen JL, Fuerer ID et al. Ablation of abnormal energy expenditure by curative tumor resection. Arch Surg 1990；125：337–41.）

ンパク質動員の最も重要な資源であり，タンパク質合成の低下と，筋によるアミノ酸の取込みを阻害することが示されている[19]。動物モデルにおける筋異化の重要なメディエーターには，グルココルチコイドおよびいくつかのサイトカインが含まれている。特に，腫瘍壊死因子（tumor necrosis factor：TNF）およびインターロイキン-1（interleukin-1：IL-1）が重要である[20]。これらおよび他のタンパク質異化に影響する炎症性メディエーターは，傷害部位あるいは傷害から離れた部位の両方において筋細胞，非筋細胞（例：マクロファージ）によって産生される[21]。

代謝性疾患における，組織タンパク質の破壊の細胞の作用機序は，明確に定義されていない。ある異化状態（例：敗血症）の動物実験では，リソソームによらないエネルギー依存性のタンパク質の分解が起こっていることが示されている[22]。これは，ユビキチン-プロテアソーム依存経路が活性化され，筋中でユビキチンをコードするmRNAとプロテアソームが増加する。この経路で，タンパク質はポリペプチドユビキチンと結合し分解することが運命づけられ，ユビキチン化タンパク質にてプロテアーゼにより分解される[23]。ユビキチン化し，プロテアソームにより起こるタンパク質分解は，他の酵素であるユビキチンリガーゼにより制御されている。また，ユビキチンリガーゼは萎縮した筋において見られ，タンパク質の破壊を増加している[24]。他の研究では，ユビキチンのmRNAの増加は糖質コルチコイド過剰やアシドーシスで見られ，これはおそらく敗血症で起こると示されている[23]。カスパーゼ-3などの他のプロテアーゼは，ユビキチン-プロテアソーム系の活性化前に，アクトミオシンタンパク質の構成成分を放出する[25]。ユビキチン経路は，おそらく多くの異化状態におけるタンパク質分解に重要であると思われる。しかし，さらなる研究でユビキチン-プロテアソーム系活性化を誘導する作用機序を詳細にする必要がある。

傷害後の末梢貯蔵組織からのアミノ酸流出の増加は，肝臓の糖新生と急速にタンパク質の合成を促進するための基質を提供する。これは創傷における新しいタンパク質組織の合成と，炎症反応における細胞構成成分の合成を促す。内臓の糖新生のためのアミノ酸，特にアラニンとグルタミンの取込みが増加する。熱傷患者における肝臓のアミノ酸取込みの増加は，末梢組織放出の量と分布に一致する[26]。内臓のアミノ酸取込みの増加は，腸細胞においてグルタミンの取込みが増加することで補われ，その一方でストレス中では，腸管によるアラニンの放出が増加する[27]。

また，傷害後の反応では，筋貯蔵からアラニンとグルタミンが優先的に放出される。これらのアミノ酸は，筋貯蔵タンパク質の約6%であるにもかかわらず，傷害反応においての遊離アミノ酸の60～80%を占める[28,29]。代謝性疾患において，使用可能なグルタミンは制限される。重篤な患者の死亡率は，低いグルタミン値と関連している[30]。

癌

顕著な体重減少がある癌患者が示すタンパク質動態は，外傷をもつ患者あるいは感染症の患者で見られる状態と質的に類似している。全身のタンパク質代謝回転率は，患者によってはタンパク質合成の増加および異化亢進を伴って増加する[31,32]。REEの変化や体重減少とタンパク質代謝回転率を関連づけようとの試みがなされてきた。放射性同位体を注入した研究では，癌やカヘキシアをもつ患者において，悪液質のない癌患者，あるいは癌の初期の患者と比較して，全身タンパク質異化が著しく増加していることを示している[33]。他の研究において，多くの癌患者で全身タンパク質代謝回転率が増加しているが，エネルギー消費や体重減少に相関は見られないようである[8]。

ヒト免疫不全ウイルス（HIV）感染

他の患者集団と比較してHIV感染患者では，二次感染がない場合，タンパク質合成および異化の減少を伴ったREEの増加が見られる。予備的データは，AIDS患者が二次感染した時に，タンパク質異化と窒素の増化の負の均衡が見られることを示している[15]。効果的な抗レトロウイルス治療にもかかわらず，HIV感染者では除脂肪体重の減少の継続が一般的に見られる。特に発展途上国において顕著で，これは罹患率や死亡率の予測になる[34,35]。除脂肪体重の減少には，栄養摂取量の減少，栄養吸収不良，REEの上昇，脂肪，炭水化物，およびタンパク質代謝の変化など複数の要因があることが示唆されている[17,36,37]。無症状なHIV感染者では，二次感染している成人HIV患者と比較して，除脂肪体重の著しい減少はほとんど見られない[38]。これとは対照的に，HIV感染の小児では，除脂肪体重堆積の低い割合によって成長不良が起こる[39]。これらの小児では，部分的にタンパク質異化の負の制御が阻害される結果，タンパク質バランスが減少している。

▶グルコース代謝

傷害と敗血症

高血糖は，敗血症あるいは外傷においてよく見られる反応で，肝臓における糖新生の増加と，インスリン依存組織によるグルコース取込みの減少の両方の結果により起こる。干潮相では，インスリン値は低下しているが，満潮相には上昇して正常になる。しかし，高血糖の程度に対する低いインスリン値比率は持続する。継続する高血糖は，傷害によるインスリン抵抗性が見られる[3]。熱傷患者における，肝静脈カニューレ挿入を用いた研究では，内臓組織による糖新生性アミノ酸の取込み上昇が示されている[26)]。

ストレス誘導によるグルコース代謝の変化は，骨格筋におけるグルコース（ブドウ糖）の取込みを抑制し，脂肪細胞によるグルコースと脂肪酸の結合を減少する[3)]。骨格筋におけるグルコースの取込みの減少は，末梢のインスリン抵抗性によるもので，部分的には過剰なコルチゾールとカテコールアミンに媒介されていると考えられている[40,41)]。これらストレスを受けている患者では，高血糖では，肝臓における糖新生，あるいはグリコーゲン分解の抑制ができなくなっている。デキストロースの注入試験では，健康な被検者と比較して，敗血症あるいは外傷患者では，糖新生の抑制が効果的ではなかった[42)]。また，アミノ酸の注入は，外傷患者において糖新生を阻害しなかった[43)]。

ストレス反応中において，他のグルコース源は，骨格筋および低酸素組織（例：創傷）における嫌気解糖であり，乳酸の産生量を増加する。乳酸は肝臓のコリ回路でグルコースに変換され，これは，熱傷と外傷患者の両方で増加する[44)]。熱傷患者では，乳酸は糖新生の主要な基質である。重篤な患者では，乳酸値の上昇は傷害組織の酸素化を反映する。しかし，組織の十分な酸素化にもかかわらず，乳酸値の上昇は続く。このような環境の中での乳酸値の上昇は，組織の低酸素より，グルコースの取込みおよびグリコーゲン分解の増加により起こる解糖の増加で産生される過剰なピルビン酸を反映している[45)]。

グルコース酸化効率は，外傷[46)]，手術ストレス[45)]，熱傷[47)]により変化する。グルコースの最大酸化能力は，傷害の重篤度に反比例しているようである。酸化の減少は，ピルビン酸デヒドロゲナーゼなどの細胞内の酵素的代謝経路の還元反応の結果起こる[48)]。

癌

耐糖能障害は悪性疾患と関連してよく見られ，進行した癌患者で報告されている[49〜51)]。耐糖能障害は，部分的には体重減少などの癌以外の要因と関連している。なぜなら耐糖能障害は，良性疾患でのカロリー欠乏による体重減少反応として起こるからである[31)]。

多くの論文で，癌患者においては内因性グルコースの産生の増加が報告されており[49,52,53)]，グルコース代謝率は腫瘍の病期[52,54)]および組織型[50,52)]の影響を受けている。初期あるいは進行した悪性の消化管の癌での比較研究では，患者の進行した部位でグルコース代謝率が著しく高いことが示されている[50,52,54)]。また，腫瘍の組織型もグルコース代謝率に影響していた。肉腫[55)]や白血病[50)]の患者では，グルコース代謝率は通常の2〜3倍になっており，一方でリンパ腫の患者では正常な被検者と類似していた[50)]。他の研究では，グルコース代謝率の増加は，特に癌患者で密接に関係していることが示された。体重減少をともなう癌患者のグルコース代謝率は，同等の体重減少のある癌ではない人に比べて顕著に高かった[31)]。また他の研究で，顕著な体重減少のある癌患者はグルコース代謝率の著しい上昇が見られる一方，体重が安定している癌患者では，グルコース代謝率が正常な被検者と類似していることが示された[56)]。これらの所見は，非合併性の低栄養による体重減少がある患者でグルコース代謝率が減少することと対照的である[54)]。

癌患者ではまた，肝臓によるグルコース産生の調節も変化する。正常な被検者にグルコースを注入すると肝臓の糖新生が抑制されるが，初期あるいは進行した胃癌患者では，グルコース注入によりグルコース産生が70%ほどに抑制されただけであった[52)]。肉腫や白血病の患者では，肝臓のグルコース産生は1/3未満に減少していた[50,57)]。

コリ回路によるグルコース産生の増加は，グルコース代謝率が増加した癌患者においてかなり多くの割合で見られた。この回路では，末梢組織における無酸素性解糖により放出される乳酸は，肝臓のエネルギー要求反応によりグルコースに再生される。コリ回路の活性の増加は癌患者で見られ，特に体重減少を伴う患者において顕著である[56)]。コリ回路の活性化は腫瘍への特異な反応で，体重減少とは直接関係ないと思われる。乳酸分子源については，議論の残るところである。他の研究では，腫瘍自体が宿主のグルコース代謝に間接的に働くことが示され，癌患者におけるグルコース取込みと前腕組織からの乳酸の放出は，生理的に正常な被検者組織からの放出と比較して，顕著に高いことが示された[31)]。すなわち，腫瘍と宿主組織両方における解糖の増加は，乳酸産生の増加に関与しているように思われる。グルコース酸化の増加は，体重減少のある癌患者で観察される[56)]。

ヒト免疫不全ウイルス（HIV）の感染

HIV陽性患者では，高血糖はあまり見られない。グルコースホメオスタシスの異常（インスリン抵抗性）や代謝異常に関係する高グリセリド血症，低高密度リポタンパク質血症，動脈硬化の進行などの過程は，HIV感染患者が抗レトロウイルス治療を受けることで変化する体組成変化とよく関連している[58,59)]。耐糖能障害は，脂肪異栄養症をともなうHIV感染者において，経口ブドウ糖負荷試験でよく見られる。脂肪堆積のないHIV感染者と比較して，脂肪異栄養症をともなうHIV感染者では，インスリン感受性の50%の減少が報告された[60)]。抗レトロウイルス治療の期間と種類は，インスリン抵抗性に寄与しているようである[61)]。

▶脂質の代謝

傷害と敗血症

貯蔵脂肪は，80%のエネルギー供給の可能性をもち，内因性の最も主要な燃料であるため，傷害後の満潮相の初期では，最も効果的なエネルギー源として使用される。傷害直後，脂肪組織の交感神経刺激の媒介による脂質分解の促進や，ノルエピネフリンやグルカゴンによる組織特異的な脂質分解酵素の活性化が起こる[3)]。脂肪酸の酸化を刺激するホルモンであるレプチンは脂肪細胞により発現し，現在では抗肥満ホルモン（食欲を制限するホルモン）と考えられている。レプチンは，アドレナリン合成活性を抑制し，重篤な傷害やストレス状態で頻繁に見られる，アドレナリンの機能不全に寄与すると考えられる[62)]。インスリン，インスリン様成長因子（insulinlike growth factor：IGF-1），甲状腺ホルモン，ソマトトロピン放出阻害因子，グルココルチコイド，β-アドレナリン作動薬は，レプチン産生を増加することが知られている。

呼吸商の低下は悪化している敗血症患者で見られ，放射性同位体を用いた研究では，これらの患者では脂肪の酸化と共同して働くことが示されている[63]。他の研究では，敗血症の重篤化が進むと，酸化と血流からの脂質の除去が減少することが示されている。この所見は，重篤疾患中における供給抵抗性のタンパク質の浪費が，脂肪貯蔵の保存のために起こるタンパク質利用の非効率化を示唆する[64]。

癌

癌性悪液質で見られる体重の大幅な減少は，体脂肪喪失の結果であることが示されている[54,65,66]。癌患者における体全体の脂肪分解率は，増加と正常の両方が報告されている[67,68]。癌患者における脂肪分解の作用機序には，いくつかの可能性がある。これには，食物摂取の減少と栄養不良による脂肪分解が含まれる。脂肪分解の活性化は，アドレナリンの延髄刺激によるストレス反応に起因し，カテコールアミンの循環量，およびインスリン抵抗性が増大し，腫瘍あるいは骨髄組織細胞により生産される脂肪分解因子が放出される[69]。脂肪分解率の上昇と一致して，脂肪の酸化の増加が多くの癌患者で報告されている[31,68]。

ヒト免疫不全ウイルス感染

傷害や悪性腫瘍とは対照的に，AIDS 患者においては体細胞量の減少はあるが，脂肪組織はよく保持されている[34]。インスリン抵抗性，高トリグリセリド血症，低高比重リポタンパク質血症など脂肪異栄養症をもつ HIV 感染者では，多様な直接的あるいは間接的な脂肪代謝の変化が報告されている[61]。HIV と関連する脂肪異栄養症におけるプロテアーゼ阻害剤の役割は，ほとんどが同定されていない。しかしいくつかの研究では，前脂肪細胞の分化障害，皮下の脂肪細胞のアポトーシス，ステロール制御領域結合タンパク質 1c およびペルオキソーム増殖因子活性化受容体γ（peroxisome-proliferator-activated receptor γ：PPAR γ）など脂肪生成に関わる鍵となる転写因子の mRNA の減少を示している[70〜72]。Grunfeld と Feingold による HIV における代謝阻害について研究では，リポタンパク質リパーゼ活性の低下により，トリグリセリド除去が減少し，その結果，高トリグリセリド血症になると述べられていた[15]。肝臓の脂肪酸合成の増加[73]により，血中遊離脂肪酸は上昇する[74]。トリグリセリド代謝の変化と AIDS におけるタンパク質の消耗の間には相関関係はなかった。

異化亢進反応のメディエーター

特徴的な神経内分泌の反応は，傷害後の干潮相と満潮相において見られ，これはカテコールアミンとグルココルチコイド値の上昇を伴う[3,75]。健康な被検者におけるこれらホルモンによる短期間の影響を調べたが，重篤な傷害後の正味のタンパク質異化拡大の再現性はみとめられなかった[28]。これは，拮抗的な調節ホルモンの急性期における増加は，重度のストレスおよび傷害において見られる代謝反応のすべてが原因ではないこと示している。他の異化亢進ストレス誘導の作用機序に注意を向けてみると，自律神経系機能の変化，炎症性サイトカイン，および宿主の全身的に影響する反応がある。次項では，傷害後のこれらメディエーターに焦点をあてる。

▶神経免疫内分泌反応

神経内分泌と免疫系は，化学メディエーター（ホルモン，サイトカイン，ステロイド，神経ペプチドおよび神経交換物質）の共有を通して相互関係にあり，受容体と関連している。これら共有化学メディエーターと受容体は，ストレス，炎症，感染に対して統合した神経内分泌の分子反応を次々に促進する。感覚求心路と神経節後の交感神経も，炎症に影響を与える。これは炎症促進性あるいは，サブスタンス P，ソマトスタチンなどの抗炎症神経ペプチドの炎症部位への分泌によるものである。

無傷の求心性神経系は，傷害に対する初期反応の媒介に必須である。これは，Hume と Egdahl の末梢神経，頸髄，あるいは延髄部位を用いた熱傷に対する，副腎皮質ホルモンの反応阻害を調べる古典的な研究で証明された[76]。臨床研究では，通常の麻酔と比較して，軽度の組織傷害（ヘルニア）における脊髄麻酔では，副腎皮質刺激ホルモン（adrenocorticotropic hormone：ACTH），あるいは成長ホルモン（growth hormone：GH）の分泌低下が示されている[77]。また，CNS は傷害において，代謝亢進反応の補助をしているように見える。ある研究において熱傷をもつ代謝亢進患者では，吸引ガス麻酔により深部体温の低下と代謝率の低下が示された[78]。

傷害部位からの求心性シグナル，血液量減少感受性の圧受容体および感染は，視床下部刺激により下垂体からプロラクチン，ACTH，抗利尿ホルモン，GH を分泌させる[79]。求心性迷走神経線維は，腹腔内刺激に対する重要な感覚性経路である[80,81]。ACTH の放出は，副腎皮質糖質コルチコイド分泌の増加を刺激する。ACTH 分泌増加は，待機的手術後，広範囲の外傷[82]，熱傷[83]，感染[84]において見られる。コルチゾールは関与していないように見え，満潮相の初期から高濃度で維持されている。その一方で，患者がより炎症ストレスを経験した場合では，下垂体ホルモンの超概日性および概日性の分泌の減少が見られた[85]。そのような患者でよく見られるこの多様な減少が，効果的な栄養供給の阻害と関連しているかどうかは不明である[79]。

甲状腺刺激ホルモン濃度は，傷害後の早期に大きく影響しているようには見えない。しかし，ストレス期間が延長すると，正常なチロキシン（T_4），トリヨードチロニン受容体（rT_3）の増加，トリヨードチロニン（T_3）の低下などの特徴的なパターンが起こる[86]。この甲状腺機能正常症候群（euthyroid sick syndrome）の患者において，甲状腺の甲状腺刺激ホルモンによる反応障害があり，甲状腺ホルモンの血清タンパク質への結合が減少し，末梢でのT_4からT_3への変換を減少するという機序がある。グルココルチコイドは，T_4からT_3への酵素的変換を阻害する。炎症促進性サイトカインは，このグルココルチコイド媒介のT_4からT_3への変換を阻害しない[87]。

カテコールアミン

カテコールアミンの産生はどのような重篤な傷害においてもただちに反応して増加する。傷害後におけるカテコールアミンの濃度は，初期の傷害重症度にある程度相関する。これらの上昇した値は，傷害後の早期で最もよく見られ（48 時間），回復に向かって減少する[75,88]。正味のカテ

IV

コールアミンの代謝への影響は，エネルギー消費，肝臓の糖新生，解糖，脂質分解の増加をきたし，結果的に遊離脂肪酸濃度の増加を引き起こす。また，過剰なカテコールアミンは，末梢組織からのアミノ酸流出を急激に減少し，同時に骨格筋からの乳酸の放出を増加する。これは健康な被検者におけるエピネフリン注入試験により確認された[28,29]。タンパク質動態に対するアドレナリン刺激の正確な効果は議論があるが，研究ではβ-アドレナリン刺激は，糖新生を増加し，骨格筋における窒素減少を制限し，一方でα-アドレナリン刺激は，タンパク質の異化を誘導する[90,91]。重症小児熱傷患者におけるβ遮断薬の研究では，薬剤使用により代謝亢進の減弱や筋肉のタンパク質異化を抑制した[92]。

コルチゾール

過剰なグルココルチコイドは負の窒素バランスを促進する[89]。しかし，エネルギー消費における総合的な影響はわずかである[93]。コルチゾールは，わずかに遊離脂肪酸濃度を増加し，肝臓の糖新生を促進し，末梢組織のアミノ酸流出が増加する。正常な被検者において，コルチゾール単独の注入では，末梢組織での窒素喪失はなかった。コルチゾール，エピネフリン，ノルエピネフリン，グルカゴンを組み合わせた注入では，末梢組織での窒素減少が見られた[89]。グルココルチコイドは，部分的には，ユビキチン-プロテアソーム経路とカルシウム依存タンパク質分解を介しての，筋の異化活性を媒介する[23]。敗血症や他の異化状態においては，グルタミン合成酵素の発現の増加によりグルタミンの使用は増加し，これらの活性は骨格筋と肺で発揮される。総合的にはグルタミン濃度は，重篤な疾患中の筋では減少する。これは，刺激された筋の破壊とタンパク質合成の阻害の重要な作用機序である[94]。グルココルチコイドは，骨格筋においてグルタミン合成酵素の発現と活性を制御しているように見え，これがグルココルチコイドのグルタミン媒介の筋破壊における役割である可能性がある[95]。

インスリン

傷害後の干潮相では，インスリン濃度は最初のうちは減少する。しかし，初期満潮相ではゆるやかに，その後急激に増加する。高血糖や高インスリン血症は初期ストレス反応の特徴である。前述したように，インスリン抵抗性は脂肪細胞や骨格筋細胞でよく見られる[40]。傷害後に見られる特徴的な高インスリン血症の役割は不明である。なぜなら，主要な臓器，CNS，血液細胞，創傷および腎臓は，インスリン非依存型でグルコースを取り込むからである。それにもかかわらず，継続的なインスリンとグルコースの注入は，尿中の尿素窒素排出を減少させ，同様にアミノ酸流出の減少，3-メチルヒスチジン（タンパク質異化のマーカー）排出を減少させた[96]。大規模研究では重篤な疾病患者における，インスリン，血中グルコース，臨床結果の関係を調査した。その結果，インスリン注入により，厳格なグルコース値を制御した場合，罹患率と死亡率の減少が見られた[97,98]。しかし，重篤な患者ではインスリン療法による厳格なグルコース制御が，議論の余地はあるものの，低血糖のリスクを与えることを示した[98,99]。

グルカゴン

傷害後の代謝亢進期では，血中グルカゴン濃度は上昇し，おおまかには傷害の重症度と相関する[82,100]。グルカゴンは，末梢組織代謝への影響からわずかに独立しているように見える[101]。しかしグルカゴンは，肝臓の環状アデノシン一リン酸経路を強力に刺激し，肝臓のアミノ酸取込みと糖新生を促進する[103]。

▶サイトカイン

炎症性サイトカイン

多くの炎症促進性サイトカインは，もともとは免疫機能により特徴づけられたが，それらはまた血液動態と代謝反応に重要な影響を与えることが知られている[104]。傷害後の早期あるいは感染時で初期のサイトカイン反応は，そのような傷害に対して，免疫系の有益な保護シグナルを媒介しているようである[105]。しかし，TNF-αのようなサイトカインの過剰産生は，ショック状態を引き起こす[106]。組織内でサイトカインの産生が長期化すると，異化亢進状態の代謝的影響を維持すると思われる[21]。

骨髄性および非骨髄性が起源の様々な細胞タイプが，炎症性サイトカインペプチドを産生する。これらのタンパク質は，自己分泌（オートクライン；同じ細胞に働きかける），傍分泌（パラクライン；周辺細胞に働きかける），あるいは全身的な作用機序により作用する機能をもつ。それらは，ごく低濃度で細胞間の相互作用により局所的組織反応を起こすが，またより高濃度においても全身的な影響を及ぼす。現在では，多くのサイトカインが特徴づけられているにもかかわらず，それらはより顕著な炎症促進性の活性を示す。TNF-α，IL-1，IL-6およびインターフェロンγ（interferon-γ：IFN-γ）では，代謝的な予測からより広い範囲で研究されている（**表 92.2**）。

腫瘍壊死因子（TNF）

TNFは，重篤な疾病患者において見られる様々な細胞や代謝の初期シグナルとして示されている。健康な被検者へのTNF投与は，ストレスホルモン分泌の増加，体温上昇，急性期のタンパク質合成の増加など[107]，敗血症で観察されるのと類似した全身的な反応を誘導した[106]。細菌リポ多糖（エンドトキシン）の全身的影響は，その影響による媒介が大きくない場合には初期TNF活性により再現される。TNFはその可溶性受容体と複合体をつくることにより優先的に循環し，この時，生物活性型TNFの検出は困難である。そして，この可溶性TNF受容体複合体は，敗血症，癌，AIDSなど多様な炎症刺激に対して反応し増加する。それにもかかわらず，細菌感染，熱傷，担癌状態，AIDSなどの多様な疾病において，上昇した生物活性型TNFが検出される[108]。代謝におけるTNFの影響は，おそらく体のタンパク質の再分布と脂質貯蔵をする他の炎症促進性サイトカインと関連していると思われる[106]。

インターロイキン-1（IL-1）

IL-1は，マクロファージ，単球，好中球，リンパ球，およびケラチノサイトで生産され[105]，免疫的および代謝的に多彩に影響する。これには，ACTHの刺激，発熱の誘導，肝臓の急性期タンパク質合成，エネルギー代謝の変化，

表 92.2　代謝亢進に反応する主要なサイトカイン

サイトカイン	細胞源	代謝的効果
腫瘍壊死因子-α	単球，マクロファージ，リンパ球，クッパー細胞，グリア細胞，内皮細胞，ナチュラルキラー細胞，肥満細胞	遊離脂肪酸合成の減少 脂質分解の減少 末梢でのアミノ酸喪失の増加 肝臓でのアミノ酸取込みの増加 発熱
インターロイキン-1	単球，マクロファージ，好中球，リンパ球，ケラチノサイト，クッパー細胞	副腎皮質刺激ホルモンの増加 肝臓での急性期タンパク質合成の増加 発熱
インターロイキン-6	単球，マクロファージ，ケラチノサイト，内皮細胞，線維芽細胞，T 細胞，上皮細胞	肝臓での急性期タンパク質合成の増加 発熱
インターフェロンγ	リンパ球，肺マクロファージ	単球呼吸バーストの増加

(Reprinted with permission from Matarese G, La Cava A. The intricate interface between immune system and metabolism. Trends Immunol 2004 : 25 : 195–6.)

脂肪酸合成の阻害，脂肪細胞の分化などがある[109,110]。TNF 活性のように，IL-1 活性は，可溶性受容体による脱落，および自然に起こる受容体拮抗薬（IL-1ra）という独自の方法により制御されている[111]。IL-1ra は IL-1 受容体に，作動薬の影響を受けずに結合する。IL-1ra 欠損マウスは，発育遅延，高脂肪食誘導の肥満に耐性で，リポタンパク質分解酵素活性の減少と低いインスリン値をもつ[110]。

インターロイキン-6（IL-6）

IL-6 値の上昇は，急性感染[112]，傷害，担癌状態[113]，待機的手術後[114]の患者において頻繁に見られる。このタンパク質の生物学的活性は，傷害後やリンパ球の分化における急性期タンパク質合成の制御に関わる。1 つの研究において，ヒトへの IL-6 の投与は，グルコースとタンパク質動態の穏やかな変化を誘導した[115]。IL-6 の多くは脂肪組織で産生され，血中の IL-6 値は BMI，インスリン感受性，グルコースと相関する。

インターフェロンγ（INF-γ）

INF-γ は，リンパ球とマクロファージから分泌され，抗ウイルス効果があるだけでなく細菌，カビ，寄生虫に対しても保護作用がある。エンドトキシンに反応して，TNF の産生を増加し，おそらく呼吸性バースト活性により単球の細胞毒性を増加する[116]。ヒトにおける代謝過程への INF-γ の直接の役割は同定されていない。しかし，動物における INF-γ の投与は，カヘキシアをきたし，タンパク質と脂質貯蔵の減少を誘導した[117]。

抗炎症性サイトカイン

傷害や病気に対する反応を生じさせる，多様なサイトカインの制御は複雑で，炎症促進性サイトカイン（例：TNF や IL-1）分泌の負の制御や，マクロファージおよび T 細胞の機能を抑制する IL-10 のような，抗炎症性サイトカインによる，拮抗性制御に関与している。拮抗性制御の作用機序は，おそらく拮抗していない全身的な炎症，異化亢進の平衡維持や代謝ホメオスタシスや同化の維持に重要であると思われる[104]。

神経内分泌反応とサイトカイン

傷害，感染，虚血/再灌流への反応は，視床下部-下垂体-副腎系（hypothalamic-pituitary-adrenal axis : HPA）の活性化と同時に起こる。ACTH や非直接的なサイトカインを介する糖質コルチコイドの分泌は，抗炎症の作用機序の可能性がある。α-グルココルチコイド受容体はステロイドホルモンと結合し，核転座しグルココルチコイド反応要素と結合する。いくつかのグルココルチコイド反応要素は，他の遺伝子（例えば，ほとんどのサイトカイン）の転写を減少させ，NF-κB などの転写因子による転写開始を防ぐ[118]。グルココルチコイドは TNF，IL-6 の産生を阻害することができ，コルチゾールの注入は，エンドトキシン処理に対する内因性 TNF の反応を減弱する[93]。また，カテコールアミンの注入は，エンドトキシン誘導の TNF の産生を阻害し，それと同時に，IL-10 の放出を増加する[119]。TNF や IL-1 のような炎症促進性サイトカインは，NF-κB（核内因子 κB〈nuclear factor-kappa B〉）による活性化で炎症反応のカスケードが開始され，それらは次々に，炎症性促進性遺伝子を刺激する。グルココルチコイドは，グルココルチコイド受容体と結合し，核内で NF-κB と相互作用する。また，グルココルチコイドは，サイトカイン反応性遺伝子の転写を促進する活性を変化させる[120]。

このように，傷害，感染，あるいは他の代謝亢進状態により誘発される神経免疫内分泌の環境は，サイトカインの媒介活性を複雑な法則で変化させる。何がこれらの平行したシグナル経路を，直接ヒトの代謝反応に関連しているかを正確に定めることが必要である。

自律的抗炎症経路の媒介

現在では，CNS からの迷走神経遠心性シグナルは，末梢免疫系において抗炎症性として働くことが示された[121]。この作用機序は通常「副交感神経系を介した抗炎症反応系」と名づけられ，もともとは組織マクロファージ上の活性ニコチン α7 受容体として発見された。それにもかかわらず，現在ではいくつかの研究で，末梢カテコールアミンのシグナルを通して起こることが証明されている。迷走神経の媒介されたシグナルの抗炎症への影響は，迷走神経が刺激された時の TNF-α の減少のみが報告されているにもかかわらず，他の炎症促進性サイトカインはこの影響の結果減少している[122]。

動物モデルにおいて，迷走神経の遠心性シグナルによる抗炎症への影響はしっかり確立されているにもかかわらず，現在，この影響が動物における傷害あるいは他の疾病に続いて起こる異化に影響を与えるというエビデンスはない。さらに，この事実は，重篤な疾病患者における迷走神経の遠心性シグナルと炎症反応の相関は矛盾していること

IV

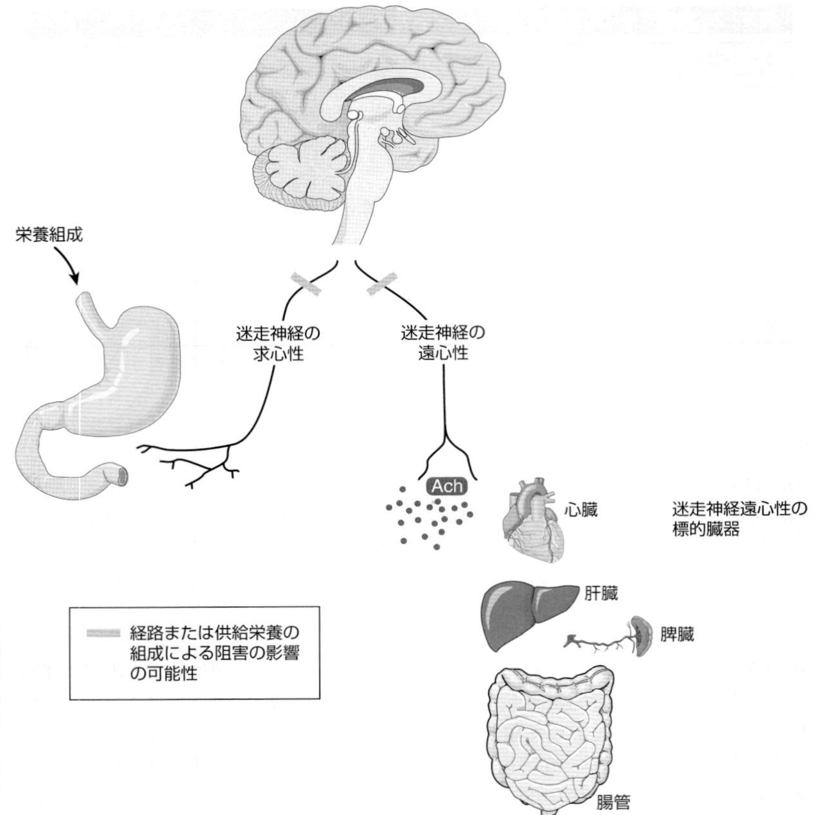

図 92.4 腸管栄養（脂質など）により誘導された迷走神経求心性シグナルは，末梢組織免疫機能に影響することができる，迷走神経の遠心性シグナル活性を維持している。シグナル経路の中断および減弱は（　線），おそらく反対に宿主の交感神経的反応または充実性臓器機能に影響する。Ach：アセチルコリン。(Adapted with permission from Lowry SF. A new model of nutrition influenced inflammatory risk. J Am Coll Surg 2007；205［Suppl 4］：S65–68)

を示唆している[123,124]。他の大きな見逃されやすい迷走神経の遠心性活性の側面は，そのようなシグナルが昼行性であるというところである。健康で自由な生活下のヒトでは，交感神経と副交感神経（迷走神経）両方のシグナルの，概日性パターンを示す[125]。重篤な炎症状態では，この自律的シグナルの概日性パターンは減弱し[126]，免疫と代謝能力の両方における能力はまったく不明である。より長期間の炎症状態では，おそらく神経内分泌の活性の制限された変動と周期性になることが知られているにもかかわらず[85]，通常は概日性と超概日性に反応し，末梢の免疫と代謝過程に依存する多様性の減少は不明である[127,128]。

全身と臓器の反応

長期炎症性ストレス状態にある患者において，入院中に栄養学的な補充を受けるべきだというコンセプトは，いくつかのメタ解析と臨床のガイドラインにより議論がある。傷害を受けた患者における，いくつかの栄養学的な支持の古典的研究は，興味ある読者にとっては有益である[129~131]。

代謝亢進患者における栄養学的なサポートの基礎は，効率的な非タンパク質エネルギー源の供給と，内因性エネルギーの正味の異化やタンパク質源の軽減を顕著に抑制することである。中等度の傷害のある時に経腸栄養，静脈栄養サポートは，傷害後の回復期の栄養バランスの改善を明らかに抑制させる[132]。現在の考え方では，可能な限り経腸での栄養補給を優先させることが強調されている。そのような供給における最も効果的な成分と，腸管バリアー機能に最適化して供給する最低限での経腸栄養摂取量については，今後最適化する必要がある。現時点では，栄養要求はこれらの腸管機能の有益性のために，可能な限り経腸で提供すべきである。現在，重篤患者集団において施行されている試験により，経腸投与による早期栄養学的な支持が代謝亢進に対して有益性があるかを調べている。

この研究は，重篤な炎症状態において経腸摂取の臨床的な有用性の機序の可能性を示唆している。炎症を誘導した動物モデルでは，脂質の管腔内投与は小腸のコレシストキニン受容体を活性化し，迷走神経の求心性シグナルを増強した。炎症性メディエーター産生の制御のために，無傷な求心性と遠心性の迷走神経の回路が必要とされる。これらの結果は，臨床における経腸栄養補給の有益性に対する認識の助けとなる（**図 92.4**）[133]。

長期のストレスにおける栄養学的サポート

適切な治療的介入に反応する代謝亢進患者は，回復期における異化段階が進行し，同時に正の窒素バランスが起こる。しかし代謝亢進が継続する患者では，多臓器不全が進行していると考えられる。臓器不全の病因はいまだ明確ではないが複数の要因がある。しかし前述したように，この状態は，全身的な自律的内分泌シグナルの多様性の欠如が頻繁に関与していることが示唆されている。これらは，長期化したストレスの多い状態において栄養学的な介入に反応しているかを定める必要がある[128,134]。

(Stephen F. Lowry, Susette M. Coyle／近藤恭士 訳)

93 手術，外傷，敗血症患者の栄養サポート

専門的な栄養サポートは，大手術を受ける患者の手術前および手術後や，重篤な傷を負った患者のサポートにおいて，患者が経口から十分に摂取できない時，重要な役割を担っている。静脈および経腸からの栄養サポートはともに，一般外科の大手術を受けた特定の集団において大きな創傷離開や吻合部からの漏れを減らす（本書の他章を参照）。経腸的に投与された場合は，とりわけ重症の外傷患者において，敗血症の合併を軽減する。栄養は敗血症そのものの治療には決定的な役割を果たさないが，むしろ敗血症の予防に働く。敗血症における栄養の役割は十分には明らかにされていない。この高度な治療法を用いるために重要な問題は，栄養療法の適切な使用と適切な患者の選択である。というのは，専門的な栄養サポートは利益をもたらすとともに害も及ぼす可能性があるからである。栄養に関連する合併症のリスクがない患者では，治療による合併症のみが見られる。しかし，これらの治療法を外傷や敗血症の合併症の高いリスクがある患者に適用すると，栄養サポートがこれらの合併症を軽減することができる。

栄養サポートの歴史

胃内への栄養補給の技術は何百年も前から存在していた[1]。しかし，静脈栄養（parenteral nutrition：PN）は比較的新しく，高度な技術を要する分野であり，1970 年代に急速に発達した[2〜6]。栄養サポートの目標は，さらなる栄養状態の悪化を阻止すること，宿主の抵抗力や除脂肪組織を回復させ，臨床のアウトカムを改善し，補助療法を支援することであり，異化亢進や栄養不良の患者においては，別の方法では不可能である。腸を全摘，または亜全摘した患者，あるいは正常の吸収が行えない慢性炎症性粘膜疾患の栄養不良患者，瘻孔があり口からの十分な栄養摂取ができない患者などでは，これらの疾患のため栄養サポートがないと生存できない。もともと栄養不良が存在しない，あるいは比較的短期間のうちに口からの十分な栄養素摂取を回復する可能性が高い時の適応は，それほど明確ではない。しかし，ある患者集団においては，前もって行う栄養治療がその後の合併症が引き起こされるリスクを軽減する。ある種の患者においてはこの療法の使用のエビデンスは限られているが，一般的に栄養サポートが行われている。すなわち，重篤な栄養不良と疾患の罹患と死亡率の関係の認識，病院の入院患者においてタンパク質栄養不良が高い率で存在すること，飢餓状態が長引くと栄養学的な活動性や回復力が衰えることが認識されていること，そしてリスクのある患者集団に対して効果があることを立証する優れた臨床試験の結果が，他の病態に一般化されていることなどによる。幸いにも，この複雑で高い技術が必要な療法が経験豊富な専門家によって行われ，適切な患者集団に適用された時，リスクは最小限に抑えられ，かつ利益は大きくなる。

リスクのある外科患者の同定

現在ある診断ツールによりリスクのある外科患者を同定することには限界がある。いくつかのスコアリングシステムは，受傷後の合併症のリスクを定量化している（特に，鈍的外傷あるいは貫通外傷を受けた重症患者の敗血症のリスクについて）。多くの試験において，経腸栄養は飢餓状態や静脈栄養に比べて敗血症を減らすことによりアウトカムを改善した[7〜12]。従来は，外傷を負った患者は栄養学的なリスクがあるとは考えられていなかった。なぜなら，ほとんどの患者が若者で，栄養状態は良かったからである。しかしアルコール依存症や薬物の乱用もめずらしくない。栄養障害がすでに存在している一般外科の患者は，特別なスコアリングシステムが存在しないので，層別化がより難しいとされてきた。しかし，いくつかの一般的な原則も存在する。手術前のアルブミン（ALB）は，一般の外科手術による術後の合併症や死亡率の非常に良い単一の指標となる[13]。しかし，ALB の低値は，栄養状態よりも肝臓疾患，水和状態，炎症をよく反映している。

▶外傷患者

多くの研究では，Injury Severity Score（ISS）[14]，Abdominal Trauma Index（ATI）[15]，または両者を併用して，合併症のリスクによる患者の層別化を行っている。ISS は，最も重い傷を負った体の 3 つの部位を 6 領域，すなわち頭頸部，筋骨格，軟部組織，腹部，胸部，顔面に分けて評価する。ISS は死亡率と相関するだけでなく，疾病の発症率とも相関する。無作為化前向き試験では，ISS が 18〜20 以上の患者は，静脈栄養や栄養補給しない群と比較して，経腸栄養群でより改善が見られている[15]。

ISS は，1 つの領域だけに重い外傷がある時にリスクを過小評価してしまう。ATI は，重症の腹腔内臓器の外傷患者のその後の感染性合併症のリスクを識別する（**表 93.1**）[15]。各々の腹腔内臓器はそれぞれのリスクファクターを有しており，それらに臓器の傷害の大きさを掛けると，傷害による敗血症の発症頻度と相関する。膵臓，結腸，主要血管，十二指腸，肝臓などの傷害は，最も高いリスクを有する。ATI は，開腹術中に個々の器官のリスクを合計することで，すばやく計算することができる。ATI が 20〜25 またはそれ以上の患者は敗血症を合併するリスクが最も高い。しかし，ATI 値が 20 より低い患者でも，重度の肺損傷あるいは胸壁損傷，重度の閉鎖性頭部外傷，脊髄傷害，主要軟部組織傷害，複数の下肢骨折などの場合には，これらの患者集団は高リスクと判断される。このような患者のほとんどは，ISS が 20 より上である。ATI が 20〜25 以上，ISS が 18〜20 またはそれ以上の患者は，ほとんどの場合に

表 93.1 Abdominal Trauma Index[a]から計算により求められた敗血症のリスク

傷害された臓器	リスクファクター	スコア
高リスク		
膵臓	5	1. 接線方向 2. 貫通性（膵管は傷害なし） 3. 大きなデブリードマンと遠位の膵管の傷害 4. 近位膵管の傷害 5. 膵十二指腸切除
大腸	5	1. 漿膜の傷害 2. 1ヵ所の腸管壁傷害 3. 25%以下の腸管壁の傷害 4. 25%より大きな腸管壁の傷害 5. 大腸壁と栄養血管
大血管	5	1. 25%以下の血管壁 2. 25%より大きな血管壁 3. 完全な切断 4. グラフトやバイパスの設置 5. 結紮
中等度の高リスク		
十二指腸	4	1. 1ヵ所の壁 2. 25%以下の壁の傷害 3. 25%より大きな壁の傷害 4. 十二指腸壁と供給血管 5. 膵十二指腸切除
肝臓	4	1. 出血のない，末梢 2. 出血，中枢，小さなデブリードマン 3. 大きなデブリードマン 4. 小葉切除 5. 肝葉の切除と下大静脈修復あるいは広範な両極のデブリードマン
中等度のリスク		
胃	3	1. 単一部位 2. 貫壁性 3. 小さなデブリードマン 4. 楔状切除 5. ＞35%の切除
脾臓	3	1. 非出血性 2. 電気メスによる止血あるいは止血薬 3. 小さな郭清および縫合 4. 部分切除 5. 脾切除
低リスク		
腎臓	2	1. 非出血性 2. 小さな郭清あるいは縫合 3. 大きなデブリードマン 4. 腎茎あるいは大きな腎杯の傷害 5. 腎切除
尿管	2	1. 打撲傷 2. 破裂 3. 小さなデブリードマン 4. 外科切除 5. 再建
膀胱	1	1. 1ヵ所の膀胱壁 2. 貫通性 3. 郭清 4. 楔状切除 5. 再建
肝外胆管	1	1. 打撲傷 2. 胆嚢切除 3. 25%以下の壁の傷害 4. 25%より大きな壁の傷害 5. 胆道，腸の再建
骨	1	1. 骨膜 2. 皮質 3. 貫通性 4. 関節内 5. 大きな骨の喪失
小腸	1	1. 単一部位 2. 貫壁性 3. 25%以下の壁の傷害 4. 25%より大きな壁の傷害 5. 壁および供給血管の傷害あるいは5ヵ所より多い傷害
小血管	1	1. 非出血性の小血腫 2. 非出血性の大血腫 3. 縫合 4. 孤立血管の結紮 5. 名前がついている血管の結紮

[a] Abdominal Trauma Index は各臓器障害の敗血症のリスク（2列目）に傷害の重症度を掛け，すべての傷害のスコアを足して計算する。
(Data from references 8, 15, and 57, with permission.)

早期の経腸栄養を行うことができ（患者の認容性がある），敗血症の合併を軽減する[9,12]。

▶一般外科の患者

高度の栄養不良患者は，創傷の開裂や感染，吻合部からの漏出などが起こりやすい。栄養状態を決めるゴールドスタンダードがないので，詳細な病歴と診察，体重変化の測定，いくつかの血清試験が栄養が関与する合併症のリスクを同定する助けとなる。

最も簡単なスクリーニング法は，意図しない体重減少の確認と十分な病歴と診察所見である。タンパク質の状態の悪化と術後の合併症との間には強い相関があるからである[16]。代謝必要量が増加し，意図しない体重減少が過去6ヵ月で10%より大きい場合，栄養学的リスクがあることを示す。一般的に下の2つの計算が用いられる[17]。

$$\%\text{体重減少} = \frac{\text{通常体重} - \text{現在の体重}}{\text{通常体重}} \times 100$$

$$\%\text{通常体重} = \frac{\text{現在の体重}}{\text{通常体重}} \times 100$$

腹痛，慢性的な下痢，食欲不振，嗜眠といった他の症状は体重の変化をしばしば同時にともなう。身体計測は，身長-クレアチニン係数，一連の抗体に対する皮膚の遅延型過敏症などは，実践では一般的に行われていない[18〜20]。末梢のリンパ球の総数，またリンパ球の変化の評価は，栄養障害に特異的でない。タンパク質によるエネルギー摂取の不足はALB合成を減少させるが，同時に起こるタンパク質分解の減少によって十分な血清レベルは維持されうる。このことは，タンパク質とカロリー摂取が極端に制限されたマラスムスの場合に見られる。構成成分である輸送タンパク質，例えばALB（$t_{1/2}$ = 21日），トランスフェリン（TFN，$t_{1/2}$ = 8日），またチロキシン結合プレアルブミン（$t_{1/2}$ = 2〜3日）が低レベルになると，栄養不良の程度を反映している可能性がある[21]。しかし，炎症がある状態

（例：外傷，敗血症，腹膜炎）は血清中のインターロイキン-6（IL-6）を上昇させ，これは急性期のタンパク質反応を刺激する[22]。この反応は，C反応性蛋白（CRP）やα1-酸性糖タンパク質（α-1-acid glycoprotein：AAG）の産生を促進し，そして構成型タンパク質の産生を阻害する。それゆえ，初期の血清タンパク質評価にはALBやプレアルブミンと並んでCRPも項目に含むべきである。低CRPを伴う低ALBや低プレアルブミンは，もともと栄養不良が存在していることを示す場合が多く，ALBとプレアルブミンの低下を伴うCRPの上昇は，炎症かタンパク質カロリー栄養不良，またはその両方を反映している。

これらのパラメータの組合せは，術後の合併症のリスクを定量化する予測モデルに用いられてきた。予後栄養指数Prognostic Nutritional Index（PNI）[23]は，以下のように計算する。

$$PNI(\%) = 158 - 16.6(ALB) - 0.87(TSF) - 0.20(TFN) - 5.8(DH)$$

PNIは合併症のリスクのパーセンテージ，ALBは血清中のALB（g/dL），TSFは三頭筋の皮下脂肪の厚さ（mm），TFNは血清中のTFN（mg/dL），DHは過去に曝された3つの抗原のうちの1つに対する遅延型過敏反応の反応性である。DHについて，0は反応性なし，1は5 mmより少ない硬化，2は5 mm以上の硬化を意味する。DHはもはやほとんど使われなくなったので，代わりに0～2で表されるリンパ球スコアを用いる。0は総リンパ球が1,000/mm^{3}以下，1は1,000～2,000/mm^3，2は2,000/mm^{3}以上を表す。この式は，ALBによる影響を受けやすく，また，炎症，以前からある肝疾患，浮腫といったALBを下降させる非栄養的要因の影響も受けやすい。PNIは，ALB単独の時よりも合併症のリスクをよく予見することができる[24]。

予後炎症・栄養指数Prognostic Inflammatory and Nutritional Index（PINI）[23~25]は，以下のように急性期のタンパク質レベルと構成型タンパク質レベルの比で，回復と相関させている。

$$\mathrm{PINI} = \frac{\mathrm{CRP} \times \mathrm{AAG}}{\mathrm{PA} \times \mathrm{ALB}}$$

CRP，AAG，プレアルブミンの単位はmg/dL，ALBはg/dLである。AAGの上昇とALBの下降は回復を遅らせるので，CRPとプレアルブミンの反応が患者の回復状況を反映する。しかし，AAGとALBが含まれない場合，PINIの感受性と特異性は失われる。

主観的包括的評価（Subjective Global Assessment：SGA）[26,27]は，臓器の機能の変化，体組成の変化，疾患の経過，栄養摂取の制限などを調べて，栄養状態を評価する。主観的包括的評価は，身体計測による評価よりも有効である。というのは，身体計測は観測者間の差，水和状態，年齢などにより影響を受けるからである。

最もストレスの多い消化管手術は，食道切除術と膵臓手術である。これらの臓器における待機手術において術前のALBレベルが低下するにつれて，合併症は増加する（**図93.1**）[28]。食道切除術を受けた患者でALBレベルが3.5 g/dL未満，また膵臓や胃の手術を受けた患者で3.25 g/dL未満の患者は，術後に合併症を引き起こすリスクが非常に高い。ALBレベルの低下とともにリスクが増大する。

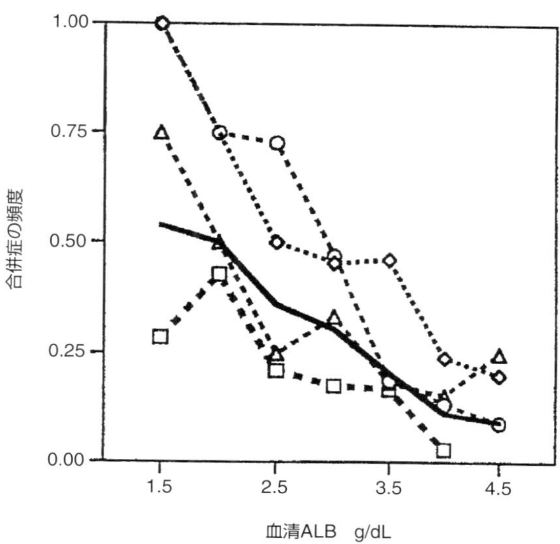

図93.1　外科の患者群（実線）においてアルブミン（ALB）レベルの低下とともに合併症が増加する。しかし，合併症の発症率は，外科手術の方法によって異なる。食道（□線）および膵臓（○線）の手術では，胃（△線）あるいは大腸（◇線）の手術に比べ，同じALBのレベルでも合併症の頻度が高い。

(Reprinted from Kudsk KA, Tolley EA, DeWitt C et al. Preoperative albumin and surgical site identifies surgical risk of major post-operative complications. JPEN J Parenter Enteral Nutr 203：27：1-9, with permission from the American Society for Parenteral and Enteral Nutrition［ASPEN］. ASPEN does not endorse the use of this material of any form other than its entirety.)

手術や外傷における生理学的反応

外科手術や外傷に対する代謝，生理，炎症およびサイトカインの反応については，多く報告されている[29~58]。これらは本書の他の章においても述べられている。

栄養必要量

▶総エネルギー必要量の概算

栄養素の処方は代謝の必要量に見合ったものでなければならない。過栄養は酸素消費量を増し，肝臓の脂肪合成をきたし，免疫抑制を起こし（高血糖や脂肪沈着の結果），CO_2の産生を増すために，避けなければならない。

基礎エネルギー消費量（basal energy expenditure：BEE）を決定する最も一般的な方法は，ハリス・ベネディクト（Harris-Benedict）の式を用いるものである。

男性：66.5 + ｛13.8 × 体重(kg)｝ + ｛5.0 × 身長(cm)｝ − ｛6.8 × 年齢(歳)｝
女性：665 + ｛9.6 × 体重(kg)｝ + ｛1.8 × 身長(cm)｝ − ｛4.7 × 年齢(歳)｝

以前は，これらの値にストレス係数や活動係数を掛けていた。しかし，最近の間接的な熱量測定法では，これらのストレス係数や活動係数では，しばしば過剰摂取となることを示している[59,60]。

間接熱量測定法では，メタボリックカートを用いて測定した呼気中の二酸化炭素排出量と呼気から求められた酸素消費量から，Weirの式を使って安静時総エネルギー消費量を算出する。コントロールされた状態での測定によって，ハリス・ベネディクトの式と誤差が5〜10%という近い値が得られ，大きなストレス因子は必要ないということが立証された。呼吸商（respiratory quotient：RQ）はエネルギー産生に使われる基質によって異なるので（炭水化物：1.0，タンパク質：0.8，脂質：0.7），RQを調べることによって患者のエネルギー産生に使用されている基質を解明することができる。また，脂肪酸合成のRQはおよそ8なので，算出されたRQが1以上になると，過剰摂取の診断において役立つ。残念ながら，酸素が高濃度で管理されている患者では，胸部チューブでのロスや気管切開部のまわりからの漏れのため，呼気と吸気の酸素消費量の測定の誤差が小さくとも，100%の誤差が出てしまう可能性がある[61]。それゆえ，この測定で最も利益を得ることができる患者，すなわち重篤な疾患で人工呼吸器による補助が必要な患者において，よりミスが起こりやすいことになる。これらの技術は大変な作業であり，よく確立されたプロトコールに基づく必要がある。重症の外科患者でも，計算されたBEEよりも必要量が15%以上も上回ることはまれであるので，あらかじめ決めた20〜30 kcal/kg/日という値は，10〜20%の患者で過剰摂取が起こるものの，90%の患者においては必要量を満たすための許容範囲である[59,60]。総必要量は，脂質（静脈栄養では10 kcal/g，経腸栄養では9.1 kcal/g），炭水化物（経腸栄養で4.0 kcal/g，グルコース水溶液で3.4 kcal/g），タンパク質（4 kcal/g）の組合せで管理されて満たされる[59]。

重篤な疾患をもつ患者にとっては，カロリー摂取が多すぎないことが臨床的に効果があることがある。ICUにいた患者で，経腸的，もしくは経静脈的に9〜18 kcal/kg/日でカロリー摂取を行っていた人は，18〜28 kcal/kg/日と多く摂取していた人より早く自発呼吸を回復させてICUを出て，退院し，より長く生存している[62]。また，適度なカロリー摂取を行っていた患者は，それより少ないカロリー摂取（0〜9 kcal/kg/日）の患者に比べて，予後が良かった。カロリー摂取については特定の適切な範囲が存在する。なぜなら，摂取カロリーの過剰や不足は，患者の回復に悪い影響を与える可能性があるからである。外傷の研究で示されているように，経腸栄養で栄養素摂取目標の40%しか摂取していない患者のほうが，静脈栄養（PN）で目標より50%以上摂取している患者と比較して，感染性の合併症が少ない[9]。それが，過剰摂取による代謝関連の合併症を防いだ結果か，あるいはその他の不明のメカニズムによるものであるのかわからないが，算出されたエネルギー必要量の100%未満の量を摂取することが，重篤な疾患をもつ患者にとっては，非常に有効であると考えられる。

肥満はICUでの死亡の独立したリスクファクターであるというエビデンスが示されている[63,64]。そして，術後期間にPNが必要な肥満患者のマネジメントにおいて，「許容できる低栄養」という考えが使われている。低エネルギー，高タンパク質の投与処方は，ストレスを受けた肥満患者では，除脂肪組織を維持しながらエネルギー必要量を満たすために，体に蓄積された脂肪の燃焼が促される。ある研究では，低カロリー，高タンパク質のPNという処方で，肥満患者の体重が48日間で1週間あたり平均2.3 kg減少した。また，すべての患者で窒素バランスが正であることが確認され，それとともに創傷裂開，膿瘍，瘻孔も完治した[65]。典型的な低カロリーのPN処方は，BMIが30〜40の人では理想体重に基づき，22 kcal/kg/日，タンパク質2 g/kg/日，そしてBMIが40を超える患者では25 kcal/kg/日，タンパク質2.5 g/kg/日である。この領域で精力的な研究が欠けているため，異化亢進患者での投与カロリーを決めるためにさらなる研究が明らかに必要である[66]。

▶グルコース必要量

ストレスを受けた患者では，肝臓の糖新生によって高血糖が引き起こされ，通常時で2〜2.5 mg/kg/分のグルコース産生が4〜5 mg/kg/分まで増加する[56,67]。グルコース酸化の速度は最大で5 mg/kg/分（7.2 g/kg/日）であるが，これを簡単に超過してしまう[68]。25%ブドウ糖溶液2 Lには500 gのグルコースが含まれるが，70 kgの患者ではこれで上記の最大速度に達してしまう。好中球に対して免疫抑制的な影響があるため，従来の推奨は血中グルコースを200 mg/dL以下に維持することであったが，最近のデータでは，インスリンを用いてより厳しくコントロールすれば（80〜120 mg/dL）臨床的に効果があるとされている[53]。ICUに入院中の患者（主として心臓手術の患者）で，死亡率が下がった。このことについては，インスリンが第一に心臓の反応に作用したのか，他の作用によるものなのかは明らかではない。というのは，この研究において一般外科の患者（外傷，血管，他の腹腔内の手術を受けた患者を含む）は積極的なインスリン治療にもかかわらず大きな効果が見られなかったからである。さらなる研究が必要であるが，現在の推奨では，グルコース値は，インスリンの持続静注により，そして低血糖を避けるために頻繁なモニターを行い，血中のグルコースは180 mg/dL，理想的には140〜180 mg/dLよりさらに低く（ICUの外科患者では可能であれば＜150 mg/dLに）維持されるべきである[56,69]。

▶タンパク質必要量

タンパク質（またはアミノ酸）は，腎不全のない成人の患者に対しては1.2〜1.5 g/kg/日投与すべきである。しかし，この推奨量は厳格な臨床試験のデータに基づいたものではない[59]。特定の条件下では，さらに多いタンパク質の投与量が適応となる（例：透析を受けている腎不全患者や熱傷患者）。小児では，成長に必要な量に見合うように体重あたりさらに多くのタンパク質が必要である[59]。血中尿素窒素が100 mg/dL以上まで上昇したら，タンパク質は減らすべきである（例：1.0〜1.3 g/kg/日まで）。血液透析や，持続的動静脈血液透析および持続的静脈血液透析などの腎機能をサポートする技術では，透析の半透膜からのタンパク質喪失のために，タンパク質必要量は1.5〜2 g/kg/日に増やす。熱傷患者は，尿や傷からの喪失のため，通常2〜2.5 g/kg/日に要求量が増える[59]。異化状態の患者におけるタンパク質およびアミノ酸の必要量についてのヨーロッパおよびアメリカの臨床実地ガイドラインを，**表93.2**に示す[70,71]。

表 93.2　ストレスと臓器の機能不全に基づくタンパク質必要量の一般的なガイドライン

臨床状態	推奨タンパク質摂取量
維持	1.0 g/kg/日実体重
ストレスあるいは欠乏	1.3〜2.0 g/kg/日実体重
腎不全/透析前	0.8〜1.0 g/kg/日ドライウエイト
腎不全/血液透析	1.2〜1.5 g/kg/日ドライウエイト
腎不全/腹膜・CVVHD	1.5〜2.0 g/kg/日ドライウエイト
熱傷	2.0〜2.5 g/kg/日ドライウエイト
肝不全	0.6〜1.2 g/kg/日ドライウエイト
肝移植	1.0〜1.5 g/kg/日ドライウエイト
骨髄移植	1.5〜2.0 g/kg/日実体重

CVVHD：持続血液ろ過透析。

▶脂質必要量

グルコースは総カロリーの 50〜60%（非タンパク質カロリーの 70〜80%）投与すべきである[59,70,71]。非タンパク質によるカロリー摂取のバランスを考えると，脂質は 1〜1.5 g/kg/日で，血中トリグリセリドが 300 mg/dL を下回るようにすべきである[70,71]。血中のトリグリセリドが 500 mg/dL 以上といった脂質異常症では，静脈内脂肪乳剤（intravenous lipid emulsion：IVLE）の投与は，トリグリセリドが安全な域に達するまで中止すべきである。成人では，静脈内脂質投与の最大推奨量は 2.5 g/kg/日であるが，この量の投与はまれである[70,71]。脂質によるカロリー摂取は，重篤な高血糖，二酸化炭素排出量増加などが見られる患者では総カロリー摂取の 50%程度まで増やすことができるが，脂質異常症，胆汁うっ滞，免疫抑制，感染症増加のリスクがある[59,70,71]。二酸化炭素排出量増加が見られ過剰摂取の疑いがある患者では，総カロリー摂取を減らすことにより治療できる[59,70,71]。

▶ビタミン必要量

2000 年 4 月，米国食品医薬品局（FDA）は，成人静脈用のマルチビタミンの必要量を修正し，以前の 12 のビタミン組成必要量の改変を推奨した[73]。修正した内容は，ビタミン B_1（チアミン），ビタミン B_6（ピリドキシン），ビタミン C（アスコルビン酸），葉酸の量を増やすことと，ビタミン K（フィロキノン）を加えることであった（**表 93.3**）。最初の製剤のビタミンの量はそれまで知られていた健常人が欠乏症を予防するための栄養必要量に基づいている。臨床医は，特別な栄養を必要とするような重篤な疾患を有する患者では，ビタミンの要求量が大幅に増えるのではないかと考えた[74]。さらに，高用量のビタミン C やビタミン E は，抗酸化防御として重要な役割がある。腹部大動脈瘤の外科処置を受けた患者[75]が，術前の 8 日間，経口でビタミン E 600 IU を毎日摂取した。ビタミン E を投与した患者は，投与を受けていない患者に比べて，筋の生検材料から得られた虚血再灌流組織傷害が減少した。外傷を負った患者や緊急外科処置を要する患者を，ビタミン C と E（α-トコフェロール 1,000 IU を経口で 8 時間ごとに，アスコルビン酸 1,000 mg の静脈内投与を 8 時間ごとに ICU 入院中の 28 日間まで）投与群とこれらを行わない群に無作為に振り分けた[76]。肺炎，急性呼吸促迫症候群（ARDS）などには違いは見られなかったものの，2 つのビタミンを与えられたグループで多臓器不全症候群を起こす率が有意に低下した。しかし，両群の多臓器不全症候群の発生率は低かった。重症患者において微量栄養素の必要量は不明であるが，他の研究では種々のビタミン（例：ビタミン A，C，D）が，**表 93.3** で推奨されているよりもより多い可能性がある[59,71,74,77]。

急性期反応の体液分布への影響および測定したビタミン濃度への影響は，合併症のない整形外科手術を受けた患者で報告されている[78]。7 日間にわたって，血漿のビタミン A，ビタミン E，ピリドキサール-5′-リン酸の濃度の低下が，血漿中の CRP 濃度の大幅な上昇にともなって見られた。ビタミン濃度は，急性期反応の終了によって，元の値まで回復した。急性相反応時のビタミンの低下の解釈には注意を要する。ビタミンの補充は，急性期反応が終了したにもかかわらずビタミン濃度が低下したままである時には必要とされるかもしれない。

急性の傷害や病気では，回復期にビタミンが徐々に不足していく。体表面の40%以上にも及ぶ熱傷を負った子どもは，熱傷の後 7 年の間，ビタミン D 不足が続いた[79]。血中

表 93.3　成人の静脈栄養における新旧のマルチビタミンの推奨投与量

ビタミン	旧推奨量[a]	新推奨量[b]
ビタミン A	3,300 IU（1 mg レチノール）	3,300 IU（1 mg レチノール）
ビタミン D_2	200 IU（5 μg コレカルシフェロール）	200 IU（5 μg コレカルシフェロール）
ビタミン E	10 mg（α-トコフェロール）	10 mg（α-トコフェロール）
ビタミン K	なし	150 μg
チアミン（B_1）	3 mg	6 mg
リボフラビン（B_2）	3.6 mg	3.6 mg
ピリドキシン（B_6）	4 mg	6 mg
ナイアシン	40 mg	40 mg
パントテン酸	15 mg	15 mg
ビオチン	60 μg	60 μg
葉酸	400 μg	600 μg
シアノコバラミン（B_{12}）	5 μg	5 μg
アスコルビン酸（C）	100 mg	200 mg

[a] Data from American Medical Association Department of Foods and Nutrition. Multivitamin preparations for parenteral use. A statement by the Nutrition Advisory Group. JPEN J Parenter Enteral Nutr 1979; 3: 258–62, with permission.
[b] Data from Food and Drug Administration. Parenteral multivitamin products: drugs for human use; Drug efficacy study implementation, Amendment. Fed Reg 2000; 65: 21200–1.

の25-ヒドロキシビタミンD濃度の低下は，骨のミネラル濃度Zスコアと比例しており，この所見は，熱傷後のビタミンD不足が骨の減少の原因となる可能性があることを示している。新しいエビデンスでは，コレカルシフェロール，ビタミンD_3の皮膚での産生障害は，血清中のビタミンD濃度低下につながる[80]。また，熱傷の傷跡が残る皮膚では，健康な皮膚と比較して，7-デヒドロコレステロールのプレビタミンD_3への転換が1/5に減少する。これらのデータの示していることは，大きな熱傷のけがで生き残った場合，低ビタミンD症，骨の異常，およびビタミンD欠乏症によって起こるその他の異常の評価を行うべきであり，血中の25-ヒドロキシビタミンDの濃度に基づき，ビタミンDを補うべきである。

▶微量元素の必要量

微量元素はPN製剤に毎日加えるべきである。しかし，ビタミンの項で述べたように，異化状態にある患者において，特定の微量元素の正確な必要量は不明である。標準的な微量元素の溶液は，セレン，クロム，亜鉛，銅，マンガンを含む。これらのミネラルは，多くの代謝経路で必要不可欠な役割を果たす。深刻な欠乏状態がある場合には，生化学的および機能的な変化が起こる。急性の亜鉛欠乏は下痢，気分の変化，鼻唇ひだから始まり，陰部へと広がる皮膚炎，それに引き続く脱毛，および感染症の増加を引き起こす。小腸液では亜鉛の濃度が高く，そのため小腸瘻や回腸ストーマから大量の排泄のある例では補充する必要がある。銅の低値は好中球減少をきたし（感染症では好中球増加になる），鉄欠乏性貧血の像を示す。というのは赤血球が壊れた部位から骨髄への鉄の輸送が行われないからである。クロムの欠乏は，耐糖能に影響を与える因子の低値により耐糖能異常を起こす。血漿中のセレンの減少では，高頻度に人工呼吸器関連肺炎，臓器不全，重症患者の死亡が起こる。また少数の研究で，重症患者において少量のセレン投与の有効性が示されている[81,82]。尿や皮膚からのセレン，亜鉛，銅の多量の排出が，熱傷や外傷を負った患者で報告されている[83]。これらの3つの微量元素の補充は，標準量を投与されている患者に比べて，熱傷患者の免疫反応を改善し，肺感染症の発症を減らし，ICUでの滞在期間を短縮した[83]。クロムや亜鉛は腎臓から排泄され，一方，銅やマンガンは胆道系から排泄される。肝不全により血清ビリルビン値が10 mg/dLを超す時には，微量元素製剤は差し控えるべきで，セレンとクロムと亜鉛だけを与えるべきである。外傷や手術あるいは感染症後の入院患者の微量元素の適切な用量を決めるためには，より多くの生化学的および臨床的なデータが必要である[59,84]。

栄養補給のルート

▶経腸あるいは静脈栄養

一般に，腸が使用でき，消化管が機能して経腸栄養が可能な場合は，静脈栄養（PN）よりも経腸栄養のほうが優先される[70,71]。重症患者や外傷後では胃不全麻痺が起こるが，小腸へ直接経腸栄養を行うことにより，必要量に見合う十分な栄養素を摂取することができる。実験的には，PNによって刷子縁の酵素活性が低下し，粘膜の透過性が上昇する。その結果，絨毛高が低くなり，腸粘膜免疫が抑制される[85～88]。経腸栄養は，これらの因子に対して良い方向に働く。

多くの臨床データで経腸栄養の使用が支持されている。多くの研究では，開腹術中に小腸内にカニューレが挿入された外傷患者[6～12]で行われ，早期経腸栄養と，PN，および特別な栄養補給が行われなかった群とで比べられている。どの研究もほぼ同じように，経腸栄養で肺炎と腹腔内膿瘍（腹腔内膿瘍のリスクがある患者において）が有意に減少している。特に，ATIが20以上，ISSが18～20またはそれ以上の患者，すなわち，感染性の合併症を起こすリスクが高い患者においては，最も効果的であった[9]。単独の閉鎖性の頭部外傷のある患者では，胃不全麻痺はバルビツレートによる昏睡状態でない限り，たいてい3～4時間で消失するので，経腸栄養は胃不全麻痺が回復してから開始すべきである。それよりも早く内視鏡を用いて小腸に留置されたチューブにより栄養投与を行っても，それ以上の効果はみとめられないからである[89]。胃不全麻痺が続くようであれば，チューブは電磁誘導により，もしくは内視鏡やX線透視で，遠位十二指腸や近位の腸管内に進めて経腸栄養を行う。盲目的な挿入による気道への留置が1.5～2%の患者に起こり，その結果しばしば致死的となるため，この方法はすすめられない。

同様の結果が一般外科患者でも見られた。多くの試験において，早期経腸栄養によって，術後の感染症や免疫学的パラメータ，消化管の機能が改善された[10,90～92]。しかし，大手術を受けた，栄養状態が正常な患者の研究では，早期の経腸栄養は何の効果も見られなかった。これらの患者では合併症がないのが普通である[93,94]。とはいえ，栄養不良患者を対象とした多くの研究では，経腸栄養やPNは予後を改善している[91,92,95,96]。術後早期の栄養投与は，飢餓による除脂肪体重（lean body mass：LBM）のさらなる喪失を防ぎ，可能な時は，PNよりも消化管を介した栄養投与を行うべきである。経腸栄養やPNは，炎症性腸疾患[97,98]，移殖術後[99,100]そして軽症から中等度の膵炎患者などにおいて研究されてきた[101]。どの報告も同じように，臨床的に認容できれば，PNよりも経腸栄養を行ったほうがより良い結果が出るとしている。4,500人以上の成人の重症患者におけるヨーロッパの大規模試験において，早期経腸栄養に加えてPNを同時に行うことは（最初の2日以内），PNの開始を7日以降まで待ったものに比べて，有益性が見られなかった[102]。試験にあたっては最初に，両方のグループの患者は同じ量の静脈からの微量栄養素（ビタミン類，ミネラル，微量元素）を与えられていた。しかし，PNの早期の使用者では，早期経腸栄養と静脈からの微量栄養素のみの患者に比べ，両群間には死亡率には差はなかったが，感染や臓器不全が多く，入院期間の延長が見られた[84,102]。

▶周術期の栄養サポート

術前，術後の栄養サポートの研究では矛盾する結果が出ている。これらのデータの解釈で問題なのは，患者の選択である。なぜなら，多くの研究が栄養に関連した合併症のリスクのない患者を含んでいるからである。特に，PNについての試験を含めると，他では合併症が起こらなかったかもしれない患者において，しばしばPNが敗血症の併発を増加させる結果となっている。1つの例として，Veterans Administration Cooperative Study[95]がある。この研究は，術前の患者に対して，術前に7～15日のPNを行うグループと，自由に食事をとる対照群に無作為に分けて行われた。この研究で決められたPNの摂取量は，現在推奨されている量よりも多いものであり，このことが高血糖によるものも含め，悪い影響を与えた可能性がある[53,56]。全体的に見て，PNのグループは合併症（創傷離開，吻合部の裂開，瘻孔形成）が回復に向かうが，感染性の合併症，とりわけ肺炎の発症を増加させる傾向にあった。栄養不良の程度によって層別化した後では，重症の栄養不良患者は明らかにPNが良い影響をもたらしており，合併症はわずかに治癒し，感染症は増加しなかった（いくらかの減少）。術前の栄養管理における試験は，栄養管理が否定的な結果や悪い影響があるとされた試験のほとんどで栄養状態の正常な患者を採用していた[93～95]。しかし，主に栄養不良の患者を集めた試験では，周術期の栄養管理で有意に有益であることが立証された[91,92,95]。これらのことは以下のように結論づけられる。詳細な病歴の聴取や診察から栄養状態が良いとされた患者は，術前のPNや経腸栄養により利益を得ることはほとんどない。しかし，患者が栄養学的に欠乏状態であれば，術前および術後の期間における早期の栄養サポートの適用は，データから支持されている。

この見方には1つ例外がある。消化管の待機手術を受けた患者で，周術期にアルギニン，n-3系脂肪酸，ヌクレオチドを補充された患者は，従来の経腸栄養の治療を受けた患者と比べて，死亡率には差がなかったが，感染症や他の合併症が減り，術後の経過の改善が見られた[103]。

宿主防御における消化管の役割

外傷および一般外科患者における無作為化前向き臨床試験では[7～12,89～92]，腸が機能している時には経静脈的摂取よりも消化管を経由して摂取するほうが有益であるという一般的な同意が得られている。実験的に，PNにより微絨毛の萎縮が非常に速く起こる[85]。この変化はヒトでも起こるが，程度は軽い[104]。傷害，出血性ショック，虚血，敗血症は，大栄養素や細菌に対する腸管の透過性を変化させる[86,105]。腸管の透過性は外傷患者において亢進するが，この透過性はすぐに正常化される[106,107]。まだ明らかになっていない胸管へ放出される消化管の因子は，動物の虚血再灌流モデルで，多臓器不全を発症させる因子と考えられている[108,109]。動物モデルにおいて，飢餓がこの因子の放出を増強するかどうかも不明である。

腸は粘膜免疫において重要な役割を演じている[110～117]。蠕動により細菌群，ムチン，免疫グロブリンA（IgA），その他の因子が混ざり合い細菌は抑制される。実験では，腸管への栄養補給がなくなった場合には，粘膜固有層，パイエル板および上皮内のTおよびB細胞が有意に減少する[110]。これにより，腸管腔内のIgAが刺激するサイトカインのIL-4とIL-10を減らし，肺や腸管のIgAが低下する[111]。粘膜免疫システムになるように運命づけられるTおよびB細胞の入り口はパイエル板である。パイエル板は高内皮静脈の上でmucosal addressin cellular adhesion molecule-1（MAdCAM-1）を発現し，T細胞とB細胞を引き寄せる[112,113]。腸に栄養が与えられない時には，MAdCAM-1の発現は低下する[114]。細胞がパイエル板で腸管腔から吸収された抗原で感作された後，これらの細胞は消化管や消化管以外の部位，例えば肺，生殖器官，乳汁分泌を行う乳腺などに，再分配される[115]。MAdCAM-1の低下により，粘膜免疫系に少しの細胞しか入らず，PNを行っているマウスの消化管や肺でTおよびB細胞が減少し，その結果，細菌やウイルスに対する防御機構の低下をもたらす[116,117]。しかし，免疫学的なメモリーは失われていない。というのは，経腸栄養を再開すると，これらの免疫防御機構は回復するからである。

栄養素の投与ルートにより，全身および腹腔内の防御機構も影響を受ける。PNを与えられている動物に比べると，経腸栄養を投与されているほうが，腹腔内の細菌を死滅させにくい。PNは，細菌性腹膜炎が抑制する前に腹腔内の腫瘍壊死因子（tumor necrosis factor：TNF）の放出を鈍らせ，細菌の増殖を抑制した[118]。この結果，腹腔内の敗血症に対して，全身のTNFの反応が大きくなる。この所見は，ヒトにおいても確認された[119]。

▶栄養補給の種類

経腸栄養剤

胃不全麻痺はほとんどの重症患者の経過中に見られ，早期の胃内への栄養補給を妨げる。1つの例外は，熱傷患者である。受傷から8～12時間以内に経管栄養を行われた場合には胃不全麻痺の発症は少ない[120]。胃不全麻痺が起こった時には経腸チューブをトライツ（Treitz）靱帯の先に留置することにより経腸栄養が可能となる。既知組成の成分栄養剤は通常では必要とせず[86,121]，これらの栄養剤は粘膜病や消化管の認容性が高度に障害された症例に限る。最も重症な患者には，水溶性食物繊維を含む等張性の食事を与える[70,71]。食物繊維は下痢を抑える。この下痢は経腸栄養剤よりも，抗生物質，細菌の増殖，*Clostridium difficile*の感染，胃運動亢進薬，ソルビトールの多く含まれているエリキシールなどによることもある[122～124]。1 kcal/mLの等張性の栄養剤の投与が可能で，経鼻空腸チューブ，5F，7Fのカテーテル穿刺による空腸瘻（NCJ）あるいは14，16，18のサイズのカテーテルにより投与することができる。小腸への栄養剤の投与は血行動態が安定している患者で開始すべきである。15～25 mL/時で，認容できれば12～24時間ごとに増やしていく。胃内投与はもう少し速い速度（通常は50 mL/時）で開始でき，そして胃不全麻痺を調べる。胃内の残量が増えていないようであれば（投与4時間後に＞200～250 mL），投与量を目標にまで増やしていく[120～122]。

特別な栄養素

特定の重症患者や外傷患者では，特別な栄養素が有益である。グルタミン，アルギニン，n-3系脂肪酸，核酸がpharmaconutrition［訳注：薬理学的な作用をもつ栄養剤の意味］，あるいは「免疫増強栄養剤」とよばれる栄養剤に組み込まれている[70,103]。体内で最も多い遊離アミノ酸であるグルタミンの産生は，ストレス下や敗血症で増加する。しかし，このアミノ酸は血清や細胞内の濃度は低下するので，代謝亢進状態では「条件つきの必須」アミノ酸となる[125,126]。グルタミンは消化管の腸細胞，急速に成長する細胞，T細胞の基質となる。グルタミンを補充した経腸およびPN剤がともに有益であることが示されている[12,125,126]。残念ながら，グルタミンは水に溶けにくく，加熱滅菌により分解して2つの毒性のある物質，アンモニアとピログルタミンに分解される。そのため，静脈投与には限界があった(本書の他の箇所も参照)。アルギニンは一酸化窒素，硝酸，亜硝酸の前駆物質で，刺激を受けたT細胞の増殖を促進する。アルギニンは細胞免疫，線維芽細胞の増殖において重要で，成長ホルモン，プロラクチン，グルカゴン，インスリンの分泌刺激剤として働いている[127]。栄養管理においてアルギニンの投与は長年研究されてきた(本書の他の箇所も参照)。

多価不飽和脂肪酸（polyunsaturated fatty acid：PUFA）は種々の部位に二重結合をもっている。n-6系脂肪酸は植物油から得られ，n-3系脂肪酸は魚油やキャノーラ油（ナタネ油）に高濃度含まれている。ヒトはこれらのPUFAを合成できないが，これをすばやく細胞膜に組み込むことができる。n-6系脂肪酸はアラキドン酸として細胞膜に組み込まれ，それからホスホリパーゼにより代謝され，プロスタグランジンE_2，トロンボキサンA_2やロイコトリエンB_4を産生する。これらのプロスタノイドやロイコトリエンは免疫抑制性あるいは炎症性である。これらはキラー細胞の活性を抑制し，抗体の産生を阻害し，細胞性免疫を抑制する。n-3系PUFAはリポキシゲナーゼにより3および5系列のプロスタノイドに代謝され，プロスタグランジンI_3，トロンボキサンA_3，ロイコトリエンB_5になる。これらの物質は免疫抑制性や炎症作用はない。これらの脂肪を多く含んだ経腸栄養剤についての研究がさらに必要である[70,71,84,103]。核酸は，細胞増殖などの種々の機能，DNAやRNAの合成，免疫細胞の機能のためにRNAを提供する[70]。これらの栄養素が豊富な製剤が，臨床上有益であることが示されてきた。重症の外傷あるいは悪性疾患のため上部消化管の切除術を受けた患者で有意に有益であり，感染性合併症，入院期間およびすべての合併症を減らした[12,91,92,128]。合併症の起こる可能性の少ない栄養状態の良い待機手術の患者では有益性はみとめられなかった[93,94]。例外として，大腸癌手術の前に製剤を1L投与された2つの臨床試験がある[96]。これらの条件下では，特に低栄養でない患者でも有益であった。

明らかな敗血症の患者におけるアルギニンの経管投与は問題視されている。そしてこの問題はまだ一致した見解が得られていないにもかかわらず，研究者はアルギニンが一部の敗血症の患者では危険であると考えている[70,129]。最近のデータでは，広範な敗血症患者にも普遍化され，あてはまることが示されている[130]。幸いにも，大部分の敗血症患者は経腸栄養に耐えられるが，臨床医は明らかな敗血症患者にアルギニンを多く含んだ栄養剤を投与することには慎重であるべきである[129]。外傷は細胞のアルギナーゼを増加させ，アルギニンを速やかに代謝する[127]。この条件下ではアルギニンの補充は血清の濃度を正常化するのに有用である。しかし，明らかな敗血症ではアルギナーゼの活性が低下し，多くのアルギニンが一酸化窒素に代謝される。この一酸化窒素の増加が，血管を過剰に拡張させ，有害となる。しかし，有効性と安全性についての新しいデータでは，現在では，ICU患者での厳格な試験によりアルギニンの投与が正当化されている[130]。

経腸栄養の経路

大部分の経腸栄養は，特に外科治療による経路が得られない時あるいは開腹手術が行われていない時，胃に注入される[70,131,132]。大きな経鼻チューブは逆流の機会を増し，鼻翼の圧迫壊死，経路に沿った潰瘍や狭窄を起こすことがあるので，小径のチューブを用いるべきである。チューブのスタイレットにより容易に通過することができるが，1.5～2%の患者で気道への留置のリスクがある。誤挿入により30～40%に気胸が起こり，致死的になりうる。位置は胃液の吸引により，あるいはX線画像により確認しなければならない。空気による簡単な吹送法では，チューブが左肺の下葉に置かれているのか，胃内かどうかの鑑別にはならない。チューブの電磁気による誘導によりすべての気道の合併症が取り除かれることが報告されている。仰向けの患者では食道胃接合部は角度に依存しており，胃内の栄養投与では，患者の頭部はベッドを少なくとも30～35度以上にもち上げ，維持する必要がある[132]。

胃内残量が多く（≧330～350 mL），誤嚥や栄養剤の喉への逆流の既往がある場合には，チューブをより末梢に留置すべきである。腹部の手術が適応でない場合には，小径のチューブを電磁気による誘導，X線透視，内視鏡により進めることができる。盲目的な留置は推奨できない。胃からさらに先に進めることで胃の逆流，誤嚥がなくなるという強いエビデンスはないが，十二指腸の末端あるいは小腸までチューブを進めることは，いくらかの予防にはなる。というのは小腸への直接投与では，胃への逆流はまれだからである。脳神経障害が重篤で，食道逆流が容易に起こり，逆流により肺炎をくりかえして起こす患者には胃内への投与はすすめられない。経鼻空腸チューブの大きな欠点は，チューブが抜けて位置がずれることである[132]。

開腹術が必要であれば，外科医はこの経路の設置を術前あるいは術中の計画に組み入れることを考えるべきである。くりかえし起こる誤嚥性肺炎，激しい胃食道逆流，あるいは長引くことが予想される胃不全麻痺が問題である場合には，大径のチューブ（14F，16F，18F）により直接小腸への経路をつくることもできるし，5Fあるいは7FのNCJや経胃空腸瘻を設置することもできる。NCJは管理を適切に行えば3～4週間機能することができる。エリキシルは経管栄養を凝固させ，チューブの閉塞を起こすため，薬はNCJから投与すべきではない。NCJは食物繊維が入っている市販の栄養剤が問題なく使用できる。14F，16Fのチューブの利点は，位置がずれたりチューブが詰まった場合にでも，チューブを取り除く時に同じサイズのチューブに交換できることである。これらのチューブでは，投与する前後に20～30 mLの水でフラッシュすることで，薬剤を投与することもできる。NCJチューブは取り替えることができない。どのタイプの空腸瘻をつくる時においても重要なのは以下の点である。(a) チューブはトライツ靱帯よりも十分末梢に留置すべきである。そこは小腸内でも腸間膜が十分長く，引き延ばされても小腸内から前腹壁へ引き抜かれることはない。(b) チューブのまわりの固定にはWitzel法により，チューブが腹腔内へ抜けてしまうことはない。(c) 空腸瘻は，約4 cm前腹壁に縫いつけるようにする。そうすることにより，装着部でねじれて閉塞を起こすことがなくなる。(d) 空腸瘻部位の小腸ヘルニアが起こらないように，空腸瘻は腹直筋鞘の端あるいはもう少し外側で腹壁に縫合すべきである。(e) 錯乱した患者が不注意に抜くことがないように，カテーテルの外の部分は短くすべきである[70,132]。

血行動態安定のために昇圧薬が中止されて血行動態が安定し，蘇生が完全に回復した患者では，チューブ栄養は小腸に投与する。尿量が十分なことは内臓の灌流が十分であることを示す。下痢をできるだけ起こさないために，高張液よりも等張液が好ましい。さらに，繊維は細菌により代謝されて短鎖脂肪酸（酢酸，酪酸，プロピオン酸）を産生し，大腸細胞の代謝の基質になり，大腸の水の吸収機能を維持するため，水溶性食物繊維の投与は下痢を減少させる。中鎖トリグリセリド（medium-chain triglyceride：MCT）はより容易に消化されるので長鎖トリグリセリド（long-chain triglyceride：LCT）の製剤よりも認容性がある。しかしある程度のLCTは投与する必要がある。というのは，MCTは必須脂肪酸を含んでいないからである。腹部の膨満感，嘔吐，下痢，チューブの位置異常，電解質の異常は，経腸栄養の際の最も多い合併症である。誤嚥は胃内の栄養投与で最も起こりやすく，必要に応じて胃運動促進薬を投与したり，ベッドを30度以上にして頭部をもち上げること，胃内残量を頻回にチェックし，栄養補給を中止することで最小限にすることができる。残量が多い時，あるいは胃から食道への逆流がある時には，チューブをトライツ靱帯の先まで進めることにより，栄養投与が可能となる[70]。

下痢は，投与薬剤に使用される万能薬中のソルビトール，細菌の異常増殖を起こす抗生物質の使用，*Clostridium difficile* 感染，使用し続けている胃の運動促進薬などにより起こる。さらに，マグネシウムを含む制酸薬も下痢を起こす。下痢の患者では，*C. difficile* 毒素をチェックすべきである。栄養剤は食物繊維を含んだ等張のものに変え，そして経腸投与しているすべての薬剤を中止する。さらに，抗生物質の治療が必要であるかを検討すべきで，場合によっては，抗生物質治療は中止すべきある。

看（介）護中患者が動いたり体をねじったりする時にチューブが抜けることがある。外科的に設置した小径のチューブの外の部位は，短くして皮膚に確実に縫合して固定すべきである。

経腸栄養やPNでの電解質の異常はめずらしくない。リフィーディング症候群に引き続く低カリウム血症，低リン血症，低マグネシウム血症も経腸栄養を投与されている栄養不良患者ではめずらしくないので，これらの患者に対しては，これらの電解質を補充することに十分注意する必要がある。さらに，大部分の経腸栄養剤は30〜40 mEqのナトリウムしか含んでおらず，5%糖液のPN（特にピギーバッグ）を多く受けている時には，低ナトリウム血症が起こる。高濃度の栄養剤を使用した場合は，高ナトリウム血症が起こる。正常な体液を維持するためには1 kcalあたり1 mLの水を投与すべきである。その他のまれな合併症には，小腸の壊死，腸壁気腫がある。この病態の原因は不明であるが，昇圧剤を使用している患者，血行動態的に不安定な患者，蘇生が十分でない患者に起こる。5〜7日後食物繊維が入ったチューブ栄養を受けている患者で，腸管の運動異常として見られることがあり，遠位の小腸での便の形成が起こる。昇圧薬を投与されて血行動態的に不安定な患者でも，胃内の栄養投与は安全に行える。胃の残留が多く，このことにより小腸が守られているからである。胃内残量が少ない時には，小腸が十分認容できることを示しており，患者の目標速度に速やかに増やしていくことができる[70]。

▶静脈栄養

グルコース

炭水化物の補給と増加したエネルギー必要量を満たすために，1分子あたり水1分子を含むグルコースがPN製剤に使用されている。重症患者におけるグルコースのコントロールが注目を浴びてきた。ある研究で，外科ICU患者における強化インスリン療法で血糖値を80〜108 mg/dLに維持することにより，死亡率や感染性合併症の減少が見られている[53]。これらはわずかに心臓手術の患者でみとめられており，外傷，血管，移植あるいは一般外科の患者では効果はなかった。同じ著者らによる2番目の試験では，内科の重症患者で有益性はみとめられなかった[56]。外科と内科の両方の患者における3番目の試験では（NICE-SUGAR試験），厳格なグルコースのコントロールでは，何ら有益な結果は得られなかった[69]。これらの試験の間には，重要な違いが存在している。外科単独のICUの試験の患者は19〜20 kcal/kg/日の投与（PNあるいは経腸）を受け，専門のリサーチナースにより調節されたインスリンプロトコールで70単位/日のインスリン量であった[53,56]。NICE-SUGAR試験では複数のICUの患者は約10 kcal/kg/日の経腸栄養を投与され，外科ICU看護師により50単位/日のインスリンを投与されていた。外科ICUの試験は希望がもてる結果であったが，これらの試験デザインの違いが，厳格な血糖コントロールの役割についての結論を出すのを難しくしている[69]。ほとんどの研究では，外科ICU患者では，血糖値は180 mg/dL以下にすべきで，さらに可能であれば130〜150 mg/dL以下にすべきであるとしている。

アミノ酸

PNを受けている外科患者では，標準的なアミノ酸製剤で栄養的には十分である。ストレス，敗血症，肝不全，腎不全のための，いくつかの特別な静脈栄養剤が市販されている。しかし，これらの病態における特殊栄養剤の効果は明らかではない[70,71,84]。いくつかの研究でグルタミンの補充が検討されている[125]。アメリカではグルタミンは市販されているアミノ酸製剤には含まれていない。というのは，グルタミンは水の中で不安定で，加熱滅菌中に分解され危険な水解物であるピログルタミン酸とアンモニアを産生するからである。安全にグルタミンを投与するために，低温殺菌とフィルターを使用してグルタミンの粉から純粋で安定したIV用のグルタミンを確保している。いくつかの臨床試験で，グルタミンの補充はリンパ球に有益な作用を有していることが示されており[133,134]，骨髄移植を受けた患者で臨床的に感染症を減らしている[135]。これらの結

IV

果は，固形癌患者では再現されていない。重症患者での検討は少ないが，本書の他の箇所にまとめられているように，ある患者のサブグループで入院期間を短縮し，生存率を改善している。

静脈内脂肪乳剤

アメリカでは，静脈投与できるすべての静脈内脂肪乳剤（intravenous lipid emulsion：IVLE）は，大豆油または大豆とベニバナの混合油から抽出した脂肪酸から構成されている。これらの植物油は長鎖脂肪酸（long-chain fatty acid：LCFA）で，リノール酸（n-6）とα-リノレン酸（n-3）の必須脂肪酸を供給する[70,71,136]。リノール酸はIVLEを構成する主な脂肪酸で（44～65%），一方，α-リノレン酸は4～11%と非常に低濃度である。n-6系脂肪酸の代謝産物は炎症誘発性，免疫抑制作用があるため，短期間にIVLEを多量注入することにより免疫機能の変化が起こる。IVLEの注入が0.12 g/kg/時を超えると，好中球や単球/マクロファージ機能の障害が起こる[136]。IVLEによる細胞免疫障害については一致した見解が得られておらず，またIVLEの注入に伴う有意な体液性免疫の変化を証明した報告はない。

IVLE注入は肺機能にも影響を及ぼす。敗血症のある[137]あるいは敗血症を伴わない[138,139]ARDS患者に対して，IVLEを0.12 g/kg/時よりも速い速度で注入した際に，平均肺動脈圧と肺静脈性混合血を増加させ，動脈血酸素分圧と吸気酸素分圧の比（Pao_2/Fio_2）の低下が見られた。入院して最初の10日間PNを用いてIVLEを投与されなかった外傷患者は，無作為抽出されPN経路からIVLEを投与された患者と比較して，約2週間人工呼吸器の装着期間が減少した。残念ながら，肺機能における有益な効果は，単にIVLEを控えたからではなく，その理由はおそらく，与えられたカロリーが少なかったからであろう[70,71,140]。

LCFAに基づくIVLEの問題を回避するために，研究者はMCTなどの代替脂肪供給源について検討している[136]。MCTはLCFAよりもいくつかの代謝的な利点がある。MCTは非常に速やかに血清から除去され，カルニチンのミトコンドリアへの輸送とは無関係であり，肝臓や脂肪にほとんど蓄積しない。人工呼吸器をつけている患者のMCTについての試験で，MCTは認容できたものの酸素消費量を増大する可能性がある。純粋なMCT製剤はリノール酸とα-リノレン酸といった必須脂肪酸を供給しないが，これらはLCFAと組み合わせるべきである。中鎖脂肪酸（medium-chain fatty acid：MCFA）もまたケトン体を産生するが，糖尿病患者においては非常に注意深く使用しなくてはならない。これらは，ケトーシス，アシドーシスの患者には禁忌である。MCFA単独の悪影響を最小限にするために，脂肪乳剤にMCFAとLCFAを組み合わせた。併用した製剤には2つの型がある。1つはMCFAとLCFAの物理的混合物で，もう1つはトリグリセリドに組み込まれたもの（structured triglyceride：ST）である。STは，MCFAとLCFAの加水分解と，同じグリセロール骨格上での再エステル化によりつくられる。STにより必須脂肪酸成分とMCFAが供給され，MCFAは速やかに血中から消去される。STは，単なるMCFAとLCFAの物理的な混合物と比較すると，窒素バランスをより正にし，体重の増加をより大きくし，異化の起こっている患者の脂肪クリアランスを促進する[141]。この両者が入ったIVLE製剤は，現在アメリカでは臨床向けには販売されていない。

電解質

手術や創傷により，体液，電解質のインバランスがしばしば起こり，PN製剤による調節が必要となる[18,59,70]（詳細は他章も参照）。

ナトリウム ナトリウムは基本的には細胞外液中の陽イオンであり，PN製剤のナトリウム含有量は臨床上の必要性に基づいている。ナトリウム濃度は通常0.45%（70～80 mEq/L）がPN製剤に加えられる。うっ血性心不全，浮腫，肝硬変，ネフローゼ症候群といった病態では，体液の過剰貯留が起こり，血液量増加型の低ナトリウム血症となる。これは体内総ナトリウム量の過剰があり，さらに体内総水分量のさらなる過剰のもとで起こった結果である。厳しいナトリウム制限では，PN製剤のナトリウム制限が必要である[18]。

抗利尿ホルモン（antidiuretic hormone：ADH）分泌異常症候群は，重篤な疾患の患者における，もう少し頻度の少ない低ナトリウム血症の原因である。頭部外傷，髄膜炎，クモ膜下出血といった中枢神経系の障害の際に，この臨床現象は見られる。カルバマゼピン，クロルプロパミド，三環系抗うつ薬，クロニジン，シクロホスファミドなどの薬品もまたこの電解質変化と関係がある。ADH分泌異常症候群の診断は，低ナトリウム血症（体液の過剰貯留がない），血漿浸透圧の低下，血漿浸透圧に比べて尿浸透圧が高い，そして尿中ナトリウム濃度が40 mEq/L以上，の項目の組合せによって診断される[18]。ADHの影響によって，腎臓でナトリウムは吸収されずに水が吸収され，血漿中と比較して尿中のナトリウムと浸透圧が高張となる。適切な治療は，水分制限である。

逆に，経鼻胃管から大量に水分を喪失した患者，上部回腸瘻造設や膵臓瘻孔より排液がある患者，小腸の大部分を切除した患者では，しばしばかなりのナトリウム量が必要となる。ナトリウムや水分の喪失量が補充されなければ，患者は高ナトリウム血症になる。血漿ナトリウムが150 mEq/Lを超える場合は，一般的にPN製剤にナトリウムは40 mEq/日以上加えるべきでない。患者の処方記録により「隠された」ナトリウムについて調べるべきである。これらには，アルブミン，0.9%生理食塩水中の薬剤，ナトリウム含有抗生物質などがある。ラクチュロースのような他の薬剤では，ひどい下痢による水分の欠乏が起こりうる。

カリウム カリウムは主に細胞内の陽イオンである。PN中のカリウム含有量は，臨床的必要性に応じて決められる。患者の腎臓機能が正常であれば，ホメオスタシス（恒常性）を維持するためには一般的に40 mEq/Lのカリウムで十分である[18]。カリウム必要量は酸塩基状態に大きく影響される。代謝性アシドーシス（$pH < 7.2$）では，血中の過剰な水素イオンは細胞内カリウムと交換されて，その結果高カリウム血症となる。反対に，低カリウム血症は代謝性アルカローシスの時に起こる。

腎不全（クレアチニンクリアランス < 30 mL/分）もまた，カリウムクリアランスの異常と高カリウム血症を伴う。一般的に，急性腎不全による高カリウム血症ではPN

表 93.4 マグネシウム補充療法のための段階的用量計画

血漿マグネシウム濃度 (mg/dL)[a]	マグネシウム用量/注入期間[b]
1.5〜1.8	0.5 mEq/kg/12 時間
1.1〜1.4	1.0 mEq/kg/24 時間
≦1	1.5 mEq/kg/24 時間

[a]正常マグネシウム濃度（1.7〜2.3 mg/dL）。
[b]クレアチンクリアランスが 30 mL/分未満の場合，推奨量の 50%を使う。

表 93.5 リン補充療法のための段階的用量計画

血漿リン濃度（mg/dL)[a]	リン用量/注入期間[b]
2.3〜3.0	0.16 mmol/kg/4 時間
1.6〜2.2	0.32 mmol/kg/4〜6 時間
≦1.5	0.64 mmol/kg/8 時間

[a]正常リン血漿濃度は 2.5〜4.5 mg/dL。
[b]クレアチンクリアランスが 30 mL/分未満の場合，推奨量の 50%を使用する。

から 4.0 mEq/L 未満に低くなるまでは，当然カリウムを取り除く。この場合には，カリウムは少し控えめに（例：10 mEq/L）加える。多くの薬が血漿カリウム濃度の変化を起こす。例えば，高カリウム血症が起こるリスクは，アンギオテンシン変換酵素阻害薬，スピロノラクトン，トリアムテレン，アミロライドといったカリウムの排泄を抑える薬品の存在下において増加する。ヘパリンは，ナトリウムを排泄してカリウムを保持するアルドステロン拮抗薬である。特に糖尿病や慢性の腎障害の患者において，ヘパリンの全身および低用量の投与で，この異常性が引き起こされることが報告されている。トリメトプリムは，グラム陰性菌の全身感染によく用いられる化合物であるトリメトプリム-スルファメトキサゾールの構成要素で，カリウム排泄を抑える作用をもち，弱い利尿作用も有する。血清カリウム濃度が 5.1 mEq/L を超える時には，PN 製剤のカリウム量は 20 mEq/日より少なくすべきである[18]。

低カリウム血症を起こす治療薬は，アンホテリシン B，アミノグリコシド，抗緑膿菌性ペニシリン（例：チカルシリン），ループ系およびチアジド系利尿薬，グルココルチコイド，インスリン，吸入 β-アゴニスト（例：アルブテロール）といったカリウム排出薬などである。

カルシウム カルシウムは常に PN 中にグルコン酸塩として含まれている。なぜなら，グルコン酸塩は塩酸塩より安定で，無機リン酸塩が共存しても沈殿しにくいからである。体内の総カルシウムの 98%が骨に含まれており，必要な時には，副甲状腺ホルモンの影響下に容易に血中に動員される。カルシウムの摂取必要量（RDI）は約 10 mEq/日あるいは 200 mg/日である。重篤な短腸症候群や大量の輸血など大量にカルシウムを喪失する患者では，PN 中に実質的により多くのカルシウムが必要である。急性期ケアには投与量を 5 mEq/日ずつ増加させることが妥当で，その間血漿リンの同時モニタリングがすすめられる。カルシウムはかなりの量がタンパク質に結合している（特に ALB に）。ALB 濃度が低い場合の血漿カルシウム濃度の調整に以下の式が用いられている。

$$補正カルシウム = [(4 - ALB) \times 0.8] + 実測カルシウム$$

高リン血症，転移性癌，副甲状腺機能亢進症では，カルシウムの必要量が少ない。通常，PN 製剤に 10 mEq/日加えるので十分である[18]。

マグネシウム マグネシウムはカルシウムの代謝と非常に関係がある。マグネシウムの静脈投与の RDI は約 10 mEq/日すなわち 120 mg/日である[18]。短腸症候群，慢性アルコール依存症，熱傷の患者は，マグネシウムのホメオスタシスを達成するためにはしばしばより多くの投与量が必要であり，静脈投与の RDI の 50%まで増やしていくべきである。マグネシウムを消費する薬剤には，アンホテリシン B，アミノグリコシド，シクロスポリン A，シスプラチン，ループ利尿薬，サイアザイド利尿薬，ピペラシリンがある[18]。不整脈，低カルシウム血症（外傷患者によく見られる問題），易刺激性などは，マグネシウムをモニターすることと，適切な治療によって避けられる。マグネシウム塩の経口摂取不足が原因で中等度から重度のマグネシウム欠乏となっている患者には，静脈内マグネシウム補充療法が必要である。マグネシウムは，グルコースと同様に腎臓の尿細管閾値をもっている。したがって，短期間に急速に投与すると（＜4 時間），尿中に多く失われることが避けられず，血清値には変化が起こらない。マグネシウム欠乏には体重に基づいた処方レジメンが開発されていて，より良く保持するために，静脈内投与はゆっくりと 12〜24 時間かけて注入する（**表 93.4**）。マグネシウムの状態は，低カリウム血症の患者においても考慮すべきである。なぜなら，マグネシウムはナトリウム/カリウム-ATP アーゼポンプの補助子として重要であるからである。低カリウム血症が存在し，低〜正常血清マグネシウム濃度の場合にはマグネシウム補充療法を考えるべきである。なぜなら，マグネシウムは細胞内陽イオンであり，血清濃度は正確に細胞内のマグネシウムの状態を反映しないからである。それまでの血中濃度，デキストロースの投与量，腎機能などに依存するが，一般的には，12 mEq/L の付加が完全静脈栄養（TPN）には適切な量である。高マグネシウム血症は通常，腎障害や腎不全の時に生じる。そのような患者には，血清濃度が正常範囲に戻るまで PN からマグネシウムを除去すべきである[18,59]。

リン リンは，呼吸，心筋機能，血小板，赤血球および白血球の機能などを含む様々な臓器系に影響を及ぼす。静脈から投与する場合のリンの RDI は約 30 mmol/日，あるいは 1,000 mg/日である。腎機能が正常な場合にリンが PN 製剤から除去されると，特に低栄養の患者において，1 週間の TPN 療法のうちに，生命を脅かす低リン血症が起こりうる[18,59]。低リン血症は栄養サポートを受けている重症患者の一般的な代謝合併症で，PN を受けている患者の約 30%に起こる。アルコール依存症，創傷以前に栄養状態が悪かった人，長期間制酸剤やスクラルファートを使用していた患者では，リン欠乏が発生するリスクが高い。薬剤性の低リン血症は，細胞内へのリンの移動や，尿中へ排泄されることによって生じる。このような薬剤には，制酸剤，スクラルファート，利尿剤，テオフィリン，インスリンなどがある。それまでの血中濃度，デキストロースの投与量，腎機能などに依存するが，PN 製剤に一般的に 15〜30 mmol/日のリンを付加すべきである。低リン血症の治療は重症度に応じて決められ，通常静脈内への補充が行われる[18]。カリウムとリンの両方が必要な患者では，リン酸カリウムをPN製剤に付加する（通常15〜22.5 mmol/L）。患者の血症リン濃度に基づいたリン補充の段階的投与計画を，**表93.5**に示す。

高リン血症は低リン血症ほど多くはなく，通常腎障害の際に見られる。血漿リン濃度上昇に関係する薬剤には，腎障害がある患者でのIVLEとリンが含まれている浣腸薬がある。患者が腎機能障害であれば，PN製剤に3〜5 mmol/Lのリンが妥当である。

PN中の塩素イオンと酢酸塩の使用は，患者の酸塩基平衡に基づいて行う。例えば，代謝性アルカローシスの場合では，ナトリウムかカリウムの塩化物塩のみを使うべきである。反対に，アシドーシスの場合では，ナトリウムかカリウムの酢酸塩を主に使うべきである。どのような状況でも，塩化カルシウムや炭酸水素ナトリウムなどの塩はPN製剤で使うべきではない。なぜなら，それらは肺血管床で沈着し，不溶性の沈殿物を形成し，致命的な呼吸障害を引き起こしうるからである。

栄養サポート療法のモニタリング

体液の状態は毎日評価すべきである[18,70〜72]。患者が24時間以内に突然1〜2 kg以上の体重増加を起こした時には，PN製剤の水分を減らし，ナトリウム濃度を減らすべきである。グルコース，ナトリウム，カリウム，酸塩基平衡，腎機能の計測は毎日行い，一方，カルシウム，リン，マグネシウムは少なくとも週に3回測定すべきである。トリグリセリド濃度，肝機能テスト，全血球数と白血球分類，プロトロンビン時間，トロンボプラスチン時間は，創傷の急性期の間には毎週評価すべきである[18,59]。

窒素バランスは，24時間尿をため，尿量と尿素窒素から計算により求められ，摂取量と排泄量を厳格に正確に測定するよう注意を払って異化の重症度を判定することができる[142]。窒素バランスは，食事からの窒素摂取量と便や尿中への窒素排泄量の差と定義される。

血漿タンパク質濃度は栄養状態の基準として用いられている。なぜなら，特定のタンパク質濃度の増加はタンパク質の同化を反映するからである。血漿ALB濃度は，栄養状態の評価に最も一般的に用いられているタンパク質である。しかし，ALBは重症患者ではその使用には限界がある。というのは，ストレスや傷害に反応して，血管内から組織間隙への体内分布の変化により急激に低下したり，その半減期が長く（〜21日），急性相反応によりその産生が低下するからである[59,70]。回復期には，プレアルブミンやTFNは，その半減期がそれぞれ2日および7日と短いことから，栄養投与に対してもう少し感度が高い。血清CRPとこれらの短期間の血清タンパク質を組み合わせて評価することを考慮すべきである。血清CRPは正の急性期タンパク質と考えられている。その合成は炎症やストレスにより増加し，回復期に急激に低下する。CRPが上昇し，血清プレアルブミン値が急に低下したとしたら，これは栄養状態が悪化したのではなく，炎症が存在していることを示している。しかし，プレアルブミンとCRP濃度の両方が低値の場合には，カロリーやタンパク質の供給不足を反映しているかもしれない。これらの基本的な原理は，患者に適切な栄養を与える臨床医の助けとなる。

タンパク質同化薬

重症患者に成長ホルモン（GH），インスリン様成長因子-1（IGF-1），タンパク質同化ステロイドを投与することを支持するデータは少なく，ほとんどの研究は，熱傷や外傷の患者において行われている。ヒトGH（hGH）を受けている患者における死亡率が，対照群と比較して，減少していると報告された（11%対37%，$p < 0.03$）[143]。小児科の熱傷患者で，0.2 mg/kg/日のhGHを投与されている群はプラセボ群に比べて，1回目の切除（9.1 ± 0.4対7.4 ± 0.6，それぞれ$p < 0.05$）と2回目の切除（9.0 ± 0.7対5.7 ± 0.3，それぞれ$p < 0.05$）で，ドナー部の治癒時間が有意な減少を示した。入院期間（総体表面積の%で割った）もまた，組換え型GH（rGH）の使用によって短縮された[144]。

これらの勇気づけられるような結果が，米国食品医薬品局（FDA）によりくじかれることになった。FDAは1997年に医薬品安全情報を出し，フィンランドとヨーロッパで行われた2つの別個の研究の結果，hGHを処方されている重症患者において有意に死亡率が高かったことが報告された。多施設，二重盲検，ランダム化，プラセボ対照試験が，532人のICUの患者で，4つの別のグループ（心臓外科，腹部手術，多発外傷，急性呼吸不全）で行われた[145]。患者は，毎日0.10 ± 0.02 mg/kgのhGHまたはプラセボを，ICUから退室するまで，もしくは最大で21日間与えられた。hGHを与えられた患者は，与えられなかった患者と比べて，多臓器不全，高血糖，治療が困難な感染症，敗血症性ショックによる死亡が，フィンランドの研究では39%対20%でヨーロッパの研究では44%対18%であった（$p < 0.001$）。hGHを与えられる患者の死亡の相対危険度は，フィンランドの研究では1.9（95%の信頼区間，1.3〜2.9），ヨーロッパの研究では2.4（95%信頼区間，1.6〜3.5）であった。診断グループ，Acute Physiology and Chronic Health Evaluation Ⅱ（APACHE Ⅱ）スコア，年齢を補正してデータが分析された後でも，増加した死亡率はそのままであった。ヨーロッパの研究における死亡の多くは，治療開始後10日の間に起こっている。一方，フィンランドにおける死亡の50%は治療開始後10日の間に起こり，残りは登録後3週間以後に起こった。

死亡率の増加の原因は，はっきりしない。Takalaら[145]は，hGHが免疫機能を変えたと理論づけた。hGHは動物のエンドトキシンやバクテリアの攻撃に対する感受性を減少したり増加するとともに，活性酸素種と炎症促進性サイトカインを促進したり制御したりすることが報告されている。したがって，臨床状態によって，hGHは有益でもあるし，有害でもある[146]。高血糖が無酸素糖消去を障害し，臓器からのグルコース放出を増やし，末梢の抵抗性を増大している[147]。さらに，hGHによるインスリン抵抗性が細胞からグルコースを奪い取り，エネルギー欠乏に陥らせている。

救急医療患者におけるIGF-1の投与が，異化のプロセスを減少あるいは阻止するという研究が行われている。Kudskら[148]は，グラスゴーコーマスケール（GCS）が4〜10の頭部外傷の患者におけるIGF-1と積極的なPNの

CD4/CD8比に対する影響を研究した。IGF-1投与はCD4/CD8比を増加させ，IGF-1レベルを上昇させた。

PNを投与されている頭部外傷患者における2つ目の研究では，IGF-1を使って治療している患者は有意に高いエネルギー消費で，カロリー摂取が低い（$p = 0.02$）にもかかわらず，体重が増加し，窒素排出量の低下，窒素バランスの改善が見られた。GCSスコアにおける改善もIGF-1を受けている患者でみとめられた[149]。

栄養サポートとともにアナボリックステロイドが，手術および外傷後LBMを維持するために使用されている。ナンドロロンやスタノゾロールを使用した初期の研究は，窒素排泄量の減少と窒素バランスの改善を報告している[150~153]。Gervasioら[153]は，多発外傷患者において，早期の経腸栄養とオキサンドロロン10 mgを1日2回投与の前向き二重盲検対照比較試験を行った。両群ともベースライン時には非常な異化状態であった。窒素バランスは，研究を通して負のままであった。この研究では，経過中の血清プレアルブミン，入院期間，ICU滞在期間，肺炎や敗血症の発症に差はみとめられなかった。ICUとICU後の患者におけるタンパク質同化剤の使用は，明らかにさらなる研究が必要である。重篤な疾患の異化亢進応答の新しい薬理学的モジュレーターの新しい薬剤の使用が始まりつつある。それには，メトホルミン，グルカゴン様ペプチド-1およびペルオキシソーム増殖因子活性化受容体作動薬の使用などがある[154]。

（Kenneth A. Kudsk／中屋　豊 訳）

IV

94 熱傷における栄養管理

重症熱傷は，非常に強力で持続する代謝亢進反応を高頻度で引き起こす。この反応では，血漿中のカテコールアミン，コルチゾール，炎症性メディエーターなどが普段の10倍に上昇し，全身の異化作用が生じるが，特に筋中のタンパク質が消費される。熱傷受傷後に必要とされるエネルギーやタンパク質の供給不足は，感染症リスクの増加，創傷治癒の遷延化，多臓器不全，そして死亡率の上昇に影響することがある。最適な栄養サポートは，適切な熱傷治療，代謝亢進反応の減弱，創傷治癒の促進，そして罹病率と死亡率の低下にとって重要である。本章に記載された指針は，前向き研究，後ろ向き研究，熱傷専門家の意見に基づいている。

熱傷受傷後の異化作用と代謝亢進作用

重症熱傷は代謝亢進反応を引き起こすが，その反応は強大であり，受傷後2年間持続することがある[1,2]。この反応の特色は，超生理的な代謝率，循環亢進状態，筋と骨の異常な異化作用，易感染性の上昇，インスリン抵抗性の増大，小児での発育障害である[1~5]。さらに，この反応は2相に分けられる。第1相は干潮期（ebb phase）といわれ，受傷直後に組織灌流量と代謝率が低下することが特徴である[6]。第2相として満潮期（flow phase）がすぐに続き，次第に代謝率上昇と循環亢進状態に移行する。適切な治療が行われないと，満潮期は生理学的な消耗を引き起こし，その傷害により患者は死に至る[7~10]。

代謝が亢進する満潮期では，体内の反応に多くの変化が生じる。その変化とは，肝機能障害，インスリン抵抗性の上昇，糖分解・脂肪分解・タンパク質分解の亢進，除脂肪体重（lean body mass：LBM）と全体重の減少などである[11~17]。慢性疾患あるいは代謝亢進状態からくる持続的で深刻な除脂肪体重の減少は，危険なものになりうる。除脂肪体重において，10％の減少は免疫機能の障害，20％の減少は創傷治療の遷延化，30％の減少は褥瘡と肺炎の発生率上昇，40％の減少は死亡と関連する[18]。

熱傷受傷後の異化反応は，主にカテコールアミン，副腎皮質ホルモン，炎症性サイトカインにより引き起こされる[19]。血漿中のカテコールアミンとグルココルチコイドの上昇（10～50倍）は受傷後1年間持続する[20,21]。熱傷後すぐに見られる反応は，ホルモン，炎症性サイトカイン，急性期タンパク質，構成タンパク質の産生である。これらの反応は，急性期では正常値に戻ることはなく[20]，いくつかの因子では受傷後数年間は異常値が続く[22]。

タンパク質の正味の喪失は除脂肪体重の減少（それ自体が前述の問題を起こすが）を起こすだけでなく，深刻な筋の消耗を起こし，筋力低下とリハビリテーションの妨げの原因となる[23,24]。このタンパク質喪失は代謝亢進の直接的な結果であり，重症熱傷受傷後9ヵ月近く持続することがあり，強い負の窒素バランスを高頻度で引き起こす[23,25,26]。重症熱傷では1日に総体表面積上25 g/m^{2}の窒素が失われる[26,27]。治療介入を行わなければ，30日以内に致死的な異化反応となる[27]。さらに，熱傷を受傷した小児では，タンパク質喪失は受傷後1年以上にわたって著明な発育障害を引き起こす[3]。

安定同位元素を測定して得られたデータでは，主要なエネルギー消費経路（糖新生，尿素の産生，タンパク質の代謝）に重大な障害が生じていることが示されている。一連の研究によると，熱傷による代謝亢進反応では解糖–糖新生のサイクルが普段の250％まで増加している可能性があり，その増加はトリグリセリド脂肪酸サイクルのさらなる亢進（450％）を伴うとされる[5]。同時に，これらの反応は糖産生前駆物質の循環，糖新生，糖分解を亢進させ，インスリン抵抗性と高血糖を引き起こす[4]。末梢組織へのグルコースの運搬は普段の3倍に増加し，グルコースの酸化が制限され，高血糖を生じる。熱傷創における炎症細胞と内皮細胞，そして線維芽細胞が嫌気性代謝をするために，グルコースの一部は創面に供給される[28,29]。この高インスリン状態では，肝臓の糖新生は抑制されるべきであるが，実際は抑制されない。その主な理由は，肝臓ではインスリン抵抗性が生じているためである。そして嫌気性の糖酸化によって乳酸が産生され，この乳酸は調節が不十分な糖新生経路を経てさらなる糖新生に用いられる。これにより高血糖状態が持続することになる[26]。

血清中のインスリン値と血糖値は，急性期でかなり上昇する（インスリンの抵抗性が上がるため）[20]。消費可能なグルコースが増加することで，熱傷受傷後のタンパク質の崩壊をやわらげるためのエネルギーが供給される[20,30~32]。しかし，重篤な患者では適切な治療が行われないと，これらの高血糖状態が不幸な転帰に直結することが示されている[30,33,34]。

異化に関するホルモンは，インスリンの同化作用に対抗することにより，主に熱傷後の代謝機能不全の原因となる。その過程で，タンパク質分解と脂肪分解と高血糖が生じる[19]。広範囲熱傷では，代謝作用が亢進している間は多量のエネルギーが必要とされるため，とりあえず（非効率にもかかわらず）脂肪とタンパク質が利用される[35~37]。その後，骨格筋が主なエネルギー源として利用され，除脂肪体重の減少を伴う合併症が生じる。

重症熱傷患者に生じるその他の要因によって，代謝と異化作用はさらに増強される可能性がある。例えば，敗血症に陥っている患者では，同じ面積の熱傷があっても敗血症に陥っていない患者に比べて，タンパク質の代謝と異化作用は40％ほど亢進している[1,38]。また，異化作用亢進状態の患者では免疫機能が障害されているため敗血症に陥りやすく，悪循環となる。この状況は多剤耐性菌が出現するとさらに複雑化し，敗血症や死に至ることがある[39,40]。熱傷と熱傷後感染に対する反応では，炎症細胞が嫌気性反応を起こし，グルコースをピルビン酸と乳酸に代謝する[41]。ピルビン酸と乳酸は肝臓に返還されて糖新生に用いられ，熱傷創では白血球と線維芽細胞のエネルギーとして用いられ，そして前述のように高血糖状態になる[28,42]。

代謝亢進反応の減弱化

▶非薬理学的治療方法

重症熱傷患者における栄養サポート

熱傷の初期治療において重要なのは，早期の積極的な蘇生処置（栄養療法を含む）と，感染のコントロール，早期の創閉鎖である。一般的に，栄養サポートの初期の目的は，適切なエネルギーや生命と人体機能に必要な栄養素を供給することである。食事に含まれる栄養素は，摂取され，消化され，吸収されるべきであり，そして貯蔵されたりエネルギーに消費されたりする前に利用されなければならない。初期から積極的な経腸栄養が行われると，異化作用が軽減し，良好な転帰に導かれて，最大限の恩恵が患者に与えられる[43,44]。それに比較して，総体表面積の 40%を受傷した熱傷患者では，経口摂取のみの治療を行った場合には，受傷後 21 日以内に体重の 25%の減少をみとめた[13]。しかし，過剰なカロリーやタンパク質を摂取することは効果が薄く，高血糖や二酸化炭素の貯留，高窒素血症などの合併症を増やすことになる[45]。そのため，栄養サポートにおける初期の目的は，合併症の増悪を防ぎながら，異常代謝を抑え，創傷治療を促進し，感染への抵抗性を増大させ，そして熱傷に特有な筋内タンパク質の持続的な減少を緩和することである。

現在，臨床では可能な限り腸管から栄養サポートを行うようになっている。この方法の有用性には，非臨床試験や臨床試験，そして胃管あるいは小腸への経管栄養を併用した経口栄養の臨床比較試験により高いエビデンスが示されている[25,44]。経腸栄養（enteral nutrition: EN）は，菌血症（これは細菌の腸管から血中への移行に関連している）を減らし，敗血症を減少させ，腸管運動を維持し，肝臓への早期の栄養供給を保つことが，重症熱傷の動物モデルにおいて示された[43]。経腸栄養が適応とならない患者（例：長期間のイレウスがある患者，または経腸栄養に不耐性のある患者）では，適切な三大栄養素と微量栄養素の摂取を維持するために静脈栄養（parenteral nutrition：PN，［訳注：経静脈的高カロリー輸液をさす］）を用いるべきである（83 章，84 章参照）。静脈栄養は，適切な食事療法ができない，または必要カロリーが経腸栄養だけでは十分に供給できない熱傷患者では，依然として非常に重要である。

栄養補給の「経路」に加えて，熱傷患者の予後を決める重要な因子は「タイミング」である。栄養療法を含む蘇生処置のいかなる遅延も，不幸な結果をまねく[46]。熱傷受傷後に生じた消化管粘膜の損傷は，短期間で細菌の血中への移行を増加させる。この現象は，腸管におけるバリア機能の異常や栄養吸収能の減弱に続いて生じる[47,48]。したがって，早期（熱傷受傷後 12 時間以内）に経腸栄養を開始することが理想的な栄養サポートとなる[49]。このことは多くの動物モデルの研究で支持されており，早期に経腸栄養を行うことで重症熱傷に対する前述の代謝亢進反応を有効に調節することが可能であると報告されている[43,44]。これらの研究では受傷後 2 週間までで比較した場合，早期に受傷後 2 時間で経腸栄養を開始した動物は，遅れて 3 日後に経腸栄養を開始した動物に比べ代謝率が低い結果となった。このことは，できるだけ速やかに消化管内に栄養を送ることの利点を示している[43]。早期の経腸栄養は有意にカテコールアミンの濃度を下げ，消化管粘膜を健全に保つことが，これらの動物モデルにおいて示された[50]。

ヒトでの研究では，早期に持続的経腸栄養を行うことで適切に計算されたカロリー（基礎代謝量をもとにして計算されたもの）が受傷後 3 日までに供給され，代謝亢進反応を抑制し，また体内を循環するカテコールアミン，コルチゾール，グルカゴンの濃度を有意に下げることができた[50,51]。蘇生処置（栄養補給）の遅れの後に生じる腸管の低灌流（つまりイレウス）は，再灌流あるいは十分な蘇生処置（栄養補給）により回復することができる。熱傷後のイレウスは，小腸ではなく主に大腸や胃に発症しやすい[52]。そのため，胃十二指腸機能が完全に機能しているかどうかにかかわらず，熱傷受傷後 6 時間以内に十二指腸か空腸に対して経腸栄養を行うことが可能である[53]。したがって，経鼻空腸または経鼻十二指腸栄養を早期に実施することで，重症熱傷患者に対して十分な蘇生（栄養補給）を行うことができる。

必要栄養量の算出

現在では，熱傷患者の安静時必要エネルギー量は，体重・年齢・性別を考慮した計算式で評価される。この計算式の有効性は，以前より自動間接熱量計で計測された安静時エネルギー消費量（measured resting energy expenditure：MREE）と比較されてきたが，熱傷患者での MREE の正確性は現在のところ十分に証明されていない。さらに，一連の調査では，MREE は適正体重を維持するのにさらに 20～40%を増加する必要があるとされている[54,55]。Harris-Benedict や Schofield HW，Curreri，WHO などの公式は，患者の年齢や性別，体重や熱傷受傷面積をもとに計算されているが，熱傷患者のカロリーの要求量を過大評価していることがあり，これらの公式を用いると栄養過多のリスクや有害な効果が増える可能性がある[54,56]。自動間接熱量計の購入費用や維持費用は高価であり，この機器が有用であることを証明するためにも，より正確な新しい計算式を多くの研究者や施設が探しているのが現状である。Toronto の式はこのようにして考え出されたが，その計算結果は 10 人の成人患者の MREE に非常に近いものであった[56]。これらの公式や自動間接熱量計自体をさらに検討しながら，成人と小児の熱傷患者両方における必要な栄養管理を定量化する理想的な方法が期待されている[2,57,58]。自動間接熱量計を使用した最新の方法により MREE を測定すると，不完全ではあるが，実際の必要カロリー量に近い値が導かれる[2,54,57]。Goran ら[57]は，MREE の 1.2 倍の量で栄養管理を行うと，除脂肪体重の 10%減少を伴うものの全体重が維持できることや，脂肪蓄積が可能であることを発見した[54,58]。除脂肪体重を維持することが重症熱傷患者の栄養管理では極めて重要であるため，前述の結果は，栄養学的要求を満たす上ではさらなる改良が必要であることを示している。

熱傷患者におけるエネルギーで重要なのは炭水化物である。炭水化物を摂取することにより，創傷治癒のためのエネルギーが供給され，エネルギー産生のためのタンパク質酸化を防ぎ，タンパク質が適切に使われるように助ける（例えば，肝臓で行われるタンパク質合成は創傷治癒に用いられる）。重症熱傷患者では，カロリーの必要量は体の糖吸収能よりも過剰に計算されがちである。糖吸収能は，約5 mg/kg/分または7 g/kg/日とされ，80 kg の男性では2,240 kcal である[59~61]。しかし，限られた量の脂肪を食事として与えると，炭水化物の必要性が減少し，耐糖能が改善される。

重症熱傷に対する代謝亢進反応は脂肪分解を刺激するが，脂肪がエネルギーとして利用される程度は限られている。したがって，タンパク質以外のカロリーでは脂肪が30%を超えないように，あるいは静脈栄養では脂肪がおよそ1 g/kg/日を超えないようにする[62]。実際には，30%でも熱傷患者には過剰かもしれない。ある動物実験では，15%以上の脂肪を含む食事を与えると免疫機能は低下するといわれており，これは重症熱傷患者に低脂肪栄養療法をすすめる1つの根拠になっている[63]。この結果に興味をもつ臨床研究者はいるが，重症患者での治療において強いインパクトを与えているわけではない。最新の研究では，投与される脂肪の量よりもその組成のほうが重要であると報告されている。多くの脂肪はリノール酸のような n-6 系（$\omega 6$）多価不飽和脂肪酸を含んでおり，これはアラキドン酸に代謝され，プロスタグランジン E_2 のような炎症促進性分子になる[2,66]。n-3 系（$\omega 3$）脂肪酸は炎症促進性の物質を産生せずに代謝される。n-3 系の脂肪酸を多く含んだ栄養は，炎症反応の改善，予後の改善，そして高血糖発症の減少につながる[64~66]。

タンパク質分解もまた，重症熱傷後の代謝亢進反応を証明するものであり，骨格筋から150 g/日を超えて，あるいは225 g 近くタンパク質分解が生じる[45]。タンパク質異化作用が亢進すると，創傷治癒遅延，免疫不全，そして除脂肪体重の減少が生じるようになる[45]。したがって，タンパク質を十分に補充することが重症熱傷にとって有用であるといわれている[2,67,68]。健常人は，おおよそ1 g/kg/日のタンパク質が必要とされている[69,70]。しかし，アミノ酸の酸化率に関する生体運動力学を用いた *in vivo* での研究では，熱傷患者での酸化率は空腹状態の健常人よりも少なくとも50%上昇していた[67,68,71]。したがって，熱傷患者では少なくとも1.5~2.0 g/kg/日の量のタンパク質を供給すべきである[2,45,72,73]。ただし，多量のタンパク質補充は行うべきではない。多量にタンパク質を補充しても，筋でのタンパク質合成の改善や除脂肪体重の回復は見られず，尿素産生が増加するだけかもしれないからである[74]。

多くのアミノ酸は熱傷後の回復に重要な役割を果たしている。例えば，アラニンとグルタミンは骨格筋の中で合成され，肝臓へエネルギーを供給したり創傷治癒を助けたりする重要な輸送アミノ酸である[75]。グルタミンはまた小腸上皮細胞やリンパ球に重要なエネルギーを供給し，腸管に関連する免疫能を維持したり受傷後の腸管の透過性亢進を制限したりすることで，小腸を健全に保つための助けとなる[76,77]。重症熱傷受傷後には，グルタミンは急速に血清と筋体から消失し，内臓でのタンパク質合成も制限されるようになる[75,78]。この所見は重症熱傷後のグルタミン補充の重要性を示している。いくつかの予備試験により，重症熱傷患者にグルタミンを25~40 g/日の量で経腸あるいは経静脈的に投与すると感染率が減少し，内臓タンパク質量が改善し，入院期間が縮小し，さらに致死率が減少することが示された[79~81]。このように重症熱傷受傷後にグルタミンを経腸投与することは有効であるとのエビデンスはあるが，投与量や開始時期，投与期間に関してはいまだ定まっていない[77]。熱傷患者へのグルタミン投与については，大規模多施設間研究が現在進行中である（臨床研究番号 NCT00985205）。現在までの研究では，分枝鎖アミノ酸の補充は窒素バランスを改善するが，予後には影響しないことがわかっている[82]。

ビタミンと他の微量栄養素もまた，熱傷後の代謝亢進と異化亢進に強い影響を受ける（**表 94.1**）[83]。ビタミン A，C，D と鉄，銅，亜鉛，セレンの低下は，重症熱傷後の創傷治癒の遅延や免疫機能不全に関係している[83,84]。ビタミン A の補充は，特に創傷治癒と表皮細胞の増殖に重要である[85,86]。ビタミン C は熱傷後のコラーゲン合成と架橋形成に最重要であり，熱傷後の患者では1日所要量の20倍まで必要とされる[84,85]。熱傷を受傷した小児ではビタミン D は低値であるが，熱傷後にさらなる骨ミネラルの喪失を抑制するためには，適切なビタミン D 濃度を維持することが必須と考えられる[84]。

主に鉄，亜鉛，セレン，銅などの微量元素は，液性免疫や細胞性免疫に不可欠である[87,88]。鉄は酸素を運搬するタンパク質［訳注：ヘモグロビンをさす］にとって重要な補因子でもある[45]。亜鉛の補充は，創傷治癒，DNA 複製，リンパ球機能，タンパク質合成に効果がある[89]。セレンの補充は，細胞性免疫を改善し，炎症反応の重要な修飾物質である転写因子 NF-κB（核内因子 κB〈nuclear factor-kappa B〉）を活性化する[87,90]。銅は，コラーゲン合成と創傷治癒に重要である[87]。特に，銅欠乏は，致死性の不整脈や不幸な予後につながる[87,91]。熱傷急性期後の慢性期間では，血漿における上記の微量元素量は非常に低下している。その理由として，尿量の増加と広い面積の皮膚欠損があげられる[91~94]。これらの微量元素を補充すると重症熱傷患者の死亡率は改善する[95~97]。したがって，1日に必要な量のマルチビタミン，マルチミネラル製品を経腸栄養あるいは静脈栄養を通して投与すべきである。しかし，個々の熱傷患者に必要な微量元素の投与量と治療期間についてはさらなる研究が必要である。

栄養の配合

以前は，小児熱傷患者には牛乳（炭水化物42%，脂肪44%，タンパク質14%）が標準的な食事として使用されていた[16]。この高脂肪食，等カロリー・等タンパク質食は一般的なものとして受け入れられてきた。しかし，より最近のデータでは，脂肪ではなく，炭水化物が熱傷後に最も良い栄養源であるとされる。牛乳を食事として与えられた患者では，持続的なタンパク質変性が見られたり，除脂肪体重があまり増えないことがある。それに比べて，炭水化物を多くした食事（炭水化物82%，タンパク質15%，脂肪3%）では，除脂肪体重，タンパク質合成，インスリン生成

表 94.1 ビタミンと微量元素の必要量と市販品の組成

年齢と栄養配合	ビタミンA (IU)	ビタミンC (mg)	ビタミンE (IU)	ビタミンD (IU)	ビタミンK (mg)	葉酸 (μg)	鉄 (mg)	カルシウム (mg)	リン (mg)	亜鉛 (mg)	銅 (mg)	セレン (μg)
年齢別推奨1日所要量												
<1歳	506	50	4	200	2.5	80	11	210～270	275	3	0.22	15
1～3歳	300	15	6	200	30	150	7	500	460	3	0.34	20
4～8歳	400	25	7	200	50	200	10	800	500	5	0.44	30
成人	900	75	15	400	100	400	15	1,100	700	10	0.9	55
熱傷患者において1日完全微量栄養素1,000 kcalあたりさらに追加すべき推奨量												
<3歳	1,500			500					110			
>3歳	1,000								220			
乳児用流動食1,000 kcalあたりに含まれる組成												
Compleat® Pediatric	3,300	96	21	330	38	350	13	1,440	1,000	12	1.2	52
Pediasure® Enteral Formula	1,603	100	23	510	59	300	14	970	844	6	1.0	32
Vivonex® Pediatric	3,125	125	38	625	50	250	12.5	1,213	1,000	15	1.5	38
成人用流動食1,000 kcalあたりに含まれる組成												
Crucial®	10,000	667	67	267	50	360	12	667	667	24	2	67
Impact®	6,700	80	60	270	67	400	12	800	800	15	1.7	100
Nutren® Replete	5,000	340	60	272	50	540	18	1,000	1,000	24	2	100
Oxepa®	7,990	563	211	283	67	567	13	707	707	16	1.5	51
Osmolite® 1 Cal	3,575	217	33	288	58	429	13.2	717	717	17	1.5	51
Cernevit-12	3,500	125	11.2	200	0	414	0	0	0	0	0	0

がそれぞれ増加する[16]。高炭水化物に刺激されて内因性インスリン値が増加することで筋タンパク質の同化が改善するのかもしれない[16]。さらに詳しい情報は83章を参照されたい。

静脈栄養の配合は通常，全体のカロリーのうちおよそ70%がデキストロース，15～20%がアミノ酸，残りは脂質乳剤が占める。この値は，患者が実際に必要とするカロリー，タンパク質，アミノ酸を評価して，適した分量に調整できる。電解質，ビタミン，インスリンやH_2遮断薬などの薬剤が加わると，静脈栄養は完全なものとなる。静脈栄養は，中心静脈カテーテルの挿入や維持に伴う機械的な合併症や感染の合併症を伴うだけでなく，炎症促進性サイトカインの増加，肺機能不全の発症，死亡率上昇とも関連する[2,98~101]。したがって，すべての静脈栄養は経腸栄養のできない患者に限られるべきである（静脈栄養の配合と方法についての詳細は84章参照）。

▶薬理学的治療方法

組換えヒト成長ホルモン

組換えヒト成長ホルモン（recombinant human growth hormone：rhGH）は，短腸症候群，後天的免疫不全症，下垂体機能低下症，成長障害を伴う腎不全，特発性低身長症の治療法として有用である。熱傷受傷後の急性期では，rhGH投与（0.2 mg/kg/日，筋内投与）はインスリン様成長因子-1（insulinlike growth factor-1：IGF-1）のシグナル伝達を通して，筋タンパク質の運動，筋組織の成長，肝臓の急性期反応，MREE，心拍出量，そして創傷治癒に対して有効に働く[106~108]。血清中のIGF-1とインスリン様成長因子結合タンパク質-3（IGF-binding protein-3：IGFBP-3）の値は，rhGH治療を受けた患者では健常人と比較すると2倍になる[102,103]。rhGHの投与は重症熱傷患者では明らかに有用であった。しかし，熱傷のない重症患者への無作為抽出・比較・盲検試験が行われた後に，rhGHを重症患者へ使用することは中止されるようになった。この試験でrhGHを多量（～0.10 mg/kg/日）に投与すると，障害発生率と死亡率が増加したためである[103]。熱傷患者では，rhGH療法の副作用はインスリン抵抗性に限定される。つまり，この治療で高血糖も出現する[104,105]。重症熱傷患者では，rhGH投与による短期，長期での死亡率の増加はみとめられていない[106,107]。

インスリン様成長因子

成長ホルモンの効果はIGF-1に仲介されるため，遺伝子組換えヒトIGF-1とその結合タンパク質であるIGFBP-3を等モル同時に投与すると，異化作用の亢進した成人および小児の熱傷患者におけるタンパク質代謝は改善される。加えて，この2剤投与療法はrhGHより高血糖を生じる率が少ない。重症熱傷を受傷した小児において，この2剤投与療法は消化管粘膜に良い効果があり，筋組織の破損も減らす効果がある[108]。同時に，この治療法は免疫機能に有益な効果をもたらすが，その機序としてIGF-1とIGFBP-3が血清中の構成タンパク質を増加させる，肝臓の急性期反応（1および2型）を減弱させる，また創傷治癒へタンパク質を誘導することなどがあげられる[108~118]。一方，IGF-1単独投与は熱傷を受傷していない重症患者では有効性が示されていない[119]。IGF-1療法が現在みとめられているのは，成長ホルモンに感受性がない，成長ホルモン受容体が先天的に欠如している，受容体以後に問題がある，成長ホルモンに対する抗体が産生されるなどの原因による重度の低身長症である。

オキサンドロロン

オキサンドロロンは，手術や異化状態に関連した体重減少に対する治療薬として長くみとめられてきた[119)]〔訳注：日本では，オキサンドロロンは未承認〕。オキサンドロロンはテストステロンから抽出された薬剤であるが，男性化作用は少ない（5%）。熱傷患者において，このタンパク質同化ステロイドは，体重減少を抑制し，タンパク質合成促進作用により筋タンパク質分解を抑制し，また創傷治癒の速度を増す[112)]。前向き・無作為化抽出試験において判明したのは，オキサンドロロンの投与は入院期間を短縮する（12時間ごとに10 mg経腸的に投与した場合）[113)]，除脂肪体重を維持する，体成分に効果的に作用する，肝臓でのタンパク質合成を改善する，そして年齢とは関係なく急性期の入院期間を短縮する（12時間ごとに0.1 mg/kgで投与した場合）[114)]ことなどである。この同化作用のある薬剤は経口的に投与できるため，外来でリハビリテーションを続ける間の長期間にわたり，小児患者に投与することも可能である。まとめると，オキサンドロロンは体の代謝亢進を効果的にやわらげる作用をもち，熱傷受傷後12ヵ月にわたって骨ミネラルを増加させ，熱傷受傷後12ヵ月まで除脂肪体重や全体重を増大させる[115)]。オキサンドロロンはrhGHと比較して合併症が少ない。ただし，オキサンドロロンのような同化作用物質によって除脂肪体重は増加するかもしれないが，筋力は運動リハビリテーションにより改善しなければならない[116)]。

プロプラノロール

プロプラノロールはβ-アドレナリン受容体阻害剤であり，熱傷患者において，おそらく最も有効な抗異化作用を示す薬剤の1つである。急性期熱傷治療において（心拍数を15～20%減少するまで投与する）長期のプロプラノロール療法は，心拍出量と同様に肝臓の脂肪変性も減少させる[117)]。肝臓の脂肪変性は，末梢における脂肪分解のアップレギュレーションの結果として生じる。末梢における脂肪分解の減少や肝臓によるパルミチン酸の吸収と輸送が，肝臓における脂肪蓄積を減少させる。そして，このことは肝腫大によって生じる呼吸に対する有害効果の可能性を減少する。プロプラノロールは熱傷による除脂肪体重の減少や骨格筋の消耗の程度を減らすが，これはアイソトープを用いた研究や体内組成の連続的分析により評価されている[16,118)]。プロプラノロールがいかにこのような効果を示すのかは明確ではないが，末梢では脂肪分解やタンパク質分解が減少し，タンパク質合成が増加することが示されている[119)]。熱傷受傷後において，プロプラノロールの投与（4 mg/kg/24時間）は，血糖の上昇を抑えるのに必要なインスリン濃度を減少させる（未発表データ）。したがって，この薬剤は熱傷受傷後のインスリン抵抗性をやわらげる効果があるのかもしれない。

熱傷後高血糖症の緩和

▶インスリン

インスリンは，肝臓における糖新生を抑制するのと同時に脂肪組織や骨格筋へのグルコース吸収を刺激することにより，血糖値を下げる。また，インスリンは脂肪酸の産生や（アミノ酸の取込みを調整することにより）タンパク質の産生を増加させ，タンパク質分解やDNA複製を減少させる[120)]。インスリンのタンパク質代謝を調節する機能は，強い異化反応を示す熱傷受傷後の高血糖に有効である可能性がある。実際，熱傷急性期におけるインスリン投与は，筋内においてタンパク質合成を増加させ，除脂肪体重の減少を抑制し，創傷治癒を促進し，また急性反応を抑える[120)]。驚いたことに，インスリンには抗炎症作用もある。この抗炎症作用の原因として，インスリンのもつ正常血糖値に回復させる（そして，グルコースによる炎症反応を減少させる）作用と同時に，直接的な抗炎症作用による可能性もあげられる[121)]。インスリンの有用性は，手術後の重篤な患者に対する大規模試験で証明された。この研究では，インスリンの投与により血糖値を110 mg/dL未満に保つことで，感染，敗血症，そして敗血症による多臓器不全や死亡が減少することが示された[34)]。集中的なインスリン治療を行うと，人工呼吸の必要性を減らし，退院やICUからの離脱を促進し，腎障害を軽減することが示されている[122)]。インスリンによる有益な効果は入院中だけではない。重症患者に対して急性期にインスリン投与を行うと，入院急性期に良好な結果を示すと同時に，リハビリテーション時や1年以上経過した後の社会復帰に対しても有益な効果を示す[123,124)]。インスリン治療による最も著明な臨床的有益性は，血糖値が厳格にコントロールされた時に生じる。この見解に対しては，現在，議論が始まっている。インスリン濃度を上げると低血糖の発症が増えるかもしれないが，厳格な血糖コントロールによる有益性のほうが低血糖のリスクより上回ると信じている研究者がいる[34)]。重度感染と敗血症の患者に対するヨーロッパでの試験（Efficacy of Volume Substitution and Insulin Therapy in Severe Sepsis）において，集中的なインスリン療法は，従来のインスリン療法と比べ4倍の低血糖症を生じるものの，死亡率を上昇させないことが示された[125)]。この見解と一致して，連続高インスリン（正常血糖）維持療法（continuous hyperinsulinemic 〈euglycemic〉 clamp）について調査した大規模試験では，重篤な患者において低血糖イベントが著明に増加した[126)]。熱傷以外の重症患者と同時に熱傷患者でも，適正な血糖値を検討するための試験が現在進められている。現在のところ，180 mg/dL以下（NICE-SUGAR study）[127)]と150 mg/dL未満（Surviving Sepsis Campaign）[128)]の血糖値が推奨されている。熱傷患者では，経腸栄養から大量のカロリーを連続して注入することができないため，連続高インスリン維持療法により正常血糖値を保つことは困難である。熱傷患者では包帯交換時や手術時に経腸栄養が中断されるため，腸管運動を障害したり低血糖の危険に曝されたりすることになる[26)]。

▶メトホルミン

重症熱傷後の高血糖に対する代替治療薬として，ビグアナイド系のメトホルミンがある[129]。この薬剤は，末梢におけるインスリン感受性を増加させ，糖新生を抑制する。この2つの効果で熱傷受傷後の高血糖に直接作用する。この薬剤では低血糖を起こすことはほとんどないため，血糖を厳重にコントロールする場合でもインスリンを投与しなくてよい可能性がある。重症熱傷の患者における小規模試験では，メトホルミンは糖新生を減少させ血糖値を下げるだけでなく，グルコースの排出を促進させることが判明した[129]。この所見はその後の試験でも確認され，さらにメトホルミンは筋において，タンパク質の分画合成率と全タンパク質バランスを両方とも改善することが示された[130]。したがって，メトホルミンはインスリン同様，重症外傷患者において高血糖の改善と筋のタンパク質同化亢進の2つの効果をもっているのかもしれない。他のビグアナイド系薬剤と同様に，メトホルミンは乳酸アシドーシスを引き起こす潜在的な欠点がある。したがって，組織低酸素症の患者や肝臓あるいは腎臓に機能障害（つまり乳酸排出障害）をもつ患者には使用を避けるべきである。さらに，メトホルミンは熱傷受傷後の亜急性期では慎重に使われるべきである。

▶新しい治療法

現在，熱傷後の高血糖に対する他の治療法について，複数の調査が行われている。これらの新しい治療法として，複数の糖尿病薬の組合せ，グルカゴン様ペプチド-1（インスリンを分泌させるインクレチンの1つ），ペルオキシソーム増殖剤活性化受容体-γ（peroxisome proliferator-activated receptor γ：PPARγ）作動薬があげられる。PPARγ作動薬にはピオグリタゾンやフェノフィブラートが含まれるが，同薬剤は糖尿病患者のインスリン感受性を改善する。無作為化盲検臨床試験において，フェノフィブラートは，グルコースのミトコンドリア酸化作用を増加させインスリン感受性を改善することで，血糖値を下げることが示された[131]。さらに，プラセボ投与群とフェノフィブラート投与群から採取した筋組織を比較すると，高インスリン維持療法の後ではフェノフィブラート投与群のほうがインスリン受容体のシグナル伝達がよくなっており，その理由としてインスリン受容体やインスリン受容体基質-1のリン酸化がより増加することが考えられた[131]。これらの新しい治療薬に関する調査は進行中であり，近い将来にそれらの有用性が明らかになるだろう。

まとめ

重症熱傷患者は，熱傷後の代謝亢進や異化亢進反応が長期間にわたり継続するため，よく考えられた特殊な栄養補給を行う必要性がある。熱傷治療全体を軌道に乗せるためにも経腸栄養は早期に開始すべきであり，経腸栄養は重度の異化反応を示す患者でよく見られる除脂肪体重の減少を著明に抑制する[20]。さらに，非薬理学的，薬理学的な治療法は熱傷後反応を抑制するには十分でないが，罹病率や死亡率を減少させるには有用である。代謝亢進反応の調節や十分な栄養補給は，熱傷治療において重要なものであり，構造や機能の回復のためには特に重要である。

（Marc G. Jeschke, Celeste C. Finnerty, Rachael A. Harrison, David N. Herndon／橋本一郎 訳）

IV

95 神経系の栄養障害

脳は，一定量の適切な栄養素の供給がなければ機能できない。しかし，残念なことに，世界の多くの人が基本となる栄養素を十分に摂取できていない。農作物の生産が増えているにもかかわらず，いまだに世界の広範囲で飢餓が問題となっている。貧窮，戦争，難民，社会不安がその原因である。飢餓によって健康不良やエネルギー不足，精神障害が起こり，人の働く能力が削（そ）がれ，貧困が生まれるという悪循環が起こる。

国連食糧農業機関（FAO）によると，世界の人口の30％近くにあたる7億7,700万人あまりの人が栄養不良である[1]。これは，アフリカの熱帯地域の人口の35％以上，インドの人口の約25％，そして，中南米諸国やカリブ海地域の人口の5～20％に見られる。そのうち，1億5,000万人の子どもが低体重で，1億8,200万人が身体障害もしくは知能障害を起こしている。さらに，タンパク質–エネルギー栄養不良のために毎年500万人の子どもが死亡している。

しかし，栄養不良が神経系に与える影響はあまり知られていない。この影響は末梢神経（失明や聴力障害，麻痺や感覚障害を起こす）だけでなく，脊椎や中枢神経（知能発達遅延や認知機能障害，歩行障害を起こす）の複雑な損傷にまで及ぶ。栄養素の欠乏が神経系に与える影響というのは，発展途上国に限られているわけではない。先進国の中のいくつかの集団でも，貧しい食事による栄養素の欠乏のために神経障害に陥る人がいる。このリスクのある人には，貧しい人，ホームレス，アルコール中毒者，薬物乱用者，慢性的な精神障害者や認知症の高齢者がある。また，極端な菜食主義者，または神経性巨食症もしくは神経性食欲不振などの摂食障害のある人，また，腸の吸収不良症候群などの栄養素の吸収障害がある患者においても見られる。

先進国に特有な栄養異常としては，肥満によるものが主であり，しばしばメタボリックシンドロームや高血圧，糖尿病を伴う。それらは，脳卒中，睡眠時閉塞性無呼吸，末梢神経疾患の結果，二次的な神経症状を起こす。FAOによると，肥満は発展途上国においても見られるようになってきている。すなわち，同じ集団の中で低栄養と肥満が共存している状態である。この問題は「栄養異常の二重の重荷」とよばれる[1]。

栄養と認知機能

脳が正常に機能するためには，グルコースやアミノ酸，脂肪酸，ビタミン，ミネラルなどの適切な栄養素を常に食事から供給することが必要である[2]。食事は，脳細胞膜の維持や神経伝達物質の産生にも必要である[3]。脳が体に占める体積は2％でしかないが，食事から得られるエネルギーの20％，また吸入した酸素の20％を消費する。子どもの脳は成人の2倍量のグルコースを消費し，新生児の脳は食事から得られるエネルギーの60％をも必要とする。それゆえ，脳は食事から得られるグルコースに完全に依存しており，グリコーゲンの貯蔵が限られていることを考慮すると，長期の低血糖が新生児や幼児に与える影響は多大なものである。マラリアによる多くの死や，小児の脳後遺症は，マラリアの感染とキニーネの治療による重篤な低血糖によって生じる[4]。その他に，寄生虫による直接的な傷害もある[5]。高齢者においては，比較的軽度の低血糖により認知機能の低下が起こる[6]。同様に，認知機能の異常は2型糖尿病患者の治療のアウトカムを悪くする[7]。

神経系が神経伝達物質やタンパク質の合成を行うためには，食事からの適切なアミノ酸の供給が必要である。食事から摂取するタンパク質の質が，脳におけるタンパク質合成に影響する。セロトニンの前駆物質（5–ヒドロキシトリプタミン）であるトリプトファンは，食欲や満腹感，睡眠，血圧，痛みの感受性，気分に関与する神経伝達物質であるが，5–ヒドロキシトリプタミンが血液脳関門を通ることができないため，とりわけ重要である。また，脳の代謝において活性化される部分，例えば，海馬，脳幹神経節や視床下部なども，栄養不良やエネルギー不足，アミノ酸の供給に非常に大きく左右される。

脳が急激な発達をしている間（これは短期間である），適切な栄養が必要であることが，動物実験やヒトにおける研究で明らかにされている[8～12]。妊娠22週目までには，ニューロンやグリアの形成と移動が起こり，妊娠末期には，軸索と神経の著しい増殖が起こる。そしてその結果，脳は実質的に成長する。出生時の脳の重さは約350 gであり，出生から1年の間に約1,100 g，つまり成人の脳の重さの70％にまで成長する。1969年にWinickとRossoは[13,14]，新生児期の栄養失調は脳の成長や発達を阻害することを証明している。妊娠期にひどい栄養失調により死亡した子どもや，生まれてまもなく栄養失調で衰弱して死亡した子どもは，健常な子どもに比べて頭の周囲が小さく，脳の重さも軽い。また，脳が含有する総タンパク質，DNA，RNAの量も少ない。さらに，早期の栄養失調は，脳の成熟過程，例えば，神経発生，神経や神経グリアの移動，シナプスの数やミエリン化（髄鞘をつくる）の程度にも影響を与える。

これらの変化はほとんどが不可逆的で，永久的な認知障害を起こす[11,15,16]。この認知や神経の障害の程度は，栄養欠乏の程度や持続期間，欠乏が起こった時の脳の発達段階，および合併症，例えばランブル鞭毛虫[17]による下痢や，家族，社会，文化，経済的なその他の原因に影響される。多くの事実は，母乳不足や出生時低体重，鉄やヨウ素の欠乏，タンパク質–エネルギー栄養失調が，長期にわたる脳の精神運動機能の障害を起こすことを示している[12]。周産期の栄養不良の経過を観察した研究では，15年後，20年後に，脳の大きさや認知，精神的な未発達のなごりが見られた[6,11]。Ivanovicら[18]とLeivaらは[19]，チリの高校生を対象にして早期の栄養不良によって残存する影響を証明した。

すなわち，MRIによる計測では頭囲と脳の体積が小さくなっていた。早期の栄養不良歴をもつ生徒は，一般的な社会経済の家庭に育ち普通の栄養歴をもつ生徒に比べ，IQが低く，勉強で苦労している子は，学校での成績が悪く，退学率も高く，高等教育を受ける率は低い。

重篤な程度ではないものの，同じような問題が未熟児や低体重児でも見られる[20]。臨床試験で，体重1,200 g以下の早期児に母乳を与えた場合と，乳児用調整粉乳のみ，もしくは母乳の補足として乳児用調製粉乳を与えた場合との比較を行った。すると，母乳を与えた子どものほうが高タンパク質の乳児用調製粉乳を与えた子どもよりも体重が2,000 gになるのに長い時間を要した。Lucasら[21]は，母乳を与えた子どものほうが乳児用調製粉乳を与えた子どもよりも8歳でのIQや短期記憶力，注意力がよいことを発見した。母親の教育程度や社会的な地位を補正した後でもそのような結果が出た。母乳は低比重リポタンパク質（low-density lipoprotein：LDL），コレステロールとC反応性蛋白の量を低下させる作用があり，このことは将来の動脈硬化のリスクを軽減することを意味している[22]。

母乳は，特定の要素，特に何種類かの脂質を含む。これらは，脳が急速な発達をする時期に脳の成熟を促す。脳の60％は脂質から構成されており，食事から摂取される脂肪に依存している。なかでもリノール酸とα-リノレン酸の両方が欠乏すると生命を維持することができない。食事の中でも重要なのはα-リノレン酸族のn-3系（ω3）脂肪酸である[2]。アラキドン酸やドコサヘキサエン酸（docosahexaenoic acid：DHA）は，ミエリン以外の細胞膜の主要な構成成分であり，食事から摂取しなければならない。培養した脳細胞や乏突起膠細胞（オリゴデンドロサイト）や星状細胞（アストロサイト）の分化や機能には，α-リノレン酸やその他のn-3系脂肪酸が必要である。そのため，脳，網膜，視覚の発達は，必須脂肪酸の量的不足が影響する[20]。これは，例えば大豆をもとにした脂肪乳剤などに見られる。

成人では，n-3系脂肪酸（とりわけ，魚から摂取するもの）の摂取量が減ると，循環器疾患や脳卒中[23]，うつ病[24]，特に周産期のうつ病，さらに認知機能低下や認知症[25,26]になるリスクが高くなる。加齢中にn-3系脂肪酸を食事から適切に摂取することでリン脂質の異常代謝の予防ができ，それにより細胞膜の保持と認知機能低下を予防できる[27,28]。

微量栄養素の欠乏と認知機能

公衆衛生の観点からすると，ヨウ素は知的機能の低下，精神運動遅延，精神遅滞などを引き起こす脳障害を予防するのに最も重要な微量栄養素である[29]。食塩のヨウ素化を多く用いることで，世界的に問題であるヨウ素欠乏症（iodine deficiency disorder：IDD）を解決できる可能性がある。WHOは5,000万人にヨウ素欠乏症による何らかの精神障害があると見なしている[30,31]。

もう1つ公衆衛生で大いに重要なのは，神経系に作用する可能性のあるヨウ素以外の微量栄養素が欠乏することである。これらの微量栄養素には，鉄，銅，亜鉛，セレンがあり，その他にもビタミンB_{12}，葉酸，ビタミンAなどが含まれる。これらの問題の規模は驚くべきものである[31]。例えば，世界の人口の30％以上に及ぶ20億の人が鉄欠乏性貧血であり，最も多いのは発展途上国におけるマラリアや鉤虫の感染症である。貧血は妊娠女性の死亡の20％に関わる。1億～1.4億の子どもがビタミンA欠乏症である。そしてこのうちの25万～50万人が毎年失明しており，半分が若くして死んでいる。三大栄養素の食品への強化が経費対効果の優れた治療法であろう[32]。

▶ヨウ素欠乏による障害

ヨウ素欠乏症は，雨や氷河作用や洪水による影響でヨウ素が土壌から洗い流されてしまう地域で起こる。それらの地域は，氾濫原や山の多いアルプス山脈，バルカン半島諸国，アンデス山脈，ヒマラヤ山脈，ニューギニアの高地などである[33]。これらの地域の人には，クレチン症，甲状腺腫，低身長，聾などが高い頻度で見られる。ヨウ素欠乏症の神経学的な重要性は，子宮内にいる時期と出産後早期の脳が発達する重要な時期に甲状腺ホルモンの欠乏が起こり，胎児の脳が損傷するリスクがあることである[34,35]。

正常の妊娠では，血清甲状腺刺激ホルモン（thyroid-stimulating hormone：TSH）とそれに伴う血清チログロブリンの進行性の上昇が起こる。食事からのヨウ素が欠乏している地域では，妊娠中に遊離チロキシン（T_4）の持続性の低下が起こる。TSHは増加し，その結果甲状腺の大きさが20～30％大きくなり，甲状腺腫となる[35]。ヨウ素欠乏症の母親から生まれた新生児では，血清TSHとチログロブリンは，むしろ高めである。新生児におけるこれらのTSHの変化は，非妊娠女性ならば甲状腺機能に影響を及ぼさないような程度のヨウ素欠乏の場合にもしばしば見られる。

中等度のヨウ素欠乏が起こっている地域（ヨウ素の摂取＝20～49 μg/日）では，臨床的には甲状腺機能が正常である子どもや成人に，しばしば低いIQ，眼球運動の低下，細かい作業を行う運動機能の障害，知覚能や運動神経の欠損，無関心や発達指数の低さを含む精神運動障害や知的発達障害が見られる[35]。8ヵ国で行われた19の実験のメタ解析では，ヨウ素が欠乏している地域に住む2～30歳の2,676人が被検者となった。ヨウ素の欠乏によって，IQが母集団の平均よりも13.5下がる結果となった。つまり，ヨウ素を所要量摂取している子どもの82％は，ヨウ素が欠乏している子どもよりもIQが高いということである[36]。ヨウ素欠乏症による知的能力の損失や聴力消失は，社会経済の発達に大きな影響を与える公衆衛生問題となっている。

地方病性クレチン病と他のヨウ素欠乏症の病態

地方病性クレチン病は中枢神経の先天的異常によるもので，難聴，精神発達遅滞，痙攣性両側麻痺，斜視や延髄損傷の徴候などが現れる[37]。部分的な発現として，難聴もしくは聾だけが現れる場合や，錐体路の徴候が見られない精神遅滞がある。特定の流行地域（ニューギニアやタイ，インドネシア，アンデス山脈など）では，腫れた荒い肌，巨舌，臍帯ヘルニア，低身長や不均等な骨格などの児童期の粘液水腫で通常見られる症状はまれである。しかし，他の流行地域（中国やコンゴなど）では，これらの症状が主である。このように，地方病性クレチン病の症状には，神経系のものと粘液水腫のものとの2種が知られている。

地方病性クレチン病は，新生児3,500人に1人の割合で生じる先天的甲状腺低下症とは異なるものである[38]。先天的甲状腺低下症は，胎児や新生児での甲状腺機能不全により起こる。内分泌因子によるもので，ヨウ素の摂取不足とは関係ない。

Halpernら[39]は，粘液水腫型クレチン病の中国人患者104人と顕著な神経症状を示すクレチン病のインドネシア・ジャワ島中心部の患者35人において，地方病性クレチン病の両方の神経学的特徴を研究した。どちらの地方病性クレチン病においても，精神遅滞，近位の錐体路と錐体外路症状，斜視，難聴，反射の遅れ，関節変形による典型的な歩き方など，似たような傾向を示した。CTを用いた脳の断層撮影法により，重症の甲状腺機能低下症では，基底核にカルシウム沈着が起こっていることがわかった。それゆえ，どちらの地方病性クレチン病においても，食事からのヨウ素欠乏により胎児は甲状腺機能不全となり脳に重度の損傷を負う。粘液水腫型のものは，生後にも継続する甲状腺ホルモンの欠乏によって起こる成長障害，発達遅滞，性的な成熟障害で説明される。キャッサバの摂取に伴うチオシアン酸塩の毒性は，粘液水腫クレチン病を引き起こす原因となる。また，ヨウ素とセレンがともに欠乏する場合もある。

チオシアン酸塩の毒性　熱帯地方特産の食物の多くは多量の青酸グリコシド（配糖体）を含有する。このような食物には，キャッサバ，ヤムイモ，サツマイモ，トウモロコシ，キビ（ソルガム種），タケノコやインゲンなどの豆類などがある[40]。タバコにもかなりの量のシアン化物が含まれる（1本あたり150～300 μg）。植物配糖体の加水分解によりシアン化物がシアン化水素酸として放出される。胃腸や肺から急速にシアン化物を吸収すると急性中毒が起こる。解毒は主に硫酸トランスフェラーゼ（ロダン酸塩）が触媒するチオシアン酸塩の反応，つまりチオ硫酸がチオシアン酸塩と亜硫酸塩に変換されることで行われる。含硫必須アミノ酸であるシスチン，システイン，メチオニンは，この解毒作用に必要な硫黄を提供する。ビタミンB_{12}もまた重要であり，ヒドロキソコバラミンをシアノコバラミンに変換する。

キャッサバに含まれるチオシアン酸塩は甲状腺腫の原因となり[41]，甲状腺の過酸化酵素の働きを抑制し，ヨウ素とチログロブリンの結合を妨げる[42]。チオシアン酸塩はチオ尿素をつくる。これらのメカニズムによって，シアン化物の摂取，含硫アミノ酸やヨウ素が不足した食事の摂取が神経を障害するしくみを説明できる。

セレン　Vanderpasら[43]は，1990年コンゴ北部において，ヨウ素とセレンとの双方の欠乏がクレチン病に関連していることを発見した。セレンは甲状腺の中に高い濃度で含まれており[34]，グルタチオン過酸化物やスーパーオキシドジスムターゼなどの活性酸素から発生した毒素を解毒する酵素の中に含まれている。さらに，末梢でチロキシン（T_4）からトリヨードチロニン（T_3）に変換する酵素であるデイオジナーゼの中にも含まれる。セレン欠乏はT_4の異化を減らし，過酸化水素を過剰に発生させ，甲状腺細胞の破壊，線維化，甲状腺機能不全を起こす[34]。

ヨウ素欠乏による脳障害の病因

甲状腺ホルモンは，T_3が脳の様々な場所で遺伝子発現を調節する核内受容体に結合することによって，神経の分化，伝達，神経回路，シナプス形成に影響を及ぼす[44]。甲状腺ホルモンの受容体は妊娠8週目のヒトの胚に現れ，妊娠10～18週の間に約10倍に増える。Kesterら[45]は，T_3が妊娠中期より以前にヒトの大脳皮質で必要とされることを発見した。母体からのT_4がT_3の唯一の供給源であり，皮質でのデイオジナーゼ（D_2）の活性と相関している。これらの理由から，たとえ少しであろうと母体でのT_4の欠乏は胎児に損傷を与えかねない。Haddowら[46]は，甲状腺刺激ホルモンが増加している妊娠第2三半期の妊婦において，妊娠12週目の母体の遊離T_4の量が乳児の精神発達を強く左右することを発見した。さらに，妊娠期の12週と32週の両方において母体のT_4の量が少ないことが乳児の知能発達を悪化させるということがわかっている。

Lavado-Autricら[47]およびAusóら[48]は，母体の一時的な低チロキシン症，つまりT_4が不足していてT_3が正常のモデルラットを作製した。彼らはこのモデルラットを用いて，一時的で軽度の甲状腺機能が失われる妊娠早期の母体で，海馬や体性感覚皮質に異所性の神経細胞の移動を伴う永久的な細胞構築異常が起こることを証明している。放射状グリアによりつくられた足場に沿って皮質の神経の移動は，*reelin-dab*信号系によって制御されている。reelinというのは，カハール・レチウス（Cajal-Retzius）神経から分泌される細胞外タンパク質で，移動している神経の細胞膜にある受容体に結合して機能のない同族化合物1（Dab1）をリン酸化し，細胞を標的まで導く。甲状腺機能低下症ではreelinの発現が減少して，Dab1の発現が増えるため，これらの伝達の異常が起こる[49,50]。これらのメカニズムにより，Román[51]は母体の初期の低チロキシン血症は自閉症を引き起こすと提唱している。

治療と予防

スイスで行われた塩のヨウ素化プログラムでは，集団レベルで有用であるとのエビデンスが得られている[52]。1922年以前，スイスのいくつかの州でのクレチン病の発症率は0.5%で，児童は100%甲状腺腫をもっていた。30%の若者が大きな甲状腺腫のため兵役に就くことができなかった。塩のヨウ素化が1922年に少量から始まり，1930年にはクレチン病にかからなくなり，児童の甲状腺腫も急速になくなっていった。1952年以降にやっと塩のヨウ素化を行いはじめた州では，クレチン病撲滅に遅れをとった。塩のヨウ素化の実施により孤立性難聴，精神障害，低身長も減少した。

1971年にPharoahら[53]は，ニューギニアのジミー村で行った症例対照研究にて，ヨウ素の先天性クレチン病予防効果を示している。1軒おきごとの家族にヨウ素油を筋注し，一方コントロールには生理食塩水を筋注した。プラセボを与えられた女性たちから534人の子どもが生まれ，そのうち26人の子どもが地方病性クレチン病であった。一方，ヨウ素油を与えられた女性たちから498人の子どもが生まれ，そのうち7人の子どもが地方病性クレチン病であった。ただし，7人の先天性クレチン病の子どものうち6人の母親は，ヨウ素油の筋注を始める時にはすでに妊娠していた。1994年にCaoら[54]はヨウ素欠乏が著しい中国の新疆ウイグル自治区にて研究を行った。新生児から3歳までの689人の子どもとそれぞれの妊娠期にある295人の女性にヨウ素を経口で与えた。妊娠早期からヨウ素治療を開始した女性が出産した子どもでは神経異常をきたしていたのは2%であったが，妊娠第3三半期からヨウ素治療を開始した女性が出産した子どもでは9%に及んだ。ヨウ素治療をしなかったグループの子どもの27%が小頭症であったのに対し，ヨウ素治療を行ったグループでは11%と減少が見られ，また2歳時の成長指数も増加していた。妊娠第3三半期もしくは出産後にヨウ素治療を開始した場合には，子どもの神経状態に改善は見られなかったが，頭部の発達や成長指数にはわずかに改善が見られた。妊娠第1三半期にヨウ素による治療を行うことで神経系の改善の成果が出ることがわかった。結論として，これらの試験や他の比較対照臨床試験に基づくと，妊娠前もしくは妊娠早期にヨウ素油やヨウ素塩で治療を行うことで先天性のクレチン病や脳障害を防ぐことができる。ヨウ素塩による対策が最も費用効果が高いといえる[55]。

▶鉄欠乏が認識能に与える影響

鉄は，神経機能に関わる数多くのタンパク質の補因子（コファクター）である。鉄欠乏性貧血と脳での鉄の過剰蓄積の両方で，神経障害が起こる。血液脳関門のため，脳にいく血中の鉄の量は限られている[56]。鉄不足の子どもでは，無気力（アパシー）や行動の低下が見られる。Grantham-McGregorとAni[57]は，貧血の子どもはそうでない子どもに比べて，通常知能が低く，学校での成績も悪いと指摘している。治療により，全員ではないが大部分の子どもは改善した。しかし，鉄欠乏性貧血の子どもはそうでない子どもより，学校の成績は低いままであった。LozoffとBrittenham[58]は，乳児期の重度の慢性的な鉄欠乏は，継続的に成長や行動発達遅滞を引き起こし，治療を行っても10年間は続くとしている。鉄欠乏により，知能，行動力，注意力，成長指数が低下し，刺激に対して反応できない，集中力が持続しない，元気がない，恐怖心が強い，引き込もる，体の緊張が増加する，などが起こる。成人では，貧血によって身体能力や忍耐力，自発的行動が抑制される。

年齢を重ねるにつれて鉄を含む分子が脳に蓄積するようになり，特に，活性酸素種（ROS）などの発生増加や神経損傷によって起こるであろうとされるアルツハイマー（Alzheimer）病やパーキンソン（Parkinson）病で顕著である。また，先天性の無セルロプラスミン血症，フリードライヒ（Friedreich）運動失調症，ハラーホルデン・スパッツ（Hallervorden-Spatz）症候群，鉄蓄積性神経症，脳への鉄の蓄積が原因となる神経変性やむずむず脚症候群などにおいても鉄の蓄積が見られる[56]。

▶亜鉛欠乏が認識能に与える影響

食事からの亜鉛摂取不足は世界でも多い栄養障害である[29]。亜鉛が不足した子どもに亜鉛治療を行うと，成長，免疫力，運動神経の発達が改善する。急成長する時期に亜鉛が奪われると，脳や性器の成長が障害される。子どもに関する亜鉛の欠乏とその補充による認識能や運動神経や行動における変化についての研究は，ほとんど行われていない[59,60]。

▶銅欠乏の神経学的な影響

銅は銅-亜鉛スーパーオキシドジスムターゼ，セルロプラスミン，フェロオキシダーゼ，シトクロームオキシダーゼなどの多くの酵素の重要な補因子である。メンケス（Menkes）病やウィルソン（Wilson）病は，2つの関連した遺伝子である*MNK*および*WND*の変異による先天的な銅の代謝異常である。これらの遺伝子はP型ATPaseカチオントランスポーターに属するタンパク質をコードする。Menkes病は*ATP7A*遺伝子の変異により起こり，小腸から銅の吸収が低下し，セルロプラスミンが低下し，脳，皮膚，毛髪（縮れ毛），血管や他の臓器の銅依存性のミトコンドリアの2次的な欠乏が生じる。Wilson病（肝レンズ核変性症）は*ATP7B*遺伝子の変異により起こり，血漿のセルロプラスミンの低下と血中および尿中の銅が増加する。それとともに，脳，肝臓，眼や他の臓器に銅の過剰な沈着が生じる。治療としては，食事中の銅を減らし，キレート剤（ペニシラミン，トリエンチン）あるいは吸収阻害薬（酢酸亜鉛）の用いることである。

銅の欠乏症は完全静脈栄養，ビタミンB_{12}欠乏症がもとにある場合，胃切除や減量外科手術[62]，亜鉛過剰投与（特に亜鉛が含まれている入れ歯用接着クリーム）[63]などによっても起こる。銅欠乏症はコバラミン欠乏症と似ており，骨髄異形成から起こる貧血[64]，亜急性連合性脊髄変性症[65]，末梢神経障害，眼神経障害や脳室周囲白質病変[66]などの症状がある。銅欠乏症の患者において，経口からの銅の補充による日常生活の機能を改善する[67]。

栄養による神経疾患および脊髄神経疾患

アルコール中毒において見られる多発性ニューロパチーは栄養が原因であると一般に見なされている。しかし，どのビタミンが原因であるかはまだ特定されていない。アルコールは二次的な神経毒作用があるだけでなく，アルコールが食事の代替物になったり，代謝におけるビタミンB群の必要量が増えたり，膵機能が低下してチアミンや葉酸，脂溶性ビタミンの吸収が低下する。衰弱，知覚不全や痛みなどから，腱反射の消失などを伴うだけの無症状のものまで，症候は様々である。知覚・運動障害は足の末梢で対称に現れることが圧倒的に多く，顔や体幹には起こらない。圧迫性麻痺に対する感覚は存在することが多い。神経病理学的な検査では，栄養が起因する神経障害では感覚神経の軸索の変性が顕著である。

神経障害は高度な栄養制限の状態，アルコール中毒，広範囲な吸収不良などで見られ，多発性ニューロパチーの原因を1つの要因に特定するのは無意味であるといえる。しかし，ビタミンB群の欠乏は，特にアルコール中毒を合併している時には，栄養障害の主要な原因であると長い間考えられてきた。

神経症状は，栄養不良になってから比較的遅く現れる。症状は，要因が重なり合って神経組織を傷害するほどに必須栄養素が高度に欠乏するか，もしくは含硫アミノ酸やリコピンなどの抗酸化カロテノイドといった防御的な栄養素が利用できなくなって，初めて現れる。最も影響を受けやすい神経は，脊髄後根神経節，有髄遠位軸索，双極性の網膜神経，蝸牛神経などの活動性および代謝が高い神経である。これらが最初に傷害を受け，早期に症状を呈する。軸索は，神経管の統合性を維持し，軸索の流れを確保するために，能動輸送メカニズムが必要である。1日に200〜410 mmの速度で糖タンパク質，脂質，アミノ酸といった神経輸送のための前駆物質が，体幹から遠位の軸索まで輸送される。逆行する輸送システムも存在する。栄養不良や有毒な物質によってアデノシン三リン酸（ATP）の産生が阻害されると，軸索の流れが典型的な「dying-back 神経障害」の状態になって，輸送できなくなる。最も長くて大きな軸索の遠位末端に最初に病的変化が起こる。臨床症状は，感覚症状や運動性の症状が手足の指先から靴下や手袋状に広がる。

アルコール中毒に加えて，食事制限（ビーガンやフードファディスト［訳注：食品の効果を過大に信じる人］），栄養不良（スプルー，悪性貧血，消化管切除，肥満外科手術のため），抗ビタミン物質（イソニアジド），ピリドキシンの過剰使用，長期間の不適切な静脈栄養などの栄養が原因となる神経障害が見られる。熱帯性神経障害や脊髄神経障害においても栄養が起因していると考えられてきた[68,69]。これらには，手足の感覚症状，失調性歩行，腱反射消失，視覚・聴覚の低下が特徴的なStrachan Jamaican 神経障害や，酒を飲まないが栄養不良者に見られるタバコ-アルコール弱視と同一疾患と考えられているMádan's Cuban 球後視神経障害（1898）が含まれる[70]。栄養が起因して起こる神経障害や脊髄神経障害は，第二次世界大戦時に主に極東の熱帯地方や亜熱帯地方にある日本の捕虜収容所に抑留された捕虜たちの間でよく起こっていた[71]。スペイン内戦ペライタで起こった神経障害でも同じような症状が見られた（1939）。

より最近では，1993〜1994年にキューバで栄養に起因した神経障害が流行した。5万人以上の人々が冒され，栄養に起因した神経障害の流行の中では20世紀で最悪なものの1つとなった[72]。これを機に，栄養が神経障害の原因として強調され，重要視されるようになった。

▶キューバでの神経障害の流行

キューバでの神経障害の流行[70,72〜77]は，視神経障害（視神経ニューロパシー）が発端となった。その他にも，栄養に起因した末梢神経や脊髄の徴候も見られた（**表 95.1**）。

疫学

キューバでは，全体で50,862人の患者が診断と治療を受けた。発症率は10万人に462人の割合で，そのうち視神経障害（10万人に242人）と末梢神経障害（10万人に219人）はほぼ同じ割合であった。小児や思春期の若者，高齢者ではほとんど起こらなかった。大部分の症例（87%）は，25〜64歳に見られた。視神経型は主に45〜64歳の男性で見られ，末梢神経型は主に25〜44歳の女性で見られた。地理的に西から東へ減少するパターンを示し，タバコを栽培しているピナール・デル・リオ州で最も流行が見られた。偏った食事，体重減少，喫煙，アルコール，砂糖の過剰摂取などがリスクファクターであった[76]。

表 95.1 キューバにおける栄養性神経障害の流行中に見られた臨床症状と考えられる原因

臨床症状	原因
視神経障害	
視力の低下	葉酸-ビタミン B_{12}欠乏
盲点中心暗点	＋メタノール
色弱	シアン化物
後外側脊髄障害	
固有受容感覚消失	ビタミン B_{12}欠乏
錐体路系の脱力	
感覚神経難聴	
高周波の難聴（4〜8 kHz）	葉酸-ビタミン B_{12}欠乏
末梢神経障害	
靴下-手袋状の感覚障害	チアミン欠乏
反射の消失	
灼熱脚	ナイアシン，パントテン酸，チアミン，ピリドキシン欠乏
脊髄神経障害	ビタミンEを含むマルチビタミン欠乏

臨床症状

体重減少，食欲不振，慢性疲労，活力消失，いらいら感，睡眠障害，集中力や記憶力の低下などが神経症状に先立って起こる。

視神経障害 患者は眼のかすみ，光恐怖，視力の低下，赤と緑に対する色覚の低下を訴える。検査では，中心暗点と盲点中心暗点，乳頭黄斑線維束の軸索の喪失が見られ，症状が進むと視神経乳頭部の外側が蒼白になる[73]。患者の1/3では，口唇症，舌炎，皮膚炎，末梢神経障害（脊髄に関わるもの）が見られ，20%の患者で難聴が見られた。ビタミンB群と葉酸の非経口投与によって視力は回復した。

側背脊髄障害（ミエロパシー） 患者は，足の衰え，歩行困難，頻尿，男性では勃起不全，膝蓋腱反射の亢進，交差性内転筋反射［訳注：足底を打診することにより誘発される，四肢の内転および大腿内転筋の収縮］の亢進を示し，逆にアキレス腱反射は低下している。しかし，痙性やバビンスキー（Babinski）徴候は通常見られない。近位運動筋の低下が1/3の患者で見られ，足の位置感覚の喪失やロンベルク（Romberg）徴候の陽性，重篤な場合では感覚性運動失調をともなう。ビタミンB_{12}欠乏がこれらのほとんどの場合の原因であり，亜急性連合変性（subacute combined degeneration：SCD）に似ている。

感音難聴 患者には高調な音の耳鳴りや，両側対称性の高周波（4〜8 Hz）に対する聴力の低下が見られる。前庭の症状は報告されていない。この難聴は，高齢者の葉酸-コバラミン欠乏が関係している。

末梢神経障害 末梢神経障害では，痛みを伴う手のひらや足の裏の知覚不全，「灼熱脚〈burning feet〉」，麻痺，痙攣，感覚異常，神経の圧迫感といった症状が現れるが，運動にはほとんど影響しない。他覚的には徴候は軽度で，振動，軽い接触，針でつついた感覚を感じ取るような手足の末端（手袋や靴下におおわれる部分）の感覚が喪失もしくは低下する。アキレス腱反射は低下もしくは喪失する。運動神経の伝達速度は正常であり，重度の場合にのみ知覚神経の活動電位の振幅が減少する。体のほてり，過剰な発汗もしくは冷え，手足の発汗過多が起こる患者もいた。腓腹神経の生検では 34 人の患者が太い有髄神経線維の顕著な喪失を伴う軸索の神経障害を示した。細い神経線維の喪失はそれほど顕著ではなかった。

脊髄神経障害(ミエロニューロパチー)　脊髄神経障害の患者は末梢感覚の多発性ニューロパチーと索状脊椎の巻込みによる痙性の運動失調歩行，括約筋障害，膝腱反射の亢進，アキレス腱反射消失があわさって見られる。

病因と治療

キューバでの神経障害は，政治と経済の問題が生んだ栄養不足による栄養素の欠乏が原因であった[77,78]。ビタミンB 群の主にビタミン B_{12}の欠乏が直接の原因であり，これに含硫必須アミノ酸とリコペンなどのカロテノイドが欠乏した際に見られた。様々な毒性の物質が調べられたが，原因となったのはタバコとアルコールだけであった。ビタミンB 群の非経口的な投与とマルチビタミンの供給によって爆発的な流行を抑えることができた。

特定のビタミンと関連する神経障害

▶ビタミン A

ビタミン A 欠乏

ビタミン A 欠乏は，動物由来のすでにビタミン A の形になっているレチニルエステルもしくは果物や植物がもつプロビタミン A のカロテノイドなどの摂取不足や，腸での寄生虫感染症（ジアルジア鞭毛虫症，回虫症，糞線虫症），頻度は少ないが無 β リポタンパク質血症や胆管膵臓バイパス手術による腸からの吸収の変化によって起こる。生の大豆はリポキシダーゼという酵素を含んでおり，カロテンを酸化させたり壊したりする。

ビタミン A 欠乏による症状は主に眼に現れる[77~79]。ビタミン A は角膜や結膜において RNA や糖タンパク質の合成に必要である。レチナールは杆体や錐体オプシンと結合して光の伝達を行うロドプシンをつくる必須色基である。ビタミン A 欠乏の臨床症状は，夜盲症，結膜乾燥症，ビトー（Bitot）斑，角膜の潰瘍や角膜軟化症を引き起こす角膜乾燥症などである[78,79]。ビタミン A 欠乏症はまた，代謝や免疫機能に影響を与え，子どもの罹患率や死亡率を上げている[80,81]。ビタミン A には下痢やはしかを軽減する作用がある[82]。

ビタミン A 中毒

ビタミン A の過剰摂取は頭蓋内圧を上昇させ，怒りっぽさ，食欲不振，混乱，頭痛，嘔吐，嗜眠，不快感，腹痛，肝腫大，筋痛を起こす。眼底鏡検査にて乳頭浮腫が見られ，これは神経学的な局所症状がない偽脳内腫瘍の所見に一致する。薬としての製剤に加えて，シロクマの肝臓やタラの肝臓などのビタミン A に富む食品もある。

ビタミン A の過剰摂取（1 日 10,000 IU 以上）は，口蓋裂，兎唇，巨唇症，視力の異常，水頭症のリスクを高める。レチノイドは，皮膚科治療に用いられるビタミン A 誘導体である。イソトレチノイン（アキュテイン）には催奇性の副作用があり，特に妊娠第 1 三半期の 15～45％で起こる。その作用は薬をやめてからも 1 ヵ月は続く[83]。奇形は顔，耳，中枢神経，心臓に起こり，また，20～30％に自然流産も起こる。

▶ビタミン B_1（チアミン）と脚気

ビタミン B_1欠乏の主な症状は，知覚運動の軸索末梢神経障害（乾性脚気）や湿性脚気ともよばれるうっ血性心不全による浮腫を示す心臓型（衝心脚気）である。脚気は脱穀精米を主食とする人（中国，日本，インドネシア，フィリピン）において，主要な疾患および死亡原因であった。しかし，それ以外にも，インド亜大陸や極東，アフリカ，南アメリカの熱帯地方でも，栄養不良の子どもや成人に脚気は起こっていた。1950 年代に，チアミンを強化した米，穀物，小麦製品が世界中に普及し，脚気が抑えられた。

脚気は今でも，主にアルコール中毒の患者，栄養不良の高齢者に見られ，またまれに妊娠悪阻の妊婦で起こる。熱帯地方では，チアミンの摂取不足，炭水化物の多い食事，高いエネルギー消費が原因で脚気が起こる。チアミンは体に貯蔵されず，チアミン欠乏食[84,85]もしくは完全静脈栄養（total parenteral nutrition：TPN）を継続すると 18 日で体内のチアミンは枯渇してしまう。1997 年アメリカ国内で TPN 用のマルチビタミンが不足し，チアミン欠乏による乳酸アシドーシスを引き起こしたことが報告された[86]。難治性の心臓病は，診断されない脚気に多い症状である[87]。

病因

チアミンは代謝活性の高い組織でのエネルギー産生に必要であり，骨格筋，心臓，肝臓，腎臓，脳に高い濃度で存在する。チアミンは，ミトコンドリアの酵素複合体（ピルビン酸デヒドロゲナーゼと α-ケトグルタル酸デヒドロゲナーゼ）やトランスケトラーゼの補酵素として働く。

ピルビン酸デヒドロゲナーゼ　チアミンは，ミトコンドリアにおけるグルコースの分解によるエネルギー産生に必須である。細胞質内でグルコースをピルビン酸に変換する一連の反応の後に，ミトコンドリアのマトリックスにおいてピルビン酸の酸化的脱炭酸によりアセチル補酵素 A（CoA）がつくられる。ミトコンドリアのピルビン酸デヒドロゲナーゼ酵素複合体の補酵素として，チアミンは解糖と TCA 回路(クエン酸回路)をつなぐ重要な接点である。これは，アミノ酸や脂肪酸，炭水化物などの燃料物質の酸化の最終共通経路であり，その結果，電子伝達と ATP 産生を行う。チアミン欠乏の患者にグルコースを静脈注射すると，残っていたチアミンがすべて消費され，ウェルニッケ（Wernicke）脳症による昏睡を起こすというのは驚くべきことではない。

α-ケトグルタル酸デヒドロゲナーゼ　この酵素は，TCA 回路において α-ケトグルタル酸の酸化的脱炭酸化によりスクシニル CoA をつくる反応を触媒する。その結果，脚気ではピルビン酸や α-ケトグルタル酸の血中濃度が高く，特にグルコースを摂取した時に高くなる。

トランスケトラーゼ　この酵素は 2 個の炭素基をペントースリン酸回路によって，ある糖から別の糖へと輸送するもので，還元されたニコチンアミドアデニンジヌクレオチドリン酸（nicotinamide adenine dinucleotide phosphate：NADPH）を水素や電子の給与体として利用し，還元反応を行う。チアミン欠乏では赤血球のトランスケトラーゼ活

IV

性が低い。これは脚気を診断するための最も正確な検査である。

炭水化物の代謝におけるこの酵素の機能とは無関係に，チアミンは神経，軸索膜，軸索の輸送，神経細胞膜でのナトリウムチャネルの開閉においても活性を示す。さらに，チアミン欠乏でのα-ケトグルタル酸デヒドロゲナーゼ活性の喪失はγ-アミノ酪酸（γ-aminobutyric acid：GABA），グルタミン酸，アスパラギン酸などを含むいくつかの神経伝達物質の変化の原因となる[84]。

チアミン欠乏による臨床症状

チアミンの欠乏症による症状は，心血管系（衝心または湿性脚気）や末梢神経系（乾性脚気または脚気性神経障害）や中枢神経系（ウェルニッケ-コルサコフ〈Wernicke-Korsakoff〉症候群）で現れる。

アルコール性ケトアシドーシス 脚気は，アルコール性ケトアシドーシスとして現れることもある。これは，嫌気性解糖でピルビン酸の酸化的脱炭酸化が阻害されることで生じる，ピルビン酸による乳酸が高値になることが特徴である。解明されていない原因不明のチアミン欠乏による乳酸アシドーシスは，集中治療室の全身性の重症患者で見られる。例えば，肝不全，血液透析，激しい嘔吐，胃の悪性疾患，腸閉塞，幽門狭窄，重篤な胃炎，胃切除後やチアミンが不十分のTPNなどがある[86]。

心臓脚気（衝心） アルコール依存症患者は，典型的に頻脈と大きな脈圧を伴う高心拍出性心不全になる。心拡大，下肢の浮腫，肺水腫がよく見られる。心臓脚気は，欧米の病院においても，難治性の心不全，末梢血管の著明な拡張による低血圧，乳酸アシドーシス，ショックなどとともに見られる[87]。チアミンの静脈投与を行うと心不全が劇的に改善し，大量の利尿，アシドーシスの是正，肺動脈楔入圧の減少，血行動態の正常化などが起こる。熱帯地域では，神経障害や下肢の浮腫がある栄養状態の悪い母親から生まれた6歳未満の子どもに心臓脚気が起こる。子どもは，落ち着きがなく，頻脈や腹部の浮腫，心原性ショックなどを示した。これらは，チアミンだけに反応する。

心臓脚気は，熱帯地方の健康な若年成人にも過剰な運動の後に起こることがある。コロンビアの駐屯兵の間で大発生した心臓脚気[88]は，持久力の減退，下肢の浮腫，足の感覚異常，尖足，急性うっ血性心不全，肺水腫，死亡率の増加などが特徴的であった。チアミン欠乏によって起こる衝心脚気は，典型的な心臓の傷害によって確認できる。湿気の多い熱帯での軍の訓練によって莫大なエネルギーが消費され，チアミンが少なく炭水化物に富んだ食事，さらに魚にチアミナーゼが含まれていたことなどが，大発生の原因であろう[88]。臨床的な疑いがあれば，ただちに治療を開始すべきである。アルコール性ケトアシドーシスや心臓性衝心脚気では，静脈注射で100 mgとそれに引き続き5日間，筋注射で100 mgを投与することが推奨される。

脚気性神経障害 脚気は，左右対称性に末梢神経障害をきたす[89,90]。「乾性脚気」という名にもかかわらず，衝心脚気による足の浮腫も同時に見られることが多い。衝心脚気における腱反射の亢進を伴う四肢麻痺は，橋中心髄鞘融解の結果起こる[91]。脚気において迷走神経障害が心不全をきたすという説は時代遅れである。脚気における心不全は，ミトコンドリアのエネルギー産生障害により起こり，チアミンによりすぐに回復する。

脚気による神経障害はゆっくりと発症し，つま先の刺すような痛み，灼熱感を伴う足の痛み，足の冷感があり暖まることができない，などの症状を伴う。Cruickshank[90]はシンガポールのチャンギ収容所で治療した400例の脚気の記録を以下のようにまとめている。

> 男たちは，しびれや，刺すような痛み，指先やつま先にピンや針が入っているような感じ，そして時にはそれが全身に広がるような感じ，またある時には口や臍のあたり，あるいは大腿の片側に限局する感じを訴えた。また，「足に床を踏む感覚がない」と訴え，歩くのが不安定になった。すべての人で手足の感覚が鈍くなり，まるでいつも手袋や靴下を身につけているような徴候が見られた。仕事の次の日には，ふくらはぎの痛み，こり，緊張や痙攣を訴え，足を引きずることが多かった。しかし，最も多いチアミン欠乏症の症状は足の腫れで，最初の400人の患者中317人に見られた。これらは，半分の症例に呼吸困難，倦怠感，疲労感を伴い，少数の人では頻脈，動悸が見られた。

ふくらはぎの痛みや，歩く時の下肢の鋭い刺すような痛みが典型的である。足に汗が少なくなる，あるいは発汗過多，皮膚の発赤，乾燥および萎縮，毛髪の減少などは，自律神経系の病変を疑わせる。尖足によりつま先歩きになり，これはしばしば，前脛骨筋が弱くなることにより外側腓骨神経が腓骨の頭部で圧迫されることから起こる。小児では，喉頭の反回神経の麻痺によりしばしば失声症になる。全体的に反射が消失し，典型的な靴下状の分布を示す知覚の欠落が起こる。これは後には手袋状の分布で手にも及ぶ。ウェルニッケ-コルサコフ症候群の約80%の患者が脚気による末梢神経障害をともなっている。

Koikeら[92]は，胃切除後の神経障害が，赤血球のトランスケトラーゼの活性，チアミンの値，神経の生検結果などが臨床的にまた病理学的に，脚気に似ていることを確認している。運動-感覚神経の伝導速度は正常であるが，筋と神経の活動電位波形は低下している。腓腹神経の生検では大型の有髄神経の消失を伴う軸索の変性が見られる。しかし，小型の有髄神経や無髄神経の低下は軽度であった。神経周膜下の浮腫がほとんどの症例で見られた。約46%の傷んだ線維では軸索が変性しており，5%では部分的な脱髄とミエリンの修復が見られた。脚気は進行性であり，表面や深部知覚の障害や運動筋の低下をきたす。脚気による神経障害に対するチアミンの推奨用量は，100 mgの静脈注射，その後10日間100 mgの筋注射であり，経口投与を持続する。さらに，脚気による神経障害や衝心脚気は共存することが多い。浮腫が存在する時には心臓突然死のリスクがあり，チアミンの静脈注射をただちに行う必要がある。

ウェルニッケ-コルサコフ症候群（WKS） WKSの2つの要素は，多発性ニューロパチーを伴うウェルニッケ脳症とコルサコフ健忘-作話神経症である[93]。WKSには明らかな遺伝的な素因がある[94]。WKS患者の線維芽細胞では，正常の細胞系と比べて，チアミン二リン酸に対するトランスケトラーゼの結合が低下している。過剰のチアミンに対してもトランスケトラーゼ欠乏が続いている。この所見は食事の異常というよりは，むしろ遺伝的な異常が考えられる。WKS 患者の線維芽細胞のトランスケトラーゼは触媒作用がない[95]。

ウェルニッケ脳症 この異常は，眼振，外転，共同注視麻痺の急な出現，失調性歩行，精神錯乱が特徴であり，第三および第四脳室レベルと中脳水道周囲灰白質の核の障害により起こる。この病気は運動失調がまず起こり，次いで眼振や錯乱が起こる。典型的な眼の異常は水平および垂直眼振，両側の外側直筋麻痺，共同注視の低下である。核間性眼筋麻痺も多く，進行した症例では完全な眼筋麻痺を示す。運動失調も重症で，足を広げた，ゆっくりとした，とまどいがちの，歩幅が小さい歩行が見られ，継ぎ足歩行が困難となる。企図振戦は見られない。嗜眠，錯乱，無関心，注意力や記憶力の低下が急性期に見られる。眼の症状と精神錯乱はチアミンの静脈注射によりすぐに改善するが，運動失調や記憶の欠如などは改善しないことがある。

ウェルニッケ脳症の神経病理学的な所見は，視床と視床下部の脳室周囲領域の両側対称な傷害と，特徴的に乳頭体にも及んでいることである。中脳水道周囲灰白質，迷走神経背側運動核，前庭核，上小脳虫部も傷害される。これらの傷害部位の病理組織では，壊死，神経の消失，組織の浮腫，空胞化，小さな出血巣，毛細血管の著明な増加，内皮の増殖が見られる。プルキンエ（Purkinje）細胞や小脳皮質の他の層，特に上虫部も傷害が及んでおり，のちに星細胞（アストロサイト），グリアにも傷害が及ぶ。

ウェルニッケ脳症の治療は，脳幹の傷害から死亡したり，コルサコフ症候群により慢性的な認知症になるリスクがあるので神経学的な緊急症［訳注：緊急に治療すべき神経学的疾患］である。経口でのグルコースの負荷，あるいはグルコースの静脈投与は，チアミンの欠乏が考えられるアルコール依存の既往がある患者では避けるべきである。臨床で疑うだけで（確定診断がなくても），チアミンを投与すべきである。ウェルニッケ脳症に対するチアミン投与の推奨量は，100 mg の静脈注射，引き続き筋注射で 100 mg を 10 日間投与する。アルコール依存症患者においては，チアミンと B 群のビタミンの推奨量を経口から投与し続けるべきである。

コルサコフ症候群 この症候群は，ウェルニッケ脳症の慢性期であると考えられている。通常，患者は，病気の急性期に起こったことに対して完全な健忘症がある。記憶障害は新しく学ぶこと（前向性健忘）にも過去に学んだこと（逆向性健忘）にも及ぶ。最も重篤な障害は，新しい情報を学んで蓄積する場合に起こる。患者は実行能力が欠け，空間的に整理することができず，視覚的にも言語的にも抽象化することができない。コルサコフ症候群は記憶の障害だけでなく，行動面においても障害のある広範な障害であり[96]，このことは前頭葉の結合が障害されていることを示唆する。海馬–視床乳頭体路のいくつかのレベル（松果体と背内側および前視床核）での途絶が健忘症の原因である。他の行動および認知の障害は，実行能力の機能と注意のもとになる前頭葉の皮質–皮質下経路の遮断によって起こる。特に，錯乱の見られる初期において，作話はコルサコフ症候群の典型的な症状である。チアミンの治療が適切な時期に行われても，記憶障害が回復するのはわずか 20％の患者だけである。コリンエステラーゼ阻害薬のドネペジルは，慢性のコルサコフ症候群に使用されてきて，ある程度のよい結果が得られている。

小脳失調症 アルコール性の小脳変性は，チアミン欠乏症の運動失調に似ている。前上部の小脳虫部のプルキンエ細胞の消失があり，歩行，位置の異常と体幹の運動失調が見られる。ナイジェリアの流行性の季節性運動失調は，アフリカのカイコ（*Anaphe venata*）を食べた後に見られる。おそらくこれは熱で壊されないチアミナーゼにより，チアミン欠乏症が起こるためである[97]。

栄養性弱視 栄養性弱視はタバコ–アルコール弱視，欠乏性弱視，栄養性の視神経障害，あるいは熱帯性弱視として知られている（Mádan, 1898）。病理学的な病変は乳頭黄斑線維束に限局しており，中心性あるいは盲点中心暗点，色覚の消失，側頭側の視神経円板の蒼白をきたす。栄養性弱視は，1942〜1945 年の極東における戦争捕虜に見られた[71,98〜104]。Cruickshank[71]は，収容所で見られた失明について以下のように述べた。

> 診察では視力が片眼あるいは両眼で低下し，読むことができなくなっていた。凝視点のほんの少し上あるいは下に中心性あるいは盲点中心暗点がほぼ全例にみとめられた。大きさは異なっていたが，黒や白に対するよりも，赤に対して大きかった。初期では，眼底鏡所見では正常の眼底を示した。長期間症状が続いている患者では，円板の側頭側が蒼白になっており，それはしばしば乳頭黄斑線維束に一致していた。

栄養性弱視の原因となる特定の栄養素の欠乏は明らかになっていない。チアミン，ビタミン B_{12}，葉酸，そしておそらくはリボフラビンの欠乏がそこに関係している。キューバの視神経障害においては，Sadun[105,106]は，食事からの葉酸の欠乏と少量のメタノールを飲んだことにより，後天性の黄斑の神経のミトコンドリアのエネルギー不全が起こったと考えた。そこでは，血清中と脊髄液中の葉酸濃度の上昇が見られた。網膜のミトコンドリアが遺伝的に障害されていたり（レーバー〈Leber〉遺伝性視神経障害），葉酸とビタミン B_{12}の栄養学的な欠乏により，また毒性物質（メタノール，エタンブトール，シアン化物）により起こることがある。これらの代謝性視神経障害は両側対称に，中心視野の視力を障害し，色弱，盲点中心視野欠損，円板の外側部の萎縮，乳頭黄斑線維束の特異な神経線維層の消失が特徴である。その結果起こるミトコンドリアの異常は，軸索輸送を障害する ATP の枯渇を起こす。

足の焼けるような感覚 Bruyn と Poser[107]によると，足の焼けるような感覚（灼熱脚）は，1826 年にインド陸軍のイギリス人医師 J. Grierson により初めて記載された。この複雑な症候群は，熱帯の捕虜収容所でよく見られており，そこでは“happy feet”とよばれていた。おそらく，足が痛くて患者が夜に歩き回るため，そうよばれたのであろう。Cruickshank[108]は灼熱脚の 500 例を検討し，収容されてから約 3 ヵ月後の捕虜に以下のような症状が見られることを記載している。

> この病気をわずらっている人は，足のかかとの強い焼けるような痛みのため，眠ることができない。最初に現れる症状は，夕方 1 日の仕事が終わった頃に起こる，鈍い，足を刺すよう

な感じである。この痛みは夜に悪化し，患者は眠ることができない。痛みと不眠により疲れきり，急激に体重が減少し，食欲もなくなる。足を強くもんだり，マッサージを行うことにより少しは楽になると，患者はベッドで前に座り，足を組み，自分の足をつかむ特徴的な体位をとる。診察では，患者の顔は長い間病気で苦しんでいるように見え，目の下に黒い影が見られる。持続する痛みと不眠により，目が充血し，いらいらして，疲れ果てている。患者によっては，痛みのために涙ぐんでいた。診察では，大部分の人で異常は，針刺しテストや軽く触ることで感覚が過敏になっていることだけであった。また，重症な例では非常にたくさん汗をかく患者もいた。靴下と手袋状の分布を示す感覚異常，また，麻痺はなく，足関節反射の低下あるいは消失が見られた。

Cruickshank の経験では，チアミンとリボフラビン欠乏が捕虜に見られる灼熱脚の原因である可能性は少ない。彼はニコチン酸（ナイアシン）を使用し，500 人中 68％の患者に良好な結果を得た。しかし，ペラグラ，すなわちナイアシン欠乏のみが，この症候群の原因ではないと考えられる。パントテン酸はある患者には有意に働いた。ブタにおける実験で，パントテン酸の欠乏により，背側脊髄障害と感覚性神経障害が起こった。葉酸欠乏そのものも，ヒトにおいて脊髄障害と感覚神経障害を起こす。灼熱脚に対しては今でも対症療法が行われている。

灼熱脚として知られている状態は HIV 感染による末梢感覚ニューロパシーの患者の一症候である焼けるような足をもつ HIV 感染の患者では，長い軸索の末梢の変性，無髄性線維の消失，末梢神経と後根の脊髄神経節における種々の程度のマクロファージの浸潤が見られる。皮膚の生検[109]では，神経の密度が低下し，空胞が多くなり，皮膚神経が断片化していた。

▶ビタミン B_2（リボフラビン）欠乏

無リボフラビン症では，口角炎，舌炎（牛肉のような赤い舌），落屑性皮膚炎，正色素性正球性貧血，表層性間質性角膜炎などの非特異的な症状が見られる。推奨される治療法は，リボフラビン，チアミン，ナイアシン，葉酸，ビタミン B_{12}，パントテン酸およびビオチンを含むビタミン B 群による治療である。間質性角膜炎を伴うビタミン B_2欠乏症候群では，ビタミン A の投与も推奨される。

▶ナイアシン欠乏（ペラグラ）

1600 年代以来，ペラグラ（イタリア語で *pelle*〈＝皮膚〉＋ *agra*〈＝荒い〉）は，地中海沿岸のヨーロッパおよび北アフリカで流行した。アメリカの南東部では，1910～1935 年の発症頻度が年間 17 万人に達した。ペラグラは，アルコール依存，吸収不良症候群，慢性疾患，トウモロコシを主食にする栄養不良の人の間に見られる。ナイアシン，ニコチンアミドは，酸化・還元に必須の 2 つの補酵素であるニコチンアミドアデニンジヌクレオチド（nicotinamide adenine dinucleotide：NAD）とニコチンアミドアデニンジヌクレオチドリン酸（NAD phosphate：NADP）の主要な構成成分である。ニコチン酸は，脂質異常症の，特に 2 型糖尿病のある患者の治療に用いられている[110]。

ヒトでは，ナイアシンは食事から摂取するか，あるいはトリプトファンからつくられる。アジアやアフリカのキビに存在する食事中のロイシンは，トリプトファンからナイアシンへの変換を阻害する。中央および南アメリカでは，伝統的にパンを焼く前にトウモロコシをアルカリの石灰で処置することにより，ナイアシンの含有量が増える。ペラグラは，腫瘍によりトリプトファンがセロトニンに変換されることで起こるカルチノイド症候群や，何種類かのアミノ酸の小腸からの吸収障害があるハートナップ（Hartnup）病で見られる。

3 つの D，すなわち皮膚炎（dermatitis），下痢（diarrhea），認知症（dementia）がペラグラの臨床症状として特徴的である。皮膚炎は，典型的には首を含む日光にあたった部位に起こる（Casal collar, 1762）。急性のペラグラ皮膚炎は日焼けに似た紅斑から始まり，少し黄褐色になり，さらに日にあたることにより悪化する。口内の皮がむけ，舌の焼けるような感じ，舌炎，食欲不振，腹痛，くりかえす下痢が起こる。不眠，疲労感，神経質あるいは過敏になったり，うつ状態になった後に認知症が起こる。入水自殺がよく発生するといわれている。認知障害には，錯乱や，精神鈍麻，無感情，記憶障害などもある。典型的には，ペラグラによる神経病理学的な障害は運動野のベッツ（Betz）細胞，錐体路皮質の小神経，基底核および脳運動神経核の大神経細胞，小脳歯状核，前角細胞に及ぶ。障害された神経細胞は膨張し，丸くなり，核が外側へ移動し，ニッスル（Nissl）体の消失が見られる。アルコール中毒患者では，はっきりしたペラグラのない患者でも同様な脳の障害が見られる。ペラグラ神経症は脚気神経症と鑑別がつかない。しかし，脚気はナイアシン単独の治療では反応せず，ビタミン B 群の治療が推奨されている。

診断と治療

ペラグラに決定的な臨床検査は存在しない。血清のナイアシン，トリプトファン，NAD，NADP の低値により，診断が支持される。*N*-メチルニコチンアミドとともにピリドンの尿中への排泄量が 1.5 mg/24 時間未満の場合には，重症のナイアシン欠乏症が示唆される。治療はナイアシン（ニコチン酸）やニコチンアミドによる。ニコチンアミドはナイアシンのような顔のほてりなどは起こさない。急性のペラグラに対する成人の用量は，ニコチンアミド 100 mg を経口で 6 時間ごとに数日間，あるいは大きな急性症状が改善するまでの間投与し，その後経口で 50 mg を 8～12 時間ごとに皮膚の傷が治るまで投与する。神経症状が重症の場合には，最初は非経口的に 1 g を 1 日 3～4 回投与すべきである。小児に対する用量は 10～50 mg を経口で 6 時間ごとに，ペラグラの症状がなくなるまで投与する。治療には他のビタミン B 群，亜鉛，銅，マグネシウム，およびカロリーが十分な食事も加える。いくつかの報告では，HIV 感染によりナイアシンが欠乏している患者には，ナイアシンの投与を支持している。

▶ビタミン B_6（ピリドキシン）

ビタミン B_6には 3 つの自然の形がある。ピリドキソール，ピリドキサール，ピリドキサミンである。摂取されたピリドキソールはリン酸化され，その後酸化されピリドキサールリン酸になる。ピリドキサールリン酸は，α-ケトグルタル酸をグルタミン酸へ，グルタミン酸をGABAへ変換するアミノ酸の代謝に重要な補酵素である。ビタミンB_6欠乏症は，トリプトファンの代謝を障害しナイアシン欠乏を起こす。ホモシステインの上昇は，欠乏のタイプにより，ピリドキシン，ビタミンB_{12}，葉酸などに反応する。

ビタミンB_6欠乏

ピリドキシンはほとんどすべての食品に含まれている。したがって，食事性の欠乏は起こりにくい。しかし，妊娠および授乳期，エストロゲンの使用，甲状腺機能亢進症，高タンパク質食の摂取時，高齢者においては必要量が増えることがある。誤った調製の仕方で乳児用人工乳のピリドキシンを壊してしまい，その結果乳児の痙攣を引き起こす。母親にビタミンB_6欠乏がある乳児は，新生児痙攣を起こす可能性がある。これら2種類の痙攣の原因はピリドキシンに依存しておらず，まれな常染色体潜性の異常で，新生児や乳児に難治性の痙攣を起こす。

拮抗薬のデソキシピリドキシンの使用により起こるピリドキシン欠乏症の臨床症状は，脂漏性皮膚炎，口角炎，舌炎，末梢神経障害，痙攣などである。ピリドキシン欠乏症はアルコール依存症患者によく見られる。これは，アセトアルデヒドによりピリドキサールリン酸が置き換えられるためである。イソニアジドやペニシラミンはピリドキサールリン酸と結合し，不活性化する。イソニアジドで結核を長期間治療していると，対称性の末梢神経障害が起こり，感覚性の運動失調，四肢の虚弱化も起こすようになる。病理学的な検査では，軸索の変性や有髄線維と無髄線維の両方の再生が見られる。*N*-アセチルトランスフェラーゼによるイソニアジドのアセチル化は，遺伝子多型により生じる。アセチル化された薬剤は腎臓から排泄されやすい。欧米諸国では，半数の人がゆっくりとアセチル化を起こし，通常の用量で，神経障害（および肝毒性）を発症するリスクが高い。イソニアジドによる神経障害は，薬剤を中止すること，あるいはビタミンB_6を補充することにより回復する。急性のイソニアジドの過剰投与は臨床的な三徴，すなわち，抗痙攣薬に不応の反復性痙攣，大きなアニオンギャップをもつ代謝性アシドーシス，および昏睡を示す。イソニアジドの中毒に対して推奨されている治療はピリドキシンである。イソニアジドを服用している患者の神経障害を予防するためには，イソニアジドを使用している期間中，経口でピリドキシンを50～100 mg/日投与する。

ビタミンB_6中毒

200 mg/日以上の非常に大量のピリドキシンを用いると，筋力の低下はないが，感覚性神経障害や重症の運動失調が起こる[111]。実験動物においては[112]，組織学的な検査で後根神経節，ガッセル神経節における広範な神経の変性，および末梢神経の感覚神経線維や脊髄の後柱，三叉神経の脊髄下行路の変性が見られる。大量のピリドキシンが末梢感覚神経障害を起こす作用機序は明らかになっていない。治療は対症的に行われる。

▶ビタミンB_{12}（コバラミン）

ビタミンB_{12}の吸収

コバラミンの吸収は非常に複雑で，少なくとも5つのコバラミン結合分子，受容体，輸送体が関与している[113,114]。口腔では，コバラミンは唾液中でハプトコリンに結合し，それから胃の壁細胞からつくられる内因子（intrinsic factor：IF）に結合する。IF-コバラミン複合体は回腸末端部へ行き，そこで高親和性のある回腸上皮のIF受容体に結合する。コバラミンは小腸の遠位部で吸収され，次いで放出され，トランスコバラミンⅡ（TcⅡ）と結合する。TcⅡ-コバラミン複合体は，細胞を横切り血液循環中に放出される。体の中のすべての細胞は，TcⅡ-コバラミン複合体に対する表面受容体をもっている。しかし，血漿中のコバラミンの90%は，TcⅠとTcⅢにタンパク質が結合しており，貯蔵型として存在している。

コバラミン欠乏症の病因

コバラミンの欠乏によりL-メチルマロニルCoAからスクシニルCoAへの変換が障害され，メチルマロン酸（methylmalonic acid：MMA）が増える。そしてメチル化も障害され，例えば*S*-アデノシルメチオニン（*S*-adenosyl methionine：SAM）の合成に必要な成分であるメチオニンの合成も障害される。SAMにより活性化されたメチル基を提供することはメチルサイクルの最終結果であり，これらはノルエピネフリン，グルタミン酸などの神経伝達物質の合成およびミエリンの合成に重要である。メチオニンは，メチルテトラヒドロ葉酸（methyltetrahydrofolate：MTH_4F）からメチル基をホモシステインへ転移することにより再生される。この反応は，重要なメチルコバラミン依存性の反応であるホモシステインメチルトランスフェラーゼの作用により行われる。アルツハイマー病では，presenilin-Iの発現，アミロイドβ（Aβ）の形成，タウのリン酸化のために，メチル化が重要である。さらに，ホモシステインの上昇は，神経の修復を阻害し，細胞毒性βフィブリルのβシートの立体構造の形成によりAβの毒性を増す。ホモシステインとホモシスチン酸は興奮毒性神経伝達物質のグルタミンの*N*-メチル-D-アスパラギン酸（*N*-methyl-D-aspartate: NMDA）受容体のアナログである。

前述した代謝の変化の他に，ビタミンB_{12}欠乏の神経学的な症状は，異常なサイトカインの産生（TNFα，インターロイキン-6）や，神経栄養因子の上皮成長因子の欠乏によっても起こる[115]。

ビタミンB_{12}欠乏症

ビタミンB_{12}欠乏症は，種々の原因により起こる。これらには，食事からの供給がない（ビーガン），唾液の減少（シェーグレン〈Sjögren〉症候群）[116]，IFに対する抗体（悪性貧血），胃切除，プロトンポンプ阻害薬やヒスタミン（H^2）受容体拮抗薬などの制酸薬[117]，胃底部の壁細胞の傷害をともなう胃炎，吸収不良症候群（熱帯スプルー），糖尿病薬のメトホルミン[118]，回腸末端部の外科切除あるいはバイパス術，ビタミンB_{12}に対する競合（ブラインドループ症候群による細菌の過剰繁殖，あるいは腸の広節裂頭条虫〈*Diphyllobothrium latum*〉による寄生虫症）や，まれには遺伝的な酵素欠損（メチルマロン酸血症）などがある。

麻酔あるいは遊びなどでくりかえし笑気を吸入することにより，コバラミン欠乏症が生じる[115]。笑気は非可逆性にコバラミンの還元型コバルト原子（Co^+）を酸化型（Co^{2+}，

Co^{3+}）に酸化し，ビタミンB_{12}を不活性化する[119]。ビタミンB_{12}と相互作用し，メチオニンと葉酸代謝の重要な酵素であるメチオニン合成酵素を選択的に阻害する。ビタミンB_{12}が低い，あるいはボーダーライン上の高齢者，葉酸依存性のメチレンテトラヒドロフォレートレダクターゼ（methylenetetrahydrofolate reductase：MTHFR）欠損のため遺伝的に低値になりやすい子ども[119]は欠乏症のリスクが高い。笑気の吸入はホモシステイン値を上昇させ，一炭素給与とメチル基転移反応が変化する。これらは，ミエリン化，プリン，チミジンおよびDNA合成に重要である。

疫学 悪性貧血は広く世界中で見られ[120,121]，特にヨーロッパあるいはアフリカ系の人で多い。特にアジア，北アメリカ，およびヨーロッパでは，ベジタリアンにおける食事からのビタミンB_{12}の欠乏症が増えてきている。ビタミンB_{12}が欠乏しているビーガンの母親から母乳で栄養されている乳児では，重篤な発育・発達障害，貧血，学業成績の低下，注意力の欠如，怠慢な行動が見られる[121]。食事からのビタミンB_{12}の欠乏はインド亜大陸，メキシコ，中南米，およびアフリカの国々では重要な問題である[120]。

高齢者はビタミンB_{12}欠乏症を起こしやすいという認識は高まりつつある[122,123]。約10〜15%の高齢者でコバラミンの値が150 pmol/L未満で，約半分（43%）の人が感度の良い指標であるホモシステインやMMAの上昇が見られる。シェーグレン症候群により唾液が少なくなり口内乾燥を示す患者の65%以上でビタミンB_{12}濃度が低い[116]。唾液中のハプトコリン（Rタンパク質としても知られている）は，コバラミンが胃内で酸-消化酵素による消化から守る。萎縮性胃炎が高齢者の20〜50%に起こり，その結果，胃の無酸症やペプシノーゲンの分泌低下をきたす。この状態では，食品からコバラミン-タンパク質複合体を遊離できず，小腸のアルカリ化および細菌の過増殖が起こり，コバラミンのバイオアベイラビリティ（生物学的利用能）が低下する。プロトンポンプ阻害薬あるいはH_2受容体拮抗薬もコバラミンの吸収を抑制する[117]。糖尿病によく用いられる血糖降下薬のメトホルミンは，回腸細胞のIF-膜受容体によるカルシウム依存性のIF-コバラミン複合体の取込みを阻害する[118]。まれな症例としては，TcⅠ/ハプトコリンの家族性欠損症もある[124]。しかし，血漿中の全コバラミン量はコバラミン欠乏の早期の指標とはならない[125]。まれなビタミンB_{12}代謝の先天性異常のcblFは，おそらくリソソーム膜のコバラミンの輸出担体のLMBD1の異常によって起こる[126]。

脳卒中および認知症におけるホモシステイン ホモシステインは含硫アミノ酸で，必須アミノ酸のメチオニンの脱メチル化により産生される。ビタミンB_{12}，ビタミンB_6，葉酸は，メチオニンの代謝とホモシステイン産生の鍵となる補因子である。ホモシステインを低下させる代謝反応には，コバラミンと葉酸を必要とするメチル化経路，ビタミンB_6依存性の含硫基転移経路，メチル基転移経路がある。

血清ホモシステインの上昇は，脳血管疾患，脳卒中，循環器疾患，認知力の低下，認知症などのリスクを増大する[127,128]。ホモシステインによる血管病変は，システインジスルフィド架橋およびタンパク質のリシンのアミノ酸残基に影響を与えることによって起こる，血管内皮の傷害および平滑筋細胞の増殖，血小板およびリンパ球の変化，コラーゲン，エラスチン，およびプロテオグリカンの分解および形成の阻害から生じる。ホモシステインは，L-アルギニン輸送の阻害により内皮からの一酸化窒素を減らし，血管張力に影響を与える。ホモシステインの動脈硬化作用は，活性酸素種による酸化傷害，チオールの酸化，LDLの鉄依存性の酸化（例：アラキドン酸の酵素的酸化）の促進から生じる。ビタミンCは，LDLをホモシステインによる酸化から守る。

高ホモシステイン血症は，血管リスクファクターであり，ホモシステインレベル（$>10\ \mu$mol/L）が$5\ \mu$mol/L増えるごとに，従来の血管リスクファクターとは独立して，冠動脈心疾患イベントのリスクを約20%上昇させる[127]。Rotterdam Scan Study[129]では，ホモシステイン濃度と，無症候性脳梗塞および白質病変との間に関連がみとめられた。GarciaとZanibbi[130]は，2〜3年間にわたる血清ホモシステインの上昇は，高次機能の変化に比例することを報告した。Framingham Study[131]において，認知症のない1,092人（女性667人と男性425人，平均年齢76歳）で血漿総ホモシステインを，観察開始前と8年後に測定した。観察開始時に血漿ホモシステインレベルが$14\ \mu$mol/Lを超える人では，新たに診断される認知症のリスクが倍増した（年齢，性別，アポリポタンパクE，血管リスク，葉酸，ビタミンB_{12}およびB_6を調整後）。他の研究でも，これらの結果が確認された[132,133]。さらに，ある臨床試験[134]で，高ホモシステイン血症および軽度認知障害を有する168人におけるビタミンBの治療は，脳MRIによって測定した脳萎縮の速度が低下したことを示した。ホモシステイン濃度が$13\ \mu$mol/L以上の人において，脳の萎縮の速度はプラセボ群と比較して，治療群で53%低かった（$p < 0.001$）。

ホモシステインの値は，ビタミンB_{12}，ビタミンB_6，葉酸の補充により低下する。神経管欠損，特に二分脊椎の予防のために，穀物への葉酸の強化が多くの国で行われるようになった。これらは脳卒中や心筋梗塞の予防効果も期待される。葉酸を摂取したにもかかわらず，ホモシステインが高値の患者では，シアノコバラミン$1{,}000\ \mu$g/月の筋注射を開始すべきである。ビタミンC，ビタミンE，リコペン，セレンなどの抗酸化剤との併用摂取により，ホモシステインによる血管内皮の傷害が軽減される。

ビタミンB_{12}欠乏症の神経学的な所見 ビタミンB_{12}の欠乏による症状を，**表95.2**に示す。ビタミンB_{12}欠乏による神経学的な症状は巨赤芽球性貧血よりも先に現れる。そして，まれにではあるが，血清ビタミンB_{12}値が正常でも見られる。より感度の良い神経障害の指標は，血清のMMAやホモシステイン，メチルクエン酸の上昇である。ビタミンB_{12}の欠乏により，脊髄，脳，視神経，末梢神経に影響が及ぶ。

亜急性連合変性症 ビタミンB_{12}の欠乏による典型的な脊髄の病変は後柱や側柱の変性で，亜急性連合変性症（subacute combined degeneration：SCD）を起こす。これは，感覚性運動失調，痙性，下肢の筋力低下の三徴を示す[135]。症状は足の感覚異常，刺痛，針で刺すような感じで始まり，それから手にも見られるようになる。レルミット（Lhermitte）徴候が見られることもある。これらの症状は持続し，錐体路の障害や固有感覚や位置感覚の消失により歩行が不安定になる。ロンベルグ徴候も見られる。病気が進行

表 95.2　ビタミン B_{12}（コバラミン）欠乏症の神経病変と臨床症状

脊髄亜急性連合変性症 　典型的な蜂の巣状の側柱および後柱のミエリンの病変 　臨床的三徴候：感覚性運動失調，痙性，脚力低下
視神経障害 　黄斑神経節細胞と乳頭黄斑線維の軸索の消失 　臨床症状：視力障害，盲点中心暗点，色弱
末梢神経障害 　軸索神経障害 　靴下-手袋状分布感覚障害
神経精神症状 　小脳ミエリンの病変 　錯乱，躁うつ感，認知能力の低下，認知症
頻度の少ない徴候と症状 　声帯麻痺 　味覚，嗅覚の変化 　耳鳴り，聴力障害 　脊髄癆型の疼痛 　注視の制限 　小頭症状

すると足の硬直および筋力低下が現れ，膝蓋腱反射が亢進し，交差性内転筋反射，バビンスキー反射が見られる。多くの悪性貧血の患者において[136]よく見られた症状は，皮膚感覚の消失，筋力低下，尿および便失禁，起立性低血圧である。患者の 4 人に 1 人は，貧血が見られない。治療しないでいると，最後には痙性と硬直を伴う失調性対麻痺が見られるようになる。末梢神経が障害された重篤な患者では，弛緩性対麻痺が見られることがある。治療に対する反応は，診断されるまでの神経症状や貧血の持続期間が長く，重症であるほど低下する。

早期の病理学的な変化はミエリン層の分離，空胞化，軽度のグリオーシスを伴う軸索の損傷である。最初は頸椎と上部胸椎の後柱が侵される。後になって病変は，後索および側索に不規則に広がり，典型的な蜂の巣状を呈する。病理学的に SCD と同じ空胞性脊髄障害は，後天性免疫不全症候群で見られる[137]。コバラミン依存性のメチル基転移の異常により *S*-アデノシルメチオニン（SAM）を減少するという考えに基づき，L-メチオニンを用いた臨床試験が行われた。残念ながら，結果は否定的であった[138]。前述のように，銅のレベルが低い時，コバラミン欠乏から起こる悪性貧血と SCD に似た臨床症状が見られる。

視神経障害　視神経が侵されることによる視力障害は，未治療の悪性貧血においてよく見られる。臨床的には，患者は視力と色覚を失い，前述した他の栄養性の神経障害とよく似た盲点中心暗点が起こる。剖検では，通常視神経の海綿状の変性が見られる。サルにおける食事性のビタミン B_{12}欠乏症のモデルでは[139]，神経病理学的な検査で，黄斑部の神経節細胞の消失，初期には乳頭黄斑線維束の病変が見られ，その後視神経眼球後部へ広がっていく。サルの中枢神経系（CNS）の変化は欠乏してから 33～45 ヵ月後に起こる。これはヒトにおけるビタミン B_{12}欠乏症を生じるまでの時間とよく似ている。より容易に得られるモデルとしては，笑気を吸入させたフルーツコウモリがある。

末梢神経障害　ビタミン B_{12}の欠乏により，靴下と手袋状に分布した軽度の末梢の感覚神経障害が起こる。しかし，ほとんどの感覚の異常は後柱の病変から生じる。SCD の臨床電気生理学的な検討[141]では，後柱の機能異常と中枢運動経路の障害をみとめている。少数の患者では，軸索の神経障害があり，さらに少ない頻度で，脱髄性の神経障害が見られる。コバラミンの治療により，運動誘発電位と正中神経の体性感覚誘発電位は正常化するが，脛骨神経の体性感覚誘発電位は大部分の患者で異常のままである。

他の型の症状　ビタミン B_{12}欠乏症[142]の症状のめずらしいタイプは，SCD の典型的な症状に加えて，声帯麻痺からの嗄声を伴う脳神経障害，味覚と嗅覚の異常，耳鳴り，夜間の脊髄癆のような痛み，上または側方注視の制限，小脳の機能障害，運動異常などがある。

神経精神症状　悪性貧血において精神症状がしばしばみとめられ，錯乱状態，躁などから，うつ状態，認知症に至る記憶，見当識，精神機能などの進行性の低下まである。ビタミン B_{12}欠乏症に典型的な大脳白質の病変が，おそらくその神経病理学的な原因になっている。神経性心症状は SAM の脳脊髄液（cerebrospinal fluid：CSF）の低下レベルに比例する[143,144]。

診断と治療　悪性貧血のビタミン B_{12}欠乏症の診断は，抗 IF 抗体の存在，ビタミン B_{12}レベルの低値，MMA とホモシステインの上昇により行われる。大球性貧血と好中球の多分葉が見られないこともある。

ビタミン B_{12}欠乏症の神経学的な合併症は，貯蔵量を十分に満たすために 1 日 1,000 μg のビタミン B_{12}を 5 日間筋注射し，その後月に 1 回 500～1,000 μg の筋注射を続けて行うことにより改善する。ビタミン B_{12}の舌下錠も使用できる。予防的な治療として，経口のビタミン B_{12}製剤でも十分であると思われる。

▶葉酸

消化管から吸収された後，主に 5-メチルテトラヒドロ葉酸（5-methyltetrahydrofolate：$5MH_4F$）は循環系に入る。葉酸の貯蔵は限られており，負のバランスが続くと数ヵ月で欠乏症が起こる。テトラヒドロ葉酸はプリン，メチオニン，そして DNA 合成のためのデオキシチミジン一リン酸の合成の一炭素受容体として働く。アルコール依存症以外にも，フェニトインや経口避妊薬を摂取している患者において吸収の低下が見られる。葉酸の必要量の増加は，妊娠や授乳期，小児や青少年期，造血が盛んな患者，癌患者で見られる。

葉酸欠乏症の神経学的な症状

葉酸欠乏症は，ビタミン B_{12}の欠乏と同じ巨赤芽球性貧血を生じる。しかし，葉酸単独の欠乏では SCD や末梢神経障害の発症はまれである。葉酸欠乏はホモシステインだけの上昇をきたすこともある。

Ramaekers と Blau[145]は，神経系以外の葉酸代謝は正常であるが CSF 中の $5MTH_4F$ 値が低い小児の特発性脳葉酸欠乏症とよばれる神経学的な症候群について記載している。発症年齢は約 4 ヵ月で，落ち着きがなく，興奮しやすく，睡眠がとれなくなっている。のちに神経運動の発達遅滞，小脳性運動失調，痙性麻痺，運動障害，視覚および聴覚障害が起こる。1/3 の小児で痙攣が見られる。脳室周囲の脱髄と大脳の萎縮が見られる。この症候群は，CSF 受容体タンパク質 1（FR1）が機能しないことによって発症する。これらの症例は，経口の葉酸の補充に反応する。二次性の脳の葉酸欠乏は，長期間の葉酸拮抗薬や抗痙攣薬の使用，レット（Rett）症候群，エカルディ・グティエール（Aicardi-Goutieres）症候群，3-ホスホグリセリン酸デヒドロゲナーゼ欠損症，デヒドロプテリジンレダクターゼ欠損症，芳香族アミノ酸デカルボキシラーゼ欠損症，カーンズ・セイヤー（Kearns-Sayre）症候群などがある。

先天性の葉酸代謝の異常[146]は，血液の異常はないが，知能発達遅滞，痙攣，統合失調症，血管病が特徴のメチレンテトラヒドロ葉酸レダクターゼ欠損症がある。これは最も多い葉酸代謝の先天性の異常である。血液検査では，ホモシスチン尿症を伴い，葉酸値が血清，赤血球，CSFで低値を示す。メチオニンシンターゼの欠損症は知能遅滞を伴う赤芽球性貧血を示す。グルタミン酸ホルムイミノトランスフェラーゼサイクロデアミナーゼ欠損症は重症の知能遅滞を示す。まれに，ジヒドロ葉酸レダクターゼ欠乏症は，葉酸に反応する新生児の赤芽球性貧血を示す。

神経管欠損症と葉酸 最も頻度の高いCNSの奇形の1つは，尾部神経管の融合不全による二分脊椎である。二分脊椎の症例の70％ほどは，母親が葉酸の補充療法を受けるだけで予防可能である[147]。他の原因には，染色体異常，単一遺伝子の異常，あるいは催奇形性物質に曝された場合である。予防のメカニズムは不明であるが，葉酸の輸送と代謝の調節に関与している遺伝子の可能性がある。母親のリスクファクターには，食事からの鉄，マグネシウム，ナイアシンの摂取が少ないこと[148]，および母親が神経管欠損のリスクを高める抗痙攣薬を使用していることなどがある[149]。茶のカテキンがジヒドロ葉酸レダクターゼ[150]の活性を阻害するため，妊娠中にお茶を飲むことはリスクを高める。

葉酸欠乏症の遺伝的な発症しやすさは，酵素の5,10-メチレンテトラヒドロ葉酸レダクターゼ（5,10MH_4FR）の遺伝子変異を有する患者に起こる。一般的な遺伝子変異（C677T）では，この酵素の活性の低下[151]とホモシステイン濃度の増加が見られる。この影響は，低葉酸レベル，そしておそらく低リボフラビン濃度によって悪化する。この変異は，高齢者のうつ病のリスクを高める。これは，ノルエピネフリンおよびセロトニンの合成に不可欠なメチル代謝経路の異常の結果として起こる[151]。

葉酸欠乏症の治療

葉酸欠乏症は，食生活の改善と経口からの葉酸サプリメントに対して容易に反応する。1日あたり1mgの葉酸の経口投与量は安全であると考えられている。しかし，葉酸治療を開始する前に，それがコバラミン欠乏症と一緒に存在していないかを除外することが必須である。葉酸の単独療法は，葉酸とコバラミンの両方の欠乏が存在している場合，血液学的には改善するが，神経学的な所見を悪化させる（時には不可逆な）可能性があるからである。

▶パントテン酸

パントテン酸は炭水化物と脂肪酸の代謝に重要なCoAと結合し，酸素フリーラジカルを消去することにより，アポトーシスや細胞傷害に対する作用を示す。ハラーホルデン・スパッツ（Hallervorden-Spatz）症候群は，パントテン酸からCoAを合成する過程に重要なパントテン酸キナーゼをコードする第20染色体上の*PANK2*遺伝子が関わっている[152]。そして脂肪酸合成やエネルギー代謝の異常を起こし，基底核でのシステイン-鉄沈着物の濃度が上昇する。ハラーホルデン・スパッツ症候群は，病理学的には基底核において鉄の沈着と軸索球状物が特徴である。

▶ビタミンE（α-トコフェロール）

脂溶性ビタミンは最初，動物が繁殖するのに不可欠な栄養素と考えられていた。しかし，α-トコフェロールは細胞膜を脂肪の過酸化による傷害から守る強力な抗酸化物質でもある。トコフェロールは小腸においてカイロミクロン内に吸収され，α-トコフェロール輸送タンパク質に結合し，運ばれる。

ビタミンE欠乏は，貧しい食事，吸収障害[153]，短腸症候群，ブラインドループ症候群[154]，嚢胞線維症[155]，セリアック病，慢性胆汁うっ滞肝疾患，無βリポタンパク血症，α-トコフェロール輸送タンパク質の遺伝的な欠損症において見られる。ビタミンE欠乏を伴うイタリア型の運動失調症[156]は，まれな常染色体潜性の異常で，α-トコフェロール輸送タンパク質遺伝子の染色体の8q13変異により生じる。病気の患者は進行性の脊髄-小脳症候群と血清ビタミンE濃度の低値を示す[156]。ビタミンE欠乏症は，熱帯性脊髄神経障害にも見られる。おそらくこれは食事からの欠乏と熱帯性吸収不全症によって起こるのであろう[157]。

小児期に発症し，脂肪吸収不良のない神経症状を伴うビタミンE単独欠乏のまれな症候群がある[158]。症状は，振戦，振戦性構音障害，固有感覚や振動覚の消失による失調性歩行，全般的な反射の消失などがある。小脳の障害には，測定障害，指の運動の緩徐化，姿勢振戦などがある。歩行は足を広げて，前彎気味で，また二次性ジストニア様に膝を伸展し足を内転する前反膝を示す。眼球運動麻痺，網膜色素変性症，構音障害，全身の筋力低下が見られ，症例によっては足底伸展反射が見られる。症状は，反射の低下，運動失調，上方視の制限，眼振から生じる長索路障害，虚脱感，視野の狭窄などが進行する。欠乏が重症で長期間続いている患者では，完全な失明，認知症，不整脈などが起こる[158]。神経病理学では，ビタミンE欠乏症は，後根節の障害を伴う，長い線維の軸索感覚ニューロパチーを示し，それとともに典型的に神経軸索球状物を伴う脊髄小脳障害が見られる。すなわち，軸索が腫大しジストロフィー様になり，後索とクラーク索を傷害する。感覚神経の伝導速度は低下し，感覚神経の活動電位の振幅は低下する。

ビタミンE欠乏の原因によって治療は個別化すべきで，経口や非経口的なビタミンEの補充が行われる。遺伝的な症例でも，少数の患者は痙性や網膜色素変性を発症するが，ビタミンEの治療により，大部分の患者が神経学的に安定する[158]。欠乏症がさらに進行すると，治療に対する反応が低下する。したがって，ビタミンE欠乏のリスクがある患者に対しては，早期に治療を開始し，定期的な神経学的および眼科的な検査を行い，血中ビタミンEの測定を行うべきである。

ビタミンEは抗酸化作用があることより，現在認知症やアルツハイマー病の治療に推奨されている[159]。しかし，臨床での治療成績については一致した結果は得られていない。同様に，多くの試験が行われているが，循環器疾患や脳卒中の予防におけるビタミンEの有用性についての確かなエビデンスは得られていない[160]。

▶ビタミン D

ヒトにおいては，日光に曝露することによりつくられたビタミン D は肝臓で代謝され，それから腎臓で 1,25-ジヒドロキシビタミン D〈1,25(OH)$_2$D〉になる。ビタミン D の受容体は小腸や骨に存在し，その他にも脳，心臓，胃，膵臓，活性化された T および B リンパ球，皮膚，生殖腺にも存在する[161]。1,25(OH)$_2$D は，正常な細胞および増殖性の細胞の強力な増殖抑制物質の 1 つであり，これらを成熟化させる[162]。ビタミン D は自然に存在する抗炎症作用をもつ免疫調整剤である。ビタミン D は，制御性の T 細胞機能を誘導し，ヘルパー T 細胞（Th1）と樹状細胞の機能を制御する[161,162]。ビタミン D の低値は，多発性硬化症(multiple sclerosis：MS）などの自己免疫疾患の原因と考えられている[164]。

MS は，日光が非常に強い赤道直下の地域では発症が少ない。日照時間が短い北ヨーロッパ諸国では MS の頻度がかなり多くなる。Munger ら[163]は，食事からのビタミン D 摂取と MS の頻度との関係をアメリカの 2 つの大規模なコホート研究で検討した。これらの研究では，18 万 7,000 人の女性(Nurses' Health Study Ⅰ およびⅡ)を，1980～2000 年と 1991～2001 年の間追跡したところ，食事からのビタミン D の摂取が多いこととは，MS の発症リスクと逆相関を示した（リスク比 0.59，95% 信頼区間＝0.38～0.91，trend の p 値＝0.006)。

さらに，MS の実験モデルであるアレルギー性脳脊髄炎では，活性代謝産物の 1,25(OH)$_2$D は，樹状細胞と T 細胞機能を調整し，マクロファージを制御することにより，病気を予防し，その活性を抑えた[164]。

結論として，臨床の対照試験は終わっていないが，MS の患者あるいはリスクのある患者に対しては日光にあたったり[165,166]，ビタミン D を補充することを考慮すべきである。推奨されるビタミン D の経口摂取量は 400 IU/日（10 μg/日）である。ビタミン D の補充はマルチビタミンで行うが，通常，マルチビタミンにはビタミン A，C，E，葉酸とビタミン B 群も含まれている。

神経疾患における食事とビタミンによる治療

偏頭痛，脳卒中，肝性脳症からまれな代謝異常まで，多くの神経学的な異常は，食事療法や特定のビタミンに対して反応する。

▶偏頭痛

神経学において最も一般的な食事指導が，偏頭痛の患者に対して行われている。指導の内容は，冷凍食品，低血糖，硝酸薬，グルタミン酸ナトリウム，生体アミン，特にチラミンやフェニルチラミンを避けることである。日常生活においてこれらの指導が有用であるにもかかわらず，いくつかの臨床試験[167]では，赤ワイン中の生体アミンとワイン不耐症との関係，チラミンと偏頭痛の関係，あるいは頭痛のある人でチョコレートのフェニルチラミンと頭痛の発作との決定的な関連は見られなかった。リボフラビンの補充は偏頭痛の再発の抑制する働きをもつ。

表 95.3　地中海食の一般的な特徴

1．植物性食品が豊富（果物，野菜，パン，他の形態のシリアル，豆類，ナッツ，種子）
2．加工が最低限の旬のもので新鮮な地元産の食品
3．典型的な 1 日のデザートとして新鮮な果物，ナッツ，オリーブ油，濃縮糖をベースとした菓子，そしてお祭りの日に消費する蜂蜜
4．食事性脂質の主要な供給源としてのオリーブ油
5．乳製品（主にチーズやヨーグルト）を低～中程度消費
6．卵の消費は週に 4 個以下
7．赤身肉は低頻度で消費量も少ない，魚の消費は地域によって異なる
8．ワインは少なめ～中程度消費，一般的に食事と一緒に

(Adapted with permission from Serra-Majem L, Román B, Estruch R. Scientific evidence of interventions using the Mediterranean diet : a systematic review. Nutr Rev 2006 : 64 : S27–47.)

▶地中海食

地中海食は，地中海沿岸のオリーブ栽培地域に住む人の典型的な食事の総称である[168～170]。このため，オリーブ油はこの食事の基本的な要素で，食事からの主要な脂肪の供給源で，他の食品よりも多くのカロリーを提供する。地中海食の他の重要な構成要素は，植物由来のものであり，大量の果物や野菜，豆類，穀類，ナッツ，香辛料で調理されたシリアル，そして蜂蜜やブドウ果汁のシロップなどの天然甘味料である。ワイン，牛乳や乳製品，魚と，比較的少量の飽和脂肪，肉，鶏肉もこの食事の特徴である。

地中海食[168]は，集団研究や介入試験において血管病に予防効果があることが示されている[170]。地中海食の主な要素には次のものがある。オリーブオイル，魚介類，酸性乳，ヨーグルト，その他の乳製品中のプロバイオティクス，および穀類，野菜，果物，香辛料，そして赤ワイン，紅茶，チョコレート，コーヒーなどの飲料水中のフラボノイドやポリフェノールである。地中海食は，果物や野菜，豆類，穀類，ナッツ，シリアルが豊富で，最小限の量の飽和脂肪，肉，鶏肉があり，そして n-6 系と n-3 系脂肪酸の健康的なバランスがとれている。

地中海食は循環器疾患，心筋梗塞および循環器疾患による死亡，脳卒中，肥満，関節炎，癌のリスクを低下させ，また最近では，アルツハイマー病のリスクを低下させることがわかった[171,172]。地中海食は食欲をそそり，そして脳卒中や認知機能障害の予防に対する有益な公衆衛生的アプローチを提供する。**表 95.3** に地中海食の一般的な特徴を示す。

▶脳卒中

脳卒中の予防，脳卒中後の治療のための食事の指導[173]，および循環器疾患の患者に対する指導では，高血圧，高脂血症，BMI をコントロールするために，動物性の飽和脂肪，トランス脂肪や塩分の摂取を減らすことをすすめる。DASH 食(Dietary Approaches to Stop Hypertension diet）では，高血圧の程度に従い食塩の摂取を 150，100，50 mmol/日に減らし，果物，ジュースや野菜[174]を増やすことをすすめている[171]。前述したように，地中海食は脳卒中を

表 95.4 栄養治療に反応する神経症状を示す代謝性の先天異常

病態	主な臨床症状	治療
神経障害		
無βリポタンパク血症	下痢，脂肪便，運動失調，網膜色素変性症	ビタミン A，E，K
レフサム（Refsum）病	小脳性運動失調，網膜色素変性症，CSF タンパク質，ペルオキシソーム異常	フィタン酸，食事制限
ミトコンドリア病	MELAS，MERFF，Leigh，NARP，感覚性運動失調	CoQ_{10}，クレアチン，L-カルニチン，ビタミン C，B_1，B_2，K
筋障害		
マッカードル（McArdle）病（GSDⅤ）	筋ホスホリラーゼ欠損症，運動不耐症，筋障害，筋融解症	分枝鎖アミノ酸，高タンパク質食，ビタミン B_6，運動前の炭水化物の負荷
コリ・フォーブス（Cori-Forbes）病（GSDⅢ）	脱分岐酵素の欠損，低血糖	血糖の正常化
ポンペ（Pompe）病（GSDⅡa）	酸性マルターゼ欠損，筋障害，心筋障害	高タンパク質食
垂井病（GSDⅦ）	筋のホスホフルクトキナーゼ欠損，運動不耐症，筋障害，横紋筋融解症，溶血	運動前の炭水化物の負荷
グルコース輸送体欠損症	低血糖，CSF 糖濃度の低下，新生児痙攣，運動失調症，小頭症，発達遅滞	炭水化物の負荷，チオクト酸
カルニチン障害	筋障害，横紋筋融解症，低血糖	高炭水化物，低脂肪食，空腹を避ける，ビタミン B_2，A，E，K
超長鎖アシル CoA デヒドロキナーゼ欠損	筋障害，横紋筋融解症，低血糖，心筋障害	中鎖脂肪酸[a]，ビタミン A，E，K
スミス・レムリ・オピッツ（Smith-Lemli-Opitz）病	7-デヒドロコレステロールの上昇，小頭症，発育遅滞	高コレステロール食
ミトコンドリア筋症	Leigh 型ピルビン酸デヒドロゲナーゼ 良性ピルビン酸デヒドロゲナーゼ複合体	ケトン生成食 ケトン体を産生する食事，チアミン，リポ酸，CoQ_{10}，クレアチン，ビタミン C，B_2，K
先天性ビタミン異常		
ピリドキシン（ビタミン B_6）欠乏症	新生児痙攣	ピリドキシン（ビタミン B_6）
ビオチン欠乏症	ビオチン依存性カルボキシラーゼ，有機酸性アシドーシス，痙攣，筋緊張低下，発達遅滞，皮膚発疹，脱毛	ビオチン
ビオプテリン欠乏症	発達遅滞，痙攣，筋緊張低下	テトラヒドロビオプテリン，5OH-トリプトファン，L-ドパ
コバラミン（ビタミン B_{12}）欠乏症	メチルマロン酸血症 ホモシステイン血症 赤芽球性貧血，痙攣，筋症，発達遅滞	コバラミン（ビタミン B_{12}） タンパク質制限，カルニチン，ベタイン
アミノ酸血症		
ハートナップ（Hartnup）病	中性アミノ酸尿症，運動失調症，行動の変化	トリプトファン
メープルシロップ尿症	分枝鎖アミノ酸尿症（ロイシン，イソロイシン，バリン），嘔吐，痙性	食事制限，ビタミン B
フェニルケトン尿症	フェニルアラニン，痙性，発達遅滞	食事制限
ホモシスチン尿症	ホモシステイン，水晶体亜脱臼，脳卒中，痙攣，発達遅滞	食事制限，ピリドキシン(ビタミン B_6)，ベタイン
プロピオ酸血症	筋緊張低下，痙攣，アシドーシス	タンパク質制限，カルニチン
イソ吉草酸血症	嘔吐，ケトーシス，アシドーシス	タンパク質制限，グリシン，カルニチン
グルタール酸血症	大頭症，痙性，ジストニア	トリプトファン制限，リシン制限，カルニチン，ビタミン B_2

CSF：脳脊髄液，GSD：糖原病，MELAS：ミトコンドリア脳筋症・乳酸アシドーシス・脳卒中様症候群，MERFF：赤色ぼろ線維・ミオクローヌスてんかん症候群，NARP：神経障害，運動失調，網膜色素変性症。
[a] 中鎖脂肪酸アシル CoA デヒドロゲナーゼ欠損の患者では，中鎖脂肪酸の治療は正式には禁忌である。

予防するために優れた食事法である。

▶起立性低血圧

循環血液量を増やすために，起立性低血圧の患者はナトリウムを 150〜250 mEq/日（10〜20 g の食塩）摂取し，水分の経口摂取量を 600 g/日に増す。フルドロコルチゾンを服用している場合には，カリウムの補充を一緒に行う。

▶肝性脳症

肝性脳症という言葉は，肝疾患患者，特にアルコール性あるいは肝炎後肝硬変，正常の尿素サイクルを障害する門脈-大循環シャント（多いのは経頸静脈肝内門脈-大循環シャント〈transjugular intrahepatic portosystemic shunt：TIPS〉）などの神経精神症状をさす。症状は認知障害，羽ばたき振戦，嗜眠状態から昏睡，脳波で典型的な 3 相性の徐波などがある。この原因としては，おそらくアンモニアが上昇したこと，偽神経伝達物質，抑制性 GABA-ベンゾジアゼピン神経伝達物質の活性化，ATP 依存性 Na および K チャネルの変化，亜鉛欠乏，脳のマンガン蓄積などが考えられる。

昔から低タンパク質食がすすめられてきたが，最近の研究では，肝硬変による肝性脳症の発作中でも正常量のタンパク質の食事が安全に投与できることが示されている[175]。無作為化試験の系統的レビューでは，消化管のアンモニアや関連物質を取り除くためのラクチュロース（β-ガラクトシドフルクトース）やラクチトール（β-ガラクトシドソルビトール）などの難消化二糖類の有用性のエビデンスは不十分であった[175]。尿素サイクルにおける酵素の補因子である亜鉛の使用に関しても，一致した結果は得られていない。それに対して，アンモニアを尿素とグルタミン酸に変換するための基質である L-オルニチン-L-アスパラギン酸[176]は，対照臨床試験において，進行した肝性脳症患者において血清アンモニア値を低下させ精神機能を改善するという結果が得られている。

▶特発性頭蓋内高血圧

この症候群の特徴は，頭痛，うっ血乳頭があり，神経学的な巣症状がないことである。これは，静脈洞の血栓や種々の内分泌異常の結果起こる。最も多い 2 つの栄養性の原因は，肥満と高ビタミン A 血症である。食事あるいは抗肥満手術による体重減少が有効な治療法である。低塩食や水分の制限も乳頭浮腫を軽減するのに有用である。

▶小児痙攣

ケトン体を産生する食事が小児痙攣，特に難治性の症例，例えばレノックス・ガストー（Lennox-Gastaut）症候群に対して長年使われてきた[177,178]。カロリーや水分の制限を避け，ケトーシスを維持することが重要である[178]。ケトン体を産生する食事は，グルコース輸送体欠損症により起こる新生児の痙攣，ミトコンドリア障害（良性ピルビン酸デヒドロゲナーゼ群の欠損）に対しても使われている。

多くの他の単一あるいは多くの栄養素による試みは神経障害をもつ数々の先天性代謝障害，例えば炭水化物の代謝異常，脂肪酸代謝異常，ミトコンドリア障害，銅の代謝異常，フィタン酸蓄積（レフサム〈Refsum〉病），無βリポタンパク血症などに対して用いられてきた。これらについては**表 95.4** に示す。

（Gustavo C. Román／中屋　豊 訳）

96 食物摂取に影響を与える行動異常：他の精神異常と摂食障害

摂食障害は脅迫的な行動の異常であり，それによって重篤な機能障害や極端な場合には死に至ることもある。摂食障害はある一定の範囲の症状を呈するが，診断の境界はしばしば曖昧である。*Diagnostic and Statistical Manual of Mental Disorders*（DSM-IV，精神障害の診断と統計マニュアル）の第4版[1]では，摂食障害を大きく区分，神経性無食欲症（anorexia nervosa：AN），神経性過食症（bulimia nervosa：BN），特定不能の摂食障害（eating disorder not otherwise specified：EDNOS）の3つに分けている。むちゃ食い障害（binge-eating disorder：BED）はしばしば肥満を伴うもので，EDNOSの区分に包括される。BEDは最近別個の摂食障害として考えられており，臨床と科学の両方から大きな注目を集めている。

BEDとは違って，ANとBNは「ダイエット障害」ととらえればよいだろう[2]。どちらの障害も，太ることに対する過剰な恐怖心が特徴的であり，それによって厳しい食事制限，過食，過度の運動，自己誘発性嘔吐，下剤や利尿剤の濫用，やせ薬の服用などの一連の異常な行動に駆り立てられる。これらの異常な行動は，飢餓，もしくは過食/排泄/食事制限サイクルと相まって持続し，食べ物への没頭と身体イメージの歪みがより強化されてしまう。本章では，摂食障害の診断，疫学，病因，合併症，治療について解説する。そして，その他の精神状態とよく処方される摂食に影響する可能性がある精神薬についてのまとめで結ぶ。くりかえす過食，あるいはむちゃ食いの結果肥満となるが，それは主に医学的健康状態であり，これについては他章で取り扱う。

摂食障害の概要

▶神経性無食欲症（AN）

ANは自己誘発性の飢餓による症候群であり，理想体重の85%以下までの体重減少が特徴である。減量には太ることに対する恐怖が伴っており，女性では無月経もしくは3回以上の月経周期の欠如も起こる。ANはさらに，食事制限型（AN-R）と過食排泄型（AN-P）の2種類に細分される。食事制限型の患者は食事制限としばしば過度の運動を行い，減量行為のことでそわそわするが，過食や下剤を用いるなどの排泄行為は行わない。対照的に，過食排泄型では定期的な過食と排泄行為，または過食か排泄行為の一方を行う（例：自己誘発性嘔吐，下剤，利尿剤，浣腸の乱用）。

▶神経性過食症（BN）

BNはダイエット障害で，過食とそれに続く体重増加を避けるための代償行為の発作が特徴である。過食とは，同じくらいの時間内において同じような環境で多くの人よりも圧倒的に多い量の食事を摂取することと定義づけられている。そして，過剰な摂食を抑制することができないと感じている。過食するのは「禁止食」である高脂肪，高カロリーの食事が典型で，1回に1,000～2,000 kcalもしくはそれ以上を過食する[3]。過食症の人は一般的に，過食と過食の間に摂食を制限し，「安全」である低カロリー，低脂肪の食事のみを摂食する。その他に過食後に行う代償行為として，排泄行為，嘔吐，下剤または利尿剤の濫用，過度の運動などがある。ANと同様，ダイエットとやせることに没頭し，ますます情熱が激しくなってやめることができなくなり，心理的，社会的機能を障害する。過食排泄型のANとBNとの違いは，主に体重である。つまり過食と排泄を行う人のうち，体重が理想体重の85%未満またはBMIがおよそ17.5で，無月経であれば過食排泄型のANと診断され，一方，そこまで低体重ではなく，あるいは適性体重または肥満の場合は，BNと診断される。BNは，排泄型（BN-P）と非排泄型（BN-NP）の2つに細分できる。非排泄型BNでは自己誘発性の嘔吐や下剤・利尿剤の濫用を行わず，むしろ過食のエピソードと絶食もしくは過度の運動を交互に行う。

▶特定不能の摂食障害（EDNOS）

EDNOSは一様でない診断カテゴリーである。これにはAN，BN，BEDの部分症状を示す場合や，非典型的な摂食障害が含まれる。ANまたはBNの部分症状に対してEDNOSの診断は医学的に軽いという意味ではない。実のところ，これらの病的状態は完全なAN，BNと等しいかそれ以上であるかもしれないのである[4]。例をあげると，元の体重が肥満であった人でも，太ることへの恐怖が強くなりダイエット行動が過激になると，まだ体重がANの診断基準ほど落ちていなくても，また過食頻度がBNの診断基準を満たしていなくとも，急激に元の体重の40%以上もやせてしまう。

BEDは週に2回以上の定期的なむちゃ食いと定義されており，摂食における制御が利かなくなると自覚しているが，BNの典型である代償行為は行わない。さらにいくつかの点でBEDはBNとは異なる。BNの人は，過食していない時には食事を選び，カロリーを制限する傾向がある。しかしBEDの人よりも衝動的にむちゃ食いを行い，より多くのカロリーを消費する。BEDの人は，BNの人に比べてより一貫して1日中過食を行い[5]，過体重あるいは肥満になりやすい。

異常な摂食障害には，ヒステリー球［訳注：喉にものが詰まった感じ］や心因性嘔吐があげられる。その結果，飲み込むのが怖くなり，体重減少と機能障害，さらに心因性嘔吐症候群が起こる。しかし，なかにはこれらが人為的な障害である場合がある。患者にとって病気であることが都合がいいため，症状が部分的に存続するのである。

疫学

摂食障害についての疫学的データは，いくつかの理由により限られている。1つはANもBNも一般には比較的頻度が少ないからである。その上，ほとんどの患者が治療法を探して症状を軽減させるかどうかを決めかねている。また，症例の少数は診察してもらうことがなく，臨床症例の研究は必然的に精神医学的な発症頻度を過小評価してしまうことになる[6]。

若い女性のおよそ0.3%がANであり，女児や女性は男児や男性の10倍もANになりやすい[6]。性別と年齢を調整した一般人口での発症率は，年間10万人あたり約8件である。一生のうちでは，ANは15～19歳の女性に発症しやすく，今までに報告されている件数の40%を占めている。ある疫学調査において，この年齢集団での発症率は1935年から1989年の間に着実に増加し続けている[7]。この増加が，臨床医や一般社会のANの診断に関する意識の高まりに伴い，発見率が良くなったことや医療を求めることが多くなったことをどの程度反映しているかは不明である。

BNが発症する割合は，研究において報告されているANのそれより一貫して高く，年間10万人あたり約12件である[6]。しかし，この病気の本質は隠れやすく，ANのように非常にやせた体型から見つけることができないため，過小評価されやすい。BNの発症がANに比べて多い理由として，1つには，過酷な食事制限によって低体重を維持しようとする結果，40%ものAN患者がやがてBNに移行するという研究により説明される[8]。ANと比較してBNの発症年齢は遅く，20～24歳で発症のリスクが一番高い。発症頻度は，女児および女性の1%，男児および男性の0.1%がBNで，性別における分布はANと同様である[6]。

EDNOSは，現象学的にいろいろなタイプが混ざっており，症状が部分的な摂食障害の発症は，完全なものの2倍以上であるにもかかわらず，疫学的情報では最大に見積もってもほんの少ししかない[9]。完了しているBEDの統計研究は3つのみで，これらによるとBEDの人は2～3%で，摂食障害の中では男女間で分布にあまり差がない（約2：1）。また，発症年齢がANとBNよりも遅く，30～50歳の間である[10]。臨床において肥満で減量治療を求めている集団ではBEDの割合が高く，ほぼ25%である[11]。

病因：リスクファクターと感受性因子

摂食障害の病因についてわかっていることは限定的だが，病因は多因子性で，ほとんどの場合に遺伝的因子と環境因子の両方が相互に作用しているのは明らかである。これらの相互作用やそのリスクとの関連については未解明だが，個人によって大きく異なると考えられている。

▶遺伝的特徴

家族，双生児，そして分子生物学的研究では，摂食障害は遺伝の影響を受けるとされている。AN，BN，EDNOSが家族内で交差して発症していることから，家族的な罹患傾向を示唆する[12]。摂食障害の人が親族にいる場合，対照群よりも7～12倍も摂食障害になりやすく，一卵性と二卵性の双生児では一卵性のほうがANやBNになる確率が明らかに高い[13]。しかし，かかる摂食障害が必ずしも同じではない（すなわち，親族がANの発症者であると，ANあるいはBNの発症が高くなるのであり，ANのみの確率が高くなるのではない）。双生児の研究では，ANの遺伝率は58～76%，BNは54～76%，BEDは38～61%で，摂食障害と行動が似ているもの（例：体型への不満や体重への執着など）では32～72%であることがわかっている[13,14]。ANとBNの生物学的指標を見つける試みにおいて，セロトニンやドーパミンの関連遺伝子の多型を研究するに至った研究者もいる。その他，体重制御や栄養補給，エネルギー消費に関連する遺伝子であるレプチンやエストロゲンの受容体を対象とした研究も行われている[15]。これらの生物学的指標の研究は期待がもてそうだが，今のところ一貫性のない結果しか出ておらず，さらなる研究を待たなければならない。

▶性格

摂食障害になりやすい性格特性というのが研究でいくつか明らかになっている。これには，危険回避の傾向の高まり[15]，神経症的な特徴，また自己評価の低下などがある[16]。完璧主義，真面目，粘り強い，強迫性人格というのはANに特異的な性格である。一方，衝動的，目新しいものを求める，否定的な感情，ストレスを受けやすいなど，また，反社会性パーソナリティ障害，境界性パーソナリティ障害，劇場型パーソナリティ障害，自己愛性パーソナリティ障害と関連する性格特性は，一般的にBNに多い[15,17]。家族を対象にした研究において，摂食障害の人の第一度近親において，前述したような特性が多いことがわかった。これより，ANやBNの遺伝にはある程度これらの性格的特徴の遺伝が関わっていることが考えられる[17]。

▶発症要因

思春期前を対象にしたよりも月経が始まった女児・女性で摂食障害の頻度が有意に高い。これは，卵巣ホルモンや性の成長に摂食障害を促進する働きがあることを示唆する[18]。思春期前から体重のことを気にしたり[19]，初潮が早かったりすると[20]，思春期に摂食障害になりやすくなることが明らかになっている。早熟の女児は初潮前に脂肪がつきやすいため，体形に不満をもちやすく，初潮が通常もしくは遅い女児よりもダイエットに励みやすい傾向がある[20]。また，大学進学等による環境の変化は，大きなストレスやより高い成果が求められ，役割と独自性の変化をともなうため，摂食障害の大きな要因となる[21]。この環境の変化が思春期後半に摂食障害に陥るリスクを高める。過去の心的外傷，すなわち児童期の性的虐待は，摂食障害に陥るリスクを高めるであろうが，その他の精神状態にも関連している。そのため，摂食障害と児童期の性的虐待に直接関連があるのか，虐待とメンタルヘルスが幅広く関連しているのか断定しがたい[22]。

▶社会文化的要因

摂食障害の社会文化的モデルは，女児や女性がやせているべきであるという社会的風潮の圧力が，摂食障害や身体意識の歪みを引き起こしていると指摘している。このモデルによると，やせることの理想化は，マスコミや同僚，家族を通して社会に広がる。このモデルは摂食障害が欧米に多い理由を説明しているが，実際にやせが評価されている欧米で摂食障害を発症しているのは人口の少数である。そのため，摂食障害の発症は社会文化的モデルだけでは説明できない。しかし，思春期から生じるやせていることに対すプレッシャーが，影響されやすい人においてダイエット行動の引き金となる。

マスメディア

やせた女性のモデルおよびイメージ（例：マンガ，コンピュータグラフィック）が西洋のマスメディアであふれている。このような社会的な標準化を自分のものとして受け入れることは，少女や女性において，自己評価を低くし，悪い影響を与え，ダイエットを行い，摂食障害に陥らせる[23]。実験的な研究は，常にメディアからやせたイメージを与えられている女性では，大きめのあるいは普通のイメージを与えられている人に比べると，自分の身体イメージに対する不満足度が高いことを示している[24]。やせたイメージを理想にもっている女児や女性，また，すでに細いことが美しいというあこがれを抱いている人，あるいはもともと身体イメージの異常が強い人には，これらイメージのマイナスの影響はさらに増強される。

同僚

同僚からやせるようにプレッシャーをかけられた時や[25]，太っているといってからかわれた経験は[26]，女児や女性に身体への不満感を植えつける。そして，摂食異常のリスクを増大させる。しかし，少なくとも1つの研究では，体重に関するからかいは成人女性になってからの体への不満を予測するものではなかった[27]。というのは，からかいに関する研究の大半は思い起こしによるもので，思い出しバイアスがかかっている。そしてそのバイアスは，摂食異常のリスクが高く，体への不満をもつ人において強くなるからである。同様に，成人女性のグループのメンバーはしばしば同じような異常な身体イメージをもっているが，身体イメージが同僚によって直接影響されるのか，あるいは彼女たちが単に同じような意識をもつ仲間を選ぶのかは明らかではない。大学の女子学生では，飲み騒いで排泄する行動が，ちょうど病気が伝染するように（接触効果）人から人へと伝えられている。この所見は，同僚が摂食障害に対して社会的に直接影響を与えることを示している[28]。

家族

両親は，幼い子どもに影響を及ぼす最も重要な社会文化的な因子である。そして子どもの体重に関する両親の発言，特に母親の発言は，子どもの体重と体形についての考えや行動に関連する最も継続性のある因子となる[29,30]。家族の精神力学も摂食異常の重要な発生原因となる。1人で食事をする女児，両親が結婚していない女児[31]，また家族の会話が少なく，両親がかまってくれない，両親の期待が小さいと感じている女児[32]では摂食障害のリスクが高くなる。実際，研究者は家族からの社会的なサポートが少ないと感じていることが，自己に対する低い評価や，体形への高い関心，逃避–回避による対処と結びつくと，その女性では摂食障害を発症するリスクが高くなる[33]。

臨床結果と合併症

▶社会的な関係をつくることに関する問題

食事は非常に社会的な活動であり，摂食障害は必然的に人と人との間の関係を損なうことになる。食事の選択や食べる量や時間，運動の時間が非常に長くなるため，これを隠すために，また他人との衝突を避けるために，摂食障害の人は社会的に孤立するようになる。こうした儀式や運動は，その年齢にふさわしい社会的な行動よりも優先されることになる。飢餓が性欲に与える影響や身体イメージに関心がいってしまう影響で，親しい関係の構築や性的機能は障害される。これらの障害は主に若い女性や女児が罹患するため，AN と BN は，両親からの分離–個人化，自己の確立，有意義な友人との関係をつくることといった正常な発達における課題を中断させてしまうことになる。

▶精神的な合併症

摂食障害の人は絶えず熱烈に食物や体重のことを気にかけている。そしてそれは起きている時間のほとんどを占め，飢餓とともにひどくなる。さらに，飢餓状態では気分の落ち込み，無関心，無快感［訳注：本来，快感になるはずの行為から快感を得られないこと］，集中力と活力の低下が特徴的な飢餓症候群に陥る。この症状は「大うつ病」と区別がつきにくいが，食事がとれると数日から数週間で回復する[34]。飢餓に関連して増大する食事や体重に強迫的なまでにとらわれる感じやうつ症状の他に，家族の研究では情動障害やアルコール乱用，不安障害が AN，BN の第一度近親で増えることを確認している[17]。この所見は摂食障害とともに精神的な問題に取り組まないと，精神的な異常がしばしば同時に発症しており，治療経過が複雑になることを示している。最後に，モラルの欠如や自尊心の喪失は自分の行動やこのような行動が身体機能を損なうという認識を患者が制御しようとする際に付随する。

▶身体的合併症と徴候

身体的合併症は，飢餓もしくは排泄行為が続くことで起こる。それゆえ，リスクが高い診断グループは，過食排泄型である。彼らは，飢餓状態の低体重の患者で，体重を減らすために排泄を行う。摂食障害自体による合併症に加えて，治療やリフィーディング（再栄養補給）が医学的なリスクを伴う。

飢餓に関連した合併症

AN による栄養不良と飢餓により，多くの身体的徴候や症状が現れる。AN 患者はしばしばひどくやせ，診察では筋の消耗と衰えが見られ，さらにうぶ毛（広範囲に繊細な体毛が生える）が見られる。自発的飢餓に対する生理的反応はエネルギーを保存するように働く。これらには，徐脈や低血圧，低体温，視床下部–下垂体–卵巣軸の障害などがある。エストロゲン，卵胞刺激ホルモン，黄体化ホルモンの量が思春期前の量へと戻ってしまい，性腺刺激ホルモン放出ホルモンの律動的な刺激が阻害されることによって，無月経や不妊症が起こる。思春期前の患者では，乳房の発育や身長の伸びなどの正常な二次性徴が栄養不良のために停止してしまう[35]。また，患者はしばしば冷え性や疲労感，胃腸症状（膨満感や早期満腹感，便秘を含む）を訴える。さらに，飢餓によって胃の排泄の延長，消化管での通過時間延長，便秘などが起こる[36]。貧血は一般によく起こるが，重度の飢餓では汎血球減少や骨髄の抑制が起こる[37]。ANの主な帰結は骨粗しょう症であり，不可逆的で，摂食障害の比較的初期に起こる。女性のAN患者のほとんどは，ANになってから1年で骨密度がかなり低下してしまうが，男性のAN患者でも骨粗しょう症が合併症となりうる[38]。骨粗しょう症によって骨折のリスクが高くなるため，慢性的AN患者は寝たきりになる股関節の骨折や脊椎の圧迫骨折のリスクに曝される。更年期の骨粗しょう症の場合とは異なり，エストロゲンで骨密度の低下を防ぐというエビデンスはほとんどなく，唯一体重回復によって骨の無機質損失を止めることができる[39]。最後に，飢餓では低血糖がよく見られる。ANのグリコーゲン貯蔵の枯渇は，血清グルコース調節を難しくする。また，慢性的な低血糖はこの状態で観察された神経内分泌異常の原因の一部である。ANのグルコースカウンターレギュラトリーホルモンの乱れには，成長ホルモン，コルチゾール，およびカテコールアミンなどの変化が含まれる。これらの変化が，結果的に，食欲抑制行動や認知を維持する[40]。

排泄行為による合併症

嘔吐する患者は，左右の耳下腺と唾液腺の明らかな肥大とラッセル徴候が見られる。ラッセル徴候とは，嘔吐を誘発するため指を突っ込んで咽頭反射を起こす際に，反射的に噛むために生じる手の甲のたこである。う歯や舌側の歯の表面のエナメル質酸蝕もまたよく知られている。頻発する嘔吐によって食道炎や逆流が起こる。AN障害の一部として食物を反芻もしくは咀嚼してから吐き出す患者もいる[41]。トコンの濫用は，特に危険である。というのは，トコンの活性成分であるエメチンは心毒性で半減期が長いため，心筋に蓄積し命に関わる心筋症となるリスクが高くなるからである。

緩下剤の濫用は，毎日多量の緩下剤を用いることになり，緩下剤依存症や，リバウンドによる便秘を起こすことがある。急速な脱水と失神寸前状態や失神症状に加えて，慢性的な緩下剤と利尿剤の濫用は腎障害や腎石灰症を起こす。嘔吐と緩下剤の濫用の両方によって，脱水はもちろん電解質と酸塩基平衡の異常が起こる。最もよく起こる重篤な電解質不均衡は低カリウム血症で，致死的な不整脈を起こすリスクが高くなる。

リフィーディング症候群

リフィーディング症候群とは，AN患者で急速な体重回復のために起こる様々な重篤な代謝異常を表した用語である[42]。これらの合併症は経口栄養よりも静脈栄養や経腸栄養で起こりやすいが，重篤な栄養不良患者では誰にでも起こるリスクがある。BMI（体重〈kg〉を身長〈m〉の2乗で割ったもの）が14もしくはそれ以下の厳しい飢餓患者では，栄養補給を徐々に行う必要がある。1日1,200～1,500 kcalから始めて3,500 kcalまで増やしていくが，2～3日で500 kcal以上の増加を行ってはならない[43]。開始時の栄養補給は塩分，ラクトース（乳糖），脂肪の少ないものにして，吸収不良や浮腫を抑える。

重篤な低リン血症は，栄養補給で起こりうる深刻な合併症で，リフィーディング症候群の重要な特徴である。これは，細胞内への血清リンの移動によって起こる。この血清リンは細胞の同化に関わるアデノシン三リン酸や2,3-ジホスホグリセリン酸，グリセロール-3-リン酸の再生に必要とされる。低リン血症は，心筋と神経筋の機能障害や血液の赤血球，白血球の機能不全を伴う。ナトリウムとマグネシウムの細胞内への移動により，血清でのこれら電解質が低下し，胃腸と神経筋の合併症に加えて不整脈のリスクが高まる。細胞外での急速な体液の増加で起こる末梢の浮腫は，栄養不良患者の栄養補給早期によく起こり，重篤な場合にはうっ血性心不全になるリスクがある。緩下剤または下剤の濫用や嘔吐の習慣を急にやめると，体液の貯留が起こってくる。これらの行為を行う患者は，体液の喪失により代謝性アルカローシスとなり，慢性的にアルドステロンが増える傾向がある。そして正常値に戻るまでに数週間かかる[44]。最後に，かなり低体重である患者は，チアミンの欠乏によるウェルニッケ（Wernicke）脳症になるリスクが高い。かなりの飢餓状態にある患者に栄養補給を行う前に，筋もしくは静脈からチアミンを補充することがすすめられる[45]。

治療

ANとBNは行動障害であり，中毒のようなもので，一度確立してしまうと一生続く傾向がある。これらの障害の発症にはある種のストレスやリスク要因が関わっているのだが，異常な摂食パターンは結果的には続いていく。治療の最初は，心理行動療法による介入により摂食パターンを正常に戻すことと，体重を回復させることを目的とする。飢餓状態では，食べ物のことで頭がいっぱいになる[34]。そのため，十分ではなくても，体重を回復させることがAN治療に必要である[46]。同じようにBNでも，ひどい食事制限-過食-嘔吐のくりかえしによって体重や体形への執着が強くなり，いっそうダイエットに励むようになる。精神療法とは，個人におけるこれらの摂食障害になりやすい背景の解明を目的とするものである。これは患者がなぜ摂食障害を発症したのかを理解する上では有用であるが，行動変容が起こる可能性は少ない。それゆえ，いったん食行動が正常になった時は，洞察-指向型のアプローチはのちの最善の治療のためにとっておくべきである。

ANもしくはBN患者は，治療に対して矛盾する2つの側面をもつ。なぜなら，減量を価値のあることとして行っており，やめたくないと思っているからである。有効な治療法は，ダイエットを解決と考えることから，それが健康を悪化させるものであると見なすように認識を変えることを必要とする。臨床医はしばしば，病気の重大さを否定したり軽視したりする患者と対立する。ANもしくはBN患者に行動変容の動機づけを与えることは重要で，臨床医と患者との間で治療に関して強い連携が必要となる。臨床医は，行動変容を拒否することで起こる患者の自己破壊的な結果とくりかえし向かい合わなければならない。

IV

▶エビデンスに基づいた治療

現在のところ，摂食障害の治療の最も包括的な実施ガイドラインは，American Psychiatric Association[46]とNational Institute for Clinical Excellence[47]によるものである。治療の適切な決断や薬剤導入は，これらの指針に精通していて，摂食障害をもたらす精神的，行動的，医学的要因を判断できる専門家によって行われるべきである。治療にはしばしば，専門家のチーム間の協力と親密なコミュニケーションが求められる。この専門チームには，精神科医，総合診療医，心理学者，ソーシャルワーカー，心理カウンセラー，栄養士，看護師，作業療法士が含まれる。

外来患者の治療

いくつかの無作為化対照臨床試験が，特にBNとBED患者における認知行動療法（cognitive behavioral treatment：CBT）の有効性を支持する強いエビデンスを示している[47]。治療に対して早期に反応することが，1年後の良好なアウトカムの最も良い予測因子である[48]。CBTはいくつかの要素から構成される。(a) 摂食行動を正常にする，(b) 自己観察と食事記録の持続，(c) 異常な摂食行動を持続させる認識の歪みの是正や，(d) 再発予防の方法，などである。対人関係の不適応に焦点をあてた対人的精神療法（interpersonal psychotherapy：IPT）は，CBTに代わる効果的なBN，BEDの治療法である。しかし，CBTに比べIPTのほうが期間が長く，効果を支持する研究も少ない。

BNとBEDとは対照的に，ANの外来患者の治療を対照比較した研究はほとんど行われていない。ただし，1つの例外として期間の短い思春期のAN患者の研究がある。思春期のAN患者では，子どもの食事管理を親に指導する外来の家族療法が最も効果を示すことがわかっている[49]。両親への指導や患者と両親を分けた治療法のほうが臨床医にとって学びやすく，普及しているが，患者が両親と別々に治療を受けようと，合同で治療を受けようと，家族療法の効果は等しい[50,51]。成人のANでは，外来での介入した試験のエビデンスは乏しく，脱落者の割合が高いという方法論的問題がある。それどころか，これらの患者においては，ほとんどの外来治療は体重回復に効果がない。しかし，二重盲検対照試験においては，一度体重が回復してしまえば，栄養カウンセリングよりも定期的な外来CBTのほうが1年後の再発防止には効果的であった[52]。

入院治療と部分入院［訳注：自宅にいるが毎日通院すること］

摂食障害患者のうち，精神的問題を伴う，BMIが危険なくらいに低い，代謝性の合併症もしくは異常がある，自殺願望がある，妊娠している，1型糖尿病である，自傷行為を行うなどの場合は通常，入院が妥当である[46]。特殊病棟への入院が最も多いのはANの患者である。合併症を伴わないBNは，外来治療が可能であるからである。BN患者のうち治療に抵抗性の人や重篤な医学的または精神的な合併症を伴う人のみが，入院となることが多い。無作為化対照試験はほとんど行われていないが，経過を観察した研究によってAN患者の急性期の入院治療の有効性が結論づけられている。かなりの低体重患者では，1週間に約1～2 kg程度増加させ，患者の体重を急速に回復させる行動療法を行う病棟がつくられている[43,46]。それほど厳格ではない通院でも体重回復には有効である。しかし，入院治療に比べて体重回復が遅く，週に平均0.23～0.9 kgしか回復せず，治療を順守できずに，治療できない患者もいる。入院から週1回の通院に徐々に移行する時には，部分入院を取り入れると効果的である。このモデルでは，入院治療で摂食障害の異常行動をやめさせて健康的な食習慣を確立させ，それから徐々に制限が少ない環境で患者が自分で食事できるようにしていくというものである。

▶薬物治療

摂食障害における薬物治療の役割は限られている。ほとんどの無作為化対照試験は期間が短く，多くは追跡調査データが不十分である。特にBNとBEDに対して効果的だとわかった薬剤はいくつかあるが，きちんと計画立てられた入院治療における栄養補給の行動プログラム以外でAN患者の体重回復に役立つ決定的な薬剤は今のところ明らかになっていない。予備的な非盲検試験と非対照研究は，非定型抗精神薬，特にオランザピンが激しく体重の落ちたAN患者に有効であることを示唆している。入院して行動療法により体重が回復した後の，再発予防のための薬物療法の有用性を検討した試験は非常に少ない。ある小規模な無作為化対照試験により，フルオキセチンが，体重が回復したAN患者の再発を予防することがわかっている[54]。しかし，より大規模な多施設の研究ではこの所見を再現できなかった[55]。

BNの場合は，いくつかの対照試験により，抗うつ薬が過食-排泄の衝動を弱めるのに効果的であるとされている。ただし，その効果はCBTに比べて小さい。BNにおいて最も研究されている抗うつ薬はフルオキセチンであり，1日60～80 mgと高用量の服用でプラセボより過食を減らす効果を示した[56]。逆に，少量の服用は効果がなく，薬のみで過食を抑制できた患者はほとんどいなかった。重要なことに，フルオキセチンの過食症に対する効果は，抗うつ薬としての効果とは無関係のようである。

BEDの場合は，抗痙攣薬のトピラメートは過食の頻度を減らし，体重を減らすのに効果があるとされた[57]。しかし，この薬剤に耐えられないことが多く，代謝性アシドーシスや脱水などのリスクに加えて感覚異常症や精神錯乱などの不快な副作用がしばしば起こる。

▶栄養士の役割

ANとBN両方において，正しい食事教育により，1日3食を規則正しくとること，食事の標準量，（しばしば少なくなりがちだが）食事のレパートリーを増やすこと，またダイエット食を避けることなどを含めた指導を行うべきである。無脂肪や無糖のダイエット食品を避け，何でも適度に偏りなく食べることを患者に奨励すべきである。ただしダイエット食品は，肥満のBEDもしくはBNの患者の場合は例外的に用いる。このような患者には，高カロリー・高脂肪の食物を控え，果物，野菜，全粒の非加工食物をすすめ，水分の多い食品の摂取を増やし，テレビを見るなどの座ったままの活動を減らすだけでなく適度な運動を行うといった指導をすると効果が出やすい。ダイエットから菜食主義に発展することがANやBNに共通して起こる。しかし，菜食主義というのはダイエットを隠すいいわけとされやすいため，思いとどまらせるべきである。注意深く質問することで菜食主義と主張している食事がカロリーの低いものに限られていることを見破ることが可能である。

ポーションサイズ（1人前の分量）を見積もる方法の1つである糖尿病の食品交換法は，摂食障害の治療に適用しやすい。この方法は，カロリー計算に気をとられずに，患者に食物のポーションサイズを教えることができるため，使いやすい。BNやBEDの患者は，体重維持を第一の目標とし，1日約2,000 kcalを摂取するよう指導すべきである。ほとんどのBN患者は自分の体形に満足しておらず，体重を減らしたいと思っているが，過食行動をやめて体重を維持することが治療の第一の目標であると強調することが重要である。過食が6ヵ月からそれ以上治まっていない限り，体重を減らすための食事制限は逆に過食を悪化させてしまうからである。BEDの場合，正常の食習慣が定着した後でなければ，行動療法による減量計画は逆に過食症を悪化させることになると臨床医の多くは考えている。いくつかの研究で，CBTと行動的な減量計画を相補的に組み合わせると効果的であるとされているのだが，一般的に超低カロリーダイエットと行動的な減量計画についてのデータが混合されてしまう。

体重増加が必要なAN患者は，BNの場合と同様に，1日2,000 kcalの健康的な食事に加えて食間に3回，合計で1,000～1,500 kcalを補足する液状サプリメントが必要である。これらのサプリメントは「処方薬」としてとらえるべきである。1日3,000～3,500 kcalの食事摂取により，1週間で約0.9～1.8 kgの体重回復が期待される。体重を増やすための食事をしている間，患者はすべての運動をやめなければならない。そうでないと体重回復に期待できない。BMIが14.5もしくはそれ以下の極度に低体重の患者には，急なリフィーディングによる浮腫（「リフィーディング症候群」の項参照）のリスクを最小限にするため，よりゆっくりエネルギー点滴を行う必要性があるだろう。強制的な体重測定はやめるべきであり，患者に体重測定は週単位で栄養士または治療専門家の立会いのもとに行うべきであると指導するべきである。こうすることにより，患者の体重の変化に対する反応を医師と相談し，分析することができる。担当の臨床医は，食事記録の書き方と食事日記の週に1度の評価法を指導すべきである。というのは，自己監視が行動変容に最も効果的な方法だからである。ANとBNの場合，患者は摂取を，低カロリー密度の食品に制限するように強く動機づけられている。そして体重が増えるのを恐れている。

絶え間ない励まし，説得，そして食事パターンを変更するためのガイダンスは，通常，この集団における行動変容を達成するために必要である。吐き気，胸焼け，腹痛，ガス，便秘などの消化器症状は，リフィーディングの初期段階からよく見られる[58]。これらの症状は，胃排出や胃通過時間遅延と胃食道逆流症によると考えられている。これらは，摂食障害に排泄と飢餓の両方によって起こる共通の結果であると考えられている。これらの症状はリフィーディング後の数週間で消失することを教え，安心させることは，処方した食事療法の患者のコンプライアンスの向上に不可欠である。

摂食障害の外来治療は，多くの場合，多職種の専門家によるアプローチが必要であり，当初は栄養士，摂食障害のセラピスト，医師で毎週の会議を行うようにする。臨床医の間での良好なコミュニケーションは，このチームアプローチに不可欠であり，医師は摂食障害のサービスで「分裂」する可能性を警戒すべきである。これは，患者がチームの他のメンバーへある医師の推奨を歪めて報告する際に生じる。

▶経腸および静脈栄養

ANは，食べることができない，または消化管が機能しないのではなく，食べるのを拒否することが特徴である。したがって経口摂取は，生理学的な見地からも，またこの障害が食物レパートリーを極端に狭くし，高カロリー密度の食品を回避しているなどの理由からも，体重回復の最も安全な方法である。入院時の専門的な治療から離れた時に消費する様々な食品がアウトカムに関連することが示された[59]。臨床経験とともにこれらのデータは，種々のカロリー密度をもつ多様な食品への曝露や食事のパターンの正常化が治療の重要な構成要素であることを示している。いくつかの施設によって入院行動療法プログラムに経口摂取と夜間の経鼻胃管による補助的な栄養補給が，体重増加を後押しするために提唱されてきたが[60]，それは専門的な行動療法の経口リフィーディングプログラムに見合う体重増加率をもたらすことができなかった[61,62]。専門的入院行動療法プログラムの利用に限界がある場合，経口摂取により体重の増加がない重症の低体重患者には経腸栄養を行うことが正当化される。完全静脈栄養（total parenteral nutrition：TPN）の使用は，経口または経鼻胃栄養を拒否している患者のための補充手段である。しかし，TPNは，消化管の正常機能が失われている重症の消化管の合併症をもつ患者のためにとっておくべきである。というのは，重度の悪液質患者は免疫不全を示し，TPNによって敗血症やカンジダ症などの日和見感染のリスクが高くなるからである[63]。TPNはさらに，胃内容排出および腸の蠕動運動を障害することが示されている。腸の蠕動運動は多くの場合，すでにAN患者で障害されており[63]，腸の萎縮とも関連している[64]。最後に，TPNと経腸栄養の両方とも経口摂取よりもリフィーディング症候群の発症リスクが高い。また，両者は食欲不振症患者に特徴的な摂食行動である食のレパートリー制限や高カロリー食の回避に対処することができない。したがって，TPNまたは経腸栄養の使用は，医学的に安定した体重を達成するための専門的な行動療法プログラムへの移行の前に，一時的な措置としてのみ考慮されるべきである。

▶予後とアウトカム

ANとBNのアウトカムについての研究によると，摂食障害患者の約50%は完治し，25～30%が著効を示し，15～20%が治療後も変化がなく，ANで死に至る確立は1～13%，BNでは0～3%とされている[65,66]。症例を観察した研究では，摂食障害は再発のリスクが非常に高く，回復しても再入院や悪化と変動がある[67]。長期のBED治療効果はあまりわかっていないが，摂食障害は不安定で，治療の有無に関係なく悪くなったり良くなったりする。そして，プラセボや待機リストによく反応するように思われる。

摂食に影響する他の精神状態

▶気分障害

摂食障害では体重の著しい変化が起こるのは一般的だが，臨床的にうつ状態の人は体重が減ったり，増えたりすることがめずらしくない。大うつ病は憂うつな気分になり，楽しいことに対しても好奇心が減少するのが特徴で，睡眠パターンの変化，集中力の低下，性欲の喪失，活力の不足，喪失感や罪悪感，死や自殺願望や食欲の異常を伴う[1]。抑うつの子どもは，悲しさや涙もろさというよりは怒りっぽさを表し，期待通りに体重を増やすことができない。

憂うつな出来事による食欲の変化は，摂食障害とは違って肥満に対する恐怖やダイエットや食べ物への強迫観念によって起こるものではない。うつ病の人はしばしば食事への興味がなくなったと訴え，体重減少を問題としてとらえがちである。通常量の食事をすることに意気消沈することも少なく，むしろそれを望むこともある。また，AN に典型的に見られるように，脂肪や甘いもの，高カロリー食を制限しているわけでもない。単に食べる量が減り，食べ物に対する好みが失われたと述べる。魚，果物，野菜の摂取量の減少はこの集団の食事のパターンを反映している。それはおそらく，料理や食事の準備に対するモチベーションの低下による[69]。

抑うつの人がすべて食欲不振を訴えるわけではなく，なかには食欲の著しい増加を示す人もいる。高カロリーの食物を多量に食べることにより，悲しみに対処するというのである。絶食や自主的なカロリー制限の過去の履歴が，気分障害の急性発作の間の過食を緩和することがわかっている[70,71]。そして，肥満とうつ病の間に複雑な双方向関連があるようである。縦断的および横断面データはともに，女性において抑うつが生涯で肥満になるリスクの増加につながることを示している。しかし，逆もまた真であり，肥満は将来のうつ病発症を予測する[72]。

うつ病に加えて，強いストレスや悲しみに対応する適応障害は，一時的な過食症や体重減少を伴う食欲低下が特徴である。

▶統合失調症

統合失調症は精神的な病気であり，妄想，幻覚，支離滅裂な会話や行動，感情の平坦化などがしばしば見られる[1]。患者は，自身が固く抱いている奇怪で間違っているように思われる妄想に対して偏執狂となってしまう。たとえ明らかな否定的なエビデンスがあろうとも，現実の認識を曲げることはない。様々な事柄が妄想の対象となるが，食物や食事に関する場合もある。食物や食事の妄想の例としては，食事が汚染されているとか，食べるところを誰かに見られているといったものがある。そのような偏執的な思考は食べることへの拒否へとつながり，極度の体重減少が起こってくる。精神医学的管理には，抗精神薬，協力的な精神療法や家族を中心とした介入があり，妄想や他の症状の治療に推奨されている。食事行動や自己管理を改善するためには，妄想をやめることが多くの場合に必要である。

▶薬物使用障害

薬物使用障害もまた，体重や食事に影響を及ぼす。どの薬物がどれほど食事摂取に影響を及ぼすかは，薬物の種類や使用量によって変わってくる。薬物依存というのは，耐性，禁断症状，持続的で過度な使用，機能障害，継続した使用などが特徴的で，身体的依存と精神的依存を呈する[1]。薬物乱用には，薬物依存の特徴である耐性や禁断症状がないが，薬剤によって起こる重大な有害事象が含まれる（例：法律的な問題や社会の義務が果たせない）。薬物中毒とは，より急性的で心理的，行動的な薬物に対する反応であり，元に戻りやすく，頻繁で持続的な使用を必ずしも意味するわけではない。

マリファナ（大麻）の使用は食欲の増進や摂食量の増加に関連しているが，カンナビス（大麻）の中止に伴う禁断症状として興奮性の亢進，憂うつ，食事摂取低下が起こる[73]。アルコール中毒は異常な飲酒行動と過体重，肥満，摂食障害を起こしやすい[74]。重度のアルコール中毒患者は散発的にしか食べず，ほとんどのエネルギーをアルコールから摂取している。その結果，栄養不良となり，チアミン欠乏によるウェルニッケ-コルサコフ（Wernicke-Korsakoff）症候群となるリスクがある。アルコール多飲の既往のある人には肥満が多いが，進行した段階のアルコール中毒では過体重はまれである。この間に多くの器官が不可逆的な機能不全となり，重篤な疾患や体重減少，栄養不良が起こる。コカインとその他のアンフェタミン類は中枢神経系を刺激して食欲や摂食量を減少させる。その結果，体重が減少し，時には重篤となる場合もある。時折摂食障害の人の中には，やせるためにこのような薬物を濫用している人がいる。

薬物によって起こる摂食障害は，薬物使用を大きく変えなければ，元に戻らない。それゆえ，薬物が引き起こす食欲への影響は，薬物依存，濫用，中毒の治療によって行うことにより二次的に行われる。

▶注意欠如多動性障害

注意欠如多動性障害（attention deficit hyperactivity disorder：ADHD）は，2～18％の有病率で，小児期に見られる最も多い精神疾患の1つである[75,76]。ADHD の原因は多因子性であると推定され，遺伝子と環境の両方の関与がある[77]。ADHD の発症と維持に関与している環境要因の1つは，食事である。砂糖の多い食事が ADHD を悪化させる，またはその根幹にあるというよく知られた概念は，1922 年にはじめて提唱された[78]。しかし，二重盲検のプラセボ比較対照研究の詳細な検討では，子どもの行動に対する砂糖の摂取の効果を評価したところ，この仮説を支持しなかった[79]。1970 年代に Ben Feingold によって最初に導入されたもう1つのよく知られている見解は，子どもの行動に対する人工の食品着色料を含む食品添加物の効果に関するものである[80]。砂糖の摂取量とは異なり，子どもの ADHD の症状の悪化に人工の食品着色料が関係しているというエビデンスが増えている。2005 年の二重盲検プラセボ比較対照試験のメタ解析では，人工の食品着色料は ADHD の子どもの症状を悪化させることを示した[81]。この発生メカニズムは不明である。アゾ染料は，何人かにじんましんを起こし，ADHDと子どもの症候悪化の媒介物として中枢神経系におけるヒスタミン放出の影響が推測されている[77]。他の研究者は，オレンジ色の食品染料タルトラジンが尿中亜鉛排泄を増加させ，亜鉛欠乏を生じさせることを示唆している。亜鉛は100以上の酵素に必須の補因子であるため，亜鉛欠乏は，セロトニンおよびドーパミン代謝と必須脂肪酸の変換経路などの正常な脳機能に関連する細胞プロセスを障害する[76]。横断的な疫学研究では，健康的な食事パターンに対し西洋式食事パターンの14歳の青年で，ADHD発症のオッズ比の増加がみとめられた。西洋式食事は加工食品が多く，これには飽和脂肪酸，精製糖，ナトリウムが多く含まれ，n-3系（$\omega 3$）遊離脂肪酸，食物繊維，葉酸が少ない[82]。また，この西洋式食事は，人工的な食品の着色料や防腐剤などの食品添加物が多いと考えられる。しかし，この研究ではこの点については，直接評価されなかった。2004年には，イギリスのサウサンプトン大学のJim Stevensonは，親，教師および訓練された観察者の評価により，子どもが，防腐剤や人工着色料の投与後，多動になったことを示した。サウサンプトンの研究により，British Food Standards Agencyは多動な行動を示す子どもの食事から食品着色料を取り除くよう両親に助言し，食品メーカーには子どもに販売している食品から人工着色料を除去するよう促した。これとは対照的に，米国食品医薬品局（FDA）は，アメリカの子ども向けの食品に含まれる食品着色料を規制する同様の警告を出したことはない。Stevensonのグループによる第二の研究は，3歳と8～9歳の子どもの集団において多動性行動に対する食品添加物の影響を調べた。研究は，食品の着色料の混合物と一般的に使用される防腐剤の安息香酸ナトリウムを含む食品との無作為化二重盲検プラセボ対照クロスオーバー試験を行った[83]。結果は，幼児の非臨床集団の症例で食品添加物が多動性行動（不注意，衝動性，および過活動）を悪化させることを支持する前回の研究結果が再現された。

加工食品が多い西洋式食事では，食品添加物の摂取増加のみならず，栄養素の不足により，加工食品の摂取が多い子どもでADHDの症状が悪化する。いくつかの研究は，ADHDの子どもにおけるn-3系の欠乏を報告している。画像を用いた研究は，ADHDの子どもの前頭葉の血流の減少を報告している[84]。脳への適切な血流は，n-3系脂肪酸，チアミン，ピリドキシン，葉酸を含むいくつかの栄養素に依存する。これらの化合物の欠乏は，ADHDの症状の悪化を説明することができる[75]。これらのデータより，必須脂肪酸の補充を行う介入の関心が高まった[76,85]。しかし，現在までに，無作為化試験では，必須脂肪酸補充の行動療法への確かな効果については報告されていない[86]。同様に，食事からの1つあるいは複数の微量栄養素を試した補充の研究では，ADHD患者の行動の改善を支持する一致したデータは得られなかった[87]。

▶向精神薬物療法：食事摂取に与える影響

精神疾患の治療に使われる薬剤の多くは，食欲や食物摂取に影響を与える[88]。向精神薬の治療によって起こる体重に関わる副作用を早期に発見するためには，患者が標準体重であることが必須となる。このような副作用の問題が生じた場合は，体重に影響を与えない薬剤に変更するか，投与量を減らすのが有効な措置であり，患者の薬剤に対するコンプライアンスを高める。抗うつ薬，精神安定剤，抗精神病薬などの薬剤には，体重の増加や食欲を増進させる作用があるが，ADHDの治療に用いられる刺激薬は食欲を減退させる傾向があり，結果として体重減少を引き起こす。

抗うつ薬の中で，新しい薬剤であるミルタザピン（四環系抗うつ薬）に加え，従来からある三環系の薬剤，特にアミトリプチリンやイミプラミンには大きな体重増加作用がある。モノアミン酸化酵素阻害薬のフェネルジンとトラニルシプロミンは体重変化への影響は少ないが，高血圧緊急症のリスクを避けるために，厳しいチアミン制限を厳守しなければならない。このような理由から，食事の指示を守らない患者に対して，後者のような薬剤を選ぶのは良い選択ではない。最もよく用いられる精神安定剤のリチウムとバルプロ酸は，どちらも体重増加作用を有す。また，リチウムは体液の貯留や浮腫を引き起こすこともある。対照的に，新しい精神安定剤であるトピラメートは，かなりの体重減少や食欲不振を起こし，数週間で平均3～10 kg体重が減少する。

いくつかの抗精神病薬は，体重増加をきたす。従来の神経抑制薬のうち体重増加を起こす頻度が最も高いのは，クロルプロマジンおよびチオリダジンである。なお，新規の神経抑制薬，クロザピン，オランザピン，クエチアピンは，従来の薬剤と比較して，他の点でより良好な副作用プロフィールをもっているが，それでもしばしば体重増加をきたし，グルコースおよび脂質代謝に影響を与える。その結果，新規発症の2型糖尿病や脂質異常症をきたす。メタボリックシンドローム発症のリスクの経過観察のためにこれらの薬剤を使用する場合は，投与前の慎重なスクリーニングと体重，ウエスト周囲径，空腹時血漿グルコースおよび空腹時の脂質プロファイルの経過観察がすすめられる[89]。

ADHDの治療に用いられるデキストロアンフェタミン，ペモリン，メチルフェニデートなどの精神刺激薬は，食欲を低下させ，その結果しばしば体重が減少する。しかし，処方した医師に副作用を訴えるのは少数の患者だけである[90]。刺激薬は，成長を抑制し，子どもに長期間投与すると身長の成長阻害をもたらす。精神刺激薬で治療されている子どもは，発達成長曲線や体重と身長を測定し定期的にモニターする必要がある。また，慎重な系統的な検討は各診察時に行う。身長への影響が完全に明らかになるのに少なくとも1年かかるのに対し，体重減少は一般的に治療の最初の数ヵ月の間に起こり，その後程度は少なくなる[91]。

2002年にFDAは，ADHDの治療に非刺激性の薬剤であるアトモキセチンを承認した。刺激薬ではないにもかかわらず，この薬の使用者では同じような体重減少が観察される。しかしアトモキセチンによる体重減少は，刺激剤による食欲不振そのものによって起こるのではなく，悪心，嘔吐，消化不良などの消化管の副作用とより密接に関連している[91]。

（Janelle W. Coughlin, Margaret Seide, Angela S. Guarda／中屋　豊 訳）

IV

97 栄養，食事と腎臓

腎機能

腎臓には，排泄，内分泌，代謝の3つの主要な機能がある。腎臓病においてはこれらすべての機能が損なわれ，患者の栄養状態や栄養管理に影響する。腎実質の傷害，壊死，瘢痕によって腎機能が喪失する場合，腎臓によってろ過される物質の量は減少する。しかし，これら腎臓の機能の多くは，常に腎臓によって排出されている物質の血漿や組織における濃度のホメオスタシス（恒常性）を保ち，障害を最小限にするために適応し，変化する。これらの適応の中でも目立つのは，ネフロンの肥大と，まだ機能を保っているネフロンにおける血流量と糸球体ろ過率（glomerular filtration rate：GFR）の増加である。近年，慢性腎臓病（chronic kidney disease：CKD）は，**表97.1**に示すように5つのステージに分類される[1]。

腎不全では，水分や有機成分，ミネラルが蓄積する[2]。低タンパク食，種々のミネラルおよび他の化合物は，これらのうちの多くの物質の蓄積量を減少させる。腎不全が非常に重篤になると，水分，電解質，タンパク質の摂取を制限する特別な食事療法をしても，最終的には，前述の適応メカニズムはもはやホメオスタシスを維持できなくなる。これらの物質の蓄積や内分泌，代謝の異常，腎不全によるこういった臨床症状は，尿毒症とよばれている。この状況は，維持血液透析（maintenance hemodialysis：MHD）や慢性腹膜透析（chronic peritoneal dialysis：CPD），あるいは腎移植などによる治療が行われなければ，病態が悪化し，さらには死をまねく。

体内の水分，ミネラル，有機成分の排泄と調節は，腎臓の最も重要な機能である。腎臓の排泄機能がない場合は4～5週間，特に異化亢進していると10日も生きられない。それに比べて腎臓がない患者でも，またたとえ腎機能不全の際に見られる内分泌や代謝異常が完全に正常化されなくても，血液透析と腹膜透析をくりかえすことで何年も生きられる。

腎臓では種々の代謝効果がある特定のホルモン，例えば1,25-ジヒドロキシコレカルシフェロール，エリスロポエチン，レニン，カリクレインなどが分泌される。これらに関しては文献[3～6]で解説されている。ビタミンD_3（コレカルシフェロール）は，肝臓で25-ヒドロキシコレカルシフェロールに水酸化される。この化合物は腎臓で1,25-ジヒドロキシコレカルシフェロール（1,25-ジヒドロキシビタミンD）に変換される。これは自然に存在するビタミンDの中で，最も作用が強い代謝産物である（18章参照）。腎不全においては，1,25ジヒドロキシビタミンDの合成低下によりビタミンD欠乏状態をまねき，腸管でのカルシウム吸収障害，副甲状腺機能亢進症，骨での副甲状腺ホルモン作用に対する抵抗性，腎性骨形成異常が起こる。疫学データでは，25-ヒドロキシビタミンDおよび1,25-ジヒドロキシビタミンDは，癌や循環器疾患のリスクを軽減し，死亡も減らすという他の有益な作用も有している[7～9]。これらの複雑な可能性については，臨床の前向き比較対照試験での確認を待たなければならない[10～11]。

エリスロポエチンは骨髄の赤血球生成を刺激し[6,12]，慢性腎不全（chronic renal failure：CRF）に見られる貧血は，主に障害のある腎臓でエリスロポエチン産生が減少した結果，赤血球産生が減少することによって生じる。腎不全で蓄積されるいくつかの成分も赤血球産生を抑制し，また軽い溶血もしばしば貧血の原因になると考えられる。ヒトのエリスロポエチンの組換えDNA製剤は進行した慢性腎不全患者や維持透析（maintenance dialysis：MD）で，血中ヘモグロビン値を上昇させるために広く使われている[13]。

レニンは，アンギオテンシノーゲンからアンギオテンシンⅠへの変換を促進する。アンギオテンシンⅠはアンギオテンシン変換酵素（angiotensin-converting enzyme：ACE）によってアンギオテンシンⅡに変換される。アンギオテンシンⅡは血圧を上げる強力な血管収縮因子であり，腎臓やその他の組織でもコラーゲン形成と細胞増殖を刺激する。腎臓でのレニン分泌は腎虚血（例：腎臓の動脈の虚血）や，他の腎臓病によって促進される。血漿レニンの上昇は高血圧をまねく。腎臓病，特に腎不全は，塩化ナトリウムと水の貯留，およびその他メカニズムによって，高血圧を生じる。

栄養と腎機能の相互関係

腎機能は，体内水分，ミネラル，その他多くの栄養素と代謝産物を調節するだけでなく，またそれらによっても影響される。

▶腎臓における栄養不良の影響

栄養不良は腎機能に重大な影響を及ぼすが，通常その変化は可逆性である[14]。ヒトでは栄養不良になると尿を濃縮し，酸性化する働きが低下するだけでなく，GFRも低下する[14～17]。栄養摂取が改善されればこれらの機能は正常化する。GFRは，肥満者が減量のための食事や減量手術をした場合，可逆性に低下する[18]。

低タンパク食は，可逆性の腎血流量およびGFRの低下をまねく[14,15]。ラットにおいて，低タンパク食はGFRを約35％減らし，糸球体に入る小動脈（輸入細動脈）と出て行く小動脈（輸出細動脈）の抵抗を上げ，糸球体の毛細血管血流量を25％減らし，糸球体毛細血管の限外ろ過率を約50％減少させる[19]。インスリン様成長因子Ⅰ（insulinlike growth factor-Ⅰ：IGF-Ⅰ）の減少がこういった変化に関係している可能性がある[20,21]。細胞外液，循環血液量の減

表 97.1　慢性腎臓病のステージ分類[a]

ステージ	特徴	GFR (mL/分/1.73 m^2)	治療
1	腎傷害はあるが機能はほぼ正常	≧ 90	
2	GFR の軽度低下を伴う腎傷害	60～89	腎移植を受けていれば，ステージ 1～5T
3	GFR の中等度低下	30～59	
4	GFR の高度低下	12～29	
5	腎不全	<15（あるいは透析治療中）	慢性血液透析あるいは腹膜透析を受けていれば，5D

[a] 慢性腎臓病は，腎臓の傷害あるいは 3 ヵ月以上糸球体ろ過率(GFR)<60 mL/分/1.73 m^2が持続しているものと定義される。腎傷害は，病理学的異常，あるいは血液や尿の検査あるいは画像診断から傷害のマーカーがみとめられるものと定義される。

(Reproduced with permission from editors of the American Journal of Kidney Diseases from the National Kidney Foundation KDOQI clinical practice guidelines for bone metabolism and disease in chronic kidney disease. Am J Kidney Dis 2003 : 42 (Suppl 3) : S1–201.)

少も，腎血流量と GFR を減少させる。塩分と水分の摂取により，この状態は元に戻る。

栄養不良の人は，随時尿検体の比重が低く，その結果，1 日の尿量は増加している。尿の濃縮能が障害されると，栄養不良で見られる夜間頻尿となる。栄養不良の患者が正常に濃縮できないのはタンパク質摂取量が少なく，その結果，尿素生成率が低いことが原因である[16]。尿素は通常の尿濃縮には重要である。糸球体でろ過された尿素は腎尿細管で一部再吸収される。尿素は腎髄質の間隙にとどまる。そこでは，集合管にアクアポリン受容体が発現すると，尿素や他の化学物質が，遠位尿細管や集合管の管腔から浸透圧によって集められる。浸透圧により遠位尿細管および集合管から水を失うことにより，尿の濃縮能は高まる。そのため，腎髄質に尿素がほとんどない場合は，集合管から水を引き寄せ，尿を濃縮する力が弱まる。尿の希釈能は，栄養不良では正常である。

栄養不良状態の人は，酸を負荷するとよりアシドーシスになりやすくなる[17]。尿中リンおよびアンモニアは尿中の酸（プロトン）の主な輸送担体である。遠位のネフロン管腔への水素イオンの分泌は，尿細管内の液体の pH を低下させ，HPO_4^- から $H_2PO_4^-$ へと変換させ，アンモニア生成と，アンモニアから NH_4^+ への変換を促進する。リン摂取量が少ないと，腎臓でろ過されたリンはほとんどが再吸収され，尿中へはほとんど排泄されない。この反応は体内リン貯留量を維持するためであるが，腎臓の酸排泄能を減少させる。栄養不良の患者にリンを投与すると，滴定酸の尿中排泄は増加する[17]。栄養不良では，通常の状態でも酸負荷後でも腎臓でのアンモニア産生および排泄はともに減少する[17]。

飢餓状態が長く続くと，腎臓が内因性糖新生の 45％を補うようになる。しかし，これは一部には，体内全体での糖新生が減少したために腎臓での糖新生の割合が高くなったためである[22]。飢餓状態が長く続くと，乳酸，ピルビン酸，アミノ酸，グリセロールなども腎臓で排泄されるようになる[21]。これらの構成成分にある炭素骨格は，ほとんどすべてがグルコースに変換される。飢餓が長く続くと，遊離脂肪酸と β-ヒドロキシ酪酸も腎臓で排泄され，アセト酢酸が放出される[22]。

急性の飢餓や，核酸，プリン，アミノ酸の異化亢進をきたす状態，例えば白血病やある種の腫瘍の化学療法などでは，尿酸生成が著明に増加する。高尿酸血症は腎臓や下部尿路での尿酸沈着をまねき，急性腎不全（acute kidney injury : AKI）を起こすこともある。治療は，尿酸生成を阻害するアロプリノールや，水分補給により尿量の増加を維持し，尿のアルカリ化を行う。というのは，尿酸の溶解度はアルカリ溶液で著明に上昇するからである[23]。

▶タンパク質およびアミノ酸摂取による腎機能への影響

ヒトではタンパク質摂取は，ただちに，かつ長期的に腎血流量や GFR を増す。タンパク質やアミノ酸摂取後，約 2 時間で一過性の 20～28％の腎血流量，GFR の増加が起こり，通常 1 時間ほど継続する[24,25]。必須アミノ酸と非必須アミノ酸の混合液の注入[26]，あるいは塩酸アルギニンの 30 分間の静脈注射[27]によって，腎血流量と GFR はさらに速く，一過性に上昇する。長期間の高タンパク質食あるいは低タンパク質食はそれぞれ慢性的な GFR の増加あるいは低下をもたらす。

腎不全進行速度に対する栄養摂取の影響

▶進行の機序

GFR がかなり低下している CKD の患者では，多くが腎不全終末期まで腎機能を失い続けることは以前から知られていた[28～31]。腎不全の進行度は患者によって様々であるが，多くの患者において腎機能の低下は直線的である[28～30]。将来腎不全に進行していく腎機能不全患者の割合はわからないが，GFR が 60％あるいはそれ以上低下した患者の多くは腎不全が進行し続ける。腎不全は，根底にある腎疾患が活動し続ける時，あるいは高血圧，腎毒性薬物（抗生物質や造影剤）の副作用，閉塞，腎感染，高カルシウム血症，高尿酸血症など腎の損傷を起こすような他の疾患が加わると，進行する。しかし，腎疾患の最初の原因がなくなった後でも，また合併症がない時でも進行し続けることはめずらしくない[32～35]。例えば，尿路閉塞が軽減し，高血圧がコントロールされ，腎毒性薬物を中止し，あるいは急性腎不全から部分的に回復した患者でも，腎不全は進行し続けることがある。

動物や *in vitro* の CKD あるいは腎不全モデルの実験で，以下のようなことが観察されてきた。基礎にある腎疾患の種類が何であるかにかかわらず，腎機能の慢性的な喪失に対しては，一連の生理的および生化学的な反応が見られた。ネフロン機能の喪失が大きくなり，腎不全を引き起こすと，残って機能している個々のネフロンでは，一般的に糸球体血流量と GFR の上昇と糸球体および尿細管の拡大（すなわちネフロンの肥大）が起こる[36,37]。残っている糸球体毛細血管の血圧と毛細血管壁を横切る圧の圧較差も大きくなる[37,38]。加えて，糸球体および腎尿細管管腔を通る血

IV

表 97.2 腎不全進行の原因とメカニズム[a]

基礎疾患である腎臓病により活性が続くもの
全身性高血圧[b]
高タンパク食[b]
高リン食[b]
高脂肪あるいは高コレステロール食[b]
血清カルシウム・リン積の高値[b]
ビタミンD過剰（高カルシウム血症をまねく）[b]
血清シュウ酸塩の高値（アスコルビン酸の高摂取によって亢進）[b]
タンパク尿[b]
アンギオテンシンⅡ[b]
アルドステロン[b]
高尿酸血症
アシドーシス
サイトカインとモノカインの分泌による腎臓での炎症反応
腎臓での血小板凝集
メサンギウムマトリックス生成の増加
糸球体での他のタンパク質沈着
糸球体でのリポタンパク質および脂質沈着
腎臓での成長因子の分泌
糸球体および尿細管肥大
糸球体内毛細管圧と毛細管血流量
糸球体のろ過推進圧
機能が残っているネフロンの活性酸素代謝物の発生増加
カルシウムリン酸あるいはカルシウムシュウ酸の腎臓での沈着
腎毒性薬剤（例えば，放射性造影剤，アミノグリコシド系抗生物質）
腎尿細管での補体活性化をまねくアンモニアの発生促進
鉛，カドミウム毒性

[a]これらの多くの因子が進行性腎不全を起こす可能性があるというエビデンスは，動物モデルあるいは *in vitro* の実験による。
[b]進行性腎不全の原因はこの表の下半分に載せたメカニズムの1つあるいは多くを介して作用している。

漿タンパク質の移動を規定する細孔のサイズと同様，化学的および電気的にもバリアが障害される。それによりタンパク質が尿にもれ出るタンパク尿と腎組織へのタンパク質の沈着が生じる。その結果，白血球や単球の遊走，血小板凝集，コラーゲン沈着，細胞増殖，その他炎症性変化や瘢痕性変化などが起こる[39,40]。これらの過程により，進行性の腎傷害が起こる。そのうちのいくつかは適応による生理的な反応と考えられるが，ほとんどのものは，腎傷害をさらに進行させる。もとにある腎疾患の持続的な活動とともに，これらの因子は進行性の腎不全を起こす。

進行性腎不全を起こす可能性のある原因と考えられているものを，**表 97.2** にまとめる。ほとんどの進行過程は動物モデルでしか研究されていないが，ヒトの腎臓疾患においても重要な役割を果たしていると考えられている。こうしたメカニズムの多くは栄養治療によって改善し，あるいは正常化すると考えられる（**表 97.2**）。例えば，腎臓病患者においてタンパク質制限食は腎血流量，GFR，タンパク尿が減少することが報告されている[27]。アルブミン尿はそれ自身が CKD 進展のリスクファクターであり，一般的にアルブミン尿の程度は CKD の進行速度と相関する。

▶栄養摂取および栄養状態が慢性腎不全に及ぼす影響に関する実験的なエビデンス

タンパク質とアミノ酸

腎臓病の動物実験において，高タンパク食にすると GFR や糸球体毛細血管血流量，糸球体から毛細血管壁の圧較差，個々のネフロンの拡大などが促進される。一方で，低タンパク食はこうした反応を抑え，阻止する[37]。さらに，正常のラットに腎傷害を起こし，高タンパク食を与えると腎不全が進行するが，低タンパク食の場合は腎不全の進行は遅れ，止まることもある[41〜43]。高タンパク質摂取では，糸球体毛細血管血流量と経毛細管性糸球体静水圧の上昇によって，糸球体の基底膜（ろ過壁）に進行性の腎傷害を起こすと仮定されてきた[38,44,45]。

高タンパク食は他の機構によっても腎不全を促進する。それには以下のものがある。糸球体での細胞肥大，増殖，瘢痕を刺激する成長因子の活性化によるネフロンの肥大，活性酸素種発生の増加によるネフロンでの酸化の促進[46]，腎臓での補体の活性化を伴うアンモニア生成を刺激する酸の負荷，およびエンドセリンの多様な作用[47]，タンパク尿や瘢痕化を促進するアンギオテンシンⅡ，アルドステロン，その他のホルモンの産生[48,49]，炎症促進性サイトカインの複合作用，などがあげられる。低タンパク食は進行性の腎への傷害を遅らせる，あるいは阻止する効果がある。

形質転換成長因子β（transforming growth factor-β：TGF-β）は，腎臓病における瘢痕化に中心的な役割を果たしている[50]。この TGF-β は腎線維化やタンパク質基質蓄積を促進するような，他の多くのメディエーターに作用する[51]。栄養摂取の改善によってこれらの過程がどの程度修復されるか，あるいは遅らせることができるということは，はっきりとはしていない。ほとんどの腎臓病進行のメカニズムは動物でしか実験されていないので，ヒトにおいても作用しているかどうかは推測でしかない。大豆タンパク質や野菜のタンパク質はカゼインや動物タンパク質に比べて，ラットの残存腎[52]や CKD 患者の腎不全への進行を遅らせるのにより効果的である（後述）。

中程度の高血糖を伴った糖尿病ラットでは腎肥大が進行し，血流が増加する[53]。糖尿病患者における傷害のないヒトの腎臓でも，同様の異常が起こっている。糖尿病の初期の段階では，腎血流量増加，GFR 上昇，腎肥大が進行していく[54]。最終的にこのような患者の大部分は糸球体硬化症を起こし，腎不全を併発する[55,56]。糖尿病の早期では，厳しい血糖のコントロールによってこれらの現象を正常化しうる。

トリプトファンの代謝物，特にインドキシル硫酸は腎線維化を起こし，腎臓病のより急速な進行を引き起こす。活性炭を含有する薬剤（消化管で，これらの代謝産物に結合する）は，慢性腎不全ラットの腎臓における線維化を低減し，ラットおよびヒトの両方において CKD の進行の速度を遅らせることが示されている[57〜59]。現在アメリカで，CKD の進行に対するこれらの薬の効果を調べるための大規模臨床試験が行われている。

リンとカルシウム

前述したように，タンパク質摂取とは独立して，低リン食は腎不全の進行を遅らせる[60~62]。低リン食の作用メカニズムに対する仮説の1つとして，腎組織におけるリン酸カルシウムの沈着を減らし，さらに腎傷害の悪化を抑制する，というものがある[61~64]。確かに，生検や剖検によって得た腎臓の組織ではカルシウム含有量と血清クレアチニン濃度には直接的な相関関係がある[63]。一般的に，腎組織のカルシウム濃度は，腎臓で高度な病理組織学的な変化があるような疾患で上昇する。動物において，腸管内でリンと結合する薬物は，食事性リン制限の有効性を高め，腎不全の進行を減少させる[60,62]。これらの薬物は，食事からのリン制限の補助として特に有用である。というのは，高度に制限したまずい，そしてそれを守り続けることが困難な食事をつくることなく，食事からのリンの摂取を必要なレベルまで低下させることは難しいからである。

肥満と過剰なエネルギー摂取

肥満は，CKDの発症によく見られる原因の1つである。肥満の人は，しばしば腎血流量，GFR，および糸球体ろ過率が増加している[65]。アルブミン尿，糸球体肥大，および糸球体硬化が起こる可能性が高い。肥満は，糖尿病性腎症，高血圧性腎硬化症，糖尿病のない巣状および分節性糸球体硬化症の原因となることにより，CKDのリスクを増大させる[65]。肥満の人はまた，シュウ酸カルシウムや尿酸結石および腎細胞癌のリスクが高い。確立されたCKDをもつ人では，肥満はアルブミン尿の程度を強くし，腎不全の進行をより速くする可能性が高い。

脂質とリポタンパク質

多くの動物実験により，食事からの脂質摂取と高リポタンパク血症が病気の原因となる可能性が示唆されている。ラット，ウサギ，モルモットに高コレステロール食を与えると，高コレステロール血症，進行性糸球体硬化症，腎不全が発症する[66~68]。腎皮質の脂質組成が変わり，メサンギウムの細胞とマトリックス形成は増加する[67]。体血圧はそれほど高度に上昇しない状態でも，糸球体毛細血管圧が上昇する。すでに腎臓病が存在するラットにコレステロールを投与した時，コレステロールにより起こる腎傷害が大きくなる。メサンギウム細胞と単球は特定のリポタンパク質に対して受容体をもっている[69]。単球は，低比重リポタンパク質（low-density lipoprotein：LDL）コレステロールや他のリポタンパク質を取り込み，これにより組織傷害が促進する生化学的および生理的な一連の過程を惹起する。血清リポタンパク質を低下させる薬は，ラットでは糸球体傷害を改善させる[70]。ヒトでの小規模の臨床試験では，ヒドロキシグルタル酸レダクターゼ阻害剤（スタチン）により血清脂質を低下させると，CKDの進行を遅らせる可能性があることを示唆している[71]。

特定の成長因子に加えて（前述），他の多くの化合物は，腎の生理および腎不全の進行に影響を与える[2,6]。これらには，様々なエイコサノイドや，アンギオテンシン，そしておそらくはアルドステロンがある。必須脂肪酸のリノール酸は，腎臓でプロスタグランジンを含むいくつかのエイコサノイドのファミリーに代謝されている。プロスタグランジンは，糸球体内の血流量および血圧，糸球体における血小板の凝集や炎症の過程などの広範な作用に関わる。種々のエイコサノイドは互いに拮抗的な作用をもっている。あるものは糸球体血流量や血圧を上昇させ，また血小板凝集を障害し，一方で，他のものは反対の作用を示し，炎症性反応を刺激することもある。腎不全では，腎臓で特定のエイコサノイドや他のサイトカインの生成が増加する[72,73]。これらの物質は，腎機能が衰退していく時，ネフロンによって複雑に順応する過程において重要な役割を果たしている[74,75]。CKDの様々なモデルラットで，リノール酸，血管拡張作用のあるプロスタグランジンを餌で与えたり，トロンボキサンやロイコトリエンB_4を注射すると，腎不全の進行を遅らせることがある[76~80]。ネフローゼ症候群のモデル動物であるヘイマン（Heymann）腎炎のラットでは，食事性タンパク質自体がエイコサノイド合成を減らした[81]。したがって，食事性タンパク質を減らすことによる良い効果の一部は，エイコサノイド産生に影響を与えることによる。

薬剤

以前から動物実験で，進行性腎不全のコントロールのために食事でのタンパク質およびリンの制限と，ある種の脂質を減らすあるいは増やすことの重要性は示されてきているが，栄養制限に代わるあるいはそれに加えることで，栄養制限をより効果的にする薬剤があることが知られている。アンギオテンシンⅡは血管収縮を起こし，血清タンパク質に対する糸球体透過性を変化させ，メサンギウム細胞の増殖を刺激し，アルドステロンを分泌する[5]。腎不全ラットでは，アンギオテンシン変換酵素阻害剤（ACE inhibitor：ACEI）（アンギオテンシンⅠをアンギオテンシンⅡに変換する酵素を阻害する降圧薬）やアンギオテンシン受容体拮抗薬（angiotensin receptor blocker：ARB）が，糸球体毛細血管血流量や糸球体毛細血管壁の圧勾配を下げる[5,82]。これらの薬剤は，ラットやヒトにおいて血圧を下げ，進行性腎不全を遅らせる。これは特に糖尿病患者のみのことではない[83~87]。糖尿病および非糖尿病患者において，ACEIやARBは腎臓病患者の尿中へのタンパク質排泄を減らし，微量アルブミン尿を軽減し，また治療する[88,89]。アルドステロンは，腎臓と他の臓器において，いくつかの酵素の活性を上げる。この変化は，腎線維化とコラーゲンマトリックス形成を促進するようないくつものサイトカインの作用を活性化する[90]。

アルドステロンがアルドステロン受容体に結合するのを阻害する薬剤は，CKDのラットとヒトのタンパク尿を減らし，ラットにおいてCKDの進行を遅延させた[91,92]。この阻害薬のCKD進行への作用が，ヒトにおいて見られるかどうかは確立されていない。アルドステロン受容体阻害薬を投与されている患者では，これらの薬剤によって起こされる高カリウム血症をモニターする必要がある[91,92]。降圧薬も，血圧を下げることで，慢性腎不全を遅らせる。

▶ヒトでの慢性腎不全の進行に対する食事の効果に関する研究

動物実験のデータがどの程度患者に適用できるだろうか？　1970年代半ばから現在まで，すべてではないが多くの食事研究で，腎不全患者はタンパク質とリンの摂取を減らすことで，腎不全の進行を遅らせることができる，ということが示された[93~104]。低タンパク質，低リン食はそれぞれ別々に腎不全の進行を遅くしている，というエビデンスも示されている[61]。この問題に対するヒトでの初期の研究デザインにはいくつかの大きな欠陥があった。後の研究では，一般的に，デザインは改良されている。一般的に低タンパク質，低リン食の食事研究は，タンパク質が0.40～0.60 g/kg/日，あるいはタンパク質が約0.28 g/kg/日という超低タンパク食（例：タンパク質～16-25 g/日）で評価されている。こういった食事は，9つの必須アミノ酸，あるいはいくつかの必須アミノ酸とその他の必須アミノ酸のアナログであるケト酸，ヒドロキシ酸の混合により10～20 g/日を補う必要がある[93,95~98,100,103]。これらの食事は，約1.0 g/kg/日以上のタンパク質と0.25 gより多くリンを含む食事，あるいは制限のない自由な食事のいずれかと比較されている。

ケト酸やヒドロキシ酸アナログは，アミノ酸の2番目の（α）炭素についているアミノ基（NH_2）がそれぞれケト基やヒドロキシル基に置き換わっているということ以外には，対応する必須アミノ酸と構造的に同一である。ケト酸，ヒドロキシ酸のアナログは，体内でそれぞれアミノ酸にアミノ基転移する。しかし，一部のアナログはアミノ基転移せずにむしろ分解される。ケト酸とヒドロキシ酸はα炭素に窒素を含むアミノ基がないために，これらの化合物は窒素負荷をより少なくする。アナログは体内で分解されるため，腎不全で通常は蓄積されるような老廃物の生成は少ない。分枝鎖アミノ酸，特にロイシンのケト酸アナログは，おそらくタンパク質分解を減らすことによって，タンパク質同化を促進する[105,106]。

腎臓病の進行速度を遅らせるのに，低タンパク質，あるいは低リンがいいのかどうかについて，最も大規模で，徹底的に行われた試験は，米国国立衛生研究所（NIH）が資金を提供したModification of Diet in Renal Disease（MDRD）研究である[103,104]。この計画は，治療意図に基づく解析（intention-to-treat analysis）による分析で，CKDにおける3段階のタンパク質とリン摂取，および2つのレベルへの血圧管理を目標としている。合計840名の，糖尿病を除いた様々なタイプの腎臓病患者をGFRによって2つのグループに分けた。

スタディAでは，^{148}Iイオタラメート（造影剤の一種）のクリアランスによって測定されたGFRが25～55 mL/1.73 m^2/分の585人の患者で行われた。患者は無作為に，通常のタンパク質，リンの食事（タンパク質1.3 g/kg標準体重/日，リン16～20 mg/kg/日）のグループ，または低タンパク質，低リン食（タンパク質0.58 g/kg/日，リン5～10 mg/kg/日）のグループのどちらかに振り分けられ，さらに降圧目標も，平均血圧が107 mmHg（61歳以上では113 mmHg）か92 mmHg（61歳以上では98 mmHg）というように，中程度なものと厳格なものに分けられた。スタディBでは試験開始時のGFRが13～24 mL/1.73 m^2/分の255人の患者で行われた。患者は低タンパク質，低リン食群または超低タンパク質，超低リン食（タンパク質0.28 g/kg/日，リン4～9 mg/kg/日）にケト酸/アミノ酸のサプリメント（0.28 g/kg/日）を用いた群に無作為に分けられた。さらに，スタディAと同様に中程度の血圧コントロールまたは厳格な血圧コントロール群に分けられた。どの群も食事性タンパク質摂取の処方の順守は良好であった[103]。

スタディAの患者間では，決められた低タンパク食では通常のタンパク食に比べて最初の4ヵ月で有意にGFRが減少した。その後，低タンパク質，低リン食群ではGFRの低下率は通常タンパク質，通常リン食群に比べて有意にゆっくりになった。全期間が終わって，2つのグループ間に腎不全の全体の進行速度には差は見られなかった。しかし，低タンパク食を処方された患者で初期にGFRがかなり下がったのは，実質の腎臓病進行速度というよりは，タンパク質摂取量低下に対する血行動態の反応である，ということが示された。この反応は実際，腎内部の過剰ろ過や高血圧の減少を反映しているので有益である。この説明が正しければ（正しいとは証明されていない），食事療法開始後4ヵ月で疾患の進行速度が遅くなることは，腎臓病における介入の良い効果であるといえる。スタディBでは超低タンパク食群は，低タンパク食群に比べてわずかにGFRの減少傾向が見られるが，その割合に大きな差はない（$p = 0.066$）。

MDRD研究では，超低タンパク質，ケト酸/アミノ酸補給食と通常タンパク食との間では比較されていない。さらに，腎不全の進行における低タンパク食の効果が見られないのは，MDRD研究の2.2年間というかなり短い期間の治療のためである可能性がある。実際，MDRD研究の終了時に見られた低タンパク食群で腎不全進行は遅くなるという傾向が，長く経過観察を続けていれば，スタディAでのタンパク質0.60 g/kg食とスタディBでの超低タンパク質，ケト酸/アミノ酸補給食で，統計的に進行が有意に遅くなることが確認できたかもしれない。患者集団とMDRDの研究デザインにおけるその他のいくつかの特徴のため，食事療法群での腎不全進行において統計学的有意差が出なかったのかもしれない[107]。

ベジタリアン食に大豆タンパク質を与えた低タンパク食は，動物性の同じようなタンパク質の内容の食事を与えた時よりも，慢性腎不全の進行をより有効に遅らせたと報告されている[52,108,109]。このような効果のメカニズムはまだ明らかになっていないが，ベジタリアン食では全体的な内容と脂質構成の違いが関連している可能性がある。ベジタリアン食は，慢性腎臓病やネフローゼ症候群の患者において血清脂質を改善すると報告されている[109,110]。

いくつかの報告されたメタ解析では，腎不全の進行速度における低タンパク食の効果を見ている。一般的に，低タンパク食はリンも少ない。これらのメタ解析は，それぞれ異なる一連の臨床試験を検討しており，そのうちMDRD研究を含んでいるものはわずかである[111~114]。これらのメタ解析のうちの3つでは，主要アウトカムとして，CRFの患者におけるMHDかCPD治療の開始，あるいは腎移植により定義される末期腎疾患（end stage renal disease：ESRD）の発症を用いている[111,112,114]。これらのメタ解析は，低タンパク食に割りつけられた人がエンドポイント（末期腎疾患の発症）に至る相対リスクが，それぞれ0.54，約0.67，0.61であり，統計的に有意に減少したことを報告している。1つのメタ解析はGFRの減少速度を主要アウトカムとして使った[113]。後者の研究では腎不全の進行はわずか6%しか遅くなっていなかった。統計学的には有意差がついているが，臨床的に有意であるかどうかは疑問である。

この 2 つの見解の間にある相違は，一部は，低タンパク食の摂取がタンパク質とアミノ酸の代謝産物の発生を減らしている，という事実で説明される。これらの代謝産物には毒性のものもある。実際，低タンパク食を摂取している患者は，高タンパク食を摂取している人よりも MHD あるいは CPD の開始時の GFR がより低値であることが報告されている。低タンパク食が尿毒症症状を改善し，透析治療の開始や腎移植の必要性を遅らせる可能性があるという事実は，CKD の進行速度を遅らせる程度がそれほど大きくない場合でも，これらの低タンパク食そのものが有益であると考えることができる。この点に関して，別の研究では，GFR が 5〜7 mL/分/1.73 m^2の高齢の患者を，無作為に血液透析維持（MD）または超低タンパク質とケト酸/アミノ酸食による治療群に割りあてた。後者の患者は 1.0〜58.1 ヵ月の間（中央値 10.7），ケト酸の食事をとっていた[115]。ケト酸の食事に割りあてられていた患者は，最初に MD に割りあてられていた人と同様に，臨床的および栄養学的にも良好のように見えた。

前述のメタ解析では，治療の意図に基づく解析法が使われている臨床試験も検討している。ここでは，対象者が実際に割りつけられた食事療法を守ったかどうかにかかわらず，あるいは経過観察に用いることができるかどうかにかかわらず，当初割りつけた群に従ったデータから結果を得ている。したがって，これらの研究は，LPD を遵守した人が慢性腎不全の進行速度を有意に遅らすことができないという可能性を必ずしも否定しているわけではない。

他のメタ解析では，インスリン依存性糖尿病患者の腎不全の進行における食事の効果を検討した 5 つの前向き臨床試験結果を解析している[112]。この解析でも，低タンパク食は糖尿病患者の疾患の進行も遅らせる，ということが示された。しかし，この結果は解析された患者数が少ないため確定的なものではなかった。試験のうち 2 つは無作為化されていなく，また，同時期の対照群ではなく，重要なエンドポイントはほとんど決定的なものではなかった。

GFR の低下が実際のタンパク質摂取量と関係しているというスタディ B の二次的解析で，低タンパク食とケト酸/アミノ酸を補充した超低タンパク食との間では腎不全の進行に差がなかった[104]。しかし，スタディ A では，2 つのグループから得たデータをあわせて解析すると，尿素窒素排泄量（urea nitrogen appearance : UNA）（後述）から決定された実際に摂取したタンパク質の量と GFR の低下には有意な逆相関があった[104]。GFR 低下率が最も少なくなる食事からの実際のタンパク質摂取量は，約 0.62 g/kg/日であった。より最近では，少なくとも 1 つの他の小規模の無作為化比較対照試験では，CKD 患者において，超低タンパク質，ケト酸/アミノ酸を補充したタンパク質 0.6 g/日の食事を用いた治療と比較している。結果は，ケト酸の食事は CKD の進行を遅らせることで，より効果的であることを示した[116]。

ケト酸の食事が腎不全の進行を遅らせる作用メカニズムは不明である。いくつかの研究は，尿のアルカリ化は，腎不全の進行を遅らせることができることを示唆している[117〜119]。栄養補助食品中のケト酸は，アルカリ塩として存在している。実際に進行を遅くするとしたら，腎不全の進行を実際に遅らせるのは，おそらくこれらのサプリメント中のアルカリであろう。

登録時の患者背景を一致させて，末期腎不全になるハザード比や，あるいは末期腎不全にすべての原因の死亡をあわせたハザード比に関する 12 年間のフォローアップ解析が，MDRD のスタディ A において行われた[120]。末期腎不全は，MD 療法を開始するか腎移植を受ける時と定義された。食事性タンパク質の処方を開始した最初の 6 年間で，タンパク質 0.60 g/kg/日の食事はタンパク質 1.3 g/kg/日の食事に比べて，介入前の背景を調整した後の末期腎不全になるハザード比，あるいは末期腎不全あるいは死亡をあわせたリスクが統計学的に有意に低下した[120]。この差は次の 6 年間で逆転する傾向にあった。

登録時の要因を一致させたスタディ B の患者において，ケト酸を補充した食事を割りあてられた患者では，食事療法を始めて 12 年間で末期腎不全が進行して死に至るというハザード比が有意に大きくなった[121]。これらのデータは特に興味深い。というのは，患者は平均してフォローアップの最初の 2.2 年しかモニターされておらず，その後はかかりつけの医師に紹介されたからである。さらに，ほんの少しの例外があるが，MDRD 研究を終えた後，ケト酸混合物はアメリカでは手に入らなかった。このように，スタディ B の患者は，この 12 年間の観察期間のほとんどの間，ケト酸をとり続けることができなかった。フランスのより大きな後ろ向き研究では，ケト酸の食事を処方されている CKD の患者においても，長期的な死亡率の差を確認できなかった[122]。しかし，この研究では，これらのケト酸の食事を処方されている CKD の患者と，フランスの透析レジストリから生存者のデータおよびボルドーで移植手術を受けた患者とを比較している。ケト酸の食事療法に同意した人は，モチベーションが高く，有能で，規律を守る，そして健康的なグループだった可能性がある。そして，その他のものがすべて等しくても，彼らの生存率がフランスの透析患者の平均よりも大きいことが想像できる。

Nurses' Health Study は，種々の値の GFR（血清クレアチニン濃度から求めた）を示す女性において，自発的なタンパク質摂取量を比較した[123]。1,624 人の 42〜68 歳の女性に半定量的な食物摂取頻度調査法を用いて，タンパク質摂取量を 1990 年と，そして 1994 年に再び測定した。試験開始時の推定 GFR 値が軽度低下している女性（55 mL/分/1.73 m^2以上，80 mL/分/1.73 m^2未満）では，タンパク質を 10 g 多く摂取することにより 1.69 mL/分/1.73 m^2の GFR 低下が見られた。しかし，測定誤差を調整した後の，10 g のタンパク質摂取増加による推定 GFR の変化は 7.72 mL/分/1.73 m^2で低下であった。この関連はぎりぎり統計的に有意であった。中程度の腎不全で，乳製品以外の動物性タンパク質を多く摂取すると，有意に推定 GFR が低下した（乳製品以外の動物性タンパク質 10 g 摂取した群において −1.21 mL/分/1.73 m^2）。腎移植レシピエントにおける最近の後ろ向き研究で，より多くのタンパク質を自然に摂取していたレシピエントは，GFR が大きく低下したことが示された[124]。

MDRD 研究データの後からの解析，MDRD 研究の約 12 年間の追跡の結果，Nurses' Health Study，腎移植レシピエントの研究，さらに 4 つのメタ解析，新たな無作為のケト酸研究などをあわせて考えると，すべて，LPD が CKD 患者における腎不全の進行を遅らせる可能性を示している。さらに，LPD は腎機能低下によって起こる尿毒素を十分に低下させることもあるので，高タンパク質摂取を行っている患者が MHD や CPD 療法を開始しなければならないような GFR の値でも，患者がこのような食事にすることにより MHD や CPD 療法，あるいは腎移植を避けられる可能性がある。

腎臓病がない人では低タンパク食によって腎不全が予防されるのか，あるいは進行が遅れるのか，という疑問は興味深い。現在でもこの疑問に対して明確な答えはない。

また，他に，ACEI や ARB を処方されている患者でも低タンパク食が腎不全の進行を遅らせるのかどうかという問題も明らかにされていない。食事からのタンパク質制限は，ACEI や ARB と同様の多くの腎臓の血行動態やその他の生理学的な作用があるために[44,45,125]，ACEI と ARB を併用した時，低タンパク食の腎臓保護作用は相加的というよりは相補的である。やや小規模な研究では，82 人の 1 型糖尿病の患者を無作為に低タンパク食（タンパク質 0.60 g/kg/日）ともう少し通常に近い量のタンパク質の食事に振り分けた[126]。ほとんどの患者は ACEI の処方を受けていた。この 4 年間の試験で，通常タンパク食群では死亡あるいは ESRD になるのが 27%だったのに対し，低タンパク食群は 10%であった($p < 0.042$)。2 つの群間で GFR の低下速度に差はなかった[126]。

タンパク尿は，腎不全の進行と循環器疾患リスクの増大と関連しており，また ACEI や ARB，さらにはそれらの組合せで，そして血圧を下げることで，タンパク尿がなくなりはしないが減少するため，少なくとも持続性タンパク尿患者では低タンパク食の果たす役割は大きい。この分野において，さらなる研究が必要である。

ネフローゼ症候群における栄養の変化

ネフローゼ症候群は，尿への大量のタンパク質の喪失（≧ 3.0 g/日），血清アルブミン濃度の低値，血清コレステロールおよび他の脂質の高値，過度の水分蓄積による浮腫などが特徴の腎障害である[127]。この状態は糸球体の障害や，タンパク質の糸球体透過性の増大を起こす疾患によって起こってくる。ネフローゼ症候群の患者はタンパク質を尿中へ大量に漏出し，また食欲が低下していることも多いので，タンパク質の喪失や衰弱が進む。特定のビタミンや大部分の微量元素は血漿でタンパク質と結合していて，そのためにネフローゼ症候群の患者ではこれらの栄養素がタンパク尿として漏出し，欠乏状態になるおそれがある。鉄，銅，ビタミン D が過度に尿中に漏れ出る。そして，ビタミン D 欠乏がネフローゼ症候群でも報告されている[127,128]。ネフローゼ患者では，進行した腎不全がなくても栄養不良が起こる。ある腎疾患のタイプでは，タンパク質が糸球体メサンギウム細胞に入り込み，硬化や炎症性反応を起こすことにより，重度のタンパク尿は腎不全の進行速度をさらに速くする[129]。多くの成長因子や他の生物活性物質もタンパク質と結合している。これらは，ネフローゼ症候群で漏れやすくなっている糸球体からろ過される。これらの生理活性物質のいくつかは，腎臓の管腔または間質へろ過さ

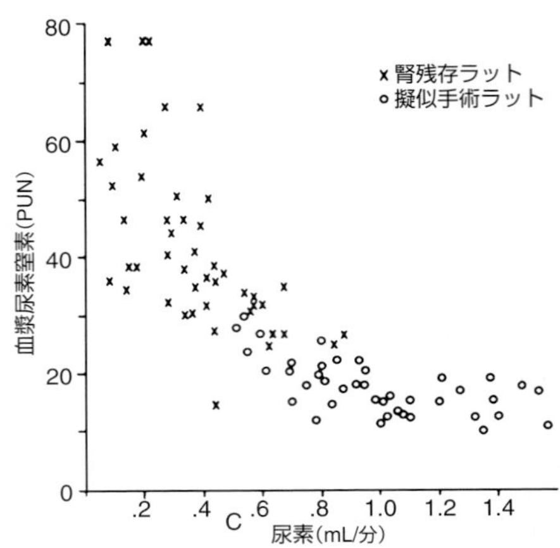

図 97.1　慢性腎不全とコントロール（擬似手術）の Sprague-Dawley ラットの尿素クリアランスにより示される血漿尿素窒素（PUN）と糸球体ろ過率の関係。慢性腎不全は，左腎への供給動脈の 2/3〜3/4 の結紮と反対側の腎摘出によってつくられた。

(Reprinted with permission from Kopple JD. Nutrition and the kidney. In : Alfin-Slater BB, Kritchevsky D, eds. Human Nutrition : A Comprehensive Treatise. Vol 4. New York : Plenum Publishing, 1979 : 409–57.)

れ曝露されると，進行性腎傷害を促進すると考えられている[130]。以前に示したように，タンパク質制限食，ACEI，ARB，アルドステロン受容体拮抗薬は腎臓からのタンパク質漏出を減少させる[131〜134]。タンパク尿を減らすためにこういった薬剤を使用しながら，アルブミンや体内全体のタンパク質を増やすように十分なタンパク質摂取を維持することが望ましい。

慢性腎不全における栄養と代謝の影響

慢性腎不全は事実上，実質的にすべての臓器に影響する広範な栄養学的な代謝性の疾患を引き起こす。このような異常について簡単に解説する。

▶臨床，栄養および代謝異常

進行した慢性腎不全では腎臓の排泄，内分泌，代謝といった機能の低下によって引き起こされる複雑な異常が併発している。慢性腎不全患者は最終的に尿毒症を発症する。尿毒症は血液中での窒素代謝産物の蓄積によるもので，進行した腎不全の臨床症状と一緒に見られる。これらの化合物のほとんどはアミノ酸とタンパク質の代謝産物である。量的に一番多いのが尿素，クレアチニン，その他のグアニジン化合物，尿酸である（**図 97.1**）。一般的に，これらの化合物は高濃度で毒性があると考えられている。

尿毒症の症状，徴候には，虚弱，不健康感，不眠，疲労感，食欲不振，悪心，嘔吐，体重減少，下痢，かゆみ，筋痙攣，しゃっくり，四肢の攣縮，線維束攣縮，振せん，情緒過敏性，精神集中力や理解力の減退など多くのものがある。口臭などもよく見られる。

血清電解質濃度の異常やアシドーシス（血液中の過剰な水素イオンの蓄積）も起こり，これらは体内の生理的過程や代謝に重篤なそして生命を脅かすような影響を及ぼしうる(**図 97.1**)。水分と電解質バランスの異常およびアシドーシスは，腎不全に陥った腎臓が，排泄によって体内の水分，

塩分，酸を調節する機能が障害されることにより起こる。腎不全によるナトリウムと水分の障害はうっ血性心不全や高血圧を起こし，過度にナトリウムが不足していると細胞外液量の減少と血圧低下が起こる。腎不全が末期でない，あるいはそれに近くない場合，これらの臨床的，代謝的な障害は食事療法や薬物療法により回復し，あるいは予防できる。尿毒症を治療しなければ，傾眠，意識低下，昏睡，痙攣が生じ，さらに死に至る。

進行した慢性腎不全では，多くの栄養素の吸収，排出，あるいは代謝といった広範な異常が見られる。これらの異常には次のようなものが含まれる。タンパク質代謝による化学物質の蓄積[2]，大量に負荷されたナトリウムの排泄，あるいは食事でナトリウムが制限された場合のナトリウムの保持などの腎機能の低下[135]，水分，カリウム，カルシウム，マグネシウム，リン，微量元素，酸，その他化合物の腎臓での排出能力の障害，リンの貯留傾向[136~140]，カルシウム[137]そしておそらく鉄[140]の腸管からの吸収の低下，ビタミンB_6，ビタミンC，葉酸，そしてビタミンDの最も強力な形である1,25-ジヒドロキシコレカルシフェロールなどのビタミン欠乏症が進むリスク[138,141]などである。慢性腎不全患者は，例えばアルミニウムのような潜在的に毒性のあり，通常なら少量しか吸収せず尿中に排泄する化学物質も蓄積するようである[140]。

尿毒症は多内分泌疾患でもあり，種々の内分泌障害によって尿毒症の多くの代謝的，臨床的な症状が発現する。多くのホルモン濃度は腎不全で上昇する。特にペプチドホルモンは腎臓でペプチドを分解する機能が低下することから，濃度は上昇する。このようなペプチドホルモンには副甲状腺ホルモン（PTH），レプチン，グルカゴン，インスリン，成長ホルモン（growth hormone：GH），プロラクチン，黄体形成ホルモンや卵胞刺激ホルモン（follicule stimulating hormone：FSH），ガストリンなどがある[137,142~150]。PTHやインスリンなどのホルモン分泌の増加が，血漿レベルの上昇の原因となる。CRF患者は甲状腺機能不全症候群に似ており，甲状腺ホルモンレベルは変化するが，甲状腺機能低下症はまれである[151]。腎臓でつくられるホルモンのうちで，血漿エリスロポエチンと1,25-ジヒドロキシコレカルシフェロールは減少し[5~8,138]，血漿レニン活性は増加，正常，あるいは減少のいずれかを示す。

血清GHは上昇し，血清IGF-Ⅰの値は腎不全でも多くは正常であるが，GHおよびIGF-Ⅰの作用に対して抵抗性を示す[152,153]。グルカゴン作用に対する感受性は血液透析により元に戻るが，高グルカゴン血症は持続する[143]。末梢のインスリン抵抗性が起こる[154]。インスリンとグルカゴンの効果により，非糖尿病の慢性腎不全患者で軽いグルコース不耐症が起こる[144]。CKD患者によく見られる肥満は，グルコース不耐症の原因となる。尿毒症におけるホルモン作用の障害は，血液中に循環している阻害物質，受容体数のダウンレギュレーション，受容体後のシグナル伝達システムでの障害などによって起こる。細胞質のカルシウムは細胞内情報伝達システムの一部に関わっている。副甲状腺機能亢進による基底細胞質カルシウムの上昇は，CRFによる受容体後のシグナル伝達異常の1つである[155]。

腎不全で蓄積される代謝産物のほとんどは排泄の低下によるものである。不全に陥った腎臓では，アミノ酸を含む多くの化合物を合成，あるいは代謝することもまた低下している。慢性腎不全では，グルタミンの異化低下，アラニン合成の障害，グリシンからセリンへの変換および，シトルリンから尿素への変換の低下が見られる[156,157]。血清および組織のタウリンのレベルもしばしば低値を示す。

量的に，最も重要な窒素代謝の最終産物は尿素である[158]。少なくとも1日にタンパク質を40g食べている臨床的に安定している慢性腎不全患者では，正味の尿素産生量は毎日の窒素摂取量の80～90%である。窒素代謝最終産物でその次に量が多いのはグアニジンである。グアニジン化合物には，クレアチニン，クレアチン，グアニジノコハク酸がある[2,158]。多くのポリペプチドや小さなタンパク質も慢性腎不全で蓄積される[158]。尿毒素として最も疑わしいものは，尿素，グアニジン化合物，フェノール酸，中間物質，炎症性サイトカイン，カルボニル化合物，オキシダント（後述），さらに尿毒症中の血漿で上昇するホルモン，特に副甲状腺ホルモンやおそらくグルカゴンなどのホルモンがあげられる[2,143,155,158~160]。

胃腸機能の変化は慢性腎不全患者の窒素代謝に影響を及ぼす。胃腸管で尿素，尿酸，クレアチニン，コリンを代謝し，より大きな分子からジメチルアミン，トリメチルアミン，アンモニア，サルコシン，メチルアミン，メチルグアニジンおよび特定のトリプトファンの代謝産物を合成あるいは放出する[158]。慢性腎不全では，消化管でこれらの多くの化合物の代謝，合成が増える。これは，おそらく腸内細菌叢の量が増えるためである[161]。

尿毒症での代謝変化のいくつかは，ホメオスタシスを保つための適応反応であり，患者にとって有利なことも不利なこともある[159]。副甲状腺機能亢進症は1つの例である。腎不全が起こると，リン排泄が障害され，リンが蓄積する。同時に，病的に瘢痕化した腎実質は，25-ヒドロキシコレカルシフェロールを，副甲状腺ホルモン分泌の抑制因子である1,25-ジヒドロキシコレカルシフェロール（最も活性の強いビタミンDの代謝産物）にほとんど変換できなくなる[138]。1,25-ジヒドロキシコレカルシフェロールの血漿濃度が低いと副甲状腺ホルモン分泌が増加する。

さらに，1,25-ジヒドロキシコレカルシフェロール欠乏は，腸管のカルシウム吸収を害し，骨での副甲状腺ホルモン作用を低下させる[137,138]。こういった変化はまた低カルシウム血症を促進し，副甲状腺機能亢進症を発症させる。血清副甲状腺ホルモン値が上昇すると腎尿細管でのリンの再吸収が低下し（尿中へのリン排泄が亢進），血清リン濃度が低下し，1,25-ジヒドロキシコレカルシフェロールの腎臓での合成が促進し，骨からのカルシウム遊離，腸管カルシウム吸収の増加が起こってくる。しかし，腸管カルシウム吸収は通常少ないままか，あるいは腎不全が軽度の場合は，正常のままである。これらのホメオスタシス作用による利点は，軽症から少し進行した腎不全患者において血漿リンとカルシウム濃度により正常に維持されている。その代わりとして，副甲状腺機能亢進症が発症する[159,160]。副甲状腺ホルモンは，広範な尿毒性毒素の1つとして考えられており，多くの器官や組織に悪影響を与え，尿毒症症状に関連している[160]。線維芽細胞増殖因子23（fibroblast growth factor-23：FGF23）は，尿細管におけるリン再吸収を低下させ，尿中リン排泄を促進することにより，リンのホメオスタシスを調節するもう1つのホルモンである[139]。貧血は，すべてではないが，主にエリスロポエチンの欠乏によって赤血球新生が障害されたことによって起こるが，このホルモンによって効果的に治療できる[8]。高い死亡率を含む，治療よるリスクと副作用を軽減するため，ヘモグロビンを現在の推奨されているレベルの約11〜12 g/dLにまで上げるのに十分なエリスロポエチンを使用する[162,163]。高い総鉄結合能の飽和が得られるように，鉄はMDを受けている患者に通常大量に静脈注射され，またCKD患者には経口あるいは静脈から与えられる。エリスロポエチンおよび他の赤血球生成刺激剤は高価であり，高用量ではおそらく危険な薬である。より高い血清鉄レベルは，しばしば，目標のヘモグロビンレベルを維持するために必要な薬剤の量を減らすことができる[164]。

腎不全が全身性の基礎疾患の合併症で起こった場合には，例えば糖尿病，高血圧，全身性エリテマトーデスなどの合併症では，これらの基礎疾患による他の症状の出現は患者に悪影響を及ぼし，進行性のものが多い。これらのすべての問題はどの患者にも重大な影響を与えるわけではなく，多くの慢性腎不全患者や透析をしている人でも，寿命を全うし，生産的な人生を送ることができる。

食事療法やMHDあるいはCPDでの治療を行うと，尿毒性血漿に蓄積される多くの代謝産物の血中濃度は減少し，患者は臨床的に回復する。MHDやCPDによって，患者は本質的に腎臓の機能がない状態でも何年間も長く生きられる。しかしこのような改善にもかかわらず，多くの臨床的症状や代謝異常は残り，さらに進行するものもある。こういったものには以下のものがある。酸化ストレスやカルボニルストレス，炎症状態，Ⅳ型高脂質異常症およびその他の脂質代謝異常[165,166]，心血管，脳血管，末梢血管疾患の高い発症頻度[167]，骨構造異常を伴った骨形成異常，骨粗しょう症，骨軟化症（アルミニウムの毒性によりしばしば生じる）[137,168]，貧血[6〜8]，免疫機能障害と感染に対する抵抗力の低下，末梢および中枢神経系機能の軽度の障害，筋の衰弱と萎縮，頻繁に起こるウイルス性肝炎[169]，性的不能や不妊症，全身性のタンパク質-エネルギー消耗（protein-energy wasting：PEW）[170〜180]，健康でないという感じ，あるいは感情のうつ状態，社会復帰困難[179]などである。これらの合併症のほとんどは，貧弱な栄養摂取や好ましい(良質な)栄養摂取により悪化したり改善したりする可能性がある。

前述の考察では，腸管吸収，排泄，また実質的にすべての栄養素の代謝は慢性腎不全では変化することを示唆している。加えて，食物摂取の減少や特定のミネラル，例えばリン，ナトリウム，カリウムなどの過度の摂取は臨床的あるいは栄養状態を変えてしまう。さらに，薬での治療は，腎不全において栄養代謝に悪影響を与える。例えば，抗痙攣薬はビタミンDと葉酸欠乏をまねき，ヒドララジン，イソニアジド，その他の薬剤はビタミンB_6欠乏を起こす[180]。このような患者に対して食事療法の一部は，慢性腎不全で起こる多くの栄養素必要量や耐性を変える。

▶タンパク質-エネルギー消耗

慢性腎不全患者，特にMHDやCPDを導入した患者は，しばしば，消耗，特にタンパク質-エネルギー消耗（PEW）を示す（**表97.2**）。PEWのすべての原因が不適切な栄養摂取によるものではないので，PEWという名前が使われている[170〜178,181,182]。

PEWを示すものには，相対的な体重の減少（すなわち，同じ年齢，身長，性別の身体的に正常な人の体重，および骨格のフレームサイズで割った患者の体重），BMI，皮下脂肪厚（総体脂肪の推定値），上腕筋量，全身の窒素およびカリウム量，主観的包括的栄養評価（subjective global nutritional assessment：SGA），子どもの低成長率，アルブミン，トランスチレチン（プレアルブミン），およびトランスフェリンなど多くのタンパク質の血清濃度の低下，筋アルカリ可溶性タンパク質の低下などがある。腎不全の疾病に特徴的な血漿アミノ酸パターンは，栄養不良に見られるものと類似している。

PEWはしばしば透析していない慢性腎不全患者で見られるが，MHDあるいはCPDを行っている患者でより多く見られる。透析治療をしているどの患者でもこれらの異常があるわけではないが，実質的にはMD受けている患者の

表97.3 進行性腎不全患者[a]のタンパク質-エネルギー栄養消耗のエビデンス

減少
体重
身長（子ども）
成長（子ども）
体脂肪（皮下脂肪厚）
除脂肪体重
細胞内液
筋量（上腕筋周囲）
体内総カリウム量（非透析患者）
体内総窒素量（慢性腹膜透析患者）
総アルブミン量，合成，異化
バリン蓄積量（非透析患者）
血清
総タンパク質
アルブミン
トランスフェリン
プレアルブミン
C3
C3活性化因子
コリンエステラーゼ
血漿
ロイシン
イソロイシン
総トリプトファン
バリン
チロシン
バリン：グリシン比
必須：非必須比
筋
アルカリ可溶タンパク質
RNA：DNA比
バリン
チロシン
正常か上昇
血漿
グリシン

[a]慢性腎不全患者ではこのようなパラメータは正常のこともあるが，統計的に比較すると異常である。

どの調査も群としてこういった患者では栄養不良の頻度が高い[170～178,181]。慢性的な透析を行っている PEW の患者のほとんどが軽度あるいは中程度の栄養不良である。透析患者の約 6～8％が重症の消耗状態になっている。PEW に加えて，慢性腎不全患者は鉄，亜鉛，ビタミン B_6，ビタミン C，葉酸，1,25-ジヒドロキシコレカルシフェロールやしばしばカルニチンといったビタミン類の不足のリスクが高くなる[183～188]。

慢性腎不全における消耗には多くの原因がある（**表 97.3**）[171]。第一に，しばしば食事摂取，特にエネルギー必要量が不十分である[170,175,189,190]。食事摂取量の減少は食欲不振の結果起こる。食欲不振は，尿毒症による毒性，慢性腎不全による炎症状態，食欲不振を起こす急性あるいは慢性疾患の併発，抑うつ状態などによって起こる。合併疾患は，患者が食物を獲得し，摂取し，消化する能力を障害し，また疾患によっては経管栄養の使用が困難なことがある。さらに，腎不全における食事処方はタンパク質や他の栄養素が少なく，調理が難しく，口あたりも良くない食事で，栄養素の摂取量が少なくなっていく。

第二に，慢性腎不全患者でしばしば見られる合併疾患により，異化状態になる[191～193]。第三に，透析療法自体が消耗をまねく。血液透析および腹膜透析は，遊離アミノ酸やペプチド，あるいは結合したアミノ酸[194～197]，水溶性ビタミン[141]，タンパク質（腹膜透析でそして血液透析でも少ない量が）[195,198]，グルコース（グルコースがない透析液で血液透析を行う場合）[199]，およびおそらくその他の生物活性のある化合物などを除去する。血液透析では，特に補体カスケードシステムの活性化や，異化サイトカインの放出により，さらに正味のタンパク質の分解が亢進する（後述）[200,201]。第四に，血中の過度の酸の蓄積（アシドーシス）はタンパク質異化を促進する[202]。第五に，慢性腎不全患者は血液を失い続ける。血液は豊富なタンパク質源であり，血液の喪失はタンパク質の欠乏となる。血液の喪失は，血液検査のための頻回の採血，高頻度に見られる潜在性の胃腸出血，血液透析機とチューブの中への血液の残留などによって起こる[203]。

その他，はっきりと確立されてはいないが，るいそうの原因として可能性のあるものに，内分泌系の活性の変化，特にインスリン[154]，GH および IGF-1[152,153]に対する抵抗性，高グルカゴン血症[143]，副甲状腺機能亢進症[137,155,159,160]，1,25-ジヒドロキシカルシフェロール欠乏[137]，内因性尿毒症毒素，アルミニウムなど外因性尿毒症毒素，腎臓の代謝機能喪失などがある。腎臓は，アミノ酸を含む生物学的に価値のある多くの化合物を合成あるいは分解する代謝器官であるため[156,157]，腎不全でこれらの作用を失うと，体の代謝が乱れ，消耗を促進する可能性がある。

▶慢性腎不全と維持透析患者での炎症，オキシダントおよびカルボニルストレス

慢性腎不全の患者と，MD を行っている患者にはしばしば炎症反応が見られる。これを示すものとして，C 反応性蛋白（C-reactive protein：CRP），血清アミロイド A，セルロプラスミンなどの急性相タンパク質の血清レベルが上昇する。アルブミン，トランスフェリン，トランスチレチン（プレアルブミン），コレステロール輸送リポタンパク質などの負の急性相タンパク質の血清レベルは，PEW の影響だけでなく炎症反応の影響により低下する[190,204～210]。血清 C 反応性蛋白レベルはアメリカやヨーロッパの MHD 治療患者で 30～50％で上昇し，アジア人の MHD 治療患者ではおそらくもう少し低いであろう[207]。腫瘍壊死因子-α（tumor necrosis factor-α：TNF-α），インターロイキン-1（interleukin-1：IL-1），インターロイキン-6（IL-6）などを含む炎症性サイトカインの血清レベルは，進行した慢性腎不全患者では上昇している[207]。進行した慢性腎不全患者や MD を行っている患者は，オキシダントあるいはカルボニルストレスを起こすような化合物が血清中に蓄積している[207,211,212]。オキシダントストレスとは，細胞内で酸化された化学物質に曝露された細胞によって起こる細胞傷害である[211]。カルボニルストレスは細胞内で化合物と反応する炭素を含んだ化合物による細胞傷害をさす[212]。ホモシステインはカルボニル反応化合物であり，CRF や MD 治療患者で血清の値が上昇する。そして，上昇した場合には血管内皮に多くの悪影響を与える[213～217]。

CRF 患者の炎症の原因には，併発疾患や CRF 自体（CRF によって様々なオキシダント，カルボニル反応化合物，炎症性サイトカインの血清レベルが上昇する），オキシダントおよびカルボニルストレス，慢性的な軽度の感染（例：クラミジアによる），血液透析を行うために必要な装置（血液透析膜自体，CPD 治療の患者の腹膜透析のカテーテルと MHD あるいは CPD 治療の患者の透析機のチューブ，不潔な透析液）に対する血管の反応などがある[205,206,210,218]。

▶タンパク質-エネルギー消耗と炎症はなぜ腎臓病学者の関心が深いのか

最近，タンパク質-エネルギー消耗（PEW）と炎症への関心が高いのは，この 2 つの状態の測定値が MD 治療中の患者では疫学的に罹患率と死亡率のリスクの上昇に関係しているからである[19,209～211,219]。炎症性マーカーは，特にアテローム硬化症と循環器疾患罹患率と死亡率に関連している[206～208,217]。さらに，実験による研究では，特定の急性期タンパク質，酸化物，活性カルボニル化合物，炎症性サイトカインは内皮に対して直接毒性を示すことが示されている。これらの化合物は，炎症，細胞増殖をまねき，さらに内皮での基質沈着を増加させ，炎症性アテローム硬化症のプラーク生じる。これらは破裂しやすく，心筋梗塞や脳卒中が起こりやすくなる。

アメリカでは MD 治療患者の調整死亡率は毎年約 21～22％と非常に高く，PEW あるいは炎症のある MD 治療患者の罹患率と死亡率リスクの上昇が，特に重要である[193]。したがって，すでに罹患率と死亡率が高い人の間で，さらに予後の悪い大きなリスクをもった人のサブグループの臨床的特徴を同定することにより，警告を行うこともできる。それと同時に，そのような悲惨な予後を改善する介入を開発する良い機会でもある。

タンパク質-エネルギー栄養不良（protein-energy malnutrition：PEM）と炎症の徴候はオーバーラップしている。このように，PEM と炎症はともにアルブミン，トランスフェリン，トランスチレチン，コレステロール輸送リポタンパク質など急性期タンパク質の血清レベルを低下させる[204,206,209,210,218,220]。これらのタンパク質の非常に低い

値は，多くがPEMよりも炎症時に見られる。例えば，TNF-αやIL-6は食欲抑制因子であるが，炎症は食欲不振をまねくことでPEMを起こし，また，異化亢進状態を起こすことでPEMになる[206,220～222]。PEMが炎症の原因になっているかどうか，例えば感染のリスクが高くなるのか，あるいは他の刺激に対する炎症反応が起こるのかどうかは明らかになっていない。

慢性腎不全患者の罹患率および死亡率の高さに対するPEMと炎症の相対的寄与については議論がある。特にPEMの多くの臨床的症状が炎症と同じであるからである。炎症過程は内皮傷害とアテローム硬化症と血管血栓症を起こすので，血管疾患から炎症，罹患率，死亡率との間に原因となる関係を見つけるのは簡単である。

これらの考えはPEMがそれ自体危険であるかどうか，炎症と関連して起こった時のみに罹患率あるいは死亡率にとって重要なリスクファクターであるのかどうかといった疑問を研究者に投げかけている[223]。直感的にいえば，体タンパク質を健康的に維持するのに不十分な，あるいは適切なエネルギーを供給できないような栄養素摂取というのは，結局は患者の病気の罹患や死亡のリスクを高める。その他にも有害な結果をまねくだろうが，PEMは炎症と血管疾患にかかりやすくする。これは，さらなる研究を必要とする疑問である。PEMと炎症はESRD患者ではよく同時に起こるので，栄養不良-炎症複合症候群として，単一の症候群の一部分であるとする研究者もいる[224]。

伝統的なリスクファクターと死亡率の関係は，MD治療中の患者では一般の人全体と比べると，明らかに異なっており，あるいは逆にさえなっている。このような変化したリスクファクターのパターンは，体のBMIあるいは身長に対する体重比，透析前の血清総コレステロール，LDLコレステロール，さらに透析前のクレアチニン，血清尿素窒素（serum urea nitrogen：SUN），UNA（正味の尿素生成，後述参照），血圧，アシドーシスの程度，血清のホモシステインとPTH値などに見られる[209,210,219,225～234]。

これらの現象に対しいくつかの説明が行われているが，最もそれらしいメカニズムは栄養不良と炎症の複合症候群に関係している[225,227,231,232]。食事が不十分であったり，大きな合併症があったり，あるいは全身性の炎症のあるMD治療患者は，BMIが低く，血清コレステロールとホモシステインも低いため，死亡のリスクがより高くなる。より健康な人は食欲があり，体重もあり，タンパク質摂取量も多い。その結果，UNAが高くなり，代謝性酸化物合成が増え，代謝性アシドーシスが進み，血清ホモシステインが高くなる。血清総コレステロール，LDLコレステロールはより多く食物を摂取している健康な人で高くなる傾向がある。筋量の増加と食欲があるために，こうした人は透析前の血清クレアチニン濃度は高くなる傾向を示す。また，心臓のポンプ失調になることも少なく，血圧も低い。さらに，健康であるために，より長生きをするようだ。

こうした生存率のバイアスは逆説的なリスクファクターによっても説明できる。すなわち，通常のリスクファクターが異常なレベルの人は，MDの治療を開始するより前に死んでいる可能性が高い。これらの説明は，MD治療中の患者における逆のリスクファクターを説明することができない。というのは，極端な肥満者（BMI 45 kg/m^{2}以上）は過体重傾向あるいは軽度の肥満者よりも粗死亡率が最終的には2年は長いからである[228,235]。明らかに，この分野ではさらなる研究が必要である。

慢性腎臓病と慢性腎不全の食事療法

透析を受けていない慢性腎不全患者や，MHDあるいはCPDを受けている慢性腎不全患者の推奨される栄養素摂取の案を，**表97.4**に示す。本項では，これらの患者に対する食事療法の方法を説明する。

▶食事療法の一般的な原則

広範な代謝異常，高頻度に見られるPEW，肥満および糖尿病，高頻度の循環器疾患，脳血管疾患，末梢血管疾患，そして食事療法が腎不全の進行を遅らせる可能性があることより，栄養管理がCKDの重要な治療法であることを示唆している。食事療法の5つの目標は，PEWを予防あるいは治すこと，糖尿病や肥満を予防あるいは治療すること，腎不全による尿毒症の毒性と代謝異常を予防あるいは最小限にすること，心臓および血管病のリスクファクターを軽減すること，腎不全の進行速度を遅らせること，あるいは阻止すること，である。

大部分の患者や家族にとって，特別な食事を守り続けることは難しく，ストレスが多い。一般的に，患者は行動パターンの大きな修正を必要とし，また従来の多くの日々の楽しみをあきらめなければならない。また，特殊な食品を努力して手に入れなければならず，特別な調理法により料理をつくらなければならない。一般的には，自分の好きなものを差し控えたり，制限しなければならない。そして，しばしばほしくないものを食べる必要もある。時間と努力と家族や近親者のサポートシステムが必要となる。このような変更が患者に有用であるという明らかな適応がない限り，医師は食事を非常に大きく変えることをしないようにすべきである。栄養療法を成功させるためには，CKDの患者は，栄養治療の原則や，食事内容や調理法についての多くの訓練を受けなければならないし，食事を守り続けることに関しても激励が必要である。栄養摂取が注意深くモニターされなかったら，患者は食事処方を守り続けることはまれであろう。彼らは特定の栄養素を多くとりすぎるよりむしろ，摂取が少なくなる。

食事療法に対してのチーム医療は，特別食を守る助けになる。このチームには，医師，栄養士，近しい家族，看護スタッフ，そして可能であれば心理士やソーシャルワーカーを含める。食事計画は患者の個々の好みにあわせて特別に計画されなければならない。食事療法のコンプライアンスに対して問題志向型アプローチは非常に有効である[207]。訪問ごとに，医師は食事摂取をモニターし，その結果を患者と話し合う必要がある。医師は，栄養士が患者を教育し，助言を与え，そして食事療法を遵守させることを強力に支援すべきである。患者の家族や近親者は，患者を精神的にサポートし，食事を手に入れ，つくることを助けるべきである。食事をよく遵守させるためには，医療チームのすべての人が，精力的に，前向きに，思いやりをもって行うべきである。臨床研究は，前述した手法により多くの患者が満足できるレベルまで食事療法を遵守することが

表 97.4　透析を行っていない慢性腎不全患者および維持血液透析（MHD）あるいは慢性腹膜透析（CPD）を行っている患者に対する推奨される栄養素の摂取量

	慢性腎不全[a]	維持血液透析あるいは慢性腹膜透析[b]
タンパク質	低タンパク質食：0.60～0.75 g/kg/日 ≧0.35 g/kg/日の高生物価のタンパク質 ケト酸/必須アミノ酸のサプリメントが手に入るならば，ごく少量のタンパク質とともに（0.3 g/kg/日のどのような生物価のタンパク質でも）これらのサプリメントを約 0.28 g/kg/日処方することができる	血液透析[b] 1.1～1.2 g/kg/日 ≧ 50%高生物価のタンパク質 CPD 1.2～1.3 g/kg/日 ≧ 50%高生物価のタンパク質。CPD 患者では 1.5 g/kg/日まで投与できる
エネルギー[c]	患者の体重が＞120%あるいは望まない体重増加がある場合には，≧ 35 g/kg/日	
脂肪（総エネルギー摂取に対する%）[d,e]	30～40	30～40
多価不飽和脂肪酸：飽和脂肪酸の比[e]	1.0：1.0	1.0：1.0
炭水化物[f]	残りの非タンパク質カロリー	
総食物繊維[e]	20～25 g	20～25 g
ミネラル		
ナトリウム	1,000～3,000 mg/日[g]	750～1,000 mg/日[g]
カリウム	40～70 mEq/日	40～70 mEq/日
リン	5～10 mg/kg/日[h,j,k]	8～17 mg/kg/日[h,k]
カルシウム	800 mg/日[i]	800 mg/日[i]
マグネシウム	200～300 mg/日	200～300 mg/日
鉄	≧10～18 mg/日	本文参照
亜鉛	15 mg/日	15 mg/日
水	≦3,000 mL/日耐えることができれば[g]	通常 750～1,500 mL/日[g]
ビタミン	食事には，サプリメントとして以下の量を	
チアミン	1.5 mg/日	1.5 mg/日
リボフラビン	1.8 mg/日	1.8 mg/日
パントテン酸	5 mg/日	5 mg/日
ナイアシン	20 mg/日	20 mg/日
ピリドキシン HCl	5 mg/日	10 mg/日 or 5 mg/日
ビタミン B_{12}	3 μg/日	3 μg/日
ビタミン C	70 mg/日	70 mg/日
葉酸	about 1 mg/日	1 mg/日
ビタミン A	付加しない	付加しない
ビタミン D	本文参照	本文参照
ビタミン E	15 IU/日	15 IU/日
ビタミン K	なし[k]	なし[k]

[a] GFR は 4～5 mL/1.73 m^2/分以上で 75 mL/1.73 m^2以下（本文参照）。
[b] 透析中の患者のタンパク質の摂取量は一般的に少なくとも 1.2 g/kg/日以上。栄養不良のない CPD 中の患者では約 1.2～1.3 g/kg/日。
[c] この値は CPD 患者の透析液からのエネルギー摂取も含む。
[d] 総エネルギー摂取（食事＋透析液）に比較して。トリグリセリド値が非常に上昇した時には，総カロリーの 40%までにする。総カロリーの 30%が望ましい。
[e] 高コレステロール血症が存在しなかったら，これらの食事の推奨量は他のものと比べると，それほど重要ではないと考えられる（本文参照）。
[f] 患者が問題なく摂取できれば，主に複合糖質が推奨される。
[g] CPD 患者あるいは透析を行っていない慢性腎不全の患者，尿からの喪失が大きい血液透析中の患者ではこれよりも高くてもよい。
[h] リン吸着薬がしばしば必要になる。
[i] 患者の臨床状態および他の処方の内容により，カルシウムの必要量は変わる（本文参照）。
[j] 男性および月経のない女性では 10 mg/日，月経がある女性では≧18 mg/日，エリスロポエチン治療では増加する。
[k] 経口摂取できていない患者あるいは抗生物質の投与を受けている患者ではビタミン K の補充が必要になる。

できるようになることを示した[236)]。

進行した腎不全の患者では，エネルギー摂取が不足するというリスクがある。処方された食事が，例えばタンパク質などある栄養素がわずかに少なかったり，あるいは他のものが多かったりする（例：エネルギー基質）。PEW はめずらしいものではない。食事の適切さと患者の栄養状態を定期的に評価することが重要である。このような評価には，タンパク質-エネルギー栄養状態，ミネラルと骨代謝，副甲状腺機能と骨の密度，循環器疾患のリスクファクター（例：血清リンや CRP レベルの高値），微量アルブミン尿を含む尿アルブミン排泄などを含めるべきである。MD を受けている患者のタンパク質-エネルギー栄養状態を評価する National Kidney Foundation（NKF）Kidney Disease Outcome Quality Initiative（KDOQI）Clinical Practice Guidelines for Nutrition in Chronic Renal Failure recommendation を**表 97.5** に示す。

栄養士は，身体計測を行う最も優れた技術をもっている。適切な食事を維持し，体液や電解質の異常や，臨床や栄養状態をモニターするために，医師や栄養士はステージ 3～5 の CKD では毎月見る必要がある。ゆっくりと進行する軽症や中等症の腎不全の患者は，医師や栄養士に見てもらう頻度を減らすことも可能である。

最近の横断的な研究では，GFR が正常のおよそ半分になった時には（50～55 mL/分），食事タンパク質やエネル

表 97.5 維持透析患者における栄養状態をモニターするために推奨される計測

分類	計測法	最低限の測定頻度
Ⅰ．すべての患者に日常的に行うべき計測	透析前あるいは安定期の血清アルブミン	毎月
	透析後（MHD）あるいは廃液後（CPD）の通常体重に対する％	毎月
	標準体重（NHANESⅡ）に対する％	4ヵ月ごと
	sujective global assessment（SGA）	6ヵ月ごと
	食事についての聞き取りと食事記録	6ヵ月ごと
	nPNA	MHDでは毎月，CPDでは3〜4ヵ月ごと
Ⅱ．Ⅰの測定項目から得られたデータを確認あるいはさらに深く知るために有用な測定	透析前あるいは安定期の血清プレアルブミン	必要に応じて
	皮下脂肪厚	必要に応じて
	上腕筋面積，周囲長，あるいは直径	必要に応じて
	二重エネルギーX線吸収測定法 dual-energy X-ray absorption（DEXA）	必要に応じて
Ⅲ．タンパク質エネルギー栄養状態のさらに厳格な検査が必要な時に，臨床的に有用な測定	透析前あるいは安定期の血清クレアチニン	必要に応じて
	尿素窒素	必要に応じて
	コレステロール	必要に応じて
	クレアチニン係数	必要に応じて

CPD：慢性腹膜透析，MHD：維持血液透析，NHANES：米国国民健康栄養調査（National Health and Nutrition Examination Survey），nPNA：正味の総窒素排泄量に対するタンパク質の等価量。

(National Kidney Foundation/DOQI guidelines reproduced with permission from the editor of the American Journal of Kidney Diseases from National Kidney Foundation DOQI Clinical Practice Guidelines for Nutrition in Chronic Renal Failure. Am J Kidney Dis 35：(Suppl. 2), S1–S140, 2000.)

ギーの摂取が低下し始めており，またタンパク質–エネルギー栄養状態も悪くなりはじめている[237]。GFRが10 mL/分未満とかなり低下し，患者がMD治療を開始する頃までは，この栄養状態の低下は徐々に起こり，通常は軽度か中等度である[170,189,237,238]。栄養状態は透析治療開始後最初の数ヵ月で改善するが[239]，慢性透析の開始時のタンパク質–エネルギー栄養状態は，2〜3年後の栄養状態および生命予後の良い予測因子である[170,240]。したがって，透析の開始が近づいた時や透析を開始した最初の数週間は，栄養不良を防ぐために特別な努力が必要である。この期間に良好な栄養状態を維持するため，急いで合併症に対する治療の開始，十分な栄養摂取を維持するために，このような努力が必要である。

▶尿素窒素排泄量と血清クレアチニンと血清尿素窒素の比

タンパク質摂取量の制御は，急性腎不全またはCRF患者の栄養管理に極めて重要である。したがって，窒素摂取量を正確にモニターする必要がある。幸いなことに，これは，ほとんどの患者で可能である。窒素バランスがとれている人は，1日あたりの総窒素排出量（尿中への排泄量）は，窒素摂取量から約0.5 gの窒素（皮膚，毛髪，および爪の成長，汗，呼吸，おなら，採血などからの測定されない喪失量）を引いた値に等しい[241]。臨床的に，実質的にわずかに正または負のバランスの時は，窒素排泄量は摂取量を推定するためにそのまま使用できる。患者が非常に正または負のバランスである場合（例えば，妊娠していたり，重症感染症などにより），窒素排泄量は摂取量を反映しないことがある。しかし，患者が非常に正または負のバランスの時，窒素排泄量が摂取量を反映しているかどうかは，通常は，臨床医にとっては容易に判別可能である。

総窒素排泄量または尿中排泄量の測定は，臨床で広く使用するにはあまりにも面倒かつ高価である。しかし，尿素はタンパク質およびアミノ酸などの分解による窒素を含有する主要な産生物であるため，尿素窒素排泄量（urea nitrogen appearance：UNA）は，総窒素排泄量ひいては窒素摂取量を推定することができる[242〜244]。UNAは，体液と尿，透析液，および瘻孔から排泄される液として総排泄量あるいは蓄尿による尿素の量をさす。尿素のいくらかは消化管内で分解されるため，尿素産生または生成ではなくUNAという名称が用いられ，尿素から放出されたアンモニアは主に肝臓に輸送され，尿素に変換される[245,246]。したがって，腸–肝尿素サイクルは，尿素または総窒素バランスにほとんど影響を与えないので，このサイクルは無視することができ，UNAは総窒素排泄量または摂取量を正確に推定する能力を損なわない。また，尿素のリサイクルは，時間と費用がかかる同位体を用いた検査を行わなければ測定できない。

UNAは以下のようにして計算される。

式1：

UNA（g/日）＝尿中尿素窒素(g/日)＋透析液中尿素窒素(g/日)＋体内の尿素窒素の変換（g/日）

式2：

体内の尿素窒素の変換（g/日）＝

$$4\,(\mathrm{SUN_f}-\mathrm{SUN_i}\langle \mathrm{g/L/日}\rangle)\times \mathrm{BW_i}\,(\mathrm{kg})\times(0.60\,\mathrm{L/kg}) + (\mathrm{BW_f}-\mathrm{BW_i}\langle \mathrm{kg/日}\rangle)\times \mathrm{SUN_f}\,(\mathrm{g/L})\times(1.0\,\mathrm{L/kg})$$

iおよびfは測定期間の最初と最後の値，SUNは血清尿素窒素（g/L），BWは体重（kg），0.60は体重に対する水の割合の推定値，そして1.0が増えたあるいは失われた体重のうちの尿素の分画の分布である（すなわち，100%）。

推定される水の割合は浮腫のある人あるいはやせた患者で増えており，肥満した人または非常に若い人で減少している。UNA測定の1〜3日の期間におけるの体重の変化は，もっぱら体水分の変動によることが想定される。血液透析を受けている患者においては，透析液中の尿素濃度は少なく，正確に測定するのは困難であり，UNAは透析と透析の間に計算され，24時間にあわせて補正することができる。透析を受けている多くの患者は，ほとんどまたはまったく尿排泄がないので，透析と透析の間のUNAの計算式は式2に単純化することができる。

われわれの代謝の研究では，透析を受けていない慢性尿毒症患者のUNAと総窒素の尿中排泄量との関係は以下の通りである[244]。

式3：
総窒素尿中排泄量（g/日）＝ 1.19 UNA（g/日）＋ 1.27

個人が窒素バランスで負でもなく，正でもない時（中立），UNAは窒素の摂取量とも高い相関を示す。式4は，中立タンパク質のバランスにあるステージ5の透析を受けていない臨床的に安定したCRF患者での，UNAと食事の窒素摂取量との関係を表している。

式4：
食事からの窒素摂取量(g/日) ＝ 1.20 UNA(g/日) ＋ 1.74

式3に6.25をかけると総窒素排泄量は正味のタンパク質分解量（g/日）に変換される。すなわち，身体のタンパク質分解とタンパク質合成との絶対量の差を示す。式4に6.25をかけると，食事性の窒素摂取量が食事性タンパク質摂取量（g/日）に変換される。窒素摂取とUNA両方が既知である場合，窒素バランスは，窒素摂取とUNAから推定された総窒素尿中排泄量の差から推定することができる。患者が高度に同化状態であるならば（例：妊娠，特にその後期），式4は窒素摂取量を過小評価する。例えば，ネフローゼ症候群または腹膜透析のようなタンパク質の喪失が大きい時，またはアシドーシスでアンモニウムを大量に分泌するのに十分な腎機能をもっている患者では，式3および式4は，窒素尿中排泄量および窒素摂取量の両方を過小評価する。しかし，ほとんどはこれらの状況ではないため，UNAは窒素排泄量と摂取量，窒素バランスを推定するための強力なツールとなる。Maroniらおよび他の研究グループは，これらのパラメータをモニターする同様の手技を報告している[241,243]。

連続携行式腹膜透析を受けている患者におけるUNA，総窒素尿中排泄量，および食事性窒素摂取量の関係は，式5および式6に示される[244]。他の研究者も同様の式を報告している[247]。腹膜透析液中のタンパク質の喪失が変化するため，いくつかの式で毎日の腹膜透析液中のタンパク質から窒素喪失を表すために，独立した項を追加している。前述のように，タンパク質のバランスがほぼほぼ中立である臨床的に安定した患者では，これらの値に6.25をかけると，正味のタンパク質排泄量（g/日）に変換でき，あるいは窒素バランスが中立で臨床的に安定している患者では食事性のタンパク質摂取量(g/日)に変換することができる。

式5：
総尿中タンパク質排泄量（g/日）＝0.94 UNA＋5.54

式6：
食事からの窒素摂取量（g/日）＝0.97 UNA＋6.80

UNA（Guともよばれる）は，尿素動態モデルによって血液透析患者で計算することができる[242,248]。この技法は，本質的に，透析前および透析後のSUN，体重，透析の尿素クリアランス特性，血流，透析液の流れ，および透析療法の持続時間を含む。

MHD治療を受けた患者におけるUNA，正味のタンパク質分解，および食事性タンパク質摂取量の関係は，他の研究報告に記載されている[244,248]。体重で調整した透析患者の正味のタンパク質分解，通常nPNA（総窒素尿中排泄量の補正タンパク質に相当）またはnPCR（補正タンパク質異化率）とよばれる[249]。これらの計算の精度と再現性についての批判は別の論文で述べられている[244,248]。nPNAまたはnPCRは，正味の総タンパク質の分解をさすと報告されている。しかし，これらはタンパク質の摂取量を過小評価している（式3，4と式5，6を比較されたい）。

また，SUNと血清クレアチニンの比は，透析治療を受けていないCRFの患者の食事性タンパク質またはアミノ酸摂取量と密接に相関する。この関係は，このような患者の最近の毎日の摂取量を推定することができる。この比率は，UNAほど正確ではなく，臨床では特定の要因によって影響を受ける[250]。しかし，簡単で，安価に測定することができる。

▶栄養処方

栄養処方の目的のために，本章の体重は，米国国民健康栄養調査（National Health and Nutrition Examination Survey：NHANES）のデータから，標準的な（通常の）体重を参照している[251]。例外は，肥満(例：標準体重の＞115%)または非常に低体重の人（例：標準体重の＜90%）である。これらの患者については，体重の計算に用いる値として調整実体重（actual body weight：aBW）が使用される[252]。調整aBWは一般化されつつあるが，まだ実験データによって検証されていない。American Dietetic Associationの報告書[252]により修正された調整aBWは，以下のように計算される。

調整aBW＝標準（正常）体重＋([浮腫のないaBW－標準（正常）BW]×0.25)

タンパク質摂取量

糸球体ろ過率(GFR)が70 mL/1.73 m²/分より高い　CKDで軽度の腎機能障害を有する患者のための最適な食事性タンパク質とリン摂取量に関するデータは，実質的には存在しない。現時点では，70 mL/1.73 m²/分より高いGFRをもつ患者に，0.80～1.0 g/kg体重/日のようなものを除くと，腎機能が明らかに減少している場合でなければ，必ずしもすべてにタンパク質を制限するわけではない。後者の場合には，患者は次項で示すように治療される。

糸球体ろ過率が25～70 mL/1.73 m²/分　低タンパク質，低リン食が慢性透析，透析，または腎移植の必要性を遅らせる可能性があることを示すメタ解析を含むいくつかの研究は（前述），確かめる必要がある。というのは，これらの食事が，ACEIやARBを受けている患者へさらなる利点を追加するかどうかまだ確かではないからである。一方，経過を適切に観察されていることから，1日あたり0.60 g/kg体重のタンパク質の高エネルギー食は安全である。このことは，患者に説明すべきであるが，タンパク質が制限されているか否かに関係なく，食事療法には無視できない他の多くの側面がある。患者が食事療法に同意した場合，食事はタンパク質が0.60 g/kg/日を提供され，必須アミノ酸の十分な摂取量を確保するためにそのうち少なくとも35 g/kg/日は高い生物価のタンパク質とする。タンパク質のこの量は，中立または正の窒素バランスを維持できる[243,244,253,254]。多くの患者に，それは過剰な負担であってはならない。この食事療法が難しく，遵守できない，あるいはこの食事で適切なエネルギー摂取量を維持することができない患者には，タンパク質の摂取量を0.75あるいは0.80 g/kg/日まで増加させることができる。別のアプローチは，約7～10 g/日の9つの必須アミノ酸と種々のタンパク質0.50～0.73/kg/日を提供する食事を処方する。この後者の食事で，低品質のタンパク質を多くとることができ，嗜好性を向上させ，患者は十分なエネルギーを摂取することができるようになる。

透析を受けていない糸球体ろ過率（GFR）が25 mL/1.73 m²/分より低い　腎不全のこのレベルでは，低タンパク質-低リン食を使用する利点は，さらに説得力がある。まず，この程度の腎不全になると，窒素代謝に有毒な代謝産物が大量に蓄積し始める。低タンパク食は有毒な窒素性代謝物の生成を少なくする。第二に，低タンパク食は一般にリン，カリウムが少ししか含まれていないため，これらミネラルの摂取量はこの食事により容易に減らすことができる（リン，カリウムの推奨摂取量についての後の項を参照)。これらの2つの因子の結果，このGFRの低レベルにより尿毒症を軽減でき，より安全に透析治療の開始を遅らせることができるかもしれない。前述のように，これらの食事はCKDの進行を遅らせることもできる。第三に，CRF患者の一部は，タンパク質の摂取が多すぎるのではなく，少なすぎることがある。規定の食事療法に従うようにするための具体的な訓練や励ましは，患者のタンパク質摂取が少なくなりすぎないようにできる。前項で説明したタンパク質摂取量を患者に処方すべきである（**表97.4**)。

ケト酸アミノ酸を補充した超低タンパク食が腎不全の進行の速度を遅らせるというMDRD研究にはエビデンスの欠如がある。というのは，このような食事は安全でない可能性があり（前述)[121]，また必須のケト酸アミノ酸のサプリメントはアメリカで現在手に入らないからで，これらの食事は推奨できない。前述したように，より最近の研究では，ケト酸アミノ酸補充の超低タンパク食は，CKDの進行を遅らせることができることが示唆されている[116]。その進行を遅らせるために必須アミノ酸を約15～20 g補充したタンパク質約0.30 g/kg/日の超低タンパク食を評価するための十分な研究はなく，したがって，これらの食事は現在推奨されていない。

GFRが約5 mL/1.73 m²/分未満になると，患者は定期的な透析と高タンパク質食と同様に低タンパク食でうまくやっていけるというエビデンスはない。これらの低いGFRレベルの患者は，PEWと尿毒症による毒性の長期的な後遺症が起こるリスクがあり[170,189,237,238]，この時点でMDの治療や腎移植を開始することをすすめる。別のアプローチのサポートは，GFRが5～7 mL/1.73 m²/分の高齢患者は，ケト酸アミノ酸の混合を補充した超低タンパク食を供給している時に，高タンパク質摂取量とMD療法を開始したのと同様に，臨床的にも良好であるということを示した研究に見ることができる[115]。患者が自分の体重を維持するのに十分に高いエネルギー摂取を維持することができず，体重減少の原因が他に存在しない場合，慢性透析療法が考慮されるべきである[255]。PEWはMD治療の開始時に高い死亡率の予測因子であるので，特に重要である。

ネフローゼ症候群　低タンパク食（例：タンパク質0.80 g/kg/日）は，腎不全の進行を遅らせ，尿タンパク質排泄を減らし，また実際に血清アルブミンのレベルを維持するか，わずかに増加させることができることを，エビデンスは示している[132,133,256]。このエビデンスが，ネフローゼの患者において食事性タンパク質を減らす勧告のもとになった。ベジタリアン食の大豆基本の低タンパク食は，ネフローゼ患者のタンパク尿と血清脂質レベルを低下させる[108～110]。より多くの情報が利用可能になるまで，ネフローゼ症候群の患者には，約0.70 g/kg/日のタンパク質を処方し，毎日失われる尿タンパク質5.0 g/日以上のgあたりにおける高い生物値のタンパク質を1日当たり1.0 g追加する食事を処方することをすすめる。ACEIとARBは，タンパク尿を減らし[131]，血圧を下げ，腎不全の進行を遅らせ，アテローム性動脈硬化症に対して保護的に働く可能性があり，これらの患者において高血圧症の治療に優先すべきである[84～87]。ACEIとARBに加えた時の低タンパク食は，さらにタンパク尿を減らすことができる。アルドステロン受容体拮抗薬もまた，タンパク尿を減少させることができる[81]。しかし，ACEI，ARBおよびアルドステロン受容体拮抗薬は，それぞれ尿中へのカリウムの排出を減らし，危険な高カリウム血症を引き起こす可能性があるため，これら3剤の投与では血清カリウムを慎重に監視する必要がある。ネフローゼ症候群の患者には，ビタミンDのサプリメントを含め総合ビタミン剤を与えるべきであり，タンパク質の枯渇とビタミンDアナログを含むタンパク質と結合している栄養素や微量元素を監視する必要がある。

維持透析療法　MHDを受けた患者での食事性タンパク質の必要量の研究は，ほとんど行われていない[257,258]。これらの患者は，透析によりアミノ酸およびペプチドが除去されるため，多くのタンパク質が必要であることは明らかである[194～196]。これは，おそらく，補体の活性化や酸血症のような他の代謝性疾患を含む，血液透析処置の炎症と異化亢進の刺激の結果として起こる[201,256]。入手可能な窒素バランスの研究からのエビデンスと，外来患者の臨床モニタリングに基づいて，NKF KDOQI Clinical Practice Guideline は，MHD患者はタンパク質を1.1～1.2/kg/日を摂取することを推奨している（**表97.4**)[255]。臨床的に最も安定したMHD患者は適切なエネルギー摂取量と1.0 g/kg/日のタンパク質でバランスを維持することが明らかになっているが，大部分の患者において維持できる安全な摂取量はおそらく約1.15 g/kg/日であろう。CPD治療の患者は，透析液中に毎日約9 gのタンパク質，少量のペプチドと約2.5～4.0 g/日のアミノ酸を失い，そして患者は炎症および他の異化刺激を受ける[196,198]。また，窒素バランスの研究に基づいて，NKF KDOQIガイドラインでは，CPD治療を受けている患者には1.2～1.3 g/kg/日のタンパク質を処方することがすすめられている[255,259]。CPDを受けている，タンパク質が枯渇している患者は，1.5 g/kg/日までのタンパク質が処方可能である。すべてのMDを受けている患者の毎日のタンパク質摂取量の少なくとも50％は高い生物価のものでなければならない。

一部の医師は，MHD あるいは CPD の患者が，より低い食事性タンパク質摂取量（例：タンパク質約 0.9 g/kg/日）で自分の体のタンパク質を維持することができるとしている。前述の勧告は比較的小さな人数の研究に基づいているが，MD を受けているほとんどの（～97%）の患者で良好なタンパク質栄養状態を維持できるようにつくられている。この論拠は，正常な成人に推奨される食事性タンパク質の摂取量を決定するために WHO によって使用された考え方と一致している[260]。そのため，一部の患者は，より低い 1 日のタンパク質摂取量で良好なタンパク質栄養状態を維持できるかもしれないが，どのような人がこれらの低タンパク食で窒素バランスを維持することができるかを識別するための実証方法はない。したがって，これらの患者でタンパク質栄養不良の発生率が高いため[169～178,181,207]，本章で推奨されているより高いタンパク質摂取量を推奨すべきである。

上記の勧告と一致して，European Best Practice Guideline（EBPG）Guideline on Nutrition は，MHD 治療を受けている患者に対しては，少なくとも 1.1 g/kg 理想体重/日のタンパク質を推奨している[261]。オーストラリアとニュージーランドのエビデンスに基づく慢性腎臓病の栄養管理実践ガイドラインは，臨床的に安定している MHD 患者には 1.2～1.4 g/kg 理想体重/日のタンパク質を，そして臨床的に安定している CPD 患者には，少なくとも 1.2 g/kg 理想体重/日のタンパク質で，そのうち少なくとも 50% は高い生物価のタンパク質を推奨している[262]。

エネルギー

透析を受けていない CRF および MHD を受けている患者における研究は，ベッドに横になっている，あるいは座っている時，普通の食事をとった後，定義された運動中の患者のエネルギー消費量は正常かほぼ正常であることを示している[263～265]。0.55～0.60 g/kg/日のタンパク質と 15，25，35，45 kcal/kg/日を提供する食事を摂取している，透析を受けていないステージ 4 と 5 の CKD 患者における窒素バランスの研究では，中性または正の窒素バランスを確保するのに必要なエネルギー摂取量は約 35 kcal/kg/日であったことを示している[263]。同様の知見は，1.1 g/kg/日のタンパク質と 25，35，45 kcal/kg/日を摂取した MHD 治療患者の窒素バランスの研究でも得られている[266]。しかし，実際のところ，透析を受けていないステージ 4 と 5 の CKD 患者と MHD または CPD を受けている患者のエネルギー摂取のすべての調査では，食事摂取量は平均でこのレベルより低く，通常，30 kcal/kg/日である[267～271]。透析を受けていない CRF 患者と MHD を受けている患者では（CRF を発症する前に，肥満でない限り），栄養状態における顕著な変化として体脂肪が減少するという所見は，これらの患者は，通常，摂取しているエネルギーよりも多くのエネルギーを必要とするという主張を支持している[267,269～271]。それに対して，CPD 治療を受けている患者では，脂肪が増えることはまれなことではない。というのは，腹腔内の透析液から追加のエネルギーであるグルコースが取り込まれ，それに引き続き血液中のインスリン濃度が上昇するからである。

NKD KDOQI ガイドラインは，MHD と CPD を受けている 60 歳までの患者は少なくとも 35 kcal/kg/日を摂取することを，また 60 歳以上の人は 30 kcal/kg/日摂取することを推奨している[255]。GFR が 50 mL/分より低い患者では，年齢にあわせて，同じエネルギー摂取量が推奨されている。浮腫がない状態での体重が理想体重の 120% を超える肥満である患者は，より低いカロリー摂取で治療してもよい。一部の患者，特に軽度の腎不全患者や若いまたは中年の女性では，このエネルギー摂取により肥満になるか，あるいは肥満になることを恐れ，推奨カロリーを摂取することを拒否することがある。これらの人には，より低いエネルギーの処方箋が必要な場合がある。

多くの市販されている高カロリーの食品は，タンパク質，リン，ナトリウム，およびカリウムが少ない。腎臓専門栄養士は，これらの食品だけでなく，家庭で容易につくることができる他の低タンパク質，高カロリー食品をすすめるようにする。

脂質

ステージ 4 と 5 の CKD 患者と MHD または CPD を受けている患者は，血清トリグリセリドレベル，中比重リポタンパク質（intermediate-density lipoprotein：IDL），超 LDL（VLDL），ならびに血清リポタンパク質（a）〈Lp（a）〉が高値を示す頻度が高い。血清の高密度リポ蛋白（high-density lipoprotein：HDL）コレステロールは，CRF 患者と MHD を受けている患者ではでしばしば低値を示す[165,272～276]。CPD を受けている患者は，MHD を受けている患者より，しばしば，血清総コレステロール，トリグリセリド，LDL コレステロール，およびアポリポタンパク B（アポ B）がより高値を示す[277,278]。アポリポタンパク質濃度の質的変化も起こる。これらの中には，低密度 LDL（sd LDL）の増加がある[279]。

CRF 患者および MD を受けている患者の主要な代謝異常は，トリグリセリドに富むリポタンパク質の分解速度の低下である。この異化速度の減少は，IDL および VLDL 中のアポ B 含有のトリグリセリドに富むリポタンパク質を増加し，そして HDL 濃度の低下につながる。アポリポタンパクレベルの重要な変化は，アポ A I とアポ CⅢの比の減少である[280]。

さらに，CKD 患者のための食事療法は通常，タンパク質，ナトリウム，カリウム，および水を制限するため，多くの患者にとって，トリグリセリドの産生を増加させる精製された糖を大量に摂取することなく十分なエネルギーを取り込むことは困難である。血漿および肝臓のリポタンパク質リパーゼおよびレシチンコレステロールアシルトランスフェラーゼ（lecithin cholesterol acyltransferase：LCAT）の活性は，CRF において減少している[281]。さらに，カルニチンの作用が低下していることがある[282,283]。

ネフローゼ症候群の患者は通常，血清総コレステロールおよび LDL コレステロールとトリグリセリドが増加している。LDL，IDL，VLDL，および Lp（a）が増加し[258]，血清 HDL が低下する。アポ A I とアポ AⅡが正常であるのに対し，血清リン脂質，およびアポ B，アポ CⅡ，アポ CⅢ，およびアポ E は増加している[284]。血清コレステロールの上昇は，肝臓でのリポタンパク質およびコレステロー

Ⅳ

ルの合成の増加，およびLDL受容体活性の低下によって引き起こされる。LDL受容体はIDLのクリアランスに重要な役割を果たしている。これらの変化は，尿中へアルブミンが喪失されることによって刺激される。リポタンパク質リパーゼ活性の低下は，血清トリグリセリドレベルの上昇に寄与する。患者は，血漿コレステロールエステル輸送タンパク質（cholesterol ester transfer protein：CETP）が上昇し，少なくとも複数の受容体の経路によって，LDLのアポリポタンパク質の異化が減少する。

腎移植レシピエントは，血清総コレステロールおよびLDLコレステロールが増加しているⅡb型の脂質異常症を示す。LDLおよびIDLリポタンパク質が増加する。腎移植後に，特に腎不全が解消されない場合は，しばしばⅡaおよびⅣ型脂質異常症も見られる[285~287]。腎移植後にしばしば見られる，薬物療法（グルココルチコイド，シクロスポリン，シロリムス，タクロリムス，利尿薬，降圧剤），腎不全，空腹時の高インスリン血症，肥満などこれらすべては，腎移植患者における血清脂質異常の発症率を増加させる。

これらの脂質とアポリポタンパク質の異常はおそらく，CRF患者，MDを受けている患者，腎移植を受けた患者におけるアテローム性動脈硬化症および循環器疾患の発生の増加の原因となるため，従来，われわれは血清コレステロールおよびトリグリセリドを低下させ，HDLコレステロールを増加させようとしてきた。推奨する食事計画は，特に血清LDLコレステロールレベルが100 mg/dLより高い場合は，CRF，MHD，およびCPDの患者に対するNational Cholesterol Education Program（NCEP）Therapeutic Lifestyle Changes（TLC）に基づいて行っている[288]。これらの患者は，心血管，脳血管，および末梢血管疾患のすべてでリスクが高いため，LDLコレステロールの目標を70 mg/dLに設定することが望ましい。

TLCの食事は以下の通りである[288]。脂肪からのカロリーは総カロリーの25～35％以下にし，多価不飽和脂肪酸は総カロリーの10％まで，一価不飽和脂肪酸は総カロリーの20％までに増やし，飽和脂肪酸は総カロリーの7％以下，コレステロールは200 mg/日以下を提供する。炭水化物の摂取量は総カロリーの50～60％にすべきで，主に複合炭水化物を豊富な食品からとるようにすべきである。食物繊維は20～30 g/日を摂取しなければならない[288]。血清トリグリセリドレベルが約400 mg/dL以上である場合，高トリグリセリド血症は，食事の変更または薬物を服用することによってさらに治療されなければならない。確実に患者のエネルギー摂取量が落ちないようにするために，この食事を監視する必要があるが，患者は実質的に過体重またははっきりした肥満（すなわち，BMI > 28 kg/m^2）になることを避けるためにカロリー摂取量の制限がすすめられる。

最も強力なLDLコレステロール低下療法は，ヒドロキシメチルグルタリルコエンザイム阻害薬（すなわち，スタチン）の投与である[289]。これらの薬は，しばしばLDLコレステロールを35％ほど低下させる。そしていくつかのスタチンは，血清HDLコレステロールを約2～4 mg/dL増加させる。スタチンはまた，抗炎症作用により血管系を保護する。肝機能検査の異常やミオパチーなどのいくつかの重篤な副作用がスタチンによって引き起こされることがあるが，これらの合併症の頻度は高くない。

MHDを受けている糖尿病患者における無作為化前向き対照研究は，スタチン療法による有害心血管イベントまたは生存のいずれにおいても有益性を示すことができなかった[290]。別のスタチン薬を使用したMHDを受けている患者における第二の臨床試験もまた，心血管系が原因の死亡，非致死的心筋梗塞，非致死的脳卒中，またはすべての原因による死亡率の減少を示すことができなかった[291]。また，疫学的研究により，血清コレステロールの低下は総死亡率および心血管死亡率を増加させたことが示されている[292~294]。これらの知見は，リポタンパク質が炎症状態により減少する負の急性期タンパク質である傾向があるという事実に起因している[292~294]。それにもかかわらず，総合的に考えると，これらの所見は，進行性のCRFおよびMDを受けている患者においてアテローム性動脈硬化血管疾患および心血管イベントを引き起こす血清コレステロール値の上昇の意義や，食事療法の利点あるいは，これらそれぞれにおける死亡率の有用性に関して重大な問題となる。しかし，ラットおよびヒトにおけるいくつかの研究は，血清コレステロールレベルまたは他の血清脂質を低下させることはCKDの進行の速度を遅らせることができることを示唆している[71,295]。

一部の研究者は，高トリグリセリド血症の透析治療患者は，L-カルニチンの摂取により血清トリグリセリド値が低下することを報告している。これらの患者ではカルニチンはしばしば血漿中で低く，おそらく筋でも低い（後述）[296,297]。しかし，他の研究者はこの効果を確認していない[298,299]。フィブラート（例：ゲムフィブロジル）はCRF患者で，血清トリグリセリドレベルを低下させる。しかし，腎不全によりこの薬の薬物動態が変化するため，筋障害またはその他の毒性を発症するリスクが高い[300]。魚油中に見出されるエイコサペンタエン酸（EPA）およびドコサヘキサエン酸（DHA）などのn-3系脂肪酸は，血清トリグリセリドおよび総コレステロールレベルならびにリン脂質を低下させるため，試みても良い方法である[301]。魚油はまた，血小板凝集を減少させ，抗炎症効果を発揮する[301]。n-3系脂肪酸または魚油は，特にCRFが免疫グロブリンA腎症によって引き起こされている場合は，進行を遅らせることを示唆するエビデンスがある[302]。活性炭の摂取は，慢性腎不全ラットにおける血清コレステロールおよびトリグリセリドを低下させる[303]。

血清トリグリセリドレベルがかなり上昇している場合には，血清カルニチンを測定すべきである。血清カルニチンが低い場合には，透析を受けていないCRF患者およびMDを受けている患者に1日あたりL-カルニチンを経口で0.5～1.0 g与える。あるいは，血液透析を受けている患者では，各透析治療の終わりに，経口的にまたは静脈内に1.5 gのL-カルニチンを与えることができる。魚油サプリメントは，高度の高トリグリセリド血症に試みることができる[304]。

CRFの患者における血清HDL濃度の低値のための確立された治療法は存在しないが，少量のアルコール（例：1日あたり赤ワインをグラス1杯）と運動が値を上昇させることがある[265]。前述のように，MHDで治療されている患者では体脂肪がかなりの量増えるのはまれであるが，それに対し，CPDの患者は，一般的に透析液から400～700

kcalの追加のグルコースを吸収するため，体脂肪が過剰に増える。

カルニチン

L-カルニチンは，生命に不可欠な化合物である。これは，体内で合成されるものと，摂取されるものがある。カルニチンは，ミトコンドリアおよびおそらく他の細胞の構造物中への長鎖（>10炭素）脂肪酸の輸送を容易にする[305]。脂肪酸は安静時および軽度から中等度の運動の際の骨格筋および心筋の主要な燃料源であるため，このプロセスは正常な骨格筋や心筋の機能のために必要であると考えられる。

ステージ4と5のCKD患者は，血清遊離カルニチンは正常でアシルカルニチン（脂肪酸-カルニチン化合物）は増加している[298,299]。MHD治療を受けている患者，特に少なくとも1年間以上MHDを受けている患者は，血清遊離カルニチンは低く，アシルカルニチンは増加している。少なくとも3〜4年間MHDを受けている患者は，骨格筋の遊離カルニチンは，多くの場合低値を示す[306,307]。血清および骨格筋カルニチンの低い濃度はおそらく主に透析による喪失によって引き起こされるが，合成の減少，そしておそらくカルニチンの食物摂取の低下がこれらの低レベルに関与している[298,299]。CRFでは，アシルカルニチン濃度が増加することによる干渉から，カルニチンの作用が障害されることが示唆されている。

CRFの患者の臨床研究では，カルニチンは，身体運動能力を向上させ，骨格筋痙攣や低血圧など透析に関連した症状を軽減し，全体的な健康感を改善し，血中ヘモグロビン濃度を増加させ，不整脈を減少させ，心機能を改善し，タンパク質のバランスを高め，おそらく炎症を減少させることを示唆している[308〜317]。多くの腎臓専門医は，この研究に納得していない。その要因の一端として，これらの研究の多くの実験計画が適切でないこと，報告された利点の多くは定量化することが難しく，また多くの場合，カルニチン療法の臨床試験が矛盾する結果を示しているからである。しかし，L-カルニチンは安全な薬剤であると思われる。

より明確な情報が得られるまでは，L-カルニチンは以下の基準の両方を満たす患者に考慮する。無力な，あるいは非常に厄介な骨格筋衰弱または心筋症，骨格筋の痙攣，または血液透析治療中の低血圧，重度の倦怠感，または明確な理由がないのにエリスロポエチン療法に不応性の貧血，そして前述の障害が，他の標準的な治療法に反応しない時などである。患者は，3〜6ヵ月（不応性貧血には9ヵ月）L-カルニチンを投与される。症状が治療期間の終わりまでに改善しない場合は，カルニチン治療を中止する。L-カルニチンは，経口，静脈内，透析液中に投与することができる。経口のL-カルニチンは安価であるが，腸管吸収がCKD患者で予測不可能であり，CRFの患者において十分に検討されていない。カルニチンの最適な用量は定義されていない。D-カルニチンまたはDL-カルニチンは毒性があるため，使用してはならない。L-カルニチンは，週3回，血液透析の最後に静脈内に10〜20 mg/kg注入する。または経口で，約0.50 g/日を与える[308,311]。

炭水化物

患者には，トリグリセリド合成を減少させ，果糖の摂取量を削減し，耐糖能を改善するために，精製された炭水化物よりも複合糖質を食べるように奨励すべきである。

食物繊維

生理的に正常な集団における研究では，食物繊維を多く摂取することは，便秘，過敏性腸症候群，憩室炎，および結腸の新生物の発生率を減少させることを示唆している[313]。食物繊維は，CRFのある人を含む糖尿病患者の耐糖能を改善する[314]。水溶性食物繊維には（腸管腔で可溶であるが，吸収されない），ペクチン，特定のガム，オオバコなどがある。水溶性食物繊維のサプリメントはまた，高コレステロール血症の男性における血漿総コレステロールおよびLDLコレステロール濃度を低下させ[315]，高トリグリセリド血症の糖尿病患者における空腹時の血清トリグリセリド値を低下させる[316]。食物繊維を多く摂取することで，結腸の細菌のアンモニアの生成を減少させ，糞便の窒素排泄を増強することによってSUNを減らすことができる[317]。食物繊維を多く摂取することは，微量元素の糞便への喪失を促進する可能性がある。食物繊維の高い食品は，カリウム，リン，低品質のタンパク質が多い。したがって，CRFの患者に高食物繊維食を処方する時は毎日のミネラル摂取量に注意を払う必要がある。食物繊維の摂取はCRFの患者に有益なので，現在，毎日食物繊維を合計で20〜25 gとることが推奨されている。

リン

CRF患者では，食事からのリンの摂取量が高いと血漿リンの高値とカルシウム・リン化合物の産生をもたらし，動脈を含む軟部組織におけるリン酸カルシウム沈着のリスクが増加する[137,139]。また，血清カルシウムの低下による高リン血症は，CRFの重篤な合併症である副甲状腺機能亢進症発症の強い刺激になる。上昇した血清リンによるこれら後者の合併症の結果として，CRFおよびESRD患者における多くの疫学的研究は，高リン摂取，高リン血症，リン酸吸着剤の非使用と，罹患率および死亡率の増加と関連を示している[318,319]。前述のように，動物およびヒトの両方の研究は，リンの摂取が少ないことはCRFの進行を遅らせることを示唆している[60,61,63]。

中等度のCKD（ステージ3〜4）の患者に最適な食事由来のリンの摂取量については，十分に確立されていない。1つのアプローチは，約1,000〜1,200 mg/日の食事のリンの摂取を維持することである。Kidney Disease: Improving Global Outcome（KDIGO）Clinical Practice Guideline for the Diagnosis, Evaluation, Prevention, and Treatment of Chronic Kidney Disease-Mineral and Bone Disorder（CKD-MBD）は，ステージ3〜5のCKD患者は血清リン濃度を正常範囲内に維持すべきであると提案している[320]。ステージ5DのCKD患者では，上昇した血清リンを正常範囲の方向へと低下させるべきであると提案されている[320]。勧告の違いは，少なくとも一部には，MDを受けている患者（すなわち，ステージ5DのCKD）において血清リン濃度を低下させ，正常に維持するのが困難であることを反映している。ステージ5DのCKD患者では，血清PTH値を軽度高値に維持することは，正常な骨代謝回転の維持に有利な効果がある可能性がある[320]。食事のタンパク質とリンの含有量の間に大まかな相関があり，したがって，タンパク質の摂取量を減少させることによりリンを制限することが容易である。これはしばしば，MDの患者で前述のガイドラインを維持達成するために，食事のリンを制限しながら最適なタンパク質の摂取量を維持しようとする際にジレンマとなる。一方，毎日，またはほぼ毎日透析治療を受けている患者は，多くの場合，正常血清リンレベルを維持するのは難しくない。

正常血清リン濃度を達成するために，ステージ3～5のCKD患者は，特にステージ3および4のCKDで血清リン濃度が4.6 mg/dLより高い，あるいはステージ5で5.5 mg/dLより高い場合には，しばしば約800～1,000 mg/日の低リンの摂取が必要である。リンの摂取を低く守り続けることは，患者が超低タンパク食（すなわち，ケト酸およびアミノ酸を補充したタンパク質20 g/日）を摂取していない限りは非常に困難である。食事のリン制限を開始した後，血清リン値が正常範囲内にとどまっているのを確証するために血清リン濃度を毎月管理する必要がある。リン酸塩は，一般に食品添加物として使用されており，食品の表に掲載された，あるいはコンピュータプログラムで公開された食品のリン含有量は，多くの場合誤って低い値を示している。これは，特に加工食品においてあてはまるが，この問題はこれらの加工食品に限定されるものではない。腸管からのリンの吸収はまた，摂取した食品の種類に応じて異なる場合がある（例：ベジタリアン食品vs乳製品vs多くの無機リン酸を含有することができる炭酸飲料）[321,322]。

ステージ5のCKDにおいては，この程度の食事リン制限では，多くの場合，正常範囲内の血清リン値を維持できない。したがって，リン吸着薬も使用される。これは，腸管内でリン酸塩を結合し，吸収できないようにする。従来から，最も一般的に使用される2つのリン吸着薬は炭酸アルミニウムと水酸化アルミニウムである。通常，2～4個の500 mgのカプセルを1日3～4回必要とする。必要に応じて，より大量を投与することができる。アルミニウムによる骨軟化症，貧血，および場合によっては認知症がリン酸アルミニウム吸着薬により引き起こされるというエビデンスがあり，このような吸着薬は一般に最後の手段として使用される[323,324]。

他のリン吸着薬には，炭酸カルシウム，酢酸カルシウム，クエン酸カルシウム，塩酸セベラマー，炭酸セベラマー[325,326]，および炭酸ランタン[320,327,328]などがある。予備データでは，鉄系リン吸着薬もリン酸塩を結合することができ，おそらく血清鉄濃度を中等度上昇させることができることが示されている[329]。リン吸着薬は，一般的に食事と一緒に分割用量で1日3～4回服用する。酢酸カルシウムは，腸管内でリン酸塩結合において炭酸カルシウムよりわずかに強力であり，それに対してクエン酸カルシウムは，カルシウム結合剤の中で最も効果が弱い[330～333]。酢酸カルシウムは，胃腸の不快感を誘発する可能性が高い[333]。クエン酸アニオンはアルミニウムと複合体をつくり，その腸管吸収を高めるので，アルミニウム系吸着薬を服用している場合はクエン酸カルシウムを摂取すべきではない[330]。

カルシウム塩は，軟部組織へのリン酸カルシウムの沈殿を避けるために，血清リンが正常またはほぼ正常でなければ与えるべきではない。したがって，高リン酸血症の患者は，血清リンは正常またはほぼ正常になるまでは，他のリン吸着薬で治療する。血清リンが正常になった時には，炭酸カルシウムまたは酢酸カルシウムに変更してもよい。軟部組織中のカルシウムの過剰な蓄積を防止するため，カルシウム系吸着薬の用量は，元素のカルシウムで約1,500 mg/日以上を提供すべきではない（総カルシウム摂取量が食事と吸着薬で2,000 mg/日）[1]。カルシウムは，炭酸カルシウムが40%，酢酸カルシウムが25%，クエン酸カルシウムが21%，およびグルコン酸カルシウムが9%を占める。

一部の人では，不快感や吐き気が生じ，製品に塩酸が含まれていることよりアシドーシスになることがあるが，セベラマー塩酸は一般的に忍容性が高い。このために，セベラマー炭酸塩が開発された[320]。炭酸ランタンは，少なくともセベラマーHClおよびリン吸着薬としてのカルシウム塩と同程度に有効である。毎日の用量で少量のランタンが，MDを受けている患者の血漿中に蓄積する。これが，患者に有害であることは示されていない。MDを受けている患者が高リン酸血症（血清リン ＞ 5.5 mg/dL）のままである場合，これらの後者のリン吸着薬を他の吸着薬と組み合わせて投与する必要があるかもしれない。リン吸着薬は，一般的には，最大用量で投与された場合1日あたり300～400 mgまでのリンしか吸着しない。したがって，リン吸着薬の使用は，食事のリンを制限する代わりにはならない。

カルシウム，ビタミンD，副甲状腺ホルモン

MDの治療を受けている人も含めCRFの患者は，ビタミンD欠乏に加え，ビタミンDの作用に対する抵抗があるので，食事からのカルシウムの必要量が増えている。これらの異常は，腸管からのカルシウム吸収を抑制し，尿毒症患者において少ない食事からのカルシウムの摂取によりいっそうひどくなる。例えば，40 gのタンパク質，低リン食は，一般的に1日に約300～400 mgのカルシウムしか得られない。乳製品のように，カルシウム含有量の高い多くの食品はリンも多く，したがって，CRFの患者では制限されている。

ステージ3～5DのCKDに標準的な食事のカルシウムをすすめることは，次の理由で困難である（**表97.1**）。KDOQI guidelines on Bone Metabolism and DiseaseとKDIGO guidelines on Mineral and Bone Disorder in Chronic Kidney Diseaseのどちらも，骨疾患，副甲状腺機能亢進症，血清リンとカルシウムのレベル，ビタミンD代謝，循環器疾患や死亡率，および全体的な死亡率に焦点をあてている[1,320]。患者が明らかな骨粗しょう症または骨減少症（オステオペニア）を発症しない限り，身体のカルシウムやリンの栄養や身体のカルシウムやリンの負担の問題は，二の次となっている。臨床における骨の状態の日常的な観察は，多くの場合，これらの障害を検出する感度としては高くない。したがって，例えば，KDIGOのガイドラインはステージ3～5DのCKD患者の血清カルシウムを正常範囲内に維持することをすすめている[320]。ステージ3～5DのCKDのためのKDIGOの血清リン目標値は先に記載したが，食事からのカルシウムとリンの摂取はこれらの目標を達成するように計画することをすすめている。食事のカルシウムとリンの適切な目標を決めることは，以下のよ

うな事実によって複雑になっている。それは，これらのレベルを達成するか，中立のカルシウムまたはリンのバランスを維持するための食事の摂取量が，与えられたビタミンD薬の種類によって大きく影響を受けること，投与されていれば，シナカルセット［訳注：カルシウム受容体作動薬］の用量，透析液のカルシウム含有量，リン吸着剤の種類および量，透析治療の頻度および持続時間（例：MHDでは週3回対毎日。CPDの患者では，1日あたりの透析液交換の回数）である。

ステージ5のCKDで透析を受けていない患者は通常，中立または正のカルシウムバランスのためには，1,25-ジヒドロキシコレカルシフェロール（カルシトリオール）またはカルシトリオールの他の活性ビタミンDアナログの投与を受けない限り，1,200〜1,600 mg/日のカルシウムを必要とする（後述）[138,298]。MDを受けている患者を含め，ステージ3〜5DのCKD患者は，副甲状腺機能亢進症をコントロールするためのビタミンDの摂取を多くしない限り，カルシトリオールまたは類似の活性型ビタミンDアナログやコレカルシフェロールまたはエルゴカルシフェロールを補充し，約800 mg/日のカルシウムを投与する必要がある。この後者の場合では，食事からのカルシウム摂取は600 mg/日に近い低めが好ましいかもしれない。患者はカルシウム含有の腸でリン吸着する薬剤を服用している場合，このような吸着薬および摂取された食物からの1日の総カルシウム摂取量は，動脈を含む軟部組織の石灰化のリスクを低減するためには2,000 mg/日を超えないようにする。

腸でリン酸を吸着するカルシウム系吸着剤を含む，カルシウムの補充は，軟部組織におけるリン酸カルシウムの沈着を防ぐために，血清リン濃度が正常（例：2.5〜5.5 mg/dL）あるいはほとんど正常でない限り開始すべきではない。特に血清リンが正常低値または低レベルに低下する場合には，高カルシウム血症が起こる可能性があるため，血清カルシウムの頻繁なモニタリングが必要である。これは，患者がCRFの合併症である副甲状腺機能亢進症を有する場合に発生しやすくなる[137]。

前述のように，食事とカルシウム系リン吸着薬を合計したカルシウム元素の摂取は，2,000 mg/日を超えてはならない。血清カルシウム・リンの積を，55 mg^2/dL^2未満に維持すべきである。これは，前述のように，まずリンの血清濃度を目標範囲内にコントロールすることによって達成できる。補正後の血清総カルシウムが検査室の下限値（< 8.4 mg/dL）より低い時，そして低カルシウム血症の臨床徴候が存在する場合，また血漿インタクトPTH濃度がCKDの目標範囲より高い場合，患者は血清カルシウム濃度を上げるためにカルシウムを多く摂取すべきである。ビタミンDアナログでの治療は，腸からのカルシウム吸収を増強することによって1日のカルシウムの必要量を減らす。

補正血清カルシウム値は以下のように計算される[1]。

補正血清カルシウム(mg/dL) = 総血清カルシウム(mg/dL) × 0.0704 × [34 − 血清アルブミン(g/L)]

同程度に正確な，同じような式を以下に示す。

補正総カルシウム(mg/dL) = 総カルシウム(mg/dL) + 0.8 × [4 − 血清アルブミン(g/dL)]

カルシウム系リン吸着薬を服用している透析患者の毎日の合計のカルシウム負荷を軽減するために，しばしば透析液のカルシウム含有量を減らしている。現在のところ，これは週3回のMHDよりも毎日のCPDがより効果的である。一般的に，MHDまたはCPDで治療されている患者の透析液のカルシウム濃度は，約2.5〜3.0 mEq/L（5.0〜3.0 mg/dL）にすべきである[320]。KDIGOのガイドラインも，血清インタクトPTHは正常範囲内に維持することがすすめられている[320]。MDを受けている患者（すなわち，ステージ5DのCKD）は，血清インタクトPTH濃度をアッセイの正常上限の約2〜9倍の範囲内に維持すべきである[320]。

ビタミンDおよびそのアナログ カルシトリオールは，腸のカルシウムとリンの吸収を増加させ，血清カルシウムを上昇させ，血清PTHを低下させ，血清アルカリホスファターゼ活性を低下させ，骨吸収を減少させ，骨内膜線維症を減少させ，しばしば骨軟化症を改善する[137,138]。カルシトリオールまたは他の活性ビタミンDステロールを用いた治療は，副甲状腺機能亢進症，線維性骨炎，混合骨軟化症，および重度の低カルシウム血症に対する適応がある。

ステージ5のCKDとビタミンD欠乏症患者の一部は，主に四肢近位筋の筋障害を発症し，深刻な脱力感を呈することがある。筋力は，ビタミンD療法で改善することができる[334]。カルシトリオールは，*in vitro*で多くの免疫学的作用を有している[335,336]。この物質による腎不全患者の治療が免疫機能改善するかどうかはわかっていない。ステージ3〜5のCKDをもつ子どもの成長を促進するために，ビタミンDアナログが必要である。観察研究は，ビタミンDおよびそのアナログは，一般集団において，そしておそらくCKDを有する患者においても，多くのその他の有益な効果を有することを示している。これらの有益な効果には，骨の健康および筋の強度の向上，冠動脈心疾患の減少，そしておそらく高血圧症および癌のリスクの軽減などがある[8,9,138,209,337]。しかし，十分な症例数をもつ無作為化前向き臨床試験が，これらの観察を確認のために必要である[10,11]。

MHDを受けた多くの患者の後ろ向き研究のいくつかは，カルシトリオールまたはビタミンDアナログのパリカルシトールによる治療が，死亡率を低下させたことを示している[8,9,299,338]。後ろ向きの観察研究では，パリカルシトールはMHDを受けた患者の死亡率をカルシトリオールより[299,338]，そして$1,25(OH)_2$ビタミンDを受けた患者よりも低下させたことを示している。ステージ4と5のCKDと，透析を受けている患者における二次性副甲状腺機能亢進症の治療の薬物は，シナカルセトである。この薬剤は副甲状腺のカルシウム受容体の感度を上げ，より低いレベルの血清カルシウムでPTH分泌を抑制する。シナカルセトは，CRF患者の副甲状腺機能亢進症を抑制し，血清カルシウムとリンのレベル，さらに血清カルシウム・リン積を低下させる[339]。

米国医学研究所は，1〜70歳の生理学的に正常な男性と女性のビタミンD（コレカルシフェロール）の推奨量（recommended dietary allowance：RDA）を600 IU/日と提案した[340]。71歳以上の男性と女性の場合は，ビタミンDの800 IU/日のRDAが提案されている。これらの推奨事項は，健常者における骨の成長および維持を促進するために，科学文献から推定した食事のビタミンDの量に基づいている[340]。ビタミンDは，他の有益な効果を有するので，これらの他の利点を達成する十分なビタミンDの摂取量はより高い投与量が必要である。これは明らかに，さらなる研究を必要とする領域である。

現在では，ビタミンD_3（コレカルシフェロール）の800 IU/日の補充は，ステージ3～5のCKD患者に推奨されている。一部の患者は，この用量では正常血清25-ヒドロキシコレカルシフェロール濃度を維持できない。別の方法として，血清25-ヒドロキシコレカルシフェロール濃度を測定することができる。これが30 ng/mL未満である場合（米国医学研究所[340]によると，一般的な人口の≧97.5％をカバーするに必要な量は20 ng/mL），コレカルシフェロールのさらに大きな用量（1,200 IU/日まで，必要であればさらには2,000 IU/日まで）を処方すべきである。一部の医師は，コレカルシフェロールの代わりにビタミンD_2（エルゴカルシフェロール）を処方している。ステージ3～5のCKD患者は，血清1,25-ジヒドロキシコレカルシフェロール（カルシトリオール）のレベルについて検査すべきである。低い場合には，活性型ビタミンDステロールのいずれか（カルシトリオール，アルファカルシドール，パリカルシトール，またはドキセルカルシフェロール）を処方する。しかし，これらの血液検査は安価ではない。ステージ5DのCKDの患者のために，活性型ビタミンDステロールの治療が提供されるべきである。ステージ5DのCKDを有するこのような患者が，ビタミンD_2またはD_3の補充が必要かはわかっていない。

透析を受けていないステージ3～5のCKD患者のカルシトリオールまたは他のビタミンDステロールによる治療は，通常0.25～0.50 μg/日で開始される。血清カルシウムを注意深く監視する必要がある。それが低いようであれば，任意の投与量で少なくとも0.5 mg/dL上昇しない場合には，投与量を4～6週間ごとに0.25～0.50 μg/日増加させることができる。高カルシウム血症は，カルシトリオールを一時的に中止することによって治療する。最終的には，1,25-ジヒドロキシコレカルシフェロールによる効果的な治療の最も良い基準は，骨の組織学，X線写真，およびデンシトメトリーによって決定される骨の解剖学的構造の改善である。しかし，このような監視は，通常は必要ない。筋機能の改善または重度の低カルシウム血症がなくなることは，カルシトリオールの適切な投与量を示している。経時的に，1,25-ジヒドロキシコレカルシフェロールの必要量と，このビタミンの許容範囲が低下し，維持投与量を減らされなければならない。十分な骨の治癒があった後，この変更が必要なことがあり，骨はもはやカルシウムとリンのための受け入れ装置として機能しなくなる。

血清カルシウムが上昇し（正常範囲は約8.4～9.5 mg/dL），血清リンが軽度以上に増加し，カルシウム-リン積が55 mg^2/dL^2未満の時は，カルシトリオールは開始すべきではない。他のビタミンDステロールの適応は，前に記載した。前述のように，血清カルシウムおよびリン濃度が正常であることを確認するために，治療中には観察すべきである。腎不全では，1,25-ジヒドロキシコレカルシフェロール（カルシトリオール）の有益な効果の多くは，高カルシウム血症より少ないリスクで，他のビタミンDステロールの投与によって再現することができる（前述）。

再生不良性や形成不全骨疾患とよばれる症候群は，慢性透析を受けている患者で報告されている[137,341～343]。この特徴は，比較的血清PTH濃度が低く，骨の骨芽細胞が減少し，骨代謝回転の減少である。この症候群は，アルミニウム毒性に起因する[137,341,342]。これは，カルシウム系のリン吸着薬またはビタミンDアナログの大量投与による治療とその結果起こるPTHの抑制が，この疾患の原因であると仮定されている[137,341,343]。

マグネシウム

ステージ5の慢性腎不全患者は，摂取したマグネシウムの正味約50％を腸管から吸収する（正味の吸収は食事摂取量と糞便への排泄の差である）[341]。吸収されたマグネシウムは，主に腎臓によって排出される。したがって，慢性腎不全に高マグネシウム血症が発症することがある[344]。慢性腎不全患者の食事制限はマグネシウムが少ないので（通常，40 gタンパク質の食事で100～300 mg/日），患者はマグネシウムを含む制酸剤や下剤などのマグネシウムの高い物質を摂取しない限り，血清マグネシウム濃度は，通常は正常か軽度上昇を示す[298,344]。透析を受けていない慢性腎不全患者は中立のバランスを維持するために，約200 mg/日のマグネシウムを摂取する必要がある[298]。慢性透析を受けている患者のための最適な栄養マグネシウムの推奨量は十分に定義されていない。これは，透析液中のマグネシウムの濃度によって影響される。現在の透析液のマグネシウム濃度で，最適な栄養マグネシウムの推奨量はおそらく約200～250 mg/日であろう。

ナトリウムと水

ナトリウムは糸球体によって自由にろ過可能である。正常な腎臓では，尿細管は通常，ろ過されたナトリウムの99％以上を再吸収する。腎不全が進行し，GFRが低下すると，ナトリウムの尿細管で再吸収される分画も徐々に低下する。したがって，腎不全患者の多くは，通常の食塩摂取量でナトリウムのバランスを維持することができる。通常，ナトリウムの約1～3 mEq/日が糞便中に排泄され，汗をあまりかかない人では，1日あたりわずか数mEqのナトリウムが皮膚を通して失われる。適応によりナトリウムの尿細管再吸収が低下するにもかかわらず，ESRDが加わった時には，患者が摂取した量のナトリウムを排泄することができない場合があり，それらは浮腫，高血圧症，またはうっ血性心不全を発症する。この症候群は，特にGFRが4～10 mL/分未満である場合に発生する。腎不全に，うっ血性心不全，ネフローゼ症候群，または高度な肝疾患が合併した時に，ナトリウム貯留傾向が増大する。ナトリウムを排出する能力が低下すると，ナトリウムと水の摂取制限，および利尿薬の使用が必要となる。腎不全では，高血圧はしばしばより容易にナトリウム制限でコントロールされ，また，ナトリウム摂取の増加では少なくとも部分的には細胞外液の容量が増える結果，高血圧が著明になる[345]。

さらに，透析を受けていないステージ 4～5 の CKD 患者は，ナトリウムを正常に保持することができないことが多い[135,136]。ナトリウムの摂取を少なくすることで，尿および腎外へのナトリウム喪失を減らすことはできない。そして患者は，ナトリウムが枯渇し，細胞外液量，血液量，および腎血流量が減少し，そして，さらに GFR が低下する。体液量の減少は見つけることが難しい。この状態の症状として，原因不明の体重減少，または血圧の低下が見られることがある。体液過剰，高血圧，または心不全の所見がない透析を受けていない慢性腎不全患者において，慎重にナトリウム摂取を多めにして，細胞外液量を増やすことにより GFR が少し改善するかどうかを判断してもよい。

一般的には，ナトリウムバランスが十分に制御されている時には，喉の渇きにより，水分バランスが調節される。しかし，特に，GFR が 2～5 mL/分以下に低下した時には，水分過剰のリスクがある。糖尿病患者において，高血糖は喉の渇きを増し，さらに正の水収支にする。体内総水分量が良好なレベルにある，かなり進行した腎不全の患者では（正常またはほぼ正常血圧，浮腫が存在しない，正常の血清ナトリウムによって示される），尿量は水の摂取の良い指標となる。1 日の水分摂取は，尿量プラス約 500 mL（不感蒸泄による喪失に置き換わる）と等しい。

透析を受けていない最も進行した腎不全の患者では，ナトリウムと水のバランスは 1 日ナトリウム 1,000～3,000 mg（40～130 mEq）および水 1,500～3,000 mL の摂取で維持できる。ナトリウムと水の必要量は大幅に変化し，それぞれの患者は個別に管理する必要がある。MHD または CPD を受けている患者は通常，治療の数週間後から 1～2 年後に乏尿または無尿となる。一般的に，MHD 治療を受けている患者では，ナトリウム，総水分摂取量はそれぞれ，約 1,000～1,500 mg/日と 750～1,500 mL/日に制限する必要がある。CPD を受けている患者は，高張透析液の使用により塩と水を容易に毎日除去することができるので，通常，より多いナトリウムおよび水の摂取が許容される。高張透析液により，体から腹腔内への水の移動を増やし，その液が排液される。食事からのナトリウムと水を多く摂取しつづけることにより，CPD 患者では除去される水の量が増加するので，毎日の透析される量が増加する。この増加は有利に働く。なぜなら CPD による小分子の毎日のクリアランスは，流出する透析液の量に直接比例するからである。透析を受けていない慢性腎不全患者や，無尿ではなく，食事制限を試みたにもかかわらず過剰なナトリウムや水が貯留する MD 患者では，強力なループ利尿薬（フロセミドまたはブメタニドなど）により，尿中ナトリウムと水の排泄を増加させることができる。

カリウム

通常，腎臓はカリウム排泄の主要な経路である。慢性腎不全では，カリウムの保持が起こり，すぐに致命的な高カリウム血症につながる可能性がある。2 つの要因が腎不全でこのプロセスを軽減するように作用する。まず，尿量が約 1,000 mL/日以上のままである時，残存し機能しているネフロンで尿細管でのカリウム分泌が増加するため，腎によるカリウムクリアランスは GFR の低下ほどは低下しない。第二に，大腸の分泌の増加により，カリウムの糞便中への排泄を高める[253]。したがって，慢性腎不全を有する患者は通常，次のような状態を除き，高カリウム血症にはならない。これらには，カリウムの過剰摂取，酸血症，乏尿，アルドステロン低下症（例：腎臓病によるレニン分泌の減少による二次的に，あるいは尿細管のアルドステロン作用に対する抵抗性によって），異化ストレスなどがある。一般的には，MHD 患者を含む，ステージ 4～5 の CKD（GFR < 29 mL/分）患者では，1 日あたり 70 mEq 以上のカリウムをとるべきではない。一部の患者，特にそれより程度の軽い進行した慢性腎不全の患者では，高いカリウムの摂取量を許容することができる。食事のカリウム摂取を自由にし，慎重に血清カリウム濃度をモニタリングすることによって，こうした患者を同定することができる。よく使用されている ACEI，ARB やアルドステロン受容体拮抗薬は，アルドステロンの分泌または作用を低下させることにより高カリウム血症のリスクを大きくする。これらの薬を服用し，高カリウム血症を発症する場合，正常の腎機能の人でもカリウム摂取量を制限する必要がある。

微量元素

腎不全患者において，いくつかの要因が特定の微量元素の体への負担を増加または低減する傾向がある[346~348]。多くの微量元素は主に尿中に排泄され，それらは腎不全においては蓄積する可能性がある[347,349]。鉄，亜鉛，銅などの元素はタンパク質に結合しており，ネフローゼ症候群のような大量に尿中にタンパク質が失われる時，過度の量が失われることがある[349]。職業曝露または異食症では，いくつかの微量元素の負荷が大きい。腎不全患者における微量元素の体プールの過不足，食事摂取量の不足の影響は，十分に解明されていない[348]。多くの微量元素は血清タンパク質に強く結合するため，透析液中に少量で存在する場合でも，これらは血液中に取り込まれて毒性を引き起こす。したがって，決まりきまった診療として，透析液は使用前に微量元素が混ざらないものに精製することが推奨されている。亜鉛などのように，特定の状況では，微量元素の治療用量を透析を介して投与できることもある[350]。微量元素の血清の結合タンパク質の濃度または親和性は変化しており，また微量元素の赤血球中の濃度は他の組織中の濃度を反映しない可能性があるため，腎不全患者における微量元素プールの評価は困難である。

尿毒症患者では，微量元素の食事からの必要量はあまり決められていない（**表 97.5**）。微量元素の補充は，尿中排泄が減っているため過量投与のリスクを増大することより，慎重に行うべきである。

鉄が欠乏している患者，または，日常診療として，鉄欠乏を起こしやすい患者（例：血清鉄が低下して飽和鉄結合能〈%〉が低下しているか，フェリチンレベルの低下している患者）に，しばしば経口からの鉄の補充が行われている。エリスロポエチン療法が開始され，ヘモグロビン合成が上昇した時，鉄の必要量が増加する。硫酸第一鉄を食後 30 分後 300 mg を 1 日 3 回まで使用してもよい。一部の患者は，硫酸第一鉄で食欲不振，吐き気，便秘，腹痛が生じる。そのような患者では，フマル酸，グルコン酸，または乳酸鉄などの他の鉄化合物に忍容性があることがある。エ

IV

リスロポエチンまたは他の赤血球生成刺激剤を受けているMD患者は，経口の鉄療法では十分な血清鉄レベルを維持できない。これらの患者は，鉄の筋内，またはより一般的には静脈内投与で治療できる[351,352]。血清鉄濃度がいくらか高めで，同じ血中ヘモグロビン濃度を維持するための赤血球生成刺激剤の投与量を減らすことができることより，特に，大量の鉄の静脈内投与が一般的に必要とされている。前述したように，腸のリン吸着薬のクエン酸第二鉄もおそらく中等度に血清鉄濃度を上げることができるため，CKD患者の一部においては静脈内への鉄の投与に取って代わる可能性がある[329]。

腎不全では，ほとんどの組織の亜鉛含有量は正常である[348]。しかし，多くの場合，血清および毛髪の亜鉛含有量は低く，赤血球の亜鉛含有量は増加している[347,350,353,354]。透析を受けていない慢性腎不全患者では，尿中排泄の亜鉛分画は増加している。しかし，GFRが低下するため，亜鉛の総尿中排泄量は正常または低下する傾向にある[346]。糞便中の亜鉛は増加している[353]。正常な体内の亜鉛プールを維持するためには，食事摂取基準（dietary reference intake：DRI）[355]よりも多くの食事からの亜鉛の摂取が必要である。このことを確認するためにはさらなる研究が必要である。一部の報告では，患者に亜鉛のサプリメントを与えることにより，MDを受けている患者の共通の問題である味覚異常，食事摂取の低下，および性機能の低下を改善することを示している[350,353,356,357]。他の研究では，このことを確認していない[303]。

前述のように，透析を受けていない慢性腎不全とMDを受けている患者では，アルミの負荷の増大が，進行性認知症症候群（特にMHDを受けている患者における），骨軟化症，近位四肢の筋の衰弱，貧血などの原因として考えられている[137,323,324,341,342]。アルミニウムによる透析液の汚染は，多くの透析センターで以前にアルミニウム毒性の主な原因であったが，現在の水処理の方法は，事実上すべての透析液からアルミニウムを除去している。現在では，アルミニウム系リン吸着薬の摂取が，おそらく体のアルミニウムの過剰な負担の主要な原因である[323,324]。多くの腎臓専門医は現在血清リン濃度をコントロールするために，アルミニウム系吸着薬を，全然ではないが，控えめに使用し，より低リン食と非アルミニウム系のリン吸着剤に依存している（前述）[330~333]。アルミニウムの毒性は，もはや一般的に深刻な問題ではなく，アルミニウム摂取量を減らすことによって，およびアルミニウムキレート剤のデスフェリオキサミンの静脈内投与によって治療することができる[357]。このキレート剤は，血液透析や腹膜透析によって体内から除去することができる。

ビタミン（ビタミンD以外）

より進行したCKD患者（すなわち，ステージ3～5）は，サプリメントを与えられない限り，水溶性ビタミン欠乏に陥りやすい[141]。ビタミン欠乏は，いくつかの理由で発生する。まず第一に，食欲不振と食物摂取が少ないため，そして多くの場合，水溶性ビタミンの高い多くの食品はカリウム含有量が多く制限されているため，ビタミンの摂取が少なくなる。透析を受けていない慢性腎不全とMD患者の典型的な食事は，しばしば，特定の水溶性ビタミンがDRIより少ない[358,359]。第二に，慢性腎不全において特定の水溶性ビタミンの代謝が変化する傾向がある[360,361]。第三に，多くの薬が，ビタミンの腸管吸収，代謝，または作用を阻害する[180,200]。第四に，透析治療が水溶性ビタミンを除去する。

ビタミンB_6，ビタミンC，葉酸は，透析を受けていない慢性腎不全とMD患者で欠乏しやすい水溶性ビタミンである。慢性腎不全ではビタミンB_{12}欠乏は，毎日の必要量が少ないため（妊娠していない，非授乳成人で2.4 μg/日）めずらしい[359]。体はこのビタミンを比較的大量に保持することができ，ビタミンB_{12}は血漿タンパク質と結合しているため，透析されにくい。

いくつかの研究は，MHD治療を受けている多くの患者は，ビタミン補充なしで何ヵ月も水溶性ビタミンの欠乏を発症することなくやっていけることを示している[362]。しかし，最近のこれらの研究では，ビタミンの補充なしで，特に透析治療の1年以上後に，少ないがかなりの割合の患者が水溶性のビタミン欠乏を発症しないことは，確証されていない。これらの患者において，水溶性ビタミンの欠乏はいくつかの異なるメカニズムによって引き起こされ，透析治療の数ヵ月または数年後にビタミン欠乏が徐々に発症する可能性があり，また水溶性ビタミンの補充は安全であるため，これを日常的に使用しつづけることは賢明と思われる。

腎不全では，ほとんどのビタミンの1日の補充量は，確定していない[141]。エビデンスは，食品からのビタミンの摂取に加えて，1日あたり以下のビタミンの補充はビタミン欠乏を予防または修正することを示している（**表 97.4**）。すなわち，塩酸ピリドキシン透析を受けていない慢性腎不全患者で5 mg，およびMHDまたはCPDを受けている患者では10 mg[363]，葉酸1 mg，および他の水溶性ビタミンは身体的に正常な人のRDA量[358,359]。慢性腎不全患者は，おそらく1.0 mg/日未満の葉酸が必要である。しかし，このビタミンは安全であり，いくつかのエビデンスはその作用に競合干渉があるかもしれないことを示唆しており[360,364]，決定的な研究が行われるまで，葉酸のこの用量を処方することを推奨する。ビタミンB_{12}は3 μg/日の補充が推奨される。というのは，ビタミンB_{12}のこの摂取量は正常な人および腎不全患者に安全と考えられ，ビタミンB_{12}のRDAである2.4 μg/日を整数に丸めている。

ビタミンCはわずか70 mg/日の補充しか推奨されていない。これは男性の90 mg/日，妊娠していない非授乳女性の75 mg/日のビタミンCのRDAよりも小さい[358]。アスコルビン酸はシュウ酸に代謝されるので，ビタミンCのこの量の補充が推奨されている。腎不全患者では，アスコルビン酸の大量投与は血漿シュウ酸塩レベルの増加をともなう[365,366]。シュウ酸は高度に不溶性であり，かつ高い血漿シュウ酸濃度は，軟部組織において沈殿を起こすことが懸念されている。ステージ3～5のCKD患者では，腎臓におけるシュウ酸の沈着は腎機能のさらなる障害を引き起こす可能性がある。また，これはビタミンCの補充のための推奨であり，患者は食品から追加のビタミンCを摂取することが期待される。

血清レチノール結合タンパク質とビタミンAは尿毒症で上昇しているため[367]，特に比較的少量のビタミンA（すな

表 97.6 代謝性アシドーシスの有害事象

1．増加したタンパク質異化と還元体タンパク質
2．骨疾患および骨量の減少
3．腎不全の急速な進行
4．複数の内分泌障害
5．いくつかの炎症性サイトカインの血清レベルの増加
6．全身性炎症
7．β_2-ミクログロブリンの増加
8．高トリグリセリド血症
9．低血圧（重症アシドーシスを伴う）
10．倦怠感と脱力感（重症アシドーシスを伴う）

わち，7,500～15,000 IU/日）が骨毒性を引き起こす可能性があることを考えると[368]，ビタミンA補充の日常的な使用は推奨されない。追加のビタミンEとビタミンKはおそらく必要ない。しかし，長期間抗生物質が投与され，ビタミンK含む食品を摂取しない患者は，ビタミンKの補充を必要とするかもしれない[369]。ステージ2～4のCKD患者におけるビタミンの必要量が検討されている[370]。残念ながら，これらの患者のビタミンの必要量については，ESRD患者やMDを受けている患者よりもわかっていない。

アシドーシスとアルカリ

透析を受けていない慢性腎不全患者では，酸性代謝産物を排泄する腎臓の能力が損なわれるため，代謝性アシドーシスが頻繁に発生する。特に，慢性腎不全の初期段階または腎臓における主に尿細管の障害で，腎臓から過剰な重炭酸塩の喪失によって代謝性アシドーシスが引き起こされる。アシドーシスは，酸（プロトン）の蓄積が促進する過程をさす。アシドーシスは，血液中のプロトンの過剰を示している。安定している進行した慢性腎不全患者では，酸生成の量はおそらく正常か，あるいは正常な人よりも少なくなっている。アシドーシスは，タンパク質分解の亢進，骨吸収の亢進と骨量の減少，より迅速な腎不全の進行，および無気力さと衰弱徴候など，多くの副作用を引き起こす（**表97.6**）[117～119,371～376]。

腎疾患の栄養および腎障害における骨ミネラル代謝の両者に関するNKF KDOQI Clinical Practice Guidelinesは，ともに血清重炭酸塩を22 mEq/L以上に維持することをすすめている[1,255]。しかし，より最近の研究は，体タンパク質喪失の亢進を防ぎ，腎不全の進行を遅延させるために，動脈血pHを7.36～7.38よりも高く，可能であれば7.43～7.45に，血清重炭酸塩を約24～25 mEq/Lにすることが必要であるとしている[376]。

低窒素食の摂取により，タンパク質代謝の酸性産物の内因性の生成を減らすことにより，アシドーシスの重症度を軽減させることができる。アルカリサプリメントは，多くの場合，慢性腎不全のアシドーシスの予防または治療のために必要である。重炭酸ナトリウムの錠剤またはBicitraやShohl液などのクエン酸液は分割して毎日経口的に摂取することができる。一般的には，カリウムを含むアルカリ塩は，高カリウム血症を防止するために避けるべきである。アルカリの必要量は，十分に定義されていない。1つの研究で，3分割量で重炭酸塩1.0mEg/kg体重/日に相当するクエン酸ナトリウムの用量が提供されていた[118]。他の研究では，平均約22 mmol/日の重炭酸ナトリウムが3分割された用量で与えられた[119]。最初の研究に含めた推定GFRが20 mL/分以上，60未満mL/分であった。第二の研究で含まれていたのは，腎機能がステージ4と5のCKDであった。

CKDの進行を遅らせるための1つのアプローチは，尿を一定のアルカリ性のpH（例えば，～≧7.00）で維持するために，十分なアルカリを頻繁に与えることである。別のアプローチは，血清重炭酸塩24 mEq/Lまたは25 mEq/Lを維持できるように十分なアルカリを与えることである。尿路結石を形成する傾向のある患者では，アルカリ尿中では溶けにくいことより，この治療法は注意して行う必要がある。透析を受けていない慢性腎不全患者で，乏尿がなく，浮腫を発症する可能性がない場合には，ナトリウムを重炭酸ナトリウムまたはクエン酸ナトリウムとして投与された場合，通常，容易に排泄される。通常，ESRDの患者では，アシドーシスは容易に血液透析または腹膜透析で制御することができる。

▶食事目標の優先順位づけ

CKD患者の食事の変更の数と程度は，非常に大きい。これらすべてが一度に患者に提示された場合，やる気を失いコンプライアンスが低下する可能性がある。そのため，食事療法の目標は，多くの場合，優先順位に従って順番を決めている。一般的に，ナトリウム，カリウム，タンパク質，リン，エネルギー，カルシウム，マグネシウム摂取量の制御が強調されている。カルシウムの必要性とマグネシウム制限は，タンパク質制限食を処方された患者で通常は簡単に対処できる。時には，リンのカルシウム系吸着薬が必要である。ビタミンの必要性は通常，ビタミンの補充で簡単に対処できる。患者はアテローム性動脈硬化症の高いリスクをともなう脂質異常をもっていない限り，炭水化物や脂肪摂取の種類や量に関する推奨事項は，通常より低い優先順位となっている。また，高食物繊維の摂取量は，より低い優先順位となる。

肥満患者，慢性腎臓病，高血圧

世界のほとんどの地域で非常に蔓延している肥満は，CKDと高血圧の両方の素因となる。これらの患者は詳細に検討されているが[65,377]，ここでは簡単に記述する。およそ70%のESRD患者では，糖尿病（主に2型），あるいは高血圧がESRDの原因である[378]。高血圧症の症例の多くはおそらく栄養に関連しており，特に肥満または過剰な食塩摂取のいずれかと関連している[65,377]。また，肥満は，糖尿病や高血圧のいずれにも関与しない機構を介して慢性腎不全につながる可能性がある（後述）。なお，このことから，適切な栄養ガイドラインに従った場合，理論的にESRDのほとんどが予防できる可能性がある。

肥満は腎臓に多くの作用を及ぼす[65]。肥満は糖尿病そして糖尿病性腎症の素因となる。肥満は，高血圧そして高血圧性腎硬化症の原因となる。肥満では，CKDの増加，非糖尿病性の巣状および分節状糸球体硬化症の増加，腎不全の急速な進行，タンパク尿の発生率の増加，一定のCKDでのタンパク尿の大幅な増加，尿路結石の発生率の増加，お

IV

よび腎細胞癌の発生率の増加などがある。進行した腎不全の肥満者，特にMDを受けている肥満患者が，実際には，高い生存を示すことは興味があることである[379,380]。この奇妙なリスクファクターのパターンを説明するためにいくつかの仮説が提案されているが，この現象の原因となるメカニズムは確立されていない[210,381]。

血圧は，直接脂肪細胞の大きさや数と相関している[382]。脂肪分布は，血圧値に影響を与える[377]。ウエスト-ヒップ比は，血圧と直接相関する（すなわち，男性の脂肪分布は直接血圧上昇に関連している）。肥満の人が体重を減らすと，血圧が低下する[377]。

一般集団における体重増加を防止するために，または2型糖尿病，高血圧症，またはCKDなどの併存症をもたない肥満の人において体重を減少させる多くの治療手技が試みられてきた。紙面の制約があり，この問題を解説できない。読者は，この問題をより詳細に論ずるために，59章を参照されたい。

急性腎障害における栄養療法

急性腎障害（acute kidney injury：AKI）の特徴は，GFRの突然の低下，または消失である。AKIの最も一般的な原因は，ショック，重症感染症，外傷，医薬品，閉塞，および特定の種類の糸球体腎炎がある。ほとんどの場合，基礎疾患により死なずに生き延びると，患者はAKIから回復する。AKIが持続すると，水・電解質の異常，尿毒症，PEWを発症する。これらの障害は，患者が，AKIの一般的な合併症である乏尿と異化亢進状態がともにある時に発症する傾向がある。

AKIの患者は，特に異化性の疾患がある時，しばしば，タンパク質とアミノ酸の分解を促進し，また燃料基質の消費を促進する代謝変化を受ける。エネルギー消費量はしばしば増加する[383]。ラット筋組織の *in vitro* の研究では，タンパク質分解が増強され，タンパク質合成が減少することを示している[384,385]。さらに，肝臓の糖新生が増加している。これらの動物の肝臓を灌流，またはアミノ酸で培養した場合，肝グルコースおよび尿素の産生の増加がさらに促進される[386]。AKIの患者では，異化を促進する代謝変化が深刻なことはまれではない。これらの患者は，病院で最も重症で，最も代謝的に障害された患者である。これらの代謝の乱れの結果として，しばしば，これらの患者はタンパク質，アミノ酸，エネルギー基質を効率的に使用することができない。したがって，経腸または静脈栄養により，これらの患者の栄養状態を維持し，改善することは困難である[387〜389]。

▶一般原則

AKI患者のための最適な栄養療法に関する入手可能なデータは限られており，また相反した結果であるので，このような患者に対して治療計画を強力に正当化することはできない。以下の治療アプローチは，文献や個人的な経験の分析に基づいている。

急性腎不全の患者では，水分過剰または電解質障害を防止するために，水・電解質のバランスを慎重に監視する必要がある。水の摂取量は，一般的に，尿および他のすべての測定した排泄量（例：経鼻胃吸引，瘻孔ドレナージ）に400 mL/日をプラスしたものと等しくする必要がある。この方法は，水の収支に代謝から内因性の水の産生と不感蒸泄（呼吸，皮膚からの喪失）によるものを考慮に入れている。患者が異化状態であれば一般的には，体重は水の過剰な蓄積を避けるために0.2〜0.5 kg/日減少させるべきである。ナトリウム，カリウム，リン，マグネシウムの摂取量は，これらのミネラルの蓄積を防止するために制限されるべきである。実現可能であれば，エネルギーとタンパク質の摂取量は，患者の栄養学的な要求量を満たす必要がある。これは正常の量よりも多いことがある。水および電解質の摂取量を制御してUNAを低下させることにより，透析治療の必要性を減らすことが可能である。

患者の望ましい栄養摂取は，栄養状態，異化率，残存GFR，および透析療法を開始する臨床的適応に依存する。例えば，PEWが存在する患者では，特定の栄養素を過剰に与える傾向があり，また，必要に応じて透析を行うようになる。また，残存GFRが大きいAKI患者は，体液および電解質異常や毒性代謝物の蓄積を起こしにくいので，より多くの量の栄養素の投与が可能である。一方，ほとんどまたはまったく尿が出ない，高度な異化状態，あるいは尿毒症ではない患者では，水，ミネラル，およびアミノ酸の摂取量を少なくすることで，透析の必要性を減らすことができる。患者が十分に透析に耐えられないことが予想される場合には，このアプローチは特に有益である。同様にこの後者の治療は，AKIから回復し始めている患者に，腎機能が十分になるまでの数日間，透析を回避するために行うことができる。これら後者の患者には，ほとんどまたはまったくタンパク質を与えず，少量の必須アミノ酸またはケト酸を提供する高カロリー食を，短期間使用することができる。

実行が可能な限り，AKIの患者には，経口から栄養を摂取する必要がある。患者が十分に食べられない場合は，液体の経腸栄養剤，成分栄養，チューブや腸瘻による栄養補給を考慮すべきである。しばしば，十分な栄養摂取を提供する唯一の方法が静脈栄養しかない時もある（**表97.4**）。

具体的な栄養素の摂取

タンパク質とアミノ酸の摂取　AKI患者に対する，種々の量の窒素と種々の組成のアミノ酸をもつ経腸または静脈投与のための製品が提案されている。Abelらは，高張D-グルコースおよび12〜30 g/日の必須アミノ酸（非必須アミノ酸を含まない）の静脈栄養が，AKIを有する患者のために有用であることを示した[390〜392]。これらの研究者は，SUNおよび血清カリウム，リン，マグネシウムなどが安定化あるいは低下し，時には透析療法を延期または回避することができることを報告した。彼らは，前向き無作為化二重盲検試験で，高張ブドウ糖や必須アミノ酸の点滴による治療と，同じカロリーのアミノ酸を含有していない高張ブドウ糖輸液による治療とを比較した[392]。腎機能が回復するまで，グルコースおよび必須アミノ酸を受けた患者は有意に高い生存率を示した。院内生存率は，有意ではないがわずかに増加した。対照患者が同時期ではない，後ろ向き研究では，必須および非必須アミノ酸が含まれている静脈栄養が，特により複雑な臨床経過を有する患者において，罹患率および死亡率を改善した[393,394]。

Leonardらは，高張グルコースと約21 g/日の必須アミノ酸の静脈栄養は，等カロリーのグルコース単独の輸液に比べて，AKIの患者のSUN，窒素バランス，または生存に何の利点をもっていないことを報告した[395]。Feinsteinらは，十分に食べることができないAKI患者において前向き無作為化二重盲検試験を実施した[387]。30人の患者が，以下の3つの等カロリーの静脈栄養製剤のうちの1つを投与された。高張ブドウ糖で無アミノ酸，高張ブドウ糖に21 g/日の必須アミノ酸，または高張グルコースと21 g/日の必須アミノ酸と21 g/日の非必須アミノ酸である。調査の平均期間は，患者あたり9.2日であった。代謝のバランスのデータは，窒素摂取量とUNA（240 g/日と高い値を示した）との差から求めた正味のタンパク質分解から，これらの患者の多くは深刻な異化状態であることが示された。UNAは，必須アミノ酸療法で低い傾向にあった。窒素バランスと死亡率が3つの輸液療法の間で差がなかっただけでなく，必須アミノ酸の摂取では合併症が少ない傾向にあった。

40 g/日以上の必須および非必須アミノ酸の混合物は，タンパク質のバランスの改善により有効でありうると主張されている。Feinsteinらは無作為化前向き試験で，この仮説を検証した[388]。患者は21 g/日の必須アミノ酸の完全静脈栄養（total parenteral nutrition：TPN）と1.0：1.0比率の必須および非必須アミノ酸のTPNの投与を受けた。後者の投与では，窒素の投与量をUNAと等しい量にする試みが行われた。13人のAKI患者は，無作為に2処置のうちの1つに割りあてられた。この小集団の患者での結果，窒素摂取量は後者で5倍大きかったが，摂取量とUNAの差から決定された窒素バランスには差がみとめられなかった。UNAは，必須アミノ酸のみ投与された患者で有意に減少した。しかし，これは他のグループで上昇する傾向にあったからである。

これらのデータは，必須アミノ酸21 g/日を含有する高カロリーの輸液が，必須および非必須アミノ酸の比が1.0：1.0で，必須および非必須アミノ酸40〜70 g/日を含有する等カロリーの製剤よりも有効に使用することができることを示唆している[389]。必須アミノ酸輸液は，必須と非必須アミノ酸のものよりも，UNAおよび全窒素の排泄量を低減する。したがって，前者の治療により窒素バランスはもはや負でなくなり，含窒素代謝物の蓄積も少ない。臨床的に安定したCRF患者での研究はまた，唯一の窒素源として必須アミノ酸の少量を提供する食事は，同じような量のタンパク質を提供する食事よりも，より効果的に窒素バランスを維持することを示している[396]。必須および非必須アミノ酸を大量に提供するTPN療法や，必須アミノ酸をより大きな割合で含む治療法の反応を調べることは興味深い。

これらの相反する観察は，おそらく次の要因の結果である。AKI患者の臨床経過は非常に複雑で，多様であるため，もし良い栄養療法が存在するとしたら，統計的に有意な利点を示すために多数の患者を研究する必要がある。これらの研究の多くは，対照を置いて無作為化されておらず，そしてこれらの試験デザインは結果が意図しないバイアスにつながった可能性がある。TPN溶液中の栄養素の最適な組成が定義されておらず，それより少ない製剤の栄養素では栄養療法の臨床的有用性が低下するかもしれない。そして，異化状態のAKI患者とラットは，異化過程を抑制し同化作用を促進するために，十分な栄養と代謝介入の両方が必要な場合がある。代謝への介入なしに栄養素を提供することは，特にAKIの発症後の最初の数日間で，栄養状態や臨床アウトカムに有益な効果をもたらさない場合がある。

AKI患者の静脈栄養の前向き研究で，種々の栄養療法の処方を比較していることは適切である。すなわち，アミノ酸を含む高カロリーの溶液とアミノ酸なしの等カロリー輸液および，等カロリーの必須および非必須アミノ酸を含む溶液の投与などとの比較である[387,388,392,395]。どの前向き無作為試験も，栄養療法を受けた患者と栄養補給を受けていない患者の臨床経過を比較していない。

AKI患者のアミノ酸またはタンパク質の摂取に関するわれわれの現在の方針は以下の通りである（**表97.7**）。UNAが低く（すなわち，≦4〜5 gN/日），中等度から重度のタンパク質栄養失調もなく，次の1〜2週間以内に腎機能を回復し，透析療法を回避できるようであれば，患者は経腸または静脈内の窒素摂取量を少なく処方されることがある[389]。これらの条件下では，0.3〜0.5 g/kg/日の主に高品質のタンパク質または必須アミノ酸，そしてできればアルギニンを処方する。9種類の必須アミノ酸を大量に与えると重大なアミノ酸の不均衡を引き起こす可能性があるため，われわれは，唯一の窒素源としては，0.4 g/kg/日以上の必須アミノ酸を与えないようにしている[389,397]。

摂食可能な患者では，0.10〜0.30 g/kg/日の種々のタンパク質と10〜20 g/日の必須アミノ酸またはケト酸を含有する食事を使用することができる。これらの処方は，窒素代謝物の蓄積量を最小限に抑える。重度な異化状態でない限り，患者は通常，中立または軽度の負の窒素バランスを維持する。したがって，透析治療の必要性を最小化，または回避することができる。9つの必須アミノ酸のみを含む輸液は容易に入手できず，医師がこれらの溶液の使用に慣れていないので，この治療アプローチは一般的に行われていない。患者がある程度の残存腎機能をもっており（例えば，GFRが5〜10 mL/分），高度な異化状態ではない場合，われわれは透析を受けていないCRF患者として治療することができる。このような患者には，タンパク質またはアミノ酸0.55〜0.60 g/kg理想体重/日を与える。

異化が強くUNAが多い（＞5 gN/日），高度のPEWがある，週3回の血液透析療法を受けている，のいずれかがあるか，またはAKIが2週間以上続くことがを予想されている患者には，より多くのタンパク質またはアミノ酸の摂取（1.0〜1.2 g/kg体重/日まで）を処方することができる。許容できれば，1.2 gタンパク質またはアミノ酸/kg/日が好ましい。必須アミノ酸の少量と比較して，これらの大量の窒素摂取量は，特に透析治療の最初の1〜2週間後に窒素バランスを改善することができる。しかし，UNAはほぼ常に上昇する。そして，増大した高窒素血症およびこの量のアミノ酸を投与するために必要な大量の水分（TPNを受けている患者では）は，透析の必要性を増加させることになる。

IV

表 97.7　急性腎傷害の患者の完全静脈栄養の代表的な組成[a]

	1 日の点滴の量あるいは濃度	
量	L	1.0
必須および非必須遊離結晶アミノ酸（4.25〜5.0%）[b]	g/L	42.5〜50
あるいは必須アミノ酸（5%）[b]	g/L	12.5〜25
デキストロース（D-グルコース）[c]	g/L	350
脂肪乳剤[c]	10%または 20%	50 または 100 g/500 mL
エネルギー（概算）[c]	kcal/L	1,140
電解質[d]		
ナトリウム[e]	mmol/L	40〜50
クロール[e]	mmol/L	25〜35
カリウム	mmol/日	≧35
酢酸	mmol/日	35〜40
カルシウム	mmol/日	5
リン	mmol/日	8
マグネシウム	mmol/日	4
鉄	mmol/日	2
微量栄養素		本文参照
ビタミン		
ビタミン A[f]		本文参照
ビタミン D		本文参照
ビタミン K[g]	mg/週	7.5
ビタミン E[h]	IU/日	10
ナイアシン	mg/日	20
チアミン（B_1）	mg/日	2
リボフラビン（B_2）	mg/日	2
パントテン酸（B_3）	mg/日	10
ピリドキシン HCl（B_6）	mg/日	10
アスコルビン酸（C）	mg/日	70
ビオチン	μg/日	100
葉酸	mg/日	2
ビタミン B_{12}	μg/日	3

[a] これらの栄養素は，各ボトル 500 mL に結晶アミノ酸 8.5〜10%，あるいは 250〜500 mL に 5%の必須アミノ酸，500 mL に 70%のデキストロースを含む。ビタミンと微量元素は 1 日に 1 瓶だけ投与されるので，例外である。患者の水和状態と血清電解質とグルコースは頻繁にモニターする必要がある。患者の尿毒症，アシドーシス，あるいは溢水状態が非常に高度である場合，また血清電解質濃度が正常でない場合，また投与内容を変更した時，透析がなかなかできない時，あるいは危険な時には，点滴の内容および量は変更されるべきである（本文参照）。

[b] 異化状態が強い患者では（例：尿素窒素の排泄≧5 g/日），また定期的な透析を受けている患者（特に，≧2 週間），あるいは消耗している患者では，必須および非必須アミノ酸の投与が必要である。血液透析の患者では 1.0〜2.5 g/kg/日，そして間欠的あるいは持続的腹膜透析の患者では 1.2〜1.3 g/kg/日（本文参照）。消耗が少なく，異化がそれほど亢進していない，定期的に透析を受けていない，2，3 週間以上 TPN を受ける予定のない患者では，9 種類の必須アミノ酸（特にアルギニン）を 0.30〜0.50 g/kg/日投与する。持続的静静脈血液ろ過あるいは週 3 回以上血液透析を受けている例では，臨床あるいは代謝状態に基づき，1.5〜2.5 g/kg/日の必須および非必須アミノ酸を投与する。このアミノ酸の製剤については，本文を参照。

[c] 30〜35 kcal/kg/日を達成するために，必要に応じて 70%のデキストロースを輸液に加える（本文参照）。肥満患者あるいは大量のアミノ酸を投与する時には低めのエネルギーを投与する（本文参照）。エネルギーを多く投与する時には（例：35 kcal/kg/日），追加の 70%デキストロース液を点滴に加える。カロリー源のバランスをとるために，そして必須脂肪酸の欠乏症を防ぐために，脂肪乳剤を使用すべきである。敗血症の患者，あるいは敗血症のリスクが高い患者では，10〜20%より少ないカロリーを脂肪で投与する。安定した患者では，20〜30%のカロリーを脂肪から投与する。脂肪乳剤投与による高脂質異常症を軽減するため，脂肪乳剤は 24 時間持続でないとしたら，12 時間以上かけて投与すべきである（本文参照）。脂肪乳剤は別のラインから投与するか，アミノ酸とデキストロースモノハイドレート液に混ぜ，混合した後はすぐに投与する（本文参照）。水分の負荷を軽減するために，20%の脂肪乳剤は使用する。およそのカロリーは以下のごとくである。デキストロースモノハイドレート　3.4 kcal/g，アミノ酸 3.5 kcal/g，脂肪乳剤 10%，1.1 kcal/mL，20%，2.0 kcal/mL。

[d] 電解質を加える時には，アミノ酸の溶液にもともとある量を考慮に入れるべきである。

[e] 70%デキストロース液やその他の液を加えた後の，電解質の最終濃度をさす。

[f] TPN が数日間以上続く場合以外は，ビタミン A は避けるべきである。

[g] 拮抗作用のため，TPN 内でなく，経口あるいは非経口で投与すべきである。

[h] 脂肪乳剤を使用する際には，増やす必要がある。

血液透析を同時に行うあるいは行わない連続静静脈血液ろ過

連続静静脈血液ろ過（continuous venovenous hemofiltration：CVVH）あるいは CVVH と同時に低透析液流量を用いた透析（CVVHD）が，重症の AKI または水あるいは窒素負荷に耐えられない患者（例：重度の肝不全またはうっ血性心不全）の管理のために使用される頻度が増えてきた。CVVH または CVVHD では，カテーテルは大腿静脈のような大静脈に留置される[398]。血液はろ過装置を通って流れ，そこでは血漿液の一部がろ過される。残りの血液は，静脈に戻される。

CVVH と CVVHD の利点は以下の通りである。すなわち，大量の水，電解質および代謝産物を毎日除去できる。水と電解質の除去速度が遅いため，CVVH や CVVHD は低血圧を生じたり悪化させることが少なく，また他の有害な生理学的変化（例：不整脈）を誘発する可能性が低い。CVVHDによる毎日の水や代謝廃棄物を含めた小さな分子の高い除去作用は，患者に安全にアミノ酸および他の栄養素を大量に投与することを可能にする。実際，CVVHDにより，患者が重症のAKIで異化が亢進していても，腎機能の低下がない異化が亢進した患者の治療と同じように栄養学的に治療することができる。

CVVHDを受けている患者のために，われわれは多くの場合，静脈内に1.5～2.5 g/kg/日の必須および非必須アミノ酸の混合製剤，または同じような量のタンパク質を腸から投与している。CVVHまたはCVVHDにより失われるアミノ酸は，一般に約4～7 g/日であり，またアミノ酸輸液を受けている時には，そうでない時と比較してわずかに高くなっている[399,400]。

栄養サポートを受けるAKI患者は，週3回とういうよりはむしろ毎日のように頻繁に1日数時間の血液透析治療を受けている。これは，臨床的に安定したMHDを受けている患者にとっては通常の治療法である。AKIが2～3週間以上続く場合は，定期的な透析治療を受けている患者はMHDを受けている患者のように，多くの場合，血液透析治療を受けている患者で約1.0～1.2 g/kg/日のタンパク質やアミノ酸により，また腹膜透析治療患者では1.2～1.5 g/kg/日により治療される。

異化亢進を減らす他の栄養技術

一部の研究者は，CPDまたはMHDを受けている患者の透析液にアミノ酸および追加のグルコースを加えることを提案している[401,402]。栄養素は透析中から体内へと拡散する。現時点では，これらの技術は，補助的な栄養を提供することができるが，全般的な栄養補給のために使用することはできない。

AKIを有する患者の代謝状態は，多くの場合，タンパク質，アミノ酸，および他のエネルギー基質の異化を促進するため[384～389,395]，同化プロセスを促進または異化経路を減らす物質の投与には利点があるかもしれない。前述したように，投与されたアミノ酸の大部分が必須である場合には，窒素の摂取がより効果的に使用されるようである[387,389,396]。この仮説に対する臨床試験はまだ行われていない。また，腎不全のない異化が亢進した患者での研究では，大部分のアミノ酸が分枝鎖アミノ酸（例：イソロイシン，ロイシン，およびバリン）から構成されている静脈用液は特有の同化作用をもつことが示されている[403,404]。すべての研究でこれらの知見が確認されているわけではない。分枝鎖アミノ酸のケト酸アナログはまた，*in vitro*の標本での研究と異化が亢進していない非尿毒症患者において，同化作用を促進することが示されている[105,106]。TPNを受けている術後の患者におけるα-ケトグルタル酸とオルニチンの塩複合体の静脈内注入は，UNAを減らし，窒素バランスを上昇させることが報告されている[405]。腎不全のない高度なストレス下の患者では，筋の細胞内グルタミンの急激な低下が見られる[406]。グルタミンの投与は，これらの患者におけるタンパク質のバランスを向上させる[406,407]。アルギニンもまた，窒素バランスを上昇させることができる[408]。

アナボリックステロイド化合物は，そのうちの多くは男性化作用があり，テストステロンに類似しているが，AKI患者に使用されてきた[409,410]。これらの薬剤は，UNAを減らし，窒素バランスを上昇させることができる。それらはまた，透析治療の必要性を減らすことが報告されている。AKIラットの骨格筋の*in vitro*実験において，インスリンはタンパク質の合成を増加させ，タンパク質の分解を減少させることを示している[385]。腎不全をもっていない異化亢進患者における研究は，インスリンがUNAを減少させることができることを示している[411,412]。集中治療室（ICU）での厳格な血糖コントロールと組み合わせたインスリン注入は，患者の死亡率を減少させることが報告された[413～416]。この死亡率の低下の結果は，大量のグルコースの投与によるのではなく，むしろインスリン注入や血糖値の厳格な管理によるものかどうかは明らかではない[414]。対照的に，血糖値の大きな変動，およびインスリンとグルコース注入時に低血糖が頻繁に起こることにより，インスリンを注入し厳格な血糖コントロールを行っているICU患者において死亡率の増加が見られる[413～415]。

このように，強化インスリン療法の無作為化前向き試験の結果は，一致していない。また試験の多くは，強化インスリン療法が（すなわち，80～110 mg/dLの間で血糖値の維持を達成するために）生存率を改善せず，低血糖や血糖の変動を大きくするため死亡リスクを高める可能性を示唆している。より最近のガイドラインは，高血糖のあるICU患者では血糖値はそれよりも高目で維持すべきであると提案している。一部の専門家は，140～180 mg/dLの間の血糖値を提案している[416]。インスリンとグルコース注入を行うためのアルゴリズムが，利用可能である[416]。血糖値は，これらの患者で厳密に監視しなければならない。コンピュータ化されたインスリン注入アルゴリズムは，特に有用である[416]。

DNA組換えによって合成されたヒトGHは，術後の急性ストレスのある腎不全のない患者では窒素バランスを改善するために使用されており，その結果は有望であった[417,418]。このホルモンはまた，MDを受けている安定した栄養不良患者における窒素バランスを改善した[419]。しかし，感染または物理的外傷から急性のストレスがある患者あるいは栄養の摂取量が少ない患者では，おそらくIGF-Ⅰの発現が低下し，GH受容体のダウンレギュレーションのため，GHに反応しなくなっている[420]。さらに，非常に重症のICU患者では，おそらくGH注射によって生じた血糖値の上昇のため，GHの使用は死亡率を増加させた[421]。そのため，今のところGHは重症の患者に投与すべきではない。

虚血または毒素によって誘導されたAKIラットでは，IGF-Ⅰは腎機能の回復を高めると考えられる[422,423]。しかし，重症のICUのAKI患者における研究は，IGF-Ⅰ治療は，腎機能の回復の速度を高めず，透析治療の必要性を減少させず，また生存率を改善しないことを示唆している[424]。IGF-Ⅰは未分化な細胞の成長を刺激するため，GHとIGF-Ⅰのどちらも悪性疾患のある患者に与えるべきではない。

上皮成長因子[425]，肝細胞増殖因子[426]，ホルモン（チロキシン[427]，心房性ナトリウム利尿ペプチド[428]），またはアデニンヌクレオチド[429]などのいくつかの他の成長因子は，実験動物またはヒトにおける予備的研究において，腎機能の回復を促進することが報告されている。これらの薬剤のいずれも，AKIを有するヒトでは，腎機能を改善することが，よく計画された臨床試験においてまだ示されていない。

エネルギー

AKI患者のエネルギー消費量や必要量は，腎不全をもたない同様の種類で重症度の疾患をもつ人と同じである。これに対する例外は，尿毒症毒素の生成を減少させ，それによって透析治療の必要性を減少または完全に回避するために，アミノ酸またはタンパク質の少量の投与を受けているAKI患者である（前項参照）。決定的には実証されていないが，研究は，アミノ酸またはタンパク質の少量を摂取する際により高いエネルギーを摂取することにより，これらの栄養素の利用効率を高め，タンパク質喪失を低減することができることを示唆している[383,387,388,395]。

エネルギー摂取が無作為化されなかったAKI患者の2つの研究では，死亡した患者が生き残った患者よりもエネルギー消費が高く，より大きな負のエネルギーバランスで[383]，さらにエネルギー摂取量が少なかった[383,387]。これらの知見の結果，かなりの肥満患者（例：＞125％標準体重，BMI ≧ 32 kg/m²）を除いて[222]，われわれは通常，1日あたり約30 kcal/kg標準体重で管理している[251,430]（**表97.4**）。

毎週3回またはそれ以上の透析治療あるいはCVVHDを避けるために低いアミノ酸またはタンパク質の摂取により治療されている患者，および以下の方法で高エネルギーが必要な患者では，より高い摂取量（すなわち，約35 kcal/kg/日）を使用することができる。患者のエネルギー必要量は，正常な人の毎日のエネルギー必要量を計算するためのHarris-Benedictの式[431]またはWHOの式[432]に患者の病気の重症度を調整するためのストレス要因[433]を掛けて，そしてさらに1.25を掛けることにより，推定することができる。この後者の項（1.25）は，同化作用を促進し，異化率を減少させるための十分なエネルギーを確保するために設けられている。しかし，この項の値は明確に証明されていない。1日のエネルギー必要量を推定するために，間接熱量測定法により測定されたエネルギー消費量にも1.25を乗じる。一部の専門家は，AKI患者には20〜30 kcal/kg/日に近い低エネルギー摂取をすすめている[434]。これに関してもまた，大規模臨床試験ではこのような低い摂取量の効果を検討していない。

前述のように，例えば全身性炎症反応症候群（systemic inflammatory response syndrome：SIRS）を有しているなど異化が亢進したAKI患者を治療するために，CVVHDまたは週3回を超えて行う透析がほぼ日常的に使用されているが，アミノ酸あるいはタンパク質は一般的には約1.5〜2.5 g/kg/日まで摂取量を増加させる。このレベルのアミノ酸およびタンパク質摂取では，エネルギー摂取量を増加させる必要はないかもしれない（例えば，計算されたエネルギー必要量に1.25を掛けることによって決定される）。残念ながら，この仮説を調べた前向き研究はない。

異化患者に多くのカロリーを投与することは，ほとんど栄養学的な利益があるように思われないので，大きなエネルギー摂取量は使用されていない。高エネルギー量が点滴投与されると，炭水化物と脂肪からのより多くの二酸化炭素が発生するため，肺機能が損なわれている場合は高炭酸ガス血症を促進する[435]。二酸化炭素の貯留は，特に大量に炭水化物負荷した時に発生する。また，高エネルギー摂取は肥満症および脂肪肝を発生することがあり[436]，そして，これは患者に水負荷を増大させる。

AKI患者のほとんどは大量の水の摂取を許容しないので，グルコースは通常70％溶液で投与される。くりかえすが，これに共通の例外はCVVH，CVVHD，または頻繁な血液透析や腹膜透析を受けている患者である。グルコースとアミノ酸の溶液を混合すると，アミノ酸とエネルギーが同時に提供できる（**表97.6**）。脂肪乳剤もまた，与えるべきである。少なくとも5日以上TPNを受けている患者には，脂質を投与すべきである。患者は，必須脂肪酸の欠乏を防止するために約25 g/日の脂質を必要とする。一部の研究者は，主要なエネルギー源としての脂質を使用すると器官により十分な脂肪酸を提供できるために，そしてアメリカの食事摂取量に近づくために，脂質として30〜40％のカロリーを与えるように推奨している。しかし，一部の研究者は，50 gという大量の脂肪乳剤の8〜12時間を超えるような点滴は，網内系の機能を損なう可能性があることを報告している[437]。彼らは，脂肪乳剤の注入が，宿主抵抗性を低下させるかどうかを疑問視している。賢明なアプローチは，血漿脂質の顕著な増加を防止するために，少なくとも12時間，そうでない場合は24時間以上の脂肪乳剤を注入することである。敗血症や重症敗血症のリスクが高い患者では，総カロリーの10〜20％以下を脂肪から提供する。敗血症がなく，感染症のリスクも高くない患者については，カロリーの約20〜30％を脂肪乳剤として与えてもよい。静脈内の脂肪乳剤は，10％（1.1 kcal/mL）および20％（2.0 kcal/mL）の溶液が提供されている。無菌コントロールに注意を払って，脂肪乳剤はグルコースやアミノ酸と混合することができる[438]。

ミネラル

急性腎不全における静脈栄養のためのミネラルの処方を，**表97.7**に示す。ミネラル推奨摂取量は暫定的であり，患者の臨床状態に応じて調整する必要がある。血清電解質の濃度が上昇する場合には，注入量を減少させるか，静脈栄養の開始時にその電解質を投与しないことが賢明である。多くの場合，静脈栄養の開始時にホルモンと代謝の変化が起こるため，血清電解質が急速に低下する可能性があるので，患者を厳密に監視しなければならない。この発生は，特に血清カリウムとリンに見られる。一方，ミネラルの低濃度は，その栄養素の通常の摂取量よりも多く必要であることを示している。ここでも，代謝変化およびGFRの障害により補充時の血清中濃度の急激な上昇につながる可能性がある。

少なくとも静脈栄養が2〜3週間の唯一の栄養サポートであるか，患者が特定の微量元素の欠乏を有することが知られている場合を除き，異化が亢進したAKI患者には，静脈栄養溶液中に微量栄養素はおそらく必要ではない。TPNを受けているAKIまたは慢性腎不全患者のための微量元素の栄養必要量は確立されていない。

ビタミン

AKI患者のためのビタミン必要量は確立されていない。静脈栄養を受けている患者のための暫定的なビタミン摂取の推奨を，**表97.7**に示す。推奨摂取量の多くは，慢性腎不全患者，生理的に正常な人，または慢性腎不全のない急性疾患の患者での研究から得られた情報に基づいている。ビタミンAは，特に栄養補給の最初の数日間は回避すべきである。というのは，慢性腎不全で血清ビタミンAレベルが上昇し，少量のビタミンAでMDを受けている患者において毒性を引き起こすことが報告されているからである[367,378]。栄養療法の最初の数日後から，正常人のビタミンAのRDA[355]の1/2から全量の間の用量のビタミンAを毎日投与することができる。

ビタミンDは脂溶性で，ほとんどの静脈栄養を行っているAKI患者では数日～数週間にビタミンの貯蔵は枯渇しない。しかし，正常な人の多くは，特に高齢者では血清25-ヒドロキシコレカルシフェロールが不十分か（15～30 nM），あるいは欠乏（＜15 nM）していることが示されている。AKI患者では，このホルモンの血清レベルをチェックし，血清レベルが低い場合にはコレカルシフェロールまたはエルゴカルシフェロールのサプリメントを与えることが有用である。活性代謝物の1,25-ジヒドロキシコレカルシフェロール（カルシトリオール）は，25-ヒドロキシコレカルシフェロールよりもはるかに高い活性をもつ。したがって，カルシトリオールは，AKFの患者に必要である[336]。

ビタミンKは脂溶性であるが，ビタミンK欠乏症は，食事がとれていない，抗生物質を使用しているCRFのない患者において報告されている[369]。ビタミンKは，したがって，静脈栄養を受けている患者に定期的に与えられるべきである(**表97.7**)。ピリドキシン塩酸塩の1日あたり10 mg（ピリドキシン8.2 mg/日）が推奨されている。というのは，臨床的に安定した，あるいは疾患のあるMHDを受けている患者での研究で，この量がビタミンB_6を正常化あるいは欠乏症を防止するのに必要であることを示しているからである[363]。シュウ酸の産生増加のリスクがあるため，患者は1日あたり約60 mg以上のアスコルビン酸を摂取すべきではない[365,366]。

AKI患者の栄養摂取量は毎日注意深く評価すべきであり，時にはより頻繁にする必要がある。AKI患者では臨床および代謝状態の急激な変化を起こす可能性があるため，この再評価は特に重要である。

▶末梢静脈栄養

末梢静脈を介して行う静脈栄養は，上大静脈を含め，大静脈にカテーテルを挿入するリスクを回避することができる。末梢静脈を使用する場合は，注入液の浸透圧は血栓性静脈炎のリスクを軽減するために制限される。したがって，液の量より多くし，また少ない栄養素の摂取にする必要がある。これらは両方とも，AKI患者に対して望ましくない影響を与える。末梢静脈を使用した場合，必要なエネルギー量を投与するために大量の等張の脂肪乳剤が使用されるため，末梢静脈からTPNを投与した場合の経済的なコストは，中心静脈を介したものと同じか，あるいはより大きいといわれてきた。

部分的な末梢静脈栄養は，1日の必要量の一部しか食事からとることができない，あるいはチューブで栄養されているAKI患者に有利である。末梢からの点滴は，これらの患者に，大流量の静脈から行うTPNに頼ることなく十分な栄養を投与することができる。これらの患者では，末梢静脈に8.5～10%のアミノ酸溶液，または20%の脂肪乳剤を点滴し，そしてできるだけ多くの糖質や他の必須栄養素を腸管から投与することが最も実用的である。

血液透析に使用される末梢血管アクセスはまた，静脈栄養のために使用することができる。血液透析に使用される血管アクセスでは高い血流があるので，高張溶液を使用することができ，患者への水の負荷を軽減することができる。しかし，この技術はおそらく血管アクセスの際の感染または血栓症のリスクを増加するため，長期間血液透析アクセスが必要な患者には使用すべきではない。

▶補充または透析中の静脈栄養

ほとんど食事がとれていないAKI患者，慢性腎不全患者への栄養補給として，アミノ酸やグルコースまたは脂質の点滴を与えてもよい。補充のためのアミノ酸，グルコースまたは脂質は，血液透析の途中に便利に注入することができる。栄養補助食品を必要としているほとんどの患者は，アミノ酸およびエネルギーの両方の摂取量が低下しているため，推奨されるアプローチとしては，必須および非必須アミノ酸の40～42 gとD-グルコースの200 g（血液透析液にD-グルコースが150 g含まれていれば）を注入することである。この製剤は，血液透析を行っている間に，透析器を出る血液中に一定の速度で注入される。このような技術は，透析中の栄養素の喪失の結果として生じるアミノ酸とグルコースプールの通常の低下を最小限に抑えることができる。注入されたグルコースとアミノ酸のほとんどが保持される。透析液へのアミノ酸の喪失は，わずか約4～5 gしか増加しない[194]。脂質の点滴は，グルコースの点滴の一部に置き換えることができるが，より高価で，感染に対する宿主抵抗性をおそらく低下させるリスクがある[437]。透析治療の開始時に血清リンまたはカリウム濃度が低い患者は，アミノ酸およびグルコースの補給時に，これらの電解質の補充が必要である。反応性低血糖を防ぐために，血液透析が終了するまで点滴は中止すべきではない。そして，理想的には，患者は点滴の終了20～30分前に炭水化物を食べる必要がある。

週3回の血液透析中に約3～4時間の，アミノ酸，グルコースまたは脂質の静脈からの補充は，MHDを受けている食事摂取が不十分な患者に有益であるかどうかは議論の余地がある[439]。2つの後ろ向き解析は，栄養不良のMHD治療を受けている患者では，透析中の静脈栄養は死亡率を減少させることを示している[440,441]。ある研究では，血清アルブミンが3.3 g/dLの以下の時だけに，この利点が観察されたことを示している[441]。透析中の静脈栄養は，食事の摂取量を増やすことができないか，または経口または経腸の栄養補助食品をとることができない患者にのみ使用されるべきである。静脈サプリメントは，栄養または臨床的評価により，これらの栄養補給が患者に有益であることを示している場合にのみ継続されるべきである。この分野は，明らかに，さらなる研究が必要となる領域である。

▶急性腎障害を起こしやすいアミノ酸

ラットにおけるいくつかの研究は，アミノ酸またはタンパク質の摂取は虚血または腎毒性アミノグリコシドによって引き起こされるAKIに対する感受性を増加させることを示している[442〜445]。この栄養素は，これらの薬剤により誘発されるAKIの頻度と重症度の両方を増加する。いくつかの研究は，大量の静脈内へのアミノ酸あるいは食事性タンパク質の投与によりこの効果を実証しているが[442〜445]，患者に処方されるアミノ酸およびタンパク質の体重あたりに基づいた量もまた，動物実験でAKIの原因となることを示している[443,444]。D-セリン，DL-エチオニン，L-リシンが特に腎毒性であると思われる[443,445]。アミノ酸またはタンパク質の摂取がヒトにおけるAKIの原因となるかどうかは知られていない。いずれかがその作用があるとすれば，腎毒性のある薬を使用する患者あるいは腎虚血のためリスクが高い患者は，おそらくリスクが高いこれらの期間中にアミノ酸やタンパク質の摂取量を少なくすることにより利益を得ることができるであろう。一方，*in vitro*での研究はまた，いくつかのアミノ酸，特に，L-グリシン，およびL-アラニンは虚血性あるいは腎毒性傷害から腎尿細管細胞を保護することができることを示している[446]。これも，また，さらなる研究を必要とする領域である。

（Joel D. Kopple／山本浩範 訳）

98 鉄欠乏性貧血とまれな栄養性貧血の血液学的特徴

「鉄欠乏は世界広域で最もよく見られる栄養障害である。発展途上国だけでなく，先進国においても，子どもや女性の多くに見られる唯一の栄養欠乏である。全世界人口の30%以上に及ぶ20億人は貧血である。その多くは鉄欠乏が原因であり，さらに資源の乏しい地域では，頻繁に感染症による悪化が見られる。地域によっては，マラリア，HIV/AIDS，鈎虫症，住血吸虫症および結核などの感染が，貧血を蔓延させる大きな原因となっている。

鉄欠乏は他の病態よりも多くの人々に見られるため，公衆衛生的観点から，蔓延に値する。鉄欠乏はタンパク質・エネルギー栄養障害などに比べて徴候は乏しいものの，健康障害や早期死亡，逸失利益の観点から最も高い代価を強いられる。

鉄欠乏および貧血は個人および集団の稼働能力を低下させるため，経済の重大な損失をまねき，国家の発展を妨げる。概して，脆弱で，貧困かつ低い教育を受けている人は鉄欠乏による影響を受けやすく，さらに鉄欠乏の改善によって最も利益を受ける人でもある。」

（WHO による鉄欠乏性貧血報告書[1]より）

一般概念

鉄欠乏は世界人口の1/3を占める世界規模の病気である貧血の最大の原因であると考えられ，母親や周産期女性の健康や小児の発達に深刻な結果をまねいている[2]。発展途上国の多くでは，個人の集団に特定すると，半数以上に見られる。先進国においても，鉄欠乏は顕著である（**表98.1**）。前掲の WHO の引用文は，本章が強調する基本的問題を包括している。鉄欠乏の診断と同時にすべての根本的原因を同定することが，鉄補充後の鉄欠乏の再発を防ぐために不可欠である。

公衆衛生の観点から，主要な造血栄養素は鉄，葉酸とビタミン B_{12}である。これらの栄養素については別の章で述べられている。その他の微量金属およびビタミンは正常な造血に寄与しているが，これら3つの主要栄養素とは無関係な臨床的役割は，公衆衛生上あまり重要ではない。しかし，鉄や葉酸，ビタミン B_{12}が充足しているにもかかわらず貧血が続く場合や，その他の貧血の原因が除外されている場合は，他の微量元素およびビタミンの付加的役割を検索すべきである。貧血は，血液中のヘモグロビン濃度の低下で定義される。年齢別の適正ヘモグロビン値を，**表98.2**に示す。

▶鉄と造血

体内には4〜5 g の鉄が存在し，約3 g は赤血球（red blood cell：RBC）における酸素運搬物質であるヘモグロビンに存在している。一方，鉄はミオグロビンにも存在し，残りは酸化的エネルギー産生反応に必要なシトクロムなど様々なヘムおよび非ヘム酵素中に存在している。さらに，DNA合成に必要なリボヌクレオチドレダクターゼは鉄依存酵素であるため，鉄は細胞増殖に重要である。体内で最も鉄を要求するものは赤血球中のヘモグロビンであるため，鉄欠乏の初期徴候は貧血である。

新生児において，血液細胞の産生（造血）はすべての骨の骨髄髄腔で起こるが，成人では活発な造血は中心骨格（頭蓋骨，脊柱，肋骨，骨盤）と上腕骨と大腿骨の上端に限られている。すべての造血細胞は自己複製幹細胞の非常に小さい集団を起源とし，一連の増殖因子の影響下で，赤血球，白血球（多核好中球，好酸球，好塩基球，単球，リンパ球），血小板となる。血液細胞は全身の他の組織よりも代謝回転が激しいため，3つの主要な栄養素である鉄，ビタミン B_{12}（コバラミン），あるいは葉酸のいずれかが欠乏した場合，造血が制限される。莫大な量の赤血球（赤血球 2×10^{11}個/日/成人）をつくりだす骨髄は，血液喪失あるいは溶血に応答して，肝臓や脾臓，骨髄のフェリチンやヘモジデリンからの貯蔵鉄を利用し，さらに6倍まで赤血球新生を増大させることができる。鉄はトランスフェリン結合鉄のかたちでトランスフェリン受容体を介したエンドサイトーシスにより，骨髄中のヘモグロビン合成を行う未成

表98.1 米国国民健康栄養調査による鉄欠乏の罹患率（1988〜1994，1999〜2000）[a]

性および年齢（歳）	1988〜1994		1999〜2000	
	%	(95% CI)	%	(95% CI)
男性および女性				
1〜2	9	(6〜11)	7	(3〜11)
3〜5	3	(2〜4)	5	(2〜7)
6〜11	2	(1〜3)	4	(1〜7)
男性				
12〜15	1	(0.1〜2.0)	5	(2〜8)
16〜69	1	(0.6〜1.0)	2	(1〜3)
≧70	4	(2〜3)	3	(2〜7)
女性（非妊娠）				
12〜15	9	(6〜12)	9	(5〜12)
16〜19	11	(7〜14)	16	(10〜22)
20〜49	11	(10〜13)	12	(10〜16)
白人，非ヒスパニック系	8	(7〜9)	10	(7〜13)
アフリカ系アメリカ人，非ヒスパニック系	15	(13〜17)	19	(14〜24)
メキシコ系アメリカ人	19	(17〜21)	22	(17〜27)
50〜69	5	(4〜7)	9	(5〜12)
≧70	7	(5〜8)	6	(4〜9)

CI：信頼区間。
[a]すべての人種と民族，注記を除く。
(Adapted with permission from Centers for Disease Control and Prevention. Iron deficiency : United States, 1999–2000. MMWR Morb Mortal Wkly Rep 2002 ; 51 : 897–9.)

熱赤血球に取り込まれる。トランスフェリン受容体発現はヘモグロビン合成が起こる赤血球分化の初期に最も高く，血液循環に移行する赤血球に成熟するにつれて消失する[3]。

鉄欠乏とその臨床的意義

▶鉄欠乏に対する生理学的順応

正常赤血球産生機能が障害されると，貧血となり，ヘモグロビン濃度，赤血球数，赤血球容積（ヘマトクリット）の低下が起こり，**表 98.2** に示す値よりも低くなる。ヘモグロビンの減少は血液の酸素運搬能を減少させ，組織への酸素運搬を障害する。貧血を防ぐために 3 つの生理的代償機構が惹起される。1 つは赤血球から組織に酸素をより効率的に移行させるため，酸素のヘモグロビン結合に変化が生じる。2 つ目は，血液（および酸素）が体の各部位に行き渡るように心拍出量が増加する。3 つ目は，赤血球産生刺激ホルモンであるエリスロポエチンが増加し，骨髄での赤血球産生を刺激する。

長期にわたって貧血が進行する場合でも，これらの代償機構により，患者はほとんど症状なく正常な生活を送ることができる。実際，貧血の重症度はしばしば症状と不釣り合いなことがある。しかし，ほとんどの患者はヘモグロビン値が 7〜8 g/dL 以下に低下すると症状が出てくる。患者の年齢，生理的条件，他の医学的問題の存在などにより，しばしば特定のヘモグロビン値で症状が発生する。例えば，心機能不全の患者はヘモグロビン値が 10 g/dL 未満に低下すると貧血症状が起こることがある。

▶鉄欠乏の原因

ほとんどの微量ミネラル栄養素の欠乏と同じく，鉄欠乏の主な原因は，食事摂取量の減少，吸収障害，喪失の増加，あるいは必要量の増加であり，また公衆衛生上重要性は低いが鉄利用障害もある。さらに，例外的でなく多くの場合，同一個人でいくつかの原因をもっていることもある。

発展途上国で蔓延している鉄欠乏は，体内に吸収され利用される鉄が少ない食事に加え，妊娠や成長，出産可能な年齢の女性の月経過多や胃腸からの血液喪失により高まった鉄の需要が満たされないことが主要な原因である。先進国では，月経出血と消化管出血が成人の鉄欠乏の主要原因である。

鉄の吸収障害は，胃（全摘あるいは部分切除）あるいは十二指腸の外科的バイパスによる切除，胃無酸症，熱帯性スプルーあるいは非熱帯性スプルー（セリアック病）に付随して起こる場合がある。

胃腸管出血の一般的な原因は，非ステロイド性抗炎症薬（アスピリンなどの NSAID）あるいはステロイドの慢性的な使用による消化性潰瘍や胃粘膜びらん，食道裂孔ヘルニア，大腸憩室症，大腸多発性ポリープ，胃腸粘膜血管形成異常，悪性疾患，寄生虫症である。

尿中からの鉄喪失は，泌尿生殖路の病変（結石を含む）や血管内赤血球溶血（特にマラリアによる）により起こる。

▶寄生虫重複感染と寄生虫関連の血液喪失

多くの発展途上国において，*Ancylostoma duodenale*（ズビニ鉤虫）あるいは *Necator americanus*（アメリカ鉤虫）の寄生による胃腸管出血は鉄欠乏性貧血の主要な原因である。世界の約 7 億 4,000 万人は鉤虫に感染している。寄生虫は胃腸管の十二指腸および空腸に付着し，血液や血清タンパク質を吸い取ることにより鉄欠乏や栄養障害を起こす。血液喪失は鉤虫の軽度な寄生では 2 mL/日であるが，重度の寄生ではおおよそ 100 mL/日となる。アメリカ鉤虫は 1 日に寄生虫 1 匹あたり 0.03 mL 吸血する一方で，ズビニ鉤虫はさらに多く，0.15〜0.23 mL 吸血する。ヘモグロビン値 11 g/dL 未満の場合，40〜160 匹の寄生が考えられる。糞便中の鉤虫の卵の数により鉤虫寄生重症度を間接的に測定できる。1 g 中の糞便に約 1,000 個の卵がある患者では，1 日に 1 mg の鉄に相当する血液が喪失している。*Trichuris trichiura*（鞭虫）寄生では，1 日に 1 匹あたり 0.005 mL の喪失が起こる。膀胱の住血吸虫症（*Schistosoma hematobium*）は，尿中への顕著な血液の喪失を引き起こし，鉄欠乏の原因となる[4]。

感染症および複数の寄生虫寄生は熱帯および亜熱帯では一般的であり，栄養状態や特に貧血に対して多大な影響を及ぼしやすい[5]。様々な地域で調査された小児の半数以上が，回虫や鞭虫，鉤虫[6,7]の寄生虫およびアメーバ症だけでなく，流行地域では住血吸虫症を起こしていた。若年女性もまた，重複寄生虫感染の犠牲となっており，世界的に約 4,400 万人の妊婦が鉤虫に感染しており，サハラ以南のアフリカだけで 750 万人が感染している[8]。

生殖年齢期の 5 万 2,000 人のベトナム女性において貧血の問題を既存の公衆衛生構造に組み込んだ対策は，成功した 1 つの大規模普遍的プログラムである[9,10]。既存の駆虫プログラムに加え，重要なことは，妊娠前のこれらの女性に毎週鉄および葉酸の補充を行い，ヘモグロビンと鉄の状態を改善することであった[9]。このような革新的アプローチは約半数に鉄欠乏があり，さらに加え葉酸やビタミン B_{12} 欠乏症の合併が見られる東南アジアやアフリカの生殖年齢の何千ものの女性に応用可能である。

表 98.2 海抜 0 m での貧血を定義するヘモグロビンのカットオフ値[a]

性別および年齢	貧血と定義されるヘモグロビン値（g/dL 未満）
男性	13.0
非妊娠女性	12.0
妊娠女性	11.0
子ども（6 ヵ月齢〜5 歳）	11.0
子ども（5〜11 歳）	11.5
子ども（12〜13 歳）	12.0

[a] 適正ヘモグロビン値は年齢，性を問わず，これらの値よりも高くあるべきである。ヘマトクリットは一般的にヘモグロビン値の 3 倍である。1,219 m 以上の高地に住んでいる人は，正常値よりも高い値を示す。1,981〜2,134 m の高地に住む人のヘモグロビン値は約 1 g/dL である。

(Data from Gleason G, Scrimshaw N. An overview of the functional significance of iron deficiency. In : Kraeme K, Zimmerman MB, eds. Nutritional Anemia. Basel : Sight and Life Press, 2007 : 45?58 ; and Biesalki HK, Erhardt J. Diagnosis of nutritional anemia : laboratory assessment of iron status. In : Kraeme K, Zimmerman MB, eds. Nutritional Anemia. Basel : Sight and Life Press, 2007 : 37–43, with permission.)

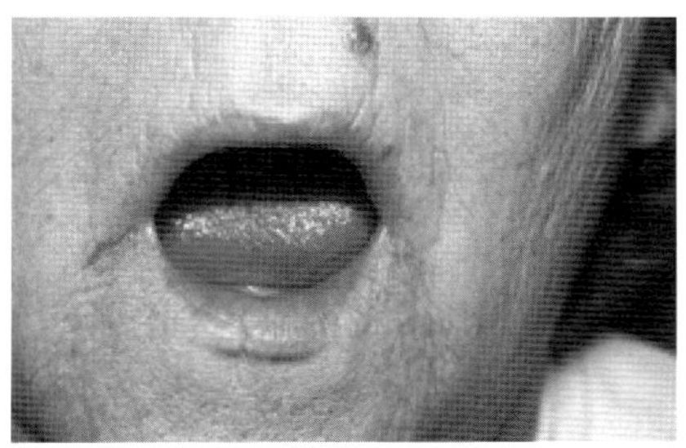

図 98.1　鉄欠乏による口角炎（口角の亀裂）。カラー口絵参照。

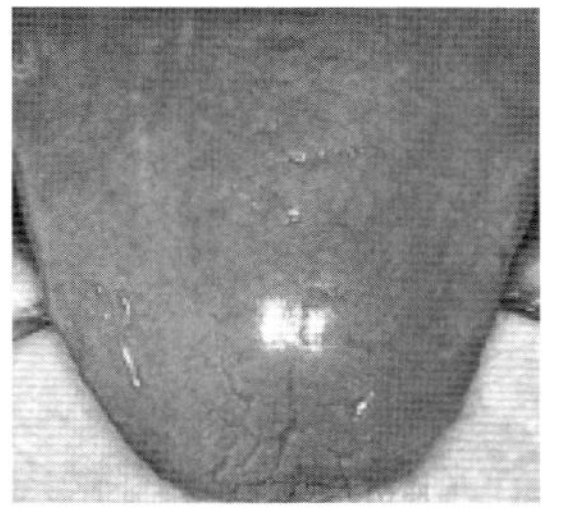

図 98.2　舌炎。カラー口絵参照。

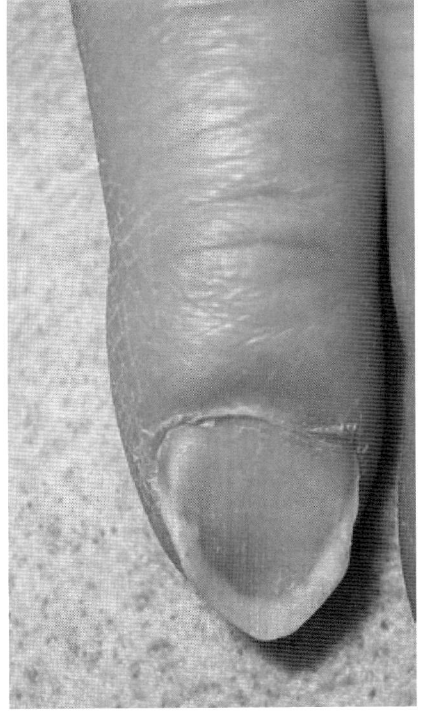

図 98.3　さじ状爪。カラー口絵参照。

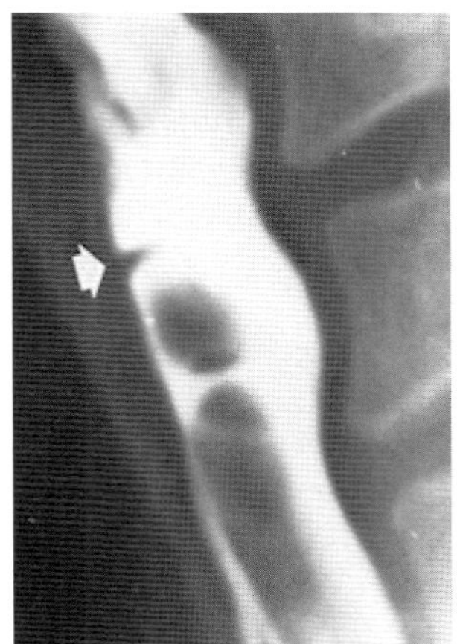

図 98.4　鉄欠乏による食道ウェブ。カラー口絵参照。

鉄欠乏の臨床像

鉄欠乏の初期は無症状なので，鉄欠乏性貧血は日常的な血球数の検査によってのみ発見されることがある。しかし鉄欠乏の患者は進行すると，貧血の症状を呈するようになる。重度の貧血患者の多くは，初期愁訴として，疲れや易疲労感を呈する。特に子どもでは，異食症（氷，土，紙，泥などの摂食）が見られる場合もある。異常なまでの氷摂取（パゴファジア）は鉄欠乏に特異的であり，1～2 週間の鉄の補充治療で消失する。パゴファジアは，553 人の鉄欠乏アフリカ系アメリカ人妊婦の約 8%に見られたと報告されている[11]。また，鉄欠乏の患者は，手や足のピリピリしびれた感覚（知覚異常），動悸（自分自身の心拍動を感じること）や，耳鳴（耳または頭部でキーンあるいは，ヒューヒューと雑音が鳴る），頭痛，いらいら感，めまい，全身倦怠を訴えることもある。貧血は労作時の息切れが頻脈とともに起こる。重篤な貧血を呈している高齢者では，心臓の疼痛（狭心痛）や心不全が起こることもある。鉄欠乏に関連するさらなる症状としては，口角の亀裂（口角炎）（**図 98.1**）や嚥下困難，喉が詰まったような感覚（嚥下障害）がある。一部の患者は口腔や舌のヒリヒリ感（鉄欠乏により扁平上皮細胞の再生が障害されるため）の症状を訴え，熱い飲み物あるいは香辛料の効いた食事により悪化することもある（**図 98.2**）。

鉄欠乏性貧血患者の理学的所見では，眼瞼結膜および皮膚の蒼白，眼球結膜の蒼白青色，もろいスプーン形の爪（さじ状爪）（**図 98.3**）の変形などを呈する。心拍数が速く，心臓の聴診においては収縮期の心雑音がある。肺水腫，うっ血肝，下腿浮腫を特徴とした心不全が起こることもある。長期にわたる重篤な貧血患者は，脾臓が腫大化し，左季肋部周辺に脾臓の先端を触知することがある。X 線で嚥下障害の原因を検査すると，食道の輪状後部にウェブ（翼状）［訳注：下咽頭と食道との間に水かき様の粘膜形成物］が見られることがあり（**図 98.4**），このような患者は食道癌の発生リスクが高い。

鉄欠乏性貧血患者は，臨床的に貧血により起こる症状のみではなく，鉄欠乏を引き起こす基礎疾患に関連した兆候を呈することがある。例えば，タール色あるいは明赤色の糞便は胃腸出血による鉄の喪失を示唆し，血尿あるいはコーラ色の尿はそれぞれ泌尿生殖器からの出血あるいは血管内溶血を示唆する。

▶特殊な集団における鉄欠乏の徴候と症状

小児は，鉄欠乏により認知障害や体力低下，免疫低下を起こしうる。鉄欠乏を呈する小児（および若年成人）の運動や社会性の発達は一般に乏しい。このような小児は応答性が乏しく，遊び場での活動が低く，疲労が増しており，寄生虫感染の重症度に関連した非特異的症状や，食欲不振を呈する。

鉄欠乏を合併した小児は，明らかに感染症にかかりやすい[12]。このような小児は（頻繁な感染症のため）しばしば学校を欠席し，学校に出席した場合でも学校の成績は低く，改善しないことが多い。鉄の補充による実質的な鉄欠乏の改善により，3カ月で児童の学業成績はかなり向上する[13]。貧血をもつタイの小児は鉄が充足している小児に比べ，国語，数学，その他の科目の得点が低い。この知見は，発展途上国の未治療の鉄欠乏小児において，大きな意味をもつ。小児における重篤な鉄欠乏の他の特徴は，寒冷気候において体温を維持できないため防寒服が必要となることである。

成人女性において鉄欠乏は，情報処理の欠陥，認知機能の発達障害を引き起こし，鉄の投与により言語学習および記憶は改善する[14]。これらの若年女性には鉄の状態が適当であるか焦点をあてるべきである。明らかな貧血がない場合においても，介入により身体持久力を改善し，情緒や集中力が改善するからである。

インドネシアやスリランカの屋外で働く成人（ゴム樹液採取者，茶畑や稲田の労働者）において，鉄の補充は，生産性が改善するため，賃金が増え，定収入を得る能力が高まる。財政的な見返りない場合でも，鉄の補充をした患者では全体的に能力が優れている。

▶鉄欠乏の非血液学的影響

発達および仕事遂行能力

妊娠中の鉄欠乏は，早産や低出生体重児を含む母体の疾病発症率の上昇につながる[15]。ヒトおよび動物での研究では，ヘモグロビンが正常範囲内であっても，組織の鉄欠乏は仕事遂行能力の低下を起こし，鉄の補充を行うと仕事遂行能力が改善する[12]。貧血となっていなくても慢性鉄欠乏ではスポーツ選手でさえ，持久力低下による症状をきたす。

神経学的影響

鉄は脳の特定部分に大量に存在し，正常な認知機能に重要な神経伝達物質代謝の酵素の活性に必須である。脳の特定部分の鉄含有量は肝臓に匹敵し，20代まで増加する。小児では，5歳でヘモグロビン値が10 g/dL未満の場合，精神発達障害が見られる[16]。鉄欠乏の小児は注意力が低下し，学習能力が乏しい。これは精神や運動機能が低いことで判明し，鉄の補充によって正常化する。

免疫

鉄欠乏の患者は，細胞性（Tリンパ球性）免疫および好中球による細菌の貪食能が障害されていることがある。好中球は細菌を取り込み，鉄含有酵素の活性に依存した酸化的破壊とよばれる活性酸素の産生により細菌を死滅させる。逆に，微生物の成長に鉄が必要なので，非経口的鉄投与は潜在的な感染を助長させる[17]。いくつかの研究では，小児において，抗マラリア薬の同時予防投与を行わず鉄欠乏治療を行うと，マラリア発作を増加させると報告している[18]。

ライフステージ特有の鉄欠乏

▶新生児および乳児

正常な新生児には体重1 kgあたり約75 mgの鉄が存在し，その2/3はヘモグロビン中に存在する。未熟（低出生体重）で生まれた乳児は，満期出生児よりも鉄の貯蔵が低いため，より早期に食事性の鉄が必要となる。鉄欠乏性貧血の女性から生まれた乳児は，早産や低出生体重による新生児死亡リスクが増加する。正常な6カ月齢乳児の鉄の約50%は母乳から得ることができる。しかし，出生児より保持していた，貯蔵鉄は6カ月までに正常な発育のために使い切られるため，母体が貧血であると，子どももまた早期に鉄が枯渇してしまう。未熟児へのデキストラン鉄の筋内投与は総鉄貯蔵の補充に有効であるが[19]，長期的に小児へ治療を行う場合，経口鉄剤がより安全であることが知られている。現在のところ，乳児に対するあらゆる非経口鉄剤の投与は比較臨床試験を考慮すべきである。

ヒト母乳中には約0.5 mg/Lの鉄が含まれ，バイオアベイラビリティ（生物学的利用能）は高く，50%の鉄が吸収される。これとは対照的に，調製粉乳あるいは無調整粉乳では鉄はわずか10〜20%しか吸収されない。それゆえ，調整粉乳は通常，6〜12 mg/Lの鉄を供給できるよう強化している。母乳は，満期出生児において生後4〜5ヵ月目までの必要量に見合う十分な鉄を供給している。離乳食はバイオアベイラビリティが低い鉄を含有する穀類を主体にしているので，多くの穀類には鉄とアスコルビン酸を添加している。このような食品は生後1〜2年の鉄の主要な供給源となる。

乳児期間中，6〜18ヵ月齢で鉄が最も必要となる。この期間は，栄養性鉄欠乏が重大かつ潜在的な認知の欠損および貧弱な社会的発育を伴う恒久的な知性の機能障害をもたらす最もリスクの高い期間である[20]。貧血に至っておらず境界域の鉄欠乏を呈するアメリカの乳児でさえ，鉄の補充に応答して精神的発達指標であるBayley Scales of Mental Development[21]で測定した点数に有意な上昇（+21.6点）をみとめた。

分娩時，胎児の肩が出た時点から測定して，臍帯結紮を120秒遅延させると，6ヵ月齢児測定での乳児の貯蔵鉄が27〜47 mg上がるという有効性が現在報告されている[22]。この方法により，赤血球，平均赤血球容積（mean corpuscular volume：MCV），フェリチン，全身鉄が上昇する。臍帯結紮を遅延させることにより，出生直後に静脈血総量ヘマトクリットが上昇することも示された[23]。この方法は，出産時の新生児の貯蔵鉄を上昇させる単純で効果的な方法である。

▶小児

鉄の補充が感染症のリスクを増加させるかという問題はすでに解決されている。7,000人以上の小児を対象とした

22 の無作為比較対照試験の系統的レビューでは，小児における鉄の補充（経口あるいは非経口的）あるいは鉄強化ミルク/穀類の摂取には，公衆衛生上問題とならない軽度な下痢を除けば，感染症の発症頻度を上げる明らかな有害作用はなかった[24]。さらに，マラリア有病率が高い地域の鉄欠乏性貧血をもっている子どもは，すべて予防的介入として殺虫剤で処理された蚊帳や抗マラリア薬の供給とともに，鉄の補充も受けるべきである[12]。

▶青年

思春期と初潮時に起こる第二の急速成長は，鉄の必要量が高まるもう 1 つの段階として見られている。この期間の妊娠は発展途上国ではまれなことではなく，妊娠により女性はさらなる合併症のリスクを伴う。ある横断研究によると，スリランカでは青年期の男性の 50%，女性の約 60% が主に鉄欠乏による貧血を呈していることが明らかになった[25]。

▶女性と妊娠

ヘモグロビン値が 7 g/dL 未満の貧血の妊婦は，貧血による分娩中の心不全，分娩中の出血性血液喪失に対する認容性低下，創傷治癒の遅延，感染症リスクの増加などの妊婦死亡率増加の重大なリスクがある。実際，この期間中の静脈内鉄注射は感染症のリスクを有意に高めるため，出産予定時期のかなり前の時期から予防的に鉄を経口投与させることが最良である[26]。

月経中の女性は 1 日に 2.8 mg（男性は 0.9 mg/日）の鉄が必要である。妊娠初期には 1 日に 0.8 mg，妊娠中期には 4～5 mg，妊娠後期には 6 mg 以上の鉄が必要である。このように，妊娠女性は妊娠期間中，正常妊娠の維持（予定日までの期間に 220 mg），赤血球の増加（500 mg），胎盤形成（約 25 mg），および胎児の成長（約 290 mg）により，余分に 1,000 mg の鉄が必要となる。授乳中の女性は 1 日に 2.4 mg の鉄が必要である[27]。この総量は 1 日に 1～2 mg の正常な鉄吸収があり，体内に 2,500 mg の鉄を保有する成人女性に釣り合うようになっている。この鉄量は良質な食事から供給できる量より多いため，妊娠中には着実に血清鉄およびフェリチンレベルが低下する。すなわち，妊娠中の鉄欠乏は貯蔵鉄や食事からでは補えないほどの高い鉄の需要から生じる。すでに貧血である女性が直面している問題は，妊娠により，母体死亡，早産，胎児発育障害，低出生体重児，新生児死亡のリスクが高まることである。さらに，母体の鉄欠乏は胎児の鉄欠乏が予測され，新生児にさらなる認知および発達障害などの問題が生じることもある。そのため，予防的経口鉄補充は妊娠期間中常に必要であり，最適な対策である[26]。

中国西部地方での二重盲検無作為化クラスター比較試験により，鉄と葉酸の摂取は葉酸のみと比較し，妊娠期間の延長と，新生児の早期死亡リスクの 54% 低下が実証された[28]。同様の知見がアメリカ貧血ではない女性においても実証されており，女性の鉄剤摂取により低出生体重および早産発生率が低下した[29,30]。

▶高齢者

成人男性は約 500～1,000 mg の貯蔵鉄があり，高齢男性ではさらに多いが，女性は貯蔵鉄が 500 mg に達していることはまれである。高齢者では，貧血の結果，血中の酸素運搬能の減少により疲労が生じ，心血管系の合併症（心不全を含む）および筋力低下により身体能力が低下し[31]，介護施設では身体活動低下を伴う機能障害の増加および総死亡率の上昇をきたす[32]。鉄が欠乏し，心室の収縮不全による軽度～中等度の心不全をともなっている人に対して，鉄の静脈内注射により症状および生活の質の改善において有効性が実証されており，4 週間の治療により，6 分間歩行試験において 30 m 歩行距離を延長させることができた[33]。

鉄欠乏の診断

▶臨床検査

鉄欠乏性貧血では，特徴的な赤血球の形態学的変化に先行して，鉄枯渇と鉄欠乏性赤血球新生が起こる。鉄枯渇の初期では，骨髄の網内系細胞に貯蔵される鉄が減少し，血漿フェリチン値は約 20 μg/mL まで低下する。一般的に，このような初期の段階では血清鉄の著しい低下は見られない。しかし，鉄に飽和されたトランスフェリンの割合（トランスフェリン飽和度）の低下，およびトランスフェリンの総鉄結合能の上昇が起こっている。この段階では鉄吸収の上昇も起こっている。

鉄欠乏性赤血球新生の進行とともに網内系の鉄貯蔵が枯渇し，フェリチンや血漿鉄値は正常値より低くなる（フェリチンの正常範囲は，男性が 30～400 ng/mL，女性が 13～150 ng/mL。鉄の正常範囲は，男性が 65～175 μg/dL，女性が 50～170 μg/dL）。さらに，トランスフェリン飽和度は 15% 未満（正常値 = 16～50%）に減少し，赤血球亜鉛プロトポルフィリン（Zn-protoporphyrin：ZPP）は 30 μg/dL 以上に増加する。この段階では，ヘモグロビンの軽度な減少が見られるが，赤血球の大きさおよび形態は正常である（正球性正色素性）。

明らかな鉄欠乏性貧血の出現とともに，ヘモグロビンはさらに減少し（**表 98.2**），血漿フェリチンは 10 μg/mL 未満，MCV は 80 fL/cell 未満に低下する。これらの小さい赤血球（小赤血球）は正常な赤血球よりもヘモグロビンが少なく，そのため平均赤血球血色素濃度（Mean Corpuscular Hemoglobin Concentration：MCHC）も低下する。この段階では，血清鉄およびトランスフェリン鉄結合能の増加にともない，トランスフェリン飽和度が 10% 未満に減少し，赤血球プロトポルフィリンの低下が現れる。

小球性低色素赤血球は鉄欠乏性貧血の特徴であるが，ヘモグロビンの低下は一般的に小赤血球の出現よりも早く起こる。それゆえ，初期の鉄欠乏性貧血では MCV は正常であり，循環血中の一部の小さい赤血球は十分にヘモグロビン化され，低色素性ではないこともある。しかし，その後，末梢血塗抹標本では，赤血球細胞の中心の淡明（低色素）領域の拡大を特徴とするヘモグロビン含有量が低下した赤血球が確認され，貧血の悪化に伴い所見は顕著となる（正色素性赤血球の中央淡明は細胞の 1/3 を占めている）。重症の鉄欠乏性貧血では，赤血球の形態は著明に変化し，菲薄で変形したリングが現れることもある（**図 98.5**）。

鉄欠乏性貧血とビタミン B_{12} 欠乏症あるいは葉酸欠乏症

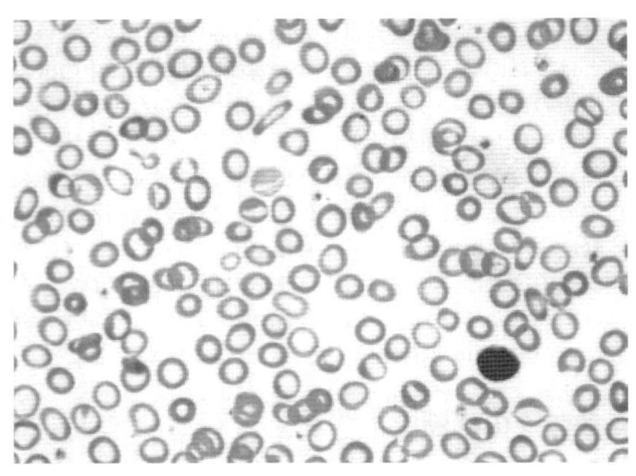

図 98.5 鉄欠乏性貧血：赤血球。カラー口絵参照。

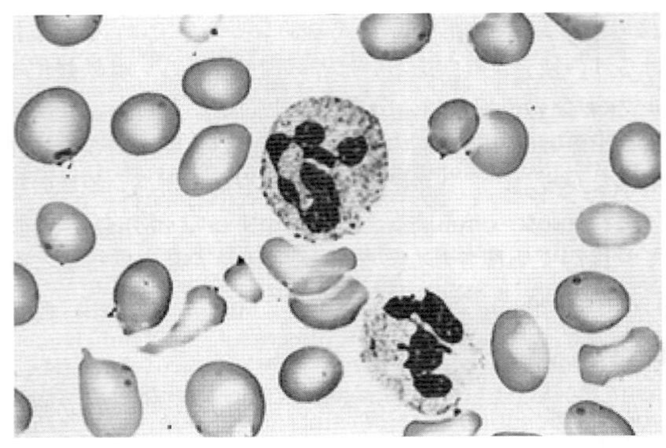

図 98.6 白血球の過分葉（5 葉以上の核）を示すビタミン B_{12}欠乏の血液塗抹所見。カラー口絵参照。

(巨赤芽球性貧血）が合併する場合，末梢血塗抹標本により巨赤芽球性貧血の特徴である核の分葉化が亢進した好中球（過分葉）が観察できる（図 98.6）。小球性赤血球症を呈する鉄欠乏性貧血と対照的に巨赤芽球性貧血では MCV が上昇（大赤血球症）するが，末梢血塗抹標本では両者が見られる場合がある。鉄，ビタミン B_{12}，葉酸欠乏が合併した場合は，自動血球計測器で測定すると小赤血球と大赤血球の平均である MCV は通常正常となる（仮面巨赤芽球症）[34]。鉄欠乏性貧血では白血球数の変化は伴わないが，血小板の増加がしばしば見られる。

貧血の原因である鉄欠乏の診断は，一般的に血清鉄値やトランスフェリンおよび血清総鉄結合能，末梢血塗抹標本所見などにより行われるが，このような測定が鉄欠乏を診断する上で信頼できる指標として使用できない場合もある。例えば，結核，関節炎，肝炎，腸炎などの慢性炎症状態では，鉄欠乏を示唆するような軽度の小球性貧血を呈する場合がある。しかしこのような場合，血漿フェリチンは急性期反応性蛋白として上昇しており，鉄の状態を評価するための信頼できる指標とはならない。鉄欠乏は，骨髄検査にて骨髄中の鉄の染色がないということをゴールドスタンダードとして確定していた。図 98.7 は骨髄中の正常な鉄の染色状態を示している。

臨床的に広くは使用されていないが，他にも初期の鉄欠乏を発見するための検査はある。ZPP は，正常ではヘモグロビン合成中の赤血球に痕跡程度にしか存在しない。ヘモグロビン合成のための鉄供給ができなくなることで ZPP が赤血球に蓄積し，赤血球の ZPP/ヘム比が上昇する。小児科患者での研究では，ZPP/ヘム比の上昇は鉄欠乏性赤血球造血の信頼できる指標であるとされている[35~37]。しかし，この検査は薬剤や血漿中の成分により緩衝されやすく，分析に要する赤血球は鉄欠乏状態下で合成された新しい赤血球がかなり含まれる必要があるため，ZPP を鉄欠乏の指標とすることに対しての懸念もある[38]。

その他の指標である可溶性トランスフェリン受容体（soluble trans-ferrin receptor：sTfR）は，鉄欠乏で循環血中に増加することが示されている。血清 sTfR の測定と，sTfR/log フェリチン（すなわち，血清フェリチン値の対数変換値）の比は，体内貯蔵鉄を推定するために有効であり，特に血清鉄やトランスフェリンの値が前述のような臨床状

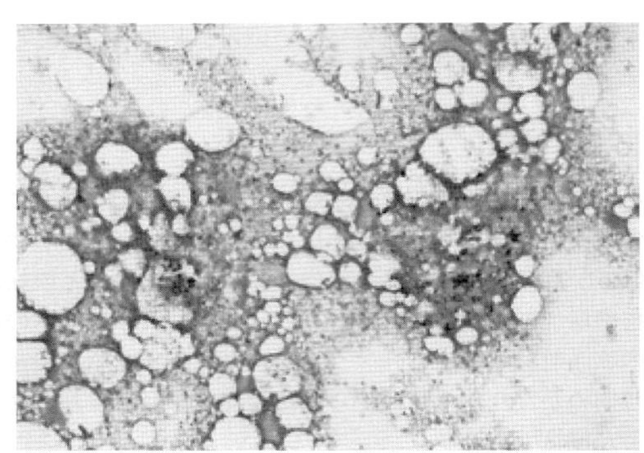

図 98.7 プルシアンブルー染色による骨髄鉄。カラー口絵参照。

態で信頼できないという場合や，骨髄の検査ができない場合に有効である。この sTfR/log フェリチン比は鉄欠乏では上昇している。鉄欠乏の判定に sTfR を一般的な測定として用いるための現在の問題は，測定方法が標準化されていないということである[39]。

▶診断と治療における臨床的考慮

鉄の貯蔵がすでに最低レベルである患者において，鉄の必要性の上昇は鉄欠乏を悪化させる重大な因子である。このようなことは，いくつかの臨床における状況，すなわちマラリア感染，寄生虫寄生による血液喪失，女性では妊娠後期，授乳期，離乳期，著しい二次性徴がある思春期などで起こりうる。

発展途上国では，頻繁に一個人に複数の微量栄養素の欠乏が同時に見られるため，貧血を引き起こした原因を特定することは困難である。鉄摂取不足による鉄欠乏では，赤血球溶血に関連する感染症（マラニア）や，腸内（鉤虫，鞭虫）および膀胱内（住血吸虫）の寄生虫寄生が同時に起こり，このような集団の貧血の症例の根本的原因の半数以上を占めていると考えられる[40]。

その他の原因として，ビタミン B_{12}，葉酸，リボフラビン，ビタミン A などの鉄以外の微量栄養素の単独または重複した欠乏，あるいはマラリア，ヒト免疫不全ウイルス（HIV），結核などへの単発あるいは併発感染，さらに，マラリア感染に保護的に働く異常ヘモグロビン症（鎌状赤血球症，サラセミア，グルコース 6–リン酸デヒドロゲナーゼ

欠損症）がある。ビタミンAおよび亜鉛欠乏では，呼吸性および下痢性疾患[41,42]に罹患しやすくなり，この病態の進行が慢性疾患による貧血の1つの原因になる。貧血を引き起こす原因は多数あるという良い例が，マラウイの小児の報告から示されている[43]。それゆえ治療を個別化し，欠乏しているミネラルや微量栄養素を補充するとともに，貧血を持続させるすべての共存する原因に対処しなければならない。

▶鑑別診断

小球性低色素性貧血は鉄欠乏性貧血の特徴的な所見であるが，同様な赤血球の形態は他にも2，3の状況で見られるため，それらは不適切な診断検査や治療を避けるために鉄欠乏と鑑別すべきである。例えば，サラセミアではグロビン合成低下が起こるため，サラセミア遺伝形質をもった患者では軽度～中等度の小球性低色素性貧血となる。サラセミアは，ヘモグロビン電気泳動やさらに特殊な検査により除外できる。

慢性疾患あるいは鉄欠乏による貧血は，ともに小赤血球および低血清鉄値を呈するという点で類似しているが，慢性疾患による貧血では血清鉄結合能が正常あるいは低値であるのに対して，鉄欠乏では上昇している。急性期反応性蛋白であるフェリチンは，慢性疾患での二次性貧血で上昇していることがある。慢性疾患ではsTfR濃度は上昇しないので（フェリチンと対照的），sTfR/logフェリチン比の測定は鉄欠乏性貧血と慢性疾患による貧血を鑑別する方法としての可能性が考えられている。鉄欠乏と慢性疾患による貧血を鑑別するには，骨髄貯蔵鉄の直接検査が必要となる場合がある。C反応性蛋白（CRP）のような炎症マーカーの測定が，貧血の原因としての炎症の存在を証明するために有用な場合がある[39]。

鉄欠乏の予防と治療

▶鉄の補充と食品の鉄強化

食品の強化や食べ物への添加は，単一あるいは複数の微量栄養素が欠乏した集団に補充するための一般的な方法である。栄養補助食品は一定量で十分な微量栄養素を補充できるが，低コストで集団全体に確実に供給ができると仮定した場合の媒体食品と比較し，恩恵を受ける人の数ははるかに少ない[44]。媒介食品（前述した条件にあてはまる食品）には，伝統的に食べられてきた様々な主要食品が使用され，鉄強化食品として利用されてきた。これには，醤油や魚醤，小麦粉やトウモロコシ粉および穀類，米，塩，カレー粉，粉乳がある。乳児など特別な対象に，自宅で食品に複合栄養素配合物（スプリンクル）を添加する（自宅強化として知られる）標的強化は，2つの伝統的な補充方法を合わせたものである[45]。

食品の鉄強化は，鉄欠乏を防ぐ最も費用対効果の高い介入法の1つである。しかし，脆弱な女性や小児の罹患率や死亡率の減少を成功させるには，さらなる追加プログラムが必要である。これには次のようないくつかの取り組み，すなわち浄水，衛生状態の改善，感染症対策，学校での栄養教育，思春期に対して適切な栄養摂取の重要性の強調，授乳の価値の教育，食料安全性の改善などが必要である。小型融資や，小規模家畜経営などの貧困を改善する他のプログラムも，このような取組みに不可欠である。

鉄の豊富な非植物性食品は一般に高価なので，発展途上国の低所得家庭のほとんどは貧困のため鉄含有量の低い，単調な植物性あるいは半植物性の食事（すなわち，貧困のために，鉄やビタミンB_{12}や葉酸が不足している菜食主義に近い食事）を摂取している[46]。このような人々に対しては，思春期の女性が妊娠に十分に備えるために，授乳方法および豊富な栄養素を含む食事摂取の必要性などについての知識をつけるための教育が必要である。具体的には，そのような少女には，次のような2，3個の単純な戦略[47]を用いて，食事中の鉄のバイオアベイラビリティが改善することを教えるべきである。その方法としては，ビタミンCや有機酸などを含む柑橘類や酸味果実，野菜（ライム，レモン，オレンジ，スイートライム，マンゴー，タマリンド，トマト）の摂取や，ビタミンCと鉄を含む[48~50]ホウレンソウあるいはワサビノキのさやのような果物の葉，豆や穀物や種実を水に浸して発芽させた食品，イーストを使用して発酵させたサワードパン[51]，さらに多様な発酵あるいは酢漬け食品を摂取することなどである。

このような集団の食事に，少量の肉や魚，発酵した野菜あるいは醤油を加えることによって，ヘム鉄や非ヘム鉄の吸収を促進できる。文化的に容認されるのであれば，このような教育に加え，小動物（例：ヤギ，家禽類，ウサギ，魚，モルモット）を地域の養魚池や牧場で飼育して摂取するという特別な指導も教育の中に含まれなければならない。さらに，鉄やビタミンCの豊富な野菜や果実は小規模な地域レベルあるいは家庭レベルの菜園，さらに学校での食育プログラムに関連した学校菜園によっても栽培することができる。このような大規模な介入の価値を広めるためにはソーシャルマーケティング活動が非常に重要である[9]。

▶鉄剤による鉄欠乏の治療

経口鉄剤

鉄欠乏性貧血は鉄塩によって治療される：硫酸鉄剤（325 mg錠剤65 mg鉄元素含有量），グルコン酸鉄剤（36 mg鉄元素含有325 mg錠剤），フマル酸鉄剤（108 mg鉄元素含有325 mg錠剤），一般的に150 mgの鉄元素を含有する多糖類カプセルがある。硫酸鉄は，最も安価であり，最も頻繁に処方される。325 mgの硫酸鉄錠剤を1日3回投与すると，効果的で最適な血液反応を得るのに必要な鉄の量を供給できる。鉄元素を同用量を投与する場合，鉄製剤による副作用および効果は，鉄元素の投与用量が同じであれば差がない。

鉄欠乏性貧血の患者は，ヘモグロビンレベルが正常化して貯蔵鉄が回復した後，少なくとも6ヵ月間は鉄剤の治療が必要である。鉄吸収を最大にするために，患者には空腹時に鉄剤を内服するように指導する。残念ながら，このように鉄剤を内服するとしばしば，悪心，胸やけ，腹痛，下痢，便秘などが起こり，患者に必要な長期間の鉄剤投与が困難となる。胃腸症状は内服する鉄の量に依存するので，鉄の用量を減らすことで副作用が減少する可能性がある。さらに，鉄塩に対する許容度が増すとともに，これら副作用は改善していくので，初期の段階は少量の鉄塩から治療を始め，徐々に増量していくことが合理的である。食事中あるいは直前直後に鉄剤をとると空腹で鉄剤をとる場合よりも吸収が非常に低くなるが，副作用が少なくなるため，患者によく受け入れられる飲み方である。

内服鉄剤の胃腸副作用を軽減することは，患者に治療を遵守させるために重要である。この意味では，一般的に少量の鉄を長期間服用させることが短期間で多用量の鉄を服用させるよりも効果的である。さらに，前述したように，鉄の吸収はアスコルビン酸（オレンジジュースに入っているような）および肉の存在下では上昇し，茶，牛乳，穀類の存在下で減少する。鉄剤治療に対する反応は，1 週間に約 1 g/dL のヘモグロビンの上昇により臨床的有効性が示される。

非経口的鉄投与

鉄欠乏は経口鉄剤で効果的に治療でき，常に好ましい方法であるが，貯蔵鉄を回復するために水溶性鉄剤の非経口的投与が臨床的に必要な場合がある。これらの状況は消化管での鉄の吸収障害や，炎症性腸疾患，経口鉄剤の内服に耐えられないあるいは，遵守しない場合，鉄剤の内服では鉄の欠乏を補うことができないような慢性の消化管からの出血，さらに，内服のみでは鉄バランスをプラスにできないような透析を受けている腎不全の場合などである。輸血施設が限られていたり，HIV 感染，肝炎，マラリアなどの血液のドナーの感染症を除外するための検査が不十分な発展途上国においては輸血が制限されるため，重症の鉄欠乏の存在は非経口的鉄投与の適応となる。アメリカや他の国において宗教的な信仰により輸血を受けつけないエホバの証人信者にはエリスロポエチンと鉄を非経口的に投与する。

容認されている非経口的鉄剤は，低分子量鉄デキストラン複合体（Imferon），グルコン酸第二鉄ナトリウム（Ferrlecit），ショ糖鉄（Venofer），フェルモキシトール（Feraheme）である。これらの鉄剤は静脈投与することもある。ヘモグロビン欠乏を修正するのに必要な総鉄量（mg）はオンライン http://www.globalrph.com/irondextran.htm で得られる計算式で決定できる。あるいは，ヘモグロビンを正常に戻し，総貯蔵鉄を補給するために次のような公式が使われる。

体重（kg）× 2.3 ×（15 − ヘモグロビン値〈g/dL〉）+ 500 mg

鉄デキストラン複合物は筋肉内投与もできるが，静脈投与のほうが患者の不快感が少ないので推奨されている。しかし，鉄デキストランの静脈内投与はアナフィラキシーや遅延型のアレルギー反応のリスクにつながる。このため，治療を行う前に少量の鉄を注射することにより，患者の忍容性を見ることが推奨される。グルコン酸第二鉄ナトリウム，ショ糖鉄は，より安全性プロフィールが高いため，鉄デキストランよりも好んで使われる。

副作用のリスクを軽減するために，鉄の総必要量を分割して静脈投与する（例：1 週間に 100 mg ショ糖鉄を 10 週間投与）。コンプライアンスが守れない場合や，器具が不足している場合には，総投与鉄量を大量の輸液にとかし，副作用のモニタリングをしながらゆっくりと数時間かけて 1 回で投与する場合もある[52,53]。

▶鉄はもろ刃の剣

慢性疾患，慢性炎症による貧血は，潜在的な病原体から鉄を除去するという重要な 1 つの進化と考えている研究者もいる。寄生虫や細菌に感染している重症栄養不良の患者に対して強力な鉄の静脈注射を行うことは，宿主の免疫が回復するかなり前にこれらの病原体の増殖を促し，寄生虫が宿主を圧倒してしまうことを許すことになる。

マラリア寄生虫は鉄により成長するので，マラリアの予防と治療が連動していなければ，鉄の無差別投与により鉄が豊富な乳児において二次的に副作用を起こす可能性がある。しかし，すべての国連機関，WHO，国連世界食料計画（WFP）では，たとえ軽度な鉄欠乏性貧血であっても，特に乳児の時期は潜在的あるいは恒久的な知的障害を引き起こす可能性があるため，貧血を正常化することが重要であるとしている。メタ解析によると，マラリアが流行している地域の小児では，鉄補充による副作用はないということがわかっている[54]。さらに，1 つの重要な研究によると，マラリア流行地域の新生児死亡率を減少させるために，妊娠期の適切で間欠的なマラリア薬の予防投与とともに，出産前の鉄と葉酸の補充が有益であることが証明されている[55]。

まれな栄養性貧血

ここでは，まれなミネラルやビタミン欠乏による血液学的な臨床所見について取り上げる。これらのミネラルやビタミンのそれぞれの栄養学的側面についての詳細はそれぞれの章で述べられている。

▶亜鉛

亜鉛は酵素の触媒に必要であり，タンパク質や核酸の不可欠部分を構成し，遺伝子転写制御因子として，細胞増殖，分化，細胞代謝に必要である。亜鉛欠乏は胎児発育や組織の成長（脳を含む）に深く影響し，さらに免疫の整合性を障害することによって細胞性および液性免疫を抑制する[56]。

肉の摂取量の減少と同時にフィチン酸塩とポリフェノールを多く摂取することは，食事性の鉄および亜鉛が欠乏しやすくなる[57]。菜食主義者では非菜食主義者と比較しこの 2 つのミネラルの欠乏が，同時に起こっていることが多い[58]。

亜鉛欠乏により下痢や呼吸器疾患のリスクが増し，亜鉛補充により，小児の 2 つの主要死因である下痢および肺炎の頻度が減少する[41]。亜鉛が低値の場合，感染症頻度が増加し，慢性疾患による貧血を引き起こす。

北インドの村に居住している貧しい妊婦の約 3/4 は，単調な食事により鉄と亜鉛の欠乏が同時に起こっている[59]。アメリカにおいてさえ，多数の閉経前の女性は鉄と亜鉛の低摂取に伴い，フェリチン値が低下しており，赤身肉の摂取を避けると鉄や亜鉛の欠乏のリスクが増す[60]。吸収の競合によってもたらされる亜鉛と鉄の吸収は，あまりよくわかっていないが相互に排他的関連性が存在する。さらに，亜鉛の投与は銅の吸収を抑制する。

亜鉛欠乏では，先端皮膚炎，創傷治癒の遅延，および鉄欠乏性貧血に類似した血液学的異常を示す。亜鉛欠乏はまた多因子性の貧血を示し，増殖低下（エリスロポエチンの減少に伴う赤血球前駆細胞の減少から生じる），分化の停止，酸化的傷害により起こる赤血球の寿命の短縮による溶血の増加をともなうアポトーシスの亢進などが組み合わさった結果生じると考えられる。しかし，亜鉛の鉄に依存しない赤血球造血に対する直接的な効果はいまだ不明である。

クリニカルパール（臨床経験に裏付けされた医学的助言）

関連慢性疾患のない場合，鉄欠乏を伴った亜鉛欠乏の存在は，鉄とフェリチン値の低下と同時に総鉄結合能の低下が起こるため，鉄欠乏の診断を複雑にする。それゆえ，鉄に十分に反応しない患者は亜鉛の投与により反応することがあり，一貫してそれぞれ単独投与した反応よりもヘモグロビンと網状赤血球の増加が生じる[61]。

▶銅

一般的に，ヒトでの銅欠乏はまれであるため，公衆衛生学的な銅欠乏の重要性は栄養不良の特殊な集団に限られる。

クリニカルパール

後天的な銅の欠乏は，主として母親から授かった銅の貯蔵が低い結果，超低出生体重の早産児に起こる。この欠損はまた，母乳よりも銅の含有量が低い粉乳のみで育てられた乳児においても見られる。そのような乳児や幼児は，特に病原菌が見られない遷延性や反復性の下痢を起こす。持続性の下痢は銅の欠乏を常に悪化させ，それにより起こる銅の低下により，乳児の成長加速を支持できなくなる。乳児に亜鉛や鉄などを補充した場合，亜鉛と鉄の補充はそれぞれが独立して銅の吸収を抑制させるため，銅欠乏をさらに悪化させる。

銅欠乏は，長期にわたり銅が補充されていない腸管栄養や完全な静脈栄養を行っている患者で起こる。これらの患者は何年も経過したのち，骨髄では環状鉄芽球が出現し，軽度な好中球減少と血小板減少をともなう小球性低色素性の貧血を呈するようになる[62,63]。重症（ヘモグロビン値～6.5 g/dL）で輸血依存になっている貧血でも，食事性の銅の補充によく反応する。別の例では，長期にわたる亜鉛投与は銅欠乏を起こす[64]。さらに，小児や成人は重症の吸収不良症候群（熱帯性，非熱帯性〈セリアック〉スプルー），囊胞性線維症，あるいは銅の吸収を阻害するような腸切除後などで銅欠乏が起こる。

栄養不良の小児に栄養補給した場合，少なくともその年代の小児の成長値よりも10倍以上の速さの急激な成長加速現象が起こり，このような回復期において急速な銅欠乏が誘発される。このため小児は正球性あるいは大球性のどちらか，あるいはまれではあるが，低色素性小球性の銅反応性貧血を呈し，網状赤血球の数は低い。また鉄のレベルは低いが鉄のみの投与では反応しない。白血球減少もほとんどの小児に見られる。骨髄の検査では，骨髄前駆細胞の成熟停止に関連する赤血球系と骨髄系の前駆細胞の顕著な空胞変性をともなう巨赤芽球性変化をみとめる。プルシアンブルー染色では，環状鉄芽球を示す。これらの変化は銅を補充することによって回復する[65]。

▶リボフラビン（ビタミン B_2）

リボフラビンは，電子伝達体として働くフラビンアデニンジヌクレオチドとフラビンモノヌクレオチドの補因子として，ヒトの代謝の中心的で多様な酸化還元反応に関与する。リボフラビンは，牛乳，乳製品，肉，魚，野菜，果物などに豊富に存在する。食事の摂取不足によるリボフラビンの欠乏が重症で長期になると，おそらく鉄吸収障害や貯蔵鉄の動員障害により，正球性正色素性の貧血が起こる。実際，妊婦，授乳婦，成人男性や学童のリボフラビン欠乏を正常化することによって，鉄補充に対する血液学的反応が全体的に改善した[66]。ケニアの小児の1/3は赤血球中のリボフラビンが低値であり[67]，鉄と同時にリボフラビンを補充することにより成人男性や学童の鉄補充に対する反応が改善するため[68]，発展途上国では，リボフラビンの正常化が重要であることが明らかである。

▶ヨウ素，甲状腺機能低下症および鉄

大豆，アブラナ科の野菜，サツマイモなどの食物は，天然の甲状腺腫誘発物質を含んでいる。食事由来のヨウ素が低い甲状腺腫地帯の住人において，これらの食物の過剰摂取による食事の偏りや，単調な消費が起こると，甲状腺機能低下症をまねき，月経過多が起こることで，患者の鉄欠乏性貧血が引き起こされる[69]。

無作為化対照試験の結果，鉄の投与に反応しない鉄欠乏の患者において，無症候性甲状腺機能低下症を見つけ治療することによって12週間で治療成績が改善した[70]。実際，レボチロキシンと硫酸第一鉄の同時投与は，鉄のみを投与した場合，ヘモグロビンは約0.4 g/dLしか上昇しないのに対し，約1.9 g/dLの顕著な上昇をもたらす。

▶ピリドキシン（ビタミン B_6）

ピリドキシンは，ヘムの生合成（δ-アミノレブリン酸シンターゼ）の律速酵素の補酵素として働く。栄養不良でのピリドキシンの欠乏は鉄芽球性貧血（ヘモグロビン値4～10 g/dL）を引き起こす。しかし，さらに顕著な症状は末梢神経障害と皮膚炎である。血液塗抹標本検査では好塩基球性斑点，低色素および小赤血球症を示すことがあるが，正色素性の場合もある。

▶ビタミンC（アスコルビン酸）

ビタミンCは，食事性の鉄の吸収を促進する。それゆえ壊血病では，鉄の吸収低下や脆弱した胃腸管粘膜からの慢性出血など，ビタミンCの欠乏による独自の影響がある[71]。

▶ビタミンA

ビタミンAは自然および獲得免疫反応に重要なので，ビタミンA欠乏の場合には慢性炎症による貧血が起こりうる。モロッコでの小児における対照試験では，ビタミンAの補充により0.2～1 g/dL程度の軽度のヘモグロビン改善が起こり，貧血が改善される[72]。さらに，上昇は軽度であるが（0.5 g/dL），インドネシアの妊婦では鉄とビタミンAを8週間同時投与すると，鉄のみの投与と比較し，ヘモグロビン濃度は2倍近く上昇した[73]。この知見は，そのメカニズムは不明であるが貧血の予防にビタミンAが重要であ

IV

ることを示している[74]。

▶ビタミンE

未熟児のビタミンE欠乏では，ビタミンEは補充によって応答するヘモグロビンの上昇と網状赤血球が低下する溶血性貧血に関連する。ゆえに，未熟児にはビタミンEを投与することが基本となっている[75]。

クリニカルパール

ビタミンE欠乏の乳児にビタミンEを投与せずに治療用量の鉄を補充すると，赤血球溶血を増加させる[76]。

▶セレン

セレンは，グルタチオンペルオキシダーゼ（重要な赤血球の抗酸化酵素）やその他の抗酸化物質などのいくつかのセレンタンパク質の一構成成分であるが，貧血の原因と定める臨床的なエビデンスは不十分である。しかし家畜の間で見られるカブ（菜の花）を飼料とする貧血は，アブラナ貧血とよばれ，酸化ストレスから起こる溶血であり，セレン補充により防ぐことが可能であるという事例はセレン欠乏と貧血の関連を予測させる[77]。ゆえに，このような地域に住んで単調な食事をする菜食主義者にも同様なことが起こるのではないかと危惧されている。

貧困，食料不足，多重微量栄養素欠乏

食料不足は，身体的社会的経済的な理由で食べ物を得ることができない場合に起こる[78]。貧困は，食物選択の主要な決定要因となる。結果として貧困者にとっての食物摂取は飢餓の回避となるが，同時に貧困による食糧難は，単調でバランスの悪い食事の摂取を助長することにもなる。そのような食事は基本的にはその土地の主要食物（アフリカにおいてはアワ，モロコシ，トウモロコシ粉〈ケニアではウガリ〉，アジアでは米であったり，小麦粉でイースト菌を入れない平たいパン〈チャパティ〉，少量のレンズマメ）であり，季節野菜や調味料である。

2009年の国連食料農業機関（FAO）の報告[78]によると，10億人以上は飢餓および栄養不足であり，2,000万以上の5歳未満の子どもは重度の栄養障害に陥っている。さらに，100万人の子どもが栄養不良で死亡している。鉄欠乏は，極端に貧困で社会から取り残され，多くの疾病を抱えた人に特によく見られる。さらに，人口ベースの栄養性貧血の推定はしばしば彼らを除外して発表するため，過小評価されやすい。

第63回WHO世界保健総会報告によれば年間2,000万の人が瀕死状態の重症な急性の栄養障害を抱えている。低体重，不十分な母乳栄養，そしてビタミンやミネラルの不足，特にビタミンAや鉄，ヨード，亜鉛などの栄養性リスクファクターは390万人の死亡原因（全死亡の35%）となっている[79]。敏感な診断検査を使うことにより，ビタミンB_{12}と葉酸の世界的な不足はますます認識されてきている[34,46,80～83]。アフリカやアジア，西太平洋，中東の4地域の20ヵ国では，約75%の子どもが栄養不足である。インドの最も貧困な8つの州での，貧困者の数はアフリカの26の最貧国よりも多い4億2,100万人と考えられており，インドの5歳未満の子どものおよそ42%が低体重である[84]。

これらの貧困者の中で最も微量栄養素欠乏や栄養性貧血に陥りやすいのは，出産可能年齢の女性，妊娠もしくは授乳中の女性，飢餓あるいは飢餓と紙一重の最低水準の食事をする地域に暮らす人である。サハラ以南の地域（例：ケニアのエルドレット）では1/3の家庭が不十分な食べ物に不安を感じており，約半数が良質の食事を入手できず，2/3近くは限られた食事しか摂取できず，1/3は種類も量も少ない食事しかとっていない。驚くことではないが，多くの家庭は夜の唯一の食事として牛乳の入った1杯のお茶のみですましている。よって，貧困に関連する単調な食事は，いくつかの微量栄養素（鉄，葉酸，ビタミンB_{12}，ビタミンC）の不足とともに，脂溶性ビタミン（A，D，E，K）の吸収不可欠な食事性脂肪が不足している。このことは，そのような人は複数の貧血の原因をもち合わせているため，ヘモグロビンの値を最適化するにはそれらの原因すべてを対処しなければならない可能性があることを忘れてはならない。

残念なことに，発展途上国には微量栄養素やミネラルの欠乏により十分な知的また身体的能力を達成できない1億人に上る多くの子どもがいる。このような状況は国家の社会的経済的発展に影響を及ぼすので，このような不幸な事態を脱却することがこれらの国の厚生業務において最も緊急に優先されるべきである。

最終的に，すべての地域社会の健康の鍵は女性の健康にあることは疑いのない事実である。鉄欠乏は成人女性において情報処理能力の欠損や認知発達障害をまねき，鉄の投与により言語学習や記憶の改善が見られるため[14]，青年期の女性は鉄の状態を可及的に最適化するべきである。このことにより母としての自覚や国の保健衛生に対する強い責任感を抱かせるようになるだろう。

（Christopher R. Chitambar, Aśok C. Antony／
中野修治，小野美咲 訳）

99 呼吸器疾患の栄養

すべての組織が機能するためには，細胞呼吸が不可欠である。食物からの基質は高エネルギーリン酸結合を形成し，利用可能なエネルギーに変換される。酸素（O_2）はこの過程で燃焼され，副生成物として二酸化炭素（CO_2）が産生される。呼吸システムは細胞に必要な酸素を供給し，産生された二酸化炭素を排出する。呼吸システムの発達や成長，機能には適切な栄養が必要である。本章では，呼吸システムの正常な機能，構造と一般的な疾患における変化，そして栄養状態がもたらす呼吸器疾患の疫学，病態生理学的影響についてまとめている。

呼吸システムの構造と機能

▶呼吸の調節

脳幹の橋延髄溝部分から生じる求心性シグナルは，安静時のリズミカルな呼吸パターンを調節している。高次大脳中枢からの自発的また非自発的刺激およびpHの変化，動脈血のO_2分圧（PaO_2），CO_2分圧（$PaCO_2$）は，これらのリズミカルなインパルスを無効にし，各組織での代謝的要求の変化に応じて呼吸パターンを変化させる。

▶呼吸筋

息を吸う（吸気）と，呼吸筋の収縮により胸腔内圧が減圧され，口と遠位の空気の空間である肺胞の間に圧の勾配が生み出される。空気はこの勾配により低下するほうへ向かい，肺胞と空気圧が平衡になるまで肺が空気で満たされる。呼吸筋の弛緩は胸腔を安静時の状態まで引き戻し，これにより圧の勾配は元に戻り，呼気へと向かう。

呼吸に使われる主な筋である横隔膜は，安静状態ではドーム型をしている。収縮に伴って平たくなり，その位置を下げ，胸腔の容積は垂直方向および前方-後方側に増加する。生涯を通して横隔膜の収縮リズムは一定だが，心筋のように固有の自動能はもっておらず，必要量が供給量を超すと疲労しうる。疲労（fatigue）[1]は可逆的な筋障害で，筋が力を生み出すことが障害される。虚弱（weakness）は十分な筋収縮が慢性的に生み出せなくなっている状態である。疲労も虚弱も換気が不十分になる原因となる。

呼吸筋に直接的に影響を与える疾患はまれであるが，肺疾患において，呼吸筋は重要な代償機構として働く。運動時のように必要量が増加する状況，または栄養不良によって筋の機能不全が存在する状況では，代償的メカニズムは機能しなくなり，機能的な能力の低下につながる。

▶肺実質

肺は，気道，肺胞，毛細血管床（ガス交換ユニットを形成），それをサポートする間質構造，肺血管床，免疫系細胞により構成される。

気管-気管支の分枝（誘導気道）

気管支は，二手に分かれながら続く，気管から伸びた一連の枝分かれした管状構造である。気管とその遠方の気管支はその構造によって気道を支えているが，ガス交換には関わらない。ガス交換は，遠位呼吸細気管支と肺胞で行われる。気管-気管支の分枝は線毛円柱気管支上皮と粘膜下腺に覆われており，それらは吸気に湿気を与え，温め，また呼気ガスのフィルターの機能をもち，気管支粘膜層をつくっている[2]。

平滑筋は，副交感神経系や非アドレナリン性，非コリン性の神経系によって神経支配を受け，気管-気管支に沿って存在する。平滑筋の収縮は気道に剛性を与え，管腔の径を小さくし，その結果空気の流れに対する抵抗を増す。肺水腫や感染症，そして過剰な粘液もまた，管腔を狭くし[2]，空気の流れを減らす。

呼吸最終単位

呼吸最終単位は呼吸気管支，肺胞管，肺胞から成っており，ガス交換に関わる単位である。ガス交換は肺胞-毛細血管膜間で行われ，それらは肺胞上皮と毛細血管内皮，その基底膜，近傍の間質スペースから成る[2]。サーファクタントはリン脂質とタンパク質が混ざった複合体であり，肺胞を覆い，肺胞の表面張力を減少させ，肺の空気の量が少なくなった時に肺胞が虚脱しないようにしている。

▶呼吸器の生理

呼吸機能の最終的な目的は，吸気中のO_2を血流へと運び，血流中のCO_2を呼気へ放出することである。呼吸器と心血管系は，酸素を含んだ血液を末梢組織へ途切れることなく供給するために連携して働く。末梢まで循環し酸素が放出された後，血液は右心系へ戻り，肺動脈から肺の毛細血管へと送り出される。肺胞-毛細血管境界で，O_2は濃度勾配に従って，O_2に富んだ肺胞ガスから肺毛細血管の血液へと拡散する。運ばれたO_2のほとんどは赤血球のヘモグロビンと結合し，少量は血漿中へと融解する。同時に，CO_2は毛細血管内から肺胞へと濃度勾配に従って拡散する。

吸気により，O_2に富んだガスは肺胞レベルまで継続的に補給されなければならない。吸気の約30％が誘導気道内に毎回残り，これらはガス交換には関わっていない。これが解剖学的死腔である。各吸気のわずかな部分は肺胞へと到達するが，灌流はしない。したがって，ガス交換が行われない。この空気の量が生理学的死腔である。有効分時肺胞換気量（alveolar minute ventilation：V_A）は，総分時換気量（minute ventilation：V_E）と解剖学的および生理学的死腔換気の合計との差である（**表 99.1**）。

効率の良いガス交換は，灌流されている肺胞へのガスの輸送と毛細血管の血流に依存する。ガスの流れが不十分な時は，換気されずに血液が流れることになる。換気が完全

表 99.1 呼吸生理で使用される用語の定義と略語

語句	定義
1 回換気量（tidal volume：V_T）	1 回の呼吸で移動するガス量
分時換気量（V_E）	1 分間に肺を出入りする空気量 $V_E = V_T \times$ 呼吸数（RR）/分
死腔換気量（dead-space ventilation：V_D）	ガス交換に関与しない吸気量，灌流されない肺胞の換気
V_D/V_T	各呼吸気量に対する死腔の割合
分時肺胞換気量（V_A）	ガス交換に関与できる吸気量，肺胞換気量は総分時換気量と死腔換気量の差である。
呼気肺活量(forced vital capacity：FVC)	最大吸気の後に最大限に呼息できるガス量
1 秒量（forced expiratory volume in 1 second：FEV_1）	最大呼息時の最初の 1 秒間の呼気ガス量
1 回拍出量（SV）	1 回の心拍動で拍出される血液量
心拍出量（CO）	1 分間の心拍動で拍出される血液量（HR × SV）
Pa_{O_2}	動脈血酸素分圧
Pa_{CO_2}	動脈血二酸化炭素分圧
$\dot{V}_{O_2}$	酸素消費量（mL/分）
$\dot{V}_{CO_2}$	二酸化炭素排出量（mL/分）
コンプライアンス	単位弾性圧変化に対する容積変化
呼吸商（respiratory quotient：RQ）	二酸化炭素排出量/酸素消費量
静脈混合血	酸素を放出して心臓に戻る血液，測定に用いる血液サンプルは肺動脈からカテーテルによって採取される

になくなった肺胞を流れる血流はシャント（短絡）とよばれる。灌流が行われていない肺胞へ吸気ガスを供給することは，生理的な死腔を増やすことになり，有効 1 回換気量（V_T）が減少する。これは肺気腫においてよく見られ，毛細血管床の閉塞の結果生じる。

分時換気量（V_E）の増加は，最初はガスと血流のミスマッチに対する代償反応である。しかし，最終的には，代謝的必要性がこれらの代償機構を超えると，ガス交換の異常が生じる。

付加的な呼吸機能

ガス交換機能に加えて，肺は血液の「フィルター」として働き，また，広範囲な代謝的機能もあわせもつ。肺は，サーファクタントや他にもヒスタミンやアラキドン酸などの物質も生成する。これらの機能に対する栄養学的影響についてはよくわかっていない。

一般的な肺の病態生理学

種々の疾患が呼吸器系に影響を与え，最終的にはガス交換を妨げる。気道閉塞や拘束により，ガス流量は減少する。閉塞性の疾患では，気道内腔が狭くなり，空気の流れに抵抗が生じる。典型的な閉塞性疾患として，喘息や肺気腫，慢性気管支炎などがある。呼吸器系のコンプライアンスの低下は拘束性疾患を引き起こす。コンプライアンスの消失は，肺実質，呼吸筋，胸壁の異常が原因となって生じる。典型的な拘束性疾患の 1 つである肺線維症は，間質の線維化によって肺実質のコンプライアンスが消失するのが特徴である。肺炎や肺浮腫のような他の疾患では，肺胞スペースが満たされることで肺のコンプライアンスが低下する。肺コンプライアンスの低下は，十分なガス流量を維持するために必要な仕事量が増加する。

肺機能テストでは，吐き出した空気の量や流速を測定する。呼吸筋の機能異常は，最大吸気および呼気圧の低下をきたす。動脈血ガス分析の pH，$PaCO_2$，PaO_2は，ガス交換の効率を表す。他の試験，例えば決められた時間内の歩行テストや心肺運動テストなどは，呼吸や心機能と末梢筋との相互作用をより包括的に評価できる。これらのテストにより，肺機能に対し，様々な栄養学的介入が及ぼす影響について評価ができる。

呼吸器系の発達，構造，機能に対する栄養不良の影響

▶発達

動物やヒトでの調査では，胎児の発育期に栄養状態が悪いことが組織の発達に有害な影響を与えることが証明されている。動物モデルにおいては，胎児の栄養不良が肺の発育不全を引き起こすことがある[3,4]。発育期のタンパク質の不足は，コラーゲンやエラスチン合成を低下させ，肺気腫で見られるような病理学的変化を引き起こす[5]。栄養障害の時期によってそれらの表現型に影響が出る。動物モデルでは，初期の栄養不良によって体のサイズが通常よりも小さくなるが，体のサイズに対する臓器の割合は正常である。一方で，後期の栄養障害では，体のサイズに対して肺の大きさが小さくなることが証明されている[6]。ヒトにおいては，低体重での出生と肺機能の低下との間に関連がある[7,8]。

▶呼吸筋

動物モデルや健康または肺気腫があるヒトの場合でも，横隔膜重量と体重との間には相関関係がある[9~11]。栄養状態が悪い患者では最大吸気圧（maximum inspiratory pressure：MIP）や最大呼気圧（maximum expiratory pressure：MEP）によって測定される最大呼吸筋力の低下が見られる[11]。筋力の喪失は筋量の喪失よりも大きい。このことは残っている筋にも筋障害が伴っていることを示唆する[11]。

横隔膜はタイプⅠ，タイプⅡ線維の両方から成り，栄養不良はこれら線維に与える影響が異なる。重度の栄養不良ラットでは，横断面で両者のタイプの線維が大きく減少するが，速筋線維は量的により大きな影響を受ける[12~14]。これらの所見は，栄養不良は最大圧の発生力を低下させるが，持久力に関しては影響が小さいことを示唆している。

▶換気駆動

栄養状態が換気駆動に与える影響についてはよくわかっていない。健常人においては，カロリーや栄養素の制限は低酸素による換気駆動を減少させる[16,17]。重篤な神経性食思不振症患者で，V_Eが低下する。これは再栄養により正常化する[17]。

▶生体防御

栄養不良は一般的に感染症に対する感受性を増加させるが，肺の防御機構に関しては特異的変化を与える。重度の栄養失調の動物モデルは，肺胞マクロファージ数[18]，食作用や微生物の殺菌の能力[19]を低下させることを実証している。気管切開患者では，栄養状態は，下気道細菌のコロニー形成と逆相関する[20]。栄養状態の悪い患者は，（呼吸）筋力の低下や肺胞が虚脱する（無気肺）ことで効率的な咳が困難になり，呼吸性の分泌物の排泄が不十分になるために，呼吸器感染症にかかりやすい状態となる。

典型的な肺疾患：栄養状態との関連

▶重症疾患と急性肺不全

重い病気を抱える患者の多くは様々な臓器に疾患を抱えており，一般的に呼吸機能にも障害をもつ。呼吸不全はしばしば急性呼吸促迫症候群（acute respiratory distress syndrome：ARDS）によって起こる。ARDS は全身性の重症疾患あるいは肺疾患単独からも見られる。本項では，重篤な疾患をもつ患者への栄養学的補充について，特に ARDS にも注目しながら概説する。

重症患者における栄養：代謝的必要量

重症患者の栄養学的状態の特徴は，代謝亢進，タンパク質の異化，およびインスリン抵抗性によるグルコース利用の障害と高血糖である。栄養不足や過栄養などそれぞれ特有の問題があるので，適切に計算されたカロリー必要量が求められるが，困難である。エネルギー必要量は，Harris-Benedict の式のように標準的母集団に基づいた回帰計算式を用いて求めることができる[21]。しかし，予想式は生理学的に正常な被検者の安静時に基づいたものであり，重症患者におけるストレスや過剰な代謝は考慮していない。計算された安静時エネルギー消費量（resting energy expenditure：REE）に 1.2～1.5 倍をかける「ストレスファクターでの補正」は，重篤な疾患に関連するエネルギー必要量の増加を計算するために考案されてきたが，間接的熱量測定法の結果と必ずしも一致しない[22,23]。

カロリー必要量の計算に使われる O_2消費量（$\dot{V}O_2$）は，以下の Fick の方程式で求められる。

$$\dot{V}O_2 = CO \div (Cao_2 - Cvo_2)$$

CO は心拍出量，Cao_2や Cvo_2はそれぞれ動脈，混合静脈血の O_2量を示す。これを行うためには，比較的安定した患者で，肺動脈カテーテルを用いた侵襲的モニタリングを必要とする。

他の方法では，$\dot{V}O_2$は，呼気ガスを直接測定する間接熱量計を用いて測定することもできる。この技術は一般的には使用されておらず，高価な設備や専門的な技術，そして吸入した O_2分圧が安定していることが必要である。これらの制限はあるが，この技術はヒトのカロリー必要量を単発的ではなく，連続的に測定できるという利点をもつ。

Fick 方程式，またはガス交換法によって得られた $\dot{V}O_2$（mL/分）は，O_2のカロリー換算値（O_2消費に対して 4.69～5.05 kcal/L），または Vco_2（CO_2産生）もわかる場合は Weir 方程式によって kcal/日に変換される[24]。

基質物質の補充：換気における必要量に関する考察

急性の呼吸器疾患をもつ患者は，一般的に代謝亢進状態であり，急激な代謝エネルギー要求に対して一部は体内貯蔵タンパク質の異化によりエネルギーを確保している。栄養補充により，内因性タンパク質の消耗を抑制することが可能であるが，グルコースの必要量は健康な成人の空腹時に必要な量とは異なる[25]。脂肪乳剤の静脈内への投与は，炭水化物を最低量で 500 kcal/日を同時に投与すれば，タンパク質の分解を抑制できる[26]。外因性タンパク質の補充もまた，タンパク質異化を抑制できる[26]。

適切な炭水化物，脂肪，タンパク質由来のカロリーの混合は，各個人にあったものでなければならない。炭水化物が酸化される場合，脂肪やタンパク質に比べてより多くの CO_2を産生する。グルコース分子が完全に酸化されると，6 分子の CO_2が産生され，呼吸商は 1 となる（**表 99.1**）。一方で，脂肪やタンパク質の酸化では CO_2産生量が少なく，呼吸商はそれぞれ 0.7 および 0.8 となる。正常の静脈血 CO_2分圧を維持するために，V_A を増加させなければならない。肺疾患が存在する場合，V_A を増加させる能力には限界がある。

栄養サポートのタイミングとルート

重症疾患における栄養不良は予後が不良であり，栄養サポートにより予後の改善が見られる[27]。残念ながら，適切な組成や栄養補給開始のタイミングについてはわかっていない[28]。

経腸栄養と肺に関する問題点　経腸栄養は，最も一般的には，経鼻胃管チューブまたは経鼻十二指腸チューブを通して行われる。経腸栄養チューブに関する機械的なリスクとしては，気管-気管支内や胸膜への誤挿入などがあり，そのため栄養剤の投与を開始する前に，X 線を用いて適切に設置がなされたかどうかを確認することが義務づけられている。胃と十二指腸への投与における誤嚥のリスクに差があるかはわかっていない[29,30]。胃食道逆流が大きい，誤嚥のリスクが高い，鎮静剤・筋弛緩剤の大量使用，あるいは胃内投与の忍容性がない患者では，幽門後の投与を考慮すべきである。仰向けの患者よりもむしろ，やや半坐位の姿勢のほうが誤飲が少ない[31]。

静脈栄養と肺に関する問題点　静脈栄養は，中心または末梢血管を介して行われる。中心静脈からの投与は，より高濃度の輸液の投与が可能であり，必要な溶液の用量を最小限にできる。ARDS をもつ患者においては，溶液の投与量を制限することで，人工呼吸管理を短縮できる[32]。ヘパリンの使用や[33]，清潔なカテーテル挿入，カテーテルの使用を栄養補給のみに限定することにより[34]，カテーテル関連血栓症や感染症などの合併症を抑制できる。脂肪乳剤の投与は，換気と灌流のミスマッチを起こし，拡散能や O_2の飽和を減少させる。したがって，可能であるならば，一般的には投与は控える。

急性呼吸不全症候群/急性肺傷害

ARDS における適切な栄養サポートについての研究が行

IV

われている。ARDSをもつ患者は健康な人に比べて，ビタミンE，ビタミンC，レチノール，β-カロテンなどの食事由来の抗酸化物質の摂取が少ない[35]。トコフェロールやビタミンEの血中濃度の低下や酸化ストレスの指標である過酸化脂質の増加は，ARDS患者に共通して見られ[36]，このことから，抗酸化物質のサプリメントが有効であると推測される。しかし，α-トコフェロールやビタミンCを用いたサプリメントの影響についての無作為化前向き試験では，肺疾患による死亡率またはARDSの発症を減らさなかった。しかし，介入群では多臓器不全の発症は少なく，集中治療室での滞在期間，人工呼吸機器の使用日数も短縮した[37]。

特定の食事性脂質は，炎症性細胞によって産生されるエイコサノイドの性質を変化させる。この知見は，臨床的意義があるかもしれない。n-6系脂肪酸であるリノール酸は，多くの炎症性プロスタグランジンやロイコトリエンの前駆体であるアラキドン酸に変化する[38]。一方，n-3系脂肪酸であるリノレン酸は，エイコサペンタエン酸に変化し，炎症作用がかなり少ないエイコサノイドを産生する[36]。

Gadekらは，98人のARDS患者を対象に，エイコサペンタエン酸（と魚油），γ-リノレン酸，そして抗酸化物質を豊富に含む経腸食の影響について調査した。対照群と比較して，摂取グループでは人工呼吸器の使用日数や集中治療室の滞在日数がより少なく，酸素化の早い改善が見られ，臓器不全の新たな発症も少なく，有意差はなかったが，死亡率にも減少傾向が見られた（16% vs 25%，$p = 0.31$）[39]。

現在，ARDSネットワークでは，初期に栄養の効果を得るための経腸栄養を行い，その後フルカロリーの経腸栄養に進むのに対して，早期からフルカロリーの経腸栄養を開始する方法を比較した，無作為化前向き試験が行われている。この試験は同時に，n-3系脂肪酸のγ-リノレン酸と抗酸化サプリメントの補充に対して対照との比較も行われている。

慢性肺疾患

慢性肺疾患は一般的に，前述したように主な生理的異常に基づき閉塞性と拘束性に分類される。閉塞性肺疾患には，喘息，慢性気管支炎，肺気腫，嚢胞性線維症（cystic fibrosis：CF），気管支拡張症などがある。肺気腫と慢性気管支炎はそのほとんどがタバコの吸いすぎが原因で，総称して慢性閉塞性肺疾患（chronic obstructive pulmonary disease：COPD）とよばれる。

拘束性疾患は，肺実質の浸潤性あるいは線維性の疾患，および筋の虚弱や，胸郭の異常，神経性疾患などと同様の生理学的異常を生じる肺以外の疾患がある。栄養と慢性肺疾患のとの関連性について行われている調査では，COPD，喘息，嚢胞性線維症に焦点がおかれている。

▶閉塞性肺疾患

COPDは，アメリカをはじめ世界中で罹患率や死亡率の増加の原因となっている重要な疾患である。プロテアーゼ（タンパク質分解酵素）と抗プロテアーゼのバランスの破綻によって肺構造を保つエラスチンやコラーゲンのマトリックスの支持機能が崩壊され，肺気腫が起こる。タバコはこの不均衡の大きな原因となる。タバコの煙は好中球の肺への遊走をもたらし，エラスターゼや他のタンパク質分解酵素を放出する。タバコの煙から吸引され，また気道に動員された活性化された炎症性細胞からの酸化物質は，内因性の抗プロテアーゼの働きを低下させる。

吸引された酸化物質に対抗するために，下気道には元来抗酸化物質がいくつか存在する。タバコや他の環境物質によって引き起こされる肺疾患に対して防御的に作用すると考えられる食事からの抗酸化物質の摂取がどの程度有効であるかは明らかでない。β-カロテンのサプリメントに関して良いとはいえない効果があることは懸念すべきである（「肺癌」の項参照）。

慢性喫煙者の約25%が，臨床的に明らかなCOPDに罹患する[40]。タバコへの曝露の量では，疾患の発症のすべてを説明できない。そのため，患者の食事がCOPDの進展あるいは予防的な役割を果たしているという仮説がある。神経性無食欲症患者において肺気腫に似た病理学的変化が見られることは，この仮説を支持するものである[41]。

食事性抗酸化物質の摂取と肺機能は逆相関が見られる[42〜45]。β-カロテンとレチノールの影響について調査した研究では，血中β-カロテンとレチノールの濃度は，換気機能の維持に関連することがわかっている[46]。これらの知見は，比較的早期の調査を反映している[47]。しかし，Atherosclerosis Risk in Communities研究の介入前のデータでは，その関係を証明することはできなかった[48]。

摂取する食事性脂肪のタイプによって全身の炎症反応は影響を受けるため，Atherosclerosis Risk in Communities研究は，8,960人の現在または過去の喫煙者を対象に，n-3系脂肪酸の食事摂取とCOPDの発症について調査した。タバコの量を調整した後では，n-3系脂肪酸の食事摂取とCOPDの発症の間に，タバコの喫煙量に依存する逆相関関係が見られた[49]。Sharpら，またSchwartzらは，それぞれ6,346人，また2,526人の被検者において同様の結果を示している[44,50]。

栄養不良のメカニズム

栄養不良は約60%のCOPD患者に影響を与え[51〜53]，予後不良と関連している[54〜56]。肺疾患の重症度について補正した後では，理想体重の90%未満の人では，高い5年以内の死亡率を示した[51]。4,088人の患者を対象にしたコホート研究では，5年生存率は，BMIが20未満の場合24%，30を超える場合は59%であった（**図99.1**）[54]。低体重および食事摂取量が少ない患者はCOPDの悪化の割合が高くなる[57]。不十分な食事摂取は，COPDの修正できる予後不良因子であり，介入により生存や機能状態を改善できる[58]。

重症の肺疾患に伴う栄養不良と体重の低下を呈する呼吸器悪液質症候群は，過膨張による早期飽満感による栄養摂取不足と慢性的な全身性炎症反応の両者によって引き起こされる[59]。COPDの患者は，一般的に代謝亢進状態にある。COPD患者では体重低下の有無にかかわらず，実測REEはHarris Benedictの式で推定した値よりも大きい[11,60,61]。呼吸に必要な労力の増加や，呼吸筋の活動亢進によって増大した過剰なエネルギー消費は，REEを増加させる。加えて，食事誘発性の熱産生や食事に関連するO_2消費により，体重を増加させるための十分なカロリーの摂取

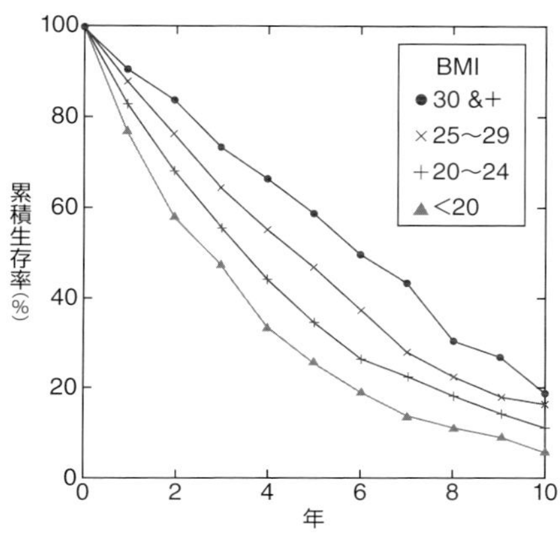

図 99.1　慢性閉塞性肺疾患患者におけるBMIの影響。
(Reprinted with permission from Chailleux E, Laaban JP, Veale D. Prognostic value of nutritional depletion in patients with COPD treated by long-term oxygen therapy : data from the ANTADIR observatory. Chest 2003 : 123 : 1463.)

ができなくなる。

カロリー摂取の適正量についての研究は，難解だが興味深い分野である。多くは患者への聞き取りに依存しているが，この方法は本質的に不正確である[62]。一般的には，食事摂取は安静時のエネルギー必要量に見合うくらい充足しているが，活動や病気を考慮した代謝必要量としては不十分である[58,62,63]。Schols らは，体重低下をともなう患者と伴わない COPD 患者において REE は同程度であるが，体重低下を伴う患者では彼らのエネルギー消費量に対して，食事摂取量が不十分であることをみとめている[64]。研究ではまた，身体活動における代謝必要量が，対照者に比較して COPD 患者ではより高くなっていた[65]。

COPD は，気道の慢性炎症や栄養不良の原因となる炎症性メディエーターの循環によって引き起こされる炎症反応が高い状態として特徴づけられる[66]。症状の安定した COPD 患者において，炎症性メディエーターの循環レベルは骨格筋の喪失に比例しており，この知見は，体重の低下や除脂肪体重の喪失は，宿主の炎症状態の増大に関連していることを示唆している[59]。加えて，体重の低下した COPD 患者では急性感染が存在しない場合でも，悪液質を誘発するサイトカインの1つである腫瘍壊死因子α(tumor necrosis factor-α : TNF-α) の上昇が見られる[67]。軽い強度の運動に加えて栄養学的な補充は，体重，運動能力，QOLのみならず，有意に炎症性のマーカーを改善する[68]。

栄養学的な補充

多くの研究者が，COPD 患者に対して栄養的な補充を継続した場合（2 週間以上）の効果について研究を行ってきた(**表 99.2**)。これらの研究の多くは小規模なものであり，その結論には限界がある。研究デザインが異なるためメタ解析には限界があるが，現時点での詳細な解析データでは，症状の安定した COPD 患者においては，肺機能，身体計測値や運動能力などに対しては有効性がないことが示唆されている[69]。

個々の多様性を認識し，各個人に特異的な必要性に基づいて食事介入の方法を考案することが，最も適切な介入法になるかもしれない。Slinde らは，リハビリテーションを受けている患者において 1 年間の個別の食事介入を行うことで，身体計測値や機能面で有意な改善が見られることを証明した[70]。高齢，食欲不振，全身性炎症反応の上昇が，体重増加ができない人の特徴である[71]。

同化ステロイド/成長ホルモンおよび食欲増進剤の投与

成長ホルモンや同化ステロイドホルモンの投与は，COPD 患者の栄養状態を改善するための補助治療として研究されてきた。様々な研究者が，成長ホルモン使用によって窒素バランス[72]，体重，除脂肪体重[73,74]，最大吸気圧に改善が見られたと報告している[75]。Rudmen らは，成長ホルモンの補充が除脂肪体重を増加させ，脂肪量を減らすことを示した[76]。Burdet らは，成長ホルモンの使用によって除脂肪体重が増加するが，呼吸筋や末梢素組織の筋力には影響がないことを示した[74]。外因性の成長ホルモンの使用は，代謝に対する総カロリー必要量を減少させることで，栄養学的な変換による熱産生の影響を最小限にし，タンパク質合成を促進すると考えられる。Schols らは，リハビリテーションプログラムを行っている COPD 患者において，プラセボを用いて同化ステロイドホルモンを含むまたは含まない栄養補充の影響について，比較した。同化ステロイドホルモンを含む栄養サポート群では，介入前に基準値を下回っていた被検者の除脂肪体重や最大吸気圧が増加した[77]。呼吸筋力が低下した 23 人の栄養不良の COPD 患者においては，合成テストステロンが BMI，体重，除脂肪体重を改善したが，運動能力には影響しなかった[78]。2 つの同様なデザインの研究において，成長ホルモ

表 99.2　慢性閉塞性肺疾患患者における栄養サポートを評価した無作為化臨床試験

著者，年	被検者数	期間（週）	体重増加	他のアウトカム
Wilson, 1986	6	3	あり	MIP の改善
Lewis, 1987	10	8	なし	MIP の変化なし
Knowles, 1988	25	8	なし	MIP の変化なし
Efthimiou, 1988	7	12	あり	MIP の改善
Otte, 1989	28	13	あり	肺機能に変化なし
Fuenzalida, 1990	9	21	あり	免疫能の改善
Whittaker, 1990	6	2.3	あり	MIP の改善
Rogers, 1992	15	4	あり	MIP の改善
Schols, 1995	135	8	あり	MIP の改善
Creutzberg, 2003	64	8	あり	MIP，握力，仕事量，症状の改善
Cai, 2003	60	3	あり	FEV_1の増加

FEV_1：1 秒間最大呼気量，MIP：最大吸気圧。

IV

ンの補充は除脂肪体重を増加させるが，機能的な能力については改善が見られなかった[73,74,79]。体重は生存率とは独立した指標であると思われるので，体重を増加させるようなサプリメントが予後を良くする可能性がある。しかし，この仮定を立証するデータは欠けている。1つの研究では，食欲増進薬の酢酸メゲストロールがCOPD患者において体重は増加させたが，呼吸筋の機能や運動耐容能は改善しなかった[80]。

栄養素組成と投与

前述したように，炭水化物の酸化では脂肪の酸化に比べて，1 molの酸素に対してより多くの二酸化炭素が産生される。そのため，換気能が低下した患者では，高炭水化物食よりも高脂肪食が優先されるべきであることが示唆されてきた。Angelilloらは，高CO_2血症を有するCOPD患者を無作為化し，高炭水化物食（74％炭水化物由来カロリー）または低炭水化物食（28％炭水化物由来カロリー）を与えた[81]。低炭水化物食ではCO_2産生量や静脈内$Paco_2$が低く，Pao_2がより高くなっていた。KwanとMirは，低炭水化物食を与えた患者において同様の結果が見られたことを報告している。これらの臨床的な意義については不明である。Brownらは，COPD患者に大量の炭水化物を食べさせた後，12分間歩行の距離が短くなったことを報告している[82]。しかし，健常人においては脂肪や炭水化物の割合の変化は運動時のガス交換や平均V_Eに影響を与えなかった[83]。

低カリウム血症や低カルシウム血症，低リン血症などの電解質の欠乏もまた，呼吸筋の機能に悪い影響を与える。低リン血症を伴う急性呼吸不全患者においては，リンの投与によって横隔膜の収縮力が改善する[84]。細胞内へのリンの移動は呼吸性アシドーシスを補正し，換気をサポートするので，この結果は人工呼吸が必要なCOPD患者で特に意義がある。低リン血症の臨床症状は，慢性的な低リン血症によって起こる細胞内リンの枯渇によって引き起こされる。Aubierらもまた，急激な血清カルシウム低下は横隔膜の最大収縮力を低下させると報告している[85]。これらの細胞内イオン濃度を正常化することで，呼吸筋力を改善する。

栄養不良を伴うCOPD患者において，栄養素の補充が有益な効果をもたらすという明らかな証拠はないが，通常のBMIまで回復または，それを維持するための介入が推奨されている。規則正しい運動プログラムと患者の病状の進展具合，栄養状態の定期的再評価とともに，このような栄養補充を導入すべきである。

▶喘息

炎症性細胞から放出されたプロスタノイドは，喘息の病態生理学的変化に大きく寄与し，また食事の脂肪組成はプロスタノイド産生を変化させる。1960年代，1970年代の疫学的な研究で，エイコサペンタエン酸を含む魚油に富んだ食事を摂取する集団では喘息の発生率が低いことが示されている[85]。魚油の投与は炎症系細胞に変化を与えるが，疾患の臨床的マーカーに対する影響は一様でなかった[86,87]。無作為化比較試験のレビューでは，食事由来のあるいはサプリメントとして用いられたエイコサペンタエン酸の治療的効果を実証することができなかった[88]。

吸入または静脈内へのマグネシウムの補充は，急性喘息において標準的なβ-アゴニスト療法の効果を増加させる。マグネシウム療法の効果に関しては，成人においてよりも小児においてより確立されている[89]。21〜55歳の55人の成人喘息患者において，マグネシウムの補充効果が検討された。実験群で，メタコリンに対する気管支の反応性，最大呼気流速などの他覚的な計測値や喘息の抑制や生活の質などの自覚症状の改善がみとめられた[90]。

抗酸化物質の補充は，オゾンや空気中の汚染物質に曝された喘息患者における気道の傷害に対し，修飾的作用をもつと考えられている。メキシコシティの喘息の子どもが，ビタミンEとCのサプリメント，またはプラセボ群に無作為化された。中等度〜高度の疾患症状をもつ子どもで，サプリメントによって細気道の機能低下が軽減された[91]。

▶肺癌

肺癌は，癌死亡原因の1位である。多くはタバコの乱用によるもので，その量や喫煙期間と癌発生率との間には直接的な関連がある。しかし，ヘビースモーカーの約10〜20％のみが肺癌を発症していることから，遺伝子またはもともとの環境要因が関係していると考えられる。

レチノール，カロテノイド，α-トコフェロール

疫学的研究によって，カロテノイドやレチノイドの摂取や血漿レベルの減少は肺癌の発生増加との関連性が示されている。National Cancer Institute in Milanは，肺癌患者においてレチノイドの腫瘍発生の二次予防効果について調査を行った[92]。限局した癌を有する患者をパルミチン酸レチニルまたは対照群に無作為化した。治療群は，疾患の見られない期間が長く，タバコ使用に関連する新たな悪性腫瘍の発生もほとんどなかったが，総合的な生存率には改善が見られなかった。それに続いて，Alpha-Tocopherol, Beta-Carotene Cancer Prevention Groupが，29,133人の男性喫煙者をα-トコフェロール群，β-カロテン群，両方の物質投与群または，プラセボ群に無作為化した[93]。α-トコフェロール，またはβ-カロテンの補充は肺癌発生を減少させなかった。しかし，非投与群に比べβ-カロテン投与群では総死亡率が8％高かった。これは主に肺癌や虚血性心疾患によるものであった。Beta-Carotene and Retinol Efficacy Trialでは，以前の喫煙者，現在の喫煙者，アスベストの労働者を，β-カロテン群，ビタミンA群，またはプラセボ群に無作為化した。介入群では，肺癌発症の相対的リスクが1.28倍高かった[94]。これらの問題のある結果は，β-カロテンの発癌性に関していまだ解決できない問題を浮上させ，調査を早期に中止させる結果となった。

変わって，Physicians Health Studyでは22,000人の男性医師を対象に，β-カロテン（50 mg）またはプラセボを平均12年間，1日おきに投与した。全体としての悪性腫瘍の発生率，また特定の悪性腫瘍の発生率に差は見られなかった[95]。最後に，南アフリカで1,024人のアスベストの労働者について，非盲検下でβ-カロテン（30 mg）とレチノール（25,000 IU）の補充の比較検討を行う研究が行われた。悪性中皮腫の発生率は，β-カロテン群と比較してレチノール群で有意に低下したが，総合的な肺癌発生率は同じであった[96]。現在のところ，β-カロテン，α-トコフェロー

ルの補充，あるいは他のフラボノイド，*N*-アセチルシステイン，イソトレチノインなどの検討されたサプリメントは，肺癌の化学的予防としては推奨されていない。

果物と野菜

果物や野菜を多く含む食事は肺癌の発生率を低下させる可能性がある。10以上もの研究で喫煙歴を問わず，果物や野菜摂取と肺の悪性腫瘍発生との間に逆相関がみとめられている[97~99]。特にニンジン摂取については特別な注目がなされている。女性おいて，1週間に5本以上のニンジンの消費は，肺癌発症のリスクを低下させる[100,101]。

食事性脂質

1980年代の疫学的データによって，偶然にも食事による飽和脂肪酸の摂取と肺癌との関連性が示された[102]。続いて，症例対照研究で飽和脂肪酸摂取と肺癌発症率との間に強い関連性が見られ[103~105]，死亡率を左右する原因にもなりうることが証明されていた。12,000人以上の患者を含む多国間の研究では，肺癌死亡率が飽和脂肪酸の消費量と相関する[106]。

▶囊胞性線維症

囊胞性線維症（cystic fibrosis）は，様々な組織におけるクロライドの輸送の異常が特徴の常染色体潜性遺伝疾患である。臨床的な徴候として，気管支拡張症，くりかえす呼吸器感染症，脂溶性ビタミン欠乏を起こす膵臓の機能異常などがある。栄養不良は囊胞性線維症において共通して見られ，子どもの受診時の主な症状は体重増加障害である。栄養状態は，死亡率と罹患率に直接的に関連し[107]，十分な栄養状態の維持は治療において重要な目標である。

囊胞性線維症においては多くの因子が栄養不良を引き起こす。膵臓の機能異常による吸収不良は主要な原因因子である。さらには，COPD患者と同様に，囊胞性線維症患者ではREEが25～80%大きい[108]。これは，呼吸に必要な仕事量が増加しているためである[109]。

細胞内のミトコンドリア機能の異常もまた，$\dot{V}O_2$増加の原因となっている[110]。そのメカニズムについては完全にはわかっていないが，囊胞性線維症の遺伝子異常が細胞での好気的呼吸を変化させるためと考えられている。

囊胞性線維症では慢性感染症のために，安静時エネルギー消費量の上昇と循環する炎症性サイトカイン，カテコールアミン，コルチゾールなどが上昇している[111]。肺性感染症に対する抗生物質治療は安静時エネルギー消費量を減少させ，体重増加を促すが[109]，感染症の長期化や反復性のために，症状の改善の維持が困難である。

栄養評価は，診断の時点で受けるべきであり，その後定期的に栄養摂取状態が十分であることを確認していくべきである。囊胞性線維症患者では，年齢と性別を一致させた一般人の摂取カロリー推奨量の120～150%をとるように推奨されている[112]。

膵臓機能不全はβ-カロテンやビタミンK，A，D，Eのような脂溶性栄養素の吸収を低下させる。β-カロテン欠乏は囊胞性線維症患者によく見られ，補充が推奨されている[113]。ビタミンK欠乏は抗生物質を併用している患者でよく見られ，したがってこのような場合には補充が推奨されている[114]。

50%に及ぶ患者がビタミンA欠乏を起こすが，そのうち18%は視覚障害を伴う[115]。ビタミンAレベルの低下は肺機能の低下を伴い，予後の指標としての価値がある[116]。血漿中のビタミンAやレチノール結合タンパク質は，そのレベルが炎症を併発しているかどうかで大きく変動するので，その測定は患者に感染が見られない時に行うべきである。

骨粗しょう症はビタミンD欠乏によって頻繁に併発し，囊胞性線維症では重要な問題である。吸収不良，不十分な日光浴，そして肝機能の低下も，すべてこの疾患の原因である。カルシウムとビタミンDの両方の補充が，骨の健康を確保するために推奨されている。

ビタミンEは非常に強い脂溶性を示し，脂質の吸収不良とよく相関する。深刻な欠乏状態では，溶血性貧血，神経筋変性，認知障害が特徴的である。欠乏状態にある場合は，ビタミンEレベルの定期的評価や補充が推奨される。

鉄や亜鉛欠乏は囊胞性線維症でよく見られる。鉄の補充は，鉄欠乏性貧血が見られる場合に必要とされる。亜鉛の補充は，成長指標に達していない子どもに推奨される[112]。n-3系脂肪酸の補充は有益であると思われるが，それを確定するための研究が必要である[117]

囊胞性線維症の遺伝子的な障害についての解明が進んでいるにもかかわらず，治療としてはいまだに支持療法がほとんどである。膵臓の酵素やマルチビタミンを併用した高カロリー，高タンパク質食が一般的に推奨されている。積極的な栄養的介入，適応がある場合には経腸栄養の使用も，体重維持を助け，肺機能を改善するかもしれない[118]。

▶肺移植

肺移植は，様々な疾患が原因の末期の肺疾患患者に対する1つの治療選択肢である。栄養不良と肥満は肺移植の前後のいずれにおいても共通して問題とされ，これらは患者の臨床経過に直接的な影響を与える。

肺移植を選択する患者の60%近くに栄養不良が見られる[119]。BMIが17に満たない場合は死亡リスクの増加をともなう[120]。栄養不良の改善が手術期の予後の改善につながるかどうか，またそのような介入で様々な成功結果を得られるかは明確でない[121,122]。栄養状態を改善するために肺移植を遅らせることで，その予後が逆に悪くなるかもしれない[123]。

肺移植によって栄養不良が回復する可能性がある。肺移植後の37人の患者において，移植後1年以内で，総体重と除脂肪体重はそれぞれ16.6%，14.0%増加した[124]。移植後の大きな体重回復は生存率の改善と関連性がある[125]。

肺移植前の肥満もまた生存率に関連しており[120,126]，移植にリストアップされる前から体重を減らすことが推奨されている。患者によっては，体重を減量することで機能が改善し，移植を遅延させたり，不要とすることが可能となるかもしれない[127]。

▶他の臨床的考察

呼吸器疾患によって栄養状態はいっそう悪くなる可能性がある。例えば，低アルブミン血症によるタンパク質の栄養不良は，肺実質細胞や胸膜スペースへ漏出する体液の閾値を変化させ，肺浮腫や胸水を引き起こす。

特定の呼吸器疾患では特別な栄養必要量が要求されることがある。胸膜へ転移性の悪性腫瘍がある患者は，胸膜スペースへ多くのタンパク質が漏出してしまう。この体液を排出するために胸膜穿刺をくりかえすと，深刻なタンパク質の喪失となる。胸管の破壊が原因となる乳び胸では，胸膜スペースへの多量のタンパク質，脂肪，電解質の喪失が起こる。静脈栄養や経口からの中鎖脂肪酸の投与は，栄養成分を損失した栄養素の代用物質として有効である。

様々な肺疾患において使用されている全身へのコルチコステロイドの投与は，体液の滞留や体重増加など，生体に害を及ぼすと思われる多くの副作用がある。その結果として呼吸の仕事量を増加させる。動物モデルでは，ステロイドは横隔膜のタイプⅡ線維の萎縮を伴う[128]。栄養が高度に不足している64人のCOPD患者において，これらステロイド投与は，栄養学的補充のもたらす有益な効果が減弱する[129]。アミノレックスやフェンフラミン（Redux）など食事性抑制物質は，肺高血圧の発症と関連する[130]。

本章では栄養不良と低体重がもたらす呼吸への進行的影響について焦点をあててきたが，肥満もまた呼吸機能に深刻な影響を与える。胸部への過剰な体重付加や腹部圧の増加による片側の横隔膜の上昇は，拘束性の換気障害の原因となる。極端な場合，これらの機械的変化は，呼吸中枢の異常(低酸素血症や高炭酸ガス血症に対する感受性の低下)や終局的な肥満による低換気症候群と相互に影響を及ぼす。さらには，体重増加は睡眠時無呼吸のリスクファクターで，肺高血圧症を発症する。体重の減量は，これらいずれの状況においても重要な処置である。

(Neal M. Patel, Margaret M. Johnson／山本浩範 訳)

100 栄養と感染症

歴史的概要

栄養と感染症の関係は20世紀にかなり明らかにされた。20世紀前半に，健康に必須である特定の「物質」,「補助的な食事の因子」あるいは「ビタミン」についての概念が出てきた[1~3]。そして，1912以降の期間にビタミンと欠乏症の知識が急激に増えていった[4]。栄養と感染症の研究は，免疫学の進歩によりさらに加速された（例：体液性抗体，感染症の診断のための血清検査，免疫学的防御の測定法)[5]。1930年代後半から1940年代初期に，ある食事の欠乏が感染症のリスクを増大することが一般的に受け入れられてきた[6~8]。食品の強化，食事の改善，生活水準の全般的な向上により，微量栄養素の欠乏症は減り，先進国においては公衆衛生の問題としての意義は少なくなってきた。

1968年には，WHOの専門委員会が，栄養と感染症の相互作用を詳細に検討し，以下のように結論づけている。

> 感染症は，栄養不良が臨床的に明らかな場合もそうでないない場合にも，より深刻な結果を人々にもたらすようだ。感染症は栄養の欠乏が境界域にある人を重症の栄養不良に陥いらせる。このようにして，栄養不良と感染症は互いをさらに悪化させ，単に二者の影響の総和から推測されるよりもより深刻な結果を患者にもたらす。

この結論は，現在まで，栄養と感染に関する研究の重要な基盤となり，そのうちの多くは微量栄養素欠乏が問題となっている発展途上国で今でもよく見られる。

一般的原則

一般的に，病原体の感染は一連の応答を引き起こす。これらの応答は，感染病原体によって異なる。細菌性感染に対する応答は，細菌の細胞壁，細菌のDNA，菌体外毒素からのリポポリサッカライドやペプチドグリカンといった微生物による生成物の放出によって開始される。ウイルス性感染はウイルスの二重鎖RNAとウイルス性の糖タンパク質の放出によって始まる。病原体の性質，免疫応答を回避する能力，感染部位，宿主の免疫状態，およびその他の要因により，多形核白血球，マクロファージ，ナチュラルキラー細胞の流入による局所の応答が起こる。多形核白血球は，顆粒からヒドロキシラジカル，過酸化水素，活性窒素，スーパーオキシドアニオンといった活性酸素中間体を含む炎症性メディエーターやリゾチーム，プロテアーゼ，コラゲナーゼ，ホスホリパーゼといった抗菌性酵素を分泌する。マクロファージは抗原を貪食し，Tリンパ球を炎症部位に引きつける作用のあるインターロイキン1（IL-1）といったサイトカインを分泌する。補体反応も活性化される。病原体がその場所にとどまらない場合には，これらの限局的な反応は増幅し，全身性の反応として現れる。急性相反応は，発熱，傾眠，食欲不振，悪液質が特徴で，筋喪失，負の窒素出納，脂質異化，糖新生の減少などの代謝の変化をともなう。急性相反応はまた，外傷，火傷，外科手術，組織の梗塞，化学物質あるいは放射線への曝露，進行癌など他の因子によっても引き起こされる。

急性相反応では，多くの血漿タンパク質，あるいは急性相タンパク質に変化が生じる。これは炎症の際に，少なくとも1/4程度は血漿濃度が上昇する（正の急性相タンパク質），あるいは減少するタンパク質（負の急性相タンパク質）として定義されている[10,11]。多くの急性相タンパク質の合成は主に肝臓で行われる。C反応性蛋白[10]，酸性糖タンパク質（α-1-acid glycoprotein）[12]，血清アミロイドA[13]は，正の急性相タンパク質の中で最も特徴が明らかにされているタンパク質である。その他の正の急性相タンパク質にはフェリチン，ハプトグロブリン，セルロプラスミンがあり，負の急性相タンパク質にはアルブミン，トランスチレチンがある。

サイトカインは急性相タンパク質やホルモンの誘導因子として，炎症のモデュレーターとして，また食欲と代謝に関わる中枢神経機能の活性化因子あるいは阻害因子として急性相反応期に重要な役割を果たす[14]。感染時に見られる食欲不振に関与しているとされるサイトカインには，IL-1β，IL-6と瘍壊死因子α（tumor necrosis factor-α：TNF-α）がある[14]。IL-1βとTNF-αは主にマクロファージにより産生され，微生物の細胞壁生成物であるリポポリサッカライド，ウイルス，寄生虫，微生物スーパー抗原のような刺激により誘導される。IL-6は単球，Tリンパ球，内皮細胞，線維芽細胞により産生され，肝臓での急性相タンパク質合成の主な刺激物質となる。これらサイトカインは，食欲に関係する視床下部のニューロンや，セロトニン，副腎皮質刺激ホルモン放出因子，βメラニン細胞刺激ホルモンのような他の神経メディエーターに直接作用し，そしてドーパミンおよびニューロペプチドYを減少させる。急性相反応期の食欲を調節する脳と同様に，循環血液中でもサイトカインの上昇が見られる[15]。

栄養不良と特定の感染症

感染症の栄養学的な帰結は，どの微生物により起こされたとしても，予測がつきやすい。症状があろうとなかろうと，どの感染症においても，体内からいくつかの栄養素の喪失が起こり，また他の栄養素の再分布が起こる。これらの変化の大きさは，感染の重症度と持続期間に依存する。感染が1つの臓器システムに限局されている場合，特定の病原体に特異な代謝および栄養の反応が起こる。例えば，下痢性感染症ではかなりの量の体液と電解質の喪失が起こる。他方，麻痺性の型の感染は，骨と筋の喪失が起こる。感染症が治癒し，宿主の免疫システムにより自然に除去された時には，失われた体の栄養素は，数週～数ヵ月をかけて再補充される。感染の過程が除去されず，慢性化すると，体組成に大きな変化が生じ，体栄養素出納の新しい平衡が悪液質あるいは極端な消耗状態のレベルに至る。

栄養不良が感染症の重症化に及ぼす影響は，麻疹，下痢，呼吸器感染症，マラリアにかかった子ども，および結核（TB），ヒト免疫不全ウイルス（HIV）に感染した子どもと成人を対象に詳細に調査が行われてきた。

▶麻疹

麻疹はウイルスにより起こる，非常に感染力の強い疾患である。2008 年には，278,358 人が麻疹にかかり，麻疹関連の死亡が164,000 人であった[16,17]。2008年の死亡者数は，2000 年からの麻疹（撲滅）戦略の開始により 78％減少したことを表している。これは，米国赤十字社，国連財団，米国疾病管理予防センター（CDC），UNICEF，および WHO の共同による高リスク国におけるワクチン接種キャンペーンである。WHO によって明らかにされているように，多くの麻疹による死が東南アジア地域において起こり続けている[16]。麻疹による死亡は，主に細菌あるいはウイルスによる二次感染症が起こりやすくなることによる。その原因としては，栄養不良，特にビタミン A 欠乏に伴う免疫不全がある[18]。この合併症は 10～30％の例で見られ，肺炎，下痢，栄養不良，中耳炎，口腔潰瘍，角膜上皮の角膜炎，角膜潰瘍，さらには失明などがある。

麻疹ウイルスは，パラミクソウィルス科 *Morbillivirus* 属のエンベロープをもつ RNA ウイルスである。1 種の血清型と 8 系統（A～H）が知られている。麻疹は，感受性のあるヒトが麻疹ウイルスを含む気化した小滴を吸入することにより蔓延する。ウイルスの複製は，最初に鼻咽頭部，呼吸器粘膜，肺のリンパ組織のマクロファージで行われる[19]。麻疹ウイルスはシグナル伝達リンパ球活性化分子（signaling lymphocyte activation molecule：SLAM）として知られる細胞表面の受容体を経由して，ヒトの細胞内に侵入する[20]。ウイルス血症により，麻疹ウイルスが皮膚，肝臓，結膜などの多臓器に広がり，熱，咳，結膜炎の前駆症状が感染後約 14 日で起こる。

麻疹の免疫応答は 2 型ヘルパー T 細胞様免疫応答によるものと考えられる。そこでは，抗体反応が優位を占め，IL-4，IL-6，IL-10 が分泌される。発疹が現れる時には，麻疹ウイルスに対する抗体反応が検出される。麻疹感染においては，しばしば免疫抑制を伴い，二次感染が起こりやすくなる。麻疹感染症では，遅延型過敏反応皮膚テスト反応，ウイルス抗原に対する *in vitro* のリンパ球増殖は，しばしば最小限であるか消失している[19]。乳児は，受動的に得られた母親の麻疹の抗体により麻疹の感染から守られている。

大部分の人は麻疹から回復するが，栄養不良の人あるいは混合感染がある人は合併症発症のリスクが大きくなる[21～24]。Peter Penum と August Manicus によるフェロー諸島における 1846 年の麻疹のアウトブレイクに関する初期の古典的な研究では，非常に貧しく不十分な食事で生活する患者において，最も重症な下痢の症状と高い死亡率が多くみとめられたことが報告されている[25]。栄養不良の子どもはより重症な疾患にかかり，死亡率が高かった[26,27]。より長期間の感染とウイルスの発散[23]が栄養不良の子どもの間で報告されている[21]。麻疹とビタミン A 欠乏の間には密接な相乗作用が存在している。ザイールの研究では，感染前のビタミン A の状態が良い子どもより，ビタミン A 欠乏の小児は麻疹で死亡する確率が 3 倍高いことを示している[28]。さらに，ビタミン A 欠乏で麻疹に罹患している子どもは，眼球乾燥症，角膜潰瘍，角膜軟化症，およびその後失明するリスクがかなり高くなる[29]。

ビタミン A 補充は，未就学児の麻疹の罹患率および死亡率を減少させる[30～34]。ビタミン A 補充は，肺炎や下痢といった，麻疹の免疫抑制に伴う感染の合併症の発症を減少させる。これらの効果はビタミン A による免疫応答の調節と関連している[35,36]。南アフリカでの無作為化比較試験で，ビタミン A の補充を受けた重症の麻疹の小児は，合併症から早く回復し，入院期間が有意に短かった。死亡や重症の合併症のリスクは，治療されていないグループの半分であった[32]。イギリス，南アフリカ，タンザニアの研究のメタ解析は，麻疹に対するビタミン A 治療は死亡率を 67％減らすことを示している[37]。5 つの無作為化臨床試験をまとめた他のメタ解析は，麻疹の死亡を有意に減らすには，200,000 IU のビタミンを少なくとも 2 日続けて 2 回投与する必要があったことを報告している。1 回の投与では有意な効果は得られなかったが，2 回の投与では死亡率を 62％減少させた[38]。開発途上国においては，高用量のビタミン A の治療が麻疹の感染に対する推奨される標準治療として，現在受け入れられている。ビタミン A の栄養状態と免疫を担保することは，現在の麻疹の予防運動の基盤となっている。

▶マラリア

マラリアは *Plasmodium* 属の原虫の寄生感染症である。2008 年には，世界中で 2 億 4,700 万人が罹患し，100 万人の死亡原因となったと推測されている。マラリア患者の 85％以上はアフリカである[39]。ヒト感染性の 4 種のマラリア（*Plasmodium falciparum*〈熱帯性マラリア原虫〉，*Plasmodium vivax*〈三日熱マラリア原虫〉，*Plasmodium malariae*〈四日熱マラリア原虫〉，*Plasmodium ovale*〈卵形マラリア原虫〉）の中で病態と死亡率が最も深刻になるのは，熱帯性マラリア原虫によって発症した場合である[40]。マラリア感染は，メスのハマダラカが血液を吸った際に，宿主の循環血液中へ唾液腺からスポロゾイトを放出することで始まる。スポロゾイトはその後，肝細胞，前赤血球へ侵入し，そこで多くの分裂小体（メロゾイト）へと成長，発達する。それから肝細胞はメロゾイトを放出し，赤血球を侵す。赤血球における無性生殖のサイクルで，メロゾイトはシゾントへと成長して赤血球を破裂させ，さらなるメロゾイトを放出して赤血球を侵す。有性生殖では，メロゾイトの一部は配偶子に成長し，蚊によって吸血される。そして蚊の体内で小配偶子と大配偶子へと成長する。

寄生虫の型の差による以外に，伝搬と発病は媒介するハマダラカの種，人の免疫状態，気候などに影響される。特に寿命が長い媒介動物の種や，動物より人を好んで刺す種は，人への伝搬の機会が多くなる。長年の曝露により成人ではある程度の免疫をつくるが，完全ではない。伝搬は高い温度および湿度で最も高い[39]。伝搬は殺虫剤処理のネットや殺虫剤をまいた室内ではかなり少なくなる。

マラリアの症状は発熱，悪寒，感冒様症状などで，治療せずにおくと重症化し死に至る。治療は通常，抗マラリア薬によるが，治療方式は流行している国や地域によって異なる。自然経過を観察した研究では，マラリアの重症度は栄養状態に依存することを示唆している。古い文献のいくつかの研究では，栄養不良，特にタンパク質，エネルギー栄養不良はマラリアに対して保護的であると報告している。特に，マラリアのキャリアーにおいて，飢餓からの再栄養がマラリアのリスクを増やすようである[41,42]。しかし，タンパク質，エネルギー栄養不良について詳細に検討した結果では，栄養状態が良好なことがマラリアの重症度を軽くし，死亡のリスクを減らすことが示されている[40,43～45]。

特定の栄養素がマラリアの病状に影響することが示されている。特にビタミンAは，マラリアに関連する発症頻度と病態に影響を与える[46～48]。ビタミンA補充（3ヵ月ごとに60 mgレチノール当量）の効果を調べるため，パプアニューギニアで，小学校入学前のマラリアに感染した子どもに，無作為化プラセボ臨床試験が行われた[49]。子どもは生後6ヵ月～5歳児で，無作為に分配されて，3ヵ月ごとにビタミンA，あるいはプラセボを与えられた。急性マラリアのモニタリングのため，週ごとの病態監視と病院における監視を行い，1年間調査を続けた。ビタミンAは寄生虫血症の血中濃度が極度に高い症例を除いて，マラリア発症を20～50％と有意に減少させた。同様に，ビタミンA補充は病院でのマラリアの発症を減らした。それは，子どもが発熱しているので診察を受けなければならないと考えた母親が自ら病院にやってきたことが原因である。ビタミンA補充の効果は生後12ヵ月以下の子どもには小さかったが，生後13～36ヵ月の子どもには非常に効果があった。

マラリアの罹患や発病に対する亜鉛の有用性についての研究では，一致した結果が得られなかった。いくつかの研究では，亜鉛補充がマラリアの発症を低下させることが臨床試験により明らかになった[50～54]。ガンビアにおいて110人の子どもを無作為抽出し，70 mgの亜鉛，あるいはプラセボを週2回投与する試験を1.24年続けた。亜鉛投与は臨床でのマラリア発症を30％減少させた。パプアニューギニアでは6ヵ月～5歳までの未就学児274人に10 mg/日の亜鉛あるいはプラセボを46週間与えたところ，臨床症状を呈したマラリア罹患率が38％減少した[51]。小児における亜鉛補充の他の無作為化臨床試験では，マラリアの発作（*P. vivax*）を50％抑制し，死亡率も減少させている[52,53]。それに対して，ブルキナファソの臨床試験では，子どもに6ヵ月間12.5 mg/日の亜鉛あるいはプラセボを投与したが，亜鉛投与が臨床症状を呈したマラリアの発病予防に効果があるとの結果は得られなかった[55]。亜鉛補充は，6カ月～5歳までの合併症の見られない重度の熱帯性マラリアを発症している子どもにクロロキン添加療法として亜鉛を投与しても，マラリア罹患（発熱あるいは寄生虫血症）の減少は見られないようである[56]。結論が異なる原因としては，マラリアを評価する方法論の違いにより説明できるかもしれない。マラリアに対する亜鉛補充の有用性を決定するには，さらに多くの研究が必要である。

マラリアが蔓延している地域においては，鉄欠乏性貧血が多く見られる。鉄補充はしばしば重要な改善策である。しかし，マラリアが蔓延している地域での鉄補充のメタ解析では，鉄の補充を受けている人が寄生虫の数が多い傾向が見られる[57]。それに対して，2009年のコクランレビューでは，定期的にマラリアを監視し，マラリアの治療サービスが行われている地域において，鉄補充によりマラリアのリスクの増大は見られないことを報告している[58]。したがって，研究者はマラリアが蔓延している地域での鉄の補充は中止すべきではないと結論づけている。

▶下痢性疾患

下痢性疾患は，5歳以下の子どもの死亡原因として2番目に多い原因であり，毎年150万人が死亡している[59]。発展途上国における子どもの下痢の主な原因はロタウイルス，大腸菌，赤痢菌，コレラ菌，サルモネラ菌，赤痢アメーバである。下痢の疫学，臨床上の特徴，免疫反応，および病態は，毒素の産生，侵入組織，体液および電解質の喪失，感染部位などの病原体の特性によって異なると考えられる。

下痢は，一般的には24時間以内に3回，もしくはそれ以上の水様便が見られる状態と定義されている[60]。発展途上国における地域ベースの研究によると，5歳以下の子どもは年平均3回下痢を起こしているとの結果が示されている[59,60]。一般に，宿主は胃酸，正常細菌叢，腸の運動，粘液産生，微絨毛が保たれていること，抗体の局所分泌，細胞性免疫により臓器を保護している。微量栄養素欠乏はこれら宿主の防御機構を障害する。栄養不良の乳児および小児は，下痢発症のリスクが高く，また下痢によってより栄養不良が重症化しやすい。その結果，さらに重症の疾患が起こり，下痢により死亡するリスクが高い[59,61,62]。

下痢は，脱水，電解質異常，主要栄養素や微量栄養素の吸収不良を起こす。ビタミンA，D，B_{12}，銅，葉酸，鉄，マグネシウム，亜鉛，セレンなどの欠乏はすべて，下痢の際に報告されている[60]。頻回な下痢の発症は重大な腸内面の傷害をきたし，正常の腸内細菌叢を壊し，さらに栄養状態と免疫能を悪くする。

生後4～6ヵ月間を母乳栄養のみで育てられる場合，乳児の下痢の程度および頻度は軽減する[63]。特に母乳栄養は他の形態の乳児の栄養補給の衛生の問題を減らし，清潔な飲料水が必要でなくなる。

特定の微量栄養素の補充は，下痢性疾患の管理において治療上の重要な役割を演じる。インドにおける地域ベースの研究で，亜鉛の微量栄養素の補充を受けている子どもでは，亜鉛を含まない微量栄養素の補充を受けている子どもより，下痢発症からの回復が23％速く，7日以上症状が続く可能性が39％減少した[64]。亜鉛はまた，下痢性疾患の重症度を低下させた。持続する下痢の子どもの4つの臨床研究の解析では，亜鉛は回復が29％早く，治療の失敗や死亡が49％低かった[65]。2004年にWHOとUNICEFは合同で，すべての下痢性疾患の子どもに対する治療として亜鉛の使用を推奨した[66]。

小児において，ビタミンAの欠乏は下痢性疾患の発症を増やし，また下痢性疾患はビタミンA欠乏を発症する頻度を増やす[67～72]。ビタミンA補充あるいは強化の早期の研究では，就学前の子どもの発症や死亡を減らしたが，最近の研究では異なった結果が得られている[60,73]。ビタミンAの有益性は，ビタミンA欠乏あるいは栄養不良の子ども，さらにはコレラの患者に限定されるようであり，現在のWHOの推奨は下痢の治療の一端としてビタミンAを含んでいない。

プロバイオティクス，レクチン，短鎖脂肪酸，食物繊維について，いくつかのエビデンスが現れてきている。しかし，確定するには，下痢の治療におけるこれらの役割についてさらなる研究が必要である。

▶急性呼吸器感染症

急性呼吸器感染症（acute respiratory infection：ARI）は，発展途上国の乳児，小児の罹患および死亡の主な原因である。2009年のWHOの報告によれば，これら感染症によって年間200万人が死亡しているとされる[74]。ARIは感染症の中で障害調整生存年数（disability-adjusted life years：DALY）の原因中第1位にあげられ，2004年のDALYの6.4%を占める。小児における主要な急性下気道感染症はRS（respiratory syncytial）ウイルス，アデノウイルス，パラインフルエンザウイルス，インフルエンザウイルス，肺炎レンサ球菌，インフルエンザ菌である[75]。気道の非特異的な免疫防御は，気管と気管支の樹状構造にある繊毛，杯細胞からの粘膜分泌と肺胞マクロファージによる食細胞作用による[75]。

いくつかの栄養因子がARIの発症に重要である。そのうち亜鉛の防御作用が最も強力であるとのエビデンスがある。対照臨床試験により亜鉛補充によって子どものARIが減少すると報告された[76〜82]。4つの無作為化試験をプールした解析によると，亜鉛補充により肺炎が41%抑えられた[83]。臨床研究をまとめた検討では，亜鉛の補充は亜鉛が欠乏している人においてはARIを25%抑制することができた[84]。防御に作用することが示されている他の因子は，低出生体重の予防と，栄養不良の軽減である[75]。それに対して，ビタミンAの補充は就学前児童のARIの重症度，あるいは発症の低減にはほとんど効果を示さなかった[84,85]。

栄養は，ARIの治療と罹患率と死亡率を減らすことにおいて重要な役割を演じる。乳児や小さな子どもの中で，亜鉛の補充は急性下気道感染と重症肺炎の発症を減らす[86,87]。いくつかの研究では感冒罹患後24時間以内に亜鉛トローチを服用することで，症状の期間と重症度が軽減したことを報告しているが，これらをまとめたレビューでは一致した見解が得られていない[88,89]。麻疹感染を合併したARI以外ではビタミンAの有用性のエビデンスはほとんどない[90]。セレンの有用性についていくつかのエビデンスが出てきているが，ARIの治療における役割を確定するにはさらなる研究が必要である[75]。

▶鉤虫感染

WHOは，世界人口の約7億4,000万人が鉤虫感染に罹患していると推定している[91]。鉤虫感染は貧血とタンパク質栄養不良の主な原因となる。2種の鉤虫，*Ancylostoma duodenale*（ズビニ鉤虫）と*Necator americanus*（アメリカ鉤虫）が多くの人の罹患と死亡に関与している。鉤虫は通常，卵を含んだ土壌と便からの汚染により，ヒトからヒトへと伝播していく。土壌中で卵は幼虫へと成長し，ヒトの皮膚に触れることで侵入する。感染性を有する幼虫は皮膚にいわゆる「土のかゆみ（ground itch）」とよばれる掻痒性で丘疹小水疱性の発疹を残す。鉤虫の幼虫は皮膚から肺，肺胞へと移動し，咳により喀出され，それが口から飲み込まれる。鉤虫は腸粘膜に付着し，慢性の血液の喪失と貯蔵鉄の枯渇を引き起こす[92]。鉤虫はヒトの抗体および細胞性免疫応答を引き起こす。しかし，これら免疫応答が感染に対して何らかの防御を与えていると示唆するエビデンスはほとんどない[93]。鉤虫感染は乳児と児童の成長遅延，就学児の鉄欠乏および精神発達障害，成人での疲労感や労働力減少などを起こす[94]。不衛生な環境は鉤虫感染の主なリスクファクターであり，同様に鉤虫感染は鉄や他の微量栄養素欠乏のリスクを増大させる。

20世紀初頭にアメリカで行われた草分け的な研究では，重度感染就学児童の寄生虫駆除によりヘモグロビン濃度が改善し，成長が促進されることがわかっている[95,96]。鉤虫感染は精神発達の低下も伴い[97,98]，治療を受けていない感染児童に比べて，治療を受けた感染児童は精神発達テストの成績が改善された[99]。これらの研究は，アメリカ南部で鉤虫感染が流行していた時に行われた[100]。より最近の発展途上国での研究では，鉤虫感染した就学児童への治療において，鉄の状態[101]と健全な成長[102]には関連があり，鉤虫感染治療と鉄補充を一緒に行うことにより認知能力[103]と成長[104]が改善した。さらに，妊娠初期の女性に駆虫薬による治療を行ったところ，妊娠後期の貧血の重症度が軽減した[105]。

▶結核

結核は世界で最も蔓延している感染症の1つである。推定で約18億人，あるいは世界のほぼ1/3に近い人が，*Mycobacterium tuberculosis*（結核菌）あるいはそれに関連した菌に感染している。そして2008年だけで，推定940万人の新しい結核患者が発症している[106]。結核の発症の大半は，アジア（55%）とアフリカ（30%）で起こっている。そして，インドと中国が新しい症例の35%を占めている。貧困，人口密集，栄養不良，基礎疾患としてのHIV感染が，結核の罹患の最も強力なリスクファクターである[107,108]。

結核の範囲は，無症候の不顕性感染から活動性の疾患まで及ぶ。結核菌に感染した人のほとんどは不顕性である。いったん感染すると，一生のうちで活動性病態を発症するリスクは約10%である。顕性結核は宿主の正常な生理機能を障害して症状を起こす病態で，これが一般的に肺結核，または肺外結核の病態に分類される。肺結核は症例の約80%を占める。臨床症状として慢性的な咳，時に血痰が見られ，呼吸困難や胸部痛などがある。他の全身症状として，発熱，寝汗，体重減少があげられる。肺外結核は慢性結核の約20%を占め，その症状が最も現れる部位は頸部リンパ節，胸膜，腎臓，髄膜，骨あるいは関節である。活動性結核は治療可能で，治療は複数の抗菌薬を毎日投与し，6〜8ヵ月行う。治療の中断あるいは遵守が不良の場合には多剤耐性結核となり，現在少なくとも27の国にまたがる問題である[106]。

結核は，いまだ感染症による最も多い死亡の原因の1つである。治療しないでいると5年後に死亡する確率は約50%である[108]。2008年には，結核は180万人の死亡原因となっている。このうち，130万人（50万人の女性を含む）

はHIVが陰性の重症結核患者に起こり，さらに50万人の死亡がHIV陽性の重症結核患者に起こっている。200万人のHIV関連死亡のうちの1/4近くの死亡が結核によって起こっているので，結核とHIVの両方の制御の努力が重要である[107]。

感染した患者から感受性のある接触者に，結核菌は飛沫化した粒子を介して伝播される。活動性の疾患に感染した人が咳をすると，生存している細菌を含んだ小さな粒子の噴霧が生じる。感受性のある接触者はこれらの菌の最小量を吸引することにより感染し，そして菌は肺の気道深くに入り込む。宿主の免疫系と結核菌の初期の相互作用は肺胞で起こる。ここでは肺マクロファージが貪食し，処理し，主要組織適合性複合体（major histocompatibility complex：MHC）クラスII分子とともにマイコバクテリアの抗原を提示する。

マイコバクテリア抗原とMHC分子の複合体が抗原特異性をもつCD4リンパ球に認識されると，CD4リンパ球はインターフェロンγ（IFN-γ）やIL-2を放出する。IFN-γはマクロファージを活性化し，マイコバクテリアに対する食作用を強化させる。しかし，マイコバクテリアは，マクロファージによる菌の崩壊に対する自身の防御機構をもっている[109,110]。活性マクロファージは，TNF-α[111]，IL-1[112]，IL-6[113]などの特定のサイトカインを放出する。これらは，感染部位へ免疫細胞をよび寄せ，感染症の広がりを壁で仕切る肉芽腫をつくる。この感染は，免疫能が低下して（例：HIVや栄養不良により）疾患が活動性になるまで，何年もの間，潜在性のこともある。

栄養不良と結核の関係は文献でよくまとめられている。この問題についてのいくつかの包括的な総説がある[108,114~117]。簡単に述べると，効果的な化学療法が施されない時には，肺結核は消耗と高い死亡率を特徴とする。低栄養と肺結核の関連は明白で，古代ギリシャでは*phthisis*（やせ衰えること），あるいは*consumption*（衰弱）として表現されていた。化学療法が現れる前の時代では，結核の治療に関する研究は大部分栄養治療に焦点があてられていた[118~121]。タラ肝油（ビタミンAとDが豊富）が広く結核の治療として受け入れられていた。そして，卵や牛乳などの高タンパク質食がしばしば推奨されてきた[115]。しかし，安価で効果的な活動性結核の薬物治療の出現で，薬物の体内での輸送や吸収が注目されるようになってきた。

全般的な栄養不良や特定の微量栄養素の欠乏が結核感染に対する免疫反応の障害をもたらし，活動性結核に進行するリスクを増大させる可能性がある。活動性結核は，ビタミンA，B群，C，D，Eおよびセレンなどの特定の微量栄養素の欠乏と関連がある[122]。結核におけるビタミンDの役割について再び注目されるようになってきた[109,123]。マクロファージなどの免疫細胞は，循環している25-OHビタミンDをさらに活性の高い形の1,25（OH）$_2$ビタミンDに変換する酵素を産生する。この1,25(OH)$_2$の形のビタミンDは，ビタミンD受容体（vitamin D receptor：VDR）の発現を増加させる。これは抗マイコバクテリアペプチドのカテリシジンの産生を増やす[109,123,124]。研究者は，ビタミンD欠乏による結核感染のリスクの増大はVDR依存性の抗マイコバクテリア活性の欠乏に関連していると仮定している。

栄養不良と結核の関係はよく知られているが，栄養の改善により結核が活動性になるのを抑制し，臨床のアウトカムを改善するかについての比較対照試験はほとんど行われていない。活動性の結核の治療が行われている人において，栄養サプリメントを与えたものと与えていないもの，あるいはプラセボ，食事指導を比較した無作為化臨床試験のコクランレビューは，高エネルギーサプリメントあるいは亜鉛やビタミンAを含んだ複数の微量栄養素の併用の体重増加への効果をみとめている。しかし，結核の他のアウトカムへの効果は全般的にはほとんど見られていない[125]。いくつかのエビデンスは亜鉛を除いた多数の微量栄養素のサプリメントにより，治療後1ヵ月で培養が陰性になったHIV陽性患者における1～8ヵ月間の喀痰培養検査で陽性の数を減らした[126]。さらに，亜鉛を含んだ複数の微量栄養素の補充により，HIVと結核患者の死亡率を下げる可能性がある[127]。これらの結果は他の集団で再現させる必要がある。

結論として，結核に対する栄養サポートの役割については，はっきりしたエビデンスは存在しない。結核の伝搬は貧困で栄養不良の集団において最も高いが，栄養不良の改善が結核の臨床経過のアウトカムを改善するかについてはまだ確かではない。

▶ヒト免疫不全ウイルス感染症

2009年には，世界で3,330万人の人がHIVに感染していると推測され，そしてこの年だけで260万人が新たに感染し，180万人が死亡している[128]。現在，生存しているHIV感染者のうち約半数が女性で，250万人が15歳以下の子どもである。HIV感染は，後天性免疫不全症候群（acquired immunodeficiency syndrome：AIDS）へと至る可能性のある進行性の免疫能の低下を起こし，治療しない場合は死亡する。HIVは以下の3つの主要経路により，人から人へ広がる。すなわち，性交渉，母から子どもへの感染，針や注射器などを共有する血液製剤，である。10%以上の意図しない体重減少が特徴の消耗性症候群は，高活性抗レトロウイルス療法（highly active antiretroviral therapy：HAART）の出現以前の1995年頃の先進国でHIV感染成人によく見られた。消耗症候群は，HAARTが手に入りにくいサハラ以南アフリカ，南アジア，東南アジア，および西洋のHIVの一部の患者で，いまだに高度に蔓延している

低栄養はHIV感染者における疾病の進行に重要な役割を果たしている[129]。HIVに感染している間，食欲不振，中枢神経系疾患，嚥下障害，嚥下痛（飲み込む際の痛み）により栄養摂取は影響を受ける[130]。食道カンジダ症は，HIV感染においてまれなことではなく，たいてい嚥下障害か嚥下痛を伴う。食物摂取量の減少は無症候性のHIV感染成人でも見られ，またかなりの体重減少を伴う[131]。1990年には，多くのHIV感染者は，少なくともB群複合体ビタミン，ビタミンE，亜鉛の推奨量を摂取しておらず[132,133]，HIV感染者の推奨量は高くすべきであると考えられている[134]。HIV感染を治療しないままでおくと，下痢や脂肪，炭水化物，ビタミンB_{12}の吸収不良がすべての感染の段階で生じる。クリプトスポリジウム，微胞子虫，サイトメガロウイルス，*Mycobacterium avium-intracellulare*は未治療のAIDS患者の下痢の主な原因で，高度の体重減少を起こ

IV

し，死に至ることがある[135)]。

HIV 感染のすべての段階で空腸，十二指腸の絨毛萎縮が見られ，陰窩の過形成をともなう場合も伴わない場合もある[136)]。腸の透過性の亢進が無症候性の HIV 感染者で起こり，HIV 感染の病気の進行や死亡のリスクを増大する[137~139)]。ヒト十二指腸の生検標本を用いた生理学研究では，上皮組織のバリアー機構の欠陥が示されている。このことは下痢を伴う HIV 感染者における，イオン，基質，水の受動的漏出が HIV 感染中の下痢の一因となること示唆する[140)]。1990 年代中頃，先進国における HAART の出現により，HIV 感染に見られる多くのより深刻な栄養上の問題は少なくなった。しかし，多くの HIV 感染者は発展途上国に住んでおり，これらの人には HAART の使用は限られている。

エネルギー必要量

2003 年 5 月，WHO は，この分野の専門家の技術的な会議の後で，生存している HIV 感染者のための栄養素の必要量の勧告を発表した[141)]。無症状の HIV 感染成人の安静時エネルギー消費量について発表されたデータの検討に基づいて，専門家委員会は，無症状の成人の体重を維持し，身体的にも活動的であるために，また無症状の子どもの成長を維持するために，必要エネルギー量を約 10%増やすべきと推奨している。WHO は，症状のある HIV 感染や AIDS では，成人の体重を維持するために 20～30%増やすように，また体重減少を示す子どもには正常の必要量より 50～100%増やすことを推奨している。これらの推奨が出て以来，他の 2 つの安静時エネルギー消費量の研究で，健常人に比べて未治療の HIV 感染者や AIDS 患者では 14～20% 高いことを報告している。しかし，これらの研究は両方とも研究対象者が非常に少ない[142,143)]。HAART を受けている HIV 感染者の安静時エネルギー消費量，そして必要エネルギー量は，よりばらつきが大きいと思われる[144~147)]。

微量栄養素の必要量

HAART 時代以前には，多くの HIV 感染リスクグループで微量栄養素の欠乏がかなり高い割合で見られることが報告されている[129)]。発展途上国では HIV に感染した妊婦[148,149)]，および児童[150)]にビタミン A 欠乏が広く見られた。2，3 の研究では，HIV 感染成人は健康な対象群と比較して血清ビタミン C 濃度が低いことが示されている[151)]。HIV 感染成人の多くは，高頻度にビタミン B_6[152,153)]，ビタミン B_{12}[154)]，葉酸[155)]の低値が見られた。鉄欠乏は，HIV 感染妊婦[156)]，女性の注射薬の使用者[157)]，子ども[158,159)]に見られた。血中亜鉛濃度の低値および欠乏症として矛盾しないセレンの低血清，あるいは低血漿が，HIV 感染成人で報告された[152,160,161)]。

栄養素は，それらのもつ抗酸化性や免疫機能といった役割を通して HIV 感染の病因に関係している。カロテノイドやトコフェロール，ビタミン C，セレンといった抗酸化栄養素は，それらと活性酸素中間体と核内転写因子 κB（NF-κB）との相互作用から HIV 感染の病因に関与していると考えられる。NF-κB は，炎症性の急性期応答に関わるタンパク質の転写のプロモーターである。また，NF-κB は HIV-1 の転写に関わっている。そのため，抗酸化物質は活性酸素中間体への作用および活性酸素種と NF-κB との相互作用，HIV 発現のその後のアップレギュレーションにより HIV 感染による病因に関わっている可能性がある。ビタミン A は，T 細胞および B 細胞の成長と機能，抗体応答，呼吸器，胃腸，尿生殖器などの粘膜上皮の維持において中心的役割を担う[162)]。亜鉛は，成長，発達，好中球，マクロファージ，ナチュラルキラー細胞，T リンパ球および B リンパ球の機能に関して重要な役割を果たす[163)]。

観察研究では，ある種の微量栄養素欠乏は HIV 感染期の罹患率および死亡率の上昇に関連があることが示されている。血清あるいは血漿ビタミン A の低値は，HIV 進行を加速し[164)]，死亡率の上昇[165)]，子どもの成長不良[166)]と関連する。血清ビタミン E の高値は AIDS 進行リスクの低下と関連があった[167)]。ビタミン B_{12}の欠乏は AIDS 進行のリスクを高めるとされている[153)]。血清亜鉛の低値は胸腺の分泌機能の低下[168)]と HIV による疾患の進行[164,169)]に関与している。血清または血漿セレン濃度の低下は，AIDS 進行リスクの上昇，高死亡率に関与している[170~172)]。

2003 年に出された WHO の報告も，HIV を感染している人たちに対する微量栄養素の推奨必要量が書かれている[114)]。その時には，推奨量（RDA）より多くの微量栄養素の摂取を推奨する無作為化比較対照臨床試験による科学的なエビデンスがほとんどなかった。それ以後，成人の HIV 患者における複数の微量栄養素の補充についていくつかの臨床試験のデータが発表された[173~180)]。このうち最も早期の，そして大規模な研究であるタンザニアの HIV に感染している妊婦の試験で，プラセボに比べてマルチビタミンの補充では，妊娠中および出産後に T 細胞数が大幅に増加し，出産の結果も良好で（胎児死亡や出産時の低体重の減少）[181)]，さらに妊娠中の体重増加が改善する[182)]などいくつかの良好な結果が得られた。さらにこれらの女性を数年間にわたって経過を観察し，複数の微量栄養素の補充が，T 細胞数，ウイルスの量，HIV の進行，全般的な生存率に有益であることを認めた[173)]。これらの試験の参加者のさらなる解析で，微量栄養素が母親の体重減少[183)]，母親と子どものヘモグロビン量[184)]，さらに母親の抑うつや生活の質（QOL）[185)]などに良好な効果が得られた。

2003 年以降に報告された他の臨床研究は規模がかなり小さく，また地理的に異なった地域（東南アジア，アフリカ，アメリカ）で，異なる特徴の集団（もとの微量栄養素の欠乏状態が異なるなど）で行われ，また複数の微量栄養素の異なる混合物や量で行われた。そのため，一般的な結論を導き出すのは困難である。これらのうちのいくつかの試験は，妊娠女性[179)]で，他は結核の混合感染している人[176,177)]を対象に行い，抗レトロウイルス薬により治療されている集団で行われた研究[180)]はたった 1 つであった。したがって，これらの試験の結果がまちまちであることは驚くべきことではない。2 つの試験で複数の微量栄養素の補充が CD4 の数を改善することを報告している[175,180)]。3 つの試験では，死亡率を減らした[174,176,180)]。しかし，このうちの 2 つの試験では，この低下は特定の亜集団のみにみとめられている[174,176)]。これらのほとんど試験における観察期間は 1 年以内であるので，微量栄養素補充の長期間の効果については不明である。

結論としては，臨床試験からのいくつかのエビデンスは多種類の微量栄養素の補充はある集団の HIV に感染している人には有益である可能性があることを示唆している。しかし，これらの試験は主に，HIV 感染者に抗レトロウイルス薬がほとんどあるいはまったく手に入らない時代に行われた。現在，多くの資源が少ない国の HIV 感染者も，抗レトロウイルス薬が手に入り始めた。そのため，この変化にあわせて，HIV 感染の予後に対する微量栄養素補充の効果を再評価する必要がある。さらに，これらのほとんどの試験は高用量の多種類の微量栄養素を使用し，また試験に参加した人の基礎にある微量栄養素の状態を測定していなかったので，種々の条件下における HIV 関連のアウトカムを改善するために，効果が出る最小量や最も効果的な量がいくらであるかは不明である。

まとめ

栄養不良の原因は複雑で，食物，社会，健康，治療実施に関わっている。UNICEF は栄養不良の原因の論理的枠組みとして，緊急（個人レベル），背景（世帯，家族のレベル），基礎（社会的レベル）に分類した[186]。栄養不良児は感染に対する免疫が低下し，より重症で，高頻度に発病しやすい。下痢などは食欲を減退させ，栄養素の吸収能を低下させ，栄養素の喪失を促進するがゆえに，さらなる栄養不良と感染へと悪循環は続いていく。世帯レベルでの問題点は，食物の安全な確保にある（すなわち，家族全員の健康を適切に保証するのに，十分な質と量の安全な食物の入手方法）。食物の質と量とは，タンパク質，エネルギー，微量栄養素の必要量を満たすべきある。食物入手の方法は，財政的，社会的，物理的な入手方法に依存しうる。栄養不良と感染の密接な関係がわかれば，世帯レベルでの衛生に影響を与える因子（例：清潔な水，下水設備）は栄養不良に影響を与えるであろう。母や子に対する不適切な世話もまた，世帯での栄養不良の根本的原因をなしている。母乳の欠如あるいは，早期の母乳中止，安全で高品質な補足食品の欠如，下痢の子どもへの食物や水分を与えないこと，不適切なテーブルでの食物の分配，個人の衛生観念の欠如，予防接種を受けないなど，これらは家庭レベルでの具体的な栄養不良の根本的原因となっている習慣の例である[186]。社会的レベルにおいては，低い女性の地位，不十分なヘルスサービス，職がないこと，貧困が栄養不良の背後にある原因となっている。

UNICEF による栄養不良の原因のための論理的枠組みは，感染症による罹患および死亡の減少のため，複合的に各段階への介入を提案している。そして，これらの施策は道路や下水設備の改善，母親への教育，予防接種などから，強化食物や微量栄養素の添加に及ぶとしている。

（Alice M. Tang, Ellen Smit, Richard D. Semba／中屋　豊 訳）

101 食品添加物，汚染物質と天然毒物：安全な食品供給の維持

食品は化学物質の複雑な混合物と見なすことができる。本書に一貫して述べられているように，これらの化学物質の多くは生命を維持するために必要な栄養素である。しかし，食品中にはまた多くの非栄養素も存在する。これらの非栄養素成分，すなわち食品添加物，食品汚染物質，食品加工誘発性毒物，ならびに天然に生じる毒素のいくつかは，ある特定の曝露環境下では毒性があるが，典型的な曝露環境下では毒性は示さない。食品汚染物質と天然に生じる毒素は，有害になりやすい化学物質の例である。食品加工誘発性の毒物は，ある種の加工条件下，特に加熱処理によって生じる。加工処理は食品の貯蔵寿命を延長し微生物による危害を防御するので，加工誘導性毒物の発生は，古典的な危害度対有益性の問題である。食品添加物のうち，ある種の食品栄養素成分もまた特定の曝露環境下では有毒となる可能性があり，これらの状況のいくつかは本章で例としてあげられている。しかし，そのような事態は主に，従来の食習慣で一般的な量を摂取したためではなく，むしろ栄養素が添加物や栄養補助食品（サプリメント）として利用された時に起こる。ここ数十年で，食品毒性学の科学は，食品中の様々な化学物質によってもたらされるリスクを理解し評価するためのアプローチとなっている。

食品毒性学は，食品由来化学物質の安全性について判定するための基礎を確立しようとする科学として定義されるであろう[1]。1500年代にParacelsusによって説かれた毒性学の中心公理には，以下のように述べられている。「すべてのものは毒である。用量によってのみ，ものは毒でなくなる」。すなわち，食品中のすべての化学物質は——それが天然物であろうが合成物であろうが，生来のものであろうが外来のものであろうが，あるいは添加されたものであろうが——栄養素も含め，潜在的には毒性がある。たいていの食品由来化学物質は，典型的な曝露環境下では有害ではない。なぜなら，従来の食事として摂取される個々の食品由来化学物質の用量は，傷害を引き起こすのには不十分だからである。いかなる特定の食品由来化学物質においても，それへの曝露によってもたらされるリスクの度合いは，用量，期間，および曝露の頻度，またアレルギーの場合は個人の感受性の程度によって定義される。多様な食事を適度な量摂取することが良い影響をもたらすという古来の知恵は，大部分の消費者をあらゆる害から守る。非日常的な食事は時に，一般的な曝露環境下では安全だと考えられている化学物質から毒性反応をもたらすことがある。

食物に対する急性の有害反応とは，特定の食物や食物由来成分への曝露後数時間～数日のうちに引き起こされる有害反応のことである。急性の食物由来中毒は通常，症状の急な発症を引き起こす。しかし，慢性的食品由来中毒は，長期の曝露では症状がよりゆっくりと現れるため，診断がつきにくい。食品関連の中毒は食品中の化学物質によって引き起こされるが，食品を構成する化学物質は毒性に関して非常に多様である。すべての消費者が大部分の食品中の毒物に対して感受性を示す。本章では食品に見られる様々な種類の化学物質（栄養素添加物を含む食品添加物，工業的および天然に生じる食品汚染物質，食品加工誘発性毒物，および天然由来毒物として分類されうる非栄養素成分）に焦点をあて，それぞれのケースにおいて実例を示す。

食品添加物

食品には，栄養素も含めた非常に多くの化学物質が，多様な実用上の利益を与えるために意図的に添加されている（**表 101.1**）。数千もの食品添加物が存在するが，その多くはかなり少量で使用されている。食品添加物はアメリカにおける規制状態に基づいて分類することができる。すなわち，(a) 一般的に安全と認識されている（generally recognized as safe：GRAS）成分，(b) 香料と抽出エキス，(c) 直接食品添加物［訳注：米国で食品に直接添加できる物質として認可されているもの］，および (d) 色素添加物（着色料）である。食品添加物は意図的に食品に添加され，注意深く安全性を評価されている。食品添加物は一般的に，標準的な曝露環境下では毒性はない。

アメリカにおいて，GRAS成分とは，食品医薬品および化粧品（Food，Drug，and Cosmetic：FD & C）法の最新版が1958年に執行される以前には一般的に使用されていた食品成分のことである。1958年のFD & C法は，新規に開発されたいかなる食品添加物に対しても米国食品医薬品局（FDA）による承認を必須としたが，一方で多くの添加物に見られる安全な長い使用歴を承認した。例えば，スクロース（ショ糖），食塩，ブチルヒドロキシトルエンや香辛料など600を超える化学物質がFDAのGRASリストに記載されている。多くの栄養素成分もまたGRASリスト上にある。GRASリストに記載されている一般的な食品成分の大部分は，1958年以前には広く使用されていた。法的な立場から見ると，GRAS成分は実際には添加物ではないが，消費者がその区別をすることはほとんどない。GRAS成分は1958年以前には一般的に使用されていたが，だからといって必ずしもこれらの成分のすべてに対してしっかりした毒性データが存在するわけではない。例えば，食事中のナトリウム濃度と高血圧に関連する懸念は1958年よりずっと後に生じたが，食塩やその他のグルタミン酸ナトリウムなどのナトリウム含有成分は，この科学的情報が得られるようになる以前にGRASリスト上に置かれていた。GRAS成分の安全性を精査することが1958年以来行われており，いくつかの場合において，それらの毒性に対するわれわれの情報の欠落が確認され修正された。FDAが消費者に対する有害性のエビデンスを得た場合，該当する物質や，物質の問題となる使用法をGRASリストから取り除くことができる。

表 101.1　食品添加物の分類

酸味料	酢酸
凝結防止剤	ケイ酸マグネシウム
抗菌剤	安息香酸ナトリウム
抗褐変剤	亜硫酸ナトリウム
抗酸化剤	ブチル化ヒドロキシアニソール
乳化剤	レシチン
栄養素	アスコルビン酸
捕捉剤	クエン酸
安定化剤	グアーガム
香辛料	シナモン
オレオレジンとその抽出物	フェンネル油
香料	酪酸エチル
酵素	グルコースイソメラーゼ
人工着色料	FD & C 黄色 5 号
天然着色料	アナトー
甘味料	スクロース
非栄養素甘味料	アスパルテーム

香料と抽出エキスは食品添加物全体のうち大きな割合を占めている。米国食品香料製造者協会（Flavor and Extract Manufacturers Association：FEMA）は，承認された香料と抽出エキスのリストを保持している。FEMA はまた，そのリストに記載されている化学物質の安全性を評価する責任がある。実質的に，FEMA リストは香料と抽出エキスに対する GRAS リストである。1,000 を超える化学物質が FEMA リストに記載されているが，これらの化学物質と抽出エキスのいくつかは今では使用されていない。

直接食品添加物は，1958 年以来 FDA によって承認されている新しい食品添加物のカテゴリーである。現実的には，新規食品添加物は近年ほとんど承認されていない。新しい食品添加物に対する FDA の承認を得るためには，広範で費用のかかる安全性データが必要である。非栄養性甘味料であるアスパルテームは，アメリカ（および他の多くの国）で使用されている最も注目すべき直接食品添加物の 1 つである。アスパルテームは数年前にある一定の使用のための非栄養性甘味料として承認され，この新しい添加物の消費量はかなりのものになっている。より最近では，ノンカロリーの脂肪代替物であるオレストラが，油で揚げたチップスのような一定の使用に対して承認された。アスパルテームとオレストラは，食品添加物としての承認を得るために必要な毒性情報を獲得する費用をかける価値があるほど，使用量が大きいと期待される物質種の例である。

色素添加物は FD & C 法の別則で規制されている。新規の人工色素添加物は，新規の食品添加物が承認されるのとほぼ同じ手続きで FDA によって承認されなければならない。いくつかの色素添加物は，慢性毒性発症の可能性が懸念されたため 1958 年以降禁止された。わかりやすい例は FD & C 赤色 2 号で，アメリカでは禁止されているが，カナダやその他の国では許可されている［訳注：日本では食用赤色 2 号として許可されている］。反対に FD & C 赤色 40 号は，アメリカでは許可されているがカナダでは禁止されている［訳注：日本では食用赤色 40 号として許可されている］。

われわれが利用する食品において，添加物の存在に関連するリスクの程度は，いくつかの理由からかなり低いといえる。第一に，たいていの食品添加物への曝露レベルは，特に香料成分においてはかなり低い。さらに，食品添加物を口から摂取した場合の毒性は，特に急性毒性に関しては，極めて低い傾向にある。それでも多くの添加物のうち，サッカリン，チクロやその他を含むいくつかの食品添加物について，慢性毒性に対する一定の懸念が生じている。それでも食品添加物に関連するリスクが低いとするもう 1 つの理由は，多くの添加物において安全性が確立されているためである。多くの食品添加物に関して実験動物による安全性評価が行われている。このような場合には，これらの食品添加物の毒性が十分理解されているので，曝露量を有害になりうる投与量よりもずっと低いレベルに制限することができる。一方，食品中に天然に生じる化学物質の毒性はしばしば知られておらず，ある曝露条件では有害となりうる環境が存在しないとは確実にはいえない。その他の食品成分，特に GRAS 成分については，実験動物を用いた古典的な毒性評価が常に完全に行われたわけではないとしても，安全に使用してきた長い歴史がある。

ある種の食品添加物の安全性には疑義が唱えられている。いくつかの例では，疑念は実験動物における弱い発癌性のエビデンスに向けられている。FD & C 赤色 2 号やチクロなどのいくつかの添加物は，このようなエビデンスが得られた結果，禁止された。サッカリンに対しては警告表示が要求されている。発癌性に加えて，う蝕や異常行動反応における砂糖の影響，喘息におけるグルタミン酸ナトリウムの影響，頭痛，その他の行動や神経反応におけるアスパルテームの影響，および胃腸の不快感におけるオレストラの影響などの他の懸念も生じている。そういった懸念は，アスパルテームと頭痛や，喘息におけるグルタミン酸ナトリウムなどの急性毒性から，サッカリンと膀胱癌や，う蝕における砂糖などの慢性毒性までの範囲にわたる。本章ではこれらの問題すべてに詳細な記述はできないが，こういった主張の多くに疑問が提されており，まだ議論の余地があることを認識しておくべきである。

いくつかの実例が以降に論じられる。それらの例には，ある曝露条件下で急性疾病を引き起こしたいくつかの食品添加物が含まれる。こういった中毒は通常その添加物の過剰摂取か，その添加物に対して異常な程度の感受性をもつ個人が摂取したか，いずれかの結果として起こる。消費者や食品加工業者による食品添加物の誤使用もまた場合によって有害な状況をつくりだす。サッカリンについては，慢性毒性への懸念が存在する添加物の例として簡潔に論じる。チクロや FD & C 赤色 2 号を含む多くのその他の例は，慢性毒性の懸念として引用される。

▶ソルビトールとヘキシトール類

ソルビトールと様々な他のヘキシトール（六炭糖アルコール）は，一般的に用いられる代替甘味料である。これらのポリオール性食品添加物に関連した，ダイエット用食品による下痢は，食品添加物の過剰摂取により生じる中毒のわかりやすい例である。ヘキシトールとソルビトールは，ダイエット食品に広範に用いられる甘味料である。ヘキシトールとソルビトールは，特にう蝕にならないキャンディやチューインガムにおいて一般的に見られる。これらの糖アルコールは砂糖ほど簡単には吸収されないが，一度吸収されれば砂糖と等しくカロリーを有する。吸収が遅い

IV

ので，これらの甘味料は過剰量摂取されるようなことが起こると浸透圧性の下痢を引き起こしうる。消費者が1日あたり20g以上これらの甘味料を摂取した症例が報告されている[2,3]。ヘキシトールおよびソルビトールの食品中使用レベルは多様であるが，ある例では，短期間に12個の飴の摂取で36gのソルビトールが供給され，結果として下痢を生じた[2]。

▶亜硫酸塩

亜硫酸塩（メタ重亜硫酸ナトリウムおよびカリウム［訳注：二亜硫酸ナトリウムおよびカリウムともいう］，重亜硫酸ナトリウムおよびカリウム［訳注：亜硫酸水素ナトリウムおよびカリウムともいう］，亜硫酸ナトリウム，二酸化硫黄）は何年もの間，食品添加物として広く使用されてきた。亜硫酸塩は，抗菌剤，酵素的および非酵素的褐変の阻害剤，漂白剤，そして生地改良剤などとして，いくつかの重要な実用的機能を付与する。亜硫酸誘導性喘息は，人口のわずかな割合の人だけを苦しめる食品添加物に対する感受性を示す例としてよく立証されている。

▶タートラジン（FD＆C黄色5号）

タートラジンはFD＆C黄色5号としても知られる，認可された人工食用色素である［訳注：日本では食用黄色4号として許可されている］。この着色料は何年もの間食品と医薬品に幅広く使用されてきた。タートラジンは，消費者のうち感受性の高い一部の人に見られる有害な副作用（喘息と慢性じんましん）に関連する色素添加物である[4]。しかし，亜硫酸誘導性喘息における状況とは違って，喘息と慢性じんましんの誘発に対するタートラジンの関連性については議論の余地がある。いくつかの研究では因果関係を示しているが，他の研究では因果関係は見られない[5]。喘息と慢性じんましんは双方とも，予想できない時に再発する傾向のある症状を伴う慢性疾患である。いくつかのタートラジンの臨床試験では，タートラジン投与の前に鍵となる医薬品の被検者への投与が中止された。これらの研究は注意深く計画されていたとはいえず，タートラジンの投与，あるいはその医薬品の投与中止のいずれの理由によっても喘息やじんましんの再発が，起こりうる。タートラジンに対する計画不十分な臨床試験が多すぎることから，いくつかのグループでは，タートラジンは実際には喘息も慢性じんましんも誘発しないという結論に達した[5,6]。

▶オレストラ

オレストラは食品添加物としての承認を比較的最近になって受け，脂肪代替品として使用することができる［訳注：日本国内では承認されていない］。オレストラはほとんど吸収されず代謝もされないため，脂肪を用いた同様の製品から通常得られるカロリーを供給しない。しかし，オレストラの使用は肛門漏洩を含む，急性の胃腸の不快感に関わっている[7]。こういった不調の明白さと重篤度はいくらか論議となる問題であるものの，特定の消費者だけが影響を受けるようである[8]。多くの消費者が時として食後の消化管疾患を経験することは明白であるため，このような不調と特定の成分とを関連づけることはかなり困難である。

▶サッカリン

サッカリンは，アメリカにおいて食品への使用を認可された最初の非栄養性甘味料の1つであった。高用量のサッカリンは実験動物において膀胱癌を引き起こすことが示された[9]。しかし，ヒトでは一般的により低いレベルでこの成分を摂取することから，これらの結果をヒトにそのままあてはめることに対しての論争が活発化した。その結果，典型的な摂取レベルでのサッカリンのヒトに対する発癌性は高く見積っても疑わしい程度として，サッカリンはアメリカの市場に残されることとなった。しかし毒性データとの関連性が不確実であるにもかかわらず，サッカリンが実験動物において癌を引き起こすことが知られていることを示す警告表示はサッカリン製品上に残されたままである。

栄養食品添加物

ビタミンやミネラルなど多くの食品添加物は，栄養機能を供給する。これらの機能は広く，そしてそれにふさわしく，有益なものだと見なされているが，栄養素であっても有害作用に関連する可能性はある。栄養素は化学物質であり，すべての化学物質はある用量では毒性を示すので，栄養素も曝露条件によっては毒性作用を示しうる。実際，米国国立科学アカデミーの医学研究所が作成した食事摂取基準の最新版では，多くの普遍的な微量栄養素に対して許容上限量（tolerable upper intake level：UL）が与えられている[8]。微量栄養素の毒性に関するデータはしばしば不十分ではあるが，栄養素の摂取レベルが上昇すると，ある種の状況では明らかに有害である。例えば，ホッキョクグマのレバーを多量に食している北極探検家においては，ビタミンAの多量摂取は有害であった[10]。しかし，これは（非典型的な食品を除く）食品の摂取が栄養素の毒性の原因となった非常にわずかな例の1つであろう。より一般的には，栄養補助食品の利用や，添加物として使用した時の不適切な添加によって濃度が上昇した場合のみULを超える可能性がある。

▶ナイアシン

ビタミンB群の1つであるナイアシンの過剰摂取は，特に顔と上半身の皮膚において，ほてり，掻痒，湿疹，および熱っぽさや温感などの急性発症を引き起こしうる[11]。胃腸の不快感を訴える患者もいる[12]。ライ麦ベーグル[12]あるいはコーンミール[13]をつくるために使われた小麦粉にナイアシンが過剰に強化されたことが中毒の大発生を引き起こした。これらの発症は，食品原料の容器の表示が不正確な，あるいは不適切であったため生じた。このような有害作用を誘発するのに必要なナイアシンの量は，推奨量（recommended dietary allowance：RDA）の少なくとも50倍である[12,13]。ナイアシン中毒の症状は急性で自然に治り，後遺症をともなわない。

▶ビタミンA

前述のホッキョクグマのレバーの例に加えて，ビタミンAの毒性はその他の，より慣習的ではあるが同時にあさはかな食事の選択によってもまた例証される。大部分をチキンレバーペースト，ニンジンピューレ，牛乳，およびビタミンサプリメントで構成された食事を与えられた双子の乳児におけるビタミン A 中毒が報告された[2]。どうやら，この乳児の母親が市販のベビーフードを信用しなかったことが，こうした食事を与え始めた理由であったらしい。この食事を摂取して数週間後，乳児は嘔吐し，皮膚に湿疹を発症し始めた。より栄養バランスの正常な食事が開始されると症状は消えた。乳児に対する RDA の 1,500～4,500 IU/日に比べて，この食事のビタミン A とカロテンの推定摂取量は 44,000 IU/日であった。

故意の食品混入物

ここまで，所定の規制当局によって食品への添加が認可されている成分について述べてきた。もちろん，食品への添加がみとめられておらず，安全性試験がこれまで行われていない化学混入物や，あるいは長期にわたる安全な使用歴が存在する化学混入物であっても，違法にそして無節操に添加することはかなり有害となりうる。いくつかの著しい事態として引き合いに出せるものには，数十年前にスペインで起こった有毒油症候群と，より近年の例としては中国における調製粉乳とペットフードへのメラミンの混入などがある。

▶有毒油症候群

1980 年代初頭にスペインで，表示もなく違法に市販された料理用油の摂取に起因する 10,000 以上の患者と 300 人以上の死者を出した流行病が引き起こされた[14,15]。この不法な料理用油は植物源と動物源両方の油を含んでいた。しかし，それらの油のいくつかは変性しており，食品としての使用よりむしろ工業的使用を意図したものだった。油に含まれた原因毒物は不明のままであるが，変性過程で生じる脂肪酸アニリドが少なくとも原因の一部であろうと疑われている[16]。

この病気の臨床所見には多くの臓器系が含まれていた[16]。病に侵された人は，はじめに発熱，寒気，頭痛，頻脈，咳，胸の痛みおよび掻痒を経験した。身体検査によって，様々な皮膚の発疹，脾腫大，全身性腺腫大が示された。おそらくは毛細血管の透過性増加に起因して，肺の浸潤が病人の 84％に示された。疾病中期は，発症後第 2 週から観察され，摂食後第 8 週まで続いた。中期には消化器系症状，主に腹部の痛み，吐き気，および下痢が優勢であった。この段階では，臨床検査において 42％の患者に顕著な好酸球増加症が見られ，高濃度の免疫グロブリン E（IgE），血小板減少症，異常な凝集パターン，および異常酵素を伴う肝機能不全のエビデンスが示された。一部の患者は黄疸になり，多くでは肝腫大が見られた。疾病後期は，はじめは神経筋疾患および関節疾患の併発を特徴とし，症例の 23％でこの症状が見られた。疾病後期の症状は，疾患が発症した 2 ヵ月後に始まった。その後この疾病後期にある人は，脈管炎と強皮症様症候群を発症した。病に侵された人は強い筋の痛みと浮腫，進行性の筋の虚弱を訴えた。筋萎縮が明白に見られた人もいた。神経系の合併症には，深部腱反射低下，感覚脱失，異常感覚を伴っていた。神経筋の虚弱のために呼吸器系の問題が発症し，肺高血圧と血栓塞栓症へと進行した。強皮症様の症状として，レイノー（Raynaud）現象，乾燥症候群，嚥下障害，および皮膚のコラーゲン肥厚によって引き起こされる拘縮が見られた。血管病変はすべての臓器で見られ，明らかに内皮の増殖と血栓によるものであった。発症後期のすべての患者は抗核抗体をもち，多くは平滑筋と骨格筋に対する抗体を有していた[17]。これらの病態的および臨床的特徴は，この病気の自己免疫的な調節機能と一致した。詳細な原因物質とその作用機序が明確に特定されていないため，同様の環境が存在すればこの重篤な流行病は再び起こりうる。また，その毒素が他の食物に少量でも存在するか，それによって他の臨床的状況が生じたり悪化させるかどうかは不明である。

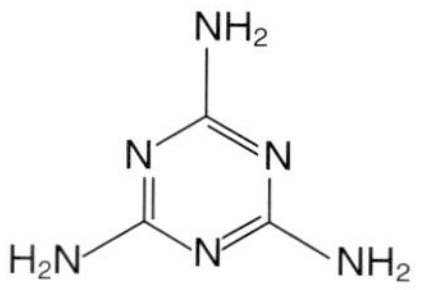

図 101.1　メラミンの構造。

▶メラミン

メラミン（2,4,6-トリアミノ-1,3,5-トリアジン〈**図 101.1**〉）は，プラスチック，接着剤，織物，難燃剤を製造するために使用される工業化学物質である。数年前，中国にてペットフードと乳児用調製粉乳を含む乳製品に対して，これらの製品中の「見かけの」タンパク質量を増やすためにメラミンが意図的に添加された[18,19]。メラミンは，しばしば食品中のタンパク質量を評価するために使用される窒素定量のためのケルダール法（Kjeldahl method）やデュマ法（Dumas method）において，強い陽性の結果を生じる。2007 年に，中国製の小麦グルテンにメラミンが混入され，その小麦グルテンはその後ペットフードを製造するために使用された。北アメリカの多くのペットが，メラミンとその関連物質であるシアヌル酸によって汚染されたペットフードを摂取した結果，腎毒性に襲われた[18]。メラミンとシアヌル酸が同時に摂取されると，メラミンシアヌレートの結晶が腎細管中に容易に形成され，急性の腎不全を引き起こす。腎不全の結果として数え切れないほどのペットの猫と犬が死亡した。その後 2008 年に，中国製の調製粉乳とその他の乳製品にメラミンが混入していることが発見されたが，シアヌル酸はこの事例では検出されなかった。中国の多数の乳児と幼児が 294,000 人もこの汚染食品に影響され[19]，50,000 の入院と少なくとも 6 人の死者を出すこととなった。ペットフードの症状のように，腎毒性が主徴であった。明らかに，メラミン単独でも一定の条件下では腎細管中に結晶形成を促し腎石症を引き起こしうるということである。

食品汚染物質

潜在的に有害な化学物質は，天然の汚染物質，農業用化学物質，工業汚染物質，および食品加工誘発性汚染物質など，様々な供給源から食品を汚染する。天然汚染物質としては，カビ由来マイコトキシン，海藻由来フィコトキシン，そして微生物毒素が含まれる。その他の汚染物質は，人工的で実用的な用途を有するが，食品中に生じることは意図されていない物質である。

▶農業用化学物質（農薬）

多くの異なる化学物質が近代農業活動において使用されている。これらの農薬の残存は生鮮食品や加工食品において起こりうる。連邦規制当局はこのような化学物質の安全性を評価し，植物性食産物や食料生産動物に対するそれらの使用を規制し，監視している[2]。農薬の主要なカテゴリーには，殺虫剤，除草剤，殺菌剤（抗真菌剤），肥料，そして抗生物質などの動物用医薬品が含まれる。

殺虫剤

殺虫剤は，食物に対して害虫を制御するために適用される。殺虫剤はいくつかの主要なカテゴリーに分けられ，有機塩素化合物（ジクロロジフェニルトリクロロエタン〈dichlorodiphenyltrichloroethane：DDT〉，クロルダンなどで，そのうちの多くは現在使用中止），有機リン化合物（例：パラチオンやマラチオン），カルバメート化合物（例：カルバリルやアルジカルブ），植物性化合物（例：ニコチンやピレツラム），および無機化合物（例：アーセニカル）などがある。

たいていの食品中では殺虫剤は極めて低レベルの残留しか見られないことから，食品中の残留殺虫剤は，特に急性基準においてはとりたてて有害ではない。確かに，殺虫剤の多量投与はヒトに対して有毒となりうる。有機リン剤やカルバメート剤などは神経毒である。それらはコリンエステラーゼ阻害剤で，シナプス神経伝達を妨害することによって作用する。食品中の残留殺虫剤のリスクの程度はいくつかの理由で低くとどまっている。すなわち，(a) 曝露度合いが非常に低いこと，(b) ある種の殺虫剤はヒトに対してはあまり有毒ではないこと，(c) ある種の殺虫剤は環境中で迅速に分解されること，(d) 多くの異なる殺虫剤が使用されていることにより特定の1種類の殺虫剤に対する曝露が制限されること，である[1]。

食品に対する殺虫剤の適正な使用に起因した急性の食中毒事件は極めてまれである。農薬中毒症状の大部分は農薬の誤使用の結果として生じたもので，貯蔵や輸送中の食品汚染，砂糖や塩などの一般的な食品成分と誤認したことによる食品調理での農薬使用，穀類に対する農業活動において使用を意図していなかったものの誤使用などがある[20]。

アルジカルブ中毒は，農薬に関連した急性の食中毒発症の最も代表的な例の1つである。ある注目に値する事例として，1985年にアメリカ西海岸でスイカからのアルジカルブ中毒の大発生が起こった[21]。スイカへのアルジカルブの使用は，スイカの可食部に過剰濃度のアルジカルブが濃縮されることになるため違法である。この事件では，いくつかの農家がアルジカルブを違法に使用し，その結果，消費者の発病と，商品リコールおよび何千ものスイカの破棄をまねくことになった。この大発生は全部で1,373件の発症報告を含み，そのうち78%がアルジカルブ中毒の可能性が高い例あるいは可能性がある例として分類された[21,22]。そういうわけで，この事例は北アメリカで最もよく知られている農薬中毒の大発生となっているのである[21,22]。アルジカルブはまた，その他いくつかの食中毒大発生に関係している。それらの事例においては水耕栽培キュウリの摂取が関係していた[22,23]。アルジカルブ中毒症状には，吐き気，嘔吐，下痢，めまい，頭痛，かすみ目，平衡感覚の喪失など，軽度の神経徴候がある[21~23]。

食品中の殺虫剤残存の結果として生じる慢性中毒は，長年にわたり関心を集めている[24]。例えば，DDTは動物の発癌物質として知られている。このようなヒトの健康に対する懸念と環境蓄積の潜在力から生じるさらなる懸念があるため，多くの有機塩素殺虫剤は使用が禁止されているか，非常に制限された条件においてのみ使用が許可されている。このような懸念があるものの，食品における低残存量の殺虫剤がヒトの消費者に発癌リスクをもたらすというエビデンスは特に強いわけではない。

トウモロコシやジャガイモなどいくつかの重要な作物が，昆虫に耐性をもつように遺伝子操作されるようになってきている。これらの遺伝子組換えされた昆虫耐性作物は，*Bacillus thuringiensis*（Bt）由来の天然に存在する殺虫タンパク質毒素を産生する新規の遺伝子を含んでいる。Bt毒素は有機農業において何十年も使用されてきた。遺伝子組換え作物によって産生されるBtタンパク質は徹底的に調べられ，ヒトが消費してもかなり安全なようである[25]。

除草剤

除草剤は，農作物に対し雑草の成長を制御するために用いられる。除草剤の分類には，塩化フェノキシ化合物（例：2,4-D），ジニトロフェノール（例：ジニトロオルトクレゾール），ビピリジル化合物（例：パラコート），置換尿素（例：モヌロン），カルバメート（例：プロファム），およびトリアジン（例：シマジン）がある。

大部分の環境では，食品中に残存する除草剤は消費者にいかなる害も及ぼさない。食中毒事故が食品作物への除草剤の適正な使用の結果として起こったことはない。除草剤の残存による害がないことは，曝露レベルが低いこと，除草剤のヒトに対する毒性程度が低く，植物に対して選択的に毒性を示すこと，および多くの異なる除草剤が使用されることでいかなる特定の除草剤に対しても曝露量が制限されることと関連している[2]。大部分の除草剤は，単にそれらが植物に選択的に有毒であるために，ヒトに対してはほとんど害を引き起こさない。ビピリジル化合物は例外である。ダイコートやパラコートなどのビピリジル系除草剤は，非選択的でヒトに対してかなり有毒である。これらのビピリジル除草剤は，その毒性作用を肺に対して及ぼす傾向がある[26]。しかし，ビピリジル化合物の不適切な使用に起因する食中毒事故は起こったことがない。

殺菌剤（抗真菌剤）

殺菌剤は，食用作物におけるカビの増殖を減少させるために使用される。重要な殺菌剤の分類には，カプタン，フォルペット，ジチオカルバメート，ペンタクロロフェノール，および水銀化合物がある。曝露量がかなり低いこと，たいていの殺菌剤は環境に蓄積しないこと，および殺菌剤は典型的にはそれほど有害ではないことから，食品に由来する殺菌剤によるリスクは非常に小さい[2]。水銀化合物やヘキサクロロベンゼンなど，いくつかの例外が存在する。水銀系殺菌剤は，貯蔵中のカビの増殖を防ぐ目的で，種子用穀粒を処理するためにしばしば使用される。これらの種子用穀粒は，典型的にはピンク色に着色され，消費用ではなく播種用である。しかし，特に飢饉の時には，消費者は種子用穀粒を食べようとする。これまで，これらの処理された種子用穀粒を食し水銀中毒を発症した例がある[20]。いく例かの重篤な発症では，結果として死に至った。より一般的には，軽度の症例が引き起こされる。水銀中毒の軽症例では，腹部痙攣，吐き気，嘔吐，および下痢といった胃腸系症状と，先端疼痛やかゆみなどの皮膚症状が現れる[20]。

ヘキサクロロベンゼンは，有史以来最も規模の大きな農薬中毒の大発生の1つを引き起こした。トルコで1955～1959年にわたり，種子用穀粒を播種せずに消費したことにより3,000人以上の人がこの事故により中毒を発症した[27]。この時は，ヘキサクロロベンゼンが種子用穀粒を処理するために使用されていた。症状はかなり深刻で，10%の死亡率と，晩発性皮膚ポルフィリン症，潰瘍化皮膚傷害，脱毛症，ポルフィリン尿症，肝腫，および胸腺肥大症を伴った[27]。

肥料

肥料は，典型的に窒素とリン化合物を組み合わせたものである。窒素肥料は土壌中で硝酸と亜硝酸に酸化される。硝酸と亜硝酸はともに，大量に摂取された場合はヒトに対して有害である[2]。乳児は特に硝酸/亜硝酸中毒にかかりやすい[2]。肥料は，たいていの典型的な状況において，消費者に対してあってもごくわずかのリスクしか与えない。しかし，ホウレンソウなどある種の植物は，過剰に肥料を与えた畑で育てられた場合，有害なレベルの硝酸を蓄積することがある[28,29]。亜硝酸は硝酸よりも有毒なため，硝酸還元性の微生物がこれらの食物に増殖してしまうと，状況はさらに悪くなる。他の例として，ニンジンジュースの不適切な貯蔵が硝酸還元性微生物の増殖を許し，結果として製品中に有害レベルの亜硝酸が蓄積したことがある[30]。低用量では，症状として顔面と四肢のほてり，胃腸の不快感および頭痛があり，より高用量ではチアノーゼ，メトヘモグロビン症，吐き気，嘔吐，腹部痛，失神，および死が引き起こされうる[26]。亜硝酸の致死量は，成人ではおよそ1gと見積もられている[28]。

動物用医薬品と抗生物質

食料生産動物は，様々な動物用医薬品，特に抗生物質で治療される可能性がある。適切に使用されれば，食品中への残存は通常かなり低い。動物用医薬品や抗生物質が適切に使用された結果として急性の食中毒事件が引き起こされたことはない[2]。それでも動物用医薬品の使用に対する懸念は生じる。最たる例の1つにペニシリンがある。これはヒトと同様動物の健康のためにも使用される共通の抗生物質である。本来の人間の医療に使用すると，ペニシリンにアレルギー反応を示す消費者もいる。食料生産動物に使用した場合にも，残存するペニシリンにアレルギー反応が起こる可能性が疑われている。しかし，食品中に見られる非常に低レベルのペニシリン残存に対するアレルギー反応が起こる可能性はかなり低い[31]。

▶包装資材や容器から移行する化学物質

食品はしばしば，便利さ，貯蔵安定性，そして微生物因子からの保護のために包装される。これらの包装と容器もまた化学物質を含んでおり，ある種の環境では化学物質が包装資材から食品の可食部へと移行することがある。包装資材から食品や飲料へと移行する化学物質は，通常は重篤な危険性を示さない。プラスチックの原料モノマー（単量体），可塑剤，安定剤，印刷インクやその他を含む様々な化学物が食品中に移行するが，そのレベルは非常に低い。包装資材から食品へ移行するビスフェノールA（bisphenol A）の有する潜在的な慢性毒性に対しては，懸念が生じている[32]。ビスフェノールAに加えて，鉛，亜鉛，スズおよびその他の重金属残留物の包装資材や貯蔵容器から食品への移行も，長年の懸念となっている[33]。ある種の包装や容器に酸性食品を保蔵することにより，これらの有害な重金属を食品中へ浸出させる結果となる。

ビスフェノールA

ビスフェノールAは，哺乳瓶や水の容器をつくるために使われるポリカーボネート樹脂や，ソフトドリンクやビール用の缶の内表面処理に使われるエポキシ樹脂の製造を含む，プラスチックの製造に使用されるモノマー（単量体）である。ビスフェノールAの残留物は，ビスフェノールAを含む容器に保蔵された食品や飲料中に移行することがある[33]。米国国家毒性プログラム（National Toxicology Program：NTP）は，現在の曝露レベルにおいて，胎児，乳児，小児の脳，行動，前立腺に対し有害作用をもたらすいくらかの懸念が存在することを示している[32]。そのような曝露レベルに関連するリスクの大きさに関してかなり議論が存在するが，曝露された成人に対してはいかなるリスクについてもほとんど懸念は存在しない。こうした議論にかかわらず，ビスフェノールAに対する曝露の程度を下げるための努力がなされている。

鉛

鉛に対する環境からの曝露は重大な公衆衛生上の懸念である。しかし，食品経由の鉛曝露は，環境由来の鉛曝露全体の中では常に比較的中程度の寄与にとどまっている。鉛でハンダづけした缶からの鉛の移行は，かつては多少の懸念材料であった。しかし，アメリカでは鉛でハンダづけした缶を使用から漸次撤去することに完全に成功した。現在では，鉛汚染の主要な問題は，酸性食品や飲料と接触しうる陶器に対する鉛ベースの釉薬やガラス製品への鉛ベースの塗料が時折使用されることから生じている。鉛は，神経系，腎臓および骨に影響を与えることがよく知られた毒物である。

スズ

食品貯蔵のための金属缶は典型的にブリキ（スズ）板を使用して製造されている。これらの缶は，酸性食品や飲料に対して使用される時は内部表面が塗装素材で裏打ちされている。トマトジュースやフルーツカクテルなど酸性の食製品に対する非塗装缶の不適切な使用は，急性スズ中毒の症例をもたらした[34]。スズはあまり吸収されないので，む

IV

くみ，吐き気，腹部痙攣，嘔吐，下痢および頭痛などが主要症状として，酸性製品消費後 30 分〜2 時間の間に起こる[34]。

亜鉛

酸性食品や飲料を亜鉛メッキの容器に不適切に保蔵すると，急性亜鉛中毒を引き起こすことがある[33,35]。事例として，フルーツパンチやトマトジュースに関わるものがある[33]。亜鉛は潜在的な催吐剤である。亜鉛中毒の症状は，口腔，咽頭，および腹部の過敏症，吐き気，嘔吐，めまい，そして失神である[2]。

▶工業用化学物質

工業汚染物質や環境汚染物質は，時として食品中へと移行する可能性を有する。たいていの環境ではかなり少なく，健康の観点からはとるに足りない残存量が見出される。まれに，このような化学物質が有害なレベルで食品供給に入り込むと，しばしば，健康と経済的観点の両面から壊滅的な結果を伴う。少数だが顕著な例が，この問題の潜在的な大きさを示している。

ポリ塩化ビフェニル類とポリ臭化ビフェニル類

ポリ塩化ビフェニル（polychlorinated biphenyl：PCB）類とポリ臭化ビフェニル（polybrominated biphenyl：PBB）類による食品汚染は何度か起こっている[2]。PCB と PBB は環境中でかなり残留性がある。これらの化合物は脂溶性のため，様々な有機体（生命体）の脂肪貯蔵部に蓄積する傾向がある。したがって，その濃度はしばしば食物連鎖の上位に向かって増大していく。PCB と PBB は工業使用に由来する有毒な汚染物質と見なされている。PBB は一般的に難燃剤として，PCB はしばしば変圧器油として使用される。PCB と PBB は食品中の急性毒物としては特別に心配ではない。しかし，それらは脂溶性のため体からの排出が遅く，食品中のこれらの汚染物質への曝露による慢性作用が懸念される。PBB は，アメリカ史上最も悪名高い，工業的汚染事故の 1 つに関与していた[36]。この事故ではミシガン州における家畜飼料への偶発的な汚染が関わっており，多くの乳牛とそれらの牛乳を処分する結果となった。この事故が健康に与えた影響は不確かなままであるが，経済的な衝撃はかなりのものであった。PCB は，食品の工業汚染の中で最も悪名高い国際的事例の 1 つである日本における汚染米ぬか油が関与したヒトでの発症例の原因となった[37]。PCB は油を脱臭するために使用された熱交換器から漏出した。結果として生じた症候群は，日本人によってカネミ油症とよばれた。カネミ油症は，塩素挫瘡，失神，四肢のしびれ，まぶたのむくみ，目やに，浅黒い皮膚の色素沈着，そして肝臓傷害によって特徴づけられた[37,38]。急性症状は 0.5 g という低曝露レベルにおいても明白に見られた。毒性作用は犠牲者の多くで慢性的であり，曝露後 8 年以上もの間続いた。遷延性症状には塩素挫瘡，生理不順，疲労感，頭痛，発熱，咳，消化器障害，そして末端のしびれなどがある[37,38]。このような事故は周期的に起こり続けているが，幸運なことにカネミ油症事例において経験したような人的犠牲は出ていない。変圧器の漏出が PCB による飼料汚染の原因となり，鶏，卵そして卵を含む食製品の処分に至った事例がある[2]。

水銀

水銀中毒によって引き起こされた水俣病は，工業汚染物質によって食品汚染が起こったもう 1 つの古典的な例である。症状の発現は何年にもわたって生じた。原因は 1953〜1960 年代初頭に水俣湾の海岸に位置する企業が水銀含有廃棄物を湾内へ捨てていたことであった。湾では堆積物中の微生物により無機水銀が高い毒性をもつメチル水銀へと変換された。無機元素としての水銀は消化管から吸収されにくいが，メチル水銀を含む有機水銀化合物はより効率よく吸収されるので，食品汚染物質としてより有毒である。湾内の魚はメチル水銀で汚染された状態になり，消費者はこの魚を食べたことで発病した。1,200 例以上の水銀中毒が水俣湾の魚の消費者に起こった[39]。症状は，ふるえやその他の神経毒作用，腎不全などである。

メキシコ湾原油流出

2010 年に，メキシコ湾において破損した油田からの大量の原油流出が起こった。メキシコ湾は海産物の宝庫である。石油化学物質の残留が海産物に影響を与える可能性に対する懸念から，海産物の収穫は一時的に停止された。疾病については何も報告されていないものの，この環境破壊は消費者の不安と経済的困窮を駆り立てた。このように，工業汚染物質による食品汚染に対する単なる脅威でさえも，混乱を起こさせうるのである。原油流出後の海産物のリスク/安全性を評価するための多くの試みが行われている[40]。

▶天然の汚染物質

汚染物質はまた，様々な天然のすべで食品供給に入り込む。微生物毒素，カビからのマイコトキシン，そして海藻からのフィコトキシンがこれに関連した例である。

微生物毒素

病原性微生物は，典型的に感染により食品由来疾病を引き起こす。発症機序には，細胞や組織への侵入，増殖，そして細胞傷害と炎症や重要な生理過程の妨害の結果としてもたらされる症状が関与する。感染性微生物はそのものが食品の汚染物体と見なされているが，本章では化学物質である汚染物質に焦点をあてているため，生きている微生物である感染性病原体については触れない。

いくつかの微生物は毒素産生性であり，摂取される前に食品中に外因性毒素を産生する。これらの微生物においては，微生物が加工や調理中に死滅したとしても，残った毒素を摂取することで疾病過程が引き起こされる。微生物性毒素による中毒の最たる例はブドウ球菌エンテロトキシンとボツリヌス毒素である。

ブドウ球菌エンテロトキシンは，*Staphylococcus aureus* の一種によって食品中に産生される[41]。*S. aureus* は，10〜45℃のような一定の条件下で食品中に増殖し，増殖中にエンテロトキシンを産生する。摂取されると，これらのタンパク質性エンテロトキシンは 1〜6 時間という急速な発症時間のうちに吐き気と嘔吐を引き起こす。ブドウ球菌の食中毒は，アメリカにおいて食品由来疾病の最も一般的な種類の1つである。症状を誘発するには，μg レベルという低用量のブドウ球菌エンテロトキシンで十分である[41]。9種の異なる（しかし構造的に関連した）エンテロトキシンが，様々な菌種の *S. aureus* によって産生されるものとして同定されている[41]。エンテロトキシンは分子量 25,000～29,000 Da の小さいタンパク質で，小腸に存在する未同定なある部位と結合し，脳の嘔吐中枢に信号を伝達する。エンテロトキシンはたいていのタンパク質よりも消化に対して安定であり，かなりの熱抵抗性を有する。この理由により，ブドウ球菌による食中毒はしばしば，*S. aureus* を増殖させてしまうような不適切な貯蔵の後に調理された食品に関連している。

ボツリヌス毒素は強力な神経毒素であり，*Clostridium botulinum* によって嫌気性条件下で食品中に産生される[42]。毒素形成は不適切な加工が行われた缶詰食品中で起こる。商業的な缶詰工程は，この生菌とその芽胞を破壊することが想定されているため，缶詰製品の貯蔵中に芽胞が発芽，生長し，毒素を産生することはない。7つの毒素型が様々な菌種の *C. botulinum* によって産生されることが同定されているが，A型，B型，E型が最も一般的に食品由来疾病に関連している[42]。ボツリヌス毒素は分子量約 150 kDa のタンパク質である[42]。この神経毒素はシナプスでのアセチルコリン放出を阻害し，これにより末梢神経系に影響を与える。ボツリヌス毒素は，ヒトにおいて知られる中で最も強力な毒素である。臨床症状は毒素への曝露後 12～48 時間後に発症し始め，失神，めまい，そして時々吐き気と嘔吐を伴う口腔乾燥が生じる。神経症状として，かすみ目，嚥下障害，失語症，骨格筋弱化などが続く。症状は最終的に，呼吸麻痺へと進展し，死に至る。*C. botulinum* の栄養細胞とボツリヌス毒素は熱によって容易に破壊されるが，*C. botulinum* の芽胞は耐熱性である。したがって，芽胞は不適切な加熱加工では生き延び，適した嫌気性条件下で発芽し増殖する[42]。乳児ボツリヌス症は関連疾病の1つである。乳児ボツリヌス症では，競合する腸内細菌が定着しボツリヌス菌の芽胞の発芽と増殖に抵抗するようになる前の幼いうちに，芽胞が消化器系へ入る[42]。*C. botulinum* は腸管内で増殖し，そこで毒素産生が起こり，重篤な病状が生じる。ハチミツは乳児食において，より頻繁に見られる芽胞源の1つである[42]。

食品中で増殖した微生物によって産生された毒素に関して，他にもいくつかの例が存在している。(a) 温帯魚中毒に主に関連するヒスタミン[43]［訳注：数種のヒスタミン産生菌が見つかっている］，そして (b) *Bacillus cereus*（セレウス菌；しばしば食品由来の疾病を引き起こしうるもう1つの芽胞形成微生物）によって引き起こされる下痢と嘔吐症状[44]，などである。

マイコトキシン

マイコトキシン（カビ毒）は，多くの異なる食品に増殖可能な非常に多様なカビによって産生される[45]。最初にマイコトキシンが認識されたのは，カビの生えた動物飼料を摂取した家畜の観察結果に発する。マイコトキシンのヒトに対する作用は明確には立証されていないが，多くはヒトに対しても有害である可能性がある。アフラトキシンとフモニシンを主な例として，以下に論じる。

Aspergillus 属カビは何種類かのマイコトキシンを産生することが知られているが，アフラトキシンが最も有名な例である[45]。アフラトキシンは，しばしばピーナッツとトウモロコシを汚染するカビである *A. flavus* と *A. parasiticus* によって主に産生される。豆類とシリアルにおいては，アフラトキシン B と G を含む，いくつかの種類のアフラトキシンが特定されている。アフラトキシンに汚染された穀類や油糧種子を摂取した乳牛は，アフラトキシン関連物質であるアフラトキシン M を牛乳中に放出することが知られている。アフラトキシンは強力な発癌物質であり，特に肝臓に作用する[45]。ヒトでの発癌におけるアフラトキシンの役割は不確かなままであるが，既知の動物性発癌物質の中でも最も強力なものである。

Fusarium 属のカビは，トリコテシン，フモニシン，およびゼアラレノンなどの多くの異なるマイコトキシンを産生する[45]が，ここではフモニシンを取り上げる。フモニシンは，主に *F. verticillioides* といくつかのその他の *Fusarium* 種によって産生される[45]。これらのカビは様々な穀類と大豆を汚染するが，特にトウモロコシが問題である。フモニシンは，馬白質脳軟化症という，脳の白質における広範な壊死によって特徴づけられるウマの致死性神経毒症候群に関連づけられる[45]。フモニシンはげっ歯類の発癌物質として知られている[46]。ヒトに対する作用は未知のままであるとはいえ，フモニシンによる穀類の低レベル汚染はかなり一般的なようである。

藻類毒素（フィコトキシン）

海藻にはある種の潜在的に有害な物質を産生する能力がある。およそ 4,000 の既知の海洋性プランクトンのうち 60～80 種が潜在的に有害な異常発生を引き起こすことができる[47]。これらの毒素は貝類や魚類に摂取され，結果として有毒となりうる魚介類が発生することになる。これらの海藻毒素は食物連鎖をより小さな生物から大きな生物へと移行していき，したがって最大の生物が時として最も毒性が高い。しかし，すべての場合において，環境中で有毒な海藻を摂取する機会をもつ魚と貝類だけが有毒である。いくつかの急性疾病がこのような海産物と関連している。その例として，シガテラ中毒，麻痺性貝毒，記憶喪失性貝毒，そしてテトロドトキシン中毒を以下に論じられる[48～50]。

シガテラ中毒

シガテラ中毒は，毒性渦鞭毛藻を捕食した魚を摂取した結果として生じる。シガテラ中毒は世界的な基準で見て，化学的病因による食性病害の原因として，おそらく最も多い。この食性病害はカリブ海地域と太平洋地域の大部分を通じて一般的であるが，魚の流通が進歩したため現在では世界中で遭遇する[49,50]。アメリカでは，この疾病はフロリダ，ハワイおよびバージン諸島で最も頻繁に起こっている[49]。ハタ，レッドスナッパー（フエダイ），バラクーダ，アンバージャック，キングフィッシュ，サワラ，マヒマヒ，スズキ，クロハギ，およびウナギなどの温帯地域の珊瑚礁や海岸地域に生息する魚が最も一般的に原因となる種類であるが，多くの異なる魚種が関与しうる[49]。これらの魚は，有毒な海藻プランクトンからの毒素を獲得したより小さな魚を捕食することによって（複数の）毒素物質を獲得する[49]。渦鞭毛藻のいくつかの種がシガテラ中毒に関わる型の毒素を産生することができるようであるが，最も重要なものの1つは *Gambierdiscus toxicus* である[49,50]。

いくつかの毒素がシガテラ中毒に関わっているようであるが，主要な毒素はシガトキシンとして知られる分子量1,112の脂溶性のポリエーテル化合物である[50]。シガトキシンはイオノホアとしての性質を有する[50]。これらの毒素は魚の肝臓と内臓に蓄積するが，十分量が筋組織へも入り込み，結果としてこれらの魚を摂取したヒトにシガテラ中毒を引き起こす[49]。毒素は熱安定性であり，したがって加工や調理作業によっては影響されない[49]。

シガテラ中毒の症状は多様である。これはおそらく，この症候群において複数の異なる渦鞭毛藻と複数の異なる毒素が役割を果たすためである[49]。胃腸と神経での徴候が優勢な症状である[49,51]が，いくつかの症例では胃腸の症状が優勢であり，一方，その他の症例では神経症状が優勢である[51]。胃腸の異常には，吐き気，嘔吐，下痢，および腹部痙攣性腹痛がある。神経症状には，異常感覚，特に口周囲部分と末端の錯感覚，掻痒，めまい，筋虚弱，倦怠感，頭痛および筋痛がある。温感と冷感の特有の反転が全患者の約65%に見られる[51]。重篤な症例では，神経徴候はせん妄，掻痒，呼吸困難，徐脈，および昏睡へと進行する[51]。多くの患者は数日～数週間で回復する。しかし，治療は難しいこともあり心血管虚脱によるいくつかの死亡例が見られている[51]。

麻痺性貝毒

麻痺性貝毒は，アサリ，イガイ，ザルガイおよびホタテガイのような，有毒の渦鞭毛藻を捕食して有毒となった軟体動物門の貝類を摂取した結果として生じる[49,52]。麻痺性貝毒は世界中で毎年2,000のヒト症例が発生していると見積もられている[52]。有毒渦鞭毛藻類の3つの属である，*Alexandrium*，*Gymnodinium*，*Phyrodinium* が関わっている[52]。有毒渦鞭毛藻の異常発生はかなり散発的なので，大部分の貝は異常発生の時期の間だけ有害となる[49]。たいていの貝類では，毒素は渦鞭毛藻の異常発生が終わった後数週間のうちにそれらの全身から排出される[49]。しかし，アラスカハマグリなど数種では毒素を長期間保持しているようである[49]。サキシトキシンとして知られる神経毒素は麻痺性貝毒に関与する原因物質である[49,53]。サキシトキシンは神経膜のナトリウムチャネルに結合し，遮断する[49,53]。加工調理は，貝中に存在する熱に安定なサキシトキシンの毒性には何の作用もしない[49]。サキシトキシンは神経伝達を遮断するので，強力な神経毒素である。麻痺性貝毒の症状として，口唇，舌，指先の刺痛感としびれを伴い，続いて脚，腕，首のしびれ，運動失調，めまい，よろめき，眠気，失語症へと進行するろれつの回らない会話，発疹，発熱，そして呼吸器と筋肉の麻痺が起こる[49]。呼吸不全による死が，摂取量に依存して，通常2～12時間のうちにある程度の頻度で引き起こされる[49]。解毒剤は知られていないが，被害者が疾病の最初の24時間を生き延びられれば，予後はよい[49]。

記憶喪失性貝毒

記憶喪失性貝毒はカナダでの大発生の結果，1987年に最初に認識された[54]。プリンスエドワード島由来のイガイの摂取が関連したこの大流行は，100症例以上に関わり，少なくとも4人の死者を出した[54,55]。あるプランクトン藻類が，大流行時にプリンスエドワード島の隔離された地域で大発生しており，毒素の発生源として関係づけられ[56]，これは現在では *Pseudo-nitzschia* 属と同定されている。ドーモイ酸は，神経興奮性アミノ酸であり，この時の毒素として同定された[57]。記憶喪失性貝毒は，胃腸症状と変わった神経性異常によって特徴づけられる[54]。胃腸症状は，通常疾病の開始後最初の24時間で生じる吐き気，痙攣性腹痛，そして下痢がある。神経症状は48時間以内に開始されるが，重篤で普通に生活できないような頭痛，錯乱，短期記憶の喪失，そして数例では発作と昏睡が見られた。死亡しなかった重篤罹患患者では記憶障害と運動性あるいは感覚運動性ニューロパチー（末梢神経障害）や軸索変性症など，長い神経性後遺症を経験した[55]。

テトロドトキシンあるいはフグ毒

テトロドトキシン中毒もまた海産物に関連した疾患である。しかし，テトロドトキシンは海藻によって産生されたものというよりも，微生物に産生されたものらしい。フグ中毒は主に日本と中国で発生するが，これは世界的に見てフグが頻繁に消費される主要地域であるためである[58]。30種以上のフグが世界中で見つかっているが，大部分の種は有毒とは考えられていない[49]。最も危険なフグは ***Fugu*** 属に属し，これらの魚は日本と中国では美味だと考えられている[58]。フグは英語で pufferfish（ふくれる魚），また時には blowfish（吹く魚）とよばれる。フグの毒素は，テトロドトキシンとよばれる強力な神経毒素である[49]。長年の間，この毒素は魚自体によって産生されていると考えられていた。より最近になって，新しいエビデンスにより，海洋性微生物が毒素の本来の発生源であることが示唆された[59]。テトロドトキシンはサキシトキシンのように耐熱性で，神経細胞膜のナトリウムチャネルを遮断することで作用する[49]。テトロドトキシン中毒の症状は通常，指，爪先，口唇，および舌の刺痛感とともに始まり，吐き気，嘔吐，下痢，そして上腹部痛が続く[60]。治療しなかった症例では，致死率は約60%である[60]。テトロドトキシンは，フグの肝臓，内臓，そして白子（魚精）に蓄積する。可食部の筋肉を摂取する前に魚を注意深くきれいにすることが，テトロドトキシン中毒に対する予防策として必須である[49]。テトロドトキシンはかつて単一の化学物質であると考えられていた[49]が，現在では *Alteromonas*，*Vibrio* やその他の種に属する多様な微生物が，効力が異なる様々な，しかし関連した形のテトロドトキシンを産生できることがみとめられている[58]。テトロドトキシン中毒は主に ***Fugu*** 属の魚に関連しているが，同一ではないとしても同様な毒素が，イモリ，カエル，海洋性巻貝，タコ，カニ，ヒトデおよびその他の海洋生物種に生じる[61]。

食品加工誘発性毒物

食品加工誘発性の毒物はある種の加工条件下，特に加熱処理によって生じる。加工処理は食品の貯蔵寿命を延長し，微生物による危害を防御するので，加工誘発性毒物の発生は古典的な危害度対有益性の問題といえる。食品加工誘発性毒物のいくつかの例として，ヘテロサイクリック芳香族アミン，ヒドロキシメチルフルフラール，終末糖化産物（advanced glycation end product：AGE），ニトロソアミン，そしてアクリルアミドが，食品工場と同様に家庭でも一般的に使われる食品加工や貯蔵により生じる。高濃度の炭水化物とアスパラギン残基を含む食品を加熱加工する間に起こるアクリルアミド形成は広範囲にわたって研究されており，このことは食品加工誘発性毒物の典型例となる。

▶アクリルアミド

アクリルアミド（2–プロペンアミド）は，製紙工業と織物工業で使用されるポリアクリルアミドとアクリルアミドの共重合体を製造するためや，廃水処理の凝集剤，土壌改良剤として，そしてダムの基礎，トンネル，下水管建設のための充填剤として使用されている，無色無臭の結晶性固体である[62,63]。食品とアクリルアミドとの関連は，死んだ魚，麻痺した牛，そして1990年代後期にスウェーデンの鉄道トンネル工事の作業員に見られた神経毒症状について，研究者が調べている時に見出された。アクリルアミド重合体はトンネルの密封剤として使用されていて，この密封剤のうちのいくらかが近隣の小川に流れ込んで地元の水が汚染された。研究者は高濃度のアクリルアミド–ヘモグロビン付加体を近隣のトンネル作業者，魚，牛から見出したが，汚染水に曝露されていなかった魚や牛に見られたバックグラウンドレベルに比べて，汚染水に曝露されていなかった人におけるこれら付加体のバックグラウンドレベルがより高く見出された[63]。このことは研究者を，調理された食品はヒトに対するアクリルアミド曝露のもとになりうるのかどうか，という疑問へと導いた。この疑問を調べるために行われた最初の動物実験では，標準食を与えられたラットよりもフライ調理した餌を与えられたラットのほうがアクリルアミド–ヘモグロビン付加体濃度が高かったことを見出した[64]。この研究以降，世界の規制当局のいくつかが，当局とは無関係の研究者らと同様に食品中のアクリルアミド濃度を分析し報告した。フライドポテト，ポテトチップス，朝食シリアル，クッキー，淹れたコーヒー，パンとトースト，そしてパイとケーキが，アメリカの食事におけるアクリルアミドを最も高濃度で含む食品である[65]。

アクリルアミドは，調理食品中での好ましい色，フレーバー（風味），アロマ（香り）形成を引き起こすメイラード（Maillard）反応の間に食品中に生じる。アクリルアミドは上昇した温度（120℃以上）と低湿条件のもとでアミノ酸であるアスパラギンとグルコースやフルクトース（果糖）のような還元糖の間の反応によって形成される。最も高濃度のアクリルアミドは揚げ物，焼き物，炙り物の食品中に見られ，一方，ゆで物や電子レンジ調理した食品の中には形成されない[66]。アクリルアミドは消化管で迅速に吸収されて生体全体に分布し，そこで代謝されてグリシドアミドとよばれる，アクリルアミド曝露による遺伝毒性作用の原因だと考えられている反応性エポキシドを形成する[63]。アクリルアミドはまた，動物モデルにおいて神経毒性と発癌性を示し，国際癌研究機関（International Agency for Research on Cancer：IARC）はアクリルアミドをカテゴリー2Aの発癌物質（おそらくヒトに対して発癌性がある）に分類することとした。いくつかの疫学研究は食物源からのアクリルアミドの経口曝露とヒトでのいくつかの種類の癌の発生との間の関係を調べた。しかし，これらの研究のいずれも因果関係を立証することはできなかった[63]。

天然毒素

天然に生じる汚染物質に加えて，食品の天然構成成分もある種の曝露環境下では有害である。酵母，植物および，時には動物も，様々な天然に生じる毒素を有害なレベルで含む可能性がある。もちろん，このような酵母，植物および動物は食品として摂取されるべきではないが，偶然に，あるいは意図的に摂取されることもあり，結果として食性病害が生じる。有毒種の範囲外であるその他の多くの植物と動物であっても，その食品を標準的な量摂取していればヒトに対してはおそらく有害とはならないレベルの天然由来毒素を含んでいる。しかし，このような食品とそれらの天然由来毒素を異常なほど多量摂取することにより有害となりうる。ある種の植物中の天然由来毒素は，消費される以前に食品の加工や調理の間に不活性化あるいは除去されるが，このような加工と調理を実践することを守り損ねると，結果として食性病害を引き起こす。

有毒動物

急性中毒を引き起こす動物種はほとんど存在しないが，数種の有毒魚とその他の海洋動物の存在が知られている[67]。フグは最も多く引用される例であるが，現在では，フグに含まれる毒素は実際には微生物によって生じるものと考えられている[58]。動物組織や畜産製品は，異常に大量摂取しない限り，少なくとも急性基準では一般的に有害ではない。もちろんこの説明は，コレステロールと飽和脂肪酸に関わる栄養学的懸念は考慮に入れていない。コレステロールと飽和脂肪酸を慢性的に過剰消費すると，潜在的に健康に害を及ぼすと考えられているが，これらの物質は一般的には毒素とは見なされない。実際，動物組織と畜産製品は天然由来毒素をほとんど含んでいない。最たる例は前述したビタミンAである[2,10]。牛乳は時々有害物質を含んでいることがあるが，それは典型的には乳牛が有毒植物を摂取した後に牛乳へ分泌される汚染物質である[68]。卵白中のタンパク質であるオボムコイドは，トリプシン阻害剤であるが，この活性は調理によって減弱される[69]。軟体動物門の貝はヒ素化合物を含んでいるが，典型的には特に有害であるとは見なされないレベルである[70]。これらにさらに付け加えるような例は，見つけるのが困難である。

有毒植物

動物とは対照的に，非常に多数の有毒植物が天然に存在する[71]。古典的には，敵に毒を盛るために毒セリとワルナスビのような植物が使用された。商業的供給源から食品を購入する消費者は通常，有毒植物の摂取を避けられる。しかし，中毒は野生から自分の食料を収穫する人の間で毎年生じる[72]。例えば，ある老夫婦が彼らの家を取り囲む森で集めた材料からハーブティーを調理した後に死亡した。彼らはキツネノテブクロをコンフリーと間違ってしまったのである。キツネノテブクロは強力な心毒性物質であるジギタリスを含んでいる[73]。もう1つの例は，砂漠のサバイバルコースのチームメンバーが，シロバナヨウシュチョウセンアサガオを一部使って調理されたサラダを食べた後に死亡した[72]。シロバナヨウシュチョウセンアサガオは，アトロピンを含むトロパンアルカロイドを含んでいる。アトロピンは強力な抗コリン作用を有し，トロパンアルカロイドを含むシロバナヨウシュチョウセンアサガオや他の植物を摂取した人は神経毒作用に苦しむことになる。ジギタリスとアトロピンはどちらも有用な薬剤であるが，薬物として管理されていない量を天然源から摂取すると致死的になりうる。このような例はまだ他にもたくさんあげられる。

商業的供給源から購入した植物性食品はめったに急性中毒を引き起こさない。しかし，時として例外が存在する。よく調査されたある事例では，アリゾナでメキシコ系アメリカ人集団に販売された市販のハーブティーが，よく知られた有毒植物である *Senecio longilobus* で汚染されていた[74]。そのハーブティーは gordolobo yerba（マレイン茶）とよばれ，幼児の疝痛，ウィルス感染，および鼻づまりを治療するために推奨されていた。この有害な茶を摂取した幼児やそれ以外の人の数はわかっていないが，6人の幼児が死亡した。この茶は1.5%の乾燥重量に相当するピロリジジンアルカロイドを含んでいて，死亡した幼児の1人は4日間にわたって66 mgのアルカロイドを摂取したものと見積もられた。*Senecio* 属植物は，ピロリジジンアルカロイドとして知られる，急性と慢性症状をどちらも引き起こす化学物質群を含んでいる[75]。慢性的な低用量投与は肝癌と肝硬変を生じさせる[75]。汚染されたハーブティーに関連した急性症状には，腹水，肝腫大，静脈閉塞性肝疾患，腹部痛，吐き気，嘔吐，頭痛および下痢が含まれた[74]。死亡した幼児は肝不全に罹患していた。

ハーブティーによる発症には急性中毒の症状も現れたが，ピロリジジンアルカロイドはまた，より少量を長期間にわたって摂取すると慢性中毒も引き起こす[75,76]。長期の低用量摂取によって，何ヵ月，あるいは何年にもわたって少しずつ増えていく不可逆的な肝臓傷害を伴って，肝臓に対する作用が蓄積する。最終的に，肝硬変と肝癌がピロリジジンアルカロイドによる慢性中毒の主要な所見となる。いくつかのピロリジジンアルカロイドは，実験動物においてよく報告されている発癌物質である。潜在的な発癌性を有するピロリジジンアルカロイドを低濃度含むハーブ製品を，生涯にわたって摂取した場合に見られる発癌リスクは知られていない。例えば，多くのハーブティーは一般的に，急性基準では一般的に有害ではない低濃度のピロリジジンアルカロイドを含んでいる。例として，コンフリー（*Symphytum officinale*）は典型的に，ピロリジジンアルカロイドであるシンフィチンを含め，総アルカロイド量として0.003～0.02%を含んでいるが，これは急性疾病を引き起こすには明らかに不十分である。コンフリー茶の慢性摂取が肝癌の発症リスクを有意に増加させるかどうかは知られていない。毒性の程度が様々である何千ものアルカロイドが植物組織に生じることが知られている[76,77]。いくつかは，*Senecio* 属中のピロリジジンアルカロイドのように非常に有害であるが，一方で，その他のものはより有害性が低い。いくつかの一般的に摂取される植物食品は，標準的な消費量では急性毒性があるとは見なされない量のアルカロイドを含んでいる。コンフリー茶はその一例である。

ある場合には，植物由来食品は，標準的な摂取量では急性毒性を示さないものの，その食品を多量摂取すると有毒になりうる用量で天然由来毒素を含んでいる。例えば，ジャガイモのソラニンとチャコニン，ホウレンソウとルバーブのシュウ酸，カビで悪くなったサツマイモのフラン化合物，そしてリママメ，キャッサバや多くの果実種子中の青酸配糖体が含まれる[76]。非常に多くの想定例があるため，ここでは例として青酸配糖体を示す[78]。青酸配糖体は，食品の貯蔵と加工の間に起こる酵素反応や胃酸と接触することによって青酸を遊離する。野生品種のリママメは高濃度で潜在的に有害な量の青酸配糖体を含むことがあるが，商業品種のリママメはこれらの青酸配糖体を，100 gのリママメ（湿重量）あたり青酸（シアン化水素酸）収量として10 mgとなるくらいの最少量しか含んでいない。ヒトに対する青酸の経口致死量は0.5 mg/kgなので，体重70 kgの成人は35 mgの青酸を摂取しなければならず，これは少なくとも350 gのリママメを摂取する必要のある量である。このような摂取レベルはほとんどありえないもので，商品用に収穫されたリママメの摂取に由来する青酸中毒によるヒトの疾病は報告されていない。野生の様々なリママメはより多量の青酸配糖体（青酸として100 g中に300 mgまで）を含んでいる。その他にもまた，青酸配糖体の植物源が存在する。アフリカと南アメリカでは，青酸中毒はキャッサバの摂取によって生じた[78,79]。これらの地域では，他の食品が欠乏するため，キャッサバが時々大量に摂取される。急性の青酸中毒はまた，果実種子の摂取からも生じ[80]，これにはジャムやワインをつくる間にフードプロセッサー中で果実とともに種子がすり潰された場合が含まれる。青酸中毒の症状には，末端のしびれとめまい，精神錯乱，混迷，チアノーゼ，単収縮，痙攣，昏睡および死が含まれる[78]。

場合によっては，植物性食品は生で食べると有害であるが，加工や調理によって食品の安全性が確実になる。このような状況では，植物の毒性成分は加工や調理の間に不活性化や除去される。例えば，生の大豆にはトリプシン阻害剤，レクチン，アミラーゼ阻害剤，サポニン，および様々な抗ビタミン剤が含まれる[81]。幸運なことに，これらの毒性物質は大豆を加熱したり発酵させたりしている間に不活性化される。これらの毒性物質が除去されなかったり不活性化されないと，食性病害が引き起こされる。例えば，生のインゲンマメは，一般的に調理の間に不活性化されるレクチンを含んでいる。イギリスでは，インゲンマメを完全に調理することの重要性を認識していなかった移民が，調理途中のインゲンマメを摂取し，レクチンによる吐き気，嘔吐，腹部痛および血性下痢を起こした[82]。

有毒キノコ

キノコはしばしば有毒であり，野生のキノコを収穫するのは危険な作業となりうる。キノコ中毒の事故は世界中で毎年起こっている[83]。有毒キノコは様々な天然由来有毒物質を含んでおり，グループⅠからⅥに分類することができる[84]。

グループⅠの毒素は最も有毒である。グループⅠ毒素にはアマトキシンとファロトキシンが含まれる。アマトキシンはシロタマゴテングタケ（*Amanita phalloides*）によって特徴的に産生される。急性アマトキシン中毒は 3 段階で生じる。第一段階では，腹部痛，吐き気，嘔吐，下痢および高血糖がキノコ摂取後 6〜24 時間で発症し始める。それから短期間の寛解が起こる。第三の，そしてしばしば致死段階では，重篤な肝不全と腎不全が低血糖，痙攣，昏睡，そして死を導く。低血糖ショックの結果として生じる死は症状の開始後 4〜7 日で起こる。グループⅡの毒素はヒドラジンである。***Gyromitra esculenta***，すなわちシャグアマミガサタケによって産生されるギロミトリンは，最もよく知られた例である。シャグアマミガサタケの摂取により誘発される症状には，摂取後 6〜12 時間のうちに生じる膨満感，吐き気，嘔吐，水様下痢あるいは血清下痢，腹部痛，筋痙攣，失神性めまい，および運動失調がある。ムスカリンは，自律神経系に影響を与えるグループⅢの毒素の最も特徴的なものである。ムスカリンはベニテングタケ（***Amanita muscarina***）中に生じ，時にはグループⅠの毒素と結合している。症状には，毒キノコの摂取後迅速に生じる，発汗，流涎，かすみ目を伴う流涙，痙攣性腹痛，水様下痢，瞳孔収縮，低血圧，および遅脈がある。

コプリンは，アルコール飲料とともに摂取した時だけ症状を引き起こすグループⅣの毒素である。コプリンはヒトヨタケ（*Coprinus atramentarius*）によって産生される。症状には，首と顔の紅潮，頸部静脈の怒張，手の膨化と刺痛，金属味，頻脈，および吐き気と嘔吐へ進行する血圧低下がある。症状はキノコの摂取後 30 分以内に始まるが，アルコール飲料を同時に摂取した場合のみに起こる。症状は 5 日間まで持続しうる。

グループⅤとⅥの毒素は幻覚性で，外見上それらは中枢神経系に働いて幻覚を引き起こす。グループⅤの毒素には，イボテン酸とムッシモールが含まれる。グループⅤの毒素は，摂取後 30 分〜2 時間に始まるめまい，眠気に続いて多動作用，錯乱，せん妄，協調運動障害，よろめき，筋痙縮，部分健忘，昏睡性睡眠，および幻覚を引き起こす。ベニテングタケがグループⅤの毒素のよい供給源である。グループⅥの毒素にはシロシビンとシロシンが含まれる。グループⅥの毒素の症状には，快感と攻撃的気分，不安，動機のない笑いと浮かれ騒ぎ，強迫的動作，筋虚弱，眠気，幻覚，および睡眠がある。メキシコのキノコ，***Psilocybe mexicana***［訳注：マジックマッシュルームなどと呼ばれる幻覚性キノコ。シビレダケの一種］はグループⅥの毒素を含む。症状は通常，キノコ摂取後 30〜60 分のうちに始まり，5〜10 時間でしばしば自然に回復する。グループⅥの毒素の投与量が多いと，延長した重篤な後遺症が見られ，死に至ることもある。

（Steve L. Taylor, Joseph L. Baumert／室田佳恵子 訳）

Ⅳ

102 食物アレルギーと不耐症

何世紀も前に，ローマの哲学者ルクレティウスは，「ある人に食物であるものは，他の人にとっては苦い毒である」と述べた。食物アレルギーや関連する疾患は，ひとまとめに，「食物への個人別の有害反応」と評することができる。これらの病気は，集団の中のある人には影響するが，他の人には影響しない。これら個人別の食物への有害反応は，しばしば，「食物アレルギー」という一般的な見出しのもとにひとまとめにされるが，実際は，様々な異なるタイプの病気が含まれている。異なる症状，重症度，有病率および病原因子を有する，食物に対するいくつかの異なるタイプの個人別の有害反応が存在する。この事実は，内科医や一般市民に広く認識されているわけではない。

医療従事者に的確に診断された場合は，食物アレルギーや関連する疾患は治療可能である。そして，特定の除去食に従えば，発症を回避できる。安全で効果的な除去食を作成するにあたっては，多くの場合，栄養上の助言が必要とされる。しかし，一般市民はこれらの状況に対して時々，自己診断や，乳幼児の場合にありがちな親による診断に頼ってしまい，治療を求めないことがある。一般市民は，食物アレルギーをかなり一般的なものととらえがちで[1)]，実際のところ，食物アレルギーを自己診断した多くの場合で，ある特定の疾病と食物を誤って関連づけたり，食べたことに起因する多様で比較的軽度の食後の不快感をこのカテゴリーの病気のせいにしたりするのである。その結果，一般市民の一部によって誤って特定の食物の除去が試みられる。そのような不必要な除去食の結果は無害であることが多いが，多数の食物を除去しようとする場合は特に，栄養学上の問題が起こりうる。

定義と分類

多くの一般市民および内科医の一部は，食物の摂取に対するある種の異常な反応を不適切に食物アレルギーとして分類している。実際のところ，いくつかの様々なタイプの個人別の有害反応が生じることが知られているが，ある種のタイプの反応のみが，真性食物アレルギーとして分類できるにすぎない。

食物摂食に伴って生じる，食物に対する様々なタイプの個人別の有害反応または食物過敏症に対する分類の概要を，**表 102.1** に示す。食物過敏症には，2つの主要なグループが知られている。すなわち，真性食物アレルギーと食物不耐症である[2)]。真性食物アレルギーは異常な免疫メカニズムを伴っているが，食物不耐症はそうではない。免疫性である食物アレルギーと非免疫性である食物不耐症の間の差は，侵された人にとって重要な意味がある。食物不耐症は通常，食べる食物あるいは食品成分の量の制限により管理可能で，完全な除去は一般に必要ない。対照的に，真性食物アレルギーでは，概して原因食品の完全な除去が必要とされる。さらに，ある種の食物によりアレルギー様中毒が生じる場合もある[3)]。食中毒であるこのタイプは，臨床的には時々食物アレルギーと混同されるが，摂取した者すべてが侵される可能性があるので，それは明確に異なるものである。

食物アレルギーは，ある特定の食物もしくは食品成分（一般的には天然に存在するタンパク質）に対する異常免疫応答である[4,5)]。即時型過敏反応と遅延型過敏反応は，特定の食物摂取に基づいてある特定の人に生じうる十分に立証された免疫応答の型である。即時型過敏反応は免疫グロブリン E（IgE）依存性で，原因食物を摂取してから数分以内に起こる症状を伴う。遅延型過敏反応は細胞によるもので，症状は原因食物の摂取後 48～72 時間で生じる。本章で議論される遅延型過敏症の唯一のタイプであるセリアック病を除くと，食物アレルギーにおける細胞性反応の役割は，あまり十分には立証されていない。

対照的に，食物不耐症には，免疫系の異常応答は関与しない[6)]。食物不耐症にはメカニズムの異なる 3 つの型があると認識されている。すなわち，アナフィラキシー様反応，代謝性食物関連疾患，および特異体質反応である。

名前が示すように，アレルギー様中毒は症状が同じであるので，真性食物アレルギーとしばしば混同される[3)]。ヒスタミン中毒はアレルギー様中毒の代表例である。

免疫グロブリン E による食物アレルギー

免疫グロブリン E（IgE）依存性食物アレルギーは，間違いなく最も重要な食物過敏症である。侵される人の数は比較的少ないものの，かなりの量の原因食物をうっかり摂

表 102.1　人により異なる食物への有害反応の分類

真性食物アレルギー
抗体性食物アレルギー
・免疫グロブリン E による食物アレルギー（ピーナッツ，牛乳など），口腔アレルギー症候群を含む
・運動誘発性食物アレルギー
細胞性食物アレルギー
・セリアック病
・食品タンパク質誘導性の小腸結腸炎
・食品タンパク質誘導性の腸疾患
・食品タンパク質誘導性の直腸炎
・他のタイプの遅延型過敏症
抗体性または細胞性のいずれか
・アレルギー性の好酸球性胃腸炎
・アレルギー性の好酸球性食道炎
食物不耐症
アナフィラキシー様反応
代謝性食物関連疾患
・ラクトース不耐症
・ソラマメ中毒
特異体質反応
亜硫酸塩誘導性喘息

取してしまった場合は特に，このグループに属する一部の人で起こる反応は，生命を脅かす場合がある。さらに，原因食品に対する許容度は低く，そのことが，安全で効果的な除去食の作成をかなり困難なものにしている。

▶メカニズム

IgE 依存性，すなわち即時型の過敏反応は通常，原因食物摂取後数分～数時間以内に急速に発症する。**図 102.1** に示すように，即時型過敏反応はアレルゲン特異的 IgE 抗体の関与によって生じる[4)]。食物アレルゲンは概して，食物中に含まれている天然のタンパク質である[7)]。IgE 依存性食物アレルギーでは，アレルゲンへの曝露は感受性のある人の体内においてアレルゲン特異的な IgE 抗体の産生を刺激する[5,6)]。アレルゲン特異的な IgE は，様々な組織中のマスト細胞および血液中の好塩基球の表面に付着する。この過程は，感作として知られている。

感作の段階で，感受性のある人は特定の食物タンパク質への曝露によってアレルゲン特異的な IgE 抗体を形成する。しかし，感受性のある人でも，食物タンパク質への曝露が常に IgE 抗体の形成に結びつくわけではない。正常な人では，胃腸管腔内での食物タンパク質への曝露は，そのタンパク質に特異的な IgG，IgM あるいは IgA 抗体を形成するか，もしくは何の免疫応答も起こさないこと（クローナルアネルギー）のいずれかの方法で，経口寛容という結果をもたらす[8,9)]。食物アレルギーを含む IgE 依存性アレルギーに人が罹患しやすいかどうかという点では，遺伝および他の生理的因子が重要である[10)]。遺伝が非常に重要なパラメータであることは一卵性および二卵性双生児で証明されており，一卵性双生児は同一のアレルゲン性食物（例：ピーナッツ）に反応する可能性を共有しているだろう[11,12)]。臨床的に記録の残されたアレルギー患者のおよそ 65％には，アレルギー性疾患をもった一親等の家族がいる[10)]。ウイルス性胃腸炎，早産，および嚢胞性線維症のように，タンパク質に対する小腸粘膜の透過性が亢進する状況も，食物アレルギーの発生リスクを増加させると考えられる。

感作過程では症状が現れなくても，侵された人はすでにアレルギー反応の準備ができている。アレルゲン性食品への曝露が続くことで，アレルゲンはマスト細胞や好塩基球の膜表面上の IgE 分子間を架橋し，これらの細胞がアレルギー反応の様々な伝達物質を血流や組織の中へ放出するのである。アレルギー反応に関する生理活性のある多数の伝達物質が同定されてきた[13)]。ヒスタミンは即時型過敏反応における最も重要な伝達物質のうちの 1 つで，血管，消化管および気道において，炎症，掻痒，および平滑筋の収縮を誘発しうる[6)]。他の重要な伝達物質には，種々のロイコトリエンおよびプロスタグランジンがある[6,13)]。放出された伝達物質は，様々な組織中の受容体と相互作用し，多種多様な生理的応答を誘発する。伝達物質は血流へ放出されるので，複数の組織および器官を巻き込んだ全身的な反応が，結果として起こりうるのである。

花粉，カビ胞子，動物の鱗屑（りんせつ），チリダニ，ある種の薬（例：ペニシリン），そしてハチ毒に対するアレルギーもまた，この同じ IgE 依存性メカニズムを介して起こる。感受性の強い人は，食物アレルゲンを含む 1 つあるいは複数の物質に対してアレルゲン特異的 IgE を生成することがある。摂食によるのではなく，原因食物との接触あるいはその吸引によって侵される職業性の食物アレルギーが存在することも知られている[14)]。

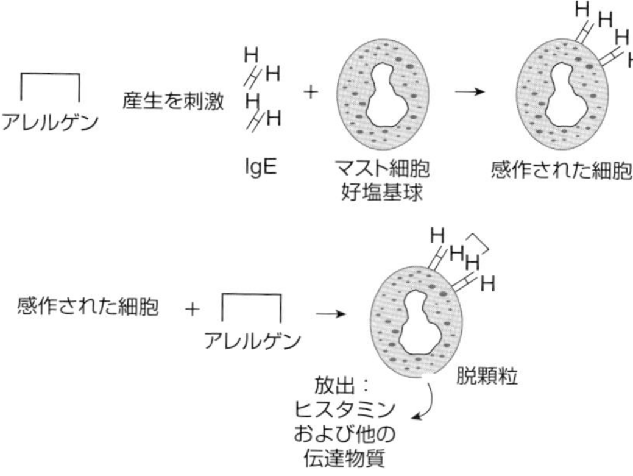

図 102.1　免疫グロブリンEによる食物アレルギーのメカニズム

表 102.2　免疫グロブリン E による食物アレルギーに関連する症状

消化管	吐き気 嘔吐 下痢 腹部痙攣 口腔アレルギー症候群
皮膚	じんましん 皮膚炎または湿疹 血管性浮腫 かゆみ症
呼吸器	鼻炎 鼻結膜炎 喘息 喉頭水腫
全身性	アナフィラキシーショック

(For additional information see Sellge G, Bischoff SC. The immunological basis of IgE-mediated reactions. In : Metcalfe DD, Sampson HA, Simon RA, eds. Food Allergy : Adverse Reactions to Foods and Food Additives. 4th ed. Malden, MA : Blackwell Science, 2008 : 15–28.)

▶症状

IgE 依存性食物アレルギーには軽症で不快に思う程度から重篤で生命を脅かす程度までの範囲にわたる多数の症状が伴うことがある（**表 102.2**）[2)]。アレルギーの人それぞれには，これらのうちのほんの一部の症状だけが起きる。症状の性質およびその重症度は，個人，摂取された原因食物の量，影響を受ける組織の受容体，過去の最後の曝露からの経過時間の長さなど，いくつかの因子が関与する。

表 102.2 に示すように，IgE 依存性反応の症状は消化管，皮膚あるいは気道に現れることがある。胃腸や皮膚の症状はよく見られる所見である。食物アレルギー反応では，それほど頻繁には呼吸器の症状は現れないものの，食物アレルギーでの呼吸器の所見を有する人は，重篤で生命を脅かす反応を経験する可能性が高い[15)]。軽い呼吸器の症状（例：鼻炎，鼻結膜炎）は，風媒性で吸入される花粉あるいは動物の鱗屑のような環境上のアレルゲンへの曝露に伴われることのほうがはるかに多い。このような軽い呼吸器症状はたいてい不快な程度だが，意図しない原因食物の摂取

に伴う重篤な呼吸器系の所見（例：喘息，喉頭浮腫）を経験する食物アレルギーのごく少数の人の場合は，生命を脅かすような症状に陥る危険さえある[15]。

IgE 依存性食物アレルギーに伴う多くの症状の中で，アナフィラキシーショックは最も重篤である。アナフィラキシーショックは複数の器官（例：消化器，呼吸器，皮膚，循環器）を巻き込み，多くの症状を伴うことがある。呼吸器系と循環器系の合併症と結びついた重篤な低血圧の結果として死に至る場合がある。食物摂取が原因でそのような重篤な反応に苦しむくらい感受性の強い人は比較的まれである。アレルギー反応の重症度は，個人別の感受性の程度，および摂取された原因食物の量に依存する[2]。意図しないアレルゲン性の食物摂取が原因で死亡した例がある[15~18]。アナフィラキシーショックはこれらの死亡事故によくある死亡原因である。ピーナッツ，木の実類および甲殻類は，その他の一般的なアレルゲン性食物のいくつかよりも，重篤な食物アレルギーにより多く関係していると思われるが，一般的なアレルゲン性食物のほとんどで死亡例がある。食物に対する重篤なアレルギー反応有病率は不明である。IgE 依存性食物アレルギーに起因する死亡数はほとんどの国々で記録されていないが，アメリカでは毎年約 100 人の死亡例があると考えられる[2,17]。

アナフィラキシーショックのように重篤で場合によっては致命的なアレルギー反応が，明らかに多くの関心の的になってはいるが，IgE 依存性食物アレルギーでは軽い症状のほうがはるかに多く起こる傾向にある。おそらく，最も一般的で，IgE 依存性食物アレルギーにおいて最も軽度と思われる病態は，いわゆる口腔アレルギー症候群（oral allergy syndrome：OAS）である[19]。OAS の症状は口咽頭のエリアに限定されたものであり，掻痒，じんましんおよび血管浮腫などである。OAS は，様々な新鮮な果物や野菜の摂食に関係している場合が最も多い[19]。OAS は，新鮮な果物や野菜の中にある特定のタンパク質に対する IgE 依存性反応である[19]。果物や野菜中の OAS に関与するアレルゲンのほとんどは，おそらく消化管の消化用プロテアーゼの作用をかなり受けやすいらしく[19]，これらの食物に対する全身性の反応例はまれである。これらの食物が加熱処理された場合，一般的には OAS の惹起に関与しないことから，これらの果物や野菜のアレルゲンはおそらく熱不安定性でもある[19]。脂質輸送タンパク質と呼ばれるかなり安定なアレルゲンが，ある種の果実に対するアレルギー反応に関連づけられているが，この反応は全身性で重篤なものになりがちである[19]。OAS では，侵された人は，カバやヨモギの花粉のように新鮮果物や野菜に存在する関連タンパク質と交差反応性を有する 1 つかそれ以上の環境中の花粉に対してまず最初に感作される[19]。OAS では，花粉に対する感作が，特定の食物に対する感作の可能性を高めるのである。

運動誘発性食物アレルギーは，食物への即時型過敏反応の一種である。この場合，症状をもたらす食物の摂取と時を同じくして，運動が行われたはずである[20]。運動誘発性食物アレルギーは，甲殻類，小麦，セロリ，そしてモモとの関係性がみとめられている。運動誘発性食物アレルギーの症状は人によって異なり，多様で，他の食物アレルギーに伴う症状と本質的には似ている。運動誘発性アレルギーが，食物摂取とは関係なく起こる場合もある[20]。IgE 抗体の関与は明白であるものの，この疾患のメカニズムはあまりよくわかっていない。

▶原因食物

国連食糧農業機関（FAO）は，ピーナッツ，大豆，魚，甲殻類，乳，卵，木の実および小麦が，世界基準で最も一般的なアレルゲン性食物であると断定した[21]。IgE によるすべての食物アレルギーのおそらく 90%が，8 大アレルゲンとよばれることもあるこれら 8 つの食物あるいは食物群によって引き起こされている。いくつかの食物群が含まれているので，8 大アレルゲンは，実際には 8 つより多くの食物を含んでいる。タラやサケのように他のものよりも，よりアレルゲン性を示すことが多い種もあるが，魚はすべての種類の魚類をさし示している[22,23]。小エビ，クルマエビ，カニ，ロブスターおよびザリガニは甲殻類のカテゴリーに含まれており，甲殻類アレルギーのほとんどの人は，すべての種類に感受性がある[24]。卵アレルギーの人は，すべての鳥類の卵に対してアレルギーがある[25]。さらに，卵白はより強力な感作画分であると見なされているが，卵白と卵黄ともにアレルゲンがある[26]。乳アレルギーの人は，最初は牛乳に感作されるのだが，一般的にはヤギやヒツジを含む他の種の乳にも感受性がある[27]。一般的にアレルゲン性がある木の実には，アーモンド，クルミ，ペカン，カシューナッツ，ブラジルナッツ，マカダミアナッツ，ピスタチオ，ヘーゼルナッツ（ハシバミ），ヒッコリーナッツ，クリ，そして松の実が含まれる[2]。時として木の実のカテゴリーに分類されるものの，ココナッツ，コラの実，そしてシアの実がアレルゲン性を示すことは，たとえあったとしてもまれである。近縁の食物だからといって，必ず交差反応が生じるというわけではない。食用のマメ科植物は数百種類があるが，マメ科植物関連の食物アレルギーの原因の大多数がピーナッツと大豆である。しかし，レンズマメ，ソラマメ，そしてヒヨコマメを含む他のマメ科植物のいくつかのものが，時によっては重篤なアレルギー反応を引き起こしてきた[28,29]。

世界基準では，8 つの最も一般的なアレルゲン性食物および食物群が IgE 依存性食物アレルギーの 90%以上を占めるが，医学文献には 160 以上のその他の食物が 1 例以上食物アレルギーを誘発したことがあると，記されている[30]。タンパク質を含んでいればどのような食物でも，アレルギー感作を誘発する可能性があるのである。一般的に，主要なタンパク質源であり，頻繁に食事で消費されるような食物は，アレルギー反応を引き起こす可能性が最も高そうである。しかし，牛肉，豚肉，鶏肉および七面鳥のような良質なタンパク質源であると見なされているある種の食物群は，ほとんどアレルゲン性を示さない[30]。

8 つの最も一般的なアレルゲン性の食物あるいは食物群についての FAO のリストはかなりよく浸透しているが，様々な国や地域が主要アレルゲン性食物について独自のリストを制定している（**表 102.3**）。これらのリストは，そうした地域での食品表示規制に適用されている。そのリストはある意味，独自の文化を背景にした食事パターンが特定のアレルゲン性食品の相対的有病率に影響するかもしれないという事実を反映している。例えば，カナダ，EU およ

表 102.3　地域別主要アレルゲン性食物

食品	アメリカ	カナダ	EU 圏	オーストラリア/ニュージーランド
ピーナッツ	X	X	X	X
ナッツ類	X	X	X	X
大豆	X	X	X	X
小麦[a]	X	X	X	X
牛乳	X	X	X	X
卵	X	X	X	X
魚	X	X	X	X
甲殻類	X	X	X	X
軟体動物		X	X	
ゴマ		X	X	X
カラシ		X	X	
セロリ			X	
ハウチワマメ（ルピナス）			X	

[a] あるいは小麦を含むグルテン含有穀物。

びオーストラリア/ニュージーランドのリストは，アジアや中東の特定の文化圏の間で一般的なアレルゲン性食物であるゴマを含んでいる[31]。対照的に，ゴマアレルギーはアメリカにおいては比較的まれなようである。初期のヨーロッパのリストはゴマ，カラシ，そしてセロリ（中央ヨーロッパにおける特徴的なアレルゲンである。そこでは，根セロリがかなり一般的な食品原料である）により構成されていたが，ヨーロッパにおいてそのようなリスト[32]を構築するための科学的な手法の発達により，軟体動物門の貝類，そして，アレルゲン性食物であることが明らかとなってきたハウチワマメ（ルピナス）[33]を EU のリストに加えることになった。軟体動物門の貝類は，カナダでもリストに載っている。カラシアレルギーの有病率ははっきりとは確定していないが，カラシは EU とカナダで，主要アレルゲン性食物のリストに載っており，カラシアレルギーは，理由はよくわからないがもっぱらフランスとスペインで報告されている[34]。ソバは日本と韓国では主要アレルゲン性食物のリストに含まれており，それらの国々の主要アレルゲン性食物であるようだが，おそらくソバの麺と頻繁に接するためであろう[35]。

▶食物アレルゲン

食物中のアレルゲンは，実際，すべて天然に存在しているタンパク質である[7]。しかし，食物は数百万のタンパク質を含んでおり，そのうちのほんのわずかなものがアレルゲンであると知られているにすぎない。タンパク質はすべて，特定の環境下では確かに免疫反応を引き起こすことができるが，アレルゲン性はタンパク質の本質的な特性ではないと思われる。主要アレルゲン性食物のうち，ピーナッツ，卵，乳，そして大豆類のいくつかは，複数のアレルゲンを含有している[7]。主要アレルゲン性食品のうちタラやブラジルナッツなど，その他のものは，単一の主要アレルゲンしか含んでいないようである[7]。主要アレルゲンとは一般に，アレルギー患者の 50%以上がそれに特異的な IgE を有するタンパク質として定義されている[7]。植物性食品のアレルゲンは，感染特異的タンパク質やある種の貯蔵タンパク質など，ある機能別カテゴリーに分類できる傾向がある[36]。例えば，含硫アミノ酸が豊富な貯蔵タンパク質である 2S アルブミンは，ピーナッツ，ブラジルナッツ，ゴマ，クルミ，ヒマワリ種子，そしてカラシにおける主要アレルゲンである[37]。同様に，魚のパルブアルブミン[38]および甲殻介類のトロポミオシン[39]のように，アレルゲン性の動物種には，いくつかの汎アレルゲンが存在するようである。

▶有病率

一般人の 10〜25%がアレルギー性疾患に罹患していると見積もられている[4]。小エビ，ピーナッツ，木の実および魚アレルギーについてそれぞれ，総人口の 1.9%，0.76%，0.62%，0.4%の有病率であるとする調査[40,41]に基づき，アメリカにおいて IgE 依存性食物アレルギーの有病率は，総人口の 3.5〜4.0%と見積もられている。IgE 依存性食物アレルギーは，大人よりも乳幼児でより多く見られ，3 歳以下の子どもの有病率は，5〜8%程度である[42]。食物アレルギーは，最も一般的には幼児期に発病するものであるが，食物アレルギーが人生のずっとあとのほうになってから発病する場合もある。例えば，甲殻類は，成人の間で最も主要なアレルゲン性食物の 1 つであるが[41]，この特定の食物アレルギーは，おそらく甲殻類摂食の機会が多くないという理由で，小さな子どもたちの間では滅多に見られないのである。

特定の食物に対する IgE の関与する食物アレルギーの有病率は，主として無作為化抽出電話調査に基づいて評価されている[40,41]。著しい徴候を伴う即時型過敏反応を含む特定のタイプの食物アレルギーに対しては，これらの電話調査はおそらくかなり正確である。しかし，この見積もりに対する臨床的な確認は得られておらず，有病率の見積もりは不確かなものである[43]。より信頼できる見積もりである臨床的確証に基づいた有病率を求めようとする EuroPrevall と呼ばれるプロジェクトを通じ，多大な努力がヨーロッパにおいて実を結びつつある。前に述べたように，8 つの食物あるいは食物群が IgE 依存性食物アレルギーの大多数を占めているという一般的な了解がある[21]。これは，アレルギー診療科で行われた患者群に対する相対的な有病率研究に基づいている[44]。

一般市民における特定の食物アレルギーの有病率を確定しようと試みた研究はほとんどない。コロラドのある地域社会で連続的に生まれた 480 人の新生児に対して，生後 3 年間に行われた二重盲検プラセボコントロール食物負荷試験（DBPCFC）によって確認された食品への有害反応の有病率は 8%であった[45]。この子どもたちのうち 25 人（5.2%）は牛乳に対するアレルギーではないかと疑われたのであるが，DBPCFC では，これらの乳幼児のうちの 11 人（2.3%）にしか牛乳への感受性は確認されなかった[45]。1985 年にデンマークの 1 つの病院で生まれた 1,749 人の新生児に関する前向き研究では，39 人（2.2%）が牛乳に対して有害反応を示すようになったことがわかった[46]。同様に，Jakobsson と Lindberg[47]は 1,079 人のスウェーデンの新生児のコホート研究を続け，1.9%が牛乳への感受性を生じるようになったことを発見した。オランダの乳幼児のあるグループに対して行われた負荷研究では，有病率は 2.8%であると観察された[48]。オーストラリアの出生コホートにおける食物アレルギーの全体的な有病率は約8.5%であると計算されており，卵に対しては3.2%，乳に対しては2.0%，ピーナッツに対しては1.9%，ゴマに対しては0.42%であった[49)]。

▶持続性

幼い子どもの多くが，過敏症の発病ののち数ヵ月〜数年のうちに食物アレルギーから脱却する[6,50)]。食物アレルギーをもつ子どもの80〜87%が，3歳までに原因食物に寛容を示すようになる[50)]。牛乳などある種の食物へのアレルギーは，ピーナッツのようなそれ以外の食物へのアレルギーと比べ，往々にして寛解することが多い[50)]。例外は存在し，およそ20%のピーナッツアレルギーの人は最終的には寛解する一方で[51)]，牛乳アレルギーの子どものうちの一部は時間が経過しても寛解しない[50)]。特定の食物への感受性の喪失に含まれるしくみは，正確には知られていないが，免疫寛容の成立が間違いなく関与している[9)]。牛乳や卵アレルギーをもっている子どもにおいて寛容の発現が詳しく調べられ，牛乳や卵アレルギーのそれらの子どものうち最初に寛容に至る子どもは，これらの食物が焼いた形であれば寛容でいられる子どもだということが示されている[52,53)]。これらの患者はおそらく，牛乳や卵タンパク質上にあり，焼成のような高温条件により崩壊する立体構造的エピトープに対して反応しているのだ。対照的に寛容に至ることができない子どもは，牛乳や卵アレルゲンにあり食品加工による影響を受けないであろう直鎖状のアミノ酸配列に反応する傾向がある。

▶予防

IgE依存性食物アレルギー発症の予防には，リスクの高い乳児の早期発見が必要である。IgE依存性食物アレルギーは，何らかの種類（例：花粉，カビ胞子および動物の鱗屑，ハチ毒，食物）のアレルギー性疾患の病歴のある親のもとに生まれた乳幼児に発症する可能性が最も高い。最適な方法についての合意は得られていないものの，リスクの高い乳幼児のアレルギー感作予防のためにいくつかの対策が提唱されてきた。対策には，乳幼児の食事から牛乳，卵，ピーナッツなどの主要アレルゲン性食物を排除すること，より長期間にわたって母乳を授乳すること，可能であれば低アレルゲン化乳児用調製粉乳を使用すること，および授乳する母親の食事から主要アレルゲン性食物を排除することなどがある[54,55)]。いくつかの研究で，（ピーナッツなどの主要アレルゲン性食物を除外する）妊婦の食事制限は乳幼児における食物アレルギーの発生を予防せず[54,55)]，そのことは感作が子宮内で生じているのではないことを示唆している。それにもかかわらず，妊娠中のピーナッツ回避が，一部の臨床医によって主張されてきた[56)]。リスクの高い乳幼児の環境から主要アレルゲン性食物を取り除くことは論理的なように思われるが，この方法はその有効性についての臨床的エビデンスに基づくものではない。実際は，幼い小児の食事にピーナッツを早期に導入した場合にピーナッツへの感作の可能性が下がると考えられるエビデンスがある[57)]。何十年もにわたって，リスクの高い幼児には，授乳期間を延長することが推奨されてきた。しかし，普通より長期間もっぱら母乳の授乳のみにしたところで，IgE依存性食物アレルギーの発症を遅らせはするが，防げはしないだろうということを示すエビデンスが現実には存在する[58)]。

乳児は，時として母乳中のアレルゲンへの曝露を通じて，アレルゲン性の食物に感受性になりうるという観察がなされてきた[59,60)]。おそらく，ある種のアレルゲン性の食品タンパク質は母親の消化に抵抗性であり，小腸から少なくともわずかな程度は吸収されて母乳中に分泌され，その結果感作に至るのである。母乳を通じた感作を防ぐのに役立つだろうという観点から，授乳期には，ピーナッツなど特定の主要アレルゲン性食物を母親の食事から除去することが提唱されている。しかし，乳や卵のような他の種類の主要アレルゲン性食物の排除は，それらが通常栄養学的に非常に重要であると見なされている理由から，授乳婦に対しては推奨されていない。

新たに見出されたエビデンスによると，授乳期間中のプロバイオティクスの活用もアレルギー感作の可能性を軽減するのに役立つ可能性がある[61)]。しかし，プロバイオティクスを用いた臨床試験の結果は，研究デザインの不均一性のために混沌としており，うまくいっているとはいえない[62)]。全体的には，プロバイオティクスは役に立つものであるが[61)]，たいていの国においてプロバイオティクスの使用はまだ常識的なものではない。低アレルゲン化乳児用調製粉乳はもっぱら，感作がすでに生じた後の反応を防ぐために使用されるものであるが，これはリスクの高い乳児における食物アレルギーの発生をも防ぐことができるかもしれない[63,64)]。特に，乳清部分分解調製粉乳の使用は，全乳を材料とした調製粉乳よりも感作を防ぐ可能性がありそうなので，部分分解乳の使用がこの目的のために提唱されている[65)]。さらに，乳清部分分解調製粉乳は乳児にとってより口あたりがよいのである。それでもリスクの高い乳児の場合，分解されていない食品が，一度でも食事に取り入れられてしまうと食物アレルギーを発症することがある[58)]。

▶診断

食物アレルギーおよび関連する病気の診断には，いくつかの道筋がありうる。自己診断あるいは親の診断が一般的な方法であるが，多くの場合，信頼性が低い[66)]。専門家の医学的な補助がない場合，しばしば，食物が原因因子であると誤って判断してしまったり，違う食物あるいは必要以上に多くの食物を原因因子であると判断してしまったりする。誤診は，明らかに不必要な除去食をまねき，それはある環境下においては栄養学的に有害な場合もある。したがって，的確な診断を得ることが，適切な体調管理には必須である。

その第一歩は，疾患における原因因子としての1つかそれ以上の特定の食物の役割を確定することである。摂取後の急速な症状の発現により，原因食物のより容易な同定が可能な即時型過敏症の場合には特に，注意深く食歴を調査することで，しばしば，比較的少数の候補食物リストが作成できる。疑わしい食物の数が限られていて，かつ特に症状が非常に顕著である場合，食事日誌を作成できる。この日誌には，消費した食物のすべて，ならびにそれらの食物の摂取に符合して生じたあらゆる症状を記録すべきである。これは，有害反応がある特定の食物の摂取の後に生じているかどうかを，内科医が判断する助けになるであろう。

いったん，特定の食物が有害反応の原因として疑われたならば，確認すべきである。このことは，(アトピー性皮膚炎または湿疹のような，長続きする傾向がある症状の場合は特に）症状が消えるかどうかを確かめるために，食事からその食物を除去することによって検討することができる。有害反応が重篤でなければ，症状が再び現れるかどうかを判断するために，その食物を食事に再導入することができる。けれども，最も信頼できる診断の手順はDBPCFCである[67]。DBPCFCは，特異的な一連の症状を引き起こす特定の食物の摂取に明白にリンクする。疑われている食物に対して生命を脅かすアナフィラキシーの病歴がある場合，極めて少量の原因食物を最初に投与してみるというケースを除き，DBPCFCは適用されるべきではない[67,68]。反応における特定の食物あるいは食物群の役割が不明瞭な場合，DBPCFCは特に有用である。他の選択肢としてオープン負荷試験あるいは一重盲検負荷試験が適用されることもある。

IgE依存性食物アレルギーであることを確定するには，さらなる診断の試みが必要となる。皮膚プリックテスト（skin prick test：SPT）や患者血液中のアレルゲン特異的抗体の有無を明らかにするイムノアッセイは，IgE依存性メカニズムの存在を確定するために使用される最も一般的な方法である[66]。最も単純な方法はSPTであり[66]，それは通常前腕の内側あるいは背部の皮膚への少量の食物抽出物の投与を伴う。抽出物（抗原）を注入するために，処理部位を針で穿刺する。その部位に広がった膨疹と発赤が，皮膚中のIgEが抽出物中のあるタンパク質に反応したことの証しとなる。アレルゲン特異的IgE抗体に関する血清試験は，固相マトリックスに結合したアレルゲンに血清が反応する *in vitro* の試験である。固相アレルゲンに対する血清中のアレルゲン特異的IgEの結合の程度が，放射性同位元素標識抗ヒトIgEやその他の適切な試薬を用いて分析される。血清IgE試験の結果はSPTと同等に信頼できると考えられるが，この試験はかなり高価である。しかし，極端な感受性をもった患者ではSPTは危険性があるので，そのような患者においては，選択されるテストの1つになるであろう[69]。血清IgE試験は，ImmunoCAP test（CAP）のように，手順がかなり高度に標準化されている。いくつかの食物に対しては，スコアはDBPCFCの結果と相関しており，DBPCFC実施の必要性を減少させる[70]。

▶管理

IgE依存性食物アレルギーの治療や管理には，2つの異なる方法がある。アレルギー反応を治療して症状を解消する方法と，より好ましいのは，アレルゲン性食物を除去することにより，アレルギー反応の発生を防ぐ方法である。

抗ヒスタミン剤は組織のヒスタミン受容体遮断を介して作用することにより，軽度から中程度までの多くのアレルギー反応の治療に役立つ[71]。アドレナリン（エピネフリン）は，多くの場合において重篤なアナフィラキシー反応を解消する能力のあるより強力な薬である。食物によって命が脅かされるような反応を起こした病歴をもつ患者は，アドレナリンを充填した注射器を肌身離さずもち歩くように指導されている[72]。

真性食物アレルギーに対する治療の主な手立ては，特定の除去食の実行による予防である[73]。原因食物がいったん同定されたならば，患者は反応を防ぐためにその食物を回避しなければならない。例えば，ピーナッツに対してアレルギーがあるなら，単純にすべての形態のピーナッツを回避するのである。患者個人に相当な責任が委ねられるものであり，患者は，食物の組成について相当な知識を身につけなければならない。栄養士は，原因食物からつくられた成分に気づけるよう，食品表示を理解するべく患者を指導することで役に立つことができる。除去する食物数を最小限に抑えられれば，そのような除去食はよく遵守されるようになる。したがって，正確な診断が重要な第一歩となる。

そのような患者にとって利用可能な低アレルゲン性食物が，ほんのわずかであるが存在する。牛乳アレルギーの乳児の場合には，いくつかの代替調製乳を供給することが可能である。大豆を主原料とする乳児用調整乳は，多くの症例において良い結果をもたらす[74]。ただし，一部の乳児はその曝露の結果，大豆アレルギーを発病する[75]。カゼイン加水分解物調整乳もまた，大多数の患者により有効に活用されている[76]。この調整乳は高度に加水分解されたカゼインを主原料としている。カゼインは主要牛乳アレルゲンであるが[7]，非常に小さなペプチドおよびアミノ酸の混合物にまでカゼインを加水分解することにより，アレルゲン性が排除されている。それにもかかわらず，カゼイン加水分解物に対する，例外的なアレルギー反応の症例がわずかながら報告されている[77,78]。

安全で効果的な除去食を作成するにあたって，主要アレルゲン性食物に由来する成分を回避することの必要性に関して，しばしば疑問が提起される。原料物質からのタンパク質残留分が含まれている場合，主要アレルゲン性食物に由来する成分もアレルゲン性を示す。主要アレルゲン性原料に由来する成分の例としては，食用油，タンパク加水分解物，レシチン，調味料，ゼラチン，乳糖，デンプン，醤油および魚膠が含まれる。

食用油は，ピーナッツや大豆，あるいはその他のよく報告されているアレルゲン性食物，例えばヒマワリ種子やゴマなどに由来する場合がある。高温溶剤抽出法が適用された場合，実際上，原材料由来のすべてのタンパク質が食用油への加工により除去される。臨床投与試験の適用によって，精製，漂白，脱臭されたピーナッツ，大豆およびヒマワリ種子由来の油は，原材料に対してアレルギーである人による摂食に対して安全だとする記録が残されている[79]。しかし，ゴマや木の実類のような他の原料由来のいくつかの油は加工工程が少なく，アレルゲン性の残留物を含んでいる可能性がある[80,81]。低温圧搾油もまた，アレルゲン性の残留物を含んでいるかもしれない[82]。

タンパク質加水分解物は，しばしば大豆，小麦，乳およびピーナッツなどの主要アレルゲン性食物に由来する。酸加水分解および酵素加水分解を含むいくつかの異なる加水分解工程が，それらの製造に適用される場合がある。タンパク質の加水分解の程度は，使用の目的，原料，および加水分解の方法によって異なる。タンパク質がほんのわずかに加水分解されるだけの場合，それらはアレルゲン性を保持したままだろう[6]。それらが，より高度に加水分解されたなら，原料食物に対してアレルギーをもつ大多数の人にとって安全かもしれない[6]。しかし，前述したように，低アレルゲン化乳児用調製乳中のより高度に加水分解されたカゼインでさえ，恐ろしく過敏な牛乳アレルギーの乳児においては，場合によってアレルギー反応を引き起こすことがあるのだ[77,78]。とはいうものの，乳清部分加水分解物を主原料とする乳児用調製粉乳の方が，より高度に加水分解されたものより，牛乳アレルギーの乳児におけるアレルギー反応を誘発する可能性がより高いようである[83]。

大豆が最も一般的な原料であるが，レシチンには大豆のほか，ヒマワリ種子，米および卵を含むいくつかの原材料がある。市販の大豆レシチンには，IgE 結合タンパク質を含め大豆タンパク質がわずかに残留している[84,85]。しかし，大豆レシチン中のアレルゲンの含量はたいていの大豆アレルギーの人においてアレルギー反応を誘発するのには不十分であろうし，そのような人の多くがレシチンを回避していない。

調味料は，場合によってはアレルゲン性の原材料由来だが，たいていの調味料にはタンパク質は含まれていない。しかし，調味料の一部はアレルゲン性の原材料由来の成分を含んでいるのである[86]。調味料に対するアレルギー反応は起こってはいるが，非常にまれである[87,88]。

牛肉と豚肉は，食品に使用されるゼラチンの最も一般的な原材料であり，このゼラチンが摂取時にアレルゲン性を示すとは一般的には考えられていない。しかし，魚の皮由来のゼラチンもある。魚由来のゼラチンが，魚アレルギーの人において反応を起こすとは考えられていない[89~91]。魚由来の最も主要なアレルゲンは食用にされる筋組織に存在するパルブアルブミンであるのに対して，ゼラチンはコラーゲン由来である[7]。魚コラーゲンは少なくとも魚アレルギーの一部の人に対してはアレルゲン性を示すが[92]，その知見は必ずしも魚ゼラチンがアレルゲン性であると示しているわけではない。

ラクトース(乳糖)は牛乳に由来する。商業上，ラクトースには乳清画分由来の残留ミルクタンパク質が含まれている。しかし，食品原料成分として使用されるラクトースに対するアレルギー反応について，十分に立証された報告は存在しない[93]。食品原料成分として使用されるデンプンは，最も一般的にはトウモロコシに由来するが，トウモロコシは食物アレルギーにおいて主要原因食物ではない[30]。まれに，デンプンが小麦に由来する場合がある。たとえ小麦デンプンが，小麦タンパク質残留物を含むことがあるにせよ，小麦デンプンに対する IgE 依存性アレルギー反応のエビデンスは存在しない[94]。

アメリカ市場においては，主に 2 つのタイプの醤油が購買可能である。1 つは発酵原材料として小麦と大豆を使用して天然発酵したものであり，もう 1 つは高度に加水分解された大豆タンパク質，塩，カラメル着色剤および水の混合物である。天然発酵したタイプの醤油は，IgE の結合活性が大幅に減少するものの，若干は保持している[95]。第二のタイプの醤油には，IgE 結合活性が残っていない。天然発酵した醤油は，若干の IgE 結合活性を保持しているものの，大豆および小麦アレルギーの人に対するリスクは定かではない。醤油へのアレルギー反応について，記録に残された症例は存在しない[94]。

魚膠も，魚のコラーゲンを主体とする原料成分であり，ビール，エール酒，ワインおよびシャンパンのような飲料から微粒子を取り除くために商業的に利用されている。魚膠はいくつかの種の熱帯魚の浮き袋由来である。魚膠へのアレルギー反応についての報告は存在しない[91]。飲料中の魚膠の残留量は，非常に低いであろうと予測されている。

安全で効果的な除去食を作成する際に，密接に関連する食物の潜在的アレルゲン性に関して，しばしば問題が提起される。交差反応は，ある種の食物群には起こるものの，他のものでは起こらず，それゆえこれについて統一的な助言を提供することができるようには思えない。すでに述べたように，様々な甲殻類の種（例：エビ，カニ，ロブスター，ザリガニ）[24]，様々な種の鳥類の卵[25]，そして牛乳とヤギ乳[26]の間に，交差反応の起こることが知られている。対照的に，パルブアルブミンはすべての魚類に存在する汎アレルゲンであると思われるものの[91]，1 種かそれ以上の魚類に対してアレルギーを起こす患者が時々，有害反応を示すことなく他の魚類を摂取することができる[96]。このように，魚アレルギーのパターンは人によって様々であるようだが[96]，そのことに関してはより多くの臨床研究が求められる。さらに，一部のピーナッツアレルギーの人は大豆[97]やハウチワマメ[98]のような他のマメ科植物に対してアレルギーを示すが，これは一般的ではない[99]。個々のマメ科植物へのアレルギーが臨床投与試験によって確定されたのでない場合，ピーナッツまたは大豆のようなある 1 つのマメ科植物に対して臨床的に過敏症であることが，食事からすべてのマメ科植物を排除するのを正当化することはない[99]。ピーナッツアレルギーの人は，彼らの食事へのハウチワマメの使用には用心すべきであると強調されている[98]。しかし，交差反応は近縁種間であるからといって必然のことではない。あるタイプの花粉と食品の間で，特に OAS に関して，交差反応が知られている。その例として，ブタクサ花粉とメロン，ヨモギ花粉とセロリ，ヨモギ花粉とヘーゼルナッツ，そしてシラカバ花粉とニンジン，リンゴ，ヘーゼルナッツ，ジャガイモ等の様々な食物との間があげられる[100]。交差反応は天然ゴムラテックスと，バナナ，クリおよびアボカドのようなある種の食物へのアレルギーとの間にも起こることが知られている[100]。

▶最小誘発摂取量（閾値）

IgE 依存性食物アレルギーをもつ人の多くが，原因食物に対して極めて感受性が高い[101]。この低い閾値は，安全で効果的な除去食を作成することを難しくしている。低い誘発摂取量は，マスト細胞や好塩基球の表面上の IgE 抗体と少量のアレルゲンとの相互作用が原因で生じるのであるが，その相互作用が生物学的に活性のある伝達物質の大量放出を引き起こすのである。それゆえに，少量のアレルゲンへの曝露であっても，臨床的に明らかな反応を誘発することになる。

このような人では，様々な加工あるいは準備工程での過失によって生じるかもしれないわずかな原因食物への曝露によって，有害反応が生じるのである[102]。食品加工上の過失には，共有設備の掃除が不十分であったり，再加工（残りもの，あるいは配合を誤った食品製品を，関連した配合の関連商品の次回の製造過程の中へ組み入れることを含むこの産業界のある領域での一般的な慣習）の適用，そしてその配合に存在するとは予期されない原料成分の偶然の添加などが含まれうる[87,103,104]。包装された食品の原料成分の大多数は，ラベル上の原材料成分表示で公表されているが，多くの食品加工業者が食品製品に「ピーナッツを加工する設備でつくられた」あるいは，「ピーナッツを含んでいる可能性あり」といった文言を含んだ注意書きのラベルを追加しはじめている。この種のラベルはアレルギーの消費者に対して，製品中にアレルゲン性食物の危険な残留物が存在している可能性を警告している。しかし，注意書きラベルが増加した結果，食物アレルギーの消費者の中にはこの記載を無視する者も出はじめている[105]。

レストランや他の給食業務施設は，食物アレルギーである消費者にとってより大きな問題である。レストランあるいは他の給食業務環境でのラベルがついていない食物の存在が，効果的な除去食の遂行の上で大きな問題となるのである。多くの有害反応が，そのような環境において発生してきた[15,16]。さらに，共用の調理/給仕設備あるいは板面の利用，および従うべきレシピの誤用あるいは代用など食物調理において誤りの生じる場合がある[102]。

実際的な目的のために，アレルギーの人に対しては原因食物の完全な除去が強調されなければならない。しかし，それ以下ではアレルギーの人が有害反応を経験しないというような，最小誘発あるいは閾値摂取量というものが存在する。特定の食物への個々の患者の閾値摂取量は，診断時の低用量DBPCFCの適用により決定できる[106]。ピーナッツに対しては，450人のピーナッツアレルギーの人による閾値摂取量の摂取量分布のモデル化により，ED_{10}（10%の人にアレルギー反応を起こさせると予想される量）は，ピーナッツ丸ごとの場合で12.3 mgであると証明されている[68]。個々の閾値の範囲はきわめて広く，ピーナッツ丸ごとの場合で0.4 mg〜10 gにわたっている[68]。国民向けの閾値についての合意は得られていないが，公衆衛生局による合意の得られた閾値が定められれば，節度のない注意書き表示を制限するのに使用できる。

ピーナッツの閾値についてはかなりの情報が存在するものの，現在のところ，他のアレルゲン性食物に対しては同様な量の情報はない。初期の臨床研究により，乳および卵のための最小誘発摂取量は，最も過敏な人にとっては，似たような低いmgの範囲であると証明しているが，かなり個人差があるようである[107]。既存の投与試験から得られたデータを使った摂取量分布のモデル化が，アレルギーをもつ人に対する安全な摂取量を試算するための科学に基づいた透明性のある方法として提唱されている[108]。臨床投与のデータが一貫性のある臨床的プロトコルを用いて得られている場合，摂取量分布のモデル化は最も容易に取り組むことができる[106]。

▶残留アレルゲン性食物の検出

食物アレルギーは，規制当局により病気の原因として徐々に認知されている。アメリカにおける包装食品の回収で最も急速に増えている原因の1つに，アレルゲン性食物含有の未記載がある[109]。他の食物に混入している残留アレルゲン性食物の存在を，信頼性をもって検出することを可能とするために相当の改良が加えられてきた[110,111]。食物に含まれている未記載アレルゲンの存在を検出する能力により食品業界は自分たちの製造工程がそのような存在を除去するのに適切であることを保証するのに必要な手段を，そして規制当局は包装食品上の表示規定を強制するのに必要な手段を得た。ピーナッツ，大豆，卵，牛乳，アーモンド，グルテン（例：小麦，ライ麦，大麦），クルミ，ペカン，カシューナッツ，ピスタチオ，ソバ，エビ，カラシ，ハウチワマメ，そしてヘーゼルナッツの残留分の検出に，低いppm（mg/kg）の検出限界を備えた酵素結合免疫吸着検定法（enzyme-linked immunosorbent assay：ELISA）が利用できる[112,113]。

▶アレルゲン性に対する加工の効果

アレルゲン性の食品タンパク質は，食品加工条件に対して極めて安定な傾向があるので[114]，たいていの食品加工操作はほとんどの食物のアレルゲン性にあまり効果がない。加工食品に残存するアレルゲン性を測定することは困難である。アレルゲンの減少を詳細に記録するための最も良い方法はアレルギー患者における臨床摂食試験を適用することである。この方法は，低アレルゲン化乳児用調整乳の試験で用いられている[115]。加工後の食物中のアレルゲン性タンパク質の残留物を検出するために免疫学的測定法を適用するのは，危険である。免疫学的測定法は，可溶性タンパク質の存在を検出するものであるのに対して，食品加工がタンパク質の可溶性を減少させることがあり，しかも不溶性タンパク質がアレルゲン性を維持しているかもしれないのである。また，その免疫学的測定法がアレルギー患者の血清IgEと当該タンパク質中の同一のエピトープを標的にしているという場合でなければ，可溶性アレルゲンであっても免疫学的測定法では検出できない。

食物アレルギー患者が加工食品に反応することから[114]，たいていのアレルゲン性の食品タンパク質は熱に強いということを，経験的な事実が示しているといえる。いくつかの例外も存在する。例えば，果物や野菜に含まれる一部のアレルゲンは易熱性である[116]。一般的な加熱工程はある種の魚に存在するアレルゲンのアレルゲン性に影響しそうにないのだが[117]，缶詰め工程の場合には破壊されているかもしれない。それに加えて，食物アレルゲンはタンパク質分解に抵抗性を示す傾向があり，そのことがこれらのタンパク質に対して消化作用を乗り越え，免疫学的に活性のある状態のまま腸に到来することを可能にするのである[114,118]。同様に，食物アレルゲンはその全部か一部分が，タンパク質加水分解物を調製するのに適用される酸と酵素による加水分解法を，乗り切ることができるのである[114]。低アレルゲン化乳児用調製乳をつくるために，カゼインを十分に加水分解するのに伴う困難については，すでに記述されている。

▶農業バイオテクノロジーによって生産された食物のアレルゲン性

バイオテクノロジーによる遺伝子組換え食品の開発は，食物アレルギーの観点から見て関心のある分野である。遺伝子組換え食品は，1つあるいは複数の新規タンパク質を含んでいる。幾多の天然のタンパク質のうちのほんの少しだけがアレルゲンであるにすぎないが，たいていの食物アレルゲンがタンパク質であるので，食物の遺伝子改変にはアレルゲン導入の危険性がある。遺伝子組換え食品の潜在的アレルゲン性を評価するための方法が開発されてきた[119,120]。この手法では，遺伝子材料の生物源，既知のアレルゲンとのアミノ酸配列の考えられうる相同性，新規タンパク質の免疫学的反応性，そしてタンパク質のペプシン消化に対する安定性を考慮する。遺伝子材料が既知のアレルゲン性食物から得られる場合に，アレルゲン転移の危険性は最も高くなる。これまでのところ，遺伝子改変によるアレルゲンの転移については，たった1つの例だけが記録に残っている。ブラジルナッツからの高メチオニン含有タンパク質の転移によって，メチオニン含有量が改善された遺伝子組換え大豆品種の開発が成し遂げられたが，この特別なブラジルナッツタンパク質が後に主要なブラジルナッツ・アレルゲンであると同定され，大豆のこの遺伝子組換え品種に対する商業的関心は失墜した[121]。現在，市場で売買されている遺伝子組換え穀物は，新規タンパク質を少量しか含んでないので，アレルギー感作あるいは反応を誘発するリスクは，事実上ないと思われる[122]。

遅延型過敏反応

遅延型過敏反応は，原因食物の摂取後6～24時間あるいはそれ以降に現れる症状に関係している。この反応はゆっくりと進展し，しばしば原因食物の摂取後48時間かそれ以降でピークに達する。また，遅延型過敏反応に伴う炎症応答は，治まるのもゆっくりである。遅延型過敏反応は，組織に結合した感作リンパ球であってサイトカインとリンホカインを放出するT細胞を刺激し，局所的な炎症応答をもたらす[4]。食物誘導性の遅延型過敏反応では，症状は，主として消化管に限定されるようである。主として乳児を侵す数種の胃腸疾患が，免疫が関与する反応であると同定された[4]。IgEが関与する唯一の因子というわけではないかもしれないものの，IgEはこれらの症状のうちのいくつかにおいて役割を果たすのかもしれない。T細胞や他の免疫エフェクター細胞も関係しているかもしれない。本章の目的にそうために，病気のメカニズムは未解明なままではあるが，おそらく最も研究されているという理由で，食物に関連した遅延型過敏症反応の主要な例としてセリアック病について述べる。

セリアック病

セリアックスプルー，非熱帯性スプルーあるいはグルテン過敏性腸疾患として知られているセリアック病は，**表102.4**に示したように，小麦，ライ麦，大麦，あるいは関連する穀類の摂取に際して，感受性をもつ人に生じる吸収不良症候群である[5]。セリアック病は，食品に関連した遅延型過敏症反応の典型例である。

▶メカニズム

セリアック病は，腸管腔内における細胞性の局所的な炎症反応に関係している[5,123]。その炎症反応は，腸内においていわゆる扁平病変をもたらす。腸内におけるその細胞性免疫反応は，陰窩過形成，上皮組織へのリンパの浸潤，固有層の浮腫，消化液分泌の増加と浸透性の亢進を含む上皮組織の吸収性の機能障害を伴う絨毛萎縮によって特徴づけられる[124]。小腸の吸収上皮はこの炎症過程によって損傷され，消化と吸収に重要な上皮細胞数は減少する。消化と吸収に必要な粘膜酵素類も，損傷された細胞の中で変質する。このように，吸収細胞が機能的に損なわれ，栄養素吸収不良に至るのである[6]。セリアック病患者においては，グリアジンに対する粘膜処理の欠陥により毒性ペプチドの生成が引き起こされ，それが異常な免疫応答やそれに続いて起こる炎症反応に寄与しているように思われる[125]。

表102.4 グルテンを含む穀類

小麦
ライ麦
大麦
スペルト麦
カムット小麦
ライ小麦
デュラム小麦またはセモリナ
クラブ小麦
エンマー小麦
ヒトツブ小麦
ファッロ小麦

▶症状と後遺症

セリアック病で生じる炎症過程は，下痢，鼓腸，体重減少，貧血，骨痛，慢性疲労，虚弱，様々な栄養障害，筋痙攣および子どもにおける成長障害によって特徴づけられる重症の吸収不良症候群を引き起こす[124,126]。死亡するリスクは極めて低いが[127]，セリアック病を治療しない場合，相当な不快感を伴う。長期間セリアック病に苦しんでいる人ではT細胞リンパ腫の発生リスクも増加しており[124,128]，その他の人よりもその他の様々な疾病，特に自己免疫的性質の疾病になる可能性が高くなる[126]。疱疹状皮膚炎，甲状腺疾患，アジソン（Addison）病，悪性貧血，自己免疫性の血小板減少症，サルコイドーシス，インスリン依存性糖尿病，IgA腎症およびダウン症候群などが例としてあげられる[126]。

▶原因食物

セリアック病は，小麦，ライ麦，大麦または関連穀類の摂食に関係している[22,129]。オート麦は，かつてセリアック病における病因物質であると思われたが，その関与については今日，除外されている[130]。しかし，オート麦は取引される間にしばしば小麦の混入があり，それゆえまだ注意が必要かもしれない[6]。スペルト麦，カムット麦，ヒトツブ麦，エンマー麦およびクラブ小麦は小麦の亜種であり，感受性のある人においてはセリアック病を引き起こすと思われる[6]。小麦とライ麦との雑種であるライ小麦もまた，除去されなければならない。

▶病因物質

小麦，ライ麦および大麦のプロラミン画分が，セリアック病の原因に関係する。小麦のプロラミン画分はグルテンとして知られているので，セリアック病は時々グルテン過敏性腸疾患と呼ばれる。小麦ではグルテニンあるいはアルコール不溶性画分の関与もあるかもしれないが，グリアジンあるいはアルコール可溶性画分こそがセリアック病を惹起することに関係するグルテン画分構成要素である[125,131]。これらの穀粒の中ではそのプロラミンが主要な貯蔵タンパク質であるので，小麦，ライ麦および大麦のすべての品種はセリアック病患者にとって危険であると考えられる。

▶有病率と持続性

セリアック病の有病率は，厳重に精査されるべき課題にとどまっている。セリアック病の診断は，かなり困難である。時々現れる症状だけを示す一部の人においては，セリアック病は不顕性または無症候性であると思われる[132,133]。より充分な診断の取組みと関係することなのかもしれないが，セリアック病の有病率は，ヨーロッパのある住民群およびオーストラリアにおいて最も高いように思われる[126,134]。一部のヨーロッパ民族では，セリアック病は250人に1人の割合で存在するようである[126]。アメリカでは，セリアック病の一般的有病率はずっと低いものと認知されている。しかし，改良された診断法により，アメリカでは133人に1人の有病率と，増加した概算値がはじき出されるに至っている[135]。ただし，このような人の多くは不顕性のセリアック病をもっているにすぎない。ヨーロッパの様々な民族間で，セリアック病の有病率にはかなり多様性のあることが観察されている[126,134,136]。セリアック病は終生にわたる疾患である。一部の侵された人においては，セリアック病が潜伏期にあるかもしれないが，グルテンタンパク質に対する経口寛容が生じるようには思われない。

▶管理および最小誘発摂取量

IgE依存性食物アレルギーのように，セリアック病は除去食によって治療される[137]。セリアック病の患者は，小麦，ライ麦，大麦および関連穀類のすべての材料と，これら穀類に由来する種々様々な一般的な食品原料成分の除去を試みる[137]。関連穀類由来成分タンパク質を含んでいない原材料成分まで回避する必要性があるかどうかは多少議論があるところだが，広く行われている[6]。セリアック病の人のほとんどはオーツ麦も回避しているが，それは農場，収穫装置，および貯蔵施設の共有のため，オーツ麦に小麦が混入していることが多いからである[6]。グルテンフリー食品が市販されている。グルテンフリーの定義は，ほとんどの国においてグルテン20 ppm未満である。アメリカではグルテンフリーの定義はないが，20 ppmの限度が検討されている。セリアック病患者での，小麦，ライ麦，大麦および関連する穀類の最小誘発摂取量は不明である。セリアック病の多くの人が小麦，ライ麦，大麦およびライ小麦のすべての原材料を除去するために苦労している。決定的に証明されたというわけではないが，2，3の研究では，セリアック病をもつほとんどの患者にとって，グリアジン10 mg/日までの摂取レベルなら耐えられるだろうと結論している[138]。

▶検出

小麦，ライ麦および大麦由来のグルテンおよび関連するタンパク質の検出のために，ELISA法が開発されている[139]。市場に出回っている現在のELISAキットでは，5 ppm以上の範囲でのグルテン検出が可能となっている。この測定法は，グルテンフリーの製品が適切に表示されていることを保証するのに用いられる。

食物不耐症

前述したように，食物不耐症は一部の人のみに影響する，食物摂取に伴う有害反応のもう1つの主要なカテゴリーである。食物不耐症には，免疫系は直接的には病因に関与しない，人によって異なる食物に対する有害反応のすべてが含まれる。その主要なカテゴリーにはアナフィラキシー様反応，代謝性食物関連疾患および特異体質反応が含まれる。アナフィラキシー様反応には，IgEの介入を伴わずにマスト細胞からヒスタミンをはじめとするアレルギー性疾患伝達物質が放出されることが関係している[6]。ある種の食物はマスト細胞の細胞膜を不安定にし，その結果ヒスタミンの自発的な放出を引き起こすような物質を含んでいるのかもしれない。しかし，そのような物質は食物中からはいまだかつて同定されたことがなく，したがって，これは議論の余地を残したままである。

代謝性食物関連疾患は，ある食品成分を代謝する能力の遺伝的な欠如，あるいは，何らかの重要な代謝過程に影響するある食品成分に対する遺伝的な感受性に起因する。代謝性食物関連疾患の例はラクトース（乳糖）不耐症とソラマメ中毒である。ラクトース不耐症は，腸粘膜中の酵素β-ガラクトシダーゼの遺伝的な欠如に起因する[140]。ソラマメ中毒では，赤血球中の酵素グルコース6-リン酸脱水素酵素の遺伝的な欠如が，ソラマメ内の天然に存在する酸化的化合物に対する高感受性という結果をもたらすのである[141]。

特異体質反応は，未知のメカニズムによって生じる食物への有害反応である[6]。理論上多くの異なるメカニズムが関与し，様々な症状が起こりうる。しかし，これらの反応の多くにおける食物の役割は十分には立証されていない。亜硫酸塩誘導性の喘息が1つの例として議論されるが，それはこの症例の場合，因果関係がよく確立されているからである。

ラクトース不耐症

ラクトース不耐症は，腸粘膜中の酵素β-ガラクトシダーゼあるいはラクターゼの欠如が関与する代謝性食物関連疾患である[140]。結果として，乳や乳製品中の主要な糖質であるラクトースが，その構成要素である単糖のガラクトースとグルコースへ代謝できない。単糖と異なり，未消化のラクトースは小腸粘膜を通って吸収されることなく結腸にたどり着くが，そこでラクトースは，定着している細菌によりCO_2，H_2およびH_2Oへと代謝されるのである。ラクトース不耐症の特徴的な症状は，鼓腸，ガスによる膨満，腹痛および水溶性の下痢である[6,140]。

▶原因食物，性質および食物中の所在

乳と乳製品中の主要な糖であるラクトースは，4′-(β-

D-ガラクトピラノシド)-D-グルコピラノースという二糖である。この二糖はかなり特殊なもので，もっぱら乳と乳製品，すなわち乳，アイスクリーム，カッテージチーズおよびヨーグルトにのみ含まれている。ハードチーズは，わずかな量しかラクトースを含んでいない。ラクトース不耐症に対する通常の治療は，ラクトースを含んでいる酪農製品を除去することである。ヨーグルトおよびアシドフィルス乳はかなりの量のラクトースを含んでいるという事実があるが，ラクトース不耐症の人は他の酪農製品と比べてこれらの製品には耐性があるように思われる[142,143]。その一部が消化過程を生き抜き，小腸でのラクトースの代謝を助けることができる固有のラクターゼ活性を，これらの発酵製品はどうやらもっているようである[140]。

▶有病率

世界中で，多くの人がラクトース不耐症に侵されている。それは，アフリカ系アメリカ人，アメリカ先住民，ヒスパニック，アジア人，ユダヤ人およびアラビア人で高頻度に存在し，そのようなグループの人の60～90%にも及ぶと報告されている[144]。北アメリカの非ヒスパニック系白人の間での有病率は約6～12%である[145]。実は，β-ガラクトシダーゼの値は，生まれた時はすべての乳児において高い[140]。しかし，乳児期以後，先にあげた民族グループの多くの人々は腸のβ-ガラクトシダーゼ活性を90%まで失ってしまうのである[146,147]。β-ガラクトシダーゼ活性の喪失というよくあるこのパターンは，劣性遺伝子によって伝えられるもので，正常な生理学的事象と考えるべきである[140]。非ヒスパニック系の白人住民のようなわずかな数の民族の人においては，乳児で見られるβ-ガラクトシダーゼ値が成年期まで持続する傾向があるが，おそらく彼らの文化における酪農製品の歴史的な広範な使用への適応なのであろう[140]。β-ガラクトシダーゼの維持は，常染色体の優勢形質として受け継がれる[148]。真のラクトース不耐症は，多くの人に影響を与えているとはいうものの，アメリカでは自己診断によるラクトース不耐症の人の15～30%は十分な値のβ-ガラクトシダーゼをもっており，それゆえ酪農製品を摂食してもラクトース不耐症の徴候を示さないのである[149]。

▶最小誘発摂取量および管理

IgE依存性食物アレルギーとは対照的に，ラクトース不耐症の人は食事中のラクトースをある程度の量なら許容することができる[2]。ラクトース不耐症の人の大多数では，1杯の乳に相当する量の12gのラクトース摂取後の症状は，問題にはならない[149]。ラクトース量が12gを超過すると，症状の頻度と重症度が増加する[148,150]。ラクトース不耐症の人では，ラクトースに対する個々の耐性に多様性がある[140]。多量の固形分あるいは脂肪を含んでいる食事とともに摂取されたラクトースは，液乳中の類似量のラクトースよりもよく許容され[140]，ヨーグルトとアシドフィルス乳中のラクトースは他の酪農製品由来のラクトースよりもよく許容される[142,143]。乳児は普通50g/日を超えるラクトースを摂取するが，ほとんどの大人のラクトース摂取は25g/日未満である[140]。

ラクトース不耐症は，重篤な疾患ではない。症状は消化管に限定され，普通は軽症である[6]。症状の重症度は，β-ガラクトシダーゼ活性，胃腸通過時間，ラクトース負荷量および結腸での発酵に依存して変わる[140,147]。酪農製品除去食の遂行によって発症を回避することができる[6]。しかし，アメリカでは酪農製品が食事におけるカルシウム摂取の75%を提供するので，幼年期からの酪農製品除去食の実施は閉経後骨粗しょう症増加のリスクに曝すことになる[140]。ラクトースを加水分解した酪農製品が市場に登場しており，これはラクトース不耐症の人に対して彼らの反応をコントロールする新たな手立てとなっている。かなりの人がラクトース不耐症に冒されているかもしれないが，症状は一般に穏やかであり，食事中のラクトースに対する耐性は，安全で効果的な除去食の実施によってほとんど問題とはならない。

ソラマメ中毒

ソラマメ中毒は，ソラマメの摂取あるいは植物ソラマメからの花粉の吸入に対する不耐性に起因する。感受性のある人は，摂取により急性溶血性貧血に苦しむ[141]。ソラマメ中毒の特徴的な症状には，蒼白，倦怠感，呼吸困難，吐き気，腹部/背部痛，発熱，および悪寒が含まれている。まれに，血尿，黄疸および腎不全が起こる。発病時間はかなり短く，普通摂食後5～24時間で起こる。その後の曝露がない場合，回復は迅速で自然に起こる。ソラマメ中毒は，その植物が成長していたり，そのマメが収穫されたり，地方市場において売られたりする場所で最も頻繁に発生し，植物ソラマメの花が咲き，その結果大気中に浮遊する花粉量が上昇する時期や，市場でマメが販売されている時期に最も流行する。

ソラマメ中毒にかかりやすい人は，赤血球のグルコース6-リン酸脱水素酵素（glucose-6-phosphate dehydrogenase：G6PD）が遺伝的に欠如している[140]。G6PDは赤血球における重要な酵素で，還元型のグルタチオン（GSH）とニコチンアミドアデニンジヌクレオチドリン酸（NADPH）の量を維持するのに必須であり，GSHとNADPHは細胞に対する酸化的損傷を防ぐ。したがって，G6PDを欠く人の赤血球は，酸化的損傷をより受けやすい。ソラマメは，バイシンとコンバイシンなどいくつかの天然に存在する酸化剤を含んでいるが，それらはG6PDが欠損している人の赤血球を損傷しうる。G6PD欠損は，世界中で1億人が侵されているヒトにおいて最も一般的な遺伝性の酵素欠損症である[140]。G6PD欠損は，イスラエルの東部ユダヤ人コミュニティ，サルデーニャ人，キプロス系ギリシャ人，アフリカ系アメリカ人，あるアフリカの住民の間で最も高頻度に存在する。北ヨーロッパの国々の住民，北アメリカ先住民およびエスキモーには実質的に存在しないことが特色である。ソラマメ中毒は，主として地中海エリア，中東，中国およびブルガリアで発生するが，そこではソラマメが頻繁に摂取されている。G6PD欠損の診断は，単離赤血球におけるG6PD酵素活性の測定によって行われる。感受性のある人は，ソラマメの摂食，その植物の花粉の吸入を回避することにより，ソラマメ中毒の影響を避けることができるのである。

亜硫酸塩誘導性喘息

亜硫酸塩感受性は，食物および薬品中の亜硫酸塩の摂取に関連したメカニズムが確定されてない特異体質反応である[151]。亜硫酸塩感受性にはアナフィラキシーを含む他の徴候の報告も散見されるものの[151,152]，注意深く管理された臨床投与研究の結果として，喘息は多数の被検者において亜硫酸塩摂食と明確に関連づけられている唯一の症状である[151,153]。

▶原因食物，特性および食物中での所在

亜硫酸塩は様々な食物に食品添加物として使用されている[154]。亜硫酸塩は，二酸化硫黄，ピロ亜硫酸ナトリウム，ピロ亜硫酸カリウム，亜硫酸水素ナトリウム，亜硫酸水素カリウムおよび亜硫酸ナトリウムの形で存在し，これらの成分はすべて食物においてはpH次第で似た化学的性質を示す[154]。亜硫酸塩は，酵母による生成の結果として，食物，特に発酵食品に自然に存在する[154]。食物における亜硫酸塩の残留値は，多くの食料製品の10 ppm未満からある種の乾燥果物における2,000 ppm以上の範囲に及ぶ[154]。天然に存在する亜硫酸塩の量は，一般的にはかなり低い。亜硫酸塩は，酵素および非酵素的褐変の抑制（例：ジャガイモ），望ましくない細菌増殖の予防（例：湿式トウモロコシ製粉およびワイン醸造），ドゥの前処置（例：ある種の冷凍ドゥ製品），酸化の予防およびいくつかの製品の漂白（例：マラスキノ・チェリーやひき割りトウモロコシ）など，様々な目的で食物に添加される。食物に添加される場合，亜硫酸塩の運命は複雑である[154]。酸性の食物では，亜硫酸塩はSO_2ガスとして周囲の大気の中へ放出されることがある。亜硫酸塩は，さらに炭水化物，タンパク質およびその他を含む多数の食品成分と反応することがある。これらの反応は，その反応の本質に依存して，可逆的な場合もあれば不可逆的な場合もある。レタスのようなほんの少数の例外はあるが，亜硫酸を含むたいていの食物中で，遊離の亜硫酸塩はほとんどない[155]。

▶有病率と重症度

喘息が亜硫酸塩過敏症にともなう最も顕著な症状であるが，逆に喘息患者のうちで亜硫酸塩感受性であるのはほんのわずかな割合にすぎない[156]。主に全喘息患者の20%程度の重症あるいはステロイド頼みの喘息患者がリスクが高いが，それでも亜硫酸塩感受性であるのはそのうちの約5%にすぎないことが投与研究により示されている[156]。投与研究の結果から，アメリカ国民の中にはおそらく15万人の亜硫酸塩感受性喘息患者が存在すると推定されている。リスクが高い人数は少ないが，亜硫酸塩は感受性のある人に重篤な反応を引き起こす場合がある。喘息に対するその誘発刺激は生命を脅かす場合があり，亜硫酸塩感受性の喘息の患者が亜硫酸塩を摂取したことによる死亡事故も発生している[151,157]。アナフィラキシーは，まれであるが重篤なもう1つの亜硫酸塩感受性の症状であると思われる[152]。しかし，医学文献に記述されているそのような症例はほんの少数にすぎない点は，強調しておかなければならない。

▶管理

亜硫酸塩感受性の喘息患者は，食事中の亜硫酸塩の摂取を回避しなければならない[154]。幸いなことに，残留値が10 ppmを超過する場合には，亜硫酸塩の存在を加工食品の成分ラベルに表示しなければならない[2]。高い残留値が特に重篤な反応の刺激と関係するレタスなど多くの生鮮食品生産物に，亜硫酸塩を使用することは禁止されている[158]。しかし，亜硫酸塩感受性の喘息患者は，少量の亜硫酸塩の摂取ならば許容できる[153,156]。投与試験の結果から，亜硫酸塩感受性の喘息患者は，カプセルあるいは他の一般的な投与用賦形剤中の無機の亜硫酸塩と比較して，食品中の亜硫酸塩に対してはより許容性であると考えられている[151,158]。亜硫酸塩の食品成分との反応が，亜硫酸塩の一部から，感受性のある人の中で喘息反応を引き起こす能力を奪っているようである[158]。亜硫酸を含む食物に対する許容性は，食物の性質によって変わるように思われるが，そのことは亜硫酸塩結合物の形態がおそらく重要であることを示唆している[158]。酸性飲料からのSO_2ガスの放出のために，亜硫酸塩感受性の喘息患者は食物中の亜硫酸塩の他のどのような形よりも亜硫酸を含む飲料により敏感であろう[158,159]。彼らはまた，小エビやジャガイモのような結合した亜硫酸塩を含んでいる亜硫酸含有食物に対するよりも[158]，レタスなどの食物に含まれる遊離の亜硫酸塩残留物に対してより敏感であると思われる[158]。亜硫酸塩感受性の喘息患者は，食事中の亜硫酸塩はある程度許容できるとはいうものの，一部の人では閾値は低いのである。

アレルギー様中毒（ヒスタミン中毒）

ヒスタミン中毒は，最も一般的に遭遇するアレルギー様中毒である[3]。ヒスタミン中毒の大発生は，しばしばサバ科魚中毒と呼ばれ，アメリカ，ヨーロッパ，日本および他の国々である程度の頻度で起こっている。

▶症状と特徴

前述したように，ヒスタミンはIgEの関与する食物アレルギーにおいて，マスト細胞から放出される主要な伝達物質の1つである。したがって，ヒスタミン中毒とIgE依存性食物アレルギーの両方で似たような症状が起こる。この病気は一般的にはどちらかというと軽度であるが，症状は様々であり，特に確定的なものはない[160]。吐き気，嘔吐，下痢および腹痛のような胃腸症状が一般的である。ヒリヒリするような痛み，かゆみ，燃えるような感覚が，しばしば口腔内で起こる。皮膚症状には，潮紅，じんましん，血管性浮腫および他のかゆみを伴う発疹などがある。頭痛や動悸と同じように，低血圧も一般的な症状である。イギリスで相次いだ発生についての研究において，最も一般的な症状は発疹，下痢，潮紅，発汗，および頭痛であった[161]。そのような症状は特別なものではないので，ヒスタミン中毒ではよく誤診がある。ヒスタミン中毒は通常は軽度であるが，まれに循環器系と呼吸器系に重篤な合併症を引き起こす場合がある[3,162]。

ヒスタミン中毒の症状は，一般的には原因食物の摂取後数分から2，3時間以内に現れる[3]。ヒスタミン中毒は決

まった経過をたどる疾患であり，そして症状は通常数時間内に治まる。しかし，治療しない場合，症状が24〜48時間にわたって持続する場合もある[3)]。摂取量，侵された個人の感受性が，症状持続時間に影響する。効果的な治療（後述）が，症状の迅速な解消をもたらすのである。

▶診断と治療

ヒスタミン中毒の診断は通常，急激なその症状の発症を，原因となりがちな食物のうちの1つを食べたことと結び付けられるかどうかにかかっている[3)]。抗ヒスタミン剤に対して有益な応答が見られれば，さらに診断の信憑性が増す[3)]。診断は，疑わしい食物を分析し，異常に高値のヒスタミンが検出された場合のみ確定することができる[3)]。ヒスタミン中毒が疑われる場合には必ず，原因であると疑われる食物のサンプルをただちに取り寄せるべきである。食物中のヒスタミンの分析のために一般に認められている手順には，抽出，精製および蛍光分析が含まれる[163)]。食物サンプルが利用できない場合，吐物や胃の内容物を分析してヒスタミン値を得ることが可能かもしれないが，症状が出ていない時の値は不明なので比較ができない[3)]。

症状と抗ヒスタミン剤による有益な効果が類似しているため，ヒスタミン中毒は食物アレルギー反応としばしば誤診されるが，ヒスタミン中毒はIgE依存性食物アレルギーとは容易に鑑別することができる[3)]。ヒスタミン中毒の場合は，患者は概して関係する食物に対するアレルギー反応の事前の病歴がない。対照的に，患者は通常，IgEの依存性食物アレルギーの存在をよく知っている。さらに，患者にIgE依存性アレルギーが存在しなければ，食物抽出物を用いた市販のSPT（皮膚プリックテスト）は陰性になるであろう。しかし，抽出物が実際に原因であるとされるその食物でつくられたならば，抽出物の中のヒスタミンの存在のためにSPTは陽性になるかもしれない[3)]。また，食事をしたグループ内に見られる症状がもう1つの手がかりになる。ヒスタミン中毒では，グループでの発生における罹患率は多くの場合50〜100％に及ぶ。一方，IgE依存性食物アレルギーでは，同じ食事を分け合った2人が同一の食物アレルギーを呈するという場面に遭遇することはまれである。最後に，ヒスタミン中毒は，原因であるとされる食品を分析し，そして異常に高値のヒスタミン値が検出されることによってIgE依存性食物アレルギーと鑑別することができる。

抗ヒスタミン剤が，ヒスタミン中毒に対する最も効果的な治療法である。H_1およびH_2拮抗薬のどちらも効果がある[164,165)]。治療しなかったとしても，ヒスタミン中毒の症状は，通常数時間のうちに治まる[3)]。

▶原因食物と生成

ヒスタミン中毒の最も一般的な原因は，腐敗したある種の魚である[3)]。この病気は，サンマ科とマグロ，カツオ，サバ，ソウダガツオのようなサバ科の魚と高頻度に関連するため，サバ科魚中毒とよばれることがある。けれども，シイラ，ムツ，マアジ，イワシ，ブリ，カタクチイワシおよびニシンなど，非サバ科の魚もよく関与するので，サバ科魚中毒というのは誤った名称である。アメリカでは，シイラがヒスタミン中毒に占める最も頻度の高い原因食物の1つになっている[3)]。これらの種の魚が，普通より高値のヒスタミンを含んでいない限り，ヒスタミン中毒を誘発することはないのであり，米国食品医薬品局（FDA）は，多数の発生例についての調査に基づき，マグロでは100 gあたり50 mgのヒスタミン値が危険であると見なしている[166)]。

魚が関与する発生よりもはるかに低い頻度であるが，チーズ由来のヒスタミン中毒の発生もある[3)]。アメリカでのいくつかのヒスタミン中毒の発生にスイスチーズが関係している[3,167)]。一般的には，チーズのヒスタミン含有量はかなり低い。ヒスタミンはワイン不耐症の原因かもしれないが[168)]，この可能性を確認するために行われた臨床研究はほとんどない。50 μgのヒスタミンを含んでいる赤ワイン125 mLの投与研究では，28人の患者のうちの22人が，ヒスタミン中毒と一致するいくつかの症状とともに30分以内に血漿ヒスタミンの顕著な増加を経験した[168)]。

食物中のヒスタミン生成は，アミノ酸であるヒスチジンをヒスタミンに変換する酵素ヒスチジンデカルボキシラーゼを有する細菌の生育と関連している。危険なレベルのヒスタミン含有量の食物にする元凶となるヒスタミン多量生成が可能な細菌はそれほど多くない。魚では，モルガン菌 *Morganella* および肺炎杆菌 *Klebsiella* が，そのような能力をもった2つの種である[3,169)]。可食部中に高値の遊離ヒスチジンを有する魚が，そのようなヒスタミン産生菌（たいていはそうではない）で汚染され，魚が通常より高い温度で保持された場合に，その細菌は比較的短期間で大量のヒスチジンをヒスタミンに変換することができるのである。危険なほどの量のヒスタミンを含んでいるにもかかわらず，そのような魚は必ずしも腐っているようには見えないであろう。チーズではおそらく，ある種類の乳酸桿菌がヒスタミン生成の原因となっているが，ヒスタミン生成は，乳酸桿菌属の間ではかなりまれな特性である[3)]。高めの熟成温度，過度のタンパク質分解，高pH，そして低食塩濃度のようないくつかの要因が，チーズ中のヒスタミン生成に寄与するかもしれない[170)]。スイスチーズをつくる工程がヒスタミン生成を特に手助けするのであるが，スイスチーズ中のヒスタミン含量は，主として供給された生乳中のヒスタミン産生菌数次第であると思われる[170)]。

▶毒性学

静脈内に放出されるか投与される場合と比較して，経口的に摂取された場合，ヒスタミンはそれほど強力ではない[171)]。ヒトは，有害作用が出ることなくmgレベルのヒスタミンを経口摂取することができる[172)]。ヒトは，腸粘膜中にヒスタミンを解毒することができるジアミンオキシダーゼおよびヒスタミン-*N*-メチル基転移酵素などのいくつかの酵素をもっているので[171)]，経口的に投与されたヒスタミンが毒性を示さなくても特に驚くべきほどではない。

実際，サバ科の魚中毒におけるヒスタミンの役割には，疑問が呈されてきた[173,174)]。サバ科魚中毒の発生に関係したサバを摂取したヒトの間では，ヒスタミン摂取量と有害反応発生確率の間に相関性は観察されなかった[173,174)]。しかし，抗ヒスタミン剤クロルフェニラミンは，腐ったサバを食べた人に観察された有害反応を消失させた[174)]。したがって，Ijomahらは，腐った魚がマスト細胞からの内因性のヒスタミンの放出を誘導する，まだ未同定の物質を含んでおり，サバ科魚中毒は外因のヒスタミンの摂取ではなく内因性のヒスタミンの放出の結果であると推論している[174]。とすると，ヒスタミン中毒は，前述のアナフィラキシー様反応であるのかもしれない。対照的に，ヒスタミンとその代謝物のうちの1つである*N*-メチルヒスタミンが，マカジキによってサバ科魚中毒を発症していた3人の尿に高値で検出されたという理由から，Morrowらは，外因性のヒスタミンがサバ科の魚中毒の中の可能性の高い原因物質であると断言している[175]。彼らは，尿中にプロスタグランジンD_2代謝物である$9\alpha,11\beta$-ジヒドロキシ-15-オキソ-2,3,18,19-テトラノルプロスト-5-エン-1,20-ジオイン酸の上昇を検出することができなかったが，そのことによりマスト細胞脱顆粒が生じていないと示唆している[175]。マスト細胞脱顆粒測定の指標としてはトリプターゼの適用が好ましいが，知る限りでは，それが試みられたことは一度もない。

ヒスタミン中毒に対する感受性には，ある程度の個体差があるようである[3]。サバ科の魚中毒発生に関与するサバ切り身の摂取に対する個々の感受性において相当な多様性が観察された[173]。おそらくヒスタミンを解毒し排泄する能力の劣っている人がいると考えられる[3]。イソニアジドを含むいくつかの薬は，ヒスタミンの解毒を抑制してしまい，その毒性を強めるであろう。イソニアジドはヒスタミン中毒の発生のいくつかに，要因として関係づけられている[176,177]。反対に，何らかの理由で抗ヒスタミン剤を服用している人は，ヒスタミンの影響からある程度保護されるかもしれない[3]。

▶予防法

外因性のヒスタミンの役割にはまだ議論の余地があるが，科学的エビデンスの多くは，ヒスタミンがサバ科魚中毒において中心的な役割を果たすことを示唆している。ヒスタミン中毒予防の鍵は，腐敗およびヒスタミン生成を防ぐことである[3]。ヒスタミンの生成を防ぐことに注力されているが，ヒスタミン放出因子があるとした場合でも，新鮮に捕らえられ，適切に冷却/冷凍された魚は病気を引き起こさないという理由から，それも腐敗中に生成されるに違いない[3]。捕獲後，5℃未満の温度で魚を保持することがヒスタミン生成を防ぐ[171]。魚のヒスタミン産生細菌はたいてい腸内細菌であるので，捕獲後の人による魚の取り扱いが汚染の原因とも考えられ，流通，貯蔵，下処理，加工および調理の間の良好な衛生習慣が，魚への汚染を防ぐかもしれない。チーズでは，ヒスタミン生成は生乳中のヒスタミン産生菌の数を減らすことにより調節することができる[170]。したがって，加熱殺菌された牛乳からつくられたチーズにおいては，リスクは小さいはずである[3]。

まとめ

食物アレルギーおよびその他の人によって異なる食物に対する有害反応は，人口のほんの一握りにだけ影響する。しかし，その反応は，IgE依存性食物アレルギーや亜硫酸塩誘導性喘息の症例の一部において，非常に重篤で生命を脅かすことさえある。これらの病気のための第一の管理対策は，原因となる食物か食品成分を回避することであるが，特定の食物あるいは食品成分の回避は，辟易するような毎日の課題となるかもしれず，完全な成功は見込めない。

IgE依存性食物アレルギーは十分に解明されており，診断が比較的容易である。IgE依存性食物アレルギーの有病率は，アメリカにおいて増加していると思われ，またIgE依存性食物アレルギーの症状に対する認識は世界中で広まっている。食物中のアレルゲン性のタンパク質の同定および定性や，食物中の残留アレルゲン検出のための方法，そして残留アレルゲンの調節のための食品工業上の課題に関して，多くの進歩が成し遂げられてきた。しかし，安全で効果的な規制ガイドラインの作成を可能にする最小誘発摂取量の明瞭な確定，アレルゲン性の食物に由来する食品成分のアレルゲン性，遺伝子組換え食品に含まれている新規タンパク質のアレルゲン性の予測，乳幼児におけるアレルギー感作を防ぐ方法，そして，食物アレルギーをもつ人のためのより良い治療法など，多くの未解決の問題が残されている。

食物アレルギーにおける遅延型過敏反応の役割は，より不明確である。おそらくセリアック病はかつて認識されていたよりもより一般的なものであり，リンパ腫の有病率増加のような深刻な結果がセリアック病によってもたらされているのかもしれない。遅延型過敏反応における他の食物の役割についてよりいっそう理解を深めることが，患者の治療において有用であろう。ラクトース不耐症や亜硫酸塩誘導性喘息のような食物不耐症においては，ある種の食品成分の役割がよく確定されている。しかし，これらの疾患における食物や食品添加物の役割はあまり明らかではない。現時点では，研究は明瞭な因果関係の確定に集中されるべきである。ヒスタミン中毒は診断時に食物アレルギーと混同されることがあるが，多くの場合において同じ食事を共有した人の間で多数発症することから，容易に識別できる。ヒスタミン中毒は，食物に対する個人別の有害応答ではなく，食物中での細菌性のヒスタミン生成を制限することにより制御することができる。

(Steve L. Taylor, Joseph L. Baumert／山西倫太郎 訳)

103 薬物と栄養素の相互作用

薬物と栄養素の相互作用は，薬物と栄養状態，1つの栄養素，複数の栄養素あるいは一般的な食品との身体的，化学的，生理学的，病態生理学的な相互作用と定義される[1)]。臨床的に最も頻繁に見られる薬物と栄養素の相互作用の原因の多くは，たいてい複数の要因によるものである。薬物と栄養素の相互作用を同定することができなかったり，適切にコントロールできない場合には，非常に重篤な症状を引き起こすことがある[2)]。例えば，感染治療の場合，いくらかの薬物と栄養素の相互作用によりある種の抗生物質の経口投与による吸収能の低下が生じるとともに，感染部位における抗生物質濃度が至適濃度以下になる[2,3)]。これは，患者を治療しにくくし，将来抗生物質耐性を生じさせる。薬物と栄養素の相互作用は，治療ができなくなったり，副作用が生じるなど関連する合併症が生じ，入院期間の延長や医療資源の浪費を生じると健康関連予算の増大をまねくかもしれない。いくつかの例では，薬物と栄養素の相互作用の知られていない，またコントロールされていない影響が表面化するのに数年を要することもある。移植患者やてんかん患者におけるビタミンD欠乏症に伴う二次性の代謝性骨疾患は，たいてい発症するのに数ヵ月～数年かかる[4~8)]。ミネラルやビタミンの適切なモニタリングや早期の介入がなければ，骨喪失や骨折が促進されるかもしれない。

予測因子

薬物を投与された患者において薬物と栄養素の相互作用が生じうるか否かの主な予測因子は，加齢，複数の慢性疾患の存在，現時点での複数の薬剤やサプリメントの使用であることが研究により示されてきた[9)]。重症患者，とりわけ経腸栄養を継続的に受けている患者も，薬物と栄養素の相互作用を引き起こすリスクがある[10,11)]。複数の治療薬物の存在（例：異なる疾患の病態をコントロールするために複数の薬物を使用すること）は，問題のある薬物と栄養素の相互作用のリスクをさらに増加させる[12)]。高齢の患者，栄養不良のある患者や肥満患者は，体組成や生理学的予備能が変化するため，薬物と栄養素の相互作用による重篤な副作用をより経験しがちである[13~18)]。複数の慢性疾患をもつ患者は，より副作用を生じる傾向にある。遺伝子は，適切な投薬量と特別な薬物や栄養素への臨床的な反応を決定する重要な因子となる。メチレンテトラヒドロ葉酸レダクターゼ遺伝子（*MTHFR*）の多型は，ピリドキシン，コバラミン，葉酸，リボフラビンの必要量に影響するかもしれない。それらは，ある種の薬物と栄養素の相互作用を防ぐために摂取する必要量を決定する上で重要な役割を担っているかもしれない[19~21)]。臨床的な重要性はよくわかっていないが，いくつかの遺伝子多型は，臨床的に重要な薬物と栄養素の相互作用が生じるのを防ぐ予防効果があるかもしれない。

分類

ある薬物と栄養素の相互作用は，薬物あるいは栄養素の「反応速度論」あるいは「動力学」の変化を引き起こすかもしれない[22)]。その変化の大きさは，その相互作用が臨床的に重要であるかどうかと，介入方法が必要かどうかを決定する。「薬物動態」は，薬物の体内動態の定量的な説明を表すものであり，化合物の吸収，分布，代謝，排泄を含む。半減期，バイオアベイラビリティ（生物学的利用能），最大濃度到達時間（t_{max}），濃度-時間曲線下面積（area-under-the-concentration-time curve：AUC）などの薬物動態のパラメーターは，しばしば定量的な比較に用いられる。半減期は，薬の濃度（通常血漿中の）が半分まで減少するのにかかる時間を表している。一般に半減期は，体内からの薬物の除去率やクリアランスを反映するために使用する。バイオアベイラビリティは，投与した薬が体内で利用される割合を表している。定義では，静脈内投与は100％のバイオアベイラビリティとなる。多くの場合，経口投与だと吸収が不完全であることや体循環に入る前に活性成分が喪失するためにバイオアベイラビリティは低くなる。化合物の吸収，代謝クリアランス，組織分布の割合にも影響されるが，通常，経口によるバイオアベイラビリティは薬物と栄養の相互作用の影響を受ける最も重要なパラメーターである。t_{max}は，ある特定の化合物の血漿濃度が最大値に到達するのに要する時間を決定するのに用いられる。その薬物あるいは栄養素が経口投与される場合，t_{max}は経口からの吸収率を反映する。年齢，治療状況，摂食状況，消化器外科手術，服薬状況は，いずれもt_{max}に影響を及ぼす。AUCは，患者が薬物に曝露される時間を評価するために用いられる。AUCは，経口バイオアベイラビリティ，クリアランス，場合によっては吸収率により影響を受ける。栄養素の体内動態や反応速度論（例：栄養代謝動態）も，これらの数学的パラメーターにより記述することができる。例えば，ある薬物を投与する前後で，カルシジオールとカルシトリオールのバイオアベイラビリティ，分布，排泄速度を比較し，ビタミンDの代謝動態に及ぼすその薬物の影響を推測することができる。

薬力学は，薬物の臨床的あるいは生理学的効果を表すものである。例えば，抗痙攣薬であるフェニトインを服用している患者に葉酸を投与すると，血清フェニトイン濃度の低下を引き起こす(薬物動態学的効果)。フェニトイン濃度の減少が臨床的に問題であれば，患者は発作の頻度や間隔が増加するかもしれない（薬力学的効果）。

薬物と栄養の相互作用は，その性質とメカニズムをもとに4つのタイプに分類される[22)]。それぞれのタイプは次のパラグラフで簡潔に説明されている。対象となる物質

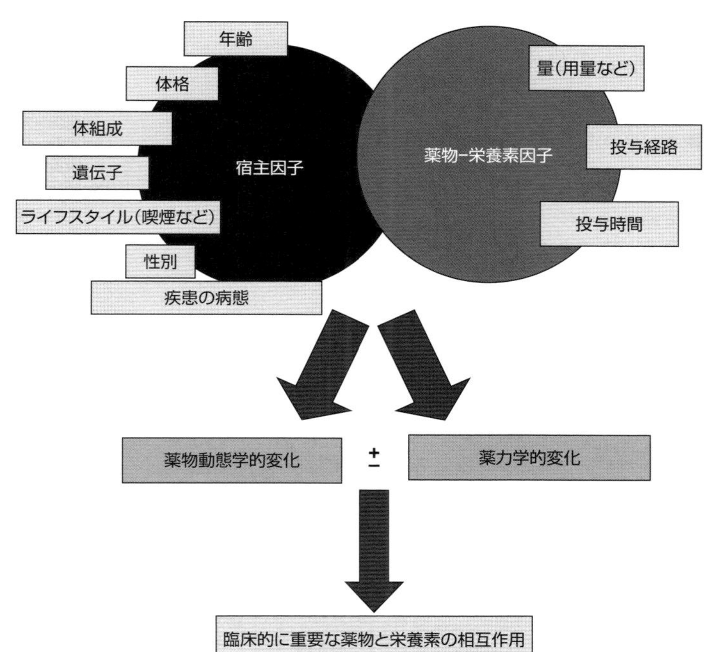

図 103.1　薬物と栄養素の相互作用に関わる因子。すべての薬物動態学的あるいは薬力学的変化が臨床的に重要な相互作用を引き起こすわけではない。

(object agent) や原因となる物質 (precipitant agent) といった用語が使われている。対象となる物質は相互作用の影響を受ける薬物や栄養素のことで，原因となる物質は相互作用を引き起こす薬物や栄養素のことである。

タイプⅠ：*ex vivo* での生物的不活性化。これは，生化学的もしくは物理的な反応を通しての薬物や栄養素，あるいは栄養剤との相互作用である。この相互作用のタイプには，加水分解，酸化，中和反応，沈殿，錯化も含まれる。普通これらの反応は，相互作用物質がダイレクトに物理的な接触をする時や，栄養素もしくは薬物が体内に入る前に起こる。言い換えれば，普通これらの相互作用は輸送中に起こる。

タイプⅡ：吸収に影響を与える相互作用。これは，経口もしくは経腸によってのみ輸送される薬物や栄養素に影響を及ぼす。これらの相互作用は対象となる物質の経口生体利用効率を良くしたり悪くしたりする。原因となる物質は，体循環に到達する前に対象となる物質の形を変えたり，輸送に関係のある対象となる物質の酵素機能（タイプA相互作用）や輸送のメカニズム（タイプB相互作用）を変える。錯化，結合，もしくは他の不活性化過程は消化管（タイプC相互作用）で起こり，対象となる物質が吸収されるのを阻害する場合もある。

タイプⅢ：全身性もしくは生理な処分法に影響を与える相互作用。これは，薬物や栄養素が消化管から吸収されて体循環に入った後に起こる。そのメカニズムには，細胞分布や組織分布の変化，全身性の輸送，対象の化合物の特異的な器官や組織への浸透なども含まれる。原因となる物質や対象となる物質間の相互作用は，他の共同因子(凝固因子など)やホルモンの機能をも変えてしまう場合もある。

タイプⅣ：薬物や栄養素の排出やクリアランスに影響を及ぼす相互作用。これには，腎臓や腸肝での排出の調節，拮抗作用，機能障害などが含まれる。

表 103.1　薬物と栄養素の相互作用によって悪影響を受けるリスクが高い患者集団

AIDS の患者
癌患者
高齢の患者
栄養不良の患者
消化管が機能不全もしくは手術をした患者 （例：胃のバイパス手術やクローン病）
経腸栄養を受けている患者
妊婦
移植患者

薬物と栄養素の相互作用に影響する因子

薬物と栄養の相互作用において最も重要な役割を担っている2つの因子は，宿主と薬物（もしくは栄養素）自体である（**図 103.1**）。宿主因子は，薬物や栄養素に対する個人の反応性のことである。年齢，性別，体格，体組成，ライフスタイル，基礎疾患，遺伝などが，その反応性に影響を与える場合がある（**表 103.1**）。薬物因子または栄養因子は，常に量，時間，投与ルートにより影響を受ける。例えば，タイプⅡの薬物と栄養素の相互作用は，栄養素と薬物の両方が経口あるいは経腸ルートで投与された時にもっぱら生じ，経静脈的に投与された場合には，基本的に生じない。タイプⅡCの多くの相互作用（消化管における相互作用）は，単純に投与間隔を空けることで回避することができる。タイプⅠの相互作用は，薬物と栄養素が経静脈的に投与される際により一般的に見られる。薬物と栄養素の相互作用の可能性は，薬物や栄養補助食品を加えるごとに指数関数的に増加する[23]。

メカニズム

▶*ex vivo* における生物学的不活性化

薬物と栄養素は，消化管や静脈血（経静脈で投与した場合も同じように）に達する前に時々運搬システム中で混合される。物理生化学反応は体外での運搬容器や投与チューブ内で薬物と栄養素間で起こることがあり，その場合，それらが吸収される前に活性成分が失活する。この相互作用により生じる生物物理学的変化の結果は，物理的不適合として説明される。これは，輸液製剤で見られる。なぜなら，物理的不適合は，しばしば溶液中に沈殿物を形成するからである。いくつかの物理的不適合は，目で見えることさえある。カルシウムとリン酸による塩の沈殿物は，不溶性粒子といった物理的不適合の典型的な例である。しかし，沈殿物があまりにも小さすぎて肉眼で見ることはできないこともあり，目視検査法では相互作用の有無を判断することはできない[24]。逆に，静脈投与用の脂肪製剤は不明瞭なエマルジョン（水中油滴型）である。それゆえに，物理的な不適合は目視検査では判断できない。原則として，実施者は相互作用タイプⅠの有無を判断するために目視検査は用いるべきではない（**表 103.2**）。

表 103.2 タイプⅠの薬物と栄養の相互作用を最小限にするために提案されたアプローチ

- 人工栄養剤に薬物を直接混合しない（経口もしくは経静脈）
- 経腸栄養チューブを通しての投薬前に，経腸栄養摂取を中断する。中断時間は，数分～2 時間と幅がある。投与速度は，低栄養を防ぐために適切に調節すべきである。チューブ栄養不耐症の徴候や症状がないかモニターすべきである
- 薬物の投与前後において，栄養チューブを洗浄する
- 正確な薬物投与量とチューブの詰まりを最小限にするために，経腸栄養チューブを通じて薬物を投与する際は，錠剤を破砕する代わりに調整前の経口投与液，エリキシル剤，あるいは懸濁液を用いること
- 経静脈の薬物のために，常に薬剤師に相談するかこれらの薬物の互換性について文献を参照する
- 静脈内に投与した製品についての互換性を判断する時に視覚的な診察に頼ってはいけない。公表された参考文献を用いる
- 薬物について焦点を絞った治療指標で薬のレベルをモニターすることを考える

▶薬物と栄養素の吸収における食事摂取の影響

食事摂取と薬物の投与が同時の場合，薬物と栄養素の経口吸収に影響を与える場合がある。そして，この状態は相互作用タイプⅡの例である。全体的な影響としては，吸収率や吸収量を，場合によってはその両方を変えたりする。食事と同時に薬物を服用した時に薬物と栄養素の吸収に影響を与えるメカニズムは通常，次の 1 つかそれ以上の因子がある。(a) 胃酸や胃液分泌の変化，(b) 消化管通過時間の変化，(c) 固形剤型の薬物の溶解の変化，(d) 食品含有量と微量栄養素や三大栄養素の結合や錯化，(e) 胆汁流量の変化[25～27]。

食事を摂取すると，一般的に胃液や腸内分泌が刺激される[28,29]。理論上，消化管の分泌が増えると，固形剤型の薬物を溶けやすくなったり，吸収が促進されたりする。また，高脂肪を含む食事は胆汁塩の放出を刺激して，親油性の高い薬物の腸吸収を助ける[30]。さらに，高脂肪食はコレシストキニンの放出を促進して，胃腸の運動をゆるやかにし，薬物分子と腸の上皮組織の接触時間を増す[31]。これらの全ての因子が組み合わさると，多くの薬物や栄養素をより完全に吸収しやすくなる。例えば，アルベンダゾール（包虫症治療薬）やグリセオフルビン（抗真菌薬）は脂肪食と一緒に服用すると，経口バイオアベイラビリティが劇的に増加する[32,33]。しかし，潜在的な物理化学的な相互作用，個別の薬物と食品含有物との潜在的な結合親和力，投与される薬物の用量，食事の組成によっては，食物が存在する時の薬物の吸収をかなり不規則な，もしくは予測不可能なものにする。それゆえに，同時に食品を摂取すると実際の薬物と栄養素の相互作用の規模が変化する[26]。例えば，一般に高血圧や不整脈の治療に使われているベラパミル（Ca 拮抗薬）の経口バイオアベイラビリティに対して，食品がどう影響するかということは一致した見解が得られていない。いくつかの研究報告では，食事と同時に服用することによりベラパミルの経口バイオアベイラビリティは少し減少すると示しているが，ベラパミルの経口バイオアベイラビリティや薬理的な変化における臨床的に意義のある変化を示さない報告もまた同数程度ある。ベラパミル濃度曲線下面積（AUC）を観察すると，食物の有無にかかわらず同じであった。唯一矛盾のない研究報告は，食品によってベラパミルの吸収速度は遅くなるということだけであった[34～37]。それゆえに，ベラパミルは一定基準であれば食物とは関係なく摂取することができる。

吸収遅延と吸収低下を区別することは重要である。食物による薬の吸収の遅延が，必ずしも吸収の減少を引き起こすというわけではない。多くの場合，薬物は，濃度曲線下面積で測定される薬物の総量に影響を与えることなく，薬物の血中最高濃度に達するまでの時間（t_{max}）で測定される薬物の吸収速度を障害するかもしれない。食物による薬物の吸収の遅延は，食間に摂取した食物の違いと同様に，個人間の摂食による生理反応が極めて変わりやすいことによって説明できる。例えばファムシクロビル（抗ヘルペスウイルス薬），メトトレキセート（免疫抑制薬），ベラパミル，レバチラセタム（抗てんかん薬），レボドパ（パーキンソン病治療薬）のような薬は，t_{max}の増加により計測されるように，食品が存在すると吸収が遅くなるが，吸収される総量は濃度曲線下面積で数値化すると，食物の有無では差は見られなかった[38～44]。これらの場合，食物は薬物の効果の発現を遅らせるが，その有効性には影響していない。薬物動態パラメーターにおいて検出できる違いはあるにもかかわらず，これらの薬物と栄養素の相互作用は臨床的に有意だとは考えられていない。逆に，食事摂取によって薬物の濃度曲線下面積が有意に減少した場合，全体の吸収量は減少していることを示している。この種の相互作用はより臨床的に有意で，薬効の変化は検出できるかもしれない。この場合，患者は食事摂取に関して薬物を服用する際の具体的な指示を受けるべきである。より重要なのは，患者の協力に重点を置き，安定して矛盾のない薬物の反応を保証し，好ましくない結果や治療上の偶発事故を防ぐための観察をすべきだということである。

食物の存在が胃の膨満感を与え，胃腸の働きを調節する自律神経系を刺激する[45,46]。食事量による内分泌的原因の

表 103.3　吸収が最大になるので食物と一緒に服用することがすすめられる薬物

アルベンダゾール	ケトコナゾール
アミオダロン	リチウム
アタザナビル	ロピナビル
アトバコン	ロバスタチン
セフロキシム	メフロキン
エリスロマイシンエチルコハク酸	ネルフィナビル
ガンシクロビル	リファペンチン
グリセオフルビン	リトナビル
ヒドララジン	サキナビル
イトラコナゾール（カプセル剤のみ）	

表 103.4　吸収を最大にするために，食物と一緒に服用すべきでない薬物

アンピシリン[a]	イソニアジド[a]
カプトプリル[b]	ノルフロキサシン[c]
シプロフロキサシン[c]	オフロキサシン[c]
ジダノシン[a,c]	リファンピン[b]
ジクロキサシリン[a]	テトラサイクリン[c]
ドキシサイクリン[c]	ボリコナゾール[b]
インジナビル[d]	ザフィルルカスト[b]

[a] 酸性障害：食事摂取により薬が不活性化する可能性あり。
[b] メカニズムは知られていない。
[c] 食品含有物もしくは二価や三価の陽イオン（例：カルシウム，マグネシウム）をキレート化や結合する。
[d] 食品は薬物を沈殿させることで不活性化する可能性あり。

変化（例：インスリン，コレシストキニン，ガストリンの分泌）とともに，内臓血流量も増加する[47〜49]。増加した血液は，肝臓の門脈を介して肝臓に運ばれて初回通過効果［訳注：全身循環に達する前の薬の失活］を促進する。しかし，大半の薬の代謝は主に宿主の内因性のクリアランス（例：薬の代謝酵素の量や活性）に依存しているが，肝臓の血流量はそうではない。食物による内臓や肝臓の血流量の増加が臨床的に有意な薬物と栄養素の相互作用を引き起こすことはほとんどない。エタノールは例外で，代謝産物は肝臓の血流量に非常に影響を受けると考えられている除去率が高い化合物である。同時に 530 kcal の食品を摂取するとエタノールの代謝産物が初回通過効果を 49％増加させて，女性よりも男性のほうがより飛躍的な増加を示す[50]。肝血流量は，インドシアニン・グリーン静脈内投与を用いて測定する[51]。一般に処方されている薬物が食品と一緒に服用するのがいいのか，空腹時に服用するのがいいのかを，**表 103.3**，**表 103.4** にそれぞれ示す。

要するに，薬物を食品と一緒に服用するのがいいのか，空腹時に服用するのがいいのかは主に薬の特性に依存している。不確かな場合は，臨床的な判断を行うためにもとの文献を参考にするのがよい。AUC が低下することから示唆されるように，食品が存在する場合に経口吸収が減少する薬物は，空腹時に服用すべきである。食品が存在する場合に経口吸収が減少するのではなく遅延する薬物，すなわち AUC は変化しないが t_{max} が変化する薬物は，食事摂取に関係なく服用してもよい。

▶胃腸運動の変化

胃内容排出時間と腸管輸送時間は，消化管からの薬物や栄養素の吸収の速度や量を変化させる可能性がある。消化管の運動は，主に 4 つの因子により制御されている。すなわち，アセチルコリン，セロトニン，ドーパミンのような消化管神経系に存在する神経伝達物質，グレリンやⅠ型グルカゴン様ペプチド（GLP-Ⅰ）のような消化管ペプチド，カハールの間質細胞によるペーシングと調節などの電気的活性，血糖値である[52,53]。上部消化管の運動は空腹で増強する。食物を消費し続けると，抑制性の神経内分泌因子やセクレチン，GLP-Ⅰ，コレシストキニンのようなペプチドの分泌が促進されて，胃内容排出を抑制し，最終的に満腹感を得る[54〜56]。消化管の運動が低下すると，薬物や栄養素の消化管上皮組織への接触時間が増え，したがって潜在的に門脈での薬物分子や栄養素の完全な吸収を可能にしている。

自律神経系は消化管の運動や分泌に影響を与える。消化管の分泌が増加すると，吸収や消化作用における補助的な効果を示す[57,58]。迷走神経を刺激すると，上部消化管の収縮の促進や幽門括約筋の収縮の抑制が起こる。結果として，胃内容排出が促進され，薬物や栄養素が小腸に到達する時間は短縮する。胃内容排出時間が短くなると，（固形剤型の場合）あまり完全溶解せず，薬物分子と腸管上皮組織間の物理的な接触時間が短縮するため，薬の吸収が低下する。逆に，胃腸運動をゆっくりにするオピオイド誘導体や迷走神経を阻害する抗コリン作用効果（例：鎮静性抗ヒスタミン剤，フェノチアジン，三環系抗うつ薬）を有する薬を食物と同時投与すると薬と栄養素の吸収は増加する。しかし，抗コリン作用効果は腸での分泌を抑制し，栄養素の吸収に影響を与える。概して，消化管の収縮が著しく低下するとより完全な吸収をしようとして毒性を引き起こすが，消化管の運動が促進すると治療ができないリスクが増える。

▶胃酸分泌の影響

栄養素には，消化管からの吸収を最大にするために胃酸が必要なものがある。例えば，食事性のコバラミン（ビタミン B_{12}）は食品中のタンパク質に非常に多く含まれている。胃酸やペプシンによって食事性タンパク質から遊離したコバラミンは，ホストビタミンキャリアーである唾液中の *R*-タンパク質に結合できる。このコバラミン-*R*-タンパク質複合体は，十二指腸で膵酵素によって加水分解され，遊離したコバラミンを産生し，その後回腸末端における十分な吸収のために空腸で内因性の因子と結合する[59,60]。プロトンポンプ阻害剤や 2 型ヒスタミン受容体（H_2）拮抗薬のような酸性の還元剤は，コバラミンの吸収不良をもたらし，巨赤芽球性貧血を引き起こす[61〜63]。

▶プレシステミック・クリアランス

従来初回通過代謝として知られているプレシステミック・クリアランスは，全身性の循環に到達する前（例えば，代謝のために門脈を経由して肝臓に入る）の，口から摂取された薬物の代謝のことである。通常この過程は異化的で，全身性の循環で利用できるように活性型の薬物の量を減らしている。しかし前駆薬の場合のように，薬物を代謝して活性化することもできる。プレシステミック・クリアランスの程度は，特定の薬物や栄養素の作用強度と有効性に影響を与える。最近の研究で，ヒトにおいてプレシステミック代謝の大部分は腸や肝臓の両方が行っていることがわかっている[64,65]。胃はわずかな働きしかしていない。例えば，クラスⅢのアルコールデヒドロゲナーゼは胃粘膜に存在していて，いくつかの生体アミンやステロイドの活性化に関与し，摂取したアルコール誘導体をほんの少しだけ分解する[66]。

シトクロム P450（CYP）3A4 によって表される非常に多量の薬物代謝酵素は，腸の上皮組織に存在している。多数の薬物の，おそらく栄養素についても，経口的なバイオアベイラビリティの調節において，CYP3A4 は中心的な役割を果たしている。誘導もしくは阻害を経由した CYP3A4 の機能の変化は，吸収された薬物もしくは栄養素の量に大きな影響を与えるかもしれない。その結果として，薬物もしくは栄養素の作用強度が影響を受けることがある。加えて，基質がこれらの腸の代謝酵素に到達する速度は輸送タンパク質によって調節を受けるようである。腸の輸送体のほとんどは薬や栄養素の吸収を促進する一方，ある輸送体はすでに腸細胞の細胞質に吸収された分子を腸の管腔へと排出することで，化合物のバイオアベイラビリティを低下させる。この排出システムは，宿主が生体異物に曝されることをできるだけ少なくする。これらの排出型輸送体は細胞質の代謝酵素に送られる薬物の量を調節し，これらの酵素の飽和を防ぐと考えられている。P–糖タンパク質（P–gp）は流出システムの代表的なタイプである。P–gp はアデノシン三リン酸（ATP）結合カセット（ABC）のファミリーに属している。この輸送体は，ATP を利用し濃度勾配に逆らって溶質を移動させる。腸の P–gp と CYP3A4 の 2 つは，多くの薬物の経口的なバイオアベイラビリティを調節するのに最も重要な因子である。P–gp は CYP3A4 に基質を手渡す速度を制御して，より安定して堅実なプレシステミック代謝が行えるようにする[67〜69]。例えば，シクロスポリンは CYP3A4 と P–gp 両方の基質として知られている。経口投薬の後，小腸の上皮を通過するシクロスポリンの吸収は P–gp による流出と肝前性の CYP3A4 の代謝によって制限される。P–gp はたいてい腸細胞の管腔側に存在していて，シクロスポリンが腸細胞の小胞体に存在する CYP3A4 酵素に到達する速度や量を調節している。P–gp の排出メカニズムは，腸細胞の細胞質にすでに吸収されたシクロスポリン分子の一部を腸管腔側へと輸送する。この作用により，再び腸細胞に薬物が入る際に，CYP3A4 酵素が薬を代謝させる機会をくりかえし与えられている。栄養素は，この共役した輸送–代謝システムの調和を妨げ，臨床的に重要となる薬物と栄養素の相互作用を引き起こす。

消化管における酵素の調節（タイプⅡA の相互作用）

栄養素による腸内での酵素の誘導もしくは阻害は薬物の経口的なバイオアベイラビリティに有意な変化をもたらす，もしくは逆も真であろう。同じように，食品や栄養補助食品は腸の CYP3A4 の活性に影響を与え，対象となる薬の薬物動態学的な特性を変えることが知られている。グレープフルーツジュースは，選択的な腸の CYP3A4 阻害剤の典型的な例である。グレープフルーツジュースは，ある薬の摂取に対して，腸の CYP3A4 酵素を不活性化または破壊することでタイプⅡA の相互作用を引き起こす。グレー

表 103.5　グレープフルーツジュースを飲んだ時に経口吸収が増加した薬や可能性のある関連した有害反応

アルベンダゾール[a,b,c]	ニモジピン[j]
アミオダロン[d]	ニカルジピン[j]
アーテメーター[e]	ニソルジピン[j]
アトルバスタチン[f]	ニトレンジピン[j]
ブスピロン[g,h]	プラジカンテル[b,c]
カルバマゼピン[i]	サキナビル[b]
カルベジロール[e,j]	スコポラミン[i]
シクロスポリン[c,k,l,m]	セルトラリン[i]
ジアゼパム[i]	シルデナフィル[b,j,p,q]
エチニルエストラジオール	シンバスタチン[f]
エリスロマイシン[b,g,n]	タクロリムス[g,k]
フェロジピン[j]	トリアゾラム[c,i]
ミダゾラム[i,o]	ベラパミル[d,e,g]
ニフェジピン[j,p]	

[a]肝機能試験の上昇，[b]消化管の不快感，[c]中枢神経系の症状，[d]心ブロック，[e]徐脈，[f]横紋筋融解症，[g]循環器疾患，[h]筋緊張異常反応，[i]傾眠，遷延性の鎮静，[j]低血圧，[k]急性腎不全，[l]頭痛，[m]てんかん発作，[n]QT 延長，多型性心室頻拍，[o]呼吸困難，[p]心筋梗塞，[q]持続勃起症。

プフルーツジュースを摂取すると，対象となる薬物のトータルの曝露が 5 倍以上に増加する可能性があると報告されてきた[70,71]。特に狭い治療域で薬物を摂取している患者において，この薬物の投与量を減らす，もしくはジュースを回避することは，てんかん発作や腎不全といった重篤な有害事象を防ぐために重要である（**表 103.5**）。この相互作用の発現はすぐに起こる。はじめにグラス 1 杯のグレープフルーツジュースを摂取すると，対象となる薬物の吸収が有意に増加する。また，くりかえしグレープフルーツジュースを摂取することで，酵素の阻害する程度は大きくなる。阻害のメカニズムは CYP3A4 酵素の分解によるものなので，対象となる薬物やグレープフルーツジュースの摂取時間を空けることでもこの相互作用は回避することができない[72]。グレープフルーツジュースの摂取をやめても，対象となる薬物の吸収増加は 3〜5 日以上続くと思われる。最も大きな相互作用が起こるのは，生搾りのジュースの代わりに凍結濃縮したものを消費した時である。普通にグレープフルーツを食べる程度では，CYP3A4 酵素の阻害が検出できるということを示唆するエビデンスは示されていない。

セントジョーンズワート（セイヨウオトギリソウ）は，薬草のサプリメントとして広く薬局で販売されている。これもまた，タイプⅡA の薬物と栄養素の相互作用を引き起こす。セントジョーンズワートは非常に強力な CYP3A4 の誘導物質である[73,74]。結果として，多くの処方薬の経口的なバイオアベイラビリティやトータルの曝露時間（AUC で測定）が減少し，治療効果が現れないことになる。この薬物と栄養素の相互作用のメカニズムは *CYP3A4* 遺伝子の発現誘導によるものなので，セントジョーンズワートの摂取をやめても，数週間 CYP3A4 活性は上昇したままである[75]。長期間にわたる薬物の注意深いモニターは，治療の失敗のリスクを最小限にするために重要である。薬物濃度の有意な減少もしくはセントジョーンズワートの使用に関連した治療効力の喪失は，アルプラゾラムやシクロスポリン，ジゴキシン，フェキソフェナジン，イマチニブ，インジナビル，イリノテカン，メタドン，経口避妊薬，シンバ

スタチン，タクロリムス，ベラパミルなどでも報告されている[76~87]。相互作用をする薬物の研究のほとんどで，セントジョーンズワートは平均50％のAUCの減少を引き起こす。この相互作用の結果として，心臓移植を受けた患者において急性の同種移植の拒絶反応が報告された。現在使用中の多くの薬はCYP3A4によって代謝されるので，より多くの薬物の効力や安全性はセントジョーンズワートによって影響を受ける可能性が高い。

消化管における輸送体の調節（タイプⅡBの相互作用）

水溶性のビタミンE（D-α-トコフェリル-ポリエチレン-グリコール1000コハク酸塩，またはTPGSとしても知られている）は，栄養素による腸管のP-gpの阻害を経由した相互作用（タイプⅡBの相互作用）がどのように起こるのかを示す典型的な例である。肝臓移植患者と健康な被験者に対してTPGSの同時投与を行うと，シクロスポリンの経口でのバイオアベイラビリティは80％まで上昇した[6]。TPGSによるP-gpの阻害は*in vitro*モデルを用いて確認された[88,89]。有意な薬力学的な変化（例：徐脈や房室ブロック）は見られなかったが，1日2回400IUのTPGSを健康なボランティアに与えると，ジゴキシンのAUCもまた増加した[90]。循環器系の有害な影響がなかったことは，研究対象の年齢（若くて健康な被検者）によって説明できるだろう。ビタミンEは商業的に広く利用されていて安全な栄養補助食品として信じられているので，この薬物と栄養素の相互作用は非常に臨床的に重要である。治療的に狭い指数でTPGSとP-gpの基質を受けている患者を観察することを怠ると，傷害もしくは死という重篤な有害事象を引き起こすかもしれない。この相互作用はTPGSのみで起こる。α-トコフェロール酢酸塩カプセル剤などのその他のビタミンE製剤では，P-gp基質と薬物と栄養素のいかなる臨床的に重要な相互作用についても立証されていない[90]。ビタミンE製剤に加えられた界面活性剤が薬物と栄養素の相互作用の原因である可能性が高い[89]。加えて，セントジョーンズワートは，CYP3A4の誘導因子であるとともにP-gpの誘導因子でもある[91]。セントジョーンズワートを摂取した患者では，ジゴキシンやシクロスポリン，インジナビルなどP-gp基質である薬物の血清中の濃度は有意に低下するとされている[76]。

消化管における結合とキレート化の相互作用（タイプⅡCの相互作用）

数十年の間，経腸栄養は薬物の吸収を阻害するかもしれないと報告されてきた。経腸栄養は栄養サポートを提供する好ましい方法で，嚥下ができない患者に薬物を投与するために簡単に利用できるが，経腸栄養システムで特定の薬剤を直接投与した時の治療上の失敗は数多く文献で記述されてきた。いくつかのデータは，処方された経腸栄養剤の構成タンパク質は薬物の分子と結合してバイオアベイラビリティが減少するかもしれないことを示唆している。経腸栄養剤と薬物の結合はワーファリンとフェニトインの場合に示唆されてきた[16]。タイプⅡCの薬物と栄養素の相互作用のその他の例としては，二価また三価の陽イオンと薬物間のキレート化がある。テトラサイクリンやフルオロキノロンは，このメカニズムよって食物や経腸栄養剤と相互作用を示すと信じられている[27]。

よく認識されているタイプⅡの薬物と栄養素の相互作用は，経腸栄養剤と抗てんかん剤であるフェニトインの相互作用である。この相互作用は，1982年に，Bauerによる一連の神経外科患者の研究において初めて報告された。連続的に経鼻胃管からの栄養補給を受けている患者に標準量のフェニトインを開始した時，治療濃度には到達しなかった。しかし，一度摂食をやめると，平均のフェニトイン濃度は4倍に増加した。同様に，フェニトインが以前から安定している患者では，連続的な経管栄養の開始によってフェニトインの血清中の平均濃度は70％以上減少した。この所見は以下の報告結果と一致する。5人の健康なボランティアを用いて，単にフェニトイン懸濁液のみを経口投与で与え，その後100 mL/時の速度で経口的に製剤を鼻腔チューブで投与して消費させた時，フェニトインの血清中濃度は経管栄養法を併用することで71.6％低下した[92]。

現在まで多くの論文や抄録が，この相互作用を含む症例報告や臨床研究として発表されてきた。しかし，その結果は多様である。この話題について最近の系統的な総説によると，4つの報告のみがこの相互作用に異議を唱えているが，25の報告でこの相互作用を支持していることが明らかになった[93]。少なくともある研究では，フェニトイン濃度が最高で80％減少したことが報告された。4つの否定的な報告すべてで，被験者として患者の代わりに健康なボランティアを使用していた。連続的な経腸栄養法はこれら4つの研究のうちたった1つでしか用いられておらず，一方残りの3つでは，断続的な投与法が用いられていた。

したがって，連続的な経腸栄養を受けている患者においてこの相互作用が存在し，その結果として消化管からのフェニトインの吸収が減少すると結論づけることができる。しかし，様々な研究より最低でも5つの相互作用におけるメカニズムが提唱されており，その正確なメカニズムはいまだ議論の余地がある。総合的に見ると，薬物喪失の原因となる栄養チューブへのフェニトインの吸着が提唱されているが，この相互作用の型や性質はタイプⅡCの薬物と栄養素の相互作用と似ている。連続的な経腸栄養を受けている患者に対して，血清中のフェニトインの濃度を注意深く頻繁に観察すること（例：1週間に2，3回）は大いに推奨されている。

▶薬物反応における疾病の状態，食事，遺伝学

薬物および栄養素の生物学的な変化もしくは代謝は，基本的に人体のほとんどの臓器で行われている。多くの栄養素や薬物を代謝する酵素系は，CYP酵素スーパーファミリーである。それらは主に，肝細胞と腸管細胞の小胞体に局在する。飢餓，食事の変更，遺伝子あるいはある種の疾病の状態では，CYP酵素活性に影響が生じることがある[94,95]。経静脈栄養をもっぱら使用すると，CYP1AとCYP2C活性が低下し，一方，CYP2E1活性は増加するようになる[96~98]。食事の質の違いは，酵素活性にも影響を及ぼす。ベジタリアン食は，アジア人でCYP1A酵素活性の低下と関係があるが，非ヒスパニック系の白人では見られない[99~100]。CYP活性の低下は，タンパク質摂取量が全体的に低いことと関連する可能性がある。チャコールを多く含

む食品は，ヒトにおいてCYP1A酵素を誘導する。CYP酵素の誘導は，その薬物代謝クリアランスが増加するために，たいてい薬物療法が失敗するリスクを高める。反対に，CYP酵素活性の阻害や抑制は，薬物の毒性を増加させる。

薬物動態や薬力学には性差が存在し，これにはおそらく内因性の酵素の発現量や活性が関連している[101]。いくつかのCYP酵素は遺伝子多型を示している。非ヒスパニック系白人の8〜10%，とりわけスカンジナビア系の人は，CYP2D6の代謝活性が低いが，アジア人では，CYP2D6の活性が低い人は1%未満である。反対に，CYP2C19の活性が低い人は，中国人，韓国人，日本人においては20%ほど見られたが，非ヒスパニック系白人では5%未満である[102〜104]。CYP2C19の代謝活性が低い患者は，プロトンポンプ阻害剤誘発性のビタミンB_{12}吸収不良によりかかりやすい可能性がある[63]。*CYP27B1*遺伝子は，ビタミンDの生理的な活性化のための最終段階を担っており，この遺伝子の突然変異はⅠ型ビタミンD依存性くる病の発症に関連している[105]。栄養的な反応を変化させることと密接に関連しているその他の遺伝子多型の例として，アポリポタンパク質E（*APOE*）や5,10–メチレンテトラヒドロ葉酸レダクターゼ（*MTHFR*），そしてペルオキシソーム増殖因子活性化受容体–γ2（*PPARγ2*）がある[106,107]。

▶生理機能の変化を生じる薬物と栄養素の相互作用

多くの薬物と栄養素の相互作用におけるメカニズムには，薬物の薬理学的な作用，もしくは栄養素の生理的そして生物学的な作用が直接的に干渉しあうことが関連している。いくつかの場合，ある薬物は栄養素の生理機能と拮抗するように設計されている。ある特定の栄養素を増す，もしくは偏った摂取を行えば，薬の薬理的な効果は変動するだろう。古典的な例として，ワーファリンとビタミンKの相互作用がある。ワーファリンは世界中で最も広く処方されている抗凝固薬である。様々な疾患や病態の治療に慢性的に抗凝固薬を必要とする場合に用いられる。特に，血栓塞栓症（例：肺血栓症，虚血性脳梗塞，深部静脈血栓症），後天性の凝固亢進症患者あるいは血管内装置（例：人工心臓弁，下大静脈フィルター，動脈ステント）の挿入後の血栓形成予防のために用いられる。ワーファリンは，ビタミンKの結合部位と競合し，ビタミンK依存性の凝固因子である第Ⅱ因子，第Ⅶ因子，第Ⅸ因子，第Ⅹ因子と凝固阻害タンパク質であるプロテインCおよびプロテインSの合成を阻害する[108]。高用量のビタミンKの投与は，ワーファリンの抗凝固効果を抑制する。したがって，食事中に多量のビタミンKが含まれていると，ワーファリンの効果が阻害されるだろう。加えて，ビタミンKの摂取量が一定でなければ，ワーファリンの薬力学的効果も変動することになるだろう。ある研究は，食事中のビタミンK摂取量がわずか4日間で平均100 μg増加するごとに，国際標準化トロンビン時間（International Normalized Ratio：INR）が0.2低下したと報告した[109]。この潜在的な薬物と栄養素の相互作用を最小限にするためのより実践的な方法は，患者にできるだけ一定で安定したビタミンK摂取量となるように食事指導することである。ビタミンKの食事からの供給源は，緑色野菜，ある種の植物油，そのような植物油を用いた加工食品（焼いた食品，マーガリン，サラダドレッシングなど）である。ワーファリンと食事からのビタミンK摂取との相互作用が疑われた時，臨床医は患者の摂取したものを緑色野菜だけでなく調理ずみの食品に用いられた油のタイプまで注意深く再調査すべきである。

表103.6 チラミン含有量が多い可能性が高い食品産物

熟成または発酵した製品（例：サワークラウト，発酵した大豆製品）
アンチョビ
アボカド
豆類（特にソラマメ）
ビール醸造者の酵母
チーズ（クリームチーズとカッテージチーズ以外）
チョコレート
低温殺菌された牛乳からできたクリーム
加水分解されたタンパク質の抽出液
液体また粉末のタンパク質栄養補助食品
肉の抽出液
加工した肉製品（例：ソーセージ，パテ，肝臓製品）
木苺
サワークリーム
ヨーグルト（特に自家製のもの）

薬物は時に，ホルモンや神経伝達物質，その他の生理活性ペプチドの生合成に必要な栄養素の異化を減少させる。結果として，患者は薬物と栄養素の相互作用により強められた生物学的な反応を経験する。チラミンが豊富な食事とモノアミンオキシダーゼ阻害剤（monoamine oxidase inhibitor：MAOI）の組合せはよく知られている例である[110]。チラミンは，構造的にドーパミンと類似している。交感神経活性を模倣するこの微量アミンは，芳香族L–アミノ酸デヒドロゲナーゼによりチロシンの脱炭酸反応から形成される。食事に依存して，人によっては摂食がチラミンの主な供給源となる場合がある［訳注：「チーズ効果」として知られている］[111]。加えて，発酵食品や腐りかけたタンパク質の豊富な食品も，他の生物活性をもつ交感神経活性を模倣するアミンを含む（例：2–フェニルエチルアミンなど）[112]。チラミンはモノアミンオキシダーゼ（monoamine oxidase：MAO）によって主に不活性化される。MAOに対する抑制的な影響を示している薬物は，チラミンの異化を減少させることができる（**表103.6**）。この薬物と栄養素の相互作用により，カテコールアミン反応が強調されることになる。これにより，患者は頭痛から幻覚，そして嘔吐から高血圧性緊急症や死にまで至る[113,114]。MAOを阻害できる薬を摂取している患者は，特定の栄養的なカウンセリングやモニタリングを受けるべきである。チラミンが豊富な食品は最小限にする，もしくは避けるべきである（**表103.7**）。幸運にも，第一世代の非選択的MAOI（例：フェネルジンやトラニルシプロミン）の使用は，それらの副作用のためにほとんど行われていない。より新しくより良い効果をもつ新世代の抗うつ薬，例えば選択的セロトニン再取込み阻害剤（selective serotonin reuptake inhibitor：SSRI）（例：フルオキセチン，パロキセチン，セルトラリン）といった抗うつ剤が使われるようになった。そのため，「チーズ」効果が関連している薬物と栄養素の相互作用のリスクはあまり一般的ではなくなってきている。

表 103.7　モノアミンオキシダーゼに阻害効果をもつことが証明されており，またチラミンを多量に含む食品で臨床的に有意な薬と栄養の相互作用を引き起こす可能性のある薬

薬剤	通常最も臨床で使用される対象
フラゾリドン	寄生虫感染（ジアルジア症）
イソカルボキサジド	うつ病
リネゾリド	バクテリア感染（特にグラム陽性菌）
フェネルジン	うつ病
セレギリン[a]	パーキンソン病，通常レボドパ/カルビドパと併用する
トラニルシプロミン	うつ病
カバ[b]	栄養補助食品

[a] 主に B 型モノアミンオキシダーゼ（MAO-B）を阻害する。チラミンとの相互作用の規模は抗うつ剤と同じ非選択的 MAO 阻害剤よりも深刻でないはずである。
[b] 臨床的な重要性は知られておらず，疑わしい。

場合によっては，ある薬物と栄養素が同じ細胞内輸送メカニズムもしくは代謝経路で競合する。時間とともに，対象とする化合物の蓄積の増加，または細胞内への不十分な取込みによって起こる化合物の臨床的な欠乏が原因となり，このような薬物と栄養素の相互作用は，結果として反応が強調されることになる。カルニチンとバルプロ酸の相互作用はこれにあてはまる。正確なメカニズムは明らかではないが，肝炎の存在がなくてもバルプロ酸は特発性高アンモニア血症を引き起こすことが知られている。症状はしばしば，カルニチン欠乏に伴って見られる。研究によって，バルプロ酸は，種々のメカニズムによりカルニチンの取込みを抑制することが示された。これらのメカニズムとして，組織中のカルニチン輸送体との競合，カルニチン代謝再利用の障害を引き起こすバルプロ酸による β-酸化の変化，そしてミトコンドリア内の β-酸化酵素の阻害などが考えられている[115]。以上のメカニズムにもかかわらず，バルプロ酸誘発性のカルニチン欠乏のほとんどの場合はカルニチンの補充で容易に治療できる。

▶栄養補助食品と関連する薬物と栄養素の相互作用

薬物と栄養素の相互関係において新しく出現してきた問題の 1 つとして，栄養補助食品（サプリメント）と処方薬との相互作用がある。ハーブや自然製品，そしてホメオパシー製品などの栄養補助食品は，食品雑貨店やコンビニエンスストアで広く販売されている。アメリカでは，栄養補助食品は次のように定義されている。「…（煙草以外の）食事を補う製品で，以下のような食事成分を 1 つ，もしくは複数を付加または含んでいるもの。ビタミン，ミネラル，ハーブもしくは植物学的な成分，アミノ酸，また総食事摂取量を増加させることで食事を補う人が用いる食事性の物質，もしくは濃縮物，代謝物，構成物，抽出液または上記のいずれかの組み合わせ配合したもの，そしてカプセル，粉末，ソフトジェル，ジェルキャップの形状で摂取するようにされていて，従来の食品，また食事もしくは食品の 1 つの品目ではないもの」。これらの製品は，栄養補助食品健康教育法（Dietary Supplement Health and Education Act：DSHEA）に基づいて規制されている。この法律と現代の規制のもとならば，栄養補助食品は，処方薬やその他の医療装置に対して市販される前に安全性と効果を調べるための同じような厳しい試験を行う必要はない。それに加え，米国食品医薬品局（FDA）は，これらの製品を市場に出している会社の行っていることをモニターせず，どのような製品の主張でも支持するようなラベルに書いてあるデータに関して製造者の責任であるとしている[116]。その結果として，多くの栄養補助食品のリスクや潜在的な副作用はこれまで正式に調査されてこなかった。

IV

管理のためのアプローチ

本質的にすべての臨床的に重要な薬物と栄養素の相互作用は，患者に有害事象を生じさせることなく予防あるいは正しく管理できる。前述のように，より感受性の高い患者の集団には特別な注意を払うべきである。完全で正確な医学的，および食事や服薬の履歴を入手することは，可能性のある薬物と栄養素の相互作用を同定するための第一段階である。特に患者がグレープフルーツジュースや栄養補助食品などある食物製品を日常的に摂取しているかどうかは，患者の病歴を聴取する際の一部として質問すべきである。多くの患者は健康を管理する方法として栄養補助食品を理解しているが，それらが薬物療法に影響を及ぼすことを認識していない。したがって，栄養補助食品やその他の食品の使用は治療歴や服薬歴の中で過少報告される傾向がある。より周到なスクリーニング法や完全な聴取をすることが，薬物と栄養素の相互作用の可能性があるかどうかを同定するために役立つだろう。

可能性のある薬物と栄養素の相互作用の組合せ自体の存在が，介入が必要な医学的に重要な現象である確証はない。多くの仮定上の薬物と栄養素の相互作用は，ほとんどの患者において臨床的な重要性はもっていない。というのは，これらが生理学的に機能が適切に補完されたり（特に若い患者において），相互作用の程度が比較的限られたものであって薬力学的な変化がほんの少ししかなかったり，ヒトの食事や食物の内容が非常に変化に富んでいること，さらにはこれらの因子の組合せによるためである。良い判断には，臨床的可能性と相互作用の重要性を評価するために経験を積む必要がある。相互作用の臨床的可能性や重症度を決定するための考慮すべき因子には，相互作用を引き起こす用量（投与量）や投与期間，その薬物や栄養素が相対的に狭い治療濃度域をもっているかどうか，最大治療濃度を超えるあるいは準治療濃度で見られる相互作用の症状の重篤度がある。代謝酵素や輸送体の活性化を調節する薬や栄養素は，臨床的に重要な相互作用を引き起こす可能性がより高い。薬物と栄養素の相互作用によっては，症状がみとめられるまでに長時間かかる。例えば，フェニトインに関連するビタミン D 欠乏症の発症では，患者が実際に代謝性骨疾患の症状を示すようになるまでに数ヵ月～数年かかる。したがって，薬物と栄養素の相互作用に関連している起こりうるどのような徴候でもできるだけ早期に発見することを可能にするために，長期にわたって継続したモニタリングを行う努力が重要である。不確かならば，モニターして，関連した臨床的もしくは検査指標に続いて，同じ施設の臨床薬剤師もしくは有害な薬物反応を管理をしている専門家に相談するのがよい。

表 103.8 臨床的に重要だと知られている薬と栄養の相互作用に対するアプローチ

1．既存の療法を変えない：相互作用に関連して可能性のある合併症の兆候や症状の監視を続ける（例えば，血漿中の薬や栄養の濃度，もしくはその他の関係した研究所の試験を監視する）
2．現在の治療のレジメンをただちに変更する
  a．問題のある薬の代わりに，似た相互作用を引き起こすことがわかっていない薬を代用する。時には，同じ治療クラスにある薬は同様の薬と栄養の相互作用の特性をもたない
  b．対象となる薬の投与量を調節する必要がある
  c．減少もしくは欠乏した栄養素を補充する
  d．対象となる薬の投薬ルートを変える

確立された薬物と栄養素の相互作用が患者においてみとめられたら，臨床医は，(a) 治療方法を速やかに変える，もしくは (b) 既存の療法を変えず，経過観察を続ける（**表 103.8**）というアプローチをとってよい。臨床医は何らかの処置を行う前に，リスクと利益を評価すべきである。場合によっては，代替の薬物に有効性がないために，その薬物療法のレジメンを変更するリスクが利益を上回るかもしれない。また時には，確立されていない代替のアプローチが役立つことがある。したがって，最も賢明な選択肢は治療の効果もしくは毒性のモニターを続けることである。

既存の薬物療法のレジメンを変更することが望ましいのならば，臨床医は相互作用をもたらす薬剤をやめて代わりの薬剤を用いるか，対象となる薬剤の投与量を調節したり，不足を補うためにその薬物を補充したり，もしくはこれらの方法を併用して用いることができる。薬物と栄養素の相互作用はいつもすべての同類の薬剤にあてはまるわけではないので，場合によっては，同類の薬理作用をもつ代替薬剤を用いることができる。クラスⅡCの相互作用は，シプロフロキサシンやオフロキサシンに適応される。しかし，食品はレボフロキサシンなどその他のフルオロキノロン系抗生物質のバイオアベイラビリティを減少させない。栄養剤の間欠的なボーラス投与が行えず経腸栄養剤の持続投与を行っている患者にとって，レボフロキサシンは良い選択かもしれない（**表 103.7**）。場合によっては，投薬ルートを変えることによって相互作用を予防もしくは最小限にとどめることができるかもしれない。薬物と栄養素の相互作用のメカニズムを知ることは，どのようなアプローチが実用的もしくは好ましいかを決めるのに非常に役立つ。残念ながら，前述のように体系的な研究が不足しているために，最も臨床的に重要な薬物と栄養素の相互作用の正確なメカニズムはいまだ確立されていない。

経腸栄養チューブを通じて薬物と栄養補給の両方を受けている患者，もしくは特別な栄養学的なサポートが必要となる患者には特別な注意を払うべきである（**表 103.2**，**表 103.8**）。Ⅰ型そしてⅡ型の相互作用で影響を受けることが知られている薬物を同定すべきである。血清薬物濃度もしくは血清栄養素濃度などの適切な指標をモニターすることを，必要に応じて継続すべきである。薬物投与前にチューブ栄養を中断することを常に適用すべきかどうかは，いまだ議論がある。一部には出版バイアスの影響がある既報のデータは，チューブ栄養を差し控えることが，多くのケースで薬物吸収の改善と関係があることを示唆している。複数の研究は，少なくとも1時間チューブ栄養を中断することで，フェニトイン，ワーファリン，レボチロキシン，およびある種の経口抗生物質の吸収を有意に改善できることを示唆している[93,117~119]。純粋な吸収速度論的視点から，チューブ栄養の中断は，経腸栄養を受けている患者においては薬物吸収に負の影響を及ぼすことないだろう。例外は，食物摂取と同時に摂取することで吸収が改善するような薬物である（グリセオフルビンやイトラコナゾール経口カプセルなど）。したがって，最初に臨床で考えるべきことは，有効性である。薬物投与前にチューブ栄養を中断することが薬物の有効性を低下させることがあってはならない。一方で，チューブ栄養のレジメン，すなわち時間投与速度などがカロリー不足などを引き起こさないように適切に調節しなければ，チューブ栄養の中断は投与カロリーや栄養素の低下を引き起こす。1日に複数回薬物が投与される場合は，チューブ栄養中断時間は数時間にもなり，その不足分を補うために投与速度を「追いつき」速度に上げすぎるとチューブ栄養不耐症を引き起こすかもしれず，非常に管理が難しくなるだろう。腸管運動を促進する薬剤を経験的に使用すると，チューブ栄養不耐症の症状をある程度改善するかもしれない。しかし，薬物間相互作用を引き起こし，薬物の吸収も阻害してしまうかもしれない。チューブ栄養を受けている患者で生じうる薬物-栄養素の相互作用を最小限にとどめるための他の方法には，栄養剤の組成を変更すること，可能であればある種の栄養素を補給すること，短期間の間選択的に低栄養の状態にすること，経腸栄養と経静脈栄養の同時使用を考慮すること，あるいは可能であれば患者の薬物投与経路を変更することがある。

総合的に，どのような処置を行うかを決定する前に，臨床的に適切な判断を行わなくてはならない。たとえ症例報告のみに基づくとしても，文献を参考にすることは，他の人が特異的な相互作用や後に続く結果をどのように管理したかの経験が報告されているので，役立つであろう。臨床的に重要な薬物と栄養素の相互作用の管理の目標は，意図した治療目標と結果を損なうことなく，治療上の不幸な出来事を回避することである。

薬物や栄養素の性質を変えるその他の因子

薬物と栄養素の相互作用の存在以外にも，その他の多くの因子が薬物もしくは栄養素の性質を変えることがある。時に，薬物の吸収障害は経腸栄養チューブの位置決めに関連していることがある。ジゴキシン，シプロフロキサシン，フェニトインおよびタクロリムスを，空腸瘻チューブを用いて投薬した際の吸収や代謝の変化が報告されてきた[120~123]。これらの例における薬物吸収の変化は，その薬物の薬物動態学的な特徴に関連しており，また経腸栄養の技術的な側面や薬物デリバリーの方法によって生じる。多くの薬物における薬物動態学的な特性は，胃と小腸の投薬の間で差が生じる可能性が高い。しかしこの変化は，薬物と栄養素の相互作用に直接関連していない。同様に，薬物と栄養素の吸収特性は，Roux-en-Y胃バイパス術や小腸切除術のような消化管外科手術によって変化することがある。世界中で肥満外科手術の症例数が増加している中，これらの手術による薬物動態や栄養素代謝動態に及ぼす影響を述べた研究は極めて限られている。

時として，ある薬物の使用が消化管機能に影響を与え，電解質や体液の喪失を引き起こす可能性がある。これは，薬物の活性成分もしくは製剤の賦形剤のどちらかが寄与している可能性がある。例えばソルビトールは，いくつかの経口液体製剤中に溶解剤や味を妨害する薬剤として使用されている[124)]。患者は過剰量のソルビトールのために下痢を起こすかもしれない。そして，その結果吸収不良を引き起こす可能性がある。この場合，栄養素や薬物の吸収障害は薬物と栄養素の相互作用と関連していないが，薬物もしくは代わりの製品の副作用と関連している。製剤を変えることで，時に症状が変化する場合がある。臨床医は患者の病状に薬物と栄養素の相互作用が寄与しているかどうかを適切に判定するために，患者それぞれの病歴や臨床的な経過や徴候を注意深く評価するべきである。

まとめ

薬物と栄養素の相互作用は，患者の病歴と薬物療法のレジメンの注意深い周到なレビューとアセスメントにより予防あるいは適切に管理することができる。高齢の患者，重症患者，低栄養患者，あるいは複数の薬物治療を受けている患者は，薬物と栄養素の相互作用による有害事象のリスクが有意に高い。疫学的なデータは，臨床医が臨床的に重要な薬物と栄養素の相互作用をよりよく同定するための助けになる。そのようなデータは，臨床医に対して，このような重篤な相互作用のリスクのある患者にさらに医学的な注意を向けさせるだろう。ほとんどの薬物と栄養素の相互作用のメカニズムは，特異的な，有効な管理手法を研究し，比較するために，さらなる研究が必要である。いったんこれらの比較可能なデータが利用可能になれば，薬物と栄養素の相互作用の頻度と重症度に関する科学的そして臨床的に役立つ順位づけシステムが開発できる。それにより，重要な薬物と栄養素の相互作用のさらなる正確で効率的な同定と管理が可能となる。このようなシステムが確立され有効性が確認されるまで，臨床医は，臨床症例報告や薬物動態学や薬動力学の基本的な概念，そして生体外から得たデータを理論的に臨床へ応用することなどに頼り，また実践で薬物と栄養素の相互作用のアプローチに対して臨床的に優れた判断を下さなければならない。

（Lingtak-Neander Chan／竹谷 豊 訳）

V部

人口と栄養

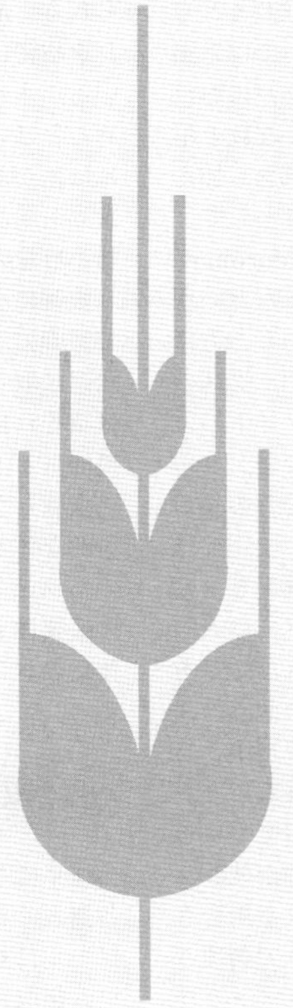

104 健康な食事の基礎

栄養科学研究はこれまで，栄養素についてその分子学的性質や作用といったデータから，莫大な前向き研究や無作為化比較対照試験から得られた疫学的なデータに至るまで，幅広いデータを生み出してきた。この莫大なデータを健康な食事に統合する試みは進行中であるが，食品選択に関する最高の情報を人々に供給する上で必要なものである。「アメリカ人のための食事摂取基準（Dietary Guidelines for Americans）」[1]，米国医学研究所（IOM）[2]やWHO[3]によって健康な食事の推進をなす努力が行われている。食事と健康に関する情報は急速に増加していくものであるため，その情報の集約は頻繁に更新が必要であり，「アメリカ人のための食事摂取基準」では5年ごとに内容が見直されている。本章では，健康な食事の定義が発展していく上での考え方を述べる。主要な問題点のいくつかについて簡単に触れられているが，それらの詳細は他章に譲る。最後に，健康な食事を様々な形で表現したものについて述べる。

最近まで，ヒトの栄養学における主な焦点は栄養素欠乏の予防であり，必須栄養素の推奨量（recommended dietary allowance：RDA）[4]を満たすことが目的の中心であった。第二次世界大戦の頃には，食物を7つのグループに分ける考え方が生まれ，その後は“基本となる4グループ”（肉，乳製品，穀類，果物と野菜）が健康な食事の定義として，人々に伝えられていった[5]。こうした努力とともに，様々な食品の入手が可能になり，食品によっては栄養の強化を行うことによって，アメリカやヨーロッパにおける臨床的に明らかな栄養欠乏はなくなった。ここ数十年で，健康な食事の定義には長期的な健康維持の概念も加えられるようになった。こうした定義の拡大の背景として，西ヨーロッパの国々において，冠動脈心疾患（coronary heart disease：CHD）や癌が主な死亡原因となったという疫学的事実がある。このようにして健康な食事の考え方には，マクロ栄養素の構成や，グリセミックインデックスのようなマクロ栄養素の質的側面，繊維やカロテノイドのように栄養素とは考えられていなかった食品構成要素，さらには，欠乏症を予防する摂取量以上に摂取した場合の必須栄養素の利点が含まれるようになった。

健康な食事を食物として表すか，あるいは栄養素として表すか，というのがまず最初の問題となる。すべての人が理解しやすいことからも，食物を用いる方が魅力的である。原則としてこれは望ましいことだが，食物の観点のみで適切な食事を表現することは難しい。その主な理由として，1つの食物であっても様々な方法でつくられることがあげられる。例えば，クラッカーはラードを使ってつくられるが，ラードの代わりに水素添加された植物油が使われる場合や水素添加されていないコーン油が使われる場合もある。またレストランで提供される野菜はバターで調理されている場合もあれば，構成成分のわからないマーガリン，もしくはオリーブ油が使われることもあるだろう。そうなると健康への影響は様々となる。すでに加工された食物の摂取や，家庭以外での食事が増加していることから，この問題はより重要性を増している。この問題に取り組む多くのグループが，食物と栄養素の基準値を組み合わせたガイドラインをつくりだしている。例えば，多くのガイドラインでは，脂肪摂取の量的な記述と果物や野菜摂取量に関する提言がともに含まれている。しかしながら，食事の手引きを図式的に表す場合（例：フードピラミッド），多くは食物のみが用いられ，重要な情報を伝え損ねるおそれがある。

食事の量と質

エネルギー摂取とエネルギー消費とのバランスの不均衡によって生じる過剰な体脂肪蓄積は，先進国において最も重要な栄養的問題であり，急速に世界的問題となりつつある。この問題を論じない健康な食事の定義はないであろう。より意識的なガイドラインのいくつかは，エネルギーや各グループの食物を1日にどの程度摂取すべきかを重点的に規定している。基本的な問題の1つとして，最も健康に良い食品の組合せでも，ほんの数%といったわずかな摂取量の超過が長期間続くと過体重の原因となることがあげられる。最良の方法を用いても，こうした食物摂取量のズレを厳密に測定するのは困難であり，また，われわれが用いるエネルギー消費量に関する測定法も少なくとも完璧であるとはいえない。また，個人によって食物摂取量の推量には差があることや，さらには，各機関の部局（例：米国食品医薬品局〈FDA〉や米国農務省〈USDA〉）の間にも食物摂取量の定義に差があることなどにより，この問題はより複雑になる。このような理由により，食事ガイドラインで詳細に示されたエネルギー摂取の定義を用いて過体重の問題に取り組んでも成功はしないだろう。しかしながら，体重それ自体は頻繁に測定される項目であり，エネルギー摂取量と消費量の長期的なバランスを知るための感度の高い指標となる。このため，健康な食事を定義する場合，健康的な体重維持の重要性や，もし食物摂取量と身体活動量のバランスの不均衡がある場合は，それらを調整するための必要性も関連づけなければならない。食事の質的側面が体重のコントロールに役立つかどうかについては後に述べる。

食事の手引きは個人ごとにあるべきか？

何年にもわたり栄養学者たちは，栄養素に対する反応は各個人で異なることを認識してきた（例：食事性コレステロールに対する血清コレステロール値の反応性[6]，ナトリウム摂取に対する血圧の反応性[7]）。特に，フェニルケトン尿症（phenylketonuria：PKU）などの先天性遺伝子欠損症などでは，一般的な食事が致命的になりうる。ヒトゲノムの解明や全遺伝子における遺伝子多型の同定によって，個人にあった食事の手引きの確立に近づいている。例えば，人口の約10%に存在する，メチレンテトラヒドロ葉酸還元酵素（MTHFR）遺伝子のホモ多型では，ホモシステインの血中濃度を最小限にとどめておくために必要な葉酸の摂取量が増大する[8]。このことは，これらの人々に特別な食事指導が必要であることを意味しているのであろうか？今やわれわれは，MTHFRの遺伝子多型を簡単にスクリーニングすることができ，このような人々へ個別に食事指導をすることが可能となっているが，これはまだおそらく，合理的な方法ではない。というのは，その人にあった葉酸摂取指導があることで，集団の中では，あるいは家族の中でさえ指導が複雑になる。ほぼすべての栄養素にこのような多様性が存在する可能性があることから，考えられる組合せはほぼ無限に存在し，また各個人ごとに推奨される食事は異なることになる。1つの方法として，この集団サブセットのニーズを満たす十分量の葉酸を含む食事を健康な食事と定義する。これは，RDAの設定において一般的に行われていることであり，集団の平均必要量に個人間の変動を考慮した安全量を加えることで，個人間の栄養素必要量の差異に対応している。この方法は，栄養素必要量の多様性が存在することがわかっている場合，あるいは栄養素必要量が異なる個人を同定する実践的な方法がない場合に適切な方法であり，個人ごとの必要量がわかることができたとしても，合理的であるといえよう。

他人とは異なる栄養素必要量をもつ個人を同定できれば，その人にあった栄養素必要量を確かめるためのより詳細な研究が可能となるだろう。また，いくつかの注意を要する遺伝子変異疾患（例えば前述のPKU）においては，異なる食事のアプローチが適切かもしれない。コレステロールの増加などある種の異常症に対しての食事指導も，遺伝的な情報に基づいて行われるようになるだろう。

遺伝子の多様性は，栄養素必要量に影響を与えるいくつかの因子のうちの1つでしかなく，最も重要な因子ではないかもしれない。年齢，体格，身体活動量や妊娠は考慮すべき因子であり，それぞれに特有の必要量が設定される。しかし，Hegstedが指摘したように[9]，もし食事の質的観点から必要量が表示された場合（例：栄養密度），必要量の差の多くは小さくなる。食事に対する反応性に影響する重要な因子の1つとして，内在的なインスリン抵抗性がある。これは，Jeppesenらによって提唱されたもので[10,11]，高炭水化物食がインスリン抵抗性症候群に与える悪影響は，内在的なインスリン抵抗性と強く相関するというものである。こうした関連性は，インスリン抵抗性の決定因子の1つである高いBMIをもつ人々において，食事性の糖摂取量と血中中性脂肪[12]あるいはCHDのリスク[13]の間に強い相関性があることからも確かめられた。やせていて活動的な人は，体重が多く活動が少ない人に比べて，高炭水化物食により強い耐性があると考えられる。このことはまた，多くのアジア人ではヨーロッパの人々に比べて，おそらく遺伝子的な理由からインスリン抵抗性を示す人が多いというエビデンスがあることからも，集団（民族）の違いにおいても重要な意味をもつ[14]。Neel[15]はこの遺伝子を「倹約遺伝子」とよんだ。最近までは，この遺伝子をもつ人々は一般的に活動的でやせていたため，この遺伝子による悪影響が出ていなかった。しかし，現代の生活における活動量の低下や体重の増加によって，高炭水化物食を処理し抵抗する能力が減少している。この場合，炭水化物含有量の低い食事がその他の人々にも，重要とまでは言わなくとも適しているのであれば，異なる食事基準は必ずしも必要でない。

健康な食事を確立する上での特別な留意点

伝統的に，動物実験や小規模なヒトでの代謝実験によって食事推奨量のもととなるデータが出されてきたが，これらは短期の影響や明らかな欠乏症など極端な影響を解析することによって得られたものである。必然的にヒトにおける慢性疾患の研究では，疫学的アプローチが必要となる。最近まで，これらは国際間の比較やケースコントロール研究がほとんどであり，これは癌や他の疾患と食事性因子との関連についての後ろ向き研究であった。現在，何千人にも及ぶ大規模前向き研究によってデータが供給されているが，これらは食事の生化学的指標や食事アンケートの結果に基づいている[16]。食事と健康との間の関連性は無作為化比較試験[17]によって導かれることが理想的だが，この方法は実際に束縛を伴うことからしばしば困難である。最も有用なエビデンスは，疫学研究，代謝研究，動物研究などの結果をあわせたものに基づいている。食事の主要な側面について，ここで簡単に述べる。

▶食事中の脂肪と特有の脂肪酸

最近まで，食事や健康に関する考え方として，CHDや癌を減少させるためには，一貫して脂肪摂取を減らすよう推奨され，たいていエネルギー摂取量の30%，もしくはそれより低く設定されていた[17~19]。血清総コレステロール濃度がCHDのリスクを予測するという研究結果によって，古くから食事と心機能との関連性を仮説づけた考え方が根強く存在していた。そのために，血清コレステロールは何百もの代謝研究において，リスクの代理マーカーとされてきた。Keys[20]やHegsted[21]によって方程式としてまとめられた。これらの研究は，炭水化物と比較して，飽和脂肪酸や食事中のコレステロールは血清コレステロールを増加させ，多価不飽和脂肪酸は逆に減少させること，一方で，一価不飽和脂肪酸は影響を与えないことを示した。この方程式は広く用いられてきたが，総コレステロールに対しては妥当である一方で，高比重リポタンパク質（HDL）のコレステロールがCHDのリスクと非常に強い逆相関を示すこと，また総コレステロールとHDLの比がより優れた指標となること[22~25]を考えると，総コレステロールだけでは説明がつかない。飽和脂肪酸を炭水化物で代用すると（最近まで最も推奨された食事の基本），総コレステロールや低比重リポタンパク質（LDL）と同様にHDLも減少させ，このため，これらの比は大きく変化しない[26]。対称的に，飽和脂肪酸の代わりに一価不飽和脂肪酸を用いると，HDLに影響することなくLDLは減少し，これらの比は改善する[26]。加えて，炭水化物と比較して一価不飽和脂肪酸は，2型糖尿病患者において，血糖値や血中中性脂肪値を減少させる[27]。

飽和脂肪酸の種類によってLDL濃度に与える影響は変化するものの[28]，このことは実際にはそれほど重要ではないと考えられる。なぜなら様々な飽和脂肪酸の摂取は普段の食事において強く関連づけられているし，ステアリン酸が他の飽和脂肪酸に比べてCHDへのリスクが少ないという直接のエビデンスもないからである[29]。

最適な多価不飽和脂肪酸摂取に関する不明確な点

血清総コレステロールに関する代謝研究[20,21]は，多価不飽和脂肪酸摂取量をできるだけ増やすべきであると指摘し，米国心臓協会（American Heart Association：AHA）は摂取エネルギーの10％まで摂取量を上げるよう推奨した（1950年代のアメリカでの平均摂取量は約3％であり，現在は6％である）。動物実験において，n-6系（ω6）多価不飽和脂肪酸（曲型例はコーン油）の摂取が腫瘍の成長を促進するという結果[30]や，n-3系（ω3）脂肪酸に比べてn-6系脂肪酸の摂取が高いと炎症性が高まり冠動脈血栓症を促進する可能性があることについて関心が高まっている。しかしながら，後にも述べるように，ヒトでの研究において摂取カロリーの10％より低い範囲でのn-6系脂肪酸摂取では，このような懸念をサポートするようなエビデンスは得られていない。

食事中の脂肪と冠動脈心疾患の発症率

Keysを中心とし7ヵ国を対象に行われた食事とCHDに関する研究[31,32]においては，総脂肪摂取はCHD有病率にほとんど関連がなかった。実際に，オリーブ油の摂取が多く脂肪摂取量が最も高かったクレタ島（ギリシャ東南部）人において，CHDの有病率は最も低かった。しかし，飽和脂肪酸の摂取量はCHDと正の相関が見られた。様々な要因がからんでくる国際間の比較とは対称的に，個人を対象とした前向き研究では，飽和脂肪酸の摂取は，エネルギーとして等量の炭水化物を摂取した場合と比較しても，CHDとの相関は見られなかった[33,34]。しかしながら，これらの前向き研究では，リノレン酸を中心とする多価不飽和脂肪酸の摂取は，特に飽和脂肪酸の摂取と比較して，CHDリスクと逆相関することが示されている。同様に食事介入調査において，飽和脂肪酸の代わりに炭水化物を用いた場合，CHD発症への影響は見られなかったが，多価不飽和脂肪酸を代用した場合はCHDの発症率が低下した[35]。食事の範囲内での摂取の場合，n-3系脂肪酸の主な有効性は，梗塞の予防よりむしろ，CHDを悪化させる致命的不整脈を防ぐことにあると考えられる[36,37]。不整脈の予防に必要な長鎖n-3系脂肪酸の摂取量は非常に少なく（250 mg/日），1週間に2回の魚摂取により突然死はかなりの割合で減少すると報告されている[38]。C18 n-3系脂肪酸であるα-リノレン酸もCHDのリスクを減らすようであり[39,40]，魚摂取が少ない時には特に重要かもしれない。脂肪酸の鎖伸長経路および不飽和化経路の関連性に基づいた場合，食事中のn-6系脂肪酸（主にリノール酸）は炎症誘発性物質であり，n-3系脂肪酸の効能に拮抗すると仮説づけられる。このため，n-6系脂肪酸とn-3系脂肪酸の比が心疾患の予測に特に重要であると提案されている[41]。しかし，リノール酸は他の経路を介して抗炎症的に働くともされており，ヒトでは炎症マーカーを増加させることはない[42]。また，n-3系脂肪酸とn-6系脂肪酸の両方は体に必須であるとともに心疾患リスクを下げることから，これらの摂取比はリスクとは関係なく[43]，両方を適切な量摂取することが重要とも考えられている[44]。食事中の適切なリノール酸量はまだ明らかではない。アメリカ人においては，摂取量の増加に従って心疾患への有効性も高まると考えられるが，摂取エネルギーの10％以上を摂取している人はほとんどいない。

トランス脂肪酸

トランス脂肪酸はマーガリンや植物性ショートニングの製造過程において液状の植物油が部分的に水素添加されることでつくられ，これらの製品中に40％近くも含まれている。トランス脂肪酸はLDLを増加させHDLを減少させ[45]，動脈硬化誘発性の小型高密度LDLの割合[46]を増加させる。また，リポタンパク質（a）を増やすとともに[47,48]，CHDのリスクに関連する炎症マーカーを増加させる[49,50]。最も詳細に検討された前向き研究において，トランス脂肪酸摂取はCHDのリスクと強い相関性を示し[33]，代謝的研究でも予期されたように，この相関性は飽和脂肪酸よりも強いものであった。トランス脂肪酸摂取とCHDのリスクとの関連性は他の前向き研究によっても確認されている[51]。2006年からFDAは，食物中のトランス脂肪酸の量をラベルに表記することを要求し，この結果，食品に使用されるトランス脂肪酸の含有量は大きく減少した[52]。また，ニューヨークなどのレストランでトランス脂肪酸の使用を禁止したことで，全国チェーンのレストランでのトランス脂肪酸の排除が行われた。

食事中の脂肪と2型糖尿病のリスクとの関連性　食事中の脂肪と2型糖尿病のリスクとの関連性は，CHDにおける場合と似ている[53]。食事における総脂肪量の割合がリスクと関連するわけではない。しかしながら，多価不飽和脂肪酸は，インスリン抵抗性に対する影響に見られるように，糖尿病のリスクとは逆相関を示し，またトランス脂肪酸は，前述した炎症性マーカーに対する影響に見られるように，糖尿病のリスクと正の相関を示す[53,54]。赤身肉の消費は，特に加工品において，2型糖尿病のリスクを高める[55,56]。

食事中の脂肪と癌　低脂肪食が支持される理由の1つは，これらが乳癌，結腸癌，直腸癌や前立腺癌の発症率を低下させると考えられているからである[18,57]。主なエビデンスとして，脂肪摂取が少ない国ではこれらの癌の発症率が低いことがあげられる[57,58]。こうした相関性は，植物性脂肪の摂取というよりも，動物性脂肪や食肉の摂取と関係している。

脂肪摂取が乳癌のリスクを増加させるという仮説が多くの動物実験によって裏づけられているが[59,60]，癌誘発性物質を用いずに行われた大規模研究においてはそのような関連性は見られなかった[61]。さらに，動物実験において見られた食事性脂肪の影響の多くは，総エネルギー摂取量の増加によるものと考えられ，エネルギー摂取の制限によって発症率は大きく減少した[30,59,61]。30万人以上もの女性を対象にした約8,000におよぶ前向き研究のデータが報告されている[62]。これらの研究において，高脂肪食によって乳癌のリスクが有意に上昇するという報告は1つもなく，脂肪摂取が最も低いグループに対する最も高いグループの相対的リスクは 1.03 であった[62]。一方，脂肪からのエネルギー摂取が 20％に満たない場合でも，リスクの減少は見られなかった[63]。2 つの大規模な無作為化比較試験においては，脂肪総摂取量を減少させても乳癌のリスクに有意な影響は与えなかった[64,65]。このように，中年女性の脂肪総摂取量の一般的な範囲を超えても，乳癌のリスクは増加しないと考えられる。思春期から早期成人期にかけて，特に乳製品や赤身肉からの脂肪摂取の増加は，閉経前の乳癌発症のリスクと強く関連する[66〜68]。この研究において，植物性脂肪は乳癌の発症と相関性を示さなかったことから，脂肪そのものというよりも，動物性食品に含まれるある種の物質がリスクを増加させるのかもしれない。

食事中脂肪と大腸癌のリスクとの関連性が後ろ向き研究においては見られているが，前向き研究においては相関性はほとんど見られていない[69]。しかしながら，赤身肉，特に加工肉の消費と大腸癌のリスクとの関連性は，後ろ向き研究および前向き研究の両方でみとめられた[69]。このことから，脂肪とは別の他の物質，例えば熱誘導性の発癌物質[70]あるいは高含有量の吸収されやすい鉄分[71]が原因であるのかもしれない。乳癌や大腸癌の場合と同様に，前立腺癌の発症率も，貧しい地域や西ヨーロッパ以外の国々に比べて裕福な国々では高い[58]。より詳細な疫学研究は限られているが，一般的には，脂肪総摂取量は前立腺癌と関連づけられてはいない[69]。いくつかの研究で，α-リノレン酸の摂取と前立腺癌との間に正の相関が見出されているが，現時点でエビデンスは少ない[72]。

過体重は罹患率や死亡率の重要な原因である。短期間の研究では，食事中の脂肪を減らすことが体重減少につながることが示されている[73]。しかしながら，1 年間の，またはより長期的に行った無作為化比較試験では，脂肪のエネルギー摂取比率を 20〜25％に抑えても長期間で体重にほとんど影響しなかった[74]。

要約として，食事性脂肪そのものが CHD のリスクと相関を示すというエビデンスはほとんどない。代謝的および疫学的データにより，部分的に水素添加された植物性脂肪の摂取は控えるべきであると考えられている。代謝的研究，疫学的研究，および無作為化比較試験では，飽和脂肪酸を多価不飽和脂肪酸に置き換えることが CHD のリスクを減らすことを示しているが，多価不飽和脂肪酸ではなく炭水化物を用いると効果は極めて小さい。エビデンスは少ないが，血中脂質と食事に関する研究や南ヨーロッパの人々の経験などから，一価不飽和脂肪酸（オリーブ油）の摂取エネルギー比率が高いことは，CHD の発症率の低さに関連していると考えられている。これまでのエビデンスから，脂肪の総摂取量を減らすことは乳癌のリスクにほとんど影響がないが，一方で，赤身肉の摂取を減らすことは CHD，糖尿病，大腸癌やおそらく閉経前の乳癌の発症率を下げると考えられる。

▶炭水化物

バラエティに富んだヒトの食生活を見わたしても，タンパク質の摂取量はあまり大きく変化しないことから，低脂肪食はすなわち高炭水化物食と考えることができる。脂肪に関する項で述べたように，高炭水化物食は代謝に悪影響を及ぼす。特に，このような食事はトリグリセリドの増加や，HDL コレステロールの減少に関連し[25]，こうした悪影響はインスリン抵抗性の存在下でより悪化する[10,75,76]。

複合炭水化物

単純または複合炭水化物といった従来の考え方は，食事の推奨量を決定する際には有用ではない。なぜなら，ジャガイモに含まれるデンプンのように，いくつかの複合炭水化物は非常に速やかにグルコースに代謝されるからである。その代わりに，アメリカで一般的に消費されている精製度が高い製品や砂糖とは対照的に，全粒穀物やその他の精製度の低い複合炭水化物製品がよいとされている。精製度の高い穀物の悪影響はおそらく，このような食品の消化，吸収速度が速いこと，また製粉の過程で繊維や微量栄養素の損失が起こることによるものである。炭水化物摂取後の血糖値の反応はグリセミックインデックスで求められるが，全粒穀物など精製度が低い穀物に比べ，精製度の高いものでは大きい[77]。精製度が高い炭水化物で起こる血糖値上昇反応の増加は，血漿インスリン濃度の上昇を伴い，また，先にも述べたように精製度の低いものを消費した時に比べて代謝における他の悪影響も大きい[12]。精製度が高いデンプンや砂糖の摂取は，特に食物繊維の摂取が低い場合に[78]，2 型糖尿病[79,80]や CHD[13,78]のリスクを増加させる。対照的に，穀物製品からの食物繊維摂取の増加は，糖尿病や CHD のリスクの低下と関連している[53,81]。これらの有効性が食物繊維のみによってもたらされたものなのか，それとも一部は食品中に含まれる微量栄養素によるものなのかについては明らかでないが，実践面で考えるとこうした区別は特に問題にはならない。穀物の食物繊維が豊富な食事によって結腸癌のリスクが減少すると予期されるが，多くの前向き研究においてはこうした結果は得られていない[82]。しかしながら，こうした食事によって，便秘や結腸憩室症のリスクは明らかに減少している[83]。

多くの慢性的病態の抑制に微量栄養素が重要であることからも，砂糖の多い食事や精製度の高い炭水化物食における“エンプティカロリー（カロリーは高いが栄養価が低い）”の問題が改めて浮上している。精白小麦の標準的な製粉過程では，ビタミン B_6，ビタミン E，葉酸，その他の栄養素の 60〜90％が失われる[84]。これは摂食量が少ない人にとっては栄養学的に重要な問題である。チアミン，リボフラビン，葉酸やナイアシンは現在，栄養強化剤で代用できるが，他の栄養素は大きく減少したままである。

▶タンパク質

アメリカにおけるタンパク質の平均消費量は，一般的な必要量を超えており[18]，たいていの手ごろな食事によって十分な摂取は維持されている。適正なタンパク質摂取量については広く議論されてきた。タンパク質摂取量を高くする考え方が支持されているが，長期的研究のデータは少ない。炭水化物の代わりにタンパク質や一価不飽和脂肪酸を摂取すると血圧の低下や血中脂質の改善が見られ[85]，CHD のリスクの低下につながるとされてきた[86]。

タンパク質源

タンパク質源としての食品の選択は，長期的な健康を考

V

える上で重要な因子であるが，これはタンパク質そのものというよりもこれら食品に含まれる他の成分に大きく関連している。先に述べたように，魚の摂取は急性心疾患による突然死のリスク低下に関連しており，これはおそらく魚に含まれるn-3系脂肪酸によるものである。加えて，日常的にナッツを食べるとCHD[87]や2型糖尿病[88]のリスクが低下すると報告されており，その効果はおそらく豊富に含まれている不飽和脂肪酸，微量栄養素やフィトケミカルによるものと考えられる。大豆製品は不飽和脂肪酸を多く含んでおり，これはおそらくCHDのリスクを防ぐ上で効果的であるが，直接的なエビデンスはほとんどなく，他の豆類に関しても同様である。家禽肉は赤身肉（アメリカ人の食事における主な飽和脂肪酸源）に比べると不飽和脂肪酸が多い。当然のことながら赤身肉の摂取量過多は，魚，家禽肉やナッツを同程度摂取した場合に比べてCHDのリスクとよく相関する[89]。先にも述べたように，赤身肉，特に加工肉の摂取は，ある種の癌や2型糖尿病のリスクとも関連している。これらのエビデンスから，赤身肉の代わりに，ナッツ，魚，鶏肉や豆類を組み合わせてタンパク質源として摂取することが長期的な健康のためには良いといえる。

▶野菜と果物

野菜や果物をたくさん食べるよう推奨する考え方は[18]，癌や心血管疾患の発症低下につながるとの期待から，幅広くみとめられてきた。しかしながら，ごく最近のコホート研究では，野菜や果物の全消費量と一般的な癌のリスクとの間には，非常に弱い関連性が見られるか，あるいは関連性が見られない傾向にある[90〜92]。しかし，これらの逆相関は，腎細胞癌[93]やエストロゲン受容体非発現型乳癌[94]ではみとめられた。特有の果物や野菜がある種の癌に対し有効性を示す可能性はある。例えば，主にトマト製品に由来するリコピンが，前立腺癌のリスクを低下させることが多くの研究でわかっているが，果物全般の摂取は前立腺癌のリスクとは関連性がない[69,95]。

癌に対するデータとは対照的に，果物や野菜の摂取量を増やすことが，心血管疾患の予防に有効であることが多くの疫学的研究において立証されている[96]。血中のホモシステイン濃度の上昇がCHDや脳血管系疾患の独立したリスクファクターであり[97,98]，その濃度が葉酸摂取の増加により低下すること[99]が1つのメカニズムとされている。野菜摂取量の増加は血圧低下作用がある[100]。その仲介因子は不明だが，カリウムが寄与していると考えられている[101]。果物や野菜を多く摂取することによる効能の中には，広く知られる重度の先天性疾患である神経管障害[102]のリスクの低下も含まれるが，これは葉酸の摂取が多くなることによるものである。緑色の葉物野菜に多く含まれるカロテノイドのルテインやゼアキサンチンの摂取は，白内障発症のリスクと逆相関を示すことが知られている[103,104]。

▶カルシウムと乳製品

乳製品を多く摂取（1日に少なくとも3サービング）[1]するよう推奨されているのは，骨強度の維持におけるカルシウム摂取の重要性に由来している。いくつかの研究では，ビタミンDを併用したカルシウムのサプリメントによって，骨折の発症率が減少したが[104,105]，カルシウムの有効性とビタミンDの有効性とを見分けることは難しい。適正なカルシウム摂取量はまだ明らかになっていない。アメリカにおいては，50歳以上の女性や70歳以上の男性では1日に1,200 mgのカルシウム摂取が推奨されている。しかしながら，推奨量算定の基礎となる研究[106]は，2週間未満の短期のバランス試験である。こうした短期の試験は，骨におけるカルシウム流出入の一時的な変動を反映するという理由から，根本的には欠点があるといえる。イギリスにおいてカルシウム必要量の検討がなされた際には，700 mg/日が適切であると結論づけられ[107]，一方，WHOは500 mg/日で十分であるとした[3]。成人では，乳製品の摂取量やカルシウム摂取量が最小限であるにもかかわらず，多くの集団で骨折する人の割合は少ない[108,109]。

大規模前向き研究では，成人でカルシウム[110]や牛乳[111]の摂取量が高いことが骨折率の低下に一貫して関連づけられてこなかった。ビタミンDを併用しないカルシウムについての無作為化比較試験では，規模は小さいけれども，骨折のリスクの有意な低下は確認されず[110]，股関節骨折のリスクが増加する結果となった。定期的に運動すること[112,113]やビタミンDを補充すること[114]に比べると，高カルシウム摂取の有効性は小さいと考えられる。

いくつかの研究において，カルシウム摂取と血圧との間に逆相関が見られたが[115]，カルシウムサプリメントを用いたある試験研究ではほとんど影響は見られなかった[116]。カルシウム（ビタミンDを除く）についての無作為化比較試験のメタ解析によると，心血管疾患の高いリスクが確認されている[117]。カルシウム摂取不足や乳製品の摂取不足は，結腸癌のリスク上昇に関連するとされているが[118]，最も有効性が見られたのはカルシウム摂取量がおよそ800 mg/日の場合であった。カルシウムの補充療法によって，結腸アデノーマの再発がいくらか減少したとする無作為化比較試験の結果は，因果関係の重要なエビデンスとなるものである[119]。

緑黄色野菜やその他のある種の野菜摂取量を増やすことで，推奨されているカルシウム摂取量を確保することは可能であるが，多くの成人にとっては，牛乳摂取や乳製品摂取の増加を伴わない食事でアメリカが推奨するカルシウム摂取量を達成するには野菜摂取量を相当高めなければならない。しかしながら，こうしたアメリカのカルシウムの推奨量は必要量よりもかなり多いようである。WHOやイギリスは，成人にとって適切なカルシウム量は1日に乳製品1サービングを含む手ごろな食事で達成できるとしている。代わりに，ある程度のカルシウム補充（500 mg/日）とビタミンD（後述）の摂取は，カロリーや飽和脂肪酸を伴うことなくカルシウム摂取量を達成できる。そのため，乳製品の摂取は食事の要素として必要不可欠なものというよりは，むしろ付加的なものとして考えることができる。乳製品の消費量を高めなければならないという考え方もまた，これらが進行性あるいは致命的な前立腺癌のリスクを増加させるという多くの研究結果があることから見直されるべきである[69,120]。このリスクの増加というものが，牛乳に含まれるカルシウムによるものか，内因性ホルモンあるいは他の因子によるものかについては明らかになっていない。

▶食塩および加工肉

1日に約8～10gの食塩（塩化ナトリウム）の摂取を6g以下に減らすことで，血圧がある程度は低下すると考えられている。Lawら[121]は，1日の食塩摂取を3g減らすことで，脳卒中の発生率が22%，CHDの発症率が16%減少すると結論づけている。食塩の摂取量を減らすことによる心血管疾患のリスクの低下は，たいていの人にとって大きいものではない。しかし，回避できるであろう心血管疾患による死亡数は，アメリカにおいて年間5～9万人と推定される大きいものであり[122]，こうしたことも，加工食品などからの食塩摂取量を減らすべきであるという考え方を支持している。多くの症例対照研究で，塩分の多い漬けもの食品の摂取と胃癌の発症との関係性が報告されている[69]。しかしながら，アメリカにおいては胃癌が比較的まれであることから，塩分制限によるさらなる有効性は少ないかもしれない。

▶アルコール

大量のアルコール摂取が生体に与える悪影響に関してはよく知られているが，中程度のアルコール摂取は良い影響と悪い影響の両方をあわせもつため，各個人に対して適量を決定するのは非常に困難である。大規模な疫学研究では，1日に1～2杯の飲酒によって心筋梗塞発症のリスクが約30～40%低下することがわかった[123,124]。これは赤ワインに含まれる抗酸化物質によるものと仮定されてきたが，すべての種類のアルコール飲料（同程度のアルコール摂取）について同様の予防効果が確認されている[125,126]。一方，30以上もの研究において[127]，同程度のアルコール摂取と乳癌発症のリスクとの間にある程度の正の相関が見られており，これはおそらく，アルコール摂取が内因性エストロゲン濃度を増加させることによるものと考えられる[128,129]。総死亡率からアルコールの影響を考えると，男性では1日におよそ2杯までなら有効性がありそうである[130]。全体的に見れば，女性においても総死亡率との間に同様の関連性が見られているが，CHDのリスクが低い女性においては，年齢が若いことあるいは冠動脈疾患のリスクファクターがないことなどから，アルコールの有効性は見られていない[131]。いくつかの研究において，癌に対するアルコールの悪影響が適度な葉酸摂取によって軽減することが示されているが，これに対するエビデンスはまだ一致していない。

▶ビタミンサプリメント

ビタミンサプリメントやビタミン強化食品についてはこれまで，哲学的あるいは科学的に議論されてきた。栄養士の中には，必要とする栄養は食事によってのみ補われるべきであるという考え方をもつ者もいる。しかしながら，これはしばしば困難であり（例えば，土壌中のヨウ素が少ない場合），ヨウ素の栄養強化はその土地の人々に対して大きな健康増進効果をもたらす。また，アメリカの多くの人々の血中ビタミンD濃度は適正値よりも低い。これは，緯度の高い地域の人々は冬季に日光をあまり浴びないことが大きな原因である。加えて，低所得ならびに食物へのアクセス制限が，適正な食物摂取をする上での大きな障害となる。例えば，葉酸の推奨量400 μg/日を食物のみで達成するには高価となる。こうした問題点の多くは，栄養強化剤やサプリメントの併用によって効率的または効果的に改善することができる。

西洋の食事状況に対するビタミンサプリメントの最も確実な有効性は，典型的なマルチビタミン剤の中に含まれている量の葉酸摂取が，神経管障害発症のリスクをおよそ70%も減少させる[132]ことである。このことは，葉酸摂取量が適正量に満たない人々が広がっている結果を示唆しているのかもしれない。例えば，葉酸摂取が多いことやマルチビタミン剤の摂取を長期間続けることによって，結腸腫瘍のリスクが低下すると報告されている[133,134]。葉酸摂取の低下は，ビタミンB_6やB_{12}の不足と相まって，血中ホモシステイン濃度の上昇を引き起こし，心血管疾患のリスクを増大させる[98,135]。進行した心疾患や脳卒中をもつ患者において行われた無作為化試験では，葉酸の補充はほとんど効果がなかった[136]。しかし，葉酸摂取量が低い健常人における試験では，葉酸の補充は心血管疾患や特に脳卒中の予防効果があった[137]。1998年から，アメリカにおいては，穀物製品に葉酸が強化されるようになった。これによって付加的に摂取すべき葉酸の量を減らすことができるようになったが，アメリカ在住の人々の多くは依然として，推奨量である1日400 μgの摂取に達していない。

多くの高齢者はビタミンB_{12}の不足状態であり，これは主に，食品中のビタミンB_{12}を遊離させるために必要な胃酸の減少が関係している。一方，サプリメントや強化食品に含まれるビタミンB_{12}は胃酸がなくても容易に吸収される。ビタミンB_{12}のレベルが最低限であることが健康に与える結果は明らかでないが，葉酸摂取と合わさることが認知機能には重要かもしれない[138]。

ビタミンDは骨の健康における役割をもつことが確立しているが，その他にもある種の癌，心血管疾患，糖尿病や感染症などのリスクを低下させることがわかっている。IOMによる2010年の報告では，骨の健康に関するデータのみがビタミンDの推奨量を決定する上で十分であると結論づけた。すなわち，アメリカの成人の97%でビタミンDの血中濃度は50 nmol/L（20 ng/ml）が適正とされ，ビタミンDの推奨量は成人で600～800 IU/日[106]，上限量は4,000 IU/日であるべきとされた。成人のおよそ33%は血中ビタミンD濃度が50 nmol/L未満であり，ほとんどの人は食事でビタミンDの推奨量を満たすことができていないが[139]，IOMはサプリメントの使用や血中低ビタミンD濃度のスクリーニングを推奨していなかった。この報告は，結論が曖昧であることから論争の的となっている。ビタミンDの血中濃度が75 nmol/L以上あることは，転倒[140]，大腸癌[141]，骨密度低下[142]や他の健康障害のリスクを低下させると報告されているが，無作為化比較試験では，転倒についてのみ相関性が確かめられている。このことは，理想的なデータが存在しないという，よくある状況を表すものである。IOMは，臨床的エンドポイントを有する無作為化比較試験が，高い摂取量を推奨するために必要であるという見解を示している。しかしながら，決定には確かなエビデンスが必要である。最新のデータを踏まえて考えた場合，1,000～2,000 IU/日のサプリメントを使用すると，たいていの人で血中ビタミンD濃度が75 nmol/Lとなる（ある種の人々，特に皮膚の色が濃い人あるいは日光を浴びない人ではより多くのサプリメントが必要となる）。天然の食品の中でビタミンD源（主として魚）となるものが少ないことから，ビタミンDの摂取量を推奨量の値まで食事のみで到達することさえも大変難しい。また，日光浴を推奨することが皮膚癌の増加に結びつく可能性もある。推奨をより洗練させるにはより多くのデータが必要である。必要とするサプリメント使用の期間が明らかでないことや，時間とともに試験に対する忠実性が低下するという理由から，無作為化試験によって癌のリスクといったエンドポイントに対する有効性を判断することはできないものかもしれない。

多くのアメリカの成人（特に女性）は，骨粗しょう症や骨折のリスクを減らすためにカルシウムのサプリメントをとっている。しかしながら，上述したように，カルシウム摂取量を強く推奨するエビデンスは，誤った解釈に陥りやすい短期間のバランス試験に基づくものである。無作為化試験や前向き試験の結果では，カルシウムの摂取を高くしても骨折のリスクが減少することはないとしている。一方，カルシウムサプリメント（ビタミンDを含まない）の無作為化試験のメタ解析では，サプリメント摂取群はプラセボ群に比べて股関節部の骨折のリスクが2倍高かった[140]。また，カルシウムの補充は腎結石[143]や心筋梗塞のリスクを増加させるかもしれない[117,144]。このように現在のエビデンスから考えると，1日に牛乳や他の乳製品を少なくとも1サービング摂取している人あるいは，WHOが適正とする500 mg/日のカルシウムを摂取している人は，カルシウムサプリメントはとるべきではない。乳製品を毎日摂取していない人の場合は，500 mg/日のカルシウムサプリメントが必要かもしれないが，健康な食事においてこれが有益に働くかどうかについてエビデンスははっきりしていない。

アメリカにおける鉄欠乏（3つの血漿中バイオマーカーを用いて判断される）の割合は，12～49歳の女性では9～12%である[145]。非ヒスパニック系黒人およびメキシコ系アメリカ人の女性では，その割合が19～22%となる。これらの割合は，男性や高齢女性（およそ5%）よりも大きく，食事中の鉄欠乏というよりも主として月経による鉄損失が原因である。現在のアメリカの食事摂取基準では，閉経前の女性は鉄不足を防ぐために脂肪の少ない赤身肉の摂取を増やすように推奨している[1]。しかし，ヘム鉄は体内の鉄貯蔵が適切な状態であっても吸収され続け，体内に蓄積される。赤身肉とヘム鉄を多量に摂取することは，CHD[89]や2型糖尿病[146,147]のリスクの増加に関連するとされており，おそらく少なくとも一部は過剰な鉄貯蔵が原因である。閉経前の女性は，推奨量の無機鉄（吸収量が適切に制御される）を添加したマルチビタミン/ミネラルを摂取するほうがよいだろう。この方法では，赤身肉を摂取する場合と異なり，飽和脂肪酸やコレステロール，さらには過剰なエネルギーを摂取することもない。また，費用も安価に抑えることができる。

マルチビタミン剤に関する長期試験のほとんどはまだ完了していない。果物や野菜消費量が低い中国の一部地域において行われた無作為化試験では，β-カロテン，ビタミンEおよびセレンを含むサプリメントが胃癌の発症率を低下させた[148]。HIVに感染したタンザニア人女性を対象に行われた研究においては，ビタミンB群，ビタミンEおよびビタミンCを含むマルチビタミンのサプリメントにより，病状の進行やHIVに関連した死亡率が減少した[149]。亜鉛と低用量の抗酸化物質の併用を行ったフランスのSu. Vi. Max研究では，男性において癌発症率が有意に31%低下するとともに死亡率の低下がみとめられた。しかし，女性では，ベースラインの栄養状態が良好だったことから有意な結果はみとめられなかった[150]。マルチビタミン剤のこれらの有効性が，アメリカの食事背景においても見られるのかどうかは不明である。

栄養サプリメントの使用を推奨する場合には，その起こりうる悪影響についても慎重に考慮するべきである。推奨量レベルのビタミンサプリメントを使用した場合の悪影響の1つとして，ビタミンAが原因となる股関節部の骨折リスクの増加があげられるが，これはレチノールとして5,000 IU/日の摂取をした場合である。レチノールの過剰摂取が股関節部の骨折リスクに関連することは前向き試験によって明らかになっており[151,152]，このようなリスクの増加はマルチビタミン剤やビタミンAサプリメントどちらの使用によっても見られた。また，血清レチノール濃度は，将来の骨折のリスクにも関連している[153]。これらの影響はビタミンD受容体における競合作用によるものと考えられており[154]，血中ビタミンD濃度が十分な場合には見られない。多くのマルチビタミン剤において，レチノールの含有量は減らされている。

多くのアメリカ人は微量栄養素の摂取量が少なく[155,156]，また，ほとんどの人が現在の食事摂取基準のすべてを満たしていないこと[157]などの理由から，推奨量レベルのマルチビタミン剤を用いた時のリスクは非常に小さいと考えられる。つまり，アメリカ人にとって，1,000～2,000 IUのビタミンDを含むマルチビタミン剤を毎日摂取することは理にかなっているように見える。費用的にも，特に新鮮な果物や野菜を消費する場合に比べて安価である。サプリメントについてのいかなる提案も，食事を改善する努力に代わるべきではない。しかし，食事の改善を目指しても，欠乏症自体が単純に栄養素に乏しい食事によって起こるものばかりとは限らない（例：閉経前女性における鉄，高齢者におけるビタミンB_{12}，あるいは屋内で作業する人や皮膚の色が濃い人におけるビタミンDの欠乏）。

まとめ

健康な食事について述べる場合，現在の情報が完成されたものでないことや，現在の結論が新しいデータとともに変化していくということを認識しておかなければならない。アメリカにおいて，罹患率や死亡率の原因となる主要な疾患の多くは，何十年にもわたって発展してきたが，大規模な栄養学的疫学研究が始まったのはほんの25年前のことである。こういうわけで，食事と疾患の関連性の全貌を知るためには，さらに何十年もの慎重な調査が必要であろう。とはいえ，現在入手できる代謝的，臨床的および疫学的なエビデンスを組み合わせることで，この先大きくは変わらないであろういくつかの一般的な結論を導き出すことは可能である。

表 104.1　食事ガイドラインの例

因子	米国食事ガイドライン[a]	WHO による食事目標[b]	米国心臓協会による健康なアメリカ人のための食事計画[c]	米国癌協会による栄養と身体活動のガイドライン[d]
体重コントロール	BMI<25	BMI < 25	適正体重維持のためのカロリー調節	生涯にわたり適正体重を維持する。BMI < 25 を目標に
脂肪	飽和脂肪酸<10% E，トランス脂肪酸を最小限に	15～30% E	< 30%E，< 10%多価不飽和脂肪酸，< 15%一価不飽和脂肪酸	
タンパク質	多種類を選択	10～15% E	−	特に植物性タンパク質を選択
炭水化物	穀類の少なくとも半分は全粒穀物から	55～75% E	6+サービングの穀物，デンプン質の野菜	全粒穀物を選択
野菜と果物	食事プレートの半分	400 g/日	5+サービング/日	5+サービング/日
乳製品	無脂肪・低脂肪乳	−	2～4 サービング/日	
アルコール	女性 0～1 サービング/日 男性 0～2 サービング/日	−	女性 0～1 サービング/日 男性 0～2 サービング/日	女性 0～1 サービング/日 男性 0～2 サービング/日
砂糖，菓子類	加糖入り飲料の代わりに水を	無砂糖製品を< 10% E		
身体活動	カロリーバランスを維持する活動量	30 分/日	30 分/日	30～45 分×5 回以上/週
その他	ナトリウム<1,500 mg コレステロール<300 mg		ナトリウム<2,400 mg/日 コレステロール<300 mg/日	赤身肉の制限

BMI：body mass index（体格指数），E：エネルギー。
[a] US Department of Agriculture, US Department of Health and Human Services. Nutrition and Your Health：Dietary Guidelines for Americans 2010. 7th edition. Washington, DC：US Government Printing Office, 2010.
[b] World Health Organization, Food and Agriculture Organization. Diet, Nutrition and the Prevention of Chronic Diseases: Report of a Joint WHO/FAO Expert Consultation. Geneva: World Health Organization, 2003. Technical Report Series No. 916.
[c] Krauss RM, Eckel RH, Howard B et al. AHA Dietary Guidelines：revision 2000：A statement for healthcare professionals from the Nutrition Committee of the American Heart Association. Stroke 2000；31：2751–66.
[d] Byers T, Nestle M, McTiernan A et al. American Cancer Society guidelines on nutrition and physical activity for cancer prevention：Reducing the risk of cancer with healthy food choices and physical activity. CA Cancer J Clin 2002；52：92–119.

1．生涯にわたってやせ型体型を保ち，活発な身体活動を行うことは，健康にとって最も重要なことである。先進国で暮らす人々の多くは体を動かさない仕事についているため，体重をコントロールするには，カロリーの過剰摂取を避ける努力とともに，日々の活動量を増やすように心がける必要がある。
2．食事性脂肪はおおむね，水素添加されていない植物油を摂取することが望ましい。バターやラード，赤身肉に由来する脂肪の摂取は控えるべきであり，部分的に水素添加された植物油に由来するトランス脂肪酸の摂取は避けるべきである。
3．穀類は精製度が低く繊維の多いものを中心とし，精製されたデンプンや砂糖の摂取は控えるべきである。加糖飲料の摂取は，できればほんの時折にすべきである。
4．野菜や果物の摂取量を多くし（少なくとも 1 日に 5 サービング），毎日その中に，緑黄色野菜を含めるべきである。フルーツジュースは，1 日に小さいグラス 1 杯以上にならないように制限するべきである。
5．赤身肉の摂取はあるとしてもほんの時折に，しかも少量にするべきである。代わりとして，ナッツ類，豆類，家禽肉や魚を適度に摂取することが健康的である。
6．乳製品やカルシウムの適正な摂取量は不明であるが，乳製品の摂取は不可欠なものではない。牛乳の大量摂取（1 日に 2 サービング以上）には有効性があるとはいえず，前立腺癌のリスクを増加させるかもしれない。成長過程の子ども，青年期，また授乳中の女性ではカルシウムの必要量が高い。食事中のカルシウム量が低い場合には，カルシウムサプリメント（ビタミン D を含む）の使用を考慮すべきである。
7．多くの人々にとって，1,000～2,000 IU のビタミン D を含む推奨量レベルのマルチビタミン剤を摂取することは，栄養学的に賢明なことといえる。月経による鉄分の損失は，女性に見られる低エネルギーの食事からの鉄の摂取量だけでは適切に補えないこと，また，鉄欠乏は閉経前に共通して起こりやすいことから，閉経前の女性は鉄分を含むマルチビタミン剤を利用することが望ましい。
8．食塩の摂取量は常に低く保つべきである。多くの人にとっては，米国心臓協会が推奨する 1 日に 1,500 mg までの摂取がよいだろう[158]。

健康な食事の表し方とその検証

人々に食事の内容やプログラムに関する情報を発信・供給するために，健康な食事を要約したものが数多くつくられてきた。それらにはガイドラインとして書かれたものや図として描かれたもの，食事に関する指標や数値を用いたものがある。

▶ガイドラインとピラミッド

食事ガイドラインの例として，5 年ごとに更新される「アメリカ人のための食事摂取基準」[1]や，WHO によって出されている Population Nutrient Intake Goals[3]，また AHA や米国癌協会のような専門組織によってつくられたものがある（**表 104.1**）。これらはたいてい専門家による委員会によって作成されており，最も有用なエビデンスに基づいて

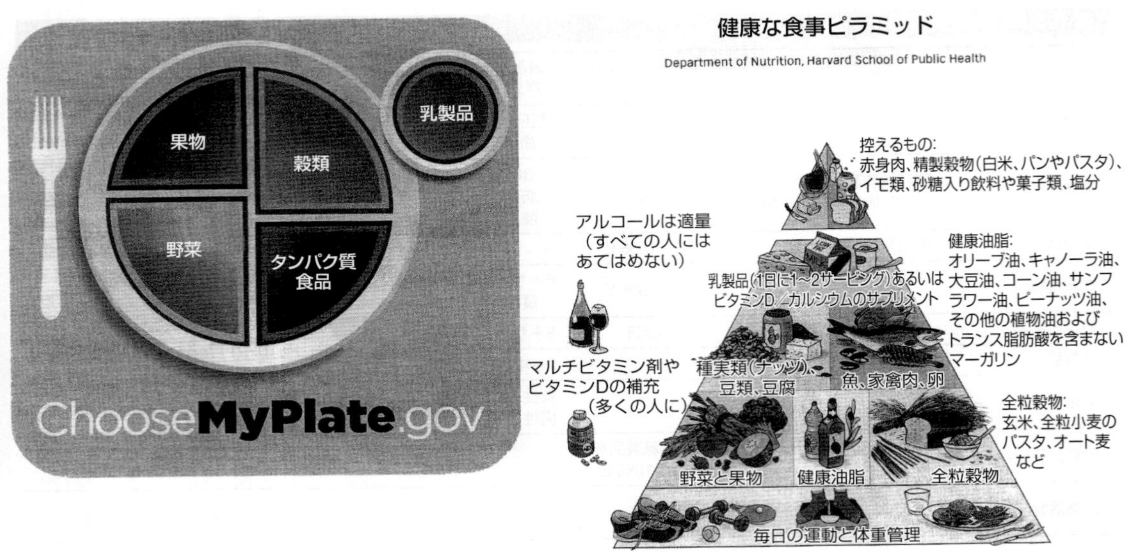
果物
穀類
乳製品
野菜
タンパク質
食品
ChooseMyPlate.gov
健康な食事ピラミッド
Department of Nutrition, Harvard School of Public Health
控えるもの:
赤身肉、精製穀物(白米、パンやパスタ)、
イモ類、砂糖入り飲料や菓子類、塩分
アルコールは適量
(すべての人には
あてはめない)
健康油脂:
オリーブ油、キャノーラ油、
大豆油、コーン油、サンフ
ラワー油、ピーナッツ油、
その他の植物油および
トランス脂肪酸を含まない
マーガリン
乳製品(1日に1〜2サービング)あるいは
ビタミンD／カルシウムのサプリメント
マルチビタミン剤や
ビタミンDの補充
(多くの人に)
種実類(ナッツ)、
豆類、豆腐
魚、家禽肉、卵
全粒穀物:
玄米、全粒小麦の
パスタ、オート麦
など
野菜と果物
健康油脂
全粒穀物
毎日の運動と体重管理

図 104.1　健康な食事を図で表現した例。アメリカ合衆国農務省（USDA）の Choose My Plate と健康な食事ピラミッド。
(HEP is reproduced with permission from Harvard School of Public Health. Healthy Eating Pyramid. 2000. Available at : http://www.hsph.harvard.edu/nutritionsource/.)

表 104.2　指標で表す健康な食事

健康な食事指標[a]	改定健康な食事指標[b]	冠動脈疾患のための食事指標[c]	地中海食スコア[d]
穀類（サービング/日）	野菜（サービング/日）	トランス脂肪酸の摂取	野菜（g/日）
野菜（サービング/日）	果物（サービング/日）	飽和脂肪酸に対する不飽和脂肪酸の割合	豆類（g/日）
果物（サービング/日）	ナッツ類と大豆タンパク質食品（サービング/日）	穀類からの繊維摂取	果物とナッツ類（g/日）
牛乳（サービング/日）	赤身肉に対する白身肉摂取の割合	n-3 系脂肪酸の摂取	穀類（g/日）
肉（サービング/日）	穀類からの繊維摂取（g/日）	葉酸の摂取	魚（g/日）
総脂肪量（%E）	トランス脂肪酸（%E）	グリセミック負荷の程度	赤身肉，家禽肉（g/日）
飽和脂肪酸（%E）	飽和脂肪酸に対する不飽和脂肪酸の割合		乳製品（g/日）
コレステロール（mg/日）	マルチビタミン剤の使用期間		アルコール
ナトリウム（mg/日）	アルコール（サービング/日）		飽和脂肪酸に対する一価不飽和脂肪酸の割合
変数			
各事項をそれぞれ 0〜10 で評価する。総得点は 0〜100 となる	各事項を 1〜10 で評価する。例外的にマルチビタミン剤の使用は 2.5〜7.5 で評価する。総得点は 2.5〜87.5 となる	各事項を 1〜5 で評価する（五分位数）。総得点は 6〜30 となる	各事項を 0〜1 で評価する。1〜5 の事項で中央値以上摂取した場合の点数は 1，6〜9 の事項で中央値以上摂取した場合の点数は 0 となる。総得点は 0〜9 となる

E：エネルギー。
[a] US Department of Agriculture. The Healthy Eating Index. Washington, DC: US Government Printing Office, 1995.
[b] McCullough ML, Feskanich D, Stampfer MJ et al. Diet quality and major chronic disease risk in men and women: moving toward improved dietary guidance. Am J Clin Nutr 2002; 76: 1261–71.
[c] Stampfer MJ, Hu FB, Manson JE et al. Primary prevention of coronary heart disease in women through diet and lifestyle. N Engl J Med 2000; 343: 16–22.
[d] Trichopoulou A, Costacou T, Bamia C et al. Adherence to a Mediterranean diet and survival in a Greek population. N Engl J Med 2003; 348: 2599–608.

いることが理想である。しかし実際は，同じガイドラインの以前のバージョンのものや他のガイドライン（たとえエビデンスに乏しいものであっても）の内容との一貫性が優先されがちである。そのため，これらのガイドラインは本質的に進歩が遅い。

健康な食事を図で表現する方法は，人々にとって親しみやすく，かつ情報を伝達する上で効果的なものとしてしばしば用いられる。この例としてアメリカの「食事ガイドピラミッド」(Food Guide Pyramid)[159]，皿をアイコン化したアメリカ合衆国農務省の Choose My Plate[160] (http://www.choosemyplate.gov./) や，ハーバード公衆衛生大学院でつくられた「健康な食事ピラミッド」(Healthy Eating Pyramid)[161] などがある（**図 104.1**）。他の多くの国々や組織が，同様の図による表現を発展させているが，理想とす

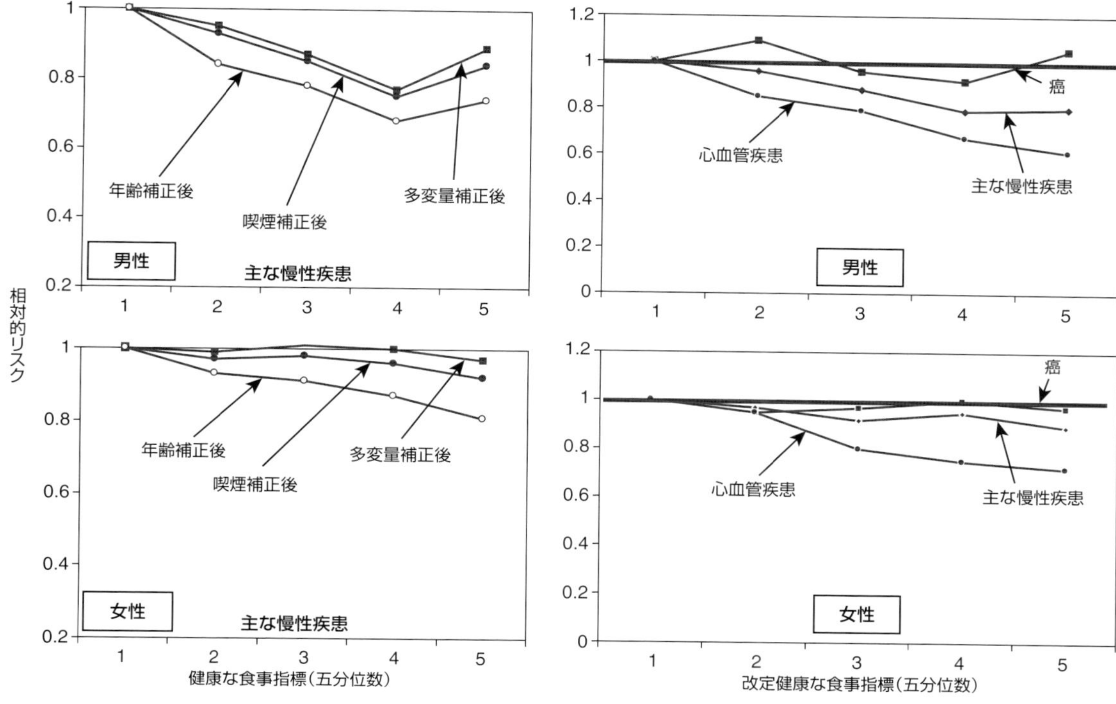

図 104.2　健康な食事指標（HEI）のスコアと主な慢性疾患のリスクとの関係（参考文献 167〜169 のデータに基づく）。

る形や情報の伝達方法は一貫していない。食事と健康に関する膨大な数の情報をシンプルな図に集約する試みがなされているが，そこには最も重要な情報のみが扱われている必要がある。これらの図に食物摂取の量やエネルギー量，頻度なども表されているべきかどうかについて結論は出ていない。

▶指標

健康な食事を表現するために，食事に関する指標や数値が考えられてきた。これらは普通，多くの資料から得られた有効な情報に基づいて作成され，個人の食事や食のプログラムを評価するために用いられてきた（**表 104.2**）。1 つの例として Healthy Eating Index（HEI）があり[162]，これはアメリカの食事ガイドラインや食事ガイドピラミッドで示された内容をどの程度順守しているかを数値化するためにデザインされたものである。この指標は，アメリカ政府が考える食のプログラムがどの程度ガイドライン（2005 年版が作成されている）[163]と一致しているかを評価する際に用いられることからも重要なものである。他の指標として，CHD のリスクを予測する重要な食事性因子[164]や地中海食[165]を要約したものがある。食事に関する数値をつくりだす別の方法として，健康の予測値を知るための段階的重回帰解析や他の多変量解析を用いる方法がある。これは結腸癌に対する予測値を設定するために用いられてきた[166]。

食事指標の検証

食事の指標や数値の価値は，それらをより順守することが健康に対してより良い影響をもたらすかどうかによって

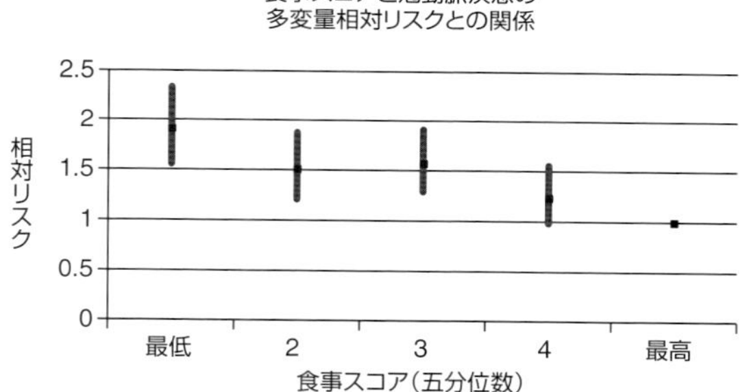

図 104.3　食事スコアと冠動脈疾患の多変量相対リスクとの関係。スコアは摂取するトランス脂肪酸，飽和脂肪酸と多価不飽和脂肪酸の比，n-3 系脂肪酸，穀類由来食物繊維，およびグリセミック負荷に基づいている。
(Data from Stampfer MJ, Hu FB, Manson JE et al. N Engl J Med 2000 : 343 : 16–22.)

決まる。もしその指標が食事の見当違いの面を強調するものであったり，重要となるような区別づけをし損なうものであれば，その有用性は失われる。ある指標の有効性を直接評価するには，高い数値をもつ人が長期的により良い健康を保っているかどうかを，他のリスクファクターも考慮しながら検証すればよい。1 つの例として，HEI は個人の食事や食のプログラムを評価するために幅広く使用されているが，その指標の有効性については調査されていない。この問題に焦点をあてるべく，McCullough ら[167,168]は，67,272 人の女性と 38,622 人の男性を対象にした並行群間比較試験によって，HEI でより高い数値を示すことが，主要な慢性疾患（癌，心筋梗塞，脳卒中）のリスクや外傷に

よらない死亡のリスクを予測するかについて調査した。年齢調整を行った場合には明らかな逆相関が見られたが，喫煙，身体活動や他のリスクファクターを考慮すると，最も高いHEIを示す群が数値の低い群と比較して明らかに良い状態を保つというわけではなく（**図 104.2**），このことから，指標としての有効性は低いことが示唆された。改定版HEIは，摂取する脂肪の種類や炭水化物の形態およびタンパク質源を考慮したガイドラインの改訂版であるが，男女問わずに主要な慢性疾患，特に心血管疾患の発症の低さをはっきりと予測するものとなっている[169)]。他の指標の評価としては，Stampferらによる5つの変数に基づく食事スコアが，CHDのリスクの低さを強く予想するものとして知られている[164)]（**図 104.3**）。喫煙をせず，習慣的な身体活動をし，過体重になることを避け，さらに適切なアルコール摂取を組み合わせることで，食事とライフスタイルの変化でCHDの80％以上を回避できるものと示唆されている。他の調査では，地中海食の指標がギリシャ人において，心血管疾患や癌による死亡率および総死亡率の低さを予測するものとされている[170)]。

結論

心血管疾患や様々な癌の発症率はある特定の集団では低い。これは必然的なことではなく，食事的な要素が重要であると考えられてきた。代謝的，臨床的および疫学的エビデンスを集約することで，疾患の原因あるいは予防に働く食事特有の側面が見出されてきた。こうした食事性の要素は組み合わされることで大きな影響を及ぼすものとなる。幅広く利用されているガイドラインも常に有用であるとは言い切れず，食事に関するガイドラインや指標は経験的な評価を受けていくべきである。適切な食事に対する理解をより洗練させていくために，特に，幼少期や成人初期における食事選択が長期的に健康に及ぼす影響に関して，さらなる研究・調査が必要である。

（Walter C. Willet, Meir J. Stampfer／原田永勝 訳）

105 食事パターン

栄養学の歴史上，栄養素の不足，栄養素の役割や必要量を決めることを含めて，個々の栄養素に関する研究が多く行われてきたが，栄養素を供給するのは食物であり，食事全体が幅広い栄養素やフィトケミカルを含み，ともに働いて健康に影響する。*in vitro*，動物研究やヒトの代謝研究から各栄養素の重要な働きが明かされ，添加や補充により多くの欠乏症に対応してきた。これらのしばしば短期的な結果に基づき，心疾患や癌などのアウトカムを予防するために理想的な栄養も推測されてきた。これらの推測は疫学研究で確かめられており，もともとの結果を支持するものもあれば，しないものもある。

この科学的なプロセスの次のステップは，大規模臨床試験への移行であった。これは今までの研究で一貫した結果が得られてきた栄養素を対象としたものであり，通常は栄養サプリメントを用いて，それらの疾病予防効果を検証するものであった。この一連の研究には，アメリカで実施された注目すべきβ-カロテンの試験も含まれる。数多くの研究から得られていた一貫した結果から，β-カロテンは肺癌の予防に寄与するものと期待されていた。しかし，その期待とは逆に，サプリメントはプラセボと比較して効果をみとめないか，場合によっては逆の効果をみとめた。Alpha-Tocoferol, Beta-Carotene Cancer Prevention（ATBC）trial では，29,133 人の男性喫煙者に対するβ-カロテンの投与は，予防とは逆に 18％の肺癌発生率の増加と 8％の全死亡率の増加と関連していた[1)]。同様に，18,314 人の中年のハイリスクな男女に対する Beta Carotene and Retinol Efficacy Trial（CARET）では，肺癌発生率は 28％高く，総死亡率は 17％高かった[2)]。3 度目のβ-カロテン試験である Physician's Health Study は若年男性で肺癌のリスクの低下をみとめたが，死亡率には効果がなかった[3)]。このような栄養に対する医学モデルアプローチは栄養学に数多くの驚きを与え，栄養素の研究を食事や食品，さらには食事パターンに戻すことが全体的な健康の改善に必要であるという考え方をわれわれにもたらした。

食事介入研究においてさえも，特定の栄養素を対象にした場合にはしばしばうまくいかない結果に至るものであった。例えば 20 世紀後半の栄養アドバイスはほとんど，多くの一貫した中間代謝マーカーの短期的な研究に基づいて心血管疾患（cardiovascular disease：CVD）予防のために低脂肪，低コレステロール食をすすめてきた。これらは，後から見れば，全身の健康に対しては必ずしも理想的とはいえないいくつかの行動，例えば，低脂肪製品の開発は精製した炭水化物の消費量の増加や卵などの他の面では健康的な食物の過剰な回避をもたらした。

大規模な食事介入試験の 1 つに Women's Health Initiative（WHI）がある。48,835 人の閉経後女性を 8.1 年間追跡したもので，一次的には低脂肪食（カロリーの 20％まで）と代わりに果物や野菜の摂取を 1 日 5 サービング，「穀類」を 1 日 6 サービングに増やしたものであった[4)]。この介入で，脂肪摂取は総エネルギーの 8.2％減少，果物や野菜は 1.1 サービングの増加，穀類は 0.5 サービングの増加をみとめた。しかし，食事は冠動脈心疾患（coronary heart disease：CHD），循環器疾患または脳卒中の発生に有意な効果をみとめなかった。それ以来，総脂肪を減らす食事に焦点をあてるのは誤りであり，異なる脂肪酸の健康への効果は複雑で，すべての脂肪を除くのではなく，健康的な脂質のバランスがあるという実感が増してきた。

単一の食物や栄養素へのアプローチには方法論的限界があり，食事全体を調べることがより支持される[5)]。この限界の中には，1 つの栄養素が効果を有するのか，同じ食事中の別のものの交絡なのか確かめるのが難しいという，栄養素間の共線性もある。これは，関連の過剰もしくは過小予測をもたらすかもしれない。なぜなら，別の共線性のある栄養素を調整することは真の効果を隠してしまうかもしれないからである。これに関するよく知られた単純な例に，高脂肪食は大腸癌と関連する一方で，食物繊維の多い食事は予防的かもしれないとする対立する仮説がある。高脂肪食のほとんどは食物繊維が少ないので，早期の結果は決定的ではなかった[6)]。さらに重要なのは，多くの栄養素の相互効果はそれぞれの合計以上であることが多く，これらの効果は食事全体を考えた時のみ十分に評価することができるということである。栄養素のメカニズムへの理解が進むにつれて，欠乏症を治療すること以上に，自然な食物源から取り出した個々の多量の栄養素は，しばしばそれらの栄養素を自然な食物そのものとして得た時と同じようには働かず，他の栄養素や数多くの植物栄養素（phytonutrient）と相互作用することが理解されてきた。

それとともに，この食事と健康の研究の進化は，われわれが食べるものがどのように健康に影響を与えるのかという洞察を得るために食事全体のパターンを調べるようになった[7)]。食事パターンは元来，複雑であり，数多くの異なった方法で評価しうる。評価の手法は，単純で妥当なスコアや指標からエビデンスに基づくスコア，さらに最近では集団の中に存在する経験的なパターンにまで，次第に発展した（**表 105.1**）。

栄養必要量と推奨量から食事スコアまで

初期の食事パターンのスコアは単純で栄養素に基づくものであった。これらには，1 日あたりのある 1 つの栄養素の平均摂取量を推奨量で割った栄養充足率（nutrient adequacy ratio：NAR）や，NAR の合計と定義され，含まれる栄養素の数で割った平均栄養充足率（mean adequacy ratio：MAR）がある[8)]。

異なった食物は異なった栄養素を含むため，多種の食品を含めることが長く栄養の推奨の基本であった。したがっ

表 105.1 食事パターンの評価方法

priori（先験的）（エビデンスに基づく）	posteriori（後天的）（データに基づく）
栄養充足率（NAR） 食事の多種性または多様性スコア Healthy Eating Index 新 Healthy Eating Index DASH 食 地中海食スコア	主成分分析からの遵守スコア クラスター分析からの個人の集団

て，しばらくの間効果的に使用された別のスコアは，食事の多種性または多様性であった。多種の食物を消費することは，様々な状況で明らかに食事の質と関連していた[9]。食事の多様性の概念は，長いこと途上国，食物が限られている状況，デンプン質の主要食物に非常に頼っている場所で，信頼できる栄養状態の指標として使用されてきた[10]。この概念は最近になって，食事の多様性が一貫して小児の成長と関連している途上国の食事研究で再興してきた[11,12]。

食事の多種性または多様性は，単に異なる種類の食物を数えることやある特定の期間に消費された食品群の数として測定するなど，多様な方法で評価されてきた[13]。アメリカでは，多様性は食事の質[14]，慢性疾患のリスクならびに総死亡率[15,16]と関連することが示されてきた。反対に，食事の選択肢が豊富な状況では，単純な食事の多様性のカウントはエネルギー摂取の高さや肥満と関連するかもしれないと指摘する研究者もいる。より詳細な観察では，この関係は主に菓子，スナックおよび炭水化物の多様性と関連していて，野菜の多様性は BMI の低さと関連していた[17]。しかし，先進国においてさえ，異なる食品の総数で表された多様性は，高齢者において栄養摂取状況の改善と関連している[18]。

国民調査のデータの解析によると，消費される基本的な生産品の数，報告されている商品コードの数，フードガイドピラミッド（Food Guide Pyramid：FGP）による 5 つの食品群で数えたカウント数，FGP による 22 のサブ食品群で数えたカウント数のいずれを用いても，食事の多様性スコアはどれも 15 種類の栄養素にわたる栄養適性の平均と正の相関を示し，添加された砂糖や飽和脂肪酸の摂取と逆相関していた。最も強い相関は，22 の食品群を使用した評価であった[19]。このように，食品群の測定を使用する方法は真に多様な食品を消費する概念を支持している。現在の他の評価法は推奨される食品のみに注目している。例えば，野菜と果物の多様性は炎症マーカーの低値と関連している[20]。

より複雑な食事パターンのスコアは複数の食事ガイドラインに基づいている。アメリカでは，米国農務省（USDA）の Healthy Eating Index（HEI）[21]は FGP や米国食事ガイドライン（US Dietary Guideline：USDG）遵守度合に基づくスコアである。HEI は最新の情報を用いて USDA によって定期的に更新され[22]（http://www.cnpp.usda.gov/healthyeatingindex.htm），さらに，新たな科学的な情報も含めて他の研究者による再解釈も試みられている[23]。元のスコアは 10 項目で，各々に 1～10 のサブスコアがあり，各々の基準にどのくらいあてはまっているか（穀類，野菜，肉類，牛乳のサービング数や総脂質，飽和脂肪酸，コレステロール，ナトリウムの推奨摂取量と多様性）を評価する。

とりわけ HEI は，肥満の少なさ[24]，腹部肥満の少なさ[25]，うつスコアの低さ[26]，身体機能の良さ[27]，加齢に伴う核レンズ混濁の減少[28]，心疾患リスク[29]と関連している。元の要素に加えて，Alternative HEI（新 HEI，AHEI）では飽和またはトランス脂肪酸より不飽和の脂肪酸を選ぶことや，穀類の繊維，魚類，そして中等量のアルコール消費を食事に含めることを強調している。いくつかの研究では，AHEI は健康上のアウトカムにおいて元の HEI より強く関連すること（104 章参照），さらに 2 型糖尿病[30]，CVD[31]，大腸・直腸癌[32]，より最近ではイギリスにおける死亡率の低下[33]と関連することが示されている。

▶状況に応じてデザインされた食事パターン：DASH 食

最も成功した食事介入の 1 つは Dietary Approaches to Stop Hypertension（DASH：ダッシュ）食で，これは，降圧作用を助ける食事のために，それ以前のデザインされた食事研究のエビデンスを用いている[34]。食事は，果物，野菜，全粒穀類，低脂肪乳製品，魚類，鶏肉，赤身肉に主眼を置き，飽和脂肪酸やコレステロールを低く，タンパク質を中等度に高く，カリウム，マグネシウム，カルシウムと食物繊維が高くなるようにデザインされている。

最初の DASH 研究は，この食事と当時のアメリカの典型的な食事パターン，また DASH 食と果物および野菜のみに主眼を置いた食事パターンを比較した。低脂肪パターンに合致するような食事指導をした WHI とは異なり，DASH 研究は最初，コンプライアンスを確保するために参加者に食品を提供した。8 週間後，収縮期と拡張期の血圧の低下は DASH 食に従った群がコントロール食の群と比べて有意に大きく，それぞれ 5.5 mmHg，3.0 mmHg の差があった。DASH 食群は果物および野菜のみを強調した食事群と比較しても有意に血圧が低下し，2.7 mmHg，1.9 mmHg 低かった[35]。他の指標の結果は，DASH 食で血清脂質[36]やホモシステイン濃度[37]そしてフラミンガム（Framingham）リスクスコア[38]が改善することを示した。

最初の介入試験の後，DASH 食はナトリウムの減量を追加して（DASH-Sodium）試され，両方を合わせたほうが，どちらか片方のアプローチよりも血圧を低下させることが示された[39]。二次解析では DASH 食が骨代謝マーカーである血清オステオカルシン（8～11％）や I 型コラーゲンの C 末端テロペプチド（16～18％）を減少させ，低ナトリウムを加えるとさらにオステオカルシンや尿中カルシウム排泄を減少させることを示した[40]。1 年の経過観察で，食習慣や血圧への効果が維持されていることも示された[41]。イランでの DASH 食の復元では，血圧の改善や，体重，空腹時血糖，グリコシル化ヘモグロビン，そして低密度リポタンパク質（low-density lipoprotein：LDL）コレステロールの改善が示された。また，高密度リポタンパク質（high-density lipoprotein：HDL）コレステロールの増加が DASH 食に従った 2 型糖尿病の成人患者群で確認された[42]。

DASH 食は総合的な食事アプローチを使用している。その効果は食品を提供した時に明らかであり，それ以来，食事教育と勧奨によるコミュニティベースの介入が大規模に効果を示すためにいくつか立ち上げられてきた。ENCORE 試験は，正常よりも血圧の高い過体重または肥満の成人に対して，食品を 2 週間提供し，その後毎週の教育と自分で食事を継続する動機づけのセッションを行うという混合した形式を試験したものである。参加者はランダムに DASH 食，DASH 食に運動と体重管理を加える，通常のケアのいずれかに振り分けられた。4 ヵ月後，DASH 食のみの群は血圧に有意な改善をみとめた（収縮期 11.2 mmHg と拡張期 7.5 mmHg の低下対コントロール群は収縮期 3.4 mmHg，拡張期 3.8 mmHg の低下）。DASH 食プラス運動群はさらなる低下（収縮期 16.6 mmHg，拡張期 9.9 mmHg の低下）をみとめた[43]。

PREMIER 試験ではアドバイスのみの介入により食事が試験された。理想血圧より高い高齢者が，標準的なアドバイスのみのコントロール，体重減少とナトリウム減少のための確立された行動介入，同様の行動介入に DASH 食メニューと指導を加えたもの，の 3 群のうちいずれか 1 つに振り分けられた。介入前の高血圧の有病率は 38%であり，6 ヵ月後にはそれぞれ 26%，17%，12%へと変化した。最も効果的だったのは DASH 食を加えた群であったが，基本的な行動介入の群と有意な違いはなかった[44]。DASH 食群は他の群と比べて果物，野菜，低脂肪乳製品の摂取の著しい増加をみとめたが，その変化は明らかに，基本的な介入による体重減少やナトリウム減少に加えて高血圧への付加的な，統計学的に有意な効果を見るには十分ではなかった。しかし，続く解析で，DASH 群のみが有意なインスリン感受性の改善をみとめた[45]。

コントロール試験の成功により，いくつかのコホート研究は，報告された普段の生活の中の食事からスコアをつくり DASH 食遵守を調べてきた。スウェーデンでは，DASH 食スコアが最高の第五分位の女性は最低分位の女性に比べて，7 年間の心不全発症率が 37%低かった[46]。平行した研究で，DASH 食スコアの最高の第五分位の男性は，最低分位の男性より心不全の発症率が 22%低かった[47]。DASH 食遵守は，アメリカ人女性の心疾患や脳卒中の低リスクと関連しており[48]，アメリカ人の成人において 2 型糖尿病の発症率の低さと関連していた。Insulin Resistance Atherosclerosis Study（IRAS）では，DASH 食遵守スコアの最高の第三分位を最低分位と比較すると，5 年間の糖尿病発症が 69%低かった[49]。しかし，DASH 食スコアを用いたアメリカ人女性の大規模コホート研究では，高血圧や心血管死亡率とスコアに関連がなかった。これに関して研究者は，スコアの遵守が効果を見るには低すぎたのかもしれないと記載している[50]。

DASH 食スコアは若者でも調べられている。前高血圧段階か，高血圧の若年者の介入研究では，通常の治療か DASH 食の介入かにランダムに振り分けられたが，DASH 食群で収縮期血圧のより大きな低下をみとめた[51]。1 型糖尿病の 10〜22 歳の若年者において，DASH 食スコアが最高の第三分位で有意に血圧が低く[52]，最低分位と比べて LDL/HDL コレステロール比も低く，糖化ヘモグロビン（HbA_{1C}）も低かった[53]。Prospective National Growth and Health Study における前向き研究では，若年女子において DASH 食スコアが最高の第五分位は最低分位と比べて，10 年間での BMI の増加が有意に少なかった[54]。

これらを総合して，慢性疾患予防への DASH 食のエビデンスは強い。血圧を低下させることに特化して設計されたが，この食事は他の代謝指標にも良い効果をもたらすことが示され，ほとんどの人にとって健康に良い行動であることが示唆されている。DASH 食の一般的な成功により，National Heart, Lung, and Blood Institute[55]や Mayo Clinic[56]，米国心臓協会（AHA）[57]，そして一般書[58]により一般集団へ推奨されてきている。

▶健康な集団の観察からの食事パターン：地中海食スコア

DASH 食だけが健康な食事へのアプローチというわけではない。前述した AHEI は元の HEI の改良版であり，食事と健康に関するさらなるエビデンス，特に，実際に観察された地域食，すなわち地中海食の食事パターンは他の地域のパターンに比べて慢性疾患のリスク低下に関連するというエビデンスを追加した。この食事は最初，1970 年に Ancel Keys による seven-country study で注目された[59]。地中海地域は世界の他の場所よりも冠動脈心疾患が少ないことで知られていたが，脂質摂取量（主にオリーブ油）は低くはなかった。1995 年，Oldways Preservation & Exchange Trust（http://www.oldwayspt.org/mediterraneandiet）および WHO/ボストンのハーバード公衆衛生大学院にある栄養疫学の Food and Agriculture Organization Collaborating Center がスポンサーとなった専門家会議の後，地中海食ピラミッドが紹介された[60]。このピラミッドは，1960 年代のクレタ島，ギリシャのその他の地域および南イタリアの食事パターンに基づいたものであった[61]。1960 年代の地中海食は，果物，野菜，パンとシリアル，イモ類，豆類，種実類と主要な脂質源であるオリーブ油の高摂取と，チーズやヨーグルト，魚，家禽類，卵の低〜中等量の摂取，主に肉と一緒に摂取される中等量のワイン，そして赤身肉の低量摂取を特徴としていた。この食事は飽和脂肪が少なく（総エネルギーの 8%以下），総脂質は 25〜35%以上であった。

伝統的な地中海食の遵守を述べるのに特化したスコアはギリシャで最初に発達し，6 項目（一価不飽和脂肪酸と飽和脂肪酸比，アルコール消費量，豆類の摂取量，シリアル，パン，イモ類の摂取量，果物の摂取量，野菜の摂取量）が男女別の中間値より上であるごとに，そして 2 項目（肉と肉加工品の摂取量，牛乳と乳製品の摂取量）が中間値より下であるごとに 1 ポイントずつ与えるというものであった[62]。4〜5 年間追跡した比較的少人数の高齢者集団では，1 ポイント上がるごとに 17%死亡率が低下した。総スコアの死亡率との関連は，個々の要素よりも明らかに強かった。この解析は大規模なギリシャ国民（およそ 26,000 人の成人）に拡大され，平均 3.7 年間追跡し，さらにスコアにアルコール量を男性で 10〜50 g/日，女性で 5〜25 g/日に制限することと魚類の高摂取量を加え，全部で 9 ポイントまでの新しいスコアを作成した[63]。ここでもまた，地中海食への高いアドヒアランスは，2 ポイントごとに 25%の総死亡率の低下，癌死亡のハザード比 0.76（95%信頼区間 0.59〜0.98），冠動脈心疾患のハザード比 0.67（0.47〜0.94）という結果を得た。

それ以来このスコアやその修正版は多くの研究で使われ，アメリカの大規模研究を含めたいくつかの国で冠動脈心疾患や癌死亡の予防効果をみとめた[64]。その他では，高

V

い地中海食スコアはいくつかの癌[65]や高血圧[66]，肥満[67]，腹部肥満[68]，そして糖尿病[69]のリスクの低さと関連していた。さらに，地中海タイプの食事への遵守はアルツハイマー病[70]やパーキンソン病[71]のリスクの低さや妊孕(にんよう)性の改善[72]，周産期における好影響[73]と関連していた。この食事を使用した介入はメタボリックシンドロームの管理（ナッツの追加摂取）[74]や，体重減少（低脂肪食と比較して）[75]，関節炎症状のコントロールの改善[76]に成功した。

▶経験的な食事パターン：主成分分析とクラスター分析

前に述べたパターンはよく研究されており，その結果は健康に対する全体的な食事アプローチの重要性を支持している。しかし，多面的な食事構成の組合せは重要かもしれないが，どのように人が食べるものを選び，どのようにこれが健康への影響と関連するのかを理解し続けることは重要である。この視点から，実在の集団の中からの抽出した食事パターン行動に興味が出てきている。これは多様な集団に属する個人に良いかもしれない食事タイプの理解の継続的な改善のためと，変化するためのベースラインとしての実在する行動を理解するために重要である。

データからパターンをつくりだすのに最もよく使われる方法は，相関のマトリックスから因子を同定する方法である主成分分析（principle component analysis：PCA）と，個人を最大限似た異なる食事摂取パターンに分ける方法であるクラスター分析がある[77]。どちらの方法も，最初に食事データから食事群の変数を決めることが必要である。方法の経験的な性質のために，明らかに受け入れられている食事群のリストはなく，多くの異なる推定法が使用されてきた。これらの推定法には，個々の食品コードを使用する方法[78]（これはサラダなどのように，多くのゼロといくつかの項目の共線性により，レシピとして全体のパターンの中で勝ってしまう可能性があるため，うまくいかない傾向にある）から少数の主要な食品群に分ける方法[79]までである。後者は，実際のパターンの重要な違いやその他の食品との関連を隠してしまう可能性がある（例えば，低脂肪製品の選択を同定せずにすべての乳製品をひとまとめにする）。

食品群はいくつかの方法で解析に含ませる可能性がある。最も一般的な2つの方法は，総カロリーへ寄与する割合を使う方法で，これはパターンを必要量や摂取量に比例して表すことができる。また食品群のサービング数を使用する方法は，総カロリーが不明な場合にも使用することができる。

早期の解析では，食品摂取量のg（グラム）を使用していたが，これは水分含有量により重さにばらつきがあるために食品群を作成する時に問題があった。時を経るに従って，この研究領域では，中間のサイズの類似の食品群を用いるようになり，多くの場合約30～50の群で，ゼロを最小にしてデータの共線性を防ぎ，しかし伝統的な食品群の中で行動の分類を保てるようなバランスをとってきた[77]。

主成分分析

主成分分析は，データ中の相関の次元を同定し，相関や共分散のマトリックスの分散を説明する因子を作成する。主成分分析の方法は多様であるが，栄養疫学研究で最もよく使用される標準的な方法は，食品群摂取量の相関マトリックスから因子を決定する方法である。これは，相互に関連する食品群の重みづけされた線形結合となる結果，集団の食パターンを連続する遵守の度合で記述することが可能となる（**表 105.2**）。多数の因子が作成されればされるほど，分散は次第に投入された変数の数まで減少していくので，意味のある因子の数を選択して残す必要がある。これは一般的には，固有値（説明される分散の割合），スクリープロット（説明される連続する分散の視覚的なプロット）ならびに解釈可能性に基づいて行われる。

表 105.2 主成分分析による食事パターンの例[a]

食品群	Prudent パターン	Western パターン
その他の野菜	0.75	
緑の葉の野菜	0.64	
濃い黄色の野菜	0.63	
アブラナ科の野菜	0.63	
豆類	0.61	
果物	0.57	
トマト	0.56	
魚類	0.51	
ニンニク	0.42	
家禽類	0.36	
全粒穀類	0.35	
赤身肉		0.63
加工肉		0.59
精製穀類		0.49
菓子・デザート類		0.47
フライドポテト		0.46
高脂肪乳製品		0.45
卵		0.39
糖分の多い飲料		0.38
スナック		0.37
調味料		0.36
マーガリン		0.34
イモ類		0.33
バター		0.31

[a] 絶対値＜0.030 は表に不掲載。
(Adapted with permission from Hu FB, Rimm EB, Stampfer MJ et al. Prospective study of major dietary patterns and risk of coronary heart disease in men. Am J Clin Nutr 2000;72:912–21. Data are from the Health Professionals Follow-Up Study.)

残す因子が同定されると，通常はバリマックス回転の手法で明瞭性を上げ，分散の重なりを取り除くために回転される。食品群の決定だけでなく分析の決定に関してもかなりの主観性に基づくため，初期の主成分分析の運用は再現性があるかどうかについての関心が生じた。しかし，フィールドで最大限良好な実践が行われ，結果やパターンが一般的に再現可能なものとして認識されたために，この手法は受け入れられ，今や定期的に使用されている[80]。

一度回転させた因子が抽出されると，個々人に抽出された各因子に対する因子得点が与えられる。得点は因子内の各食品群に対する因子負荷の合計として計算され，それは食品群と因子の全体的な内相関の相関係数であり（−1.0～＋1.0の幅），代表的な食品群の実際の摂取量が個人ごとに掛けられる。この合計は対象者個人に固有の得点として算出され，標準化Zスコアの形で表される[81]。結果は，引き続く健康測定項目の解析で使用されるかもしれない一連の連続値の因子得点である。先述した手法を用いて直交性の変数となった結果，すべての残された因子は同じモデルに線形の変数として，他の影響を受けることなく投入されるかもしれない。実際，多くの研究で，健康アウトカムと摂取量を関連づけるために因子を五分位もしくは他の等分位に分けている。

因子分析を用いた食事パターンのパイオニア的研究は，10州のサーベイと全国健康栄養調査Ⅰ（National Health and Nutrition Examination Survey Ⅰ：NHANES Ⅰ）のデータを用いてSchwerinらにより行われた[79,82]。これらの研究者は，投入変数として15の食品群のグラム重を使い，7パターンを残した。彼らは，ある食事パターンは生化学的な欠乏症や臨床症状がないことにより評価されたより良い健康と有意に関連し，「その知見は，人が何を食べるべきかよりもむしろ実際にどのように食べているかに関する知識を提供する」ので，実在する食事パターンを理解することは重要だと強調した[82]。彼らはさらに，「個人の現行の行動や態度に基づくほうが，たどり着くべき目標からつくりだすよりも変化しやすいという教えと，教育的およびコミュニケーションの経験は似ている」ので，結果は行動変容にも重要だと記載している[82]。

この手法を複数のアメリカの施設での大腸癌の症例対照研究に用いて，Slatteryら[83]は，はじめて2つの主要なパターン，すなわち，新鮮な果物，アブラナ科の野菜，ニンジンとトマト，豆類，サラダ，その他の野菜の高い因子負荷を特徴とする「Prudent」パターンと，加工肉，赤身肉，卵，精製した穀類と添加された砂糖の高い因子負荷を特徴とする「Western」パターンを名づけた。これらの研究者は，男女ともにWesternパターンをとるほど有意に大腸癌のリスクが上昇し，Prudentパターンでは低下することを示した。続いてHuら[84,85]は，Male Health Professional Studyにおいて類似のパターンを同定し，これらのパターンによる冠動脈心疾患の予測能力を示した。HuらのPrudentパターンは，野菜，果物，豆類，全粒穀類，魚類，家禽類の高い摂取量で特徴づけられ，Westernパターンは赤身肉，加工肉，精製した穀類，菓子やデザート，フライドポテト，そして高脂肪乳製品の高摂取量を特徴とした。年齢と冠動脈心疾患リスクファクターを調整すると，Prudentパターンスコアを五分位に分けた最高位は最低位と比較して，8年間の追跡期間において，冠動脈心疾患（非致死的もしくは致死的冠動脈心疾患）の発症が30％少なく，一方，Westernパターンスコアを五分位に分けた最高位は最低位と比較して，冠動脈心疾患の発症が64％多かった。それ以来，様々な集団において数多くの健康アウトカムについてPrudentパターンの予防的な関連とWesternパターンのリスクへの関連が示された。

2004年の総説は，食事パターンをつくりだすのに因子分析を用いた研究が58あったと報告している[86]。その時点で，ほとんどの研究で何らかのPrudentパターンか健康的な食事が同定されており，多くの研究で，Westernパターンもしくは肉類の多い食事が同定された。この用語の使い方は幅広く適応され，一般的に「健康な」パターンをPrudentパターンとして，肉類や精製した穀類が多いパターンをWesternパターンとして名づけるが，各因子における特定の食品の負荷は研究ごとに多様性があり，時としてかなりの多様性がみとめられる[77]。その他，しばしば報告されるパターンとして「デザートおよび菓子類」や「アルコール飲料」がある。

多くの多様な研究にわたるパターンは，心血管疾患，冠動脈心疾患，肥満，癌，メタボリックシンドローム，高血圧，脂質異常症，糖尿病，および全死亡率と有意に関連している。さらに最近の総説やメタ解析などの研究の結果，プールしたコホート研究においてPrudentパターンと健康な食事パターンの最高位のカテゴリーは最低位に比べて乳癌の11％のリスク減少をみとめ（$p = 0.02$），アルコールを摂取する食事パターンでは最高位のカテゴリーは最低位に比べて21％のリスク上昇をみとめた（$p = 0.01$）[87]。別の研究では，中年の集団では，加工食品の食事パターンは5年後のうつ症状と正の関連があった一方で，whole foodパターンは予防的であった[88]。

主成分分析を用いた食事パターンは母子保健の領域にも応用されている。Norwegian Mother and Child Cohort Study（MoBa）では，23,423人の未経産の妊婦が妊娠17～22週の時点で食事頻度質問票の全質問に回答し，主成分分析により，野菜，加工食品，イモ類と魚，ケーキと菓子という食事パターンが同定された。野菜，植物性食品，野菜油で特徴づけられた食事パターンの三分位の最高位は最低位に比べて妊娠高血圧腎症の発症率が28％低く，一方，加工肉，食塩の多いスナック，甘味飲料で特徴づけられる食事パターンの最高位は21％高かった[89]。また，別の研究では母親の食事パターンと3歳の時点での子どもの喘息の間には関連をみとめなかった[90]。

クラスター分析

クラスター分析は，経験的な食事パターンを抽出するための一般的な方法として，主成分分析の代替方法としてよく用いられている方法である。線形結合によって関連する変数を結びつけることによって個別のスコアを算出するのではなく，クラスター分析は食行動の類似性に基づいて互いに排他的なカテゴリーに個人をグループ分けする。この方法では，アルゴリズムは個人の変数の類似性を調べ，次にグループ内の違いを最小にし，かつグループ間の違いを最大にすることによって多次元空間における類似したパターンに個人をグループ分けする[91]。クラスター分析を使用しているほとんどの研究ではグループ化にK-means法を使用しており，これは対象者数が多い場合に効果的であり，食事パターンに良い再現性を示している[92]。ある研究では異なる方法を比較し，K-means法は最も再現性の高い食事クラスターを生じさせることを確認している[92]。

この方法は反復的で，入力した変数の平均摂取量または質量中心に基づいてクラスターをつくる。一度予備的なグループが見つかると，すべての個人が最も近いクラスター中心（ユークリッド距離による）に，それ以上再配置が行われなくなるまで再配置され，結果として分離が最大になる。この方法は，直接サブグループの平均摂取量を記述するという長所があり，結果としてサブグループの関連する変数に対する食事やリスクの量的な情報がわかる（**表105.3**）。因子得点より直観的であるが，このような方法でグループ化することは，前に述べた連続的な因子の計測と比べて統計的パワーの減少につながる。よって，対象者数が多い場合に最も有効である。クラスターに分ける方法

表 105.3 クラスター分析からの食事パターンの例[a]

	デンプン質の野菜 ($n = 174$)	菓子とデンプン質の穀類 ($n = 173$)	米，豆類，油 ($n = 170$)	健康的 ($n = 170$)	全乳 ($n = 138$)
デンプン質の野菜	**9.9 ± 7.6**	0.7 ± 1.8	4.6 ± 4.7	1.5 ± 2.4	3.6 ± 3.9
家禽類	**8.0 ± 5.5**	4.0 ± 3.5	**8.0 ± 5.4**	5.7 ± 4.2	5.7 ± 4.9
甘い焼菓子	1.6 ± 2.7	**10.4 ± 9.4**	1.0 ± 1.9	2.3 ± 3.0	2.5 ± 3.9
パン	5.6 ± 4.5	**9.0 ± 6.6**	4.4 ± 3.9	6.9 ± 4.7	5.2 ± 4.4
パスタ	1.5 ± 2.0	**4.6 ± 5.7**	1.9 ± 3.2	3.4 ± 4.1	1.6 ± 2.3
飴と砂糖	1.8 ± 3.1	**3.9 ± 6.1**	1.7 ± 4.0	1.9 ± 3.1	2.2 ± 2.9
肉類	4.6 ± 3.7	**6.2 ± 4.4**	4.5 ± 3.8	3.6 ± 3.1	3.6 ± 3.0
乳製品のデザート[b]	3.4 ± 3.0	**4.8 ± 4.9**	2.2 ± 2.1	3.3 ± 3.2	3.0 ± 2.6
米	12.2 ± 4.0	2.7 ± 3.8	**22.7 ± 4.8**	5.0 ± 4.7	10.1 ± 6.0
豆類	4.9 ± 3.3	2.1 ± 3.3	**6.7 ± 4.2**	2.4 ± 2.3	3.4 ± 2.8
追加の油脂類	8.2 ± 3.4	6.2 ± 4.4	**12.4 ± 2.9**	5.3 ± 3.6	7.1 ± 3.2
朝食シリアル	4.3 ± 4.3	4.8 ± 4.7	2.4 ± 3.5	**12.9 ± 8.1**	5.8 ± 5.2
低脂肪乳	2.2 ± 3.8	2.2 ± 3.1	2.0 ± 4.0	**7.7 ± 9.6**	0.2 ± 0.7
かんきつ類	4.1 ± 4.0	3.0 ± 3.0	2.4 ± 3.4	**5.0 ± 6.2**	3.2 ± 3.3
他の果物類	6.7 ± 5.7	4.4 ± 4.6	3.3 ± 3.2	**7.3 ± 5.2**	3.7 ± 3.2
全乳	3.7 ± 3.9	3.9 ± 4.7	5.6 ± 5.7	4.1 ± 4.2	**20.3 ± 7.5**
ソフトドリンク	2.2 ± 3.5	3.0 ± 4.9	2.8 ± 3.8	1.5 ± 3.5	**3.8 ± 5.1**

[a] 数値は各々の食品群の総エネルギーに対するパーセンテージである。いずれのクラスターでもエネルギーの3.5%以下の食品群はここから除いた。太字の数字は，その食品群のうち他のパターン（列）と比較して最も摂取量の多いパターンを示している。
[b] 訳注：原著論文で右記数値に相当する食品群は「イモ類」である。
(Adapted with permission from Lin H, Bermudez OI, Tucker KL. Dietary patterns of Hispanic elders are associated with acculturation and obesity. J Nutr 2003;133:3651–7. Data are from the Massachusetts Hispanic Elders Study.)

は，事前にクラスターの数を決めておく必要があり，これは主成分分析とは異なり，最終選択にある程度主観をまねく。ほとんどの研究者が数回のクラスター分析を行い，個人の分布やパターンの解釈に基づいて最終決定を行う。

早期のクラスター分析の例では，ボストン地区の高齢者において，アルコール消費が比較的多い，牛乳，シリアル，果物の多い，パンと家禽類が多い，肉とイモ類が多い，の4つのパターンを同定している[93]。牛乳，朝食シリアルと果物のグループで微量栄養素の摂取量と血中濃度が最も高く，肉とイモ類が多いグループで微量栄養素の摂取量と血中の葉酸・ビタミンB_6濃度が最も低かった。アルコールの多いグループは血中リボフラビンとビタミンB_{12}濃度が最も低かったが，HDLコレステロールは最も高かった。平均BMIはパンと家禽類のグループで最も高かった。これらの結果は予想されたパターンを確認したものであり，全体の食事パターンが栄養状態をとらえるという考え方を強調した。クラスター分析で同定された健康的な食事パターンは，臨床症状を伴わない心疾患[94,95]が少ないこと，時とともにBMIや腹囲が増加しにくいこと[96]，血中トリグリセリド濃度が低いこと[97]，高齢者ではインスリン感受性が高く全身炎症状態が低いこと[98]，骨密度が高いこと[99]，健康寿命が長いこと[100]，糖尿病や冠血管イベントの発生率が低いこと[101]，そして，食道や胃の腺癌のリスクが低いこと[102]との関連が示された。

最近，Coronary Artery Risk Development in Young Adults（CARDIA）study は，主成分分析でしばしば同定されるのと同様のPrudent（果物，全粒穀類，牛乳，種実類の高い摂取量）とWestern（ファストフード，肉と家禽類，ピザ，スナックの多い摂取量）パターンを同定した[103]。20年の追跡を行い，ダイエットソフトドリンクの消費量とこれらのパターンがどのような相互作用を有すかについてメタボリック症候群に対して検討した。Prudentでダイエットでないソフトドリンクを消費しない群は，Westernパターンの群に比べて，腹囲高値，トリグリセリド高値，メタボリック症候群になるリスクが低かった。

さらに，高齢者のより詳しいクラスターについて検討した研究では，あらかじめ予想されたように肉類とイモ類のクラスターでBMIの増加が大きかったものの，4年間の腹囲の増加が最も大きかったのは精製された穀類の摂取量が多かったクラスターであった[96]。また，Health ABC研究は，高脂肪乳製品のクラスターや菓子と焼いた製品のクラスターで，健康的なクラスターに比較して，数年間の追跡で総死亡率が40%高かったと報告している[104]。

主成分分析とクラスター分析の比較

主成分分析とクラスター分析の比較はパターンのよい一般再現性を示す。Baltimore Longitudinal Study of Aging[97]では，どちらの方法でも同様のパターンを同定した。両者とも健康パターンを同定し，どちらの健康パターンも他のパターンより低い血中トリグリセリドと関連をみとめた。さらにどちらの方法でも同定されたアルコールパターンは，総コレステロール高値と関連していた。イギリスでの小児の大規模研究では，主成分分析とクラスター分析の双方で，3つの類似したパターンを同定し，社会的な変数に対して類似の関係を呈した[105]。アメリカの大規模研究では，5年間の大腸癌リスクを予測する上で，これらの2つの手法により導き出されたパターンとHEI-2005を比較した[106]。研究者は3つの因子パターンと，女性では3つの，男性では4つのクラスターパターンを同定した。男性においては，方法にかかわらず，すべての果物と野菜のパターンでリスクの低下をみとめ，肉類パターンでリスクの増加をみとめた。女性でも同様の結果であった。類似の結果が手法を越えて得られ，定義の方法にかかわらず健康的な食事が重要であることを結論づけた。

▶文化的な考察

健康的またはPrudent食事またはWesternパターンの食事が複数のデータから得られ，健康への影響と一貫した関連をもっているという所見は，健康食の重要性を強調するので有用である。しかし，何が健康食かということをよく観察すると，国の間または国の中でも，実際には文化的な多様性がある。これらの多様性はさらなる説明を要する。

当然のことながらアメリカの中でも，サブ集団に焦点をあてると異なるパターンが同定される。Jackson Heart Studyのアフリカ系アメリカ人成人のクラスター分析では4つのパターンが同定された。すなわち，ファストフード，塩味のスナック菓子，ソフトドリンク，そして焼き菓子の摂取量が多いWesternパターン，トウモロコシ製品，パン，加工肉類が多いSouthernパターン，熱い朝食シリアル，牛乳，果物と野菜の比較的多いPrudentパターン，そして突出して果物ジュースの摂取量が多いジュースパターンである。最大のクラスターはファストフードパターンで，このグループは有意に豊かなパターンやジュースパターンと比較して，ルテインとゼアキサンチン，β-クリプトキサンチンとα-トコフェロールの血中濃度が低かった[107]。この研究では主成分分析でも同様のファストフード，Southern，Prudentパターンが同定されている[108]。Southernとファストフードの因子は各々が有意に横断的に大きな腹部脂肪組織高値，高血圧，糖尿病，メタボリックシンドロームと関連しており，Prudentパターンは高血圧のリスクが有意に低かった。ボストンのプエルトリコ人の成人では，白米の多いクラスターはBMIと腹囲の高値と関連し，牛乳の多いクラスターはBMI低値と関連していた[109]。

クラスター分析もまた，世界的に調べると異なる食事パターンを呈する。フランスでは伝統的フランス食はHDL高値と関連し，トリグリセリドは「不健康な」Westernタイプの食事をする男性または「菓子」の食事クラスターの女性で最も高かった[110]。スウェーデンでは，全粒粉のパンを消費する人の間で中心性肥満のリスクが低く，乳製品のクラスターパターンでは高インスリン血症のリスクが低かった[111]。日本では，比較的乳製品が多いクラスターにおいてより長い生存と関連をみとめた[112]。中国では，やはり異なるパターンが同定されている。すなわち，米と野菜の摂取量が多く動物由来の食物が中等量の伝統的なSouthernパターン，精製した穀類，イモ類と塩漬け野菜の伝統的Northernパターン，牛肉，果物，卵，家禽類，魚介類の摂取量が多いWesternタイプの食事パターンである[113]。この研究では，脳卒中のリスクが伝統的なNorthernとWesternタイプの食事パターンで最も高く，そして伝統的なSouthernパターンで最も低かった。

主成分分析の他の集団への拡大はさらに興味深いパターンを導き出している。メキシコは，現在食の転換が起こっている社会であるが，より先進の国で同定されているPrudentパターンやWesternパターンの食事とはかなり異なる3つの主要な食事パターンが同定されている[114]。メキシコでは「精製食品」と名づけられた，ソフトドリンク，アルコール，白いパン，ファストフード，菓子そしてスナックの多いパターン，2番目の「diverse（多様の）」と名づけられた，乳製品，米，パスタ，肉類，家禽類，卵，果物と野菜の多いパターン，そして3番目の「伝統的」と名づけられた，トウモロコシやトウモロコシ食品と豆の多いパターンであった。精製と多様パターンのどちらも，伝統パターンと比較して肥満のリスクの高さと関連していた。

まとめ

単一の栄養素の研究と欠乏症の治療による栄養科学の発展の後，1つの栄養素のみが慢性疾患の予防になるわけでも十分でもないことが明らかになってきた。むしろ，三大栄養素，微量栄養素とフィトケミカルを含めた食事全体が最も重要なようである。食事パターンの分野は，食事摂取全体と健康の関連を推測する数々の手法により急速に発展した。1つの面では，蓄積された栄養素と食品のエビデンスに基づくpriori（先験的）スコアで，推奨された食事パターンにどの程度従っているかを評価する。もう一方では，posteriori（後天的）な手法は対象者を集団の実際の食行動により分割する。どちらとも有用性が示されている。

様々なタイプのpriori（先験的）インデックス（HEI-2005，AHEI，地中海食スコア〈Mediterranean Diet Score：MDS〉）とposteriori（後天的）なパターン（主成分分析とクラスター）を大腸癌リスクとの関連で比較した大規模なNational Institutes of Health American Association of Retired Persons Diet and Health Study（n＝492,306）がある。研究者は，どちらのタイプの手法も類似の結果となることを発見した。男性では野菜と果物のクラスター，果物と野菜の因子，低脂肪とダイエット食品の因子，そしてすべてのpriori（先験的）インデックスは大腸癌のリスク減少と関連しており，一方，肉類とイモ類の因子はリスクの増加と関連していた。女性では，HEI-2005はリスクの減少と，肉類とイモ類の因子はリスクの増加と関連していた[106]。同様に，ギリシャでの循環器疾患の5年間の発症率は，先験的に（地中海食スコア）もしくは後天的に（主成分分析）つくられた食事パターンでも同様の関係性であり，どちらの手法も同様のあてはまりのよさと選別力があった[115]。

異なる手法で測定された同様のパターンが同様の結果を与えることが確認されてきている。データが蓄積されていくにつれて，食事が健康に対して重要であることがより明らかになってきている。特定の食品や栄養素が特定の病気のアウトカムに対して及ぼす詳細な役割に関してより知られてきているが，食事パターン研究の全体の結果は，スコアの導き方の手法によらず，ほとんどの慢性疾患に対して果物と野菜，全粒穀類，低脂肪乳製品，魚と植物油の豊富な食事パターンで予防的な効果をもち，赤身肉，加工肉，精製した穀類と添加された砂糖が多い食事ではリスクが増加する。これらの知見は栄養学的なガイドラインを支持し，集団への一般的な栄養教育の助けとなるが，これは何を食べるかで違いが生じると個人に納得させることを目標とした知識である。よって，それらは食事の質や可用性を支える政策を改善し，そして究極的には集団の食行動やそれに引き続く健康の改善のための刺激となる。

（Katherine L. Tucker／片桐諒子 訳）

V

106 食事摂取基準

食事摂取基準（dietary reference intake：DRI）に関する議論からは，いくつかの疑問が生じてくる。食事摂取基準とは何か？　どのようにして策定されるのか？　どのように使用されるべきなのか？　食事摂取基準は，栄養に関する何種類かの基準値を含んでおり，食事を評価したり計画したりするのに不可決のツールである。他のどのようなツールとも同じで，食事摂取基準はその策定の基礎や，策定に際して意図されている目的を理解することによって，最も有効に使用されるようになる。

栄養に関する基準値は70年以上前にはじめて開発され，当初は大人数の集団に対する食品供給や食事プログラムを計画したり，集団における全体的な食事の適切性を評価したりといった，集団を対象とした課題を解決するために用いられた。基準値が徐々に進歩するにつれ，個人の栄養摂取指標として基準値を用いるための新たな配慮が必要となっていった。これは，特定の個人の真の栄養必要量は未知であったためである。さらに，栄養に関する基準値は，栄養素の欠乏に対する取り組みから，健康増進を図るための栄養摂取のあり方に関心が移っていく中で変わっていった。新たな研究は栄養の過剰摂取に関する懸念も提示している。栄養に関する基準値が，その開発を取り巻く科学研究の進歩に対応して変化していくものであることは，理解にかたくない。

本章では食事摂取基準，およびその策定と活用の基礎となっている事項について述べる。2つの新たな課題に対しても焦点をあてる。食事摂取基準は，食品に含まれる重要な成分の必要量を特定することに重点を置いている。一方で，広い意味での望ましい食事摂取のパターンや食品摂取に関する手引きではないことを知っておくのも重要である。しかし，アメリカ人のための食生活指針（*Dietary Guidelines for Americans*：DGA）[1]は食事摂取基準を利用しており，カナダの食品ガイド Canadian Food Guide[2]も同様である。

背景

1940年代の初頭，戦時中に，アメリカの新規軍隊入隊者の栄養状態およびアメリカ人の健康状態を良好に保つのに適した食料供給方法に関心が集まった[3]。そこで，全米科学アカデミー（US National Academy of Sciences：NAS）が，栄養に関する基準値を国として定めるための研究を開始した。これらの基準値はアメリカの食料供給の適切性を評価すること，軍隊や学校やその他の場での食事提供プログラムにおいて，必須の栄養素を十分に含んだ食事を計画することに使用された。

最初の基準値は，1941年4月に，のちにNASの食品栄養委員会（Food and Nutrition Board：FNB）となる組織において定められたもので，推奨量（recommended dietary allowance：RDA）として知られるものである[4]。1989年までの間，約5年ごとに改訂が行われた。FNBの栄養に関する基準値は，科学および統計学上の進歩に対応して1994年に食事摂取基準として再設定された。多くの栄養素において，単一の基準を定めるのみでは基準の使用者の拡大するニーズを満たせなくなってきたことも食事摂取基準が定められるようになった理由である[5]。カナダでは1944年に推奨量が採用され[6]，1948年にはrecommended nutrient intakesとして知られる独自の基準値が定められるようになった。1990年代には，カナダはアメリカ政府の活動に協力し，FNBの食事摂取基準策定をサポートするようになった[7]。

1994年に概説され，食事摂取基準にも記載されているように，栄養に関する基準値の策定にはいくつかの重要な変更点があった[5]。それは以下の通りである。

- 食事摂取基準の策定は確率とリスクという考え方に基づいており，分布の統計学的な概念が食事摂取基準の策定と活用を裏づけるものとなる。
- すべての健康な人（約97.5%）にとっての，既知の栄養学的必要性に見合った推奨摂取量に加え，平均的な必要量が策定されるようになった。
- 耐容上限量（tolerable upper intake level：UL）が策定されるようになった。これはサプリメントの使用を含む食料供給の変化を反映したものである。
- 旧来からのエンドポイントである栄養学的な適切性や健康障害に加え，慢性疾患［訳注：生活習慣病など］を考慮する比重が大きくなった。

さらに，1941年から検討の対象であったビタミン，ミネラル，タンパク質，エネルギーに加え，時間の経過とともに幅広い栄養素が基準値を検討する対象として付け加えられていった。食物繊維や水分などの食品の構成要素も検討対象となった。**表106.1**に，基準値が策定される栄養素の数が増えていく様子を示す。

現在では，食事摂取基準は国が定める栄養関連の指針に科学的な基準を与えるものとして使用されており，国が実施するすべての栄養摂取状況向上プログラムの法令上の，もしくは実際上の基準とされている。時とともに，食事摂取基準は日常生活でも活用されるようになってきた。例えば，破産裁判所において，食費を賄うのに必要なだけの収入を決定するのに使われるといったふうである。食事摂取基準は，食料供給と軍備が興味の対象であった1940年代とは大きく異なる状況においても，食事に関する業務を行う実務者によって使用されるようになってきている。また現在では，多くの他の国においても，［訳注：アメリカの］食事摂取基準が栄養に関する基準値の基礎として用いられるようになっている。

表 106.1　基準値の定められている栄養素：1941～2010 年

1941	1989[a]	1997～2004/2010[b]
タンパク質	タンパク質	タンパク質
カルシウム	カルシウム	カルシウム
鉄	鉄	鉄
ビタミン A	ビタミン A	ビタミン A
ビタミン B_1（チアミン）	ビタミン B_1（チアミン）	ビタミン B_1（チアミン）
ビタミン C	ビタミン C	ビタミン C
ビタミン B_2（リボフラビン）	ビタミン B_2（リボフラビン）	ビタミン B_2（リボフラビン）
ニコチン酸	ニコチン酸	ニコチン酸
ビタミン D	ビタミン D	ビタミン D
カロリー	エネルギー	エネルギーと身体活動量
	ビタミン K	ビタミン K
	ビタミン B_6	ビタミン B_6
	葉酸	葉酸
	ビタミン B_{12}	ビタミン B_{12}
	ビタミン E	ビタミン E
	マグネシウム	マグネシウム
	リン	リン
	ヨウ素	ヨウ素
	セレン	セレン
	亜鉛	亜鉛
	クロム	クロム
	銅	銅
	フッ素	フッ素
	パントテン酸	パントテン酸
	ビオチン	ビオチン
	マンガン	マンガン
	モリブデン	モリブデン
	カリウム	カリウム
	ナトリウム	ナトリウム
	塩化物	塩化物
	水（総摂取量）	水（総摂取量）
	コリン	コリン
	炭水化物	炭水化物
	総食物繊維	総食物繊維
	リノレン酸（n-6）	リノレン酸（n-6）
	α-リノレン酸（n-3）	α-リノレン酸（n-3）
		ヒ素
		ボロン
		ニッケル
		ケイ素
		バナジウム
		アミノ酸

[a]クロム，銅，フッ素，パントテン酸，ビオチン，マンガン，モリブデンの値は，1989 年には安全で適切な 1 日摂取量推定値として示された。カリウムの値は推定最小必要量として示された。
[b]ビタミン D とカルシウムは 1997 年にレビューされ，2010 年にも再レビューされた。他のすべての栄養素については，1997～2004 年の間に 1 度レビューされた。カロテノイドはレビューされたが，食事摂取基準は設けられなかった。
(Adapted with permission from Yates AA. Dietary reference intakes : rationale and application. In : Shils ME, Shike M, Ross AC et al. Modern Nutrition in Health and Disease. 10th ed. Baltimore : Lippincott Williams & Wilkins, 2006 : 1672–7.)

主要な指標

1990 年代に，食事摂取基準を推奨量のみではなく，いくつかの基準値のまとまりとすることが構想された。特に，推定平均必要量（estimated average requirement：EAR）と耐容上限量（UL）の追加が特筆されるべきであろう。1997 年以降の検討により，他のタイプの基準値も食事摂取基準に追加された。今現在，食事摂取基準を構成している基準値の種類を**表 106.2** に示し，次項で詳述する。

表 106.2　食事摂取基準を構成する栄養素基準値

栄養素基準値	説明
推定平均必要量（EAR）	1 日あたり推定必要量の中央値を反映。特に集団における摂取量の計画・評価への応用に適する
推奨量（RDA）	EAR から派生する基準値。集団に含まれる 97～98%の者の必要量を満たすことを意図している
耐容上限量（UL）	健康リスクをもたらさないであろう平均的・日常的摂取量の最大値
目安量（AI）	EAR/RDA が設定できない時に用いられる。観察された摂取量，もしくは実験的な摂取量に基づく推奨される平均的・日常的摂取量
エネルギー産生栄養素の許容分布範囲（AMDR）	エネルギー源となる栄養素の，慢性疾患のリスクを下げるとされる摂取範囲
推定エネルギー必要量（EER）	特定の年齢・性別・体重・身長で，適切な身体活動度の健康な成人において，エネルギー収支バランスを維持すると予想される平均的・日常的なエネルギー摂取量

[a] 斜字体は DRI の初期計画後に設定された DRI 基準値。
(Adapted with permission from Food and Nutrition Board, Institute of Medicine. How Should the RDAs Be Revised? Washington, DC : National Academy Press, 1994.)

食事摂取基準とその解説文書は，1997 年から 2004 年の間に，全米科学アカデミーによって出版された 6 巻から成る出版物に収められている（http://www.iom.edu/dris）。これらの出版物が，第一世代の食事摂取基準である。食事摂取基準の活用方法を理解しやすくするために，一般的な指針を記載した書籍が 2 冊出版されている。1 つは食事の評価に関連した活用方法に焦点をあてており[8]，もう 1 つは食事の計画への活用方法を念頭においている[9]。2006 年，全米科学アカデミーは *Dietary Reference Intakes: The Essential Guide to Nutrient Requirements*[10] を発行した。この書籍はフランス語版でも入手可能である。この中で，2004 年までの食事摂取基準全体のまとめがなされている。最初の食事摂取基準[11]の策定段階に明らかになってきた課題を踏まえて 2007 年にワークショップが開催され，その後に出た新たな報告書が，第二世代の食事摂取基準の始まりとなった。特に 2009～2010 年にかけて，カルシウムとビタミン D に関する食事摂取基準が再レビューの結果改訂され，報告書が 2011 年に発行された[12]。現在の食事摂取基準の値がすべて含まれている表はウェブサイト（http://www.iom.edu/dris）で閲覧することができる。アメリカとカナダの様々な政府機関が食事摂取基準の策定をサポートしている。

食事摂取基準で採用されているライフステージのグループ分け方法は，栄養に関する基準が 1994 年に新しく食事摂取基準として策定されたのと同時に決定された。ライフステージのグループ分けは発達段階や性別による差を考慮しており，さらに幼児が幼稚園や保育園などの施設で食事

V

をとるようになる年齢や初潮年齢，退職する一般的な年齢などの，エネルギー必要量に影響する可能性のある付加的な要素も考慮している[13]。さらに，これらのライフステージによる差異は，栄養素の必要量や摂取上限量を定める際に念頭においておくべき健康上の問題が，ライフステージごとに異なることを意味している。食事摂取基準において採用されているライフステージグループは，食事摂取基準の表が掲載されているウェブサイトにアクセスすると閲覧できる。

食事摂取基準策定のための枠組み

食事摂取基準策定に必要な基本的作業は単純なように見える。基準の策定対象である「ある栄養素」が関連する健康上の問題を明らかにし，その健康問題がどのぐらいの量の「ある栄養素」によって引き起こされるのかを見極めることで，その栄養素の必要量を特定することができる。耐容上限量の場合は，有害作用が明らかにみとめられなければならず，またそのような作用が引き起こされる摂取量が決定されなければならない。例えば，問いは「どのぐらいの量の栄養素 X の摂取によって健康な骨が維持されるか」や「どのぐらいの量の栄養素 Y の摂取によって冠動脈心疾患のリスクは低減されるか」といったものになるだろう。実際には，食事摂取基準策定のプロセスは込み入っていてとても細かいものである。重要な課題について，あるいは特定のライフステージグループにある人について，限られたデータしかないことがしばしばあり，その中での科学的な判断が求められる。

食事摂取基準において興味の対象となる健康に関するアウトカム（時に「健康指標」とか「エンドポイント」ともいわれるが）は，**図 106.1** の上の線で示されるように，栄養摂取の影響を直接受けるものと考えられている。しかし，より一般的には，栄養摂取とアウトカムの間の間接的な関連が使用されることもある。すなわち，アウトカムそのものに対する栄養摂取の影響が検討されるのではなく，アウトカムのマーカーに対する栄養摂取の影響が検討されるのである（**図 106.1** の下の線）。例えば，ポリープの数と型が，癌の発生そのものの代わりに観察対象となる。

ここで問題になるのは，マーカーが興味の対象であるアウトカムを適切に反映しているのか，という点である。ごくわずかな例外を除き，そのようなマーカーを特定したり妥当性を判断したりする方法は，薬品や毒素に関するマーカーと同様に，栄養素についても確立されていない。摂取に関するマーカーと効果に関するマーカーはしばしば混同され，栄養関連マーカーはまだその適切性が不明であることが明示されていない場合もある。さらに，研究によっては摂取の範囲が調べられておらず，摂取量が一定の値に固定されていることがある。いいかえれば，研究が用量反応関係をとらえられるようにデザインされていないということである。以下に列挙するように，用量反応関係の特定は食事摂取基準の策定において必須である。用量反応関係に関する研究や，アウトカムのマーカーとそのマーカーが反映しようとしているアウトカム自体との関係性についての研究が足りないという事態はしばしば発生する[11,14]。

食事摂取基準策定で考慮されるアウトカムの選定においては，通常以下のような事柄が考慮される。

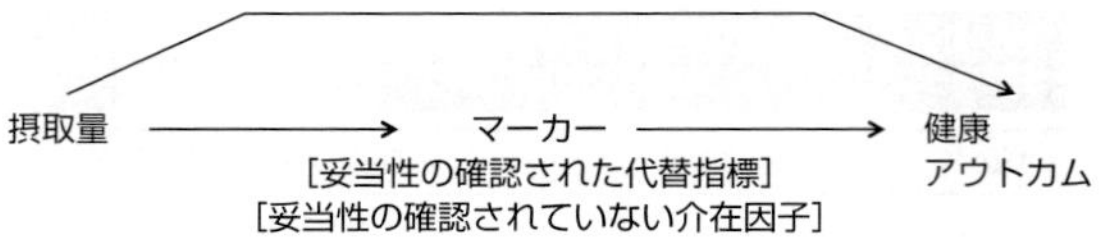

摂取量 ——→ マーカー ——→ 健康アウトカム
［妥当性の確認された代替指標］
［妥当性の確認されていない介在因子］

図 106.1　健康アウトカムへの栄養摂取の影響：直接的な評価と間接的な評価。

- 因果関係がエビデンスをもってはっきり示されている。
- そのアウトカムを選定することで，公衆衛生上の予防効果が期待される。
  - 摂取量の適切性：比較的高い摂取量で発生するアウトカムにおいて，優先的に考慮される。アウトカムが，必ずしも大部分のデータにおいて，もしくは最も関連性の強いデータにおいて観察されるものである必要はない。
  - 摂取上限値：比較的低い摂取量で発生するアウトカムにおいて優先的に考慮される。アウトカムが，必ずしも最も「重篤な」ものである必要性はない。
- 選定の内容は，ライフステージグループごとに異なることがある。

食事摂取基準策定において使用されるいくつかの指標の例（すなわち，健康に関するアウトカム自体とそのマーカー）を，**表 106.3** に示す。指標は，「臨床的」測定値，「生化学的」測定値，「機能的」測定値などと様々に記述され，分類される。要因モデルやバランススタディが使用されることもある。

▶分布の原理

食事摂取基準策定の土台となる部分，すなわち食事摂取基準において定められる様々な値の理論的根拠となるのは，分布（生じうる値の範囲内で，それぞれの値がどのような頻度で発生するのかを示しているデータの並び）の特定である[10]。特に興味の対象となる分布は健康アウトカムに影響する栄養素の量であり，**図 106.2** に示す（栄養素の必要量は正規分布しているという仮定に基づいている）。図の左側の Y 軸は，摂取量が必要量に見合っているかどうか，より正確には摂取量がアウトカムに影響するかしないかを区分する境界頻度を示している。正規分布の仮定のもとでは，最も頻度の高い摂取量は分布の中央値，平均値，最頻値ということになり，この曲線はアウトカムに影響する摂取量を反映している。

食事摂取基準を策定するには，必要量の分布を明らかにするために，入手できるデータを調べなければならない。さらに，その分布が推定平均必要量と推奨量を決める基礎にもなる。**図 106.2** に示したように，作業は統計学的事項に基づいて進めることになる。推定平均必要量は特定された分布の中央値（平均値も同じ）となるし，推奨量は集団のほとんど全員（97.5%）の必要量よりも多い，分布の端のほうの値となる。簡単にいうと，推定平均必要量はある集団の半分の人の必要量がその値よりも低く，もう半分の人における必要量はその値よりも高いような一点である。

表 106.3　食事摂取基準（摂取量の適切性を示す基準値）策定にあたって使用される指標（アウトカムとマーカー）の例

栄養素	基準値	指標	指標タイプ
ビタミン B_1（チアミン）	EAR	尿中ビタミン B_1 排泄	生化学的
ビタミン C	EAR	白血球の抗酸化機能	機能的
ビタミン A	EAR	栄養状態の良い成人において，一定の体内蓄積量を維持するために必要な食事由来のビタミン A 量	要因モデル
マグネシウム	EAR	マグネシウムバランススタディ	栄養素バランス
フッ素	AI	う歯の予防	臨床的
パントテン酸	AI	パントテン酸摂取量	（直接推定）

AI：目安量，EAR：推定平均必要量。
(Adapted with permission from a background paper developed by Dr. Margaret Cheney for a 2007 workshop. Food and Nutrition Board, Institute of Medicine. The Development of DRIs 1994–2004：Lessons Learned and New Challenges：Workshop Summary. Washington, DC：National Academies Press, 2008.)

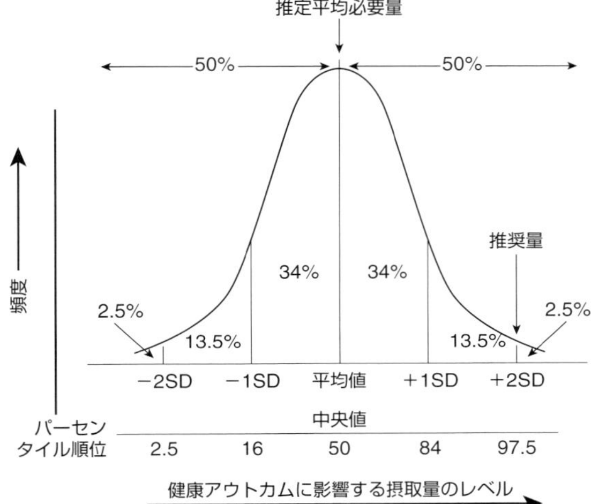

図 106.2　健康アウトカムに影響する摂取量の一般的な頻度分布。
(Reprinted with permission from the National Academy of Sciences from Food and Nutrition Board, Institute of Medicine. Dietary Reference Intakes：The Essential Guide to Nutrient Requirements. Washington, DC：National Academies Press, 2006. Courtesy of the National Academies Press, Washington, DC.)

推奨量は，中央値・平均値より 2 SD（標準偏差 2 つ分）高い値は，その集団のほぼ98％の必要量よりも多い摂取量を示しているという原理を用いて算出される。

ここで重要なのは，食事摂取基準の報告書の中で，なぜこれら 2 つの値が特定されているのか，ということである。1990 年代より前は長い間，たった 1 つの値（推奨量）しか定められていなかった。食事摂取基準値の活用，すなわち食事計画とその評価をめぐる科学的な議論[8,9]の結果，異なるタイプの栄養に関する基準値が，活用方法や活用の対象（集団が対象か個人が対象か）によって使い分けられるべきということになったのである（「食事摂取基準の活用」の項参照）。活用という観点から，特に国際的な活用を念頭におくと，推定平均必要量は最も「基本的な」基準値である[11,14]。それは，人間の栄養必要量の推定から科学的に導き出された値だからである。これとは対照的に推奨量は，集団に属する人のうち 97.5％の必要量を満たすのに推奨される摂取量であり，推定平均必要量を応用した値と見なすことができる。実際，推奨される摂取量を決めるのに用いられるカットオフ値は，状況により，あるいは国によって異なるかもしれない。つまり，状況によっては，集団に対する推奨される摂取量が，異なった割合の人が必要量を満たすような値として設定されることがあるかもしれないのである。推定平均必要量の分散は，推奨される摂取量の決定に影響を与えうるもう 1 つの因子となるかもしれない[11,14]。

時に，食事摂取基準を使い慣れていない人にとっては，利益があるとわかっているある 1 つの摂取量を明らかにすることに対立するものとして，必要量の分布を特定することの重要性を理解することは難しいかもしれない。これは理解にかたくないところで，多くの科学者は「臨床的な」もしくは「医学的な」といわれる状況には精通しているものの，そういったところで目標とされるのは，臨床家の前にいて治療についてその人自身に合った助言を必要とする特定の個人の必要量を明らかにすることなのである。対照的に，食事摂取基準は「公衆衛生上の」状況を想定している。そこで目標とされるのは集団に基づいた必要量を記述することであり，得られた知見を様々な目的で活用することなのである。

原則的に，耐容上限量の策定においても分布の記述，すなわち高レベルの摂取量における健康障害の発生の分布の記述は検討されるかもしれない。しかし，有害なレベルの摂取の研究を行うことは，通常は倫理的配慮から行われない。例外は，最大限の注意を払った臨床的な状況における研究か，もしくは偶発的に多量の摂取が行われてしまったような症例報告ぐらいであり，そのような用量反応関係を記述したデータは限定的である。耐容上限量を決めるためのより良いデータは，革新的な技術や状況モデルを待たなければ得られない。それまでは，食事摂取基準策定の過程とは，通常，最大無毒性量（no-observed-adverse-effect level：NOAEL）もしくは最小毒性量（lowest-observed-adverse-effect level：LOAEL）として知られる量を決定することとなる。そして，これらの摂取量と健康障害の観察に基づいて，耐容上限量を決定することとなるのである。

表 106.2 に示されている他の摂取基準値，目安量（adequate intake：AI），エネルギー産生栄養素の許容分布範囲（acceptable macronutrient distribution range：AMDR），推定エネルギー必要量（estimated energy requirement：EER）は，必要量の分布や健康障害を引き起こす摂取量の分布の特定には基づいていない。目安量は，当初乳児における必要量を検討する時に用いられた。乳児の栄養必要量を明らかにするような研究を行うことは非常に困難であり，情報が限られていたためである。食事摂取基準策定の範囲が 1990 年代に拡大されたため，目安量の概念はすべてのライフステージグループに対して，用量反応関係の研

究が存在せず，推定平均必要量（そして同様に推奨量も）が確定できないような場合に用いられはじめた[13]。目安量は推奨される平均的な1日の摂取量であるが，「推奨量（RDA）」とは記載されない。なぜなら，2つの基準値は異なった決められ方をしているからであり，実際に観察された値に基づくか，経験的に決められた，健康な人の集団における摂取量の近似値に基づくかの違いがあるのである[10,13]。目安量は，少なくとも食事摂取基準を使用する一部の人々にとっては問題があることがわかっている。なぜなら，目安量はある個人にある摂取量をすすめる指標としては有用であるけれども，集団における食事の計画や評価を統計学的な方法で行う用途で使用するには不十分なのである[11,14]。

エネルギー産生栄養素の許容分布範囲は，エネルギー源となる栄養素（エネルギー産生栄養素：タンパク質，アミノ酸，炭水化物，脂質，脂肪酸）の摂取量の範囲を反映している。これらの栄養素は，慢性疾患［訳注：生活習慣病］のリスクと関連がある。その範囲は，それらのエネルギー源に含まれている必須栄養素が適切に摂取できるように考慮したものである[10,15]。このような値が今後より体系的に策定されるべきであるか否か，またこのような値がどう利用されるべきであるかといった問題が提起されてきている[11,14]。

推定エネルギー必要量は，特定の年齢，性別，体重，身長，適切な身体活動度の健康な成人におけるエネルギーバランスを維持すると予想される平均エネルギー摂取量と定義されている[10,15]。推定エネルギー必要量は，正常体重の人に対する予測式に基づいて決められる。しかし，推定エネルギー必要量はある特定の個人のエネルギー収支バランスを維持するのに必要な，正確なエネルギー摂取量を表しているわけではない。むしろ，推定エネルギー必要量は特定の条件（例：体重，身長，年齢，性別）の人の平均的な必要量を反映しているのである[10]。

最後に，水の摂取量に関する基準値が2005年に目安量として定められた[16]。それはアメリカの調査における水の摂取量全体の中央値に基づいて定められ，脱水の影響を予防するための摂取量を示している[10,16]この基準値は，水の摂取量全体についての量として特定されている。すなわち，食物，飲料，飲料水に含まれる水をあわせたものである。

▶リスク評価からの食事摂取基準策定の基礎

リスク評価は栄養学以外の分野において発達してきたものであるが，食事摂取基準を策定する際の有益かつ適切な1要素としてみとめられてきた[11]。「リスク」という言葉は，ある栄養素の効果を考える際には栄養学者を一瞬戸惑わせるかもしれない。しかし実際のところ，栄養に関する基準値は，摂取量が小さすぎたりもしくは大きすぎたりするリスクを適切に避けられるように，つまり栄養関連のリスクに関する疑問に答えるためのものなのである。**図106.3**に，栄養に関する基準値とそれに相当する健康関連リスクの程度を示す。

リスク評価に関する概念的な裏づけは，1983年の全米研究会議（National Research Council：NRC）の報告書に由来するものである[17]。評価の科学的な完全性を維持したま

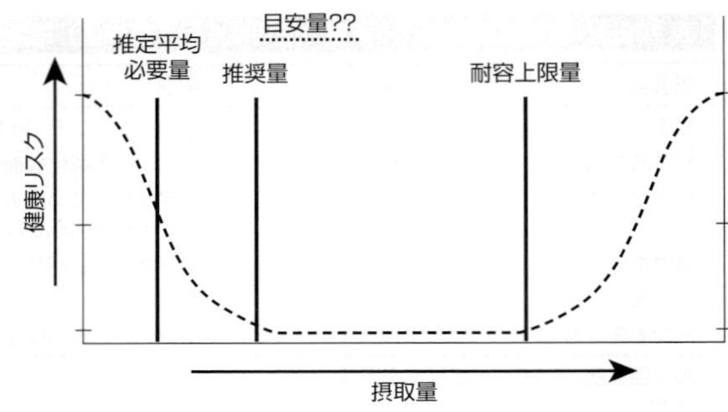

図 106.3　推定平均必要量（EAR），推奨量（RDA）と健康リスクの関連，および耐容上限量（UL）と健康障害の関連。目安量（AI）と健康リスクの関連はRDAのそれに類似しているが，この指標には未知の部分が多い。

ま，使用者のニーズに見合った方法でリスクを評価するために，どのように科学的な審議が進められるべきであるかについての報告書である。その枠組みは，「リスク評価者」（今回の場合，食事摂取基準策定委員会のメンバー）が科学的事項を評価し，基準値を特定する一方で，「リスク管理者」（今回の場合，政府の役人から個々の実地専門家まで，食事摂取基準の使用者）が政策決定や規制，健康プログラム作成その他の用途において，食事摂取基準を使用してそれと内容を合わせるかどうか，使用するならどのように使用するのかを決定するという仮定に基づいている。科学的事項を評価することと公衆衛生上の政策決定を分離することの重要性は，国連の2つの機関が発行した国際的な報告書で述べられている[18]。異なったこれらの活動の例は，この報告書の中で述べられている。

リスク評価からの食事摂取基準の策定は，以下のような必要性に基づいている。(a) 科学的な評価の透明性を高くし，記述を充実させる。(b) 策定作業を構造化し，不確実性が考慮されるように，そして適切な科学的判断がなされ，概略が示されるようにする。公衆衛生の保護においては——それはしばしばリスク評価の目標となる——，データが限られていても科学的な判断を示すことは，データが限られていることを理由に何も指針を示さないよりも好ましい。リスク評価者により科学的な結論が得られなかった場合には（ただ科学的な意見が示されただけであったとしても），リスク管理者にとっては公衆衛生保護を進めるための基礎がないということになり，もう一方でそのための研究実施計画も立てられないということになる。

リスク評価の方法論に基づく食事摂取基準策定の枠組みは，反復も含む4つのステップから成る。

1．アウトカムの特定：興味の対象となりうる健康関連のアウトカムを明らかにするため，文献にあたり，記述する。栄養に関する基準値設定の基礎となる。
2．用量反応関係の特定：データを評価・記述し，そのアウトカムが公衆衛生保護に資するものであるかどうかを決める。用量反応関係を入手可能なデータに基づいて大まかにまとめる。基準値を設定する。
3．摂取量の評価：定められた基準値と実世界での摂取量との比較を行い，食事摂取基準に含まれる基準値を使用する際に，リスク管理者や他の食事摂取基準使用者が

知っておくべき重要な公衆衛生上の懸念材料や他の問題を明らかにする。

4. 意味づけ/リスクの特徴の把握：リスク評価の全体の特徴を把握する。主要な問題点や不確実性，基準値使用にあたっての注意点，リスクに曝されている集団の特徴を明らかにする。そして，将来のリスク評価をより良いものにするために必要な次のステップを検討する。

▶文献レビューとその評価における問題点

食事摂取基準策定委員会がレビューしなければならないデータは，栄養素によっては年々増えてきており，相当な量となっている。研究はまずサマリーの形で列挙され，デザインの質によって評価され，それから統合される。策定根拠の全体像が明確に描き出されるようにするためである。直近のカルシウムとビタミンDについての食事摂取基準報告書は，エビデンスマップやフォレストプロットなどの様々な手法でデータを示している[12]。次に，委員会は特に重要な研究は詳細まで深く掘り下げて内容を確認しなければならない。時には，その報告の中で示されたデータを確認し，再解析する必要もあるかもしれない。そのような再解析が元の研究とは違う結果をもたらした時には，その再解析は食事摂取基準の報告書の中で報告され，解説される。

食事摂取基準策定委員会がデータを列挙し，まとめていく作業をサポートするために，系統的なエビデンスに基づくレビュー（systematic evidence-based review：SEBR）を特に行うことが提唱された[11,19,20]。エビデンスは長い間にわたって食事摂取基準策定のために評価され，使用されてきているわけであるが，Agency for Healthcare Research and Quality（http://www.ahrq.gov）のようなグループによる独立した系統的なエビデンスの収集といった，新しい形で策定委員会をサポートする動きが生じているのである。SEBRのために健康関連の研究をまとめるトレーニングを受けた科学者は，包括的かつ詳細に記述されたデータセットを独立してつくりあげる。そのようなまとめが食事摂取基準策定作業にとって適切・妥当であるかどうかは，その活動が適切なアドバイザー集団によりサポートされているかどうかや，専門家たちによって示された，食事摂取基準のような最終的な目的に合致させるにあたっての問題点や基準をあげたデータ解析者向け手引きに基づいているかどうかによる[19]。さらに，食事摂取基準策定作業の中にSEBRを含めることは，策定委員会のために「結論を下す」ことではないし，それ以上の評価を妨げるものでも，策定委員会の一部から必要とされた統合作業を妨げるものでもない。それどころか，そのような情報のまとめは，重要な論点を知らない作業者によって内容をコントロールされすぎているのではないかという懸念や，SEBRが策定委員会による意思決定に取って代わってしまっているのではないかという懸念が指摘されている[11]。しかし，食事摂取基準策定の過程やFNBの出すその他の科学的な報告書においてSEBRを含めることは，明らかな成功を収めている[12,21]。SEBRをうまく実施するには費用がかかるし，実施そのものが複雑で難しい。将来の食事摂取基準策定において，SEBRの役割は十分に検討されうるものであるし，入手可能なデータベースの大きさに依存するものであろう。

▶米国医学研究所の委員会による策定プロセス

NASと米国医学研究所（Institute of Medicine：IOM，FNBの入っているNASの健康関連部局）により発行された食事摂取基準報告書やその他の合意文書は，成果物が独立，客観的で偏りがないということを保証する一定のプロセスに従っている（http://www.nationalacademies.org/studyprocess/index.html）。委員会のメンバーは，研究上問題となる点を解決するのに適切な専門性を有する専門家からバランスも考慮して選ばれる。委員会のメンバーは，利益相反についてチェックを受ける。作業はボランティアとして行われ，専門家個人の立場（何らかの組織や利益団体の代表としてではなく）で作業に従事する。それぞれのメンバーは，それぞれの専門性と策定根拠に対する科学的な判断に基づいて作業に貢献するように求められる。

食事摂取基準策定についての検討委員会は，連邦諮問委員会（Federal Advisory Committee Act）（http://www.nationalacademies.org/coi/bi-coi_form-0.pdf）の15項目に定められた一定の必要条件のもとで実施される。それは，NASの援助のもと策定された，政府が使用する報告書に関連したものである。15の条項にそって委員会が招集され，報告書が作成されるのであれば，政府は学術組織の報告書という形で提供される助言や勧告をそのまま使用することができる。典型的な委員会による策定プロセスは，以下のような手順を含んでいる。

- ウェブサイトを設置する。これは，仮の委員会メンバーの略歴を掲載してコメントを求め，情報とデータを受けつけるためのものである。
- 委員会としての会議を，非公開で行う。これは，それぞれに異なる科学的判断をするかもしれない委員会メンバーの間で率直な意見交換を行い，それぞれの委員の合意のもと，結論を得るためのものである。
- 一般の人から情報を集めるワークショップを行い，公開の会議を行うよう予定する。

データの評価と委員による詳細な討議の後，最初の報告書が作成される。学術的な過程において，この報告書はその後も他の専門家のグループによってレビューされ，これらの専門家からのコメントが集められる。委員会からの回答と修正が専門家からのコメントに基づいて行われ，それらの過程はNASとIOMによって指名された報告書の監視者と調整役によって監督される。レビューのプロセスによって，議論の焦点となっていることについて別の見地から評価がなされ，策定委員会が至った結論の論拠がわかりやすく提示される。結論の正当性が明確に保証され，期待されるだけの綿密さを有する報告書であるかどうかも確認される。

専門家による追加が終わり，監視者と調整役によって内容が十分であると判断されると，報告書はIOMによって公開され，印刷物の発行も行われる。策定委員会の委員は，報告書のレビューを行った専門家が誰であるのか，レビューの過程においては知らされない。報告書が完成すると，専門家の名前は出版された報告書に記載される。

食事摂取基準の活用：集団および個人に対して

食事摂取基準は良好な栄養摂取についての基準を示し，その目標に向かう過程を測定する尺度として機能する[10]。食事摂取基準は一般の集団（時に，正常で健康な集団ともいわれる）に対して適応可能なものであり，疾病を抱える人の必要性に対処することを意図したものではない。よりよい指針がなく，害となることが予想されない場合には，時に食事摂取基準が疾病を抱える人の食事計画や評価に使用されることもある[11]。前述の通り，食事摂取基準は食事を評価し，計画するためのツールである。そのように，食事摂取基準は様々な用途で広範囲に活用されるが，栄養素必要量と摂取量の分布の原理に基づくものであることを念頭におく必要がある。これらの原理を適切に応用するためには，集団における栄養素欠乏症有病率の評価を行う確率的アプローチの早期確立およびその代用である推定平均必要量の cut-point アプローチ[22]の確立と並行して，食事摂取基準使用者のために，現実世界では食事計画や評価のためにどのように食事摂取基準が活用されようとしているのかを明らかにする必要がある。食事摂取基準小委員会により出された 2 つの報告書[8,9]は，食事摂取基準使用者へ，活用方法についてのガイドラインを示している。すなわち，特定の目的での食事評価・計画に対する食事摂取基準の適切な活用法や不適切な活用法について，摂取や必要量の分布の適切な推定方法について，食事摂取データ中の，起こりうる誤差を最小限に抑えるために必要な調整方法，そして特定の栄養素について食事摂取基準値を適切に使用する方法についてである。

食事摂取基準の値の中でどれが使われるべきか，とりわけ推定平均必要量と推奨量の違いは，行われる活動のタイプによって異なる。活用法は，食事摂取基準が使用されるのは食事の評価のためなのか計画のためなのか，および活用される対象は集団なのか個人なのかによって分類される。例えば，集団における栄養摂取の「評価」の目標は，特定の人間集団内での栄養素欠乏（もしくは栄養素摂取過剰）の有病率を明らかにすることである。集団における栄養摂取を「計画」することの目標は，大部分の人の必要量を満たし，過剰でもない日常的な栄養摂取状況を実現することである[10]。

食事計画および評価を集団もしくは個人について行うことの概要は，**表 106.4** に示す「2 × 2 表」のように表すことができる。一般的に，推定平均必要量は集団を考慮する時に使用され，一方，推奨量は個人を考慮する時に使用される。推定平均必要量と推奨量が定められておらず，目安量を使用しなければならない場合は，不透明な要素が大きくなる。**表 106.2** はよく行われる活用法の簡単なまとめを含むが，2006 年の出版物[10]により詳しく述べられている。さらに，食事摂取基準使用者には，使用指針に関する文書[8,9]を通読することがすすめられる。

このような理論的枠組みを国の単位で現実世界に応用している例を示しているのが**表 106.5** である。この表は，2 × 2 表の要素をアメリカ政府がどのように使用しているかを明らかにしている。カナダでの活用方法も，しばしばアメリカにおける方法に類似している。表に示されているように，いくつかの活動は評価であると同時に計画にも分類されている。2 × 2 表に基づくアプローチは食事摂取基準の活用において重要な進歩と見なされているものの，それがどのように活用の実施段階において概念的に機能しているのかという疑問が検討されてきた[11]。ある人は，あるプログラムが表の 1 つ以上の枠にあてはまるのであれば，そこには特殊な問題が生じるのではないか，という疑問を呈した。さらに，食事摂取基準は個々の栄養素について定められているが，その活用は食事全体をとらえる形で行われるものであり，使用者にとっていくつかの困難を感じさせていた。他の人は統計学的手法の発達に着目し，それに関連して食事摂取基準の活用指針（特に，個人を対象とした活用指針）について，より研究を行うことが必要であると考えていた。また，食事摂取基準の活用を「毎日それを使うことになる実務者」のために単純化することが可能であるかどうかという疑問も生じてきた[11]。集団を対象とした栄養の基準を策定するためのアプローチの応用については IOM の 3 つの報告書に記されている。女性と乳児・小児のための食品包装について（http://www.iom.edu/Reports/2005/WIC-Food-Packages-Time-for-a-Change.aspx），学校給食基準（http://www.iom.edu/Reports/2009/School-Meals-Building-Blocks-for-Healthy-Children.aspx），そして，配慮の必要な小児と成人のための食事プログラム（http://www.iom.edu/Reports/2010/Child-and-Adult-Care-Food-Program-Aligning-Dietary-Guidance-for-All.aspx）である。

表 106.4 食事摂取基準の応用についての 2×2 表

集団の評価	集団における計画
目標は，集団において，不十分もしくは過剰な栄養摂取をしている者の割合を明確にすることである 摂取量は，通常の摂取量を代表するように調整されるべきである EAR，確率法，カットポイント法を用いる	目標は，不適切な栄養摂取をしている者の割合を低くすることである。許容される「低い割合」の定義が必要である 通常の栄養素摂取量の分布全体を考慮する必要がある。RDA は使用されるべきではない
個人の評価	**個人に対する計画**
目標は，摂取量が個人の栄養素必要量を満たしているかどうかを明確にすることである 質的・量的な検討を行う。RDA は使用されるべきではない	目標は，不適切な栄養摂取の確率を低くすることである。一方で，それぞれの栄養素について耐容上限量を超えないようにする 通常，RDA が指標として使用される

EAR：推定平均必要量，RDA：推奨量，UL，耐容上限量。
詳細は，この表のもととなった以下の文献を参照のこと。
(For additional detail, see Food and Nutrition Board, Institute of Medicine. Dietary Reference Intakes : The Essential Guide to Nutrient Requirements. Washington, DC : National Academies Press, 2006, from which this table is abstracted.)

表 106.5　食事摂取基準を用いた，米国政府による食事評価・計画活動の例

活動	対象	政府によるプログラム
評価	集団	Healthy People 2010 Initiative US National Food Supply Food Additives Review
	個人	MyPyramid Tracker
	集団と個人	Healthy Eating Index
計画	個人	Thrifty Food Plan MyPyramid Food Guidance System
	集団と個人	Nutrition Education
評価と計画	集団	Human Nutrition Research Programs
	集団と個人	Dietary Guidelines for Americans Child and Adult Care Food Program Summer Food Service Program National School Lunch and School Breakfast Programs Women, Infants, and Children's Supplemental Nutrition Program

(Adapted with permission from background paper developed by the US Federal DRI Steering Committee for a 2007 workshop in Food and Nutrition Board, Institute of Medicine. The Development of DRIs 1994–2004 : Lessons Learned and New Challenges : Workshop Summary. Washington, DC : National Academies Press, 2008.)

今後の課題

▶慢性疾患発生との関連について

慢性疾患（例：癌，心疾患，もしくは黄斑変性症）発生を食事摂取基準と関係の強い健康関連アウトカムの中に含めるべきかどうかは，議論の的となっている。一方で，栄養の基準値を定めるために慢性疾患に関する指標を使用することが，非慢性疾患がアウトカムとなる場合と比較してデータの質が悪いことを示すものではない，という点では合意が得られている。むしろ，因果関係が本当に確立されているのかという懸念と，慢性疾患診断に関係する交絡因子の影響をしっかり調整することができるのか，ということが大きな問題として存在するのである。もう一方で，食事摂取基準策定の過程を，慢性疾患発生が興味の対象である場合に適合させるべきなのか，適合させるべきであればどうしたらよいのかを決める必要がある。2009 年 7 月に，IOM は非公式な会議を開き，慢性疾患に関する指標を食事摂取基準策定に含める際の困難を明確にし，それを解決するために役立つであろう方法を議論した。その会議は Stephanie Atkinson と Elizabeth Yetley が共同で議長を務めた。その会議の討議内容から，重要な事項を以下に示す。さらなる検討の必要な問題がいくつか存在する。

- 集団内のすべての人によい効果をもたらす閾値の設定に基づく現在のモデルは，慢性疾患発生については適用できないであろう。
- 慢性疾患についての「モデル」は，推定平均必要量の閾値モデルで必ず行われるようにただ 1 つの指標を選択するのとは反対に，多くの指標と関連している複数の摂取の分布を調べることにより，効果（良い効果，悪い効果の両方について）の分布を得ることを必要とするだろう。
- 複数の（もしくは，いくつかを組み合わせた）慢性疾患発生がアウトカムとして使用されるのなら，いくつの疾患を同時に意義ある形で考慮できるのか，またいくつかの疾患について大きく異なる摂取–効果曲線が得られた場合に，どのように疾患に優先順位づけをするのかを実際的に判断するための基準が必要である。
- 慢性疾患発生に基づいた基準値策定には，しばしば研究で報告される相対的な効果の差と比べて，健康に影響しうる摂取量の定量の正確さが必要とされそうである。

さらに，分析的研究において，慢性疾患リスクにおける用量反応関係は直線関係ではない可能性が指摘されている[11]。このトピックは，2007 年に行われた食事摂取基準策定について学習する課題のワークショップで，Susan Mayne によって議論された[11]。この文章は，彼女のワークショップでの見解に基づいている。異なった統計学的アプローチが栄養素と慢性疾患リスクとの関連を解析するのに使用されている。1 つの手法は，栄養摂取もしくは栄養状態と慢性疾患発生との関連を調べるものである。典型的な方法は，摂取量もしくは摂取状態によって研究対象者を等分位点で群分けし，関連を群どうしを比較する方法で検討し，線形の関連の有無を統計学的に検定するものである。栄養摂取や栄養状態は，連続変数として検討することもできる[11]。栄養摂取もしくは栄養状態 X と疾患 Y の関連は，回帰分析を用いてモデル化できる。これらのアプローチは，それが適切かそうでないかはわからないものの，通常は直線関係を仮定している。

図 106.4 に示す，葉酸の状態と乳癌リスクを用いた仮想的な例がわかりやすい。いくつかの研究が葉酸の多量摂取が乳癌リスクを下げることを示したが，他の研究はそれが害になるか，少なくとも好影響はないと示唆した。この結果の不一致は，葉酸摂取と乳癌リスクの関連が直線関係ではないからかもしれない[23]。関連の線形性は，用量反応関係を示す曲線のどの部分が検討されたかに依存している（**図 106.4**）。そのため，食事摂取基準策定において慢性疾患発生を考慮する際のもう 1 つの注意点として，栄養素と慢性疾患との間の用量反応関係が非線形であるかもしれず，したがって用量反応関係の記述には特別な配慮が必要であるということがあげられる。

▶食事摂取基準改訂の方法

以前は，栄養に関する基準値は定期的にレビューされ，その作業はすべての栄養素について同時に行われた。以下に示す関連のある栄養素の 6 つのグループについて，包括的レビューが食事摂取基準策定作業とともに行われてきた[13]。

- カルシウム，ビタミン D，リン，マグネシウム，フッ素
- 葉酸，ビタミン B_{12}，ビタミン B 群，コリン
- ビタミン C と E，セレン，β-カロテン，他のカロテノイド
- ビタミン A と K，ヒ素，ボロン，クロム，銅，鉄，ヨウ素，マンガン，モリブデン，ニッケル，ケイ素，バナジウム，亜鉛

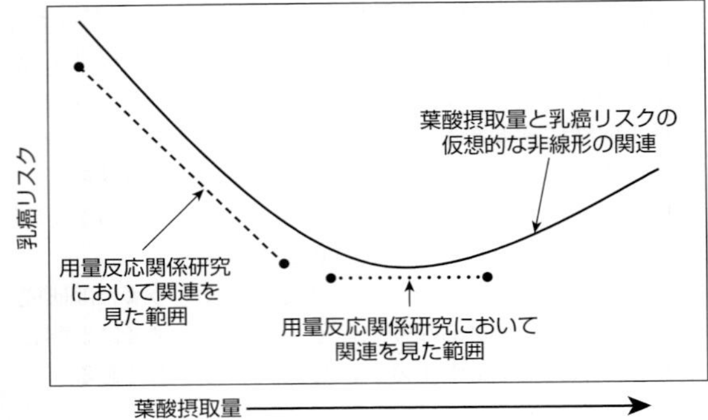

図 106.4　葉酸摂取量と乳癌リスクの仮想的な非線形の関連と用量反応関係曲線の異なった範囲における両者の関連の比較。(Modified with permission by the American Society for Nutrition from Ulrich CM. Folate and cancer prevention : a closer look at a complex picture. Am J Clin Nutr 2007 : 86 : 271–3.)

- エネルギー，炭水化物，食物繊維，脂肪，脂肪酸，コレステロール，タンパク質，アミノ酸
- 水，ナトリウム，カリウム，塩化物，硫酸塩

報告書は，**表 106.1** に示すように 1997 年から 2004 年の間に発行され，30 以上の栄養素について扱っていた。最初のレビューが完了するとその過程が検証され，将来の改訂に向けた方法が検討された[11]。今や，すべての食事摂取基準の基準値について包括的なレビューを定期的に行うことは実際的ではないし，必要もなさそうである。食事摂取基準の変更を迫るようなデータがある特定の期間にすべての栄養素について発生してくるということはないであろう。しかしいくつかの栄養素について，研究で力点をおかれる部分の変化，あるいは関連する知見の発見といった，予想されなかった大きな動きが起こってくることはあるかもしれない。つまり，栄養に関連する基準値の改訂は，「必要に応じて」行う方式に変わりつつあるのである。そのため，食事摂取基準策定に関する課題を扱った 2007 年のワークショップで，新しい検討課題として改訂を始めるきっかけとなる「要因（トリガー）」をどう明らかにするかが議論されたのである[11]。

アメリカとカナダの政府は，ビタミン D の食事摂取基準に関連する「トリガー」のような試みを始めた[24]。アメリカおよびカナダ政府の科学者のワーキンググループが，1997 年のビタミンの食事摂取基準のレビュー内容が保証されうるものであるかどうかを決める方法と根拠の概略を示した。彼らは，新たな栄養学的レビューの必要性は演繹的に定められた基準によって評価されるべきであると考えていた。重要な新しい，妥当な研究はどのようなものかの基準を決めた後，ワーキンググループはそのような重要で新しく妥当な科学的エビデンスが入手可能になったかどうかを評価するため，系統的レビューと，ビタミン D と健康に関する 2 つの会議から得られた結果を使用した[24]。この作業は，新しいエビデンスが現存の食事摂取基準を実際的に変えるようなものなのかどうかをあらかじめ判断してしまうことがないように，ただ付加的な，妥当なデータが入手可能になっているかどうかだけが考慮されるように慎重に進められた。その栄養素についての食事摂取基準値が改訂されるべきかどうか，またどのようにそれがなされるべきかの決定は，特に IOM の委員会の検討に委ねられた。現在，政府担当者と IOM はカルシウムとビタミン D での経験を生かし，レビューの必要性のある他の栄養素を特定する方法を探っている。

(Christine Lewis Taylor, Linda D. Meyers／朝倉敬子 訳)

107 食品表示

アメリカでは，疾病管理予防センター（Centers for Disease Control and Prevention：CDC），環境保護庁（Environmental Protection Agency：EPA），連邦取引委員会（Federal Trade Commission：FTC），海洋大気庁（National Oceanic and Atmospheric Administration：NOAA），酒類・煙草税貿易管理局（Alcohol and Tobacco Tax and Trade Bureau：TTB）などの政府機関が食品規制に関する責任を共有し，規制する役割を担っている。しかし，健康と栄養に関する食品への表示について責任を負っているのは，食品医薬品局（Food and Drug Administration：FDA）と，食品安全検査局（Food Safety and Inspection Service：FSIS）の2つの機関のみであり，食肉，家禽，卵製品は食品安全検査局のそれ以外のすべての食品は，食品医薬品局の管轄下にある。

アメリカにおける食品表示の法的基礎

1906年に，食肉加工現場の驚くべき衛生状態や労働環境について詳細に記したUpton Sinclairの*The Jungle*[1]により一部で論争が巻き起こったのを契機に，連邦議会は連邦食品医薬品法[2]と食肉検査法[3]を制定し，連邦政府に食品の質と安全を管理する権限を与えた。両法の制定により，不当表示食品を州間で商業取引することが禁止された。

1938年に連邦食品医薬品法は連邦食品医薬品化粧品法へと改正され，この法律が現在でもアメリカでの食品表示に関する法的基礎となっている[4]。この法律と，法律による規制や後の裁判判決による法解釈は，食品医薬品局が食品表示を規制するのに大いに役立つことが証明されている。

また，1967年の公正包装ラベル表示法の可決を通して，連邦食品医薬品化粧品法は，その機能の一部が強化された。とりわけ，公正包装ラベル表示法により，加工包装食品には，食品の名前，内容量，製造元や販売元の連絡先を記すことが必要となった。

栄養表示

▶アメリカでの歴史

1969年に「食品，栄養と健康に関するホワイトハウス会議」が開催され，アメリカの食事における欠乏症が取り上げられた[5]。会議では，食品医薬品局に対し，食品のもつ栄養の質を容易に認識するための様々なシステムの開発にとりかかるよう勧告が出された[6]。

食品医薬品局は，この勧告に強く応じる形で，1971年に食品へのコレステロール，脂肪，脂肪酸組成情報の表示に対する規制[7]，1972年に栄養成分表示に対する規制について草案を発表した[8]。これらの最終的な規制は1973年に公布され[9]，1975年に施行されることとなった。この規制の主な特徴は，①食品に栄養分が加えられた際に栄養成分表示が求められたこと，②強調表示がラベル上，もしくは食品の栄養上の特性に関する広告に記載されたことである。1984年にこの規制の一部が拡大され，食品医薬品局は，栄養成分表示に必要な栄養分としてナトリウムを新たに追加した。また，任意の表示内容としてカリウムも追加された[10]。

1980年代には疾病や健康に対する食事の役割について，継続的な注目のもとにいくつかの主要な研究が進められた。その中でも1988年に発表された，*The Surgeon General's Report on Nutrition and Health*が注目に値する[11]。この報告は，連邦政府が特定の慢性疾患に対する食の役割についての認識を初めて公式に表明したものである。米国科学アカデミー（National Academy of Sciences：NAS）は1989年に*Diet and Health: Implications for Reducing Chronic Disease Risk*[12]を発表し，食事が冠動脈心疾患や癌などの慢性疾患のリスクファクターとしてみとめられつつあることをさらなるエビデンスとともに示した。また，米国科学アカデミーの食品栄養部会は，食品医薬品局と農務省の食品安全検査局と契約して，食品への栄養表示が人の健康的な食事にどの程度有用になりうるかを検討するための委員会を招集した。その後，*Nutrition Labeling: Issues and Directions for the 1990's*[13]として協議の結果をまとめ，政府への多くの提言を行った。

それに呼応し，保健福祉省のLouis Sullivan長官は食品表示の見直しを食品医薬品局の優先する事業と位置づけることを表明した[14]。また，食品医薬品局は食品安全検査局とともにパブリックミーティングによる住民との意見交換を国中で行った[15]。食品医薬品局は1990年に，多くの食品に対する栄養表示の義務化を含む，食品表示の広範な変更について草案を作成した[16]。しかし，食品医薬品局による最終的な規制公布に先駆け，同様に食品表示の検討を行っていた議会が栄養表示教育法を1990年11月8日に通過させた[17]。栄養表示教育法には，多くの面で，1990年に食品医薬品局が提案した規制内容が反映されていた。その中でも特に重要な点はこの新法が，栄養表示を要求する権限と，食品に表示される栄養や健康に関する強調表示を制限する権限が，食品医薬品局にあることを明確に表明したことである。また，食品医薬品局に対し，法律の通過1年以内に規制案を発表すること（あるいは，法が規制指針を要さずに最終案になること）と，2年以内に最終規制を発表すること（あるいは，規制案がそのまま最終規制になること）を求めた[18]。食品医薬品局は栄養表示教育法の要求を受けて，1991年に20以上の規制案を発表した[19]。加えて，青果や魚類を対象とした店頭による任意の栄養表示に関する最終規定を公布した。これらは，1992年に最終的な規定が公布され，翌年施行された[20]。農務省は栄養表示教育法の影響下になかったものの，食品安全検査局は食品医

表 107.1 栄養表示ラベルを免除される食品

・小規模な食品業者が製造した食品（年間売上高5万ドル未満）
・レストランなどで提供される食品，あるいは，すぐに食べることを目的とした宅配食品
・デリカテッセン（惣菜など），パン屋，菓子屋などでの，調理後に直接顧客に販売される食品
・表示すべき栄養素が含まれない食品（砂糖などを含まないインスタントコーヒーや多くの香辛料など）
・4歳までの乳幼児を対象とする食品（調製粉乳を除く。年齢が適正化されたラベル表示）
・栄養補助食品（他の規定が適用される）
・医療食品[a]
・大量に輸送され，小売り前に加工や包装される食品
・野菜，果物などの生鮮食品，海産物などの食品（陳列棚でのラベル，“看板”もしくは“標識”，ポスター表示などの適正な手段で任意で行われる場合もある）
・消費者から寄付された食品（販売目的でなく無料のもの）
・自分でさばいた魚や狩猟による肉

[a]オーファン・ドラッグ法のセクション5（b）：医療食品は，特定の疾患や栄養状態の悪化に関連した状態に対する栄養上の管理のため，医師の管理下による経口摂取，経腸栄養を目的に調整されたもの。

薬品局との連携のもと加工食肉と家禽への栄養表示の義務化と，店頭における生肉と家禽への任意の栄養表示に関する草案と最終規定を公布した。また，食品医薬品局による2003年の栄養表示規制の改正で，栄養表示へトランス脂肪酸の情報記載が求められるようになった[21]。

▶要求要件

食品医薬品局

全般　食品医薬品局は，**表 107.1** に示す特定の食品を除くすべての食品について栄養表示が付加されるよう規制を設けている。

包装されていない食品については，カウンター・カードや，標識，標識札，小冊子などで表示が行われる。

サービングサイズ　食品医薬品局は，「サービングサイズ」（serving size）すなわち「食品の提供量の単位（一切れ，1杯，など）」の栄養情報を基本にするよう求めている。他の多くの国では，後述するように，100 g あたりや 100 mL あたりなどの特定の重量や容量についての栄養情報を基本に表している。しかし食品医薬品局はこの点について消費者団体と議論を重ね，多くの食品は 100 g または 100 mL より少なく，あるいは多く摂取されるため，100 g という数字はさほど重要ではないという結論に至った。しかし，これにも反論があり，すべての消費者が同じサービングサイズを摂取するとは考えられず，特定の重量や容量にすることで，他の食品との比較が容易になる，との意見もある。

1990年以前は，食品企業がそれぞれの食品に「適当な」サービングサイズを選択することが可能であった。しかし，食品表示教育法の通過に先立ち，食品企業がサービングサイズを少なくすることで消費者が摂取を控えようとしている栄養素をより好ましい値に見せ，大きなサービングサイズにすることで摂取が求められる好ましい栄養素を過剰に強調する，といった情報操作をしているとの指摘が多くの消費者からあがっていた。

栄養表示教育法の重要な特徴は，食品医薬品局に対し，「サービングサイズの定義やその他の単位を決めて規制を確立する」ことを求めたことである。しかし，サービングサイズの定義の周知は，多くの困難がともなうものであった。その理由として，世の中に非常に多くの食品が流通していること，新たな食品が絶えず現れている中で人々の消費パターンが変わりつつあったこと，人によって食品の摂取量が大きく異なっていたことなどがあげられた。食品医薬品局は，これらの問題への対処として，農務省が1977～1978年と1987～1988年に行った全国的な食事摂取調査（Nationwide Food Consumption Survey）[22]の結果を参考に，平均値，中央値，最頻値，の3つの統計的な推定値を食品群ごとに求めた。この結果をもとに，食品医薬品局は，およそ150の食品群に対する g や mL 単位での参考標準摂取量（reference amounts commonly consumed：RACC）を発表し，各食品企業に対し，参考標準摂取量を利用したサービングサイズの決定方法を周知した。

これらは複雑であったため，食品のパッケージにサービングサイズを記載すること，特に何をもって“1サービング”とするのかについての心配は払拭されないままでいた。例えば，公益科学センター（Center for Science in the Public Interest：CSPI）は2004年に食品医薬品局に対し，清涼飲料水，マフィン，スナック菓子の3つの食品カテゴリーのサービングサイズを増やすよう請願した[23]。また同時に，1つの食品単位が「1サービング」を超えていると考えられる食品，例えば，キャンディ類，粉末スープ，冷凍食品，ピザ生地，フルーツカップなどのサービングサイズを上方修正すべきか再考するよう求めた。例えば，ソフトドリンクの1サービングはおよそ240 mL とされるが，480 mL，600 mL，720 mL のボトルではそれぞれ複数のサービング量であることが記載されている［訳注：2，2.5，3サービングと記載される］。

さらに，アメリカ人の典型的なポーションサイズ（1食あたりの摂取量）が増加傾向にあることも同時に問題視されていた[24～26]。多くの栄養士，栄養学者が，このポーションサイズの増加こそがアメリカにおける危機的な肥満問題に寄与している主要因であると考えている[27]。2003年に，食品医薬品局は肥満ワーキンググループ（Obesity Working Group: OWG）を開設し，消費者がより良い栄養摂取のもとで健康に過ごすためのアクションプランの開発に取り組ませた。ワーキンググループの主要な課題は「体重増加を防ぎ肥満の解消の手助けとなるような食品表示の強化，改善に取り組むこと」であった。ワーキンググループからの最終報告書は，食品医薬品局に対しサービングサイズの再設定を推奨し，特に（a）1回で消費されるのが妥当な食品は全体で1サービングであることを記載するかどうか，（b）どの参考標準摂取量を改定すべきか，（c）同じ種類の食品のより小さなポーションの場合のエネルギー量と比較できるようなカロリー強調表示をすべきかなどについても検討を求めた[28]。

これらのサービングサイズの課題への対処として，食品医薬品局は2005年に規制策定についての草案を公表し，サービングサイズについてのパブリックコメントを募集した[29]。

栄養成分表に記載されている栄養素　以下の栄養素については，栄養成分表に記載が求められているもの，あるいは，任意で記載することがみとめられているものである。

- カロリー（総カロリーと記載されている場合もある）：1サービングあたりのカロリーは，50 kcal までは最も近い 5 kcal 単位に，50 kcal を超える場合は最も近い 10 kcal 単位に丸めて記載されている。エネルギー量はキロジュール（kJ）として括弧内記載が添えられる場合もある。食品医薬品局はカロリーの測定に，(a) アトウォーター係数の利用[30]，(b) 一般的なタンパク質と炭水化物を 4 kcal，脂質を 9 kcal とする一般係数，あるいは同じ一般係数でも総炭水化物から食物繊維を除いた量による方法，(c) 食品医薬品局が認可した係数を用いる，(d) ボンベ熱量計の使用，などいくつかの方法を紹介している。また，「総カロリー」の記載に，「エネルギー」と括弧内記載が添えられる場合もある。
- 脂質由来のカロリー：脂質由来のカロリーもカロリーの記載方法に準じて記載される。1サービングあたりの脂質含有量が 0.5 g を下回る場合，脂質由来のカロリーは記載を省略されるか，栄養成分表の下部に「脂質由来のカロリーを含んでいない」と記載が加えられる。
- 飽和脂肪酸由来のカロリー：飽和脂肪酸由来のカロリーは任意で記載される。
- 脂質（総脂質）：脂質はすべての脂質と脂肪酸の総量として記載されている。この値は 5 g までは最も近い 0.5 g 単位に丸めた記載がされ，5 g を超える場合は，最も近い整数値として示される。0.5 g 未満の場合，0 g と記載することができる。
- 飽和脂肪酸（もしくは「飽和」とのみ記載）：飽和脂肪酸は栄養成分表への記載が必要である。記載方法は，脂質に準ずる。
- トランス脂肪酸（もしくは「トランス」とのみ記載）：トランス脂肪酸は 1 つ，もしくはそれ以上のトランス型の孤立二重結合をもつ不飽和脂肪酸の総量として，脂質の記載方法に準じて記載が必要である。
- 多価不飽和脂肪酸（もしくは「多価不飽和」とのみ記載）：*cis* 型，*cis* メチレン中断型の多価不飽和脂肪酸として表される。記載は任意である。脂質の記載方法に準じて記載される。
- 一価不飽和脂肪酸（もしくは「一価不飽和」とのみ記載）：*cis* 型の一価不飽和脂肪酸の総量として表される。記載は任意だが，多価不飽和脂肪酸の記載がある場合，あるいは脂肪酸やコレステロールについての強調表示がある場合には，記載が求められる。
- コレステロール：コレステロールは，1サービングあたりの mg が記載され，最も近い 5 mg 単位に丸める。1サービングあたりの含有量が 2 mg を下回り，かつ商品に脂質，脂肪酸，コレステロールに関する強調表示がない場合に限り 0 mg と記載される。コレステロールの記載が省略される場合は，栄養成分表の下部に「コレステロールを含んでいない」との記載が必要になる。
- ナトリウム：1サービングあたりの mg 数で記載され，栄養表示に必須とされる。5～140 mg では最も近い 5 mg 単位で，また 140 mg を超える場合は 10 mg 単位で最も近い値に丸めて記載される。5 mg を下回る場合は 0 mg と記載することが可能である。
- カリウム：任意で記載される。記載方法はナトリウムに準ずる。
- 炭水化物総量：炭水化物は栄養表示への記載が必須とされ，g 単位で記載される。食品中の炭水化物が 1 g 未満の場合は「1 g 未満」と記載され，0.5 g を下回る場合は，「0 g」と記載することが可能である。炭水化物の含有量は，食品の重量からタンパク質，総脂肪，水分，灰分を差し引いた量として求められる[31]。
- 食物繊維：記載が必須とされる。炭水化物総量の記載方法に準ずる。
- 水溶性，不溶性食物繊維：一方，もしくは両方が記載される。記載は任意である。食物繊維の記載方法に準ずる。
- 糖分：糖分は単糖類と二糖類（グルコース，フルクトース〈果糖〉，ラクトース〈乳糖〉やスクロースなど）の総量として g 単位で記載される。炭水化物総量の記載方法に準ずる。
- 糖アルコール：食品が糖アルコールを含む場合，1サービングあたりの g 単位での含有量の記載が必須となる。糖アルコールは，単糖類のヒドロキシル基がケトン基やアルデヒド基に置き換わったものの総量と定義され，食品医薬品局が食品中への使用をみとめたもの（マンニトール，キシリトール，ソルビトールなど）に限られる。
- その他の炭水化物：その他の炭水化物として，炭水化物総量から食物繊維，糖分，糖アルコール類を差し引いた量が任意で記載される。
- タンパク質：1サービングに 1 g を超える量のタンパク質が含まれる場合，1 g 単位での記載が求められる。タンパク質量は，窒素量に係数として 6.25 を掛けた値として求められる（食品によっては，独自の係数が使用される）[32]。食品医薬品局はタンパク質の質的な評価基準も利用している。タンパク質の質評価は，タンパク質消化吸収率補正アミノ酸スコア（protein digestibility-corrected amino acid score：PDCASS）により行われる[33]。4 歳未満の小児を対象とした食品以外は，POCASS が最低でも 20％を超えなければならず，下回る場合は，「タンパク質を含んでいない」と記載しなければならない。また，4 歳未満の小児を対象とした食品についてが，40％を超えなければタンパク質源であると見なされない。乳児に対する食品については，以前に利用されていた，タンパク質効率（protein efficiency ratio：PER，タンパク質に対する生物学的な評価指標であり，摂取したタンパク質 1 g あたりの体重増加により求められる）が用いられており，PER が基準であるカゼインの 40％を満たさなければタンパク質摂取源として見なされない。
- ビタミン類とミネラル類：ビタミン類とミネラル類は 1 日量（daily value：DV）に占める割合（％）で記載される。ビタミン A，ビタミン C，カルシウム，鉄は，この順で記載が求められる。**表 107.2** に示すその他のビタミンやミネラルについても，食品に使用された場合，食品パッケージにその栄養素の強調表示をを載せた場合には，栄養成分表示に DV に占める割合として記載する必要がある。規格化食品の栄養素（小麦粉に添加されたビタミン B_1〈チアミン〉，ビタミン B_2〈リボフラビン〉，ナイアシンなど）と規格化食品が別の食品の材料として使用される場合は，記載は除外されている。また，食品に対し，技術的な目的（抗酸化目的のビタミン C〈アスコルビン酸〉の添加など）で添加されるものも除外対象

V

表 107.2　基準 1 日摂取量（RDI）

栄養素	基準 1 日摂取量（RDI）
ビタミン A	5,000 IU
ビタミン C	60 mg
カルシウム	1,000 mg
鉄	18 mg
ビタミン D	400 IU
ビタミン E	30 IU
ビタミン K	80 μg
ビタミン B_1	1.5 mg
ビタミン B_2	1.7 mg
ナイアシン	20 mg
ビタミン B_6	2 mg
葉酸	400 μg
ビタミン B_{12}	6 μg
ビオチン	300 μg
パントテン酸	10 mg
リン	1,000 mg
ヨウ素	150 μg
マグネシウム	400 mg
亜鉛	15 mg
セレン	70 μg
銅	2.0 mg
マンガン	2.0 mg
クロム	120 μg
モリブデン	75 μg
塩素	3,400 mg

となる。ビタミン類とミネラル類の記載は，10%以下の場合 2%単位で最も近い値に丸める。10%を超え，50%までは 5%単位，50%を超える場合は 10%単位で最も近い値に丸める。ビタミン類とミネラル類の総量が，基準 1 日摂取量（reference daily intake：RDI）の 2%を下回る場合，記載は 0%となる。

RDA, DRV, RDI, DV, RNI, DRI　これらの略号には，非常に興味深く，現在も進行中の歴史がある。推奨量（recommended dietary allowance：RDA）は，第二次世界大戦中に米国陸軍の要請により，栄養の問題が国防に影響を及ぼしているか調査することを目的として米国科学アカデミーの食品栄養部会により定められた。各栄養素に対する 1 日あたりの標準的な所要量を求め，軍関係者，一般市民への推奨や，海外への支援物資などの決定にも役立てられた。このガイドラインは 1941 年に完成した。食品栄養部会は推奨量を定期的に見直し，必要に応じて加筆・修正を行っている。最近では，アメリカとカナダが協同で行うプロジェクトにおいて，推奨量（RDA，アメリカ）と栄養摂取推奨量（recommended nutrient intake：RNI，カナダ）を食事摂取基準（dietary reference intake：DRI）に置き換え，RDI を設定するための一連の報告を発表しようとしているところである。例えば 2005 年には，エネルギーと炭水化物，食物繊維，脂肪，脂肪酸，コレステロール，タンパク質，アミノ酸についての報告書が発表された[34]。その他に，カルシウムとビタミン D についての報告書も発表されている。その他の多くの栄養素や対象集団に対しての DRI は，米国科学アカデミーや米国医学研究所のウェブサイトで確認することができる[35]。

表 107.3　1 日基準量（DRV）

構成要素	測定単位	1 日基準量
脂質	g	65
飽和脂肪酸	g	20
コレステロール	mg	300
総炭水化物	g	300
食物繊維	g	25
ナトリウム	mg	2,400
カリウム	mg	3,500
タンパク質	g	50

1990 年の栄養成分表示の義務化にともない，食品医薬品局は推奨量（表示は推奨量の値を参考にされていた）をビタミン類・ミネラル類の RDI と，多量栄養素・ナトリウム・カリウムの 1 日基準量（daily reference value：DRV）の 2 種の基準値に置き換えた。また，食品医薬品局は，規制策定のために RDI と DRV を明確に区別する必要があると考えていたが，同時に，消費者が食品表示を理解するために必ずしも必要な情報ではないという立場もとっている。そのため，食品医薬品局は食品表示に DV のみを使うに至った。しかし，食品医薬品局は，RDA，DRV，DRI が「推奨」よりもむしろ「満たすべきもの」として多くの人に理解されていることを，調査を通して認識している。また，DRV が，脂肪など特定の栄養素に対する献立立案の際の上限として用いられている一方で，食物繊維などでは妥当な摂取量であるとされているなど，誤用されている実情があった。そこで，食品医薬品局は 2007 年に法案の事前公告を発表し，新しい基準値（RDI や DRV）の作成に先立ち，パブリックコメントを求めた[36]。

1 日のエネルギー摂取基準量 2000 kcal に基づいた現在の DRV を，**表 107.3** に示す。

フォーマット　栄養表示教育法の運用に関する食品医薬品局の規制の重要な特徴が，栄養成分表（Nutrition Facts label）を作成することであり，これは現在アメリカにおけるほとんどの食品で見ることができる。Kessler らにより，この栄養成分表の完成に至る経緯が記されている[37]。規制は詳細にわたり，文字の大きさ，色，字間，描画構成の指定などがある[38]。基本的なフォーマットを，**図 107.1** に示す。

規制はその他のフォーマットにも及ぶ。小さな食品パッケージに基本的なフォーマットを記す十分なスペースがない場合には，横向きのフォーマットなどが許可される。また，1 つのパッケージにいくつかの異なる食品が含まれている場合には，これらをまとめたフォーマットが提示されることもある。また第一言語が英語であれば，他の言語による記載もみとめられる。栄養情報は基本的にパッケージ内の食品のものとして記されるが，調理に伴う栄養情報も記されることがある（ケーキミックス〈粉〉の場合，指定された調理法で調理したケーキの情報を付加することがある）。また，カロリー，総脂肪，飽和脂肪酸，トランス脂肪酸，コレステロール，ナトリウム，総炭水化物，食物繊維，糖分，タンパク質，ビタミン A，ビタミン C，カルシウム，鉄といった栄養素のうち，8 つ以上の栄養素が記載するのに十分でない値であった場合には，簡略化された栄養成分表示が許可される。

コンプライアンス　食品医薬品局は，栄養情報の正確さを

栄養成分表			
サービングサイズ 1カップ(228g)			
製品あたりのサービング数 2			
サービングあたりの総量			
カロリー 260		脂質由来のカロリー 120	
		1日量(DV)あたりの%	
総脂質 13g			20%
飽和脂肪酸 5g			25%
トランス脂肪 2g			
コレステロール 30mg			10%
ナトリウム 660mg			28%
総炭水化物 31g			10%
食物繊維 0g			0%
砂糖 5g			
タンパク質 5g			
ビタミンA 4%	●	ビタミンC 2%	
カルシウム 15%	●	鉄 4%	
1DVあたりの%は2,000kcalの食事に基づいています。あなたの1DVはカロリーの必要量に応じて増減することがあります。			
	カロリー	2,000	2,500
総脂質	未満	65g	80g
飽和脂肪酸	未満	20g	25g
コレステロール	未満	300mg	300mg
ナトリウム	未満	2,400mg	2,400mg
総炭水化物		300g	375g
食物繊維		25g	30g
グラムあたりのカロリー			
脂質 9 ●	炭水化物 4 ●	タンパク質 4	

図 107.1　一般的な栄養成分表示ラベルの一例。

確認するために，分析方法も具体的に示している。食品企業は，栄養価を計算するためにどのような分析方法を用いてもよい。しかし，疑わしい値であるとされた場合には，食品医薬品局の用いている分析方法で測定が行われる。食品医薬品局は，コンプライアンス（規制順守）のために，2段階の基準を設けている。クラスⅠに栄養強化食品や加工食品，クラスⅡにその他の自然食品を分類している。クラスⅠでは，ビタミン，ミネラル，タンパク質，食物繊維，カリウムが，少なくとも栄養成分表示と同量に含まれていなければならない。クラス2では，ビタミン，ミネラル，タンパク質，総炭水化物，食物繊維，その他の炭水化物，多価不飽和脂肪または一価不飽和脂肪酸，カリウムが，少なくとも栄養成分表示の80%は含まれていなければならない。カロリー，糖分，総脂肪，飽和脂肪酸，トランス脂肪酸，コレステロール，ナトリウムの栄養成分表示が実際の含有量の80%を下回る場合には，不適切な栄養成分表示として扱われる。ビタミン，ミネラル，タンパク質，総炭水化物，食物繊維，その他の炭水化物，多価不飽和脂肪酸，一価不飽和脂肪酸，カリウムなどは，栄養成分表示をある程度超えて含まれていても許容される場合がある。また，カロリー，糖分，総脂肪，飽和脂肪酸，トランス脂肪酸，コレステロール，ナトリウムが栄養成分表示にある程度満たなかった場合にも許容されることがある。これらとともに，食品医薬品局は栄養価決定のためのデータベースの作成に向けた手引も同時に提供している[39]。

アメリカ農務省

食肉，家禽製品への表示に関しては，食肉検査法（Federal Meat Inspection Act：FMIA）と家禽製品検査法（Poultry Products Inspection Act：PPIA）[40]の下で食品安全検査局が規制の責任を負っている。また，外来種の獣肉に関する食品表示も1946年の農業市場法の下で同局に規制の権限が与えられている[41]。これは，栄養表示教育法による改正対象が食品医薬品化粧品法のみだったこともあり，農務省はその権限の下では栄養表示の義務を修正することができなかったことが理由とされる。しかし，食品医薬品局との調整により，農務省は，独自に新しい規制を全面的に設け，ほとんどの食品に栄養成分表示が記載されるよう義務化した。現在では，栄養成分表示は人が食用にするもの，その目的で販売をされるすべての食肉，家禽製品に対して求められ，単一の原料，生の製品やその他特定の食品についてのみ規制外とされている[42]。食肉や家禽製品に求められる栄養成分表示については，食品医薬品局が定めたものとほぼ同質のものとなっている。

▶外食への栄養表示

食品医薬品局は外食への栄養表示に関する手引も発表している[43]。連邦規則集101条10項により，外食の場面において栄養や健康に関する強調表示がされた食品・食事について，請求があれば，栄養成分情報の公表が必須となることを定めている。規制では，栄養や健康に関連する強調表示のもとになった栄養成分情報の表示が求められている。例えば，食品や食事が「低脂肪」であることが強調された場合，その食品や食事に脂質が何g含まれているのか表示する必要がある。栄養成分情報はレシピや文献，データベースなどの情報をもとに定められるが，情報記載に関するフォーマットは指定されていない。ニューヨーク市，フィラデルフィア，マサチューセッツ，カリフォルニアなどいくつかの地域では，外食への栄養成分表示が義務化されている[44]。

2010年3月23日，オバマ大統領が医療保険改革法案に署名し，成立した[45]。この新法の4205項は栄養表示教育法の内容を拡大したものであり，「レストランやレストランに類似した20以上の地域で同じ名称で展開され，同じメニュー商品が販売されているチェーン店である小売店（所有のタイプにかかわらず）で販売されている標準的なメニュー」に対して，新しい栄養成分表示の記載が求められた。新法では，栄養成分表示への新たな条件として，明確に，しっかりと人目につくように，①標準的な商品に含まれているエネルギー量，②1日摂取カロリー量に関する簡潔な情報，が記載されることが求められている。

また，レストランや外食企業は，脂質や消費者の要求に応じたその他の栄養情報についても公表しなければならない。これらの情報はレストランや小売店の店内に表示，あるいは利用可能な情報とされている必要がある。しかし，調味料や日替わり商品，または年間60日未満しか販売されない期間限定の商品など，通常のメニューに載らない食品や商品に対しては，法規制が免除される。

2011年3月21日，食品医薬品局は，新要件の実現に向けた規制案を発表した。規制案には，レシピと調理法の標準化，サービングサイズと商品の組成の妥当なバリエーションメニューやメニューボードの場所，起こりやすい人的エラーと外食産業従事者の教育，原材料の種類，栄養成分表示要件に関するフォーマットと方法などの視点が盛り込まれた。また，多様な種類，風味，組合せがあるにもかかわらず，1つの商品として記載されていることが多いソフトドリンク，アイスクリーム，ピザ，ドーナッツ，子ども用の定食などについても，栄養成分の設定方法と表示方法に関する規制を設けた。

自動販売機もいくつかの例外を除き，新法による規制の対象とされている。商品のカロリーについて，購入者が商品を購入する前に栄養成分表示を確認することができない，あるいは，その他の方法で見ることのできる栄養成分表示がない場合，自動販売機の管理者により情報が提示されなければならない。

2010 年 7 月 7 日，食品医薬品局は，パブリックコメントや新法の運用に有用な情報を求める声明を発表した[46]。医療保険改革法は栄養成分表示の開示を要求する州やその他の地域の規制よりも優先されるものとされ，実質的に，アメリカ国内での標準的な栄養成分表示規制が作成されたのである。

▶栄養補助食品の栄養表示

栄養補助食品に対する成分表示は，1994 年に定められた栄養補助食品健康教育法（Dietary Supplement Health and Education Act: DSHEA）[47]によって規定される。これは，栄養表示教育法とは少し異なっている。食品医薬品局は，この法律により以下のことを規定している。

- 栄養表示，内容物表示，原材料表示[48]
- 栄養成分と健康に関する強調表示，比較を目的とするパーセンテージの表示，構造/機能表示に対する免責の規定[49]
- 「高い効能」，「抗酸化作用」などの強調表示に関する要件[50]
- 栄養補助食品に使用可能な構造/機能表示の決定[51]
- 鉄分を含んでいるとされる栄養補助食品への注意勧告と，高い効果を有するとされる鉄分補助食品に適した食品包装の要求[52]

栄養補助食品とそれらの栄養成分表示については，別の章で扱うこととする。

▶国際的な栄養成分表示

コーデックス

1963 年に設立されたコーデックス（Codex Alimentarius Commission：Codex）は，国連食糧農業機関（Food and Agriculture Organization：FAO）と WHO の共催による国連の専門機関である。1963 年には，消費者の健康の保護と適正な食品取引のための食品基準について国際合意を取りつけた[53]。コーデックスは，世界貿易機関（World Trade Organization：WTO）が食品安全に関する取引上の問題を解決する際の基準となっている[54]。コーデックスは，栄養に関する強調表示がされている食品に対しては栄養表示を義務化し，それ以外の食品に対しては，任意での表示を求めるなどの栄養成分表示のガイドラインを作成した[55]。栄養成分表示がなされる場合には，エネルギー，タンパク質，利用可能な炭水化物（食物繊維を除く），脂質などの総量，その他に強調表示がなされた栄養成分の表示が求められる。炭水化物の量やその種類の一部について強調表示がなされた場合には，糖分の総量を栄養成分表示に加える必要がある。脂肪酸の量や種類，コレステロール量などについて強調表示がされた場合には，飽和脂肪酸，一価不飽和脂肪酸，多価不飽和脂肪酸とコレステロールについての栄養成分表示が必要になる。今日では，多くの国において，コーデックスのガイドラインを参考に栄養成分表示の規制が設けられている[56]。

その他の国

2012 年 1 月現在，およそ 63 の国において，栄養表示ラベルの規制が設けられている[57]。その多くの国では，栄養的な強調表示がなされ，特別な食事に用いられるものの多くに栄養表示ラベルが求められる（EU 諸国，エクアドル，ハンガリー，インドネシア，日本，シンガポール，南アフリカ，タイ，ベトナムなど）。その他の国では，特別な用途で消費される特定の食品と特定のカテゴリーに属する食品に栄養表示ラベルが求められる（バーレーン，クウェート，オマーン，カタール，サウジアラビア，UAE，コスタリカ，クロアチア，モーリシャス，モロッコ，ナイジェリア，ペルー，フィリピン，ベネズエラなど）。また，他の国では包装済み食品の多くに栄養表示ラベルが求められる（アメリカ，カナダ，オーストラリア，ニュージーランド，アルゼンチン，ブラジル，パラグアイ，ウルグアイ，イスラエル，マレーシア，インドなど）。以下，個別の国における状況について，簡単にまとめる。

中国，香港，台湾　2010 年 4 月 21 日に中国は WTO に対し，「食品安全国家基準包装済み食品栄養ラベル通則」を TBT/N/CHN/734 として通告した。この通則は，「消費者に直接提供される包装済み食品への栄養表示ラベルと強調表示についての基本原則と要件を規定」している。この通則は 2013 年 1 月 1 日から施行された[57]。2008 年 5 月 28 日に，栄養表示ラベルに関する規定が香港の立法会議を通過し，2010 年 7 月 1 日から施行された。この新しい栄養表示規制は，香港で販売されているすべての包装済み食品に対して，エネルギーと，タンパク質，炭水化物，脂質，飽和脂肪，トランス脂肪酸，ナトリウム，糖の 7 つの栄養素の表示を要求している。台湾は，2008 年 1 月 1 日以降に製造された製品に対して栄養表示ラベルを求める旨の通知を発表している。表示が求められる栄養成分には，エネルギー，タンパク質，脂質（飽和脂肪酸とトランス脂肪酸），炭水化物，ナトリウム，その他強調表示がなされた栄養素が含まれる。表示の際には，100 g 単位，もしくはサービングあたりのグラム数として記載される。また，パッケージあたりのサービング数も記載される。

メキシコ　メキシコは，ラベルへの栄養成分表示を任意表示から義務化する方針であることを表明している。

カナダ　カナダでは，多くの包装済み食品に対して栄養表示ラベルが要求される。その際に，アメリカと同様の栄養成分表（Nutrition Facts Label）を用い，フランス語と英語での二言語併記が必要である。2003 年に栄養成分表示の規制策が報告され[58]，その後の修正が 2005 年に行われた[59]。カナダでは，栄養表示のフォーマットが厳格にコントロールされており，表示方法の選択基準に従いながら，30 のメインフォーマットと同時に，それぞれのメインフォーマットに対応したサブフォーマットの中から選出される。例えば，横向きや線状のフォーマットよりも，縦向きのフォーマットを第 1 に検討しなければならない。

オーストラリア，ニュージーランド　オーストラリアとニュージーランドで販売されている食品については，2 国間の行政機関である，Food Standards Australia New Zealand により規制されている。いくつかの例外を除き，この 2 国で販売される包装済み食品には栄養成分表示（Nutrition Information Panel）が記載されなければならない。任意で DV（1 日量）に占める割合の記載がされる。2 国における栄養表示ラベルに関する規制については，AS 規格（Australian Standards）の中で参照可能である[60]。

アルゼンチン，ブラジル，パラグアイ，ウルグアイ　これらの国においては 2006 年 8 月から，いくつかの例外を除き，包装済み食品に対し栄養ラベルの表記が義務化されている。2006 年，南米南部共同市場（Mercosur）は，すべての栄養成分表示にトランス脂肪酸の記載を求めた[61]。栄養成分表示は，表示が義務化された栄養素（エネルギー，炭水化物，タンパク質，総脂質，飽和脂肪酸，トランス脂肪酸，食物繊維，ナトリウム）に対しサービングあたりの量で記載される。FAO/WHO の推奨に従い，推奨量のないトランス脂肪酸を除き，DV に占める割合も記載が義務づけられている。ナトリウムに対しては，DV に代わり，目標量を 2,400 mg とした値が記載されている。その他の付加的な栄養表示として，特定の炭水化物（糖分，多価アルコール，スターチ），その他の脂質（コレステロール，一価不飽和脂肪酸，多価不飽和脂肪酸），水溶性・不溶性食物繊維などの記載が許可されている。ビタミン類，ミネラル類については，FAO/WHO の発表した RDI の 5% を上回る量が含まれる場合にのみ記載される。

イスラエル　イスラエルでは，1993 年に，包装済み食品に対して 4 つの主要な栄養素（エネルギー，脂質，タンパク質，炭水化物）に関する栄養表示ラベルの義務化を行った。栄養素は，「100 g/100 mL あたり」の量で記載され，サービングあたりの量は任意で記載される。

マレーシアと東南アジア諸国　マレーシアの保健省は 2005 年 9 月 29 日に，特定の食品に対する栄養表示ラベルの義務化と健康や栄養に関する強調表示に対する規制について，これまでの食品規制を修正した。規制のフォーマットや含めるべき栄養素，表現などについてはコーデックスガイドラインに準じている。その他の東南アジア諸国，特に，インドネシア，フィリピン，シンガポール，タイについて，栄養成分の添加や強調表示がなされた食品を除き，栄養表示は任意である。また，タイではポテトチップスやポップコーン，成形スナック，クッキー，クラッカー，ウエハースなどのスナック菓子について，栄養成分表示が求められる。タイとフィリピンは，アメリカの栄養表示教育法の規制に準じた規制案を発表している[62]。

インド　2008 年以降，インドで販売される包装済み食品は栄養成分表示がなされていなければならない[63]。記載内容が確証されたものとして，表示ラベルには 3 つの組織（国際標準化機構，食品加工業省の定める食品製品省令，農業省の農業情報ネットワーク）のうち 1 つの認証マークがなければならない。

EU 諸国　栄養表示ラベルは EU 諸国内において統一されている。栄養表示ラベルは 1990 年に理事会指令 90/496/EEC により制定されたが[64]，2008 年 10 月 28 日に定められた推奨量の定義についての理事会指令 2008/100/EC により修正された[65]。今後，2014 年 1 月 1 日以降に EU 諸国内で販売されるすべての食品について，栄養表示ラベルが義務化されることとなった[66]。強調表示は，エネルギー，タンパク質，炭水化物，脂質，食物繊維，ナトリウム，ビタミン類，ミネラル類についてのみみとめられる。エネルギー，タンパク質，炭水化物，脂質は必ずその情報が記載されなければならないが，糖分，飽和脂肪酸，食物繊維，ナトリウムに関する強調表示がある場合，それらの総量が記載される。一価不飽和脂肪酸，多価不飽和脂肪酸，コレステロール，ビタミン類，ミネラル類の総量も同様に表示される。栄養成分は 100 g，もしくは 100 mL あたりの量で記載されるか，サービングあたり，製品あたりの量で記載されることもある。ビタミン類，ミネラル類の情報は，推奨量の割合として表示される。

強調表示

▶栄養成分に関する強調表示

アメリカ

栄養表示教育法のもう 1 つの重要な論点として，食品医薬品局は，栄養成分に関する強調表示の標準的な定義について基準を設け，改善するように求めた。これらの強調表示は，食品に含まれる栄養素やそれに準ずるもの（食物繊維など）が含まれる程度を，「なし（free）」，「高（high）」，「低（low）」などで表現する，または，他の食品と比較して，「多（more）」，「減（reduced または lite）」などと表現するものである。食品医薬品局と農務省は，いくつかの主要な表現（free，low，lean，extra lean，high，good source，reduced，less，light，fewer など）を決定し，また，それらと同義語として扱われる表現も同時に定めた。例えば，「free」の同義語には，zero，no，without，trivial source of，negligible source of，insignificant source of，などがある。“low”の同義語には，little（カロリーの場合は“few”），contains a small amount of，low source of などがある。通常の食品に対する栄養成分に関する強調表示は，米国食事摂取基準あるいは米国科学アカデミーの推奨量に基づいた DV が定められている栄養素に限られる。栄養成分に関する強調表示の使用基準については，食品医薬品局のウェブサイトで参照可能である[67]。

また，栄養成分に関する強調表示の中で，消費者の誤解を生じやすい点がある。その 1 つは，“free”はゼロを表すものではない，ということである。これは，完全なゼロを測定することや保証することは難しいためであり，“free”は日常の食事の観点からすると取るに足らない量であることを示している。また，調理や加工がなされなければもともと栄養素が“free”や“low”である場合，強調表示を行う際にその事実を示さなければならない。例えば，「ブロッコリー，無脂肪食品」，「セロリ，低カロリー食品」などの表現は，これらのブロッコリーやセロリが，他のブロッコリーやセロリと違わないことの理解を助けることを目的としている。

最近新たに加えられた規定として，食品医薬品局と農務省は“healthy”という強調表示を設け，総脂質，飽和脂肪酸，コレステロール，ナトリウムの量が，「健康的な」レベルにあることを表現するものとして定義した[68]。

国際的な運用

栄養成分に関する強調標示は，その他の国においても使用がみとめられている。コーデックスも栄養成分に関する強調表示のためのガイドラインを発表している。このガイドラインで強調表示がみとめられている栄養成分は，エネルギー，タンパク質，炭水化物，脂質とその構成要素（飽和脂肪酸やトランス脂肪酸など），食物繊維，ナトリウム，ビタミン類，ミネラル類，などのコーデックスが栄養素参照量（Nutrient Reference Value）に組み入れたものに限られる。アメリカの規定とは異なり，コーデックスの栄養成分に関する強調表示は，固体の食品は100 g，液体の食品は100 mLを基準になされる。例えば，脂質が“low”であると表示される場合，食品100 gあたりの脂肪量が3 g以下，液体食品の場合1.5 g以下であることをさす。コーデックスによる栄養成分に関する強調表示のガイドライン中のその他の情報については，コーデックスの発表した“Food Labelling”に記載があり[69]，コーデックスのウェブサイトから参照可能である[70]。

▶健康に関する強調表示

アメリカ

「健康に関する強調表示」は，食物やその構成要素と，疾病のリスクの低下や健康状態との関連するものである。健康に関する強調表示には，2つの基本的な要素，すなわち，物（食物やその構成要素）と疾患や健康と関連するものがある。これらのうちどちらかが欠けた状態では，健康に関する強調表示として定められた規定を満たすことができない。例えば，食事パターンの役割や特定の食物類（野菜や果物など）の健康上の役割について示しても，それは，健康に関する強調表示というより，食事に関する手引として扱われる。栄養表示ラベルの食事に関する手引は，正しいことを正確に，誤解をまねかない表現で記載されなければならない。特定の物質が，身体的な組織や機能を健康的な状態に整える（カルシウムは骨を強くする，など）と表記した場合は，組織機能に関する強調表示としてとらえられる。健康に関する強調表示とは異なり，食事に関する手引や構造機能に関する強調表示は，食品医薬品局により審査，認証される対象ではない。

食品医薬品局が，健康に関する強調表示を管理，監督する方法として，(a) 栄養表示教育法による認証，(b) 信頼性の高い表記に基づく強調表示，(c) 限定的表示の3つがあげられる。

1. 栄養表示教育法による認証：栄養表示教育法は，食品医薬品局の規定により認証された強調表示であることを条件に食品やその構成要素もしくは原材料と疾病のリスクの関係（カルシウムの多い食事は骨粗しょう症のリスクを低減させる，など）を特徴づける栄養表示ラベルの健康に関する強調表示を規定する。食品医薬品局は，これらの種類の強調表示を認証する際に，広範にわたる科学論文のレビューと，一般的には健康に関する強調表示の申請の結果，栄養と疾患の関係が十分に確立されていると決定するための科学的同意基準を用いる。栄養表示教育法の規定により認証された強調表示には，カルシウムと骨粗しょう症[71]，ナトリウムと高血圧[72]，脂質と癌[73]，飽和脂肪酸・コレステロールと冠動脈心疾患[74]，食物繊維を含む穀物製品・果物・野菜と癌[75]，果物・野菜・食物繊維，特に水溶性繊維を含む穀物製品と冠動脈心疾患[76]，果物・野菜と癌[77]，葉酸と神経管欠損[78]，非う蝕性甘味料とう蝕[79]，特定の食品由来の水溶性食物繊維と冠動脈心疾患[80]，大豆タンパク質と冠動脈心疾患[81]，植物ステロール/スタノールエステルと冠動脈心疾患[82]，などがある。
2. 信頼性の高い表明に基づく，健康に関する強調表示：1997年には，食品医薬品局近代化法（Food and Drug Administration Modernization Act：FDAMA）[83]により別の方法で健康に関する強調表示を食品に使用することが可能となった。政府の科学部門や米国科学アカデミーによる「信頼性の高い表明」に基づいた健康に関する強調表示は，食品医薬品局へ通知された後でFDAMAにより許可される。FDAMAの通知した健康に関する強調表示の中には，全粒穀物食品と心疾患，癌の一部（全粒穀物食品や植物食品を多く含み，総脂質，飽和脂肪酸，コレステロールの少ない食事は，心疾患や一部の癌のリスクを低減させる），カリウムと高血圧，脳卒中（カリウムが多くナトリウムの少ない食品を含む食事は，高血圧や脳卒中のリスクを低減させる），フッ素入りの水とう蝕（フッ素入りの水を飲むとう蝕のリスクを低減させる），飽和脂肪酸，コレステロール，トランス脂肪と心疾患（低飽和脂肪酸，低コレステロール，可能な限りトランス脂肪酸を含まない食事は，心疾患のリスクを低減させる）などがある。
3. 限定的表示：食品やその構成要素と疾患や健康状態との関係がみとめられた際に，限定的表示として扱うことが，2003年の食品医薬品局のより良い栄養摂取のための消費者健康情報（Consumer Health Information for Better Nutrition Initiative）により発表された[84]。この場合，食品医薬品局の定める科学的同意の基準を十分に満たせるほどエビデンスが報告されていない。これらの，食品医薬品局が規定を発表するに至らない，根拠が限定的な強調表示の例として，トマトやトマトソースと前立腺・卵巣・胃・胆のう膵臓癌の関係，カルシウムと結腸・直腸癌，結腸・直腸ポリープの関係，緑茶と癌の関係，ナッツ類と心疾患の関係，オリーブ油由来の一価不飽和脂肪酸と冠動脈心疾患の関係，キャノーラ油由来の不飽和脂肪酸と冠動脈心疾患の関係，コーン油と心疾患の関係，ホスファジチルセリンと認知機能低下・認知症の関係，ピコリン酸クロムと糖尿病の関係，カルシウムと高血圧・妊娠時高血圧症候群の関係，などがある。

これら前述の強調表示には，根拠が限定的である旨の文章が記載されている。例として，「科学的な根拠のある強調表示ですが，確定されたものではありません」，「いくつかの科学的な根拠により…ことが示唆されますが，食品医薬品局では限定的で未確定な根拠として扱っています」，「食品医薬品局は，この強調表示には非常に限定的な，予備段階の科学的検討によるわずかな根拠しかないと見なしています」などの文章がある。

国際社会

コーデックス コーデックスは，健康に関する強調表示に関する一般的なガイドラインを作成している。

> 「健康に関する強調表示は，現時点で関連のある科学的実証に基づくものであり，検証は，強調表示された効果が正しく実証され，健康との関連が妥当な科学的考察により認識されるものであり，科学的実証は利用可能な新たな知識として検討されたものでなくてはならない。健康強調表示は以下の条件を含む。
> 1. 栄養成分の生理学的な役割，もしくは，よく認知された食事と健康の関連についての情報。
> 2. 製品の組成についての情報で，栄養成分の生理学的な役割，もしくは，よく認知された食事と健康の関連について関係性のあるものは，その関係が食品全量に基づくものでない限り，食品の特定の成分と関連づけられるとはいえない。」

健康に関する強調表示は，製品が販売される国の管理監督機関に認可されるものでなくてはならない。

EU諸国 EU諸国における，食品ラベルの健康に関する強調表示を管理する試みは，国際的に見ても興味深いものである。欧州議会および理事会は2006年12月に，食品への栄養と健康に関する強調表示についての規定を発表した[85]。この規定により，健康に関する強調表示に対し，「血中コレステロールを低下させる」というような，EU諸国内で統一のルールが定められることとなった。欧州食品安全機関（European Food Safety Authority）は，食品企業に対し，科学的な研究に基づく妥当性のある健康に関する強調表示の提出を求めた。その結果，4,000以上の健康に関する強調表示に目を通すことになり，これまでに，そのうちの80%以上を却下している。却下された健康に関する強調表示の例として，「緑茶は，血圧，コレステロール，骨，歯によい影響を与え，抗酸化作用から，アンチエイジングに効果がある」などの強調表示があった[86]。

▶パッケージ前面表示についての課題

食品ラベルの栄養成分情報を伝えるするために，製品の前面にシンボルやロゴ，アイコンを使用する傾向が，多くの国で目立つようになっている（イギリス，スウェーデン，オーストラリア，アメリカ，など）。多くの異なった認証システムの様々な基準によりこれらの表示がされており，システムのいくつかは独自に作成されたものである。これらの評価システムの乱立が消費者の混乱をまねくおそれがあり，問題視された。食品医薬品局は，疾病管理予防センターとともに，米国科学アカデミーに対し，パッケージ前面表示による栄養に関する認証システムやそのシンボルについての調査を依頼した。調査委員会は，食品医薬品局の規定により標準化されたパッケージ前面表示認証システムを1つ設けることが，効果的であると結論づけた。また，どのシステムの運用が最も健康的な食生活の奨励に効果的であるかや，これらのシステムを最大限に活用する方策についても述べ[87]。また，食品医薬品局は，消費者がよりよい食選択をする際の有用性について，ラベルに関する既存の体系と，新たな体系との相対的な比較を行うための2つの消費者調査を行っていると明らかにした[88]。

多くの国における種々の評価システムについては，ウィリアム・ミッチェル法科大学公衆衛生法センターの小児肥満症を防止する国家方針と法的分析ネットワークによってまとめられており，ウェブサイトで参照可能である[89]。

公衆衛生上のその他のラベル表示

▶原材料表示

要件

食品医薬品局の規定により，原材料はラベル上に重量の多い順に記載しなければならない[90]。栄養素ではなく，原材料としての「食塩」，「砂糖」は公衆衛生上の観点からもよく注目される。

課題

食塩添加 個人の主な食塩摂取源は，食塩の添加された加工食品の摂取や食品製品やレストランなどで提供される調理ずみ食品である。食塩を多く摂取している現状を考慮し，議会は2008年に米国科学アカデミーに対し，食塩摂取について対策を講じるよう働きかけた。その内容は，食品医薬品局や疾病管理予防センター，国立心臓・肺臓・血液研究所などの支援もあり，2010年に種々の勧告とともに食品医薬品局へ報告された[91]。勧告には，食品医薬品局に対し，加工食品や調理済み食品への食塩添加量の基準を設け，その量を段階的に低減させることを求めるものであった。また，ナトリウムのDVを現在の2,400 mg/日から1,500 mg/日へ変更することも勧告された。

砂糖の添加 砂糖の添加も重要な問題として議論が続けられている。現在の栄養表示ラベルの規定では，食品中の糖分の量が記載される際には，すべての糖分，すなわち食品中にもともと含まれていた糖分（牛乳中のラクトースなど）まで含めることが求められている。国家的な肥満問題の拡大を契機に，多くの研究者らが食品医薬品局に対し，健康上の影響を考慮した上で，食品への砂糖の添加に着目すべきであることを指摘した。最新の食事摂取ガイドライン（*Dietary Guidelines for Americans*）では，砂糖の添加を，総カロリー摂取量の25%を上限にするよう勧告されている[92]。食品医薬品局も，現在この点について検討中である。

（F. Edward Scarbrough／上地 賢 訳）

V

108 食料支援プログラム

アメリカの貧困世帯は様々な困難に直面している。その中でも主要なものの1つは，家族のための食料を十分に手に入れられないことである。例えば，2010年のアメリカでは，14.5%の家庭が食料に関して不安定な状況であった(経済的または他の理由で，食料の購入が難しい状況であった)[1]。この状況は，子どもをもつ世帯や低所得世帯では高率であった。

アメリカで何百万もの人が食料不足状態で生活していることは，重要な政治的問題である。さらに，食料が不安定な状況は様々な影響を与えることが知られている。調査によると，食料の不安定な家庭の児童は，そうでない児童よりも不健康な状態にある[2~9]，心理社会的な問題がある[8,10~13]，頭痛や腹痛が多い[10]，入院が多い[3]，精神科に行く傾向が高い[10]，問題行動がある[14,15]，重要な栄養素の摂取不足がある[16~18]，発達的な障害がある[19~21]，慢性疾患が多い[8]，機能障害をもつ[13]，精神的な発達の障害がある[22]，鉄分不足または貧血の割合が高い[23,24]と報告されている。食料の不安定な状況にいる成人は，そうでない人より，栄養不足[25~28]，身体的な不健康[29~33]，精神障害になりやすく[31,34]，2型糖尿病[29,35,37]のような慢性疾患が多い[35,36]。また，高齢者の場合は，特に栄養不足[38,39]，皮下脂肪厚が薄い[38]，健康状態が普通または悪いと答える可能性が高い[38~40]，うつ病になりやすい[39~41]，QOLが低下している[41]，体力が低い[41]などが食料の不安定な状況と関連して報告されている。

食料の不安定な生活とその影響に関する研究の多くは比較的最近のものであるが，アメリカ政府は長い間，多くのアメリカ人が食料に関するトラブルを抱えていることを認識していた。これに対して，アメリカでは食料を支援するいくつかのプログラムが確立されている。アメリカで一番大きなプログラムは，補助的栄養支援プログラム（Supplemental Nutrition Assistance Program：SNAP）である。児童向けのプログラムは3つあり，女性，幼児および小児のための特別補助的栄養プログラム（Special Supplemental Nutrition Program for Women，Infants，and Children：WIC），National School Lunch Program（NSLP），およびSchool Breakfast Program（SBP）である。これらより規模は小さいが重要なプログラムとして，緊急食料支援プログラム（The Emergency Food Assistance Program：TEFAP）と小児および成人のケアフードプログラム（Child and Adult Care Food Program：CACFP）がある。

補助的栄養支援プログラム（SNAP）

補助的栄養支援プログラム（SNAP；かってはFood Stamp Program〈食料費補助対策〉で知られていた）は，アメリカの食料支援プログラムの中で最も大きく，2011年には約4,600万人が利用した。年間の補助額は約757億ドルにのぼる。利用者は，指定されている店で補助を受けることができる。補助は，現金自動支払いカード（ATM）のように使えるEBT（electronic benefit transfer）カードで利用できる。補助を受けることができる金額は，世帯の人数と年収で決まっている。例えば，2010年では，4人家族の補助金は月額平均288ドルで，最大で668ドルであった。SNAPの最も重要な役割は，食料の不安定な状況を防ぐためのセーフティネットとしての機能である[42]。

▶プログラムの歴史

SNAP（フードスタンプ）が1939年に始まった当初は，低所得世帯は通常かかる食費に相当する金額分のオレンジスタンプを購入し，その金額の5割分の追加のブルースタンプをもらった。オレンジスタンプはどんな食料品でも買える一方，ブルースタンプは米国農務省（USDA）が指示した余剰食料品しか買えなかった。1961年に米国農務省は，フードスタンプを購入する方法は残したが余剰食料品を買うためのフードスタンプを撤廃した。1964年，Food Stamp Actが成立し，各州の政府は独自の利用条件を制定できるようになった。利用者は通常の食費に相当する額を払ってフードスタンプを買い，その時に必要に応じて栄養的に適切で低価格な食事の補助スタンプがもらえた（purchase requirement〈購入要件〉）。輸入食品と酒類を除いたすべての食料品に利用することができた。

1977年には，利用しづらいシステムであったことから，Food Stamp Actの大きな改定があり，購入要件を廃止した。1979年1月1日，フードスタンプを購入する条件の廃止により，利用者数は前月に比べ150万人も増加した。1980年代に入り，アメリカでは飢餓問題が深刻な問題として認識され，フードスタンプで買ったものは免税にし，利用カテゴリーの再指定（後述）や食料品の限度を増やすなどFood Stamp Programがさらに改善された。

この20年間，プログラムは様々な更新がなされた。1993年のMickey Leland Childhood Hunger Relief Actでは，児童のいる家庭の定義をわかりやすくしたり，扶養家族の控除を上げたりし，SNAPを利用しやすくした。1996年のPersonal Responsibility and Work Opportunities Reconciliation Act（PRWORA）では重要な更新をし，多くの合法的な移民に対しての利用条件の制限を設け，扶養家族がいない健康的な成人のフードスタンプレシートの時間制限や，各州のEBT利用システムなどを新しくした。

2002年にFood Security and Rural Investment Actが制定され，資格要件を満たした合法的な移民の条件を再度制定し，利用できる金額は世帯の人数や構成内容で決めるようにし，また各州が高度なプログラムを動かすためのインセンティブを与えた。

2009年のAmerican Recovery and Reinvestment Act Planにともない，SNAPの一部が更新された。特に，SNAP

の参加者への毎月の給付額を増加し，失業者が利用できる権利を広げ，プログラム事務のため助成金が政府から給付されるようになった。

▶適格基準

SNAP の適合基準は世帯レベルで決まっている。世帯は具体的には，一緒に住み，食料を購入して準備する人を含むものとして定義される。SNAP の受給は，まず世帯の月の総所得が判断される。その判断基準は，月収（控除前）が貧困ラインの 130％未満としている。2010 年の例では，3 人家族で世帯月収が 1,984 ドル未満が月収の適格条件である。ただし，家族の中に，高齢者や障害者がいる場合には，この月収判断は用いない。

高齢者または障害者がいる家庭の場合は，その高齢者や障害者以外の家族の純収入（手取り）で決められる。純収入の定義は，総収入から以下を控除して差し引いたものとなる。それは，（a）全家庭の一般的な控除，（b）仕事の収入の 20％の控除，（c）教育，研修，仕事のためのケアが必要な場合，それに必要な家族の分の控除，（d）裁判所命令の養育費を支払っている場合の控除，（e）高齢者または障害者の医療費控除，（f）シェルターの支払いが収入に対して高い場合，である。SNAP の基準に適合するには，純収入が貧困ライン未満でなければならない。例えば，2010 年の場合は，世帯の純収入が 1,526 ドル/月未満であれば，SNAP の条件にあてはまる。一方，家庭の全員が Supplemental Security Income（SSI）または Temporary Assistance for Needy Families（TANF）をもらっている場合は自動的に SNAP の基準を満たし，このような判断を受ける必要はない。

収入判断の他，SNAP を受給するには資産の判断も必要である。ほとんどの世帯で，基準となる総資産は 2,000 ドル未満である。ただし，自宅や，家庭内の成人 1 人につき 1 台の自動車の公正な評価額が 4,650 ドル以下の資産は除外する。ティーンエージャーがいる家庭の場合は，仕事のため自動車を使用していれば大人と同様に除外でき，障害者の移動のために必要であれば自動車の価格は含まれない。また，以下のような場合も，判断基準の例外とされる。高齢者または障害者がいる家庭の総資産が 3,000 ドル未満の場合。総資産の判断がない SSI や TANF を受け取っている場合。州が資産の判断を行っていない場合。

扶養家族がいない健康な人も SNAP を利用できるが，18～50 歳であることと，就職していることが条件である。就職していない場合は SNAP からの補助金をもらえないこともある。しかし，失業率が高いまたは就職しづらい地域では，こうした条件はない。

▶研究による評価

利用者の決定

SNAP の条件にあてはまる世帯の多くは SNAP を利用しない。これには 3 つの理由があると考えられる。1 つ目は，SNAP をもらうスティグマがあるかもしれない。そのスティグマの原因はいろいろあり，例えば自分自身が SNAP の給付を受けることを肯定できないことや，他の人の視線への恐れ，ケースワーカーからのネガティブな反応を受ける可能性，などである[43,44]。2 つ目は利用するための別のコスト（例えば，SNAP 事務所へ通う時間やそこで過ごす時間，子どもを事務所に連れていく負担，または保育園の費用や直接の交通費など）であろう。しかも，毎年適格性の再確認があるため，こういったコストが毎回かかる。3 つ目は，利用しても補助金が少ない（家族によっては月 10 ドル程度）ことである。

1993 年の Government Performance and Results Act により，政策立案者に連邦プログラムの効果を評価することが求められるようになり，条件に適合している家庭の SNAP 利用率が追跡されるようになった。この目標のために，実際にフードスタンプを利用した条件に適合している人の割合とされる SNAP への国民の利用率は直近 25 年間の評価を用いるようになった。2008 年には，SNAP の条件にあてはまる人の中で，条件に適合している人を 68％にすることが当面の 2 年間の実績の目標とされた。

直近（2008 年）の利用率調査では，条件に適合している人の参加率は約 67％であった[45]。しかし，結果は州によって大きく異なった。ミズーリ州，テネシー州，オレゴン州，メイン州，ウェストバージニア州，ミシガン州，ルイジアナ州，ケンタッキー州の参加率は残りの州の 2/3 より高かった。一方，ワイオミング州，ネバダ州，カリフォルニア州，ユタ州では低かった。2007 年に，条件にあてはまる勤労貧困者（働いているが支援が必要な人）のうち，56％がフードスタンプを利用していた。勤労貧困者は多くの州に存在しているが，利用率は異なった。その理由は，マクロ的な経済的状況や制度の違いが原因となっている[46]。

ヘルスアウトカムへの影響

SNAP の利用者範囲は幅広く，その費用は高額であるため，政策立案者やプログラム担当者は，SNAP によって利用者の健康が改善したり，ウェルビーイングが向上するか関心をもっている。SNAP の最大の目的は食料の不安定状況を防ぐことである。

SNAP の利用資格のある世帯で，SNAP への参加・不参加に関する比較調査では，SNAP を利用している世帯のほうが，食料の不安定な状況の割合が高かった。例えば，2003 年度の人口動態調査では，食料の不安定状況は，SNAP 利用者のほうが 52％高かった[47]。この違いは，他の変数の調整後でも残り，SNAP の成功が難しいことを示し，政策立案者を困惑させている。しかしその原因は複雑である。

このような矛盾した結果について，研究者は 2 つの視点から説明しようとしている。1 つは，この割合の原因を利用者の選択バイアスとして説明している。SNAP を利用する人のほうがより深刻な食料の不安定状況にあるのかもしれないからである[48]。利用者バイアスの調整後，SNAP の利用者も非利用者も，食料の不安定状況はほぼ同様であるか，または利用者のほうが食料安定の状況になかった[49,50]。もう 1 つの考えられる可能性は，利用者の測定バイアスである。この全国調査は自己申告式なので，自己申告のミス（例えば，SNAP を利用していても，利用していないと回答するなど）が考えられる[51,52]。この測定バイアスが，SNAP 利用と食料の不安定状況の関連に影響があるかもしれない。ある調査では，自己申告のミスが少ないと，SNAP 利用と食料の不安定状況とのポジティブな関連がなくなる[47]ことが報告された。

女性，幼児，および小児のための特別補助的栄養プログラム（WIC）

WICは最低限の生活保障の社会福祉計画で，主な目的は，成長が大切な時期（妊娠中，出産後，乳児期，幼児期）に，補助的な栄養のある食品を与えて未来の健康問題を予防することである（P. L. 94–105）。この目標を達成するため，利用者に栄養的に良い食べ物の配布や栄養教育，社会福祉または健康サービスの紹介も行っている。WICの対象は低年収，栄養不足のリスクが高い人，妊婦，分娩後女性，授乳中の女性，5歳以下の乳幼児である。WICはエンタイトルメントプログラム（権利に基づく制度）ではなく，連邦補助金プログラムである。具体的には，1人1人の適格者についての決定金額はなく，補助金は毎年決定されている。農務省の食品栄養サービスがWICの食料，栄養教育と事務的なコストをカバーするために各州の機関（保健局など）に補助金を配布する。WICは2,000の地域機関，1万の地域保健センター，50の州保健機関，34のIndian Tribal Organizations，コロンビア特別区，5つの特区を通じて機能している。

▶プログラムの歴史

WICは，1972年に試験的なプログラムとして開始され，1974年に常設された。以前はWICとして知られていた。1994年のHealthy Meals for Healthy Americans Actのもと，WICの名称は栄養を強調した現在の名前に変更された。食料や保健サービスの補助を配布するため，多くの機関が連携し，4万7,000以上の販売店でWICクーポンが使用できる。

WICの利用者は年々増加している。1974年には8万8,000人であったが，1980年には190万人になった。1990年には，利用者はその倍に増加し，450万人となった。2004年は，月々の平均利用人数が790万人であった。この790万人の内訳は，およそ400万人が幼児，200万人が乳児，190万人が女性であった。現在，WICはアメリカで生まれた1歳未満の乳児の45%をサポートしている（1歳の誕生日まで）。

2009年のWICの総費用は64億ドルであり，食料援助費が46億ドル，残りは事務費用や栄養サポート費用となっている。費用は，1974年の予算が2,100万ドルであったのに対し，1980年には7億5,000万ドルであった。

▶適格基準

WICはSNAPと異なり，適格基準は個人レベルで決まる。妊婦，分娩後女性，授乳中の女性，5歳以下の乳幼児が利用できる。さらに，他の条件として，収入の基準にあてはめることや保健専門家による栄養不足のリスク診断が必要である。収入は，申請者の年収が貧困ラインの185%以下で，それは2008年の時点で，4人家族で40,793ドルであった。SNAPや他の補助プログラムを，本人またはその家族が利用している場合は，WICの収入条件に自動的にあてはまる。

収入とともに，栄養不足のリスク判定も必要である。WICの条件では，2つの重要な栄養不足リスクを確認している。1つ目は，医学的なリスクである。例えば，貧血，低体重，過体重，妊娠合併症の履歴がある人，妊娠状態の悪化している人があてはまる。2つ目は，食事のリスクである。例えば，食事ガイドラインの基準に満たない人や不健康な食事習慣をもつ人である。これらの健康診断は，WICの応募者は全て無料で受診できる。

WICでは基準にあてはまる全ての人に対応できない場合，優先順位をつけて利用者を決定している。応募数が地域ごとに設けられたWICの定員以上になると，その優先順位の基準に基づいて利用者を決定する。妊婦や授乳中の女性，栄養関連の医学的状況により栄養不足のリスクがあるとされた乳児が最優先となる。次いで，母親がWICの利用者もしくはその基準を満たしており，深刻な医学的問題のある生後6ヵ月までの乳児である。次に，栄養関連の医学的状況により栄養不足のリスクがある幼児である。4番目は，不健康な食事習慣をもち，栄養不足のリスクがある妊婦，授乳中の女性と乳児で，同じリスクのある幼児が5番目である。6番目に，栄養不足のリスクがあり，母乳保育をしていない分娩後女性である。最後に，ホームレスや移民で，栄養不足のリスクがあり，WICのサポートがないと医学的な問題や食事の問題が起こりうる人である。

▶研究による評価

利用者の決定

SNAPと同様に，基準を満たす多くの人はWICを利用していない。1/4以上の乳児や6/10以上の幼児がWICを利用していないと見積もられている[53]。利用しない3つの主な理由は，スティグマ，申請するためのコスト，補助金の少なさである。しかし，スティグマに関しては，妊婦，分娩後女性や幼児（これらの集団は「援助を受けるのが当たり前」と考えられやすい）を対象としているので，SNAPより低いと思われる。さらに，補助が健康的な食料への利用に限る（SNAPの場合は健康的に見えにくい食料も含まれる）こともあげられる。その上，SNAPに比べて申請するためのコストが低く，手続きが簡便である。

WICを利用しない主な理由は，補助金レベルが低い点であると考えられる。ある調査では，所得がやや高い世帯（現在と未来の収入の計算による）では，所得の低い世帯より利用しないことがわかっている[54]。つまり，利用していない人は，メリットが小さいと感じているのである。他の研究によると，食料の状態がさほど不安定ではない家庭でもまたWICを利用しない場合が多い[55]。サポートの必要な多くの家庭でWICの補助金が利用されていないという調査もある[54,55]。

利用しないもう1つの理由は，WICの構造的な問題である。補助金は乳児に対して多く割かれているが，それは特に調整粉乳にあてられる部分が大きいためである。しかも，乳児はWICの指定した食料を拒絶できない。けれども，幼児はだんだん好き嫌いがはっきりし，WICの指定食料が苦手な場合，家族がプログラムから離脱する決定をするかもしれない。1歳の利用者より4歳の利用者が少ないことが，これを裏づけている。

ヘルスアウトカムへの影響

WICは，アメリカの政策立案者に人気のプログラムである。それは，WICがある程度栄養学的な改善や，健康状態の改善に成功したからである。様々な研究では，WICの適格基準を満たしているが利用してない人より，利用している人の方が，より栄養分のある食料を買う傾向にあり[56)]，栄養摂取量が高い[57〜60)]。さらに，利用していない人より，胎内発育遅延児の割合が低い[61〜63)]，乳児死亡率が低い[64)]，よりよい成長[65)]，高い出生時体重[66〜68)]，母親の貧血が少ない[69,70)]，より良い妊娠状態[71)]，ヘモグロビン濃度が高い[72)]，より健康的になる[73)]，医療サービスを受ける傾向にある[74)]，虐待とネグレクトの報告が少ない[75)]，乳児の哺乳状況がよい[76)]，より良い出産状況[77)]，が報告されている。しかし，他のいくつかの研究では結果にばらつきがあり[78〜80)]，特に授乳や哺乳に関しては異なる[81〜85)]。

National School Lunch Program (NSLP)

NSLPは連邦政府が援助する食事プログラムで，10万1,000以上の公立および私立学校や居住用保育施設で利用されている。毎授業日に，安価もしくは無料で，生徒に栄養に優れた昼食が提供されている。2009年には，3,100万人の生徒がNSLPを利用した。そのうち，約1,630万人が無料で，約320万人が割引価格で給食を食べた。1,190万人は給食の全額を連邦政府の助成金で，学校に支払った。2009年に提供された給食の3/5が無料または割引価格の給食であった。現物給付に加えて，その年のNSLPの各学校への現金給付は約98億ドルであった。

▶プログラムの歴史

NSLPは1946年にNational School Lunch Actのもと設立された。1998年にプログラムを拡大し，放課後に配布しているおやつの費用を負担した。連邦レベルではプログラムは農務省が担当している。州レベルでは，教育機関が地域ごとの栄養教育担当者と協力して運営している。

▶適格基準

一般にNSLPは公立および私立学校，居住用小児保育施設が利用できる。このプログラムに参加することを選んだ学区およびインディペンデント・スクールは，農務省からの補助を，給食代として現金で受け取るか，現物での提供を受けるか選択する。学校は補助を受ける代わりに，政府の栄養条件にあてはめなければならない。それは，脂質エネルギー比30%以下，飽和脂肪エネルギー比10%未満と，タンパク質，ビタミンA，ビタミンC，鉄，カルシウム，エネルギーは推奨量（recommended dietary allowance：RDA）の1/3とする，学区では条件にあてはまるすべての生徒に無料または割引価格の給食を提供しなければならない。それにより，学校の栄養教育担当者は，18歳以下の生徒に提供している放課後のおやつの費用の払い戻しを受けることができる。

NSLPの利用は個人レベルで判断される。どの子どももNSLPに参加している学校であれば，応募できる。しかし，学校に通っていない，または私塾の場合は利用できない。世帯収入が貧困ラインの130%以下の家庭の子どもには無料で給食が提供される。収入が貧困ライン130〜185%の場合は割引価格での提供となるが，その価格は40セントを超えてはいけない。世帯収入が185%以上の場合は給食費をすべて払わなければならないが，できる限りの補助がついている。各学校の栄養教育担当は給食の値段を決めるが，給食サービスは非営利的に提供しなければならない。放課後に配布されているおやつの価格も同様である。無料または割引価格で給食の提供を受ける生徒の割合が50%以上の学校に関しては，おやつの全額が現金払い戻しの対象になりうる。

▶研究による評価

NSLPの目的は学童期の栄養摂取を改善することである。研究によると，無料もしくは割引価格の給食を利用していない子どもより，利用している子どものほうが，主な栄養素や食物繊維の摂取量が多かった[86,87)]。さらに，NSLPの改正により，栄養摂取状況が良くなった（健康栄養指数〈Healthy Eating Index〉での評価）[88)]。NSLPと肥満に関する研究結果にはばらつきがあり，ある研究では無料または割引価格の給食の提供を受けたほうが肥満になりやすい[89)]ことが報告されているが，その反対の結果もある[90)]。

SNAPと違って，NSLPは食料の不安定状況を防ぐ目的ではない。それでも，昼食は通常子どもたちがとるとされている3食の食事中の1食であり，食料の不安定状況を改善する影響があるといえる。この影響は2つの調査で支持されている。ある研究では，学校にいる時と比べ，夏休みに食料の不安定状況が上昇するという間接的な関係が見られた[91)]。その1つの理由が学校で給食を食べていないからだと考えられている。NSLPと食料の不安定状況の直接的な関連が見られる研究もある。ある研究では，NSLPへの選抜や利用に関する申告ミスの調整後，NSLPを利用している子どものほうが，条件を満たしているのに利用していない人より食料の不安定状況の確率が低くなるだろう[90)]。この効果はとても大きいと思われる。NSLPの利用条件にあてはまる子どものすべてがサービスの提供を受けると，どの子どももサービスを受けない場合より食料の不安定状況が15%改善すると試算されている。

School Breakfast Program (SBP)

SBPは連邦政府が援助する食事プログラムであり，公立および私立学校や居住用小児保育施設で利用されている。2009年には，1,110万人以上の子どもがSBPを利用した。そのうち，4/5以上の子どもが朝食の無料または割引価格での提供を受けた。2009年のSBPの予算額は29億ドルであった。

▶プログラムの歴史

SBPは，遠距離の通学または貧困の存在する地域の学童に朝食を提供する学校への試験的なプログラムとして，1966年に始まった。この試験的なプログラムは開始以来数年間に何度も拡大され，改正された。1971年に，アメリカ議会は，栄養や食事習慣の改善が必要な学童（低年収家庭やワーキングマザーの家庭）が通学している学校を優先した。1973年には，カテゴリーごとの補助金の償還システムをなくし，明確な食事ごとの償還システムにした。1975年には，SBPは，連邦政府の食料支援プログラムとして常設となった。その時，アメリカ議会は健康に良い食事を，必要なすべての子どもに提供する目的を強調した。また，プログラムに参加しやすくするよう，非常に需要の多い学校には補助金を出して参加を促した。

SBPを利用する子どもは，1970年には50万人であったが，1975年に180万人，1980年には360万人，2000年には750万人，2009年には1,110万人以上と年々増加していった。

▶適格基準

SBPは米国農務省が州レベルで判断する。各州では，教育機関が地域の栄養教育担当者と協力し，8万4,000の学校施設でプログラムは適用されている。公立および私立学校や居住用小児保育施設がSBPを利用できる。学区およびインディペンデント・スクールは，農務省からの1食ごとの現金補助を受け取る。学校は補助を受ける代わりに，政府の栄養条件にあてはめなければならない。それは，脂質エネルギー比30%以下，飽和脂肪エネルギー比10%未満と，タンパク質，カルシウム，鉄，ビタミンA，ビタミンC，エネルギーを推奨量の1/4とすることである。

どの子どももSBPに参加している学校であれば，応募できる。世帯収入が貧困ラインの130%以下の家庭の子どもには無料で朝食が提供される。収入が貧困ライン130〜185%の場合は割引価格での提供となるが，その価格は30セントを超えてはならない。世帯収入が185%以上の場合は給食費を全て払わなければならないが，できる限りの補助がついている。

無料または割引価格で提供されている昼食の割合が高ければ，もらえる補助金が追加される可能性がある。追加補助金は，普通の補助金より約24セントまで追加されうる。学校はSBPで出している朝食の約65%に対して追加補助金を受け取っている。各学校の栄養教育担当者は給食の値段を決めるが，給食サービスは非営利的に提供しなければならない。

▶研究による評価

SBPは，NSLPより研究が少ないが，これまでの研究では，NSLPの研究結果に近い結果が出た。具体的には，条件にあてはまるもののSBPを利用していない学童より，利用している学童の栄養摂取[92,93]や食料の不安定状況[94]が改善された。さらに，NSLPではばらつきのあった肥満との関連では，SBPを利用している学童のほうが肥満の割合が少なかった[89]。

緊急食料支援プログラム（TEFAP）

TEFAPは連邦政府のプログラムであり，緊急時に低収入の家庭の食事を補助する。2009年度に，アメリカ議会が2億9,950万ドルの補助金を承認した。

▶プログラムの歴史

TEFAPは1981年に家庭への余剰食料の配布プログラムとして始まり，Temporary Emergency Food Assistance Programとして承認された。1990年のFarm Billのもとで名称がTEFAPに変わった。当時の目的は，連邦政府が保存している食料とその保存コストを削減するとともに，貧困家庭へその食料を配布することであった。ところが，1988年には，保存食料の余剰がなくなったため，同じ年の飢餓防止法（Hunger Prevention Act）ではTEFAP用に食料を購入することが承認された。その購入した食料と農務省から拠出した食料を加えて配布された。

▶適格基準

TEFAPでは，各州の行政機関は，失業者の割合と貧困ラインを満たない収入の人の割合によって，農務省から食料の分配を受ける。各州では地域機関（食料銀行など）に分配し，そこから地域の団体（無料給食施設など）に分配する。州独自でも食料を他の団体（地域社会活動機関など）に分配する。それは，食料が必要な家庭やホームレスへの炊き出しのようなところへ直接配布できるからである。

TEFAPの条件は，必要度で判断されている。それは，非常利組織の必要度と家庭別の必要度の組合せ（ホームレスも含む）で決定する。公立および私立の非常利組織は，貧困者に商品や食事を提供しており，利用者は一定の収入基準を満たす必要があるか，もしくは準備した食事を提供する際には必要な人を優先する必要がある。

TEFAPでは，各州で利用条件を決定できる。各州は他のプログラムなども勘案し，収入基準を決める。また，最も支援が必要な家族が利用可能となるよう，条件を更新することができる。ただし，給食の提供を受けている人は必要性が高いと考えられるため，収入条件はあてはめない。特に無料給食施設で給食を食べているホームレスは，TEFAPの申請をする必要がない。しかし，給食をもらっていないホームレスがTEFAPを利用したい場合は，各州の収入基準を満たさなければならない。

小児および成人のケアフードプログラム（CACFP）

CACFPは，デイケアで成人や児童に栄養的な食事やおやつを提供するプログラムである。目的は，デイケアの質を改善し，手頃な値段で利用できることである。毎日320万人の児童，11万2,000人の成人がCACFPを通じて栄養に富む食事やおやつの提供を受けている。

▶プログラムの歴史

CACFPは，1968年に学校が休みの日に給食を提供することを目的に，Child Care Food Program（CCFP）とSummer Food Service Programを含めた試験的なプログラムとして開始された。1975年にCCFPとSummer Food Service Programはそれぞれ別のプログラムになった。この改正で，CCFPは常設のプログラムとなり，名称はCACFPに変わった。この名称変更は，小児だけではなく，成人も含めたことを強調している。それ以来，目的集団の栄養改善やプログラム管理をより強固にするために改善が重ねられている。

▶適格基準

CACFP は，農務省が各州へ補助金を提供する。このプログラムの管理者は，各州の教育機関または他の機関（公共医療施設や社会福祉施設など）である。各施設は行政機関と契約し，代理で事務や経理を担当する。各施設は児童擁護センターやデイケアホームを利用している子どもや，デイケアを利用している成人に栄養的な食事やおやつを提供する。緊急避難所にいる子どもや放課後のケアプログラムに参加している子どもにも提供される。

利用できる人は，児童擁護施設に行っている 12 歳以下の子ども（移民労働者の子どもの場合は 15 歳以下），年齢を問わず障害があり参加施設に通っている人，緊急避難所にいる 18 歳以下の子ども，新学年の開始時に 18 歳以下で放課後のデイケアに通う健康リスクがある子どもである。成人の場合は，障害をもつ人や，60 歳以上で CACFP に参加している高齢者とデイケア施設に通っている人が利用できる。しかし，施設に入居している人は CACFP を利用できない。

CACFP では，上記の条件と世帯収入を判断基準とする。世帯収入が貧困ラインの 130％以下の家庭は無料で給食が提供される。収入が貧困ライン 130～185％の場合は割引価格での提供となる。給食が無料または割引となるかは，各施設で決定する必要がある。

まとめ

アメリカでは，食料支援プログラムが最低限生活保障の社会福祉計画の重要な一部と考えられる。

（Craig Gundersen／佐々木由樹 訳）

V

109 栄養転換：食事，生活習慣と非感染性疾患の世界の趨勢

食事は，人類が出現した時から，生存するために中心的な役割を果たしてきた。何世紀もの間，人間は生存のために十分な食料を確保し，生存，繁殖，出産の機会を最適化するような体型を達成するように努力してきた。前世紀では，歴史上で初めて，途上国の何百万人もの人々で，食物エネルギー摂取が劇的に増え，感染症のリスクが相対的に減少したことにより，人々の体が望ましい限界を超えて大きくなってきた。2002 年頃，ある種の画期的な出来事が起こった。地球上で過体重の人の数が，低体重の人の数を上回ったのである[1]。今日，われわれは，糖尿病，心血管疾患，過体重に関連する他の病態の劇的な増加をもたらす過体重や肥満の世界的な蔓延に立ち向かっている。さらに，多くの国では，同一世帯内であっても，栄養不良（低体重）が過栄養（過体重）と共存している[2,3]。約 10 億人の成人が過体重で，3 億人以上の成人が臨床的に肥満である。

今も続く栄養不良の問題

世界では，約 2,000 万人の子どもが深刻な栄養不足であり，そのうちの半分は毎年死亡している。すなわち，その数は，1 時間に 1,000 人以上にもなる。WHO は，これらの死亡の 2/3 以上は，単純で，比較的低コストの介入によって予防可能であると推定している[4]。というのは，死亡の主要な原因である下痢，肺炎，マラリアは，治療または予防が可能だからである。貧困は栄養不良の持続的な重荷で，子どもの予防可能な病気の主要な要因であり続けている。世界の人々の約半数が 1 日 2 ドル未満で，そのうちの 20%は 1 日 1 ドル未満で生活している。貧困レベルは低体重の頻度と強い相関がある。社会経済的状態（socioeconomic status：SES）における栄養転換の意義については，さらに後述する。

肥満の地球規模の蔓延

過体重/肥満は死亡の重要なリスクファクターである。これは，死亡リスクの第 5 位で，世界の死亡の 7〜8%に関係している。過体重は，先進国の長年の公衆衛生上の懸念となっているが，途上国では比較的最近のことである。WHO Technical Report No. 894 は，肥満の「地球規模の流行」を中心に書かれた最初の報告の 1 つで，2000 年に出版された[5]。それ以来，世界的に肥満だけでなく，その関連した慢性の非感染性疾患についての研究が大きく拡大していった[6]。

世界的な肥満の蔓延はほとんどの国と地域で，その上昇傾向が続いている。Finucane らによる分析[7]は，進行し続けているというエビデンスを示した。1980〜2008 年の評価期間に，BMI が，199 カ国のうちの 8 カ国以外のすべてで増加した。増減のない傾向は，一部の東欧諸国の女性，中央アフリカと南アジアの男性で観察された。データはまた，平均 BMI が，コンゴの男性の 19.9 からナウルの女性の 35 までと，異なる集団において，広い範囲の値を示した。著者らは 2008 年時点で，世界で 14.6 億人が過体重（BMI ≧ 25）で，そのうち約 35%は肥満（BMI ＞ 30）であろう，と推定した。データは，男性に比べて女性の肥満，過体重が少なかったが，国や地域により幅広い差が見られた。**図 109.1** および**図 109.2** は，1980 年と 2008 年における肥満の有病率の変化を示している。ここには，様々な国からのデータを結合したものを解釈する際によくみとめられる注意点がある。特に，各地域を通して，過体重や肥満を定義するために単一のカットオフポイントを利用していることである。それにもかかわらず，これらのデータは，1980 年以来，肥満の蔓延の動向について重要な評価を提供している。

肥満の蔓延は小さな子ども（0〜5 歳）でも進行していっている。推定では世界のこの年齢層における過体重や肥満の頻度は 1990 年には 4.2%であったものが 2010 年には 6.7%になっている[8]。これは 4,300 万の過体重や肥満の子どもがいることになり，このうちの 3,500 万人は開発途上国に見られる。また，この報告では 2020 年には肥満の頻度が 9.1%，あるいは 6,000 万人に達すると予想している。

栄養転換

「転換 transition」という言葉は，疫学的な転換を記述するために使用されてきた[9]。そして，発展途上国で起こっている食事や食物の消費，慢性疾患と関連する状況を記述するために，Popkin らによって記述された[10,11]。この栄養転換は，20 世紀後半の人間の健康を形づくる変化の一部であるように見える。すなわち，多くの国々，特に発展途上国でその期間に経験した人口学，経済学，技術的な変化である[12,13]。栄養転換は，3 つの大きな要因により加速された。すなわち，世界的な食料の手に入りやすさや食事摂取の変化，都市化，身体活動の少ない生活習慣などである。コミュニケーション技術の進歩は，文化や生活様式を急速に，そして広範囲に広めることができるため，大きな役割を演じた。

食事の変化

1980 年代〜1990 年代に，世界中の食事の量や内容に大きな変化が生じた。1 人あたりのエネルギー消費量が，大きく増加した。つまり，発展途上国では（サハラ以南のアフリカを除く），平均でおよそ 600 kcal/日となり，同様に中国では 1,000 kcal/日増加した[14]。全般的に，低〜中程度の収入がある国（low- and middle-income countries：LMIC）では，穀物や豆類の消費がやや少なくなり，動物

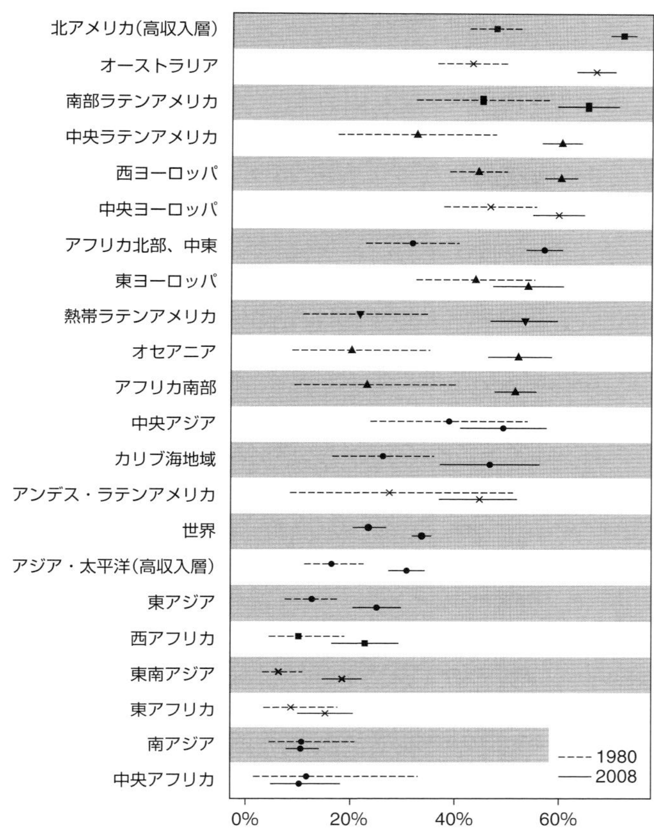

図 109.1　肥満の蔓延(男性)。1980 年と 2008 年の国ごと(抜粋)の頻度の変化。
(Reproduced with permission from Finucane MM, Stevens GA, Cowan MJ et al. National, regional, and global trends in body-mass index since 1980 : systematic analysis of health examination surveys and epidemiological studies with 960 country-years and 9.1 million participants. Lancet 2011 : 377 : 557–67.)

性食品の増加が見られる。しかし，果物や野菜の消費が少ないことが問題として残っている。食事の総エネルギー摂取量の増加に主に寄与したのは，植物性油と精製された糖(砂糖)であった。予測では，脂肪と砂糖の増加が食事のエネルギー消費の増加の主要な要因であり続けることを示している[15]。

以前の貧しい国々での収入と食事の関係から，1 人あたりの国民総生産(GNP)が低いと脂質や精製された糖の量が少なく，植物性の食物を基本としているという伝統的な概念が生み出されたが，これは，食料の生産や市場の世界的な変化によって劇的に変化している。発展途上国の食事バランスシートや他の研究データからは[16,17]，LMIC での最近の食事は脂質(主に植物性油)と精製された糖からのカロリーの割合が増加している。これらの食事構成の変化は多くの要因によって説明される。第一に，世界規模で比較的安価な植物性油が手に入るようになったことである[18,19]。第二に，商業的な宣伝に影響され，食事の質に対する文化的認識が，精製された糖を含む製品の消費をもたらした。多様性と利便性の追求(例えば，調理済みの食事)もまた，重要な要因としてあげられる[20]。都市化の影響を評価するモデルの中で，Drewnowski と Popkin は，都市化が進むのに伴い，カロリーの多い甘味料の消費がかなり増加することを予想した[21]。LMIC でのファストフードレストランの劇的な増加も問題である。アメリカのファストフード業界の収益の半分以上がアメリカ以外からの収益であり，それは主に LMIC の最小サービス屋台(quick service restaurant：QSR)の増加からである[22]。発展途上国における食品のアクセスと質を決定するもう 1 つの重要な要因は，食品小売チェーン(スーパーマーケット)の劇的な拡大である。多くの LMIC では，現在，毎日のカロリーのほぼ半分は，スーパーマーケットの食品から取得しており，この傾向は大きくなり続けている。

アメリカでは，スーパーマーケットは，食品の質の向上に好ましい効果を与えているように思われる。というのは，少なくとも，より多くの多様な製品と健康的な加工食品を提供することができるからである[23]。したがって，先進国の懸念は，スーパーマーケットがない「食の砂漠」地域である。そこでは，人はガソリンスタンドのコンビニエンスストアや，限定されたものしかない小さな街角の店舗で食品を購入する。この問題に関する LMIC からのデータはまだ不足しているものの，いくつかのエビデンスは，発展途上国ではスーパーマーケットが前述とは逆の効果をもっていることを示している。グアテマラからのデータによれば，スーパーマーケットの利用は，エネルギー密度の高い(energy-dense)，良好な栄養素が乏しい(nutrient-poor)食品のより多くの消費につながることを示唆している[24]。この問題に関してはさらなる研究が必要である。

人口動態

専門家は 70 億人目のヒトが 2011 年の 10 月に生まれたと推定している。数千年の間，人口はゆるやかな割合で増加していった。1800 年代中頃，死亡数は工業化の進んだ国で減りはじめ，人口増加率は上がり続けたが，1920 年代ま

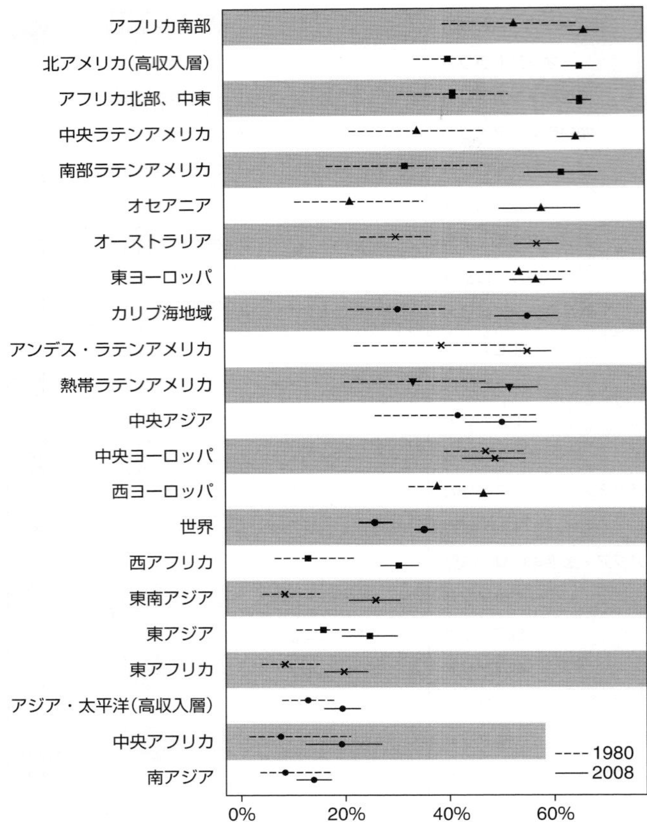

図 109.2　肥満の蔓延（女性）。1980 年と 2008 年の国ごと（抜粋）の頻度の変化。
(Reproduced with permission from Finucane MM, Stevens GA, Cowan MJ et al. National, regional, and global trends in body-mass index since 1980 : systematic analysis of health examination surveys and epidemiological studies with 960 country-years and 9.1 million participants. Lancet 2011 ; 377 : 557–67.)

では 1％以下にとどまっていた。1900 年代中頃に最も高い増加率となったが，それ以後は，死亡率は低下したものの，出生率もそれに伴って低下したため人口増加率は低下した。20 世紀の終わりまでに，16 ヵ国を除いたすべての国で出生率が低くなった[25]。この 20 世紀後半の人口増加率の低下は，近年の栄養転換の重要な要因となる。出生率の低下は，乳児の死亡率低下や子どもの生存率の改善と関係がある。そして，死亡率の低下と寿命の延長の結果，慢性の非感染性疾患の発症頻度が増す年齢まで生存する人口が増加することとなった。次の 20〜30 年の人口増加を見積もると，60 歳以上の人口が著明に増加すると予想される。この世界人口の高齢化は，慢性疾患の増加と確実に結びつくであろう。

都市化

世界は完全な都市化に向かい続けている。都市の環境で生活する人の割合が増え続けている。ラテンアメリカなどのある地域では，約 80％の人の地域がすでに都市化されている。予測では，次の 20 年で増加する世界の人口のほとんどが都市に住むとしている[25]。都市の住居は，食事の摂取やエネルギーバランスに大きく影響するいくつかの特徴をもっている。まず，基礎になる，生きるための活動（水，食物の確保など）のエネルギー消費が相当低くなる。2 番目に，典型的な農村地域での仕事に比べると，労働エネルギーの必要性も小さくなる。また，食べ物の手に入れやすさは，量的にも内容においても異なっている。通常は，食事の総エネルギーの増加や，脂質や精製された糖の割合が高くなる[17]。これらの要因は，正のエネルギーバランス，そして結果としての体重増加を促進することに結びつく。都市に住む特徴の別の要因として，テレビを見ること，広い空間がないことがあげられ，そのため，屋内で座っていることが中心になる生活様式になりやすく，エネルギー消費量がさらに低下する。

ほとんど体を動かさない生活様式

日常の活動に必要なエネルギー量は，田舎に住む人の総エネルギー必要量に大きく寄与する因子である。仕事でのエネルギー消費に加えて，食べ物，水，薪の確保は，1 日のカロリー消費量にかなりの割合を占める[26]。都市の環境では，生存のために必要な活動エネルギー量は急激に低下している。最も一般的な職種でも，田舎の仕事に比べるとエネルギー必要量が少ない。エネルギー消費量が低下しているので，人は食事のエネルギー摂取を減らすことが，特に，エネルギーが高い食事が手に入りやすくなっている時代では，ますます困難になっている。LMIC では生活様式の西洋化により，テレビを見たり，テレビゲームやコンピュータを使うことが増え，さらにエネルギー消費が少なくなっている。多くの LMIC において，経済成長の結果，サービス業の仕事が新たに生まれている。先進国が低い労働賃金を求めて仕事をアウトソーシングしていることも，その原因の一端となっている[27]。これらの仕事は通常，座りがちの生活で，そのために総エネルギー消費量をさらに少なくしている[28]。工業化された国では典型的であるが，車が中心の地域では，日常の活動の一部としての歩く，あるいは自転車に乗る機会が制限される。多くの地域社会では，特に子どもにとっては，公共の安全性や町の暴力が屋外での活動を妨げる他の原因である。最終的な結果は慢性的な毎日のエネルギー消費量の減少で，このことはエネルギーの高い食品が十分に出まわり，その消費が多いことと重なり，ほぼ必然的に正のエネルギーバランスになり，そして過体重になる。

貧困と栄養転換

肥満が社会で蔓延しているという従来の見解は，栄養転換の観点からも検討されている。37 の発展途上国の最新のデータの分析は，GNP の低い国々（～800 ドル/年）では一般的に肥満の頻度は低いが，GNP が中程度の（～2,000 ドル/年）の発展途上国では，急速に肥満の頻度が増加している。肥満と社会経済的状態（SES）の関係の良い例は，社会経済的状態が急速に向上したブラジルである。1980 年代では，社会経済的状態の高い集団に比べると社会経済的状態の低い集団では，栄養不良が多く，肥満は少なかった。10 年後には，栄養不良と栄養過多の両方の有病率は貧困層でより高くなった[29]。中国のデータでもまた，収入の増加は，都市の貧困者の食事に悪い影響を与える可能性を示している[30]。これらの変化の原因は複雑であるが，低収入の人は，食物の手に入りやすさがエネルギー摂取量を決める要因となりえそうである。そして，貧困者をとりまく環境の汚染による感染症がよく起こることで，エネルギー必要量がさらに増えることにつながっている。収入が増加すると，より脂質の多い，カロリーの高い（栄養価が低いにもかかわらず）食物の摂取が増加し，全エネルギー摂取はより高くなる。

都市化は，多くは経済の発展を伴っているが，必ずしも貧困層の社会経済的状態が改善されるとは限らない。世界銀行のデータを使用して，Haddad らは，20 世紀の最後の 20 年間で発展途上国の都市における貧困が，全体的に増加していることを報告した[31]。調査した 14 ヵ国のうち 11 ヵ国では，都市部での低体重児の頻度もまた増加していた。同じ調査データでは，1 人あたりの GNP が倍に増えたのに，低体重児の有病率はわずか 10％しか減少していないことを示している。さらに，いくつかの健康指標は，農村集団と比較して，都市では最も豊かな人と，最も貧しい人との間に広い格差を生じていることを示している[32,33]。

田舎に比べ都市の環境では，貧困はさらに悪い結果をもたらす。LMIC の都市では，収入に合わせて食物を買い，そのために市場の操作，広告，食品の価格に大きく影響を受ける[34]。多くの開発途上国の場合のように，家計のうちの 50％もしくはそれ以上を食費にあてなければならない時，食品の価格は，食品選択の大きな要因となる。経済発展（1 人あたり GDP の増加により測定）と肥満の関係は，食事，ライフスタイル，収入などの転換の過程により各国で大きな差がある。54 ヵ国の女性に対する横断調査のデータの 1 つの検討[35]では，BMI および 1 人あたり GDP の間に，中程度の正の相関関係が見られている。

貧困者における疾患の二重負担

LMIC における肥満の罹患率増加は，同じ母集団において（同じ家族の中でも），栄養不足と栄養過多が共存する結果となっている[3,36,37]。いくつかの推計では，東南アジアの世帯では，60％もの家族で，少なくとも低体重の人が 1 人と太りすぎの人が 1 人いる（多いのは，低体重の子と太りすぎの母親の組合せである）[38]。この「二重負担」は，統合予防プログラムの開発に大きな課題を提起する。

初期の栄養不良と成人病

低体重出生と大人になってからの糖尿病，心血管疾患，呼吸器疾患などとの関係についての一連の疫学研究[39～42]によって，幼少期の栄養状態と成人になっての病気の関係は，最先端のトピックスとなっている。他の研究では，これらの研究をさらに広げて，幼児期や小児期の成長が悪いこと，特に小児期後半や成人になってからの肥満の決定因子としてのそれに続く加速成長（追いつき成長）などとの関係も対象にしている[43～46]。第二次世界大戦の間，厳しい栄養失調にあったオランダ人の医学記録を用いて，Susser と Stein[47] は胎児の成育不良とそれに続く成人後の病気のリスクの間に類似する関係を見出した。全般的にこれらのデータは，構造や機能が分化する早い発生段階の重要性を指摘しており，その間に栄養状態の異常があると，長期間にわたる影響があることを指摘している[48～51]。発展途上国におけるこの現象の意義は，重要である。というのは，胎児や生後の成長が障害されると，現在栄養が変化していることに直面している成人になってから，リスクをさらに背負うことになるからである。専門家は，疾患にかかりやすい子どもが正常な成長を回復するためには，一生のうちの早期のわずかな期間しかなく，前述の有害事象が長期的な影響を及ぼす前に対処すべきだと考えている[52]。胎児および幼少期の栄養不足が成人疾患の重要なリスクファクターであり，母子保健に焦点をあてた伝統的な保健政策プログラム内で対処すべきであることも明らかである。

慢性の非感染性疾患の出現

食生活やライフスタイルの世界的な傾向もまた，関連する病態の増加を驚くほど助長している。そして，それらのうちのいくつかは，過剰な体重増加によるものである。WHO[53] によると，世界的に最も多く見られる疾患のリスクファクターは，高血圧（死亡の 13％），喫煙（9％），高血糖（6％），運動不足（6％），過体重/肥満（5％）である。これらの因子は，果物や野菜の消費低下とともに，世界で主要な死因である心血管疾患による死亡の 50％以上の原因となる（**表 109.1**）。したがって，世界的に，過体重/肥満が低体重よりも多くの死亡の原因となっていることは驚くべきことではない。LMIC における食事と運動不足により発症する疾患による負担は，ヒト免疫不全ウイルス（HIV）/後天性免疫不全症候群（AIDS）と結核が合併した状態によるものに匹敵するくらいである[53]。

表 109.1 世界の死亡および重荷となる疾患の主要な原因

死亡の原因（%）			年齢で調整した障害調整生命年（%）		
1	高血圧	12.8	1	小児期の低体重	5.9
2	喫煙	8.7	2	安全でない性行為	4.6
3	高血糖	5.8	3	飲酒	4.5
4	身体活動の低下	5.5	4	安全でない水，下水道，衛生状態	4.2
5	過体重と肥満	4.8	5	高血圧	3.7
6	血清コレステロール値の高値	4.5	6	喫煙	3.7
7	安全でない性行為	4.0	7	不十分な母乳栄養	2.9
8	飲酒	3.8	8	高血糖	2.7
9	小児期の低体重	3.8	9	固形燃料からの室内の煙	2.7
10	固形燃料からの室内の煙	3.3	10	過体重と肥満	2.3
死亡 5900 万件（2004 年）			障害調整生命年 15 億人（2004 年）		

(Adapted with permission from World Health Organization. Global Health Risks : Mortality and Burden of Disease Attributable to Selected Major Risks. Geneva : World Health Organization, 2009.)

政策的な意味

発展途上国における栄養転換が健康に重大な影響を与えることを支持するエビデンスは，数十年以上にわたり蓄積されてきている。今日では，食事や生活様式と関連する少数の慢性疾患が世界の死亡数の半分以上を占めている。3つの重要な改善可能なリスクファクターは，喫煙，不健康な食事，身体活動が少ないことであり，多くの合意として報告されている。過去数年間で，WHO などの国際機関は喫煙のコントロール[56)]，食事，運動や健康への対応についての世界的な行動計画をつくった[14)]。加えて，発展途上国の慢性疾患が医療費や生産力に及ぼす巨大な経済的な意義もまた，明白になってきた。しかし，この問題に対処するためのサポートや基金援助は現在のところ限られたものである。2～3ヵ国のみが，公共の健康問題として非感染性疾患を予防する明確な戦略を行っているにすぎない。これらのリスクファクターの多くは，世界的な食料生産や流通の変化，文化的な影響，および経済発展の特定のモデルを採用したための大きな変化の結果であるという事実は，間違いなく大きな課題である。これらは一晩で変えられる要因ではないが，明らかに改善可能である。ブラジル，中国，および他のいくつかの国での取組みは，大いに必要であるという政治的な意志の表明として希望をもたらしてくれる。

Millenium Development Goals[57)]は，発展途上国から貧困や病気をなくすための試みの統一したテンプレートを提供している。重要な目標の1つは，栄養不良を減らすことである。このことにより，前述した初期の成育不良と関連する慢性疾患のリスクを大きく減少させることができる。また妊産婦の健康の改善の目標は，年をとってからの肥満や慢性疾患に関連するもう1つの要因である妊娠の状態と胎児の成長に好影響を与える。したがって成人病の重要なリスクファクターである胎児および幼少期の低栄養は，母子保健のための政策プログラム内で対処すべきであることは明らかである。

特に子どもにとって健康な食品が手に入りやすく，手頃な価格で販売する食品の環境の改善と，不健康な食品の販売を制限することは，引き続いてのもう1つの課題である。なぜなら，前述のように，発展途上国では食料の価格が変動しやすいため，食事のパターンを，市場の規制と管理体制なしに変えることは困難だからである。これは，多くの国際的金融機関が要求する自由市場の原則に反することになる。また，政府の多くは，商業の自由の旗のもと，規制に反対する金融と政治的圧力を制御する力をもっていない。それにもかかわらず，広い範囲の取組みが，国，国家連合，そして地域レベルで行われている。大多数の政府は，WHO Diet and Physical Activity の戦略だけでなく，Tobacco Control Framework を実施することを誓っている。健康トピックスに注力するためだけに会合をもった国連システムの歴史の中で2度目の，2011 年 9 月の United Nations（UN）Summit on Chronic Diseases で国家の政府の関心の高まりは頂点に達した[58)]。非政府の面では，身体活動に優しい地域社会と健康的で持続可能な生活環境を作成することができる草の根の努力が世界中で起こっている[59,60)]。

(Benjamin Caballero／中屋　豊 訳)

110 健常者のための食事ガイドライン：国際的な取組み

栄養学的に適切な食事摂取量を決めるための現在の手法は，健常者と疾病者における栄養必要量に関する生化学的・生理学的な科学的理解に基づき，過去2世紀の間に進歩してきたものである。必須栄養素と栄養必要量を明らかにすることは，現在，事実上知られているすべての必須栄養素について示されている栄養素に基づいた食事摂取基準の科学的な根拠となってきた[1~6]。しかし，そのような還元主義的な栄養素に基づくアプローチには明らかに限界がある。なぜなら，人は食物を摂取するのであって栄養素を摂取するのではないからである。さらに，特別な食物や食習慣が健康に及ぼす影響は，食物が含んでいるであろう必須栄養素の組合せにとどまらない。

食品と健康の関係についてのわれわれの現在の理解によれば，広く様々な食品を様々な量で組み合わせて摂取することが，健康的な食事であるというように思われる。したがって，他の食品を組み合わせて摂取する場合には，あらゆる条件下で栄養学的に必要な量を摂取できる個々の食品の必要量を正確に決定することは困難である。有力な考えとして，いくつかの食品の幅広い組合せが栄養学的に適切であったとしても，異なる生体環境を超えて絶対的に必要なあるいは十分とされる組合せとしてあてはめることはできない。食物供給のグローバル化が進む中で，最近の傾向は，食事形式や伝統的な現地の食物でさえ，地理学的な隔絶を越えて広がることを明確に示している。

栄養推奨量（recommended nutrient intake：RNI）は，慣例的に，健康な人の集団が必要量を満たすためのエネルギーと具体的な栄養素の摂取量として定義されている。これらは，食事摂取基準（DRI）に関して述べた106章で詳しく論じられている。この栄養素に基づいた手法は科学の進歩には役に立っているが，国家および国際的レベルでの広範な公衆衛生上の利益に見合った栄養および食事の重要性を広く理解させることに対しては，必ずしも貢献していない。例えば，単一の食品のタンパク質の質を強調することは，動物性食品の開発に付加価値をもたせるが，複数の植物性タンパク質源を混ぜたものの質を向上させるようなアミノ酸の補充をまねき入れることはできない。われわれは，現在，植物性タンパク質源でも，ヒトのタンパク質必要量を満たせることを知っている。この栄養素に基づいた手法とは対照的に，食品に基づいた食事ガイドライン（food-based dietary guideline：FBDG）は，与えられた食事パターンを全体として考えた広い観点から，食事の不足や過剰，アンバランスに関する健康の重要な事柄を扱っている[7][訳注：以下，「食事ガイドライン」と表記する]。食事ガイドラインは，政策の手段として，特定の国や地域の事情に即した食事と健康に極めて密接に関わっている[8]。加えて，食事ガイドラインは，習慣的な食事パターン，食物の入手しやすさ，そして食品の消費を決定する因子も考慮している。食事ガイドラインは，生存環境，社会経済的または文化的因子，ある住民や地域社会での健康と栄養に影響を及ぼす生物学的あるいは物理学的な環境も考慮している。最終的に，食事ガイドラインは，集団におけるすべての個人が容易に理解でき，受け入れやすいものとなっている。

本章では，食事ガイドラインを策定するために必要な過程，栄養摂取を改善するための活用法，そして最後には，食事ガイドラインの将来的な方向性について述べる。

食事ガイドラインを決定する基本的考え方

食事ガイドラインの策定と使用に関する国連食糧農業機関（FAO）とWHOの合同委員会[8]は，国における食事ガイドラインを策定するための9つのポイントを考慮することが必要であることを示してきた。

- 食事と健康の関係に関する科学的なエビデンス
- 食事に関連する公衆衛生問題の普及
- 集団における食事摂取パターン
- 栄養学的必要量
- 食品供給の可否
- 調理学的考慮を含む食品の組成
- 地域の献立により供給される栄養素のバイオアベイラビリティ（生物学的利用能）
- 食品の選択と流通に関する社会文化的要因
- 食品のコスト

以下の項においては，これらのいくつかについてより深く言及する。それらは，食品組成や利用率の理解に基づいて，問題となっている集団の栄養必要量，栄養に関係して解決が必要な健康問題，そして彼らの習慣的な栄養摂取量を理解する必要性を含む。

▶栄養必要量

住民の栄養必要量を明確に決定することは，栄養，健康そして福祉を改善するための食事ガイドラインを具体化するために重要な項目である。この条件において，RNIは，提案された食事が確立された栄養必要量を満たしているかどうかを評価するための基本的な基準として使用される。RNIはまた，食事ガイドラインを推進するための実践教育をサポートするためにも，また具体的な食物の栄養的な適性に関する消費者のための基本的な情報を与えることにも使用することができる。

栄養必要量を推定するために使用される基準は，時間とともに変化してきた。その詳細は，本書の様々な箇所に記載されている。国際的な推奨を制定する際に使用した主な方法を以下に示す。

1. 臨床的手法は，摂取不足に関わる栄養に特異的な疾病の治療あるいは予防に必要な量を基準とする（個々の栄養素の不足および/または過剰による身体所見と症状は，本書の個別の栄養素の章に記載されている）。この方法は，非常に特異的であるが，倫理的な理由から，栄養素の量的な影響を明らかにするためには不適切である。しかし，時に偶然発生した欠乏症もしくは過剰症から散発的に集まった情報が，臨床的な徴候や症状を生じさせる摂取量を決定するために使用できる。

2. 栄養素充足度の機能的な指標（分子レベルの指標，細胞機能指標，生化学的指標，生理学的指標）は，栄養状態が正常であるかどうかの評価，そして具体的な栄養素の上限および下限の規定に使用できる。この方法は，栄養状態の変化に敏感に反応するものであり，また無症状の欠乏状態を評価する特異的な方法となるいくつかのバイオマーカーの組合せをもとにしている。この必要量を決定するために用いられるバイオマーカーの組合せは，栄養素の蓄積，栄養素の代謝回転，あるいは重要な組織/臓器のプールを評価することも含む。必要量を決定するためのバランス試験データは，可能な限り使用すべきではない。なぜなら，食事摂取に対する適応反応は，かなり広範囲にわたる摂取量の変化があってもバランス状態を維持できる可能性があるためである[8)]。同じことが，栄養素の血中レベルでもいえる。なぜならこれらのレベルは，通常栄養素の機能状態というよりもむしろ食事摂取と吸収状態を反映するものであるためである。
3. 健康な人の習慣的な消費レベルは，適切な目安量を定めるための基準となる。十分な臨床的，機能的な指標に基づく量的な推定値が得られない場合，この基準は，必要量を定める際の第一の近似値とする。
4. より最近になって，最適な栄養摂取の概念が明らかになり，科学者と一般の人の両方に影響を与えるようになった。最適な栄養摂取の考え方は，筋力，免疫機能，または知的能力に関する機能性をいかにして改善するかということに基づいている。食事もしくは特異的な栄養素が，与えられた機能を改善または増強したり，加齢に伴う機能低下を改善したり，または機能を喪失するような病気の苦しみを軽減するといった示唆は，通常，「何が最適か」という疑問に対しての答えとなる。最適な食事摂取の目標は，健康寿命を延ばし，身体障害を防ぐことにある。これは，健康の指標として身体障害で補正した寿命（disability-adjusted life years：DALY）を用いることと合致する。しかし，最適な食事摂取の概念は，定量的に評価するにはあまりにも漠然としている。そして，たいていは適切な集団を対象とした対照研究では支持されていない。それゆえに，より適切な手法となるのは，特定の栄養素や食物の摂取に関しての公衆衛生の利益という目標を明確に定義づけることである。選ばれた目標は，健康もしくは生活の質（QOL）という機能と直接関連するものでなければならない。

定量化されたRNIの推定値は，これらの様々な方法によって算出されるが，この推定値は個々の栄養素によって異なる。ただし，策定された食事ガイドラインにおけるこれらの違いは，大きな問題ではない[9,10)]。本書の他章において，RNIを策定するための様々な手法が示されている。また，様々な国や国際的な専門家グループにより用いられている基本的な考え方と数量的な見積もりが提供されている。RNIは，ある環境下で生活する，ある集団のために，よりよい健康と栄養状態を達成するための望ましい食事摂取に相当する栄養摂取目標を決定するための基本を提供するものである。これらの目的は，全体的な健康を促進すること，または過剰，欠乏によってもたらされる特定の栄養疾患の発症を抑制することだけでなく，多因子疾患による健康リスクをも軽減することである。いったん栄養摂取目標を決定すれば，習慣的な食事形式，食物の入手しやすさ，食物の消費量を決定する因子を考慮し，どの点が修正されるべきかを示すことによって食事ガイドラインを策定できる。

▶食物中の栄養素含有量とバイオアベイラビリティ

食品の化学組成に関する正確な情報は，食事の評価，微量栄養素欠乏の予防と治療，消費者のための栄養成分表示の正確さの担保，健康な食事を推進するために必要である。残念ながら世界中の多くの地域における食品成分値は，不十分もしくは不適切である。それゆえ，食事の質の評価や，提案された介入効果を評価するには限界がある。食事ガイドラインを作成するための食品の栄養成分に関するデータを求めることは，世界中の食品成分について，より完全なそして最新の情報更新を推奨することに役立つ。政府や企業，関心のある消費者団体の間で食品組成に対する関心が高まることが，この過程で最も重要である。

供給される食品中に適切な微量栄養素が含まれるにもかかわらず欠乏症が生じる様々な状況があることから，生体で利用できる食品中の栄養素の割合（バイオアベイラビリティ）を決定することが極めて重要である。微量栄養素のバイオアベイラビリティを評価するための最新の方法論については，本書の他章において詳細に述べる。ここでは，食事ガイドラインを定める際に最適な食品の組合せを決める上での特別な関係についていくつかの事例を示す。

食品として適切な量のビタミンA，ビタミンC，葉酸，鉄，そして亜鉛を摂取しようと試みる際，調理法および摂取法の両方を考慮する必要がある。例えば，ビタミンC，葉酸，そして他の水溶性もしくは熱に不安定なビタミンを多く含む野菜は，少量の水で短時間で調理したり蒸したりするようにすすめることが重要である。鉄のバイオアベイラビリティを考慮する場合，食事中の吸収阻害物質の摂取を減らし，吸収促進物質の摂取を増やすことが必要である。この考え方に従うと，発芽種子，発酵した穀物もしくは熱加工した穀物，肉類，そしてビタミンCが豊富な果物または野菜の摂取量を増やすことが推奨される。また，食物繊維の多い食品や，茶，コーヒー，チョコレート，ハーブティーなどのポリフェノールが多い食品を減らし，それらの摂取は，鉄分の多い食事とは別に摂取することが推奨される[11)]。亜鉛の場合は，新鮮な食物は亜鉛の吸収を改善するが，フィチン酸の多い食事，とりわけ未精製の穀類を中心とした食事は亜鉛吸収を阻害する。亜鉛のバイオアベイラビリティは食事中のフィチン酸/亜鉛比（モル比）をも

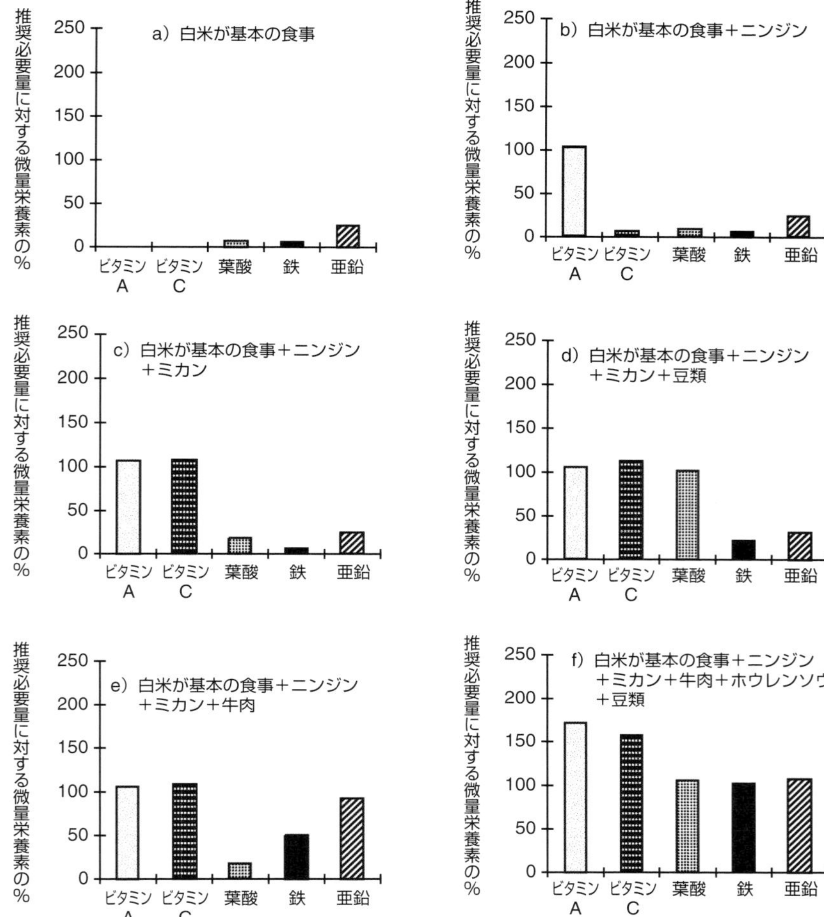

図 110.1　微量栄養素の必要量を満たすための食品に基づく食事の多様化の例。白米が基本の食事は，少量の微量栄養素が多く含まれている食品を加えることにより，強化される。ビタミンA，ビタミンC，葉酸，鉄，亜鉛の充足率が文献8の推奨必要量に対するパーセントで表されている。栄養含有量の詳細と組み合わせた食品の量はどこでも得ることができる[33]。

とに推定できる。

多数の穀物/塊茎を主とした食事は，含有量およびバイオアベイラビリティの見地から明らかにビタミンA，ビタミンC，葉酸，鉄，そして亜鉛の不足を引き起こす。少数の微量栄養素に富む食品を取り入れることで微量栄養素の適正なレベルを達成できるが，最適な量の葉酸，鉄，そして亜鉛をとるためには，それらの源として少量の新鮮な動物性食品が必要である。この付加により，栄養素の密度と，植物性食品に含まれる鉄のバイオアベイラビリティの双方が改善する。豆類，発酵食品，発芽種子，そしてビール酵母のような単細胞の抽出物などの植物性食品の慎重な組合せにより，動物性食品の摂取を制限するようなベジタリアンの人でも必須の微量栄養素を摂取することができる。

図 110.1 は，それぞれの栄養素のバランスをとる時に，どのような食品の組合せが，特定の主食を補完する役割を果たすのかを示したものである。図は，主要な微量栄養素量ごとに食事の適切さ，すなわち推奨される栄養素の密度に対する割合を示している。この図では，米のみで十分なエネルギー必要量を満たそうとする場合は，必要な微量栄養素が不足するが，他の様々な食品を5〜6ポーション（約50 g）を組み合わせることで，推奨される栄養素量に見合った必要な栄養素を摂取できることを示している。

▶集団のための食事摂取基準

健康的な食事は，多様な食品の組合せにより実現できる。実際には，栄養素充足率を満たす一連の食品の組合せは，個々の環境や集団において維持できる食料生産レベルによって制限される。多くの国では，その地域の食品生産に依存しない安定した食料供給のために食品を輸入することでこの問題を解決してきた。とりわけ重要なのは，個々の家庭における食料供給を制限するような経済的な制約である。このような制約は，しばしば栄養不良の根本的な原因となる。食事ガイドラインの策定は，この固有のばらつきを認識し，個々の栄養素が適切な量供給されることを確実にするにはどのようにすればよいかというよりも，最も栄養所要量を満たす食品の組合せは何かということに焦点をあてている。

集団の適正な栄養摂取の評価において食事摂取基準を使用するには，必要量にどの程度のばらつきがあるのかということと同様に，平常時の栄養摂取量のばらつきがどのくらいあるのかについて十分定量的な情報が必要とされる。摂取量の評価は，すべての栄養素供給源，すなわち食品，水，サプリメントなどに関するデータを含めて実施されるべきである。また，前述のように，適切な食事あるいは食品成分データが摂取量を正しく評価するために必須である。個人の摂取量の日差変動は，数日間の摂取量調査により最小限に抑えることができる。ある集団における個々の食品摂取量を直接推計したものは，一般に国の代表的な対象集団を対象に調査した結果から導かれる。その調査が適切に行われたのなら，集団の調査から示される個人の食事摂取データは，年齢や性別のカテゴリーに区分され，地域や社会経済的な格差を調査するためにしばしば用いられる。しかし，先進国においても国を代表する調査において驚くべきデータの欠損がある。その理由は，一部ではあるが，データの収集と分析を常に質を高く保ち実施することは複雑で費用がかかるためである[13)]。

家計調査（household budget survey：HBS）は，多くの国で実施され，家庭で消費されるデータをもとに家庭単位での食品の利用量に関する情報を得ることができる。多くの場合，家庭は食料消費の基本単位であるため，食料が豊富であれば，その家庭の構成員は，特定の栄養素の必要量に見合った推奨される栄養密度の範囲で食事を摂取することができる。しかしこの方法は，家庭内で食事の配分が等しくないという問題に対処していない。すなわち，子ども，女性，高齢者など栄養密度の高い食品を均等に摂取できていないかもしれない一部の集団の摂取量に影響を与えるかもしれない[14)]。これは，一般的な食事ガイドラインやそのような特別な問題を解決する必要のある集団における弱者の必要量を決定する場合に配慮すべきである。

摂取量と所要量の分布から個人の摂取における不足率を推定するためのいくつかの統計学的手法がある。1つの簡略化された方法は，推定平均必要量（estimated average requirement：EAR）カットポイント法である。これは，ある栄養素のEARよりも摂取量が少ない集団を特定するものである。少なくとも個人の栄養摂取量のばらつきは，栄養必要量のばらつきよりも大きく，また摂取量と必要量のばらつきは互いに独立していると仮定される。後者は，一般にビタミンやミネラルの場合にあてはまるが，明らかにエネルギー摂取量の場合にはあてはまらない。EARカットポイント法の適用には，平均値付近で正規分布をもつ単一の母集団であることが必要である。これらの条件が合致するのであれば，栄養素摂取不足率は，EAR以下の摂取量の割合に相当する。栄養素摂取不足のリスクにある集団を特定するために，集団における栄養摂取量の平均値を求めたり，RNIを下回る摂取量の集団を取り上げることは明らかに不適切である。その関係を示す情報はEARを下回る摂取量の集団における栄養摂取の割合ということになる[8,15)]。食事ガイドラインの妥当性を評価するために栄養必要量の厳密な測定を行うことは，まったく必要ない。食事の質は，確立された推奨量とある食品の組合せを比較することで評価できる。

ある生理状態（例：妊娠時や急速に成長する新生児期）においては，特定の栄養素の必要量が増加してもそれに比例して必要エネルギー量は増加しないかもしれない。このような場合，同じ食品をより多く摂取しても，このような条件下の推奨栄養摂取量に合致した適切なタンパク質，ビタミン，ミネラルの摂取量を満たせないかもしれない。このため，食事ガイドラインは，一般に2歳に満たない子どもや妊婦，授乳婦を対象としない。これらのグループのためには，いくつかの専門家グループと国際機関によって特別なガイドラインが策定されてきた[16,17)]。

食事ガイドラインの策定方法

ここまで示してきたように，食事ガイドラインは，各国で状況に応じた食事と疾患の直接的な関係を基盤とした食物と栄養に関する施策を示したものであり，また実施手段を示したものである。したがって，食事摂取ガイドライン策定の優先事項は，食事の過不足に関連するかどうかといった，関係する公衆衛生学的課題に取り組むことである。このような状況において，その集団における栄養必要量を満たすことは，まさにその集団の健康状態と栄養状態を改善するための食事ガイドラインの食品と栄養の政策目標の1つである。加えて，食事摂取ガイドラインは，マスメディアを通して一般の人々の教育に活用されるとともに適切な食事を示すことによって食品選択の具体的な実践指針を示すことができる。健康な食事のためのアドバイスは，個人が理解できるように，1日あたりのサービングのサイズと量の両方の情報とともに，その食事の量的かつ質的な情報を提供すべきである。食事ガイドラインの策定と使用に関するFAO/WHOの専門委員会は，策定中の食事ガイドラインにおける以下の系統的な開発手段を提案している[8)]。後述でまとめて述べるとともに**図 110.2** で示されているこのモデルは，より良い実施を保証するために必要に応じて地域に適応させながら様々な国々で試され，活用されてきたものである。

最初の段階は，関連するすべての利害関係者を含むワーキンググループの設置である。メンバーは広く集めるべきであり，民間と政府の機関の代表，農業と食品産業，コミュニケーションと人類学の専門家，栄養学者，消費者団体の代表，そして公衆衛生に関わる人と臨床栄養師などである。委員会では，最新の調査結果に基づいて選ばれた地域（理想的にいえば，異なった地域や集団を代表するもの）における関連した栄養上の問題について十分議論するべきである。地域や集団が決まったら，その公衆衛生上の栄養問題に関わる食事の構成要素を定義すべきである。食事因子（過栄養や欠乏，アンバランス）は，集団の平均摂取量の範囲を超えて調べるべきである。なぜなら，過剰摂取や摂取不足がある特定の集団において生じることがあるからである。例えば，その集団全体の摂取量が変化している場合もあれば，与えられた栄養素を消費しない一部の集団がその集団内に存在する場合もある。こうした問題は個別に扱うべきである。最初のケースでは，その集団全体で当該栄養素の摂取を増加させる必要があるし，一方，後者のケースでは，摂取量の少ない一部の集団の摂取量を増加させなければならない。しかし，後者の問題は，方法論的に難しい問題である。なぜなら，場合によっては，そのような集団を特定することは現実的に不可能であるし，改善法を特定の集団のみを対象に実施することができないことがあるからである。

ワーキンググループは，食事ガイドラインが解決すべき主要な一連の公衆栄養問題を議論し，優先事項を決定し，その栄養問題を解決するために役立つ食品を探索すべきである。また，農業生産の形態を変え，食品流通を変化させることができるかどうかについても調査する必要があるか

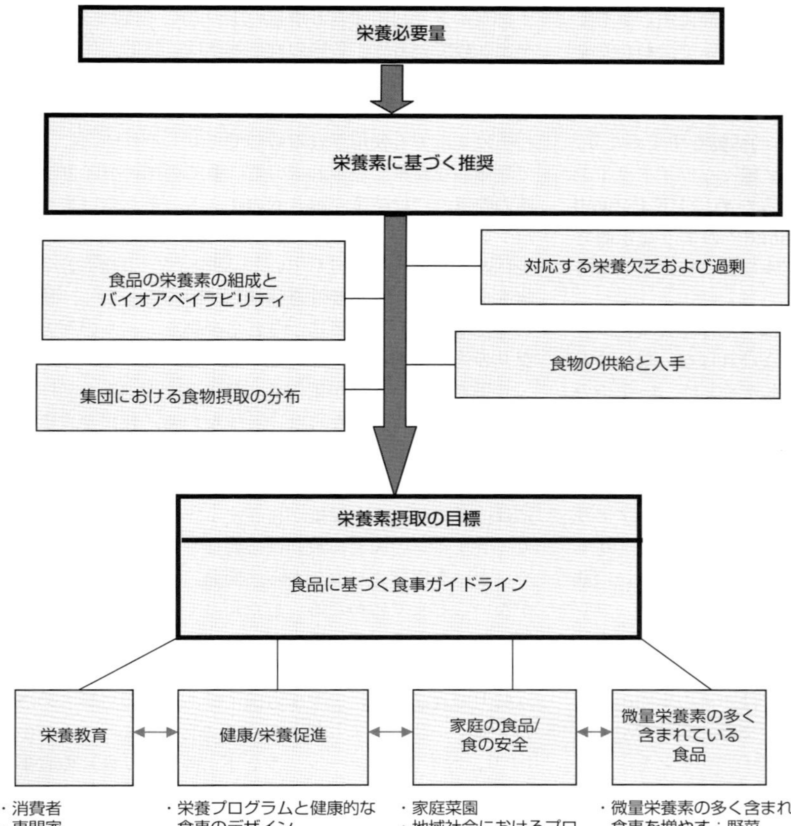

図 110.2　食品に基づく食事ガイドライン策定の過程のまとめを模式的に示す。各ステップの詳しい説明は本文に記載している。下段は食事ガイドラインの最終使用者と個別の例を示す。

もしれない。さらには，はっきりしたあるいは表に出ない，食料生産の低下や，食品消費に影響する他の政策を修正することも必要かもしれない。食料に基づいた取組みを実践する上での経済的な制約は，その解決策と同様に考慮すべきである。この点は，産業化された食料供給に依存している都市社会と自給自足している農家とでは明らかに異なるだろう。

次にワーキンググループは，既存の社会的，文化的，経済的な要因を考慮した改良が必要な栄養摂取や食品の組合せを解決するための一連の食事ガイドラインを決定すべきである。条文は，すべてのワーキンググループのメンバーにより議論され，同意を得たものであり，技術的に個々のガイドラインを支持するものであるべきである。これには，ワーキンググループ以外の専門家に草案を回覧し意見をもらうことも含まれる。技術的な合意形成のために必要なすべての反復作業を行うべきである。この段階での最終草案は，消費者に届けるメッセージを含め，何人かの消費者たちに対して試行され，またいくつかの特定の集団において確実に理解されるように修正するべきである。試行結果は，修正されたガイドラインを確立するために使用する。

最終的な一連のガイドラインとそれを支持する技術的な記述は，すべての関わりあるグループによる広範な批判的総覧のために公表しなければならない。国際的な技術専門家と適切な国連機関の支持は，おそらくこの段階で有益である。最近の経験は，消費者団体からの意見を増やすためにインターネットが活用できることである。公の協議を経て改善した後，食事ガイドラインは，最後の承認，様々な形式での公表，そして一般用途のための普及と実施の準備ができる。**図 110.2** の下段は，食事ガイドラインの見込まれる最終（図）使用者の概要を示す。

食物摂取パターンの変更と適切な公衆栄養問題における食事ガイドラインの効果は，定期的に評価すべきである。マスメディアや啓発活動，教育課程への法人設立，そして他のヘルスプロモーションプログラムなどの適用を増やすための評価を導入しなければならない。基準は，定期評価に基づいて，現状のままであり，科学的に妥当であることを確実にするために，通常 5 年もしくは 10 年ごとの設定期間以内に再評価，訂正しなければならない。

▶実効性と国家間の差違

過去 10 年の食事ガイドラインの実績は，食事ガイドラインが，一般的にその集団に健康的な食べ物を提供し，社会的弱者における栄養問題に対処するために，実行可能で，効果的で，持続できるアプローチを提供することを示唆している。これらの基準は，ある集団に対して，特別な栄養目標に近づくための，実用的で消費者の動向に合わせたアプローチを促進している。食物と食品群に焦点をあてたものは，対象となる人に合うような，明確で，わかりやすい，行動のメッセージをつくるのに有用である。食事ガイドラインは，しばしば，「食物」の範囲を超える。例えば，健康的な体重を促進したり，身体的活動をすすめたり，水や食物安全の助言を与えたりする。様々なガイドラインは，消費者によりわかりやすくするために UK Eatwell Plate[18] や米国農務省の health pyramid[19] のような承認された食事指針のようにさらにシンプルな図で提示されることがある。

重要なことは，食事ガイドラインは，嗜好や食文化，経済力に即した消費者の選択を促進しなければならないことである。典型的に，そのようなガイドラインは，4〜7つの基本的な食品群のうちのそれぞれから最小数のサービングを推奨する。食事ガイドラインはまた，一般に飽和脂肪酸，トランス脂肪酸，添加された砂糖や塩のような特定の要素の摂取を制限する必要性を勧告している。例えば，アメリカの食事摂取基準の推奨する重要な項目の1つに，「基本的な食品群に含まれる栄養価の高い様々な食品あるいは飲料を摂取しなさい。一方で飽和脂肪，トランス脂肪，コレステロール，添加された砂糖や塩，アルコールの摂取を制限しなさい」というのがある[20]。食事ガイドラインは，とりわけ特定の疾病リスクが高い集団では，その集団のニーズを考慮する必要もあるとしている。また，高齢者や妊娠可能な女性のような集団に対してのガイドラインを，しばしば特記するだろう。

食品を基本とした戦略は，栄養欠乏の予防やコントロールを越えて，多くの利益をもたらす。そのような例として，食事ガイドラインは，

- 根本的な原因を扱うことによって，三大栄養素と微量栄養素の両方の欠乏の予防，コントロールに役立つ。
- 健康増進と予防医学をサポートする。
- 費用対効果があり，かつ持続できる。
- 異文化や伝統的な食事になじみ，地方レベルでも実施可能な方法でありうる。
- 同時に起こる多面的な栄養問題に対処する。
- 栄養素の消費量が，通常の生理学的なレベル以下であっても起こってくる，毒性と栄養素の相互作用による副作用のリスクを最小化する。
- 授乳や特別食，乳児や幼児の必要な世話の役割をサポートする。
- 持続可能な環境にやさしい食物の生産システムの発達を促進できる。
- 農業の計画者が，土壌や穀物の微量栄養素を守るための必要性に注意をおこたらないように尽力する。
- 政府，消費者団体，食品業界，そして栄養に関わる健康問題を克服する共通の目標を得るための他の組織との連携をつくる。
- 地域の資源をより多く使用することによって独り立ちできるように力を与える。
- 社会的交流と楽しみのための機会を与える。

多くの国は，住民のために食事ガイドラインを策定してきた。**表 110.1** に，それぞれの地域の例を示す。FAO は，オンラインで利用できる情報の1つとしてこれらのデータをまとめている[21]。各国の食事基準は，目的，使用方法が似ているが，開発の手順は関与する利害関係者により異なる。それらは，健康の専門家だけでなく一般住民のメンバーによっても使用されるものであり，それゆえに，簡潔で具体的な言葉で表されている。多くの国のガイドライン間の類似性には特筆すべきものがある。それらはすべて，バランス，適切さ（特に，脂肪，砂糖，塩，そしてアルコール）と多様性を重要視している。そして，果物や野菜，穀物を十分摂取する重要性を強調している。しかし，使用されている用語や消費者に示される詳細なレベルの両方でかなりの違いもある。

食事ガイドラインが策定されれば，その効果を発揮するには実践しなければならない。すなわち，住民が食事ガイドラインを知り，その内容に従うように働きかける必要がある。国家レベルで食事ガイドラインの有用性を実証するには，多くの大きな障壁が存在する[22]。これらの障壁は，ガイドラインの開発に最初に必要とされる，時間がかかりやっかいな協議プロセスから，開発における消費者の関与がないことまでにわたる。したがって，住民のニーズは理解されておらず，その協議プロセスの中心にすえられていない。食事ガイドラインは，消費者あるいは，しばしばより強力で食品選択に影響する因子である他の影響者の理解の欠如や，誤解により無効となることがある[22]。4つの国（チリ，ドイツ，ニュージーランド，南アフリカ）の食事ガイドラインの実施についての総説は，食事ガイドラインが，しばしば個々の国における幅広い健康増進戦略に活用されておらず，食事ガイドラインの有効性についても十分に評価されていなかったことを示した。研究者は，食事ガイドラインの国家レベルでの実施を改善するための次のようないくつかの勧告を示唆した[22]。

- 国家政府は，中間指標を用いて恒常的に食事ガイドラインの実行性についてモニタリングを行うべきであり，成功のための障壁を同定すべきである。
- 国家政府は，食事ガイドラインを支持し，その実行を牽引し，その価値が医療者以外にとっても理解されるように，また全国的な食品企業においても基本的な考え方として活用してもらえるように努力すべきである。
- 食事ガイドラインの推進は，様々なマスメディアを通じて行われるべきである。
- 食事ガイドラインは，農業，食品，栄養の施策と広く並行して用いられるべきであり，国家の健康施策として実践すべきである。

国際公衆健康栄養における食事の質を改善するための戦略

公衆健康栄養の権限の範囲において，栄養推奨量（RNI）は食事の適正度を評価するために用いられる。食事ガイドラインは，食事の質を改善し，ひいては健康を改善するために使われる。疾病の発症や予防における栄養の役割が著しく高度に理解されるようになってきたことに伴い，適切な質と量の食事を消費している人を保護する必要性がより鮮明になっている。国の食事ガイドラインにより示された

表 110.1　国の食品に基づく食事ガイドラインの多様性

国	食品に基づくガイドライン
南アフリカ，2004[57)]	大人と 7 歳以上の子どものために ・様々な食品を楽しむ ・活動的である ・デンプン質の食品を食事の主要な基本にする ・定期的に乾燥した豆，スプリットエンドウマメ，レンズマメ，および大豆を食べる ・鶏肉，魚，牛乳，肉，卵は毎日食べてもよい ・清潔で安全な水をたくさん飲む ・毎日野菜や果物をたくさん食べる ・脂肪を控えめにする ・塩の使用を控えめにする ・砂糖を含む食品や飲料控えめに。また，食事の間にはとらない ・アルコールを飲む場合は，節度をもって
インド，1998[58)]	・様々な食品から，栄養的に適切な食事をとるべきである ・妊娠中や授乳中には，追加の食品やそれ以外の注意が必要である ・4〜6 ヵ月間は完全母乳栄養で行う。授乳は 2 年まで継続することができる ・4〜6 ヵ月までは，乳児に補助食品を導入すべきである ・健康な人も病気の人も，十分かつ適切な食事を，子どもや青年になるまで続ける必要がある ・緑色葉野菜，その他の野菜，果物を多くとる必要がある ・食用油や動物性食品の使用は適度に。バナスパチ/ギー/バターの使用はほんの少しだけに ・過食は太りすぎや肥満を防ぐために避けるべきである。適切な身体活動は，望ましい体重を維持するのに不可欠である ・塩の使用は適度に ・消費される食品は，安全で清潔であるべきである ・健康なよい食品の概念と調理の実践を行うべきである ・水は十分な量をとるように。また，清涼飲料水の摂取は節度をもつように ・加工され，すぐに食べられる食品の使用は慎重に ・砂糖の使用は控えめに ・高齢者では，活動的な良い健康状態を保つため，栄養豊富な食事を食べる必要がある
イギリス，2006[59)]	保健省は，すべての健常人は以下のものが含まれている食事をとることを推奨している ・米，パン，パスタ，ジャガイモなどのデンプン質の食品の多くとる（可能な限り，全粒の品種を選択する） ・果物や野菜を多く。1 日に少なくとも 5 ポーションの様々な果物や野菜をとる ・肉，魚，卵などのタンパク質が豊富な食品を適量とる。代替としては，ナッツや豆類をとる ・牛乳や乳製品を適度に。低脂肪のものを選択するか，全脂肪のものの場合は少量食べたり，あるいは頻度を減らす ・飽和脂肪酸，塩，砂糖を減らす
チリ，2005[60)]	・乳製品を 1 日に 3 回（牛乳，ヨーグルト，ソフトチーズ）とる。低脂肪または無脂肪の乳製品を選ぶ ・1 日あたり少なくとも 2 ポーションの野菜と 3 ポーションの果物を（異なる色の果物や野菜を選ぶ）とる ・週 2 回以上，豆，ヒヨコマメ，レンズマメ，またはエンドウマメを食べる。これらは肉に置き換えることができる ・週 2 回以上，調理した，蒸した，またはグリルした魚を食べる ・低飽和脂肪および低コレステロールの食品をとる ・砂糖と塩の消費を減らす ・1 日にコップに 6〜8 杯の水を飲む
オマーン，2009[61)]	・食事を改めて，健康的でバランスのとれたものにする ・全粒穀物や穀物を選択し，ジャガイモを皮ごと食べる ・毎日，野菜を 3〜5 サービングを食べる ・毎日，果物を 2〜4 サービング食べる ・魚，鶏肉，卵，または赤身の肉を食べる ・毎日，豆科植物を 1 サービング食べる ・毎日，牛乳や乳製品を摂取する ・脂肪の摂取量を制限し，スナックは節度をもって選ぶ ・より安全な食品への 5 つの要点に従う ・身体的に活発にすること。定期的に運動し，水を多く飲む
カナダ，2007[62)]	・毎日，少なくとも 1 つの暗緑色と 1 つの黄色の野菜を食べる ・脂肪，砂糖，塩を少ししか，あるいはまったく用いずに調理した野菜や果物を食べる ・ジュースより，野菜や果物をより頻繁にとる ・全粒穀物製品あるいは少なくとも半粒穀物を選択する ・脂肪，砂糖，塩が少ない穀物製品を選択する ・スキムミルク，脂肪分 1%または 2%の牛乳を毎日飲む ・豆類，レンズ豆，豆腐などの肉の代替品を多く食べる ・毎週，魚を少なくとも 2 サービング食べる ・赤身肉，あるいは，脂肪や塩がごくわずかか，あるいはまったく添加されていない代替品を選択する ・毎日，少量の不飽和脂肪をとる ・渇きを満足させるために水をとる ・カロリー，脂肪，糖，塩が多い食品や飲料を制限する ・毎日，活動的に過ごす

V

様々な食品から構成される食事は，集団における栄養必要量を十分に満たすものであり，健康な生活を維持するために最適な摂取量となるべきである。実際には，多くの食事がこれらの基準を満たしておらず，栄養摂取量を改善するための別の手法を考慮しなければならない。食事ガイドラインは，食事の質を改善することによって健康増進を目指すいくつかのステップのほんの1つでもよい。次の段階において，われわれは栄養状態を改善するための他の活用できる手法，とりわけ低所得の国における手法を開発するのである。

▶食品の安全保障

低所得の国の人は，しばしば食品を選択する余地がなく，やむを得ず単調な食事をとっている。経済的な理由で様々な食品を入手できないからである。世帯収入が1%増加するごとに食品の需要が増加する割合は，「与えられた食品の需要の弾力性」とよばれる。多くの主食となる，米，小麦，トウモロコシなどは，低所得弾力性を示す。すなわち，たとえ収入が多くなったとしても，主食の消費量の増加率は低くなるだろう。一方，肉や動物性食品は，高所得弾力性を示す。すなわち，消費パターンに及ぼす収入の影響が大きい。これは，世界中の裕福な20%の人の動物性食品の消費量が貧しい20%の人の消費量の4倍も大きいという事実からも明らかである。

食品の入手が所得に依存せず，需要にのみ依存するのであれば，国際的な食品の供給量は，人類の必要量に十分見合ったものとなるだろう。この条件つきの記述に対する帰結は，食品の消費における経済的制約が克服されなければ，食事の多様性は不可能であることを意味する。経済的弱者である女性や子どもの栄養不良を食事を通じて予防することは，彼らの食品入手状況が質と量の両面で改善されなければ不可能である。これは，基本的な人権問題の1つであり，食料入手の権利である[23]。食品の安全保障は，食品のエネルギー供給量のみで決まるものではない。栄養学的な安全を達成するためには，すべての必須栄養素が食品供給によってカバーされる必要がある。いくつかの収入の低い国における所得の不均衡を大きく変えることなく，あるいは経済成長を大きく促進することで，適正な栄養摂取を達成するための他の可能な手段を考えなければならない。一般的に考えられる手法のいくつかについて，次項で議論する。

▶食事の多様化の改善

微量栄養素の欠乏は，低・中所得国の他，高所得国の特定の集団において広くみとめられる。正確な欠乏者数を算出することは困難であるが，主要な微量栄養素の欠乏者数は，世界疾病負担における実際の割合を基に推定されている[24]。微量栄養素摂取を改善するための公衆衛生学的な戦略は，食事の多様性に着目した食品を基盤としたアプローチから補充プログラムまで多岐にわたる。

穀物／塊茎を中心とした食事に対して微量栄養素を多く含む食品で補完することを達成させるために貧しい人々の食事の多様性を向上させることは，長期にわたって栄養摂取を改善するための最も持続可能な選択手段と信じられている。しかしながら，この多様性を達成することは，他の方法よりも実行に移すためにより長い時間がかかる。なぜなら，特にその取り組みは，適切な高品質で栄養素の密度が高い食事を供給するために十分な水準に世帯所得が達していることをしばしば必要とするためである[25]。以下の方法は，食事指導の実践において食事の多様化を促進するために活用されてきた手法である。

家庭菜園または小規模な野菜と果物の農園

これらのプロジェクトは，コミュニティーもしくは家族のレベルでの微量栄養素に富む食物の生産と消費を増加させる可能性がある。そのようなプロジェクトを成功させるには，優れた知識と地域の状況の理解とともに，女性の関わりとコミュニティーの全体的な参加が必要である。これらは，家族レベルで栄養状態の改善をサポートし，達成し，維持するための主要素である。逆に，土地の活用や水の供給は，しばしば地方自治体の介入や援助を必要とするような制約である。

家禽，魚，その他の小動物の飼育

これらは，ビタミンA，鉄，亜鉛などの高いバイオアベイラビリティをもつ必須微量栄養素の優れた源である。家庭・地域での動物性食品の生産により，それができなければ高コストのため供給されない食品をコミュニティーへ供給することが可能になる。これらの種類の事業においても，実施にかかる経費の問題を克服するとともに，生産者の指導を行うための様々な援助が必要である。

大規模な商業規模の野菜と果物の生産の実施

このイニシアチブでは，生産者価格を減じることなく，消費者価格を下げる有効な競争力のある市場形成を通じて，手ごろな価格で微量栄養素に富む食物を供給する目的がある。

収穫後損失の減少と微量栄養素に富む食物の栄養価

果物や野菜の保存法と保存設備の改善は，収穫後損失を著しく減少させる。家庭レベルでも，効果的な調理法（野菜の最小限の調理）や食物の保存の実践的な方法（ブドウやマンゴー，モモ，アンズなどの季節ごとの微量栄養素に富む食物の天日乾燥）の推進は，バイオアベイラビリティの高い微量栄養素に富む食物確保を著しく増す。商業的なレベルでは，等級づけ，梱包，輸送，そして販売活動により損失を減らし，生産の収益を最大限に生かすことが可能である。

▶植物性および動物性食品の強化

強化食品は，公衆栄養における介入において非常に費用対効果に優れている。欠乏することがわかっている食事に対して食品によるアプローチの一部として強化食品が活用される。強化は，食品多様化プログラムの代替案として認識すべきではない。しかし，広い予防プログラムを補完するための1つの手段とすることができ，微量栄養素欠乏と戦うための戦略の1つとしてしばしば用いられる[25]。どのような強化プログラムであっても，3つの必須条件が満たされる必要がある。(a) 強化は，効果的であり，バイオアベイラビリティが高く，受け入れられやすく，かつ経済的であること，(b) 強化のために選ばれた食品は，供給されやすいものであり，かつその社会のいかなる階層の人が日常的に摂取できる分量を摂取できること，(c) 詳細な製造方法や評価方法が整備され，また法律で義務化されていること，である。

生物学的強化

生物学的強化は，生産過程において農産物に栄養学的付加価値をつけるものである。土壌の改良や伝統的な品種改良，遺伝子組換えによる植物の微量栄養素の強化といった新しい農業技術の進歩もまた，栄養摂取状況を改善するための非常に効果的な手段のための期待される研究分野となってきた。例えば，遺伝子組換え技術の発達により，主食から十分な微量栄養素を摂取できるようになる可能性がある。最もよく知られている例は，遺伝子組換えにより開発された「ゴールデン・ライス」だろう。これは，β-カロテンを増やし，ビタミン A の摂取量を増やす[26]。広く受け入れられれば，公衆衛生学的に多大なインパクトをもつだろう[27]。伝統的な品種改良か遺伝子組換えかによるミネラル（無機質）のバイオアベイラビリティに影響する栄養阻害因子の除外によっても，通常の植物性食品における鉄と亜鉛の生体利用を増加させるだろう。

動物性食品の栄養価も，生産手法により改善できる。例えば，単胃の動物に含まれる脂質の種類と質は，与えられた飼料によって決まる。したがって，放し飼いで飼育されていた鶏肉は，トウモロコシを主とする飼料を与えられ行動を制限されている場合と比べ，総脂肪量が減少し，n-3 系（ω3）脂肪酸が増加する。魚粉や亜麻仁を飼料として与えられると，その鶏卵に含まれる長鎖 n-3 系脂肪酸を増やすことができる。また，不飽和結合の多い脂肪酸（例：大豆油）を与えて飼育すると，豚脂の栄養価を改善できる[28]。一方，反芻動物のミルクや肉の場合は，微生物発酵により第一胃で摂取した栄養素が著しく変えられるため，食事を介して変化させることはより困難である。しかし，微生物発酵に関する新しい技術により，第一胃を越えて栄養素を到達させることが可能となっている。制約された環境で，穀物を中心とした飼料を与えられている牛は，放牧されている牛に比べて，総脂肪量が高い。遺伝子組換え技術も，動物組織の脂肪酸組成を大幅に変えることができる。例えば，線虫である *Caenorhabditis elegans* 由来の n-3 系不飽和化酵素遺伝子をマウスに導入すると，母乳と筋肉のドコサヘキサエン酸が大幅に増加した[29]。

このような新しい方法は，従来の食物消費パターンを大幅に変えることなく，食事から摂取できる栄養素を増やすことができる。これらの手法は，おそらく，伝統的な食料生産システムを変えることに気乗りのしない食料生産者に受け入れられ，また消費者が従来の慣習的な食事を変えることなく望ましい栄養素摂取目標を得ることを可能にするかもしれない。しかし，これらの技術の多くがいまだ論争中であり，広く実行される前に，効果と安全性のエビデンスを示す必要がある。

農産物の強化

伝統的に，栄養強化は，食物連鎖の最終段階で行われる。すなわち，加工食品に栄養素（たいていは微量栄養素）を添加する形で行われる。強化は，単一，すなわち 1 つの栄養素（強化される因子）だけが添加される場合と複数，すなわち 2 つあるいはそれ以上の栄養素が添加される場合がある。高所得の国においても食品強化プログラムは，よく確立されている。例えば，シリアル製品，マーガリン，ミルクには，しばしば共通の微量栄養素が強化されている。強化食品は，次第に低所得の国における微量栄養素欠乏対策として費用対効果に優れた手法と考えられるようになってきている。いくつかの例の概要を示す。

鉄　鉄欠乏は，最もありふれた微量栄養素欠乏症である。世界中で 20 億人以上が鉄欠乏性貧血であると推計されている[30]。多くの国で様々な食品に鉄強化が行われてきた。しかし，これらの強化による鉄欠乏の改善効果に関するデータは不足している。鉄強化は，アメリカにおける乳児用ミルクやベネズエラにおける小麦やトウモロコシ粉で行われており，子どもの貧血の低減に関連づけられている[31,32]。

適切な鉄化合物の選択が鉄強化プログラムを成功させるために重要なポイントとなる。なぜなら，相対的バイオアベイラビリティの最も高い化合物は，しばしば強化される元の食品をまずくすることがあるからである[25]。微量栄養素のバイオアベイラビリティに及ぼす強化の影響は，**図 110.3** に示す通りである。鉄を用いた小麦とトウモロコシの強化例を示す[33]。トウモロコシに含まれる吸収阻害因子の存在は，小麦よりもバイオアベイラビリティを低下させることになる。そして，このことは，より吸収の良い鉄化合物の使用を必要とする。同時に，これらの化合物は，食品マトリックスと反応するために，味覚などの感覚に影響することなく，あるいは主食からつくられる製品の保存期間に影響することなく使用するには量が限定される。したがって，鉄化合物と食品マトリックスの互換性の両方が，その食品に添加され効果的に吸収される鉄の量を決定するために重要である[34]。

ヨウ素　ヨウ素欠乏は，世界中に広がる微量栄養素欠乏のうち 2 番目に多い欠乏症であり，健康や発達に重篤な影響を及ぼす[35]。ヨウ素は，地球表面にまばらに分布しており，ヨウ素が不足していたり，欠乏していたりする土壌から得られた作物でつくった食事からは，必要なヨウ素を十分に摂取することはできない。唯一天然にヨウ素を多く含む食品は海産物であり，したがって，ヨウ素欠乏症（iodine deficiency disorder：IDD）は，広く見られる。食塩へのヨウ素添加は，それが受け入れられている国においては，IDD を制御する効果的な手段である[25]。WHO は IDD の予防のためにすべての食塩へのヨウ素添加（人が消費するすべての食塩にヨウ素を添加すること）を推奨している[36]。しかし，2000 年までの IDD の根絶の目標は達成できなかった。これは，極めて効果的な強化プログラムでさえもしばしば難題とするような実行性と継続性の問題によるものである[37]。

葉酸強化　穀物の製粉過程において，多くの微量栄養素が除去される。とりわけ葉酸などの B 群ビタミンが減少する。これに対応するため，小麦などの穀類製品にそのような微量栄養素の強化がしばしば行われてきた。穀類製品への葉酸の義務的な強化が 1998 年にアメリカで導入され，その後現在までに，多くの国でこの取組みが採用されてきた。有効性の研究は，アメリカでの義務的な葉酸強化によ

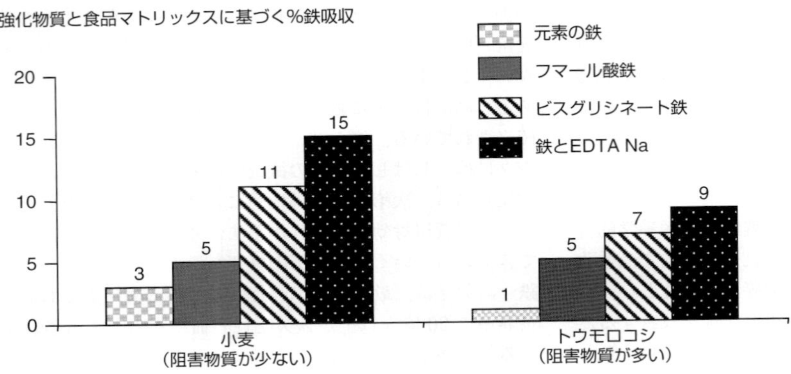

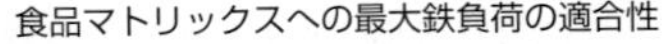

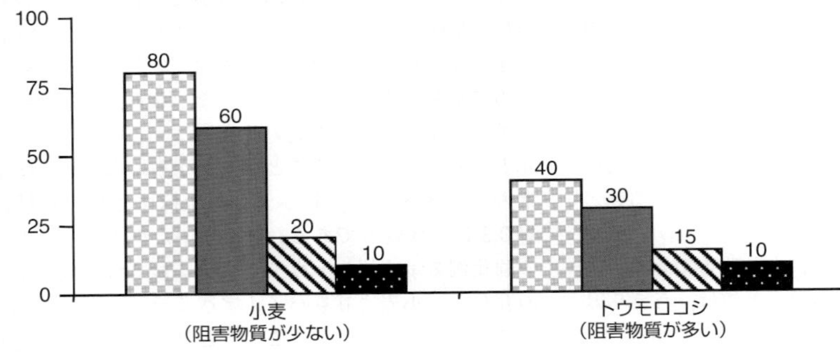

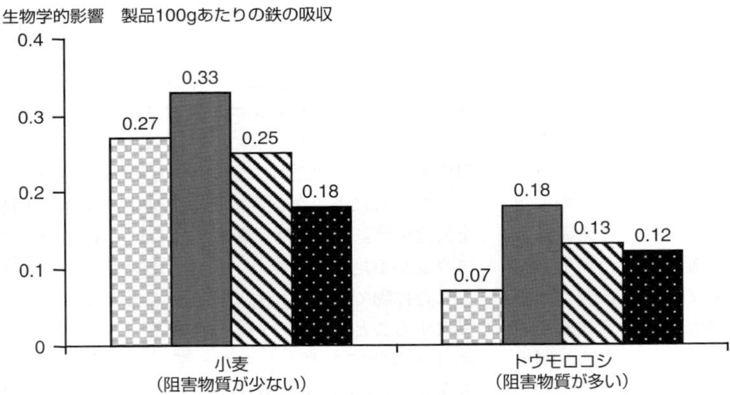

図 110.3　鉄強化の生物学的な影響は，強化した鉄と食品マトリックスとの相互関係に依存する。これにより鉄の吸収率，食品に対する鉄の最大の負荷量，およびその結果100 gの強化された食品から吸収される鉄の量が決められる。精製した小麦粉は阻害物を少量しか含まないマトリックスである。他方，工業的につくられたトルティーヤ用のトウモロコシの粉は，阻害物質〈フィチン酸，$Ca(OH)_2$〉を多く含むマトリックスの例である。軸上の数字は相対的な値を示す。生物学的な影響は，鉄の吸収率，食品に対する鉄の最大の負荷量，食品マトリックスの割合から求められる。マトリックスからの少量の鉄は最終的な計算に含めた。

(Modified with permission from Uauy R, Hertrampf E, Reddy M. Iron fortification of foods : overcoming technical and practical barriers. J Nutr 2002 ; 132 [Suppl] : 849S–52S.)

り，二分脊椎症の発症率が26%低下したことを示唆している[38]。一方，チリでは50%まで低減できることが報告されている[39]。これらの明確で有益な効果が示されているにもかかわらず，高用量の摂取が，ビタミンB_{12}の摂取量が少ない人，とりわけ高齢者において神経機能に悪影響を及ぼす懸念から，いくつかの国では義務的な強化を採用しないという決定をしている[40]。

すぐに食べられる治療用食品　適切な微量栄養素の組成に強化された粉ミルクは，小児の急性栄養不良を治療するために長らく用いられてきた。5歳未満の2,000万人以上の子どもに影響が出続けていることは人道主義の危機である[41]。同様の考え方で脂肪由来の製品も開発され，地域における栄養不良の治療に有効であることが示されてきた[42]。すぐに食べられる治療用食品（ready-to-use therapeutic food：RTUF）は，水と混ぜる必要もなく，安定して保存できる。したがって，そのような地域での使用に適したものである。現在，WHOは，合併症のない重篤な急性の栄養不良患者の地域における管理のためにRUTFを活用することを推奨している[42]。また，低栄養の予防のためにRUTFを用いる可能性も興味を集めている。しかし，この点については議論がないわけではなく，強力なエビデンスが現時点ではない[43]。

▶栄養サプリメントの使用

1992年の国際栄養学会議において，サプリメントの使用は，食品からの摂取が必要量を満たすことができない不足しがちなグループに限られるべきであるとされた[44]。これらのグループには以下のものが含まれる。妊娠可能な年齢の女性，乳幼児，高齢者，社会的経済的地位の低い人，ホームレス，難民，他の緊急を要する状況下にある人，である。サプリメントの使用は，しばしば，ある集団における栄養欠乏状態を改善するための最も速く，効率的な手法である。しかし，このような方法は，高コストであり，効率的な供給システムに欠けており，コンプライアンスが必要である[25]。サプリメントは，単一あるいは複数の微量栄養素を含んだ錠剤，カプセル，ゲルのような形態をしている場合がある。サプリメント使用のプログラムは，現在では微量栄養素欠乏に対する確立した対処法の 1 つである。そのうち最もよく用いられているもの 2 つについて，以下に紹介する。

妊娠女性に対する鉄と葉酸サプリメントの使用

世界中の多くの国でバイオアベイラビリティに優れた鉄の摂取量が低く，その結果，鉄欠乏が多発している。妊娠時の貧血は，妊産婦死亡率と新生児の有害事象の重要なリスク因子である[24]。鉄と葉酸を組み合わせたサプリメントを妊娠中の女性に投与することが現在は世界各国で推奨されており，ヘモグロビンレベルを増加させる効果があることが示されてきた[45]。妊娠可能な女性に毎週鉄と葉酸のサプリメントを使用することは，妊娠前に脆弱となった女性を標的としているため，健康増進により効果的であるかもしれない。

乳児と小児のためのビタミン A サプリメント使用

乳児と 6 歳までの小児に対するビタミン A の補充は，これらの介入試験の結果からアジア系の人において死亡率を低下させる有効な手段であることが示されてきた[45]。ビタミン A 欠乏は，若い子どもにおける失明の最も多い原因でもあり，世界中で 2 億 5,000 万人以上の子どもが罹患していると考えられている。WHO は現在，摂取量が低い地域における子どもの健康改善のための簡単で費用対効果の高い方法として，6ヵ月から 6 歳までの間に定期的に高用量のビタミン A サプリメントを投与することを推奨している。現在，より早い時期である新生児期におけるビタミン A サプリメントの投与効果の研究が，重要な研究課題となっている[47]。

将来の食品に基づいた食事ガイドラインのための考察

▶遺伝子多型とニュートリジェネティクスの役割

実際に，現在の遺伝学の知識は，ほぼ 30,000 遺伝子が，われわれをホモサピエンスとして構成する生物学的な基盤をコードしており，そしてこれらの遺伝子のうち約 3,000 が，大部分の有機的な機能に重要であることを示している。これらの 3,000 遺伝子における変異はまれ（1,000 の誕生につき 1 から 0.01）だが，そのうちのいくつかの変異は，個々の栄養要求に見合うために必要量が変化するものもある。このようにして，ある人ではフェニルアラニンを代謝することができないため，フェニルアラニンがほとんど含まれていない食事が必要となる。またある人は，亜鉛を効率的に吸収できないため，標準の推奨量の数倍の亜鉛摂取が必要となる。さらに，ウィルソン（Wilson）病の場合のように，平均的な銅の摂取が有害になる人がいることもわかった[48]。しかし，これらの変異はまれで，世界の異なる地域で同じように起こるので，異なった集団のために特別な推奨を定める必要はない[49～51]。

表 110.2 栄養推奨量(RNI)に影響するヒトの遺伝子多型

栄養素	遺伝子	多型のアレル（参考文献）
ビタミン		
葉酸	*MTHFR*	A222V[63]
	CBS	844ins68[64]
	GCP II	H475Y[65～67]
ビタミン B_{12}	*MTR*	N919G[64]
	MTRR	122M[64]
ビタミン D	*VDR*	Multiple[68]
ミネラル		
鉄	*HFE*	C282Y[69,70]
銅	*pATPase7-B*	Multiple[71,72]
亜鉛	*SLC39A4*	Several[73]
脂質		
	FABP-2	Multiple[74]
	Apo B	Multiple[75,76]
	Apo C3	Multiple[77]
	Apo E	E2，E3，E4[78]
アルコール		
	ADH1B	ADH2＊2[79～81]
	ADH3	ADH3＊1[82]
	ALDH2	ALDH2＊2[82]
炭水化物		
ラクトース	*LD*	Promoter[83]

最近になって，DNA 鎖のある塩基対に，1 塩基多型（single nucleotide polymorphism：SNP）とよばれる重要な変換があることが明らかになりはじめた。これらは，およそ 1,000 塩基につき 1 回の割合で発生し，ほとんどの場合の SNP はサイレントであるが，それらは，1 つもしくはそれ以上の遺伝子に作用し，したがって栄養素の代謝において重大な結果をもたらすことがある。Garrod[52] が提唱した生化学的な個人差の概念は，遺伝子発現の複雑さと遺伝子と SNP との相互関係によることが解明され，新しい意味づけがなされた。現在，約 1,500 万の種々の SNP がみとめられている。そしてそれらにより，各人が本当の意味でユニークである原因となっている。

現在，個人と集団の栄養必要量に関する遺伝子とエピジェネティックの影響の意味を見出し始めたところである。現在のところ，生化学もしくはゲノムの特性により，栄養の特性が現れるかどうかは不明である。そして，そうであった場合には，われわれ，食事摂取基準を定めるために用いたアプローチを再定義する必要があるかもしれない。**表 110.2** は，最近の知識に基づいて特定の栄養必要量を決定するような遺伝子多型をまとめたものである。アポリポタンパク E（ApoE）については，以下にさらに詳しく述べる。今のところ，その遺伝因子が，ある疾患の易発症性を強く決定づけるような特定の栄養素必要量を決めることができないのであれば，われわれは，栄養の勧告を定める際に，遺伝子については考慮しない。しかし，このことは，われわれがこれらの遺伝的な異常を発見する能力が高まり，そして，例えばある量の栄養素に生涯曝し続けることを変えるというように，それらに対して何か行うことができるようになると，変わってくるであろう。

アポリポタンパク E の遺伝子多型と脂肪摂取

ApoE 遺伝子座は，高頻度に多型がみとめられ，循環器疾患との関連性について長年研究がなされてきた。最もよく知られている多型がイプシロンミスセンス変異であり，その結果，変異遺伝子から生じるアイソフォーム依存性に E2，E3，E4 として知られるタンパク質の構造変化が生じる[53]。多くの研究でこのアイソフォームと食事性の脂肪量に対する個人の反応性との関係が研究されてきた[54,55]。結果は必ずしも一貫したものではないが，いくつかのエビデンスは，ApoE4 をもつ人は，食事性脂質の介入に対し，血清低密度リポタンパク質（low-density lipoprotein：LDL）コレステロールが最も大きく変化する傾向にあることを示唆するものであった[54]。魚の摂取を増加させた時の LDL コレステロールの変化は，個人によって異なることも示されており，ある人は LDL コレステロールが低下し，ある人は上昇することが報告されている。これらの変化の違いは，個人間の ApoE の多型が 1 つの理由であると示唆されてきた。

この例は，疾患の発症リスクのプロファイルを説明し，また密接した公衆衛生学的アプローチの一部としての食事アドバイスを伝達するにあたっての栄養と遺伝子型との関係の重要さを示している。

▶国際的な食事ガイドライン：可能か，必要とされているのか，そして達成可能なのか？

食事ガイドラインには，集団の健康増進の効果的な手段となる可能性がある。栄養関連疾患のパターンは，単一の栄養素の欠乏によって引き起こされるものから，欠乏と過剰のより複雑な相互作用により生じるものに変化してきているので，食事アドバイスを決定する際には，栄養素よりもむしろ食品に注目することがより重要となってきている。食事ガイドラインは，これらの問題を解決する承認された手法の 1 つであるが，栄養必要量はいまだ多くの食品表示と消費者へのアドバイスの基本となっている。研究者は，RNI の考え方は多量栄養素に適用する際に誤解と逆効果を生み出していることを議論してきた[56]。したがって，栄養素ではなく食品の栄養ガイドラインを再考することが重要であるだろう。効果的なよく実行された食事ガイドラインは，このアプローチの土台となるだろう。関連した問題は，国際的な食事ガイドラインが果たして可能なのか，必要とされているのかである。

グローバル・ヴィレッジにおける統一性の必要性を考慮すれば，食事ガイドラインの 1 つのセットを決定することの可能性は，実際に魅力的である。ある集団と別の集団でなぜ最適な食事が異ならなければならないのか？　文化や人種の違いは，人の栄養必要量に見合った人種特異的な食品の選択を生じさせているのかもしれない。しかし，それらは異なった食事ガイドラインを暗に必要としているわけではない。これを正当化する唯一のものは，栄養学的な個人差の基本が遺伝子にあるかどうかということだろう。

しかし，世界共通のガイドラインは，新しい問題と，新しい挑戦を提示する。1 つに統一された一連のガイドラインは，文化の多様性に対処できないし，また，人と食料供給との間の複雑な，社会的，経済的，政治的な相互関係に対処できないだろう。現在の食事ガイドラインユーザーのニーズは変化してきている。もはや，精神と身体の病気を予防するだけでは十分ではない。われわれは，今，健康寿命を延ばし，加齢によって起こる機能喪失を最小限にすることを望んでいる。**図 110.1** 下段の模式図は，食事基準の様々な使用例を示し，また，これらの異なった集団における期待される結果を示す。

ガイドラインの統一は達成できるか。これに対する答えは，あるガイドラインでは確かに可能である。しかし，1 つですべてにあてはまるようなアプローチは用いられるべきではない。ガイドラインは，それを定義するために統一されたアプローチにより一致させることができるだろう。しかしそこには，栄養の特性を調整するためのゆとりもなくてはならない。グローバルガイドラインは，個人や社会が彼らの好みに合った食品を選び，それらを彼らの味と感性の要求にふさわしいように組み合わせるために必要な選択を与えない限り，失敗するだろう。ほとんどの消費者は，食物が単に専門家に管理されているだけのものというよりも，ずっと重要なものであるということに同意するだろう。

(Ricardo Uauy, Sophie Hawkesworth, Alan D. Dangour／竹谷　豊 訳)

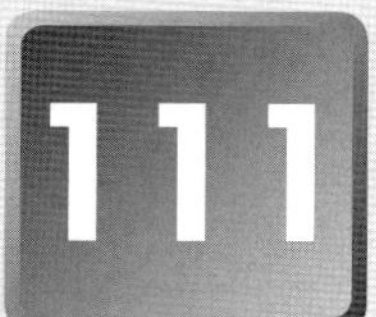

微量栄養素の欠乏予防への アプローチ

歴史的概要

1930年代以降，栄養不良の集団に対する適切な栄養学的介入への理解が進んできた。「栄養不良（undernourished）」という言葉には，発育不良およびタンパク質エネルギー欠乏の徴候と，特定の栄養素欠乏のエビデンスが含まれる。1930年代，世界的に大きな栄養学的課題はタンパク質不足だとされていた。しかし意見は徐々に変わり，1960年代にはタンパク質エネルギーの不足が根本的な問題であるという説が一般仮説となった。1970年代になると，飢餓状態などの深刻な食料不足の状態や，主食のタンパク質含有量が少ない（キャッサバなど）地域を除いて，タンパク質欠乏は問題ではないと考えられるようになった。1970年代後半になると，母乳栄養の促進や，豆類などの添加による栄養補助の改善によって低栄養を防ぐことに焦点があてられるようになっていった。食糧不足からくるエネルギー不足が慢性的な低栄養の原因として，1980年代に栄養学共同研究支援プログラム（Nutrition Collaborative Research Support Program）において詳しく調査された。しかしこの調査は，予想に反して，食事の質の低さや特定の微量栄養素の欠乏が，発育不良や小児の発達の遅れなど，多くの望ましくない症状をもたらす最も強い予測因子であると明らかにした[1,2]。

1980年代には，微量栄養素による介入の必要とその機会とが大きく注目を集め始めた。ビタミンA，鉄，ヨウ素などの微量栄養素の不足が深刻化すると，死亡率と疾病率が増加し，子どもの発達成長の阻害が起こるということは何十年もの間認識されてきた。しかし1980年代以前では，わずかな微量栄養素不足が人間の身体機能に悪影響を及ぼすこと，深刻な不足の場合における臨床症状では確証が得られているよりも多くの機能が影響を受けているということとは，ほとんど認知されていなかった。この事実がいったん認識されると，質の低い食事による多重の微量栄養素欠乏の有病者が広まるに従い，科学委員会や政府機関，行政など様々な機関が，幅広い分野での介入（単一または複数の栄養素のサプリメント，単一または複数の栄養素の添加，食品に基づく改善など）を試み，そして発展させることで栄養の改善に取り組んだ。

本章では，公衆衛生にとって重要な，微量栄養素を提供する際の選択肢について述べる。微量栄養素のアセスメントと機能の詳細については，それぞれの栄養素の章に記されている。

ビタミンA

WHOは，520万人の未就学児と700万人の妊婦にビタミンA欠乏（主に夜盲症）の臨床的徴候があり，1億9,000万人が，臨床徴候はないもののビタミンA欠乏であると推測している。そういった人の多くは南アジアや東南アジア，サハラ砂漠以南のアフリカ地域に住んでいる。

1980年代半ばに，ビタミンA欠乏を防ぐための大規模な介入が必要だと考えられるようになった。その当時，欠乏症が蔓延していたスマトラ島では，6ヵ月間の高用量（200,000 IU）のカプセル服用により未就学児の死亡率は34％も減少した[3]。この事例はのちに追加調査のメタ解析でも確かめられている[4]。近年では，6～59ヵ月の乳幼児の70％以上が，推奨される年2回の高用量（6～11ヵ月児には100,000 IU，12～59ヵ月児には200,000 IU）のサプリメント投与を受けている。サプリメントの効果的な分配は「ビタミンA期間」を促進する公衆衛生活動や，ワクチン接種とビタミンAプロモーションの組合せによって支えられている。21の研究のメタ解析では，新生児期に高用量のビタミンAを補充することにより，総死亡率は12％減少したが，生後6ヵ月までの間は効果がなかったことが示されている[5]。6ヵ月～5歳児まででは死亡率は25％減少し，下痢は30％減少した。麻疹と髄膜炎による死亡に対しては有意な効果は見られなかったが，これらの状態による死亡は約30％減少した。

妊娠前後の時期から，女性に対してビタミンAを低用量投与する利点は，母体と新生児の死亡率への影響を検討するのに十分な検出力のある2つの研究で詳細に調べられた。サプリメントは，1日摂取推奨量を週1回供給された。最初の研究はネパールの地方で行われ，レチノールのサプリメントで妊娠関連死亡率は40％減少し，β-カロテンのサプリメントでは死亡率が49％減少したことが示された[6]。しかし，その研究がバングラデシュの地方で再現された際には，これらのサプリメントは妊娠関連死亡率には何の影響も示さず，研究者は（良好な出産時ケアによる）死亡率の低さとバングラデシュ人女性のビタミンA摂取状態の結果を示唆しただけだった[7]。誕生から数日間の間に乳児にサプリメントを高用量投与することが乳児死亡率に与える影響は，一貫していない[8]。この疑問に対する追加試験が，インド，ガーナ，タンザニアで行われている。

生殖可能年齢の女性に対するビタミンAの高用量投与（200,000 IU）は，妊娠するリスクの低い，出産後6週間に制限されている。これは，高用量投与による胎児の催奇形性誘因を緩和するためである。この観点からすると，生殖可能年齢女性におけるビタミンAの耐容上限量（tolerable upper intake limit：UL）は1日あたり3,000 IU（IU＝μg レチノール等量）である。β-カロテンではこのような催奇形性誘因リスクはない。授乳初期の母親に栄養補充することで，母乳のレチノール含有量を増やし，乳児のビタミンA栄養状態が改善される。事実，母乳のビタミンA濃度は，母親と乳児に対するビタミンA介入プログラムの有効性における良い指標である。ビタミンAを高投与できない，出産から6週間以内では，サプリメントを低用量で用いたり，食品中のビタミンA前駆体やβ-カロテンを豊富にしたりすることで，母体のビタミンA摂取量を増やすことができる。

ビタミンAや，その前駆体であるカロテノイドを含む食品は多岐にわたっている。牛乳，卵，レバーなどの動物性食品は，レチノールの良い供給源である。果物や野菜にも，β-カロテンを含むもの，ビタミンAに転化しうるその他のカロテノイドを含むものがあり，それらはビタミンA栄養状態を改善する[10)]。カロテノイドの主な自然供給源はレッドパームオイルであり，精製段階で除かれなければ，前駆体の形でカロテノイドが存在している[11)]。ビタミンA栄養状態の改善のためには，オレンジイモ［訳注：ビタミンAを豊富に含むサツマイモの一種］やゴールデンライスを用いることで，効果的に栄養強化を図ることができる。例えば，モザンビーグにおいてHelen Keller's Reaching Agents of Change Projectは60万世帯にサツマイモを供給している。ビタミンAを豊富に含んだキャッサバも研究されている。

鉄

鉄は，共通して不足しがちな栄養素として世界的に位置づけられている。リボフラビンやビタミンB_{12}といった，「無視されがちな」栄養素の欠乏のほうがより一般的であるとはいえ，鉄欠乏は，特に月経期の女性や乳幼児，小児で広く起こると認識されている。より確実なデータによれば，WHOは世界における貧血のおよそ50%は鉄欠乏によるものだと述べている。残りの50%の原因は明らかでないが，マラリアやサラセミア，ビタミンA欠乏，鉤虫や住血吸虫などの寄生虫感染症が原因として考えられている。鉄欠乏を引き起こす感染症がコントロールされない限り，鉄欠乏を防ぐ完全な方法はない。

鉄欠乏は貧血のリスクを高め，仕事の能力や成績を減じ，うつのリスクを高め，子どもの認知の発達を阻害する[12)]。そのため，鉄欠乏の予防と治療のための介入治療は正当化されている。乳児期の鉄欠乏性貧血はドーパミン系に影響し，その後の小児期や成人後の生活において，抑制制御と実行機能が永続的に損なわれる[13)]。

乳幼児には，硫酸鉄や鉄塩の形態で錠剤やシロップに含有させて，鉄を供給することができる。これらの鉄剤は，貧血を2〜3ヵ月で治すことができ，また幼児や妊婦の鉄欠乏が進むのを防ぐことができる。1日あたりの推奨摂取量は5歳までの子どもであれば3 mg/kg，成人では60 mgである。60 mgは推奨される耐容上限量（UL）でもあり，これより多い量では胃腸症状のリスクがある。高用量摂取はヘモグロビンの増加に効果的であるという誤解があるが，実際には鉄の摂取量が増加すると，その吸収量は減少してしまう。いくつかの試験では，妊婦には20 mg/日でも60 mg/日と同等の効果だったことが示されている。

鉄のサプリメントは毎日服用する必要はなく，1週間に一度摂取するだけで鉄欠乏性貧血のリスクを下げることができる。WHOは，集団における貧血有病率が20%以上の地域では，月経がある思春期女子および成人女性が1週間に1度，鉄（硫酸鉄300 mg，フマル酸鉄180 mgまたはグルコン酸鉄500 mgとして，鉄を実質60 mg含むもの）と葉酸（2,800 μg）のサプリメント摂取を推奨している[14)]。サプリメント摂取は3ヵ月間中断して，また3ヵ月間再開するということもできる。貧血治療の有効性は鉄摂取の総量に依存しており，摂取頻度にはよらない。バングラデシュでは，60 mg/日のサプリメント摂取をしたところ，最初の20錠ではほとんどのヘモグロビン量の応答が起こり，40錠以上になると，応答が定常状態になった[15)]。妊婦の鉄要求は特に高いので，週単位での摂取よりも日単位での摂取が推奨される（400 μgの葉酸とともに60 mg/日が望ましい）[14)]。貧血の有病率が40%を超える地域では，出産後3ヵ月間はサプリメントを摂取すべきである。

そもそも鉄欠乏でない人や，マラリア予防と保健管理が行き届いていない地域の場合，鉄の追加補充は，乳幼児のマラリア感染に悪影響を及ぼすこともありうる[16)]。基本的なメカニズムの解明と，鉄を含む食事や鉄強化食品の供給により有害効果を予防できるのかどうかの解明のための研究が行われている。

食品の鉄強化は鉄欠乏予防の一般的な方策である。この方法では，錠剤の配分不足や低コンプライアンスなどといった，サプリメント摂取によるプログラムで頻繁に生じる問題を避けることができる。ある総説では，最初の鉄強化小麦粉のプログラムが（カナダ，アメリカ，イギリスで）1940年代に始まったにもかかわらず，鉄欠乏性貧血の有病率が高いままである理由について論じている[17)]。ここには，サプリメントによる鉄補充と食品の鉄強化の安全性と，食品に鉄を添加する技術的制約，鉄栄養状態の評価の複雑さ，鉄欠乏による悪影響に対する理解の欠如といった問題がある。

鉄強化小麦粉の有効性に関する総説では，プログラムが有効性を満たすものであったとしても，評価を受けた78ヵ国のうちわずか7ヵ国で好ましい結果が示されただけであったと結論づけている[18)]。その主な原因は，低コストで，なおかつ食品の味と見た目に悪影響を及ぼさないからという理由で，吸収されにくく，バイオアベイラビリティ(生物学的利用能)の低い形態の鉄である微粒化された鉄粉末や水素化還元された鉄粉末などを，製粉業者が使用していたからである。フマル酸第一鉄やNaFeEDTA，微粒化されたリン酸化鉄などといった，反応しにくいがバイオアベイラビリティの高い鉄は，小麦粉や調味料(塩，カレー粉，魚醤，醤油)，乳児向けの栄養補助食品に使用されることが増えてきている。1日に150〜300 mgの小麦粉が消費されるところでは，20 ppmのNaFeEDTA，もしくは30 ppmの乾燥フマル酸第一鉄または硫酸鉄が添加されることが推奨される[18)]。知覚上の問題が生じた場合や，コストを削減する場合には，60 ppmの電解質の鉄を使用することも可能である。高抽出小麦粉に対しては，NaFeEDTAのみ推奨される。

一般的に，鉄栄養状態を改善するための食品ベースの方策は，サプリメント投与や強化食を用いる方策ほど効果的ではない。食肉と食肉加工製品はしばしば高価であり，また，グアテマラの子どもを対象として1日に70 gの食肉を9ヵ月にわたって摂取させた場合では，鉄栄養状態は改善されなかった（Allenら，未発表）。また，メキシコ人女性を対象とした研究で，アスコルビン酸を高用量含む食品の摂取が増加しても，鉄栄養状態は改善されなかったが，彼女らの食事には利用しにくい鉄が多かった[19]。多くの植物性食品中心の食生活では鉄のバイオアベイラビリティは乏しくなる。これはフィチン酸やタンニンが多く含まれるためである。フィターゼを用いて漬けたり，下ごしらえをしたりすることによって，これらの食品の鉄吸収は改善されるが，この方法は一般的に実施されていない。

主食の強化では，集団の鉄栄養状態の改善がいくらか担保される。例えば，鉄を多く含む米（1.4 mg/日を通常摂取量に添加）では，フィリピン人女性の鉄貯蔵量がわずかに改善された[20]。強化豆類や強化トウジンビエがHarvest Plus［訳注：国際農業研究協議グループ（CGIAR）の研究プログラムの1つ］によって調査されている。

ヨウ素

世界の多くの地域で，ヨウ素欠乏は地方特有のものである。それは，その土地の水や土壌，植物のヨウ素含有量が少ないために，その土地で育った動物のヨウ素含有量も少なくなってしまうことに起因している。20億の人がヨウ素欠乏に影響されている。ヨウ素欠乏疾患は軽度のものから重度のものにわたる。結果として生じる病症にはクレチン症（妊娠期の母体のヨウ素欠乏により，そのほとんどは回復不能），深刻な欠乏症を伴う甲状腺腫，低体重児出産，発育不良，倦怠感，そして最大13ポイントのIQ低下がある。主な介入は，塩のヨウ素化と世界的な塩のヨード化（universal salt iodization：USI）で，これは微量栄養素欠乏予防のための大規模栄養強化策の早期の事例の1つである。今日，途上国のおよそ70%の世帯が，ヨウ素化塩を適切に消費している。食卓塩にはヨウ化ナトリウムやヨウ化カリウムの形で，少量のヨウ素が加えられており，このおかげでヨウ素濃度が15 ppm以上になっている。ヨウ素化塩は小麦粉や水，牛乳といった食品にも加えることができる。集団におけるヨウ素栄養状態やUSIの適正値（もしくは過剰値）は就学児の尿中ヨウ素量を測ることで観察されている。状況はここ何年かで改善されてきてはいるが，約1/3の就学児ではいまだにヨウ素摂取量が十分ではない。

ヨウ素欠乏は多くの先進国でも問題となっている[21]。乳製品製造業によるヨードフォアの使用が減っているために，ヨウ素欠乏が再び見られるようになっている国もある。塩の約90%が食品製造過程で消費されていることから，リスクを抱える先進国においては，食品産業によるヨウ素化塩の使用を確実なものにすることが一番の解決策である。このような国では，その健康リスクのために，塩を強化媒体として使うことに関心があるが，1日あたり最大5 gの塩に十分なヨウ素を添加することが可能である。ヨウ素化塩が手に入らないところでは，カプセルの形でヨウ化油を供給することができるが，この方法は1人あたりの費用が高くなってしまう。低ヨウ素状態のヨーロッパの妊婦の多くは，母子の甲状腺の機能障害と子どもの精神発達障害を防ぐために1日あたり150 μgのサプリメントを摂取することが推奨されている[22]。ヨウ素欠乏の母親の場合，母乳中のヨウ素濃度が低く，また幼児の塩摂取量も少ないため，母乳栄養の乳児のリスクは高くなる[23]。このような乳児では，ヨウ素を適切に補う栄養補助食品が必要である。

葉酸とビタミンB_{12}

葉酸のサプリメントによる補充と食品の葉酸強化のプログラムは，先天的神経管疾患（neural tube defect：NTD）予防を主要な目標として広く実行されている。出産時にNTD児を分娩するリスクの高い女性では，葉酸の低い状態が遺伝的または環境的リスク要因と結びつき，NTDをもつ新生児が生まれてしまう。この状態は，葉酸欠乏だけが原因なのではない。

少なくとも52の国では，小麦粉の葉酸強化を義務づけている。これにより，NTDの発症率は19～40%減少することが観察されている[24]。強化以前には葉酸栄養状態が悪かった集団や，NTDの有病率が高かった集団では，その効果はさらに大きい。葉酸欠乏の世界的な有病率は不明であるが，この欠乏症は途上国よりも先進国でのほうが多い可能性がある。果物や野菜同様，豆類は葉酸のよい供給源であるが，精製された小麦粉や他の穀類はそうではない[25]。

葉酸強化プログラムが効果的に実施されている国では，NTDの有病率は5～8人/1万人である。そうした効果的な葉酸強化プログラムのほとんどでは，1万人あたり40人に400 μg/日の葉酸を供給することを目指している。1年あたりでNTDを予防できた数は，葉酸強化を受けている人の数に比べて非常に少ない。イギリスでは，葉酸強化は実施されていないが，もし小麦粉100 gあたり300 μgの葉酸を添加する栄養強化が行われれば，77～162人の先天異常を防げると予測されている。その一方で，37万～78万人が，葉酸過剰になると考えられる[26]。不要・過剰な葉酸強化やサプリメントによる補充は避けなければならない。葉酸強化の安全性に関しては，既存の結腸直腸腫瘍の増大（それらの発癌に対しては予防的かもしれないが），免疫機能の悪化，ビタミンB_{12}不足による機能低下の悪化が問題とされている。例えば，ビタミンB_{12}欠乏のアメリカ人高齢者では，血清中の葉酸塩濃度が高い人は貧血のリスクや認知機能障害のリスクが高く，ビタミンB_{12}の代謝を変えてしまうことが知られている。しかし，ビタミンB_{12}栄養状態が適正ならば，血清中の葉酸濃度が高くてもこういった悪影響は受けない[27]。血清中葉酸濃度の高い人は，葉酸のサプリメントに加えて葉酸を強化した栄養補助食品を消費する傾向にあるようだ。

WHOは，妊婦のための鉄のサプリメントは400 μgの葉酸を含有することを推奨している。当時のエビデンスでは，葉酸添加は複数の集団で妊婦の巨赤芽球性貧血を予防することが示唆されていたため，この推奨は長く用いられてきたが，現在では巨赤芽球性貧血はまれである。葉酸がNTDを予防すると証明されてから，この推奨は用いられ続けられている。しかし，NTDを予防するためには，妊娠前から妊娠後4～6週までの間を通してサプリメントを摂取しないと効果がない。葉酸のサプリメントは，血漿中のホモシステイン濃度（妊娠不良をまねくリスクファクターの1つ）を低下させることができ，また他の先天性異常も防ぐことができるため，鉄に葉酸を添加するというこの推奨はおそらく変わらないであろう。小麦粉がビタミン強化されているところでもサプリメントによる妊婦の葉酸サプリメント使用は有効なのかどうかは詳しく調べられていない。また，このように小麦粉が強化されている状況では葉酸摂取量は高くなるため，ビタミンB_{12}欠乏増悪の可能性が研究されるべきである。

動物性食品の摂取が低い集団では，ビタミンB_{12}欠乏と枯渇はよく起こる[28]。通俗説に反して，厳正なベジタリアンが必ずしもこの欠乏症になるわけではない。このような集団においては，100 g の小麦粉への 2 μg のビタミンB_{12}強化が推奨されている[28]。しかし，義務的な強化プログラムの有効性はまだ評価されていない。葉酸とビタミンB_{12}両方を強化することで，葉酸強化によってビタミンB_{12}栄養状態が悪影響を受ける恐れを減らすことができる。また，ビタミンB_{12}は NTD の有病率低下にも有効な可能性がある。高齢者の場合，食品からビタミンの放出を促す胃酸の分泌が低下するので，世界的に見てもビタミンB_{12}欠乏のリスクが高い。日常的に必要な量の大部分を，サプリメントか栄養強化食を用いて，より吸収されやすい合成ビタミンとして摂取することが推奨される。

亜鉛

亜鉛欠乏は，バイオアベイラビリティが高い亜鉛の摂取量が低い集団で起こる。そのような集団では，主な食事に動物性の食品があまり含まれず，また亜鉛の吸収を妨げるフィチン酸が多く含まれるためである。亜鉛の喪失は下痢，特に慢性的な下痢で起こり，発育不良をまねく。世界的な亜鉛欠乏の有病率は 30%であり，5 歳未満の子どもに最も多いとする推定がある。しかし，亜鉛の栄養状態を示すバイオマーカーは乏しく，欠乏症有病率は，（様々な原因による）発育不良の有病率とバイオアベイラビリティの高い亜鉛に乏しい食事から推定されるため，これは過大推定であろう。

5 歳未満の子どもに，亜鉛のみのサプリメントを 1 日 10 mg，24 週間与えると，身長の成長が 0.37 cm（±0.25）よくなるというのは合理的な総意見解である[29]。しかし，下痢に対する治療をせずに亜鉛だけをサプリメントとして投与することはまれであり，またサプリメント中で亜鉛が鉄と結合している場合は成長促進への効果は低くなると考えられる[29]。亜鉛の喪失量は下痢の時に大きく増加する。発症時に亜鉛の補充を行うと，症状の持続期間を短縮するとともに病気の症状を軽減する上，その後 2～3 ヵ月間の下痢の発症率を減らす。下痢の発症初期に 14 日間，6 ヵ月未満の乳児には 10 mg/日，6 ヵ月以上の乳幼児には 20 mg/日の亜鉛サプリメントを与えることが推奨されている[30]。

プラセボによる亜鉛サプリメントの無作為化対照試験では，10 mg の亜鉛サプリメントが使われ，子どもの胃腸性感染症と呼吸器系感染症に関連した死亡率と罹患率を減らした[31]。また，同様にマラリアの罹患率も減らした。最近のメタ解析では，亜鉛サプリメントによる死亡率の減少は，全病因で 9%，下痢で 13%，肺炎で 19%だと明らかにされているが，これらの効果は統計的には有意でなく，マラリアを病因とする死亡率に対する亜鉛サプリメントの効果は示されていない[32]。

亜鉛強化小麦粉や他の亜鉛含有穀類を用いた時，亜鉛自体は吸収されているようだが，亜鉛栄養状態の改善に対する効果が顕著だとは示されていない。にもかかわらず，可能であれば小麦粉への添加物に亜鉛を含めない理由がない。添加される亜鉛の量は小麦粉の性質や対象とする集団やサブグループによって異なる[33]。食品をもとにする手法では，浸透や発酵により，内在性のフィチン酸から亜鉛を放出させることができる[34]。亜鉛強化米はバングラデシュとインドで，強化小麦はインドとパキスタンで試されはじめている。

ビタミン D

ビタミン D は紫外線を浴びることによって皮膚で合成されるため，ビタミン D 欠乏は，皮膚でのビタミン合成が制限された人々に見られる。極緯度に近い地方の人，有色人種の人，ほぼ全身を衣服で覆う民族，あまり日光にあたらない人や強力な日焼け止めを使用している人などがこれに該当する。このような場合に，十分なビタミン D を供給できる食品は，脂肪分の多い魚，魚の肝，卵を除いてほとんどない。牛乳は多くの国でビタミン D 強化がなされていて，アメリカでは 100 IU/カップ，カナダでは 35～40 IU/100 mL 加えられている。こういった栄養強化は，1930 年代以降，幼児のくる病発症を減らし，幼児以外の人々に対してもビタミン D 栄養状態を改善する効果をもたらしてきた。マーガリンや朝食用のシリアルも，しばしばビタミン D 強化がなされている。

母乳栄養の乳児はビタミン D 欠乏のリスクが高い。母乳中にはビタミン D があまり含まれないためである。したがって，離乳して少なくとも 1,000 IU/日を含んだ人工乳や栄養強化ミルクを飲むようになるまでは，母乳だけの乳児や，部分的に母乳に頼る乳児には，400 IU/日の補充が必要である。

高齢者は戸外で過ごす時間が少なくなる傾向があること，また，ビタミン D 前駆体の合成能力がかなり低下していることから，ビタミン D 欠乏になるリスクが高い。この年代の人には骨喪失と大腿骨骨折を防ぐためにも，ビタミン D の補充が推奨される。

複数の微量栄養素の介入

貧困層では食事の質が不適切になりがちである。これは，主に動物性食品の摂取が少ないためである。動物性食品はビタミン A 前駆体，リボフラビン，バイオアベイラビリティの高い鉄や亜鉛，コリン，ビタミン D，カルシウムの供給源であり，中でもビタミンB_{12}の唯一の供給源である。貧困層ではたいてい複数の微量栄養素が欠乏しており，それら栄養素すべてを同時に扱う介入のデザインは，より重要かつ必要なものである。

▶乳幼児と児童

誕生後 6 ヵ月は母乳栄養だけで育てられることが推奨され，6 ヵ月以降は栄養のある栄養補助食品が導入されることが望ましい。多くの場合，母乳に加えて，必要とされる微量栄養素を適切に供給する栄養補助食品を，幼児に供給するのは難しい[35]。子どもは，食品をえり好みする。例えば肉のような食品で栄養補助をすることは難しい。また，栄養補助のための食品は購入しやすい価格で，なおかつ手に入りやすいものでなければならない。何が適切かつ健康的で，購入しやすいものかは扶養者によって判断される。その扶養者の判断基準は，幼児に対してあらゆる微量栄養素介入を行う上で非常に重要なものとなる[36]。

乳幼児や子どもの微量栄養素欠乏を予防するために，よく用いられるようになってきているものに，微量栄養素の粉末がある。これらの粉末は家庭の普段の食事に加えることができ，しかもバイオアベイラビリティがよく，サプリメントよりもコンプライアンスが良いという利点がある。特に，穀類に加えたり，乳幼児の栄養補助食品として家庭の食事に加えたりするのに便利である。扶養者が4ヵ月「柔軟に」使った場合でさえも，貧血は減少した[37]。微量栄養素の粉末を使用した，大規模な介入プログラム（ソーシャルマーケティングを含む）のレビューでは，ある集団では貧血が改善したが他の集団では改善は見られなかったこと，ネパールとケニアでは発育阻害の減少が見られたがバングラデシュでは見られなかったこと，さらにネパールの子どもには下痢の増加が見られたことを結論している[38]。対象者が十分かつ持続的に微量栄養素粉末薬を用いるようにすることが課題である。

対象となる乳幼児や子どもに対して，複数の微量栄養素を供給するための他の手段としては，脂質ベースの栄養サプリメント（lipid-based nutrient supplement：LNS）の使用があげられる。LNSは深刻な栄養失調の子どもの回復を助けるために開発され，現在は発育不良を防ぐ効能と有効性について詳しい研究が行われている。LNSはたいていピーナッツなどの豆類をもとにしてつくられ，粉乳含有・非含有のものがあり，個包装形態か容器包装形態で消費される。LNSはそれ単独で食べられることもあるし，乳児用のシリアルや家庭の食事に混ぜて使われることもある。脂質含有形態により栄養素が安定すること，年齢によって用量を調節できること，また子どもが手軽に消費できることが利点である。LNSの構成成分である脂肪酸，特にn-3系脂肪酸は子どもの成長発達を促進するといわれており，これを検証するための試験が現在行われている。LNSは錠剤や微量栄養素の粉末よりも高価なため，食事管理者が購入のための資金源をもっているか，LNS自体が助成を受けているか寄付されている場合でないと，使用が難しい。LNSは妊婦や授乳期の女性にも使うことができる。

乳幼児において特別な栄養補助食品の強化は多種類の微量栄養素欠乏を防ぐより知られた戦略の1つである。この戦略は，集中的な栄養強化と商業製品によって実現される。中国の官民共同事業は，地元産の原材料からつくられた栄養強化食品（全脂肪大豆粉末）をうまく市場展開する方法の良い例を示してくれている[39]。無作為化臨床試験のメタ解析は，栄養強化食の形で微量栄養素を供給するやり方が，サプリメント投与同様に幼児の身長の伸びを改善するのに効果的であると示している[40]。これらの食品の配合と強化の仕方には特に注意を払わなければならない。

▶妊婦と授乳期女性

妊婦のためのサプリメントとして，あらゆる微量栄養素の欠乏がありふれたものであること，また鉄のみまたは鉄と葉酸のみを供給するよりも多種類の微量栄養素を供給するほうが比較的コストが低いことの認識が広まっている。これら2つ（多種類の微量栄養素を含むサプリメントと，鉄のみまたは鉄と葉酸のみを含むサプリメント）の方策の利点は，14種類の微量栄養素の推奨摂取量を含んだ，UNIMMAP（United Nations International Multiple Micronutrient Preparation）のサプリメントを用いた一連の研究で比較されている。試験は数年にわたって独立に行われたが，メタ解析は入手可能なあらゆるデータから結論づけられた。プラセボを用いた試験は行われていないが，鉄と葉酸のみのサプリメントを使用した場合と比較して，多種類の微量栄養素は低体重児を11%，子宮内発育遅延を10%減らしたものの，その他にはっきりした影響は見られなかった[41]。最近のメタ解析では，比較的新しい17の研究を考慮し，多種類の微量栄養素を摂取した場合と鉄と葉酸のみ摂取した場合を比較したところ，妊娠末期の貧血減少の効果は変わらず，BMIが少なくとも22 kg/m^{2}ある女性の子宮内発育遅延を9%減少させた[42]。自宅で出産する場合，出産直後に新生児が死亡するリスクは47%も高いが，60%以上の出産が行われる医療施設ではリスクはそこまで高くはない。全体的に見れば，新生児死亡率は増加してはいなかったが，多種類の微量栄養素のサプリメントが鉄・葉酸のサプリメント以上に推奨されるようになる以前の新生児死亡リスクの増加に関する問題は残っている。他にいまだ解決されていない問題は，微量栄養素の用量を増加させる，あるいは栄養強化食の形態で微量栄養素を供給するほうが，微量栄養素の日常的な摂取で推奨するよりも効果的なのかどうか，という点である[43]。

授乳期女性を対象にした微量栄養素の介入を明確にすすめている例はほとんどない。母親の栄養要求量は妊娠期よりも授乳期のほうが高く，母乳から分泌される多くの栄養素の量は，母親の栄養摂取状態に依存することを考えるとこれは驚くべきことである。こういった栄養素には，葉酸以外のビタミンB群，ビタミンA，C，Dとセレン，ヨウ素が含まれる[44]。母乳におけるこれらの栄養素の濃度が，母親の栄養補助によってどの程度増え，その結果として乳児の栄養状態がどの程度改善されるのかについて研究が進められている。

農芸化学による介入

微量栄養素欠乏を予防予防するために農芸化学を利用できる可能性がある。自作農場食料生産（homestead food production：HFP）は最も関心を集めている，特に魅力的な介入方法である。HFPの場合，果物や野菜などの作物の微量栄養素を豊富にしたり，穀物やその他主要作物の栄養強化を行ったりすることにより，微量栄養素の摂取を増やすことができる。後者はビタミンA（カロテノイド）で成功しており，鉄や亜鉛でも展開されている。動物性食品に関しては，ビタミンB_{12}などの動物性食品にしか含まれない栄養素や，鉄や亜鉛，ビタミンAなど動物性食品からのほうが得やすい栄養素の摂取を改善するために生産性を向上させる必要がある。動物性食品の生産増加に関する成功例としては，教育と低金利の補助を行い，販売によって高い利潤を得た例がある（http://www.partnership-africa.org/content/hidden-hunger-story-enam-project-ghana-and-child-nutrition）。この例では，女性で特に高い利潤が得られた。もっとも，こうした例のほとんどは比較的小規模で，十分に検証されていないものも多い[45]。Helen Keller International はバングラデシュで HFP を拡大したため，500 万人の食糧の安定状況が改善された。サプリメントを用いたプログラムでは妊婦や幼児が対象となるが，農芸化学を通じた微量栄養素摂取の改善は世帯全体に効果がある。

その他の様々なアプローチの長所と短所

Olney ら[45]は，サプリメント投与，栄養強化，食生活改善などの様々なプログラムと，保健ベース，農芸ベース，商業ベースのアプローチおよび社会予防プログラムなどプログラムの様々な基盤についてレビューを行った。そのレビューでは，プログラムは 7 つの基準に基づいて微量栄養素を提供することができるとされている。その 7 つの基準は，対象設定，効能，実施の程度，利用性，効果，範囲，そして持続性である。微量栄養素の提供は，既存の保健プログラムや保健センターを通して行われ，たいてい妊婦のためのサプリメントや微量栄養素粉末薬として，または子どものための栄養補助食品として供給される。このような方法は，WHO の小児疾患の統合プログラム（Integrated Management of Childhood Illness〈IMCI〉program）から支持されている。これらの方策は，その重要性について，適切に教育された上で実施されれば，対象者から受け入れられ，適用範囲も広くなることが期待できる。明らかなことだが，微量栄養素の供給は信頼できるものでなければならず，顧客は定期的にヘルスケアサービスを利用しなければならず，またスタッフは教育情報を提供できるように訓練されていなければならない。

研究者は，現在差し止められているすべてのプログラムや基盤が，ポイントとなるプログラム要素が正されれば有効なものとなると結論している。こういった要素には，消費者への教育の必要性と微量栄養素の重要性および望ましい使用法に関するプログラムの必要性，訓練を受けたスタッフのサポートが得られる状態であることも含めて，食品の供給と介入の質が適切であることの確実性，大規模集団にも適う規模に拡大することを目標とし，その目標をサポートするための介入が効率，供給，効能に関して厳格に評価されていること，政策担当者とプログラム実施者に対して評価結果が適切な時期に伝播されること，などが含まれる。

プログラムと実施基盤は「二者択一」であるべきではない。なぜなら，アプローチの多様化によって適応範囲が改善されうるからである。しかし，微量栄養素の摂取量が UL を超えないように配慮が必要である。例えば，ビタミン A や葉酸では，UL を超えると毒性が出る可能性がある。食品ベースのアプローチで毒性が出る用量に近づくことは少ないが，栄養強化がサプリメント投与と組み合わされて実施されたり，商業食品における栄養強化が広く普及したりすれば，そうした可能性もありうる。

(Lindsay H. Allen／杉本　南 訳)

112 身体活動，フィットネス，健康

本章では，運動トレーニングと身体活動に関連するエネルギー消費量（activity-related energy expenditure：AEE）の相互関係，またこれらそれぞれがもつ健康維持や疾患リスクに対する影響について概説する。身体トレーニングとAEEに関係性があることは明らかである。しかし，トレーニング効果を生じないような弱い強度の運動でも，比較的大量のAEEを消費することは可能である。なぜなら，激しい運動とAEEは互いに関係しており，それらの健康維持における効果と疾病リスクを切り離して考えることはできないからである。まず第一に，心肺フィットネスと筋力フィットネスは遺伝的背景が強く[1]，遺伝的な因子をトレーニングによるフィットネスの要因から切り離して考えることは困難である。第二に，通常のAEEは測定が困難である。ほとんどの現在利用可能な技術は，不正確であり，自由な生活を制限するか，非常に高価である。そして第三に，脂肪分布と同様に，体組成は疾病リスクに影響を与えるが，逆に運動トレーニングやAEEによって影響を受ける。運動トレーニングと身体活動の双方向の効果について述べる前に，AEEとフィットネストレーニングの生理学的影響についての理解の基礎となる重要な初歩的な知見についていくつか概説する。

1813年，イギリスのWilliam Proutは，中等度から強い運動中に，二酸化炭素産生がプラトーに達することを示した[2]。この仕事により，定常状態の運動という概念が導入された。つまり，心拍数や酸素の取込みがあるレベルまで上昇すると，その後それが維持されるということである。19世紀中頃，イギリスの内科医であったEdward Smithは，厳しい肉体労働における相対的な二酸化炭素産生量を測定し，7.5時間の労働時間において，二酸化炭素産生量が安静時より66%増加していたことを明らかにした[2]。彼はまた，この二酸化炭素産生の顕著な増加は，尿素産生に見合わないことを見出した。このことは，大部分のAEEはタンパク質代謝によるものではないこと示している。Adolf Eugen FickとJohannes Wislicenusという2人のドイツ人は，山登りにおける尿素産生が安静時に見られる尿素産生と同程度であることを明らかにし，仕事中の主要なエネルギー源はタンパク質代謝ではないと結論づけた[2]。RoseとHimwichは[3]，摂食また絶食時における安静また運動時のイヌの呼吸商についての記述を行い，1927年にはじめてエネルギー源として脂質の重要性を証明した。

A. V. Hillの熱産生に関する発見は，運動時におけるエネルギーについてより包括的理解への道を開いた[2]。1923～1924年に，W. O. Fennは静的な収縮より筋が短縮した時に，より多くの熱が産生されることを証明した[4]。1925年，Meyerhofによって，乳酸産生と筋収縮が関連づけられた。この発見は，正常の状態ではアデノシン三リン酸（ATP）が筋を動かすのに用いられているという発見につながり[5]，筋収縮時におけるエネルギー論についてのわれわれの理解をより深めた。最後に，1947年のScholanderによる微量ガス分析器の発明によって，呼気ガス中の比較的少量の二酸化炭素や酸素を高精度に測定することが可能となり，運動時におけるエネルギー消費の正確な測定法を得ることができた[2]。

自由に生活をしている状態でのエネルギー消費を正確に測定することは，問題が多かった。熱量測定用の部屋はエネルギー消費量と栄養素の燃焼割合を正確に測定することができるが，正確な意味での自由な生活条件での測定としては，制限が多い。自由に生活をしている条件での測定は，2つの安定同位体（水素^{2}H，酸素^{18}O）の消失率の差を見ることにより，正確に測定できる。この技術は，1955年に，最初マウスでのエネルギー消費量の測定に用いられた[6]。1982年には，Schoellerとvan Santenが，この技術のヒトでの有効性を確認した[7]。

19世紀以降，筋機能と構造におけるわれわれの理解もまた増大していった。1873年，Ranvierは赤筋と白筋の筋線維を識別し，1891年にKnollは筋線維のサイズの差異を報告した[8]。20世紀前半，組織化学的で生物学的な技術を用いることにより，異なる筋線維型についての識別と記述が可能になった[8]。1954年，A. F. HuxleyとNiedergerke，H. E. HuxleyとHansonはそれぞれ別個に，筋収縮におけるフィラメントの滑り込み説を提唱した[5]。1936年，HeveseyとLeviによって顕微鏡の分析手法が，1962年にはBergstromによって特別な生検針が開発され[9]，これらの開発により，ヒト骨格筋の研究が可能になった。1980年，Chanceら[10]によって開発された^{31}P核磁気共鳴分光法（^{31}P MRS）の出現により，運動時のヒトの筋における代謝を *in vivo* で研究することが可能となった。

フィットネスの定義

フィットネスとウェルネスの相互作用について述べている書物のほとんどは心肺持久能（有酸素フィットネス）や筋力について書かれているので，本章では，この2つの要素について焦点をあてていきたい。心肺持久能は，激しい持続性運動中における，循環器系や呼吸器系の作用筋への酸素の供給能として定義される[11]。心肺のフィットネスは通常，トレッドミルや自転車エルゴメーターを用いて漸増多段階運動負荷試験を行い，その時の最大酸素摂取量（$\dot{V}O_2max$）を測定することにより評価される。筋力は，筋により産生することのできる最大の力または張力として定義され，ある動きの中でその人がどれだけの重量を持ち上げることができるか，あるいは等尺性（対象となる関節は動かさないで）または等速性（一定の速度）の収縮においてその人がどれだけの力やトルク（ねじれ）を発揮することができるかを測定することによって決定される。

V

労作中の基質利用

運動中の生化学的エネルギー伝達の簡単な概説を以下に述べる[12]。ATPの末端のリン酸が切断され，アデノシン二リン酸（ADP）になることで，筋が動くエネルギーを得ることができる（ATP $\xrightarrow{\text{ミオシンATPアーゼ}}$ ADP + P_i〈無機リン酸〉+エネルギー）。わずかなATPのみしか細胞内に貯蔵されないので，数ミリ秒以上継続する強い筋収縮の場合には，リン酸をADPに置き換えるためのエネルギー源が必要である。ATPレベルを維持するための，労作中における最も迅速なエネルギー源には，クレアチンキナーゼ反応（ADP + クレアチンリン酸 $\xrightarrow{\text{クレアチンキナーゼ}}$ ATP + クレアチン），そしてさらに少量はミオキナーゼ反応（2ADP $\xrightarrow{\text{ミオキナーゼ}}$ ATP + アデノシン一リン酸）がある。これらの反応は瞬時に起こるため，通常クレアチンリン酸が非常に強い筋収縮で利用可能な，1つの高エネルギーリン酸プールであると考えられている。筋中には量的にはATPより多いが，少量のクレアチンリン酸しか貯蔵されていない。数秒以上継続する筋収縮は，他のATP維持によるエネルギー源である。

解糖系においてグルコースまたはグリコーゲンがピルビン酸へ分解されることで，いくらか遅いが，エネルギーを供給することができる。嫌気性または速い解糖によるエネルギー産生量は比較的少量である（グルコース + P_i + 2ADP + $2NAD^+$〈ニコチンアミドアデニンジヌクレオチド〉⇒2ピルビン酸 + 2ATP + 2NADH〈還元型NAD〉+ $2H_2O$）。そして，NADHが酸化（その水素イオン〈H^+〉を失う）されない限り，この過程は高速度で数秒以上持続することはできない。NADHの酸化は，乳酸デヒドロゲナーゼ（lactate dehydrogenase：LDH）によって触媒されるピルビン酸の乳酸への変換によって，短時間に起こる（ピルビン酸 + NADH + H^+ $\xrightarrow{\text{LDH}}$ 乳酸 + NAD^+）。このピルビン酸から乳酸への転換における水素イオンの一時的貯蔵は，速い解糖系の最終産物の消失に都合のよい経路となっている。乳酸は血流中にすばやく拡散することができ，そして，その他の筋線維（特にI型筋線維）や心筋が利用できるATPを再合成するエネルギー源にもなりうる。しかし，筋，血液中の乳酸と水素イオンレベルが上昇するにつれて，疲労に向かい，運動は遅くなり，そして終了する。疲労の原因はおそらく多くの因子によるものであるが，酸性度の高まりが骨格筋におけるエネルギー変換に関与している酵素群を不活性化すると考えられている。最終産物として乳酸が産生される解糖系は，嫌気性または速い解糖系と名づけられている。

好気的または遅い解糖において，より多くのATPが産生される。$NADH^+$はミトコンドリアに輸送されるので（十分量のミトコンドリアと酸素が筋線維内に存在すると仮定して），解糖系におけるさらなる反応のためにNAD^+が遊離される。そのために乳酸は形成されない。水素イオンは，電子伝達系においてエネルギーを産生するのに利用される。ピルビン酸もまたミトコンドリアに輸送され，ここでアセチルCoAが形成され，電子伝達系でのATP産生のためのさらなる基質産生に利用される。遅い解糖においてグルコースが水と二酸化炭素に完全に分解されることによって，グルコース1 molあたり36〜38個のATPが産生される。一方，嫌気性の解糖系のATPの正味の産生量は，2ATPである。しかし，好気性の解糖系は比較的遅く，酸素と高密度のミトコンドリアを要する。400 m走のような高強度の運動においては，ミトコンドリアが少なく，また十分な酸素がないためにピルビン酸を完全に水と二酸化炭素に酸化できない筋線維も活性化され，そのために速い解糖系の占める割合が増加していく。種々の持続時間の持久力発揮のためのエネルギー系の推定相対寄与率を，**図112.1**に示す。

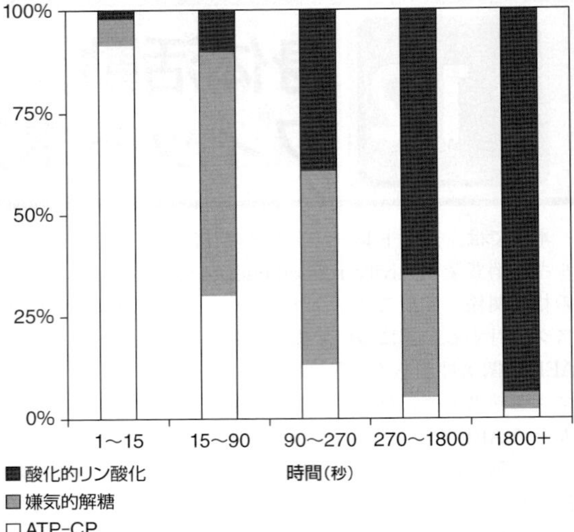

図112.1　持久運動維持時間ごとのエネルギー系の近似寄与率。
ATP-CP：アデノシン三リン酸-クレアチンリン酸。

また，筋収縮時には骨格筋において脂肪酸化も起こる。細胞内のトリグリセリドと脂肪細胞に貯蔵されたトリグリセリドの両方が脂肪酸の材料として利用される。脂肪酸は，ミトコンドリアに入った後，β酸化とよばれる一連の反応において多数のアセチルCoAと水素イオン分子に分解される。TCA回路と電子伝達系を介して，多数のATP（脂肪酸〈C = 18〉で147 ATP）が形成される。

運動時に消費されるエネルギーのうち5〜15%はアミノ酸，特にロイシン，イソロイシン，バリン，グルタミン，アスパラギン酸の酸化から得られる。アミノ基転移反応による窒素の除去は，筋組織と肝臓の両方で起こる。いったんアミノ酸から窒素が取り除かれると，残った「炭素骨格」はエネルギー転換活性のある反応化合物に非常に似た構造である。例えば，含有窒素基を失い，二重結合を獲得した後，アラニンがピルビン酸を形成する。多くの因子がエネルギー利用率に影響を及ぼす。

高炭水化物食は，骨格筋におけるグリコーゲンの貯蔵を増加させることでエネルギー源としての炭水化物の利用率を増加させる[2]。逆に，高脂肪食は，筋細胞での脂質の貯蔵を増加させ，運動中の脂肪酸化率を増大させる[13,14]。運動強度もまた基質酸化率に影響を与える。一般に，運動強度が上がるにつれて，筋線維の炭水化物代謝への依存が大きくなる。例えば，混合食を摂取している人では，約65% $\dot{V}O_2max$で走っている間はエネルギーのうち55%を，約80% $\dot{V}O_2max$で走っている間は85%を炭水化物の酸化か

表 112.1　筋線維の種類による差

Ⅰ型	Ⅱa 型	ⅡB 型あるいはⅡx 型
Slow twitch	Fast twitch oxidative glycolytic	Fast twitch glycolytic
ミトコンドリアが豊富	中間量のミトコンドリア	ミトコンドリアが少数
高い酸化能力	中等度の酸化能力	低い酸化能力
効率的	非効率的	非効率的
耐疲労性	中間	速く疲労する
ローパワー	ハイパワー	ハイパワー
ゆっくりとした収縮・弛緩	速い収縮・弛緩	速い収縮とリラクゼーション

ら得ている。運動トレーニング，特にゆっくりとした長距離の持久トレーニングでは骨格筋のエネルギー源として脂肪が多く使われ，マラソンのような長時間の運動においてはグリコーゲンを節約する能力が大きくなる[15]。運動持続時間もまた重要で，運動の持続時間が増加するにつれて脂肪酸化が増加する。

筋線維のタイプ

Ⅰ型およびⅡ型筋線維がヒトの筋で確認されている。Ⅰ型筋線維（遅筋）は収縮速度は遅いが，Ⅱ型筋線維（速筋）よりも疲労しにくい。Ⅰ型筋線維にはより多くのミトコンドリアが存在し，Ⅱ型筋線維より高い酸化酵素活性，ミオグロビン，脂質貯蔵，毛細血管が存在する。Ⅱ型筋線維はより高い解糖能があり，より大きな力を産生することができる。Ⅱ型筋線維の 2 つのサブカテゴリーには，Ⅱa 型（fast-twitch glycolytic oxidative）とⅡx 型（fast-twitch glycolytic）が存在する。Ⅱa 型筋線維はⅠ型筋線維によりよく似た代謝的特徴をもっている。一方，Ⅱx 型筋線維の ATP 産生は，より解糖系に依存している。

Ⅰ型筋線維の分布は，微小循環の違いにより，血中のグルコース除去や血圧低下に関与している[16]。さらに，Ⅱ型筋線維分布と酸化酵素活性が体重増加や肥満に結びついている可能性がある[16]。また，Ⅱ型筋線維は力の産生のためにⅠ型筋線維よりも多くの ATP を必要とするので，より多くのⅡ型筋線維分布をもつ人は，仕事を行う上で非効率的である。筋線維型における違いを，**表 112.1** に示す。

力の発生

いくつかの因子が筋内での力の発生に影響を及ぼしている。力の発生は，常にアクチンフィラメントに付着しているミオシンクロスブリッジの数に比例している。筋原線維（収縮性の構成要素であるミオシンとアクチンを含む筋線維中ドメイン）中にカルシウムが増えると，ミオシンクロスブリッジのアクチンフィラメントへの結合がより多くなり，筋内の張力は増大する。筋小胞体から放出されたカルシウムイオンの量は，神経支配している運動ニューロンによる筋刺激頻度に比例している。このように，運動ニューロンの活動が増すと，運動ニューロンの運動単位（それが神経支配する運動ニューロンと全筋線維）で強い力を生じる。通常，神経の活動電位周波数が約 50 Hz の時，運動単体のための力は最大値に達する（遅筋単位ではこれより低い周波数で，速筋単位ではこれより高い周波数で）。さらに，より多くの運動単位が活性化されると，より強い力が発生される。

筋の断面積が大きくなることによって，アクチンフィラメントと結合することができるミオシンクロスブリッジ頭部が増加し，最大の力を発生する能力も増大する。解剖学的な構造の差もまた，力の発生に影響を及ぼす。最大出力は「てこ」の端で測定する（例：腕を曲げているときの手）。これらてこの長さと筋腱の骨への付着部位の比率が（例：肘の回転軸に対する前腕の長さと，回転軸に対する上腕二頭筋と上腕部への付着の距離の関係），てこの系の端にかかる力に影響を及ぼす。

筋線維が骨に付着する角度などの因子もおそらく最大力の発生に影響を及ぼす（羽枝が羽から伸びるように，付着した筋線維は腱からある角度で広がっている）。筋線維が骨に付着する角度がより鋭角になると，より多くの力を発揮することができる。筋線維の型もまた，力の発生に影響を及ぼす。Ⅱ型筋線維は，Ⅰ型筋線維よりも高い力を発生する能力をもっている。クレアチンキナーゼ活性やミオキナーゼ活性は筋サイズとは無関係に力に関与しており，筋力トレーニングを行っている人ではこれら 2 つの活性が上昇しているため，筋原線維における高エネルギーリン酸利用能が最大力の発現を制御している可能性がある[17]。

心肺フィットネス（有酸素フィットネス）

運動の様式，遺伝，トレーニング状況，性別，年齢のすべてが，その人の $\dot{V}O_2max$ に影響を与える。$\dot{V}O_2max$ は一般に，多くの筋群を使う数種類の漸増する運動負荷において評価される。大部分の人では，トレッドミル走歩行で最大の $\dot{V}O_2max$ が得られる。自転車エルゴメーターなどのその他の運動で，酸素取込みのピーク値がわずかに低いことが観察されるので，多くの運動生理学者は，その他のテスト様式でより高い値が得られる傾向があるならば，他の様式の運動における $\dot{V}O_2max$ 値は最高酸素摂取量（peak oxygen uptake）として定義されるべきであると考えている。

心肺のフィットネスがその人の体重を動かす（例：走歩行中）能力を評価するために用いられるならば，$\dot{V}O_2max$ は通常，体重に対する相対値（酸素〈mL〉/体重〈kg〉/分）として報告される。しかし，体重で調節した場合，体脂肪量の差で生理能力の推定は複雑になる。というのは，体脂肪量によって体重が増加するが，これは運動中の酸素取込みにはあまり寄与しないからである。生理学的に活動性のある除脂肪体重に対する $\dot{V}O_2max$ が重要な場合には，しばしば除脂肪体重で調節される（酸素〈mL〉/除脂肪体重〈kg〉/分）。

表 112.2 健常人における最大酸素摂取量の正常値（mL O_2/kg 体重/分）

	トレーニングをしていない	トレーニングをしている	エリートの持久運動選手
若い男性（20〜30 歳）	40〜45	57〜62	75〜85
中年男性（50〜60 歳）	33〜38	47〜53	58〜64
若い女性（20〜30 歳）	32〜36	45〜52	63〜70
中年女性（50〜60 歳）	25〜30	36〜42	45〜52

遺伝因子やトレーニングの結果引き起こされる個人の $\dot{V}O_2$max の比率を決定するため，これまでに数々の研究がなされてきた[2]。他の人に比べて，トレーニングがかなり $\dot{V}O_2$max を増大しうる人がいる。そして，有酸素フィットネスの遺伝的効果は，おそらく約 40%である[2]。トレーニングを行っていない人に対して，適切に調節された有酸素持久トレーニングを行うと，12〜16 週間で $\dot{V}O_2$max は約 20%増加する。しかし，10%未満の人もいれば，50%以上の人もいる。女性の有酸素能は男性と比べ一般的に約 10〜30%低く，この差はトレーニングされたアスリートにも見られる。**表 112.2** に，様々なグループにおける典型的な $\dot{V}O_2$max を示す。

遺伝因子により，おそらく脂肪分布や有酸素能力の大部分が説明できる。高い有酸素フィットネスを有するトレーニングをしていないラットは，有酸素フィットネスが低いトレーニングをしていないラットより，内臓脂肪が少なく，代謝的なリスクが低い[18]。AEE と総体脂肪量とは関係なく，高い有酸素フィットネスを有する女性は相対的に内臓脂肪が少ない[19]。これらのことから，この 2 つの研究は，遺伝子の高有酸素フィットネスと好ましい脂肪分布との関連を示唆している。

加齢

30 歳頃から，心肺フィットネスと筋力フィットネスの両方が，年に約 1%の割合で次第に減退する[2,17]。高い活動レベルを維持すると，その減退率は低下するが，低下が止まることはない。心肺フィットネスの低下は中枢そして末梢機能の低下に関与している[20]。最大心拍数は 1 年間に 1 拍数ずつ減少し，これが最大心拍出量の減少の最大原因である。また，筋量の減少，末梢血流能の低下，骨格筋における酸化プロセスからの ATP 産生能の低下なども起こる。

筋力フィットネス減退の第一の原因は，加齢に関連した骨格筋の萎縮で，サルコペニア（筋肉減少症）として定義される。骨格筋のサルコペニアは，Ⅰ型，Ⅱ型筋線維両方の萎縮が特徴であるが，サルコペニアはⅠ型筋線維よりもⅡ型でより速く進行する。筋線維壊死，筋内における脂肪や結合組織含量の増加もまた加齢に伴って起こり[17,21]，これらが加齢に伴う筋の質の低下の原因となっている（筋の単位面積あたりの力）[22]。

年をとるにつれて，比例的に力（仕事をする時の時間と速度）は減少し，それは筋力の低下よりも大きい。短縮化の最大速度や最大力産生はⅠ型よりもⅡ型筋線維のほうが高いので，Ⅱ型筋線維の優先的な萎縮は，加齢に伴い急激に力が弱くなることの説明となる。カルシウム放出，ジヒドロピリジン受容体の両方が加齢とともに減少することから[17]，体力や力の減退もまた興奮収縮関連の障害によるものであると思われる[23]。成人では 30〜50 歳の間に筋質量の約 5〜10%しか失わないが，50〜80 歳の間にさらに 30〜40%を失う。さらに，内臓脂肪は年齢とともに増加する。この増加は劇的で，25〜65 歳の間に女性で 4 倍[24]，男性で 2 倍[25]になる。体重増加，除脂肪体重の減少，脂肪の末梢から内臓へと移動の 3 つの大きな因子が，内臓脂肪の増加の原因となる。

死亡率と罹患リスクにおける健康状態と身体活動の相互作用

運動フィットネスと身体活動が，全体的な快適さや健康であることなどへ寄与するかという議論が続いている。身体活動（実質的にエネルギー消費を増大させる，骨格筋収縮によって生じたすべての身体の動きとして定義）と心肺フィットネスの両方が男女において，心疾患，糖尿病，ある種の癌，すべての原因による死亡率などに対し，逆相関がある[1,26,27]。

これには用量-反応関係が存在し，身体的に最も活動的な人または鍛錬した人では，身体的にあまり活発でなくまたは鍛錬していない人に比べると半分の死亡率である[26]。しかし，身体活動の好ましい影響がすべてエネルギー消費の増大により得られるのか，または，さらなる健康増進効果がトレーニング効果を生み出すような強度の身体活動を行うことによって得られるのかについては，明らかではない。

いくつかの研究によって，激しく活発な活動のほうが，軽度〜中等度の身体活動よりも良い効果をもたらすことが示唆されている[26]。例えば，ある総説によると，インスリン感受性，脂質異常症，高血圧などが，心肺フィットネスに影響を及ぼすようなトレーニングによってより強く影響を受けることが示唆されている[28]。

しかし，問題は複雑である。なぜなら，内臓脂肪蓄積が脂質異常や血圧上昇，インスリン感受性，心血管疾患，糖尿病，そして死亡率に強く関係しており[29]，また活動的でトレーニングしている人では内臓脂肪が少ないからである[30,31]。集団における研究では，体重減少による代謝の変化が，より活動的な男性で見られる心血管疾患の発生率減少の主な原因である可能性があると示唆しているが[32]，循環器疾患や糖尿病の進行リスクについて，身体活動，有酸素フィットネス，内臓脂肪蓄積のそれぞれの独立した効果を評価した研究はほとんどない。Hunter ら[24]は，身体活動（二重標識水法と間接的熱量測定の組合せ），有酸素フィットネス（$\dot{V}O_2$max），内臓脂肪（CT）などの測定のための最新の技術を用いて，内臓脂肪は身体活動と有酸素フィットネスとは独立してインスリン感受性や血中の脂肪に逆相関していることを示した。それほど強い相関ではないが，身体活動は総コレステロールや低密度リポタンパク質（low-density lipoprotein：LDL）コレステロールと独立した相関関係を示した。一方，心肺フィットネスは，高密度リポタンパク質（high-density lipoprotein：HDL）コレステロールやインスリン感受性と独立した相関があった。これらの結果に一致して，Thompson ら[33]は，グルコース代謝の改善には相対的に高強度な身体活動（≧75% $\dot{V}O_2max$）が必要であり，LDL コレステロールに変化を及ぼすには長期間の運動が必要である可能性があることを示した。これらの現象すべてにおいて，軽度～中等度の強度での身体活動や心肺フィットネスのトレーニングの両方が，疾病リスクに対して独立した正の影響を与えている可能性がある。しかし，身体活動や心肺トレーニングへの参加のポジティブな影響の中には，内臓脂肪に対する効果を介したものもある[34,35]。

身体活動と体重維持

総エネルギー消費量が体重増加や後の肥満に関与していることが，多くの研究において証明されている。このことは，われわれが年齢を重ねるごとに問題となる。というのは，安静時エネルギー消費量や AEE は年齢とともにゆるやかに減少していくからである。さらに，その減少は AEE においてより著明である[17]。Westerterp による総説[36]では，20 歳時には総エネルギー消費の 35%を占めていた 1 日の AEE が，90 歳時には 25%にまで低下することが示されている。AEE の減少は，体重維持に関して主要な逆効果を示す。いくつかの研究において，身体的に活発な人は身体的に活発でない人と比べ，体重維持の成功率が高いことが証明されている[17]。実際，二重標識水法を用いた研究において，研究者は体重が増加した人と体重を維持している人の間で見られる体重増加の差の 77%は AEE で説明できることを証明した[37]。残りの体重増加はおそらく体重増加者におけるエネルギー摂取の増大によるものである。体重減少の後，運動トレーニングは体重増加を遅くする[38]。さらに，いくつかの研究では，高い有酸素フィットネスは内臓脂肪の減少と関連し[39]，内臓脂肪は運動により優先的に減少することを示している[40～43]。1 年間で約 11 kg 体重が減少し，その後約 3 kg の体重の増加があったのにもかかわらず，運動トレーニングは内臓脂肪の増加を抑制することが，より最近になって示された[38]。

どの程度の身体活動が必要か？

二重標識水法を用いエネルギー消費量を測定した研究で，体重増加を防ぐためには 1 日約 80 分が必要であるということが示唆された[37,44]。2002 年 International Association for the Study of Obesity First Stock Conference における身体活動についての合意に基づく報告では，体重を維持するために 1 日 60～90 分の中等度の強度の運動，または強い強度の運動であればそれ以下の時間を行うことが推奨された[45]。中等度の運動は 3～4 MET（MET：安静時代謝の倍数）の運動として定義されている。例えば，4 MET で運動する人は，安静時エネルギー代謝の 4 倍の強度で，運動していることになる。1 日 30 分ほどの中等度の強度の

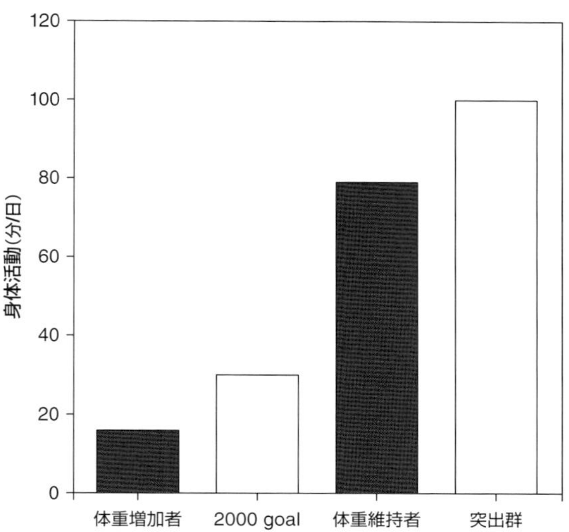

図 112.2　体重増加防止に必要な推定時間（分/日）。体重維持群と体重増加群におけるエネルギー消費量の差異に基づき，体重維持群は摂取エネルギーを制限する必要があるであろう。体重維持群において摂取エネルギーの制限を行わなかった場合（体重増加者と体重維持者における身体活動に費やした時間の差異による身体活動エネルギー消費量の差異），体重維持のためには，適度な強度の運動を 79 分間ではなく 101 分間する必要があるだろう（突出群）。

(Adapted with permission from Weinsier RL, Hunter GR, Desmond RA et al. Free-living activity energy expenditure in women successful and unsuccessful at maintaining a normal body weight. Am J Clin Nutr 2002 : 75 : 499–504.)

運動で，健康を全体的に向上することができる。しかし，食事制限が行われないのであれば，体重増加を防ぐために，最低でも 1 日 80 分以上の中等度の強度の運動（ある研究では 101 分と提案されている）が必要である（**図 112.2**）[17]。多くの人は 1 日 100 分，または 80 分の運動でさえ実行する時間もモチベーションももっていないであろうから，体重維持には，活動的ライフスタイルと同様，食事制限も必要となってくると考えられる。身体活動と健康の関係は，連続的であると考えられる。少しの身体活動でもないよりはましであるし，さらに運動を増すことは効果の上限までは（おそらく 1 日 80～100 分の中等度の強度の運動を超えた）健康を増進する。

エネルギー消費の増大，特に AEE を増大させることが体重の維持に有効である。なぜなら，低～中等度の運動強度は，一般集団において容易に耐えることができると考えられているからであり，身体活動を増加させるための最近の試みでは，低～中等度の強度の運動に焦点をあてている[31]。しかし，低～中等度の強度の運動単独では得ることのできない要素を付加する運動プログラムにおいては，高強度の運動は重要である。例えば，Kraus らは，1 週間に約 19.2 km のウォーキングまたはジョギングに相当する運動が血中の脂肪プロフィールを改善することをみとめている[46]。しかし，Kraus らはまた，高強度の運動（最大酸素摂取量の 65～80%でのジョギング）より高いレベル（1 週間に約 32 km）の運動が HDL コレステロールを増加させるために必要であることも発見している。さらに，相対的に短時間で高強度の運動トレーニングは，2 倍以上のエネルギーを消費する長時間の低強度の運動トレーニングよりも，多く皮下脂肪を減少させる[31]。

高強度の運動とエネルギー消費量

心肺フィットネスとHDLコレステロールの増加，そしてインスリン感受性との間の相関性関係に加えて，高強度の運動トレーニングは，総エネルギー消費を増大させ，また代謝的に有害な内臓脂肪の増加を軽減させるための利点を有している[31]。第一に，高強度で同じ時間の運動においてはより多くのエネルギーを燃焼させることが可能である。2つ目に，ほとんどの運動において運動強度が増加するにつれて，効率やエネルギー使用効果は低下する。ランニングはこの現象が起こらない数少ない活動の1つであり，運動強度の広いスペクトルで300%以上増加し，変化はかなり大きくなりうる。例えば，100ワットで30分自転車に乗る場合は，50ワットで60分間自転車に乗るよりも22%多くのエネルギーが必要である。一方，最大力量の80%の力で1回のベンチプレスを行うには，最大力量の20%の強さで行う場合と比較して12倍のエネルギーが必要である[31]。運動強度と効率の間に見られる逆の関係性を引き起こす原因についての最終的な答えはいまだわかっていないが，運動強度が上昇するにつれて不十分な速筋線維（II型）に依存が高まることで，少なくとも一部は，説明することができる[47]。

運動トレーニングと安静時エネルギー消費量

高強度の運動は安静時エネルギー消費に何らかの影響を及ぼす可能性がある。横断研究により，高強度の運動トレーニングを行っているアスリートの安静時エネルギー消費量は，除脂肪体重で調節した場合でも，非アスリートに比べて5〜20%高い[31]。さらに，少なくとも70% $\dot{V}O_2max$ での心肺運動の1回の施行によって，安静時エネルギー消費が48時間後まで増大を示す[31]。交感神経系の働きの増大[48]やタンパク質代謝回転の増大[31]は，安静時エネルギー消費におけるこの一時的な増大に寄与しているかもしれない。

ボディビルダーの安静時エネルギー消費は，同年代，同体重の若い男女の安静時エネルギー代謝よりも5〜31%高い[31]。さらに，トレーニングを受けていない人において4〜6ヵ月の体力トレーニングプログラムを行うと，除脂肪体重が約0.9〜2.7 kg増加した[17]。この除脂肪体重の増加は通常，5〜10%の安静時エネルギー消費の増大をともなった。わずか30分という短時間のトレーニングを週に2回行うと，除脂肪体重が増加し，その結果，安静時エネルギー消費を増大させることができる[31]。

身体活動における機能向上

心肺フィットネスと筋力フィットネスの両方の低下は30代から始まる。この減少は，高度にトレーニングされたアスリートにおいて，加齢に伴い連続的な減少が見られることから，身体活動によってこの減少を防ぐことはできない[17]。肺機能，最大心拍数，心拍出量，筋サイズ，筋の質，骨格筋の代謝能の低下，および脂肪の増加などの数々の因子がこの身体活動能力の減少を引き起こしている[2,17]。減少の半分またはそれ以上は，おそらく身体活動の量と強度の低下によるものである[2]。この状況によって，身体活動低下と体重増加の連続的な正のフィードバック回路がつくられる。(a) 身体活動の低下は，機能的フィットネスの低下と体重増加を引き起こす。(b) 機能的フィットネスの低下と余分の体重（体重増加から）を動かすために必要な仕事量が増すことから，身体活動をより行わせないようにし，身体活動によるエネルギー消費を少なくする。(c) 身体活動がさらに低下すると，機能的フィットネスのさらなる低下が引き起こされる。

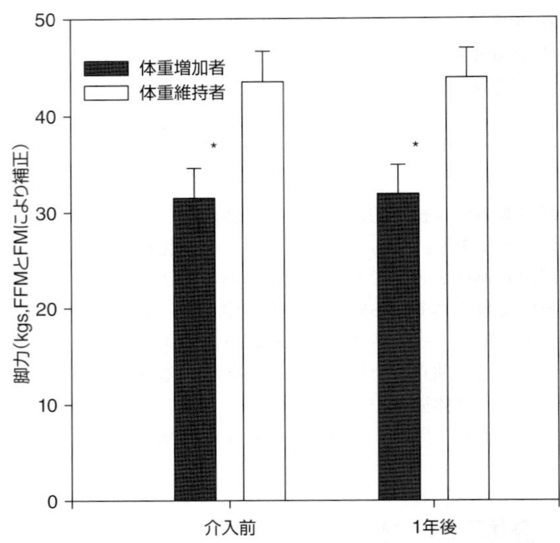

図 112.3　1年間にわたり体重維持または体重増加した閉経前女性における脚力。FM：fat mass 脂肪量，FFM：fat-free mass 除脂肪量。
(Adapted with permission from Weinsier RL, Hunter GR, Desmond RA et al. Free-living activity energy expenditure in women successful and unsuccessful at maintaining a normal body weight. Am J Clin Nutr 2002；75：499–504.)

運動トレーニングと体重減少がこのフィードバック回路を打ち壊す

食事による減量により，ウオーキングや階段昇降がより楽になる[49]。減量した人のほとんどは，体重が元に戻ってしまう。そのため，その他の介入が必要なことは明白である。

トレーニングによる機能的フィットネスの改善によって，体重増加率が減少する可能性がある[38]。心肺フィットネスは，1年間にわたり体重増加に対して負の相関を示す。さらに，1年間にわたり体重を維持している女性の体力はより高く（**図 112.3**），体重が増加した女性よりも筋代謝効率も良い（ATP単体あたりより多くの力を産生する）（**図 112.4**）。筋代謝効率，$\dot{V}O_2max$，四頭筋の強さはすべて，それぞれ体重増加率と独立した相関関係を示す。これらの所見は，$\dot{V}O_2max$，体力，筋代謝効率を向上させるトレーニングによって，体重増加を防ぐことができることを示している。

四頭筋の等尺収縮と^{31}P MRSで測定された筋の酸化能（運動後におけるADP回復率×筋量/体重）は，それぞれ

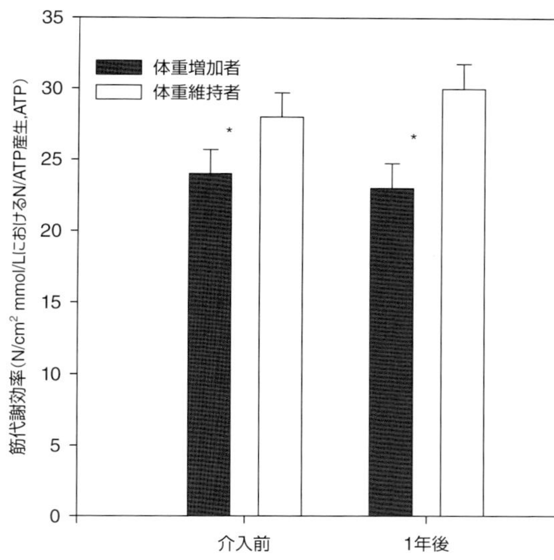

図 112.4　1年間にわたり体重維持または体重増加した女性における筋代謝効率（^{31}P 磁気共鳴スペクトロスコピー〈^{31}PMRS〉にて測定）。（自施設の未発表データ）。

独立して，持久力テストにおける疲労までの時間と比例していた[50]。強さと有酸素運動能はともに，独立して歩行耐久性を改善する。酸化能力が持久力課題に関連していることは珍しいことではない。しかし，筋力は，独立して持久力に関連している。体力と持久力の間の関係を説明する1つの可能性は，筋力が強くなった場合には，仕事を行うために少ない数の筋の活動しか必要なくなり[31]，そのために，非効率な速筋線維に頼ることが少なくなり，疲労の出現が遅くなる。

レジスタンストレーニングは，全身の運動効率を改善させる。このことは，トレーニングされたランナーにおけるランニングにもあてはまる[17]。16週間の筋力トレーニングを行った後に，椅子から立ち上がったり，日用雑貨の箱を運搬したりというような日常の行動を行うのが容易になる[17]。この改善は，身体活動が活発になり，体重の維持に役立つ。

これまでのデータによると，体重維持プログラムは高強度と低～中強度の身体活動を組み合わせて行うべきであるということが示唆されている。参加者が好むのであれば，低強度の運動はより頻繁に行うべきであり，そうすることでエネルギーの大半が消費される運動になる。低強度の運動の多くは形式ばった運動トレーニングから成るのではなく，日常の自由な生活活動を増すため努力が必要である。階段を使うこと，短距離や中距離は車を用いるよりも歩くまたは自転車に乗ること，そして，乗り込み式芝刈り機ではなく手押し型芝刈り機を用いることは，拘束時間を大きく増やすことなく身体活動を増大させる方法の例である。しかし，健康状態の改善のためにエネルギー消費を増大させ，運動障害を軽減するには，最小限の高強度運動が必要であるかもしれない。どのような高強度運動と低強度運動の組合せが最も生産的であるのかはいまだわかっていない。おそらく，個人の運動にかけられる時間と高強度運動に対する耐性による部分が大きいであろう。

（Gary R. Hunter／中屋　豊 訳）

113 スポーツ栄養

国際的な現象であるスポーツは，卓越性の追求を特徴とする。そして，すべてのアスリートにとって，卓越したスポーツパフォーマンスは，生まれつきのもの（遺伝）と育成（環境）に依存している。特定のスポーツに重要な肉体的および精神的な特性を遺伝的にもつことはスポーツの成功に不可欠であるが，適切なトレーニングプログラムとスポーツ栄養のような一般的な環境の影響も同様に重要である[1]。

スポーツ栄養は，この50年間で大幅に進化しており，現在では，多くのスポーツ栄養士が以下のようないくつかの分野で重要な目的について検討している。

- 健康を増進すること
- トレーニングへの適応を促進すること
- 各トレーニングセッション後，迅速に回復すること
- 競技中に最適なパフォーマンスを行うこと

これらの目的には，特定のスポーツにおいてパフォーマンスを最適化するためのいくつかの応用が含まれる。例えば，適切な体重および体組成をつくる，適切な量のエネルギー基質を提供する，パフォーマンスを損なう可能性がある栄養素の欠乏を予防する，疲労の発症を早期に予防する，などである。

一般的には，健康のために最適な食事は，ほとんどのアスリートのパフォーマンスにとっても最適である。しかし，栄養とアスレチック・パフォーマンスに関する米国栄養士協会（American Dietetic Association：ADA），カナダ栄養士会（Dietitians of Canada：DC），米国スポーツ医学会（American College of Sports Medicine：ACSM）[2]の合同見解では，以下のことが示された。すなわち，アスリートによっては特に炭水化物とタンパク質などの特定の主要栄養素の摂取の増加が有益であるが，一方でビタミンやミネラルといった特定の微量栄養素を必要とするアスリートもいる。また，特定のスポーツサプリメントから利益を得る可能性のあるアスリートもいる。

本章では，パフォーマンスの向上を中心としたスポーツ栄養研究の主要な所見のいくつかに焦点をあてている。より詳しくは，巻末の文献に書かれている。エビデンスに基づいたADA/DC/ACSMの見解[2]は，18～40歳のアスリートのための詳細な推奨事項を提供している。他方，他のレビューは若いアスリート[3]と，年長のアスリート[4]のための勧告を提供している。本章の前版[5]ではここでカバーされていないサプリメントの詳細について説明している。さらに，本章で説明する特定の主要栄養素や微量栄養素に関する詳細情報については，本書のそれぞれの章を参照してほしい。

エネルギーとスポーツパフォーマンス

われわれが食べる食品中の栄養素には3つの基本機能（エネルギーの提供，代謝の調節，成長と発展の促進）がある。3つの機能はすべてアスリートにとって重要であるが，エネルギー産生とエネルギーバランスは非常に重要な要因である。

スポーツ活動のためのすべての動作は，筋で産生されたエネルギーによりもたらされる。簡単に説明すると，筋は様々な形態でエネルギーを貯蔵する。そしてその貯蔵エネルギーの筋エネルギー産生への貢献は，主に運動の強度に依存する。次の分類は，運動強度の高いものから低いものまでの筋のエネルギー源を示す。

- アデノシン三リン酸（ATP）：高強度の運動のための即時のエネルギー源
- クレアチンリン酸（PCr）：高強度の無酸素運動中に急速にATPに取って換わる
- グリコーゲン：有酸素性持久系運動中に中等度に非常に急速に，また高強度無酸素運動中にそれなりに急速にATPに取って換わる
- 脂肪酸：有酸素性持久運動中にゆっくりとATPに取って換わる

食事からの炭水化物と脂肪によりグルコースおよび脂肪酸がもたらされ，それらは，それぞれ筋のエネルギー経路に入り，筋グリコーゲンおよび脂肪酸エネルギー貯蔵の補充に役立つ。アミノ酸は運動中の非常に重要なエネルギー源ではないが，食事からのタンパク質は筋のエネルギー源として使用することができるアミノ酸を提供する。クレアチンなどの他の食事の栄養素も，特定の筋のエネルギー貯蔵を増やすのを助ける。エネルギーバランスは，体重管理の鍵であり，体重および体組成は，ほとんどのスポーツ選手にとって重要な検討事項である。主に筋量で体重を増加させることは，強さと力が成功の主な決定要因であるウェイトリフティング競技など多様なスポーツにおいてパフォーマンスを向上させることができる。主に体脂肪を減らして体質量を落とすことが，パフォーマンスの向上につながることもある。動作の経済性が重要な長距離走などがその例である。体重管理の議論はこの章の範囲を超えているが，スポーツパフォーマンスを向上させるためのエネルギー必要量の決定，筋量の増加，過剰な体脂肪を減らすために使用される方法はACSMの見解に報告されている[2,6,7]。本章で説明するACSMの見解はすべてhttp://www.acsm-msse.orgからアクセスすることができる。

V

食事からの炭水化物とスポーツパフォーマンス

炭水化物の使用は，運動強度の増加とともに徐々に上昇し，高強度の無酸素および中等度から高強度の有酸素運動にとって最も重要なエネルギー源となる。無酸素運動中の疲労は，嫌気的解糖の間に増加した乳酸産生によって筋細胞が酸性になることに関連している。しかし，長時間の有酸素運動時の疲労では低い血糖値（低血糖）が関係している可能性がある。低血糖により，筋の衰弱や疲労など中枢神経系の機能障害が生じうる。さらに，筋グリコーゲンの低いレベルは，嫌気的および好気的解糖の両方のエネルギー産生を減少させる。したがって，最適な血糖および筋グリコーゲンレベルの維持に役立つのなら，十分な炭水化物の摂取は，有酸素性持久系スポーツのアスリートと高強度，断続的なスポーツを行うアスリートの両方にとって重要な栄養の関心事である[8,9]。

▶毎日の食事からの炭水化物

「高レベルのトレーニングと高レベルの競技」のスローガンは，炭水化物を多く摂取してトレーニングおよび競技を行うという概念をさしている。トレーニング中に毎日炭水化物を多く摂取することは，高強度のトレーニングレベルの維持に役立つ。ACSM，ADA，およびDC[2]は，高身体活動期には，エネルギーと主要栄養素の必要量，特に炭水化物が満たされなければならないと述べている。アスリートのための炭水化物推奨量は，1日の総エネルギー消費量，スポーツの種類，性別，および環境条件に応じて，毎日6～10 g/kg体重の幅がある。例えば，体重を減らすために運動をしているアスリートが必要とする炭水化物の量は，マラソンを行うためにトレーニングをしている人のものとはかなり異なっている。アスリートのための推奨される炭水化物の摂取量は，1日のエネルギー摂取量の45～65％の許容主要栄養素分布範囲（acceptable macronutrient distribution range：AMDR）を満たすかあるいは上限レベルを超えている。

一般的には，アスリートは全体的なバランスのとれた食事から，主に全粒穀類，米，豆類，果物，野菜など健康によい炭水化物をとる必要がある。優れたモデルは，健康によい炭水化物，脂肪，およびタンパク質の消費量に基づいたOmniHeart（Optimal MacroNutrient Intake，最適主要栄養素摂取）食である。しかし，多くのアスリートに対して，1日の総エネルギー消費，および食事の炭水化物の増加についての勧告があるとしても，そのような食事は，筋グリコーゲンを補充するためのいくつかの高グリセミック指数の食品で補完されることもある。

▶運動前と運動中の炭水化物

トレーニングや競技の前および/または途中に炭水化物を摂取することで，パフォーマンスが向上することもあれば，しないこともある。血糖および筋グリコーゲンレベルが最適なら，炭水化物摂取により，約45分より短い活動における運動パフォーマンスが増強することはない。血糖または筋グリコーゲンレベルが低い場合，または運動時間が約45分以上の場合は，炭水化物を摂取することでパフォーマンスは向上する。アスリートはトレーニング中に，競技で使用できる炭水化物の様々な種類と濃度を，運動前と運動中の双方において試す必要がある。様々な形態の炭水化物を過剰に摂取すると，胃腸障害につながる可能性がある[10]。

運動の約4時間前に炭水化物を摂取するとすれば，摂取量はおよそ4～5 g/kg体重である。このような運動前の食事は主要栄養素の内容のバランスが良い必要があるが，焦点は炭水化物に絞るべきである。なぜならそれらはより容易に消化されるし，筋グリコーゲン貯蔵の強化に役立つかもしれないからである。運動の約1時間前にとる場合は約1～2 g/kgが適切であろう[10]。運動前の水分補給も重要な検討事項であるため，単純糖質，特にスポーツドリンクが推奨される。

多くの研究が，長時間の有酸素運動中にパフォーマンスを向上させるための炭水化物補充の有効性を支持している[10]。例えば，プラセボ飲料に比べて糖質を摂取したマラソンランナーは，マラソン競技中，より高い強度で走ることができたが，運動強度の主観的な心理的評価は，両群のランナーで同様であった。このことは，心理的努力は同様でも，炭水化物により速い速度で走ることができた可能性があることを示唆している[11]。研究はまた，サッカーなど複数のスプリントを必要とする，長時間の断続的な高強度の運動に，炭水化物が有益であることを支持している[12]。

ある総説[13]は，種々の継続時間の運動中の炭水化物摂取のガイドラインを，以下のように示している。

- 45分未満の最大運動：何も必要なし
- 45～60分程度の最大運動：30 g未満
- 90分程度のチームスポーツ：50 g/時間
- 2時間以上の最大下運動：60 g/時間まで
- 2時間以上の最大および最大に近い運動：50～70 g/時間
- ウルトラ耐久レース：60～90 g/時間

グルコース，スクロース，グルコースポリマー，および固形化炭水化物は，パフォーマンスを向上させる手段として同等に有効であるようである。しかし，フルクトース（果糖）を単独で使用する場合，胃腸障害を引き起こす可能性が高い。運動中に摂取されるグルコース，フルクトース，スクロース，マルトデキストリンなどの炭水化物の組合せは，酸化することができる外因性の炭水化物の量を最適化するように思われる[10]。スポーツドリンクには炭水化物が含まれており，水分と電解質の節で簡単に説明されている。

カーボ・ローディングは，長時間の有酸素性持久系競技の前に数日間行う大量の高炭水化物食と運動を減らしていくメニューで，内因性筋グリコーゲン貯蔵を高め，疲労を延期するように設計されている。スポーツ栄養士によっては，長時間の持久系運動の前に2～3日間，1日に約10～12 g/kg体重の消費をすすめている。研究成果は，その有効性に関してははっきりしていない。カーボ・ローディングは長時間の有酸素性持久系スポーツのパフォーマンスを向上させるのに有効な手法でありうるが，研究により，最も効果的なプロトコルは，炭水化物を負荷し，競技中に炭水化物を消費することであると示唆されている[10]。

▶回復を促進するための運動後の炭水化物

アスリートは毎日激しくトレーニングし，あるいは1日に数回のトレーニングを行うことがあり，そのような高いトレーニング負荷を維持するために筋グリコーゲンを補充する必要がある。運動後のグリコーゲン合成を促進する食事戦略についての総説は，30分間隔で1.2〜1.5 g/kg体重/時間の炭水化物を補充することが，運動後の4〜5時間の間，合成を最大化することを示した[10]。高いグリセミックインデックスの炭水化物は，運動後すぐとその後2時間ごとに消費すると，筋グリコーゲンの補充を促進する。

▶炭水化物代謝物と運動パフォーマンス

炭水化物のいくつかの代謝物は，運動能力を向上させる（エルゴジェニック）可能性があることが理論づけされてきた。ピルビン酸，解糖系の三炭素代謝物は，TCA回路を加速し，またはグルコースをより効率的に利用することが理論づけされている。しかし，限られてはいるが，ピルビン酸の補充がエルゴジェニックではないことを示唆する研究もある[5,14]。リボースは，ATPの糖部分を含む五炭素単糖である。リボースの補充は，ATP再合成を増加させ，迅速な回復と運動パフォーマンスを促進することが理論づけされている。しかし，総説や研究[10,15,16]では，リボースの補充が種々の運動やスポーツパフォーマンスには影響を与えないことを示している。

食事からの脂肪とスポーツパフォーマンス

脂肪は，運動中の重要なエネルギー源である。貯蔵している内因性脂肪は嫌気的にエネルギーを生成することはできないが，遊離脂肪酸（free fatty acid：FFA）は持久系運動中に好気的脂肪分解を経由して筋のエネルギー生産に大きく寄与することができる。FFA酸化は筋内トリグリセリド（intramuscular triglyceride：IMTG）に由来するか，または脂肪細胞のトリグリセリドまたは肝臓由来の血中のFFAを介して筋に送られる。持久系運動トレーニングは，複数のメカニズムを活性化することにより，有酸素運動時のエネルギーに脂肪の使用を増やす。持久系アスリートは，脂肪のよい燃焼者である。

しかし，いくつかの総説[17,18]は，かなりの進歩にもかかわらず，脂質酸化が運動中にどのように制御されるか不明なままであることを指摘している。研究は，脂質酸化の速度は最大酸素摂取量（$\dot{V}O_{2max}$）の50〜60％でピークに達し，その後は脂質の寄与は相対的にも絶対的にも減少することを示している。最大酸素摂取量の60％を超える運動では，増加した炭水化物酸化の代謝副産物は脂質酸化を損なう。理論的には，有酸素性競技の後半のステージに備えて十分な肝臓および筋のグリコーゲンをとっておくために，持久系アスリートがエネルギー源として脂肪の使用を最適化することは有利に働く。

▶毎日の食事中の脂肪

ADA/DC/ACSM[2]の見解は，エネルギー源としての脂肪，必須脂肪酸，および脂溶性ビタミンはアスリートの食事において重要であり，アスリートが総エネルギー摂取量の約20〜35％を脂肪から摂取することを奨励している。この量はAMDR（許容主要栄養素分布範囲）である。この見解では，脂肪からのエネルギー摂取量を20％未満にしても，パフォーマンスの向上につながらないことを指摘している。適切な量の炭水化物摂取と同じように，アスリートのための食事は適切な量の脂肪に焦点をあてるべきである。これはOmniHeart食でも推進されている。一般的に，目標は，飽和脂肪酸，糖，および精製された糖分を，オリーブ油，キャノーラ油，およびアーモンドとピーカンなどの減塩ナッツといった一価不飽和脂肪酸および多価不飽和脂肪酸に置き換ええることである。

▶食事からの脂肪の増加と運動パフォーマンス

数名のスポーツ栄養士が，持久系運動を行うアスリートが高炭水化物食を必要とするという定説に挑戦してきた。そして，持久系運動におけるパフォーマンスには高脂肪食が，たとえ1日のエネルギー摂取量の50％以上が脂肪として含まれているようなものでも，有益であることを示唆している[19]。高脂肪食を支持する人は，アスリートが高脂肪，低炭水化物食に適応し，身体的に持久力を維持できること，高脂肪食が筋内のトリグリセリド濃度を増加させうること，高脂肪食は，運動中に燃料としての脂肪の使用を増加させ，炭水化物の使用を減少させることで長時間の有酸素運動に対する持久力を高めることを示唆している[19]。「ファットローディング（脂肪負荷）」という用語は，急性（1〜2日）および慢性（1〜2週間）両方の食事の方法で，筋内のトリグリセリド含有量と運動中の脂肪の酸化を増加させるという理論を説明するために使用されてきた[10]。ファットローディングは筋内のトリグリセリド含有量と運動中の脂肪の酸化を増加させることが示されてきたが[20]，すでに報告されているように[5]，運動パフォーマンスを向上させることができるかについては十分に明らかにされていない。急性にしろ慢性にしろファットローディングを行うことで，持久系運動時の脂肪の使用は増えるかもしれないが，運動やスポーツのパフォーマンスが向上するようには思われない。ある研究では，高脂肪食は実際にサイクリングの100 kmタイムトライアルのスプリントなどある種のパフォーマンスを損なう可能性があることが示された[21]。ADA/DC/ACSMの見解は，アスリートに高脂肪食を推奨していない[2]。

▶脂肪の代謝産物および制御因子と運動パフォーマンス

いくつかの異なるタイプの脂肪，脂肪酸，および脂肪代謝の調節因子が運動パフォーマンスを向上させることが理論づけされている。n-3系（ω3）脂肪酸，主にはエイコサペンタエン酸（eicosapentaenoic acid：EPA）およびドコサヘキサエン酸（docosahexaenoic acid：DHA）は，様々な方法で運動パフォーマンスを向上させることが理論づけされている。文献[5]で述べられているように，n-3系脂肪酸の補充は，レジスタンス運動の際の筋同化を促進しない。そして，より最近の研究で，α-リノレン脂肪酸（別のn-3系）は，レジスタンストレーニング中の筋量および筋力に対して最小限の影響しかないことも報告されている[22]。研究では，EPAとDHAの補充が1回拍出量と心拍出量が増加し[23]，最大下運動中の心拍数と酸素消費量が減る[24]ことが報告されている。しかし，他の運動の研究では，魚油（EPAおよびDHA）を補充しても，ピーク酸素摂取量または最大運動負荷[24]，グルコースまたは脂質のエネルギー代謝[25]，トレーニングされたサイクリストの10 kmタイムトライアルのパフォーマンス[26]などには効果がないことが報告されている。現在の研究では総体的に，n-3系脂肪酸を補充しても，スポーツのパフォーマンスは増強しないことを示唆している。

中鎖トリグリセリド（medium-chain triglyceride：MCT）は，門脈循環へ迅速に吸収され，筋細胞のミトコンドリアへ入りやすいことと，外因性糖質に匹敵する酸化速度であることから，エルゴジェニックであることが理論づけされてきた。単独でまたは炭水化物との組合せによるMCTの補充は，持久系運動能力を向上させるための手段として研究されてきた。しかし，文献[5]およびそれ以降の総説[10]において，研究結果はMCT補充が持久系運動能力を向上させず，また損なう可能性があることが示されている。さらに，MCT-炭水化物溶液には，炭水化物溶液のみと比べてそれ以上の利点はみとめられなかった。

共役リノール酸（conjugated linoleic acid：CLA）は，リノール酸の異性体群の総称であり，そのうちの1つは，脂肪細胞による脂質取込みを減少させることが理論づけされている。CLAの補充には，いくつかの健康上の利点があると主張されているが，主に体脂肪を減少させる可能性について研究されてきた。余分な脂肪を減らすことは，アスリートにとっても有益である可能性がある。しかし，マウスを用いた研究では体脂肪減少に有意な影響が見られているが，人間での研究結果はそれほど強力なものではなかった。18の研究の2つのメタ解析[27,28]で，CLA補充は非常に軽度の体脂肪の減少（約0.05 kg/週），および全除脂肪体重のわずかな増加（＜1%）をもたらすことが示された。身体活動が活発な被検者を対象とする研究は限られている。良好に計画された1つの研究では，CLA補充は，体組成の最小限の変化をもたらし，レジスタンストレーニングを行っている男女において筋力テストの改善はみとめられず，ヒトでの使用については議論の余地がある[30]。さらなる研究を，特にアスリートで行う価値がある。

リン脂質は，ほとんどの細胞膜に存在する脂質のグループを表す。これらには，リン酸基であるジグリセリド（グリセロールと2つの脂肪酸），リンサン基，およびコリンのような別の分子が含まれる。レシチンおよびホスファチジルコリンなどいくつかのリン脂質のサプリメントは，エルゴジェニック作用があるか否かが研究されてきた。いくつかの古い研究では，レシチン補充は筋力とパワーを向上させることが示唆されているが，使用された実験デザインが不適切であった。その後の十分にコントロールされた研究では，レシチン補充にエルゴジェニック効果がないことが報告されている[31]。より最近では，ホスファチジルセリンの補充は，様々な手段によって運動パフォーマンスを向上させることが理論づけられている。これらには，細胞膜輸送への直接的な影響および運動に対するホルモン応答などがある[32]。最新の研究が1つの研究室から出されており，いくつかの研究によりホスファチジルセリン補充がランニングとサイクリングで疲労困憊するまでの時間を増加させる可能性が示唆された[10]。これらの知見は興味深いが，ホスファチジルセリンの補充と運動パフォーマンスとの研究は予備的段階にあり，追加研究を行う必要がある。

カルニチンは，体内のアミノ酸から合成され，2つの形が生成される。このうちL-カルニチンが最も生理活性がある。L-カルニチンは，筋中に存在し，脂肪酸が酸化のためにミトコンドリアに移動するのに役立つ。理論的には，L-カルニチン濃度の増加は脂肪酸酸化を促進し，持久系運動能力を増強させる。経口L-カルニチン補充および他の形態のカルニチンの効果に対する主要なレビューが発表されている。以下に，これらのレビューの重要なポイントのいくつか示す[10,33]。

- 補充によりカルニチンの血漿レベルは増加するが，筋内のレベルは増加しない。
- 補充は運動中の脂肪の酸化を高めない。
- 急性，慢性（6日）のどちらの経口補充でも，有酸素性持久系運動パフォーマンスは向上しない。
- 補充により肥満者に減量がもたらされることはない。体力の優れたアスリートにおいても同様である。

それにもかかわらず，あるレビュー[33]では，上昇した筋のカルニチンは，運動パフォーマンスに何らかの有益な効果があることを示唆している。問題は，典型的なアスリートの筋カルニチン含有量を増加させることができる実用的な方法を見つけることである。

運動中の脂肪の酸化を増加させ，長期の有酸素性持久系パフォーマンスを向上させると理論上考えられている種々の栄養戦略およびサプリメントは，一般に，有効であることが示されていない[10]。

食事からのタンパク質とスポーツパフォーマンス

タンパク質は，常にアスリートの食事の主食の1つであると考えられている。タンパク質は，運動パフォーマンスにとって重要な多くの代謝機能に必要である。これらには，成長の促進，筋および他の組織の修復，ホルモンや神経伝達物質の合成などがある[10,34]。レジスタンスおよび持久系トレーニング運動の両方が運動中にタンパク質の異化をもたらすが，タンパク質合成は主に運動後の回復期に起こり，運動の種類によって，その運動に特異なタンパク質が合成される[10,35]。このような所見は，タンパク質補充による運動パフォーマンスへの効果を評価する研究を刺激している。

▶毎日の食事性タンパク質

タンパク質の推奨量（recommended dietary allowance：RDA）は個々の体重に基づいており，単位体重あたりに必要な量は，成人期よりも小児期および青年期で大きい。成人のタンパク質のRDAは，0.8 g/kg体重である。タンパク質についてAMDRは1日のエネルギー摂取量の10〜35%である。

アスリートがRDA以上のタンパク質を必要とするかどうかが議論されている。米国科学アカデミー（National

Academy of Sciences)[36]は，タンパク質のRDAの確立に際して，逆に説得力のあるエビデンスがないことを考慮して，レジスタンス運動や持久系運動に取り組む健康な成人には，食事からの追加タンパク質は勧められないと結論づけた。さらに，一部の科学者は，身体活動が活発な人は，おそらく少ないタンパク質でも申し分なく適切にやっていけると主張している[37]。しかし，ADA/DC/ACSMの見解[2]は，最適な身体のパフォーマンスを維持するために，RDAを超えるタンパク質の摂取を推奨することは，実際によく行われていることであると指摘している。そして推奨量として，持久系アスリートには1日1.2〜1.4 g/kgを，強度の運動を行う選手には1日1.2〜1.7 g/kgを挙げている。International Society of Sports Nutrition（ISSN）の別の見解では，1.4〜2.0 g/kgのタンパク質の摂取は，運動トレーニングに対する身体の適応を改善する可能性があると推奨している[38]。一部の研究者は，アスリートを含む高齢者には，食事ごとに高品質のタンパク質を約25〜30 g消費（1日のタンパク質のRDAを超える）することによって，加齢によるサルコペニアを防ぐことができると推奨している[39]。

これらの観点はそれぞれが一致していないが，報告されている科学データによれば，アスリート（特にタンパク質が不足するリスクがある体重管理のあるスポーツ）は，ADA/DC/ACSMとISSNで推奨されているRDAよりも多くのタンパク質を摂取するほうが賢明であろう。また，これらの推奨を満たすことは，天然の食物源を摂取することによって達成できる。例えば，エネルギー摂取量の10%がタンパク質からの場合，3,000 kcal/日を消費する75 kgのアスリートでは，タンパク質75 g，つまり1.0 g/kgが得られる。タンパク質摂取量の割合を15%または20%に増加させると，それぞれ1.5 g/kgおよび2.0 g/kgが得られ，ADA/DC/ACSM[2]とISSN[38]が推奨する量を満たし，タンパク質由来は1日のエネルギーの10〜35%のAMDRの推奨範囲内になる。

適切な量の炭水化物と適切な量の脂肪と同じように，アスリートのための食事は，適切な量のタンパク質食品で構成されなければならない。OmniHeart食は，タンパク質からのエネルギーを15〜25%を含有している。動物性の供給源は高品質のタンパク質を提供するが，赤身の肉，魚，鳥肉などにして脂肪含有量を減らすべきである。また，無脂肪および低脂肪牛乳や乳製品，高タンパク質の全粒（例：ブルグア小麦，キビ），豆類，ナッツ，種子なども健康によいタンパク質食品である。牛乳と穀物あるいは炒め野菜と肉のように，1つの食事に動物性と植物性のタンパク質を組み合わせることで，食事のタンパク質の品質は向上する。

▶タンパク質サプリメントと運動後の回復

運動からの回復を促進し，筋合成を促進し，筋力と持久系運動パフォーマンスの両方を向上させるための手段として，運動前，運動中および運動後におけるタンパク質の増強が研究されている。ほとんどの研究では，乳清タンパク質，初乳，またはタンパク質加水分解物（加水分解によりタンパク質から調製されたアミノ酸およびペプチドの溶液を含む高タンパク質栄養補助食品）などのタンパク質サプリメントが食事に加えられた。一般に，タンパク質サプリメントは，すべての必須アミノ酸を含んでいる。専門家によるレビューは，タンパク質の運動前と運動後の摂取との間の同化反応に明らかな差はないことが示されている。また，運動直前にアミノ酸を摂取することにより，運動回復中のタンパク質の摂取に関連した筋タンパク質の蓄積を増強するかどうかは不明である[10]。一般に，研究は，きついレジスタンス運動後の回復の最初の数時間にすべての必須アミノ酸を有するタンパク質サプリメントを摂取することは，筋タンパク質バランスにおいて正味の正の増加を一過性にもたらすことを示している[10]。

また，多くの研究はタンパク質を炭水化物と組み合わせており，一般的な推奨として炭水化物とタンパク質との比を，タンパク質グラムあたり約3〜4 gの炭水化物とし，消化しやすい液体の形が好ましいとしている。ある著名なグループの研究[40]が，タンパク質/炭水化物サプリメントの摂取は，有酸素運動から回復中のタンパク質合成のマーカーを増加させることを報告している。しかし，ある専門家は，タンパク質が利用可能である場合には，炭水化物が筋タンパク質合成を促進する必要がないことを示している。そして，レジスタンス運動は筋のグリコーゲンを使用するため，炭水化物は筋グリコーゲンの補充を助けると指摘している[41]。

運動トレーニング中の適切なタンパク質またはタンパク質/炭水化物調製物の摂取が，筋タンパク質同化作用を助長する環境を提供するが，いくつかの研究は一般的に，そのような調製物が，レジスタンス運動あるいは有酸素性持久系運動，さらにはトレーニングのみに対してでも，パフォーマンス向上に有効であると支持するには不十分であると主張している[5,42]。しかし，特に乳清と初乳タンパク質サプリメントなどについてのいくつかの研究成果は，レジスタンストレーニングを行った人における乳清補充のエルゴジェニックな効果に対して見解は一致していないが，全体的にはプラスの効果がみとめられている。少しの筋力および除脂肪体重に対する有益性が報告されているが，さらなる研究を行う必要がある[10]。

▶タンパク質補充と有酸素性持久系運動

有酸素性持久系アスリートへのタンパク質補充は，通常炭水化物と組み合わせて行われるが，運動後に提供された場合には回復への影響が，また運動中に提供された場合にはパフォーマンスへの影響が研究されている。回復については，1つのレビューが，タンパク質/炭水化物溶液の摂取は筋損傷のマーカーの低下と筋痛の減少と関連していると結論づけた[43]。しかし，他のレビューでは，持久系運動において筋の損傷を低減するという炭水化物添加タンパク質の利点は，まだ十分検証されていないと主張している[44]。

有酸素性持久系パフォーマンスの向上については，いくつかの初期の研究で，タンパク質/炭水化物溶液によりそれが改善することが報告されている。しかし，1つのレビュー[43]は，これらの研究には限界があることを述べている。その主な要因は，パフォーマンスが改善したという研究では，飲料に供給されたタンパク質には炭水化物が加えられており，このため，より多くのエネルギーが提供されているということである。1つのレビューでは，専門家[45]は，運動中のタンパク質摂取により急激に持久系パフォーマンスが向上するメカニズムが立証されていないことを指摘している。よく管理された研究のレビューはこの見方を支持している[10]。さらに，ある研究に記載されているように，長時間の有酸素性持久系運動中にタンパク質と炭水化物を交換すると，実際に約1%のパフォーマンスを損なう[46]。1週間にわたる高タンパク質と普通量の炭水化物食の摂取は，等しいエネルギー量の高炭水化物食と比較した場合，サイクリングの持久系パフォーマンスを約20%損なう[47]。

持久系アスリートにとって，炭水化物は主なエネルギー源である。運動中および運動後に十分な炭水化物を提供する食事戦略にタンパク質を追加しても，パフォーマンスまたは回復中のグリコーゲンの再合成を高めることはない[10,40,45]。

▶タンパク質代謝物，アミノ酸と運動パフォーマンス

個々のアミノ酸，またはいくつかの組合せ，ならびに様々なタンパク質の代謝物は，運動パフォーマンスを向上させる代謝応答を起こしうる。詳細は他の文献[10,48]で述べられている。ここでは，研究成果の概要を述べる。

アルギニン補充は，血流の増加と乳酸蓄積の減少といったエルゴジェニックであることが理論づけられている多くの代謝プロセスを誘導する[49~51]。しかし，現在ある研究は，レジスタンス運動中の血流，トレーニングされた男性アスリートの断続的な無酸素運動でのパフォーマンス，または最大のサイクリングタイムトライアルでのパフォーマンスの改善効果を支持していない[52~54]。アルギニンは，他のアミノ酸（オルニチン，リシン，シトルリン，アスパラギン酸）と組み合わせることで，血管拡張を促進し，ヒト成長ホルモン（human growth hormone：hGH）の産生を増加させることが検討されてきた。しかし，関連する研究のレビューは，この補充に何のエルゴジェニック効果もないことを示した[10]。

β-アラニンは天然に存在するアミノ酸であるが，アラニンの通常の形態とは異なり，タンパク質の形成に使用されない。しかし，筋内のカルノシンの量を増加させるために使用されることがある。カルノシンは，乳酸を緩衝し，無酸素運動能力を向上させることができるペプチドである[10]。ある研究で，*β*-アラニンの補充にはエルゴジェニック効果がないことが報告されているが，この運動による仕事は嫌気的解糖および乳酸産生に依存しているようには思われない[55]。他方，あるレビューは，*β*-アラニンの慢性的な経口摂取は，実質的にヒト骨格筋のカルノシンの濃度を高め，緩衝剤として作用するし，トレーニングされていない人およびトレーニングされた人の両方で，高強度の運動でのパフォーマンス改善につながる可能性があると結論づけている。そしてまた，副作用を明らかにするためにさらなる研究が必要であるとしている[56]。

アスパラギン酸カリウムおよびアスパラギン酸マグネシウムは，アミノ酸であるアスパラギン酸の塩である。これらは，おそらく，運動中のアンモニアの蓄積を軽減することからエルゴジェニックスとして使用されてきた。あるレビューは，アスパラギン酸補充による持久力への効果は，一般的にヒトでは有利なようだが，パフォーマンス向上の基礎となるメカニズムが確認されていないことを指摘している[57]。

L-トリプトファンは，疼痛を抑制することがわかっている脳の神経伝達物質であるセロトニンの前駆体である。遊離トリプトファンは脳細胞に入り，セロトニンを形成する。したがって，トリプトファンの補充は，セロトニンの産生を増加させ，激しい運動中の痛みに対する耐性を向上させる目的で使用されてきた。しかし，よく管理された研究では，L-トリプトファンを補充しても，高強度のランニングやサイクリング，最大酸素摂取量の70～75%の有酸素性持久系運動のパフォーマンスは向上しないことを示している[10]。

分枝鎖アミノ酸（branched-chain amino acid：BCAA；ロイシン，イソロイシン，バリン）は筋組織の重要な成分であり，BCAA補充は運動パフォーマンスの回復を促進または増強する手段として研究されてきた。レビューで述べられているように，運動前または運動後のBCAAの補充は，タンパク質補充に匹敵するくらい運動による筋損傷を減少させ，筋タンパク質合成を促進し，免疫機能を改善する有益な効果を有する[58]。しかし，BCAA補充のパフォーマンス増強効果を支持するエビデンスはほとんどない[10,58]。ロイシンのみの補充が研究されているが，完全なタンパク質サプリメントに添加しても，さらなる同化作用はみとめられなかった[59]。

グルタミンにはタンパク質同化作用があり，hGHレベルを上昇させる，あるいは筋細胞量を増加させてタンパク質合成を刺激することによって，強度を強くすることが理論づけされている。グルタミンはまた，免疫系の一部の細胞の重要な燃料であり，その補充は，より迅速な回復のための免疫機能の強化，呼吸器感染症の頻度の減少とオーバートレーニングの予防のための方法として推奨されている。しかし，2つのレビューは，このような見解は，健康で，栄養状態の良いヒトにおけるよく管理された科学的研究によって支持されていないことを示している[60,61]。

β-ヒドロキシ-*β*-メチルブチレート（*β*-hydroxy-*β*-methylbutyrate：HMB）は，ヒトの体内でのロイシン代謝の副産物であり，現在，カルシウム-HMB-モノハイドレートとして市販されている。サプリメントのエルゴジェニックのメカニズムは不明であるが，研究者は，HMBは，細胞成分に組み込まれ，あるいは細胞の酵素活性に影響を与え，何らかの方法で激しい運動中の筋組織の破壊を抑制し，トレーニングへの反応を促進すると推測している[62]。HMB補充の研究は主に，レジスタンストレーニングの強度と除脂肪体重の応答に焦点をあてている。ほぼ20年間の研究では，トレーニングを受けていない個人とトレーニングされた個人で応答が異なっていたため，HMB補充のエルゴジェニックに関してはどちらともいえない結果となっている。以前のレビューは，多変量で評価すると，定期的に高強度の運動を行っているアスリートに対するHMBの使用は有益であることが証明されていないと結論づけた[63]。みとめられた9つの研究の最近のメタ解析[64]は，不確実さから多少の利益は見込めるのかもしれないが，全体の平均強度の増加はごくわずかであることを明らかにしている。また，脂肪と除脂肪量への影響はごくわずかであった。結果はまた，レジスタンストレーニング中の

HMBの補充は，以前にトレーニングされていない男性の全体と脚の筋力を，わずかではあるが明らかに向上させたことも明らかにした。しかし，トレーニングされたウェイトリフティング選手では効果はごく小さかった。身体組成に対するHMBの効果は取るに足らないものであった。この著者は，まだトレーニングされていないウェイトリフティング選手における強度の向上についてはさらなる研究が必要であると結論づけている。

いくつかの興味深い仮説が提案されているものの，全体的に，個々のアミノ酸サプリメントおよび関連タンパク質の代謝産物は，運動パフォーマンスを向上させる手段として有効であるとは考えられない。しかし，β-アラニンおよびアスパラギン酸については，さらなる研究の価値がある。

ビタミンおよびミネラルとスポーツパフォーマンス

ビタミンやミネラルは，必要量として測定される量がミリグラム（mg）またはマイクログラム（μg）であるので，微量栄養素として分類されている。そしてRDAは約25の必須微量栄養素を確定している。多くのビタミンおよびミネラルは，筋収縮，酸素輸送，主要栄養素からのエネルギー産生に必要な補酵素の機能，神経伝達物質およびホルモンの産生，運動による酸化的損傷の予防，免疫機能，骨組織の成長および発達など，運動やスポーツのパフォーマンスの基礎となる様々な生理学的プロセスのために必要である。スポーツ栄養士は，運動がビタミンやミネラルが必要な多くの代謝経路に負荷をかけることを示し，また，運動トレーニングは，微量栄養素の必要量を増加させることに言及している[2,65]。

健康的で，様々な食品を含み（例：OmniHeart食），適切なエネルギー，炭水化物，脂肪，およびタンパク質を提供するバランスのとれた食事は，ほとんどのアスリートのビタミンとミネラルの必要量を満たしている。アスリートは微量栄養素の密度が高い食品を中心にとるべきである[10]。一部のアスリート，特に体重コントロールが必要なスポーツのアスリートは，特定の微量栄養素やエネルギー摂取量を制限した食事をとることで微量栄養素が欠乏し，運動パフォーマンスを損なうことがある。このような場合には，ビタミン/ミネラルの補充が有益である。

さらに，特定のビタミンおよびミネラルは運動中に重要な代謝的役割を果たしているので，その補充はパフォーマンスを向上させることが理論づけられている。研究者は，アスリートがより多くの微量栄養素を必要とするかどうかについては一致していない。権威者の1人は，スポーツや運動トレーニングの強度，持続時間，頻度，および個人の全体的なエネルギーと栄養素摂取が，微量栄養素がより多く必要かどうかに影響を与えることを示唆している[65]。ほぼすべての必須ビタミン，8種類の必須ミネラル，さらにはいくつかの非必須ミネラルについて，エルゴジェニック作用が研究されている。

▶ビタミンとスポーツパフォーマンス

運動における栄養の研究のほとんどは，ビタミンB群，マルチビタミンやマルチビタミン/ミネラルサプリメント，および抗酸化サプリメント，特にビタミンC，E，β-カロテンに焦点をあてている。ビタミンDの高齢アスリートへの適用についての研究もある。

ビタミンB欠乏は，たいていはエネルギー生成プロセスのいくつかの段階が障害されることにより，身体パフォーマンスが損なわれる。いくつかのケースでは，欠乏食により2～4週間で障害がみとめられる[10,66]。50歳以上の年長のアスリートは，食事からのビタミンB_{12}吸収が低下を経験することがある。ビタミンB_{12}は，赤血球産生に必須であり，強化食品またはサプリメントからの摂取によっても効果が得られる[10]。ビタミンB欠乏は運動パフォーマンスを損なうが，特に高品質の炭水化物とタンパク質食物から適切なエネルギー摂取を行っているアスリートでは，そのような欠乏は起こらない[66]。

ビタミンBの組合せおよびマルチビタミン/ミネラル製剤を含むマルチビタミンサプリメントの運動パフォーマンスに対する効果についての研究が行われている。研究の詳細な分析では，マルチビタミン/ミネラルサプリメントは，適切なエネルギー摂取量でバランスのとれた食事をしているアスリートや他の身体的に活発な個人には必要ないという見方を支持している。いくつかのよくコントロールされた研究では，長期間（8カ月まで）にわたってマルチビタミン/ミネラルサプリメントを投与しても，血液検査および身体的なパフォーマンスのスポーツ固有の検査ともに有意な効果はみとめられなかった[67,68]。

抗酸化ビタミン（例：β-カロテン，ビタミンC，ビタミンE）は，様々な手段によって運動パフォーマンスを向上させるため，激しい運動が免疫系機能に及ぼす悪影響を緩和するため，または運動後の筋組織の損傷の指標を減少させるために，個別にまたは併用で（しばしばセレンとともに）に研究されている。抗酸化ビタミンの個々の研究あるいは組み合わせた抗酸化サプリメント研究の初期のレビューでは，運動パフォーマンスを向上するというエビデンスはほとんど見られなかった[69]。研究はこれらの知見を確認し，ビタミンEの6カ月間の補充が，有酸素性トレーニングを受けた身体活動が活発でない高齢成人における，身体パフォーマンスおよび身体組成の指標に何の効果もなかったと報告している[70]。また，ビタミンCとEの3カ月間の補充も，プロのサッカー選手において筋力，速度，または有酸素能力に対して効果がないことを報告している[71]。1つの可能性のある例外は，高地でのビタミンE補充による有酸素性持久系運動の向上である。この所見は，追加研究により確認する必要がある[5]。抗酸化剤，特にビタミンCもまた，免疫系を強化し，身体的に活発な個人における上気道感染を防止すると報告されている。しかし，研究では，ビタミンCの補充または抗酸化ビタミンを組み合わせた補充が，運動による免疫抑制に対して効果的な対策ではないことを示している[72,73]。抗酸化サプリメントはまた，激しい運動時の筋組織の損傷を防止する手段として研究されている。文献[5]で述べられているように，専門家による詳細な検討では，抗酸化サプリメントの治療効果についての意見が分かれている。いくつかの結論的な研究では，運動後の様々のタイプの筋損傷に予防効果があるという明確なエビデンスを示していない。また他の研究では，脂質過酸化と運動による筋損傷に対するよい効果があると結論している。最近のレビューでは，ビタミン C および E は，単独または組合せで酸化ストレスの指標を減少させることができるが，ビタミン C および/またはビタミン E の筋損傷に対する保護的な作用を支持するエビデンスはほとんどない[74]。また，いくつかの研究とレビューは，抗酸化物質の補充が実際にはラジカル酸素種の細胞に対するいくつかの有益な効果を妨げる可能性があり，筋の回復を損ない，筋のパフォーマンスに悪影響を与えることを示唆している[74~76]。また研究者によっては，高用量の抗酸化物質を日常的に使用すると長期間に渡り危害が起こる可能性があるため，アスリートや他の人は控えるべきであるとしている[74]。

ビタミン D 補充は，年長のアスリートにとって重要である。研究は，ビタミン D 補充は骨の強度を増加させることによって高齢者における骨折のリスクを低下させると示唆している。強度が上がることにより，バランスが保たれ，転倒を防ぐことができる。1 つのメタ解析は，ビタミン D_3 で治療された患者で転倒のリスクが低減されることを報告した[77]。ビタミン D 補充はまた，緯度が北の地域に住んでいるアスリートや，年間を通じて主に屋内でトレーニングする体操選手などに推奨される[2]。

▶ミネラルとスポーツパフォーマンス

ミネラル欠乏は，運動パフォーマンスを損なう可能性がある。エネルギー摂取量が少なく動物性製品を制限したり避けたりするアスリートの食事の中で少ない主要ミネラルは，カルシウム，鉄，亜鉛，およびマグネシウムである[2]。補充によりミネラル欠乏を補正することで，運動パフォーマンスが向上したり，身体的に活発な人に他の健康上の利点がもたらされたりする。しかし，種々のミネラルサプリメントは，有酸素性持久力，筋力や力などの種々のスポーツパフォーマンスを高めるための試みとして，栄養状態の良い選手に使用されている，

カルシウムは，主に骨形成に用いられるが，筋収縮など多くの代謝プロセスにも関与している。カルシウム補充や運動に関するほとんどの研究は，骨の健康に焦点をあてており，身体活動は，骨量，特に耐荷重骨を改善することが示されている[78]。米国国立衛生研究所（National Institutes of Health：NIH）[79]は，推奨量を達成していない人では，カルシウムをビタミン D と一緒に補充することが，最適な骨の健康のために必要であることを示した。このように，カルシウムのサプリメントは，一部のアスリート，特に体重コントロールが必要な激しい運動に関与しているアスリートにすすめられる。また，理論的に，カルシウム摂取の増加は体重減少を促進する[80]。これは，一部のアスリートには興味深いことであろう。初期の研究は，主に 1 つの研究室からであるが，カルシウムの豊富な食品が体重減少に有効であることを報告した[10]。しかし，13 の研究のメタ解析の結果では，カルシウム補充と体重の減少に統計学的に有意な関連性はなかった[81]。カルシウム補充と運動パフォーマンスに関わる研究はほとんど存在しない。しかし 1 つの研究が，急性のカルシウム補充（500 mg）が 90 分走中の代謝にも，またその後の 10 km の走行のパフォーマンスにも影響を及ぼさなかったと報告している[82]。

リン酸塩は，2,3-ジホスホグリセリン酸（2,3-diphosphoglycerate：2,3-DPG）など，体内の様々な化合物の成分として見出される。2,3-DPG はヘモグロビンから酸素を放出するために不可欠である。2,3-DPG 濃度の増加は，持久系アスリートにリン酸補充を行うことの理論的根拠となっている。すべての研究がリン酸補充の有効性を示したわけではないが，1990 年代に行われたリン酸ナトリウムの補充に関する 4 つの研究で，最大酸素摂取量と有酸素性持久系運動パフォーマンスにおいて非常によく似た増加が報告されている[10]。これらの以前の所見を支持して，最近の研究では，リン酸ナトリウムの負荷が酸素摂取量を増加させる傾向があること，また実験室の条件下でトレーニングされたサイクリストの出せる平均パワーを有意に向上させることを見出した。パフォーマンスも，プラセボと比較すると，16.1 km のタイムトライアルで有意に速かったが，コントロール条件下では差がなかった[83]。しかし，この結果と以前の研究ではいくつかの食い違いがみとめられており，さらなる研究を行う価値がある。

マグネシウムの補充は，健康な人やアスリートの筋力と心肺機能を促進する上で重要な役割を果たすことが理論づけされている。激しい運動は明らかに尿や汗の喪失を増加させる。これはマグネシウムの必要量を 10～20％増大させる[84]。マグネシウムの補充，あるいは食事からのマグネシウム摂取を増やすことは，マグネシウムが欠乏している人における運動パフォーマンスにとって有益である。しかし，レビューとメタ解析は，マグネシウムの状態が適切な，身体活動が活発な個人に対するマグネシウム補充は，好気的，嫌気的な乳酸蓄積，および筋力活動などの身体的なパフォーマンスを向上させないと結論づけている[84,85]。

鉄は，スポーツパフォーマンス，特に有酸素性持久系アスリートに影響を及ぼす最も重要なミネラルの 1 つである。鉄は，ヘモグロビン，ミオグロビン，シトクロム，および筋細胞中の種々の酵素の成分である。これらはすべて，好気的エネルギー産生のための酸素の輸送および代謝に関与している。運動中に，血尿，発汗，および消化管出血など様々なメカニズムによって鉄の喪失が起こる。鉄欠乏は，アスリート，特に女性によく見られる[2]。多くの女性アスリートが鉄欠乏と診断されている。しかし，鉄欠乏の重症度とパフォーマンスへの影響に関しては相反するエビデンスが存在している[86]。スポーツ栄養士によっては，鉄欠乏は，貧血のあるなしにかかわらず筋の機能を損ない，運動能力を制限すると主張している[2]。鉄欠乏性貧血を治療することにより，運動パフォーマンスは向上する。鉄が欠乏しているが貧血がないアスリートに鉄を補充することでパフォーマンスを向上させることができるかどうかについては議論があるが[10]，スポーツ栄養士は，女性アスリートが鉄の状態を定期的に検査することをすすめ，そして鉄欠乏性貧血が発症する前に栄養介入を開始することが有利であることを示唆している[2]。このような介入には，食事中の鉄の増加か，あるいは補充がある。ある研究では，8 週間の高強度の軍事基礎訓練の間，女性兵士への鉄補充は，プラセボ群と比べ，2 マイル（約 3.2 km）の走行のパフォーマンスを改善した[87]。高地でトレーニングを開始した持久系アスリートは，赤血球産生が増加する。そのため食事に含まれる鉄の摂取を増加させるか，または鉄サプリメントをとることによって効果を得ることができる[10]。

100 mg の用量が有効であった[2]。典型的なマルチビタミン/ミネラルサプリメントは，0〜18 mg の鉄分が含まれている。

亜鉛，クロム，バナジウム，ホウ素，セレンもまた，エルゴジェニックであるかどうかについて研究されている。亜鉛は，300 以上の酵素の活性化に必要で，いくつかのエネルギー代謝の主要な経路に関与している。クロムはインスリン補因子であり，そのエルゴジェニック効果は筋に BCAA の輸送を促進するインスリンの役割を理論的根拠としている。クロムは，筋量を増やし，脂肪を減らすために強い筋力を必要とするアスリートに広告されている。また，バナジウムもインスリン活性の増強によるアナボリック効果が宣伝されている。ホウ素も，同様に同化ミネラルとして市販されており，理論的には血清テストステロンを増加させるとされている。セレンは抗酸化物質として働き，そして激しい運動の際に筋組織の損傷を防止することが理論づけされている[5]。これらのミネラルのうちのいずれかの欠乏は，運動パフォーマンスを損なうであろうが，レビューは，栄養状態のよいアスリートへの亜鉛，クロム，バナジウム，ホウ素，セレンなどの補充によるエルゴジェニック効果を支持する有効な科学的エビデンスはないことを示している[5,10,88,89]。

まとめると，栄養学的に十分な食事をとっている人においては，ビタミンとミネラルのサプリメントの使用はパフォーマンスを向上させない[2]。さらに，いくつかのビタミンおよびミネラルの過剰摂取は，深刻な健康上のリスクをもたらす可能性がある。

水分および電解質とスポーツパフォーマンス

環境からの熱は，過度の発汗により喪失が引き起こされて脱水になるなど，様々な形で運動パフォーマンスに影響を与える[10]。特に暑熱環境条件下では，補液は長時間の運動時に必須であり，スポーツ栄養の中で最も研究されている分野の 1 つである。電解質の補給，特にナトリウムは，非常に長い時間の運動時には考慮すべき重要な事項である。前述したように，運動中の炭水化物の摂取量は，持久系パフォーマンスを向上させることができる。そして，炭水化物-電解質溶液（carbohydrate-electrolyte solution: CES），つまりスポーツドリンクは，アスリートのニーズを満たすために開発されてきた。

科学的に重要なエビデンスは，体内の水分の不足（水分補給不足症）が持久系運動パフォーマンスに有害な影響を与えることを明らかにしている。そして詳細な検討では，水分補給不足症は，筋力，運動能力，高強度の持久系運動パフォーマンスを低下させることを示している[90]。したがって，水分補給戦略の主要な目標は，最適な体内の水分状態（体水分正常状態）を維持することである。暑熱環境条件下での運動は，アスリートが熱痙攣，熱疲労，および熱射病などの熱中症を起こす原因となる。ACSM は，運動と水分補給[91]，およびトレーニングや競技中の熱中症[92]についての見解を発表した。次項では，他の関連するレビューと研究とともに，これらの見解のキーポイントを中心に述べる。しかし，アスリートは個別に，運動前からの水和状態，および運動前，運動中，運動後の水，電解質，および栄養素の必要量などの水和戦略を策定する必要があることに留意するべきである[93]。個々の発汗量は，運動前後の体重を測定することによって推定できる[10]。

▶トレーニングや競技の前の水分補給戦略

ACSM ガイドラインの目標は，正常な血漿電解質レベルの体水分正常状態でスタートすることである。次のキーポイントは，ACSM の見解[91]と，他の資料[10]からのものである。

- 適切に水和されていることを確実にするために競争の前日に十分水を飲む。
- 少なくとも運動の 4 時間前に，水約 5〜7 mL/kg 体重をゆっくりと飲む。
- 尿が出ていない，あるいは色が濃いまたは濃縮されている場合には，追加で 3〜5 mL/kg 体重を運動の約 2 時間前に飲む。
- 長時間の運動の試合で使用するためのグルコースとグリコーゲンの体内貯蔵を高めるために，炭水化物（6〜8%）が入っている CES を飲む。
- 喉の渇きを刺激し，水分を保持するために，ナトリウム（20〜50 mEq/L）および/または塩辛い食べ物やスナックとともに CES を飲む。
- 過度な飲水は避ける。これは水分が運動中および運動後に大量に補給された場合の希釈性低ナトリウム血症のリスクを高める。

水分を多く与える方法として，水に加えたグリセロールについて研究されており，何人かのスポーツ科学者は，水のみと比較して，この方法が明らかに体液の保持を増すことができることを示している[94,95]。しかし，運動パフォーマンスを高めるための手段としての利点ついては，一致した見解は得られていない[96]。水分を多くとるためのグリセロールの使用に関するガイドラインがつくられている[96,97]。

▶トレーニングや競技中の水分補給戦略

ACSM ガイドラインの目標は，パフォーマンス低下を回避するために，過剰な脱水（水不足による体重の＞ 2%減少）と過剰な電解質バランスの変化を防ぐことである。補液の量と速度は，個々の発汗の速度，運動の持続時間，および水を補給する機会に依存する。以下に，ACSM の見解[91]と，他の資料[10]からの重要なポイントを示す。

- 暑さの中で，与えられた運動の強度と持続時間での汗の喪失量を決める。これは，運動中の水分摂取量の推定値を提供する。
- 喉の渇きは体重の約＞ 1〜2%が失われてしまうまで起こらないため，持久系レースでは早期に水を補う。
- 水を 1 時間あたり約 0.4〜0.8 L を自由に飲む。これは 15 分ごとに約 0.1〜0.2 kg に相当する。量は，個々の好みに合わせて調節する。
- 炭水化物の摂取をほとんどまたはまったく気にしなくてもよい場合，例えば，50〜60 分未満での持久系レースでは，冷たい水を飲む。

- 長時間の持久系運動や高強度の間欠運動では，6～8%の炭水化物を含むCES，あるいはスポーツジェルが入った水を飲む。これにより1時間あたり約30～80 gの炭水化物を提供するのに十分な量がとれる。
- 吸収を容易にするために，グルコース，スクロース，フルクトース，またはマルトデキストリンなどの炭水化物の複数の供給源を含むCESを使用する。
- ナトリウムが約460～690 mg/L，カリウムが78～195 mg/Lの少量の電解質を含むCESを飲む。この量は，多くの市販のスポーツドリンクに存在する量である。ウルトラ持久系競技のアスリートのために，ナトリウムが約700～1,150 mg/L，カリウムが120～225 mg/Lの範囲をすすめる人もいる。

▶トレーニングや競技後の水分補給戦略

ACSMガイドラインの目標は，すべての体液および電解質の欠乏を補うことである。次の練習セッションまでの時間が短い時は，積極的な水の補給が重要である。ACSMの見解[91]と，他の資料からの要点[10,98,99]は，以下のとおりである。

- 急速な補給
  - 1 kgの体重減少ごとに1.5 Lの水を飲む。
  - 3～4時間，1時間ごとに炭水化物約1.0～1.5 g/kg体重をとる。
  - 十分なナトリウムをとる。プレッツェルのような塩辛い炭水化物スナックは，ナトリウムおよび炭水化物の両方を摂取できる。
  - 体内の水分量を回復し，維持するには，高張グルコース-ナトリウム飲料を飲むとより効果的である。
  - 回復期には，グリセロールの水和戦略の使用が推奨される。
- ゆっくりとした補充（24時間の回復）
  - 健康に良い，天然食品が豊富な食事を食べる。必要な炭水化物および電解質を補給するのに役立つ健康的な食習慣を守る。
  - ナトリウム喪失が多い場合，食事に余分に塩を加える。あるいは，塩辛い食べ物やスナックを食べる。ナトリウムは，体液平衡を確保するために必要である。
  - いくつかの研究によると，タンパク質を含むスポーツドリンクの摂取は筋の回復を促進する。

ゲータレードスポーツ科学研究所（Gatorade Sports Science Institute）[100]は，スポーツ栄養における多種多様なトピックスに関する非常に有用な情報を提供している。特に，暑熱環境下での運動時パフォーマンスを上げ，熱中症を防ぐための適切な水分補給の実践に関する情報は役に立つ。

栄養補助食品とスポーツパフォーマンス

スポーツサプリメントとして知られている栄養補助食品は，トレーニングや競技会の一部として世界中のアスリートによって使用され，スポーツによってはエリートアスリートの約85%が使用している[101]。本章の前項で述べたように，ビタミン，ミネラル，炭水化物，脂肪およびタンパク質の代謝物を含む様々な栄養補助食品がスポーツパフォーマンスを向上させるといわれている。本項では，アスリートに販売されており，主に，薬，ハーブ製品，および関連するサプリメントとしても分類されていることもある食品成分などの他の栄養補助食品の効果に焦点をあて，簡単に述べる。

カフェインは，食品，薬剤，および栄養補助食品として分類されている。アスリートによるカフェインの使用は，一時期，制限されていたが，2004年に世界アンチ・ドーピング機関（World Anti-Doping Agency：WADA）のリストから取り除かれた。しかし，全米大学体育協会（National Collegiate Athletic Association: NCAA）などの他の機関は使用を制限している。カフェインは現在，非常に人気のあるスポーツサプリメントであり，スポーツドリンク，スポーツバー，スポーツジェル，スポーツキャンディに含まれている。カフェインのエルゴジェニック効果の基礎となる多くの具体的なメカニズムが提案されてきたが，カフェインが脂肪の酸化を亢進することによってエルゴジェニック効果をもっているという最初の仮説を支持するエビデンスはほとんどない[102]。1つのレビューは，カフェインは中枢神経系および骨格筋の興奮収縮連関の両方に影響を与えることができると報告しており，このことはカフェインのエルゴジェニック効果が，一部は収縮力の増大，そして一部はおそらく苦労や痛みを感じることが少なくなることにより，自身で感じる運動強度の低下によりもたらされることを示唆している[103]。しかし，現在，パフォーマンスの改善のもとになるメカニズムは決定されていない[104]。すべての研究がカフェインのサプリメントの有効性を示しているわけではないが，ISSN[105]およびADA/DC/ACSM[2]による見解およびいくつかの包括的なレビューとメタ解析[104,106～109]は，サプリメントの効果について以下の本重要な点を支持している。

- 約3～6 mg/kg体重のカフェインの用量は有効であるが，それ以上の用量ではさらなるエルゴジェニック効果は見られない。
- カフェインは，大会競技をシュミレートしたタイムトライアルなどの60分まであるいはそれ以上の持続的な最大の持久系運動のパフォーマンスを高めることができる。
- カフェインは持続時間が60～180秒の範囲のスピード持久系運動でパフォーマンスを向上させるが，Wingateテストなどの最大30秒までの労作に対しては，ほんの少しの効果しかないようである。
- カフェインは，例えばサッカーやラグビーのようなチームスポーツに見られる長時間の高強度で断続的な無酸素運動におけるパフォーマンスを向上させることができる。
- カフェインは，レジスタンス運動に関する34の研究のメタ解析で，最大随意収縮力と筋持久力の両者においてわずかな効果を示したが，これらの調査結果は曖昧でさらなる研究が求められるとするレビュワーもいる。
- カフェインによる利尿は，運動時の体温調節に悪影響を与えるとは思われない。
- カフェインの使用は，不安，イライラ，および胃腸障害などの副作用を引き起こす可能性がある。実際に，パフォーマンスを損なう人もいる。

中国のエフェドラ，つまりは麻黄の中に含まれているエフェドリンは，減量や活力増強のための栄養補助食品として販売されている漢方薬である。エフェドリンは，カフェインと同様に，刺激剤であり，パフォーマンスを向上する薬剤として研究されてきた。前述のように，いくつかの研究ではエフェドリン単独のエルゴジェニック効果およびカフェインと組み合わせた場合の相加を明らかにしている。しかし，ハーブのエフェドラを用いた運動パフォーマンスについての研究は報告されていない[5,10]。エフェドリンの使用は，WADAにより禁止されている。また，エフェドリンの誤用は，高血圧，動悸や頻脈，脳卒中などの重大な健康上のリスクと関連があり，死に至る例もある[110]。

エチルアルコール（エタノール）は，1890年代からエルゴジェニック効果について研究されてきており，1900年のパリオリンピックでマラソン走者が使用した[10]。アルコールは炭水化物からつくられ，いくつかの経路によって，パフォーマンスを向上させることが理論づけられている。第一に，アルコールは7 kcal/gのエネルギーを含み，有酸素性持久系運動中のエネルギーの源であるといわれている。第二に，それはまた，運動中の代謝プロセスに有利な効果を発揮すると考えられている。第三に，アルコールはドーパミンの放出を引き起こすと考えられている。ドーパミンは脳の快楽中枢に関連づけられている神経伝達物質で，疲労の心理的な認識を変えることができる[10]。しかし，あるレビュー[10]は，アルコールには相当な量のエネルギーが含まれているが，報告されているエビデンスでは，アルコールは運動中にあまり使用されていないことを示している。また研究は，少量のアルコールが最大酸素摂取量や有酸素運動中のエネルギー産生と関連する他の主要な生理学的変数には良い効果を与えない[111]が，骨格筋によるグルコースおよびアミノ酸の使用を減少させ，運動中の代謝過程を阻害する[112]ことを支持している。少量のアルコールは有酸素性持久系パフォーマンスを向上したり，損なったりしないようである。しかし大量のアルコールは，有酸素性持久系運動，そして特に複雑な運動スキルが必要な運動パフォーマンスを損なう[10]。また，ACSMは水分補給の見解，アルコールの摂取は尿量を増加させ，完全な再水和を遅らせることを指摘している[91]。

重炭酸ナトリウムは，米国薬局方（United States Pharmacopeia）において制酸剤として記載されているアルカリ塩である。重曹として使用されることもあり，エルゴジェニックな栄養剤として1930年代から研究されてきた。重炭酸ナトリウム（0.3 g/kg体重）の補充は，アルカリ予備を増加させることができる。そして，筋細胞で乳酸の緩衝を助け，おそらく筋細胞の酸塩基平衡における有害な変化を防止することによって疲労を予防する[113]。また，同様の目的で，クエン酸ナトリウムは少し多い用量で研究されている。これらの緩衝作用を使用して競技パフォーマンスを向上させることは，緩衝増幅あるいはソーダ負荷とよばれており，それらは，嫌気的解糖に主に依存する無酸素性タイプの競技の運動パフォーマンスを向上させることが理論づけされている。長年の間，すべての研究がパフォーマンスに有益な効果を報告したわけではない。その傾向は今日まで続いており，200 mの水泳においてはパフォーマンスを向上させたが[114]，3分間の最大自転車こぎ試験においては改善が見られなかった[115]というエビデンスがある。しかし，全体として研究は，緩衝塩の補充は，血清pHを上昇させ，運動課題，特に1～6分間のエネルギー産生が最大になる反復運動において，パフォーマンスを高めることを示している[2,10]。このような緩衝塩の摂取は，一般的に安全と見なされている。しかし，急性の胃腸障害や下痢を引き起こす可能性がある。少ない量の長時間にわたる補充は有効で，かつ腸の問題を引き起こす可能性も低い[2,10]。

通常はクレアチン一水和物としてのクレアチンの補充は，筋のPCrおよび遊離クレアチン濃度をともに高める有効な手段である。4～5日間，1日約20 g（5 gを4回，それぞれ等しい用量で）の投与は，効果的な負荷プロトコルであることが示されている。1日2～5 gの用量で，筋内のクレアチンレベルの高値を維持することができる。パフォーマンスの向上は増加したPCrによるATPの再合成の増加，および遊離クレアチンからのPCrの再合成の増加に関連している[10]。クレアチン補充はISSN[116]による見解の主題となっている。ADA，DC，およびACSM[2]の見解でも議論されており，レビュー[10,117,118]で，批判的に検討されている。これらの資料のキーポイントは以下のとおりである。

- クレアチン補充は，反復性の，短時間で，高強度の，回復時間の短い運動のパフォーマンスを向上させる。このような運動には，等張性および等速性のレジスタンス運動試験，自転車エルゴメーターのスプリントプロトコルなどがあり，主にPCrに依存している。
- クレアチン補充は，一貫して体質量を大きくする。短期間の増加は主に水によるものであるが，レジスタンストレーニングに関連する長期的な増加は除脂肪体重であり，高齢者のサルコペニアの予防にもなる。
- クレアチン補充は，長距離走などの有酸素性持久系パフォーマンスは増強しない。
- 推奨用量のクレアチンの補充は，体の熱の放散を妨げず，暑熱環境下で運動中のアスリートの体液バランスに悪影響を与えず，また，筋の痙攣を引き起こすことはない。
- 推奨用量のクレアチン補充は，安全であると思われる。健常人における長期使用でも悪影響はないようである。過剰摂取は下痢を引き起こす。また，腎臓または肝臓疾患をもつ人は，補充に関して医療関係者に相談すべきである。

さらに，クレアチン補充は，中枢神経系に有益な効果を有し[119]，様々な神経変性疾患でエネルギー代謝に影響を及ぼし，筋ジストロフィーなどの筋萎縮および衰弱を特徴とするいくつかの疾患において治療的な役割を果たす[120,121]。

ハーブと植物栄養補助食品は，理論的に様々な方法でエルゴジェニック効果をもたらすことが知られている。これらの効果には，エネルギー産生の向上，心筋活動の亢進，ヘモグロビン濃度の増加，筋量の増加，脂肪量の減少などがある。チョウセンニンジンサプリメントは，長年にわたって利用されてきた。そしてエルゴジェニックの助けになるものとして，どちらかといえば広く研究されてきた。しかし，文献[5]に示され，レビュー[122]で結論づけられているように，良好なデザインで行われた研究では，チョウセンニンジン投与による身体パフォーマンスの向上については実証されていない。最近では，多くの植物に見られる食物フラボノールのケルセチンのエルゴジェニック効果について研究されている。ケルセチンは，抗酸化剤として機能し，抗炎症作用があり，ミトコンドリアの形成を促進する可能性がある。また，運動中の免疫効果についても研究されている。トレーニングしていない若年成人男性におけるケルセチンの補充は，持久能力を少し改善するという報告がある[123,124]。そして，そのうちの1つの論文で，統計学的に有意ではないがミトコンドリア生合成のマーカーの中程度の増加が報告されている[124]。これとは対照的に，別の研究では，ケルセチンの補充は，トレーニングを受けていない男性ではエルゴジェニック作用がなく，筋の酸化能力，長時間の運動中のパフォーマンスの知覚的決定要因，自転車走のパフォーマンスに影響を与えないと結論している[125]。また，運動トレーニングした人での研究は限られている。報告されている研究でも，燃料の使用，運動効率，ウルトラマラソンレース中においても運動中の感覚などで有意なエルゴジェニック効果示すエビデンスはない[126〜128]。ケルセチン補充によるエルゴジェニックの効果を評価するさらなる研究は価値がある。

他の多くの栄養補助食品が，エルゴジェニックの可能性について検討されているが，それぞれについて述べることは，この章の範囲を超えている。特定のサプリメントに関する詳細な情報は，巻末の文献に載っている，またADA/DC/ACSMの見解[2]は栄養補助食品のリストを提供している。これには，(a) 表示のように施行できる，(b) 表示のように施行できるが，エビデンスは不十分である，(c) 表示のようには施行できない，(d) 禁止，危険，または違法，が示されている。最後の点に関連して，いくつかのスポーツサプリメント，特に筋量を増加させるとして市販されているものは，ドーピング検査で陽性になる物質が，意図的に添加されているかまたは不注意で混入している[129]。混入物質の例としては，hGH，アンドロステンジオン，デヒドロエピアンドロステロン，およびその他の同化ステロイド，アンドロゲンステロイドがある[2]。エフェドリンやその他のハーブのような他の成分は，一部の人に重大な健康上のリスクをもたらす可能性がある[10]。栄養補助食品の安全性に関する信頼できる情報は，インターネット上のNIH[130]から利用可能である。スポーツサプリメントに関しては，買い主の危険負担になる。

まとめと結論

アスリートはバランスのとれた多様で健康的な食事の摂取が最も有益であるが，いくつかの栄養戦略やサプリメントの使用は特定の種類の運動を行うアスリートにとって有益である可能性がある。人によって，それぞれの栄養戦略や栄養補助食品に対して異なる反応を示す。そのため，アスリートと指導者はトレーニングとパフォーマンスの両方を最適化するために，具体的な戦略やサプリメントを試して準備する必要がある。

(Melvin H. Williams／中屋　豊 訳)

V

114 進歩する栄養補助食品の科学

栄養補助食品（いわゆるサプリメント）とは，様々な異なる製品の総称である。単一あるいは複数の栄養素，薬草，または様々な自然由来の原材料から抽出および化学合成された成分を含み，最終的に工場で加工した製品である。医師の処方がなくても購入することが可能であり，カプセル，錠剤，液体，その他多種多様な形状で販売されている。栄養補助食品および近年増加してきた栄養素添加食品は，基本的な栄養補助という役割を超えて，今や健康を改善する役割を期待され，進歩してきている。

食事に栄養素を補助するという考え方は，決して新しいものではない。アメリカでは20世紀の初めより，タラの肝油やその濃縮したものが，ビタミンAおよびDを補完するものとして販売されていた。その後1930年代の半ばには，食料品店でその他の栄養補助食品も購入可能となり，1940年代のはじめには最初のマルチビタミンの錠剤が生産された[1,2]。栄養補助食品の数やその多様性は莫大となり，栄養素を含まないものまで登場し始め，今やアメリカのみで何万種類もの製品が購入可能となり，その市場規模は2011年のみで300億ドルを超えている[3]。

アメリカでは当初，栄養補助食品は米国食品医薬品局（FDA）によって，薬品や食品として監視されてきた。1994年に制定された栄養補助食品健康教育法（Dietary Supplement Health and Education Act：DSHEA）は，栄養補助食品を規制するためにはじめて設けられた法律である。この中で栄養補助食品とは，ビタミン，ミネラル，薬草またはその他植物，アミノ酸，食品中の特定の物質（例：酵素または内臓や皮膚といった生体組織）そのものや，これら濃縮物，代謝物，構成成分，抽出物，またはこれらの複合物のいずれかを含む製品とされている[4]。さらに，栄養補助食品は経口摂取されるものであり，古くから存在するような食品とは異なって，それ単独では食事や料理を構成することはなく，栄養補助食品である旨の表示を行わなければならないとされている。栄養補助食品の規制に関するFDAの責任の詳細と，それを販売する会社側の責任の詳細については，http://www.fda.gov/Food/DietarySupplements/default.htm[5]から入手可能である。

DSHEAのもとでは栄養補助食品は食品と見なされているため，FDAの公式な事前承認は必要ない。しかし，製造者が「新規の原材料」を使う前には，販売前にFDAへ通知しなければならない。栄養補助食品は薬ではないため，ある特定の病気や健康状態の予防，治療，治癒を促進するものではない[6]。しかし購入者は，これらの効能を期待して栄養補助食品を使用していることが多い。連邦取引委員会は，市場での栄養補助食品の広告に関して規制と監視を行っている[7]。

アメリカでは，栄養補助食品は，十分な栄養摂取，健康維持，病気の予防に加えて，様々な健康問題や，医療上の手当てが必要な疾患，軽度の体調不良（例：消化不良），および様々な健康状態の治療や管理を行うための，個人的な健康管理法の一環としてしばしば利用される。栄養補助食品利用者や医療者の中には，栄養補助食品は，栄養，運動，ストレス管理，そして感情や精神の発達などとともに，最適な健康状態を達成する上で必要不可欠だと考える人たちも存在する。医療者が患者に対して栄養補助食品をすすめる場合，通常の薬と同じものとしてすすめる場合と，補完代替医療（complementary and alternative medicine：CAM）としてすすめる場合がある。後者の場合は総体的な健康を強調する医療者集団でよく見られる傾向があり，ここには自然療法医，すなわち「天然物」を用いた治療法を強調する医師などが含まれる。

今日の栄養補助食品の中には，中国の漢方薬，インドのアーユルヴェーダ，アラビアのウナニ医療などで数千年も前から世界中で人類が用いていた植物に由来する成分を含んでいるものも多い[8]。例えばニンニク（*Allium sativum* L.）は，古くから食品やスパイスとして用いられており，近年では血圧や血中コレステロールの低下を期待して栄養補助食品として用いられるようになってきた。世界中の貧しい人々は，病気の初期治療の薬として，今でも薬草に頼っている[9]。

医療を提供する場合には，患者に対して，薬草も含めてどのような栄養補助食品を利用しているかを尋ねるべきである。残念ながらアメリカの医療者は，自然療法医も含めて，薬草の利用に関する歴史，エビデンスとなる科学的知見，適切な量などの知識が不足している。生薬を評価している権威ある薬理学者が容認したような薬草による治療を行う際には，民族植物学から現代の天然物質化学に至るまでの，多様でまだ課題の多い知見の中で，高名な薬学者たちの見解を取り入れながら進める。その他に欠かせない知識は，植物生化学の知識であり，ヒトが摂取した際の，その植物の代謝産物の役割と機能や薬理学的機能を評価することである[10]。これらの植物代謝産物は，今日，薬剤としても広く利用されている[11]。植物には，健康上有用な，または逆に有害な，あるいは健康への影響に関しては未知の，様々な生理活性物質が含まれており，これらの物質が医療にも応用できる可能性がある。多方面の研究者が植物由来の薬物を研究することの重要性が強調されるようになれば，Varo Tyler[12]が提唱した「植物療法」も，いつかはアメリカで推奨される治療法として認識されるかもしれない。また以前はそのような治療法が繁栄していたヨーロッパ諸国でも，再び盛んになるかもしれない。

アメリカにおける栄養補助食品利用状況

アメリカにおける栄養補助食品の利用状況は，全国規模の横断調査で把握されている。一般住民を対象にして健康状態や健康関連行動に関して行われている，アメリカの基

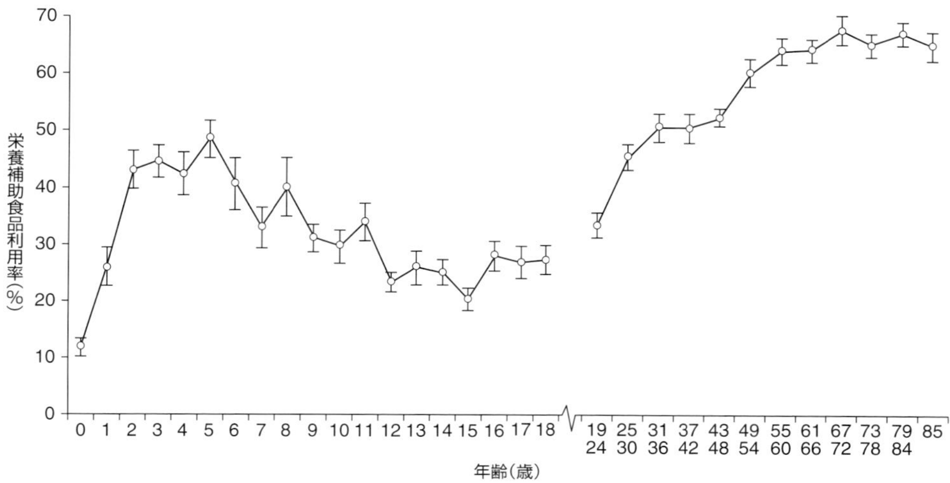

図 114.1　1999〜2002年のNHANESの結果から得られた年齢別の過去30日の栄養補助食品利用率および標準誤差。
(Reproduced with permission from Picciano MF, Dwyer JT, Radimer KL et al. Dietary supplement use among infants, children, and adolescents in the United States, 1999–2002. Arch Pediatr Adolesc Med 2007；161：978–85.)

準となる調査は，全国健康栄養調査（National Health and Nutrition Examination Survey：NHANES）とよばれる。これは，1970年代以降の国民を取り巻く栄養補助食品の状況や利用について調査しており，栄養素含有または非含有の栄養補助食品利用率に関してデータ収集が行われている。商業統計によると，ある特定の成分を含む栄養補助食品の利用率は上昇していることが示されているが，国民それぞれの栄養補助食品摂取量を定量化したり，多様な集団（例：小児，妊婦，高齢者）で栄養補助食品が使用されていることを示すためには，調査結果が欠かせない。

▶全国調査

DSHEAの制定以降，最初に全国的な栄養補助食品使用状況の調査が行われたのは，1999〜2002年に行われたNHANESである[13,14)]。調査者は（処方されているもの，されていないものを含め）過去1ヵ月の栄養補助食品の利用状況について尋ねた。対象者は多くの場合，利用している栄養補助食品の商品パッケージを提供し，調査者がそこに記載されているラベルの情報から，摂取している成分やその量を調査した。乳幼児や小児も含む全対象者の栄養補助食品利用状況を，**図 114.1** に示す。

乳幼児の栄養補助食品利用率は最も低く，5歳までは年齢とともに上昇し，その後青年期に入るまでゆるやかに低下する。未成年期には全体のおよそ1/3が少なくとも1つの栄養補助食品を利用しており，その多くはマルチビタミン（ミネラル含有のものを含む）を利用している。栄養補助食品使用が全体の栄養摂取に与える影響は大きい[14)]。例えばエキナセア［訳注：echinacea，インディアンが使用していた風邪に効く薬草］のような，単独の植物の利用は少なく，子どもを対象にした他の調査結果でも同様の傾向が示されている[15)]。

19〜65歳の成人で，栄養補助食品の利用率は直線的に増加し，その後はほぼ一定となる[13)]。この年代ではおよそ52%が栄養補助食品を使用しており，その内容は，マルチビタミン（ミネラル含有のものを含む）(35%)，カルシウムおよびカルシウム含有制酸剤（35%），ビタミンEおよびC（12〜13%），ビタミンB群（5%）となっている。栄養補助食品利用者の大部分は毎日摂取していると回答しており，およそ半分が1製品を利用しているとしている。1988〜1994年に行われたNHANESと比較すると，成人のサプリメント利用率は次第に増加している。単独の薬草などの利用は非常に少ない。

全国健康情報調査（National Health Information Survey：NHIS）は，アメリカの一般住民を対象にした別の全国規模の調査であり，CAMの利用を調査するための重要な情報源である。この調査は，疾病予防管理センター（Center for Disease Control and Prevention：CDC）内の健康統計センター（National Center for Health Statistics）が行っている。1988年以来NHISでは，ビタミンおよびミネラルを含まない栄養補助食品（nonvitamin nonmineral supplement：NVNMS）の利用に関する質問を行っている。2007年の調査では，成人のおよそ18%，未成年者の4%が，過去30日の間にNVNMSを利用していた[16)]。成人で利用率の高かったものは，魚油およびn-3系（ω3）脂肪酸，グルコサミン，エキナセア，アマニ，およびチョウセンニンジンであった。未成年者で利用の多かったものは，エキナセア，魚油およびn-3系脂肪酸，各種薬草を混合した錠剤，およびアマニであった。薬草から生産された製品の利用は2002年から2007年の調査で減少しているが，それぞれの調査期間は異なっている。そのため，これらの調査のみから経年変化について述べることは難しいだろう。

▶総栄養素摂取量への栄養補助食品の寄与

栄養素を含む栄養補助食品を利用することによって，ビタミンおよびミネラルの摂取量が推奨量に達する場合もあれば，必要以上に摂取してしまう場合もある（栄養素によっては，同じ個人に対して両方が起こってしまうこともある）。いずれもよく見られる状況である[17,18)]。各摂取量の推定は，食品や栄養補助食品のデータベースの質に依存するが，その値が十分かまたは過剰なのかといった評価は，用いる栄養摂取基準の妥当性に依存する。

▶摂取量の評価方法

食事と同様に栄養補助食品も，その質的および量的な情報を得るための基準となる方法は存在していない。日常的な食事摂取量を正確に申告するには困難がつきまとう[19]。栄養補助食品の利用に関する質問の仕方は多様であるため，回答者もそれぞれについて標準的な状態を回答しにくい状態であり，それぞれを比較するのも困難である。研究者自身も，栄養補助食品の分類の仕方がばらばらであり，特に薬草の扱いにはその傾向がある。加えて，多くの研究者は，栄養補助食品の摂取量の評価にあたり，正確な量が把握できていないことを述べていない[20,21]。栄養素含有量は製造された商品から得られた情報で判断するが，この情報量も各社で様々である。研究者の中には，各栄養補助食品の分類ごとに意図的に定めた基準値を用いたのか，それとも個々の栄養補助食品に含まれている栄養素量を用いたのかを明らかにしていない場合もある。さらに，商品のラベルから直接情報を得たとしても，ここに記載されている値が妥当な化学分析法を用いて測定されていない可能性もあるため，正確な値という確信が得られない。これらの誤差の影響は，どのようなデータが使用され，解釈されるかに依存する。近年は，いくつかの連邦政府関係機関が，栄養補助食品の利用状況や，その摂取量をより正確に測定する方法を改善するために，協力しはじめている[22]。

▶栄養補助食品利用者の特徴

調査結果によると，栄養補助食品利用者は非利用者と比べて，特性，生活様式，健康状態などが異なっている。栄養補助食品利用者は非利用者に比べて女性が多く，年齢が高く，教育歴が高く，非ヒスパニック系の白人が多く，運動習慣があり，標準体重またはやせ気味であり，非常に健康状態が良いと回答している場合が多い[13,23]。また，薬草をよく利用している人は，薬草以外の栄養補助食品を利用している人とは異なる特徴を示しており，例えば，保険に未加入であるとか，一般的な医療行為をあまり受けていないとの報告がある[24]。

栄養補助食品の質と安全性

栄養補助食品の利用者や販売代理店は，商品ラベルに記載されている事項はその商品の中身を正確に記載しており，その商品を利用しても安全であることを期待している。11年以上もの間に2,400種類もの栄養補助食品を調査してきたConsumerLab社によると，4つに1つは質的に問題がある商品であり，その多くは不適切な量が含まれていたり，重金属が含まれていたりしたということであった[25]。それと同様に，栄養補助食品の効能を明らかにするための研究資金を提供している機関は，その研究実施者に，臨床研究または臨床前研究などで介入試験を適切に実施して，その効果を示す能力をもつことを期待している。これらの期待は製品の質により決定づけられ，その安全性の本質となる。

▶天然由来の製品の質

製品の質は，その製品の特徴，純度，化学的組成によって決まる。それぞれの特徴を評価するには，本質的には，質的および量的評価を行うための分析法を用いる。これら分析法の背景および開発の課題は本章の範囲外であるが，過去の研究にまとめられている[22,26]。米国国立衛生研究所（NIH）栄養補助食品局（Office of Dietary Supplements：ODS）の分析および基準物質（Analytical Methods and Reference Materials：AMRM）プログラムの進捗状況は，ODSのウェブサイトで定期的に更新されている（http://ods.od.nih.gov）。

2003年には，栄養補助食品に関わる多くの利害関係者が関与する集会があり，ODSの分析プログラムの更新の速度は非常に加速していた。FDAが栄養補助食品について，研究機関へgood manufacturing practices（GMP）［訳注：製造管理および品質管理に関する基準］の考え方を提示すると，栄養補助食品の製造業界は新しいFDAの規制を順守するために，適切な分析法の必要性を認識し，表明した[27]。同時に，栄養補助食品に関連する天然由来成分を含む製品を研究し，NIHの研究費の申請者は，自分たちの製品が法的なガイドライン，特に，国立代替医薬品センター（National Center for Complementary and Alternative Medicine：NCCAM）の定める完全なガイドラインに準じていないため，研究費を獲得することが困難だと考えるようになった。NCCAMのガイドライン（http://nccam.nih.gov/research/policies/naturalproduct.htm）は，結果的にこの組織の指針となっているが[28]，作成した目的は，申請される研究の質を上げ，その結果実施された研究を解釈しやすくし，くりかえし実施されるようにするためであった。類似のガイドラインは，天然物質を研究している各種の雑誌にも示されている[29〜31]。NIHは，例えば大豆製品を使った介入などの臨床試験について述べるワークショップの後援なども行っている。しかし，異なる質の良くない様々な結果が示されている。将来的には，大豆製品の介入試験に関するガイドラインが必要である[32]。

ODSは，様々な栄養補助食品の利害関係者にとって必要で満足できる分析法を示し，そして，この分野の幅広い科学者や専門集団の協力を促すことを期待されている。AMRMプログラムの進捗状況は，妥当性の検討された，公式な栄養補助食品の分析法について述べた100以上の論文（その多くは*Journal of the American Organization of Analytical Chemists International*掲載論文）の中で最も多く論じられたプログラムである。本プログラムの制定以前には，このようなことを述べた論文は存在していなかった。最初の，そして最も大きな挑戦になると考えられる課題は，マルチビタミン・ミネラル製品の妥当な分析法を開発することであった。その他本プログラムに示されている公式な分析法の中には，加工前の原材料および最終製品に含まれる栄養素および非栄養素のフィトケミカルも含まれている。化学分析法データベースに基づく栄養補助食品および原材料の妥当性の検討された分析法の開発は，さらに継続していく必要がある[33]。

AMRMプログラムでは，国立標準技術研究所の研究者グループに，基準物質（standard reference material：

SRM）を開発するための研究費を提供している。SRMは，研究室での正確な分析法の開発および物質の質の測定を長期的に十分に可能にするために利用されている。栄養補助食品に関係するSRMは，現在のところ，日常的に幅広く利用されている製品（マルチビタミン，ミネラルなど）の製造，介入研究や試料として利用される栄養補助食品原料（抽出されたカロテノイド類など），人々の栄養状態の監視モニターや臨床の場での分析（25-ヒドロキシビタミンDなど）[34]，で利用されている。

▶栄養補助食品の安全性

法的には，栄養補助食品製造者は，製品を販売する前にその安全性を確認しておく責任がある。一方，FDAは，栄養補助食品販売後に，重大な健康への悪影響がないかを監視する責任がある。FDAでは，製品の有害事象報告を追跡および評価する調査を行ったり，製品の安全に関する研究論文を評価したりしている。医療提供者および消費者からの製品に関する有害事象の報告は，電話，Eメール，手紙，およびMedWatchとよばれるシステムを使ってFDAへ寄せられる。それに加えて2008年以降には，栄養補助食品販売会社が各社で収集した重大な有害事象の報告をFDAへ提供することが求められるようになった[35]。

有害事象報告があるからといって，その成分が危険であるという証明にはならない。というのも，そのような報告は内容も質も対象者の受けている医療の詳細も多岐にわたっており，有害事象が生じた製品と関連のある交絡要因（例：同時に利用していた薬の作用）の影響である可能性があるからである。にもかかわらず有害事象報告は，製品に利用者にとって安全上のリスクがある可能性があることを早期に示す役割を果たしている。2011年には，FDAは栄養補助食品に関して1,777件の有害事象報告を受けた[36]。有害事象報告や科学論文を使うことによって，FDAは問題のある栄養補助食品を把握し，様々な手を打った。例えば，2004年にはエフェドリンアルカロイドを含む製品の販売を禁止した。エフェドリンが含まれている漢方薬の麻黄は減量，エネルギーレベルおよび運動能力の改善のために一般的に使用されてきた刺激剤であったが，薬理学的にはアンフェタミン系化合物と作用を引き起こす。特にカフェインを含む薬草，例えばガラナなどと一緒に摂取すると，死亡，脳卒中，痙攣発作，その他心臓や神経系に有害な症状を引き起こす。FDAではその他にも，カヴァ（肝傷害），アリストロキア酸（腎症），コンフリー（肝臓およびその他臓器への傷害）などを含む栄養補助食品の利用に対して警告を発している。

栄養補助食品と慢性疾患

アメリカおよびヨーロッパ諸国では，かつての栄養不足を予防し，治療するという状況から，慢性疾患を予防するために栄養の介入を行うという状況へ変化してきた。この変化によって，様々な前向きコホート研究が生まれ，その結果，様々な疾患を抑制するような調整可能な要因として，食事パターンや個別の栄養素が同定されてきた。

無作為化比較試験（RCT）は，対象者を介入群と対照群に無作為に割りつけられることによってバイアスを取り除くことができるため，観察研究よりも上位の研究として広く認識されている。食事と慢性疾患の関係を検討したRCTの中でも，癌の研究には注意が必要である。癌の予防のための効果的な食事改変や栄養素の補充を検討したRCTでは，観察研究で見られていたような結果とは異なるものとなり，期待外れとなる場合もあった。

▶栄養素補充療法

癌のアウトカムに関わる大規模臨床研究の分野で最初に話題にのぼる治療法の1つとして，様々な抗酸化栄養素の補充の有効性がある。抗酸化栄養素と癌リスク減少の関連は，癌のリスクを抑えた観察研究で見られた食事パターンや，臨床前データから推定されたものである。振り返ってみると，特に抗酸化栄養素を含むような野菜および果物の豊富な食事パターンに好ましい影響があると結論づけるには時期尚早であった。

かつてAlpha-Tocopherol, Beta-Carotene Cancer Prevention Study（ATBC study）[37]は，栄養補充は予期しない結果をもたらす可能性があるという重大な課題を示した。この研究は，フィンランドの喫煙男性を対象にして，肺癌の抑制に対するα-トコフェロールおよびβ-カロテン補充の効果を検討するために計画された。期待していた結果とは異なり，β-カロテンは肺癌を抑制するどころか，むしろ増加させるという結果になった。その後すぐに，β-カロテンとレチノールの同時摂取が，喫煙および禁煙中の男性で肺癌のリスクを上昇させるとの結果も得られた[38]。さらにはその後の動物実験で，β-カロテン補充が，タバコの煙の存在下でリスクを上昇させることも示された[39]。ATBC studyは大変な批判に曝されたが，この適切な管理下で行われた研究はある意味で，臨床現場での提案に重要な問題点をつきつけた。つまり，信頼できるエビデンスがない状態のままで喫煙者に抗酸化栄養補助食品をすすめる場合には，注意を要するということである。

何人かの研究者は，食事改変や栄養補充を行うRCTに関する欠点や落とし穴についての知見を述べている[40~43]。栄養補充の研究において最も一般的に受ける批判は，食事の改変に対して単独の栄養素のみを使って述べるのは還元主義的な手段にすぎないというものである。この批判はもっともではあるが，全体論を常に優位とするような考え方では，慢性疾患の予防は完全には達成できないだろう。食道癌および胃癌の罹患率が高く，栄養不足が見られた中国人を対象とした介入研究[44]で見られるように，介入前の栄養状態は，結果を決定づける重要な要因となる。1980年の推奨量（RDA）の2倍を超えない範囲でセレン，ビタミンE，β-カロテンを補充した場合には成人の死亡率を低下させている。この死亡率の減少は，癌の罹患率が低下したことに起因している。

▶薬草療法

植物療法として用いられる薬草は，その曝露量を正確に測定できないことなどの理由により，観察研究を実施するのが難しい。NIHの研究費で実施された，慢性疾患の予防および治療のためのRCTの数は少なく，期待した結果も得られていないが，その結果はためになるものである。NIHが薬草のRCT実施の後援を始めたのは比較的新しく，これらの研究の場合はこれまでとはまったく異なる課題がある。これについて，1つのRCTを例にとって述べる。

最初にNIHが研究費を投じた，薬草を含む栄養補助食品のRCTの中の1つに，セント・ジョーンズ・ワート（*Hypericum perforatum* L.）がある。DSHEAが制定され，セント・ジョーンズ・ワートを含む製品が医学的な監視下にないままで，うつの治療薬として認識されるようになって以降，NCCAMおよびODSにより，研究費の後援が求められるようになってきた。*H. perforatum* L. は，ヨーロッパでは，処方薬として古くから利用されてきた薬草である。NIHは，アメリカで大うつ病治療中の患者を対象に，この効果および安全性を評価する必要があるという決定を行った。

NIHの研究者および共同研究者は，ドイツの臨床研究で効果があったと報告のある，質の良い方法で抽出された*H. perforatum* L. 抽出物を用いてRCTを行った[45]。対象者はプラセボ群，セント・ジョーンズ・ワート群，および抗うつ薬であるセルトラリン群に分けられ，8週間の介入を行った。*H. perforatum* L. 抽出物およびセルトラリンの量を変えることによって，許容量を定めることも研究デザインの中に組み込まれていた。植物中の化学物質，特に体内での代謝産物は，非常に様々であり，気候，生育環境，処理方法などにより影響を受ける。単一の栄養素や化学合成された単独の薬品とは異なり，薬草は化学物質の混合物のため，同じ結果を反復して得ることが大変難しい。さらに重要なことには，薬草抽出物中に含まれている物質には相乗効果が存在する可能性がある[46]。薬草を材料とした製品の標準化に関連する課題はその他でも述べられている[47]。

同様に初期に行われた大規模なRCTとして，*H. perforatum* L. という薬草を用いて実施された研究では，プラセボに比べてこの薬草の効能はみとめられなかった。セント・ジョーンズ・ワートの研究では，すでに効能があるとされていたセルトラリンでさえも，2つの主要な結果でプラセボと同様の結果しか得られず，セント・ジョーンズ・ワート自体も効果がないとされた。別の批判としては，RCTの実施前に，薬草抽出物のメカニズムを明らかにできていない，というものもあった。しかし，薬品の場合でも，RCTを実施する場合や，販売の段階で，効能をもたらす詳細なメカニズムがいつも明らかになっているわけではないということも残念ながら存在する。例えば，アスピリン（サリチル酸）と類似の店頭販売されている薬は，痛みや炎症に効果的な薬品として広く利用されているが，そのメカニズムはまだ明らかにはなっていない[48,49]。

効果を示せずにFDAの承認を得ることに失敗し，何度も研究をくりかえしたというRCTの例はあまりない。*H. perforatum* L. の場合は2回目の研究で軽度のうつの治療効果がみとめられた。研究は終了したが，結果の公表はこれからである（研究番号：NCT00048815）。

進歩する栄養補助食品の研究

▶臨床研究の改善

Women's Health Initiativeという大規模で巨額な研究費が投じられたRCTがかつて行われ，この研究では閉経後の女性を対象に，慢性疾患のリスク軽減に及ぼすエストロゲン補充療法，食事改善，および栄養補助食品の影響を検討した。その結果，低脂肪食の乳癌抑制効果およびカルシウムとビタミンD補充の大腿骨骨折予防効果のいずれも観察されなかった[50,51]。これらの結果が示されたのち，NIHは臨床研究の手法を改善するための会議を開催した[52]。RCTには長所があることと同時に，高額な資金が必要なことおよび複雑であることが焦点となった。その結果，食事に関しての前向きコホート研究は，観察研究の中でもよく計画を練って実行されているためRCTに引けをとらず，将来のRCTの実施のためにも有用な情報を提供できることから，積極的に実施すべきだとの結論が得られた。しかし，現在の食事評価法では測定誤差が生じる[53]ことが，食事の観察研究を積極的に実施する際の大きな障害となっている。

▶生体指標

栄養（栄養補助食品を含む）の慢性疾患リスク抑制に果たす役割を検討するための臨床研究を実施する際には多くの問題がつきまとうが，これは介入研究に限った話ではない。注目している疾患の進行が遅い場合（例：癌，心疾患，認知症）は，研究に非常に長い時間を要する。したがって，介入内容が疾患のエンドポイントに影響を与えているか否かを示すのに使うことができる，疾患の進行を示すような指標を同定することが試みられている。例えば，大腸癌の指標である腺腫性ポリープや，冠動脈心疾患の指標である低密度リポタンパク質（low-density lipoprotein：LDL）コレステロールなどである。

このような代理指標は，より迅速な判断を可能にし，効率的な研究計画を策定でき，病気を予防するためにとるべき行動に導く際に役立つが，その指標が利用可能か否かは，その指標を支持する研究の質や，その中でその指標がどのように利用されているかということに依存する[54]。米国医学研究所（IOM）では，このような生体指標の妥当性（測定された生体指標妥当性の分析法の提示），品質証明（介入が生体指標とアウトカムの両方に与えた影響を示しているような，生体指標と疾患の関連を検討したエビデンスとなる研究の評価），および利用法（特別な利用法を提案された場合などの，特別な場合での分析法）を含む，生体指標評価方法の枠組みを開発している[54]。

特に食事や栄養の介入研究の場合は期待される効果が比較的弱いため，生体指標の品質証明は研究実施の大きな課題となる。生体指標が真の代理指標として機能する研究では，その代理指標が示すエンドポイントの結果は，真のエンドポイントを検討した場合に得られる結果と同じになる必要がある[55]。しかし実際のところ，代理指標の品質証明を行うことにも費用が生じる。加えて，数多くある曝露因子の1つを用いて品質証明を行ったとしても，その結果がすべての曝露で得られるとは限らない[56]。このことはすでに心疾患治療薬に関して十分に示されており[54]，食事パターン，栄養素，フィトケミカル，薬草抽出物などの他の曝露要因に関してもいえる可能性のあることである。最後に，食事や栄養が体内でたった1つの経路を通って慢性疾患のエンドポイントに影響を与えているという考え方はあまりに好都合で，完全に考え方が甘いということを覚えておくべきである[57]。

▶栄養補助食品の効能と安全性に関するエビデンスに基づいたレビュー

アメリカではNIHが栄養補助食品の研究に対して最も多くの研究費を投じており，その結果年間2億5,000万～3億ドルの費用が，薬草や化学物質の基礎研究，臨床前および臨床研究，ならびに栄養補助食品の利用状況を調べるための国民調査などに使われている。2002年には，ODSが栄養補助食品研究の今後の課題に関して，エビデンスに基づく方法で行う研究の支援に乗り出した。その内容は，麻黄の体重減少および運動能力向上効果[58]やマルチビタミン・ミネラルの慢性疾患予防効果[59]など，12以上の研究課題の系統的レビューを支援するというものであった。

系統的レビューは，介入の健康影響を評価する上で，非常に強い根拠となる。その実施にはいくつかの標準的な段階があるが[60]，まずは研究チームを組織することである。系統的レビューで注目するテーマは，正確に，注意深くつくりあげられた研究課題から決まってくる。それから，その研究課題に関連のある研究の取込み基準を設定する。査読者は，この基準にあてはまる研究を探し，総合的に判断しながら，個々の研究を評価する。そして，結論を示す表を完成させ，各研究の質を評価する。場合によって適切と考えられれば，メタ解析を実施する。結果を統合し，その結果を専門家の委員会および外部の査読者で判定する。

過去に行われた栄養補助食品の系統的レビューのいくつかは（例：大豆製品，n-3系脂肪酸），その後の研究に対して計り知れないほどの恩恵をもたらした。また麻黄の場合，NIHが後援となった研究報告が公開されたのちただちに，この植物を含む製品がアメリカから一掃された。系統的レビューの手法は，食事摂取基準（DRI）[61]，アメリカ人のための食事ガイドライン[62]，アメリカ栄養士会の定める臨床研究ガイドライン[63]などに幅広く利用されている。

栄養学分野の系統的レビューで懸念されることとして，臨床研究が不足していること，対象者集団の多様性のため結果が弱められること，患者集団の結果を健常人に一般化できないこと，時に非介入研究が混在していることなどがある。しかし，これらの懸念事項があるからといって，系統的および透明性のある方法で実施される食事（および栄養補助食品）の介入研究の価値が弱められるわけではない。

まとめ

非常に多様な栄養補助食品が利用されるようになってきたために，すでに長年の間栄養補助食品として利用されてきた栄養素の健康影響およびリスクまで再度研究が行われ，再評価されるようになってきたことは，少し皮肉でもある。また予想に反してDSHEAは，アメリカでは比較的利用が限定されていた栄養補助食品（薬草など）の研究の推奨や，研究者，医療者および利用者が興味をもっている栄養補助食品（グルコサミン，n-3系脂肪酸，ビタミンDなど）の研究の促進を行うようになってきた。

栄養補助食品に関する基礎的な科学情報を蓄積していくために，様々な政府機関が，研究に優先順位をつけることの重要性，そしてそのためには，まだ研究の行われていない「はざま」を認識することの必要性を認識してきた。例えばODSは，研究に必要な分析法や基準物質のプログラムを開発した。妥当な分析法や研究室の質を管理することは栄養補助食品の研究に欠かせない。これらのしくみが整うことによって，研究者が国民の栄養状態を監視することおよびその経年変化を評価することが可能となる。栄養補助食品の曝露状態を評価するために必要なデータベースは，妥当性のみとめられた化学分析法で作成されなければならないし，この分野の研究は進歩しつつある。各研究を評価，解釈し，それを比較して反復するためには，すべての標準物質の情報が十分に得られていなくてはならない。この過程は決して栄養補助食品の研究に限ったことではないが，このことによって，研究費を提供する政府機関，研究費申請者，エビデンスに基づくレビューの実施者，栄養補助食品製造者，そして最終的には消費者に利益をもたらすことになる。

慢性疾患のリスク低減に対する栄養補助食品の効能は，RCTの計画策定や実施の難しさのために，多くの部分で解明できていない点が存在する。今後も栄養補助食品を用いたRCTは必要であるが，あまり多くは実施されないだろう。その間に，もし食事評価法の抱える測定誤差の問題が解決されれば，前向きコホート研究がRCTに重要な情報をもたらす可能性があるが，これは大きな課題である。この解決のためにはおそらく，どの食事評価法であれば期待される回答が得られるのかについて議論するよりも，どの評価法およびその組合せが正確な回答をもたらすのかについて注意を払うべきであろう。

アメリカでは，植物およびそれらに含まれている物質は，科学的な考え方に基づくと，様々な物質の混合物としてとらえられがちである。食品や香辛料として用いられる植物に含まれる多くの化学物質は，一般的には無害であるが，中には健康を改善する可能性を秘めたものも存在する。一方で，薬草や植物療法で利用される植物は，非効果的で安全でないとして一掃されてしまう。アメリカで，生薬学が薬理学の中の1つの領域として見なされていれば，このような批判はかなり少なくなっていただろう。個々の薬草に含まれる様々な成分や薬草の組合せによって生じる相乗効果の重要性は，しばしば注目されてきたが，それを栄養素の全体論的な概念の中で科学的に追うことは困難である。このような問題を解決することは，栄養学および薬理学双方の領域の科学が進歩するための基礎となるだろうし，これらの領域で努力すべき適切な研究課題となるであろう。

Christine A. Swanson, Paul R. Thomas, Paul M. Coates／
児林聡美 訳

参考文献

◆ 1 章 ◆

1. Cahill GF. N Engl J Med 1970;282:668–75.
2. Chipponi JX, Bleier JC, Santi MT et al. Am J Clin Nutr 1982;35: 1112–6.
3. Harper AE. Dispensable and indispensable amino acid interrelationships. In: Blackburn GL, Grant JP, Young VR, eds. Amino Acids: Metabolism and Medical Applications. Boston: John Wright, 1983:105–21.
4. Laidlaw SA, Kopple JD. Am J Clin Nutr 1987;46:593–605.
5. Block RJ, Weiss KW. Amino Acid Handbook: Methods and Results of Analysis. Springfield, IL: Charles C Thomas, 1956.
6. Food and Agriculture Organization/World Health Organization/United Nations University. Protein and Amino Acid Requirements in Human Nutrition. Geneva: World Health Organization, 2007:1–256.
7. Bergström J, Fürst P, Norée LO et al. J Appl Physiol 1974;36: 693–7.
8. Cohn SH, Vartsky D, Yasumura S et al. Am J Physiol 1980;239: E524–30.
9. Heymsfield SB, Waki M, Kehayias J et al. Am J Physiol 1991; 261:E190–8.
10. Christensen HN. Physiol Rev 1990;70:43–77.
11. Souba WW, Pacitti AJ. JPEN J Parenter Enteral Nutr 1992; 16:569–78.
12. Rennie MJ, Tadros L, Khogali S et al. J Nutr 1994;124(Suppl): 1503S–8S.
13. Krebs HA. The metabolic fate of amino acids. In: Munro HN, Allison JB, eds. Mammalian Protein Metabolism, vol 1. New York: Academic Press, 1964:125–76.
14. Ben Galim E, Hruska K, Bier DM et al. J Clin Invest 1980;66: 1295–304.
15. Yoshida T, Kikuchi G. Arch Biochem Biophys 1970;139:380–92.
16. Yoshida T, Kikuchi G. J Biochem (Tokyo) 1972;72:1503–16.
17. Katagiri M, Nakamura M. Biochem Biophys Res Commun 2003;312:205–8.
18. Matthews DE, Conway JM, Young VR et al. Metabolism 1981; 30: 886–93.
19. Stipanuk MH. Annu Rev Nutr 1986;6:179–209.
20. Jacobsen JG, Smith LH Jr. Physiol Rev 1968;48:424–511.
21. Hayes KC. Nutr Rev 1985;43:65–70.
22. Beutler E. Annu Rev Nutr 1989;9:287–302.
23. Griffith OW. Free Radic Biol Med 1999;27:922–35.
24. Wu G, Fang YZ, Yang S et al. J Nutr 2004;134:489–92.
25. Rebouche CJ, Seim H. Annu Rev Nutr 1998;18:39–61.
26. Rebouche CJ. Fed Proc 1982;41:2848–52.
27. Watkins CA, Morgan HE. J Biol Chem 1979;254:693–701.
28. Meldrum BS. J Nutr 2000;130(Suppl): 1007S–15S.
29. Rothstein JD, Martin LJ, Kuncl RW. N Engl J Med 1992;326: 1464–8.
30. Wyss M, Kaddurah-Daouk R. Physiol Rev 2000;80:1107–213.
31. Bloch K, Schoenheimer R. J Biol Chem 1941;138:167–94.
32. Heymsfield SB, Arteaga C, McManus C et al. Am J Clin Nutr 1983;37:478–94.
33. Walser M. JPEN J Parenter Enteral Nutr 1987;11(Suppl):73S–8S.
34. Crim MC, Calloway DH, Margen S. J Nutr 1975;105:428–38.
35. Welle S, Thornton C, Totterman S et al. Am J Clin Nutr 1996;63: 151–6.
36. Wang Z, Gallagher D, Nelson M et al. Am J Clin Nutr 1996;63: 863–9.
37. Milner JA, Visek WJ. Nature 1973;245:211–2.
38. Hellerstein MK, Munro HN. Interaction of liver and muscle in the regulation of metabolism in response to nutritional and other factors. In: Arias IM, Jakoby WB, Popper H et al, eds. The Liver: Biology and Pathobiology. 2nd ed. New York: Raven Press, 1988:965–83.
39. Harper AE. Am J Clin Nutr 1985;41:140–8.
40. Scrimshaw NS, Hussein MA, Murray E et al. J Nutr 1972;102: 1595–604.
41. Allison JB, Bird JWC. Elimination of nitrogen from the body. In: Munro HN, Allison JB, eds. Mammalian Protein Metabolism. New York: Academic Press, 1964:483–512.
42. Munro HN. Amino acid requirements and metabolism and their relevance to parenteral nutrition. In: Wilkinson AW, ed. Parenteral Nutrition. London: Churchill Livingstone, 1972:34–67.
43. Owen OE, Reichle FA, Mozzoli MA et al. J Clin Invest 1981;68: 240–52.
44. Owen OE, Morgan AP, Kemp HG et al. J Clin Invest 1967;46: 1589–95.
45. Wahren J, Felig P, Hagenfeldt L. J Clin Invest 1976;57:987–99.
46. Brundin T, Wahren J. Am J Physiol 1994;267:E648–55.
47. Young VR, Haverberg LN, Bilmazes C et al. Metabolism 1973;23: 1429–36.
48. Young VR, Munro HN. Fed Proc 1978;37:2291–2300.
49. Pisters PWT, Pearlstone DB. Crit Rev Clin Lab Sci 1993;30:223–72.
50. Louard RJ, Bhushan R, Gelfand RA et al. J Clin Endocrinol Metab 1994;79:278–84.
51. Cheng KN, Dworzak F, Ford GC et al. Eur J Clin Invest 1985;15: 349–54.
52. Barrett EJ, Revkin JH, Young LH et al. Biochem J 1987;245: 223–8.
53. Wolfe RR, Chinkes DL. Isotope Tracers in Metabolic Research: Principles and Practice of Kinetic Analysis. 2nd ed. Hoboken, NJ: Wiley-Liss, 2004:1–488.
54. San Pietro A, Rittenberg D. J Biol Chem 1953;201:457–73.
55. Picou D, Taylor-Roberts T. Clin Sci 1969;36:283–96.
56. Bier DM, Matthews DE. Fed Proc 1982;41:2679–85.
57. Steffee WP, Goldsmith RS, Pencharz PB et al. Metabolism 1976;25: 281–97.
58. Yudkoff M, Nissim I, McNellis W et al. Pediatr Res 1987;21:49–53.
59. Waterlow JC, Golden MHN, Garlick PJ. Am J Physiol 1978;235: E165–74.
60. Fern EB, Garlick PJ, McNurlan MA et al. Clin Sci 1981;61:217–28.
61. Matthews DE, Motil KJ, Rohrbaugh DK et al. Am J Physiol 1980;238:E473–9.
62. Bier DM. Diabetes Metab Rev 1989;5:111–32.
63. Wolfe RR. Radioactive and Stable Isotope Tracers in Biomedicine: Principles and Practice of Kinetic Analysis. New York: Wiley-Liss, 1992:1–471.
64. Toth MJ, MacCoss MJ, Poehlman ET et al. Am J Physiol 2001;281: E233–41.
65. Allsop JR, Wolfe RR, Burke JF. J Appl Physiol 1978;45:137–9.
66. El-Khoury AE, Sánchez M, Fukagawa NK et al. J Nutr 1994;124: 1615–27.
67. Matthews DE, Bier DM, Rennie MJ et al. Science 1981;214: 1129–31.
68. Matthews DE, Schwarz HP, Yang RD et al. Metabolism 1982;31: 1105–12.
69. Tessari P, Barazzoni R, Zanetti M et al. Am J Physiol 1996;271: E733–41.
70. Castillo L, Sánchez M, Vogt J et al. Am J Physiol 1995;268: E360–67.
71. Darmaun D, Matthews DE, Bier DM. Am J Physiol 1986;251: E117–26.
72. Souba WW. Annu Rev Nutr 1991;11:285–308.
73. Cortiella J, Matthews DE, Hoerr RA et al. Am J Clin Nutr 1988;48: 988–1009.
74. Tessari P, Pehling G, Nissen SL et al. Diabetes 1988;37:512–9.
75. Matthews DE, Marano MA, Campbell RG. Am J Physiol 1993;264: E109–18.
76. Haisch M, Fukagawa NK, Matthews DE. Am J Physiol 2000;278: E593–602.
77. Hoerr RA, Matthews DE, Bier DM et al. Am J Physiol 1993;264: E567–75.
78. Metges CC, El Khoury AE, Henneman L et al. Am J Physiol 1999; 277:E597–607.
79. Battezzati A, Haisch M, Brillon DJ et al. Metabolism 1999;48:915–21.
80. Castillo L, Chapman TE, Yu YM et al. Am J Physiol 1993;265: E532–9.
81. Matthews DE, Marano MA, Campbell RG. Am J Physiol 1993;264: E848–54.
82. Battezzati A, Brillon DJ, Matthews DE. Am J Physiol 1995;269: E269–76.
83. Rooyackers OE, Adey DB, Ades PA et al. Proc Natl Acad Sci U S A 1996;93:15364–9.
84. Rooyackers OE, Balagopal P, Nair KS. Muscle Nerve Suppl 1997;5: S93–6.
85. Jaleel A, Short KR, Asmann YW et al. Am J Physiol 2008;295: E1255–68.
86. Jaleel A, Henderson GC, Madden BJ et al. Diabetes 2010;59: 2366–74.
87. Nair KS, Halliday D, Griggs RC. Am J Physiol 1988;254:E208–13.
88. Toffolo G, Albright R, Joyner M et al. Am J Physiol 2003;285: E1142–9.
89. Cryer DR, Matsushima T, Marsh JB et al. J Lipid Res 1986;27:508–6.
90. Reeds PJ, Hachey DL, Patterson BW et al. J Nutr 1992;122:457–66.
91. Brinton EA, Eisenberg S, Breslow JL. Arterioscler Thromb 1994; 14:707–20.
92. Ikewaki K, Zech LA, Brewer HB Jr et al. J Lab Clin Med 2002;140: 369–74.
93. Busch R, Kim YK, Neese RA et al. Biochim Biophys Acta 2006; 1760:730–44.
94. Dufner D, Previs SF. Curr Opin Clin Nutr Metab Care 2003;6:511–7.
95. Holm L, Kjaer M. Curr Opin Clin Nutr Metab Care 2010;13:526–31.
96. Laurent GJ. Am J Physiol 1987;252:C1–9.
97. Long CL, Dillard DR, Bodzin JH et al. Metabolism 1988;37:844–9.
98. Elia M, Carter A, Bacon S et al. Clin Sci 1980;59:509–11.
99. Rennie MJ, Millward DJ. Clin Sci 1983;65:217–25.
100. Rathmacher JA, Flakoll PJ, Nissen SL. Am J Physiol 1995;269: E193–8.
101. Lundholm K, Bennegård K, Edén E et al. Cancer Res 1982;42: 4807–11.
102. Morrison WL, Gibson JNA, Rennie MJ. Eur J Clin Invest 1988;18: 648–54.

103. Möller-Loswick A-C, Zachrisson H, Hyltander A et al. Am J Physiol 1994;266:E645–52.
104. Vissers YL, Von Meyenfeldt MF, Braulio VB et al. Clin Sci 2003; 104:585–90.
105. Vesali RF, Klaude M, Thunblad L et al. Metabolism 2004;53: 1076–80.
106. Cahill GF Jr, Aoki TT. Partial and total starvation. In: Kinney JM, ed. Assessment of Energy Metabolism in Health and Disease. Report of the First Ross Conference on Medical Research. Columbus, OH: Ross Laboratories, 1980:129–34.
107. Elia M. Organ and tissue contribution to metabolic rate. In: Kinney JM, Tucker HN, eds. Energy Metabolism: Determinants and Cellular Corollaries. New York: Raven Press, 1992:61–79.
108. Bier DM, Leake RD, Haymond MW et al. Diabetes 1977;26: 1016–23.
109. Owen OE, Felig P, Morgan AP et al. J Clin Invest 1969;48:574–83.
110. Pozefsky T, Felig P, Tobin JD et al. J Clin Invest 1969;48:2273–82.
111. Felig P, Owen OE, Wahren J et al. J Clin Invest 1969;48:584–94.
112. Stumvoll M, Chintalapudi U, Perriello G et al. J Clin Invest 1995;96:2528–33.
113. Cersosimo E, Judd RL, Miles JM. J Clin Invest 1994;93:2584–9.
114. Felig P. Annu Rev Biochem 1975;44:933–55.
115. Alpers DH. Digestion and absorption of carbohydrates and proteins. In: Johnson LR, Alpers DH, Christensen J et al, eds. Physiology of the Gastrointestinal Tract. 3rd ed. New York: Raven Press, 1994:1723–49.
116. Green GM, Olds BA, Matthews G et al. Proc Soc Exp Biol Med 1973;142:1162–7.
117. Matthews DM. Protein Absorption: Development and Present State of the Subject. New York: Wiley-Liss, 1991:1–414.
118. Ganapathy V, Brandsch M, Leibach FH. Intestinal transport of amino acids and peptides. In: Johnson LR, Alpers DH, Christensen J et al, eds. Physiology of the Gastrointestinal Tract. 3rd ed. New York: Raven Press, 1994:1773–94.
119. Freeman HJ, Kim YS. Annu Rev Med 1978;29:99–116.
120. Alpers DH. Fed Proc 1986;45:2261–7.
121. Asatoor AM, Cheng B, Edwards KDG et al. Gut 1970;11:380–7.
122. Gardner ML. Absorption of intact proteins and peptides. In: Johnson LR, Alpers DH, Christensen J et al, eds. Physiology of the Gastrointestinal Tract. 3rd ed. New York: Raven Press, 1994:1795–820.
123. Rose WC. Nutr Abstr Rev 1957;27:631–47.
124. Visek WJ. Annu Rev Nutr 1984;4:137–55.
125. Matthews DE, Harkin R, Battezzati A et al. Metabolism 1999;48:1555–63.
126. Walser M. Clin Sci 1984;66:1–15.
127. Kriengsinyos W, Rafii M, Wykes LJ et al. J Nutr 2002;132:3340–8.
128. Food and Agriculture Organization/World Health Organization/United Nations University. Energy and Protein Requirements. Technical series no. 724. Geneva: World Health Organization, 1985:1–206.
129. Rand WM, Young VR. J Nutr 1999;129: 1920–6.
130. Food and Nutrition Board, Institute of Medicine. Proteins and amino acids. In: Dietary Reference Intakes for Energy, Carbohydrate, Fiber, Fat, Fatty Acids, Cholesterol, Protein, and Amino Acids. Washington, DC: National Academy Press, 2002:589–768.
131. Rand WM, Pellett PL, Young VR. Am J Clin Nutr 2003;77:109–27.
132. Food and Nutrition Board, National Research Council. Recommended Dietary Allowances. 10th ed. Washington, DC: National Academy Press, 1989:52–77.
133. Irwin MI, Hegsted DM. J Nutr 1971;101: 539–66.
134. Millward DJ, Price GM, Pacy PJH et al. Proc Nutr Soc 1990;49: 473–87.
135. Young VR, Bier DM, Pellett PL. Am J Clin Nutr 1989;50:80–92.
136. Young VR. Am J Clin Nutr 1987;46:709–25.
137. Young VR. J Nutr 1994;124(Suppl):1517S–23S.
138. Young VR, El-Khoury AE. Proc Natl Acad Sci U S A 1995;92:300–4.
139. Zello GA, Wykes LJ, Ball RO et al. J Nutr 1995;125:2907–15.
140. Elango R, Ball RO, Pencharz PB. J Nutr 2008;138:243–6.
141. Wilson DC, Rafii M, Ball RO et al. Am J Clin Nutr 2000;71:757–64.
142. Elango R, Ball RO, Pencharz PB. Curr Opin Clin Nutr Metab Care 2008;11:34–9.
143. Elango R, Ball RO, Pencharz PB. Amino Acids 2009;37:19–27.
144. El-Khoury AE, Fukagawa NK, Sanchez M et al. Am J Clin Nutr 1994;59:1000–11.
145. El-Khoury AE, Fukagawa NK, Sanchez M et al. Am J Clin Nutr 1994;59:1012–20.
146. Borgonha S, Regan MM, Oh SH et al. Am J Clin Nutr 2002;75:698–704.
147. Young VR, Borgonha S. J Nutr 2000; 130(Suppl):1841S–9S.
148. Kopple JD, Swendseid ME. J Nutr 1981;111:931–942.
149. Bjelton L, Sandberg G, Wennberg A et al. Assessment of biological quality of amino acid solutions for intravenous nutrition. In: Kinney JM, Borum PR, eds. Perspectives in Clinical Nutrition. Baltimore: Urban & Schwarzenberg, 1989:31–41.
150. Block RJ, Mitchell HH. Nutr Abstr Rev 1946;16:249–278.
151. Cuthbertson DP. Injury 1980;11:175–89.
152. Wilmore DW. N Engl J Med 1991;325:695–702.
153. Lowry SF. Proc Nutr Soc 1992;51:267–77.
154. Souba WW, Herskowitz K, Austgen TR et al. JPEN J Parenter Enteral Nutr 1990;14(Suppl):237S–43S.
155. Labow BI, Souba WW. World J Surg 2000;24:1503–13.
156. Griffith OW, Stuehr DJ. Annu Rev Physiol 1995;57:707–36.
157. Brittenden J, Heys SD, Ross J et al. Clin Sci 1994;86:123–32.
158. Ziegler TR, Gatzen C, Wilmore DW. Annu Rev Med 1994;45: 459–80.
159. Yu YM, Sheridan RL, Burke JF et al. Am J Clin Nutr 1996;64: 60–6.
160. Souba WW. Ann Surg 1993;218:715–28.

◆2章◆

1. Dahlquist A, Semenza G. J Pediatr Gastroenterol Nutr 1985;4:857–65.
2. Ugolev AM, De Laey P. Biochim Biophys Acta 1973;300:105–28.
3. Gray GM. J Nutr 1992;122:172–7.
4. Asp NG. Am J Clin Nutr 1994;59(Suppl): 679S–81S.
5. Wursch P. World Rev Nutr Diet 1989;60:199–256.
6. Wursch P. Dietary fibre and unabsorbed carbohydrates. In: Gracey M, Kretchmer N, Rossi E, eds. Sugars in Nutrition. Nestle Nutrition Workshop series. New York: Raven Press, 1991;25:153–68.
7. Roediger WE. Dis Colon Rectum 1990;33:858–62.
8. Cani PD, Delzenne NM. Curr Pharm Des 2009;15:1546–58.
9. Delzenne NM, Cani PD, Neyrinck AM. J Nutr 2007; 137(Suppl): 2547S–51S.
10. Trowell H, Southgate DA, Wolever TM et al. Lancet 1976;1: 967.
11. Marlett JA. J Am Diet Assoc 1992;92:175–86.
12. Drewnowski A. Epidemiol Rev 2007;29: 160–71.
13. Lee WS, Kanai Y, Wells RG et al. J Biol Chem 1994;269:12032–9.
14. Mueckler M, Caruso C, Baldwin SA et al. Science 1985;229: 941–5.
15. Alvarez J, Lee DC, Baldwin SA et al. J Biol Chem 1987;262: 3502–9.
16. Cuppoletti J, Jung CY, Green FA. J Biol Chem 1981;256:1305–6.
17. Bell GI, Kayano T, Buse JB et al. Diabetes Care 1990;13:198–208.
18. Hediger MA, Kanai Y, You G et al. J Physiol 1995;482(Suppl): 7S–17S.
19. Hediger MA, Rhoads DB. Physiol Rev 1994;74:993–1026.
20. Silverman M. Annu Rev Biochem 1991;60:757–94.
21. Thorens B. Annu Rev Physiol 1993;55:591–608.
22. Maher F, Vannucci SJ, Simpson IA. FASEB J 1994;8:1003–11.
23. Diamond DL, Carruthers A. J Biol Chem 1993;268:6437–44.
24. Gould GW, Holman GD. Biochem J 1993;295:329–41.
25. Kayano T, Fukumoto H, Eddy RL et al. J Biol Chem 1988;263: 15245–8.
26. Kayano T, Burant CF, Fukumoto H et al. J Biol Chem 1990; 265:13276–82.
27. Burant CF, Takeda J, Brot-Laroche E et al. J Biol Chem 1992; 267:14523–6.
28. Sato Y, Ito T, Udaka N et al. Tissue Cell 1996;28:637–43.
29. Curry DL. Pancreas 1989;4:2–9.
30. Augustin R. IUBMB Life 2010;62:315–33.
31. Joost HG, Bell GI, Best JD et al. Am J Physiol 2002; 282:E974–6.
32. Joost HG, Thorens B. Mol Membr Biol 2001;18:247–56.
33. Uldry M, Thorens B. Pflugers Arch 2004;447:480–9.
34. Wood IS, Trayhurn P. Br J Nutr 2003;89:3–9.
35. Wallberg-Henriksson H, Zierath JR. Mol Membr Biol 2001;18: 205–11.
36. Katz EB, Stenbit AE, Hatton K et al. Nature 1995;377:151–5.
37. Kim JK, Zisman A, Fillmore JJ et al. J Clin Invest 2001;108: 153–60.
38. Abel ED, Peroni O, Kim JK et al. Nature 2001;409:729–33.
39. Misra RP, Duncan SA. Endocrine 2002;19: 229–38.
40. Hediger MA, Coady MJ, Ikeda TS et al. Nature 1987;330:379–81.
41. Wright EM, Turk E, Zabel B et al. J Clin Invest 1991;88:1435–40.
42. Mackenzie B, Panayotova-Heiermann M, Loo DD et al. J Biol Chem 1994;269: 22488–91.
43. Bays H. Curr Med Res Opin 2009;25:671–81.
44. Turk E, Zabel B, Mundlos S et al. Nature 1991;350:354–6.
45. Fine KD, Santa Ana CA, Porter JL et al. Gastroenterology 1993;105:1117–25.
46. Levin RJ. Am J Clin Nutr 1994;59(Suppl): 690S–98S.
47. Owen OE, Morgan AP, Kemp HG et al. J Clin Invest 1967;46: 1589–95.
48. Cahill GF Jr, Owen OE, Felig P. Physiologist 1968;11:97–102.
49. Pedersen O, Bak JF, Andersen PH et al.

Diabetes 1990;39:865–70.
50. Dohm GL, Elton CW, Friedman JE et al. Am J Physiol 1991;260:E459–63.
51. Ashcroft FM, Harrison DE, Ashcroft SJ. Nature 1984;312:446–8.
52. Dunne MJ, Petersen OH. Biochim Biophys Acta 1991;1071:67–82.
53. Inagaki N, Gonoi T, Clement JP et al. Science 1995;270:1166–70.
54. Vahl T, D'Alessio D. Curr Opin Clin Nutr Metab Care 2003;6:461–8.
55. Ahren B. Diabetologia 2000;43:393–410.
56. Ahren B, Holst JJ. Diabetes 2001;50:1030–8.
57. D'Alessio DA, Kieffer TJ, Taborsky GJ Jr et al. J Clin Endocrinol Metab 2001;86:1253–9.
58. Havel PJ, Taborsky GJ Jr. Stress-induced activation of the neuroendocrine system and its effects on carbohydrate metabolism. In: Porte D Jr, Sherwin R, Baron AD, eds. Ellenberg and Rifkin's Diabetes Mellitus. 6th ed. New York: McGraw-Hill, 2003:127–49.
59. Taborsky GJ Jr, Ahren B. Beta-cell function and insulin secretion. In: Porte D Jr, Sherwin R, Baron AD, eds. Ellenberg and Rifkin's Diabetes Mellitus. 6th ed. New York: McGraw-Hill, 2003:43–66.
60. Thorens B, Cheng ZQ, Brown D et al. Am J Physiol 1990;259:C279–85.
61. Jungermann K, Katz N. Physiol Rev 1989;69:708–64.
62. Pipeleers D. Diabetologia 1987;30:277–91.
63. Greenbaum CJ, Havel PJ, Taborsky GJ Jr et al. J Clin Invest 1991;88:767–73.
64. Hansen LH, Abrahamsen N, Nishimura E. Peptides 1995;16:1163–6.
65. Taborsky GJ Jr, Ahren B, Havel PJ. Diabetes 1998;47:995–1005.
66. Shimano H. Prog Lipid Res 2001;40:439–52.
67. Chawla A, Repa JJ, Evans RM et al. Science 2001;294:1866–70.
68. Osborne TF. J Biol Chem 2000;275:32379–82.
69. Yokoyama C, Wang X, Briggs MR et al. Cell 1993;75:187–97.
70. Matsumoto M, Ogawa W, Teshigawara K et al. Diabetes 2002;51:1672–80.
71. Osborne TF, Espenshade PJ. Genes Dev 2009;23:2578–91.
72. Yellaturu CR, Deng X, Cagen LM et al. J Biol Chem 2009;284:7518–32.
73. Dentin R, Girard J, Postic C. Biochimie 2005;87:81–6.
74. Iizuka K, Horikawa Y. Endocr J 2008;55:617–24.
75. Fukasawa M, Ge Q, Wynn RM et al. Biochem Biophys Res Commun 2010;391:1166–9.
76. Kawaguchi T, Takenoshita M, Kabashima T et al. Proc Natl Acad Sci U S A 2001;98:13710–5.
77. Iizuka K, Bruick RK, Liang G et al. Proc Natl Acad Sci U S A 2004;101:7281–6.
78. Van Heyningen R. Exp Eye Res 1971;11:415–28.
79. Davidson NO, Hausman AM, Ifkovits CA et al. Am J Physiol 1992;262:C795–800.
80. Blakemore SJ, Aledo JC, James J et al. Biochem J 1995;309:7–12.
81. Fujisawa T, Riby J, Kretchmer N. Gastroenterology 1991;101:360–7.
82. Riby JE, Fujisawa T, Kretchmer N. Am J Clin Nutr 1993;58(Suppl):748S–53S.
83. Teff KL, Grudziak J, Townsend RR et al. J Clin Endocrinol Metab 2009;94:1562–9.
84. Moore MC, Cherrington AD, Mann SL et al. J Clin Endocrinol Metab 2000;85:4515–9.
85. Petersen KF, Laurent D, Yu C et al. Diabetes 2001;50:1263–8.
86. Shiota M, Galassetti P, Monohan M et al. Diabetes 1998;47:867–73.
87. McGuinness OP, Cherrington AD. Curr Opin Clin Nutr Metab Care 2003;6:441–8.
88. Moore MC, Davis SN, Mann SL et al. Diabetes Care 2001;24:1882–7.
89. Bell RC, Carlson JC, Storr KC et al. Br J Nutr 2000;84:575–82.
90. Dills WL Jr. Am J Clin Nutr 1993;58 (Suppl):779S–87S.
91. Levi B, Werman MJ. J Nutr 1998;128:1442–9.
92. Elliott SS, Keim NL, Stern JS et al. Am J Clin Nutr 2002;76:911–22.
93. Hommes FA. Am J Clin Nutr 1993;58(Suppl):788S–95S.
94. Cori GT. Harvey Lect 1952–1953;48:148–71.
95. Stanton R. Sugars in the diet of athletes. In: Gracey M, Kretchmer N, Rossi E, eds. Sugars in Nutrition. Nestle Nutrition Workshop series. New York: Raven Press, 1991: 25;267–78.
96. Kretchmer N. Gastroenterology 1971;61: 805–13.
97. Nudell DM, Santiago NA, Zhu JS et al. Am J Physiol 1993;265:G1108–15.
98. Levitt MD, Donaldson RM. J Lab Clin Med 1970;75:937–45.
99. Potparic O, Gibson J, eds. A Dictionary of Clinical Tests. Lancashire, UK: Parthenon Publishing, 1993.
100. McDonald GW, Fisher GF, Burnham C. Diabetes 1965;14:473–80.
101. Jenkins DJ, Wolever TM, Taylor RH et al. Am J Clin Nutr 1981;34:362–6.
102. Salmeron J, Ascherio A, Rimm EB et al. Diabetes Care 1997;20:545–50.
103. Salmeron J, Manson JE, Stampfer MJ et al. JAMA 1997;277:472–7.
104. Liu S, Willett WC, Stampfer MJ et al. Am J Clin Nutr 2000;71:1455–61.
105. Augustin LS, Dal Maso L, La Vecchia C et al. Ann Oncol 2001;12:1533–8.
106. Franceschi S, Dal Maso L, Augustin L et al. Ann Oncol 2001;12:173–8.
107. Hu FB, Manson JE, Liu S et al. J Natl Cancer Inst 1999;91:542–7.
108. Mann J. Eur J Clin Nutr 2007;87(Suppl): 258S–68S.
109. Stanhope KL, Havel PJ. Ann N Y Acad Sci 2010;1190:15–24.
110. Stanhope KL, Schwarz JM, Keim NL et al. J Clin Invest 2009;119:1322–34.
111. Vrolix R, Mensink RP. Am J Clin Nutr 2010;61(Suppl 1):S100–11.
112. Johnson RJ, Segal MS, Sautin Y et al. Am J Clin Nutr 2007;86:899–906.
113. Jenkins DJ, Kendall CW, Augustin LS et al. Am J Clin Nutr 2002;76(Suppl):266S–73S.
114. Pi-Sunyer FX. Am J Clin Nutr 2002;76 (Suppl):290S–8S.
115. Food and Nutrition Board, Institute of Medicine. Dietary Reference Intakes for Energy, Carbohydrate, Fiber, Fat, Fatty Acids, Cholesterol, Protein, and Amino Acids (Macronutrients). Washington, DC: National Academy Press, 2002. Available at: http://www.nap.edu.
116. Nishida C, Uauy R, Kumanyika S et al. Public Health Nutr 2004;7:245–50.
117. Johnson RK, Appel LJ, Brands M et al. Circulation 2009;120:1011–20.
118. Bowen W. Simple carbohydrates as microbiological substrates. In: Conning D, eds. Biological Functions of Carbohydrates: Proceedings of the British Nutrition Foundation/World Sugar Research Organisation International Symposium. London: British Nutrition Foundation, 1993:64–7.
119. Navia JM. Am J Clin Nutr 1994;59(Suppl): 719S–27S.
120. Lineback DR, Jones JM. Am J Clin Nutr 2003;78(Suppl):893S–97S.
121. Cummings BP, Stanhope KL, Graham JL et al. Am J Physiol 2010;298:R1343–50.
122. Bantle JP, Raatz SK, Thomas W et al. Am J Clin Nutr 2000;72:1128–34.
123. Stanhope KL, Havel PJ. Am J Clin Nutr 2008;88(Suppl):1733S–37S.
124. Teff KL, Elliott SS, Tschop M et al. J Clin Endocrinol Metab 2004;89:2963–72.
125. Abraha A, Humphreys SM, Clark ML et al. Br J Nutr 1998;80:169–75.
126. Jeppesen J, Chen YI, Zhou MY et al. Am J Clin Nutr 1995;61:787–91.
127. Havel PJ. Exp Biol Med (Maywood) 2001;226:963–77.
128. Havel PJ. Diabetes 2004;53(Suppl 1):S143–51.
129. Bantle JP, Raatz SK, Thomas W et al. Am J Clin Nutr 2000;72:1128–34.
130. Stanhope KL, Griffen SC, Bair BR et al. Am J Clin Nutr 2008;87:1194–203.
131. Tran C, Jacot-Descombes D, Lecoultre V et al. Br J Nutr 2010;104:1–9.
132. Le KA, Ith M, Kreis R et al. Am J Clin Nutr 2009;89:1760–5.
133. Stanhope KL, Havel PJ. J Nutr 2009;119 (Suppl):1236S–41S.
134. Stanhope KL, Havel PJ. Curr Opin Lipidol 2008;19:16–24.

◆3章◆

1. Hipsley EH. Br Med J 1953;2:420–2.
2. Food and Nutrition Board, Institute of Medicine. Dietary Reference Intakes. Dietary, Functional, and Total Fiber. Washington, DC: National Academy Press, 2002.
3. Jones JR, Lineback DM, Levine MJ. Nutr Rev 2006;64:31–8.
4. Dikeman CL, Fahey GC. Crit Rev Food Sci Nutr 2006;46:649–63.
5. Gallaher DD, Wood KJ, Gallaher CM et al. Cereal Chem 1999;76:21–24.
6. Barry JL, Hoebler C, Macfarlane GT et al. Br J Nutr 1995;74:303–22.
7. Rose DJ, DeMeo MT, Keshavarzian A et al. Nutr Rev 2007;65:51–62.
8. Food and Nutrition Board, Institute of Medicine. Dietary Reference Intakes for Energy, Carbohydrate, Fiber, Fat, Fatty Acids, Cholesterol, Protein, and Amino Acids. Washington, DC: National Academy Press, 2005.
9. Slavin JL. J Am Diet Assoc 2008;108:1716–31.
10. US Department of Agriculture, Center for Nutrition Policy and Promotion. Trends in Dietary Fiber in the US Food Supply: Sales of Grain Products. Alexandria, VA: US Department of Agriculture Center for Nutrition Policy and Promotion, 2007.
11. US Department of Agriculture, Agricultural Research Service, Nutrient Database for Standard Reference, Release 22. Washington, DC: US Department of Agriculture, 2009. Available at: http://www.ars.usda.gov/ba/bhnrc/ndl. Accessed August 1, 2010.
12. Maqbool S, Parkman HP, Friedenberg FK. Dig Dis Sci 2009;54:2167–74.
13. Juvonen KR, Purhonen AK, Salmenkallio-Marttila M et al. J–Nutr 2009;139:461–6.
14. De Peter V, Cloetens L, Rutgeerts P et al. Scand J Gastroenterol 2007;42:1187–93.
15. Ganji V, Kies CV. Eur J Clin Nutr 1994;48: 595–7.
16. Aman P, Pettersson D, Zhang JX et al. J Nutr 1995;125:2341–7.
17. Juvonen KR, Salmenkallio-Marttila M, Lyly

M et al. Nutr Metab Cardiovasc Dis. 2011;21(9):748–56.
18. Brand-Miller JC, Stockmann K, Atkinson F et al. Am J Clin Nutr 2009;89:97–105.
19. Klosterbuer A, Roughead ZF, Slavin JL. Nutr Clin Pract 2011;26(5):625–35.
20. Anderson JW, Baird P, Davis RH Jr et al. Nutr Rev 2009;67:188–205.
21. Theuwissen E, Mensink RP. Physiol Behav 2008;94:285–92.
22. Hopping BN, Erber E, Grandinetti A et al. J Nutr 2010;140:68–74.
23. Meyer KA, Kushi LH, Jacobs DR et al. Am J Clin Nutr 2000;71:921–30.
24. Biorklund M, van Rees A, Mensink RP et al. Eur J Clin Nutr 2005;59:1272–81.
25. Kim H, Stote KS, Behall KM et al. Eur J Nutr 2009;48:170–5.
26. Hlebowicz J, Wickenberg J, Fahlstrom R et al. Nutr J 2007;6:22.
27. Mathern JR, Raatz SK, Thomas W et al. Phytother Res 2009;23:1543–8.
28. Slavin J, Green H. 2007;32:32–42.
29. Howarth NC, Saltzman E, Roberts SB. Nutr Rev 2001;59:129–39.
30. Burton-Freeman B. J Nutr 2000;130:272S–5S.
31. Willis HJ, Eldridge AL, Beiseigel J et al. Nutr Res 2009;29:100–5.
32. de Graaf C, Blom WA, Smeets PA et al. Am J Clin Nutr 2004;79:946–61.
33. Flint A, Gregersen NT, Gluud LL et al. Br J Nutr 2007;98:17–25.
34. Chaudhri OB, Salem V, Murphy KG et al. Annu Rev Physiol 2008;70:239–55.
35. Van Citters GW, Lin HC. Curr Gastroenterol Rep 1999;1:404–9.
36. Van Citters GW, Lin HC. Curr Gastroenterol Rep 2006;8:367–73.
37. Wong JM, de Souza R, Kendall CW et al. J Clin Gastroenterol 2006;40:235–43.
38. Nilsson AC, Ostman EM, Holst JJ et al. J Nutr 2008;138:732–9.
39. Zhou J, Martin RJ, Tulley RT et al. Am J Physiol Endocrinol Metab 2008;295: E1160–6.
40. Flood-Obbagy JE, Rolls BJ. Appetite 2009;52:416–22.
41. Anne Moorhead S, Welch RW, Barbara M et al. Br J Nutr 2006;96:587–95.
42. Heaton KW. Lancet 1973;2:1418–21.
43. Maskarinec G, Takata Y, Pagano I et al. Obesity 2006;14:717–26.
44. Tucker LA, Thomas KS. J Nutr 2009;139: 576–81.
45. Walker AR. Am J Clin Nutr 1976;29:1417–26.
46. Uchida K, Kono S, Yin G et al. Scand J Gastroenterol 2010;45:1223–31.
47. Schatzkin A, Mouw T, Park Y et al. Am J Clin Nutr 2007;85:1353–60.
48. Michels KB, Fuchs CS, Giovannucci E et al. Cancer Epidemiol Biomarkers Prev 2005;14:842–9.
49. Lanza E, Yu B, Murphy G et al. Cancer Epidemiol Biomarkers Prev 2007;16:1745–52.
50. Sansbury LB, Wanke K, Albert PS et al. Am J Epidemiol 2009;170:576–84.
51. Corfe BM, Williams EA, Bury JP et al. BMC Cancer 2009;9:332.
52. Goldin BR, Adlercreutz H, Gorbach SL et al. N Engl J Med 1982;307:1542–7.
53. Lajous M, Boutron-Ruault MC, Fabre A et al. Am J Clin Nutr 2008;87:1384–91.
54. Cade JE, Burley VJ, Greenwood DC et al. Int J Epidemiol 2007;36:431–8.
55. Park Y, Brinton LA, Subar AF et al. Am J Clin Nutr 2009;90:664–71.
56. Douglas LC, Sanders ME. J Am Diet Assoc 2008;108:510–21.
57. Lomax AR, Calder PC. Curr Pharm Des 2009;15:1428–518.
58. Lomax AR, Calder PC. Br J Nutr 2009;101: 633–58.
59. Cummings JH. The effect of dietary fiber on fecal weight and composition. In: CRC Handbook of Dietary Fiber in Human Nutrition. 3rd ed. Boca Raton, FL: CRC Press, 2001.
60. Birkett AM, Jones GP, de Silva AM et al. Eur J Clin Nutr 1997;51:625–32.
61. Bonnema AL, Kolberg LW, Thomas W et al. J Am Diet Assoc 2010;110:865–8.
62. Gaskins AJ, Mumford SL, Zhang C et al. Am J Clin Nutr 2009;90:1061–9.
63. Holloway L, Moynihan S, Abrams SA et al. Br J Nutr 2007;97:365–72.

◆4章◆

1. Holman RT, Johnson SB, Hatch TF. Am J Clin Nutr 1982;35:617–23.
2. Neuringer M, Connor WE, Van Petten C et al. J Clin Invest 1984;73:272.
3. Bjerve KS. J Intern Med 1989;225(Suppl): 171S–5S.
4. Poulos A, Beckman K, Johnson DW et al. Adv Exp Med Biol 1992;318:331–40.
5. Xi ZP, Want JY. J Nutr Sci Vitaminol 2003; 49:210–3.
6. Riediger ND, Othman RA, Suh M et al. J Am Diet Assoc 2009;109:668–79.
7. Muller H, Kirkhus B, Pedersen JI. Lipids 2001;36:783–91.
8. ASCN Task Force on Trans Fatty Acids. Am J Clin Nutr 1996;63:663–70.
9. Posner BM, Cupples LA, Franz MM et al. Int J Epidemiol 1993;22:1014–25.
10. Anonymous. MMWR Morb Mortal Wkly Rep 1994;43;116–7, 123–5.
11. Chen ZY, Ratnayake WM, Fortier L et al. Can J Physiol Pharmacol 1995;73:718–23.
12. Remig V, Franklin B, Margolis S et al. J Am Diet Assoc 2010;110:585–92.
13. Lichtenstein AH, Appel LJ, Brands M et al. Circulation 2006;114:82–96.
14. Tuomilehto J, Tikkanen MJ, Hogstrom P et al. Eur J Clin Nutr 2009;63:684–91.
15. Vandermeers A, Vandermeers-Piret MC, Rathe J et al. Biochim Biophys Acta 1974; 370:257–68.
16. Hay DW, Carey MC. Hepatology 1990;12(Suppl):6S–14S.
17. Hofmann AF, Mekhijian HS. Bile acids and the intestinal absorption of fat and electrolytes in health and disease. In: Nair PP, Kritchevsky D, eds. The Bile Acids, vol 2. New-York: Plenum Press, 1973.
18. Reinhart GA, Mahan DC, Lepine AJ et al. J Anim Sci 1993;71:2693–9.
19. Niot I, Porier H, Tran TT et al. Prog Lipid Res 2009;48:101–15.
20. Tso P, Karlstad MD, Bistrian BR et al. Am J Physiol 1995;268:G568–77.
21. de Fouw NJ, Kivits GA, Quinlan PT et al. Lipids 1994;29:765–70.
22. Bracco U. Am J Clin Nutr 1994;60(Suppl): 1002S–9S.
23. Grundy SM, Metzger AL, Adler RD. J Clin Invest 1972;51:3026–43.
24. Wang, D. Q. Annu Rev Physiol 2007;69: 221–48.
25. Mattson FH, Jandacek RJ, Webb MR. J Nutr 1976;106:747–52.
26. Davies JP, Levy B, Ioannou YA. Genomics 2000;65:137–45.
27. Brown JM, Yu L. Subcell Biochem 2010;51: 337–80.
28. Lee MH, Lu K, Patel SB. Curr Opin Lipidol 2001;12:141–9.
29. Santosa S, Varady KA, AbuMweis S et al. Life Sci 2007;80:505–14.
30. Mietteinen TA, Gylling H Curr Opin Lipidol 1999;10:9–14.
31. Lin DS, Steiner RD, Merkens LS et al. Atherosclerosis 2010;208:155–60.
32. AbuMweis SS, Barake R, Jones PJ. Food Nutr Res 2008;25:8.
33. Iqbal J, Hussain MM. Am J Physiol 2009;296:E1183–94.
34. Levy E, Menard D, Delvin E et al. Histochem Cell Biol 2009;132:351–67.
35. Leitch CA, Jones PJ. J Lipid Res 1993;34: 157–63.
36. Hellerstein MK, Christiansen M, Kaempfer S et al. J Clin Invest 1991;87:1841–52.
37. Ai M, Otokozawa S, Asztalos BF et al. Clin Chem 2010;56:967–76.
38. Goldstein JL, Brown MS. Arterioscler Thromb Vasc Biol 2009;29:431–8.
39. Miller GJ, Miller NE. Lancet 1975;1:16–9.
40. Connelly MA, Williams DL. Endocr Res 2004;30:697–703.
41. Natarajan P, Ray KK, Cannon CP. J Am Coll Cardiol 2010;55:1283–99.
42. Eichner JE, Dunn ST, Perveen G et al. Am J Epidemiol 2002;155:487–95.
43. Burnett JR, Hooper AJ. Clin Biochem Rev 2008;29:11–26.
44. Hegsted DM, McGandy RB, Myers ML et al. Am J Clin Nutr 1965;17:281–95.
45. Thomsen C, Storm H, Holst JJ et al. Am J Clin Nutr 2003;77:605–11.
46. Czernichow S, Thomas D, Bruckert E. Br J Nutr 2010;104:788–96.
47. Jones PJH, Lau V. Nutr Rev 2003;132:329–32.
48. van Tol A, Zock PL, van Gent T et al. Atherosclerosis 1995;115:129–34.
49. Kratz M et al. Handb Exp Pharmacol 2005; 170:195–213.
50. Rideout T, Harding S, Fan MZ et al. Vasc Health Risk Manag 2008;4:1023–33.
51. Andersen RE, Wadden TA, Bartlett SJ et al. Am J Clin Nutr 1995;62:350–7.
52. Lemieux S, Prud'homme D, Moorjani S et al. Atherosclerosis 1995;118:155–64.
53. Zhang L, Keung W, Samokhvalov V et al. Biochim Biophys Acta 2010;1801:1–22.
54. Leyton J, Drury PJ, Crawford MA. Br J Nutr 1987;57:383–93.
55. Li JJ, Huang CJ, Xie D. Mol Nutr Food Res 2008;52:631–45.
56. Takeuchi H, Matsuo T, Tokuyama K. J Nutr 1995;125:920–5.
57. Shimomura Y, Tamura T, Suzuki M. J Nutr 1990;120:1291–6.
58. Matsuo T, Shimomura Y, Saitoh S et al. Metab Clin Exp 1995;44:934–9.
59. Chen ZY, Menard CR, Cunnane SC. Am J Physiol 1995;268:R498–505.
60. Bergouignan A, Momken I, Schoeller DA et al. Prog Lipid Res 2009;48:128–47.
61. Buckley JD, Howe PR. Obes Rev 2009;10:648–59.
62. Clandinin MT, Wang LC, Rajotte RV et al. Am J Clin Nutr 1995;61:1052–7.
63. Girelli D, Olivieri O, Stanzial AM et al. Clin Chim Acta 1994;227:45–57.
64. Draper HH. Adv Nutr Res 1990;8:119–45.
65. Penumetcha M, Khan N, Parthasarathy S. J Lipid Res 2000;41:1473–80.
66. Geng H, Wang A, Rong G et al. Mol Cell Biochem 2010;342:201–6.
67. Cherepanova OA, Pidkovka NA, Sarmento OF et al. Circ Res 2009;104:609–18.
68. Addis PB, Warner GJ. In: Aruoma OI, Halliwell B eds. Free Radicals and Food Additives. London: Taylor and Francis, 1991:77–119.
69. Smith LL. Lipids 1996;31:453–87.
70. Peng SK, Philips GA, Xia GZ et al. Atherosclerosis 1987;64:1–6.

71. Miller YI, Choi SH, Fang L et al. Subcell Biochem 2010;51:229–5.
72. Regnstrom J, Nilsson J, Tornvall P et al. Lancet 1992;339:1183–6.
73. Palinski W, Rosenfeld ME, Yla-Herttuala S et al. Proc Natl Acad Sci U S A 1989;86:1372–6.
74. Louheranta AM, Porkkalasarataho EK, Nyyssönen MK et al. Am J Clin Nutr 1996;63:698–703.
75. Egert S, Kratz M, Kannenberg F et al. Eur J Nutr 2011;50:71–9.
76. Bonanome A, Biasia F, Deluca M et al. Am J Clin Nutr 1996;63:261–6.
77. Cunnane SC, Ryan MA, Craig KS et al. Lipids 1995;30:781–3.
78. Holman RT. Prog Chem Fats Other Lipids 1970;9:611–82.
79. Schlenk H, Sand DM, Gellerman JL. Biochim Biophys Acta 1969;187:201–7.
80. Hagve TA, Christophersen BO. Biochim Biophys Acta 1986;875:165–73.
81. Burdge GC, Calder PC. Reprod Nutr Dev 2005;45:581–97.
82. Brenna JT, Salem N Jr, Sinclair AJ et al. Prostaglandins Leukot Essent Fatty Acids 2009;80:85–91.
83. Dietschy JM. Klin Wochenschr 1984;62:338–45.
84. Jones PJH, Pappu AS, Hatcher L et al. Atheroscler Thromb 1996; 16:1222–8.
85. Grundy SM, Barret Connor E, Rudel LL et al. Arteriosclerosis 1988;8:95–101.
86. Jenkins DJ, Khan A, Jenkins AL et al. Metab Clin Exp 1995;44:549–55.
87. Wu-Pong S, Elias PM, Feingold KR. J Invest Dermatol 1994;102:799–802.
88. Arterburn LM, Hall EB, Oken H. Am J Clin Nutr 2006;83(Suppl):1467S–76S.
89. Chawla A, Repa JJ, Evans RM et al. Science 2001;294:1866–70.
90. Wang X. Cell Res 2010;20:124–37.
91. Kersten S, Beatrice D, Wahli W. Nature 2000;405:421–4.
92. Anghel SI, Wahli W. Cell Res 2007;17:486–511.
93. Chawala A, Lee CH, Barak Y et al. Proc Nat Acad Sci U S A 2003;100:1268–73.
94. Murphy MG. J Nutr Biochem 1990;1:68–79.
95. Uauy R, Dangour AD. Nutr Rev 2006;64:S24–33;discussion S72–91.
96. Stinson AM, Wiegand RD, Anderson RE. Exp Eye Res 1991;52:213–8.
97. Litman BJ, Mitchell DC. Lipids 1996;31 (Suppl):193S–7S.
98. Cipollone F, Cicolini G, Bucci M. Pharmacol Ther 2008;118:161–80.
99. Ziboh VA, Miller CC, Cho Y. Am J Clin Nutr 2000;71(Suppl):361S–6S.
100. Li B, Birdwell C, Whelan J. J Lipid Res 1994;35:1869–77.
101. Whelan J, Surette ME, Hardardottir I et al. J Nutr 1993;123:2174–85.
102. Wu D, Meydani SN, Meydani M et al. Am J Clin Nutr 1996;63:273–80.
103. Simopoulos AP. Exp Biol Med 2008;233:674–88.
104. Hurst S, Rees S G, Randerson PF et al. Lipids 2009;44:889–96.
105. von Schacky C, Fischer S, Weber PC. J Clin Invest 1985;76:1626–31.
106. Anonymous. Lancet 1988;2:349–60.
107. Manger MS, Strand E, Ebbing M et al. Am J Clin Nutr 2010;92:244–51.
108. Iso H, Kobayashi M, Ishihara J et al. Circulation 2006;113:195–202.
109. Marchioli R, Barzi F, Bomba E et al. Circulation 2002;105:1897–903.
110. Wall R, Ross RP, Fitzgerald GF et al. Nutr Rev 2010;68:280–9.
111. Caughey GE, Mantzioris E, Gibson RA et al. Am J Clin Nutr 1996;63:116–22.
112. Holman RT. Essential fatty acid deficiency. Progress Chem Fats Other Lipids 1971;9:275–348.
113. Hansen HS, Artmann A. J Neuroendocrinol 2008;20(Suppl 1):94–9.
114. Brown WR, Hansen AE, Burr GO et al. J Nutr 1938;16:511–24.
115. Food and Nutrition Board, Institute of Medicine. Dietary Reference Intakes for Energy, Carbohydrate, Fiber, Fat, Fatty Acids, Cholesterol, Protein, and Amino Acids (Macronutrients). Washington, DC: National Academy Press, 2005.
116. Crawford MA, Golfetto I, Ghebremeskel K et al. Lipids 2004;38:303–15.
117. Crawford MA, Costeloe K, Doyle W et al. Essential fatty acids in early development. In: Bracco U, Deckelbaum RJ, eds. Polyunsaturated Fatty Acids in Human Nutrition. New York: Raven Press, 1992:93–110.
118. Koletzko B, Braun M. Ann Nutr Metab 1991;35:128–31.
119. Carlson SE, Cooke RJ, Werkman SH et al. Lipids 1992;27:901–7.
120. Uauy R, Mena P, Wegher B et al. Pediatr Res 2000;47:127–135.
121. Fleith M, Clandinin MT. Crit Rev Food Sci Nutr 2005;45:205–29.
122. Koletzko B, Decsi T, Demmelmair H. Lipids 1996;31:79–83.
123. Makrides M, Neumann MA, Gibson RA. Lipids 1996;31:115–9.
124. Russo GL. Biochem Pharmacol 2009;77:937–46.
125. Chung WL, Chen JJ, Su HM. J Nutr 2008;138:1165–71.
126. Neuringer M, Connor WE. Nutr Rev 1986;44:285–94.
127. Innis SM. Brain Res 2008 27;1237:35–43.
128. Clandinin MT, Chappell JE, Heim T. Prog Lipid Res 1981;20:901–4.
129. Carlson SE, Rhodes PG, Ferguson MG. Am J Clin Nutr 1986;44:798–804.
130. Makrides M, Neumann MA, Simmer K et al. Lancet 1995;345:1463–8.
131. Brenna JT, Lapillonne A. Ann Nutr Metab 2009;55:97–122.
132. Food and Agriculture Organization/World Health Organization Expert Consultation. The Role of Fats and Oils in Human Nutrition. FAO Food and Nutrition paper 3. Rome: Food and Agriculture Organization, 1978.

◆5章◆

1. Kleiber M. The Fire of Life: An Introduction to Animal Energetics. Huntington, NY: Robert E. Kreiger, 1975.
2. Kinney JM. Energy metabolism: heat, fuel, and life. In: Kinney JM, Jeejeebhoy KN, Hill GL et al, eds. Nutrition and Metabolism in Patient Care. Philadelphia: WB Saunders, 1988:3–34.
3. Brown AC. Energy metabolism. In: Ruch TC, Patton HD, eds. Physiology and Biophysics III: Digestion, Metabolism, Endocrine Function and Reproduction. Philadelphia: WB Saunders, 1973:85–104.
4. Blaxter K. Energy Metabolism in Animals and Man. Cambridge: Cambridge University Press, 1989:1–336.
5. Flatt JP, Tremblay A. Energy expenditure and substrate oxidation. In: Bray GA, Bouchard C, James WPT, eds. Handbook of Obesity. New York: Marcel Dekker, 1998.
6. Elia M. Fuels of the tissues. In: Garrow JS, James WPT, Ralph A, eds. Human Nutrition and Dietetics. Edinburgh: Churchill Livingstone, 2000:37–59.
7. Siler SQ, Neese RA, Hellerstein MK. Am J Clin Nutr 1999;70:928–36.
8. Suter PM, Schutz Y, Jequier E. N Engl J Med 1992;326:983–7.
9. Acheson KJ, Schutz Y, Bessard T et al. Endocrinol Metab 1984;9:E62–E70.
10. Wolfe RR. The role of triglyceride–fatty acid cycling and glucose cycling in thermogenesis and amplification of net substrate flux in human subjects. In: Muller MJ, Danforth E, Burger AG, eds. Hormones and Nutrition in Obesity and Cachexia. New York: Springer, 1990.
11. Consolazio CF, Johnson RE, Pecora LJ. The computation of metabolic balances. In: Physiological Measurements of Metabolic Functions in Man. New York: McGraw-Hill, 1963:313–25.
12. Watt BK, Merrill AL. Composition of Foods. ARS Handbook No. 8. Washington, DC: US Government Printing Office, 1963:160.
13. Paul AA, Southgate DAT. McCance & Widdowson's the Composition of Foods. 4th ed. London: Her Majesty's Stationery Office, 1978.
14. Flatt JP. Energetics of intermediary metabolism. In: Garrow JS, Halliday D, eds. Substrate and Energy Metabolism in Man. London: John Libbey, 1985:58–69.
15. Flatt JP. Rec Adv Obes Res 1978;2:211–28.
16. Flatt JP. Diabetes Metab Rev 1988;4:571–81.
17. Flatt JP. Am J Clin Nutr 1995;62:820–36.
18. Flatt JP. Am J Clin Nutr 1987;45:296–306.
19. Black AE, Prentice AM, Goldberg GR et al. J Am Diet Assoc 1993;33:572–9.
20. Schoeller D. Metabolism 1995;44:18–22.
21. Goldberg GR, Black AE, Jebb SA et al. Eur J Clin Nutr 1991;45:569–81.
22. Johnson RK, Soultanakis RP, Matthews DW. J Am Diet Assoc 1998;98:1136–40.
23. Jequier E, Acheson K, Schutz Y. Assessment of energy expenditure and fuel utilization in man. Annu Rev Nutr 1987;7:187–208.
24. Holmes FL. Lavoisier and the Chemistry of Life. Madison, WI: University of Wisconsin Press, 1985.
25. Livesey G, Elia M. Am J Clin Nutr 1988;47:608–28.
26. Weir JB. J Physiol 1949;109:1–9.
27. Webb P. Human Calorimeters. New York: Praeger, 1985.
28. McLean JA. Animal and Human Calorimetry. Cambridge: Cambridge University Press, 1987.
29. Murgatroyd PR, Shetty PS, Prentice AM. Int J Obes 1993;17:549–68.
30. Schutz Y, Weinsier RL, Hunter G. Obes Res 2001;9:368–79.
31. Lifson N, McClintock R. J Theoret Biol 1966;12:46–74.
32. Lifson N, Gordon GB, McClintock R. J Appl Physiol 1955;7:704–10.
33. Schoeller DA, Van Santen E. J Appl Physiol 1982;53:955–9.
34. Schoeller DA, Leitch CA, Brown C. Am J Physiol 1986;1:R1137–43.
35. Black AE, Prentice AM, Coward WA. Hum Nutr Clin Nutr 1986;40C:381–91.
36. Garby L, Kurzer MS, Lammert O et al. Hum Nutr Clin Nutr 1987;41:225–33.
37. Harris JA, Benedict FG. A Biometric Study of Basal Metabolism. Publication 279. Washington, DC: Carnegie Institution, 1919.
38. Schofield WN, Schofield C, James WPT. Hum Nutr Clin Nutr 1985;39C:1–96.
39. Henry CJK, Rees DG. Eur J Clin Nutr

1991;45:177–85.
40. Piers LS, Shetty PS. Eur J Clin Nutr 1993;47:586–91.
41. Henry CJK, Piggott SM, Emery B. Hum Nutr Clin Nutr 1987;41C:397–402.
42. Soares MJ, Francis DG, Shetty PS. Eur J Clin Nutr 1993;47:389–94.
43. Ulijaszek SJ, Strickland SS. Ann Hum Biol 1991;18:245–51.
44. Geissler CA, Aldouri MS. Ann Nutr Metab 1985;29:40–7.
45. Hayter JE, Henry CJK. Eur J Clin Nutr 1993;47:724–34.
46. Nelson KM, Weinsier RL, Long CL et al. Am J Clin Nutr 1992;56:848–56.
47. Weinsier RL, Schutz Y, Bracco D. Am J Clin Nutr 1992;55:790–4.
48. Keys A, Brozek J, Henschel A et al. The Biology of Human Starvation. Minneapolis: University of Minnesota Press, 1950.
49. Poehlman ET, Danforth E Jr. Am J Physiol 1991;261:E233–9.
50. Bisdee JT, James WP, Shaw MA. Br J Nutr 1989;61:187–99.
51. Solomon SJ, Kurzer MS, Calloway DH. Am J Clin Nutr 1982;36:611–6.
52. Elia M. Organ and tissue contribution to metabolic rate. In: Kinney JM, Tucker HN. Energy Metabolism: Tissue Determinants and Cellular Corollaries. New York: Raven Press, 1992:61–79.
53. Gallagher D, Belmonte D, Deurenberg P et al. Am J Physiol 1998;275:E249–58.
54. Hsu A, Heshka S, Janumala I et al. Am J Clin Nutr 2003;77:1506–11.
55. Javed F, He Q, Davidson LE et al. Am J Clin Nutr 2010;91:907–12.
56. Wang Z, Heshka S, Heymsfield SB et al. Am J Clin Nutr 2005;81:799–806.
57. Jones A Jr, Shen W, St-Onge MP et al. Am J Clin Nutr 2004;79:780–6.
58. Albu J, Shur M, Curi M et al. Am J Clin Nutr 1997;66:531–8.
59. Carpenter WH, Fonong T, Toth MJ et al. Am J Physiol 1998;274:E98–101.
60. Foster GD, Wadden TA, Vogt RA. Obes Res 1997;5:1–8.
61. Jakicic JM, Wing RR. Int J Obes Relat Metab Disord 1998;22:236–42.
62. Kaplan AS, Zemel BS, Stallings VA. J Pediatr 1996;129:643–7.
63. Treuth MS, Butte NF, Wong WW. Am J Clin Nutr 2000;71:893–900.
64. Wong WW, Butte NF, Ellis KJ et al. J Clin Endocrinol Metab 1999;84:906–11.
65. Yanovski SZ, Renolds JC, Boyle AJ et al. Obes Res 1997;5:321–5.
66. Jequier E. Clin Endocrinol Metab 1984;13:563–80.
67. Ricquier D. Int J Obes 2010;34(Suppl 1):S3–6.
68. Nedergaard J, Bengtsson T, Cannon B. Am J Physiol Endocrinol Metab 2007;293 E444–52.
69. Zingaretti MC, Crosta F, Vitali A et al. FASEB J 2009;23:3113–20.
70. Cannon B, Nedergaard J. Int J Obes 2010;34:S7–16.
71. Acheson KJ, Azhorska-Markiewicz B, Pittet P et al. Am J Clin Nutr 1980;33:989–97.
72. Garrow JS, Webster JD. Thermogenesis to small stimuli in human energy metabolism. In: van Es AJH, ed. Human Energy Metabolism. Wageningen, Netherlands: Agricultural University, 1985.
73. Warwick PM, Chapple RS, Thomson ES. Int J Obes 1987;11:229–37.
74. Dallosso HM, James WPT. Int J Obes 1984;8:365–75.
75. Hofstetter A, Schutz Y, Jequier E et al. N Engl J Med 1986;314:79–82.
76. Warwick PM. Predicting food energy requirements from estimates of energy expenditure. In: Truswell AS, Dreosti IE, English RM et al, eds. Recommended Nutrient Intakes: Australian Papers. Sydney: Australian Professional Publications, 1990:295–320.
77. Durnin JVGA, Passmore R. Energy, Work and Leisure. London: Heinemann Educational Books, 1967.
78. Passmore R, Durnin JVGA. Physiol Rev 1955;35:801–40.
79. Ainsworth BE, Haskell WL, Leon AS et al. Med Sci Sports Exerc 1993;25:71–80.
80. Pahud P, Ravussin E, Jequier E. Appl Physiol 1980;48:770–5.
81. Graham TE, Adamo KB. Can J Appl Physiol 1999;24:393–415.
82. Butte NF, Wong WW, Hopkinson JM et al. Am J Clin Nutr 2000;72:1558–69.
83. Bahr R, Ingnes I, Vaage O et al. J Appl Physiol 1987;62:485–90.
84. Brooks GA, Mercier J. J Appl Physiol 1994;76:2253–61.
85. Brooks GA, Fahey TD, White TP et al. Exercise Physiology: Human Bioenergetics and Its Applications. 3rd ed. Mountain View, CA: Mayfield Publishing, 2000.
86. Ellis KJ. Am J Clin Nutr 1997;66:1323–31.
87. Ellis KJ, Abrams SA, Wong WW. Am J Clin Nutr 1997;65:724–731.
88. Forbes GB. Human Body Composition: Growth, Aging, Nutrition, and Activity. New York: Springer, 1987:1–350.
89. Tanner JM. Growth at Adolescence. 2nd ed. Oxford: Blackwell Scientific Publications, 1962.
90. Hytten FE, Chamberlain G. Clinical Physiology in Obstetrics. 2nd ed. Oxford: Blackwell Scientific Publications, 1991.
91. Sparks JW. Biol Neonate 1980;38:113–9.
92. Prentice AM, Spaaij CJK, Goldberg GR et al. Eur J Clin Nutr 1996;50:S82–111.
93. Butte NF, Wong WW, Hopkinson JM. J Nutr 2001;131:53–8.
94. Forsum E, Kabir N, Sadurskis A et al. Am J Clin Nutr 1992;56:334–42.
95. Sadurskis A, Kabir N, Wager J et al. Am J Clin Nutr 1988;48:44–9.
96. Spaaij CJK, van Raaij JMA, de Groot LCPGM et al. Am J Clin Nutr 1994;59:42–7.
97. Goldberg GR, Prentice AM, Coward WA et al. Am J Clin Nutr 1991;54:788–98.
98. Lovelady CA, Meredith CN, McCrory MA et al. Am J Clin Nutr 1993;57:512–8.
99. Allen JC, Keller RP, Archer P et al. Am J Clin Nutr 1991;54:69–80.
100. Butte NF, Garza C, Stuff JE et al. Am J Clin Nutr 1984;39:296–306.
101. Heinig MJ, Nommsen LA, Peerson JM et al. Am J Clin Nutr 1993;58:152–61.
102. Dewey KG, Finley DA, Lönnerdal B. J Pediatr Gastroenterol Nutr 1984;3:713–20.
103. Neville MC. Volume and caloric density of human milk. In: Jensen RG, ed. Handbook of Milk Composition. San Diego: Academic Press, 1995:99–113.
104. Food and Agriculture Organization/World Health Organization/United Nations University. Report of a Joint Consultation: Energy and Protein Requirements. Technical Report Series 724. Geneva: World Health Organization, 1985.
105. Stubbs RJ, Higlies DA, Johnstone AM et al. Am J Clin Nutr 2004;79:62–9.
106. World Health Organization. Obesity: Preventing and Managing the Global Epidemic. Report of a World Health Organization Consultation on Obesity. Geneva: World Health Organization, 1998:1–276.
107. Kuczmarski RJ, Ogden CL, Grummer-Strawn LM et al. CDC Growth Charts: United States. Advance Data from Vital and Health Statistics. 314th ed. Hyattsville, MD: US Department of Health and Human Services, 2000:1–28.
108. National Research Council, Subcommittee on the Tenth Edition of the RDAs. Recommended Dietary Allowances. 10th ed. Washington, DC: National Academy Press, 1989.
109. Haggarty P, McNeill G, Abu Manneh MK et al. Br J Nutr 1994;72:799–813.
110. Jones PJ, Martin LJ, Su W et al. Can J Public Health 1997;88:314–9.
111. Food and Nutrition Board, Institute of Medicine. Dietary Reference Intakes for Energy, Carbohydrate, Fiber, Fat, Fatty Acids, Cholesterol, Protein, and Amino Acids. 5th ed. Washington, DC: National Academy Press, 2002.
112. Holliday M, Potter D, Jarrah A et al. Pediatr Res 1967;1:185–95.
113. Schofield WN, Schofield C, James WPT. Hum Nutr Clin Nutr 1985;39C:1–96.
114. Torun B, Davies PSW, Livingstone MBE et al. Eur J Clin Nutr 1996;50:35S–81S.
115. Haschke F. Body composition during adolescence. In: Body Composition Measurements in Infants and Children. Columbus, OH: Ross Laboratories, 1989.
116. Butte NF, Wong WW, Garza C. Proc Nutr Soc 1989;48:303–12.
117. Roberts SB, Young VR. Am J Clin Nutr 1988;48:951–5.
118. Tooze JA, Schoeller DA, Subar AF et al. Am J Clin Nutr 2007;86:382–7.

◆6章◆

1. Carroll HJ, Oh MS. Water, Electrolyte, and Acid-Base Metabolism. Philadelphia: JB Lippincott, 1989.
2. Berl T, Robertson GL. Pathophysiology of water metabolism. In: Brenner BM, ed. The Kidney. 6th ed. Philadelphia: WB Saunders, 2000:866–924.
3. Altman PL, Dittmer DS, eds. Blood and Other Body Fluids. Washington, DC: Federation of American Societies for Experimental Biology, 1961.
4. Gamble JL Jr, Robertson JS, Hannigan CA et al. J Clin Invest 1953;32:483–9.
5. Sterns RH, Palmer BF, eds. Nephrol Self Assess Program 2007;6:21–272.
6. Hendry EF. Clin Chem 1961;155:154–64.
7. Conway EJ. Physiol Rev 1957;37:84–132.
8. Maffly RH, Leaf A. Gen Physiol 1959;42:1257–75.
9. Conway EJ, McCormack JI. J Physiol (Lond) 1953;120:1.
10. Maffly RH, Leaf A. Nature 1958;182:60–1.
11. Selkurt EE, Womack I, Dailey WN. Am J Physiol 1965;209:95–9.
12. Mulvaney MJ. Structural changes in the resistance vessels in human hypertension. In: Laragh JH, Brenner BM, eds. Hypertension: Pathophysiology, Diagnosis, and Management, vol 1. New York: Raven Press, 1995:503–13.
13. Whelton PK, He J, Appel LJ et al. JAMA 2002;288:1882–8.
14. Oh MS, Carroll HJ. External balance of electrolytes and acids and alkali. In: Seldin DW, Giebisch G, eds. The Kidney. 3rd-ed. Philadelphia: Lippincott Williams & Wilkins, 2000:33–60.
15. Guyton AC, Coleman TG, Cowley AV Jr et al. Am J Med 1972;52:584–94.
16. Papadoyannakis NJ, Stefanidis CJ, McGeowan M. Am J Clin Nutr 1984;40:623–7.
17. Lentner C. Geigy Scientific Tables, vol 1:

Units of Measurement, Body Fluids, Composition of the Body, Nutrition. Basel: Ciba-Geigy, 1986:243–60.
18. Hill LL. Pediatr Clin North Am 1990;37:241–56.
19. Oh MS, Uribarri J. Electrolytes, water, and acid-base balance. In: Shils ME, Shike M, Ross AC et al, eds. Modern Nutrition in Health and Disease. 10th ed. Baltimore: Lippincott Williams & Wilkins, 2006:149–93.
20. Weisberg HF. Ann Clin Lab Sci 1978;8:155–64.
21. Mount DB. Semin Nephrol 2009;29:196–215.
22. Ellison DH, Berl T. N Engl J Med 2005;356:2064–72.
23. Arieff AI, Llack F, Massry SG. Medicine (Baltimore) 1976;55:121–9.
24. Fishman RA, Brain ED. N Engl J Med 1975;293:706–11.
25. Androgue HJ, Madias NE. N Engl J Med 2000;342:1494–9.
26. Hoffmann EK, Lambert IH, Pedersen SF. Physiol Rev 2009;89:193–277.
27. Overgaard-Steensen C, Stødkilde-Jørgensen H, Larsson A et al. Am J Physiol Regul Integr Comp Physiol 2010;299:R521–32.
28. McKinley MJ, Allen AM, Burns P et al. Clin Exp Pharmacol Physiol Suppl 1998;25:61S–7S.
29. Ibata Y, Okamura H, Tanaka M et al. Front Neuroendocrinol 1999;20:241–68.
30. Wells T. Mol Cell Endocrinol 1998;136:103–7.
31. Bourque CW, Oliet SH. Annu Rev Physiol 1997;59:601–19.
32. Olsson K. Acta Paediatr Scand Suppl 1983;305:36–9.
33. Schrier RW, Berl T, Anderson RJ. Am J Physiol 1979;236:F321–32.
34. Eaton DC, Pooler J. Vander's Renal Physiology. 7th ed. New York: McGraw-Hill, 2009.
35. Pallone TL, Turner MR, Edwards A et al. Am J Physiol Regul Integr Comp Physiol 2003;284:R1153–75.
36. Hogg RJ, Kokko JP. Urine concentrating and diluting mechanisms in mammalian kidneys. In: Brenner BM, Rector FC, eds. The Kidney. Philadelphia: WB Saunders, 1986:251–79.
37. de Rouffignac C, Jamison RL. Kidney Int 1987;31:501–672.
38. Oh MS, Halperin ML. Nephron 1997;75:84–93.
39. Sands JM, Kokko JP. Kidney Int Suppl 1996;57:93S–9S.
40. Burg MB. Am J Physiol 1995;268:F983–9.
41. Schmidt-Nielson B. Fed Proc 1977;36:2493.
42. Knepper MA. Am J Physiol 1983;245:F634–9.
43. Hogg RJ, Kokko JP. Kidney Int 1978;14:428–36.
44. Gregger R, Schlatter E, Lang F. Pflugers Arch 1983;396:308–14.
45. Shirreffs SM, Maughan RJ. Am J Physiol 1998;274:F868–75.
46. Thornton SN. Physiol Behav 2010;100:15–21.
47. Mavrakis AN, Tritos NA. Am J Kidney Dis 2008;51:851–9.
48. Elkinton JR, Winkler AW, Danowski TS. J Clin Invest 1947;26:1002–9.
49. Arieff AI. Principles of parenteral therapy. In: Maxwell MH, Kleeman CR, eds. Clinical Disorders of Fluid and Electrolyte Metabolism. 2nd ed. New York: McGraw-Hill, 1972:567–89.
50. Shoemaker WC, Walker WF. Year Book of Surgery. Chicago: Year Book Medical Publishers, 1970.
51. Adolph EF. Physiology of Man in the Desert. New York: Hafner, 1969.
52. Gaskill MB, Reilly M, Robertson GL. Clin Res 1983;31:780a.
53. Rendell M, McGrane D, Cuesta M. JAMA 1978;240:2557–9.
54. Hariprassad MK, Eisinger RP, Nadler IM et al. Arch Intern Med 1980;140:1639–42.
55. Levine S, McManus BM, Blackbourne BD et al. Am J Med 1987;82:153–5.
56. Vokes TJ, Gaskill MB, Robertson GL. Ann Intern Med 1988;108:190–5.
57. Arai K, Akimoto H, Inokami T et al. Nippon Jinzo Gakkai Shi 1999;41:804–12.
58. Leggett DA, Hill PT, Anderson RJ. Australas Radiol 1999;43;104–7.
59. Siggaard C, Rittig S, Corydon TJ et al. J Clin Endocrinol Metab 1999;84:2933–4.
60. Rutishauser J, Kopp P, Gaskill MB et al. Mol Genet Metab 1999;67:89–92.
61. Ito M, Jameson JL, Ito M. J Clin Invest 1997;99:1897–905.
62. Shibata S, Mori K, Teramoto S. No Shinkei Geka 1978;6:795–801.
63. Siegel AJ. Harv Rev Psychiatry 2008;16:13–24.
64. Dundas B, Harris M, Narasimhan M. Curr Psychiatry Rep 2007;9:236–41.
65. Nielsen S, Frokiaer J, Marples D et al. Physiol Rev 2002;82:205–44.
66. Aleksandrov N, Audibert F, Bedard MJ et al. J Obstet Gynaecol Can 2010;32:225–31.
67. Oyama H, Kida Y, Tanaka T et al. Neurol Med Chir (Tokyo) 1995;35:380–4.
68. Rose BD. Clinical Physiology of Acid-Base and Electrolyte Disorders. Chicago: R.R. Donnelley & Sons, 1989:657–60.
69. Oh MS, Carroll HJ. Crit Care Med 1992;20:94–103.
70. Loh JA, Verbalis JG. Endocrinol Metab Clin North Am 2008;37:213–34.
71. Fukuda I, Hizuka N, Takano K. Endocr J 2003;50:437–43.
72. Magaldi AJ. Nephrol Dial Transplant 2000;15:1903–5.
73. Bouley R, Hasler U, Lu HA et al. Semin Nephrol 2008;28:266–78.
74. Kirchlechner V, Koller DY, Seidl R et al. Arch Dis Child 1999;80:548–52.
75. Nguyen MK, Ornekian V, Butch AW et al. Am J Physiol 2007;292:F1652–6.
76. Oh MS, Dawood M, Carroll HJ. Proceedings of the American Society of Nephrology. Boston: American Society of Nephrology, 1993.
77. Weisberg LS. Am J Med 1989;86:315–8.
78. Nguyen MK, Rastogi A, Kurtz I. Clin Exp Nephrol 2006:10;124–6.
79. Yun JJ, Cheong I. Intern Med J 2008;38:73.
80. Milionis HJ, Liamis GL, Elisaf MS. Can Med Assoc J 2002;166:1056–62.
81. Agraharkar M, Agraharkar A. Am J Kidney Dis 1997;30:717–9.
82. Akan H, Sargin S, Turkseven F et al. Br J Urol 1996;78:224–7.
83. Agarwal R, Emmett M. Am J Kidney Dis 1994;24:108–11.
84. Berl T, Anderson RJ, McDonald KM. Kidney Int 1976;10:117–21.
85. DeFronzo RA, Their SO. Arch Intern Med 1980;140:897–902.
86. Goldberg M. Med Clin North Am 1981;65:251–69.
87. Friedmann AS, Memoli VA, North WG. Cancer Lett 1993;75:79–85.
88. Hill AR, Uribarri J, Mann J et al. Am J Med 1990;88:357–64.
89. Palmer BF. Semin Nephrol 2009;29:257–70.
90. Costa KN, Nakamura HM, Cruz LR et al. Arq Neuropsiquiatr 2009;67:1037–44.
91. Sonnenblick M, Friedlander Y, Rosin AJ. Chest 1993;103:601–60.
92. Bartter FC, Schwartz WB. Am J Med 1967;42:790–99.
93. Ajaelo I, Koenig K, Snoey E. Acad Emerg Med 1998;5:839–40.
94. Henry JA, Fallon JK, Kicman AT et al. Lancet 1998;351:1784.
95. Gold PW, Robertson GL, Ballenger JC et al. J Clin Endocrinol Metab 1983;57:952–7.
96. Hensen J, Haenelt M, Gross P. Eur J Endocrinol 1995;132:459–64.
97. North WG. Exp Physiol 2000;85:27S–40S.
98. Arlt W, Dahia PL, Callies F et al. Clin Endocrinol (Oxf) 1997;47:623–7.
99. Johnson BE, Chute JP, Rushin J et al. Am J Respir Crit Care Med 1997;156:1669–78.
100. Argani P, Erlandson RA, Rosai J. Am J Clin Pathol 1997;108:537–43.
101. Ferlito A, Rinaldo A, Devaney KO. Ann Otol Rhinol Laryngol 1997;106:878–83.
102. Koide Y, Oda K, Shimizu K et al. Endocrinol Jpn 1982;29:363–8.
103. Carvounis CP, Nisar S, Guro-Razuman S. Kidney Int 2002;62:2223–9.
104. Musch W, Thimpont J, Vandervelde D et al. Am J Med 1995;99:348–55.
105. Oh MS, Carroll HJ. Nephron 1999;82:110–4.
106. Halperin ML, Bichet DG, Oh MS. Clin Nephrol 2001;56:339–45.
107. Sterns RH. Am J Med 1990;88:557–60.
108. Sterns RH, Hix JK, Silver S. Curr Opin Nephrol Hypertens 2010;19:493–8.
109. Sterns RH, Nigwekar SU, Hix JK. Semin Nephrol 2009;29:282–99.
110. Sterns RH. Semin Nephrol 1990;10:503–14.
111. Sterns RH. Crit Care Med 1992;20:534–9.
112. Norenberg MD. Metab Brain Dis 2010;25:97–106.
113. Sterns RH, Hix JK. Kidney Int 2009;76:587–89.
114. Sterns RH, Hix JK. Am J Kidney Dis 2010;56:774–9.
115. Sterns RH. Ann Intern Med 1987;107:656–64.
116. Moritz ML, Ayus JC. Metab Brain Dis 2010;25:91–96.
117. Kumar S, Berl T. Semin Nephrol 2008;28:279–88.
118. Rozen-Zvi B, Yahav D, Gheorghiade M et al. Am J Kidney Dis 2010;56:325–37.
119. Sterns RH, Emmett M, eds. Nephrol Self Assess Program 2011;10:161–6.
120. Li-Ng M, Verbalis JG. Core Evid 2010;4:83–92.
121. Oh MS, Kim HJ. Nephron 2002;92(Suppl 1):56–9.
122. Nemerovski C, Hutchinson DJ. Clin Ther 2010;32:1015–32.
123. Josiassen RC, Curtis J, Filmyer DM et al. Expert Opin Pharmacother 2010;11:637–48.
124. Fang C, Mao J, Dai Y et al. J Paediatr Child Health 2010;46:301–3.
125. Frassetto L, Morris RC Jr, Sellmeyer DE et al. Eur J Nutr 2001;40:200–13.
126. Wingo C, Weiner ID. In: Brenner BM, ed. Brenner's and Rector's The Kidney, vol 2. Philadelphia: WB Saunders, 2000:998–1035.
127. Rastegar A, DeFronzo RA. In: Schrier RW, Gottschalk CW, eds. Diseases of the Kidney. 4th ed. Boston: Little, Brown, 1988:2921–45.
128. Shirreffs SM, Maughan RJ. Am J Physiol 1998;274:F868–75.
129. Meister B, Aperia A. Semin Nephrol 1993;

13:41–9.
130. Feraille E, Carranza ML, Gonin S et al. Mol Biol Cell 1999;10:2847–59.
131. Sweeney G, Klip A. Mol Cell Biochem 1998;182:121–33.
132. Goguen JM, Halperin ML. Diabetologia 1993;36:813–6.
133. Powell WJ Jr, Skinner NS. Am J Cardiol 1966;18:73–82.
134. de la Lande IS, Manson J, Parks VJ et al. J Physiol (Lond) 1961;157:177–84.
135. Vick R, Todd E, Luedhe D. J Pharmacol Exp Ther 1972;181:139–46.
136. Adrogue HJ, Madias NE. Am J Med 1981;71:456–67.
137. Guillerm R, Radziszewski E. Undersea Biomed Res 1979;6:S91–114.
138. Perez GO, Oster JK, Vaamondi CA. Nephron 1981;27:233–43.
139. Krapf R, Caduff P, Wagdi P et al. Kidney Int 1995;47:217–24.
140. Wang WH, Giebisch G. Pflugers Arch 2009;458:157–68.
141. Welling PA, Ho K. Am J Physiol 2009;297: F849–83.
142. Giebisch GH. Kidney Int 2002;62:1498–512.
143. Halperin ML, Kamel KS. Lancet 1998; 352:135–40.
144. Giebisch G. Am J Physiol 1998;274:F817–33.
145. Bock HA, Hermle M, Brunner FP et al. Kidney Int 1992;41:275–80.
146. Hollenberg NK. Hypertension 2000;35: 150–4.
147. Laragh JH. J Hum Hypertens 1995;9:385–90.
148. Hall JE. Compr Ther 1991;17:8–17.
149. Stokes JB. J Clin Invest 1982;70:219–29.
150. Jamison RL. Kidney Int 1987;31:695–703.
151. Palmer B, Naderi A. J Am Soc Hypertens 2007;1:381–92.
152. Van Brummelen P, Schalekamp M, DeGraeff J. Acta Med Scand 1978;204: 151–7.
153. Sacks FM, Willett WC, Smith A et al. Hypertension 1998;31:131.
154. Sacks FM, Svetkey LP, Vollmer WM et al. N Engl J Med 2001;344:3–10.
155. Geleijnse JM, Kok FJ, Grobbee DE. J Hum Hypertens 2003;17:471–80.
156. Espeland MA, Kumanyika S, Yunis C et al. Ann Epidemiol 2002;12:587–95.
157. Clemessy JL, Favier C, Borron SW et al. Lancet 1995;346:877–80.
158. Matsumura M, Nakashima A, Tofuku Y. Intern Med 2000;39:55–7.
159. Rakhmanina NY, Kearns GL, Farrar HC 3rd. Pediatr Emerg Care 1998;14:145–7.
160. Jordan P, Brookes JG, Nikolic G et al. J Toxicol Clin Toxicol 1999;37:861–4.
161. Ogawa T, Kamikubo K. Am J Med Sci 1999;318:69–75.
162. Cannon SC. Neuromuscul Disord 2002;12: 533–43.
163. Jurkat-Rott K, Mitrovic N, Hang C et al. Proc Natl Acad Sci U S A 2000;97:9549–54.
164. Bradberry SM, Vale JA. J Toxicol Clin Toxicol 1995;33:295–310.
165. Steen B. Acta Med Scand Suppl 1981;647: 61–6.
166. Gariballa S. Nutr Clin Pract 2008;24:604–6.
167. Miller S. Nutr Clin Pract 2008;23:166–71.
168. Torpy DJ, Gordon RD, Lin JP et al. J Clin Endocrinol Metab 1998;83:3214–8.
169. Stowasser M, Bachmann AW, Jonsson JR et al. Clin Exp Pharmacol Physiol 1995;22: 444–6.
170. Stowasser M, Bachmann AW, Jonsson JR et al. J Hypertens 1995;13:1610–3.
171. Abdelhamid S, Lewicka S, Vecsei P et al. J Clin Endocrinol Metab 1995;80:737–44.
172. Litchfield WR, New MI, Coolidge C et al. J Clin Endocrinol Metab 1997;82:3570–3.
173. Litchfield WR, Coolidge C, Silva P et al. J Clin Endocrinol Metab 1997;82:1507–10.
174. Vargas-Poussou R, Huang C, Hulin P et al. J Am Soc Nephrol 2002;13:2259–66.
175. Sakakida M, Araki E. J Clin Endocrinol Metab 2003;88:781–6.
176. Finer G, Shalev H, Birk OS et al. J Pediatr 2003;142:318–23.
177. Kunchaparty S, Palcso M, Berkman J et al. Am J Physiol 1999;277:F643–9.
178. Seyberth HW, Rascher W, Schweer H et al. J Pediatr 1985;107:694–701.
179. Zelikovic I, Szargel R, Hawash A. Kidney Int 2003;63:24–32.
180. Schulthesis PJ, Lorenz JN, Menton P et al. J Biol Chem 1998;273:29150–5.
181. Krozowski Z, Li KX, Koyama K et al. J Steroid Biochem Mol Biol 1999;69:391–401.
182. Heilmann P, Heide J, Hundertmark S et al. Exp Clin Endocrinol Diabetes 1999;107: 370–8.
183. Song D, Lorenzo B, Reidenberg MM. J Lab Clin Med 1992;120:792–7.
184. Rossi G, Pessera A, Heagarty A. J Hypertens 2008;26:613–21.
185. Hebert SC, Desir G, Giebisch G et al. Physiol Rev 2005;85:319–71.
186. Nagami G. Am J Physiol 2008;294:F874–80.
187. Warnock DG. Contrib Nephrol 2001;136:1–10.
188. McKenna M, Bangsbo J Renaud J. J Appl Physiol 2008;104:288–95.
189. Agarwal R. Hypertension 2008;52:1012–3.
190. Barri YM, Wingo CS. Am J Med Sci 1997;314:37–40.
191. Savica V, Bellinghieri G, Kopple JD. Annu Rev Nutr 2010;30:365–401.
192. Kovesdy CP, Shinaberger CS, Kalantar-Zadeh K. Semin Dial 2010;23:353–8.
193. Sterns RH, Palmer BF, eds. Nephrol Self Assess Program 2009;8:84–6.
194. Crop M, Hoorn E, Lindemans J et al. Nephrol Dial Transplant 2007;22:3471–7.
195. Cohn JN, Kowey PR, Whelton PK et al. Arch Intern Med 2000;160:2429–36.
196. Wasserman K, Stringer WW, Casaburi R et al. J Appl Physiol 1997;83:631–43.
197. Perazella MA, Biswas P. Am J Kidney Dis 1999;33:782–5.
198. Sterns RH, Emmett M. Nephrol Self Assess Program 2011;10:129–30.
199. Reza MJ, Kovick RB, Shine KI et al. N Engl J Med 1974;291:777–8.
200. Phelps KR, Lieberman RL, Oh MS et al. Metabolism 1980;29:186–99.
201. Phelps KR, Oh MS, Carroll HJ. Nephron 1980;25:254–8.
202. Segal A. Nat Clin Pract 2008;4:102–8.
203. Wilson FH, Kahle KT, Sabath E et al. Proc Natl Acad Sci U S A 2003;100:680–4.
204. Belot A, Ranchin B, Fichtner C et al. Nephrol Dial Transplant 2008;23:1636–41.
205. Don BR, Sebastian A, Cheitlin M et al. N Engl J Med 1990;322:1290–2.
206. Ong YL, Deore R, El-Agnaf M. Int J Lab Hematol 2010;32:e151–7.
207. Montague B, Ouellette J, Buller G. Clin J Am Soc Nephrol 2008;3:324–30.
208. Krishnan AV, Kiernan MC. Muscle Nerve 2007;35:273–90.
209. Greenberg A. Semin Nephrol 1998;18:46–57.
210. Mandelberg A, Krupnik Z, Houri S et al. Chest 1999;115:617–22.
211. Wong SL, Maltz HC. Ann Pharmacother 1999;33:103–6.
212. Martin TJ, Kang Y, Robertson KM et al. Anesthesiology 1990;73:62–5.
213. McGowan CD, Saha S, Chu G et al. South Med J 2009;102:493–7.
214. Emmett M, Hootkins RE, Fine KD et al. Gastroenterology 1995;108:752–60.
215. Gruy-Kapral C, Emmett M, Santa Ana CA et al. Am Soc Nephrol 1998;9:1924–30.
216. Thomas A, James BR, Landsberg D. Am J Med Sci 2009;337:305–6.
217. Trottier V, Drolet S, Morcos MW. Can J Gastroenterol 2009;23:689–90.
218. Sterns RH, Rojas M, Bernstein P et al. J Am Soc Nephrol 2010;21:733–5.
219. Palmer BF. Am J Kidney Dis 2010;56:387–93.
220. Nyirenda MJ, Tang JI, Padfield PL et al. BMJ 2009;339:b4114.
221. Farese S, Kruse A, Pasch A et al. Kidney Int 2009;75:877–84.
222. Rastegar A. Clin J Am Soc Nephrol 2009;4: 1267–74.
223. Remer T, Manz F. J Am Diet Assoc 1995; 95:791–7.
224. US Department of Agriculture. USDA National Nutrient Database for Standard Reference. Release 18. Washington, DC: US Department of Agriculture, 2006.
225. Lemann J Jr, Relman AS. J Clin Invest 1959;38:2215–23.
226. Oh MS. Nephron 1991;59:7–10.
227. Oh MS. Kidney Int 1989;36:915–7.
228. Oh MS, Carroll HJ. Contrib Nephrol 1992;100:89–104.
229. Lennon EJ, Lemann J Jr, Litzow JR. J Clin Invest 1966;45:1601–7.
230. Remer T, Dimitriou T, Manz F. Am J Clin Nutr 2003;77:1255–60.
231. Frassetto LA, Todd KM, Morris RC Jr et al. Am J Clin Nutr 1998;68:576–83.
232. Berkemeyer S, Remer T. J Nutr 2006;136: 1203–8.
233. Koeppen BM. Adv Physiol Educ 2009;33:275–81.
234. Soupart A, Silver S, Schrooeder B et al. J Am Soc Nephrol 2002;13:1433–41.
235. Lemann J Jr, Bushinsky DA, Hamm LL. Am J Physiol 2003;285:F811–32.
236. Franch HA, Mitch WE. J Am Soc Nephrol 1998;9:S78–81.
237. Laski ME, Sabatini S. Semin Nephrol 2006; 26:404–21.
238. Welbourne TC. Am J Physiol 1987;253: F1069–76.
239. Franch HA, Mitch WE. Annu Rev Nutr 2009;29:341–64.
240. Maalouf NM, Cameron MA, Moe OW et al. Clin J Am Soc Nephrol 2010;5:1277–81.
241. Patel AM, Goldfarb S. J Am Soc Nephrol 2010;21:1440–3.
242. Hsia CC. N Engl J Med 1998;338:239–47.
243. Dellinger R, Levy M, Carlet J et al. Intensive Care Med 2008;34:17–60.
244. Taylor EN, Stampfer MJ, Curhan GC. J Am Soc Nephrol 2003;15:3225–32.
245. Sebastian A, Harris ST, Ottaway JH et al. N Engl J Med 1994;330:1776–81.
246. Webster M. Sodium bicarbonate. In: Bahrke M, Yesalis C, eds. Performance-Enhancing Substances in Sport and Exercise. Champaign, IL: Human Kinetics, 2002.
247. Mitch WE, Price SR, May RC et al. Am J Kidney Dis 1994;23:224–8.
248. Dawson-Hughes B, Castaneda-Sceppa C, Harris S et al. Osteoporos Int 2010;21: 1171–9.
249. de Brito-Ashurst I, Varagunam M, Raftery MJ et al. J Am Soc Nephrol 2009;20:2075–84.
250. Kraut JA, Madias NE. Pediatr Nephrol 2011;26:19–28.

251. Morris CG, Low J. Anaesthesia 2008;63: 396–411.
252. Kraut JA, Madias NE. Nat Rev Nephrol 2010;6:274–85.
253. Wagner CA. Kidney Int 2008;73:1103–5.
254. Umpierrez GE, Khajavi M, Kitabchi AE. Am J Med Sci 1996;311:225–33.
255. Chawla LS, Shih S, Davison D et al. BMC Emerg Med 2008;8:18.
256. Rewers A. Adv. Pediatr 2010;57:247–67.
257. Kraut JA, Kurtz I. Clin J Am Soc Nephrol 2008;3:208–25.
258. Oh MS, Phelps KR, Traube M et al. N Engl J Med 1979;301:249–52.
259. Sabatini S, Kurtzman NA. J Am Soc Nephrol 2009;20:692–5.
260. Oh YK. Electrolyte Blood Press 2010;8:66–71.
261. Madias NE. J Nephrol 2010;23(Suppl 16): S85–91.
262. Oh MS, Carroll HJ. Nephron 2002;91:379–82.
263. Saaresranta T, Polo-Kantola P, Irjala K et al. Chest 1999;115:1581–7

◆7章◆

1. Clapham DE. Cell 2007;131:1047–58.
2. Carafoli E, Penniston JT. Sci Am 1985;253:70–8.
3. Fleet JC, Schoch RD. In Crit Rev Clin Lab Sci 2010; 47:181–195
4. Ensrud KE, Duong T, Cauley JA et al. Ann Intern Med 2000;132:345–53.
5. Chattopadhyay N, Brown EM. Cell Signal 2000;12:361–6.
6. Hanes D, Weaver CM, Wastney ME. FASEB J 1995;9:A283 (abstract1642).
7. Heaney RP, Saville PD, Recker RR. J Lab Clin Med 1975;85:881–90.
8. Heaney RP, Weaver CM, Fitzsimmons ML. J Bone Miner Res 1990;5:1135–8.
9. Heaney RP. Am J Clin Nutr 1991;54(Suppl):242S–57S.
10. Heaney RP, Weaver CM, Fitzsimmons ML et al. J Bone Miner Res 1990;5:1139–42.
11. Marcus CS, Lengermann FW. J Nutr 1962;77:155–60.
12. Peng JB, Cheng XZ, Berger UV et al. J Biol Chem 1999;274:22739–46.
13. Song Y, Kato S, Fleet JC. J Nutr 2003;133: 374–80.
14. Xue Y, Fleet JC. Gastroenterology 2009; 136:1317–27.
15. Nemere I, Leathers V, Norman AW. J Biol Chem 1986;261:16106–14.
16. Fulmer CA. J Nutr 1992;122:644–50.
17. Nemer I. J Nutr 1992;122:657–61.
18. Benn BS, Ajibade D, Porta A et al. Endocrinology 2008;149:3196–3205.
19. Wasserman RH, Fullmer CS. J Nutr 1995;125(Suppl):1971S–79S.
20. Wassermann RH, Chandler JS, Meyer SA et al. J Nutr 1992;122:662–71.
21. Chirayath MV, Gajdzik L, Hulla W et al. Am J Physiol 1998;274:G389–96.
22. Fujita H, Sugimoto K, Inatomi S et al. Mol Biol Cell 2008;19:1912–21.
23. Barger-Lux MJ, Heaney RP, Lanspa SJ et al. J Clin Endocrinol Metab 1995;80:406–11.
24. Heaney RP, Recker RR, Steagman MR et al. J Bone Miner Res 1989;4:469–75.
25. Pattanaungkul S, Riggs BL, Yergey AL et al. J Clin Endocrinol Metab 2000;85:4023–27.
26. Ebeling PR, Sandgren ME, Dimagno EP et al. J Clin Endocrinol Metab 1992;75:176–182.
27. Recker RR. N Engl J Med 1985;43:133–7.
28. Ames SK, Ellis KJ, Gunn SK et al. J Bone Miner Res 1999;14:740–6.
29. Bryant RJ, Wastney ME, Martin BR et al. J Endocrinol Metab 2003;88:1043–7.
30. Looker AC, Wahner HW, Dunn WL et al. Osteoporos Int 1998;8:468–89.
31. Charles P, Jenson FT, Mosekilde L et al. Clin Sci 1983;65:415–22.
32. Palacios C, Wigertz K, Martin B et al. Nutr Res 2003;23:401–11.
33. Martin BR, Davis S, Campbell WW et al. Med Sci Sports Exerc 2007;39:1986–6.
34. Humes HD, Ichikawa I, Troy JL et al. J Clin Invest 1978;61:32–40.
35. Coluccio LM. Eur J Cell Biol 1991;56:286–94.
36. Hoenderop JG, van der Kemp AW, Hartog A et al. J Biol Chem 1999;274:8375–78.
37. Christakos S, Gill R, Lee S et al. J Nutr 1992;122:678–82.
38. Eaton SB, Konner M. N Engl J Med 1985; 312:283–9.
39. 2005 Dietary Guidelines Advisory Committee Report. Available at: http://www.health.gov/dietaryguidelines. Accessed June 30, 2010.
40. Ballow C, Kuester S, Gillespie C. Arch Pediatr Adolesc Med 2000;154:1148–2.
41. 2010 Dietary Guidelines Advisory Committee Report. Available at: http://www.health.gov/dietaryguidelines. Accessed June 30, 2010.
42. Nickel KP, Martin BR, Smith DL et al. J Nutr 1996;126: 1406–11.
43. Heaney RP, Recker RR, Weaver CM. Calcif Tissue Int 1990;46:300–4.
44. Heaney RP, Weaver CM. Am J Clin Nutr 1989;50:830–2.
45. Heaney RP, Weaver CM, Recker RR. Am J Clin Nutr 1988;47:707–9.
46. Weaver CM, Heaney RP. Calcif Tissue Int 1991;56:436–42.
47. Heaney RP, Weaver CM, Fitzsimmons ML. Am J Clin Nutr 1991;53:745–7.
48. Weaver CM, Heaney RP, Martin BR et al. J Nutr 1991;121:1769–75.
49. McCance RA, Widdowson EM. J Physiol 1942;101:44–85.
50. James WPT, Branch WJ, Southgate DAT. Lancet 1978;1:638–9.
51. Heaney RP, Weaver CM. J Am Geriatr Soc 1995;43:1–3.
52. Weaver CM, Proulx WR, Heaney RP. Am J Clin Nutr 1999;70(Suppl):543S–8S.
53. Weaver CM, Heaney RP, Connor L et al. J Food Sci 2002;67:3144–7.
54. Recker RR, Bammi A, Barger-Lux MG et al. Am J Clin Nutr 1988;47:93–5.
55. Cashman KD. Br J Nutr 2002;87(Suppl): 169S–77S.
56. Zhao Y, Martin BR, Wastney ME et al. Exp Biol Med 2005;230:536–42.
57. Jackman LA, Millane SS, Martin BR et al. Am J Clin Nutr 1997;66:327–33.
58. Devine A, Criddle RA, Dick IM et al. Am J Clin Nutr 1995;62:740–5.
59. Matkovic V, Ilich JZ, Andon WB et al. Am J Clin Nutr 1995;62:417–25.
60. Itoh R, Suyama Y. Am J Clin Nutr 1996;63:735–40.
61. Shortt C, Madden A, Fllynn A et al. Eur J Clin Nutr 1988;42:595–603.
62. Wigertz, K, Palacios C, Jackman LA et al. Am J Clin Nutr 2005;l81:845–50.
63. Palacios C, Wigertz K, Martin BR et al. J Clin Endocrinol Metab 2004;89:1858–63.
64. Heaney RP. J Am Diet Assoc 1993;93:1259–60.
65. Fenton TR, Lyon AW, Eliasziw M et al. J Bone Miner Res 2009;24:1835–40.
66. Kerstetter JE, O'Brien KO, Caseria DM et al. J Clin Endocrinol Metab 2005;90:26–31.
67. Spence LA, Lipscomb ER, Cadogan J et al. Am J Clin Nutr 2005;81:916–22.
68. Dawson-Hughes B. J Nutr 2003;133:852S–4S.
69. Hunt JR, Johnson LK, Roughead ZKF. Am J Clin Nutr 2009;89:1354–65.
70. Dawson-Hughes B, Harris SS. Am J Clin Nutr 2002;75:773–9.
71. Fenton TR, Lyon AW, Eliasziw M et al. Nutr J 2009;8:41–56.
72. Whiting SJ, Vatanparast H, Baxter-Jones A et al. J Nutr 2004;134(Suppl):696S–700S.
73. Hasling C, Sondergraad K, Charles P et al. J Nutr 1992;122:1119–26.
74. Barger-Lux MJ, Heaney RP, Stegman MR. Am J Clin Nutr 1990;52:722–5.
75. Harris SS, Dawson-Hughes B. Am J Clin Nutr 1994;60: 573–8.
76. Barger-Lux MJ, Heaney RP. Osteoporos Int 1995;5:97–102.
77. Evans GH, Weaver CM, Harrington DD et al. J Hypertens 1990;8:327–37.
78. Andon MB, Ilich JZ, Tzagournio MA et al. Am J Clin Nutr 1996;63:950–3.
79. Wood RJ, Zheng JJ. Am J Clin Nutr 1997; 65:1803–9.
80. Gleerup A, Rossander-Hulten L, Gramatkovski E et al. Am J Clin Nutr 1995;61:97–104.
81. Halberg L, Rossander-Hulten L, Brune M et al. Eur J Clin Nutr 1992;46:317–27.
82. Whiting SJ. Nutr Rev 1995;53:77–80.
83. Ilich-Ernst JZ, McKenna AA, Badenhop NE et al. Am J Clin Nutr 1998;68:880–7.
84. Medeiros DM, Plattner A, Jennings D et al. J Nutr 2002;132:3135–44.
85. Berridge MJ. Nature 1993;361:315–25.
86. Brown EM. Annu Rev Nutr 2000;20:501–33.
87. Bronner F, Stein WD. J Nutr 1995;125 (Suppl):1987S–95S.
88. Combs GF, Hassan N, Dellagana N et al. Biol Trace Elem Res 2008;121:193–204.
89. Barger-Lux MJ, Heaney RP. J Nutr 1994;124(Suppl):1406S–11S.
90. Weaver CM. Endocrine 2002;17:43–48.
90. Reid IR, Mason B, Horne A et al. Am J Med 2002;112:343–47.
91. Van Vierlo LA, Arends LR, Streppel MT et al. J Hum Hypertens 2006;20:571–80.
92. Chia V, Newcomb RA. Nutr Rev 2004;62: 115–20.
93. Moorman PG, Terry PD. Am J Clin Nutr 2004;80:5–14.
94. Shaukat A, Scouras N, Schunemann HJ. Am J Gastroenterol 2005;100:390–4.
95. Borghi L, Schianchi T, Meschi T et al. N Engl J Med 2002;346:77–84.
96. Heaney RP, Weaver CM. Am J Clin Nutr 1989;50:830–2.
97. Pereira MA, Jacobs DR, Van Horn L et al. JAMA 2002;287:2081–9.
98. Chobanian AV, Bakris GL, Black HR et al. JAMA 2003:289:2560–72.
99. Heaney RP. J Am Coll Nutr 2000;19(Suppl): 83S–99S.
100. Heaney RP. J Am Coll Nutr 2009;28(Suppl): 82S–90S.
101. Tang BM, Eslick GD, Nowson C et al. Lancet 2007;370:657–66.
102. Lynch MF, Griffin IJ, Hawthorne KM et al. Am J Clin Nutr 2007;85:750–4.
103. Bailey DA, McKay HA, Mirald RL et al. J Bone Miner Res 1999;14:1672–9.
104. Hill K, Braun MM, Kern M et al. J Clin Endocrind Metab 2008; 93:4743–8.
105. Wastney ME. J Clin Endocrinol Metab 2000;85:4470–5.
106. Atkinson S, McCabe GP, Weaver CM et al. J Nutr 2008;138:1182–6.
107. Vatanparast H, Bailey DA, Baxter-Jones ADG et al. Br J Nutr 2010;103:575–80.

108. Peterson CA. J Bone Miner Res 1995;10: 81–95.
109. Weaver CM, Janle E, Martin B et al. J Bone Miner Res 2009:4:1411–9.
110. Bonjour J-P. Lancet 2001;358:1208–13.
111. Teegarden D, Proulx WR, Martin BR et al. J Bone Miner Res 1995;10:711–5.
112. Lin Y-C, Lyle RM, Weaver CM et al. Bone 2003;35:546–53.
113. Heaney RP, Barger-Lux MJ, Davis KM et al. Osteoporos Int 1997;7:426–30.
114. Heaney RP, Abrams S, Dawson-Hughes B et al. Osteoporos Int 2000;11:985–1009.
115. Matkovic V, Fortana D, Tominac C et al. Am J Clin Nutr 1990;52:878–88.
116. Cheng S, Lyytikainen A, Kroger H et al. Am J Clin Nutr 2005;82:1115–26.
117. Specker B, Binkley T, Wermers J. J Bone Miner Res 2002;17(Suppl):S398.
118. Stear SJ, Prentice A, Jones SC et al. Am J Clin Nutr 2003;77:985–92.
119. Bass SL, Naughton G, Saxon L et al. J Bone Miner Res 2007;22:458–64.
120. Heaney RP, Skillman TG. J Clin Endocrinol Metab 1971;331:661–70.
121. Zapatas CLV, Donangelo CM, Woodhouse LR et al. Am J Clin Nutr 2004;80:417–22.
122. Ritchie LD, Fung EB, Holloran BP et al. Am J Clin Nutr 1998;67:693–701.
123. Naylor KE, Igbal P, Fledeluis C et al. J Bone Miner Res 2000;15:129–37.
124. Wargovich MJ. J Am Coll Nutr 1988;7:295–300.
125. O'Brien KO, Donangelo CM, Zapato CLV et al. Am J Clin Nutr 2006;83:317–23.
126. Jarjou LMA, Prentice A, Sawo Y et al. Am J Clin Nutr 2006;83;657–66.
127. Prentice A, Laskey A, Jarjou LMA. Lactation and bone development: Implications for the calcium requirements of infants and lactating mothers. In: Bonjour J-P, Tsang RC, eds. Nutrition and Bone Development, vol 41. Philadelphia: Lippincott-Raven, 1999:127–145.
128. Chang S-C, O'Brien KO, Nathanson MS et al. Am J Clin Nutr 2003;77:1248–54.
129. Kalkwarf HJ, Specker BC, Henbi JE et al. Am J Clin Nutr 1996;63:526–31.
130. Kalkwarf HJ, Specker BL. Endocrine 2002;17:49–53.
131. Nicklas TA, O'Neil CE, Fulgoni VL. J Am Coll Nutr 2009;28(Suppl):73S–81S.
132. Bailey RL, Dodd, KW, Goldman JA, et al. J Nutr 2010;140: 817–22.
133. Boushey CJ. Clinical Approaches for Studying Calcium Metabolism and Its Relationship to Disease. In: Weaver CM, Heaney RP, eds. Calcium in Human Health. Totowa, NJ: Humana Press, 2006:65–81.
134. Novotny R, Peck L, Auld G et al. J Am Coll Nutr 2003;224: 64–70.
135. Fulgoni VL 3rd, Huth PJ, DiRienzo DB et al. J Am Coll Nutr 2004;23:651–9.
136. Weaver CM, Martin BR, Peacock M. Calcium Metabolism in Adolescent Girls. In: Burckhardt P, Heaney RP, eds. Nutritional Aspects of Osteoporosis, vol 7. New York: Raven Press, 1995:123–8.
137. Barger-Lux MJ, Heaney RP. Determinants of Calcium Absorption. In: Burckhardt P, Heaney RP, eds. Nutritional Aspects of Osteoporosis, vol 7. New York: Raven Press 1995:243–51.
138. Jackson RT, Latham MC. Am J Clin Nutr 1979;32:779–82.
139. Patel AM, Goldfarb S. J Am Soc Nephrol 2010;21:1440–3.
140. Jackson RD, La Croix AZ, Gass M et al. N Engl J Med 2006;354:669–83.
141. Heaney RP. J Am Coll Nutr 2008;27:519–27.
142. World Cancer Research Fund. Food, Nutrition, Physical Activity and the Prevention of Cancer: a Global Perspective. Am Inst Cancer Res Washington DC AICR 2007.
143. Daly RM, Ebeling PR. Nutrients 2010;2: 505–22.
144. Reid IR, Bolland MJ, Grey A. Int Med J 2010;40(Suppl): S47.
145. Kaluza J, Orsini N, Levitan EB et al. Am J Epidemiol 2010;171:801–7.
146. Rasmussen H, Palmieri GMA. Altered cell calcium metabolism and human diseases. In: Rubin RP, Weiss GB, Putnsy JW Jr, eds. Calcium in Biological Systems. New York: Plenum Publishing, 1985:551–60.

◆ 8章 ◆

1. Hevesy G. Biochem J 1923;17:439–45.
2. Chiewitz O, Hevesy G. Nature 1935;136: 754–5.
3. McCance RA, Widdowson EM. J Physiol 1942;101:350–4.
4. Harrison HE, Harrison HC. J Clin Invest 1941;20:47–55.
5. Nabeshima Y, Imura H. Am J Nephrol 2008;28:455–64.
6. Razzaque MS. Nat Rev Endocrinol 2009;5:611–9.
7. Prie D, Friedlander G. N Engl J Med 2010;362:2399–409.
8. Widdowson EM, Spray CM. Arch Dis Child 1951;26:205–14.
9. McCance RA, Widdowson EM. Br Med Bull 1951;7:297–306.
10. Aloia JF, Vaswani A, Yeh JK et al. Miner Electrolyte Metab 1984;10:73–6.
11. Food and Nutrition Board, Institute of Medicine. Dietary Reference Intakes for Calcium, Phosphorus, Magnesium, Vitamin D, and Fluoride. Washington, DC: National Academy Press, 1998.
12. Greenberg BG, Winters RW, Graham JB. J Clin Endocrinol Metab 1960;20:364–79.
13. de Boer IH, Rue TC, Kestenbaum B. Am J Kidney Dis 2009;53:399–407.
14. Dhingra R, Sullivan LM, Fox CS et al. Arch Intern Med 2007;167:879–85.
15. Tonelli M, Sacks F, Pfeffer M et al. Circulation 2005;112:2627–33.
16. Boukhris R, Becker KL. JAMA 1972;219:1307–11.
17. Berndt TJ, Schiavi S, Kumar R. Am J Physiol 2005;289:F1170–82.
18. Econs MJ, Drezner MK. N Engl J Med 1994;330:1679–81.
19. Calvo MS, Park YK. J Nutr 1996;126 (Suppl):1168S–80S.
20. Uribarri J. Semin Dial 2007;20:295–301.
21. Karalis M. J Ren Nutr 2007;17:423–4.
22. Bell RR, Draper HH, Tzeng DY et al. J Nutr 1977;107:42–50.
23. Kemi VE, Rita HJ, Karkkainen MU et al. Public Health Nutr 2009;12:1885–92.
24. Kaplan RA, Haussler MR, Deftos LJ et al. J Clin Invest 1977;59:756–60.
25. Ramirez JA, Emmett M, White MG et al. Kidney Int 1986;30:753–9.
26. Berndt T, Thomas LF, Craig TA et al. Proc Natl Acad Sci U S A 2007;104:11085–90.
27. Lee DBN, Brautbar N, Kleeman CR. Disorders of phosphorus metabolism. In: Bronner F, Coburn JW, eds. Disorders of Mineral Metabolism, vol 3: Pathophysiology of Calcium, Phosphorus, and Magnesium. New York: Academic Press,–1981.
28. Dominguez JH, Gray RW, Lemann J Jr. J Clin Endocrinol Metab 1976;43:1056–68.
29. Forster IC, Hernando N, Biber J et al. Kidney Int 2006;70:1548–59.
30. Portale AA, Halloran BP, Murphy MM et al. J Clin Invest 1986;77:7–12.
31. Kuro-o M, Matsumura Y, Aizawa H et al. Nature 1997;390: 45–51.
32. Uribarri J. Semin Dial 2007;20:295–301.
33. Gutierrez OM, Wolf M. Semin Dial 2010;23:401–6.
34. Adkins SM. Dimens Crit Care Nurs 2009;28:53–8.
35. Vachharajani AJ, Mathur AM, Rao R. Neoreviews 2009;10:e402–10.
36. Abrams SA. Am J Clin Nutr 2007;85 (Suppl):604S–7S.
37. Insogna KL, Bordley DR, Caro JF et al. JAMA 1980;244:2544–6.
38. Amatschek S, Haller M, Oberbauer R. Eur J Clin Invest 2010;40:552–60.
39. Bergwitz C, Juppner H. Annu Rev Med 2010;61:91–104.

◆ 9章 ◆

1. Kruse HD, Orent ER, McCollum EV. J Biol Chem 1932;96:519–36.
2. Hirschfelder AD, Haury VG. JAMA 1934;102:1138–41.
3. Flink EB. J Am Coll Nutr 1985;4:17–31.
4. Food and Nutrition Board, Institute of Medicine. Dietary Reference Intakes for Calcium, Phosphorus, Magnesium, Vitamin D, and Fluoride. Washington, DC: National Academy Press, 1997.
5. Maguire ME, Cowan JA. Biometals 2002;15:203–10.
6. Wolf FI, Cittadini A. Mol Aspects Med 2003;24:3–9.
7. Cowan JA. Biometals 2002;15:225–35.
8. Cowan JA. Introduction to the biological chemistry of magnesium. In: Cowan JA, ed. The Biological Chemistry of Magnesium. New York: VCH Publishers, 1995:1–24.
9. Black CB, Cowan JA. Magnesium dependent enzymes in nucleic acid biochemistry; and Magnesium dependent enzymes in general metabolism. In: Cowan JA, ed. The Biological Chemistry of Magnesium. New York: VCH Publishers, 1995:137–58.
10. Knighton DR, Zheng J, Ten Eyck LF et al. Science 1991;253:407–14.
11. Litosch I. J Biol Chem 1991;266:4764–71.
12. Volpe P, Alderson-Lang BH, Nickols GA. Am J Physiol 1990;258:C1077–85.
13. Smith D. Magnesium as the catalytic center of RNA enzymes. In: Cowan JA, ed. The Biological Chemistry of Magnesium. New York: VCH Publishers, 1995:111–36.
14. Ackerman MJ, Clapham DE. N Engl J Med 1997;336:1575–86.
15. Romani A. Arch Biochem Biophys 2007;458;90–102.
16. Dorup I. Acta Physiol Scand 1994;150:7–46.
17. White RE, Hartzell HC. Biochem Pharmacol 1989;38:859–67.
18. Wallach S. Magnes Trace Elem 1990;9:1–14.
19. Endres DB, Rude RK. Disorders of bone. In: Burtis CA, Ashwood ET, Burns DE, eds. Tietz Textbook of Clinical Chemistry. 6th ed. Philadelphia: WB Saunders, 2008:711–34.
20. Romani A, Marfella C, Scarpa A. Miner Electrolyte Metab 1993;19:282–9.
21. Grubbs RD. Biometals 2002;15:251–9.
22. Quamme GA, Dai L, Rabkin SW. Am J Physiol 1993;265:H281–8.
23. Gunther T, Hollriegl V. Biochim Biophys Acta 1993;1149:49–54.
24. Touyz RM. Am J Physiol 2008;294:H1103–118.
25. Goytain A, Hines RM, Quamme GA. Am J Physiol 2008;295:C944–52.
26. Zhou H, Clapham DE. Proc Natl Acad Sci

U S A 2009;106:15750–5.
27. Hou J, Renigunta A, Gomes AS et al. Proc Natl Acad Sci U S A 2009;106:15350–5.
28. Schlingmann KP, Waldegger S, Kondrad M et al. Biochim Biophys Acta 2007;1772: 813–21.
29. Gunzel D, Yu AS. Eur J Physiol 2009;458: 77–88.
30. Romani A, Scarpa A. FEBS Lett 1990;269: 37–40.
31. Gunther T, Vormann J. Magnes Trace Elem 1990;9:279–82.
32. Romani A, Marfella C, Scarpa A. FEBS Lett 1992;296:135–40.
33. Grubbs RD. Am J Physiol 1991;260:C1158–64.
34. Kumar D, Leonard E, Rude RK. Arch Intern Med 1978;138:660.
35. Pennington JA, Young B. J Am Diet Assoc 1991;91:179–83.
36. Alexander RT, Hoenderop JG, Bindels RJ. J Am Soc Nephrol 2008;19:1451–8.
37. Kerstan D, Quamme GA. Physiology and pathophysiology of intestinal absorption of magnesium. In: Massry SG, Morii H, Nishizawa Y, eds. Calcium in Internal Medicine. Surrey, UK: Springer-Verlag, 2002:171-83.
38. Quamme GA. Curr Opin Gastroenterol 2008;24:230–5.
39. Graham LA, Ceasar JJ, Burgen AS. Metab Clin Exp 1960;9:646–59.
40. Fine KD, Santa Ana CA, Porter JL et al. J Clin Invest 1991;88:396–402.
41. Spencer H, Lesniak M, Gatza LA et al. Gastroenterology 1980;79:26–34.
42. Lakshmann FL, Rao RB, Kim WW. Am J Clin Nutr 1984;40(Suppl 6):1380–9.
43. Andon MB, Illich JZ, Tzagournis MA et al. Am J Clin Nutr 1996;63:950–3.
44. Spencer H, Osis D. Magnesium 1988;7: 271–80.
45. Fine KD, Santa Ana CA, Fordtran JS. N Engl J Med 1991;324:1012–7.
46. Vormann J. Mol Aspects Med 2003;24:27–37.
47. Spencer H, Norris C, Williams D. J Am Coll Nutr 1994;13:479–84.
48. Turnlund JR, Betschart AA, Liebman M et al. Am J Clin Nutr 1992;56:905–10.
49. Franz KB. In: Itokawa Y, Durlach J, eds. Magnesium in Health and Disease. London: John Libbey, 1989:71–8.
50. Wisker E, Nagel R, Tanudjaja TK et al. Am J Clin Nutr 1991;54:553–9.
51. Slavin JL, Marlett JA. Am J Clin Nutr 1980;33:1932–9.
52. Lindberg JS, Zobitz MM, Poindexter JR et al. J Am Coll Nutr 1990;9:48–55.
53. Kuhn I, Jost V, Wieckhorst G et al. Meth Find Exp Clin Pharmacol 1992;14:269–72.
54. Rude RK, Shils ME. Magnesium. In: Shils ME, Shike M, Ross CA et al, eds. Modern Nutrition in Health and Disease. 10th ed. Philadelphia: Lippincott Williams & Wilkins, 2006:223–47.
55. Satoh J, Romero MF. Biometals 2002;15:285–95.
56. de Rouffignac C, Mandon B, Wittner M et al. Miner Electrolyte Metab 1993;19:226–31.
57. Wallach S. Magnesium 1988;7:262–70.
58. Rude RK, Gruber HE, Wei LY et al. Cacif Tissue Int 2003;72:32–41.
59. Drenick EG, Hung JF, Swendseid ME. J Clin Endocrinol l969;29:1341–8.
60. Dunn MJ, Walser M. Metabolism 1966;15:884–95.
61. Wenk C, Kuhnt M, Kunz P et al. Z Ernahrungswiss 1993;32:301–7.
62. Shils ME, Rude RK. J Nutr 1996;126: 2398S–403S.
63. American Society for Experimental Biology, Life Sciences Research Office, Interagency Board for Nutrition Monitoring and Related Research. Third Report on Nutrition Monitoring in the United States. Washington, DC: US Government Printing Office, 1995.
64. Elin RJ. Magnes Trace Elem 1991–92; 10:60–6.
65. Huijgen HJ, Van Ingen HE, Kok WT et al. Clin Biochem 1996;29:261–6.
66. Csako G, Rehak N, Elin RJ. Clin Chem 1996:42(Suppl):S279.
67. Escuela MP, Guerra, M, Anon, JM et al. Intensive Care Med 2005;31:151–6.
68. Haigney MC, Silver B, Tanglao E et al. Circulation 1995;92:2190–7.
69. Arnaud MJ. Br J Nutr 2008;99(Suppl 3):S24–36.
70. Cecco SA, Hristova ME, Rehak NN. Clin Chem 1997;108:564–9.
71. Rude RK, Stephen A, Nadler J. Magnes Trace Elem 1991–92;10:117–2.
72. Elin RJ, Hosseini JM, Gill JR Jr. J Am Coll Nutr 1994;13:463–6.
73. Fleming CR, George L, Stoner GL et al. Mayo Clin Proc 1996;71:21–4.
74. Rude RK. Magnesium disorders. In: Kokko JP, Tannen RL, eds. Fluids and Electrolytes. 3rd ed. Philadelphia: WB Saunders, 1996:421–45.
75. Ryzen E, Elbaum N, Singer FR, Rude RK. Magnesium 1985;4:137–47.
76. Whang R, Oei T, Aikawa JK et al. Arch Intern Med 1984;144:1794–6.
77. Whang R, Hampton EM, Whang DD. Ann Pharmacother 1994;28:220–6.
78. Ryzen E, Wagers PW, Singer FR et al. Crit Care Med 1985;13:19–21.
79. Rude RK. Magnesium homeostasis. In: Bilezikian JB, Raisz L, Rodan G, eds. Principles of Bone Biology. 3rd ed. San Diego: Academic Press, 2008:487–513.
80. Ryzen E, Rude RK. West J Med 1990;152: 145–8.
81. Cundy T, Dissanayake A. Clin Endocrinol (Oxf) 2008;69:338–41.
82. Quamme GA, de Rouffignac C. Frontiers Biosci 2000;5:694–711.
83. Quamme GA. Kidney Int 1997;52:1180–95.
84. Romani AP. Magnes Res 2008;21:197–204.
85. Dyckner T, Wester PO. Acta Med Scand 1985;218:443–8.
86. Tejpar S, Piessevaux H, Claes K et al. Lancet Oncol 2007;8:387–94.
87. Lajer H, Kristensen M, Hansen HH et al. Cancer Chemother Pharmacol 2005;5:231–6.
88. Goldman RD, Koren G. J Pediatr Hematol Oncol 2004;26:421–6.
89. Wilkinson R, Lucas GL, Heath DA et al. Br Med J (Clin Res Ed) 1986;292:818–9.
90. Navaneethan SD, Sankarasubbaiyan S, Gross MD et al. Transplant Proc 2006;38: 1320–2.
91. Naderi AS, Reilly RF Jr. Nat Clin Pract Nephrol 2008;4:80–9.
92. McNair P, Christensen MS, Christiansen C et al. Eur J Clin Invest 1982;12:81–5.
93. Song Y, Buring JE, Manson JE et al. Diabetes Care 2004;27:59–65.
94. Lopez-Ridaura R, Stampfer MJ, Wiollett WC et al. Diabetes Care 2004;27:134–40.
95. Barbagallo M, Dominguez LJ, Resnick LM. Am J Ther 2007;14:375–85.
96. Gunther T. Magnes Res 2010;23:5–18.
97. Song Y, Hsu YH, Niu T et al. BMC Med Genet 2009;10:4.
98. Farese S. Ther Umsch 2007;64:277–80.
99. Ziegler TR. N Engl J Med 2009;361:1088–97.
100. Nielsen FH, Lukaski HC. Magnes Res 2006;19:180–9.
101. Berger MM, Rothen C, Cavadini C, Chiolero RL. Am J Clin Nutr 1997;65:1473–81.
102. National Research Council. Nutrient Requirements of Laboratory Animals. Washington, DC: National Academy Press, 1995. Available at: http://www.nap.edu/openbook.php–record_id=4758. Accessed June 15, 2011.
103. Shils ME. Magnesium. In: O'Dell BL, Sunde RA, eds. Handbook of Nutritionally Essential Mineral Elements. New York: Marcel Dekker, 1997:117–52.
104. Rude RK. Magnesium deficiency in parathyroid function. In: Bilezikian JP, ed. The Parathyroids. 2nd ed. New York: Raven Press, 2001:763–77.
105. Rude RK, Singer FR, Gruber HE. J Am Coll Nutr 2009;28:131–41.
106. Whang R, Hampton EM, Whang DD. Ann Pharmacother 1994;28:220–6.
107. Huang CL, Kuo E. J Am Soc Nephrol 2007;18:2649–52.
108. Zehender M, Meinertz T, Faber T et al. J Am Coll Cardiol 1997;29:1028–34.
109. Morgan JL, Gallagher J, Peake SL et al. Crit Care Med 1995;23:1816–24.
110. Delva P. Mol Aspects Med 2003;24:53–62.
111. Antman E, Cooper H, Domanski M et al. Lancet 2002;360:1189–96.
112. Yellon DM, Hausenloy DJ. N Engl J Med 2007;357:1121–35.
113. Sontia B, Touyz RM. Arch Biochem Biophys 2007;458:33–9.
114. Appel LJ, Moore TJ, Obarzanek E et al. N Engl J Med 1997;336:1117–24.
115. Maier J. Mol Aspects Med 2003;24:137–46.
116. Delva P. Mol Aspects Med 2003;24:63–78.
117. Hwang D, Yen C, Nadler J. Am J Hypertens 1992;5:700–6.
118. Nadler J, Malayan S, Luong H et al. Diabetes Care 1992;15:835–41.
119. Belfort MA, Anthony J, Saade GR et al. N Engl J Med 2003;348:302–11.
120. Rude RK, Gruber HE, Norton HJ et al. J Nutr 2004;134:79–85.
121. Abed E, Moreau. Am J Physiol 2009;297:C360–8.
122. Rude RK, Gruber HE, Norton HJ et al. Bone 2005;37:211–9.
123. Rude RK, Gruber HE, Norton HJ et al. Osteoporosis Int 2006;17:1022–32.
124. Rude RK, Wei L, Norton HJ et al. Growth Factors 2009;26:370–6.
125. Sun-Edelstein C, Mauskop A. Expert Rev Neurother 2009;9:369–79.
126. Mohammed S, Goodacre S. Emerg Med J 2007;24:823–30.
127. Dai Q, Shrubsole MJ, Ness RM et al. Am J Clin Nutr 2007;86:743–51.
128. Ryzen E. Magnesium 1989;8:201–12.
129. Ramee SR, White CJ, Savarinth JT et al. Am Heart J 1985;109:164–6.
130. Tzivoni D, Keren A. Am J Cardiol 1990;65:1397–9.
131. Stromme JH, Steen-Johnson J, Harnaes K et al. Pediatr Res 1981;15:1134–9.
132. Allen DB, Greer FR. Calcium and magnesium deficiency beyond infancy. In: Tsang RC, ed. Calcium and Magnesium Metabolism in Early Life. Boca Raton, FL: CRC Press, 1995.
133. Wong ET, Rude RK, Singer FR et al. Am Soc Clin Pathol 1983;79:348–52.
134. Roberts JM, Redman CWG. Lancet 1993;341:1447–51.
135. Cunningham FG, Lindheimer MD. N Engl J Med 1992;326:927–32.
136. Cholst IN, Steinberg SF, Tropper PJ et al.

N Engl J Med 1984;310:1221–5.
137. McGuinness GA, Weinstein MM, Cruikshank DP et al. Obstet Gynecol 1980;56:595–600.
138. Smilkstein MJ, Steedle D, Kulig KW et al. Clin Toxicol 1988;26:51–65.
139. Nelson KB. JAMA 1996;276:1843–33.
140. Kattan M. J Pediatr 1996;129:783–5.
141. Mordes JP, Wacker EC. Pharmacol Rev 1978;29:274–300.
142. Rude RK, Mamoogian C, Ehrich P et al. Magnesium 1989;8:266–73.
143. Altura BM, Altura BT. Magnes Bull 1986;8:338–50.
144. Eisunbud E, LoBoe CL. Arch Intern Med 1976;136:688–91.
145. Donovan EF, Tsang RC, Steichen JJ et al. J Pediatr 1980;96:305–10.
146. Clark BA, Brown RS. Am J Nephrol 1992;12:336–43.

◆ 10章 ◆

1. Guggenheim KY. J Nutr 1995;125:1822–5.
2. Andrews NC. Blood 2008;112:219–30.
3. Theil EC. Annu Rev Nutr 2004;24:327–43.
4. Miret S, Simpson RJ, McKie AT. Annu Rev Nutr 2003;23:283–301.
5. Hunt JR, Gallagher SK, Johnson LK. Am J Clin Nutr 1994;59:1381–5.
6. Siegenberg D, Baynes RD, Bothwell TH et al. Am J Clin Nutr 1991;53:537–41.
7. Hallberg L, Brune M, Erlandsson M et al. Am J Clin Nutr 1991;53:112–9.
8. Goyer RA. Environ Health Perspect 1993;100:177–87.
9. Kwong WT, Friello P, Semba RD. Sci Total Environ 2004;330:21–37.
10. Pietrangelo A. Gastroenterology 2010;139:393–408.
11. Hunt JR, Roughead ZK. Am J Clin Nutr 2000;71:94–102.
12. Roughead ZK, Hunt JR. Am J Clin Nutr 2000;72:982–9.
13. Shayeghi M, Latunde-Dada GO, Oakhill JS et al. Cell 2005;122:789–801.
14. Qiu A, Jansen M, Sakaris A et al. Cell 2006;127:917–28.
15. Rajagopal A, Rao AU, Amigo J et al. Nature 2008;453:1127–31.
16. Raffin SB, Woo CH, Roost KT et al. J Clin Invest 1974;54:1344–52.
17. Quigley JG, Yang Z, Worthington MT et al. Cell 2004;118:757–66.
18. Krishnamurthy P, Ross DD, Nakanishi T et al. J Biol Chem 2004;279:24218–25.
19. McKie AT, Barrow D, Latunde-Dada GO et al. Science 2001;291:1755–9.
20. Gunshin H, Starr CN, Direnzo C et al. Blood 2005;106:2879–83.
21. Latunde-Dada GO, Van der Westhuizen J, Vulpe CD et al. Blood Cells Mol Dis 2002;29:356–60.
22. Muckenthaler M, Roy CN, Custodio AO et al. Nat Genet 2003;34:102–7.
23. Nelson JE, Mugford VR, Kilcourse E et al. Am J Physiol 2010;298:G57–62.
24. Constantine CC, Anderson GJ, Vulpe CD et al. Br J Haematol 2009;147:140–9.
25. Fleming MD, Trenor CC 3rd, Su MA et al. Nat Genet 1997;16:383–6.
26. Gunshin H, Mackenzie B, Berger UV et al. Nature 1997;388:482–8.
27. Gunshin H, Fujiwara Y, Custodio AO et al. J Clin Invest 2005;115:1258–66.
28. Hubert N, Hentze MW. Proc Natl Acad Sci U S A 2002;99:12345–50.
29. Lee PL, Gelbart T, West C et al. Blood Cells Mol Dis 1998;24:199–215.
30. Lam-Yuk-Tseung S, Gros P. Biochemistry 2006;45:2294–301.
31. Ma Y, Specian RD, Yeh KY et al. Am J Physiol 2002;283:G965–74.
32. Mims MP, Guan Y, Pospisilova D et al. Blood 2005;105:1337–42.
33. Shi H, Bencze KZ, Stemmler TL et al. Science 2008;320:1207–10.
34. Edwards JA, Hoke JE, Mattioli M et al. J Lab Clin Med 1977;90:68–76.
35. Vulpe CD, Kuo YM, Murphy TL et al. Nat Genet 1999;21:195–9.
36. Vanoaica L, Darshan D, Richman L et al. Cell Metab 2010;12:273–82.
37. Alvarez-Hernandez X, Smith M, Glass J. Blood 2000;95:721–3.
38. Moriya M, Linder MC. Am J Physiol 2006;290:G301–9.
39. Donovan A, Lima CA, Pinkus JL et al. Cell Metab 2005;1:191–200.
40. Cherukuri S, Potla R, Sarkar J et al. Cell Metab 2005;2:309–19.
41. Clark P, Britton LJ, Powell LW. Clin Biochem Rev 2010;31:3–8.
42. Testa U, Pelosi E, Peschle C. Crit Rev Oncog 1993;4:241–76.
43. Enns CA, Rutledge EA, Williams AM. Biomembranes 1996;4:255–87.
44. Kawabata H, Yang R, Hirama T et al. J Biol Chem 1999;274:20826–32.
45. Robb A, Wessling-Resnick M. Blood 2004;104:4294–9.
46. Johnson MB, Enns CA. Blood 2004;104:4287–93.
47. Richardson DR, Ponka P. Biochim Biophys Acta 1997;1331:1–40.
48. Ohgami RS, Campagna DR, Greer EL et al. Nat Genet 2005;37:1264–9.
49. Fleming MD, Romano MA, Su MA et al. Proc Natl Acad Sci U S A 1998;95:1148–53.
50. Zhang AS, Sheftel AD, Ponka P. Blood 2005;105:368–75.
51. Zhao N, Gao J, Enns CA et al. J Biol Chem 2010;285:32141–50.
52. Dong XP, Cheng X, Mills E et al. Nature 2008;455:992–6.
53. Darshan D, Vanoaica L, Richman L et al. Hepatology 2009;50:852–60.
54. Lim JE, Jin O, Bennett C et al. Nat Genet 2005;37:1270–3.
55. Cmejla R, Ptackova P, Petrak J et al. Biochem Biophys Res Commun 2010;395:163–7.
56. Wallander ML, Leibold EA, Eisenstein RS. Biochim Biophys Acta 2006;1763:668–89.
57. Theil EC, Goss DJ. Chem Rev 2009;109:4568–79.
58. Wasserman WW, Fahl WE. Proc Natl Acad Sci U S A 1997;94:5361–6.
59. Torti FM, Torti SV. Blood 2002;99:3505–16.
60. Hintze KJ, Katoh Y, Igarashi K et al. J Biol Chem 2007;282:34365–71.
61. Vashisht AA, Zumbrennen KB, Huang X et al. Science 2009;326:718–21.
62. Salahudeen AA, Thompson JW, Ruiz JC et al. Science 2009;326:722–6.
63. Ye H, Rouault TA. Biochemistry 2010;49:4945–56.
64. Sheftel A, Stehling O, Lill R. Trends Endocrinol Metab 2010;21:302–14.
65. Hentze MW, Muckenthaler MU, Galy B et al. Cell 2010;142:24–38.
66. Galy B, Ferring-Appel D, Sauer SW et al. Cell Metab 2010;12:194–201.
67. Shaw GC, Cope JJ, Li L et al. Nature 2006;440:96–100.
68. Paradkar PN, Zumbrennen KB, Paw BH et al. Mol Cell Biol 2009;29:1007–16.
69. Chen W, Paradkar PN, Li L et al. Proc Natl Acad Sci U S A 2009;106:16263–8.
70. Richardson DR, Lane DJ, Becker EM et al. Proc Natl Acad Sci U S A 2010;107:10775–82.
71. Sheftel AD, Lill R. Ann Med 2009;41:82–99.
72. Devireddy LR, Hart DO, Goetz DH et al. Cell 2010;141:1006–17.
73. Levi S, Corsi B, Bosisio M et al. J Biol Chem 2001;276:24437–40.
74. Surguladze N, Patton S, Cozzi A et al. Biochem J 2005;388:731–40.
75. Li JY, Paragas N, Ned RM et al. Dev Cell 2009;16:35–46.
76. Coffman LG, Parsonage D, D'Agostino R Jr et al. Proc Natl Acad Sci U S A 2009;106:570–5.
77. Worwood M, Cragg SJ, Wagstaff M et al. Clin Sci (Lond) 1979;56:83–7.
78. Cohen LA, Gutierrez L, Weiss A et al. Blood 2010;116:1574–84.
79. De Domenico I, Vaughn MB, Paradkar PN et al. Cell Metab 2011;13:57–67.
80. Chen TT, Li L, Chung DH et al. J Exp Med 2005;202:955–65.
81. Li L, Fang CJ, Ryan JC et al. Proc Natl Acad Sci U S A 2010;107:3505–10.
82. De Domenico I, Ward DM, Kaplan J. Blood 2009;114:4546–51.
83. Asano T, Komatsu M, Yamaguchi-Iwai Y et al. Mol Cell Biol 2011.
84. Wang W, Knovich MA, Coffman LG et al. Biochim Biophys Acta 2010;1800:760–9.
85. Nicolas G, Bennoun M, Porteu A et al. Proc Natl Acad Sci U S A 2002;99:4596–601.
86. Nicolas G, Viatte L, Bennoun M et al. Blood Cells Mol Dis 2002;29:327–35.
87. Nemeth E, Tuttle MS, Powelson J et al. Science 2004;306:2090–3.
88. Verga Falzacappa MV, Vujic Spasic M, Kessler R et al. Blood 2007;109:353–8.
89. Wrighting DM, Andrews NC. Blood 2006;108:3204–9.
90. Lee P, Peng H, Gelbart T et al. Proc Natl Acad Sci U S A 2005;102:1906–10.
91. Nemeth E, Rivera S, Gabayan V et al. J Clin Invest 2004;113:1271–6.
92. Lee PL, Beutler E. Annu Rev Pathol 2009;4:489–515.
93. Babitt JL, Huang FW, Wrighting DM et al. Nat Genet 2006;38:531–9.
94. Du X, She E, Gelbart T et al. Science 2008;320:1088–92.
95. Finberg KE, Heeney MM, Campagna DR et al. Nat Genet 2008;40:569–71.
96. Silvestri L, Pagani A, Nai A et al. Cell Metab 2008;8:502–11.
97. van Dijk BA, Laarakkers CM, Klaver SM et al. Br J Haematol 2008;142:979–85.
98. Nemeth E, Roetto A, Garozzo G et al. Blood 2005;105:1803–6.
99. Schmidt PJ, Toran PT, Giannetti AM et al. Cell Metab 2008;7:205–14.
100. Gao J, Chen J, Kramer M et al. Cell Metab 2009;9:217–27.
101. Nemeth E, Valore EV, Territo M et al. Blood 2003;101:2461–3.
102. Nicolas G, Chauvet C, Viatte L et al. J Clin Invest 2002;110:1037–44.
103. Wessling-Resnick M. Annu Rev Nutr 2010;30:105–22.
104. Shah YM, Matsubara T, Ito S et al. Cell Metab 2009;9:152–64.
105. Mastrogiannaki M, Matak P, Keith B et al. J Clin Invest 2009;119:1159–66.
106. Hahn PF, Bale WF, Ross JF et al. J Exp Med 1943;78:169–88.
107. Zimmermann MB, Hurrell RF. Lancet 2007;370:511–20.
108. World Health Organization/UNICEF/United Nations University. Iron Deficiency Anemia: Assessment, Prevention, and Control. Geneva: World Health Organization, 2001.
109. Gardner GW, Edgerton VR, Barnard RJ et

al. Am J Clin Nutr 1975;28:982–8.
110. Finch CA, Gollnick PD, Hlastala MP et al. J Clin Invest 1979;64:129–37.
111. Zimmermann MB. Annu Rev Nutr 2006;26: 367–89.
112. Salas RE, Gamaldo CE, Allen RP. Curr Opin Neurol 2010;23:401–6.
113. Bhaskaram P. Br J Nutr 2001;85(Suppl 2):S75–80.
114. de Silva A, Atukorala S, Weerasinghe I et al. Am J Clin Nutr 2003;77:234–41.
115. Beard J. J Nutr 2003;133(Suppl):1468S–72S.
116. World Health Organization. The Prevalence of Anemia in Women: A Tabulation of Available Information. Geneva: World Health Organization, 1992.
117. Allen KJ, Gurrin LC, Constantine CC et al. N Engl J Med 2008;358:221–30.
118. Roncagliolo M, Garrido M, Walter T et al. Am J Clin Nutr 1998;68:683–90.
119. Lukowski AF, Koss M, Burden MJ et al. Nutr Neurosci 2010;13:54–70.
120. Shafir T, Angulo-Barroso R, Jing Y et al. Early Hum Dev 2008;84:479–85.
121. Beard JL, Connor JR. Annu Rev Nutr 2003; 23:41–58.
122. Lozoff B, Beard J, Connor J et al. Nutr Rev 2006;64:S34–43.
123. Perez VP, de Lima MN, da Silva RS et al. Curr Neurovasc Res 2010;7:15–22.
124. Fredriksson A, Archer T. J Neural Transm 2007;114:195–203.
125. Rao R, Georgieff MK. Semin Fetal Neonatal Med 2007;12:54–63.
126. Guralnik JM, Eisenstaedt RS, Ferrucci L et al. Blood 2004;104:2263–8.
127. Yip R, Dallman PR. Am J Clin Nutr 1988; 48:1295–300.
128. Ferrucci L, Semba RD, Guralnik JM et al. Blood 2010;115:3810–6.
129. Levenson CW, Tassabehji NM. Ageing Res Rev 2004;3:251–63.
130. Zecca L, Youdim MB, Riederer P et al. Nat Rev Neurosci 2004;5:863–73.
131. Moalem S, Percy ME, Andrews DF et al. Am J Med Genet 2000;93:58–66.
132. Bartzokis G, Lu PH, Tishler TA et al. J Alzheimers Dis 2010;20:333–41.
133. Lehmann DJ, Worwood M, Ellis R et al. J Med Genet 2006;43:e52.
134. Connor JR, Lee SY. J Alzheimers Dis 2006;10:267–76.
135. Crapper McLachlan DR, Dalton AJ, Kruck TP et al. Lancet 1991;337:1304–8.
136. Kaur D, Yantiri F, Rajagopalan S et al. Neuron 2003;37:899–909.
137. Berg D. Neurochem Res 2007;32:1646–54.
138. Pezzella A, d'Ischia M, Napolitano A et al. J Med Chem 1997;40:2211–6.
139. Youdim MB, Ben-Shachar D, Yehuda S et al. Adv Neurol 1990;53:155–62.
140. Salazar J, Mena N, Hunot S et al. Proc Natl Acad Sci U S A 2008;105:18578–83.
141. Howitt J, Putz U, Lackovic J et al. Proc Natl Acad Sci U S A 2009;106:15489–94.
142. Roth JA, Singleton S, Feng J et al. J Neurochem 2010;113:454–64.
143. Higashi Y, Asanuma M, Miyazaki I et al. J Neurochem 2004;89:1490–7.
144. Lynch SR. Best Pract Res Clin Haematol 2005;18:333–46.
145. Pena-Rosas J, Viteri F. Cochrane Database Syst Rev 2009;(4):CD004736.
146. Allen LH. J Nutr 2002;132:813S–9S.
147. Scholl TO. Am J Clin Nutr 2005;81:1218S–22S.
148. Hodges RE, Rucker RB, Gardner RH. Ann N Y Acad Sci 1980;355:58–61.
149. Cook JD. Best Pract Res Clin Haematol 2005;18:319–32.
150. Weiss G, Goodnough LT. N Engl J Med 2005;352:1011–23.
151. Bamberg R. Clin Lab Sci 2008;21:225–31.
152. Brugnara C, Zurakowski D, DiCanzio J et al. JAMA 1999;281:2225–30.
153. Cook JD, Flowers CH, Skikne BS. Blood 2003;101:3359–64.
154. Punnonen K, Irjala K, Rajamaki A. Blood 1997;89:1052–7.
155. McLaren CE, McLachlan GJ, Halliday JW et al. Gastroenterology 1998;114:543–9.
156. Ganz T, Olbina G, Girelli D et al. Blood 2008;112:4292–7.
157. Koliaraki V, Marinou M, Vassilakopoulos TP et al. PLoS One 2009;4:e4581.
158. Tziomalos K, Perifanis V. World J Gastroenterol 2010;16:1587–97.
159. Cogswell ME, Looker AC, Pfeiffer CM et al. Am J Clin Nutr 2009;89:1334–42.

◆ 11 章 ◆

1. Hambidge MH, Casey CE, Krebs NF. Zinc. In: Mertz W, ed. Trace Elements in Human and Animal Nutrition. New York: Academic Press, 1986:1–137.
2. Prasad AS. J Pharmacol 1985;16:344–52.
3. Mills CF. The biological significance of zinc for man: problems and prospects. In: Mills CF, ed. Zinc in Human Biology. London: Springer, 1989:371–81.
4. Hambidge M, Cousins RJ, Costello RB. J Nutr 2000;130(Suppl):1341S–3S.
5. da Silva JRR, Williams RJP, eds. The Biological Chemistry of the Elements: The Inorganic Chemistry of Life. Oxford: Clarendon Press, 1991.
6. Krezel A, Hao Q, Maret W. Arch Biochem Biophys 2007;463:188–200.
7. Gee KR, Zhou ZL, Qian WJ et al. J Am Chem Soc 2002;124:776–8.
8. Haase H, Hebel S, Engelhardt G et al. Anal Biochem 2006;352:222–30.
9. Cousins RJ. Zinc. In: Brown Bowman BA, Russell RM, eds. Present Knowledge in Nutrition. International Life Sciences Institute (ILSI) Nutrition Foundation. Washington, DC: ILSI Press, 2006:445–57.
10. Suzuki T, Ishihara K, Migaki H et al. J Biol Chem 2005;280:637–43.
11. Pedrosa FO, Pontremoli S, Horecker BL. Proc Natl Acad Sci U S A 1977;74:2742–5.
12. Brand IA, Kleineke J. J Biol Chem 1996; 271:1941–9.
13. Lichten LA, Cousins RJ. Annu Rev Nutr 2009;29:153–76.
14. Klug A, Schwabe JW. FASEB J 1995;9:597–604.
15. Blasie CA, Berg JM. Biochemistry 2002; 41:15068–73.
16. Ravasi T, Huber T, Zavolan M et al. Genome Res 2003;13:1430–42.
17. Krezel A, Maret W. J Am Chem Soc 2007; 129:10911–21.
18. Kroncke KD, Klotz LO, Suschek CV et al. J Biol Chem 2002;277:13294–301.
19. Roesijadi G, Bogumil R, Vasak M et al. J Biol Chem 1998;273:17425–32.
20. Spahl DU, Berendji-Grun D, Suschek CV et al. Proc Natl Acad Sci U S A 2003;100: 13952–7.
21. Zangger K, Oz G, Haslinger E et al. FASEB J 2001;15:1303–5.
22. Prasad AS. Curr Opin Clin Nutr Metab Care 2009;12:646–52.
23. Ho E, Ames BN. Proc Natl Acad Sci U S A 2002;99:16770–5.
24. Cui L, Blanchard RK, Cousins RJ. J Nutr 2003;133:51–6.
25. Gomez NN, Davicino RC, Biaggio VS et al. Nitric Oxide 2006;14:30–8.
26. Guo L, Lichten LA, Ryu MS et al. Proc Natl Acad Sci U S A 2010;107:2818–23.
27. Naik HB, Beshire M, Walsh BM et al. Am J Physiol 2009;297:C979–89.
28. Lichtlen P, Wang Y, Belser T et al. Nucleic Acids Res 2001;29:1514–23.
29. Hogstrand C, Zheng D, Feeney G et al. Biochem Soc Trans 2008;36:1252–7.
30. Lee J, Li Z, Brower-Sinning R et al. PLoS Comput Biol 2007;3:e67.
31. Otsuka F, Okugaito I, Ohsawa M et al. Biochim Biophys Acta 2000;1492:330–40.
32. Walker E, Chang WY, Hunkapiller J et al. Cell Stem Cell 2010;6:153–66.
33. Cousins RJ, Liuzzi JP, Lichten LA. J Biol Chem 2006;281:24085–9.
34. Yamasaki S, Sakata-Sogawa K, Hasegawa A et al. J Cell Biol 2007;177:637–45.
35. Haase H, Rink L. Annu Rev Nutr 2009;29:133–52.
36. Aydemir TB, Liuzzi JP, McClellan S et al. J Leukoc Biol 2009;86:337–48.
37. Kitamura H, Morikawa H, Kamon H et al. Nat Immunol 2006;7:971–7.
38. Sensi SL, Paoletti P, Bush AI et al. Nat Rev Neurosci 2009;10:780–91.
39. Takeda A, Minami A, Takefuta S et al. J Neurosci Res 2001;63:447–52.
40. Chowanadisai W, Kelleher SL, Lonnerdal B. J Nutr 2005;135:1002–7.
41. Cote A, Chiasson M, Peralta MR, 3rd et al. J Physiol 2005;566:821–37.
42. Kwak YD, Wang B, Pan W et al. J Biol Chem 2010;285:9847–57.
43. Lonnerdal B. J Nutr 2000;130(Suppl): 1378S–83S.
44. Hambidge KM, Miller LV, Westcott JE et al. Am J Clin Nutr 2010;91(Suppl):1478S–83S.
45. Hunt JR, Beiseigel JM, Johnson LK. Am J Clin Nutr 2008;87:1336–45.
46. Chung CS, Stookey J, Dare D et al. Am J Clin Nutr 2008;87:1224–9.
47. Hotz C, Gibson RS, Temple L. Int J Food Sci Nutr 2001;52:133–42.
48. World Health Organization. Trace Elements in Human Nutrition and Health. Geneva: World Health Organization, 1996.
49. Miller LV, Krebs NF, Hambidge KM. J Nutr 2007;137:135–41.
50. Lonnerdal B. J Nutr 2003;133(Suppl): 1490S–3S.
51. Fordyce EJ, Forbes RM, Robbins KR et al. J Food Sci 1987;52:440–4.
52. Sandstrom B, Davidsson L, Cederblad A et al. J Nutr 1985;115:411–4.
53. Brown KH, Peerson JM, Baker SK et al. Food Nutr Bull 2009;30(Suppl):S12–S40.
54. August D, Janghorbani M, Young VR. Am J Clin Nutr 1989;50:1457–63.
55. Davis CD, Milne DB, Nielsen FH. Am J Clin Nutr 2000;71:781–8.
56. Hilty FM, Arnold M, Hilbe M et al. Nat Nanotechnol 2010;5:374–80.
57. Cousins RJ. Adv Exp Med Biol 1989;249:3–12.
58. Lee HH, Prasad AS, Brewer GJ et al. Am J Physiol 1989;256:G87–91.
59. Matseshe JW, Phillips SF, Malagelada JR et al. Am J Clin Nutr 1980;33:1946–53.
60. Food and Nutrition Board, Institute of Medicine. Zinc. In: Dietary Reference Intakes for Vitamin A, Vitamin K, Arsenic, Boron, Chromium, Copper, Iodine, Iron, Manganese, Molybdenum, Nickel, Silicon, Vanadium, and Zinc. Washington, DC: National Academy Press, 2001.
61. Hoadley JE, Leinart AS, Cousins RJ. Am J Physiol 1987;252:G825–31.
62. Lee DY, Prasad AS, Hydrick-Adair C et al. J Lab Clin Med 1993;122:549–56.
63. Raffaniello RD, Lee SY, Teichberg S et al. J

Cell Physiol 1992;152:356–61.
64. Dufner-Beattie J, Wang F, Kuo YM et al. J Biol Chem 2003;278:33474–81.
65. Liuzzi JP, Guo L, Chang SM et al. Am J Physiol 2009;296:G517–23.
66. Wang K, Zhou B, Kuo YM et al. Am J Hum Genet 2002;71:66–73.
67. Thyresson N. Acta Derm Venereol 1974;54:383–5.
68. Davis SR, McMahon RJ, Cousins RJ. J Nutr 1998;128:825–31.
69. Huang XP, Yabuki Y, Kojima M et al. Biol Chem 2007;388:129–33.
70. McMahon RJ, Cousins RJ. Proc Natl Acad Sci U S A 1998;95:4841–6.
71. Smith KT, Failla ML, Cousins RJ. Biochem J 1979;184:627–33.
72. King JC, Shames DM, Lowe NM et al. Am J Clin Nutr 2001;74:116–24.
73. Hambidge KM, Miller LV, Westcott JE et al. Am J Clin Nutr 2010;91(Suppl):1478S–83S.
74. Davies NT, Williams RB. Br J Nutr 1977;38:417–23.
75. Fairweather-Tait SJ, Harvey LJ, Ford D. Exp Gerontol 2008;43:382–8.
76. Gibson RS, Hess SY, Hotz C et al. Br J Nutr 2008;99(Suppl):S14–S23.
77. Milne DB, Ralston NV, Wallwork JC. Clin Chem 1985;31:65–9.
78. Grider A, Bailey LB, Cousins RJ. Proc Natl Acad Sci U S A 1990;87:1259–62.
79. Ryu MS, Lichten LA, Liuzzi JP et al. J Nutr 2008;138:2076–83.
80. Cousins RJ, Blanchard RK, Popp MP et al. Proc Natl Acad Sci U S A 2003;100:6952–7.
81. Foster DM, Aamodt RL, Henkin RI et al. Am J Physiol 1979;237:R340–R9.
82. Wastney ME, Aamodt RL, Rumble WF et al. Am J Physiol 1986;251:R398–R408.
83. Dunn MA, Cousins RJ. Am J Physiol 1989;256:E420–30.
84. Miller LV, Hambidge KM, Naake VL et al. J Nutr 1994;124:268–76.
85. Pinna K, Woodhouse LR, Sutherland B et al. J Nutr 2001;131:2288–94.
86. King JC, Hambidge KM, Westcott JL et al. J Nutr 1994;124:508–16.
87. Fell GS, Fleck A, Cuthbertson DP et al. Lancet 1973;1:280–2.
88. Falchuk KH. N Engl J Med 1977;296:1129–34.
89. Liuzzi JP, Lichten LA, Rivera S et al. Proc Natl Acad Sci U–S–A 2005;102:6843–8.
90. Prasad AS. J Am Coll Nutr 1985;4:591–8.
91. Haase H, Beyersmann D. Biometals 1999;12:247–54.
92. Emmert JL, Baker DH. Poultry Sci 1995;74:1011–21.
93. Thu BD, Schultink W, Dillon D et al. Am J Clin Nutr 1999;69:80–6.
94. Swanson CA, King JC. Am J Clin Nutr 1987;46:763–71.
95. King JC. Am J Clin Nutr 2000;71(Suppl):1334S–43S.
96. Brown KH, Hess S. Food Nutr Bull 2009;30(Suppl):S1–S188.
97. King JC, Turnlund JR. Human zinc requirements. In: Mills CF, ed. Zinc in Human Biology. London: Springer, 1989:335–50.
98. Krebs NF. J Nutr 2000;130(Suppl):1374S–7S.
99. King JC, Shames DM, Woodhouse LR. J Nutr 2000;130(Suppl):1360S–6S.
100. Lu J, Combs GF Jr. J Nutr 1988;118:681–9.
101. Wang F, Kim BE, Petris MJ et al. J Biol Chem 2004;279:51433–41.
102. Seal CJ, Heaton FW. J Nutr 1985;115:986–93.
103. Victery W, Levenson R, Vander AJ. Am J Physiol 1981;240:F299–F305.
104. Cousins RJ, McMahon RJ. J Nutr 2000;130(Suppl):1384S–7S.
105. Girijashanker K, He L, Soleimani M et al. Mol Pharmacol 2008;73:1413–23.
106. Chowanadisai W, Lonnerdal B, Kelleher SL. J Biol Chem 2006;281:39699–707.
107. Mackenzie GG, Keen CL, Oteiza PI. Dev Neurosci 2002;24:125–33.
108. Liuzzi JP, Aydemir F, Nam H et al. Proc Natl Acad Sci U S A 2006;103:13612–7.
109. MacDonald RS. J Nutr 2000;130(Suppl):1500S–8S.
110. Moore JB, Blanchard RK, Cousins RJ. Proc Natl Acad Sci U–S A 2003;100:3883–8.
111. Koski KG, Scott ME. Annu Rev Nutr 2001;21:297–321.
112. Walker CF, Black RE. Annu Rev Nutr 2004;24:255–75.
113. Solomons NW, Cousins RJ. Zinc. In: Solomons NW, Rosenberg IH, eds. Absorption and Malabsorption of Mineral Nutrients. New York: Alan R. Liss, 1984:125–97.
114. Brown KH, Wuehler SE. Zinc and Human Health: The Results of Recent Trials and Implications for Program Interventions and Research. Ottawa: Micronutrient Initiative, 2000.
115. McClain CJ. J Am Coll Nutr 1985;4:49–64.
116. Matsui T. J Gastroenterol 1998;33:924–5.
117. Griffin IJ, Kim SC, Hicks PD et al. Pediatr Res 2004;56:235–9.
118. Sturniolo GC, Di Leo V, Ferronato A et al. Inflamm Bowel Dis 2001;7:94–8.
119. Elmes ME, Golden MK, Love AHG. Q J Mol Med 1978;55:293–306.
120. Hogberg L, Danielsson L, Jarleman S et al. Acta Paediatr 2009;98:343–5.
121. Jones PE, Peters TJ. Gut 1981;22:194–8.
122. Andersson K-E, Bratt L, Dencker H et al. Eur J Clin Pharmacol 1976;9:423–8.
123. Madan AK, Orth WS, Tichansky DS et al. Obes Surg 2006;16:603–6.
124. Halsted CH, Keen CL. Eur J Gastroenterol Hepatol 1990;2:399–405.
125. Zhong W, McClain CJ, Cave M et al. Am J Physiol 2010;298:G625–33.
126. Szuster-Ciesielska A, Plewka K, Daniluk J et al. Toxicol Appl Pharmacol 2008;229:1–9.
127. Russell RM. Am J Clin Nutr 1980;33:2741–9.
128. McClain CJ, Su LC. Alcohol Clin Exp Res 1983;7:5–10.
129. Uriu-Hare JY, Stern JS. Diabetes 1989;38:1282–90.
130. Walter RM Jr, Uriu-Hare JY, Olin KL et al. Diabetes Care 1991;14(11):1050–6.
131. Beletate V, El Dib RP, Atallah AN. Cochrane Database Syst Rev 2007;(1):CD005525.
132. Haase H, Maret W. Biometals 2005;18:333–8.
133. Chimienti F, Devergnas S, Favier A et al. Diabetes 2004;53:2330–7.
134. Staiger H, Machicao F, Stefan N et al. PLoS One 2007;2:e832
135. Wenzlau JM, Juhl K, Yu L et al. Proc Natl Acad Sci U S A 2007;104:17040–5.
136. Brown KH, Baker SK, Committee IS. Food Nutr Bull 2009;30(Suppl):S179–S84.
137. World Health Organization, United Nations Children's Fund (UNICEF). WHO/UNICEF Joint Statement. Clinical management of acute diarrhea. Geneva: World Health Organization/UNICEF, 2004.
138. Garland ML, Hagmeyer KO. Ann Pharmacother 1998;32:63–9.
139. Kupka R, Fawzi W. Nutr Rev 2002;60:69–79.
140. Aydemir TB, Blanchard RK, Cousins RJ. Proc Natl Acad Sci U S A 2006;103:1699–704.
141. Bao S, Liu MJ, Lee B et al. Am J Physiol 2010;298:L744–54.
142. Weismann K. Dan Med Bull 1986;33:208–11.
143. Zemel BS, Kawchak DA, Fung EB et al. Am J Clin Nutr 2002;75:300–7.
144. Selimoglu MA, Ertekin V, Doneray H et al. J Clin Gastroenterol 2008;42:194–8.
145. Age-Related Eye Disease Study Research Group. Arch Ophthalmol 2001;119:1417–36.
146. Clemons TE, Kurinij N, Sperduto RD. Arch Ophthalmol 2004;122:716–26.
147. Arsenault JE, Brown KH. Am J Clin Nutr 2003;78:1011–7.
148. Lowe NM, Woodhouse LR, Sutherland B et al. J Nutr 2004;134:2178–81.
149. Lowe NM, Fekete K, Decsi T. Am J Clin Nutr 2009;89(Suppl):2040S–51S.
150. Hess SY, Peerson JM, King JC et al. Food Nutr Bull 2007;28(Suppl):S403–29.
151. Hotz C, Peerson JM, Brown KH. Am J Clin Nutr 2003;78:756–64.
152. Song Y, Chung CS, Bruno RS et al. Am J Clin Nutr 2009;90:321–8.
153. Bremner I, Morrison JN, Wood AM et al. J Nutr 1987;117:1595–602.
154. Liuzzi JP, Bobo JA, Lichten LA et al. Proc Natl Acad Sci U–S–A 2004;101:14355–60.
155. Allan AK, Hawksworth GM, Woodhouse LR et al. Br J Nutr 2000;84:747–56.
156. Sullivan VK, Burnett FR, Cousins RJ. J Nutr 1998;128:707–13.
157. Gibson RS, Hess SY, Hotz C et al. Br J Nutr 2008;99(Suppl–3):S14–23.
158. Hotz C, Brown KH. Food Nutr Bull 2004;25(Suppl):S94–S203.
159. Brocks A, Reid H, Glazer G. Br Med J 1977;1:1390–1.
160. Fosmire GJ. Am J Clin Nutr 1990;51:225–7.
161. Pawa S, Khalifa AJ, Ehrinpreis MN et al. Am J Med Sci 2008;336:430–3.
162. El Safty A, El Mahgoub K, Helal S et al. Ann N Y Acad Sci 2008;1140:256–62.
163. Greger JL. Zinc: overview from deficiency to toxicity. In: Mertz W, Abernathy CO, Olin SS, eds. Risk Assessment of Essential Elements. Washington, DC: ILSI Press, 1994.
164. Yuzbasiyan-Gurkan V, Grider A, Nostrant T et al. J Lab Clin Med 1992;120:380–6.
165. Fiske DN, McCoy HE 3rd, Kitchens CS. Am J Hematol 1994;46:147–50.
166. Choi DW, Koh JY. Annu Rev Neurosci 1998;21:347–75.
167. Kim AH, Sheline CT, Tian M et al. Brain Res 2000;886:99–107.
168. Nations SP, Boyer PJ, Love LA et al. Neurology 2008;71:639–43.
169. Afrin LB. Am J Med Sci 2010;340:164–8.

◆ 12章 ◆

1. Bodansky M. J Biol Chem 1921;48:361.
2. Cohn EJ, Minot GR, Fulton JF et al. J Biol Chem 1927;74:1xix.
3. Wilson SAK. Brain 1912;34:295–509.
4. Mason KE. J Nutr 1979;109:1979–2066.
5. Menkes JH, Alter M, Steigleder GK et al. Pediatrics 1962;29:764–79.
6. Danks DM, Campbell PE, Stevens BJ et al. Pediatrics 1972;50:188–201.
7. Dyer FF, Leddicotte GW. The Radiochemistry of Copper. Washington, DC: National Academy of Sciences, National Research Council, 1961.
8. Harris ED. Copper. In: O'Dell BL, Sunde RA, eds. Clinical Nutrition in Health and Disease: Handbook of Nutritionally Essential Mineral Elements, vol 2. New York: Marcel Dekker, 1997:231–73.
9. Linder MC. Biochemistry and molecular biology of copper in mammals. In: Massaro EJ, ed. Handbook of Copper Pharmacology

and Toxicology. Totowa, NJ: Humana Press, 2003:3–32.
10. McDonald A, Tipton K, O'Sullivan J et al. J Neural Transm 2007;114:783–6.
11. Dunkel P, Gelain A, Barlocco D et al. Curr Med Chem 2008;15:1827–39.
12. Turnlund JR. Copper. In: Shils ME, Shike M, Ross AC et al, eds. Modern Nutrition in Health and Disease. 10th ed. Baltimore: Lippincott Williams & Wilkins, 2006:286–99.
13. Tininello A, Pietrangeli P, De Marchi U et al. Biochim Biophys Acta 2006;1765:1–13.
14. Rodriguez C, Rodriguez-Sinovas A, Martinez-Gonzales J. Drug News Perspect 2008;21:218–24.
15. Molnar J, Fong KS, He QP et al. Biochim Biophys Acta 2003;1647:220–24.
16. Prohaska JR. Copper. In: Bowman BA, Russell RM eds. Present Knowledge in Nutrition. 9th ed. Washington, DC: ILSI Press, 2006:458–470.
17. Czyzyk TA, Morgan DJ, Peng B et al. J Neurosci Res 2003;74:446–55.
18. De Domenico I, Ward DM, Di Patti MC et al. EMBO J 2007;26:2823–31.
19. Vulpe CD, Kuo YM, Murphy TL et al. Nat Genet 1999;21:195–9.
20. Hudson DM, Curtis SB, Smith VC et al. Am J Physiol 2010;298:G425–32.
21. Chen H, Huang G, Su T et al. J Nutr 2006;136:1236–41.
22. Thomas SA, Matsumoto AM, Palmiter RD. Nature 1995;374:643–46.
23. Fattman CL, Schaefer LM, Oury TD. Free Radic Biol Med 2003;35:236–56.
24. Oberley-Deegan RE, Regan EA, Kinnula VL et al. COPD 2009;6:307–12.
25. Uauy R, Olivares M, Gonzalez M. Am J Clin Nutr 1998;67:952S–9S.
26. Disilvestro RA, Selsby J, Siefker K. J Trace Elem Med Biol 2010;23:165–68.
27. Baker A, Harvey L, Kajask-Newman G et al. J Nutr 1999;53:408–12.
28. Collins JF, Prohaska JR, Knutson MD. Nutr Rev 2010;68:133–47.
29. Broderius M, Mostad E, Wendroth K et al. Comp Biochem Physiol C Toxicol Pharmacol 2010;151:473–9.
30. Thackeray EW, Sanderson SO, Fox JC et al. J Clin Gastroenterol 2011;45:153–8.
31. Kaler SG, Holmes CS, Goldstein DS et al. N Engl J Med 2008;358:605–14.
32. Easter RN, Chan Q, Lai B et al. Vas Med 2010;15:61–69.
33. Aliabadi H. Med Hypoth 2008;6:1163–66.
34. Prohaska JR, Failla ML. Copper and immunity. In: Klurfeld DM, ed. Human Nutrition: A Comprehensive Treatise. New York: Plenum Press, 1993:309–32.
35. Kelley DS, Dauda PA, Taylor PC et al. Am J Clin Nutr 1995;62:412–6.
36. White C, Lee J, Kambe T et al. J Biol Chem 2009;284:33949–56.
37. Lonnerdal B. Am J Clin Nutr 1998;67(Suppl):1046S–53S.
38. Nations SP, Boyer PJ, Love LA et al. Neurology 2008;71:639–43.
39. Collins JF, Franck CA, Kowdley KV et al. Am J Physiol 2005;288:G964–71.
40. Ravia JJ, Stephen RM, Ghishan FK et al. J Biol Chem 2005;280:36221–7.
41. Yokoi K, Kimura M, Itokawa Y. Biol Trace Elem Res 1991;29:257–65.
42. Food and Nutrition Board, Institute of Medicine. Zinc. In: Dietary Reference Intakes for Vitamin A, Vitamin K, Arsenic, Boron, Chromium, Copper, Iodine, Manganese, Molybdenum, Nickel, Silicon, Vanadium, and Zinc. Washington, DC: National Academy Press, 2002:442–501.
43. Powers HJ, Loban A, Silvers K et al. Free Radic Res 1995;22:57–65.
44. Hunt JR, Matthys LA, Johnson LK. Am J Clin Nutr 1998;67:421–30.
45. Baker DH. J Nutr 1999;129:2278–79.
46. Prohaska JR, Gybina AA. J Nutr 2004;134:1003–6.
47. Van Den Berghe PV, Klomp LW. J Biol Inorg Chem 2010;15:37–46.
48. Collins JF, Hua P, Lu Y et al. Am J Physiol 2009;297:G695–707.
49. Nose Y, Kim BE, Thiele DJ. Cell Metab 2006;4:235–44.
50. Arredondo M, Cambiazo, V, Tapia L et al. Am J Physiol 2003;284:C1525–30.
51. Kim H, Son HY, Bailey SM et al. Am J Physiol 2009;297:G356–64.
52. Danks DM. Annu Rev Nutr 1988;8:235–57.
53. Harvey LJ, Dainty JR, Hollands WJ et al. Am J Clin Nutr 2005;81:807–13.
54. Tumer Z, Moller LB. Eur J Hum Genet 2010;18:511–8.
55. Nishihara E, Furuyama T, Yamashita S et al. Neuroreport 1998;9:3259–63.
56. Mak CM, Lam CW. Crit Rev Clin Lab Sci 2008;45:263–90.
57. Scheinberg I, Sternlieb I. Major Prob Intern Med 1984;23:1–24.
58. Lewitt PA. Mov Disord 1999;14:555–6.
59. Griffith DP, Liff DA, Ziegler TR et al. Obesity 2009;17:827–31.
60. Davis GK, Mertz W. Copper. In: Mertz W, ed. Trace Elements in Human and Animal Nutrition, vol 1. 5th ed. San Diego: Academic Press, 1987:301–64.
61. Trumbo P, Yates AA, Schlicker S et al. J Am Diet Assoc 2001;101:294–301.
62. Patterson KY, Veillon C. Exp Biol Med 2001;226:271–82.
63. Harvey LJ, Ashton K, Hooper L et al. Am J Clin Nutr 2009;89(Suppl):2009S–24S.
64. Prohaska JR, Gybina AA. J Neurochem 2005;93:698–705.
65. Prohaska JR. Neurochemical roles of copper as antioxidant or prooxidant. In: Conner JR, ed. Metals and Oxidative Damage in Neurological Disorders. New York: Plenum Press, 1997.
66. Pratt WB, Omdahl, JL. Sorenson JR. Am J Clin Nutr 1985;42:681–82.

◆ 13章 ◆

1. World Health Organization, United Nations Children's Fund, International Council for the Control of Iodine Deficiency Disorders. Assessment of Iodine Deficiency Disorders and Monitoring Their Elimination: A Guide for Programme Managers. 3rd ed. Geneva: World Health Organization, 2007:1–99.
2. Coindet JF. Ann Clin Phys 1820;15:49–59.
3. Hetzel BS. The Story of Iodine Deficiency: An International Challenge in Nutrition. Oxford: Oxford University Press, 1989:1–236.
4. Stanbury JB, Ermans AE, Bourdoux P et al. Thyroid 1998;8:83–100.
5. Carpenter KJ. J Nutr 2005;135:675–80.
6. Bürgi H, Supersaxo Z, Selz B. Acta Endocrinol 1990;123:577–90.
7. Stanbury JB. The Iodine Trail: Exploring Iodine Deficiency and Its Prevention around the World. Oxford: Farber Public Relations, 2008:1–202.
8. Pearce EN. Thyroid 2007;17:823–7.
9. Rasmussen LB, Ovesen L, Bulow I et al. Br J Nutr 2002;87:61–9.
10. Nagataki S. Thyroid 2008;18:667–8.
11. Kim JY, Moon SJ, Kim KR et al. Yonsei Med J 1998;39:355–62.
12. Laurberg P, Andersen S, Pedersen IB et al. Biofactors 2003;19:145–53.
13. Andersen S, Guan H, Teng W et al. Biol Trace Elem Res 2009;128:95–103.
14. Pearce EN, Pino S, He X et al. J Clin Endocrinol Metab 2004;89:3421–4.
15. Caldwell KL, Jones RL, Hollowell JG. Thyroid 2005;15:692–9.
16. Caldwell KL, Miller GA, Wang RY et al. Thyroid 2008;18:1207–14.
17. Andersson M, de Benoist B, Rogers L. Best Pract Res Clin Endocrinol Metab 2010;24:1–11.
18. Dasgupta PK, Liu Y, Dyke JV. Environ Sci Technol 2008;42:1315–23.
19. Zimmermann MB, Aeberli I, Torresani T et al. Am J Clin Nutr 2005;82:388–92.
20. Laurberg P, Jørgensen T, Perrild H et al. Eur J Endocrinol 2006;155:219–28.
21. Food and Nutrition Board, Institute of Medicine. Dietary Reference Intakes: Iodine. Washington, DC: National Academy Press, 2001:258–89.
22. Becker DV, Braverman LE, Delange F et al. Thyroid 2006;16:949–51.
23. World Health Organization Secretariat, Andersson M, de Benoist B, et al. Public Health Nutr 2007;10:1606–11.
24. Laurberg P, Cerqueira C, Ovesen L et al. Best Pract Res Clin Endocrinol Metab 2010;24:13–27.
25. Venturi S, Venturi M. Nutr Health 2009;20:119–34.
26. Küpper FC, Carpenter LJ, McFiggans GB et al. Proc Natl Acad Sci U S A 2008;105:6954–8.
27. Pennington JA. J Am Diet Assoc 1990;90:1571–81.
28. Zimmermann MB. Annu Rev Nutr 2006;26:367–89.
29. Laurberg P. Endocrinology 1985;117:1639–44.
30. Heuer H, Visser TJ. Endocrinology 2009;150:1078–83.
31. Biebinger R, Arnold M, Koss M et al. Thyroid 2006;16:961–5.
32. Dohán O, De la Vieja A, Paroder V et al. Endocr Rev 2003;24:48–77.
33. Ingbar SH. Mayo Clin Proc 1972;47:814–23.
34. Gärtner R, Dugrillon A, Bechtner G. Acta Med Aust 1996;23:47–51.
35. Chen W, Man N, Shan Z et al. Exp Clin Endocrinol Diabetes 2011;119:1–8.
36. Eng PH, Cardona GR, Fang SL et al. Endocrinology 1999;140:3404–10.
37. Laurberg P, Andersen S, Knudsen N et al. Thyroid 2002;12:897–902.
38. Brauer VF, Below H, Kramer A et al. Eur J Endocrinol 2006;154:229–35.
39. Laurberg P, Nøhr SB, Pedersen KM et al. J Clin Endocrinol Metab 2004;89:181–7.
40. Knudsen N, Laurberg P, Perrild H et al. Thyroid 2002;12:879–88.
41. Bianco AC, Salvatore D, Gereben B et al. Endocr Rev 2002;23:38–89.
42. Köhrle J, Gärtner R. Best Pract Res Clin Endocrinol Metab 2009;23:815–27.
43. St Germain DL, Galton VA, Hernandez A. Endocrinology 2009;150:1097–107.
44. Brown DD, Cai L. Dev Biol 2007;306:20–33.
45. Kimura-Kuroda J, Nagata I, Negishi-Kato M et al. Brain Res Dev Brain Res 2002;137:55–65.
46. Bernal J. Vitam Horm 2005;71:95–122.
47. Zimmermann, MB. Endocr Rev 2009;30:376–408.
48. Laurberg P, Pedersen KM, Vestergaard H et al. J Intern Med 1991;229:415–20.
49. Laurberg P, Pedersen KM, Hreidarsson A et al. J Clin Endocrinol Metab 1998;83:765–9.
50. Andersson M, Takkouche B, Egli I et al. Bull World Health Organ 2005;83:518–25.
51. Sichieri R, Baima J, Marante T et al. Clin

Endocrinol 2007;66:803–7.

52. Okayasu I, Hara Y, Nakamura K et al. Am J Clin Pathol 1994;101:698–702.
53. Okayasu I, Hatakeyama S, Tanaka Y et al. J Pathol 1991;163:257–64.
54. Konno N, Makita H, Yuri K et al. J Clin Endocrinol Metab 1994;78:393–7.
55. Hollowell JG, Staehling NW, Flanders WD et al. J Clin Endocrinol Metab 2002;87: 489–99.
56. Pedersen IB, Laurberg P, Knudsen N et al. J Clin Endocrinol Metab 2007;92:3122–7.
57. Ascoli W, Arroyave G. Arch Latinoam Nutr 1970;20:309–20.
58. Kelly FC, Snedden WW. Prevalence and distribution of endemic goitre. In: World Health Organization, ed. Endemic Goitre. WHO monograph series no. 44. Geneva: World Health Organization, 1960:27–233.
59. Gaitan E. Annu Rev Nutr 1990;10:21–39.
60. Murray CW, Egan SK, Kim H et al. J Expo Sci Environ Epidemiol 2008;18:571–80.
61. Andersen S, Karmisholt J, Pedersen KM et al. Br J Nutr 2008;99:813–8.
62. Vejbjerg P, Knudsen N, Perrild H et al. Thyroid 2009;19:1281–6.
63. Knudsen N, Bülow I, Jørgensen T et al. J Clin Endocrinol Metab 2001;86:3599–603.
64. Chanoine JP, Boulvain M, Bourdoux P et al. Arch Dis Child 1988;63:1207–10.
65. Laurberg P, Andersen S, Pedersen IB et al. Hot Thyroidol 2007(4). Available at: http://www.hotthyroidology.com. Accessed March 18, 2011.
66. Bibbins-Domingo K, Chertow GM, Coxson PG et al. N Engl J Med 2010;362:590–9.
67. Cardis E, Howe G, Ron E et al. J Radiol Prot 2006;26:127–40.
68. Nauman J, Wolff J. Am J Med 1993;94:524–32.
69. World Health Organization. Guidelines for Iodine Prophylaxis following Nuclear Accidents. Geneva: World Health Organization, 1999:1–30.
70. Guidance: Potassium Iodide as a Thyroid Blocking Agent in Radiation Emergencies. Rockville, MD: US Department of Health and Human Services, Food and Drug Administration, Center for Drug Evaluation and Research (CDER), 2001:1–12. Available at: http://www.fda.gov/downloads/Drugs/GuidanceComplianceRegulatoryInformation/Guidances/ucm080542.pdf. Accessed March 18, 2011.
71. Laurberg P, Andersen S, Bjarnadóttir RI et al. Public Health Nutrition 2007;10:1547–52.

◆ 14章 ◆

1. National Research Council. Selenium in Nutrition. Washington, DC: National Academy Press, 1983.
2. Schwarz K, Foltz CM. J Am Chem Soc 1957;79:3292–3.
3. Rotruck JT, Pope AL, Ganther HE et al. Science 1973;179:588–90.
4. Keshan Disease Research Group. Chin Med J 1979;92:471–6.
5. van Rij AM, Thomson CD, McKenzie JM et al. Am J Clin Nutr 1979;32:2076–85.
6. National Research Council. Recommended Dietary Allowances. 10th ed. Washington, DC: National Academy Press, 1989.
7. Food and Nutrition Board. Dietary Reference Intakes for Vitamin C, Vitamin E, Selenium and Carotenoids. Washington, DC: National Academy Press, 2000.
8. World Health Organization. Trace Elements in Human Nutrition and Health. Geneva: World Health Organization, 1996.
9. Gladyshev VN, Khangulov SV, Stadtman TC. Proc Natl Acad Sci U S A 1994;91:232–6.
10. Zhang Y, Gladyshev VN. Chem Rev 2009;109:4828–61.
11. Lobanov AV, Hatfield DL, Gladyshev VN. Biochim Biophys Acta 2009;1790:1424–8.
12. Neuhierl B, Bock A. Methods Enzymol 2002;347:203–7.
13. Lobanov AV, Hatfield DL, Gladyshev VN. Protein Sci 2008;17:176–82.
14. Burk RF, Levander OA. Selenium. In: Shils ME, Shike M, Ross CA et al, eds. Modern Nutrition in Health and Disease. 10th ed. Philadelphia: Lippincott Williams & Wilkins, 2005:312–25.
15. Kobayashi Y, Ogra Y, Ishiwata K et al. Proc Natl Acad Sci U S A 2002;99:15932–6.
16. Kato T, Read R, Rozga J et al. Am J Physiol 1992;262:G854–8.
17. US Department of Agriculture. USDA National Nutrient Database for Standard Reference, release 24, 2011 (cited December 12, 2011). Available at: http://www.ars.usda.gov/ba/bhnrc/ndl. Accessed December 12, 2011.
18. Burk RF, Norsworthy BK, Hill KE et al. Cancer Epidemiol Biomarkers Prev 2006;15:804–10.
19. Yamashita Y, Yamashita M. J Biol Chem 2010;285:18134–8.
20. Hill KE, Zhou J, McMahan WJ et al. J Biol Chem 2003;278:13640–6.
21. Schomburg L, Schweizer U, Holtmann B et al. Biochem J 2003;370:397–402.
22. Olson GE, Winfrey VP, Nagdas SK et al. Biol Reprod 2005;73:201–11.
23. Renko K, Werner M, Renner-Muller I et al. Biochem J 2008;409:741–9.
24. Hill KE, Zhou J, McMahan WJ et al. J Nutr 2004;134:157–61.
25. Olson GE, Winfrey VP, Nagdas SK et al. J Biol Chem 2007;282:12290–7.
26. Burk RF, Hill KE. Biochim Biophys Acta 2009;1790:1441–7.
27. Olson GE, Winfrey VP, Hill KE et al. J Biol Chem 2008;283:6854–60.
28. Schweizer U, Michaelis M, Kohrle J et al. Biochem J 2004;378:21–6.
29. Sunde RA, Evenson JK. J Biol Chem 1987;262:933–7.
30. Sunde RA, Hoekstra WG. Biochem Biophys Res Commun 1980;93:1181–8.
31. Ganichkin OM, Xu XM, Carlson BA et al. J Biol Chem 2008;283:5849–65.
32. Berry MJ, Larsen PR. Endocr Rev 1992;13: 207–19.
33. Böck A. Incorporation of selenium into bacterial selenoproteins. In: Burk RF, ed. Selenium in Biology and Human Health. New York: Springer-Verlag, 1994:9–25.
34. Driscoll DM, Copeland PR. Annu Rev Nutr 2003;23:17–40.
35. Tujebajeva RM, Copeland PR, Xu XM et al. EMBO Rep 2000;1:158–63.
36. Fagegaltier D, Hubert N, Yamada K et al. EMBO J 2000;19:4796–805.
37. Chavatte L, Brown BA, Driscoll DM. Nat Struct Mol Biol 2005;12:408–16.
38. Allmang C, Wurth L, Krol A. Biochim Biophys Acta 2009;1790:1415–23.
39. Kryukov GV, Castellano S, Novoselov SV et al. Science 2003;300:1439–43.
40. Fomenko DE, Gladyshev VN. Biochemistry 2003;42:11214–25.
41. Shchedrina VA, Zhang Y, Labunskyy VM et al. Antioxid Redox Signal 2010;12:839–49.
42. Ursini F, Heim S, Kiess M et al. Science 1999;285:1393–6.
43. Spector A, Yang Y, Ho YS et al. Exp Eye Res 1996;62:521–40.
44. Olson GE, Whitin JC, Hill KE et al. Am J Physiol Renal Physiol 2010;298:F1244–53.
45. Yant LJ, Ran Q, Rao L et al. Free Radic Biol Med 2003;34:496–502.
46. Esworthy RS, Yang L, Frankel P et al. J Nutr 2005;135:740–5.
47. Barnes KM, Evenson JK, Raines AM et al. J Nutr 2009;139:199–206.
48. Kohrle J, Gartner R. Best Pract Res Clin Endocrinol Metab 2009;23:815–27.
49. Arner ES. Biochim Biophys Acta 2009;1790:495–526.
50. Hill KE, McCollum GW, Boeglin ME et al. Biochem Biophys Res Commun 1997;234: 293–5.
51. Whanger PD. Biochim Biophys Acta 2009;1790:1448–52.
52. Moghadaszadeh B, Petit N, Jaillard C et al. Nat Genet 2001;29:17–8.
53. Lescure A, Rederstorff M, Krol A et al. Biochim Biophys Acta 2009;1790:1569–74.
54. Castets P, Maugenre S, Gartioux C et al. BMC Dev Biol 2009;9:46.
55. Prohaska JR, Ganther HE. Biochem Biophys Res Commun 1977;76:437–45.
56. Hill KE, Burk RF, Lane JM. J Nutr 1987; 117:99–104.
57. Reiter R, Wendel A. Biochem Pharmacol 1983;32:3063–7.
58. Burk RF, Hill KE, Nakayama A et al. Free Radic Biol Med 2008;44:1617–23.
59. Suzuki T, Kelly VP, Motohashi H et al. J Biol Chem 2008;283:2021–30.
60. Thompson KM, Haibach H, Sunde RA. J Nutr 1995;125:864–73.
61. Yang G, Chen J, Wen Z et al. Adv Nutr Res 1984;6:203–31.
62. Beck MA. J Nutr 2007;137:1338–40.
63. Beck MA, Handy J, Levander OA. Trends Microbiol 2004;12:417–23.
64. Stone R. Science 2009;234:1378–81.
65. Willett WC, Stampfer MJ. BMJ 1988;297: 573–4.
66. Ip C. J Nutr 1998;128:1845–54.
67. Levander OA. Annu Rev Nutr 1987;7:227–50.
68. Birt DF, Pour PM, Pelling JC. The influence of dietary selenium on colon, pancreas, and skin tumorigenesis. In: Wendel A, ed. Selenium in Biology and Medicine. Berlin: Springer-Verlag, 1989:297–304.
69. Blot WJ, Li JY, Taylor PR et al. J Natl Cancer Inst 1993;85:1483–92.
70. Clark LC, Combs GF, Turnbull BW et al. JAMA 1996;276:1957–63.
71. Clark LC, Dalkin B, Krongrad A et al. Br J Urol 1998;81:730–4.
72. Duffield-Lillico AJ, Reid ME, Turnbull BW et al. Cancer Epidemiol Biomarkers Prev 2002;11:630–9.
73. Reid ME, Duffield-Lillico AJ, Garland L et al. Cancer Epidemiol Biomarkers Prev 2002;11:1285–91.
74. Duffield-Lillico AJ, Slate EH, Reid ME et al. J Natl Cancer Inst 2003;95:1477–81.
75. Stranges S, Marshall JR, Natarajan R et al. Ann Intern Med 2007;147:217–23.
76. Lippman SM, Klein EA, Goodman PJ et al. JAMA 2009;301:39–51.
77. Hunter DJ, Willett WC. Annu Rev Nutr 1994;14:393–418.
78. Bjelakovic G, Nikolova D, Gluud LL et al. JAMA 2007;297:842–57.
79. Thomson CD, Robinson MF. Am J Clin Nutr 1980;33:303–23.
80. Rayman MP. Lancet 2000;356:233–41.
81. Yang GQ, Wang S, Zhou R et al. Am J Clin Nutr 1983;37:872–81.
82. Robinson MF. Nutr Rev 1989;47:99–107.
83. Salbe AD, Levander OA. J Nutr 1990;120: 200–6.
84. Duffield AJ, Thomson CD. Br J Nutr 1999; 82:131–8.

85. National Research Council. Recommended Dietary Allowances. 9th ed. Washington, DC: National Academy of Sciences, 1980.
86. Levander OA, Sutherland B, Morris VC et al. Am J Clin Nutr 1981;34:2662–9.
87. Yang G, Ge K, Chen J et al. World Rev Nutr Diet 1988;55:98–152.
88. Xia Y, Hill KE, Byrne DW et al. Am J Clin Nutr 2005;81:829–34.
89. Xia YM, Hill KE, Li P et al. Am J Clin Nutr 2010;92:525–31.
90. Duffield AJ, Thomson CD, Hill KE et al. Am J Clin Nutr 1999;70:896–903.
91. Sunde RA. J Nutr Biochem 2010;21:665–70.
92. Sunde RA, Paterson E, Evenson JK et al. Br J Nutr 2008;99(Suppl):S37–47.
93. Pagmantidis V, Meplan C, van Schothorst EM et al. Am J Clin Nutr 2008;87:181–9.
94. Longnecker MP, Taylor PR, Levander OA et al. Am J Clin Nutr 1991;53:1288–94.
95. Helzlsouer K, Jacobs R, Morris S. Fed Proc 1985;44:1670 (abstr).
96. MacFarquhar JK, Broussard DL, Melstrom P et al. Arch Intern Med 2010;170:256–61.
97. Ballantyne C. Mystery Solved: Polo Ponies Probably Died of Selenium Overdose, 2009 (cited June 10, 2010). Available at: http://www.scientificamerican.com/blog/post.cfm–id=mystery-solved-polo-ponies-probably-2009-04-30. Accessed April 26, 2011.
98. Meplan C, Hughes DJ, Pardini B et al. Carcinogenesis 2010;31:1074–9.
99. Cooper ML, Adami HO, Gronberg H et al. Cancer Res 2008;68:10171–7.
100. Zhuo P, Goldberg M, Herman L et al. Cancer Res 2009;69:8183–90.

◆ 15章 ◆

1. Kemmerer AR, Elvehjem CA, Hart EB. J Biol Chem 1931;92:623–30.
2. Orent ER, McCollum EV. Science 1931;73:501–6.
3. Orent ER, McCollum EV. J Biol Chem 1931;92:651–78.
4. Mahoney JP, Small WJ. J Clin Invest 1968;47:643–53.
5. Schroder HA, Balassa JJ, Tipton IH. J Chronic Dis 1966;19:545–71.
6. Keen CL, Ensunsa JL, Clegg MS. Metal Ions Biol Systems 2000;37:89–121.
7. Kuhn NJ, Ward S, Piponski M et al. Arch Biochem Biophys 1995;320:24–34.
8. Brock AA, Chapman SA, Ulman EA et al. J Nutr 1994;124:340–4.
9. Baly DL, Keen CL, Hurley LS. J Nutr 1985;115:872.
10. Staley GP, Van der Lugt JJ, Axsel G et al. J S Afr Vet Assoc 1994;65:73–7.
11. Baly DL, Keen CL, Hurley LS. J Nutr 1985;115:872–9.
12. Food and Nutrition Board, Institute of Medicine. Dietary Reference Intakes for Vitamin A, Vitamin K, Arsenic, Boron, Chromium, Copper, Iodine, Iron, Manganese, Molybdenum, Nickel, Silicon, Vanadium, and Zinc. Washington, DC: National Academy Press, 2001.
13. Couzy F, Aubree E, Magnolia C et al. J Trace Elem Electrolytes Health Dis 1988;2:79–83.
14. Gibson RS. Am J Clin Nutr 1994;59:1223S–32S.
15. Sandstrom B, Davidsson L, Eriksson R et al. J Trace Elem Electrolytes Health Dis 1987;1:33–8.
16. Davidsson L, Cederblad A, Lonnerdal B et al. Am J Clin Nutr 1989;49:170–9.
17. Johnson PE, Lykken GI, Korynta ED. J Nutr 1991;121:711–7.
18. National Advisory Group on Standards and Practice Guidelines for Parenteral Nutrition. JPEN J Parenter Enteral Nutr 1998;22:49–66.
19. Stobbaerts RFJ, Ieven M, Deelstra H et al. Z Emahrungswiss 1992;31:138–46.
20. Krachler M, Rossipal E. Ann Nutr Metab 2000;44:68–74.
21. Stastny D, Vogel RS, Picciano MF. Am J Clin Nutr 1984;39:872–8.
22. Lonnerdal B. Physiol Rev 1997;77:643–9.
23. Finley JW, Johnson PE, Johnson LK. Am J Clin Nutr 1994;60:949–55.
24. Bertinet DB, Tinivella M, Balzola FA et al. JPEN J Parenter Enteral Nutr 2000;24:223–7.
25. Shike M, Ritchie ME, Shils ME. Clin Nutr 1986;34:804A.
26. Rossander-Hulten L, Brune M, Sandstrom B et al. Am J Clin Nutr 1991;54:152–6.
27. Thompson ABR, Olatunbosun P, Valberg LS. J Lab Clin Med 1971;78:642–55.
28. Finley JW. Am J Clin Nutr 1999;70:37–43.
29. Davidsson L, Cedarblad A, Lonnerdal B et al. Am J Clin Nutr 1991;54:1065–70.
30. Davidsson L, Almgren A, Jullerat MA et al. Am J Clin Nutr 1995;62:984–7.
31. Ishihara N, Matsushiro T. Arch Environ Health 1986;41:324–30.
32. Garcia-Aranda JA, Wapnir RA, Lifshitz F. J Nutr 1983;113:2601–7.
33. Bell JG, Keen CL, Lonnerdal B. J Toxicol Environ Health Res 1989;26:387–98.
34. MacDonald NS, Figueroa WG. UCLA Rep (US Atomic Energy Com) 1969;June 30:51–33.
35. Davidsson L, Cederblad A, Hagebo E et al. J Nutr 1988;118:1517–21.
36. Mena I. In: Bronner FL, Coburn JW, eds. Disorders of Mineral Metabolism. New York: Academic Press, 1981:233–70.
37. Ekmekcioglu C. Nahrung 2000;44:390–7.
38. Davidson L, Almgren A, Juillerat MA et al. Am J Clin Nutr 1995;62:984–7.
39. Mena I, Horiuchi K, Burke K et al. Neurology 1969;19:1000–6.
40. Freeland-Graves JH, Lin PH. J Am Coll Nutr 1991;10:38–43.
41. Wong-Valle J, Henry PR, Ammerman CB et al. J Anim Sci 1989;67:2409–14.
42. Rabin O, Hegedus L, Bourre JM et al. J Neurochem 1993;61:509–17.
43. Davis CD, Wolf TL, Greger JL. J Nutr 1992;122:1300–8.
44. Davidsson L, Lonnerdal B, Sandstrom B et al. J Nutr 1989;119:1461–4.
45. Davis CD, Zech L, Greger JL. Proc Soc Exp Biol Med 1993;202:103–8.
46. Harris WR, Chan Y. J Inorg Chem 1994;54:1–19.
47. Davidsson L, Lonnerdal B, Sandstrom B et al. J Nutr 1989;119:1461–4.
48. Ruth JA, Garrick MD. Biochem Pharmacol 2003;66:1–13.
49. Ascher M, Ascher JL. Neurosci Biobehav Rev 1991;15:333–40.
50. Rabin O, Hegedus L, Bourren JM et al. J Neurochem 1993;61:509–17.
51. Wu LJ, Leenders AG, Cooperman S et al. Brain Res 2004;1001:108–17.
52. Crossgrove JS, Yokel RA. Neurotoxicology 2004;25:451–60.
53. Crossgrove JS, Yokel RA. Neurotoxicology 2005;26:297–307.
54. Aisen P, Aesa R, Redfield AG. J Biol Chem 1969;244:4628–33.
55. Gibbons RA, Dixon SN, Hallis K et al. Biochem Biophys Acta 1976;444:1–10.
56. He L, Girijashanker K, Dalton TP et al. Mol Pharmacol 2006;70:171–80.
57. Girijashanker K, He L, Soleimani M et al. Mol Pharmacol 2008;73:1413–23.
58. Foradori AC, Bertinchamps A, Gulibon JM, et al. J Gen Physiol 1967;50:2255.
59. Sumino K, Hayakawa K, Shibata T et al. Arch Environ Health 1975;30:487–94.
60. Klassen C. Toxicol Appl Pharmacol 1974;29:458–68.
61. Cotzias GC, Horiuchi K, Fuenzalida S et al. Neurology 1968;18:376–82.
62. Cikrt M. Arch Toxikol 1973;31:51–9.
63. Tsalev DL, Langmyhr FJ, Gunderson N. Bull Environ Contam Toxicol 1977;17:660–6.
64. Hauser RA, Zesiewica TA, Martinez C et al. Can J Neurol Sci 1996;23:95–8.
65. Milne DB, Sims RL, Ralston NVC. Clin Chem 1990;36:450–2.
66. Versieck J. Crit Rev Clin Lab Sci 1985;22:97–184.
67. Neve J, Leclercq N. Clin Chem 1991;37:723–8.
68. Aschner M, Erikson KM, Hernandez EH et al. Neuromol Med 2009;11:252–66.
69. Krieger D, Krieger S, Jansen O et al. Lancet 1995;346:270–4.
70. Doisy EA Jr. Trace Sub Environ Health 1972;6:193–9.
71. Norose N, Terai M, Norose K. J Trace Elem Exp Med 1992;5:100–1.
72. Friedman BJ, Freeland-Graves JH, Bales CW et al. J Nutr 1987;117:133–43.
73. Smart ME. Vet Clin North Am Food Anim Pract 1985;1:13–23.
74. Erway L, Hurley LS, Fraser AS. J Nutr 1970;100:643–54.
75. Hidiroglou M. J Diary Sci 1979;62:1195–206.
76. Gong H, Amemiya T. Cornea 1999;18:472–82.
77. Baly DL, Curry DL, Keen CL et al. J Nutr 1984;114:1438–46.
78. Leach RM Jr, Lilburn MS. World Rev Nutr Diet 1978;32:123–34.
79. Everson GJ, Shrader RE. J Nutr 1968;94:89–94.
80. Amdur MO, Norris LC, Heuser GF. J Biol Chem 1946;164:783–4.
81. Kawano J, Ney DM, Keen CL et al. J Nutr 1987;117:902–6.
82. Couper J. Br Ann Med Pharm Vital Statis Gen Sci 1837;1:41–2.
83. Rodier J. Br J Ind Med 1955;12:21–35.
84. Huang CC, Lu CS, Chu NS et al. Neurology 1993;43:1479–83.
85. Huang CC, Chu NS, Lu CS et al. Neurology 1998;50:698–700.
86. Kaiser J. Science 2003;300:926–8.
87. Mergler D. Can J Neurol Sci 1996;23:93–4.
88. Sziraki I, Rauhala P, Koh KK et al. Neurotoxicology 1999;20:455–6.
89. Olanow CW, Good PF, Shinotoh H et al. Neurology 1996;46:492–8.
90. Pal KP, Samii A, Caline DB. Neurotoxicology 1999;20:227–38.
91. Desole MS, Sciola L, Delogu MR et al. Neurochem Int 1997;31:169–76.
92. Latchoumycandane C, Anantharam V, Kitazawa A et al. J Pharmacol Exp Ther 2005;313:46–55.
93. Roth JA, Walowitz J, Browne RW. J Neurosci Res 2000;61:162–71.
94. Mirowitz SA, Westrich TJ. Radiology 1992;18:535–6.
95. Ejima A, Imamura T, Nakamura S et al. Lancet 1992;339:426.
96. Taylor S, Manara AR. Anaesthesia 1994;49:1013.
97. Azaz A, Thomas A, Miller V et al. Arch Dis Child 1995;73:89.
98. Takagi Y, Okada A, Sando K et al. Am J Clin Nutr 2002;75:112–8.
99. Komaki H, Maisawa SI, Sugai K et al. Brain Dev 1999;21:122–4.

100. Nagatomo S, Umehara F, Hanada K et al. J Neurol Sci 1999;162:102–5.
101. American Society for Parenteral and Enteral Nutrition Board of Directors. JPEN J Parenter Enteral Nutr 1998;22:49–66.
102. Buchman AL, Neely M, Grossie VB Jr et al. Nutrition 2001;17:600–6.
103. Alves G, Thiebot J, Tracqui A et al. JPEN J Parenter Enteral Nutr 1997;21:41–5.
104. Messing B, Bories C, Kunstlinger F et al. Gastroenterology 1983;84:1012–9.
105. David CD, Greger JL. Am J Clin Nutr 1992;55:747–52.
106. Greger JL. Neurotoxicology 1999;20:205–12.
107. Schroeder HA, Balassa JJ, Tipton IH. J Chronic Dis 1966;19:545–71.
108. Ross C, O'Reilly DS, McKee R. Ann Clin Biochem 2006;43:226–8.
109. Schneider JS, Decamp E, Clark K et al. Brain Res 2009;1258:86–95.
110. Rosenstock HA, Simons DG, Meyer JS. JAMA 1971;217:1354–8.
111. Yin Z, Jiang H, Lee ES et al. J Neurochem 2010;112:1190–8.
112. Stredrick DL, Stokes AH, Worst TJ et al. Neurotoxicology 2004;25:543–53.
113. Gavin CE, Gunter KK, Gunter TE. Toxicol Appl Pharmacol 1992;115:1–5.
114. Herrero Hernandez E, Discalzi G, Valentini C et al. Neurotoxicology 2006;27:333–9.
115. Roth JA. Biol Res 2006;39:45–57.

◆ 16 章 ◆

1. O'Dell B, Sunde R, eds. Handbook of Nutritionally Essential Mineral Elements. New York: Marcel Dekker; 1997.
2. Kaim W, Schwederski B. Some general principles. In: Bioinorganic Chemistry: Inorganic Elements in the Chemistry of Life. West Sussex, UK: John Wiley, 1994:1–38.
3. Nriagu J. Environmental Chemistry of Arsenic. New York: Marcel Dekker, 2002.
4. Megard A. Nature 2003;423:688.
5. Oremland RS, Stolz JF. Science 2003;300:939–43.
6. Jones DE, Ledingham KW. Nature 1982;299:626–7.
7. Smedley PL, Kinniburgh DG. Appl Geochem 2002;17:517.
8. Lin S, Shi Q, Nix FB et al. J Biol Chem 2002;277:10795–803.
9. Bagla P, Kaiser J. Science 1996;274:174–5.
10. Dabeka RW. Sci Total Environ 1989;89:279–89.
11. Food and Nutrition Board, Institute of Medicine. Dietary Reference Intakes for Vitamin A, Vitamin K, Arsenic, Boron, Chromium, Copper, Iodine, Iron, Manganese, Molybdenum, Nickel, Silicon, Vanadium, and Zinc. Washington, DC: National Academy Press, 2001.
12. Gunderson EL. J AOAC Int 1995;78:1352–63.
13. Hopenhayn-Rich C, Biggs M, Fuchs A, et al. Epidemiology 1996;7:117–24.
14. Yamauchi H, Kaise T, Yamamura Y. Bull Environ Contam Toxicol 1986;36:350–5.
15. Holland RH, McCall MS, Lanz HC. Cancer Res 1956;19:1154–6.
16. Wester RC, Maibach HI, Sedik L. Fundam Appl Toxicol 1993;20:336–40.
17. Benramdane L, Accominotti M, Fanton L. Clin Chem 1999;45:301–6.
18. Lu M, Wang H, Li XF et al. Chem Res Toxicol 2004;17:1733–42.
19. Agency for Toxic Substances and Disease Registry. Toxicological Profile for Arsenic. Atlanta: US Department of Health and Human Services, 2000:301–6.
20. Abernathy CO, Liu YP, Longfellow D et al. Environ Health Perspect 1999;107:593–7.
21. Abernathy CO, Thomas DJ, Calderon RL. J Nutr 2003;13:1536S–8S.
22. Marafante E, Vahter M, Norin H et al. J Appl Toxicol 1987;7:111–7.
23. Marcus WL, Rispin AS. Threshold carcinogenicity using arsenic as an example. In: Cothern C, Mehlman M, Marcus W, eds. In: Advances in Modern Environmental Toxicology, vol–15. Risk Assessment and Risk Management of Industrial and Environmental Chemicals. Princeton, NJ: Princeton Scientific, 1988:133–58.
24. Wolfe-Simon F, Blum JS, Kulp TR et al. Science 2011;332:1163–6.
25. Czarnecki DL, Baker GH. Poultry Sci 1982;61:516.
26. Gamble MV, Liu X, Slavkovich V et al. Am J Clin Nutr 2007;86:1202–9.
27. Abernathy CO, Liu YP, Longfellow D et al. Environ Health Perspect 1999;107:593–7.
28. Rossman TG, Uddin AN, Burns FJ et al. Toxicol Appl Pharmacol 2001;176:64–71.
29. Costa M. Am J Clin Nutr 1995;61(Suppl 3):666S–9S.
30. Nielsen FH. Ultratrace minerals. In: Shils ME, Olson JA, Shike M, et al, eds. Modern Nutrition in Health and Disease. 9th ed. Baltimore: Williams & Wilkins, 1999:283–303.
31. Civantos DP, Lopez RA, Aguado-Borruey JM et al. Chest 1995;108:1774–5.
32. Brouwer OF, Okenhout W, Edelbroek PM et al. Clin Neurol Neurosurg 1992;94:307–10.
33. National Research Council. Arsenic in Drinking Water. Washington, DC: National Academy Press, 1999.
34. Stokstad E. Science 2002;298:1535–6.
35. Warington K. Ann Bot 1923;37:629–72.
36. O'Neill MA, Eberhard S, Albersheim P et al. Science 2001;294:846–9.
37. Vendeville A, Winzer K, Heurlier K et al. Nat Rev Microbiol 2005;3:383–96.
38. Hunt C, Nielsen F. Interaction between boron and cholecalciferol in the chick In: Hunt C, Nielsen F, Gawthorne J, White C, eds. Trace Element Metabolism in Man and Animals. 1981:567–600.
39. Penland JG. Environ Health Perspect 1994;102(Suppl 7):65–72.
40. Eckhert CD. J Nutr 1998;128:2488–93.
41. Rowe RI, Eckhert CD. J Exp Biol 1999;37:1649–54.
42. Fort DJ, Propst TL, Stover EL et al. Biol Trace Elem Res 1998;66:237–59.
43. Eckhert CD, Rowe RI. J Trace Elem Exp Med 1999;12:213–9.
44. Copi CJ, Schramm DN, Turner ST. Science 1995;267:192–8.
45. Ricardo A, Carrigan MA, Olcott AN et al. Science 2004;303:196.
46. Loomis WD, Durst RW. BioFactors 1992;3:229–39.
47. Naghii MR, Wall L, Samman S. J Am Coll Nutr 1996;15:614–9.
48. Rainey C, Nyquist L. Biol Trace Elem Res 1998;66:79–86.
49. Kim MH, Bae YJ, Lee YS, Choi MK. Biol Trace Elem Res 2008.
50. Robbins WA, Wei F, Elashoff DA et al. J Androl 2007;29:115–21.
51. Pahl MV, Culver BD, Strong PL et al. Toxicol Sci 2001;60:252–6.
52. Locksley H, Sweet WH. Proc Soc Exp Biol Med 1954;86:56–63.
53. Ku WW, Chapin RE, Moseman RF, et al. Toxicol Appl Pharmacol 1991;111:145–51.
54. Tanaka M, Fujiwara T. Pflugers Arch 2008;456:671–7.
55. Park M, Li Q, Shcheynikov N et al. Mol Cell 2004;16:331–41.
56. Schummer D, Irschik H, Reichenbach H et al. Liebigs Ann Chem 1994;1994:283–9.
57. Dunitz JD, Hawley DM, Micklos D et al. Helv Chim Acta 1971;54:1709–13.
58. Chen TSS, Ching-Jer C, Floss HG. J Am Chem Soc 1979;101:5826–7.
59. Chen X, Schauder S, Potier N et al. Nature 2002;415:545–9.
60. Hunt CD. J Trace Elem Exp Med 1996;9:185–213.
61. Hunt C. Environ Health Perspect 1994;102(Suppl 7):35–43.
62. Hunt CD. Biol Trace Elem Res 1998;66:205–25.
63. Hunt CD. J Trace Elem Exp Med 2003;216:291–306.
64. Cui Y, Winton M, Zhang ZF et al. Oncol Rep 2004;11:887–92.
65. Barranco W, Hudak P, Eckhert C. Cancer Causes Control 2007;18:71–7.
66. Barranco W, Hudak P, Eckhert CD. Cancer Causes Control 2007;18:583–4.
67. Gallardo-Williams M, Chapin R, King P et al. Toxicol Pathol 2004;32:73–8.
68. Barranco WT, Eckhert CD. Cancer Lett 2004;216:21–9.
69. Lee HC. Mol Med 2006;12:317–23.
70. Kim D, Marbois B, Faull K et al. J Mass Spectrom 2003;38:632–40.
71. Kim D, Faull K, Norris AJ et al. J Mass Spectrom 2004;39:743–51.
72. Henderson K, Salvatore L, Stella J et al. PLoS One 2009;4:1–10.
73. Whitfield JF. Calcium in Cell Cycles and Cancer. 2nd ed. Boca Raton: CRC Press, 1995.
74. Barranco W, Eckhert C. Cancer Lett 2004;216:21–9.
75. Barranco W, Eckhert C. Br J Cancer 2006;94:884–90.
76. Muezzinoglu T, Korkmaz M, Nese N et al. Biol Trace Elem Res 2011 Mar 23 [Epub ahead of print].
77. Gonzalea A, Peters U, Lampe JW et al. Cancer Causes Control 2007;18:1131–40.
78. Mahabir S, Spitz MR, Barrera SL et al. Am J Epidemiol 2008;167:1070–80.
79. Korkmaz M, Uzgoren E, Bakirdere S et al. Environ Toxicol 2007;22:17–25.
80. Scorei R, Ciubar R, Ciofrangeanu C et al. Biol Trace Elem Res 2008;122:197–205.
81. Acerbo AS, Miller LM. Analyst 2009;134:1669–74.
82. Nielsen FH, Stoecker BJ. J Trace Elem Med Biol 2009;23:195–203.
83. Armstrong TA, Spears JW, Crenshaw TD et al. J Nutr 2000;139:2575–81.
84. Chapin RE, Ku WW, Kenney MA et al. Fundam Appl Toxicol 1997;35:205–15.
85. Rainey C, Nyquist LA, Christensen RE et al. J Am Diet Assoc 1999;99:335–40.
86. Rainey C, Nyquist LA. Biol Trace Elem Res 1998;66:79–86.
87. Pahl MV, Culver BD, Strong PL et al. Toxicol Sci 2001;60:252–6.
88. Fail PA, Chapin RE, Price CJ. Reprod Toxicol 1998;12:1–18.
89. Schwarz K, Mertz W. Nature 1959;85:292–5.
90. Mertz W. J Am Coll Nutr 1998;17:544–7.
91. Vincent JB. Acc Chem Res 2000;33:503–10.
92. Wang H, Kruszewski A, Brautigan DL. Biochemistry 2005;44:8167–75.
93. Anderson RA. J Am College Nutr 2005;17:548–55.
94. Taylor FGJ, Mann LK, Dahlmann RC et al. Environmental effects of chromium and zinc in cooling-water drift. In: Cooling Tower Environment. Washington, DC: US Energy Research and Development

Administration, 1975:408–26.
95. Welch RM, Carry EE. J Agric Food Chem 1975;23:479–82.
96. Anderson RA, Bryden NA, Polansky MM. Biol Trace Elem Res 1992;32:117–21.
97. Harris DC. Biochemistry 1977;16:560–4.
98. Anderson RA, Polansky MM, Bryden NA et al. J Nutr 1983;113:276–81.
99. Anderson RA, Polansky MM, Bryden NA et al. Am J Clin Nutr 1991;54:909–16.
100. University of California, San Francisco. Chromium and Insulin Resistance. Trial identifier: NCT00846248. Available at: http://clinicaltrials.gov. Accessed November 23, 2011.
101. Polak L. Immunology of chromium. In: Burrows D, ed. Chromium: Metabolism and Toxicity. Boca Raton, FL: CRC Press, 1981:51–136.
102. Iijima S, Matsumoto N, Lu CC. Toxicology 1983;26:257–65.
103. Kirpnick-Sobol Z, Reliene R, Schiestl RH. Cancer Res 2006;66:3480–4.
104. Richert DA, Westerfield WW. J Biol Chem 1953;203:915–23.
105. Cohen HJ, Fridovich I, Rajogopalan KV. J Biol Chem 1971;246:374–82.
106. Johnson JL. Molybdenum. In: O'Dell BL, Sunde RA, eds. Handbook of Nutritionally Essential Mineral Elements. New York: Marcel Dekker, 1997:413–38.
107. Davis GK, Jorden R, Kubota H et al. Geochemistry and the Environment. Washington, DC: National Academy of Sciences, 1974.
108. Fraústo da Silva JJR, Williams RJP. The Biological Chemistry of the Elements: The Inorganic Chemistry of Life. New York: Oxford University Press, 2001:454.
109. Stone LR, Erdman JA, Fedder GL et al. J Range Manage 1983;36:280–5.
110. Schroeder HA, Balassa JJ, Tipton IH. J Chronic Dis 1970;23:481–99.
111. Johnson JL, Jones HP, Rajogopalan KV. J Biol Chem 1977;252:4995–5003.
112. Pennington JA, Jones JW. J Am Diet Assoc 1987;87:1644–50.
113. Tsongas TA, Meglen RR, Walravens PA et al. Am J Clin Nutr 1980;33:1103–7.
114. Sievers EJ. J Nutr 2003;133:236–7.
115. Turnlund JR, Keyes WR, Anderson HL et al. Am J Clin Nutr 1989;49:870–8.
116. Cardin CJ, Mason J. Biochim Biophys Acta 1975;455:937.
117. Mills CF, Bremner I. Nutritional Aspects of Molybdenum in Animals. Oxford: Pergamon Press, 1980.
118. Ladefoged O, Sturup S. Vet Hum Toxicol 1995;37:63–5.
119. Turnlund JR, Keyes WR, Peiffer GL. Am J Clin Nutr 1995;61:1102–9.
120. Turnlund JR, Keyes WR, Peiffer GL. Am J Clin Nutr 1995;61:790–6.
121. Allaway WH, Kubota J, Losee F et al. Arch Environ Health 1968;16:342–8.
122. Turnlund JR, Keyes WR. J Nutr Biochem 2004;25:90–5.
123. Johnson JL, Wadman SK. Molybdenum Cofactor Deficiency and Isolated Sulfite Oxidase Deficiency. 7th ed. New York: McGraw-Hill, 1995.
124. Adbumrad N, Schnieder AJ, Steel D et al. Am J Clin Nutr 1981;34:2271–83.
125. Asmangulyan TA. Gig Sanit 1965:6–11.
126. Bartha R, Ordal EJ. J Bacteriol 1965;89: 1015–9.
127. Schnegg A, Kirchgessner M. Z Terphysiol Tierernahr Futtermittelkd 1975;36:63–74.
128. Nielsen FH, Myron DR, Givand SH et al. J Nutr 1975;105:1620–30.
129. Anke M, Grun M, Dittrich D et al. Low Nickel Rations for Growth and Reproduction in Pigs. Baltimore: University Park Press, 1974.
130. Spears JW, Hatfield E, Forbes RM et al. J Nutr 1978;108:313–20.
131. Sunderman FW Jr. Ann Clin Lab Sci 1977; 7:377–98.
132. Nielsen FH. Nickel. In: Mertz W, ed. Trace Elements in Human and Animal Nutrition. 5th ed. San Diego: Academic Press, 1987: 245–73.
133. Zimmerli B, Candrian U, Schlatter C. Mitt Gegiete Lebensm Hyg 1987;78:344–96.
134. Eder K, Kirchgessner M. Nickel. In: O'Dell BL, Sunde RA, eds. Handbook of Nutritionally Essential Mineral Elements. New York: Marcel Dekker, 1997:439–541.
135. Solomons NW, Viteri F, Shyler TR et al. J Nutr 1982;112:39–50.
136. Patriarca M, Lyon TD, Fell GS. Am J Clin Nutr 1992;66:616–21.
137. Tabata M, Sarkar B. J Inorg Biochem 1992;45:93–104.
138. Nieboer E, Rickey TT, Sanford WE. Nickel metabolism in man and animals. In: Sigel H, ed. Nickel and Its Role in Biology. New York: Marcel Dekker, 1988:91–121.
139. Stojanovic D, Nikic D, Lazarevic K. Cent Eur J Public Health 2004;12:187–9.
140. Carlisle EM. Science 1972;178:619–21.
141. Schwarz K, Milne DB. Nature 1972;239: 333–4.
142. Sripanyakorn S, Jugdaohsingh R, Thompson RP et al. Nutr Bull 2005;30:222–30.
143. Jugdaohsingh R, Tucker KL, Qiao N et al. J Bone Miner Res 2004;19:297–307.
144. Hildebrand M, Volcani BE, Gallmann W et al. Nature 1997;385:688–9.
145. Coradin T, Lopez PJ. Chem Biochem 2003; 3:1–9.
146. Kinrad SD, Del Nin JW, Schach AS et al. Science 1999;285:1542–5.
147. Pennington JA. Food Addit Contam 1991; 8:97–118.
148. Jugdaohsingh R, Andersen SH, Tucker KL et al. Am J Clin Nutr 2002;75:887–93.
149. Kelsay JL, Behall KM, Prather ES. Am J Clin Nutr 1979;32:1876–80.
150. Haddad FS, Kouyoumdjian A. Urol Int 1986;41:70–6.
151. Policard A, Collet A, Moussard DH et al. J Biophys Biochem Cytol 1961;9:236.
152. Holt PF. J Biochem 1950;54:300–5.
153. Seaborn CD, Nielsen FH. J Trace Elem Exp Med 1994;7:1–11.
154. Carlisle EM. Nutr Rev 1984;40:193–8.
155. Carlisle EM. Silicon. In: Mertz W, ed. Trace Element Metabolism in Human and Animal Nutrition. Orlando, FL: Academic Press, 1986:373–90.
156. Eckhert CD. Other Trace Elements. In: Shils ME, Shike M, Ross AC, et al, eds. Modern Nutrition in Health and Disease. 10th ed. Baltimore: Lippincott Williams & Wilkins, 2006:339–48.
157. Milligan AJ, Morel FM. Science 2002;297: 1848–50.
158. Kocher MS, Kasser JR. Am J Orthop 2003; 32:222–8.
159. Bisse E, Epting T, Beil A et al. Anal Biochem 2005;337:130–5.
160. Anke M. The essentiality of ultra trace elements for reproduction and pre- and postnatal development. In: Chandra RK, ed. Trace Elements in Nutrition of Children II. Nestle Nutrition Workshop Series. New York: Raven Press, 1991.
161. Nielsen FH. J Nutr 1985;115:1239–47.
162. Schechter Y. Diabetes 1990;39:1.
163. Frantus IG, Kadota S, Deragon G et al. Biochemistry 1989;28:8864–71.
164. Crans DC, Smee JJ, Gaidamauskas E et al. Chem Rev 2004;104:849–902.
165. Degani H, Gochin M, Karlish SJ et al. Biochemistry 1981;20:5795–899.
166. Liochev SI, Fridovich I. Arch Biochem Biophys 1990;279:1–7.
167. Byrne AR, Kosta L. Sci Total Environ 1978; 10:17–30.
168. Myron DR, Kimmerman TJ, Shuler TR et al. Am J Clin Nutr 1978;31:527–31.
169. Nielsen FH. Vanadium. In: O'Dell BL, Sunde RA, eds. Handbook of Nutritionally Essential Mineral Elements. New York: Marcel Dekker, 1997:619–30.
170. Boyd DW, Kustin K. Adv Inorg Biochem 1984;6:311–65.
171. Nechay BR. Annu Rev Pharmacol Toxicol 1984;24:501–24.
172. Halberstam M, Cohen N, Shlimovich P et al. Diabetes 1996;45:659–66.
173. Etcheverry SB, Apella MC, Baran EJ. J Inorg Biochem 1984;20:269–74.
174. Yamaguchi M, Oishi H, Suketa Y. Res Exp Med 1989;198:47–53.
175. Laize V, Tiago DM, Aureliano M et al. Cell Mol Life Sci 2009;66:3831–6.
176. Vanadium Pentoxide. Lyon, France: International Agency for Research on Cancer, 2006:1–68.
177. Byczkowski JZ, Kulkarni AP. Oxidative stress pro-oxidant biological effects of vanadium. In: Nriagu JO, ed. Vanadium in the Environment. Part 2: Health Effects. New York: John Wiley & Sons, 1998:235–64.
178. Ding M, Li JJ, Leonard SS et al. Carcinogenesis 1999;20:663–8.

◆ 17 章 ◆

1. Sommer A. J Nutr 2008;138:1835–9.
2. Wald G. Science 1968;162:230–9.
3. Germain P, Chambon, Eichele G et al. Pharmacol Rev 2006;58:712–25.
4. Balmer JE, Blomhoff R. J Lipid Res 2002;43:1773–808.
5. World Health Organization. Prevention and Control of Vitamin A Deficiency, Xerophthalmia and Nutritional Blindness: Proposal for a Ten-Year Programme of Support to Countries. Document NUT/84.5 Rev 1. Geneva: World Health Organization, 1985.
6. United Nations Children's Fund. Reduce child mortality. In: Millennium Development Goals. 2011. Available at: http://www.unicef.org/mdg/childmortality.html. Accessed November 29, 2011.
7. Tanumihardjo SA, Howe JA. J Nutr 2005; 135:2622–6.
8. Tamura K, Kagechika H, Hashimoto Y et al. Cell Diff Dev 1990;32:17–26.
9. Formelli F, Barua AB, Olson JA. FASEB J 1996;10:1014–24.
10. Pilkington T, Grogden RN. Drugs 1992;43: 597–627.
11. Gundersen TE, Blomhoff R. J Chromatogr A 2001;935:13–43.
12. Furr HC. J Nutr 2004;134(Suppl):281S–5S.
13. Kane M, Folias AE, Napoli JL. Anal Biochem 2008;378:71–9.
14. Kane MA, Folias AE, Wang C et al. Anal Chem 2008;80:1702–8.
15. Ross AC. Methods Enzymol 1990;189:81–4.
16. Office of Dietary Supplements, National Institutes of Health. Vitamin A. Available at: http://ods.od.nih.gov/factsheets/list-all/VitaminA. Accessed November 30, 2011.
17. Food and Agriculture Organization/World Health Organization. Requirements of Vitamin A, Thiamine, Riboflavin, and Niacin. Report of a Joint Food and Agriculture Organization/World Health Organization Expert Committee. FAO nutrition meet-

ings report series no. 41. WHO technical report series no. 362. Geneva: World Health Organization, 1967.
18. Food and Nutrition Board, Institute of Medicine. Dietary Reference Intakes for Vitamin A, Vitamin K, Arsenic, Boron, Chromium, Copper, Iodine, Iron, Manganese, Molybdenum, Nickel, Silicon, Vanadium, and Zinc. Washington, DC: National Academy Press, 2001.
19. Olson JA. J Natl Cancer Inst 1984;73:1439–44.
20. Food and Agriculture Organization/World Health Organization. Vitamin A. In: Human Vitamin and Mineral Requirements. Report of a joint FAO/WHO expert consultation. Geneva: World Health Organization, 2001.
21. Newcomer ME, Ong DE. Biochim Biophys Acta 2000;1482:57–64.
22. Robbins J. Clin Chem Lab Med 2002;40:1183–90.
23. Berni R, Clerici M, Malpeli G et al. FASEB J 1993;7:1179–84.
24. Goodman DS. Retinol-binding protein. In: Sporn MB, Roberts AB, Goodman DS, eds. The Retinoids, vol 2. Orlando, FL: Academic Press, 1984:42–88.
25. Smith JE, Lawless DC, Green MH et al. J Nutr 1992;122:1999–2009.
26. Dever JT, Surles RL, Davis CR et al. J Nutr 2011;141:42–7.
27. Soprano DR, Blaner WS. Plasma retinol-binding protein. In: Sporn MB, Roberts AB, Goodman DS, eds. The Retinoids: Biology, Chemistry and Medicine. New York: Raven Press, 1994:257–81.
28. Ross AC, Cifelli CJ, Zolfaghari R et al. Physiol Genomics 2011;43:57–67.
29. Yang Q, Graham TE, Mody N et al. Nature 2005;436:356–62.
30. Noy N. Biochem J 2000;348:481–95.
31. O'Bryne SM, Blaner WS. Introduction to retinoids. In: Packer–L, Kraemer K, Obermüller-Jevic U et al, eds. Carotenoids and Retinoids: Molecular Aspects and Health Issues. Champaign, IL: AOCS Press, 2005:1–22.
32. Ong DE, Newcomer ME, Chytil F. Cellular retinoid-binding proteins. In: Sporn MB, Roberts AB, Goodman DS, eds. The Retinoids: Biology, Chemistry and Medicine. New York: Raven Press, 1994:283–317.
33. Li E. Mol Cell Biochem 1999;192:105–8.
34. Mangelsdorf DJ, Thummel C, Beato M et al. Cell 1995;83:835–9.
35. Bastien J, Rochette-Egly C. Gene 2004;328:1–16.
36. Goldstein JT, Dobrzyn A, Clagett-Dame M et al. Arch Biochem Biophys 2003;420:185–93.
37. Dawson MI, Zhang XK. Curr Med Chem 2002;9:623–37.
38. Weston AD, Blumberg B, Underhill TM. J Cell Biol 2003;161:223–8.
39. Balmer JE, Blomhoff R. J Steroid Biochem Mol Biol 2005;96:347–54.
40. Li E, Tso P. Curr Opin Lipidol 2003;14:241–7.
41. Harrison EH. Annu Rev Nutr 2005;25:87–103.
42. Dew SE, Ong DE. Biochemistry 1994;33:12340–5.
43. Iqbal J, Hussain M. Am J Physiol 2009;296:E1183–94.
44. Batten ML, Imanishi Y, Maeda T et al. J Biol Chem 2004;279:10422–32.
45. Ross AC, Zolfaghari R. J Nutr 2004;134:269S–75S.
46. Berr F. J Lipid Res 1992;33:915–30.
47. Blomhoff R, Skrede B, Norum KR. J Intern Med 1990;228:207–10.
48. Wei SH, Lai K, Patel S et al. J Biol Chem 1997;272:14159–65.
49. Ross AC, Pasatiempo AM, Green MH. Exp Biol Med (Maywood) 2004;229:46–55.
50. Wang XD, Russell RM, Marini RP et al. Biochim Biophys Acta 1993;1167:159–64.
51. Cifelli CJ, Green JB, Green MH. Vitam Horm 2007;75:161–95.
52. Goodman DS, Blomstrand R, Werner B et al. J Clin Invest 1966;45:1615–23.
53. Goodman DS, Huang HS, Shiratori T. J Lipid Res 1965;6:390–6.
54. Blomhoff R, Helgerud P, Rasmussen M et al. Proc Natl Acad Sci U S A 1982;79:7326–30.
55. Matsuura T, Gad MZ, Harrison ER et al. J Nutr 1997;127:218–24.
56. Sato M, Suzuki S, Senoo H. Cell Struct Funct 2003;28:105–12.
57. Boerman MHEM, Napoli JL. J Biol Chem 1991;266:22273–8.
58. Zolfaghari R, Ross AC. J Lipid Res 2000;41:2024–34.
59. Dahro M, Gunning D, Olson JA. Int J Vitam Nutr Res 1983;53:13–8.
60. Gaetani S, Bellovino D, Apreda M et al. Clin Chem Lab Med 2002;40:1211–20.
61. Muto Y, Smith JE, Milch PO et al. J Biol Chem 1972;247:2542–50.
62. García A, Raila J, Koebnick C et al. Am J Phys Anthropol 2006;131:236–42.
63. Wilson DE, Hejazi J, Elstad NL et al. Biochim Biophys Acta 1987;922:247–58.
64. Smith FR, Goodman DS. N Engl J Med 1976;294:805–8.
65. Sowell A, Briefel R, Huff D et al. FASEB J 1996;10:A813.
66. Shenai JP, Rush MG, Stahlman MT et al. J Pediatr 1990;116:607–14.
67. Ballew C, Bowman BA, Sowell AL et al. Am J Clin Nutr 2001;73:586–93.
68. Tanumihardjo SA. J Nutr 2004;134:290S–3S.
69. Smith FR, Goodman DS, Arroyave G et al. Am J Clin Nutr 1973;26:982–7.
70. Rosales FJ, Ritter SJ, Zolfaghari R et al. J Lipid Res 1996;37:962–71.
71. Rosales FJ, Ross AC. J Nutr 1998;128:960-6.
72. Aldred AR, Schreiber G. The negative acute phase proteins. In: Mackiewicz A, Kushner I, Bauman H, eds. Acute Phase Proteins: Molecular Biology, Biochemistry, and Clinical Applications. Boca Raton, FL: CRC Press, 1993:21–37.
73. Felding P, Fex G. Acta Physiol Scand 1985;123:477–83.
74. Raguso CA, Dupertuis YM, Pichard C. Curr Opin Clin Nutr Metab Care 2003;6:211–6.
75. Bernstein LH, Ingenbleek Y. Clin Chem Lab Med 2002;40:1344–8.
76. Smith FR, Goodman DS. J Clin Invest 1971;50:2426–36.
77. Floreani A, Baragiotta A, Martines D et al. Aliment Pharmacol Ther 2000;14:353–8.
78. Safadi R, Friedman SL. Med Gen Med 2002;4:27.
79. Fex GA, Larsson K, Nilsson-Ehle I. J Nutr Biochem 1996;7:162–5.
80. Biesalski HK, Frank J, Beck SC et al. Am J Clin Nutr 1999;69:931–6.
81. Vogel S, Piantedosi R, O'Byrne SM et al. Biochemistry 2002;41:15360–8.
82. Waits R, Yamada T, Uemichi T et al. Clin Chem 1995;41:1288–91.
83. Kawaguchi R, Yu J, Honda J et al. Science 2007;315:820–5.
84. Isken A, Golczak M, Oberhauser V et al. Cell Metab 2008;7:258–68.
85. Kurlandsky SB, Gamble MV, Ramakrishnan R et al. J Biol Chem 1995;270:17850–7.
86. Wu L, Ross AC. J Lipid Res 2010;51:378–87.
87. Senoo H, Yoshikawa K, Morii M et al. Cell Biol Int 2010;34:1247–72.
88. Raila J, Buchholz I, Aupperle H et al. Vet Res 2000;31:541–51.
89. Marino M, Andrews D, Brown D et al. J Am Soc Nephrol 2001;12:637–48.
90. Christensen EI, Moskaug JO, Vorum H et al. J Am Soc Nephrol 1999;10:685–95.
91. Von Reinersdorff D, Green MH, Green JB. Adv Exp Med Biol 1998;445:207–23.
92. Chen C, Mistry G, Jensen B et al. J Clin Pharmacol 1996;36:799–808.
93. Arnhold T, Tzimas G, Wittfoht W et al. Life Sci 1996;59:PL169–77.
94. Kedishvili NY, Stone CL, Popov KM et al. Adv Exp Med Biol 1997;414:321–9.
95. Páres X, Farres J, Kedishvili N et al. Cell Mol Life Sci 2008;65:3936–49.
96. Duester G, Mic FA, Molotkov A. Chem Biol Interact 2003;143:201–10.
97. Niederreither K, Vermot J, Le Roux I et al. Development 2003;130:2525–34.
98. Blomhoff R, Blomhoff HK. J Neurobiol 2006;66:606–30.
99. Napoli JL. Biochim Biophys Acta. 2011May 19 [Epub ahead of print].
100. Cornic M, Delva L, Castaigne S et al. Leukemia 1994;8:914–7.
101. Budhu AS, Noy N. Mol Cell Biol 2002;22:2632–41.
102. Ross AC, Zolfaghari R. Annu Rev Nutr 2011;31:4.1–23.
103. Loudig O, Maclean GA, Dore NL et al. Biochem J 2005;392:241–8.
104. Zhang Y, Zolfaghari R, Ross AC. Gene 2010;464:32–43.
105. MacLean G, Abu-Abed S, Dolle P et al. Mech Dev 2001;107:195–201.
106. Trofimova-Griffin ME, Juchau MR. Brain Res Dev Brain Res 2002;136:175–8.
107. Taimi M, Helvig C, Wisniewski J et al. J Biol Chem 2004;279:77–85.
108. Cano NJ. Clin Chem Lab Med 2002;40:1313–9.
109. Gerlach TH, Zile MH. FASEB J 1991;5:86–92.
110. Alvarez JO, Salazar-Lindo E, Kohatsu J et al. Am J Clin Nutr 1995;61:1273–6.
111. Stephensen CB, Alvarez JO, Kohatsu J et al. Am J Clin Nutr 1994;60:388–92.
112. Lanska DJ. Handb Clin Neurol 2010;95:435–44.
113. Saari JC. Retinoids in photosensitive systems. In: Sporn MB, Roberts AB, Goodman DS, eds. The Retinoids: Biology, Chemistry and Medicine. New York: Raven Press, 1994:351–85.
114. Saari JC. Invest Ophthalmol Vis Sci 2000;41:337–48.
115. Gonzalez-Fernandez F, Ghosh D. Exp Eye Res 2008;86:169–70.
116. Takahashi Y, Moiseyev G, Ablonczy Z et al. J Biol Chem 2009;284:3211–8.
117. Redmond TM, Poliakov E, Yu S et al. Proc Natl Acad Sci U S A 2005;102:13658–63.
118. Saari JC, Nawrot M, Kennedy BN et al. Neuron 2001;29:739–48.
119. Muniz A, Villazana-Espinoza E, Hatch A et al. Exp Eye Res 2007;85:175–84.
120. Jacobson SG, Cideciyan AV, Regunath G et al. Nat Genet 1995;11:27–32.
121. Cideciyan AV, Haeseleer F, Fariss RN et al. Vis Neurosci 2000;17:667–78.
122. Thompson DA, Gal A. Prog Retin Eye Res 2003;22:683–703.
123. Gollapalli DR, Maiti P, Rando RR. Biochemistry 2003;42:11824–30.
124. Sun W, Gerth C, Maeda A et al. Ophthalmic Genet 2008;29:29–32.
125. Ávila-Fernández A, Cantalapiedra D, Aller E et al. Mol Vis 2010;16:2550–8.

126. Ubels JL, Harkema JR. Invest Ophthalmol Vis Sci 1994;35:1249–53.
127. Clagett-Dame M, DeLuca HF. Annu Rev Nutr 2002;22:347–81.
128. Conlon RA. Trends Genet 1995;11:314–9.
129. McCaffery PJ, Adams J, Maden M et al. Eur J Neurosci 2003;18:457–72.
130. Tabin C. Int J Dev Biol 2009;53:725–31.
131. Zhao X, Duester G. Gene Expr Patterns 2009;9:430–5.
132. Koubova J, Menke DB, Zhou Q et al. Proc Natl Acad Sci U S A 2006;103:2474–9.
133. Guerquin M-J, Duquenne C, Lahaye J-B et al. Dev Biol 2010;346:320–30.
134. Bowles J, Knight D, Smith C et al. Science 2006;312:596–600.
135. Bowles J, Koopman P. Development 2007; 134:3401–11.
136. Takahashi YI, Smith JE, Goodman DS. Am J Physiol 1977;233:E263–72.
137. Biesalski HK, Nohr D. Mol Aspects Med 2003;24:431–40.
138. Massaro D, Massaro GD. Am J Physiol 2002;282:L345–58.
139. Darlow BA, Graham PJ. Cochrane Database Syst Rev 2002;(4):CD000501.
140. Wolbach SB, Howe PR. J Exp Med 1925; 42:753–77.
141. McGowan SE. Chest 2002;121(Suppl): 206S–8S.
142. Massaro D, Massaro GD. Am J Respir Cell Mol Biol 2003;28:271–4.
143. Swartz-Basile DA, Wang LH, Tang YZ et al. Am J Physiol 2003;285:G424–32.
144. Stephensen CB. Annu Rev Nutr 2001;21: 167–92.
145. Ziegler SF, Buckner JH. Microbes Infect 2009;11:594–698.
146. Mucida D, Park Y, Cheroutre H. Semin Immunol 2009;21:14–21.
147. Iwata M. Semin Immunol 2009;21:8–13.
148. Iwata M, Hirakiyama A, Eshima Y et al. Immunity 2004;21:527–38.
149. Ertesvåg A, Naderi S, Blomhoff HK. Semin Immunol 2009;21:36–41.
150. Ross AC, Chen Q, Ma Y. Semin Immunol 2009;21:42–50.
151. Durancik DM, Lackey DE, Hoag KA. J Nutr 2010;140:1395–9.
152. Strober W. Mucosal Immunol 2008;1:92–5.
153. Russell RM. Am J Clin Nutr 2000;71:878–84.
154. Congdon NG, West KP Jr. J Nutr 2002; 132(Suppl):2889S–94S.
155. de Pee S, Dary O. J Nutr 2002;132(Suppl): 2895S–901S.
156. Stephensen CB, Gildengorin G. Am J Clin Nutr 2000;72:1170–8.
157. Furr HC, Green MH, Haskell MJ et al. Public Health Nutr 2005;8:596–607.
158. West KP Jr. J Nutr 2002;132:2857S–66S.
159. Ambrosini GL, de Klerk NH, Musk AW et al. Public Health Nutr 2001;4:255–64.
160. McLaren DS, ed. The Control of Xerophthalmia: A Century of Contributions and Lessons. Basel: Task Force Sight and Life, 2004.
161. Semba RD, Bloem MW. Eur J Clin Nutr 2002;56:271–81.
162. Beaton GH, Martorell R, Aronson KA et al. Food Nutr Bull 1994;15:282–9.
163. Rahmathullah L, Tielsch JM, Thulasiraj RD et al. BMJ 2003;327:254.
164. Benn CS, Fisker AB, Napirna BM et al. BMJ 2010;340:c1101.
165. World Health Organization. Vitamin A Supplementation. 2003. Available at: http://www.who.int/vaccines/en/vitamina.shtml. Accessed November 29, 2011.
166. Rahmathullah L, Underwood BA, Thulasiraj RD et al. N Engl J Med 1990;323:929–35.
167. Underwood BA. J Nutr 1998;128:145–51.
168. International Vitamin A Consultative Group. Guidelines for the Eradication of Vitamin A Deficiency and Xerophthalmia, Washington, DC: Nutrition Foundation, 1976.
169. Tzimas G, Nau H. Curr Pharm Des 2001;7: 803–31.
170. Hathcock JN, Hattan DG, Jenkins MY et al. Am J Clin Nutr 1990;52:183–202.
171. Soprano DR, Soprano KJ. Annu Rev Nutr 1995;15:111–32.
172. Nau H. J Am Acad Dermatol 2001;45 (Suppl):S183–7.
173. Teratology Society. Teratology 1987;35:269–75.
174. Rothman KJ, Moore LL, Singer MR et al. N Engl J Med 1995;333:1369–73.
175. US Food and Drug Administration. iPLEDGE information. 2010. Available at: http://www.fda.gov/Drugs/DrugSafety/PostmarketDrugSafetyInformationforPatientsandProviders/ucm094307.htm. Accessed November 30, 2011.
176. O'Donnell J. Am J Ther 2003;10:148–59.
177. Wray AE, Okita N, Ross AC. J Nutr 2011; 141:660–6.
178. Ribaya-Mercado JD, Blumberg JB. Nutr Rev 2007;65:425–38.
179. Parish LC. JAMA 2008;299:1611–2.
180. Yaar M, Gilchrest BA. Br J Dermatol 2007; 157:874–87.
181. Karlsson T, Vahlquist A, Kedishvili N et al. Biochem Biophys Res Commun 2003;303: 273–8.
182. Krautheim A, Gollnick H. Clin Pharmacokinet 2003;42:1287–304.
183. Clewell HJ 3rd, Andersen ME, Wills RJ et al. J Am Acad Dermatol l 1997;36:S77–85.
184. Mongan NP, Gudas LJ. Differentiation 2007;75:853–70.
185. Ross AC. Vitamin A. In: Milner J, Romagnolo D, eds. Bioactive Compounds and Cancer. New York: Springer, 2010.
186. Sun SY, Lotan R. Crit Rev Oncol Hematol 2002;41–55.
187. Warrell RP Jr, de The H, Wang Z-Y et al. N Engl J Med 1993;329:177–89.
188. Parmar S, Tallman MS. Expert Opin Pharmacother 2003;4:1379–92.

◆ 18章 ◆

1. Whistler D. De morbo puerili Anglorum, quem patrio idiomate indigenae vocant. The rickets MD thesis, University of Leiden, Leiden, Netherlands, 1645.
2. Glisson F. De Rachitide sive morbo puerili qui vulgo. The rickets dicitur. London, 1650.
3. Sniadecki J. 1840. Cited by Mozolowski W. Nature 1939;143:121.
4. Palm TA. Practitioner 1890;45:270–9.
5. Percival T. Essays Medical, Philosophical and Experimental on the Medical Use of Cod-Liver Oil, vol 2. London, 1789.
6. Raczynski J. C R Assoc Int Pediatr 1913;308.
7. Huldschinsky K. Dtsch Med Wochenschr 1919;45,712–3.
8. Hess AF, Unger JF Pappenheimer AM. J Exp Med 1922;36:427–46.
9. Mellanby E. Lancet 1919;1:407–12.
10. McCollum EV, Simmonds N, Becker JE et al. J Biol Chem 1922;53:293–312.
11. Hess AF, Weinstock M. J Biol Chem 1924; 62:301–13.
12. Steenbock H, Black A. J Biol Chem 1924; 61:408–22.
13. Windaus A, Schenck F, van Werder F. Hoppe Seylers Z Physiol Chem 1936;241: 100–3.
14. Makin HLJ, Jones G, Kaufmann M et al. Analysis of vitamins D, their metabolites and analogues. In: Makin HLJ, Gower DB, eds. Steroid Analysis. New York: Springer, 2010:967–1096.
15. Delvin EE, Glorieux FH, Dussault M et al. Med Biol 1978;57:165–70.
16. Food and Nutrition Board, Institute of Medicine. Dietary Reference Intakes for Calcium and Vitamin D. Washington, DC: National Academy Press, 2011.
17. Holick MF. Photobiology of vitamin D. In: Feldman D, Pike JW, Glorieux FH, eds. Vitamin D. 2nd ed. New York: Elsevier, 2005:37–46.
18. Jones G, Strugnell SA, DeLuca HF. Physiol Rev 1998;78:1193–231.
19. Prosser DE, Jones G. Trends Biochem Sci 2004;29:664–73.
20. Cheng JB, Levine MA, Bell NH et al. Proc Natl Acad Sci U S A 2004;101:7711–5.
21. Jones G, Byford V, West S et al. Anticancer Res 2006;26:2589–96.
22. Strushkevich N, Usanov SA, Plotnikov AN et al. J Mol Biol 2008;380:95–106.
23. Wang TJ, Zhang F, Richards JB et al. Lancet 2010;376:180–8.
24. Hollis BW: Detection of vitamin D and its major metabolites. In: Feldman D, Pike JW, Glorieux FH, eds. Vitamin D. 2nd ed. New York: Elsevier, 2005:931–50.
25. Safadi FF, Thornton P, Magiera H et al. J Clin Invest 1999;103:239–51.
26. Willnow TE, Nykjaer A. Endocytic pathways for 25-hydroxyvitamin D_3. In: Feldman D, Pike JW, Glorieux FH, eds. Vitamin D. 2nd ed. New York: Elsevier, 2005:153–63.
27. Martinez I, Saracho R, Montenegro J et al. Nephrol Dial Transplant 1996;11:22–8.
28. St-Arnaud RH, Messerlian SH, Moir JM et al. J Bone Miner Res 1997;12:1552–9.
29. Takeyama K, Kitanaka S, Sato T et al. Science 1997;277:1827–30.
30. Monkawa T, Yoshida T, Wakino S et al. Biochem Biophys Res Commun 1997;239:527–33.
31. Fu GK, Lin D, Zhang MYH et al. Mol Endocrinol 1997;11:1961–70.
32. Armbrecht HJ, Hodam TL, Boltz MA. Arch Biochem Biophys 2003;409:298–304.
33. Quarles LD. Am J Physiol 2003;285:E1–9.
34. Yamamoto K, Uchida E, Urushino N et al. J Biol Chem 2005;280:30511–6.
35. Fraser D, Kooh SW, Kind P et al. N Engl J Med 1973;289:817–22.
36. Dardenne O, Prud'homme J, Arabian A et al. Endocrinology 2001;142:3135–41.
37. Panda DK, Miao D, Bolivar I et al. J Biol Chem 2004;279:16754–66.
38. Holick MF, Schnoes HK, DeLuca HF et al. Biochemistry 1972;11:4251–5.
39. Holick MF, Kleiner-Bossaller A, Schnoes HK et al. J Biol Chem 1973;248:6691–6.
40. Ohyama Y, Okuda K. J Biol Chem 1991; 266:8690–5.
41. Tenenhouse HS, Yip A, Jones G. J Clin Invest 1988;81:461–5.
42. Jones G, Vriezen D, Lohnes D et al. Steroids 1987;49:29–53.
43. Makin G, Lohnes D, Byford V et al. Biochem J 1989;262:173–80.
44. Reddy GS, Tserng KY. Biochemistry 1989; 28:1763–9.
45. Prosser D, Kaufmann M, O'Leary B et al. Proc Natl Acad Sci U S A 2007;104:12673–8.
46. Shinki T, Jin CH, Nishimura A et al. J Biol Chem 1992;267:13757–62.
47. Lohnes D, Jones, G. J Nutr Sci Vitaminol (Tokyo) 1992;Spec No:75–8.
48. Schlingmann KP, Kaufmann M, Weber S et

al. New Engl J Med 2011;365:410–21.
49. St-Arnaud R, Arabian A, Travers R et al. Endocrinology 2000;141:2658–66.
50. Masuda S, Byford V, Arabian A et al. Endocrinology 2005;146:825–34.
51. Esvelt RP, Schnoes HK, DeLuca HF. Biochemistry 1979;18:3977–83.
52. Xue Y, Hashizume T, Shuhart MC et al. Mol Pharmacol 2006;69:56–65.
53. Thummel KE, Brimer C, Yasuda K et al. Mol Pharmacol 2001;60:1399–406.
54. Thompson PD, Jurutka PW, Whitfield GK et al. Biochem Biophys Res Commun 2002;299:730–8.
55. Haussler MR, Whitfield GK, Haussler CA et al. J Bone Miner Res 1998;13:325–49.
56. Whitfield GK, Jurutka PW, Haussler C et al. Nuclear receptor: structure-function, molecular control of gene transcription and novel bioactions. In: Feldman D, Pike JW, Glorieux FH, eds. Vitamin D. 2nd ed. New York: Elsevier, 2005:219–62.
57. Stumpf WE. Histochem Cell Biol 1995;104:417–27.
58. Pike JW. Annu Rev Nutr 1991;11:189–216.
59. White JH. J Steroid Biochem Mol Biol 2004;89–90:239–44.
60. Yoshizawa T, Handa Y, Uematsu Y et al. Nat Genet 1997;16:391–6.
61. Pike JW, Zella LA, Meyer MB et al. J Bone Miner Res 2007;22(Suppl 2):V16–9.
62. Bouillon R, Carmeliet G, Verlinden L et al. Endocr Rev 2008;29:726–76.
63. Benn BS, Ajibade D, Porta A et al. Endocrinology 2008;149:3196–205.
64. Bianco SD, Peng JB, Takanaga H et al. J Bone Miner Res 2007;22:274–85.
65. Kutuzova GD, Akhter S, Christakos S et al. Proc Natl Acad Sci U S A 2006;103:12377–81.
66. Lee GS, Lee KY, Choi KC et al. J Bone Miner Res 2007;22:1968–78.
67. Xu H, Bai L, Collins JF et al. Am J Physiol 2002;282:C487–93.
68. Liu M, Lee MH, Cohen M et al. Genes Dev 1996;10:142–53.
69. Wang Q, Jones JB, Studzinski GP. Cancer Res 1996;56:264–7.
70. Rots NY, Liu M, Anderson EC et al. Mol Cell Biol 1998;18:1918.
71. Bettoun DJ, Buck DW, Lu JF et al. J Biol Chem 2002;277:24847–50.
72. Masuda S, Jones G. Mol Cancer Ther 2006;5:797–808.
73. Wagner N, Wagner KD, Schley G et al. Exp Eye Res 2003;77:1–9.
74. James SY, Mackay AG, Colston KW et al. J Steroid Biochem Mol Biol 1996;58:395–401.
75. Mathiasen IS, Sergev IN, Bastholm L et al. J Biol Chem 2002;277:30738–45.
76. Xie SP, James SY, Colston KW. J Endocrinol 1997;154:495–504.
77. McGuire TF, Trump DL, Johnson CS. J Biol Chem 276:26365–73.
78. Xie ZJ, Komuves L, Yu QC et al. J Invest Dermatol 2002;118:11–6.
79. Sakai Y, Demay MB. Endocrinology 2000;141:2043–9.
80. Zinser GM, Sundberg JP, Welsh J. Carcinogenesis 2002;23:2103–9.
81. Holick MF. Am J Clin Nutr 2004;80(Suppl):1678S–88S.
82. Grant WB, Garland CF. Nutr Cancer 2004;48:115–23.
83. Grant WB, Garland CF. J Intern Med 2002;252:178–9.
84. Schwartz GG, Hulka BS. Anticancer Res 1990;10:1307–11.
85. Bikle DD, Chang S, Crumrine D et al. J Invest Dermatol 2004;122:984–92.
86. Bises G, Kallay E, Weiland T et al. J Histochem Cytochem 2004;52:985–9.
87. Jones G, Ramshaw H, Zhang A et al. Endocrinology 1999;140:3303–10.
88. Zeohnder D, Bland R, Williams MC et al. J Clin Endocrinol Metab 2001;86:888–94.
89. Somjen D, Katzburg S, Stern N et al. J Steroid Biochem Mol Biol 2007;107:238–44.
90. Barbour GL, Coburn JW, Slatopolsky E et al. N Engl J Med 1981;305:440–3.
91. Dusso AS, Finch J, Brown A et al. J Clin Endocrinol Metab 1991;72:157–64.
92. Adams JS, Gacad MA, Singer FR et al. Ann N Y Acad Sci 1986,465:587–94.
93. Dusso AS, Kamimura S, Gallieni M et al. J Clin Endocrinol Metab 1997;82:2222–32.
94. Stoffels K, Overbergh L, Giulietti A et al. J Bone Miner Res 2006;21:37–47.
95. Hewison M, Adams JS. Extra-renal 1a-hydroxylase activity and human disease. In: Feldman D, Pike JW, Glorieux FH, eds. Vitamin D. 2nd ed. New York: Elsevier, 2005:1379–402.
96. Holick MF. N Engl J Med 2007;357:266–81.
97. Jones G. Semin Dial 2007;20:316–24.
98. Kidney Disease Outcomes Quality Initiative of the National Kidney Foundation. Am J Kidney Dis 2003;42(Suppl 3):S1–202.
99. Hollis BW. J Nutr 2005;135:317–22.
100. Bischoff-Ferrari HA, Dietrich T, Orav EJ et al. Am J Med 2004;116:634–9.
101. Bischoff-Ferrari HA, Dietrich T, Orav EJ et al. Am J Clin Nutr 2004;80:752–8.
102. Jones G, Horst RL, Carter G et al. J Bone Miner Res 2007;22(Suppl 2):V11–5.
103. Chen PS, Bosmann HB. J Nutr 1964;83:133–9.
104. Marx SJ, Jones G, Weinstein RS et al. J Clin Endocrinol Metab 1989;69:1282–90.
105. Park EA. JAMA 1940;115:370–9.
106. Roborgh JR, de Man T. Biochem Pharmacol 1960;2:1–6.
107. Roborgh JR, de Man T. Biochem Pharmacol 1960;3:277–82.
108. Whyte MP, Haddad JG, Walters DD et al. J Clin Endocrinol Metab 1979;48:906–11.
109. Houghton LA, Vieth R. Am J Clin Nutr 2006;84:694–7.
110. Trang HM, Cole DE, Rubin LA et al. Am J Clin Nutr 1998;68:854–8.
111. Armas LA, Hollis BW, Heaney RP. J Clin Endocrinol Metab 2004;89:5387–91.
112. Romagnoli E, Mascia ML, Cipriani C et al. J Clin Endocrinol Metab 93:3015–20.
113. Leventis P, Kiely PD. Scand J Rheumatol 2009;38:149–53.
114. Rapuri PB, Gallagher JC, Haynatzki G. Calcif Tissue Int 2004;74:150–6.
115. Holick MF, Biancuzzo RM, Chen TC et al. J Clin Endocrinol Metab 2008;93:677–81.
116. Thacher TD, Obadofin MO, O'Brien KO et al. J Clin Endocrinol Metab 2009;94:3314–21.
117. Heaney RP, Armas LA, Shary JR et al. Am J Clin Nutr 2008;87:1738–42.
118. Hunt RD, Garcia FG, Walsh RJ. J Nutr 1972;102:975–86.
119. Gupta RP, Hollis BW, Patel SB et al. J Bone Miner Res 2004;19:680–8.
120. Gupta RP, He YA, Patrick KS et al. J Clin Endocrinol Metab 2005;90:1210–9.
121. Jones G, Byford V, Helvig C et al. Abstract presented at the 14th International Vitamin D Workshop, Brugge, Belgium, October 4–8, 2009.
122. Tjellesen L, Gotfredsen A, Christiansen C. Calcif Tissue Int 1985;37:218–22.
123. Hosseinpour F, Ellfolk M, Norlin M et al. Biochem Biophys Res Commun 2007;357:603–7.
124. Binet A, Kooh SW. Can J Public Health 1996;87:227–30.
125. Wu H, Gozdzik A, Barta JL et al. Nutr Res 2009;29:255–61.
126. Wortsman J, Matsuoka LY, Chen TC et al. Am J Clin Nutr 2000;72:690–3.
127. Reinehr T, de Sousa G, Alexy U et al. Eur J Endocrinol 2007;157:225–32.
128. Jones G. Am J Clin Nutr 2008;88(Suppl):582S–6S.
129. Haddad JG, Matsuoka LY, Hollis BW et al. J Clin Invest 1993;91:2552–5.
130. Gonzalez EA, Sachdeva A, Oliver DA et al. Am J Nephrol 2004;24:503–10.
131. Judd SE, Tangpricha V. Am J Med Sci 2009;338:40–4.
132. Drechsler C, Pilz S, Obermayer-Pietsch B et al. Eur Heart J 2010;31:2253–61.
133. Shephard RM, DeLuca HF. Arch Biochem Biophys 1980;202:43–53.
134. Vieth R. Bone Miner 1990;11:267–72.
135. Blank S, Scanlon KS, Sinks T et al. Am J Public Health 1995;85:656–9.
136. Pettifor JM, Bikle DD, Cavaleros M et al. Ann Intern Med 1995;122:511–3.
137. DeLuca HF, Prahl JM, Plum LA. Arch Biochem Biophys. 2011;505:226-30.
138. Grant WG. Dermatoendocrinology 2009;1:289–93.
139. Mathew S, Lund RJ, Chaudhary LR et al. J Am Soc Nephrol 2008;19:1509–19.
140. Giovannucci E. Curr Atheroscler Rep 2009;11:456–61.

◆ 19章 ◆

1. Evans HM, Bishop KS. Science 1922;56:650–1.
2. Evans HM, Emerson OH, Emerson GA. J Biol Chem 1936;113:319–32.
3. Emerson OH, Emerson GA, Mohammad A et al. J Biol Chem 1937;22:99–107.
4. Machlin LJ. Vitamin E. In: Machlin LJ, ed. Handbook of Vitamins. New York: Marcel Dekker, 1991:99–144.
5. Food and Nutrition Board, Institute of Medicine. Dietary Reference Intakes for Vitamin C, Vitamin E, Selenium, and Carotenoids. Washington, DC: National Academy Press, 2000:1–529.
6. Sokol RJ. Vitamin E deficiency and neurological disorders. In: Packer L, Fuchs J, eds. Vitamin E in Health and Disease. New York: Marcel Dekker, 1993:815–49.
7. Horwitt MK, Harvey CC, Duncan GD et al. Am J Clin Nutr 1956;4:408–19.
8. Horwitt MK. Am J Clin Nutr 1960;8:451–61.
9. Sokol RJ, Kayden HJ, Bettis DB et al. J Lab Clin Med 1988;111:548–59.
10. Traber MG, Sokol RJ, Kohlschutter A et al. J Lipid Res 1993;34:201–10.
11. Ouahchi K, Arita M, Kayden H et al. Nat Genet 1995;9:141–5.
12. Cavalier L, Ouahchi K, Kayden HJ et al. Am J Hum Genet 1998;62:301–10.
13. Kasparek S. Chemistry of tocopherols and tocotrienols. In: Machlin LJ, ed. Vitamin E: A Comprehensive Treatise. New York: Marcel Dekker, 1980:7–65.
14. United States Pharmacopeia. Vitamin E. In: The United States Pharmacopeia. 20th ed. Rockville, MD: United States Pharmacopeia Convention, 1980:846–8.
15. Traber MG, Atkinson J. Free Radic Biol Med 2007;43:4–15.
16. Liebler DC, Burr JA. Lipids 1995;30:789–93.
17. Liebler DC, Burr JA, Philips L et al. Anal Biochem 1996;236:27–34.
18. Kamal-Eldin A, Appelqvist LA. Lipids 1996;31:671–701.

19. Atkinson J, Epand RF, Epand RM. Free Radic Biol Med 2008;44:739–64.
20. Packer L. Sci Am Sci Med 1994;1:54–63.
21. Burk RF, Christensen JM, Maguire MJ et al. J Nutr 2006;136:1576–81.
22. Hill KE, Montine TJ, Motley AK et al. Am J Clin Nutr 2003;77:1484–8.
23. Hill KE, Motley AK, Li X et al. J Nutr 2001;131:1798–802.
24. Babaev VR, Li L, Shah S et al. Arterioscler Thromb Vasc Biol 2010 (in press).
25. Mastaloudis A, Leonard SW, Traber MG. Free Radic Biol Med 2001;31:911–22.
26. Mastaloudis A, Morrow JD, Hopkins DW et al. Free Radic Biol Med 2004;36:1329–41.
27. Bruno RS, Ramakrishnan R, Montine TJ et al. Am J Clin Nutr 2005;81:95–103.
28. Buettner GR. Arch Biochem Biophys 1993;300:535–43.
29. Bruno RS, Leonard SW, Atkinson JK et al. Free Radic Biol Med 2006;40:689–97.
30. Singh U, Devaraj S. Vitam Horm 2007;76: 519–49.
31. Miyazawa T, Shibata A, Sookwong P et al. J Nutr Biochem 2009;20:79–86.
32. Green J, McHale D, Marcinkiewicz S et al. J Chem Soc 1959:3362–73.
33. Cooney RV, Franke AA, Harwood PJ et al. Proc Natl Acad Sci U S A 1993;90:1771–5.
34. Christen S, Woodall AA, Shigenaga MK et al. Proc Natl Acad Sci U S A 1997;94:3217–22.
35. Hoglen NC, Waller SC, Sipes IG et al. Chem Res Toxicol 1997;10:401–7.
36. Christen S, Jiang Q, Shigenaga MK et al. J Lipid Res 2002;43:1978–85.
37. Morton LW, Ward NC, Croft KD et al. Biochem J 2002;364:625–8.
38. Leonard SW, Bruno RS, Paterson E et al. Free Radic Biol Med 2003;38:813–9.
39. Williamson KS, Gabbita SP, Mou S et al. Nitric Oxide 2002;6:221–7.
40. Sheppard AJ, Pennington JAT, Weihrauch JL. Analysis and distribution of vitamin E in vegetable oils and foods. In: Packer L, Fuchs J, eds. Vitamin E in Health and Disease. New York: Marcel Dekker, 1993:9–31.
41. Traber MG. Vitamin E. In: Shils ME, Olson JA, Shike M et al, eds. Modern Nutrition in Health and Disease. 9th ed. Baltimore: Williams & Wilkins, 1999:347–62.
42. Ma J, Hampl JS, Betts NM. Am J Clin Nutr 2000;71:774–80.
43. Ford ES, Sowell A. Am J Epidemiol 1999;150:290–300.
44. Kushi LH, Fee RM, Sellers TA et al. Am J Epidemiol 1996;144:165–74.
45. Maras JE, Bermudez OI, Qiao N et al. J Am Diet Assoc 2004;104:567–75.
45a. 2010 Dietary Guidelines Committee, US Department of Agriculture. Dietary Guidelines for Americans, June 23, 2010. Available at: http://www.cnpp.usda.gov/dietaryguidelines.htm. Accessed July 21, 2010.
46. Albanes D, Heinonen OP, Taylor PR et al. J Natl Cancer Inst 1996;88:1560–70.
47. Wright ME, Lawson KA, Weinstein SJ et al. Am J Clin Nutr 2006;84:1200–7.
48. Hayes KC, Pronczuk A, Perlman D. Am J Clin Nutr 2001;74:211–8.
49. Bruno RS, Leonard SW, Park S-I et al. Am J Clin Nutr 2006;83:299–304.
50. Leonard SW, Good CK, Gugger ET et al. Am J Clin Nutr 2004;79:86–92.
51. Anwar K, Iqbal J, Hussain MM. J Lipid Res 2007;48:2028–38.
52. Altmann SW, Davis HR Jr, Zhu LJ et al. Science 2004;303:1201–4.
53. Davis HR Jr, Altmann SW. Biochim Biophys Acta 2009;1791:679–83.
54. Narushima K, Takada T, Yamanashi Y et al. Mol Pharmacol 2008;74:42–9.
55. Yamanashi Y, Takada T, Suzuki H. Pharmacogenet Genomics 2009;19:884–92.
56. Kostner GM, Oettl K, Jauhiainen M et al. Biochem J 1995;305:659–67.
57. Traber MG, Ramakrishnan R, Kayden HJ. Proc Natl Acad Sci U S A 1994;91:10005–8.
58. Arita M, Sato Y, Miyata A et al. Biochem J 1995;306:437–43.
59. Doerflinger N, Linder C, Ouahchi K et al. Am J Hum Genet 1995;56:1116–24.
60. Meier R, Tomizaki T, Schulze-Briese C et al. J Mol Biol 2003;331:725–34.
61. Min KC, Kovall RA, Hendrickson WA. Proc Natl Acad Sci U S A 2003;100:14713–8.
62. Schuelke M. Ataxia with vitamin E deficiency. In: Pagon RA, Bird TC, Dolan CR et al, eds. GeneReviews [serial online] May 20, 2005 [updated September 4, 2007]. Available at: http://www.ncbi.nlm.nih.gov/bookshelf/br.fcgi–book=gene&part=aved. Accessed July–14, 2010.
63. Panagabko C, Morley S, Hernandez M et al. Biochemistry 2003;42:6467–74.
64. Yoshida H, Yusin M, Ren I et al. J Lipid Res 1992;33:343–50.
65. Hosomi A, Goto K, Kondo H et al. Neurosci Lett 1998;256:159–62.
66. Jishage K, Arita M, Igarashi K et al. J Biol Chem 2001;273:1669–72.
67. Kaempf-Rotzoll DE, Igarashi K, Aoki J et al. Biol Reprod 2002;67:599–604.
68. Kaempf-Rotzoll DE, Horiguchi M, Hashiguchi K et al. Placenta 2003;24:439–44.
69. Rotzoll DE, Scherling R, Etzl R et al. Eur J Obstet Gynecol Reprod Biol 2008;140:183–91.
70. Jauniaux E, Cindrova-Davies T, Johns J et al. J Clin Endocrinol Metab 2004;89:1452–8.
71. Hempstock J, Jauniaux E, Greenwold N et al. Hum Pathol 2003;34:1265–75.
72. Sato Y, Hagiwara K, Arai H et al. FEBS Lett 1991;288:41–5.
73. Traber MG, Rudel LL, Burton GW et al. J Lipid Res 1990;31:687–94.
74. Arita M, Nomura K, Arai H et al. Proc Natl Acad Sci U S A 1997;94:12437–41.
75. Panagabko C, Morley S, Neely S et al. Protein Express Purif 2002;24:395–403.
76. Wang Y, Panagabko C, Atkinson J. Bioorg Med Chem 2010;18:777–86.
77. West R, Panagabko C, Atkinson J. J Org Chem 2010;75:2883–92.
78. Sattler W, Levak-Frank S, Radner H et al. Biochem J 1996;318:15–9.
79. Mardones P, Strobel P, Miranda S et al. J Nutr 2002;132:443–9.
80. Oram JF, Vaughan AM, Stocker R. J Biol Chem 2001;276:39898–902.
81. Shichiri M, Takanezawa Y, Rotzoll DE et al. J Nutr Biochem 2010;21:451–6.
82. Orso E, Broccardo C, Kaminski WE et al. Nat Genet 2000;24:192–6.
83. Ingold KU, Burton GW, Foster DO et al. Lipids 1987;22:163–72.
84. Burton GW, Wronska U, Stone L et al. Lipids 1990;25:199–210.
85. Burton GW, Traber MG, Acuff RV et al. Am J Clin Nutr 1998;67:669–84.
86. Burton GW, Traber MG. Annu Rev Nutr 1990;10:357–82.
87. Copp RP, Wisniewski T, Hentati F et al. Brain Res 1999;822:80–7.
88. Traber MG, Sokol RJ, Ringel SP et al. N Engl J Med 1987;317:262–5.
89. Steephen AC, Traber MG, Ito Y et al. JPEN J Parenter Enteral Nutr 1991;15: 642–52.
90. El-Sohemy A, Baylin A, Ascherio A et al. Am J Clin Nutr 2001;74:356–63.
91. Brigelius-Flohé R, Traber MG. FASEB J 1999;13:1145–55.
92. Kiyose C, Saito H, Kaneko K et al. Lipids 2001;36:467–72.
93. Birringer M, Pfluger P, Kluth D et al. J Nutr 2002;132:3113–8.
94. Parker RS, Swanson JE. Biochem Biophys Res Commun 2000;269:580–3.
95. Mustacich DJ, Leonard SW, Devereaux MW et al. Free Radic Biol Med 2006;41: 1069–78.
96. Yang WC, Regnier FE, Jiang Q et al. J Chromatogr A 2010;1217:667–75.
97. Freiser H, Jiang Q. J Nutr 2009;139:884–9.
98. Lodge JK, Ridlington J, Vaule H et al. Lipids 2001;36:43–8.
99. Freiser H, Jiang Q. Anal Biochem 2009; 388:260–5.
100. Mustacich DJ, Leonard SW, Patel NK et al. Free Radic Biol Med 2010;48:73–81.
101. Handelman GJ, Machlin LJ, Fitch K et al. J Nutr 1985;115:807–13.
102. Schultz M, Leist M, Elsner A et al. Methods Enzymol 1997;282:297–310.
103. Smith KS, Lee C-L, Ridlington JW et al. Lipids 2003;38:813–9.
104. Traber MG, Elsner A, Brigelius-Flohe R. FEBS Lett 1998;437:145–8.
105. Swanson JE, Ben RN, Burton GW et al. J Lipid Res 1999;40:665–71.
106. Sontag TJ, Parker RS. J Biol Chem 2002; 277:25290–6.
107. Sontag TJ, Parker RS. J Lipid Res 2007;48: 1090–8.
108. Kalsotra A, Strobel HW. Pharmacol Ther 2006;112:589–611.
109. Birringer M, Drogan D, Brigelius-Flohe R. Free Radic Biol Med 2001;31:226–32.
110. Parker RS, Sontag TJ, Swanson JE. Biochem Biophys Res Commun 2000;277:531–4.
111. Ikeda S, Tohyama T, Yamashita K. J Nutr 2002;132:961–6.
112. Kluth D, Landes N, Pfluger P et al. Free Radic Biol Med 2005;38:507–14.
113. Ohnmacht S, Nava P, West R et al. Bioorg Med Chem 2008;16:7631–8.
114. Stahl W, Graf P, Brigelius-Flohe R et al. Anal Biochem 1999;275:254–9.
115. Pope SA, Burtin GE, Clayton PT et al. Free Radic Biol Med 2002;33:807–17.
116. Cho JY, Kang DW, Ma X et al. J Lipid Res 2009;50:924–37.
117. Jiang Q, Freiser H, Wood KV et al. J Lipid Res 2007;48:1221–30.
118. Christians U. Ther Drug Monit 2004;26: 104–6.
119. Mustacich DJ, Gohil K, Bruno RS et al. J Nutr Biochem 2009;20:469–76.
120. Mustacich DJ, Shields J, Horton RA et al. Arch Biochem Biophys 1998;350:183–92.
121. Mustacich DJ, Vo AT, Elias VD et al. Free Radic Biol Med 2007;43:610–8.
122. Shearer MJ, Bach A, Kohlmeier M. J Nutr 1996;126:1181S–6S.
123. Harrington DJ, Booth SL, Card DJ et al. J Nutr 2007;137:1763–8.
124. McDonald MG, Rieder MJ, Nakano M et al. Mol Pharmacol 2009;75:1337–46.
125. Lee IM, Cook NR, Gaziano JM et al. JAMA 2005;294:56–65.
126. Glynn RJ, Ridker PM, Goldhaber SZ et al. Circulation 2007;116:1497–503.
127. Traber MG. Nutr Rev 2008;66:624–9.
128. Tovar A, Ameho CK, Blumberg JB et al. Nutr Metab (Lond) 2006;3:29.
129. Booth SL, Golly I, Sacheck JM et al. Am J Clin Nutr 2004;80:143–8.
130. Barella L, Muller PY, Schlachter M et al. Biochim Biophys Acta 2004;1689:66–74.
131. Helson L. Thromb Res 1984;35:11–8.
132. Sokol RJ, Heubi JE, Iannaccone ST et al. N

Engl J Med 1984;310:1209–12.
133. Traber MG, Jialal I. Lancet 2000;355:2013–4.
134. Morley S, Cross V, Cecchini M et al. Biochemistry 2006;45:1075–81.
135. Qian J, Atkinson J, Manor D. Biochemistry 2006;45:8236–42.
136. Morley S, Cecchini M, Zhang W et al. J Biol Chem 2008;283:17797–804.
137. Zhang WX, Frahm G, Morley S et al. Lipids 2009;44:631–41.
138. Yokota T, Shiojiri T, Gotoda T et al. Ann Neurol 1997;41:826–32.
139. van Soest S, Westerveld A, de Jong PT et al. Surv Ophthalmol 1999;43:321–34.
140. Berson EL, Rosner B, Sandberg MA et al. Arch Ophthalmol 1993;111:761–72.
141. Lemoyne M, Van Gossum A, Kurian R et al. Am J Clin Nutr 1987;46:267–72.
142. Di Donato I, Bianchi S, Federico A. Neurol Sci 2010;31:511–5.
143. Stephens NG, Parsons A, Schofield PM et al. Lancet 1996;347:781–6.
144. Boaz M, Smetana S, Weinstein T et al. Lancet 2000;356:1213–8.
145. Salonen RM, Nyyssonen K, Kaikkonen J et al. Circulation 2003;107:947–53.
146. Gruppo Italiano per lo Studio della Streptochinasi nell'Infarcto Miocardico. Lancet 1999;354:447–55.
147. Yusuf S, Dagenais G, Pogue J et al. N Engl J Med 2000;342:154–60.
148. Cheung MC, Zhao XQ, Chait A et al. Arterioscler Thromb Vasc Biol 2001;21:1320–6.
149. Brown BG, Zhao XQ, Chait A et al. N Engl J Med 2001;345:1583–92.
150. Waters DD, Alderman EL, Hsia J et al. JAMA 2002;288:2432–40.
151. Vivekananthan DP, Penn MS, Sapp SK et al. Lancet 2003;361:2017–23.
152. Berry D, Wathen JK, Newell M. Clin Trials 2009;6:28–41.
153. Miller ER, 3rd, Paston-Barriuso R, Dalal D et al. Ann Intern Med 2005;142:37–46.
154. Bjelakovic G, Nikolova D, Gluud LL et al. JAMA 2007;297:842–57.
155. Levy AP, Gerstein HC, Miller-Lotan R et al. Diabetes Care 2004;27:2767.
156. Milman U, Blum S, Shapira C et al. Arterioscler Thromb Vasc Biol 2008;28:1–7.
157. Sesso HD, Buring JE, Christen WG et al. JAMA 2008;300:2123–33.
158. Gaziano JM, Glynn RJ, Christen WG et al. JAMA 2009;301:52–62.
159. Lippman SM, Klein EA, Goodman PJ et al. JAMA 2009;301:39–51.
160. Pinsky PF, Miller A, Kramer BS et al. Am J Epidemiol 2007;165:874–81.
161. Steiner M, Glantz M, Lekos A. Am J Clin Nutr 1995;62:1381S-4S.

◆ 20 章 ◆

1. Dam H. Biochem Z 1929;215:475–92.
2. Suttie JW. Vitamin K in Health and Disease. Boca Raton, FL: CRC Press Taylor & Francis Group, 2009.
3. Dam H. Nature 1935;135:652–3.
4. MacCorquodale DW, Cheney LC, Binkley SB et al. J Biol Chem 1939;131:357–70.
5. Dam H, Schonheyder F, Tage-Hansen E. Biochem J 1936;30:1075–9.
6. Dialameh GH, Yekundi KG, Olson RE. Biochim Biophys Acta 1970;223:332–8.
7. Food and Nutrition Board, Institute of Medicine. Dietary Reference Intakes for Vitamin A, Vitamin K, Arsenic, Boron, Chromium, Copper, Iodine, Iron, Manganese, Molybdenum, Nickel, Silicon, Vanadium, and Zinc. Washington DC: National Academy Press, 2001.
8. Booth SL, Webb DR, Peters JC. J Am Diet Assoc 1999;99:1072–6.
9. Kurilich AC, Britz SJ, Clevidence BA et al. J Agric Food Chem 2003;51:4877–83.
10. Jones KS, Bluck LJC, Wang LY et al. Eur J Clin Nutr 2008;62:1273–81.
11. Fu X, Peterson JW, Hdeib M. Anal Chem 2009;81:5421–5.
12. Jones KS, Gluck LJC, Wang LY et al. Br J Nutr 2009;102:1195–1202.
13. Schurgers LJ, Vermeer C. Haemostasis 2000;30:298–307.
14. Shearer MJ, Newman P. Thromb Haemost 2008;100:530–47.
15. Lamon-Fava S, Sadowski JA, Davidson KW et al. Am J Clin Nutr 1998;67:1226–31.
16. Sadowski JA, Hood SJ, Dallal GE et al. Am J Clin Nutr 1989;50:100–8.
17. Saupe J, Shearer MJ, Kohlmeier M. Am J Clin Nutr 1993;58:204–8.
18. Kohlmeier M, Saupe J, Drossel HJ et al. Thromb Haemost 1995;74:1252–4.
19. Usui Y, Tanimura H, Nishimura N et al. Am J Clin Nutr 1990;51:846–52.
20. Wiss O, Gloor H. Vitam Horm 1966;24:575–86.
21. Harrington DJ, Booth SL, Card DJ et al. J Nutr 2007;137:1763–8.
22. Thijssen HHW, Vervoort LMT, Schurgers LJ et al. Br J Nutr 2006;95:260–6.
23. Conly JM, Stein K. Am J Gastroenterol 1992;87:311–6.
24. Suttie JW. Annu Rev Nutr 1995;15:399–417.
25. Savage D, Lindenbaum J. Clinical and experimental human vitamin K deficiency. In: Lindenbaum J, ed. Nutrition in Hematology. New York: Churchill Livingstone, 1983:271–320.
26. Giangrande PLF. Br J Haematol 2003;121:703–12.
27. Dahlback B. Lancet 2000;355:1627–32.
28. Mann KG. Chest 2003;124(Suppl):4S–10S.
29. Esmon CT. Chest 2003;124(Suppl):26S–32S.
30. Yin ZF, Huang ZF, Cui J, et al. Proc Natl Acad Sci U S A 2000;97:6734–8.
31. Endler G, Mannhalter C. Clin Chim Acta 2003;330:31–55.
32. Hauschka PV, Lian JB, Gallop PM. Proc Natl Acad Sci U S A 1975;72:3925–9.
33. Price PA, Otsuka AS, Poser JW et al. Proc Natl Acad Sci U S A 1976;73:1447–51.
34. Price PA, Williamson MK, Haba T et al. Proc Natl Acad Sci U S A 1982;79:7734–8.
35. Ducy P, Desbois C, Boyce B et al. Nature 1996;382:448–52.
36. Price PA, Williamson MK. J Biol Chem 1985;260:14971–5.
37. Fraser JD, Price PA. J Biol Chem 1988;263:11033–6.
38. Luo G, Ducy P, McKee MD et al. Nature 1997;386:78–81.
39. Price PA, Faus SA, Williamson MK. Arterioscler Thromb Vasc Biol 1998;18:1400–7.
40. Viegas CSB, Simes DC, Laize V. J Biol Chem 2008;283:36655–64.
41. Viegas CSB, Cavaco S, Neves PL. Am J Pathol 2009;175:2288–98.
42. Coutu DL, Wu JH, Monette A. J Biol Chem 2008;238:17991–18001.
43. Rios H, Koushik SV, Wang H. Mol Cell Biol 2005;25:11131–44.
44. Manfioletti G, Brancolini C, Avanzi G et al. Mol Cell Biol 1993;13:4976–85.
45. Kulman JD, Harris JE, Haldeman BA et al. Proc Natl Acad Sci U S A 1997;94:9058–62.
46. Kulman JD, Harris JE, Xie L et al. Proc Natl Acad Sci U S A 2001;98:1370–5.
47. McIntosh JM, Olivera BM, Cruz LJ et al. J Biol Chem 1984;259:14343–6.
48. Brown MA, Hambe B, Furie B et al. Toxicon 2002;40:447–53.
49. Bandyopadhyay PK. Vitamin K–dependent gamma-glutamylcarboxylation: an ancient posttranslational modification. In: Litwack G, ed. Vitamin K. New York: Academic Press, 2008:157–85.
50. Stenflo J, Ferlund P, Egan W et al. Proc Natl Acad Sci U S A 1974;71:2730–3.
51. Nelsestuen GL, Zytkovicz TH, Howard JB. J Biol Chem 1974;249:6347–50.
52. Esmon CT, Sadowski JA, Suttie JW. J Biol Chem 1975;250:4744–8.
53. Furie B, Furie BC. N Engl J Med 1992;326:800–6.
54. Knobloch JE, Suttie JW. J Biol Chem 1987;262:15334–7.
55. Presnell SR, Stafford DW. Thromb Haemost 2002;87:937–46.
56. Suttie JW. Vitamin K. In: Zempleni J, Rucker RB, McCormick DB et al, eds. Handbook of Vitamins. Boca Raton, FL: CRC Press Taylor & Francis Group, 2007:111–52.
57. Dowd P, Ham SW, Geib SJ. J Am Chem Soc 1991;113:7734–43.
58. Dowd P, Ham SW, Naganathan S et al. Annu Rev Nutr 1995;15:419–40.
59. Berkner KL. Annu Rev Nutr 2005;25:127–49.
60. Wu SM, Morris DP, Stafford DW. Proc Natl Acad Sci U S A 1991;88:2236–40.
61. Wu SM, Cheung WF, Frazier D et al. Science 1991;254:1634–6.
62. Stenina O, Pudota BN, McNally BA et al. Biochemistry 2001;40:10301–9.
63. Hallgren KW, Hommema EL, McNally BA et al. Biochemistry 2002;41:15045–55.
64. Presnell SR, Stafford DW. Thromb Haemost 2002;87:937–46.
65. Berkner KL. Vitamin K–dependent carboxylation. In: Litwack G, ed. Vitamin K. New York: Academic Press, 2008;78:131–56.
66. Shah DV, Tews JK, Harper AE et al. Biochim Biophys Acta 1978;539:209–17.
67. Bell RG, Matschiner JT. Nature 1972;237:32–3.
68. Lund M. Nature 1964;203:778.
69. Zimmermann A, Matschiner JT. Biochem Pharmacol 1974;23:1033–40.
70. Hildebrandt EF, Suttie JW. Biochemistry 1982;21:2406–11.
71. Rost S, Fregin A, Ivaskevicius V et al. Nature 2004;427:537–41.
72. Li T, Chang CY, Jim DY et al. Nature 2004;427:541–4.
73. Tie JK, Stafford DW. Structure and function of vitamin K epoxide reductase. In: Litwack G, ed. Vitamin K. New York: Academic Press, 2008;78:103–30.
74. Spohn G, Kleinridders A, Wunderlich FT et al. Thromb Haemost 2009;101:1044–50.
75. Thijssen HHW, Drittij-Reijnders MJ. Br J Nutr 1994;72:415–25.
76. Thijssen HHW, Drittij-Reijnders MJ. Br J Nutr 1996;75:121–7.
77. Ronden JE, Drittij-Reijnders MJ, Vermeer C et al. Biochim Biophys Acta 1998;1379:69–75.
78. Davidson RT, Foley AL, Engelke JA et al. J Nutr 1998;128:220–3.
79. Okano T, Shimomura Y, Yamane M et al. J Biol Chem 2008;283:11270–9.
80. Yoshida T, Miyazawa K, Kasuga I. Int J Oncol 2003;23:627–32.
81. Tabb MM, Sun A, Zhou C. J Biol Chem 2003;278:43919–27.
82. Link KP. Circulation 1959;19:97–107.
83. Flockhart DA, O'Kane D, Williams MS et al. Genet Med 2008;10:139–50.
84. McDonald MG, Rieder MJ, Nakano M et al. Mol Pharmacol 2009;75:1337–46.
85. Gage BF, Eby C, Johnson J et al. Clin Phar-

macol Ther 2008;84:326–31.
86. Lane PA, Hathaway WE. J Pediatr 1985; 106:351–9.
87. Greer FR. Nutr Res 1995;15:289–310.
88. Golding J, Greenwood R, Birmingham K et al. BMJ 1992;305:341–6.
89. Roman E, Fear NT, Ansell P et al. Br J Cancer 2002;86:63–9.
90. Fear NT, Roman E, Ansell P et al. Br J Cancer 2003;89:1228–31.
91. American Academy of Pediatrics Committee on Fetus and Newborn. Pediatrics 2003;112:191–2.
92. Weitekamp MR, Aber RC. JAMA 1983;249: 69–71.
93. Frick PG, Riedler G, Brogli H. J Appl Physiol 1967;23:387–9.
94. Allison, PM, Mummah-Schendel LL, Kindberg CG et al. J–Lab Clin Med 1987;110: 180–8.
95. Booth SL, O'Brien-Morse ME, Dallal GE et al. Am J Clin Nutr 1999;70:368–77.
96. Sokoll, IJ, Booth SL, O'Brien ME et al. Am J Clin Nutr 1997;65:779–84.
97. Sokoll, IJ, Sadowski JA. Am J Clin Nutr 1996;63:566–73.
98. Binkley NC, Krueger DC, Engelke JA et al. Am J Clin Nur 2000;72:1523–8.
99. Binkley NC, Krueger DC, Kawahara TN et al. Am J Clin Nutr 2002;76:1055–60.
100. Booth SL, Tucker KI, Chen H et al. Am J Clin Nutr 2000;71:1201–8.
101. Vergnaud P, Garnero P, Meunier PJ et al. J Clin Endocrinol Metab 1997;82:719–24.
102. Caraballo PJ, Gabriel SE, Castro MR et al. Osteoporosis Int 1999;9:441–8.
103. Iwamoto J, Sato Y, Takeda T et al. Nutr Res 2009;29:221–8.
104. Cockayne S, Adamson J, Lanham-New S et al. Arch Intern Med 2006;166:1256–61.
105. Tamura T, Morgan SL, Takimoto H. Arch Intern Med 2007;167:94.
106. Braam LAJ, Knapen MHJ, Geusens P et al. Calcif Tissue Int 2003;73:21–6.
107. Bolton-Smith C, McMurdo MET, Paterson CR et al. J Bone Miner Res 2007;22:509–12.
108. Booth SL, Dallal G, Shea MK et al. J Clin Endocrinol Metab 2008;93:1217–23.
109. Binkley N, Harke JM, Krueger D et al. J Bone Miner Res 2009;24:983–91.
110. Cheung AM, Tile L, Lee Y et al. PLoS Med 2008;5:1461–72.
111. Gundberg C. J Bone Miner Res 2009;24: 980–2.
112. Shea MK, Booth SL. Nutr Rev 2008;66: 549–57.
113. Jie KS, Bots ML, Vermeer C et al. Atherosclerosis 1995;116:117–23.
114. Shea MK, O'Donnell CJ, Hoffmann U et al. Am J Clin Nutr 2009;89:1799–1807.
115. Donovan JL, Whittaker P. Circulation 2006;114(Suppl II):30.
116. Rennenberg RJ, van Varik BJ, Schurgers LJ et al. Blood 2010;115:5121–3.
117. Villines TC, O'Malley PG, Feuerstein IM et al. Calcif Tissue Int 2009;85:494–500.
118. Gheduzzi D, Boraldi F, Annovi G et al. Lab Invest 2007;87:998–1008.
119. Hendig D, Zarbock R, Szliska C et al. Clin Biochem 2008;41:407–12.
120. Wallin R, Schurgers LJ, Wajih N. Thromb Res 2008;122:411–7.
121. Schurgers LJ, Cranenburg ECM, Vermeer C. Thromb Haemost 2008;100:593–603.

◆ 21章 ◆

1. McCollum EV. A History of Nutrition. Cambridge, MA: Riverside Press, Houghton Mifflin, 1957.
2. International Union of Nutritional Sciences Committee on Nomenclature. J Nutr 1990;120:7–14.
3. Tanphaichitr V. Thiamin. In: Shils ME, Olsen JA, Shike M et al., eds. Modern Nutrition in Health and Disease. 9th ed. Baltimore: Lippincott Williams & Wilkins, 1999.
4. Food and Nutrition Board, Institute of Medicine. Dietary Reference Intakes for Thiamin, Riboflavin, Niacin, Vitamin B_6, Folate, Vitamin B_{12}, Biotin, and Choline. Washington, DC: National Academy Press, 1998:58–86.
5. Rindi G, Patrini C, Comincioli V et al. Brain Res 1980;181:369–80.
6. Dreyfus PM. N Engl J Med 1962;267:596–8.
7. Mojzisova G, Kuchta M. Physiol Res 2001;50:529–35.
8. Parker WD Jr, Haas R, Stumpf DA et al. Neurology 1984;34:1477–81.
9. Talwar D, Davidson H, Cooney J et al. Clin Chem 2000;46:704–10.
10. Butterworth RF. Drug Alcohol Rev 1993; 12:315–22.
11. Gibson GE, Zhang H. Neurochem Int 2002;40:493–504.
12. Butterworth RF, Héroux M. J Neurochem 1989;52:1079–84.
13. Aikawa H, Watanabe IS, Furuse T et al. J Neuropathol Exp Neurol 1984;43:276–87.
14. Hakim AM. Ann Neurol 1984;16:673–9.
15. Navarro D, Zwingmann C, Chatauret N et al. Metab Brain Dis 2008;23:115–22.
16. Harper CG. Aust N Z J Med 1980;10:230–5.
17. Pannunzio P, Hazell AS, Pannunzio M et al. J Neurosci Res 2000;62:286–92.
18. Cooper JR, Pincus JH. Neurochem Res 1979;4:223–39.
19. Bettendorff L. Metab Brain Dis 1994;9: 183–209.
20. Butterworth RF. Nutr Res Rev 2003;16: 277–84.
21. Butterworth RF, Gaudreau C, Vincelette J et al. Metab Brain Dis 1991;6:207–12.
22. Nightingale S, Bates D, Heath PD et al. Postgrad Med J 1982;58:558–9.
23. Kwee IL, Nakada T. N Engl J Med 1983;309:599–600.
24. Butterworth RF. Am J Clin Nutr 2001;74: 712–3.
25. Fournier H, Butterworth RF. Metab Brain Dis 1990;5:77–84.
26. McGready R, Simpson JA, Cho T et al. Am J Clin Nutr 2001;74:808–13.
27. Leon Guerrero RT, Gebhardt SE, Holden J et al. J Am Diet Assoc 2009;109:1738–43.
28. Butterworth RF, Kril JJ, Harper CG. Alcohol Clin Exp Res 1993;17:1084–8.
29. Rindi G, Imarisio L, Patrini C. Biochem Pharmacol 1986;35:3903–8.
30. Harper C. J Neurol Neurosurg Psychiatry 1979;42:226–31.
31. Kril JJ. Metab Brain Dis 1996;11:9–17.
32. Dror V, Eliash S, Rehavi M et al. Brain Res 2010;1308:176–84.
33. Charness ME, DeLaPaz RL. Ann Neurol 1987;22:595–600.
34. Blass JP, Gibson GE. N Engl J Med 1977; 297:1367–70.
35. Mukherjee AB, Svoronos S, Ghzanfari A et al. J Clin Invest 1987;79:1039–43.
36. McCool BA, Plonk SG, Martin PR et al. J Biol Chem 1993;268:1397–04.
37. Gibson GE, Sheu KF, Blass JP et al. Arch Neurol 1988;45:836–40.
38. Butterworth RF, Besnard AM. Metab Brain Dis 1990;5:179–84.
39. Blass JP. Inborn errors of pyruvate metabolism. In: Stanbury JB, Wyngaarden JB, Frederckson DS et al., eds. Metabolic Basis of Inherited Disease. 5th ed. New York: McGraw-Hill, 1983.
40. Butterworth RF. Metab Brain Dis 2009;24: 189–96.
41. Maurice V, Adams RD, Collins GH. The Wernicke-Korsakoff Syndrome and Related Neurologic Disorders Due to Alcoholism and Malnutrition. Philadelphia: FA Davis, 1989.
42. Paparrigopoulos T, Tzavellas E, Karaiskos D et al. In Vivo 2010;24:231–3.
43. Trovik A. Science 1985;11:179–90.
44. Navarro D, Zwingmann C, Butterworth RF. Metab Brain Dis 2008;23:445–55.
45. Langlais PJ, Anderson G, Guo SX et al. Metab Brain Dis 1997;12:137–43.
46. Todd KG, Butterworth RF. Glia 1999;25: 190–8.
47. Calingasan NY, Park LC, Calo LL et al. Am J Pathol 1998;153:599–610.
48. Beauchesne E, Desjardins P, Hazell AS et al. J Neurochem 2009;111:452–9.
49. Gu B, Desjardins P, Butterworth RF. Metab Brain Dis 2008;23:175–87.
50. Kruse M, Navarro D, Desjardins P et al. Neurochem Int 2004;45:49–56.
51. Hazell AS, Sheedy D, Oanea R et al. Glia 2010;58:148–56.
52. Desjardins P, Butterworth RF. Mol Neurobiol 2005;31:17–25.
53. Hazell AS, Butterworth RF, Hakim AM. J Neurochem 1993;61:1155–8.
54. Langlais PJ, Mair RG. J Neurosci 1990;10: 1664–74.
55. Hazell AS, Rao KV, Danbolt NC et al. J Neurochem 2001;78:560–8.
56. Calingasan NY, Baker H, Sheu KF et al. Exp Neurol 1995;134:64–72.
57. Harata N, Iwasaki Y. Metab Brain Dis 1995; 10:159–74.
58. Beauchesne E, Desjardins P, Hazell AS et al. Neurochem Int 2009;55:275–281.

◆ 22章 ◆

1. McCollum EV, Kennedy C. J Biol Chem 1916;24:491.
2. Stern KG, Holiday ER. Ber Dtsch Chem Ges 1934;67:1104.
3. Theorell H. Biochem Z 1934;272:155.
4. Theorell H. Biochem Z 1937;290:293.
5. Warburg O, Christian V. Biochem Z 1938;295:261.
6. Merrill AH Jr, Lambeth JD, Edmondson DE et al. Annu Rev Nutr 1981;1:281–317.
7. Huang SN, Swaan PW. J Pharmacol Exp Ther 2001;298:264–71.
8. McCormick DB. Riboflavin. In: Brown ML, ed. Present Knowledge in Nutrition. 6th ed. Washington, DC: International Life Sciences Institute Press, 1990:146–54.
9. Barile M, Brizio C, Valenti D et al. Eur J Biochem 2000;267:4888–4900.
10. Rivlin RS. Riboflavin. In: Bowman BA, Russel RN, eds. Present Knowledge in Nutrition. 8th ed. Washington, DC: International Life Sciences Institute Press, 2001;191–8.
11. Lees SS, McCormick DB. Arch Biochem Biophys 1985;237:197–201.
12. Cimino JA, Jhangiani S, Schwartz E et al. Proc Soc Exp Biol Med 1987;184:151–3.
13. Spaan AN, Ijlst L, van Roermund CWT et al. Mol Genet Metab 2005;86:441–7.
14. Nagao M, Tanaka K. J Biol Chem 1992;267:17925–32.
15. Barile M, Passarella S, Bertoldi A et al. Arch Biochem Biophys 1993;305:442–7.
16. Sauberlich HE, Judd WH. Am J Clin Nutr 1972;25:756–62.
17. Briggs M, ed. Vitamins in Human Biology

and Medicine. Boca Raton, FL: CRC Press, 1981.
18. Mushtaq S, Su H, Hill MH et al. Am J Clin Nutr 2009;90:1151–9.
19. Flatz G. Nature 1970;226:755.
20. Kodentsova VM, Vrzhesinskaya OA, Spirichev VB. Ann Nutr Metab 1995;39: 455–60.
21. Wrong OM, Edmonds CJ, Chadwich WS. Vitamins. In: The Large Intestine: Its Role in Mammalian Nutrition and Homeostasis. New York: Wiley, 1981:157–66.
22. Daniel H, Binninger E, Rehner G. Int J Vitam Nutr Res 1983;53:109–14.
23. Daniel H, Wille U, Rehner G. J Nutr 1983; 113:636–43.
24. Said HM, Ma TY. Am J Physiol 1994;266: G15–21.
25. Said HM, Hollander D, Khani R. Biochim Biophys Acta 1993;1148:263–8.
26. Tomei S, Yuasa H, Inoue K. Drug Deliv 2001;8:119–24.
27. Said HM, Khani R, McCloud E. Proc Soc Exp Biol Med 1993;202:428–34.
28. Said HM, Ma TY, Grant K. Am J Physiol 1994;267:G955–9.
29. Hegazy E, Schwnk M. J Nutr 1983;113: 1702–7.
30. Middleton HM. J Nutr 1985;120:588–93.
31. Gastaldi G, Ferrari G, Verri A et al. J Nutr 2000;130:2556–61.
32. Iinuma S. J Vitam 1955;2:6–13.
33. Ocese O, Pearson PB, Schwiegert BS. J Nutr 1948;35:577–90.
34. Sorrell MP, Frank O, Thomson AD et al. Am J Clin Nutr 1971;24:924–9.
35. Kasper H. Am J Protocol 1970;21:341–5.
36. Said HM, Ortiz A, Moyer MP et al. Am J Physiol 2000;278:C270–6.
37. Yuasa H, Hirobe M, Tomei SA et al. Biopharm Drug Dispos 2000;21:77–82.
38. Yonezawa A, Masuda S, Katsura T et al. Am J Physiol 2008;295:C632–41.
39. Yamamoto S, Inoue K, Ohta KY et al. J Biochem 2009;145:437–43.
40. Said HM, Khani R. Gastroenterology 1993;105:1294–8.
41. Said HM, Ghishan FK, Greene HL et al. Pediatr Res 1985;19:1175–8.
42. Ohkawa H, Ohishi N, Yagi K. J Biol Chem 1983;258:5623–8.
43. McCormick DB. Riboflavin. In: Shils ME, Shike M, Olson JA et al, eds. Modern Nutrition in Health and Disease. 9th ed. Baltimore: Williams & Wilkins, 1999:391–9.
44. Chastain JL, McCormick DB. J Nutr 1987;117:468–75.
45. Chia CP, Addison R, McCormick DB. J Nutr 1978;108:373–81.
46. Chastain JL, McCormick DB. Biochim Biophys Acta 1988;967:131–4.
47. Chastain JL, McCormick DB. Am J Clin Nutr 1987;46:830–4.
48. Yanagawa N, Shih RN, Jo OD et al. Am J Physiol 2000;279:C1782–6.
49. Yanagawa N, Jo OD, Said HM. Biochim Biophys Acta 1998;1415:56–62.
50. Kumar CK, Yanagawa N, Ortiz A et al. Am J Physiol 1998;274:F104–10.
51. Yanagawa N, Jo OD, Said HM. Biochim Biophys Acta 1997;1330:172–8.
52. Lowy RJ, Spring KR. J Membr Biol 1990;117:91–9.
53. Spector R. J Pharmacol Exp Ther 1982;221: 394–8.
54. Moe AJ, Plas DR, Powell KA et al. Placenta 1994;15:137–46.
55. Zempleni J, Link G, Kubler W. Int J Vitam Nutr Res 1992;62:165–72.
56. Dancis J, Lehanka J, Levitz M. Pediatr Res 1985;19:1143–6.
57. Said HM, McCloud E, Yanagawa N. Biochim Biophys Acta 1995;1236:244–8.
58. Said HM, Ortiz A, Ma TY et al. J Cell Physiol 1998;176:588–94.
59. Aw YT, Jones DP, McCormick DB. J Nutr 1983;113:1249–54.
60. Said HM, Wang S, Ma TY. J Physiol 2005; 566:369–77.
61. Roughead ZK, McCormick DB. J Nutr 1990;120:382–8.
62. Roughead ZK, McCormick DB. Am J Clin Nutr 1990;52:854–7.
63. Ortega RM, Quintas ME, Martinez RM et al. J m Coll Nutr 1999;18:324–9.
64. Allen LH. J Nutr 2003;133:3000S–7S.
65. van Herwaarden AE, Wagenaar E, Merino G et al. Mol Cell Biol 2007;27:1247–53.
66. Powers HJ. Proc Nutr Soc 1999;58:435–40.
67. Ross NS, Hansen TP. Biofactors 1992;3: 185–90.
68. Hoey L, McNulty H, Strain JJ. Am J Clin Nutr 2009;89:1960S–80S.
69. Kennedy G, Fanou-Fogny N, Seghieri C et al. J Nutr 2010;140:2070S–8S.
70. Szczuko M, Seidler T, Mierzwa M et al. Int J Food Sci Nutr 2011;62:431–8.
71. Powers HJ, Hill MH, Mushtag S et al. Am J Clin Nutr 2011;93:1274–84.
72. Food and Nutrition Board, Institute of Medicine. Riboflavin. In: Dietary Reference Intakes: Thiamin, Riboflavin, Niacin, Vitamin B_6, Vitamin B_{12}, Pantothenic Acid, Biotin, and Choline. Washington, DC: National Academy Press, 1998:87–122.
73. Zempleni J, Galloway JR, McCormick DB. Am J Clin Nutr 1996;63:54–66.

◆ 23 章 ◆

1. Kirkland JB. Niacin. In: Rucker R, Zempleni J, Suttie JW et al. eds. Handbook of Vitamins. 4th ed. New York: Taylor and Francis, 2007:191–232.
2. Mason JB, Gibson N, Kodicek E. Br J Nutr 1973;30:297–311.
3. Carpenter KJ. Pellagra. Stroudsburg, PA: Hutchinson Ross, 1981.
4. Goldberger J. J Am Med Assoc 1922;78: 1676–80.
5. Elvehjem CA, Madden RJ, Strong FM et al. J Am Chem Soc 1937;59:1767–8.
6. Harden A, Young WJ. Proc R Soc Lond 1906;78:369–75.
7. Warburg O, Christian W. Biochem Z 1936; 287:291.
8. Friedkin M, Lehninger AL. J Biol Chem 1949;178:611–44.
9. Chambon P, Weill JD, Doly J et al. Biochem Biophys Res Commun 1966;25:638–43.
10. Di Girolamo M, Dani N, Stilla A et al. FEBS J 2005;272:4565–75.
11. Malavasi F, Deaglio S, Funaro A et al. Physiol Rev 2008;88:841–86.
12. Imai S, Guarente L. Trends Pharmacol Sci 2010;31:212–20.
13. Kajikawa M, Hirai N, Hashimoto T. Plant Mol Biol 2009;69:287–98.
14. Zheng XQ, Hayashibe E, Ashihara H. J Exp Bot 2005;56:1615–23.
15. Tarr JB, Arditti J. Plant Physiol 1982;69: 553–6.
16. Fu CS, Swendseid ME, Jacob RA et al. J Nutr 1989;119:1949–55.
17. Shibata K, Shimada H, Kondo T. Biosci Biotechnol Biochem 1996;60:1660–6.
18. US Department of Agriculture. Niacin Content of Selected Foods per Common Measure. National Nutrient Database for Standard Reference, Release 24. Available at: http://www.ars.usda.gov/SP2UserFiles/Place/12354500/Data/SR24/nutrlist/sr24w406.pdf. Accessed December 26, 2011.
19. Malfait P, Moren A, Dillon JC et al. Int J Epidemiol 1993;22:504–11.
20. Li D, Sun WP, Zhou YM et al. World J Gastroenterol 2010;16:2378–87.
21. Jacobson EL. J Am Coll Nutr 1993;12:412–6.
22. Prousky JE. Altern Med Rev 2003;8:180–5.
23. Varella MJ, Ernesto TL, Garcia CP et al. Clin Nutr 2006;25:977–83.
24. Monteiro JP, da Cunha DF, Filho DC et al. Nutrition 2004;20:778–82.
25. Shah GM, Shah RG, Veillette H et al. Am J Gastroenterol 2005;100:2307–14.
26. Stevens HP, Ostlere LS, Begent RH et al. Br J Dermatol 1993;128:578–80.
27. Carlson LA. J Intern Med 2005;258:94–114.
28. Kirkland JB. Curr Pharm Des 2009;15:3–11.
29. Kirkland JB. Exp Biol Med (Maywood) 2010;235:561–8.
30. ApSimon MM, Rawling JM, Kirkland JB. J Nutr 1995;125:1826–32.
31. Stead LM, Jacobs RL, Brosnan ME et al. Adv Enzyme Regul 2004;44:321–33.
32. Henderson LM. Annu Rev Nutr 1983;3: 289–307.
33. Nabokina SM, Kashyap ML, Said HM. Am J Physiol 2005;289:C97–103.
34. Takanaga H, Maeda H, Yabuuchi H et al. J Pharm Pharmacol 1996;48:1073–7.
35. Lan SJ, Henderson LM. J Biol Chem 1968;243:3388–94.
36. Micheli V, Simmonds HA, Sestini S et al. Arch Biochem Biophys 1990;283:40–5.
37. Preiss J, Handler P. J Biol Chem 1958;233: 488–500.
38. Dietrich LS, Fuller L, Yero IL et al. J Biol Chem 1966;241:188–91.
39. Heyes MP, Chen CY, Major EO et al. Biochem J 1997;326:351–6.
40. Bender DA. Br J Nutr 1983;50:25–32.
41. Shastri NV, Nayudu SG, Nath MC. J Vitaminol (Kyoto) 1968;14:198–202.
42. Kimura N, Fukuwatari T, Sasaki R et al. Biosci Biotechnol Biochem 2005;69:273–9.
43. Fukuoka S, Ishiguro K, Yanagihara K et al. J Biol Chem 2002;277:35162–7.
44. Horwitt MK, Harper AE, Henderson LM. Am J Clin Nutr 1981;34:423–7.
45. Sauberlich SE. Nutritional aspects of pyridine nucleotides. In: Dolphin D, Poulson R, Avramovic O, eds. Pyridine Nucleotide Coenzymes: Chemical, Biochemical and Medical Aspects. New York: John Wiley, 1987:599–626.
46. Jacobson EL, Jacobson MK. Methods Enzymol 1997;280:221–30.
47. Benavente CA, Jacobson EL. Free Radic Biol Med 2008;44:527–37.
48. Tang K, Sham H, Hui E et al. J Nutr Biochem 2008;19:746–53.
49. Agledal L, Niere M, Ziegler M. Redox Rep 2010;15:2–10.
50. Ame JC, Spenlehauer C, de Murcia G. Bioessays 2004;26:882–93.
51. Burkle A. FEBS J 2005;272:4576–89.
52. Ikejima M, Noguchi S, Yamashita R et al. J Biol Chem 1990;265:21907–13.
53. Mendoza-Alvarez H, Alvarez-Gonzalez R. J Biol Chem 1993;268:22575–80.
54. Althaus FR, Hofferer L, Kleczkowska HE et al. Environ Mol Mutagen 1993;22:278–82.
55. Schreiber V, Ame JC, Dolle P et al. J Biol Chem 2002;277:23028–36.
56. Huber A, Bai P, de Murcia JM et al. DNA Repair (Amst) 2004;3:1103–8.
57. Creissen D, Shall S. Nature 1982;296:271–2.
58. Fahrer J, Popp O, Malanga M et al. Biochemistry 2010;49:7119–30.

59. Lonskaya I, Potaman VN, Shlyakhtenko LS et al. J Biol Chem 2005;280:17076–83.
60. Goldberg S, Visochek L, Giladi E et al. J Neurochem 2009;111:72–9.
61. Aguilar-Quesada R, Munoz-Gamez JA, Martin-Oliva D et al. Curr Med Chem 2007;14:1179–87.
62. Yates SP, Jorgensen R, Andersen GR et al. Trends Biochem Sci 2006;31:123–33.
63. Ohlrogge W, Haag F, Lohler J et al. Mol Cell Biol 2002;22:7535–42.
64. Ergen K, Bektas M, Gokce S et al. Biocell 2007;31:61–6.
65. Kim H, Jacobson EL, Jacobson MK. Biochem Biophys Res Commun 1993;194: 1143–7.
66. Uhlen P, Fritz N. Biochem Biophys Res Commun 2010;396:28–32.
67. Mandi M, Bak J. J Recept Signal Transduct Res 2008;28:163–84.
68. Patel S, Marchant JS, Brailoiu E. Cell Calcium 2010;47:480–90.
69. Olah ME, Jackson MF, Li H et al. J Physiol 2009;587:965–79.
70. Camins A, Sureda FX, Junyent F et al. Biochim Biophys Acta 2010;1799:740–9.
71. Kruszewski M, Szumiel I. DNA Repair (Amst) 2005;4:1306–13.
72. Yi J, Luo J. Biochim Biophys Acta 2010;1804:1684–9.
73. Ghodgaonkar MM, Zacal N, Kassam S et al. DNA Repair (Amst) 2008;7:617–32.
74. Shah GM, Le Rhun Y, Sutarjono I et al. J Nutr 2001;131(Suppl):3150S.
75. Gensler HL, Williams T, Huang AC et al. Nutr Cancer 1999;34:36–41.
76. Jacobson EL, Nunbhakdi-Craig V et al. ADP-ribose polymer metabolism: implications for human nutrition. In: Poirier GG, Moreau P, eds. ADP-Ribosylation Reactions. New York: Springer, 1992:153–62.
77. Whitacre CM, Hashimoto H, Tsai ML et al. Cancer Res 1995;55:3697–701.
78. Boyonoski AC, Spronck JC, Gallacher LM et al. J Nutr 2002;132:108–14.
79. Kostecki LM, Thomas M, Linford G et al. Mutat Res 2007;625:50–61.
80. Bartleman AP, Jacobs R, Kirkland JB. Nutr Cancer 2008;60:251–8.
81. Warwick GP, Harington JS. Adv Cancer Res 1973;17:121–31.
82. Van Rensburg SJ, Bradshaw ES, Bradshaw D et al. Br J Cancer 1985;51:399–405.
83. Wahrendorf J, Chang-Claude J, Liang QS et al. Lancet 1989;2:1239–41.
84. Franceschi S, Bidoli E, Baron AE et al. J Natl Cancer Inst 1990;82:1407–11.
85. Marshall JR, Graham S, Haughey BP et al. Eur J Cancer B Oral Oncol 1992;28B:9–15.
86. Roberts SR. Pellagra: History, Distribution, Diagnosis, Prognosis, Treatment, Etiology. St. Louis: CV Mosby, 1914.
87. Little YA. South Med J 1915;8:659–62.
88. Dickerson JW, Wiryanti J. Proc Nutr Soc 1978;37:167–71.
89. Ban TA. Neuropsychobiology 1975;1:133–45.
90. Young GS, Kirkland JB. Nutr Res Rev 2008;21:42–55.

◆ 24章 ◆

1. Mackey AD, Davis SR, Gregory JF. Vitamin B_6. In: Shils ME, Shike M, Ross AC, et al, eds. Modern Nutrition in Health and Disease. 10th ed. Baltimore: Lippincott Williams & Wilkins, 2005:452–461.
2. Gyorgy P. Nature 1934;133:448–9.
3. Lepkovsky S. Science 1938;87:169–70.
4. Keresztesy JC, Stevens JR. Proc Soc Exp Biol Med 1938;38:64–5.
5. Gyorgy P. J Am Chem Soc 1938;60:983–4.
6. Kuhn R, Wendt G. Ber Dtsch Chem Ges 1938;71B:780–2.
7. Ichiba A, Michi K. Sci Papers Inst Phys Chem Res 1938;34:623–6.
8. Snell EE. Annu Rev Nutr 1989;9:1–19.
9. Gunsalus IC, Bellamy WD, Umbreit WW. J Biol Chem 1944;155:685–6.
10. American Institute of Nutrition. J Nutr 1990;120:12–9.
11. Leklem JE, Machlin LJ.Vitamin B-6. New York: Marcel Dekker, 1991:341.
12. Said HM. Annu Rev Physiol 2004;66:419–46.
13. Tarr JB, Tamura T, Stokstad ELR. Am J Clin Nutr 1981;34:1328–37.
14. Roth-Maier DA, Kettler SI, Kirchgessner M. Int J Food Sci Nutr 2002;53:171–9.
15. Gregory JF III. Eur J Clin Nutr 1997;51(Suppl 1):S43–8.
16. Andon MB, Reynolds RD, Moser-Veillon PB et al. Am J Clin Nutr 1989;50:1050–8.
17. Ink SL, Gregory JF III, Sartain DB. J Agric Food Chem 1986;34:857–62.
18. Trumbo PR, Gregory JF III, Sartain DB. J Nutr 1988;118:170–5.
19. Nakano H, McMahon LG, Gregory JF III. J Nutr 1997;127:1508–13.
20. Gregory JF III, Trumbo PR, Bailey LB et al. J Nutr 1991;121:177–86.
21. McMahon LG, Nakano H, Levy MD et al. J Biol Chem 1997;272:320–25.
22. Mackey AD, Henderson GN, Gregory JF III. J Biol Chem 2002;277:26858–64.
23. Ink SL, Mehansho H, Henderson LM. J Biol Chem 1982;257:4753–7.
24. Coburn SP, Mahuren JD, Kennedy MS et al. Biofactors 1988;1:307–12.
25. Mehansho H, Henderson LM. J Biol Chem 1980;255:11901–7.
26. McCormick DB, Chen H. J Nutr 1999;129: 325–7.
27. Merrill AH, Henderson JM. Ann N Y Acad Sci 1990;585:110–7.
28. Van Hoof VO, De Broe ME. Crit Rev Clin Lab Sci 1994;31:197–293.
29. Fonda ML. J Biol Chem 1992;267:159–78.
30. Coburn SP. Ann N Y Acad Sci 1990;585:76–85.
31. Coburn SP, Lewis DL, Fink WJ et al. Am J Clin Nutr 1988;48:291–4.
32. Zhang Z, Gregory JF III, McCormick, DB. J Nutr 1993;123:85–9.
33. Dakshinamurti K, Paulose CS, Viswanathan M et al. Ann N Y Acad Sci 1990;585:128–44.
34. Davis SR, Stacpoole PW, Williamson J et al. Am J Physiol 2004;286:E272–9.
35. Lamers Y, Williamson J, Gilbert LR et al. J Nutr 2007;137:2647–52.
36. Lima CP, Davis SR, Mackey AD et al. J Nutr 2006;136:2141–7.
37. Scheer JB, Mackey AD, Gregory JF. J Nutr 2005;135:233–8.
38. Davis SR, Quinlivan EP, Shelnutt KP et al. J Nutr 2005;135:1045–50.
39. Davis SR, Scheer JB, Quinlivan EP et al. Am J Clin Nutr 2005;81:648–55.
40. Lamers Y, O'Rourke B, Gilbert LR et al. Am J Clin Nutr 2009;90:336–43.
41. Lamers Y, Williamson J, Theriaque DW et al. J Nutr 2009;139:666–71.
42. Bergami R, Maranesi M, Marchetti M et al. Int J Vitam Nutr Res 1999;69:315–21.
43. Cho YO, Leklem JE. J Nutr 1990;120:258–65.
44. Black AL, Guirard BM, Snell EE. J Nutr 1978;108:670–7.
45. Coburn SP, Ziegler PJ, Costill DL et al. Am J Clin Nutr 1991;53:1436–42.
46. Hurford MT, Marshall-Taylor C, Vicki SL et al. Clin Chim Acta 2002;321:49–53.
47. Gregory JF. J Food Comp Anal 1988;1:105–23.
48. Gregory JF, Sartain DB. J Agric Food Chem 1991;39:899–905.
49. Kabir H, Leklem JE, Miller LT. J Food Sci 1983;48:422–5.
50. Gregory JF, Fennema OR. Vitamins. New York: Marcel Dekker, 2007:429–521.
51. Coursin DB. JAMA 1954;154:406–8.
52. Gregory JF III, Carmel R, Jacobsen DW.Vitamin B6 Deficiency. New York: Cambridge University Press, 2001:307.
53. Food and Nutrition Board, Institute of Medicine. Dietary Reference Intakes for Thiamin, Riboflavin, Niacin, Vitamin B_6, Folate, Vitamin B_{12}, Pantothenic Acid, Biotin, and Choline. Washington, DC: National Academy Press, 1998:150.
54. Leklem JE. J Nutr 1990;120(Suppl): S1503–7.
55. Lumeng L, Ryan MP, Li TK. J Nutr 1978; 108:545–53.
56. Ubbink JB, van der Merwe A, Delport R et al. J Clin Invest 1996;98:177–84.
57. Davis SR, Quinlivan EP, Stacpoole PW et al. J Nutr 2006;136:373–8.
58. Lamers Y, Williamson J, Ralat M et al. J Nutr 2009;139:452–60.
59. Hansen CM, Shultz TD, Kwak HK et al. J Nutr 2001;131:1777–86.
60. Kwak HK, Hansen CM, Leklem JE et al. J Nutr 2002;132:330–8.
61. Morris MS, Picciano MF, Jacques PF et al. Am J Clin Nutr 2008;87:1446–54.
62. West KD, Kirksey A. Am J Clin Nutr 1976;29:961–9.
63. Reynolds RD, Polansky M, Moser PB. J Am Diet Assoc 1984;84:1339–44.
64. Ulvik A, Ebbing M, Hustad S et al. Clin Chem 2010;56:755–63.
65. Rhinehart JF, Greenberg LD. Am J Pathol 1949;25:481–91.
66. Smolin LA, Crenshaw TD, Kurtycz D et al. J Nutr 1983;113:2122–33.
67. Clarke R, Smulders Y, Fowler B et al. Semin Vasc Med 2005;5:75–6.
68. Selhub J, Jacques PF, Wilson PWF et al. JAMA 1993;270:2693–8.
69. Cheng CH, Lin PT, Liaw YP et al. Nutrition 2008;2:239–44.
70. Hron G, Lombardi R, Eichinger S et al. Haematologica 2007;92:1250–3.
71. Page JH, Ma J, Chiuve SE et al. Circulation 2009;120:649–55.
72. Kelly PJ, Shih VE, Kistler JP et al. Stroke 2003;34:e51–4.
73. Vanuzzo D, Pilotto L, Lombardi R et al. Eur Heart J 2007;28:484–91.
74. Friso S, Jacques PF, Wilson PW et al. Circulation 2001;103:2788–91.
75. McKinley MC. Proc Nutr Soc 2000;59:221–37.
76. Albert CM, Cook NR, Gaziano JM et al. JAMA 2008;299:2027–36.
77. Galan P, Kesse-Guyot E, Czernichow S et al. BMJ 2010;341:36.
78. Hankey GJ, Eikelboom JW, Baker RI et al. Lancet Neurol 2010;9:855–65.
79. Lonn E, Yusuf S, Arnold MJ et al. N Engl J Med 2006;354:1567–77.
80. Toole JF, Malinow MR, Chambless LE et al. JAMA 2004;291:565–75.
81. Saposnik G, Ray JG, Sheridan P et al. Stroke 2009;40:1365–72.
82. Spence JD, Bang H, Chambless LE et al. Stroke 2005;36:2404–9.
83. Ebbing M, Bonaa KH, Arnesen E et al. J Intern Med 2010;268:367–82.
84. Brattstrom L, Stavenow L, Galvard H. Scand J Clin Lab Invest 1990;50:873–7.
85. Miner SE, Cole DE, Evrovski J et al. J Heart Lung Transplant 2001;20:964–9.

86. Morris MS, Sakakeeny L, Jacques PF et al. J Nutr 2010;140:103–10.
87. Shen J, Lai CQ, Mattei J et al. Am J Clin Nutr 2010;91:337–42.
88. Schoene NW, Chanmugam P, Reynolds RD. Am J Clin Nutr 1986;43:825–30.
89. Chandra RK, Sudhakaran L. Ann N Y Acad Sci 1990;585:404–23.
90. Meydani SN, Ribaya-Mercado JD, Russel RM et al. Am J Clin Nutr 1991;53:1275–80.
91. Huang SC, Wei JC, Wu, DJ et al. Eur J Clin Nutr 2010;64:1007–13.
92. Cheng CH, Chang SJ, Lee BJ et al. Eur J Clin Nutr 2006;60:1207–13.
93. Talbott MC, Miller LT, Kerkvliet NI. Am J Clin Nutr 1987;46:659–64.
94. Komatsu S, Yanaka N, Matsubara K et al. Biochim Biophys Acta 2003;1647:127–30.
95. Larsson SC, Orsini N, Wolk A. JAMA 2010;303:1077–83.
96. Lee JE, Li HJ, Giovannucci E et al. Cancer Epidemiol Biomarkers Prev 2009;18:1197–1202.
97. Johansson M, Relton C, Ueland PM et al. JAMA 2010;303:2377–85.
98. Ames BN, Wakimoto P. Nat Rev Cancer 2002;2:694–704.
99. Gibson TM, Weinstein SJ, Mayne ST et al. Cancer Cause Control 2010;21:1061–9.
100. Stevens VL, McCullough ML, Sun J et al. Am J Clin Nutr 2010;91:1708–15.
101. Allgood AE, Cidlowski JA. J Biol Chem 1992;267:3819–24.
102. Brown RR. Possible role for vitamin B-6 in cancer prevention and treatment. In: Leklem JE, Reynolds, RD, eds. Clinical and Physiological Applications of Vitamin B-6. New York: Alan R. Liss, 1988:279–301.
103. Gupta VK, Mishra D, Mathur I et al. J Paediatr Child Health 2001;37:592–6.
104. Mills PB, Struys E, Jakobs C et al. Nat Med 2006;12:307–9.
105. Baxter P. Biochim Biophys Acta 2003;1647:36–41.
106. Kretsch MJ, Sauberlich HE, Newburn E. Am J Clin Nutr 1991;53:1266–74.
107. Pfeiffer SI, Norton J, Nelson L et al. J Autism Dev Disord 1995;25:481–93.
108. Balk EM, Raman G, Tatsioni A et al. Arch Intern Med 2007;167:21–30.
109. Brady CB, Gaziano JM, Cxypoliski RA et al. Am J Kidney Dis 2009;54:440–9.
110. Ford AH, Flicker L, Alfonso H et al. Neurology 2010;75:1540–7.
111. Merete C, Falcon LM, Tucker KL. J Am Coll Nutr 2008;27:421–7.
112. Skarupski KA, Tangney C, Li H et al. Am J Clin Nutr 2010;92:330–5.
113. Leklem JE. Ann N Y Acad Sci 1992;669:34–43.
114. Bender DA. Br J Nutr 1999;81:7–20.
115. Nakamura S, Li H, Adijiang A et al. Nephrol Dial Transplant 2007;22:2165–74.
116. Jolivalt CG, Mizisin LM, Nelson A et al. Eur J Pharmacol 2009;612:41–7.
117. van den Berg H, Bode W, Mocking JA et al. Ann N Y Acad Sci 1990;585:96–104.
118. Bates CJ, Pentieva KD, Prentice A et al. Br J Nutr 1999;81:191–201.
119. Schrijver J, Westermarck T, Tolonen M et al.Vitamin B-6 status and the effect of supplementation in Finnish and Dutch elderly. In: Leklem J, Reynolds, RD, eds. Clinical and Physiological Applications of Vitamin B-6. New York: Alan R. Liss, 1988:127.
120. Ribaya-Mercado JD, Russel RM, Sahyoun N et al. J Nutr 1991;121:1062–71.
121. Lindner A, Bankson DD, Stehman-Breen C et al. Am J Kidney Dis 2002;39:134–45.
122. Robinson K, Gupta A, Dennis V et al. Circulation 1996;94:2743–8.
123. Bostom AG, Gohh RY, Beaulieu AJ et al. Ann Intern Med 1997;127:1089–92.
124. Okada H, Moriwaki, K, Kanno Y et al. Nephrol Dial Transplant 2000;15:1410–3.
125. Jamison RL, Hartigan P, Kaufman JS et al. JAMA 2007;298:1163–70.
126. Roubenoff R, Roubenoff RA, Selhub J et al. Arthritis Rheum 1995;38:105–9.
127. Chiang EP, Bagley PJ, Roubenoff R et al. J Nutr 2003;133:1056–9.
128. Woolf K, Manore MM. J Am Diet Assoc 2008;108:443–53.
129. Chiang EP, Smith DE, Selhub J et al. Arthritis Res Ther 2005;7:R1254–62.
130. Chiang EPI, Selhub J, Bagley PJ et al. Arthritis Res Ther 2005;7:R1404–R11.
131. Barber GW, Spaeth GL. J Pediatr 1969;75:463–78.
132. Mason DY, Emerson PM. Br Med J 1973;1:389–90.
133. Bernstein AL. Ann N Y Acad Sci 1990;585:250–60.
134. Wyatt KM, Dimmock PW, Jones PW et al. BMJ 1999;318:1375–81.
135. Bhagavan BM. Curr Concepts Nutr 1983;12:1–12.
136. Ubbink JB, Delport R, Becker PJ et al. J Lab Clin Med 1989;113:15–22.
137. Lumeng L. J Clin Invest 1978;62:286–93.
138. Rose DP. Nature 1966;210:196–7.
139. Lussana F, Zighetti ML, Bucciarelli P et al. Thromb Res 2003;112:37–41.

◆ 25 章 ◆

1. Williams RJ, Bradway EM. J Am Chem Soc 1931;53:783.
2. Williams RJ, Lyman CM, Goodyear GH et al. J Am Chem Soc 1933;55:2912–27.
3. Williams RJ, Weinstock HH, Rohrmann E et al. J Am Chem Soc 1939:89:199–206.
4. William RJ, Mitchell HK, Weinstock HH et al. J Am Chem Soc 1940;62:1784–5.
5. Williams RJ, Eakin RE, Snell EE. J Am Chem Soc 1940;62:1204–7.
6. Pennington D, Snell EE, William RJ. J Biol Chem 1940;135:213–22.
7. Baddiley J, Thain EM, Novelli GD et al. Nature 1953;171:76–9.
8. Bean WB, Hodges RE. Proc Soc Exp Biol Med 1954;86:693–9.
9. Plesofsky-Vig N, Brambl R. Annu Rev Nutr 1988;8:461–82.
10. Bender DA, Bender AE, eds. Nutrition: A Reference Handbook. Oxford: Oxford University Press, 1997.
11. Walsh JH, Wyse BW, Hansen RG. J Am Diet Assoc 1981;78:140–4.
12. US Department of Agriculture, Agricultural Research Service. USDA National Nutrient Database for Standard Reference. Release 16. Nutrient Data Laboratory. 2003. Available at: http://www.ars.usda.gov/ba/bhnrc/ndl. Accessed December 5, 2011.
13. Picciano MF. Water-soluble vitamins in milk. In: Jensen RG, ed. Handbook of Milk Composition. San Diego: Academic Press, 1995.
14. Johnston L, Vaughan L, Fox HM. Am J Clin Nutr 1981;34:2205–9.
15. Song WO, Chan GM, Wyse BW et al. Am J Clin Nutr 1984;40:317–24.
16. Robinson AF, Folkers K, eds. Vitamins and Coenzymes. New York: John Wiley, 1964.
17. National Research Council. Recommended Dietary Allowances. Washington, DC: National Academy Press, 1989:169–73.
18. Food and Nutrition Board, Institute of Medicine. Dietary Reference Intakes for Thiamin, Riboflavin, Niacin, Vitamin–B6, Folate, Pantothenic Acid, Biotin, and Choline. Washington, DC: National Academy Press, 1998;357–73.
19. New Brunswick Department of Health and Wellness. Appendix E. In: New Brunswick Nutrition Survey. Fredericton, New Brunswick, Canada: New Brunswick Department of Health and Wellness, 1997.
20. Song WO, Wyse BW, Hansen RG. J Am Diet Assoc 1985;85:192–8.
21. Lagiou P, Mucci L, Tamimi R et al. Eur J Nutr 2005;44:52–9.
22. Srinivasan V, Christensen N, Wyse BW et al. Am J Clin Nutr 1981;34:1736–42.
23. Park SY, Murphy SP, Martin CL et al. J Am Diet Assoc 2008;108:529–33.
24. Fenstermacher DK, Rose DC. Am J Physiol 1986;250:G155–60.
25. Stein ED, Diamond JM. J Nutr 1989;119:1973–83.
26. Eissenstat BR, Wyse BW, Hansen RG. Am J Clin Nutr 1986;44:931–37.
27. Fox HM. Pantothenic acid. In: Machlin LJ, ed. Handbook of Vitamins. New York: Marcel Dekker, 1984:437.
28. Tahiliani AB, Beinlich CH. Vitam Horm 1991;46:165–28.
29. Baker H, Frank O, Thomson AD et al. Am J Clin Nutr 1969;22:1469–75.
30. Shibata K, Gross CJ, Henderson LM. J Nutr 1983;113:2107–15.
31. Barbarat B, Podevin RA. J Biol Chem 1986;261:14455–60.
32. Prasad PD, Ramamoorthy S, Leibach FH et al. Placenta 1997;18:527–33.
33. Tarr JB, Tamura T, Stocksatd EL. Am J Clin Nutr 1981;34:1328–37.
34. Yu BH, Kies C. Plant Foods Hum Nutr 1993;43:87–95.
35. Hayflick SJ, Westaway SK, Levinson B et al. N Engl J Med 2003;348:33–40.
36. Gregory A, Hayflick SJ. Pantothenate kinase-associated neurodegeneration. In: Pagon RA, Bird TD, Dolan CR, Stephens K, eds. GeneReviews. Seattle: University of Washington, 2008.
37. Ching KH, Westaway SK, Levinson B et al. Neurology 2002;58:1673–4.
38. Brown G. J Biol Chem 1959;234:370–8.
39. Robishaw JD, Berkick D, Neely JR. J Biol Chem 1982;257:10967–72.
40. Combs GF. The Vitamins: Fundamental Aspects in Nutrition and Health. New York: Academic Press, 1992:352.
41. Ridsdale JA, Hendzel MJ, Delcuve GP et al. J Biol Chem 1990;265:5150–6.
42. Norton VG, Marvin KW, Yau P et al. J Biol Chem 1990;265:19848–52.
43. Plesofsky-Vig N, Brambl R. Annu Rev Nutr 1988;8:461–82.
44. Lim SS, Sammak PJ, Borisy GG. J Cell Biol 1989;109:253–63.
45. Pfanner N, Orci L, Glick BS et al. Cell 1989;59:95–102.
46. Maneti S, Dunia I, Benedetti EL. FEBS Lett 1990;262:356–8.
47. Randall WR. J Biol Chem 1994;269:12367–74.
48. Hess DT, Patterson SI, Smith DS et al. Nature 1993;366:562–5.
49. Heudi O, Fontannaz P. J Sep Sci 2005;28:669–72.
50. Takahashi K, Fukuwatari T, Shibata K. J Chrom B 2009;877:2168–72.
51. Rychlik M J Agr Food Chem 2000;48:1175–81.
52. Gonthier A, Boullanger P, Fayol V et al. J Immunoassay 1998;19:167–94.
53. Sauberlich HE, Skala, JH. Laboratory Tests for the Assessment of Nutritional Status. Cleveland: CRC Press, 1974:88.
54. Eissenstat BR, Wyse BW, Hansen RG. Am J Clin Nutr 1986;44:931–7.

55. Fry PC, Fox HM, Tao HG. J Nutr Sci Vitaminol (Tokyo) 1976;22:399–46.
56. Wyse BW, Hansen RG. Fed Proc 1977;36:1169.
57. Kathman JV, Kies C. Nutr Res 1984;4:245–50.
58. Fox HM, Linkswiler H. J Nutr 1961;75:451–4.
59. Tsuiji T, Fukuwatari T, Sasaki S et al. Nutr Res 2010;30:171–8.
60. Karnitz LM, Gross CJ, Henderson LM. Biochim Biophys Acta 1984;769:486–92.
61. Glusman M. Am J Med 1947;3:211–23.
62. Hodges RE, Ohlson MA, Bean WB. J Clin Invest 1958;37:1642–57.
63. Hodges RE, Bean WB, Ohlson MA et al. J Clin Invest 1959;38:1421–25.
64. Aprahamian M, Dentiger A, Stock-Damage C et al. Am J Clin Nutr 1985;41:578–89.
65. Lacroix B, Didier E, Grenier JF. Int J Vit Nutr Res 1988;58:407–13.
66. Weimann BI, Hermann D. Int J Vit Nutr Res 1999;69:113–9.
67. Widerholt T, Heise R, Skazik C et al. Exp Dermatol 2009;18:969–78.
68. Barton-Wright EC, Elliot WA. Lancet 1963;26:862–3.
69. Einstein P, Scheiner SA, eds. Overcoming the Pain of Inflammatory Arthritis: The Pain-Free Promise of Pantothenic Acid. Garden City, NY: Avery, 1999.
70. Lehane SM, Marchetti RV, Spry C et al. J Biol Chem 2007;282:25395–405.
71. Haggarty P, Campbell DM, Duthie S et al. Br J Nutr 2009;102:1487–97.
72. Otsuka M, Akiba T, Okita Y et al. Jpn J Med 1990;29:324–8.
73. Noda S, Haratake J, Sasaki A et al. Liver 1991;11:134–42.
74. Welsh AL. Arch Dermatol 1952;65:137–48.
75. Welsh AL. Arch Dermatol 1954;70:181–98.
76. Shibata K, Takahashi C, Fukuwatari T et al. J Nutr Sci Vitaminol (Tokyo) 2005;51:385–91.

◆ 26章 ◆

1. Hoffbrand AV, Weir DG. Br J Haematol 2001;113:579–89.
2. Mitchell HK, Snell EE, Williams RJ. J Am Chem Soc 1941;63:2284.
3. Angier RB, Boothe JH, Hutchings BL et al. Science 1945;102:227–8.
4. Farber S, Diamond LK. N Engl J Med 1948;238:787–93.
5. Appling DR. FASEB J 1991;5:2645–51.
6. Fox JT, Stover PJ. Vitam Horm 2008;79:1–44.
7. Moran RG. Semin Oncol 1999;26(Suppl 6):24–32.
8. Suh JR, Herbig AK, Stover PJ. Annu Rev Nutr 2001;21:255–82.
9. Yang Q, Cogswell ME, Hamner HC et al. Am J Clin Nutr 2010;91:64–72.
10. Allen LH. Food Nutr Bull 2008;29(2 Suppl):S20–34; discussion S35–7.
11. Bailey LB. Nutr Rev 1998;56:294–9.
12. Bailey SW, Ayling JE. Proc Natl Acad Sci U S A 2009;106:15424–9.
13. Food and Nutrition Board, Institute of Medicine. Folate. In: Dietary Reference Intakes for Thiamin, Riboflavin, Niacin, Vitamin B_6, Folate, Vitamin B_{12}, Pantothenic Acid, Biotin, and Choline. Washington, DC: National Academy Press, 1998:196–305.
14. Quinlivan EP, Gregory JF III. Am J Clin Nutr 2007;86:1773–9.
15. Ganji V, Kafai MR. J Nutr 2009;139:345–52.
16. Pfeiffer CM, Osterloh JD, Kennedy-Stephenson J et al. Clin Chem 2008;54:801–13.
17. Zhao R, Matherly LH, Goldman ID. Expert Rev Mol Med 2009;11:e4.
18. Friso S, Choi SW, Girelli D et al. Proc Natl Acad Sci U S A 2002;99:5606–11.
19. Stover PJ. Nutr Rev 2004;62:S3–12; discussion S13.
20. Christensen KE, MacKenzie RE. Bioessays 2006;28:595–605.
21. An S, Kumar R, Sheets ED et al. Science 2008;320:103–6.
22. Beardsley GP, Moroson BA, Taylor EC et al. J Biol Chem 1989;264:328–33.
23. Erba E, Sen S, Sessa C et al. Br J Cancer 1994;69:205–11.
24. Zhao R, Goldman ID. Oncogene 2003;22:7431–57.
25. Anderson DD, Stover PJ. PLoS One 2009;4:e5839.
26. Takemura Y, Jackman AL. Anticancer Drugs 1997;8:3–16.
27. Gorlick R, Metzger R, Danenberg KD et al. J Clin Oncol 1998;16:1465–9.
28. Van der Wilt CL, Pinedo HM, Smid K et al. Cancer Res 1992;52:4922–8.
29. Forsthoefel AM, Pena MM, Xing YY et al. Biochemistry 2004;43:1972–9.
30. Kitchens ME, Forsthoefel AM, Rafique Z et al. J Biol Chem 1999;274:12544–7.
31. Finkelstein JD. Semin Thromb Hemost 2000;26:219–25.
32. Schirch V, Strong WB. Arch Biochem Biophys 1989;269:371–80.
33. Strong WB, Tendler SJ, Seither RL et al. J Biol Chem 1990;265:12149–55.
34. Scott JM, Dinn JJ, Wilson P et al. Lancet 1981;2:334–7.
35. Lin BF, Huang RF, Shane B. J Biol Chem 1993;268:21674–9.
36. Davis SR, Stacpoole PW, Williamson J et al. Am J Physiol 2004;286:E272–9.
37. Lamers Y, Williamson J, Theriaque DW et al. J Nutr 2009;139:666–71.
38. Shin YS, Chan C, Vidal AJ et al. Biochim Biophys Acta 1976;444:794–801.
39. Fox JT, Shin WK, Caudill MA et al. J Biol Chem 2009;284:31097–108.
40. MacFarlane AJ, Liu X, Perry CA et al. J Biol Chem 2008;283:25846–53.
41. Luka Z, Mudd SH, Wagner C. J Biol Chem 2009;284:22507–11.
42. Luka Z, Loukachevitch LV, Wagner C. Biochim Biophys Acta 2008;1784:1342–6.
43. Luka Z, Capdevila A, Mato JM et al. Transgenic Res 2006;15:393–7.
44. Nieman KM, Rowling MJ, Garrow TA et al. J Biol Chem 2004;279:45708–12.
45. Rowling MJ, Schalinske LK. J Nutr 2003;133:3392–8.
46. Scott JM. Proc Nutr Soc 1999;58:441–8.
47. Selhub J, Jacques PF, Dallal G et al. Food Nutr Bull 2008;29(Suppl):S67–73.
48. Green R. Food Nutr Bull 2008;29(Suppl):S52–63; discussion S64–6.
49. Bagley PJ, Selhub J. Clin Chem 2000;46:404–11.
50. Hannisdal R, Gislefoss RE, Grimsrud TK et al. J Nutr 2010;140:522–6.
51. Blount BC, Mack MM, Wehr CM et al. Proc Natl Acad Sci U S A 1997;94:3290–5.
52. Linhart HG, Troen A, Bell GW et al. Gastroenterology 2009;136:227–35.
53. Ames BN. Ann N Y Acad Sci 1999;889:87–106.
54. Hazra A, Selhub J, Chao WH et al. Am J Clin Nutr 2010;91:160–5.
55. Barbosa PR, Stabler SP, Machado AL et al. Eur J Clin Nutr 2008;62:1010–21.
56. Finkelstein JD. Clin Chem Lab Med 2007;45:1694–9.
57. Clarke S, Banfield K. S-Adenosylmethionine–dependent methyltransferases. In: Carmel R, Jacobson DW, eds. Homocysteine in Health and Disease. Cambridge: Cambridge University Press, 2001.
58. Friso S, Choi SW, Dolnikowski GG et al. Anal Chem 2002;74:4526–31.
59. Jaenisch R, Bird A. Nat Genet 2003;33 (Suppl):245–54.
60. Huang C, Sloan EA, Boerkoel CF. Curr Opin Genet Dev 2003;13:246–52.
61. Obeid R, Kostopoulos P, Knapp JP et al. Clin Chem 2007;53:326–33.
62. Lindenbaum J, Allen RH. Clinical spectrum and diagnosis of folate deficiency. In: Bailey LB, ed. Folate in Health and Disease. New York: Marcel Dekker, 1995.
63. O'Connor DL. Prog Food Nutr Sci 1991; 15231–54.
64. Bailey LB, Gregory JF III. J Nutr 1999;129:779–82.
65. Solis C, Veenema K, Ivanov AA et al. J Nutr 2008;138:67–72.
66. Ptashne M. Curr Biol 2007;17:R233–6.
67. Waterland RA, Garza C. Am J Clin Nutr 1999;69:179–97.
68. Stover PJ, Harlan WR, Hammond JA et al. Curr Opin Lipidol 2010;21:136–40.
69. Plagemann A, Harder T, Brunn M et al. J Physiol 2009;587:4963–76.
70. Sinclair KD, Allegrucci C, Singh R et al. Proc Natl Acad Sci U S A 2007;104:19351–6.
71. Zeisel SH. Am J Clin Nutr 2009;89:673S–7S.
72. Suter MA, Aagaard-Tillery KM. Semin Reprod Med 2009;27:380–90.
73. Lillycrop KA, Slater-Jefferies JL, Hanson MA et al. Br J Nutr 2007;97:1064–73.
74. Burdge GC, Slater-Jefferies J, Torrens C et al. Br J Nutr 2007;97:435–9.
75. Waterland RA, Jirtle RL. Mol Cell Biol 2003;23:5293–300.
76. Yi P, Melnyk S, Pogribna M et al. J Biol Chem 2000;275:29318–23.
77. Caudill MA, Wang JC, Melnyk S et al. J Nutr 2001;131:2811–8.
78. Brunaud L, Alberto JM, Ayav A et al. Digestion 2003;68:133–40.
79. Jamaluddin MD, Chen I, Yang F et al. Blood 2007;110:3648–55.
80. Frosst P, Blom HJ, Milos R et al. Nat Genet 1995;10:111–3.
81. Figueiredo JC, Grau MV, Wallace K et al. Cancer Epidemiol Biomarkers Prev 2009;18:1041–9.
82. Ingrosso D, Cimmino A, Perna AF et al. Lancet 2003;361:1693–9.
83. Schernhammer ES, Giovannucci E, Kawasaki T et al. Gut 2010;59:794–9.
84. Oyama K, Kawakami K, Maeda K et al. Anticancer Res 2004;24:649–54.
85. de Vogel S, Wouters KA, Gottschalk RW et al. Cancer Epidemiol Biomarkers Prev 2009;18:3086–96.
86. Jin M, Kawakami K, Fukui Y et al. Cancer Sci 2009;100:2325–30.
87. Waterland RA. Epigenetics 2009;4:523–5.
88. Beaudin AE, Stover PJ. Birth Defects Res A Clin Mol Teratol 2009;85:274–84.
89. International Centre for Birth Defects. Birth Defects Annual Report. Rome: International Center for Birth Defects, 2000.
90. Blencowe H, Cousens S, Modell B et al. Int J Epidemiol 2010;39(Suppl 1):i110–21.
91. Ray JG. Food Nutr Bull 2008;29(Suppl):S225–30.
92. Botto LD, Yang Q. Am J Epidemiol 2000;151:862–77.
93. Blom HJ, Shaw GM, den Heijer H et al. Nat Rev Neurosci 2006;7:724–31.
94. van der Put NM, Blom HJ. Eur J Obstet Gynecol Reprod Biol 2000;92:57–61.

95. Brody LC, Conley M, Cox C et al. Am J Hum Genet 2002;71:1207–15.
96. Watanabe M, Osada J, Aratani Y et al. Proc Natl Acad Sci U S A 1995;92:1585–9.
97. Kobayakawa S, Miike K, Nakao M et al. Genes Cells 2007;12:447–60.
98. Issaeva I, Zonis Y, Rozovskaia T et al. Mol Cell Biol 2007;27:1889–903.
99. Rahnama F, Shafiei F, Gluckman PD et al. Endocrinology 2006;147:5275–83.
100. Jackson M, Krassowska A, Gilbert N et al. Mol Cell Biol 2004;24:8862–71.
101. Kim JK, Huh SO, Choi H et al. Mol Cell Biol 2001;21:7787–95.
102. Dunlevy LP, Chitty LS, Burren KA et al. Brain 2007;130:1043–9.
103. Keller-Peck CR, Mullen RJ. Brain Res Dev Brain Res 1997;102:177–88.
104. Herrera E, Samper E, Blasco MA. Embo J 1999;18:1172–81.
105. Hollander MC, Sheikh MS, Bulavin DV et al. Nat Genet 1999;23:176–84.
106. Wang X, Wang RH, Li W et al. J Biol Chem 2004;279:29606–14.
107. Fleming A, Copp AJ. Science 1998;280: 2107–9.
108. Wlodarczyk BJ, Tang LS, Triplett A et al. Toxicol Appl Pharmacol 2006;213:55–63.
109. Zeisel SH. Annu Rev Nutr 2006;26:229–50.
110. Thompson MD, Cole DE, Ray JG. Am J Clin Nutr 2009;89:697S–701S.
111. McNulty H, Pentieva K, Hoey L et al. Proc Nutr Soc 2008;67:232–7.
112. Bazzano LA. Am J Med Sci 2009;338:48–9.
113. Martinez ME, Marshall JR, Giovannucci E. Nat Rev Cancer 2008;8:694–703.
114. Vogel T, Dali-Youcef N, Kaltenbach G et al. Int J Clin Pract 2009;63:1061–7.
115. Ma J, Stampfer MJ, Giovannucci E et al. Cancer Res 1997;57:1098–102.
116. Hubmacher D, Cirulis JT, Miao M et al. J Biol Chem 2010;285:1188–98.
117. Perla-Kajan J, Jakubowski H. FASEB J 2010;24:931–6.
118. Mason JB. Nutr Rev 2009;67:206–12.
119. Hubner RA, Houlston RS. Br J Cancer 2009;100:233–9.
120. Smulders YM, Blom HJ. J Inherit Metab Dis 2011;34:93–9.
121. Cole BF, Baron JA, Sandler RS et al. JAMA 2007;297:2351–9.
122. Wu K, Platz EA, Willett WC et al. Am J Clin Nutr 2009;90:1623–31.
123. Ebbing M, Bonaa KH, Nygard O et al. JAMA 2009;302:2119–26.
124. Samani NJ, Erdmann J, Hall AS et al. N Engl J Med 2007;357:443–53.

◆ 27 章 ◆

1. Kass L. Pernicious Anemia. Philadelphia: WB Saunders, 1976.
2. Wintrobe MM. Blood, Pure and Eloquent: A Story of Discovery, of People, and of Ideas. New York: McGraw-Hill, 1980.
3. Minot GR, Murphy WP. JAMA 1926;87: 470–6.
4. Castle WB. Am J Med Sci 1929;178:748–64.
5. Rickes EL, Brink NG, Koniuszy FR et al. Science 1948;107:396–7.
6. Smith EL, Parker LFJ. Biochem J 1948; 43:viii–ix.
7. Hodgkin DC, Kamper J, Mackay M et al. Nature 1956;178:64–6.
8. Carmel R, Karnaze DS. JAMA 1985;253: 1284–7.
9. Carmel R, Sinow RM, Karnaze DS. J Lab Clin Med 1987;109:454–63.
10. Carmel R. Annu Rev Med 2000;51:357–75.
11. Kondo H, Kolhouse JF, Allen RH. Proc Natl Acad Sci U S A 1980;77:817–21.
12. Kolhouse JF, Kondo H, Allen NC et al. N Engl J Med 1978;299:785–92.
13. el Kholty S, Guéant JL, Bressler L et al. Gastroenterology 1991;101:1399–408.
14. Hardlei RF, Nexo E. Clin Chem 2009;55:1002–10.
15. Carmel R. Blood 2008;112:2214–21.
16. Carmel R. Am J Clin Nutr 2011;94(Suppl 1):348S–58S.
17. Chanarin I. The Megaloblastic Anaemias. 2nd ed. Oxford: Blackwell Scientific, 1979.
18. Carmel R, Brar S, Agrawal A et al. Clin Chem 2000;46:2017–8.
19. Vlasveld LT, van't Wout JKW, Meuwissen P et al. Clin Chem 2006;52:17–8.
20. Carmel R. Blood 2005;106:1136–7.
21. Stabler SP, Marcell PD, Podell ER et al. J Clin Invest 1986;77:1606–12.
22. Allen RH, Stabler SP, Savage DG et al. Am J Hematol 1990;34:90–8.
23. Lindenbaum J, Savage DG, Stabler SP et al. Am J Hematol 1990;34:99–107.
24. Adams J, Boddy K, Douglas A. Br J Haematol 1972;23:297–305.
25. Mollin DL, Anderson BB, Burman JF. Clin Haematol 1976;5:521–46.
26. Carmel R. Arch Intern Med 1988;148: 1712–4.
27. Carmel R. Clin Chem 2003;49:1367–74.
28. Lindenbaum J, Rosenberg IH, Wilson PWF et al. Am J Clin Nutr 1994;60:2–11.
29. van Asselt DZB, de Groot LCPGM, van Staveren WA et al. Am J Clin Nutr 1998;68: 328–34.
30. Carmel R, Green R, Jacobsen DW et al. Am J Clin Nutr 1999;70:904–10.
31. Carmel R. Megaloblastic anemias: disorders of impaired DNA synthesis. In: Greer JP, Foerster J, Rodgers GM et al, eds. Wintrobe's Clinical Hematology. 12th ed. Philadelphia: Lippincott Williams & Wilkins, 2009:1143–72.
32. Carmel R, Parker J, Kelman Z. Br J Haematol 2009;147:386–91.
33. Carmel R, Parker J, Kelman Z. Blood 2009;114(Suppl):abstract 1989.
34. Hazra A, Kraft P, Lazarus R et al. Hum Mol Genet 2009;18:4677–87.
35. Tanaka T, Scheet P, Giusti B et al. Am J Hum Genet 2009;84:477–82.
36. Carmel R. Semin Hematol 1999;36:88–100.
37. Carmel R, Vasireddy H, Aurangzeb I et al. Clin Lab Haematol 2001;23:365–71.
38. Skouby AP, Hippe E, Olesen H. Blood 1971;38:769–74.
39. Carmel R, Tatsis B, Baril L. Blood 1977;49: 987–1000.
40. Carmel R. Large vitamin B_{12}–binding proteins and complexes in human serum. In: Zagalak B, Friedrich W, eds. Vitamin B_{12}: Proceedings of the Third European Symposium on Vitamin B_{12} and Intrinsic Factor. Berlin: Walter de Gruyter, 1979:777–90.
41. Jeffery J, Millar H, MacKenzie P et al. Clin Biochem 2010;43:82–8.
42. Carmel R. Cobalamin-binding proteins in man. In: Silber R, Gordon AS, LoBue J et al, eds. Contemporary Hematology-Oncology, vol 2. New York: Plenum, 1981:79–129.
43. Bolann BJ, Soll JD, Schneede J et al. Clin Chem 2000;46:1744–50.
44. Rasmussen K, Moller J, Lyngbak M et al. Clin Chem 1996;42:630–6.
45. Vogiatzoglou A, Oulhaj A, Smith AD et al. Clin Chem 2009;55:2198–206.
46. Savage DG, Lindenbaum J, Stabler SP et al. Am J Med 1994;96:239–46.
47. Carmel R, Rasmussen K, Jacobsen DW et al. Br J Haematol 1996;93:311–8.
48. Lewerin C, Ljungman S, Nilsson-Ehle H. J Intern Med 2007;261:65–73.
49. Monsen ALB, Refsum H, Markestad T et al. Clin Chem 2003;49:2067–75.
50. Bjorke-Monsen AL, Torvik I, Saetran H et al. Pediatrics 2008;122:83–91.
51. Hvas AM, Ellegaard J, Nexo E. Clin Chem 2001;47:1396–404.
52. Bailey R, Carmel R, Green R et al. Am J Clin Nutr 2011;94:552–61.
53. Hvas AM, Ellegaard J, Nexo E. Arch Intern Med 2001;161:1534–41.
54. Sentongo TA, Azzam R, Charrao J. J Pediatr Gastroenterol Nutr 2009;48:495–7.
55. Carmel R, Jacobsen DW. Homocysteine in Health and Disease. Cambridge: Cambridge University Press, 2001.
56. Refsum H, Smith AD, Ueland PM et al. Clin Chem 2004;50:3–32.
57. Lindemans J, Schoester M, van Kapel J. Clin Chim Acta 1983;132:53–61.
58. Brady J, McGregor L, Valente E et al. Clin Chem 2008;54:567–73.
59. Morkbak AL, Hvas AM, Milman N et al. Haematologica 2007;92:1171–2.
60. Goringe A, Ellis R, McDowell I et al. Haematologica 2006;91:231–4.
61. Carmel R. Clin Chem 2002;48:407–9.
62. Chen X, Remacha AF, Sarda MP et al. Am J Clin Nutr 2005;81:110–4.
63. Martens AF, Barg H, Warren MJ. Appl Microbiol Biotechnol 2002;58:275–85.
64. Food and Nutrition Board, Institute of Medicine. Dietary Reference Intakes: Thiamin, Riboflavin, Niacin, Vitamin B_6, Folate, Vitamin B_{12}, Pantothenic Acid, Biotin, and Choline. Washington, DC: National Academy Press, 1998:306–56.
65. Watanabe F. Exp Biol Med 2007;232:1266–74.
66. Tucker KL, Rich S, Rosenberg I et al. Am J Clin Nutr 2000; 71:514–22.
67. Vogiatzoglou A, Smith AD, Nurk E et al. Am J Clin Nutr 2009;89:1078–87.
68. Berlin H, Berlin R, Brante G. Acta Med Scand 1968;184:247–58.
69. Carmel R, Sarrai M. Curr Hematol Rep 2006;5:23–33.
70. del Corral A, Carmel R. Gastroenterology 1990;98:1460–6.
71. Allen RH, Seetharam B, Podell E et al. J Clin Invest 1978; 61:47–54.
72. Moestrup SK, Verroust PJ. Annu Rev Nutr 2001;21:407–28.
73. Fyfe JC, Madsen M, Hojrup P et al. Blood 2004;103:1573–9.
74. Pedersen GA, Chakraborty S, Steinhauser AL et al. Traffic 2010;11:706–20.
75. Quadros EV, Regec AL, Khan KM et al. Am J Physiol 1999;277:G161–6.
76. Waters HM, Dawson DW. Clin Lab Haematol 1999;21:169–72.
77. Kalra S, Li N, Yammani RR et al. Arch Biochem Biophys 2004;431:189–96.
78. Namour F, Olivier JL, Abdelmoutalleb I et al. Blood 2001;97:1092–8.
79. Quadros EV, Nakayama Y, Sequeira JM. Blood 2009;113:186–92.
80. Jiang W, Sequeira JM. Nakayama Y et al. Gene 2010;466:49–55.
81. Birn H. Am J Physiol Renal Physiol 2006;291:F22–36.
82. Cowland JB, Borregaard N. J Leukoc Biol 1999;66:989–95.
83. Hall CA. Clin Sci Mol Med 1977;53:453–7.
84. Burger RL, Schneider RJ, Mehlman CS et al. J Biol Chem 1975;250:7707–13.
85. Carmel R. Am J Clin Nutr 1997;66:750–9.
86. Nilsson-Ehle H. Drugs Aging 1998;12:277–92.
87. Carmel R. Pernicious anemia: definitions, expressions, and the long-term consequences of atrophic gastritis. In: Holt PR, Russell RM, eds. Chronic Gastritis and

Hypochlorhydria in the Elderly. Boca Raton, FL: CRC Press, 1993:99–114.
88. Carmel R. Baillieres Clin Haematol 1995; 8:639–55.
89. Selhub J, Jacques PF, Wilson PWF et al. JAMA 1993;270:2693–8.
90. Howard JM, Azen C, Jacobsen DW et al. Eur J Clin Nutr 1998; 52:582–7.
91. Ervin RB, Wright JD, Wang CY et al. Advance Data from Vital and Health Statistics. No. 339. Hyattsville, MD: National Center for Health Statistics, 2004.
92. Bor MV, Lydeking-Olsen E, Moller J et al. Am J Clin Nutr 2006;83:52–8.
93. Bor MV, von Castel-Roberts KM, Kauwell GPA et al. Am J Clin Nutr 2010;91:571–7.
94. Kaufman DW, Kelly JP, Rosenberg I et al. JAMA 2002;287:337–44.
95. Seal EC, Metz J, Flicker L et al. J Am Geriatr Soc 2002;50:146–51.
96. Garcia A, Paris-Pombo A, Evans L et al. J Am Geriatr Soc 2002;50:1401–4.
97. Rajan S, Wallace JI, Brodkin KI et al. J Am Geriatr Soc 2002;50:1789–95.
98. Herbert V. Trans Assoc Am Physicians 1962;75:307–20.
99. Carmel R. Arch Intern Med 1979;139:47–50.
100. Savage D, Lindenbaum J. Am J Med 1983; 74:765–72.
101. Chan CW, Liu SY, Kho CS et al. Int J Lab Haematol 2007;29:163–71.
102. Carmel R. Sem Hematol 2008;45:224–34.
103. Reynolds EH. Lancet Neurol 2006;5:949–60.
104. Healton EB, Savage DG, Brust JC et al. Medicine (Baltimore) 1991;70:229–45.
105. Lindenbaum J, Healton EB, Savage DG et al. N Engl J Med 1988;318:1720–8.
106. Carmel R, Melnyk S, James SJ. Blood 2003; 101:3302–8.
107. Pant SS, Asbury AK, Richardson EP Jr. Acta Neurol Scand Suppl 1968;44:1–36.
108. Carmel R, Pullarkat V. Br J Haematol 2003;120:907–9.
109. Fine EJ, Soria E, Paroski MW et al. Muscle Nerve 1990;13:158–64.
110. Hemmer B, Glocker FX, Schumacher M et al. J Neurol Neurosurg Psychiatry 1998;65:822–7.
111. Karnaze DS, Carmel R. Arch Neurol 1990;47:1008–12.
112. Carmel R, Gott PS, Waters CH et al. Eur J Haematol 1995;54:245–53.
113. Rundles RW. Blood 1946;1:209–19.
114. Ungley CC. Brain 1949;72:382–427.
115. Magnus EM. Eur J Haematol 1987;39:39–43.
116. Noronha JM, Silverman M. On folic acid, vitamin B_{12}, methionine and formiminoglutamic acid metabolism. In: Heinrich HC, ed. Vitamin B_{12} und Intrinsic Factor 2. Europaisches Symposion. Stuttgart: Enke, 1962:728–36.
117. Herbert V, Zalusky R. J Clin Invest 1962;41:1263–76.
118. Bottiglieri T, Hyland K, Reynolds EH. Drugs 1994;48:137–52.
119. Carmel R. Arch Intern Med 1996;156: 1097–100.
120. Carmel R. Am J Clin Nutr 2009;90:1449–50.
121. Metz J, Bell AH, Flicker L et al. J Am Geriatr Soc 1996;44:1355–61.
122. Waters WE, Withey JL, Kilpatrick GS et al. Br J Haematol 1971;20:521–6.
123. Smith AD. Food Nutr Bull 2008;29:S143–72.
124. Ho RCM, Cheung MWL, Fu E et al. Am J Geriatr Psychiatry 2011;19:607–17.
125. Carmel R. Curr Opin Gastroenterol 2012;28:151–8.
126. Malouf R, Areosa Sastre A. Cochrane Database of Syst Rev 2003:CD004394. .
127. McMahon JA, Green TJ, Skeaff CM et al. N Engl J Med 2006;354:2564–72.
128. Balk EM, Raman G, Tatsioni A et al. Arch Intern Med 2007;167:21–30.
129. Aisen PS, Schneider LS, Sano M et al. JAMA 2008;300:1774–83.
130. Wald DS, Kasturiratne A, Simmonds M. Am J Med 2010;123:522–7.
130a. Smith AD, Smith SM, de Jager CA et al. PLoS One 2010;5:e12244.
130b. de Jager CA, Oulhaj A, Jacoby R et al. Int J Geriatr Psychiatry 2012;27:592–600.
130c. Durga J, van Boxtel MPJ, Schouten EG et al. Lancet 2007;369:208–16.
130d. Smith AD, Refsum H. Am J Clin Nutr 2009;89(Suppl):707S–11S.
130e. Carmel R. J Inher Metab Dis 2011;34:67–73.
131. Collin SM, Metcalfe C, Refsum H et al. Cancer Epidemiol Biomarkers Prev 2010;19:1632–42.
132. Refsum H, Yajnik CS, Gadkari M et al. Am J Clin Nutr 2001; 74:233–41.
133. Carmel R, Mallidi PV, Vinarskiy S et al. Am J Hematol 2002;70:107–14.
134. Stabler SP, Allen RH. Annu Rev Nutr 2004;24:299–326.
135. Louwman MWJ, van Dusseldorp M, van den Vijver FJR et al. Am J Clin Nutr 2000;72:762–9.
136. Higginbottom MC, Sweetman L, Nyhan WL. N Engl J Med 1978;299:317–23.
137. Graham SM, Arvela OM, Wise GA. J Pediatr 1992;121:710–4.
138. Grattan-Smith PJ, Wilcken B, Procopis PG et al. Mov Disord 1997;12:39–46.
139. Centers for Disease Control and Prevention. MMWR Morb Mortal Wkly Rep 2003; 52:61–4.
140. Carmel R, Johnson CS, Weiner JM. Arch Intern Med 1987;147:1995–6.
141. Carmel R, Spencer CA. Arch Intern Med 1982;142:1465–9.
142. Carmel R, Weiner JM, Johnson CS. JAMA 1987;257:1081–3.
143. Borch K. Scand J Gastroenterol 1986;21: 21–30.
144. Sjoblom SM, Sipponen P, Miettinen M et al. Endoscopy 1988;20:52–6.
145. Yassin F, Rothenberg SP, Rao S et al. Blood 2004;103:1515–7.
146. Tanner SM, Li Z, Perko JD et al. Proc Natl Acad Sci U S A 2005;102:4130–3.
147. Watkins D, Rosenblatt DS. Inherited disorders of folate and cobalamin transport and metabolism. In: Valle D, Beaudet AL, Vogelstein B et al, eds. The Online Metabolic and Molecular Bases of Inherited Disease. New York: McGraw-Hill, 2011: part 17, chap 155. Available at: http://www.ommbid.comract/part17/ch155.
148. Sumner AE, Chin MM, Abraham JL et al. Ann Intern Med 1996;124:469–76.
149. Doscherholmen A, Swaim WR. Gastroenterology 1973;64:913–9.
150. Aminoff M, Carter JE, Chadwick RB et al. Nature Genet 1999;21:309–13.
151. Kristiansen M, Aminoff M, Jacobsen C et al. Blood 2000;96:405–9.
152. Provenzale D, Reinhold RB, Golner B et al. J Am Coll Nutr 1992;11:29–35.
153. Rhode BM, Arseneau P, Cooper BA et al. Am J Clin Nutr 1996;63:103–9.
154. Carmel R, Aurangzeb I, Qian D. Am J Gastroenterol 2001;96:63–70.
155. Cohen H, Weinstein WM, Carmel R. Gut 2000;47:638–45.
156. Dierkes J, Ebert M, Malfertheiner P, et al. Dig Dis 2003;21:237–44.
157. Carmel R. J Nutr 2007;137:2481–4.
158. Guttormsen AB, Refsum H, Ueland PM. Acta Anaesthesiol Scand 1994;38:753–6.
159. Ng J, Frith R. Lancet 2002;360:384.
160. Schilling RF. JAMA 1986;255:1605–6.
161. Kinsella LJ, Green R. Neurology 1995;45: 1608–10.
162. Quadros EV. Br J Haematol 2009;148:195–204.
163. Carmel R, Bellevue R, Kelman Z. Am J Hematol 2010;85:436–9.
164. Hardlei TF, Morkbak AL, Bor MV et al. Clin Chem 2010;56:432–6.
165. Carmel R. Clin Exp Immunol 1992;89:74–7.
166. Waters HM, Dawson DW, Howarth JE et al. J Clin Pathol 1993;46:45–7.
167. Carmel R. Am J Clin Pathol 1988;90:442–6.
168. Andres E, Kurtz JE, Perrin AE et al. Am J Med 2001;111:126–9.
169. Kuzminski AM, Del Giacco EJ, Allen RH et al. Blood 1998;92:1191–8.
170. Kondo H. Acta Haematol 1998;99:200–5.
171. Magnus EM. Scand J Haematol 1986;36:457–65.
172. Carmel R. Food Nutr Bull 2008;29:S177–87.
173. Li F, Watkins D, Rosenblatt DS. Mol Genet Metab 2009;98:166–72.
174. Winkels RM, Brouwer IA, Clarke R et al. Am J Clin Nutr 2008;88:348–55.
175. Ebbing M, Bonaa KH, Nygard O et al. JAMA 2009;302:2119–26.
176. House AA, Eliasziw M, Cattran D et al. JAMA 2010;303:1603–9.
177. Gimsing P, Hippe E, Helleberg-Rasmussen I et al. Scand J Haematol 1982;29:311–8.
178. Tordjman R, Genereau T, Guinnepain T et al. Eur J Haematol 1998;60:269–70.
179. Morris MS, Jacques PF, Rosenberg IH et al. Am J Clin Nutr 2007;85:193–200.
180. Clarke R, Sherliker P, Hin H et al. Br J Nutr 2008;100:1054–9.
181. Miller JW, Garrod MG, Allen LH et al. Am J Clin Nutr 2009;90:1586–92.
182. Selhub J, Morris MS, Jacques PF. Proc Natl Acad Sci U S A 2007;104:19995–20000.
183. Mills JL, Carter TC, Scott JM et al. Am J Clin Nutr 2011;94:495–500.
184. Dhar M, Bellevue R, Carmel R. N Engl J Med 2003;348:2204–7.

◆ 28章 ◆

1. Mock DM. Biotin. In: Ziegler EE, Filer LJ Jr, eds. Present Knowledge in Nutrition. 7th ed. Washington, DC: International Life Sciences Institutes, Nutrition Foundation, 1996:220–35.
2. Lewis B, Rathman S, McMahon R. J Nutr 2001;131:2310–5.
3. Wolf B. Disorders of biotin metabolism. In: Scriver CR, Beaudet AL, Sly WS et al., eds. The Metabolic and Molecular Basis of Inherited Disease. 8th ed. New York: McGraw-Hill, 2001:3151–77.
4. Mock DM. Biotin. In: Shils ME, Olson JA, Shike M et–al., eds. Modern Nutrition in Health and Disease. 9th ed. Baltimore: Lippincott Williams & Wilkins, 1999:459–66.
5. Shriver BJ, Roman-Shriver C, Allred JB. J Nutr 1993;123:1140–9.
6. Stratton SL, Horvath TD, Bogusiewicz A et al. Am J Clin Nutr 2010;92:1399–405.
7. Mock DM. Biotin. In: Brown M, ed. Present Knowledge in Nutrition. 6th ed. Blacksburg, VA: International Life Sciences Institute, Nutrition Foundation, 1990:189–207.
8. Mock DM, Nyalala JO, Raguseo RM. J Nutr 2001;131:2208–14.

9. Said H. J Nutr 2008;139:158–62.
10. Balamurugan K, Ortiz A, Said HM. Am J Physiol Gastrointest Liver Physiol 2003; 285:G73–7.
11. Mardach R, Zempleni J, Wolf B et al. J Clin Invest 2002;109:1617–23.
12. Subramanya SB, Subramanian VS, Kumar JS et al. Am J Physiol Gastrointest Liver Physiol 2011;300:G494–501.
13. Spector R, Mock DM. J Neurochem 1987; 48:400–4.
14. Spector R, Mock DM. Neurochem Res 1988;13:213–9.
15. Ozand PT, Gascon GG, Al Essa M et al. Brain 1999;121:1267–79.
16. Zeng WQ, Al-Yamani E, Acierno JS Jr et al. Am J Hum Genet 2005;77:16–26.
17. Subramanian VS, Marchant JS, Said HM. Am J Physiol Cell Physiol 2006;291:C851–9.
18. Mantagos S, Malamitsi-Puchner A, Antsaklis A et al. Biol Neonate 1998;74:72–4.
19. Mock DM. J Nutr 2009;139:154–7.
20. Mock DM, Mock NI, Langbehn SE. J Nutr 1992;122:535–45.
21. Mock DM, Mock NI, Dankle JA. J Nutr 1992;122:546–52.
22. Mock DM, Stratton SL, Mock NI. J Pediatr 1997;131:456–8.
23. Daberkow RL, White BR, Cederberg RA et al. J Nutr 2003;133:2703–6.
24. Grafe F, Wohlrab W, Neubert RH et al. J Invest Dermatol 2003;120:428–33.
25. Fujimoto W, Inaoki M, Fukui T et al. J Dermatol 2005;32:256–61.
26. Velazquez A, Martin-del-Campo C, Baez A et al. Eur J Clin Nutr 1988;43:169–73.
27. Krause KH, Berlit P, Bonjour JP. Ann Neurol 1982;12:485–6.
28. Krause KH, Berlit P, Bonjour JP. Int J Vitam Nutr Res 1982;52:375–85.
29. Mock DM, Dyken ME. Neurology 1997; 49:1444–7.
30. Wang KS, Mock NI, Mock DM. J Nutr 1997;127:2212–6.
31. Mock DM, Mock NI, Lombard KA et al. J Pediatr Gastroenterol Nutr 1998;26:245–50.
32. Said HM, Redha R, Nylander W. Am J Clin Nutr 1989;49:127–31.
33. Takechi R, Taniguchi A, Ebara S et al. J Nutr 2008;138:680–4.
34. Czeizel AE, Dudás I. N Engl J Med 1992; 327:1832–5.
35. Zempleni J, Mock D. Proc Soc Exp Biol Med 2000;223:14–21.
36. Said HM, Sharifian A, Bagherzadeh A et al. Am J Clin Nutr 1990;52:1083–6.
37. Nisenson A. J Pediatr 1957;51:537–48.
38. Nisenson A. Pediatrics 1969;44:1014–5.
39. Erlichman M, Goldstein R, Levi E et al. Arch Dis Child 1981;567:560–2.
40. Livaniou E, Evangelatos GP, Ithakissios DS et al. Nephron 1987;46:331–2.
41. Yatzidis H, Koutisicos D, Agroyannis B et al. Nephron 1984;36:183–6.
42. Koutsikos D, Fourtounas C, Kapetanaki A et al. Ren Fail 1996;18:131–7.
43. Descombes E, Hanck AB, Fellay G. Kidney Int 1993;43:1319–28.
44. Mock NI, Malik MI, Stumbo PJ et al. Am J Clin Nutr 1997;65:951–8.
45. Mock DM, Henrich-Shell CL, Carnell N et al. J Nutr 2004;134:317–20.
46. Mock DM, Henrich CL, Carnell N et al. Am J Clin Nutr 2002;76:1061–8.
47. Mock DM, Henrich CL, Carnell N et al. J Nutr Biochem 2002;13:462–70.
48. Horvath TD, Stratton SL, Bogusiewicz A et al. Anal Chem 2010;82:4140–4.
49. Horvath TD, Stratton SL, Bogusiewicz A et al. Anal Chem 2010;82:9543–8.
50. Stratton SL, Horvath TD, Bogusiewicz A et al. J Nutr 2011;141:353–8.
51. Sander JE, Packman S, Townsend JJ. Neurology 1982;32:878–80.
52. Suchy SF, Rizzo WB, Wolf B. Am J Clin Nutr 1986;44:475–80.
53. Suchy SF, Wolf B. Am J Clin Nutr 1986;43:831–8.
54. Mock DM. J Pediatr Gastroenterol Nutr 1990;10:222–9.
55. Stanley JS, Mock DM, Griffin JB, Zempleni J. J Nutr 2002;132:1854–9.
56. Hymes J, Fleischhauer K, Wolf B. Clin Chim Acta 1995;233:39–45.
57. Gralla M, Camporeale G, Zempleni J. J Nutr Biochem 2008;19:400–8.
58. Chew YC, West JT, Kratzer SJ et al. J Nutr 2008;138:2316–22.
59. Kobza K, Sarath G, Zempleni J. BMB Rep 2008;41:310–5.
60. Camporeale G, Oommen AM, Griffin JB et al. J Nutr Biochem 2007;18:760–8.
61. Wijeratne SS, Camporeale G, Zempleni J. J Nutr Biochem 2010;21:310–6.
62. Healy S, Perez-Cadahia B, Jia D et al. Biochem Biophys Acta 2009;1789:719–33.
63. Healy S, Heightman TD, Hohmann L et al. Protein Sci 2008;18:314–28.
64. Chauhan J, Dakshinamurti K. J Biol Chem 1991;266:10035–8.
65. Dakshinamurti K, Desjardins PR. Can J Biochem 1968;46:1261–7.
66. Collins JC, Paietta E, Green R et al. J Biol Chem 1988;263:11280–3.
67. Greene HL, Hambridge KM, Schanler R et al. Am J Clin Nutr 1988;48:1324–42.
68. Hardinge MG, Crooks H. J Am Diet Assoc 1961;38:240–5.
69. Guilarte TR. Nutr Rep Int 1985;32:837–45.
70. Staggs CG, Sealey WM, McCabe BJ et al. J Food Compost Anal 2004;17:767–76.
71. Hoppner K, Lampi B, Smith DC. Can Inst Food Sci Technol J 1978;11:71–4.
72. Bull NL, Buss DH. Hum Nutr Appl Nutr 1982;36A:125–9.
73. Lewis J, Buss DH. Br J Nutr 1988;60:413–24.

◆ 29 章 ◆

1. Clemeston CAB. Classical scurvy: a historical review. In: Vitamin C. Boca Raton, FL: CRC Press, 1989:1–10.
2. Lind J. Lind's Treatise on Scurvy. In: Stewart CP, Guthrie D, eds. Bicentenary volume. Edinburgh: Edinburgh University Press, 1953:1–440.
3. Svirbely J, Szent-Gyorgyi A. Biochem J 1932;26:865–70.
4. King CG, Waugh WA. Science 1932;75:357.
5. Linster CL, Van Schaftingen E. FEBS J 2007;274:1–22.
6. Cueto GR, Allekotte R, Kravetz FO. J Wildl Dis 2000;36:97–101.
7. Levine M. N Engl J Med 1986;314:892–902.
8. Buettner GR. Arch Biochem Biophys 1993;300:535–43.
9. Lewin S. Vitamin C: Its Molecular Biology and Medical Potential. London: Academic Press, 1976:5–39.
10. Corpe CP, Lee JH, Kwon O et al. J Biol Chem 2005;280:5211–20.
11. Baker EM, Halver JE, Johnsen DO et al. Ann N Y Acad Sci 1975;258:72–80.
12. Levine M, Conry-Cantilena C, Wang Y et al. Proc Natl Acad Sci U S A 1996;93:3704–9.
13. Levine M, Wang Y, Padayatty SJ et al. Proc Natl Acad Sci U S A 2001;98:9842–6.
14. Rumsey SC, Levine M. J Nutr Biochem 1998;9:116–30.
15. Levine M, Rumsey SC, Daruwala R et al. JAMA 1999;281:1415–23.
16. Levine M, Rumsey SC, Wang Y et al. Vitamin C. In: Stipanuk MH, ed. Biochemical and Physiological Aspects of Human Nutrition. Philadelphia: WB Saunders, 2000:541–67.
17. Myllyharju J. Ann Med 2008;40:402–17.
18. Prockop DJ, Kivirikko KI. Annu Rev Biochem 1995;64:403–34.
19. Rebouche CJ. Am J Clin Nutr 1991;54 (Suppl):1147S–52S.
20. Padayatty SJ, Katz A, Wang Y et al. J Am Coll Nutr 2003;22:18–35.
21. Carr AC, Frei B. Am J Clin Nutr 1999;69: 1086–1107.
22. Polidori MC, Mecocci P, Levine M et al. Arch Biochem Biophys 2004;423:109–15.
23. Jialal I, Fuller CJ. Can J Cardiol 1995;11: 97G–103G.
24. Steinberg D. Nat Med 2002;8:1211–7.
25. Van Hoydonck PGA, Schouten EG, Manuel-Y-Keenoy B et–al. Eur J Clin Nutr 2004;58:1587–93.
26. Kris-Etherton PM, Lichtenstein AH, Howard BV et al. Circulation 2004;110:637–41.
27. Jacob RA, Kutnink MA, Csallany AS et al. J Nutr 1996;126:2268–77.
28. Bruno RS, Leonard SW, Atkinson J et al. Free Radic Biol Med 2006;40:689–97.
29. Nualart FJ, Rivas CI, Montecinos VP et al. J Biol Chem 2003;278:10128–33.
30. Duarte TL, Lunec J. Free Radic Res 2005;39:671–86.
31. Li Y, Schellhorn HE. J Nutr 2007;137:2171–84.
32. Griffiths HR, Willetts RS, Grant MM et al. Br J Nutr 2008;101:1432–9.
33. Toth I, Bridges KR. J Biol Chem 1995;270:19540–4.
34. Heller R, Unbehaun A, Schellenberg B et al. J Biol Chem 2001;276:40–7.
35. Houglum KP, Brenner DA, Chojkier M. Am J Clin Nutr 1991;54(Suppl):1141S–3S.
36. Lee SH, Oe, T, Blair IA. Science 2001;292: 2083–6.
37. Podmore ID, Griffiths HR, Herbert KE et al. Nature 1998;392:559.
38. Levine M, Padayatty SJ, Katz A et al. Dietary allowances for vitamin C: recommended dietary allowances and optimal nutrient ingestion. In: Asard H, May JM, Smirnoff N, eds. Vitamin C Function and Biochemistry in Animals and Plants. London: BIOS Scientific Publishers, 2004:291–316.
39. Chen Q, Espey MG, Sun AY et al. Proc Natl Acad Sci U S A 2008;105:11105–9.
40. Johnston CS. JAMA 1999;282:2118.
41. Life Sciences Research Office, Federation of American Societies for Experimental Biology, Interagency Board for Nutrition Monitoring and Related Research. Third Report on Nutrition Monitoring in the United States. Report no. 2. Washington, DC: US Government Printing Office, 1995.
42. Food and Nutrition Board, Institute of Medicine. Dietary Reference Intakes for Vitamin C, Vitamin E, Selenium, and Carotenoids. Washington, DC: National Academy Press, 2000.
43. Schleicher RL, Carroll MD, Ford ES et al. Am J Clin Nutr 2009;90:1252–63.
44. Dhariwal KR, Hartzell WO, Levine M. Am J Clin Nutr 1991;54:712–6.
45. Chen Q, Espey MG, Sun AY et al. Proc Natl Acad Sci U S A 2007;104:8749–54.
46. Evans RM, Currie L, Campbell A. Br J Nutr 1982;47:473–82.
47. Tsukaguchi H, Tokui T, Mackenzie B et al.

Nature 1999;399:70–5.
48. Daruwala R, Song J, Koh WS et al. FEBS Lett 1999;460:480–4.
49. Sotiriou S, Gispert S, Cheng J et al. Nat Med 2002;8:514–7.
50. Huang J, Agus DB, Winfree CJ et al. Proc Natl Acad Sci U S A 2001;98:11720–4.
51. Corpe CP, Tu H, Eck P et al. J Clin Invest 2010;120:1069–83.
52. Koba H, Kawao K, Yamashita K. Tohoku J Exp Med 1971;104:65–71.
53. Musicki B, Kodaman PH, Aten RF et al. Biol Reprod 1996;54:399–406.
54. Rebec GV, Wang Z. J Neurosci 2001;21:668–75.
55. Schorah CJ, Sobala GM, Sanderson M et al. Am J Clin Nutr 1991;53(Suppl):287S–93S.
56. Padayatty SJ, Doppman JL, Chang R et al. Am J Clin Nutr 2007;86:145–9.
57. Levine M, Dhariwal KR, Washko PW et al. Am J Clin Nutr 1991;54(Suppl):1157S–62S.
58. Baker EM, Hodges RE, Hood J et al. Am J Clin Nutr 1969;22:549–58.
59. Baker EM, Hodges RE, Hood J et al. Am J Clin Nutr 1971;24:444–54.
60. Hodges RE, Hood J, Canham JE et al. Am J Clin Nutr 1971;24:432–43.
61. Graumlich JF, Ludden TM, Conry-Cantilena C et al. Pharm Res 1997;14:1133–9.
62. Fraga CG, Motchnik PA, Shigenaga MK et al. Proc Natl Acad Sci U S A 1991;88:11003–6.
63. Padayatty SJ, Levine M. Am J Clin Nutr 2000;71:1027–8.
64. Alberg A. Toxicology 2002;180:121–37.
65. Bonham MJ, Abu-Zidan FM, Simovic MO et al. Br J Surg 1999;86:1296–1301.
66. Long CL, Maull KI, Krishnan RS et al. J Surg Res 2003;109:144–8.
67. Cunningham JJ. J Am Coll Nutr 1998;17:105–8.
68. Kallner A, Hartmann D, Hornig D. Am J Clin Nutr 1979;32:530–9.
69. Handelman GJ. Nephrol Dial Transplant 2007;22:328–1.
70. Timpson NJ, Forouhi NG, Brion MJ et al. Am J Clin Nutr 2010;92:375–82.
71. Padayatty SJ, Sun H, Wang Y et al. Ann Intern Med 2004;140:533–7.
72. Hoffer LJ, Levine M, Assouline S et al. Ann Oncol 2008;19:1969–74.
73. Padayatty SJ, Sun AY, Chen Q et al. PloS One 2010;5: e11414.
74. Ames B, Gold L, Willett W. Proc Natl Acad Sci U S A 1995;92:5258–65.
75. Byers T, Guerrero N. Am J Clin Nutr 1995;62(Suppl):1385S–92S.
76. Willett WC. J Natl Cancer Inst. 2010;102:510–1.
77. Boffetta P, Couto E, Wichmann J et al. J Natl Cancer Inst 2010;102:529–37.
78. Hung HC, Joshipura KJ, Jiang R et al. J Natl Cancer Inst 2004;96:1577–84.
79. Khaw KT, Bingham S, Welch A et al. Lancet 2001;357:657–63.
80. Dauchet L, Montaye M, Ruidavets JB et al. Eur J Clin Nutr 2010;64:578–86.
81. Sacks FM, Svetkey LP, Vollmer WM et al. N Engl J Med 2001;344:3.
82. Osganian SK, Stampfer MJ, Rimm E et al. J Am Coll Cardiol 2003;42:246–52.
83. Nyyssonen K, Parviainen MT, Salonen R et al. BMJ 1997;314:634–8.
84. Jacques PF, Chylack LT Jr, Hankinson SE et al. Arch Ophthalmol 2001;119:1009–19.
85. Jacobs EJ, Henion AK, Briggs PJ et al. Am J Epidemiol 2002;156:1002–10.
86. Heart Protection Study Collaborative Group. Lancet 2002;360:23–33.
87. Enstrom JE, Kanim LE, Klein MA. Epidemiology 1992;3:194–202.
88. Salonen RM, Nyyssonen K, Kaikkonen J et al. Circulation 2003;107:947–53.
89. Sesso HD, Buring JE, Christen WG et al. JAMA 2008;300:2123.
90. Chappell LC, Seed PT, Briley AL et al. Lancet 1999;354:810–16.
91. Roberts JM, Myat, L, Spong CY et al. N Engl J Med 2010;362:1282.
92. Padayatty SJ, Levine M. N Engl J Med 2006;355:1065.
93. Age-Related Eye Disease Study Research Group. Arch Ophthalmol 2001;119:1439–52.
94. Age-Related Eye Disease Study Research Group. Arch Ophthalmol 2001;119:1417–36.
95. Evans J. Eye 2008;22:751–60.
96. Harrison DG, Gongora MC. Med Clin North Am 2009;93:621–35.
97. Bassenge E, Fink N, Skatchkov M et al. J Clin Invest 1998;102:67–71.
98. Douglas RM, Hemila H, D'Souza R et al. PLoS Med 2005;2:503.
99. Kaur B, Rowe BH, Arnold E. Cochrane Database Syst Rev 2009;(1):CD000993.
100. ter Riet G, Kessels AG, Knipschild PG. J Clin Epidemiol 1995;48:1453–60.
101. Sobala GM, Schorah CJ, Shires S et al. Gut 1993;34:1038–41.
102. Jenab M, Riboli E, Ferrari P et al. Br J Cancer 2006;95:406–15.
103. Correa P, Fontham ET, Bravo JC et al. J Natl Cancer Inst 2000;92:1881–8.
104. Jacobs EJ, Connell CJ, McCullough ML et al. Cancer Epidemiol Biomarkers Prev 2002;11:35–41.
105. Bjelakovic G, Nikolova D, Simonetti RG et al. Lancet 2004;364:1219–28.
106. Hallberg L, Brune M, Rossander-Hulthen L. Ann N Y Acad Sci 1987;498:324–32.
107. Cook JD, Reddy MB. Am J Clin Nutr 2001;73:93–8.
108. Jacob RA, Skala JH, Omaye ST. Am J Clin Nutr 1987;46:818–26.
109. Anonymous. N Engl J Med 1995;333:1695–1702.
110. Nienhuis AW. N Engl J Med 1981;304:170–1.
111. Barton JC, McDonnell SM, Adams PC et al. Ann Intern Med 1998;129:932–9.
112. Cook JD, Watson SS, Simpson KM et al. Blood 1984;64:721–6.
113. Gerster H. Ann Nutr Metab 1997;41:269–82.
114. Prigge ST, Kolhekar AS, Eipper BA et al. Nat Struct Biol 1999;6:976–83.
115. Lindblad B, Lindstedt G, Lindstedt S. J Am Chem Soc 1970;92:7446–9.
116. Hitomi K, Tsukagoshi N. Subcell Biochem 1996;25:41–56.
117. Toth I, Rogers JT, McPhee JA et al. J Biol Chem 1995;270:2846–52.
118. Helser MA, Hotchkiss JH, Roe DA. Carcinogenesis 1992;13:2277–80.
119. Hornig D. Ann N Y Acad Sci 1975;258:103–18.
120. Voigt K, Kontush A, Stuerenburg HJ et al. Free Radic Res 2002;36:735–9.

◆ 30章 ◆

1. Strecker A. Ann Chem Pharm 1862;183:964–5.
2. Food and Nutrition Board, Institute of Medicine. Dietary Reference Intakes for Folate, Thiamin, Riboflavin, Niacin, Vitamin B_{12}, Pantothenic Acid, Biotin, and Choline. Washington DC: National Academy Press, 1998:390–422.
3. Best CH, Huntsman ME. J Physiol 1932;75:405–12.
4. Best CH, Huntsman ME. J Physiol 1935;83:255–74.
5. Fischer LM, daCosta K, Kwock L et al. Am J Clin Nutr 2007;85:1275–85.
6. Resseguie M, Song J, Niculescu MD, et al. FASEB J 2007;21:2622–32.
7. Zeisel SH, Mar MH, Zhou ZW et al. J Nutr 1995;125:3049–54.
8. Zeisel SH. Annu Rev Nutr 2006;26:229–50.
9. Kempson SA, Montrose MH. Pflugers Arch 2004;449:227–34.
10. Zeisel SH, Mar MH, Howe JC et al. J Nutr 2003;133:1302–7.
11. Zeisel SH, Mar MH, Howe JC et al. J Nutr 2003;133:2918–919.
12. Fischer LM, Scearce JA, Mar MH et al. J Nutr 2005;135:826–9.
13. Xu X, Gammon MD, Zeisel SH et al. FASEB J 2009;23:4022–8.
14. Bidulescu A, Chambless LE, Siega-Riz AM et al. BMC Cardiovasc Disord 2007;7:20.
15. Shaw GM, Carmichael SL, Yang W et al. Am J Epidemiol 2004;160:102–9.
16. Cho E, Zeisel SH, Jacques P et al. Am J Clin Nutr 2006;83:905–11.
17. Konstantinova SV, Tell GS, Vollset SE et al. Am J Clin Nutr 2008;88:1663–9.
18. Jensen HH, Batres-Marquez SP, Carriquiry A et al. FASEB J 2007;21:lb219.
19. Craig SA. Am J Clin Nutr 2004;80:539–49.
20. Holmes-McNary M, Cheng WL, Mar MH et al. Am J Clin Nutr 1996;64:572–6.
21. Cheng WL, Holmes-McNary MQ, Mar MH et al. J Nutr Biochem 1996;7:457–64.
22. Chao CK, Pomfret EA, Zeisel SH. Biochem J 1988;254:33–8.
23. Yang EK, Blusztajn JK, Pomfret EA et al. Biochem J 1988;256:821–8.
24. Zeisel SH, Char D, Sheard NF. J Nutr 1986;116:50–8.
25. Fischer LM, da Costa KA, Galanko J et al. Am J Clin Nutr 2010;92:336–46.
26. Zeisel SH, Wishnok JS, Blusztajn JK. J Pharmacol Exp Ther 1983;225:320–4.
27. Dumas ME, Barton RH, Toye A et al. Proc Natl Acad Sci U–S–A 2006;103:12511–6.
28. Toye AA, Dumas ME, Blancher C et al. Diabetologia 2007;50:1867–79.
29. Kamath A, Darling I, Morris M. J Nutr 2003;133:2607–11.
30. Zeisel SH, Blusztajn JK. Annu Rev Nutr 1994;14:269–6.
31. Lekim D, Betzing H. Hoppe Seylers Z Physiol Chem 1976;357:1321–31.
32. Sweiry JH, Page KR, Dacke CG et al. J Dev Physiol 1986;8:435–45.
33. Leventer SM, Rowell PP. Placenta 1984;5:261–70.
34. McMahon KE, Farrell PM. Clin Chim Acta 1985;149:1–12.
35. Zeisel SH, Wurtman RJ. Biochem J 1981;198:565–70.
36. Ozarda IY, Uncu G, Ulus IH. Arch Physiol Biochem 2002;110:393–9.
37. Cornford EM, Cornford ME. Fed Proc 1986;45:2065–72.
38. Garner SC, Mar MH, Zeisel SH. J Nutr 1995;125:2851–8.
39. Lockman PR, Allen DD. Drug Dev Ind Pharm 2002;28:249–71.
40. Cornford EM, Braun LD, Oldendorf WH. J Neurochem 1978;30:299–308.
41. Acara M, Rennick B. Am J Physiol 1973;225:1123–8.
42. Rennick B, Acara M, Glor M. Am J Physiol 1977;232:F443–7.
43. Guder WG, Beck FX, Schmolke M. Klin Wochenschr 1990;68:1091–5.
44. Handler J, Kwon H. Kidney Int 1996;49:1682–3.
45. Garcia-Perez A, Burg MB. J Membrane

Biol 1991;119:1–13.
46. Nakanishi T, Burg MB. Am J Physiol 1989; 257:C795–801.
47. Ilcol YO, Donmez O, Yavuz M et al. Clin Biochem 2002;35:307–13.
48. Ilcol YO, Gurun MS, Taga Y et al. Horm Metab Res 2002;34:341–7.
49. Rennick B, Acara M, Hysert P et al. Kidney Int 1976;10:329–35.
50. Acara M, Rennick B, LaGraff S et al. Nephron 1983;35:241–3.
51. Blusztajn JK, Wurtman RJ. Science 1983; 221:614–20.
52. Cohen EL, Wurtman RJ. Life Sci 1975;16:1095–102.
53. Ulus IH, Wurtman RJ, Mauron C et al. Brain Res 1989;484:217–27.
54. Wecker L. J Neurochem 1991;57:1119–27.
55. Blusztajn JK, Holbrook PG, Lakher M et al. Psychopharmacol Bull 1986;22:781–6.
56. Blusztajn JK, Liscovitch M, Richardson UI. Proc Natl Acad Sci U S A 1987;84:5474–7.
57. Lin CS, Wu RD. J Protein Chem 1986;5: 193–200.
58. Johnson AR, Craciunescu CN, Guo Z et al. FASEB J–2010;24:2752–61.
59. Millian NS, Garrow TA. Arch Biochem Biophys 1998;356:93–8.
60. Sunden S, Renduchintala M, Park E et al. Arch Biochem Biophys 1997;345:171–4.
61. Bailey LB, Gregory JF 3rd. J Nutr 1999;129:779–82.
62. Kim YI, Miller JW, da Costa KA et al. J Nutr 1995;124:2197–203.
63. Selhub J, Seyoum E, Pomfret EA et al. Cancer Res 1991;51:16–21.
64. Varela-Moreiras G, Selhub J, da Costa K et al. J Nutr Biochem 1992;3:519–22.
65. Pomfret EA, daCosta K, Schurman LL et al. Anal Biochem 1989;180:85–90.
66. Zeisel SH, Zola T, daCosta K et al. Biochem J 1989;259:725–9.
67. Shin W, Yan J, Abratte CM et al. J Nutr 2010;140:975–80.
68. Hung J, Abratte CM, Wang W et al. J Am Coll Nutr 2008;27:253–9.
69. Pomfret EA, da Costa K, Zeisel SH. J Nutr Biochem 1990;1:533–41.
70. Freeman-Narrod M, Narrod SA, Yarbro JW. Med Pediatr Oncol 1977;3:9–14.
71. Custer RP, Freeman-Narrod M, Narrod SJ. J Natl Cancer Inst 1977;58:1011–5.
72. Aarsaether N, Berge RK, Aarsland A et al. Biochim Biophys Acta 1988;958:70–80.
73. Svardal AM, Ueland PM, Berge RK et al. Cancer Chemother Pharmacol 1988;21: 313–8.
74. Schwahn BC, Chen Z, Laryea MD et al. FASEB J–2003;17:512–4.
75. Rozen R. Clin Invest Med 1996;19:171–8.
76. Wilcken D, Wang X, Sim A et al. Arterioscler Thromb Vasc Biol 1996;16:878–82.
77. Centers for Disease Control and Prevention. Morb Mortal Wkly Rep 1992;41:1–7.
78. Shaw GM, Carmichael SL, Laurent C et al. Epidemiology 2006;17:285–91.
79. Fisher MC, Zeisel SH, Mar MH et al. Teratology 2001;64:114–22.
80. Fisher MC, Zeisel SH, Mar MH et al. FASEB J 2002;16:619–21.
81. Boushey C, Beresford S, Omenn G et al. JAMA 1995;274:1049–57.
82. da Costa KA, Gaffney CE, Fischer LM et al. Am J Clin Nutr 2005;81:440–4.
83. Vance DE. Biochem Cell Biol 1990;68: 1151–65.
84. Kent C. Prog Lipid Res 1990;29:87–105.
85. Ishidate K, Nakazawa Y. Methods Enzymol 1992;209:121–34.
86. Kent C. Biochim Biophys Acta 1997;1348: 79–90.
87. Pelech SL, Cook HW, Paddon HB et al. Biochim Biophys Acta 1984;795:433–40.
88. Farrell PM, Epstein MF, Fleischman AR et al. Biol Neonate 1976;29:238–46.
89. Wang Y, MacDonald JI, Kent C. J Biol Chem 19950;270:354–60.
90. Kast HR, Nguyen CM, Anisfeld AM et al. J Lipid Res 2001;42:1266–72.
91. Ridgway ND, Lagace TA. Biochem J 2003; 372.
92. Wang Y, MacDonald JI, Kent C. J Biol Chem 1993;268:5512–8.
93. Watkins JD, Wang YL, Kent C. Arch Biochem Biophys 1992;292:360–7.
94. Jamil H, Hatch GM, Vance DE. Biochem J 1993;291:419–27.
95. Yao ZM, Jamil H, Vance DE. J Biol Chem 1990;265:4326–31.
96. Hatch GM, Jamil H, Utal AK et al. J Biol Chem 1992;267:15751–8.
97. Cornell R. Cholinephosphotransferase. In: Vance DE, ed. Phosphatidylcholine Metabolism. Boca Raton, FL: CRC Press, 1989: 47–65.
98. Mosharrof AH, Petkov VD. Acta Physiol Pharmacol Bulg 1990;16:25–31.
99. Bonavita E, Chioma V, Dall'Oca P et al. Minerva Psichiatr 1983;24:53–62.
100. Yilmaz Z, Ozarda Y, Cansev M et al. Blood Coagul Fibrinolysis 2010;21:339–48.
101. Vance DE, Walkey CJ, Cui Z. Biochim Biophys Acta 1997;1348:142–50.
102. Blusztajn JK, Zeisel SH, Wurtman RJ. Biochem J–1985;232:505–11.
103. Mudd SH, Datko AH. Plant Physiol 1989; 90:306–10.
104. Andriamampandry C, Freysz L, Kanfer JN et al. J Neurochem 1991;56:1845–50.
105. Andriamampandry C, Freysz L, Kanfer JN et al. Biochem J–1989;264:555–62.
106. Cui Z, Vance JE, Chen MH et al. J Biol Chem 1993;268:16655–63.
107. Saito S, Iida A, Sekine A et al. J Hum Genet 2001;46:529–37.
108. da Costa KA, Kozyreva OG, Song J et al. FASEB J–2006;20:1336–44.
109. Dong H, Wang J, Li C et al. J Hepatol 2007;46:915–20.
110. Jun DW, Han JH, Jang EC et al. Eur J Gastroenterol Hepatol 2009;21:667–72.
111. Song J, da Costa KA, Fischer LM et al. FASEB J 2005;19:1266–71.
112. Waite KA, Cabilio NR, Vance DE. J Nutr 2002;132:68–71.
113. Zhu X, Song J, Mar MH et al. Biochem J 2003;370:987–93.
114. da Costa KA, Badea M, Fischer LM et al. Am J Clin Nutr 2004;80:163–70.
115. Buchman A, Dubin M, Moukarzel A et al. Hepatology 1995;22:1399–403.
116. Buchman AL, Ament ME, Sohel M et al. JPEN J Parenter Enteral Nutr 2001;25: 260–8.
117. Buchman AL, Dubin M, Jenden D et al. Gastroenterology 1992;102:1363–70.
118. Buchman AL, Moukarzel A, Jenden DJ et al. Clin Nutr 1993;12:33–7.
119. Misra S, Ahn C, Ament ME et al. JPEN J Parenter Enteral Nutr 1999;23:305–8.
120. da Costa KA, Garner SC, Chang J et al. Carcinogenesis 1995;16:327–34.
121. Yao ZM, Vance DE. J Biol Chem 1988;263:2998–3004.
122. Yao ZM, Vance DE. J Biol Chem 1989; 264:11373–80.
123. Yao ZM, Vance DE. Biochem Cell Biol 1990;68:552–8.
124. Rao MS, Papreddy K, Musunuri S et al. In Vivo 2002;16:145–52.
125. Zeisel SH, daCosta KA, Franklin PD et al. FASEB J 1991;5:2093–8.
126. Longnecker DS. J Nutr 2002;132:2373S–6S.
127. Daily Jr, Sachan D. J Nutr 1995;125:1938–44.
128. Dodson W, Sachan D. Am J Clin Nutr 1996;63:904–10.
129. Buchman A. Am J Clin Nutr 1997;65:574–5.
130. Carter AL, Frenkel R. J Nutr 1978;108: 1748–54.
131. Hongu N, Sachan DS. J Nutr 2003;133:84–9.
132. Corredor C, Mansbach C, Bressler R. Biochim Biophys Acta 1967;144:366–74.
133. Walter P, Green S, Greene G et al. Proc Natl Acad Sci U S A 1985;82:7889–93.
134. Sarda IR, Gorwill RH. Am J Obstet Gynecol 1976;124:234–8.
135. Adeyemo O, Jeyakumar H. Afr J Med Med Sci 1993;22:55–60.
136. Busby MG, Fischer L, da Costa KA et al. J Am Diet Assoc 2004;104:1836–45.
137. Kohlmeier M, da Costa KA, Fischer LM et al. Proc Natl Acad Sci U S A 2005;102: 16025–30.
138. Horne DW. J Nutr 2003;133:476–8.
139. Brody LC, Conley M, Cox C et al. Am J Hum Genet 2002;71:1207–15.
140. Hoffman DR, Cornatzer WE, Duerre JA. Can J Biochem 1979;57:56–65.
141. Pyapali G, Turner D, Williams C et al. J Neurophysiol 1998;79:1790–6.
142. Montoya DA, White AM, Williams CL et al. Brain Res Dev Brain Res 2000;123:25–32.
143. Jones JP, Meck W, Williams CL et al. Brain Res 1999;118:159–67.
144. Meck W, Williams C. Neuroreport 1997;8: 3053–9.
145. Meck W, Williams C. Neuroreport 1997;8: 2831–5.
146. Meck W, Williams C. Neuroreport 1997;8: 3045–51.
147. Meck WH, Smith RA, Williams CL. Behav Neurosci 1989;103:1234–41.
148. Meck WH, Smith RA, Williams CL. Dev Psychobiol 1988;21:339–53.
149. Meck WH, Williams CL. Brain Res 1999;118:51–9.
150. Albright CD, Friedrich CB, Brown EC et al. Brain Res 1999;115:123–9.
151. Albright CD, Tsai AY, Friedrich CB et al. Brain Res 1999;113:13–20.
152. Meck WH, Williams CL. Neurosci Biobehav Rev 2003;27:385–99.
153. Williams CL, Meck WH, Heyer DD et al. Brain Res 1998;794:225–38.
154. Meck WH, Williams CL, Cermak JM et al. Front Integr Neurosci 2007;1:7.
155. Schenk F, Brandner C. Psychobiology 1995;23:302–13.
156. Brandner C. Brain Res 2002;928:85–95.
157. Tees RC. Behav Brain Res 1999;105:173–88.
158. Tees RC. Dev Psychobiol 1999;35:328–42.
159. Tees RC, Mohammadi E, Adam TJ. Soc Neurosci Abstr 1999;17:1401.
160. Ricceri L, Berger-Sweeney J. Behav Neurosci 1998;112:1387–92.
161. Dani S, Hori A, Walter G, eds. Principals of Neural Aging. Amsterdam: Elsevier, 1997.
162. van Praag H, Kempermann G, Gage FH. Nat Neurosci 1999;2:266–70.
163. Markakis EA, Gage FH. J Comp Neurol 1999;406:449–60.
164. Shivapurkar N, Poirier LA. Carcinogenesis 1983;4:1051–7.
165. Locker J, Reddy TV, Lombardi B. Carcinogenesis 1986;7:1309–12.
166. Tsujiuchi T, Tsutsumi M, Sasaki Y et al. Jpn J Cancer Res 1999;90:909–13.
167. Holliday R, Grigg GW. Mutat Res 1993; 285:61–7.
168. Jaenisch R. Trends Genet 1997;13:323–9.

169. Jones PA, Gonzalgo ML. Proc Natl Acad Sci U S A 1997;94:2103–5.
170. Robertson KD, Wolffe AP. Nat Rev Genet 2000;1:11–9.
171. Jeltsch A. Chembiochem 2002;3:382.
172. Bird AP. Nature 1986;321:209–13.
173. Niculescu MD, Craciunescu CN, Zeisel SH. Brain Res 2005;134:309–22.
174. Niculescu MD, Yamamuro Y, Zeisel SH. J Neurochem 2004;89:1252–9.
175. Glenn MJ, Gibson EM, Kirby ED et al. Eur J Neurosci 2007;25:2473–82.
176. Mehedint MG, Niculescu MD, Craciunescu CN et al. FASEB J 2010;24:184–95.
177. Mehedint M, Craciunescu C, Zeisel S. Proc Natl Acad Sci U S A 2010;107:12834–9.
178. Wolff GL, Kodell RL, Moore SR et al. FASEB J 1998;12:949–57.
179. Cooney CA, Dave AA, Wolff GL. J Nutr 2002;132:2393S–400S.
180. Waterland RA, Dolinoy DC, Lin JR et al. Genesis 2006;44:401–6.
181. Cohen EL, Wurtman RJ. Science 1976;191:561–2.
182. Haubrich DR, Wang PF, Clody DE et al. Life Sci 1975;17:975–80.
183. Trommer BA, Schmidt DE, Wecker L. J Neurochem 1982;39:1704–9.
184. Pardridge WM. Fed Proc 1986;45:2047–9.
185. Poirier J. Trends Neurosci 1994;17:525–30.
186. Weisgraber KH, Mahley RW. FASEB J 1996;10:1485–94.
187. Nitsch RM, Blusztajn JK, Pittas AG et al. Proc Natl Acad Sci U S A 1992;89:1671–5.
188. Bartus RT, Dean RL, Goas JA et al. Science 1980;209:301–3.
189. Ladd SL, Sommer SA, LaBerge S et al. Clin Neuropharmacol 1993;16:540–9.
190. Sitaram N, Weingartner H, Caine ED et al. Life Sci 1978;22:1555–60.
191. Spiers P, Myers D, Hochanadel G et al. Arch Neurol 1996;53:441–8.
192. Alvarez XA, Laredo M, Corzo D et al. Methods Find Exp Clin Pharmacol 1997;19:201–10.
193. Levy R. Lancet 1982;2:671–2.
194. Little A, Levy R, Chuaqui-Kidd P et al. J Neurol Neurosurg Psychiatry 1985;48:736–42.
195. Mohs RC, Davis KL. Psychiatry Res 1980;2:149–56.
196. Drachman DA, Glosser G, Fleming P et al. Neurology 1982;32:944–50.
197. Harris CM, Dysken MW, Fovall P et al. Am J Psychiatry 1983;140:1010–2.
198. Weinstein HC, Teunisse S, van Gool WA. J Neurol 1991;238:34–8.
199. Fitten LJ, Perryman KM, Gross PL et al. Am J Psychiatry 1990;147:239–42.
200. Brinkman SD, Smith RC, Meyer JS et al. J Gerontol 1982;37:4–9.
201. da Costa K, Cochary EF, Blusztajn JK et al. J Biol Chem 1993;268:2100–5.
202. Chandar N, Lombardi B. Carcinogenesis 1988;9:259–63.
203. Goshal AK, Farber E. Carcinogenesis 1984;5:1367–70.
204. Nakae D, Yoshiji H, Mizumoto Y et al. Cancer Res 1992;52:5042–5.
205. Shinozuka H, Lombardi B. Cancer Res 1980;40:3846–9.
206. Yokota K, Singh U, Shinozuka H. Jpn J Cancer Res 1990;81:129–34.
207. Denda A, Kitayama W, Kishida H et al. Jpn J Cancer Res 2002;93:125–32.
208. Ghoshal AK, Farber E. Carcinogenesis 1984;5:1367–70.
209. Rogers AE, Zeisel SH, Groopman J. Carcinogenesis 1993;14:2205–17.
210. Lanari C, Lamb CA, Fabris VT et al. Endocr Relat Cancer 2009;16:333–50.
211. Rogers AE, Akhtar R, Zeisel SH. Carcinogenesis 1990;11:1491–5.
212. Dizik M, Christman JK, Wainfan E. Carcinogenesis 1991;12:1307–12.
213. Ghoshal AK, Farber E. Lab Invest 1993;68:255–60.
214. Zeisel SH, Albright CD, Shin OK et al. Carcinogenesis 1997;18:731–8.
215. Cui Z, Houweling M, Vance DE. J Biol Chem 1994;269:24531–3.
216. Tessitore L. J Nutr 2000;130:104–10.
217. Tessitore L, Dianzani I, Cui Z et al. Biochem J 1999;337:23–7.
218. Tessitore L, Marengo B, Vance DE et al. Oncology 2003;65:152–8.

◆31章◆

1. Goodwin T, ed. The Biochemistry of the Carotenoids. New York: Methuen, 1980: 143–203.
2. Goodman DS, Huang HS. Science 1965; 149:879–80.
3. Olson JA, Hayaishi O. Proc Natl Acad Sci U S A 1965;54:1364–70.
4. Wyss A, Wirtz G, Woggon W et al. Biochem Biophys Res Commun 2000;271:334–6.
5. von Lintig J, Vogt K. J Biol Chem 2000; 275:11915–20.
6. Leuenberger MG, Engeloch-Jarret C, Woggon WD. Angew Chem Int Ed Engl 2001;40:2613–7.
7. Redmond TM, Gentleman S, Duncan T et al. J Biol Chem 2001;276:6560–5.
8. Paik J, During A, Harrison EH et al. J Biol Chem 2001;276:32160–8.
9. Lindqvist A, Andersson S. J Biol Chem 2002;277:23942–8.
10. Poliakov E, Gentleman S, Cunningham FX Jr et al. J Biol Chem 2005;280:29217–23.
11. Kloer DP, Ruch S, Al-Babili S et al. Science 2005;308:267–9.
12. Glover J. Vitam Horm 1960;18:371–86.
13. Sharma RV, Mathur SN, Dmitrovskii AA et al. Biochim Biophys Acta 1976;486:183–94.
14. Sharma RV, Mathur SN, Ganguly J. Biochem J 1976;158:377–83.
15. Wang XD, Tang GW, Fox JG et al. Arch Biochem Biophys 1991;285:8–16.
16. Tang GW, Wang XD, Russell RM et al. Biochemistry 1991;30:9829–34.
17. Kiefer C, Hessel S, Lampert JM et al. J Biol Chem 2001;276:14110–6.
18. Hu KQ, Liu C, Ernst H et al. J Biol Chem 2006;281:19327–38.
19. Mein JR, Dolnikowski G, Ernst H et al. Arch Biochem Biophys 2011;506:109–21.
20. Wang XD. Carotenoid oxidative/degradative products and their biological activities. In: Krinsky NI, Mayne ST, Sies H, eds. Carotenoids in Health and Disease. New York: Marcel Dekker, 2004:313–35.
21. Wang XD. Biological activities of carotenoid metabolites. In: Britton J, Liaaen-Jensen S, Pfander H, eds. Carotenoids. Basel: Birkhäuser, 2010:383–408.
22. Britton G, Liaaen-Jensen S, Pfander H, eds. Carotenoids Handbook. Basel: Birkhäuser, 2004:1–563.
23. Khachik F. Chemical and metabolic oxidation of carotenoids. In: Packer L, Kraemer K, Obermuller-Jevic U et al, eds. Carotenoids and Retinoids: Molecular Aspects and Health Issues. Champaign, IL: AOCS Press, 2005:61–75.
24. Bouvier F, Isner JC, Dogbo O et al. Trends Plant Sci 2005;10:187–94.
25. Trumbo P, Yates AA, Schlicker S et al. J Am Diet Assoc 2001;101:294–301.
26. Monsen ER. J Am Diet Assoc 2000;100: 637–40.
27. Tang G. Am J Clin Nutr 2010;91:1468S–73S.
28. Expert Group on Vitamins and Minerals. Safe Upper Levels for Vitamins and Minerals. London: Food Standards Agency Publications, 2003:1–360.
29. Ferrucci L, Perry JR, Matteini A et al. Am J Hum Genet 2009;84:123–33.
30. Mayne ST, Cartmel B, Scarmo S et al. Am J Clin Nutr 2010;92:794–800.
31. Hammond B, Wooten B. J Biomed Opt 2005;10:540–2.
32. Rock CL, Swendseid ME, Jacob RA et al. J Nutr 1992;122:96–100.
33. Castenmiller JJ, West CE, Linssen JP et al. J Nutr 1999;129:349–55.
34. During A, Harrison EH. Arch Biochem Biophys 2004;430:77–88.
35. Canene-Adams K, Erdman, JW. Absorption, transport, distribution in tissues and bioavailability. In: Britton J, Liaaen-Jensen S, Pfander H, eds. Carotenoids. Basel: Birkhäuser, 2010:115–48.
36. Lobo GP, Hessel S, Eichinger A et al. FASEB J 2010;24:1656–66.
37. von Lintig J. Annu Rev Nutr 2010;30:35–56.
38. Seino Y, Miki T, Kiyonari H et al. J Biol Chem 2008;283:4905–11.
39. Choi S, Koo S. J Org Chem 2005;70:3328–31.
40. Wang XD, Krinsky NI, Marini RP et al. Am J Physiol 1992;263:G480–6.
41. Wyss A, Wirtz GM, Woggon WD et al. Biochem J 2001;354:521–9.
42. Lindqvist A, He YG, Andersson S. J Histochem Cytochem 2005;53:1403–12.
43. Lindqvist A, Dreja K, Sward K et al. Am J Physiol Heart Circ Physiol 2002;283:H110–7.
44. Kim YS, Oh DK. Appl Microbiol Biotechnol 2010;88:807–16.
45. Ganguly J, Sastry PS. World Rev Nutr Diet 1985;45:199–220.
46. Lakshmanan MR, Pope JL, Olson JA. Biochem Biophys Res Commun 1968;33:347–52.
47. Liu C, Wang XD, Russell RM. J Nutr Biochem 1997;8:652–7.
48. Wang XD, Russell RM, Liu C et al. J Biol Chem 1996;271:26490–8.
49. Wang XD, Marini RP, Hebuterne X et al. Gastroenterology 1995;108:719–26.
50. Hebuterne X, Wang XD, Johnson EJ et al. J Lipid Res 1995;36:1264–73.
51. Ho CC, de Moura FF, Kim SH et al. Am J Clin Nutr 2007;85:770–7.
52. Hessel S, Eichinger A, Isken A et al. J Biol Chem 2007;282:33553–61.
53. Bachmann H, Desbarats A, Pattison P et al. J Nutr 2002;132:3616–22.
54. Berry SD, Davis SR, Beattie EM et al. Genetics 2009;182:923–6.
55. Tian B, Sun Z, Shen S et al. Lett Appl Microbiol 2009;49:689–94.
56. Novotny JA, Harrison DJ, Pawlosky R et al. J Nutr 2010;140:915–8.
57. Zerbib J, Seddon JM, Richard F et al. PLoS One 2009;4:e7341.
58. Lindqvist A, Sharvill J, Sharvill DE et al. J Nutr 2007;137:2346–50.
59. Leung WC, Hessel S, Meplan C et al. FASEB J 2009;23:1041–53.
60. Vage DI, Boman, IA. BMC Genet 2010;11:10.
61. Eriksson J, Larson G, Gunnarsson U et al. PLoS Genet 2008;4:e1000010.
62. Castaneda MP, Hirschler EM, Sams AR. Poult Sci 2005;84:143–7.
63. Boulanger A, McLemore P, Copeland NG et al. FASEB J 2003;17:1304–6.
64. Gong X, Tsai SW, Yan B et al. BMC Mol Biol 2006;7:7.
65. Zaripheh S, Nara TY, Nakamura MT et al. J

Nutr 2006;136:932–8.
66. Ziouzenkova O, Orasanu G, Sharlach M et al. Nat Med 2007;13:695–702.
67. Shmarakov I, Fleshman MK, D'Ambrosio DN et al. Arch Biochem Biophys 2010;504: 3–10.
68. Luvizotto RA, Nascimento AF, Veeramachaneni S et al. J Nutr 2010;140:1808–14.
69. Gong P, Cederbaum AI. Hepatology 2006; 43:144–53.
70. Britton G. Vitamin A and vitamin A deficiency. In: Britton J, Liaaen-Jensen S, Pfander H, eds. Carotenoids. Basel: Birkhäuser, 2010: 173–90.
71. Schalch W, Bone RA, Landrum JT. The functional role of xanthophylls in the primate retina. In: Landrum J, ed. Carotenoids. Boca Raton, FL: CRC Press, 2010:257–82.
72. Krinsky NI, Johnson EJ. Mol Aspects Med 2005;26:459–516.
73. Rock CL, Natarajan L, Pu M et al. Cancer Epidemiol Biomarkers Prev 2009;18:486–94.
74. Goralczyk R. Nutr Cancer 2009;61:767–74.
75. Minder EI, Schneider-Yin X, Steurer J et al. Cell Mol Biol (Noisy-le-grand) 2009;55: 84–97.
76. Coyne T, Ibiebele TI, Baade PD et al. Br J Nutr 2009;102:1668–77.
77. Yamaguchi M, Weitzmann MN. Int J Mol Med 2009;24:671–5.
78. Akbaraly NT, Faure H, Gourlet V et al. J Gerontol A Biol Sci Med Sci 2007;62:308–16.
79. Napoli JL, Race KR. J Biol Chem 1988;263: 17372–7.
80. Wang XD, Krinsky NI, Benotti PN et al. Arch Biochem Biophys 1994;313:150–5.
81. Kim Y, Lian F, Yeum KJ et al. Int J Cancer 2007;120:1847–54.
82. Prakash P, Liu C, Hu KQ et al. J Nutr 2004; 134:667–73.
83. Eroglu A, Hruszkewycz DP, Curley RW Jr et al. Arch Biochem Biophys 2010;504:11–6.
84. Lian F, Smith DE, Ernst H et al. Carcinogenesis 2007;28:1567–74.
85. Suzuki T, Matsui M, Murayama A. J Nutr Sci Vitaminol (Tokyo) 1995;41:575–85.
86. Tibaduiza EC, Fleet JC, Russell RM et al. J Nutr 2002;132:1368–75.
87. Linnewiel K, Ernst H, Caris-Veyrat C et al. Free Radic Biol Med 2009;47:659–67.
88. Winum JY, Kamal M, Defacque H et al. Farmaco 1997;52:39–42.
89. Ziouzenkova O, Orasanu G, Sukhova G et al. Mol Endocrinol 2007;21:77–88.
90. Duncan RE, Lau D, El-Sohemy A et al. Biochem Pharmacol 2004;68:1739–47.
91. Liu JR, Dong HW, Sun XR et al. Nutr Cancer 2010;62:58–65.
92. Jung M, Mo H, Elson CE. Anticancer Res 1998;18:189–92.
93. Liu JR, Sun XR, Dong HW et al. Int J Cancer 2008;122:2689–98.
94. Lian F, Hu KQ, Russell RM et al. Int J Cancer 2006;119:2084–9.
95. Matsumoto A, Mizukami H, Mizuno S et al. Biochem Pharmacol 2007;74:256–64.
96. Ben-Dor A, Steiner M, Gheber L et al. Mol Cancer Ther 2005;4:177–86.
97. Gradelet S, Astorg P, Leclerc J et al. Xenobiotica 1996;26:49–63.
98. Wang Y, Ausman LM, Greenberg AS et al. Int J Cancer 2010;126:1788–96.
99. King TJ, Bertram JS. Biochim Biophys Acta 2005;1719:146–60.
100. Bertram JS, Pung A, Churley M et al. Carcinogenesis 1991;12:671–8.
101. Aust O, Ale-Agha N, Zhang L et al. Food Chem Toxicol 2003;41:1399–407.
102. Stahl W, von Laar J, Martin HD et al. Arch Biochem Biophys 2000;373:271–4.
103. Hix L, Vine AL, Lockwood SF et al. Retinoids and carotenoids as cancer chemopreventive agents: role of upregulated gap junctional communication. In: Packer L, Obermuller-Jevic U, Kraemer K et al, eds. Carotenoids and Retinoids: Molecular Aspect and Health Issues. Champaign, IL: AOCS Press, 2005:182–203.
104. Herzog A, Siler U, Spitzer V et al. FASEB J 2005;19:272–4.
105. Siler U, Barella L, Spitzer V et al. FASEB J 2004;18:1019–21.
106. Hirsch K, Atzmon A, Danilenko M et al. Breast Cancer Res Treat 2007;104:221–30.
107. Karas M, Amir H, Fishman D et al. Nutr Cancer 2000;36:101–11.
108. Mucci LA, Tamimi R, Lagiou P et al. BJU Int 2001;87:814–20.
109. Holmes MD, Pollak MN, Willett WC et al. Cancer Epidemiol Biomarkers Prev 2002; 11:852–61.
110. Vrieling A, Voskuil DW, Bonfrer JM et al. Am J Clin Nutr 2007;86:1456–62.
111. Liu C, Lian F, Smith DE et al. Cancer Res 2003;63:3138–44.
112. Peto R, Doll R, Buckley JD et al. Nature 1981;290:201–8.
113. Burton GW, Ingold KU. Science 1984;224: 569–73.
114. Liu C, Russell RM, Wang XD. J Nutr 2003; 133:173–9.
115. Veeramachaneni S, Ausman LM, Choi SW et al. J Nutr 2008;138:1329–35.
116. Liu C, Russell RM, Seitz HK et al. Gastroenterology 2001;120:179–89.

◆ 32 章 ◆

1. Fraenkel G, Friedman S. Vitam Horm 1957;15:73–118.
2. Bremer J. Physiol Rev 1983;63:1420–80.
3. Tanphaichitr V, Horne DW, Broquist HP. J Biol Chem 1971;246:6364–66.
4. Engel AG, Angelini C. Science 1973;173:899–902.
5. Karpati G, Carpenter S, Engel AG et al. Neurology 1975;25:16–24.
6. Treem WR, Stanley CA, Finegold DN et al. N Engl J Med 1988;319:1331–6.
7. Rebouche CJ. FASEB J 1992;6:3379–86.
8. Demarquoy J, Georges W, Rigault C et al. Food Chem 2004;86:137–42.
9. Rebouche CJ, Seim H. Annu Rev Nutr 1998;18:39–61.
10. Nakanishi T, Hatanaka T, Huang W et al. J Physiol 2001;532:297–304.
11. Raiten DJ, Talbot JM, Waters JH, eds. J Nutr 1998;128:2059S–294S.
12. Gross CJ, Henderson LM. Biochim Biophys Acta 1984;772:209–19.
13. Gudjonsson H, Li BU, Shug AL et al. Gastroenterology 1985;88:1880–7.
14. Rebouche CJ. J Nutr Biochem 1998;9:228–35.
15. Rebouche CJ, Chenard CA. J Nutr 1991;121:539–46.
16. Rebouche CJ, Mack DL, Edmonson PF. Biochemistry 1984;23:6422–26.
17. Rebouche CJ. Am J Clin Nutr 1991;54(Suppl):1147S–52S.
18. Vaz FM, Wanders RJ. Biochem J 2002;361:417–29.
19. Rebouche CJ, Bosch EP, Chenard CA et al. J Nutr 1989;119:1907–13.
20. Tamai I, Yabuuchi H, Nezu J et al. FEBS Lett 1997;419:107–11.
21. Xuan W, Lamhonwah AM, Librach C et al. Biochem Biophys Res Commun 2003;306: 121–8.
22. Yabuuchi H, Tamai I, Nezu J et al. J Pharmacol Exp Ther 1999;289:768–73.
23. Tein I. J Inherit Metab Dis 2003;26:147–69.
24. Ramsay RR, Gandour RD, van der Leij FR. Biochim Biophys Acta 2001;1546:21–43.
25. Tamai I, Ohashi R, Nezu J et al. J Biol Chem 1998;273:20378–82.
26. Wu X, Prasad PD, Leibach FH et al. Biochem Biophys Res Commun 1998;246:589–95.
27. Wu X, Huang W, Prasad PD et al. J Pharmacol Exp Ther 1999;290:1482–92.
28. Lamhonwah AM, Skaug J, Scherer SW et al. Biochem Biophys Res Commun 2003; 301:98–101.
29. Enomoto A, Wempe MF, Tsuchida H et al. J Biol Chem 2002;277:36262–71.
30. Tsuchida H, Anzai N, Shin HJ et al. Cell Physiol Biochem. 2010;25:511–22.
31. Rebouche CJ, Lombard KA, Chenard CA. Am J Clin Nutr 1993;58:660–5.
32. Lahjouji K, Malo C, Mitchell GA et al. Biochim Biophys Acta 2002;1558:82–93.
33. Zammit VA. IUBMB Life 2008;60:347–54.
34. Iacobazzi V, Naglieri MA, Stanley CA et al. Biochem Biophys Res Commun 1998;252: 770–4.
35. Pande SV, Murthy MS. Biochim Biophys Acta 1994;1226:269–76.
36. van der Leij FR, Huijkman NC, Boomsma C et al. Mol Genet Metab 2000;71:139–53.
37. Zammit VA, Price NT, Jackson VN et al. Monatsch Chem 2005;136:1299–309.
38. Broderick TL, Quinney HA, Lopaschuk GD. J Biol Chem 1992;267:3758–63.
39. Obici S, Feng Z, Arduini A et al. Nat Med 2003;9:756–61.
40. Ramsay RR, Arduini A. Arch Biochem Biophys 1993;302:307–14.
41. Arduini A, Zibellini G, Ferrari L et al. Mol Cell Biochem 2001;218:81–6.
42. Ramsay RR. Am J Med Sci 1999;318:28–35.
43. Gülçin I. Life Sci 2006;78:803–11.
44. Solarska K, Lewinska A, Karowicz-Bilinska A et al. Cell Mol Biol Lett 2010;15:90–7.
45. Li FY, El-Hattab AW, Bawle EV et al. Hum Mutat 2010;31:E1632–51.
46. Nezu J, Tamai I, Oku A et al. Nat Genet 1999;21:91–4.
47. Di Donato S. Disorders of lipid metabolism. In: Engel AG, Franzini-Armstrong C, eds. Myology: Basic and Clinical. 3rd-ed. New York: McGraw-Hill, 2004:1587–621.
48. Chace DH, Kalas TA, Naylor EW. Annu Rev Genomics Hum Genet 2002;3:17–45.
49. Lheureux PE, Penaloza A, Zahir S et al. Crit Care 2005;9:431–40.
50. Brass EP. Pharmacol Rev 2002;54:589–98.
51. Heuberger W, Berardi S, Jacky E et al. Eur J Clin Pharmacol 1998;54:503–8.
52. Marthaler NP, Visarius T, Kupfer A et al. Cancer Chemother Pharmacol 1999;44: 170–2.
53. Bellinghieri G, Santoro D, Calvani M et al. Am J Kidney Dis 2003;41(Suppl):S116–22.
54. Stanley WC, Lopaschuk GD, Hall JL et al. Cardiovasc Res 1997;33:243–7.
55. Borum PR. J Child Neurol. 1995;10:2S25–31.
56. Helms RA, Mauer EC, Hay WW Jr et al. JPEN J Parenter Enteral Nutr 1990;14: 448–53.
57. Rebouche CJ. L-Carnitine, acetyl-L-carnitine, and propionyl-L-carnitine. In: Coates PM, Betz JM, Blackman MR, et al, eds. Encyclopedia of Dietary Supplements. 2nd ed. New York: Informa Healthcare; 2010: 107–14.
58. Rebouche CJ. Carnitine. In: Bowman BA, Russell RM, eds. Present Knowledge in Nutrition. 9th ed. Washington, DC: International Life Sciences Institute, 2006:340–51.

◆ 33章 ◆

1. Osborne TB, Mendel LR. J Biol Chem 1915;20:351–78.
2. Womack M, Kemmerer KS, Rose WC. J Biol Chem 1937;121:403–10.
3. Rose WC, Wixom RL. J Biol Chem 1955;216:763–73.
4. Tiedemann F, Gmelin L. Ann Physik Chem 1827;9:326–37.
5. Hayes KC, Carey RE, Schmidt SY. Science 1975;188:949–51.
6. Sturman JA, Rassin DK, Gaull GE. Life Sci 1977;21:1–22.
7. Sturman JA. Physiol Rev 1993;73:119–47.
8. du Vigneaud VE. Trail of Research in Sulfur Chemistry and Metabolism and Related Fields. Ithaca, NY: Cornell University Press, 1952.
9. Carson NAJ, Neill DW. Arch Dis Child 1962;37:505–13.
10. Clarke R, Daly L, Robinson K et al. N Engl J Med 1991;324:1149–55.
11. Robinson K, Mayer E, Jacobsen DW. Cleve Clin J Med 1994;61:438–50.
12. Steegers-Theunissen RPM, Boers GHJ, Trijbels FJM et al. Metabolism 1994;43:1475–80.
13. Wouters MCAJ, Boers GHJ, Blom HJ et al. Fertil Steril 1993;60:820–5.
14. Food and Nutrition Board, Institute of Medicine. Dietary Reference Intakes for Energy, Carbohydrate, Fiber, Fat, Fatty Acids, Cholesterol, Protein, and Amino Acids. Washington, DC: National Academy Press, 2000.
15. Di Buono M, Wykes LJ, Ball RO et al. Am J Clin Nutr 2001;74:756–60.
16. Young VR, Wagner DA, Burini R et al. Am J Clin Nutr 1991;54:377–85.
17. Storch KJ, Wagner DA, Burke JF et al. Am J Physiol 1988;255:E322–31.
18. Laidlaw SA, Shultz TD, Cecchino JT et al. Am J Clin Nutr 1988;47:660–3.
19. Laidlaw SA, Grosvenor M, Kopple JD. J Parenter Enteral Nutr 1990;14:183–8.
20. Pasantes-Morales H, Quesada O, Alcocer L et al. Nutr Rep Int 1989;40:793–801.
21. Roe DA, Weston MO. Nature 1965;203:287–8.
22. Kataoka H, Ohnishi N. Agric Biol Chem 1986;50:1887–8.
23. Rana SK, Sanders TAB. Br J Nutr 1986;56:17–27.
24. Yamori Y, Liu L, Ikeda K et al. Hypertens Res 2001;24:453–7.
25. Rassin DK, Sturman JA, Gaull GE. Early Hum Dev 1978;2:1–13.
26. Kim ES, Cho KH, Park MA et al. Adv Exp Med Biol 1996;403:571–7.
27. Huxtable RJ. Physiol Rev 1992;72:101–63.
28. Agostoni C, Carratu B, Boniglia C et al. J Am Coll Nutr 2000;19:434–8.
29. Burdo J, Dargusch R, Schubert D. J Histochem Cytochem 2006;54:549–57.
30. Dave MH, Schulz N, Zecevic M et al. J Physiol 2004;558:597–610.
31. Anderson CM, Howard A, Walters JR et al. J Physiol 2009;587:731–44.
32. Roig-Pérez S, Ferrer C, Rafecas M et al. J Membr Biol 2009;228:141–50.
33. Satsu H, Kobayashi Y, Yokoyama T et al. Amino Acids 2002;23:447–52.
34. Dawson PA, Lan T, Rao A. J Lipid Res 2009;50:2340–57.
35. Bauchart-Thevret C, Stoll B, Chacko S et al. Am J Physiol 2009;296:E1239–50.
36. Lee JI, Dominy JE Jr, Sikalidis AK et al. Physiol Genomics 2008;33:218–29.
37. Sikalidis AK, Stipanuk MH. J Nutr 2010;140:1080–5.
38. Sato H, Nomura S, Maebara K et al. Biochem Biophys Res Commun 2004;325:109–16.
39. Palacin M, Chillaron J, Mora C. Biochem Soc Trans 1996;24:856–63.
40. Mora C, Chillaron J, Calonge MJ et al. J Biol Chem 1996;271:10569–76.
41. Chillaron J, Estevez R, Mora C et al. J Biol Chem 1996;271:17761–70.
42. Sakhaee K. Miner Electrolyte Metab 1994;20:414–23.
43. Kalatzis V, Antignac C. Pediatr Nephrol 2003:18:207–15.
44. Finkelstein JD. Am J Clin Nutr 2003;77:1094–5.
45. Stipanuk MH, Ueki I. J Inherit Metab Dis 2011;34:17–32.
46. Finkelstein JD. Am J Clin Nutr 1998;68:224–5.
47. Storch KJ, Wagner DA, Burke JF et al. Am J Physiol 1990;258:E790–8.
48. Selhub J, Miller J. Am J Clin Nutr 1992;55:131–8.
49. Storch KJ, Wagner DA, Young VR. Am J Clin Nutr 1991;54:386–94.
50. Lever M, George PM, Slow S et al. Cardiovasc Drugs Ther 2009;23:395–401.
51. Lee JE, Jacques PF, Dougherty L et al. Am J Clin Nutr 2010;91:1303–10.
52. Di Buono M, Wykes LJ, Ball RO et al. Am J Clin Nutr 2001;74:761–6.
53. Di Buono M, Wykes LJ, Cole DEC et al. J Nutr 2003;133:733–9.
54. Stipanuk MH, Benevenga NJ. J Nutr 1977;107:1455–67.
55. Stipanuk MH. Annu Rev Nutr 2004;24:539–77.
56. Taoka S, Lepore BW, Kabil O et al. Biochemistry 2002;41:10454–61.
57. Zou CG, Banerjee R. J Biol Chem 2003;278:16802–8.
58. Jacobs RL, Stead LM, Brosnan ME et al. J Biol Chem 2001;276:43740–47.
59. Ratnam S, Maclean KN, Jacobs RL et al. J Biol Chem 2002;277:42912–8.
60. Yap S. J Inherit Metab Dis 2003;26:259–65.
61. Mudd SH, Skovby F, Levy HL et al. Am J Hum Genet 1985;37:1–31.
62. Dalery K, Lussier-Cacan S, Selhub J et al. Am J Cardiol 1995;75:1107–11.
63. Bostom AG, Jacques PF, Nadeau MR et al. Atherosclerosis 1995;116:147–51.
64, Rozen, R. Semin Thromb Hemost 2000;26:255–61.
65. Jacques PF, Bostom AG, Williams RR et al. Circulation 1996;93:7–9.
66. Bailey LB, Gregory JF 3rd. J Nutr 1999;129:919–22.
67. Tsai MY, Loria CM, Cao J et al. Mol Genet Metab 2009;98:181–6.
68. Tsai MY, Loria CM, Cao J et al. J Nutr 2009;139:33–7.
69. Selhub J, Jacques PF, Wilson PWF et al. JAMA 1993;270:2693–8.
70. Ubbink JB, van der Merwe A, Delport R et al. J Clin Invest 1996;98:177–84.
71. Arnadotti M, Hultberg B, Nilsson-Ehle P et al. Scand J Clin Invest 1996;56:41–6.
72. Chauveau P, Chadefaux B, Conde M et al. Miner Electrolyte Metab 1996;22:106–9.
73. Stipanuk MH, Ueki I, Dominy JE Jr et al. Amino Acids 2009;37:55–63.
74. Shimada M, Koide T, Kuroda E et al. Amino Acids 1998;15:143–50.
75. Davies MH, Ngong JM, Pean A et al. J Hepatol 1995;22:551–60.
76. Bradley H, Gough A, Sokhi RS et al. J Rheumatol 1994;21:1192–6.
77. Gaull GE, Rassin DK, Raiha NCR et al. J Pediatr 1977;90:348–55.
78. Irving CS, Marks L, Klein PD et al. Life Sci 1986;38:491–5.
79. Bella DL, Stipanuk MH. Am J Physiol 1995;269:E910–7.
80. Paauw JD, Davis AT. Am J Clin Nutr 1994;60:203–6.
81. Martensson J, Hermansson G. Metabolism 1984;33:425–8.
82. Refsum H, Helland S, Ueland PM. Clin Chem 1985;31:624–8.
83. Erbe RW. Inborn errors of folate metabolism. In: Blakley RL Whitehead VM, eds. Folates and Pterins, vol 3. New York: Wiley, 1986:413–65.
84. Jensen H. Biochim Biophys Acta 1994;1194:44–52.
85. Sturman JA, Chesney RW. Pediatr Nutr 1995;42:879–97.
86. Voss JW, Pedersen SF, Christensen ST et al. Eur J Biochem 2004;271:4646–58.
87. DeLeve LD, Kaplowitz N. Pharmacol Ther 1991;52:287–305.
88. Meister A. Pharmacol Ther 1991;51:155–94.
89. Hinchman CA, Ballatori N. J Toxicol Environ Health 1994;41:387–409.
90. Bouckenooghe T, Remacle C, Reusens B. Curr Opin Clin Nutr Metab Care 2006;9:728–33.
91. Mizushima S, Nara Y, Sawamura M et al. Adv Exp Med Biol 1996;403:615–22.
92. Suzuki T, Suzuki T, Wada T et al. Nucleic Acids Res Suppl 2001;1:257–8.
93. Yasukawa T, Kirino Y, Ishii N et al. FEBS Lett 2005;579:2948–52.
94. Chiarla D, Giovannini I, Siegel JH. Amino Acids 2003;24:89–93.
95. Schaeffer S, Takahashi K, Azuma J. Amino Acids 2000;19:527–46.
96. Schaeffer SW, Pastukh V, Solodushko V et al. Amino Acids 2002:23:395–400.
97. Eppler B, Dawson R Jr. Biochem Pharmacol 2001;62:29–39.
98. DiLeo MAS, Santini SA, Cercone S et al. Amino Acids 2002;23:401–6.
99. Albrecht J, Schousboe A. Neurochem Res 2005;30:1615–21.
100. Militante JD, Lombardini JB. Nutr Neurosci 2002;5:75–90.
101. Ishigami M, Hiraki K, Umemura K et al. Antioxid Redox Signal 2009;11:205–14.
102. Gadalla MM, Snyder SH. J Neurochem 2010;113:14–26.
103. Yang G, Wu L, Jiang B et al. Science 2008;322:587–90.
104. Tan BH, Wong PT, Bian JS. Neurochem Int 2010;56:3–10.
105. Mancardi D, Penna C, Merlino A et al. Biochim Biophys Acta 2009;1787:864–72.
106. Shi R, Proteau A, Villarroya M et al. PLoS Biol 2010;8:e1000354.
107. Noma A, Sakaguchi Y, Suzuki T. Nucleic Acids Res 2009;37:1335–52.
108. Anderson JO, Warnick RE, Dalai RK. Poult Sci 1975;54:1122–8.
109. Martensson J. Metabolism 1982;31:487–92.
110. Nakamura H, Kajikawa R, Ubuka T. Amino Acids 2002;23:427–31.
111. Mansoor MA, Bergmark C, Svardal AM et al. Arterioscler Thromb Vasc Biol 1995;15:232–40.
112. Andersson A, Isaksson A Brattstrom L et al. Clin Chem 1993;39:1590–7.
113. Mansoor MA, Ueland PM, Svardal AM. Am J Clin Nutr 1994;59:631–5.
114. Guttormsen AB, Schneede J, Fiskerstrand R et al. J Nutr 1994;124:1934–41.
115. Nygård O, Vollset SE, Refsum H et al. JAMA 1995;274:1526–33.
116. Rasmussen K, Moller J, Lyngbak M et al. Clin Chem 1996;42:630–6.
117. Refsum H, Smith AD, Ueland PM et al. Clin Chem 2004;50:3–32.
118. Ubbink JH, Becker PJ, Vermaak WJH et al.

Clin Chem 1995;41:1033–7.
119. Trautwein EA, Hayes KC. Am J Clin Nutr 1990;52:758–64.
120. Malinow MR, Axthelm MK, Meredith MJ et al. J Lab Clin Med 1994;123:421–9.
121. Miller RG, Jahoor F, Jaksic T. J Pediatr Surg 1995;30:953–8.
122. Vina J, Vento M, Garcia-Sala F et al. Am J Clin Nutr 1995;61:1067–9.
123. Martensson J, Finnstrom O. Early Hum Dev 1985;11:333–9.
124. Zelikovic I, Chesney RW, Friedman AL et al. J Pediatr 1990;116:301–6.
125. Helms RA, Christensen ML, Storm MC et al. J Nutr Biochem 1995;6:462–6.
126. Chawla RK, Berry CJ, Kutner MH et al. Am J Clin Nutr 1985;42:577–84.
127. Martensson J, Foberg U, Fryden A et al. Scand J Gastroenterol 1992;27:405–11.
128. Stegink LD, den Besten L. Science 1972;178:514–6.
129. Cho KH, Kim ES, Chen JD. Adv Exp Med Biol 2000;483:605–12.
130. Boelens PG, Houdijk APJ, de Thouars HN et al. Am J Clin Nutr 2003;77:250–6.
131. Lauterburg BH, Mitchell JR. J Hepatol 1987;4:206–11.
132. McLean AEM, Armstrong GR, Beales D. Biochem Pharmacol 1989;38:347–52.
133. Sugiyama K, Akai H, Muramatsu K. J Nutr Sci Vitaminol 1986;32:537–49.
134. Sandberg M, Orwar O, Hehmann A. J Neurochem 1991;57:S152.
135. Pedersen OO, Lund-Karlsen R. Invest Ophthalmol Vis Sci 1980;19:886–92.
136. Lund-Karlsen R, Grofova I, Malthe-Sorenssen D et al. Brain Res 1981;208:167–80.
137. Gazit V, Ben-Abraham R, Pick CG et al. Pharmacol Biochem Behav 2003;75:795–9.
138. Gazit V, Ben-Abraham R, Coleman R et al. Amino Acids 2004;26:163–8.
139. Yang B-S, Wan Q, Kato N. Biosci Biotechnol Biochem 1994;58:1177–8.
140. Sturman JA, Messing JM. J Nutr 1992;122: 82–8.
141. Imaki H, Sturman JA. Nutr Res 1990;10: 1385–400.
142. Jakubowski H, Zhang L, Bardeguez A et al. Circ Res 2000;87:45–51.
143. Mills JL, Scott JM, Kirke PN et al. J Nutr 1996;126(Suppl):756S–60S.
144. Selhub J, Jacques PF, Bostom AG et al. N Engl J Med 1995;332:286–91.
145. Homocysteine Studies Collaboration. JAMA 2002;288:2015–22.
146. Wald DS, Law M, Morris JK. BMJ 2002; 325:1202.
147. Yap S, Boers GH, Wilcken B et al. Arterioscler Thromb Vasc Biol 2001;21:2080–5.
148. Antoniades C, Antonopoulos AS, Tousoulis D et al. Eur Heart J 2009;30:6–15.
149. Joseph J, Handy DE, Loscalzo J. Cardiovasc Toxicol 2009;9:53–63.
150. Heinz J, Kropf S, Domröse U et al. Circulation 2010;121:1432–8.
151. Hankey GJ, Green DJ, Eikelboom J et al. BMC Cardiovasc Disord 2008;8:24.
152. Jamison RL, Hartigan P, Kaufman JS et al. JAMA 2007;298:1163–70.
153. Albert CM, Cook NR, Gaziano JM et al. JAMA 2008;299:2027–36.
154. Lonn E, Yusuf S, Arnold MJ et al. N Engl J Med 2006;354:1567–77.
155. Saposnik G, Ray JG, Sheridan P et al. Stroke 2009;40:1365–72.
156. Toole JF, Malinow MR, Chambless LE et al. JAMA 2004;291:565–75.
157. Løland KH, Bleie O, Blix AJ et al. Am J Cardiol 2010;105:1577–84.
158. Ebbing M, Bleie Ø, Ueland PM et al. JAMA 2008;300:795–804.
159. Bønaa KH, Njølstad I, Ueland PM et al. N Engl J Med 2006;354:1578–88.
160. den Heijer M, Willems HP, Blom HJ et al. Blood 2007;109:139–44.
161. Green TJ, Skeaff CM, McMahon JA et al. Br J Nutr 2010;103:1629–34.
162. Khandanpour N, Armon MP, Jennings B et al. Br J Surg 2009;96:990–8.
163. Bleie O, Semb AG, Grundt H et al. J Intern Med 2007;262:244–53.
164. Dusitanond P, Eikelboom JW, Hankey GJ et al. Stroke 2005;36:144–6.
165. Yang Q, Botto LD, Erickson JD et al. Circulation 2006;113:1335–43.
166. Hodis HN, Mack WJ, Dustin L et al. Stroke 2009;40:730–6.

◆ 34 章 ◆

1. Lacey JM, Wilmore DW. Nutr Rev 1990;48:297–309.
2. Ziegler TR, Smith RJ, Byrne TA et al. Clin Nutr 1993;12(Suppl–1):S82–90.
3. Heyland DK, Dhaliwalm R, Day AG et al. JPEN J Parenter Enteral Nutr 2007;31: 109–18.
4. Wischmeyer PE. Curr Opin Gastroenterol 2008;24:190–7.
5. Vanek VW, Matarese LE, Robinson M et al. Nutr Clin Pract 2011;26:479–94.
6. Wernerman J. Ann Intensive Care 2011; 1:25.
7. Griffiths RD. Acta Anaesthesiol Scand 2011;55:769–71.
8. Yarandi SS, Zhao VM, Hebbar G et al. Curr Opin Clin Nutr Metab Care 2011;14:75–82.
9. Soeters PB, Grecu I. Ann Nutr Metab 2011;60:17–26.
10. Souba WW, Smith RJ, Wilmore DW. JPEN J Parenter Enteral Nutr 1985;9:608–17.
11. Souba WW. Annu Rev Nutr 1991;11: 285–308.
12. Ziegler TR, Bazargan N, Leader LM et al. Curr Opin Clin Nutr Metab Care 2000;3: 355–62.
13. Wilmore DW. J Nutr 2001;131(Suppl): 2543S–9S.
14. Windmueller HG, Spaeth AE. J Biol Chem 1978;253:69–76.
15. Newsholme EA, Crabtree B, Ardawi MS. Q J Exp Physiol 1985;70:473–89.
16. Souba WW, Austgen TR. JPEN J Parenter Enteral Nutr 1990;14(Suppl):90S–3S.
17. Marliss EB, Aoki TT, Pozefsky T et al. J Clin Invest 1971;50:814–7.
18. Askanazi J, Furst P, Michelsen CB et al. Ann Surg 1980;191:465–72.
19. Vinnars E, Furst P, Liljedahl SO et al. JPEN J Parenter Enteral Nutr 1980;4:184–7.
20. Roth E, Funovics J, Mühlbacher F et al. Clin Nutr 1982;1:25–41.
21. Roth E. J Nutr 2008;138:2025S–31S.
22. Deutz NE. Clin Nutr 2008;27:321–7.
23. Ligthart-Melis GC, Deutz NE. Am J Physiol Endocrinol Metab 2011;301:E264–6.
24. Watford M, Vincent N, Zhan Z et al. J Nutr 1994;124:493–9.
25. Curthoys NP, Lowry OH. J Biol Chem 1973;248:162–8.
26. Lenders CM, Liu S, Wilmore DW et al. Eur J Clin Nutr 2009;63:1433–9.
27. Kuhn KS, Schuhmann K, Stehle P et al. Am J Clin Nutr 1999;70:484–9.
28. Ganapathy V, Ganapathy ME, Leibach FH. Protein digestion and assimilation. In: Yamada T, Alpers DH, Kalloo AN et al, eds. Text Book of Gastroenterology. 5th ed. Oxford: Wiley-Blackwell; 2009:464–77.
29. Fei YJ, Sugawara M, Nakanishi T et al. J Biol Chem 2000;275:23707–17.
30. Bode BP. J Nutr 2001;131(Suppl):2475S–85S.
31. Baird FE, Beattie KJ, Hyde AR et al. J Physiol 2004;559:367–81.
32. Leibach FH, Ganapathy V. Annu Rev Nutr 1996;16:99–119.
33. Franch HA, Mitch WE. J Am Soc Nephrol 1998;9(Suppl):S78–81.
34. Ziegler TR, Benfell K, Smith RJ et al. JPEN J Parenter Enteral Nutr 1990;14: 137S–46S.
35. Déchelotte P, Darmaun D, Rongier M et al. Am J Physiol 1991;260:G677–82.
36. van de Poll MC, Ligthart-Melis GC, Boelens PG et al. J Physiol 2007;581:819–27.
37. Darmaun D, Messing B, Just B et al. Metabolism 1991;40:42–4.
38. Smith RJ. JPEN J Parenter Enteral Nutr 1990;14:40S–44S.
39. Windmueller HG, Spaeth AE. Arch Biochem Biophys 1976;175:670–6.
40. Evans ME, Jones DP, Ziegler TR. J Nutr 2003;133:3065–71.
41. Evans ME, Jones DP, Ziegler TR. Am J Physiol 2005;289:G388–96.
42. Häussinger D, Graf D, Weiergraber OH. J Nutr 2001;131(Suppl):2509S–14S.
43. Iwashita S, Williams P, Jabbour K et al. J Appl Physiol 2005;99:1858–65.
44. Bakalar B, Duska F, Pachl J et al. Crit Care Med 2006;34:381–6.
45. Thibault R, Welsh S, Mauras N et al. Am J Physiol 2008;294:G548–53.
46. Bergstrom J, Furst P, Noree LO et al. J Appl Physiol 1974;36:693–7.
47. Rodas PC, Rooyackers O, Hebert C et al. Clin Sci (Lond) 2012;122:591–7.
48. Stehle P, Mertes N, Puchstein C et al. Lancet 1989;1:231–3.
49. Furst P, Albers S, Stehle P. JPEN J Parenter Enteral Nutr 1990;14:118S–24S.
50. Ziegler TR, Young LS, Benfell K et al. Ann Intern Med 1992;116:821–8.
51. Hammarqvist F, Strömberg C, von der Decken A et al. Ann Surg 1992;216:184–91.
52. Morlion BJ, Stehle P, Wachtler P et al. Ann Surg 1998;227:302–8.
53. Klimberg VS, Souba WW, Salloum RM et al. J Surg Res 1990;48:319–23.
54. Fläring UB, Rooyackers OE, Wernerman J et al Clin Sci (Lond) 2003;104:275–82.
55. Luo M, Fernandez-Estivariz C, Jones DP et al. Nutrition 2008;24:37–44.
56. Xue H, Sawyer MB, Field CJ et al. J Nutr 2008;138:740–6.
57. Alves WF, Aguiar EE, Guimarães SB et al. Ann Vasc Surg 2010;24:461–7.
58. Xue H, Sufit AJ, Wischmeyer PE. JPEN J Parenter Enteral Nutr 2011;35:188–97.
59. Jonas CR, Gu LH, Nkabyo YS et al. Am J Physiol 2003;285: R1421–9.
60. Singleton KD, Wischmeyer PE. Am J Physiol Regul 2007;292:R1839–45.
61. Ziegler TR, Ogden LG, Singleton KD et al. Intensive Care Med 2005;31:1079–86.
62. Hamiel CR, Pinto S, Hau A et al. Am J Physiol 2009;297:C1509–19.
63. Weitzel LR, Wischmeyer PE. Crit Care Clin 2010;26:515–25.
64. Rao RK, Samak G. J Epith Biol Pharmacol 2012;5(Suppl 1-M7):47–54.
65. Li N, Neu J. J Nutr 2009;139:710–4.
66. Van der Hulst RRWJ, von Meyenfeldt MF, van Kreel BK et–al. Lancet 1993;341:1363–5.
67. Tian J, Hao L, Chandra P et al. Am J Physiol 2009;296:G348–55.
68. Hou YC, Chiu WC, Yeh CL et al. Am J Physiol 2012;302:L174–83.
69. Sakiyama T, Musch MW, Ropeleski MJ et al. Gastroenterology 2009;136:924–32.

70. Boukhettala N, Claeyssens S, Bensifi M et al. Amino Acids 2012;42:375–83.
71. O'Dwyer ST, Smith RJ, Hwang TL et al. JPEN J Parenter Enteral Nutr 1989;13: 579–85.
72. Ziegler TR, Evans ME, Fernandez-Estívariz C et al. Annu Rev Nutr 2003; 23:229–61.
73. Ban K, Kozar RA. J Leukoc Biol 2008;84: 595–9.
74. Ko HM, Oh SH, Bang HS et al. J Immunol 2009;182:7957–62.
75. Fan J, Meng Q, Guo G et al. Burns 2010; 36:409–17.
76. Bartlett DL, Charland S, Torosian MH. Ann Surg Oncol 1995;2:71–6.
77. Xue H, Le Roy S, Sawyer MB. Br J Nutr 2009;102:434–42.
78. Todorova VK, Kaufmann Y, Hennings L et al. J Nutr 2010;140:44–8.
79. Lim V, Korourian S, Todorova VK et al. Oral Oncol 2009;45:148–55.
80. Shewchuk LD, Baracos VE, Field CJ. J Nutr 1997;127:158–66.
81. Klimberg VS, McClellan JL. Am J Surg 1996;172:418–24.
82. Kuhn KS, Muscaritoli M, Wischmeyer P et al. Eur J Nutr 2010;49:197–210.
83. Lowe DK, Benfell K, Smith RJ et al. Am J Clin Nutr 1990;52:1101–6.
84. Lacey JM, Crouch JB, Benfell K et al. JPEN J Parenter Enteral Nutr 1996;20:74–80.
85. Vaughn P, Thomas P, Clark R et al. J Pediatr 2003;142:662–8.
86. Poindexter BB, Ehrenkranz RA, Stoll BJ et al. Pediatrics 2004;113:1209–15.
87. Mohamad Ikram I, Quah BS, Noraida R et al. Singapore Med J 2011;52:356–60.
88. Berg A, Bellander BM, Wanecek M et al. Intensive Care Med 2006;32:1741–6.
89. Berg A, Bellander BM, Wanecek M et al. Clin Nutr 2008;27:816–21.
90. Masini A, Efrati C, Merli M, Metab Brain Dis 2003;18:27–35.
91. Ditisheim S, Giostra E, Burkhard PR. BMC Gastroenterol 2011;11:134.
92. Lemberg A, Fernández MA. Ann Hepatol 2009;8:95–102.
93. Kuhn KS, Stehle P, Furst P. JPEN J Parenter Enteral Nutr 1996;20:292–5.
94. Griffiths RD, Jones C, Palmer TE. Nutrition 1997;13:295–302.
95. Albers S, Wernerman J, Stehle P et al. Clin Sci (Lond) 1988;75:463–8.
96. Steininger R, KarnerJ, Roth E et al. Metabolism 1989;38S:78–81.
97. Kreymann KG, Berger MM, Deutz NE et al. Clin Nutr 2006;25:210–23.
98. McClave SA, Martindale RG, Vanek VW et al. JPEN J Parenter Enteral Nutr 2009; 33:277–316.
99. Heyland DK, Dhaliwal R, Drover JW et al. JPEN J Parenter Enteral Nutr 2003;27: 355–73.
100. Garrel D, Patenaude J, Nedelec B et al. Crit Care Med 2003;31:2444–9.
101. Zhou YP, Jiang ZM, Sun YH et al. JPEN J Parenter Enteral Nutr. 2003;27:241–5.
102. Peng X, Yan H, You Z et al. Burns 2004; 30:135–9.
103. Houdijk AP, Rijnsburger ER, Jansen J et al. Lancet 1998;352:772–6.
104. Jones C, Palmer TE, Griffiths RD. Nutrition 1999;15:108–15.
105. Hall JC, Dobb G, Hall J et al. Intensive Care Med 2003;29:1710–6.
106. McQuiggan M, Kozar R, Sailors RM et al. JPEN J Parenter Enteral Nutr 2008;32:28–35.
107. Heyland DK, Dhaliwalm R, Day A et al. JPEN J Parenter Enteral Nutr 2007;31: 109–18.
108. van Zwol A, Neu J, van Elburg RM. Nutr Rev 2011;69:2–8.
109. Mok E, Hankard R. J Nutr Metab 2011;2011:617597.
110. Neu J, Roig JC, Meetze WH et al. J Pediatr 1997;13:691–9.
111. Vaughn P, Thomas P, Clark R et al. J Pediatr 2003;142:662–8.
112. van den Berg A, van Elburg RM, Westerbeek EA. Am J Clin Nutr 2005;81:1397–404.
113. Moe-Byrne T, Wagner JV, McGuire W. Cochrane Database Syst Rev 2012;(3): CD001457.
114. Ziegler TR. J Nutr 2001;131(Suppl): 2578S–84.
115. Crowther M, Avenell A, Culligan DJ. Bone Marrow Transplant 2009;44:413–25.
116. August DA, Huhmann MB, ASPEN Board of Directors. JPEN J Parenter Enteral Nutr 2009;33:472–500.
117. Scolapio JS, McGreevy K, Tennyson GS et al. Clin Nutr 2001;20:319–23.
118. Duggan C, Stark AR, Auestad N et al. Nutrition 2004;20:752–6.
119. Byrne TA, Morrissey TB, Nattakom TV et al. JPEN J Parenter Enteral Nutr 1995;19:296–302.
120. Byrne TA, Persinger RL, Young LS et al. Ann Surg 1995;222:243–54.
121. Scolapio JS, Camilleri M, Fleming CR et al. Gastroenterology 1997;113:1074–81.
122. Szkudlarek J, Jeppsen PB, Mortensen PB. Gut 2000;47:199–205.
123. Byrne TA, Wilmore DW, Iyer K et al. Ann Surg 2005;242:655–61.
124. Ribeiro Júnior H, Ribeiro T, Mattos A et al. J Am Coll Nutr 1994;13:251–5.
125. Yalçin SS, Yurdakök K, Tezcan I et al. J Pediatr Gastroenterol Nutr 2004;38:494–501.
126. Gutiérrez C, Villa S, Mota FR et al. J Health Popul Nutr 2007;25:278–284.
127. Lima AA, Brito LF, Ribeiro HB et al. J Pediatr Gastroenterol Nutr 2005;40:28–35.
128. Lima NL, Soares AM, Mota RM et al. J Pediatr Gastroenterol Nutr 2007;44:365–74.
129. Williams EA, Elia M, Lunn PG. Am J Clin Nutr 2007;86:421–7.
130. Schloerb PR, Amare M. JPEN J Parenter Enteral Nutr 1993;17:407–13.
131. Griffiths RD, Jones C, Palmer TE. Nutrition 1997;13:295–302.
132. Griffiths RD, Allen KD, Andrews FJ et al. Nutrition 2002;18:546–52.
133. Goeters C, Wenn A, Mertes N et al. Crit Care Med 2002;30:2032–37.
134. Powell-Tuck J, Jamieson CP, Bettany GE et al. Gut 1999;45:82–8.
135. Wischmeyer PE, Lynch J, Liedel J et al. Crit Care Med 2001;29:2075–80.
136. Novak F, Heyland DK, Avenell A et al. Crit Care Med 2002;30:2022–9.
137. Déchelotte P, Hasselmann M, Cynober L et al. Crit Care Med 2006;34:598–604.
138. Estivariz CF, Griffith DP, Luo M et al. JPEN J Parenter Enteral Nutr 2008;32: 389–402.
139. Singer P, Berger MM, Van den Berghe G et al. Clin Nutr 2009;28:387–400.
140. Wang Y, Jiang ZM, Nolan MT et al. JPEN J Parenter Enteral Nutr 2010;34:521–9.
141. Bozzetti F, Arends J, Lundholm K et al. Clin Nutr 2009;28:445–54.
142. Gianotti L, Meier R, Lobo DN et al. Clin Nutr 2009;28:428–35.
143. Plauth M, Cabré E, Campillo B et al. Clin Nutr 2009;28:436–44.
144. Van Gossum A, Cabre E, Hébuterne X et al. Clin Nutr 2009;28:415–27.
145. Braga M, Ljungqvist O, Soeters P et al. Clin Nutr 2009;28:378–86.
146. Wernerman J, Kirketeig T, Andersson B et al. Acta Anaesthesiol Scand 2011;55:812–8.
147. Andrews PJ, Avenell A, Noble DW et al. BMJ 2011;342:d1542.
148. Grau T, Bonet A, Miñambres E et al. Crit Care Med 2011;39:1263–8.
149. Al Balushi RM, Paratz JD, Cohen J et al. BMJ Open 2011;1:e000334.

◆ 35章 ◆

1. Moncada S, Radomski MW, Palmer RM. Biochem Pharmacol 1988;37:2495–501.
2. Palmer RM, Ashton DS, Moncada S. Nature 1988;333:664–6.
3. Morris SM Jr. J Nutr 2007;137:1602S–9S.
4. Wu G, Bazer FW, Davis TA et al. Amino Acids 2009;37:153–68.
5. Luiking YC, Engelen MPKJ, Deutz NEP. Curr Opin Clin Nutr Metab Care 2010; 13:97–104.
6. Windmueller HG, Spaeth AE. Am J Physiol 1981;241:E473–80.
7. Crenn P, Coudray-Lucas C, Thuillier F et al. Gastroenterology 2000;119:1496–505.
8. Cynober L, Moinard C, De Bandt JP. Clin Nutr 2010;29:545–51.
9. Moinard C, Cynober L. J Nutr 2007;137: 1621S–5S.
10. Curis E, Nicolis I, Moinard C et al. Amino Acids 2005;29:177–205.
11. Curis E, Crenn P, Cynober L. Curr Opin Clin Nutr Metab Care 2007;10:620–6.
12. Cynober L. J Nutr 2007;137;1646S–9S.
13. Tizianello A, De Ferrari G, Garibotto G et al. J Clin Invest 1980;65:1162–73.
14. Featherston WR, Rogers QR, Freedland RA. Am J Physiol 1973;224:127–9.
15. Dhanakoti SN, Brosnan JT, Herzberg GR et al. Am J Physiol 1990;259:E437–42.
16. van de Poll MCG, Soeters PB, Deutz NEP et al. Am J Clin Nutr 2004;79:185–97.
17. Yu YM, Burke JF, Tompkins RG et al. Am J Physiol 1996;271:E1098–109.
18. van de Poll MC, Siroen MP, van Leeuwen PA et al. Am J Clin Nutr 2007;85:167–72.
19. Ligthart-Melis GC, van de Poll MC, Boelens PG et al. Am J Clin Nutr 2008;87:1282–9.
20. Castillo L, Beaumier L, Ajami AM et al. Proc Natl Acad Sci U S A 1996;93:11460–5.
21. Dejong CH, Welters CF, Deutz NE et al. Clin Sci (Colch) 1998;95:409–18.
22. Urschel KL, Shoveller AK, Uwiera RR et al. J Nutr 2006;136:1806–13.
23. Bertolo RF, Burrin DG. J Nutr 2008;138: 2032S–9S.
24. Luiking YC, Deutz NE. Curr Opin Clin Nutr Metab Care 2003;6:103–8.
25. Morris SM Jr. J Nutr 2004;134:2743S–7S; discussion 65S–67S.
26. Flynn NE, Meininger CJ, Haynes TE et al. Biomed Pharmacother 2002;56:427–38.
27. Wu G, Morris SM Jr. Biochem J 1998;336:1–17.
28. Jenkinson CP, Grody WW, Cederbaum SD. Comp Biochem Physiol B Biochem Mol Biol 1996;114:107–32.
29. Morris SM Jr. Br J Pharmacol 2009;157: 922–30.
30. Cynober L. Gut 1994;35:S42–5.
31. Schaffer MR, Tantry U, Thornton FJ et al. Eur J Surg 1999;165:262–7.
32. Castillo L, Chapman TE, Yu YM et al. Am J Physiol 1993;265:E532–9.
33. Knowles RG, Moncada S. Biochem J 1994; 298:249–58.
34. Moncada S, Higgs A. N Engl J Med 1993;

329:2002–12.
35. Titheradge MA. Biochim Biophys Acta 1999;1411:437–55.
36. Groeneveld AB, Hartemink KJ, de Groot MC et al. Shock 1999;11:160–6.
37. Nakae H, Endo S, Kikuchi M et al. Surg Today 2000;30:683–8.
38. Groeneveld PH, Kwappenberg KM, Langermans JA et al. Cytokine 1997;9:138–42.
39. Reynolds JV, Daly JM, Zhang S et al. Surgery 1988;104:142–51.
40. Daly JM, Reynolds J, Sigal RK et al. Crit Care Med 1990;18:S86–93.
41. Li P, Yin YL, Li D et al. Br J Nutr 2007;98:237–52.
42. Visek WJ. J Nutr 1986;116:36–46.
43. Windmueller HG, Spaeth AE. J Biol Chem 1974;249:5070–9.
44. Deutz NE. Clin Nutr 2008;27:321–7.
45. Boelens PG, Melis GC, van Leeuwen PA et al. Am J Physiol Endocrinol Metab 2006;291:E683–90.
46. Boelens PG, van Leeuwen PA, Dejong CH et al. Am J Physiol Gastrointest Liver Physiol 2005;289:G679–85.
47. Ligthart-Melis GC, van de Poll MC, Dejong CH et al. JPEN J Parenter Enteral Nutr 2007;31:343–48; discussion 9–50.
48. van de Poll MC, Ligthart-Melis GC, Boelens PG et al. J Physiol 2007;581:819–27.
49. Marini JC, Didelija IC, Castillo L et al. Am J Physiol Endocrinol Metab 2010;299:E69–79.
50. Marini JC, Erez A, Castillo L et al. Am J Physiol Endocrinol Metab 2007;293:E1764–71.
51. Flam BR, Eichler DC, Solomonson LP. Nitric Oxide 2007;17:115–21.
52. Castillo L, Chapman TE, Sanchez M et al. Proc Natl Acad Sci U S A 1993;90:7749–53.
53. Castillo L, Sanchez M, Vogt J et al. Am J Physiol 1995;268:E360–7.
54. Bryk J, Ochoa JB, Correia MI et al. JPEN J Parenter Enteral Nutr 2008;32:377–83.
55. Akashi K, Miyake C, Yokota A. FEBS Lett 2001;508:438–42.
56. Heys SD, Gardner E. J R Coll Surg Edinb 1999;44:283–93.
57. King DE, Mainous AG 3rd, Geesey ME. Nutr Res 2008;28:21–4.
58. Cynober LA. Nutrition 2002;18:761–6.
59. Wu GY, Brosnan JT. Biochem J 1992;281:45–8.
60. McDonald KK, Zharikov S, Block ER et al. J Biol Chem 1997;272:31213–6.
61. Luiking YC, Deutz NE. J Nutr 2007;137:1662S–8S.
62. Bansal V, Ochoa JB. Curr Opin Clin Nutr Metab Care 2003;6:223–8.
63. Li H, Meininger CJ, Hawker JR Jr et al. Am J Physiol Endocrinol Metab 2001;280:E75–82.
64. Leiper J, Vallance P. Cardiovasc Res 1999;43:542–8.
65. Cooke JP. Arterioscler Thromb Vasc Biol 2000;20:2032–7.
66. Nijveldt RJ, Teerlink T, Van Der Hoven B et al. Clin Nutr 2003;22:23–30.
67. Nijveldt RJ, Teerlink T, Siroen MP et al. Clin Nutr 2003;22:17–22.
68. Nijveldt RJ, Teerlink T, van Leeuwen PA. Clin Nutr 2003;22:99–104.
69. Cynober L, Le Boucher J, Vasson MP. Nutritional Biochemistry 1995;6:402–13.
70. Castillo L, Sanchez M, Chapman TE et al. Proc Natl Acad Sci U S A 1994;91:6393–7.
71. Tharakan JF, Yu YM, Zurakowski D et al. Clin Nutr 2008;27:513–22.
72. Hallemeesch MM, Cobben DC, Soeters PB et al. Clin Nutr 2002;21:111–7.
73. Hallemeesch MM, Soeters PB, Deutz NE. Am J Physiol Renal Physiol 2002;282:F316–23.
74. Mitchell JA, Gray P, Anning PD et al. Eur J Pharmacol 2000;389:209–15.
75. Morris SM Jr, Billiar TR. Am J Physiol 1994;266:E829–39.
76. Bune AJ, Shergill JK, Cammack R et al. FEBS Lett 1995:366:127–30.
77. Mariotti F, Huneau JF, Szezepanski I et al. J Nutr 2007;137:1383–9.
78. Boger RH. J Nutr 2007;137:1650S–5S.
79. Ligthart-Melis GC, van de Poll MC, Vermeulen MA et al. Am J Clin Nutr 2009;90:95–105.
80. Wu G, Meininger CJ. Biofactors 2009;35:21–7.
81. Reade MC, Clark MF, Young JD et al. Clin Sci (Lond) 2002;102:645–50.
82. Schwartz D, Schwartz IF, Gnessin E et al. Am J Physiol Renal Physiol 2003;284:F788–95.
83. El-Gayar S, Thuring-Nahler H, Pfeilschifter J et al. J Immunol 2003;171:4561–8.
84. Domenico R. Curr Pharm Des 2004;10:1667–76.
85. Van Eijk HM, Dejong CH, Deutz NE et al. Clin Nutr 1994;13:374–80.
86. Kelm M. Biochim Biophys Acta 1999;1411:273–89.
87. Sureda A, Cordova A, Ferrer MD et al. Free Radic Res 2009;43:828–35.
88. Sato EF, Choudhury T, Nishikawa T et al. J Clin Biochem Nutr 2008;42:8–13.
89. Bryan NS, Grisham MB. Free Radic Biol Med 2007;43:645–57.
90. Suresh V, Shelley DA, Shin HW et al. J Appl Physiol 2008;104:1743–52.
91. van Eijk HM, Luiking YC, Deutz NE. J Chromatogr B Analyt Technol Biomed Life Sci 2007;851:172–85.
92. Wolfe RR, Chinkes DL. Isotope Tracers in Metabolic Research: Principles and Practice of Kinetic Analysis. 2nd ed. Hoboken, NJ: John Wiley, 2004.
93. Blouet C, Mariotti F, Mathe V et al. Exp Biol Med (Maywood) 2007;232:1458–64.
94. Magne J, Huneau JF, Delemasure S et al. Nitric Oxide 2009;21:37–43.
95. Jahoor F, Badaloo A, Villalpando S et al. Am J Clin Nutr 2007;86:1024–31.
96. Tessari P, Coracina A, Puricelli L et al. Am J Physiol Endocrinol Metab 2007;293:E776–82.
97. Urschel KL, Rafii M, Pencharz PB et al. Am J Physiol Endocrinol Metab 2007;293:E811–8.
98. Kao CC, Bandi V, Guntupalli KK et al. Clin Sci (Lond) 2009;117:23–30.
99. Luiking YC, Poeze M, Ramsay G et al. Am J Clin Nutr 2009;89:142–52.
100. Luiking YC, Hallemeesch MM, van de Poll MC et al. Am J Physiol Endocrinol Metab 2008;295:E1315–22.
101. Kurpad AV, Kao C, Dwarkanath P et al. Eur J Clin Nutr 2009;63:1091–7.
102. Vente JP, von Meyenfeldt MF, van Eijk HM et al. Ann Surg 1989;209:57–62.
103. Freund H, Atamian S, Holroyde J et al. Ann Surg 1979;190:571–6.
104. Milewski PJ, Threlfall CJ, Heath DF et al. Clin Sci (Lond) 1982;62:83–91.
105. Luiking YC, Steens L, Poeze M et al. Clin Nutr 2003;22 (Suppl 1):S26.
106. Garcia-Martinez C, Llovera M, Lopez-Soriano FJ et al. Cell Mol Biol (Noisy-le-grand) 1993;39:537–42.
107. Bruins MJ, Lamers WH, Meijer AJ et al. Br J Pharmacol 2002;137:1225–36.
108. Prins HA, Nijveldt RJ, Gasselt DV et al. Kidney Int 2002;62:86–93.
109. Evoy D, Lieberman MD, Fahey TJ 3rd et al. Nutrition 1998;14:611–7.
110. Wakabayashi Y, Yamada E, Yoshida T et al. J Biol Chem 1994;269:32667–71.
111. Argaman Z, Young VR, Noviski N et al. Crit Care Med 2003;31:591–7.
112. Kirkeboen KA, Strand OA. Acta Anaesthesiol 1999;43:275–88.
113. Beach PK, Spain DA, Kawabe T et al. J Surg Res 2001;96:17–22.
114. Hallemeesch MM, Janssen BJA, De Jonge WJ et al. Am J Physiol Endocrinol Metab 2003;285:E871–5.
115. Malmstrom RE, Bjorne H, Oldner A et al. Shock 2002;18:456–60.
116. Helmer KS, West SD, Shipley GL et al. Gastroenterology 2002;123:173–86.
117. Crenn P, Messing B, Cynober L. Clin Nutr 2008;27:328–39.
118. Crenn P, Vahedi K, Lavergne-Slove A et al. Gastroenterology 2003;124:1210–9.
119. Lutgens LC, Deutz N, Granzier-Peeters M et al. Int J Radiat Oncol Biol Phys 2004;60:275–85.
120. Lutgens LC, Blijlevens NM, Deutz NE et al. Cancer 2005;103:191–9.
121. Lutgens L, Lambin P. World J Gastroenterol 2007;13:3033–42.
122. Crenn P, De Truchis P, Neveux N et al. Am J Clin Nutr 2009;90:587–94.
123. Ceballos I, Chauveau P, Guerin V et al. Clin Chim Acta 1990;188:101–8.
124. Yudkoff M, Daikhin Y, Nissim I et al. J Clin Invest 1996;98:2167–73.
125. Batshaw ML, Yudkoff M, McLaughlin BA et al. Gene Ther 1995;2:743–9.
126. Marini JC, Lee B, Garlick PJ. J Nutr 2006;136:1017–20.
127. Gardiner KR, Gardiner RE, Barbul A. Crit Care Med 1995;23:1227–32.
128. Grimble GK. J Nutr 2007;137:1693S–701S.
129. Bower RH, Cerra FB, Bershadsky B et al. Crit Care Med 1995;23:436–49.
130. Atkinson S, Sieffert E, Bihari D. Crit Care Med 1998;26:1164–72.
131. Galban C, Montejo JC, Mesejo A et al. Crit Care Med 2000;28:643–8.
132. Bertolini G, Iapichino G, Radrizzani D et al. Intensive Care Med 2003;29:834–40.
133. McCowen KC, Bistrian BR. Am J Clin Nutr 2003;77:764–70.
134. Heyland DK, Novak F, Drover JW et al. JAMA 2001;286:944–53.
135. Suchner U, Heyland DK, Peter K. Br J Nutr 2002;87 (Suppl 1):S121–32.
136. Koretz RL. Gastroenterology 1995;109:1713–4.
137. Heyland DK, Samis A. Intensive Care Med 2003;29:669–71.
138. Weimann A, Bastian L, Bischoff WE et al. Nutrition 1998;14:165–72.
139. Georgieff M, Tugtekin IF. Kidney Int Suppl 1998;64:S80–3.
140. Heyland DK, Dhaliwal R, Drover JW et al. JPEN J Parenter Enteral Nutr 2003;27:355–73.
141. Reckelhoff JF, Kellum JA Jr, Racusen LC et al. Am J Physiol 1997;272:R1768–74.
142. Morris CR, Morris SM Jr, Hagar W et al. Am J Respir Crit Care Med 2003;168:63–9.
143. Boger RH, Bode-Boger SM, Szuba A et al. Circulation 1998;98:1842–7.
144. Gurbuz AT, Kunzelman J, Ratzer EE. J Surg Res 1998;74:149–54.
145. Barbul A, Lazarou SA, Efron DT et al. Surgery 1990;108:331–6; discussion 6–7.
146. Moinard C, Nicolis I, Neveux N et al. Br J Nutr 2008;99:855–62.
147. Waugh WH, Daeschner CW 3rd, Files BA et al. J Natl Med Assoc 2001;93:363–71.
148. Osowska S, Duchemann T, Walrand S et al.

Am J Physiol Endocrinol Metab 2006;291: E582–6.
149. Osowska S, Moinard C, Neveux N et al. Gut 2004;53:1781–6.

◆ 36 章 ◆

1. Ministry of Health, Labour, and Welfare of Japan. Food for Specified Health Uses. Available at: http://www.mhlw.go.jp/english/topics/foodsafety/fhc/02.html. Accessed March 19, 2012.
2. Yamada K, Sato-Mito N, Nagata J et al. J Nutr 2008;138:1192S–8S.
3. Gullett NP, Ruhul Amin AR, Bayraktar S et al. Semin Oncol 2010;37:258–81.
4. Moore LL. Curr Opin Endocrinol Diabetes Obes 2011;18:332–5.
5. Nicoletti M. Int J Food Sci Nutr 2012;63;2–6.
6. Gallagher AM, Meijer GW, Richardson DP et al. Br J Nutr 2011;106:S16–28.
7. Kim YS, Milner JA. J Biomed Biotechnol 2011;2011:721213.
8. Astrup A, Kristensen M, Gregersen NT et al. Ann N Y Acad Sci 2011;1190:25–41.
9. Keijer J, van Helden YG, Bunschoten A et al. Mol Nutr Food Res 2010;54:240–8.
10. Prepared Foods Network. Benefiting Beverages. Available at: http://www.preparedfoods.com/articles/article-benefiting-beverages-august-2009. Accessed March 19, 2012.
11. Romano M, Vitaglione P, Sellitto S et al. Curr Med Chem 2012;19:109–17.
12. US Food and Drug Administration. Labeling and Nutrition. Available at: http://www.fda.gov/Food/LabelingNutrition/default.htm. Accessed March 19, 2012.
13. Marik PE, Flemmer M. JPEN J Parenter Enteral Nutr 2012;36:159–68.
14. Hanson M, Godfrey KM, Lillycrop KA et al. Prog Biophys Mol Biol 2011;106:272–280.
15. Ramachandran A. J Assoc Physicians India 2007;55(Suppl):9–12.
16. Mamudu HM, Yang JS, Novotny TE. Glob Public Health 2011;6:347–53.
17. Tauber AI. Perspect Biol Med 2010;53:257–70.
18. Scribd. Preventing Chronic Diseases: A Vital Investment. Available at: http://www.scribd.com/doc/2350689/PreventingChronic-Diseases-A-Vital-Investment-OMS-2005. Accessed March 19, 2012.
19. Kozyrskyj AL, Bahreinian S, Azad MB. Curr Opin Allergy Clin Immunol 2011;11: 400–6.
20. Tomat AL, Costa M de L, Arranz CT. Nutrition 2011;27:392–8.
21. Christian P, Stewart CP. J Nutr 2011;140: 437–45.
22. Frantz ED, Peixoto-Silva N, Pinheiro-Mulder A. Pancreas 2012;41:1–9.
23. Yazbek SN, Spiezio SH, Nadeau JH et al. Hum Mol Genet 2010;19:4134–44.
24. Massiera F, Barbry P, Guesnet P et al. J Lipid Res 2010;51:2352–61.
25. Chalabi N, Coxam V, Satih S et al. Mol Med Report 2010;3:75–81.
26. McKay JA, Mathers JC. Acta Physiol (Oxf) 2011;202:103–18.
27. vel Szic KS, Ndlovu MN, Haegeman G et al. Biochem Pharmacol 2010;80:1816–32.
28. Ponzio BF, Carvalho MH, Fortes ZB et al. Life Sci 2012 Feb 16 [Epub ahead of print].
29. Braunschweig M, Jagannathan V, Gutzwiller A et al. PLoS One 2012;7:e30583.
30. Perry GH, Dominy NJ, Claw KG et al. Nat Genet 2007;39:1256–60.
31. Dobbernack G, Meinl W, Schade N et al. Carcinogenesis 2011;32:1734–40.
32. Mocchegiani E, Costarelli L, Giacconi R et al. Ageing Res Rev 2012;11:297–319.
33. Zeisel SH. Semin Cell Dev Biol 2011;22: 624–8.
34. Glaser C, Lattka E, Rzehak P et al. Matern Child Nutr 2011;7(Suppl);2:27–40.
35. Davis CD, Milner JA. J Nutrigenet Nutrigenomics 2011;4:1–11.
36. Lampe JW. Am J Clin Nutr 2009;89:1553S–7S.
37. Rudnicki M, Mayer G. Pharmacogenomics 2009;10:463–76.
38. Zhang C, Wang C, Liang J et al. Clin Chim Acta 2008;395:111–4.
39. Seow A, Vainio H, Yu MC. Mutat Res 2005; 592:58–6.
40. Dai Q, Xu WH, Long JR et al. Pharmacogenet Genomics 2007;17:161–7.
41. Kaput J. Forum Nutr 2007;60:209–23.
42. Manolio TA, Collins FS, Cox NJ et al. Nature 2009;461:747–53.
43. Davis CD, Milner JA. Curr Cancer Drug Targets 2007;7:410–5.
44. Milner JA. Nutr Cancer 2006;56:216–24.
45. Herman-Antosiewicz A, Singh SV. Mutat Res 2010;555:121–31.
46. Kim YI. Mol Nutr Food Res 2007;51:267–92.
47. Anderson P, Harrison O, Cooper C et al. J Health Commun 2011;2:107–33.
48. German JB, Zivkovic AM, Dallas DC et al. Annu Rev Food Sci Technol 2011;2:97–123.
49. Smith AD, Kim YI, Refsum H. Am J Clin Nutr 2008;87:517–33.
50. Toner CD, Davis CD, Milner JA. J Am Diet Assoc 2010;110:1492–500.
51. Palou A, Pico C, Keijer J. Crit Rev Food Sci Nutr 2009;49:670–80.
52. Davis CD, Milner JA. Acta Pharmacol Sin 2007;28:1262–73.
53. Hooper LV, Gordon JI. Science 2001;292: 1115–8.
54. Mai V, Draganov PV. World J Gastroenterol 2009;15:81–5.
55. Flint HJ. J Clin Gastroenterol 2011;45 (Suppl):S128–32.
56. Cummings JH, Macfarlane GT. JPEN J Parenter Enteral Nutr 1997;21:357–65.
57. Downs DM. Annu Rev Microbiol 2006;60: 533–59.
58. Adams LS, Zhang Y, Seeram NP et al. Cancer Prev Res (Phila) 2010;3:108–13.
59. Minot S, Sinha R, Chen J et al. Genome Res 2011;21:1616–25.
60. Beck MA, Kolbeck PC, Shi Q et al. J Infect Dis 1994;170:351–7.
61. Beck MA, Esworthy RS, Ho YS et al. FASEB J 1998;12:1143–9.
62. Speakman JR, Mitchell SE. Mol Aspects Med 2011;32:159–221.
63. Yang Y, Chan SW, Hu M et al. ISRN Cardiol 2011;2011:397136.
64. Abete I, Goyenechea E, Zulet MA et al. Nutr Metab Cardiovasc Dis 2011;2:B1–15.
65. Velmurugan B, Mani A, Nagini S. Eur J Cancer Prev 2005;14:387–393.
66. Swami S, Krishnan AV, Peehl DM et al. Mol Cell Endocrinol 2005;241:49–61.

◆ 37 章 ◆

1. Harborne JB. The Flavonoids: Advances in Research Since 1980. London: Chapman & Hall, 1988.
2. Harborne JB. The Flavonoids: Advances in Research Since 1986. London: Chapman & Hall, 1994.
3. Harborne JB. Phytochemistry 2000;55:481–504.
4. Bidlack WR, Omaye ST, Meskin MS et al. Phytochemicals: A New Paradigm. Lancaster, PA: Technomic Publishing, 1998.
5. Meskin M. Phytochemicals as Bioactive Agents. Boca Raton, FL: CRC Press, 2000.
6. Meskin M, Bidlack WR, Davies AJ et al. Phytochemicals in Nutrition and Health. Boca Raton, FL: CRC Press, 2002.
7. Meskin M, Bidlack WR Davies, AJ et al. Phytochemicals: Mechanisms of Action. Boca Raton, FL: CRC Press, 2003.
8. Middleton E Jr, Kandaswami C, Theoharides TC. Pharmacol Rev 2000;52:673–751.
9. Middleton E Jr, Kandaswami C. The impact of plant flavonoids on mammalian biology: implications for immunity, inflammation and cancer. In: Harborne JB, ed. The Flavonoids: Advances in Research Since 1986. London: Chapman & Hall, 1994:619–52.
10. Middleton E Jr, Kandaswami C. Biochem Pharm 1992;43:1167–79.
11. Beecher GR. J Nutr 2003;133:3248S–54S.
12. Havsteen BH. Pharmacol Ther 2002;96:67–202.
13. Lambert JD, Yang CS. Mutat Res 2003; 523–524:201–8.
14. Yang CS, Landau JM, Huang MT et al. Annu Rev Nutr 2001;21:381–406.
15. Nijveldt RJ, van Nood E, van Hoorn DE et al. Am J Clin Nutr 2001;74:418–25.
16. Hertog MG, Hollman PC, Katan MB et al. Nutr Cancer 1993;20:21–9.
17. Hollman PC, Hertog MG, Katan MB. Biochem Soc Trans 1996;24:785–9.
18. Hertog MG, Feskens EJ, Hollman PC et al. Lancet 1993;342:1007–11.
19. Keli SO, Hertog MG, Feskens EJ et al. Arch Intern Med 1996;156:637–42.
20. Aherne SA, O'Brien NM. Nutrition 2002;18:75–81.
21. Prior RL. Phytochemicals. In: Shils ME, Shike M, Ross AC et al, eds. Modern Nutrition in Health and Disease. 10th ed. Baltimore: Lippincott Williams & Wilkins, 2006: 582–94.
22. Engelmann C, Blot E, Panis Y et al. Phytomedicine 2002;9:489–95.
23. Fotsis T, Pepper MS, Montesano R et al. Baillieres Clin Endocrinol Metab 1998;12: 649–66.
24. Walle T. Semin Cancer Biol 2007;17:254–362.
25. Griffiths LA, Smith GE. Biochem J 1972; 130:141–51.
26. Hollman PC, De Vries JH, Van Leeuwen SD et al. Am J Clin Nutr 1995;62:1276–82.
27. Rasmussen SE, Breinholt VM. Int J Vitam Nutr Res 2003;73:101–11.
28. Murota K, Terao J. Arch Biochem Biophys 2003;417:12–17.
29. Crespy V, Morand C, Besson C et al. J Agric Food Chem 2002;50:618–21.
30. Walgren RA, Karnaky KJ Jr, Lindenmayer GE et al. J Pharmacol Exp Ther 2000; 294:830–6.
31. Walgren RA, Lin JT, Kinne RK et al. J Pharmacol Exp Ther 2000;294:837–43.
32. Walle T, Otake Y, Walle UK et al. J Nutr 2000;130:2658–61.
33. Morand C, Crespy V, Manach C et al. Am J Physiol 1998;275:R212–9.
34. Hollman PC, van Trijp JM, Mengelers MJ et al. Cancer Lett 1997;114:139–40.
35. Prior RL. Am J Clin Nutr 2003;78:570S–78S.
36. Aura AM, O'Leary KA, Williamson G et al. J Agric Food Chem 2002;50:1725–30.
37. da Silva EL, Piskula MK, Yamamoto N et al. FEBS Letters 1998;430:405–8.
38. Shirai M, Moon JH, Tsushida T et al. J Agric Food Chem 2001;49:5602–8.
39. Graefe EU, Derendorf H, Veit M. Int J Clin Pharm Ther 1999;37:219–33.
40. Suri S, Liu XH, Rayment S et al. Br J Phar-

macol 2009;159:566–75.
41. Liu S, Hou W, Yao P et al. Toxicol In Vitro 2009;24:516–22.
42. Harasstani OA, Moin S, Tham CL et al. Inflamm Res 2010;59:711–21.
43. Shanely RA, Knab AM, Nieman DC et al. Free Radic Res 2010;44:224–31.
44. Tsuji M, Yamamoto H, Sato T et al. J Bone Miner Metab 2009;27:673–81.
45. Davis JM, Murphy EA, Carmichael MD et al. Am J Physiol Regul Integr Comp Physiol 2009;296:11.
46. Quindry JC, McAnulty SR, Hudson MB et al. Int J Sport Nutr Exerc Metab 2008;18: 601–16.
47. Dumke CL, Nieman DC, Utter AC et al. Appl Physiol Nutr Metab 2009;34:993–1000.
48. Utter AC, Nieman DC, Kang J et al. Res Sports Med 2009;17:71–83.
49. Nielsen IL, Dragsted LO, Ravn-Haren G et al. J Agric Food Chem 2003;51:2813–20.
50. Manthey JA, Grohmann K, Guthrie N. Curr Med Chem 2001;8:135–53.
51. Lohezic-Le Devehat F, Marigny K, Doucet M et al. Therapie 2002;57:432–45.
52. Ameer B, Weintraub RA. Clin Pharmacokinet 1997;33:103–21.
53. Rietveld A, Wiseman S. J Nutr 2003;133: 3285S–92S.
54. Manach C, Williamson G, Morand C et al. Am J Clin Nutr 2005;81:230S–42.
55. Khanal RC, Howard LR, Wilkes SE et al. J Agric Food Chem 2010;58:11257–64.
56. de Pascual-Teresa S, Moreno DA, Garcia-Viguera C. Int J Mol Sci 2010;11:1679–703.
57. Natsume M, Osakabe N, Oyama M et al. Free Radic Biol Med 2003;34:840–9.
58. Stalmach A, Troufflard S, Serafini M et al. Mol Nutr Food Res 2009;53:S44–S53.
59. Stalmach A, Mullen W, Steiling H et al. Mol Nutr Food Res 2010;54:323–34.
60. Higdon JV, Frei B. Crit Rev Food Sci Nutr 2003;43:89–143.
61. Frei B, Higdon JV. J Nutr 2003;133:3275S–84S.
62. Arts IC, Jacobs DR Jr, Gross M et al. Cancer Causes Control 2002;13:373–82.
63. Katiyar SK, Mukhtar H. J Cell Biochem 1997;64:59–67.
64. Yang CS, Chung JY, Yang G et al. J Nutr 2000;130:472S–78S.
65. Chung FL, Schwartz J, Herzog CR et al. J Nutr 2003;133:3268S–74S.
66. Kuo YC, Yu CL, Liu CY et al. Cancer Causes Control 2009;20:57–65.
67. Khan N, Mukhtar H. Cancer Lett 2008;269: 269–80.
68. Inoue M, Robien K, Wang R et al. Carcinogenesis 2008;29:1967–72.
69. Chen D, Milacic V, Chen MS et al. Histol Histopathol 2008;23:487–96.
70. Arab L, Il'yasova D. J Nutr 2003;133: 3310S–18S.
71. Gu L, Kelm MA, Hammerstone JF et al. J Agric Food Chem 2003;51:7513–21.
72. Deprez S, Mila I, Huneau JF et al. Antioxid Redox Signal 2001;3:957–67.
73. Donovan JL, Manach C, Rios L et al. Br J Nutr 2002;87:299–306.
74. Spencer JP, Chaudry F, Pannala AS et al. Biochem Biophys Res Commun 2000;272: 236–41.
75. Rios LY, Bennett RN, Lazarus SA et al. Am J Clin Nutr 2002;76:1106–10.
76. Gu L, House SE, Rooney L et al. J Agric Food Chem 2007;55:5326–34.
77. Déprez S, Brezillon C, Rabot S et al. J Nutr 2000;130:2733–8.
78. Rios LY, Gonthier MP, Remesy C et al. Am J Clin Nutr 2003;77:912–8.
79. Holt RR, Lazarus SA, Sullards MC et al. Am J Clin Nutr 2002;76:798–804.
80. Urpi-Sarda M, Monagas M, Khan N et al. Anal Bioanal Chem 2009;394:1545–56.
81. Serra A, Macia A, Romero MP et al. Br J Nutr 2010;103:944–52.
82. Appeldoorn MM, Vincken JP, Gruppen H et al. J Nutr 2009;139:1469–73.
83. Stoupi S, Williamson G, Viton F et al. Drug Metab Dispos 2010;38:287–91.
84. Stoupi S, Williamson G, Drynan JW et al. Arch Biochem Biophys2010;501:73–8.
85. Schewe T, Kuhn H, Sies H. J Nutr 2002; 132:1825–9.
86. Wan Y, Vinson JA, Etherton TD et al. Am J Clin Nutr 2001;74:596–602.
87. Murphy KJ, Chronopoulos AK, Singh I et al. Am J Clin Nutr 2003;77:1466–73.
88. Mao TK, Van De Water J, Keen CL et al. Exp Biol Med 2003;228:93–9.
89. Tyagi A, Agarwal R, Agarwal C. Oncogene 2003;22:1302–16.
90. Ye X, Krohn RL, Liu W et al. Mol Cell Biochem 1999;196:99–108.
91. Mao TK, Powell JJ, Water JVD et al. Int J Immunother 1999;15:8.
92. Tebib K, Besancon P, Rouanet JM. J Nutr 1994;124:2451–57.
93. Foo LY, Lu Y, Howell AB et al. J Nat Prod 2000;63:1225–8.
94. Anderson RA, Broadhurst CL, Polansky MM et al. J Agric Food Chem 2004;52:65–70.
95. Khan A, Safdar M, Khan MH et al. Diabetes Care 2003;26:3215–18.
96. Montagut G, Onnockx S, Vaque M et al. J Nutr Biochem 2010;21:476–81.
97. Montagut G, Blade C, Blay M et al. J Nutr Biochem 2010;21:961–7.
98. Prior RL. Absorption and metabolism of anthocyanins: potential health effects. In: Meskin M, Bidlack WR, Davies AJ et al, eds. Phytochemicals: Mechanisms of Action. Boca Raton, FL: CRC Press, 2004: 1–19.
99. Clifford MN. J Sci Food Agric 2000;80: 1063–72.
100. Strack D, Wray V. The Anthocyanins. In: Harborne JB, ed. The Flavonoids: Advances in Research Since 1986. London: Chapman & Hall, 1993.
101. Wang H, Cao G, Prior RL. J Agric Food Chem 1997;45:304–09.
102. Macheix J, Fleuriet A, Billot J. Fruit Phenolics. Boca Raton, FL: CRC Press, 1990.
103. Passamonti S, Vrhovsek U, Mattivi F. Biochem Biophys Res Commun 2002;296:631–6.
104. Mulleder U, Murkovic M, Pfannhauser W. J Biochem Biophys Methods 2002;53:61–66.
105. Wu X, Cao G, Prior RL. J Nutr 2002;132: 1865–71.
106. Matsumoto H, Inaba H, Kishi M et al. J Agric Food Chem 2001;49:1546–51.
107. Miyazawa T, Nakagawa K, Kudo M et al. J Agric Food Chem 1999;47:1083–91.
108. Cao G, Muccitelli HU, Sanchez-Moreno C et al. Am J Clin Nutr 2001;73:920–6.
109. McGhie TK, Walton MC. Mol Nutr Food Res 2007;51:702–13.
110. Bub A, Watzl B, Heeb D et al. Eur J Nutr 2001;40:113–20.
111. Tsuda T, Horio F, Osawa T. FEBS Lett 1999;449:179–82.
112. Wu X, Pittman HE, Prior RL. J Agric Food Chem 2006;54:583–9.
113. Mazza G, Kay CD, Cottrell T et al. J Agric Food Chem 2002;50:7731–37.
114. Felgines C, Texier O, Besson C et al. J Nutr 2002;132:1249–53.
115. Selma MV, Espin JC, Tomas-Barberan FA. J Agric Food Chem 2009;57:6485–501.
116. Kay CD, Kroon PA, Cassidy A. Mol Nutr Food Res 2009;53(Suppl 1):S92–101.
117. Woodward G, Kroon P, Cassidy A et al. J Agric Food Chem 2009;57:5271–8.
118. Boniface R, Robert AM. Klin Monatsbl Augenheilkd 1996;209:368–72.
119. Xia M, Ling W, Zhu H et al. Atherosclerosis 2009;202:41–7.
120. Zadok D, Levy Y, Glovinsky Y. Eye 1999;13: 734–6.
121. Nakaishi H, Matsumoto H, Tominaga S et al. Altern Med Rev 2000;5:553–62.
122. Perossini M, Guidi G, Chiellini S et al. Ottal Clin Ocul 1987;113:1173–90.
123. Orsucci PN, Rossi M, Sabbatini G et al. Clin Ocul 1983;5:377–81.
124. Muth ER, Laurent JM, Jasper P. Altern Med Rev 2000;5:164–73.
125. Kalt W, Hanneken A, Milbury P et al. J Agric Food Chem 2010;58:4001–07.
126. Upton R. Bilberry Fruit *Vaccinium myrtillus L.* Santa Cruz, CA: American Herbal Pharmacopoeia, 2001.
127. Prior RL, Joseph J. Berries and fruits in cancer chemoprevention. In: Bagchi D, Preuss HG, eds. Phytopharmaceuticals in Cancer Chemoprevention. Boca Raton, FL: CRC Press, 2004: 465–79.
128. Hou DX. Curr Mol Med 2003;3:149–59.
129. Krikorian R, Shidler MD, Nash TA et al. J Agric Food Chem 2010;58:3996–4000.
130. Varadinova MG, Docheva-Drenska DI, Boyadjieva NI. Menopause 2009;16:345–9.
131. Prior RL. CAB Rev Perspect Agric Vet Sci Nutr Nat Resources 2010;5:1–9.
132. Prior RL, Wilkes S, Rogers T et al. J Agric Food Chem 2010;58:3970–6.
133. Prior RL, Wu X, Gu L et al. J Agric Food Chem 2008;56:647–53.
134. DeFuria J, Bennett G, Strissel KJ et al. J Nutr 2009;139:1510–6.
135. Tsuda T, Matsumoto H. New therapeutic effects of anthocyanins: antiobesity effect, antidiabetes effect, and vision improvement. In: Mine Y, Shahidi F, Miyashita K, eds. Nutrigenomics and Proteomics in Health and Disease: Food Factors in Gene Interactions. New York: John Wiley and Sons, 2009:273–90.
136. Tsuda T, Ueno Y, Yoshikawa T et al. Biochem Pharmacol 2006;71:1184–97.
137. Hertog MG, Hollman PC, Katan MB. J Agric Food Chem 1992;40:2379–83.
138. Hertog MG, Hollman PC, Putte B. J Agric Food Chem 1993;41:1242–46.
139. Sesso HD, Gaziano JM, Liu S et al. Am J Clin Nutr 2003;77:1400–8.
140. Knekt P, Kumpulainen J, Jarvinen R et al. Am J Clin Nutr 2002;76:560–8.
141. Geleijnse JM, Launer LJ, Van der Kuip DA et al. Am J Clin Nutr 2002;75:880–6.
142. Arts IC, Hollman PC, Feskens EJ et al. Eur J Clin Nutr 2001;55:76–81.
143. Lakenbrink C, Engelhardt UH, Wray V. J Agric Food Chem 1999;47:4621–4.
144. Gu L, Kelm MA, Hammerstone JF et al. J Nutr 2004;134:613–7.
145. Keen CL. J Am Coll Nutr 2001;20:436S–39S.
146. Zamora-Ros R, Andres-Lacueva C, Lamuela-Raventos RM et-al. J Am Diet Assoc 2010;110:390–8.
147. Fotsis T, Pepper MS, Aktas E et al. Cancer Res 1997;57:2916–21.
148. Lin SY, Chang HP. Methods Find Exp Clin Pharmacol 1997;19:367–71.
149. Manthey JA, Grohmann K, Montanari A et al. J Nat Prod 1999;62:441–44.
150. Yang CS, Landau JM. J Nutr 2000;130: 2409–12.

151. Anderson OM, Jordheim M. Anthocyanins. In: Andersen–OM, Markham KR, eds. Flavonoids: Chemistry, Biochemistry and Applications. Boca Raton, FL: CRC Press, 2004.
152. Prior RL, Wu X, Gu L et al. Mol Nutr Food Res 2009;53:1406–18.
153. Prior RL, Wilkes S, Rogers T et al. FASEB J 2009;23:350.2.
154. Wu X, Beecher GR, Holden JM et al. J Agric Food Chem 2006;54:4069–75.

◆ 38 章 ◆

1. Fuller R. J Appl Bacteriol 1989;66:365–78.
2. Food and Agriculture Organization, World Health Organization. Joint FAO/WHO Working Group Report on Drafting Guidelines for the Evaluation of Probiotics in Food, London, Ontario, Canada, April 30 and May 1, 2002:1-11.
3. Guandalini S, Pensabene L, Zikri MA et al. J Pediatr Gastroenterol Nutr 2000;30:54–60.
4. Chapman CM, Gibson GR, Rowland I. Eur J Nutr 2011;50:1–17.
5. de Vrese M, Winkler P, Rautenberg P et al. Clin Nutr 2005;24:481–91.
6. Metchnikoff E. The Prolongation of Life. London: Heinemann, 1907.
7. Saarela M, Virkajarvi I, Alakomi HL et al J Appl Microbiol 2005;99:1330–9.
8. Miyamoto-Shinohara Y, Imaizumi T, Sukenobe J et al. Cryobiology 2000;41:251–5.
9. Klayraung S, Viernstein H, Okonogi S. Int J Pharm 2009;370:54–60.
10. Francavilla R, Lionetti E, Castellaneta SP et al. Helicobacter 2008;13:127–34.
11. Kotowska M, Albrecht P, Szajewska H. Aliment Pharmacol Ther 2005;21:583–90.
12. Nemcová R. Vet Med 1997;42:19–27.
13. Mattila-Sandholm T, Mättö J, Saarela M. Int Dairy J 1999;9:25–35.
14. Dunne C, O'Mahony L, Murphy L et al. Am J Clin Nutr 2001;73:386–92.
15. Salminen S, von Wright A, Morelli L et al. Int J Food Microbiol 1998;44:93–106.
16. Saarela M, Mogensen G, Fonden R et al. J Biotechnol 2000;84:197–215.
17. Snydman DR. Clin Infect Dis 2008;46:104–11.
18. O'Mahony L, McCarthy J, Kelly P et al. Gastroenterology 2005;128:541–551.
19. Whorwell PJ, Altringer L, Morel J et al. Am J Gastroenterol 2006;101:1581–90.
20. Enck P, Zimmermann K, Menke G et al. Gastroenterol 2009;47:209–14.
21. Guslandi M, Mezzi G, Sorghi M et al. Dig Dis Sci 2000;45:1462–64.
22. Garcia Vilela E, De Lourdes De Abreu Ferrari M, Oswaldo Da Gama Torres H et al. Scand J Gastroenterol 2008;43:842–48.
23. Malchow HA. J Clin Gastroenterol 1997;25:653–8.
24. Gupta P, Andrew H, Kirschner BS et al. J Pediatr Gastroenterol Nutr 2000;31:453–7.
25. Bibiloni R, Fedorak RN, Tannock GW et al. Am J Gastroenterol 2005;100:1539–46.
26. Venturi A, Gionchetti P, Rizzello F et al. Aliment Pharmacol Ther 1999;13:1103–8.
27. Gionchetti P, Rizzello F, Helwig U et al. Gastroenterology 2003;124:1202–9.
28. Mimura T, Rizzello F, Helwig U et al. Gut 2004;53:108–14.
29. Gosselink MP, Schouten WR, van Lieshout LM et al. Dis Colon Rectum 2004;47:876–84.
30. Szajewska H, Mrukowicz JZ. J Pediatr Gastroenterol Nutr 2001;33:17–25.
31. Van Niel CW, Feudtner C, Garrison MM et al. Pediatrics 2002;109:678–84.
32. Huang JS, Bousvaros A, Lee JW et al. Dig Dis Sci 2002;47:2625–34.
33. Allen SJ, Okoko B, Martinez E et al. Cochrane Database Syst Rev 2004;(2):CD003048.
34. Shornikova AV, Isolauri E, Burkanova L et al. Acta Paediatr 1997;86:460–5.
35. Kaila M, Isolauri E, Soppi E et al. Pediatr Res 1992;32:141–4.
36. Szajewska H, Dziechciarz P, Mrukowicz J. Aliment Pharmacol Ther 2006;23:217–27.
37. D'Souza AL, Rajkumar C, Cooke J et al. BMJ 2002;324:1361.
38. McFarland LV. Am J Gastroenterol 2006;101:812–22.
39. Hickson M, D'Souza AL, Muthu N et al. BMJ 2007;335:80–4.
40. McFarland LV. Travel Med Infect Dis 2007;5:97–105.
41. Rowland IR, Rumney CJ, Coutts JT et al. Carcinogenesis 1998;19:281–85.
42. Yamazaki K, Tsunoda A, Sibusawa M et al. Oncol Rep 2000;7:977–82.
43. Collado MC, Meriluoto J, Salminen S. Lett Appl Microbiol 2007;45:454–60.
44. Kalliomäki M, Salminen S, Poussa T et al. J Allergy Clin Immunol 2007;119:1019–21.
45. Kuitunen M, Kukkonen K, Juntunen-Backman K et al. J Allergy Clin Immunol 2009;123:335–41.
46. Abrahamsson TR, Jakobsson T, Bottcher MF et al. J Allergy Clin Immunol 2007;119:1174–80.
47. Gibson GR, Roberfroid MB. J Nutr 1995;125:1401–12.
48. Gibson GR, Probert HM, Loo JV et al. Nutr Res Rev 2004;17:259–75.
49. Rastall RA, Maitin V. Curr Opin Biotechnol 2002;13:490–6.
50. Gibson GR, Berry Ottaway P, Rastall RA. Prebiotics: New Developments in Functional Foods. Oxford: Chandos, 2000.
51. Wang X, Gibson GR. J Appl Bacteriol 1993;75:373–80.
52. Rhoades J, Manderson K, Wells A et al. J Food Protect 2008;71:2272–7.
53. Costabile A, Klinder A, Fava F et al. Br J Nutr 2008;99:110–20.
54. Vulevic J, Drakoularakou A, Yaqoob P et al. Am J Clin Nutr 2008;88:1438–46.
55. Drakoularakou A, Tzortzis G, Rastall RA et al. Eur J Clin Nutr 2010;64:146–52.
56. Silk DB, Davis A, Vulevic J et al. Aliment Pharmacol Ther 2009;29:508–18.
57. Rowland IR, Tanaka R. J Appl Bacteriol 1993;74:667–74.
58. Kleessen B, Schwarz S, Boehm A et al. Br J Nutr 2007;98:540–9.
59. Roberfroid M, Gibson GR, Hoyles L et al. Br J Nutr 2010;104(Suppl 2):S1–63.
60. Conway P. Asia Pac J Clin Nutr 1996;5:10–4.
61. Roberfroid MB. J Nutr 2007;137(Suppl):2493S–502S.
62. Gibson GR, Wang X. FEMS Microbiol Lett 1994;118:121–8.
63. Gibson GR, Beatty ER, Wang X et al. Gastroenterology 1995;108:975–82.
64. Menne E, Guggenbuhl N, Roberfroid M. J Nutr 2000;130:1197–9.
65. Tuohy KM, Kolida S, Lustenberger A et al. Br J Nutr 2001;86:341–8.
66. Harmsen HMJ, Raangs GC, He T et al. Appl Environ Microbiol 2002;68:2982–90.
67. Tzortzis G, Goulas AK, Gibson GR. Appl Microbiol Biotechnol 2005;68:412–6.
68. Ballongue J, Schumann C, Quignon, P. Scand J Gastroenterol 1997;32:41–4.
69. Tuohy KM, Ziemer CJ, Kinder A et al. Microb Ecol Health Dis 2002;14 165–73.
70. Pham TT, Shah NP. J Agric Food Chem 2008; 56: 4703-9.
71. Kohmoto T, Fukui F, Takaku H et al. Agric Biol Chem 1991;55:2157–9.
72. Kohmoto T, Fukui F, Takaku H et al. Bifid Microflora 1988;7:61–9.
73. Cummings JH, Macfarlane GT, Englyst HN. Am J Clin Nutr 2001;73:415S–20S.
74. Saito Y, Takano T, Rowland I. Microb Ecol Health Dis 1992;5:105–10.
75. Wada K, Watabe J, Mizutani J et al. J Agric Chem Soc Japan 1992;66:127–35.
76. Hopkins MJ, Cummings JH, Macfarlane GT et al. J Appl Microbiol 1998;85:381–6.
77. Playne MJ, Crittenden R. Bull Int Dairy Found 1996;313:10–22.
78. Campbell JM, Fahey GC, Wolf BW. J Nutr 1997;127:130–36.
79. Jaskari J, Kontula P, Siitonen A et al. Appl Microbiol Biotechnol 1998;49:175-81.
80. Probert HM, Apajalahti JH, Rautonen N et al. Appl Environ Microbiol 2004;70:4505–11.
81. Peuranen S, Tiihonen K, Apajalahti JH et al. Br J Nutr 2004;91:905–14.
82. Asano I, Nakamura Y, Hoshino H et al. Nippon Nogeikagaku Kaishi 2001;75:1077–83.
83. Janardhana V, Broadway MM, Bruce MP et al. J Nutr 2009;139:1404–9.
84. Tzortzis G, Goulas AK, Gee JM et al. J Nutr 2005;135:1726–31.
85. Depeint F, Tzortzis G, Vulevic J et al. Am J Clin Nutr 2008;87:785–91.
86. Walton GE, van den Heuvel EG, Kosters MH et al. Br J Nutr 2012;107:1466–74.
87. Chapman CM, Gibson GR, Rowland I. Eur J Nutr 2011;50:1–17.

◆ 39 章 ◆

1. Jacob F, Monod J. J Mol Biol 1961;3:318–56.
2. Muller M, Kersten S. Nat Rev Genet 2003;4:315–22.
3. Bennett MK, Seo YK, Datta S et al. J Biol Chem 2008;283:15628–37.
4. Shah YM, Matsubara T, Ito S et al. Cell Metab 2009;9:152–64.
5. Wang Y, Lorenzi I, Georgiev O et al. Biol Chem 2004;385:623–32.
6. Aydemir TB, Liuzzi JP, McClellan S et al. J Leukoc Biol 2009;86:337–48.
7. Wellen KE, Hatzivassiliou G, Sachdeva UM et al. Science 2009;324:1076–80.
8. Wong RH, Chang I, Hudak CS et al. Cell 2009;136:1056–72.
9. Tibbetts AS, Appling DR. Annu Rev Nutr 2010;30:57–81.
10. Bartel DP. Cell 2009;136:215–33.
11. Rayner KJ, Suarez Y, Davalos A et al. Science 2010;328:1570–3.
12. Najafi-Shoushtari SH, Kristo F, Li Y et al. Science 2010;328:1566–9.
13. Marquart TJ, Allen RM, Ory DS et al. Proc Natl Acad Sci U S A 2010;107:12228–32.
14. Ramagopalan SV, Heger A, Berlanga AJ et al. Genome Res 2010;20:1352–60.
15. Bantscheff M, Schirle M, Sweetman G et al. Anal Bioanal Chem 2007;389:1017–31.
16. Moresco JJ, Dong MQ, Yates JR 3rd. Am J Clin Nutr 2008;88:597–604.
17. Kussmann M, Panchaud A, Affolter M. J Proteome Res 2010;9:4876–87.
18. Linke T, Ross AC, Harrison EH. J Chromatogr A 2004;1043:65–71.
19. Shepherd PR, Gnudi L, Tozzo E et al. J Biol Chem 1993;268:22243–6.
20. Ingalls AM, Dickie MM, Snell GD. J Hered 1950;41:317–8.
21. Leiter EH. Diabetologia 2002;45:296–308.
22. Liu P, Jenkins NA, Copeland NG. Genome Res 2003;13:476–84.
23. Yamamura K, Araki K. Cancer Sci 2008;99:

1–6.
24. Lee T, Shah C, Xu EY. Mol Hum Reprod 2007;13:771–9.
25. Singla V, Hunkapiller J, Santos N et al. Nat Methods 2010;7:50–2.
26. Kutuzova GD, Akhter S, Christakos S et al. Proc Natl Acad Sci U S A 2006;103:12377–81.
27. Benn BS, Ajibade D, Porta A et al. Endocrinology 2008;149:3196–205.
28. Kim BE, Turski ML, Nose Y et al. Cell Metab 2010;11:353–63.
29. Plump AS, Scott CJ, Breslow JL. Proc Natl Acad Sci U S A 1994;91:9607–11.
30. Morris KV, Chan SWL, Jacobsen SE et al. Science 2004;27:1289–92.
31. Rondinone CM. Biotechniques 2006;40: S31–6.

◆ 40 章 ◆

1. van Spronsen FJ. Mol Genet Metab 2010; 100:107–10.
2. Campbell MC, Tishkoff SA. Annu Rev Genomics Hum Genet 2008;9:403–33.
3. Nielsen R, Hubisz MJ, Hellmann I et al. Genome Res 2009;19:838–49.
4. Nachman MW, Crowell SL. Genetics 2000; 156:297–304.
5. Diamond J. Nature 2003;423:599–602.
6. Blount BC, Mack MM, Wehr CM et al. Proc Natl Acad Sci U S A 1997;94:3290–5.
7. Linhart HG, Troen A, Bell GW et al. Gastroenterology 2009;136:227–235 e3.
8. Chen T, Heflich RH, Moore MM et al. Environ Mol Mutagen 2010;51:156–63.
9. Moore SR, Hill KA, Heinmoller PW et al. Environ Mol Mutagen 1999;34:195–200.
10. Shigenaga MK, Ames BN. Basic Life Sci 1993;61:419–36.
11. Walser JC, Furano AV. Genome Res 2010;20:875–82.
12. Waterland RA, Jirtle RL. Mol Cell Biol 2003;23:5293–300.
13. International HapMap Consortium. Nature 2005;437:1299–320.
14. Frazer KA, Ballinger DG, Cox DR et al. Nature 2007;449:851–61.
15. Coop G, Wen X, Ober C et al. Science 2008;319:1395–8.
16. Myers S, Bottolo L, Freeman C et al. Science 2005;310:321–4.
17. Frazer KA, Murray SS, Schork NJ et al. Nat Rev Genet 2009;10:241–51.
18. Lercher MJ, Hurst LD. Trends Genet 2002;18:337–40.
19. Tishkoff SA, Verrelli BC. Annu Rev Genomics Hum Genet 2003;4:293–340.
20. Tishkoff SA, Reed FA, Ranciaro A et al. Nat Genet 2007;39:31–40.
21. Hinds DA, Stuve LL, Nilsen GB et al. Science 2005;307:1072–9.
22. Stajich JE, Hahn MW. Mol Biol Evol 2005;22:63–73.
23. Lohmueller KE, Indap AR, Schmidt S et al. Nature 2008;451:994–7.
24. Voight BF, Kudaravalli S, Wen X et al. PLoS Biol 2006;4:e72.
25. Clark AG, Glanowski S, Nielsen R et al. Science 2003;302:1960–3.
26. Wolfe KH, Li WH. Nat Genet 2003;33 (Suppl):255–65.
27. Tishkoff SA, Varkonyi R, Cahinhinan N et al. Science 2001;293:455–62.
28. Perry GH, Dominy NJ, Claw KG et al. Nat Genet 2007;39:1256–60.
29. Smith MW, Dean M, Carrington M et al. Science 1997;277:959–65.
30. Stover PJ. Food Nutr Bull 2007;28(Suppl Int):S101–15.
31. Penyalver R, Oger PM, Su S et al. Mol Plant Microbe Interact 2009;22:713–24.
32. International Human Genome Sequencing Consortium. Nature 2004;431:931–45.
33. Washietl S. Methods Mol Biol 2010; 609:285–306.
34. Fabian MR, Sonenberg N, Filipowicz W. Annu Rev Biochem 2010;79:351–79.
35. Wittmann J, Jack HM. ScientificWorldJournal 2010;10:1239–43.
36. Keren H, Lev-Maor G, Ast G. Nat Rev Genet 2010;11:345–55.
37. Nilsen TW, Graveley BR. Nature 2010;463: 457–63.
38. Feero WG, Guttmacher AE, Collins FS. N Engl J Med 2010;362:2001–11.
39. Manolio TA, Brooks LD, Collins FS. J Clin Invest 2008;118:1590–605.
40. Venter JC. Nature 2010;464:676–7.
41. Zhang F, Gu W, Hurles ME et al. Annu Rev Genomics Hum Genet 2009;10:451–81.
42. Eichler EE, Nickerson DA, Altshuler D et al. Nature 2007;447:161–5.
43. Stover PJ, Caudill MA. J Am Diet Assoc 2008;108:1480–7.
44. McCarthy JJ, Hilfiker R. Nat Biotechnol 2000;18:505–8.
45. Gabriel SB, Schaffner SF, Nguyen H et al. Science 2002;296:2225–9.
46. International HapMap Consortium. 2010 Nature 467:52–58.
47. Duan S, Huang RS, Zhang W et al. Pharmacogenomics 2009;10549–63.
48. Batzer MA, Deininger PL. Nat Rev Genet 2002;3:370–9.
49. Conrad DF, Pinto D, Redon R et al. Nature 2010;464:704–712.
50. Freeman JL, Perry GH, Feuk L et al. Genome Res 2006;16:949–61.
51. Xue Y, Sun D, Daly A et al. Am J Hum Genet 2008;83:337–46.
52. Redon R, Ishikawa S, Fitch KR et al. Nature 2006;444:444–54.
53. Tuzun E, Sharp AJ, Bailey JA et al. Nat Genet 2005;37:727–32.
54. Sebat J, Lakshmi B, Troge J et al. Science 2004;305:525–8.
55. Morley M, Molony CM, Weber TM et al. Nature 2004;430:743–7.
56. Cheung VG, Spielman RS, Ewens KG et al. Nature 2005;437:1365–9.
57. Stranger BE, Forrest MS, Dunning M et al. Science 2007;315:848–53.
58. Montgomery SB, Sammeth M, Gutierrez-Arcelus M et al. Nature 2010;464:773–7.
59. Hull J, Campino S, Rowlands K et al. PLoS Genet 2007;3:e99.
60. Kwan T, Benovoy D, Dias C et al. Genome Res 2007;17:1210–8.
61. Kwan T, Benovoy D, Dias C et al. Nat Genet 2008;40:225–31.
62. Pickrell JK, Marioni JC, Pai AA et al. Nature 2010;464;768–72.
63. Wittkopp PJ, Haerum BK, Clark AG. Nature 2004;430:85–8.
64. Stranger BE, Forrest MS, Clark AG et al. PLoS Genet 2005;1:e78.
65. Guttmacher AE, Collins FS. N Engl J Med 2002;347:1512–20.
66. Rockman MV, Wray GA. Mol Biol Evol 2002;19:1991–2004.
67. Storey JD, Madeoy J, Strout JL et al. Am J Hum Genet 2007;80:502–9.
68. Spielman RS, Bastone LA, Burdick JT et al. Nat Genet 2007;39:226–31.
69. Huang RS, Duan S, Kistner EO et al. Pharmacogenet Genomics 2008;18:545–9.
70. Zhang W, Duan S, Kistner EO et al. Am J Hum Genet 2008;82:631–40.
71. Zhang W, Dolan ME. Evol Bioinform Online 2008;4:171–9.
72. Edmonds DK, Lindsay KS, Miller JF et al. Fertil Steril 1982;38:447–53.
73. Edwards RG. Int J Dev Biol 1997;41:255–62.
74. Witte JS. Annu Rev Public Health 2010;31: 9–20.
75. Risch N Merikangas K. Science 1996;273: 1516–7.
76. Borecki IB, Province MA. Adv Genet 2008; 60:51–74.
77. Sladek R, Rocheleau G, Rung J et al. Nature 2007;445:881–5.
78. Samani NJ, Erdmann J, Hall AS et al. N Engl J Med 2007;357:443–53.
79. McPherson R, Pertsemlidis A, Kavaslar N et al. Science 2007;316:1488–91.
80. Weedon MN, Lango H, Lindgren CM et al. Nat Genet 2008;40:575–83.
81. Scuteri A, Sanna S, Chen WM et al. PLoS Genet 2007;3:e115.
82. Amundadottir LT, Sulem P, Gudmundsson J et al. Nat Genet 2006;38:652–8.
83. Graham RR, Kozyrev SV, Baechler EC et al. Nat Genet 2006;38:550–5.
84. Klein RJ, Zeiss C, Chew EY et al. Science 2005;308:385–9.
85. Zhang HF, Qiu LX, Chen Y et al. Hum Genet 2009;125:627–31.
86. Oleksyk TK, Smith MW, O'Brien SJ. Philos Trans R Soc Lond B Biol Sci 2010;365:185–205.
87. Kelley JL, Swanson WJ. Annu Rev Genomics Hum Genet 2008;9:143–60.
88. Oleksyk TK, Zhao K, De La Vega FM et al. PLoS One 2008;3:e1712.
89. Nielsen R, Yang Z. Genetics 1998;148:929–36.
90. Yang Z, Nielsen R. J Mol Evol 1998;46:409–18.
91. Hudson RR, Kreitman M, Aguade M. Genetics 1987;116:153–9.
92. McDonald JH, Kreitman M. Nature 1991;351:652–4.
93. Tajima F. Genetics 1989;123:585–95.
94. Fu YX. Genetics 1997;147:915–25.
95. Fay JC, Wu CI. Genetics 2000;155:1405–13.
96. Weir BS, Hill WG. Annu Rev Genet 2002;36:721–50.
97. Sabeti PC, Reich DE, Higgins JM et al. Nature 2002;419:832–7.
98. Sabeti PC, Varilly P, Fry B et al. Nature 2007;449:913–8.
99. Wang ET, Kodama G, Baldi P et al. Proc Natl Acad Sci U S A 2006;103:135–40.
100. Bustamante CD, Fledel-Alon A, Williamson S et al. Nature 2005;437:1153–7.
101. Carlson CS, Thomas DJ, Eberle MA et al. Genome Res 2005;15:1553–65.
102. Nielsen R, Williamson S, Kim Y et al. Genome Res 2005;15:1566–75.
103. Fox JT, Stover PJ. Vitam Horm 2008;79:1–44.
104. Christensen KE, Rohlicek CV, Andelfinger GU et al. Hum Mutat 2009;30:212–20.
105. Brody LC, Conley M, Cox C et al. Am J Hum Genet 2002;71:1207–15.
106. Ma J, Stampfer MJ, Giovannucci E et al. Cancer Res 1997;57:1098–102.
107. Peng Y, Shi H, Qi XB et al. BMC Evol Biol 2010;10:15.
108. Bosron WF, Li TK. Hepatology 1986;6: 502–10.
109. Loew M, Boeing H, Sturmer T et al. Alcohol 2003;29:131–5.
110. Crabb DW, Matsumoto M, Chang D et al. Proc Nutr Soc 2004;63:49–63.
111. Itan Y, Powell A, Beaumont MA et al. PLoS Comput Biol 2009;5:e1000491.
112. Enattah NS, Sahi T, Savilahti E et al. Nat Genet 2002;30:233–7.
113. Toomajian C, Kreitman M. Genetics

2002;161:1609–23.
114. Inoue K, Lupski JR. Annu Rev Genomics Hum Genet 2002;3:199–242.
115. Kotowski IK, Pertsemlidis A, Luke A et al. Am J Hum Genet 2006;78:410–22.
116. Horton JD, Cohen JC, Hobbs HH. Trends Biochem Sci 2007;32:71–7.
117. Cohen JC, Boerwinkle E, Mosley TH Jr et al. N Engl J Med 2006;354:1264–72.
118. The 1000 Genomes Project Consortium Nature 2010 467:1061–1073.

◆ 41 章 ◆

1. Sasaki H, Matsui Y. Nat Rev Genet 2008;9: 129–40.
2. Horsthemke B, Buiting K. Adv Genet 2008;61:225–46.
3. Illingworth RS, Bird AP. FEBS Lett 2009; 583:1713–20.
4. Jirtle RL, Skinner MK. Nat Rev Genet 2007;8:253–62.
5. Reik W, Walter J. Nat Rev Genet 2001; 2:21–32.
6. Strachan T, Read AP. Human Molecular Genetics 4. New York: Garland Science, 2010.
7. Schones DE, Zhao K. Nat Rev Genet 2008;9:179–91.
8. Walter J, Hutter B, Khare T et al. Cytogenet Genome Res 2006;113:109–15.
9. Waterland RA, Jirtle RL. Mol Cell Biol 2003;23:5293–5300.
10. Reik W, Davies K, Dean W et al. Novartis Found Symp 2001;237:19–31.
11. Tycko B, Morison IM. J Cell Physiol 2002;192:245–58.
12. Wilkinson LS, Davies W, Isles AR. Nat Rev Neurosci 2007;8:832–843.
13. Reik W. Nature 2007;447:425–32.
14. Bjornsson HT, Sigurdsson MI, Fallin MD et al. JAMA 2008;299:2877–83.
15. Sandovici I, Kassovska-Bratinova S, Loredo-Osti JC et al. Hum Mol Genet 2005;14:2135–43.
16. Sakatani T, Wei M, Katoh M et al. Biochem Biophys Res Commun 2001;283:1124–30.
17. Fraga MF, Ballestar E, Paz MF et al. Proc Natl Acad Sci U S A 2005;102:10604–9.
18. Jiang YH, Bressler J, Beaudet AL. Annu Rev Genomics Hum Genet 2004;5:479–510.
19. Szyf M, Pakneshan, P, Rabbani, SA. Biochem Pharmacol 2004;68:1187–97.
20. Umbricht CB, Evron E, Gabrielson E et al. Oncogene 2001;20:3348–53.
21. Vasilatos SN, Broadwater G, Barry WT et al. Cancer Epidemiol Biomarkers Prev 2009;18:901–14.
22. Fraga MF, Ballestar E, Villar-Garea A et al. Nat Genet 2005;37:391–400.
23. Robertson KD. Nat Rev Genet 2005;6:597–610.
24. Feinberg AP, Ohlsson R, Henikoff S. Nat Rev Genet 2006;7:21–33.
25. Temple IK, Shield JP. J Med Genet 2002;39:872–5.
26. Rump P, Zeegers MP, van Essen AJ. Am J Med Genet Assoc 2005;136:95–104.
27. Castro R, Rivera I, Struys EA et al. Clin Chem 2003;49:1292–6.
28. Hiltunen MO, Turunen MP, Hakkinen TP et al. Vasc Med 2002;7:5–11.
29. Lund G, Andersson L, Lauria M et al. J Biol Chem 2004;279:29147–54.
30. Post WS, Goldschmidt-Clermont PJ, Wilhide CC et al. Cardiovasc Res 1999;43:985–91.
31. Mattson MP. Ageing Res Rev 2003;2:329–42.
32. Levenson JM, Sweatt JD. Nat Rev Neurosci 2005;6:108–18.
33. Tsankova N, Renthal W, Kumar A et al. Nat. Rev Neurosci 2007;8:355–67.
34. Haggarty P, Hoad G, Harris SE et al. PLoS One 2010;5:e11329.
35. Jacob RA, Gretz DM, Taylor PC et al. J Nutr 1998;128:1204–12.
36. Yi P, Melnyk S, Pogribna M et al. J Biol Chem 2000;275:29318–23.
37. Friso S, Choi SW, Girelli D et al. Proc Natl Acad Sci U S A 2002;99:5606–11.
38. Stern LL, Mason JB, Selhub J et al. Cancer Epidemiol Biomarkers Prev 2000;9:849–53.
39. Kirkland JB. J Nutr 2009;139:2397–2401.
40. Zempleni J, Chew YC, Bao B et al. J Nutr 2009;139:2389–92.
41. Ho E, Clarke JD, Dashwood RH. J Nutr 2009;139:2393–6.
42. Choi SW, Stickel F, Baik HW et al. J Nutr 1999;129:1945–50.
43. Garro AJ, McBeth DL, Lima V et al. Alcohol Clin Exp Res 1991;15:395–8.
44. Bonsch D, Lenz B, Reulbach U et al. J Neural Transm 2004;111:1611–6.
45. Bonsch D, Lenz B, Kornhuber J et al. Neuroreport 2005;16:167–70.
46. Fang M, Chen D, Yang CS. J Nutr 2007; 137:223S–8S.
47. Lee WJ, Zhu BT. Carcinogenesis 2006;27:269–77.
48. Fang MZ, Wang Y, Ai N et al. Cancer Res 2003;63:7563–70.
49. Lillycrop KA, Phillips ES, Jackson AA et al. J Nutr 2005;135:1382–6.
50. Dolinoy DC, Weidman JR, Waterland RA et al. Environ Health Perspect 2006;114: 567–72.
51. Steegers-Theunissen RP, Obermann-Borst SA, Kremer D et al. PLoS One 2009; 4:e7845.
52. UK Scientific Advisory Committee on Nutrition. The influence of maternal, fetal and child nutrition on the development of chronic disease in later life. London TSO 2011.
53. Heijmans BT, Tobi EW, Stein AD et al. Proc Natl Acad Sci U–S A 2008;105:17046–9.
54. Haggarty P. Proc Nutr Soc 2007;66:539–47.
55. Laird PW. Nat Rev Cancer 2003;3:253–66.
56. Snell C, Krypuy M, Wong EM et al. Breast Cancer Res 2008;10:R12.
57. Widschwendter M, Apostolidou S, Raum E, et al. PLoS One 2008;3:e2656.
58. Sandovici I, Leppert M, Hawk PR et al. Hum Mol Genet 2003;12:1569–78.
59. Waterland RA, Jirtle RL. Nutrition 2004; 20:63–8.

◆ 42 章 ◆

1. Ham M, Kaunitz JD. Curr Opin Gastroenterol 2007;23:607–16.
2. Del Valle JTA. Gastric secretion. In: Yamada T, Alpers DH, Kalloo AN et al, eds. Textbook of Gastroenterology. 5th ed. Oxford: Wiley-Blackwell, 2009:284–329.
3. Dimaline R, Varro A. Exp Physiol 2007;92:591–601.
4. Schubert ML. Curr Opin Gastroenterol 2010;26:598–603.
5. Rubin D. Small intestine: anatomy and structural anomalies. In: Yamada T, Alpers DH, Kalloo AN et al, eds. Textbook of Gastroenterology. 5th ed. Oxford: Wiley-Blackwell, 2009:1085–107.
6. Kokrashvili Z, Rodriguez D, Yevshayeva V et al. Gastroenterology 2009;137:598–606.
7. Garrison AP, Helmrath MA, Dekaney CM. J Pediatr Gastroenterol Nutr 2009;49:2–7.
8. van der Flier LG, Clevers H. Annu Rev Physiol 2009;71:241–60.
9. Cohn SM, Birnbaum EH, Friel CM. Colon: anatomy and structural anomalies. In: Yamada T, Alpers DH, Kalloo AN et al, eds. Textbook of Gastroenterology. 5th ed. Oxford: Wiley-Blackwell, 2009:1369–85.
10. Granger DN, Richardson PD, Kvietys PR et al. Gastroenterology 1980;78:837–63.
11. Geboes K, Geboes KP, Maleux G. Best Pract Res Clin Gastroenterol 2001;15:1–14.
12. Nowicki PT, Granger DN. Gastrointestinal blood flow. In: Yamada T, Alpers DH, Kalloo AN et al, eds. Textbook of Gastroenterology. 5th ed. Oxford: Wiley-Blackwell, 2009:540–66.
13. Chou CC. Splanchnic and overall cardiovascular hemodynamics during eating and digestion. Fed Proc 1983;42:1658–61.
14. Dockray G. The brain-gut axis. In: Yamada T, Alpers DH, Kalloo AN et al, eds. Textbook of Gastroenterology. 5th ed. Oxford: Wiley-Blackwell, 2009:86–99.
15. Furness JB, Nguyen TV, Nurgali K et al. The enteric nervous system and its extrinsic connections. In: Yamada T, Alpers DH, Kalloo AN et al, eds. Textbook of Gastroenterology. 5th ed. Oxford: Wiley-Blackwell, 2009:15–39.
16. Hasler W. Motility of the small intestine and colon. In: Yamada T, Alpers DH, Kalloo AN et al, eds. Textbook of Gastroenterology. 5th ed. Oxford: Wiley-Blackwell, 2009:213–63.
17. Hasler W. The physiology of gastric motility and gastric emptying. In: Yamada T, Alpers DH, Kalloo AN et al, eds. Textbook of Gastroenterology. 5th ed. Oxford: Wiley-Blackwell, 2009:207–30.
18. Maljaars PWJ, Peters HPF, Mela DJ et al. Physiol Behav 2008;95:271–81.
19. Miller LJ. Gastrointestinal hormones and receptors. In: Yamada T, Alpers DH, Kalloo AN et al, eds. Textbook of Gastroenterology. 5th ed. Oxford: Wiley-Blackwell, 2009: 57–89.
20. Field BCT, Chaudhri OB, Bloom SR. Nat Rev Endocrinol 2010;6:444–53.
21. Howarth GS. J Nutr 2003;133:2109–12.
22. Baggio LL, Drucker DJ. Gastroenterology 2007;132:2131–57.
23. Boguszewski CL, Paz-Filho G, Velloso LA. Endokrynol Pol 2010;61:194–206.
24. Fulton S. Front Neuroendocrinol 2010;31: 85–103.
25. Suzuki K, Simpson KA, Minnion JS et al. Endocr J 2010;57:359–72.
26. Zhang X, Shi T, Holmberg K et al. Proc Natl Acad Sci U S A 1997;94:729–34.
27. Abbott CR, Monteiro M, Small CJ et al. Brain Res 2005;1044:127–31.
28. Loo JA, Yan W, Ramachandran P et al. J Dent Res 2010;89:1016–23.
29. Messana I, Inzitari R, Fanali C et al. J Sep Sci 2008;31:1948–63.
30. Wellendorph P, Johansen LD, Brauner-Osborne H. Vitam Horm 2010;84:151–84.
31. Abumrad NA. J Clin Invest 2005;115:2965–7.
32. Lee K, Kye M, Jang JS et al. Proteomics 2004;4:3343–52.
33. Liang CR, Tan S, Tan HT et al. Proteomics 2010;10:3928–31.
34. Schubert ML, Peura DA. Gastroenterology 2008;134:1842–60.
35. Nayeb-Hashemi H, Kaunitz JD. Curr Opin Gastroenterol Nov 2009;25:537–43.
36. Hyde R, Taylor PM, Hundal HS. Biochem J 2003;373:1–18.
37. Alpers DH. Curr Opin Gastroenterol 2010;26:134–9.
38. Farina A, Dumonceau JM, Lescuyer P. Exp Rev Proteom 2009;6:285–301.
39. Williams JA. Curr Opin Gastroenterol

2010;26:478–83.
40. Owyang CW, John A. Pancreatic secretion. In: Yamada T, Alpers DH, Kalloo AN et al, eds. Textbook of Gastroenterology. 5th ed. Oxford: Wiley-Blackwell, 2009:368–90.
41. Vona-Davis L, McFadden DW. Peptides 2007;28:334–8.
42. Morisset J. Pancreas 2008;37:1–12.
43. Parker HE, Reimann F, Gribble FM. Exp Rev Mol Med 2010;12:236–42.
44. Ohana E, Yang D, Shcheynikov N et al. J Physiol 2009;587:2179–85.
45. Kiela PR, Xu H, Ghishan FK. J Physiol Pharmacol 2006;57(Suppl):51–79.
46. Turner JR. Nat Rev Immunol 2009;9:799–809.
47. Pappenheimer JR, Reiss KZ. J Membr Biol 1987;100:123–36.
48. Atia AN, Buchman AL. Am J Gastroenterol 2009;104:2596–604; quiz 2605.
49. Alpers DH, Stenson WF, Taylor BE et al. Manual of Nutritional Therapeutics. 5th ed. Baltimore: Lippincott Williams & Wilkins, 2009.
50. Debongnie JC, Phillips SF. Gastroenterology 1978;74:698–703.
51. Whitcomb DC, Lowe ME. Dig Dis Sci 2007;52:1–17.
52. Singh H, Ye A, Horne D. Prog Lipid Res 2009;48:92–100.
53. Wang HH, Portincasa P, Wang DQ. Front Biosci 2008;13:401–23.
54. Hernell O, Staggers JE, Carey MC. Biochemistry 1990;29:2041–56.
55. Staggers JE, Hernell O, Stafford RJ et al. Biochemistry 1990;29:2028–40.
56. Ikemura K, Iwamoto T, Okuda M. Expert Opin Drug Metab Toxicol 2009;5:907–20.
57. Su X, Abumrad NA. Trends Endocrinol Metab 2009;20:72–7.
58. Nguyen DV, Drover VA, Knopfel M et al. J Lipid Res 2009;50:2235–44.
59. van der Velde AE, Brufau G, Groen AK. Curr Opin Lipidol 2010;21:167–71.
60. Mansbach CM, Siddiqi SA. Annu Rev Physiol 2010;72:315–33.
61. Elia M, Cummings JH. Eur J Clin Nutr 2007;61:S40–74.
62. Wright EM, Hirayama BA, Loo DF. J Intern Med 2007;261:32–43.
63. Douard V, Ferraris RP. Am J Physiol Endocrinol Metab 2008;295:E227–37.
64. Ganapathy V, Thangaraju M, Gopal E et al. AAPS J 2008;10:193–9.
65. Bergen WG, Wu G. J Nutr 2009;139:821–5.
66. Kim YS, Erickson RH. Gastroenterology 1985;88:1071–3.
67. Tobey N, Heizer W, Yeh R et al. Gastroenterology 1985;88:913–26.
68. Brandsch M, Knutter I, Bosse-Doenecke E. J Pharm Pharmacol 2008;60:543–85.
69. Broer S. Physiol Rev 2008;88:249–86.
70. Ganapathy VGM, Leibach FH. Protein digestion and assimilation. In: Yamada T, Alpers DH, Kalloo AN et al, eds. Textbook of Gastroenterology. 5th ed. Oxford: Wiley-Blackwell, 2009:464–77.
71. Backhed F, Ley RE, Sonnenburg JL et al. Science 2005;307:1915–20.
72. O'Hara AM, Shanahan F. EMBO Rep 2006;7:688–93.
73. Rajilic-Stojanovic M, Smidt H, de Vos WM. Environ Microbiol 2007;9:2125–36.
74. Winter SE, Thiennimitr P, Winter MG et al. Nature 2010;467:426–9.
75. Ley RE, Peterson DA, Gordon JI. Cell 2006;124:837–48.
76. Marchesi JR. Adv Appl Microbiol 2010;72:43–62.
77. Hehemann JH, Correc G, Barbeyron T et al. Nature 2010;464:908–12.
78. De Filippo C, Cavalieri D, Di Paola M et al. Proc Natl Acad Sci U S A 2010;107:14691–96.
79. Rajilic-Stojanovic M, Heilig HG, Molenaar D et al. Environ Microbiol 2009;11:1736–51.
80. Turnbaugh PJ, Gordon JI. J Physiol 2009;587:4153–8.
81. Dewhirst FE, Chen T, Izard J et al. J Bacteriol 2010;192:5002–17.
82. Yang L, Lu X, Nossa CW et al. Gastroenterology 2009;137:588–97.
83. Dicksved J, Lindberg M, Rosenquist M et al. J Med Microbiol 2009;58:509–16.
84. Andersson AF, Lindberg M, Jakobsson H et al. PLoS One 2008;3:e2836.
85. Wang X, Heazlewood SP, Krause DO et al. J Appl Microbiol 2003;95:508–20.
86. Cotter PD. Curr Opin Gastroenterol 2010;26:5–11.
87. Ley RE, Hamady M, Lozupone C et al. Science 2008;320:1647–51.
88. Ley RE, Backhed F, Turnbaugh P et al. Proc Natl Acad Sci U S A 2005;102:11070–5.
89. Feller M, Huwiler K, Schoepfer A et al. Clin Infect Dis 2010;50:473–80.
90. Pittet V, Juillerat P, Michetti P et al. Aliment Pharmacol Ther 2010;32:1007–16.
91. Prantera C, Scribano ML. Curr Opin Gastroenterol 2009;25:329–33.
92. Navaneethan U, Shen B. Curr Gastroenterol Rep 2010;12:485–94.
93. Fujimura KE, Slusher NA, Cabana MD et al. Exp Rev Antiinfect Ther 2010;8:435–54.
94. Kanauchi O, Oshima T, Andoh A et al. Scand J Gastroenterol 2008;43:1346–52.
95. Müller C, Autenrieth I, Peschel A. Cell Mol Life Sci 2005;62:1297–1307.
96. Mahida Y. Best Pract Res Clin Gastroenterol 2004;18:241–53.
97. Artis D, Grencis RK. Mucosal Immunol 2008;1:252–64.
98. Rescigno M. Curr Opin Immunol 2010;22:131–6.
99. Brandtzaeg P. Scand J Immunol 2009;70:505–15.
100. Newberry RD, Lorenz RG. Immunol Rev 2005;206:6–21.
101. Newberry RD. Curr Opin Gastroenterol 2008;24:121–8.
102. Eberl G, Sawa S. Trends Immunol 2010;31:50–5.
103. Marques R, Boneca IG. Cell Mol Life Sci 2011;68:3661–73.
104. Carvalho FA, Aitken JD, Vijay-Kumar M et al. Annu Rev Physiol 2012;17:177–98.

◆ 43 章 ◆

1. International Food Information Council. 2011 Food and Health Survey. Washington, DC: Internation Food Information Council, 2011. Available at: http://www.foodinsight.org/Resources/Detailaspx?topic=2011_Food_Health_Survey_Consumer_Attitudes_Toward_Food_Safety_Nutrition_Health
2. Bailey EH, Nichols EL. Science 1888;11:145.
3. Fischer R, Griffin F, Rockey MA. Perspect Biol Med 1966;9:549.
4. Buck L, Axel R. Cell 1991;65:175.
5. Derby CD. Chem Senses 2006;32:361.
6. Hellekant G, Ninomiya Y. Physiol Behav 1994;56:1185.
7. Yarmolinsky DA, Zuker CS, Ryba NJ. Cell 2009;139:234.
8. Howard JD, Plailly J, Grueschow M et al. Nat Neurosci 2009;12:932.
9. Lucas L, Riddell L, Liem G et al. J Food Sci 2011;76:S72.
10. Minski KR, Duffy VB. Association for Chemoreception Sciences Meeting. Sarasota, FL, 2009.
11. Heilmann S, Strehle G, Rosenheim K et al. Arch Otolaryngol Head Neck Surg 2002;128:414.
12. Marks L, Stevens JC, Bartoshuk LM et al. Chem Senses 1988;13:63.
13. Bartoshuk LM, Duffy VB, Hayes JE et al. Philos Trans R Soc Lond B Biol Sci 2006;361:1137.
14. Green B, Dalton P, Cowart B et al. Chem Senses 1996;21:323.
15. Bartoshuk LM, Duffy VB, Green BG et al. Physiol Behav 2004;82:109.
16. Snyder DJ, Fast K, Bartoshuk LM. J Consc Stud 2004;11:40.
17. Duffy VB, Hayes JE, Sullivan BS et al. Ann N Y Acad Sci 2009;1170:558.
18. Hayes JE, Bartoshuk LM, Kidd JR et al. Chem Senses 2008;33:255.
19. Duffy VB, Peterson J, Bartoshuk LM. Physiol Behav 2004;82:435.
20. Hayes JE, Duffy VB. Chem Senses 2007;32:225.
21. Steiner JE, Glaser D, Hawilo ME et al. Neurosci Biobehav Rev 2001;25:53.
22. Mennella JA. The sweet taste of childhood. In: Firestein S, Beauchamp GK, eds. The Senses: A Comprehensive Reference, vol 4. St. Louis: Elsevier, 2008:183–8.
23. Beauchamp, GK, Cowart BJ, Mennella JA et al. Dev Psychobiol 1994;27:353.
24. Rolls ET. The representation of flavor in the brain. In: Firestein S, Beauchamp GK, eds. The Senses: A Comprehensive Reference, vol 4. St. Louis: Elsevier, 2008:469–78.
25. Bradley RM. Neurotransmitters in the taste pathway. In: Firestein S, Beauchamp GK, eds. The Senses: A Comprehensive Reference, vol 4. St. Louis: Elsevier, 2008:261–70.
26. Miller I, Reedy F. Physiol Behav 1990;47:1213.
27. Bartoshuk L, Duffy V, Miller I. Physiol Behav 1994;56:1165.
28. Tepper BJ, Nurse RJ. Ann N Y Acad Sci 1998;855:802.
29. Segovia C, Hutchinson I, Laing DG et al. Brain Res Dev Brain Res 2002;138:135.
30. Essick GK, Chopra A, Guest S et al. Physiol Behav 2003;80:289.
31. Yeomans MR, Tepper BJ, Rietzschel J et al. Physiol Behav 2007;91:264.
32. Bartoshuk LM, Duffy VB, Chapo AK et al. Food Qual Pref 2004;15;617.
33. DuBios GE, De Simone J, Lyall V. Chemsitry of gustatory stimuli. In: Firestein S, Beauchamp GK, eds. The Senses: A Comprehensive Reference, vol 4. St. Louis: Elsevier, 2008:27–74.
34. Hayes JE. Chemosens Percept 2007;1:48.
35. Li X, Staszewski L, Xu H et al. Proc Natl Acad Sci U S A 2002;99:4692.
36. Nie Y, Vigues S, Hobbs JR et al. Curr Biol 2005;15:1948.
37. Chandrashekar J, Hoon MA, Ryba NJ et al. Nature 2006;444:288.
38. Kamerud JK, Delwiche JF. Chem Senses 2007;32:803.
39. Zhao GQ, Zhang Y, Hoon MA et al. Cell 2003;115:255.
40. Yee KK, Sukumaran SK, Kotha R et al. Proc Natl Acad Sci U S A 2011;108:5431.
41. Chandrashekar J, Mueller KL, Hoon MA et al. Cell 2000;100:703.
42. Matsunami H, Montmayeur JP, Buck LB. Nature 2000;404:601.
43. Pronin AN, Xu H, Tang H et al. Curr Biol 2007;17:1403.

44. Kinnamon SC. Acta Physiol (Oxf) 2011;204:158–68.
45. Kim UK, Jorgenson E, Coon H et al. Science 2003;299:1221.
46. Perez CA, Huang L, Rong M et al. Nat Neurosci 2002;5:1169.
47. Zhang Y, Hoon MA, Chandrashekar J et al. Cell 2003;112:293.
48. Soranzo N, Bufe B, Sabeti PC et al. Curr Biol 2005;15:1257.
49. Feeney E, O'Brien S, Scannell A et al. Proc Nutr Soc 2011;70:135.
50. Reed DR, Zhu G, Breslin PA et al. Hum Mol Genet 2010;19:4278.
51. Hayes JE, Wallace MR, Knopik VS et al. Chem Senses 2011;36:311.
52. Narukawa M, Noga C, Ueno Y et al. Biochem Biophys Res Commun 2011;405:620.
53. Hill DL. Nutr Rev 2004;62:S208.
54. Crystal SR,Bernstein IL. Appetite 1998;30:297.
55. Leshem M. Physiol Behav 2009;98:331.
56. Hayes JE, Sullivan BS, Duffy VB. Physiol Behav 2010;100:369.
57. Duffy V, Bartoshuk L, Striegel-Moore R et al. Ann N Y Acad Sci 1998;855:805.
58. Chandrashekar J, Kuhn C, Oka Y et al. Nature 2010;464:297.
59. Lyall V, Heck GL, Vinnikova AK et al. J Physiol 2004;558:147.
60. Green B, Gelhard B. Chem Sens 1989;14: 259.
61. Huque T, Cowart BJ, Dankulich-Nagrudny L et al. PLoS One 2009;4:e7347.
62. Ramos Da Conceicao Neta ER, Johanningsmeier SD, McFeeters RF. J Food Sci 2007;72:R33.
63. Chaudhari N, Pereira E, Roper SD. Am J Clin Nutr 2009;90:738S.
64. Chaudhari N, Landin AM, Roper SD. Nat Neurosci 2000;3:113.
65. Pepino MY, Finkbeiner S, Beauchamp GK et al. Obesity 2010;18:959.
66. Raliou M, Grauso M, Hoffmann B et al. Chem Senses 2011;36:161–7.
67. Small DM, Gerber JC, Mak YE et al. Neuron 2005;47:593.
68. Yeshurun Y, Sobel N. Annu Rev Psychol 2010;61:219.
69. Burdach K, Doty R. Physiol Behav 1987;41:353.
70. Rolls ET. Int J Obes (Lond) 2011;35:550.
71. Niimura Y, Nei M. PLoS One 2007;2:e708.
72. Firestein S. Nature 2001;413:211.
73. Spehr M, Munger SD. J Neurochem 2009;109:1570.
74. Gilbert AN. What the Nose Knows: The Science of Scent in Everyday Life. New York: Crown, 2008.
75. Engen T. Am Sci 1987;75:497.
76. De Maria S, Ngai J. J Cell Biol 2010;191: 443.
77. Shepherd G. Nature 2006;444:316–21.
78. Hasin-Brumshtein Y, Lancet D, Olender T. Trends Genet 2009;25:178.
79. Bremner EA, Mainland JD, Khan RM et al. Chem Senses 2003;28:423.
80. Keller A, Zhuang H, Chi Q et al. Nature 2007;449:468.
81. Prutkin JM et al. Physiol Behav 2000;61: 161.
82. Bandell M, Macpherson LJ, Patapoutian A. Curr Opin Neurobiol 2007;17:490.
83. Green BG. Nutritional requirements in a functional context. In: Simon SA, Nicolelis MAL, eds. Methods in Chemosensory Research. Boca Raton, FL: CRC Press, 2002:527.
84. Green B. Neurosci Lett 1989;107:173.
85. Berger A, Bartoshuk LM, Duffy VB et al. J Pain Symptom Manage 1995;10:243.
86. Cometto-Muniz JE, Cain WS, Abraham MH et al. Toxicol Sci 2001;63:233.
87. Fox AL. Proc Natl Acad Sci 1932;18:115.
88. Blakeslee AF. Proc Natl Acad Sci 1932; 18:120.
89. Wooding S, Bufe B, Grassi C et al. Nature 2006;440:930.
90. Bartoshuk LM. Food Technol 1991;45:108.
91. Reed DR, Bartoshuk LM, Duffy V et al. Chem Senses 1995;20:529.
92. Bartoshuk L, Duffy V, Lucchina L et al. Ann N Y Acad Sci 1998;855:793–6.
93. Duffy VB. Curr Opin Gastroenterol 2007; 23:171.
94. Tepper BJ. Annu Rev Nutr 2008;28:367.
95. Bembich S, Lanzara C, Clarici A et al. Chem Senses 2010;35:801.
96. Padiglia A, Padiglia A, Zonza A et al. Am J Clin Nutr 2010;92:539.
97. Reed DR. Chem Senses 2008;33:489.
98. Lim J, Urban L, Green BG. Chem Senses 2008;33:493.
99. Green BG, Hayes JE. Chem Senses 2004; 29:53.
100. Bajec MR, Pickering GJ. Physiol Behav 2008;95:581.
101. Doty RL, Cameron EL. Physiol Behav 2009;97:213.
102. Mennella JA, Pepino MY, Duke FF et al. BMC Genet 2010;11:60.
103. Pribitkin E, Rosenthal MD, Cowart BJ. Ann Otol Rhinol Laryngol 2003;112:971.
104. Bartoshuk LM, Snyder DJ, Grushka M et al. Chem Senses 2005;30:i218.
105. Bull T. J Laryngol Otol 1965;79:479.
106. Kveton J, Bartoshuk L. Laryngoscope 1994;104:25.
107. Lehman CD, Bartoshuk LM, Catalanotto FC et al. Physiol Behav 1995;57:943.
108. Yanagisawa K, Bartoshuk LM, Catalanotto FA et al. Physiol Behav 1997;63:329.
109. Grushka M, Bartoshuk L. Can J Diagn2000;June:99.
110. Duffy VB, Hayes JE. Smell taste and oral somatosensation: age-related changes and nutritional implications. In: Chernoff R, ed. Geriatric Nutrition. Burlington, MA: Jones & Bartlett, 2013.
111. Rawson NE. Sci Aging Knowledge Environ 2006;pe6.
112. Murphy C, Schubert CR, Cruickshanks KJ et al. JAMA 2002;288:2307.
113. Nordin S, Monsch A, Murphy C. J Gerontol B Psychol Soc Sci 1995;50:P187.
114. Doty RL. Handbook of Olfaction and Gustation. New York: Marcel Dekker,2003.
115. Doty RL. Semin Neurol 2009;29:74.
116. Costanzo RM, Yagi S. Curr Opin Otolaryngol Head Neck Surg 2010;18:187.
117. London B et al. Ann Neurol 2008;63:159.
118. Reiter ER, DiNardo LJ, Costanzo RM. Adv Otorhinolaryngol 2006;63:265.
119. Doty RL, Shah M, Bromley SM. Drug Saf 2008;31:199.
120. Logan HL, Bartoshuk LM, Fillingim RB et al. Pain 2008;140:323.
121. Peregrin T. J Am Diet Assoc 2006;106:1536.
122. Murphy C, Doty R, Duncan HJ. Causes of olfactory dysfunction. In: Doty R, ed. Handbook of Olfaction and Gustation.New York: Marcel Dekker, 2003:461–78.
123. Litvack JR, Mace J, Smith TL. Otolaryngol Head Neck Surg 2009;140:312.
124. Henkin RI, Potolicchio SJ Jr, Levy LM. Am J Otolaryngol 2011;32:38.
125. Henkin R, Schechter P, Friedwald W et al. Am J Med Sci 1976;272:285.
126. Greger J, Geissler A .Am J Clin Nutr 1978;31:633.
127. Stewart-Knox BJ, Simpson EE, Parr Het al. Br J Nutr 2008;99:129.
128. Weisman K, Christensen E, Dreyer V. Acta Med Scand 1979;205:361.
129. Mahajan S, Prasad A, Lambujon J et al. Am J Clin Nutr 1980;33:1517.
130. Ripamonti C, Zecca E, Brunelli C et al. Cancer 1998;82:1938.
131. Davidson TM, Smith WM. Arch Otolaryngol Head Neck Surg 2010;136:673.
132. Smeets PA, Erkner A, de Graaf C. Nutr Rev 2010;68:643.
133. Andrade AM, Greene GW, Melanson KJ. J Am Diet Assoc 2008;108:1186.
134. Rolls BJ, Rolls ET, Rowe EA et al. Physiol Behav 1981;27:137.
135. Brondel L, Romer M, Van Wymelbeke V et al. Physiol Behav 2009;97:44.
136. Ruijschop RM, Boelrijk AE, Burgering MJ et al. Chem Senses 2010;35:91.
137. Havermans RC, Hermanns J, Jansen A. Chem Senses 2010;35:735.
138. Yeomans MR. Physiol Behav 2006;89:10.
139. Janssen S, Laermans J, Verhulst PJ et al. Proc Natl Acad Sci U S A 2011;108:2094.
140. Steinert RE, Beglinger C. Physiol Behav 2011;301:E317.
141. Jarick I, Vogel CI, Scherag Set al. Hum Mol Genet 2011;20:840.
142. Jacobson A, Green E, Murphy C. Neuroimage 2010;53:602.
143. Drewnowski A, Gomez-Carneros C. Am J Clin Nutr 2000;72:1424.
144. Sandell MA, Breslin PA. Curr Biol 2006; 16:R792.
145. Sacerdote C, Guarrera S, Smith GD et al. Am J Epidemiol 2007;166:576.
146. Dinehart ME, Hayes JE, Bartoshuk LM et al. Physiol Behav 2006;87:304.
147. Beauchamp GK, Mennella JA. J Pediatr Gastroenterol Nutr 2009;48:S25.
148. Basson MD, Bartoshuk LM, DiChello SZ et al. Dig Dis Sci 2005;50:483.
149. Peracchio HL, Henebery KE, Sharafi M et al. Physiol Behav 2012;15:264.
150. Capaldi ED, Privitera GJ. Appetite 2008; 50:139.
151. Mennella JA, Pepino MY, Duke FF et al. Chem Senses 2011;36:161.
152. Timpson NJ, Christensen M, Lawlor DA et al. Am J Clin Nutr 2005;81:1005.
153. Gorovic N, Afzal S, Tjonneland A et al. Scand J Clin Lab Invest 2011;71:274.
154. Duffy VB, Hayes JE, Davidson AC et al. Chemosens Percept 2010;3:137.
155. Mustavich LF, Miller P, Kidd KK et al. Hum Hered 2010;70:177.
156. Lou XY, Chen GB, Yan L et al. Am J Hum Genet 2008;83:457.
157. Lanier SA, Hayes JE, Duffy VB. Physiol Behav 2005;83:821.
158. Fischer R, Griffin F, Kaplan AR. Med Exp Int J Exp Med 1963;210:151.
159. Snedecor SM, Pomerleau CS, Mehringer AM et al. Addict Behav 2006;31:2309.
160. Duffy VB, Davidson AC, Kidd JR et al. Alcohol Clin Exp Res 2004;28:1629.
161. Wang JC, Hinrichs AL, Bertelsen S et al. Alcohol Clin Exp Res 2007;31:209.
162. Mangold JE, Payne TJ, Ma JZ et al. J Med Genet 2008;45:578.
163. Hinrichs AL, Wang JC, Bufe B et al. Am J Hum Genet 2006;78:103.
164. Keskitalo K, Knaapila A, Kallela M et al. Am J Clin Nutr 2007;86:55.
165. Fushan AA, Simons CT, Slack JP et al. Curr Biol 2009;19:1288.
166. Hayes JE, Duffy VB. Physiol Behav 2008; 95:77.
167. Bretz WA, Corby PM, Melo MR et al. Arch Oral Biol 2006;51:1156.
168. Kim UK, Wooding S, Riaz N et al. Chem Senses 2006;31;599.

169. Duffy VB, Hayes JE, Dinehart ME. Genetic differences in sweet taste perception. In: Spillane WJ, ed. Optimising the Sweet Taste in Foods. Cambridge: Woodhead, 2006:30–53.
170. Eny KM, Wolever TM, Corey PN et al. Am J Clin Nutr 2010;92:1501.
171. Dotson CD, Zhang L, Xu H et al. PLoS One 2008;3:e3974.
172. Mennella JA, Pepino MY, Reed DR. Pediatrics 2005;115:e216.
173. Wendell S, Wang X, Brown M et al. J Dent Res 2010;89:1198.
174. Drake SL, Lopetcharat K, Drake MA. J Dairy Sci 2011;94:636.
175. Ferrante D, Apro N, Ferreira Ve t al. Rev Panam Salud Publica 2011;29:69.
176. Institute of Medicine. A Population-Based Policy and Systems Change Approach to Prevent and Control Hypertension. Washington, DC: National Academies Press, 2010.
177. Wise PM, Hansen JL, Reed DR et al. Chem Senses 2007;32:749.
178. Blossfeld I, Collins A, Boland S et al. Br J Nutr 2007;98:1084.
179. Liem DG, Bogers RP, Dagnelie PC et al. Appetite 2006;46:93.
180. Liem DG, Westerbeek A, Wolterink S et al. Chem Senses 2004;29:713.
181. Eldeghaidy S, Marciani L, McGlone F et al. J Neurophysiol 2011;105:2572.
182. Mattes RD. Annu Rev Nutr 2009;29:305.
183. Duffy VB, Lanier SA, Hutchins HL et al. J Am Diet Assoc 2007;107:237.
184. Duffy VB. Appetite 2004;43:5.
185. Goldstein GL, Daun H, Tepper BJ. Obes Res 2005;13:1017.
186. Tepper BJ, Koelliker Y, Zhao L et al. Obesity (Silver Spring) 2008;16:2289.
187. Tepper BJ, Neilland M, Ullrich NV et al. Appetite 2011;56:104.
188. Dotson CD, Shaw HL, Mitchell BD et al. Appetite 2010;54:93.
189. Kuhle S, Kirk SF, Ohinmaa A et al. Pediatr Obes. 2012;7:151.
190. Keller KL, Reid A, MacDougall MC et al. Obesity (Silver Spring) 2010;18:1194.

◆ 44 章 ◆

1. Mayer J, Thomas DW. Science 1967;156:328–37.
2. Bailey EF. Am J Physiol Regul Integr Comp Physiol 2008;295:R1048–9.
3. Schwartz GJ. Nutrition 2000;16:866–73.
4. Ter Horst GJ, de Boer P, Luiten PG et al. Neuroscience 1989;31:785–97.
5. ter Horst GJ, Luiten PG, Kuipers F. J Auton Nerv Syst 1984;11:59–75.
6. Olney JW. Science 1969;164:719–21.
7. Leibowitz SF, Hammer NJ, Chang K. Physiol Behav 1981;27:1031–40.
8. Clark JT, Kalra PS, Crowley WR et al. Endocrinology 1984;115:427–9.
9. Stanley BG, Kyrkouli SE, Lampert S et al. Peptides 1986;7:1189–92.
10. Bewick GA, Gardiner JV, Dhillo WS et al. FASEB J 2005;19:1680–2.
11. Roseberry AG, Liu H, Jackson AC et al. Neuron 2004;41:711–22.
12. Rossi M, Kim MS, Morgan DG et al. Endocrinology 1998;139:4428–31.
13. Schwartz MW, Woods SC, Porte D Jr et al. Nature 2000;404:661–71.
14. Yaswen L, Diehl N, Brennan MB et al. Nat Med 1999;5:1066–70.
15. Huszar D, Lynch CA, Fairchild-Huntress V et al. Cell 1997;88:131–41.
16. Farooqi IS, Keogh JM, Yeo GS et al. N Engl J Med 2003;348:1085–95.
17. Krude H, Biebermann H, Luck W et al. Nat Genet 1998;19:155–7.
18. Abbott CR, Rossi M, Kim M et al. Brain Res 2000;869:203–10.
19. Kristensen P, Judge ME, Thim L et al. Nature 1998;393:72–6.
20. Yanik T, Dominguez G, Kuhar MJ et al. Endocrinology 2006;147:39–43.
21. Abbott CR, Rossi M, Wren AM et al. Endocrinology 2001;142:3457–63.
22. Vettor R, Fabris R, Pagano C et al. J Endocrinol Invest 2002;25:836–54.
23. Fekete C, Marks DL, Sarkar S et al. Endocrinology 2004;145:4816–21.
24. Rodgers RJ, Halford JC, Nunes de Souza RL et al. Regul Pept 2000;96:71–84.
25. Rodgers RJ, Halford JC, Nunes de Souza RL et al. Eur J Neurosci 2001;13:1444–52.
26. Qu D, Ludwig DS, Gammeltoft S et al. Nature 1996;380:243–7.
27. Kokkotou E, Jeon JY, Wang X et al. Am J Physiol Regul Integr Comp Physiol 2005;289:R117–24.
28. Chen Y, Hu C, Hsu CK et al. Endocrinology 2002;143:2469–77.
29. Xu B, Goulding EH, Zang K et al. Nat Neurosci 2003;6:736–42.
30. Pelleymounter MA, Cullen MJ, Wellman CL. Exp Neurol 1995;131:229–38.
31. Unger TJ, Calderon GA, Bradley LC et al. J Neurosci 2007;27:14265–74.
32. Xu B, Dube MG, Kalra PS et al. Endocrinology 1998;139:466–73.
33. Lambert PD, Anderson KD, Sleeman MW et al. Proc Natl Acad Sci U S A 2001;98:4652–7.
34. Ramos EJ, Meguid MM, Campos AC et al. Nutrition 2005;21:269–79.
35. Pothos EN, Creese I, Hoebel BG. J Neurosci 1995;15:6640–50.
36. Zhang M, Gosnell BA, Kelley AE. J Pharmacol Exp Ther 1998;285:908–14.
37. Zheng H, Patterson LM, Berthoud HR. J Neurosci 2007;27:11075–82.
38. Bittencourt JC, Presse F, Arias C et al. J Comp Neurol 1992;319:218–45.
39. Petrovich GD, Setlow B, Holland PC et al. J Neurosci 2002;22:8748–53.
40. Verhagen JV. Brain Res Rev 2007;53:271–86.
41. Williams CM, Kirkham TC. Physiol Behav 2002;76:241–50.
42. Verty AN, McGregor IS, Mallet PE. Brain Res 2004;1020:188–95.
43. Hanus L, Avraham Y, Ben-Shushan D et al. Brain Res 2003;983:144–51.
44. Jamshidi N, Taylor DA. Br J Pharmacol 2001;134:1151–4.
45. Cota D, Marsicano G, Tschop M et al. J Clin Invest 2003;112:423–31.
46. Hilairet S, Bouaboula M, Carriere D et al. J Biol Chem 2003;278:23731–7.
47. Jo YH, Chen YJ, Chua SC Jr et al. Neuron 2005;48:1055–66.
48. Gamber KM, Macarthur H, Westfall TC. Neuropharmacology 2005;49:646–52.
49. Field BC, Chaudhri OB, Bloom SR. Nat Rev Endocrinol 2010;6:444–53.
50. Rolls ET. Philos Trans R Soc Lond B Biol Sci 2006;361:1123–36.
51. Smith GP. Pregastric and gastric satiety. In: Smith GP, ed. Satiation: From Gut to Brain. New York: Oxford University Press, 1998:10–39.
52. Ritter RC. Physiol Behav 2004;81:249–73.
53. Cummings DE, Overduin J. J Clin Invest 2007;117:13–23.
54. Mayer J. Bull N Engl Med Cent 1952;14:43–9.
55. Levin BE. Physiol Behav 2006;89:486–9.
56. Jordan SD, Kònner AC, Bruning JC. Cell Mol Life Sci 2010;67:3255–73.
57. Woods SC, Stein LJ, McKay LD et al. Am J Physiol 1984;247:R393–401.
58. Obici S, Feng Z, Morgan K et al. Diabetes 2002;51:271–5.
59. Rehfeld JF. Physiol Rev 1998;78:1087–108.
60. Gibbs J, Young RC, Smith GP. J Comp Physiol Psychol 1973;84:488–95.
61. Kissileff HR, Pi-Sunyer FX, Thornton J et al. Am J Clin Nutr 1981;34:154–60.
62. Chaudhri O, Small C, Bloom S. Philos Trans R Soc Lond B Biol Sci 2006;361:1187–209.
63. Bi S, Moran TH. Neuropeptides 2002;36:171–81.
64. Fan W, Ellacott KL, Halatchev IG et al. Nat Neurosci 2004;7:335–6.
65. van der Lely AJ, Tschop M, Heiman ML et al. Endocr Rev 2004;25:426–57.
66. Zigman JM, Nakano Y, Coppari R et al. J Clin Invest 2005;115:3564–72.
67. Renshaw D, Batterham RL. Curr Drug Targets 2005;6:171–9.
68. Batterham RL, Cowley MA, Small CJ et al. Nature 2002;418:650–4.
69. Batterham RL, Cohen MA, Ellis SM et al. N Engl J Med 2003;349:941–8.
70. Vincent RP, le Roux CW. Clin Endocrinol (Oxf) 2008;69:173–9.
71. Drucker DJ. Cell Metab 2006;3:153–65.
72. Fehmann HC, Jiang J, Schweinfurth J et al. Peptides 1994;15:453–6.
73. Dakin CL, Small CJ, Batterham RL et al. Endocrinology 2004;145:2687–95.
74. Cohen MA, Ellis SM, Le Roux CW et al. J Clin Endocrinol Metab 2003;88:4696–701.
75. Woods SC, Lutz TA, Geary N et al. Philos Trans R Soc Lond B Biol Sci 2006;361:1219–35.
76. Marks JL, Porte D Jr, Stahl WL et al. Endocrinology 1990;127:3234–6.
77. Woods SC, Seeley RJ. Int J Obes Relat Metab Disord 2001;25 Suppl 5:S35–8.
78. McGowan MK, Andrews KM, Grossman SP. Physiol Behav 1992;51:753–66.
79. Obici S, Feng Z, Karkanias G et al. Nat Neurosci 2002;5:566–72.
80. Geary N, Le Sauter J, Noh U. Am J Physiol 1993;264:R116–22.
81. Langhans W, Zeiger U, Scharrer E et al. Science 1982;218:894–6.
82. Day JW, Ottaway N, Patterson JT et al. Nat Chem Biol 2009;5:749–57.
83. Schmidt PT, Naslund E, Gryback P et al. J Clin Endocrinol Metab 2005;90:5241–6.
84. Asakawa A, Inui A, Yuzuriha H et al. Gastroenterology 2003;124:1325–36.
85. Batterham RL, Le Roux CW, Cohen MA et al. J Clin Endocrinol Metab 2003;88:3989–92.
86. Ludvik B, Kautzky-Willer A, Prager R et al. Diabet Med 1997;14 Suppl 2:S9–13.
87. Rushing PA, Hagan MM, Seeley RJ et al. Endocrinology 2000;141:850–3.
88. Reda TK, Geliebter A, Pi-Sunyer FX. Obes Res 2002;10:1087–91.
89. Lutz TA, Del Prete E, Scharrer E. Peptides 1995;16:457–62.
90. Hollander P, Maggs DG, Ruggles JA et al. Obes Res 2004;12:661–8.
91. Kennedy GC. Proc R Soc Lond B Biol Sci 1953;140:578–96.
92. Zhang Y, Proenca R, Maffei M et al. Nature 1994;372:425–32.
93. Montague CT, Farooqi IS, Whitehead JP et al. Nature 1997;387:903–8.
94. Friedman JM, Halaas JL. Nature 1998;395:763–70.
95. Farooqi IS, Jebb SA, Langmack G et al. N Engl J Med 1999;341:879–84.
96. Farooqi IS, O'Rahilly S. Am J Clin Nutr 2009;89:980S–4S.

97. Kong WM, Martin NM, Smith KL et al. Endocrinology 2004;145:5252–8.
98. Dhillo WS, Bewick GA, White NE et al. Diabetes Obes Metab 2009;11:251–60.
99. Coppola A, Liu ZW, Andrews ZB et al. Cell Metab 2007;5:21–33.
100. Asarian L, Geary N. Philos Trans R Soc Lond B Biol Sci 2006;361:1251–63.
101. Lopez M, Lelliott CJ, Tovar S et al. Diabetes 2006;55:1327–36.
102. Acosta-Martinez M, Horton T, Levine JE. Trends Endocrinol Metab 2007;18:48–50.
103. Gao Q, Mezei G, Nie Y et al. Nat Med 2007;13:89–94.
104. Adam TC, Epel ES. Physiol Behav 2007;91:449–58.
105. Buchanan JB, Johnson RW. Neuroendocrinology 2007;86:183–90.

◆ 45 章 ◆

1. Mims CA, Nash A, Stephen J. Mims' Pathogenesis of Infectious Disease. 5th ed. San Diego: Academic Press, 2001.
2. Hill DA, Artis D. Annu Rev Immunol 2010;28:623–67.
3. Rock KL, Latz E, Ontiveros F et al. Annu Rev Immunol 2010;28:321–42.
4. Nahrendorf M, Pittet MJ, Swirski FK. Circulation 2010;121:2437–45.
5. Murphy KP, Travers P, Walport M et al. Janeway's Immunobiology. 7th ed. New York: Garland Science, 2008.
6. Marodi L. Clin Immunol 2006;118:137–44.
7. Hasselquist D, Nilsson JA. Philos Trans R Soc Lond B Biol Sci 2009;364:51–60.
8. Labbok MH, Clark D, Goldman AS. Nat Rev Immunol 2004;4:565–72.
9. Siegrist CA, Aspinall R. Nat Rev Immunol 2009;9:185–94.
10. Marchant A, Goldman M. Clin Exp Immunol 2005;141:10–8.
11. Nestle FO, Di Meglio P, Qin JZ et al. Nat Rev Immunol 2009;9:679–91.
12. Grice EA, Kong HH, Conlan S et al. Science 2009;324:1190–2.
13. Feng Y, Chen CJ, Su LH et al. FEMS Microbiol Rev 2008;32:23–37.
14. Ogra PL. Mucosal Immunology. 2nd ed. San Diego: Academic Press, 1999.
15. Brandtzaeg P. Scand J Immunol 2009;70:505–15.
16. Izcue A, Coombes JL, Powrie F. Annu Rev Immunol 2009;27:313–38.
17. Kawai T, Akira S. Curr Opin Immunol 2005;17:338–44.
18. Martinon F, Mayor A, Tschopp J. Annu Rev Immunol 2009;27:229–65.
19. Kawai T, Akira S. Trends Mol Med 2007;13:460–9.
20. Yang D, Biragyn A, Hoover DM et al. Annu Rev Immunol 2004;22:181–215.
21. Diebold S. Immunol Lett 2009;128:17–20.
22. Serbina NV, Jia T, Hohl TM et al. Annu Rev Immunol 2008;26:421–52.
23. Bottazzi B, Doni A, Garlanda C et al. Annu Rev Immunol 2009;28:157–83.
24. Hugman A. Clin Lab Haematol 2006;28:75–83.
25. Mosmann TR, Cherwinski H, Bond MW et al. J Immunol 1986;136:2348–57.
26. Mosmann TR, Coffman RL. Annu Rev Immunol 1989;7:145–73.
27. Bettelli E, Korn T, Oukka M et al. Nature 2008;453:1051–7.
28. Murphy KM, Stockinger B. Nat Immunol 2010;11:674–80.
29. Romagnani S, Maggi E, Liotta F et al. Mol Immunol 2009;47:3–7.
30. Wong P, Pamer EG. Annu Rev Immunol 2003;21:29–70.
31. Brown DM. Cell Immunol 2010;262:89–95.
32. Russell JH, Ley TJ. Annu Rev Immunol 2002;20:323–70.
33. Chowdhury D, Lieberman J. Annu Rev Immunol 2008;26:389–420.
34. Sakaguchi S, Yamaguchi T, Nomura T et al. Cell 2008;133:775–87.
35. Lu L, Cantor H. Cell Mol Immunol 2008;5:401–6.
36. Stephensen CB. Annu Rev Nutr 2001;21:167–92.
37. Zhao Z, Murasko DM, Ross AC. Nat Immun 1994;13:29–41.
38. Duriancik DM, Lackey DE, Hoag KA. J Nutr 2010;140:1395–9.
39. Cantorna MT, Nashold FE, Hayes CE. Eur J Immunol 1995;25:1673–9.
40. Pasatiempo AM, Kinoshita M, Taylor CE et al. FASEB J 1990;4:2518–27.
41. Ross AC. Vitam Horm 2007;75:197–222.
42. Iwata M, Hirakiyama A, Eshima Y et al. Immunity 2004;21:527–38.
43. Black RE, Allen LH, Bhutta ZA et al. Lancet 2008;371:243–60.
44. Stephensen CB, Franchi LM, Hernandez H et al. Pediatrics 1998;101:E3.
45. Fawzi WW, Msamanga GI, Hunter D et al. AIDS 2002;16:1935–44.
46. Wintergerst ES, Maggini S, Hornig DH. Ann Nutr Metab 2007;51:301–23.
47. Jacob RA, Kelley DS, Pianalto FS et al. Am J Clin Nutr 1991;54(Suppl):1302S–9S.
48. Kennes B, Dumont I, Brohee D et al. Gerontology 1983;29:305–10.
49. Chang HH, Chen CS, Lin JY. J Agric Food Chem 2009;57:10471–6.
50. Washko PW, Wang Y, Levine M. J Biol Chem 1993;268:15531–5.
51. Liu PT, Stenger S, Li H et al. Science 2006;311:1770–3.
52. Martineau AR, Wilkinson KA, Newton SM et al. J Immunol 2007;178:7190–8.
53. Wilkinson RJ, Llewelyn M, Toossi Z et al. Lancet 2000;355:618–21.
54. Bruce D, Ooi JH, Yu S et al. Exp Biol Med (Maywood) 2010;235:921–7.
55. Yu S, Cantorna MT. Proc Natl Acad Sci U S A 2008;105:5207–12.
56. Froicu M, Weaver V, Wynn TA et al. Mol Endocrinol 2003;17:2386–92.
57. Daniel C, Sartory NA, Zahn N et al. J Pharmacol Exp Ther 2008;324:23–33.
58. Chen S, Sims GP, Chen XX et al. J Immunol 2007;179:1634–47.
59. Tang J, Zhou R, Luger D et al. J Immunol 2009;182:4624–32.
60. Nashold FE, Spach KM, Spanier JA et al. J Immunol 2009;183:3672–81.
61. Cantorna MT. Nutr Rev 2008;66(Suppl):S135–8.
62. Meydani SN, Han SN, Wu D. Immunol Rev 2005;205:269–84.
63. Marko MG, Ahmed T, Bunnell SC et al. J Immunol 2007;178:1443–9.
64. Meydani SN, Leka LS, Fine BC et al. JAMA 2004;292:828–36.
65. Shrimali RK, Irons RD, Carlson BA et al. J Biol Chem 2008;283:20181–5.
66. Beck MA. J Nutr 2007;137:1338–40.
67. Hawkes WC, Alkan Z. Biol Trace Elem Res 2010;134:235–51.
68. Prasad AS. Curr Opin Clin Nutr Metab Care 2009;12:646–52.
69. Overbeck S, Rink L, Haase H. Arch Immunol Ther Exp (Warsz) 2008;56:15–30.
70. Fischer Walker C, Black RE. Annu Rev Nutr 2004;24:255–75.
71. Munoz C, Rios E, Olivos J et al. Br J Nutr 2007;98(Suppl 1):S24–8.
72. Bullen JJ, Rogers HJ, Spalding PB et al. J Med Microbiol 2006;55:251–8.
73. Khan FA, Fisher MA, Khakoo RA. Int J Infect Dis 2007;11:482–7.
74. Gera T, Sachdev HP. BMJ 2002;325:1142.
75. Harris SG, Padilla J, Koumas L et al. Trends Immunol 2002;23:144–50.
76. Radmark O, Werz O, Steinhilber D et al. Trends Biochem Sci 2007;32:332–41.
77. Peters-Golden M, Canetti C, Mancuso P et al. J Immunol 2005;174:589–94.
78. Adkins Y, Kelley DS. J Nutr Biochem 2010;21:781–92.
79. Fritsche K. Annu Rev Nutr 2006;26:45–73.
80. Moreno JJ. J Pharmacol Exp Ther 2009;331:1111–7.
81. Serhan CN, Chiang N, Van Dyke TE. Nat Rev Immunol 2008;8:349–61.
82. Lee JY, Zhao L, Hwang DH. Nutr Rev 2010;68:38–61.
83. Kim W, Khan NA, McMurray DN et al. Prog Lipid Res 2010;49:250–61.

◆ 46 章 ◆

1. Sies H, Jones DP. Oxidative stress. In: Fink G, ed. Encyclopedia of Stress. 2nd ed. New York: Academic Press, 2007:45–8.
2. Murphy MP, Smith RA. Annu Rev Pharmacol Toxicol 2007;47:629–56.
3. Jones DP. Chem Biol Interact 2006;163:38–53.
4. Jones DP. Rejuvenation Res 2006;9:169–81.
5. Jones DP. Antioxid Redox Signal 2006;8:1865–79.
6. Kemp M, Go YM, Jones DP. Free Radic Biol Med 2008;44:921–37.
7. Jones DP. J Intern Med 2010;268:432–48.
8. Jones DP, Go YM, Anderson CL et al. FASEB J 2004;18:1246–8.
9. Anonymous. N Engl J Med 1994;330:1029–35.
10. Anonymous. Lancet 1999;354:447–55.
11. Age-Related Eye Disease Study Research Group. Arch Ophthalmol 2001;119:1417–36.
12. de Gaetano G. Lancet 2001;357:89–95.
13. Hennekens CH, Buring JE, Manson JE et al. N Engl J Med 1996;334:1145–9.
14. Lonn E, Bosch J, Yusuf S et al. JAMA 2005;293:1338–47.
15. Yusuf S, Dagenais G, Pogue J et al. N Engl J Med 2000;342:154–60.
16. Zureik M, Galan P, Bertrais S et al. Arterioscler Thromb Vasc Biol 2004;24:1485–91.
17. Orrenius S. Toxicol Lett 2004;149:19–23.
18. Morrow JD, Roberts LJ 2nd. Methods Enzymol 1999;300:3–12.
19. Levine RL, Garland D, Oliver CN et al. Methods Enzymol 1990;186:464–78.
20. Wallace DC. Science 1999;283:1482–8.
21. Bammler T, Beyer RP, Bhattacharya S et al. Nat Methods 2005;2:351–6.
22. Kagan VE, Borisenko GG, Tyurina YY et al. Free Radic Biol Med 2004;37:1963–85.
23. Go YM, Park H, Koval M et al. Free Radic Biol Med 2010;48:275–83.
24. Deo RC, Hunter L, Lewis GD et al. PLoS Comput Biol 2010;6:e1000692.
25. Hiller K, Metallo CM, Kelleher JK et al. Anal Chem 2010;82:6621–8.
26. Rosenthal JM, Kim J, de Monasterio F et al. Invest Ophthalmol Vis Sci 2006;47:5227–33.
27. Hideg E, Vass I. Plant Science 1996;115:251–60.
28. Jurkiewicz BA, Buettner GR. Photochem Photobiol 1996;64:918–22.
29. Bernhard WA. Radical reaction pathways initiated by direct energy deposition in DNA by ionizing radiation. In: Greenberg MM, ed. Radical and Radical Ion Reactivity in Nucleic Acid Chemistry. New York: Wiley, 2009:41–68.
30. Jackson SP, Bartek J. Nature 2009;461:

1071–8.
31. Kopke R, Bielefeld E, Liu J et al. Acta Otolaryngol 2005;125:235–43.
32. Suhr D, Brummer F, Hulser DF. Ultrasound Med Biol 1991;17:761–8.
33. Li B, Ahmed F, Bernstein PS. Arch Biochem Biophys 2010;504:56–60.
34. Heinrich U, Neukam K, Tronnier H et al. J Nutr 2006;136:1565–9.
35. Ruidavets JB, Cournot M, Cassadou S et al. Circulation 2005;111:563–9.
36. Seinfeld JH, Pandis SN. Atmospheric Chemistry and Physics: From Air Pollution to Climate Change. 2nd ed. New York: John Wiley & Sons, 2006.
37. Becana M, Moran JF, Iturbe-Ormaetxe I. Plant Soil 1998;201:137–47.
38. Das P, Samantaray S, Rout GR. Environ Pollut 1997;98:29–36.
39. Klaassen CD, Liu J, Choudhuri S. Annu Rev Pharmacol Toxicol 1999;39:267–94.
40. Ragunathan N, Dairou J, Sanfins E et al. Environ Health Perspect 2010;118:1685–91.
41. Tafazoli S, Spehar DD, O'Brien PJ. Drug Metab Rev 2005;37:311–25.
42. Araujo JA, Barajas B, Kleinman M et al. Circ Res 2008;102:589–96.
43. Siddique HR, Gupta SC, Mitra K et al. J Appl Toxicol 2008;28:734–48.
44. Ames BN. Science 1983;221:1256–64.
45. Wakabayashi T, Asano M, Kurono C. Acta Pathol Jpn 1975;25:15–37.
46. Lewis W, Gonzalez B, Chomyn A et al. J Clin Invest 1992;89:1354–60.
47. Wallace KB. Cardiovasc Toxicol 2007;7:101–7.
48. Shults CW, Oakes D, Kieburtz K et al. Arch Neurol 2002;59:1541–50.
49. Arner ES, Holmgren A. Eur J Biochem 2000;267:6102–9.
50. Holmgren A. J Biol Chem 1989;264:13963–6.
51. Las G, Shirihai OS. Diabetes Obes Metab 2010;12(Suppl 2):15–9.
52. Chan DC. Cell 2006;125:1241–52.
53. Weiss SJ, Klein R, Slivka A et al. J Clin Invest 1982;70:598–607.
54. Xia Y, Roman LJ, Masters BS et al. J Biol Chem 1998;273:22635–9.
55. Kappus H, Sies H. Experientia 1981;37:1233–41.
56. Jones DP. Am J Physiol Cell Physiol 2008;295:C849–68.
57. Lash LH. Chem Biol Interact 2006;163:54–67.
58. Linsdell P, Hanrahan JW. Am J Physiol 1998;275:C323–6.
59. Banhegyi G, Lusini L, Puskas F et al. J Biol Chem 1999;274:12213–6.
60. Pompella A, Corti A, Paolicchi A et al. Curr Opin Pharmacol 2007;7:360–6.
61. Samiec PS, Dahm LJ, Jones DP. Toxicol Sci 2000;54:52–9.
62. Jones DP, Coates RJ, Flagg EW et al. Nutr Cancer 1992;17:57–75.
63. Sies H, Graf P. Biochem J 1985;226:545–9.
64. Aw TY, Williams MW. Am J Physiol 1992;263:G665–72.
65. Aw TY, Williams MW, Gray L. Am J Physiol 1992;262:G99–106.
66. Staab CA, Alander J, Brandt M et al. Biochem J 2008;413:493–504.
67. Ahmed U, Dobler D, Larkin SJ et al. Ann N Y Acad Sci 2008;1126:262–4.
68. Lillig CH, Holmgren A. Antioxid Redox Signal 2007;9:25–47.
69. Lofgren S, Fernando MR, Xing KY et al. Invest Ophthalmol Vis Sci 2008;49:4497–505.
70. Fratelli M, Demol H, Puype M et al. Proc Natl Acad Sci U S A 2002;99:3505–10.
71. Klatt P, Lamas S. Eur J Biochem 2000;267:4928–44.
72. Nishiyama A, Matsui M, Iwata S et al. J Biol Chem 1999;274:21645–50.
73. Rhee SG, Yang KS, Kang SW et al. Antioxid Redox Signal 2005;7:619–26.
74. Griendling KK. Antioxid Redox Signal 2006;8:1443–5.
75. Lambeth JD. Nat Rev Immunol 2004;4:181–9.
76. Fridovich I. J Biol Chem 1970;245:4053–7.
77. Chance B, Sies H, Boveris A. Physiol Rev 1979;59:527–605.
78. Jones DP, Eklow L, Thor H et al. Arch Biochem Biophys 1981;210:505–16.
79. Go YM, Jones DP. Biochim Biophys Acta 2008;1780:1273–90.
80. Wolf G. J Nutr 2005;135:363–6.
81. Mills GC. J Biol Chem 1957;229:189–97.
82. Rotruck JT, Pope AL, Ganther HE et al. Science 1973;179:588–90.
83. Recknagel RO, Ghoshal AK. Nature 1966;210:1162–3.
84. Recknagel RO, Ghoshal AK. Lab Invest 1966;15:132–48.
85. Harman D. J Gerontol 1956;11:298–300.
86. Fridovich I. J Biol Chem 1997;272:18515–7.
87. McCord JM, Fridovich I. J Biol Chem 1969;244:6049–55.
88. Tribble DL, Aw TY, Jones DP. Hepatology 1987;7:377–86.
89. Morrow JD, Roberts LJ 2nd. Methods Mol Biol 2002;186:57–66.
90. Thomas DD, Liu X, Kantrow SP et al. Proc Natl Acad Sci U S A 2001;98:355–60.
91. Thomas DD, Ridnour LA, Espey MG et al. J Biol Chem 2006;281:25984–93.
92. Winterbourn CC, Metodiewa D. Arch Biochem Biophys 1994;314:284–90.
93. Giles GI, Tasker KM, Jacob C. Free Radic Biol Med 2001;31:1279–83.
94. Starke DW, Chock PB, Mieyal JJ. J Biol Chem 2003;278:14607–13.
95. Salmeen A, Andersen JN, Myers MP et al. Nature 2003;423:769–73.
96. van Montfort RL, Congreve M, Tisi D et al. Nature 2003;423:773–7.
97. Biteau B, Labarre J, Toledano MB. Nature 2003;425:980–4.
98. Woo HA, Chae HZ, Hwang SC et al. Science 2003;300:653–6.
99. Woo HA, Kang SW, Kim HK et al. J Biol Chem 2003;278:47361–4.
100. Kim HY, Gladyshev VN. Mol Biol Cell 2004;15:1055–64.
101. Stadtman ER, Van Remmen H, Richardson A et al. Biochim Biophys Acta 2005;1703:135–40.
102. Gladyshev VN, Hatfield DL. J Biomed Sci 1999;6:151–60.
103. Kryukov GV, Castellano S, Novoselov SV et al. Science 2003;300:1439–43.
104. Stadtman ER, Levine RL. Amino Acids 2003;25:207–18.
105. Carp H, Miller F, Hoidal JR et al. Proc Natl Acad Sci U S A 1982;79:2041–5.
106. Hansel A, Kuschel L, Hehl S et al. FASEB J 2002;16:911–3.
107. Weissbach H, Etienne F, Hoshi T et al. Arch Biochem Biophys 2002;397:172–8.
108. Miller RA, Buehner G, Chang Y et al. Aging Cell 2005;4:119–25.
109. Moskovitz J, Bar-Noy S, Williams WM et al. Proc Natl Acad Sci U S A 2001;98:12920–5.
110. Richie JP Jr, Leutzinger Y, Parthasarathy S et al. FASEB J 1994;8:1302–7.
111. Sanz A, Caro P, Ayala V et al. FASEB J 2006;20:1064–73.
112. Hansen JM, Go YM, Jones DP. Annu Rev Pharmacol Toxicol 2006;46:215–34.
113. Gallogly MM, Starke DW, Mieyal JJ. Antioxid Redox Signal 2009;11:1059–81.
114. Jones DP, Go YM. Curr Opin Chem Biol 2010;15:1–10.
115. Cenci S, Sitia R. FEBS Lett 2007;581:3652–7.
116. Todd DJ, Lee AH, Glimcher LH. Nat Rev Immunol 2008;8:663–74.
117. Go YM, Jones DP. Antioxid Redox Signal 2010;13:489–509.
118. Jones DP. Environmental toxicology: oxidative stress. In: Meyers RA, ed. Encyclopedia of Sustainability Science and Technology. New York: Springer Science+Business Media, 2012.

◆ 47 章 ◆

1. Chandrashekar J, Hoon MA, Ryba NJ et al. Nature 2006;444:288–94.
2. Yarmolinsky DA, Zuker CS, Ryba NJ. Cell 2009;139:234–44.
3. Yasumatsu K, Horio N, Murata Y et al. Am J Clin Nutr 2009;90:747S–52S.
4. Nakamura E, Hasumura M, San Gabriel A et al. J Pharmacol Sci 2010;112:13–8.
5. San Gabriel A, Maekawa T, Uneyama H et al. Am J Clin Nutr 2009;90:743S–6S.
6. Chandrashekar J, Kuhn C, Oka Y et al. Nature 2010;464:297–301.
7. May CL, Kaestner KH. Mol Cell Endocrinol 2010;323:70–5.
8. Raybould HE. Auton Neurosci 2010;153:41–6.
9. Dyer J, Daly K, Salmon KS et al. Biochem Soc Trans 2007;35:1191–4.
10. Raybould HE, Glatzle J, Freeman SL et al. Auton Neurosci 2006;125:28–33.
11. Miyauchi S, Hirasawa A, Ichimura A et al. J Pharmacol Sci 2010;112:19–24.
12. Conigrave AD, Hampson DR. Trends Endocrinol Metab 2006;17:398–407.
13. Wellendorph P, Brauner-Osborne H. Br J Pharmacol 2009;156:869–84.
14. Postic C, Dentin R, Denechaud PD et al. Annu Rev Nutr 2007;27:179–92.
15. Uyeda K, Repa JJ. Cell Metab 2006;4:107–10.
16. Mitro N, Mak PA, Vargas L. Nature 2007;445:219–23.
17. Denechaud PD, Bossard P, Lobaccaro JM et al. J Clin Invest 2008;118:956–64.
18. Kilberg MS, Shan J, Su N. Trends Endocrinol Metab 2009;20:436–43.
19. Pyper SR, Viswakarma N, Yu S et al. Nucl Recept Signal 2010;8:e002.
20. Lefebvre P, Chinetti G, Fruchart JC et al. J Clin Invest 2006;116:571–80.
21. Michalik L, Auwerx J, Berger JP et al. Pharmacol Rev 2006;58:726–41.
22. Barish GD, Narkar VA, Evans RM. J Clin Invest 2006;116:590–7.
23. Lehrke M, Lazar MA. Cell 2005;123:993–9.
24. Tontonoz P, Spiegelman BM. Annu Rev Biochem 2008;77:289–312.
25. Hoffer LJ, Yang RD, Matthews DE et al. Br J Nutr 1985;53:31–8.
26. Davis TA, Burrin DG, Fiorotto ML et al. Am J Physiol 1996;270:E802–9.
27. Vary TC, Lynch CJ. J Nutr 2007;137:1835–43.
28. Davis TA, Fiorotto ML. Curr Opin Clin Nutr Metab Care 2009;12:78–85.
29. O'Connor PM, Bush JA, Suryawan A et al. Am J Physiol 2003;284:E110–9.
30. Escobar J, Frank JW, Suryawan A et al. Am J Physiol 2005;288:E914–21.
31. Crozier SJ, Kimball SR, Emmert SW et al. J Nutr 2005;135:376–82.
32. Davis TA, Fiorotto ML, Burrin DG et al.

Am J Physiol 2002;282:E880–90.
33. Proud CG. Curr Top Microbiol Immunol 2004;279:215–44.
34. Laplante M, Sabatini DM. J Cell Sci 2009; 122:3589–94.
35. Hietakangas V, Cohen SM. Annu Rev Genet 2009;43:389–410.
36. Ma XM, Blenis J. Nat Rev Mol Cell Biol 2009;10:307–18.
37. Bevan P. J Cell Sci 2001;114:1429–30.
38. Wang X, Beugnet A, Murakami M et al. Mol Cell Biol 2005;25:2558–72.
39. Di Guglielmo GM, Drake PG, Baass PC et al. Mol Cell Biochem 1998;182:59–63.
40. Kwiatkowski DJ, Manning BD. Hum Mol Genet 2005;14:R251–8.
41. Avruch J, Lin Y, Long X et al. Curr Opin Clin Nutr Metab Care 2005;8:67–72.
42. Martin DE, Hall MN. Curr Opin Cell Biol 2005;17:158–66.
43. Soliman GA. Curr Opin Lipidol 2005;16: 317–23.
44. Taylor PM. Biochem Soc Trans 2009;37: 237–41.
45. Hyde R, Cwiklinski EL, MacAulay K et al. J Biol Chem 2007;282:10788–98.
46. del Amo EM, Urtti A, Yliperttula M. Eur J Pharm Sci 2008;35:161–74.
47. Heublein S, Kazi S, Ogmundsdottir MH et al. Oncogene 2010;29:4068–79.
48. Drummond MJ, Rasmussen BB. Curr Opin Clin Nutr Metab Care 2008;11:222–6.
49. Gulati P, Thomas G. Biochem Soc Trans 2007;35:236–8.
50. Sancak Y, Peterson TR, Shaul YD et al. Science 2008;320:1496–1501.
51. Proud CG. Biochem Soc Trans 2007;35: 1187–90.
52. Marintchev A, Wagner G. Q Rev Biophys 2004;37:197–284.
53. Kimball SR, Jefferson LS. Biochem Biophys Res Commun 2004;313:423–7.
54. Jackson RJ, Hellen CU, Pestova TV. Nat Rev Mol Cell Biol 2010;11:113–27.
55. Sandri M. Physiology 2007;23:160–70.
56. Neufeld TP. Curr Opin Cell Biol 2010; 22:157–68.
57. Kimball SR, Jefferson LS. J Nutr 2006; 136:227S–31S.
58. De Lange P, Moreno M, Silvestri E et al. FASEB J 2007;21:3431–41.
59. Canto C, Auwerx J. Curr Opin Lipidol 2009;20:98–105.
60. Suryawan A, Escobar J, Frank JW et al. Am J Physiol 2006;291:E849–59.
61. Ruderman NB, Xu SJ, Nelson L et al. Am J Physiol 2010;298:E751–60.
62. Haigis MC, Sinclair DA. Annu Rev Pathol 2010;5:253–95.

◆48章◆

1. Baumgartner RN. Age. In: Heymsfield SB, Lohman TG, Wang ZM et al, eds. Human Body Composition. 2nd ed. Champaign, IL: Human Kinetics, 2005:259–69.
2. Centers for Disease Control and Prevention. National Health and Nutrition Examination Survey. Available at: http://www.cdc.gov/nchs/nhanes.htm. Accessed April 24, 2012.
3. Chumlea WC, Guo SS, Kuczmarski RJ et al. Int J Obes Relat Metab Disord 2002; 26:1596–609.
4. Janssen I, Heymsfield SB, Ross R. J Am Geriatr Soc 2002;50:889–96.
5. Laurson KR, Eisenmann JC, Welk GJ. Am J Prev Med 2011;41(4 Suppl 2):S93–99.
6. Wang Z-M, Pierson RN Jr, Heymsfield SB. Am J Clin Nutr 1992;56:19.
7. Ellis KJ. Whole body counting and neutron activation analysis. In: Heymsfield SB, Lohman TG, Wang ZM et al, eds. Human Body Composition. 2nd ed. Champaign, IL: Human Kinetics, 2005;51–62.
8. Sutcliffe JF, Smith AH, Barker MC et al. Med Phys 1993;20:1129–34.
9. Moore FD, Olesen KH, McMurray JD et al. The Body Cell Mass and Its Supporting Environment. Philadelphia: Saunders, 1963;19–22.
10. Friedl KE, DeLuca JP, Marchitelli LJ et al. Am J Clin Nutr 1992;55:764–70.
11. Moore FD, Olesen KH, McMurray JD et al. The Body Cell Mass and Its Supporting Environment. Philadelphia: Saunders, 1963;119–228.
12. Gurr MI, Harwood JL. Lipid Biochemistry. London: Chapman and Hall, 1991.
13. Snyder WS, Cook MJ, Nasset ES et al. Report of the Task Group on Reference Man. Oxford: Pergamon Press, 1984.
14. Comizio R, Pietrobelli A, Tan YX et al. Am J Physiol 1998;274:E860–6.
15. Going SB, Hingle M, De Meester F et al, eds. Physical activity in diet-induced disease causation and prevention in women and men. In: Modern Dietary Fat Intakes in Disease Promotion. Totowa, NJ: Humana Press, 2010:443–54.
16. Frisancho AR. Anthropometric Standards: An Interactive Nutritional Reference of Body Size and Body Composition for Children and Adults. Ann Arbor, MI: The University of Michigan Press, 2008.
17. Sardinha LB, Teixeira PJ. Measuring adiposity and fat distribution in relation to health. In: Heymsfield SB, Lohman TG, Wang ZM et al, eds. Human Body Composition. 2nd ed. Champaign, IL: Human Kinetics, 2005:177–201.
18. Heymsfield S, Lohman TG, Wang ZM et al, eds. Human Body Composition. 2nd ed. Champaign, IL: Human Kinetics, 2005:1–414.
19. Borisov BK, Marei AN. Health Phys 1974; 27:224–9.
20. Hamwi G. Changing dietary concepts. In: Danowski TS, ed. Diabetes Mellitus: Diagnosis and Treatment, vol 1. New York: American Diabetes Association, 1964:73–8.
21. Blackburn GL, Bistrian BR, Maini BS et al. JPEN J Parenter Enteral Nutr 1977;1:11–22.
22. Heymsfield SB, Baumgartner RN, Pan SF. Nutritional assessment of malnutrition by anthropometric methods. In: Shils ME, Olson JA, Shike M. Modern Nutrition in Health and Disease. 9th ed. Baltimore: Lippincott Williams & Wilkins, 1999:903–21.
23. Pietrobelli A, Allison DB, Heshka S et al. Int J Obes Relat Metab Disord 2002;26: 1339–48.
24. Heymsfield S, Baumgartner RN. Body composition and anthropometry. In: Shils ME, Shike M, Ross AC et al, eds. Modern Nutrition in Health and Disease. 10th ed. Baltimore: Lippincott Williams & Wilkins, 2005:751–70.
25. Forbes GB. Nutr Rev 1987;45:225–31.
26. World Health Organization. Lancet 2004; 363:157.
27. National Center for Health Statistics (NCHS). CDC Growth Charts: United States. Available at: http://www.cdc.gov/growthcharts/background.htm. Accessed August 15, 2012.
28. Kuczmarski RJ, Ogden CL, Guo SS et al. Vital Health Stat 2002;11:1–190.
29. Barlow SE. Pediatrics 2007;120(Suppl 4): S164–92.
30. Going SB. Hydrodensitometry and air displacement plethysmography. In: Heymsfield SB, Lohman TG, Wang ZM et al, eds. Human Body Composition. 2nd ed. Champaign, IL: Human Kinetics, 2005:17–33.
31. Schoeller DA. Hydrometry. In: Heymsfield SB, Lohman TG, Wang ZM et al, eds. Human Body Composition. 2nd ed. Champaign, IL: Human Kinetics, 2005:35–49.
32. Sopher A, Shen W, Pietrobelli A. Pediatric body composition methods. In: Heymsfield SB, Lohman TG, Wang ZM et al, eds. Human Body Composition. 2nd ed. Champaign, IL: Human Kinetics, 2005:129–39.
33. Kotler DP, Engelson ES. Body composition studies in people with HIV. In: Heymsfield SB, Lohman TG, Wang ZM et al, eds. Human Body Composition. 2nd ed. Champaign, IL: Human Kinetics, 2005:377–87.
34. Janssen I, Roubenoff R. Inflammatory diseases and body composition. In: Heymsfield SB, Lohman TG, Wang ZM et al, eds. Human Body Composition. 2nd ed. Champaign, IL: Human Kinetics, 2005:389–400.
35. Malina RM. Variation in body composition associated with sex and ethnicity. In: Heymsfield SB, Lohman TG, Wang ZM et al, eds. Human Body Composition. 2nd ed. Champaign, IL: Human Kinetics, 2005: 271–98.
36. Williams DP, Teixeira PJ, Going SB. Exercise. In: Heymsfield SB, Lohman TG, Wang ZM et al, eds. Human Body Composition. 2nd ed. Champaign, IL: Human Kinetics, 2005:313–30.
37. Wang Z, Shen W, Withers RT et al. Multicomponent molecular-levels models of body composition analysis. In: Heymsfield SB, Lohman TG, Wang ZM et al, eds. Human Body Composition. 2nd ed. Champaign, IL: Human Kinetics, 2005:163–75.
38. Dempster P, Aitkens S. Med Sci Sports Exerc 1995;27:1692–7.
39. Sly PD, Lanteri C, Bates JH. Pediatr Pulmonol 1990;8:203–8.
40. Lohman TG. Exerc Sport Sci Rev 1986;14: 325–57.
41. Going S, Williams D, Lohman T. Exerc Sport Sci Rev 1995;23:411–58.
42. Modlesky CM, Cureton KJ, Lewis RD et al. J Appl Physiol 1996;80:2085–96.
43. Schneider S, Kolesnik JA, Wang J et al. Total body potassium (TBK) measurement: accuracy, efficiency, and reproducibility. Presented at the Experimental Biology meeting, San Francisco, April 1998.
44. Butte N, Heinz C, Hopkinson J et al. J Pediatr Gastroenterol Nutr 1999;29:184–9.
45. Butte NF, Hopkinson JM, Wong WW et al. Pediatr Res 2000;47:578–85.
46. Wang Z, Shen W, Kotler DP et al. Am J Clin Nutr 2003;78:979–84.
47. Wang ZM, Visser M, Ma R et al. J Appl Physiol 1996;80:824–31.
48. Wang Z, Zhu S, Wang J et al. Am J Clin Nutr 2003;77:76–82.
49. Lohman TG. Advances in Human Body Composition. Champaign, IL: Human Kinetics, 1992.
50. Beddoe AH, Streat SJ, Hill GL. Am J Physiol 1985;249:E227–33.
51. Keys A, Brozek J. Physiol Rev 1953;33:245–325.
52. Modlesky CM, Cureton KJ, Lewis RD et al. J Appl Physiol 1996;80:2085–96.
53. Sohlstrom A, Forsum E. Am J Clin Nutr 1997;66:1315–22.
54. Lohman TG, Chen Z. Dual-energy x-ray absorptiometry. In: Heymsfield SB, Lohman TG, Wang ZM et al, eds. Human Body Composition. 2nd ed. Champaign, IL: Human Kinetics, 2005:63–77.

55. Fomon SJ, Haschke F, Ziegler EE et al. Am J Clin Nutr 1982;35:1169–75.
56. Sopher A, Shen W, Pietrobelli A. Pediatric body composition methods. In: Heymsfield SB, Lohman TG, Wang ZM et al, eds. Human Body Composition. 2nd ed. Champaign, IL: Human Kinetics, 2005:129–39.
57. Pietrobelli A, Formica C, Wang Z et al. Am J Physiol 1996;271:E941–51.
58. Pietrobelli A, Faith MS, Allison DB et al. J Pediatr 1998;132:204–10.
59. Laskey MA, Flaxman ME, Barber RW et al. Br J Radiol 1991;64:1023–9.
60. Lohman TG, Harris M, Teixeira PJ et al. Ann N Y Acad Sci 2000;904:45–54.
61. Heyward VH, Stolarczyk LM. Applied Body Composition Assessment. 2nd ed. Champaign, IL: Human Kinetics, 2004.
62. Chumlea WC, Sun SS. Bioelectrical impedance analysis. In: Heymsfield SB, Lohman TG, Wang ZM et al, eds. Human Body Composition. 2nd ed. Champaign, IL: Human Kinetics, 2005:79–87.
63. Kushner RF, Roxe DM. Am J Kidney Dis 2002;39:154–8.
64. Sun SS, Chumlea WC, Heymsfield SB et al. Am J Clin Nutr 2003;77:331–40.
65. Lohman TG, Caballero B, Himes JH et al. Int J Obes Relat Metab Disord 2000;24:982–8.
66. O'Brien C, Young AJ, Sawka MN. Int J Sports Med 20021;23:361–6.
67. Chen Z. Body composition and cancer. In: Heymsfield SB, Lohman TG, Wang ZM et al, eds. Human Body Composition. 2nd ed. Champaign, IL Human Kinetics, 2005:351–64.
68. Chertow GM, Lazarus JM, Lew NL et al. Kidney Int 1997;51:1578–82.
69. Barak N, Wall-Alonso E, Cheng A et al. JPEN J Parenter Enteral Nutr 2003;27:43–6.
70. Bartok-Olson CJ, Schoeller DA, Sullivan JC et al. Ann N Y Acad Sci 2000;904:342–4.
71. Ellis KJ. Biol Trace Elem Res 1990;26–27:385–400.
72. International Commission on Radiological Protection. Report of the Task Group on Reference Man. ICRP report 23. New York: International Commission on Radiological Protection, 1984.
73. Burmeister W. Science 1965;148:1336–7.
74. Pierson RN Jr, Wang J. Mayo Clin Proc 1988;63:947–9.
75. Ellis KJ, Shukla KK, Cohn SH et al. J Lab Clin Med 1974;83:716–27.
76. Pierson RN Jr, Wang J, Heymsfield SB et al. Am J Physiol 1991;261:E103–.
77. Edelman IS, Leibman J. Am J Med 1959;27:256–77.
78. Schober O, Lehr L, Hundeshagen H. Eur J Nucl Med 1982;7:14–5.
79. Barac-Nieto M, Spurr GB, Lotero H et al. Am J Clin Nutr 1979;32:981–91.
80. Bulcke JA, Termote JL, Palmers Y et al. Neuroradiology 1979;17:127–36.
81. Mategrano VC, Petasnick J, Clark J et al. Radiology 1977;125:135–40.
82. Snyder WS, Cook MJ, Nasset ES et al. Report of the Task Group on Reference Man. Oxford: Pergamon Press, 1975.
83. Baumgartner RN, Koehler KM, Gallagher D et al. Am J Epidemiol 1998;147:755–63.
84. Talbot NB. Am. J. Dis. Child. 55:42.
85. Cheek DB. Human Growth: Body Composition, Cell Growth, Energy and Intelligence. Philadelphia: Lea & Febiger, 1968.
86. Elia M, Carter A, Smith R. Br J Nutr 1979;42:567–70.
87. Tomas FM, Ballard FJ, Pope LM. Clin Sci (Lond) 1979;56:341–6.
88. Cohn SH, Vartsky D, Yasumura S et al. Am J Physiol 1980;239:E524–30.
89. Lukaski HC. Assessing muscle mass. In: Heymsfield SB, Lohman TG, Wang ZM, Going SB, eds. Human Body Composition. 2nd ed. Champaign, IL: Human Kinetics, 2005:203–18.
90. Rennie MJ, Millward DJ. Clin Sci (Lond) 1983;65:217–25.
91. Kvist H, Sjostrom L, Tylen U. Int J Obes 1986;10:53–67.
92. Sjostrom L. Int J Obes 1991;15(Suppl 2):19–30.
93. Tsubahara A, Chino N, Akaboshi K et al. Disabil Rehabil 1995;17:298–304.
94. Schick F, Machann J, Brechtel K et al. Magn Reson Med 2002;47:720–7.
95. Boesch C, Kreis R. Ann N Y Acad Sci 2000;904:25–31.
96. Boesch C, Slotboom J, Hoppeler H et al. Magn Reson Med 1997;37:484–93.
97. Goodpaster BH, Thaete FL, Simoneau JA et al. Diabetes 1997;46:1579–85.
98. Jacob S, Machann J, Rett K et al. Diabetes 1999;48:1113–9.
99. Perseghin G, Scifo P, De Cobelli F et al. Diabetes 1999;48:1600–6.
100. Forbes GB. The companionship of lean and fat: some lessons from body composition studies. In: Whitehead RG, Prentice A, eds. New Techniques in Nutritional Research. New York: Academic Press, 1991.
101. Baumgartner RN. Ann N Y Acad Sci 2000;904:437–48.
102. Roubenoff R. Eur J Clin Nutr 2000;54(Suppl 3):S40–7.
103. Mott JW, Wang J, Thornton JC et al. Am J Clin Nutr 1999;69:1007–13.
104. Lohman TG. Advances in Body Composition Assessment. Current issues in exercise science series: monograph no. 3. Champaign, IL: Human Kinetics, 1992.
105. Laurson KR, Eisenmann JC, Welk GJ. Am J Prev Med 2011;41(4 Suppl 2):S87–92.
106. Jensen MD. Obesity (Silver Spring) 2006;14(Suppl 1):20S–24S.
107. Adams LA, Lymp JF, St Sauver J et al. Gastroenterology 2005;129:113–21.
108. Heaney RP, Abrams S, Dawson-Hughes B et al. Osteoporos Int 2000;11:985–1009.
109. Reid IR. Osteoporos Int 21008;9:595–606.
110. Gilsanz V, Chalfant J, Mo AO et al. J. Clin Endocrinol Metab 2009;94:3387–93.
111. Farr JN, Funk JL, Chen Z et al. J Bone Miner Res, 2011;26:2217–25.
112. Janghorbani M, Van Dam RM, Willett WC et al. Am J Epidemiol 2007;166:495–506.
113. Jensen LB, Quaade F, Sorensen OH. J Bone Miner Res 1994;9:459–63.
114. Wacker W, Barden HS. Pediatric Reference Data for male and female total body and spine BMD and BMC. Presented at ISCD Annual Meeting, Dallas, TX, March 2001.
115. Looker AC, Wahner HW, Dunn WL et al. Osteoporos Int 1998;8:468–89.
116. Assessment of fracture risk and its application to screening for postmenopausal osteoporosis. Report of a WHO Study Group. World Health Organ Tech Rep Ser 1994;843:1–129.
117. Selinger A. The body as a three component system. Doctoral dissertation. Urbana: The University of Illinois, 1977.
118. Siri WE. Body composition from fluid spaces and density: analysis of methods. In: Brozek J, Henschel A, eds. Techniques for Measuring Body Composition. Washington, DC: National Academy of Sciences, 1961:223–44.
119. Siri WE. The gross composition of the body. In: Tobias CA, Lawrence JH, eds. Advances in Biological and Medical Physics. New York: Academic Press, 1956:239–80.
120. Boileau RA, Lohman TG, Slaughter MH. Scand J Sports Sci 1987:17.
121. Haschke F, Fomon SJ, Ziegler EE. Pediatr Res 1981;15:847–9.
122. Haschke F. Acta Paediatr Scand 1983;307(Suppl):11.
123. Lohman TG, Boileau RA, Slaughter MH. Body composition in children and youth. In: Boileau RA, ed. Advances in Pediatric Sport Sciences. Champaign, IL: Human Kinetics, 1984:29–57.
124. Lohman TG, Slaughter MH, Boileau RA et al. Hum Biol 1984;56:667–79.
125. Janssen I, Heymsfield SB, Baumgartner RN et al. J Appl Physiol 2000;89:465–71.

◆ 49 章 ◆

1. Wang Y, Moreno LA, Caballero B et al. Food Nutr Bull 2006;27(Suppl):S175–88.
2. World Health Organization. Physical Status: The Use and Interpretation of Anthropometry. Report of a WHO Expert Committee. Geneva: World Health Organization, 1995: 1–452. Technical Report Series No. 854.
3. Wang Y. Int J Obes Relat Metab Disord 2004;28(Suppl):S21–8.
4. World Health Organization. Obesity: Preventing and Managing the Global Epidemic. Report of a WHO consultation. Geneva: World Health Organization, 2000: 1–253. Technical Report Series No. 894.
5. Wang Y, Lobstein T. Int J Pediatr Obes 2006;1:11–25.
6. Shea JL, Randell EW, Sun G. Obesity (Silver Spring) 2011;19:624–30.
7. Vasudev S, Mohan A, Mohan D et al. J Assoc Phys India 2004;52:877–81.
8. Wang ZM, Deurenberg P, Guo SS et al. Int J Obes Relat Metab Disord 1998;22:329–37.
9. El Taguri A, Dabbas-Tyan M, Goulet O et al. East Mediterr Health J 2009;15:563–73.
10. Rodriguez G, Moreno LA, Blay MG et al. Eur J Clin Nutr 2005;59:1158–66.
11. Sarria A, Garcia-Llop LA, Moreno LA et al. Eur J Clin Nutr 1998;52:573–6.
12. Deurenberg-Yap M, Niti M, Foo LL et al. Ann Acad Med Singapore 2009;38:3–6.
13. Hsieh SD, Ashwell M, Muto T et al. Metabolism 2010;59:834–40.
14. Ashwell M, Hsieh SD. Int J Food Sci Nutr 2005;56:303–7.
15. Nambiar S, Hughes I, Davies PS. Public Health Nutr 2010;13:1566–74.
16. Ashwell M, Gibson S. Obes Facts 2009;2:97–103.
17. Weili Y, He B, Yao H et al. Obesity (Silver Spring) 2007;15:748–52.
18. McCarthy HD, Ashwell M. Int J Obes (Lond) 2006;30:988–92.
19. Alberti KG, Zimmet P, Shaw J. Diabet Med 2006;23:469–80.
20. Lofgren I, Herron K, Zern T et al. J Nutr 2004;134:1071–6.
21. Japan Society for the Study of Obesity. Circ J 2002;66:987–92.
22. Lee SY, Park HS, Kim DJ et al. Diabetes Res Clin Pract 2007;75:72–80.
23. Hadaegh F, Zabetian A, Sarbakhsh P et al. Int J Obes (Lond) 2009;33:1437–45.
24. World Health Organization/International Association for the Study of Obesity/International Obesity Task Force. The Asia-Pacific Perspective: Redefining Obesity and Its Treatment. Health Communications. Melbourne, Australia: World Health Organization, 2000:1–56.
25. Chen X, Wang Y. Int J Epidemiol 2010;

39:1045–7.
26. World Health Organization. Lancet 2004; 363:157–63.
27. Zheng W, McLerran DF, Rolland B et al. N Engl J Med 2011;364:719–29.
28. Pelletier D. Food Nutr Bull 2006;27 (Suppl):S224–36.
29. Power C, Lake JK, Cole TJ. Int J Obes Relat Metab Disord 1997;21:507–26.
30. Prentice AM, Jebb SA. Obes Rev 2001;2: 141–7.
31. Ellis KJ, Abrams SA, Wong WW. Am J Epidemiol 1999;150:939–46.
32. Reilly JJ. Obes Res 2002;10:838–40.
33. Franklin M. Am J Clin Nutr 1999;70:157S–62S.
34. Okorodudu DO, Jumean MF, Montori VM et al. Int J Obes (Lond) 2010;34:791–9.
35. Wang J, Thornton JC, Burastero S et al. Obes Res 1996;4:377–84.
36. Deurenberg P, Yap M, van Staveren WA. Int J Obes Relat Metab Disord 1998;22: 1164–71.
37. Low S, Chin MC, Ma S et al. Ann Acad Med Singapore 2009;38:66–9.
38. Cole TJ, Bellizzi MC, Flegal KM et al. BMJ 2000;320:1240–3.
39. Cole TJ, Flegal KM, Nicholls D et al. BMJ 2007;335:194.
40. Kuczmarski RJ, Ogden CL, Guo SS et al. Vital Health Stat 11 2002;1–190.
41. World Health Organization. The WHO Child Growth Standards. 2006. Available at: http://www.who.int/childgrowth/en/. Accessed August 10, 2012.
42. Centers for Disease Control and Prevention. CDC Growth Charts. 2000. Available at: http://www.cdc.gov/growthcharts/cdc_charts.htm. Accessed August 10, 2012.
43. de Onis M, Onyango AW. Acta Paediatr 2003;92:413–9.
44. World Health Organization. WHO Child Growth Standards: Length/Height-for-Age, Weight-for-Age, Weight-for-Length, Weight-for-Height and Body Mass Index-for-Age: Methods and Development. Geneva: World Health Organization, 2006:1–336.
45. de Onis M, Onyango AW, Borghi E et al. Bull World Health Org 2007;85:660–7.
46. Mei Z, Ogden CL, Flegal KM et al. J Pediatr 2008;153:622–8.
47. Shan XY, Xi B, Cheng H et al. Int J Pediatr Obes 2010;5:383–9.
48. Poskitt EM. Acta Paediatr 1995;84:961–3.
49. Rolland-Cachera MF, Cole TJ, Sempe M et al. Eur J Clin Nutr 1991;45:13–21.

◆ 50章 ◆

1. Golden MHN, Jackson AA. Chronic severe undernutrition. 5th ed. In: Olson RE, Brosquist HP, Chichester CO et al, eds. Present Knowledge in Nutrition. Washington, DC: Nutrition Foundation, 1984:57–67.
2. Rivers JPW. The nutritional biology of famine. In: Harrison GA, ed. Famine. Oxford: Oxford University Press, 1988:57–106.
3. Evans WJ, Morley JE, Argilés J et al. Clin Nutr 2008;27:793–9.
4. Thomas DR. Clin Nutr 2007;26:389–99.
5. Jensen GL, Bistrian B, Roubenoff R et al. JPEN J Parenter Enteral Nutr 2009;33: 710–6.
6. Muscaritoli M, Anker SD, Argiles J et al. Clin Nutr 2010;29:154–9.
7. Cahill GF Jr. Clin Endocrinol Metab 1976; 5:397–415.
8. Aoki TT, Muller WA, Brennan MF et al. Am J Clin Nutr 1975;28:507–11.
9. Lusk G. The Science of Nutrition. Philadelphia: Saunders, 1928.
10. Felig P. Starvation. In: DeGroot LJ, Cahill GF Jr, Odell WD et al, eds. Endocrinology. New York: Grune & Stratton, 1979:1927–40.
11. Radziuk J, Pye S. Diabetes Metab Res Rev 2001;17:250–72.
12. Rothman DL, Magnusson I, Katz LD et al. Science 1991;254:573–6.
13. Jungas RL, Halperin ML, Brosnan JT. Physiol Rev 1992;72:419–48.
14. Nuttall FQ, Ngo A, Gannon MC. Diabetes Metab Res Rev 2008;24:438–58.
15. Kettelhut IC, Wing SS, Goldberg AL. Diabetes Metab Rev 1988;4:751–72.
16. Foster DW, McGarry JD. N Engl J Med 1983;309:159–69.
17. Owen OE, Caprio S, Reichard GA Jr et al. Clin Endocrinol Metab 1983;12:359–79.
18. Hultman E, Nilsson LH. Nutr Metab 1975;18(Suppl):45–64.
19. Sugden MC, Sharples SC, Randle PJ. Biochem J 1976;160:817–9.
20. Nair KS, Woolf PD, Welle SL et al. Am J Clin Nutr 1987;46:557–62.
21. Katz J, Tayek JA. Am J Physiol 1998;275: E537–42.
22. Owen OE, Morgan AP, Kemp HG et al. J Clin Invest 1967;46:1589–95.
23. Redies C, Hoffer LJ, Beil C et al. Am J Physiol 1989;256:E805–10.
24. Hasselbalch SG, Knudsen GM, Jakobsen J et al. J Cereb Blood Flow Metab 1994;14: 125–31.
25. Balasse EO, Fery F. Diabetes Metab Rev 1989;5:247–70.
26. Haymond MW, Karl IE, Clarke WL et al. Metabolism 1982;31:33–42.
27. Rudolf MC, Sherwin RS. Clin Endocrinol Metab 1983;12:413–28.
28. Halperin ML, Cheema-Dhadli S. Diabetes Metab Rev 1989;321–36.
29. Guyton JR. Curr Opin Lipidol 2007;18:415–20.
30. McGarry JD, Woeltje KF, Kuwajmi M et al. Diabetes Metab Rev 1989;5:271–84.
31. Fulop M. Diabetes Metab Rev 1989;5:365–78.
32. Halperin ML, Cherney DZI, Kamel KS. Ketoacidosis. In: DuBose TD Jr, Hamm LL, eds. Acid–Base Disorders: A Companion to Brenner and Rector's The Kidney. Philadelphia: Saunders, 2002:67–82.
33. Mahoney CA. Am J Kidney Dis 1992;20: 276–80.
34. Schade DS, Eaton RP. Diabetes 1979;28:5–10.
35. Miles JM, Haymond MW, Nissen SL et al. J Clin Invest 1983;71:1554–61.
36. Bliss M. The Discovery of Insulin. Toronto: McLelland & Stewart, 1982.
37. Weinman EJ, Eknoyan G, Suki WN. J Clin Invest 1975;55:283–91.
38. Feinstein EI, Quion-Verde H, Kaptein EM et al. Am J Nephrol 1984;4:77–80.
39. Eriksson UJ. Diabetes Metab Rev 1995;11: 63–82.
40. Laffel L. Diab/Metab Res Rev 1999;15: 412–26.
41. Toohill J, Soong B, Flenady V. Cochrane Database Syst Rev 2008;(3):CD004230.
42. Krzywicki HJ, Consolazio CF, Matoush LO et al. Am J Clin Nutr 1968;21:87–97.
43. Hammarqvist F, Andersson K, Luo JL et al. Clin Nutr 2005;24:236–43.
44. Reifenstein EC Jr, Albright F, Wells SL. J Clin Endocrinol 1947;5:367–95.
45. Sapir DG, Chambers NE, Ryan JW. Metabolism 1976;25:211–20.
46. Food and Agriculture Organization/World Health Organization/United Nations University. Energy and Protein Requirements: FAO/WHO/UNU Expert Consultation. Geneva: World Health Organization, 1985. Technical Report Series 724.
47. Crim MC, Munro HN. Proteins and amino acids. In: Shils ME, Olson JA, Shike M, eds. Modern Nutrition in Health and Disease. 8th ed. Philadelphia: Lea & Febiger, 1994:3–35.
48. Lariviere F, Kupranycz D, Chiasson JL et al. Am J Physiol 1992;263:E173–9.
49. Raguso CA, Pereira P, Young VR. Am J Clin Nutr 1999;70:474–83.
50. Lariviere F, Wagner DA, Kupranycz D et al. Metabolism 1990;39:1270–7.
51. Umpleby AM, Scobie IN, Boroujerdi MA et al. Eur J Clin Invest 1995;25:619–26.
52. Afolabi PR, Jahoor F, Jackson AA et al. Am J Physiol 2007;293:E1580–9.
53. Giesecke K, Magnusson I, Ahlberg M et al. Metabolism 1989;38:1196–200.
54. Vazquez JA, Morse EL, Adibi SA. J Clin Invest 1985;76:737–43.
55. Henson LC, Heber D. J Clin Endocrinol Metab 1983;57:316–9.
56. Hoffer LJ, Forse RA. Am J Physiol 1990; 258:E832–40.
57. Winterer J, Bistrian BR, Bilmazes C et al. Metabolism 1980;29:575–81.
58. Jefferson LS. Diabetes 1980;29:487–96.
59. Palaiologos G, Felig P. Biochem J 1976; 154:709–16.
60. Nair KS, Welle SL, Halliday D et al. J Clin Invest 1988;82:198–205.
61. Norrelund H, Nair KS, Nielsen S et al. J Clin Endocrinol Metab 2003;88:4371–8.
62. May ME, Buse MG. Diabetes Metab Rev 1989;5:227–45.
63. Drenick EJ. Weight reduction by prolonged fasting. In: Bray GA, ed. Obesity in Perspective: John E. Fogarty International Center for Advanced Study in the Health Sciences. DHEW publication no. NIH 75–708. Bethesda, MD: National Institutes of Health, 1973:341–60.
64. Contaldo F, Presto E, Di Biase G et al. Int J Obes 1982;6:97–100.
65. Drenick EJ. The effects of acute and prolonged fasting and refeeding on water, electrolyte, and acid-base metabolism. In: Maxwell MH, Kleeman CR, eds. Clinical Disorders of Fluid and Electrolyte Metabolism. New York: McGraw-Hill, 1980:1481–501.
66. Van Itallie TB, Yang MU. N Engl J Med 1977;297:1158–61.
67. Hood VL. Fluid and electrolyte disturbances during starvation. In: Kokko JP, Tannen RL, eds. Fluids and Electrolytes. Philadelphia: Saunders, 1986:712–41.
68. Nilsson LH. Scand J Clin Lab Invest 1973; 32:317–23.
69. Olsson KE, Saltin B. Acta Physiol Scand 1970;80:11–8.
70. Grande F, Keys A. Body weight, body composition and calorie status. In: Goodhart RS, Shils ME, eds. Modern Nutrition in Health and Disease. 6th ed. Philadelphia: Lea & Febiger, 1980:3–34.
71. Garrow JS. Am J Clin Nutr 1982;35:1152–8.
72. Waki M, Kral JG, Mazariegos M et al. Am J Physiol 1991;261:E199–203.
73. Weyer C, Vozarova B, Ravussin E et al. Int J Obes 2001;25:593–600.
74. Elia M. Effect of starvation and very low calorie diets on protein-energy interrelationships in lean and obese subjects. In: Scrimshaw N, Schurch B, eds. Protein-Energy Interactions. Lausanne: Nestlé Foundation, 1992:249–84.
75. Zauner C, Schneeweiss B, Kranz A et al. Am J Clin Nutr 2000;71:1511–5.
76. Welle S. Am J Clin Nutr 1995;62:1118S–

22S.
77. Tracey KJ, Legaspi A, Albert JD et al. Clin Sci 1988;74:123–32.
78. Shetty PS, Watrasiewicz KE, Jung RT et al. Lancet 1979;2:230–2.
79. Hoffer LJ, Bistrian BR, Young VR et al. Metabolism 1984;33:820–5.
80. Barrett PVD. JAMA 1971;217:1349–53.
81. Corvilain B, Abramowicz M, Fery F et al. Am J Physiol 1995;269:G512–7.
82. Peters A, Rohloff D, Kohlmann T et al. Blood 1998;91:691–4.
83. Gamble JL. Harvey Lectures 1947;43:247–73.
84. O'Connell RC, Morgan AP, Aoki TT et al. J Clin Endocrinol Metab 1974;39:555–63.
85. Gelfand RA, Hendler R. Diabetes Metab Rev 1989;5:17–30.
86. Vazquez JA, Kazi U, Madani N. Am J Clin Nutr 1995;62:93–103.
87. Bolinger RE, Luker BP, Brown RW et al. Arch Intern Med 1966;118:3–8.
88. Leiter LA, Marliss EB. JAMA 1982;248:2306–7.
89. Elia M. Clin Nutr 2000;19:379–86.
90. Korbonits M, Blaine D, Elia M et al. Eur J Endocrinol 2007;157:157–66.
91. Friedl KE, Moore RJ, Martinez-Lopez LE et al. J Appl Physiol 1994;77:933–40.
92. Thomson TJ, Runcie J, Miller V. Lancet 1966;2:992–6.
93. Barnard DL, Ford J, Garnett ES et al. Metabolism 1969;18:564–9.
94. Stewart WK, Fleming LW. Postgrad Med J 1973;49:203–9.
95. Devathasan G, Koh C. Lancet 1982;Nov.13:1108–9.
96. Crook MA, Hally V, Panteli JV. Nutrition 2001;17:632–7.
97. Waterlow JC. What do we mean by adaptation? In: Blaxter K, Waterlow JC, eds. Nutritional Adaptation in Man. London: John Libbey, 1985:1–11.
98. Hoffer LJ. Evaluation of the adaptation to protein restriction in humans. In: El-Khoury AE, ed. Methods for the Investigation of Amino Acid and Protein Metabolism. Boca Raton, FL: CRC Press, 1999:83–102.
99. Food and Agriculture Organization/World Health Organization/United Nations University. Protein and Amino Acid Requirements in Human Nutrition: Report of a Joint WHO/FAO/UNU Expert Consultation. World Health Organization, 2007. WHO Technical Report Series 935.
100. Carpenter KJ. Protein and Energy: A Study of Changing Ideas in Nutrition. New York: Cambridge University Press, 1994.
101. Young VR, Marchini JS. Am J Clin Nutr 1990;51:270–89.
102. Durnin JV, Garlick P, Jackson AA et al. Eur J Clin Nutr 1999;53(Suppl):S174–S176.
103. Krebs HA. Adv Enzyme Regul 1972;10:397–420.
104. Young VR, Moldawer LL, Hoerr R et al. Mechanisms of adaptation to protein malnutrition. In: Blaxter K, Waterlow JC, eds. Nutritional Adaptation in Man. London: John Libbey, 1985:189–217.
105. Eisenstein RS, Harper AE. J Nutr 1991;121:1581–90.
106. Young VR, Meredith C, Hoerr R et al. Amino acid kinetics in relation to protein and amino acid requirements: the primary importance of amino acid oxidation. In: Garrow JS, Halliday D, eds. Substrate and Energy Metabolism in Man. London: John Libbey, 1985:119–34.
107. Klasing KC. J Nutr 2009;139:11–2.
108. Millward DJ, Rivers JPW. Eur J Clin Nutr 1988;42:367–93.
109. Hamadeh MJ, Hoffer LJ. Am J Physiol 2001;280:E857–E866.
110. Hoffer LJ, Bistrian BR, Young VR et al. J Clin Invest 1984;73:750–8.
111. Quevedo MR, Price GM, Halliday D et al. Clin Sci 1994;86:185–93.
112. Forslund AH, Hambraeus L, Olsson RM et al. Am J Physiol 1998;275:E310–E320.
113. Arnal MA, Mosoni L, Boirie Y et al. Am J Physiol 2000;278:E902–E909.
114. Hoerr RA, Matthews DE, Bier DM et al. Am J Physiol 1993;264:E567–E575.
115. Waterlow JC. Annu Rev Nutr 1986;6:495–526.
116. Panel on Macronutrients, Subcommittees on Upper Reference Levels of Nutrients and Interpretation and Uses of Dietary Reference Intakes, Standing Committee on the Scientific Evaluation of Dietary Reference Intakes. Dietary Reference Intakes for Energy, Carbohydrate, Fiber, Fat, Fatty Acids, Cholesterol, Protein, and Amino Acids (Macronutrients). Washington, DC: Food and Nutrition Board, Institute of Medicine, National Academy Press, 2005.
117. Ihle BU, Becker G, Whitworth JA et al. N Engl J Med 1989;321:1773–7.
118. Castaneda C, Charnley JM, Evans WJ et al. Am J Clin Nutr 1995;62:30–9.
119. Castaneda C, Dolnikowski GG, Dallal GE et al. Am J Clin Nutr 1995;62:40–8.
120. Munro HN. General aspects of the regulation of protein metabolism by diet and hormones. In: Munro HN, Allison JB, eds. Mammalian Protein Metabolism, vol 1. New York: Academic Press, 1964:381–481.
121. Latham MC. Protein-energy malnutrition. In: Brown ML, ed. Present Knowledge in Nutrition. Washington, DC: International Life Sciences Institute-Nutrition Foundation, 1990:39–46.
122. Ahmed T, Rahman S, Cravioto A. Indian J Med Res 2009;130:651–4.
123. Franch-Arcas G. Clin Nutr 2001;20:265–9.
124. Ballmer PE. Clin Nutr 2001;20:271–3.
125. Barac-Nieto M, Spurr GB, Lotero H et al. Am J Clin Nutr 1978;31:23–40.
126. Lunn PG, Morley CJ, Neale G. Clin Nutr 1998;17:131–3.
127. Jackson AA, Phillips G, McClelland I et al. Am J Physiol 2001;281:G1179–87.
128. Barac-Nieto M, Spurr GB, Lotero H et al. Am J Clin Nutr 1979;32:981–91.
129. Hoffer LJ. CMAJ 2001;165:1345–9.
130. Golden BE, Golden MH. Eur J Clin Nutr 1992;46:697–706.
131. Keys A, Brozek J, Henschel A et al. The Biology of Human Starvation. Minneapolis: The University of Minnesota Press, 1950.
132. Kalm LM, Semba RD. J Nutr 2005;135:1347–52.
133. Ravussin E, Lillioja S, Anderson TE et al. J Clin Invest 1986;78:1568–78.
134. Foster GD, Wadden TA, Kendrick ZV et al. Med Sci Sports Exerc 1995;27:888–94.
135. Rosenbaum M, Vandenborne K, Goldsmith R et al. Am J Physiol 2003;285:R183–92.
136. Prentice AM, Goldberg GR, Jebb SA et al. Proc Nutr Soc 1991;50:441–58.
137. Shetty PS, Kurpad AV. Eur J Clin Nutr 1990;44(Suppl):47–53.
138. Toth MJ. Curr Opin Clin Nutr Metab Care 1999;2:445–51.
139. Leibel RL, Rosenbaum M, Hirsch J. N Engl J Med 1995;332:621–8.
140. Rosenbaum M, Hirsch J, Murphy E et al. Am J Clin Nutr 2000;71:1421–32.
141. Heyman MB, Young VR, Fuss P et al. Am J Physiol 1992;263:R250–7.
142. Weinsier RL, Schutz Y, Bracco D. Am J Clin Nutr 1992;55:790–4.
143. McClave SA, Snider HL. Curr Opin Clin Nutr Metab Care 2001;4:143–7.
144. Soares MJ, Piers LS, Shetty PS et al. Clin Sci 1994;86:441–6.
145. Ravussin E, Bogardus C. Am J Clin Nutr 1989;49:968–75.
146. Luke A, Schoeller DA. Metabolism 1992;41:450–6.
147. Scalfi L, Di Biase G, Coltorti A et al. Eur J Clin Nutr 1993;47:61–7.
148. Grande F. Man under caloric deficiency. In: Dill DB, ed. Handbook of Physiology, Section 4: Adaptation to the Environment. Washington, DC: American Physiological Society 1964:911–37.
149. Lusk G. Physiol Rev 1921;1:523–52.
150. Smith SR, Pozefsky T, Chhetri MK. Metabolism 1974;23:603–18.
151. Hamadeh MJ, Schiffrin A, Hoffer LJ. Am J Physiol 2001;281:E341–8.
152. Waterlow JC. Annu Rev Nutr 1995;15:57–92.
153. Rennie MJ, Harrison R. Lancet 1984;1:323–5.
154. Wykes LJ, Fiorotto M, Burrin DG et al. J Nutr 1996;126:1481–8.
155. Garlick PJ, Clugston GA, Waterlow JC. Am J Physiol 1980;238:E235–44.
156. Tessari P, Garibotto G, Inchiostro S et al. J Clin Invest 1996;98:1481–92.
157. Hoffer LJ. Am J Clin Nutr 2003;78:906–11.
158. Kurpad AV, Regan MM, Raj T et al. Am J Clin Nutr 2003;77:101–8.
159. Winter TA. Curr Opin Clin Nutr Metab Care 2006;9:596–602.
160. Elwyn DH, Gump FE, Munro HN et al. Am J Clin Nutr 1979;32:1597–611.
161. Pellett PL, Young VR. The effects of different levels of energy intake on protein metabolism and of different levels of protein intake on energy metabolism: a statistical evaluation from the published literature. In: Scrimshaw N, Schurch B, eds. Protein-Energy Interactions. Lausanne: Nestlé Foundation, 1992:81–121.
162. Munro HN. Physiol Rev 1951;31:449–88.
163. Kinney JM, Elwyn DH. Annu Rev Nutr 1983;3:433–66.
164. Goranzon H, Forsum E. Am J Clin Nutr 1985;41:919–28.
165. Shaw SN, Elwyn DH, Askanazi J et al. Am J Clin Nutr 1983;37:930–40.
166. Dickerson RN. Curr Opin Clin Nutr Metab Care 2005;8:189–96.
167. Singer P. Wien Klin Wochenschr 2007;119:218–22.
168. Piatti PM, Monti F, Fermo I et al. Metabolism 1994;43:1481–7.
169. Ballor DL, Poehlman ET. Int J Obes 1994;18:35–40.
170. Elia M, Stubbs RJ, Henry CJ. Obes Res 1999;7:597–604.
171. Hoffer LJ, Bistrian BR. J Obes Weight Reduction 1984;3:35–47.
172. Donnelly JE, Jacobsen DJ, Whatley JE. Am J Clin Nutr 1994;60:874–8.
173. Henry RR, Wiest-Kent TA, Scheaffer L et al. Diabetes 1986;35:155–64.
174. Velthuis-te Wierik EJM, Westerterp KR, van den Berg H. Int J Obes 1995;19:318–24.
175. Friedl KE, Moore RJ, Hoyt RW et al. J Appl Physiol 2000;88:1820–30.
176. Weyer C, Walford RL, Harper IT et al. Am J Clin Nutr 2000;72:946–53.
177. Rudman D, Millikan WJ, Richardson TJ et al. J Clin Invest 1975;55:94–104.
178. Knochel JP. Adv Int Med 1984;30:317–35.
179. Passmore R, Strong JA, Ritchie FJ. Br J Nutr 1958;12:113–22.

180. Danforth E Jr, Burger AG. Annu Rev Nutr 1989;9:201–27.
181. Golden MHN. Marasmus and kwashiorkor. In: Dickerson JWT, Lee MA, eds. Nutrition and the Clinical Management of Disease. 2nd ed. London: Edward Arnold, 1988:88–109.
182. Millward DJ. Proc Nutr Soc 1979;38:77–88.
183. Tomkins AM, Garlick PJ, Schofield WN et al. Clin Sci 1983;65:313–24.
184. Helweg-Larsen P, Hoffmeyer H, Kieler J et al. Acta Med Scand 1952;144(Suppl):1–460.
185. Fliederbaum J. Clinical aspects of hunger disease in adults. In: Winick M, ed. Hunger Disease: Studies by the Jewish Physicians in the Warsaw Ghetto. New York: John Wiley & Sons, 1979:11–44.
186. Owen OE. Starvation. In: DeGroot LJ, Besser GM, Cahill GF Jr et al, eds. Endocrinology. 2nd ed. Philadelphia: Saunders, 1989:2282–93.
187. Grant JP. Clinical impact of protein malnutrition on organ mass and function. In: Blackburn GL, Grant JP, Young VR, eds. Amino Acids: Metabolism and Medical Applications. Boston: John Wright, 1983: 347–58.
188. Mora RJF. World J Surg 1999;23:530–5.
189. de Simone G, Scalfi L, Galderisi M et al. Br Heart J 1994;71:287–92.
190. Cooke RA, Chambers JB. Br J Hosp Med 1995;54:313–7.
191. Baier H, Somani P. Chest 1984;85:222–5.
192. Pingleton SK. Clin Chest Med 2001;22:149–63.
193. Thomas DR. Nutrition 2001;17:121–5.
194. Stacher G. Scand J Gastroenterol 2003;38: 573–87.
195. Speerhas R. Cleve Clin J Med 1995;62:73–5.
196. Schurch MA, Rizzoli R, Slosman D et al. Ann Intern Med 1998;128:801–9.
197. Spence LA, Weaver CM. Am J Clin Nutr 2003;133:850S–1S.
198. Woodward B. Nutr Rev 1998;56:S84–S92.
199. Polito A, Cuzzolaro M, Raguzzini A et al. Eur J Clin Nutr 1998;52:655–62.
200. Bistrian BR. Nutritional assessment of the hospitalized patient: a practical approach. In: Wright RA, Heymsfield S, eds. Nutritional Assessment. Boston: Blackwell, 1984: 183–205.
201. Wolman SL, Anderson GH, Marliss EB et al. Gastroenterol 1979;76:458–67.
202. Khanum S, Alam AN, Anwar I et al. Eur J Clin Nutr 1988;42:709–14.
203. Garrel DR, Delmas PD, Welsh C et al. Metabolism 1988;37:257–62.
204. Hoffer LJ. J Nutr 1998;128:333S–6S.
205. McWhirter JP, Pennington CR. Br Med J 1994;308:945–8.
206. Martin AC, Pascoe EM, Forbes DA. J Paediatr Child Health 2009;45:53–7.
207. James HM, Dabek JT, Chettle DR et al. Clin Sci 1984;67:73–82.
208. James WPT, Ferro-Luzzi A, Waterlow JC. Eur J Clin Nutr 1988;42:969–81.
209. Henry CJK. Eur J Clin Nutr 1990;44:329–35.
210. Collins S. Nature Med 1995;1:810–4.
211. ASPEN Board of Directors and the Clinical Guidelines Task Force. JPEN J Parenter Enteral Nutr 2002;26:1SA–138SA.
212. Isner JM, Roberts WC, Heymsfield SB et al. Ann Intern Med 1985;102:49–52.
213. Kotler DP, Tierney AR, Wang J et al. Am J Clin Nutr 1989;50:444–7.
214. Palmblad J, Levi L, Burger A et al. Acta Med Scand 1977;201:15–22.
215. Bianco AC, Salvatore D, Gereben B et al. Endocr Rev 2002;23:38–89.
216. Becker DJ. Annu Rev Nutr 1983;3:187–212.
217. Shetty PS. Nutr Res Rev 1990;3:49–74.
218. Coleman RA, Herrmann TS. Diabetologia 1999;42:639–46.
219. Prentice AM, Moore SE, Collinson AC et al. Nutr Rev 2002;60:S56–S67.
220. Foster-Schubert KE, Overduin J, Prudom CE et al. J Clin Endocrinol Metab 2008;93: 1971–9.
221. Ashitani J, Matsumoto N, Nakazato M. Peptides 2009;30:1951–6.
222. Karczewska-Kupczewska M, Straczkowski M, Adamska A et al. Eur J Endocrinol 2010;162:235–9.
223. Abumrad NN, Williams P, Frexes-Steed M et al. Diabetes Metab Rev 1989;5:213–26.
224. Nygren J, Nair KS. Diabetes 2003;52:1377–85.
225. Hoogwerf BJ, Laine DC, Greene E. Am J Clin Nutr 1986;43:350–60.
226. Millward DJ. Clin Nutr 1990;9:115–26.
227. Clemmons DR, Underwood LE. Annu Rev Nutr 1991;11:393–412.
228. Bach LA, Rechler MM. Diabetes Rev 1995; 3:38–61.
229. Fryburg DA, Barrett EJ. Diabetes Rev 1995;3:93–112.
230. Millward DJ, Rivers JPW. Diabetes Metab Rev 1989;5:191–211.
231. Detsky AS, Smalley PS, Chang J. JAMA 1994;271:54–8.
232. Garby L. World Rev Nutr Diet 1990;61:173–208.
233. Shetty PS, James WP. FAO Food Nutr Pap 1994;56:1–57.
234. James WPT, Ralph A. Eur J Clin Nutr 1994;48(Suppl):S1–S202.
235. Borgonha S, Shetty PS, Kurpad AV. Indian J Med Res 2000;111:138–46.
236. Okabe K. Intern Med 1993;32:837–42.
237. Davies MG, Hagen PO. Br J Surg 1997; 84:920–35.
238. Gabay C, Kushner I. N Engl J Med 1999; 340:448–54.
239. Bistrian BR. J Nutr 1999;129:290S–4S.
240. Langhans W. Nutrition 2000;16:996–1005.
241. Laviano A, Meguid MM, Rossi-Fanelli F. Lancet Oncol 2003;4:686–94.
242. Bistrian BR. Am J Kidney Dis 1998;32: S113–S117.
243. Anker SD, Coats AJ. Chest 1999;115:836–47.
244. Mitch WE. J Clin Invest 2002;110:437–9.
245. Franssen FM, Wouters EF, Schols AM. Clin Nutr 2002;21:1–14.
246. Pennington CR. Proc Nutr Soc 1997;56: 393–407.
247. Lucia A, Earnest C, Perez M. Lancet Oncol 2003;4:616–25.
248. Zinna EM, Yarasheski KE. Curr Opin Clin Nutr Metab Care 2003;6:87–93.
249. Stanga Z, Brunner A, Leuenberger M et al. Eur J Clin Nutr 2008;62:687–94.
250. Grande F, Anderson JT, Keys A. J Appl Physiol 1958;12:230–8.
251. Ziegler TR. N Engl J Med 2009; 361: 1088–1097.
252. Foxx-Orenstein A, Jensen GL. Nutr Rev 1990;48:406–13.
253. Webb JG, Kiess MC, Chan-Yan CC. Can Med Assoc J 1986;135:753–8.
254. Fisler JS. Am J Clin Nutr 1992;56:230S–4S.
255. Obarzanek E, Lesem MD, Jimerson DC. Am J Clin Nutr 1994;60:666–75.
256. Smith WJ, Underwood LE, Clemmons DR. J Clin Endocrinol Metab 1995;80:443–9.
257. Donahue SP, Phillips LS. Am J Clin Nutr 1989;50:962–9.

◆ 51 章 ◆

1. Pugh TD, Klopp RG, Weindruch R. Neurobiol Aging 1999;20:157–65.
2. McCay CM, Crowell MF, Maynard LA. J Nutr 1935;10:63–79.
3. Fontana L, Partridge L, Longo VD. Science 2010;328:321–6.
4. Lawler DF, Larson BT, Ballam JM et al. Br J Nutr 2008;99:793–805.
5. Weindruch R, Walford RL. Science 1982; 215:1415–8.
6. Weindruch R, Walford RW. The Retardation of Aging and Disease by Dietary Restriction. Springfield, IL: Charles C Thomas, 1988.
7. Masoro EJ. Mech Ageing Dev 2005;126: 913–22.
8. Fontana L, Klein S. JAMA 2007;297:986–94.
9. Shimokawa I, Higami Y, Hubbard GB et al. J Gerontol B Psychol Sci Soc Sci 1993;48: B27–B32.
10. Anderson RM, Shanmuganayagam D, Weindruch R. Toxicol Pathol 2009;37:47–51.
11. Colman RJ, Anderson RM, Johnson SC et al. Science 2009;325:201–4.
12. Colman RJ, Beasley TM, Allison DB et al. J Gerontol A Biol Sci Med Sci 2008;63:556–9.
13. Messaoudi I, Warner J, Fischer M et al. Proc Natl Acad Sci U S A 2006;103:19448–53.
14. Fontana L, Meyer TE, Klein S et al. Proc Natl Acad Sci U S A 2004;101:6659–63.
15. Fontana L, Klein S, Holloszy JO. Age (Dordr) 2010;32:97–108.
16. Hofer T, Fontana L, Anton SD et al. Rejuvenation Res 2008;11:793–9.
17. Meyer TE, Kovacs SJ, Ehsani AA et al. J Am Coll Cardiol 2006;47:398–402.
18. Heilbronn LK, de Jonge L, Frisard MI et al. JAMA 2006;295:1539–48.
19. Fontana L, Klein S, Holloszy JO et al. J Clin Endocrinol Metab 2006;91:3232–5.
20. Cangemi R, Friedmann AJ, Holloszy JO et al. Aging Cell 2010;9:236–42.
21. Sonntag WE, Lynch CD, Cefalu WT et al. J Gerontol A Biol Sci Med Sci 1999;54: B521–B538.
22. Fontana L, Weiss EP, Villareal DT et al. Aging Cell 2008;7:681–7.
23. Dunn SE, Kari FW, French J et al. Cancer Res 1997;57:4667–72.
24. Stewart CE, Rotwein P. Physiol Rev 1996; 76:1005–26.
25. Butt AJ, Firth SM, Baxter RC. Immunol Cell Biol 1999;77:256–62.
26. Flurkey K, Papaconstantinou J, Miller RA et al. Proc Natl Acad Sci U S A 2001;98: 6736–41.
27. Holzenberger M, Dupont J, Ducos B et al. Nature 2003;421:182–7.
28. Kurosu H, Yamamoto M, Clark JD et al. Science 2005;309:1829–33.
29. Ikeno Y, Bronson RT, Hubbard GB et al. J Gerontol A Biol Sci Med Sci 2003;58:291–6.
30. Bartke A, Chandrashekar V, Bailey B et al. Neuropeptides 2002;36:201–8.
31. Bluher M, Kahn BB, Kahn CR. Science 2003;299:572–4.
32. Selman C, Lingard S, Choudhury AI et al. FASEB J 2008;22:807–18.
33. Taguchi A, Wartschow LM, White MF. Science 2007;317:369–72.
34. Braverman LE, Utiger RD, eds. Werner and Ingbar's The Thyroid: A Fundamental and Clinical Text. 9th ed. New York: Lippincott Williams & Wilkins, 2004.
35. Weiss EP, Villareal DT, Racette SB et al.

Rejuvenation Res 2008;11:605–9.
36. Stager JM. J Appl Physiol 1983;54:1115–9.
37. Ortega E, Pannacciulli N, Bogardus C et al. Am J Clin Nutr 2007;85:440–5.
38. Terman A, Kurz T, Navratil M et al. Antioxid Redox Signal 2010;12:503–35.
39. Stadtman ER. Ann N Y Acad Sci 2001;928:22–38.
40. Levine B, Kroemer G. Cell 2008;132:27–42.
41. Mizushima N, Levine B, Cuervo AM et al. Nature 2008;451:1069–75.
42. Cuervo AM, Bergamini E, Brunk UT et al. Autophagy 2005;1:131–40.
43. Vellai T, Takacs-Vellai K, Sass M et al. Trends Cell Biol 2009;19:487–94.
44. Eisenberg T, Knauer H, Schauer A et al. Nat Cell Biol 2009;11:1305–14.
45. Simonsen A, Cumming RC, Brech A et al. Autophagy 2008;4:176–84.
46. Donati A, Recchia G, Cavallini G et al. J Gerontol A Biol Sci Med Sci 2008;63:550–5.
47. Cavallini G, Donati A, Gori Z et al. Exp Gerontol 2001;36:497–506.
48. Melendez A, Talloczy Z, Seaman M et al. Science 2003;301:1387–91.
49. Weiss EP, Racette SB, Villareal DT et al. Am J Clin Nutr 2006;84:1033–42.
50. Parr T. Gerontology 1997;43:182–200.
51. Liu HY, Han J, Cao SY et al. J Biol Chem 2009;284:31484–92.
52. Bergamini E, Del Roso A, Fierabracci V et al. Exp Mol Pathol 1993;59:13–26.
53. Bergamini E, Cavallini G, Donati A et al. Biomed Pharmacother 2003;57:203–8.
54. Feghali CA, Wright TM. Front Biosci 1997;2:d12–d26.
55. Hansson GK. N Engl J Med 2005;352:1685–95.
56. Coussens LM, Werb Z. Nature 2002;420:860–7.
57. Eikelenboom P, Veerhuis R. Exp Gerontol 1999;34:453–61.
58. Pickup JC. Diabetes Care 2004;27:813–23.
59. Araya J, Nishimura SL. Annu Rev Pathol 2010;5:77–98.
60. Eddy AA. Pediatr Nephrol 2000;15:290–301.
61. Marra F, Aleffi S, Galastri S et al. Semin Immunopathol 2009;31:345–58.
62. Serrano AL, Munoz-Canoves P. Exp Cell Res 2010.
63. Matsuzaki J, Kuwamura M, Yamaji R et al. J Nutr 2001;131:2139–44.
64. Ershler WB, Sun WH, Binkley N et al. Lymphokine Cytokine Res 1993;12:225–30.
65. Willette AA, Bendlin BB, McLaren DG et al. Neuroimage 2010;51:987–94.
66. Bendlin BB, Canu E, Willette A et al. Neurobiol Aging 2010.
67. Kastman EK, Willette AA, Coe CL et al. J Neurosci 2010;30:7940–7.
68. Mitchel RE. Dose Response 2007;5:284–91.
69. Masoro EJ. Interdiscip Top Gerontol 2007;35:1–17.
70. Sabatino F, Masoro EJ, McMahan CA et al. J Gerontol 1991;46:B171–B179.
71. Klebanov S, Diais S, Stavinoha WB et al. J Gerontol A Biol Sci Med Sci 1995;50:B78–B82.
72. Heydari AR, Wu B, Takahashi R et al. Mol Cell Biol 1993;13:2909–18.
73. Berg TF, Breen PJ, Feuers RJ et al. Food Chem Toxicol 1994;32:45–50.
74. Weraarchakul N, Strong R, Wood WG et al. Exp Cell Res 1989;181:197–204.
75. Cho CG, Kim HJ, Chung SW et al. Exp Gerontol 2003;38:539–48.
76. Harman D. J Gerontol 1956;11:298–300.
77. Sohal RS, Weindruch R. Science 1996;273:59–63.
78. Sohal RS, Ku HH, Agarwal S et al. Mech Ageing Dev 1994;74:121–33.
79. Rao G, Xia E, Nadakavukaren MJ et al. J Nutr 1990;120:602–9.
80. Hyun DH, Emerson SS, Jo DG et al. Proc Natl Acad Sci U S A 2006;103:19908–12.
81. Liu D, Chan SL, Souza-Pinto NC et al. Neuromolecular Med 2006;8:389–414.
82. Bevilacqua L, Ramsey JJ, Hagopian K et al. Am J Physiol 2005;289:E429–E438.
83. Dietrich MO, Horvath TL. Pflugers Arch 2010;459:269–75.
84. Holloszy JO. Mech Ageing Dev 1998;100:211–9.
85. Lee CK, Pugh TD, Klopp RG et al. Free Radic Biol Med 2004;36:1043–57.
86. Rautalahti MT, Virtamo JR, Taylor PR et al. Cancer 1999;86:37–42.
87. Liu S, Ajani U, Chae C et al. JAMA 1999;282:1073–5.
88. Heart Protection Study Collaborative Group. Lancet 2002;360:23–33.
89. Bjelakovic G, Nikolova D, Simonetti RG et al. Lancet 2004;364:1219–28.
90. Bairati I, Meyer F, Gelinas M et al. J Natl Cancer Inst 2005;97:481–8.
91. Schriner SE, Linford NJ, Martin GM et al. Science 2005;308:1909–11.
92. Perez VI, Van Remmen H, Bokov A et al. Aging Cell 2009;8:73–5.
93. Muller FL, Lustgarten MS, Jang Y et al. Free Radic Biol Med 2007;43:477–503.
94. Vergara M, Smith-Wheelock M, Harper JM et al. J Gerontol A Biol Sci Med Sci 2004;59:1244–50.
95. Longo VD, Fontana L. Trends Pharmacol Sci 2010;31:89–98.

◆ 52 章 ◆

1. Kaiser L, Allen LH, American Dietetic Association. J Am Diet Assoc 2008;108:553–61.
2. Stein Z, Susser M. Pediatr Res 1975;9:70–6.
3. Stein Z, Susser M. Pediatr Res 1975;9:76–83.
4. Rosebook TJ, Painter RC, van Abeelen AF, et al. Maturitas 2011;70:141–5.
5. Kyle UG, Pichard C. Curr Opin Clin Nutr Metab Care 2006;9:388–94.
6. Wadhwa PD, Buss C, Entringer S et al. Semin Reprod Med 2009;27:358–68.
7. Barker DJ, Osmond C, Kajantie E et al. Ann Hum Biol 2009;36:445–58.
8. Tamashiro KL, Moran TH. Physiol Behav 2010;100:560–6.
9. US Department of Health and Human Services. HealthyPeople.gov. Available at: http://healthypeople.gov/2020. Accessed July 22, 2012.
10. US Department of Health and Human Services. Health People 2010 Final Review. Available at: http://www.cdc.gov/nchs/healthy_people/hp2010/hp2010_final_review.htm. Accessed July 22, 2012.
11. Johnson K, Posner SF, Biermann J et al. MMWR Morb Mortal Wkly Rep 2006;55:1–23.
12. Food and Nutrition Board, Institute of Medicine. Dietary Reference Intakes for Thiamin, Riboflavin, Niacin, Vitamin B6, Folate, Vitamin B_{12}, Pantothenic Acid, Biotin, and Choline. Washington, DC: National Academy Press, 1998.
13. Moos MK, Dunlop AL, Jack BW et al. Am J Obstet Gynecol 2008;199(Suppl 2):S280–9.
14. Gardiner PM, Nelson L, Shellhaas CS et al. Am J Obstet Gynecol 2008;199(Suppl 2):S345–56.
15. Siega-Riz AM, King JC, American Dietetic Association. J Am Diet Assoc 2009;109:918–27.
16. Jevitt C, Hernandez I, Groer M. J Midwifery Womens Health 2007;52:606–13.
17. Nommsen-Rivers LA, Chantry CJ, Peerson JM et al. Am J Clin Nutr 2010;92:574–84.
18. US Department of Health and Human Services, US Department of Agriculture. Nutrition and Your Health: Dietary Guidelines for Americans. 6th ed. Washington, DC: US Government Printing Office, 2005.
19. Food and Nutrition Board, Institute of Medicine. Dietary Reference Intakes for Energy, Carbohydrate, Fiber, Fat, Fatty Acids, Cholesterol, Protein, and Amino Acids. Washington, DC: National Academy Press, 2002.
20. US Department of Health and Human Services. 2008 Physical Activity Guidelines for Americans. Washington, DC: US Government Printing Office, 2008. ODPHP Publication No. U0036.
21. Dunlop AL, Jack BW, Bottalico JN et al. Am J Obstet Gynecol 2008;199(Suppl 2):S310–27.
22. Brown AS, Fernhoff PM, Waisbren SE et al. Genet Med 2002;4:84–9.
23. Institute of Medicine, National Research Council. Weight Gain During Pregnancy: Reexamining the Guidelines. Washington, DC: National Academies Press, 2009.
24. Chiloiro M, Darconza G, Piccioli E et al. J Gastroenterol 2001;36:538–43.
25. Carmichael SL, Abrams B. Obstet Gynecol 1997;89:865–73.
26. Strychar IM, Chabot C, Champagne F et al. J Am Diet Assoc 2000;100:353–6.
27. Schieve LA, Cogswell ME, Scanlon KS. Matern Child Health J 1998;2:111–6.
28. Villamor E, Cnattingius S. Lancet 2006;368:1164–70.
29. Food and Nutrition Board, Institute of Medicine. Dietary Reference Intakes for Vitamin A, Vitamin K, Arsenic, Boron, Chromium, Copper, Iron, Manganese, Molybdenum, Nickel, Silicon, Vanadium, and Zinc. Washington, DC: National Academy Press, 2001.
30. Simpson JL, Bailey LB, Pietrzik K et al. J Matern Fetal Neonatal Med 2011;24:1–24.
31. Voyles LM, Turner RE, Lukowski MJ et al. J Am Diet Assoc 2000;100:1068–70.
32. Rothman KJ, Moore LL, Singer MR et al. N Engl J Med 1995;333:1369–73.
33. Miller RK, Hendricks AG, Mills JL et al. Reprod Toxicol 1998;12:75–88.
34. Hollis BW, Wagner CL. CMAJ 2006;174:1287–90.
35. Food and Nutrition Board, Institute of Medicine. Dietary Reference Intakes for Calcium, Phosphorus, Magnesium, Vitamin D, and Fluoride. Washington, DC: National Academy Press, 1997.
36. Nesby-O'Dell S, Scanlon K, Cogswell M et al. Am J Clin Nutr 2002;76:187–92.
37. Hollis BW, Wagner CL. Am J Clin Nutr 2004;79:717–26.
38. Food and Nutrition Board, Institute of Medicine. Dietary Reference Intakes for Vitamin C, Vitamin E, Selenium, and Carotenoids. Washington, DC: National Academy Press, 2000.
39. Simpson JL, Bailey LB, Pietrzik K et al. J Matern Fetal Neonatal Med 2010;23:1323–43.
40. Caudill MA, Cruz AC, Gregory JF et al. J Nutr 1997;127:2363–70.
41. Zempleni J, Mock DM. Proc Soc Exp Biol Med 2000;223:14–21.
42. Takechi R, Taniguchi A, Ebara S et al. J Nutr 2008;138:680–4.

43. Food and Nutrition Board, Institute of Medicine. Dietary Reference Intakes for Water, Potassium, Sodium, Chloride, and Sulfate. Washington, DC: National Academy Press, 2004.
44. Prentice A. J Nutr 2003;133(Suppl):1693S–9S.
45. Leverett DH, Adair SM, Vaughan BW et al. Caries Res 1997;31:174–9.
46. Allen LH. Am J Clin Nutr 2000;71(suppl):1280S–4S.
47. Turner RE, Langkamp-Henken B, Littell RC et al. J Am Diet Assoc 2003;103:461–6.
48. King JC. Am J Clin Nutr 2000;71(suppl):1334S–43S.
49. Scholl TO, Hediger ML, Schall JI et al. Am J Epidemiol 1993;137:1115–24.
50. Goldenberg RL, Tamura T, Neggers Y et al. JAMA 1995;274:463–8.
51. Caulfield LE, Zavaleta N, Figueroa A et al. J Nutr 1999;129:1563–8.
52. Merialdi M, Caulfield LE, Zavaleta N et al. Obstet Gynecol Surv 2005;60:13–5.
53. Merialdi M, Caulfield LE, Zavaleta N et al. Am J Obstet Gynecol 2004;190:1106–12.
54. Barr SI, Murphy SP, Poos MI. J Am Diet Assoc 2002;102:780–8.
55. Turner RE, Langkamp-Henken R, Littell R. J Am Diet Assoc 2003;103:563.
56. Institute of Medicine. Nutrition During Pregnancy: Part II. Nutrient Supplements. Washington, DC: National Academy Press, 1990.
57. US Department of Agriculture. Health & Nutrition Information for Pregnant & Breastfeeding Women. Available at http://www.choosemyplate.gov/pregnancy-breastfeeding.html. Accessed July 22, 2012.
58. James DC, Lessen R. J Am Diet Assoc 2009;109:1926–42.
59. American College of Gynecologists and Obstetricians. Obstet Gynecol 2002;99:171–3.
60. Dye TD, Knox KL, Artal R. Am J Epidemiol 1997;146:961–5.
61. Mozaffarian D, Rimm EB. JAMA 2006;296:1885–99.
62. Nesheim MC, Yaktine AL, eds. Seafood Choices: Balancing Benefits and Risks. Washington, DC: National Academies Press, 2007.
63. Hibbeln JR, Davis HM, Steer C et al. Lancet 2007;369:578–85.
64. Craig WJ, Mangels AR, American Dietetic Association. J Am Diet Assoc 2009;109:1266–82.
65. CARE Study Group. BMJ 2008;337:a2332.
66. Bech BH, Obel C, Henriksen TB et al. BMJ 2007;384:409.
67. Lupton C, Burd L, Harwood R. Am J Med Genet 2004;127C:42–50.
68. Stratton K, Howe C, Battaglia F. Fetal Alcohol Syndrome: Diagnosis, Epidemiology, Prevention and Treatment. Washington, DC: National Academy Press, 1996:17–20.
69. Stoler JM, Holmes LB. Am J Med Genet C Semin Med Genet 2004;127C:21–7.
70. Day NL, Leech SL, Richardson GA et al. Alcohol Clin Exp Res 2002;26:1584–91.
71. Day NL, Richardson GA. Am J Med Genet C Semin Med Genet 2004;127C:28–34.
72. Westfall RE. Complement Ther Nurs Midwifery 2004;10:30–6.
73. White B. Am Fam Physician 2007;75:1689–91.
74. Rousseaux CG, Schachter H. Birth Defects Res B Dev Reprod Toxicol 2003;68:505–10.
75. Finkel RS, Zarlengo KM. N Engl J Med 2004;351:302–3.
76. Reinold C, Dalenius K, Smith B et al. Pregnancy Nutrition Surveillance 2007 Report. Atlanta: Centers for Disease Control and Prevention, 2009.
77. Ventura SJ, Hamilton BE, Mathews TJ et al. Pediatrics 2003;111:1176–80.
78. Substance Abuse and Mental Health Services Administration. Results from the 2008 National Survey on Drug Use and Health: National Findings. Office of Applied Studies, NSDUH series H-36, DHHS publication no. SMA 09-4434. Rockville, MD, 2009. Available at: http://www.oas.samhsa.gov/NSDUH/2k8NSDUH/2k8results.cfm#Ch2. Accessed August, 15, 2010.
79. Chiriboga CA. Neurologist 2003;9:267–79.
80. Minnes S, Singer LT, Kirchner HL. Neurotoxicol Teratol 2010;32:443–51.
81. Linares TJ, Singer LT, Kirchner HL. J Pediatr Psychol 2006;31:85–97.
82. Jednak MA, Shadigian EM, Kim MS et al. Am J Physiol 1999;277:G855–61.
83. Huxley RR. Obstet Gynecol 2000;95:779–82.
84. Richter JE. Gastroenterol Clin North Am 2003;32:235–61.
85. Reinold C, Dalenius K, Brindley P et al. Pregnancy Nutrition Surveillance 2008 Report. Atlanta: Centers for Disease Control and Prevention, 2010.
86. Van Wootten W, Turner RE. Am J Diet Assoc 2002;102:241–3.
87. Solomon CG, Seely EW. N Engl J Med 2004;350:641–2.
88. Shaw GM, Schaffer D, Verlie EM et al. Epidemiology 1995;6:219–26.
89. Werler MM, Shapiro S, Mitchell AA. JAMA 1993;269:1257–61.
90. National Birth Defects Prevention Network. Available at: http://www.nbdpn.org. Accessed August 15, 2010.

◆ 53章 ◆

1. Health Canada. Exclusive Breastfeeding Duration: 2004 Health Canada Recommendation. Available at: http://www.hc-sc.gc.ca/fn-an/nutrition/infant-nourisson/excl_bf_dur-dur_am_excl-eng.php. Accessed June 22, 2011.
2. World Health Organization. The Optimal Duration of Breastfeeding: Results of a WHO Systematic Survey. Geneva: World Health Organization, 2001. Available at: http://www.who.int/inf-pr-2001/en/note2001-07.html. Accessed June 22, 2011.
3. Kleinman RE, ed. Pediatric Nutrition Handbook. 6th ed. Elk Grove Village, IL: American Academy of Pediatrics, 2004.
4. US Department of Health and Human Services. The Surgeon General's Call to Action to Support Breastfeeding. Washington, DC: US Department of Health and Human Services, Office of the Surgeon General, 2011. Available at: http://www.surgeongeneral.gov. Accessed June 22, 2011.
5. Centers for Disease Control and Prevention. Breastfeeding Among U.S. Children Born 1999–2007. CDC National Immunization Survey. Available at: http://www.cdc.gov/breastfeeding/data/NIS_data/index.htm. Accessed June 22, 2011.
6. US Department of Health and Human Services. Health People.gov. Available at: http://www.healthypeople.gov/2020. Accessed May 10, 2012.
7. Chirico G, Marzollo R, Cortinovis S et al. J Nutr 2008;138:1801S–6S.
8. Newburg DS, ed. Bioactive Components of Human Milk. New York: Kluwer Academic/Plenum Publishers, 2001.
9. World Health Organization. Global Data Bank on Breastfeeding. Geneva: World Health Organization. Available at: http://www.who.int/nutrition/databases/infantfeeding/en/. Accessed June 23, 2011.
10. United Nations Children's Fund. Breastfeeding and Complementary Feeding. Geneva: World Health Organization, 2001. Available at: http://www.childinfo.org/breastfeeding_iycf.php. Accessed June 22, 2011.
11. McDowell MA, Wang CY, Kennedy-Stephenson J. Breastfeeding in the United States: Findings from the National Health and Nutrition Examination Surveys 1999–2006. NCHS data briefs no. 5. Hyattsville, MD: National Center for Health Statistics, 2008.
12. Ryan AS, Wenjun Z, Acosta A. Pediatrics 2002;110:1103–9.
13. Ryan AS, Zhou W. Pediatrics 2006;117:1136–46.
14. Neville MC. Pediatr Clin North Am 2001;48:13–34.
15. Neville MC, Morton J. J Nutr 2001;131:3005S–8S.
16. Neville MC, McFadden TB, Forsyth I. J Mammary Gland Biol Neoplasia 2002;7:49–66.
17. McManaman JL, Neville MC. Adv Drug Deliv Rev 2003;55:629–41.
18. Picciano MF. Pediatr Clin North Am 2001;48:263–4.
19. Food and Nutrition Board, Institute of Medicine. Dietary Reference Intakes for Thiamin, Riboflavin, Niacin, Vitamin B_6, Folate, Vitamin B_{12}, Pantothenic Acid, Biotin, and Choline. Washington, DC: National Academy Press, 1998.
20. Food and Nutrition Board, Institute of Medicine. Dietary Reference Intakes for Vitamic C, Vitamin E, Selenium, and Carotenoids. Washington, DC: National Academy Press, 2000.
21. Food and Nutrition Board, Institute of Medicine. Dietary Reference Intakes for Vitamin A, Vitamin K, Arsenic, Boron, Chromium, Copper, Iodine, Iron, Manganese, Molybdenum, Nickel, Silicon, Vanadium, and Zinc. Washington, DC: National Academy Press, 2001.
22. Food and Nutrition Board, Institute of Medicine. Dietary Reference Intakes for Energy, Carbohydrate, Fiber, Fat, Fatty Acids, Cholesterol, Protein, and Amino Acids. Washington, DC: National Academy Press, 2005.
23. Kodentsova VM, Vrzhesinskaya OA. Bull Exp Biol Med 2006;141:323–7.
24. Motil KJ, Sheng HP, Montandon CM et al. J Pediatr Gastroenterol Nutr 1997;24:10–7.
25. Jensen RG. Lipids 1999;34:1243–71.
26. Jensen RG. Handbook of Milk Composition. San Diego: Academic Press, 1995.
27. Hamosh M. Pediatr Clin North Am 2001;48:69–86.
28. Haskell MJ, Brown KH. J Mammary Gland Biol Neoplasia 1999;4:243–57.
29. Paediatr Child Health 2007;12:583–98.
30. Wagner CL, Greer FR. Pediatrics 2008;122:1142–52.
31. Food and Nutrition Board, Institute of Medicine. Dietary Reference Intakes: Calcium and Vitamin D. Washington, DC: National Academy Press, 2011.
32. Picciano MF. Pediatr Clin North Am 2001;48:53–67.
33. Institute of Medicine. Nutrition During Pregnancy. Washington, DC: National Academy Press, 1990.
34. von Schenck U, Bender-Gotze C, Koletzko B. Arch Dis Child 1997;77:137–9.
35. Delange F. Proc Nutr Soc 2000;59:75–9.

36. Grosvenor CE, Picciano MF, Baumrucker CR. Endocr Rev 1993;14:710–28.
37. Hosea Blewett HJ, Cicalo MC, Holland CD et al. Adv Food Nutr Res 2008;54:45–80.
38. World Health Organization, Department of Nutrition for Health and Development. WHO Child Growth Standards: Length/Height-for-Age, Weight-for-Age, Weight-for-Length, Weight-for-Height and Body Mass Index-for-Age Methods and Development. Geneva: World Health Organization, 2006.
39. Baker RD, Greer FR. Pediatrics 2010;126: 1040–50.
40. Dewey KG. Pediatr Clin North Am 2001;48:87–104.
41. Anderson JW, Johnstone BM, Remley DT. Am J Clin Nutr 1999;70:525–35.
42. Kramer MS, Aboud F, Mironova E et al. Arch Gen Psychiatry 2008;65:578–84.
43. O'Connor DL, Jacobs J, Hall R et al. J Pediatr Gastroenterol Nutr 2003;37:437–46.
44. Vohr BR, Poindexter BB, Dusick AM et al. Pediatrics 2007;120:e953–9.
45. Jain A, Concato J, Leventhal JM. Pediatrics 2002;109:1044–53.
46. Kris-Etherton PM, Innis S, American Dietetic Association et al. J Am Diet Assoc 2007;107:1599–611.
47. Delgado-Noguera MF, Calvache JA, Bonfill Cosp X. Cochrane Database Syst Rev 2010;(12):CD007901.
48. Bergmann KE, Bergmann RL, Von Kries R et al. Int J Obes Relat Metab Disord 2003;27:162–72.
49. Dewey KG. J Hum Lact 2003;19:9–18.
50. Monasta L, Batty GD, Cattaneo A et al. Obes Rev 2010;11:695–708.
51. Kramer MS, Matush L, Vanilovich I et al. J Nutr 2009;139:417S–21S.
52. Read JS. Pediatrics 2003;112:1196–205.
53. Georgeson JC, Filteau SM. AIDS Patient Care STDS 2000;14:533–9.
54. Willumsen JF, Newell ML, Filteau SM et al. AIDS 2001;15:1896–8.
55. American Academy of Pediatrics Committee on Pediatric AIDS. Pediatrics 2008;122: 1127–34.
56. Canadian Paediatric Society. Can J Infect Dis Med Microbiol 2006;17:270–2.
57. Phadke MA, Gadgil B, Bharucha KE et al. J Nutr 2003;133:3153–7.
58. World Health Organization. Guidlines on HIV and Infant Feeding. Geneva: World Health Organization, 2010.
59. WHO Collaborative Study Team on the Role of Breastfeeding on the Prevention of Infant Mortality. Lancet 2000;355:451–5.
60. Ip S, Chung M, Raman G et al. Evid Rep Technol Assess (Full Rep) 2007;(153):1–186.
61. Kramer MS, Kakuma R. Cochrane Database Syst Rev 2002;(1):CD003517.
62. McNeilly AS. J Mammary Gland Biol Neoplasia 1997;2:291–8.
63. Kennedy KI, Rivera R, McNeilly AS. Contraception 1989;39:477–96.
64. Fertil Steril 1999;72:431–40.
65. Kennedy KI, Visness CM. Lancet 1992;339:227–30.
66. Institute of Medicine, National Research Council. Weight Gain During Pregnancy: Reexamining the Guidelines. Washington, DC: National Academies Press, 2009.
67. Baker JL, Gamborg M, Heitmann BL et al. Am J Clin Nutr 2008;88:1543–51.
68. Collaborative Group on Hormonal Factors in Breast Cancer. Lancet 2002;360:187–95.
69. Bernier MO, Plu-Bureau G, Bossard N et al. Hum Reprod Update 2000;6:374–86.
70. Lipworth L, Bailey LR, Trichopoulos D. J Natl Cancer Inst 2000;92:302–12.
71. Newcomb PA, Egan KM, Titus-Ernstoff L et al. Am J Epidemiol 1999;150:174–82.
72. Purdie DM, Siskind V, Bain CJ et al. Am J Epidemiol 2001;153:860–4.
73. Titus-Ernstoff L, Perez K, Cramer DW et al. Br J Cancer 2001;84:714–21.
74. Tung KH, Goodman MT, Wu AH et al. Am J Epidemiol 2003;158:629–38.
75. Modugno F, Ness RB, Wheeler JE. Ann Epidemiol 2001;11:568–74.
76. Kalkwarf HJ, Specker BL. Endocrine 2002; 17:49–53.
77. Kovacs CS. J Clin Endocrinol Metab 2001;86:2344–8.
78. Kalkwarf HJ, Specker BL, Ho M. J Clin Endocrinol Metab 1999;84:464–70.
79. Prentice A, Jarjou LM, Stirling DM et al. J Clin Endocrinol Metab 1998;83:1059–66.
80. Karlsson C, Obrant KJ, Karlsson M. Osteoporos Int 2001;12:828–34.
81. Henderson PH 3rd, Sowers M, Kutzko KE et al. Am J Obstet Gynecol 2000;182:1371–7.
82. Kramer MS, Chalmers B, Hodnett ED et al. JAMA 2001;285:413–20.

◆ 54 章 ◆

1. Food and Nutrition Board, Institute of Medicine. Dietary Reference Intakes for Vitamin C, Vitamin E, Selenium, and Carotenoids. Washington, DC: National Academy Press, 2000.
2. Food and Nutrition Board, Institute of Medicine. Dietary Reference Intakes for Thiamin, Riboflavin, Niacin, Vitamin-B_6, Folate, Vitamin B_{12}, Pantothenic Acid, Biotin, and Choline. Washington, DC: National Academy Press, 1998.
3. Food and Nutrition Board, Institute of Medicine. Dietary Reference Intakes for Calcium, Phosphorus, Magnesium, Vitamin D, and Fluoride. Washington, DC: National Academy Press, 1997.
4. Food and Nutrition Board, Institute of Medicine. Dietary Reference Intakes for Vitamin A, Vitamin K, Arsenic, Boron, Chromium, Copper, Iodine, Iron, Manganese, Molybdenum, Nickel, Silicon, Vanadium, and Zinc. Washington, DC: National Academy Press, 2001.
5. Food and Nutrition Board, Institute of Medicine. Dietary Reference Intakes for Energy, Carbohydrate, Fiber, Fat, Fatty Acids, Cholesterol, Protein, and Amino Acids. Washington, DC: National Academy Press, 2002.
6. Food and Nutrition Board, Institute of Medicine. Dietary Reference Intakes for Water, Potassium, Sodium, Chloride, and Sulfate. Washington, DC: National Academy Press, 2004.
7. American Academy of Pediatrics Work Group on Breastfeeding. Pediatrics 1997;100:1035–9.
8. World Health Organization. Infant and Young Child Nutrition: Global Strategy for Infant and Young Child Feeding. Available at: http://www.who.int/nutrition/publications/gs_infant_feeding_text_eng.pdf. Accessed April 4, 2012.
9. Butte NF, Hopkinson JM, Wong WW et al. Pediatr Res 2000;47:578–85.
10. Ponder DL, Innis SM, Benson JD et al. Pediatr Res 1992;32:683–8.
11. Agostoni C, Riva E, Bell R et al. J Am Coll Nutr 1994;13:658–64.
12. Farquaharson J, Jamieson EC, Abbasi KA et al. Arch Dis Child 1995;72:198–203.
13. Makrides M, Neumann MA, Byard RW et al. Am J Clin Nutr 1994;60:189–94.
14. Jorgensen MH, Hernell O, Lund P et al. Lipids 1996;31:99–105.
15. Auestad N, Montalto MB, Hall RT et al. Pediatr Res 1997; 41:1–10.
16. Carlson SE, Ford AJ, Werkman SH et al. Pediatr Res 1996; 39:882–8.
17. Gibson RA, Chen W, Makrides M. Lipids 2001;36:873–83.
18. Committee on Nutrition, American Academy of Pediatrics. Pediatrics 1992;89:525–7.
19. Niinikoski H, Lapinleimu H, Viikari J et al. Pediatrics 1997;99:687–94.
20. Fomon SJ, Thomas LN, Filer LJ et al. Acta Pediatr Scand 1973; 62:33–45.
21. Fomon SJ. Recommendation for feeding normal infants. In: Fomon SJ, ed. Nutrition of Normal Infants. St. Louis: Mosby, 1993; 455–8.
22. Raiten DJ, Talbot JM, Waters JH. J Nutr 1998;128:2059S–293S.
23. Montgomery RK. Functional development of the gastrointestinal tract the small intestine. In: Heird WC, ed. Nutritional Needs of the Six-to-Twelve-Month-Old Infant. New York: Raven Press, 1991:1–17.
24. Mandel ID. The nutritional impact on dental caries. In: Heird WC, ed. Nutritional Needs of the Six-to-Twelve-Month-Old Infant. New York: Raven Press, 1991:89–107.
25. Devaney B, Ziegler P, Pac S et al. J Am Diet Assoc 2004;104(Suppl):14S–21S.
26. Committee on Nutrition, American Academy of Pediatrics. AAP News 1992;8:18–22.
27. Crawford MA, Stassam AG, Stevens PA. Prog Lipid Res 1981;20:31–40.
28. Committee on Nutrition, American Academy of Pediatrics. Complementary Feeding. In: Kleinman RE, ed. Pediatric Nutrition Handbook. 6th ed. Elk Grove Village, IL: American Academy of Pediatrics, 2009: 113–142.
29. Committee on Nutrition, American Academy of Pediatrics. Pediatrics 2001;107: 1210–13.
30. Butte NF, Cobb K, Dwyer J et al. J Am Diet Assoc 2004;104:442–54.
31. Davis CM. Am J Dis Child 1928;36:651–79.
32. National Cholesterol Education Program. Pediatrics 1992;89(Suppl):525.
33. Center for Nutrition Policy and Promotion Committee. Tips for Using the Food Guide Pyramid for Young Children 2 to 6 Years Old. Program aid 1647. Washington, DC: US Department of Agriculture, 1999.
34. Lemons JA, Bauer CR, Oh W et al. Pediatrics 2001;107:E1.
35. Heird WC. Nutritional support of the pediatric patient including the low birth weight infant. In: Winters RW, Greene HC, eds. Nutritional Support of the Seriously Ill Patient. New York: Academic Press, 1983:157–79.
36. Ziegler EE, O'Donnell AM, Nelson SE et al. Growth 1976;40:329–40.
37. Fish I, Winick M. Exp Neurol 1969;25:534–70.
38. Dobbing J, Sands J. Early Hum Dev 1970; 3:79–83.
39. Winick M, Rosso P, Waterlow J. Exp Neurol 1970;26:293–300.
40. Hack M, Horbar JD, Malloy MH et al. Pediatrics 1991;87:587–97
41. Saigal S, Stoskopf BL, Streiner DL et al. Pediatrics 2001;108:407–15.
42. American Academy of Pediatrics Committee on Nutrition. J Pediatr 1985;75:976–86.
43. Aggett PJ, Haschke F, Heine F et al. Com-

mittee on Nutrition. Acta Paediatr Scand 1991;80:887–96.
44. Consensus Group. In: Tsang RC, Uauy R, Koletzko B et al., eds. Nutritional Needs of the Preterm Infant: Scientific Basis and Practical Guidelines. Cincinnati: Digital Educational Publishing, 2005.
45. Health Canada. Can Med Assoc J 1995;152:1765–85.
46. Klein CJ. J Nutr 2002;132:1395S–577S.
47. Lucas A, Gore SM, Cole TJ et al. Arch Dis Child 1984;59:722–30.
48. Lucas A, Cole TJ. Lancet 1990;336:1519–23.
49. Lucas A, Morley R, Cole TJ. Lancet 1990; 335:1477–81.
50. Lucas A, Morley R, Cole TJ. BMJ 1998; 317:1481–7.
51. Lucas A, Morley R, Cole TJ et al. Arch Dis Child 1994;70:F141–6.
52. Lucas A, Morley R, Cole TJ et al. Lancet 1992;339:261–4.
53. Whyte RK, Haslam R, Vlainic L et al. Pediatr Res 1983;17:891–8.
54. Reichman BL, Chessex P, Putet G et al. Pediatrics 1982;69:446–51.
55. Schulze KF, Stefanski M, Masterson J et al. J Pediatr 1987;110:753–9.
56. Van Aerde J, Sauer P, Heim T et al. Pediatr Res 1985;13:215–20.
57. Fomon SJ. Pediatrics 1967;40:863–70.
58. Gordon HH, Levine SZ, McNamara H. Am J Dis Child 1947;73:442–52.
59. Kagan BM, Stanicova V, Felix NS et al. Am J Clin Nutr 1972;25:1153–67.
60. Davidson M, Levine SZ, Bauer CH et al. J Pediatr 1967;70:694–713.
61. Zlotkin SH, Bryan MH, Anderson GH. J Pediatr 1981;99:115–20.
62. Kashyap S, Forsyth M, Zucker C et al. J Pediatr 1986;108:955–63.
63. Kashyap S, Schulze KF, Forsyth M et al. J Pediatr 1988;113:713–21.
64. Kashyap S, Schulze KF, Ramakrishnan R et al. Pediatr Res 1994;35:704–12.
65. Heird WC, Kashyap S. Protein and amino acid requirements. In: Polin RA, Fox WW, eds. Fetal and Neonatal Physiology. 3rd ed. Philadelphia: WB Saunders, 2004:527–39.
66. Kashyap S, Okamoto E, Kanaya S et al. Pediatrics 1987;79:748–55.
67. Ehrenkranz RA, Younes N, Lemons JA et al. Pediatrics 1999;104:280–9.
68. Cooke RJ, Griffin IJ, McCormick K et al. Pediatr Res 1998;3:355–60.
69. Cooke RJ, Embleton ND, Griffin IJ et al. Pediatr Res 2001;49:719–22.
70. Carver JD, Wu PYK, Hall RT et al. Pediatrics 2001;107:683–9.
71. Lucas A, Fewtrell MS, Morley R et al. Pediatrics 2001;108:703–11.
72. Uauy RD, Hoffman DR, Birch EE. et al. J Pediatr 1994;124:612–20.
73. Clandinin M, Van Aerde J, Antonson D et al. Pediatr Res 2002;51:187A–8A.
74. O'Connor DL, Hall R, Adamkin D et al. Pediatrics 2001;108:359–71.
75. Oh W, Kareoki H. Am J Dis Child 1972; 124:130–2.
76. Aperia A, Broberger O, Herin P et al. Acta Pediatr Scand Suppl 1983;305:61–5.
77. Bell EF, Warburton D, Stonestreet BS et al. N Engl J Med 1980;302:598–604.
78. Steichen JJ, Gratton TL. Tsang RC. J Pediatr 1980;96:528–34.
79. Greer FR, McCormick A. J Pediatr 1988;112:961.
80. Bullen JJ, Rogers HJ, Leigh L. Br Med J 1972;1:69–75.
81. Sanstrom B, Cedeblad A, Lonnerdal B. Am J Dis Child 1983;37:726–9.
82. Oski FA, Barness LA. J Pediatr 1967;70: 211–20.
83. Williams ML, Shoot RJ, O'Neal PL et al. N Engl J Med 1975;292:887–90.
84. Ehrenkranz RA. Bonta BW, Ablow RC et al. N Engl J Med 1978;299:564–9.
85. Anderson TL, Muttart CR, Bieber MA et al. J Pediatr 1979;94:947–51.
86. Kashyap S, Heird WC. Protein requirements of low birthweight, very low birthweight, and small for gestational age infants. In: Raiha NCR, ed. Protein Metabolism During Infancy. Nestle Nutrition Workshop Series, vol 33. New York: Raven Press 1994:133–51.
87. Atkinson SA, Anderson GH, Bryan MH. Am J Clin Nutr 1980;33:811–5.
88. Gross SJ. N Engl J Med 1983;308:237–41.
89. Kashyap S, Schulze KF, Forsyth M et al. Am J Clin Nutr 1990;52:254–62.
90. Schanler RJ, Hurst NM. Semin Perinatol 1994;18:476–84.
91. Schanler RJ, Burns PA, Abrams SA et al. Pediatr Res 1992;31:583–6.

◆ 55 章 ◆

1. Yamaki K, Rimmer JH, Lowry BD et al. Res Dev Disabil 2011;32:280–8.
2. Rosenfield RL, Lipton RB, Drum ML. Pediatrics 2009;123:84–8.
3. Veldhuis JD, Roemmick JN, Richmond EJ et al. Endocr Rev 2005;26:114–46.
4. Giustina A, Veldhuis D. Endocr Rev 1998;19:717–97.
5. Vermeulen A. Environ Health Perspect 1993;101:91–100.
6. Rosebaum M, Leibel RL. N Engl J Med 1999;341:913–5.
7. Apter D, Butzow TL, Laughlin GA et al. J Clin Endocrinol Metab 1994;79:119–25.
8. Wang Y. Pediatrics 2002;110:903–10.
9. Lee JM, Kaciroti N, Appugliese D et al. Arch Pediatr Adolesc Med 2010;164:139–44.
10. Sorenson K, Aksglaede L, Petersen JH et al. J Clin Endocrinol Metab 2010;95:263–70.
11. Tanner JM. Growth at Adolescence. 2nd ed. Oxford: Blackwell Scientific, 1962.
12. Hermann-Giddens ME, Slora EJ et al. Pediatrics 1997;99:505–11.
13. Solorzano CMB, McCartney CR. Reproduction 2010;140:399–410.
14. Bonat S, Pathomvanich A, Keil MF et al. Pediatrics 2002;110:743–7.
15. Siervogel RM, Demerath EW, Schubert C et al. Horm Res 2003;60:36–45.
16. Wang Z, Deurenberg P, Wang W et al. Am J Physiol 1999;276:E995–E1003.
17. Buyken A, Bolzenius K, Karaolis-Danckert N et al. Am J Hum Biol 2011;23:216–24.
18. Vink EE, van Coeverden SCCM, van Mil EG et al. Obesity 2010;18:1247–51.
19. Schiessl H, Frost HM, Jee WS. Bone 1998;22:1–6.
20. Perez-Lopez FR, Chedraui P, Cuadros-Lopez JL. Curr Med Chem 2010;17:453–66.
21. US Departments of Agriculture and of Health and Human Services. Report of the Dietary Guidelines Advisory Committee on the Dietary Guidelines for Americans, 2010. Washington, DC: US Government Printing Office, 2010.
22. Story M, Neumark-Sztainer D, French S. J Am Diet Assoc 2002;102:S40–51.
23. Merten MJ, Williams AL, Shriver LH. J Am Diet Assoc 2009;109:1384–91.
24. Affenito SG, Thompson DR, Barton BA et al. J Am Diet Assoc 2005;105:938–45.
25. Deshmukh-Taskar PR, Nicklas TA, O'Neil CE et al. J Am Diet Assoc 2010;110:869–78.
26. Moreno LA, Rodriguez G, Fleta J et al. Crit Rev Food Sci Nutr 2010;50:106–12.
27. Gleason PM, Dodd AH. J Am Diet Assoc 2009;109:S118–28.
28. Timlin MT, Pereira MA, Story M et al. Pediatrics 2008;121:e638–45.
29. St-Onge MP, Keller KL, Heymsfield SB. Am J Clin Nutr 2003;78:1068–73.
30. Nielsen SJ, Popkin BM. Am J Prev Med 2004;27:205–10.
31. Popkin BM. Physiol Behav 2010;100:4–9.
32. Fiorito LM, Marini M, Mitchell MC et al. J Am Diet Assoc 2010;110;543–50.
33. Larson NI, Neumark-Sztainer D, Harnack L et al. J Nutr Educ Behav 2009;41:254–60.
34. Black RE, Williams SM, Jones IE et al. Am J Clin Nutr 2002;76:675–80.
35. Fiorito LM, Marini M, Francis LA et al. Am J Clin 2009;90:935–42.
36. Reedy J, Krebs-Smith SM. J Am Diet Assoc 2010;110:1477–84.
37. Mikkila V, Rasanen L, Raitakari OT et al. Br J Nutr 2005;93:923–31.
38. Ritchie LD, Spector P, Stevens MJ et al. J Nutr 2007;137:399–406.
39. Cutler GJ, Flood A, Hannan P et al. J Nutr 2009;139:323–8.
40. Taveras EM, Rifas-Shiman SI, Berkey CS et al. Obes Res 2005;13:900–6.
41. Gillman MW, Rifas-Shiman SI, Frazier AL et al. Arch Fam Med 2000;9:235–40.
42. Cutler GJ, Flood A, Hannan P et al. J Am Diet Assoc 2011;111:230–40.
43. Vereecken C, Haerens L, De Bourdeaudhuij I et al. Public Health Nutr 2010; 13:1729–35.
44. Story M, Stang J, eds. Guidelines for Adolescent Nutrition Services. Minneapolis: University of Minnesota, 2005. Available at: http://www.epi.umn.edu/let/pubs/adol_book.shtm. Accessed June 2, 2011.
45. Reijonen JH, Prat HD, Patel DR et al. J Adolesc Res 2003;8:209–22.
46. American Psychiatric Association. Diagnostic and Statistical Manual of Mental Disorders. 4th ed. Washington, DC: American Psychiatric Association, 1994.
47. Kohn MR, Golden N. Pediatr Drugs 2001;3:91–99.
48. Dominé F, Berchtold A, Akré C et al. J Adolesc Health 2009;44:111–7.
49. Bryn Austin S, Spadano-Gasbarro J, Greaney ML et al. J Adolesc Health 2011;48: 109–12.
50. Kotler LA, Cohen P, Davies M et al. J Am Acad Child Adolesc Psychiatry 2001;40: 1434–40.
51. Strasburger VC, Jordan AB, Donnerstein E. Pediatrics 2010;125:756–67.
52. Hogan MJ, Strasburger VC. Adolesc Med State Art Rev 2008;19:421–546.
53. Borzekowski DLG, Schenk S, Wilson J et al. Am J Public Health 2010;100:1526–34.
54. Bardone-Cone AM, Cass KM. Int J Eat Disord 2007;40:537–48.
55. Bulik CM, Sullivan PF, Wade TD et al. Int J Eat Disord 2000;27:1–20.
56. Klump KL, Burt SA, Spanos A et al. Int J Eat Disord 2010:43:679–88.
57. Rosen DS. Pediatrics 2010;126:1240–53.
58. Brambilla F, Monteleone P. In: Maj M, Halmi K, Lopez-Ibor JJ et al, eds. Eating Disorders. Chichester, UK: Wiley, 2003: 139–92.
59. Katzman DK. Int J Eat Disord 2005; 37:S52–9.
60. Misra M, Aggarwal A, Miller KK et al. Pediatrics 2004:114:1574–83.
61. Petrie H, Stover EA, Horswill CA. Nutri-

tion 2004;20:620–31.

62. Bonci L. Pediatr Ann 2010;39:300–6.
63. Barr SI, Rideout CA. Nutrition 2004;20:696–703.
64. Nattiv A, Loucks AB, Manore MM et al. Med Sci Sports Exerc 2007;39:1867–82.
65. Warren MP, Chua AT. Ann N Y Acad Sci 2008;1135:244–52.
66. Lenders CM, McElrath TF, Scholl TO. Curr Opin Pediatr 2000;12:291–6.
67. Moran VH. Br J Nutr 2007;97:411–25.
68. Grunbaum J, Kann L, Kinchen SA et al. MMWR Morb Mortal Wkly Rep 2002;51:1–58.
69. Chang SC, O'Brien KO, Nathanson MS et al. J Pediatr 2003;103:1653–7.
70. Stang J, Story MT, Harnack L et al. J Am Diet Assoc 2000;100:905–10.
71. Nielsen JN, Gittelsohn J, Anliker J et al. J Am Diet Assoc 2006;106:1825–40.
72. Flegal KM, Ogden CL, Yanovski JA et al. Am J Clin Nutr 2010;91:1020–6.
73. Skelton JA, Cook SR, Auinger P et al. Acad Pediatr 2009;9:322–9.
74. Lévesque J, Lamarche B. J Nutrigenet Nutrigenomics 2008;1:100–8.
75. Goran MI, Ball GDC, Cruz ML. J Clin Endocrinol Metab 2003;88:1417–27.
76. Freedman DS, Zuguo M, Srinivasan SE et al. J Pediatr 2007;150:12–7.
77. Roemmich JN, Clark PA, Lusk M et al. Int J Obes 2002;26:701–9.
78. Patel SR, Hu FB. Obesity 2008;16:643–53.
79. Chen X, Beydoun MA, Wang Y. Obesity 2008;16:265–74.
80. Weiss A, Xu F, Storfer-Isser A et al. Sleep 2010;33:1201–9.

◆ 56章 ◆

1. US Bureau of the Census. Projected Population of the United States, by Age and Sex: 2000 to 2050. Available at: http://www.census.gov/population/www/projections/usinterimproj/natprojtab02a.pdf. Accessed May 11, 2012.
2. World Health Organization. Ageing. Available at: http://www.who.int/topics/ageing/en. Accessed May 11, 2012.
3. Adminstration on Aging. Population Projections by Race and Hispanic Origin for Persons 65 and Older: 2000 to 2050. Available at: http://www.aoa.gov/AoARoot/Aging_Statistics/Minority_Aging/index.aspx. Accessed May 11, 2012.
4. US Bureau of the Census. The 2010 Statistical Abstract. Births, Deaths, Marriages, and Divorces: Life Expectancy. Available at: http://www.census.gov/compendia/statab/2010/cats/births_deaths_marriages_divorces.html. Accessed May–11, 2012.
5. US Central Intelligence Agency. The World Fact Book. Available at: https://www.cia.gov/library/publications/the-world-factbook/rankorder/2102rank.html. Accessed May 11, 2012.
6. Bauer JM, Kaiser MJ, Sieber CC. Curr Opin Clin Nutr Metab Care 2010;13:8–13.
7. Omran ML, Morley JE. Nutrition 2000;16:131–40.
8. Jensen GL, Mirtallo J, Compher C et al. JPEN J Parenter Enteral Nutr 2010;34:156–9.
9. Fabiny AR, Kiel DP. Clin Geriatr Med 1997;13:737–51.
10. Thomas DR. Nutr Clin Pract 2008;23:383–7.
11. Newman AB, Yanez D, Harris T et al. J Am Geriatr Soc 2001;49:1309–18.
12. Gallagher D, Ruts E, Visser M et al. Am J Physiol Endocrinol Metab 2000;279:E366–75.
13. van Staveren WA, de Groot LC, Blauw YH et al. Am J Clin Nutr 1994;59(Suppl):221S–3S.
14. Kaiser MJ, Bauer JM, Ramsch C et al. J Nutr Health Aging 2009;13:782–8.
15. Donini LM, Savina C, Rosano A et al. J Nutr Health Aging 2003;7:282–93.
16. Bailey RL, Dodd KW, Goldman JA et al. J Nutr 2010;140:817–22.
17. Bailey RL, Dodd KW, Gahche JJ et al. Am J Clin Nutr 2010;91:231–7.
18. US Department of Agriculture, US Department of Health and Human Services. Dietary Guidelines for Americans 2010. Washington, DC: US Department of Agriculture, US Department of Health and Human Services, 2010.
19. Blanc S, Schoeller DA, Bauer D et al. Am J Clin Nutr 2004;79:303–10.
20. Rand WM, Pellett PL, Young VR. Am J Clin Nutr 2003;77:109–27.
21. Ritchie CS, Burgio KL, Locher JL et al. Am J Clin Nutr 1997;66:815–8.
22. Food and Nutrition Board, Institute of Medicine. Dietary Reference Intakes for Energy, Carbohydrate, Fiber, Fat, Fatty Acids, Cholesterol, Protein and Amino Acids (Macronutrients). Washington, DC: National Academy Press, 2005.
23. Spinzi GC. Dig Dis 2007;25:160–5.
24. Weinberg AD, Minaker KL. JAMA 1995;274:1552–6.
25. Morley J. J Gerontol A Biol Sci Med Sci 2000;55:M359–60.
26. Lindeman RD, Romero LJ, Liang HC et al. J Gerontol A Biol Sci Med Sci 2000;55:M361–5.
27. Heuberger RA. J Nutr Elder 2009;28:203–35.
28. Cawthon PM, Harrison SL, Barrett-Connor E et al. J Am Geriatr Soc 2006;54:1649–57.
29. Meier P, Seitz HK. Curr Opin Clin Nutr Metab Care 2008;11:21–6.
30. Adams PF, Schoenborn CA. Vital Health Stat 2006;10:1–140.
31. O'Connell H, Chin AV, Hamilton F et al. Int J Geriatr Psychiatry 2004;19:1074–86.
32. Food and Nutrition Board, Institute of Medicine. Dietary Reference Intakes for Calcium, Phosphorus, Magnesium, Vitamin D, and Fluoride. Washington, DC: National Academy Press, 1997.
33. Food and Nutrition Board, Institute of Medicine. Dietary Reference Intakes for Calcium and Vitamin D. Washington, DC: National Academy Press, 2010.
34. Looker AC, Johnson DL, Lacher DA et al. Hyattsville, MD: National Center for Health Statistics; 2011.
35. Johnson MA, Davey A, Park S et al. J Nutr Health Aging 2008;12:690–5.
36. Saunders KM, Stuart AL, Williamson EJ et al. JAMA 2010;303:1815–22.
37. Dawson-Hughes B, Harris SS. JAMA 2010;303:1861–2.
38. Baik HW, Russell RM. Annu Rev Nutr 1999;19:357–77.
39. Allen L. Am J Clin Nutr 2009;89(Suppl):693S–6S.
40. Sullivan DH, Bopp MM, Roberson PK. J Gen Intern Med 2002;17:923–32.
41. Johnson MA, Hausman DB, Davey A et al. J Nutr Health Aging 2010;14:339–45.
42. Kuzminski AM, Del Giacco EJ, Allen RH et al. Blood 1998;92:1191–8.
43. Food and Nutrition Board, Institute of Medicine. Dietary Reference Intakes for Thiamin, Riboflavin, Niacin, Vitamin B_6, Folate, Vitamin B_{12}, Pantothenic Acid, Biotin, and Choline. Washington, DC: National Academy Press, 1998.
44. Suter P. Vitamin metabolism and requirements in the elderly: selected aspects. In: Chernoff R, ed. Geriatric Nutrition: The Health Professional's Handbook. 3rd ed. Burlington, MA: Jones and Bartlett, 2006:31–76.
45. Morris MS, Picciano MF, Jacques PF, Selhub J. Am J Clin Nutr 2008;87:1446–54.
46. McDowell MA, Lacher DA, Pfeiffer CM et al. Blood Folate Levels: The Latest NHANES Results. NCHS Data Brief. Hyattsville, MD: National Center for Health Statistics, 2008. Available at: http://www.cdc.gov/nchs/data/databriefs/db06.pdf. Accessed May 31, 2012.
47. Lee M, Hong KS, Chang SC et al. Stroke 2010;41:1205–12.
48. Yang Q, Botto LD, Erickson JD et al. Circulation 2006;113:1335–43.
49. Morris MS, Jacques PF, Rosenberg IH et al. Am J Clin Nutr 2007;85:193–200.
50. McNulty H, Pentieva K, Hoey L et al. Proc Nutr Soc 2008;67:232–7.
51. Malouf R, Grimley Evans J. Cochrane Database Syst Rev 2008;(4):CD004514.
52. Van Dam F, Van Gool WA. Arch Gerontol Geriatr 2009;48:425–30.
53. Herrmann M, Peter Schmidt J, Umanskaya N et al. Clin Chem Lab Med 2007;45:1621–32.
54. Food and Nutrition Board, Institute of Medicine. Dietary Reference Intakes for Vitamin A, Vitamin K, Arsenic, Boron, Chromium, Copper, Iodine, Iron, Manganese, Molybdenum, Nickel, Silicon, Vanadium, and Zinc. Washington, DC: National Academy Press, 2001:309.
55. Centers for Disease Control and Prevention. MMWR Morb Mortal Wkly Rep 2002;51:897–9.
56. Food and Nutrition Board, Institute of Medicine. Dietary Reference Intakes for Vitamin A, Vitamin K, Arsenic, Boron, Chromium, Copper, Iodine, Iron, Manganese, Molybdenum, Nickel, Silicon, Vanadium, and Zinc. Washington, DC: National Academy Press, 2001:370–2.
57. Guralnik JM, Eisenstaedt RS, Ferrucci L et al. Blood 2004;104:2263–8.
58. Russell RM. Am J Clin Nutr 2000;71:878–84.
59. Caire-Juvera G, Ritenbaugh C, Wactawski–Wende J et al. Am J Clin Nutr 2009;89:323–30.
60. Lim LS, Harnack LJ, Lazovich D et al. Osteoporos Int 2004;15:552–9.
61. Opotowsky AR, Bilezikian JP. Am J Med 2004;117:169–74.
62. Miller ER 3rd, Pastor-Barriuso R, Dalal D et al. Ann Intern Med 2005;142:37–46.
63. Schurks M, Glynn RJ, Rist PM et al. BMJ 2010;341:c5702.
64. Booth SL, Pennington JA, Sadowski JA. J Am Diet Assoc 1996;96:149–54.
65. Stevenson M, Lloyd-Jones M, Papaioannou D. Health Technol Assess 2009;13:iii–xi, 1–134.
66. Rohde LE, de Assis MC, Rabelo ER. Curr Opin Clin Nutr Metab Care 2007;10:1–5.
67. Musso CG. Int Urol Nephrol 2009;41:357–62.
68. Dominguez LJ, Barbagallo M, Lauretani F et al. Am J Clin Nutr 2006;84:419–26.
69. Meydani SN, Barnett JB, Dallal GE et al. Am J Clin Nutr 2007;86:1167–73.
70. Prasad AS, Beck FW, Bao B et al. Am J Clin Nutr 2007;85:837–44.
71. Barnett JB, Hamer DH, Meydani SN. Nutr Rev 2010;68:30–7.
72. Buhr G, Bales CW. J Nutr Elder 2009;28:5–29.

73. Rock CL. Am J Clin Nutr 2007;85:277S–9S.
74. Bleys J, Miller ER 3rd, Pastor-Barriuso R et al. Am J Clin Nutr 2006;84:880–7; quiz 954–5.
75. Age-Related Eye Disease Study Research Group. Arch Ophthalmol 2001;119:1417–36.
76. Bardia A, Tleyjeh IM, Cerhan JR et al. Mayo Clin Proc 2008;83:23–34.
77. Bjelakovic G, Nikolova D, Simonetti RG et al. Lancet 2004;364:1219–28.
78. Marti-Carvajal AJ, Sola I, Lathyris D et al. Cochrane Database Syst Rev 2009;(4): CD006612.
79. Mason J, Dickstein A, Jacques P. Cancer Epidemiol Biomarkers Prev 2007;16:1325–9.
80. Ebbing M, Bonaa KH, Nygard O et al. JAMA 2009;302:2119–26.
81. Miller ER 3rd, Juraschek S, Pastor-Barriuso R et al. Am J Cardiol 2010;106:517–27.
82. Bolland MJ, Barber PA, Doughty RN et al. BMJ 2008;336:262–6.
83. Balk EM, Lichtenstein AH, Chung M et al. Atherosclerosis 2006;189:19–30.
84. Mozaffarian D, Rimm EB. JAMA 2006; 296:1885–99.
85. Stuck A, Walthert J, Nikolaus T et al. Soc Sci Med 1999;48:445–69.
86. Federal Interagency Forum on Aging-Related Statistics. Older Americans 2008: Key Indicators of Well-Being. Available at: http://www.agingstats.gov/Main_Site/Data/2008_Documents/OA_2008.pdf. Accessed May 11, 2012.
87. Houston DK, Nicklas BJ, Zizza CA. J Am Diet Assoc 2009;109:1886–95.
88. Kalantar-Zadeh K, Abbott KC, Salahudeen AK et al. Am J Clin Nutr 2005;81:543–54.
89. Bouillanne O, Dupont-Belmont C, Hay P et al. Am J Clin Nutr 2009;90:505–10.
90. Bales C, Buhr G. J Am Med Dir Assoc 2008;9:302–12.
91. Avila JJ, Gutierres JA, Sheehy ME et al. Eur J Appl Physiol 2010;109:517–25.
92. Jensen GL, Hsiao PY. Evid Based Med 2010;15:41–2.
93. Burge R, Dawson-Hughes B, Solomon DH et al. J Bone Miner Res 2007;22:465–75.
94. Ontjes DA, Anderson JJ. Nutritional and pharmacological aspects of osteoporosis. In: Bales CW, Ritchie CS, eds. Handbook of Clinical Nutrition and Aging. 2nd ed. New York: Humana, 2009:417–38.
95. National Osteoporosis Foundation. Clinician's Guide to Prevention and Treatment of Osteoporosis. Available at: http://www.nof.org/sites/default/files/pdfs/NOF_ClinicianGuide2009_v7.pdf . Accessed May 11. 2012.
96. Avenell A, Gillespie WJ, Gillespie LD et al. Cochrane Database Syst Rev 2009;(2): CD000227.
97. Cameron ID, Murray GR, Gillespie LD et al. Cochrane Database Syst Rev 2010;(1): CD005465.
98. Centers for Disease Control and Prevention. Diabetes Public Health Resource. Available at: http://www.cdc.gov/diabetes/pubs/pdf/ndfs_2011.pdf. Accessed May 11, 2012.
99. Biggs ML, Mukamal KJ, Luchsinger JA al. JAMA 2010;303:2504–12.
100. Knowler WC, Barrett-Connor E, Fowler SE et al. N Engl J Med 2002;346:393–403.
101. Bourdel Marchasson I, Doucet J, Bauduceau B et al. J Nutr Health Aging 2009; 13:685–91.
102. Gaugler JE, Duval S, Anderson KA et al. BMC Geriatr 2007;7:13.
103. McDonald M, Hertz RP, Unger AN et al. J Gerontol A Biol Sci Med Sci 2009;64:256–63.
104. American Heart Association 2012 Statistical Fact Sheet: Older Americans and Cardiovascular Diseases. Dallas: American Heart Association, 2012. Available at: http://www.heart.org/idc/groups/heart-public/@wcm/@sop/@smd/documents/downloadable/ucm_319574.pdf. Accessed May 31, 2012.
105. Kriekard P, Gharacholou SM, Peterson ED. Clin Geriatr Med 2009;25:745–55, x.
106. Williams MA, Fleg JL, Ades PA et al. Circulation 2002;105:1735–43.
107. Holley C, Rich MW. Chronic heart failure. In: Bales CW, Ritchie CS, eds. Handbook of Clinical Nutrition and Aging. 2nd ed. New York: Humana, 2009:333–54.
108. Scharver CH, Hammond CS, Goldstein LB. Post-stroke malnutrition and dysphagia. In: Bales CW, Ritchie CS, eds. Handbook of Clinical Nutrition and Aging. 2nd ed. New York: Humana, 2009:479–98.
109. Dennis MS, Lewis SC, Warlow C. Lancet 2005;365:764–72.
110. Abbott KC, Glanton CW, Trespalacios FC et al. Kidney Int 2004;65:597–605.
111. Beddhu S. Nutrition and chronic kidney disease. In: Bales CW, Ritchie CS, eds. Handbook of Clinical Nutrition and Aging. 2nd ed. New York: Humana, 2009:403–16.
112. Pilotto A, Sancarlo D, Franceschi M et al. Am J Nephrol 2010;23(Suppl 15):S5–10.
113. de Pablo P, McAlindon TE. Osteoarthritis. In: Bales CW, Ritchie CS, eds. Handbook of Clinical Nutrition and Aging. 2nd ed. New York: Humana, 2009:439–78.
114. DeFrances CJ, Lucas CA, Buie VC et al. Natl Health Stat Report 2008;5:1–20.
115. Murphy L, Schwartz TA, Helmick CG et al. Arthritis Rheum 2008;59:1207–13.
116. Blagojevic M, Jinks C, Jeffery A et al. Osteoarthritis Cartilage 2010;18:24–33.
117. Plassman BL, Langa KM, Fisher GG et al. Neuroepidemiology 2007;29:125–32.
118. Alzheimer's Association. Alzheimers Dement 2009;5:234–70.
119. Grodstein F. Alzheimers Dement 2007;3 (Suppl):S16–22.
120. Middleton LE, Yaffe K. Arch Neurol 2009; 66:1210–5.
121. Middleton LE, Yaffe K. J Alzheimers Dis 2010;20:915–24.
122. Li L, Lewis TL. Alzheimer's disease and other neurodegenerative disorders. In: Bales CW, Ritchie CS, eds. Handbook of Clinical Nutrition and Aging. 2nd ed. New York: Humana, 2009:499–522.
123. Nord MA, Coleman-Jensen A, Andres M, Carson S. Household Food Security in the United States, 2009. Available at: http://www.ers.usda.gov/Publications/ERR108/ERR108.pdf. Accessed May 11, 2012.
124. Lee JS, Fischer JG, Johnson MA. J Nutr Elder 2010;29:116–49.
125. Ziliak J, Gundersen C. Senior Hunger in The United States: Differences across States and Rural and Urban Areas. 2009. Available at: http://www.mowaa.org/document.doc?id=193. Accessed May 31, 2012.
126. Ziliak J, Gundersen C, Haist M. The Causes, Consequences, and Future of Senior Hunger in America. 2008. Available at: http://www.mowaa.org/document.doc–id513. Accessed May 31, 2012.
127. Bengle R, Sinnett S, Johnson T et al. J Nutr Elder 2010;29:170–91.
128. Brewer DP, Catlett CS, Porter KN et al. J Nutr Elder 2010;29:150–69.
129. Kamp BJ, Wellman NS, Russell C. J Am Diet Assoc 2010;110:463–72.
130. US Department of Agriculture. Nutrition Assistance Programs. Available at: http://www.fns.usda.gov/fns/. Accessed May 11, 2012.
131. Administration on Aging. Home and Community Based Long-Term Care. Available at: http://www.aoa.gov/AoARoot/AoA_Programs/HCLTC/Nutrition_Services/index.aspx. Accessed May 31, 2012.
132. O'Shaughnessy CV. The Aging Services Network: Accomplishments and Challenges in Serving a Growing Elderly Population. National Health Policy Forum, 2008. Available at: http://www.nhpf.org/library/details.cfm/2625. Accessed May 11, 2012.
133. Johnson MA, Fischer JG, Park S. J Nutr Elder 2008;27:29–46.
134. Lee JS, Sinnett S, Bengle R et al. J Appl Gerontol 2010;30:587–606.
135. Heersink JT, Brown CJ, Dimaria-Ghalili RA et al. J Nutr Elder 2010;29:4–41.
136. Gariballa S, Forster S. Clin Nutr 2007;26: 466–73.
137. Edington J, Boorman J, Durrant ER et al. Clin Nutr 2000;19:191–5.
138. Singh H, Watt K, Veitch R et al. Nutrition 2006;22:350–4.
139. Arvanitakis M, Coppens P, Doughan L et al. Clin Nutr 2009;28:492–6.
140. Locher JL, Wellman NS. J Nutr Gerontol Geriatr 2011;30:24–8.
141. Sloane PD, Ivey J, Helton M et al. J Am Med Dir Assoc 2008;9:476–85.
142. Bales CW, Ritchie CS. Redefining nutritional frailty: interventions for weight loss due to undernutrition. In: Bales CW, Ritchie CS, eds. Handbook of Clinical Nutrition and Aging. 2nd ed. New York: Humana, 2009:157–82.
143. Evans WJ, Morley JE, Argiles J et al. Clin Nutr 2008;27:793–9.
144. Janssen I. Sarcopenia. In: Bales CW, Ritchie CS, eds. Handbook of Clinical Nutrition and Aging. 2nd ed. New York: Humana, 2009:183–206.
145. Engel JH, Siewerdt F, Jackson R et al. J Am Geriatr Soc 2011;59:482–7.
146. Locher JL, Robinson CO, Roth DL et al. J Gerontol A Biol Sci Med Sci 2005;60:1475–8.
147. Reuben DB, Hirsch SH, Zhou K et al. Am Geriatr Soc 2005;53:970–5.
148. Niedert KC. J Am Diet Assoc 2005;105: 1955–65.
149. Milne AC, Potter J, Avenell A. Cochrane Database Syst Rev 2002;(3):CD003288.
150. Candy B, Sampson EL, Jones L. Int J Palliat Nurs 2009;15:396–404.
151. Evans BD. J Hosp Palliat Nurs 2002;4:91–9.
152. Heuberger RA. J Nutr Elder 2010;29:347–85.
153. Ritchie CS, Kvale E. Nutrition at the end of life: ethical issues. In: Bales CW, Ritchie CS, eds. Handbook of Clinical Nutrition and Aging. 2nd ed. New York: Humana, 2009:235–44.
154. Eggenberger SK, Nelms TP. J Clin Nurs 2004;13:661–7.
155. Food and Nutrition Board, Institute of Medicine. Dietary Reference Intakes for Vitamin C, Vitamin E, Selenium, and Carotenoids. Washington, DC: National Academy Press, 2000.
156. Food and Nutrition Board, Institute of Medicine. Dietary Reference Intakes for Vitamin A, Vitamin K, Arsenic, Boron, Chromium, Copper, Iodine, Iron, Manganese, Molybdenum, Nickel, Silicon, Vanadium, and Zinc. Washington, DC: National Academy Press, 2001:115, 182, 340–4.
157. Food and Nutrition Board, Institute of

Medicine. Dietary Reference Intakes for Water, Potassium, Sodium, Chloride, and Sulfate. Washington, DC: National Academy Press, 2004.

◆ 57 章 ◆

1. Black RD, Allen LH, Bhutta ZA et al. Lancet 2008;371:243–60.
2. Hathcock JN. Am J Clin Nutr 1997;66:427–37.
3. McLaren DS. Nutritional Ophthalmology. New York: Academic Press, 1980.
4. Sommer A, West KP Jr. Vitamin A Deficiency, Health, Survival and Vision. New York: Oxford University Press, 1996.
5. Sommer A, Hussaini G, Muhilal et al. Am J Clin Nutr 1980;33:887–91.
6. Sommer A, Emran N, Tamba T. Am J Ophthalmol 1979;87:330–3.
7. Teng KH. Ophthalmologica 1959;137:81–5.
8. International Vitamin A Consultative Group. The Symptoms and Signs of Vitamin A Deficiency and Their Relationship to Applied Nutrition. Washington, DC: International Vitamin A Consultative Group, 1981.
9. Hathcock JN, Hattan DG, Jenkins MY et al. Am J Clin Nutr 1990;52:183–202.
10. Lammer EJ, Chen DT, Hoar RM et al. N Engl J Med 1985;313:837–41.
11. Rothman KJ, Moore LL, Singer MR et al. N Engl J Med 1995;333:1369–73.
12. Michaelsson K, Lithel H, Vessly B et al. N Engl J Med 2003;384:287–94.
13. Melhus H, Michaelsson K, Kindmark A et al. Ann Intern Med 1998;129:770–8.
14. Feskanich D, Singh V, Willett C et al. JAMA 2002;287:47–54.
15. Train JJA, Yates RW, Sury MRJ. BMJ 1995;310:48–9.
16. Blau EB. Lancet 1996;347:626.
17. Glenrup H, Mikkelsen K, Poulsen L et al. Calcif Tissue Int 2000;66:419–24.
18. Black JA, Bonham Carter JE. Lancet 1963;2:745–9.
19. Rosenberg RN. N Engl J Med 1995;333:1351–2.
20. Johnson L, Bowen FW Jr, Abbasi S et al. Pediatrics 1985;75:619–38.
21. Miller ER 3rd, Pastor-Barriuso R, Dalal D et al. Ann Intern Med 2005;142:37-46.
22. Shearer MJ. Lancet 1995;345:229–34.
23. American Academy of Pediatrics Committee on Fetus and Newborn. Pediatrics 2003;112:191–2.
24. Pettifor JM, Benson R. J Pediatr 1975;86:459–62.
25. Feskanich D, Weber P, Willett WC et al. Am J Clin Nutr 1999;69:74–9.
26. Food and Nutrition Board, Institute of Medicine. Dietary Reference Intakes for Vitamin A, Vitamin K, Arsenic, Boron, Chromium, Copper, Iodine, Iron, Manganese, Molybdenum, Nickel, Silicon, Vanadium, and Zinc. Washington, DC: National Academy Press, 2001:187.
27. Campbell CH. Lancet 1984;2:446–9.
28. Jeffrey FE, Abelmann WH. Am J Med 1971;50:123–8.
29. Haas RH. Annu Rev Nutr 1988;8:483–515.
30. Editorial. Lancet 1990;2:912–3.
31. Victor M, Adams RD, Collins GH. The Wernicke-Korsakoff Syndrome. Oxford: Blackwell, 1971.
32. Seehra H, MacDermott N, Lascelles RG et al. BMJ 1996;312:434.
33. Jelliffe DB. Infant Nutrition in the Tropics and Subtropics. 2nd ed. Geneva: World Health Organization, 1968.
34. Food and Nutrition Board, Institute of Medicine. Dietary Reference Intakes for Thiamin, Riboflavin, Niacin, Vitamin B_6, Folate, Vitamin B_{12}, Pantothenic Acid, Biotin, and Choline. Washington, DC: National Academy Press, 2000:81.
35. Stephens JM, Grant R, Yeh CS. Am J Emerg Med 1992;10:61–3.
36. Lopez R, Cole HS, Montoya MF et al. J Pediatr 1975;87:420–2.
37. Food and Nutrition Board, Institute of Medicine. Dietary Reference Intakes for Thiamin, Riboflavin, Niacin, Vitamin B_6, Folate, Vitamin B_{12}, Pantothenic Acid, Biotin, and Choline. Washington, DC: National Academy Press, 2000:115.
38. Hankes LV, Nicotinic acid and nicotinamide. In: Machlin LJ, ed. Handbook of Vitamins. New York: Marcel Dekker, 1984:329–77.
39. Mueller JE, Vilter RW. J Clin Invest 1950;29:193–201.
40. Snyderman SE, Holt LE, Carretero R et al. Am J Clin Nutr 1953;1:200.
41. Bessey OA, Adam DJ, Hansen AE. Pediatrics 1957;20:33–44.
42. Weintraub LR, Conrad ME, Crosby WH. N Engl J Med 1966;275:169–76.
43. Schaumberg H, Kaplan J, Windebank A et al. N Engl J Med 1983;309:445–8.
44. Mock DM, DeLorimer AA, Leberman WM et al. N Engl J Med 1981;304:820–3.
45. Innis SM, Allardyce DB. Am J Clin Nutr 1983;37:185–7.
46. Higginbottom MC, Sweetman K, Nyhan WL. N Engl J Med 1978;299:317–20.
47. MRC Vitamin Study Research Group. Lancet 1991;338:131–7.
48. George L, Mills JL, Johansson ALV et al. JAMA 2002;288:1867–73.
49. Food and Nutrition Board, Institute of Medicine. Dietary Reference Intakes for Thiamin, Riboflavin, Niacin, Vitamin B_6, Folate, Vitamin B_{12}, Pantothenic Acid, Biotin, and Choline. Washington, DC: National Academy Press, 2000:283.
50. Rothenberg SP, daCosta MP, Sequeira J et al. N Engl J Med 2004;350:134–42.
51. Erbe RW, Salis RJ. N Engl J Med 2003;349:5–6.
52. Hodges RF, Hood J, Canham JE et al. Am J Clin Nutr 1971;24:432–43.
53. Food and Nutrition Board, Institute of Medicine. Dietary Reference Intakes for Thiamin, Riboflavin, Niacin, Vitamin B_6, Folate, Vitamin B_{12}, Pantothenic Acid, Biotin, and Choline. Washington, DC: National Academy Press, 2000:396.
54. Zeisel SH, da Costa KA, Franklin PD et al. FASEB J 1991;5:2093–98.
55. Buchman AC, Ament ME, Sobel M et al. JPEN J Parenter Enteral Nutr 2001;25:260–68.
56. Buchman AL, Sobel M, Brown M et al. JPEN J Parenter Enteral Nutr 2001;25:30–35.
57. Fleming CR, Smith LM, Hodges RE. Am J Clin Nutr 1976;29:976–83.
58. Holman RT, Johnson SB, Hatch TF. Am J Clin Nutr 1982;35:617–23.
59. Anderson GJ, Connor WE. Am J Clin Nutr 1989;49:585–7.
60. Bentur L, Alon U, Berant M. Pediatr Rev Commun 1987;1:291–310.
61. Bishop N. N Engl J Med 1999;341:602–4.
62. Thacher TD, Fischer PR, Pettifor JM et al. N Engl J Med 1999;341:563–8.
63. Weinsier RL, Krumdieck CL. Am J Clin Nutr 1981;34:393–9.
64. Knochel JP. N Engl J Med 1985;313:447–9.
65. Berner YM, Shike M. Annu Rev Nutr 1988;8:121–48.
66. Britton J, Pavord I, Richards K et al. Lancet 1994;344:357–62.
67. Hetzel BS, Hay ID. Clin Endocrinol 1979;11:445–60.
68. Hetzel BS, Dunn JT. Annu Rev Nutr 1989;9:21–38.
69. Andersen HT, Barkve H. Scand J Clin Lab Invest Suppl 1970;25:1–62.
70. Slotzfus RJ, Kvalsvig JD, Chwaya HN et al. BMJ 2001;323:1389–96.
71. Danks DM. Annu Rev Nutr 1988;8:235–57.
72. Prasad AS. BMJ 2003;326:409–10.
73. Hambidge KM, Krebs NF, Walravens PA. Nutr Res 1985;1:306–16.
74. Goldenberg RL, Tamura T, Neggers Y. JAMA 1995;274:463–8.
75. Younaszai HD. JPEN J Parenter Enteral Nutr 1983;7:72–4.
76. Golden MHN, Golden BE. Am J Clin Nutr 1981;34:900–8.
77. National Research Council. Health Effects of Ingested Fluoride. Washington, DC: National Academy Press, 1993.
78. Chen X, Yang G, Chen J et al. Biol Trace Elem Res 1980;2:91–107.
79. Mo D. Pathology and selenium deficiency in Kashin-Beck disease. In: Combs GF Jr, Levander OA, Oldfield JE, eds. Selenium in Biology and Medicine. New York: Van Nostrand Reinhold, 1987:924–33.
80. Moreno-Reyes R, Mathieu F, Boelaert M et al. Am J Clin Nutr 2003;78:137–44.
81. Vinton NE, Dahlstrom KA, Strobel CT et al. J Pediatr 1987;111:711–7.
82. Yang G, Wang S, Zhou R et al. Am J Clin Nutr 1983;37:872–81.
83. Centers for Disease Control. MMWR Morb Mortal Wkly Rep 1984;33:157–8.
84. Jeejeebhoy KN, Chu RC, Marliss EB et al. Am J Clin Nutr 1977;30:531–8.
85. Verhage AH, Cheong WK, Jeejeebhoy KN. JPEN J Parenter Enteral Nutr 1996;20:123–7.
86. Rajagopalan KV. Annu Rev Nutr 1988;8:401–27.
87. Abumrad NN, Schneider AJ, Steele D et al. Am J Clin Nutr 1981;34:2551–9
88. Kovalski VV, Yatovaya GA, Shmavonyau DM. Zh Obshch Biol 1961;22:179.
89. Doisy EA Jr. Effects of deficiency in manganese upon plasma and cholesterol in man. In: Hoekstra WG, Suttie JW, Ganther HE et al, eds. Trace Element Metabolism in Animals, vol 2. Baltimore: University Park Press, 1974:668–70.
90. Kondakis XG, Makris N, Leotsinidis M et al. Arch Environ Health 1989;44:175–8.
91. Krieger D, Krieger S, Jansen O et al. Lancet 1995;346:270–4.

◆ 58 章 ◆

1. Flegal KM. Med Sci Sports Exerc 1999;31:S509–14.
2. Bessesen D. Obesity. In: McDermott M, ed. Endocrine Secrets. Philadelphia: Hanley and Belfus, 2002:81–97.
3. WHO Media Centre. Obesity and Overweight: Fact Sheet. Available at: http://www.who.int/mediacentre/factsheets/fs311/en. Accessed March 2011.
4. Calle EE, Thun MJ, Petrelli JM et al. N Engl J Med 1999;341:1097–105.
5. Zimmerman R. Clin Fam Pract 2002;4:229–47.
6. Flegal KM, Carroll MD, Kit BK et al. JAMA 2012;307:491–7.
7. National Center for Health Statistics. Prevalence of Overweight, Obesity, and Extreme Obesity Among Adults: United States, Trends 1960–1962 Through 2007–2008. http://www.cdc.gov/nchs/data/hestat/obesity_adult_07_08/obesity_adult_07_08.

htm. Accessed February 12, 2012.
8. Flegal KM, Carroll MD, Ogden CL et al. JAMA 2002;288:1723–7.
9. Ogden CL, Yanovski SZ, Carroll MD et al. Gastroenterology 2007;132:2087–102.
10. Flegal KM, Carroll MD, Ogden CL et al. JAMA 2010;303:235–41.
11. Sturm R. Arch Intern Med 2003;163:2146–8.
12. Allison DB, Saunders SE. Med Clin North Am 2000;84:305–32, v.
13. Ogden CL, Carroll MD, Kit BK et al. JAMA 2012;307:483–90.
14. Sobal J, Stunkard AJ. Psychol Bull 1989; 105:260–75.
15. Ogden CL, Carroll MD, Curtin LR et al. JAMA 2010;303:242–9.
16. Guo SS, Huang C, Maynard LM et al. J Int Assoc Stud Obes 2000;24:1628–35.
17. Pi Sunyer F. Obesity. In: Shils M, Olson J, Shike M et al, eds. Modern Nutrition in Health and Disease. 9th ed. Baltimore: Lippincott Williams & Wilkins, 1999:1395–418.
18. Barlow SE, Dietz WH. Pediatrics 1998; 102:E29.
19. Tritos N, Maratos-Flier E. Neuroendocrine control of energy balance. In: Eckel R, ed. Obesity: Mechanisms and Clinical Management. Baltimore: Lippincott Williams & Wilkins, 2003:128–46.
20. Neary M, Batterham R. Pharmacol Ther 2009;124:44–56.
21. Eckel R. Obesity: a disease or a physiologic adaptation for survival? In: Eckel R, ed. Obesity: Mechanisms and Clinical Management. Baltimore: Lippincott Williams & Wilkins, 2003:3–30.
22. Song Z, Levin BE, McArdle JJ et al. Diabetes 2001;50:2673–81.
23. Urayama A, Banks WA. Endocrinology 2008;149:3592–7.
24. Wang H, Astarita G, Taussig MD et al. Cell Metab 2011;13:105–13.
25. Ravussin E, Burnand B, Schutz Y et al. Am J Clin Nutr 1982;35:566–73.
26. Segal KR, Lacayanga I, Dunaif A et al. Am J Physiol 1989;256:E573–9.
27. de Jonge L, Bray GA. Obes Res 1997;5:622–31.
28. Stewart WK, Fleming LW. Postgrad Med J 1973;49:203–9.
29. Hill J, Donahoo W. Environmental influences on obesity. In: Eckel RH, ed. Obesity: Mechanisms and Clinical Management. Baltimore: Lippincott Williams & Wilkins, 2003:75–90.
30. Levine JA, Eberhardt NL, Jensen MD. Science 1999;283:212–4.
31. Keys A, Brozek J, Henschel A et al. Body Fat. The Biology of Human Starvation, vol 1. Minneapolis: University of Minnesota Press, 1950:161–83.
32. Diaz EO, Prentice AM, Goldberg GR et al. Am J Clin Nutr 1992;56:641–55.
33. Jebb SA, Prentice AM, Goldberg GR et al. Am J Clin Nutr 1996;64:259–66.
34. Bouchard C, Tremblay A, Despres JP et al. N Engl J Med 1990;322:1477–82.
35. Horton TJ, Drougas H, Brachey A et al. Am J Clin Nutr 1995;62:19–29.
36. Hofbauer KG. J Int Assoc Stud Obes 2002;26 Suppl 2:S18–27.
37. Bray GA, Bouchard C. Handbook of obesity. In: Bouchard C PL, Rice T, Rao DC, eds. Genetics of Human Obesity. New York: Marcel Dekker, 2004:157–200.
38. Bouchard C, Perusse L, Leblanc C et al. Int J Obes 1988;12:205–15.
39. Agras WS, Hammer LD, McNicholas F et al. J Pediatr 2004;145:20–5.
40. Agras WS, Mascola AJ. Curr Opin Pediatr 2005;17:648–52.
41. Maes HH, Neale MC, Eaves LJ. Behav Genet 1997;27:325–51.
42. Price RA, Cadoret RJ, Stunkard AJ et al. Am J Psychiatry 1987;144:1003–8.
43. Stunkard AJ, Harris JR, Pedersen NL et al. N Engl J Med 1990;322:1483–7.
44. Barsh GS, Farooqi IS, O'Rahilly S. Nature 2000;404:644–51.
45. Boutin P, Froguel P. Best Pract Res Clin Endocrinol Metab 2001;15:391–404.
46. Montague CT, Farooqi IS, Whitehead JP et al. Nature 1997;387:903–8.
47. Clement K, Vaisse C, Lahlou N et al. Nature 1998;392:398–401.
48. Farooqi IS. Front Horm Res 2008;36:1–11.
49. Krude H, Biebermann H, Luck W et al. Nat Genet 1998;19:155–7.
50. Jackson RS, Creemers JW, Ohagi S et al. Nat Genet 1997;16:303–6.
51. Farooqi IS, Keogh JM, Yeo GS et al. N Engl J Med 2003;348:1085–95.
52. Goldstone AP. Trends Endocrinol Metab 2004;15:12–20.
53. Farooqi IS. Best Pract Res Clin Endocrinol Metab 2005;19:359–74.
54. Korner A, Kiess W, Stumvoll M et al. Front Horm Res 2008;36:12–36.
55. Sabin MA, Werther GA, Kiess W. Best Pract Res Clin Endocrinol Metab 2011; 25:207–20.
56. Fawcett KA, Barroso I. Trends Genet 2010; 26:266–74.
57. Herrera BM, Keildson S, Lindgren CM. Maturitas 2011;69:41–9.
58. Bray GA. Clin Fam Pract 2002;4:249–75.
59. McGuire M, Jeffery R, French S. Clin Fam Pract 2002;4:319–31.
60. Luppino FS, de Wit LM, Bouvy PF et al. Arch Gen Psychiatry 2010;67:220–9.
61. Hill JO, Wyatt HR, Reed GW et al. Science 2003;299:853–5.
62. Hill JO, Wyatt HR, Melanson EL. Med Clin North Am 2000;84:333–46.
63. Lissner L, Heitmann BL. Eur J Clin Nutr 1995;49:79–90.
64. Ello-Martin JA, Ledikwe JH, Rolls BJ. Am J Clin Nutr 2005;82:236S–41S.
65. Rolls BJ. Physiol Behav 2009;97:609–15.
66. Ledikwe JH, Blanck HM, Kettel Khan L et al. Am J Clin Nutr 2006;83:1362–8.
67. Bes-Rastrollo M, van Dam RM, Martinez-Gonzalez MA et al. Am J Clin Nutr 2008;88:769–77.
68. Malik VS, Popkin BM, Bray GA et al. Circulation 2010;121:1356–64.
69. Schulze MB, Manson JE, Ludwig DS et al. JAMA 2004;292:927–34.
70. Bray GA, Nielsen SJ, Popkin BM. Am J Clin Nutr 2004;79:537–43.
71. Bray GA. Clin Dermatol 2004;22:281–8.
72. Forshee RA, Storey ML, Allison DB et al. Crit Rev Food Sci Nutr 2007;47:561–82.
73. White J, Foreyt J, Melanson K et al. Am J Life Med 2010;4:515–20.
74. US Department of Agriculture Center for Nutrition Policy and Promotion. Dietary Guidelines for Americans 2005. Washington, DC: US Government Printing Office, 2005.
75. Nielsen SJ, Popkin BM. JAMA 2003;289: 450–3.
76. Young LR, Nestle M. J Am Diet Assoc 2003;103:231–4.
77. Rolls BJ, Morris EL, Roe LS. Am J Clin Nutr 2002;76:1207–13.
78. Diliberti N, Bordi PL, Conklin MT et al. Obes Res 2004;12:562–8.
79. Raynor HA, Epstein LH. Psychol Bull 2001;127:325–41.
80. McCrory MA, Fuss PJ, McCallum JE et al. Am J Clin Nutr 1999;69:440–7.
81. Drewnowski A, Specter SE. Am J Clin Nutr 2004;79:6–16.
82. Drewnowski A, Darmon N. J Nutr 2005;135:900–4.
83. Brownson RC, Boehmer TK, Luke DA. Annu Rev Public Health 2005;26:421–43.
84. King GA, Fitzhugh EC, Bassett DR Jr et al. J Int Assoc Stud Obes 2001;25:606–12.
85. Brownell KD, Wadden TA. J Consult Clin Psychol 1992;60:505–17.
86. Prentice AM, Jebb SA. BMJ 1995;311:437–9.
87. Physical Activity and Health: A Report of the Surgeon General. Atlanta: US Department of Health and Human Services, 1996.
88. Hankinson AL, Daviglus ML, Bouchard C et al. JAMA 2010;304:2603–10.
89. Gluckman PD, Hanson MA. Pediatr Res 2004;56:311–7.
90. Hanson M, Gluckman P, Bier D et al. Pediatr Res 2004;55:894–7.
91. Barker DJ, Winter PD, Osmond C et al. Lancet 1989;2:577–80.
92. Phillips DI, Barker DJ, Hales CN et al. Diabetologia 1994;37:150–4.
93. Valdez R, Athens MA, Thompson GH et al. Diabetologia 1994;37:624–31.
94. Barker DJ, Hales CN, Fall CH et al. Diabetologia 1993;36:62–7.
95. Oken E, Levitan EB, Gillman MW. Int J Obes 2008;32:201–10.
96. Ruager-Martin R, Hyde MJ, Modi N. Early Hum Dev 2010;86:715–22.
97. Oken E, Taveras EM, Kleinman KP et al. Am J Obstet Gynecol 2007;196:322 e1–8.
98. Dabelea D, Hanson RL, Lindsay RS et al. Diabetes 2000;49:2208–11.
99. von Kries R, Koletzko B, Sauerwald T et al. Adv Exp Med Biol 2000;478:29–39.
100. Bergmann KE, Bergmann RL, Von Kries R et al. J Int Assoc Stud Obes 2003;27:162–72.
101. Harder T, Bergmann R, Kallischnigg G et al. Am J Epidemiol 2005;162:397–403.
102. Toschke AM, Vignerova J, Lhotska L et al. J Pediatr 2002;141:764–9.
103. Taveras EM, Rifas-Shiman SL, Scanlon KS et al. Pediatrics 2006;118:2341–8.
104. Arenz S, von Kries R. Adv Exp Med Biol 2005;569:40–8.
105. Owen CG, Martin RM, Whincup PH et al. Pediatrics 2005;115:1367–77.
106. Gillman MW, Rifas-Shiman SL, Camargo CA Jr et al. JAMA 2001;285:2461–7.
107. Li R, Jewell S, Grummer-Strawn L. Am J Clin Nutr 2003;77:931–6.
108. Hediger ML, Overpeck MD, Kuczmarski RJ et al. JAMA 2001;285:2453–60.
109. Clifford TJ. B Med J 2003;327:879–80.
110. Monasta L, Batty GD, Cattaneo A et al. Obes Rev 2010;11:695–708.
111. August GP, Caprio S, Fennoy I et al. J Clin Endocrinol Metab 2008;93:4576–99.
112. van Ginneken V, Sitnyakowsky L, Jeffery JE. Med Hypotheses 2009;72:383–8.
113. Atkinson RL. Mayo Clin Proc 2007;82: 1192–8.
114. Mitra AK, Clarke K. Obes Rev 2010;11: 289–96.
115. Atkinson RL, Dhurandhar NV, Allison DB et al. Int J Obes 2005;29:281–6.
116. Gabbert C, Donohue M, Arnold J et al. Pediatrics 2010;126:721–6.
117. McLachlan JA. Estrogens in the Environment II. New York: Elsevier/North-Holland, 1995.
118. Colborn T, vom Saal FS, Soto AM. Environ Health Perspect. 1993;101:378–84.
119. Colborn T, Clement C. Chemically Induced Alterations in Sexual and Functional Devel-

opment: The Wildlife/Human Connection. Princeton, NJ: Princeton Scientific, 1992.
120. Colborn T, Dumanski D, Myers JP. Our Stolen Future. New York: Penguin, 1996.
121. Newbold RR, Padilla-Banks E, Jefferson WN et al. Int J Androl 2008;31:201–8.
122. Baillie-Hamilton PF. J Altern Complement Med 2002;8:185–92.
123. Heindel JJ. Toxicol Sci 2003;76:247–9.
124. Heindel JJ, Levin E. Birth Defects Res A Clin Mol Teratol 2005;73:469.
125. Newbold RR, Padilla-Banks E, Snyder RJ et al. Reprod Toxicol 2007;23:290–6.
126. Newbold RR, Padilla-Banks E, Jefferson WN. Endocrinology 2006;147:S11–7.
127. Newbold RR, Padilla-Banks E, Snyder RJ et al. Mol Nutr Food Res 2007;51:912–7.
128. Flegal KM, Troiano RP, Pamuk ER et al. N Engl J Med 1995;333:1165–70.
129. Patel SR, Hu FB. Obesity 2008;16:643–53.
130. Nielsen LS, Danielsen KV, Sorensen TI. Obes Rev 2011;12:78–92.
131. Hill J, Levine J, Saris W. Energy expenditure and physical activity. In: Bouchard B, ed. Handbook of Obesity. 2nd ed. New York: Marcel Dekker, 2003:631–54.
132. Hill JO. Endocrinol Rev 2006;27:750–61.
133. Hill JO. Am J Clin Nutr 2009;89:477–84.
134. MacLean PS, Higgins JA, Johnson GC et al. Am J Physiol Regul Integr Comp Physiol 2004;287:R288–97.
135. Goldsmith R, Joanisse DR, Gallagher D et al. Am J Physiol Regul Integr Comp Physiol 2010;298:R79–88.
136. Catenacci VA, Grunwald GK, Ingebrigtsen JP et al. Obesity 2011;19:1163–90.
137. Brown WJ, Williams L, Ford JH et al. Obes Res 2005;13:1431–41.
138. Zhai FY, Wang HJ, Wang ZH et al. Wei Sheng Yan Jiu 2006;35:72–6.
139. Wang YC, Gortmaker SL, Sobol AM et al. Pediatrics 2006;118:e1721–33.
140. Rodearmel SJ, Wyatt HR, Barry MJ et al. Obesity 2006;14:1392–401.
141. Rodearmel SJ, Wyatt HR, Stroebele N et al. Pediatrics 2007;120:e869–79.
142. Kamath CC, Vickers KS, Ehrlich A et al. J Clin Endocrinol Metab 2008;93:4606–15.
143. Harris KC, Kuramoto LK, Schulzer M et al. Can J Med Assoc 2009;180:719–26.
144. Doak CM, Visscher TL, Renders CM et al. Obes Rev 2006;7:111–36.
145. Lytle L, Hearst M. Curr Nutr Food Sci 2009;5:134–48.
146. Foster GD, Linder B, Baranowski T et al. N Engl J Med 2010;363:443–53.
147. Economos CD, Hyatt RR, Goldberg JP et al. Obesity 2007;15:1325–36.
148. Hesketh KD, Campbell KJ. Obesity 2010;18(Suppl):S27–35.
149. Paul IM, Savage JS, Anzman SL et al. Obesity 2011;19:353–61.
150. Feng J, Glass TA, Curriero FC et al. Health Place 2010;16:175–90.
151. Christakis NA, Fowler JH. N Engl J Med 2007;357:370–9.
152. Economos CD, Brownson RC, DeAngelis MA et al. Nutr Rev 2001;59:S40–56; discussion S7–65.

◆ 59 章 ◆

1. Wang Y, Beydoun MA, Liang L et al. Obesity 2008;16:2323–30.
2. Ogden CL, Carroll MD, Curtin LR et al. JAMA 2010;303:242–9.
3. Hill JO. Endocr Rev 2006;27:750–61.
4. Kelly T, Yang W, Chen CS et al. Int J Obes 2008;32:1431–7.
5. Popkin BM. Nutr Rev 2004;62:S140–3.
6. Du H, Feskens E. Acta Cardiol 2010;65:377–86.
7. Giskes K, van Lenthe F, Avendano-Pabon M et al. Obes Rev 2011;12:e95–e106.
8. Feng J, Glass TA, Curriero FC et al. Health Place 2010;16:175–90.
9. Field AE, Coakley EH, Must A et al. Arch Intern Med 2001;161:1581–6.
10. Janssen I, Katzmarzyk PT, Ross R. Arch Intern Med 2002;162:2074–9.
11. Finkelstein EA, Brown DS, Wrage LA et al. Obesity (Silver Spring) 2010;18:333–9.
12. Puhl RM, Andreyeva T, Brownell KD. Int J Obes 2008;32:992–1000.
13. Carr D, Jaffe KJ, Friedman MA. Obesity (Silver Spring) 2008;16:S60–8.
14. Latner JD, Stunkard AJ, Wilson GT. Obes Res 2005;13:1226–31.
15. Look AHEAD Research Group, Wing RR. Arch Intern Med 2010;170:1566–75.
16. Williamson DF, Thompson TJ, Thun M et al. Diabetes Care 2000;23:1499–504.
17. Gregg EW, Williamson DF. The relationship of intentional weight loss to disease incidence and mortality. In: Wadden TA, Stunkard AJ, eds. Handbook of Obesity Treatment. New York: Guilford Press, 2002: 125–43.
18. Knowler WC, Barrett-Connor E, Fowler SE et al. N Engl J Med 2002 ;346:393–403.
19. Rush EC, Goedecke JH, Jennings C et al. Int J Obes (Lond) 2007;31:1232–9.
20. National Institutes of Health, National Heart, Lung, and Blood Institute. Obes Res 1998;6:51S–209S.
21. Janssen I, Katzmarzyk PT, Ross R. Arch Intern Med 2002;162:2074–9.
22. Janssen I, Katzmarzyk PT, Ross R. Am J Clin Nutr 2004;79:379–84.
23. Ma J, Xiao L. Obesity (Silver Spring) 2010; 18:347–53.
24. Onyike CU, Crum RM, Lee HB et al. Am J Epidemiol 2003;158:1139–47.
25. Zhao G, Ford ES, Dhingra S et al. Int J Obes (Lond) 2009;33:257–66.
26. Steer RA, Brown GK, Beck AT et al. Psychol Rep 2001;88:1075–6.
27. de Zwaan M. Int J Obes Relat Metab Disord 2001;25:S51–5.
28. Sim LA, McAlpine DE, Grothe KB et al. Mayo Clin Proc 2010;85:746–51.
29. Hay PP, Bacaltchuk J, Stefano S et al. Cochrane Database Syst Rev 2009;(4) :CD000562.
30. Wadden TA, Phelan S. Behavioral assessment of the obese patient. In: Wadden TA, Stunkard AJ, eds. Handbook of Obesity Treatment. New York: Guilford Press, 2002:186–226.
31. Øverby NC, Serra-Majem L, Andersen LF. Br J Nutr 2009;102:S56–63.
32. Cade J, Thompson R, Burley V et al. Public Health Nutr 2002;5:567–87.
33. Poslusna K, Ruprich J, de Vries JH et al. Br J Nutr 2009;101(Suppl 2):S73–85.
34. Abbott RA, Davies PS. Eur J Clin Nutr 2004;58:285–91.
35. Jackson DM, Djafarian K, Stewart J et al. Am J Clin Nutr 2009;89:1031–6.
36. Centers for Disease Control and Prevention. MMWR Morb Mortal Wkly Rep 2011; 60:614–8.
37. Slingerland AS, van Lenthe FJ, Jukema JW et al. Am J Epidemiol 2007;165:1356–63.
38. Andersen RE, Wadden TA, Bartlett SJ et al. JAMA 1999;281:335–40.
39. Di Noia J, Prochaska JO. Am J Health Behav 2010;34:618–32.
40. Anderson ES, Winett RA, Wojcik JR et al. J Health Psychol 2010;15:21–32.
41. Zheng H, Lenard NR, Shin AC et al. Int J Obes (Lond) 2009;33:S8–13.
42. Abete I, Astrup A, Martinez JA et al. Nutr Rev 2010;68:214–31.
43. US Department of Agriculture, US Department of Health and Human Services. Dietary Guidelines for Americans, 2010. 7th ed. Washington, DC: US Government Printing Office, 2010.
44. Bleich SN, Wang YC, Wang Y et al. Am J Clin Nutr 2009;89:372–81.
45. Bachman JL, Reedy J, Subar AF et al. J Am Diet Assoc 2008;108:804–14.
46. Drewnowski A. Am J Prev Med 2004;27: 154–62.
47. Savage JS, Marini M, Birch LL. Am J Clin Nutr 2008;88:677–84.
48. Bes-Rastrollo M, van Dam RM, Martinez-Gonzalez MA et al. Am J Clin Nutr 2008; 88:769–77.
49. Howarth NC, Murphy SP, Wilkens LR et al. J Nutr 2006;136:2243–8.
50. Kant AK, Graubard BI. Int J Obes (Lond) 2005;29:950–6.
51. Bischoff SC, Damms-Machado A, Betz C et al. Int J Obes 2012;36:614–24.
52. Riecke BF, Christensen R, Christensen P et al. Osteoarthritis Cartilage 2010;18:746–54.
53. Noakes M, Keogh JB, Foster PR et al. Am J Clin Nutr 2005;81:1298–306.
54. Broomfield PH, Chopra R, Sheinbaum RC et al. N Engl J Med 1988;319:1567–72.
55. Arai K, Miura J, Ohno M et al. Am J Clin Nutr 1992;56:275S–6S.
56. Ryttig KR, Flaten H, Rossner S. Int J Obes Relat Metab Disord 1997;21:574–9.
57. Ryttig KR, Rossner S. J Intern Med 1995; 238:299–306.
58. Lantz H, Peltonen M, Agren L et al. J Intern Med 2003;254:272–9.
59. Miura J, Arai K, Tsukahara S et al. Int J Obes 1989;13:73–7.
60. Rossner S, Flaten H. Int J Obes Relat Metab Disord 1997;21:22–6.
61. Wadden TA, Berkowitz RI. Very-low-calorie diets. In: Fairburn CG, Brownell KD, eds. Eating Disorders and Obesity. New York: Guilford Press, 2001:529–33.
62. Saris WH. Obes Res 2001;9:295S–301S.
63. Last AR, Wilson SA. Am Fam Physician 2006;73:1942–8.
64. Shils M, Olson J, Shike M et al, eds. Modern Nutrition in Health and Disease. 9th ed. Baltimore: Lippincott Williams & Wilkins, 1999.
65. Hession M, Rolland C, Kulkarni U et al. Obes Rev 2009;10:36–50.
66. Nordmann AJ, Nordmann A, Briel M et al. Arch Intern Med 2006;166:285–93.
67. Brehm BJ, Seeley RJ, Daniels SR et al. J Clin Endocrinol Metab 2003;88:1617–23.
68. Foster GD, Wyatt HR, Hill JO et al. N Engl J Med 2003;348:2082–90.
69. Yancy WS Jr, Olsen MK, Guyton JR et al. Ann Intern Med 2004;140:769–77.
70. Soenen S, Westerterp-Plantenga MS. Curr Opin Clin Nutr Metab Care 2008;11:747–51.
71. Lichtenstein AH, Kennedy E, Barrier P et al. Nutr Rev 1998;56:S3–19.
72. Weisburger JH. J Am Diet Assoc 1997; 97:S16–23.
73. Reddy ST, Wang CY, Sakhaee K et al. Am J Kidney Dis 2002;40:265–74.
74. Breslau NA, Brinkley L, Hill KD et al. J Clin Endocrinol Metab 1988;66:140–6.
75. Wing RR, Vazquez JA, Ryan CM. Int J Obes Relat Metab Disord 1995;19:811–6.
76. Johnston CS, Tjonn SL, Swan PD et al. Am J Clin Nut 2006;83:1055–61.
77. Vergnaud AC, Estaquio C, Czernichow S et al. Br J Nutr 2009;102:302–9.
78. Savage JS, Marini M, Birch LL. Am J Clin Nutr 2008;88:677–84.

79. Bes-Rastrollo M, van Dam RM, Martinez-Gonzalez MA et al. Am J Clin Nutr 2008;88:769–77.
80. Howarth NC, Murphy SP, Wilkens LR et al. J Nutr 2006;136:2243–8.
81. Ello-Martin JA, Roe LS, Ledikwe JH et al. Am J Clin Nutr 2007;85:1465–77.
82. Ledikwe JH, Blanck HM, Kettel Khan L et al. Am J Clin Nutr 2006;83:1362–8.
83. Westerterp KR. Physiol Behav 2006;89:62–5.
84. Ledikwe JH, Blanck HM, Khan LK et al. J Am Diet Assoc 2006;106:1172–80.
85. Rolls BJ, Roe LS, Meengs JS. Am J Clin Nutr 2010;91:913–22.
86. Rolls BJ, Roe LS, Meengs JS. J Am Diet Assoc 2004;104:1570–6.
87. Schlundt DG, Hill JO, Pope-Cordle J et al. Int J Obes Relat Metab Disord 1993;17:623–9.
88. Jeffery RW, Hellerstedt WL, French SA et al. Int J Obes Relat Metab Disord 1995;19:132–7.
89. Brand-Miller JC, Holt SH, Pawlak DB et al. Am J Clin Nutr 2002;76:281S–5S.
90. Abete I, Parra D, Martinez JA. Clin Nutr 2008;27:545–51.
91. Pereira MA, Swain J, Goldfine AB et al. JAMA 2004;292:2482–90.
92. Ebbeling CB, Leidig MM, Feldman HA et al. JAMA 2007;297:2092–102.
93. Ebbeling CB, Leidig MM, Sinclair KB et al. Arch Pediatr Adolesc Med 2003;157:773–9.
94. Ello-Martin JA, Ledikwe JH, Rolls BJ. Am J Clin Nutr 2005;82:236S–241S.
95. Faucher MA, Mobley J. J Midwifery Womens Health 2010;55:60–4.
96. Gupta AK, Smith SR, Greenway FL et al. Diabetes Obes Metab 2009;11:330–7.
97. Pedersen SD, Kang J, Kline GA. Arch Intern Med 2007;167:1277–83.
98. Wadden TA, Butryn ML, Wilson C. Gastroenterology 2007;132:2226–38.
99. Hannum SM, Carson L, Evans EM et al. Obes Res 2004;12:538–46.
100. Ditschuneit HH. Nestle Nutr Workshop Ser Clin Perform Programme 2006;11:171–9.
101. Ashley JM, Herzog H, Clodfelter S et al. Nutr J 2007;6:12.
102. Ashley JM, Herzog H, Clodfelter S et al. Nutr J 2007;6:12.
103. Davis LM, Coleman C, Kiel J et al. Nutr J 2010;9:11.
104. Allison DB, Gadbury G, Schwartz LG et al. Eur J Clin Nutr 2003;57:514–22.
105. Greaves CJ, Sheppard KE, Abraham C et al. BMC Public Health 2011;11:119.
106. Pate RR, Pratt M, Blair SN et al. JAMA 1995;273:402–7.
107. Haskell WL, Lee IM, Pate RR et al. Med Sci Sports Exerc 2007;39:1423–34.
108. Donnelly JE, Blair SN, Jakicic JM et al. Med Sci Sports Exerc 2009;41:459–71.
109. Chambliss HO. Clin J Sport Med 2005;15:113–5.
110. Redman LM, Heilbronn LK, Martin CK et al. J Clin Endocrinol Metab 2007;92:865–72.
111. Nicklas BJ, Wang X, You T et al. Am J Clin Nutr 2009;89:1043–52.
112. Cox KL, Burke V, Morton AR et al. Metabolism 2003;52:107–15.
113. Borg P, Kukkonen-Harjula K, Fogelholm M et al. Int J Obes Relat Metab Disord 2002;26:676–83.
114. Fogelholm M, Kukkonen-Harjula K, Nenonen A et al. Arch Intern Med 2000;160:2177–84.
115. Vogels N, Westerterp-Plantenga MS. Int J Obes 2005;29:849–57.
116. Leser MS, Yanovski SZ, Yanovski JA. J Am Diet Assoc 2002;102:1252–6.
117. Anton SD, Manini TM, Milsom VA et al. Clin Interv Aging 2011;6:141–9.
118. Hills AP, Shultz SP, Soares MJ et al. Obes Rev 2010;11:740–9.
119. Walberg JL. Sports Med 1989;7:343–56.
120. Winnick JJ, Gaillard T, Schuster DP. Ethn Dis 2008;18:152–6.
121. Daly RM, Dunstan DW, Owen N et al. Osteoporos Int 2005;16:1703–12.
122. Dolezal BA, Potteiger JA. J Appl Physiol 1998;85:695–700.
123. Lazzer S, Bedogni G, Lafortuna CL et al. Obesity 2010;18:71–8.
124. Shaw K, O'Rourke P, Del Mar C et al. Cochrane Database Syst Rev 2005;(2):CD003818.
125. Avenell A, Broom J, Brown TJ et al. Health Technol Assess 2004;8:iii-iv, 1–182.
126. Lang A, Froelicher ES. Eur J Cardiovasc Nurs 2006;5:102–14.
127. Renjilian DA, Perri MG, Nezu AM et al. J Consult Clin Psychol 2001;69:717–21.
128. Miller WM, Franklin BA, Nori Janosz KE et al. Metab Syndr Relat Disord 2009;7:441–6.
129. Cresci B, Tesi F, La Ferlita T et al. Eat Weight Disord 2007;12:147–53.
130. Perri M, Corsica J. Improving the maintenance of weight lost in behavioral treatment of obesity. In: Wadden TA, Stunkard A, eds. Handbook of Obesity. New York: Guilford Press, 2002:357–94.
131. Leermakers E, Perri M, Shigaki C et al. Addict Behav 1999;24:219–7.
132. Wadden TA, Vogt RA, Foster GD, et al. J Consult Clin Psychol 1998;66:429–33.
133. Vetter ML, Faulconbridge LF, Webb VL et al. Nat Rev Endocrinol 2010;6:578–88.
134. Jequier E. Ann N Y Acad Sci 2002;967:379–88.
135. Hauptman J. Endocrine 2000;13:201–6.
136. Finer N, James WP, Kopelman PG et al. Int J Obes Relat Metab Disord 2000;24:306–13.
137. Sjöström L, Rissanen A, Andersen T et al. Lancet 1998;352:167–72.
138. Halpern A, Mancini MC, Suplicy H et al. Diabetes Obes Metab 2003;5:180–8.
139. Muls E, Kolanowski J, Scheen A et al. Int J Obes Relat Metab Disord 2001;25:1713–21.
140. Derosa G, Mugellini A, Ciccarelli L et al. Clin Ther 2003;25:1107–22.
141. Acharya NV, Wilton LV, Shakir SA. Int J Obes (Lond) 2006;30:1645–52.
142. Smith SR, Stenlof KS, Greenway FL et al. Obesity (Silver Spring) 2011;19:1796–803.
143. Anderson JW, Schwartz SM, Hauptman J et al. Ann Pharmacother 2006;40(10):1717–23.
144. Hendricks EJ, Greenway FL, Westman EC et al. Obesity (Silver Spring) 2011;19:2351–60.
145. Aronne LJ, Halseth AE, Burns CM et al. 2010;18:1739–46.
146. Connolly HM, Crary JL, McGoon MD et al. N Engl J Med 1997;337:581–8.
147. Brolin RE. Nutrition 1996;12:403–4.
148. Kissane NA, Pratt JS. Best Pract Res Clin Anaesthesiol 2011;25:11–25.

◆ 60 章 ◆

1. Flegal KM, Carroll MD, Ogden CI et al. JAMA 2010;303:235–41.
2. NIH conference. Gastrointestinal surgery for severe obesity. Consensus Development Conference Panel. Ann Intern Med 1991;115:956–61.
3. Kant AK. Arch Pediatr Adolesc Med 2003;157:789–96.
4. Kant AK. Am J Clin Nutr 2000;72:929–36.
5. Yetley EA. Am J Clin Nutr 2008;88:558S–64S.
6. Buffington C, Walker B, Cowan GS Jr et al. Obes Surg 1993;3:421–4.
7. Vilarrasa N, Maravall J, Estepa A et al. J Endocrinol Invest 2007;30:653–8.
8. Holick MF. N Engl J Med 2007;35:266–81.
9. Flancbaum L, Belsey S, Drake V et al. J Gastrointest Surg 2006;10:1033–7.
10. Ernst B, Thurnheer M, Schmid SM et al. Obes Surg 2009;19:66–73.
11. Pereira S, Saboya C, Chaves G et al. Obes Surg 2009;19:738–44.
12. Clements RH, Katasani VG, Palepu R et al. Am Surg 2006;72:1196–202.
13. Gemmel K, Santry HP, Prachand VN et al. Surg Obes Relat Dis 2009;5:54–9.
14. Kremen AJ, Linner JH, Nelson CH. Ann Surg 1954;140:439–48.
15. Condon SC, Janes NJ, Wise L et al. Gastroenterology 1978;74:34–7.
16. Schauer PR, Burguera B, Ikramuddin S et al. Ann Surg 2003;238:467–85.
17. Vetter ML, Cardillo S, Rickels MR et al. Ann Intern Med 2009;150:94–123.
18. Pories WJ, Albrecht RJ. World J Surg 2001;25:527–31.
19. Buchwald H, Avidor Y, Braunwald E et al. JAMA 2004;292:1724–37.
20. Parikh M, Pomp A, Gagner M. Surg Obes Relat Dis 2007;3:611–8.
21. Sugerman HJ, Kellum JM, DeMaria EJ. J Gastrointest Surg 1997;1:517–24.
22. Brolin RE, Cody RP. Surg Endosc 2007:21:1924–6.
23. Skroubis G, Sakellaropolos G, Pouggouras K et al. Obes Surg 2002;12:551–8.
24. Scopinaro N, Adami GF, Marinari GM et al. World J Surg 1998;22:936–46.
25. Brolin RE, LaMarca LB, Kenler HA et al. J Gastroinest Surg 2002;6:195–203; discussion 4–5.
26. Kalfarentzos F, Dimakopoulos A, Kegagias I et al. Obes Surg 1999;9:433–42.
27. Dolan K, Hatzifotis M, Newbury L et al. Ann Surg 2004;240:51–6.
28. Nanni G, Balduzzi GF, Capoluongo R et al. Obes Surg 1997;7:26–9.
29. Raymond JL, Schipke CA, Becker JM et al. Surgery 1986;99:15–9.
30. Rhode BM, Arseneau P, Cooper BA et al. Am J Clin Nutr 1996;63:103–9.
31. Rhode BM, Tamin H, Gilfix BM et al. Obes Surg 1995;5:154–8.
32. Juhasz-Pocsine K, Rudnicki SA, Archer RL et al. Neurology 2007;68:1843–50.
33. Smith CD, Herkes SB, Behrns KE et al. Ann Surg 1993;218:91–6.
34. Behrns KE, Smith CD, Sarr MG. Dig Dis Sci 1994;39:315–20.
35. Marcuard SP, Sinar DR, Swanson MS et al. Dig Dis Sci 1989;34:1238–42.
36. Moize V, Geliebter A, Gluck ME et al. Obes Surg 2003;13:23–8.
37. Hafner RJ, Watts JM, Rogers J. Int J Obes 1991;15:555–60.
38. Avinoah E, Ovnat A, Charuzi I. Surgery 1992;111:137–42.
39. Shikora SA, Kim JJ, Tarnoff ME. Nutr Clin Pract 2007;22:29–40.
40. Mason ME, Jalagani H, Vinik AI et al. Gastroenterol Clin North Am 2005;34:25–33.
41. Decker GA, Swain JM, Crowell. Am Gastroenterol 2007;102:1–10.
42. Gasteyger C, Suter M, Calms JM et al. Obes Surg 2006;16:243–50.
43. Malone M. Ann Pharmacother 2008;42:1851–8.
44. Sechi GP, Serra A. Lancet Neurol 2007;6:

442–55.
45. Bozbora A, Coskun H, Ozarmagan S et al. Obes Surg 2000;10:274–5.
46. Escalona A, Perez G, Leon F et al. Obes Surg 2004;14:1135–7.
47. Makarewicz W, Kaska L, Kobiela J et al. Obes Surg 2007;17:704–6.
48. Sing S, Kumar A. Neurology 2007;68:807–11.
49. Bloomberg RD, Fleishman A, Nalle JE et al. Obes Surg 2005;15:145–54.
50. Hamoui N, Kim K, Anthone G et al. Arch Surg 2003;138;891–7.
51. Shuster MH, Vazquez JA. Crit Care Nurs Q 2005;28:227–60.
52. Rhode BM, Shustik C, Chrisou NV et al. Obes Surg 1999;9:17–21.
53. Meyer JH. Gastroenterol Clin North Am 1994;23:227–60.

◆ 61 章 ◆

1. Cowie, CC, Rust KF, Ford ES et al. Diabetes Care 2009;32:287–94.
2. Cowie, CC, Rust KF, Byrd-Holt DD et al. Diabetes Care 2010;33:562–8.
3. Centers for Disease Control and Prevention. National Diabetes Fact Sheet, 2011. Available at: http://www.cdc.gov/diabetes/pubs/pdf/ndfs_2011.pdf. Accessed June 10, 2012.
4. World Health Organization. Diabetes. Fact sheet no. 312. 2011. Available at: http://www.who.int/mediacentre/factsheets/fs312/en. Accessed June 10, 2012.
5. Xu JQ, Kochanek KD, Murphy SL et al. Natl Vital Stat Rep 2010;827.
6. Zhang X, Saaddine JB, Chou CF et al. JAMA 2010;304:649–56.
7. Li Y, Burrows N, Gregg L. Declining trends in hospitalizations for non-traumatic lower extremity amputation in the diabetic population: United States, 1988–2006. Abstract presented at: 70th Scientific Sessions of the American Diabetes Association; Orlando, Florida, June 2010.
8. United States Renal Data System. Renal Data Extraction and Referencing System. 2010 Annual Data Report Dataset. Available at: http://www.usrds.org/2010/view/default.asp.
9. Gregg EW, Sorlie P, Paulose-Ram R et al. Diabetes Care 2004;27:1501–97.
10. Eastman RC. Neuropathy in diabetes. In: National Diabetes Data Group, eds. Diabetes in America. 2nd ed. Washington, DC: US Department of Health and Human Services, National Institutes of Health, National Institute of Diabetes and Digestive and Kidney Diseases, 1995:339–48. NIH publication 95–1468.
11. Gorina Y, Lentzer H. Multiple Causes of Death in Old Age. Aging Trends no. 9. Hyattsville, MD: National Center for Health Statistics, 2008.
12. Geiss LS, Herman WH, Smith PJ. Mortality in non–insulin-dependent diabetes. In: National Diabetes Data Group, eds. Diabetes in America. 2nd ed. Washington, DC: US Department of Health and Human Services, National Institutes of Health, National Institute of Diabetes and Digestive and Kidney Diseases, 1995:233–57. NIH publication 95–1468.
13. Kuller LH. Stroke and diabetes. In: National Diabetes Data Group, eds. Diabetes in America. 2nd ed. Washington, DC: US Department of Health and Human Services, National Institutes of Health, National Institute of Diabetes and Digestive and Kidney Diseases, 1995:449–56. NIH publication 95–1468.
14. Knowler WC, Barrett-Connor E, Fowler SE et al. N Engl J Med 2002;346:393.
15. Franz MJ, Monk A, Barry B et al. J Am Diet Assoc 1995;95:1009–17.
16. Diabetes Control and Complications Trial Research Group. N Engl J Med 1993;329: 977–86.
17. Zajac J, Shrestha A, Patel P et al. The main events in the history of diabetes mellitus. In: Poretsky L, ed. Principles of Diabetes Mellitus. 2nd ed. New York: Springer, 2010: 3–16.
18. Ahmed A. Saudi Med J 2002;23:373–8.
19. Chalmers K. Medical nutrition therapy. In: Kahn R, King G, Moses, A et al. Joslin's Diabetes Mellitus. 14th ed. Baltimore: Lippincott Williams & Wilkins, 2005:611–632.
20. American Diabetes Association. Diabetes Care 1994;17:490–518.
21. Expert Committee on the Diagnosis and Classification of Diabetes Mellitus. Diabetes Care 2003;26:S5–20.
22. National Diabetes Data Group. Diabetes 1979;28:1039–57.
23. World Health Organization. Diabetes Mellitus: Report of a WHO Study Group. Geneva: World Health Organization, 1985. Technical Report Series No. 727.
24. American Diabetes Association. Diabetes Care 2011;34:S62–9.
25. World Health Organization. Report of a WHO/IDF Consultation: Definition and Diagnosis of Diabetes Mellitus and Intermediate Hyperglycemia. Geneva: World Health Organization Document Production Services, 2006:1–46.
26. Huang ES, Basu A, O'Grady M et al. Diabetes Care 2009;32:2225–9.
27. Shaw JE, Sicree RA, Zimmet PZ. Diabetes Res Clin Pract 2010;87:4–14.
28. Dall TM, Zhang Y, Chen Y et al. Health Aff 2010;29:297–303.
29. American Diabetes Association. Diabetes Care 2011;34:S11–61.
30. Roglic G, Unwin N. Diabetes Res Clin Pract 2010;87:15.
31. Zhang P, Zhang X, Brown J et al. Diabetes Res Clin Pract 2010;87:293–301.
32. DIAMOND Project Group. Diabet Med 2006;23:857–66.
33. Borchers AT, Uibo R, Gershwin ME. Autoimmun Rev 2010;9:A355–65.
34. Soltesz G, Patterson C, Dahlguist G et al. Pediatr Diabetes 2007;8:6–14.
35. Dahlguist G, Ivarsson SA, Lindstrom B et al. Diabetes 1995;44:408–13.
36. Hyoty H, Hiltunen M, Knip M et al. Diabetes 1995;44:652–7.
37. Dahlquist GG, Boman JE, Juto P. Diabetes Care 1999;22:364–5.
38. Hiltunen M, Hyoty H, Knip M et al. J Infect Dis 1997;175:54–60.
39. Viskari HR, Koskela P, Lonnrot M et al. Diabetes Care 2000:23: 414–6.
40. Wagener DK, Laporte RE, Orchard TJ et al. Diabetologia 1983;225:82–5.
41. Patterson CC, Carson DJ, Hadden DR et al. Diabetes Care 1994;17:376–81.
42. McKinney PA, Parslow R, Gurney K et al. Diabetologia 1997;40:933–9.
43. Dahlquist G. Nutritional factors. In: Leslie RDG, ed. Causes of Diabetes: Genetic and Environmental Factors. Chichester, UK: Wiley, 1993:125–132.
44. Vaarala O, Knip M, Paronen J et al. Diabetes 1999;48:1389–94.
45. Akerblom HK, Virtanen SM, Ilonen J et al. Diabetologia 2005;48:829–37.
46. EURODIAB Substudy 2 Study Group. Diabetologia 1999;42:51–4.
47. Patterson CC, Dahlquist G, Gyurus E et al. Lancet 2009;373:2027–33.
48. Chan JM, Rimm E, Colditz G et al. Diabetes Care 1994;17:961–9.
49. Nicholson W, Asao K, Brancati F et al. Diabetes Care 2006;29:2349–54.
50. Koppes L, Dekker J, Hendrick H et al. Diabetes Care 2005;28:719–25.
51. Willi C, Bodenman P, Ghali W et al. JAMA 2007;298:2654–64.
52. Yeh H, Duncan B, Schmidt M et al. Ann Intern Med 2010;152:10–7.
53. Golden S. Curr Diabetes Rev 2007;3:252–9.
54. Avila-Curiel A, Shamah-Levy T, Galindo-Gomez C et al. Rev Invest Clin 2007;59: 246–55.
55. Schootman M, Andresen E, Wolinsky F et al. Am J Epidemiol 2007;166:379–87.
56. Shai I, Jiang R, Manson J et al. Diabetes Care 2006;29:1585–90.
57. Larsson S, Wolk A. J Intern Med 2007;262: 208–14.
58. Nettleton J, Lutsey P, Wang Y et al. Diabetes Care 2009;32:688–94.
59. Zimmet P, Alberti KG, Shaw J. Nature 2001;414:782.
60. Ramachandran A, Snehalatha C, Latha E et al. Diabetologia 1997;40:232–37.
61. National Center for Health Statistics, Centers for Disease Control and Prevention. 2005–2008 National Health and Nutrition Examination Survey (NHANES). Available at: http://www.cdc.gov/nchs/nhanes.htm. Accessed June 10, 2012.
62. Jovanovic L, Pettitt DJ. JAMA 2001;286: 2516–18.
63. Bellamy L, Casas J, Hingorani A et al. Lancet 2009;373:1773–79.
64. Kim C, Berger DK, Chamany S. Diabetes Care 2007;30:1314–9.
65. McCowen KC, Deaconess BI, Smith RJ. Classification and chemical pathology: diabetes mellitus. In: Caballero B, ed. Encyclopedia of Human Nutrition. 2nd ed. London: Elsevier, 2005:543–51.
66. Shrayyef MZ, Gerich JE. Normal Glucose Homeostasis. In: Poretsky L, ed. Principles of Diabetes Mellitus. 2nd ed. New York: Springer, 2010:19–35.
67. Vander A, Sherman J, Luciano D. Regulation of organic metabolism, growth, and energy balance. In: Nunes I, Schauck D, Bradley J. Human Physiology. 5th ed. New York: McGraw-Hill, 1990:555–600.
68. Woerle HJ, Meyer C, Dostou JM et al. Am J Physiol Endocr Metab 2003;284:E716–25.
69. Gosmanov NR, Szoke E, Israelian Z et al. Diabetes Care 2005;28:1124–31.
70. Ruder NB, Myers MG Jr, Chipkin SR, Tornhein K. Hormone-fuel interrelationships: fed state, starvation, and diabetes mellitus. In: Kahn C, King G, Moses A et al, eds. Joslin's Diabetes Mellitus. 14th ed. Philadelphia: Lippincott Williams & Wilkins, 2005:127–44.
71. Fonseca V, Pendergrass M, McDuffie R. Complications of diabetes. In: Fonseca V, Pendergrass M, McDuffie R. Diabetes in Clinical Practice. London: Springer, 2010: 41–57.
72. Umpierrez G, Casals M, Gebhart S et al. Diabetes 1995;44:790–5.
73. Feng Y, Fleckman A. Acute hyperglycemia syndromes: diabetic ketoacidosis and the hyperosmolar state. In: Poretsky L, ed. Principles of Diabetes Mellitus. 2nd ed. New York: Springer, 2010:281–95.
74. Pastors J, Franz M, Warshaw H et al. J Am Diet Assoc 2003;103:827–31.
75. Pastors J, Warshaw H, Daly A et al. Diabetes Care 2002;25:608–13.
76. Monk A, Barry B, McClain K et al. J Am

Diet Assoc 1995;95:999–1006.
77. Delahanty L. J Am Diet Assoc 1998;98:28–30.
78. Franz M, Boucher J, Green-Pastors J et al. J Am Diet Assoc 2008;108:S52–8.
79. American Diabetes Association, Bantle J, Wylie-Rosett J et al. Diabetes Care 2008; 31:S61–78.
80. Franz MJ, Powers MA, Leontos C et al. J Am Diet Assoc 2010;110:1852–89.
81. Connor H, Annan F, Bunn E et al. Diabet Med 2003;20:786–807.
82. Kulkarni K, Castle G, Gregory R et al. Diabetes Spectrum 1997;10:248–56.
83. Sacks F, Bray G, Carey V et al. N Engl J Med 2009;360:859–73.
84. Garg A, Bantle J, Henry R et al. JAMA 1994;271:1421–8.
85. Gerhard G, Ahmann A, Meeuws K et al. Am J Clin Nutr 2004;80:668–73.
86. Delahanty L, Nathan D, Lachin J et al. Am J Clin Nutr 2009;89:518–24.
87. Food and Nutrition Board, Institute of Medicine. Dietary Reference Intakes for Energy, Carbohydrate, Fiber, Fat, Fatty Acids, Cholesterol, Protein, and Amino Acids (Macronutrients). Washington, DC: National Academy Press, 2005.
88. Loghmani E, Rickard K, Wahsburne L et al. J Pediatr 1991;119:53.
89. Wolever TMS, Hamad S, Chiasson JL et al. J Am Coll Nutr 1999;18:242–7.
90. Boden G, Sargrad K, Homko C et al. Ann Intern Med 2005;142:403–11.
91. Nielsen JV, Jonsson E, Ivarsson A. Ups J Med Sci 2005;110:267–73.
92. Hession M, Rolland C, Kulkarni U et al. Obes Rev 2009;10:36–50.
93. Brand-Miller JC, Stockmann K, Atkinson F et al. Am J Clin Nutr 2009;87:97–105.
94. Foster-Powell K, Holt S, Brand-Miller J. Am J Clin Nutr 2002;76:5–56.
95. Jenkins D, Kendal C, Augustin LS et al. Am J Med 2002;113:30S–7S.
96. Hansen H, Christensen P, Tauer-Lassen E et al. Kidney Int 1999;55:621–8.
97. Raal FJ, Kalk WJ, Lawson M et al. Am J Clin Nutr 1994;60:579–85.
98. Meloni C, Morosetti M, Suraci C et al. J Renal Nutr 2002;12:96–101.
99. Meloni C, Tatangelo P, Cipriani S. J Renal Nutr 2004;14:208–13.
100. Azadbakht L, Shakerhosseini R, Atabak S. Eur J Clin Nutr 2003;57:1292–4.
101. Martinez-Gonzalez M, de la Fuente-Arrillaga C, Nunez-Cordoba J et al. BMJ 2008; 336:1348–51.
102. Wang C, Harris WS, Chung M et al. Am J Clin Nutr 2006;84:5–7.
103. Marlett JA. Dietary fiber and cardiovascular disease. In: Cho SS, Dreher ML, eds. Handbook of Dietary Fiber. New York: Marcel Dekker, 2001:17–30.
104. Jensen MK, Koh-Banerjee P, Ju FB et al. Am J Clin Nutr 2004;80:1492–9.
105. Brown L, Rosner B, Willett W et al. Am J Clin Nutr 1999;69:30–42.
106. Van Horn L, McCoin M, Kris-Etherton P et al. J Am Diet Assoc 2008;108:287–331.
107. Chandalia M, Garg A, Lutjohann D et al. N Engl J Med 2000;342:1392–8.
108. Hagander B, Asp NG, Efendic S et al. Am J Clin Nutr 1988;47:852–8.
109. Giacco R, Parillo M, Rivellese A. Diabetes Care 2000;23:1461–6.
110. Slavin JL. J Am Diet Assoc 2008;109:1716–31.
111. Bolin TD, Stanton RA. Eur J Surg 1998; 582:115–8.
112. Tomlin J, Lowis C, Read NW. Gut 1991;32: 665–9.
113. American Dietetic Association. J Am Diet Assoc 2004;104:255–75.
114. Bloomgarden ZT. Diabetes Care 2011;34: e46–51.
115. Coulston A, Hollenbeck C, Donner C et al. Metabolism 1985;34:962–6.
116. Chong MFF, Fielding BA, Frayn KN. Am J Clin Nutr 2007;85:1511–20.
117. Whitehouse C, Boullata J, McCauley, L. AAOHN J 2008;56:251–9.
118. Ludwig DS. JAMA 2009;302:2477–8.
119. Mattes, R, Popkin B. Am J Clin Nutr 2009; 89:1–14.
120. Pepino M, Bourne C. Curr Opin Clin Nutr Metab Care 2011;14:391–5.
121. Sheard N, Clark N, Brand-Miller J et al. Diabetes Care 2004;27:2266–71.
122. Chiesa G, Piscopo M, Rigamonti A et al. Acta Biomed 2005;76:44–8.
123. Wheeler ML, Pi-Sunyer FX. J Am Diet Assoc 2008;108:S34–9.
124. Gillespie SJ, Kulkarni KD, Daly AE. J Am Diet Assoc 1998;98:897–905.
125. Lonn E, Dagenais G, Yusuf S et al. Diabetes Care 2002;25:1919–27.
126. Pittas A, Lau N, Hu F et al. J Clin Endocrinol Metab 2007;92:2017–29.
127. Colberg S, Sigal R, Fernhall B et al. Diabetes Care 2010;33:e147–67.
128. Marwick T, Hordern M, Miller T et al. Circulation 2009;119:3244–62.
129. Snowling NJ, Hopkins WG. Diabetes Care 2006;29:2518–62.
130. Williamson D, Rejeski J, Lang W et al. Arch Intern Med 2009;169:163–71.
131. Silverstein J, Klingensmith G, Copeland K et al. Diabetes Care 2005;28:186–212.
132. Rosenbloom A, Silverstein J, Amemiya S et al. Pediatr Diabetes 2009;10:17–32.
133. Roder M, Schwartz R, Prigeon R et al. J Clin Endocrinol Metab 2000;85:2275–80.
134. DeFronzo RA. Diabetes Care 1981;4:493–501.
135. Elahi D, Muller D, Egan J et al. Novartis Found Symp 2002;242:222–42.
136. Houmard J, Weidner M, Dolan P et al. Diabetes 1995;44:555–60.
137. Goulet E, Hassaine A, Dionne I et al. Exp Gerontol 2009;44:740–4.
138. Kalyani R, Saudek C, Brancati F et al. Diabetes Care 2010;33:1055–60.
139. Wedick N, Barrett-Connor E, Knoke J et al. J Am Geriatr Soc 2002;50:1810–5.
140. Brown A, Mangione C, Saliba D et al. J Am Geriatr Soc 2003;51:S265–80.
141. Neumiller J, Setter S. Am J Geriatr Pharmacother 2009;7:324–42.
142. Hirsh I, Bode B, Childs B et al. Diabetes Technol Ther 2008;10:419–39.
143. Yeh G, Eisenberg D, Kaptchuk T et al. Diabetes Care 2003;26:1277–94.
144. Reeds D, Patterson B, Okunade A et al. Diabetes Care 2011;34:1071–6.
145. Yuan C, Wei G, Dey L et al. Ann Intern Med 2004;141:23–7.
146. Kirkham S, Akilen R, Sharma S et al. Diabetes Obes Metab 2009;11:1100–3.
147. Cheng H, Huang H, Chang C et al. J Agric Food Chem 2008;56:6835–43.
148. Miura T, Itoh C, Iwamoto N et al. J Nutr Sci Vitaminol (Tokyo) 2001;47:340–4.
149. Sauvaire Y, Petit P, Broca C et al. Diabetes 1998;47:206–10.
150. Basch E, Ulbricht C, Kuo G et al. Altern Med Rev 2003;8:20–7.

◆ 62 章 ◆

1. Himsworth HP. Lancet 1939;2:1–6.
2. Himsworth HP. Lancet 1939;234:65–8.
3. Himsworth HP. Lancet 1939;234:118–22.
4. Himsworth HP. Lancet 1939;234:171–6.
5. Himsworth HP. Lancet 1949;253:465–73.
6. Yalow R, Berson S. J Clin Invest 1960;39: 1157–75.
7. Shen SW, Reaven GM, Farquhar JW. J Clin Invest 1970;49:2151–60.
8. DeFronzo RA, Tobin JD, Andres R. Am J Physiol 1979;237:E214–23.
9. Magkos F, Mittendorfer B. Clin Lipidol 2009;4:215–30.
10. Steele R. Ann N Y Acad Sci 1959;82:420–30.
11. Smith GI, Atherton P, Reeds DN et al. J Appl Physiol 2009;107:1308–15.
12. Sidossis LS, Magkos F, Mittendorfer B et al. Clin Nutr 2004;23:457–66.
13. DeFronzo RA, Ferrannini E. Diabetes 1982;31:683–8.
14. DeFronzo RA, Simonson D, Ferrannini E. Diabetologia 1982;23:313–9.
15. Efendic S, Wajngot A, Vranic M. Proc Natl Acad Sci U S A 1985;82:2965–9.
16. DeFronzo RA. Diabetes 1988;37:667–87.
17. Reeds DN, Cade WT, Patterson BW et al. Diabetes 2006;55:2849–55.
18. Laws A, Stefanick ML, Reaven GM. J Clin Endocrinol Metab 1989;69:343–7.
19. Ginsberg H, Kimmerling G, Olefsky JM et al. J Clin Invest 1975;55:454–61.
20. Liese AD, Mayer-Davis EJ, Haffner SM. Epidemiol Rev 1998;20:157–72.
21. Warram JH, Martin BC, Krolewski AS et al. Ann Intern Med 1990;113:909–15.
22. Meigs JB, D'Agostino RB Sr, Wilson PW et al. Diabetes 1997;46:1594–600.
23. Ginsberg H, Olefsky JM, Reaven GM. Diabetes 1974;23:674–8.
24. Hollenbeck C, Reaven GM. J Clin Endocrinol Metab 1987;64:1169–73.
25. Yeni-Komshian H, Carantoni M, Abbasi F et al. Diabetes Care 2000;23:171–5.
26. Abbasi F, Brown BW Jr, Lamendola C et al. J Am Coll Cardiol 2002;40:937–43.
27. Reaven GM. Diabetes 1988;37:1595–607.
28. Zavaroni I, Bonora E, Pagliara M et al. N Engl J Med 1989;320:702–6.
29. Mitchell BD, Haffner SM, Hazuda HP et al. Am J Epidemiol 1992;136:12–22.
30. Haffner SM, Valdez RA, Hazuda HP et al. Diabetes 1992;41:715–22.
31. Schmidt MI, Watson RL, Duncan BB et al. Metab Clin Exp 1996;45:699–706.
32. Schmidt MI, Duncan BB, Watson RL et al. Diabetes Care 1996;19:414–8.
33. Alberti KG, Zimmet PZ. Diabet Med 1998; 15:539–53.
34. Grundy SM, Hansen B, Smith SC Jr et al. JAMA 2001;285:2486–97.
35. Hubert HB, Feinleib M, McNamara PM et al. Circulation 1983;67:968–77.
36. Balkau B, Deanfield JE, Despres JP et al. Circulation 2007;116:1942–51.
37. Kissebah AH, Vydelingum N, Murray R et al. J Clin Endocrinol Metab 1982;54:254–60.
38. Pouliot MC, Despres JP, Lemieux S et al. Am J Cardiol 1994;73:460–8.
39. Pouliot MC, Despres JP, Nadeau A et al. Diabetes 1992;41:826–34.
40. Rimm EB, Stampfer MJ, Colditz GA et al. Epidemiology 1990;1:466–73.
41. Klein S, Allison DB, Heymsfield SB et al. Obesity (Silver Spring) 2007;15:1061–7.
42. Xu H, Barnes GT, Yang Q et al. J Clin Invest 2003;112:1821–30.
43. Weisberg SP, McCann D, Desai M et al. J Clin Invest 2003;112:1796–808.
44. Kosteli A, Sugaru E, Haemmerle G et al. J Clin Invest 2010;120:3466–79.
45. Nielsen S, Guo Z, Johnson CM et al. J Clin Invest 2004;113:1582–8.
46. Fabbrini E, Magkos F, Mohammed BS et

al. Proc Natl Acad Sci U S A 2009;106: 15430–5.
47. Randle PJ, Garland PB, Hales CN et al. Lancet 1963;1:785–9.
48. Ferrannini E, Barrett EJ, Bevilacqua S et al. J Clin Invest 1983;72:1737–47.
49. Kelley DE, Mokan M, Simoneau JA et al. J Clin Invest 1993;92:91–8.
50. Yusuf S, Hawken S, Ounpuu S et al. Lancet 2005;366:1640–9.
51. Winter Y, Rohrmann S, Linseisen J et al. Stroke 2008;39:3145–51.
52. Vega GL, Adams-Huet B, Peshock R et al. J Clin Endocrinol Metab 2006;91:4459–66.
53. Reeds DN, Yarasheski KE, Fontana L et al. Am J Physiol 2006;290:E47–E53.
54. Ginsberg HN. Circulation 2002;106:2137–42.
55. Roehrich ME, Mooser V, Lenain V et al. J Biol Chem 2003;278:18368–75.
56. Drew BG, Duffy SJ, Formosa MF et al. Circulation 2009;119:2103–11.
57. Abbasi F, McLaughlin T, Lamendola C et al. J Clin Endocrinol Metab 2000;85:1251–4.
58. Swenson TL. Diabetes Metab Rev 1991; 7:139–53.
59. Mittendorfer B, Patterson BW, Klein S. Am J Physiol 2003;284:E549–56.
60. Vaag A, Skott P, Damsbo P et al. J Clin Invest 1991;88:1282–90.
61. Cusi K, Kashyap S, Gastaldelli A et al. Am J Physiol 2007;292:E1775–81.
62. Manninen V, Tenkanen L, Koskinen P et al. Circulation 1992;85:37–45.
63. Rubins HB, Robins SJ, Collins D et al. N Engl J Med 1999;341:410–8.
64. Keech A, Simes RJ, Barter P et al. Lancet 2005;366:1849–61.
65. Ginsberg HN, Elam MB, Lovato LC et al. N Engl J Med 2010;362:1563–74.
66. Heinecke J. N Engl J Med 2011;364:170–1.
67. Knowler WC, Barrett-Connor E, Fowler SE et al. N Engl J Med 2002;346:393–403.
68. DeFronzo R, Tripathl D, Schwenke DC et al. N Engl J Med 2011;364:1104–15.
69. Reaven GM, Hollenbeck CB, Chen YD. Diabetologia 1989;32:52–5.
70. Salazar MR, Carbajal HA, Espeche WG et al. Diab Vasc Dis Res 2011;8:109–16.
71. Reeds DN, Stuart CA, Perez O et al. Metab Clin Exp 2006;55:1658–63.
72. Ferrannini E, Buzzigoli G, Bonadonna R et al. N Engl J Med 1987;317:350–7.
73. Allemann Y, Horber FF, Colombo M et al. Lancet 1993;341:327–31.
74. Modan M, Karasik A, Halkin H et al. Diabetologia 1986;29:82–9.
75. Yki-Jarvinen H, Utriainen T. Diabetologia 1998;41:369–79.
76. Boustany CM, Bharadwaj K, Daugherty A et al. Am J Physiol Regul Integr Comp Physiol 2004;287:R943–9.
77. Ogihara T, Asano T, Ando K et al. Hypertension 2002;40:872–9.
78. Goodfriend TL, Ball DL, Egan BM et al. Hypertension 2004;43:358–63.
79. Jeppesen J, Hein HO, Suadicani P et al. Arch Intern Med 2001;161:361–6.
80. Pyorala K. Diabetes Care 1979;2:131–41.
81. Despres JP, Lamarche B, Mauriege P et al. N Engl J Med 1996;334:952–7.
82. Pyorala M, Miettinen H, Laakso M et al. Circulation 1998;98:398–404.
83. Pyorala M, Miettinen H, Laakso M et al. Diabetes Care 2000;23:1097–102.
84. Pyorala M, Miettinen H, Halonen P et al. Arterioscler Thromb Vasc Biol 2000;20: 538–44.
85. Ronnemaa T, Laakso M, Pyorala K et al. Arterioscler Thromb 1991;11:80–90.
86. Welin L, Eriksson H, Larsson B et al. Diabetologia 1992;35:766–70.
87. Orchard TJ, Eichner J, Kuller LH et al. Ann Epidemiol 1994;4:40–5.
88. Ferrara A, Barrett-Connor EL, Edelstein SL. Am J Epidemiol 1994;140:857–69.
89. Ferrannini E, Balkau B. Diabet Med 2002; 19:724–9.
90. Weyer C, Hanson RL, Tataranni PA et al. Diabetes 2000;49:2094–101.
91. McLaughlin T, Abbasi F, Cheal K et al. Ann Intern Med 2003;139:802–9.
92. Di Bonito P, Forziato C, Sanguigno E et al. J Endocrinol Invest 2010;33:806–9.
93. Liao Y, Kwon S, Shaughnessy S et al. Diabetes Care 2004;27:978–83.
94. Ehrmann DA, Sturis J, Byrne MM et al. J Clin Invest 1995;96:520–7.
95. Elbein SC, Wegner K, Kahn SE. Diabetes Care 2000;23:221–7.
96. Ryan EA, Imes S, Liu D et al. Diabetes 1995;44:506–12.
97. Villareal DT, Koster JC, Robertson H et al. Diabetes 2009;58:1869–78.
98. Malik S, Wong ND, Franklin SS et al. Circulation 2004;110:1245–50.
99. Golden SH, Folsom AR, Coresh J et al. Diabetes 2002;51:3069–76.
100. Alexander CM, Landsman PB, Teutsch SM et al. Diabetes 2003;52:1210–4.
101. Yarnell JW, Patterson CC, Bainton D et al. Heart 1998;79:248–52.
102. Sattar N, Gaw A, Scherbakova O et al. Circulation 2003;108:414–9.

◆ 63 章 ◆

1. Calder PC, Albers R, Antoine JM et al. Br J Nutr 2009;101:S1–45.
2. Lee DM, Weinblatt ME. Lancet 2001;358: 903–11.
3. Firestein GS. Nature 2003;423:356–61.
4. Panayi GS, Lanchbury JS, Kingsley GH. Arthritis Rheum 1992;35:729–35.
5. Weyand CM, Seyler TM, Goronzy JJ. Arthritis Res Ther 2005;7(Suppl 3):S9–12.
6. Farrell RJ, Peppercorn MA. Lancet 2002; 359:331–40.
7. Shanahan F. Lancet 2002;359:62–9.
8. Duchmann R, Kaiser I, Hermann E et al. Clin Exp Immunol 1995;102:448–55.
9. Ogura Y, Bonen DK, Inohara N et al. Nature 2001;411:603–6.
10. Van Eerdewegh P, Little RD, Dupuis J et al. Nature 2002;418:426–30.
11. Fahy JV, Corry DB, Boushey HA. Curr Opin Pulm Med 2000;6:15–20.
12. Ray A, Cohn L. J Clin Invest 1999;104:985–93.
13. Barrios RJ, Kheradmand F, Batts L et al. Arch Pathol Lab Med 2006;130:447–51.
14. van Oosterhout AJ, Bloksma N. Eur Respir J 2005;26:918–32.
15. Ross R. Nature 1993;362:801–9.
16. Hansson GK. N Engl J Med 2005;352: 1685–95.
17. Hotamisligil GS, Shargill NS, Spiegelman BM. Science 1993;259:87–91.
18. Calder PC, Ahluwalia N, Brouns F et al. Br J Nutr 2011;106(Suppl 3):S5–78.
19. Kintscher U, Hartge M, Hess K et al. Arterioscler Thromb Vasc Biol 2008;28:1304–10.
20. Kagnoff MF. Gastroenterology 2005;128 (Suppl):S10–8.
21. Lee JY, Sohn KH, Rhee SH et al. J Biol Chem 2001;276:16683–9.
22. Weatherill AR, Lee JY, Zhao L et al. J Immunol 2005;174:5390–7.
23. Lin L, Park S, Lakatta EG. Front Biosci 2009;14:1403–13.
24. Calder PC. Lipids 2003;38:342–52.
25. Calder PC. Am J Clin Nutr 2006;83:1505S–19S.
26. Calder PC. Eur J Pharmacol 2011;668 (Suppl 1):S50–8.
27. Esposito K, Pontillo A, Di Palo C et al. JAMA 2003;289:1799–804.
28. Holloszy JO, Fontana L. Exp Gerontol 2007;42:709–12.
29. Guarente L, Picard F. Cell 2005;120:473–82.
30. Dali-Youcef N, Lagouge M, Froelich S et al. Ann Med 2007;39:335–45.
31. Salminen A, Ojala J, Huuskonen J et al. Cell Mol Life Sci 2008;65:1049–58.
32. Kim DH, Kim JY, Yu BP et al. Biogerontology 2008;9:33–47.
33. Sharman MJ, Volek JS. Clin Sci 2004;107: 365–9.
34. Schulze MB, Hoffmann K, Manson JE et al. Am J Clin Nutr 2005;82:675–84.
35. di Giuseppe R, Di Castelnuovo A, Centritto F et al. J Nutr 2008;138:1939–45.
36. Serhan CN, Chiang N, van Dyke TE. Nature Rev Immunol 2008;8:349–61.
37. Calder PC. Proc Nutr Soc 2008;67:409–18.
38. Fortin PR, Lew RA, Liang MH et al. J Clin Epidemiol 1995;48:1379–90.
39. Goldberg RJ, Katz J. Pain 2007;129:210–33.
40. MacLean CH, Mojica WA, Morton SC et al. Effects of Omega-3 Fatty Acids on Inflammatory Bowel Disease, Rheumatoid Arthritis, Renal Disease, Systemic Lupus Erythematosus, and Osteoporosis. Rockville, MD: Agency for Healthcare Research and Quality, 2004.
41. Calder PC. Mol Nutr Food Res 2008;52: 885–97.
42. Woods RK, Thien FC, Abramson MJ. Cochrane Database Syst Rev 2002;(3): CD001283.
43. Schachter H, Reisman J, Tran K et al. Health Effects of Omega-3 Fatty Acids on Asthma. Rockville, MD: Agency for Healthcare Research and Quality, 2004.
44. Nagakura T, Matsuda S, Shichijyo K et al. Eur Respir J 2000;16:861–5.
45. Ziboh V. The role of n-3 fatty acids in psoriasis. In: Kremer J, ed. Medicinal Fatty Acids in Inflammation. Basel: Birkhauser, 1998:45–53.
46. Bucher HC, Hengstler P, Schindler C et al. Am J Med 2002;112:298–304.
47. Studer M, Briel M, Leimenstoll B et al. Arch Intern Med 2005;165:725–30.
48. Calder PC. Clin Sci 2004;107:1–11.
49. Calder PC, Yaqoob P. Cell Mol Biol 2010;56:28–37.
50. Anonymous. Lancet 1999;354:447–55.
51. Thies F, Garry JM, Yaqoob P et al. Lancet 2003;361:477–85.
52. Cawood AL, Ding R, Napper FL et al. Atherosclerosis 2010;212:252–9.
53. Watzl B, Kulling SE, Moseneder J et al. Am J Clin Nutr 2005;82:1052–8.
54. Riso P, Visioli F, Grande S et al. J Agric Food Chem 2006;54:2563–6.
55. Zern TL, Wood RJ, Greene C et al. J Nutr 2005;135:1911–7.
56. Holzapfel WH, Haberer P, Snel J et al. Int J Food Microbiol 1998;41:85–101.
57. Preidis GA, Versalovic J. Gastroenterology 2009;136:2015–31.
58. Gibson GR, Roberfroid MB. J Nutr 1995; 125:1401–12.
59. Food and Agriculture Organization, World Health Organization. Health and nutritional properties of probiotics in food including powder milk with live lactic acid bacteria, a joint FAO/WHO expert consultation. Cordoba, Argentina, 1–4 October 2001:1–34. Available at: http://www.who.int/foodsafety/

publications/fs_management/probiotics/en/index.html. Accessed May 25, 2012.
60. Penner R, Fedorak RN, Madsen KL. Curr Opin Pharmacol 2005;5:596–603.
61. Lomax AR,Calder PC. Br J Nutr 2009;101:633–58.
62. Lomax AR, Calder PC. Curr Pharm Des 2009;15:1428–518.
63. Furrie E, Macfarlane S, Kennedy A et al. Gut 2005;54:242–9.

◆ 64章 ◆

1. Iqbal R, Anand S, Ounpuu S et al. Circulation 2008;118:1929–37.
2. Ahrens EH Jr, Insull W Jr, Blomstrand R et al. Lancet 1957;272:943–53.
3. Hegsted DM, McGandy RB, Myers ML et al. Am J Clin Nutr 1965;17:281–95.
4. Anderson JT, Grande F, Keys A. Am J Clin Nutr 1976;29:1184–9.
5. Hegsted DM, Kritchevsky D. Am J Clin Nutr 1997;65:1893–6.
6. Teslovich TM, Musunuru K, Smith AV et al. Nature 2010;466:707–13.
7. Varret M, Abifadel M, Rabes JP et al. Clin Genet 2008;73:1–13.
8. Cohen H, Shamir R. Lipid disorders in children and adolescents. In: Lifshitz F, ed. Pediatric Endocrinology. London: Informa Healthcare, 2006:279–90.
9. Durrington P. Lancet 2003;362:717–31.
10. Rahalkar AR, Hegele RA. Mol Genet Metab 2008;93:282–94.
11. Daniels SR, Greer FR. Pediatrics 2008;122:198–208.
12. Lambert G. Curr Opin Lipidol 2007;18:304–9.
13. Cohen JC, Boerwinkle E, Mosley TH Jr et al. N Engl J Med 2006;354:1264–72.
14. Innerarity TL, Weisgraber KH, Arnold KS et al. Proc Natl Acad Sci U S A 1987;84:6919–23.
15. Defesche JC, Pricker KL, Hayden MR et al. Arch Intern Med 1993;153:2349–56.
16. Garcia CK, Wilund K, Arca M et al. Science 2001;292:1394–8.
17. Soutar AK. IUBMB Life 2010;62:125–31.
18. Weissglas-Volkov D, Pajukanta P. J Lipid Res 2010;51:2032–57.
19. Lewis GF, Rader DJ. Circ Res 2005;96:1221–32.
20. Kastelein JJ, van Leuven SI, Burgess L et al. N Engl J Med 2007;356:1620–30.
21. Matsuura F, Wang N, Chen W et al. H J Clin Invest 2006;116:1435–42.
22. Rayner KJ, Suarez Y, Davalos A et al. Science 2010;328:1570–3.
23. Franceschini G, Werba JP, D'Acquarica AL et al. Clin Pharmacol Ther 1995;57:434–40.
24. McPherson R, Frohlich J, Fodor G et al. Can J Cardiol 2006;22:913–27.
25. Assmann G, von Eckardstein A, Brewer HB. Familial analphalipoproteinemia: Tangier disease. In: Scriver CR, Beaudet AL, Sly Ws et al, eds. The Metabolic and Molecular Bases of Inherited Disease. 8th ed. New York: McGraw-Hill, 2001:2937–60.
26. Bodzioch M, Orso E, Klucken J et al. Nat Genet 1999;22:347–51.
27. Brooks-Wilson A, Marcil M, Clee SM et al. Nat Genet 1999;22:336–45.
28. Rust S, Rosier M, Funke H et al. Nat Genet 1999;22:352–5.
29. Vedhachalam C, Duong PT, Nickel M et al. J Biol Chem 2007;282:25123–30.
30. Nofer JR, Remaley AT. Cell Mol Life Sci 2005;62:2150–60.
31. Fredrickson DS. J Clin Invest 1964;43:228–36.
32. Serfaty-Lacrosniere C, Civeira F, Lanzberg A et al. Atherosclerosis 1994;107:85–98.
33. Soumian S, Albrecht C, Davies AH et al. Vasc Med 2005;10:109–19.
34. Kuivenhoven JA, Pritchard H, Hill J et al. J Lipid Res 1997;38:191–205.
35. Gigante M, Ranieri E, Cerullo G et al. J Nephrol 2006;19:375–81.
36. von Eckardstein A. Atherosclerosis 2006;186:231–9.
37. Hegele RA. Nat Rev Genet 2009;10:109–21.
38. Stroes ES, Nierman MC, Meulenberg JJ et al. Arterioscler Thromb Vasc Biol 2008;28:2303–4.
39. Yuan G, Al-Shali KZ, Hegele RA. CMAJ 2007;176:1113–20.
40. Brunzell JD, Bierman EL. Med Clin North Am 1982;66:455–68.
41. Fojo SS, Brewer HB. J Intern Med 1992;231:669–77.
42. Talmud PJ. Atherosclerosis 2007;194:287–92.
43. Beigneux AP, Franssen R, Bensadoun A et al. Arterioscler Thromb Vasc Biol 2009;29:956–62.
44. Peterfy M, Ben-Zeev O, Mao HZ et al. Nat Genet 2007;39:1483–7.
45. Lee JC, Lusis AJ, Pajukanta P. Curr Opin Nat Genet 2010;42:684–7.
47. Connelly PW, Hegele RA. Crit Rev Clin Lab Sci 1998;35:547–72.
48. Fisher EA, Ginsberg HN. J Biol Chem 2002;277:17377–80.
49. Kane JP, Havel RJ. Disorders of the biogenesis and secretion of lipoproteins containing the B apolipoproteins. In: Scriver CR, Beaudet AL, Sly WE, Valle DS, eds. The Metabolic and Molecular Basis of Inherited Disease, 8th ed. New York: McGraw-Hill, 1995:1860–66.
50. Schonfeld G, Lin X, Yue P. Cell Mol Life Sci 2005;62:1372–8.
51. Romeo S, Yin W, Kozlitina J et al. J Clin Invest 2009;119:70–9.
52. Musunuru K, Pirruccello JP, Do R et al. N Engl J Med 2010;363:2220–7.

◆ 65章 ◆

1. Schaefer EJ. Am J Clin Nutr 2002;75:191–212.
2. Expert Panel. JAMA 2001;285:2486–97.
3. Grundy SM, Cleeman JI, Merz CN et al. Circulation 2004;110:227–39.
4. US Department of Agriculture. Dietary Guidelines for Americans 2010. Available at: http://www.dietaryguidelines.gov. Accessed June 15, 2012.
5. Friedewald WT, Levy RI, Fredrickson DS. Clin Chem 1972;18:499–502.
6. National Heart, Lung, and Blood Institute. Third Report of the Expert Panel on Detection, Evaluation, and Treatment of High Blood Cholesterol in Adults (Adult Treatment Panel III). Available at: http://www.nhlbi.nih.gov/guidelines/cholesterol. Accessed June 15, 2012.
7. Reynolds Risk Score. Available at: http://www.reynoldsriskscore.org. Accessed June 15, 2012.
8. Ridker PM, Buring JE, Rifai N et al. JAMA 2007;297:611–19.
9. Ridker PM, Paynter NP, Rifai N et al. Circulation;2008:2243–51.
10. Budoff MJ Shaw LJ, Lou ST et al. J Am Coll Cardiol 2007;49:1860–70.
11. Schaefer EJ, Lichtenstein AH, Lamon-Fava S et al. Arterioscler Thromb Vasc Biol 1995;15:1079–85.
12. Schaefer EJ, Lichtenstein AH, Lamon-Fava S et al. Am J Clin Nutr 1996;63:234–41.
13. Lichtenstein AH, Ausman LM, Jalbert SM et al. J Lipid Res 2002;43:264–73.
14. Lichtenstein AH, Ausman LM, Carrasco W et al. Atheroscler Thromb 1994;14:168–75.
15. Lichtenstein AH, Ausman LM, Jalbert SM et al. N Engl J Med 1999;340:1933–40.
16. Hegsted DM, Ausman LM, Johnson JA et al. Am J Clin Nutr 1993;57:875–83.
17. Mensink RP, Katan MB. Arterioscler Thromb 1992;12:911–19.
18. Yu S, Derr J, Etherton TD et al. Am J Clin Nutr 1995;61:1129–39.
19. Schaefer EJ, Lamon-Fava S, Ausman LM et al. Am J Clin Nutr 1997;65:823–30.
20. Li Z, Otvos JD, Lamon-Fava S et al. J Nutr 2003;133:3428–33.
21. Lopez-Miranda J, Ordovas JM, Mata P et al. J Lipid Res 1994;35:1965–75.
22. Talati R, Sobieraj DM, Makanji SS et al. J Am Diet Assoc 2010;110:719–26.
23. Olson BH, Anderson SM, Becker MP et al. J Nutr 1997;127:1973–80.
24. Stanhope Kl, Schwartz JM, Keim NL et al. J Clin Invest 2009;119:1322–34.
25. Keys A. Circulation 1970;41:1162–75.
26. Kato H, Tillotson J, Nichaman JZ et al. Am J Epidemiol 1973;97:372–83.
27. Stamler J. Population studies. In: Levy RI, Dennis BR, Ernst N eds. Nutrition, Lipids, and Coronary Heart Disease. New York: Raven Press, 1979:25–88.
28. Schaefer EJ, Augustin JL, Schaefer MM et al. Am J Clin Nutr 2000;71:746–51.
29. Yusuf S, Hawken S, Ounpuu S et al. Lancet 2004;364:937–52.
30. Leren P. Acta Med Scand 1966;466:1–92.
31. Leren P. Circulation 1970;42:935–42.
32. Hjermann I, Velve Byre K et al. Lancet 1981;2:1303–10.
33. Hjermann I, Holme I, Leren P. Am J Med 1986;80:7–11.
34. Dayton S, Pearce ML, Goldman H et al. Lancet 1968;2:1060–2.
35. Dayton S, Pearce ML, Hashimoto S. Circulation 1969;34(Suppl II):1–63.
36. Pearce ML, Dayton S. Lancet 1971;1:464–7.
37. Sturdevant RA, Pearce ML, Dayton S. N Engl J Med 1973;288:24–7.
38. Turpeinen O. Circulation 1979;59:1–7.
39. Turpeinen O, Karvonen MJ, Pekkarinen M et al. Int J Epidemiol 1979;8:99–118.
40. Miettinen M, Turpeinen O, Karvonen MJ et al. Int J Epidemiol 1983;12:7–25.
41. Frantz ID Jr, Dawson EA, Ashman PL et al. Arteriosclerosis 1989;9:129–35.
42. de Lorgeril M, Salen P, Martin JL et al. Circulation 1999;99:779–85.
43. Patterson RE, Kristal AR, Tinker LF et al. Ann Epidemiol 1999;9:178–87.
44. Howard BV, Van Horn L, Hsia J et al. JAMA 2006;295:655–66.
45. Prentice RL, Chlebowski RT, Patterson R et al. JAMA 2006;295:629–42.
46. Beresford SM, Johnson KC, Ritterberg C et al. JAMA 2006;295:643–54.
47. Tinker LF, Bonds DE, Margolis KL et al. Arch Intern Med 2008;168:1500–11.
48. Burr ML, Gilbert JF, Holliday RM et al. Lancet 1989;2:757–61.
49. Burr ML. Proc Nutr Soc 2007;66:9–15.
50. GISSI Prevenzione Investigators. Lancet 1999;354:447–55.
51. Marchioli R, Barzi F, Bomba E et al. Circulation 2002;105:1897–903.
52. Davidson MH, Stein EA, Bays HE et al. Clin Ther 2007;29:1354–67.
53. Yokoyama M, Origasa H, Matzuzaki M et al. Lancet 2007;370:1090–8.
54. Matsuzaki M, Yokoyama M, Saito Y et al. Circ J 2009;73:1283–90.
55. Tanaka K, Ishikawa Y, Yokoyama M et al.

Stroke 2008;39:2052–58.
56. Saito Y, Yokoyama M, Origasa H et al. Atherosclerosis 2008;200:135–40.
57. Oikawa S, Yokoyama M, Origasa H et al. Atherosclerosis 2009;206:535–9.
58. Itakura H, Yokoyama M, Matsuzaki M et al. J Atheroscler Thromb 2011;18:99–107.
59. Kromhout D, Giltay EJ, Geleijnse JM. N Engl J Med 2010;363:2015–26.
60. Bleys J, Miller ER 3rd, Pastor-Barriuso R et al. Am J Clin Nutr 2006;84:880–7.
61. Mead A, Atkinson G, Albin D et al. J Hum Nutr Diet 2006;19:401–19.
62. Tardif JC, McMurray JJ, Klug E et al. Lancet 2008;371:1761–8.
63. Study of the Effectiveness of Additional Reductions in Cholesterol and Homocysteine (SEARCH) Collaborative Group, Armitage JM, Bowman L et al. JAMA 2010;303:2486–94.
64. Clarke R, Halsey J, Lewington S et al. Arch Intern Med 2010;170:1622–31.
65. Cholesterol Treatment Trialists (CTT) Collaborators, Baigent C, Blackwell L et al Lancet 2005;366:1267–78.
66. Cholesterol Treatment Trialists' (CTT) Collaborators, Baigent C, Blackwell L et al. Lancet 2010;376:1670–81.
67. Ridker PM, Danielson E, Fonseca FA et al. N Engl J Med 2008;359:2195–207.
68. Ridker PM, Danielson E, Fonseca FA et al. Lancet 2009;373:1175–82.
69. Nicholls SJ, Tuzcu EM, Sipahi I et al. JAMA 2007;297:499–508.
70. Nicholls SJ, Ballantyne CM, Barter P et al. N Engl J Med 2011;365:2078–87.
71. Niemi M, Pasanen MK, Neuvonen PJ. Pharmacol Rev 2011;63:157–81.
72. Akao H, Polisecki E, Kajinami K et al. Atherosclerosis 2012;220:413–7.
73. SEARCH Collaborative Group. N Engl J Med 2008;359:789–99.
74. Voora D, Shah SH, Spasojevic I et al. J Am Coll Cardiol 2009;54:1609–16.
75. Sattar NJ, Davis BR, Pressel SL, at al. Lancet 2010;375:735–42.
76. Culver AL, Ockene JS, Balasubramanian R et al. Arch Intern Med 2012;172:144–52.
77. Thongtang N, Ai M, Otokozawa S et al. Am J Cardiol 2011;107:387–92.
78. Cholesterol Treatment Trialists' (CTT) Collaborators, Kearney PM, Blackwell L et al. Lancet 2008;371:117–25.
79. Lamon-Fava S, Diffenderfer MR, Barrett PH et al. J Lipid Res 2007;48:1746–53.
80. Asztalos BF, LeMaulf F, Dallal GE et al. Am J Cardiol 2007;99:681–85.
81. Asztalos BF, Cupples LA, Demissie S et al. Arterioscler Thromb Vasc Biol 2004;24:2181.
82. Staels B, Dallongeville J, Auwerx J et al. Circulation 1998;98:2088–93.
83. Schaefer EJ, Lamon-Fava S, Cole T et al. Atherosclerosis 1996;127:113–22.
84. Asztalos BF, Collins D, Horvath KV et al. Metabolism 2008;57:77–83.
85. Saku K, Gartside PS, Hynd BA et al. J Clin Invest 1985;75:1702–12.
86. Watts GF, Barrett PH, Ji J et al. Diabetes 2003;52:803–11.
87. Millar JS, Dufy D, Gadi R et al. Arterioscler Thromb Vasc Biol 2009;29:140–46.
88. Manninen V, Elo O, Frick HH et al. JAMA 1988;260:641–51.
89. Robins SJ, Collins D, Wittes JT et al. JAMA 2001;285:1585–91.
90. Rubins HB, Robins SJ, Collins D et al. Arch Intern Med 2002;162:2597–604.
91. DAIS Investigators. Lancet 2001;357:1890–95.
92. Keech AC, Simes RJ, Barter P et al. Lancet 2005;366:1849–61.
93. Keech AC, Mitchell P, Summanen PA et al. Lancet 2007;370:1687–97.
94. Rajamani K, Colman PG, Li LP et al. Lancet 2009;373:1780–88.
95. ACCORD Study Group, Ginsberg HN, Elam MB et al. N Engl J Med 2010;362:1563–74.
96. Tonkin AM, Chen L. Circulation 2010;122:850–52.
97. Lamon-Fava S, Diffenderfer MR, Barrett PHR et al. Arterioscler Thromb Vasc Biol 2008;28:1672–8.
98. Canner PL, Berge KG, Wenger NK et al. J Am Coll Cardiol 1986;8:1245–55.
99. Berge KG, Canner PL. Eur J Clin Pharm 1991;40(Suppl 1):S49–51.
100. Canner PL, Furberg CD, Terrin ML et al. Am J Cardiol 2005;95:254–7.
101. Canner PL, Furberg CD, McGovern ME. Am J Cardiol 2006;97:477–9.
102. Brown GB, Zhao XQ, Chait A et al. N Engl J Med 2001;345:1583–92.
103. Asztalos BF, Batista M, Horvath KV et al. Arterioscler Thromb Vasc Biol 2003;23:847–52.
104. AIM-HIGH Investigators, Boden WE, Probstfield JL et al. N Engl J Med 2011;365:2255–67.
105. Treatment of HDL to Reduce the Incidence of Vascular Events (HPS2-THRIVE). Available at: http://www.clinicaltrials.gov. Accessed June 15, 2012.
106. Altmann SW, Davis HR Jr, Zhu LJ et al. Science 2004;303:1201–4.
107. Davis HR Jr, Basso F, Hoos LM et al. Atheroscler Suppl 2008;9:77–81.
108. Sudhop T, Lutjohann D, Kodal A et al. Circulation 2002;106:1943–8.
109. Pearson TA, Ballantyne CM, Veltri E et al. Am J Cardiol 2009;103:369–74.
110. Lipid Clinics Coronary Primary Prevention Trial results. JAMA 1984;251:365–74.
111. Fonseca VA, Rosenstock J, Wang K et al. Diabetes Care 2008;31:1479–84.
112. Genest JJ, Martin-Munley S, McNamara JR et al. Circulation 1992;85:2025–33.
113. van Himbergen T, Otokozawa S, Matthan NR et al. Arterioscler Thromb Vasc Biol 2010;30:1113–20.
114. Lamon-Fava S, Marcovina SM, Albers JJ et al. J Lipid Res 2011;52:1181–7.
115. Schaefer EJ, Santos RD, Asztalos BF. Curr Opin Lipidol 2010;21:289–97.
116. Spady DK, Kearney DM, Hobbs HH. J Lipid Res 1999;40:1384–94.

◆ 66 章 ◆

1. Kearney PM, Whelton M, Reynolds K et al. Lancet 2005;365:217–23.
2. Lawes CM, Vander Hoorn S, Rodgers A et al. Lancet 2008;371:1513–8.
3. World Health Organization. Global Health Risks: Mortality and Burden of Disease Attributable to Selected Major Risks. Geneva: World Health Organization Press, 2009.
4. Centers for Disease Control and Prevention. MMWR Morb Mortal Wkly Rep 2011;60:103–8.
5. Egan BM, Zhao Y, Axon RN. JAMA 2010;303:2043–50.
6. Intersalt Cooperative Research Group. BMJ 1988;297:319–28.
7. Vasan RS, Beiser A, Seshadri S et al. JAMA 2002;287:1003–10.
8. Chobanian AV, Bakris GL, Black HR et al. Hypertension 2003;42:1206–52.
9. Lewington S, Clarke R, Qizilbash N et al. Lancet 2002;360:1903–13.
10. Stamler J, Stamler R, Neaton JD. Arch Intern Med 1993;153:598–615.
11. Vasan RS, Larson MG, Leip EP et al. N Engl J Med 2001;345:1291–7.
12. Appel LJ, Sacks FM, Carey VJ et al. JAMA 2005;294:2455–64.
13. Stamler J. Hypertension 1991;17:I16–20.
14. Appel LJ. J Clin Hypertens (Greenwich) 2008;10:7–11.
15. Appel LJ. Hypertension: A Companion to Braunwald's Heart Disease 1st ed. Philadelphia: Saunders, 2007:202–12.
16. Sacks FM, Campos H. N Engl J Med 2010;362:2102–12.
17. Appel LJ, Brands MW, Daniels SR et al. Hypertension 2006;47:296–308.
18. Appel LJ, Giles TD, Black HR et al. J Am Soc Hypertens 2010;4:79–89.
19. Flegal KM, Carroll MD, Kit BK et al. JAMA 2012;307:491–7.
20. Ogden CL, Carroll MD, Kit BK et al. JAMA 2012;307:483–90.
21. Muntner P, He J, Cutler JA et al. JAMA 2004;291:2107–13.
22. Neter JE, Stam BE, Kok FJ et al. Hypertension 2003;42:878–84.
23. Stevens VJ, Obarzanek E, Cook NR et al. Ann Intern Med 2001;134:1–11.
24. Trials of Hypertension Prevention Collaborative Research Group. Arch Intern Med 1997;157:657–67.
25. Whelton PK, Appel LJ, Espeland MA et al. JAMA 1998;279:839–46.
26. Knowler WC, Barrett-Connor E, Fowler SE et al. N Engl J Med 2002;346:393–403.
27. Svetkey LP, Stevens VJ, Brantley PJ et al. JAMA 2008;299:1139–48.
28. Look AHEAD Research Group, Wing RR. Arch Intern Med 2010;170:1566–75.
29. Sjostrom CD, Peltonen M, Wedel H et al. Hypertension 2000;36:20–5.
30. He FJ, MacGregor GA. J Hum Hypertens 2002;16:761–70.
31. Pimenta E, Gaddam KK, Oparil S et al. Hypertension 2009;54:475–81.
32. Sacks FM, Svetkey LP, Vollmer WM et al. N Engl J Med 2001;344:3–10.
33. Johnson AG, Nguyen TV, Davis D. J Hypertens 2001;19:1053–60.
34. Vollmer WM, Sacks FM, Ard J et al. Ann Intern Med 2001;135:1019–28.
35. Bray GA, Vollmer WM, Sacks FM et al. Am J Cardiol 2004;94:222–7.
36. Appel LJ, Espeland MA, Easter L et al. Arch Intern Med 2001;161:685–93.
37. Obarzanek E, Proschan MA, Vollmer WM et al. Hypertension 2003;42:459–67.
38. He FJ, Markandu ND, MacGregor GA. Hypertension 2001;38:321–5.
39. Johnson RJ, Herrera-Acosta J, Schreiner GF et al. N Engl J Med 2002;346:913–23.
40. Appel LJ. BMJ 2009;339:b4980.
41. Strazzullo P, D'Elia L, Kandala NB et al. BMJ 2009;339:b4567.
42. Stolarz-Skrzypek K, Kuznetsova T, Thijs L et al. JAMA 2011;305:1777–85.
43. O'Donnell MJ, Yusuf S, Mente A et al. JAMA 2011;306:2229–38.
44. Chang HY, Hu YW, Yue CS et al. Am J Clin Nutr 2006;83:1289–96.
45. Cook NR, Cutler JA, Obarzanek E et al. BMJ 2007;334:885.
46. Frohlich ED. Hypertension 2007;50:161–6.
47. Jula AM, Karanko HM. Circulation 1994;89:1023–31.
48. He J, Ogden LG, Bazzano LA et al. Arch Intern Med 2002;162:1619–24.
49. Paterna S, Gaspare P, Fasullo S et al. Clin Sci (Lond) 2008;114:221–30.
50. Harsha DW, Sacks FM, Obarzanek E et al. Hypertension 2004;43:393–8.
51. Chen Q, Turban S, Miller ER et al. J Hum

Hypertens 2011 Nov 3 [Epub ahead of print].
52. Psaty BM, Lumley T, Furberg CD et al. JAMA 2003;289:2534–44.
53. Lloyd-Jones D, Hong Y, Labarthe D et al. Circulation 2010;121:586–613.
54. Mattes RD, Donnelly D. J Am Coll Nutr 1991;10:383–93.
55. Dickinson BD, Havas S, Council on Science and Public Health, American Medical Association. Arch Intern Med 2007;167:1460–8.
56. Institute of Medicine. Strategies to Reduce Sodium Intake in the United States. Washington, DC: National Academy Press, 2010.
57. Geleijnse JM, Kok FJ, Grobbee DE. J Hum Hypertens 2003;17:471–80.
58. Whelton PK, He J, Cutler JA et al. JAMA 1997;277:1624–32.
59. Naismith DJ, Braschi A. Br J Nutr 2003;90:53–60.
60. Appel LJ, Moore TJ, Obarzanek E et al. N Engl J Med 1997;336:1117–24.
61. John JH, Ziebland S, Yudkin P et al. Lancet 2002;359:1969–74.
62. Morris RC Jr, Sebastian A, Forman A et al. Hypertension 1999;33:18–23.
63. Food and Nutrition Board, Institute of Medicine. Dietary Reference Intakes: Water, Potassium, Sodium Chloride, and Sulfate. Washington, DC: National Academy Press, 2004.
64. National Kidney Foundation. Am J Kidney Dis 2004(Suppl 1);43:S1–29.
65. Xin X, He J, Frontini MG et al. Hypertension 2001;38:1112–7.
66. Okubo Y, Miyamoto T, Suwazono Y et al. Alcohol 2001;23:149–56.
67. Rouse IL, Beilin LJ, Armstrong BK et al. Lancet 1983;1:5–10.
68. Margetts BM, Beilin LJ, Vandongen R et al. Br Med J (Clin Res Ed) 1986;293:1468–71.
69. Whelton SP, Hyre AD, Pedersen B et al. J Hypertens 2005;23:475–81.
70. Streppel MT, Arends LR, van 't Veer P et al. Arch Intern Med 2005;165:150–6.
71. Cappuccio FP, Elliott P, Allender PS et al. Am J Epidemiol 1995;142:935–45.
72. Allender PS, Cutler JA, Follmann D et al. Ann Intern Med 1996;124:825–31.
73. Bucher HC, Cook RJ, Guyatt GH et al. JAMA 1996;275:1016–22.
74. Griffith LE, Guyatt GH, Cook RJ et al. Am J Hypertens 1999;12:84–92.
75. van Mierlo LA, Arends LR, Streppel MT et al. J Hum Hypertens 2006;20:571–80.
76. Jee SH, Miller ER 3rd, Guallar E et al. Am J Hypertens 2002;15:691–6.
77. Geleijnse JM, Giltay EJ, Grobbee DE et al. J Hypertens 2002;20:1493–9.
78. Appel LJ, Miller ER 3rd, Seidler AJ et al. Arch Intern Med 1993;153:1429–38.
79. Morris MC. J Cardiovasc Risk 1994;1:21–30.
80. Ascherio A, Rimm EB, Giovannucci EL et al. Circulation 1992;86:1475–84.
81. Ascherio A, Hennekens C, Willett WC et al. Hypertension 1996;27:1065–72.
82. Niinikoski H, Jula A, Viikari J et al. Hypertension 2009;53:918–24.
83. Ferrara LA, Raimondi AS, d'Episcopo L et al. Arch Intern Med 2000;160:837–42.
84. Shah M, Adams-Huet B, Garg A. Am J Clin Nutr 2007;85:1251–6.
85. Sacks FM, Rosner B, Kass EH. Am J Epidemiol 1974;100:390–8.
86. Stamler J, Liu K, Ruth KJ et al. Hypertension 2002;39:1000–6.
87. Bremer AA, Auinger P, Byrd RS. J Nutr Metab 2010;2010:196476 [Epub 2009 Sep 6].
88. Dhingra R, Sullivan L, Jacques PF et al. Circulation 2007;116:480–8.
89. Cohen L, Curhan G, Forman J. J Gen Intern Med 2012 Apr 27 [Epub ahead of print].
90. Chen L, Caballero B, Mitchell DC et al. Circulation 2010;121:2398–406.
91. Visvanathan R, Chen R, Horowitz M et al. Br J Nutr 2004;92:335–40.
92. Ha V, Sievenpiper JL, de Souza RJ et al. Hypertension 2012;59:787–95.
93. Elliott P, Stamler J, Dyer AR et al. Arch Intern Med 2006;166:79–87.
94. Burke V, Hodgson JM, Beilin LJ et al. Hypertension 2001;38:821–6.
95. He J, Gu D, Wu X et al. Ann Intern Med 2005;143:1–9.
96. Ness AR, Chee D, Elliott P. J Hum Hypertens 1997;11:343–350.
97. Juraschek SP, Guallar E, Appel LJ et al. Am J Clin Nutr 2012;95:1079–88.
98. Lifton RP, Wilson FH, Choate KA et al. Cold Spring Harb Symp Quant Biol 2002;67:445–50.
99. Hunt SC, Cook NR, Oberman A et al. Hypertension 1998;32:393–401.
100. Svetkey LP, Moore TJ, Simons-Morton DG et al. J Hypertens 2001;19:1949–56.
101. Grant FD, Romero JR, Jeunemaitre X et al. Hypertension 2002;39:191–6.
102. Kostis JB, Wilson AC, Hooper WC et al. Am Heart J 2002;144:625–9.
103. Miller ER 3rd, Erlinger TP, Young DR et al. Hypertension 2002;40:612–8.
104. Appel LJ, Champagne CM, Harsha DW et al. JAMA 2003;289:2083–93.
105. Dekkers JC, Snieder H, Van Den Oord EJ et al. J Pediatr 2002;141:770–9.
106. He FJ, MacGregor GA. Hypertension 2006;48:861–9.
107. Simons-Morton DG, Obarzanek E. Pediatr Nephrol 1997;11:244–9.
108. Applegate WB, Miller ST, Elam JT et al. Arch Intern Med 1992;152:1162–6.
109. Erlinger TP, Vollmer WM, Svetkey LP et al. Prev Med 2003;37:327–33.

◆ 67 章 ◆

1. Davis, CM Can J Med Assoc 1939;41:257–61.
2. Satter E. J Pediatr 1990;117:181–9.
3. Reau NR, Senturia YD, Lebailly SA et al. J Dev Behav Pediatr 1966;17:149–53.
4. Lindberg L, Bohlin G, Hagekull B. Int J Eat Disord 1991;10:395–405.
5. Reilley S, Skuse D, Problete X. J Pediatr 1996;129:877–82.
6. Douglas JE, Bryon M. Arch Dis Child 1985;75:304–8.
7. Thommessen M, Heidberg A, Kasse BF et al. Acta Paediatr 1991;80:527–33.
8. Riordan MM, Iwata BA, Wohl KM et al. Appl Res Ment Retard 1980;1:95–112.
9. Babbitt RL, Hoch TA, Coe DA et al. J Dev Behav Pediatr 1994;15:278–91.
10. Barett DE, Radke-Yarrow M, Klein RE. Dev Psychol 1984;18:541–56.
11. Greer AJ, Gulotta CS, Laud RBJ. Pediatr Psychol 2008;33:612–20.
12. Chase HP, Martin H. N Engl J Med 1970;933–9.
13. Linscheid TR. Disturbances of eating and feeding. In: Magrab PR, ed. Psychological Problems in Early Life, Early Life Conditions and Chronic Diseases Chronic Diseases. Baltimore: University Park Press, 1978:191–218.
14. Fischer E, Silverman A. Semin Speech Lang 2007;28:223–31.
15. Manikam R, Perman J. J Clin Gastroenterol 2000;11:34–46.
16. Arvedson JC. Dev Disabil Res Rev 2008;14:118–27.
17. Marchi M, Cohen P. J Am Acad Child Adolesc Psychiatry 1990;29:112–7.
18. Staiano A, Giudice E, Romano A et al. J Pediatr 1992;121:720–4.
19. Haas AM. Curr Allerg Asthma Rep 2010;10:258–64.
20. Garcia-Careaga M Jr, Kerner JA Jr. Nutr Clinc Pract 2005;5:526–35.
21. Zangen T, Cairla C, Zangen S et al. J Pediatr Gastroenterol Nutr 2003;37:225–7.
22. Cucchiara S. Int Semin Paediatr Gastroenterol Nutr 1998;7:2.
23. Lefton-Greif MA. Phys Med Rehabil Clin North Am 2008;19:837–51.
24. Palmer S, Horn S. Feeding problems in children. In: Palmer S, Ekvall S, eds. Pediatric Nutrition in Developmental Disorders. 6th ed. Springfield, IL: Charles C Thomas, 1978:107–29.
25. O'Brian F, Azrin NH. J Appl Behav Anal 1972;5:389–99.
26. Ahearn WH, Kerwin ME, Eicher PS et al. J Appl Behav Anal 1996;29:321–32.
27. Thompson RJ, Palmer S. J Nutr Educ 1974;6:63–6.
28. Chatoor I, Hirsch R, Persinger M. Infant Young Child 1997;9:12–22.
29. Martin AW. Dysphagia 1991;16:129–34.

◆ 68 章 ◆

1. Smellie JM. BMJ 1954;2:165.
2. Hinojosa F. Gac Med Mex 1865;1:137–9.
3. Patron-Correa JP. Rev Med Yucatan (Mexico) 1908;3:89–96.
4. Williams CD. Arch Dis Child 1932;8:423–33.
5. Bengoa Lecanda JM. Tras la Ruta del Hambre: Nutrición y Salud Pública en el Siglo XX. Alicante, Spain: Universidad de Alicante, 2005:1–154.
6. Vega-Franco L. Salud Publica Mex 1999;41:328–33.
7. Hegsted DM, Tsongas AG, Abbott DB et al. J Lab Clin Med 1946;31:261–84.
8. Keusch GT. J Nutr 2003;133:336S–40S.
9. Victora CG, de Onis M, Hallal PC et al. Pediatrics 2010;125:e473–80.
10. Black RE, Allen LH, Bhutta ZA et al. Lancet 2008, 371:243–60.
11. de Onis M, Blossner M, Borghi E. Public Health Nutr 2011 Jul 14;1–7 [Epub ahead of print].
12. Liu T, Howard RM, Mancini AJ et al. Arch Dermatol 2001;137:630–6.
13. United Nations Children's Fund (UNICEF). Strategy for Improved Nutrition of Children and Women in Developing Countries. New York: UNICEF, 1990.
14. Pelletier DL, Frongillo EA Jr, Schroeder DG et al. Bull World Health Organ 1995;73:443–8.
15. Rice AL, Sacco L, Hyder A et al. Bull World Health Organ 2000;78:1207–21.
16. Duke T, Michael A, Mgone J et al. Bull World Health Organ 2002;80:16–25.
17. Khan Y, Bhutta ZA. Pediatr Clin North Am 2010;57:1409–41.
18. Waterlow JC. Eur J Clin Nutr 1994;48 (Suppl):S1–4.
19. Victora CG. J Nutr 1992;122:1105–10.
20. Van Speybroeck L. Ann N Y Acad Sci 2002;981:61–81.
21. Quinlan J, Lemire M, Hudson T et al. J Am Soc Nephrol 2007;18:1915–21.
22. Zandi-Nejad K, Luyckx V, Brenner BM. Hypertension 2006;47:502–8.
23. Lillycrop KA, Slater-Jefferies JL, Hanson MA et al. Br J Nutr 2007;97:1064–73.
24. Lillycrop KA, Phillips ES, Jackson AA et al.

J Nutr 2005;135:1382–6.
25. Gluckman PD, Hanson MA, Spencer HG. Trends Ecol Evol 2005;20:527–33.
26. Torun B. Short and long-term effects of low or restricted energy intakes on the activity of infants and children. In: Schurch B, Scrimshaw NS, eds. Activity, Energy Expenditure and Energy Requirements of Infants and Children. Lausanne: International Dietary Energy Consultancy Group, 1990:335–59.
27. Rutishauser IHE, Whitehead RG. Br J Nutr 1972;28:145–52.
28. Viteri FE, Torun B. Nutrition, physical activity and growth. In: Ritzen M, Aperia A, Hall K et al, eds. The Biology of Normal Human Growth. New York: Raven Press, 1981:265–73.
29. Spurr GB, Reina JC. Eur J Clin Nutr 1988; 42:819–34.
30. Viteri FE, Torun B, Immink MDC et al. Marginal malnutrition and working capacity. In: Harper AE, Davis GK, eds. Nutrition in Health and Disease and International Development. New York: Alan R Liss, 1981;277–83.
31. Torun B, Viteri FE. United Nations Univ Food Nutr Bull 1981;(Suppl 5):229–41.
32. Waterlow JC, Garlick PJ, Millward JD. Protein Turnover in Mammalian Tissues and in the Whole Body. Oxford: North Holland, 1978.
33. Tomkins AM, Garlick PJ, Schofield WN et al. Clin Sci 1983;65:313–24.
34. Viteri FE. Primary protein-energy malnutrition: clinical, biochemical, and metabolic changes. In: Suskind RM, ed. Textbook of Pediatric Nutrition. New York: Raven Press, 1981:189–215.
35. Chandra RK. Am J Clin Nutr 1991;53: 1087–101.
36. Viteri FE, Alvarado J, Luthringer DG et al. Vitam Horm 1968;26:573–615.
37. Nichols BL, Alvarado J, Hazlewood CF et al. J Pediatr 1972;80:319–30.
38. Viart P. Am J Clin Nutr 1977;30:334–48.
39. Heymsfield SB, Bethel RA, Ansley JD et al. Am Heart J 1978;95:584–94.
40. Viteri FE, Schneider R. Med Clin North Am 1974;58:1487–505.
41. Torun B, Solomons NW, Viteri FE. Arch Latinoam Nutr 1979;29:445–94.
42. Torun B. Nutrient absorption in malnutrition. In: Chagas C, Keusch GT, eds. The Interactions of Parasitic Diseases and Nutrition. Pontificiae academiae scientiarum scripta varia no. 61. Vatican: Pontifical Academy of Sciences, 1986:81–94.
43. Viteri FE. Primary protein-energy malnutrition: clinical, biochemical, and metabolic changes. In: Suskind RM, ed. Textbook of Pediatric Nutrition. New York: Raven Press, 1981:189–215.
44. Reddy V. Protein-energy malnutrition: an overview. In: Harper AR, Davis GK, eds. Nutrition in Health and Disease and Industrial Development. New York: Alan R Liss, 1981:227–35.
45. Golden MHN. The consequences of protein deficiency in man and its relationship to the features of kwashiorkor. In: Blaster KL, Waterlow JC, eds. Nutritional Adaptation in Man. London: John Libby, 1985: 169–88.
46. Golden MHN, Ramdath D. Proc Nutr Soc 1987;46:53–68.
47. World Health Organization. WHO Child Growth Standards: Length/Height-for-Age, Weight-for-Age, Weight-for-Length, Weight-for-Height, and Body Mass Index-for-Age: Methods and Development. Geneva: World Health Organization, 2006.
48. de Onis M, Onyango AW, Borghi E et al. Bull World Health Organ 2007;85:660–7.
49. Waterlow JC. Classification and definition of protein-energy malnutrition. In: Beaton GH, Bengoa JM, eds. Nutrition in Preventive Medicine. Geneva: World Health Organization, 1976.
50. World Health Organization. WHO Child Growth Standards and the Identification of Severe Acute Malnutrition in Infants and Children. Geneva: World Health Organization, 2009.
51. Valid International. Community Based Therapeutic Care: A Field Manual. Oxford: Valid International, 2006.
52. Collins S, Sadler K, Dent N et al. Food Nutr Bull 2006;27(Suppl):S49–82.
53. Ashworth A. Food Nutr Bull 2006;27 (Suppl):S24–48.
54. Golden MH. Eur J Clin Nutr 1994;48 (Suppl):S58–71.
55. Kabir I, Malek MA, Mazumder RN et al. Am J Clin Nutr 1993;57:441–5.
56. Cooper ES, Bundy DAP, MacDonald TT et al. Eur J Clin Nutr 1990;44:285–91.
57. Golden MH. Food Nutr Bull 2009;30 (Suppl):S267–342.
58. Michaelsen KF, Hoppe C, Roos N et al. Food Nutr Bull 2009;30(Suppl):S343–404.
59. Pee S, Bloem MW. Food Nutr Bull 2009;30 (Suppl):S434–63.
60. Adu-Afarwuah S, Lartey A, Brown KH et al. Am J Clin Nutr 2007;86:412–20.
61. Phuka JC, Maleta K, Thakwalakwa C et al. Arch Pediatr Adolesc Med 2008;162:619–26.
62. World Health Organization. WHO Training Course on the Management of Severe Malnutrition. Geneva: World Health Organization, 2009.
63. Sandige H, Ndekha MJ, Briend A et al. Pediatr Gastroenterol Nutr 2004;39:141–6.
64. Manary MJ. Food Nutr Bull 2006;27 (Suppl):S83–9.
65. World Health Organization. Guidelines for the Inpatient Treatment of Severely Malnourished Children. Geneva: World Health Organization, 2003.
66. Maitland K, Berkley JA, Shebbe M et al. PLoS Med 2006;3:e500.
67. World Health Organization. Management of Severe Malnutrition: A Manual for Physicians and Other Senior Health Workers. Geneva: World Health Organization, 1999.
68. Deen JL, Funk M, Guevara V et al. Bull World Health Org 2003;81:237–43.
69. Torun B, Viteri FE. Eur J Clin Nutr 1994;48(Suppl 1):S186–90.
70. Ndekha MJ, Manary MJ, Ashorn P et al. Acta Paediatr 2005;94:222–5.
71. Kekitiinwa A, Lee KJ, Walker AS et al. J Acquir Immune Defic Syndr 2008;49:384–92.
72. Victora CG, Adair L, Fall C et al. Lancet 2008;371:340–57.
73. Martins PA, Hoffman DJ, Fernandes MT et al. Br J Nutr 2004;92:819–25.
74. Norris SA, Osmond C, Gigante D et al. Diabetes Care 2012;35:72–9.
75. Adair LS, Martorell R, Stein AD et al. Am J Clin Nutr 2009;89:1383–92.
76. Bryce J, Black RE, Walker N et al. Lancet 2005;365:1147–52.
77. UNAIDS. Global Report: UNAIDS Report on the Global AIDS Epidemic 2010. Geneva: United Nations Programme on HIV/AIDS, 2010.
78. Fergusson P, Tomkins A. Trans R Soc Trop Med Hyg 2009;103:541–8.
79. Musoke PM, Fergusson P. Am J Clin Nutr 2011;94:1716S–20S.
80. Bachou H, Tumwine JK, Mwadime RK et al. BMC Pediatr 2006;6:7.
81. Dayrit MA. Bull World Health Org 1998; 76(Suppl):80–4.
82. Lima AL, Silva AC, Konno SC et al. Rev Saude Publica 2010;44:17–27.
83. Bhutta ZA, Ahmed T, Black RE et al. Lancet 2008;371:417–40.
84. Rivera JA, Irizarry LM, Gonzalez-de Cossio T. Salud Publica Mex 2010;51(Suppl 4): S645–56.
85. Stein AD, Wang M, Ramirez-Zea M et al. Am J Epidemiol 2006;164:1160–70.
86. Stein AD, Wang M, DiGirolamo A et al. Arch Pediatr Adolesc Med 2008;162:612–8.
87. Hanson M, Godfrey KM, Lillycrop KA et al. Prog Biophys Mol Biol 2011;106:272–80.
88. James WPT, Ferro-Luzzi A, Waterlow JC. Eur J Clin Nutr 1988;42:969–81.

◆ 69 章 ◆

1. Otten JJ, Hellwig JP, Meyers LD. Dietary Reference Intakes: The Essential Guide to Nutrient Requirements. Washington, DC: National Academies Press, 2006.
2. American College of Medical Genetics. Genet Med 2006;8(Suppl 1):1S–252S.
3. Hoffmann GF, Zschocke J, Nyhan WL. Inherited Metabolic Diseases: A Clinical Approach. Berlin: Springer, 2010.
4. Elsas LJ. Approach to inborn errors of metabolism. In: Goldman L, Ausiello DA, eds. Cecil's Textbook of Medicine. 24th ed. Philadelphia: WB Saunders, 2010.
5. McKusick VA. Mendelian Inheritance in Man: Catalog of Autosomal Dominant, Recessive, and X-linked Phenotypes. 11th ed. Baltimore: Johns Hopkins University Press, 1994.
6. Harris H. The Principles of Human Biochemical Genetics. 3rd ed. Amsterdam: North Holland Publishing, 1980.
7. Sassa S, Granick S. Proc Natl Acad Sci U S A 1970;67:517–22.
8. Kaplan P, Mazur A, Field M et al. J Pediatr 1991;119:46–50.
9. Burns JJ. Am J Med 1959;26:740–8.
10. Lipson MH, Kraus J, Rosenberg LE. J Clin Invest 1980;66:188–93.
11. American College of Medical Genetics. Newborn Screening: Toward a Uniform Screening Panel and System. Bethesda, MD: American College of Medical Genetics, 2006.
12. Chace DH, Lim T, Hansen CR et al. Clin Chim Acta 2009;402:14–8.
13. Frazier DM. Newborn screening by mass spectrometry. In: Acosta PB, ed. Nutrition Management of Patients with Inherited Metabolic Disorders. Sudbury, MA: Jones and Bartlett, 2010:21–67.
14. Gillingham MB. Nutrition management of patients with inherited disorders of mitochondrial fatty acid oxidation. In: Acosta PB, ed. Nutrition Management of Patients with Inherited Metabolic Disorders. Sudbury, MA: Jones and Bartlett, 2010:369–403.
15. Korman SH. Mol Genet Metab 2006;89: 289–99.
16. Matalon KM. Introduction to genetics and genetics of inherited metabolic disorders. In: Acosta PB, ed. Nutrition Management of Patients with Inherited Metabolic Disorders. Sudbury, MA: Jones and Bartlett, 2010:1–19.
17. Miinalainen IJ, Schmitz W, Huotari A et al. PLoS Genet 2009;5:e1000543.
18. Molven A, Matre GE, Duran M et al. Diabetes 2004;53:221–7.

19. National Center for Biotechnology Information. OMIM: Online Mendelian Inheritance in Man [database]. Available at:http://www.ncbi.nlm.nih.gov/sites/entrez?db=omim. Accessed November 22, 2011.
20. Sim KG, Wiley V, Carpenter K et al. J Inherit Metab Dis 2001;24:51–9.
21. Andresen BS, Christensen E, Corydon TJ et al. Am J Hum Genet 2000;67:1095–1103.
22. Chamberlin ME, Ubagai T, Mudd SH et al. Am J Hum Genet 2000;66:347–55.
23. Coelho D, Suormala T, Stucki M et al. N Engl J Med 2008;358:1454–64.
24. Dobson CM, Wai T, Leclerc D et al. Proc Natl Acad Sci U S A 2002;99:15554–9.
25. Hymes J, Stanley CM, Wolf B. Hum Mutat 2001;18:375–81.
26. Marriage B. Nutrition management of patients with inherited metabolic disorders of branched-chain amino acid metabolism. In: Acosta PB, ed. Nutrition Management of Patients with Inherited Metabolic Disorders. Sudbury, MA: Jones and Bartlett, 2010:175–236.
27. Miousse IR, Watkins D, Coelho D et al. J Pediatr 2009;154:551–6.
28. Mudd SH, Levy HL, Kraus JP. Disorders of transsulfuration. In: Scriver CR, Beaudet AL, Sly WS et al, eds. The Metabolic and Molecular Bases of Inherited Disease. 8th ed. New York: McGraw-Hill, 2001:2007–56.
29. Salomons GS, Jakobs C, Pope LL et al. J Inherit Metab Dis 2007;30:23–8.
30. Sass JO, Ensenauer R, Roschinger W et al. Mol Genet Metab 2008;93:30–5.
31. Saheki T, Inoue K, Tushima A et al. Mol Genet Metab 2010;100:559–64.
32. Suzuki Y, Yang X, Aoki Y et al. Hum Mutat 2005;26:285–90.
33. Tabata A, Sheng JS, Ushikai M et al. J Hum Genet 2008;53:534–45.
34. Weisfeld-Adams JD, Morrissey MA, Kirmse BM et al. Mol Genet Metab 2010;99:116–23.
35. Yang SY, He XY, Miller D. Mol Genet Metab 2007;92:36–42.
36. Zhang J, Dobson CM, Wu X et al. Mol Genet Metab 2006;87:315–22.
37. Blau N, Koch R, Matalon R et al. Mol Genet Metab 2005;86(Suppl):S1.
38. Elsas LJ, Danner DJ. Ann N Y Acad Sci 1982;378:404–21.
39. Elsas LJ, McCormick DB. Vitam Horm 1987;43:103–44.
40. Elsas LJ, McCormick D. Vitam Horm 1987;44:145.
41. Fowler B. Eur J Pediatr 1998;157(Suppl 2): S60–6.
42. Desnick RJ, Brady R, Barranger J et al. Ann Intern Med 2003;138:338–46.
43. Baumgartner ER, Wick H, Linnell JC et al. Helv Paediatr Acta 1979;34:483–96.
44. Langenbeck U, Burgard P, Wendel U et al. J Inherit Metab Dis 2009;32:506–13.
45. Gjetting T, Petersen M, Guldberg P et al. Am J Hum Genet 2001;68:1353–60.
46. Sarkissian CN, Gamez A, Wang L et al. Proc Natl Acad Sci U S A 2008;105:20894–9.
47. Hershfield MS, Buckley RH, Greenberg ML et al. N Engl J Med 1987;316:589–96.
48. Van den Hout JM, Reuser AJ, de Klerk JB et al. J Inherit Metab Dis 2001;24:266–74.
49. Burdelski M. Pediatr Transplant 2002;6: 361–3.
50. Kayler LK, Merion RM, Lee S et al. Pediatr Transplant 2002;6:295–300.
51. Elsas LJ. Inborn errors of metabolism. In: Bennett JC, Plum F, eds. Cecil's Textbook of Medicine. 22nd ed. Philadelphia: WB Saunders, 2004.
52. Fraites TJ Jr, Schleissing MR, Shanely RA et al. Mol Ther 2002;5:571–8.
53. Matalon R, Michals-Matalon K, Bhatia G et al. J Inherit Metab Dis 2007;30:153–8.
54. Pratt EL, Snyderman SE, Cheung MW et al. J Nutr 1955;56:231–51.
55. Herrmann ME, Brosicke HG, Keller M et al. Eur J Pediatr 1994;153:501–3.
56. Schoeffer A, Herrmann ME, Brosicke HG et al. J Nutr Med 1994;4:415–8.
57. Fulgoni VL III. Am J Clin Nutr 2008;87: 1554S–7S.
58. Acosta PB. Nutrition management of patients with inherited disorders of aromatic amino acid metabolism. In: Acosta PB, ed. Nutrition Management of Patients with Inherited Metabolic Disorders. Sudbury, MA: Jones and Bartlett, 2010:119–74.
59. Alexander JW, Clayton BE, Delves HT. Q J Med 1974;169:80–111.
60. Martin SB, Acosta PB. J Am Diet Assoc 1987;87:48–52.
61. Scriver CR, Kaufman S. The hyperphenylalaninemias. In: Scriver CR, Beaudet AL, Sly WS et al, eds. The Metabolic and Molecular Bases of Inherited Disease. 8th ed. New York: McGraw-Hill, 2001:1667–724.
62. Eisensmith RC, Martinez DR, Kuzmin AI et al. Pediatrics 1996;97:512–6.
63. Griffin RF, Elsas LJ. J Pediatr 1975;86:512–7.
64. *PAHdb*. Phenylalanine Hydroxylase Locus Knowledgebase. Available at: http://www.pahdb.mcgill.ca. Accessed November 22, 2011.
65. Kure S, Hou DC, Ohura T et al. J Pediatr 1999;135:375–8.
66. Lassker U, Zschocke J, Blau N et al. J Inherit Metab Dis 2002;25:65–70.
67. Muntau AC, Roschinger W, Habich M et al. N Engl J Med 2002;347:2122–32.
68. Trefz FK, Aulela-Scholz C, Blau N. Eur J Pediatr 2001;160:315.
69. Erlandsen H, Stevens RC. J Inherit Metab Dis 2001;24:213–30.
70. Trefz FK, Scheible D, Gotz H et al. J Inherit Metab Dis 2009;32:22–6.
71. Blau N, Thony B, Cotton RGH et al. Disorders of tetrahydrobiopterin and related biogenic amines. In: Scriver CR, Beaudet AL, Sly WS et al, eds. The Metabolic and Molecular Bases of Inherited Disease. 8th ed. New York: McGraw-Hill, 2001:1725–76.
72. Dobbing J. The later development of the brain and its vulnerability. In: Davis JA, Dobbing J, eds. Scientific Foundations of Paediatrics. London: Heinemann, 1981.
73. Pardridge WM, Choi TB. Fed Proc 1986;45:2073–8.
74. Villasana D, Butler IJ, Williams JC et al. J Inherit Metab Dis 1989;12:451–7.
75. Krause W, Halminski M, McDonald L et al. J Clin Invest 1985;75:40–8.
76. Epstein CM, Trotter JF, Averbook A et al. Electroencephalogr Clin Neurophysiol 1989;72:133–9.
77. Pass K, Levy H. Impact of Early Discharge on Screening for Inborn Errors of Metabolism. Washington, DC: MCH CORN Clearinghouse, 1995.
78. Doherty LB, Rohr FJ, Levy HL. Pediatrics 1991;87:240–4.
79. Anonymous. NIH Consens Statement 2000; 17:1–33.
80. Fernhoff PM, Fitzmaurice N, Milner J et al. South Med J 1982;75:529–32.
81. Trefz FK, Burgard P, Konig T et al. Clin Chim Acta 1993;217:15–21.
82. Kaufman S. J Inherit Metab Dis 1985;8 (Suppl 1):20–7.
83. Acosta PB, Wenz E, Williamson M. J Am Diet Assoc 1978;72:164–9.
84. Smith I, Beasley MG, Ades AE. Arch Dis Child 1990;65:472–8.
85. Rose WC. Nutr Abstr Rev Ser Hum Exp 1957;27:631–47.
86. Hanley WB, Linsao L, Davidson W et al. Pediatr Res 1970;4:318–27.
87. Acosta PB. The contribution of therapy of inherited amino acid disorders to knowledge of amino acid requirements. In: Wapnir RA, ed. Congenital Metabolic Diseases. New York: Marcel Dekker, Inc 1985.
88. Batshaw ML, Valle D, Bessman SP. J Pediatr 1981;99:159–60.
89. Acosta PB, Yannicelli S. Acta Paediatr Suppl 1994;407:66–7.
90. Acosta PB, Stepnick-Gropper S, Clarke-Sheehan N et al. JPEN J Parenter Enteral Nutr 1987;11:287–92.
91. Acosta PB, Yannicelli S. Biol Trace Elem Res 1999;67:75–84.
92. Lewis JS, Loskill S, Bunker ML et al. Fed Proc 1974;33:666A.
93. Panis B, Vermeer C, van Kroonenburgh MJ et al. Bone 2006;39:1123–9.
94. US Department of Agriculture Agricultural Research Service. Nutrient Data Laboratory. Available at: http://www.nal.usda.gov/fnic/foodcomp/search. Accessed November 22, 2011.
95. Acosta PB, Yannicelli S, Singh R et al. J Am Diet Assoc 2003;103:1167–73.
96. Umbarger B, Berry HK, Sutherland BS. JAMA 1965;193:128–34.
97. Elsas LJ, MacDonell RC Jr, Rosenberg LE. J Biol Chem 1971;246:6452–9.
98. Nakagawa I, Takahashi T, Suzuki T et al. J Nutr 1962;77:61–8.
99. Sibinga MS, Friedman CJ, Steisel IM et al. Dev Med Child Neurol 1971;13:63–70.
100. Holm VA, Kronmal RA, Williamson M et al. Pediatrics 1979;63:700–7.
101. Azen CG, Koch R, Friedman EG et al. Am J Dis Child 1991;145:35–9.
102. Schulpis KH, Nounopoulos C, Scarpalezou A et al. Acta Paediatr Scand 1990;79:930–4.
103. Acosta PB. Phenylalanine Hydroxylase Deficiency Managed by Analog XP. Columbus, OH: Ross Products Division, Abbott Laboratories, 1992.
104. Francois B, Diels M, de la Brassinne M. J Inherit Metab Dis 1989;12(Suppl 2):33–334.
105. Acosta PB, Yannicelli S, Marriage B et al. J Am Coll Nutr 1999;18:102–7.
106. Buist NR, Prince AP, Huntington KL et al. Acta Paediatr Suppl 1994;407:75–7.
107. Acosta PB, Greene C, Yannicelli S. Int Pediatr 1993;8:6–16.
108. Arnold GL, Vladutiu CJ, Kirby RS et al. J Pediatr 2002;141:243–6.
109. Acosta PB, Alfin-Slater RB, Koch R. J Am Diet Assoc 1973;63:631–5.
110. Galluzzo CR, Ortisi MT, Castelli L et al. J Inherit Metab Dis 1985;8(Suppl 2):129.
111. Schulpi KH, Scarpalezou A. Clin Pediatr (Phila) 1989;28:466–9.
112. Acosta PB, Michals-Matalon K, Austin V et al. Nutrition findings and requirements in pregnant women with phenylketonuria. In: Platt LD, Koch R, de la Cruz F, eds. Genetic Disorders and Pregnancy Outcome. New York: Parthenon, 1997:21–32.
113. Castillo M, Zafra MF, Garcia-Peregrin E. Neurochem Res 1988;13:551–5.
114. Artuch R, Colome C, Vilaseca MA et al. J Inherit Metab Dis 2001;24:359–66.
115. Hargreaves IP, Lee PJ, Briddon A. Amino

Acids 2002;22:109–18.
116. Galli C, Agostoni C, Mosconi C et al. J Pediatr 1991;119:562–7.
117. Sanjurjo P, Perteagudo L, Rodriguez-Soriano J et al. J Inherit Metab Dis 1994;17:704–9.
118. Poge AP, Baumann K, Muller E et al. J Inherit Metab Dis 1998;21:373–81.
119. Acosta PB, Yannicelli S, Singh R et al. J Pediatr Gastroenterol Nutr 2001;33:253–9.
120. Bodley JL, Austin VJ, Hanley WB et al. Eur J Pediatr 1993;152:140–3.
121. Gropper SS, Trahms C, Cloud HH et al. Int Pediatr 1994;9:237–43.
122. Zachara BA, Wasowicz W, Gromadzinska J et al. Biomed Biochim Acta 1987;46 (Suppl):S209–13.
123. Calomme MR, Vanderpas JB, Francois B et al. Experientia 1995;51:1208–15.
124. Al Qadreh A, Schulpis KH, Athanasopoulou H et al. Acta Paediatr 1998;87:1162–6.
125. Carson DJ, Greeves LG, Sweeney LE et al. Pediatr Radiol 1990;20:598–9.
126. Hillman L, Schlotzhauer C, Lee D et al. Eur J Pediatr 1996;155(Suppl 1):S148–52.
127. McMurry MP, Chan GM, Leonard CO et al. Am J Clin Nutr 1992;55:997–1004.
128. Greeves LG, Carson DJ, Magee A et al. Acta Paediatr 1997;86:242–4.
129. Yannicelli S, Medeiros DM. J Inherit Metab Dis 2002;25:347–61.
130. Schulpis KH, Papakonstantinou E, Michelakakis H et al. Clin Endocrinol (Oxf) 1998;48:99–101.
131. Klibanski A, Neer RM, Beitins IZ et al. N Engl J Med 1980;303:1511–4.
132. Mussa A, Roato I, Spada M et al. Mol Genet Metab. 2010;99:227A-8A.
133. Gropper SS, Chaung HC, Bernstein LE et al. J Am Coll Nutr 1995;14:264–270.
134. Holtzman NA, Welcher DW, Mellits ED. N Engl J Med 1975;293:1121–4.
135. Horner FA, Streamer CW, Alejandrino LL et al. N Engl J Med 1962;266:79–81.
136. Hudson FP. Arch Dis Child 1967;42:198–200.
137. Holtzman NA, Kronmal RA, van Doorninck W et al. N Engl J Med 1986;314:593–8.
138. Brumm VL, Grant ML. Mol Genet Metab 2010;99(Suppl 1):S18–21.
139. Waisbren SE, Levy HL. J Inherit Metab Dis 1991;14:755–64.
140. Aung TT, Klied A, McGinn J et al. J Inherit Metab Dis 1997;20:603–4.
141. Hanley WB, Feigenbaum A, Clarke JT et al. Lancet 1993;342:997.
142. Krause W, Epstein C, Averbook A et al. Pediatr Res 1986;20:1112–6.
143. Elsas LJ, Trotter JF. Changes in physiological concentrations of blood phenylalanine produce changes in sensitive parameters of human brain function. In: Wurtman RJ, Ritter-Walker E, eds. Dietary Phenylalanine and Brain Function. Boston: Birkhauser, 1988:187–95.
144. Thompson AJ, Smith I, Brenton D et al. Lancet 1990;336:602–5.
145. Lenke RR, Levy HL. N Engl J Med 1980;303:1202–8.
146. Levy HL. Enzyme 1987;38:312–20.
147. Kudo Y, Boyd CA. J Inherit Metab Dis 1990;13:617–26.
148. Hanley WB, Clarke JTR, Schoonheyt W. Clin Biochem 1987;20:149–56.
149. Kirby ML, Miyagawa ST. J Inherit Metab Dis 1990;13:634–40.
150. Okano Y, Chow IZ, Isshiki G et al. J Inherit Metab Dis 1986;9:15–24.
151. Koch R, Trefz F, Waisbren S. Mol Genet Metab 2010;99(Suppl 1):S68–74.
152. Kirkman HN. Appl Res Ment Retard 1982;3:319–28.
153. Koch R, Friedman EG, Wenz E et al. J Inherit Metab Dis 1986;9(Suppl 2):159–68.
154. Platt LD, Koch R, Hanley WB et al. Am J Obstet Gynecol 2000;182:326–33.
155. Smith I, Glossop J, Beasley M. J Inherit Metab Dis 1990;13:651–7.
156. Michals-Matalon K, Acosta PB, Azen C. J Inherit Metab Dis 2007;30:19A.
157. Michals K, Acosta PB, Austin V et al. Eur J Pediatr 1996;155(Suppl 1):S165–8.
158. Rasmussen KM, Catalano PM, Yaktine AL. Curr Opin Obstet Gynecol 2009;21:521–6.
159. Rothman KJ, Moore LL, Singer MR et al. N Engl J Med 1995;333:1369–73.
160. Matalon KM, Acosta PB, Azen C et al. Ment Retard Dev Disabil Res Rev 1999;5:122–4.
161. Mitchell GA, Grompe M, Lambert M et al. Hypertyrosinemia. In: Scriver CR, Beaudet AL, Sly WS et al, eds. The Metabolic and Molecular Bases of Inherited Disease. 8th ed. New York: McGraw-Hill, 2001:1777–805.
162. Jorquera R, Tanguay RM. Hum Mol Genet 2001;10:1741–52.
163. Anonymous. Prescrire Int 2007;16:56–8.
164. Macsai MS, Schwartz TL, Hinkle D et al. Am J Ophthalmol 2001;132:522–7.
165. Cerone R, Holme E, Schiaffino MC et al. Acta Paediatr 1997;86:1013–5.
166. Mamunes P, Prince PE, Thornton NH et al. Pediatrics 1976;57:675–80.
167. Gagne R, Lescault A, Grenier A et al. Prenat Diagn 1982;2:185–8.
168. Holme E, Lindstedt S. Clin Liver Dis 2000;4:805–14.
169. Shemin D. Harvey Lect 1954;50:258–84.
170. Rank JM, Pascual-Leone A, Payne W et al. J Pediatr 1991;118:136–9.
171. Grompe M, Lindstedt S, al Dhalimy M et al. Nat Genet 1995;10:453–60.
172. Cohn RM, Yudkoff M, Yost B et al. Am J Clin Nutr 1977;30:209–14.
173. Finkelstein JD. J Nutr Biochem 1990;1:228–37.
174. Rosenblatt DS, Fenton WA. Inherited disorders of folate and cobalamin transport and metabolism. In: Scriver CR, Beaudet AL, Sly WS et al, eds. The Metabolic and Molecular Bases of Inherited Disease. 8th ed. New York: McGraw-Hill, 2001:3897–934.
175. Kraus JP. Eur J Pediatr 1998;157(Suppl 2):S50–3.
176. Kraus JP. J Inherit Metab Dis 1994;17:383–90.
177. Liu G, Nellaiappan K, Kagan HM. J Biol Chem 1997;272:32370–7.
178. Mudd SH, Skovby F, Levy HL et al. Am J Hum Genet 1985;37:1–31.
179. Skovby F, Gaustadnes M, Mudd SH. Mol Genet Metab 2010;99:1–3.
180. Boers GH, Smals AG, Trijbels FJ et al. N Engl J Med 1985;313:709–15.
181. Schaumburg H, Kaplan J, Windebank A et al. N Engl J Med 1983;309:445–8.
182. Yoshida I, Sakaguchi Y, Nakano M et al. J Inherit Metab Dis 1985;8:91.
183. Matthews A, Johnson TN, Rostami-Hodjegan A et al. Br J Clin Pharmacol 2002;54:140–6.
184. Singh RH, Kruger WD, Wang L et al. Genet Med 2004;6:90–5.
185. Braverman NE, Mudd SH, Barker PB et al. AJNR Am J Neuroradiol 2005;26:2705–6.
186. van Calcar S. Nutrition management of patients with inherited disorders of sulfur amino acid metabolism. In: Acosta PB, ed. Nutrition Management of Patients with Inherited Metabolic Disorders. Sudbury, MA: Jones and Bartlett, 2010:237–281.
187. Topaloglu AK, Sansaricq C, Snyderman SE. Pediatr Res 2001;49:796–8.
188. Sansaricq C, Garg S, Norton PM et al. Acta Paediatr Scand 1975;64:215–8.
189. Dudman NP, Wilcken DE. Clin Chim Acta 1983;127:105–13.
190. Spooner RJ, Fell GS, Halls DJ et al. Clin Nutr 1986;5:29–32.
191. Smith AM, Picciano MF, Milner JA. Am J Clin Nutr 1982;35:521–6.
192. Carey MC, Donovan DE, Fitzgerald O et al. Am J Med 1968;45:7–25.
193. Carey MC, Fennelly JJ, Fitzgerald O. Am J Med 1968;45:26–31.
194. Wagstaff J, Korson M, Kraus JP et al. J Pediatr 1991;118:569–72.
195. Yap S, Naughten ER, Wilcken B et al. Semin Thromb Hemost 2000;26:335–40.
196. Marcus AJ. N Engl J Med 1983;309:1515–7.
197. Davi G, Di Minno G, Coppola A et al. Circulation 2001;104:1124–8.
198. Yap S, Barry-Kinsella C, Naughten ER. Br J Obstet Gynaecol 2001;108:425–8.
199. Kang SS, Wong PW, Malinow MR. Annu Rev Nutr 1992;12:279–98.
200. Chuang DT, Shih VE. Maple syrup urine disease (branched-chain ketoaciduria). In: Scriver CR, Beaudet AL, Sly WS et al, eds. The Metabolic and Molecular Bases of Inherited Disease. 8th ed. New York: McGraw-Hill, 2001:1971–2005.
201. Danner DJ, Armstrong N, Heffelfinger SC et al. J Clin Invest 1985;75:858–60.
202. Ellerine NP, Herring WJ, Elsas LJ et al. Biochem Med Metab Biol 1993;49:363–74.
203. Elsas LJ, Ellerine NP, Klein PD. Pediatr Res 1993;33:445–51.
204. Heffelfinger SC, Sewell ET, Elsas LJ et al. Am J Hum Genet 1984;36:802–7.
205. Sweetman L, Williams JC. Branched chain organic acidurias. In: Scriver CR, Beaudet AL, Sly WS et al, eds. The Metabolic and Molecular Bases of Inherited Disease. 8th ed. New York: McGraw-Hill, 2001:2125–63.
206. Xu M, Nakai N, Ishigure K et al. Biochem Biophys Res Commun 2000;276:1080–4.
207. Fenton WA, Gravel RA, Rosenblatt DS. Disorders of propionate and methylmalonate metabolism. In: Scriver CR, Beaudet AL, Sly WS et al, eds. The Metabolic and Molecular Bases of Inherited Disease. 8th ed. New York: McGraw-Hill, 2001:2165–93.
208. Yoo EH, Cho HJ, Ki CS et al. Clin Chem Lab Med 2007;45:1495–7.
209. Tangerman A, Wilcken B, Levy HL et al. Metabolism 2000;49:1071–7.
210. Steele RD, Benevenga NJ. J Biol Chem 1978;253:7844–50.
211. Kaji H, Niioka T, Kojima Y et al. Res Commun Chem Pathol Pharmacol 1987;56:101–9.
212. Coomes MH. Amino acid metabolism II: metabolism of the individual amino acids. In: Devlin TM, ed. Textbook of Biochemistry with Clinical Correlation. New York: Wiley-Liss, 2002:779–824.
213. Baretz BH, Tanaka K. J Biol Chem 1978;253:4203–13.
214. Elsas LJ, Pask BA, Wheeler FB et al. Metabolism 1972;21:929–44.
215. Elsas LJ, Danner D, Lubitz D et al. Metabolic consequences of inherited defects in branched-chain alpha-ketoacid dehydrogenase: mechanisms of thiamine action. In: Walser M, Williamson GR, eds. Metabolism and Clinical Implications of Branched-Chain Amino Acids and Ketoacids. New York: Elsevier, 1981:369–82.
216. Jouvet P, Rustin P, Taylor DL et al. Mol Biol Cell 2000;11:1919–32.
217. Jones PM, Bennett MJ. Clin Chim Acta

2002;324:121–8.
218. Elsas LJ, Priest JH, Wheeler FB et al. Metabolism 1974;23:569–79.
219. Fernhoff PM, Lubitz D, Danner DJ et al. Pediatr Res 1985;19:1011–6.
220. Thompson GN, Francis DEM, Halliday D. J Pediatr 1991;119:35–41.
221. Giacoia GP, Berry GT. Am J Dis Child 1993;147:954–6.
222. Koch SE, Packman S, Koch TK et al. J Am Acad Dermatol 1993;28:289–92.
223. DiGeorge AM, Rezvani I, Garibaldi LR et al. N Engl J Med 1982;307:1492–5.
224. Wendel U, Saudubray JM, Bodner A et al. Eur J Pediatr 1999;158(Suppl 2):S60–4.
225. Szmelcman S, Guggenheim K. Biochem J 1966;100:7–11.
226. Zaleski LA, Dancis J, Cox RP et al. Can Med Assoc J 1973;109:299–300.
227. Lie IE, Haugstad S, Holm H. Hum Nutr Appl Nutr 1985;39:130–6.
228. van Calcar SC, Harding CO, Davidson SR et al. Am J Med Genet 1992;44:641–6.
229. Grunewald S, Hinrichs F, Wendel U. J Inherit Metab Dis 1998;21:89–94.
230. Hammersen G, Wille L, Schmidt H et al. Monogr Hum Genet 1978;9:84–9.
231. Gropper SS, Naglak MC, Nardella M et al. J Am Coll Nutr 1993;12:108–14.
232. Mazer LM, Yi SH, Singh RH. J Inherit Metab Dis 2010;33:121–7.
233. Snyderman SE, Goldstein F, Sansaricq C et al. Pediatr Res 1984;18:851–3.
234. Treacy E, Clow CL, Reade TR et al. J Inherit Metab Dis 1992;15:121–35.
235. Berry GT, Heidenreich R, Kaplan P et al. N Engl J Med 1991;324:175–9.
236. Delaney A, Gal TJ. Anesthesiology 1976;44:83–6.
237. Dent CE, Westall RG. Arch Dis Child 1961;36:259–68.
238. Westall RG. Am J Dis Child 1967;113:58–9.
239. Snyderman SE, Norton PM, Roitman E et al. Pediatrics 1964;34:454–72.
240. Schwartz JF, Kolendrianos ET. Dev Med Child Neurol 1969;11:460–70.
241. Dickinson JP, Holton JB, Lewis GM et al. Acta Paediatr Scand 1969;58:341–51.
242. Gaull GE, Rassin DK, Sturman JA. Neuropadiatrie 1969;1:199–226.
243. Committee for Improvement of Hereditary Disease Management. Can Med Assoc J 1976;115:1005–13.
244. Parsons HG, Carter RJ, Unrath M et al. J Inherit Metab Dis 1990;13:125–36.
245. Henstenburg JD, Mazur AT, Kaplan PB et al. J Am Diet Assoc 1990;90:32A.
246. Lombeck I, Kasperek K, Harbisch HD et al. Eur J Pediatr 1978;128:213–23.
247. Levy HL, Truman JT, Ganz RN et al. J Pediatr 1970;77:294–6.
248. Foreman JW, Yudkoff M, Berry G et al. J Pediatr 1980;96:62–4.
249. Budd MA, Tanaka K, Holmes LB et al. N Engl J Med 1967;277:321–7.
250. Rhead WJ, Tanaka K. Proc Natl Acad Sci U S A 1980;77:580–3.
251. Kraus JP, Matsubara Y, Barton D et al. Genomics 1987;1:264–9.
252. Shigematsu Y, Sudo M, Momoi T et al. Pediatr Res 1982;16:771–5.
253. Ensenauer R, Vockley J, Willard JM et al. Am J Hum Genet 2004;75:1136–42.
254. Truscott RJ, Malegan D, McCairns E et al. Clin Chim Acta 1981;110:187–203.
255. Lehnert W, Niederhoff H. Eur J Pediatr 1981;136:281–3.
256. Fries MH, Rinaldo P, Schmidt-Sommerfeld E. J Pediatr 1996;129:449–52.
257. Itoh T, Ito T, Ohba S et al. Tohoku J Exp Med 1996;179:101–9.
258. Hutchinson RJ, Bunnell K, Thoene JG. J Pediatr 1985;106:62–5.
259. Dubiel B, Dabrowski C, Wetts R et al. K. J Clin Invest 1983;72:1543–52.
260. Ikeda Y, Tanaka K. J Biol Chem 1983;258:1077–85.
261. Lehnert W, Hunkler D. Eur J Pediatr 1986;145:260–6.
262. Blaskovics ME, Ng WG, Donnell GN. J Inherit Metab Dis 1978;1:9–11.
263. Shigematsu Y, Kikawa Y, Sudo M et al. Clin Chim Acta 1984;138:333–6.
264. Millington DS, Roe CR, Maltby DA et al. J Pediatr 1987;110:56–60.
265. Loots DT, Erasmus E, Mienie LJ. Clin Chem 2005;51:1510–2.
266. Loots DT, Mienie LJ, Erasmus E. Eur J Clin Nutr 2007;61:1323–7.
267. Naglak M, Salvo R, Madsen K et al. Pediatr Res 1988;24:9–13.
268. Bartlett K, Gompertz D. Biochem Med 1974;10:15–23.
269. Stanley CA, Hale DE, Coates PM et al. Pediatr Res 1983;17:877–84.
270. Roe CR, Millington DS, Maltby DA et al. J Clin Invest 1984;74:2290–5.
271. Lott IT, Erickson AM, Levy HL. Pediatrics 1972;49:616–8.
272. Berry GT, Yudkoff M, Segal S. J Pediatr 1988;113:58–64.
273. Hyman SL, Porter CA, Page TJ et al. J Pediatr 1987;111:558–62.
274. Rousson R, Guibaud P. J Inherit Metab Dis 1984;7(Suppl 1):1012.
275. Zschocke J, Ruiter JP, Brand J et al. Pediatr Res 2000;48:852–5.
276. Yang SY, He XY, Olpin SE et al. Proc Natl Acad Sci U S A 2009;106:14820–4.
277. Sass JO, Sander S, Zschocke J. J Inherit Metab Dis 2004;27:741–5.
278. Wolf B. Disorders of biotin metabolism. In: Scriver CR, Beaudet AL, Sly WS et al, eds. The Metabolic and Molecular Bases of Inherited Disease. 8th ed. New York: McGraw-Hill, 2001:3935–62.
279. Wolf B. Mol Genet Metab 2010;100:6–13.
280. Yano S, Sweetman L, Thorburn DR et al. Eur J Pediatr 1997;156:382–3.
281. Sbai D, Narcy C, Thompson GN et al. Am J Clin Nutr 1994;59:1332–7.
282. De Raeve L, De Meirleir L, Ramet J et al. J Pediatr 1994;124:416–20.
283. Chace DH, DiPerna JC, Kalas TA et al. Clin Chem 2001;47:2040–4.
284. Schlenk H. Fed Proc 1972;3:1431A.
285. Mulder H, Walstra P. The Milk Fat Globule: Emulsion Science Applied to Milk Products and Comparable Foods. Farnham Royal, Bucks, UK: Commonwealth Bureaux, 1974.
286. Dupont J, Mathias MM. Lipids 1969;4:478–83.
287. Vlaardingerbroek H, Hornstra G, de Koning TJ et al. Mol Genet Metab 2006;88:159–65.
288. North KN, Korson MS, Gopal YR et al. J Pediatr 1995;126:916–22.
289. Kahler SG, Sherwood WG, Woolf D et al. J Pediatr 1994;124:239–43.
290. Inoue S, Krieger I, Sarnaik A et al. Pediatr Res 1981;15:95–8.
291. Stork LC, Ambruso DR, Wallner SF et al. Pediatr Res 1986;20:783–8.
292. Thomas JA, Bernstein LE, Greene CL et al. J Am Diet Assoc 2000;100:1074–6.
293. Feillet F, Bodamer OA, Dixon MA et al. J Pediatr 2000;136:659–63.
294. de Koning TJ, van Hagen CC, Carbasius-Weber E et al. J Inherit Metab Dis 2002;25:46.
295. Yannicelli S, Acosta PB, Velazquez A et al. Mol Genet Metab 2003;80:181–8.
296. Ciani F, Poggi GM, Pasquini E et al. Clin Nutr 2000;19:137–9.
297. Baumgartner ER, Viardot C. J Inherit Metab Dis 1995;18:138–42.
298. van't Hoff WG, Dixon M, Taylor J et al. J Pediatr 1998;132:1043–4.
299. Diss E, Iams J, Reed N et al. Am J Obstet Gynecol 1995;172:1057–9.
300. van der Meer SB, Poggi F, Spada M et al. J Pediatr 1994;125:903–8.
301. Goodman SI, Frerman FE. Organic acidemias due to defects in lysine oxidation: 2-ketoadipic acidemia and glutaric acidemia. In: Scriver CR, Beaudet AL, Sly WS et al, eds. The Metabolic and Molecular Bases of Inherited Disease. 8th ed. New York: McGraw-Hill, 2001:2195–204.
302. Baric I, Zschocke J, Christensen E et al. J Inherit Metab Dis 1998;21:326–40.
303. Hoffmann GF, Zschocke J. J Inherit Metab Dis 1999;22:381–91.
304. Greenberg CR, Reimer D, Singal R et al. Hum Mol Genet 1995;4:493–5.
305. Yannicelli S. Nutrition management of patients with inherited disorders of organic acid metabolism. In: Acosta PB, ed. Nutrition Management of Patients with Inherited Metabolic Disorders. Sudbury, MA: Jones and Bartlett, 2010:283–341.
306. Crombez EA, Cederbaum SD, Spector E et al. Mol Genet Metab 2008;94:132–4.
307. Garcia P, Martins E, Diogo L et al. Eur J Pediatr 2008;167:569–73.
308. Brusilow S, Horwich A. Urea cycle enzymes. In: Scriver CR, Beaudet AL, Sly WS et al, eds. The Metabolic and Molecular Bases of Inherited Disease. 8th ed. New York: McGraw-Hill, 2001:1909–63.
309. Azevedo L, Stolnaja L, Tietzeova E et al. Mol Genet Metab 2003;78:152–7.
310. Tuchman M, Berry SA, Thuy LP et al. Pediatrics 1993;91:664–66.
311. Haberle J, Schmidt E, Pauli S et al. Hum Mutat 2003;21:444.
312. Haberle J, Schmidt E, Pauli S et al. Hum Mutat 2003;21:593–7.
313. Valle D, Simell O. The hyperornithinemias. In: Scriver CR, Beaudet AL, Sly WS et al, eds. The Metabolic and Molecular Bases of Inherited Disease. 8th ed. New York: McGraw-Hill, 2001:1857–98.
314. Leonard JV, Morris AA. Semin Neonatol 2002;7:27–35.
315. Oechsner M, Steen C, Sturenburg HJ et al. J Neurol Neurosurg Psychiatry 1998;64:680–2.
316. Kline JJ, Hug G, Schubert WK et al. Am J Dis Child 1981;135:437–42.
317. Cederbaum SD, Shaw KN, Valente M. J Pediatr 1977;90:569–73.
318. Levin B, Abraham JM, Oberholzer VG et al. Arch Dis Child 1969;44:152–61.
319. Kennaway NG, Harwood PJ, Ramberg DA et al. Pediatr Res 1975;9:554–8.
320. Legras A, Labarthe F, Maillot F et al. Crit Care Med 2002;30:241–4.
321. Levy HL, Coulombe JT, Shih V. The New England experience. In: Bickel H, Guthrie R, eds. Neonatal Screening for Inborn Errors of Metabolism. Berlin: Springer, 1980.
322. Barsotti RJ. J Pediatr 2001;138(Suppl):S11–9.
323. Summar M, Tuchman M. J Pediatr 2001;138(Suppl):S6–10.
324. Steiner RD, Cederbaum SD. J Pediatr 2001;138(Suppl):S21–9.
325. Singh RH. Nutrition management of patients with inherited disorders of urea cycle enzymes. In: Acosta PB, ed. Nutrition

Management of Patients with Inherited Metabolic Disorders. Sudbury, MA: Jones and Bartlett, 2010:405–29.
326. Batshaw ML, MacArthur RB, Tuchman M. J Pediatr 2001;138(Suppl):S46–54.
327. Palekar A. Pediatr Res 2000;48:357–9.
328. Darmaun D, Welch S, Rini A et al. Am J Physiol 1998;274:E801–7.
329. Scaglia F. Mol Genet Metab 2010;100 (Suppl 1):S72–6.
330. FAO/WHO/UNU Expert Consultation. Protein and Amino Acid Requirements in Human Nutrition. Geneva: World Health Organization, 2007:161–184.
331. Hyman SL, Coyle JT, Parke JC et al. J Pediatr 1986;108:705–9.
332. Ohtani Y, Ohyanagi K, Yamamoto S et al. J Pediatr 1988;112:409–14.
333. Ohtsuka Y, Griffith OW. Biochem Pharmacol 1991;41:1957–61.
334. Iafolla AK, Gale DS, Roe CR. J Pediatr 1990;117:102–5.
335. Renner C, Sewell AC, Bervoets K et al. Eur J Pediatr 1995;154:909–14.
336. Maestri NE, Brusilow SW, Clissold DB et al. N Engl J Med 1996;335:855–9.
337. Maestri NE, Clissold D, Brusilow SW. J Pediatr 1999;134:268–72.
338. Nicolaides P, Liebsch D, Dale N et al. Arch Dis Child 2002;86:54–6.
339. Acosta PB, Yannicelli S, Ryan AS et al. Mol Genet Metab 2005;86:448–55.
340. Sanjurjo P, Rodriguez-Soriano J, Vallo A et al. Eur J Pediatr 1991;150:730–1.
341. Arn PH, Hauser ER, Thomas GH et al. N Engl J Med 1990;322:1652–5.
342. Burlina AB, Ogier H, Korall H et al. Mol Genet Metab 2001;72:351–5.
343. Scaglia F, Zheng Q, O'Brien WE et al. Pediatrics 2002;109:150–2.
344. Mardach MR, Roe K, Cederbaum SD. J Inherit Metab Dis 1999;22:102–6.
345. Redonnet-Vernhet I, Rouanet F, Pedespan JM et al. Neurology 2000;54:1008.
346. Wilson O, Schfert W, Ballatore W et al. Pediatr Res 1995;37:323A.
347. Holton JB, Walter JH, Tyfield LA. Galactosemia. In: Scriver CR, Beaudet AL, Sly WS et al, eds. The Metabolic and Molecular Bases of Inherited Disease. 8th ed. New York: McGraw-Hill, 2001:1553–87.
348. Elsas LJ, Langley S, Steele E et al. Am J Hum Genet 1995;56:630–9.
349. Elsas LJ, Lai K. Genet Med 1998;1:40–8.
350. Flach JE, Reichardt JK, Elsas LJ. Mol Biol Med 1990;7:365–9.
351. Leslie ND, Immerman EB, Flach JE et al. Genomics 1992;14:474–80.
352. Lai K, Willis AC, Elsas LJ. J Biol Chem 1999;274:6559–66.
353. Berry GT, Moate PJ, Reynolds RA et al. Mol Genet Metab 2004;81:22–30.
354. Schadewaldt P, Kamalanathan L, Hammen HW et al. Mol Genet Metab 2004;81:31–44.
355. Elsas LJ, Fridovich-Keil J, Leslie ND. Int Pediatr 1993;8:101–9.
356. Kadhom N, Baptista J, Brivet M et al. Biochem Med Metab Biol 1994;52:140–4.
357. Wolfrom C, Raynaud N, Kadhom N et al. J Inherit Metab Dis 1993;16:78–90.
358. Charlwood J, Clayton P, Keir G et al. Glycobiology 1998;8:351–7.
359. Stibler H, von Dobeln U, Kristiansson B et al. Acta Paediatr 1997;86:1377–8.
360. Prestoz LL, Couto AS, Shin YS et al. Eur J Pediatr 1997;156:116–20.
361. Lai KW, Cheng LY, Cheung AL et al. Cell Tissue Res 2003;311:417–25.
362. Lai K, Elsas LJ. Biochem Biophys Res Commun 2000;271:392–400.
363. Lai K, Langley SD, Khwaja FW et al. Glycobiology 2003;13:285–94.
364. Lai K, Elsas LJ, Wierenga KJ. IUBMB Life 2009;61:1063–74.
365. Waggoner DD, Buist NR, Donnell GN. J Inherit Metab Dis 1990;13:802–18.
366. Irons M, Levy HL, Pueschel S et al. J Pediatr 1985;107:261–3.
367. Urbanowski JC, Cohenford MA, Levy HL et al. N Engl J Med 1982;306:84–6.
368. Schweitzer S, Shin Y, Jakobs C et al. Eur J Pediatr 1993;152:36–43.
369. Guerrero NV, Singh RH, Manatunga A et al. J Pediatr 2000;137:833–41.
370. Elsas LJ, Langley S, Paulk EM et al. Eur J Pediatr 1995;154:S21–7.
371. Lai K, Langley SD, Singh RH et al. J Pediatr 1996;128:89–95.
372. Elsas LJ, Dembure PP, Langley S et al. Am J Hum Genet 1994;54:1030–6.
373. Fridovich-Keil JL, Langley SD, Mazur LA et al. Am J Hum Genet 1995;56:640–6.
374. Beutler E, Baluda MC. J Lab Clin Med 1966;68:137–41.
375. Elsas LJ. Prenat Diagn 2001;21:302–3.
376. Jakobs C, Kleijer WJ, Allen J et al. Eur J Pediatr 1995;154(Suppl):S33–6.
377. Acosta PB. Nutrition management of patients with inherited metabolic disorders of galactose metabolism. In: Acosta PB, ed. Nutrition Management of Patients with Inherited Metabolic Disorders. Sudbury, MA: Jones and Bartlett, 2010:343–67.
378. Singh RH, Kennedy MJ, Jonas CR et al. J Inherit Metab Dis 2003;26:123A.
379. Panis B, Gerver WJ, Rubio-Gozalbo ME. Eur J Pediatr 2007;166:443–6.
380. Kaufman FR, Loro ML, Azen C et al. J Pediatr 1993;123:365–70.
381. Rubio-Gozalbo ME, Hamming S, van Kroonenburgh MJ et al. Arch Dis Child 2002;87:57–60.
382. Berry GT, Nissim I, Gibson JB et al. Eur J Pediatr 1997;156(Suppl 1):S43–9.
383. Berry GT, Singh RH, Mazur AT et al. Pediatr Res 2000;48:323–8.
384. Zlatunich CO, Packman S. J Inherit Metab Dis 2005;28:163–8.
385. Portnoi PA, MacDonald A. J Hum Nutr Diet 2009;22:400–8.
386. Gross KC, Acosta PB. J Inherit Metab Dis 1991;14:253–8.
387. Gropper SS, Gross KC, Olds SJ. J Am Diet Assoc 1993;93:328–30.
388. Cerbulis J. Arch Biochem Biophys 1954;49:442–50.
389. Gitzelmann R, Auricchio S. Pediatrics 1965;36:231–5.
390. Koch R, Acosta P, Ragsdale N et al. J Am Diet Assoc 1963;43:212–5.
391. Ning C, Reynolds R, Chen J et al. Pediatr Res 2000;48:211–7.
392. Holton JB. Galactosemia. In: Schaub J, van Hoof F, Vis HL, eds. Inborn Errors of Metabolism. New York: Raven Press, 1991: 169–80.
393. Lineback DR, Ke CH. Cereal Chem 1975; 52:334–7.
394. Acosta PB, Gross KC. Eur J Pediatr 1995; 154(Suppl):S87–92.
395. Kumar A, Weatherly MR, Beaman DC. Pediatrics 1991;87:352–60.
396. Harju M. Milchwissenschaft 1990;45:411–5.
397. Segal S. Int Pediatr 1992;7:75–82.
398. Wiesmann UN, Rose-Beutler B, Schluchter R. Eur J Pediatr 1995;154(Suppl):S93–6.
399. Weese SJ, Gosnell K, West P et al. J Am Diet Assoc 2003;103:373–5.
400. Rubio-Gozalbo ME, Panis B, Zimmermann LJ et al. Mol Genet Metab 2006;89:316–22.
401. Asp NG. Biochem J 1971;121:299–308.
402. Andersson L, Bratt C, Arnoldsson KC et al. J Lipid Res 1995;36:1392–400.
403. Donnell GN, Bergren WR, Perry G et al. Pediatrics 1963;31:802–10.
404. Kaufman FR, Xu YK, Ng WG et al. J Pediatr 1988;112:754–6.
405. Shield JP, Wadsworth EJ, MacDonald A et al. Arch Dis Child 2000;83:248–50.
406. Webb AL, Singh RH, Kennedy MJ et al. Pediatr Res 2003;53:396–402.
407. Ng WG, Xu YK, Kaufman FR et al. J Inherit Metab Dis 1989;12:257–66.
408. Gibson JB, Reynolds RA, Palmieri MJ et al. Metabolism 1995;44:597–604.
409. Manis FR, Cohn LB, McBride-Chang C et al. J Inherit Metab Dis 1997;20:549–55.
410. Rubio-Gozalbo ME, Gubbels CS, Bakker JA et al. Hum Reprod Update 2010;16: 177–88.
411. Rutherford PJ, Davidson DC, Matthai SM. J Hum Nutr Diet 2002;15:39–42.
412. Berry GT. Eur J Pediatr 1995;154(Suppl): S53–64.
413. Lai K, Tang M, Yin X et al. Biosci Hypotheses 2008;1:263–71.
414. Wehrli SL, Berry GT, Palmieri M et al. Pediatr Res 1997;42:855–61.
415. Komrower GA. J Inherit Metab Dis 1982; 5(Suppl 2):96–104.

◆ 70 章 ◆

1. Lazarow PB, Moser HW. Disorders of peroxisome biogenesis. In: Scriver C, Beaudet AL, Sly W et al, eds. The Metabolic and Molecular Basis of Inherited Disease. New York: McGraw-Hill, 1995:2287–324.
2. Molzer B, Bernheimer H, Budka H et al. J Neurol Sci 1981;51:301–10.
3. Brosius U, Gartner J. Cell Mol Life Sci 2002;59:1058–69.
4. Girzalsky W, Saffian D, Erdmann R. Biochim Biophys Acta 2010;1803:724–31.
5. Purdue PE, Lazarow PB. Annu Rev Cell Dev Biol 2001;17:701–52.
6. Wanders RJA. Lipobiology 2004;33:295–317.
7. Schatz G. FEBS Letts 1979;103:203–11.
8. Wallace DC, Lott MT, Shoffner JM et al. J Inherit Metab Dis 1992;15:472–9.
9. Volchenboum SL, Vockley J. J Biol Chem 2000;275:7958–63.
10. Vockley J, Whiteman DA. Neuromuscul Disord 2002;12:235–46.
11. Isaya G, Sakati WR, Rollins RA et al. Genomics 1995;28:450–61.
12. Benard G, Bellance N, James D et al. J Cell Sci 2007;120:838–48.
13. Diaz F, Moraes CT. Cell Calcium 2008; 44:24–35.
14. Delille HK, Alves R, Schrader M. Histochem Cell Biol 2009;131:441–6.
15. Thoms S, Gronborg S, Gartner J. Trends Mol Med 2009;15:293–302.
16. Chegary M, Brinke HT, Ruiter JP et al. Biochim Biophys Acta 2009;1791:806–15.
17. Vockley J, Singh RH, Whiteman DA. Curr Opin Clin Nutr Metab Care 2002;5:601–9.
18. Vockley J. Mayo Clin Proc 1994;69:249–57.
19. Fukao T, Song XQ, Mitchell GA et al. Pediatr Res 1997;42:498–502.
20. McGarry JD, Foster DW. Annu Rev Biochem 1980;49:395–420.
21. Stremmel W, Strohmeyer G, Berk PD. Proc Natl Acad Sci U S A 1986;83:3584–8.
22. Abe T, Fujino T, Fukuyama R et al. J Biochem 1992;111:123–8.
23. Longo N, Amat di San Filippo C, Pasquali M. Semin Med Genet 2006;142:77–85.
24. Gregersen N, Andresen BS, Pedersen CB et al. J Inherit Metab Dis 2008;31:643–57.
25. Battaile KP, McBurney M, Van Veldhoven

PP et al. Biochim Biophys Acta 1998;1390: 333–8.

26. Lea WP, Abbas AS, Sprecher H et al. Biochim Biophys 2000;31:2–3.
27. Ensenauer R, He M, Willard JM et al. J Biol Chem 2005;280:32309–16.
28. Frerman FE, Goodman SI. PNAS 1985; 82:4517–20.
29. Tanaka K, Matsubara Y, Indo Y et al. The acyl-CoA dehydrogenase family: homology and divergence of primary sequence of four acyl-CoA dehydrogenases and consideration of their functional significance. In: Tanaka K, Coates PM, eds. Fatty Acid Oxidation: Clinical, Biochemical and Molecular Aspects. New York: Alan R. Liss, 1990:577–98.
30. Vockley J, Ensenauer R. Semin Med Genet 142:95–103.
31. Houten SM, Wanders RJ. J Inherit Metab Dis 2010;33:469–77.
32. Orii KE, Orii KO, Souri M et al. J Biol Chem 1999;274:8077–84.
33. Filling C, Keller B, Hirschberg D et al. Biochem Biophys Res Commun 2008;368:6–11.
34. Helander HM, Koivuranta KT, Horellikuitunen N et al. Genomics 1997;46:112–9.
35. Mitchell GA, Fukao T. Inborn errors of ketone body metabolism. In: Scriver C, Beaudet AL, Sly W et al, eds. The Metabolic and Molecular Basis of Inherited Disease. New York: McGraw-Hill, 2001:327–56.
36. Kassovskabratinova S, Fukao T, Song XQ et al. Am J Hum Genet 1996;59:519–28.
37. Wanders RJ. Mol Genet Metab 2004;83:16–27.
38. Wanders RJ, Waterham HR. Biochim Biophys Acta 2006;1763:1707–20.
39. Poirier Y, Antonenkov VD, Glumoff T et al. Biochim Biophys Acta 2006;1763:1413–26.
40. Wanders RJ, Visser WF, van Roermund CW et al. Pflugers Arch 2007;453:719–34.
41. Ramsay RR. Am J Med Sci 1999;318:28–35.
42. Palosaari PM, Vihinen M, Mantsala PI et al. J Biol Chem 1991;266:10750–3.
43. Palosaari PM, Hiltunen JK. J Biol Chem 1990;265:2446–9.
44. Odaib AA, Shneider BL, Bennett MJ et al. N Engl J Med 1998;339:1752–7.
45. Ijlst L, Mandel H, Oostheim W et al. J Clin Invest 1998;102:527–31.
46. Bennett MJ, Boriack RL, Narayan S et al. Mol Genet Metab 2004;82:59–63.
47. Wieser T, Deschauer M, Olek K et al. Neurology 2003;60:1351–3.
48. Vianey-Saban C, Mousson B, Bertrand C et al. Eur J Pediatr 1993;152:334–8.
49. Prasad C, Johnson JP, Bonnefont JP et al. Mol Genet Metab 2001;73:55–63.
50. Park JY, Narayan SB, Bennett MJ. Clin Chem Lab Med 2006;44:1090–1.
51. Stanley CA, Hale DE, Berry GT et al. N Engl J Med 1992;327:19–23.
52. Pierre G, Macdonald A, Gray G et al. J Inherit Metab Dis 2007;30:815.
53. Engel AG, Angelini C. Science 1973;173: 899–902.
54. Bonnefont JP, Taroni F, Cavadini P et al. Am J Hum Genet 1996;58:971–8.
55. Vladutiu GD, Bennett MJ, Fisher NM et al. Muscle Nerve 2002;26:492–8.
56. Taggart RT, Smail D, Apolito C et al. Hum Mutat 1999;13:210–20.
57. Vladutiu GD, Bennett MJ, Smail D et al. Mol Genet Metab 2000;70:134–41.
58. Vladutiu GD. Mol Genet Metab 2001;74: 51–63.
59. Vockley J, Rinaldo P, Bennett MJ et al. Mol Genet Metab 2000;71:10–8.
60. Bertrand C, Largilliere C, Zabot MT et al. Biochim Biophys Acta 1993;1180:327–9.
61. Aoyama T, Souri M, Ueno I et al. Am J Hum Genet 1995;57:273–83.
62. Ogilvie I, Pourfarzam M, Jackson S et al. Neurology 1994;44:467–73.
63. Aoyama T, Uchida Y, Kelley RI et al. Biochem Biophys Res Commun 1993;191: 1369–72.
64. Andresen BS, Olpin S, Poorthuis B et al. Am J Hum Genet 1999;64:479–94.
65. He M, Rutledge S, Kelly D et al. Am J Hum Genet 2007;81:87–103.
66. Yamaguchi S, Indo Y, Coates PM et al. Pediatr Res 1993;34:111–3.
67. Jethva R, Bennett MJ, Vockley J. Mol Genet Metab 2008;95:195–200.
68. van Maldegem BT, Wanders RJ, Wijburg FA. J Inherit Metab Dis 2010;12:923–30.
69. Nguyen T, Riggs C, Babovic-Vuksanovic D et al. Biochemistry 2002;41:11126–33.
70. Pedersen CB, Kolvraa S, Kolvraa A et al. Hum Genet 2008;124:43–56.
71. van Maldegem BT, Duran M, Wanders RJ et al. JAMA 2006;296:943–52.
72. Bennett MJ, Rinaldo P, Strauss AW. Crit Rev Lab Sci 2000;37:1–44.
73. Rinaldo P, Matern D, Bennett MJ. Annu Rev Physiol 2002;64:477–502.
74. Iafolla AK, Thompson RJ, Roe CR. J Pediatr 1994;124:409–15.
75. Rinaldo P, Cowan TM, Matern D. Genet Med 2008;10:151–6.
76. Tanaka K, Yokota I, Coates PM et al. Hum Mutat 1992;1:271–9.
77. Andresen BS, Bross P, Udvari S et al. Hum Mol Genet 1997;6:695–707.
78. Yokota I, Saijo T, Vockley J et al. J Biol Chem 1992;267:26004–10.
79. Strauss AW, Bennett MJ, Rinaldo P et al. Semin Perinatol 1999;23:100–12.
80. den Boer ME, Wanders RJ, Morris AA et al. Pediatrics 2002;109:99–104.
81. den Boer MEJ, Dionisi-Vici C, Chakrapani A et al. J Pediatr 2003;142:684–9.
82. Odievre MH, Sevin C, Laurent J et al. Acta Pediatr 2002;91:719–22.
83. Pons R, Roig M, Riudor E et al. Pediatr Neurol 1996;14:236–43.
84. Miyajima H, Orii KE, Shindo Y et al. Neurology 1997;49:833–7.
85. Spiekerkoetter U, Khuchua Z, Yue Z et al. Pediatr Res 2004;55:190–6.
86. Angdisen J, Moore VD, Cline JM et al. Curr Drug Targets Immune Endocr Metabol Disord 2005;5:27–40.
87. Rector RS, Payne RM, Ibdah JA. Adv Drug Del Rev 2008;60:1488–96.
88. Ushikubo S, Aoyama T, Kamijo T et al. Am J Hum Genet 1996;58:979–88.
89. Enns GM, Bennett MJ, Hoppel CL et al. J Pediatr 2000;136:251–4.
90. Roe CR, Millington DS, Kodo NN et al. J Clin Invest 1990;85:1703–7.
91. Miinalainen IJ, Schmitz W, Huotari A et al. PLoS Genet 2009;5:e1000543.
92. Olsen RKJ, Andresen BS, Christensen E et al. Hum Mutat 2003;22:12–23.
93. Frerman FE. Biochem Soc Trans 1988;16: 416–8.
94. Gregersen N, Bross P, Andresen BS. Eur J Biochem 2004;271:470–82.
95. Takanashi J, Fujii K, Sugita K et al. Pediatr Neurol 1999;20:142–5.
96. Singla M, Guzman G, Griffin AJ et al. Pediatr Cardiol 2008;29:446–51.
97. Gregersen M, Rhead W, Christensen E. Riboflavin responsive glutaric aciduria type II. In: Tanaka K, Coates PM, eds. Fatty Acid Oxidation: Clinical, Biochemical, and Molecular Aspects. New York: Alan R. Liss, 1990:477–94.
98. Wen B, Dai T, Li W et al. J Neurol Neurosurg Psychiatry 2010;81:231–6.
99. Loehr JP, Goodman SI, Frurman FE. Pediatr Res 1990;27:311–5.
100. Bennett MJ, Sherwood WG. Clin Chem 1993;39:897–901.
101. Pie J, Lopez-Vinas E, Puisac B et al. Mol Genet Metab 2007;92:198–209.
102. Yylmaz Y, Ozdemir N, Ekinci G et al. Pediatr Neurol 2006;35:139–41.
103. Bischof F, Nagele T, Wanders RJA et al. Ann Neurol 2004;56:727–30.
104. Song XQ, Fukao T, Mitchell GA et al. Biochim Biophys Acta Mol Basis Dis 1997;1360:151–6.
105. Kayser R, Heyde CE. Orthopade 2006;35: 306–18.
106. Vladutiu G. Muscle Nerve 2000;23:1157–9.
107. Ibdah JA, Dasouki MJ, Strauss AW. J Inherit Metab Dis 1999;22:811–4.
108. Walter JH. J Inherit Metab Dis 2000;23: 229–36.
109. Matern D, Hart P, Murtha AP et al. J Pediatr 2001;138:585–8.
110. Matern D, Schehata BM, Shekhawa P et al. Mol Genet Metab 2001;72:265–8.
111. Shekhawat PS, Matern D, Strauss AW. Pediatr Res 2005;57:78R–86R.
112. Browning MF, Levy HL, Wilkins-Haug LE et al. Obstet Gynecol 2006;107:115–20.
113. Tager JM, Van der Beek WA, Wanders RJ et al. Biochem Biophys Res Commun 1985;126:1269–75.
114. Lazarow PB. J Neuropathol Exp Neurol 1995;54:720–5.
115. Zellweger H. Dev Med Child Neurol 1987; 29:821–9.
116. Thomas GH, Haslam RH, Batshaw ML et al. Clin Genet 1975;8:376–82.
117. Gatfield PD, Taller E, Hinton GG et al. Can Med Assoc J 1968;99:1215–33.
118. Steinberg SJ, Dodt G, Raymond GV et al. Biochim Biophys Acta 2006;1763:1733–48.
119. Moser AB, Rasmussen M, Naidu S et al. J Pediatr 1995;127:13–22.
120. Moser HW. Mol Genet Metab 1999;68: 316–27.
121. Suzuki Y, Shimozawa N, Imamura A et al. J Inherit Metab Dis 2001;24:151–65.
122. Steinberg S, Chen L, Wei L et al. Mol Genet Metab 2004;83:252–63.
123. Wanders RJA. Single peroxisomal enzyme deficiencies. In: Scriver C, Beaudet AL, Sly W et al, eds. The Metabolic and Molecular Basis of Inherited Disease. New York: McGraw-Hill, 2001:3219–56.
124. Mosser J, Lutz Y, Stoeckel ME et al. Hum Mol Genet 1994;3:265–71.
125. Moser HW, Raymond GV, Lu SE et al. Arch Neurol 2005;62:1073–80.
126. Moser HW, Mahmood A, Raymond GV. Nat Clin Pract Neurol 2007;3:140–51.
127. Clayton PT. Biochem Soc Trans 2001;29: 298–305.
128. Ferdinandusse S, Denis S, Hogenhout EM et al. Hum Mutat 2007;28:904–12.
129. Ferdinandusse S, Barker S, Lachlan K et al. J Neurol Neurosurg Psychiatry 2010;81: 310–2.
130. Buoni S, Zannolli R, Waterham H et al. Brain Dev 2007;29:51–4.
131. Thompson SA, Calvin J, Hogg S et al. J Neurol Neurosurg Psychiatry 2008;79:448–50.
132. Steinberg D. Refsum disease. In: Scriver C, Beaudet AL, Sly W et al eds. The Metabolic and Molecular Basis of Inherited Disease. New York: McGraw-Hill, 1995:2351–69.
133. Wanders RJ, Komen JC. Biochem Soc

Trans 2007;35:865–9.
134. Saudubray JM, Martin D, de Lonlay P et al. J Inherit Metab Dis 1999;22:488–502.
135. Smith EH, Matern D. Curr Prot Hum Genet 2010;17:1–20.
136. Chace D, Barr J, Duncan M et al. Clin Lab Stand Inst Doc 2007;27:1–79.
137. Wilcken B. J Inherit Metab Dis 2010;75: 1079–83.
138. Moser AB, Kreiter N, Bezman L et al. Ann Neurol 1999;45:100–10.
139. Bennett MJ, Rinaldo P. Clin Chem 2001; 47:1145–6.
140. Gillingham M, Van Calcar S, Ney D et al. J Inherit Metab Dis 1999;22:123–31.
141. Gillingham MB, Connor WE, Matern D et al. Mol Genet Metab 2003;79:114–23.
142. Gillingham MB, Weleber RG, Neuringer M et al. Mol Genet Metab 2005;86:124–33.
143. Gillingham MB, Scott B, Elliott D et al. Mol Genet Metab 2006;89:58–63.
144. Gillingham MB, Purnell JQ, Jordan J et al. Mol Genet Metab 2007;90:64–9.
145. Gillingham MB, Matern D, Harding CO. Top Clin Nutr 2009;24:359–65.
146. Catzeflis C, Bachmann C, Hale DE et al. Eur J Pediatr 1990;149:577–81.
147. Solis JO, Singh RH. J Am Diet Assoc 2002; 102:1800–3.
148. Kerner J, Hoppel C. Ann Rev Nutr 1998;18:179–206.
149. Uauy R, Treen M, Hoffman DR. Semin Perinatol 1989;13:118–30.
150. Roe CR, Roe DS, Wallace M et al. Mol Genet Metab 2007;92:346–50.
151. Roe CR, Mochel F. J Inherit Metab Dis 2006;29:332–40.
152. Roe CR, Sweetman L, Roe DS et al. J Clin Invest 2002;110:259–69.
153. Harding CO, Gillingham MB, van Calcar SC et al. J Inherit Metab Dis 1999;22:276–80.
154. Howat AJ, Bennett MJ, Uren S et al. Br Med J 1985;290:1771–3.
155. Rinaldo P, Schmidtsommerfeld E, Posca AP et al. J Pediatr 1993;122:580–4.
156. Nyhan W, Ozand P. Disorders of fatty acid oxidation. In: Shils ME, ed. Atlas of Metabolic Diseases. London: Chapman and Hall, 1998:223–30.
157. Bonnet D, Martin D, de Lonlay P et al. Circulation 1999;100:2248–53.
158. Bruno C, Dimauro S. Curr Opin Neurol 2008;21:601–6.
159. Bonnefont JP, Bastin J, Behin A et al. N Engl J Med 2009;360:838–40.
160. Bonnefont JP, Bastin J, Laforet P et al. Clin Pharmacol Ther 2010;88:101–8.
161. Gobin-Limballe S, Djouadi F, Aubey F et al. Am J Hum Genet 2007;81:1133–43.
162. Gobin-Limballe S, McAndrew RP, Djouadi F et al. Biochim Biophys Acta Mol Basis Dis 2010;1802:478–84.
163. Moser HW. NeuroRx 2006;3:246–53.
164. Aubourg P, Adamsbaum C, Lavallardrousseau MC et al. N Engl J Med 1993;329: 745–52.
165. van Geel BM, Assies J, Haverkort EB et al. J Neurol Neurosurg Psychiatry 1999;67: 290–9.
166. Pai GS, Khan M, Barbosa E et al. Mol Genet Metab 2000;69:312–22.
167. Loes DJ, Stillman AE, Hite S et al. AJNR Am J Neuroradiol 1994;15:1767–71.
168. Shapiro E, Krivit W, Lockman L et al. Lancet 2000;356:713–8.
169. Suzuki Y, Isogai K, Teramoto T et al. J Inherit Metab Dis 2000;23:453–8.
170. Baumann M, Korenke GC, Weddige-Diedrichs A et al. Eur J Pediatr 2003;162:6–14.
171. Meyburg J, Hoffmann GF. Transplantation 2005;80:S135–7.
172. Resnick IB, Abdul Hai A, Shapira MY et al. Clin Transplant 2005;19:840–7.
173. Cartier N, Hacein-Bey-Abina S, Bartholomae CC et al. Science 2009;326:818–23.
174. Tolar J, Orchard PJ, Bjoraker KJ et al. Bone Marrow Transplant 2007;39:211–5.
175. Setchell KD, Bragetti P, Zimmer-Nechemias L et al. Hepatology 1992;15: 198–207.
176. Martinez M. Progr Clin Biol Res 1992;375: 389–97.
177. Martinez M, Pineda M, Vidal R et al. Neurology 1993;43:1389–97.
178. Martinez M, Vazquez E. Neurology 1998;51:26–32.
179. Martinez M. J Mol Neurosci 2001;16:309–16; discussion 17–21.
180. Noguer MT, Martinez M. Invest Ophthalmol Vis Sci 2010;51:2277–85.
181. Litman BJ, Niu SL, Polozova A et al. J Mol Neurosci 2001;16:237–42; discussion 79–84.

◆ 71 章 ◆

1. Menon G, Poskitt EME. Arch Dis Child 1985;60:1134–9.
2. Thommessen M, Heiberg A, Kase BF. Eur J Clin Nutr 1992;46:457–64.
3. Romholt Hansen S, Dorup I. Acta Paediatr 1993;82:166–72.
4. Mitchell IM, Logan RW, Pollock JCS et al. Br Heart J 1995;73:277–83.
5. Cameron JW, Rosenthal A, Olson AD. Arch Pediatr Adolesc Med 1995;149:1098–102.
6. Varan B, Tokel K, Yilmaz G. Arch Dis Child 1999;81:49–52.
7. Barton JS, Hindmarsh PC, Scrimgeour CM et al. Arch Dis Child 1994;70:5–9.
8. Salzer HR, Haschke F, Wimmer M et al. Pediatr Cardiol 1989;10:17–23.
9. Bougle D, Iselin M, Kahyat A et al. Arch Dis Child 1986;61:799–801.
10. Schwarz SM, Gewitz MH, See CC et al. Pediatrics 1990;86:368–73.
11. Jackson M, Poskitt EME. Br J Nutr 1991; 65:131–43.
12. Unger R, DeKleermaeker M, Gidding SS et al. Arch Pediatr Adolesc Med 1992;146: 1078–84.
13. Hofner G, Behrens R, Koch A et al. Pediatr Cardiol 2000;21:341–6.
14. Schuumans FM, Pulles-Heintzberger CFM, Gerver WJM et al. Acta Paediatr 1998;87:1250–5.
15. Bines JE, Truby HD, Armstrong DS et al. J Pediatr 2002;140:527–33.
16. Erskine JM, Lingard CD, Sontag MD et al. J Pediatr 1998;132:265–9.
17. Lai H-C, Kosorok MR, Laxova A et al. Pediatrics 2000;105:53–61.
18. Zemel BS, Jawad AF, FitzSimmons S et al. J Pediatr 2000;137:374–80.
19. Peterson ML, Jacobs DR, Milla CE. Pediatrics 2003;112:588–92.
20. Konstan MW, Butler SM, Wohl MEB et al. J Pediatr 2003;142:624–30.
21. Mansell AL, Andersen JC, Muttart CR et al. J Pediatr 1984;109:700–5.
22. McPhail GL, Acton JD, Fenchel MC et al. J Pediatr 2008;153:752–7.
23. Farrell PM, Kosorok MR, Rock MJ et al. Pediatrics 2001;107:1–13.
24. Stark LJ, Mulvihill MM, Jelalian E et al. Pediatrics 1997;99:665–71.
25. Powers SW, Patton SR, Byars KC et al. Pediatrics 2002;109:e75.
26. Nasr SZ, Durry D. Pediatr Pulmonol 2008;43:209–19.
27. Hardin DS, Rice J, Ahn C et al. J Pediatr 2005;146: 324–8.
28. Schnabel D, Grasemann C, Staab D et al. Pediatrics 2007;119:e1230–8.
29. Hardin DS, Ellis KJ, Dyson M et al. J Pediatr 2001;139:636–42.
30. Eubanks V, Koppersmith N, Wooldridge N et al. J Pediatr 2002;140:439–44.
31. McNaughton SA, Shepard RW, Greer RG et al. J Pediatr 2000;136:188–94.
32. Wilson DC, Rashid M, Durie PR et al. J Pediatr 2001;138:851–5.
33. Couper R, Belli D, Durie P et al. J Pediatr Gastroenterol Nutr 2002;35:S213–33.
34. Borowitz D, Baker RD, Stallings V. J Pediatr Gastroenterol Nutr 2002;35:246–59.
35. Alam NH, Hamadani JD, Dewan N et al. J Pediatr 2003;143:614–9.
36. Diop EHI, Dossou NI, Ndour MM et al. Am J Clin Nutr 2003;78:302–7.
37. Udall JN, Bhutta ZA, Firmansyah A et al. J Pediatr Gastroenterol Nutr 2002;35:S173–9.
38. Cohen MB. J Pediatr 1991;118:S34–9.
39. Ethelberg S, Olesen B, Neimann J et al. Epidemiol 2006;17:24–30.
40. Sack RB. Bacterial and parasitic agents of acute diarrhea. In: Bellanti JA, ed. Acute Diarrhea: Its Nutritional Consequences in Infancy. New York: Raven Press, 1983:53–65.
41. Hamilton JR. Viral enteritis: a cause of disordered small intestinal epithelial renewal. In: Lebenthal E, ed. Chronic Diarrhea in Children. New York: Raven Press, 1984: 269–76.
42. Hill I, Fasano A, Schwartz R et al. J Pediatr 2000;136:86–90.
43. Hoffenberg EJ, MacKenzie T, Barriga KJ et al. J Pediatr 2003;143:308–14.
44. Catassi C, Fabiani E, Iacono G et al. Am J Clin Nutr 2007;85:160–6.
45. Fabiani E, Taccari LM, Ratsch IM et al. J Pediatr 2000;136:841–3.
46. Hoffenberg EJ, Haas J, Drescher A et al. J Pediatr 2000;137:361–6.
47. Kalayci AG, Kansu A, Girgin N et al. Pediatrics 2001;108:E89.
48. Mora S, Borera G, Beccio S et al. J Pediatr 2001;139:516–21.
49. Kavak US, Yuce A, Kocak N et al. J Pediatr Gastroenterol Nutr 2003;37:434–6.
50. Hill ID, Bhatnagar S, Cameron DJS et al. J Pediatr Gastroenterol Nutr 2002;35:S78–88.
51. Castile RG, Telander RL, Cooney DR et al. J Pediatr Surg 1980;15:462–9.
52. Markowitz J, Grancher K, Rosa J et al. J Pediatr Gastroenterol Nutr 1993;16:373–80.
53. Sentongo TA, Semeao EJ, Piccoli DA et al. J Pediatr Gastroenterol Nutr 2000;31:33–40.
54. Rosenthal SR, Snyder JD, Hendricks KM et al. Pediatrics 1983;72:481–90.
55. Motil KJ, Grand RJ, Davis-Kraft L et al. Gastroenterology 1993;105:681–91.
56. Kanof ME, Lake AM, Bayless TM. Gastroenterology 1988;95:1523–7.
57. Belli DC, Seidman E, Bouthillier L et al. Gastroenterology 1988;94:603–10.
58. Polk DB, Hattner JA, Kerner JA. JPEN J Parenter Enteral Nutr 1992;16:499–504.
59. Hueschkel RB, Menache CC, Megerian JT et al. J Pediatr Gastroenterol Nutr 2000;31: 8–15.
60. Johnson T, Macdonald S, Hill SM et al. Gut 2006;55:356–61.
61. Day AS, Whitten KE, Lemberg DA et al. J Gastroenterol Hepatol 2006;21:1609–14.
62. Dziechciarz P, Horvath A, Shamir R et al. Aliment Pharmacol Ther 2007;26:795–806.
63. Hartman C, Berkowitz D, Weiss B et al. Isr

Med Assoc J 2008;10:503–7.
64. Ruemmele FM, Roy CC, Levy E et al. J Pediatr 2000;136: 285–91.
65. Buller H, Chin S, Kirschne B et al. J Pediatr Gastroenterol Nutr 2002;35:S151–8.
66. Rudolph CD, Mazur LJ, Liptak GS et al. J Pediatr Gastroenterol Nutr 2001;32(Suppl): S1–31.
67. Pareek N, Fleisher DR, Abell T. Am J Gastroenterol 2007;102:2832–40.
68. Pfau BT, Li BUK, Murray RD et al. Pediatrics 1996;97:364–8.
69. Wilmore DW. J Pediatr 1972;80:88–95.
70. Cooper A, Floyd TF, Ross AJ et al. J Pediatr Surg 1984;19: 711–8.
71. Parker P, Stroop BS, Greene H. J Pediatr 1981;99:360–4.
72. Kurkchubasche AG, Rowe MI, Smith SD. J Pediatr Surg 1993;28:1069–71.
73. Sondheimer JM, Cadnapaphornchai M, Sontag M et al. J Pediatr 1998;132:80–4.
74. Bines J, Francis D, Hill D. J Pediatr Gastroenterol Nutr 1998;26:123–8.
75. Andorsky DJ, Lund DP, Lillehei CW et al. J Pediatr 2001;139:27–33.
76. Kollman KA, Lien EL, Vanderhoof JA. J Pediatr Gastroenterol Nutr 1999;28:41–5.
77. Weiming Z, Ning L, Jieshou L. JPEN J Parenter Enteral Nutr 2004;28:377–81.
78. Byrne TA, Wilmore DW, Iyer K et al. Ann Surg 2005;242:655–61.
79. Kaufman SS, Loseke CA, Lupo JV et al. J Pediatr 1997;131:356–61.
80. Farrell MK, Balistreri WF. Clin Perinatol 1986;13:197–212.
81. Cooper A, Betts JM, Pereira GR et al. J Pediatr Surg 1984;19:462–6.
82. Meehan JJ, Georgeson KE. J Pediatr Surg 1997;32:473–5.
83. Sondheimer JM, Asturias E, Cadnapaphornchai M. J Pediatr Gastroenterol Nutr 1998;27:131–7.
84. Cooper A, Ross AJ, O'Neill JA et al. J Pediatr Surg 1985;20:772–4.
85. Teitelbaum DH, Tracy TF, Aouthmany MM et al. Pediatrics 2005;115:1332–40.
86. Gura KM, Duggan CP, Collier SB et al. Pediatrics 2006;118:e197–201.
87. Le HD, deMeijer VE, Robinson EM et al. Am J Clin Nutr 2011;94:749–758.
88. Kohl M, Wedel T, Entenmann A et al. J Pediatr Gastroenterol Nutr 2007;44:237–44.
89. Shin JI, Namgung RM Park MS et al. Eur J Pediatr 2008;167:197–202.
90. Diamond IR, deSilva NT, Tomlinson GA et al. J Parental Enteral Nutr 2011;35:596–602.
91. Walker-Smith J, Barnard J, Bhutta Z et al. J Pediatr Gastroenterol Nutr 2002;35:S98–105.
92. Williams DM, Sreedhar SS, Mickell JJ et al. Arch Pediatr Adolesc Med 2002;156:893–900.
93. Fiaccadori E, Maggiore U, Giacosa R et al. Kidney Int 2004;65:999–1008.
94. Maxvold NJ, Smoyer WJ, Custer JR et al. Crit Care Med 2000;28:1161–5.
95. Rees L, Shaw V. Pediatr Nephrol 2007;22: 1689–702.
96. Wingen AM, Mehls O. Pediatr Nephrol 2002;17:111–20.
97. Furth SL, Hwang W, Yan C et al. Pediatr Nephrol 2002;17:450–5.
98. Tom A, McCauley L, Bell L et al. J Pediatr 1999;134:464–71.
99. Kari J, Gonzalez C, Ledermann et al. Kidney Int 2000;57:1681–7.
100. Ledermann SE, Shaw V, Trompeter RS. Pediatr Nephrol 1999;13:870–5.
101. National Kidney Foundation Kidney Disease Outcomes and Quality Initiative (K/DOQI). Am J Kidney Dis 2000;35(Suppl): S1–40.
102. Salusky I, Fine RN, Nelson P et al. Am J Clin Nutr 1983;38:599–611.
103. Edefonti A, Picca M, Damiani B et al. Pediatr Nephrol 1999;13:253–8.
104. McKinney RE, Robertson WR, Duke Pediatric AIDS Clinical Trials Unit. J Pediatr 1993;123:579–82.
105. Miller TL, Evans S, Orav EJ et al. Am J Clin Nutr 1993;57:588–92.
106. Falloon F, Eddy J, Pizzo PA. J Pediatr 1989;144:1–30.
107. Miller TL, Evans SE, Vasquez I et al. Pediatr Res 1997;41:85A.
108. Miller TL, Orav EJ, Colan S et al. Am J Clin Nutr 1997;66: 660–4.
109. Kabue MM, Kekitiinwa A, Maganda A et al. AIDS Patient Care STDs 2008;22:245–51.
110. Henderson RA, Saavedra JM, Perman JA et al. J Pediatr Gastroenterol Nutr 1994;18: 429–34.
111. Miller TL, Awnetwant EL, Evans S et al. Pediatrics 1995;96:696–702.
112. Clarick RH, Hanekom WA, Yogev R et al. Pediatrics 1997;99:354–7.
113. Guarino A, Spagnuolo MI, Giocomet V et al. J Pediatr Gastroenterol Nutr 2002;34: 366–71.
114. Miller TL, Easley KA, Zhang W et al. Pediatrics 2001;108:1287–96.
115. Trois L, Cardoso EM, Miura E. J Trop Pediatr 2008;54:19–24.
116. Jirapinyo P, Brewster D, Succi RC et al. J Pediatr Gastroenterol Nutr 2002;35:S134–42.
117. Mehta NM, Compher C, ASPEN Board of Directors. JPEN J Parenter Enteral Nutr 2009;33:260–76.
118. Duffy B, Pencharz P. Pediatr Res 1986;20: 32–5.
119. Keshen TH, Miller RG, Jahoor F et al. J Pediatr Surg 1997;32:958–62.
120. Hunter DC, Jaksic T, Lewis D et al. Br J Surg 1988;75:875–8.
121. Coss-Bu JA, Jefferson LS, Walding D et al. Am J Clin Nutr 1998;67:74–80.
122. Joosten KF, Verhoeven JJ, Hazelet JA. Nutrition 1999;15:444–8.
123. Coss-Bu JA, Klish WJ, Walding D et al. Am J Clin Nutr 2001;74:664–9.
124. Hardy CM, Dwyer J, Snelling LK et al. Nutr Clin Pract 2002;17:182–9.
125. Mehta NM, Bechard LJ, Leavitt K et al. JPEN J Parenter Enteral Nutr 2009;33: 336–44.
126. Chwals WJ, Bistrian BR. Crit Care Med 2000;28:2655–6.
127. Jaksic T, Shew SB, Keshen TH et al. J Pediatr Surg 2001;36:63–7.
128. Mehta NM, Bechard LJ, Dolan M et al. Pediatr Crit Care Med 2011;12:398–405.
129. Friedman Z, Danon A, Stahlman MT et al. Pediatrics 1976;58:640–9.
130. van Aerde JE, Sauer PJ, Pencharz PB et al. Am J Clin Nutr 1994;59:659–62.
131. Patterson BW, Nguyen T, Pierre E et al. Metabolism 1997;46:573–8.
132. Hart DW, Wolf SE, Herndon DN et al. Ann Surg 2002;235:152–61.
133. Schwarz SM, Corredor J, Fisher-Medina J et al. Pediatrics 2001;108:671–6.
134. Rommel N, DeMeyer AM, Feenstra L et al. J Pediatr Gastroenterol Nutr 2003;37: 75–84.
135. Cooper A, Heird WC. Am J Clin Nutr 1982;35:1132–41.
136. Baker JP, Detsky AS, Wesson DE et al. N Engl J Med 1982;306:969–72.
137. Flegal KM, Wei R, Ogden C. Am J Clin Nutr 2002;75:761–6.
138. Waterlow JC. Br Med J 1972;3:566–9.
139. Chellis MJ, Sanders SV, Webster H et al. JPEN J Parenter Enteral Nutr 1996;20:71–3.
140. Briassoulis GC, Zavras NJ, Hatzis MT. Pediatr Crit Care Med 2001;2:113–21.
141. Briassoulis G, Zavras N, Hatzis T. Nutrition 2001;17:548–57.
142. deLucas C, Moreno M, Lopez-Herce J et al. J Pediatr Gastroenterol Nutr 2000;130: 175–80.
143. Kawagoe JY, Segre CA, Pereira CR et al. Am J Infect Control 2001;29:109–14.
144. Meert KL, Daphtary KM, Metheny NA. Chest 2004;126:872–8.
145. Sanchez C, Lopez-Herce J, Carrillo A et al. Nutrition 2007;23:16–22.
146. Horn D, Chaboyer W. Am J Crit Care 2003;12:461–8.
147. Horn D, Chaboyer W, Schluter PJ. Aust Crit Care 2004;17:98–103.
148. Heird WC. Justification of total parenteral nutrition. In: Yu VYH, MacMahon RA, eds. Intravenous Feeding of the Neonate. London: Edward Arnold, 1992:166–75.
149. Kashyap S, Heird WC. Protein requirements of low birthweight, very low birthweight, and small for gestational age infants. In: Räihä NCR, ed. Protein Metabolism During Infancy. Nestlé Nutrition Workshop Series, vol 33. New York: Raven Press, 1995:133–51.
150. Collins JN, Hoope M, Brown K et al. J Pediatr 1991;118:921–7.
151. Greene HL, Hambidge KM, Schanler R et al. Am J Clin Nutr 1988;48:1324–42.
152. Paulsrud JR, Pensler L, Whitten CF et al. Am J Clin Nutr 1972;25:897–904.
153. Shennan AT, Bryan MD, Angel A. J Pediatr 1977;91:134–7.
154. Park W, Paust H, Brösicke H et al. JPEN J Parenter Enteral Nutr 1986;10:627–30.
155. Greene HL, Hazlett D, Demree R. Am J Clin Nutr 1976;29:127–5.
156. Friedman Z, Marks MH, Maisels J et al. Pediatrics 1978;61:694–8.
157. Loo LS, Tang JP, Kohl S. J Infect Dis 1982; 146:64–70.
158. Odell GTB, Cukier JO, Ostrea EM Jr et al. J Lab Clin Med 1977;89:29–307.
159. Haumont D, Deckelbaum RJ, Richelle M et al. J Pediatr 1989;115:787–93.
160. Winters RW, Heird WC, Dell RB et al. Plasma amino acids in infants receiving parenteral nutrition. In: Green HL, Holliday MA, Munro HN, eds. Clinical Nutrition Update: Amino Acids. Chicago: American Medical Association, 1977:147–54.
161. Heird WC, Dell RB, Helms RA et al. Pediatrics 1987;80:401–8.
162. Schreiner RL, Glick MR, Nordschow CW et al. J Pediatr 1979;94:197–200.

◆ 72章 ◆

1. Pollitt E. J Nutr 2000;130(Suppl):350S–3S.
2. Victora CG, Adair L, Fall C et al. Lancet 2008;371:340–57.
3. Anderson SA. J Nutr 1990;120:1557–1600.
4. Perez-Escamilla R, Segall-Corrêa AM. Rev Nutr (Brazil) 2008;21(Suppl):15–26.
5. Coates J, Frongillo EA, Rogers BL et al. J Nutr 2006;136(Suppl):1438S–48S.
6. National Research Council. Food Insecurity and Hunger in the United States: An Assessment of the Measure. Washington, DC: National Academies Press, 2006:1–114.
7. Pérez-Escamilla R, Melgar-Quiñonez H, Nord M et al. Perspect Nutr Hum (Colombia) 2007(Suppl):117–34.

8. US Department of Agriculture Food Security Data. Available at : http://www.ers.usda.gov/Briefing/FoodSecurity. Accessed November 23, 2011.
9. Nord M, Hopwood HA. A Comparison of Household Food Security in Canada and the United States. Report ERR-67. Washington, DC: Economic Research Service, US Department of Agriculture, 2008.
10. Pérez-Escamilla R, Parás P, Acosta MJ et al. FASEB J 2011;25:226–8.
11. Food and Agricultural Organization. Food Security Statistics. Available at: http://www.fao.org/economic/ess/ess-fs/en. Accessed November 23, 2011.
12. Frankenberger TR, Frankel L, Ross S et al. Household livelihood security: a unifying conceptual framework for CARE programs. In: Proceedings of the USAID Workshop on Performance Measurement for Food Security, December 11–12, 1995, Arlington, VA. Washington, DC: United States Agency for International Development, 1997.
13. Brown L. Sci Am 2009;300:50–7.
14. Dave JM, Evans AE, Saunders RP et al. J Am Diet Assoc 2009;109:697–701.
15. Rosas LG, Harley K, Fernald LC et al. J Am Diet Assoc 2009;109:2001–9.
16. Oh SY, Hong MJ. Eur J Clin Nutr 2003;57:1598–604.
17. Knueppel D, Demment M, Kaiser L. Public Health Nutr 2010;13:360–7.
18. Pérez-Escamilla R, Segall-Corrêa AM, Kurdian Maranha L et–al. J Nutr 2004;134:1923–8.
19. Melgar-Quiñonez HR, Zubieta AC, MkNelly B et al. J Nutr 2006;136(Suppl):1431S–7S.
20. Rafiei M, Nord M, Sadeghizadeh A et al. Nutr J 2009;8:28.
21. Hackett M, Melgar-Quiñonez H, Alvarez MC. Rev Panam Salud Publica 2009;25:506–10.
22. Isanaka S, Mora-Plazas M, Lopez-Arana S et al. J Nutr 2007;137:2747–55.
23. Alvarado BE, Zunzunegui MV, Delisle H. Cad Saude Publica 2005;21:724–36.
24. Gomes Pimentel P, Sichieri R, Salles-Costa R. R Bras Estud Popul 2009;26:283–94.
25. Oliveira JS, Cabral de Lira PI, Maia SR et al. Rev Bras Saude Mater Infant 2010;10:237–45.
26. Frongillo EA, Nanama S. J Nutr 2006;136(Suppl):1409S–19S.
27. Baig-Ansari N, Rahbar MH, Bhutta ZA et al. Food Nutr Bull 2006;27:114–27.
28. Rose D, Bodor JN. Pediatrics 2006;117:464–73.
29. Jyoti DF, Frongillo EA, Jones SJ. J Nutr 2005;135:2831–9.
30. Alaimo K, Olson CM, Frongillo EA Jr. Arch Pediatr Adolesc Med. 2001;155:1161–7.
31. Casey PH, Simpson PM, Gossett JM et al. Pediatrics 2006;118:e1406–13.
32. Gundersen C, Garasky S, Lohman BJ. J Nutr 2009;139:1173–8.
33. Bronte-Tinkew J, Zaslow M, Capps R et al. J Nutr 2007;137:2160–5.
34. Dubois L, Farmer A, Girard M et al. Soc Sci Med 2006;63:1503–16.
35. Matheson DM, Varady J, Varady A et al. Am J Clin Nutr 2002;76:210–7.
36. Kaiser LL, Melgar-Quiñonez HR, Lamp CL et al. J Am Diet Assoc 2002;102:924–9.
37. Buscemi J, Beech BM, Relyea G. J Immigr Minor Health 2009 May 29 [Epub ahead of print].
38. Martin KS, Ferris AM. J Nutr Educ Behav 2007;39:31–6.
39. Ortiz-Hernández L, Acosta-Gutiérrez MN, Nuñez-Pérez AE et al. Rev Invest Clin 2007;59:32–41.
40. Shrewsbury V, Wardle J. Obesity 2008;16:275–84.
41. Burns C, Jones SJ, Frongillo EA. Poverty, household food insecurity and obesity in children. In: Waters E, Swinburn B, Seidell J et al. eds. Preventing Childhood Obesity. Oxford: Wiley Blackwell, 2010:129–37.
42. Dinour LM, Bergen D, Yeh MC. J Am Diet Assoc 2007;107:1952–61.
43. Mirza M, Fitzpatrick-Lewis D, Thomas H. Is There a Relationship between Food Insecurity and Overweight/Obesity? Hamilton, Ontario, Canada: Effective Public Health Practice Project, 2007.
44. Cook JT, Frank DA. Ann N Y Acad Sci 2008;1136:193–209.
45. Peterman JN, Wilde PE, Liang S et al. Am J Public Health 2010;100:1930–7.
46. Olson CM, Bove CF, Miller EO. Appetite 2007;49:198–207.
47. Park K, Kersey M, Geppert J et al. Public Health Nutr 2009;12:2120–8.
48. Skalicky A, Meyers AF, Adams WG et al. Matern Child Health J 2006;10:177–85.
49. Eicher-Miller HA, Mason AC, Weaver CM et al. Am J Clin Nutr 2009;90:1358–71.
50. Pasricha SR, Black J, Muthayya S et al. Pediatrics 2010;126:e140–9.
51. Pérez-Escamilla R, Dessalines M, Finnigan M et al. J Nutr 2009;139:2132–8.
52. Cook JT, Frank DA, Berkowitz C et al. J Nutr 2004;134:1432–8.
53. Chilton M, Black MM, Berkowitz C et al. Am J Public Health 2009;99:556–62.
54. Alaimo K, Olson CM, Frongillo EA Jr, Briefel RR. Am J Public Health. 2001;91:781–6.
55. Radimer K. Public Health Nutr 2002;5:859–64.
56. Perez-Escamilla R. La inseguridad alimentaria: marco conceptual e implicaciones para la niñez [Food insecurity: conceptual framework and implications for the child]. In: Vasquez-Garibay E, Romero-Velarde E, eds. La Nutrición Pediátrica en América Latina. Nestlé Nutrition Institute Workshop LATAM, vol 1. Mexico City: Nestec (Vevey, Switzerland) and Intersistemas (Mexico City), 2008:25–48.
57. Sampaio MFA, Kepple AW, Segall-Corrêa AM et al. Segur Aliment Nutr (Campinas, Brazil) 2006;13:64–77.
58. Wehler CA, Scott RI, Anderson JJ. J Nutr Educ 1992;24(Suppl):29S–35S.
59. Casey PH, Szeto KL, Robbins JM et al. Arch Pediatr Adolesc Med 2005;159:51–6.
60. Rose-Jacobs R, Black MM, Casey PH et al. Pediatrics 2008;121:65–72.
61. Zaslow M, Bronte-Tinkew J, Capps R et al. Matern Child Health J 2009;13:66–80.
62. Alaimo K, Olson CM, Frongillo EA. J Nutr 2002;132:719–25.
63. Kleinman RE, Murphy JM, Little M et al. Pediatrics 1998;101:e3.
64. Weinreb L, Wehler C, Perloff J et al. Pediatrics 2002;110:e41.
65. Murphy JM, Wehler CA, Pagano ME et al. J Am Child Adolesc Psychiatry 1998;37:163–71.
66. Whitaker RC, Phillips SM, Orzol SM. Pediatrics 2006;118:e859–68.
67. Alaimo K, Olson CM, Frongillo EA Jr. Pediatrics. 2001;108:44–53.
68. Laraia BA, Siega-Riz AM, Gundersen C et al. J Nutr 2006;136:177–82.
69. Hromi-Fiedler A, Bermúdez-Millán A, Segura-Pérez S et al. Matern Child Nutr 2010 Aug 23 [Epub ahead of print].
70. Casey P, Goolsby S, Berkowitz C et al. Pediatrics 2004;113:298–304.
71. Kaiser LL, Townsend MS, Melgar-Quiñonez HR et al. Am J Clin Nutr 2004;80:1372–8.
72. Hadley C, Maes K. Lancet 2009;374:1223–4.

◆ 73 章 ◆

1. Humphrey LL, Fu R, Buckley DI et al. J Gen Intern Med 2008; 23:2079–86.
2. Offenbacher S, Boggess KA, Murtha AP et al. Obstet Gynecol 2006;107:29–36.
3. Institute of Medicine of the National Academies. Advancing Oral Health in America. Washington, DC: National Academies Press, 2011.
4. Shaw JH, Sweeney EA. Nutrition in relation to dental medicine. In: Shils ME, Young VR, eds. Modern Nutrition in Health and Disease. 7th ed. Philadelphia: Lea & Febiger, 1988:1070–1.
5. US Department of Health and Human Services, National Institute of Dental and Craniofacial Research, National Institutes of Health. Oral Health in America: A Report of the Surgeon General. Rockville, MD: US Department of Health and Human Services, 2000:23–60.
6. Moynihan P, Thomason M, Walls A et al. J Dent 2009:37:237–49.
7. Sweeney EA, Saffir AJ, deLeon R. Am J Clin Nutr 1971;4:29–31.
8. Sawyer DR, Kwoku AL. J Dent Child 1985;54:141–5.
9. Punysingh JT, Hoffman S, Harris SS et al. J Oral Pathol 1984;13:40–57.
10. Boyle PE. J Dent Res 1933;13:139–50.
11. Slavkin H. J Am Dent Assoc 1996;127:681–2.
12. Misra M, Pacaud D, Petryk A et al. Pediatrics 2008;122:398–417.
13. Leaver AG. Clin Orthop 1971;8:90–107.
14. Bawden JW. Anat Rec 1989;24:226–33.
15. Mellanby M. Br Dent J 1923;44:1031–41.
16. Wolf JJ. Am J Dis Child 1935;49:905–11.
17. Boyle PE. J Dent Res 1934;14:172.
18. Schiltz JR, Rosenbloom J, Levinson GE. J Embryol Exp Morphol 1977;37:49–57.
19. Alvarez JO, Eguren JC, Caleda J et al. J Dent Res 1990;69: 1564–6.
20. Alvarez JO, Navia JM. Am J Clin Nutr 1989;49:417–26.
21. Alvarez JO, Lewis CA, Saman C et al. Am J Clin Nutr 1988; 48:368–72.
22. Rami-Reddy V, Vijayalakshmi PB, Chandrasekhar-Reddy BK. Odont Pediatr 1986;7:1–5.
23. Delgado H, Habicht JP, Yarbrough C et al. Am J Clin Nutr 1975;38:216–24.
24. Menaker L, Navia JM. J Dent Res 1973;52:688–91.
25. National Institute of Dental Research. Mineralized tissues, craniofacial development, dentofacial malrelations and trauma. In: Broadening the Scope: Long-Range Research Plan for the Nineties. Washington, DC: US Government Printing Office, 1990. NIH publication 90–1188.
26. Canfield MA, Honien MA, Yuskiv N et al. Birth Defects Res 2006;76:747–756.
27. National Institute of Dental and Craniofacial Research. Dental Caries (Tooth Decay) in Children (Age 2 to11). Available at: http://www.dietandcancerreport.org/expert_report/index.php. Accessed August 18, 2012.
28. Slavkin HC. Cleft Palate J 1990;27:101–9.
29. Rader JI, Schneeman BO. Pediatrics 2006;1174:1394–99.
30. Akam M. Cell 1989;57:347–9.
31. Lammer EJ, Chen DT, Hoar RM et al. N

Engl J Med 1985;313: 837–41.
32. MRC Vitamin Study Research Group. Lancet 1991;338:131–7.
33. Taparia S, Gelineau-van Waes J, Rosenquist TH. Clin Chem Lab Med 2007;45:1717–27.
34. Bagramian RA, Garcia-Godoy F, Volpe A. Am J Dent 2009;22:3–8.
35. Petersen PE. The World Oral Health Report. Geneva: World Health Organization, 2003.
36. Fisher-Owens SA, Barker JC, Adams S et al. Health Affairs 2008;27:404–12.
37. US Department of Health and Human Services, Centers for Disease Control and Prevention. Trends in Oral Health Status: United States, 1988–1994 and 1999–2004. Series 11, no. 248, April 2007.
38. National Institutes of Health Consensus Statement. Diagnosis and Management of Dental Caries throughout Life, 2001. http://consensus.nih.gov/2001/2001DentalCaries115Program.pdf. Accessed June–3, 2011.
39. WHO Oral Health Country/Area Profile Programme. Caries Prevelance: DMFT and DMFS. Available at: http://www.mah.se/CAPP/Methods-and-Indices/for-Caries-prevalence/Significant-Caries-Index/. Accessed August 18, 2012.
40. Petersen PE, World Health Organization. Int Dent J 2008;58:115–21.
41. US Department of Health and Human Services. Centers for Disease Control and Prevention. MMWR Surveillance Summaries. Surveillance for Dental Caries, Dental Sealants, Tooth Retention, Edentulism and Enamel Fluorosis United States, 1988–1994 and 1999–2002. 2005;54:1–44.
42. National Institute of Dental Research. Oral Health of United States Adults: The National Survey of Oral Health in US Employed Adults and Seniors 1985–1986. Washington, DC: US Government Printing Office, 1987. NIH publication 87–2868.
43. Featherstone JDB, Adair SM, Anderson MH et al. J Calif Dent Assoc 2003;31:257–69.
44. Featherstone JDB, Deomejean-Orliaguet S, Jenson L et al. J Calif Dent Assoc 2010;35:703–11.
45. Council on Clinical Affairs. Am Acad Pediatr Dent 2002;32:101–8. Available at: http://www.aapd.org/media/Policies_Guidelines/G_CariesRiskAssessment.pdf. Accessed June 3, 2011.
46. Ramos-Gomez F, Crystal YO, Wai Ng M et al. Gen Dent 2010;58:505–517.
47. Milgrom P, Zero DT, Tanzer JM. Academic Pediatrics 2009;9:404–9.
48. Moynihan P. Bulletin of the World Health Organization. 2005;83:694–9.
49. Touger-Decker R, Mobley C. J Am Diet Assoc 2007;107:1418–28.
50. Johnson RK, Frary C. J Nutr 2001;131: 2766S–71S.
51. Touger-Decker R, van Loveren C. Am J Clin Nutr 2003;78(Suppl):881S–92S.
52. Van Horn L, Johnson RK, Flickinger BD et al. Circulation 2010;122:2470–90.
53. Lingstrom P, van Houte J, Kashket S. Crit Rev Oral Biol Med 2000;11:366–80.
54. Cleaton-Jones P, Richardson BD, Sinwel R et al. Caries Res 1984;18:472–7.
55. Persson LA, Stecksen-Blicks C, Holm AK. Commun Dent Oral Epidemiol 1984;12: 390–7.
56. Burt BA, Pai S. J Dent Educ 2001;65:1017–24.
57. Anderson CA, Curzon ME, Van Loveren C et al. Obesity Reviews 2009;10(Suppl 1): 41–54.
58. Konig KG, Navia JM. Am J Clin Nutr 1995; 62:275S–83S.
59. Kantor KS. A Dietary Assessment of the US Food Supply: Comparing per Capita Food Consumption with Food Guide Pyramid Serving Recommendations. Food and Rural Economics Division, Economics Research Service. US Department of Agriculture, Agricultural Economic Report no. 772. Washington, DC: US Government Printing Office, 1998.
60. Krebs-Smith SM. J Nutr 2001;131:527S–35S.
61. Harris R. J Dent Res 1963;42:1387–99.
62. Rugg-Gunn AJ, Hackett AF, Appleton DR. Caries Res 1987;21:464–78.
63. Stephan RJ. J Am Dent Res 1940;27:718–23.
64. Birkhed D. Caries Res 1984;18:120–7.
65. Lussi A, Jaeggi T. Clin Oral Invest 2008;12 (Suppl 1):S5–S13.
66. Ehlen LA, Marshall TA, Qian F et al. Nutr Res 2008;28:299–303.
67. Hildebrandt GH, Sparks BS. J Am Diet Assoc 2000;131:909–16.
68. Ly KA, Milgrom P, Rothen M. J Am Dent Assoc 2008;139:553–63.
69. Milgrom P, Ly KA, Rothen M. Adv Dent Res 2009;21:44–7.
70. Soderling E, Hirvonen A, Karjalainen S et al. Eur J Dent 2011;5:24–31.
71. Tanzer JM, Slee AM. J Am Dent Assoc 1983;106:331–3.
72. Lout RK, Messer LB, Soberay A et al. Caries Res 1988;22:237–41.
73. Mundorff SA, Featherstone JDB, Bibby BC et al. Caries Res 1990;24:344–55.
74. Pollard MA, Imfeld T, Higham SM et al. Caries Res 1996;30:132–7.
75. Lussi A, Jaeggi T, Zero D. Caries Res 2004 38(Suppl 1):34–44.
76. Kashket S, van Houte J, Lopez LR et al. J Dent Res 1991;70:1314–9.
77. Kashket S, Zhang J, van Houte J. J Dent Res 1996;75:1885–91.
78. Silva MF, Jenkins GN, Burgess RC et al. Caries Res 1986;20:263–9.
79. DePaola DP, Kashket S. Nutr Rev 2002; 60:97–103.
80. DePaola DP. J Dent Res 1986;65:1540–3.
81. Schachtele CF, Harlander SK. J Can Dent Assoc 1984;50:213–9.
82. Ritter AV, Shugars DA, Bader JD. Community Dent Oral Epidemiol 2010;38:383–97.
83. van Houte J, Jordan R, Laraway R et al. J Dent Res 1990;69:1463–8.
84. Papas AS, Palmer CA, Rounds MC et al. Ann N Y Acad Sci 1989;561:124–42.
85. Billings RJ. J Public Health Dent 1996; 56:37.
86. O'Sullivan DV, Tinanoff N. J Dent Res 1993;72:1577–8.
87. Ripa LW. Pediatr Dent 1988;10:268–82.
88. Palmer CA, Kent R, Loo CY et al. J Dent Res 2010;89:1224–9.
89. Ismail AI, Hasson H. J Am Dent Assoc 2008;139:1457–68.
90. Rozier RG, Adair S, Graham F et al. J Am Dent Assoc 2010;141:1480–89.
91. US Department of Health and Human Services, Proposed HHS Recommendations for Fluoride Concentration in Drinking Water for Prevention of Dental Caries. January 2011. Available at: http://www.hhs.gov/news/press/2011pres/01/pre_pub_frn_fluoride.html. Accessed June 3, 2011.
92. Dean HT. Epidemiological studies in the United States. In: Moulton FR, ed. Dental Caries and Fluoride. Washington, DC: American Association for Advancement of Science, 1946.
93. Murray JJ, Rugg-Gunn AJ. Fluorides and Dental Caries. 2nd ed. Bristol, UK: John Wright & Sons, 1982.
94. Brunelle JA. Carlos JP. J Dent Res 1990; 69:723–7.
95. Siew C, Strock S, Ristic H et al. J Am Dent Assoc 2009;140:1228–36.
96. Levy S, Broffit B, Marshall TA et al. J Am Dent Assoc 2010;141:1190–1201.
97. Berg J, Gerweck C, Hujoel PP et al. J Am Dent Assoc 2011;142:79–87.
98. Beltran-Aguilar ED, Barker L, Dye BA. Prevalence and Severity of Enamel Fluorosis in the United States, 1986–2004. NCHS data brief no 53. Hyattsville, MD: National Center for Health Statistics. 2010a. Available at: http://www.cdc.gov/nchs/data/databriefs/db53.htm. Accessed March 5, 2012.
99. Ismail Al, Messer JG. J Public Health Dent 1996;56:22–7.
100. Food and Nutrition Board, Institute of Medicine. Dietary Reference Intakes for Calcium, phosphorus, magnesium, vitamin D and Fluoride, Washington, DC: National Academies Press, 1997:218–313.
101. Radler DR, Touger-Decker R. Top Clin Nutr 2005;20:181–8.
102. American Dietetic Association. International Dietetics and Nutrition Terminology (IDNT) Manual, 3rd ed. Chicago: American Dietetic Association, 2011.
103. Mackle T, Touger-Decker R, O'Sullivan Maillet J et al. J Am Diet Assoc 2004;103; 1632–8.
104. Touger-Decker R. Dent Clin North Am 2003 47:259–78.
105. Moynihan PJ, Lingstrom P. Oral consequences of nutritional well-being. In: Touger-Decker R, Sirois DA, Mobley CC, eds. Nutrition and Oral Medicine. Totowa, NJ: Humana Press, 2005:107–125.
106. Food and Nutrition Board, Institute of Medicine. Dietary Reference Intakes for Vitamin C, Vitamin E, Selenium and Carotenoids. Washington, DC: National Academies Press, 2000.
107. Hathcock J, Hattan DC, Jenkins M et al. Am J Clin Nutr 1990;52:183–202.
108. Food and Nutrition Board, Institute of Medicine. Dietary Reference Intakes for Vitamin A, Vitamin K, Arsenic, Boron, Chromium, Copper, Iodine, Iron, Manganese, Molybdenum, Nickel, Silicon, Vanadium and Zinc. Washington, DC: National Academies Press, 2001.
109. Tsao CS, Leung PY. J Nutr 1988;118:895–900.
110. Omaye ST, Skala JH, Jacob RA. Am J Clin Nutr 1988;48:379–81.
111. Nishida M, Grossi SG, Dunford RG et al. J Periodontol 2000;71:1215–23.
112. Enwonwu CO. Am J Clin Nutr1995;61 (Suppl):430S–6S.
113. Boyd LD, Madden TE. Nutrition and the periodontium. In: Palmer CA, ed. Diet and Nutrition in Oral Health. Englewood Cliffs, NJ: Prentice-Hall, 2003:202–12.
114. D'Aiuto F, Sabbah G, Donos N et al. J Clin Endocrinol Metab 2008;3989–94, 2008.
115. Choi YH, McKeown RE, Mayer-David EJ et al. Diabetes Care 2011;34:381–6.
116. Shaefer AS, Richter GM, Nothnagel M et al. J Dent Res 2010;89:384–8.
117. Lamster IB, Lalla E, Borgnakke WS et al. J Am Dent Assoc 2008;139:19S–24S.
118. Hein C. The role of the professional in educating the public about the importance of oral health. In: Genco RJ, Williams RC, eds. Periodontal Disease and Overall Health: A Clinician's Guide. Yardley, PA: Professional Audience Communications, 2010:288–304.

119. Lalla E, Hsu WC, Lamster IB. Dental and medical comanagement of patients with diabetes. In: Genco RJ, Williams RC, eds. Periodontal Disease and Overall Health: A Clinician's Guide. Yardley, PA: Professional Audience Communications, 2010:216–34.
120. Loe H. Diabetes Care 1993;16:329–34.
121. Li S, Williams PL, Douglas CV. J Am Dent Assoc 2011;142:28–37.
122. Whalen J, Krook L. Nutrition 1996;12:53–4.
123. Kribbs PJ. J Prosthet Dent 1990;63:86–9.
124. US Department of Health and Human Services. Bone Health and Osteoporosis: A Report of the Surgeon General. Rockville, MD: Office of the Surgeon General. Available at: http://www.surgeongeneral.gov/library/bonehealth/content.html. Accessed June 2, 2011.
125. Jeffcoat MK, Chesnut C. J Am Dent Assoc 1993;124:49–56.
126. Krall E, Wehler C, Garcia RI et al. Am J Med 2001;111:452–6.
127. Nishida M, Grossi SG, Dunford RG et al. J Periodontol 2000;71:1057–66.
128. Yoshihara A, Seida Y, Hanada N et al. J Clin Periodontol 2004;21:680–4.
129. Dietrich T. Am J Clin Nutr 2004;80:108–13.
130. Payne JB, Reinhardt RA, Nummikoski PV et al. Osteoporosis Int 1999;10:34–40.
131. Jabbar S, Drury J, Fordham J et al. J Periodont Res 2011;46:97–104.
132. Krall E. Osteoporosis. In: Touger-Decker R, Sirois DA, Mobley CC, eds. Nutrition and Oral Medicine. Totowa, NJ: Humana Press, 2005:261–70.
133. Wactawski-Wende J. Ann Periodontol 2001: 6:197–208.
134. Krall EA, Wehler C, Garcia RI et al. Am J Med 2001:111:452–6.
135. Marshall TA, Warren, JJ, Hand, JS et al. J Am Dent Assoc 2002;133:1369–79.
136. Polzar I, Schlimmel M, Muller F et al. Int Dent J 2010;60:143–55.
137. Savoca MR, Arcury TA, Leng Z et al. J Am Geriatr Soc 2010; 58:1225–32.
138. Nowjack-Raymer RE, Sheiham A. J Dent Res 2003;82:123–6.
139. Tsakos G, Herrick K, Sheiham A et al. J Dent Res 2010;89:462–7.
140. Sahyoun NR, Lin CL, Krall E. J Am Diet Assoc 2003;103:61–6.
141. Allen F. Health Qual Life Outcomes 2003; 1:40.
142. Kademani, D, Glick M. Quintessence Int 1998;29:523–34.
143. Narani N, Epstein JB. J Clin Periodontol 2001;28:137–45.
144. Patel A, Glick M. Human immunodeficiency virus. In: Touger-Decker R, Sirois D, Mobley C, eds. Nutrition and Oral Medicine. Totowa, NJ: Humana Press, 2005: 241–60.
145. Sirois DA. Mt Sinai J Med 1998;65:322–32.
146. Das KM. Dig Dis Sci 1999;44:1–13.
147. Siegel MA, Jacobsen JJ, Braun RJ. Diseases of the gastrointestinal tract. In: Greenberg MS, Glick M, eds. Burket's Oral Medicine Diagnosis and Treatment. 10th ed. Hamilton, Ontario, Canada: BC Decker, 2003:389–406.
148. Chainani-Wu N. Nutr Cancer 2002;44:104–26.
149. World Cancer Research Fund/American Institute for Cancer Research. Food, Nutrition, Physical Activity, and the Prevention of Cancer: A Global Perspective. Washington, DC: American Institute for Cancer Research, 2007. Available at: http://www.dietandcancerreport.org/. Accessed August 18, 2012.
150. Davidson P, Touger-Decker R. Nut Clin Pract 2009;24:250–60.
151. Morse DE. Oral and pharyngeal cancer. In: Touger-Decker R, Sirois DA, Mobley CC, eds. Nutrition and Oral Medicine. Totowa, NJ: Humana Press, 2005:205–22.
152. Franceschi S, Favero A, Conti E et al. Br J Cancer 1999;80:614–20.
153. Tavani A, Gallus S, La Vecchia C et al. Eur J Cancer Prev 2001;10:191–5.
154. Negri E, Franceschi S, Bosetti C et al. Int J Cancer 2000;86:122–7.
155. Petridou E, Zavras A, Lefatzis D et al. Cancer 2002;94:2981–8.
156. National Cancer Institute. Oral Complications of Chemotherapy and Head/Neck Radiation Available at: http://www.cancer.gov/cancertopics/pdq/supportivecare/oralcomplications/HealthProfessional/Page5#Section_337. Accessed May 15, 2011.
157. Elliott L, Molseed L, Davis-McCallum P et al. The Clinical Guide to Oncology Nutrition. 2nd ed. Chicago, American Dietetic Association: 2006.
158. Brown C, Wingard J. Semin Oncol Nurs 2004;20:16–21.
159. Ghezzi EM, Ship JA. J Dent Res 2003;82: 844–8.
160. Grisius MM, Fox PC. Salivary gland diseases. In Greenberg MS, Glick M, eds. Burket's Oral Medicine Diagnosis and Treatment. 10th ed. Hamilton, Ontario, Canada: BC Decker, 2003:235–70.
161. Turner MD, Ship JA. J Am Dent Assoc 2007;138(Suppl):15S–20S.
162. Turner M, Jahangiri L, Ship J. J Am Dent Assoc 2007;139:146–50.
163. Heft MW, Baum BJ. J Dent Res 1984;63: 1182–5.
164. Faine MP. Dent Clin N Am 2003;47:395–410.
165. Aranha ACC, Eduardo CP, Cordas TA. J Contemp Dent Pract 2008;9:73–81.
166. Russo LL, Campisi G, Fede OD et al. Oral Diseases 2008;14:479–84.
167. Frydrych AM, Davies GM, McDermott BM. Aust Dent J 2005;50:6–15.
168. Gross KBW, Brough KM, Randolph PM. J Dent Child 1986;53:378–81.
169. Federal Agency Forum on Aging-Related Statistics. AgingStats.gov. Available at: http://www.aoa.gov/agingstatsdotnet/Main_Site/Data/2010_Documents/Population.aspx. Accessed May 15, 2011.
170. Moynihan P, Bradbury J. Nutrition 2001; 17:177–8.
171. Moynihan P. J Am Dent Assoc. 2007;138: 493–7.
172. Savocca MR, Arcucry TA, Leng X et al. Public Health Nutr 2009;13:486–74.
173. Brodeur JM, Laurin D, Vallee R et al. J Prosthet Dent 1993;70:468–73.

◆ 74 章 ◆

1. Patti MG, Gantert W, Way LW. Surg Clin North Am 1997;77:959–70.
2. Hamdy S, Aziz Q, Rothwell JC et al. Am J Physiol Gastrointest Liver Physiol 1997; 272:G802–G8.
3. Vaezi MF, Richter JE. J Clin Gastroenterol 1998;27:21–35.
4. Richter JE. Lancet 2001;358:823–8.
5. Xiaoxin C, Yang CS. Carcinogenesis 2001; 22:1119–29.
6. Dulai GS, Guha S, Kahn KL et al. Gastroenterology 2002;122:26–33.
7. Morris Brown L, Swanson CA, Gridley G et al. J Natl Cancer Inst 1995;98:104–9.
8. Bower M, Jones W, Vessels B et al. Ann Surg Oncol 2009;16:3161–8.
9. Siddiqui AA, Glynn C, Loren D et al. Dis Esophagus 2009;22:216–22.
10. Ng T, Vezeridis MP. J Surg Oncol 2010; 101:725–9.
11. Friedenberg FK, Hanlon A, Vanar V et al. Dig Dis Sci 2010;55:1911–7.
12. Broeders JA, Draaisma WA, Bredenoord AJ et al. Br J Surg 2010;97:845–52.
13. Nayyar AK, Royston C, Bardhan KD. Dig Liver Dis 2003;35:143–50.
14. Ramsay PT, Carr A. Surg Clin North Am 2011;91:977–82.
15. Costa M, Brookes SH. Eur Rev Med Pharmacol Sci 2008;12(Suppl):3–19.
16. Costa M, Brookes SH. Neurogastr Motil 2001;13:473–81.
17. Moran TH, Kinzig KP. Am J Physiol Gastrointest Liver Physiol 2004;286:G183–8.
18. Ziessman HA, Chander A, Clarke JO et al. J Nucl Med 2009;50:726–31.
19. Goetze O, Steingoetter A, Menne D et al. Am J Physiol Gastrointest Liver Physiol 2007;292:G11–7.
20. Tulassay Z, Herszenyi L. Best Pract Res Clin Gastroenterol 2010;24:99–108.
21. Yan SL, Wu ST, Chen CH et al. World J Gastroenterol 2010;16:496–500.
22. Lahner E, Norman GL, Severi C et al. Am J Gastroenterol 2009;104:2071–9.
23. Freeman HJ. World J Gastroenterol 2008; 14:6771–3.
24. Jensen RT, Niederle B, Mitry E et al. Neuroendocrinology 2006;84:173–82.
25. Zimmer V, Schilling MK, Buecker A et al. Am J Med 2009;122:e9–e10.
26. Dassen AE, Lemmens VE, van de Poll-Franse LV et al. Eur J Cancer 2010;46: 1101–10.
27. Pham TM, Fujino Y, Kikuchi S et al. Ann Epidemiol 2010;20:356–63.
28. Freedman ND, Subar AF, Hollenbeck AR et al. Cancer Causes Control 2008;19:459–67.
29. Liu C, Russell RM. Nutr Rev 2008;66:237–49.
30. Distrutti E, Azpiroz F, Soldevilla A et al. Gastroenterology 1999;116:1035–42.
31. Shafi MA, Pasricha PJ. Curr Gastroenterol Rep 2007;9:280–85.
32. Lindeboom MY, Ringers J, van Rijn PJ et al. Ann Surg 2004;240:785–90.
33. Ebert EC. Am J Gastroenterol 2008;101: 776–87.
34. Schubert ML. Curr Opin Gastroenterol 2009;25:529–36.
35. Okuda K. J Gastroenterol Hepatol 1999;14:301–08.
36. von Rosenvinge EC, Raufman JP. Curr Opin Endocrinol Diab Obesity 2010;17:40–3.
37. Mizon C, Ruz M, Csendes A et al. Nutrition 2007;23:277–80.
38. Katschinski M. Appetite 2000;34:189–96.
39. Lam WF, Masclee AA, Muller ES et al. Am J Physiol 1997;272:G1116–21.
40. van Boxel OS, ter Linde JJ, Siersema PD et al. Am J Gastroenterol 2010;105:803–11.
41. Ukleja A. Nutr Clin Pract 2005;20:517–25.
42. Azpiroz F, Malagelada JR. Gastroenterology 1987;92:934–43.
43. Spiller R. Neurogastroenterol Motil 2006; 18:1045–55.
44. Deitel M. Obes Surg 2008;18:1622–24.
45. Zung A, Zadik Z. J Pediatr Endocrinol 2003;16:907–15.
46. Penning C, Vecht J, Masclee AA. Aliment Pharmacol Ther 2005;22:963–9.
47. Khoshoo V, Reifen RM, Gold BD et al. Arch Dis Child 1991;66:1447–8.
48. Hasler WL. Curr Treat Opin Gastroenterol 2002;5:139–45.

◆ 75章 ◆

1. Naveh Y, Ken-Dror A, Zinder O et al. J Pediatr Gastroenterol Nutr 1986;5:210–13.
2. Simko V. Am J Gastroenterol 1981;75:204–8.
3. Amann ST, Josephson SA, Toskes PP. Am J Gastroenterol 1997;92:2280–4.
4. Stein J, Purschian B, Bieniek U et al. Eur J Gastroenterol Hepatol 1994;6:889–94.
5. Mylvaganam K, Hudson PR, Ross A et al. Gut 1986;27:1347–52.
6. Stein J, Purschian B, Zeuzem S et al. Clin Chem 1996;42:309–12.
7. Larvela IE. Ann Med 2005;37:179–85.
8. Corazza GR, Benati G, Strocchi A et al. J Lab Clin Med 1994;124:695–700.
9. Romagnuolo J, Schiller D, Bailey RH. Am J Gastroenterol 2002;97:1113–26.
10. Craig RM, Ehrenpreis ED. J Clin Gastroenterol 1999;29:143–50.
11. Ehrenpreis ED, Salvino M, Craig RM. J Clin Gastroenterol 2001;33:36–40.
12. Schmidt PN, Blirup-Jensen S, Svendsen PJ et al. Scand J Clin Lab Invest 1995;55:35–45.
13. Umar SB, DiBaise JK. Am J Gastroenterol 2010;105:43–9.
14. Strygler B, Nicor MJ, Santangelo WC et al. Gastroenterology 1990;99:1380–7.
15. Takeda H, Nishise S, Furukawa M et al. Dig Dis Sci 1999;44:2313–8.
16. Seok JW, Kim S, Lee SH et al. Clin Nucl Med 2002;27:431–3.
17. Fernandez-Banares F, Esteve M, Salas A et al. Am J Gastroenterol 2007;102:2520–8.
18. Nyhlin H, Merrick MV, Eastwood MA et al. Gastroenterology 1983;84:63–8.
19. Brydon WG, Nyhlin H, Eastwood MA et al. Eur J Gastroenterol Hepatol 1996;8:117–23.
20. Maiden L, Elliott T, McLaughlin SD et al. Dig Dis Sci 2009;54:1280–3.
21. May A, Färber M, Aschmoneit I et al. Am J Gastroenterol 2010;105:575–81.
22. Maurino E, Capizzano H, Niveloni S et al. Dig Dis Sci 1993;38:2028–33.
23. Siegel LM, Stevens PD, Lightdale CJ et al. Gastrointest Endosc 1997;46:226–30.
24. Cammarota G, Cesaro P, Cazzato A et al. J Clin Gastroenterol 2009;43:244–8.
25. Rubio-Tapia A, Murray JA. Gastrointest Endosc 2007;66:382–6.
26. McHugh JB, Appelman HD, McKenna BJ. Am J Gastroenterol 2007;102:1084–9.
27. Choueiri NE, Balci NC, Alkaade S et al. Curr Gastroenterol Rep 2010;12:114–20.
28. Owens SR, Greenson JK. Histopathology 2007;50:64–82.
29. Hopper AD, Cross SS, Sanders DS. Endoscopy 2008;40:219–24.
30. DiBaise JK. Pract Gastroenterol 2008;32:15–28.
31. Khoshini R, Dai SC, Lezcano S et al. Dig Dis Sci 2008;53:1443–54.
32. Riordan SM, McIver CJ, Walker BM et al. Am J Gastroenterol 1996;91:1795–803.
33. Dave-Verma H, Moore S, Singh A et al. Curr Probl Diagn Radiol 2008;37:279–87.
34. Zuccaro P, Stevens T, Repas K et al. Pancreatology 2009;9:764–9.
35. Liu NF, Lu Q, Wang CG et al. Lymphology 2008;41:111–5.
36. Braden B. Best Pract Res Clin Gastroenterol 2009;23:337–52.
37. Corazza GR, Menozzi MG, Strocchi A et al. Gastroenterology 1990;98:302–9.
38. King CE, Toskes PP, King CE et al. Gastroenterology 1986;91:1447–51.
39. Riordan SM, McIver CJ, Duncombe VM et al. Am J Gastroenterol 1995;90:1455–60.
40. Domínguez Muñoz JE. Best Pract Res Clin Gastroenterol 2010;24:233–41.
41. Stevens T, Conwell DL, Zuccaro Jr G et al. Am J Gastroenterol 2006;101:351–5.
42. Stevens T, Conwell DL, Zuccaro Jr G et al. Gastrointest Endosc 2008;67:458–66.
43. Stevens T, Conwell DL, Zuccaro Jr G et al. Am J Gastroenterol 2007;102:297–301.
44. Luth S, Teyssen S, Forssmann K et al. Scand J Gastroenterol 2001;36:1092–9.
45. Chen WL, Morishita R, Eguchi T et al. Gastroenterology 1989;96:1337–45.

◆ 76章 ◆

1. Johnson LR. Gastrointestinal Physiology. 6th ed. St. Louis: Mosby, 2001.
2. Southgate DAT. Am J Clin Nutr 1995;62(Suppl):203S–11S.
3. Gudmand-Høyer E, Skovberg H. Scand J Gastroenterol 1996;31(Suppl):111–21.
4. Treem WR. J Pediatr Gastroenterol Nutr 1995;21:1–14.
5. Kien CL, Heitlinger LA, Li BU et al. Semin Perinatol 1989;13:78–87.
6. Tso P, Crissinger K. Overview of digestion and absorption. In: Stipanuk MH, ed. Biochemical and Physiological Aspects of Human Nutrition. Philadelphia: Saunders, 2000:75–90.
7. Bayless TM, Christopher NL. Am J Clin Nutr 1969;22:181–90.
8. Srinivasan R, Minocha A. Postgrad Med 1998;104:10923.
9. Skovbjerg H. Clin Chim Acta 1981;112:205–12.
10. Zecca L, Mesonero JE, Stutz A et al. FEBS Lett 1998;435:225–8.
11. Day AJ, Cañada FJ, Diaz JC et al. FEBS Lett 2000;468:166–70.
12. Wilkinson AP, Gee JM, Dupont S et al. Xenobiotica 2003;33:255–64.
13. Mackey AD, Henderson GN, Gregory JF. J Biol Chem 2002;277:26858–64.
14. Järvelä:1078–85.
15. Hoskova A, Sabacky J, Mrskos A et al. Arch Dis Child 1980;55:304–16.
16. Berg NO, Dahlqvist A, Lindberg T et al. Acta Paediatr Scand 1969;58:525–7.
17. Hirashima Y, Shinozuka S, Ieiri T et al. Eur J Pediatr 1979;130:41–5.
18. Russo G, Mollica F, Mazzone D et al. Acta Paediatr Scand 1974;63:457–60.
19. Newcomer AD, McGill DB. Clin Nutr 1984;3:53–8.
20. Gilat T, Russo S, Gelman-Malachi E et al. Gastroenterology 1972;62:1125–7.
21. Sahi T. Scand J Gastroenterol 1994;29:7–20.
22. Simoons FJ. Dig Dis 1978;23:963–80.
23. Anderson B, Vullo C. Gut 1994;35:1487–9.
24. Meloni T, Colombo C, Ruggiu G et al. Ital J Gastroenterol Hepatol 1998;30:490–3.
25. Auricchio S. Ital J Gastroenterol Hepatol 1998;30:494–5.
26. Rossi M, Maiuri L, Fusco MI et al. Gastroenterology 1997;112:1506–14.
27. Maiuri L, Rossi M, Raia V et al. Gastroenterology 1994;107:54–60.
28. Grand RJ, Montgomery RK, Chitkara DK et al. Gut 2003;52:617–19.
29. Witte J, Lloyd M, Lorenzsonn V et al. J Clin Invest 1990;86:1338–42.
30. Lorenzsonn V, Lloyd M, Olen WA. Gastroenterology 1993;105:51–9.
31. Naim HY. Histol Histopathol 2001;16:553–61.
32. Sebastio G, Villa M, Sartorio R et al. Am J Hum Genet 1989;45:489–97.
33. Montgomery RK, Buller HA, Rings EH et al. FASEB J 1991;5:2824–32.
34. Lloyd M, Mevissen G, Fischer M et al. J Clin Invest 1992;89:524–9.
35. Fajardo O, Naim HY, Lacey SW. Gastroenterology 1994;106:1233–41.
36. Krasinski SD, Estrada G, Yeh KY et al. Am J Physiol 1994;267:G584–G94.
37. Escher JC, de Koning ND, van Engen CG et al. J Clin Invest 1992;89:480–3.
38. Troelsen JT, Olsen J, Norén O et al. J Biol Chem 1992;267:20407–11.
39. Troelsen JT, Mitchelmore C, Spodsberg N et al. Biochem J 1997;322:833–8.
40. Enattah NS, Sahi T, Savilahti et al. Nat Genet 2002;30:233–7.
41. Tishkoff SA, Reed FA, Ranciaro A et al. Nat Genet 2007;39:31–40.
42. Scrimshaw NS, Murray EB. Am J Clin Nutr 1988;48:1083–159.
43. Khambadkone MR, Jain MK, Ganapathy S. Ind Pediatr 1994;31:1351–5.
44. Gray G. Gastroenterology 1993;105:931.
45. Arola H. Scand J Gastroenterol 1994;29(Suppl):26–35.
46. McBean LD, Miller GD. J Am Diet Assoc 1998;98:671–6.
47. Carroccio A, Montalto G, Cavera G et al. J Am Coll Nutr 1998;17:631–6.
48. Suarez FL, Savaiano DA, Levitt MD. N Engl J Med 1995;333:1–4.
49. Suarez FL, Savaiano DA, Arbisi P et al. Am J Clin Nutr 1997;65:1502–6.
50. Johnson AO, Semenya JG, Buchowski MS et al. Am J Clin Nutr 1993;57:399–401.
51. Suarez F, Levitt M. Gut 1997;41:715–6.
52. Srinivasan R, Minocha A. Postgrad Med 1998;104:109–23.
53. Vonk RJ, Priebe MG, Koetse HA et al. Eur J Clin Invest 2003;33:70–5.
54. Hill MJ. Bacterial adaptation to lactase deficiency. In: Delmont J, ed. Milk Intolerances and Rejection. New York: Karger 1983:22–6.
55. Ballongue J. Bifidobacteria and probiotic action. In: Selminen S, von Wright A, eds. New York: Marcel Dekker, 1993:369–71.
56. Perman J, Modler S, Olson AC. J Clin Invest 1981;67:643–50.
57. Vogelsang H, Ferenci P, Frotz S et al. Gut 1988;29:21–6.
58. Tomlin J, Lowis C, Read NW. Gut 1991;32:665–9.
59. Hammer HF, Petritsch W, Pristautz H et al. Wien Klin Wochenschr 1996;108:175–9.
60. Levitt MD, Furne J, Olsson S. Ann Intern Med 1996;124:422–4.
61. Bond JH, Levitt MD. Gastroenterology 1976;70:1058–62.
62. Bedine MS, Bayless TM. Gastroenterology 1973;65:735–43.
63. Newcomer AD, McGill DB, Thomas PJ et al. Gastroenterology 1978;74:44–6.
64. Gudmand–Høyer E, Simony K. Dig Dis 1977;22:177–81.
65. Hertzler SR, Huynh B-C, Savaiano DA. J Am Diet Assoc 1996;96:243–6.
66. Vesa TH, Korpela RA, Sahi T. Am J Clin Nutr 1996;64:197–201.
67. Savaiano DA, Levitt MD. J Dairy Sci 1987;70:397–406.
68. Gremse DA, Greer AS, Vacik J et al. Clin Pediatr 2003;42:341–5.
69. Suarez FL, Adshead J, Furne JK et al. Am J Clin Nutr 1998;68:1118–22.
70. Hertzler SR, Savaiano DA. Am J Clin Nutr 1996;64:232–6.
71. Ladas S, Papanikos J, Arapakis G. Gut 1982;23:968–73.
72. Labayen I, Forga L, Gonzalez A et al. Aliment Pharmacol Ther 2001;15:543–9.
73. Solomons NW, Guerrero AM, Torun B. Am J Clin Nutr 1985;41:199–208.
74. Martini MC, Savaiano DA. Am J Clin Nutr 1988;47:57–60.
75. Dehkordi N, Rao DR, Warren AP et al. J Am Diet Assoc 1995;95:484–6.

76. Vesa TH, Marteau PR, Briet FB et al. J Nutr 1997;127:2316–20.
77. Vesa TH, Marteau PR, Briet FB et al. Am J Clin Nutr 1997;66:123–6.
78. Peuhkuri K, Vapaatalo H, Nevala R et al. Scand J Clin Invest 2000;60:75–80.
79. Leichter JL. Am J Clin Nutr 1973;26:393–6.
80. Cavalli-Sforza LT, Strata A. Hum Nutr Clin Nutr 1986;40C:19–30.
81. Vesa TH, Lember M, Korpela R. Eur J Clin Nutr 1997;51:633–6.
82. Lee CM, Hardy CM. Am J Clin Nutr 1989;49:840–4.
83. Jarvinen RMK, Loukaskorpi M, Uusitupa MIJ. Eur J Clin Nutr 2003;57:701–5.
84. Gallagher CR, Molleson AL, Caldwell JH. J Am Diet Assoc 1974:65:418–9.
85. Kolars JC, Levitt MD, Aouji M et al. N Engl J Med 1984;310:1–3.
86. Savaiano DA, Abou El Anouar A, Smith DE et al. Am J Clin Nutr 1984;40:1219–23.
87. Lerebours E, Ndam CND, Lavoine A et al. Am J Clin Nutr 1989;49:823–7.
88. Martini MC, Lerebours EC, Lin WJ et al. Am J Clin Nutr 1991;54:1041–6.
89. Gilliland SE, Kim HS. J Dairy Sci 1984;67:1–6.
90. Rašic J, Kurmans JA. The nutritional-physiological value of yoghurt. In: Yogurt: Scientific Grounds, Technology, Manufacture, and Preparations. Copenhagen: Technical Dairy Publishing, 1978:99–137.
91. Martini MC, Bollweg GL, Levitt MD et al. Am J Clin Nutr 1987;45:432–6.
92. Martini MC, Kukielka D, Savaiano DA. Am J Clin Nutr 1991;53:1253–8.
93. Shermak MA, Saavedra JM, Jackson TL et al. Am J Clin Nutr 1995;62:1003–6.
94. Martini MC, Smith DE, Savaiano DA. Am J Clin Nutr 1987;46:36–40.
95. Hertzler SR, Clancy SM. J Am Diet Assoc 2003;103:582–7.
96. Newcomer AD, Park HS, O'Brien PC. Am J Clin Nutr 1983;38:257–63.
97. Mc Donough FE, Hitchins AD, Wong NP. Am J Clin Nutr 1987;45:570–4.
98. Lin MY, Savaiano DA, Harlander S. J Dairy Sci 1991;74:87–95.
99. Onwulata CI, Rao DR, Vankineni P. Am J Clin Nutr 1989;49:1233–7.
100. Saltzman JR, Russell RM, Golner B et al. Am J Clin Nutr 1999;69:140–6.
101. Montes RG, Bayless TM, Saavedra JM et al. J Dairy Sci 1995;78:1657–64.
102. Kim HS, Gilliland SE. J Dairy Sci 1983;66:959–66.
103. Jiang T, Mustapha A, Savaiano DA. J Dairy Sci 1996;79:750–7.
104. Mustapha A, Jiang T, Savaiano DA. J Dairy Sci 1997;80:1537–45.
105. Geel TM, McLaughlin PM, de Leij LF et al. Mol Genet Metab 2007;92:299–307.
106. Land O Lakes. Dairy Ease Nutritional Information. Available at: http://www.dairyease.com/benefits/nutritional_whole.html. Accessed on July 12, 2012.
107. Lactaid. Lactaid products. Available at: http://www.lactaid.com. Accessed on July 12, 2012.
108. Rosado JL, Morales M, Pasquetti A et al. La Rev Invest Clin 1988;40:141–7.
109. Biller JA, King S, Rosenthal A et al. J Pediatr 1987;111:91–4.
110. Payne-Bose D, Welsh JD, Gearhart HL et al. Am J Clin Nutr 1977;30:695–7.
111. Payne DL, Welsh JD, Manion CV. Am J Clin Nutr 1981;34:2711–5.
112. Pedersen ER, Jensen BH, Jensen HJ. Scand J Gastroenterol 1982;17:861–4.
113. Brand JC, Holt S. Am J Clin Nutr 1991;54:148–51.
114. Turner SJ, Daly T, Hourigan JA et al. Am J Clin Nutr 1976;29:739–44.
115. Paige DM, Bayless TM, Mellits ED et al. J Agric Food Chem 1979;27:677–80.
116. Cheng AHR, Brunser O, Espinoza J et al. Am J Clin Nutr 1979;32:1989–93.
117. Rosado JL, Morales M, Pasquetti A. JPEN J Parenter Enteral Nutr 1989;13:157–61.
118. Nagy L, Mozsik G, Garamszegi M et al. Acta Med Hung 1983;40:239–45.
119. Reasoner J, Maculan TP, Rand AG et al. Am J Clin Nutr 1981;34:54–60.
120. Ramirez FC, Lee K, Graham DY. Am J Gastroenterol 1994;89:566–70.
121. Gao KP, Mitsui T, Fujiki K et al. Nagoya J Med Sci 2002;65:21–8.
122. Lin MY, DiPalma JA, Martini MC et al. Dig Dis Sci 1993;38:2022–7.
123. Sanders SW, Tolman KG, Reitburg DP. Clin Pharmacol 1992;11:533–8.
124. DiPalma JA, Collins MS. J Clin Gastroenterol 1989;11:290–3.
125. Moskovitz M, Curtis C, Gavaler J. Am J Gastroenterol 1987;82:632–5.
126. Suarez FL, Zumarraga LM, Furne JK et al. J Am Diet Assoc 2001;101:1447–52.
127. Nielsen OH, Schiotz PO, Rasmussen SN et al. J Pediatr Gastroenterol Nutr 1984;3:219–23.
128. Gilat F, Russo S, Gelman-Malachi E, Aldor TA. Gastroenterology 1972;62:1125–7.
129. Keusch GT, Troncale FJ, Thavaramara B et al. Am J Clin Nutr 1969;22:638–41.
130. Reddy V, Pershad J. Am J Clin Nutr 1972;25:114–9.
131. Habte D, Sterky G, Hjalmarsson B. Acta Paediatr Scand 1973;62:649–54.
132. Greenfield H. Nutr Today 2003;38:77–81.
133. Johnson AO, Semenya JG, Buchowski MS et al. Am J Clin Nutr 1993;58:879–81.
134. Pribila BA, Hertzler SR, Martin BR et al. J Am Diet Assoc 2000;100:524–28.
135. Briet F, Pochart P, Marteau P et al. Gut 1997;41:632–5.
136. During MJ, Xu R, Young D et al. Nat Med 1998;4:1131–5.
137. West LF, Davis MB, Green FR et al. Ann Hum Genet 1988;52:57–61.
138. Green F, Edwards Y, Hauri HP et al. Gene 1987;57:101–10.
139. Lloyd ML, Olsen WA. N Engl J Med 1987;316:438–42.
140. Jacob R, Zimmer KP, Schmitz J et al. J Clin Invest 2000;106:281–7.
141. Ouwendijk J, Moolenaar CEC, Peters WJ et al. J Clin Invest 1996;97:633–41.
142. Moolenaar CEC, Ouwendijk J, Wittpoth M et al. J Cell Sci 1997;110:557–67.
143. Rosensweig NS, Herman RH. J Clin Invest 1968;47:2253–62.
144. Schmitz J, Odievre M, Rey J. Gastroenterology 1972;62:389–92.
145. Muldoon C, Maguire P, Gleeson F. Am J Gastroenterol 1999;94:2298–9.
146. Ringrose RE, Preiser H, Welsh JD. Dig Dis Sci 1980;25:384–7.
147. Cooper BT, Scott J, Hopkins J et al. Dig Dis Sci 1983;28:473–7.
148. Gudmand-Høyer E, Fenger HJ, Kern-Hansen P et al. Scand J Gastroenterol 1987;22:24–8.
149. Lebenthal E, Khin-Maung U, Zheng BY et al. J Pediatr 1994;124:541–6.
150. Nichols BL, Avery SE, Karnsakul W et al. J Pediatr Gastroenterol Nutr 2002;35:573–9.
151. Karsakul W, Luginbuehl U, Hahn D et al. J Pediatr Gastroenterol Nutr 2002;35:551–6.
152. Treem WR, McAdams L, Stanford L et al. J Pediatric Gastroenterol Nutr 1999;28:137–42.
153. Treem WR, Ahsan N, Sullivan B et al. Gastroenterology 1993;105:1061–8.
154. Gudmand-Høyer E, Fenger HJ, Skovbjerg H et al. Scand J Gastroenterol 1988;23:775–8.
155. Eze LC. Biochem Genet 1989;27:487–95.
156. Arola H, Koivula T, Karvonen AL et al. Scand J Gastroenterol 1999;898–903.
157. Oku T, Nakamura S. Eur J Clin Nutr 2000;54:783–8.
158. Yoshida K, Mizukawa H, Haruki E. Clin Chim Acta 1993;215:123–4.

◆ 77 章 ◆

1. O'Keefe SJ, Buchman AL, Fishbein TM. Clin Gastroenterol Hepatol 2006;4:6–10.
2. Malagelada JR. Gastric, pancreatic and biliary response to a meal. In: Johnson JR, ed. Physiology of the Gastrointestinal Tract. New York: Raven Press, 1981.
3. Summers RW, Kent TH, Osborne JW. Gastroenterology 1970;59:731–9.
4. Ricotta J, Zuidema GD, Gadacz TR et al. Surg Gynecol Obstet 1981;152:310–4.
5. Fordtran JS, Locklear TW. Am J Dig Dis 1966;11:503–21.
6. Powell DW. Intestinal water and electrolyte transport. In: Johnson LR, ed. Physiology of the Gastrointestinal Tract. 2nd ed. New York: Raven Press, 1987.
7. Binder HJ, Mehta P. Gastroenterology 1989;96:989–96.
8. Royall D, Wolever TMS, Jeejeebhoy KN. Am J Gastroenterol 1992;87:751–6.
9. Nylander G. Acta Chir Scand 1967;133:131–8.
10. Reynell PC, Spray GH. Gastroenterology 1956;31:361–8.
11. Woolf GM, Miller C, Kurian R et al. Gastroenterology 1983;84:823–8.
12. Cummings JH, James WPT, Wiggins HS. Lancet 1973;1:344–7.
13. Booth CC, Aldis D, Read AE. Gut 1961;2:168–74.
14. Hoffman AF, Poley JR. Gastroenterology 1972;62:918–34.
15. Hylander E, Ladefoged K, Jarnum S. Scand J Gastroenterol 1980;15:853–8.
16. Ladefoged K, Nicolaidou P, Jarnum S. Am J Clin Nutr 1980;33:2137–44.
17. Woolf GM, Miller C, Kurian R et al. Dig Dis Sci 1987;32:8–15.
18. Nightingale JM, Lennard-Jones JE, Walker ER et al. Lancet 1990;336:765–8.
19. Haymond HE. Surg Gynecol Obstet 1953;61:693–705.
20. McClenahan JE, Fisher B. Am J Surg 1950;79:684–8.
21. Trafford HS. Br J Surg 1956;44:10–13.
22. West ES, Montague JR, Judy FR. Am J Dig Dis 1938;5:690–2.
23. Pilling GP, Cresson SL. Pediatrics 1957;19:940–8.
24. Martin JR, Patee CJ, Gardner C et al. Can Med Assoc J 1953;69:429–33.
25. Kinney JM, Goldwyn RM, Barr JS et al. JAMA 1962;179:529–32.
26. Walker-Smith J. Med J Aust 1967;1:857–60.
27. Clayton BE, Cotton DA. Gut 1961;2:18–22.
28. Anderson CM. Br Med J 1965;5432:419–22.
29. Meyer HW. Surgery 1962;51:755–9.
30. Flint JM. Johns Hopkins Med J 1912;23:127–44.
31. Porus RL. Gastroenterology 1965;48:753–7.
32. Booth CC, Evans KT, Menzies T et al. Br J Surg 1959;46:403–10.
33. Althausen TL, Doig RK, Uyeyama K et al. Gastroenterology 1950;16:126–39.
34. Yeh KY, Moog F. Dev Biol 1975;472:156–72.
35. Winesett DE, Ulshen MH, Hoyt EC et al.

Am J Physiol 1995;268:G631–40.
36. Ulshen MH, Raasch RH. Clin Sci (Lond) 1996;90:427–31.
37. Potten CS, Owen G, Hewitt D et al. Gut 1995;36:864–73.
38. Drucker DJ, Ehrlich P, Asa SL et al. Proc Natl Acad Sci U S A 1996;93:7911–16.
39. Drucker DJ, DeForest L, Brubaker PL. Am J Physiol 1997;273:G1252–62.
40. Jeppesen PB, Hartmann B, Hansen BS et al. Gut 1999;45:559–63.
41. Jeppesen PB, Hartmann B, Thulesen J et al. Gut 2000;47:370–6.
42. Tappenden KA. Gastroenterology 2006;130 (Suppl 1):S93–9.
43. Goldstein RM, Hebiguchi T, Luk G et al. J Pediatr Surg 1985;20:785–91.
44. Shulman RJ. Gastroenterology 1988;95:85–92.
45. Morgan W, Yardley J, Luk G et al. Pediatr Surg 1987;22:541–5.
46. Gall DG, Chung M, O'Laughlin EV et al. Biol Neonate 1987;51:286–96.
47. Kolter DP, Levine GM, Shiau YF. Am J Physiol 1981;240:432–36.
48. Purandare S, Offenbartl K, Westrom B et al. Scand J Gastroenterol 1989;24:678–82.
49. Fong YM, Marano MA, Barber A et al. Ann Surg 1989;210:449–56.
50. Hosoda N, Nishi M, Nakagawa M et al. J Surg Res 1989;47:129–33.
51. Weser E, Babbitt J, Vandeventer A. Dig Dis Sci 1985;30:675–81.
52. Levine GM. Gastroenterology 1986;91:49–55.
53. Weser E, Babbit J, Vandeventer A. Gastroenterology 1986;91:521–7.
54. Hughes CA, Bates T, Dowling RH. Gastroenterology 1978;75:34–41.
55. Weser E, Bell D, Tawil T. Dig Dis Sci 26: 1981;409–16.
56. Koruda MJ, Rolandelli RH, Bliss DZ et al. Am J Clin Nutr 1990;51:685–9.
57. Koruda MJ, Rolandelli RH, Settle RG et al. Gastroenterology 1988;95:715–20.
58. Kripke SA, Fox AD, Berman JM. J Surg Res 1988;44:436–44.
59. Grant JP, Snyder PJ. J Surg Res 1988;44: 506–13.
60. Hughes CA, Prince A, Dowling RH. Clin Sci 1980;59:329–36.
61. Greenberg GR, Wolman SL, Cristofides ND et al. Gastroenterology 1981;80:988–93.
62. Guedon C, Schmitz J, Lerebours E et al. Gastroenterology 1986;90:373–78.
63. Rossi TM, Lee PC, Young C et al. Dig Dis Sci 1993;38:1608–13.
64. Cortot A, Fleming CR, Malagelada JR. N Engl J Med 1979;300:79–80.
65. Tang SJ, Jose M. Nieto JM et al. J Clin Gastroenterol 2002;34:62–3.
66. Murphy JP Jr, King DR, Dubois A. N Engl J Med 1979;300:80–1.
67. Jeejeebhoy KN. Trop Gastroenterol 2010; 31:244–8.
68. Roslyn JJ, Pitt HA, Mann LL. Gastroenterology 1983;84:148–54.
69. Pitt HA, Lewinski MA, Muller EL et al. Surgery 1984;96:154–62.
70. Dobbins JW, Binder HJ. N Engl J Med 1977;296:298–301.
71. Chadwick VS, Gaginella TS, Carlson GL et al. J Lab Clin Med 1979;94:661–74.
72. Pak CYC, Peterson R, Sakhaee K et al. Am J Med 1985;79:284–8.
73. Traube M, Bock JL, Boyer JL. Ann Intern Med 1983;98:171–3.
74. Satoh T, Narisawa K, Konno T et al. Eur J Pediatr 1982;138:324–6.
75. Ramakrishnan T, Stokes P. JPEN J Parenter Enteral Nutr 1985;9:361–3.
76. Griffin GE, Fagan EF, Hodgson AJ. Dig Dis Sci 1982;27:902–8.
77. Richards AJ, Condon JR, Mallinson CN. Br J Surg 1971;58:493–4.
78. Nordgaard I, Hansen BS, Mortensen PB. Lancet 1994;343:373–6.
79. McIntyre PB, Fitchew M, Lennard-Jones JE. Gastroenterology 1986;91:25–33.
80. Ovesen L, Chu R, Howard L. Am J Clin Nutr 1983;38:823–8.
81. Joly F, Dray X, Corcos O et al. Gastroenterology 2009;136:824–31.
82. Cawsey SI, Soo J, Gramlich LM. Nutr Clin Pract 2010;25:296–300.
83. Rodrigues CA, Lennard-Jones JE, Thompson DG et al. Aliment Pharmacol Ther 1989;3:159–69.
84. Ladefoged K, Christensen KC, Hegnhoj J et al. Gut 1989;30:943–9.
85. Dharmsathaphorn K, Gorelick FS, Sherwin RS et al. J Clin Gastroenterol 1982;4:521–4.
86. Byrne TA, Persinger RL, Young LS et al. Ann Surg 1995;222:243–55.
87. Byrne TA, Wilmore DW, Iyer K et al. Ann Surg 2005;242:655–61.
88. Wales PW, Nasr A, de Silva N et al. Cochrane Database Syst Rev 2010;(6):CD 006321.
89. Jeppesen PB, Gilroy R, Pertkiewicz M et al. Gut 2011;60:902–14.
90. Vipperla K, O'Keefe SJ. Expert Rev Gastroenterol Hepatol 2011;5:665–78.
91. Bowyer BA, Fleming CR, Ludwig J et al. JPEN J Parenter Enteral Nutr 1985;9:11–17.
92. Cavicchi M, Beau P, Crenn P et al. Ann Intern Med 2000;132:525–32.
93. Howard L. Gastroenterology 2006;130 (Suppl 1):S52–9.
94. Messing B, Lemann M, Landais P et al. Gastroenterology 1995;108:1005–10.
95. MacRitchie KJ. Can Psychiatr Assoc J 1978; 23:373–9.
96. O'Keefe SJ, Emerling M, Koritsky D et al. Am J Gastroenterol 2007;102:1093–100.
97. Freeman RB, Steffick DE, Guidinger MK et al. Am J Transplant 2008;8:958–76.
98. Jeejeebhoy K, Allard J, Gramlich L. Home parenteral nutrition in Canada. In: Bozetti F, Staun M, Van Gossum A, eds. Home Parenteral Nutrition. Cambridge, MA: CAB International, 2006:36–42.
99. Grant DW, Shah SA. Results of intestinal transplantation. In: Langnas AN, Goulet O, Quigley EMM, Tappenden KA, eds. Intestinal Failure. Malden, MA: Blackwell, 2008:349–56.
100. DeLegge M, Alsolaiman MM, Barbour E et al. Dig Dis Sci 2007;52:876–92.
101. Fishbein TM. N Engl J Med 2009;361:998–1008.
102. Pironi L, Joly F, Forbes A et al. Gut 2011; 60:17–25.

◆78章◆

1. Franke A, McGovern DPB, Barrett JC et al. Nat Genet 2010;42:1118–25.
2. Girardin SE, Boneca IG, Viala J et al. J Biol Chem 2003;278:8869–72.
3. Grimm MC, Pavli P. Gut 2004;53:1558–60.
4. Yao T, Matsui T, Hiwatashi N. Dis Colon Rectum 2000;43:S85–S93.
5. Kim ES, Kim WH. Gut Liver 2010;4:1–14.
6. Strachan DP. BMJ 1989;299:1259–60.
7. Weinstock JV, Summers RW, Elliott DE et al. J Lab Clin Med 2002;139:334–8.
8. Sakamoto N, Kono S, Wakai K. Inflamm Bowel Dis 2005;11:154–63.
9. Shoda R, Matsueda K, Yamato S et al. Am J Clin Nutr 1996;63:741–5.
10. Reif S, Klein I, Lubin F et al. Gut 1997;40: 754 – 60.
11. Hugot JP, Alberti C, Berrebi D et al. Lancet 2003;362:2012–5.
12. Lakatos PL. Dig Dis 2009;27:215–25.
13. Lichtenstein GR, Hanauer SB, Sandborn WJ. Am J Gastroenterol 2009;104:465–83.
14. de Onís M, Blössner M. Int J Epidemiol 2003;32:518–26.
15. Hodges P, Gee M, Grace M et al. J Am Diet Assoc 1984;84:1460–64.
16. Tighe MP, Cummings JR, Afzal NA. Curr Opin Clin Nutr Metab Care 2011;14:491–6.
17. Razack R, Seidner DL. Curr Opin Gastroenterol 2007;23:400–5.
18. Mallon DP, Suskind DL. Nutr Clin Pract 2010;25:335–9.
19. Vagianos K, Bector S, McConnell J et al. JPEN J Parenter Enteral Nutr 2007;31: 311–9.
20. Steiger E, Wilmore DW, Dudrick SJ. Fed Proc 1969;29:808.
21. Fischer JE, Foster GS, Abel RM et al. Am J Surg 1973;125.
22. Voitk AJ, Echave V, Feller JH et al. Arch Surg 1973;107:329–33.
23. Payne-James JJ, Silk DB. Gut 1988;29: 1304–8.
24. Dickinson RJ, Ashton MG, Axon AT et al. Gastroenterology 1980;79:1199–204.
25. Jones VA, Dickinson RJ, Workman E et al. Lancet 1995;2:177–80.
26. Sitzmann JV, Converse RL Jr, Bayless TM. Gastroenterology 1990;99:1647–52.
27. McIntyre PB, Powell–Tuck J, Wood SR et al. Gut 1986;27:481–5.
28. Van Gossum A, Cabre E, Hebuterne X et al. Clin Nutr 2009;28:415–27.
29. O'Morain C, Segal AW, Levi AJ. BMJ 1984; 288:1859–62.
30. Griffiths AM, Ohlsson A, Sherman PM et al. Gastroenterology 1995;108:1056–67.
31. Matsui T, Sakuri T, Yao T. J Gastroenterol 2005;40:25–31.
32. Watanabe O, Ando T, Ishiguro K et al. J Gastroenterol Hepatol 2010;25:S134–S7.
33. Lochs H, Dejong C, Hammarqvist F et al. Clin Nutr 2006;25:260–74.
34. Takagi S, Utsunomiya K, Kuriyama S et al. Aliment Pharm Ther 2006;24:1333–40.
35. Sanderson IR, Udeen S, Davies PS et al. Arch Dis Child 1987;62:123–7.
36. Metchnikoff E. The Prolongation of Life: Optimistic Studies. London: Heinemann, 1907.
37. Rath HC, Wilson KH, Sartor RB. Infect Immun 1999;67:2969–74.
38. Dieleman LA, Goerres MS, Arends A et al. Gastroenterology 2000;118:A814.
39. Conte MP, Schippa S, Zamboni I et al. Gut 2006;55:1760–7.
40. Mylonaki M, Rayment NB, Rampton DS et al. Inflamm Bowel Dis 2005;11:481–7.
41. Ott SJ, Musfeldt DF, Wenderoth J et al. Gut 2004;53:685–93.
42. Morgan SM, O'Connor PM, Cotter PD et al. Antimicrob Agents Chemother 2005;49:2606–11.
43. Vanderpool C, Yan F, Polk DB. Inflamm Bowel Dis 2008;14:1585–96.
44. Makras L, Triantafyllou V, Fayol-Messaoudi D et al. Res Microbiol 2006;157:241–7.
45. Fayol-Messaoudi D, Berger CN, Coconnier-Polter M-H et al. Appl Environ Microbiol 2005;71:6008–13.
46. Zyrek AA, Cichon C, Helms S et al. Cell Microbiol 2007;9:804–16.
47. Otte JM, Podolsky DK. Am J Physiol 2004; 286:G613–G26.
48. Seth A, Yan F, Polk DB et al. Am J Physiol 2008;294:G1060–G9.

49. Eun CS, Kim YS, Han DS et al. APMIS 2011;119:49–56.
50. Winkler P, Ghadimi D, Schrezenmeir J et al. J Nutr 2007;137:756S–72S.
51. Boirivant M, Amendola A, Butera A. Mucosal Immunol 2008;1:S47–S9.
52. Scholtens PAMJ, Alliet P, Raes M et al. J Nutr 2008;138:1141–7.
53. Hart AL, Lammers K, Brigidi P et al. Gut 2004;53:1602–9.
54. Mastrangeli G, Corinti S, Butteroni C et al. Int Arch Allergy Immunol 2009;150:133–43.
55. Petersen ER, Claesson MH, Schmidt EGW et al. Inflamm Bowel Dis 2011;18:131–42.
56. Kruis W, Schutz E, Fric P. Aliment Pharm Ther 1997;11:853–8.
57. Rembacken BJ, Snelling AM, Hawkey PM et al. Lancet 1999;354:635–9.
58. Kruis W, Frič P, Pokrotnieks J et al. Gut 2004;53:1617–23.
59. Matthes H, Krummenerl T, Giensch M et al. Gastroenterology 2006;130:A–119.
60. Matthes H, Krummenerl T, Giensch M et al. BMC Complement Altern Med 2010;10:13.
61. Tursi A, Brandimarte G, Giorgetti GM et al. Med Sci Monit 2004;10:PI126–31.
62. Bibiloni R, Fedorak RN, Tannock GW et al. Am J Gastroenterol 2005;100:1539–46.
63. Sood A, Midha V, Makharia GK et al. Clin Gastroenterol Hepatol 2009;7:1202–9.e1.
64. Miele E, Pascarella F, Giannetti E et al. Am J Gastroenterol 2009;104:437–43.
65. Shanahan F, Guarner F, Von Wright A et al. Gastroenterology 2006;2006:A–44.
66. Zocco MA, Dal Verme LZ, Cremonini F et al. Aliment Pharm Ther 2006;23:1567–74.
67. Kuisma J, Mentula S, Jarvinen H et al. Aliment Pharm Ther 2003;17:509–15.
68. Laake KO, Line PD, Grzyb K et al. Scand J Gastroenterol 2004;39:1228–35.
69. Laake KO, Bjørneklett A, Aamodt G et al. Scand J Gastroenterol 2005;40:43–51.
70. Mimura T, Rizzello F, Helwig U et al. Gut 2004;53:108–14.
71. Gionchetti P, Rizzello F, Venturi A et al. Gastroenterology 2000;119:305–9.
72. Gionchetti P, Rizzello F, Helwig U et al. Gastroenterology 2003;124:1202–9.
73. Meijer BJ, Dieleman LA. J Clin Gastroenterol 2011;45:S139–S44.
74. Gupta P, Andrew H, Kirschner BS et al. J Pediatr Gastroenterol Nutr 2000;31:453–7.
75. Schultz M, Timmer A, Herfarth H et al. BMC Gastroenterology 2004;4:5.
76. Prantera C, Scribano M, Falasco G et al. Gut 2002;51:405–9.
77. Bousvaros A, Guandalini S, Baldassano RN et al. Inflamm Bowel Dis 2005;11:833–9.
78. Marteau P, Lemann M, Seksik P et al. Gut 2006;55:842–7.
79. Van Gossum A, Dewit O, Louis E et al. Inflamm Bowel Dis 2007;13:135–42.
80. Chermesh I, Tamir A, Reshef R et al. Dig Dis Sci 2007;52:385–9.
81. Robrefoid M. J Nutr 2007;137:830S–7S.
82. Gibson GR, Robrefoid M. J Nutr 1995;125:1401–12.
83. Looijer-Van Langen MAC, Dieleman LA. Inflamm Bowel Dis 2009;15:454–62.
84. Fernandez-Banares F, Hinojosa J, Sanchez-Lombrana JL et al. Am J Gastroenterol 1999;94:427–33.
85. Kanauchi O, Suga T, Tochihara M et al. J Gastroenterol 2002;37:67–72.
86. Hanai H, Kanauchi O, Mitsuyama K et al. Int J Mol Med 2004;13:643–7.
87. Hallert C, Björck I, Nyman M et al. Inflamm Bowel Dis 2003;9:116–21.
88. Welters CM, Heineman E, Thunnissen FJM et al. Dis Col Rectum 2002;45:621–7.
89. Lindsay JO, Whelan K, Stagg AJ et al. Gut 2006;55:348–55.
90. Wall R, Ross RP, Fitzgerald GF et al. Nutr Rev 2010;68:280–9.
91. Simopoulos AP. World Rev Nutr Diet 2003;92.
92. Simopoulos AP, Leaf A, Salem N. Prost Leuk Essent Fatty Acids 2000;63.
93. Baynes JW, Dominiczak MH. Medical Biochemistry. 2nd ed. St. Louis: Mosby, 2005.
94. Chen M, Lam BK, Kanaoka Y et al. J Exp Med 2006;203:837–42.
95. James MJ, Gibson RA, Cleland LG. Am J Clin Nutr 2000;71(Suppl):S343–S8.
96. Siddiqui RA, Shaikh SR, Sech LA et al. Mini Rev Med Chem 2004;4:859–71.
97. Mantzioris E, James MJ, Gibson RA et al. Am J Clin Nutr 1994;59.
98. Majno G, Joris I. Cells, Tissues, and Disease: Principles of General Pathology. New York: Oxford University, 2004.
99. Serhan CN. Histochem Cell Biol 2004;122.
100. Serhan CN, Chiang N, Van Dyke TE. Nat Rev Immunol 2008;8:349–61.
101. Yanu Y, Nakayama A, Saito H et al. Adv Appl Microbiol 1994;45:271–312.
102. Salomon P, Kornbluth AA, Janowitz HD. J Clin Gastroenterol 1990;12:157–61.
103. Aslan A, Triadafilopolous G. Am J Gastroenterol 1992;87:432–7.
104. Stenson WF, Cort D, Rodgers J et al. Ann Intern Med 1992;116:609–14.
105. Hawthorne AB, Daneshmend TK, Hawkey CJ et al. Gut 1992;33:922–8.
106. Hegazi RAF, Saad RS, Mady H et al. Nutrition 2006;22:275–82.
107. Almallah YZ, Richardson S, O'Hanrahan T et al. Am J Gastroenterol 1998;93:804–9.
108. Turner D, Shah PS, Steinhart AH et al. Inflamm Bowel Dis 2011;17:336–45.
109. Grimstad T, Berge RK, Bohov P et al. Scand J Clin Lab Invest 2011;71:68–73.
110. Feagan BG, Sandborn WJ, Mittmann U et al. JAMA 2008;299:1690–7.
111. Belluzzi A, Brignola C, Campieri M et al. New Engl J Med 1996;334:1557–60.
112. Belluzi A, Campieri M, Belloli C et al. Gastroenterology 1997;112:A930.
113. Lorenz-Meyer H, Bauer P, Nicolay C et al. Scand J Gastroenterol 1996;31:778–85.
114. Romano C, Cucchiara S, Barabino A et al. World J Gastroenterol 2005;11:7118–21.
115. Forbes A, Goldesgeyme E, Paulon E. JPEN J Parenter Enteral Nutr 2011; 35:571–80.

◆ 79 章 ◆

1. Gee S. St. Bartholomew's Hosp Rep 1888:17–20.
2. Dicke WK. Coeliac disease. Thesis, University of Utrecht, Netherlands, 1950.
3. Dicke WK, Weijers HA, Van de Kamer JH. Acta Paediatr 1953;42:34–42.
4. Fasano A, Berti I, Gerarduzzi T et al. Arch Intern Med 2003;163:286–92.
5. Rubio-Tapia A, Murray JA. Curr Opin Gastroenterol 2010;26:116–22.
6. Rubio-Tapia A, Kyle RA, Kaplan EL et al. Gastroenterology 2009;137:88–93.
7. Green PH, Cellier C. N Engl J Med 2007;357:1731–43.
8. Stene LC, Honeyman MC, Hoffenberg EJ et al. Am J Gastroenterol 2006;101:2333–40.
9. Ivarsson A, Persson LA, Nyström L et al. Acta Paediatr 2000;89:165–71.
10. Silano M, Agostoni C, Guandalini S. World J Gastroenterol 2010;16:1939–42.
11. Schuppan D, Junker Y, Barisani D. Gastroenterology 2009;137:1912–33.
12. Vader LW, Stepniak DT, Bunnik EM et al. Gastroenterology 2003;125:1105–13.
13. Wieser H. Acta Paediatr Suppl 1996;412:3–9.
14. Shan L, Molberg Ø, Parrot I et al. Science 2002;297:2275–9.
15. Nisticò L, Fagnani C, Coto I et al. Gut 2006;55:803–8.
16. Murray JA, Moore SB, Van Dyke CT et al. Clin Gastroenterol Hepatol 2007;5:1406–12.
17. Tollefsen S, Arentz-Hansen H, Fleckenstein B et al. J Clin Invest 2006;116:2226–36.
18. van Heel DA, Franke L, Hunt KA et al. Nat Genet 2007;39:827–9.
19. Festen EA, Goyette P, Green T et al. PLoS Genet 2011;7:e1001283.
20. Dubois PC, Trynka G, Franke L et al. Nat Genet 2010;42:295–302.
21. Romanos J, van Diemen CC, Nolte IM et al. Gastroenterology 2009;137:834–40; e831–3.
22. Smyth DJ, Plagnol V, Walker NM et al. N Engl J Med 2008;359:2767–77.
23. Cho JH, Brant SR. Gastroenterology 2011;140:1704–12.
24. Heyman M, Menard S. Ann N Y Acad Sci 2009;1165:274–8.
25. Rauhavirta T, Qiao SW, Jiang Z et al. Clin Exp Immunol 2011;164:127–36.
26. Kim CY, Quarsten H, Bergseng E et al. Proc Natl Acad Sci U S A 2004;101:4175–9.
27. Meresse B, Curran SA, Ciszewski C et al. J Exp Med 2006;203:1343–55.
28. DePaolo RW, Abadie V, Tang F et al. Nature 2011;471:220–4.
29. Yoo D, Lo W, Goodman S et al. Am J Physiol Gastrointest Liver Physiol 2000;279:G1323–32.
30. Trier JS, Falchuk ZM, Carey MC et al. Gastroenterology 1978;75:307–16.
31. Rampertab SD, Pooran N, Brar P et al. Am J Med 2006;119:355.e359–14.
32. Stewart M, Andrews CN, Urbanski S et al. Aliment Pharmacol Ther 2011;33:1340–9.
33. Pallais JC, Mackool BT, Pitman MB. N Engl J Med 2011; 364:957–66.
34. Valletta E, Fornaro M, Cipolli M et al. Eur J Clin Nutr 2010;64:1371–2.
35. Rostom A, Murray JA, Kagnoff MF. Gastroenterology 2006;131:1981–2002.
36. Murray JA, Rubio-Tapia A, Van Dyke CT et al. Clin Gastroenterol Hepatol 2008;6:186–93; quiz 125.
37. Leffler DA, Schuppan D. Am J Gastroenterol 2010;105:2520–4.
38. Li M, Yu L, Tiberti C et al. Am J Gastroenterol 2009;104:154–63.
39. Bizzaro N, Villalta D, Tonutti E et al. Dig Dis Sci 2003;48:2360–5.
40. Di Tola M, Sabbatella L, Anania MC et al. Clin Chem Lab Med 2004;42:1092–7.
41. Verdu EF, Armstrong D, Murray JA. Am J Gastroenterol 2009;104:1587–94.
42. Sollid LM, Thorsby E. Tissue Antigens 1990;36:136–7.
43. Bodé S, Gudmand-Høyer E. Scand J Gastroenterol 1996;31:54–60.
44. Dahele A, Ghosh S. Am J Gastroenterol 2001;96:745–50.
45. Dickey W. Eur J Gastroenterol Hepatol 2002;14:425–7.
46. Halfdanarson TR, Kumar N, Hogan WJ et al. J Clin Gastroenterol 2009;43:162–4.
47. Corazza GR, Di Sario A, Cecchetti L et al. Gastroenterology 1995;109:122–8.
48. McFarlane XA, Bhalla AK, Reeves DE et al. Gut 1995;36:710–4.
49. Capriles VD, Martini LA, Arêas JA. Nutr Rev 2009;67:599–606.

50. Turner J, Pellerin G, Mager D. J Pediatr Gastroenterol Nutr 2009;49:589–93.
51. Jafri MR, Nordstrom CW, Murray JA et al. Dig Dis Sci 2008;53:964–71.
52. Olmos M, Antelo M, Vazquez H et al. Dig Liver Dis 2008;40:46–53.
53. Meyer D, Stavropolous S, Diamond B et al. Am J Gastroenterol 2001;96:112–9.
54. Singh J, Whelan K. J Hum Nutr Diet 2011; 24:479–86.
55. Ukkola A, Mäki M, Kurppa K et al. Clin Gastroenterol Hepatol 2011;9:118–23.
56. James SP. Gastroenterology 2005;128:6.
57. Collin P, Thorell L, Kaukinen K et al. Aliment Pharmacol Ther 2004;19:1277–83.
58. Miletic ID, Miletic VD, Sattely-Miller EA et al. J Pediatr Gastroenterol Nutr 1994;19: 27–33.
59. Ciclitira PJ, Evans DJ, Fagg NL et al. Clin Sci (Lond) 1984;66:357–64.
60. Catassi C, Rossini M, Ratsch IM et al. Gut 1993;34:1515–9.
61. Catassi C, Fabiani E, Iacono G et al. Am J Clin Nutr 2007;85:160–6.
62. Kupper C. Gastroenterology 2005;128: S121–7.
63. Niewinski MM. J Am Diet Assoc 2008;108: 661–72.
64. Pietzak MM. Gastroenterology 2005;128: S135–41.
65. Fabiani E, Catassi C, Villari A et al. Acta Paediatr Suppl 1996;412:65–7.
66. Olsson C, Hörnell A, Ivarsson A et al. J Hum Nutr Diet 2008;21:359–67.
67. Janatuinen EK, Pikkarainen PH, Kemppainen TA et al. N Engl J Med 1995;333: 1033–7.
68. Janatuinen EK, Kemppainen TA, Julkunen RJ et al. Gut 2002;50:332–5.
69. Högberg L, Laurin P, Fälth-Magnusson K et al. Gut 2004;53:649–54.
70. Peräaho M, Kaukinen K, Mustalahti K et al. Scand J Gastroenterol 2004;39:27–31.
71. Arentz-Hansen H, Fleckenstein B, Molberg Øet al. PLoS Med 2004;1:e1.
72. Lundin KE, Nilsen EM, Scott HG et al. Gut 2003;52:1649–52.
73. Thompson T. N Engl J Med 2004;351:2021–2.
74. Kaukinen K, Salmi T, Collin P et al. Aliment Pharmacol Ther 2008;28:1240–8.
75. Annibale B, Severi C, Chistolini A et al. Am J Gastroenterol 2001;96:132–7.
76. Valdimarsson T, Löfman O, Toss G et al. Gut 1996;38:322–7.
77. McFarlane XA, Bhalla AK, Robertson DA. Gut 1996;39:180–4.
78. Silvester JA, Rashid M. Can J Gastroenterol 2007;21:557–64.
79. Rubio-Tapia A, Rahim MW, See JA et al. Am J Gastroenterol 2010;105:1412–20.
80. Leffler DA, Dennis M, Edwards George JB et al. Clin Gastroenterol Hepatol 2009;7: 530–6, 536.e531–2.
81. Brar P, Kwon GY, Holleran S et al. Am J Med 2006;119:786–90.
82. Thompson T. J Am Diet Assoc 2000;100: 1389–96.
83. Rubio-Tapia A, Murray JA. Gut 2010;59: 547–57.
84. Corrao G, Corazza GR, Bagnardi V et al. Lancet 2001;358:356–61.
85. Peters U, Askling J, Gridley G et al. Arch Intern Med 2003;163:1566–72.
86. Ventura A, Magazzù G, Greco L. Gastroenterology 1999;117:297–303.
87. Helmerhorst EJ, Zamakhchari M, Schuppan D et al. PLoS One 2010;5:e13264.
88. Pizzuti D, Buda A, D'Odorico A et al. Scand J Gastroenterol 2006;41:1305–11.

◆ 80 章 ◆

1. Brandt LJ, Chey WD, Foxx-Orenstein AE et al. Am J Gastroenterol 2009;104 (Suppl):S1–35.
2. Simren M, Mansson A, Langkilde AM et al. Digestion 2001;63:108–15.
3. Monsbakken KW, Vandvik PO, Farup PG. Eur J Clin Nutr 2006;60:667–72.
4. Locke GR 3rd, Zinsmeister AR, Talley NJ et al. Am J Gastroenterol 2000;95:157–65.
5. Young E, Stoneham MD, Petruckevitch A et al. Lancet 1994;343:1127–30.
6. Saito YA, Locke GR 3rd, Weaver AL et al. Am J Gastroenterol 2005;100:2743–8.
7. Boyce JA, Assa'ad A, Burks AW et al. J Allergy Clin Immunol 2010;126:1105–18.
8. Zar S, Kumar D, Benson MJ. Aliment Pharmacol Ther 200;15:439–49.
9. Bentley SJ, Pearson DJ, Rix KJ. Lancet 1983;2:295–7.
10. Farah DA, Calder I, Benson L et al. Gut 1985;26:164–168.
11. Petitpierre M, Gumowski P, Girard JP. Ann Allergy 1985;54:538–40.
12. Stefanini GF, Saggioro A, Alvisi V et al. Scand J Gastroenterol 1995;30:535–41.
13. Andre F, Andre C, Colin L et al. Allergy 1995;50:328–33.
14. Bischoff SC, Mayer J, Meier PN et al. Int Arch Allergy Immunol 1997;113:348–51.
15. Carroccio A, Brusca I, Mansueto P et al. Clin Gastroenterol Hepatol 2010;8:254–60.
16. Zar S, Benson MJ, Kumar D et al. Am J Gastroenterol 2005;100:1550–7.
17. Atkinson W, Sheldon TA, Shaath N et al. Gut 2004;53:1459–64.
18. Zipser RD, Patel S, Yahya KZ et al. Dig Dis Sci 2003;48:761–4.
19. Fasano A, Berti I, Gerarduzzi T et al. Arch Intern Med 2003;163:286–92.
20. Ford AC, Chey WD, Talley NJ et al. Arch Intern Med 2009;169:651–8.
21. O'Leary C, Wieneke P, Buckley S et al. Am J Gastroenterol 2002;97:1463–7.
22. O'Leary C, Quigley EM. Am J Gastroenterol 2003;98:720–2.
23. Spiegel BM, DeRosa VP, Gralnek IM et al. Gastroenterology 2004;126:1721–32.
24. Mein SM, Ladabaum U. Aliment Pharmacol Ther 2004;19:1199–210.
25. Wahnschaffe U, Ullrich R, Riecken EO et al. Gastroenterology 2001;121:1329–38.
26. Wahnschaffe U, Schulzke JD, Zeitz M et al. Clin Gastroenterol Hepatol 2007;5:844–50; quiz 769.
27. Black KE, Murray JA, David CS et al. J Immunol 2002;169:5595–600.
28. Verdu EF, Huang X, Natividad J et al. Am J Physiol Gastrointest Liver Physiol 2008; 294:G217–25.
29. Fernandez-Banares F, Rosinach M, Esteve M et al. Clin Nutr 2006;25:824–31.
30. Corlew-Roath M, Di Palma JA. South Med J 2009;102:1010–2.
31. Bohmer CJ, Tuynman HA. Eur J Gastroenterol Hepatol 2001;13:941–4.
32. Bohmer CJ, Tuynman HA. Eur J Gastroenterol Hepatol 1996;8:1013–6.
33. Goldstein R, Braverman D, Stankiewicz H. Isr Med Assoc J 2000;2:583–7.
34. Parker TJ, Woolner JT, Prevost AT et al. Eur J Gastroenterol Hepatol 2001;13:219–25.
35. Vernia P, Di Camillo M, Marinaro V et al. Dig Liver Dis 2001;33:234–39.
36. Fernandez-Banares F, Esteve-Pardo M, de Leon R et al. Am J Gastroenterol 1993;88: 2044–50.
37. Nelis GF, Vermeeren MA, Jansen W. Gastroenterology 1990;99:1016–20.
38. King TS, Elia M, Hunter JO. Lancet 1998; 352:1187–9.
39. Pimentel M, Kong Y, Park S. Am J Gastroenterol 2003;98:2700–4.
40. Nucera G, Gabrielli M, Lupascu A et al. Aliment Pharmacol Ther 2005;21:1391–5.
41. Evans PR, Piesse C, Bak YT et al. Scand J Gastroenterol 1998;33:1158–63.
42. Lasser RB, Bond JH, Levitt MD. N Engl J Med 1975;293:524–6.
43. Park MI, Camilleri M. Neurogastroenterol Motil 2006;18:595–607.
44. Jones VA, McLaughlan P, Shorthouse M et al. Lancet 1982;2:1115–7.
45. Cabre E. Curr Opin Clin Nutr Metab Care 2010;13:581–7.
46. Shepherd SJ, Parker FC, Muir JG et al. Clin Gastroenterol Hepatol 2008;6:765–71.
47. Zuckerman MJ. J Clin Gastroenterol 2006; 40:104–8.
48. Akehurst R, Kaltenthaler E. Gut 2001;48: 272–82.
49. Bijkerk CJ, Muris JW, Knottnerus JA et al. Aliment Pharmacol Ther 2004;19:245–51.
50. Jailwala J, Imperiale TF, Kroenke K. Ann Intern Med 2000;133:136–47.
51. Lesbros-Pantoflickova D, Michetti P, Fried M et al. Aliment Pharmacol Ther 2004;20: 1253–69.
52. Quartero AO, Meineche-Schmidt V, Muris J et al. Cochrane Database Syst Rev 2005; (2):CD003460.
53. Ford AC, Talley NJ, Spiegel BM et al. BMJ 2008;337:a2313.
54. Bijkerk CJ, de Wit NJ, Muris JW et al. BMJ 2009;339:b3154.
55. Moayyedi P, Ford AC, Talley NJ et al. Gut 2010;59:325–32.
56. Silk DB, Davis A, Vulevic J et al. Aliment Pharmacol Ther 2009;29:508–18.
57. Martel J, Raskin JB. J Clin Gastroenterol 2008;42:1125–7.
58. Korzenik JR. J Clin Gastroenterol 2006;40 (Suppl):S112–6.
59. Painter NS, Burkitt DP. Br Med J 1971;2: 450–4.
60. Parks TG. Clin Gastroenterol 1975;4:53–69.
61. Segal I, Solomon A, Hunt JA. Gastroenterology 1977;72:215–9.
62. Nakaji S, Sugawara K, Saito D et al. Eur J Nutr 2002;41:222–7.
63. Miura S, Kodaira S, Shatari T et al. Dis Colon Rectum 2000;43:1383–9.
64. Nakada I, Ubukata H, Goto Y et al. Dis Colon Rectum 1995;38:755–9.
65. Aldoori WH, Giovannucci EL, Rimm EB et al. Am J Clin Nutr 1994;60:757–64.
66. Aldoori WH, Giovannucci EL, Rockett HR et al. J Nutr 1998;128:714–9.
67. Strate LL, Liu YL, Syngal S et al. JAMA 2008;300:907–14.
68. Tarleton S, DiBaise JK. Nutr Clin Pract 2011;26:137–42.
69. Brodribb AJ. Lancet 1977;1:664–6.
70. Ornstein MH, Littlewood ER, Baird IM et al. Br Med J (Clin Res Ed) 1981;282:1353–6.
71. Hyland JM, Taylor I. Br J Surg 1980;67:77–9.

◆ 81 章 ◆

1. O'Keefe SJ, Lee RB, Anderson FP et al. Am J Physiol 2003;284:G27–36.
2. Kaushik N, Pietraszewski M, Holst JJ et al. Pancreas 2005;31:353–9.
3. Lankisch PG, Lowenfels AB, Maisonneuve P. Pancreas 2002;25:411–2.
4. Spanier BW, Dijkgraaf MG, Bruno MJ. Best Pract Res 2008;22:45–63.
5. Venneman NG, Buskens E, Besselink MG et al. Am J Gastroenterol 2005;100:2540–50.

6. Walker WA, Goulet O, Kleinman RE et al, eds. Pediatric Gastrointestinal Disease: Pathophysiology, Diagnosis, Management. 4th ed. Hamilton, Ontario, Canada: BC–Decker, 2004:1584–97.
7. National Institutes of Health. Drinking in the United States: Main Findings from the 1992 National Longitudinal Alcohol Epidemiologic Survey (NLAES), vol. 6. Bethesda, MD: National Institutes of Health, 1998. NIH publication 99-3519.
8. Abou-Assi S, Craig K, O'Keefe SJ. Am J Gastroenterol 2002;97:2255–62.
9. Gorelick FS, Modlin IM, Leach SD et al. Yale J Biol Med 1992;65:407–20.
10. Leach SD, Modlin IM, Scheele GA et al. J Clin Invest 1991;87:362–6.
11. Aoun E, Chen J, Reighard D et al. Pancreatology 2009;9:777–85.
12. Pezzilli R, Billi P, Miniero R et al. Dig Dis Sci 1995;40:2341–8.
13. Stoelben E, Nagel M, Ockert D et al. Chirurg 1996;67:1231–6.
14. Martin MA, Saracibar E, Santamaria A et al. Rev Esp Enferm Dig 2008;100:768–73 [in Spanish].
15. Ueda T, Takeyama Y, Yasuda T et al. Surgery 2007;142:319–26.
16. Andoh A, Takaya H, Saotome T et al. Gastroenterology 2000;119:211–9.
17. Osman MO, Gesser B, Mortensen JT et al. Cytokine 2002;17:53–9.
18. Shi C, Zhao X, Wang X et al. Scand J Gastroenterol 2005;40:103–8.
19. Makhija R, Kingsnorth AN. J Hepatobiliary Pancreat Surg 2002;9:401–10.
20. Bhatia M, Wong FL, Cao Y et al. Pancreatology 2005;5:132–44.
21. Rahman SH, Ammori BJ, Holmfield J et al. J Gastrointest Surg 2003;7:26–35.
22. Fong YM, Marano MA, Moldawer LL et al. J Clin Invest 1990;85:1896–04.
23. Hegazi R, Raina A, Graham T et al. JPEN J Parenter Enteral Nutr 2011;35:91–6.
24. Shah U, Shenoy-Bhangle AS. N Engl J Med 2011;365: 1528–1536.
25. Yadav D, Agarwal N, Pitchumoni CS. Am J Gastroenterol 2002;97:1309–18.
26. Wu BU, Johannes RS, Sun X et al. Gut 2008;57:1698–703.
27. Ranson JH, Rifkind KM, Roses DF et al. Surg Gynecol Obstet 1974;139:69–81.
28. Banks PA, Freeman ML. Am J Gastroenterol 2006;101:2379–400.
29. Mofidi R, Duff MD, Wigmore SJ et al. Br J Surg 2006;93:738–44.
30. Buter A, Imrie CW, Carter CR et al. Br J Surg 2002;89:298–302.
31. Balthazar EJ, Robinson DL, Megibow AJ et al. Radiology 1990;174:331–6.
32. Robert JH, Frossard JL, Mermillod B et al. World J Surg 2002;26:612–9.
33. Muddana V, Whitcomb DC, Khalid A et al. Am J Gastroenterol 2009;104:164–70.
34. Lankisch PG, Weber-Dany B, Maisonneuve P et al. Am J Gastroenterol 2010;105:1196–200.
35. Wu BU, Johannes RS, Sun X et al. Gastroenterology 2009;137:129–35.
36. Teich N, Aghdassi A, Fischer J et al. Pancreas 2010;39:1088–92.
37. Jacobson BC, Vander Vliet MB, Hughes MD et al. Clin Gastroenterol Hepatol 2007;5:946–51.
38. Sathiaraj E, Murthy S, Mansard MJ et al. Aliment Pharmacol Ther 2008;28:777–81.
39. Heyland DK, Dhaliwal R, Drover JW et al. JPEN J Parenter Enteral Nutr 2003;27:355–73.
40. Marik PE, Zaloga GP. Crit Care Med 2001;29:2264–70.
41. Hegazi RA, O'Keefe SJ. Curr Gastroenterol Rep 2007;9:99–106.
42. O'Keefe SJ. Nat Rev Gastroenterol Hepatol 2009;6:207–15.
43. Petrov MS, Kukosh MV, Emelyanov NV. Dig Surg 2006;23:336–44.
44. Petrov MS, van Santvoort HC, Besselink MG et al. Arch Surg 2008;143:1111–7.
45. Ragins H, Levenson SM, Signer R et al. Am J Surg 1973;126:606–14.
46. Vu MK, van der Veek PP, Frolich M et al. Eur J Clin Invest 1999;29:1053–9.
47. O'Keefe SJ. Nat Clin Prac 2007;4:488–9.
48. O'Keefe SJ. Curr Opin Clin Nutr Metab Care 2006;9:622–8.
49. Kumar A, Singh N, Prakash S et al. J Clin Gastroenterol 2006;40:431–4.
50. Eatock FC, Chong P, Menezes N et al. Am J Gastroenterol 2005;100:432–9.
51. O'Keefe SJ, Lee RB, Li J et al. Am J Physiol 2005;289:G181–7.
52. Kalfarentzos F, Kehagias J, Mead N et al. Br J Surg 1997;84:1665–9.
53. O'Keefe SJ, Foody W, Gill S. JPEN J Parenter Enteral Nutr 2003;27:349–54.
54. O'Keefe SJ, Cariem AK, Levy M. J Clin Gastroenterol 2001;32:319–23.
55. Seder CW, Stockdale W, Hale L et al. Crit Care Med 2010;38:797–801.
56. Artinian V, Krayem H, DiGiovine B. Chest 2006;129:960–7.
57. Barr J, Hecht M, Flavin KE et al. Chest 2004;125:1446–57.
58. Martindale RG, McClave SA, Vanek VW et al. Crit Care Med 2009;37:1757–61.
59. Hegazi R, Raina A, Graham T et al. JPEN J Parenter Enteral Nutr 2011;35:91–6.
60. O'Keefe SJ, Ou J, Delany JP et al. World J Gastrointest Pathophysiol 2011;2:138–45.
61. Rolniak S RA, Hegazi R, Centa-Wagner P et al. Gastroenterology 2009;136:A-76.
62. Etemad B, Whitcomb DC. Gastroenterology 2001;120:682–707.
63. Lankisch PG, Lohr-Happe A, Otto J et al. Digestion 1993;54:148–55.
64. Wakasugi H, Funakoshi A, Iguchi H. J Gastroenterol 1998;33:254–9.
65. Manari AP, Preedy VR, Peters TJ. Addict Biol 2003;8:201–10.
66. Duggan S, O'Sullivan M, Feehan S et al. Nutr Clin Pract 2010;25:362–70.
67. Petersen JM, Forsmark CE. Semin Gastrointest Dis 2002;13:191–199.
68. DiMagno EP, Go VL, Summerskill WH. N Engl J Med 1973;288:813–5.
69. Regan PT, Malagelada JR, Dimagno EP et al. Gut 1979;20:249–54.
70. Chowdhury RS, Forsmark CE, Davis RH et al. Pancreas 2003;26:235–8.
71. Hebuterne X, Hastier P, Peroux JL et al. Dig Dis Sci 1996;41:533–9.
72. Giger U, Stanga Z, DeLegge MH. Nutr Clin Pract 2004;19:37–49.
73. Kalvaria I, Labadarios D, Shephard GS et al. Int J Pancreatol 1986;1:119–28.
74. Marotta F, Labadarios D, Frazer L et al. Dig Dis Sci 1994;39:993–8.
75. Nakamura T, Takebe K, Imamura K et al. Acta Gastroenterol Belg 1996;59:10–4.
76. Yokota T, Tsuchiya K, Furukawa T et al. J Neurol 1990;237:103–6.
77. Mann ST, Stracke H, Lange U et al. Metabolism 2003;52:579–85.
78. Glasbrenner B, Malfertheiner P, Buchler M et al. Klin Wochenschr 1991;69:168–72.
79. Marotta F, O'Keefe SJ, Marks IN et al. Dig Dis Sci 1989;34:456–61.
80. Stanga Z, Giger U, Marx A et al. JPEN J Parenter Enteral Nutr 2005;29:12–20.
81. Nordback I, Pelli H, Lappalainen-Lehto R et al. Gastroenterology 2009;136:848–55.
82. Takeyama Y. Clin Gastroenterol Hepatol 2009;7(Suppl):S15–7.
83. Pelli H, Sand J, Laippala P et al. Scand J Gastroenterol 2000;35:552–5.
84. Yadav D, Whitcomb DC. Nat Rev Gastroenterol Hepatol 2010;7:131–45.
85. O'Keefe SJ, Cariem AK, Levy M. J Clin Gastroenterol 2001;32:319–23.
86. Jemal A, Siegel R, Ward E et al. CA Cancer J Clin 2009;59:225–49.
87. Lynch SM, Vrieling A, Lubin JH et al. Am J Epidemiol 2009;170:403–13.
88. Nothlings U, Wilkens LR, Murphy SP et al. J Natl Cancer Inst 2005;97:1458–65.
89. Ghadirian P, Boyle P, Simard A et al. Int J Pancreatol 1991;10:183–96.
90. Stevens RJ, Roddam AW, Beral V. Br J Cancer 2007;96:507–9.
91. Zheng W, Lee SA. Nutr Cancer 2009;61:437–46.
92. Trede M, Schwall G, Saeger HD. Ann Surg 1990;211:447–58.
93. Yeo CJ, Cameron JL, Lillemoe KD et al. Ann Surg 1995;221:721–31.
94. Ryan DP, Grossbard ML. Oncologist 1998;3:178–88.
95. Splinter TA. Ann Oncol 1992;3(Suppl 3):25–7.
96. Berenstein EG, Ortiz Z. Cochrane Database System Rev 2005;(2):CD004310.
97. Fearon KC, Von Meyenfeldt MF, Moses AG et al. Gut 2003;52:1479–86.
98. Brown TT, Zelnik DL, Dobs AS. Int J Gastrointest Cancer 2003;34:143–50.
99. Wigmore SJ, Ross JA, Falconer JS et al. Nutrition 1996;12(Suppl):S27–30.
100. Harle L, Brown T, Laheru D et al. J Altern Complement Med 2005;11:1039–46.
101. Gordon JN, Trebble TM, Ellis RD et al. Gut 2005;54:540–5.
102. Simchuk EJ, Traverso LW, Nukui Y et al. Am J Surg 2000;179:352–5.

◆ 82章 ◆

1. Lieber CS. Clin Chim Acta 1997;257:59–84.
2. Bardag-Gorce F, Yuan QX, Li J et al. Biochem Biophys Res Commun 2000;279:23–9.
3. Cederbaum AI, Wu D, Mari M et al. Free Radic Biol Med 2001;31:1539–43.
4. Ekstrom G, Ingelman-Sundberg M. Biochem Pharmacol 1989;38:1313–9.
5. Cao Q, Mak KM, Lieber CS. Am J Physiol Gastrointest Liver Physiol 2005;289:G95–107.
6. Clot P, Albano E, Eliasson E et al. Gastroenterology 1996;111:206–16.
7. Lieber CS. Biochem Soc Trans 1988;16:241–7.
8. Klassen LW, Tuma D, Sorrell MF. Hepatology 1995;22:355–7.
9. Niemela O. Free Radic Biol Med 2001;31:1533–8.
10. Thiele GM, Worrall S, Tuma DJ et al. Alcohol Clin Exp Res 2001;25:218S–24S.
11. Lieber CS. Clin Chim Acta 1997;257:59–84.
12. Bosron WF, Li TK. Hepatology 1986;6:502–10.
13. Visvanathan K, Crum RM, Strickland PT et al. Alcohol Clin Exp Res 2007;31:467–76.
14. Eriksson CJ. Alcohol Clin Exp Res 2001;25:15S–32S.
15. Laposata M. Prog Lipid Res 1998;37:307–16.
16. Beckemeier ME, Bora PS. J Mol Cell Cardiol 1998;30:2487–94.
17. Yang SQ, Lin HZ, Lane MD et al. Proc Natl Acad Sci U S A 1997;94:2557–62.
18. Day CP, James OF. Hepatology 1998;27:

1463–6.
19. Sorensen TI, Orholm M, Bentsen KD et al. Lancet 1984;2:241–4.
20. Teli MR, Day CP, Burt AD et al. Lancet 1995;346:987–90.
21. Lieber CS. Annu Rev Nutr 2000;20:395–430.
22. You M, Cao Q, Liang X et al. J Nutr 2008; 138:497–501.
23. Yuki T, Thurman RG. Biochem J 1980;186: 119–26.
24. Ji S, Lemasters JJ, Thurman RG. Proc Natl Acad Sci U S A 1982;80:5415–9.
25. Arteel GE, Raleigh JA, Bradford BU et al. Am J Physiol 1996;271:G494–500.
26. Arteel GE, Iimuro Y, Yin M et al. Hepatology 1997;25:920–6.
27. Jones DP. The role of oxygen concentration in oxidative stress: hypoxic and hyperoxic models. In: Sies H, ed. Oxidative Stress. London: Academic Press, 1985:151–95.
28. Shan X, Aw TY, Shapira R et al. Toxicol Appl Pharmacol 1989;101:261–70.
29. Sies H. Oxidative stress: introductory remarks. In: Sies H, ed. Oxidative Stress. London: Academic Press, 1985:1–8.
30. Di Luzio NR. Lab Invest 1966;15:50–63.
31. Arteel GE. Gastroenterology 2003;124:778–90.
32. Shaw S, Jayatilleke E, Ross WA et al. J Lab Clin Med 1981;98:417–24.
33. Patek AJ Jr. Am J Clin Nutr 1979;32:1304–12.
34. Bujanda L. Am J Gastroenterol 2000;95: 3374–82.
35. Kono H, Arteel GE, Rusyn I et al. Free Radic Biol Med 2001;30:403–11.
36. Kono H, Rusyn I, Uesugi T et al. Am J Physiol Gastrointest Liver Physiol 2001; 280:G1005–12.
37. Kono H, Rusyn I, Yin M et al. J Clin Invest 2000;106:867–72.
38. Boveris A, Chance B. Biochem J 1973;134: 707–16.
39. Bailey SM, Pietsch EC, Cunningham CC. Free Radic Biol Med 1999;27:891–900.
40. Cunningham CC, Bailey SM. Biol Signals Recept 2001;10:271–22.
41. Fernandez-Checa JC, Kaplowitz N, Garcia-Ruiz C et al. Am J Physiol 1997;273:G7–17.
42. Colell A, Garcia-Ruiz C, Miranda M et al. Gastroenterology 1998;115:1541–51.
43. Beier JI, McClain CJ. Biol Chem 2010;391: 1249–64.
44. Beier JI, Arteel, GE, McClain CJ. Curr Gastroenterol Rep 2011;13:56–64.
45. McKim SE, Gabele E, Isayama F et al. Gastroenterology 2003;125:1834–44.
46. Poli G. Mol Aspects Med 2000;21:49–98.
47. Kim KY, Rhim T, Choi I et al. J Biol Chem 2001;276:40591–8.
48. Donohue TM Jr. Addict Biol 2002;7:15–28.
49. Purohit V, Bode JC, Bode C et al. Alcohol 2008;42:349–61.
50. Gustot T, Lemmers A, Moreno C et al. Hepatology 2006;43:989–1000.
51. Luckey TD, Reyniers JA, Gyorgy P et al. Ann N Y Acad Sci 1954;57:932–5.
52. Rutenburg AM, Sonnenblick E, Koven I et al. J Exp Med 1957;106:1–14.
53. Broitman SA, Gottlieb LS, Zamcheck N. J Exp Med 1964;119:633–42.
54. Nolan JP. Yale J Biol Med 1979;52:127–33.
55. Gabuzda GJ. Adv Intern Med 1962;11:11–73.
56. Zieve L. Arch Intern Med 1966;118:211–23.
57. McClain CJ, Zieve L. Portal systemic encephalopathy: recognition and variations. In: Davidson CS, ed. Problems in Liver Diseases. New York: Stratton Intercontinental Medical Book, 1979:162–.
58. Adachi Y, Moore LE, Bradford BU et al. Gastroenterology 1995;108:218–24.
59. Keshavarzian A, Choudhary S, Holmes EW et al. J Pharmacol Exp Ther 2001;299:442–8.
60. Nanji AA, Khettry U, Sadrzadeh SM. Proc Soc Exp Biol Med 1994;205:243–7.
61. McClain CJ, Song Z, Barve SS et al. Am J Physiol Gastrointest Liver Physiol 2004; 287:G497–502.
62. Iimuro Y, Gallucci RM, Luster MI et al. Hepatology 1997;26:1530–37.
63. Yin M, Wheeler MD, Kono H et al. Gastroenterology 1999;117:942–52.
64. Honchel R, Ray MB, Marsano L et al. Alcohol Clin Exp Res 1992;16:665–9.
65. Szabo G, Bala S. World J Gastroenterol 2010;16:1321–9.
66. Gao B, Seki E, Brenner DA et al. Am J Physiol Gastrointest Liver Physiol 2011; 300:G516–25.
67. McClain CJ, Cohen DA. Hepatology 1989; 9:349–51.
68. Khoruts A, Stahnke L, McClain CJ et al. Hepatology 1991;13:267–76.
69. Naveau S, Chollet-Martin S, Dharancy S et al. Hepatology 2004;39:1390–97.
70. Boetticher NC, Peine CJ, Kwo P et al. Gastroenterology 2008;135:1953–60.
71. Wang Y, Kirpich I, Liu Y et al. Am J Pathol 2011;179:2866–75.
72. Kirpich IA, Solovieva NV, Leikhter SN et al. Alcohol 2008;42:675–82.
73. Mendenhall CL, Anderson S, Weesner RE et al. Am J Med 1984;76:211–22.
74. Mendenhall CL, Moritz TE, Roselle GA et al. JPEN J Parenter Enteral Nutr 1995;1 9:258–65.
75. Mendenhall CL, Roselle GA, Gartside P et al. Alcohol Clin Exp Res 1995;19:635–41.
76. Mendenhall CL, Tosch T, Weesner RE et al. Am J Clin Nutr 1986;43:213–8.
77. Mendenhall CL, Moritz TE, Roselle GA et al. Hepatology 1993;17:564–76.
78. Merli M, Romiti A, Riggio O et al. JPEN J Parenter Enteral Nutr 1987;11:130S–4S.
79. Baker JP, Detsky AS, Wesson DE et al. N Engl J Med 1982;306:969–72.
80. Campillo B. Assessment of nutritional status and diagnosis of malnutrition in patients with liver disease. In: Preedy VR, Lakshman R, Srirajaskanthan R et al, eds. Nutrition, Diet Therapy and the Liver. Boca Raton, FL: CRC Press 2010:22–46.
81. Detsky AS, McLaughlin JR, Baker JP et al. JPEN J Parenter Enteral Nutr 1987;11:8–13.
82. Patek AJ Jr, Post J, et al. J Am Med Assoc 1948;138:543–9.
83. Kearns PJ, Young H, Garcia G et al. Gastroenterology 1992;102:200–5.
84. Cabré E, Rodriguez-Iglesias P, Caballeria J et al. Hepatology 2000;32:36–42.
85. Hirsch S, Bunout D, de la Maza P et al. JPEN J Parenter Enteral Nutr 1993;17: 119–24.
86. Hirsch S, de la Maza MP, Gattas V et al. J Am Coll Nutr 1999;18:434–41.
87. Yamanaka H, Genjida K, Yokota K et al. Nutrition 1999;15:749–54.
88. Swart GR, Zillikens MC, van Vuure JK et al. BMJ 1989;299:1202–3.
89. Plank LD, Gane EJ, Peng S et al. Hepatology 2008;48:557–66.
90. Zhou Z, Wang L, Song Z et al. Am J Pathol 2005;166:1681–90.
91. Zhou Z, Liu J, Song Z et al. Exp Biol Med (Maywood) 2008;233:540–8.
92. Zhong W, McClain CJ, Cave M et al. Am J Physiol Gastrointest Liver Physiol 2010; 298:G625–33.
93. McClain CJ, Marsano L, Burk RF et al. Semin Liver Dis 1991;11:321–39.
94. Wells IC Can J Physiol Pharmacol 2008; 86:16–24.
95. Rylander R, Megevand Y, Lasserre B et al. Scand J Clin Lab Invest 2001;61:401–5.
96. Guerrero-Romero F, Tamez-Perez HE, Gonzalez-Gonzalez G et al. Diabetes Metab 2004;30:253–8.
97. Poikolainen K, Alho H. Subst Abuse Treat Prev Policy 2008;3:1.
98. Dahle LO, Berg G, Hammar M et al. Am J Obstet Gynecol 1995;173:175–80.
99. Brown KM, Arthur JR. Public Health Nutr 2001;4:593–9.
100. Neve J. Nutr Rev 2000;58:363–9.
101. Czuczejko J, Zachara BA, Staubach-Topczewska E et al. Acta Biochim Pol 2003;50: 1147–54.
102. Jablonska-Kaszewska I, Swiatkowska-Stodulska R, Lukasiak J et al. Med Sci Monit 2003;9(Suppl 3):15–8.
103. Gonzalez-Reimers E, Galindo-Martin L, Santolaria-Fernandez F et al. Biol Trace Elem Res 2008;125:22–9.
104. Dworkin BM, Rosenthal WS, Stahl RE et al. Dig Dis Sci 1988;33:1213–7.
105. Bergheim I, Parlesak A, Dierks C et al. Eur J Clin Nutr 2003;57:431–8.
106. Arteel G, Marsano L, Mendez C et al. Best Pract Res Clin Gastroenterol 2003;17:625–47.
107. Evstigneeva RP, Volkov IM, Chudinova VV. Membr Cell Biol 1998;12:151–72.
108. Hill DB, Devalaraja R, Joshi-Barve S et al. Clin Biochem 1999;32:563–70.
109. Lee KS, Buck M, Houglum K et al. J Clin Invest 1995;96:2461–8.
110. de la Maza MP, Petermann M, Bunout D et al. J Am Coll Nutr 1995;14:192–6.
111. Mezey E, Potter JJ, Rennie-Tankersley L et al. J Hepatol 2004;40:40–6.
112. Sanyal AJ, Chalasani N, Kowdley KV et al. N Engl J Med 2010;362:1675–85.
113. Levy S, Herve C, Delacoux E et al. Dig Dis Sci 2002;47:543–8.
114. Hoyumpa AM Jr. Am J Clin Nutr 1980;33: 2750–61.
115. Roongpisuthipong C, Sobhonslidsuk A, Nantiruj K et al. Nutrition 2001;17:761–5.
116. Leevy CM, Moroianu SA. Clin Liver Dis 2005;9:67–81.
117. Russell RM. Am J Clin Nutr 1980;33:2741–9.
118. Leo MA, Lieber CS. Am J Clin Nutr 1999; 69:1071–85.
119. Malham M, Jorgensen SP, Ott P et al. World J Gastroenterol 2011;17:922–5.
120. Lieber CS, Casini A, DeCarli LM et al. Hepatology 1990;11:165–72.
121. Barak AJ, Beckenhauer HC, Tuma DJ. Alcohol 1994;11:501–3.
122. Song Z, Zhou Z, Chen T et al. J Nutr Biochem 2003;14:591–7.
123. Halsted CH, Villanueva J, Chandler CJ et al. Hepatology 1996;23:497–505.
124. Purohi, V, Abdelmalek MF, Barve S et al. Am J Clin Nutr 2007;86:14–24.
125. Marchesini G, Bianchi G, Merli M et al. Gastroenterology 2003;124:1792–801.
126. Muto Y, Sato S, Watanabe A et al. Clin Gastroenterol Hepatol 2005;3:705–13.
127. Kawamura E, Habu D, Morikawa H et al. Liver Transpl 2009;15:790–7.
128. Kumada H, Okanoue T, Onji M et al. Hepatol Res 2010;40:8–13.
129. Cordoba J, Lopez-Hellin J, Planas M et al. J Hepatol 2004;41:38–43.
130. Gheorghe L, Iacob R, Vadan R et al. Rom J Gastroenterol 2005;14:231–38.

131. Plauth M, Cabre E, Riggio O et al. Clin Nutr 2006;25:285–94.
132. Plauth M, Merli M, Kondrup J et al. Clin Nutr 1997;16:43–55.
133. Holecek M. Nutrition 2010;26:482–90.
134. Als-Nielsen B, Koretz RL, Kjaergard LL et al. Cochrane Database Syst Rev 2003;(2):CD001939.
135. Bajaj JS, Saeian K, Christensen KM et al. Am J Gastroenterol 2008;103:1707–15.
136. Liu Q, Duan ZP, Ha DK et al. Hepatology 2004;39:1441–9.
137. Shukla S, Shukla A, Mehboob S et al. Aliment Pharmacol Ther 2011;33:662–71.

◆ 83章 ◆

1. Windsor AC, Kanwar S, Li AG et al. Gut 1998;42:431–5.
2. Petrov MS, Loveday BPT, Pylypchuk RD et al. Br J Surg 2009;96:1243–52.
3. Kudsk KA, Croce MA, Fabian TC et al. Ann Surg 1992;215:503–13.
4. Heyland DK, Dhaliwal R, Drover JW et al. JPEN J Parenter Enteral Nutr 2003;27:355–73.
5. Kalfarentzos F, Kehagias J, Mead N et al. Br J Surg 1997;84:1665–9.
6. Peter JV, Moran JL, Phillips-Hughs J. Crit Care Med 2005;33:213–20.
7. Bower RH, Talamini MA, Sax HC et al. Arch Surg 1986;121:1040–5
8. Fukatsu K, Kudsk KA. Surg Clin North Am 2011;91:805–820.
9. Suchner C, Senftleben U, Eckart T et al. Nutrition 1996;12:13–22.
10. Simpson F, Doig GS. Intensive Care Med 2005;31:12–23.
11. Gramlich L, Kichian K, Pinilla J et al. Nutrition 2004;20:843–8.
12. Peng YZ, Yuan ZQ, Xiao GX et al. Burns 2001;27:145–9.
13. Moore FA, Moore EE, Jones TN et al. J Trauma 1989;29:916–23.
14. Herndon DN, Barrow RE, Stein M et al. J Burn Care Rehabil 1989;10:309–13
15. Miller KR, Kiraly LN, Lowen CC et al. JPEN J Parenter Enteral Nutr 2011;35:643–59.
16. Moore FA, Feliciano DV, Andrassy RJ et al. Ann Surg. 1992;216:172–83.
17. Kudsk KA, Minard G, Croce MA et al. Ann Surg 1996;224:531–43.
18. Braunschweig CL, Levy P, Sheean PM, Wang X. Am J Clin Nutr 2001;74:534–42.
19. Taylor S, Fettes S, Jewkes C et al. Crit Care Med 1999;27:2525–31
20. Neumayer LA, Smout RJ, Horn HG et al. J. Surg Res 2001;95:73–7.
21. Trujillo EB, Young LS, Chertow GM et al. JPEN J Parenter Enteral Nutr 1999;23:109–13.
22. Farber MS, Moses J, Korn M. JPEN J Parenter Enteral Nutr 2005:29:S562–9
23. Braga M, Gianotti L, Gentilini O et al. Crit Care Med 2001;29:242–8.
24. McClave SA, Martindale RG, Vanek VW et al. JPEN J Parenter Enteral Nutr 2009;33:277–316.
25. Kirton OC, Windsor J, Wedderburn R et al. Chest 1998;113:1064–9.
26. Flynn MP. Crit Care Med 1991;19:627–41.
27. Matarese LE, Costa G, Bond G et al. Nutr Clin Pract 2007;22:474–81.
28. Schunn CD, Daly JM. J Am Coll Surg 1995;180:410–16.
29. McClave SA, Change WK. Nutr Clin Pract 2003;18:279–84.
30. Melis M, Fichera A, Ferguson MK. Arch Surg 2006;141:701–4.
31. Zaloga GP, Roberts PR, Marik PE. Nutr Clin Pract 2003;18:285–93.
32. Berger MM, Chiolero RL. JPEN J Parenter Enteral Nutr 2009;33:702–9.
33. Metheny NA, Stewart BJ, McClave SA. JPEN J Parenter Enteral Nutr 2011;35:346–55
34. Atia A, Girard-Piper F, Hebuterne X et al. JPEN J Parenter Enteral Nutr 2011;35:229–40.
35. Nordgaard I, Hansen BS, Mortensen PB. Lancet 1994;343:373–6.
36. Nightingale JM, Lennard-Jones JE, Gertner DJ et al. Gut 1992;33:1493–7.
37. Weser E. Clin Gastroenterol 1983;12:443–61.
38. Messing B, Crenn P, Beau P et al. Gastroenterology 1999;117:1043–50.
39. Hoffman AF, Poley Jr. N Engl J Med 1969;281:397–402.
40. Nightingale JM, Kamm MA, van der Sijp JR et al. Gut 1996;39:267–72.
41. Matarese LE, Steiger E. J Clin Gastroenterol 2006;40:S85–93.
42. Abu-Elmagd KM, Costa G, Bond GJ et al. Ann Surg 2009;250:567–81.
43. Matarese LE, Costa G, Bond G et al. Nutr Clin Pract 2007;22:474–81.
44. McClave SA, Heyland DK. Nutr Clin Pract 2009;24:305–15.
45. Colomb V, Goulet O. Curr Opin Clin Nutr Met Care 2009;12:186–90.
46. O'Keefe SJ, Emerling M, Koritsky D et al. Am J Gastroenterol 2007;102:1093–1100.
47. Lewis SJ, Egger M, Sylvester PA, Thomas S. BMJ 2001;323:773–6.
48. Byrnes MC, Reicks P, Irwin E. Am J Surg 2010;199:359–63.
49. Ukleja A. Nutr Clin Pract 2010;25:16–25.
50. Doig GS, Simpson F, Finfer S et al. JAMA 2008;300:2731–41.
51. Doig GS, Heighes PT, Simpson F. Injury 2011;42:50–6.
52. Vanek VW. Nutr Clin Pract 2002;17:275–83.
53. Vanek VW. Nutr Clin Pract 2003;18:50–74.
54. Vanek VW. Nutr Clin Pract 2003;18:201–20.
55. Kreymann KG, Berger MM, Deutz NEP et al. Clin Nutr 2006;25:210–23.
56. Weimann A, Braga M, Harsanyi L et al. Clin Nutr 2006;25;224–44.
57. Doig GS, Heighes PT, Simpson F et al Int Care Med 2009;35:2018–27.
58. Heighes PT, Doig GS, Sweetman EA et al. Anaesth Intensive Care 2010;38:167–74.
59. Bankhead RR, Fang JC. Enteral access devices. In Gottschlich MM, ed. The A.S.P.E.N. Nutrition Support Core Curriculum: A Case Based Approach-The Adult Patient. Silver Spring, MD: American Society for Parenteral and Enteral Nutrition, 2007:233–45.
60. Zaloga GP. Chest 1991;100:1643–6.
61. Baskin WN, Johansen JF. Gastrointest Endosc 1995;42:161–5.
62. Munera-Seeley V, Ochoa JB, Brown N et al. Nutr Clin Pract 2008;23:318–21.
63. Rivera R, Campana J, Hamilton C et al. JPEN J Parenter Enteral Nutr 2011;35:636–42.
64. Rassias AJ, Ball PA, Corwin HL. Crit Care 1998;2:25–8.
65. Marderstein EL, Simmons RL, Ochoa JB. J Am Coll Surg 2004;199:39–47.
66. McClave SA, DeMeo MT, DeLegge MH et al. JPEN J Parenter Enteral Nutr 2002;26:S80–5.
67. Hsu CW, Sun SF, Lin SL et al. Crit Care Med 2009;37:1866–72.
68. Gunn SR, Early BJ, Zenati MS et al. JPEN J Parenter Enteral Nutr 2009;33:50–4.
69. Seder CW, Janczyk R. Nutr Clin Pract 2008;23:651–4.
70. Metheny NA, Schallom L, Oliver DA et al. Am J Crit Care 2008;17:512–19.
71. McClave SA, Lukan JK, Stefater JA et al. Crit Care Med 2005;33:324–30.
72. Fraser RJL, Bryant L. Nutr Clin Pract 2010;25:26–31.
73. Hegazi RA, Wischmeyer PE. Crit Care 2011;15:234.
74. Bellissimo-Rodrigues F, Bellissimo-Rodrigues WT, Viana JM et al. Infect Control Hosp Epidemiol 2009;30:952–8.
75. Wierdsma NJ, Peters JH, Weijs PJ et al. Crit Care 2011;15:R264.
76. Reintam A, Parm P, Kitus R et al. Acta Anaesthesiol Scand 2009;53:318–24.
77. Ferrie S, East V. Aust Crit Care 2007;20:7–13.
78. Fuhrman MP. Nutr Clin Pract 1986;14:83–3.
79. Elia M, Engfer MB, Green CJ et al. Aliment Pharmacol Ther 2008;15:120–45.
80. Gauderer MW, Stellato TA. Curr Prob Surg 1986;23:661–719
81. Gauderer MWL, Ponsky J, Izant RJ Jr. J Pediatr Surg 1980;15:872–5.
82. Steigman GV, Goff JS, Silas D et al. Gastrointest Endosc 1990;36:1–5.
83. Scott JS, De LaTorre RA, Unger SW. Am Surg 1991;57:338–40.
84. Light VL, Siezak FA, Porter JA. Gastrointest Endosc 1995;42:330–5.
85. Lee JH, Machtay M, Unger LD et al. Arch Otolaryngol Head Neck Surg 1998;124:871–5.
86. Kostadima E, Kaditis AG, Alexopoulos EI et al. Eur Resp J 2005;26:106–11.
87. Murphy LM, Lipman TO. Arch Intern Med 2003;163:1351–3.
88. Garrow D, Pride P, Moran W et al. Clin Gastroenterol Hepatol 2007;1372–8.
89. Torosian MH, Rombeau JL. Surg Gynecol Obstet 1980;150:918–27.
90. Ho CS. Nutr Clin Pract. 1997;12:S17–9.
91. Senkal M, Koch J, Hummel T et al. Surg Endosc 2004;18:307–9.
92. Mack LA, Kaklamanos IG, Livingstone AS et al. Ann Surg 2004;240:845–51.
93. DiSario JA, Baskin WN, Brown RD et al. Gastrointest Endosc 2002;55:901–8.
94. Gerndt SJ, Orringer MB. Surgery 1994;115:164–9.
95. Tiengou LE, Gloro R, Pouzoulet J et al. JPEN J Parenter Enteral Nutr 2006;30:1–5.
96. Yang G, Wu XT, Zhou Y et al. World J Gastroenterol 2005;11:3935–8.
97. Schneider SM, Giarard-Pipau F, Anty R et al. Clin Nutr 2006;25:82–90.
98. Mesejo A, Acosta JA, Ortega C et al. Clin Nutr 2003;295–305
99. Pohl M, Mayr P, Mertl-Roetzer M et al. Eur J Clin Nutr 2005;59:1121–32.
100. Leon-Sanz M, Garcia-Luna PP, Planas M et al. JPEN J Parenter Enteral Nutr 2005;29:21–9.
101. Elia M, Ceriello A, Laube H et al. Diabetes Care 2005;28:2267–79.
102. Kopple JD. JPEN J Parenter Enteral Nutr 1996;20:3–12.
103. Chiolero R, Berger MM. Contrib Nephrol 2007;156:267–74.
104. Fischer JR. Surgery 1975;78:276–90.
105. Marchesini G, Bianchi G, Merli M et al. Gastroenterology 2003;124:1792–1801.
106. Als-Nielsen B, Koretz RL, Kjaergard LL et al. Cochrane Database Syst Rev 2003;(2):CD001939.
107. Stickel F, Hoehn B, Schuppan D et al. Aliment Pharmacol Ther 2003;18:357–73.
108. Arora NS, Rochester DF: J App Physiol 1982;52:65–70.
109. Covelli HD, Black JW, Olssen MS, Beekman JF. Ann Intern Med 1981;95:579–81.

110. Lochs H, Dejong C, Hammarquvist F et al. Clin Nutr 2006;25:260–74.
111. Angelillo VA, Bdei S, Durfee D et al. Ann Intern Med 1985;103:883–5.
112. Al-Saady NM, Blackmore CM, Bennett ED. Intensive Care Med 1989;15:290–5.
113. Akrabawi SS, Mobarhan S, Stoltz R et al. Nutrition 1996;12:260–5.
114. Talpers SS, Romberger DJ, Bunce SB et al. Chest 1992;102:551–5.
115. Gadek JE, DeMichele SJ, Karlstad MD et al. Crit Care Med 1999;27:1409–20.
116. Tehila M, Gibstein L, Gordgi D et al. Clin Nutr 2003;22:S1–S20.
117. Singer P, Theilla M, Fisher H et al. Crit Care Med 2006;34:1033–8.
118. Pontes-Arruda A, Aragao AM, Albuquerque JD. Crit Care Med 2006;34:2325–33.
119. Beale RJ, Bryg DJ, Bihari DJ. Crit Care Med 1999;27:2799–2805.
120. Heys SD, Walker LG, Smith I et al. Ann Surg 1999;329:467–77.
121. Heyland DK. Nutr Clin Pract 2002;17:267–72.
122. Cook DJ, Heyland DK. JAMA 2011;306: 1599–1600.
123. Wischmeyer P. Curr Opin Anaesthesiol 2011;24:381–8.
124. Marik PE, Zaloga GP. Intensive Care Med 2008;34:1980–90.
125. Cerantola Y, Hübner M, Grass F et al. Br J Surg 2011;98:37–48.
126. Wernerman J. Ann Intensive Care 2011;1: 25.
127. Houdijk AP, Rijnsburger ER, Jansen J et al. Lancet 1998;352:772–6.
128. Schulman AS, Willcutts KF, Claridge JA et al. Crit Care Med 2005;33:2501–6.
129. Wischmeyer PE, Heyland DK. Crit Care Clin 2010;26:433–41.
130. Suchner U, Heyland DK, Peter K. Br J Nutr 2002;87(Suppl 1):S121–32.
131. Martindale RG, McCarthy MS, McClave SA. Minerva Anestesiol 2011;77:463–7.
132. Preiser JC, Luiking Y, Deutz N. Crit Care Med 2011;39:1569–70.
133. Drover JW, Dhaliwal R, Weitzel L et al. J Am Coll Surg 2011;212:385–99.
134. Plauth M, Cabre E, Riggio O et al. Clin Nutr 2006;25:285–94.
135. Anker SD, John M, Pedersen PV et al. Clin Nutr 2006;25:311–18.
136. ASPEN Board of Directors. JPEN Parenter Enteral Nutr 2002:26:18A–138SA.

◆ 84章 ◆

1. Vinnars E, Wilmore D. JPEN J Parenter Enteral Nutr 2003;27:225–31.
2. Bistrian BR. Nestle Nutr Workshop Ser Clin Perform Programme 2009;12:127–36.
3. Dudrick S, Wilmore DW, Vars HM et al. Surgery 1968;64:134–42.
4. Anonymous. JPEN J Parenter Enteral Nutr 1993;17:1SA–26SA.
5. Anonymous. JPEN J Parenter Enteral Nutr 2002;26:1SA–138SA.
6. Mirtallo J, Canada T, Johnson D et al. JPEN J Parenter Enteral Nutr 2004;28: S40–70.
7. McClave SA, Martindale RG, Vanek VW et al. JPEN J Parenter Enteral Nutr 2009; 33:277–316.
8. Druyan ME, Compher C, Boullata JI et al. JPEN J Parenter Enteral Nutr 2012;36:77–80.
9. Preiser JC, Schneider SM. Clin Nutr 2011; 30:549–52.
10. Cahill NE, Narasimhan S, Dhaliwal R et al. JPEN J Parenter Enteral Nutr 2010;34: 685–96.
11. Heyland DK, MacDonald S, Leefe L et al. JAMA 1998;280:2013–9.
12. Thibault R, Pichard C. Crit Care Clin 2010; 26:467–80.
13. Kutsogiannis J, Alberda C, Gramlich L et al. Crit Care Med 2011;39:2691–9.
14. Casaer MP, Mesotten D, Hermans G et al. N Engl J Med 2011;365:506–17.
15. Ziegler TR. N Engl J Med 2009;361:1088–97.
16. Ziegler TR. N Engl J Med 2011;365:562–4.
17. Gura KM. Nutr Clin Pract 2009;24:709–17.
18. Culebras JM, Martin-Peña G, Garcia-de-Lorenzo A et al. Curr Opin Clin Nutr Metab Care 2004;7:303–7.
19. Norwood S, Wilkins HE, Vallina VL et al. Crit Care Med 2000;28:1376–82.
20. Kearns PJ, Coleman S, Wehner JH. JPEN J Parenter Enteral Nutr 1996;20:20–4.
21. Cowl CT, Weinstock JV, Al-Jurf A et al. Clin Nutr 2000;19:237–43.
22. McGee DC, Gould MK. N Engl J Med 2003;348:1123.
23. Pittiruti M, Hamilton H, Biffi R et al. Clin Nutr 2009;28:365–77.
24. Fonkalsrud EW, Berquist W, Burke M et al. Am J Surg 1982;143:209–11.
25. Mansfield PF, Hohn DC, Fornage BD et al. N Engl J Med 1994;331:1735–8.
26. Clark-Christoff N, Watters VA, Sparks W et al. JPEN J Parenter Enteral Nutr 1992;16: 403–7.
27. Kemp L, Burge J, Choban P et al. JPEN J Parenter Enteral Nutr 1994;18:71–4.
28. Timsit JF, Sebille V, Farkas JC et al. JAMA 1996;276:1416–20.
29. Maki DG, Stolz SM, Wheeler S et al. Ann Intern Med 1997;127:257–66.
30. Timsit JF, Schwebel C, Bouadma L et al. JAMA 2009;301:1231–41.
31. Camargo LF, Marra AR, Buchele GL et al. J Hosp Infect 2009;72:227–33.
32. Oliveira C, Nasr A, Brindle M et al. Pediatrics 2012;129:318–29.
33. Timsit JF, Dubois Y, Minet C et al. Semin Respir Crit Care Med 2011;32:139–50.
34. Feller-Kopman D. Chest 2007;132:302–9.
35. O'Grady NP, Alexander M, Burns LA et al. Am J Infect Control 2011;39:S1–34.
36. O'Keefe SJ, Burnes JU, Thompson RL. JPEN J Parenter Enteral Nutr 1994;18: 256–63.
37. Ball PA. Curr Opin Clin Nutr Metab Care 2003;6:319–25.
38. Alcutt A, Lort D, McCollum N. Br J Surg 1983;70:111.
39. Seres DS. Nutr Clin Pract 1990;5:111–7.
40. Shaw SN, Elwyn DH, Askanazi J et al. Am J Clin Nutr 1983;37:930–40.
41. Mehta NM, Compher C. JPEN J Parenter Enteral Nutr 2009;33:260–76.
42. Rodriguez NA, Jeschke MG, Williams FN et al. JPEN J Parenter Enteral Nutr 2011; 35:704–14.
43. Cano NJ, Aparicio M, Brunori G et al. Clin Nutr 2009;28:401–14.
44. Genton L, Pichard C. Int J Vitam Nutr Res 2011;81:143–52.
45. Yarandi SS, Zhao VM, Hebbar G et al. Curr Opin Clin Nutr Metab Care 2011;14:75–82.
46. Rudman E, Millikan WJ, Richardson TJ et al. J Clin Invest 1975;55:94–104.
47. Starker PM, LaSala PA, Forse A et al. JPEN J Parenter Enteral Nutr 1985;9:300–2.
48. Kauffmann RM, Hayes RM, Jenkins JM et al. JPEN J Parenter Enteral Nutr 2011;35: 686–94.
49. Byrne WJ, Lippe BM, Strobel CT et al. Gastroenterology 1981;80:947–56.
50. Krzywda A, Andris DA, Whipple JK et al. JPEN J Parenter Enteral Nutr 1993;17:64–7.
51. Arsenault D, Brenn M, Kim S et al JPEN J Parenter Enteral Nutr 2012;36:81–95.
52. McCowen KC, Malhotra A, Bistrian BR. Crit Care Clin 2001;17:107–24.
53. Van den Berghe G, Wouters P, Weekers F et al. N Engl J Med 2001;345:1359–67.
54. Van den Berghe G, Wouters PJ, Bouillon R et al. Crit Care Med 2003;31:359–66.
55. Finney SJ, Zekveld C, Elia A et al. JAMA 2003;290:2041–7.
56. NICE-SUGAR Study Investigators, Finfer S, Chittock DR et al. N Engl J Med 2009; 360:1283–97.
57. Kavanagh BP, McCowen KC. N Engl J Med 2010;363:2540–6.
58. Umpierrez GE, Hellman R, Korytkowski MT et al. J Clin Endocrinol Metab 2012;97: 16–38.
59. Calder PC, Jensen GL, Koletzko BV et al. Intensive Care Med 2010;36:735–49.
60. Mirtallo JM, Dasta JF, Kleinschmidt KC et al. Ann Pharmacother 2010;44:688–700.
61. Wanten GJ, Calder PC. Am J Clin Nutr 2007;85:1171–84.
62. Battistella FD, Widergren JT, Anderson JT et al. J Trauma 1997;43:52–8.
63. Rangel SJ, Calkins CM, Cowles RA et al. J Pediatr Surg 2012;47:225–40.
64. de Meijer VE, Gura KM, Meisel JA et al. Arch Surg 2010;145:547–51.
65. Park KT, Nespor C, Kerner J Jr. J Perinatol 2011;31(Suppl 1):S57–60.
66. Deshpande G, Simmer K. Curr Opin Clin Nutr Metab Care 2011;14:145–50.
67. Cober MP, Killu G, Brattain A et al. J Pediatr 2012;160:421–7.
68. Umpierrez GE, Spiegelman R, Zhao V et al. Crit Care Med 2012;40:1792–8.
69. Kemin Q, Maysoon A, Seo T et al. JPEN J Parenter Enteral Nutr 2003;27:58–64.
70. Adamkin DH, Gelke KN, Andrews BE. JPEN J Parenter Enteral Nutr 1984;8:563–7.
71. Driscoll DF. JPEN J Parenter Enteral Nutr 2003;27:433–8.
72. Driscoll DF, Bhargava HN, Li L et al. Am J Hosp Pharm 1995;52:623–34.
73. Venus B, Smith RA, Patel C et al. Chest 1989;95:1278–81.
74. Suchner U, Katz DP, Furst P et al. Crit Care Med 2001;29:1569–74.
75. Seidner DL, Mascioli EA, Istfan NW et al. JPEN J Parenter Enteral Nutr 1987;13: 614–9.
76. Jensen GL, Mascioli EA, Seidner DL et al. JPEN J Parenter Enteral Nutr 1990;14: 467–71.
77. Ota DM, Jessup JM, Babcock GE et al. JPEN J Parenter Enteral Nutr 1985;9:23–7.
78. Lenssen P, Bruemmer BA, Bowden RA et al. Am J Clin Nutr 1998;67:927–33.
79. Cohen HJ, Brown MR, Hamilton D et al. Am J Clin Nutr 1989;49:132–9.
80. Maroulis J, Kalfarentzos F. Clin Nutr 2000; 19:295–304.
81. Dunham B, Marcuard S, Khazanie PG et al. JPEN J Parenter Enteral Nutr 1991;15: 608–11.
82. Greene HL, Hambidge M, Schanler R et al. Am J Clin Nutr 1988;48:1324–42.
83. Berkelhammer CH, Wood RJ, Sitrin MD. Am J Clin Nutr 1988;48:1482–9.
84. Goodman WG, Misra S, Veldhuis JD et al. Am J Clin Nutr 2000;71:560–8.
85. Acca M, Ragno A, Francucci CM et al. J Endocrinol Invest 2007;30(Suppl):54–9.
86. Diamanti A, Bizzarri C, Basso MS et al. J Bone Miner Metab 2010;28:351–8.
87. Wanten G, Calder PC, Forbes A. BMJ 2011;342:d1447.
88. Clark CL, Sacks GS, Dickerson RN et al. Crit Care Med 1995;23:1504–11.

89. Charon T, Bernard F, Skrobik Y et al. Intensive Care Med 2003;29:1273–8.
90. Sacks GS, Brown RO, Dickerson RN et al. Nutrition 1997;13:303–8.
91. Hardy G. Gastroenterology 2009;137 (Suppl):S29–35.
92. Shils ME, Burke AW, Greene HL et al. JAMA 1979;241:2051–4.
93. Btaiche IF, Carver PL, Welch KB. JPEN J Parenter Enteral Nutr 2011;35:736–47.
94. Jeejeebhoy K. Gastroenterology 2009;137 (Suppl):S7–12.
95. Shike M, Roulet M, Kurian R et al. Gastroenterology 1981;81:290–7.
96. Spiegel JE, Willenbucher RF. JPEN J Parenter Enteral Nutr 1999;23:169–72.
97. Griffith DP, Liff D, Ziegler TR et al. Obesity 2009;17:827–31.
98. Gletsu-Miller N, Broderius M, Frediani J et al. Int J Obes 2012;36:328–35.
99. Kurkus J, Alcock NW, Shils ME. JPEN J Parenter Enteral Nutr 1984;8:254–7.
100. Shike M, Ritchie ME, Shils ME. Clin Res 1986;34:804A(abst).
101. Fell JME, Reynolds AP, Meadows N et al. Lancet 1996;347:1218–21.
102. Ono J, Harada K, Kodaka R et al. JPEN J Parenter Enteral Nutr 1995;19:310–2.
103. Ejima A, Imanura T, Nakamura S et al. Lancet 1992;339:426 (letter).
104. Takagi Y, Okada A, Sando K et al. Am J Clin Nutr 2002;75:112–8.
105. Hambidge KM, Sokol RJ, Fidanze SJ et al. JPEN J Parenter Enteral Nutr 1989;13:168–71.
106. Alves G, Thiebot J, Tracqui A et al. JPEN J Parenter Enteral Nutr 1997;21:41–5.
107. Bertinet DB, Tinivella M, Balzola FA et al. JPEN J Parenter Enteral Nutr 2000;24:223–7.
108. Verhage AH, Cheong WK, Jeejeebhoy K. JPEN J Parenter Enteral Nutr 1996;20:123–7.
109. Moukarzel A. Gastroenterology 2009;137 (Suppl):S18–28.
110. Van Rijn AM, Thompson CD, McKenzie JM et al. Am J Clin Nutr 1979;43:2076–85.
111. Shenkin A. Gastroenterology 2009;137 (Suppl):S61–9.
112. Andrews PJ, Avenell A, Noble DW et al. BMJ 2011;342:d1542.
113. Abumrad NN, Schneider AJ, Steel D et al. Am J Clin Nutr 1981;34:2551–9.
114. Klein GA. Am J Clin Nutr 1995;61:449–56.
115. Wier HA, Kuhn RJ. Ann Pharmacother 2012;46:137–40.
116. Wu WW, Kaplan LA, Horn J et al. JPEN J Parenter Enteral Nutr 1986;10:591–5.
117. Bishop NJ, Morley R, Day JP et al. N Engl J Med 1997;336:1557–61.
118. de Oliveira SR, Bohrer D, Garcia SC et al JPEN J Parenter Enteral Nutr 2010;34:322–8.
119. Mirtallo JM. JPEN J Parenter Enteral Nutr 2010;34:346–7.
120. Vanamee P, Shils ME, Burke AW et al. JPEN J Parenter Enteral Nutr 1979;3:258–62.
121. De Ritter EJ. Pharm Sci 1982;71:1073–96.
122. Kirkemo AK, Burt ME, Brennan M. Am J Clin Nutr 1982;35:1003–9.
123. Thomas MK, Lloyd-Jones DM, Thadhani RI et al. N Engl J Med 1998;338:777–83.
124. Thomson P, Duerksen DR. JPEN J Parenter Enteral Nutr 2011;35:499–504.
125. Anonymous. Nutrition 1999;15:92–6.
126. Buchman AL. Gastroenterology 2009;137 (Suppl):S119–28.
127. Buckman AL, Sohel M, Brown M et al. JPEN J Parenter Enteral Nutr 2000;25:30–35.
128. Compher CW, Kinosian BP, Stoner NE et al. JPEN J Parenter Enteral Nutr 2002;26:57–62.
129. Shils ME, Baker H, Frank O. JPEN J Parenter Enteral Nutr 1985;9:179–88.
130. Chen F, Boyce HW, Tripiett L. JPEN J Parenter Enteral Nutr 1983;7:462–4.
131. Steephen AC, Traber MG, Ito Y et al. JPEN J Parenter Enteral Nutr 1991;15:647–52.
132. Lemoyne M, Gossum AV, Kurian R et al. Am J Clin Nutr 1988;48:1310–5.
133. Greene HL, Smith R, Pollack P et al. J Am Coll Nutr 1991;10:281–8.
134. Centers for Disease Control and Prevention. MMWR Morb Mortal Wkly Rep 1997;46:523–8.
135. Zak J, Burns D, Lingenfelser T et al. JPEN J Parenter Enteral Nutr 1991;15:200–1.
136. Ferrie S. Nutr Clin Pract 2012;27:65–8.
137. Palesty JA, Dudrick SJ. Surg Clin North Am 2011;91:653–73.
138. Byrnes MC, Stangenes J. Curr Opin Clin Nutr Metab Care 2011;14:186–92.
139. Zhao VM, Ziegler TR. Crit Care Nurs Clin North Am 2010;22:369–80.
140. Grau T, Bonet A, Rubio M et al. Crit Care 2007;11:R10.
141. Buchman A. JPEN J Parenter Enteral Nutr 2002;26(Suppl):S43–8.
142. Cavicchi M, Beau P, Crenn P et al. Ann Intern Med 2000;132:525–32.
143. Messing B, Colombel JF, Heresbach D et al. Nutrition 1992;8:30–6.
144. Wagner WH, Lowry AC, Silberman H. Am J Gastroenterol 1983;78:199–202.
145. Buchmiller CE, Kleiman-Wexler RL, Ephgrave KS et al. JPEN J Parenter Enteral Nutr 1993;17:301–6.
146. Payne-James JJ, Silk DB. Dig Dis Sci 1991;9:10–24.
147. Lambert JP, Thomas SM. JPEN J Parenter Enteral Nutr 1985;9:501–3.
148. Spagnuolo MM, Iorio R, Vegnente A et al. Gastroenterology 1996;111:716–9.
149. Buchman AL, Dubin M, Venden D et al. Gastroenterology 1992;102:1363–70.
150. Muller EL, Grace FA, Pitt HA. J Surg Res 1986;40:55–62.
151. Messing B, Bories C, Kustlinger F et al. Gastroenterology 1983;84:1012–9.
152. Roslyn JJ, Berquist WE, Pitt HA et al. Pediatrics 1983;71:784–9.
153. Dorney SF, Ament ME, Berquist WE et al. J Pediatr 1985;107:521–5.
154. Seidner DL. JPEN J Parenter Enteral Nutr 2002;26(Suppl):S37–42.
155. Buchman AL, Moukarzel A. Clin Nutr 2000;19:217–31.
156. Pironi L, Morselli AM, Pertkiewicz M et al. Clin Nutr 2002;21:289–96.
157. Shike M, Harrison JE, Sturtridge WC et al. Ann Intern Med 1980;92:343–50.
158. Verhage AH, Cheong WI, Allard JP et al. JPEN J Parenter Enteral Nutr 1995;19:431–6.
159. Saitta JC, Ou SM, Sherrard DJ et al. JPEN J Parenter Enteral Nutr 1993;17:214–9.
160. Pironi L, Zolezzi C, Ruggeri E et al. Nutrition 2000;16:272–7.
161. Wood RJ, Sitrin MD, Rosenberg IH. Am J Clin Nutr 1988;48:632–6.
162. Berkelhammer C, Wood RJ, Sitrin MD. JPEN J Parenter Enteral Nutr 1998;22:142–6.
163. Mühlebach S, Franken C, Stanga Z. Ger Med Sci 2009;7:doc18.
164. Trissel LA, Gilbert DL, Martinez JF et al. Am J Health Syst Pharm 1997;54:1295–300.
165. Trissel LA, Gilbert DL, Martinez JF et al. JPEN J Parenter Enteral Nutr 1999;23:67–74.
166. Shils ME, Wright WL, Turnbull A et al. N Engl J Med 1970;283:341–4.
167. Delegge MH. JPEN J Parenter Enteral Nutr 2002;26(Suppl):S60–2.
168. Howard L, Ament M, Fleming CR et al. Gastroenterology 1995;109:355–65.
169. Howard L, Malone M. Am J Clin Nutr 1997;66:1364–70.
170. Howard L, Ashley C. Gastroenterology 2003;124:1651–61.
171. Gulledge AD, Srp F, Sharp JW et al. Nutr Clin Pract 1987;2:183–94.
172. Smith CE. JPEN J Parenter Enteral Nutr 1993;17:501–506.
173. O'Neill JP, Shaha AR. Surg Clin North Am 2011;91:631–9.
174. Burnette B, Jatoi A. Curr Opin Support Palliat Care 2010;4:272–5.
175. Howard L, Heaphey L, Fleming CR et al. JPEN J Parenter Enteral Nutr 1991;15:384–93.
176. Spencer AU, Kovacevich D, McKinney-Barnett M. Am J Clin Nutr 2008;88:1552–9.
177. Fraher MH, Collins CJ, Bourke J et al. J Hosp Infect 2009;73:129–34.
178. Walter E, Liu FX, Maton P et al. Eur J Clin Nutr 2012;66:639–44.
179. Rhoda KM, Suryadevara S, Steiger E. Surg Clin North Am 2011;91:913–32.
180. Blackburn GL, Wollner S, Bistrian BR. Arch Surg 2010;145:533–8.
181. Wischmeyer PE, Heyland DK. Crit Care Clin 2010;26:433–41.
182. Bistrian BR. Crit Care Med 2011;39:1533–55.
183. Cahill NE, Wang M, Day AG et al. Crit Care Med 2011;39:2691–9.
184. McClave SA, Heyland DK, Martindale RG. JPEN J Parenter Enteral Nutr 2012;36:15–7.

◆ 85 章 ◆

1. Wesley JR. Nutr Clin Pract 1995;10:219–28.
2. DeLegge M, Wooley JA, Guenter P et al. Nutr Clin Pract 2010;25:76–84.
3. Seashore JH, McMahon M, Wolfson M et al. Nutr Clin Pract 2003;18:270–5.
4. Russell M, Stieber M, Brantley S et al. Nutr Clin Pract 2007;22:558–86.
5. DiMaria-Ghalili RA, Bankhead R, Fisher AA et al. Nutr Clin Pract 2007;22:458–65.
6. Rollins C, Durfee SM, Holcombe BJ et al. Nutr Clin Pract 2008;23:189–94.
7. ASPEN Board of Directors. JPEN J Parenter Enteral Nutr 1986;10:441–5.
8. ASPEN Board of Directors. JPEN J Parenter Enteral Nutr 1993;17:1SA–52SA.
9. ASPEN Board of Directors. JPEN J Parenter Enteral Nutr 2002;26:1SA–138SA; errata 2002;26:144.
10. ASPEN Board of Directors. JPEN J Parenter Enteral Nutr 2009;33:255–9.
11. Sitzmann JV, Pitt HA et al. Dig Dis Sci 1989;34:489–96.
12. Trujillo EB, Young LS, Chertow GM et al. JPEN J Parenter Enteral Nutr 1999;23:109–13.
13. Maurer J, Weinbaum F, Turner J et al. JPEN J Parenter Enteral Nutr 1996;20:272–4.
14. DeLegge M, Basel MD, Bannister C et al. Nutr Clin Pract 2007;22:246–9.
15. Martin K, DeLegge M, Nichols M et al. JPEN J Parenter Enteral Nutr 2011;35:122–30.
16. Sriram K, Cyriac T, Fogg LF. Nutrition 2010;26:735–9.
17. Kohli-Seth R, Sinha R, Wilson S et al. Nutr

Clin Pract 2009;24:728–32.
18. Kudsk KA, Croche MA, Fabian TC et al. Ann Surg 1992;215:503–11.
19. Matsushima K, Cook A, Tyner T et al. Am J Surg 2010;200:386–90.
20. Nehme AE. JAMA 1980;243:1906–8.
21. Faubion WC, Wesley JR, Khalidi N et al. JPEN J Parenter Enteral Nutr 1986;10: 642–5.
22. Goldstein M, Braitman LE, Levine GM. JPEN J Parenter Enteral Nutr 2000;24: 323–7.
23. Soufir L, Timsit JF, Mahe C et al. Infect Control Hosp Epidemiol 1999;20:396–401.
24. Berwick DM, Calkins DR, McCannon JC et al. JAMA 2006;295:324–7.
25. Haraden C. What is a Bundle? Available at: http://www.ihi.org/IHI/Topics/CriticalCare/IntensiveCare/ImprovementStories/WhatIsaBundle.htm. 2006. Accessed March 16, 2011.
26. Galpern D, Guerrero A, Tu A et al. Surgery 2008;144:492–5.
27. Koll BS, Straub TA, Jalon HS et al. Jt Comm J Qual Patient Saf 2008;34:713–23.
28. Marra AR, Cal RG, Durao MS et al. Am J Infect Control 2010;38:434–9.
29. Twomey PL, Patching SC. JPEN J Parenter Enteral Nutr 1985;9:3–10.
30. ChrisAnderson D, Heimburger DC, Morgan SL et al. JPEN J Parenter Enteral Nutr 1996;20:206–10.
31. Brown RO, Carlson ST, Cowan GS et al. JPEN J Parenter Enteral Nutr 1987;11:52–6.
32. Norman K, Pichard C, Lochs H et al. Clin Nutr 2008;27:5–15.
33. Charney P. Nutr Clin Pract 2008;23:366–72.
34. Mueller C, Compher C, Druyan ME et al. JPEN J Parenter Enteral Nutr 2011;1:16–24
35. Anthony PS. Nutr Clin Pract 2008;23:373–82.
36. Fuhrman MP, Charney P, Mueller CM. J Am Diet Assoc 2004;104:1258–64.
37. Robinson MK, Trujillo EB, Mogensen KM et al. JPEN J Parenter Enteral Nutr 2003;27:389–95.
38. McClave SA, Chang WK, Dhaliwal R et al. JPEN J Parenter Enteral Nutr. 2006;30: 143–56.
39. Solomon SM, Kirby DF. JPEN J Parenter Enteral Nutr 1990;14:90–7.
40. Vanek VW. Nutr Clin Pract 2002;17:275–83.
41. Vanek VW. Nutr Clin Pract 2003;18:50–74.
42. Vanek VW. Nutr Clin Pract 2003;18:201–20.
43. Powers J, Chance R, Bortenschlager L et al. Crit Care Nurse 2003;23:16–24.
44. Marsland C. Nutr Clin Pract 2010;25:270–6.
45. Spain DA, McClave SA, Sexton LK et al. JPEN J Parenter Enteral Nutr 1999;23: 288–92.
46. Heyland DK, Cahill NE, Dhaliwal R et al. JPEN J Parenter Enteral Nutr 2010;34: 675–84.
47. McClave SA, Snider HL. JPEN J Parenter Enteral Nutr 2002;26:S43–S50.
48. Bankhead R, Boulatta J, Brantley S et al. JPEN J Parenter Enteral Nutr 2009;33: 122–67.
49. Vanek VW. Nutr Clin Pract 2002;17:85–98.
50. Vanek VW. Nutr Clin Pract 2002;17:142–55.
51. Jacobs DG, Jacobs DO, Kudsk KA et al. J Trauma 2004;57:660–79.
52. Baradi H, Walsh RM, Henderson JM et al. J Gastrointest Surg 2004;8:428–33.
53. Mack LA, Kaklamanos IG, Livingstone AS et al. Ann Surg 2004;240:845–51.
54. Buzby GP, Knox LS, Crosby LO et al. Am J Clin Nutr 1988;47:366–81.
55. Veterans Affairs Total Parenteral Nutrition Cooperative Study Group. N Engl J Med 1991;325:525–32.
56. ASPEN Board of Directors. Nutr Clin Pract 2005;20:575–90.
57. Ireton-Jones C, DeLegge MH, Epperson LA et al. Nutr Clin Pract 2003;18:310–17.
58. DiBiase JK, Scolapio JS. Gastroenterol Clin N Am 2007;36:123–44.
59. Gifford H, DeLegge M, Epperson LA. Nutr Clin Pract 2010;25:443–50.
60. Silver HJ, Wellman NS, Galindo-Ciocon D et al. J Am Diet Assoc 2004;104:43–50.
61. Smith CE, Curtas S, Werkowitch M et al. JPEN J Parenter Enteral Nutr 2002;26: 159–63.
62. Piamjariyakul U, Ross VM, Yadrich DM et al. Nurs Econ 2010;28:255–63.
63. Piamjariyakul U, Ross VM, Yadrich DM et al. Nurs Econ 2010;28:323–9.
64. Smith CE, Piamjariyakul U, Yadrich DM et al. Nurs Econ 2010;28:393–9, 414.
65. Howard L. Nutrition 2000;16:625–8.
66. DeLegge MH. JPEN J Parenter Enteral Nutr 2002;28:S4–S7.
67. Rhoda KM, Suryadevara S, Steiger E. Surg Clin North Am 2011; 91: 913–32.
68. Silver HJ, Wellman NS, Arnold DJ et al. JPEN J Parenter Enteral Nutr 2004;28:92–8.
69. Ross VM, Smith CE. Nutr Clin Pract 2011; 26:656–64.
70. Seipler J. Nutr Clin Pract 2007;22:340–50.
71. Fuhrman MP. Nutr Clin Pract 2006;21:566–75.
72. Ferrone M, Geraci M. Nutr Clin Pract 2007;22:329–39.

◆ 86 章 ◆

1. Parkin DM. Cancer Surveys 1994;19–20:519–61.
2. Parkin DM, Muir CS, Whelan SL et al, eds. Cancer Incidence in Five Continents. Lyon: International Agency for Research on Cancer Scientific Publications, 1992.
3. Cancer Facts and Figures. Atlanta: American Cancer Society, 1996.
4. Devesa SS, Blot WJ, Stone BJ et al. J Natl Cancer Inst 1995;87:175–82.
5. Haenszel W, Kurihara M. J Natl Cancer Inst 1968;40:43–68.
6. Buell P. J Natl Cancer Inst 1973;51:1479–83.
7. Shimizu H, Ross RK, Bernstein L et al. Br J Cancer 1991;63:963–6.
8. Thomas DB, Karagas MR. Cancer Res 1987;47:5771–6.
9. Kolonel LN, Hankin JH, Lee J et al. Br J Cancer 1981;44:332–9.
10. Ziegler RG, Hoover RN, Pike MC et al. J Natl Cancer Inst 1993;85:1819–27.
11. Aoki K, Hayakawa N, Kurihara M et al. Death Rates for Malignant Neoplasms for Selected Sites by Sex and Five-year Age Group in 33 Countries, 1953–57 to 1983–87. International Union Against Cancer. Nagoya, Japan: University of Nagoya Cooperative Press, 1992.
12. Armstrong B, Doll R. Int J Cancer 1975; 15:617–31.
13. Tannenbaum A, Silverstone H. Adv Cancer Res 1953;1:451–501.
14. Steinmetz KA, Potter JD. Cancer Causes Control 1991;2:427–42.
15. Ames BN, Gold LS, Willett WC. Proc Natl Acad Sci U S A 1995;92:5258–65.
16. Willett WC. Nutritional Epidemiology. 2nd ed. New York: Oxford University Press, 1998
17. Tannenbaum A. Cancer Res 1942;2:468–75.
18. Ross MH, Bras G. J Natl Cancer Inst 1971; 47:1095–113.
19. Weindruch R, Walford RL. Science 1982; 215:1415–8.
20. Birt DF. J Nutr 1995;125(Suppl):1673S–6S.
21. Birt DF, Kris ES, Choe M et al. Cancer Res 1992;52(Suppl):2035s–9s.
22. Birt DF. Adv Exp Med Biol 1986;206:69–83.
23. Boissonneault GA, Elson CE, Pariza MW. J Natl Cancer Inst 1986;76:335–8.
24. Willett WC, Stampfer MJ. Am J Epidemiol 1986;124:17–27.
25. Micozzi MS. Horm Res 1993;39(Suppl 3): 49–58.
26. Chen J, Campbell TC, Junyao L et al. Diet, Life-Style, and Mortality in China: A Study of the Characteristics of 65 Chinese Counties. Oxford: Oxford University Press, 1990.
27. Wyshak G, Frisch RE. N Engl J Med 1982; 306:1033–5.
28. Moisan J, Meyer F, Gingras S. Cancer Causes Control 1990;1:149–54.
29. Maclure M, Travis LB, Willett WC et al. Am J Clin Nutr 1991;54:649–56.
30. Merzenich H, Boeing H, Wahrendorf J. Am J Epidemiol 1993;138:217–24.
31. Austin H, Austin JM Jr, Partridge EE et al. Cancer Res 1991;51:568–72.
32. Goodman MT, Nomura AMY, Kolonel LN et al. In: Rao RS, Deo MA, Sanghvi LD, eds. Proceedings of the International Cancer Congress. New Delhi, India. Bologna, Italy: Monduzzi Editore, 1994.
33. Parazzini F, La Vecchia C, Bocciolone L et al. Gynecol Oncol 1991;41:1–16.
34. Tornberg SA, Carstensen JM. Br J Cancer 1994;69:358–61.
35. Garfinkel L. Cancer 1986;58(Suppl):1826–9.
36. Martinez ME, Giovannucci E, Spiegelman D et al. Am J Epidemiol 1996;143:S73.
37. Giovannucci E, Ascherio A, Rimm EB et al. Ann Intern Med 1995;122:327–34.
38. Calle EE, Rodriguez C, Walker-Thurmond K et al. N Engl J Med 2003;348:1625–38.
39. Tretli S. Int J Cancer 1989;44:23–30.
40. London SJ, Colditz GA, Stampfer MJ et al. JAMA 1989;262:2853–8.
41. Rich-Edwards JW, Goldman MB, Willett WC et al. Am J Obstet Gynecol 1994;171: 171–7.
42. Hankinson SE, Willett WC, Manson JE et al. J Natl Cancer Inst 1995;87:1297–302.
43. Giovannucci E, Rimm EB, Liu Y et al. J Natl Cancer Inst 2003;95:1240–4.
44. Kari FW, Dunn SE, French JE et al. J Nutr Health Aging 1999;3:92–101.
45. Giovannucci E. J Nutr 2001;131:3109S–20S.
46. Pollak M. Eur J Cancer 2000;36:1224–8.
47. Ma J, Giovannucci E, Pollak M et al. J Natl Cancer Inst 2004;15:581–589.
48. Larsson SC, Wolk A. Am J Clin Nutr 2007; 86:556–65.
49. Giovannucci E, Rimm EB, Liu Y et al. Int J Epidemiol 2004;33:217–25.
50. Doll R, Peto R. J Natl Cancer Inst 1981;66: 1191–308.
51. Waterhouse J, Muir CS, Shanmugaratnam K et al, eds. Cancer Incidence in Five Continents, Vol. IV. IARC Scientific Publications No. 42, Lyon, IARC, 1982.
52. Committee on Diet and Health, Food and Nutrition Board, Commission on Life Sciences, National Research Council. Diet And Health: Implications for Reducing Chronic Disease Risk. Washington, DC: National Academy Press, 1989.
53. Food and Nutrition Board, Institute of Medicine. Recommended Dietary Allowances. 10th rev ed. Washington, DC: National Academy of Sciences, 1989.

54. Welsch CW. Cancer Res 1992;52(Suppl 7): 2040S–8S.
55. Freedman LS, Clifford C, Messina M. Cancer Res 1990;50:5710–9.
56. Albanes D. Cancer Res 1987;47:1987–92.
57. Sonnenschein E, Glickman L, Goldschmidt M et al. Am J Epidemiol 1991;133:694–703.
58. Appleton BS, Landers RE. Adv Exp Med Biol 1986;206:99–104.
59. Ip C. Quantitative assessment of fat and calorie as risk factors in mammary carcinogenesis in an experimental model. In: Mettlin CJ, Aoki K, eds. Recent Progress in Research on Nutrition and Cancer. Proceedings of a Workshop Sponsored by the International Union Against Cancer. Nagoya, Japan, November 1–3, 1989. New York: Wiley-Liss, 1990.
60. Carroll MD, Abraham S, Dresser CM. Dietary Intake Source Data: United States, 1976–1980, Series 11. Washington, DC: National Center for Health Statistics, 1983.
61. Prentice RL, Sheppard L. Cancer Causes Control 1990;1:81–97.
62. Rose DP, Boyar AP, Wynder EL. Cancer 1986;58:2263–71.
63. Marshall JR, Qu Y, Chen J et al. Eur J Cancer 1992;28A:1720–7.
64. Willett WC, Hunter DJ, Stampfer MJ et al. JAMA 1992;268:2037–44.
65. Stephen AM, Wald NJ. Am J Clin Nutr 1990;52:457–69.
66. McDowell MA, Briefel RR, Alaimo K et al. Energy and Macronutrient Intakes of Persons Ages 2 Months and Over in the United States: Third National Health and Nutrition Examination Survey, Phase I 1988–1991. National Center for Health Statistics, Centers for Disease Control, Public Health Service. Hyattsville, MD: US Department of Health and Human Services, 1994.
67. Willett WC, Tamimi RM, Hankinson SE et al. Non-genetic factors in the causation of breast cancer. Chapter 20 in: Harris JR, Lippman ME, Morrow M et al, eds. Diseases of the Breast. 4th ed. Philadelphia: Lippincott Williams & Wilkins, 2010.
68. Graham S, Marshall J, Mettlin C et al. Am J Epidemiol 1982;116:68–75.
69. Howe GR, Hirohata T, Hislop TG et al. J Natl Cancer Inst 1990;82:561–9.
70. Giovannucci E, Stampfer MJ, Colditz GA et al. Am J Epidemiol 1993;137:502–11.
71. Hunter DJ, Spiegelman D, Adami HO et al. N Engl J Med 1996;334:356–61.
72. Smith-Warner SA, Spiegelman D, Adami HO et al. Int J Cancer 2001;92:767–74.
73. Holmes MD, Hunter DJ, Colditz GA et al. JAMA 1999;281:914–20.
74. Sieri S, Krogh V, Ferrari P et al. Am J Clin Nutr 2008;88:1304–12.
75. Thiebaut A, Kipnis V, Chang SC et al. J Natl Cancer Inst 2007;99:451–62.
76. Kim EH, Willett WC, Colditz GA et al. Am J Epideimol 2006; 164(10):990–7.
77. Cho E, Spiegelman D, Hunter DJ et al. J Natl Cancer Inst 2003;95:1079–85.
78. Linos E, Willett WC, Cho E et al. Cancer Epidemiol Biomarkers Prev 2008;17:2146–51.
79. Rossouw JE, Finnegan LP, Harlan WR et al. J Am Med Womens Assoc 1995;50:50–5.
80. Prentice RL, Caan B, Chlebowski RT et al. JAMA 2006;295:629–42.
81. Willett WC. Am J Clin Nutr 2010;91:829–30.
82. Martin LJ, Li Q, Melnichouk O et al. Cancer Res 2011;71:123–33.
83. Hopkins GJ, Carroll KK. J Natl Cancer Inst 1979;62:1009–12.
84. Hopkins GJ, Kennendy TG, Carroll KK. J Natl Cancer Inst 1981;66:517–22.
85. Martin-Moreno JM, Willett WC, Gorgojo L et al. Int J Cancer 1994;58:774–80.
86. Trichopoulou A, Katsouyanni K, Stuver S et al. J Natl Cancer Inst 1995;87:110–6.
87. Giovannucci E, Stampfer MJ, Colditz GA et al. J Natl Cancer Inst 1992;84:91–8.
88. Macquart-Moulin G, Riboli E, Cornee J et al. Int J Cancer 1986;38:183–91.
89. Berta JL, Coste T, Rautureau J et al. Gastroenterol Clin Biol 1985;9:348–53.
90. Tuyns AJ, Haelterman M, Kaaks R. Nutr Cancer 1987;10:181–96.
91. Meyer F, White E. Am J Epidemiol 1993;138:225–36.
92. Jain M, Cook GM, Davis FG et al. Int J Cancer 1980;26:757–68.
93. Potter JD, McMichael AJ. J Natl Cancer Inst 1986;76:557–69.
94. Lyon JL, Mahoney AW, West DW et al. J Natl Cancer Inst 1987;78:853–61.
95. Graham S, Marshall J, Haughey B et al. Am J Epidemiol 1988;128:490–503.
96. Bristol JB, Emmett PM, Heaton KW et al. BMJ (Clin Res Ed) 1985;291:1467–70.
97. Kune GA, Kune S, Watson LF. Nutr Cancer 1987;9:5–56.
98. West DW, Slattery ML, Robison LM et al. Am J Epidemiol 1989;130:883–94.
99. Peters RK, Pike MC, Garabrandt D et al. Cancer Causes Control 1992;3:457–73.
100. Manousos O, Day NE, Trichopoulos D et al. Int J Cancer 1983;32:1–5.
101. La Vecchia C, Negri E, Decarli A et al. Int J Cancer 1988;41:492–8.
102. Miller AB, Howe GR, Jain M et al. Int J Cancer 1983;32:155–61.
103. Young TB, Wolf DA. Int J Cancer 1988;42:167–75.
104. Benito E, Obrador A, Stiggelbout A et al. Int J Cancer 1990;45:69–76.
105. Lee HP, Gourley L, Duffy SW et al. Int J Cancer 1989;43:1007–16.
106. Howe GR. Meeting Presentation. Advances in the Biology and Therapy of Colorectal Cancer. In: MD Anderson's Thirty-seventh Annual Clinical Conference. Houston: MD Anderson Cancer Center, 1993
107. Willett WC, Stampfer MJ, Colditz GA et al. N Engl J Med 1990;323:1664–72.
108. Goldbohm RA, van den Brandt PA, van't Veer P et al. Cancer Res 1994;54:718–23.
109. Bostick RM, Potter JD, Kushi LH et al. Cancer Causes Control 1994;5:38–52.
110. Giovannucci E, Rimm EB, Stampfer MJ et al. Cancer Res 1994;54:2390–7.
111. Thun MJ, Calle EE, Namboodiri MM et al. J Natl Cancer Inst 1992;84:1491–500.
112. Liu L, Zhuang W, Wang RQ et al. Eur J Nutr 2011;50:173–84.
113. Beresford SA, Johnson KC, Ritenbaugh C et al. JAMA 2006;295:643–54.
114. Talamini R, La Vecchia C, Decarli A et al. Br J Cancer 1986;53:817–21.
115. Rotkin ID. Cancer Treat Rep 1977;61:173–80.
116. Mishina T, Watanabe H, Araki H et al. The Prostate 1985;6:423–36.
117. Talamini R, Franceschi S, La Vecchia C et al. Nutr Cancer 1992;18:277–86.
118. Schuman LM, Mandel JS, Radke A et al. Some selected features of the epidemiology of prostatic cancer: Minneapolis–St. Paul, Minnesota case-control study, 1976–1979. In: Magnus K, ed. Trends in Cancer Incidence: Causes and Practical Implications. Washington, DC: Hemisphere Publishing, 1982:345–54.
119. Graham S, Haughey B, Marshall J et al. J Natl Cancer Inst 1983;70:687–92.
120. Ross RK, Shimizu H, Paganini-Hill A et al. J Natl Cancer Inst 1987;78:869–74.
121. West DW, Slattery ML, Robison LM et al. Cancer Causes Control 1991;2:85–94.
122. Kolonel LN, Yoshizawa CN, Hankin JH. Am J Epidemiol 1988;127:999–1012.
123. Heshmat MY, Kaul L, Kovi J et al. Prostate 1985;6:7–17.
124. Kolonel LN. Cancer Causes Control 1996;7:83–94.
125. Whittemore AS, Kolonel LN, Wu AH et al. J Natl Cancer Inst 1995;87:652–61.
126. Hayes RB, Ziegler RG, Gridley G et al. Cancer Epidemiol Biomarkers Prev 1999;8:25–34.
127. Severson RK, Nomura AMY, Grove JS et al. Cancer Res 1989;49:1857–60.
128. Mills PK, Beeson WL, Phillips RL et al. Cancer 1989;64:598–604.
129. Giovannucci E, Rimm EB, Colditz GA et al. J Natl Cancer Inst 1993;85:1571–79.
130. Le Marchand L, Kolonel LN, Wilkens LR et al. Epidemiology 1994;5:276–82.
131. Strom SS, Yamamura Y, Forman MR et al. Int J Cancer 2008;122:2581–5.
132. Meyer F, Bairati I, Shadmani R et al. Cancer Causes Control 1999;10:245–51.
133. Crowe FL, Allen NE, Appleby PN et al. Am J Clin Nutr 2008;88:1353–63.
134. Gann PH, Hennekens CH, Sacks FM et al. J Natl Cancer Inst 1994;86:281–6.
135. De Stefani E, Deneo-Pellegrini H, Boffetta P et al. Cancer Epidemiol Biomarkers Prev 2000;9:335–8.
136. Ramon JM, Bou R, Romea S et al. Cancer Causes Control 2000;11:679–85.
137. Harvei S, Bjerve KS, Tretli S et al. Int J Cancer 1997;71:545–51.
138. Yang YJ, Lee SH, Hong SJ et al. Clin Biochem 1999;32:405–9.
139. Newcomer LM, King IB, Wicklund KG et al. Prostate 2001;47:262–8.
140. Andersson SO, Wolk A, Bergström R et al. Int J Cancer 1996;68:716–22.
141. Schuurman AG, van den Brandt PA, Dorant E et al. Cancer 1999;86:1019–27.
142. Meyer F, Bairati I, Fradet Y et al. Nutr Cancer 1997;29:120–6.
143. Bairati I, Meyer F, Fradet Y et al. J Urol 1998;159:1271–5.
144. Freeman VL, Meydani M, Yong S et al. J Urol 2000;164:2168–72.
145. Ascherio A, Rimm EB, Giovannucci EL et al. BMJ 1996;313:84–90.
146. Colditz GA. Cancer Causes Control 2000;11:677–8.
147. Cramer DW, Welch WR, Hutchison GB et al. Obstet Gynecol 1984;63:833–8.
148. La Vecchia C, Decarli A, Negri E et al. J Natl Cancer Inst 1987;79:663–9.
149. Shu XO, Gao YT, Yuan JM et al. Br J Cancer 1989;59:92–6.
150. Byers T, Marshall J, Graham S et al. J Natl Cancer Inst 1983;71:681–6.
151. Slattery ML, Schuman KL, West DW et al. Am J Epidemiol 1989;130:497–502.
152. Risch HA, Jain M, Marrett LD et al. J Natl Cancer Inst 1994;86:1409–15.
153. Levi F, Franceschi S, Negri E et al. Cancer 1993;71:3575–81.
154. Barbone F, Austin H, Partridge EE. Am J Epidemiol 1993;137:393–403.
155. Potischman N, Swanson CA, Brinton LA et al. Cancer Causes Control 1993;4:239–50.
156. Shu XO, Zheng W, Potischamn N et al. Am J Epidemiol 1993;137:155–65.
157. Zheng W, Kushi LH, Potter JD et al. Am J Epidemiol 1995;142:388–94.
158. Black HS, Herd JA, Goldberg LH et al. N Engl J Med 1994;330:1272–5.
159. van Dam RM, Huang ZP, Giovannucci E et al. Am J Clin Nutr 2000;71:135–41.
160. Smith-Warner SA, Ritz J, Hunter DJ et al.

Cancer Epidemiol Biomarkers Prev 2002; 11:987–92.
161. Prentice RL, Thomson CA, Caan B et al. J Natl Cancer Inst 2007;99:1534–43.
162. Wells HF, Buzby JC. Dietary Assessment of Major Trends in U.S. Food Consumption, 1970–2005. Washington, DC: US Department of Agriculture, 2008.
163. Wolever TMS, Jenkins DJA. Am J Clin Nutr 1986;43:167–72.
164. Miller JC. Am J Clin Nutr 1994;59:747S–52S.
165. Pereira MA, Jacobs DR Jr, Pins JJ et al. Am J Clin Nutr 2002;75:848–55.
166. Slattery ML, Benson J, Berry TD et al. Cancer Epidemiol Biomarkers Prevention 1997;6:677–85.
167. Terry PD, Jain M, Miller AB et al. J Natl Cancer Inst 2003;95:914–6.
168. Gnagnarella P, Gandini S, La Vecchia C et al. Am J Clin Nutr 2008;87:1793–801.
169. Jonas CR, McCullough ML, Teras LR et al. Cancer Epidemiol Biomarkers Prev 2003; 12:573–7.
170. Augustin LSA, Dal Maso L, Vecchia CL et al. Ann Oncol 2001;12:1533–8.
171. Michaud DS, Liu S, Giovannucci E et al. J Natl Cancer Inst 2002;94:1293–300.
172. Sandhu MS, White IR, McPherson K. Cancer Epidemiol Biomarkers Prev 2001;10: 439–46.
173. Norat T, Lukanova A, Ferrari P et al. Int J Cancer 2002;98:241–56.
174. Larsson SC, Wolk A. Int J Cancer 2006;119: 2657–64.
175. Alexander DD, Weed DL, Cushing CA et al. Eur J Cancer Prev 2011;20:293–307.
176. Kushi L, Giovannucci E. Am J Med 2002; 113:63S–70S.
177. Norat T, Bingham S, Ferrari P et al. J Natl Cancer Inst 2005;97:906–16.
178. U.S. Department of Agriculture and U.S. Department of Health and Human Services. Dietary Guidelines for Americans, 2010. 7th ed. Washington, DC: U.S. Government Printing Office, 2010.
179. Kolonel LN. Epidemiol Rev 2001;23:72–81.
180. Missmer SA, Smith-Warner SA, Spiegelman D et al. Int J Epidemiol 2002;31:78–85.
181. World Cancer Research Fund/American Institute for Cancer Research. Food, Nutrition, Physical Activity, and the Prevention of Cancer: A Global Perspective. Washington, DC: World Cancer Research Fund/ American Institute for Cancer Research, 2007.
182. Parodi PW. J Nutr 1997;127:1055–60.
183. Outwater JL, Nicholson A, Barnard N. Medical Hypotheses 1997;48:453–61.
184. Platz EA, Giovannucci E. Vitamin D and calcium in colorectal and prostate cancers. In: Heber D, Blackburn GL, Go VL, eds. Nutritional Oncology. San Diego: Academic Press, 1999:223–52.
185. Cho E, Smith-Warner S, Spiegelman D et al. J Natl Cancer Inst 2004;96:1015–22.
186. Aune D, Lau R, Chan DS et al. Ann Oncol 2012:23:37–45.
187. Shin MH, Holmes MD, Hankinson SE et al. J Natl Cancer Inst 2002;94:1301–10.
188. Wu K, Willett WC, Fuchs CS et al. J Natl Cancer Inst 2002;94:437–46.
189. Dong JY, Zhang L, He K et al. Breast Cancer Res Treat 2011;127:23–31.
190. Chan JM, Stampfer MJ, Ma J et al. Am J Clin Nutr 2001;74:549–54.
191. Kristal AR, Cohen JH, Qu P et al. Cancer Epidemiol Biomarkers Prev 2002;11:719–25.
192. Tseng M, Breslow RA, Graubard BI et al. Am J Clin Nutr 2005;81:1147–54.
193. Chan JM, Giovannucci E, Andersson SO et al. Cancer Causes Control 1998;9:559–66.
194. Rodriguez C, McCullough ML, Mondul AM et al. Cancer Epidemiol Biomarkers Prev 2003;12:597–603.
195. Chan JM, Giovannucci E. Epidemiol Rev 2001;23:87–92.
196. Mitrou PN, Albanes D, Weinstein SJ et al. Int J Cancer 2007;120:2466–73.
197. Kurahashi N, Inoue M, Iwasaki M et al. Cancer Epidemiol Biomarkers Prev 2008; 17:930–70.
198. Kesse E, Bertrais S, Astorg P et al. Br J Nutr 2006;95:539–45.
199. Huncharek M, Muscat J, Kupelnick B. Nutr Cancer 2008;60:421–41.
200. Allen NE, Key TJ, Appleby PN et al. Br J Cancer 2008;98:1574–81.
201. Rohrmann S, Platz EA, Kavanaugh CJ et al. Cancer Causes Control 2007;18:41–50.
202. Park Y, Mitrou PN, Kipnis V et al. Am J Epidemiol 2007;166:1270–9.
203. Koh KA, Sesso HD, Paffenbarger RSJ et al. Br J Cancer 2006;95:1582–5.
204. Genkinger JM, Hunter DJ, Spiegelman D et al. Cancer Epidemiol Biomarkers Prev 2006;15:364–72.
205. Block G, Patterson B, Subar A. Nutr Cancer 1992;18:1–29.
206. Steinmetz KA, Potter JD. Cancer Causes Control 1991;2:325–57.
207. Terry P, Terry JB, Wolk A. J Int Med 2001; 250:280–90.
208. World Cancer Research Fund, American Institute for Cancer Research. Food, Nutrition and the Prevention of Cancer: A Global Perspective. Washington, DC: American Institute for Cancer Research, 1997.
209. Schatzkin A, Lanza E, Corle D et al. N Engl J Med 2000;342:1149–55.
210. Smith-Warner SA, Spiegelman D, Yaun SS et al. JAMA 2001;285:769–76.
211. Krebs-Smith SM, Kantor LS. J Nutr 2001; 131:487S–501S.
212. Giovannucci E. J Natl Cancer Inst 1999;91: 317–31.
213. Talalay P, Fahey JW. J Nutr 2001;131: 3027S–33S.
214. Milner JA. J Nutr 2001;131:1027S–31S.
215. Kim DH, Smith-Warner SA, Spiegelman D et al. Cancer Causes Control 2010;21:1919–30.
216. Smith-Warner SA, Spiegelman D, Yaun SS et al. Int J Cancer 2003;107:1001–11.
217. Mannisto S, Smith-Warner SA, Spiegelman D et al. Cancer Epidemiol Biomarkers Prev 2004;13:40–8.
218. Burkitt DP. Cancer 1971;28:3–13.
219. Story JA, Kritchevsky D. Am J Clin Nutr 1978;31(Suppl):S199–S202.
220. Reddy BS, Mastromarino A, Wynder EL. Cancer Res 1975;35:3403–6.
221. Reddy BS. Fed Proc 1971;30:1772.
222. Reddy BS, Weisburger JH, Wynder EL. J Nutr 1975;105:878–84.
223. Klurfeld DM. Cancer Res 1992;52(Suppl): 2055s–9s.
224. Cummings JH. Lancet 1983;1:1206–9.
225. Stephen AM, Cummings JH. Nature 1980;284:283–4.
226. Howe GR, Benito E, Castelleto R et al. J Natl Cancer Inst 1992;84:1887–96.
227. Friedenreich CM, Brant RF, Riboli E. Epidemiology 1994;5:66–79.
228. Steinmetz KA, Kushi LH, Bostick RM et al. Am J Epidemiol 1994;139:1–15.
229. Fuchs CS, Colditz GA, Stampfer MJ et al. N Engl J Med 1999;340:169–76.
230. Bingham SA, Day NE, Luben R et al. Lancet 2003;361:1496–501.
231. Park Y, Hunter DJ, Spiegelman D et al. JAMA 2005;294:2849–57.
232. Alberts DS, Martinez ME, Roe DJ et al. N Engl J Med 2000;342:1156–62.
233. Bonithon-Kopp C, Kronborg O, Giacosa A et al. Lancet 2000;356:1300–6.
234. Gorbach SL, Goldin BR. Prev Med 1987;16:525–31.
235. Rohan TE, Howe GR, Friedenreich CM et al. Cancer Causes Control 1993;4:29–37.
236. Verhoeven DTH, Assen N, Goldbohm RA et al. Am J Epidemiol 1996;143(Suppl):S37.
237. Terry P, Jain M, Miller AB et al. Cancer Epidemiol Biomarkers Prev 2002;11:1507–8.
238. World Health Organization. Alcohol drinking. International Agency for Research on Cancer. IARC Monographs on the Evaluation of Carcinogenic Risks to Humans, vol 44. Lyon, France: IARC Working Group, 1988. Available at http://monographs.iarc.fr/ENG/Monographs/vol44/volume44.pdf
239. Longnecker MP, Newcomb PA, Mittendorf R et al. J Natl Cancer Inst 1995;87:923–9.
240. Longnecker MP. Cancer Causes Control 1994;5:73–82.
241. Smith-Warner SA, Spiegelman D, Yaun S-S et al. JAMA 1998;279:535–40.
242. Giovannucci E. J Nutr 2004;134:2475S–81S.
243. Ferrari P, Jenab M, Norat T et al. Int J Cancer 2007;121:2065–72.
244. Hillman RS, Steinberg SE. Ann Rev Med 1982;33:345–54.
245. Giovannucci E. J Nutr 2002;132:2350S–5S.
246. Zhang SM, Willett WC, Selhub J et al. J Natl Cancer Inst 2003;95:373–80.
247. Eichholzer M, Luthy J, Moser U et al. Swiss Med Wk 2001;131:539–49.
248. Feigelson HS, Jonas CR, Robertson AS et al. Cancer Epidemiol Biomarkers Prev 2003;12:161–4.
249. Singletary KW, Gapstur SM. JAMA 2001; 286:2143–51.
250. Rohan TE, Jain MG, Howe GR et al. J Natl Cancer Inst 2000;92:266–9.
251. Zhang S, Hunter DJ, Hankinson SE et al. JAMA 1999;281:1632–7.
252. Sellers TA, Kushi LH, Cerhan JR et al. Epidemiology 2001;12:420–8.
253. Lew JQ, Chow WH, Hollenbeck AR et al. Br J Cancer 2011;104:537–41.
254. Allen NE, Balkwill A, Beral V et al. Br J Cancer 2011;104:1487–92.
255. Greving JP, Lee JE, Wolk A et al. Br J Cancer 2007;97:429–33.
256. Lee JE, Hunter DJ, Spiegelman D et al. J Natl Cancer Inst 2007;99:801–10.
257. Morton LM, Zheng T, Holford TR et al. Lancet Oncol 2005;6:469–76.
258. Newmark HL, Wargovich MJ, Bruce WR. J Natl Cancer Inst 1984;72:1323–5.
259. van der Meer R, de Vries HT. Biochem J 1985;229:265–8.
260. Fedirko V, Bostick RM, Flanders WD et al. Cancer Prev Res 2009;2:213–23.
261. Fedirko V, Bostick RM, Flanders WD et al. Cancer Epidemiol Biomarkers Prev 2009; 18:2933–41.
262. Lipkin M, Newmark H. N Engl J Med 1985;313:1381–4.
263. Martinez ME, Willett WC. Cancer Epidemiol Biomarkers Prev 1998;7:163–8.
264. Baron JA, Beach M, Mandel JS et al. N Engl J Med 1999;340:101–7.
265. Giovannucci E, Liu Y, Stampfer MJ et al. Cancer Epidemiol Biomarkers Prev 2006; 15:203–10.
266. Giovannucci E, Liu Y, Platz EA et al. Int J Cancer 2007;121:1571–8.
267. Berndt SI, Carter HB, Landis PK et al.

Urology 2002;60:1118–23.
268. Schuurman AG, van den Brandt PA, Dorant E et al. Br J Cancer 1999;80:1107–13.
269. Park SY, Murphy SP, Wilkens LR et al. Am J Epidemiol 2007;166:1259–69.
270. Negri E, La Vecchia C, Franceschi S et al. Int J Cancer 1996;65:140–4.
271. Katsouyanni K, Willett W, Trichopoulos D et al. Cancer 1988;61:181–5.
272. Potischman N, Swanson CA, Coates RJ et al. Int J Cancer 1999;82:315–21.
273. Levi F, Pasche C, Lucchini F et al. Int J Cancer 2001;91:260–3.
274. Garland FC, Garland CF, Gorham ED et al. Prev Med 1990;19:614–22.
275. Garland CF, Garland FC. Int J Epidemiol 1980;9:227–31.
276. Hanchette CL, Schwartz GG. Cancer 1992;70:2861–9.
277. Garland CF, Comstock GW, Garland FC et al. Lancet 1989;2:1176–8.
278. Tangrea J, Helzlsouer K, Pietinen P et al. Cancer Causes Control 1997;8:615–25.
279. Feskanich D, Ma J, Fuchs CS et al. Cancer Epidemiol Biomarkers Prev 2004;13:1502–8.
280. Levine AJ, Harper JM, Ervin CM et al. Nutr Cancer 2001;39:35–41.
281. Peters U, McGlynn KA, Chatterjee N et al. Cancer Epidemiol Biomarkers Prev 2001;10:1267–74.
282. Platz EA, Hankinson SE, Hollis BW et al. Cancer Epidemiol Biomarkers Prev 2000;9:1059–65.
283. Grau MV, Baron JA, Sandler RS et al. J Natl Cancer Inst 2003;95:1765–71.
284. Braun MM, Helzlsouer KJ, Hollis BW et al. Cancer Causes Control 1995;6:235–9.
285. Wactawski-Wende J, Kotchen JM, Anderson GL et al. N Engl J Med 2006;354:684–96.
286. Otani T, Iwasaki M, Sasazuki S et al. Br J Cancer 2007;97:446–51.
287. Jenab M, Bueno-de-Mesquita HB, Ferrari P et al. BMJ 2010;340:b5500.
288. Woolcott CG, Wilkens LR, Nomura AM et al. Cancer Epidemiol Biomarkers Prev 2010;19:130–4.
289. Garland C, Shekelle RB, Barrett-Conner E et al. Lancet 1985;1:307–9.
290. Kearney J, Giovannucci E, Rimm EB et al. Am J Epidemiol 1996;143:907–17.
291. Bostick RM, Potter JD, Sellers TA et al. Am J Epidemiol 1993;137:1302–17.
292. Martínez ME, Giovannucci EL, Colditz GA et al. J Natl Cancer Inst 1996;88:1375–82.
293. McCullough ML, Robertson AS, Rodriguez C et al. Cancer Causes Control 2003;14:1–12.
294. Benito E, Stiggelbout A, Bosch FX et al. Int J Cancer 1991;49:161–7.
295. Ferraroni M, La Vecchia C, D'Avanzo B et al. Br J Cancer 1994;70:1150–5.
296. Pritchard RS, Gerhardsson de Verdier M. Cancer Epidemiol Biomarkers Prev 1996;5:897–900.
297. Marcus PM, Newcomb PA. Int J Epidemiol 1998;27:788–93.
298. Gandini S, Boniol M, Haukka J et al. Int J Cancer 2011;128:1414–24.
299. Helzlsouer KJ. Am J Epidemiol 2010;172:4–9.
300. Abnet CC, Chen Y, Chow WH et al. Am J Epidemiol 2010;172:94–106.
301. Zeleniuch-Jacquotte A, Gallicchio L, Hartmuller V et al. Am J Epidemiol 2010;172:36–46.
302. Gallicchio L, Helzlsouer KJ, Chow WH et al. Am J Epidemiol 2010;172:10–20.
303. Gallicchio L, Moore LE, Stevens VL et al. Am J Epidemiol 2010;172:47–57.
304. Zheng W, Danforth KN, Tworoger SS et al. Am J Epidemiol 2010;172:70–80.
305. Stolzenberg-Solomon RZ, Jacobs EJ, Arslan AA et al. Am J Epidemiol 2010;172:81–93.
306. Purdue MP, Freedman DM, Gapstur SM et al. Am J Epidemiol 2010;172:58–69.
307. Gissel T, Rejnmark L, Mosekilde L et al. J Steroid Biochem Mol Biol 2008;111:195–9.
308. Tworoger SS, Lee IM, Buring JE et al. Cancer Epidemiol Biomarkers Prev 2007;16:783–8.
309. Toriola AT, Surcel HM, Agborsangaya C et al. Eur J Cancer 2010;46:364–9.
310. Toriola AT, Surcel HM, Calypse A et al. Eur J Cancer 2010;46:2799–805.
311. Ng K, Meyerhardt JA, Wu K et al. J Clin Oncol 2008;26:2984–1991.
312. Zhou W, Heist RS, Liu G et al. J Clin Oncol 2007;25:479–85.
313. Goodwin PJ, Ennis M, Pritchard KI et al. J Clin Oncol 2009;27:3757–63.
314. Newton-Bishop JA, Beswick S, Randerson-Moor J et al. J Clin Oncol 2009;27:5439–44.
315. Ng K, Wolpin BM, Meyerhardt JA et al. Br J Cancer 2009;101:916–23.
316. Tretli S, Hernes E, Berg JP et al. Br J Cancer 2009;100:450–4.
317. Duthie SJ, Narayanan S, Blum S et al. Nutr Cancer 2000;37:245–51.
318. Duthie SJ. Br Med Bull 1999;55:578–92.
319. Wickramasinghe SN, Fida S. Blood 1994;83:1656–61.
320. Blount BC, Mack MM, Wehr CM et al. Proc Natl Acad Sci U S A 1997;94:3290–5.
321. Jacobs EJ, Connell CJ, Patel AV et al. Cancer Causes Control 2001;12:927–34.
322. Giovannucci E, Rimm EB, Ascherio A et al. J Natl Cancer Inst 1995;87:265–73.
323. Giovannucci E, Stampfer MJ, Colditz GA et al. Ann Intern Med 1998;129:517–24.
324. Lee JE, Willett WC, Fuchs CS et al. Am J Clin Nutr 2011;93:817–25.
325. Prasad MP, Krishna TP, Pasricha S et al. Nutr Cancer 1992;18:85–93.
326. Thompson JR, Gerald PF, Willoughby ML et al. Lancet 2001;358:1935–40.
327. Chen J, Giovannucci E, Kelsey K et al. Cancer Res 1996;56:4862–4.
328. Logan RF, Grainge MJ, Shepherd VC et al. Gastroenterology 2008;134:29–38.
329. Wu K, Platz EA, Willett WC et al. Am J Clin Nutr 2009;90:1623–31.
330. Cole BF, Baron JA, Sandler RS et al. JAMA 2007;297:2351–9.
331. Blot WJ, Li JY, Taylor PR et al. J Natl Cancer Inst 1993;85:1483–92.
332. Correa P, Fontham ET, Bravo JC et al. J Natl Cancer Inst 2000;92:1881–8.
333. Anonymous. N Engl J Med 1994;330:1029–35.
334. Gann PH, Ma J, Giovannucci E et al. Cancer Res 1999;59:1225–30.
335. Chan JM, Stampfer MJ, Ma J et al. Cancer Epidemiol Biomarkers Prev 1999;8:893–9.
336. Food and Nutrition Board, Institute of Medicine. Dietary Reference Intakes for Vitamin C, Vitamin E, Selenium, and Carotenoids. Washington, DC: National Academy Press, 2000:529.
337. Clark LC, Combs GF Jr, Turnbull BW et al. JAMA 1996;276:1957–63.
338. Yoshizawa K, Willett WC, Morris SJ et al. J Natl Cancer Inst 1998;90:1219–24.
339. Vogt TM, Ziegler RG, Graubard BI et al. Int J Cancer 2003;103:664–70.
340. Helzlsouer KJ, Huang HY, Alberg AJ et al. J Natl Cancer Instit 2000;92:1966–7.
341. Nomura AMY, Lee J, Stemmermann GN et al. Cancer Epidemiol Biomarkers Prev 2000;9:883–7.
342. Brooks JD, Metter EJ, Chan DW et al. J Urol 2001;166:2034–8.
343. Li H, Stampfer MJ, Giovannucci EL et al. J Natl Cancer Inst 2004;96:696–703.
344. Knekt P, Aromaa A, Maatela J et al. J Natl Cancer Inst 1990;82:864–8.
345. Klein EA, Thompson IM, Lippman SM et al. J Urol 2001;166:1311–5.
346. Lippman SM, Klein EA, Goodman PJ et al. JAMA 2009;301:39–51.

◆ 87 章 ◆

1. Fearon K, Strasser F, Anker SD et al. Lancet Oncol 2011;12:489–95.
2. Evans WJ, Morley JE, Argilés J et al. Clin Nutr 2008;27:793–9.
3. Jensen GL, Mirtallo J, Compher C et al. JPEN J Parenter Enteral Nutr 2010;34:156–9.
4. Penet MF, Winnard PT Jr, Jacobs MA et al. Curr Opin Support Palliat Care 2011;5:327–33.
5. Fearon KC, Voss AC, Hustead DS. Am J Clin Nutr 2006;83:1345–50.
6. Baracos VE. Annu Rev Nutr 2006;26:435–61.
7. Fearon KC. N Engl J Med 2011;11:365:565–7.
8. MacDonald N, Easson AM, Mazurak VC et al. J Am Coll Surg 2003;197:143–61.
9. Baracos VE. Cytokines and the pathophysiology of skeletal muscle atrophy. In: Anker SD, Hofbauer K, eds. The Pharmacotherapy of Cachexia. Boca Raton, FL: CRC Press, 2005:101–14.
10. de Alvaro C, Teruel T, Hernandez R et al. J Biol Chem 2004;279:17070–8.
11. Lang CH, Hong-Brown L, Frost RA. Pediatr Nephrol 2005;20:306–12.
12. Lundholm K, Daneryd P, Korner U et al. Int J Oncol 2004;24:505–12.
13. Lundholm K, Gelin J, Hyltander A et al. Cancer Res 1994;54:5602–6.
14. Lieffers JR, Mourtzakis M, Hall KD et al. Am J Clin Nutr 2009;89:1173–9.
15. Zoico E, Roubenoff R. Nutr Rev 2002;60:39–51.
16. Dewys WD, Begg C, Lavin PT et al. Am J Med 1980;69:491–7.
17. Blundell JE, Stubbs RJ, Golding C et al. Physiol Behav 2005;86:614–22.
18. Bosaeus I, Daneryd P, Svanberg E et al. Int J Cancer 2001;93:380–3.
19. Fearon KC, von Meyenfeldt MF, Moses AG et al. Gut 2003;52:1479–86.
20. Shragge JE, Wismer WV, Olson KL et al. Palliat Med 2007;21:227–33.
21. Hopkinson JB, Fenlon DR, Okamoto I et al. J Pain Symptom Manage 2010;40:684–95.
22. Gabay C, Kushner I. N Engl J Med 1999;340:448–54.
23. Tisdale MJ. Nutrition 1997;13:1–7
24. Tayek JA. J Am Coll Nutr 1992;11:445–56.
25. Loprinzi CL, Schaid DJ, Dose AM et al. J Clin Oncol 1993;11:152–4.
26. Soeters PB, Grimble RF. Clin Nutr 2009;28:583–96.
27. Hutton JL, Martin L, Field CJ et al. Am J Clin Nutr 2006;84:1163–70.
28. Guijarro A, Laviano A, Meguid MM. Prog Brain Res 2006;153:367–405.
29. Tong H, Isenring E, Yates P. Supp Care Cancer 2009;17:83–90.
30. Martin L, Watanabe S, Fainsinger R et al. J Clin Oncol 2010;28:4376–83.
31. Kubrak C, Olson K, Jha N et al. Head Neck 2010;32:290–300.
32. Hopkinson JB. Curr Opin Support Palliat Care 2010;4:254–8.
33. McClement SE, Degner LF, Harlos MS. J Palliat Med 2003;6:737–48.

34. Wismer WV. Curr Opin Support Palliat Care 2008;2:282–7.
35. Brisbois TD, de Kock IH, Watanabe SM et al. J Pain Symptom Manage 2011;41:673–83.
36. Sanchez-Lara K, Sosa-Sanchez R, Green-Renner D et al. Nutr J 2010;9:15.
37. Steinbach S, Hummel T, Böhner C et al. J Clin Oncol 2009;27:1899–1905.
38. Brisbois TD, de Kock IH, Watanabe SM et al. Ann Oncol 2011; 22:2086–93.
39. Muscaritoli M, Anker SD, Argiles J et al. Clin Nutr 2010; 29:154–9.
40. Renehan AG, Tyson M, Egger M et al. Lancet 2008;371:569–78.
41. Baracos VE, Reiman T, Mourtzakis M et al. Am J Clin Nutr 2010;91:1133S–7S.
42. Prado CM, Lieffers JR, McCargar LJ et al. Lancet Oncol 2008;9:629–35.
43. Mirhosseini N, Fainsinger RL, Baracos V. J Palliat Med 2005;8:914–8.
44. Orrevall Y, Tishelman C, Permert J et al. Palliat Med 2009;23:556–64.
45. Morley JE, Argiles JM, Evans WJ et al. J Am Med Dir Assoc 2010;11:391–6.
46. Wolfe RR. J Am Coll Surg 2006;202:176–80.
47. King DA, Cordova F, Scharf SM. Proc Am Thorac Soc 2008;5:519–23.

◆ 88 章 ◆

1. Jemal A, Siegel R, Ward E et al. CA Cancer J Clin 2009;59:225–49.
2. Eaton L. BR MED J 2003;326:728.
3. Meropol NJ, Schulman KA. J Clin Oncol 2007;25:180–6.
4. August D, Huhmann M. Nutritional care of cancer patients. In: Norton J, Barie P, Bollinger R et al, eds. Surgery: Basic Science and Clinical Evidence. 2nd ed. New York: Springer, 2008:2123–49.
5. Warren S. Am J Med Sci 1932;185:610–5.
6. Inagaki J, Rodriguez V, Bodey GP. Cancer 1974;33:568–73.
7. Doll R, Peto R. J Natl Cancer Inst 1981;66:1191–308.
8. Willett WC. Environ Health Perspect 1995; 103(Suppl):165–70.
9. Polednak AP. Cancer Detect Prev 2008;32:190–9.
10. DeWys WD. Cancer 1979;43:2013–9.
11. Dewys WD, Begg C, Lavin PT et al. Am J Med 1980;69:491–7.
12. Tan BH, Fearon KC. Curr Opin Clin Nutr Metab Care 2008;11:400–7.
13. McClement S. J Wound Ostomy Continence Nurs 2005;32:264–8.
14. Ottery FD. Semin Oncol 1995;22:98–111.
15. Puccio M, Nathanson L. Semin Oncol 1997;24:277–87.
16. MacDonald N. J Support Oncol 2003;1:279–86.
17. Studley H. JAMA 1936;106:458–60.
18. Smale BF, Mullen JL, Buzby GP et al. Cancer 1981;47:2375–81.
19. Buzby GP, Mullen JL, Matthews DC et al. Am J Surg 1980;139:160–7.
20. The Veterans Affairs Total Parenteral Nutrition Cooperative Study Group. N Engl J Med 1991;325:525–32.
21. Mullen JT, Davenport DL, Hutter MM et al. Ann Surg Oncol 2008;15:2164–72.
22. Calle EE, Rodriguez C, Walker-Thurmond K et al. N Engl J Med 2003;348:1625–38.
23. Friedrich MJ. JAMA 2003;290:2790–1.
24. Fontana L. Eur J Cardiovasc Prev Rehabil 2008;15:3–9.
25. Hunter RJ, Navo MA, Thaker PH et al. Cancer Treat Rev 2009;35:69–78.
26. Wong JR, Gao Z, Merrick S et al. Int J Radiat Oncol Biol Phys 2009;75:49–55.
27. Irwin ML, Mayne ST. Cancer J 2008;14:435–41.
28. Fletcher AL, Marks DL. Curr Opin Support Palliat Care 2007;1:306–11.
29. Tisdale MJ. Curr Opin Gastroenterol 2010; 26:146–51.
30. Skipworth RJ, Fearon KC. Eur J Gastroenterol Hepatol 2007;19:371–7.
31. Penet MF, Winnard PT Jr, Jacobs MA et al. Curr Opin Support Palliat Care 2011;5:327–37.
32. Grosvenor M, Bulcavage L, Chlebowski RT. Cancer 1989;63:330–4.
33. Warburg O. Science 1956;123:309–14.
34. Warburg O, ed. The Metabolism of Tumours. London: Constable, 1930.
35. Kohlmeier L, Simonsen N, Mottus K. Environ Health Perspect 1995;103(Suppl):177–84.
36. Longo VD, Fontana L. Trends Pharmacol Sci 2010;31:89–98.
37. Roberts DL, Dive C, Renehan AG. Annu Rev Med 2010;61:301–16.
38. Bozzetti F, Mori V. Clin Nutr 2009;28:226–30.
39. Paz-Filho G, Lim EL, Wong ML et al. Front Biosci 2011;16:1634–50.
40. Baron PL, Lawrence W Jr, Chan WM et al. Arch Surg 1986;121:1282–6.
41. Frank JL, Lawrence W Jr, Banks WL et al. Cancer 1992;69:1858–64.
42. Franchi F, Rossi-Fanelli F, Seminara P et al. J Clin Gastroenterol 1991;13:313–5.
43. Bozzetti F, Gavazzi C, Mariani L et al. Clin Nutr 2004;23:417–21.
44. Weisdorf SA, Lysne J, Wind D et al. Transplantation 1987;43:833–8.
45. Hoare M, Young AR, Narita M. Semin Cancer Biol 2011;21:397–404.
46. Reed JC. J Clin Oncol 1999;17:2941–53.
47. Guenther GG, Edinger AL. Cell Cycle 2009;8:1122–6.
48. Kroemer G, Pouyssegur J. Cancer Cell 2008;13:472–82.
49. Pathania D, Millard M, Neamati N. Adv Drug Deliv Rev 2009;61:1250–75.
50. Kaelin WG Jr, Thompson CB. Nature 2010; 465:562–4.
51. DeBerardinis RJ, Cheng T. Oncogene 2010;29:313–24.
52. Enciso JM, Hirschi KK. Curr Cancer Drug Targets 2007;7:432–7.
53. Kim KC, Friso S, Choi SW. J Nutr Biochem 2009;20:917–26.
54. Cheng WH. Environ Mol Mutagen 2009; 50:349–60.
55. Ferguson LR, Philpott M. Curr Cancer Drug Targets 2007;7:459–64.
56. Kuhn KS, Muscaritoli M, Wischmeyer P et al. Eur J Nutr 2010;49:197–210.
57. Trujillo E, Davis C, Milner J. J Am Diet Assoc 2006;106:403–13.
58. Davis CD, Milner J. Mutat Res 2004; 551:51–64.
59. Fearon K, Strasser F, Anker SD et al. Lancet Oncol 2011;12:489–95.
60. MacDonald N, Easson AM, Mazurak VC et al. J Am Coll Surg 2003;197:143–61.
61. Muscaritoli M, Anker SD, Argiles J et al. Clin Nutr 2010; 29:154–9.
62. May P, Barber A, D'Olimpio J et al. Am J Surg 2002;183:471–9.
63. Thibault R, Cano N, Pichard C. Curr Opin Clin Nutr Metab Care 2011;14:261–7.
64. Cohn S, Gartenhaus W, Sawitsky A. Metabolism 1981;30:222–9.
65. Cohn S, Gartenhaus W, Vartsky D. Am J Clin Nutr 1981;34.
66. Cohn S, Sawitsky A, Vartsky D. Nutr Cancer 1980;2:67–71.
67. Fearon KC. N Engl J Med 2011;11: 365:565–7.
68. Marian M. Support Line 1998;20:3–12.
69. Baker JP, Detsky AS, Wesson DE et al. N Engl J Med 1982;306:969–72.
70. Giacosa A, Frascio F, Sukkar S et al. Nutr Cancer 1996;12:s20–s3.
71. Shizgal HM. Cancer 1985;55:250–3.
72. Toso S, Gusella M, Menon A et al. Eur J Cancer 1997;33:s58–s9.
73. Fritz T, Hollwarth I, Romaschow M et al. Eur J Surg Oncol 1990;16:326–31.
74. Mariani L, Lo Vullo S, Bozzetti F. Support Care Cancer 2012; 20:301–9.
75. Tchekmedyian S, Fesen M, Price LM et al. Int J Radiat Oncol Biol Phys 2003;57:S283–4.
76. Falconer JS, Fearon KC, Plester CE et al. Ann Surg 1994;219:325–31.
77. Hansell DT, Davies JW, Burns HJ. Ann Surg 1986;203:240–5.
78. Arbeit JM, Lees DE, Corsey R et al. Ann Surg 1984;199:292–8.
79. Knox LS, Crosby LO, Feurer ID et al. Ann Surg 1983;197:152–62.
80. Hyltander A, Drott C, Korner U et al. Eur J Cancer 1991;27:9–15.
81. Cao DX, Wu GH, Zhang B et al. Clin Nutr 2010;29:72–7.
82. Kern KA, Norton JA. JPEN J Parenter Enteral Nutr 1988;12:286–98.
83. Tisdale MJ. Physiology (Bethesda) 2005; 20:340–8.
84. Shaw JH, Wolfe RR. Ann Surg 1987;205:368–76.
85. Hussey HJ, Tisdale MJ. Br J Cancer 1994; 70:6–10.
86. Lundholm K, Holm G, Schersten T. Cancer Res 1978;38:4665–70.
87. Smiechowska J, Utech A, Taffet G et al. J Investig Med 2010;58:554–9.
88. Rofe AM, Bourgeois CS, Coyle P et al. Anticancer Res 1994;14:647–50.
89. Bongaerts GP, van Halteren HK, Verhagen CA et al. Med Hypotheses 2006;67:1213–22.
90. Lelbach A, Muzes G, Feher J. Med Sci Monit 2007;13:RA168–73.
91. Doyle SL, Donohoe CL, Lysaght J et al. Proc Nutr Soc 2011; 3:1–9.
92. Lundholm K, Edstrom S, Karlberg I et al. Cancer 1982;50:1142–50.
93. Costa G, Bewley P, Aragon M et al. Cancer Treat Rep 1981;65(Suppl 5):3–7.
94. Argiles JM, Lopez-Soriano FJ. Med Res Rev 1999;19:223–48.
95. Ramos EJ, Suzuki S, Marks D et al. Curr Opin Clin Nutr Metab Care 2004;7:427–34.
96. Diakowska D, Krzystek-Korpacka M, Markocka-Maczka K et al. Cytokine 2010;51:132–7.
97. Fouladiun M, Korner U, Bosaeus I et al. Cancer 2005;103:2189–98.
98. Ollenschlaeger G, Konkol K, Wickramanayake PD et al. Am J Clin Nutr 1989;50:454–9.
99. Komurcu S, Nelson KA, Walsh D et al. Am J Hosp Palliat Care 2002;19:351–5.
100. Yamagishi A, Morita T, Miyashita M et al. J Pain Symptom Manage 2009;37:823–30.
101. Isenring EA, Bauer JD, Banks M et al. J Hum Nutr Diet 2009;22:545–50.
102. Casey C, Chen LM, Rabow MW. Expert Rev Anticancer Ther 2011; 11:1077–89.
103. Dannhauser A, Van Zyl JM, Nel CJ. J Am Coll Nutr 1995;14:80–90.
104. Colleoni M, Li S, Gelber RD et al. Lancet 2005;366:1108–10.
105. Tong H, Isenring E, Yates P. Support Care Cancer 2009;17:83–90.
106. Bernhardson BM, Tishelman C, Rutqvist LE. Eur J Oncol Nurs 2009;13:9–15.
107. Bernhardson BM, Tishelman C, Rutqvist LE. Support Care Cancer 2008;16:275–83.
108. Nugent B, Parker MJ, McIntyre IA. J Hum

Nutr Diet 2010;23:277–84.
109. Paccagnella A, Morello M, Da Mosto MC et al. Support Care Cancer 2010;18:837–45.
110. McGough C, Baldwin C, Frost G et al. Br J Cancer 2004;90:2278–87.
111. Zimmerer T, Bocker U, Wenz F et al. Z Gastroenterol 2008;46:441–8.
112. Conger AD. Rad Res 1973;53:338–47.
113. Hovan AJ, Williams PM, Stevenson-Moore P et al. Support Care Cancer 2010;18: 1081–87.
114. Chasen MR, Bhargava R. Support Care Cancer 2009;17:1345–51.
115. Mohan A, Singh P, Kumar S et al. Asian Pac J Cancer Prev 2008;9:557–62.
116. Marin Caro MM, Laviano A et al. Clin Nutr 2007;26:289–301.
117. Kwang AY, Kandiah M. Am J Hosp Palliat Care 2010;27:117–26.
118. Namukwaya E, Leng M, Downing J et al. Pain Res Treat 2011;2011:393–404.
119. Brown CG, McGuire DB, Peterson DE et al. Cancer Nurs 2009;32:259–70.
120. Brown CG, Beck SL, Peterson DE et al. Support Care Cancer 2009;17:413–28.
121. Murphy BA, Gilbert J, Cmelak A et al. Clin Adv Hematol Oncol 2007;5:807–22.
122. Scalera G. Nutr Neurosci 2002;5:159–88.
123. Schwartz MD, Jacobsen PB, Bovbjerg DH. Physiol Behav 1996;59:659–63.
124. Mattes RD, Curran WJ Jr, Powlis W et al. Physiol Behav 1991;50:1103–9.
125. Mattes RD, Curran WJ Jr, Alavi J et al. Cancer 1992;70:192–200.
126. Falconi M, Pederzoli P. Gut 2001;49(Suppl 4):iv2–10.
127. Nelson KA, Walsh D, Sheehan FA. J Clin Oncol 1994;12:213–25.
128. Lecleire S, Di Fiore F, Antonietti M et al. Gastrointest Endosc 2006;64:479–84.
129. Mourao F, Amado D, Ravasco P et al. Nutr Hosp 2004;19:83–8.
130. Ravasco P, Monteiro-Grillo I, Vidal PM et al. Support Care Cancer 2004;12:246–52.
131. Bachmann P, Marti-Massoud C, Blanc-Vincent MP et al. Br J Cancer 2003;89(Suppl 1):S107–10.
132. Mackenzie ML, Gramlich L. Appl Physiol Nutr Metab 2008;33:1–11.
133. ASPEN Board of Directors. JPEN J Parenter Enteral Nutr 2002;26:1SA–138SA.
134. De Groote MA, Frank DN, Dowell E et al. Pediatr Infect Dis J 2005;24:278–80.
135. Ziegler TR, Evans ME, Fernandez-Estivariz C et al. Annu Rev Nutr 2003;23:229–61.
136. Kahl S, Malfertheiner P. Best Pract Res Clin Gastroenterol 2004;18:947–55.
137. Scholmerich J. Best Pract Res Clin Gastroenterol 2004;18:917–33.
138. August DA, Huhmann MB. JPEN J Parenter Enteral Nutr 2009;33:472–500.
139. Bloch A. Semin Oncol Nurs 2000;16:122–7.
140. Huhmann MB, August DA. Nutr Clin Pract 2009;24:520–6.
141. McMahon K, Brown JK. Semin Oncol Nurs 2000;16:106–12.
142. Bloch A, Charuhas P. Cancer and cancer therapy. In: Gottschlich M, ed. The Science and Practice of Nutrition Support. Dubuque, IA: Kendall Hunt, 2001:148–64.
143. Bozzetti F. Nutrition 2002;18:953–9.
144. Linn BS, Robinson DS, Klimas NG. Ann Surg 1988;207:267–73.
145. Nguyen TV, Yueh B. Cancer 2002;95:553–62.
146. Andreoli A, De Lorenzo A, Cadeddu F et al. Eur Rev Med Pharmacol Sci 2011;15: 469–80.
147. Ottery FD. Nutrition 1996;12:S15–9.
148. Wigmore SJ, Plester CE, Richardson RA et al. Br J Cancer 1997;75:106–9.
149. Detsky AS, McLaughlin JR, Baker JP et al. JPEN J Parenter Enteral Nutr 1987;11:8–13.
150. Franch-Arcas G. Clin Nutr 2001;20:265–9.
151. Harvey KB, Moldawer LL, Bistrian BR et al. Am J Clin Nutr 1981;34:2013–22.
152. Committee CoPCQM. J Am Diet Assoc 1994;94:838–9.
153. Isenring E, Bauer J, Capra S. Eur J Clin Nutr 2003;57:305–9.
154. Luthringer S, Kulakowski K. Medical nutrition therapy protocols. In: McCallum P, Polisena C, eds. The Clinical Guide to Oncology Nutrition. Chicago: American Dietetic Association, 2000:24–44.
155. Ferguson M. Oncology 2003;17:13–4; discussion 4–6.
156. Lacey K, Pritchett E. J Am Dietet Assoc 2003;103:1061–72.
157. Ralph JL, Von Ah D, Scheett AJ et al. Clin J Oncol Nurs 2011;15:E114–21.
158. Tripp R. Health Care Food Nutr Focus 2005;22:3–8.
159. Robien K, Levin R, Pritchett E et al. J Am Diet Assoc 2006;106:946–51.
160. Tesauro GM, Rowland JH, Lustig C. Cancer Pract 2002;10:277–83.
161. Isenring E, Bauer J, Capra S. Nutr Dietet 2004;61:46–9.
162. Isenring E, Capra S, Bauer J. J Hum Nutr Diet 2004;17:145–52.
163. Piquet MA, Ozsahin M, Larpin I et al. Support Care Cancer 2002;10:502–4.
164. Ravasco P, Monteiro-Grillo I, Vidal PM et al. J Clin Oncol 2005;23:1431–8.
165. Foschi D, Cavagna G, Callioni F et al. Br J Surg 1986;73:716–9.
166. Meijerink WJ, von Meyenfeldt MF, Rouflart MM et al. Lancet 1992;340:187–8.
167. Muller JM, Brenner U, Dienst C et al. Lancet 1982;1:68–71.
168. Muller JM, Keller HW, Brenner U et al. World J Surg 1986;10:53–63.
169. Bozzetti F, Braga M, Gianotti L et al. Lancet 2001;358:1487–92.
170. Wu GH, Liu ZH, Wu ZH et al. World J Gastroenterol 2006;12:2441–4.
171. Daly JM, Lieberman MD, Goldfine J et al. Surgery 1992;112:56–67.
172. Daly JM, Weintraub FN, Shou J et al. Ann Surg 1995;221:327–38.
173. Di Carlo V, Gianotti L, Balzano G et al. Dig Surg 1999;16:320–6.
174. Braga M, Gianotti L, Vignali A et al. Crit Care Med 1998;26:24–30.
175. Senkal M, Zumtobel V, Bauer KH et al. Arch Surg 1999;134:1309–16.
176. Gianotti L, Braga M, Nespoli L et al. Gastroenterology 2002;122:1763–70.
177. Braga M, Gianotti L, Nespoli L et al. Arch Surg 2002;137:174–80.
178. Farreras N, Artigas V, Cardona D et al. Clin Nutr 2005;24:55–65.
179. Braga M, Gianotti L, Vignali A et al. Surgery 2002;132:805–14.
180. de Luis DA, Izaola O, Cuellar L et al. Eur J Clin Nutr 2004;58:1505–8.
181. Morlion BJ, Stehle P, Wachtler P et al. Ann Surg 1998;227:302–8.
182. Gianotti L, Braga M, Vignali A et al. Arch Surg 1997;132:1222–9; discussion 9–30.
183. Sand J, Luostarinen M, Matikainen M. Eur J Surg 1997;163:761–6.
184. Shirabe K, Matsumata T, Shimada M et al. Hepatogastroenterology 1997;44:205–9.
185. Braga M, Gianotti L, Gentilini O et al. Crit Care Med 2001;29:242–8.
186. Aiko S, Yoshizumi Y, Sugiura Y et al. Surg Today 2001;31:971–8.
187. Jiang XH, Li N, Li JS. World J Gastroenterol 2003;9:1878–80.
188. Hyltander A, Drott C, Unsgaard B et al. Eur J Clin Invest 1991;21:413–20.
189. Aiko S, Yoshizumi Y, Matsuyama T et al. Jpn J Thorac Cardiovasc Surg 2003;51:263–71.
190. Goonetilleke KS, Siriwardena AK. JOP 2006;7:5–13.
191. August D, Huhmann M. Nutritional care of cancer patients. In: Norton J, Barie P, Bollinger R et al, eds. Surgery: Basic Science and Clinical Evidence. 2nd ed. New York: Springer, 2008:2123–50.
192. Braunschweig CL, Levy P, Sheean PM et al. Am J Clin Nutr 2001;74:534–42.
193. Koretz RL, Avenell A, Lipman TO et al. Am J Gastroenterol 2007;102:412–29; quiz 68.
194. Tandon SP, Gupta SC, Sinha SN et al. Indian J Med Res 1984;80:180–8.
195. Bozzetti F, Cozzaglio L, Gavazzi C et al. Tumori 1998;84:681–6.
196. Beer KT, Krause KB, Zuercher T et al. Nutr Cancer 2005;52:29–34.
197. Gavazzi C, Bhoori S, Lovullo S et al. Am J Gastroenterol 2006;101:374–9.
198. Mangar S, Slevin N, Mais K et al. Radiother Oncol 2006;78:152–8.
199. Rabinovitch R, Grant B, Berkey BA et al. Head Neck 2006;28:287–96.
200. Bozzetti F. Clin Nutr 2011;30:714–7.
201. Huckleberry Y. Am J Health Syst Pharm 2004;61:671–82; quiz 83–4.
202. Shike M, Russel DM, Detsky AS et al. Ann Intern Med 1984;101:303–9.
203. Klein S, Kinney J, Jeejeebhoy K et al. JPEN J Parenter Enteral Nutr 1997;21:133–56.
204. Fearon KC, Luff R. Proc Nutr Soc 2003; 62:807–11.
205. Klein S, Simes J, Blackburn GL. Cancer 1986;58:1378–86.
206. McGeer AJ, Detsky AS, O'Rourke K. Nutrition 1990;6:233–40.
207. American College of Physicians. Ann Intern Med 1989;110:734–6.
208. Scolapio JS, Picco MF, Tarrosa VB. JPEN J Parenter Enteral Nutr 2002;26:248–50.
209. Sikora SS, Ribeiro U, Kane JM 3rd et al. Support Care Cancer 2009;17:83–90
210. American Gastroenterological Association. Gastroenterology 2001;121:966–9.
211. Popp MB, Wagner SC, Brito OJ. Surgery 1983;94:300–8.
212. Daly J, Thorn A. Neoplastic diseases. In: Kinney J, Jeejeebhoy K, Hill G et al, eds. Nutrition and Metabolism in Patient Care. Philadelphia: Saunders, 1988:567–87.
213. Torosian MH. JPEN J Parenter Enteral Nutr 1992;16:72S–5S.
214. Heys SD, Park KG, McNurlan MA et al. Br J Surg 1991;78:483–7.
215. Pacelli F, Bossola M, Teodori L et al. JPEN J Parenter Enteral Nutr 2007;31:451–5.
216. Andrew IM, Waterfield K, Hildreth AJ et al. Palliat Med 2009;23:680–8.
217. Reid J, McKenna H, Fitzsimons D et al. Int J Nurs Stud 2009;46:606–16.
218. Bartlett DL, Stein TP, Torosian MH. Surgery 1995;117:260–7.
219. Wolf RF, Ng B, Weksler B et al. Ann Surg Oncol 1994;1:314–20.
220. Ng EH, Rock CS, Lazarus DD et al. Am J Physiol 1992;262:R426–31.
221. Tomas FM, Chandler CS, Coyle P, et al. Biochem J 1994;301:769–75.
222. Ottery FD, Walsh D, Strawford A. Semin Oncol 1998;25:35–44.
223. Wren AM, Seal LJ, Cohen MA et al. J Clin Endocrinol Metab 2001;86:5992.
224. Hanada T, Toshinai K, Kajimura N et al. Biochem Biophys Res Commun 2003;301: 275–9.

225. DeBoer MD. Nutrition 2008;24:806–14.
226. Lissoni P. Support Care Cancer 2002;10: 110–6.
227. Wolf RF, Pearlstone DB, Newman E et al. Ann Surg 1992;216:280–8.
228. Gullett NP, Mazurak VC, Hebbar G et al. Curr Prob Cancer 2011;35:58–90.
229. Loprinzi CL, Michalak JC, Schaid DJ et al. J Clin Oncol 1993;11:762–7.
230. De Conno F, Martini C, Zecca E et al. Eur J Cancer 1998;34:1705–9.
231. Skarlos DV, Fountzilas G, Pavlidis N et al. Acta Oncol 1993;32:37–41.
232. Yeh S, Wu SY, Levine DM et al. J Nutr Health Aging 2000;4:246–51.
233. Mantovani G, Maccio A, Madeddu C et al. Nutrition 2008;24:305–13.
234. Jatoi A, Windschitl HE, Loprinzi CL et al. J Clin Oncol 2002;20:567–73.
235. Moertel CG, Kvols LK, Rubin J. Cancer 1991;67:33–6.
236. Fanelli M, Sarmiento R, Gattuso D et al. Expert Opin Invest Drugs 2003;12:1211–25.
237. Dezube BJ, Sherman ML, Fridovich-Keil JL et al. Cancer Immunol Immunother 1993;36:57–60.
238. Goldberg RM, Loprinzi CL, Mailliard JA et al. J Clin Oncol 1995;13:2856–9.
239. Fearon KC, Barber MD, Moses AG et al. J Clin Oncol 2006;24:3401–7.
240. Mazzotta P, Jeney CM. J Pain Symptom Manage 2009;37:1069–77.
241. Licitra L, Spinazze S, Roila F. Crit Rev Oncol Hematol 2002;43:93–101.
242. Grunberg SM, Deuson RR, Mavros P et al. Cancer 2004;100:2261–8.
243. Fisch M. J Natl Cancer Inst Monogr 2004: 105–11.
244. Valente SM, Saunders JM, Cohen MZ. Cancer Pract 1994;2:65–71.
245. Homsi J, Nelson KA, Sarhill N et al. Am J Hosp Palliat Care 2001;18:403–7.
246. Kulkarni SK, Kaur G. Drugs Today (Barc) 2001;37:559–71.
247. Theobald DE, Kirsh KL, Holtsclaw E et al. J Pain Symptom Manage 2002;23:442–7.
248. Fernandez F, Adams F. Head Neck Surg 1986;8:296–300.
249. Abernethy AP, Wheeler JL, Zafar SY. Curr Opin Support Palliat Care 2009;3:41–9.
250. Huhmann MB. The Impact of Medical Nutrition Therapy by a Registered Dietitian on Clinical and Patient Oriented Outcomes in Cancer Patients. Newark, NJ: University of Medicine and Dentistry of New Jersey, 2008.
251. Network NCC. NCCN Clinical Practice Guidelines in Oncology: Palliative Care. In. Fort Washington, PA: National Comprehensive Cancer Network, 2010.
252. Lagman RL, Davis MP, LeGrand SB et al. Surg Clin North Am 2005;85:237–55.
253. Roeland E, Mitchell W, Elia G et al. J Support Oncol 2010;8:100–16.
254. Horsley P, Bauer J, Gallagher B. Bone Marrow Transplant 2005;35:1113–6.
255. Lenssen P, Sherry ME, Cheney CL et al. J Am Dietet Assoc 1990;90:835–42.
256. Charuhas PM, Fosberg KL, Bruemmer B et al. JPEN J Parenter Enteral Nutr 1997; 21:157–61.
257. Muscaritoli M, Conversano L, Torelli GF et al. Transplantation 1998;66:610–6.
258. Roberts S, Miller J, Pineiro L et al. Bone Marrow Transplant 2003;32:715–21.
259. Szeluga DJ, Stuart RK, Brookmeyer R et al. Cancer Res 1987;47:3309–16.
260. Ziegler TR, Young LS, Benfell K et al. Ann Intern Med 1992;116:821–8.
261. Schloerb PR, Amare M. JPEN J Parenter Enteral Nutr 1993;17:407–13.
262. Papapietro K, Diaz E, Csendes A et al. Rev Med Chil 2002;130:1125–30.
263. De-Souza DA, Greene LJ. Crit Care Med 2005;33:1125–35.
264. Yao GX, Xue XB, Jiang ZM et al. Clin Nutr 2005;24:510–5.
265. Song JX, Qing SH, Huang XC et al. Di Yi Jun Yi Da Xue Xue Bao 2002;22:545–7.
266. Nakamura K, Kariyazono H, Komokata T et al. Nutrition 2005;21:639–49.
267. Novaes MR, Lima LA, Novaes LC et al. Ann Nutr Metab 2004;48:404–8.
268. Heys SD, Gough DB, Khan L et al. Br J Surg 1996;83:608–19.
269. van Bokhorst-De Van Der Schueren MA, Quak JJ, von Blomberg-van der Flier BM et al. Am J Clin Nutr 2001;73:323–32.
270. De Luis DA, Izaola O, Aller R et al. Ann Nutr Metab 2005;49:95–9.
271. De Luis DA, Izaola O, Cuellar L et al. Eur Rev Med Pharmacol Sci 2009;13:279–83.
272. Buijs N, van Bokhorst-de van der Schueren MA, Langius JA et al. Am J Clin Nutr 2010; 92:1151–6.
273. Jho DH, Cole SM, Lee EM, et al. Integr Cancer Ther 2004;3:98–111.
274. Hardman WE. J Nutr 2002;132:3508S–12S.
275. Jatoi A, Rowland K, Loprinzi CL et al. J Clin Oncol 2004;22:2469–76.
276. Fearon K, von Meyenfeldt MF, Moses A et al. Eur J Cancer 2001;37:S27–S8.
277. Moses AW, Slater C, Preston T. Br J Cancer 2004;90:996–1002.
278. Wachtler P, Konig W, Senkal M et al. J Trauma 1997;42:191–8.
279. Savarese DM, Savy G, Vahdat L et al. Cancer Treat Rev 2003;29:501–13.
280. Scheid C, Hermann K, Kremer G et al. Nutrition 2004;20:249–54.
281. Wang Y, Jiang ZM, Nolan MT et al. JPEN J Parenter Enteral Nutr 2010;34:521–9.
282. Nose S, Wasa M, Tazuke Y et al. JPEN J Parenter Enteral Nutr 2010;34:530–7.
283. Marik PE, Zaloga GP. JPEN J Parenter Enteral Nutr 2010;34:378–86.
284. Waitzberg DL, Saito H, Plank LD et al. World J Surg 2006;30:1592–604.
285. Beale RJ, Bryg DJ, Bihari DJ. Crit Care Med 1999;27:2799–805.
286. Cerantola Y, Hubner M, Grass F et al. Br J Surg 2011; 98:37–48.
287. Heys SD, Walker LG, Smith I et al. Ann Surg 1999;229:467–77.
288. Howard L. JPEN J Parenter Enteral Nutr 1992;16:93S–9S.
289. Orrevall Y, Tishelman C, Permert J et al. Palliat Med 2009;23:556–64.
290. Lundholm K, Daneryd P, Bosaeus I et al. Cancer 2004;100:1967–77.
291. Shang E, Weiss C, Post S et al. JPEN J Parenter Enteral Nutr 2006;30:222–30.

◆ 89章 ◆

1. Gokhale JA, Robey PG, Boskey AL. The biochemistry of bone. In: Marcus R, Feldman Kelsey J, eds. Osteoporosis, vol 1. 2nd ed. San Diego: Academic Press, 2001:107–88.
2. Kannus P, Haapasalo H, Sievanen H et al. Bone 1994;15:279–84.
3. NIH Consensus Conference. JAMA 1994;272:1942–8.
4. Vermeer C. Vitamin K and bone health. In: Burckhardt P, Dawson-Hughes B, Heaney RP, eds. Nutritional Aspects of Osteoporosis. 2nd ed. San Diego: Elsevier Academic Press, 2004:79–92.
5. Marcus R, Majumder S. The nature of osteoporosis. In: Marcus R, Feldman D, Kelsey J, eds. Osteoporosis, vol 2. 2nd ed. San Diego: Academic Press, 2001:3–17.
6. Heaney RP. Bone 2003;33:457–65.
7. Pettifor JM. Nutritional and drug-induced rickets and osteomalacia. In: Favus MJ, ed. Primer on the Metabolic Bone Diseases and Disorders of Mineral Metabolism. 5th ed. Washington, DC: American Society for Bone and Mineral Research, 2003:399–407.
8. Glorieux FH. Hypophosphatemic vitamin D resistant rickets. In: Favus MJ, ed. Primer on the Metabolic Bone Diseases and Disorders of Mineral Metabolism. 5th ed. Washington, DC: American Society for Bone and Mineral Research, 2003:414–7.
9. Shapiro JR. Osteogenesis imperfecta and other defects of bone development as occasional causes of adult osteoporosis. In: Marcus R, Feldman D, Kelsey J, eds. Osteoporosis, vol 2. 2nd ed. San Diego: Academic Press, 2001:271–301.
10. Herlong HF, Recker RR, Maddrey WC. Gastroenterology 1982;83:103–8.
11. Goodman WG, Coburn JW, Ramirez JA et al. Renal osteodystrophy in adults and children. In: Favus MJ, ed. Primer on the Metabolic Bone Diseases and Disorders of Mineral Metabolism. 5th ed. Washington, DC: American Society for Bone and Mineral Research, 2003:430–47.
12. Epstein S. J Bone Miner Res 1996;11:1–7.
13. Delmi M, Rapin CH, Bengoa JM et al. Lancet 1990;335:1013–6.
14. Wüster C, Rosen C. Growth hormone, insulin-like growth factors: potential applications and limitations in the management of osteoporosis. In: Marcus R, Feldman D, Kelsey J, eds. Osteoporosis, vol 2. 2nd ed. San Diego: Academic Press, 2001:47–67.
15. Rude RK. Magnesium depletion and hypermagnesemia. In: Favus MJ, ed. Primer on the Metabolic Bone Diseases and Disorders of Mineral Metabolism. 5th ed. Washington, DC: American Society for Bone and Mineral Research, 2003:292–5.
16. Heaney RP. Bone Miner 1986;1:99–114.
17. Faulkner KG. Clinical use of bone densitometry. In: Marcus R, Feldman D, Kelsey J, eds. Osteoporosis, vol 2. 2nd ed. San Diego: Academic Press, 2001:433–58.
18. Heaney RP. J Bone Miner Res 1994;9: 1515–23.
19. Recker RR, Barger-Lux MJ. Transilial bone biopsy. In: Bilezikian JP, Raisz L, Rodan GA, eds. Principles of Bone Biology. 2nd ed. San Diego: Academic Press, 2002:1595–664.
20. Garnero P, Delmas PD. Biochemical markers of bone turnover in osteoporosis. In: Marcus R, Feldman D, Kelsey J, eds. Osteoporosis, vol 2. 2nd ed. San Diego: Academic Press, 2001:459–77.
21. Feldman D, Malloy PJ, Gross C. Vitamin D: biology, action, and clinical implications. In: Marcus R, Feldman D, Kelsey J, eds. Osteoporosis, vol 1. 2nd ed. San Diego: Academic Press, 2001:257–303.

◆ 90章 ◆

1. Burge R, Dawson-Hughes B, Solomon DH et al. J Bone Miner Res 2007;22:465–75.
2. US Department of Health and Human Services. Bone Health and Osteoporosis: A Report of the Surgeon General. Office of the Surgeon General. Rockville, MD, 2004.
3. Looker AC, Melton LJ 3rd, Borrud LG et al. Osteoporos Int 2012;23:771–80.
4. Looker AC, Melton LJ 3rd, Borrud LG et al. Osteoporos Int 2012;23:1351–60.
5. Becker DJ, Kilgore ML, Morrisey MA. Curr Rheumatol Rep 2010;12:186–91.
6. Dempster DW. Am J Manag Care 2011;17(Suppl):S164–9.

7. Dempster DW, Shane E, Horbert W et al. J Bone Miner Res 1986;1:15–21.
8. Heaney RP, Abrams S, Dawson-Hughes B et al. Osteoporos Int 2000;11:985–1009.
9. Ensrud KE, Palermo L, Black DM et al. J Bone Miner Res 1995;10:1778–87.
10. Jones G, Nguyen T, Sambrook P et al. BMJ 1994;309:691–5.
11. World Health Organization. WHO Scientific Group on the Assessment of Osteoporosis at Primary Health Care Level. Geneva: World Health Organization, 2007.
12. Johnell O, Kanis JA, Oden A et al. J Bone Miner Res 2005;20:1185–94.
13. Cooper C, Atkinson EJ, O'Fallon WM et al. J Bone Miner Res 1992;7:221–7.
14. Grisso JA, Kelsey JL, Strom BL et al. N Engl J Med 1991;324:1326–31.
15. Hannan MT, Felson DT, Dawson-Hughes B et al. J Bone Miner Res 2000;15:710–20.
16. Burger H, de Laet CE, van Daele PL et al. Am J Epidemiol 1998;147:871–9.
17. Cummings SR, Nevitt MC, Browner WS et al. N Engl J Med 1995;332:767–73.
18. World Health Organization. Fracture Risk Assessment Tool (FRAX). World Health Organization Collaborating Centre for Metabolic Bone Diseases, University of Sheffield, UK. Available at: http://www.shef.ac.uk/FRAX/index.jsp. Accessed February 5, 2012.
19. Kanis JA, McCloskey EV, Johansson H et al. Osteoporos Int 2010;21(Suppl):S407–13.
20. Kanis JA, Hans D, Cooper C et al. Osteoporos Int 2011;22:2395–411.
21. Tucker KL, Bhupathiraju SN. Micronutrients and bone. Chapter 18 in: Cho KH, Michel JP, Buldau J et al, eds. Textbook of Geriatric Medicine, International. Seoul, Korea: Argos, 2010.
22. Tucker KL. Curr Osteoporos Rep 2009;7:111–7.
23. Food and Nutrition Board, Institute of Medicine. Dietary Reference Intakes for Calcium, Phosphorus, Magnesium, Vitamin D, and Fluoride. Washington, DC: National Academy Press, 1997.
24. Wosje KS, Specker BL. Nutr Rev 2000;58:253–68.
25. Winzenberg T, Shaw K, Fryer J et al. BMJ 2006;333:775.
26. Heaney RP. J Am Coll Nutr 2000;19:83S–99S.
27. Bischoff-Ferrari HA, Dawson-Hughes B, Baron JA et al. Am J Clin Nutr 2007;86:1780–90.
28. Dawson-Hughes B, Harris SS, Krall EA et al. Am J Clin Nutr 2000;72:745–50.
29. Jackson RD, LaCroix AZ, Gass M et al. N Engl J Med 2006;354:669–83.
30. Kalkwarf HJ, Khoury JC, Lanphear BP. Am J Clin Nutr 2003;77:257–65.
31. Key TJ, Appleby PN, Spencer EA et al. Public Health Nutr 2007;10:1314–20.
32. Feskanich D, Willett WC, Colditz GA. Am J Clin Nutr 2003;77:504–11.
33. Baran D, Sorensen A, Grimes J et al. J Clin Endocrinol Metab 1990;70:264–70.
34. Heaney RP, Rafferty K, Dowell MS. J Am Diet Assoc 2002;102:1672–4.
35. Lotz M, Zisman E, Bartter FC. N Engl J Med 1968;278:409–15.
36. US Department of Agriculture. What We Eat in America, NHANES 2007–2008. Nutrient Intakes from Food: Mean Amounts Consumed per Individual by Race/Ethnicity and Age, in the United States, 2007–2008. Available at: http://www.ars.usda.gov/ba/bhnrc/fsrg. 2010. Accessed February 12, 2012.
37. Food and Nutrition Board, Institute of Medicine. Dietary References Intakes for Calcium and Vitamin D. Washington, DC: National Academies Press, 2011.
38. Clark I. Am J Physiol 1969;217:865–70.
39. Kemi VE, Karkkainen MU, Karp HJ et al. Br J Nutr 2008;99:832–9.
40. Kemi VE, Karkkainen MU, Rita HJ et al. Br J Nutr 2010;103:561–8.
41. Wyshak G, Frisch RE. J Adolesc Health 1994;15:210–5.
42. Tucker KL, Morita K, Qiao N et al. Am J Clin Nutr 2006;84:936–42.
43. Heaney RP, Rafferty K. Am J Clin Nutr 2001;74:343–7.
44. Li M, Hasegawa T, Masuki H et al. J Oral Biosci 2010;52:94–9.
45. Creedon A, Flynn A, Cashman K. Br J Nutr 1999;82:63–71.
46. Rude RK, Kirchen ME, Gruber HE et al. Miner Electrolyte Metab 1998;24:314–20.
47. Rude RK, Gruber HE, Wei LY et al. Nutr Metab 2005;2:24.
48. Rude RK, Gruber HE, Norton HJ et al. Bone 2005;37:211–9.
49. Mutlu M, Argun M, Kilic E et al. J Int Med Res 2007;35:692–5.
50. Tucker KL, Hannan MT, Chen H et al. Am J Clin Nutr 1999;69:727–36.
51. Ryder KM, Shorr RI, Bush AJ et al. J Am Geriatr Soc 2005;53:1875–80.
52. New SA, Robins SP, Campbell MK et al. Am J Clin Nutr 2000;71:142–51.
53. Ford ES, Mokdad AH. J Nutr 2003;133:2879–82.
54. Carpenter TO, DeLucia MC, Zhang JH et al. J Clin Endocrinol Metab 2006;91:4866–72.
55. Dimai HP, Porta S, Wirnsberger G et al. J Clin Endocrinol Metab 1998;83:2742–8.
56. Stendig-Lindberg G, Tepper R, Leichter I. Magnes Res 1993;6:155–63.
57. Sebastian A, Harris ST, Ottaway JH et al. N Engl J Med 1994;330:1776–81.
58. Macdonald HM, New SA, Fraser WD et al. Am J Clin Nutr 2005;81:923–33.
59. Zhu K, Devine A, Prince RL. Osteoporos Int 2008;20:335–40.
60. Lanham-New SA. J Nutr 2008;138:172S–7S.
61. Institute of Medicine. Strategies to Reduce Sodium Intake in the United States. Washington DC: National Academies Press, 2010.
62. Devine A, Criddle RA, Dick IM et al. Am J Clin Nutr 1995;62:740–5.
63. Sellmeyer DE, Schloetter M, Sebastian A. J Clin Endocrinol Metab 2002;87:2008–12.
64. Lin PH, Ginty F, Appel LJ et al. J Nutr 2003;133:3130–6.
65. Carbone LD, Barrow KD, Bush AJ et al. J Bone Miner Metab 2005;23:506–13.
66. Greendale GA, Barrett-Connor E, Edelstein S et al. J Am Geriatr Soc 1994;42:1050–5.
67. Carbone LD, Bush AJ, Barrow KD et al. J Bone Miner Metab 2003;21:415–20.
68. Ilich JZ, Brownbill RA, Coster DC. Eur J Appl Physiol 2010;109:745–55.
69. Grynpas MD, Chachra D, Limeback H. The action of fluoride on bone. Chapter 23 in: Henderson JE, Goltzman D, eds. The Osteoporosis Primer. New York: Cambridge University Press, 2000.
70. Pak CY, Sakhaee K, Adams-Huet B et al. Ann Intern Med 1995;123:401–8.
71. Riggs BL, Hodgson SF, O'Fallon WM et al. N Engl J Med 1990;322:802–9.
72. Kleerekoper M, Peterson EL, Nelson DA et al. Osteoporos Int 1991;1:155–61.
73. Vestergaard P, Jorgensen NR, Schwarz P et al. Osteoporos Int 2008;19:257–68.
74. Chachra D, Limeback H, Willett TL et al. J Dent Res 2010;89:1219–23.
75. Guggenbuhl P, Deugnier Y, Boisdet JF et al. Osteoporos Int 2005;16:1809–14.
76. Schnitzler CM, Macphail AP, Shires R et al. J Bone Miner Res 1994;9:1865–73.
77. Medeiros DM, Plattner A, Jennings D et al. J Nutr 2002;132:3135–41.
78. Katsumata S, Tsuboi R, Uehara M et al. Biosci Biotechnol Biochem 2006;70:2547–50.
79. Harris MM, Houtkooper LB, Stanford VA et al. J Nutr 2003;133:3598–602.
80. Maurer J, Harris MM, Stanford VA et al. J Nutr 2005;135:863–9.
81. Unfer TC, Muller EI, de Moraes Flores EM et al. Clin Chim Acta 2007;384:113–7.
82. Reffitt DM, Ogston N, Jugdaohsingh R et al. Bone 2003;32:127–35.
83. Jugdaohsingh R. J Nutr Health Aging 2007;11:99–110.
84. Carlisle EM. Ciba Found Symp 1986;121:123–39.
85. Hott M, de Pollak C, Modrowski D et al. Calcif Tissue Int 1993;53:174–9.
86. Rico H, Gallego-Lago JL, Hernandez ER et al. Calcif Tissue Int 2000;66:53–5.
87. Jugdaohsingh R, Tucker KL, Qiao N et al. J Bone Miner Res 2004;19:297–307.
88. Schiano A, Eisinger F, Detolle P et al. Rev Rhum Mal Osteoartic 1979;46:483–6.
89. Eisinger J, Clairet D. Magnes Res 1993;6:247–9.
90. Jonas J, Burns J, Abel EW et al. Ann Nutr Metab 1993;37:245–52.
91. Rico H, Roca-Botran C, Hernandez ER et al. Menopause 2000;7:413–6.
92. Chaudhri MA, Kemmler W, Harsch I et al. Biol Trace Elem Res 2009;129:94–8.
93. Conlan D, Korula R, Tallentire D. Age Ageing 1990;19:212–4.
94. Baker A, Harvey L, Majask-Newman G et al. Eur J Clin Nutr 1999;53:408–12.
95. Cashman KD, Baker A, Ginty F et al. Eur J Clin Nutr 2001;55:525–31.
96. Beattie J, Avenell A. Nutr Res Rev 1992;5:167–88.
97. Atik OS. J Am Geriatr Soc 1983;31:790–1.
98. Yamaguchi M, Yamaguchi R. Biochem Pharmacol 1986;35:773–7.
99. Peretz A, Papadopoulos T, Willems D et al. J Trace Elem Med Biol 2001;15:175–8.
100. Nielsen FH, Lukaski HC, Johnson LK et al. Br J Nutr 2011;106:1872–9.
101. Nielsen FH, Hunt CD, Mullen LM et al. FASEB J 1987;1:394–7.
102. Nielsen FH, Stoecker BJ. J Trace Elem Med Biol 2009;23:195–203.
103. Demirer S, Kara MI, Erciyas K et al. Arch Oral Biol 2012;57:60–5.
104. Reginster JY, Bruyere O, Sawicki A et al. Bone 2009;45:1059–64.
105. Meunier PJ, Roux C, Ortolani S et al. Osteoporos Int 2009;20:1663–73.
106. Seeman E, Boonen S, Borgstrom F et al. Bone 2010;46:1038–42.
107. Kanis JA, Johansson H, Oden A et al. Osteoporos Int 2011;22:2347–55.
108. Roschger P, Manjubala I, Zoeger N et al. J Bone Miner Res 2010;25:891–900.
109. Bae YJ, Kim MH. Biol Trace Elem Res 2008;124:28–34.
110. Strause L, Saltman P, Smith KT et al. J Nutr 1994;124:1060–4.
111. Mithal A, Wahl DA, Bonjour JP et al. Osteoporos Int 2009;20:1807–20.
112. Cranney A, Horsley T, O'Donnell S et al. Evid Rep Technol Assess (Full Rep) 2007:1–235.
113. Moschonis G, Katsaroli I, Lyritis GP et al. Br J Nutr 2010;104:100–7.
114. Cummings SR, Browner WS, Bauer D et al. N Engl J Med 1998;339:733–8.

115. van Schoor NM, Visser M, Pluijm SM et al. Bone 2008;42:260–6.
116. Looker AC, Mussolino ME. J Bone Miner Res 2008;23:143–50.
117. Garnero P, Munoz F, Sornay-Rendu E et al. Bone 2007;40:716–22.
118. Dawson–Hughes B, Harris SS, Krall EA et al. N Engl J Med 1997;337:670–6.
119. Chapuy MC, Pamphile R, Paris E et al. Osteoporos Int 2002;13:257–64.
120. Trivedi DP, Doll R, Khaw KT. BMJ 2003; 326:469.
121. Heikinheimo RJ, Inkovaara JA, Harju EJ et al. Calcif Tissue Int 1992;51:105–10.
122. Lips P, Graafmans WC, Ooms ME et al. Ann Intern Med 1996;124:400–6.
123. Meyer HE, Smedshaug GB, Kvaavik E et al. J Bone Miner Res 2002;17:709–15.
124. Komulainen MH, Kroger H, Tuppurainen MT et al. Maturitas 1998;31:45–54.
125. Grant AM, Avenell A, Campbell MK et al. Lancet 2005;365:1621–8.
126. Porthouse J, Cockayne S, King C et al. BMJ 2005;330:1003.
127. Lyons RA, Johansen A, Brophy S et al. Osteoporos Int 2007;18:811–8.
128. Law M, Withers H, Morris J et al. Age Ageing 2006;35:482–6.
129. Zhu K, Bruce D, Austin N et al. J Bone Miner Res 2008;23:1343–8.
130. Bischoff–Ferrari HA, Willett WC, Wong JB et al. Arch Intern Med 2009;169:551–61.
131. Winzenberg T, Powell S, Shaw KA et al. BMJ 2011;342:c7254.
132. Sanders KM, Stuart AL, Williamson EJ et al. JAMA 2010;303:1815–22.
133. Bugel S. Vitam Horm 2008;78:393–416.
134. Sokoll LJ, Sadowski JA. Am J Clin Nutr 1996;63:566–73.
135. Booth SL, Broe KE, Gagnon DR et al. Am J Clin Nutr 2003;77:512–6.
136. Feskanich D, Weber P, Willett WC et al. Am J Clin Nutr 1999;69:74–9.
137. Szulc P, Chapuy MC, Meunier PJ et al. Bone 1996;18:487–8.
138. Luukinen H, Kakonen SM, Pettersson K et al. J Bone Miner Res 2000;15:2473–8.
139. Cashman KD, O'Connor E. Nutr Rev 2008; 66:532–8.
140. Emaus N, Gjesdal CG, Almas B et al. Osteoporos Int 2010;21:1731–40.
141. Shiraki M, Shiraki Y, Aoki C et al. J Bone Miner Res 2000;15:515–21.
142. Peterkofsky B. Am J Clin Nutr 1991;54: 1135S–40S.
143. Kipp DE, McElvain M, Kimmel DB et al. Bone 1996;18:281–8.
144. Sahni S, Hannan MT, Gagnon D et al. Osteoporos Int 2009;20:1853–61.
145. Melhus H, Michaelsson K, Holmberg L et al. J Bone Miner Res 1999;14:129–35.
146. Zhang J, Munger RG, West NA et al. Am J Epidemiol 2006;163:9–17.
147. Raisz LG. J Bone Miner Res 1993;8(Suppl): S457–65.
148. Wu D, Mura C, Beharka AA et al. Am J Physiol 1998;275:C661–8.
149. Arjmandi B, Juma S, Beharka A et al. J Nutr Biochem 2002;13:543.
150. Norazlina M, Ima-Nirwana S, Gapor MT et al. Exp Clin Endocrinol Diabetes 2000; 108:305–10.
151. Pasco JA, Henry MJ, Wilkinson LK et al. J Womens Health (Larchmt) 2006;15:295–300.
152. Wolf RL, Cauley JA, Pettinger M et al. Am J Clin Nutr 2005;82:581–8.
153. Lucock M. Mol Genet Metab 2000;71:121–38.
154. Eastell R, Vieira NE, Yergey AL et al. Clin Sci (Lond) 1992;82:681–5.
155. Carmel R. Arch Intern Med 1988;148: 1712–4.
156. Kim GS, Kim CH, Park JY et al. Metabolism 1996;45:1443–6.
157. Herrmann M, Schmidt J, Umanskaya N et al. Bone 2007;41:584–91.
158. Cagnacci A, Baldassari F, Rivolta G et al. Bone 2003;33:956–9.
159. Rejnmark L, Vestergaard P, Hermann AP et al. Calcif Tissue Int 2008;82:1–11.
160. Bozkurt N, Erdem M, Yilmaz E et al. Arch Gynecol Obstet 2009;280:381–7.
161. Gjesdal CG, Vollset SE, Ueland PM et al. J Bone Miner Res 2007;22:747–56.
162. Ravaglia G, Forti P, Maioli F et al. J Gerontol A Biol Sci Med Sci 2005;60:1458–62.
163. Yazdanpanah N, Zillikens MC, Rivadeneira F et al. Bone 2007;41:987–94.
164. Morris MS, Jacques PF, Selhub J. Bone 2005;37:234–42.
165. Tucker KL, Hannan MT, Qiao N et al. J Bone Miner Res 2005;20:152–8.
166. Dhonukshe-Rutten RA, Lips M, de Jong N et al. J Nutr 2003;133:801–7.
167. Stone KL, Bauer DC, Sellmeyer D et al. J Clin Endocrinol Metab 2004;89:1217–21.
168. Macdonald HM, McGuigan FE, Fraser WD et al. Bone 2004;35:957–64.
169. McLean RR, Jacques PF, Selhub J et al. J Clin Endocrinol Metab 2008;93:2206–12.
170. Saito M, Fujii K, Marumo K. Calcif Tissue Int 2006;79:160–8.
171. Lubec B, Fang-Kircher S, Lubec T et al. Biochim Biophys Acta 1996;1315:159–62.
172. Elshorbagy AK, Gjesdal CG, Nurk E et al. Bone 2009;44:954–8.
173. Zhu K, Beilby J, Dick IM et al. Osteoporos Int 2009;20:1183–91.
174. Leboff MS, Narweker R, LaCroix A et al. J Clin Endocrinol Metab 2009;94:1207–13.
175. Perier MA, Gineyts E, Munoz F et al. Osteoporos Int 2007;18:1329–36.
176. Sato Y, Honda Y, Iwamoto J et al. JAMA 2005;293:1082–8.
177. Herrmann M, Umanskaya N, Traber L et al. Clin Chem Lab Med 2007;45:1785–92.
178. Green TJ, McMahon JA, Skeaff CM et al. Am J Clin Nutr 2007;85:460–4.
179. Sawka AM, Ray JG, Yi Q et al. Arch Intern Med 2007;167:2136–9.
180. van Wijngaarden JP, Dhonukshe-Rutten RA, van Schoor NM et al. BMC Geriatr 2011;11:80.
181. Binkley N, Krueger D. Nutr Rev 2000;58: 138–44.
182. Thompson PD, Jurutka PW, Haussler CA et al. J Biol Chem 1998;273:8483–91.
183. Johansson S, Melhus H. J Bone Miner Res 2001;16:1899–905.
184. Melhus H, Michaelsson K, Kindmark A et al. Ann Intern Med 1998;129:770–8.
185. Michaelsson K, Lithell H, Vessby B et al. N Engl J Med 2003;348:287–94.
186. Feskanich D, Singh V, Willett WC et al. JAMA 2002;287:47–54.
187. Promislow JH, Goodman-Gruen D, Slymen DJ et al. J Bone Miner Res 2002;17:1349–58.
188. Opotowsky AR, Bilezikian JP. Am J Med 2004;117:169–74.
189. Ballew C, Galuska D, Gillespie C. J Bone Miner Res 2001;16:2306–12.
190. Sowers MF, Wallace RB. J Clin Epidemiol 1990;43:693–9.
191. Barker ME, McCloskey E, Saha S et al. J Bone Miner Res 2005;20:913–20.
192. Caire-Juvera G, Ritenbaugh C, Wactawski-Wende J et al. Am J Clin Nutr 2009;89: 323–30.
193. Yamaguchi M, Uchiyama S. Biol Pharm Bull 2003;26:1188–91.
194. Uchiyama S, Sumida T, Yamaguchi M. Biol Pharm Bull 2004;27:232–5.
195. Sugiura M, Nakamura M, Ogawa K et al. Osteoporos Int 2008;19:211–9.
196. Wattanapenpaiboon N, Lukito W, Wahlqvist ML et al. Asia Pac J Clin Nutr 2003;12: 467–73.
197. Sahni S, Hannan MT, Blumberg J et al. Am J Clin Nutr 2009;89:416–24.
198. Sahni S, Hannan MT, Blumberg J et al. J Bone Miner Res 2009;24:1086–94.
199. Rao LG, Mackinnon ES, Josse RG et al. Osteoporos Int 2007;18:109–15.
200. Yamaguchi M, Igarashi A, Uchiyama S et al. J Health Sci 2004;50:619–24.
201. Mackinnon ES, Rao AV, Josse RG et al. Osteoporos Int 2011;22:1091–101.
202. Barzel US. J Bone Miner Res 1995;10: 1431–6.
203. Arjmandi BH, Khalil DA, Smith BJ et al. J Clin Endocrinol Metab 2003;88:1048–54.
204. Roughead ZK, Johnson LK, Lykken GI et al. J Nutr 2003;133:1020–6.
205. Hannan MT, Tucker KL, Dawson-Hughes B et al. J Bone Miner Res 2000;15:2504–12.
206. Misra D, Berry SD, Broe KE et al. Osteoporos Int 2011;22:345–9.
207. Munger RG, Cerhan JR, Chiu BC. Am J Clin Nutr 1999;69:147–52.
208. Feskanich D, Willett WC, Stampfer MJ et al. Am J Epidemiol 1996;143:472–9.
209. Schurch MA, Rizzoli R, Slosman D et al. Ann Intern Med 1998;128:801–9.
210. Dargent–Molina P, Sabia S, Touvier M et al. J Bone Miner Res 2008;23:1915–22.
211. Kettler DB. Altern Med Rev 2001;6:61–77.
212. Albertazzi P, Coupland K. Maturitas 2002; 42:13–22.
213. Watkins BA, Lippman HE, Le Bouteiller L et al. Prog Lipid Res 2001;40:125–48.
214. Watkins BA, Li Y, Lippman HE et al. Prostaglandins Leukot Essent Fatty Acids 2003; 68:387–98.
215. Coetzer H, Claassen N, van Papendorp DH et al. Prostaglandins Leukot Essent Fatty Acids 1994;50:257–66.
216. Baggio B, Budakovic A, Nassuato MA et al. Kidney Int 2000;58:1278–84.
217. Krey G, Braissant O, L'Horset F et al. Mol Endocrinol 1997;11:779–91.
218. Lecka-Czernik B. Curr Osteoporos Rep 2010;8:84–90.
219. Barak Y, Nelson MC, Ong ES et al. Mol Cell 1999;4:585–95.
220. Rosen ED, Sarraf P, Troy AE et al. Mol Cell 1999;4:611–7.
221. Serhan CN, Hong S, Gronert K et al. J Exp Med 2002;196:1025–37.
222. Hong S, Gronert K, Devchand PR et al. J Biol Chem 2003;278:14677–87.
223. Serhan CN, Jain A, Marleau S et al. J Immunol 2003;171:6856–65.
224. Hasturk H, Kantarci A, Ohira T et al. FASEB J 2006;20:401–3.
225. Herrera BS, Ohira T, Gao L et al. Br J Pharmacol 2008;155:1214–23.
226. Weiss LA, Barrett-Connor E, von Muhlen D. Am J Clin Nutr 2005;81:934–8.
227. Zwart SR, Pierson D, Mehta S et al. J Bone Miner Res 2010;25:1049–57.
228. Farina EK, Kiel DP, Roubenoff R et al. Am J Clin Nutr 2011;93:1142–51.
229. Dichtl W, Ares MP, Jonson AN et al. Metabolism 2002;51:327–33.
230. Park HJ, Lee YW, Hennig B et al. Nutr Cancer 2001;41:126–34.
231. Martinez-Ramirez MJ, Palma S, Martinez-Gonzalez MA et al. Eur J Clin Nutr 2007; 61:1114–20.
232. Orchard TS, Cauley JA, Frank GC et al. Am J Clin Nutr 2010;92:1452–60.

233. Virtanen JK, Mozaffarian D, Cauley JA et al. J Bone Miner Res 2010;25:1972–9.
234. Farina EK, Kiel DP, Roubenoff R et al. J Nutr 2011;141:1146–53.
235. Kruger MC, Coetzer H, de Winter R et al. Aging (Milano) 1998;10:385–94.
236. Terano T. World Rev Nutr Diet 2001;88: 141–7.
237. Bassey EJ, Littlewood JJ, Rothwell MC et al. Br J Nutr 2000;83:629–35.
238. Griel AE, Kris-Etherton PM, Hilpert KF et al. Nutr J 2007;6:2.
239. Liu SH, Chen C, Yang RS et al. J Orthop Res 2011;29:954–60.
240. Zhou Y, Guan XX, Zhu ZL et al. Br J Pharmacol 2010;161:1542–52.
241. Rapuri PB, Gallagher JC, Nawaz Z. J Steroid Biochem Mol Biol 2007;103:368–71.
242. Harris SS, Dawson-Hughes B. Am J Clin Nutr 1994;60:573–8.
243. Heaney RP. Food Chem Toxicol 2002;40: 1263–70.
244. Barrett-Connor E, Chang JC, Edelstein SL. JAMA 1994;271:280–3.
245. Hallstrom H, Wolk A, Glynn A et al. Osteoporos Int 2006;17:1055–64.
246. Kiel DP, Felson DT, Hannan MT et al. Am J Epidemiol 1990;132:675–84.
247. Hallstrom H, Melhus H, Glynn A et al. Nutr Metab 2010;7:12.
248. Kelepouris N, Harper KD, Gannon F et al. Ann Intern Med 1995;123:452–60.
249. Broulik PD, Vondrova J, Ruzicka P et al. Physiol Res 2010;59:599–604.
250. Maurel DB, Boisseau N, Benhamou CL et al. Osteoporos Int 2012;23:1–16.
251. Felson DT, Zhang Y, Hannan MT et al. Am J Epidemiol 1995;142:485–92.
252. Holbrook TL, Barrett-Connor E. BMJ 1993;306:1506–9.
253. Hansen MA, Overgaard K, Riis BJ et al. Osteoporos Int 1991;1:95–102.
254. Tucker KL, Jugdaohsingh R, Powell JJ et al. Am J Clin Nutr 2009;89:1188–96.
255. Kanis JA, Johansson H, Johnell O et al. Osteoporos Int 2005;16:737–42.
256. Mukamal KJ, Robbins JA, Cauley JA et al. Osteoporos Int 2007;18:593–602.
257. Tucker KL, Chen H, Hannan MT et al. Am J Clin Nutr 2002;76:245–52.
258. Hardcastle AC, Aucott L, Fraser WD et al. Eur J Clin Nutr 2011;65:378–85.
259. Fairweather-Tait SJ, Skinner J, Guile GR et al. Am J Clin Nutr 2011;94:1371–5.
260. Prynne CJ, Mishra GD, O'Connell MA et al. Am J Clin Nutr 2006;83:1420–8.
261. McNaughton SA, Wattanapenpaiboon N, Wark JD et al. J Nutr 2011;141:1516–23.
262. Hamidi M, Tarasuk V, Corey P et al. Am J Clin Nutr 2011;94:199–208.
263. Langsetmo L, Hanley DA, Prior JC et al. Am J Clin Nutr 2011;93:192–9.
264. Nowson CA, Patchett A, Wattanapenpaiboon N. Br J Nutr 2009;102:1161–70.
265. Shapses SA, Riedt CS. J Nutr 2006;136: 1453–6.
266. Perry CD, Alekel DL, Ritland LM et al. Menopause 2008;15:619–27.
267. Girard J, Lafontan M. Diabetes Metab 2008;34:439–45.
268. Faulhaber GA, Premaor MO, Moser Filho HL et al. Bone Marrow Transplant 2009; 43:953–7.
269. Melton LJ 3rd, Leibson CL, Achenbach SJ et al. J Bone Miner Res 2008;23:1334–42.
270. Hsu YH, Venners SA, Terwedow HA et al. Am J Clin Nutr 2006;83:146–54.
271. Zhao LJ, Liu YJ, Liu PY et al. J Clin Endocrinol Metab 2007;92:1640–6.
272. Zillikens MC, Uitterlinden AG, van Leeuwen JP et al. Calcif Tissue Int 2010;86:116–25.
273. Gilsanz V, Chalfant J, Mo AO et al. J Clin Endocrinol Metab 2009;94:3387–93.
274. Russell M, Mendes N, Miller KK et al. J Clin Endocrinol Metab 2010;95:1247–55.
275. Seo HJ, Kim SG, Kim CS. BMC Public Health 2008;8:253.
276. Kim CJ, Oh KW, Rhee EJ et al. Clin Endocrinol (Oxf) 2009;71:18–26.
277. Bhupathiraju SN, Dawson-Hughes B, Hannan MT et al. Am J Clin Nutr 2011;94: 1063–70.
278. Guadalupe-Grau A, Fuentes T, Guerra B et al. Sports Med 2009;39:439–68.
279. Layne JE, Nelson ME. Med Sci Sports Exerc 1999;31:25–30.
280. Campbell AJ, Robertson MC, Gardner MM et al. BMJ 1997;315:1065–9.
281. Ryan AS, Nicklas BJ, Dennis KE. J Appl Physiol 1998;84:1305–10.
282. Ma H, Leskinen T, Alen M et al. J Bone Miner Res 2009;24:1427–33.
283. Eisman JA. Endocr Rev 1999;20:788–804.
284. Ferrari S. Best Pract Res Clin Endocrinol Metab 2008;22:723–35.
285. Styrkarsdottir U, Halldorsson BV, Gretarsdottir S et al. N Engl J Med 2008;358: 2355–65.
286. Duncan EL, Brown MA. J Clin Endocrinol Metab 2010;95:2576–87.
287. Riggs BL, Nguyen TV, Melton LJ 3rd et al. J Bone Miner Res 1995;10:991–6.
288. Krall EA, Parry P, Lichter JB et al. J Bone Miner Res 1995;10:978–84.
289. Dawson-Hughes B, Harris SS, Finneran S. J Clin Endocrinol Metab 1995;80:3657–61.
290. Stathopoulou MG, Dedoussis GV, Trovas G et al. J Am Diet Assoc 2010;110:1078–83.
291. Ackert-Bicknell CL, Demissie S, Marin de Evsikova C et al. J Bone Miner Res 2008; 23:1398–408.
292. Le P, Kawai M, Bornstein S et al. Endocrinology 2012;153:6–16.
293. Tolonen S, Mikkila V, Laaksonen M et al. Bone 2011;48:1058–65.
294. Norman AW, Bouillon R, Whiting SJ et al. J Steroid Biochem Mol Biol 2007;103:204–5.
295. Hanley DA, Cranney A, Jones G et al. CMAJ 2010;182:E610–8.
296. Dawson-Hughes B, Mithal A, Bonjour JP et al. Osteoporos Int 2010;21:1151–4.
297. Wallace RB, Wactawski-Wende J, O'Sullivan MJ et al. Am J Clin Nutr 2011;94:270–7.

◆ 91 章 ◆

1. The Free Dictionary. Rheumatism. Available at: http://medical-dictionary.thefreedictionary.com/Rheumatic+diseases. Accessed September 15, 2012.
2. MedicineNet.com. Arthritis. Available at: http://www.medterms.com/script/main/art.asp?articlekey=2337. Accessed September 15, 2012.
3. Arthritis Foundation. Types of arthritis. Available at: http://www.arthritis.org/types-arthritis.php. Accessed September 15, 2012.
4. Helmick CG, Felson DT, Lawrence RC AU et al. Arthritis Rheum 2008;58:15–25.
5. Arthritis Center and Department of Nutrition Sciences, University of Alabama at Birmingham. The Essential Arthritis Cookbook. Mankato, MN: Appletree Press, 1999.
6. Alonso-Aperte E, Varela-Moreiras G. Eur J Clin Nutr 2004;54:S69–74.
7. Mason P. Proc Nutr Soc 2010;28:1–7.
8. Alarcon G, Tracy I, Blackburn W. Arthritis Rheum 1989;32:671–6.
9. Kremer JM, Galivan J, Streckfuss A et al. Arthritis Rheum 1986;29:832–5.
10. Leeb BF, Witzmann G, Ogris et al. Clin Exp Rheumatol 1995;13:459–63.
11. Morgan SL, Baggott JE, Altz-Smith M. Arthritis Rheum 1987;30:1348–56.
12. Morgan SL, Baggott JE, Lee JY et al. J Rheumatol 1998;25:441–6.
13. van Ede AE, Laan RF, Blom HJ et al. Semin Arthritis Rheum 1998;27:277–92.
14. Tishler M, Caspi D, Fishel B et al. Arthritis Rheum 1988;31:906–8.
15. Toffoli G, De Mattia E. Pharmacogenomics 2008;9:1195–206.
16. Hughes LB, Beasley TM, Patel H et al. Ann Rheum Dis 2006;65:1213–8.
17. Bijlsma JW, Jacobs JW. Joint Bone Spine 2009;76:452–4.
18. Pincus T, Yazici Y, Sokka T et al. Clin Exp Rheumatol 2003;21(Suppl 31):S179–85.
19. Baggott JE, Morgan SL, Ha TS et al. Clin Exp Rheum 1993;11:101–5.
20. Baggott JE, Morgan SL, Sams WM et al. Arch Dermatol 1999;135:813–7.
21. Morgan SL, Baggott JE, Vaughn WH et al. Arthritis Rheum 1990;33:9–18.
22. Morgan SL, Baggott JE, Vaughn WH et al. Ann Intern Med 1994;121:833–41.
23. Hornung N, Ellingsen T, Stengaard-Pedersen K et al. J Rheumatol 2004;31:2374–81.
24. Hunt PG, Rose CD, McIlvain-Simpson G et al. J Rheumatol 1997;24:2230–2.
25. Morgan SL, Baggott JE, Vaughn WH et al. Ann Intern Med 1994;121:833–41.
26. Morgan SL, Baggott JE, Vaughn WH et al. Arthritis Rheum 1990;33:9–18.
27. Stewart KA, Mackenzie AH, Clough JD et al. Semin Arthritis Rheum 1991; 20:332–38.
28. Morgan SL, Oster RA, Lee JY et al. Arthritis Rheum 2004;50:3104–11.
29. Morgan SL, Baggott JE, Alarcón GS. Biodrugs 1997;8:164–75.
30. Diaz-Borjon A. Drugs Aging 2009;26:273–93.
31. Niehues T, Lankisch P. Pediatr Drugs 2006; 8:347–56.
32. Pavy S, Constantin A, Pham T et al. Joint Bone Spine 2006;73:388–95.
33. Visser K, Katchamart W, Loza E et al. Ann Rheum Dis 2009;68:1086–93.
34. Luk AJ, Simkin PA. Am J Manag Care 2005;11:S436–42.
35. NIAMS. Health Information Index. 2002. Available at: http://www.niams.nih.gov/hi/topics/arthritis/artrheu.htm. Accessed September 15, 2012.
36. Richette P, Bardin T. Lancet 2010;375:318–28.
37. NIAMS. Gout. Available at: http://www.niams.nih.gov/Health_Info/Gout/default.asp. Accessed September 15, 2012.
38. Pascual E, Sivera F. Curr Opin Rheumatol 2007;19:122–7.
39. Boulware DW, Becker MA, Edwards NL. Gout and crystal induced synovitis. In: Koopman WJ, Boulware DW, Heudebert GR, eds. Clinical Primer of Rheumatology. Philadelphia: Lippincott Williams & Wilkins, 2003:262–77.
40. Lawrence RC, Felson DT, Helmick CG et al. Arthritis Rheum 2008;58:26–35.
41. Roddy E, Zhang W, Doherty M. Nat Clin Pract Rheumatol 2007;3:443–9.
42. Choi HK, Curhan G. Curr Opin Rheumatol 2005;17:341–5.
43. Yeomans A. Nurse Pract 1991;16:18–26.
44. Eggebeen AT. Am Acad Family Phys 2007; 76:801–8.
45. Gutman A. Postgrad Med 1972;51:61–6.
46. Becker MA, Roessier BJ. Hyperuricemia and gout. In: Scriver CL, Beaudet AL, Sly WS et al, eds. The Metabolic and Molecular Bases of Inherited Disease. 7th ed. New York: McGraw-Hill, 1995:1655–77.
47. Terkeltaub R, Zelman D, Scavulli J et al.

Joint Bone Spine 2009;76:444–46.
48. Lee SJ, Terkeltaub RA, Kavanaugh A. Curr Opin Rheumatol 2006;18:193–98.
49. Choi HK, Ford ES, Li C et al. Arthritis Rheum 2007;57:109–115.
50. National Institutes of Health. Third Report of the National Cholesterol Education Program Expert Panel on Detection, Evaluation, and Treatment of High Blood Cholesterol in Adult (Adult Treatment Panel III). Bethesda, MD: National Institutes of Health, 2001.
51. Choi HK, De Vera MA, Krishnan E. Rheumatology 2008;47:1567–70.
52. Fam AG. J Rheumatol 2002;29:1350–54.
53. Porcelli B, Vannoni D, Leoneini R et al. Free oxypurines in plasma and urine of gout patients before and after purine-free diet. In: Sahota A, Taylor M, eds. Purine and Pyrimidine Metabolism in Man VIII. New York: Plenum Press, 1995:47–52.
54. Fam AG. J Rheumatol 2002;29:1350–5.
55. Choi HK, Liu S, Curhan G. Arthritis Rheum 2005;52:283–89.
56. Choi HK, Atkinson K, Karlson EW et al. N Engl J Med 2004;350:1093–1103.
57. Choi HK, Curhan G. Arthritis Care Res 2007;57:816–21.
58. Choi JW, Ford ES, Gao X et al. Arthritis Care Res 2008;59:109–116.
59. Pillinger MH, Keenan RT. Bull NYU Hosp Jt Dis 2008;66:231–9.
60. Gao X, Curhan G, Forman JP et al. J Rheumatol 2008;35:1853–8.
61. Yu KH, See LC, Huang YC et al. Semin Arthritis Rheum 2008; 37:243–50.
62. Choi HK, Curhann G. Arthritis Rheum 2004;51:1023–29.
63. Choi HK, Atkinson K, Karlson EW et al. Lancet 2004;363:1277–81.
64. Emerson BT, N Engl J Med 1996;334:445–51.
65. Yu TF. Am J Med 1974;56:676–85.
66. Saag KG, Choi H. Arthritis Res Ther 2006; 8(Suppl 1):S2–8.
67. Choi HK. Curr Opin Rheumatol 2010;22: 165–72.
68. Zhang W, Dohert M, Bardin T. Ann Rheum Dis 2006;65:1312–24.
69. Skipper A. Nutrition Care Manual. Chicago: American Dietetic Association, 2008.
70. Shulten P, Thomas J, Miller M et al. J Hum Nutr Diet 2009;22:3–11.
71. The Free Dictionary. Osteoarthritis. Available at: http://medical-dictionary.thefreedictionary.com/osteoarthritis.
72. Dillon CF, Rasch EK, Gu Q et al. J Rheumatol 2006;33:2271–9.
73. Kowsari B, Finnie SK, Carter RL et al. J Am Diet Assoc 1983;82:657–59.
74. White-O'Connor B, Sobal J, Muncie HL Jr. J Am Diet Assoc 1989;89:378–82.
75. White-O'Connor B, Sobal J. Clin Ther 1986;9:30–43.
76. Eising L. J Bone Joint Surg 1963;45:69–81.
77. Neogi T, Booth SL, Zhang YQ et al. Arthritis Rheum 2006;54:1255–1261.
78. Menkes CJ. J Rheumatol Suppl, 1991;27: 13–5.
79. Schiphof D, Boers M, Bierma-Zeinstra SM. Ann Rheum Dis 2008;67:1034–6.
80. Binkley N, Harke J, Krueger D et al. J Bone Miner Res 2009;24:983–91.
81. Hart DJ, Doyle DV, Spector TD. J Rheumatol 1995;22:1118–23.
82. Martin K, Lethbridge-Cejku M, Muller DC et al. J Rheumatol 1997;24:702–7.
83. Anderson JJ, Felson DT. Am J Epidemiol 1988;128:179–89.
84. Cicuttini FM, Baker JR, Spector TD. J Rheumatol 1996;23:1221–6.
85. Cooper C, Snow S, McAlindon TE. Arthritis Rheum 2000;43:995–1000.
86. Felson DT. Bull Rheum Dis 1992;4:6–7.
87. Felson DT, Anderson JJ, Naimark A. Ann Intern Med 1988;109:18–24.
88. Felson DT, Chaisson CE. Baillieres Clin Rheumatol 1997;11:671–81.
89. Felson DT, Zhang Y, Hannan MT et al. Arthritis Rheum 1997;40:728–33.
90. Gelber AC, Hochberg MC, Mead LA et al. Am J Med 1999;107:542–8.
91. Hart DJ, Doyle DV, Spector TD. Arthritis Rheum 1999;42:17–24.
92. Hart DJ, Spector TD. J Rheumatol 1993;20:331–5.
93. Oliveria SA, Felson DT, Cirillo PA et al.. Epidemiology 1999;10:161–6.
94. Schouten JS, van den Ouweland FA, Valkenburg HA. Ann Rheum Dis 1992;51: 932–7.
95. Spector TD, Hart DJ, Doyle DV. Ann Rheum Dis 1994;53:565–8.
96. Teichtahl AJ, Wang Y, Wluka AE et al. Obesity 2008;16:232–40.
97. Messier SP, Gutekunst DJ, Davis C et al.. Arthritis Rheum 2005;52:2026–32.
98. Messier SP, Loeser RF, Miller GD et al.. Arthritis Rheum 2004;50:1501–10.
99. Chua SD Jr, Messier SP, Legault C et al. Osteoarthritis Cartilage 2008;16:1047–53.
100. Riecke BF, Christensen R, Christensen P et al. Osteoarthritis Cartilage 2010;18:746–54.
101. Foy CG, Lewis CE, Hairston KG et al. Obesity (Silver Spring) 2011;19:83–93.
102. Bult MJF, van Dalen T, Muller AF. Eur J Endocrinol 2008;158:135–45.
103. Hooper MM, Stellato TA, Hallowell PT et al. Int J Obes (Lond) 2007;31:114–20.
104. Sultan S, Parikh M, Youn H et al. Surg Endosc 2009;23:1569–73.
105. McAlindon TE, Felson DT, Zhang Y et al. Ann Intern Med 1996;125:353–9.
106. Lane NE, Gore LR, Cummings SR et al. Arthritis Rheum 1999;42:854–60.
107. Felson DT, Niu J, Clancy M et al. Arthritis Rheum 2007;56:129–36.
108. Ding C, Cicuttini F, Parameswaran V et al. Arthritis Rheum 2009;60:1381–89.
109. Bergink AP, Uitterlinden AG, Van Leeuwen JP et al. J Clin Rheumatol 2009;15:230–7.
110. Chaganti RK, Parimi N, Cawthon P et al. Arthritis Rheum 2010;62:511–14.
111. Black C, Clar C, Henderson R. Health Tech Assess 2009;13:1–148.
112. Wilkens P, Scheel IB, Grundnes O et al. JAMA 2010;304:45–52.
113. Sawitzke AD, Shi H, Finco MF et al. Ann Rheum Dis 2010;69:1459–64.
114. Sawitzke AD, Shi H, Finco MF et al. Arthritis Rheum 2008;58:3183–91.
115. Gruenwald J, Petzold E, Busch R et al. Adv Ther 2009;26:858–71.
116. Matsuno H, Nakamura H, Katayama K et al. Biosci Biotechnol Biochem 2009;73: 288–92.
117. Hathcock JN, Shao A. Regul Toxicol Pharmacol 2007;47:78–83.
118. Morgan SL, Baggott JE. Nutr Rev 2006;64: 495–501.
119. Morgan SL, Baggott JE, Moreland L. J Med Food 2009;12:1143–8.
120. Levy RM, Pillai L, Burnett BP. Nutr Diet Suppl 2010;2:27–38.
121. Vecka M, Prokes;ak L, Tvrzická et al. Klinicka Biochemie a Metabolismus 2008;16: 27–32.
122. Pillai L, Levy RM, Yimam M et al. Adv Ther 2010;27:400–11.
123. Levy RM, Saikovsky R, Shmidt E. Nutr Res 2009;29:298–304.
124. Arthritis Foundation. Disease index. Available at: http://www.arthritis.org/disease-center.php?disease_id=31 08/31/104.
125. Helmick CG, Felson DT, Lawrence RC et al. Arthritis Rheum 2008;58:15–25.
126. Myasoedova E, Davis JM 3rd, Crowson CS et al. Curr Rheumatol Rep 2010;12:379–85.
127. Sokka T, Abelson B, Pincus T. Clin Exp Rheumatol 2009;26:S35–61.
128. Sokka T, Kautiainen H, Pincus T et al. Arthritis Res Ther 2010;12:R42.
129. Martin R. Proc Nutr Soc 1998;57:231–4.
130. Touger-Decker R. J Am Diet Assoc 1988; 88:327–31.
131. Morgan SL, Hine RJ, Vaughn WH et al. Arthritis Care Res 1993;6:4–10.
132. Heimburger DC, Weinsier RL. Therapeutic diets. In: Shanahan J, ed. Handbook of Clinical Nutrition. 3rd ed. St. Louis: Mosby, 1997:235–66.
133. Roubenoff R, Roubenoff RA, Ward LM et al. Am J Clin Nutr 1990;52:1113–7.
134. Bayles TB, Richardson H, Hall FC. N Engl J Med 1943;229:319–24.
135. Kremer J. Lipids 1996;31:S243–7.
136. Morgan SL, Anderson AM, Hood SM et al. Arthritis Care Res 1997;10:9–17.
137. Roubenoff R, Roubenoff RA, Cannon JG et al. J Clin Invest 1994;93:2379–86.
138. Walsmith J, Roubenoff R. Int J Cardiol 2002;85:89–99.
139. Rall LC, Walsmith JM, Snydman L et al. Arthritis Rheum 2002;46:2574–7.
140. Zoico E, Roubenoff R. Nutrition 2002;60: 39–51.
141. Summers GD, Deighton CM, Rennie MJ, Booth AH. Rheumatology 2008;47:1124–31.
142. Paget J. Lancet 1873;2:727–9.
143. Helliwell M, Coombes EJ, Moody BJ et al. Ann Rheum Dis 1984;43:386–90.
144. Collins R Jr, Dunn TL, Walthaw J et al. Clin Rheumatol 1987;6:391–8.
145. Mody GM, Brown GM, Meyers OL et al. S Afr Med J 1989;76:255–7.
146. Kalla AA, Brown GM, Meyers OL. S Afr Med J 1992;82:411–4.
147. Hernandez-Beriain JA, Segura-Garcia C, Rodriguez-Lozano B et al. Scand J Rheumatol 1996;25:383–7.
148. Munro R, Capell H. Ann Rheum Dis 1997; 56:326–9.
149. Roubenoff R. J Nutr 1997;127:1014S–6S.
150. Roubenoff R, Walsmith J, Lundgren N et al. Am J Clin Nutr 2002;76:774–9.
151. Ahluwalia IB, Mack KA, Murphy W. MMWR CDC Surveill Summ 2003;52:1–80.
152. Haffner S, Taegtmeyer H. Circulation 2003;108:1541–5.
153. Elkan AC, Engvall IL, Tengstrand B. Eur J Clin Nutr 2008;62:1239–47.
154. Detsky AS, McLaughlin JR, Baker JP et al. JPEN J Parenter Enteral Nutr 1987;11:8–13.
155. Detsky AS, McLaughlin JR, Baker JP et al. Nutr Hosp 2008;23:400–7.
156. Persson MD, Brismar KE, Katzarski KS et al. J Am Geriatr Soc 2002;50:1996–2002.
157. Guigoz Y, Vellas B, Garry PJ. Nutr Rev 1996;54:S59–65.
158. Vellas B, Guigoz Y, Garry PJ et al. Nutrition 1999;15:116–22.
159. Elkan AC, Engvall IL, Cederholm T et al. Eur J Nutr 2009;48:315–22.
160. Arshad A, Rashid R, Benjamin K. Mod Rheumatol 2007;17:470–75.
161. Bruce B, Fries J. Clin Exp Rheumatol 2005;23:S14–18.
162. Pincus T, Summey JA, Soraci SA Jr et al. Arthritis Rheum 1983;26:1346–53.
163. Giles JT, Ling SM, Ferrucci L et al. Arthri-

tis Care Res 2008;59:807–15.
164. Giles JT, Bartlett SJ, Andersen RE et al. Arthritis Rheum 2008;59:1407–15.
165. Engvall IL, Elkan AC, Tengstrand B et al. Scan J Rheumatol 2008;37:321–28.
166. Toms TE, Panoulas VF, John H et al. Arthritis Res Ther 2009;11:R110.
167. Stavropoulos-Kalinoglou A, Metsios GS, Smith JP et al. Int J Obes (Lond) 2010; 34:295–301.
168. Rall LC, Roubenoff R. Arthritis Care Res 1996;9:151–6.
169. Rall LC, Roubenoff R, Cannon JG et al. Med Sci Sports Exerc 1996;28:1356–65.
170. Rall LC, Rosen CJ, Dolnikowski G et al. Arthritis Rheum 1996;39:1115–24.
171. Engelhart M, Kondrup J, Høie LH et al. Clin Exp Rheumatol 1996;14:289–93.
172. Marcora S, Lemmey A, Maddison P. Clin Nutr 2005;24:442–54.
173. Ikuyama S, Imamura-Takase E, Tokunaga S et al. S Mod Rheumatol 2009;19:253–9.
174. Efthimiou P, Kukar M. Rheumatol Int 2010;30:571–86.
175. Lomax AR, Calder PC. Current Pharm Design 2009;15:1428–1518.
176. Haugen M, Kjeldsen-Kragh J, Nordvåg BY et al. Clin Rheumatol 1991;10:401–7.
177. Tanner SB, Callahan LF, Panush R et al. Arthritis Care Res 1990;3:189–95.
178. Henderson C, Panush R. Rheum Dis Clin North Am 1999;25:937–65.
179. Panush R. Rheum Dis Clin North Am 1991;17:259–72.
180. Panush RS. Diets, other "complementary" and "alternative" therapies, and the rheumatic diseases. In: Koopman WJ, ed. Arthritis and Allied Conditions: A Textbook of Rheumatology. 14th ed. Baltimore: Lippincott Williams & Wilkins, 2000.
181. Lewin P. Taub SJ. JAMA 1936;106:2144.
182. Hench BS, Bauer W, Dawson MH et al. Ann Intern Med 1940;13:1838–90.
183. Hench BS, Bauer W, Boland E et al. Ann Intern Med 1941;15:1002–1108.
184. Marquardt JL, Snyderman R, Oppenheim JJ. Cell Immunol 1973;9:263–272.
185. Epstein S. Ann Allergy 1969;26:343–439.
186. Pottenger RT. Ann Intern Med 1928;12: 323–33.
187. van de Laar M, van der Korst J. Semin Arthritis Rheum 1991;21:12–23.
188. Cunningham-Rundles C. Rheum Dis Clin North Am 1991;17:287–307.
189. Inman RD. Rheum Dis Clin North Am 1991;17:309–21.
190. Sköldstam L, Magnusson KE. Rheum Dis Clin North Am 1991;17:363–71.
191. Delafuente J. Rheum Dis Clin North Am 1991;17:203–12.
192. Bengtsson U, Hanson L, Ahlstedt S. Clin Exp Allergy 1996;26:1387–94.
193. Kavanaghi R, Workman E, Nash P et al. Br J Rheumatol 1995;34:270–3.
194. Holst-Jensen SE, Pfeiffer-Jensen M, Monsrud M et al. Scand J Rheumatol 1998;27: 329–36.
195. Panush RS, Stroud RM, Webster EM. Arthritis Rheum 1986;29:220–6.
196. Parke AL, Hughes G. Br Med J 1981;282: 2027–9.
197. Lidén M, Kristjánsson G, Valtysdottir S et al. Scand J Rheumatol 2010;39 292–8.
198. Schrander JJ, Marcelis C, de Vries MP et al. Br J Rheumatol 1997;36:905–8.
199. Panush RS, Carter RL, Katz P et al. Arthritis Rheum 1983;26:462–71.
200. Dong CH, Banks J. The Arthritic's Cookbook. New York: Thomas Y. Crowell, 1973.
201. Dong CH, Banks J. New Hope for the Arthritic. New York: Thomas Y. Crowell, 1975.
202. Sarzi-Puttini P, Comi D, Boscсassini L et al. Scand J Rheumatol 2000;29:302–7.
203. Sköldstam L, Larsson L, Lindström F. Scand J Rheumatol 1979;8:249–55.
204. Sköldstam L. Scand J Rheumatol 1986; 15:219–23.
205. Sköldstam L, Brudin L, Hagfors L et al. Nutr J 2005;4:15.
206. Kjeldsen-Kragh J, Haugen M, Borchgrevink CF et al. Lancet 1991;338:899–902.
207. Haugen MA, Kjeldsen-Kragh J, Skakkebaek N et al. Clin Rheumatol 1993;12:62–9.
208. Kjeldsen-Kragh J, Mellbye OJ, Haugen M et al. Scand J Rheumatol 1995;24:85–93.
209. Peltonen R, Kjeldsen-Kragh J, Haugen M et al. Br J Rheumatol 1994;33:638–43.
210. Kjeldsen-Kragh J, Haugen M, Førre O et al. Br J Rheumatol 1994;33:569–75.
211. Nenonen MT, Helve TA, Rauma AL et al. Br J Rheumatol 1998;37:274–81.
212. Peltonen R, Nenonen M, Helve T et al. Br J Rheumatol 1997;36:64–8.
213. Hafström I, Ringertz B, Spångberg A et al. Rheumatology 2001;40:1175–9.
214. McDougall J, Bruce B, Spiller G et al. J Altern Complement Med–2002;8:71–5.
215. Hagen KB, Byfuglien MG, Falzon L et al. Cochrane Database Syst Rev 2009;(1): CD006400.
216. Smedslund G, Byfuglien MG, Olsen SU et al. J Am Diet Assoc 2010;110:727–35.
217. Lee S, Gura KM, Kim S. Nutr Clin Pract 2006;21:323–41.
218. Calder PC. Am J Clin Nutr 2006;83:1505S–19S.
219. Bahadori B, Uitz E, Thonhofer R et al. JPEN J Parenter Enteral Nutr 2010;34: 151–5.
220. Adam O. Eur J Clin Nutr 1995;49:703–17.
221. Dawczynski C, Schubert R, Hein G et al.. Br J Nutr 2009;101:1517–26.
222. Berbert AA, Kondo CR, Almendra CL et al. Nutrition 2005;21:131–6.
223. Rosell M, Wesley AM, Rydin K et al. Epidemiology 2009;20:896–901.
224. Roe D. Diet and Drug Interactions. Ithaca, NY: Van Nostrand Reinhold, 1989.
225. Roe D. Drug-induced Nutritional Deficiencies. 2nd ed. 1985, Ithaca, NY: AVI, 1985.
226. Pelton R, LaValle JB, Hawkins EB. Drug-Induced Nutrient Depletion Handbook. Hudson, OH: Lexi-Comp, 2000.

◆ 92 章 ◆

1. Cuthbertson DP, Stewart CP. Br Med J 1945;2:815.
2. Moore FD. Metabolic Care of the Surgical Patient. Philadelphia: WB Saunders, 1959.
3. Balija TM, Lowry SF. Curr Opin Infect Dis 2011;24:248–53.
4. Matzinger P. Annu Rev Immunol 1994;12: 991–1045.
5. Rock KL, Latz E, Ontiveros F et al. Annu Rev Immunol 2010;28:321–42.
6. Medzhitov R. Nature 2007;449:819–26.
7. Bozzetti F, Pagnoni AM, Del Vecchio M. Surg Gynecol Obstet 1980;150:229–34.
8. Skipworth RJ, Stewart GD, Dejong CH et al. Clin Nutr 2007;26:667–76.
9. Knox LS, Crosby LO, Feurer ID et al. Ann Surg 1983;197:152–62.
10. Luketich JD, Mullen JL, Feurer ID et al. Arch Surg 1990;125:337–41.
11. Hursting SD, Berger NA. J Clin Oncol 2010;28:4058–65.
12. Falconer JS, Fearon KC, Plester CE et al. Ann Surg 1994;219:325–31.
13. Fredrix EW, Soeters PB, Wouters EF et al. Cancer Res 1991;51:6138–41.
14. Drott C, Persson H, Lundholm K. Clin Physiol 1989;9:427–39.
15. Grunfeld C, Feingold KR. N Engl J Med 1992;327:329–37.
16. Hommes MJ, Romijn JA, Godfried MH et al. Metabolism 1990;39:1186–90.
17. Melchior JC, Salmon D, Rigaud D et al. Am J Clin Nutr 1991;53:437–41.
18. Hommes MJ, Romijn JA, Endert E et al. Am J Clin Nutr 1991;54:311–15.
19. Zamir O, Hasselgren PO, Higashiguchi T et al. Mediat Inflamm 1992;1:247–50.
20. Aversa Z, Alamdari N, Hasselgren PO. Crit Rev Clin Lab Sci 2011;48:71–86.
21. Pedersen BK. J Appl Physiol 2009;107: 1006–14.
22. Tiao G, Fagan JM, Samuels N et al. J Clin Invest 1994;94:2255–64.
23. Franch HA, Price SR. Curr Opin Clin Nutr Metab Care 2005;8:271–5.
24. Sacheck JM, Hyatt JP, Raffaello A et al. FASEB J 2007;21:140–55.
25. Du J, Wang X, Miereles C et al. J Clin Invest 2004;113:115–23.
26. Wilmore DW, Goodwin CW, Aulick LH et al. Ann Surg 1980;192:491–504.
27. Souba WW, Wilmore DW. Surgery 1983; 94:342–50.
28. Fong YM, Albert JD, Tracey K et al. J Trauma 1991;31:1467–76.
29. Fong YM, Tracey KJ, Hesse DG et al. Surgery 1990;107:321–6.
30. Oudemans-van Straaten HM, Bosman RJ et al. Intensive Care Med 2001; 27:84–90.
31. Eden E, Edstrom S, Bennegard K et al. Cancer Res 1984;44:1718–24.
32. Heber D, Chlebowski RT, Ishibashi DE et al. Cancer Res 1982;42:4815–9.
33. Shaw JH, Humberstone DA, Douglas RG et al. Surgery 1991;109:37–50.
34. Kotler DP, Tierney AR, Wang J et al. Am J Clin Nutr 1989;50:444–7.
35. Suttajit M. Asia Pac J Clin Nutr 2007;16 (Suppl):318–22.
36. Selberg O, Suttmann U, Melzer A et al. Metabolism 1995;44:1159–65.
37. Yarasheski KE, Zachwieja JJ, Gischler J et al. Am J Physiol 1998;275:E577–83.
38. Macallan DC, McNurlan MA, Milne E et al. Am J Clin Nutr 1995;61:818–26.
39. Jahoor F, Abramson S, Heird WC. Am J Clin Nutr 2003;78:182–9.
40. Deibert DC, DeFronzo RA. J Clin Invest 1980;65:717–21.
41. Diethelm AG. Ann Surg 1977;185:251–63.
42. Nelson KM, Long CL, Bailey R et al. Metabolism 1992;41:68–75.
43. Long CL, Nelson KM, Geiger JW et al. J Trauma 1996;40:335–41.
44. Wolfe RR, Herndon DN, Jahoor F et al. N Engl J Med 1987;317:403–8.
45. Wolfe RR, Martini WZ. World J Surg 2000; 24:639–47.
46. Vanhorebeek I, Langouche L, Van den Berghe G. Crit Care Med 2007;35(Suppl): S496–502.
47. Burke JF, Wolfe RR, Mullany CJ et al. Ann Surg 1979;190:274–85.
48. Vary TC, Siegel JH, Nakatani T et al. Am J Physiol 1986;250:E634–40.
49. Holroyde CP, Skutches CL, Boden G et al. Cancer Res 1984;44:5910–13.
50. Humberstone DA, Shaw JH. Cancer 1988; 62:1619–24.
51. Lundholm K, Edstrom S, Karlberg I et al. Cancer 1982;50:1142–50.
52. Shaw JH, Wolfe RR. Surgery 1987;101:181–91.
53. Bozzetti F, Arends J, Lundholm K et al. Clin Nutr 2009;28:445–54.
54. Kokal WA, McCulloch A, Wright PD et al. Ann Surg 1983;198:601–4.

55. Shaw JH, Humberstone DM, Wolfe RR. Ann Surg 1988;207:283–9.
56. Holroyde CP, Gabuzda TG, Putnam RC et al. Cancer Res 1975;35:3710–4.
57. Waterhouse C. Ann N Y Acad Sci 1974;230:86–93.
58. Carr A, Samaras K, Burton S et al. AIDS 1998;12:F51–8.
59. Hadigan C, Meigs JB, Corcoran C et al. Clin Infect Dis 2001;32:130–9.
60. Andersen O, Haugaard SB, Andersen UB et al. Metabolism 2003;52:1343–53.
61. Leung VL, Glesby MJ. Curr Opin Infect Dis 2011;24:43–9.
62. Bornstein SR, Uhlmann K, Haidan A et al. Diabetes 1997;46:1235–8.
63. Stoner HB, Little RA, Frayn KN et al. Br J Surg 1983;70:32–5.
64. Tissot S, Normand S, Khalfallah Y et al. Am J Physiol 1995;269:E753–8.
65. Coss CC, Bohl CE, Dalton JT. Curr Opin Clin Nutr Metab Care 2011; 14:268–73.
66. Blum D, Omlin A, Baracos VE et al. Crit Rev Oncol Hematol 2011;80:114–44.
67. Eden E, Edstrom S, Bennegard K et al. Surgery 1985;97:176–84.
68. Legaspi A, Jeevanandam M, Starnes HF Jr et al. Metabolism 1987;36:958–63.
69. Klein S, Wolfe RR. J Clin Invest 1990;86:1403–8.
70. Bastard JP, Caron M, Vidal H et al. Lancet 2002;359:1026–31.
71. Domingo P, Matias-Guiu X, Pujol RM et al. AIDS 1999;13:2261–7.
72. Dowell P, Flexner C, Kwiterovich PO et al. J Biol Chem 2000;275:41325–32.
73. Hellerstein MK, Grunfeld C, Wu K et al. J Clin Endocrinol Metab 1993;76:559–65.
74. Grunfeld C, Kotler DP, Hamadeh R et al. Am J Med 1989;86:27–31.
75. Vanhorebeek I, Langouche L, Van den Berghe G. Nat Clin Pract Endocrinol Metab 2006;2:20–31.
76. Hume DM, Egdahl RH. Ann Surg 1959; 150:697–712.
77. Newsome HH, Rose JC. J Clin Endocrinol Metab 1971;33:481–7.
78. Taylor JW, Hander EW, Skreen R et al. J Surg Res 1976;20:313–20.
79. Lowry SF. Surg Clin North Am 2009;89:311–26.
80. Goehler LE, Gaykema RP, Hansen MK et al. Auton Neurosci 2000;85:49–59.
81. Maier SF, Goehler LE, Fleshner M et al. Ann N Y Acad Sci 1998;840:289–300.
82. Meguid MM, Brennan MF, Aoki TT et al. Arch Surg 1974;109:776–83.
83. Popp MB, Srivastava LS, Knowles HC Jr et al. Surg Gynecol Obstet 1977;145:517–24.
84. Beisel WR. Am J Clin Nutr 1977;30:1236–s47.
85. Van den Berghe G, de Zegher F, Bouillon RJ. Clin Endocrinol Metab 1998;83:1827–34.
86. van der Poll T, Van Zee KJ, Endert E et al. J Clin Endocrinol Metab 1995;80:1341–6.
87. Mebis L, Van den Berghe G. Best Pract Res Clin Endocrinol Metab 2011;25:745–57.
88. Jaattela A, Alho A, Avikainen V et al. Br J Surg 1975;62:177–81.
89. Gelfand RA, Matthews DE, Bier DM et al. J Clin Invest 1984;74:2238–48.
90. Kraenzlin ME, Keller U, Keller A et al. J Clin Invest 1989;84:388–93.
91. Shaw JH, Holdaway CM, Humberstone DA. Surgery 1988;103:520–5.
92. Herndon DN, Hart DW, Wolf SE et al. N Engl J Med 2001;345:1223–9.
93. Barber AE, Coyle SM, Marano MA et al. J Immunol 1993;150:1999–2006.
94. MacLennan PA, Brown RA, Rennie MJ. FEBS Lett 1987;215:187–91.
95. Lukaszewicz GC, Souba WW, Abcouwer SF. Shock 1997;7:332–8.
96. Inculet RI, Finley RJ, Duff JH et al. Surgery 1986;99:752–8.
97. van den Berghe G, Wouters P, Weekers F et al. N Engl J Med 2001;345:1359–67.
98. NICE-SUGAR Study Investigators, Finfer S, Chittock DR. N Engl J Med 2009;360:1283–97.
99. Kavanagh BP, McCowen KC. N Engl J Med 2010;363:2540–6.
100. Alberti KG, Batstone GF, Foster KJ et al. JPEN J Parenter Enteral Nutr 1980;4:141–6.
101. Pozefsky T, Tancredi RG, Moxley RT et al. Diabetes 1976;25:128–35.
102. Warren RS, Donner DB, Starnes HF Jr et al. Proc Natl Acad Sci U S A 1987;84:8619–22.
103. Felig P, Wahren J, Hendler R. J Clin Invest 1976;58:761–5.
104. Fong Y, Moldawer LL, Shires GT et al. Surg Gynecol Obstet 1990;170:363–78.
105. Dinarello CA. Annu Rev Immunol 2009;27:519–50.
106. van der Poll T, Lowry SF. Shock 1995;3:1–12.
107. Michie HR, Spriggs DR, Manogue KR et al. Surgery 1988;104:280–6.
108. Lahdevirta J, Maury CP, Teppo AM et al. Am J Med 1988;85:289–91.
109. Haddad JJ, Saade NE, Safieh-Garabedian B. J Neuroimmunol 2002;133:1–19.
110. Matsuki T, Horai R, Sudo K et al. J Exp Med 2003;198:877–88.
111. Fischer E, Van Zee KJ, Marano MA et al. Blood 1992;79:2196–2200.
112. Helfgott DC, Tatter SB, Santhanam U et al. J Immunol 1989;142:948–53.
113. Gelin J, Moldawer LL, Lonnroth C et al. Biochem Biophys Res Commun 1988;157:575–9.
114. Shenkin A, Fraser WD, Series J et al. Lymphokine Res 1989;8:123–7.
115. Stouthard JM, Romijn JA, Van der Poll T et al. Am J Physiol 1995;268:E813–9.
116. Nathan CF, Murray HW, Wiebe ME et al. J Exp Med 1983;158:670–89.
117. Matthys P, Dijkmans R, Proost P et al. Int J Cancer 1991;49:77–82.
118. Scheinman RI, Gualberto A, Jewell CM et al. Mol Cell Biol 1995;15:943–53.
119. van der Poll T, Coyle SM, Barbosa K et al. J Clin Invest 1996;97:713–9.
120. Webster JC, Oakley RH, Jewell CM et al. Proc Natl Acad Sci U S A 2001;98:6865–70.
121. Tracey KJ. Nature 2002;420:853–9.
122. van Westerloo DJ, Giebelen IA, Florquin S et al. Gastroenterology 2006;130:1822–30.
123. Huston JM, Tracey KJ. J Intern Med 2011; 269:45–53.
124. Jan BU, Coyle SM, Macor MA et al. Shock 2010;33:363–8.
125. Bonnemeier H, Richardt G, Potratz J et al. J Cardiovasc Electrophysiol 2003;14:791–9.
126. Norris PR, Ozdas A, Cao H et al. Ann Surg 2006;243:804–12.
127. Haimovich B, Calvano J, Haimovich AD et al. Crit Care Med 2010;38:751–8.
128. Lowry SF, Calvano SE. J Leukoc Biol 2008;83:553–7.
129. Buzby GP, Williford WO, Peterson OL et al. Am J Clin Nutr 1988;47:357–65.
130. Moore FA, Moore EE, Jones TN et al. J Trauma 1989;29:916–22; discussion 922–3.
131. Muller JM, Brenner U, Dienst C et al. Lancet 1982;1:68–71.
132. Shenkin A, Neuhauser M, Bergstrom J et al. Am J Clin Nutr 1980;33:2119–27.
133. Lowry SF. J Am Coll Surg 2007;205:S65–8.
134. Schibler U, Ripperger J, Brown SA. J Biol Rhythms 2003;18:250–60.

◆ 93 章 ◆

1. Dudrick SJ, Palesty JA. Surg Clin North Am 2011;91:945–64.
2. Wilmore DW. JPEN J Parenter Enteral Nutr 2000;24:1–4.
3. Dudrick SJ, Wilmore DW, Vars HM et al. Surgery 1968;64:134–6.
4. Rhoads JE, Dudrick SJ. History of intravenous nutrition. In: Rombeau JL, ed. Clinical Nutrition: Parenteral Nutrition. 2nd ed. Philadelphia: Saunders, 1993:1–10.
5. Kudsk KA, Carpenter G, Petersen S et al. J Surg Res 1981;31:105–10.
6. Kudsk KA, Stone JM, Carpenter G et al. J Trauma 1983;23:605–9.
7. Moore EE, Jones TN. J Trauma 1986;26:874–879.
8. Moore FA, Moore EE, Jones TN et al. J Trauma 1989;29:916–23.
9. Kudsk KA, Croce MA, Fabian TC et al. Ann Surg 1992;215:503–11.
10. Doig GS, Heighes PT, Simpson F et al. Injury 2011;42:50–56.
11. Moore FA, Feliciano DV, Andrassy RJ et al. Ann Surg 1992;216:172–83.
12. Kudsk KA, Minard G, Croce MA. Ann Surg 1996;224:531–40.
13. Khuri SF, Daley J, Henderson W et al. J Am Coll Surg 1997;185:315–27.
14. Baker SP, O'Neill B. J Trauma 1976;16:822–85.
15. Borlase BC, Moore EE, Moore FA. J Trauma 1990;30:1340–4.
16. Winsor JA, Hill GL. Ann Surg 1988;208:209–14.
17. Blackburn GL, Bistrian BR, Maini BS et al. JPEN J Parenter Enteral Nutr 1977;1:11–22.
18. ASPEN Board of Directors and Clinical Guidelines Task Force. JPEN J Parenter Enteral Nutr 2002;26(Suppl):1SA–138SA.
19. Hall JC, O'Quigley J, Giles GR et al. Am J Clin Nutr 1980;33:1846–51.
20. Jensen GL, Wheeler D. Curr Opin Crit Care 2012;18:206–11.
21. Kudsk KA, Jacobs DO. Perioperative management. In: Norton JA, Bollinger RR, Chang AE et al, eds. Surgery: Scientific Basis and Current Practice. New York: Springer, 2000:123–50.
22. Kudsk KA, Minard G, Wojtysiak SL et al. Surgery 1994;116:516–23.
23. Buzby GP, Mullen JL, Mathews DC et al. Am J Surg 1980;139:160–7.
24. Kyle UG, Pirlich M, Schuetz T et al. JPEN J Parenter Enteral Nutr 2004;28:99–104.
25. Dessi M, Noce A, Agnoli A et al. Nutr Metab Cardiovasc Dis 2009;19:811–15.
26. Detsky AS, McLaughlin JR, Baker JP et al. JPEN J Parenter Enteral Nutr 1987;11:8–13.
27. Gupta D, Vashi PG, Lammersfeld CA et al. Ann Nutr Metab 2011;59:96–106.
28. Kudsk KA, Tolley EA, DeWitt RC et al. JPEN J Parenter Enteral Nutr 2003;27:1–9.
29. Hassan-Smith Z, Cooper MS. Best Pract Res Clin Endocrinol Metab 2011;25:705–17.
30. Hermans G, Vanhorebeek I, Derde S et al. Crit Care Med 2009;37:S391–7.
31. Robinson K, Prins J, Venkatesh B. Crit Care 2011;15:221.
32. Cuthbertson DP. JPEN J Parenter Enteral Nutr 1979;3:108–29.
33. Deitrick JE, Whedon GD, Shorr E. Am J Med 1948;4:3–13.
34. Cerra FB. Nutrition in the care of the patient with surgery. In: Mattox KL, Feliciano DV, Moore EE, eds. Trauma. 3rd ed.

Stamford, CT: Appleton & Lange 1996:1155–76.
35. Shaw-Delanty SN, Elwyn DH, Askanazi J et al. Clin Nutr 1990;9:305–10.
36. Shaw JHF, Wolfe RR. Ann Surg 1989;207:63–72.
37. Shaw JHF, Klein S, Wolfe RR. Surgery 1985;97:557–68.
38. Threlfall CJ, Maxwell AR, Stoner HB. J Trauma 1984;24:516–23.
39. Wilmore DW, Smith RJ, O'Dwyer ST et al. Surgery 1988;104:917–23.
40. Souba WW. Annu Rev Nutr 1991;11:285–308.
41. Balija TM, Lowry SF. Curr Opin Infect Dis 2011;24:248–53.
42. Lowry SF. Surg Clin North Am 2009;89:311–26.
43. Long CL, Kinney JM, Geiger JW. Metabolism 1976;25:193–201.
44. Ohzato H, Yoshizaki, K, Nishimoto N et al. Surgery 1992;111:201–9.
45. Stoner HB, Frayn KN, Barton RN et al. Clin Sci 1979;56:563–573.
46. Nanni G, Siegel JH, Coleman B et al. J Trauma 1984;24:14–30.
47. Kenler AS, Swails WS, Driscoll DF et al. Ann Surg 1996;223:316–33.
48. Vogel TR, Dombrovskij VY, Carlson JL et al. Ann Surg 2010; 252: 1065–71.
49. Wolfe R, O'Donnell T, Stone M et al. Metabolism 1980;29:892–900.
50. McHoney M, Eaton S, Pierro A. Eur J Pediatr Surg 2009;19:275–85.
51. van Hall G. Curr Opin Clin Nutr Metab Care 2012;15:85–91.
52. Blackburn GL. Surg Clin North Am 2011; 91:467–80.
53. van den Berghe G, Wouters P, Weekers F et al. N Engl J Med 2001;345:1359–67.
54. Tracey KJ, Beutler B, Lowry SF et al. Science 1986;234:470–4.
55. Besedovsky H, Del Rey A, Sorkin E et al. Science 1986;233:652–4.
56. Kavanagh BP, McCowen KC. N Engl J Med 2010;363:2540–6.
57. Kudsk K, Brown R. Acute care surgery: principles and practice. In: Moore EE, Feliciano DV, Mattox KI eds. Trauma. 4th ed. New York: McGraw-Hill, 2000:1369–1405.
58. Vanhorebeek I, Gubnst J, Derde S et al. J Clin Endocrinol Metab 2012;97:E59–64.
59. Ziegler TR. N Engl J Med 2009;361:1088–97.
60. Hwang TL, Hwang SL, Chen MF. J Trauma 1993;34:247–51.
61. Campbell SM, Kudsk KA. JPEN J Parenter Enteral Nutr 1988;12:610–12.
62. Krishnan JA, Parce PB, Martinez A et al. Chest 2003;124:297–305.
63. Goulenok C, Monchi M, Chicke JD et al. Chest 2004;125:1441–5.
64. Bercault N, Boulain T, Kuteifan K et al. Crit Care Med 2004;32:998–1003.
65. Dickerson RN, Rosato EF, Mullen JL. Am J Clin Nutr 1986;44:747–55.
66. Heyland DK, Dhaliwal R, Jiang X et al. Crit Care 2011;15:R268.
67. Long CL, Schaffel N, Geiger JW et al. JPEN J Parenter Enteral Nutr 1979;3:452–56.
68. Wolfe R, Allsop J, Burke J. Metabolism 1979;28:210–20.
69. NICE-SUGAR Study Investigators, Finfer S, Chittock DR et al. N Engl J Med 2009;1283–97.
70. McClave SA, Martindale RG, Vanek VW et al. JPEN J Parenter Enteral Nutr 2009; 33:277–316.
71. Singer P, Berger MM, Van den Burghe G et al. Clin Nutr 2009;28:387–400.
72. Talpers SS, Romberger DJ, Dunce SB et al. Chest 1992;102:551–55.
73. Food and Drug Administration. Fed Reg 2000;65:20.
74. Luo M, Fernandez-Estivariz C, Jones DP et al. Nutrition 2008;24:37–44.
75. Novelli GP, Adembri C, Gandini E et al. Am J Surg 1997;173:206–9.
76. Nathens AB, Neff MJ, Jurkovich GJ et al. Ann Surg 2002;236:814–22.
77. Fukushima R, Yamazaki E. Curr Opin Clin Nutr Metab Care 2010;13:662–8.
78. Louw JA, Werbeck A, Louw ME et al. Crit Care Med 1992;20:934–41.
79. Klein GL, Langman CB, Herndon DN. J Trauma 2002;52:346–50.
80. Klein GL, Chen TC, Holick MF et al. Lancet 2004;363:291–92.
81. Andrews PJ, Avenell A, Noble DW et al. BMJ 2011;343:d1542.
82. Manzanares W, Biestro A, Torre MH et al. Intensive Care Med 2011;37:1120–7.
83. Berger MM, Spertini FS, Shenkin A et al. Am J Clin Nutr 1998;68:365–71.
84. Ziegler TR. N Engl J Med 2011;365:562–4.
85. Levine GM, Derin JJ, Steiger E et al. Gastroenterology 1974;67:975–82.
86. Hegazi RA, Wischmeyer PE. Crit Care 2011;15:234.
87. Kudsk KA. Amer J Surg 2002;183:370–98.
88. van der Meij BS, van Bokhorst-de van der Schueren MA, Langius JA et al. Am J Clin Nutr 2011;94:1248–65.
89. Minard G, Kudsk KA, Melton S et al. JPEN J Parenter Enteral Nutr 2000;24:145–9.
90. Fan St, Lo CM, Lai EC et al. N Engl J Med 1994;331:1547–52.
91. Daly JM, Liebernab MD, Goldfine J et al. Surgery 1992;112:56–67.
92. Daly JM, Weintraub FN, Shou J et al. Ann Surg 1995;221:327–38.
93. Brennan MF, Pisters PWT, Posner M et al. Ann Surg 1994;220:436–44.
94. Heslin MJ, Latkany L, Leung D et al. Ann Surg 1997;226:567–77.
95. The Veteran Affairs Total Parenteral Nutrition Cooperative Study Group. N Engl J Med 1991;325:525–32.
96. Braga M, Gianotti L, Nespoli L et al. Arch Surg 2002;137:174–80.
97. Ginzalez-Huix F, Fernandez-Banares F, Esteve-Comas M et al. Am J Gastroenterol 1993;88:227–32.
98. Gonzalez-Huix F, de Leon R, Fernandez-Banares F et al. Gut 1993;34:778–82.
99. Wicks C, Somasundaram S, Bjarnason I et al. Lancet 1994;344:837–40.
100. Hasse JM, Blue LS, Liepa GU et al. JPEN J Parenter Enteral Nutr 1995;19:437–43.
101. McClave SA, Greene LM, Snider HL et al. JPEN J Parenter Enteral Nutr 1997;21:14–20.
102. Casaer MP, Mesotten D, Hermans G et al. N Engl J Med 2011;365:506–17.
103. Cerantola Y, Hubner M, Grass F et al. Br J Surg 2011;98:37–48.
104. van der Hulst RRWJ, von Meyenfeldt MF, van Kreel BK et al. Lancet 1993;341:1363–15.
105. Deitch EA. Perspect Crit Care 1988;1:1–13.
106. Janu P, Li J, Minard G et al. Surg Forum 1996;47:7–9.
107. Moore FA, Moore EE, Poggetti R et al. J Trauma 1991;31:629–36.
108. Deitch EA, Shi HP, Lu Q et al. Crit Care Med 2004;32:533–8.
109. Adams CA Jr, Hauser CJ, Adams JM et al. Shock 2002;18:513–7.
110. Li J, Gocinski B, Henken B et al. J Trauma 1995;39:44.
111. Wu Y, Kudsk KA, DeWitt RC et al. Ann Surg 1999;229:662–8.
112. Gomez EE, Lan J, Kang W et al. JPEN J Parenter Enteral Nutr 2007;31:47–52.
113. Ikeda S, Kudsk KA, Fukatsu K et al. Ann Surg 2003;237:677–85.
114. Zarzaur BL, Fukatsu K, Johnson CJ et al. Surg Forum 2001;52:194–6.
115. Fukatsu K, Kudsk KA. Surg Clin North Am 2011;91:755–70.
116. Kudsk KA, Li J, Renegar KB. Ann Surg 1996;223:629.
117. King BK, Kudsk KA, Li J et al. Ann Surg 1999;229:272–8.
118. Lin MT, Saito H, Fukushima R et al. Ann Surg 1996;223:84–93.
119. Fong Y, Marano MA, Barber E et al. Ann Surg 1989;210:449–56.
120. McDonald WS, Sharp CW Jr, Deitch EA. Ann Surg 1991;213:177–83.
121. Collier P, Kudsk KA, Glezer J et al. Nutr Clin Pract 1994;9:101–3.
122. Yuan Y, Ren J, Gu G et al. Nutr Clin Prac 2011;26:688–94.
123. Eisenberg PG. Nutr Clin Pract 1993;8:119–23.
124. Guenter PA, Settle RG, Permutter S et al. JPEN J Parenter Enteral Nutr 1991;15: 277–80.
125. Yarandi SS, Zhao VM, Hebbar G et al. Curr Opinion Clin Nutr Metab Care 2011;14:75–82.
126. Griffiths RD, Jones C, Palmer TE. Nutrition 1997;13:295–302.
127. Kirk SJ, Barbul A. JPEN J Parenter Enteral Nutr 1990;14:226S–9S.
128. Moore FA, Moore EE, Kudsk KA et al. J Trauma 1994;37:607–15.
129. Heyland DK, Novak F, Drover J et al. JAMA 2001;286:944–53.
130. Manzanares W, Heyland DK. Crit Care Med 2012;40:350–2.
131. Bertolini G, Iapchino G, Radrizzani D et al. Intensive Care Med 2003;29:834–40.
132. Vanek VW. Nutr Clin Prac 2003;18:201–20.
133. Chang WK, Yang KD, Shaio MF. Clin Immunol 1999;93:294–301.
134. Wilmore DW, Shabert JK. Nutrition 1998; 14:618–26.
135. Ziegler TR, Young LS, Benfell K et al. Ann Intern Med 1992;116:821–8.
136. Wanten GL, Calder PC. Am J Clin Nutr 2007;13:180–6.
137. Smirniotis V, Kostopanagiotou G, Vassiliou J et al. Intensive Care Med 1998;24:1029–33.
138. Hwang TL, Huang SL, Chen MF. Chest 1990;97:934–8.
139. Venus B, Smith RA, Patel C et al. Chest 1989;95:1278–81.
140. Battistella FD, Widergren JT, Anderson JT et al. J Trauma 1997;43:52–60.
141. Kruimel JW, Naber TH, van der Vliet JA et al. JPEN J Parenter Enteral Nutr 2001; 25:237–44.
142. Miller SJ. Hosp Pharm 1990;25:61–5, 70.
143. Knox J, Demling R, Wilmore D et al. J Trauma 1995;39:526–32.
144. Herndon DN, Barrow RE, Kunkel KR et al. Ann Surg 1990;212:424–73.
145. Takala J, Ruokonen E, Webster NR et al. N Engl J Med 1999;341:785–92.
146. Taylor BE, Buchman TG. Curr Opin Crit Care 2008;14:438–44.
147. Jeevanandam M, Holaday NJ, Peterson SR. Metabolism 1996;45:450–6.
148. Kudsk KA, Mowatt-Larssen C, Bukar J et al. Arch Surg 1994;129:66–70.
149. Hatton J, Rapp RP, Kudsk KA et al. J Neurosurg 1997;86:779–86.

150. Debroy MA, Wolf SE, Zhang XJ et al. J Trauma 1999;47:904–10.
151. Hausmann DF, Nutz V, Rommelsheim K et al. JPEN J Parenter Enteral Nutr 1990;14: 111–14.
152. Hansell DT, Davies JW, Shenkin A et al. JPEN J Parenter Enteral Nutr 1989;13: 349–58.
153. Gervasio JM, Dickerson RN, Swearingen J et al. Pharmacotherapy 2000;20:1328–31.
154. Gauglitz GG, Williams FN, Herndon DN et al. Curr Opin Clin Nutr Metab Care 2011;14:176–81.

◆ 94章 ◆

1. Hart DW, Wolf SE, Mlcak R et al. Surgery 2000;128:312–9.
2. Reiss E, Pearson E, Artz CP. J Clin Invest 1956;35:62–77.
3. Rutan RL, Herndon DN. Arch Surg 1990; 125:392–5.
4. Wilmore DW, Mason AD Jr, Pruitt BA Jr. Ann Surg 1976;183:314–20.
5. Yu YM, Tompkins RG, Ryan CM et al. JPEN J Parenter Enteral Nutr 1999;23: 160–8.
6. Cuthbertson D. Lancet 1942;1:433–6.
7. Goldstein DS, Kopin IJ. Stress 2007;10: 109–20.
8. Selye H. Br Med J 1950;1:1383–92.
9. Selye H. Nature 1951;168:149–50.
10. Selye H, Fortier C. Psychosom Med 1950; 12:149–57.
11. Herndon DNEA. J Trauma 1981;21:701–5.
12. Lee JO, Herndon DN. Nestle Nutr Workshop Ser Clin Perform Programme 2003; 8:39–49; discussion 56.
13. Newsome TW, Mason AD Jr, Pruitt BA Jr. Ann Surg 1973;178:215–7.
14. Barrow RE, Hawkins HK, Aarsland A et al. Shock 2005;24:523–8.
15. Barrow RE, Wolfe RR, Dasu MR et al. Ann Surg 2006;243:115–20.
16. Herndon DN, Hart DW, Wolf SE et al. N Engl J Med 2001;345:1223–9.
17. Wolfe RR, Herndon DN, Peters EJ et al. Ann Surg 1987;206:214–21.
18. Chang DW, DeSanti L, Demling RH. Shock 1998;10:155–60.
19. Wilmore DW, Long JM, Mason AD Jr et al Ann Surg 1974;180:653–69.
20. Jeschke MG, Chinkes DL, Finnerty CC et al. Ann Surg 2008;248:387–401.
21. Wilmore DW, Aulick LH. Surg Clin North Am 1978;58:1173–87.
22. Jeschke MG, Gauglitz GG, Kulp GA et al. PLoS One 2011;6:e21245.
23. Hart DW, Wolf SE, Chinkes DL et al. Ann Surg 2000;232:455–65.
24. Bessey PQ, Jiang ZM, Johnson DJ et al. World J Surg 1989;13:465–70; discussion 71.
25. Jahoor F, Desai M, Herndon DN, Wolfe RR. Metabolism 1988;37:330–7.
26. Herndon DN, Tompkins RG. Lancet 2004;363:1895–902.
27. Kinney JM, Long CL, Gump FE et al. Ann Surg 1968;168:459–74.
28. Wilmore DW, Aulick LH, Mason AD et al. Ann Surg 1977;186:444–58.
29. Carter EA, Tompkins RG, Babich JW et al. Metabolism 1996;45:1161–7.
30. Gauglitz GG, Herndon DN, Kulp GA et al. J Clin Endocrinol Metab 2009;94:1656–64.
31. Long CL, Spencer JL, Kinney JM et al. J Appl Physiol 1971;31:110–6.
32. Wolfe RR, Durkot MJ, Allsop JR et al. Metabolism 1979;28:1031–9.
33. Tappy L, Schwarz JM, Schneiter F et al. Crit Care Med 1998;26:860–7.
34. van den Berghe G, Wouters P, Weekers F et al. N Engl J Med 2001;345:1359–67.
35. Jahoor F, Shangraw RE, Miyoshi H et al. Am J Physiol 1989;257:E323–31.
36. Shaw JH, Wolfe RR. Ann Surg 1989;209: 63–72.
37. Wolfe RR, Herndon DN, Jahoor F et al. N Engl J Med 1987;317:403–8.
38. Greenhalgh DG, Saffle JR, Holmes JHT et al. J Burn Care Res 2007;28:776–90.
39. Murray CK, Loo FL, Hospenthal DR et al. Burns 2008;34:1108–12.
40. Pruitt BA Jr, McManus AT, Kim SH et al. World J Surg 1998;22:135–45.
41. Im MJ, Hoopes JE. J Surg Res 1970;10: 459–64.
42. Falcone PA, Caldwell MD. Clin Plast Surg 1990;17:443–56.
43. Mochizuki H, Trocki O, Dominioni L et al. Ann Surg 1984;200:297–310.
44. Dominioni L, Trocki O, Fang CH et al. JPEN J Parenter Enteral Nutr 1985;9:269–79.
45. Saffle JR. Nutritional support of the burned patient. In: Herndon DN, ed. Total Burn Care. 3rd ed. Philadelphia: WB Saunders, 2007:398–419.
46. Wolf SE, Rose JK, Desai MH et al. Ann Surg 1997;225:554–65; discussion 65–9.
47. Deitch EA. Surgery 1990;107:411–6.
48. van Elburg RM, Uil JJ, de Monchy JG et al. Scand J Gastroenterol Suppl 1992;194:19–24.
49. Hart DW, Wolf SE, Chinkes DL et al. J Trauma 2003;54:755–61; discussion 61–4.
50. Mochizuki H, Trocki O, Dominioni L et al. Curr Surg 1985;42:121–5.
51. McDonald WS, Sharp CW Jr, Deitch EA. Ann Surg 1991;213:177–83.
52. Tinckler LF. Br J Surg 1965;52:140–50.
53. Raff T, Hartmann B, Germann G. Burns 1997;23:19–25.
54. Gore DC, Rutan RL, Hildreth M et al. J Burn Care Rehabil 1990;11:400–4.
55. Smith LC, Mullen JL. Surg Clin North Am 1991;71:449–57.
56. Suman OE, Mlcak RP, Chinkes DL et al. Burns 2006;32:335–42.
57. Goran MI, Peters EJ, Herndon DN et al. Am J Physiol 1990;259:E576–85.
58. Hart DW, Wolf SE, Herndon DN et al. Ann Surg 2002;235:152–61.
59. Wolfe RR, Allsop JR, Burke JF. Metabolism 1979;28:210–20.
60. Sheridan R, Choucair R, Donelan M et al. J Burn Care Rehabil 1998;19:528–30.
61. Wolfe RR. JPEN J Parenter Enteral Nutr 1998;22:190.
62. Demling RH, Seigne P. World J Surg 2000; 24:673–80.
63. Mochizuki H, Trocki O, Dominioni L et al. JPEN J Parenter Enteral Nutr 1984;8:638–46.
64. Alexander JW, Saito H, Trocki O et al. Ann Surg 1986;204:1–8.
65. Huschak G, Zur Nieden K, Hoell T et al. Intensive Care Med 2005;31:1202–8.
66. Mayes T, Gottschlich MM, Kagan RJ. J Burn Care Res 2008;29:82–8.
67. Wolfe RR, Goodenough RD, Burke JF et al. Ann Surg 1983;197:163–71.
68. Yu YM, Ryan CM, Burke JF et al. Am J Clin Nutr 1995;62:960–8.
69. Melville S, McNurlan MA, McHardy KC et al. Metabolism 1989;38:248–55.
70. Hoerr RA, Matthews DE, Bier DM et al. Am J Physiol 1993;264:E567–75.
71. Yu YM, Young VR, Castillo L et al. Metabolism 1995;44:659–66.
72. Matthews DE, Marano MA, Campbell RG. Am J Physiol 1993;264:E109–18.
73. Norbury WB. Modulation of the hypermetabolic response after burn injury. In: Herndon DN, ed. Total Burn Care. 3rd ed. Philadelphia: WB Saunders 2007:420–33.
74. Patterson BW, Nguyen T, Pierre E et al. Metabolism 1997;46:573–8.
75. Soeters PB, van de Poll MC, van Gemert WG et al. J Nutr 2004;134:1575S–82S.
76. De Souza DA, Greene LJ. Crit Care Med 2005;33:1125–35.
77. Souba WW. Annu Rev Nutr 1991;11:285–308.
78. Gore DC, Jahoor F. Arch Surg 1994;129: 1318–23.
79. Garrel D. JPEN J Parenter Enteral Nutr 2004;28:123.
80. Wischmeyer PE, Lynch J, Liedel J et al. Crit Care Med 2001;29:2075–80.
81. Zhou YP, Jiang ZM, Sun YH et al. JPEN J Parenter Enteral Nutr 2003;27:241–5.
82. Cerra FB, Mazuski JE, Chute E et al. Ann Surg 1984;199:286–91.
83. Gamliel Z, DeBiasse MA, Demling RH. J Burn Care Rehabil 1996;17:264–72.
84. Gottschlich MM, Mayes T, Khoury J et al. J Am Diet Assoc 2004;104:931–41; quiz 1031.
85. Mayes T, Gottschlich MM, Warden GD. J Burn Care Rehabil 1997;18:365–8; discussion 4.
86. Rock CL, Dechert RE, Khilnani R et al. J Burn Care Rehabil 1997;18:269–78; discussion 8.
87. Berger MM, Shenkin A. J Trace Elem Med Biol 2007;21:44–8.
88. Berger MM, Spertini F, Shenkin A et al. Am J Clin Nutr 1998;68:365–71.
89. Selmanpakoglu AN, Cetin C, Sayal A et al. Burns 1994;20:99–103.
90. Hunt DR, Lane HW, Beesinger D et al. JPEN J Parenter Enteral Nutr 1984;8:695–9.
91. Cunningham JJ, Leffell M, Harmatz P. Nutrition 1993;9:329–32.
92. Gosling P, Rothe HM, Sheehan TM et al. J Burn Care Rehabil 1995;16:481–6.
93. Shakespeare PG. Burns Incl Therm Inj 1982;8:358–64.
94. Voruganti VS, Klein GL, Lu HX et al. Burns 2005;31:711–6.
95. Berger MM, Baines M, Raffoul W et al. J Clin Nutr 2007;85:1293–300.
96. Berger MM, Binnert C, Chiolero RL et al. Am J Clin Nutr 2007;85:1301–6.
97. Berger MM, Eggimann P, Heyland DK et al. Crit Care 2006;10:R153.
98. Battistella FD, Widergren JT, Anderson JT et al. J Trauma 1997;43:52–8; discussion 8–60.
99. Fong YM, Marano MA, Barber A et al. Ann Surg 1989;210:449–56; discussion 56–7.
100. Herndon DN, Barrow RE, Stein M et al. J Burn Care Rehabil 1989;10:309–13.
101. Herndon DN, Stein MD, Rutan TC et al. J Trauma 1987;27:195–204.
102. Klein GL, Wolf SE, Langman CB et al. J Clin Endocrinol Metab 1998;83:21–4.
103. Takala J, Ruokonen E, Webster NR et al. N Engl J Med 1999;341:785–92.
104. Demling RH. Burns 1999;25:215–21.
105. Gore DC, Honeycutt D, Jahoor F et al. J Surg Res 1991;51:518–23.
106. Ramirez RJ, Wolf SE, Barrow RE et al. Ann Surg 1998;228:439–48.
107. Branski LK, Herndon DN, Barrow RE et al. Ann Surg 2009;250:514–23.
108. Herndon DN, Ramzy PI, DebRoy MA et al. Ann Surg 1999;229:713–20; discussion 20–2.
109. Spies M, Wolf SE, Barrow RE et al. Crit Care Med 2002;30:83–8.
110. Jeschke MG, Herndon DN, Barrow RE. Ann Surg 2000;231:408–16.

111. Cioffi WG, Gore DC, Rue LW 3rd et al. Ann Surg 1994;220:310–6; discussion 6–9.
112. Demling RH, Orgill DP. J Crit Care 2000;15:12–7.
113. Wolf SE, Edelman LS, Kemalyan N et al. J Burn Care Res 2006;27:131–41.
114. Jeschke MG, Finnerty CC, Suman OE et al. Ann Surg 2007;246:351–62.
115. Murphy KD, Thomas S, Mlcak RP et al. Surgery 2004;136:219–24.
116. Suman OE, Thomas SJ, Wilkins JP et al. J Appl Physiol 2003;94:2273–81.
117. Baron PW, Barrow RE, Pierre EJ et al. J Burn Care Rehabil 1997;18:223–7.
118. Gore DC, Honeycutt D, Jahoor F et al. Ann Surg 1991;213:568–73;discussion 73–4.
119. Pereira CT, Jeschke MG, Herndon DN. Novartis Found Symp 2007;280:238–48; discussion 48–51.
120. Gauglitz GG, Herndon DN, Jeschke MG. J Burn Care Res 2008;29:683–94.
121. Dandona P, Chaudhuri A, Mohanty P et al. Curr Opin Clin Nutr Metab Care 2007;10: 511–7.
122. Van den Berghe G, Wilmer A, Hermans G et al. N Engl J Med 2006;354:449–61.
123. Ellger B, Debaveye Y, Vanhorebeek I et al. Diabetes 2006;55:1096–105.
124. Ingels C, Debaveye Y, Milants I et al. Eur Heart J 2006;27:2716–24.
125. Brunkhorst FM, Engel C, Bloos F et al. N Engl J Med 2008;358:125–39.
126. Langouche L, Vanhorebeek I, Van den Berghe G. Nat Clin Pract 2007;3:270–8.
127. Finney SJ, Zekveld C, Elia A et al. JAMA 2003;290:2041–7.
128. Dellinger RP, Levy MM, Carlet JM et al. Crit Care Med 2008;36:296–327.
129. Gore DC, Wolf SE, Herndon DN et al. J Trauma 2003;54:555–61.
130. Gore DC, Herndon DN, Wolfe RR. J Trauma 2005;59:316–22; discussion 22–3.
131. Cree MG, Zwetsloot JJ, Herndon DN et al. Ann Surg 2007;245:214–21.

◆ 95 章 ◆

1. Food and Agriculture Organization. The Spectrum of Malnutrition. Available at: http://www.fao.org/worldfoodsummit/english/fsheets/malnutrition.pdf and http://www.fao.org/Ag/Magazine/0602sp1.htm. Accessed June 21, 2012.
2. Bourre JM. Rev Neurol 2004;160:762–92.
3. Hernández-Rodríguez J, Manjarrez-Gutierréz G. Nutr Rev 2001;59:S49–57.
4. White NJ, Warrell DA, Chanthavanich P et al. N Engl J Med 1983;309:61–6.
5. Murphy SC, Breman JG. Am J Trop Med Hyg 2001;64(Suppl 1):57–67.
6. Benton D. Nutr Rev 2001;59:S20–1.
7. de Galan BE, Zoungas S, Chalmers J et al. Diabetologia 2009;52:2328–36.
8. Stoch MB, Smythe PM. Arch Dis Child 1963;68:546–52.
9. Stoch MB, Smythe PM. S Afr Med J 1967; 41:1027–30.
10. Dobbing J. Am J Dis Child 1970;120:411–5.
11. Morgane P, Austin-Lafrance R, Bronzino J et al. Neurosci Biobehab Rev 1993;17:91–128.
12. Grantham-McGregor SM, Walker SP, Chang S. Proc Nutr Soc 2000;59:47–54.
13. Winick M, Rosso P. Pediatr Res 1969;3: 181–4.
14. Winick M, Rosso P. J Pediatr 1969;74:774–8.
15. Stoch MB, Smythe PM. Arch Dis Child 1976;51:327–36.
16. Stoch MB, Smythe PM, Moodie AD et al. Dev Med Child Neurol 1982;24:419–36.
17. Berkman DS, Lescano AG, Gilman RH et al. Lancet 2002;359:564–71.
18. Ivanovic D, Leiva B, Pérez H et al. Nutrition 2000;16:1056–63.
19. Leiva B, Inzunza N, Pérez H et al. Arch Latinoamer Nutr 2001;51:64–71.
20. Gordon N. Brain Dev 1997;19:165–70.
21. Lucas A, Morley R, Cole TJ et al. Lancet 1992;339:261–4.
22. Singhal A, Cole TJ, Fewtrell M et al. Obstet Gynecol Surv 2005;60:19–21.
23. Nahab F, Le A, Judd S et al. Neurology 2011;76:154–8.
24. Freeman MP. Ann Clin Psychiatry 2000;12:159–65.
25. Standridge JB. Am J Geriatr Pharmacother 2004;2:119–32.
26. Appel LJ. Am Fam Physician 2004;70:34–5.
27. Bourre J Nutr Health Aging 2004;8:163–74.
28. Gao Q, Niti M, Feng L et al. J Nutr Health Aging 2011;15:32–35.
29. Black MM. J Nutr 2003;133:3927S–31S.
30. World Health Organization/UNICEF/International Council for the Control of Iodine Deficiency Disorders. Indicators for Assessing Iodine Deficiency Disorders and Their Control through Salt Iodization. (WHO/NUT/94.6), Geneva: World Health Organization, 1994:1–55.
31. World Health Organization. Iodine. In: Trace Elements in Human Nutrition and Health. Geneva: World Health Organization, 1996:49–71.
32. Best C, Neufingerl N, Del Rosso JM et al. Nutr Rev 2011;69:186–204.
33. Delange F, Bürgi H, Chen ZP et al. Thyroid 2002;12:915–24.
34. Hetzel BS. J Nutr 2000;130:493S–5S.
35. Berbel P, Obregón MJ, Bernal J et al. Trends Endocrinol Metab 2007;18:338–43.
36. Bleichrodt N, Born MP. A metaanalysis of research on iodine and its relationship to cognitive development. In: Stanbury JB, ed. The Damaged Brain of Iodine Deficiency. New York: Cognizant Communication, 1994:195–200.
37. Hornabrook RW. Endemic cretinism. In: Hornabrook RW, ed. Topics in Tropical Neurology. Philadelphia: FA Davis, 1975:91–108.
38. Gillam MP, Kopp P. Curr Opin Pediatr 2001;13:358–63.
39. Halpern JP, Boyages SC, Maberly GF et al. Brain 1991;114:825–41.
40. Conn EC. Acta Horticulturae 1994;375:31–43.
41. Delange F, Ekpechi LO, Rosling H. Acta Horticulturae 1994;375:289–93.
42. Chandra AAK, Mukhopaadhyay S, Lahari D et al. Indian J Med Res 2004;119:180–5.
43. Vanderpas JB, Contempre B, Duale NL et al. Am J Clin Nutr 1990;52:1087–93.
44. Bernal J. Vitam Horm 2005;71:95–122.
45. Kester MHA, Martinez de Mena R, Obregon MJ et al. J Clin Endocrinol Metab 2004;89:3117–28.
46. Haddow JE, Palomaki GE, Allan WC et al. N Engl J Med 1999;341:549–55.
47. Lavado-Autric R, Ausó E, García-Velasco JV et al. J Clin Invest 2003;111:1073–82.
48. Auso E, Lavado-Autric R, Cuevas E et al. Endocrinology 2004;145:403–7.
49. Zoeller RT. J Clin Invest 2003;111:954–57.
50. Forrest D. Endocrinology 2004;145:4034–6.
51. Román GC. J Neurol Sci 2007;262:15–26.
52. Burgi H, Supersaxo Z, Selz B. Acta Endocrinol (Copen) 1990;123:577–90.
53. Pharoah POD, Buttfield IH, Hetzel BS. Lancet 1971;1:308–10.
54. Cao XY, Jiang XM, Dou ZH et al. N Engl J Med 1994;331:1739–4.
55. Delange F. Bull World Health Organ 1996;74:101–8.
56. Zecca L, Youdim MBH, Riederer P et al. Nat Rev Neurosci 2004;5:863–73.
57. Grantham-McGregor S, Ani C. J Nutr 2001;131:649S–66S.
58. Lozoff B, Brittenham GM. Hematol Oncol Clin North Am 1987;1:449–64.
59. Salgueiro MJ, Weill R, Zubillaga M et al. Biol Trace Elem Res 2004;99:49–69.
60. Manger MS, Strand TA, Taneja S et al. J Nutr 2011;141:1108–13.
61. Bull PC, Cox DW. Trends Genet 1994;10: 246–52.
62. Choi EH, Strum W. Ann Nutr Metab 2010; 57:190–2.
63. Nations SP, Boyer PJ, Love LA et al. Neurology 2008;71:639–43.
64. Gregg XT, Reddy V, Prchal JT. Blood 2002;100:1493–5.
65. Bolamperti L, Leone MA, Stecco A et al. Neurol Sci 2009;30:521–4.
66. Jaiser SR, Winston GP. J Neurol 2010;257: 869–81.
67. Prodan CI, Rabadi M, Vincent AS et al. J Clin Neuromuscul Dis 2011;12:122–28.
68. Román GC. Tropical neuropathies. In: Dyck PJ, Thomas PK, eds. Peripheral Neuropathy, vol 2. 4th ed. Philadelphia: Saunders, 2005:2063–80.
69. Román GC. Curr Opin Neurol 1998;11: 539–45.
70. Ordunez-Garcia PO, Nieto FJ, Espinosa-Brito AD et al. Am J Public Health 1996; 86:738–43.
71. Cruickshank BK. Effects of malnutrition on the central nervous system and the nerves. In: Vinken PJ, Bruyn GW, eds. Handbook of Clinical Neurology, vol 28. Amsterdam: Elsevier, 1976.
72. Román GC. J Neurol Sci 1994;127:11–28.
73. Sadun AA, Martone JF, Reyes L et al. JAMA 1994;271:663–4.
74. Borrajero I, Perez JL, Dominguez C et al. J Neurol Sci 1994;127:68–76.
75. Thomas PK, Plant GT, Baxter P et al. J Neurol 1995;242:629–38.
76. Cuba Neuropathy Field Investigation Team. N Engl J Med 1995;333:1176–82.
77. Román GC. Neurology. 1994;44:1784–6.
78. Diniz A da S, Pacheco Santos LM. J Pediatr (Rio J) 2000;76 (Suppl):S311–22.
79. Biesalski HK, Nohr D. J Nutr 2004;134 (Suppl):3453S–7S.
80. Smith J, Steinemann TL. Int Ophthalmol Clin 2000;40:83–91.
81. Beaton GH, Martorell R, L'Abbé KA et al. Bol Sanit Panam 1994;117:506–18.
82. D'Souza RM, D'Souza R. J Trop Pediatr 2002;48:323–7.
83. Collins MD, Mao GE. Annu Rev Pharmacol Toxicol 1999;39:399–430.
84. Singleton CK, Martin PR. Curr Mol Med 2001;1:197–207.
85. Galvin R, Bråthen G, Ivashynka A et al. Eur J Neurol 2010;17:1408–18.
86. Silverman B, Franklin GM, Bolin R et al. MMWR Morb Mortal Wkly Rep 1997;46: 523–8.
87. Smith SW. J Emerg Med 1998;16:587–91.
88. Martínez M, Román GC, de la Hoz F et al. Biomédica (Colombia)1996;16:41–51.
89. Spillane JD. Nutritional Disorders of the Nervous System. Edinburgh: E & S Livingstone, 1947.
90. Cruickshank EK. Proc Nutr Soc 1946;5: 121–7.
91. Aguiar AC, Costa VM, Ragazzo PC et al. Arq Neuropsiquiatr 2004;62:733–6.
92. Koike H, Iijima M, Mori K et al. Nutrition 2004;20:961–6.

93. Victor M, Adams RD, Collins GH. The Wernicke-Korsakoff Syndrome: A Clinical and Pathological Study of 245 Patients, 82 with Post-Mortem Examinations. Philadelphia: FA Davis, 1971.
94. Blass JP, Gibson GE. N Engl J Med 1977; 297:1367–70.
95. Jung EH, Sheu KF, Blass JP. J Neurol Sci 1993;114:123–7.
96. Brokate B, Hildebrandt H, Eling P et al. Neuropsychology 2003;17:420–8.
97. Adamolekun B, McCandless DW, Butterworth RF. Metab Brain Dis 1997;12:251–8.
98. Fisher CM. Can Serv Med J 1955;11:157–99.
99. Denny-Brown D. Medicine (Baltimore) 1947;26:41–113.
100. Wilkinson PB, King A. Lancet 1944;1:528–31.
101. Spillane JD, Scott GI. Lancet 1945;2:261–4.
102. Clarke CA, Sneddon IB. Lancet 1946;1:734–7.
103. Hobbs HE, Forbes FA. Lancet 1946;2:149–53.
104. Smith DA. Brain 1946;69:209–22.
105. Sadun A. Trans Am Ophthalmol Soc 1998;96:881–923.
106. Sadun A. Semin Ophthalmol 2002;17:29–32.
107. Bruyn GW, Poser CM. The History of Tropical Neurology: Nutritional Disorders. Canton, MA: Science History Publications, 2003:19–28.
108. Cruickshank EK. Lancet 1946:2:369–71.
109. Pardo CA, McArthur JC, Griffin JW. J Peripher Nerv Syst 2001;6:21–7.
110. Grundy SM, Vega GL, McGovern ME et al. Arch Intern Med 2002;162:1568–76.
111. Schaumburg H, Kaplan J, Windebank A et al. N Engl J Med 1983;309:445–8.
112. Krinke G, Schaumburg HH, Spencer PS et al. Neurotoxicology 1981;2:13–24.
113. Andrès E, Goichot B, Schlienger JL. Arch Intern Med 2000;160:2061–2.
114. Russell-Jones GJ, Alpers DH. Pharm Biotechnol 1999;12:493–520.
115. Hathout L, El-Saden L. J Neurol Sci 2011: 301:1–8.
116. Andrès E, Goichot B, Perrin AE et al. Rheumatology (Oxford) 2001;40:1196–7.
117. Andrès E, Noel E, Ben Abdelghani M. Ann Pharmacother 2003;37:1730.
118. Andrès E, Noel E, Goichot B. Arch Intern Med 2002;162:2251–2.
119. Selzer RR, Rosenblatt DS, Laxova R et al. N Engl J Med 2003;349:45–50.
120. Stabler SP, Allen RH. Annu Rev Nutr 2004; 24:299–326.
121. Rogers LM, Boy E, Miller JW et al. Am J Clin Nutr 2003;77:433–40.
122. Andrès E, Loukili NH, Noel, E et al. CMAJ 2004;171:251–9.
123. Wolters M, Strohle A, Hahn A. Prev Med 2004;39:1256–66.
124. Carmel R. Clin Chem 2003;49:1367–74.
125. van Asselt DZ, Thomas CM, Segers MF et al. Ann Clin Biochem 2003;40:65–9.
126. Gailus S, Höhne W, Gasnier B et al. J Mol Med 2010;88:459–66.
127. Humphrey LL, Fu R, Rogers K et al. Mayo Clin Proc 2008;83:1203–12.
128. Dufouil C, Alperovitch A, Ducros V et al. Ann Neurol 2003;53:214–21.
129. Vermeer SE, Van Dijk EJ, Koudstaal PJ et al. Ann Neurol 2002;51:285–9.
130. Garcia A, Zanibbi K. CMAJ 2004;171:897–904.
131. Seshadri S, Beiser A, Selhub J et al. N Engl J Med 2002;346:476–83.
132. Garcia A, Haron Y, Evans L et al. J Am Geriatr Soc 2004;52:66–71.
133. Homocysteine Studies Collaboration. JAMA 2002;288:2015–22.
134. Smith D, Smith SM, de Jager CA et al. PLoS 2010;5:e12244.
135. Scalabrino G, Buccellato FR, Veber D et al. Clin Chem Lab Med 2003;41:1435–7.
136. Healton EB, Savage DG, Brust JC et al. Medicine (Baltimore) 1991;70:229–45.
137. Petito CK, Navia BA, Cho ES et al. N Engl J Med 1985;312:874–9.
138. Di Rocco A, Werner P, Bottiglieri T et al. Neurology 2004;63:1270–5.
139. Chester EM, Agamanolis DP, Harris JW et al. Acta Neurol Scand 1980;61:9–26.
140. van der Westhuyzen J, Fernandes-Costa F, Metz J. Life Sci 1982;31:2001–10.
141. Hemmer B, Glocker FX, Schumacher M et al. J Neurol Neurosurg Psychiatry 1998;65: 822–7.
142. Ahn TB, Cho JW, Jeon BS. Eur J Neurol 2004;11:339–41.
143. Bottiglieri T, Hyland K. Acta Neurol Scand 1994;154 (Suppl):19–26.
144. Stanger O, Fowler B, Pietrzik K et al. Expert Rev Neurother 2009;9:1393–412.
145. Ramaekers VT, Blau N. Dev Med Child Neurol 2004;46:843–51.
146. Zittoun J. Baillieres Clin Haematol 1995;8: 603–16.
147. Mitchell LE, Adzick NS, Melchionne J et al. Lancet 2004;364:1885–95.
148. Groenen PM, van Rooij IA, Peer PG et al. J Nutr 2004;134:1516–22.
149. Frey L, Hauser WA. Epilepsia 2003;44 (Suppl):4–13.
150. Ye R, Ren A, Zhang L et al. Epidemiology 2011;22:491–6.
151. Almeida OP, Flicker L, Lautenschlager NT et al. Neurobiol Aging 2005;26:251–7.
152. Gordon N. Eur J Paediatr Neurol 2002;6: 243–7.
153. Harding AE, Muller DPR, Thomas PK et al. Ann Neurol 1982;12:419–24.
154. Brin MF, Fetell MR, Green PH. Neurology 1985;35:338–42.
155. Sitrin MD, Lieberman F, Jensen WE et al. Ann Intern Med 1987;107:51–4.
156. Mariotti C, Gellera C, Rimoldi M et al. Neurol Sci 2004;25:130–7.
157. Tranchant D, Darracq R, Ticolat R. Presse Med 1986;15:1729–30.
158. Tanyel MC, Mancano LD. Am Fam Physician 1997;55:197–201.
159. Berman K, Brodaty H. CNS Drugs 2004;18:807–25.
160. Jialal I, Devaraj S. J Nutr 2005;135:348–53.
161. Holick MF. J Cell Biochem 2003;88:296–307.
162. Cantorna MT, Mahon BD. Exp Biol Med 2004;229:1136–42.
163. Munger KL, Zhang SM, O'Reilly E et al. Neurology 2004;62:60–5.
164. VanAmerongen BM, Dijkstra CD, Lips P et al. Eur J Clin Nutr 2004;58:1095–109.
165. Dumas M, Jauberteau-Marchan MO. Med Hypotheses 2000;55:517–20.
166. McMichael AJ, Hall AJ. Neuroepidemiology 2001;20:165–7.
167. Jansen SC, van Dusseldorp M, Bottema KC et al. Ann Allergy Asthma Immunol 2003; 91:233–40.
168. Matalas AL, Zampelas A, Stavrinos V et al, eds. The Mediterranean Diet: Constituents and Health Promotion. CRC Press Modern Nutrition Series. Boca Raton, FL: CRC Press, 2001.
169. Trichopoulou A, Tina Costacou T, Trichopoulos D. N Engl J Med 2003;348:2599–608.
170. Serra-Majem L, Román B, Estruch R. Nutr Rev 2006;64:S27–47.
171. Estruch R, Martinez-Gonzalez MA, Corella D et al. Ann Intern Med 2006;145:1–11.
172. Scarmeas N, Stern Y, Tang MX et al. Ann Neurol 2006;59:912–21.
173. Lambert M. Am Fam Physician 2011;83: 993–1001.
174. Ard JD, Coffman CJ, Lin PH et al. Am J Hypertens 2004;17:1156–62.
175. Shawcross D, Jalan R. Lancet 2005;365: 431–3.
176. Kircheis G, Wettstein M, Dahl S et al. Metab Brain Dis 2002;17:453–62.
177. Freeman JM, Kelly MT, Freeman JB. The Epilepsy Diet Treatment: An Introduction to the Ketogenic Diet. New York: Demo Publications, 1994.
178. Vaisleib II, Buchhalter JR, Zupanc ML. Pediatr Neurol 2004;31:198–202.

◆ 96 章 ◆

1. American Psychiatric Association. Diagnostic and Statistical Manual of Eating Disorders. 4th ed. Washington, DC: American Psychiatric Association, 2000:583–95.
2. Beumont PJV, Touyz SW. Eur Child Adolesc Psychiatry 2003;12(Suppl):120S–4S.
3. Fairburn CG, Harrison PJ. Lancet 2003; 361:407–16.
4. Watson TL, Andersen AE. Acta Psychiatr Scand 2003;108:175–82.
5. Walsh BT, Boudreau G. Int J Eat Disord 2003;34(Suppl):30S–8S.
6. Hoek HW, van Hoeken D. Int J Eat Disord 2003;34:383–96.
7. Lucas AR, Crowson CS, O'Fallon WM et al. Int J Eat Disord 1999;148:397–405.
8. Eckert ED, Halmi KA, Marchi P et al. Psychol Med 1995;25:143–56.
9. Shisslak CM, Crago M, Estes LS. Int J Eat Disord 1995;18:209–19.
10. Dingemans AE, Bruna MJ, van Furth EF. Int J Obes 2003;26:299–307.
11. Yanovski SZ. Int J Eat Disorders 2003;34(Suppl):117S–20S.
12. Strober M, Freeman R, Lampert C et al. Am J Psychiatry 2000;157:393–401.
13. Klump KL, Kaye WH, Strober M. Psychiatr Clin North Am 2001;24:215–25.
14. Bulik CM, Sullivan, PF, Kendler KS. Int J Eat Disord 2003;33:293–8.
15. Klien DA, Walsh BT. Int J Psychiatry 2003; 15:205–16.
16. Cervera S, Lahortiga F, Martinez-Gonzalez MA et al. Int J Eat Disord 2003;33:271–80.
17. Lilenfeld LR, Kaye WH, Greeno CG et al. Arch Gen Psychiatry 1998;55:603–10.
18. Klump KL, McGue M, Iacono WG. Int J Eat Disord 2003;33:287–92.
19. Ackard DM, Peterson CB. Int J Eat Disord 2001;29:187–94.
20. Striegel-Moore RH, McMahon RP, Biro FM et al. Int J Eat Disord 2001;30:421–33.
21. Rosen JC, Compas BE, Tacy B. Int J Eat Disord 2001;29:280–8.
22. Everill JT, Waller G. Int J Eat Disord 1995;53:1–11.
23. Thompson JK, Stice E. Curr Directions Psychol Sci 2001;10:181–3.
24. Groesz LM, Levine MP, Murnen SK. Int J Eat Disord 2002;31:1–16.
25. Stice E, Maxfield J, Wells T. Int J Eat Disord 2003;34:108–17.
26. Lunner K, Werthem EH, Thompson JK et al. Int J Eat Disord 2000;28:430–5.
27. Stice E, Whitenton K. Dev Psychol 2002; 38:669–78.
28. Crandall CS. J Pers Soc Psychol 1988;55: 588–98.
29. Thelen MH, Cormier JF. Behav Ther 1995; 26:85–99.
30. Smolak L, Levine MP, Schermer F. Int J Eat Disord 1999;25:263–71.
31. Martinez-Gonzalez MA, Gual P, Lahortiga

F et al. Pediatrics 2003;111:315–20.
32. Neumark-Sztainer D, Story M, Hannan PJ et al. Int J Eat Disord 2000;28:249–58.
33. Ghaderi A. Eat Behav 2003;3:387–96.
34. Keys A, Brozek J, Henschel A et al. The Biology of Human Starvation 2. Minneapolis: University of Minnesota Press, 1950.
35. Russell GF. J Psychiatr Res 1985;19:363–9.
36. Hadley SJ, Walsh BT. Curr Drug Targets CNS Neurol Disord 2003;2:1–9.
37. Devuyst O, Lambert M, Rodhain J et al. Q J Med 1993;86:791–9.
38. Bachrach LK, Guido D, Katzman DK et al. Pediatrics 1990;86:440.
39. Mehler PS. Int J Eat Disord. 2003;33:113–26.
40. Mattingly D, Bhanji S. J R Soc Med 1995;88:191–5.
41. Guarda AS, Coughlin JW, Cummings M et al. Eat Behav 2004;5:231–9.
42. Solomon SM, Kirby DF. JPEN J Parenter Enteral Nutr 1990;14:90–7.
43. Guarda AS, Heinberg LJ. Inpatient and partial hospital approaches to the treatment of eating disorders. In: Thompson JK, ed. Handbook of Eating Disorders and Obesity. New York: John Wiley and Sons, 2003:297–322.
44. Schulte M, Mehler P. Metabolic abnormalities in eating disorders. In: Mehler PS, Andersen AE, eds. Eating Disorders: A Guide to Medical Care and Complications. Baltimore: Johns Hopkins University Press, 1999:76–86.
45. Winston AP, Jamieson CP, Madira W et al. Int J Eat Disord 2000;28:451–4.
46. American Psychiatric Association. Am J Psychiatry 2000;157(Suppl):1S–39S.
47. National Institute for Clinical Excellence. Eating Disorders: Core Interventions in the Treatment and Management of Anorexia Nervosa, Bulimia Nervosa and Related Eating Disorders. Clinical Guideline 9. London: National Collaborating Center for Mental Health, 2004:1–35.
48. Fairburn CG, Agras WS, Walsh BT et al. Am J Psychiatry 2004;161:2322–4.
49. Lock J, Le Grange D, Agras WS et al. Arch Gen Psychiatry 2010;67:1025–32.
50. Eisler I, Dare C, Hodes M et al. J Child Psychiatry Psychol 2000;41:727–36.
51. Lock J, Le Grange D, Agras WS et al. Treatment Manual for Anorexia Nervosa: A Family-Based Approach. New York: Guilford Press, 2001.
52. Pike KM, Walsh BT, Vitousek K et al. Am J Psychiatry 2003;160:2046–9.
53. Bissada H, Tasca GA, Barbar AM et al. Am J Psychiatry 2008;165:1281–8.
54. Kaye WH, Nagata T, Weltzin TE et al. Biol Psychiatry 2001;49: 644–52.
55. Walsh BT, Kaplan AS, Attia E et al. JAMA 2006;295:2605–12.
56. Romano S, Halmi K, Sarkar NP et al. Am J Psychiatry 2002;159:96–102.
57. McElroy SL, Arnold LM, Shapira NA et al. Am J Psychiatry 2003;160:255–61.
58. Rigaud D, Bedig G, Merrouche M et al. Dig Dis Sci 1988;33:919–25.
59. Schebendach JE, Mayer LE, Devlin MJ et al. Am J Clin Nutr 2008;87:810–6.
60. Robb AS, Silber TJ, Orrell-Valente JK et al. Am J Psychiatry 2002;159:1347–53.
61. Guarda AS. Physiol Behav 2008;94:113–20.
62. Attia E, Walsh BT. N Engl J Med 2009;360:500–6.
63. Melchior JC, Corcos M. J Adolesc Health 2008;44:410–11.
64. Zaloga GP. Lancet 2006;367:1101–11.
65. Agras WS, Brandt HA, Bulik CM et al. Int J Eat Disord 2004;35: 509–21.
66. Keel PK, Mitchell JE. Am J Psychiatry 1997;154:313–21.
67. Strober M, Freeman R, Morrell W. Int J Eat Disord 1997;22:339–60.
68. Stunkard AJ, Allison KC. Int J Eat Disord 2003;34 (Suppl):107S–16S.
69. Tanskanen A, Hibbeln JR, Hintikka J et al. Arch Gen Psychiatry 2001;58:512–3.
70. Van Strien T. Int J Eat Disord 1996;19:83–92.
71. Ouwens MA, van Strien T, van Leeuwe JF. Appetite 2009;53:245–8.
72. Simon GE, Von Korff M, Saunders K et al. Arch Gen Psychiatry 2006;63:824–30.
73. Haney M. J Clin Pharmacol 2002;42(Suppl):34S–40S.
74. Thiele T, Navarro M, Sparta DR et al. Neuropeptides 2003;37:321–37.
75. Cruz NV, Bahna SL. Pediatr Ann 2006;35:744–5,748–54.
76. Sinn N. Nutr Rev 2008;66:558–68.
77. Stevenson J, Sonuga-Barke E, McCann D et al. Am J Psychiatry 2010;169:1108–15.
78. Shannon WR. Am J Dis Child 1922;24:89–94.
79. Wolraich ML, Wilson DB, White JW. JAMA 1995;274:1617–21.
80. Feingold MJ. Am J Nurs 1975;75:797–803.
81. Schab DW, Trinh NHT. J Dev Behav Pediatr 2004;25:423–34.
82. Howard AL, Robinson M, Smith GJ et al. J Atten Disord 2011;15:403–11.
83. McCann D, Barrett A, Cooper A et al. Lancet 2007;370:1560–67.
84. Bradley JD, Golden CJ. Clin Psychol Rev 2001;21:907–29.
85. Curtis LT, Patel K. J Altern Complement Med 2008;14:79–85.
86. Raz R, Gabis L. Dev Med Child Neurol 2009;51:580–92.
87. Sinn N, Bryan J. J Dev Behav Pediatr 2007;28:82–91.
88. Vanina Y, Podolskaya A, Sedky K et al. Psychiatr Serv 2002;53:842–7.
89. Marder SR, Essock SM, Miller AL et al. Am J Psychiatr 2004;161:1334–49.
90. Cascade E, Kalali AH, Wigal SB. Psychiatry (Edgmont) 2010;7:13–5.
91. Vitiello B. Child Adolesc Psychiatr Clin North Am 2008;17:459–74, xi.

◆ 97 章 ◆

1. National Kidney Foundation. Am J Kidney Dis 2003;42(Suppl 3):S1–201.
2. Lindholm B, Heimbürger O, Stenvinkel P et al. Uremic toxicity. In: Kopple JD, Massry SG, eds. Nutritional Management of Renal Disease. 2nd ed. Philadelphia: Lippincott Williams & Wilkins, 2003:63–98.
3. Takeda M, Endou H. Renal cell metabolism. In: Massry SG, Glassock RJ, eds. Massry & Glassock's Textbook of Nephrology, vol 1. 4th ed. Philadelphia: Lippincott Williams & Wilkins, 2001:110–21.
4. Hausmann MJ, Rabkin R, Dahl DC. Role of kidney in hormone metabolism. In: Massry SG, Glassock RJ, eds. Massry & Glassock's Textbook of Nephrology, vol 1. 4th ed. Philadelphia: Lippincott Williams & Wilkins, 2001:141–50.
5. Don BR, Schambelan M, Lo JC. Endocrine hypertension: effects of hormones on renal function. In: Greenspan FS, Gardner DG, eds. Basic and Clinical Endocrinology. 7th ed. New York: McGraw-Hill, 2004:414–38.
6. Hausmann MJ, Rabkin R. Kidney and endocrine system. In: Massry SG, Glassock RJ, eds. Massry & Glassock's Textbook of Nephrology, vol 1. 4th ed. Philadelphia: Lippincott Williams & Wilkins, 2001:139–230.
7. Jean G, Terrat JC, Vanel T et al. Nephrol Dial Transplant 2008;23:3670–6.
8. Wolf M, Betancourt J, Chang Y et al. J Am Soc Nephrol 2008;19:1379–88.
9. St Peter WL, Li S, Liu J et al. Pharmacotherapy 2009;29:154–64.
10. Palmer SC, McGregor DO, Craig JC et al. Cochrane Database Syst Rev 2009;(4):CD008175.
11. Palmer SC, McGregor DO, Craig JC et al. Cochrane Database Syst Rev 2009;(4):CD005633.
12. Kokko KE, Montero A, Lakkis FG et al. Hormones and the kidney. In: Schrier RW, ed. Diseases of the Kidney, vol 1. 7th ed. Philadelphia: Lippincott Williams & Wilkins, 2001:265–313.
13. Eschbach JW, Kelly MR, Haley R et al. N Engl J Med 1989;321:158–62.
14. Rabkin R, Landau, D. Effect of nutritional status and changes in protein intake on renal function. In: Kopple JD, Massry SG, Kalantar-Zadeh K, eds. Nutritional Management of Renal Disease. 3rd ed. New York: Academic Press, 2013.
15. Klahr S, Tripathy K. Arch Intern Med 1966;118:322–5.
16. Klahr S, Tripathy K, Garcia FT et al. Am J Med 1967;43:84–96.
17. Klahr S, Tripathy K, Lotero H. Am J Med 1970;48:325–31.
18. Ibrahim HN, Weber ML. Curr Opin Nephrol Hypertens 2010;19:534–8.
19. Ichikawa I, Purkerson ML, Klahr S et al. J Clin Invest 1980;65:982–8.
20. Hirschberg R, Kopple JD, Blantz RC et al. J Clin Invest 1991;87:1200–6.
21. Hirschberg R, Kopple JD. J Am Soc Nephrol 1991;1:1034–40.
22. Owen OE, Felig P, Morgan AP. J Clin Invest 1969;48:574–83.
23. Gutman AB, Yu TF. Am J Med 1968;45:756–79.
24. Bosch JP, Lew S, Glabman S et al. Am J Med 1986;81:809–15.
25. Smoyer WE, Brouhard BH, Rassin DK et al. J Lab Clin Med 1991;118:166–75.
26. Castellino P, Hunt W, DeFronzo RA. Kidney Int 1987;32(Suppl 22):S15–20.
27. Hirschberg R, Kopple JD. Kidney Int 1987;32:382–7.
28. Mitch WE, Walser M, Buffington GA et al. Lancet 1976;2:1326–28.
29. Rutherford WE, Blondin J, Miller JP et al. Kidney Int 1977;11:62–70.
30. Barsotti G, Guiducci A, Ciardella F et al. Nephron 1981;27:13–117.
31. Cotran R. Kidney Int 1982;21:528.
32. McCormack LJ, Beland JE, Schnekloth RE et al. Am J Pathol 1958;34:1011–22.
33. Kleinknecht C, Grunfeld JP, Gomez PC et al. Kidney Int 1973;4:390–400.
34. Rodriguez-Iturbe B, Garcia R, Rubio L et al. Clin Nephrol 1976;5:198–206.
35. Torres VE, Velosa JA, Holley KE et al. Ann Intern Med 1980;92:776–84.
36. Deen WM, Maddox DA, Robertson CR et al. Am J Physiol 1974;227:556–62.
37. Hostetter TH, Olson JL, Rennke HG et al. Am J Physiol 1981;241:F85–93.
38. Hostetter TH, Troy JL, Brenner BM. Kidney Int 1981;19:410–5.
39. Olson JL, Hostetter TH, Rennke HG et al. Proceedings of the American Society of Nephrology. Thorofare, NJ: Charles B. Slack, 1979:87A.
40. Olson JL, Hostetter TH, Rennke HG et al. Kidney Int 1982;22:112–26.
41. Farr LE, Smadel JE. J Exp Med 1939;70:615–27.
42. Addis T. Glomerular Nephritis: Diagnosis

and Treatment. New York: Macmillan, 1948.
43. Kirsch R, Frith L, Black E et al. Nature 1968;217:578–9.
44. Brenner BM, Meyer TW, Hostetter TH. N Engl J Med 1982;307:652–9.
45. Meyer TW, Lawrence WE, Brenner BM. Kidney Int 1983;24(Suppl 16):S243–7.
46. Schrier RW, Harris DCH, Chan L et al. Am J Kidney Dis 1988;12:243–9.
47. Nath KA, Hostetter MK, Hostetter TH. J Clin Invest 1985;76:667–75.
48. Paller MS, Hostetter TH. Am J Physiol 1986;251:F34–9.
49. Williams M, Young JB, Rosa RM et al. J Clin Invest 1986;78:1687–93.
50. Wang S, Hirschberg R. J Biol Chem 2004;279:23200–6.
51. Wang S, Wilkes MC, Leof EB et al. FASEB J 1005;19:1–11.
52. Walls J, Williams SJ. Contr Nephrol 1988; 60:179–87.
53. Mauer S, Steffes MW, Azar S et al. Kidney Int 1989;35:48–59.
54. Mogensen CE. Diabetes 1976;25:872–9.
55. Mogensen CE, Steffes MW, Deckert T et al. Diabetologia 1981;21:89–93.
56. Mogensen CE, Christensen CK, Vittinghus E. Diabetes 1983;32(Suppl 2):64–78.
57. Niwa T, Nagoya J. Med Sci 2010;72:1–11.
58. Niwa T. J Ren Nutr 2010;20(Suppl):S2–6.
59. Niwa T. Ther Apher Dial 2011;15:120–4.
60. Ibels LS, Alfrey AC, Haut L et al. N Engl J Med 1978;298:122–6.
61. Barsotti G, Giannoni A, Morelli E et al. Clin Nephrol 1984;21:4–59.
62. Lumlertgul D, Burke TJ, Gillum OM et al. Kidney Int 1986;29:658–66.
63. Gimenez LF, Solez K, Walker GW. Kidney Int 1987;31:93–9.
64. Harris DCH, Hammond WS, Burke TJ et al. Kidney Int 1987;31:41–6.
65. Kopple JD, Feroze U. J Ren Nutr 2011;21:66–71.
66. French SW, Yamanaka W, Ostwald R. Arch Pathol 1967;83:204–10.
67. Kasiske BL, O'Donnell MP, Schmitz PG et al. Kidney Int 1990;37:880–91.
68. Wellmann K, Wolk BW. Lab Invest 1970; 22:144–5.
69. Keane WF, O'Donnell MP, Kasiske BL et al. J Am Soc Nephrol 1990;1:S69–74.
70. Kasiske BL, O'Donnell MP, Cleary MP et al. Kidney Int 1988;33:667–72.
71. Campese VM, Park J. Clin J Am Soc Nephrol 2007;2:1100–3.
72. Barcelli UO, Weiss M, Pollack VE. J Lab Clin Med 1982;100:786–97.
73. Susuki S, Shapiro R, Mulrow PJ et al. Prostaglandins Med 1980;4:377–82.
74. Knecht A, Fine LG, Kleinman KS et al. Am J Physiol 1991;261:F292–9.
75. Komers R, Meyer TW, Anderson S. Pathophysiology and nephron adaptation in chronic renal failure. In: Schrier RW, ed. Diseases of the Kidney, vol 3. 7th ed. Philadelphia: Lippincott Williams & Wilkins, 2001:2689–718.
76. Zurier RB, Damjanov O, Sayadoff DM et al. Arthritis Rheum 1977;20:1449–56.
77. Kelley VE, Winkelstein A, Izui S. Lab Invest 1979;41:531–7.
78. McLeish KR, Gohara AF, Cunning WT III. J Lab Clin Med 1980;96:470–9.
79. Rahman MA, Nakazawa M, Emancipator SN et al. Kidney Int 1986;29:343 (abstr).
80. Badr KF, Brenner BM, Wasserman M et al. Kidney Int 1986;29:328 (abstr).
81. Don BR, Blake S, Hutchison FN et al. Am J Physiol 1989;256:F711–8.
82. Anderson S, Meyer TW, Rennke HG et al. J Clin Invest 1985;76:612–9.
83. Tolins JP, Raij L. Hypertension 1990;16: 452–61.
84. Ruggenenti P, Perna A, Benini R et al. J Am Soc Nephrol 1999;10:997–1006.
85. Brenner BM, Cooper ME, de Zeeuw D et al. N Engl J Med 2001;345:861–9.
86. Lewis EJ, Hunsicker LG, Clarke WR et al. N Engl J Med 2001;345:851–60.
87. Ruggenenti P, Perna A, Gherardi G et al. J Kidney Dis 2000;35:1155–65.
88. Lewis EJ, Hunsicker LG, Bain RP et al. N Engl J Med 1993;329:1456–62.
89. Viberti G, Mogensen CE, Groop LC et al. JAMA 1994;271:275–9.
90. Blasi ER, Rocha R, Rudolph AE et al. Kidney Int 2003;63:1791–800.
91. Campese VM, Park J. J Hypertens 2006;24: 2157–9.
92. Ku E, Campese VM. Pediatr Nephrol 2009; 24:2301–7.
93. Walser M. Clin Nephrol 1975;3:180–6.
94. Maschio G, Oldrizzi L, Tessitore N et al. Kidney Int 1982;22:371–6.
95. Alvestrand A, Ahlberg M, Bergstrom J. Kidney Int 1983;24(Suppl 16):S268–72.
96. Barsotti G, Morelli E, Giannoni A et al. Kidney Int 1983;24(Suppl 16):S278–84.
97. Gretz N, Korb E, Strauch M. Kidney Int 1983;24(Suppl 16):S263–7.
98. Mitch WE, Walser M, Steinman TI et al. N Engl J Med 1984;311:623–9.
99. Rosman JB, Meijer S, Sluiter WJ et al. Lancet 1984;2:1291–5.
100. Walser J, LaFrance ND, Ward L et al. Kidney Int 1987;32:123–8.
101. Ihle BU, Becker GJ, Whitworth JA et al. N Engl J Med 1989;321:1773–7.
102. Zeller J, Whittaker E, Sullivan L et al. N Engl J Med 1991;324:78–84.
103. Klahr S, Levey AS, Beck GJ et al. N Engl J Med 1994;330:877–84.
104. Levey AS, Adler S, Caggiula AW et al. Am J Kidney Dis 1996;27:652–63.
105. Mitch WE, Walser M, Sapir DG. J Clin Invest 1981;67:553–62.
106. Tischler ME, Desautels M, Goldberg AL. J Biol Chem 1982;257:1613–21.
107. Kopple, JD. Nutritional management of nondialyzed patients with chronic renal failure. In: Kopple JD, Massry SG eds. Nutritional Management of Renal Disease. 2nd ed. Philadelphia: Lippincott Williams and Wilkins, 2004:379–432.
108. Williams AJ, Baker F, Walls J. Nephron 1987;46:83–90.
109. D'Amico G, Gentile MG, Manna G et al. Lancet 1992;339:1131–4.
110. D'Amico G, Remuzzi G, Maschio G et al. Clin Nephrol 1991;35:237–42.
111. Fouque D, Laville M, Boissel JP et al. BMJ 1992;304:216–20.
112. Pedrini MT, Levey AS, Lau J et al. Ann Intern Med 1996;124:627–32.
113. Kasiske BL, Lakatua JD, Ma JZ et al. Am J Kidney Dis 1998;31:954–61.
114. Fouque D, Wang P, Laville M et al. Nephrol Dial Transplant 2000;12:1986–92.
115. Brunori G, Viola BF, Parrinello G et al. Am J Kidney Dis 2007;49:569–80.
116. Mircescu G, Gârneata L, Stancu SH et al. J Ren Nutr 2007;17:179–88.
117. Shah SN, Abramowitz M, Hostetter TH et al. Am J Kidney Dis 2009;54:270–77.
118. de Brito-Ashurst I, Varagunam M, Raftery MJ et al. J Am Soc Nephrol 2009;20:2075–84.
119. Phisitkull S, Khannal A, Simon J et al. Kidney Int 2010;77:617–23.
120. Levey AS, Greene T, Sarnak MJ et al. Am J Kidney Dis 2006;48:879–88.
121. Menon V, Kopple JD, Wang X et al. Am J Kidney Dis 2009;53:208–17.
122. Chauveau P, Couzi L, Vendrely B et al. Am J Clin Nutr 2009;90:969–74.
123. Knight EL, Stampfer MJ, Hankinson SE et al. Ann Intern Med 2003;138:460–7.
124. Bernardi A, Biasia F, Pati T et al. Am J Kid Dis 2003;41:S146–52.
125. Hostetter TH, Rosenberg ME. J Am Soc Nephrol 1990;1:S55–8.
126. Hansen HP, Tauber-Lassen E, Jensen BR et al. Kidney Int 2002;62:220–8.
127. Schnaper HW, Robson AM. Nephrotic syndrome: minimal change disease, focal glomerulosclerosis, and related disorders. In: Schrier RW, ed. Diseases of the Kidney, vol 2. 7th ed. Philadelphia: Lippincott Williams & Wilkins, 2001:1773–831.
128. Kaysen GA. Nutritional and non-nutrtional management of the nephrotic syndrome. In: Kopple JD, Massry SG, Kalantar-Zadeh K, eds. Nutritional Management of Renal Disease. 3rd ed. New York: Academic Press, 2013.
129. Ibels LS, Gyory AZ. Medicine 1994;73:79.
130. Hirschberg R, Wange S. Curr Opin Nephrol Hypertens 2005;14:43–52.
131. Taguma Y, Kitamoto Y, Futaki G et al. N Engl J Med 1985;313:1617–20.
132. Kaysen GA, Gambertoglio J, Jimenez I et al. Kidney Int 1986;29:572–7.
133. Zeller KR, Raskin P, Rosenstock J et al. Kidney Int 1986;29:209.
134. Kaysen GA, Davies RW. J Am Soc Nephrol 1990;1:S75–9.
135. Gonick HC, Maxwell MH, Rubini ME et al. Nephron 1966;3:137–52.
136. Hebert LA, Haddad N, Shim RL. Nutritional management of water, sodium, potassium, chloride and magnesium in renal disease. In: Kopple JD, Massry SG, Kalantar-Zadeh K, eds. Nutritional Management of Renal Disease. 3rd ed. New York: Academic Press, 2013.
137. Martin K. Calcium, parathyroid hormone and bone disease in kidney disease and chronic kidney failure. In: Kopple JD, Massry SG, Kalantar-Zadeh K, eds. Nutritional Management of Renal Disease. 3rd ed. New York: Academic Press, 2013.
138. Thadhani RI, Christov M. Vitamin D in kidney disease. In: Kopple JD, Massry SG, Kalantar-Zadeh K, eds. Nutritional Management of Renal Disease. 3rd ed. New York: Academic Press, 2013.
139. Houston J, Isakova T, Wolf F. Phosphorus and FGF23 in chronic kidney disease. In: Kopple JD, Massry SG, Kalantar-Zadeh K, eds. Nutritional Management of Renal Disease. 3rd ed. New York: Academic Press, 2013.
140. Swaminathan S. Trace element metabolism in kidney disease. In: Kopple JD, Massry SG, Kalantar-Zadeh K, eds. Nutritional Management of Renal Disease. 3rd ed. New York: Academic Press, 2013.
141. Chazot C, Kopple JD. Vitamin metabolism and requirements in kidney disease and kidney failure. In: Kopple JD, Massry SG, Kalantar-Zadeh K, eds. Nutritional Management of Renal Disease. 3rd ed. New York: Academic Press, 2013.
142. Rabkin R, Simon NM, Steiner S et al. N Engl J Med 1970;282:182–7.
143. Sherwin RS, Bastl C, Finkelstein FO et al. J Clin Invest 1976;57:722–31.
144. Vajda FJE, Martin TJ, Melick RA. Endocrinology 1969;84:162–4.
145. Cuttelod S, Lemarchand-Beraud T, Magnenat P et al. Metabolism 1974;23:101–3.
146. Davidson WD, Moore TC, Shippey W et al. Gastroenterology 1974;66:522–5.

147. Samaan N, Freeman RM. Metabolism 1970;19:102–13.
148. Nagel TC, Frenkel N, Bell RH et al. J Clin Endocrinol Metab 1973;36:428–32.
149. Lim VS, Fang VS. Am J Med 1975;58:655–62.
150. Tourkantonis A, Spiliopoulos A, Pharmakioltis A et al. Nephron 1981;27:271–2.
151. Hershman JM, Krugman LG, Kopple JD et al. Metabolism 1979;27:755–9.
152. Fouque D, Peng SC, Kopple JD. Kidney Int 1995;47:876–83.
153. Ding H, Gao CL, Hirschberg R et al. J Clin Invest 1996;97:1064–75.
154. McCaleb ML, Wish JB, Lockwood DH. Endocrinol Res 1985;11:113–25.
155. Fadda GZ, Hajjar SM, Perna AF et al. J Clin Invest 1991;87:255–61.
156. Kopple JD, Fukuda S. Am J Clin Nutr 1980;33:1363–72.
157. Tizianello A, De Ferrari G, Garibotto B et al. J Clin Invest 1980;65:1162–73.
158. Kopple JD. Products of nitrogen metabolism and their toxicity. In: Massry SG, Glassock RJ, eds. Massry & Glassock's Textbook of Nephrology, vol 2. 4th ed. Philadelphia: Lippincott Williams & Wilkins, 2001:1262–78.
159. Bricker NS. N Engl J Med 1972;286:1093–9.
160. Massry SG, Smogorzewski M. Semin Nephrol 1994;14:219–31.
161. Simenoff ML, Burke JF, Saukkonen JJ et al. Lancet 1976;2:818–21.
162. Locatelli F, Aljama P, Canaud B et al. Nephrol Dial Transplant 2010;25:2846–50.
163. Clement FM, Klarenbach S, Tonelli M et al. Arch Intern Med 2009;169:1104–12.
164. Besarab A, Coyne DW. Nat Rev Nephrol 2010;6:699–710.
165. Krol E, Rutkowski B, Wroblewska M et al. Miner Electrolyte Metab 1996;22:13–5.
166. Attmann PO, Alaupovic P. Nephron 1991;57:401–10.
167. Lindner A, Charra B, Sherrard D et al. N Engl J Med 1974;290:697–701.
168. Malluche HH, Faugere MC. Kidney Int 1990;38:193–211.
169. Briggs WA, Lazarus JM, Birtch AG et al. Arch Intern Med 1973;132:21–8.
170. Kopple JD. Nutrition in renal failure: causes of catabolism and wasting in acute or chronic renal failure. In: Robinson RR, ed. Nephrology, vol 2. Proceedings of the IXth International Congress of Nephrology. New York: Springer, 1984:1498–515.
171. Cianciaruso B, Brunori G, Kopple JD et al. Am J Kidney Dis 1995;26:475–86.
172. Canada-USA Peritoneal Dialysis Study Group. J Am Soc Nephrol 1996;7:198–207.
173. Woodrow G, Oldroyd B, Turney JH et al. Nephrol Dial Transplant 1996;11:1613–8.
174. Palop L, Martinez JA. Am J Clin Nutr 1997;66:498S–503S.
175. Dwyer JT, Cunniff PJ, Maroni BJ et al. J Renal Nutr 1998;8:11–20.
176. Aparicio M, Cano N, Chauveau P et al. Nephprol Dial Transplant 1999;14:1679–86.
177. Chung S, Na MH, Lee SH et al. Perit Dial Int 1999;19:S517–22.
178. Williams AJ, McArley A. J Ren Nutr 1999;9:157–62.
179. Carlson DM, Duncan DA, Naessens JM et al. Mayo Clin Proc 1984;59:769–75.
180. Hirschberg R. Drug-nutrient interactions in renal failure. In: Kopple JD, Massry SG, Kalantar-Zadeh K, eds. Nutritional Management of Renal Disease. 3rd ed. New York: Academic Press, 2013.
181. Lowrie EG, Lew NL. Am J Kidney Dis 1990;15:458.
182. Fouque D, Kalantar-Zadeh K, Kopple J et al. Kidney Int 2008;73:391–8 (erratum in Kidney Int 2008;74:393).
183. Delano BG, Manis JG, Manis T. Nephron 1977;19:26.
184. Lawson DH, Boddy K, King PC et al. Clin Sci 1971;41:345–51.
185. Mahajan SK, Prasad AS, Lambujon J et al. Am J Clin Nutr 1980;33:1517–21.
186. Kopple JD, Mercurio K, Blumenkrantz MJ et al. Kidney Int 1981;19:694–704.
187. Sprenger KBG, Bundschu D, Lewis K et al. Kidney Int 1983;24(Suppl 16):S315–8.
188. Bellinghieri G, Savica V, Mallamace A et al. Am J Clin Nutr 1983;38:523–31.
189. Kopple JD, Berg R, Houser H et al. Kidney Int 1989;36(Suppl 27):S184–94.
190. Velasquez M, Mehrotra M, Wing M, Raj D. Causes of protein-energy wasting in chronic kidney failure. In: Kopple JD, Massry SG, Kalantar-Zadeh K, eds. Nutritional Management of Renal Disease. 3rd ed. New York: Academic Press, 2013.
191. Grodstein GP, Blumenkrantz MJ, Kopple JD. Am J Clin Nutr 1980;33:1411–6.
192. Keane WF, Collins AJ. Am J Kidney Dis 1994;24:1010–8.
193. US Renal Data System. Am J Kidney Dis 2005;45(Suppl 1):S1–280.
194. Wolfson M, Jones MR, Kopple JD. Kidney Int 1982;21:500–6.
195. Ikizler TA, Flakoll PJ, Parker RA et al. Kidney Int 1994;46:830–7.
196. Kopple JD, Blumenkrantz MJ, Jones MR et al. Am J Clin Nutr 1982;36:395–402.
197. Chazot C, Shahmir E, Matias B et al. Kidney Int 1997;52:1663–70.
198. Blumenkrantz MJ, Gahl GM, Kopple JD et al. Kidney Int 1981;19:593–602.
199. Wathen RL, Keshaviah P, Hommeyer P et al. Am J Clin Nutr 1978;31:1870–5.
200. Gutierrez A, Alvestrand A, Wahren J et al. Kidney Int 1990;38:487–94.
201. Gutierrez A, Bergstrom J, Alvestrand A. Clin Nephrol 1992;38:20.
202. Mehrotra R, Kopple JD, Wolfson M. Kidney Int Suppl 2003;88:S13–25.
203. Linton AL, Clark WF, Driedger AA et al. Nephron 1977;19:95–8.
204. Kopple JD. Dietary considerations in patients with chronic renal failure, acute renal failure, and transplantation. In: Schrier RW, ed. Diseases of the Kidney. 7th ed. Philadelphia: Lippincott Williams & Wilkins, 2001:3085–138.
205. Kopple JD, Coburn JW. Medicine 1973;52:597–607.
206. Carrero JJ, Stenvinkel P. Inflammation. In: Kopple JD, Massry SG, Kalantar-Zadeh K, eds. Nutritional Management of Renal Disease. 3rd ed. New York: Academic Press, 2013.
207. Kalantar-Zadeh K, Stenvinkel P, Pillon L et al. Adv Ren Replace Ther 2003;10:155–59.
208. Kalantar-Zadeh K, Kopple JD, Kamranpour N et al. Kidney Int 2007;72:1149–56.
209. Rambod M, Kovesdy CP, Bross R et al. Am J Clin Nutr 2008;88:1485–94.
210. Rambod M, Bross R, Zitterkoph J et al. Am J Kidney Dis 2009;53:298–309.
211. Shah S. Oxidative stress. In: Kopple JD, Massry SG, Kalantar-Zadeh K, eds. Nutritional Management of Renal Disease. 3rd ed. New York: Academic Press, 2013.
212. Miyata T. Carbonyl stress in kidney disease and kidney failure. In: Kopple JD, Massry SG, Kalantar-Zadeh K, eds. Nutritional Management of Renal Disease. 3rd ed. New York: Academic Press, 2013.
213. Bachmann J, Tepel M, Raidt H et al. J Am Soc Nephrol 1995;6:121–5.
214. Robinson K, Gupta A, Dennis V et al. Circulation 1996;94:2743–8.
215. Kalantar-Zadeh K, Block G, Humphreys MH et al. J Am Soc Nephrol 2004;15:442–53.
216. Welch GN, Loscalzo J. N Engl J Med 1998;338:1042–50.
217. Kopple JD. Am Soc Artificial Int Organs J 1997;43:246–50.
218. Kalantar-Zadeh K, Kopple JD. Nutritional management of patients undergoing maintenance hemodialysis. In: Kopple JD, Massry SG, Kalantar-Zadeh K, eds. Nutritional Management of Renal Disease. 3rd ed. New York: Academic Press, 2013.
219. Noori N, Kovesdy CP, Dukkipati R et al. Am J Clin Nutr 2010;92:1060–70.
220. Bologa RM, Levine DM, Parker TS et al. Am J Kidney Dis 1998;32:107–14.
221. Garcia-Martinez C, Llovera M, Agell N et al. Biochem Biophys Res Commun 1994;201:682–6.
222. Sarraf P, Frederich RC, Turner EM et al. J Exp Med 1997;185:171–5.
223. Stenvinkel P, Heimburger O, Lindholm B et al. Nephrol Dial Transpl 2000;15:953–60.
224. Kalantar-Zadeh K, Kopple JD. Am J Kidney Dis 2001;38:1343–50.
225. Kopple JD, Zhu X, Lew NL et al. Kidney Int 1999;56:1136–48.
226. Port FK, Ashby VB, Dhingra RK et al. J Am Soc Nephrol 2002;13:1061–6.
227. Kalantar-Zadeh K, Block G, Humphreys MH et al. Kidney Int 2003;63:793–808.
228. Liu Y, Coresh J, Eustace JA et al. JAMA 2004;291:451–9.
229. Kalantar-Zadeh K, Block G, Humphreys MH et al. J Am Soc Nephrol 2004;15:442–53.
230. Kalantar-Zadeh K, Kopple JD, Humphreys MH et al. Nephrol Dialysis Transplant 2004;19:1507–19.
231. Johansen KL, Young B, Kaysen GA et al. Am J Clin Nutr 2004;80:324–32.
232. Leavey SF, McCullough K, Hecking E et al. Nephrol Dial Transplant 2001;16:2386–94.
233. Kalantar-Zadeh K, Kilpatrick RD, McAllister CJ et al. 2004 (submitted).
234. Kalantar-Zadeh K, Kilpatrick RD, McAllister CJ et al. J Am Soc Nephrol 2004;15:126A.
235. Kopple JD. Am J Clin Nutr 2005;81:1257–66.
236. Martino S, Chwastiak L, Finkelstein F. Motivating the kidney disease patient to dietary adherence and other healthy lifestyle activities. In: Kopple JD, Massry SG, Kalantar-Zadeh K, eds. Nutritional Management of Renal Disease. 3rd ed. New York: Academic Press, 2013.
237. Kopple JD, Greene T, Chumlea WC et al. Kidney Int 2000;57:1688–703.
238. Ikizler TA, Greene JH, Wingard RL et al. J Am Soc Nephrol 1995;6:1386–91.
239. Mehrotra R, Berman N, Alistwani A et al. Am J Kidney Dis 2002;40:133–42.
240. Salusky I, Fine RN, Nelson P et al. Proceedings of the American Society of Nephrology 15th Annual Meeting [abstract]. December 1982:66A.
241. Calloway DH, Odell ACF, Margen SJ. Nutr 1971;101:775–86.
242. Sargent JA, Gotch FA. J Am Diet Assoc 1979;75:547–51.
243. Maroni BJ, Steinman TI, Mitch WE. Kidney Int 1985;27:58–65.
244. Kopple JD, Gao XL, Qing DP. Kidney Int 1997;52:486–94.
245. Varcoe R, Halliday D, Carson ER et al. Clin Sci Mol Med 1975;43:379–90.

246. Walser M. J Clin Invest 1974;53:1385–92.
247. Bergstrom J, Furst P, Alvestrand A et al. Kidney Int 1993;44:1048–57.
248. Blake P, Daugirdas J. Quantification and prescription: general principles. In: Jacobs C, Kjellstrand CM, Koch KM et al. eds. Replacement of Renal Function by Dialysis. 4th rev ed. Dordrecht, Kluwer Academic Publishers, 1996:619–56.
249. Kopple JD, Jones MR, Keshaviah PR et al. Am J Kidney Dis 1995;26:963–81.
250. Kopple JD, Coburn JW. JAMA 1974;227: 41–4.
251. Frisancho AR. Am J Clin Nutr 1984;40:808.
252. American Dietetic Association. Manual of Clinical Dietetics. Chicago: American Dietetic Association, 1988:623.
253. Kopple JD, Coburn JW. Medicine 1973;52: 583–95.
254. Kopple JD. Treatment with low protein and amino acid diets in chronic renal failure. In: Barcelo R, Bergeron M, Carriere S, eds. Proceedings of the VIIIth International Congress of Nephrology. Basel, S. Karger, 1978:497–507.
255. National Kidney Foundation. Am J Kidney Dis 2000;35(Suppl 2):S1–140.
256. Kaysen GA, Al-Bander H. Am J Nephrol 1990;10:36.
257. Borah MF, Schoenfeld PY, Gotch FA et al. Kidney Int 1978;14:491–500.
258. Kopple JD, Shinaberger JH, Coburn JW et al. Trans Am Soc Artif Intern Organs 1969; 15:302–8.
259. Blumenkrantz MJ, Kopple JD, Moran JK et al. Kidney Int 1982;21:849–61.
260. World Health Organization. Energy and Protein Requirements. Report of a Joint FAO/WHO/UNU Expert Consultation. Geneva: World Health Organization, 1985: 1–206. Technical Report series No. 724.
261. Fouque D, Vennegoor M, Ter Wee P et al. Nephrol Dial Transplant 2007;22(Suppl 2): ii45–87.
262. Australia and New Zealand Renal Guidelines Taskforce. Evidence based practice guidelines for the nutritional management of chronic kidney disease. Nutrition & Dietetics 2006;63(Suppl. 2):S35–S45.
263. Kopple JD, Monteon FJ, Shaib JK. Kidney Int 1986;29:734–42.
264. Monteon FJ, Laidlaw SA, Shaib JK et al. Kidney Int 1986;30:741–7.
265. Schneeweiss B, Graninger W, Stockenhuber F et al. Am J Clin Nutr 1990;52:596–601.
266. Slomowitz LA, Monteon FJ, Grosvenor M et al. Kidney Int 1989;35:704–11.
267. Wolfson M, Strong CJ, Minturn D et al. Am J Clin Nutr 1984;39:547–55.
268. Marckmann P. Clin Nephrol 1988;29:75–8.
269. Kopple JD. Kidney Int 1978;14:340–8.
270. Kluthe R, Luttgen FM, Capetianu T et al. Am J Clin Nutr 1978;31:1812–20.
271. Blumenkrantz MJ, Kopple JD, Gutman RA et al. Am J Clin Nutr 1980;33:1567–85.
272. Appel G. Kidney Int 1991;39:169–83.
273. Attman PO. Nephrol Dial Transplant 1993; 8:294.
274. Cocchi R, Viglino G, Cancarini G et al. Miner Electrolyte Metab 1996;22:22–5.
275. Wanner C, Bartens W, Nauck M et al. Miner Electrolyte Metab 1996;22:26–30.
276. Vaziri, ND. Altered lipid metabolism and serum lipids in kidney disease and kidney failure. In: Kopple JD, Massry SG, Kalantar-Zadeh K, eds. Nutritional Management of Renal Disease. 3rd ed. New York: Academic Press, 2013.
277. Roncari DAK, Breckenridge WC, Khanna R et al. Perit Dial Bull 1988;1:136–41.
278. Boeschoten EW, Zuyderhoudt FMJ, Krediet RT et al. Perit Dial Bull 1988;19:8–13.
279. Deighan CJ, Caslake MJ, McConnell M et al. Am J Lidney Dis 2000;35:852–62.
280. Samuelsson O, Attmann PO, Knight-Gibson C et al. Nephrol Dial Transplant 1991; 9:1580–5.
281. Chan MK, Varghese Z, Moorhead JF. Kidney Int 1981;19:625–37.
282. Ciman M, Rizzoli V, Moracchiello M et al. Am J Clin Nutr 1980;33:1489–92.
283. Bellinghieri G, Savica V, Mallamace A et al. Am J Clin Nutr 1983;38:523–31.
284. Joven J, Villabona C, Vilella E et al. N Engl J Med 1990;323:579–84.
285. Ibels LS, Alfrey AC, Weil R III. Am J Med 1978;64:634.
286. Nelson J, Beauregard H, Gélinas M et al. Transplant Proc 1988;20:1264–70.
287. Dimény E, Fellstrom B, Larsson E et al. Transplant Proc 1992;24:366.
288. Expert Panel on Detection, Evaluation, and Treatment of High Blood Cholesterol in Adults. JAMA 2001;285:2486–97.
289. Thomas ME, Harris KPG, Ramaswamy C et al. Kidney Int 1993;44:1124–9.
290. Wanner C, Krane V, Marz W et al. N Engl J Med 2005;353:238–48 (erratum in N Engl J Med 2005;353:1640).
291. Fellstrom BC, Jardine AG, Schmieder RE et al. N Engl J Med 2009;360:1395–407.
292. Liu Y, Coresh J, Eustace JA et al. 2004; 291:451–9.
293. Kovesdy CP, Anderson JE, Kalantar-Zadeh K. J Am Soc Nephrol 2007;18:304–11.
294. Kilpatrick RD, McAllister CJ, Kovesdy CP et al. J Am Soc Nephrol 2007;18:293–303.
295. Tonelli M, Moyé L, Sacks FM et al. J Am Soc Nephrol 2003;14:1605–13.
296. Ciman M, Rizzoli V, Moracchiello M et al. Am J Clin Nutr 1980;33:1489–92.
297. Bellinghieri G, Savica V, Mallamace A et al. Am J Clin Nutr 1983;38:523–31.
298. Guarnieri G, Toigo G, Crapesi L et al. Kidney Int 1987;32(Suppl 22):S116–27.
299. Wanner C, Horl WH. Nephron 1988;50:89.
300. Pierides AM, Alvarez-Ude F, Kerr DNS et al. Lancet 1979;2:1279–82.
301. Leaf A, Weber PC. N Engl J Med 1988; 318:549.
302. Donadio JV Jr, Bergstralh EJ, Offord KP et al. N Engl J Med 1994;331:1194–9.
303. Manis T, Deutsch J, Finestein EI et al. Am J Clin Nutr 1980;33:1485–8.
304. Hamazaki T, Nakazawa R, Tateno S et al. Kidney Int 1984;26:1–84.
305. Bremer J. Physiol Rev 1983;63:1420.
306. Vacha GM, Corsi M, Giorcelli G et al. Curr Ther Res 1985;37:505.
307. Hiatt WR, Koziol BJ, Shapiro JI et al. Kidney Int 1992;41:1613–9.
308. Golper TA, Wolfson M, Ahmad S et al. Kidney Int 1990;38:904–11.
309. Ahmad S, Robertson HT, Gloper TA et al. Kidney Int 1990;38:912–8.
310. van Es A, Henny FC, Kooistra MP et al. Contrib Nephrol 1992;98:28–35.
311. Golper TA, Ahmad S. Semin Dial 1992;5: 94–98.
312. Labonia WD. Am J Kidney Dis 1995;26: 757–64.
313. Symposium on Role Dietary Fiber in Health. Am J Clin Nutr 1978;31:S1–S291.
314. Parillo M, Riccardi G, Pacioni D et al. Diabetes Care 1985;8:620.
315. Anderson JW, Zettwoch N, Feldman T et al. Arch Intern Med 1988;148:292.
316. Anderson JW, Chen WL. Am J Clin Nutr 1979;32:346.
317. Rampton DS, Cohen SL, Crammond V De B et al. Clin Nephrol 1984;21:159–63.
318. Noori N, Kalantar-Zadeh K, Kovesdy CP et al. Clin J Am Soc Nephrol 2010;5:683–92.
319. Kovesdy CP, Kuchmak O, Lu JL et al. Am J Kidney Dis. 2010;56:842–51. (comment in: Am J Kidney Dis 2010;56:813–6).
320. Kidney Disease: Improving Global Outcomes (KDIGO) CKD-MBD Work Group. Kidney Int 2009;76(Suppl 113):S1–130.
321. Kalantar-Zadeh K, Gutekunst L, Mehrotra R et al. Clin J Am Soc Nephrol 2010;5:519–30.
322. Noori N, Sims JJ, Kopple JD et al. Iran J Kidney Dis 2010;4:89–100.
323. Cannata JB, Briggs JD, Junor BJR. BMJ 1983;286:1937–8.
324. Sedman AB, Miller NL, Warady BA et al. Kidney Int 1984;26:201–4.
325. Chertow GM, Burke SK, Raggi P. Kidney Int 2002;62:245–52.
326. Chertow GM. J Am Soc Nephrol 2003;14: S310–4.
327. Al-Baaj F, Speake M, Hutchison AJ. Nephrol Dial Transplant 2005;20:775–82.
328. Lacour B, Lucas A, Auchere D et al. Kidney Int 2005;67:1062–9.
329. Geisser P, Philipp E. Clin Nephrology 2010;74:4–11.
330. Nolan CR, Califano JR, Butzin CA. Kidney Int 1990;38:937–41.
331. Schaefer K, Scheer J, Asmus G et al. Nephrol Dial Transplant 1991;6:170–5.
332. Mai ML, Emmett M, Sheikh MS et al. Kidney Int 1989;36:690–5.
333. Pflanz S, Henderson IS, McElduff N et al. Nephrol Dial Transplant 1994;9:1121.
334. Boudville N, Inderjeeth C, Elder GJ et al. Clin Endocrinol 2010;73:299–304.
335. Kopple JD, Massry SG. Am J Nephrol 1988;8:437–48.
336. Reichel H, Koeffler HP, Norman AW. N Engl J Med 1989;320:980–91.
337. Boudville N, Inderjeeth C, Elder GJ et al. Clin Endocrinol 2010;73:299–304.
338. Teng M, Wolf M, Ofsthun MN et al. J Am Soc Nephrol 2005;16:1115–25.
339. Drüeke TB, Ritz E. Clin J Am Soc Nephrol 2009;4:234–41.
340. Food and Nutrition Board, Institute of Medicine. Dietary Reference Intakes for Calcium and Vitamin D. Washington, DC: National Academies Press, 2011.
341. Sherrard DJ, Hercz G, Pei Y et al. Kidney Int 1993;43:436–42.
342. Faugere MC, Malluche HH. Kidney Int 1986;30:717–22.
343. Hercz G, Pei Y, Greenwood C et al. Kidney Int 1993;44:860–6.
344. Randall RE Jr, Cohen MD, Spray CC Jr et al. Ann Intern Med 1964;61:73–8.
345. Koomans HA, Roos JC, Boer P et al. Hypertension 1982;4:190–7.
346. Lawson DH, Boddy K, King PC et al. Clin Sci 1971;41:345–51.
347. Chen SM. J Formosan Med Assoc 1990;89:220.
348. Rudolph H, Alfrey AC, Smythe WR. Trans Am Soc Artif Intern Organs 1973;19:456–65.
349. Cartwright GE, Gubler CJ, Wintrobe MM. J Clin Invest 1954;33:685.
350. Sprenger KBG, Bundschu D, Lewis K et al. Kidney Int 1983;24(Suppl 16):S315–8.
351. Taylor JE, Peat N, Porter C et al. Nephrol Dial Transplant 1996;11:1079–83.
352. Ahsan N. J Am Soc Nephrol 1998;9:664–8.
353. Mahajan SK, Bowersox EM, Rye DL et al. Kidney Int 1989;27:S269–73.
354. Mansouri K, Halsted JA, Gombos EA. Arch Intern Med 1970;125:88–93.
355. Food and Nutrition Board, Institute of Medicine. Dietary Reference Intakes for

Vitamin A, Vitamin K, Arsenic, Boron, Chromium, Copper, Iodine, Iron, Manganese, Molybdenum, Nickel, Silicon, Vanadium, and Zinc. Washington, DC: National Academy Press, 2002.
356. Mahajan SK, Abraham J, Hessburg T et al. Kidney Int 1983;24(Suppl 16):S310–4.
357. Antoniou LD, Shalhoub RJ, Sudhakar T et al. Lancet 1977;2:895–8.
358. Food and Nutrition Board, Institute of Medicine. Dietary Reference Intakes for Vitamin C, Vitamin E, Selenium, and Carotenoids. Washington, DC: National Academy Press, 2000.
359. Food and Nutrition Board, Institute of Medicine. Dietary Reference Intakes for Thiamin, Riboflavin, Vitamin B_6, Vitamin B_{12}, Pantothenic Acid, Biotin, and Choline. Washington, DC: National Academy Press, 1998.
360. Jennette JC, Goldman ID. J Lab Clin Med 1975;86:834–43.
361. Spannuth CL Jr, Warnock LG, Wagner C et al. J Lab Clin Med 1977;90:632–7.
362. Descombes E, Hanck AB, Fellay G. Kidney Int 1993;43:1319–28.
363. Kopple JD, Mercurio K, Blumenkrantz MJ et al. Kidney Int 1981;19:694–704.
364. Kopple JD, Swendseid ME. Kidney Int 1975;7(Suppl 2):S79–84.
365. Balcke P, Schmidt P, Zazgornik J et al. Ann Intern Med 1984;101:344–5.
366. Pru C, Eaton J, Kjellstrand C. Nephron 1985;39:112–6.
367. Smith FR, Goodman DS. J Clin Invest 1971;50:2426–36.
368. Yatzidis H, Digenis P, Fountas P. Br Med J 1975;2:352–3.
369. Udall JA. J Am Med Assoc 1965;194:127.
370. Steiber AL, Kopple JD. J Ren Nutr 2011;21:355–68.
371. May RC, Kelly RA, Mitch WE. J Clin Invest 1987;79:1099–103.
372. Reaich D, Channon SM, Scrimgeour CM et al. Am J Physiol 1992;263:E735–9.
373. Mehrotra R, Kopple JD, Wolfson M. Kidney Int 2003;88(Suppl):S13–25.
374. Ballmer PE, McNurlan MA, Hulter HN et al. J Clin Invest 1995;95:39–45.
375. Sonikian M, Gogusev J, Zingraff J et al. J Am Soc Nephrol 1996;7:350–6.
376. Mehrotra R, Bross R, Wang H et al. Am J Clin Nutr 2009;90:1532–40.
377. Savica V, Bellinghieri G, Kopple JD. Annu Rev Nutr 2010;30:365–401.
378. US Renal Data System. 2005 Annual Data Report. Available at: http://www.usrds.org. Accessed June 22, 2012.
379. Kalantar-Zadeh K, Kopple JD, Kilpatrick RD et al. Am J Kidney Dis 2005;46:489–500.
380. Kalantar-Zadeh K, Kuwae N, Wu DY et al. Am J Clin Nutr 2006;83:202–10.
381. Kovesdy CP, Kalantar-Zadeh K. Semin Nephrol 2009;29:3–14.
382. Dornfeld LP, Maxwell MH, Waks A et al. Kidney Int 1987;22:S254–58.
383. Mault JR, Bartlett RH, Dechert RE et al. Trans Am Soc Artif Intern Organs 1983;29:390–4.
384. Flugel-Link RM, Salusky IB, Jones MR et al. Am J Physiol 1983;244:E615–23.
385. Clark AS, Mitch WE. J Clin Invest 1983;72:836–45.
386. Frohlich J, Scholmerich J, Hoppe-Seyler G et al. Eur J Clin Invest 1974;4:453–8.
387. Feinstein EI, Blumenkrantz MJ, Healy H et al. Medicine 1981;60:124–37.
388. Feinstein EI, Kopple JD, Silberman H. Kidney Int 1983;26(Suppl 16):S319–23.
389. Kopple JD. JPEN J Parenter Enteral Nutr 1996;20:3–12.
390. Abel RM, Abbott WM, Beck CH Jr et al. Am J Surg 1974;128:317–23.
391. Abel RM, Shih VE, Abbott WM et al. Ann Surg 1974;180:350–5.
392. Abel RM, Beck CH Jr, Abbott WM et al. N Engl J Med 1973;288:695–9.
393. Baek SM, Makabali GG, Bryan-Brown CW et al. Surg Gynecol Obstet 1975;141:405–8.
394. McMurray SD, Luft FC, Maxwell DR et al. Arch Intern Med 1978;138:950–5.
395. Leonard CD, Luke RG, Siegel RR. Urology 1975;6:154–7.
396. Kopple JD, Swendseid ME. Am J Clin Nutr 1974;27:806–12.
397. Nakasaki H, Katayama T, Yokoyama S et al. JPEN J Parenter Enteral Nutr 1993;17:86–90.
398. Mehta RL. Semin Nephrol 1994;14:64–82.
399. Davenport A, Roberts NB. Crit Care Med 1989;17:1010.
400. Davies SP, Reaveley DA, Brown EA et al. Crit Care Med 1991;19:1510.
401. Feinstein EI, Collins JF, Blumenkrantz MJ et al. Prog Artif Organs 1984;1:421–6.
402. Kopple JD, Bernard D, Messana J et al. Kidney Int 1995;47:1148–57.
403. Cerra FB, Upson D, Angelico R et al. Surgery 1982;92:192–200.
404. Daly M, Mihranian MH, Kehoe JI et al. Surgery 1983;94:151–9.
405. Leander U, Furst P, Vesterberg K et al. Clin Nutr 1985;4:43–51.
406. Hammarqvist F, Wernerman J, Ruston A et al. Ann Surg 1989;209:455–61.
407. Stehle P, Zander J, Mertes N et al. Lancet 1989;1:231–3.
408. Daly JM, Reynolds J, Thom A et al. Ann Surg 1988;208:512–23.
409. McCracken BH, Parsons FM. Lancet 1958;2:885–6.
410. Gjorup S, Thaysen JH. Acta Med Scand 1960;167:227–38.
411. Hinton P, Allison SP, Littlejohn S et al. Lancet 1971;1:767–9.
412. Woolfson AMJ, Healtley RV, Allison SP. N Engl J Med 1979;300:14–7.
413. Meyfroidt G, Keenan DM, Wang X et al. Crit Care Med 2010;38:1021–9.
414. Marik PE, Preiser JC. Chest 2010;137:544–51.
415. Hermanides J, Bosman RJ, Vriesendorp TM et al. Crit Care Med 2010;38:1430–4.
416. Kavanagh BP, McCowen KC. N Engl J Med 2010;363:2540–6.
417. Ponting GA, Halliday D, Teale JD et al. Lancet 1988;1:438–40.
418. Wilmore DW. N Engl J Med 1991;325:695.
419. Kopple JD, Brunori G, Leiserowitz M et al. Nephrol Dial Transpl 2005;20:952–8.
420. Dahn MS, Lange P, Jacobs LA. Arch Surg 1988;123:1409.
421. Takala J, Ruokonen E, Webster NR et al. N Engl J Med 1999;341:785–92.
422. Miller SB, Martin DR, Kissane J et al. Proc Natl Acad Sci U S A 1992;89:11876–80.
423. Ding H, Kopple JD, Cohen A et al. J Clin Invest 1993;91:2281–7.
424. Hirschberg R, Kopple JD, Lipsett P et al. Kidney Int 1999;55:2423–32.
425. Humes HD, Cieslinski DA, Coimbra TM et al. J Clin Invest 1989;84:1757–61.
426. Miller SB, Martin DR, Kissane J et al. Am J Physiol 1994;266:F129–34.
427. Siegel NJ, Gaudio KM, Katz LA et al. Kidney Int 1984;25:906–11.
428. Rahman SN, Kim GE, Mathew AS et al. Kidney Int 1994;45:1731–8.
429. Siegel NJ, Glazier WB, Chaudry IH et al. Kidney Int 1980;17:338–49.
430. Kopple JD, Jones MR, Keshaviah PR et al. Am J Kidney Dis 1995;26:963–81.
431. Harris JA, Benedict FG. A Biometric Study of Basal Metabolism in Man. Publication no. 279. Washington, DC: Carnegie Institute, 1919.
432. Garrel DR, Jobin N, de Jonge LHM. Nutr Clin Pract 1996;11:99–103.
433. Wilmore DW. The Metabolic Management of the Critically Ill. New York: Plenum Press, 1977:314.
434. Druml W. Nutritional management of acute kidney injury. In: Kopple JD, Massry SG, Kalantar-Zadeh K, eds. Nutritional Management of Renal Disease. 3rd ed. New York: Academic Press, 2013.
435. Askanazi J, Elwyn DH, Silverberg BS et al. Surgery 1980;87:596–8.
436. Jeejeebhoy KN, Langer B, Tsallas G et al. Gastroenterology 1976;71:943–53.
437. Seidner DL, Mascioli EA, Istfan NW et al. JPEN J Parenter Enteral Nutr 1989;13:614–9.
438. Driscoll DF, Baptista BJ, Bistrian BR et al. Am J Hosp Pharm 1986;43:416–9.
439. Dukkipati R, Kalantar-Zadeh K, Kopple JD. Am J Kidney Dis 2010;55:352–64.
440. Capelli JP, Kushner H, Camiscioli TC et al. Am J Kidney Dis 1994;23:808–16.
441. Chertow GM, Ling J, Lew NL et al. Am J Kidney Dis 1994;24:912–20.
442. Zager RA, Johannes G, Tuttle SE et al. J Lab Clin Med 1983;101:130–40.
443. Zager RA, Venkatachalam MA. Kidney Int 1983;24:620–5.
444. Malis CD, Racusen C, Solez K et al. J Lab Clin Med 1984;103:660–76.
445. Andrews PM, Bates SB. Kidney Int 1987;32(Suppl 22):S76–80.
446. Weinberg JM. Semin Nephrol 1990;10:491–500.

◆ 98 章 ◆

1. World Health Organization. Micronutrient Deficiencies: Iron Deficiency Anaemia. Geneva: World Health Organization, 2010. Available at: http://www.who.int/nutrition/topics/ida/en/index.html. Accessed June 21, 2012.
2. World Health Organization. The World Health Report 2002: Reducing Risks, Promoting Healthy Life. Geneva: World Health Organization, 2002. Available at: http://www.who.int/whr/2002/en/. Accessed June 21, 2012.
3. Horton MA. Exp Cell Res 1983;144:361–6.
4. Hotez PJ, Brooker S, Bethony JM et al. N Engl J Med 2004;351:799–807.
5. Pullan R, Brooker S. Parasitology 2008;135:783–94.
6. Crompton DW, Nesheim MC. Annu Rev Nutr 2002;22:35–59.
7. Kightlinger LK, Seed JR, Kightlinger MB. J Parasitol 1995;81:159–69.
8. Bundy DA, Chan MS, Savioli L. Trans R Soc Trop Med Hyg 1995;89:521–2.
9. Casey GJ, Phuc TQ, Macgregor L et al. BMC Public Health 2009;9:261.
10. Phuc TQ, Mihrshahi S, Casey GJ et al. BMC Public Health 2009;9:266.
11. Edwards CH, Johnson AA, Knight EM et al. J Nutr 1994;124:954S–62S.
12. Gleason G, Scrimshaw N. An overview of the functional significance of iron deficiency. In: Kraeme K, Zimmerman MB, eds. Nutritional Anemia. Basel: Sight and Life Press, 2007:45–58.
13. Pollitt E, Hathirat P, Kotchabhakdi NJ et al. Am J Clin Nutr 1989;50:687–96; discussion 696–87.
14. Bruner AB, Joffe A, Duggan AK et al. Lancet 1996;348:992–6.

15. Lieberman E, Ryan KJ, Monson RR et al. Am J Obstet Gynecol 1988;159:107–14.
16. Lozoff B, Jimenez E, Wolf AW. N Engl J Med 1991;325:687–94.
17. Brock J. Iron in infection, immunity, inflammation and neoplasia. In: Brock JH, Pippard MJ, Powell LW, eds. Iron Metabolism in Health and Disease. Philadelphia: Saunders, 1994:354–89.
18. Prentice AM. J Nutr 2008;138:2537–41.
19. James JA, Combes M. Pediatrics 1960;26: 368–74.
20. Lozoff B, Jimenez E, Hagen J et al. Pediatrics 2000;105:E51.
21. Oski FA, Honig AS, Helu B et al. Pediatrics 1983;71:877–80.
22. Chaparro CM, Neufeld LM, Tena Alavez G et al. Lancet 2006;367:1997–2004.
23. Ceriani Cernadas JM, Carroli G, Pellegrini L et al. Pediatrics 2006;117:e779–86.
24. Gera T, Sachdev HP. BMJ 2002;325:1142.
25. Hettiarachchi M, Liyanage C, Wickremasinghe R et al. Asia Pac J Clin Nutr 2006;15: 56–63.
26. Bencaiova G, von Mandach U, Zimmermann R. Eur J Obstet Gynecol Reprod Biol 2009;144:135–9.
27. Bothwell TH. Am J Clin Nutr 2000;72: 257S–64S.
28. Zeng L, Dibley MJ, Cheng Y et al. BMJ 2008;337:a2001.
29. Cogswell ME, Parvanta I, Ickes L et al. Am J Clin Nutr 2003;78:773–81.
30. Siega-Riz AM, Hartzema AG, Turnbull C et al. Am J Obstet Gynecol 2006;194:512–9.
31. Cesari M, Penninx BW, Lauretani F et al. J Gerontol A Biol Sci Med Sci 2004;59:249–54.
32. Lipschitz D. J Am Geriatr Soc 2003;51:S10–13.
33. Anker SD, Comin Colet J, Filippatos G et al. N Engl J Med 2009;361:2436–48.
34. Antony AC. Megaloblastic anemias. In: Hoffman R, Benz EJJ, Shattil SJ et al, eds. Hematology: Basic Principles and Practice. Philadelphia: Churchill Livingstone, 2009:491–524.
35. Labbe RF, Dewanji A, McLaughlin K. Clin Chem 1999;45:146–8.
36. Rettmer RL, Carlson TH, Origenes ML et al. Pediatrics 1999;104:e37.
37. Griffin IJ, Reid MM, McCormick KP et al. Arch Dis Child Fetal Neonatal Ed 2002;87:F49–51.
38. Goodnough LT, Skikne B, Brugnara C. Blood 2000;96:823–33.
39. Cook JD, Flowers CH, Skikne BS. Blood 2003;101:3359–64.
40. Zimmermann MB, Hurrell RF. Lancet 2007;370:511–20.
41. Bhutta ZA, Black RE, Brown KH et al. J Pediatr 1999;135:689–97.
42. Bhandari N, Bahl R, Taneja S et al. BMJ 2002;324:1358.
43. Calis JC, Phiri KS, Faragher EB et al. N Engl J Med 2008;358:888–99.
44. Dary O. The importance and limitations of food fortification for the management of nutritional anemias. In: Kraeme K, Zimmerman MB, eds. Nutritional Anemia. Basel: Sight and Life Press, 2007:315–36.
45. Zlotkin S, Tondeur M. Successful approaches: Sprinkles. In: Kraeme K, Zimmerman MB, eds. Nutritional Anemia. Basel: Sight and Life Press, 2007:269–83.
46. Antony AC. Am J Clin Nutr 2003;78:3–6.
47. Sandberg AS, Brune M, Carlsson NG et al. Am J Clin Nutr 1999;70:240–6.
48. Fleming DJ, Jacques PF, Dallal GE et al. Am J Clin Nutr 1998;67:722–33.
49. Tuntipopipat S, Zeder C, Siriprapa P et al. Int J Food Sci Nutr 2009;60(Suppl 1):43–55.
50. Nnam N. Int J Food Safety Nutr Public Health 2009;2:158–64.
51. Craig WJ, Mangels AR. J Am Diet Assoc 2009;109:1266–82.
52. Lee DT, Robinson SC. Can Med Assoc J 1967;97:377–9.
53. Koutroubakis IE, Oustamanolakis P, Karakoidas C et al. Dig Dis Sci 2010;55:2327–31.
54. Ojukwu JU, Okebe JU, Yahav D et al. Cochrane Database Syst Rev 2009;(3) CD006589.
55. Titaley CR, Dibley MJ, Roberts CL et al. Am J Clin Nutr 2010;92:235–43.
56. Fraker PJ, King LE. Annu Rev Nutr 2004; 24:277–98.
57. Lonnerdal B. J Nutr 2000;130:1378S–83S.
58. Hunt JR. Am J Clin Nutr 2003;78:633S–9S.
59. Pathak P, Kapil U, Kapoor SK et al. Indian J Pediatr 2004;71:1007–14.
60. Yokoi K, Alcock NW, Sandstead HH. J Lab Clin Med 1994;124:852–61.
61. Nishiyama S, Irisa K, Matsubasa T et al. J Am Coll Nutr 1998;17:291–5.
62. Fuhrman MP, Herrmann V, Masidonski P et al. JPEN J Parenter Enteral Nutr 2000;24:361–6.
63. Miyoshi I, Saito T, Iwahara Y. Br J Haematol 2004;125:106.
64. Todd LM, Godber IM, Gunn IR. Ann Clin Biochem 2004;41:414–6.
65. Cordano A. Am J Clin Nutr 1998;67:1012S–6S.
66. Powers HJ. Am J Clin Nutr 2003;77:1352–60.
67. Siekmann JH, Allen LH, Bwibo NO et al. J Nutr 2003;133:3972S–80S.
68. Ajayi OA, Okike OC, Yusuf Y. Eur J Haematol 1990;44:209–12.
69. Messina M, Redmond G. Thyroid 2006;16: 249–58.
70. Cinemre H, Bilir C, Gokosmanoglu F et al. J Clin Endocrinol Metab 2009;94:151–6.
71. Berkram P, Bedano PM, Kahi CJ et al. Gastrointest Endosc 2007;66:1065–6.
72. Zimmermann MB, Biebinger R, Rohner F et al. Am J Clin Nutr 2006;84:580–6.
73. Suharno D, West CE, Muhilal et al. Lancet 1993;342:1325–8.
74. Semba RD, Bloem MW. Eur J Clin Nutr 2002;56:271–81.
75. Oski FA, Barness LA. J Pediatr 1971;79: 569–80.
76. Prache S. Vet Res 1994;25:497–520.
77. Prache S. Vet Res 1994;25:497–520.
78. Food and Agriculture Organization. The State of Food Insecurity in the World 2009: Economic Crises—Impacts and Lessons Learned. Rome: Food and Agriculture Organization, 2009. Available at: http://www.fao.org/docrep/012/i0876e/i0876e00.htm. Accessed June 21, 2012.
79. World Health Organization. Infant and Young Children Nutriton. World Health Assembly Resolutions Related to Nutrition (WHO 6323 agenda item 116). Geneva: World Health Organization, 2010. Available at: http://www.who.int/nutrition/en/. Accessed June 21, 2012.
80. Antony AC. Am J Clin Nutr 2001;74:157–9.
81. Stabler SP, Allen RH. Annu Rev Nutr 2004;24:299–326.
82. Antony AC. Am J Clin Nutr 2007;85:598S–603S.
83. Antony A. Megaloblastic anemias. In: Goldman L, Schafer A, eds. Cecil Medicine, 24th ed. Philadelphia: Saunders, 2011; 1075–1083..
84. Sengupta S. As Indian Growth Soars, Child Hunger Persists. New York Times, March 12, 2009. Available at: http://www.nytimes.com/2009/03/13/world/asia/13malnutrition.html. Accessed June 21, 2012.

◆99章◆

1. Roussos C, Macklem PT. N Engl J Med 1982;307:786–97.
2. Murray JF. The Normal Lung: The Basis for Diagnosis and Treatment of Pulmonary Disease. 2nd ed. Philadelphia: WB Saunders, 1986.
3. Lechner AJ, Winston DC, Bauman JE. J Appl Physiol 1986;60:1610–4.
4. Fariday EE. J Appl Physiol 1975;39:535–40.
5. Kalenga M, Shaheen S, Barker DJ. Thorax 1994;49:533–6.
6. Eeckhout Y. Pediatr Res 1989;26:125–7.
7. Shaheen S, Barker DJ. Thorax 1994;49: 533–6.
8. Chan KN, Noble-Jamieson CM, Elliman A et al. Arch Dis Child 1989;64:1284–93.
9. Barker DJ, Godfrey KM, Fall C et al. BMJ 1991;303:671–5.
10. Rochester DF, Pradel-Guena M. J Appl Physiol 1973;34:68–74.
11. Goldberg AL, Odessey R. Am J Physiol 1972;223:1384–91.
12. Lewis MI, Sieck GC, Fournier M et al. J Appl Physiol 1986;60: 596–603.
13. Goldspink G, Ward PS. J Physiol (Lond) 1979;296:453–69.
14. Oldfors A, Mair WG, Sourander P. J Neurol Sci 1983;59:291–302.
15. Doekel RC Jr, Zwillich CW, Scoggin CH et al. N Engl J Med 1976;295:358–61.
16. Baier H, Somani P. Chest 1984;85:222–5.
17. Ryan CF, Whittaker JS, Road JD. Chest 1992;102:1286–8.
18. Moriguchi S, Sone S, Kishino Y. J Nutr 1983;113:40–6.
19. Shennib H, Chiu RC, Mulder DS et al. Surg Gynecol Obstet 1984;158:535–40.
20. Niederman MS, Merrill WW, Ferranti RD et al. Ann Intern Med 1984;100:795–800.
21. Harris JA, Benedict FG. Standard Basal Metabolism Constants for Physiologists and Clinicians: A Biometric Study of Basal Metabolism in Man. Philadelphia: JB Lippincott, 1919:223.
22. Weissman C, Kemper M, Askanazi J et al. Anesthesiology 1986;64:673–9.
23. Liggett SB, Renfro AD. Chest 1990;98:682–6.
24. Damask MC, Schwarz Y, Weissman C. Crit Care Clin 1987;3:71–96.
25. Elwyn DH, Kinney JM, Jeevanandam M et al. Ann Surg 1979;190:117–27.
26. Edens NK, Gil KM, Elwyn DH. Clin Chest Med 1986;7:3–17.
27. Alberda C, Gramlich L et al. Int Care Med 2009;35:1728–37.
28. Heighes PT, Doig GS, Simpson F et al. Anaesth Int Care 2010;38:167–74.
29. Zaloga GP. Chest 1991;100:1643–6.
30. Strong RM, Condon SC, Solinger MR et al. JPEN J Parenter Enteral Nutr 1992;16:59–63.
31. Torres A, Serra-Batlles J, Ros E et al. Ann Intern Med 1992;116:540–3.
32. Wiedemann HP, Wheeler AP et al. N Engl J Med 2006;354:2564–75.
33. Imperial J, Bistrian BR, Bothe A Jr et al. J Am Coll Nutr 1983;2:63–73.
34. Kruse JA, Shah NJ. Nutr Clin Pract 1993;8:163–70.
35. Metnitz PG, Bartens C, Fischer M et al. Int Care Med 1999;25:180–5.
36. Richard C, Lemonnier F, Thibault M et al. Crit Care Med 1990;18:4–9.
37. Nathens AB, Neff MJ, Jurkovich GJ et al.

Ann Surg 2002;236:814–22.
38. Zaloga GP. Nutrition and prevention of systemic infection. In: Taylor RW, Shoemaker WC, eds. Critical Care State of the Art. Fullerton, CA: Society of Critical Care Medicine, 1991:31–80.
39. Gadek JE, DeMichele SJ, Karlstad MD et al. Crit Care Med 1999;27:1409–20.
40. Lokke A, Lange P et al. Thorax 2006;61: 935–9.
41. Chan IH, Birmingham CL, Mayo JR. In: 89th Scientific Assembly and Annual Meeting of the Radiological Society of North America. Chicago: Radiological Society of North America, 2003.
42. Britton JR, Pavord ID, Richards KA et al. Am J Respir Crit Care Med 1995;151: 1383–7.
43. Strachan DP, Cox BD, Erzinclioglu SW et al. Thorax 1991;46:624–9.
44. Schwartz J, Weiss ST. Am J Clin Nutr 1994; 59:110–4.
45. Schwartz J, Weiss ST. Am J Epidemiol 1990;132:67–76.
46. Chuwers P, Barnhart S, Blanc P et al. Am J Respir Crit Care Med 1997;155:1066–71.
47. Morabia A, Menkes MJ, Comstock GW et al. Am J Epidemiol 1990;132:77–82.
48. Shahar E, Folsom AR, Melnick SL et al. Am J Respir Crit Care Med 1994;150:978–82.
49. Shahar E, Folsom AR, Melnick SL et al. N Engl J Med 1994;331:228–33.
50. Sharp DS, Rodriguez BL, Shahar E et al. Am J Respir Crit Care Med 1994;150:983–7.
51. Wilson DO, Rogers RM, Wright EC et al. Am Rev Respir Dis 1989;139:1435–8.
52. Sahebjami H, Doers JT, Render ML et al. Am J Med 1993;94:469–74.
53. Schols AM, Soeters PB, Dingemans AM et al. Am Rev Respir Dis 1993;147:1151–6.
54. Chailleux E, Laaban JP, Veale D. Chest 2003;123:1460–6.
55. Gray-Donald K, Gibbons L, Shapiro SH et al. Am J Respir Crit Care Med 1996;153: 961–6.
56. Thomas DR. Clin Geriatr Med 2002;18: 835–9.
57. Hallin R, Janson C et al. Respir Med. 2006; 100:561–7.
58. Schols AM, Slangen J, Volovics L et al. Am J Respir Crit Care Med 1998;157:1791–7.
59. Eid AA, Ionescu AA, Nixon LS et al. Am J Respir Crit Care Med 2001;164:1414–8.
60. Goldstein SA, Thomashow BM, Kvetan V et al. Am Rev Respir Dis 1988;138:636–44.
61. Donahoe M, Rogers RM, Wilson DO et al. Am Rev Respir Dis 1989;140:385–91.
62. Ryan CF, Road JD, Buckley PA et al. Chest 1993;103:1038–44.
63. Wilson DO, Rogers RM, Sanders MH et al. Am Rev Respir Dis 1986;134:672–7.
64. Schols AM, Soeters PB, Mostert R et al. Am Rev Respir Dis 1991;143:1248–52.
65. Baarends EM, Schols AM, Pannemans DL et al. Am J Respir Crit Care Med 1997;155: 549–54.
66. Vernooy JH, Kucukaycan M, Jacobs JA et al. Am J Respir Crit Care Med 2002;166: 1218–24.
67. Di Francia M, Barbier D, Mege JL et al. Am J Respir Crit Care Med 1994;150: 1453–5.
68. Sugawara K, Takahashi H. Respir Med 2010;102:970–7.
69. King DA, Cordova F, Scharf SM. Proc Am Thorac Soc 2008;5:519–23.
70. Slinde F, Gronberg AM, Engstrom CR et al. Respir Med 2002;96:330–6.
71. Creutzberg EC, Schols AM, Weling-Scheepers CA et al. Am J Respir Crit Care Med 2000;161:745–52.
72. Suchner U, Rothkopf MM, Stanislaus G et al. Arch Intern Med 1990;150:1225–30.
73. Casaburi R, Porszasz J, Burns MR et al. Am J Respir Crit Care Med 1997;155:1541–51.
74. Burdet L, de Muralt B, Schutz Y et al. Am J Respir Crit Care Med 1997;156:1800–6.
75. Pape GS, Friedman M, Underwood LE et al. Chest 1991;99:1495–500.
76. Rudman D, Fellor AG, Angraj HS. N Engl J Med 1991;323:1–6.
77. Schols AM, Soeters PB, Mostert R et al. Am J Respir Crit Care Med 1995;152: 1268–74.
78. Ferreira IM, Verreschi IT, Nery LE et al. Chest 1998;114:19–28.
79. Sharma S, Arneja A et al. Chron Respir Dis 2008;5:169–76.
80. Weisberg J, Wanger J et al. Chest 2002; 121:1070–8.
81. Angelillo VA, Bedi S, Durfee D et al. Ann Intern Med 1985;103:883–5.
82. Brown SE, Nagendran RC, McHugh JW et al. Am Rev Respir Dis 1985;132:960–2.
83. Sue CY, Chung MM, Grosvenor M et al. Am Rev Respir Dis 1989;139:1430–4.
84. Aubier M, Murciano D, Lecocguic Y et al. N Engl J Med 1985;313:420–4.
85. Horrobin DF. Med Hypoth 1987;22:421–8.
86. Arm JP, Horton CE, Spur BW et al. Am Rev Respir Dis 1989;139:1395–400.
87. Thien FC, Mencia-Huerta JM, Lee TH. Am Rev Respir Dis 1993;147:1138–43.
88. Woods RK, Thien FC, Abramson MJ. Cochrane Database Syst Rev 2002: CD001283.
89. Ciarallo L, Sauer AH, Shannon MW. J Pediatr 1996;129:809–14.
90. Kazaks AG, Uriu-Adams JY et al. J Asthma 2010;47:83–92.
91. Romieu I, Sienra-Monge JJ, Ramirez-Aguilar M et al. Am J Respir Crit Care Med 2002;166:703–9.
92. Pastorino U, Infante M, Maioli M et al. J Clin Oncol 1993;11:1216–22.
93. Alpha-Tocopherol, Beta-Carotene Cancer Prevention Study Group. N Engl J Med 1994;330:1029–35.
94. Omenn GS, Goodman GE, Thornquist MD et al. N Engl J Med 1996;334:1150–5.
95. Hennekens CH, Buring JE, Manson JE et al. N Engl J Med 1996;334:1145–9.
96. de Klerk NH, Musk AW, Ambrosini GL et al. Int J Cancer 1998;75:362–7.
97. Brennan P, Fortes C, Butler J et al. Cancer Causes Control 2000;11:49–58.
98. Jansen MC, Bueno-de-Mesquita HB, Rasanen L et al. Int J Cancer 2001;92:913–8.
99. Voorrips LE, Goldbohm RA, Verhoeven DT et al. Cancer Causes Control 2000;11: 101–5.
100. Speizer FE, Colditz GA, Hunter DJ et al. Cancer Causes Control 1999;10:475–82.
101. Rachtan J. Acta Oncol 2002;41:389–94.
102. Byers TE, Graham S, Haughey BP et al. Am J Epidemiol 1987;125:351–63.
103. Hinds MW, Kolonel LN, Lee J et al. Am J Clin Nutr 1983;37:192–3.
104. Jain M, Burch JD, Howe GR et al. Int J Cancer 1990;45:287–93.
105. Stefani ED, Boffetta P, Deneo-Pellegrini H et al. Nutr Cancer 1999;34:100–10.
106. Mulder I, Jansen MC, Smit HA et al. Int J Cancer 2000;88:665–71.
107. Corey M, McLaughlin FJ, Williams M et al. J Clin Epidemiol 1988;41:583–91.
108. Pencharz P, Hill R, Archibald E et al. J Pediatr Gastroenterol Nutr 1984;3(Suppl): 147S–53S.
109. Bell SC, Saunders MJ, Elborn JS et al. Thorax 1996;51:126–31.
110. Feigal RJ, Shapiro BL. Nature 1979;278: 276–7.
111. Elborn JS, Cordon SM, Western PJ et al. Clin Sci (Lond) 1993; 85:563–8.
112. Borowitz D, Baker RD, Stallings V. J Pediatr Gastroenterol Nutr 2002;35:246–59.
113. Renner S, Rath R, Rust P et al. Thorax 2001;56:48–52.
114. Beker LT, Ahrens RA, Fink RJ et al. J Pediatr Gastroenterol Nutr 1997;24:512–7.
115. Rayner RJ, Tyrrell JC, Hiller EJ et al. Arch Dis Child 1989;64:1151–6.
116. Duggan C, Colin AA, Agil A et al. Am J Clin Nutr 1996;64:635–9.
117. Innis SM, Davidson AG. Annu Rev Nutr 2008;28:55–72.
118. Steinkamp G, von der Hardt H. J Pediatr 1994;124:244–7.
119. Calanas-Continente AJ, Cervero Pluvins C, Munoz Gomariz E et al. Nutr Hosp 2002; 17:197–203.
120. Madill J, Gutierrez C, Grossman J et al. J Heart Lung Transplant 2001;20:288–96.
121. Forli L, Bjortuft O, Vatn M et al. Ann Nutr Metab 2001;45:159–68.
122. Forli L, Pedersen JI, Bjortuft O et al. Respiration 2001;68:51–7.
123. Snell GI, Bennetts K, Bartolo J et al. J Heart Lung Transplant 1998;17:1097–103.
124. Kyle UG, Nicod L, Romand JA et al. Transplantation 2003;75:821–8.
125. Singer LG, Brazelton TR, Doyle RL et al. J Heart Lung Transplant 2003;22:894–902.
126. Kanasky WF Jr, Anton SD, Rodrigue JR et al. Chest 2002;121:401–6.
127. Forsythe J, Cooley K, Greaver B. Prog Transplant 2000;10:234–8.
128. Lewis MI, Monn SA, Sieck GC. J Appl Physiol 1992;72:293–301.
129. Creutzberg EC, Wouters EF, Mostert R et al. Nutrition 2003;19:120–7.
130. Abenhaim L, Moride Y, Brenot F et al. N Engl J Med 1996;335:609–16.

◆ 100 章 ◆

1. Grijns G. Geneeskundig Tijdschrift Nederl Indië 1901;41:3.
2. Hopkins FG. Analyst 1906;31:385–404.
3. Funk C. J State Med 1912;20:341–68.
4. Carpenter KJ. J Nutr 2003;133:3023–32.
5. Silverstein AM. A History of Immunology. San Diego: Academic Press, 1989.
6. Heilbron IM, Jones WE, Bacharach AL. Vitam Horm 1944;2:155–213.
7. Robertson EC. Medicine 1934;13:123–206.
8. Clausen SW. Physiol Rev 1934;14:309–50.
9. Scrimshaw NS, Taylor CE, Gordon JE. Interactions of Nutrition and Infection. Geneva: World Health Organization, 1968.
10. Gabay C, Kushner I. N Engl J Med 1999;340:448–54.
11. Gitlin JD, Colten HR. Molecular biology of acute phase plasma proteins. In: Pick E, Landy M, eds. Lymphokines, vol 14. San Diego: Academic Press, 1987:123–53.
12. Fournier T, Medjoubi N, Porquet D. Biochim Biophys Acta 2000;1482:157–71.
13. Uhlar CM, Whitehead AS. Eur J Biochem 1999;265:501–23.
14. Langhans W. Nutrition 2000;16:996–1005.
15. Plata-Salaman CR. Int J Obes Relat Metab Disord 2001;25:S48–S52.
16. Ebrahim GJ. J Trop Pediatr 2010;56:219–20.
17. Centers for Disease Control and Prevention. MMWR Morb Mortal Wkly Rep 2009; 58:1321–6.
18. Perry RT, Halsey NA. J Infect Dis 2004; 189:S4–S16.
19. Griffin DE. Curr Top Microbiol Immunol

1995;191:117–34.
20. Tatsuo H, Ono N, Tanaka K et al. Nature 2000;406:893–7.
21. Dossetor J, Whittle HC, Greenwood BM. Br Med J 1977;1:1633–5.
22. Chen LC, Rahman M, Sarder AM. Int J Epidemiol 1980;9:25–33.
23. Koster FT, Curlin GC, Aziz KM et al. Bull World Health Org 1981;59:901–8.
24. World Health Organization. WHO Vaccine Preventable Diseases: Monitoring System, 2004 Global Summary. Geneva: World Health Organization, 2004.
25. Manicus A. Ugeskrift Laeger 1847;6:189–210.
26. Smedman L, Lindeberg A, Jeppsson O et al. Ann Trop Paediatr 1983;3:169–76.
27. Alwar AJ. East Afr Med J 1992;69:415–8.
28. Markowitz LE, Nzilambi N, Driskell WJ et al. J Trop Pediatr 1989;35:109–12.
29. Semba RD, Bloem MW. Surv Ophthalmol 2004;49:243–55.
30. Ellison JB. Br Med J 1932;2:708–11.
31. Barclay AJ, Foster A, Sommer A. Br Med J (Clin Res Ed) 1987;294:294–6.
32. Hussey GD, Klein M. N Engl J Med 1990; 323:160–4.
33. Coutsoudis A, Broughton M, Coovadia HM. Am J Clin Nutr 1991;54:890–5.
34. Ogaro FO, Orinda VA, Onyango FE et al. Trop Geogr Med 1993;45:283–6.
35. Coutsoudis A, Kiepiela P, Coovadia HM et al. Pediatr Infect Dis J 1992;11:203–9.
36. Benn CS, Balde A, George E et al. Lancet 2002;359:1313–4.
37. Glasziou PP, Mackerras DE. BMJ 1993;306: 366–70.
38. Sudfeld CR, Navar AM, Halsey NA. Int J Epidemiol 2010;39(Suppl 1):i48–i55.
39. World Health Organization. Malaria. Fact sheet no. 94. Geneva: World Health Organization, 2010.
40. Shankar AH. Malaria. In: Semba RD, Bloem MW, eds. Nutrition and Health in Developing Countries. Totowa, NJ: Humana Press, 2001:177–207.
41. Murray J, Murray A. Perspect Biol Med 1977;20:471–83.
42. Murray MJ, Murray AB, Murray NJ et al. Am J Clin Nutr 1978;31:57–61.
43. Caulfield LE, Richard SA, Black RE. Am J Trop Med Hyg 2004;71:55–63.
44. Murray MJ, Murray AB, Murray MB et al. Lancet 1976;1:1283–5.
45. Famine Inquiry Commission: Report on Bengal. New Delhi: Government of India, 1945.
46. Sturchler D, Tanner M, Hanck A et al. Acta Trop 1987;44:213–27.
47. Galan P, Samba C, Luzeau R et al. Int J Vitam Nutr Res 1990;60:224–8.
48. Friis H, Mwaniki D, Omondi B et al. Am J Clin Nutr 1997;66:665–71.
49. Shankar AH, Genton B, Semba RD et al. Lancet 1999;354:203–9.
50. Bates CJ, Evans PH, Dardenne M et al. Br J Nutr 1993;69:243–55.
51. Shankar AH, Genton B, Baisor M et al. Am J Trop Med Hyg 2000;62:663–9.
52. Sazawal S, Black RE, Ramsan M et al. Lancet 2007;369:927–34.
53. Richard SA, Zavaleta N, Caulfield LE et al. Am J Trop Med Hyg 2006;75:126–32.
54. Shankar AH. J Infect Dis 2000;182(Suppl): S37–S53.
55. Muller O, Becher H, van Zweeden AB et al. BMJ 2001;322:1567.
56. Zinc Against Plasmodium Study Group. Am J Clin Nutr 2002;76:805–12.
57. International Nutritional Anemia Consultative Group. Safety of Iron Supplementation Programs in Malaria-Endemic Regions. Washington, DC: International Life Science Institute, 2000.
58. Ojukwu JU, Okebe JU, Yahav D et al. Cochrane Database Syst Rev 2009; CD006589.
59. World Health Organization. Diarrheal Disease. Fact sheet number 330.2009.
60. Lanata CF, Black RE. Diarrheal diseases. In: Semba RD, Bloem MW, eds. Nutrition and Health in Developing Countries. 2nd ed. Totowa, NJ: Humana Press, 2008:139–78.
61. Black RE, Brown KH, Becker S. Am J Clin Nutr 1984;39:87–94.
62. Chen LC, Huq E, Huffman SL. Am J Epidemiol 1981;114:284–92.
63. Gartner LM, Morton J, Lawrence RA et al. Pediatrics 2005;115:496–506.
64. Sazawal S, Black RE, Bhan MK et al. N Engl J Med 1995;333:839–44.
65. Bhutta ZA, Bird SM, Black RE et al. Am J Clin Nutr 2000;72:1516–22.
66. United Nations Children's Fund/World Health Organization. Clinical Management of Acute Diarrhoea: Joint statement. 2004:1–13.
67. McLaren DS, Shirajian E, Tchalian M et al. Am J Clin Nutr 1965;17:117–30.
68. Cohen N, Rahman H, Sprague J et al. World Health Stat Q 1985;38:317–30.
69. Khatry SK, West KP Jr, Katz J et al. Arch Ophthalmol 1995;113:425–9.
70. Schaumberg DA, O'Connor J, Semba RD. Eur J Clin Nutr 1996;50:761–4.
71. Doesschate JT. Causes of Blindness in and Around Surabaja, East Java, Indonesia. Doctoral Thesis. University of Jakarta, Indonesia, 1968.
72. Sommer A. Nutritional Blindness: Xerophthalmia and Keratomalacia. New York: Oxford University Press, 1982.
73. Beaton GH, Martorell R, L'Abbe KA et al. Effectiveness of Vitamin A Supplementation in the Control of Young Child Morbidity and Mortality in Developing Countries. ACC/SCN state-of-the-art nutrition policy discussion paper no. 13. New–York: United Nations, 1993.
74. World Health Organization. Initiative for Vaccine Research: Acute Respiratory Infections. 2009. Available at: http://www.who.int/vaccine_research/diseases/ari/en/index.html. Accessed September 13, 2012.
75. Lanata CF, Black RE. Acute lower-respiratory infections. In: Semba RD, Bloem MW, eds. Nutrition and Health in Developing Countries. 2nd ed. Totowa, NJ: Humana Press, 2008:179–214.
76. Brown KH, Peerson JM, Baker SK et al. Food Nutr Bull 2009;30:S12–S40.
77. Ninh NX, Thissen JP, Collette L et al. Am J Clin Nutr 1996;63:514–9.
78. Sazawal S, Black RE, Bhan MK et al. Am J Clin Nutr 1997;66:413–8.
79. Sazawal S, Black RE, Jalla S et al. Pediatrics 1998;102:1–5.
80. Meeks GJ, Witter MM, Ramdath DD. Eur J Clin Nutr 1998;52:34–9.
81. Penny ME, Peerson JM, Marin RM et al. J Pediatr 1999;135:208–17.
82. Bhandari N, Bahl R, Taneja S et al. BMJ 2002;324:1358–60.
83. Bhutta ZA, Black RE, Brown KH et al. J Pediatr 1999;135:689–97.
84. Roth DE, Caulfield LE, Ezzati M et al. Bull World Health Org 2008;86:356–64.
85. Vitamin A and Pneumonia Working Group. Bull WHO 1995;73:609–19.
86. Mahalanabis D, Lahiri M, Paul D et al. Am J Clin Nutr 2004;79:430–6.
87. Brooks WA, Yunus M, Santosham M et al. Lancet 2004;363:1683–8.
88. Marshall I. Cochrane Database Syst Rev 2000;CD001364.
89. Hulisz D. J Am Pharm Assoc 2004;44:594–603.
90. Beaton GH, Martorell R, L'Abbe KA et al. Effectiveness of Vitamin A Supplementation in the Control of Young Child Morbidity and Mortality in Developing Countries. ACC/SCN state-of-the-art nutrition policy discussion paper no. 13. New–York: United Nations, 1993.
91. World Health Organization. Initiative for Vaccine Research: Parasitic Disease. 2011. Available at: http://www.who.int/vaccine_research/diseases/soa_parasitic/en/index2.html.Accessed September 13, 2012.
92. Pawlowski ZS, Schad GA, Stott GJ. Hookworm Infection and Anemia: Approaches to Prevention and Control. Geneva: World Health Organization, 1991.
93. Loukas A, Prociv P. Clin Microbiol Rev 2001;14:689–703.
94. Hotez PJ, Brooker S, Bethony JM et al. N Engl J Med 2004;351:799–807.
95. Smillie WG, Augustine DL. Am J Dis Child 1926;31:151–68.
96. Smillie WG, Augustine DL. South Med J 1926;19:19–28.
97. Smillie WG, Spencer CR. J Educ Psychol 1926;17:314–21.
98. Waite JH, Neilson IL. J Am Med Assoc 1919;73:1877–9.
99. Strong EK. Effects of Hookworm Disease on the Mental and Physical Development of Children. New York: Rockefeller Foundation, 1916. International Health Commission Publication No. 3.
100. Semba RD. Nutrition: epidemiology and public health overview. In: Ward JW, Warren C, eds. Safer and Healthier America: The Advancement of Public Health in the 20th Century. New York: Oxford University Press, 2005.
101. Stoltzfus RJ, Albonico M, Chwaya HM et al. Am J Clin Nutr 1998;68:179–86.
102. Stephenson LS, Latham MC, Kurz KM et al. Am J Trop Med Hyg 1989;41:78–87.
103. Boivin MJ, Giordani B. J Pediatr Psychol 1993;18:249–64.
104. Dossa RA, Ategbo EA, de Koning FL et al. Eur J Clin Nutr 2001;55:223–8.
105. Christian P, Khatry SK, West KP Jr. Lancet 2004;364:981–3.
106. World Health Organization. Global Tuberculosis Control: A Short Update to the 2009 Report. Geneva: World Health Organization, 2009.
107. Atun R, Raviglione M, Marais B et al. Lancet 2010;376:940–1.
108. USAID Africa's Health in 2010 project. Nutrition and Tuberculosis: A Review of the Literature and Considerations for TB Control Programs. Washington, DC: US Agency for International Development, 2008.
109. Chocano-Bedoya P, Ronnenberg AG. Nutr Rev 2009;67:289–93.
110. Houben EN, Nguyen L, Pieters J. Curr Opin Microbiol 2006;9:76–85.
111. Takashima T, Ueta C, Tsuyuguchi I et al. Infect Immun 1990;58:3286–92.
112. Wallis RS, Vjecha M, mir-Tahmasseb M et al. J Infect Dis 1993;167:43–8.
113. Ogawa T, Uchida H, Kusumoto Y et al. Infect Immunol 1991;59:3021–5.
114. Macallan DC. Diagn Microbiol Infect Dis 1999;34:153–7.
115. van Lettow M, Whalen C. Tuberculosis. In: Semba RD, Bloem MW, eds. Nutrition and

Health in Developing Countries. 2nd ed. Totowa, NJ: Humana Press, 2008:275–306.
116. Gupta KB, Gupta R, Atreja A et al. Lung India 2009;26:9–16.
117. van LM, Fawzi WW, Semba RD. Nutr Rev 2003;61:81–90.
118. Munro WT, Leitch I. Proc Nutr Soc 1945; 3:155–64.
119. Getz HR, Long ER, Henderson HJ. Am Rev Tuberc 1951;64:381–93.
120. Thorn PA, Brookes VS, Waterhouse JA. Br Med J 1956;1:603–8.
121. Downes J. Milbank Mem Fund Q 1950;28: 127–59.
122. Cegielski JP, McMurray DN. Int J Tuberc Lung Dis 2004;8:286–98.
123. Blumenthal A, Isovski F, Rhee KY. Transl Res 2009;154:7–14.
124. Liu PT, Stenger S, Li H et al. Science 2006; 311:1770–3.
125. Abba K, Sudarsanam TD, Grobler L et al. Cochrane Database Syst Rev 2008;(4): CD006086.
126. Villamor E, Mugusi F, Urassa W et al. J Infect Dis 2008;197:1499–505.
127. Range N, Andersen AB, Magnussen P et al. Trop Med Int Health 2005;10:826–32.
128. Joint United Nations Programme on HIV/AIDS. Global Report: UNAIDS Report on the Global AIDS Epidemic 2010. Geneva: Joint United Nations Programme on HIV/AIDS, 2010.
129. Semba RD, Tang AM. Br J Nutr 1999;81: 181–9.
130. Castetbon K, Kadio A, Bondurand A et al. Eur J Clin Nutr 1997;51:81–6.
131. McCorkindale C, Dybevik K, Coulston AM et al. J Am Diet Assoc 1990;90:1236–41.
132. Tang AM, Graham NMH, Kirby AJ et al. Am J Epidemiol 1993;138:937–51.
133. Baum M, Cassetti L, Bonvehi P et al. Nutrition 1994;10:16–20.
134. Baum MK, Shor-Posner G, Bonvehi P et al. Ann N Y Acad Sci 1992;669:165–74.
135. Sharpstone D, Gazzard B. Lancet 1996; 348:379–83.
136. Kotler DP, Goetz H, Lange M et al. Ann Intern Med 1984;101:421–8.
137. Keating J, Bjarnason I, Somasundaram S et al. Gut 1995;37:623–9.
138. Sandler NG, Wand H, Roque A et al. J Infect Dis 2011;203:780–90.
139. Brenchley JM, Douek DC. Curr Opin HIV AIDS 2008;3:356–61.
140. Stockmann M, Fromm M, Schmitz H et al. AIDS 1998;12:43–51.
141. WHO. Nutrient Requirements for People Living with HIV/AIDS: Report of a Technical Consultation, 13–15 May 2003. Geneva: World Health Organization, 2004.
142. Crenn P, Rakotoanbinina B, Raynaud JJ et al. J Nutr 2004;134:2301–6.
143. Ware LJ, Jackson AG, Wootton SA et al. Br J Nutr 2009;102:1038–46.
144. Shevitz AH, Knox TA, Spiegelman D et al. AIDS 1999;13:1351–7.
145. Fitch KV, Guggina LM, Keough HM et al. Metabolism 2009;58:608–15.
146. Kosmiski LA, Kuritzkes DR, Lichtenstein KA et al. AIDS 2001;15:1993–2000.
147. Kosmiski LA, Kuritzkes DR, Sharp TA et al. Metabolism 2003;52:620–5.
148. Semba RD, Miotti PG, Chiphangwi JD et al. Lancet 1994;343:1593–7.
149. Phuapradit W, Chaturachinda K, Taneepanichskul S et al. Obstet Gynecol 1996;87: 564–7.
150. Semba RD, Ndugwa C, Perry RT et al. Nutrition 2005;21:25–31.
151. Tang AM, Smit E. Vitamins C and E, and HIV infection. In: Friis H, ed. Micronutrients and HIV Infection. Boca Raton, FL: CRC Press, 2001:111–34.
152. Beach RS, Mantero-Atienza E, Shor-Posner G et al. AIDS 1992;6:701–8.
153. Tang AM, Graham NMH, Chandra RK et al. J Nutr 1997;127:345–51.
154. Paltiel O, Falutz J, Veilleux M et al. Am J Hematol 1995;49:318–22.
155. Boudes P, Zittoun J, Sobel A. Lancet 1990; 335:1401–2.
156. Semba RD, Kumwenda N, Hoover DR et al. Eur J Clin Nutr 2000;54:872–7.
157. Semba RD, Shah N, Strathdee SA et al. J Acquir Immune Defic Syndr 2002;29:142–4.
158. Mueller BU, Tannenbaum S, Pizzo PA. J Pediatr Hematol Oncol 1996;18:266–71.
159. Totin D, Ndugwa C, Mmiro F et al. J Nutr 2002;132:423–9.
160. Koch J, Neal EA, Schlott MJ et al. Nutrition 1996;12:515–8.
161. Mantero-Atienza E, Sotomayor MG, Shor-Posner G et al. Nutr Res 1991;11:1237–50.
162. Semba RD. Nutr Rev 1998;56:S38–S48.
163. Shankar AH, Prasad AS. Am J Clin Nutr 1998;68:447S–63S.
164. Baum MK, Shor-Posner G, Lu Y et al. AIDS 1995;9:1051–6.
165. Semba RD, Graham NMH, Caiaffa WT et al. Arch Intern Med 1993;153:2149–54.
166. Semba RD, Miotti P, Chiphangwi JD et al. J Acquir Immune Defic Syndr Hum Retrovirol 1997;14:219–22.
167. Tang AM, Graham NMH, Semba RD et al. AIDS 1997;11:613–20.
168. Falutz J, Tsoukas C, Gold P. J Am Med Assoc 1988;259:2850–1.
169. Graham NMH, Sorenson D, Odaka N et al. J Acquir Immune Defic Syndr 1991;4:976–80.
170. Baum MK, Shor-Posner G, Lai S et al. J Acquir Immune Defic Syndr Hum Retrovirol 1997;15:370–4.
171. Campa A, Shor-Posner G, Indacochea F et al. J Acquir Immune Defic Syndr Hum Retrovirol 1999;20:508–13.
172. Kupka R, Msamanga GI, Spiegelman D et al. J Nutr 2004;134:2556–60.
173. Fawzi WW, Msamanga GI, Spiegelman D et al. N Engl J Med 2004;351:23–32.
174. Jiamton S, Pepin J, Suttent R et al. AIDS 2003;17:2461–9.
175. McClelland RS, Baeten JM, Overbaugh J et al. J Acquir Immune Defic Syndr 2004; 37:1657–63.
176. Range N, Changalucha J, Krarup H et al. Br J Nutr 2006;95:762–70.
177. Semba RD, Kumwenda J, Zijlstra E et al. Int J Tuberc Lung Dis 2007;11:854–9.
178. Kelly P, Katubulushi M, Todd J et al. Am J Clin Nutr 2008;88:1010–7.
179. Kawai K, Kupka R, Mugusi F et al. Am J Clin Nutr 2010;91:391–7.
180. Kaiser JD, Campa AM, Ondercin JP et al. J Acquir Immune Defic Syndr 2006;42:523–8.
181. Fawzi WW, Msamanga GI, Spiegelman D et al. Lancet 1998;351:1477–82.
182. Villamor E, Msamanga G, Spiegelman D et al. Am J Clin Nutr 2002;76:1082–90.
183. Villamor E, Saathoff E, Manji K et al. Am J Clin Nutr 2005;82:857–65.
184. Fawzi WW, Msamanga GI, Kupka R et al. Am J Clin Nutr 2007;85:1335–43.
185. Smith Fawzi MC, Kaaya SF, Mbwambo J et al. HIV Med 2007;8:203–12.
186. UNICEF. The State of the World's Children. New York: Oxford University Press, 1998.

◆ 101 章 ◆

1. Taylor SL. Food toxicology. In: Metcalfe DD, Sampson HA, Simon RA, eds. Food Allergy: Adverse Reactions to Foods and Food Additives. 3rd ed. Elmsford, NY: Blackwell, 2003:475–86.
2. Taylor SL. Chemical intoxications. In: Cliver DO, Riemann HP, eds. Foodborne Diseases. 2nd ed. San Diego: Academic Press, 2002:305–16.
3. Taylor SL, Byron B. J Food Prot 1984;47: 249.
4. Lockey S. Ann Allergy 1959;17:719–25.
5. Bush RK, Taylor SL, Hefle SL. Adverse reactions to food and drug additives. In: Adkinson NF, Yunginger JW, Busse WW et al, eds. Middleton's Allergy Principles and Practice. 6th ed. St. Louis: Mosby, 2003: 1645–63.
6. Stevenson DD. Tartrazine, azo, and nonazo dyes. In: Metcalfe DD, Sampson HA, Simon RA, eds. Food Allergy: Adverse Reactions to Foods and Food Additives. 3rd ed. Elmsford, NY: Blackwell, 2003:351–9.
7. Cheskin LJ, Miday R, Zorich N et al. JAMA 1998;279:150–2.
8. Food and Nutrition Board, Institute of Medicine. Dietary Reference Intakes: A Risk Assessment Model for Establishing Upper Intake Levels for Nutrients. Washington, DC: National Academy Press, 1998.
9. Munro IC. In: Taylor SL, Scanlan RA, eds. Food Toxicology: A Perspective on the Relative Risks. New York: Marcel Dekker, 1989:151–67.
10. DiPalma JR, Ritchie DM. Annu Rev Pharmacol Toxicol 1977;17:133–48.
11. Press E, Yeager L. Am J Public Health 1962;52:1720–8.
12. Campana L, Redmond S, Nitzkin JL et al. JAMA 1983;250:160.
13. Burkhalter J, Shore M, Wollstadt L et al. MMWR Morb Mortal Wkly Rep 1981;30: 11–2.
14. Kilbourne EM, Rigau-Perez JG, Heath CW Jr et al. N Engl J Med 1983; 309:1408–14.
15. de la Paz MP, Philen RM, Borda IA et al. Food Chem Toxicol 1996;34:251–7.
16. World Health Organization. Toxic Oil Syndrome: Current Knowledge and Future Perspectives. Copenhagen: WHO Regional Publications, European series no. 42, 1992.
17. Rodriguez M, Nogura AE, Del Villaras S et al. Arthritis Rheum 1982;25:1477–80.
18. Dobson RLM, Motlagh S, Quijano M et al. Toxicol Sci 2008;106:251–62.
19. Ingelfinger JR. N Engl J Med 2008;359: 2745–8.
20. Ferrer A, Cabral R. Food Addit Contam 1991;8:755–76.
21. Green MA, Heumann MA, Wehr HM et al. Am J Public Health 1987;77:1431–4.
22. Goldman LR, Beller M, Jackson RL. Arch Environ Health 1990;45:141–7.
23. Goes EA, Savage EP, Gibbons G et al. Am J Epidemiol 1980;111:254–60.
24. Concon JM. Food Toxicology: Part B, Contaminants and Additives. New York: Marcel Dekker, 1988.
25. Sanders PR, Lee TC, Groth ME et al. Safety assessment of insect-protected corn. In: Thomas JA, ed. Biotechnology and Safety Assessment. 2nd ed. London: Taylor & Francis, 1998:241–56.
26. Taylor SL, Nordlee JA, Kapels LM. Pediatr Allergy Immunol 1992;3:180–7.
27. Schmid R. N Engl J Med 1960;268:397–8.
28. Fassett DW. Nitrates and nitrites. In: Committee on Food Protection. Toxicants Occurring Naturally in Foods. 2nd ed.

Washington, DC: National Academy of Sciences, 1973:7–25.
29. Spinios A. Munchen Med Wochenschr 1964;106:1180–2.
30. Keating JP, Lell ME, Straus AW et al. N Engl J Med 1973;288:825–6.
31. Dewdney JM, Edwards RG. J R Soc Med 1984;77:866–77.
32. NTP-CERHR. Monograph on the Potential Health Reproductive and Developmental Effects of Bisphenol A. Bethesda, MD, National Institutes of Health, 2008. NIH publication 08-5994.
33. Hughes JM, Horwitz MA, Merson MH et al. Am J Epidemiol 1977;105:233–44.
34. Barker WH Jr, Runte V. Am J Epidemiol 1972;96:219–26.
35. Brown MA, Thom JV, Orth GL et al. Arch Environ Health 1964;8:657–60.
36. Hecht A. FDA Consum 1976 Dec-1977 Jan:21–5.
37. Kuratsune M, Yoshimura T, Matsuzaka J et al. Environ Health Perspect 1972;1:119–28.
38. Higuchi K, ed. PCB Poisoning and Pollution. New York: Academic Press, 1976.
39. Kurland LT, Faro SN, Siedler H. World Neurol 1960;1:370–95.
40. Gilroy DJ. J Toxicol Environ Health A 2000;60:317–29.
41. Balaban N, Rasooly A. Int J Food Microbiol 2000;61:1–10.
42. Parkinson NG, Ito K. Botulism. In: Cliver DO, Riemann HP, eds. Foodborne Diseases. 2nd ed. San Diego: Academic Press, 2002:249–59.
43. Hungerford JM. Toxicon 2010;56:231–43.
44. Griffiths MW, Schraft H. *Bacillus cereus* food poisoning. In: Cliver DO, Riemann HP, eds. Foodborne Diseases. 2nd ed. San Diego: Academic Press, 2002:261–70.
45. Richard JL. Int J Food Microbiol 2007;119: 3–10.
46. Howard PC, Eppley RM, Stack ME et al. Environ Health Perspect 2001;109(Suppl 2):277–82.
47. Smayda TJ. Limnol Oceanogr 1997;42: 1137–53.
48. James KJ, Carey B, O'Halloran J et al. Epidemiol Infect 2010;138:927–40.
49. Taylor SL. Food Technol 1988;42:94–8.
50. Dickey RW, Plakas SM. Toxicon 2010;56: 123–136.
51. Farstad DJ, Chow T. Wilderness Environ Med 2001;12:263–9.
52. Van Dolah FM. Environ Health Perspect 2000;108(Suppl 1):133-41.
53. Shimizu Y. The chemistry of paralytic shellfish toxins. In: Tu AT, ed. Handbook of Natural Toxins, vol. 3. Marine Toxins and Venoms. New York: Marcel Dekker, 1988: 63–85.
54. Perl TM, Bedard L, Kosatsky T et al. N Engl J Med 1990;322:1775–80.
55. Teitelbaum JS, Zatorre RJ, Carpenter S et al. N Engl J Med 1990;322:1781–7.
56. Bates SS, Bird CJ, DeFreitas ASW et al. Can J Fish Aquatic Sci 1989;46:1203–15.
57. Wright JLC, Boyd RK, DeFreitas ASW et al. Can J Chem 1989;67:481–90.
58. Hwang DF, Noguchi T. Adv Food Nutr Res 2007;52:142–236.
59. Yasumoto T, Yasumura D, Yotsu M et al. Agric Biol Chem 1986;50:793–5.
60. Mines D, Stahmer S, Shepherd SM. Emerg Med Clin North Am 1997;15:157–77.
61. Wakely JF, Fuhrman GJ, Fuhrman FA et al. Toxicon 1966;3:195–203.
62. Zhang YU, Zhang Y. Crit Rev Food Sci Nutr 2007:521–42.
63. Mills C, Mottram DS, Wedzicha BL. Acrylamide. In: Stadler RH, Lineback DR, eds. Process-Induced Food Toxicants: Occurrence, Formation, Mitigation, and Health Risks. Hoboken, NJ: John Wiley, 2009:23–50.
64. Tareke E, Rydberg P, Karlsson P et al. Chem Res Toxicol 2000;13:517–22.
65. Roach JAG, Andrzejewski ML, Gay D et al. J Agric Food Chem 2003;51:7547–54.
66. Tareke E, Rydberg P, Karlsson P et al. J Agric Food Chem 2002;50:4998–5006.
67. Halstead BW. Other poisonous marine animals. In: Hui YH, Gorham JR, Murrell KD et al, eds. Foodborne Disease Handbook: Diseases Caused by Hazardous Substances, vol 3. New York: Marcel Dekker, 1994:497–528.
68. Beier RC, Nigg HN. Toxicology of naturally occurring chemicals in foods. In: Hui YH, Gorham JR, Murrell KD et al, eds. Foodborne Disease Handbook: Diseases Caused by Hazardous Substances, vol 3. New York: Marcel Dekker, 1994:1–186.
69. Doell BH, Ebden CJ, Smith CA. Qual Plant Foods Hum Nutr 1981;31:139– 44.
70. Whanger PD. Factors affecting the metabolism of nonessential metals in foods. In: Hathcock JN, ed. Nutritional Toxicology, vol. I. New York: Academic Press, 1982: 163–208.
71. Smith RA. Poisonous plants. In: Hui YH, Gorham JR, Murrell KD et al, eds. Foodborne Disease Handbook: Diseases Caused by Hazardous Substances, vol 3. New York: Marcel Dekker, 1994:187–226.
72. Huxtable RJ. Perspect Biol Med 1980;24:1–14.
73. Cooper L, Grunenfelder G, Blackmon J et al. MMWR Morb Mortal Wkly Rep 1977;26:257–9.
74. Stillman AE, Huxtable R, Consroe P et al. Gastroenterology 1977;73:349–53.
75. Coulombe RA. Adv Food Nutr Res 2003; 45:61–99.
76. Sinden SL, Deahl KL. Alkaloids. In: Hui YH, Gorham JR, Murrell KD, Cliver DO, eds. Foodborne Disease Handbook: Diseases Caused by Hazardous Substances, vol 3. New York: Marcel Dekker, 1994:227–59.
77. Rietjens IM, Martena MJ, Boersma MG et al. Mol Nutr Food Res 2005;49:131–58.
78. Vetter J. Toxicon 2000;38:11–36.
79. Cliff J, Muquingue H, Nhassico D et al. Food Chem Toxicol 2011;49:631–5.
80. Morse DL, Harrington JM, Heath CW. N Engl J Med 1976;295:1264.
81. Liener IE. Crit Rev Food Sci Nutr 1994; 34:31–67.
82. Rodhouse JC, Haugh CA, Roberts D et al. Epidemiol Infect 1990;105:485–91.
83. Diaz J. Crit Care Med 2005;33:419–26.
84. Spoerke DG Jr. Mushrooms: epidemiology and medical management. In: Hui YH, Gorham JR, Murrell KD et al, eds. Foodborne Disease Handbook: Diseases Caused by Hazardous Substances, vol 3. New York: Marcel Dekker, 1994:433–62.

◆ 102 章 ◆

1. Sloan AE, Powers ME. J Allergy Clin Immunol 1986;78:127–33.
2. Taylor SL, Hefle SL. Food Technol 2001; 55(9):68–83.
3. Taylor SL, Hefle SL. Allergylike intoxications from foods. In: Frieri M, Kettelhut B, eds. Food Hypersensitivity and Adverse Reactions: A Practical Guide for Diagnosis and Management. New York: Marcel Dekker, 1999:141–53.
4. Sellge G, Bischoff SC. The immunological basis of IgE-mediated reactions. In: Metcalfe DD, Sampson HA, Simon RA, eds. Food Allergy: Adverse Reactions to Foods and Food Additives. 4th ed. Malden, MA: Blackwell Science, 2008:15–28.
5. Rubio-Tapia A, Murray J. Gluten-sensitive enteropathy. In: Metcalfe DD, Sampson HA, Simon RA, eds. Food Allergy: Adverse Reactions to Foods and Food Additives. 4th ed. Malden, MA: Blackwell Science, 2008: 211–22.
6. Taylor SL, Hefle SL. Allergic reactions and food intolerances. In: Kotsonis FN, Mackey MA, eds. Nutritional Toxicology. 2nd ed. New York: Taylor & Francis, 2002:93–121.
7. Breiteneder H, Mills ENC. Food allergens: molecular and immunological characteristics. In: Metcalfe DD, Sampson HA, Simon RA, eds. Food Allergy: Adverse Reactions to Foods and Food Additives. 4th ed. Malden, MA: Blackwell Science, 2008:43–61.
8. Sicherer SH, Sampson HA. Clin Exp Allergy 1999;29:507–12.
9. Bjorksten B. Development of immunological tolerance to food antigens. In: Metcalfe DD, Sampson HA, Simon RA, eds. Food Allergy: Adverse Reactions to Foods and Food Additives. 4th ed. Malden, MA: Blackwell Science, 2008:90–8.
10. Chandra RK. Food allergy: setting the theme. In: Chandra RK, ed. Food Allergy. St. John's, Newfoundland, Canada: Nutrition Research Education Foundation, 1987;3–5.
11. Lack G, Fox DES, Golding J. J Allergy Clin Immunol 1999;103:S95.
12. Sicherer SH, Furlong TJ, Maes HH et al. J Allergy Clin Immunol 2000;106:53–6.
13. Hsu ID, Boyce JA. Biology of mast cells and their mediators. In: Adkinson NF Jr, Holgate ST, Bochner BS et al, eds. Middleton's Allergy: Principles and Practice. 7th ed. St. Louis: Mosby Elsevier, 2009;311–28.
14. Sikora M, Cartier A, Aresery M et al. Occupational reactions to food allergens. In: Metcalfe DD, Sampson HA, Simon RA, eds. Food Allergy: Adverse Reactions to Foods and Food Additives. 4th ed. Malden, MA: Blackwell Science, 2008:223–50.
15. Sampson HA, Mendelson L, Rosen J. N Engl J Med 1992;327:380–4.
16. Yunginger JW, Sweeney KG, Sturner WQ et al. JAMA 1988;260:1450–2.
17. Bock SA, Munoz-Furlong A, Sampson HA. J Allergy Clin Immunol 2007;119:1016–8.
18. Pumphrey RSH, Gowland MH. J Allergy Clin Immunol 2007;119:1018–9.
19. Wang J. Oral allergy syndrome. In: Metcalfe DD, Sampson HA, Simon RA, eds. Food Allergy: Adverse Reactions to Foods and Food Additives. 4th ed. Malden, MA: Blackwell Science, 2008:133–43.
20. Williams AN, Simon RA. Food-dependent exercise- and pressure-induced syndromes. In: Metcalfe DD, Sampson HA, Simon RA, eds. Food Allergy: Adverse Reactions to Foods and Food Additives. 4th ed. Malden, MA: Blackwell Science, 2008:584–95.
21. Food and Agriculture Organization. Report of the FAO Technical Consultation on Food Allergies, Rome, Italy, November 13–14. Food and Agricultural Organization of the United Nations, 1995.
22. Bernhisel-Broadbent J, Scanlon SM, Sampson HA. J Allergy Clin Immunol 1992;89: 730–7.
23. Hansen TK, Bindslev-Jensen C. Allergy 1992;47:610–7.
24. O'Neill CE, Lehrer SB. Food Technol 1995;49:103–16.
25. Langeland T. Allergy 1983;39:399–412.
26. Anet J, Back JF, Baker RS et al. Int Arch Allergy Appl Immunol 1985;77:364–71.

27. Dean TP, Adler BR, Ruge F et al. Clin Exp Allergy 1993;23:205–10.
28. Lopez-Torrejon G, Salcedo G, Martin-Esteban et al. J Allergy Clin Immunol 2003;112:1208–15.
29. Martinez San Ireneo M, Ibanez MD, Fernandes-Caldes E et al. Int Arch Allergy Immunol 2008;147:222–30.
30. Hefle SL, Nordlee JA, Taylor SL. Crit Rev Food Sci Nutr 1996;36S:69–89.
31. Taylor SL, Hefle SL, Soylemez G et al. Food Allergy Intolerance 2002;3:115–22.
32. Bjorksten B, Crevel R, Hischenhuber C et al. Reg Toxicol Pharmacol 2008;51:42–52.
33. European Commission. Official J Eur Union L 2007;310:11–14.
34. Rance F, Dutau G, Abbal M. Allergy 2000;55:496–500.
35. Imai T, Akasawa A, Iikura Y. Int Arch Allergy Immunol 2001;124:312–4.
36. Breiteneder H, Ebner C. J Allergy Clin Immunol 2000;106:27–36.
37. Pastorello EA, Pravettoni V, Calamari M et al. Allergy 2002;57(Suppl 72):106–10.
38. Bugajska-Schretter A, Elfman L, Fuchs T. J Allergy Clin Immunol 1998;101:67–74.
39. Reese G, Ayuso R, Lehrer SB. Int Arch Allergy Immunol 1999;119:247–58.
40. Sicherer SH, Munoz-Furlong A, Godbold JH et al. J Allergy Clin Immunol 2010;125:1322–6.
41. Sicherer SH, Munoz-Furlong A, Sampson HA. J Allergy Clin Immunol 2004;114:159–65.
42. Sampson HA. Curr Opinion Immunol 1990;2:542–7.
43. Rona RJ, Keil T, Summers C et al. J Allergy Clin Immunol 2007;120:638–46.
44. Sampson HA, McCaskill CC. J Pediatr 1985;107:669–75.
45. Bock SA. Pediatrics 1987;79:683–8.
46. Host A, Halken S. Allergy 1990;45:587–96.
47. Jakobsson I, Lindberg T. Acta Pediatr Scand 1979;68:853–9.
48. Schrander JJP, van den Bogart JPH, Forget PP et al. Eur J Pediatr 1993;152:640–4.
49. Hill DJ, Hosking CS, Zhie CY et al. Environ Toxicol Pathol 1997;4:101–10.
50. Wood RA. Natural history of food allergy. In: Metcalfe DD, Sampson HA, Simon RA, eds. Food Allergy: Adverse Reactions to Foods and Food Additives. 4th ed. Malden, MA: Blackwell Scientific, 2008:461–9.
51. Skolnick HS, Conover-Walker MK, Koerner CB et al. J Allergy Clin Immunol 2001;107:367–74.
52. Lemon-Mule H, Sampson HA, Sicherer SH et al. J Allergy Clin Immunol 2008;122:977–83.
53. Nowak-Wegrzyn A, Bloom KA, Sicherer SH et al. J Allergy Clin Immunol 2008;122:342–7.
54. Zeiger RS, Heller S, Mellon MH et al. J Allergy Clin Immunol 1989;84:72–89.
55. Muraro A, Dreborg S, Halken S et al. Pediatr Allergy Immunol 2004;15:291–307.
56. Warner JO, Jones CA, Kilburn SA et al. Pediatr Allergy Immunol 2000;13S:6–8.
57. du Toit G, Katz Y, Susieni P et al. J Allergy Clin Immunol 2008;122:984–91.
58. Zeiger RS, Heller S. J Allergy Clin Immunol 1995;95:1179–90.
59. Van Asperen PP, Kemp AS, Mellis CM. Arch Dis Child 1983;58:253–256.
60. Gerrard JW. Ann Allergy 1979;42:69–72.
61. Isolauri E, Rautava S, Kalliomaki M. Curr Opinion Allergy Clin Immunol 2002;2:263–71.
62. Lee J, Seto D, Bielory L. J Allergy Clin Immunol 2008;121:116–21.
63. Businco L, Dreborg S, Einarsson R et al. Pediatr Allergy Immunol 1993;4:101–11.
64. von Berg A, Filipiak-Pittroff B, Kramer U et al. J Allergy Clin Immunol 2008;121:1442–7.
65. Vandenplas Y, Hauser B, Van den Borre C et al. Eur J Pediatr 1995;154:488–94.
66. Nowak-Wegrzyn A, Sampson HA. Med Clin North Am 2006;90:97–127.
67. Bock SA, Sampson HA, Atkins FM et al. J Allergy Clin Immunol 1988;82:986–97.
68. Taylor SL, Moneret-Vautrin DA, Crevel RWR et al. Food Chem Toxicol 2010;48:814–9.
69. Metcalfe DD. Nutr Rev 1984;42:92–7.
70. Sampson HA, Ho DG. J Allergy Clin Immunol 1997;100:444–51.
71. Simons FER, Akdis CA. Histamine and H_1 antihistamines. In: Adkinson NF Jr, Holgate ST, Bochner BS et al, eds. Middleton's Allergy: Principles and Practice. 7th ed. St.-Louis: Mosby Elsevier, 2009:1517–47.
72. Kemp SF, Lemanske RF Jr, Simons FER. Allergy 2008;63:1061–70.
73. Taylor SL, Bush RK, Busse WW. N Engl Reg Allergy Proc 1986;7:527–32.
74. Cordle CT. J Nutr 2004;134:1213S–19S.
75. Zeiger RS, Sampson HA, Bock SA et al. J Pediatr 1999;134:614–22.
76. Kleinman RE, Bahna S, Powell GF, Sampson HA. Pediatr Allergy Immunol 1991;4:146–55.
77. Saylor JD, Bahna SL. J Pediatr 1991;118:71–4.
78. Rosenthal E, Schlesinger Y, Birnbaum Y et al. Acta Paediatr Scand 1991;80:958–60.
79. Hefle SL, Taylor SL. Food Technol 1999;53:62–70.
80. Teuber SS, Brown RL, Haapanen LAD. J Allergy Clin Immunol 1997;99:502–7.
81. Kanny G, de Hauteclocque C, Moneret-Vautrin DA. Allergy 1996;51:952–7.
82. Hoffman DR, Collins-Williams C. J Allergy Clin Immunol 1994;93:801–2.
83. Businco L, Cantani A, Longhi M et al. Ann Allergy 1989;62:333–5.
84. Muller U, Weber W, Hoffmann A et al. Z Lebensm Unter Forsch 1998;207:341–51.
85. Gu X, Beardslee T, Zeece M et al. Int Arch Allergy Immunol 2001;126:218–25.
86. Taylor SL, Dormedy ES. Adv Food Nutr Res 1998;42:1–44.
87. Gern JE, Yang E, Evrard HM et al. N Engl J Med 1991;324:976–9.
88. McKenna C, Klontz KC. Ann Allergy Asthma Immunol 1997;79:234–6.
89. Hansen TK, Poulsen LK, Stahl Skov P et al. Food Chem Toxicol 2004;42:2037–44.
90. Andre F, Cavagna S, Andre C. Int Arch Allergy Immunol 2003;130:17–24.
91. Taylor SL, Kabourek JL, Hefle SL. J Food Sci 2004;69:R175–80.
92. Hamada Y, Nagashima Y, Shiomi K. Biosci Biotechnol Biochem 2001;65:285–91.
93. Taylor SL, Hefle SL. Curr Allergy Clin Immunol 2001;14:12–18.
94. Taylor SL, Hefle SL. Can J Allergy 2000;5:106–10.
95. Herian AM, Taylor SL, Bush RK. J Food Sci 1993;58:385–88.
96. Bernhisel-Broadbent J, Scanlon SM, Sampson HA. J Allergy Clin Immunol 1992;89:730–7.
97. Herian AM, Taylor SL, Bush RK. Int Arch Allergy Appl Immunol 1990;92:193–8.
98. Moneret-Vautrin D, Guerin L, Kanny G et al. J Allergy Clin Immunol 1999;104:883–8.
99. Bernhisel-Broadbent J, Sampson HA. J Allergy Clin Immunol 1989;83:435–40.
100. Sicherer SH. Hidden and cross-reacting food allergens. In: Metcalfe DD, Sampson HA, Simon RA, eds. Food Allergy: Adverse Reactions to Foods and Food Additives. 4th ed. Malden, MA: Blackwell Science, 2008:310–22.
101. Taylor SL, Hefle SL, Bindslev-Jensen C et al. J Allergy Clin Immunol 2002;109:24–30.
102. Taylor SL, Baumert JL. Curr Allergy Asthma Rep 2010;10:265–70.
103. Yunginger JW, Gauerke MB, Jones RT et al. J Food Prot 1983;46:625–8.
104. Laoprasert N, Wallen ND, Jones RT et al. J Food Prot 1998;61:1522–4.
105. Hefle SL, Furlong TJ, Niemann L et al. J Allergy Clin Immunol 2007;120:171–6.
106. Taylor SL, Hefle SL, Bindslev-Jensen C et al. Clin Exp Allergy 2004;34:689–94.
107. Taylor SL, Hourihane JO'B. Food allergen thresholds of reactivity. In: Metcalfe DD, Sampson HA, Simon RA, eds. Food Allergy: Adverse Reactions to Foods and Food Additives. 4th ed. Malden, MA: Blackwell Science, 2008:82–9.
108. Threshold Working Group. J Food Prot 2008;71:1043–88.
109. Vierk K, Falci K, Wolyniak C, Klontz KC. J Allergy Clin Immunol 2002;109:1022–6.
110. Taylor SL, Nordlee JA. Food Technol 1996;50:231–4, 238.
111. Poms R, Klein CL, Anklam E. Food Addit Contam 2004;21:1–31.
112. Niemann L, Taylor SL, Hefle SL. J Food Sci 2009;74:T51–7.
113. Lee PW, Hefle SL, Taylor SL. J Food Sci 2008;73:T62–8.
114. Taylor SL, Lehrer SB. Crit Rev Food Sci Nutr 1996;36:S91–118.
115. Sicherer SH, Noone SA, Barnes-Koerner C et al. J Pediatr 2001;138:688–93.
116. Jankiewicz A, Baltes W, Bogl K et al. J Sci Food Agric 1997;75:357–70.
117. Bernhisel-Broadbent J, Strause D, Sampson HA. J Allergy Clin Immunol 1992;90:622–9.
118. Astwood JD, Leach JN, Fuchs RL. Nature Biotechnol 1996;14:1269–73.
119. Codex Alimentarius Commission. Alinorm 03/34: Joint FAO/WHO Food Standard Programme, Codex Alimentarius Commission, Twenty-Fifth Session, Rome, 30 June–5 July, 2003. Appendix III: Guideline for the Conduct of Food Safety Assessment of Foods Derived from Recombinant-DNA Plants; and Appendix IV: Annex on the Assessment of Possible Allergenicity, 2003: 47–60.
120. Goodman RE, Vieths S, Sampson HA et al. Nature Biotechnol 2008;26:73–81.
121. Nordlee J, Taylor SL, Townsend JA et al. N Engl J Med 1996;334:688–92.
122. Taylor SL, Goodman RE. Cereal Foods World 2007;52:174–8.
123. Strober W. J Allergy Clin Immunol 1986;78:202–11.
124. Marsh MN. 1992. Gastroenterology 1992;102:330–54.
125. Cornell HJ. Amino Acids 1996;10:1–19.
126. Troncone R, Greco L, Auricchio S. Pediatr Clin North Am 1996;43:355–73.
127. Logan RFA, Rifkind EA, Turner ID et al. Gastroenterology 1989;97:265–71.
128. O'Mahoney S, Ferguson A. Gluten-sensitive enteropathy (celiac disease). In: Metcalfe DD, Sampson HA, Simon RA, eds. Food Allergy: Adverse Reactions to Foods and Food Additives. Boston: Blackwell Scientific, 1991:186–98.
129. Anand BS, Piris J, Truelove SC. Q J Med 1978;47:101–10.
130. Janatuinen EK, Pikkarainen PH, Kemppainen TA et al. N Engl J Med 1995;333:1033–7.
131. Wieser H. Acta Pediatr Suppl 1996;412:3–

9.
132. Duggan JM. Med J Aust 1997;166:312–5.
133. Troncone R. Acta Pediatr 1995;34:1252–7.
134. Logan RFA. Descriptive epidemiology of celiac disease. In: Branski, D, Rozen,P, Kagnoff MF, eds. Gluten-Sensitive Enteropathy, Frontiers Gastrointestinal Research, vol 19. Basel: Karger, 1992:1–14.
135. Fasano A, Berti I, Gerarduzzi T et al. Arch Intern Med 2003;163:286–92.
136. George EK, Mearin ML, van der Velde EA et al. Pediatr Res 1995;37:213–8.
137. Hartsook EI. Cereal Foods World 1984;29:157–8.
138. Hekkens WTJM, van Twist de Graaf M. Nahrung 1990;34:483–7.
139. Skerritt JH, Hill AS. J Assoc Off Anal Chem 1991;74:257–64.
140. Suarez FL, Savaiano DA. 1997. Food Technol. 1997;51:74–6.
141. Mager J, Chevion M, Glaser G. Favism. In: Liener IE, ed. Toxic Constituents of Plant Foodstuffs. 2nd ed. New York: Academic Press, 1980:265–94.
142. Gallagher CR, Molleson AL, Caldwell JH. Cult Dairy Prod J 12977;10:22–4.
143. Kolars JC, Levitt MD, Aouji M et al. N Engl J Med 1984;310:1–3.
144. Kocian J. Int J Biochem 1988;20:1–5.
145. Sandine WE, Daly M. J Food Prot 1979;42:435–7.
146. Gilat T, Russo S, Gelman-Malachi E et al. Gastroenterology 1972;62:1125–7.
147. Scrimshaw NS, Murray EB. Am J Clin Nutr 1988;48:1083–159.
148. Johnson AO, Semenya JG, Buchowski MS. Am J Clin Nutr 1993;57:399–401.
149. Suarez FL, Savaiano DA, Levitt MD. N Engl J Med 1995;333:1–4.
150. Reasoner J, Maculan TP, Rand AG et al. Am J Clin Nutr 1981;34:54–60.
151. Bush RK, Taylor SL. Adverse reactions to food and drug additives. In: Adkinson ND Jr, Holgate ST, Bochner BS et al, eds. Middleton's Allergy Principles and Practices. 7th ed. St. Louis: Mosby Elsevier, 2008: 1169–87.
152. Prenner BM, Stevens JJ. Ann Allergy 1976;37:180–82.
153. Stevenson DD, Simon RA. J Allergy Clin Immunol 1981;68:26–32.
154. Taylor SL, Higley NA, Bush RK. Adv Food Res 1986;30:1–76.
155. Martin LB, Nordlee JA, Taylor SL. J Food Prot 1986;49:126–9.
156. Bush RK, Taylor SL, Holden K et al. Am J Med 1986;81:816–21.
157. Yang WH, Purchase ECR, Rivington RN. J Allergy Clin Immunol 1986;78:443–9.
158. Taylor SL, Bush RK, Selner JC et al. J Allergy Clin Immunol 1988;81:1159–67.
159. Delohery J, Simmul R, Castle WD et al. Am Rev Respir Dis 1984;130:1027–32.
160. Taylor SL, Stratton JE, Nordlee JA. Clin Toxicol 1989;27:225–40.
161. Bartholomew BA, Berry PR, Rodhouse JC et al. Epidemiol Infect 1987;99:775–782.
162. Borysiewicz L, Krikler D. Br Med J 1981;282:1434.
163. Anonymous. Histamine in seafood: fluorometric method. In: Helrich K, ed. Official Methods of Analysis of the Association of Analytical Chemists, 15th ed. Arlington, VA: Association of Official Analytical Chemists, 1990:876–7.
164. Dickinson G. Ann Emerg Med 1982;11:487–9.
165. Blakesley ML. Ann Emerg Med 1983;12:104–6.
166. Food and Drug Administration. Decomposition and histamine: raw, frozen tuna and mahi-mahi; canned tuna; and related species. Compliance Policy Guide 7108.24. Washington, DC: US Government Printing Office, 1995.
167. Taylor SL, Keefe TJ, Windham ES et al. J Food Prot 1982;45:455–7.
168. Wantke F, Gotz M, Jarisch R. N Engl Reg Allergy Proc 1994;15:27–32.
169. Halasz A, Barath A, Simon-Sarkadi L et al. Trends Food Sci Technol 1994;5:42–9.
170. Sumner SS, Roche F, Taylor SL. J Dairy Sci 1990;73:3050–8.
171. Taylor SL. CRC Crit Rev Toxicol 1986;17:91–128.
172. Weiss S, Robb GP, Ellis LB. Arch Intern Med 1932;49:360–2.
173. Clifford MN, Walker R, Ijomah P et al. Food Addit Contam 1991;8:641–52.
174. Ijomah P, Clifford MN, Walker R et al. Food Addit Contam 1991;8:531–42.
175. Morrow JD, Margolies GR, Rowland J et al. N Engl J Med 1991;324:716–20.
176. Uragoda CG, Kottegoda SR. Tubercle 1977;58:83–9.
177. Senanayake N, Vyravanathan S. Toxicon 1981;19:184–5.

◆ 103 章 ◆

1. Santos CA, Boullata JI. Pharmacotherapy 2004;25:1789–1800.
2. Radandt JM, Marchbanks CR, Dudley MN. Clin Infect Dis 1992;14:272–84.
3. Neuvonen PJ. Drugs 1976;11:45–54.
4. Offermann G, Pinto V, Kruse R. Epilepsia 1979;20:3–15.
5. Farhat G, Yamout B, Mikati MA et al. Neurology 2002;58:1348–53.
6. Mikati M, Wakim RH, Fayad M. J Med Liban 2003;51:71–3.
7. Drezner MK. Epilepsy Behav 2004;5(Suppl 2):S41–7.
8. Fitzpatrick LA. Epilepsy Behav 2004;5 (Suppl 2):S3–15.
9. Lewis CW, Frongillo EA Jr, Roe DA. J Am Diet Assoc 1995;95:309–15.
10. Btaiche IF, Chan LN, Pleva M et al. Nutr Clin Pract 2010;25:32–49.
11. Magnuson BL, Clifford TM, Hoskin LA et al. Nutr Clin Pract 2005;20:618–24.
12. Salazar JA, Poon I, Nair M. Expert Opin Drug Saf 2007;6:695–704.
13. Akamine D, Filho MK, Peres CM. Curr Opin Clin Nutr Metab Care 2007;10:304–10.
14. MacDonald L, Foster BC, Akhtar H. J Pharm Pharm Sci 2009;12:367–77.
15. Noble RE. Metabolism 2003;52(Suppl 2):27–30.
16. Cheymol G. Clin Pharmacokinet 2000;39:215–31.
17. Murry DJ, Riva L, Poplack DG. Int J Cancer Suppl 1998;11:48–51.
18. Krishnaswamy K. Clin Pharmacokinet 1989;17(Suppl 1):68–88.
19. Varela-Moreiras G. Biomed Pharmacother 2001;55:448–53.
20. Bailey LB, Gregory JF III. J Nutr 1999;129:919–22.
21. Carmel R, Green R, Rosenblatt DS et al. Hematology (Am-Soc Hematol Educ Program) 2003:62–81.
22. Chan LN. Curr Opin Clin Nutr Metab Care 2002;5:327–32.
23. Hansten PD. Sci Med 1998;Jan/Feb:16–25.
24. Mirtallo JM. J Infus Nurs 2004;27:19–24.
25. Fleisher D, Li C, Zhou Y. Clin Pharmacokinet 1999;36:233–54.
26. Singh BN. Clin Pharmacokinet 1999;37:213–55.
27. Schmidt LE, Dalhoff K. Drugs 2002;62:1481–502.
28. Pedrazzoni M, Ciotti G, Davoli L et al. J Endocrinol Invest 1989;12:409–12.
29. Borovicka J, Schwizer W, Mettraux C et al. Am J Physiol 1997;273:G374–80.
30. Costarelli V, Sanders TA. Br J Nutr 2001;86:471–7.
31. Konturek JW, Thor P, Maczka M et al. Scand J Gastroenterol 1994;29:583–90.
32. Ogunbona FA, Smith IF, Olawoye OS. J Pharm Pharmacol 1985;37:283–4.
33. Lange H, Eggers R, Bircher J. Eur J Clin Pharmacol 1988;34:315–7.
34. Conway EL, Phillips PA, Drummer OH et al. J Pharm Sci 1990;79:228–31.
35. Hoon TJ, McCollam PL, Beckman KJ et al. Am J Cardiol 1992;70:1072–6.
36. Hashiguchi M, Ogata H, Maeda A et al. J Clin Pharmacol 1996;36:1022–8.
37. Waldman SA, Morganroth J. J Clin Pharmacol 1995;35:163–9.
38. Gill KS, Wood MJ. Clin Pharmacokinet 1996;31:1–8.
39. Oguey D, Kolliker F, Gerber NJ et al. Arthritis Rheum 1992;35:611–4.
40. Kozloski GD, DeVito JM, Kisicki JC et al. Arthritis Rheum 1992;35:761–4.
41. Hamilton RA, Kremer JM. J Rheumatol 1995;22:630–2.
42. Dupuis LL, Koren G, Silverman ED et al. J Rheumatol 1995;22:1570–3.
43. Patsalos PN. Clin Pharmacokinet 2004;43:707–24.
44. Crevoisier C, Zerr P, Calvi-Gries F et al. Eur J Pharm Biopharm 2003;55:71–6.
45. Wiley J, Tatum D, Keinath R et al. Gastroenterology 1988;94:1144–9.
46. Kaneko H, Sakakibara M, Mitsuma T et al. Am J Gastroenterol 1995;90:603–9.
47. Brundin T, Wahren J. Am J Physiol 1991;260:E232–7.
48. Dauzat M, Lafortune M, Patriquin H et al. Eur J Appl Physiol Occup Physiol 1994;68:373–80.
49. Szinnai C, Mottet C, Gutzwiller JP et al. Scand J Gastroenterol 2001;36:540–4.
50. Ramchandani VA, Kwo PY, Li TK. J Clin Pharmacol 2001;41:1345–50.
51. Gao L, Ramzan I, Baker AB. Anaesth Intensive Care 2000;28:375–85.
52. Janssen P, Vanden Berghe P, Verschueren S et al. Aliment Pharmacol Ther 2011;33:880–94.
53. Soffer EE, Thongsawat S, Hoodwerf BJ et al. Dig Dis Sci 1999;44:50–5.
54. Schirra J, Katschinski M, Weidmann C et al. J Clin Invest 1996;97:92–103.
55. Levanon D, Zhang M, Orr WC et al. Am J Physiol 1998;274:G430–4.
56. Chey WY, Chang TM. J Gastroenterol 2003;38:1025–35.
57. Rezek M, Novin D. J Nutr 1976;106:812–20.
58. Moran TH, Ladenheim EE, Schwartz GJ. Int J Obes Relat Metab Disord 2001;25 (Suppl 5):S39–41.
59. Herzlich B, Herbert V. Am J Gastroenterol 1986;81:678–80.
60. Neal G. Gut 1990;31:59–63.
61. Howden CW. J Clin Gastroenterol 2000;30:29–33.
62. Ruscin JM, Page RL II, Valuck RJ. Ann Pharmacother 2002;36:812–6.
63. Sagar M, Janczewska I, Ljungdahl A et al. Aliment Pharmacol Ther 1999;13:453–8.
64. Hall SD, Thummel KE, Watkins PB. Drug Metab Dispos 1999;27;161–6.
65. Ito K, Kusuhara H, Sugiyama Y. Pharm Res 1999;16:225–31.
66. Lee SL, Wang MF, Lee AI et al. FEBS Lett 2003;544:143–7.
67. Wacher VJ, Salphati L, Benet LZ. Adv

Drug Deliv Rev 2001;46:89–102.
68. van Waterschoot RA, Schinkel AH. Pharmacol Rev 2011;63:390–410.
69. Benet LZ, Cummins CL, Wu CY. Int J Pharm 2004;277:3–9.
70. Dresser GK, Spence JD, Bailey DG. Clin Pharmacokinet 2000;38:41–57.
71. Huang SM, Hall SD, Watkins P et al. Clin Pharmacol Ther 2004;75:1–12.
72. Lown KS, Bailey DG, Fontana RJ et al. J Clin Invest 1997;99:2545–53.
73. Zhou S, Gao Y, Jiang W et al. Drug Metab Rev 2003;35:35–98.
74. Henderson L, Yue QY, Bergquist C et al. Br J Clin Pharmacol 2002;54:349–56.
75. Mannel M. Drug Saf 2004;27:773–97.
76. Mucksavage JJ, Chan LN. Dietary supplement interactions with medications. In: Boullata JI, Armenti VT, Malone M, eds. Handbook of Drug-Nutrient Interactions. Totowa, NJ: Humana Press, 2004:217–33.
77. Mai I, Bauer S, Perloff ES et al. Clin Pharmacol Ther 2004;76:330–40.
78. Bauer S, Stormer E, Johne A et al. Br J Clin Pharmacol 2003;55:203–11.
79. Frye RF, Fitzgerald SM, Lagattuta TF et al. Clin Pharmacol Ther 2004;76:323–9.
80. Smith P. Pharmacotherapy 2004;24:1508–14.
81. Mueller SC, Uehleke B, Woehling H et al. Clin Pharmacol Ther 2004;75:546–57.
82. Tannergren C, Engman H, Knutson L et al. Clin Pharmacol Ther 2004;75:298–309.
83. Morimoto T, Kotegawa T, Tsutsumi K et al. J Clin Pharmacol 2004;44:95–101.
84. Hebert MF, Park JM, Chen YL et al. J Clin Pharmacol 2004;44:89–94.
85. Hall SD, Wang Z, Huang SM et al. Clin Pharmacol Ther 2003;74:525–35.
86. Pfrunder A, Schiesser M, Gerber S et al. Br J Clin Pharmacol 2003;56:683–90.
87. Markowitz JS, Donovan JL, DeVane CL et al. JAMA 2003;290:1500–4.
88. Dintaman JM, Silverman JA. Pharm Res 1999;16:1550–6.
89. Johnson BM, Charman WN, Porter CJ. AAPS PharmSci 2002;4:E40.
90. Chan L, Humma LM, Schriever CA et al. Clin Pharmacol Ther 2004;75:P95.
91. Hennessy M, Kelleher D, Spiers JP et al. Br J Clin Pharmacol 2002;53:75–82.
92. Bauer LA. Neurology 1982;32:570–2.
93. Au Yeung SC, Ensom MH. Ann Pharmacother 2000;34:896–905.
94. Guengerich FR. Am J Clin Nutr 1995;61:651S–8S.
95. Ioannides C. Xenobiotica 1999;29:109–54.
96. Cashman JR, Lattard V, Lin J. Drug Metab Dispos 2004;32:222–9.
97. Dickerson RN, Charland SL. Pharmacotherapy 2002;22:1084–90.
98. Earl-Salotti GI, Charland SL. J Parenter Enteral Nutr 1994;18:458–65.
99. Wilmana PF, Brodie MJ, Muclow JC et al. Br J Clin Pharmacol 1979;8:523–8.
100. Brodie MJ, Boobis AR, Toverud EL et al. Br J Clin Pharmacol 1980;9:523–5.
101. Gandhi M, Aweeka F, Greenblatt RM et al. Annu Rev Pharmacol Toxicol 2004;44:499–523.
102. Evans WE, McLeod HL. N Engl J Med 2003;348:538–49.
103. Mizutani T. Drug Metab Rev 2003;35:99–106.
104. Evans WE, Relling MV. Nature 2004;429:464–8.
105. Nebert DW, Russell DW. Lancet 2002;360:1155–62.
106. Paoloni-Giacobino A, Grimble R, Pichard C. Clin Nutr 2003;22:429–35.
107. Loktionov A. J Nutr Biochem 2003;14:426–51.
108. Booth SL, Centurelli MA. Nutr Rev 1999;57:288–96.
109. Khan T, Wynne H, Wood P et al. Br J Haematol 2004;124:348–54.
110. Volz HP, Gleiter CH. Drugs Aging 1998;13:341–55.
111. Youdim MB, Weinstock M. Neurotoxicology 2004;25:243–50.
112. Suzzi G, Gardini F. Int J Food Microbiol 2003;88:41–54.
113. Brown C, Taniguchi G, Yip K. J Clin Pharmacol 1989;29:529–32.
114. Yamada M, Yasuhara H. Neurotoxicology 2004;25:215–21.
115. Tein I. J Inherit Metab Dis 2003;26:147–69.
116. Dietary Supplement Health and Education Act of 1994. Pub L No. 103–417 (October 25 1994). Codified at 42 USC 287C–11.
117. Dickerson RN, Garmon WM, Kuhl DA et al. Pharmacotherapy 2008;28:308–13.
118. Dickerson RN. Nutrition 2008;24:1048–52.
119. Dickerson RN, Maish GO 3rd, Minard G et al. Nutr Clin Pract 2010;25:646–52.
120. Ehrenpreis ED, Guerriero S, Nogueras JJ et al. Ann Pharmacother 1994;28:1239–40.
121. Healy DP, Brodbeck MC, Clendening CE. Antimicrob Agents Chemother 1996;40:6–10.
122. Rodman DP, Stevenson TL, Ray TR. Pharmacotherapy 1995;15:801–5.
123. Hasegawa T, Nara K, Kimura T et al. Pediatr Transplant 2001;5:204–9.
124. Madigan SM, Courtney DE, Macauley D. Clin Nutr 2002;21:531–2.

◆ 104 章 ◆

1. US Department of Agriculture, US Department of Health and Human Services. Dietary Guidelines for Americans, 2010. 7th ed. Washington, DC: US Government Printing Office, 2010.
2. Food and Nutrition Board, Institute of Medicine. Dietary Reference Intakes for Energy, Carbohydrate, Fiber, Fat, Fatty Acids, Cholesterol, Protein, and Amino Acids (Macronutrients). Washington, DC: National Academy of Sciences, 2002. Available at: http://www.nap.edu/catalog/10490.html. Accessed September 14, 2012.
3. World Health Organization, Food and Agriculture Organization. Diet, Nutrition and the Prevention of Chronic Diseases: Report of a Joint WHO/FAO Expert Consultation. Geneva: World Health Organization, 2003. Technical Report Series No. 916.
4. Food and Nutrition Board. Recommended Dietary Allowances. 10th rev ed. Washington, DC: National Academy Press, 1989.
5. Hayes O, Trulson MF, Stare FJ. J Am Diet Assoc 1955;31:1103–7.
6. Katan MB, Beynen AC, de Vries JH et al. Am J Epidemiol 1986;123:221–34.
7. Beeks E, Kessels AG, Kroon AA et al. J Hypertens 2004;22:1243–9.
8. Bailey LB, Gregory JF 3rd. J Nutr 1999;129:919–22.
9. Hegsted DM. Clin Nutr 1985;4:159–63.
10. Jeppesen J, Chen YDI, Zhou MY et al. Am J Clin Nutr 1995;61:787–91.
11. Jeppesen J, Chen YD, Zhou MY et al. Am J Clin Nutr 1995;62:1201–5.
12. Liu S, Manson JE, Stampfer MJ et al. Am J Clin Nutr 2001;73:560–6.
13. Liu S, Willett WC, Stampfer MJ et al. Am J Clin Nutr 2000;71:1455–61.
14. Dickinson S, Colagiuri S, Faramus E et al. J Nutr 2002;132:2574–9.
15. Neel J. Am J Human Genet 1962;14:353–62.
16. Willett WC. Nutritional Epidemiology. 2nd ed. New York: Oxford University Press, 1998.
17. US Department of Health and Human Services. Dietary Guidelines for Americans, 2005. Washington, DC: US Government Printing Office, 2005.
18. National Research Council Committee on Diet and Health. Diet and Health. Implications for Reducing Chronic Disease Risk. Washington, DC: National Academy Press, 1989.
19. Department of Health and Human Services. The Surgeon General's Report on Nutrition and Health. Washington, DC: US Government Printing Office, 1988. DHHS publication (PHS) 50210.
20. Keys A. Am J Clin Nutr 1984;40:351–9.
21. Hegsted DM. Am J Clin Nutr 1986;44:299–305.
22. Castelli WP, Abbott RD, McNamara PM. Circulation 1983;67:730–4.
23. Ginsberg HN, Barr SL, Gilbert A et al. N Engl J Med 1990;322:574–9.
24. Mensink RP, Katan MB. Lancet 1987;1:122–5.
25. Mensink RP, Katan MB. Arterioscler Thromb 1992;12:911–19.
26. Mensink RP, Zock PL, Kester AD et al. Am J Clin Nutr 2003;77:1146–55.
27. Garg A, Grundy SM, Koffler M. Diabetes Care 1992;15:1572–80.
28. Kris-Etherton PM. Am J Clin Nutr 2009;90:13–4.
29. Hu FB, Stampfer MJ, Manson JE et al. Am J Clin Nutr 1999;70:1001–8.
30. Welsch CW. Cancer Res 1992;52(Suppl 7):2040S–8S.
31. Keys A. Seven Countries: A Multivariate Analysis of Death and Coronary Heart Disease. Cambridge, MA: Harvard University Press, 1980.
32. Verschuren WM, Jacobs DR, Bloemberg BP et al. JAMA 1995;274:131–6.
33. Hu F, Stampfer MJ, Manson JE et al. N Engl J Med 1997;337:1491–9.
34. Jakobsen MU, O'Reilly EJ, Heitmann BL et al. Am J Clin Nutr 2009;89:1425–32.
35. Sacks F. J Cardiovasc Risk 1994;1:3–8.
36. GISSI-Prevention Investigators. Lancet 1999;354:447–55.
37. Albert CM, Campos H, Stampfer MJ et al. N Engl J Med 2002;346:1113–8.
38. Albert CM, Hennekens CH, O'Donnell CJ et al. JAMA 1998;279:23–8.
39. de Lorgeril M, Renaud S, Mamelle N et al. [Erratum in: Lancet 1995;345:738]. Lancet 1994;343:1454–9.
40. Campos H, Baylin A, Willett WC. Circulation 2008;118:339–45.
41. Simopoulos AP, Leaf A, Salem N Jr. Prostaglandins Leukot Essent Fatty Acids 2000;63:119–21.
42. Willett WC. J Cardiovasc Med (Hagerstown) 2007;8(Suppl 1):S42–5.
43. Hu FB, Stampfer MJ, Manson JE et al. Am J Clin Nutr 1999;69:890–7.
44. Goyens PL, Spilker ME, Zock PL et al. Am J Clin Nutr 2006;84:44–53.
45. Ascherio A, Katan MB, Zock PL et al. N Engl J Med 1999;340:1994–8.
46. Lichtenstein AH, Ausman LM, Jalbert SM et al. N Engl J Med 1999;340:1933–40.
47. Nestel P, Noakes M, Belling B. J Lipid Res 1992;33:1029–36.
48. Mensink RP, Zock PL, Katan MB et al. J Lipid Res 1992;33:1493–1501.
49. Mozaffarian D, Pischon T, Hankinson SE et al. Am J Clin Nutr 2004;79:606–12.
50. Baer DJ, Judd JT, Clevidence BA et al. Am J Clin Nutr 2004;79:969–73.
51. Mozaffarian D, Katan MB, Ascherio A et al. N Engl J Med 2006;354:1601–13.

52. Mozaffarian D, Jacobson MF, Greenstein JS. N Engl J Med 2010;362:2037–9.
53. Hu FB, van Dam RM, Liu S. Diabetologia 2001;44:805–17.
54. Riserus U, Willett WC, Hu FB. Prog Lipid Res 2009;48:44–51.
55. van Dam RM, Willett WC, Rimm EB et al. Diabetes Care 2002;25:417–24.
56. Fung TT, Schulze MB, Manson JE et al. Arch Intern Med 2004;164:2235–40.
57. Prentice RL, Sheppard L. Cancer Causes Control 1990;1:81–97.
58. Armstrong B, Doll R. Int J Cancer 1975;15: 617–631.
59. Ip C. Quantitative assessment of fat and calorie as risk factors in mammary carcinogenesis in an experimental model. In: Mettlin CJ, Aoki K, eds. Recent Progress in Research on Nutrition and Cancer: Proceedings of a Workshop Sponsored by the International Union Against Cancer, Held in Nagoya, Japan, November 1–3, 1989. New York: Wiley-Liss, 1990:107–17.
60. Freedman LS, Clifford C, Messina M. Cancer Res 1990;50:5710–19.
61. Appleton BS, Landers RE. Adv Exp Med Biol 1986;206:99–104.
62. Smith-Warner SA, Spiegelman D, Adami HO et al. Int J Cancer 2001;92:767–74.
63. Hunter DJ, Spiegelman D, Adami HO et al. N Engl J Med 1996;334:356–61.
64. Prentice RL, Caan B, Chlebowski RT et al. JAMA 2006;295:629–42.
65. Martin LJ, Li Q, Melnichouk O et al. Cancer Res 2011;71:123–33.
66. Cho E, Spiegelman D, Hunter DJ et al. J Natl Cancer Inst 2003;95:1079–85.
67. Linos E, Willett WC, Cho E et al. Cancer Epidemiol Biomarkers Prev 2008;17:2146–51.
68. Cho E, Chen WY, Hunter DJ et al. Arch Intern Med 2006;166:2253–9.
69. World Cancer Research Fund/American Institute for Cancer Research. Second Expert Report: Food, Nutrition, Physical Activity, and the Prevention of Cancer: A Global Perspective. London: WCRF, 2007.
70. Gerhardsson de Verdier M, Hagman U, Peters RK et al. Int J Cancer 1991;49:520–5.
71. Babbs CF. Free Radic Biol Med 1990;8: 191–200.
72. Carayol M, Grosclaude P, Delpierre C. Cancer Causes Control 2010;21:347–55.
73. Bray GA, Popkin BM. Am J Clin Nutr 1998;68:1157–73.
74. Willett WC, Leibel RL. Am J Med 2002; 113(Suppl 9B):47S–59S.
75. Jeppesen J, Hollenbeck CB, Zhou MY et al. Arterioscler Thromb Vasc Biol 1995; 15:320–4.
76. Willett WC, Stampfer M, Chu N et al. Am J Epidemiol 2001;154:1107–12.
77. Jenkins DJ, Wolever TM, Taylor RH et al. Am J Clin Nutr 1981;34:362–6.
78. Barclay AW, Petocz P, McMillan-Price J et al. Am J Clin Nutr 2008;87:627–37.
79. Salmeron J, Manson JE, Stampfer MJ et al. JAMA 1997;277:472–7.
80. Salmeron J, Ascherio A, Rimm EB et al. Diabetes Care 1997;20:545–50.
81. Hu FB, Willett WC. JAMA 2002;288:2569–78.
82. Park Y, Hunter DJ, Spiegelman D et al. JAMA 2005;294:2849–57.
83. Aldoori WH, Giovannucci EL, Rockett HR et al. J Nutr 1998;128:714–9.
84. Schroeder HA. Am J Clin Nutr 1971;24: 562–73.
85. Appel LJ, Sacks FM, Carey VJ et al. JAMA 2005;294:2455–64.
86. Hu FB, Stampfer MJ, Manson JE et al. Am J Clin Nutr 1999;70:221–7.
87. Hu FB, Stampfer MJ. Curr Atheroscler Reports 1999;1:204–9.
88. Jiang R, Manson JE, Stampfer MJ et al. JAMA 2002;288:2554–60.
89. Bernstein AM, Sun Q, Hu FB et al. Circulation 2010;122(9):876–83.
90. Koushik A, Hunter DJ, Spiegelman D et al. J Natl Cancer Inst 2007;99:1471–83.
91. Smith-Warner SA, Spiegelman D, Yaun SS et al. JAMA 2001;285:769–76.
92. Smith-Warner SA, Spiegelman D, Yaun SS et al. Int J Cancer 2003;107(6):1001–11.
93. Lee JE, Giovannucci E, Smith-Warner SA et al. Cancer Epidemiol Biomarkers Prev 2006;15:2445–52.
94. Fung TT, Hu FB, Holmes MD et al. Int J Cancer 2005;116:116–21.
95. Giovannucci E. J Natl Cancer Inst 1999;91: 317–31.
96. Hung HC, Joshipura K, Jiang R et al. J Natl Cancer Inst 2004;21:1577–84.
97. Stampfer MJ, Malinow MR, Willett WC et al. JAMA 1992;268:877–81.
98. Selhub J, Jacques PF, Bostom AG et al. N Engl J Med 1995;332:286–91.
99. Tucker KL, Olson B, Bakun P et al. Am J Clin Nutr 2004;79:805–11.
100. Sacks FM, Svetkey LP, Vollmer WM et al. N Engl J Med 2001;344:3–10.
101. Sacks FM, Willett WC, Smith A et al. Hypertension 1998;31:131–8.
102. Werler MM, Shapiro S, Mitchell AA. JAMA 1993;269:1257–61.
103. Chasan-Taber L, Willett WC, Seddon JM et al. Am J Clin Nutr 1999;70:509–16.
104. Brown L, Rimm EB, Seddon JM et al. Am J Clin Nutr 1999;70:517–24.
105. Chapuy MC, Arlof ME, Duboeuf F et al. N Engl J Med 1992;327:1637–42.
106. Institute of Medicine. Dietary Reference Intakes for Calcium and Vitamin D. Washington, DC: National Academy of Sciences, 2010.
107. Scientific Advisory Committee on Nutrition (SACN). Key Dietary Recommendations. London: SACN, 2002.
108. Nordin BEC. Clin Orthop 1966;45:17–20.
109. Hegsted DM. J Nutr 1986;116:2316–19.
110. Bischoff-Ferrari HA, Dawson-Hughes B, Baron JA et al. Am J Clin Nutr 2007;86: 1780–90.
111. Bischoff-Ferrari HA, Dawson-Hughes B, Baron JA et al. J Bone Miner Res 2010; 21: 1121–32.
112. Feskanich D, Willett W, Colditz G. JAMA 2002;288:2300–6.
113. Wickham CAC, Walsh K, Cooper C et al. BMJ 1989;299:889–92.
114. Bischoff-Ferrari HA, Willett WC, Wong JB et al. Arch Intern Med 2009;169:551–61.
115. McCarron DA, Morris CD, Henry HJ et al. Science 1984;224:1392–8.
116. Cutler JA, Brittain E. Am J Hypertens 1990;3:137S–146S.
117. Bolland MJ, Avenell A, Baron JA et al. BMJ 2010;341:c3691.
118. Cho E, Smith-Warner S, Spiegelman D et al. J Natl Cancer Inst 2004;96:1015–22.
119. Baron JA, Beach M, Mandel JS et al. N Engl J Med 1999;340:101–7.
120. Giovannucci E. Nutritional and environmental epidemiology of prostate cancer. In: Kantoff PW, Carroll PR, D'Amico AV, eds. Prostate Cancer: Principles and Practice. Philadelphia: Lippincott Williams & Wilkins, 2002:117–39.
121. Law MR, Frost CD, Wald NJ. BMJ 1991; 302:819–24.
122. Bibbins-Domingo K, Chertow GM, Coxson PG et al. N Engl J Med 2010;362:590–9.
123. Klatsky AL, Armstrong MA, Friedman GD. Am J Cardiol 1990;66:1237–42.
124. Hines LM, Stampfer MJ, Ma J et al. N Engl J Med 2001;344:549–55.
125. Hines LM, Rimm EB. Postgrad Med J 2001;77:747–52.
126. Mukamal KJ, Conigrave KM, Mittleman MA et al. N Engl J Med 2003;348:109–18.
127. Smith-Warner SA, Spiegelman D, Yaun SS et al. JAMA 1998;279:535–40.
128. Reichman ME, Judd JT, Longcope C et al. J Natl Cancer Inst 1993;85:722–27.
129. Hankinson SE, Willett WC, Manson JE et al. J Natl Cancer Inst 1995;87:1297–1302.
130. Boffetta P, Garfinkel L. Epidemiology 1990;1:342–8.
131. Fuchs CS, Stampfer MJ, Colditz GA et al. N Engl J Med 1995;332:1245–50.
132. MRC Vitamin Study Research Group. Lancet 1991;338:131–7.
133. Lee JE, Willett WC, Fuchs CS et al. Am J Clin Nutr 2011;93:817–25.
134. Kim DH, Smith-Warner SA, Spiegelman D et al. Cancer Causes Control 2010;21:1919–30.
135. Rimm EB, Willett WC, Hu FB et al. JAMA 1998;279:359–64.
136. Clarke R, Halsey J, Lewington S et al. Arch Intern Med 2010;170:1622–31.
137. Wang X, Qin X, Demirtas H et al. Lancet 2007;369:1876–82.
138. Selhub J, Morris MS, Jacques PF et al. Am J Clin Nutr 2009;89:702S–6S.
139. Looker AC, Johnson CL, Lacher DA et al. Vitamin D status: United States, 2001–2006. NCHS Data Brief 2011:1–8.
140. Bischoff-Ferrari HA, Dawson-Hughes B, Staehelin HB et al. BMJ 2009;339:b3692.
141. Lee JE, Li H, Chan AT et al. Cancer Prev Res (Phila) 2011;4:735–43.
142. Bischoff-Ferrari HA, Dietrich T, Orav EJ et al. Am J Med 2004;116:634–9.
143. Jackson RD, LaCroix AZ, Gass M et al. N Engl J Med 2006;354:669–83.
144. Bolland MJ, Grey A, Avenell A et al. BMJ 2011;342:d2040.
145. Centers for Disease Control. MMWR Morb Mortal Wkly Rep 2002;51:897–9.
146. Rajpathak S, Ma J, Manson J et al. Diabetes Care 2006;29:1370–6.
147. Qi L, Meigs J, Manson JE et al. Diabetes 2005;54:3567–72.
148. Blot WJ, Li JY, Taylor PR et al. J Natl Cancer Inst 1993;85:1483–92.
149. Fawzi WW, Msamanga GI, Spiegelman D et al. N Engl J Med 2004;351:23–32.
150. Hercberg S, Galan P, Preziosi P et al. Arch Intern Med 2004;164:2335–42.
151. Feskanich D, Singh V, Willett WC et al. JAMA 2002;287:47–54.
152. Melhus H, Michaelsson K, Kindmark A et al. Ann Intern Med 1998;129:770–78.
153. Michaelsson K, Lithell H, Vessby B et al. N Engl J Med 2003;348:287–94.
154. Johansson S, Melhus H. J Bone Miner Res 2001;16:1899–905.
155. Block G, Patterson B, Subar A. Nutr Cancer 1992;18:1–29.
156. Block G, Abrams B. Ann N Y Acad Sci 1993;678:244–54.
157. Krebs-Smith SM, Guenther PM, Subar AF et al. J Nutr 2010;140:1832–8.
158. Appel LJ, Frohlich ED, Hall JE et al. Circulation 2011;123:1138–43.
159. US Department of Agriculture. The food guide pyramid. Home and Garden Bulletin No. 252. Washington, DC: GPO, 1992:30.
160. US Department of Agriculture. ChooseMyPlate, 2011. Available at: http://www.choosemyplate.gov. Accessed March 26, 2012.

161. Harvard School of Public Health. Healthy Eating Pyramid. 2000. Available at: http://www.hsph.harvard.edu/nutritionsource/. Accessed September 14, 2012.
162. Kennedy ET, Ohls J, Carlson S et al. J Am Diet Assoc 1995;95:1103–8.
163. Guenther PM, Reedy J, Krebs-Smith SM et al. Development and Evaluation of the Healthy Eating Index 2005: Technical Report. Washington, DC: US Department of Agriculture, Center for Nutrition Policy and Promotion, 2007.
164. Stampfer MJ, Hu FB, Manson JE et al. N Engl J Med 2000;343:16–22.
165. Trichopoulou A, Lagiou P, Kuper H et al. Cancer Epidemiol Biomarkers Prev 2000;9:869–73.
166. McCullough ML, Robertson AS, Rodriguez C et al. Cancer Causes Control 2003;14:1–12.
167. McCullough ML, Feskanich D, Stampfer MJ et al. Am J Clin Nutr 2000;72:1214–22.
168. McCullough ML, Feskanich D, Rimm EB et al. Am J Clin Nutr 2000;72:1223–31.
169. McCullough ML, Feskanich D, Stampfer MJ et al. Am J Clin Nutr 2002;76:1261–71.
170. Trichopoulou A, Costacou T, Bamia C et al. N Engl J Med 2003;348:2599–2608.

◆ 105 章 ◆

1. Alpha-Tocopherol Beta Carotene Cancer Prevention Study Group. N Engl J Med 1994;330:1029–35.
2. Omenn GS, Goodman GE, Thornquist MD et al. N Engl J Med 1996;334:1150–5.
3. Hennekens CH, Buring JE, Manson JE et al. N Engl J Med 1996;334:1145–9.
4. Howard BV, Van Horn L, Hsia J et al. JAMA 2006;295:655–66.
5. Hu FB. Curr Opin Lipidol 2002;13:3–9.
6. Wayne MS, Cath A, Pamies RJ. Arch Fam Med 1995;4: 357–66.
7. Moeller SM, Reedy J, Millen AE et al. J Am Diet Assoc 2007;107:1233–9.
8. Guthrie HA, Scheer JC. J Am Diet Assoc 1981;78:240–5.
9. Krebs-Smith SM, Smiciklas-Wright H, Guthrie HA et al. J Am Diet Assoc 1987; 87:897–903.
10. Sanjur D. Social and Cultural Perspectives in Nutrition. Englewood Cliffs, NJ: Prentice-Hall, 1982.
11. Ruel MT. J Nutr 2003;133:3911S–26S.
12. Arimond M, Ruel MT. J Nutr 2004;134: 2579–85.
13. Kant AK, Block G, Schatzkin A et al. J Am Diet Assoc 1991;91:1526–31.
14. Kant AK, Schatzkin A, Block G et al. J Am Diet Assoc 1991;91:1532–7.
15. Kant AK. J Am Diet Assoc 1996;96:785–91.
16. Kant AK, Schatzkin A, Harris TB et al. Am J Clin Nutr 1993;57:434–40.
17. McCrory MA, Fuss PJ, McCallum JE et al. Am J Clin Nutr 1999;69:440–7.
18. Bernstein MA, Tucker KL, Ryan ND et al. J Am Diet Assoc 2002;102:1096–104.
19. Murphy SP, Foote JA, Wilkens LR et al. J Am Diet Assoc 2006;106:425–9.
20. Bhupathiraju SN, Tucker KL. Am J Clin Nutr 2011;93:37–46.
21. Kennedy ET, Ohls J, Carlson S et al. J Am Diet Assoc 1995;95:1103–8.
22. Guenther PM, Reedy J, Krebs-Smith SM. J Am Diet Assoc 2008;108:1896–901.
23. McCullough ML, Willett WC. Public Health Nutr 2006;9:152–7.
24. Guo X, Warden BA, Paeratakul S et al. Eur J Clin Nutr 2004;58:1580–6.
25. Tande DL, Magel R, Strand BN. Public Health Nutr 2010;13:208–14.
26. Kuczmarski MF, Cremer Sees A, Hotchkiss L et al. J Am Diet Assoc 2010;110:383–9.
27. Xu B, Houston DK, Locher JL et al. J Gerontol A Biol Sci Med Sci 2012;67:93–9.
28. Moeller SM, Taylor A, Tucker KL et al. J Nutr 2004;134:1812–9.
29. McCullough ML, Feskanich D, Rimm EB et al. Am J Clin Nutr 2000;72:1223–31.
30. de Koning L, Chiuve SE, Fung TT et al. Diabetes Care 2011;34:1150–6.
31. McCullough ML, Feskanich D, Stampfer MJ et al. Am J Clin Nutr 2002;76:1261–71.
32. Reedy J, Mitrou PN, Krebs-Smith SM et al. Am J Epidemiol 2008;168:38–48.
33. Akbaraly TN, Ferrie JE, Berr C et al. Am J Clin Nutr 2011;94:247–53.
34. Sacks FM, Obarzanek E, Windhauser MM et al. Ann Epidemiol 1995;5:108–18.
35. Appel LJ, Moore TJ, Obarzanek E et al. N Engl J Med 1997;336:1117–24.
36. Obarzanek E, Sacks FM, Vollmer WM et al. Am J Clin Nutr 2001;74:80–9.
37. Appel LJ, Miller ER 3rd, Jee SH et al. Circulation 2000;102:852–7.
38. Chen ST, Maruthur NM, Appel LJ. Circ Cardiovasc Qual Outcomes 2010;3:484–9.
39. Sacks FM, Svetkey LP, Vollmer WM et al. N Engl J Med 2001;344:3–10.
40. Lin PH, Ginty F, Appel LJ et al. J Nutr 2003;133:3130–6.
41. Ard JD, Coffman CJ, Lin PH et al. Am J Hypertens 2004;17:1156–62.
42. Azadbakht L, Fard NR, Karimi M et al. Diabetes Care 2011;34:55–7.
43. Blumenthal JA, Babyak MA, Hinderliter A et al. Arch Intern Med 2010;170:126–35.
44. Appel LJ, Champagne CM, Harsha DW et al. JAMA 2003;289:2083–93.
45. Ard JD, Grambow SC, Liu D et al. Diabetes Care 2004;27:340–7.
46. Levitan EB, Wolk A, Mittleman MA. Arch Intern Med 2009;169:851–7.
47. Levitan EB, Wolk A, Mittleman MA. Am J Cardiol 2009;104:1416–20.
48. Fung TT, Chiuve SE, McCullough ML et al. Arch Intern Med 2008;168:713–20.
49. Liese AD, Nichols M, Sun X et al. Diabetes Care 2009;32:1434–6.
50. Folsom AR, Parker ED, Harnack LJ. Am J Hypertens 2007;20:225–32.
51. Couch SC, Saelens BE, Levin L et al. J Pediatr 2008;152:494–501.
52. Gunther AL, Liese AD, Bell RA et al. Hypertension 2009;53:6–12.
53. Liese AD, Bortsov A, Gunther AL et al. Circulation 2011;123:1410–7.
54. Berz JP, Singer MR, Guo X et al. Arch Pediatr Adolesc Med 2011;165:540–6.
55. National Heart Lung and Blood Institute. Your Guide to Lowering Blood Pressure with DASH. Available at: http://www.nhlbi.nih.gov/health/public/heart/hbp/dash/new_dash.pdf. Accessed January 9, 2012.
56. Mayo Clinic. DASH Diet: Healthy Eating to Lower Your Blood Pressure. Available at: http://www.mayoclinic.com/health/dash-diet/HI00047. Accessed January 9, 2012.
57. Martinez E. Dash Diet by the American Heart Association. Available at: http://www.livestrong.com/article/361177-dash-diet-by-the-american-heart-association/. Accessed January 9, 2012.
58. Heller M. The DASH Diet Action Plan: Proven to Boost Weight Loss and Improve Health. New York: Grand Central Life & Style, 2011.
59. Keys A. Circulation 1970;41:1–211.
60. Oldways Preservation Trust. What Is The Mediterranean Diet? 2010. Available at: http://www.oldwayspt.org/mediterranean-diet. Accessed March 12, 2012.
61. Willett WC, Sacks F, Trichopoulou A et al. Am J Clin Nutr 1995;61:1402S–6S.
62. Trichopoulou A, Kouris-Blazos A, Wahlqvist ML et al. BMJ 1995;311:1457–60.
63. Trichopoulou A, Costacou T, Bamia C et al. N Engl J Med 2003;348:2599–608.
64. Mitrou PN, Kipnis V, Thiebaut AC et al. Arch Intern Med 2007;167:2461–8.
65. La Vecchia C. Nutr Rev 2009;67(Suppl 1): S126–9.
66. Nunez-Cordoba JM, Valencia-Serrano F, Toledo E et al. Am J Epidemiol 2009;169: 339–46.
67. Schroder H, Marrugat J, Vila J et al. J Nutr 2004;134:3355–61.
68. Romaguera D, Norat T, Mouw T et al. J Nutr 2009;139:1728–37.
69. Panagiotakos DB, Polystipioti A, Papairakleous N et al. Asia Pac J Clin Nutr 2007;16: 331–7.
70. Scarmeas N, Luchsinger JA, Schupf N et al. JAMA 2009;302:627–37.
71. Gao X, Chen H, Fung TT et al. Am J Clin Nutr 2007;86:1486–94.
72. Vujkovic M, de Vries JH, Lindemans J et al. Fertil Steril 2010;94:2096–101.
73. Vujkovic M, Steegers EA, Looman CW et al. BJOG 2009;116:408–15.
74. Salas-Salvado J, Fernandez-Ballart J, Ros E et al. Arch Intern Med 2008;168:2449–58.
75. Shai I, Schwarzfuchs D, Henkin Y et al. N Engl J Med 2008;359:229–41.
76. Skoldstam L, Hagfors L, Johansson G. Ann Rheum Dis 2003;62:208–14.
77. Newby PK, Tucker KL. Nutr Rev 2004;62: 177–203.
78. Randall E, Marshall JR, Graham S et al. Am J Clin Nutr 1990;52:739–45.
79. Schwerin HS, Stanton JL, Riley AM Jr et al. Am J Clin Nutr 1981;34:568–80.
80. Tucker KL. Appl Physiol Nutr Metab 2010; 35:211–8.
81. Jackson JE. A User's Guide to Principal Components. New York: John Wiley & Sons. 1991. (Published online in 2004: doi: 10.1002/0471725331.fmatter.)
82. Schwerin HS, Stanton JL, Smith JL et al. Am J Clin Nutr 1982;35:1319–25.
83. Slattery ML, Boucher KM, Caan BJ et al. Am J Epidemiol 1998;148:4–16.
84. Hu FB, Rimm E, Smith-Warner SA et al. Am J Clin Nutr 1999;69:243–9.
85. Hu FB, Rimm EB, Stampfer MJ et al. Am J Clin Nutr 2000;72:912–21.
86. Kant AK. J Am Diet Assoc 2004;104:615–35.
87. Brennan SF, Cantwell MM, Cardwell CR et al. Am J Clin Nutr 2010;91:1294–302.
88. Akbaraly TN, Brunner EJ, Ferrie JE et al. Br J Psychiatry 2009;195:408–13.
89. Brantsaeter AL, Haugen M, Samuelsen SO et al. J Nutr 2009;139:1162–8.
90. Lange NE, Rifas-Shiman SL, Camargo CA Jr et al. J Allergy Clin Immunol 2010;126: 250–5, 255e1–4.
91. Aldenderfer MS, Blashéeld RK. Cluster Analysis. Newbury Park, CA: Sage Publications, Inc., 1984.
92. Lo Siou G, Yasui Y, Csizmadi I et al. Am J Epidemiol 2011;173:956–67.
93. Tucker KL, Dallal GE, Rush D. J Am Diet Assoc 1992;92:1487–91.
94. Millen BE, Quatromoni PA, Nam BH et al. Prev Med 2002;35:540–7.
95. Millen BE, Quatromoni PA, Nam BH et al. J Am Diet Assoc 2004;104:208–14.
96. Newby PK, Muller D, Hallfrisch J et al. Am J Clin Nutr 2003;77:1417–25.
97. Newby PK, Muller D, Tucker KL. Am J Clin Nutr 2004;80:759–67.
98. Anderson AL, Harris TB, Tylavsky FA et al. Eur J Clin Nutr 2012;66:18–24.
99. Tucker KL, Chen H, Hannan MT et al. Am

J Clin Nutr 2002;76:245–52.
100. Diehr P, Beresford SA. J Clin Epidemiol 2003;56:1224–35.
101. Brunner EJ, Mosdol A, Witte DR et al. Am J Clin Nutr 2008;87:1414–21.
102. Chen H, Ward MH, Graubard BI et al. Am J Clin Nutr 2002;75:137–44.
103. Duffey KJ, Steffen LM, Van Horn L et al. Am J Clin Nutr 2012;95:909–15.
104. Anderson AL, Harris TB, Tylavsky FA et al. J Am Diet Assoc 2011;111:84–91.
105. Smith AD, Emmett PM, Newby PK et al. Eur J Clin Nutr 2011;65:1102–9.
106. Reedy J, Wirfalt E, Flood A et al. Am J Epidemiol 2010;171:479–87.
107. Talegawkar SA, Johnson EJ, Carithers TC et al. J Am Diet Assoc 2008;108:2013–20.
108. Liu J, Hickson DA, Musani SK et al. Obesity (Silver Spring) 2012 Jun 12 [Epub ahead of print].
109. Lin H, Bermudez OI, Tucker KL. J Nutr 2003;133:3651–7.
110. Martikainen P, Brunner E, Marmot M. Soc Sci Med 2003;56:1397–410.
111. Wirfalt E, Hedblad B, Gullberg B et al. Am J Epidemiol 2001;154:1150–9.
112. Shimizu K, Takeda S, Noji H et al. J Nutr Sci Vitaminol (Tokyo) 2003;49:133–8.
113. Li Y, He Y, Lai J et al. J Nutr 2011;141: 1834–9.
114. Flores M, Macias N, Rivera M et al. J Nutr 2010;140:1869–73.
115. Panagiotakos DB, Pitsavos C, Stefanadis C. J Food Sci 2009;74:H218–24.

◆ 106章 ◆

1. US Department of Agriculture, US Department Health and Human Services. Dietary Guidelines for Americans, 2010. 7th ed. Washington, DC: US Government Printing Office, 2010.
2. Health Canada. Eating Well with Canada's Food Guide. Ottawa, ON: Health Promotion and Programs Branch, Minister of Public Works and Government Services Canada, 2007.
3. Dupont JL, Harper AE. Nutr Rev 2002;60: 342–8.
4. National Research Council. Recommended Dietary Allowances: Protein, calcium, iron, vitamin A, vitamin B (thiamin), vitamin C (ascorbic acid), riboflavin, nicotinic acid, vitamin D. Washington, DC. 1941.
5. Food and Nutrition Board, Institute of Medicine. How Should the RDAs Be Revised? Washington, DC: National Academy Press, 1994.
6. Roberts LJ. N Y State J Med 1944;44:59–65.
7. Yates AA. Dietary reference intakes: rationale and applications. In: Shils ME, Shike M, Ross AC et al. Modern Nutrition in Health and Disease. 10th ed. Baltimore: Lippincott Williams & Wilkins, 2006:1672–7.
8. Food and Nutrition Board, Institute of Medicine. Dietary Reference Intakes: Applications in Dietary Assessment. Washington, DC: National Academy Press, 2000.
9. Food and Nutrition Board, Institute of Medicine. Dietary Reference Intakes: Applications in Dietary Planning. Washington, DC: National Academy Press, 2003.
10. Food and Nutrition Board, Institute of Medicine. Dietary Reference Intakes: The Essential Guide to Nutrient Requirements. Washington, DC: National Academies Press, 2006.
11. Food and Nutrition Board, Institute of Medicine. The Development of DRIs 1994–2004: Lessons Learned and New Challenges: Workshop Summary. Washington, DC: National Academies Press, 2008.
12. Food and Nutrition Board, Institute of Medicine. Dietary Reference Intakes for Calcium and Vitamin D. Washington, DC: National Academies Press, 2011.
13. Food and Nutrition Board, Institute of Medicine. Dietary Reference Intakes for Calcium, Phosphorus, Magnesium, Vitamin D, and Fluoride. Washington, DC: National Academy Press, 1997:1–432.
14. Taylor CL. Framework for DRI Development: Components "Known" and Components "To Be Explored." Washington, DC: National Academies Press, 2008. Available at: http://www.iom.edu/dris. Accessed September 15, 2012.
15. Food and Nutrition Board, Institute of Medicine. Dietary Reference Intakes for Energy, Carbohydrate, Fiber, Fat, Fatty Acids, Cholesterol, Protein, and Amino Acids. Washington, DC: National Academy Press, 2002.
16. Food and Nutrition Board, Institute of Medicine. Dietary Reference Intakes for Water, Potassium, Sodium, Chloride and Sulfate. Washington, DC: National Academy Press, 2004.
17. National Research Council. Risk Assessment in the Federal Government: Managing the Process. Washington, DC, National Academy Press, 1983.
18. World Health Organization. A Model for Establishing Upper Levels of Intake for Nutrients and Related Substances: A Report of a Joint FAO/WHO Technical Workshop on Food Nutrient Risk Assessment. Geneva: World Health Organization, 2006.
19. Russell R, Chung M, Balk EM et al. Am J Clin Nutr 2009;89:728–33.
20. Chung M, Balk EM, Ip S et al. Am J Clin Nutr 2010;92:273–6.
21. Institute of Medicine and National Research Council. Weight Gain During Pregnancy: Reexamining the Guidelines. Washington, DC: The National Academies Press, 2009.
22. National Research Council. Nutrient Adequacy: Assessment Using Food Consumption Surveys. Washington, DC: National Academy Press, 1986.
23. Ulrich CM. Am J Clin Nutr 2007:86:271–3.
24. Yetley EA, Brule D, Cheney MC et al. Am J Clin Nutr 89:719–27.

◆ 107章 ◆

1. Sinclair U. The Jungle. New York: Doubleday, Jabber & Company, 1906.
2. Federal Food and Drugs Act of 1906. Pub L No. 59-384, 34 Stat 768 (1906), 21 USC § 1-15 (1934). Repealed in 1938 by 21 USC § 329(a).
3. Federal Meat Inspection Act of 1906, 34 Stat 674. Amended by Pub L No. 59-242, 34 Stat 1260 (1967). Codified at 21 USC §§ 601 et seq.
4. Federal Food, Drug, and Cosmetic Act, 21 USC §341-350f.
5. White House Conference on Food, Nutrition and Health. J Nutr 1969;99:257–60.
6. White House Conference on Food, Nutrition and Health: Final Report. Washington, DC: US Government Printing Office, 1969.
7. Fed Regist 1971;33:11521–2.
8. Fed Regist 1972;34:6493–7.
9. Fed Regist 1973;38:2125–32.
10. Fed Regist 1984;49:15510–35.
11. US Department of Health and Human Services, Public Health Service. Aging. In: The Surgeon General's Report on Nutrition and Health. Washington, DC: US Government Printing Office, 1988. DHHS (PHS) publication 88-50210.
12. National Research Council, Diet and Health. Implications for Reducing Chronic Disease Risk. Washington, DC: National Academy Press, 1989.
13. National Academy of Sciences. Nutrition Labeling: Issues and Directions for the 1990s. Washington, DC: National Academy Press, 1990.
14. Hilts PJ. New York Times, March 8, 1990.
15. Fed Regist 1989;54:32610.
16. Fed Regist 1990;55:29476–533.
17. NLEA, Public Law 101-585, Nov. 8, 1990.
18. Magill ME. Food Drug Law J 1995;50:149–90.
19. Fed Regist 1991;56:6036–878.
20. Fed Regist 1993;58:2066–941.
21. Fed Regist 2003;68:41433–506.
22. Fed Regist 1993;58:2236–7.
23. Center for Science in the Public Interest. Petition for Rulemaking on Nutrition Labeling for Food and Beverages Sold in Single-Serving Containers, 2004.
24. US Department of Health and Human Services, National Institutes of Health, National Heart, Lung, and Blood Institute. Portion Distortion! Do You Know How Food Portions Have Changed in 20 Years? Available at: http://hin.nhlbi.nih.gov/portion/index.htm. Accessed September 15, 2012.
25. Smiciklas-Wright H, Mitchell DC, Mickle SJ et al. J Am Diet Assoc 2003;103:41–7.
26. Nielsen SJ, Popkin BM. JAMA 2003;289: 450–3.
27. Young LR, Nestle M. J Am Diet Assoc 2003;103:231–4.
28. Working Group on Obesity. Calories Count. 2004. Available at: http://www.fda.gov/Food/LabelingNutrition/ReportsResearch/ucm081696.htm. Accessed September 15, 2012.
29. Fed Regist 2005;70:17010–14.
30. Atwater WO. US Farmers' Bull 1910;142: 48.
31. Merrill AL, Watt BK. USDA Handbook. Washington, DC: US Government Printing Office, 1973.
32. Official Methods of Analysis of the AOAC International. 15th ed. Arlington, VA: The Association of Official Analytical Chemists, 1990.
33. Food and Agriculture Organization/World Health Organization. Report of the Joint FAO/WHO Expert Consultation on Protein Quality Evaluation. Rome: Food and Agriculture Organization, 1991.
34. Food and Nutrition Board, Institute of Medicine. Dietary Reference Intakes for Energy, Carbohydrate, Fiber, Fat, Fatty Acids, Cholesterol, Protein, and Amino Acids. Washington, DC: National Academies Press, 2005.
35. Dietary Reference Intakes. Available at: http://www.iom.edu/Reports/2006/Dietary-Reference-Intakes-Essential-Guide-Nutrient-Requirements.aspx. Accessed September 15, 2012.
36. Fed Regist 2007;72:62149–75.
37. Kessler DA, Mande JR, Scarbrough FE et al. Harvard Health Policy Review 2003; 4(2):13–24.
38. 21 Code of Federal Regulations 101.9(d).
39. Bender MM, Scarbrough FE. The World of Ingredients 1995:54-6.
40. Poultry Products Inspection Act of 1957. Public Law 85-172, as amended.
41. Agricultural Marketing Act of 1946. As Amended Through Public Law 110–246.

42. 9 Code of Federal Regulations 317.400 (meat); 9 Code of Federal Regulations 381.500 (poultry).
43. 21 Code of Federal Regulations 101.10.
44. State and local laws/bills/regulations: 2009–2010. Available at: http://www.cspinet.org/new/pdf/ml_bill_summaries_09.pdf.
45. Patient Protection and Affordable Care Act of 2010. Pub L No. 111-148.
46. Fed Regist 2010;75:39026–8.
47. Dietary Supplement Health and Education Act of 1994. Pub–L 103-417.
48. Fed Regist 1997;62:49825–58.
49. Fed Regist 1997;62:49859–68.
50. Fed Regist 1997;62:49868–81.
51. Fed Regist 2000;65:999–1050.
52. Fed Regist 1997;62:2217–50.
53. Codex Alimentarius Commission. Procedural Manual, 20th ed. Available at: ftp://ftp.fao.org/codex/Publications/ProcManuals/Manual_20e.pdf. Accessed September 15, 2012.
54. World Trade Organization. Available at: http://www.wto.org/english/thewto_e/coher_e/wto_codex_e.htm. Accessed September 15, 2012.
55. Guidelines on Nutrition Labelling, CAC/GL 2-1985. Available at: http://www.codexalimentarius.org/standards/list-of-standards/en/. Accessed September 15, 2012.
56. Lewis CJ, Randell A, Scarbrough FE. Food Control 1996;7:285–293.
57. European Food Information Council. Global Update on Nutrition Labelling, 2012, Executive Summary. Available at: http://www.eufic.org/upl/1/default/doc/GlobalUpdateExecSumJan2012_PUBLIC_Final.pdf. Accessed September 15, 2012.
58. Canada Gazette. Part II. 2003;1:154–403.
59. Canada Gazette. Part I. 2005;1:1570–1620.
60. Food Standards Australia New Zealand. Available at: http://www.foodstandards.gov.au/foodstandards/foodstandardscode.cfm. Accessed September 15, 2012.
61. Mercosul Technical Regulation for Nutritional Labeling of Packaged Foods 12/12/2003 [English translation] Montevideo: Mercosul, 2003. Available at: http://www.anvisa.gov.br/alimentos/informacao_nutricional_alegacoes_saude_cenaario_global_regulamentacoes.pdf. Accessed September 15, 2012.
62. E-Siong Tee, Tamin S, Ilyas R et al. J Clin Nutr 2002;11:S80–6.
63. Prevention of Food Adulteration. Available at: http://www.pfndai.com/Gazette%20pdfs/002_664_2008.pdf. Accessed September 15, 2012.
64. European Parliament and Council. Nutrition Labelling Rules of Foodstuffs. Council Directive 90/496/EEC, 1990.
65. European Parliament and Council. Recommended Daily Allowances Definitions. 2008 Council Directive. Available at: http://eur-lex.europa.eu/LexUriServ/LexUriServ.do?ur=OJ:L:2008:285:0009:0012:EN:PDF.
66. Regulation EU No 1169/2011 of the European Parliament and the Council of 25 October 2011 on the provision of food information to consumers. Available at http://eur-lex.europa.eu/LexUriServ/LexUriServ.do?uri=OJ:L:2011:304:0018:0063:EN:PDF. Accessed September 15, 2012.
67. Criteria for the Use of Nutrient Content Claims. Available at: http://www.fda.gov/Food/GuidanceComplianceRegulatoryInformation/default.htm. Accessed September 15, 2012.
68. 21 Code of Federal Regulations 101.65.
69. FAO/WHO. Food Labelling. 5th ed. Rome: Food and Agriculture Organization, 2007.
70. Codex Alimentarius, Thematic Compilations. Available at: ftp://ftp.fao.org/codex/Publications/Booklets/Labelling/Labelling_2007_EN.pdf. Accessed September 15, 2012.
71. 21 Code of Federal Regulations 101.72.
72. 21 Code of Federal Regulations 101.74.
73. 21 Code of Federal Regulations 101.73.
74. 21 Code of Federal Regulations 101.75.
75. 21 Code of Federal Regulations 101.76.
76. 21 Code of Federal Regulations 101.77.
77. 21 Code of Federal Regulations 101.78.
78. 21 Code of Federal Regulations 101.79.
79. 21 Code of Federal Regulations 101.80.
80. 21 Code of Federal Regulations 101.81.
81. 21 Code of Federal Regulations 101.82.
82. 21 Code of Federal Regulations 101.83.
83. The Food and Drug Administration Modernization Act of 1997. Pub L 105-115.
84. Consumer Health Information for Better Nutrition Initiative: Task Force Final Report. Available at: http://www.fda.gov/Food/LabelingNutrition/LabelClaims/QualifiedHealthClaims/QualifiedHealthClaimsPetitions/ucm096010.htm. Accessed September 15, 2012.
85. European Parliament and Council. Nutrition and Health Claims Made on Foods. Regulation (EC) No 1924/2006, 2006.
86. European Food Safety Authority. Available at: http://www.efsa.europa.eu/en.
87. Institute of Medicine, Front-of-Package Nutrition Rating Systems and Symbols: Promoting Healthier Choices, Washington DC, National Academies Press, 2012.
88. Fed Regist 2009;74:62786–92.
89. Armstrong K. 2010. Stumped at the Supermarket; Making sense of nutrition rating systems. Available at http://changelabsolutions.org/publications/stumped-supermarket. Accessed September 15, 2012.
90. 21 Code of Federal Regulations 101.4.
91. Henney JE, Taylor CL, Boon CS, eds. Strategies to Reduce Sodium Intake in the United States. Washington, DC: National Academies Press, 2010.
92. Fed Regist 2010;75:33759–60.

◆ 108 章 ◆

1. Coleman-Jensen A, Nord M, Andrews M, Carlson S. Household Food Security in the United States in 2010. Economic Research Report No. (ERR-125). 2011.
2. Chilton M, Black M, Berkowitz C et al. Am J Public Health 2009;99:556–62.
3. Cook J, Frank D, Berkowitz C et al. J Nutr 2004;134:1348–1432.
4. Cook J, Frank D, Levenson S et al. J Nutr 2006;136:1073–6.
5. Dunifon R, Kowaleski-Jones L. Soc Serv Rev 2003;77:72–92.
6. Gundersen C, Kreider B. J Health Econ 2009;28:971–83.
7. Kirkpatrick S, McIntyre L, Potestio M. Arch Pediatr Adolesc Med 2010;164:754–62.
8. Weinreb L, Wehler C, Perloff J et al. Pediatrics 2002;110:e41.
9. Yoo J, Slack K, Hall J. Am J Public Health 2009;99:829–836.
10. Alaimo K, Olson C, Frongillo E. Pediatrics 2001;108:44–53.
11. Alaimo K, Olson C, Frongillo E. J Nutr 2002;132:719–25.
12. Kleinman R, Murphy J, Little M et al. Pediatrics 1998;101:e3.
13. Murphy J, Wehler C, Pagano M et al. J Am Acad Child Adolesc Psychiatry 1998;37:163–70.
14. Slack K, Yoo J. Soc Serv Rev 2005;79:511–36.
15. Whitaker R, Phillips S, Orzol S. Pediatrics 2006;118:e859–e68.
16. Kaiser L, Melgar-Quinonez H, Lamp C et al. J Am Diet Assoc 2002;102:924–9.
17. Kaiser L, Melgar-Quinonez H, Townsend M et al. J Nutr Educ Behav 2003;35:148–53.
18. Matheson D, Varady J, Varady A et al. Am J Clin Nutr 2002;76:210–17.
19. Hernandez D, Jacknowitz A. J Nutr 2009;139:1517–24.
20. Jyoti D, Frongillo E, Jones S. J Nutr 2005;135:2831–9.
21. Rose-Jacobs R, Black M, Casey P et al. Pediatrics 2008;121:65–72.
22. Zaslow M, Bronte-Tinkew J, Capps R et al. Matern Child Health J 2009;13:66–80.
23. Eicher-Miller H, Mason A, Weaver C et al. Am J Clin Nutr 2009;90:1358–71.
24. Skalicky A, Meyers A, Adams W et al. Matern Child Health J 2006;10:177–85.
25. Bhattacharya J, Currie J, Haider S. J Health Econ 2004;23:839–62.
26. Dixon L, Winkelby M, Radimer K. J Nutr 2001;131:1232–46.
27. McIntyre L, Glanville T, Raine K et al. Can Med Assoc J 2003;168:686–91.
28. Olson C. Top Clin Nutr 2005;20:321–8.
29. Nelson K, Cunningham W, Andersen R et al. J Gen Intern Med 2001;16:404–11.
30. Pheley A, Holben D, Graham A et al. J Rural Health 2002;18:447–54.
31. Siefert K, Heflin C, Corcoran M et al. Women Heath 2001;32:159–77.
32. Stuff J, Casey P, Szeto K et al. J Nutr 2004;134:2330–5.
33. Vozoris N, Tarasuk V. J Nutr 2003;133:1200–6.
34. Huddleston-Casas C, Charnigo R, Simmon L. Public Health Nutr 2009;12:1133–40.
35. Biros M, Hoffman P, Resch K. Acad Emerg Med 2005;12:310–17.
36. Sullivan A, Clark S, Pallin D et al. J Emerg Med 2010;38:524–8.
37. Seligman H, Bindman A, Vittinghoff E et al. Soc Gen Intern Med 2007;22:1018–23.
38. Lee J, E. Frongillo J. Nutr 2001;131:1503–9.
39. Ziliak J, Gundersen C, Haist M. The Causes, Consequences, and Future of Senior Hunger in America. Special report by the University of Kentucky Center for Poverty Research for the Meals on Wheels Association of America Foundation. Lexington, KY: University of Kentucky Center for Poverty Research, 2008.
40. Holben D, Barnett M, Holcomb J. J Hunger Environ Nutr 2006;1:89–99.
41. Klesges L, Pahor M, Shorr R et al. Am J Public Health 2001;91:68–75.
42. US Department of Agriculture Food and Nutrition Service. Annual Historical Review: Fiscal Year 1997. Washington, DC: US Department of Agriculture, 1999.
43. Ranney C, Kushman J. South Econ J 1987;53:1011–27.
44. Moffitt R. Am Econ Rev 1983;73:1023–35.
45. US Department of Agriculture Food and Nutrition Service. Current Perspective on SNAP Participation. Washington, DC: US Department of Agriculture, 2009.
46. Ziliak J, Gundersen C, Figlio D. South Econ J 2003;69:903–19.
47. Gundersen C, Kreider B. J Hum Resour 2008;43:352–82.
48. Gundersen C, Jolliffe D, Tiehen L. Food Policy 2009;34:367–76.
49. Gundersen C, Oliveira V. Am J Ag Econ 2001;84:875–87.
50. DePolt R, Moffitt R, Ribar D. Pacific Econ Rev 2009;14:445–73.
51. Bollinger C, David M. J Am Stat Assoc 1997;92:827–35.

52. Bollinger C, David M. J Bus Econ Stat 2001;19:129–41.
53. Bitler M, Currie J, Scholz J. J Hum Resour 2003;38:1139–79.
54. Gundersen C. Child Youth Serv Rev 2005; 27:99–114.
55. Bitler M, Gundersen C, Marquis G. Rev Ag Econ 2005;27(3):433–8.
56. Arcia G, Crouch L, Kulka R. Am J Agric Econ 1990;72:218–26.
57. Basiotis P, Kramer-LeBlanc C, Kennedy E. Fam Econ Nutr Rev 1998;11:4–16.
58. Oliveira V, Gundersen C. US Department of Agriculture Economic Research Service: Food Assistance and Nutrition Research Report 5. Washington, DC: US Department of Agriculture, 2000.
59. Siega-Riz A, Kranz S, Blanchette D et al. J Pediatrics 2004;144:229–34.
60. Swensen A, Harnack J, Ross J. J Am Diet Assoc 2001;101:903–8.
61. Ahluwalia I, Hogan V, Grummer-Strawn et al. Am J Public Health 1998;88:1374–7.
62. Brown H, Watkins K, Hiett A. Am J Obstet Gynecol 1996;174:1279–83.
63. Gueorguieva R, Morse S, Roth J. Matern Child Health J 2009;13:479–88.
64. Moss N, Carver K. Am J Public Health 1998;88:1354–61.
65. Black M, Cutts D, Frank D et al. Pediatrics 2004;114:169–76.
66. Devaney B, Bilheimer L, Schore J. J Policy Anal Manag 1992;11:573–92.
67. Figlio D, Hamersma S, Roth J. J Pub Econ 2009;93:235–45.
68. Kowaleski-Jones L, Duncan G. Am J Public Health 2002;92:799–804.
69. Kim I, Hungerford D, Kuester S et al. MMWR 1992;41:26–42.
70. Yip R, Pravanta I, Scanlon K et al. MMWR 1992;41:1–24.
71. El-Bastawissi A, Peters R, Sassen K et al. Matern Child Health J 2007;11:611–21.
72. Altucher K, Rasmussen K, Barden E et al. J Am Diet Assoc 2005;105:709–15.
73. Carlson A, Senauer B. Am J Agric Econ 2003;85:479–91.
74. Buescher P, Horton S, Devaney B et al. Am J Public Health 2003;93:145–150.
75. Lee B, Mackey-Bilaver L. Child Youth Serv Rev 2007;29:501–17.
76. Jacknowitz A, Novillo D, Tiehen L. Pediatrics 2007;119:281–89.
77. Bitler M, Currie J. J Policy Anal Manag 2005;24:73–93.
78. Jiang M, Foster M, Gibson-Davis C. Child Youth Serv Rev 2010;32:264–73.
79. Joyce T, Gibson D, Colman S. J Policy Anal Manag 2005;24:661–85.
80. Joyce T, Racine A, Yunzal-Butler C. J Policy Anal Manag 2008;27:277–303.
81. Beal A, Kuhlthau K, Perrin J. Public Health Rep 2003;118:368–76.
82. Chatterji P, Brooks-Gunn J. Am J Public Health 2004;94:1324–7.
83. Houghton M, Graybeal T. J Am Diet Assoc 2001;101:245–7.
84. McCann M, Baydar N, Williams R. J Hum Lact 2007;23:314–24.
85. Ryan A, Zhou W. Pediatrics 2005;117:1136–46.
86. Gleason P, Suitor C. Am J Agric Econ 2003; 85:1047–61.
87. Akin J, Guilkey D, Popkin B. Am J Agric Econ 1983;65:477–85.
88. Grainger C, Senauer B, Runge C. J Cons Affairs 2007;41:265–84.
89. Millimet D, Tchernis R, Husain M. J Hum Resour 2010;45:640–54.
90. Gundersen C, Kreider B, Pepper J. J Econometrics 2012;166:79–91.
91. Nord M, Romig K. J Children Poverty 2006;12:141–58.
92. Devaney B, Fraker T. Am J Agric Econ 1989;71:932–48.
93. Sampson A, Dixit S, Meyers A et al. Ambulatory Child Health 1995;1:14–22.
94. Bartfeld J, Ahn H. J Nutr 2011;141:470–5.

◆ 109 章 ◆

1. Gardner G, Halweil B. Overfed and Underfed: The Global Epidemic of Malnutrition. Washington, DC: Worldwatch Institute, 2000.
2. Doak CM, Adair LS, Monteiro C et al. J Nutr 2000;130:2965–71.
3. Caballero B. 2005. N Engl J Med 352: 1514–6.
4. World Health Organization. World Health Report. Geneva: World Health Organization, 2010.
5. World Health Organization. Report of a WHO Consultation. Geneva: World Health Organization, 2000.
6. Caballero B. Epidemiol Rev 2007;29:1–5.
7. Finucane MM, Stevens GA, Cowan MJ et al. Lancet 2011;377:557–67.
8. de Onis M, Blossner M, Borghi E. Am J Clin Nutr 2010;92:1257–64.
9. Omran AR. Milbank Mem Fund Q 1971; 49:509–38.
10. Popkin BM. Nutr Revs 1994;52:285–98.
11. Caballero B, Popkin BM. The Nutrition Transition: Diet and Disease in the Developing World. London: Academic Press, 2002:1–8.
12. Popkin BM. World Dev 1999;27:1905–16.
13. Popkin BM. Am J Clin Nutr 2006;84:289–98.
14. World Health Organization, Food and Agriculture Organization. Report of a Joint WHO/FAO Expert Consultation. Geneva: World Health Organization, 2002.
15. Food and Agriculture Organization. World Agriculture: Towards 2015/2030. Rome: Food and Agriculture Organization, 2002.
16. Food and Agriculture Organization. Food Production. 2011. Available at: http://www.fao.org/docrep/014/i2280e/i2280e00.htm. Accessed September 20, 2012.
17. Popkin BM. Proc Nutr Soc 2011;70:82–91.
18. Popkin BM, Gordon-Larsen P. Int J Obes Relat Metab Disord 2004;28:S2–S9.
19. Caballero B, Popkin BM, eds. The Nutrition Transition: Diet and Disease in the Developing World. London: Academic Press, 2002:109–128.
20. US Department of Agriculture Economic Research Service. Changing Structure of Global Food Consumption and Trade. Washington, DC: US Department of Agriculture Economic Research Service, 2001.
21. Drewnowski A, Popkin BM. Nutr Revs 1997;55:31–43.
22. Fast Food: Global Industry Guide. Limassol, Cyprus: Market Publishers, 2010.
23. Franco M, Diez-Roux AV, Nettleton JA et al. Am J Clin Nutr 2009;89:897–904.
24. Asfaw A. Dev Policy Rev 2008;26:16.
25. Caballero B, Popkin BM, eds. The Nutrition Transition: Diet and Disease in the Developing World. London: Academic Press, 2002:147–164.
26. Immink MD, Blake CC, Viteri FE et al. Arch Latinoam Nutr 1986;36:247–59.
27. Worth RF. In New York Tickets, Ghana Sees Orderly City. The New York Times. October 19, 2002.
28. Weng X, Caballero B. Obesity and Related Diseases in China: The Impact of the Nutrition Transition in Urban and Rural Adults. New York: Cambria Press, 2007.
29. Monteiro CA, Conde WL, Lu B et al. Int J Obes Relat Metab Disord 2004;28(Suppl 3):S2–S9.
30. Du S, Mroz TA, Zhai F et al. Soc Sci Med 2004;59:1505–15.
31. Haddad L, Ruel MT, Garrett JL. World Dev 1999;27:1891–904.
32. Menon P, Ruel M, Morris SS. Socioeconomic Differentials in Child Stunting Are Consistently Larger in Urban Than in Rural Areas. 2000. Available at: http://www.ifpri.org/publication/socio-economic-differentials-child-stunting-are-consistently-larger-urban-rural-areas-0. Accessed September 20, 2012.
33. Gwatkin DR, Guillot M, Heuveline P. Lancet 1999;354:586–9.
34. Regmi A, Deepak MS, Seale JL et al. Cross-Country Analysis of Food Consumption Patterns. Washington, DC: US Department of Agriculture Economic Research Service, 2001.
35. Subramanian SV, Perkins JM, Ozaltin E et al. Am J Clin Nutr 2011;93:413–21.
36. Doak CM, Adair LS, Bentley M et al. Int J Obes (Lond) 2005;29:129–36.
37. Garrett JL, Ruel MT. Food Nutr Bull 2005;26:209–21.
38. Popkin BM, Horton SH, Kim S. Food Nutr Bull 2001;22:3–57.
39. Cheung YB, Low L, Osmond C et al. Hypertension 2000;36:795–800.
40. Eriksson JG, Forsen T, Tuomilehto J et al. Diabetes 1999;48:A72-A.
41. Eriksson JG, Forsen T, Tuomilehto J et al. Br Med J 2001;322:949–53.
42. Martorell R, Stein AD, Schroeder DG. J Nutr 2001;131:874S–80S.
43. Ong KK, Loos RJ. Acta Paediatrica 2006; 95:904–8.
44. Ibanez L, Ong K, Dunger DB et al. J Clin Endocrinol Metab 2006;91:2153–8.
45. Ibanez L, Suarez L, Lopez-Bermejo A et al. J Clin Endocrinol Metab 2008;93:925–8.
46. Ong KK, Ahmed ML, Emmett PM et al. BMJ 2000;320:967–71.
47. Susser M, Stein Z. Nutr Revs 1994;52:84–94.
48. Symonds ME, Gardner DS. Curr Opin Clin Nutr Metab Care 2006;9:278–83.
49. Caballero B. J Pediatr 2006;149:S97–S9.
50. Morrison JL. Clin Exp Pharmacol Physiol 2008;35:730–43.
51. Kawamura M, Itoh H, Yura S et al. Endocrinology 2007;148:1218–25.
52. Victora CG, de Onis M, Hallal PC et al. Pediatrics 2010;125:e473–80.
53. World Health Organization. Global Health Risks: Mortality and Burden of Disease Attributable to Selected Major Risks. Geneva: World Health Organization, 2009.
54. Danaei G, Finucane MM, Lu Y et al. Lancet 2011;378:31–40.
55. Wild S, Roglic G, Green A et al. Diabetes Care 2004;27:1047–53.
56. World Health Organization. Framework Convention for Tobacco Control. 2005. Available at: http://www.who.int/fctc/en/index.html. Accessed September 20, 2012.
57. United Nations. Millenium Development Goals. 2011. Available at: http://www.un.org/millenniumgoals/. Accessed September 20, 2012.
58. United Nations. High-Level Meeting on Noncommunicable Disease Prevention and Control. 2011. Available at: http://www.who.int/nmh/events/un_ncd_summit2011/en/. Accessed September 20, 2012.
59. Ciclovias Recreativas. Available at: http://www.cicloviasrecreativas.org/. Accessed September 20, 2012.

60. 8-80 Cities. Available at: http://www.8-80cities.org. Accessed September 20, 2012.

◆ 110章 ◆

1. Food and Agriculture Organization/World Health Organization. Calcium Requirements. Geneva: World Health Organization, 1962. WHO Technical Report Series No. 230.
2. Food and Agriculture Organization/World Health Organization. Requirements of Vitamin A, Thiamine, Riboflavin and Niacin. Geneva: World Health Organization, 1962. WHO Technical Report Series No. 326.
3. Food and Agriculture Organization/World Health Organization. Requirements of Ascorbic Acid, Vitamin D, Vitamin B12, Folate and Iron. Geneva: World Health Organization, 1970. WHO Technical Report Series No. 452.
4. Food and Agriculture Organization/World Health Organization. Human Vitamin and Mineral Requirements: Report of a Joint FAO/WHO Expert Consultation. Rome: Food and Agriculture Organization, 2002.
5. Food and Agriculture Organization/World Health Organization/United Nations University. Human Energy Requirements: Report of a Joint FAO/WHO/UNU Expert Consultation. Geneva: World Health Organization, 2004.
6. Food and Agriculture Organization/World Health Organization /UNU. Protein and Amino Acid Requirements in Human Nutrition. Geneva: World Health Organization, 2007. WHO Technical Report Series No. 935.
7. Uauy R, Hertrampf E. Food-based dietary recommendations: possibilities and limitations. In: Bowman B, Russell R, eds. Present Knowledge in Nutrition. 8th ed. Washington, DC: ILSI Press, 2001:636–49.
8. Food and Agriculture Organization/World Health Organization. Preparation and Use of Food-Based Dietary Guidelines: Report of a Joint FAO/WHO Expert Consultation. Geneva: World Health Organization, 1996.
9. US Department of Agriculture. Dietary Guidelines for Americans. 5th ed. Washington DC: US Departments of Agriculture and of Health and Human Services, 2000.
10. Young VR. J Nutr 2002;132:621–9.
11. Viteri FE. Prevention of iron deficiency. In: Howson CP, Kennedy ET, Horwitz A, eds. Prevention of Micronutrient Deficiencies: Tools for Policymakers and Public Health Workers. Washington, DC: National Academy Press, 1998:45–102.
12. Food and Agriculture Organization/World Health Organization /IAEA. Zinc. In: Trace Elements in Human Nutrition and Health. Geneva: World Health Organization, 1996.
13. Hawkesworth S, Dangour A, Johnston D et al. Philos Trans R Soc 2010;365:3083–97.
14. Messer E. Soc Sci Med 1997;44:1675–84.
15. Food and Nutrition Board, National Academy of Medicine. Dietary Reference Intakes: Applications in Dietary Assessment. Washington DC: National Academy Press, 2001.
16. Lutter CK, Dewey KG. J Nutr 2003;133:3011S–20S.
17. Nestel P, Briend A, de Benoist B et al. J Pediatr Gastroenterol Nutr 2003;36:316–28.
18. UK Food Standards Agency. The Eatwell Plate. Available at: http://www.eatwell.gov.uk. Accessed August 18, 2010.
19. US Department of Agriculture. My Pyramid. Available at: http://www.mypyramid.gov. Accessed August 18, 2010.
20. US Department of Health and Human Services and U.S. Department of Agriculture. Dietary Guidelines for Americans. 6th ed. Washington, DC: U.S. Government Printing Office, 2005.
21. Food and Agriculture Organization. Food-Based Dietary Guidelines. Available at: http://www.fao.org/ag/humannutrition/nutritioneducation/fbdg. Accessed August 18, 2010.
22. Keller I, Lang T. Public Health Nutr 2008;11:867–74.
23. Food and Agriculture Organization. Rome Declaration on World Food Security and World Food Summit Plan of Action. Rome: Food and Agriculture Organization, 1996.
24. Black RE, Allen LH, Bhutta ZA et al. Lancet 2008;371:243–60.
25. Allen L, de Benoist B, Dary O et al. Guidelines on Food Fortification with Micronutrients. Geneva: World Health Organization and Food and Agriculture Organization of the United Nations, 2006.
26. Paine JA, Shipton CA, Chaggar S et al. Nat Biotechnol 2005;23:482–7.
27. Stein AJ, Sachdev HP, Qaim M. Nat Biotechnol 2006;24:1200–1.
28. Stewart JW, Kaplan ML, Beitz DC. Am J Clin Nutr 2001;74179–87.
29. Kang JX, Wang J, Wu L et al. Nature 2004;427:504.
30. World Health Organization. Iron Deficiency Anaemia: Assessment, Prevention and Control. A Guide for Programme Managers. Geneva: World Health Organization, 2001.
31. Yip R, Walsh KM, Goldfarb MG et al. Pediatrics 1987;80:330–4.
32. Layrisse M, Chaves JF, Mendez C et al. Am J Clin Nutr 1996;64:903–7.
33. Oyarzun MT, Uauy R, Olivares S. Arch Latinoam Nutr 2001;51(1):7–18.
34. Uauy R, Hertrampf E, Reddy M. J Nutr 2002;132(Suppl):849S–52S.
35. de Benoist B, Andersson M, Egli I et al. Iodine Status Worldwide: WHO Global Database on Iodine Deficiency. Geneva: World Health Organization, 2004.
36. World Health Organization. Progress Towards the Elimination of Iodine Deficiency Disorders (IDD). Geneva: World Health Organization, 1999.
37. Hetzel BS. Bull World Health Organ 2002;80:410–3; discussion 3–7.
38. Williams LJ, Mai CT, Edmonds LD et al. Teratology 2002;66:33–9.
39. Hertrampf E, Cortes F. Nutr Rev 2004;62:S44–S48; discussion S49.
40. Scientific Advisory Committee on Nutrition. Folate and Disease Prevention. London: The Stationary Office, 2006.
41. United Nations Children's fund. Tracking Progress on Child and Maternal Nutrition: A Survival and Development Priority. New York: United Nations Children's Fund, 2009.
42. World Health Organization/World Food Programme/United Nations University. Community-Based Management of Severe Acute Malnutrition. A Joint Statement by WHO, WFP, and the UN. Geneva: World Health Organization, 2007.
43. Hendricks KM. Nutr Rev 2010;68:429–35.
44. Food and Agriculture Organization, World Health Organization. International Conference on Nutrition: World Declaration and Plan of Action for Nutrition Rome: Food and Agriculture Organization, 1992.
45. Bhutta ZA, Ahmed T, Black RE et al. Lancet 2008;371:417–40.
46. World Health Organization. Weekly Iron–Folic Acid Supplementation (WIFS) in Women of Reproductive Age: Its Role in Promoting Optimal Maternal and Child Health. Position Statement. Geneva: World Health Organization, 2009.
47. World Health Organization. Technical Consultation on Neonatal Vitamin A Supplementation Research Priorities: Meeting Report. Geneva: World Health Organization, 2009.
48. Uauy R, Maass A, Araya M. Am J Clin Nutr 2008;88:867S–71S.
49. Risch NJ. Nature 2000;405:847–56.
50. Davey Smith G, Ebrahim S. Int J Epidemiol 2003;32:1–22.
51. Stover PJ. Physiol Genomics 2004;16:161–5.
52. Garrod A. Lancet 1902;2:1616–20.
53. Rall SC Jr, Weisgraber KH, Mahley RW. J Biol Chem 1982;257:4171–8.
54. Masson LF, McNeill G, Avenell A. Am J Clin Nutr 2003;77:1098–111.
55. Masson LF, McNeill G. Curr Opin Lipidol 2005;16:61–7.
56. Mozaffarian D, Ludwig DS. JAMA 2010;304:681–2.
57. Department of Health. South African Guidelines for Healthy Eating. Pretoria, South Africa: Nutrition Directorate, 2004.
58. National Institute of Nutrition. Dietary Guidelines for Indians: A Manual. Hyderabad, India: Indian Council of Medical Research, 1998.
59. Food Standards Agency. FSA Nutrient and Food Based Guidelines for UK Institutions. London: Food Standards Agency, 2006.
60. Ministry of Health Chile. Guidelines for a Healthy Life: Food, Physical Activity and Tobacco. Santiago, Chile: Ministry of Health, 2005. Available at: http://www.minsal.cl.
61. Ministry of Health Oman. The Omani Guide to Healthy Eating. Oman: Ministry of Health, 2009.
62. Health Canada. Eating Well with Canada's Food Guide. Ottawa: Health Canada, 2007.
63. Bailey LB. J Nutr2003;133(Suppl 1):3748S–53S.
64. Jacques PF, Bostom AG, Selhub J et al. Atherosclerosis 2003;166:49–55.
65. Devlin AM, Ling EH, Peerson JM et al. Hum Mol Genet 2000;9:2837–44.
66. Ordovas JM. Biochem Soc Trans 2002;30:68–73.
67. Afman LA, Trijbels FJ, Blom HJ. J Nutr 2003;133:75–7.
68. Uitterlinden AG, Fang Y, Bergink AP et al. Mol Cell Endocrinol 2002;197:15–21.
69. Griffiths W, Cox T. Hum Mol Genet 2000;9:2377–82.
70. Lee P, Gelbart T, West C et al. Blood Cells Mol Dis 2002;29:471–87.
71. Bull PC, Thomas GR, Rommens JM et al. Nat Genet 1993;5:327–37.
72. Hsi G, Cullen LM, Moira Glerum D et al. Genomics 2004;83:473–81.
73. Dufner-Beattie J, Wang F, Kuo YM et al. J Biol Chem 2003;278:33474–81.
74. Weiss EP, Brown MD, Shuldiner AR et al. Physiol Genomics 2002;10:145–57.
75. Hubacek JA, Pistulkova H, Skodova Z et al. Ann Clin Biochem 2001;38:399–400.
76. Bentzen J, Jorgensen T, Fenger M. Clin Genet 2002;61:126–34.
77. Brown S, Ordovas JM, Campos H. Atherosclerosis 2003;170:307–13.
78. Fullerton SM, Clark AG, Weiss KM et al. Am J Hum Genet 2000;67:881–900.
79. Bosron WF, Li TK. Hepatology 1986;6:502–10.
80. Ferguson RA, Goldberg DM. Clin Chim

Acta 1997;257:199–250.
81. McCarver DG. Drug Metab Dispos 2001;29:562–5.
82. Loew M, Boeing H, Sturmer T et al. Alcohol 2003;29:131–5.
83. Poulter M, Hollox E, Harvey CB et al. Ann Hum Genet 2003;67:298–311.

◆ 111章 ◆

1. Allen LH. Nutr Rev 1993;51:255–67.
2. Neumann CG, Bwibo NO, Murphy SP et al. J Nutr 2003;133:3941S–9S.
3. Sommer A, Tarwotjo I, Djunaedi E et al. Lancet 1986;1:1169–73.
4. Beaton GH, Martorell R, Aronson KJ et al. Effectiveness of Vitamin A Supplementation in the Control of Young Child Morbidity and Mortality in Developing Countries. Geneva: United Nations Administrative Committee on Coordination Subcommittee on Nutrition, 2003.
5. Imdad A, Yakoob MY, Sudfeld C et al. BMC Public Health 2011;11(Suppl 3):S20.
6. West KP Jr, Katz J, Khatry SK et al. BMJ 1999;318:570–5.
7. West KP Jr, Christian P, Labrique AB et al. JAMA 2011;305:1986–95.
8. Kirkwood B, Humphrey J, Moulton L et al. Lancet 2010;376:1643–4.
9. Stoltzfus RJ, Underwood BA. Bull World Health Organ 1995;73:703–11.
10. Haskell MJ, Pandey P, Graham JM et al. Am J Clin Nutr 2005;81:461–71.
11. Rice AL, Burns JB. J Am Coll Nutr 2010:29;302S–13S.
12. Lozoff B. Food Nutr Bull 2007;28:S560–71.
13. Lozoff B. J Nutr 2011;141:740S–6S.
14. World Health Organization. Intermittent Iron and Folic Acid Supplementation in Menstruating Women. Geneva: World Health Organization, 2011.
15. Ekstrom EC, Hyder SM, Chowdhury AM et al. Am J Clin Nutr 2002;76:1392–400.
16. Prentice AM, Ghattas H, Doherty C et al. Food Nutr Bull 2007;28:S524–39.
17. Lynch SR. J Nutr 2011;141:763S–8S.
18. Hurrell R, Ranum P, de Pee S et al. Food Nutr Bull 2010;31:S7–21.
19. Garcia OP, Diaz M, Rosado JL et al. Am J Clin Nutr 2003;78:267–73.
20. Haas JD, Beard JL, Murray-Kolb LE et al. J Nutr 2005;135:2823–30.
21. Zimmermann MB. Proc Nutr Soc 2010;69:133–43.
22. Zimmermann M, Delange F. Eur J Clin Nutr 2004;58:979–84.
23. Andersson M, Aeberli I, Wust N et al. J Clin Endocrinol Metab 2010:5217–24.
24. Heseker HB, Mason JB, Selhub J et al. Br J Nutr 2009;102:173–80.
25. Allen LH. Food Nutr Bull 2008:S20–34; discussion S5–7.
26. Smith AD, Kim YI, Refsum H. Am J Clin Nutr 2008;87:517–33.
27. Selhub J, Morris MS, Jacques PF et al. Am J Clin Nutr 2009;89:702S–6S.
28. Allen LH, Rosenberg IH, Oakley GP et al. Food Nutr Bull 2010;31:S36–46.
29. Imdad A, Bhutta ZA. BMC Public Health 2011;11(Suppl 3):S22.
30. US Agency for International Development, United Nations Children's Fund, World Health Organization. Diarrhoea Treatment Guidelines Including New Recommendations for the Use of ORS and Zinc Supplementation for Clinic-Based Healthcare Workers. Arlington, VA: MOST Project, 2005.
31. Brown KH, Peerson JM, Baker SK et al. Food Nutr Bull 2009;30:S12–40.
32. Yakoob MY, Theodoratou E, Jabeen A et al. BMC Public Health 2011;11(Suppl 3):S23.
33. Brown KH, Hambidge KM, Ranum P. Food Nutr Bull 2010;31:S62–74.
34. Gibson RS, Anderson VP. Food Nutr Bull 2009;30:S108–43.
35. Vossenaar M, Solomons NW. Am J Clin Nutr 2012;95:859–66.
36. Pelto GH, Armar-Klemesu M. Maternal Child Nutr 2011;7(Suppl 3):66–81.
37. Ip H, Hyder SM, Haseen F et al. Eur J Clin Nutr 2009;63:165–72.
38. Rah JH, dePee S, Kraemer K et al. J Nutr 2012;142:191S–6S.
39. Sun J, Dai Y, Zhang S et al. Maternal Child Nutr 2011;7(Suppl 3):96–111.
40. Allen LH, Peerson JM, Olney DK. J Nutr 2009;139:1022–30.
41. Fall CH, Fisher DJ, Osmond C et al. Food Nutr Bull 2009;30:S533–46.
42. Haider BA, Yakoob MY, Bhutta ZA. BMC Public Health 2011;11(Suppl 3):S19.
43. Huybregts L, Roberfroid D, Lanou H et al. Am J Clin Nutr. 2009;90:1593–600.
44. Allen LH. Adv Hum Nutr 2012;3 (in press).
45. Olney DK, Rawat R, Ruel MT. J Nutr 2012;142:178S–85S.

◆ 112章 ◆

1. Blair SN, Yiling C, Holder JS. Med Sci Sports Exerc 2001;33(Suppl):S379–99.
2. McArdle WD, Katch FI, Katch VL. Exercise Physiology. Philadelphia: Lippincott Williams & Wilkins, 2001.
3. Rose MI, Himwich HE. Am J Physiol 1927;81:485–6.
4. Ford LE. Muscle Physiology and Cardiac Function. Traverse City, MI: Cooper Publishing Group, 2000.
5. Huxley AF. The Origin of Force in Skeletal Muscle: Energy Transfer in Biological Systems. New York: Ciba Foundation 1975: 271–99.
6. Lifson N, Gordon GB, McClintock R. J Appl Physiol 1955;7:704–10.
7. Schoeller DA, van Santen E. J Appl Physiol 1982;53:955–9.
8. Pette D, Staron RS. Rev Physiol Biochem Pharmacol 1990;116:1–76.
9. Bergstrom J. Scand J Clin Lab Invest 1962; 68:1–110.
10. Chance B, Eleff S, Leigh GS. Proc Natl Acad Sci U S A 1980;77:7430–4.
11. Howley ET. Med Sci Sports Exerc 2001; 33(Suppl):S364–9.
12. Houston ME. Biochemistry Primer for Exercise Science. Champaign: Human Kinetics, 1995.
13. Larson DE, Newcomer BR, Hunter GR Am J Physiol 2004;282:E95–106.
14. Muoio DM, Leddy JJ, Horvath PJ et al. Med Sci Sports Exerc 1994;26:81–8.
15. Hargreaves M. Exerc Sport Sci Rev 1997; 25:21–39.
16. Bassett DR Jr. Med Sci Sports Exerc 1994; 26:957–66.
17. Hunter GR, McCarthy JP, Bamman MM. Sports Med 2004;34:329–48.
18. Wisloff U, Najjar SM, Ellingsen O et al. Science 2005;307:418–20.
19. Brock DW, Irving BA, Gower BA et al. Int J Obes 2010;18:982–86.
20. Roy JLP, Hunter GR, Fernandez JR et al. Am J Hum Biol 2006;18:454–60.
21. Lexell J. J Gerontol A Biol Sci Med Sci 1995;50(Spec No):11–6.
22. Lynch NA, Metter EJ, Lindle RS et al. J Appl Physiol 1999;86:188–94.
23. Lowe DA, Baltgalvis KA, Greising SM. Exerc Sport Sci Rev 2010;38:61–7.
24. Hunter GR, Lara-Castro C, Byrne NM et al. Int J Body Comp Res 2005;3:55–61.
25. Kekes-Szabo T, Hunter GR, Nyikos I et al. Obes Res 1994;2:450–457.
26. Lee IM, Paffenbarger RS Jr. Exerc Sport Sci Rev 1996;24:135–71.
27. Michaud DS, Giovannucci E, Willett WC et al. JAMA 2001;286:921–9.
28. Shephard RJ. Med Sci Sports Exerc 2001; 33:S400–18.
29. Despres JP, Lemarche B. Physical activity and the metabolic complications of obesity. In: Claude Bouchard, ed. Physical Activity and Obesity. Champaign, IL: Human Kinetics 2000:331–54.
30. DiPietro L. Exerc Sport Sci Rev 1995;23: 275–303.
31. Hunter GR, Weinsier RL, Bamman MM et al. Int J Obes 1998;22:489–93.
32. Williams PT. Med Sci Sports Exerc 2001;33(Suppl):S611–21.
33. Thompson PD, Crouse SF, Goodpaster B et al. Medi Sci Sports Exerc 2001;33 (Suppl):S438–45.
34. Hunter GR, Kekes-Szabo T, Snyder S et al. Med Sci Sports Exerc 1997;29:362–9.
35. Hunter GR, Kekes-Szabo T, Treuth MS et al. Int J Obes 1996;20:860–5.
36. Westerterp KR. Curr Opin Clin Nutr Metab Care 2000;3:485–8.
37. Weinsier RL, Hunter GR, Desmond RA et al. Am J Clin Nutr 2002;75:499–504.
38. Hunter GR, Brock DW, Byrne NM et al. Obesity 2010;18:690–5.
39. Hunter GR, Chandler-Laney PJ, Brock DW et al. Obesity 2009;18:274–81.
40. Hunter GR, Bryan DR, Wetzstein CJ et al. Med Sci Sports Exerc 2002;34:1023–8.
41. Treuth MS, Hunter GR, Kekes-Szabo T et al. J Appl Physiol 1995;78:1425–31.
42. Kohrt WM, Obert KA, Holloszy JO. J Gerontol 1992;47:M99–105.
43. Oppert JM, Nadeau ATA, Despres JP et al. Am J Physiol 1997;272:E248–54.
44. Schoeller DA, Shay K, Kushner RF. Am J Clin Nutr 1997;66:551–6.
45. Saris WHM, Blair SN, van Baak MA et al. Obes Rev 2003;4:101–14.
46. Kraus WE, Houmard JA, Duscha BD et al. N Engl J Med 2002;347:1483–92.
47. Hunter GR, Newcomer BR, Larson-Meyer DE et al. Muscle Nerve 2001;24:654–61.
48. Poehlman ET, Danforth E. Am J Physiol 1991;261:E233–9.
49. Hunter GR, Weinsier RL, Zuckerman PA et al. Int J Obes 2004;28:1111–7.
50. Larew K, Hunter GR, Larson-Meyer EE et al. Med Sci Sports Exerc 2003;35:230–6.

◆ 113章 ◆

1. Brutsaert TD, Parra EJ. Med Sport Sci 2009;54:11–27.
2. American College of Sports Medicine. Med Sci Sport Exerc 2009;41:709–31.
3. Nemet D, Eliakim A. Curr Opin Clin Nutr Metab Care 2009;12:304–9.
4. Tarnopolsky MA. Clin J Sport Med 2008; 18:531–8.
5. Williams MH. Sports nutrition. In: Shils ME, Shike M, Ross AC et al. Modern Nutrition in Health and Disease. 10th ed. Baltimore: Lippincott Williams & Wilkins, 2006:1723–40.
6. Donnelly JE, Blair SN, Jakicic JM et al. Med Sci Sports Exerc 2009;41:459–71.
7. American College of Sports Medicine. Med Sci Sports Exerc 2009;41:687–708.
8. Bangsbo J, Mohr M, Krustrup P. J Sports Sci 2006;24:665–74.
9. Coyle E. 2007. Sports Med 2007 37:306–11.
10. Williams MH. Nutrition for Health, Fitness, and Sport. New York: McGraw-Hill,

2010.
11. Utter AC, Kang J, Robertson RJ. Med Sci Sports Exerc 2002;34:1779–84.
12. Welsh RS, Davis JM, Burke JR. Med Sci Sports Exerc 2002;34:723–31.
13. Jeukendrup A. Sports Sci Exchange 2007; 20:1–6.
14. Koh-Banerjee PK, Ferreira MP, Greenwood M et al. Nutrition 2005;21:312–9.
15. Dunne L, Worley S, Macknin M. Clin J Sport Med 2006;16:68–71.
16. Kerksick C, Rasmussen C, Bowden R et al. Int J Sport Nutr Exerc Metab 2005;15:653–64.
17. Sahlin K, Harris RC. Acta Physiol 2008; 194:283–91.
18. Sahlin K, Sallstedt EK, Bishop D et al. J Physiol Pharmacol 2008;59(Suppl):19–30.
19. Brown R, Cox C. Am J Med Sports 2001;3: 75–86.
20. Shaw CS, Clark J, Wagenmakers AJ. Annu Rev Nutr 2010;30:13–34.
21. Havemann L, West SJ, Goedecke JH et al. J Appl Physiol 2006;100:194–202.
22. Cornish SM, Chilibeck PD. Appl Physiol Nutr Metab 2009;34:49–59.
23. Walser B, Stebbins CL. Eur J Appl Physiol 2008;104:455–61.
24. Peoples GE, McLennan PL, Howe PR et al. J Cardiovasc Pharmacol 2008;52:540–7.
25. Bortolotti M, Tappy L, Schneiter P. Clin Nutr 2007;26:225–30.
26. Nieman DC, Henson DA, McAnulty SR et al. Int J Sport Nutr Exerc Metab 2009;19: 536–46.
27. Whigham LD, Watras AC, Schoeller DA. Am J Clin Nutr 2007;85:1203–11.
28. Schoeller DA, Watras AC, Whigham LD. Appl Physiol Nutr Metab 2009;34:975–8.
29. Pinkoski C, Chilibeck PD, Candow DG et al. Med Sci Sports Exerc 2006;38:339–48.
30. Kennedy A, Martinez K, Schmidt S et al. J Nutr Biochem 2010;21:171–9.
31. Williams MH. Nutritional Aspects of Human Physical and Athletic Performance. Springfield, IL: Charles C Thomas, 1985.
32. Kingsley M. Sports Med 2006;36:657–69.
33. Stephens FB, Constantin-Teodosiu D, Greenhaff PL. J Physiol 2007;581:431–44.
34. Kreider RB, Campbell B. Phys Sportsmed 2009;37:13–21.
35. Fielding RA, Parkington J. Nutr Clin Care 2002;5:191–6.
36. Food and Nutrition Board, Institute of Medicine. Dietary Reference Intakes for Energy, Carbohydrates, Fiber, Fat, Protein and Amino Acids (Macronutrients). Washington, DC: National Academy Press,–2002.
37. Rennie MJ. Int J Sport Nutr Exerc Metab 2001;11:S170–76.
38. Campbell, B., Kreider, RB, Ziegenfuss T et al. J Int Soc Sports Nutr 2007;4:8.
39. Paddon-Jones D, Rasmussen BB. Curr Opin Clin Nutr Metab Care 2009;12:86–90.
40. Howarth KR, Moreau NA, Phillips SM et al. J Appl Physiol 2009;106:1394–402.
41. van Loon L. Int J Sport Nutr Exerc Metab 2007;17:S104–S117.
42. Gibala MJ. Sports Sci Exchange 2002;15:1–4.
43. Saunders M. Int J Sport Nutr Exerc Metab 2007;17:S87–S103.
44. Millard-Stafford M, Childers WL, Conger SA et al. Curr Sports Med Rep 2008;7:193–201.
45. Gibala, M. Sports Med 2007;37:337–40.
46. Toone RJ, Betts JA. Int J Sport Nutr Exerc Metab 2010;20:34–43.
47. Macdermid, P, Stannard, S. J Sport Nutr Exerc Metab 2006;16:65–77.
48. Williams MH. Int J Soc Sports Nutr 2005;2: 63–67.
49. Wu G, Bazer FW, Davis TA et al. Amino Acids 2009;37:153–68.
50. Liu TH, Wu CL, Chiang CW et al. J Nutr Biochem 2009;20:462–8.
51. McConell G. Curr Opin Clin Nutr Metab Care 2007;10:46–51.
52. Fahs CA, Heffernan KS, Fernhall B. Med Sci Sports Exerc 2009;41:773–9.
53. Liu TH, Wu CL, Chiang CW et al. J Nutr Biochem 2009;20:462–8.
54. McConell GK, Huynh NN, Lee-Young RS et al. Am J Physiol Endocrinol Metab 2006; 290:E60–E66.
55. Sweeney KM, Wright GA, Glenn Brice A et al. J Strength Cond Res 2010;24:79–87.
56. Derave W, Everaert I, Beeckman S et al. Sports Med 2010;40:247–63.
57. Trudeau, F. Sports Med 2008;38:9–16.
58. Negro M, Giardina S, Marzani B et al. J Sports Med Phys Fitness 2008;48:347–51.
59. Tipton KD, Elliott TA, Ferrando AA et al. Appl Physiol Nutr Metab 2009;34:151–61.
60. Gleeson M. J Nutr 2008;138:2045S–49S.
61. Phillips G. Curr Sports Med Rep 2007;6: 265–68.
62. Nissen S, Sharp R, Ray M et al. J Appl Physiol 1996;81:2095–2104.
63. Palisin T, Stacy J. Curr Sports Med Rep 2005;4:220–23.
64. Rowlands DS, Thomson JS. J Strength Cond Res 2009;23:836–46.
65. Volpe S. Clin Sports Med 2007;26:119–30.
66. Woolf K, Manore M. Int J Sport Nutr Exerc Metab 2006;16:453–84.
67. Singh A, Moses DM, Deuster PA. Med Sci Sports Exerc 1992;24:726–32.
68. Telford R, Catchpole EA, Deakin V et al. Int J Sport Nutr 1992;2:135–53.
69. Powers SK, Hamilton K. Clin Sports Med 1999;18:525–36.
70. Nalbant O, Toktaşş N, Toraman NF et al. Aging Clin Exp Res 2009;21:111–21.
71. Zoppi CC, Hohl R, Silva FC et al. J Int Soc Sports Nutr 2006;13:37–44.
72. Nieman DC. Can J Appl Physiol 2001;26: S45–55.
73. Nieman DC, Henson DA, McAnulty SR et al. J Appl Physiol 2002;92:1970–7.
74. McGinley C, Shafat A, Donnelly AE. Sports Med 2009;39:1011–32.
75. Teixeira VH, Valente HF, Casal SI et al. Med Sci Sports Exerc 2009;41:1752–60.
76. Close GL, Ashton T, Cable T et al. Br J Nutr 2006;95:976–81.
77. Jackson C, Gaugris S, Sen SS et al. QJM 2007;100:185–92.
78. Maïmoun L, Sultan C. Calcif Tissue Int 2009;85:277–86.
79. National Institutes of Health. Ann Intern Med 2006;145:364–71.
80. Zemel M. J Am Coll Nutr 2005;24:537S–46S.
81. Trowman R, Dumville JC, Hahn S et al. Br J Nutr 2006;95:1033–8.
82. White KM, Lyle RM, Flynn MG et al. Int J Sport Nutr Exerc Metab 2006;16:565–79.
83. Folland JP, Stern R, Brickley G. J Sci Med Sport 2008;11:464–8.
84. Nielsen F, Lukaski H. Magnes Res 2006;19: 180–9.
85. Newhouse IJ, Finstad EW. Clin J Sport Med 2000;10:195–200.
86. Peeling P, Dawson B, Goodman C et al. Eur J Appl Physiol 2008;103:381–91.
87. McClung JP, Karl JP, Cable SJ et al. Am J Clin Nutr 2009;90:124–31.
88. Lukaski HC. Can J Appl Physiol 2001;26: S13–22.
89. Volpe SL. Curr Sports Med Rep 2008;7: 224–9;
90. Judelson DA, Maresh CM, Anderson JM et al. Sports Med 2007;37:907–21.
91. American College of Sports Medicine, Sawka MN, Burke LM et al. Med Sci Sports Exerc 2007;39:377–90.
92. American College of Sports Medicine, Armstrong LE, Casa DJ et al. Med Sci Sports Exerc 2007;39:556–72.
93. Maughan RJ, Shirreffs SM. Int J Sport Nutr Exerc Metab 2008;18:457–72.
94. Nelson JL, Robergs RA. Sports Med 2007; 37:981–1000.
95. Goulet ED, Aubertin-Leheudre M, Plante GE et al. Int J Sport Nutr Exerc Metab 2007;17:391–410.
96. van Rosendal SP, Osborne MA, Fassett RG et al. Nutr Rev 2009;67:690–705.
97. Goulet ED. J Strength Cond Res 2010;24: 74–8.
98. Evans GH, Shirreffs SM, Maughan RJ. Nutrition 2009;25:905–13.
99. van Rosendal SP, Osborne MA, Fassett RG et al. Sports Med 2010;40:113–29.
100. Gatorade Sports Science Institute. Available at: http://www.gssiweb.com. Accessed May 10, 2010.
101. Maughan RJ, Depiesse F, Geyer H et al. J Sports Sci 2007;25(Suppl):S103–13.
102. Graham TE, Battram DS, Dela F et al. Appl Physiol Nutr Metab 2008;33:1311–8.
103. Tarnopolsky MA. Appl Physiol Nutr Metab 2008;33:1284–9.
104. Davis JK, Green JM. Sports Med 2009;39: 813–32.
105. Goldstein ER, Ziegenfuss T, Kalman D et al. J Int Soc Sports Nutr 2010;7:5.
106. Burke LM. Appl Physiol Nutr Metab 2008; 33:1319–34.
107. Astorino TA, Roberson DW. J Strength Cond Res 2010;24:257–65.
108. Ganio MS, Klau JF, Casa DJ et al. J Strength Cond Res 2009;23:315–24.
109. Warren GL, Park ND, Maresca RD et al. Med Sci Sports Exerc 42:1375–87.
110. Haller CA, Benowitz NL. N Engl J Med 2000;343:1833–8.
111. Coiro V, Casti A, Saccani Jotti G et al. Neuro Endocrinol Lett 2007;28:145–8.
112. El-Sayed MS, Ali N, El-Sayed Ali Z. Sports Med 2005;35:257–69.
113. McNaughton LR, Siegler J, Midgley A. Curr Sports Med Rep 2008;7:230–6.
114. Lindh AM, Peyrebrune MC, Ingham SA et al. Int J Sports Med 2008;29:519–23.
115. Vanhatalo A, McNaughton LR, Siegler J et al. Med Sci Sports Exerc 2010;42:563–70.
116. Buford TW, Kreider RB, Stout JR et al. J Int Soc Sports Nutr 2007;30;4:6.
117. Lopez RM, Casa DJ, McDermott BP et al. J Athl Train 2009;44:215–23.
118. Dalbo VJ, Roberts MD, Stout JR et al. Br J Sports Med 2008;42:567–73.
119. Adhihetty PJ, Beal MF. Neuromol Med 2008;10:275–90.
120. Andres RH, Ducray AD, Schlattner U et al. Brain Res Bull 2008;76:329–43.
121. Gualano B, Artioli GG, Poortmans JR et al. Amino Acids 2010;38:31–44.
122. Bahrke MS, Morgan WP, Stegner A. Int J Sport Nutr Exerc Metab 2009;19:298–322.
123. Davis JM, Carlstedt CJ, Chen S et al. Int J Sport Nutr Exerc Metab 2010;20:56–62.
124. Nieman DC, Williams AS, Shanely RA et al. Med Sci Sports Exerc 2010;42:338–45.
125. Cureton KJ, Tomporowski PD, Singhal A et al. J Appl Physiol 2009;107:1095–104.
126. Dumke CL, Nieman DC, Utter AC et al. Appl Physiol Nutr Metab 2009;34:993–1000.
127. Utter AC, Nieman DC, Kang J et al. Res Sports Med 2009;17:71–83.
128. Quindry JC, McAnulty SR, Hudson MB et

al. Int J Sport Nutr Exerc Metab 2008;18: 601–16.

129. Geyer H, Parr MK, Koehler K et al. J Mass Spectrom 2008;43:892–902.

130. National Institutes of Health. Available at: http://nccam.nih.gov/health/supplements. Accessed May 25, 2010.

◆ 114章 ◆

1. NIH State-of-the-Science Panel. Am J Clin Nutr 2007;85:257S–64S.
2. Apple RD. Vitamania: Vitamins in American Culture. New Brunswick, NJ: Rutgers University Press, 1996.
3. Anonymous. Nutr Bus J 2012;17:5.
4. Dietary Supplement Health and Education Act of 1994. Public Law 103–417. Available at: http://ods.od.nih.gov/About/DSHEA_Wording.aspx. Accessed September 14, 2012.
5. US Food and Drug Administration. Dietary Supplements. Available at: http://www.fda.gov/Food/DietarySupplements/default.htm. Accessed September 14, 2012.
6. US Food and Drug Administration. Overview of Dietary Supplements. Available at: http://www.fda.gov/Food/DietarySupplements/ConsumerInformation/default.htm. Accessed September 14, 2012.
7. Federal Trade Commission. Dietary Supplements: An Advertising Guide for Industry. Available at http://business.ftc.gov/documents/bus09-dietary-supplements-advertising-guide-industry. Accessed September 17, 2012.
8. World Health Organization. WHO Traditional Medicine Strategy 2002–2005. Geneva: World Health Organization, 2002.
9. Fowler MW. J Sci Food Agr 2006;86:1797–804.
10. Barnes S, Prasain J. Curr Opin Plant Biol 2005;8:324–8.
11. Newman DJ, Cragg GM. J Nat Prod 2007; 70:461–77.
12. Robbers JE, Tyler VE. Tyler's Herbs of Choice: The Therapeutic Use of Phytomedicinals. New York: Haworth Herbal Press, 1999.
13. Radimer K, Bindewald B, Hughes J et al. Am J Epidemiol 2004;160:339–49.
14. Picciano MF, Dwyer JT, Radimer KL et al. Arch Pediatr Adolesc Med 2007;161:978–85.
15. Briefel R, Hanson C, Fox MK et al. J Am Diet Assoc 2006;106:S52–65.
16. Barnes PM, Bloom B, Nahin RL. Natl Health Stat Report 2008:1–23.
17. Murphy SP, White KK, Park SY et al. Am J Clin Nutr 2007;85:280S–4S.
18. Bailey RL, Dodd KW, Gahche JJ et al. Am J Clin Nutr 2010;91:231–7.
19. Subar AF, Thompson FE, Smith AF et al. J Am Diet Assoc 1995;95:781–8.
20. Park SY, Murphy SP, Wilkens LR et al. J Nutr 2006;136:1359–64.
21. Yetley EA. Am J Clin Nutr 2007;85:269S–76S.
22. Dwyer JT, Holden J, Andrews K et al. Anal Bioanal Chem 2007;389:37–46.
23. Rock CL. Am J Clin Nutr 2007;85:277S–9S.
24. Gardiner P, Graham R, Legedza AT et al. Altern Ther Health Med 2007;13:22–9.
25. Cooperman T. Third party dietary supplement testing: ConsumerLab.com. In: Bonakdar RA. The H.E.R.B.A.L. Guide: Dietary Supplement Resources for the Clinician. Philadelphia: Lippincott Williams & Wilkins, 2010:126–30.
26. Betz JM, Fisher KD, Saldanha LG et al. Anal Bioanal Chem 2007;389:19–25.
27. Food and Drug Administration. Current Good Manufacturing Practices (CGMPs): Dietary Supplements. Available at: http://www.gpo.gov/fdsys/pkg/FR-2003-03-13/html/03-5401.htm. Accessed September 17, 2012.
28. National Center for Complementary and Alternative Medicine, NIH. NCCAM Policy: Natural Product Integrity. Available at: http://nccam.nih.gov/research/policies/naturalproduct.htm.
29. Swanson CA. Am J Clin Nutr 2002;75:8–10.
30. Williamson EM. Phytomedicine 2001;8: 401–9.
31. Gagnier JJ, Boon H, Rochon P et al. Ann Intern Med 2006;144:364–7.
32. Klein MA, Nahin RL, Messina MJ et al. J Nutr 2010;140:1192S–204S.
33. Dwyer JT, Picciano MF, Betz JM et al. J Food Comp Anal 2008;21:S83–S93.
34. Looker AC, Pfeiffer CM, Lacher DA et al. Am J Clin Nutr 2008;88:1519–27.
35. Food and Drug Administration. Dietary Supplements. Adverse Event Reporting. Available at: http://www.fda.gov/Food/GuidanceComplianceRegulatoryInformation/GuidanceDocuments/DietarySupplements/ucm171383.htm. Accessed September 17, 2012.
36. Kux L. Federal Register 2012;77:31622–4.
37. The Alpha-Tocopherol, Beta-Carotene Cancer Prevention Study Group. N Engl J Med 1994;330:1029–35.
38. Omenn GS, Goodman GE, Thornquist MD et al. J Natl Cancer Inst 1996;88:1550–9.
39. Russell RM. Pure Appl Chem 2002;74: 1461–7.
40. Byers T. CA Cancer J Clin 1999;49:353–61.
41. Byers T. Am J Epidemiol 2010;172:1–3.
42. Prentice RL. Am J Clin Nutr 2007;85:308S–13S.
43. Gann PH. JAMA 2009;301:102–3.
44. Blot WJ, Li JY, Taylor PR et al. J Natl Cancer Inst 1993;85:1483–92.
45. Hypericum Depression Trial Study Group. JAMA 2002;287:1807–14.
46. Kinghorn AD. J Pharm Pharmacol 2001; 53:135–48.
47. Barrett M, Koetter U. Standardization of botanical preparations: what it does and does not tell us. In: Barrett M, ed. The Handbook of Clinically Tested Herbal Remedies. New York: Haworth Press, 2004: 37–48.
48. Weissmann G. Sci Am 1991;264:84–90.
49. Amann R, Peskar BA. Eur J Pharmacol 2002;447:1–9.
50. Prentice RL, Caan B, Chlebowski RT et al. JAMA 2006;295:629–42.
51. Jackson RD, LaCroix AZ, Gass M et al. N Engl J Med 2006;354:669–83.
52. Kramer BS, Wilentz J, Alexander D et al. PLoS Med 2006;3:e144.
53. Prentice RL. J Natl Cancer Inst 2010;102: 583–5.
54. Institute of Medicine. Evaluation of Biomarkers and Surrogate Endpoints in Chronic Disease. Washington, DC: National Academies Press, 2010.
55. Schatzkin A, Gail M. Nat Rev Cancer 2002; 2:19–27.
56. Fleming TR, DeMets DL. Ann Intern Med 1996;125:605–13.
57. Heng HH, Bremer SW, Stevens JB et al. J Cell Physiol 2009;220:538–47.
58. Shekelle PG, Hardy ML, Morton SC et al. JAMA 2003;289:1537–45.
59. Huang HY, Caballero B, Chang S et al. Am J Clin Nutr 2007;85:265S–8S.
60. Lichtenstein AH, Yetley EA, Lau J. J Nutr 2008;138:2297–306.
61. Yetley EA, Brule D, Cheney MC et al. Am J Clin Nutr 2009;89:719–27.
62. 2010 Dietary Guidelines Advisory Committee. NEL Evidence-Based Systematic Reviews. 2010. Available at: http://www.nutritionevidencelibrary.com/category.cfm?cid=21. Accessed September 14, 2012.
63. American Dietetic Association. ADA Method of Creating Evidence-Based Nutrition Practice Guidelines. 2010. Available at: http://www.adaevidencelibrary.com/category.cfm?cid=16&cat=0&library=EBG. Accessed September 14, 2012.

索引

和文索引

あ

い

き

く

け

こ

す

せ

そ

た

ち

つ～て

と

な

に

ふ

へ

ほ

欧文索引

R

S

T

U

●総監訳者
稲垣暢也（いながき・のぶや） 京都大学大学院医学研究科糖尿病・内分泌・栄養内科学 教授
中屋 豊（なかや・ゆたか） 徳島大学名誉教授，東都春日部病院 院長

This is a translation of
Modern Nutrition in Health and Disease
11th Edition

Editors
A.Catharine Ross, Ph.D.
Benjamin Caballero, M. D., Ph.D.
Robert J. Cousins, Ph.D.
Katherine L. Tucker, Ph.D.
Thomas R. Ziegler, M. D. .

ロス 医療栄養科学大事典 健康と病気のしくみがわかる

2018 年 11 月 15 日 初版第 1 刷発行

編集者	A・キャサリン・ロス，ベンジャミン・カバレロ，ロバート・J・カズンズ， キャサリン・L・タッカー，トーマス・R・ジーグラー
総監訳者	稲垣暢也，中屋 豊
監訳者	佐々木 敏，田中 清
発行者	西村正徳
発行所	西村書店 東京出版編集部 〒102-0071 東京都千代田区富士見 2-4-6 Tel.03-3239-7671 Fax.03-3239-7622 www.nishimurashoten.co.jp
印 刷	三報社印刷株式会社
製 本	株式会社難波製本

ISBN 978-4-89013-491-5